WIESEL 骨科手术学
足踝外科

Operative Techniques in Foot and Ankle Surgery
2nd Edition

WIESEL 骨科手术学

Operative Techniques Surgery, 2nd Edition

总主编·Sam W. Wiesel | 总主译·张长青 | 总主审·曾炳芳

WIESEL 骨科手术学·足踝外科
主编·Mark E. Easley
主译·施忠民 | 梅国华 | 顾文奇

WIESEL 骨科手术学·小儿骨科
主编·John M. Flynn | Wudbhav N. Sankar
主译·张长青 | 陈博昌

WIESEL 骨科手术学·创伤外科
主编·Paul Tornetta III
主译·李晓林 | 孙玉强 | 罗从风

WIESEL 骨科手术学·肩肘外科
主编·Gerald R. Williams Jr. | Matthew L. Ramsey | Brent B. Wiesel
主译·张长青 | 张伟 | 陈云丰

WIESEL 骨科手术学·运动医学
主编·Mark D. Miller
主译·赵金忠

WIESEL 骨科手术学·关节重建外科
主编·Javad Parvizi | Richard H. Rothman
主译·张先龙 | 盛加根 | 沈灏

WIESEL 骨科手术学·手腕肘外科
主编·Thomas R. Hunt III
副主编·Brian D. Adams
主译·柴益民

WIESEL 骨科手术学·脊柱外科
主编·John M. Rhee | Scott D. Boden
主译·张长青 | 徐建广

WIESEL 骨科手术学·骨肿瘤外科
主编·Martin M. Malawer | James C. Wittig | Jacob Bickels
主译·董扬

总主编
Sam W. Wiesel

总主译 张长青 | 总主审 曾炳芳

WIESEL 骨科手术学

足踝外科

Operative Techniques in Foot and Ankle Surgery
2nd Edition

主 编
Mark E. Easley

主 译
施忠民 | 梅国华 | 顾文奇

上海科学技术出版社

Wolters Kluwer

图书在版编目（CIP）数据

　　WIESEL骨科手术学. 足踝外科 ／ （美）山姆·威塞尔
(Sam W. Wiesel)总主编；张长青总主译. -- 上海：
上海科学技术出版社，2022.1
　　书名原文：Operative Techniques in Foot and
Ankle Surgery, 2nd edition
　　ISBN 978-7-5478-5534-8

　　Ⅰ. ①W… Ⅱ. ①山… ②张… Ⅲ. ①足－外科手术②
踝关节－外科手术 Ⅳ. ①R68

中国版本图书馆CIP数据核字（2021）第216692号

This is a translation of Operative Techniques in Foot and Ankle Surgery, 2nd edition by Mark E. Easley ; Sam W. Wiesel, editor-in-chief.
Wolters Kluwer Health did not participate in the translation of this title and therefore it does not take any responsibility for the inaccuracy or errors of this translation.
Published by arrangement with Wolters Kluwer Health Inc., USA.
本书提供了药物的适应证、不良反应以及剂量用法的准确资料，但这些信息可能会发生变化，故强烈建议读者查阅书中所提药物的制造商提供的产品说明书。本书力求提供准确的信息以及已被广泛接受的技术和方法。但是，作者、编辑和出版者不保证书中的信息完全没有任何错误；对于因使用本书中的资料而造成的直接或间接的损害也不负有任何责任。

上海市版权局著作权合同登记号　图字：09-2017-457号

WIESEL骨科手术学·足踝外科

总主编　Sam W. Wiesel
主　编　Mark E. Easley
总主译　张长青
总主审　曾炳芳
主　译　施忠民　梅国华　顾文奇

上海世纪出版（集团）有限公司
上 海 科 学 技 术 出 版 社　出版、发行
（上海市闵行区号景路159弄A座9F-10F）
邮政编码201101　www.sstp.cn
浙江新华印刷技术有限公司印刷
开本889×1194　1/16　印张87
字数2 700千字
2022年1月第1版　2022年1月第1次印刷
ISBN 978-7-5478-5534-8/R·2414
定价：698.00元

本书如有缺页、错装或坏损等严重质量问题，请向工厂联系调换

内容提要

美国著名出版公司 Lippincott Williams & Wilkins 2011 年推出骨科手术学巨著 *Operative Techniques in Orthopaedic Surgery*，上海科学技术出版社于 2013 年引进并出版其中文版，此番再次引进第二版。第二版在保持原有学科框架的基础上，对临床骨科各亚学科的各项手术技术进行了更新和补充，正文内容扩充了 3500 多面、800 多万字，细分为足踝外科、小儿骨科、创伤外科、肩肘外科、运动医学、关节重建外科、手腕肘外科、脊柱外科、骨肿瘤外科 9 个分册。同时，第二版传承了第一版诸多先进的编写理念，以大量的手术实例图片配合简明、精练的文字，一步步（step-by-step）向读者阐明怎样做手术（how-to-do），版式新颖，图文并茂；在手术原则和技术细节方面言简意赅，没有长篇赘述，而是使用项目符号引领，方便读者阅读和查找；每项手术操作结束后都有高度概括的"要点与失误防范"，系作者多年临床经验的高度浓缩，也是本书的精华所在。本套书内容全面、系统，实用性强，适合各级临床骨科医生及研究生阅读使用。

本套书包括 9 个分册：

足踝外科·手术技术涵盖足踝部创伤、骨病、矫形和运动损伤，从常见疾病手术到复杂重建手术的指征、手术相关解剖、手术切口选择、手术技巧及术后处理等，全方位阐释相关手术技术的要点和诀窍，并按手术步骤提供高清图示。

小儿骨科·论述儿童创伤、先天性和发育性肢体畸形疾患的诊断与治疗，详细阐述了临床适用的各种手术操作程序、手术技术要点、使用的材料、常见手术陷阱及相关并发症等。

创伤外科·详细阐述四肢与骨盆创伤及并发症与后遗症的手术方式，包括骨折的内固定与外固定术、关节融合术、关节置换术、跟腱修补技术、骨折畸形愈合的矫正、骨筋膜室综合征切开术等。

肩肘外科·论述肩肘关节创伤、运动损伤及关节相关疾患的诊断与治疗，详细阐述临床适用的各种手术操作程序、手术技术要点、使用的材料、常见手术陷阱及相关并发症等。

运动医学·全面介绍肩、肘、髋、膝等关节运动损伤的解剖基础、发病机制、诊断与治疗，重点论述关节镜在治疗肩、肘、髋、膝等关节运动损伤中的临床应用。

关节重建外科·论述常见髋关节和膝关节疾病的发病机制、诊断与鉴别诊断、相关应用解剖，常用保髋、保膝手术的适应证及手术技术，髋、膝关节置换术的手术原则与技术细节，术后常见并发症的处理，以及复杂髋、膝关节翻修手术中常用的重建技术。

手腕肘外科·论述手、腕、肘部疾病的手术方式，包括骨折脱位、关节不稳定、肌腱神经血管损伤病变、关节炎、感染、挛缩、热损伤、软组织缺损、肿瘤及先天性疾病等。

脊柱外科·以颈椎和胸腰椎各种术式为主线，论述脊柱退变、创伤、畸形、肿瘤及小儿脊柱相关疾患的诊断与治疗，详细阐述了临床适用的各种手术操作程序、手术技术要点、使用的材料、常见手术陷阱及相关并发症等。

骨肿瘤外科·论述了所有肢体、骨盆和肩胛带肿瘤，以及腹部和躯干部位骨与软组织肿瘤的流行病学、临床症状、影像学特征、病理学、治疗方案、手术方法和注意事项等。

献 词

谨以此书，献给我的妻子 Mary，我的孩子 Ford、Benson 和 Charlotte，我的父母 Barbara 和 Dernis，我的妹妹 Jessica。感谢《WIESEL 骨科手术学·足踝外科》的各位编者，他们才华横溢且技术高超。

——MEE

译者名单

总主译
张长青

总主审
曾炳芳

执行秘书
陈 醇

足踝外科 · 译者名单

主 译
施忠民　梅国华　顾文奇

副主译
苏 琰　薛剑锋　邹 剑

参译人员
（以姓氏笔画为序）

王 旭　王志坚　许同龙　苏 琰　李振东　杨云峰　余伟林
邹 剑　宋国勋　张浩通　张雄良　陈 城　武 勇　施忠民
姚若愚　顾文奇　徐宏威　梅国华　蒋剑涛　薛剑锋

编者名单

主编

Mark E. Easley, MD
Associate Professor of Orthopaedic Surgery
Codirector, Foot and Ankle Fellowship
Duke University Medical Center
Durham, North Carolina

总主编

Sam W. Wiesel, MD
Chairman and Professor
Department of Orthopaedic Surgery
Georgetown University Medical School
Washington, DC

编著者

Jorge I. Acevedo, MD
Foot and Ankle Surgeon
Southeast Orthopedic Specialists
Jacksonville, Florida

Samuel B. Adams, Jr., MD
Foot and Ankle Orthopaedic Surgeon
Department of Orthopaedic Surgery
Duke University Medical Center
Durham, North Carolina

Robert S. Adelaar, MD
Professor and John A. Cardea, MD, Chair
Department of Orthopaedic Surgery
Virginia Commonwealth University School of Medicine
VCU Medical Center
Richmond, Virginia

Oladapo Alade, MD
Private Practice
Houston, Texas

Mohammed T. Alshouli, MD
Foot and Ankle Fellow
Department of Orthopaedic Surgery
Northwestern University
Feinberg School of Medicine
Chicago, Illinois

Richard Alvarez, MD
Southern Orthopedic Foot Center
Professor and Chairman
Department of Orthopaedic Surgery
University of Tennessee College of Medicine
Chattanooga, Tennessee

Annunziato Amendola, MD
Section Head
Sports Medicine Section
Duke University Medical Center
Durham, North Carolina

John G. Anderson, MD
Associate Professor
Michigan State University College of Human Medicine
Codirector
Grand Rapids Orthopaedic Foot and Ankle Fellowship
Assistant Program Director
Grand Rapids Orthopaedic Residency Program
Orthopaedic Associates of Michigan
Grand Rapids, Michigan

Robert B. Anderson, MD
Chief
Foot and Ankle Service
Department of Orthopedic Surgery
Carolinas Medical Center
OrthoCarolina
Charlotte, North Carolina

Michael S. Aronow, MD
Associate Clinical Professor
Department of Orthopaedic Surgery
University of Connecticut School of Medicine
Assistant Clinical Professor
Department of Medical Sciences
Frank H. Netter MD School of Medicine at Quinnipiac University
Physician
Orthopedic Associates of Hartford
Hartford, Connecticut

Mathieu Assal, MD
Center for Surgery of the Foot and Ankle
Clinique La Colline
Geneva, Switzerland
Faculté de Médecine
Université de Genève
Geneva, Switzerland

Vikrant Azad, MD
Orthopaedic Surgeon
The Summit/Pinnacle Sports Medicine and Orthopaedics
Hutchinson, Kansas

Alexej Barg, MD
Assistant Professor
University Orthopaedic Center
University of Utah Health Care
Salt Lake City, Utah

Michael Barnett, MD
Assistant Professor of Orthopaedic Surgery
Wright State University Boonshoft School of Medicine
Dayton, Ohio

Heather Barske, MD, FRCSC
Orthopedic Surgeon
Winnipeg Regional Health Authority
Pan Am Clinic
Winnipeg, Manitoba, Canada

Daniel Baumfeld, MD
Foot and Ankle Surgeon
Master in Orthopaedics Surgery
Hospital Felício Rocho
Minas Gerais, Brazil

Douglas N. Beaman, MD
Clinical Assistant Professor
Department of Orthopaedic Surgery
Oregon Health Sciences University
Summit Orthopaedics
Portland, Oregon

Christoph Becher, MD
Assistant Professor of Orthopaedic Surgery
Hannover Medical School
Hannover, Germany

Karl Bergmann, MD
Department of Orthopaedics
University of Medicine and Dentistry of New Jersey
New Jersey Medical School
Newark, New Jersey

Gregory C. Berlet, MD
Orthopedic Surgeon
Orthopedic Foot & Ankle Center
Westerville, Ohio

James L. Beskin, MD
Clinical Assistant Professor
Tulane Department of Orthopedics
Foot/Ankle Section
Foot and Ankle Surgeon
Peachtree Orthopedic Clinic
Atlanta, Georgia

Eric M. Bluman, MD
Assistant Professor of Orthopedic Surgery
Harvard Medical School
Boston, Massachusetts

Donald R. Bohay, MD
Associate Professor
Department of Orthopaedic Surgery
Michigan State University
Orthopaedic Associates of Michigan
Grand Rapids, Michigan

Michel Bonnin, MD
Orthopaedic Surgeon
Centre Orthopédique Santy
Lyon, France

Michael E. Brage, MD
Associate Professor
Department of Orthopaedics and Sports Medicine
University of Washington School of Medicine
Attending Physician
Sigvard T. Hansen, Jr., MD, Foot and Ankle Institute
Harborview Medical Center
Seattle, Washington

Lloyd C. Briggs, Jr., MD
Orthopaedic Institute of Ohio
Lima, Ohio

Matteo Cadossi, MD, PhD
Orthopaedic Surgeon
First Orthopaedic and Trauma Clinic
Rizzoli Orthopaedic Institute
University of Bologna
Bologna, Italy

John T. Campbell, MD
Institute for Foot and Ankle Reconstruction Mercy Medical Center
Baltimore, Maryland

Fabio Catani, MD
Director of Complex Structure of

Orthopaedics and Traumatology
Orthopaedics and Traumatology Department
Modena Policlinic, Modena, Italy

Wen Chao, MD
Surgeon
Department of Orthopaedic Surgery
PennCare—Pennsylvania Orthopaedic Foot and Ankle Surgeons
Philadelphia, Pennsylvania

Timothy Charlton, MD
Assistant Professor of Clinical Orthopaedics
Keck School of Medicine
University of Southern California
USC Orthopaedic Surgery Associates
Los Angeles, California

Christopher P. Chiodo, MD
Chief
Foot and Ankle Surgery Service
Brigham and Women's Faulkner Hospital
Instructor
Harvard Medical School
Boston, Massachusetts

Thomas O. Clanton, MD
Foot and Ankle Specialist
The Steadman Clinic
Vail, Colorado

Michael P. Clare, MD
Director of Fellowship Education
Foot and Ankle Fellowship
Florida Orthopaedic Institute
Tampa, Florida

J. Chris Coetzee, MD
Minnesota Orthopedic Sports Medicine Institute
Eden Prairie, Minnesota

Jean-Alain Colombier, MD
Department of Orthopaedic Surgery
Clinique de L'Union
St. Jean, France

Michael J. Coughlin, MD
Chief, Coughlin Foot and Ankle Clinic
St. Alphonsus Hospital
Boise, Idaho

Justin S. Cummins, MD
Department of Orthopaedics and Sports Medicine
Essentia Health
Duluth, Minnesota

Richard J. de Asla, MD
Instructor in Orthopedic Surgery
Department of Orthopedic Surgery
Massachusetts General Hospital
Boston, Massachusetts

Travis J. Dekker, MD
Resident
Department of Orthopaedic Surgery
Duke University School of Medicine
Durham, North Carolina

Jonathan T. Deland, MD
Foot and Ankle Service
Attending Orthopaedic Surgeon
Hospital for Special Surgery
Professor
Department of Orthopaedic Surgery
Weill Cornell Medical College
New York, New York

Bryan D. Den Hartog, Jr., MD
Associate Professor of Orthopaedic Surgery
Sanford School of Medicine
University of South Dakota
Rapid City, South Dakota

James K. DeOrio, MD
Associate Professor
Duke University
Associate Professor Emeritus
Mayo Clinic
Codirector
Duke Foot and Ankle Fellowship
Duke University
Durham, North Carolina

Matthew J. DeOrio, MD
The Orthopaedic Center
Huntsville, Alabama

Benedict F. DiGiovanni, MD
Associate Professor of Orthopaedics
University of Rochester Medical Center
Rochester, New York

Christopher W. DiGiovanni, MD
Visiting Professor
Harvard Medical School
Team Physician
Boston College Athletics
Consulting Team Physician
U.S. Ski Team
Chief
Foot and Ankle Service
Vice-Chair for Academic Affairs
Department of Orthopaedics
Massachusetts General Hospital
Boston, Massachusetts

Andrew Dodd, MD
Orthopaedic Surgery Resident
University of Calgary
Calgary, Alberta, Canada

Brian G. Donley, MD
Professor of Surgery
Cleveland Clinic Lerner College of Medicine
Chief of Staff
Chief of Clinical Operations
Cleveland Clinic
Cleveland, Ohio

Jesse Doty, MD
Department of Orthopaedics
UT Erlanger Foot and Ankle Institute
Chattanooga, Tennessee

Thomas Dreher, MD
Orthopaedic Department
University of Heidelberg
Heidelberg, Germany

Mark E. Easley, MD
Associate Professor of Orthopaedic Surgery
Codirector, Foot and Ankle Fellowship
Duke University Medical Center
Durham, North Carolina

Patrick Ebeling, MD
Assistant Professor of Orthopaedic Surgery
University of Minnesota Medical School
Minneapolis, Minnesota
Orthopaedic Foot and Ankle Surgeon
Twin Cities Orthopedics
Burnsville, Minnesota

Andrew J. Elliott, MD
Assistant Professor of Clinical Orthopaedic Surgery
Hospital for Special Surgery
Weill Cornell Medical College
New York, New York

Cesare Faldini, MD
Professor of Orthopaedics
Department of Human Anatomy and Pathophysiology of Musculoskeletal System
2nd Orthopaedic Department
Istituto Ortopedico Rizzoli
University of Bologna
Bologna, Italy

Lamar L. Fleming, MD
Professor Emeritus
Department of Orthopaedics
Emory University School of Medicine
Atlanta, Georgia

Adolph S. Flemister, Jr., MD
Professor of Orthopaedic Surgery
Chief

Foot and Ankle
Department of Orthopaedic Surgery
University of Rochester
Rochester, New York

Austin T. Fragomen, MD
Limb Lengthening Specialist
Fellowship Director, Director of Education, and Director of Limb Lengthening and Deformity Service
Hospital for Special Surgery
New York, New York

Ethan J. Fraser, MBBS
Research Fellow
Foot and Ankle Service
Hospital for Special Surgery
New York, New York

Carol Frey, MD
West Coast Center for Orthopedic Surgery and Sports Medicine
Manhattan Beach, California

Delan Gaines, MD
Sports Medicine
Optim Orthopaedics
Statesboro, Georgia

Richard E. Gellman, MD
Clinical Assistant Professor
Department of Orthopaedic Surgery
Oregon Health Sciences University
Summit Orthopaedics
Portland, Oregon

Sandro Giannini, MD
Professor of Orthopaedics
Department of Human Anatomy and Pathophysiology of Musculoskeletal System
2nd Orthopaedic Department
Istituto Ortopedico Rizzoli
University of Bologna
Bologna, Italy

Brian D. Giordano, MD
Assistant Professor
Department of Orthopaedics and Rehabilitation
University of Rochester Medical Center
Codirector
Hip Preservation Program
Rochester, New York

Jason P. Glover, DPM
Department of Foot and Ankle Surgery
Rutherford Hospital
Rutherfordton, North Carolina

John S. Gould, MD†
Professor of Surgery
Division of Orthopaedic Surgery
Chief
Foot and Ankle
University of Alabama at Birmingham
Birmingham, Alabama

Christopher E. Gross, MD
Assistant Professor
Department of Orthopaedics
Medical University of South Carolina
Charleston, South Carolina

Gregory P. Guyton, MD
Department of Orthopedic Surgery
Union Memorial Hospital
Baltimore, Maryland

Kamran S. Hamid, MD, PhD
Foot and Ankle Surgeon
Midwest Orthopaedics at Rush
Assistant Professor
Department of Orthopaedics
Rush University Medical Center
Chicago, Illinois

Paul Hamilton, MD
Department of Trauma and Orthopaedics
Epsom Hospital
Epsom, Surrey, United Kingdom

---
† Deceased.

William G. Hamilton, MD
Professor of Orthopedic Surgery
Senior Attending Orthopedic Surgeon
Mount Sinai St. Luke's/Roosevelt Hospital
Icahn School of Medicine at Mount Sinai
Orthopedic Consultant for The New York
City Ballet, The School of American Ballet, American Ballet Theatre, and The Jacqueline Onassis School of Ballet
New York, New York

Thomas G. Harris, MD
Chief
Foot and Ankle Surgery
Harbor-UCLA Medical Center
Torrance, California
Chief
Foot and Ankle Surgery
Congress Medical Associates
Pasadena, California

Paul J. Hecht, MD
Division Leader
Lower Extremity/Foot and Ankle
Associate Professor of Orthopaedics
Geisel School of Medicine
Dartmouth, Massachusetts

W. Bryce Henderson, MD, FRCS
Consultant Orthopedic Surgeon
Red Deer Regional Hospital
Red Deer, Alberta, Canada

John E. Herzenberg, MD, FRCS
Director
International Center for Limb Lengthening
Rubin Institute for Advanced Orthopaedics
Sinai Hospital of Baltimore
Baltimore, Maryland

Beat Hintermann, MD
Associate Professor
University of Basel
Chairman, Clinic of Orthopaedics and Traumatology
Kantonsspital Baselland
Liestal, Switzerland

Stefan G. Hofstaetter, MD
Department of Orthopaedics
Klinikum Wels-Grieskirchen
Wels, Austria

George B. Holmes, Jr., MD
Associate Professor
Director
Foot and Ankle Section
Director
Foot and Ankle Fellowship Program
Department of Orthopaedics
Rush University Medical Center
Chicago, Illinois

Jeannie Huh, MD
Eisenhower Army Medical Center
Augusta, Georgia

Joshua G. Hunter, MD
Department of Orthopaedic Surgery and Rehabilitation
University of Rochester
Rochester, New York

Jason M. Hurst, MD
Associate Partner
Joint Implant Surgeons, Inc.
New Albany, Ohio

James J. Hutson, Jr., MD
Professor of Clinical Orthopedic Trauma Surgery
Ryder Trauma Center
University of Miami Miller School of Medicine
Miami, Florida

Christopher F. Hyer, DPM, MS, FACFAS
Fellowship Director
Advanced Foot and Ankle Surgical Fellowship
Orthopedic Foot and Ankle Center
Westerville, Ohio

James R. Jastifer, MD
Orthopedic Surgeon
Borgess Orthopedics
Kalamazoo, Michigan

Clifford L. Jeng, MD
Institute for Foot and Ankle Reconstruction
Mercy Medical Center
Baltimore, Maryland

Shine John, DPM, AACFAS
Podiatric Physician and Surgeon
Austin Foot and Ankle Specialists
Austin Texas

Catherine E. Johnson, MD
Department of Orthopaedic Surgery
Massachusetts General Hospital
Watertown, Massachusetts

Jeffrey E. Johnson, MD
Professor of Orthopaedic Surgery
Chief
Foot and Ankle Service
Director
Orthopaedic Foot and Ankle Fellowship Program
Washington University School of Medicine and Barnes-Jewish Hospital
St. Louis, Missouri

Thierry Judet, MD
Chief
Department of Orthopedics
Hôpital Raymond Poincare
Garches, France

Anish R. Kadakia, MD
Associate Professor in Orthopaedic Surgery
Northwestern University
Feinberg School of Medicine
Chicago, Illinois

John G. Kennedy, MD, FRCS
Assistant Attending Orthopedic Surgeon
Foot and Ankle Service
Hospital for Special Surgery
New York, New York

Kevin L. Kirk, MD
Clinical Associate Professor
Orthopedic Surgery
Rutgers/Robert Wood Johnson Medical School
New Brunswick, New Jersey

Markus Knupp, MD
Assistant Professor Orthopaedic Surgery and Traumatology
Chair
Foot and Ankle Unit
Consultant
Department of Orthopaedic Surgery and
Traumatology
Kantonsspital Baselland
Liestal, Switzerland

Sameh A. Labib, MD
Associate Professor of Orthopedic Surgery
Emory University
Director Foot and Ankle Service
Department of Orthopedic Surgery
Emory Sports Medicine Center
Atlanta, Georgia

Bradley M. Lamm, DPM, FACFAS
Head of Foot and Ankle Surgery
International Center for Limb Lengthening
Director
Foot and Ankle Deformity Correction Fellowship
Rubin Institute for Advanced Orthopedics
Baltimore, Maryland

Jeremy M. LaMothe, MD, PhD, FRCSC
Section of Orthopaedic Surgery
Cumming School of Medicine
University of Calgary
Calgary, Alberta, Canada

Johnny T.C. Lau, MD, MSc, FRCSC
Assistant Professor
Orthopaedic Surgery
Program Director
University of Toronto Foot and Ankle Fellowship
University of Toronto
Toronto, Ontario, Canada

Ian L.D. Le, MD, FRCS(C)
Clinical Lecturer of Surgery
Section of Orthopaedic Surgery
Department of Surgery
Calgary Orthopaedic Foot & Ankle Clinic
Faculty of Medicine
University of Calgary
Calgary, Alberta, Canada

Alberto Leardini, DPhil
Movement Analysis Laboratory
Istituto Ortopedico Rizzoli
Bologna, Italy

Simon Lee, MD
Assistant Professor
Department of Orthopaedic Surgery
Rush University Medical Center
Chicago, Illinois

David S. Levine, MD
Assistant Attending Orthopaedic Surgeon
Hospital for Special Surgery
Assistant Professor of Orthopaedic Surgery
Weill Cornell Medical College
New York, New York

Johnny Lin, MD
Assistant Professor
Department of Orthopaedic Surgery
Rush University Medical Center
Westchester, Illinois

Sheldon Lin, MD
Associate Professor
Department of Orthopaedics
Rutgers-New Jersey Medical School
Newark, New Jersey

Umile Giuseppe Longo, MD, MSc, PhD
Assistant Professor and Consultant in Trauma and Orthopaedic Surgery
Department of Trauma and Orthopaedic Surgery
University Campus Bio-Medico of Rome
Rome, Italy

Deianira Luciani, MD, PhD
First Orthopaedic and Trauma Clinic
Rizzoli Orthopaedic Institute
University of Bologna
Bologna, Italy

Nicola Maffulli, MD, MS, PhD, FRCP, FRCS(Orth)
University of Salerno School of Medicine and Surgery
Consultant Trauma and Orthopaedic Surgeon
University of Salerno Teaching Hospitals
Salerno, Italy
Professor of Orthopaedic and Trauma Surgery Centre for Sports and Exercise Medicine
Queen Mary University of London
London, England

Peter G. Mangone, MD
Orthopaedic Surgeon
Blue Ridge Bone and Joint
Asheville, North Carolina

Jeffrey A. Mann, MD
Private Practice
Oakland, California

Roger A. Mann, MD
Orthopaedic Surgeon
Department of Orthopaedic Surgery
Oakland Bone and Joint Specialists
Oakland, California

Arthur Manoli, MD
Director
Fellowship Director
Michigan International Foot & Ankle Center
Pontiac, Michigan
Clinical Professor
Wayne State University
Detroit, Michigan
Michigan State University
East Lansing, Michigan

Richard M. Marks, MD, FACS
Assistant Professor
Department of Orthopaedic Surgery
Medical College of Wisconsin
Milwaukee, Wisconsin

Lyndon W. Mason, MB BCh, MRCS (Eng), FRCS (Tr&Orth)
Consultant Trauma and Orthopaedic Surgeon
Aintree University Hospital NHS Foundation Trust
Honorary Senior Clinical Lecturer
University of Liverpool
Liverpool, United Kingdom

Angus M. McBryde, MD
Professor of Clinical Orthopaedic Surgery
Department of Orthopaedic Surgery
University of South Carolina School of Medicine
Columbia, South Carolina

William C. McGarvey, MD
Associate Professor of Orthopaedic Surgery
Residency Program Director
Chief
Foot and Ankle Surgery
Department of Orthopaedic Surgery
The University of Texas Health Science Center at Houston
Houston, Texas

Ronan McKeown, MD, FRCSI(T&O), MFSEM
Lead Clinician Orthopaedic Surgery
Southern Trust
County Armagh, Ireland

Siddhant Mehta, MD
Resident
Department of Orthopaedic Surgery & Rehabilitation
University of Mississippi Medical Center
Jackson, Mississippi

Marc Merian-Genast, MD
Private Practice
Basel, Switzerland

Stuart D. Miller, MD
Orthopaedic Surgeon
Department of Orthopaedic Surgery
Union Memorial Hospital
Baltimore, Maryland

Andrew P. Molloy, FRCS (Tr&Orth), MR
Department of Trauma and Orthopaedics
University Hospital Aintree
Liverpool, England

Joel G. Morash, MD
Division of Orthopaedic Surgery
Faculty of Medicine
Dalhousie University
Halifax, Nova Scotia, Canada

Mark S. Myerson, MD
Institute for Foot and Ankle Reconstruction at Mercy
Mercy Medical Centre
Baltimore, Maryland

Caio Nery, MD
Associate Professor
Orthopedics and Traumatology Department
Federal University of São Paulo—UNIFESP
São Paulo, Brazil

Christopher Nicholson, MD
Department of Orthopedics
The Doctors Hospital of Tatnall
Savannah, Georgia

Florian Nickisch, MD
Associate Professor of Orthopaedic Surgery
University of Utah School of Medicine
Salt Lake City, Utah

James A. Nunley II, MD
J. Leonard Goldner and Billy Jones Endowed
Professor of Orthopaedic Surgery
Duke University
Chief
Division of Foot and Ankle Surgery
Department of Orthopaedic Surgery
Duke University School of Medicine
Durham, North Carolina

Tahir Öğüt, MD
Professor of Orthopaedic Surgery
Istanbul University Cerrahpaşa Medical School
Istanbul, Turkey

Blake L Ohlson, MD
Attending Orthopedic Surgeon
Lower Extremity and Foot and Ankle Reconstruction
Orthopaedic Specialists of Charleston
Roper Saint Francis Healthcare
Assistant Professor Orthopedic Surgery
Medical University of South Carolina
Charleston, South Carolina

Enyi Okereke, MD[†]
Associate Professor of Orthopaedic

---
† Deceased.

Surgery
University of Pennsylvania School of Medicine
Chief
Division of Foot and Ankle Surgery
University of Pennsylvania Health Systems
Philadelphia, Pennsylvania

Francesco Oliva, MD, PhD
Specialist in Orthopedic Surgery
Department of Trauma and Orthopaedic Surgery
University of Rome Tor Vergata School of Medicine
Rome, Italy

Martin J. O'Malley, MD
Associate Professor of Orthopaedics
Hospital for Special Surgery
New York, New York

Justin D. Orr, MD
William Beaumont Army Medical Center
Chief
Residency Program Director
Foot and Ankle Orthopaedic Surgery
El Paso, Texas

Cristian Ortiz, MD
Clinica Alemana
Santiago, Chile

Fred W. Ortmann, MD
Greensboro Orthopaedics
Greensboro, North Carolina

Thomas G. Padanilam, MD
Orthopedic Surgeon
Toledo Orthopaedic Surgeons
Toledo, Ohio

Geert I. Pagenstert, MD
Assistant Professor of Orthopaedic Surgery
University of Basel
Vice Chairman
Department of Orthopaedic Surgery
University Hospital of Basel
Basel, Switzerland

Dror Paley, MD, FRCS
Director
Paley Advanced Limb Lengthening Institute
St. Mary's Hospital
West Palm Beach, Florida

Selene G. Parekh, MD
Partner, North Carolina Orthopaedic Clinic
Associate Professor
Department of Orthopaedic Surgery
Adjunct Faculty
Fuqua Business School
Duke University
Durham, North Carolina

Manuel J. Pellegrini, MD
Chief of Foot and Ankle Surgery
Department of Orthopaedic Surgery
Hospital Clinico Universidad de Chile
Santiago, Chile

Kyle S. Peterson, DPM
Foot and Ankle Surgeon
General & Reconstructive Foot & Ankle Surgery
Suburban Orthopaedics
Bartlett, Illinois

Terrence M. Philbin, DO
Orthopedic Surgeon
Orthopedic Foot and Ankle Center
Westerville, Ohio
Director
Foot and Ankle Service
Doctors Hospital
Columbus, Ohio

Phinit Phisitkul, MD
Clinical Associate Professor
Department of Orthopaedics and Rehabilitation
University of Iowa
Iowa City, Iowa

Michael S. Pinzur, MD
Professor of Orthopaedic Surgery
Loyola University Health System
Maywood, Illinois

Gregory C. Pomeroy, MD
Clinical Associate Professor of Surgery
University of New England
Director of New England Foot and Ankle Specialists
Mercy Hospital
Portland, Maine

George E. Quill, Jr., MD
Assistant Clinical Professor
Orthopedic Surgery
University of Louisville School of Medicine
Director, Foot and Ankle Services Louisville
Orthopedic Clinic and Sports Rehabilitation Center
Louisville, Kentucky

Steven M. Raikin, MD
Associate Professor
Director, Foot and Ankle Service
Department of Orthopaedic Surgery
Rothman Institute at Thomas Jefferson University Hospital
Philadelphia, Pennsylvania

Keri A. Reese Zickuhr, MD
Orthopaedic Surgeon
South Bay Orthopaedic Specialists Medical Center
Torrance, California

Mark A. Reiley, MD
Private Practice
Berkeley, California

David R. Richardson, MD
Associate Professor
Director of Orthopaedic Education
Department of Orthopaedic Surgery
University of Tennessee—Campbell Clinic
Memphis, Tennessee

Martinus Richter, MD, PhD
Department for Foot and Ankle Surgery
Nuremberg and Rummelsberg
Hospital Rummelsberg
Schwarzenbruck, Germany

Pascal F. Rippstein, MD
Head
Department of Foot and Ankle Surgery
Schulthess Clinic
Zurich, Switzerland

Mark Ritter, MD
Department of Orthopedic Surgery
Methodist Sports Medicine Center
Indianapolis, Indiana

Venus R. Rivera, MD
Foot and Ankle Fellow
Department of Orthopaedics
Union Memorial Hospital
Baltimore, Maryland

Robert Rochman, MD
Private Practice
Royal Palm Beach, Florida

Matteo Romagnoli, MD
2nd Clinic of Orthopaedic Surgery
Istituto Ortopedico Rizzoli
Bologna, Italy

Michael M. Romash, MD
Sports Medicine and Orthopaedic Surgery
Orthopedic Foot and Ankle Center of Hampton Roads
Chesapeake, Virginia

Keir A. Ross, BSc
Researcher
Department of Orthopaedic Surgery
Hospital for Special Surgery
New York, New York

S. Robert Rozbruch, MD
Chief
Institute for Limb Lengthening and Complex Reconstruction
Attending Orthopaedic Surgeon
Hospital for Special Surgery
Professor of Clinical Orthopaedic Surgery
Weill Cornell Medical College
New York, New York

Richard W. Rutherford, MD
Former Fellow
Department of Orthopaedic Surgery
Duke University Medical Center
Durham, North Carolina

G. James Sammarco, MD, FACS
Clinical Professor
Department of Orthopaedic Surgery
University of Cincinnati Medical Center
Cincinnati, Ohio

Vincent James Sammarco, MD
Orthopedic Surgeon
Reconstructive Orthopaedics and Sports Medicine
Cincinnati, Ohio

Roy W. Sanders, MD
Professor and Chairman
Department of Orthopaedic Surgery
University of South Florida
Director of Orthopaedic Trauma Services
President
Florida Orthopaedic Institute
Editor-in-Chief
Journal of Orthopaedic Trauma
Tampa, Florida

Bruce J. Sangeorzan, MD
Professor of Orthopedics and Sports Medicine
Harborview Medical Center
University of Washington
Seattle, Washington

Thomas P. San Giovanni, MD
Clinical Professor of Orthopedic Surgery
Florida International University Herbert Wertheim College of Medicine
Chief
Foot and Ankle Surgery
UHZ Sports Medicine Institute
Miami, Florida

James Santangelo, MD
Staff Orthopaedic Surgeon
Womack Army Medical Center
Fort Bragg, North Carolina

Nikiforos Pandelis Saragas, MBBCh, FCS(SA)Ortho, MMed (Ortho Surg)(Wits)
Honorary Adjunct Professor of Orthopaedic Surgery
University of the Witwatersrand
Orthopaedic Surgeon (Foot and Ankle)
Netcare Linksfield Hospital
Johannesburg, South Africa

Michael Scherb, MD
Department of Orthopaedics
Mercy Mason City
Mason City Clinic
Mason City, Iowa

Adam P. Schiff, MD
Professor of Orthopaedic Surgery
Loyola University Health System
Maywood, Illinois

Aaron T. Scott, MD
Associate Professor
Department of Orthopaedic Surgery
Wake Forest University School of Medicine
Winston-Salem, North Carolina

Steven L. Shapiro, MD
Savannah, Georgia

Scott B. Shawen, MD
Assistant Professor
Department of Surgery
Uniformed Services University of Health Sciences
Bethesda, Maryland

Glenn G. Shi, MD
Orthopedic Surgeon
Department of Orthopedic Surgery
Mayo Clinic
Jacksonville, Florida

Sam Singh, MA, MRCS, BSc, FRCS(Orth)
Consultant Orthopaedic Foot and Ankle Surgeon
Guy's and St Thomas' NHS Foundation Trust
University of London
London, England

Bertil W. Smith, MD
Assistant Chief
Department of Orthopaedic Surgery
Kaiser Permanente
San Diego, California
Clinical Lead
Foot and Ankle Surgery
Southern California Permanente Medical Group
San Marcos, California

Emmanouil D. Stamatis, Lt Colonel, MD, FHCOS, FACS, PhD
Orthopaedic Department
401 General Army Hospital
Athens, Greece

Michael M. Stephens, MSc (Biogen), FRCSI, MD
Consultant Orthopaedic Surgeon
Mater Private Hospital
University College Dublin
Dublin, Ireland

Karen M. Sutton, MD
Assistant Professor
Section of Sports Medicine
Department of Orthopaedic Surgery
Yale School of Medicine
New Haven, Connecticut

Yoshinori Takakura, MD, PhD
Professor Emeritus
Department of Orthopaedic Surgery
Nara Medical University
Nara, Japan

Virak Tan, MD
Professor
Department of Orthopedics
Rutgers-New Jersey Medical School
Newark, New Jersey

Yasuhito Tanaka, MD
Professor and Chairman
Department of Orthopaedic Surgery
Nara Medical University
Nara, Japan

James P. Tasto, MD
Clinical Professor
Department of Orthopaedic Surgery
University of California at San Diego
Founder
San Diego Sports Medicine & Orthopaedic Center
San Diego, California

Dean C. Taylor, MD
Professor of Orthopaedic Surgery
Director
Duke Sports Medicine Fellowship
Chairman
Feagin Leadership Program
Department of Orthopaedic Surgery
Duke University Medical Center
Durham, North Carolina

Ahmed Thabet, MD, PhD
Lecturer of Orthopaedic Surgery
Benha, University
Benha, Egypt

Hajo Thermann, MD, PhD
Professor
Center for Knee and Foot Surgery/Sports
Trauma
ATOS Clinic Center
Heidelberg, Germany

Sandra L. Tomak, MD
Clinical Instructor of Orthopaedics and Rehabilitation
Yale School of Medicine
New Haven, Connecticut

Brian C. Toolan, MD
Professor of Orthopaedic Surgery
The University of Chicago Pritzker School of Medicine
Director
Foot and Ankle Service
Department of Orthopaedic Surgery
The University of Chicago Medicine
Chicago, Illinois

Hans-Joerg Trnka, Univ. Doz. Dr.
Foot and Ankle Center
Vienna, Austria

H. Robert Tuten, MD
Orthopaedic Surgeon
Tuckahoe Orthopaedics
Richmond, Virginia

Victor Valderrabano, MD, PhD
Private Practice
Basel, Switzerland

C. Niek van Dijk, MD, PhD
Professor of Orthopaedic Surgery
Head of Department of Orthopaedic Surgery
Academic Medical Center
University of Amsterdam
Amsterdam, The Netherlands

Francesca Vannini, MD, PhD
2nd Orthopaedic Department
Istituto Ortopedico Rizzoli

Bologna, Italy

Alessio Giai Via, MD
Department of Orthopaedic Surgery
University of Rome Tor Vergata
Rome, Italy

Emilio Wagner, MD
Foot and Ankle Surgeon
Associate Professor
Orthopedic and Traumatology Department
Universidad del Desarrollo
Clinica Alemana
Santiago, Chile

Roland Walker, FRCS
Foot and Ankle Senior Fellow
Guy's and St Thomas' Foundation Trust
London, United Kingdom

Raymond J. Walls, MD, FRCS (Tr&Orth)
Assistant Professor of Orthopaedics and Rehabilitation
Yale School of Medicine
New Haven, Connecticut

Markus Walther, MD
Professor of Orthopaedic Surgery Medical
Director
Schön Klinik München Harlaching
FIFA Medical Centres of Excellence
Chief, Centre for Foot and Ankle Surgery
Munich, Germany

Keith L. Wapner, MD
Chief, Foot and Ankle
Clinical Professor
Department of Orthopedic Surgery
Pennsylvania Hospital
University of Pennsylvania
Philadelphia, Pennsylvania

Tibor Warganich, MD
Resident
Department of Orthopaedic Surgery
Harbor-UCLA Medical Center
Los Angeles, California

B. Collier Watson, MD
Fellow
Orthopedic Foot and Ankle Surgery
Orthopedic Foot and Ankle Center
Columbus, Ohio

Wolfram Wenz, MD
Head of Unit for Pediatric Orthopaedics and Foot Surgery
Department of Orthopaedics
University of Heidelberg
Heidelberg, Germany

Peter H. White, MD
Private Practice
Richmond, Virgina

Joan Williams, MD
Fellow Orthopaedic Surgery
Harborview Medical Center
University of Washington
Seattle, Washington

Michael G. Wilson, MD, MBA
Orthopedic Surgeon
Cayuga Medical Associates
Ithaca, New York

Bryan L. Witt, DO
Orthopedic Foot and Ankle Fellow
Orthopaedic Associates of Michigan
Grand Rapids, Michigan

Gilbert Yee, MD, Med, MBA, FRCSC
Orthopaedic Surgeon
Department of Orthopaedic Surgery
The Scarborough Hospital
Toronto, Ontario, Canada

Alastair Younger, MD, ChB, MSc, ChM, FRCS(C)
Faculty
Department of Orthopaedics
University of British Columbia
Vancouver, British Columbia, Canada

Lukas Zwicky, MSc
Clinic for Orthopaedics and Trauma Surgery
Kantonsspital Baselland
Liestal, Switzerland

中文版前言

《WIESEL骨科手术学》是一部比肩世界骨科学巨著《坎贝尔骨科学》的扛鼎之作，在国内外都有巨大的影响力。2010年前后，上海科学技术出版社引进《WIESEL骨科手术学》英文版第一版，我组织我科有经验的专家和骨干医生，开始了该书的翻译工作。2013年该书中文版在大陆地区出版和发行，受到国内广大骨科医生的欢迎，已成为骨科医生最重要的手术学参考工具书之一。我自己也将该书作为案头书，遇到有困惑的手术，就翻开看一看，我感觉该书的实用性与其他骨科学术著作相比有明显优势。

近十年是中国骨科学发展最迅猛的时期，一大批年轻骨科医生在实践中成长，技术水平有非常大的提高，一些亚专业技术也逐渐发展至国际领先水平。然而也必须看到，我国骨科的临床水平还存在着巨大的不平衡，各级医院临床医生的技术能力还有较大差距，所以在学习国际先进技术的同时，加强临床规范，依然任重道远。

正如Sam W. Wiesel教授所言，每位手术者计划开展一项手术时，都需思考三个主要问题：为何要做该手术？何时是最佳手术时机？采用哪些手术技巧比较合适？作为一位从事骨科专业学术研究和临床工作三十多年的老医生，我依然在临床一线耕耘，能够充分理解学无止境的道理，每次手术对我来说都是一次学习之旅。面对患者，我们必须认真思考：需要手术治疗吗？采用哪些手术方法或技巧更合适呢？

在当前，如何把握手术指征、减少非必要手术，是我们需要直面和解决的问题。同时，不断提升手术的精确性，提高手术的技巧，让手术更加完美，这也是骨科医生追求的目标。

希望该套书中文版的出版，能助力提高中国骨科医生技术水平。也希望中国骨科医生研发新技术，为骨科事业的发展提供中国的解决方案。

张长青

2021年8月

英文版前言（第二版）

修订 *Operative Techniques in Orthopaedic Surgery* 的宗旨一如既往：希望能够紧密结合临床，深度呈现"如何做好"骨科手术的步骤与各项细节。

尽管外科医生知道"为什么"和"何时"做手术，但本书中每个手术章节的前面，都对此有提纲挈领的阐述。

第二版九个分册的内容和图表都经仔细审阅并更新过。每个分册主编添加了一些手术章节，且内容更加侧重于手术操作，更便于获取和检索。

每位分册主编和章节编者都是其所在学术领域的知名专家，他们不惜耗费大量的时间和精力编写本书。我为能和这些了不起的专家共事而备受鼓舞，并为能参与这项有意义的工作而感到荣幸之至。

我还要感谢 Wolters Kluwer 出版公司的所有员工。Dave Murphy 对初版和新版都提出了很多中肯的建议，让我获益匪浅。我同时还要感谢 Bob Hurley，他是本书第一版的大力推动者，对本书再版依然给予了大力支持。

最后，特别感谢 Brian Brown，本套书新任的文字编辑，非常有幸能和他共事，本书的出版离不开他出色的工作。

Sam W. Wiesel，MD

2015年2月2日

英文版前言（第一版）

每位手术者在计划进行手术时，都必然要思考三个主要的问题：为何要做这个手术（目的），根据疾病的进程何时最适合手术（时机），以及要采用哪些手术技术（技巧）。本书以一种细致和分步讲述的风格，详细介绍了绝大多数骨科手术的具体技巧。至于手术的目的和时机，在每一种手术的开篇部分以提要的形式进行简述。当然，所有手术者都应充分理解有关手术目的和时机的基本原则，并针对具体的病例选择恰当的手术。本书的重点是回顾和阐明所要开展的手术的具体步骤。

《WIESEL骨科手术学》有别于其他学术专著的特点在于让人一目了然，每种手术既以系统的统一格式进行描述，又充分体现每位作者的原创性和特色。一旦开卷，读者可以尽览各种手术的各个重要步骤。

本书共分为九个部分：运动医学，骨盆与下肢创伤，成人重建外科，小儿骨科，骨肿瘤外科，手、腕和前臂，肩肘外科，足踝外科，以及脊柱外科。每个部分均由本专业学科领域享有盛誉且临床经验丰富的专家负责编纂。他们力邀学界精英参与每一章的编写并负责最终的审校，为此耗费了巨大心力。我一直为身处如此完美和才华横溢的团队中而备受鼓舞，并为能参与如此有益的工作而深感荣幸。

最后，我想感谢为本书的出版作出卓越贡献的每个人。特别感谢Dovetail Content Solutions公司的Grace Caputo以及Lippincott Williams & Wilkins公司的Dave Murphy和Eileen Wolfberg，感谢他们在本书成书过程中的无私参与和帮助指导。最后要感谢Lippincott Williams & Wilkins公司的Bob Hurley，他富有效率的工作使本书原稿定稿后得以在第一时间出版发行。

Sam W. Wiesel，MD
2010年1月1日

目 录

第 1 篇　前足 FOREFOOT

第 1 章　跖骨远端 Chevron 截骨术：方法 1　*1*
Distal Chevron Osteotomy: Perspective 1

第 2 章　跖骨远端 Chevron 截骨术：方法 2　*8*
Distal Chevron Osteotomy: Perspective 2

第 3 章　跖骨远端双平面 Chevron 截骨术　*11*
Biplanar Distal Chevron Osteotomy

第 4 章　远端 Chevron 截骨术的扩大应用　*22*
Extending the Indications for the Distal Chevron Osteotomy

第 5 章　微创踇外翻矫形术（SERI）　*27*
The Minimally Invasive Hallux Valgus Correction (SERI)

第 6 章　Akin 截骨术　*35*
Akin Osteotomy

第 7 章　Scarf 截骨术　*41*
Scarf Osteotomy

第 8 章　跖骨近端新月形截骨术　*51*
Proximal Crescentic Osteotomy

第 9 章　Ludloff 截骨术　*59*
Ludloff Osteotomy

第 10 章　Mau 截骨术　*66*
Mau Osteotomy

第 11 章　近端 Chevron 截骨结合钢板固定术　*77*
Proximal Chevron Osteotomy with Plate Fixation

第 12 章　闭合楔形截骨术　*81*
Closing Wedge Proximal Osteotomy

目录

第13章 跖骨近端开口楔形截骨术（治疗踇外翻畸形） 86
Proximal Metatarsal Opening Wedge Osteotomy for Hallux Valgus Correction

第14章 Lapidus手术 90
Lapidus Procedure

第15章 踇外翻手术的翻修 98
Revision Hallux Valgus Correction

第16章 跖骨延长在踇外翻翻修术中的应用 117
Metatarsal Lengthening in Revision Hallux Valgus Surgery

第17章 Moberg截骨术 124
Moberg Osteotomy

第18章 关节唇切除术治疗踇僵硬 132
Dorsal Cheilectomy for Hallux Rigidus

第19章 背侧关节唇切除、跖侧广泛松解及微骨折技术 138
Dorsal Cheilectomy, Extensive Plantar Release, and Microfracture Technique

第20章 关节囊填充关节成形术 148
Capsular Interpositional Arthroplasty

第21章 HemiCAP半跖趾关节置换术 154
Arthrosurface HemiCAP Resurfacing

第22章 第1跖趾关节半关节置换术 176
First Metatarsophalangeal Joint Hemiarthroplasty

第23章 第1跖趾关节全关节置换术 181
First Metatarsophalangeal Total Joint Arthroplasty

第24章 第1跖趾关节融合术：方法1 188
First Metatarsophalangeal Joint Arthrodesis: Perspective 1

第25章 第1跖趾关节融合术：方法2 193
First Metatarsophalangeal Joint Arthrodesis: Perspective 2

第26章 第1跖趾关节融合术：方法3 202
First Metatarsophalangeal Joint Arthrodesis: Perspective 3

第27章 第1跖趾关节翻修融合术 212
Revision First Metatarsophalangeal Joint Arthrodesis

第28章 第1跖趾关节的骨块填充撑开手术 220
Bone-Block Distraction of the First Metatarsophalangeal Joint

第29章 踇趾趾间关节融合术 231
Hallux Interphalangeal Joint Arthrodesis

第30章 "草皮趾"损伤的手术治疗 239
Surgical Management of Turf Toe Injuries

第31章　籽骨骨折的内固定治疗　*248*
Internal Fixation of Sesamoid Fractures

第32章　籽骨切除术　*258*
Sesamoidectomy

第33章　趾屈-伸肌腱转位治疗柔性锤状趾畸形　*271*
Flexor-to-Extensor Tendon Transfer for Flexible Hammer Toe Deformity

第34章　锤状趾的矫形　*279*
Hammer Toe Correction

第35章　第2～5跖骨的关节内截骨术　*290*
Intra-articular Lesser Metatarsal Shortening Osteotomy

第36章　外侧跖板修复　*299*
Lesser Toe Plantar Plate Repair

第37章　外侧趾成角畸形　*313*
Angular Deformity of the Lesser Toes

第38章　Freiberg不全骨折的外科治疗　*331*
Surgical Management of Freiberg's Infraction

第39章　小趾内翻畸形的手术矫正　*339*
Surgical Correction of Bunionette Deformity

第40章　类风湿关节炎前足的重建　*348*
Rheumatoid Forefoot Reconstruction

第41章　跖间神经瘤（Morton病）和跖间神经瘤切除术　*355*
Morton's Neuroma and Revision Morton's Neuroma Excision

第2篇　中足 MIDFOOT

第42章　内侧楔骨截骨术　*366*
Medial Cuneiform Osteotomy

第43章　中足融合术　*372*
Midfoot Arthrodesis

第44章　中足经皮截骨外固定　*394*
Percutaneous Midfoot Osteotomy with External Fixation

第45章　中足夏科关节病的手术治疗　*400*
Surgical Stabilization of Nonplantigrade Charcot Arthropathy of the Midfoot

第46章　轴向螺钉行夏科足中足融合　*410*
Axial Screw Technique for Midfoot Arthrodesis in Charcot Foot Deformities

第47章　夏科足的微创矫形　*418*
Minimally Invasive Realignment Surgery of the Charcot Foot

第3篇　后足 HINDFOOT

第48章　趾长屈肌腱转位及跟骨内移截骨术　*423*
Flexor Digitorum Longus Transfer and Medial Displacement Calcaneal Osteotomy

第49章　外侧柱延长术　*432*
Lateral Column Lengthening

第50章　弹簧韧带重建　*445*
Spring Ligament Reconstruction

第51章　成人跗骨联合切除术　*452*
Tarsal Coalition Resection in the Skeletally Mature Patient

第52章　副舟骨的手术治疗　*460*
Surgical Management of the Accessory Navicular

第53章　单纯距下关节融合术　*476*
Isolated Subtalar Arthrodesis

第54章　跟骨骨折畸形愈合手术治疗　*489*
Surgical Management of Calcaneal Malunions

第55章　跟骨截骨联合距下关节融合治疗跟骨骨折畸形愈合　*499*
Calcaneal Osteotomy and Subtalar Arthrodesis for Calcaneal Malunions

第56章　传统三关节融合术　*523*
Traditional Triple Arthrodesis

第57章　内侧单切口三关节融合术　*534*
Single-Incision Medial Approach for Triple Arthrodesis

第58章　高弓内翻足畸形的综合矫治　*540*
Comprehensive Correction of Cavovarus Foot Deformity

第59章　高弓马蹄内翻足畸形的处理　*555*
Management of Equinocavovarus Foot Deformity

第60章　跖筋膜松解联合远近端跗管松解术　*576*
Plantar Fascia Release in Combination with Proximal and Distal Tarsal Tunnel Release

第61章　内镜下跖筋膜切断术　*587*
Endoscopic Plantar Fasciotomy

第62章　足踝部神经瘤切除和包埋术　*592*
Transection and Burial of Neuromas of the Foot and Ankle

第63章　粘连性神经痛的阻隔术　*600*
Barrier Procedures for Adhesive Neuralgia

第4篇　踝部 ANKLE

第64章　踝关节炎的关节牵张成形术　*608*
Distraction Arthroplasty for Ankle Arthritis

第65章　踝上截骨结合内固定术：方法1　*620*
Supramalleolar Osteotomy with Internal Fixation: Perspective 1

第66章　踝上截骨结合内固定术：方法2　*629*
Supramalleolar Osteotomy with Internal Fixation: Perspective 2

第67章　踝上截骨结合内固定术：方法3　*639*
Supramalleolar Osteotomy with Internal Fixation: Perspective 3

第68章　踝上截骨结合外固定支架固定：方法1　*645*
Supramalleolar Osteotomy with External Fixation: Perspective 1

第69章　踝上截骨结合外固定支架固定：方法2　*664*
Supramalleolar Osteotomy with External Fixation: Perspective 2

第70章　同种异体全踝关节表面移植重建术　*669*
Total Ankle Shell Allograft Reconstruction

第71章　STAR假体全踝关节置换术　*675*
The STAR(Scandinavian Total Ankle Replacement) Total Ankle Arthroplasty

第72章　HINTERGRA假体全踝关节置换术　*689*
The HINTEGRA Total Ankle Arthroplasty

第73章　BOX假体全踝关节置换术　*700*
The BOX Total Ankle Arthroplasty

第74章　Salto 和 Salto-Talaris假体全踝关节置换术　*710*
The Salto and Salto-Talaris Total Ankle Arthroplasty

第75章　活动型全踝关节置换术　*734*
Mobility Total Ankle Arthroplasty

第76章　INBONE假体全踝关节置换术　*750*
INBONE Total Ankle Arthroplasty

第77章　TNK假体全踝关节置换术　*764*
TNK Total Ankle Arthroplasty

第78章　全踝关节置换翻修术：方法1　*773*
Revision Total Ankle Arthroplasty: Perspective 1

第79章　全踝关节置换翻修术：方法2　*779*
Revision Total Ankle Arthroplasty: Perspective 2

第80章　踝关节融合术　*794*
Ankle Arthrodesis

第81章　微创踝关节融合术　*811*
The Miniarthrotomy Technique for Ankle Arthrodesis

第82章　关节镜下踝关节融合术　*818*
Arthroscopic Ankle Arthrodesis

第83章　胫距关节融合术后全踝关节置换术　*825*
Conversion of Tibiotalar Arthrodesis to Total Ankle Arthroplasty

第84章　髓内钉胫距跟关节融合术：方法1　*837*
Tibiotalocalcaneal Arthrodesis Using a Medullary Nail

第85章　髓内钉胫距跟关节融合术：方法2　*849*
Tibiotalocalcaneal Arthrodesis Using an Intramedullary Nail

第86章　侧方刃钢板固定胫距跟关节融合术　*861*
Tibiotalocalcaneal Arthrodesis Using Lateral Blade Plate Fixation

第87章　刃钢板固定胫距跟关节融合术　*870*
Tibiotalocalcaneal Arthrodesis Using Blade Plate Fixation

第88章　环形外固定支架治疗距骨骨缺损、缺血性坏死及感染　*883*
Treatment of Bone Loss, Avascular Necrosis, and Infection of the Talus with Circular Tensioned Wire Fixators

第89章　同种异体股骨头移植治疗大面积距骨缺损　*895*
Femoral Head Allograft for Large Talar Defects Using a Lateral Approach

第90章　全踝关节置换失败后的挽救性手术——后方角钢板技术　*901*
Posterior Blade Plate for Salvage of Failed Total Ankle Arthroplasty

第5篇　足踝相关的运动医学
SPORTS-RELATED PROCEDURES FOR ANKLE AND HINDFOOT

第91章　踝关节镜技术　*909*
Arthroscopy of the Ankle

第92章　微骨折技术治疗距骨骨软骨损伤　*916*
Microfracture for Osteochondral Lesions of the Talus

第93章　包括逆行钻孔的关节镜治疗骨软骨损伤　*924*
Arthroscopic Management of Osteochondral Lesions, Including Retrograde Drilling

第94章	踝关节后方及后足关节镜技术：方法1	*931*
	Posterior Ankle Arthroscopy and Hindfoot Endoscopy: Perspective 1	
第95章	踝关节后方及后足关节镜技术：方法2	*941*
	Posterior Ankle Arthroscopy and Hindfoot Endoscopy: Perspective 2	
第96章	距下关节镜：方法1	*948*
	Subtalar Arthroscopy: Perspective 1	
第97章	距下关节镜：方法2	*957*
	Subtalar Arthroscopy: Perspective 2	
第98章	同种异体青少年软骨移植治疗距骨大面积骨软骨损伤	*965*
	Juvenile Cartilage Reconstruction of Large Osteochondral Lesions of the Talus	
第99章	骨软骨移植治疗距骨骨软骨损伤	*973*
	Osteochondral Transfer for Osteochondral Lesions of the Talus	
第100章	前侧胫骨截骨治疗距骨骨软骨损伤	*986*
	Anterior Tibial Osteotomy for Osteochondral Lesions of the Talus	
第101章	距骨骨软骨损伤：结构性同种异体骨移植	*990*
	Osteochondral Lesions of the Talus: Structural Allograft	
第102章	自体软骨细胞移植	*1004*
	Autologous Chondrocyte Transplantation	
第103章	改良Brostrom和Brostrom-Evans方法	*1015*
	Modified Brostrom and Brostrom-Evans Procedures	
第104章	踝关节外侧不稳定的解剖修复	*1028*
	Anatomic Repair of Lateral Ankle Instability	
第105章	踝关节外侧不稳定的腘绳肌自体移植/增强术	*1037*
	Hamstring Autografting/Augmentation for Lateral Ankle Instability	
第106章	踝关节外侧韧带同种异体肌腱界面螺钉固定	*1046*
	Lateral Ankle Ligament Reconstruction Using Allograft and Interference Screw Fixation	
第107章	踝关节外侧慢性不稳定	*1055*
	Chronic Lateral Ankle Instability	
第108章	三角韧带重建	*1062*
	Deltoid Ligament Reconstruction	
第109章	内踝/三角韧带重建	*1069*
	Medial Ankle/Deltoid Ligament Reconstruction	
第110章	开放跟腱修补	*1083*
	Open Achilles Tendon Repair	
第111章	有限切开跟腱修补术：方法1	*1090*
	Mini-Open Achilles Tendon Repair: Perspective 1	

章节	中文标题	页码	英文标题
第112章	有限切开跟腱修补术：方法2	1101	Mini-Open Achilles Tendon Repair: Perspective 2
第113章	经皮跟腱修补术：方法1	1107	Percutaneous Achilles Tendon Repair: Perspective 1
第114章	经皮跟腱修补术：方法2	1113	Percutaneous Achilles Tendon Repair: Perspective 2
第115章	V-Y推进与踇长伸肌腱转位修复慢性跟腱损伤	1117	Chronic Achilles Tendon Ruptures Using V-Y Advancement and FHL Transfer
第116章	亚急性及慢性跟腱病变及断裂	1125	Subacute and Chronic Achilles Tendon Disorders and Ruptures
第117章	腘绳肌（腓骨肌）腱修复慢性跟腱损伤	1150	Chronic Achilles Tendon Ruptures Using Hamstring/Peroneal Tendons
第118章	异体跟腱重建慢性跟腱损伤	1156	Chronic Achilles Tendon Ruptures Using Allograft Reconstruction
第119章	跟骨后侧滑囊镜	1163	Retrocalcaneal Bursoscopy
第120章	跟腱止点病	1169	Insertional Achilles Tendinopathy
第121章	踇长屈肌腱加强治疗跟腱止点变性	1179	Flexor Hallucis Longus Tendon Augmentation for the Treatment of Insertional Achilles Tendinosis
第122章	跟腱病的开放手术治疗	1186	Open Management of Achilles Tendinopathy
第123章	踇长屈肌腱转位治疗跟腱变性	1194	Flexor Hallucis Longus Transfer for Achilles Tendinosis
第124章	跟腱延长术	1201	Achilles Tendon Lengthening
第125章	腓骨肌腱撕裂的修补	1209	Repair of Peroneal Tendon Tears
第126章	慢性腓骨肌腱撕裂的重建	1217	Reconstruction of Chronic Peroneal Tendon Tears
第127章	腓骨肌腱脱位的修复：方法1	1231	Repair of Dislocating Peroneal Tendons: Perspective 1
第128章	腓骨肌腱脱位的修复：方法2	1240	Repair of Dislocating Peroneal Tendons: Perspective 2
第129章	胫前肌腱断裂的重建	1247	Reconstruction of Tibialis Anterior Tendon Ruptures

第130章　肌腱转位术治疗足下垂　*1256*
Tendon Transfer for Foot Drop

第131章　第5跖骨骨折切开复位内固定术　*1273*
Open Reduction Internal Fixation of Fifth Metatarsal Fractures

第132章　Lisfranc骨折脱位的切开复位内固定术　*1284*
Open Reduction and Internal Fixation of the Lisfranc Fracture-Dislocation

第133章　距骨骨折切开复位内固定术　*1307*
Open Reduction and Internal Fixation of Talus Fractures

第134章　跟骨骨折切开复位内固定术　*1317*
Open Reduction and Internal Fixation of Calcaneus Fractures

第135章　踝关节骨折切开复位内固定术　*1328*
Open Reduction and Internal Fixation of Ankle Fractures

足踝外科体格检查表　*1343*
Exam Table for Foot and Ankle Surgery

索　引　*1351*
Index

第1章 跖骨远端Chevron截骨术：方法1
Distal Chevron Osteotomy: Perspective 1

Hans-Joerg Trnka and Stefan G. Hofstaetter

定义

- 第一篇关于跖骨远端截骨治疗姆外翻的报道可以追溯到1881年：当时Reverdin描述了一种在跖骨头下进行闭合楔形截骨的术式（closing-wedge osteotomy），用以纠正姆外翻畸形。
- 如今Chevron截骨术已被足外科医生广泛采用，用来矫正轻、中度姆外翻畸形。在Austin和Leventen[1]以及Miller和Croce[13]最初关于该术式的报道中，并没有使用内固定技术。他们认为，仅仅依靠截骨的形状（V形）以及跖骨头的骨松质与趾骨干之间的嵌压，足以提供可靠的稳定性，不需进行额外的固定。
- 为了扩大这一操作简单的截骨方法的应用范围，人们在原手术的基础上增加了内固定和外侧软组织松解。

解剖

- 第1跖趾关节的结构与其他跖趾关节的不同之处在于有籽骨的参与：
  - 跖骨头跖侧面有两个软骨覆盖的凹面，两者之间由一条圆润的骨嵴分开。籽骨就沿着这两个软骨凹面滑移。
  - 每块籽骨分别含在姆短屈肌腱的两个止点内，通过纤维跖板附着到近节趾骨的基底。
- 第1跖骨头呈圆形，表面覆盖软骨；近节趾骨基底面呈椭圆形的凹陷，关节面较第1跖骨头略小，两者形成跖趾关节。
- 从跖骨头的内外髁向外扇形发出韧带束，止于近节趾骨基底、籽骨边缘以及跖板。
- 有关姆趾活动的肌肉和肌腱分为以下四组：
  - 长、短伸肌腱
  - 长、短屈肌腱
  - 姆展肌
  - 姆收肌
- 跖骨头血供
  - 第1跖背动脉
  - 第1跖底动脉的分支

发病机制

- 外源性因素：
  - 姆外翻畸形主要出现于穿鞋的人群中，在赤脚的人群中罕见。
  - 虽然穿鞋是姆外翻发病原因中的一项基本要素，但并非所有穿着时尚鞋类的人都会罹患姆外翻畸形。
- 内源性因素：
  - Hardy和Clapham[3]在91例患者中，发现有家族史的占63%。
  - Coughlin[2]在31位青少年姆外翻患者中，发现其中94%患者的母亲也有姆外翻畸形。
  - 有关随着姆外翻的进展是否会合并出现扁平足的观点，目前仍然存在争议。
  - Hohmann[5]认为姆外翻总是和扁平足相伴的。
  - Coughlin[2]和Kilmartin[7]发现在青少年型姆外翻患者中合并扁平足并不高发。
  - 足旋前促使第1跖列沿长轴旋转，使第1跖趾关节的轴线相对地面处于倾斜的位置。可以看出，足在这一位置更难抵抗鞋子或体重施予的致畸压力。
  - 姆外翻合并第1跖骨内翻很常见，两者之间谁是因、谁是果，至今仍无结论。

病史和体格检查

- 病史一般包括：
  - 穿窄型的鞋脚痛。
  - 第2跖骨头下方难治性胼胝体，并伴有疼痛。
  - 姆趾向外倾斜。
  - 姆趾旋前。
  - 趾间关节内侧下方角质增生。
  - 第1跖骨头内侧髁部分的姆囊炎。
  - 第1跖趾关节活动度异常增加。
- 体格检查包括以下几方面：
  - 姆外翻角：正常≤15°。
  - 跖骨间角：正常≤9°。
  - 测量胫侧籽骨相对于平分跖骨干的骨嵴的位置：
    - 0级：籽骨相对跖骨头中间骨嵴没有移位。
    - 1级：籽骨外移，与骨嵴重叠少于50%。
    - 2级：籽骨外移，与骨嵴重叠大于50%。
    - 3级：籽骨外移，籽骨体完全越过骨嵴线。

○ 关节匹配性：在正位片上测量近节趾骨基底关节面与对应的跖骨头关节面间的移位情况。

影像学检查

- 一定要在负重下拍摄足的正、侧、斜位片（图1），并检查以下几项指标：
  ○ 𧿹外翻角
  ○ 跖骨间角
  ○ 籽骨位置
  ○ 跖趾关节匹配情况
  ○ 跖骨远端关节面角（distal metatarsal articular angle, DMAA）：反映第1跖骨头关节面切线与第1跖骨干中线之间的关系，正常≤10°
  ○ 第1跖趾关节关节炎变化

鉴别诊断

- 囊肿
- 𧿹僵硬

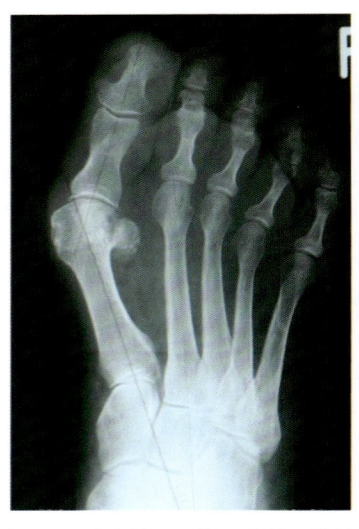

图1　72岁女性，𧿹外翻术前X线片。

非手术治疗

- 穿着宽大舒适的鞋
- 支具
- 对青少年患者进行理疗

手术治疗

手术指征

- 有症状的𧿹外翻患者，合并第1跖骨间角≤16°
- 第1跖跗关节稳定

禁忌证

- 跖骨头窄小：因为很难进行足够的跖骨头移位
- 跖骨间角＞16°
- 足的局部血运不良
- 足部尚未发育成熟
- 已经有严重的骨关节炎表现

术前准备

- 必须有足的标准负重前后位和侧位片。
- 测量𧿹外翻角、第1跖骨间角、胫侧籽骨的位置。
- 术前作图有助于制订手术计划。
- 临床检查包括第1跖趾关节活动度、跖底有无胼胝体形成（提示有转移性趾底痛），以及第1跖跗关节稳定性。

体位

- 足部准备同常规
- 患者仰卧
- 可选用踝部止血带

手术入路

- 通过背侧入路进行外侧软组织松解。
- 通过内侧中线直切口进行Chevron截骨。

Chevron截骨和经关节外侧软组织松解

手术显露

- 通常采用神经阻滞麻醉。
- 沿着第1跖骨头内侧中线做一直切口（技术图1A）。
- 纵行切开第1跖趾关节的内侧关节囊（技术图1B），观察关节退变的情况。

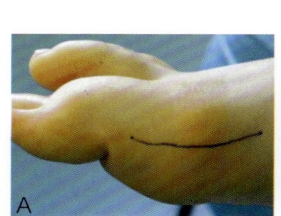 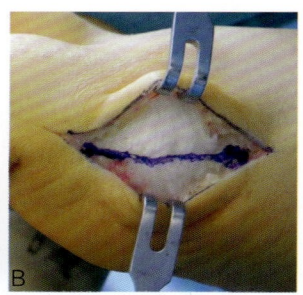

技术图1　A. 内侧皮肤切口。B. 关节囊纵行切口。

外侧软组织松解以及跗骨头处理

- 从近节趾骨基底部的跖侧和背侧松解关节囊（技术图2A、B）。
- 把跗趾向跖趾关节跖侧脱位（技术图2C），在籽骨近端由内侧向外侧插入组织剪（技术图2D）。
- 用小弯刀（beaver knife）平行于剪刀之上切开外侧关节囊（籽骨悬韧带），切开的部位应该紧贴外侧籽骨的上缘（技术图2E）。
  - 外侧关节囊在跖趾关节平面已经开窗，最后用手法内翻跗趾关节完成外侧软组织的松解（技术图2F、G）。
- 用两把Hohmann拉钩在第1跖趾关节的跖侧和背侧撑开关节囊，显露跖趾关节。
  - 跖侧Hohmann拉钩保护供养跖骨头的跖侧动脉，背侧Hohmann拉钩则起到保护来自关节囊的背侧关节内血供。
- 稍事修整跖骨头内侧骨突，在修成一个平整平面的同时，尽量保留跖骨头的宽度（技术图2H）。
  - 该原则在采用Chevron截骨解决中、重度跗外翻畸形的时候显得尤为重要。

截骨

- 在第1跖骨头中心稍偏背侧处打入一枚直径1.0 mm的克氏针进行定位，进针的方向一般由内向外倾斜20°，指向第4跖骨头处（技术图3A、B）。
  - 在第1跖骨抬高的情况下，应增加倾斜的角度。
  - 如果需要缩短或延长第1跖骨，进针点应分别指向第5或第3跖骨头。
- 利用摆锯导向器，在进针点的近端截两个互呈60°的截面（技术图3C）。
- 一旦跖骨头骨块可以移动，用巾钳夹住跖骨干的同时，用另一只手的拇指将跖骨头向外侧推移（技术图3D、E）。

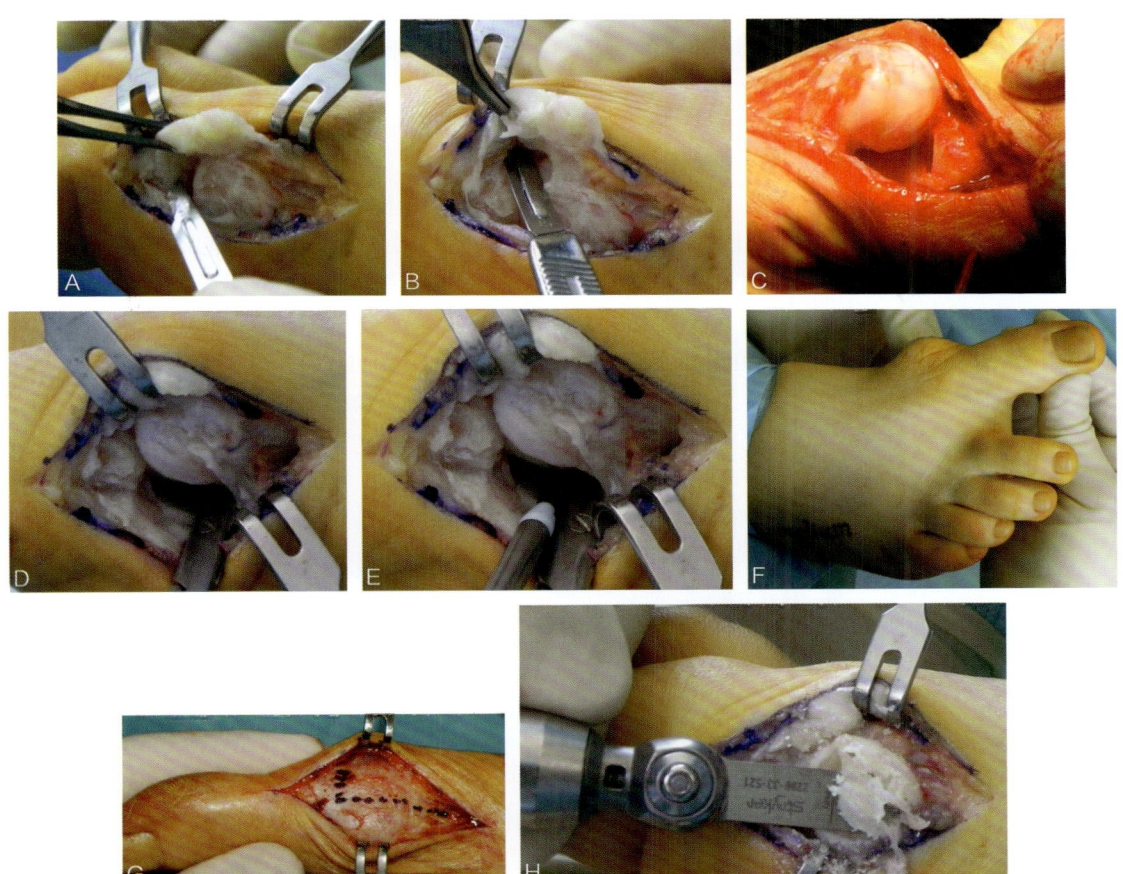

技术图2　A～C. 关节囊已打开，跗趾向跖侧脱位。D. 在籽骨的近端关节内由内向外插入一把剪刀。E. 插入小弯刀（beaver knife），切开外侧关节囊。F. 跗趾可以内翻至20°，表明已经充分松解了外侧结构。G、H. 稍事修整内侧骨突。

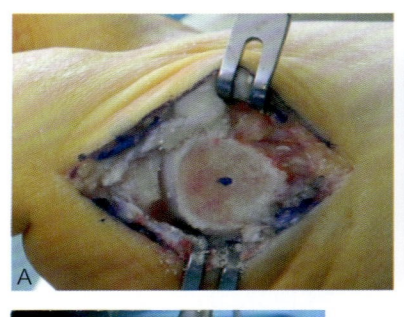
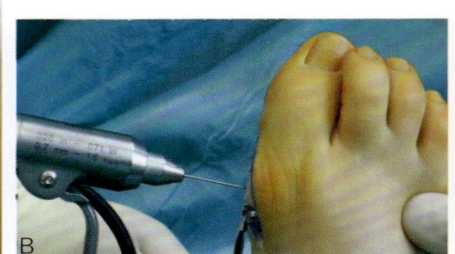
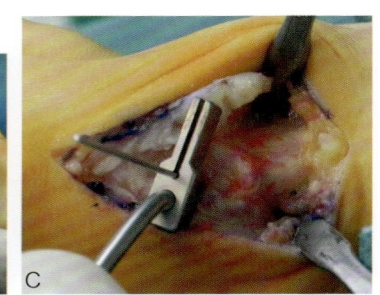
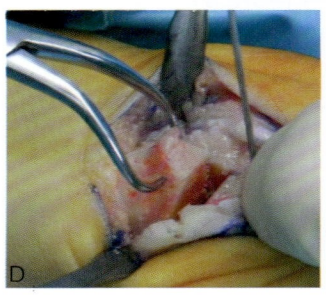
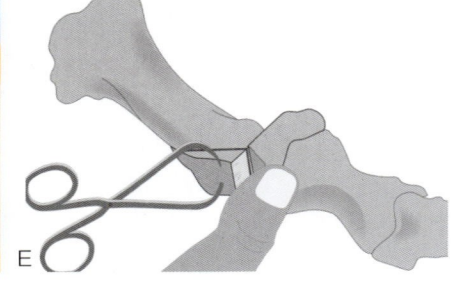

技术图3 A、B. 用一枚导针定位截骨的中心，该导针应由内向外倾斜10°，指向第4跖骨头处。C. 用截骨导向器指导截骨。D、E. 在向内牵拉跖骨干的同时，向外推移跖骨头。

- 如DMAA增大，在跖骨头背侧截骨的同时去掉一小片楔形骨块，使跖骨头得以内翻以纠正DMAA。如DMAA增大不明显，也可以通过压缩跖骨头与跖骨干的内侧皮质来减小远端关节面角。

放置导针

- 在跖骨干的远端背侧斜向跖骨头的跖外侧置入Charlotte多用途加压空心钉（Wright Medical Technology, Arlington, TN）导针（技术图4）。
- 此时建议用C臂机检查截骨移位的情况和导针的位置。

置入螺钉关闭切口

- 用测深器测量螺钉长度（技术图5A）。
- 多用途加压钉是一种自攻自转螺钉，为防止跖骨头移位，建议同时使用空心钻和近端皮质开口钻（技术图5B、C）。
- 拧入螺钉（技术图5D）。
- 沿跖骨干方向截除内侧凸起的骨块，注意不要过多截除跖骨头部分的骨质（技术图5E）。
- 助手将姆趾置于轻度内翻位，用U形缝合的方法关闭关节囊（技术图5F）。
- 在第1跖蹼背侧做3 cm直切口。

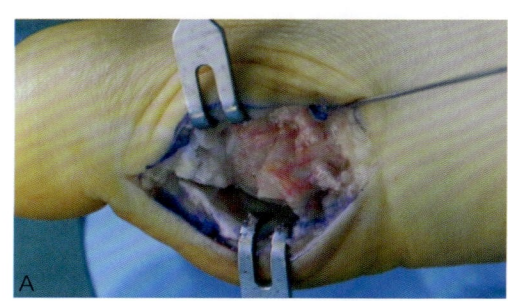
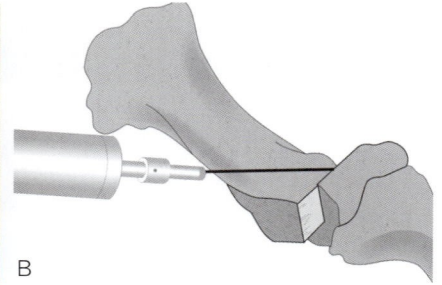

技术图4 置入3.0 mm Charlotte（Wright Medical Technology）空心钉导针。

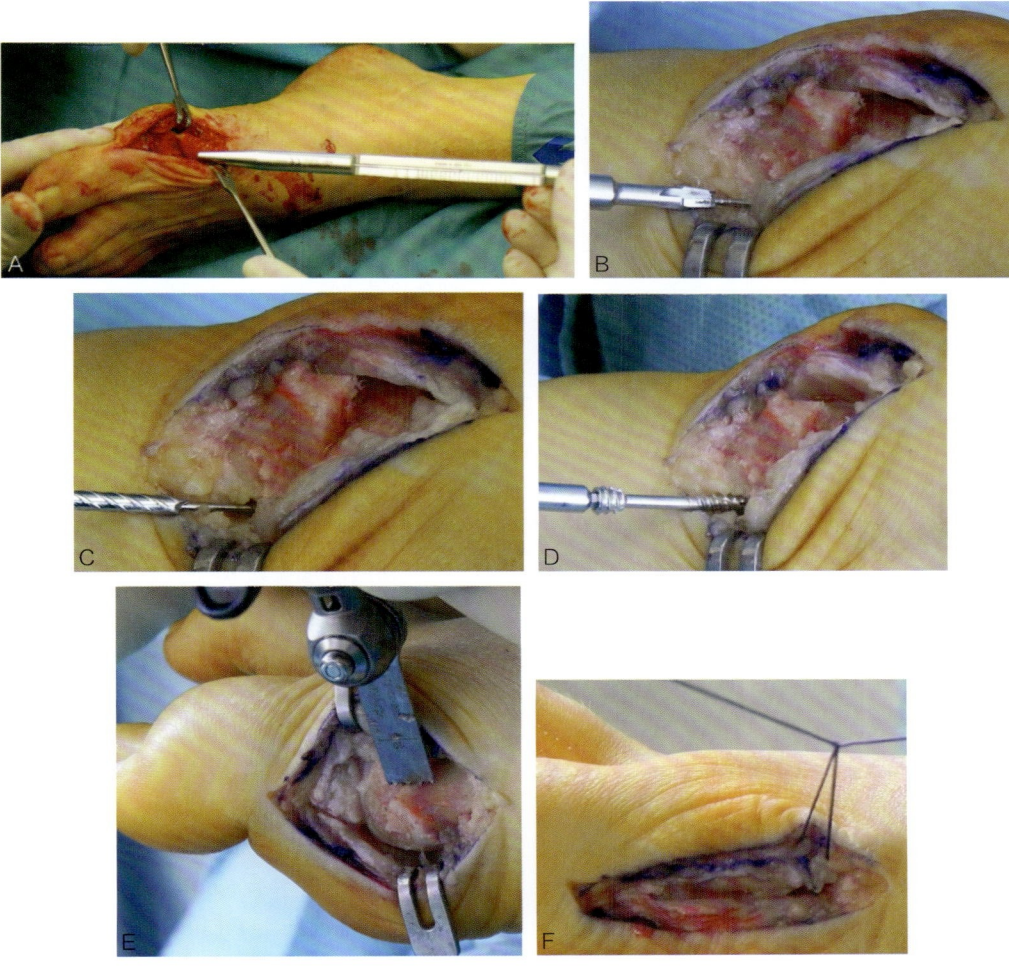

技术图5　A. 用测深器测量螺钉长度。B. 用埋头器扩开近端皮质。C. 用空心钻钻孔。D. 置入螺钉，直到螺钉的尾部完全埋入近端皮质。E. 截除内侧骨突部分。F. 用U形缝合的方式关闭内侧关节囊。

要点与失误防范

跖骨头向外侧倾倒	● 松解外侧软组织，以防跖骨头外倾，术中X线透视检查
缺血性坏死	● 恰当细致的软组织松解
术中跖骨头骨折	● 截骨的顶点用克氏针标记，可以防止锯片穿透远侧骨块

术后处理

- 术后即刻开始冰袋冷敷有助于减轻术后肿胀。
- 如果术中发现骨质良好，允许患者在术后即刻穿着术后专用鞋（OFA Rathgeber）（图2A）行走，至多需要穿着4周。
- 每周更换包扎敷料。
- 或者使用姆外翻术后专用加压袜替代，每周更换包扎，同时还可以减轻术后水肿（图2B）。
- 术中及术后4周进行X线摄片检查。
- 影像学上骨折愈合后，可以穿着底较硬的普通鞋子。
- 4周后建议进行理疗以获得正常的前足功能。

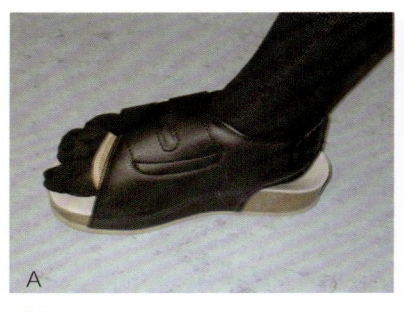
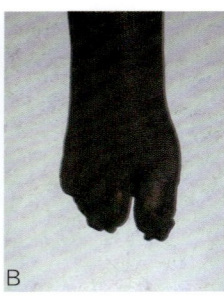

图2 A. Rathgeber跗外翻术后专用鞋（OFA Rathgeber，德国）。B. 跗外翻术后拆线后穿着弹力加压袜。

预后

- 在早些时候，Johnson等[7]研究认为患者年龄超过50岁是Chevron截骨的禁忌证，因此这一技术仅限于在50岁以下的患者中使用。然而Schneider[18]和Trnka[20-22]证实，年龄不是Chevron截骨术的限制因素（图3）。
- 近年来展开的另一个议题与截骨和外侧软组织松解的联合使用有关。早期的报道结果对联合外侧松解会否造成跖骨头坏死表示了忧虑，Jahss[6]、Mann[9-11]、Meier以及Kenzora[12]的报道都提示在联用Chevron截骨和外侧软组织松解的病例中，更容易发生跖骨头缺血坏死；报道中最高的坏死发生率竟达40%。Pochatko[15]和Trnka[20-22]的研究结果却不支持这一结论，他们认为联合手术不会增加跖骨头坏死的发生风险。
- Chevron截骨开展之初并不包括内固定技术，鉴于对截骨后折块间稳定性的顾虑，很多年来Chevron截骨术一直局限于用来治疗轻度跗外翻的患者[17,19]。由于在严重跗外翻病例中，松解外侧软组织对矫正畸形显得更为重要，因此对稳定性的关注也越来越受到重视。根据Harper[4]以及Sarrafian[17]的研究，为维持必要的稳定性，截骨后跖骨头外移不宜超过跖骨头宽度的50%。
- 实践14年来，我们改良和发展了Chevron截骨技术细节，通过每一步改进后的临床观察研究，形成了现在的Chevron截骨术，包括：截骨、外侧软组织松解、用一枚螺钉固定截骨块。
- Trnka等[21]在2000年对一组43例（57足）病例分别进行了2年和5年的随访，术前的X线评估显示，平均跗外翻角度为29°，第1跖骨间角平均为13°；术后2年随访结果：跗外翻角平均为15°，第1跖骨间角平均为8°；术后5年随访，跗外翻角和跖骨间角分别为平均16°和9°。两个时间段的随访证明用Chevron截骨治疗轻、中度跗外翻的结果是可靠的，而且，不同年龄的患者间，手术结果也没有差异性。
- Schneider等[18]在2004年报道了112足（73例患者）的病例，随访时间最短为10年。其中47足（30例患者）的结果与5.6年期的中期随访结果相似。患足的AOFAS（American Orthopaedic Foot & Ankle Society）评分术前平均为46.5分，在平均12.7年的随访期时，达到了平均88.8分；第1跖趾关节角从术前平均27.6°改善到14.0°；第1跖骨间角从术前平均13.8°改善为8.7°；术前籽骨半脱位评分平均1.7级（按照0～3级评分标准），术后为1.2级；第1跖趾关节的关节炎评分从0.8发展到1.7，关节炎的进展在术后5.6年和12.7年之间有统计学差异。研究不仅证实了Chevron截骨术可以带来很好的临床结果，而且随着时间的延长，疗效得到更进一步的改善。X线评价指标的平均值表现稳定，没有畸形复发。到目前为止，第1跖趾关节关节炎的进展并没有对临床结果造成影响，但这需要进一步的随访观察。
- Sanhudo[16]对34例（50足）中、重度畸形患者进行了回顾性研究。平均随访30个月。该组病例的AOFAS术后评分平均改善了39.6分（从44.5分到84.1分），跗外翻角和第1跖骨间角分别平均改善了22.7°和10.4°。他的结论是，Chevron截骨同样适用于中、重度跗外翻畸形的病例。
- Park等[14]进行了一个2级证据的研究，比较在Chevron截骨时采用背外侧切口松解软组织和通过内侧切口经关节松解外侧软组织的不同。该组病例包括122名（122足）单侧有症状的中、重度跗外翻女性患者，手术包括了Chevron截骨和远端软组织松解。这122足被随机分成两组：一组为背侧趾蹼入路组（D组：60足），另一组为内侧经关节入路组（M组：62足）。在平均术后38周时对两组的临床和放射学结果进行比较。
- 两组不同入路进行远端软组织松解的患者，其最后的临床和放射学结果相当，成功率相仿。由此得出结论：

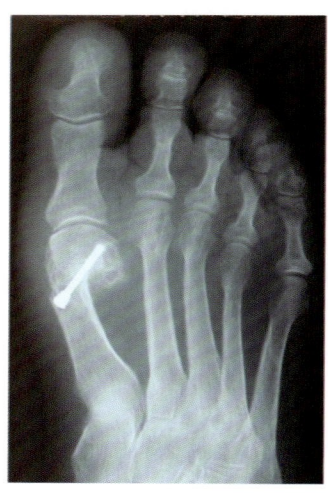

图3 一位72岁跗外翻女性患者术前影像。

与传统的经背外侧切口松解相比，通过内侧切口经关节松解远端外侧软组织是一个可靠的方法。

并发症

- 跖骨头缺血性坏死。
- 松解外侧软组织并不增加缺血性坏死的概率[15]。
- 踇内翻。
- 矫形位置不良。
- 固定丢失。

（梅国华　译，施忠民　审校）

参考文献

[1] Austin DW, Leventen EO. A new osteotomy for hallux valgus: a horizontally directed "V" displacement osteotomy of the metatarsal head for hallux valgus and primus varus. Clin Orthop Relat Res 1981;(157):25-30.

[2] Coughlin MJ. Roger A. Mann Award. Juvenile hallux valgus: etiology and treatment. Foot Ankle Int 1995;16:682-697.

[3] Hardy RH, Clapham JC. Observations on hallux valgus based on a controlled series. J Bone Joint Surg Br 1951;33:376-391.

[4] Harper MC. Correction of metatarsus primus varus with the chevron metatarsal osteotomy: an analysis of corrective factors. Clin Orthop Relat Res 1989;(243):180-198.

[5] Hohmann G. Hallux valgus. In: Fuss und Bein. Ihre Erkrankungen und deren Behandlung. München, Germany: J.F. Bergmann, 1951:145-156.

[6] Jahss MH. Hallux valgus: further considerations—the first metatarsal head. Foot Ankle 1981;2:1-4.

[7] Johnson JE, Clanton TO, Baxter DE, et al. Comparison of chevron osteotomy and modified McBride bunionectomy for correction of mild to moderate hallux valgus deformity. Foot Ankle 1991;12:61-68.

[8] Kilmartin TE, Wallace WA. The significance of pes planus in juvenile hallux valgus. Foot Ankle 1992;13:53-56.

[9] Mann RA. Bunion surgery: decision making. Orthopedics 1990; 13:951-957.

[10] Mann RA, Coughlin MJ. Adult hallux valgus. In: Coughlin MJ, Mann RA, eds. Surgery of the Foot and Ankle. St. Louis: Mosby, 1999:150-269.

[11] Mann RA, Donatto KC. The chevron osteotomy: a clinical and radiographic analysis. Foot Ankle Int 1997;18:255-261.

[12] Meier PJ, Kenzora JE. The risks and benefits of distal metatarsal osteotomies. Foot Ankle 1985;6:7-17.

[13] Miller S, Croce WA. The Austin procedure for surgical correction of hallux abductor valgus deformity. J Am Podiatry Assoc 1979; 69:110-118.

[14] Park YB, Lee KB, Kim SK, et al. Comparison of distal soft-tissue procedures combined with a distal chevron osteotomy for moderate to severe hallux valgus: first web-space versus transarticular approach. J Bone Joint Surg Am 2013;95(21):e158.

[15] Pochatko DJ, Schlehr FJ, Murphey MD, et al. Distal chevron osteotomy with lateral release for treatment of hallux valgus deformity. Foot Ankle Int 1994;15:457-461.

[16] Sanhudo JA. Correction of moderate to severe hallux valgus deformity by a modified chevron shaft osteotomy. Foot Ankle Int 2006;27:581-585.

[17] Sarrafian SK. A method of predicting the degree of functional correction of the metatarsus primus varus with a distal lateral displacement osteotomy in hallux valgus. Foot Ankle 1985;5:322-326.

[18] Schneider W, Aigner N, Pinggera O, et al. Chevron osteotomy in hallux valgus: ten-year results of 112 cases. J Bone Joint Surg Br 2004;86(7):1016-1020.

[19] Shereff MJ, Yang QM, Kummer FJ. Extraosseous and intraosseous arterial supply to the first metatarsal and metatarsophalangeal joint. Foot Ankle 1987;8:81-93.

[20] Trnka HJ, Hofmann S, Salzer M, et al. Clinical and radiological results after Austin bunionectomy for treatment of hallux valgus. Arch Orthop Trauma Surg 1996;115:171-175.

[21] Trnka HJ, Zembsch A, Easley ME, et al. The chevron osteotomy for correction of hallux valgus: comparison of findings after two and five years of follow-up. J Bone Joint Surg Am 2000;82-A (10):1373-1378.

[22] Trnka HJ, Zembsch A, Wiesauer H, et al. Modified Austin procedure for correction of hallux valgus. Foot Ankle Int 1997;18:119-127.

第2章 跖骨远端Chevron截骨术：方法2
Distal Chevron Osteotomy: Perspective 2

Paul Hamilton, Sam Singh, and Michael G. Wilson

手术治疗

- Chevron截骨主要适用于有症状的中度跖外翻畸形，第1跖骨间角<15°，第1跖跗关节必须稳定。该截骨还可以矫正跖骨远端关节面角（DMAA）异常，并可用于有轻度转移性跖痛的病例。

术前准备

- 术前拍摄站立负重前后位和侧位片，评估跖骨干长度、跖骨间角度、跖外翻角、跖骨远端关节面角；对于需要进行近节趾骨截骨以获得更好矫形结果的患者，需测量跖骨间角；还要注意测量跖趾关节匹配情况、有无骨赘形成、内侧骨性突起的大小，以及籽骨移位的情况等。

体位

- 门诊手术。
- 术前预防性口服抗生素。
- 使用大腿根部止血带。
- 患者仰卧，同侧臀部下方用沙袋垫起，以使跗趾朝天。

Chevron截骨

手术显露

- 通过第1跖蹼间隙做外侧软组织松解，小心不要剥离跖骨头外侧的软组织。然后按照下面的步骤进行截骨。
- 从第1跖骨内侧突起的近端1 cm始向远端做纵行切口，止于近节趾骨膨大处。如果需要做趾骨近端截骨，切口可以向远端延伸。辨认背内侧皮神经，锐性、纵行切开内侧关节囊（技术图1A）。
- 暴露内侧骨突，在矢状沟内侧1 mm处切除骨突（技术图1B）。
- 手术显露过程中最重要的环节是保护跖底血供（技术图1C），必须在关节外进行截骨，供应跖底的血管必须和跖骨头骨块保留在一起，以减少跖骨头坏死的概率。

截骨

- 截骨的顶点位于圆形或椭圆形的跖骨头中点，用墨水标记该点（技术图2A）。
- 由截骨顶点向跖底横截一刀（水平臂截骨），这一刀的倾斜方向可以有所变化，最重要的是要保持在关节外截骨，跖骨头跖底的血供才能得以保留（技术图2B）。穿透外侧皮质，完成水平臂截骨。
- 第一刀先呈90°，然后减少10°~20°做垂直臂截骨。确切减少几度并不重要，笔者发现水平臂和垂直臂截骨角度呈60°~80°时，骨块间最为稳定（技术图2C）。同样，穿透外侧皮质完成剩余截骨，使跖骨头骨块可以充

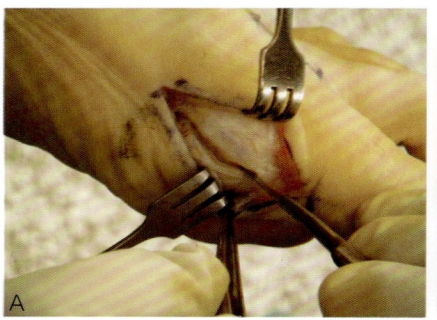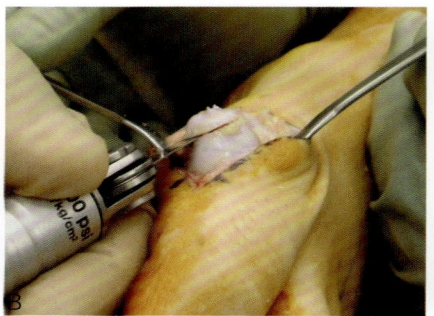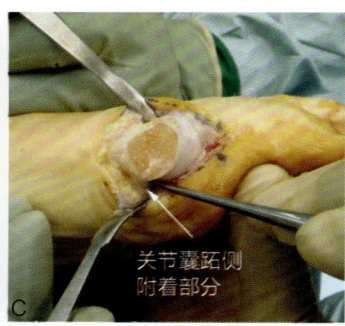

技术图1 A. 切开皮肤后，保护背内侧皮神经，纵行切开关节囊。B. 切除内侧骨突。C. 暴露和保护跖底关节囊附着部分。

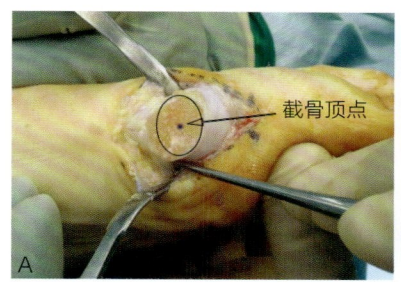
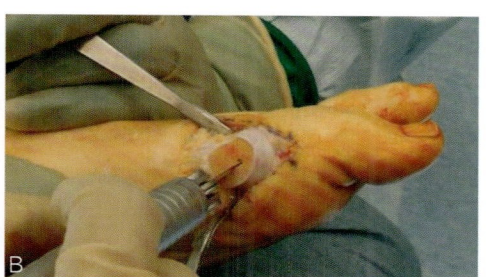
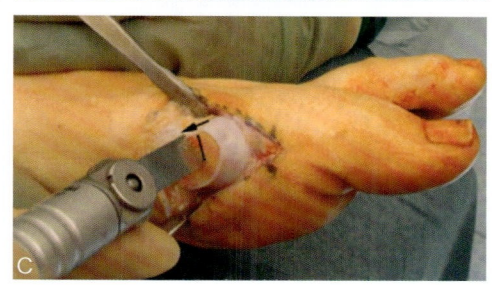

技术图2　A. 按照跖骨头关节面画出的椭圆形形态，其中心用墨水标记，作为截骨的顶点。B. 水平臂方向的截骨，确保截骨的近端部分位于关节外，而血管蒂和跖骨头保留在一起。C. 先将截骨刀片与水平臂截骨线呈90°，然后减少角度，使截骨线之间呈60°～80°。

分移动。在进行垂直臂截骨时，要注意保护踇长伸肌腱。

加压固定

- 用巾钳夹住近端截骨块，用拇指把跖骨头骨块推向外侧（技术图3A），最多允许跖骨头向外移动50%的宽度。如果需要，可以用McDonald分离钳协助跖骨头外移。
- 在跖骨头和趾骨干骨块间施加相互嵌压的力量，使骨松质压缩（技术图3B），这有助于骨块固定后获得即时稳定性。
- 我们使用1.6 mm直径克氏针固定骨块，当然也可以使

用加压螺钉。采用逆行穿针的方法，直视下从跖骨头底部向背侧斜穿过近端骨块，通过一个小切口将克氏针从背侧引出（技术图3C）。将克氏针退至软骨下几毫米的部分，这样既保证了固定的效果，也不会穿透关节。修整跖骨颈部突出的骨块。
- 用纱布垫垫于踇趾和第2趾之间，保持踇趾于中立位或轻度外翻位，用粗可吸收线折叠缝合内侧关节囊。
- 足部平放，透视检查第1跖骨间角、螺钉位置、籽骨位置，判断是否需要做近节趾骨基底截骨。
- 逐层关闭切口，用单丝尼龙线连续缝合皮肤切口，用前足绷带维持矫形后的位置。

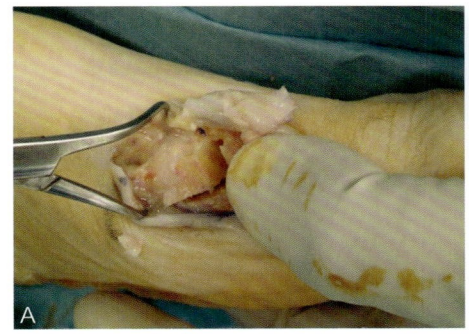
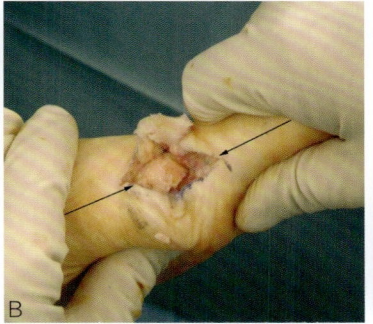
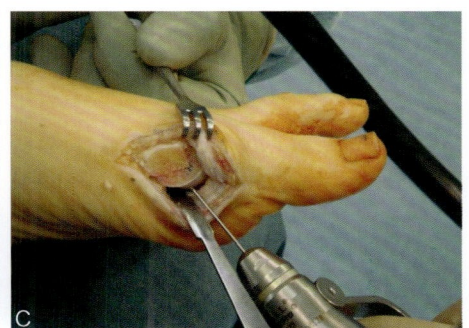

技术图3　A. 将远端骨块向外推，并用巾钳维持住。B. 对截骨块间进行纵向加压，增加骨块间稳定性。C. 截骨块之间用一枚1.6 mm直径克氏针逆向固定。

要点与失误防范

显露	• 显露时最重要的是保护跖底血管束,否则可能累及跖骨头的血供
截骨	• 如果移动骨块困难,检查是否所有的截骨已经穿透皮质。如果需要,可以切开部分外侧关节囊,但切开部位要限于跖骨头的远端
跖骨远端关节面角矫正	• 为纠正异常的跖骨远端关节面角,可以在垂直侧截骨线的内侧做一小的楔形截骨,不过这样稳定性会下降,所以固定时要更仔细,以获得稳定可靠的结果

术后处理

- 如果安全,患者可于术后当天回家。在术后2周内严格做到休息时抬高患足。
- 多数患者可穿硬底术后鞋,用脚跟和足外侧负重走路。
- 不需要石膏固定。
- 2周后检查伤口,对蹬趾重新进行捆绑矫形。指导患者开始简单的蹬趾主、被动屈伸练习。
- 术后4周评估截骨愈合情况,门诊拔除克氏针。
- 术后6周摄片复查,如果截骨线已经愈合牢固,患者可以开始穿着宽大的鞋或运动鞋,逐渐过渡至正常负重。并改为间断性捆绑蹬趾。

预后

- 在美国,Chevron截骨是应用最广的用于治疗轻度蹬外翻畸形的跖骨远端截骨术[4],临床结果很好[2,5,9]。
- 外侧松解会否引起跖骨头坏死依然是一种担心。最近的报道提示联合外侧软组织松解与截骨治疗中度蹬外翻畸形时,跖骨头缺血性坏死的比例非常低[1,3,5,7]。外侧软组织松解有助于改善矫形的结果,因此我们常规对每例患者进行松解。
- 临床证据同样表明:Chevron截骨术只能用于50岁以下患者的观点可能并不正确,不同年龄组的患者都获得了相同的手术结果[6,8]。

并发症

- 并发症包括跖骨头缺血坏死、蹬僵硬、伤口问题、感染、矫正不足、矫枉过正、骨折、慢性局部疼痛症、深静脉血栓等。在应用内固定技术后,延迟愈合和骨不连已很少见。

(梅国华 译,施忠民 审校)

参考文献

[1] Kuhn MA, Lippert FG III, Phipps MJ, et al. Blood flow to the metatarsal head after chevron bunionectomy. Foot Ankle Int 2005; 26:526-529.

[2] Nery C, Barroco R, Réssio C. Biplanar chevron osteotomy. Foot Ankle Int 2002;23:792-798.

[3] Peterson DA, Zilberfarb JL, Greene MA, et al. Avascular necrosis of the first metatarsal head: incidence in distal osteotomy combined with lateral soft tissue release. Foot Ankle Int 1994;15:59-63.

[4] Pinney S, Song K, Chou L. Surgical treatment of mild hallux valgus deformity: the state of practice among academic foot and ankle surgeons. Foot Ankle Int 2006;27:970-973.

[5] Potenza V, Caterini R, Farsetti P, et al. Chevron osteotomy with lateral release and adductor tenotomy for hallux valgus. Foot Ankle Int 2009;30:512-516.

[6] Schneider W, Aigner N, Pinggera O, et al. Chevron osteotomy in hallux valgus: ten-year results of 112 cases. J Bone Joint Surg Br 2004;86B:1016-1020.

[7] Singh SK, Jayasakera N, Nazir S, et al. Use of a polydioxanone (PDS) suture to stabilize the chevron osteotomy: a review of 30 cases. J Foot Ankle Surg 2004;43:306-310.

[8] Trnka HJ, Zembsch A, Easley ME, et al. The chevron osteotomy for correction of hallux valgus: comparison of findings after two and five years of follow-up. J Bone Joint Surg Am 2000;82A:1373-1378.

[9] Trnka HJ, Zembsch A, Weisauer H, et al. Modified Austin procedure for correction of hallux valgus. Foot Ankle Int 1997;18:119-127.

第3章 跖骨远端双平面Chevron截骨术
Biplanar Distal Chevron Osteotomy

Caio Nery

定义

- 踇外翻是一种成人和青少年都可罹患的常见疾病[2,7]。患者主诉疼痛、因为踇外翻和第1跖骨内收而影响日常活动,第1跖骨头突起越来越严重并且引发炎症反应。男女发病的比例为1(男):15(女)[14]。

解剖

- 第1跖趾关节复杂的解剖特点与它复杂的生理功能直接相关。踇趾近节趾骨凹面与第1跖骨头凸面正好形成关节,由关节囊和韧带维系它们之间正常的解剖关系[7]。籽骨复合体位于第1跖骨跖底,起到轨道的作用,第1跖骨头在内在肌和外在肌所提供的动力和稳定作用下,沿着轨道和谐地滑动[10]。

发病机制

- 第1跖趾关节匹配不良[跖骨远端关节面角(DMAA)正常]
  - 文献表明踇趾外偏是引发踇外翻畸形的始动因素。这一初始致畸力反过来引起第1跖骨内收;踇外翻角(hallux valgus angle, HVA)增大又会使第1、2跖骨间角度(intermetatarsal angle, IMA)变得更大,反之亦然[10,20]。踇趾近节趾骨外翻产生的外翻向量导致了第1跖骨头也会随之外翻[4,6,10,12]。
- 第1跖趾关节匹配(DMAA增大)
  - DMAA大时,即便第1跖趾关节的关系是和谐的,但仍会有踇外翻畸形,因为第1跖骨头关节面相对第1跖骨干纵轴呈外翻状态[12]。当然,肌力不平衡会加重畸形。DMAA增大类型的踇外翻比DMAA正常型的发病率低,往往见于男性和年轻患者(青少年型踇外翻)[3-7]。最近的研究发现,在男性踇外翻的患者中,DMAA的病例占主要类型[14]。

自然病程

- 穿鞋可能对踇外翻形成起到一定作用[2,10,18]。高跟尖头鞋可以迫使踇趾外翻,使踇展肌起不到外展踇趾的作用。在男性病例,来自母亲的遗传占主导作用,和穿鞋关系不大。
- 致畸力量长期存在,造成踇长伸肌腱和踇长屈肌腱外移,进一步加重踇外翻。最后,第1跖趾关节内侧关节囊变得菲薄,外侧的软组织却挛缩增厚。
- 近节踇外翻对第1跖骨头产生内翻推力,加重了第1跖骨内翻畸形[20]。由于籽骨复合体附着于近节趾骨,当第1跖骨头向内侧半脱位时,籽骨一般仍处于其解剖位置。随着第1跖骨移位的发展,踇趾逐渐出现功能失调以及旋前畸形[10]。
- 对于青少年型踇外翻患者,虽然第1跖趾关节本身匹配良好,但却处于不良力线(增大的DMAA)的作用之下,医生需要对可能合并存在的病理基础做出及时的判断,诸如有无:第1跖骨内翻、第1跖趾关节活动度异常增大以及韧带松弛等[14,15]。

病史和体格检查

- 患者通常主诉第1跖骨内侧突起部分疼痛,尤其是在穿较窄的鞋站立和行走的时候。有的患者足内侧突起部分会发展成有症状的滑囊炎。男性病例出现症状的时间会更早[14]。
- 第1跖底疼痛提示籽骨和第1跖骨头关系不正常,且出现了症状。为避免不适,转而可导致转移性跖痛。
- 因踇外翻继发的第1跖列力线不良引起的前足压力不平衡也可导致转移性跖痛。
- 常规检查患者的一般情况、活动能力以及踇外翻家族史。还要检查患者有无影响踇外翻矫形手术成功的合并症,诸如:糖尿病、关节炎及神经血管性疾病[2,10]。
- 为了全面了解踇外翻的程度,必须在患者站立状态下对患足进行检查。
- 在患者站立和行走状态下,评估踝关节、后足、中足和前足的活动度和力线。
- 踇趾的旋前同样是在站立状态下最为明显。
- 小心检查外侧足趾的畸形,畸形是松弛还是僵硬将决定采用不同的手术方案[11]。
- 检查踇趾旋前的同时,还要检查是否伴有足底胼胝体以及跖底痛[1,10]。
- 患者站立位时,用手法内翻踇趾,尝试被动纠正踇外翻畸形。如果患者的踇外翻可以被纠正，说明可以采取创伤更小或所谓"有点冒险"的手术来纠正畸形，诸如踇收肌松解。
- 第1跖列活动度过大可能是踇外翻起病的因素之一，同时也影响到踇外翻的治疗结果。
- 很容易就能鉴别锤状趾或爪状趾畸形是松型的还是僵硬型的：只要用拇指向背侧压迫前足足底，使跖骨头抬高，如果是松弛型的，畸形会减轻或消失，僵硬型的畸形则不会有变化。
- 第1跖趾关节抽屉试验阳性提示有关节囊炎，以及因为跖底关节囊或侧副韧带（通常是跖板的外侧部分）病变造成的关节不稳定。

影像学和其他诊断性检查

- 至少需要拍摄一张足的站立负重前后位和侧位片。
- 踇外翻角（HVA）：第1跖骨干的轴线与近节趾骨轴线之间的夹角。人为地，我们认为正常踇外翻角不超过15°（图1A）。
- 第1跖骨间角（IMA）：第1、2跖骨干轴线之间的夹角，通常认为正常值≤9°（图1B）。
- 籽骨位置取决于它们与第1跖骨干轴的相对解剖关系。通常来说，籽骨总是位于原来的解剖位置，随着踇外翻的进展，第1跖骨头相对籽骨逐渐向内侧半脱位。
  - 正常籽骨位置（0级）：胫侧和腓侧籽骨不偏不倚，分别位于第1跖骨中间嵴的两侧。
  - 籽骨位置1~3级：从1级至3级表明胫侧籽骨相对第1跖骨中间嵴逐渐向外侧移位，3级时胫侧籽骨完全移至中间嵴的外侧（图1C，图2）。
  - 趾骨间角（interphalangeal angle, IPA）：踇趾近节趾骨与远侧趾骨轴线之间的夹角，正常值不超过10°。

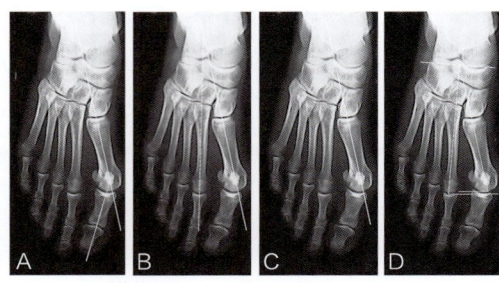

图1 踇外翻患者的前后位X线片。A. 踇外翻角（HVA：正常＜15°）。B. 第1跖骨间角（IMA：正常＜9°）。C. 籽骨位置，图中患者的胫侧籽骨被第1跖骨中间嵴分成两半，说明已处于2级籽骨半脱位的阶段（正常为0级）。D. 第1、第2跖骨间的相对长度，正常两者的高度差＜5 mm。

- 跖骨远端关节面角（DMAA）：第1跖骨头关节面边缘内外侧点的连线与第1跖骨干轴线垂线之间的夹角，正常≤8°（图3）[13,18]。但测量者之间以及同一测量者在不同时段对于DMAA测量结果的可重复性均较差。
- 近节趾骨关节面角：踇趾近节趾骨关节面的切线与近节趾骨中线之间的夹角：正常≤10°。
- 术前、术后分别测量第1跖骨和第2跖骨的相对长度。大部分截骨会短缩第1跖骨。根据笔者的经验，第1跖骨短缩超过5 mm常会引起转移性跖痛（图1D）。
- 男性病例的HVA、DMAA、IMA数值显著较女性病例高，表明男性踇外翻患者的畸形更为严重[14,15]。

鉴别诊断

- 趾骨间踇外翻
- 踇僵硬
- 籽骨炎

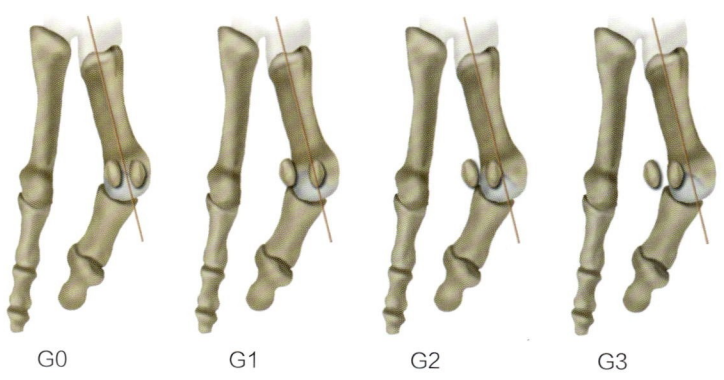

图2 籽骨位置评估。0级：籽骨相对第1跖骨干中线没有偏移；1级：胫侧籽骨向外移位，与跖骨干中线重叠小于籽骨体的50%；2级：胫侧籽骨向外越过中线部分超过籽骨体50%；3级：胫侧籽骨向外移位，籽骨体完全越过中线。

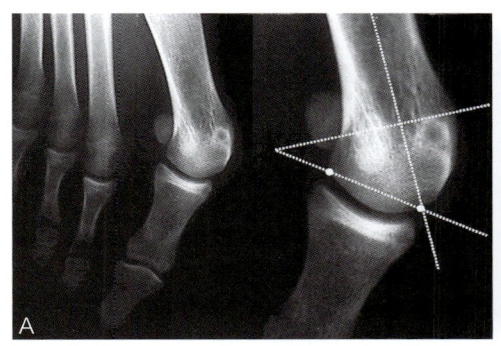
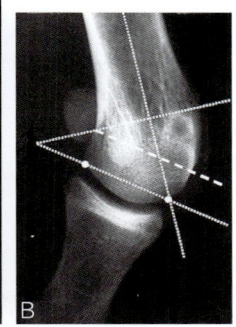

图3　A. 一名青少年跗外翻患者的前后位X线片，可以看到跖趾关节完全匹配。倾斜的第1跖骨远端关节面决定了跗外翻畸形的程度。B. 确定跖骨头关节面的两个边界点，测量此两点之间的连线与跖骨干轴线的垂线之间的夹角，正常值不大于8°。

非手术治疗

- 患者宣教：
  - 虽然没有确凿证据表明穿鞋会导致跗外翻，但我们相信穿头部狭窄的高跟鞋对畸形进展有助推作用。
  - 对于有内源性跗外翻倾向的患者，诸如跖骨（DMAA）增大者，需要告知他们容易因外力的作用使跗外翻恶化[7]。
- 矫形支具和鞋垫可以减轻部分症状，但通常不能纠正畸形。此外，已经需要穿着宽大款式鞋子的患者，需要更深大的鞋才能适应畸形和容纳矫形支具。对于青少年患者（骨骼尚未成熟者），佩戴夜用定制支具可能减缓畸形的进展，但不能纠正畸形[16]。
- 对于骨骼已经成熟的患者，间断使用几个小时的支具不足以抵消她们白天穿着尖头高跟鞋的结果。

手术治疗

- 双平面Chevron截骨的主要指征是：中度跗外翻畸形、第1跖骨间角≤14°；DMAA > 8°的患者[13]。
- 过去20年来，有关传统Chevron截骨的临床报道表明，用该术式治疗年轻患者和老年患者都可以获得相似的临床结果[9]。
- 笔者认为，所有跖骨远端截骨的禁忌证都是一样的，包括：没有症状的畸形、第1跖骨间角 > 15°；第1跖趾关节僵硬以及退行性关节炎；骨质疏松或骨质减少等。
- 双平面Chevron截骨可以作为治疗严重跗外翻畸形合并增大的DMAA病例时的补充手段，如果血供没有遭受破坏，在第1跖骨上同时进行2处或3处截骨都是可行的[17]。

术前准备

- 患足无神经血管异常。
- 评估畸形是否可以被手法矫正，以及外侧足趾的畸形情况，包括是柔性还是僵硬性畸形，对跗趾有否挤压或重叠；有无跖底胼胝体等。
- 利用术前负重位X线片进行测量。我们常在术前评估第1跖骨头需要外移的程度、纠正第1跖骨DMAA所需的楔形截骨量。

体位

- 患者仰卧，患足足底与手术床平。
- 术者位于患足侧，助手位于床尾。
- 常规使用止血带。

入路

- 以内侧突起为中心沿内侧中线做5 cm纵行切口（图4）。
- 保护跗背侧和跖底内侧皮神经，仔细分离皮下组织。
- 需要暴露跖骨远端干骺端时，尽可能少地剥离该处的骨膜，以保留第1跖骨头的血供。
- 根据经验，如严格按照以上提到的手术指征，很少需要冒险在关节外侧松解跗内收肌。
  - 术中常规将第1跖骨头推向外侧，相当于间接松解了跗内收肌：使跗收肌在近侧趾骨的止点回复到接近原来正常的位置[9,10,13]。

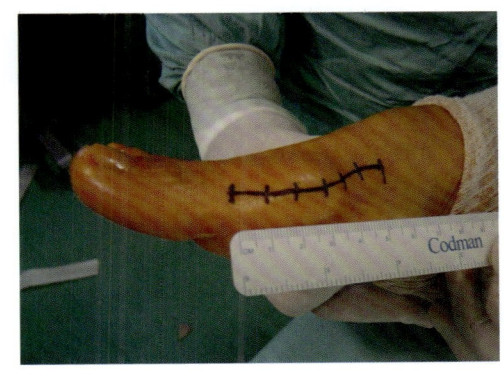

图4　以内侧骨突处为中点做皮肤切口。

关节囊切开

- Y形切开内侧跖趾关节囊,形成三个关节囊瓣,在手术结束前可以通过调整张力关闭关节囊(技术图1A、B)。
- 短的V形瓣附着于近节趾骨基底侧,缝合时能用来纠正踇外翻。通常保留背侧相对菲薄的关节囊与外侧关节囊的联系,以保护第1跖骨头的血供。厚实的跖侧关节囊与籽骨相连,在截骨后进行紧缩缝合可以帮助籽骨复位。

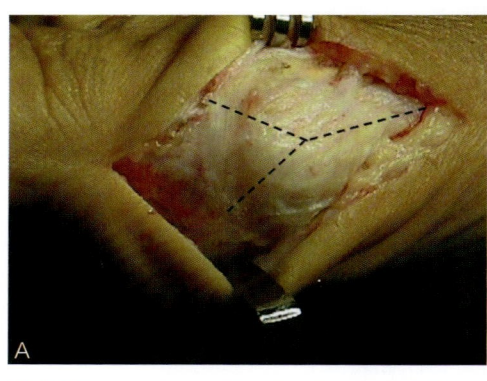 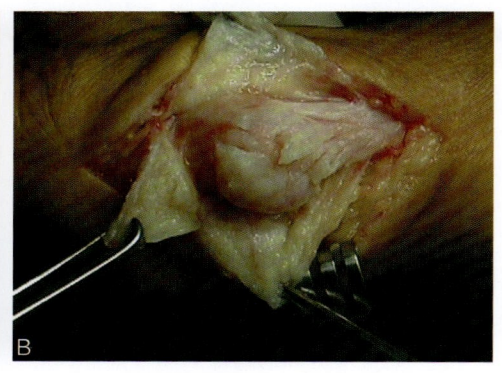

技术图1 A. 跖趾关节内侧Y形关节囊切口线。B. 沿着Y形关节囊切口,将关节囊分成三瓣:附着于近节趾骨基底的V形瓣、菲薄的背侧瓣以及肥厚的跖侧瓣。

显露内侧和背侧跖骨头

- 切开关节囊后,即可显露跖骨头内侧骨突以及矢状沟。
- 在矢状沟内侧缘,用小型摆锯由背侧向跖底,平行足的内缘切除骨赘(技术图2A、B)。
  - 确保跖骨头以及趾骨干皮质的完整性(技术图2C、D)。
  - 有时可以看到没有退变表现的"背侧踇囊肿",笔者常规平行跖骨背侧皮质切除这一突起部分,以防将来可能出现的撞击症状,同时也改进了术后的外观(技术图2E)。

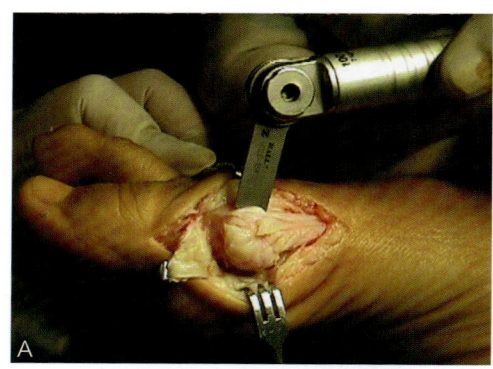 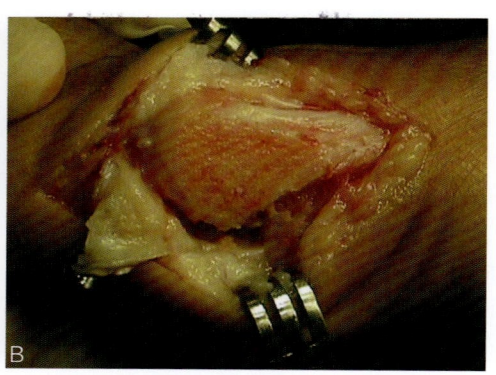

技术图2 A、B. 利用矢状沟作指导,锯片由背侧向跖底切除内侧骨突。

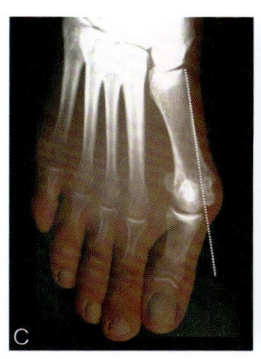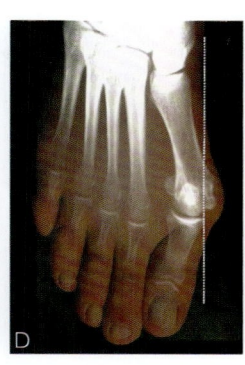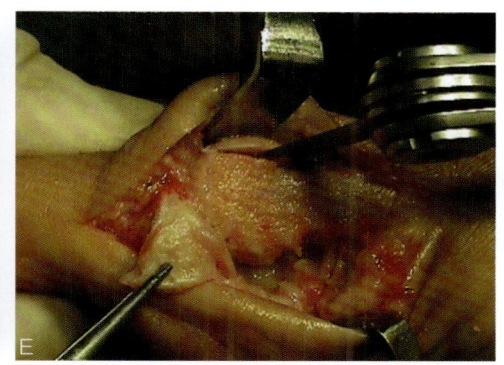

技术图2（续） C. 内侧截骨一定要平行足的内侧缘，保留跖骨头和跖骨干的完整性。图中显示的是错误的截骨方法。D. 切除骨突的正确方法。E. 沿着跖骨背侧皮质切除背侧骨突。

截骨

- 用尖锐的器械在切除骨突后的跖骨头中心做个标记（技术图3A），从这点出发画两条截骨线。
- 平行足底做跖侧的截骨（技术图3B），这样在截骨块之间形成一个宽大而且稳定的接触面，有利于骨块愈合。如果需要使跖骨头骨块下降一些，截骨时摆锯的方向可调整为从背内指向跖外侧。倾斜的角度越大，跖骨头骨块下降得越多[19]。
- 根据术前对DMAA的评估，笔者在背侧截骨的位置设计一个基底位于内侧的闭口楔形截骨，通过旋转跖骨头骨块，使之与趾骨干之间达到更正常的关系。有三种方法决定内侧楔形骨块的截骨量[13]：
  - 三角函数方程：楔形骨块的宽度 = tan DMAA×第1跖骨头宽度（mm）。
  - 在第1跖骨的X线前后位上根据DMAA画出楔形骨块。
  - 术中直视下，远端截骨平行跖趾关节面，近端截骨垂直第1趾骨的长轴（技术图3C～E）。
- 锯片不能伤及下方跖骨头骨块。

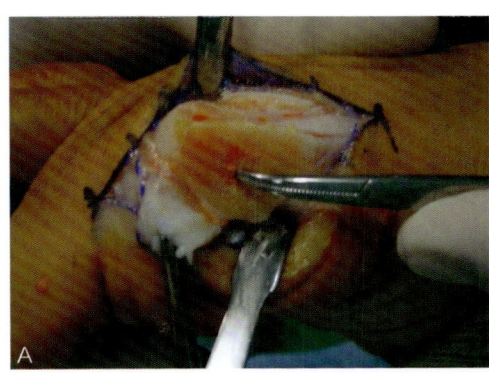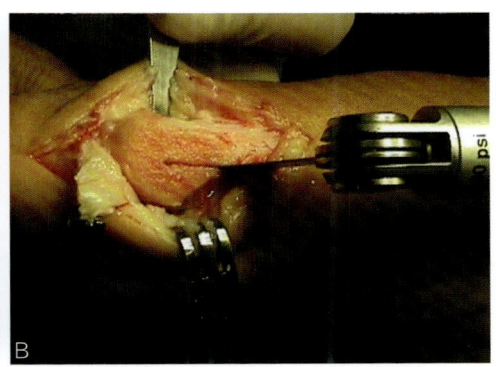

技术图3 A. 在跖骨头的中心做标记。B. 平行足底做跖侧臂截骨。

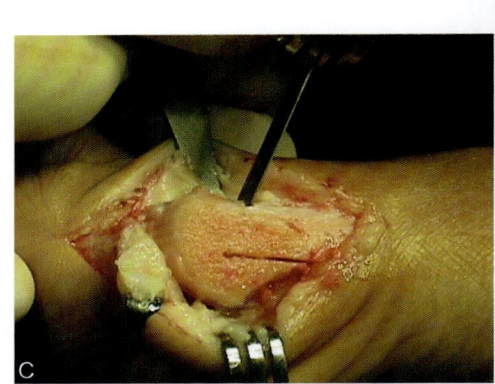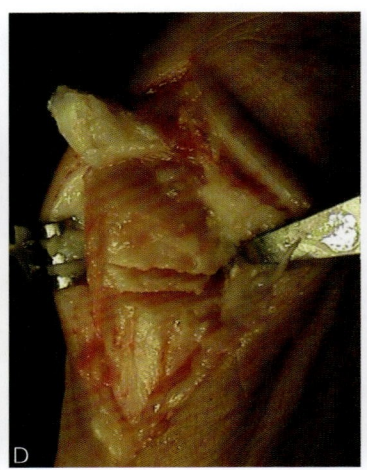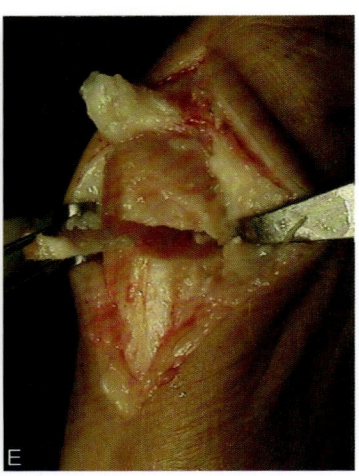

技术图3（续）　C. 计划做背侧截骨时锯片的位置。后倾10°～15°，使两条截骨线之间呈锐角。D. 背侧截骨由两刀组成，远端的一刀平行远侧关节面，近端的一刀垂直跖骨干纵轴，这样可以切取背侧的楔形骨块。E. 去掉干骺端的楔形骨块。

移位和固定截骨块

- 据笔者经验，跖骨头每外移1 mm相当于纠正第1跖骨间角1°。以正常跖骨头的大小，要纠正第1跖骨间角9°，跖骨头最多可外移6 mm，而不会影响到截骨面稳定性。
- 切除背侧楔形骨块并把跖骨头向外推，同时旋转跖骨头纠正DMAA，并使背侧截骨面之间对合良好[9,12]。
- 轻轻纵向牵拉蹬趾，用拇指从跖骨头内侧向外推压可以帮助跖骨头骨块外移（技术图4A）。
- 利用蹬趾作为撬棒，直视下旋转跖骨头骨块纠正DMAA。
- 完成矫正后，向蹬趾的截骨面轻轻加压，使骨块对合良好（技术图4B）。
- 以笔者的经验，无需透视检查骨块的位置以及矫正的情况，但是，如果认为有必要，应该在此时进行透视。透视前用一枚1.2 mm克氏针做临时固定。
- 笔者常规使用一枚螺钉固定骨块，可以用普通螺钉，采取拉力螺钉的固定技术进行固定，也可以使用无头空心加压螺钉或非空心的双头加压螺钉来维持矫正位置。
  - 螺钉位置：位于第1跖骨干背侧截骨线近端5 mm（技术图4C）。
  - 螺钉轨迹：螺钉向远端10°、外侧15°，瞄准外移的骨块的合适位置打入，在骨块间进行加压，减少螺钉穿透关节面的风险[9]。

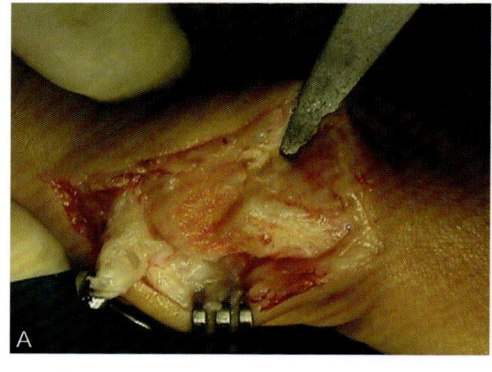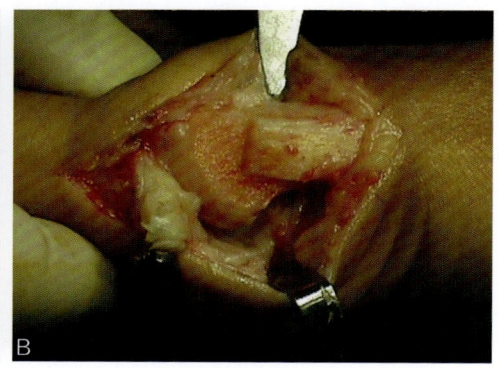

技术图4　A. 轻轻牵引蹬趾，向外推移和内旋跖骨头骨块，同时纠正第1跖骨间角以及DMAA。B. 在蹬趾上轻轻加压，使截骨面对合良好。

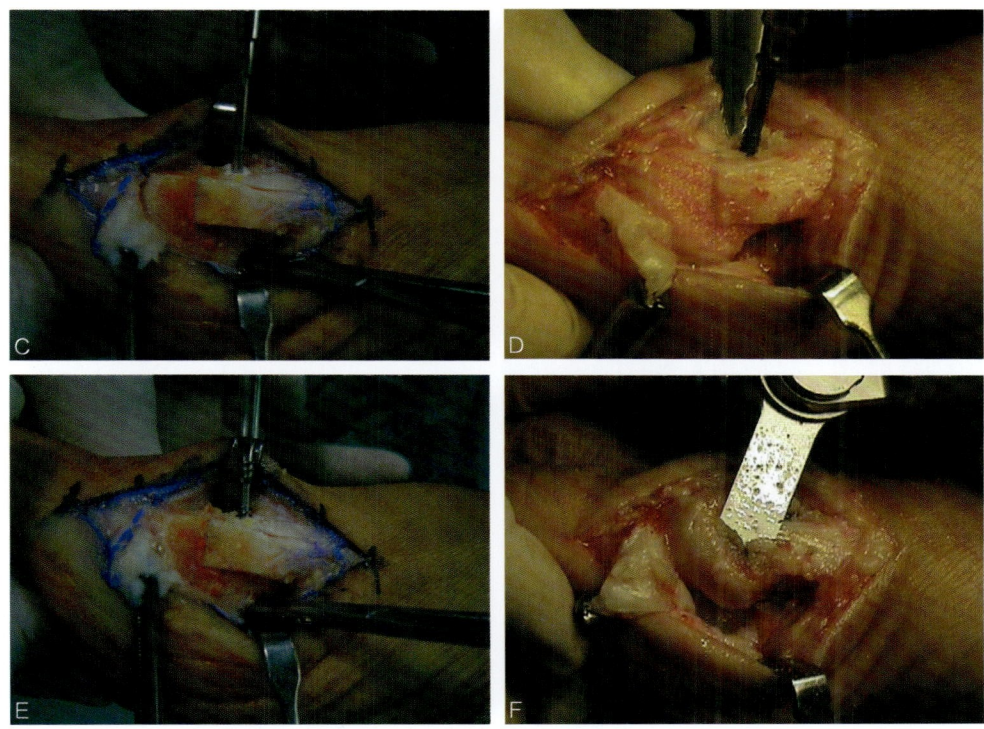

技术图4（续） C. 在跖骨干骺端钻孔。D. 用2.7 mm直径螺钉固定骨块。E. 用Herbert钉类型的螺钉进行固定。F. 从背侧向跖侧切除多余部分干骺端骨质。

- 使用2.7 mm普通螺钉固定。
  - 先用2.0 mm钻头预钻，然后用2.7 mm钻头在近端骨皮质钻拉力孔。
  - 由于螺钉需斜行打入，而且背侧的关节囊和皮肤均较薄，要使用螺钉埋头技术。
  - 维持矫形的位置，拧入2.7 mm螺钉，小心地对骨块进行加压（技术图4D）。
- 使用无头空心加压螺钉或非空心双头加压螺钉。
  - 置入导针（使用空心钉时）。
  - 配合特殊螺钉系统的双直径钻头钻孔。
  - 测量深度后，拧入合适长度的螺钉，对截骨块进行加压，以获得稳定性（技术图4E）。
  - 用摆锯小心地去除内侧残留的干骺端骨突部分，锯片方向应由背侧向跖侧，避免破坏第1跖骨骨干（技术图4F）。
- 常规用生理盐水冲洗第1跖趾关节，去除残留碎屑。

缝合关节囊

- 审慎地切除多余的关节囊，轻拉踇趾，在其矢状面和水平面都与第1跖骨纵轴保持正确力线的情况下，可以确定内侧关节囊需要折叠多少进行缝合。
  - 为预防某种程度的畸形复发，将踇趾放置于轻度内翻和跖屈的位置缝合。
  - 依照笔者的经验，最好让助手用拇指和示指（食指）夹住第1跖骨和跖趾关节，患者的踇趾正好位于助手的第1指蹼之间，有助于维持理想的位置（技术图5A、B）。
- 让助手维持这一位置，术者切除多余的关节囊瓣。
- 接着，检查内侧籽骨与第1跖骨干的关系，如果需要，较使劲地将跖侧关节囊向上提起，使跖骨头与籽骨复位，在张力下缝合内侧关节囊。在背侧和跖侧关节囊瓣的中央角上用2-0不可吸收线包埋缝合，然后依次由远向近缝合关节囊（技术图5C）。
- 把剩下的与近节趾骨相连的V形关节囊瓣，与已经缝合的跖侧和背侧关节囊缝合在一起。

- 根据经验,多切除一点背侧关节囊有助于纠正蹞趾旋前畸形(技术图5D~F)。
- 在Y形关节囊瓣相交的地方,缝合一针(技术图5G)。
  - 内侧关节囊关闭以后,助手放开蹞趾,理想的情况是:蹞趾不需外力就能维持理想的力线。
  - 有时关节囊需要增加张力缝合来获得所需的位置,同样,助手要帮助维持蹞趾在正确的位置,甚至需要维持在上述轻度内翻的位置下(技术图5H)。
- 用可吸收线间断缝合皮下组织。
- 对皮肤条件比较好的年轻患者,笔者喜欢用可吸收线做皮内缝合。而对老年患者,因为皮肤质量较差,则用细尼龙线间断缝合皮肤。笔者常规用蹞外翻绑带或H形绑带,放在第1跖蹼以减轻内侧关节囊缝合的张力。在用黏性绑带维持对第1趾骨轻度的压力后,用消毒棉纸包扎。

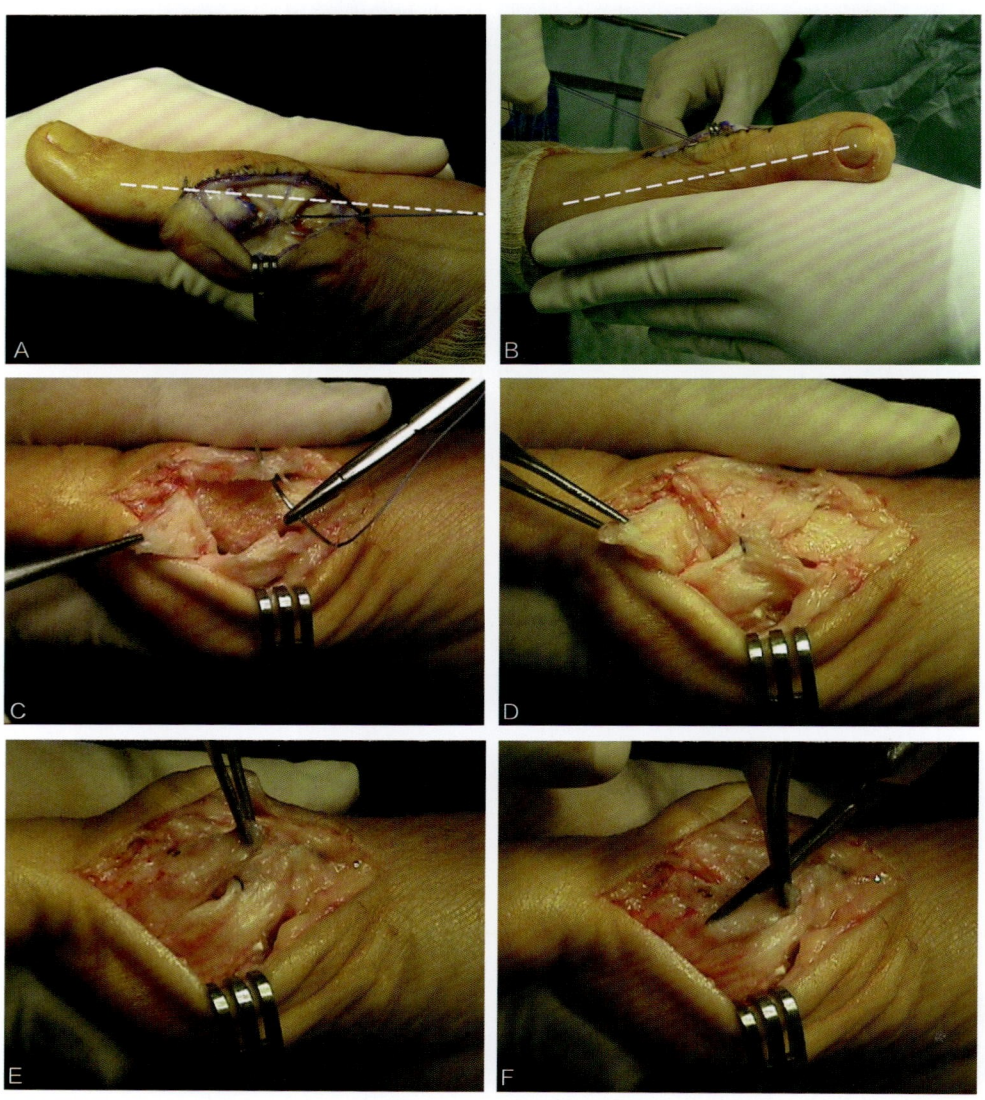

技术图5 A、B. 修补关节囊时最好的维持蹞趾正确位置的方法。蹞趾一定要在矢状面和水平面与第1跖骨成一线。C. 切除多余部分的骨块后,背侧关节囊与跖侧关节囊缝合到一起。D. 把与近节趾骨相连的V形关节囊瓣与跖侧和背侧的关节囊缝合到一起。E、F. 确定V形瓣多余的部分并将其切除。

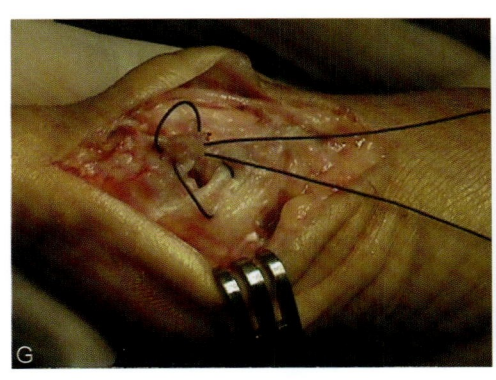
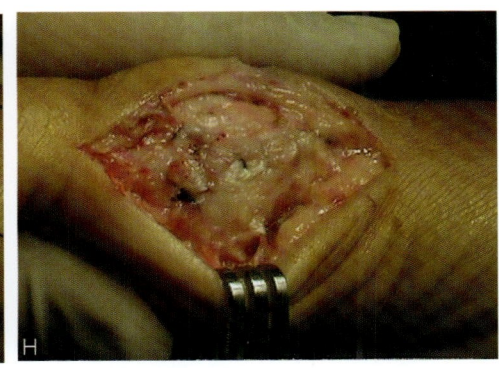

技术图5（续） G. 在V形瓣尖角的地方缝合一针，放松跚趾后，检查跚趾的位置是否合适。H. 保持跚趾在正确的位置下，缝合剩余的关节囊组织。

要点与失误防范

手术指征	• 在第1跖骨间角>15°时，笔者喜欢用跖骨近端截骨 • 以笔者的经验，第1、2跖骨间角的可纠正程度取决于跖骨头的大小 • 一般来说，跖骨头外移1 mm可以减少1°第1跖骨间角 • 只有当DMAA>8°时才需进行双平面截骨
入路	• 笔者常规在内侧中线上方2 mm处做皮肤切口，辨认并保护跚趾的背内侧感觉神经
关节囊瓣	• 小心切开关节囊，要便于后期修补关节囊时进行软组织平衡
内侧骨突切除	• 与足内侧平行，而非沿第1跖骨干内侧缘切除骨突 • 切除骨突宁少勿多（减少跚内翻的风险）
截骨	• 跖侧截骨线需要与足底平行 • 背侧楔形骨块的两刀需在跖骨头外侧皮质处会合，以防跖骨短缩
螺钉固定	• 钻头和螺钉的方向应指向外侧，以把远端较薄的骨块 • 避免螺钉穿透跖侧皮质 • 用2.7 mm螺钉固定时要注意埋头处理
关节囊缝合	• 确保助手在关节囊缝合时维持跚趾于正确的位置
包扎	• 要保持跚趾在正确的位置3周

术后处理

- 鉴于术后出血后常常会使包扎敷料变干，并且对伤口造成压迫引起不适，我们常规在术后3~4天更换敷料包扎[10]。
- 在第一次更换敷料后，允许患者穿着Barouk后足负重鞋行走。这种支具使患者体重集中于中后足，从而达到保护前足的目的。患者无需借助拐杖或助行器，但高龄或有合并症的患者或许仍需要使用拐杖。
- 常规对跚外翻术后患者每10天更换一次绑带，确认跚趾维持在正确的力线，术后3周拍摄X线片检查矫形维持的情况，依照经验，术后1个月患者可穿着柔软宽松的束带鞋，并开始跚趾的关节操练。
- 在笔者的病例中，一般经过3~4个月即可获得最大的活动度，并能穿着普通鞋类，恢复正常的日常活动。

预后

- 如果患者期望值合理、病例选择恰当，经远端双平面截骨治疗中度跚外翻患者的满意率可达90%[13]。
- 据笔者的经验，这一术式对纠正第1跖骨间角、跚外翻角、增大的DMAA都具有可靠性和可重复性（图5），而且可作为补充手段用于更严重的病例（图6）。

并发症

- 该术式的并发症与其他跚外翻矫形截骨术类似。
- 复发或矫形不足。

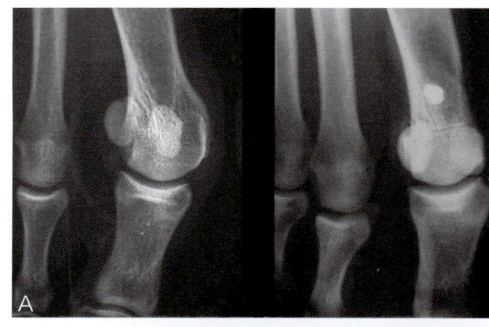
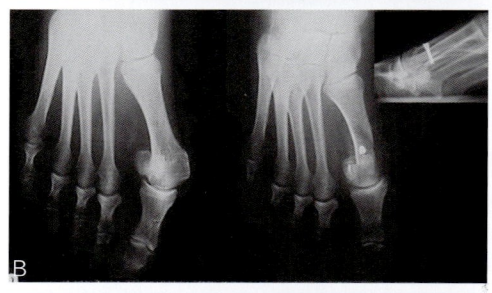
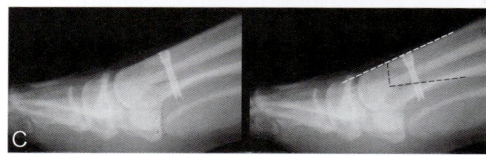

图5 A. 右踇外翻（DMAA 大）患者，采用双平面截骨治疗的术前及术后 X 线片。可以看到 DMAA 和籽骨的位置已经得到纠正。踇外翻的纠正情况也很满意。B. 在这些 X 线片中，可以看到利用双平面截骨的矫正结果，跖骨头骨块外移了 6 mm，纠正了第 1 跖骨间角和籽骨位置。DMAA 和踇外翻角达到了正常值，侧位片上，可以看到固定骨块的螺钉大小和位置。C. 侧位上同时可以看到跖侧和背侧的截骨线，固定螺钉，以及切除背侧骨突后跖骨头和趾骨干的对线情况。

- 术前计划不充分：
  - 手术指征扩大。
- 通常由于以下几方面处理不当引起：
  - 外移不足。
  - 第 1 跖骨头旋转。
  - 缝合关节囊时未处理好软组织平衡。

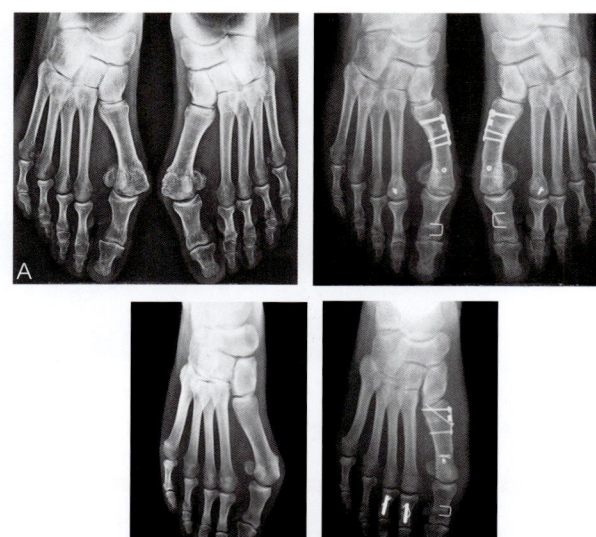

图6 患者术前（A）、术后（B）X 线片。患者有严重的踇外翻畸形，伴 DMAA 增大，术中采用了第 1 跖骨近端开口楔形截骨加跖骨远端双平面 Chevron 截骨，以及踇趾近节闭口楔形截骨（Akin）矫形术。

- 术后没有进行适当的包扎。
- 第 1 跖骨头缺血坏死：
  - 过度剥离外侧软组织。
  - 摆锯的锯片穿透到外侧关节囊。
  - 尽管在远端截骨后，第 1 跖骨头的 X 线表现常会有改变，但很少发展成为有症状的跖骨头坏死和塌陷[8]。
- 第 1 跖趾关节僵硬：
  - 根据笔者的经验，关节僵硬可以通过理疗和早期负重来改善。笔者认为轻微矫枉过正以及轻度的踇僵硬要优于矫正不足但跖趾关节活动范围不受影响的情况。
- 踇内翻：
  - 过度切除内侧关节囊。
  - 不必要地过度松解外侧关节囊以及踇内收肌腱。

（梅国华 译，施忠民 审校）

参考文献

[1] Alexander IJ, ed. Disorders of the first MTP joint. In: The Foot: Examination and Diagnosis, ed 2. New York: Churchill Livingstone, 1997:69-82.

[2] Campbell JT. Hallux valgus: adult and juvenile. In: Richardson EG, ed. OKU, Orthopaedic Knowledge Update: Foot and Ankle, ed 3. Rosemont, IL: American Academy of Orthopaedic Surgery, 2004:3-15.

[3] Coughlin MJ. Forefoot disorders. In: Baxter DE, ed. The Foot and Ankle in Sport. St Louis: Mosby, 1994:221-244.

[4] Coughlin MJ. Hallux valgus with increased DMAA. In: Nunley JA, Pfeffer GB, Sanders RW, et al, eds. Advanced Reconstruction Foot and Ankle. Rosemont, IL: American Academy of Orthopaedic Surgery, 2004:3-18.

[5] Coughlin MJ. Second metatarsophalangeal joint instability in the

athlete. Foot Ankle 1993;14:309-319.

[6] Coughlin MJ, Carlson RE. Treatment of hallux valgus with an increased distal metatarsal articular angle: evaluation of double and triple first ray osteotomies. Foot Ankle Int 1999;20:762-770.

[7] Coughlin MJ, Roger A. Mann Award. Juvenile hallux valgus: etiology and treatment. Foot Ankle Int 1995;16:682-697.

[8] Easley ME, Kelly IP. Avascular necrosis of the hallux metatarsal head. Foot Ankle Clin 2000;5:591-608.

[9] Johnson KA, ed. Chevron osteotomy. In: Master Techniques in Orthopaedic Surgery: The Foot and Ankle. New York: Raven, 1994:31-48.

[10] Myerson MS, ed. Hallux valgus. In: Foot and Ankle Disorders, ed 2. Philadelphia: WB Saunders, 2000:213-288.

[11] Nery C. Tornozelo e pé. In: Barros TEP, Lech O, eds. Exame Físico em Ortopedia. Sarvier: São Paulo, 2001:267-300.

[12] Nery C, Barrôco R, Maradei S, et al. Osteotomia em chevron biplana: apresentação de técnica. Acta Ortop Brasil 1999;7:47-52.

[13] Nery C, Barroco R, Réssio C. Biplanar chevron osteotomy. Foot Ankle Int 2002;23:792-798.

[14] Nery C, Coughlin MJ, Baumfeld D, et al. Hallux valgus in males—part 1: demographics, etiology and comparative radiology. Foot Ankle Int 2013;34(5):629-635.

[15] Nery C, Coughlin MJ, Baumfeld D, et al. Hallux valgus in males—part 2: radiographic assessment of surgical treatment. Foot Ankle Int 2013;34(5):636-644.

[16] Nery C, Mizusaki J, Magalhães AAC, et al. Tratamiento conservador del hallux valgus juvenil mediante ortesis nocturnas. Rev Española Cir Osteo 1997;187:32-37.

[17] Nery C, Réssio C, de Azevedo Santa Cruz G, et al. Proximal opening-wedge osteotomy of the first metatarsal for moderate and severe hallux valgus using low profile plates. Foot Ankle Surg 2013;19:276-282.

[18] Nery C, Réssio C, Netto AA, et al. Avaliação radiológica do hálux valgo: estudo populacional de novos parâmetros angulares. Acta Ortop Brasil 2001;9:41-48.

[19] Pearce CJ, Sexton SA, Sakellariou A. The triplanar chevron osteotomy. Foot Ankle Surg 2008;14(3):158-160.

[20] Piggott H. The natural history of hallux valgus in adolescence and early adult life. J Bone Joint Surg Br 1960;42B:749-760.

第4章 远端Chevron截骨术的扩大应用
Extending the Indications for the Distal Chevron Osteotomy

James L. Beskin

定义

- 已经证实,采用跖骨远端Chevron截骨治疗轻、中度踇外翻畸形不仅效果可靠,而且具有良好的可重复性。通过改变截骨的位置和移位的方式,在保留其操作简单特性的同时,还可用来矫正更为复杂的畸形。
- 将截骨的顶点移向近侧,同时减小截骨线之间的角度,可以使截骨面获得稳定接触,利于更大程度地外移骨块。
- 截骨部位移向近端还可以降低跖骨头坏死的可能性,能安全地松解外侧关节囊,从而适应矫正更大畸形的需要。
- 这一技术还便于使用简洁的手术操作,尽可能少地利用现有的螺钉进行固定,矫正中、重度踇外翻畸形。

解剖

- 造成踇外翻畸形的因素因个体不同而有差异,需要术者根据不同的解剖特点仔细地进行术前计划。
- 与外移程度有关的因素是跖骨远端的宽度:小而狭窄的或"沙漏型"的跖骨头会限制矫正的效果。
- 可能需要在截骨同时内旋或外旋跖骨头以纠正跖骨远端关节面角(DMAA),这些额外的矫正因素都要在术前计划好。
- 评估籽骨需要矫正的程度,3级籽骨脱位常需要通过松解外侧关节囊来重建正常的关节活动机制。
- 评估第1跖列的活动度,若第1跖跗关节不稳定,可能会削弱跖骨外移手术的效果。

影像学诊断

- 术前拍摄站立前后位和侧位片,研究跖骨形态、有无合并的疾病以及各项与踇外翻有关的参数。
- 理想的矫正点基于以下参数:经第1跖骨基底部或内侧楔骨的内缘,做第2跖骨的平行线;理想的截骨部位位于靠近该线与第1跖骨中线的相交处,同时也能估计截骨后所需移位的程度(图1)。
- 评估籽骨移位的程度,决定是否需要松解外侧关节囊。测量DMAA决定是否需要在截骨同时进行跖骨头的内、外旋矫形。

手术治疗

体位

- 患者仰卧,在踝关节处做局部神经阻滞,上踝上止血带。或者在全麻或脊柱麻醉下上大腿根部止血带。

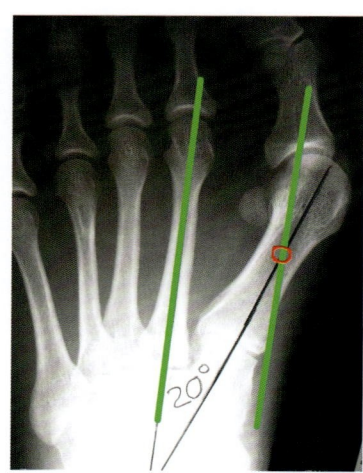

图1 "理想的矫正点":经第1跖骨基底部内缘或内侧楔骨内缘,做第2跖骨的平行线,该线与第1跖骨中线的相交处即靠近理想的截骨部位,同时也能估计截骨后所需移位的程度。

软组织处理

- 如果存在明显的籽骨半脱位(2级或3级),在第1跖蹠背侧做切口,暴露外侧关节囊。
- 用Freer剥离器探明和辨认脱位的外侧籽骨。然后沿趾骨到籽骨近端纵行切开外侧关节囊。踇收肌腱位于切开部位的跖侧,加以保护。不要损伤跖横韧带。纵行切开外侧关节囊的目的在于在修补内侧关节囊时可以将籽骨复合体拉向内侧。
- 通过内侧纵切口暴露跖趾关节。辨认并保护腓浅神经,牵开软组织,在跖底的内侧籽骨到跖背的踇长伸肌腱之间暴露关节囊。内侧跖底趾神经也容易受到损伤,在分离到内侧籽骨附近时需要加以保护。
- 纵行切开内侧关节囊,切口稍偏跖侧。掀起关节囊,暴露内侧骨突和关节。但要保护关节囊的背侧或跖侧以减少对血供的影响。

骨的处理

- 用电锯切除内侧骨突。根据X线片确定所需切除的骨量。避免切除过多以防术后形成踇内翻。通常在关节内侧缘或矢状沟内侧1~2 mm处进行截骨。
- 确定并用手术记号笔标记截骨的顶点(技术图1)。一般来说,该点位于距关节面15~20 mm的位置。从该点出发,画一35°~45°的角。如果截骨臂太短,可能会引起不稳定;如果截骨臂太长,会给旋转或外移跖骨头骨块造成困难。
- 然后,用Freer剥离器少量剥离需要截骨部位的骨膜和软组织,同样,保留骨骼远端的软组织以减少对血供的破坏。
- 截骨效果会因锯片偏向背侧、跖侧、近侧或远侧而改变,一般来说,直的或中立的截骨线最好。

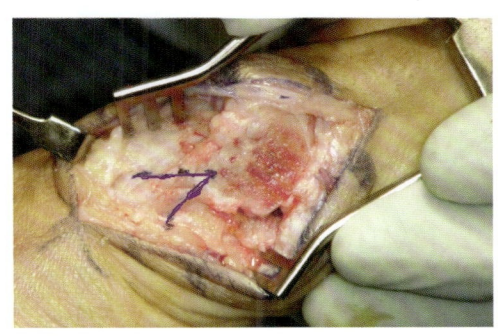

技术图1 通常进行截骨的部位。

- 完成截骨后,远端跖骨头骨块应该很容易就可以被移动。牵引踇趾同时用另一手持巾钳夹住近端骨块,在维持牵引下,术者拇指稍加压力即可方便地将跖骨头推向外侧(技术图2A),如果跖骨头不容易移动,需要检查截骨是否穿透皮质。

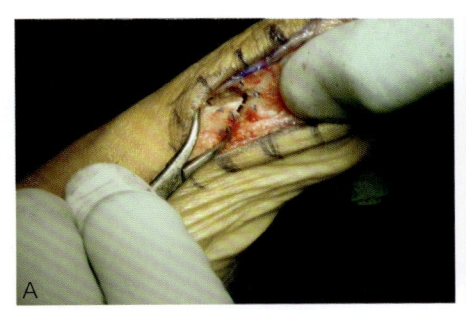
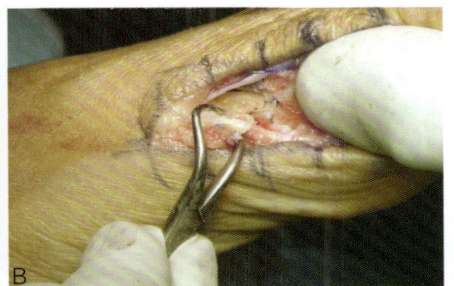
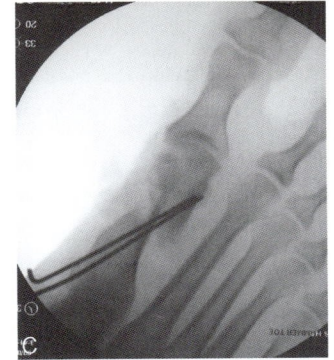

技术图2 A. 通过牵引和用拇指在远端骨块上施压,同时用巾钳夹住截骨近端进行对抗,使截骨块外移。B. 近端跖骨块外侧的尖锐断端牢牢卡入远端骨块,提供稳定的固定效果。C. 影像确认克氏针的位置。

- 因为截骨部位通常位于干骺端的近端，近端跖骨外侧的皮质常常是尖刺形，可以插入到远端跖骨头骨块中，从而维持长度（技术图 2B、C）。跖骨干最多可以外移 90%，并且用克氏针就能获得满意的稳定性。如果 DMAA 有异常，可通过轻度内旋或外旋跖骨头来进行纠正。
- 用 1.4 mm（0.054 in）光滑克氏针，从跖骨近端 1/3 处进针，内侧穿出近端外侧皮质，然后穿入跖骨头骨块。这种三点固定法既可以矫正大的畸形，又能提供最大的稳定性（技术图 3）。再打入一枚同样的克氏针，在透视下检查矫正和固定的位置。克氏针可以放在皮下，也可以紧贴骨头剪断。将来可以保留也可以取出内固定。
- 切除近端突出的大块骨质，沿着跖骨头的轮廓进行适当修整。重要的是要修除足够近端的骨质，避免跖骨中段的地方隆起（技术图 4）。

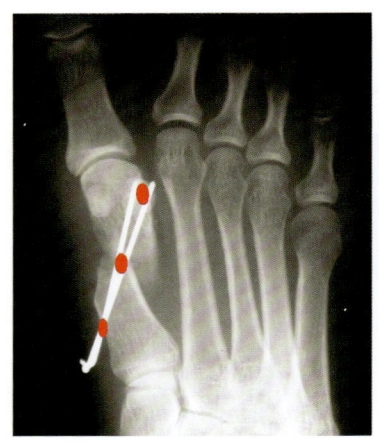

技术图 3　理想的克氏针置入方法。注意在穿进远端跖骨头前要先穿过近侧跖骨块的内外侧皮质。

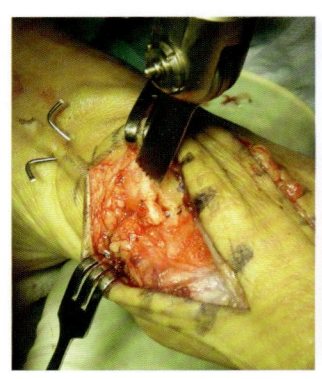 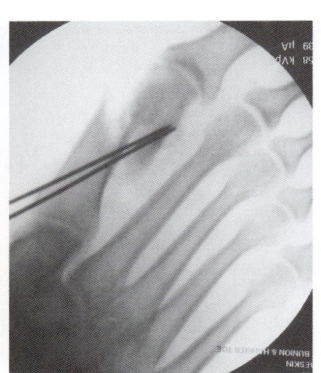

技术图 4　用锯片去除内侧膨出的骨块，要沿着跖骨头的轮廓进行修整以防出现术后局部刺激症状。

关闭软组织

- 在靠近跖底内侧籽骨处 U 形切除内侧关节囊，根据跚外翻需要矫正的程度决定切除关节囊的多少。然后，修补跖侧关节囊瓣，用"叠瓦法"（"pants-over-vest"）缝合，将跖、背侧关节囊瓣缝合在一起，纠正籽骨的位置。目标是将内侧籽骨牵拉回跖骨头内侧（技术图 5）。缝合皮肤，用跚外翻绑带（bunion dressings）包扎伤口。

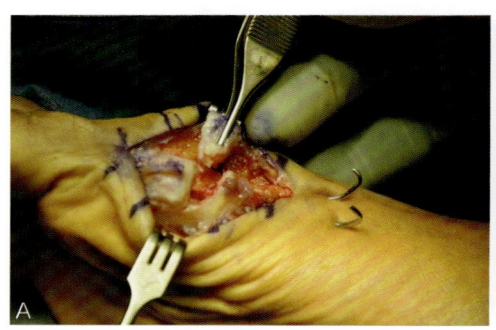 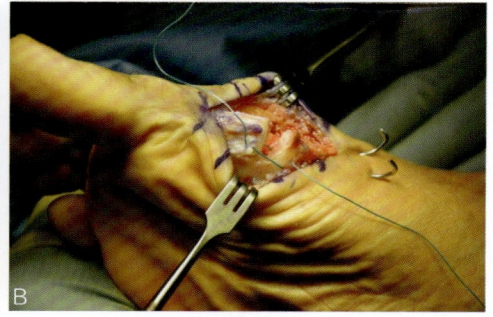

技术图 5　A、B. 在纵行切开的关节囊瓣上，切除一段 U 形的关节囊组织，U 形关节囊组织瓣的基底部位于关节囊的跖侧，然后紧缩缝合关节囊以纠正跚外翻畸形。

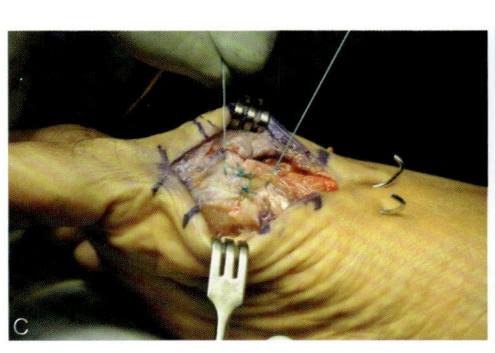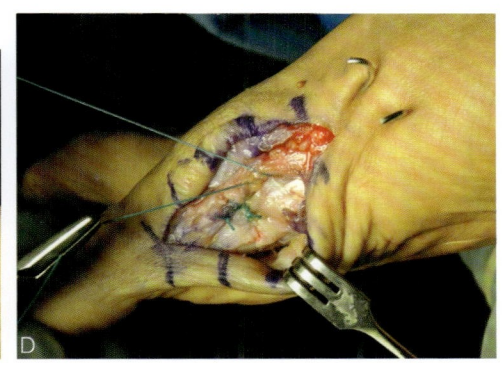

技术图5（续） C. 用"叠瓦式"的缝合把跖侧关节囊缝向背内侧。D. 关闭剩余的关节囊部分。

要点与失误防范

- 除非有特殊临床指征，避免常规进行外侧跗收肌切断术降低跗内翻风险
- 截骨后外移通常能使外侧结构减压，主要的焦点是将籽骨的位置回复到跖骨头的下方
- 必须积极地修整跖骨近端骨块来降低截骨部位骨突可能引起的不适。骨块修整常要到达髓腔部分。克氏针需要在足够近端的部分打入，避免从骨块修整的部分穿出
- 推荐使用两枚克氏针固定，以避免在骨痂形成之前跖骨头移位

术后处理

- 术后2周内的大部分时间里，患者应尽可能抬高患肢。为便于较长距离地行走和减轻疼痛，患者可穿着足跟受力的术后矫形鞋拄拐行走。
- 术后2周拆线，更换跗外翻绷带包扎（bunion dressing）。嘱咐患者进行被动的跗趾屈伸活动。
- 术后5周拔除克氏针，教会患者使用跗蹼垫和加压包扎，并开始更大强度的跗趾操练。
- 每3～4周随访患者，观察伤口愈合和跗趾力线的情况（图2）。
- 因为截骨移位的程度比较大，截骨端影像学愈合可能需要3个月或更长时间。不过，截骨端在术后2个月内通常已经稳定，可以允许进行日常活动。运动和更激烈的活动则需要3～5个月骨质愈合的时间。

预后

- 从2002年1月1日到2003年12月30日，我们对62例72足进行了该手术。我们对其中的39例患者进行了平均为期27.6个月的随访，并对其进行AOFAS评分和影像学评估。

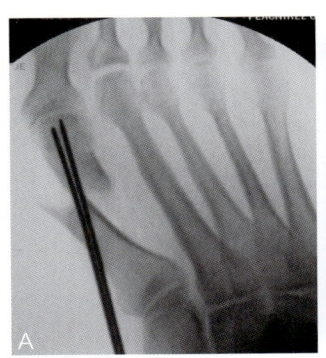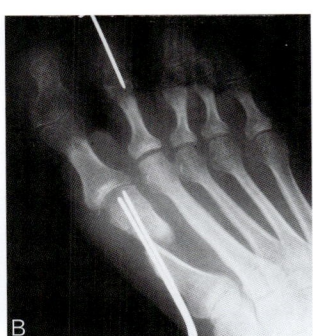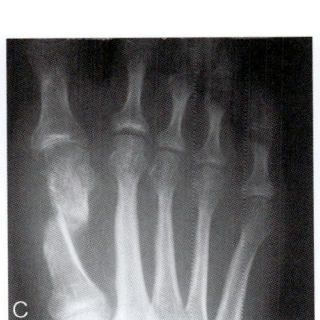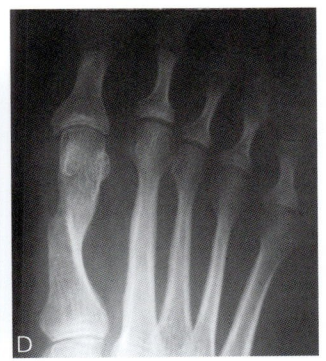

图2 A. 术中截骨的X线片，内侧多余骨块仍然需要修整处理。术后2周（B）、8周（C）、12个月（D）的X线片。

- 平均AOFAS评分为93.3，所有病例截骨处均愈合。
- 姆外翻角度平均矫正22.3°，第1跖骨间角平均矫正7.7°。

并发症

- 并发症包括3例病例在进行常规踇收肌松解后，出现了有症状的踇内翻畸形，这使我们将手术方法修改为上述的有限外侧关节囊松解术，大部分患者都保留踇收肌腱。
- 有3例患者在跖骨干移位后，内侧冗余骨块切除过少而出现症状。现已改为更激进的修整内侧骨块的方法。
- 有1例有症状的背侧畸形愈合和1例医源性腓浅神经炎。
- 仅有3例出现新的加重的转移性跖痛。
- 没有发现跖骨头坏死病例。

（梅国华　译，施忠民　审校）

参考文献

[1] Austin DW, Leventen EO. A new osteotomy for hallux valgus. Clin Orthop Relat Res 1981;(157):25-30.

[2] Harper MC. Correction of metarsus primus varus with the chevron metatarsal osteotomy. An analysis of corrective factors. Clin Orthop Relat Res 1989;(243):180-183.

[3] Johnson KA, Cofield RH, Morrey BF. Chevron osteotomy for hallux valgus. Clin Orthop Relat Res 1979;142:44-47.

[4] Murawski D, Beskin JL. Increased displacement maximizes the utility of the distal chevron osteotomy for hallux vagus deformity correction. Foot Ankle Int 2008;29:155-163.

[5] Oh IS, Kim MK, Lee SH. New modified technique of osteotomy for hallux valgus. J Orthop Surg 2004;12:235-238.

[6] Sanhudo JA. Correction of moderate to severe hallux valgus deformity by a modified chevron shaft osteotomy. Foot Ankle Int 2006;27:581-585.

[7] Sanhudo JA. Extending the indications for distal chevron osteotomy. Foot Ankle Int 2000;21:522-523.

[8] Sarrafian SK. A method of predicting the degree of functional correction of the metatarsus primus varus with a distal lateral displacement osteotomy in hallux valgus. Foot Ankle Int 1985;5:322-326.

[9] Schneider W, Aigner N, Pinggera O, et al. Chevron osteotomy in hallux valgus. Ten-year result of 112 cases. J Bone Joint Surg Br 2004;86(7):1016-1020.

[10] Stienstra JJ, Lee JA, Nakadate DT. Large displacement distal chevron osteotomy for the correction of hallux valgus deformity. J Foot Ankle Surg 2002;41:213-220.

[11] Thordarson D, Ebramzadeh E, Moorthy M, et al. Correlation of hallux valgus surgical outcome with AOFAS forefoot score and radiological parameters. Foot Ankle Int 2005;26:122-127.

第5章 微创踇外翻矫形术（SERI）

The Minimally Invasive Hallux Valgus Correction (SERI)

Sandro Giannini, Cesare Faldini, Francesca Vannini, Matteo Cadossi, and Deianira Luciani

定义

- 踇外翻是以踇趾近节趾骨与第1跖骨头之间渐进性脱位为特点的前足外翻畸形。当踇趾外翻并且出现症状时（踇外翻角>15°，图1），即可认定为病理性踇外翻[8]。
- 踇外翻在成年妇女中更常见，经常为双侧性，很多合并有外侧足趾或中、后足的畸形，并因此加重踇外翻的病症[14]。
- 踇外翻通常呈渐进性发展，逐渐影响到第1跖趾关节，甚至整个前足的生理功能。
- 本章节描述的手术技术名为"SERI"术，源于英文"simple（简单），effective（有效），rapid（快速），inexpensive（经济）"的首字母，可同时适用于跖趾关节在位和脱位的病例。

解剖

- 第1跖骨是5根跖骨中最宽、最短的，第1跖骨头的远端髁部与近节趾骨相关节。此外，在第1跖骨的跖侧，跖骨头与籽骨相关节，籽骨则包含在踇短屈肌腱之中。
- 内、外侧籽骨之间由籽骨间韧带维系。籽骨与韧带以及平衡第1跖趾关节的肌肉一起，发挥着稳定第1跖趾关节的作用。
- 正常情况下，第1跖趾关节在步态中具有优化踇趾蹬地的作用[4]。
- 生理状态下，第1跖趾关节在矢状面有很大的活动范围，在冠状面上活动度很小，踇外翻发生后，第1跖趾关节在冠状面的活动度超过了正常范围。
- 第1跖趾关节的主要背侧血供来源于第1跖背动脉，这是第1跖趾关节在关节囊外的主要血管交通。在跖骨头跖侧，血供来源于关节囊动脉、第1跖底动脉以及第1跖骨头动脉的吻合[15,16]。

发病机制

- 踇外翻的病因尚未完全明确。
- 一些患者的发病原因可能是先天性力线不良、神经系统疾病、系统性疾病（如类风湿关节炎）、结缔组织病（韧带过度松弛）、外侧足趾外翻或创伤等[3,4,12,13]。
- 一些可能干扰足的正常生理功能的因素在踇外翻的发展中有一定作用，如：遗传因素、第1跖趾关节的形态、穿鞋、扁平足及第1跖骨内收[1-3,10,18,19]。
- 人们对有关引发踇外翻的首要原因仍然存有争议：是先有踇外翻抑或先有第1跖骨内收仍无定论[5,8-11]。

病史和体格检查

- 第1跖趾关节的生理平衡被打破以后，由于肌肉的动力作用，大部分病例会逐渐发展为踇外翻畸形。
- 伴随踇外翻的进展，可能引发其他前足疾病，包括：踇囊炎（图2）、胼胝体、嵌甲（踇趾和第2足趾之间）。

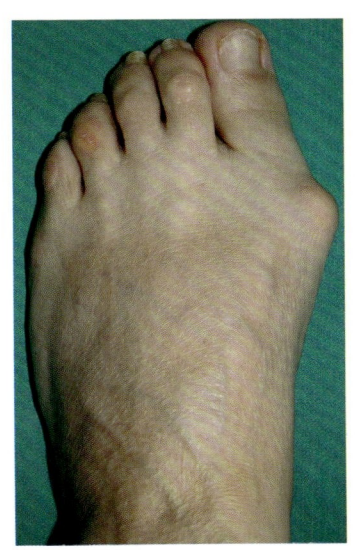

图1 女性，50岁，踇外翻畸形。

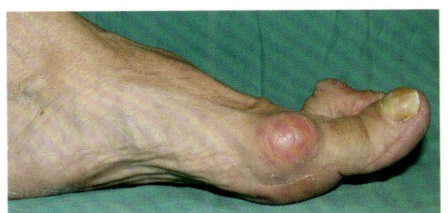

图2 女性，63岁，踇外翻伴踇囊肿发炎。

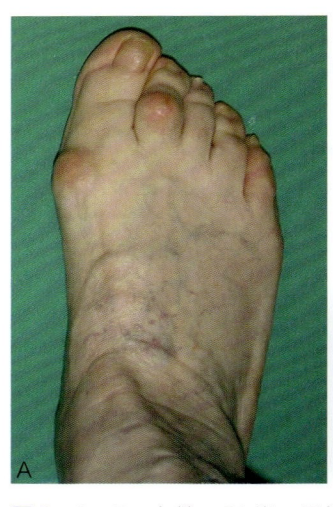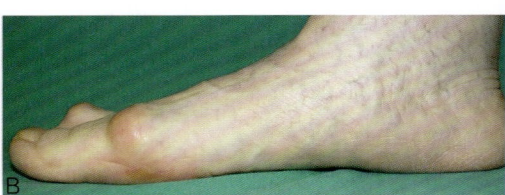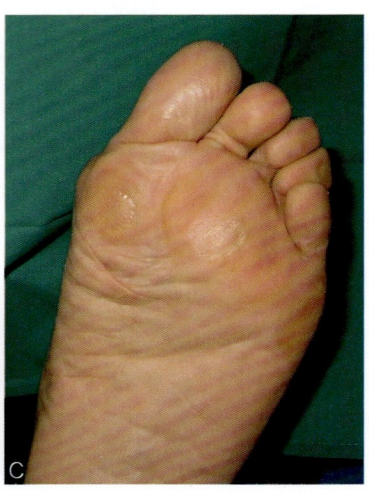

图3　A、B. 女性，58岁，踇外翻合并外侧足趾畸形的正位和侧位观。C. 女性，55岁，跖痛和跖底胼胝体患者的跖面观。

- 晚期踇外翻可导致第1跖趾关节功能减退，引发外侧足趾畸形（爪状趾和槌状趾）以及转移性跖痛（图3）。
- 为做出正确的治疗决定，需要考虑以下因素：疼痛、第1跖趾关节的活动度、稳定性以及合并的畸形。
- 评估疼痛的部位，疼痛常位于内侧骨突部位。内侧骨突处会出现滑囊炎、局部压痛。在后期踇外翻病例中，会涉及外侧足趾跖骨头疼痛。
- 评估第1跖趾关节活动度：应同时对踇趾处于休息位（外翻位）和被动矫正后的活动度进行检查。任何活动受限都可能是关节不匹配或关节炎的征象，需要进一步评估X线片。
- 评价第1跖趾关节的活动度，严重的第1跖趾关节不稳是SERI手术的禁忌证。
- 合并的外侧足趾畸形，如爪状趾，常导致跖骨头过度负重和胼胝体形成，并引发疼痛，甚至超过直接由踇外翻引起的症状。

影像学和其他诊断性检查

- 标准的X线检查包括负重正、侧位摄片，可以判断关节的匹配程度、是否有骨关节炎；测量踇外翻角、跖骨远端关节面角，计算跖骨长度[17,20,21]，尤其是第1、2跖骨的相对长度。
- 根据足的负重片做术前准备。尤其是，据此决定斜行截骨的角度和跖骨头内、外移或跖、背侧移位的程度，以纠正跖籽关节的关系和DMAA（图4）。

非手术治疗

- 穿舒适而宽大的鞋可以减轻对内侧骨突的压迫。对于严重的病例，穿着定做的鞋或使用能支撑跖骨的鞋垫可以缓解转移性跖痛和胼胝体引起的症状。
- 非手术治疗只能缓解症状，不能矫正畸形。鉴于踇外翻畸形有逐渐恶化的倾向（由第1跖趾关节肌力不平衡引起），在保守治疗失败后，手术治疗是减轻症状的唯一办法。

手术治疗

- 根据笔者经验，SERI手术可以有效矫正轻、中度踇外翻畸形：适用于踇外翻角不超过40°、第1跖骨间角不超过20°的患者。
- 该术式对第1跖趾关节匹配或不匹配的病例均适用，可用于任何角度DMAA的病例，以及第1跖趾关节有轻度退变性关节炎的患者。
- 禁忌证包括：严重的退行性关节炎、踇僵硬、第1跖趾关节严重不稳。

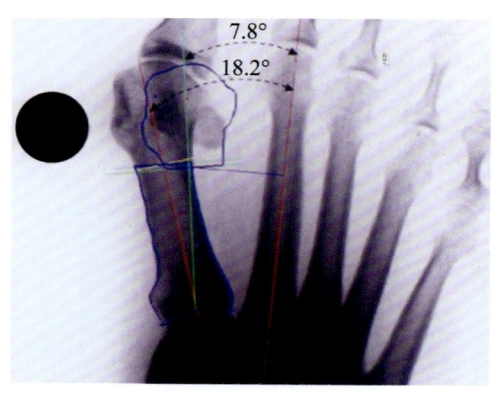

图4　SERI的术前计划。

- 根据经验,该术式可以双侧同时进行,也可以配合其他足部的矫形手术进行。

准备和体位
- 术前用消毒肥皂水洗刷患足。
- 有几种麻醉方式可以选择,我们通常采用浓度为7.5 mg/ml的盐酸罗哌卡因进行坐骨神经阻滞。
- 患者仰卧,患肢外旋,足外侧缘靠在手术床上。
- 驱血后,在踝上妥善铺好衬垫,用Esmarch弹力绷带作为止血带。
- SERI术式不需对外侧进行松解,尤其是对可被动矫形的踇外翻病例。因为在踇骨头外移后,外侧的软组织会随之松弛。即使踇趾的跖趾关节有轻度僵硬,我们也不松解外侧,而代之以术中手法内翻踇趾牵拉踇收肌的方法。

手术显露

- 在内侧骨突近端沿中线做1 cm纵行切口,切开皮肤和皮下组织,直达第1跖骨头内侧(技术图1A),不要切开关节囊。
- 用两把5 mm宽的拉钩将软组织分别向背侧和跖侧牵开(技术图1B)。
- 按上述方法操作,可以很好地暴露第1跖骨颈内侧。

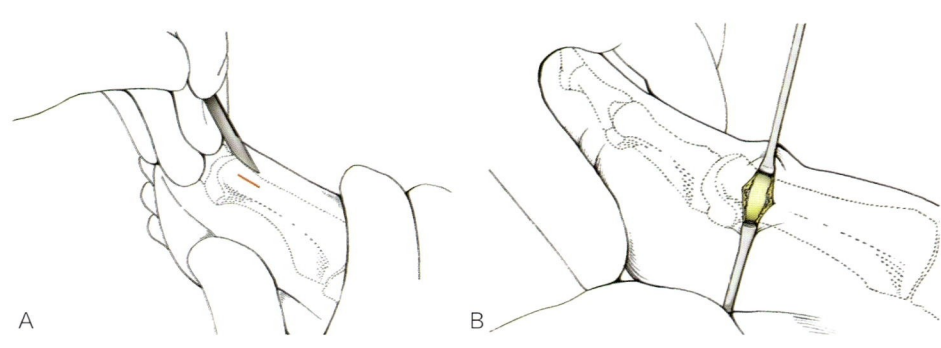

技术图1 A. 术野显示1 cm长的手术切口。B. 牵开软组织。

截骨

- 用装有9.5 mm×25 mm×0.4 mm锯片的标准气动摆锯(Hall Surgical, Linvatec Corp., Largo, FL)做截骨(技术图2)。
- 在矢状面上由背侧向跖侧呈15°、由远端向近端进行截骨。在水平面上(内外侧方向上),如需维持第1跖骨的长度,则截骨线垂直于足的轴线(如第2跖骨的长轴)。
- 若需短缩第1跖骨,或有必要为第1跖趾关节减压(如有轻度关节炎的情况),截骨线由远端向近端倾斜的角度可以达到25°。
- 更少见的是需要行第1跖骨延长(如第1跖骨比第2跖骨短或者第1跖趾关节有松弛),截骨的方向应改为由近端向远端倾斜,最多可达15°。

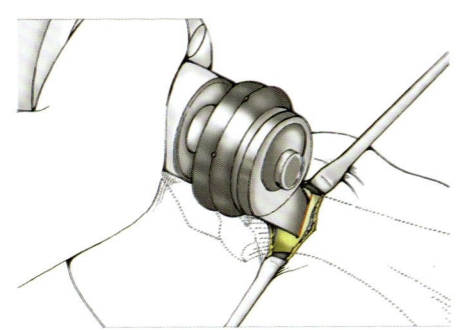

技术图2 用气动锯截骨。

矫正畸形

- 用小骨刀完成截骨，移动跖骨头。
- 从切口处逆行紧贴近节趾骨与远节跖骨内侧的软组织，用电动工具沿𧿹趾的长轴打入一枚直径2.0 mm的克氏针（技术图3A）。
- 克氏针从𧿹趾尖紧贴趾甲边缘处穿出，重新套上电动工具（技术图3B），将克氏针的近端回抽至截骨面水平（技术图3C）。
- 用一把窄的骨膜剥离器撬开截骨端（技术图3D），根据畸形的情况推移跖骨头进行矫形（技术图3E、F）。
- 如果第1跖骨有旋前，转动𧿹趾远端，把跖骨头矫正到中立位。

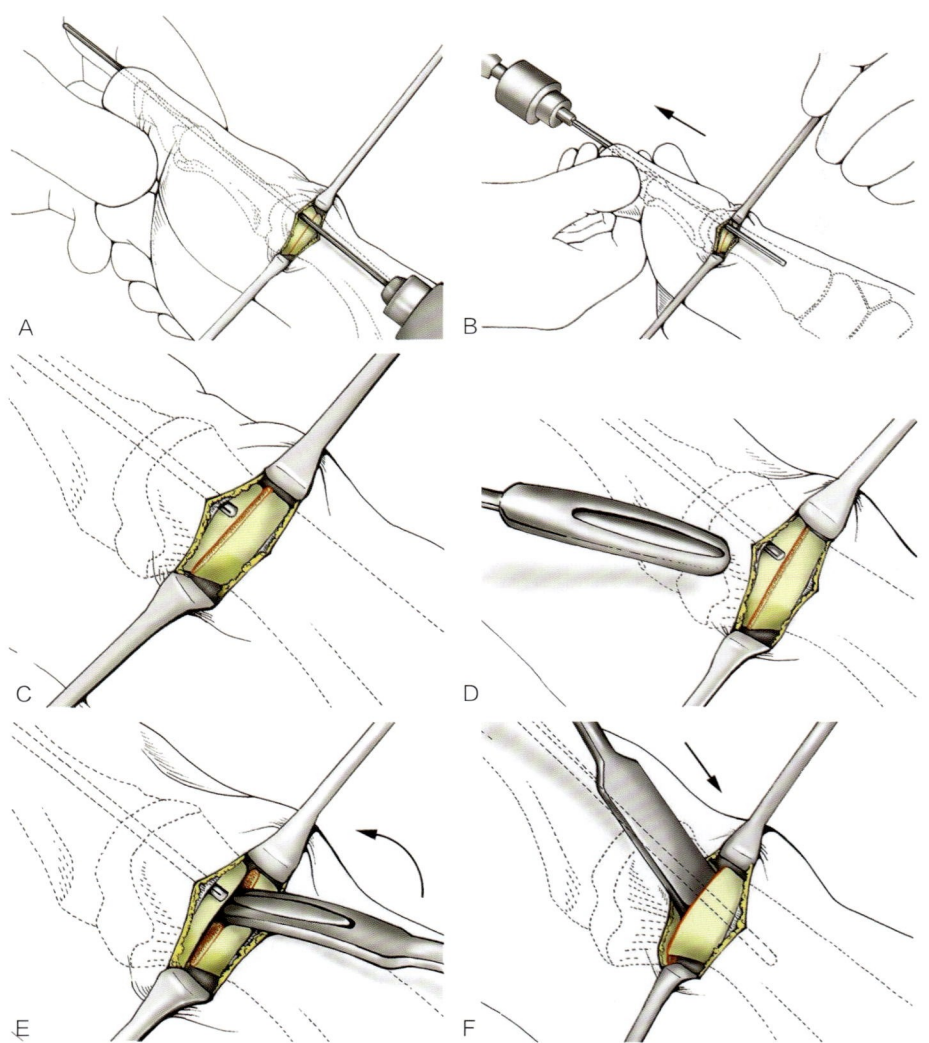

技术图3　A. 插入2 mm直径克氏针。B、C. 电钻重新装上克氏针并抽回至截骨位置。D. 用窄的骨膜剥离器撬开截骨面。E、F. 移动跖骨头。

固定

- 在矫正好踇外翻角、第1跖骨间角、DMAA和踇趾旋前后,把克氏针顺行打入第1跖骨干直达跖骨基底部(技术图4)。

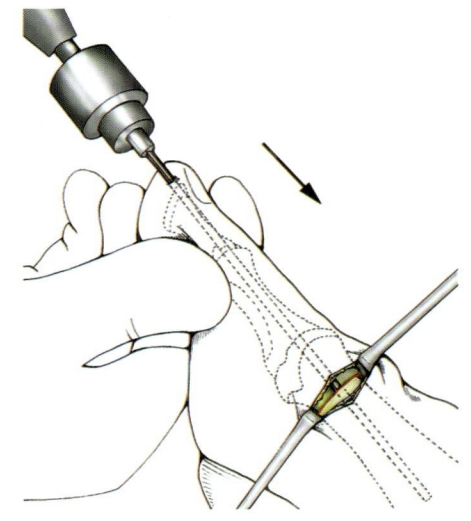

技术图4 克氏针插入跖骨髓腔。

关闭切口

- 在跖骨干远端截骨部位,用拉钩牵开、暴露跖骨内侧骨突,用气动锯或咬骨钳去除骨突(技术图5)。
- 伤口只需用3-0可吸收线缝合一层进行关闭。
- 按常规折弯并剪断穿出脚尖部分的克氏针。
- 根据笔者的经验,SERI手术可以双侧同时做,或联合其他的足部矫形手术一起进行。

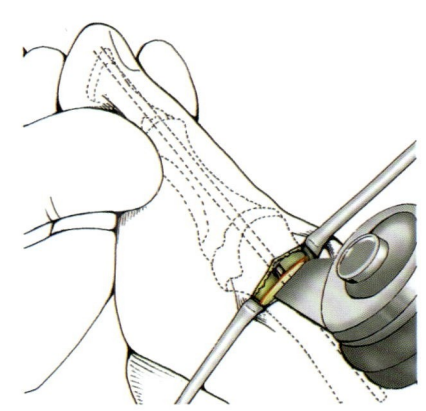

技术图5 修整近端突出部分。

要点与失误防范

截骨面的稳定性	截骨时由背侧向跖侧,由远端向近端的15°倾斜角度给截骨部位提供了稳定性,限制跖骨头在负重时向背侧移位
调整第1跖骨长度	如果必须缩短跖骨或减压第1跖趾关节,截骨方向须由远端向近端倾斜,最多可达25°。更少见的是需延长跖骨的情况,截骨方向应由近端向远端倾斜,最多为15°(图5)

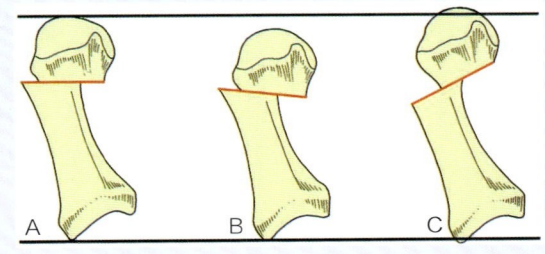

图5 术式中利用不同的截骨倾斜角度,可以缩短或延长跖骨。

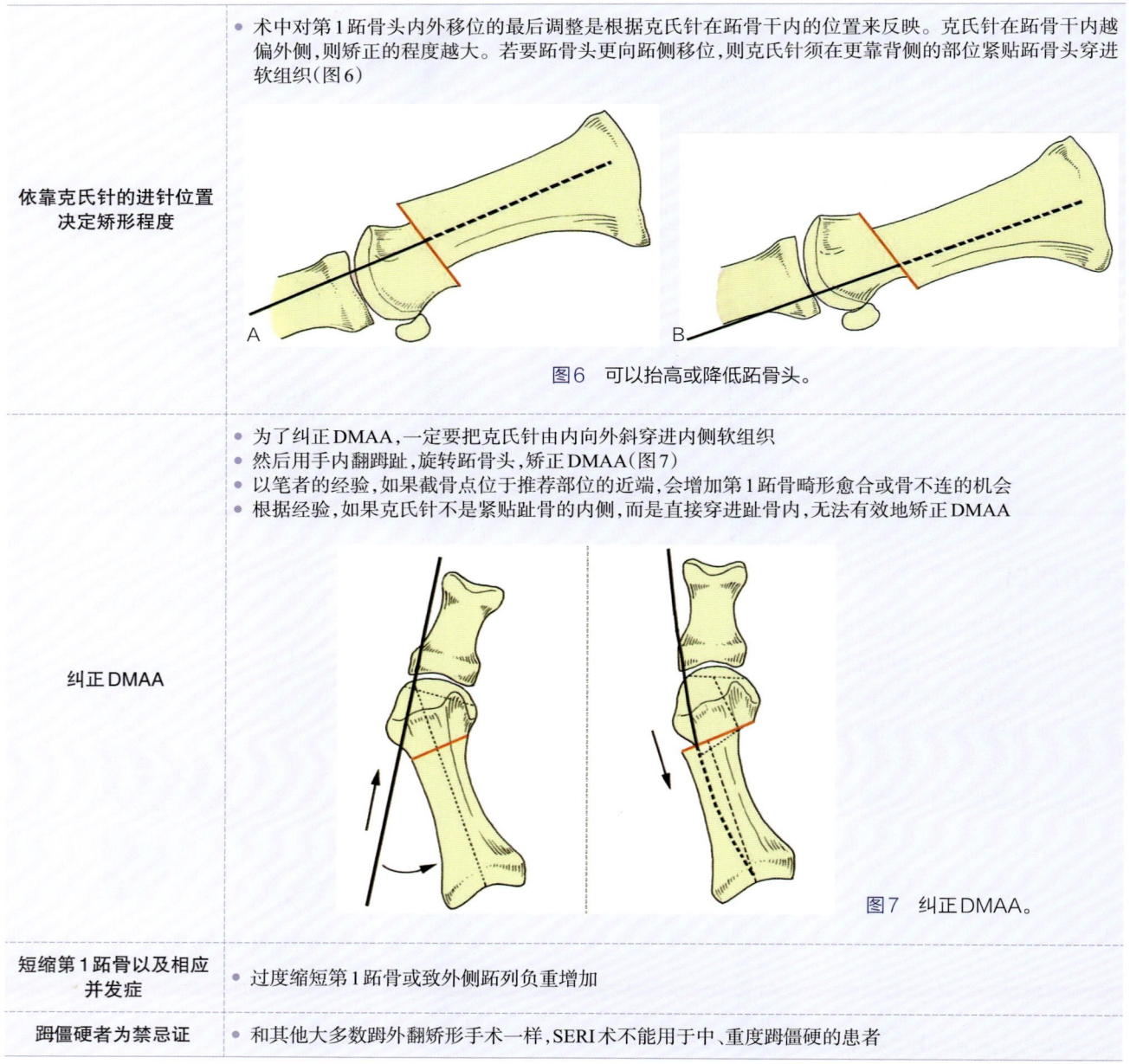

依靠克氏针的进针位置决定矫形程度	• 术中对第1跖骨头内外移位的最后调整是根据克氏针在跖骨干内的位置来反映。克氏针在跖骨干内越偏外侧，则矫正的程度越大。若要跖骨头更向跖侧移位，则克氏针须在更靠背侧的部位紧贴跖骨头穿进软组织(图6)
	图6 可以抬高或降低跖骨头。
纠正DMAA	• 为了纠正DMAA，一定要把克氏针由内向外斜穿进内侧软组织 • 然后用手内翻踇趾，旋转跖骨头，矫正DMAA(图7) • 以笔者的经验，如果截骨点位于推荐部位的近端，会增加第1跖骨畸形愈合或骨不连的机会 • 根据经验，如果克氏针不是紧贴趾骨的内侧，而是直接穿进趾骨内，无法有效地矫正DMAA
	图7 纠正DMAA。
短缩第1跖骨以及相应并发症	• 过度缩短第1跖骨或致外侧跖列负重增加
踇僵硬者为禁忌证	• 和其他大多数踇外翻矫形手术一样，SERI术不能用于中、重度踇僵硬的患者

术后处理

- 手术结束后，用纱布轻柔包扎伤口和前足，包扎方法见图8，拍摄足的正、侧位片，确认截骨和畸形矫正的情况。
- 允许马上穿着"距骨负重鞋"("talus"shoe)行走。这类鞋让足处于踝的距骨负重位(talus position)，使得前足不用承重。
- 在术后早期阶段，嘱咐患者休息时要抬高患足。
- 由于克氏针在插入过程中有弯曲，使得固定很稳定，且有弹性稳定作用，使截骨块之间始终保持术中的固定位置，并有利于在早期负重的同时获得早期愈合。
- 术后1个月，拆除包扎、缝线和克氏针。通过骑自行车或游泳进行踇趾的主、被动活动，开始穿着普通舒适的鞋子，并逐渐过渡到穿着一般的鞋类。
- 术后明显的肿胀一般持续不超过1个月。

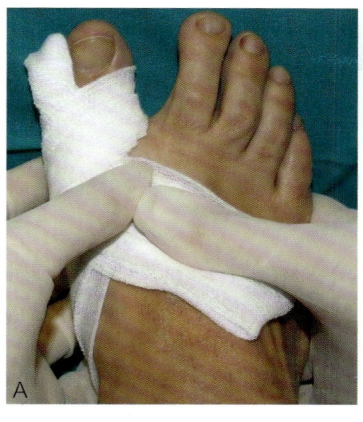 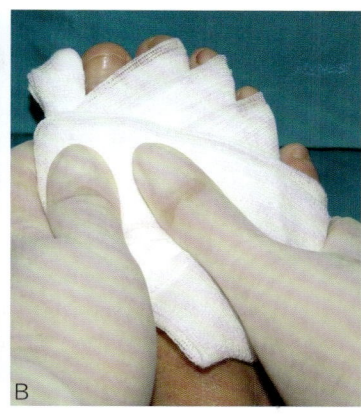 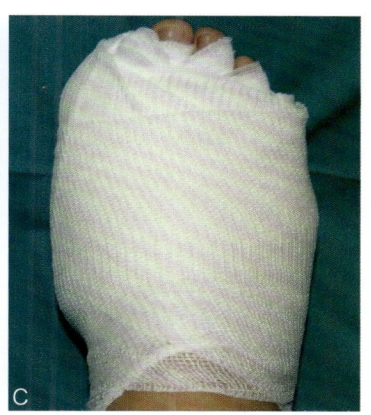

图8　纱布加压包扎的步骤。

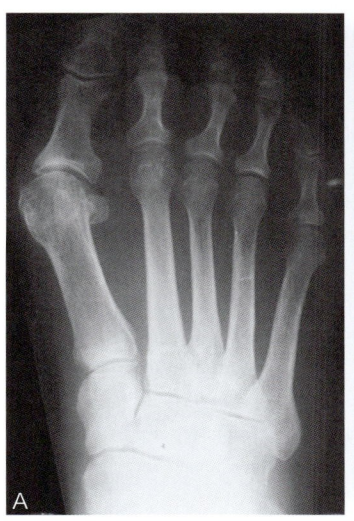 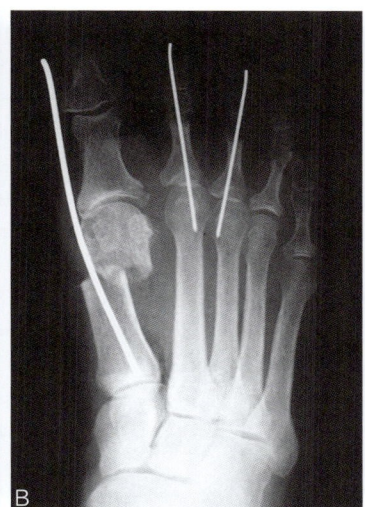 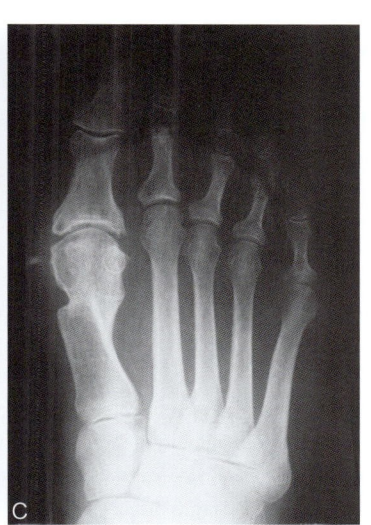

图9　A. 跨外翻患者，女性，50岁，术前正位片。B. 术后X线片。C. 术后3年X线片。

预后

- 如果指征合适，SERI跖骨远端微创截骨术简单、有效、快速、经济，满意率超过90%。
- 该技术可重复性好，无需去除内侧骨突及松解外侧软组织。虽说是微创手术，但手术操作均在直视下操作，而且无需在透视下进行。
- 一般情况下，截骨处愈合很好，平均术后3个月出现骨痂。
- X线评价表明各项指标得以显著改善，并且经得起时间的考验（图9）。
- 没有发现严重的并发症：如跖骨头坏死、骨不连、跨内翻等。
- 所有跖骨经过一段时间后都能重新塑形，即使截骨时侧移非常严重的病例也是如此（截骨端接触面只有几毫米）。根据经验，跖骨的愈合以及塑形能力与截骨后的侧移程度并不相关，但骨块之间必须要有接触。

并发症

- 有1.9%的延迟愈合率（超过4个月）。笔者的经验是，延迟愈合与截骨部位的移位或矫正程度并无关系。
- 2.1%的病例出现与克氏针有关的皮肤刺激或跨趾尖部红斑炎症。
- 12%的患者出现第2、第3跖骨头跖底胼胝体和转移性跖痛，通过穿着"跖骨支撑"鞋垫得到解决。
- 有0.5%的病例发生深静脉血栓形成。

（梅国华　译，施忠民　审校）

参考文献

[1] Coughlin MJ. Hallux valgus. J Bone Joint Surg Am 1996;78(6):932-966.

[2] Coughlin MJ. Roger A. Mann Award. Juvenile hallux valgus: etiology and treatment. Foot Ankle Int 1995;16:682-697.

[3] Coughlin MJ, Jones CP. Hallux valgus: demographics, etiology, and radiographic assessment. Foot Ankle Int 2007;28:759-777.

[4] Dragonetti L. Inquadramento eziopatogenetico e clinico dell'alluce abdotto-valgo. In: Malerba F, Dragonetti L, Giannini S, eds. Progressi in Medicina e Chirurgia del Piede: L'alluce Valgo, ed 6. Bologna, Italy: Aulo Gaggi, 1997.

[5] Fritz GR, Prieskorn D. First metatarsocuneiform motion; a radiographic and statistical analysis. Foot Ankle Int 1995;16:117-123.

[6] Giannini S, Cavallo M, Faldini C, et al. The SERI distal metatarsal osteotomy and Scarf osteotomy provide similar correction of hallux valgus. Clin Orthop Relat Res 2013;471:2305-2311.

[7] Giannini S, Faldini C, Nanni M, et al. A minimally invasive technique for surgical treatment of hallux valgus: simple, effective, rapid, inexpensive (SERI). Int Orthop 2013;37:1805-1813.

[8] Hardy RH, Clapham JC. Hallux valgus; predisposing anatomical causes. Lancet 1952;1:1180-1183.

[9] Klaue K. Hallux valgus and hypermobility of the first ray: causal treatment using tarso-metatarsal reorientation arthrodesis [in German]. Ther Umsch 1991;48:817-823.

[10] Klaue K, Hansen ST, Masquelet AC. Clinical, quantitative assessment of tarsometatarsal mobility in the sagittal plane and its relation to hallux valgus deformity. Foot Ankle Int 1994;15:9-13.

[11] Lapidus PW. The operative correction of the metatarsus varus primus in hallux valgus. Surg Gynecol Obstet 1934;58:183-191.

[12] Mann RA, Coughlin MJ. Adult hallux valgus. In: Coughlin MJ, Mann RA, eds. Surgery of the Foot and Ankle. St. Louis: Mosby, 1999:150-269.

[13] Mann RA, Coughlin MJ. Hallux valgus: etiology, anatomy, treatment and surgical considerations. Clin Orthop Relat Res 1981;(157):31-41.

[14] Piqué-Vidal C, Solé MT, Antich J. Hallux valgus inheritance: pedigree research in 350 patients with bunion deformity. J Foot Ankle Surg 2007;46:149-154.

[15] Sarrafian SK. Anatomy of the Foot and Ankle: Descriptive, Topographic, Functional. Philadelphia: JB Lippincott, 1983.

[16] Shereff MJ, DiGiovanni L, Bejjani FJ, et al. A comparison of non-weight-bearing and weight-bearing radiographs of the foot. Foot Ankle 1990;10:306-311.

[17] Shereff MJ, Yang QM, Kummer FJ. Extraosseous and intraosseous arterial supply to the first metatarsal and the first metatarsophalangeal joint. Foot Ankle 1987;8:81-93.

[18] Shine IB. Incidence of hallux valgus in a partially shoe-wearing community. Br Med J 1965;1:1648-1650.

[19] Sim-Fook L, Hodgson AR. A comparison of foot forms among the non-shoe and shoe-wearing Chinese population. J Bone Joint Surg Am 1958;40-A(5):1058-1062.

[20] Suzuki J, Tanaka Y, Takaoka T, et al. Axial radiographic evaluation in hallux valgus: evaluation of the transverse arch in the forefoot. J Orthop Sci 2004;9:446-451.

[21] Tanaka Y, Takakura Y, Kumai T, et al. Radiographic analysis of hallux valgus: a two-dimensional coordinate system. J Bone Joint Surg Am 1995;77(2):205-213.

第6章 Akin 截骨术
Akin Osteotomy

Paul Hamilton and Sam Singh

手术治疗

- Akin 截骨主要用于矫正趾骨间蹬外翻畸形；或者用于模拟负重试验时有残留的蹬外翻压迫第2足趾时。
- 它最常与 Scarf 和 Chevron 截骨术联合运用。
- Akin 截骨术不能作为单独的蹬外翻矫正手术。
- 截骨部位在趾骨干骺端，能确保有可靠的骨松质愈合。
- 如截骨点靠近趾间关节畸形的顶点，能得到最好的矫形效果。

手术计划

- 手术在门诊进行。
- 术前拍摄负重位的足前后位和侧位片，评估跖骨长度、跖骨间角、蹬外翻角、趾骨远端关节面角、蹬趾趾间角。
  - 关注关节的匹配性、有无骨赘形成、跖骨头内侧骨突大小，以及籽骨位置。

术前准备和手术体位

- 术前预防性使用抗生素。
- 使用大腿根部止血带。
- 取仰卧位，患侧垫高，以使足趾朝天。

Akin 截骨

手术显露

- 将跖骨头截骨时的内侧中线纵行切口向远端延长，暴露近节趾骨基底。如果单独做 Akin 截骨，手术显露一定要能同时看到跖趾关节和近侧趾骨干的近端。暴露趾骨干时可能需要切除表面的脂肪组织。
- 分离到骨面以后，把骨膜向上、下方剥离，并在趾骨的上下各插入两把点状拉钩，保护屈伸肌腱（技术图1）。

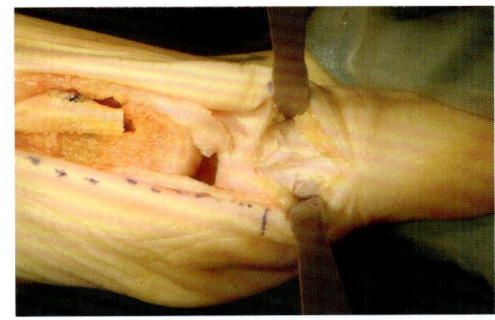

技术图 1 切口直达骨面，将近节趾骨的骨膜分别向上、下剥离。

置入克氏针

- 距趾骨近端膨大部 3 mm 远，与趾骨矢状面中线相交处放置一枚直径 1 mm 的克氏针（技术图2A）。
- 牵拉蹬趾，确认克氏针没有进入关节内（技术图2B）。
- 拔去克氏针，在进针点处做好标记（技术图2C）。

截骨

- 平行趾骨基底做近端截骨（技术图3A）。
- 为便于控制截骨，外侧面皮质不要完全截断，留作铰链。
- 第二刀截骨切下一内宽外窄的三角形薄片（技术图3B）。切下的骨片应该类似于薄的柠檬切片。
- 直接加压闭合截骨面，"青枝折断"外侧皮质。

骑缝钉固定

- 选择不同尺寸的骑缝钉（通常为 8 mm，如果脚的尺码较大，用 10 mm），用墨水在远端钉脚上做标记（技术图4A）。
- 使用骑缝钉固定，并对截骨面进行加压。
  - 骑缝钉须位于趾骨矢状面的中线部位（技术图4B）。
  - 用沾了墨水的骑缝钉远端钉脚在趾骨上做好定位标记，沿标记用直径 1 mm 的克氏针钻孔（技术图4C），再次做好标记，这样便于插入骑缝钉时找到两个进钉点。

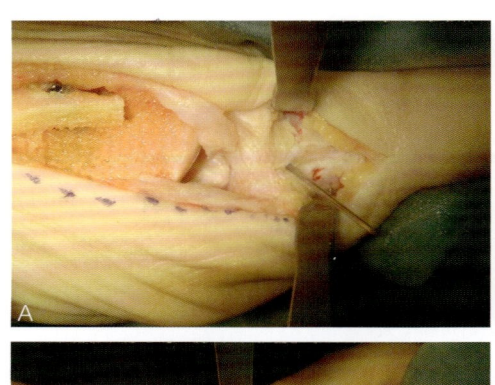
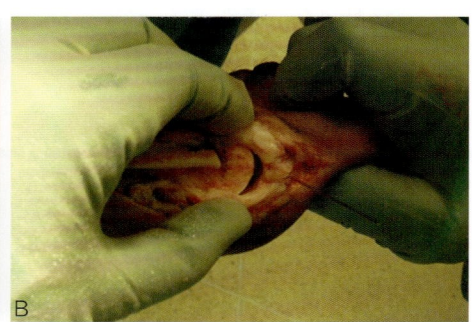
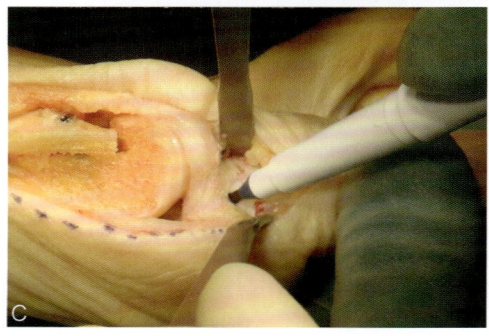

技术图2　A. 位于近节趾骨，且与近节趾骨基底平行的克氏针。B. 检查关节，确保克氏针没有穿入关节内。C. 标记克氏针的位置。

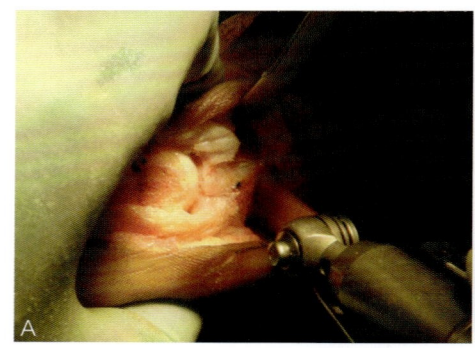
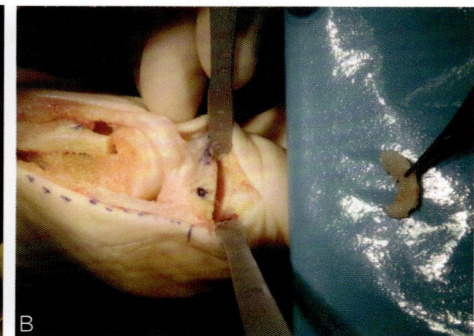

技术图3　A. 平行趾骨基底截骨。B. 截第二刀，截下一小薄片骨片。

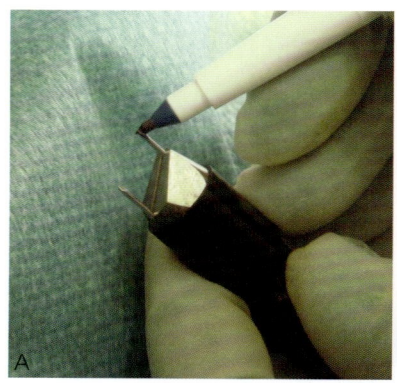
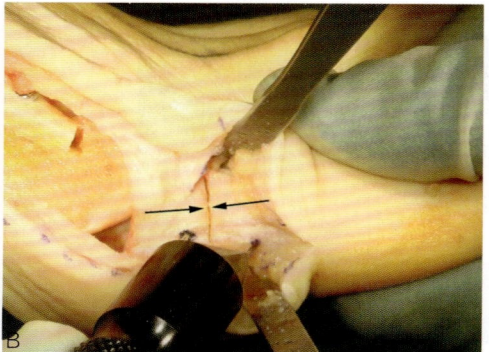

技术图4　A. 用墨水给骑缝钉做标记。B. 截骨端已经被加压（箭头所指），做好标记的骑缝钉已被放在正确的位置处。

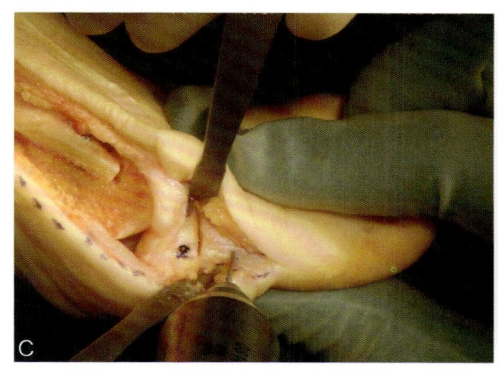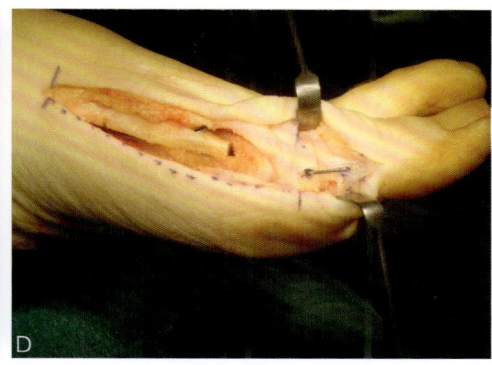

技术图4（续） C. 用克氏针在远端的标记处钻孔。D. 维持截骨面加压，插入骑缝钉。

- 维持对截骨面加压，把骑缝钉插入预钻的孔内。
- 检查固定的稳定性（技术图4D），然后牵拉姆趾确认骑缝钉没有打到关节内。

关闭切口

- 用单丝可吸收线分层连续缝合、关闭切口。用前足绑带包扎，维持矫形的结果。

典型病例（由Mark E. Easley医生提供）

背景、手术方式及术前计划

- 患者女性，30岁，左姆外翻伴不适，同时有跖骨间角及姆外翻角增大。
- X线检查显示跖趾关节关系匹配，暗示患者的跖趾关节远端关节面角增大（技术图5A）。
- 术前计划做跖骨双平面Chevron截骨和Akin截骨。
- 笔者常规使用了内侧中线纵行切口切开皮肤和关节囊，切口的远端比单独做Chevron截骨做了更多延伸。
- 保护好背侧的跖背神经和姆长伸肌腱。
- 同样也要保护好跖侧的跖内侧神经和姆长屈肌腱（减少骨膜剥离）。
  - 如果可以，保留跖内侧关节囊和内侧副韧带在近节趾骨上的附着点。
- 术中X线透视，确定闭合楔形截骨的位置。用一枚细克氏针做导针（技术图5B）。

截骨

- 截取内侧骨皮质作为基底的楔形骨块，用克氏针作参考（技术图6A）。
- 锯片垂直于近节趾骨的骨干。

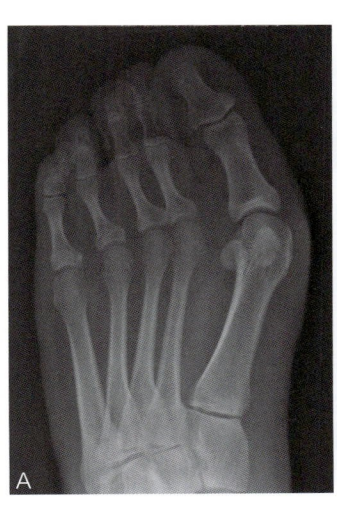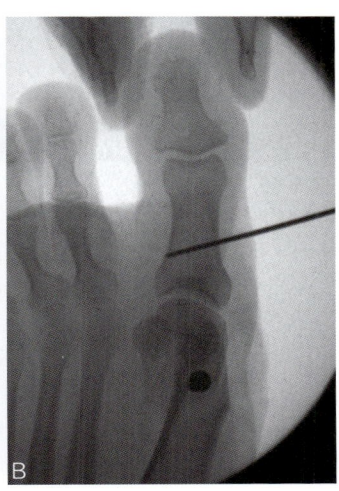

技术图5 A. 女性，30岁，有症状的姆外翻患者。术前摄片显示跖趾关节关节面匹配，暗示远端关节面角增大。B. 术中用克氏针做近端斜行截骨定位。

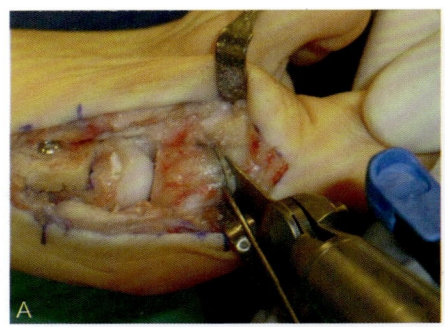
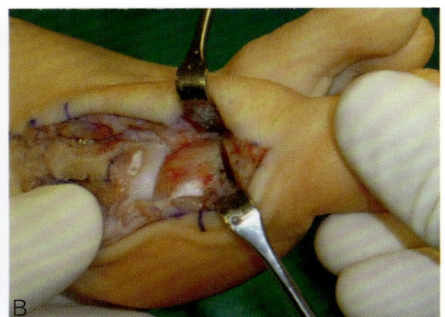
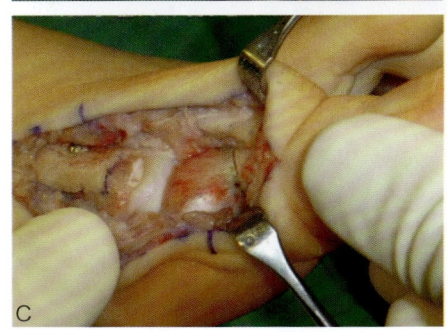

技术图6　A. 以导针作参考，锯片垂直趾骨干做内侧楔形的截骨。B、C. 合拢截骨面：打开（B）、闭合（C）。

- 截骨时不要侵犯外侧骨皮质。
- 取出薄骨片，在外侧骨皮质完整的情况下对合截骨面（技术图6B、C）。
- 如果截骨面不能对合得很好，在保护好软组织的前提下，用摆锯重新修整截骨面，尽可能使截骨面对合良好。

固定截骨面

- 维持截骨面闭合，在近节趾骨基底部内侧置入一枚空心钉导针，不要伤及跖趾关节（技术图7A）。
- 导针应该以接近垂直截骨面的方向置入，同时不要破坏近侧趾间关节（技术图7B）。

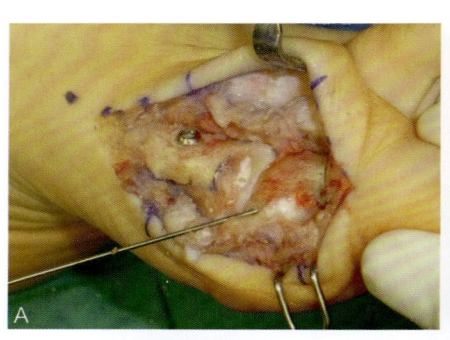
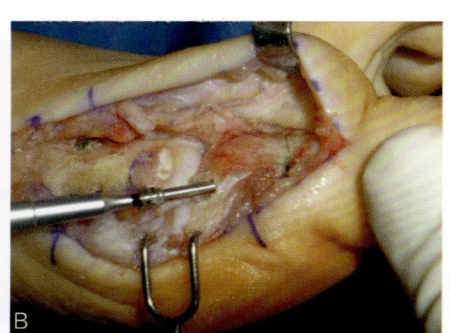
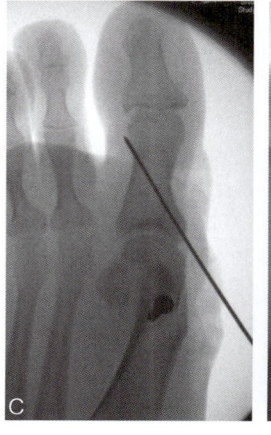
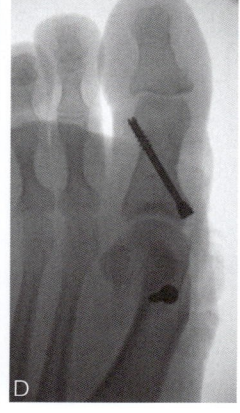

技术图7　A. 在打入空心钉导针的时候要手法维持截骨面加压。B. 术中透视显示导针的方向接近垂直截骨面。C. 植入空心钉的时候继续维持截骨面加压。D. 术中透视显示空心钉对截骨面持续加压，并且没有影响到近侧趾间关节。

- 侧位透视确认空心钉导针在矢状位上处于正确的位置。
- 在沿导针扩孔后,手法加压截骨面,同时控制趾骨远端的旋转,打入空心钉(技术图7C、D)。

关闭切口和随访
- 采用标准的踇外翻矫形内侧关节囊关闭的方法依次缝合骨膜及关节囊(技术图8A)。
- 随访时的X线检查显示愈合良好、力线满意(技术图8B)。

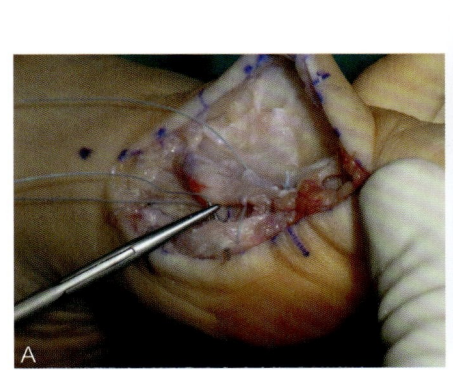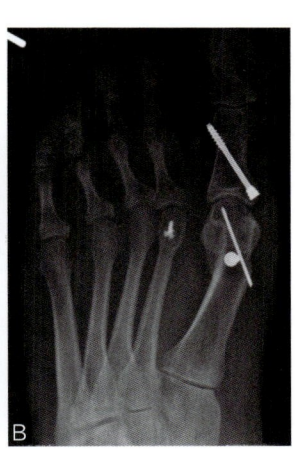

技术图8 A. 骨膜和关节囊缝合折叠的方式都与标准踇外翻矫形的手术一致。B. 随访时的足正位片。

要点与失误防范

手术显露	如果不做跖骨截骨,确定Akin截骨的方向会有困难。应该小心暴露跖趾关节和趾骨干,避免使用小切口操作
插入骑缝钉	遇到软骨下骨坚硬的病例,插入骑缝钉时会遇到阻力。避免过于用力,以免造成外侧"青枝样"皮质折断。要么用克氏针再钻一次孔,如果已经固定牢固,也可以接受骑缝钉露出骨面2、3 mm的情况
不慎造成外侧皮质骨折	如果外侧皮质骨折断了,就从内向外打一枚加压螺钉固定截骨端
矫正过度	因为截骨部位于畸形的顶点,所以矫形的效率非常高。截骨时要截得非常薄,如果不够可以再截
难以造成外侧"青枝骨折"	常因为切除的骨块是矩形而非楔形而造成。若强行关闭内侧开口会折断外侧皮质。此时应在来回轻轻用锯片加工截骨面的同时,轻柔地施压,直到截骨面闭合,且放松加压后,截骨面不再弹开

术后处理

- 如果安全,患者在术后当日出院。同时要求患者在术后2周内严格遵循休息时患肢抬高的要求。
- 大部分病例可以穿着术后鞋,用他们的后跟或前足外侧缘负重。
- 不需要石膏制动。
- 2周后检视切口,同时重新包扎踇趾,并教会患者简单的主被动活动练习。
- 术后5周时,拍摄X线片评估截骨愈合情况。
  - 如果截骨线有愈合迹象,可以允许患者穿着宽大的鞋子或拖鞋,依据感觉逐步过渡到完全负重。
  - 在此阶段间断性使用踇外翻绑带。
  - 此截骨延迟或骨不连情况罕见。

预后

- Akin截骨最主要的指征是联合其他跖骨截骨术使用。因此结果也是一起报道的,满意率在85%～95%[1,2,4]。很少有局限于单一Akin截骨的研究报道。

并发症

- 有关这种截骨的并发症很少[3],但可包括骨不连、神经损伤、矫形过度或不足,如果没有发现外侧皮质骨折,可能会有潜在的移位风险。

(梅国华 译,施忠民 审校)

参考文献

[1] Frey C, Jahss M, Kummer FJ. The Akin procedure: an analysis of results. Foot Ankle 1991;12:1-6.

[2] Garrido IM, Rubio ER, Bosch MN, et al. Scarf and Akin osteotomies for moderate and severe hallux valgus: clinical and radiographic results. Foot Ankle Surg 2008;14:194-203.

[3] Hammel E, Abi Chala ML, Wagner T. Complications of first ray osteotomies: a consecutive series of 475 feet with first metatarsal scarf osteotomy and first phalanx osteotomy. Rev Chir Orthop Reparatrice Appar Mot 2007;93:710-719.

[4] Mitchell LA, Baxter DE. A Chevron-Akin double osteotomy for correction of hallux valgus. Foot Ankle 1991;12:7-14.

第7章 Scarf 截骨术
Scarf Osteotomy

Roland Walker, Paul Hamilton, and Sam Singh

手术治疗

- Scarf截骨术主要适用于第1跖骨间角<20°、第1跖趾关节稳定的有症状的踇外翻畸形。
- 这是一种用途广泛的截骨方法，可以缩短、延长、旋转和向跖侧降低第1跖骨头。因此，截骨还适用于：有轻度转移性跖痛的踇外翻患者；伴有异常跖骨远端关节面角的青少年型踇外翻患者；伴有跖趾关节炎，但尚不需要融合手术的踇外翻患者等。如果患者选择恰当，还可用于一部分翻修的病例。

术前准备

- 术前拍摄负重正、侧位片，评价跖骨长度、第1跖骨间角度、踇外翻角、跖骨远端关节面角；对可能需要做近节趾骨基底截骨的患者，测量其趾骨间角。
- 还要关注关节的匹配度、有无骨赘形成、内侧骨突的大小、籽骨的位置和状态等。

体位

- 手术在门诊进行。
- 术前预防性使用抗生素。使用大腿根部止血带。
- 患者仰卧，同侧臀部下方垫高，使踇趾朝上。

软组织松解和踇囊肿切除术

- 从第1跖楔关节向近节趾骨基底膨大部做内侧纵行切口（技术图1A）。如果需要做趾骨近端截骨，切口可以再向远端延长。
  - 辨认背内侧皮神经，纵行锐性切开内侧关节囊，暴露内侧骨突，并在矢状沟内侧1mm处切除骨突（技术图1B）。如切除过多，骨突可能会引起术后踇内翻畸形。
  - 骨膜下锐性剥离，暴露趾骨干，注意保护位于跖骨颈部跖侧到达跖骨头的血管束（技术图1C）。
  - 可以在不干扰跖底血供的情况下，安全地显露跖骨近侧半的跖底部分。
  - 用大号Langenbeck拉钩，保护和牵开跖底皮瓣，辨认第1跖趾关节，但不用暴露关节。

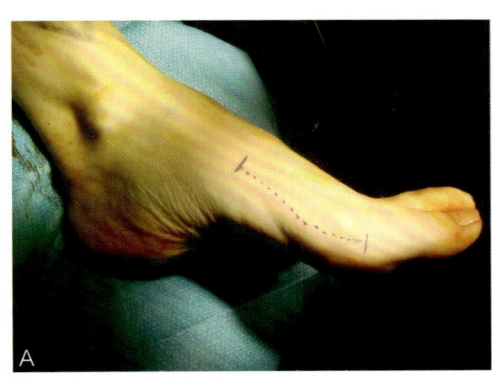 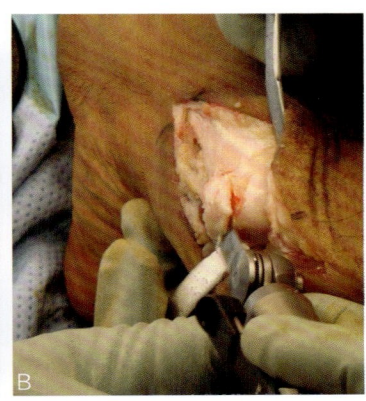

技术图1　A. 切口从第1跖趾关节到近节趾骨基底。B. 切除内侧骨突。

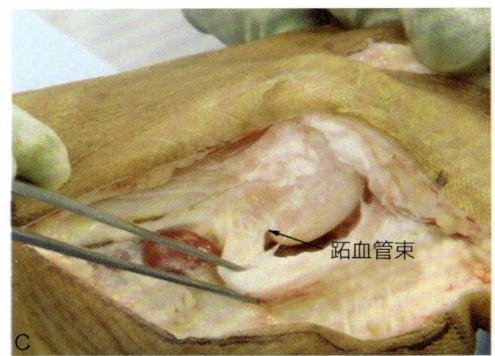
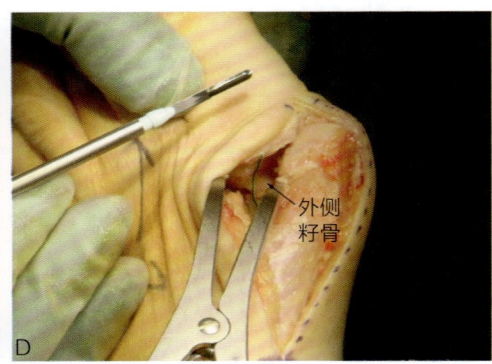
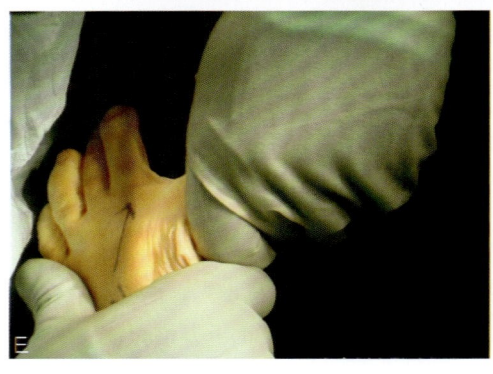

技术图 1（续） C. 跖底显露时要保护跖骨头血供。D. 暴露第 1 跖蹼间隙，用一把香蕉铲（banana blade）松解跨内收肌。E. 内翻跨趾，完成外侧松解。

- 用椎板撑开器撑开，暴露第 1 跖蹼，自上而下对第 1 趾关节外侧关节囊进行松解，这样不会伤及跖底血供。
  - 在做锐性分离时，可以使用香蕉铲（banana blade）（技术图 1D）。贴着外侧籽骨和近节趾骨松解跨收肌止点。
  - 松解跖骨–籽骨悬吊韧带，如果需要，可以在外侧关节囊上穿刺多个小孔。
  - 手法内翻跨趾，完成对关节囊的松解（技术图 1E）。
- 依据个人习惯，也可在第 1 跖蹼背侧另做切口进行松解。

长 Scarf 截骨

- 先在内侧做纵行截骨。截骨始于远端关节面近侧 5 mm、距跖骨背侧两三毫米的地方，止于跖骨近端距第 1 跖跗关节 5 mm、距跖底两三毫米处（技术图 2A）。
- 跖骨纵行截骨的方向要和第 1 跖骨干足底的斜面方向一致（技术图 2B）。截骨方向应相对前足更偏向跖侧。这样在外移跖骨远端时，跖骨头有一定程度下压。用大号 Langenbeck 拉钩拉开，查看跖骨底面的情况。
- 分别与纵行截骨线成 60°，呈 V 形，在远近两端做垂直臂截骨。
- 远端一刀先截，根据术前 X 线情况行短缩或延长截骨。截骨位于背侧，通常平行于关节面，位于关节面近端两三毫米，同时指向第 3 或第 4 跖趾关节。
- 近端跖侧的截骨必须平行前者以方便外移骨块（技术图 2C）。
- 在远端截骨的时候，抬高手部有助于截断外侧皮质（技术图 2D）。
- 分离骨块时不应有阻力，否则容易在撬开骨块时造成跖骨骨折。
- 必要时重复上述截骨步骤，但要避免出现新的截骨线。否则会造成骨质过度丢失以致发生沟槽效应。
- 如果外移困难，松解外侧关节囊和骨膜，这一步骤也可以通过截骨线进行，尤其是远端部分的关节囊（技术图 2E）。以笔者的经验，该松解能显著改善骨块的活动度，可容易地矫正畸形。

外移骨块

- 按照术前 X 线片的指导，用钳子钳住远端外侧皮质，外移或旋转跖骨头（技术图 3A）。
- 用一把加压钳维持矫正后的状态（技术图 3B）。
- 跖骨最多可以向外移位 2/3 的宽度，同时保持有力的外侧支撑和良好的骨质接触。

第7章 Scarf截骨术　43

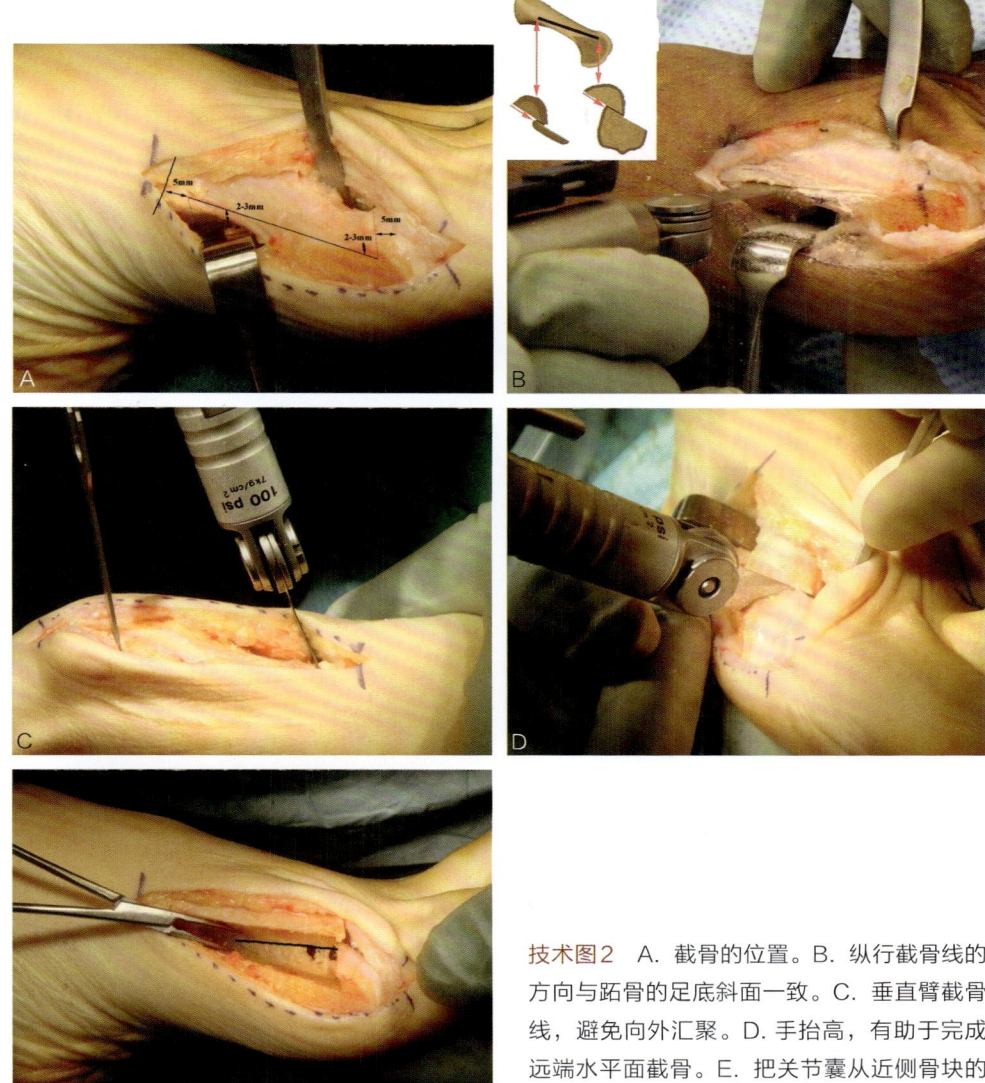

技术图2　A. 截骨的位置。B. 纵行截骨线的方向与跖骨的足底斜面一致。C. 垂直臂截骨线，避免向外汇聚。D. 手抬高，有助于完成远端水平面截骨。E. 把关节囊从近侧骨块的远端游离开。

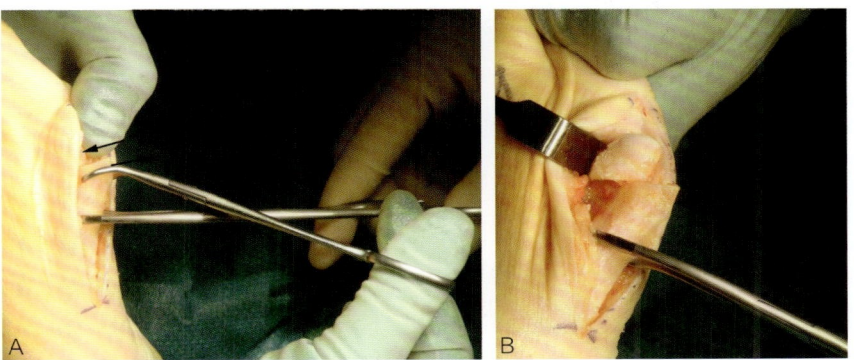

技术图3　A. 分离骨块的方法。B. 骨块移位后，用加压钳加压。

固定

- 用 Barouk 螺钉固定（Depuy, Warsaw, IN）。这是自攻空心螺钉，钉尾有长的螺纹，钉头也有螺纹，可以加压和埋头。
- 先打入远端螺钉。
  - 从近端骨块向头部斜行置入导针（技术图 4A）。
  - 在关节内直视看到导针，然后把导针退到与关节面平齐，测量导针长度（技术图 4B）。选用至少比测量长度短 4 mm 的螺钉，这样可以避免螺钉穿透关节。
  - 在钻孔的时候，要保证有足够的远端骨皮质作埋头器扩孔，以防植入螺钉时造成医源性骨折（技术图 4C）。
  - 直视查看关节，如果视野受限，可以将导针再次穿透关节面，如果只看到导针，说明螺钉远端没有穿透关节。
- 在跖骨中线斜行向位于跖侧的远端骨块打入第二枚导针（技术图 4D）。
  - 把克氏针退到与骨皮质平齐，测量导针长度。牵开跖底软组织有助于保护组织和直视下进行操作。选取与测量读数相同的螺钉长度。
  - 直视下拧入螺钉，确认螺钉长度和加压效果（技术图 4E）。

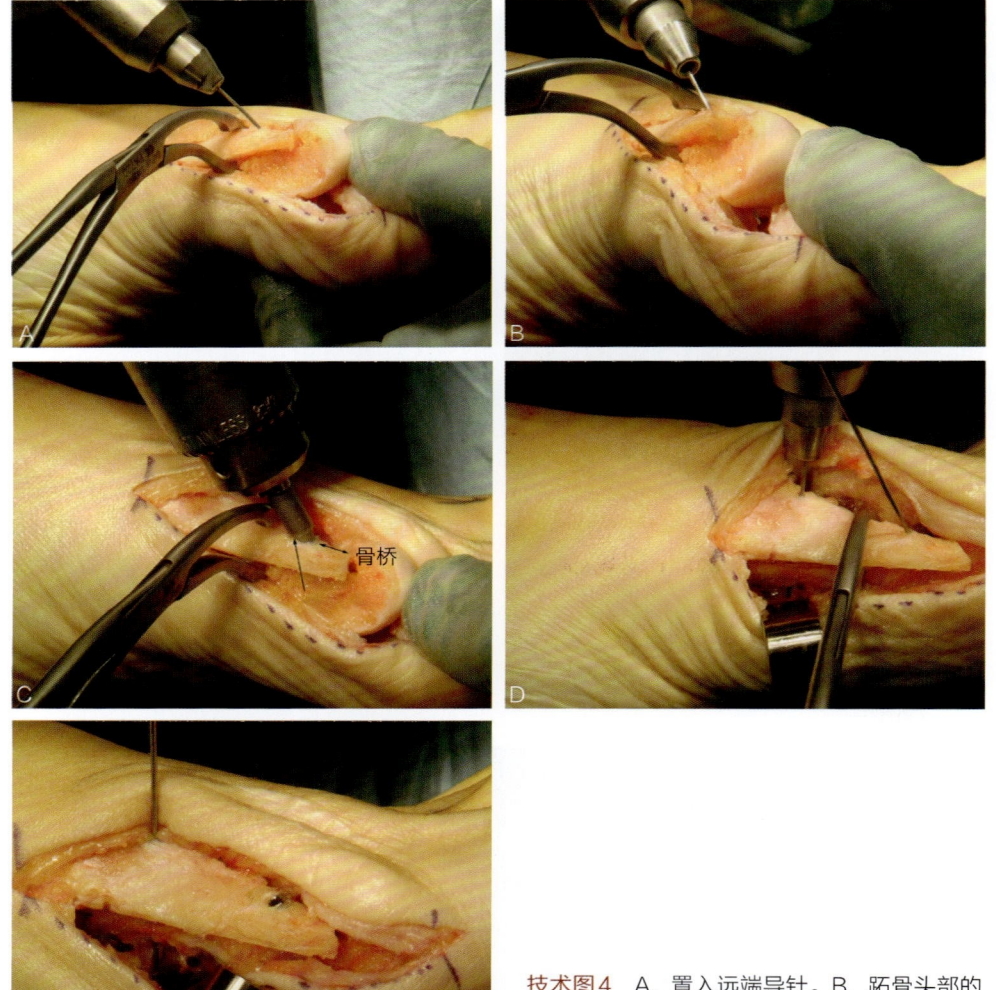

技术图 4　A. 置入远端导针。B. 跖骨头部的远端导针。C. 沿导针钻孔。D. 置入近端导针。E. 确定螺钉长度，以及检查加压情况。

完成手术

- 切除内侧和背侧突起的骨块（技术图5A），检查截骨块之间的稳定性。
- 用粗的可吸收线折叠缝合内侧关节囊，缝合时用纱布块维持踇趾于中立位或轻度外翻位（技术图5B）。
- 足放平，透视检查第1跖骨间角的纠正情况、螺钉位置以及籽骨位置（技术图5C～E）。评估是否需要做近节趾骨截骨。
- 用4-0快速可吸收线逐层关闭切口，用前足绑带包扎患足帮助维持矫形。

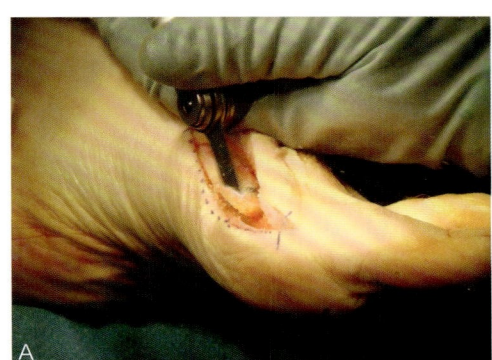
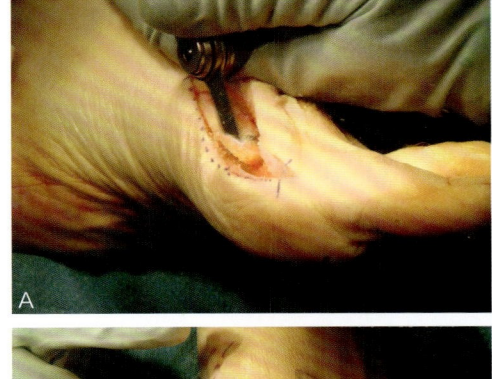
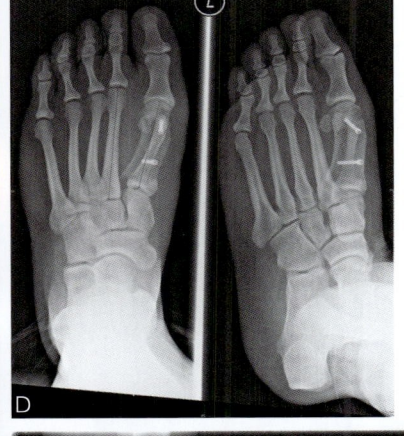
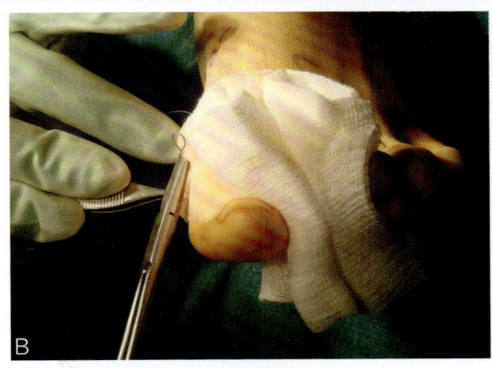
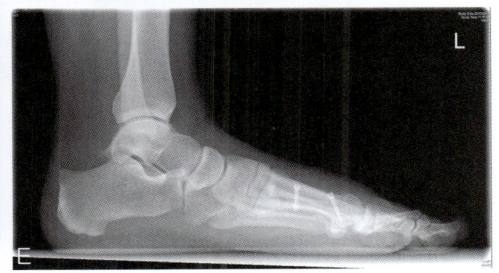
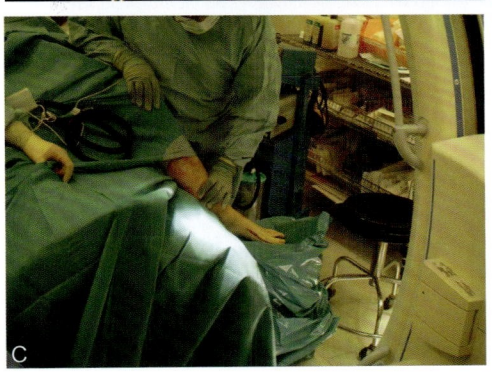

技术图5　A. 切除内侧膨大的骨块。B. 在轻度外展下缝合关节囊。C. 术中透视，足放置在"负重位"。D、E. Scarf截骨后的正、斜、侧位片。

改良的短Scarf截骨

- 对许多足踝外科医生而言，已经习惯于使用"短Scarf"截骨。这一改良的手术效果与传统Scarf截骨相似，而切口和显露更短，且只需1枚螺钉固定（技术图6A）[2]。
- 我们几乎所有患者都常规使用短Scarf截骨，只在骨量很差和翻修患者中使用长Scarf截骨。
- 短Scarf截骨的步骤和标准的长Scarf截骨一致，沿长轴的截骨臂更短，跖侧的截骨位于跖骨的骨干部分而不是在干骺端的部位（技术图6B）。
- 截骨通常只占跖骨长度的一半。
- 骨块移位的方法是一样的，当跖骨外侧皮质比较窄的时候，须当心不要使跖骨头旋转（旋前）。
- 大部分患者只需在远端用一枚Barouk空心钉固定。固定方法如上述。

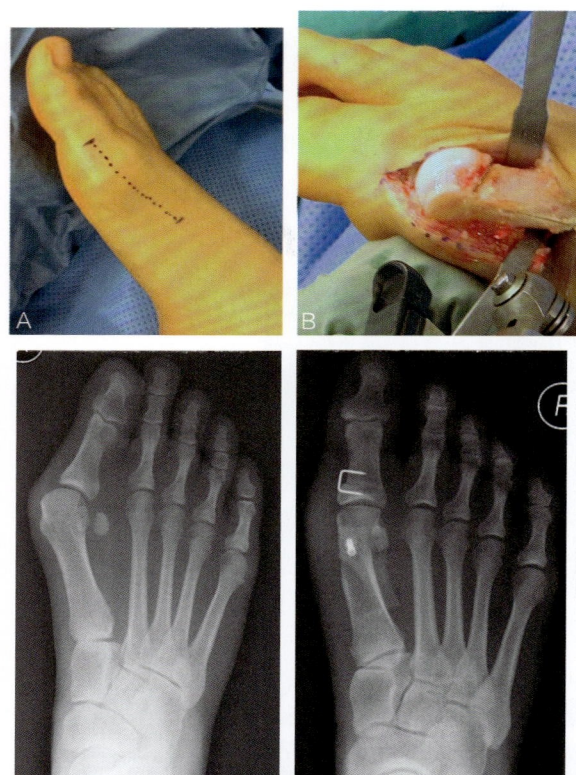

技术图6 A. 短Scarf截骨所用的更小的切口。B. 跖骨近端跖侧的截骨位于跖骨骨干。C. 术前负重位摄片显示患者为中度姆外翻患者。D. 短Scarf和Akin截骨术后的X线检查。留意近端截骨线位于跖骨骨干，单枚螺钉垂直于冠状面固定，螺钉的近端靠近跖骨内侧皮质。

- 在打入螺钉的时候尽可能垂直于截骨面，这意味着螺钉尾部更靠近跖骨头部的内侧皮质（技术图6C、D）。
- 跖侧骨块的近端是坚硬的皮质，可以与近端的跖骨块相交锁，这样可以提供跖骨头很好的旋转稳定性。
- 只有在跖骨远端不稳定的情况下才使用第二枚螺钉进行固定。牢记螺钉的远端一定要固定到对侧皮质，扩孔钻一定要钻透对侧皮质以免螺钉顶开跖侧皮质，达不到加压骨块的作用。

典型病例（由 Mark E. Easley 医生提供）

背景、手术入路、术前计划

- 女性，42岁，左足姆外翻伴不适。
- 术前负重位患足正侧位片显示为中度姆外翻畸形：跖骨间角和姆外翻角增大，跖趾关节面不匹配（技术图7）。
- 计划行Scarf外移截骨。
- 在保护好姆背侧神经和姆长伸肌腱的前提下，沿内侧正中纵行打开关节囊。

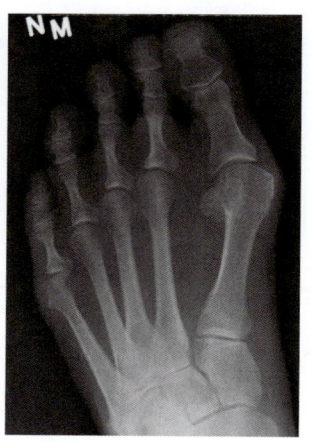

技术图7 42岁，女性，姆外翻伴不适。术前负重位X线检查示左足中度畸形：跖骨间角及姆外翻角中度增大，跖趾关节不匹配。

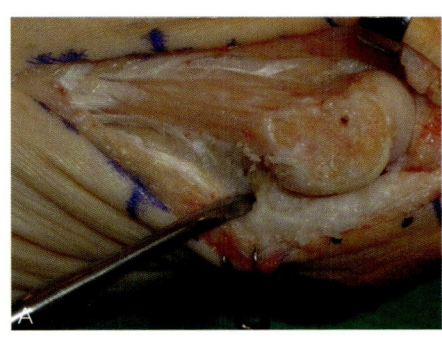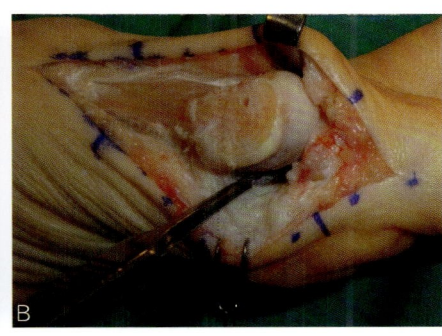

技术图8 内侧入路和外侧松解。A. 纵向中轴关节囊切开术。因为这是一种平移截骨术，内侧骨赘切除是与跖骨头对齐而不是跖骨干。B. 从近节跖骨的基底部延伸至关节囊近侧的纵向松解。

远端软组织手术

- 切除跖骨远端骨突，切除的界限位于内侧沟的内侧（技术图8A）。
  - 因为这是平移截骨术，所以切除骨突的方向要与跖骨头的内侧面平行，而不是与跖骨干的内侧缘平行。
  - 如果截骨后需要旋转跖骨头，则采取平行跖骨干内侧缘的方向截骨。
- 松解外侧悬韧带（技术图8B）。
  - 外侧悬韧带通过外侧籽骨与外侧关节囊相连。
  - 把小刀小心地沿跖骨跖侧和籽骨之间插入跖侧关节。
  - 通过仔细辨认，从近节趾骨基底部向近侧关节囊方向纵行切开外侧关节囊。
  - 这样的松解能允许跖骨头在籽骨上的解剖对位。

计划截骨

- 平行置入两枚克氏针，作为后续截骨的定位参考（技术图9A）。
- 远端克氏针的位置紧靠远端关节面附近，方向垂直于第2跖骨，进针点偏向跖骨头的背侧（技术图9B）。
  - 这样做的好处是截骨面位于跖骨头最宽的部位，可以提供最大的骨接触面，也减少沟槽效应的发生。
- 近端克氏针的进针点位于第1跖骨基底部刚开始膨大部位偏跖侧的位置。
  - 这可以避免近端垂直臂截骨不至于太偏背侧，从而造成背侧皮质应力骨折。
- 这2枚互相平行的克氏针可以作为两个垂直臂截骨的参考线。
  - 如果这两个截骨臂没有互相平行，则骨块外移的时候可能会引起阻挡，妨碍远端骨块向外移位。
- 克氏针还要保持由内向外的方向置入，这样远端骨块就能直接外移。
  - 如果需要让第1跖列向跖侧压低，克氏针可以由内上向外下方向置入。
  - 克氏针的打入方向要避免造成水平截骨臂上抬。

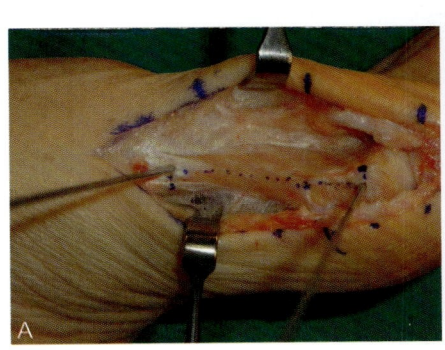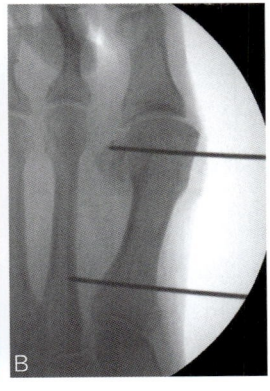

技术图9 用2枚平行克氏针做远近两个垂直臂以及水平臂截骨的参照物。还可以避免水平截骨臂上抬。A. 远端克氏针跖骨头紧贴关节面的近端，于跖骨头的背侧打入。近端克氏针于偏跖骨干跖侧的部位打入。B. 术中透视显示远端克氏针的方向正好垂直于第2跖骨头。近端克氏针没能完全平行于远端克氏针，因而重新置入了一枚。

截骨

- 在保护好软组织的前提下，平行于两枚克氏针完成两处垂直臂的截骨。
- 水平臂截骨也是参考克氏针的位置进行，截骨时避免上扬锯片（技术图10A）。
- 如果不松解远端截骨臂外侧与水平截骨臂相交处的骨膜，很难向外推动骨块（技术图10B、C）。
  - 松解时要小心保护，以免伤及保留在跖骨头的外侧关节囊。
    - 完整地在跖骨头部松解外侧关节囊，结合截骨和内侧关节囊松解，会增加跖骨头坏死的风险。
  - 将远端骨块尽可能向外侧推移，维持骨块间有效的接触。
    - 避免造成跖骨头相对近端骨块旋转移位，以免畸形愈合或骨不连。
  - 使用螺钉固定前，先在截骨部位偏内侧处用1枚克氏针做临时固定（技术图10D、E）。
  - 最终固定采用2枚空心钉从背侧向跖侧打入（技术图10F、G）。
    - 从截骨处的内侧直视观察，确保螺钉牢固地固定住了近端跖侧的骨块。

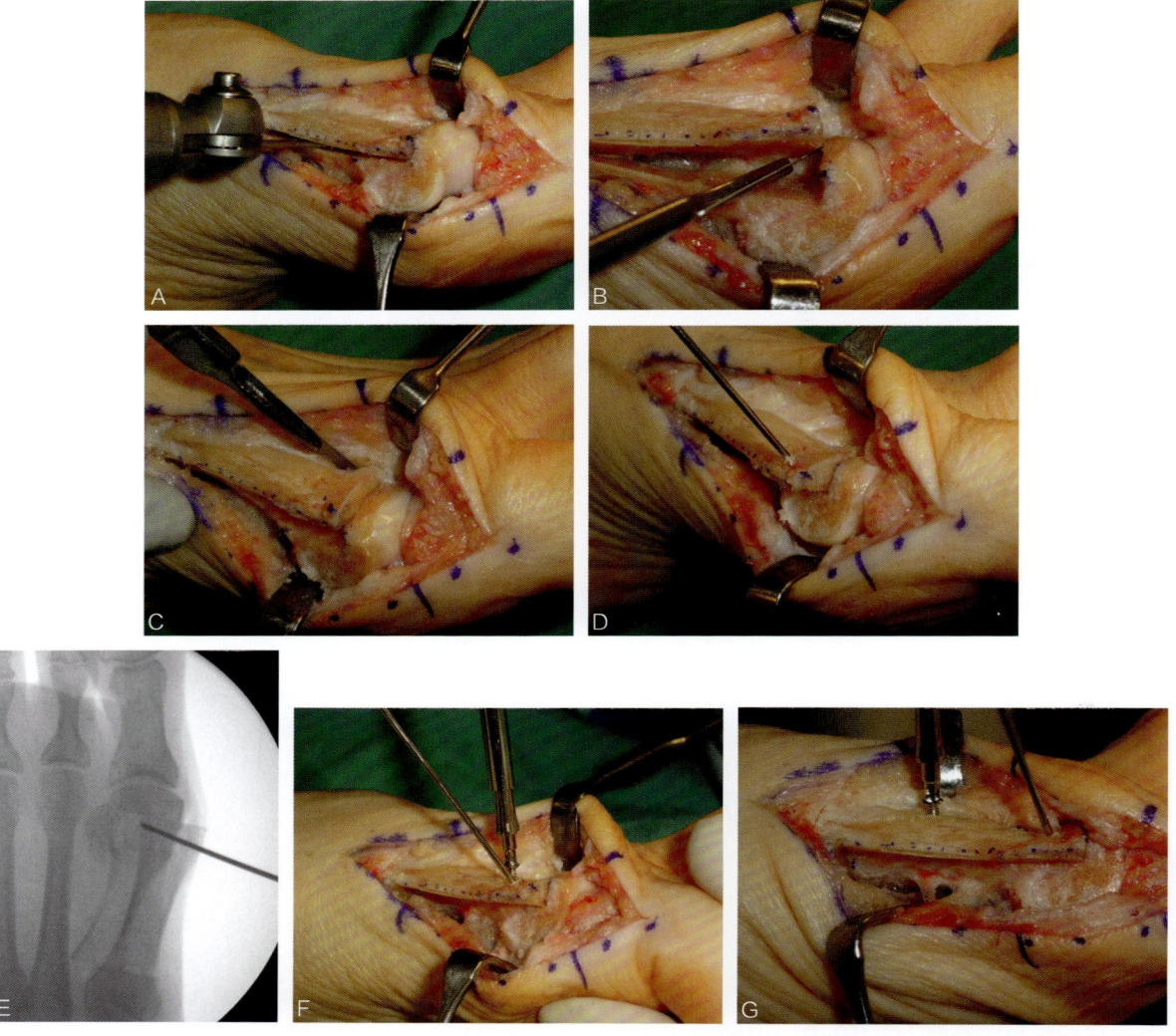

技术图10 A. 完成垂直臂截骨后，再进行水平臂截骨。在截骨的大部分都已完成后，拔除克氏针，完成水平臂和垂直臂的剩余部分。注意水平截骨臂的角度需要轻微向跖侧倾斜，避免远端骨块上抬。B、C. 松解远端外侧骨膜，以使远端骨块向外移位。B. 经由截骨面松解。C. 在背侧松解。注意保留外侧关节囊并没有受到破坏。D. 外移远端骨块之后，在靠近内侧的部位用克氏针临时固定，这样不会影响后续螺钉的置入。E. 术中透视确认矫正满意。F、G. 用2枚拉力螺钉做最终固定。

软组织缝合及随访

- 切除内侧骨突(技术图11A)。
- 模拟缝合关节囊后的状态进行透视,确认籽骨和跖骨头的位置关系满意(技术图11B、C)。
- 缝合关节囊。
- 大体相和X线透视都显示前足列线获得了良好的矫正(技术图11D、E)。
- 术后6周和3个月时复查,确认矫形结果满意,第1跖骨头与籽骨的位置关系很好,截骨面已经愈合。

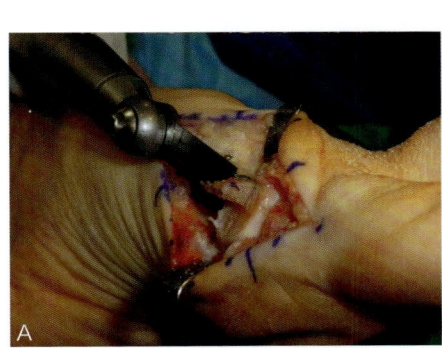
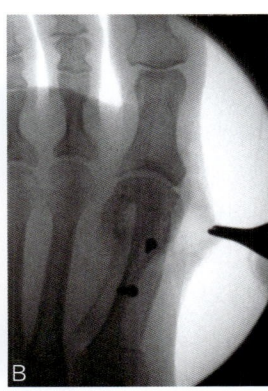
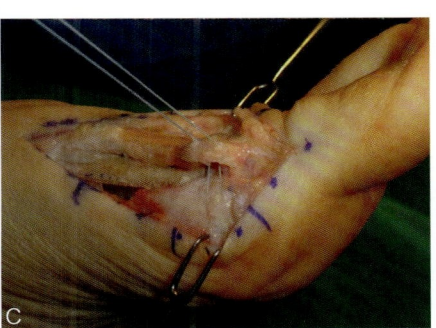
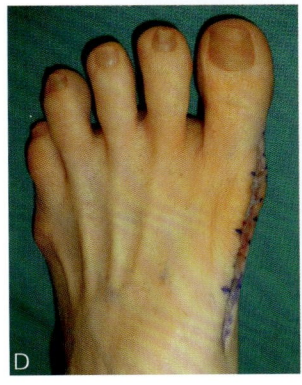
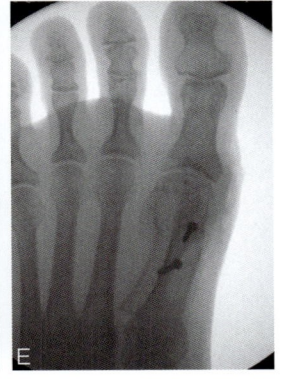

技术图11 A. 切除内侧骨突。B. 术中透视,在缝合模拟关节囊的状态下,确认跖骨头正确地位于籽骨的上方。C. 折叠缝合内侧关节囊。D、E. 缝合内侧关节囊后做最后的透视确认。

要点与失误防范

确保恰当的背侧软组织松解	彻底完成截骨以后,如果移动骨块还有困难,检查近端骨块的背侧有否受到骨膜牵扯而影响移位
垂直截骨臂	避免横行截骨臂在外侧有汇聚的趋势,这样会造成骨块分离困难
旋转截骨矫正跖骨远端关节面角	如果用Scarf截骨矫正跖骨远端关节面角,可从足底骨块的近端切取一块楔形骨块。这样既可以旋转骨块,也避免骨块与第2跖骨发生撞击。也可以使用比较短的Scarf截骨
水平臂截骨线	水平截骨线的倾斜角度决定跖骨头下压的程度,这取决于矫形的需要。永远避免截骨块上抬
垂直臂截骨线	双道横行截骨可以短缩跖骨,可用于跖趾关节十分僵硬或踇外翻很严重的病例
螺钉	直视下看到关节,能避免螺钉穿透关节。如果背侧皮质很薄,避免把螺钉埋得太深。这样反会降低螺钉的把持力
近侧跖底部分显露	这个步骤是安全的,不会干扰跖骨的血供;而且十分关键:一旦完成这一步,就可以使水平截骨线与跖骨干跖面平行;可以看到跖楔关节的膨大部,保证底面横行截骨时不会截到关节内;可以看到外侧足底侧,允许术者在直视下打入导针以及测量螺钉的长度

术后处理

- 如果没有特殊情况,患者可以当天回家。严格做到术后2周内休息时抬高患足。
- 大部分患者允许穿着术后硬底鞋用后足和足外侧负重。
- 无须石膏固定。
- 2周时查看伤口,同时重新绑扎𬑟趾,教会患者自行简单的主、被动𬑟趾屈伸练习。
- 术后5~6周拍摄X线片检查截骨部位,如果截骨线处已有些愈合,则允许患者穿着宽大的鞋子或运动鞋,逐渐过渡到完全负重。这时间断性地绑扎𬑟趾。延迟愈合和不愈合的情况很少见。
  - 术后3个月复查X线片,确认矫正满意,第1跖骨头与籽骨的关系正确,截骨部位也已经愈合(图1)。

预后

- Scarf手术是现在被广为运用的𬑟外翻矫形截骨术,在欧洲尤为流行。
- 手术满意率在88%~92%[3,4,9,10],和Chevron截骨的满意率相当[5,6]。患者中包括严重𬑟外翻畸形者。回顾最近发表的5篇论文[5,7,9-11],𬑟外翻角平均矫正16°(11°~21°),第1跖骨间角平均矫正6.4°(3°~10°),AOFAS评分平均提高45分(37~55分)。

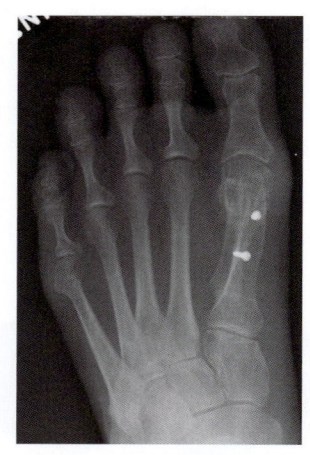

图1 术后6个月左脚负重前后位片。

- 同样需要注意的是,Scarf截骨有一个学习曲线,因此早期病例的并发症发生率比较高[1]。

并发症

- 主要的并发症是关节僵硬。发生率达5%[8]。其他并发症包括伤口问题、感染、矫正不足、过度矫正、骨折、慢性局部疼痛症、深静脉栓塞。
- 罕见延迟愈合和骨不连。
- 可以通过在放置近端螺钉时保留外侧支撑来降低骨折的风险。

(梅国华 译,施忠民 审校)

参考文献

[1] Barouk LS, Barouk P. The scarf first metatarsal osteotomy in the correction of hallux valgus deformity. Interact Surg 2007;2:2-11.

[2] Barouk P, Vioreanu M, Barouk LS. The short scarf 1st metatarsal osteotomy. In: Bentley G, ed. European Surgical Orthopaedics and Traumatology: The EFFORT Textbook. London: Springer-Verlag, 2014:3433-3450.

[3] Berg RP, Olsthoorn PG, Pöll RG. Scarf osteotomy in hallux valgus: a review of 72 cases. Acta Orthop Belg 2007;73:219-223.

[4] Crevoisier X, Mouhsine E, Ortolano V, et al. The scarf osteotomy for the treatment of hallux valgus deformity: a review of 84 cases. Foot Ankle Int 2001;22:970-976.

[5] Deenik AR, Pilot P, Brandt SE, et al. Scarf versus chevron osteotomy in hallux valgus: a randomized controlled trial in 96 patients. Foot Ankle Int 2007;28:537-541.

[6] Deenik A, van Mameren H, de Visser E, et al. Equivalent correction in scarf and chevron osteotomy in moderate and severe hallux valgus: a randomized controlled trial. Foot Ankle Int 2008;29:1209-1215.

[7] Garrido IM, Rubio ER, Bosch MN, et al. Scarf and Akin osteotomies for moderate and severe hallux valgus: clinical and radiographic results. Foot Ankle Surg 2008;14:194-203.

[8] Hammel E, Abi Chala ML, Wagner T. Complications of first ray osteotomies: a consecutive series of 475 feet with first metatarsal scarf osteotomy and first phalanx osteotomy. Rev Chir Orthop Reparatrice Appar Mot 2007;93:710-719.

[9] Jones S, Al Hussainy HA, Ali F, et al. Scarf osteotomy for hallux valgus: a prospective clinical and pedobarographic study. J Bone Joint Surg Br 2004;86(6):830-836.

[10] Lipscombe S, Molly A, Sirikonda S, et al. Scarf osteotomy for the correction of hallux valgus: midterm clinical outcome. J Foot Ankle Surg 2008;47:273-277.

[11] Perugia D, Basile A, Gensini A, et al. The scarf osteotomy for severe hallux valgus. Int Orthop 2003;27:103-106.

第8章　跖骨近端新月形截骨术
Proximal Crescentic Osteotomy

Roger A. Mann and Jeffrey A. Mann

手术治疗

- 作为跟外翻的治疗方法，远端软组织松解联合跖骨近端截骨已被广为应用了30年。它可靠、容易掌握、适应证较广。
- 手术指征包括：跟外翻且跖趾关节不匹配、第1跖骨间角 > 10°～12°、跖骨远端关节面角 < 10°。
- 手术由三个主要步骤组成：

  ○ 松解外侧挛缩的软组织：跟收肌腱、跖横韧带和外侧关节囊。
    - 通过松解上述三个结构，可以把籽骨复合体复位至跖骨头下方。
  ○ 处理内侧关节囊结构。
    - 显露和折叠缝合内侧关节囊。
    - 切除内侧骨突。
  ○ 暴露第1跖骨基底，做跖骨近端新月形截骨。

松解外侧软组织

手术显露

- 于第1、2跖骨头之间，第1趾蹼背侧做2.5 cm切口。
  ○ 经皮下组织，向深部分离。
- 用Weitlaner撑开器撑开、暴露第1跖蹼间隙。
  ○ 在跖蹼间隙的深面，可以看到跟收肌斜行止于腓侧籽骨和近节趾骨基底（技术图1A、B）。
- 在半脱位的腓侧籽骨和第1跖骨头外侧之间辨出关节囊。
- 用手术刀松解关节囊：在间隙内向远侧延伸，切断跟收肌于近节趾骨基底部的止点。
- 从腓侧籽骨的外侧切断跟收肌，一直向近端松解，直到看到跟短屈肌为止（技术图1C）。
- 在第1、2跖骨头之间用Weitlaner撑开器撑开，使跖横韧带处于张力下（技术图1B、D）。
- 切断跖横韧带。
  ○ 操作时很重要的一点是：只能切断韧带本身。因为紧靠韧带的下方就是第1趾蹼跖总神经和伴行血管。

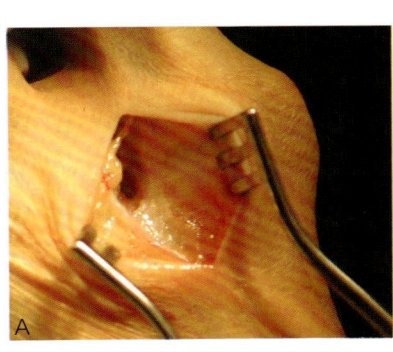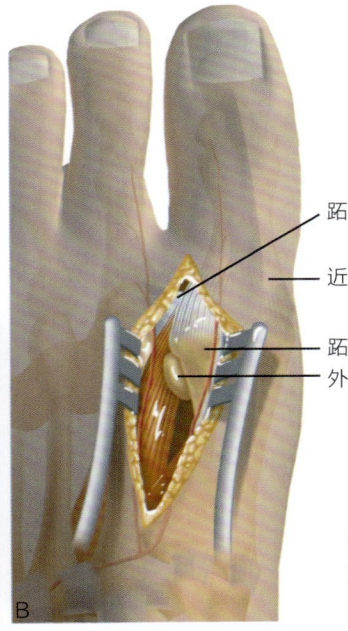

技术图1　A. 分离第1趾蹼间隙，显示跟收肌腱。B. 示意图显示内收肌腱止于近节趾骨基底和外侧籽骨上，注意跖横韧带的位置。

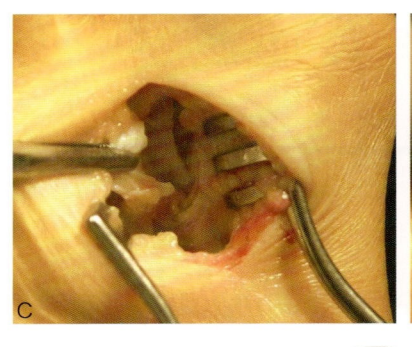 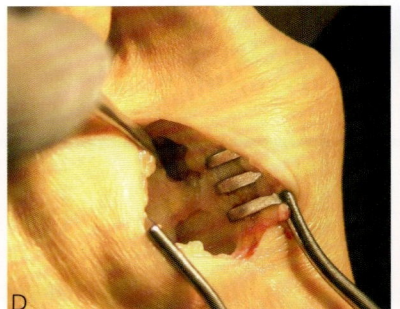 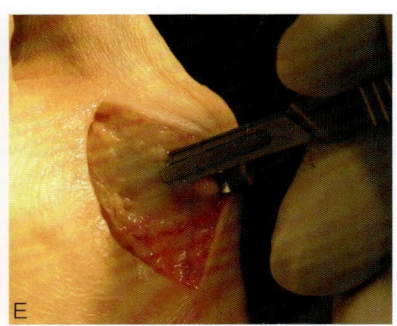

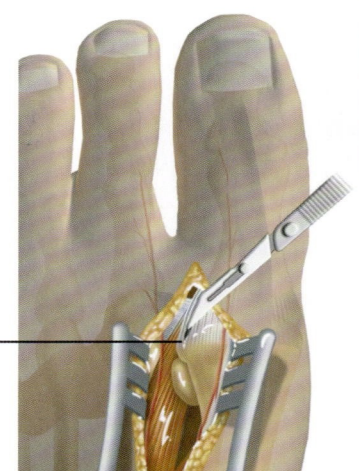 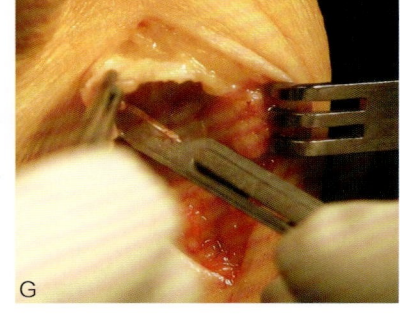

外侧关节囊

技术图 1（续） C. 内收肌已经从腓侧籽骨上切下，图中镊子所夹的就是内收肌腱。D. 用 Weitlaner 撑开器撑开后，使跖横韧带处于张力下。E. 从第 1 跖趾关节外侧关节囊的背侧插入刀片。F. 技术图 1E 的示意图，图示第 1 跖趾关节的外侧关节囊。G. 外侧关节囊已从跖骨头上的起点处剥开，图中镊子夹住的就是剥开后形成的关节囊瓣。

松解外侧关节囊

- 平关节水平在关节囊背侧做一切口，把刀片伸入到跖骨跖侧（技术图 1E、F）。
- 将刀片倚在骨面上，从跖骨头上将关节囊由起点处向近端切开约 1.5 cm。
- 这个外侧关节囊瓣在以后修补关节囊时会被用到（技术图 1G）。
- 内翻踇趾到 25° 左右，说明外侧已经没有残留的挛缩存在。

内侧关节囊处理

- 从近节趾骨侧方中点出发，沿中线向近端做纵行关节囊切口，止于内侧骨突。
- 辨别皮下组织和关节囊之间的层次。注意保持在这一层次间进行分离。
  - 先分离背侧，将皮瓣从关节囊上分离开，显露背内侧皮神经，小心地将神经牵开。
- 然后，分离皮瓣与关节囊的跖侧部分，直到看见踇展肌及其肌腱。
  - 分离此处时要小心，因为跖底内侧皮神经紧贴踇展肌腱的跖侧走行。
- 笔者喜欢在近节趾骨基底近侧 2～3 mm 处垂直切开关节囊。
- 在该切口的近端 3～8 mm 处，平行前者做第二个关节囊切口。两者的宽度取决于踇外翻的严重程度。外翻越严重，需要切除的内侧关节囊就越多（技术图 2A）。

- 在关节囊的背侧用一个倒V形切口将两者连在一起。
- 在关节囊的跖侧通过踇展肌腱(止于近侧籽骨)用一个正V形切口将两者连在一起(技术图2B)。
- 去除这部分冗余的关节囊(技术图2C)。
- 在刀片经过外展肌腱时,刀尖始终要位于关节囊内,以免损伤跖底内侧皮神经。
- 在内侧骨突的背侧切开关节囊。
- 向近端和跖侧剥开关节囊,直到完全暴露内侧骨突为止(技术图2D~F)。
- 截除内侧骨突。
  - 从矢状沟内侧1~2 mm处进行截骨,截骨线与跖骨干内侧平行(技术图2G)。
  - 可以用16 mm宽骨刀或摆锯进行内侧截骨。这取决于手术者本人的偏好。
  - 截骨后,查看有无粗糙的边缘,用咬骨钳去除任何残留的突出骨质。

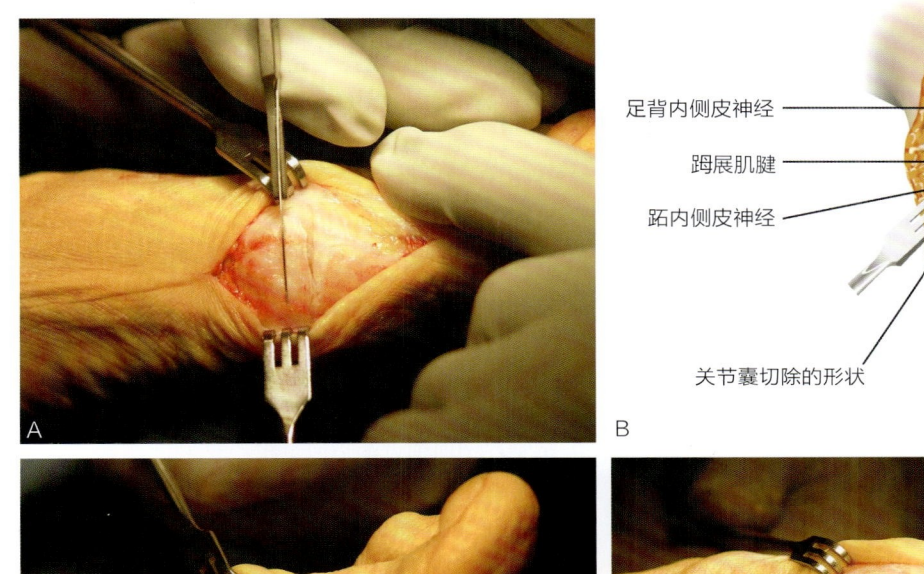

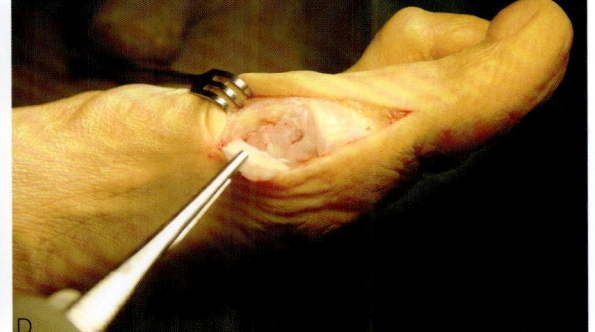

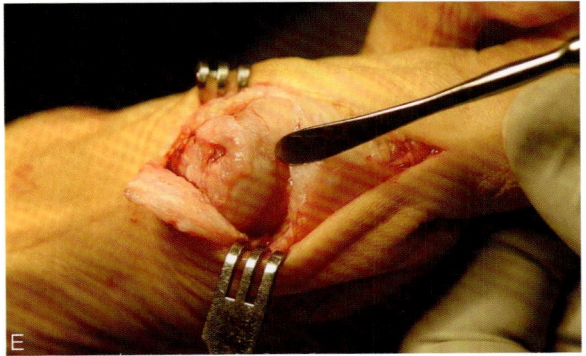

技术图2 A. 显露内侧关节囊,图中所示为平行的关节囊切口。B. 技术图2C的示意图,演示内侧关节囊切开的形状。C. 去除切下的内侧关节囊组织。D. 在关节囊的背侧切开,把关节囊瓣向近端和跖侧从跖骨头上剥开。E. 内侧骨突已经完全显露了,图中剥离子所指的就是矢状沟。

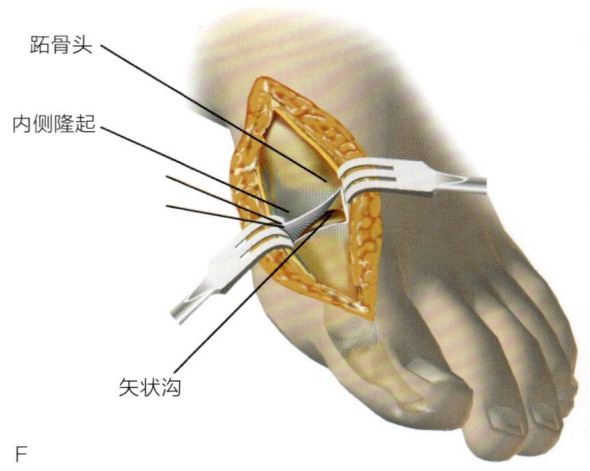
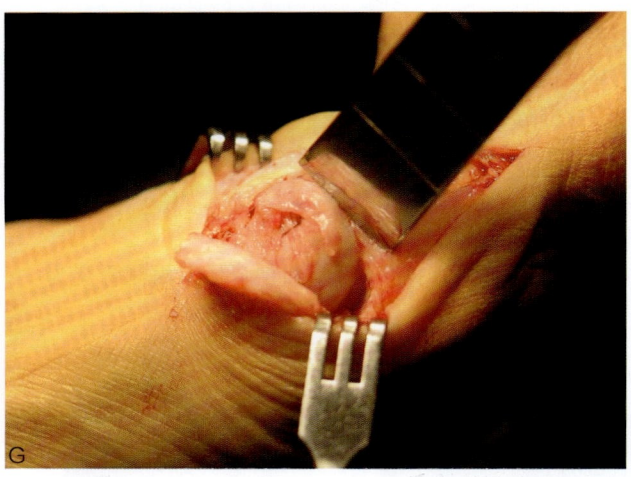

技术图2（续） F. 示意图显示掀开关节囊后暴露的内侧骨突，注意矢状沟。G. 在矢状沟内侧1～2 mm处截除内侧骨突，截骨线与跖骨干内侧平行。

跖骨近端新月形截骨入路

- 在踇长伸肌腱的表面切开皮肤，紧靠跖楔关节近端向远端延伸2.5～3 cm。
  - 通常这里会看见一条大的血管，结扎切断或电凝这条血管。
- 游离伸肌腱，将它向内侧或外侧牵开，暴露趾骨干。
- 当暴露趾骨干时，没有必要进行骨膜下剥离。
  - 在骨膜外的层次进行分离时，很容易将组织分离开。
- 辨认跖楔关节。
  - 在跖骨位于距跖楔关节远端1 cm处做好标记，这里就是要进行截骨的位置。
  - 在跖骨上距离截骨部位远端1 cm处再做一个标记，这里是即将打入螺钉固定截骨线的位置（技术图3A、B）。
  - 为确认截骨部位是正确的，可以把外侧跖骨的膨大处作为标记，这是干骺端和骨干交界的地方。
    - 该部位距离跖楔关节远端约1 cm。
- 在预先标记处向跖骨内打入一枚4.0 mm空心钉的导针。导针不要全部进入跖骨内。
  - 导针在矢状面上需与跖骨长轴成50°（技术图3B）。这样，导针以及以后将要打入的螺钉能打入跖骨的跖侧，且不会穿入跖楔关节。
- 用新月形锯片截骨。
  - 这种刀片有两种长度，如果需要，先用短刀片截，然后再用长刀片完成截骨会比较容易（技术图3B、C）。
- 在准备截骨的时候，患足的位置十分关键。
  - 坐在手术台的边上，用一只手把住患足。
  - 保持患足于屈伸及内外翻中立位。
  - 把锯片凹面朝近端指向足跟。
  - 锯片既不垂直于足底，也不垂直于跖骨，而是介于两者之间（技术图3B）。
- 截骨时施力要稳定有力。
  - 当锯片刚锯开骨头后，仔细评估，确认锯片能够锯透跖骨干的外侧皮质。
  - 有时跖骨干太宽，锯片不能同时锯透内外两层皮质。
    - 如果是位于内侧的皮质没有完全锯透，以后再将它锯断很容易也很安全。
    - 然而，如果是位于外侧的皮质没有锯透，后续步骤就比较困难而且危险。因为这里有一条主要动脉走行于第1、2跖骨间，容易被伤及。
- 顺着锯片的弧度内外侧移动锯片。
  - 在截骨时，对锯片向脚后跟方向略微施压，有助于锯片在其操作平面的稳定性。
  - 当已经锯开一部分骨头后，不用向跖侧施加很大的力量，前后移动锯片，就可以锯出很光滑的截骨面。
- 一定要完全截断跖骨，使跖骨远端与近端完全分离，没有任何残留的骨性连接。

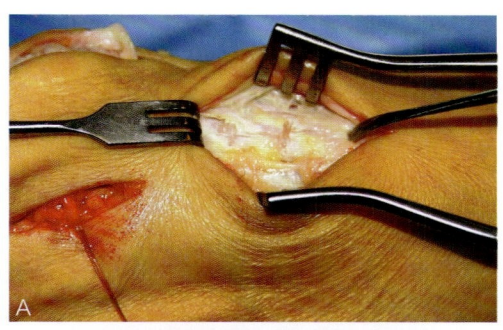
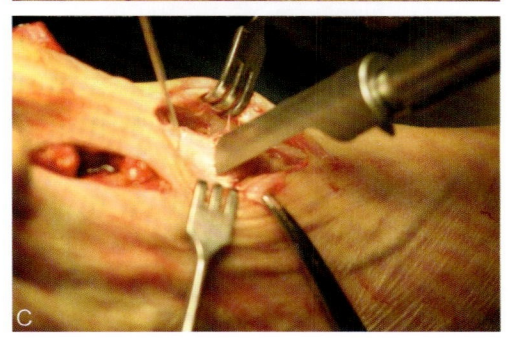
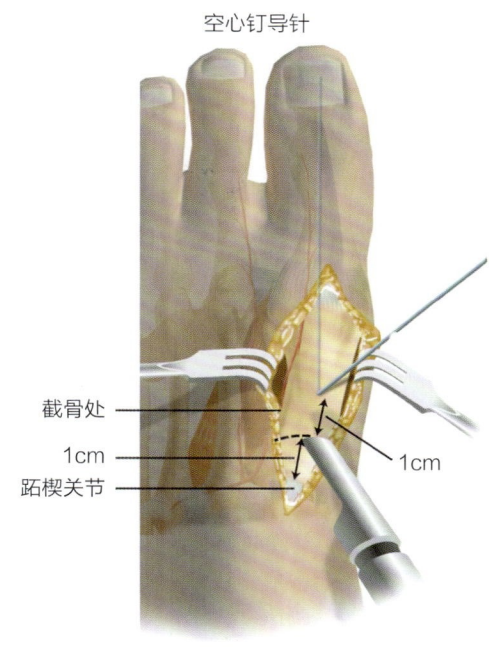

技术图3 A. 第1跖骨已经暴露。剥离子所示为跖楔关节。在关节远端1 cm处是截骨部位，再远处1 cm是打入螺钉的位置。B. 图示第1跖楔关节。注意截骨的部位以及锯片的角度，还有植入螺钉的部位。C. 用新月形锯片进行截骨。

- 如果内侧还残留一小部分连接，用4～6 mm宽骨刀将它凿断。
- 用手术刀片沿着内侧过一遍，证实内侧截骨已经彻底，没有骨性以及骨膜之间的连接。

- 回到第1趾蹼。
  - 用2-0的缝线在跨收肌腱的断端作8字缝合，在截骨部位复位之前进行操作比较方便。

对截骨部位进行矫形

- 对截骨部位进行矫形是这一手术中技术要求最高的部分。
  - 目标是在沿截骨线旋转远侧骨块时要稳定住跖骨的基底部。

重新排列第1跖骨

- 第1步是将被截断的跖骨近端部分向内推。这样相当于把跖楔关节向内侧滑移。可以借助剥离器的帮助来完成这一步（技术图4A）。
- 用另一只手紧抓跖骨头，沿着截骨线向外旋转跖骨远端。
  - 检查截骨部位，使骨块沿新月线旋转跨越的部分不要超过2～3 mm（技术图4B）。
- 维持截骨矫形后的力线，将事先放置的导针穿过截骨部位直至打穿跖侧皮质。
  - 一旦打穿跖侧皮质，截骨块之间就应该稳定了。
- 测量深度，选取螺钉长度，一般螺钉长度为28～30 mm。
- 在初学这项技术或对截骨部位的力线有疑问时，此时应该进行透视检查。
  - 如果导针不能提供足够的稳定性，可以在透视时追加一枚导针或克氏针进行固定。
  - 若透视显示第1跖骨间角减小不充分，拔掉导针，重新旋转截骨块，直到跖骨间角合适为止。

置入螺钉

- 维持正确的截骨矫正力线，用配套空心钻沿导针钻孔（技术图5A）。
  - 通常钻头只要穿越截骨面就可，所以在退出钻头时不会将导针带出。
- 用埋头器埋头，使螺钉头不过于突出骨面。然而，过度埋头会导致螺钉有穿过螺孔的趋势，造成截骨面不稳定。

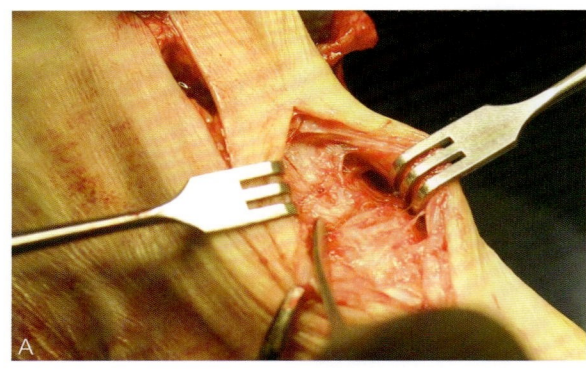
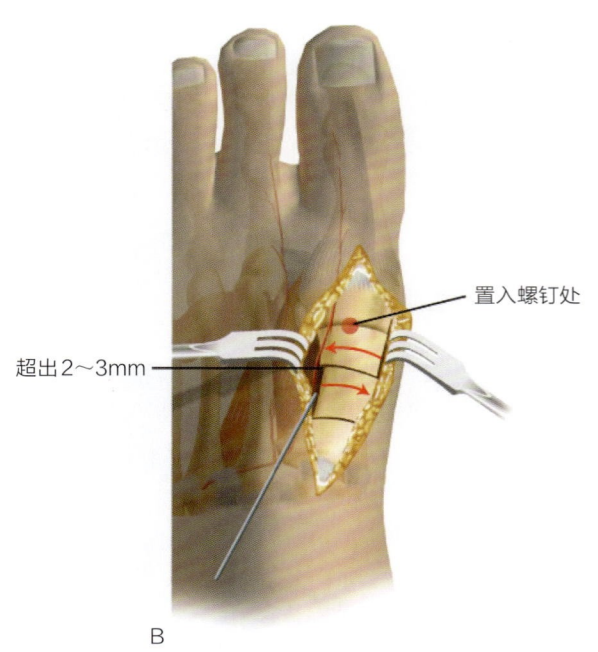

技术图4 A. 在向外旋转远端跖骨干时,用力抵住截骨块近端外侧部分向内推。可以借助于剥离子抵住截骨块近端的外侧。B. 图示截骨部位:术者的手将跖骨干向外推,骨膜剥离器抵住跖骨基底部的外侧,向内推。留意在截骨线处骨块向外侧突出有2~3 mm。

- 置入一枚半螺纹4.0 mm空心钉(技术图5B)。
  - 在拧紧螺钉时要小心,因为拧得过紧会造成骨块劈裂。

评估固定的稳定性
- 在矢状面上活动骨块,检查截骨块之间的稳定性、有否存在任何活动。
  - 如果有轻度不稳定,可以小心地把螺钉拧紧一点,或追加一枚细克氏针进行固定。
  - 少数情况下,如果稳定性很差,可以在截骨部位追加一块小钢板固定。

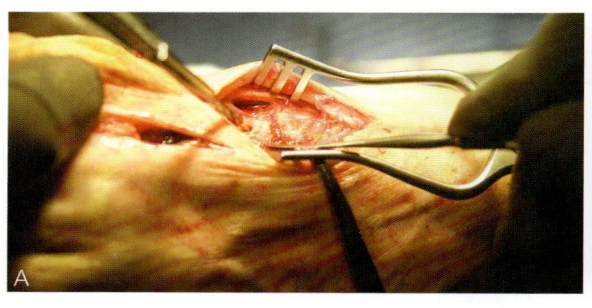
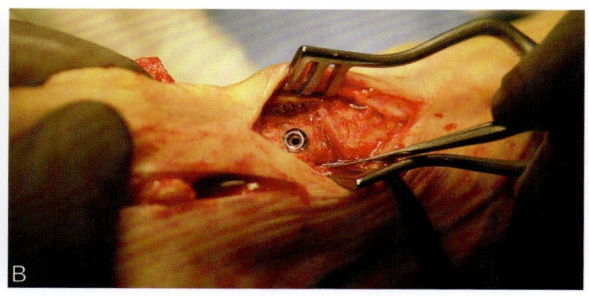

技术图5 A. 在空心钻沿导针前进时,把持住截骨部位。B. 打入空心钉,截骨部位稳定。

修复内侧关节囊

- 重建内侧关节囊的第1步是要维持跗趾于中立位。
  - 跗趾处于背伸、跖屈中立位。
  - 0°~5°内翻。
- 旋转跗趾,矫正旋前畸形的同时也把籽骨复位至跖骨头下方。
  - 如果能看到籽骨处于内侧骨突的跖侧,说明籽骨已经复位。
- 把关节囊的近侧部分拉向远端,看远近两端的关节囊瓣是否能靠拢(技术图6A)。

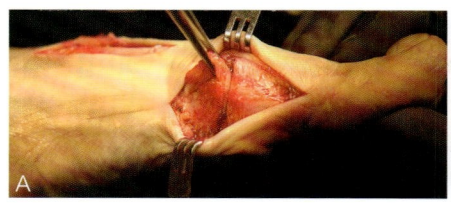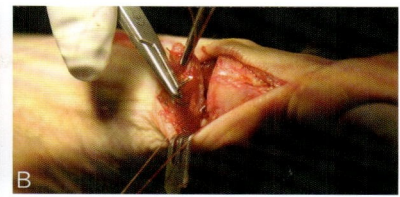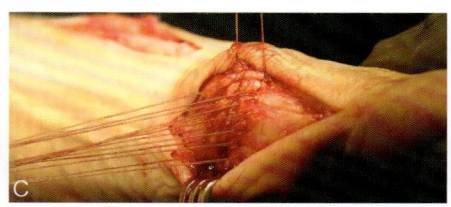

技术图6 A. 维持姆趾于中立位，检查内侧关节囊，以进一步修正力线。B. 修补内侧关节囊的第一针应尽可能靠近跖侧，缝合的部位要包括姆展肌腱。C. 内侧关节囊缝合4～6针。

- 如果能靠拢，缝合关节囊。
- 如果关节囊切除不够充分，在折叠缝合关节囊之前，要再切掉一部分关节囊。
  - 关节囊瓣不要用"叠瓦法"（"pants over vest"）缝合，因为这样缝合后内侧会过于臃肿。
- 维持姆趾于正确的力线，用2-0的缝线缝合关节囊4～6针。
- 第一针尽可能靠近跖侧，并把姆展肌腱缝合在内（技术图6B）。
  - 缝合渐向背侧进行（技术图6C）。
- 缝完关节囊后，检查姆趾的力线。
  - 姆趾应置于内外翻中立位，或者轻微内翻位。
  - 一般而言，如果最后姆趾处于>5°外翻，说明还应再切除一部分关节囊。
- 回到第1趾蹼。
  - 把姆收肌腱（已经用缝线标记过）与跖骨头上剥离开的关节囊缝合在一起。
  - 如果因为内侧关节囊缝合时造成姆趾内翻有点过，在趾蹼内修补时增加一点张力可以避免姆内翻发生。
- 用抗生素液体彻底冲洗伤口，然后用丝线间断缝合切口。
- 用无菌敷料加压包扎，然后松止血带。

要点与失误防范

指征	• 第1跖趾关节关节面不匹配 • 第1跖骨间关节角 >10°～12° • 远端跖骨关节面角 <10°
第1趾蹼松解	• 从籽骨和近节趾骨处松解整个姆收肌腱止点 • 通过使姆趾处于最大内翻位，核查外侧结构是否已经得到了足够的松解 • 不要松解到跖横韧带的跖侧
内侧关节囊切开	• 对于轻度姆外翻，可先切除关节囊3 mm，更严重的姆外翻则需要切除更多的关节囊组织 • 避免损伤背侧和跖侧的皮神经 • 在折叠缝合内侧关节囊时，避免用"叠瓦法"，因为这会造成内侧过于臃肿
内侧骨突	• 截骨始于矢状沟内侧1～2 mm处，并与跖骨干内侧缘方向一致
新月截骨	• 截骨处位于跗跖关节远端1 cm，跖骨基底膨出处 • 锯片既不与足底呈90°，也不与跖骨呈90°，而是位于两者之间
固定跖骨干	• 空心钉导针应与跖骨长轴呈50° • 在螺孔与截骨线之间保留适当距离的"骨桥"（1 cm） • 螺钉固定截骨面的时候不要穿透跗楔关节
矫正跖骨	• 避免矫枉过正或矫形不足，如果对矫正的角度有疑问，用透视检查矫形后的力线

术后处理

- 术后1~2天更换敷料。
  - 用纱布缠紧包扎,并用黏胶带固定,维持拇趾于正确的力线。
  - 患者可以穿着术后鞋走动。
- 术后8~10天随访患者,并拆线和摄片。
- 根据摄片结果,决定下一步应将拇趾包扎于何种位置(内翻、外翻或中立位)。
- 每周一次更换拇趾的包扎,维持拇趾处于正确的力线。
- 术后3~5周,再次复查X线片,确认拇趾力线。
  - 如果力线不好,仍可通过把拇趾包扎在更内翻或外翻的位置来进行纠正(根据X线片上拇趾所处位置的情况决定)。
- 术后8周拆除包扎,并允许患者开始拇趾活动范围的操练。

预后

- 跖骨近端截骨和远端软组织松解后,可以平均减少10°拇外翻角和5°第1跖骨间角。
- 根据报道,患者的满意率在90%~95%,包括疼痛的缓解和整体功能的改善。

并发症

- 拇外翻畸形复发。
- 拇内翻。
- 截骨部位背屈畸形。
- 骨不连。
- 延迟愈合。

(梅国华 译,施忠民 审校)

参考文献

[1] Coughlin MJ, Anderson RB. Hallux valgus. In: Coughlin MJ, Saltzman CL, Anderson RB, eds. Mann's Surgery of the Foot and Ankle, ed 9. Philadelphia: Elsevier, 2014:155-321.

[2] Dreeban S, Mann RA. Advanced hallux valgus deformity: long-term results utilizing the distal soft tissue procedure and proximal metatarsal osteotomy. Foot Ankle Int 1996;17:142-144.

[3] Thordarson DB, Rudicel SA, Ebramzadeh E, et al. Outcome study of hallux valgus surgery—an AOFAS multi-center study. Foot Ankle Int 2001;22:956-959.

第9章 Ludloff 截骨术
Ludloff Osteotomy

Hans-Joerg Trnka and Stefan G. Hofstaetter

定义

- 对于有症状的踇外翻畸形合并第1跖骨间角 > 15°的患者,如果保守治疗失败,一般采用跖骨近端截骨结合远端软组织松解术进行治疗。
- 关于踇外翻的截骨矫形的手术方式有很多种[5]。
- 在1918年,Ludloff[4]描述了一种从近端背侧向远端跖侧的斜行截骨方式,而且截骨后并不进行内固定。
- 这一术式由于Chiodo[1]以及Myerson[6]对其进行了部分改良,并且引入了内固定技术,近来又重新引起世人的关注。
- 人们对改良的Ludloff截骨进行了广泛的生物力学和数学方面的研究。

解剖

- 第1跖趾关节与其他外侧跖趾关节的最主要区别在于它有籽骨在发挥作用。
  - 第1跖骨头的跖侧有两条长的由软骨覆盖的滑车,两条滑车中间有条隆起的圆形嵴,籽骨就走行于这些滑车中。
  - 两个籽骨分别包含于踇短屈肌腱的两个止点内,远端通过纤维跖板止于近节趾骨基底。
- 第1跖骨头呈圆形,表面有软骨覆盖,与较小的、凹陷的近节趾骨的椭圆形基底部相关节。
- 关节旁的韧带束呈扇形,起于跖骨头髁部的内外侧,止于近节趾骨基底以及籽骨和跖板。
- 参与踇趾活动的肌腱和肌肉分为4组:
  - 长、短伸肌腱。
  - 长、短屈肌腱。
  - 踇展肌。
  - 踇收肌。
- 跖骨头的血供:
  - 第1跖背动脉。
  - 第1跖底动脉的分支。

发病机制

- 外因:
  - 踇外翻几乎无一例外地只发生于穿鞋者中,在不穿鞋的人群中仅有很少的个案发生。
  - 尽管穿鞋是引起踇外翻的一个必要因素,但并非所有穿时尚鞋类的人都罹患这类畸形。
- 内因:
  - Hardy 和 Clapham[2]发现,在91例患者中,有家族史的占63%。
  - Coughlin[5]报道,在31例患有踇外翻的患者中,94%的人其母亲也患有踇外翻畸形。
  - 关于踇外翻是否合并扁平足仍然存在争议。
  - Hohmann坚持认为踇外翻患者总是合并有扁平足畸形。
    - Mann 和 Coughlin[5]以及 Kilmartin[3]注意到在青少年踇外翻人群中并没有扁平足高发的现象。
    - 足旋前对第1跖列施以围绕长轴方向上的旋转力量,使踇趾关节的轴线相对地面造成倾斜。足处于这一位置更难抵御鞋子或体重对它施加的致畸力量[11]。
- 踇外翻和第1跖骨内收常常同时出现,两者哪一个是因,哪一个是果,至今仍争论不休。

病史和体格检查

- 体检发现与踇外翻有关的畸形包括:
  - 穿狭窄的鞋疼痛。
  - 在第2跖骨头下方有难治性、有症状的胼胝体(见于40%患者中)。
  - 踇趾外斜。
  - 踇趾旋前。
  - 趾间关节内侧下方角质增生。
  - 第1跖骨头内侧髁部分出现踇囊炎
  - 第1跖楔关节活动度有否异常增加
- 物理检查应包括以下几方面:
  - 踇外翻角:正常≤15°。
  - 跖骨间角:正常≤9°。
  - 测量胫侧籽骨相对于平分趾骨干的骨嵴的位置
  - 关节匹配度

影像学检查

- 一定要在负重位拍摄足的正、侧、斜位,并检查以下几项指标:

- 姆外翻角。
- 跖骨间角。
- 籽骨位置。
- 跖趾关节匹配情况。
- 跖骨远端关节面角：第1跖骨头关节面与第1跖骨干中线垂线之间的夹角，正常≤10°。
- 第1跖趾关节关节炎改变。

鉴别诊断
- 囊肿。
- 姆僵硬。

非手术治疗
- 穿着宽大舒适的鞋。
- 支具。
- 对青少年患者进行理疗。

手术治疗

手术指征
- 有症状的姆外翻患者，第1跖骨间角＞15°。
- 第1跖楔关节稳定。

禁忌证
- 跖骨干过于细小，会造成背侧骨块难以旋转。
- 严重骨质疏松。
- 骨骼未发育成熟的患者。
- 跖趾关节有严重骨性关节炎改变者。

术前准备
- 必须有足的标准负重正位和侧位片。
- 测量姆外翻角、第1跖骨间角以及胫侧籽骨的位置。
- 术前做有助于手术。
- 临床检查包括第1跖趾关节活动度、跖底有无胼胝体形成（提示有转移性趾底痛），以及第1跖楔关节稳定性。

体位
- 足部准备同常规。
- 患者仰卧。
- 可选用踝部止血带。

入路
- 通过背侧入路进行外侧软组织松解。
- 通过内侧中线入路进行Ludloff截骨。

外侧软组织松解

- 手术通常采用神经阻滞麻醉。
- 在第1跖蹼背侧做3 cm直切口（技术图1A、B）。
- 继续向深部做钝性分离。
- 插入lamina撑开器和一把Langenbeck拉钩，暴露第1趾蹼间隙。
- 在紧挨外侧籽骨的上方松解外侧关节囊（跖骨头－籽骨韧带），并在第1跖趾关节外侧关节囊处用尖刀对关节囊进行"开窗"（技术图1C、D），内翻姆趾，手法完成外侧关节囊松解（技术图1E）。将第1跖趾关节的外侧关节囊与第2跖骨的骨膜缝合1~2针。

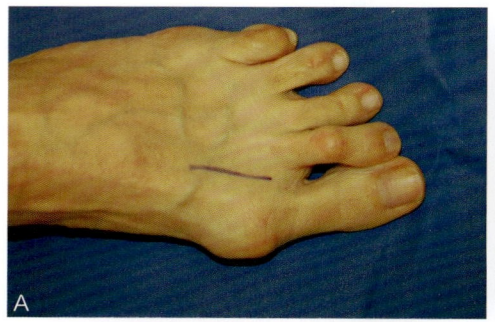
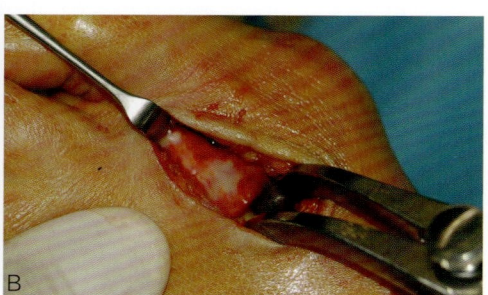
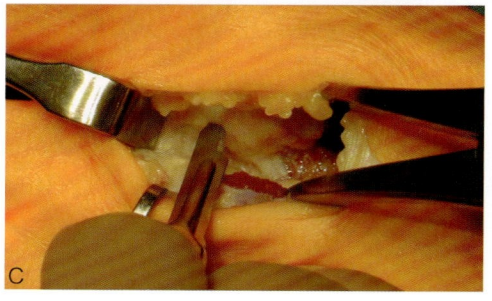

技术图1　A. 在第1跖蹼间做3 cm直切口。B. 插入一把lamina撑开器和一把Langenbeck拉钩，暴露第1跖蹼。C、D. 松解跖骨头－籽骨悬韧带。

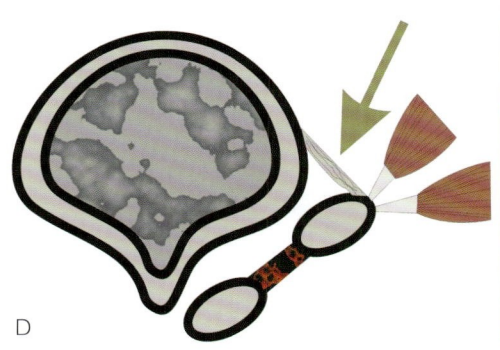
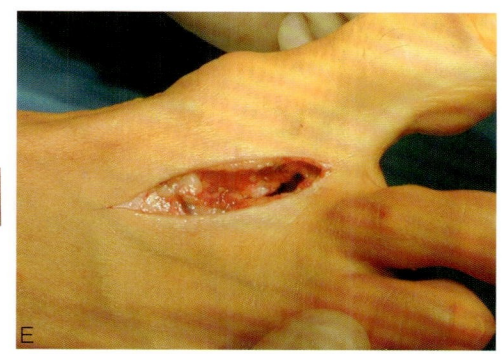

技术图1（续） E. 扳动踇趾至内翻20°，表明外侧结构松解完成。

Ludloff截骨

切口和手术显露

- 在第1跖趾关节内侧中线处做纵行切口，延伸至第1跖楔关节（技术图2A、B）。
- 仔细分离皮下组织，避免伤及背内侧神经束，暴露跖骨干的骨膜，在近端背侧和远端跖侧各插入一把Hohmann拉钩（技术图2C）。
- L形切开内侧关节囊，剥离骨膜直至跖楔关节水平。尽可能少地剥离骨膜（技术图2D、E）。

开始截骨

- 计划截骨线：从第1跖骨近端背侧（紧挨着跖楔关节的远端）向远端跖侧（紧邻籽骨复合体的近侧），用电刀做出截骨线的标记（技术图3A）。
- 截骨平面应由内至外向跖侧倾斜10°（技术图3B）。

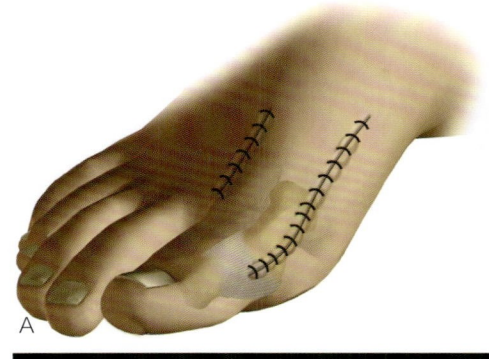
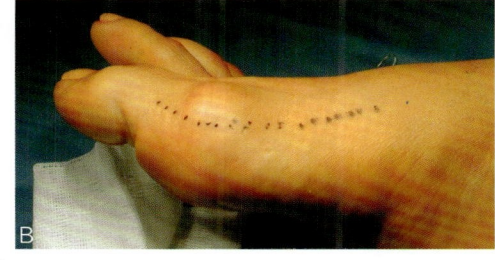
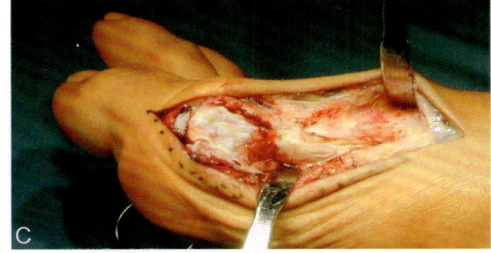
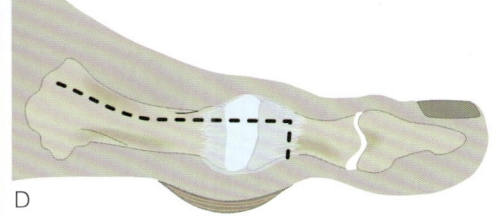
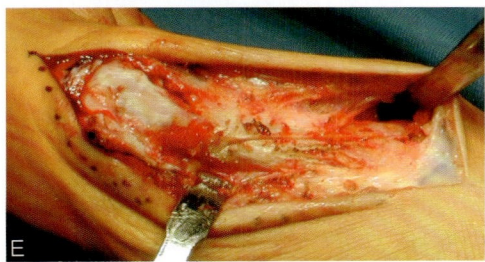

技术图2 A～C. 截骨的内侧切口。D、E. 暴露跖骨。

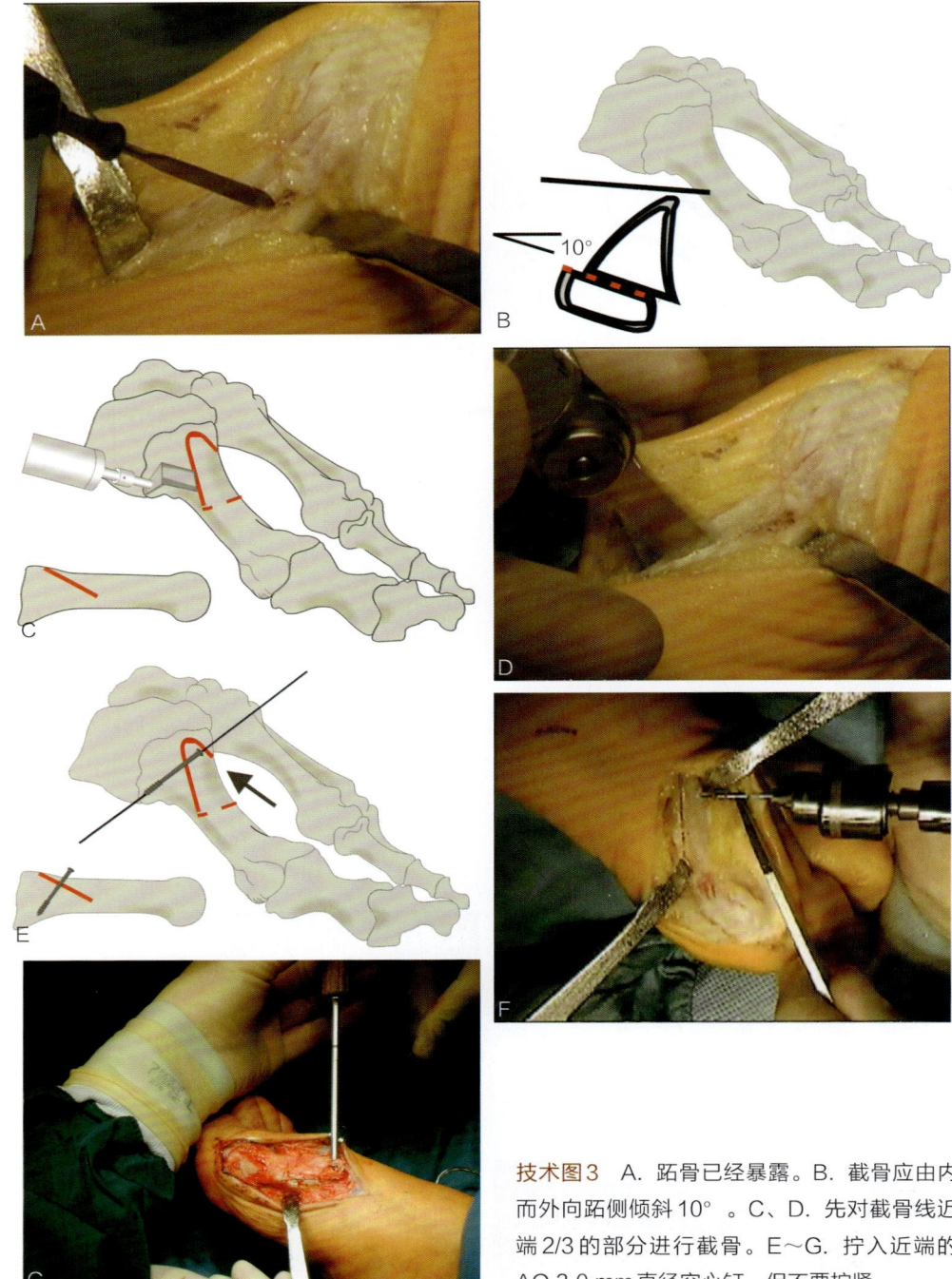

技术图3　A. 跖骨已经暴露。B. 截骨应由内而外向跖侧倾斜10°。C、D. 先对截骨线近端2/3的部分进行截骨。E~G. 拧入近端的 AO 3.0 mm 直径空心钉，但不要拧紧。

- 截骨时先完成背侧2/3的部分，这样可以保证跖骨还处于稳定状态（技术图3C、D）。
- 在近端背侧骨块上垂直截骨面打入一枚3.0 mm或4.0 mm直径空心钉导针（Synthes, Paoli, PA）或Charlotte多用加压钉（Wright Medical Technology）（技术图3E、F）。
- 拧入第1枚螺钉，但不要完全拧紧，然后完成剩余部分的截骨（技术图3G）。

完成截骨和内固定

- 完成跖侧1/3部分的截骨（技术图4A、B）。
- 用巾钳夹住跖侧骨块，向内侧轻拉，同时用拇指轻轻按住跖骨头的内侧部分，将远端骨块向外旋转（技术图4C、D）。
- 透视下确认矫正满意后，拧紧第1枚螺钉，稳定截骨面。
- 在截骨面的远端部分，从跖底向背侧打入第二枚Charlotte多用加压钉（技术图4E）。

第9章 Ludloff截骨术

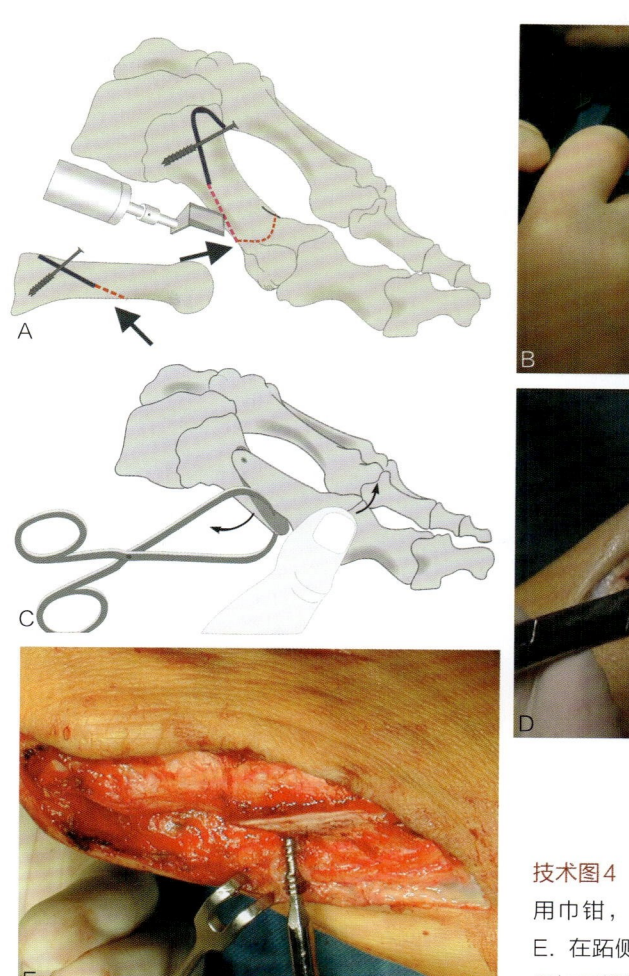
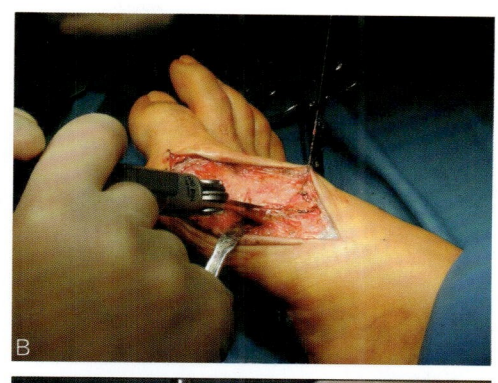
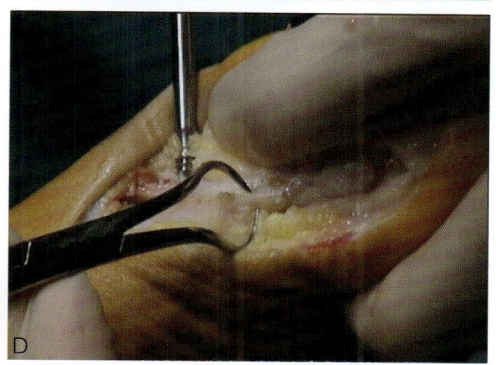

技术图4 A、B. 跖侧1/3的截骨。C、D. 利用巾钳，背侧骨块绕近侧的螺钉向外旋转。E. 在跖侧，置入一枚3.0 mm的Charlotte多用加压螺钉。

完成手术，关闭切口

- 切除内侧骨突（技术图5A）。要在截骨之后再切除骨突，否则有可能会切除过多跖骨头骨质。
- 用锯片修整内侧移位后稍有突出的骨质（技术图5B）。
- 助手保持跗趾于轻度矫枉过正位置，术者用U形缝合法关闭内侧关节囊，并且收紧打结第1跖蹼间的缝线（技术图5C）。
- 按照传统包扎跗外翻的方法包扎伤口。

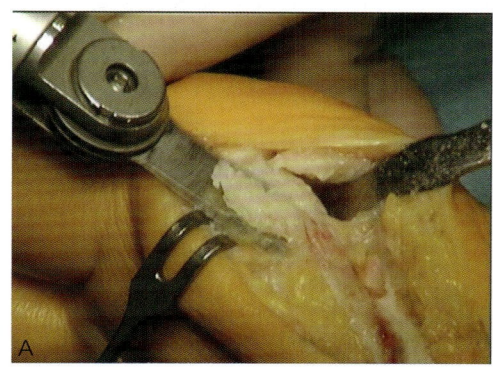
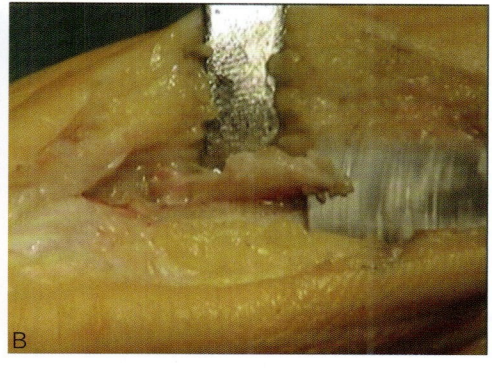

技术图5 A、B. 已经切除了内侧骨突。

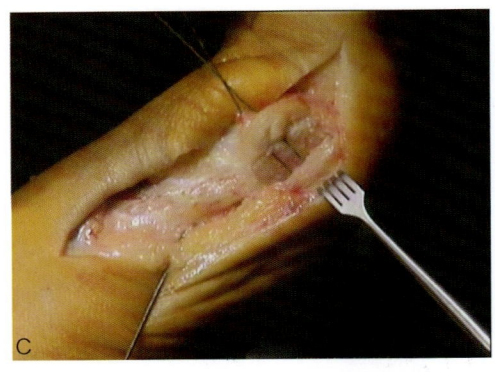

技术图5（续） C. U形缝合关闭内侧关节囊。

要点与失误防范

- 避免截骨截得太短，因为这样会使截骨后的接触面太少
- 在两个螺钉之间的距离要足够长，否则很难控制旋转稳定性
- 如果螺钉对骨质的咬合不够充分，术后用石膏保护患足

术后处理

- 术后马上冰敷患足，有利于减少肿胀。
- 如果术中发现骨质良好，允许患者在术后4周内穿戴术后专用鞋（OFA Rathgeber）或楔形矫形鞋（DARCO）行走。
- 如果骨质不理想，则穿戴行走靴或行短腿石膏固定。
- 每周更换包扎带。
- 或者使用姆外翻术后专用加压袜，也可以减轻术后水肿（图1）。

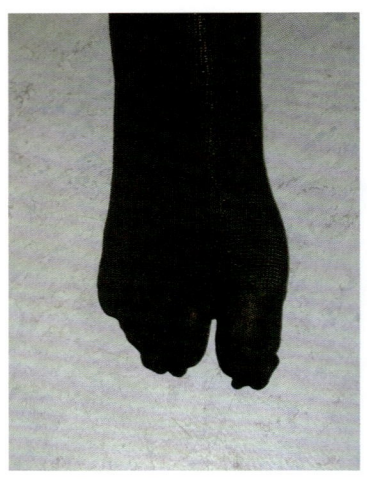

图1 拆线后穿姆外翻术后加压袜。

- 术中及术后6周进行X线摄片检查。
- 截骨部位影像学上愈合后，可以穿着鞋底较硬的普通鞋子。
- 6周后建议进行理疗以使前足获得正常的功能（图2）。

预后

- Chiodo等[1]连续对82例姆外翻者进行了Ludloff截骨治疗，其中70例获得随访（85%），平均随访时间30个月（18~42个月）。在这一组病例中，没有发现有转移性第2跖骨头痛发生，平均的AOFAS前足评分由54分改善到91分。术前平均姆外翻角为31°，第1跖骨间角为16°，术后分别改善为11°和7°。并发症包括螺钉刺激、需要拆除内固定（7%，5/70）、姆内翻（6%，4/70）、延迟愈合（4%，3/70）、浅表感染（4%，3/70），以及神经痛（4%，3/70）。在这一研究中没有提到患者的年龄。
- Saxena和McCammon[9]对12位患者进行了14例手术，姆外翻角由术前平均30.1°矫正为术后13.4°，第1跖骨间角由15.9°矫正为10.8°。
- Weinfeld[14]在2001年报道了一组31例病例，术前平均姆外翻角为36.7°，术后为10.8°，第1跖骨间角术前14.8°，术后3.9°。Trnka等[12]在一个多中心研究中回顾了99例患者111足，患者平均年龄56岁（20~78岁），在AOFAS评分从术前的平均46±11分显著改善为随访时的88±13分，60岁以下的患者，其AOFAS评分（90±12

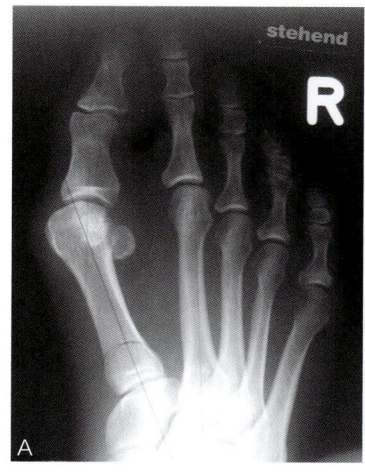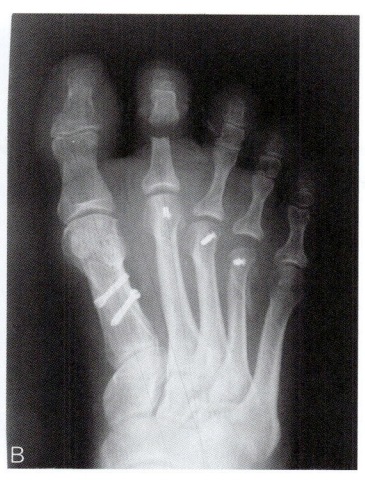

图2　A. 50岁女性术前。B. Ludloff截骨以及第2～4趾Weil截骨术后2年。

分)显著高于60岁以上患者(82±17分)。平均蹞外翻角由术前的35°±7°显著下降为8°±9°，平均第1跖骨间角由17°±2°下降为8°±3°。所有的截骨面都愈合，没有背伸畸形愈合。在术后早期阶段，17%(18/111)患者在截骨部位出现骨痂形成。

并发症

- 潜在的并发症风险和其他的跖骨近端截骨术式相似。
- 有6%～8%蹞内翻发生率。
- 延迟愈合。
- 固定丢失。
- 医源性骨折。

（梅国华　译，施忠民　审校）

参考文献

[1] Chiodo CP, Schon LC, Myerson MS. Clinical results with the Ludloff osteotomy for correction of adult hallux valgus. Foot Ankle Int 2004;25:532-536.

[2] Hardy R, Clapham J. Observations on hallux valgus. J Bone Joint Surg Br 1951;33B:376-391.

[3] Kilmartin TE, Wallace WA. The significance of pes planus in juvenile hallux valgus. Foot Ankle 1992;13(2):53-56.

[4] Ludloff K. Die Beseitigung des Hallux valgus durch die schräge plantadorsale Osteotomie des Metatarsus I. Arch Klin Chir 1918;110:364-387.

[5] Mann RA, Coughlin MJ. Adult hallux valgus. In: Coughlin MJ, Mann RA, eds. Surgery of the Foot and Ankle. St. Louis: Mosby, 1999:150-269.

[6] Myerson MS. Hallux valgus. In: Myerson MS, ed. Foot and Ankle Disorders. Philadelphia: WB Saunders, 2000:213-288.

[7] Saxena A, McCammon D. The Ludloff osteotomy: a critical analysis. J Foot Ankle Surg 1997;36:100-105.

[8] Trnka HJ, Hofstaetter SG. The Ludloff osteotomy. Techniques Foot Ankle Surg 2005;4:263-268.

[9] Trnka HJ, Hofstaetter SG, Hofstaetter JG, et al. Intermediate-term results of the Ludloff osteotomy in 111 feet. J Bone Joint Surg Am 2008;90A:531-539. Erratum in: J Bone Joint Surg Am 2008;90A:1337.

[10] Weinfeld SB. The Ludloff osteotomy for correction of hallux valgus: results of 31 cases by one surgeon. Presented at the 31st Annual Meeting of the American Orthopaedic Foot and Ankle Society, San Francisco, CA, March 3, 2001.

第 10 章 Mau 截骨术
Mau Osteotomy

Kyle S. Peterson, Jason P. Glover, Christopher F. Hyer, and Gregory C. Berlet

定义

- 跛外翻是第1跖趾关节固定性的半脱位，第1跖骨干向内侧偏斜，跛趾向外翻或旋转。可以看到在跖趾关节的内侧或背内侧有突起，故通常又被称为跛囊肿。
- 关于跛外翻的成因一直在争论，但跛外翻几乎仅发生于穿鞋的人群中[11,15,18]。
  - 其他与跛外翻有关的原因可能包括遗传[4,6,14,25]、扁平足[9,10,12,19,21]、第1跖骨内收[10,23]、系统性关节炎[16,20,24]、神经肌肉疾病、跖骨头过分浑圆[2]，以及第1跖楔关节异常倾斜[13]。
  - 第1跖楔关节活动度过大也可以是形成跛外翻的原因，故融合第1跖楔关节可能是治疗这一疾病的一个合理的替代方案。
- 跛外翻可以造成关节活动疼痛或者穿鞋困难。
- 手术是矫正跛外翻畸形的常用手段，对较严重的畸形，需要对近端跖骨进行截骨。Mau 截骨术是一种已被接受和证实有效的近端截骨术。这种术式和其他近端截骨术相比，优越之处在于其内在的稳定性很好，易于掌握，而且并发症更少。

解剖

- 第1跖趾关节由两个关节组成，一个是近节趾骨基底与跖骨头之间的球窝关节，另一个是第1跖骨底的滑车与两枚籽骨背侧相关节。这两个关节在同一个关节囊内，并受到同样的肌肉支配。
- 侧副韧带呈扇形分布，从第1跖骨头的内外侧髁出发，分别呈垂直、斜行或水平方向止于籽骨、近节趾骨基以及跖骨头处。
- 籽骨（内侧籽骨和外侧籽骨）被跖骨底部的骨嵴分开，由籽骨间韧带将两者连在一起，外侧籽骨还通过跖横韧带与第2跖骨头的跖板相连接。籽骨上除了有侧副韧带的附着外，每个籽骨还分别被跛短屈肌腱的一个头所包绕。
- 止于近节趾骨上的内在肌有跛展肌腱（趾内侧）、跛收肌斜头和横头（趾骨跛外侧）。两者都和跛短屈肌腱交织在一起，支配相应的籽骨。这些内在肌的作用在于维持跛趾的力线，以及平衡彼此之间的力量。
- 外在肌包括跛长屈肌（flexor hallucis longus, FHL）、跛长伸肌（extensor hallucis longus, EHL）。跛长屈肌位于籽骨间韧带跖面的沟内，止于远节趾骨基底。跛长伸肌走行于趾骨表面，止于远节趾骨基底。在跨越跖趾关节时，跛长伸肌腱还通过扩张部与籽骨相连。

发病机制

- 跛外翻的进展因不同的发病原因而不同。
- 跛展肌的作用是跖屈、内收、内旋近节趾骨，跛收肌的作用正好相反。当这些肌肉相互作用时，就会对跖趾关节产生纯粹的跖屈力量，在水平面和冠状面上的力量则被中和。
- 当跛收肌占优，如切除胫侧籽骨或跛趾旋前时，就会继发跛外翻畸形：籽骨被牵向外侧，跖骨头则被推向内侧，内侧的韧带被牵伸，跛展肌逐渐滑移到跖底，变成使跛趾旋前的力量。
- 随着畸形的发展，跛长伸肌和跛长屈肌渐变为致畸的动力因素。

自然病程

- 跛外翻的进展通常是渐进性的，但当众多致畸因素同时存在时，进展会很快。随着畸形发展，跛趾向外偏移，要么位于第2趾（此时第2跖趾关节尚稳定）的下面，要么位于它的上面。时间一久，第2跖趾关节可能脱位。因为跛趾向外偏移，跛趾本身的负重会减少，渐而转移到第2跖骨头处，造成转移性胼胝。

病史和体格检查

- 跛外翻的主要不适是疼痛。疼痛可以位于不同的位置：内侧骨突、第1跖趾关节背侧、内侧或外侧籽骨、与第2趾的挤压部位。
- 病史询问需包括痛风、类风湿关节炎、糖尿病或周围血管疾病等。
- 其他重要的因素包括穿鞋的类型、有没有尝试过改变穿鞋的样式、患者的活跃程度以及职业需求等。
- 患者的期望值也十分重要。手术的目的包括增加患者的活跃程度,减轻疼痛。必须事先告知患者手术的局限性,如不能穿太紧的时装鞋等。
- 体格检查应该在患者负重状态下进行,检查踇外翻和外侧趾的畸形,并与对侧脚进行对照。
- 评估足的血管供应情况也很重要。主要通过触摸胫后动脉和足背动脉来判断足的灌注情况,观察毛细血管再充盈情况来判断足趾的灌注。当对血管灌注有疑问时,可以借助经皮氧探测、测踝-臂指数、测趾压和节段血压等研究手段。
- 检查第1跖趾关节活动度以及有无摩擦音、疼痛和背屈撞击症(当背侧有骨质增生时)。还要在矫正踇趾畸形的情况下评估其活动范围,判断软组织的挛缩程度。正常情况下,踇趾背屈范围为70°～90°。活动范围的检查要与对侧足趾进行比较。
- 水平面活动度评估:牵拉踇趾,向外侧推第1跖骨头,看跖骨间角的减小情况。
- 检查内侧踇外翻的大小以及其下有无滑囊炎发生,周围背侧或跖侧的皮神经炎可能会引起此处的神经痛。
- 一边活动踇趾,一边用手直接触摸籽骨,检查有无关节内不适。
- 第1跖楔关节的活动度评估:一手握住关节的近端,一手活动第1跖骨,并与对侧相比较。正常关节有10 mm的活动范围,如果超过15 mm,说明第1跖列活动度过大。
- 评估趾间关节在矢状面和水平面上的活动度,以及关节质量。
- 外侧趾畸形疼痛或转移性疼痛:大部分患者都有难治的、痛性的第2跖底胼胝体[17]。其他相关的问题包括神经瘤、裁缝趾(小趾外侧的趾囊炎)等。

影像学和其他诊断性检查

- 放射学检查应包括负重正位、侧位和斜位(图1)。
- 有数种测量方法来评判踇外翻的严重程度,包括第1跖骨间角、踇外翻角、胫侧籽骨位置、跖骨远端关节面角以及第1跖趾关节的匹配度。
  - 第1跖骨间角是指第1和第2跖骨中轴线之间的夹角。
  - 正常值<9°(图2A)。
- 踇外翻角是近节趾骨与第1跖骨中轴线之间的夹角。
  - 正常值≤15°(图2B)。
- 胫侧籽骨的位置说明胫侧籽骨与第1跖骨中线之间的关系。
  - 籽骨位置随着畸形的严重程度被顺序标记为1~7。
  - 正常处于1~3的位置(图2C)。

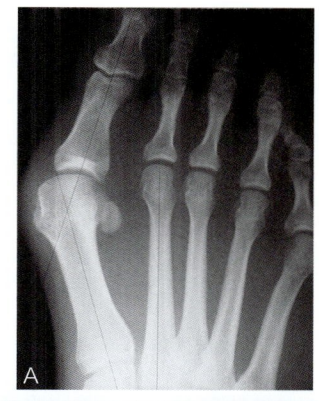
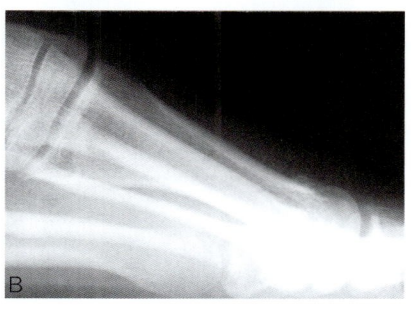

图1　A、B. 术前拍摄足的负重正侧位片。

- 跖骨远端关节面角是第1跖骨头关节面与跖骨干中轴线的垂线之间的夹角。
  - 正常值<8°(图2D)。
  - 跖骨远端关节面角增大可能表明跖骨头存在结构性畸形。
- 第1跖趾关节可能在位、偏斜或半脱位。
  - 关节在位是指近节趾骨关节面和跖骨头关节面相互平行。
  - 关节偏斜是指两者的关节软骨线在关节外的某点相交。
  - 关节半脱位是指两者的软骨线在关节内相交(图2E)。
- 对第1跖趾关节退变情况,可以在每张负重位的X线片上进行评估。

非手术治疗

- 可供选择的踇外翻保守治疗方法不多。
- 鞋楦较宽大而深的鞋有助于适应畸形。同样,柔软的皮质鞋面能适应踇外翻对它的拉伸变形作用,有助于足对畸形的适应。
- 穿定制的鞋对那些不愿手术或不能进行手术的患者或有帮助。
- 踇外翻垫、夜间支具、趾间分隔器对踇外翻的矫正作用很有限。

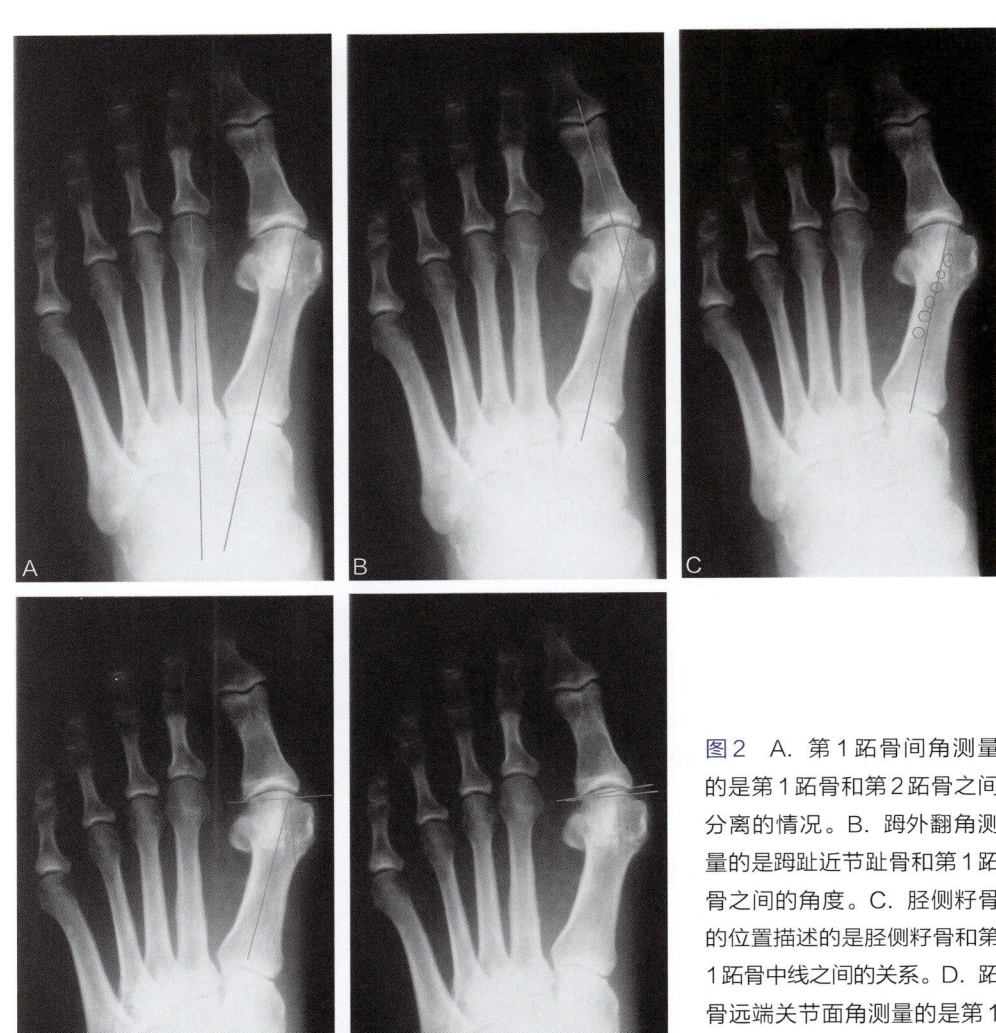

图2 A. 第1跖骨间角测量的是第1跖骨和第2跖骨之间分离的情况。B. 踇外翻角测量的是踇趾近节趾骨和第1跖骨之间的角度。C. 胫侧籽骨的位置描述的是胫侧籽骨和第1跖骨中线之间的关系。D. 跖骨远端关节面角测量的是第1跖骨头关节面和第1跖骨中线垂线之间的关系。E. 偏斜的关节，其关节面之间互不平行。

- 如果合并扁平足，穿着定制的鞋垫也许会有帮助。但现在还没有证实穿矫形鞋垫可以预防踇外翻发生或延缓其发展。也有人建议在术后使用矫形鞋垫以防止踇外翻复发。

手术治疗

- 根据畸形的严重程度，踇外翻被分成三种情况。这种分型有利于在治疗时作为选择合适治疗方法的依据。
  - 轻度畸形：踇外翻角（HVA）< 20°、关节在位、第1跖骨间角（IMA）< 11°；疼痛通常仅由内侧骨突引起。
  - 中度踇外翻：踇外翻角 20°～40°、关节不匹配、跖骨间角为 11°～18°；踇趾常常旋前并挤压第2趾。
  - 严重踇外翻：踇外翻角 > 40°、关节半脱位、跖骨间角 > 18°；踇趾常常骑跨在第2趾之上或位于第2趾的下方；第2跖骨头底部转移性跖痛；第1跖趾关节可能伴有关节炎。
- 采用Mau截骨术治疗踇外翻畸形的指征是：
  - 伴有疼痛的中度或重度踇外翻。
  - 保守治疗无效。
- 笔者还经常把Mau截骨用于治疗小趾踇囊炎（裁缝趾畸形）。本术式的简单易行以及有效性可以成功地复制于小趾踇囊炎的治疗。
- 采用Mau手术治疗小趾踇囊炎的手术指征是：
  - 中度至重度疼痛性小趾踇囊炎，小趾外侧骨突明显增大，第4、5跖骨间角增大。
  - 保守治疗无效。

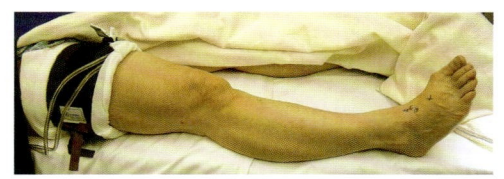

图3　在大腿止血带的下面做好衬垫，压力设定到300 mmHg。

术前准备

- 术前常规询问病史和体格检查，包括心电图、胸片以及实验室检查。
- 术前30分钟给予预防性抗生素治疗，以及200 mg塞来昔布口服。

体位

- 患者仰卧，垫高对侧臀部。
- 使用大腿止血带，压力设定为300 mmHg（图3）。

入路

- 暴露通常采用两个手术切口。
  - 第1个手术切口位于第1跖蹼，第2个切口位于第1跖骨的内侧面（图4A）。
  - 第2个切口始于第1跖楔关节，向远端、向内侧延伸，经过第1跖趾关节，以进行远端软组织手术（图4B）。

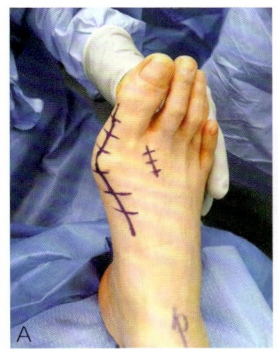
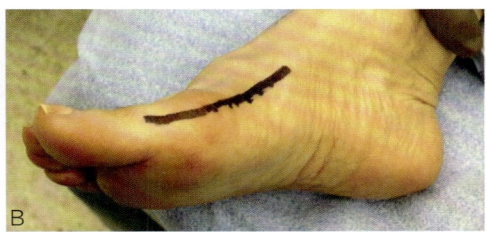

图4　A. 第1趾蹼的切口，用来行外侧软组织松解。B. 内侧切口始于第1跖楔关节，并向远端和内侧延伸，进行远侧软组织手术。

第1跖趾关节外侧软组织松解

- 在第1趾蹼背侧做切口（技术图1A），先行外侧松解。在皮下层进行分离。
- 一般来说，首先切掉的是横韧带的浅层。
- 钝性分离，暴露第1跖趾关节的外侧面和腓侧籽骨。
- 从近侧趾骨基底部的跖外侧和腓侧籽骨上松开内收肌腱（技术图1B）。
- 切开横韧带深层，剥开第1跖趾关节的外侧关节囊，把姆趾向内翻，进行手法松解。

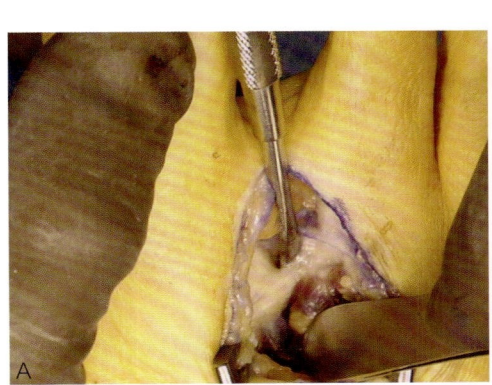
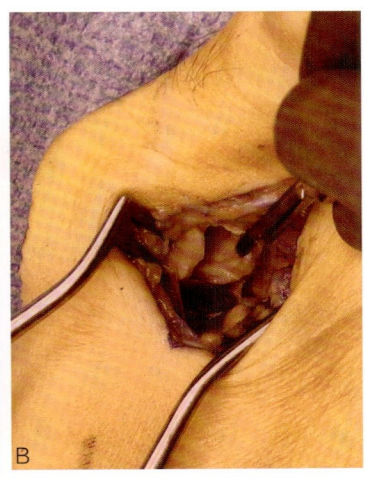

技术图1　A. 在外侧松解过程中首先看到的跖横韧带的浅层。B. 向深部钝性分离，暴露内收肌腱的止点并切断它。

内侧关节囊切开

- 采用标准内侧切口,倒L形打开关节囊。另一种变通入路是采用背内侧皮肤切口,直接从第1跖背动脉和神经的上方切开皮肤,但这种方法可能会引起术后神经刺激或卡压症。
- 切开皮肤后,就能看到增生的内侧骨突,可以松解已被拉长的内侧籽骨悬韧带(技术图2A)。从跖骨头内侧向内和背侧剥离骨膜,但保留颈部跖侧的骨膜,这样可保留跖骨头的营养血管。
- 用矢状锯切除内侧骨突(技术图2B)。
  - 切除骨突的方向为从背外侧向跖内侧。这样切的好处是避免跖骨头截骨面造成刺激,还能保留矢状沟,以免胫侧籽骨向内半脱位,从而引起踇内翻。

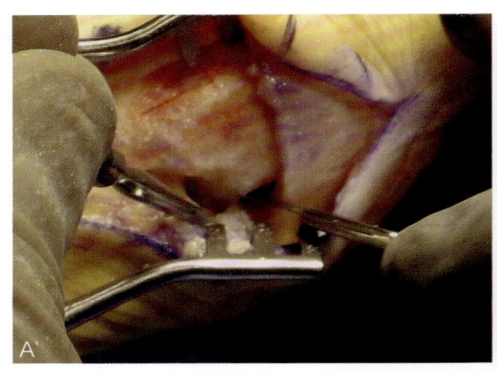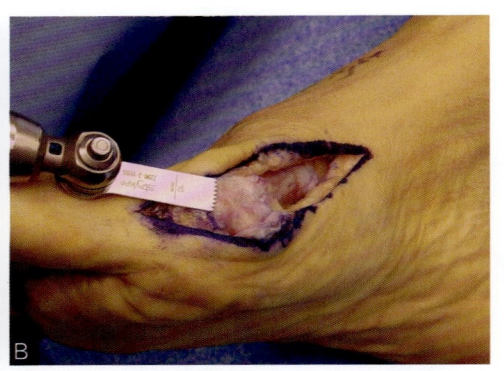

技术图2 A. 松解松弛的籽骨悬韧带。B. 切除内侧骨突,注意切除的骨量不要多。

Mau截骨

手术显露

- 向深面第1跖骨干进行分离。
- 手术切口可以稍偏第1跖骨的跖侧,以避开周围血管神经,如第1跖背动脉和神经。这一切口一般不会引起瘢痕痛,因为切口不直接贴着骨面。切口同时避开了踇伸肌腱,术中可以安全地将肌腱牵开进行暴露。
- 辨认第1跖楔关节,但不要打开关节囊。可以用一枚18号针头插入关节做标记。
- 从跖楔关节远端1 cm开始,由近端跖侧向远端背侧掀开骨膜,但仅仅沿着截骨线进行分离,这样可保留其他的骨膜(技术图3)。
- 尽量不干扰骨膜以促进截骨处的愈合。

截骨

- 本章节描述的截骨方法不同于传统的Mau截骨术,并不涉及整个跖骨干,而是止于跖骨干的中点。
- 截骨时矢状锯平行于跖侧负重面,以避免第1跖骨出现向背侧成角。
- Mau截骨始于跖骨干的近端跖侧,终于远端背侧(技术图4A、B)。
- 使用自动撑开器有助于保护周围血管神经、肌肉和肌

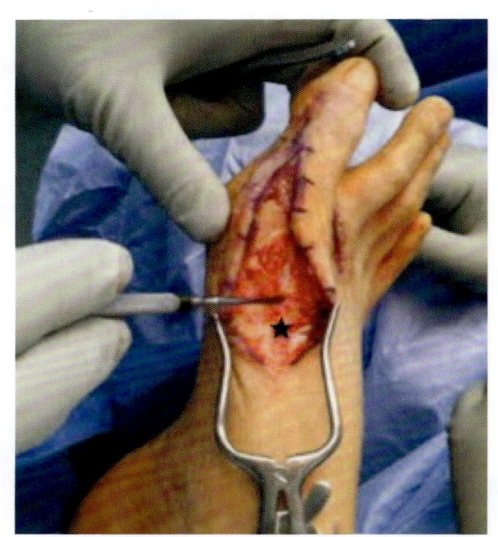

技术图3 辨认第1跖楔关节线的位置(星号处),在该处以远1 cm处开始截骨(骨膜剥离器所指之处)。

腱组织。
- 采用内侧直切口可以避免干扰肌腱,同时对跖骨干内侧的显露可以充分满足截骨的需求。
- 为了在截骨过程中完全控制住骨块,可以在近端业已完成截骨的部分,垂直截骨线打入一枚选定的空心钉导针,然后继续余下的截骨工作。这样截骨时就不用担心失去截骨方向了。

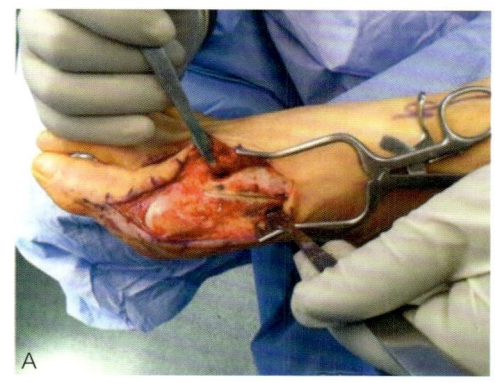
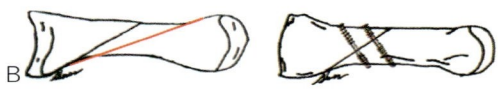

技术图 4　A. 截骨线平行于足额负重面进行，且截骨从近端跖侧向远端背侧推进。B. 传统的 Mau 截骨线（红线部分）和稍事改良的 Mau 截骨线（黑线部分）。改良后的截骨线不再像传统的截骨那样贯穿整个跖骨干。用改良方法截骨后，2枚螺钉固定截骨部位。

复位和固定

- 截完骨后，把远端骨块向外侧旋转。为方便骨块旋转，可以借助一把大的复位钳夹住第1和第2跖骨头，帮助缩小第1跖骨间角（技术图5A）。
- 垂直截骨面，打入2枚直径0.6 mm（0.025 in）的克氏针行临时固定（技术图5B）。
- 主要依靠旋转远端骨块来复位第1、2跖骨间角。还可以相对外移远端骨块来进一步增加复位的效果。
- 建议在术中进行透视，以检查近侧籽骨相对跖骨头的位置、关节的匹配情况、截骨块之间的位置是否满意等（技术图5C、D）。
- 用巾钳临时性向上提起内侧关节囊，来判断籽骨力线的纠正情况。
- 切除多余的关节囊组织，理想的矫正情况是胫侧籽骨的位置处于2级或以下，第1跖骨间角<9°。
  - 大概要从倒L的关节囊切口处切除4 mm左右宽度的关节囊组织，这样缝合关节囊时可以复位籽骨。

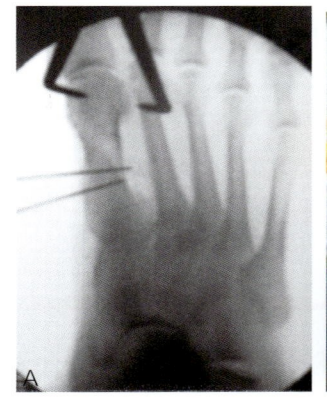
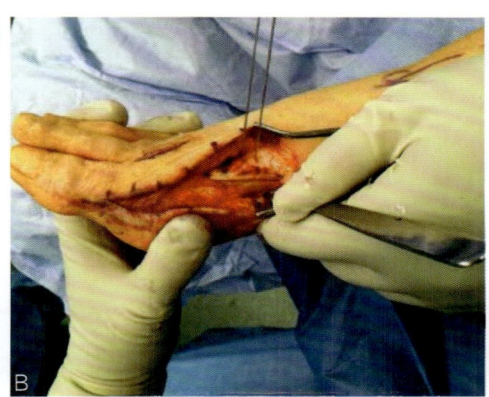
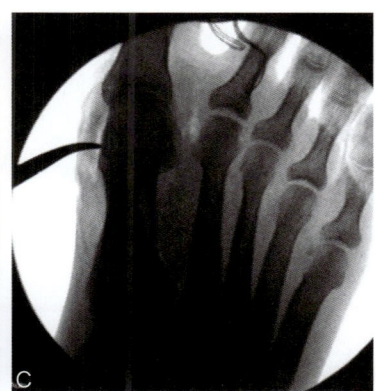
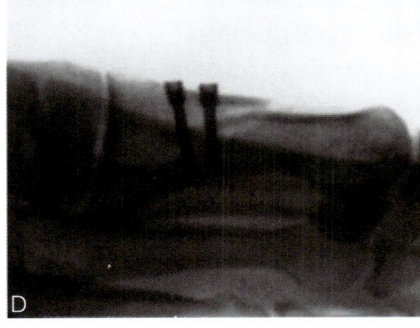
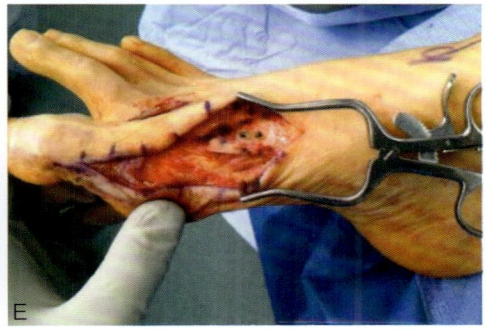

技术图 5　A. 术中透视显示在大复位钳的帮助下，第1跖骨间角减小了。复位钳内侧放在第1跖骨头，外侧放在第2跖骨头周围。B. 截骨面由两枚从背侧打到跖侧的平行克氏针临时固定。C. 术中透视的正位和侧位显示最后完成固定的情况，以及第1跖骨间角的复位效果。D. 侧位片透视显示2枚无头螺钉平行固定截骨线。E. 用2枚3.0 mm无头空心钉做最终固定。

- 畸形更严重时,为复位籽骨,需要切除更多的内侧关节囊组织。
- 可通过旋转巾钳来纠正跚趾旋前,然后简单缝合两针固定矫正的位置。
- 我们采用2枚2.5 mm或3.0 mm直径的无头空心钉固定骨块(技术图5E)。

关闭伤口

- 用0号可吸收线简单缝合两针的办法,或者使用套叠缝合的方法关闭内侧关节囊(技术图6A)。
  - 在关闭内侧关节囊时,于第1跖蹼间放一块纱布,可以帮助维持跚趾的正确位置。
- 用2-0的可吸收线缝合皮下,皮肤的缝合方法取决于术者的习惯,既可以用5-0的线连续皮内缝合,也可以用3-0的尼龙线间断缝合(技术图6B)。
- 用柔软的纱布给跚趾进行糖夹式的包扎,包扎由外而内围着跚趾进行,维持跚趾的复位情况。注意不要用过于激进的夹板固定,有可能会造成矫枉过正和潜在的跚内翻风险。

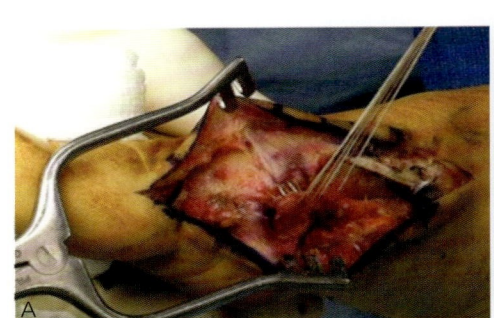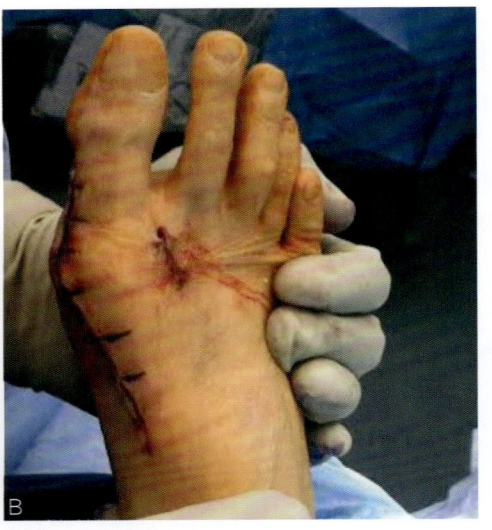

技术图6　A. 用0号可吸收线,用套叠法缝合内侧关节囊。B. 用3-0的可吸收缝线连续缝合关闭皮肤切口。

采用Mau截骨治疗小趾跚囊炎(裁缝趾畸形)

手术显露

- 沿着小趾跖骨外侧做切口(技术图7A)。
- 切开皮肤,分离皮下组织。
- 纵行切开关节囊,剥开跖骨头及跖骨远端1/3骨干部分的骨膜(技术图7B)。

截骨、固定和结束手术

- 截骨由跖骨颈部向干部的中分,从远端背侧向近端跖侧进行(技术图8A)。
- 截骨的最后部分用一把小的矢状锯完成。
- 将远端骨块向内侧推移,并用2枚选定的空心钉导针临时固定(技术图8B)。
- 最终采用2枚平行置入的2.5 mm直径无头空心钉固定(技术图8C)。
- 使用可吸收和非可吸收缝线,用标准方法关闭切口。

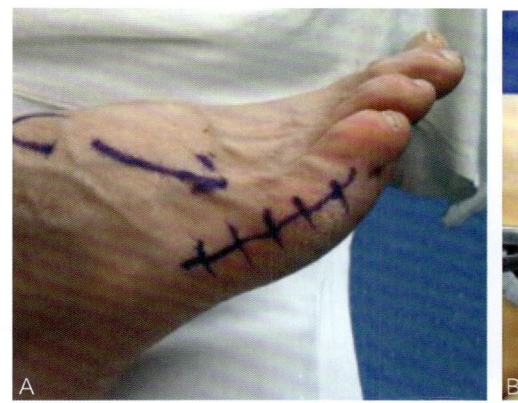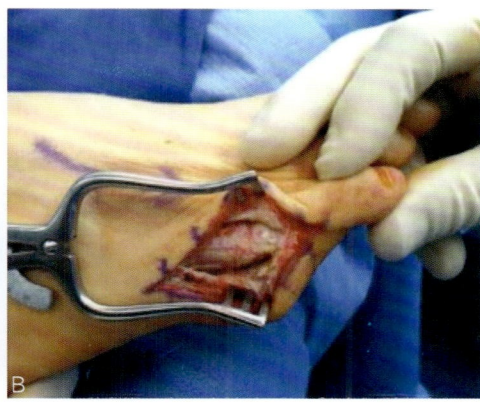

技术图7　A. 第5跖骨远端外侧切口。B. 暴露第5跖骨远端1/3。

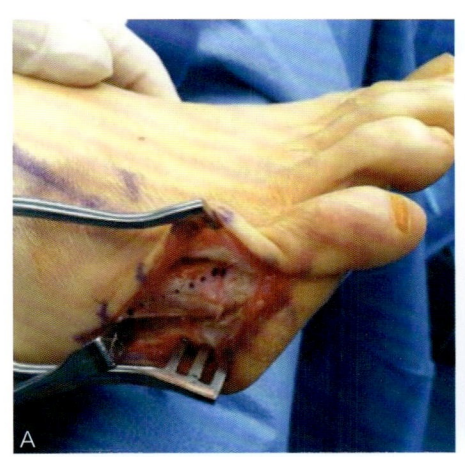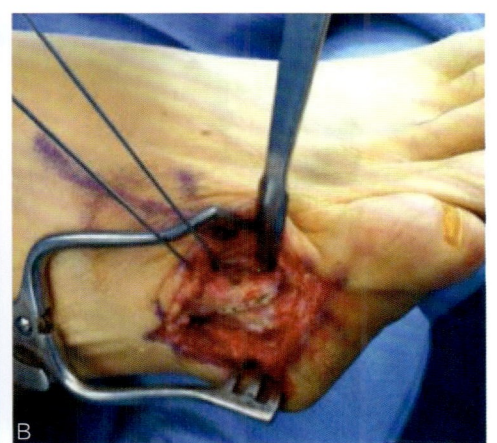

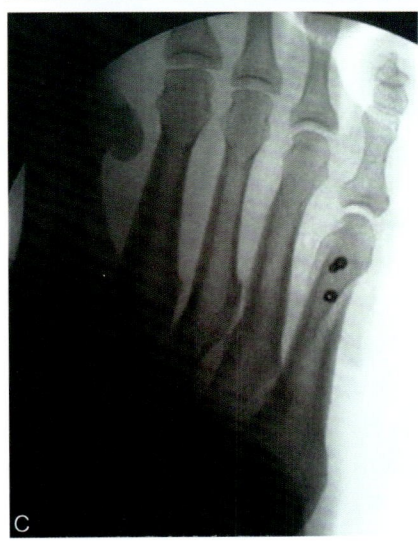

技术图8　A. 第5跖骨的Mau截骨矫形法（点状标记线），从远端背侧指向近端跖侧。B. 用两枚平行的空心钉导针临时固定。C. 术中透视显示最后用2枚空心钉固定的情况。

要点与失误防范

切口	• 切口位于第1跖骨的内侧稍偏跖侧,以回避周围的血管神经组织,这利于快速进行深部分离
内侧关节囊缝合截骨	• 内翻𝏰趾,可以帮助判断内侧倒L形切开的关节囊的冗余情况,并进行合适的切除
截骨	• 仅沿着截骨线剥离骨膜,近端截骨的部位至少要在跖楔关节远端1 cm处,这样还可避免截骨侵犯到跖楔关节内 • 锯片与负重面平行,以避免截骨后跖骨向背侧成角 • 为在截骨过程中维持骨块稳定性,在完成截骨的近侧部分后,用一枚空心钉导针垂直截骨面进行临时固定,这样在截远端部分时就不用担心迷失截骨方向
纠正第1跖骨间角	• 可以用大的复位钳或用剥离子顶住近侧截骨块的外侧,并由内向外向跖骨头施加反向的压力。建议在临时固定后进行术中透视,角度应矫正到 < 9°
螺钉固定	• 螺钉的位置过远可能会导致背侧骨块骨折。既要允许螺钉之间有一定的空间,又要防止骨块骨折
忽略了第1跖楔关节活动度过大	• 这可能引起临时固定后不能维持第1跖骨间角的复位稳定性。如果发生这种情况,可以用克氏针临时固定第1跖楔关节,并在术后4~6周拔除克氏针

术后处理

标准的Mau截骨术

- 术后用柔软的糖夹式敷料包扎𝏰趾,穿着术后保护支具,在术后7~10天后复查,第一次复查之前维持不负重状态。
- 术后7~10天拆除缝线,穿着短腿行走靴进行完全负重。
- 每次随访时复查3个负重位片:正位、侧位、斜位,观察截骨愈合的情况。骨愈合一般见于术后5~6周。
- 此时患者开始改穿正常的鞋子,并嘱咐患者使用可脱卸的加压绷带和分趾垫,维持𝏰趾中立位。
- 术后6周开始理疗,此时也正是从穿行走靴过渡到穿正常鞋的阶段。
- 可以允许有轻微的体育活动,一般要在术后12周以后才能过渡到正常的体育活动。

Mau截骨治疗小趾𝏰囊炎

- 术后7~10天用塑形良好的石膏后托固定。
- 术后7~10天第一次复查,拆除缝线。患者改穿短腿走靴完全负重。
- 穿着负重行走靴直至骨骼愈合,一般为术后5~6周。

预后

- 通过近端截骨和外侧软组织松解,所报道的患者的满意率为90%~95%[3,5,17]。
- 有人回顾了24例行Mau截骨的患者的治疗结果,该截骨方法对中度至重度畸形的矫正结果优秀[7]。
- 最近一项包含23例患者的回顾性研究显示,患者术前的AOFAS前足平足评分由47分改善为92分。另外,𝏰外翻角和第1、2跖骨间角的改变有显著统计学意义。未发生骨不连和矫正不足等并发症[23]。
- 数据还显示在𝏰外翻畸形矫正中,联合使用Mau-Reverdin双截骨是一种值得推广的方法。该手术具有高的满意率,术前术后AOFAS评分以及X线指标的改善均在统计学上有显著改善[19]。
- 通过合成骨和新鲜冰冻尸体标本进行的生物力学测试表明,Mau截骨在抗疲劳、力量和刚度方面,都较其他近端截骨方法有更好的稳定性[1,24]。Mau截骨是一种具有内在稳定性的截骨方法,允许术后早期负重,而不像其他近端截骨可能需要石膏制动来防止背侧成角畸形愈合或骨不连等并发症。之所以这种截骨方法比较稳定,是因为背侧骨块有助于降低背侧移位的力量,而且截骨面对合面积宽大,方便使用两枚螺钉进行固定。
- 作者对Mau截骨和新月形截骨两种术式进行了比较研究,两种术式对中、重度畸形的矫正效果相似,但新月形截骨的并发症显著较多。并发症包括背侧成角畸形、螺钉穿透跖楔关节,以及骨不连[12]。
- 从多篇研究中可以看出,Mau截骨操作比其他跖骨近端截骨简易,并发症更少,矫形效果却非常好(图5A~D)。

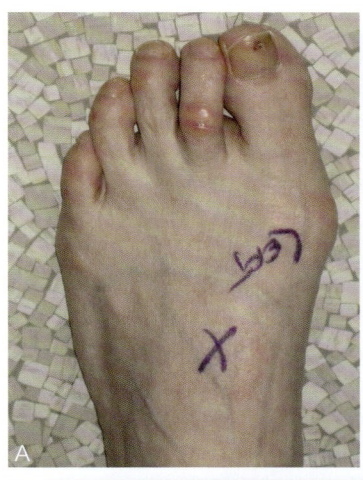
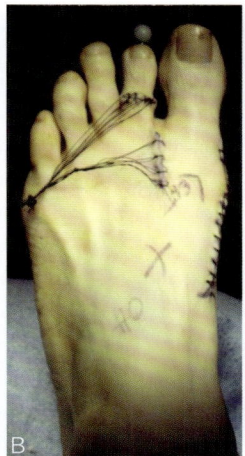
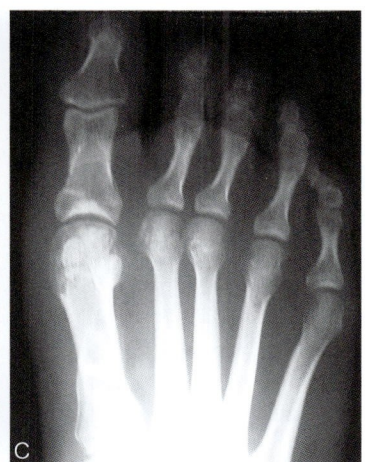
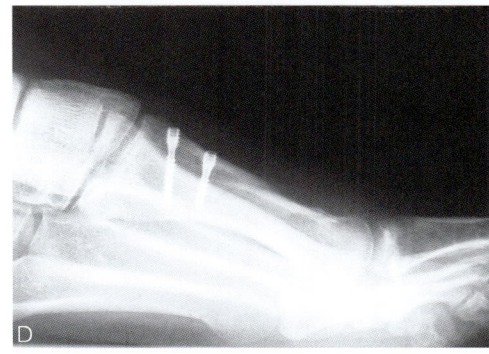

图5 A. 术前负重状态下姆外翻畸形的情况。B. 手术结束时的情况，用3-0缝线关闭皮肤。C、D. 术后负重正、侧位片，显示第一跖骨间角复位很好。

术后并发症

- 跨外翻矫形术后最常见的并发症是畸形复发。可能的原因是在治疗中、重度的畸形时选择的术式不当，或者手术中操作不到位，未能得到正确的矫正力线。

- 姆内翻的发生概率少于姆外翻复发。多由于矫正过度造成，而且治疗起来也困难得多。

- 其他并发症包括第1跖列短缩、跖骨向背侧成角畸形、转移性疼痛等。这些并发症可以发生于所有的跖骨近端截骨。

（梅国华 译，施忠民 审校）

参考文献

[1] Acevedo JI, Sammarco VJ, Boucher HR, et al. Mechanical comparison of cyclic loading in five different first metatarsal shaft osteotomies. Foot Ankle Int 2002;23:711-716.

[2] Brahm SM. Shape of the first metatarsal head in hallux rigidus and hallux valgus. J Am Podiatr Med Assoc 1988;78:300-304.

[3] Chiodo C, Schon L, Myerson MS, et al. Clinical results with the Ludloff osteotomy for correction of adult hallux valgus. Foot Ankle Int 2004;25:532-536.

[4] Coughlin MJ. Roger A. Mann Award. Juvenile hallux valgus: etiology and treatment. Foot Ankle Int 1995;16:682-697.

[5] Easley ME, Kiebzak GM, Davis WH, et al. Prospective, randomized comparison of proximal crescentic and proximal chevron osteotomies for correction of hallux valgus deformity. Foot Ankle Int 1996;17:307-316.

[6] Ellis VH. A method of correcting metatarsus primus varus; preliminary report. J Bone Joint Surg Br 1951;33-B(3):415-417.

[7] Glover JP, Hyer CF, Berlet GC, et al. Early results of the Mau osteotomy for correction of moderate to severe hallux valgus. J Foot Ankle Surg 2008;47:237-242.

[8] Greenburg GS. Relationship of hallux abductus angle and first metatarsal angle to severity of pronation. J Am Podiatr Assoc 1979;69:29-34.

[9] Hardy RH, Clapham JC. Observations on hallux valgus; based on a controlled series. J Bone Joint Surg Br 1951;33-B(3):376-391.

[10] Hoffman P. Conclusions drawn from a comparative study of the feet of barefooted and shoe-wearing peoples. Am J Orthop Surg 1905;3:105-136.

[11] Hohmann G. Der hallux valgus und die uebrigen Zchenverkruemmungen. Ergeb Chir Orthop 1925;18:308-348.

[12] Hyer CF, Glover JP, Berlet GC, et al. A comparison of crescentic

and Mau osteotomies for correction of hallux valgus. J Foot Ankle Surg 2008;47:103-111.
[13] Hyer CF, Philbin TM, Berlet GC, et al. The obliquity of the first metatarsal base. Foot Ankle Int 2004;25:728-732.
[14] Johnston O. Further studies of the inheritance of hand and foot anomalies. Clin Orthop 1956;8:146-160.
[15] Kato T, Watanabe S. The etiology of hallux valgus in Japan. Clin Orthop Relat Res 1981;(157):78-81.
[16] Kirkup JR, Vidigal E, Jacoby RK, et al. The hallux and rheumatoid arthritis. Acta Orthop Scand 1977;48:527-544.
[17] Mann RA, Rudicel S, Graves SC, et al. Repair of hallux valgus with a distal soft-tissue procedure and proximal metatarsal osteotomy. A long-term follow-up. J Bone Joint Surg Am 1992;74(1):124-129.
[18] Meyer M. A comparison of hallux abducto valgus in two ancient populations. J Am Podiatr Assoc 1979;69:65-68.
[19] Neese DJ, Zelent ME. The modified Mau-Reverding double osteotomy for correction of hallux valgus: a retrospective study. J Foot Ankle Surg 2009;48(1):22-29.
[20] Ross FD. The relationship of abnormal foot pronation to hallux abducto valgus—a pilot study. Prosthet Orthotics Int 1986;10:72-78.
[21] Rubin LM. Rheumatoid arthritis with hallux valgus. J Am Podiatr Assoc 1968;58:481.
[22] Stevenson MR. A study of the correlation between neutral calcaneal stance position and relaxed calcaneal stance position in the development of hallux abducto valgus [master's thesis]. Perth, Australia: Curtin University of Technology, 1991.
[23] Thangarajah T, Ahmed U, Malik S, et al. The early functional outcome of mau osteotomy for the correction of moderate-severe hallux valgus. Orthop Rev 2013;5(4):e37.
[24] Trnka HJ, Parks BG, Ivanic G, et al. Six first metatarsal shaft osteotomies: mechanical and immobilization comparisons. Clin Orthop Relat Res 2000;(381):256-265.
[25] Truslow W. Metatarsus primus varus or hallux valgus? J Bone Joint Surg Am 1925;7A:98-108.
[26] Vidigal EC, Kirkup JR, Jacoby RK, et al. The rheumatoid foot: pathomechanics of hallux deformities [in Portuguese]. AMB Rev Assoc Med Bras 1980;26:23-27.
[27] Wallace WA. Predicting hallux abducto valgus. J Am Podiatr Med Assoc 1990;80:509-510.

第 11 章　近端 Chevron 截骨结合钢板固定术
Proximal Chevron Osteotomy with Plate Fixation

Matthew J. DeOrio and James K. DeOrio

定义

- 通过对第 1 跖骨近端截骨,减少第 1 跖骨间角来纠正姆外翻畸形的手术已经被大家广泛认同[3-6]。
- 有超过 138 种不同的术式用来治疗姆外翻。截骨各不相同,固定方法也不一而足,包括用钢针或螺钉进行固定。
  - 单用钢针本身提供的稳定性有限,而且容易引起术后感染。
  - 螺钉固定的效果虽然很好,但用在骨质疏松的患者身上也会发生问题。
- 虽然钢板已经广泛用于其他的截骨手术中,但由于体积较大,会对足部造成刺激,并未用于姆外翻的治疗。
- 近来,锁定钢板和螺钉得到了广泛的使用,锁定钢板提供的角稳定性使它具有潜在的更稳定的固定效果[4]。
  - 钢板固定的优点包括没有外露的钢针,可以不必进行二次手术去除内固定,因为截骨面很稳定,所以疼痛更少,以及可以早期负重,至少可以早期部分负重。
  - 利于术者的方面包括:允许术者对第 1 跖骨进行任何截骨,并能提供绝佳的可靠固定。
  - 尽管有很多不同的截骨方式,近端的 Chevron 截骨与远端截骨相比,矫正能力更强。它可以通过旋转和平移远端截骨块来达到矫形的目的[2]。

手术治疗

手术入路

- 使用弹力止血带,采用单一的内侧中线入路(图 1)。

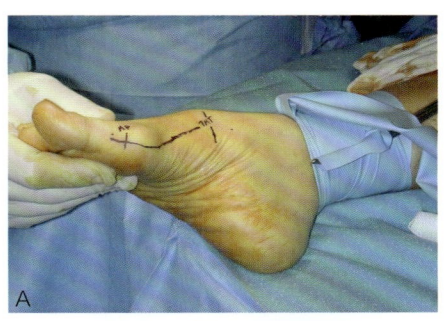

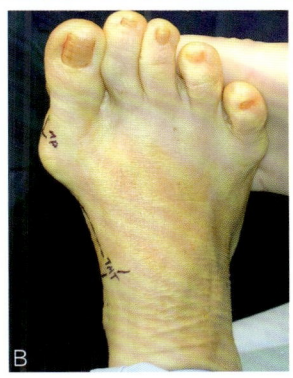

图 1　A. 内侧中线入路到达第 1 跖骨。已标记出第 1 跖趾关节和第 1 跖跗关节。B. 模拟足的负重位置观。

显露

- 锐性切开皮肤和皮下组织,暴露第 1 跖趾关节关节囊。注意保护背内侧和跖侧皮神经。
- 紧挨近节趾骨基底部的近侧,垂直切开关节囊,切除 3~5 mm 宽的关节囊组织(技术图 1)。
  - 然后在关节囊的侧方中点纵行切开关节囊。
- 在关节囊的背内侧平行第 1 跖骨切开关节囊,形成一个以跖侧为蒂的关节囊瓣,暴露内侧骨突。

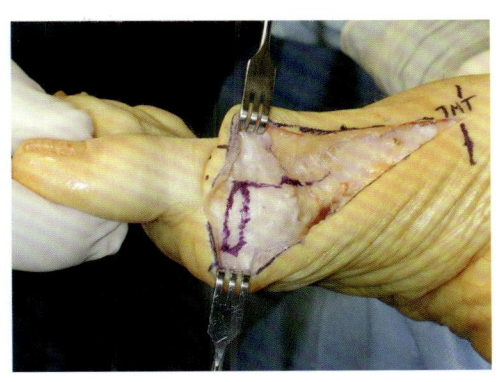

技术图 1　保护全厚的皮肤瓣,垂直切除一段冗余的关节囊。

松解外侧关节囊

- 用椎板撑开器在第1跖骨上和籽骨之间撑开,然后在第1跖趾关节的内部松解外侧软组织。
  - 先用一把剥离子创造一点操作空间,然后用15号刀片切开关节囊(技术图2)。
    - 以此内侧入路松解外侧关节囊避免了外侧另做切口松解的方法,而且本入路也足以达到松解外侧关节囊的目的[1,6]。而且事实证明,松解踇收肌腱并不能显著改善踇外翻矫正的功效[2]。
- 如果踇趾的跖趾关节能够内翻到15°,说明外侧软组织已经得到完全松解。
- 顺序暴露第1跖骨的背侧和跖侧。

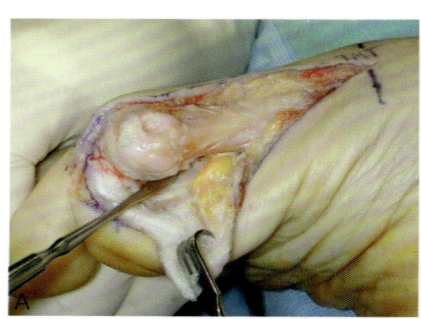 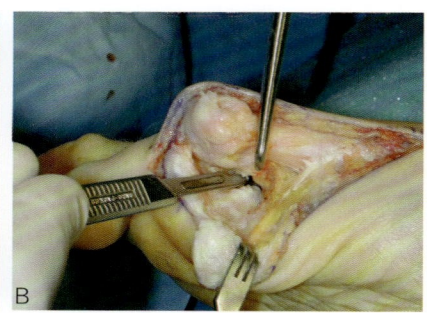

技术图2 A. 切开一个以跖侧和近端为蒂的关节囊瓣,用骨膜剥离器剥开关节囊。B. 用15号刀片松开外侧籽骨的关节囊附着。

跖骨截骨

- 确认跖趾关节的位置,在距离该处20 mm以远、第1跖骨的侧面中点处做标记,作为跖骨截骨的顶点。
- 用微型摆锯,以近端为顶点,以约为60°的角度进行V形截骨。
- 确保已完全松解了跖侧和背侧的软组织,注意不要造成骨折(技术图3A、B)。
- 用巾钳夹住近端骨块,把远端骨块转向外侧。
  - 同时将骨块向外侧推移3~5 mm,并且适当下压,使其与V形截骨的背侧部分充分接合,跖侧则留有空隙(技术图3C)。

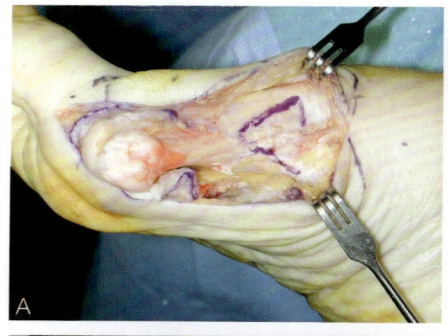 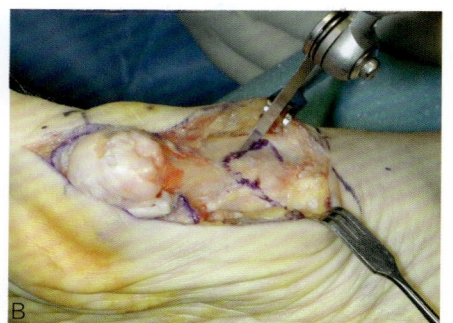

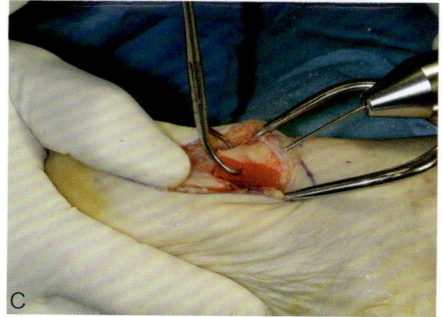

技术图3 A、B. 用微型摆锯做一个呈60°的V形截骨,顶点位于跖趾关节远端20 mm。C. 用巾钳夹住近端跖骨,同时旋转和外移远端骨块,缩小第1跖骨间角,并使脚型变窄。用1枚克氏针从跖趾关节打入跖骨干进行临时固定。

固定截骨块

- 用一枚直径1.5 mm(0.062 in)的克氏针临时固定截骨部位。
- 清理近端突出部分骨块上的骨膜，修整骨块使之与远端骨块相平。
- 切下的骨块作为植骨填入截骨移位后形成的跖侧开口处(技术图4A、B)。
- 在跖骨内侧用一枚4孔锁定钢板桥接截骨部位(技术图4C)。
  - 操作时要注意避免螺钉穿头跖趾关节。
- 在近矢状沟内侧1 mm处切除内侧骨突(技术图4D)。
- 移去克氏针，检查稳定性，透视确认矫正和力线的情况(技术图4E)。

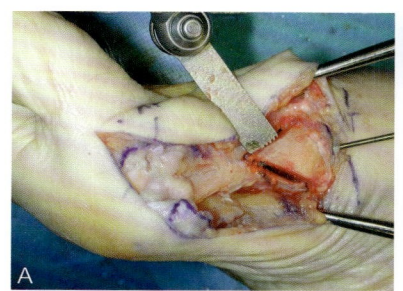
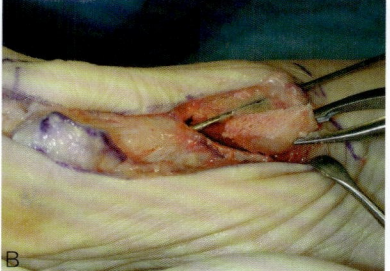
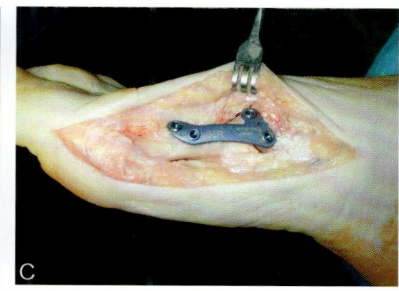
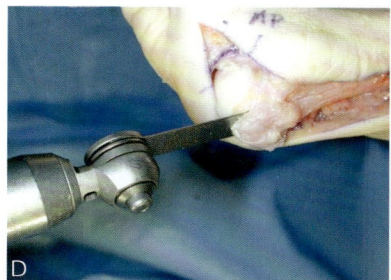
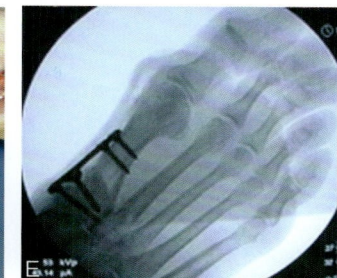

技术图4　A、B. 用锯片去除近端内侧突出的骨块。由于跖屈跖骨而造成的跖侧的张口中，可以填充切下的骨块。C. 在截骨部位用一枚4孔的锁定钢板。D. 于矢状沟内侧1 mm处切除跖骨头内侧骨突。E. 矫正踇外翻角以及第1、2跖骨间角，并通过透视确认。

关节囊和软组织缝合

- 用2-0薇乔缝线仔细关闭关节囊，缝合时保持踇趾轻度内翻和旋后(技术图5A)。
- 钢板表面的深部组织也要进行缝合，以免术后钢板刺激症状。
- 用4-0的尼龙线做间断垂直褥式缝合，关闭切口，加压包扎伤口(技术图5B)。

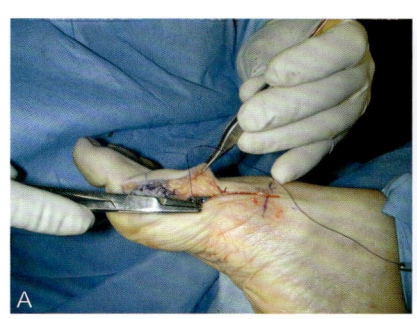
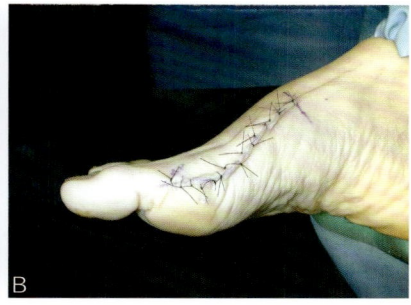

技术图5　A. 保持踇趾在正确的位置，用2-0的薇乔缝线间断缝合关节囊瓣。钢板表面也用软组织加以覆盖。B. 用4-0的尼龙线进行垂直褥式缝合，关闭切口。

要点与失误防范

手术指征	• 严重的、有症状的踇外翻畸形,第1跖骨间角 > 15°
手术显露	• 在切皮时,保留厚的皮瓣组织,以利于伤口的愈合
跖骨截骨	• 在做近端Chevron截骨时,切记要使锯片保持在同一平面,这样后期固定时骨块的对合会比较理想。不要过度矫正第1跖骨间角,负的跖骨间角会导致踇内翻
锁定钢板固定	• 如果需要折弯钢板,不要通过螺孔进行。这样会破坏锁定孔的锁定作用
缝合关节囊	• 在手术入路时切除部分冗余的关节囊组织后,手术结束时修复关节囊会更有效。修补时保持踇趾于轻度内翻位(大约2°),使关节囊组织在理想的位置上愈合。这些软组织会在一段时间后拉伸开。不要把关节囊缝合得太紧,否则可能矫枉过正并引起踇内翻。还可以通过折叠关节囊来纠正踇趾的旋前畸形

术后处理

- 手术结束时对患足进行踇外翻包扎,术后2~3周拆线。
- 术后即刻就能用足跟部分负重,逐渐过渡到术后6周可以穿着普通鞋子进行负重。
- 术后6周和3个月时复查X线片。

(梅国华 译,施忠民 审校)

参考文献

[1] Ahn JY, Lee HS, Chun H, et al. Comparison of open lateral release and transarticular lateral release in distal chevron metatarsal osteotomy for hallux valgus correction. Int Orthop 2013;37(9):1781-1787.

[2] Augoyard R, Largey A, Munoz MA, et al. Efficacy of first metatarsophalangeal joint lateral release in hallux valgus surgery. Orthop Traumatol Surg Res 2013;99(4):425-431.

[3] Easley ME, Kiebzak GM, Davis WH, et al. Prospective, randomized comparison of proximal crescentic and proximal chevron osteotomies for correction of hallux valgus deformity. Foot Ankle Int 1996;17:307-316.

[4] Gallentine JW, DeOrio JK, DeOrio MJ. Bunion surgery using lockingplate fixation of proximal metatarsal chevron osteotomies. Foot Ankle Int 2007;28(3):361-368.

[5] McCluskey LC, Johnson JE, Wynarsky GT, et al. Comparison of stability of proximal crescentic metatarsal osteotomy and proximal horizontal "V" osteotomy. Foot Ankle Int 1994;15:263-270.

[6] Sammarco GJ, Russo-Alesi FG. Bunion correction using proximal chevron osteotomy: a single-incision technique. Foot Ankle Int 1998;19:430-437.

第12章 闭合楔形截骨术
Closing Wedge Proximal Osteotomy

Sam Singh and Michael G. Wilson

手术治疗

- 跖骨近端闭合楔形截骨的首选指征是有症状的踇外翻畸形合并第1跖骨间角≥14°。
- 第1跖楔关节必须要稳定：我们同时通过临床检查和X线摄片来评估这一关节的稳定性。体检时，一手稳住内侧楔骨，一手上下活动第1跖骨。在负重X线正位片上看跖楔关节的匹配情况，侧位片上看跖侧有无增宽。如果同时有第1跖楔关节不稳，我们选择Lapidus术式进行矫形。
- 这一截骨法的相对禁忌证包括：第1跖趾关节轻度骨关节炎，关节有炎性关节病。在轻度关节炎改变的患者中，如果患者仍比较活跃，且能理解将来有对跖趾关节进行融合的可能，也可以纳入手术适宜人群。同样，在经过药物控制之后，类风湿关节炎患者如果理解将来的病情转归，也可以先进行这类建设性的手术，而不是马上行关节融合术。
- 手术的绝对禁忌证包括严重的跖趾关节炎、骨骼尚未发育成熟的患者，因截骨部位很靠近端，会损伤骨骺。

术前准备

- 负重正、侧位片评价跖骨长度、跖骨间角度、踇外翻角，以及关节的和谐度、内侧骨突的大小、籽骨的位置和状态。我们常规在X线片上画出截骨线（图1）。

体位

- 在门诊进行手术。术前预防性使用抗生素。术中使用大腿根部止血带。患者仰卧，同侧臀部下方垫高，使踇趾朝天，这样更易掌握截骨的方向。

手术入路

- 通过两个切口进行近侧闭合楔形截骨联合远侧软组织松解术。
  - 第1个切口位于第1跖蹼背侧，向近端延伸、呈轻微的S形，到达第1跖楔关节背侧。这一切口既可松解远侧软组织，也可以进行截骨。
  - 第2个切口是传统的远端内侧切口，可进行内侧关节囊切开、骨突切除以及内侧关节囊折叠缝合。

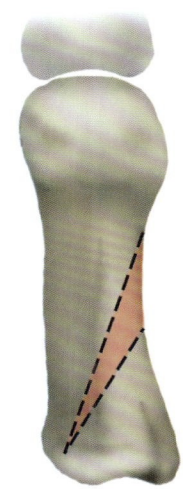

图1　线条显示闭合楔形截骨的方法。

软组织松解和内侧骨突切除

- 通过第1跖蹼背侧切口对第1跖趾关节进行标准的外侧松解术。
- 切开皮肤后,继续向深部钝性分离。
- 从近节趾骨和腓侧籽骨上锐性松解跨收肌的腱性止点,没有必要在近端重新缝合固定跨收肌的止点(技术图1A)。
- 松解跖骨和籽骨间的悬韧带,在外侧关节线处用尖刀对关节囊穿刺数下,内翻跨趾,手法完成关节囊松解。
- 从内侧中线的纵行切口处处理内侧骨突。切口近端起自内侧骨突近侧,向远端延伸到近节趾骨基底。辨认背内侧皮神经,纵行切开内侧关节囊(技术图1B)。暴露内侧骨突,在矢状沟内侧1 mm处切除骨突。切除过多会导致术后跨内翻畸形。

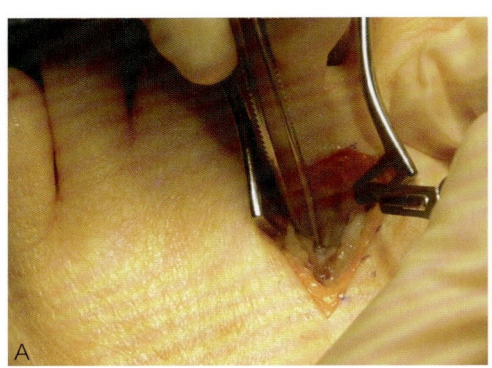
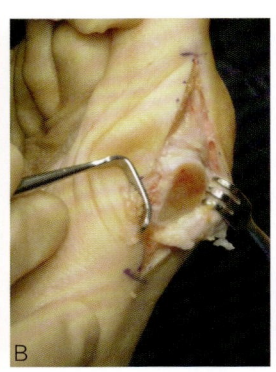

技术图1 A. 从近节趾骨基底和腓侧籽骨上切断跨收肌腱,腓侧籽骨悬韧带已经松解。B. 切开内侧关节囊,切除内侧骨突。

闭合楔形截骨

- S形延长跖蹼间切口至第1跖楔关节(技术图2A)。
- 从跨长、短伸肌腱之间暴露第1跖骨干。用两个小的点状拉钩可以方便暴露跖骨基底。
- 建议的截骨顶点处位于跖楔关节内侧远端3 mm处,这一长斜行截骨应该保留一个大的近端骨块,这样截骨接触面最大化,有利于坚强固定。
- 截骨的第1刀是靠近近端的那一刀,要垂直足的负重轴,手术时要模拟足的负重状态。为保持对截骨部位的控制,先不要截断内侧骨皮质,而只用锯片稍作刻痕即可(技术图2B)。
- 第2刀截完后,去掉外侧楔形薄层骨片,用巾钳对所形成的缺损进行加压。这样形成一个"青枝骨折",内侧皮质只是变薄弱了,却没有完全断裂,第1跖骨间角也随之减小(技术图2C~E)。

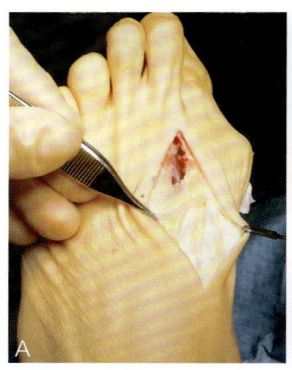
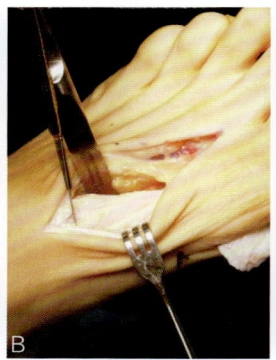
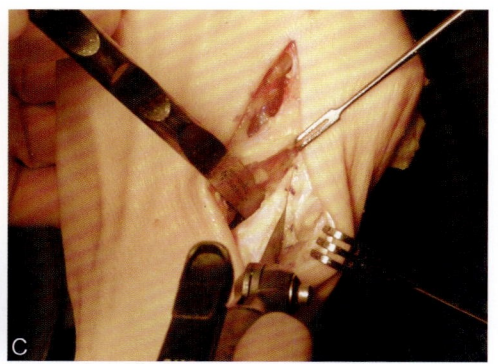

技术图2 A. 跖蹼间切口向近端做轻度的S形延伸,到达第1跖骨基底。辨认并保护跨短伸肌腱。B. 定位第1跖楔关节,确定截骨的边界。

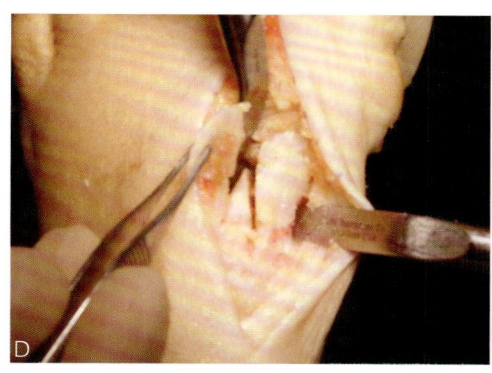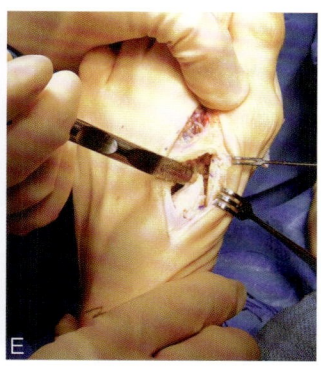

技术图2（续） C~E. 截完两刀后形成一块薄的楔形骨片，骨片已被去除。

复位固定和关闭切口

- 由外面内，用拉力螺钉方式打入2枚2.7 mm直径的骨皮质螺钉（Synthes, Paoli, PA）（技术图3A、B）。
  - 近端骨块很小，不允许采取平行的方式打入两枚螺钉，但是，由于骨折块之间已经由复位钳进行了加压，所以并不会影响加压效果。
- 透视检查跖骨间角的复位情况，以及螺钉和籽骨的位置。
- 维持踇趾于中立位或轻度外翻位（abducted），用粗的可吸收线折叠缝合内侧关节囊（技术图3C）。
- 用尼龙线间断缝合关闭皮肤，用前足绷带包扎，维持踇趾于矫正后的位置（技术图3D）。

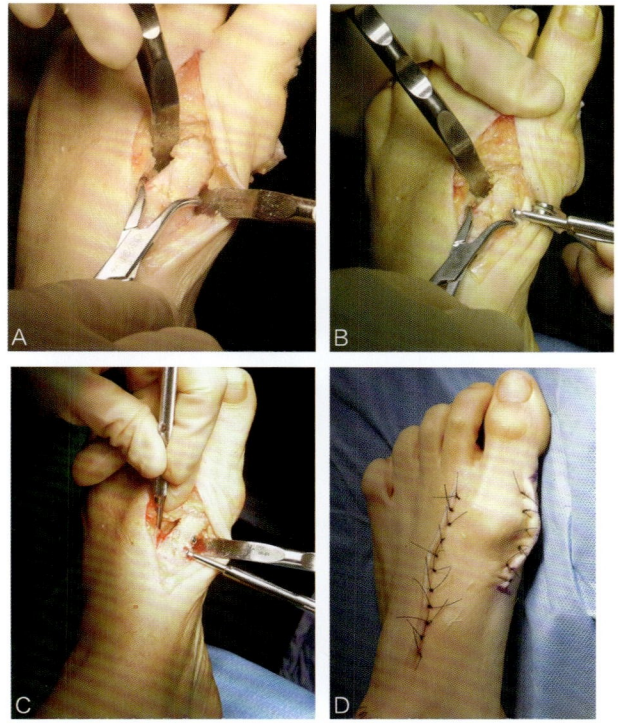

技术图3 A. 用巾钳加压截骨端造成内侧皮质"青枝骨折"。B、C. 两枚螺钉用拉力螺钉的方式进行固定。D. 关节囊和皮肤都已关闭。

要点与失误防范

确保矫形的中心点位于近端	畸形的顶点位于跖楔关节,为了达到最好的矫形效果,在保留内侧一定的安全骨量的前提下,截骨矫形的中心应尽量靠近此关节
当心截骨太短!	如果截骨线太短,近端骨块和截骨接触面就会太小,影响固定的稳定性,甚至无法完成合适的固定,降低矫形的效果
保持对截骨部位的控制	仅对内侧骨皮质做出刻痕,而不完全截断,就能在整个截骨过程中始终控制截骨块
避免早期完全负重	过度的纵向负荷可能引起跖骨背侧成角畸形

术后处理

- 如果安全,患者可以当天回家,术后2周内严格遵守休息时抬高患足的医嘱。
- 大部分患者允许穿着硬底的术后用鞋用后足和前足外侧负重。
- 对于依从性差的患者或骨质不好的患者,在初期阶段使用石膏固定。
- 2周时查看伤口,并拆除缝线。同时重新绑扎踇趾,教会患者自行简单的主、被动踇趾屈伸练习。
- 术后6周X线检查截骨部位(图2)。
  ○ 如果截骨线处已有些愈合,则允许患者穿着宽大的鞋子或运动鞋,逐渐过渡到完全负重。
  ○ 这时间断性地绑扎踇趾。
  ○ 如果有延迟愈合的迹象,患者继续穿着硬底的术后鞋,并避免负重。

预后

- 笔者最初的40例平均年龄51岁的患者中,有1例术后出现转移性跖痛,1例因为固定失败形成畸形愈合。1例延迟愈合而需要延长固定时间。本术式引起的第1跖骨平均缩短0.98 mm(1~3 mm)。
  ○ 在11例严重畸形合并第1跖骨间角超过18°(18°~22°)的亚组中,术后跖骨间角平均为7.8°,跖骨平均

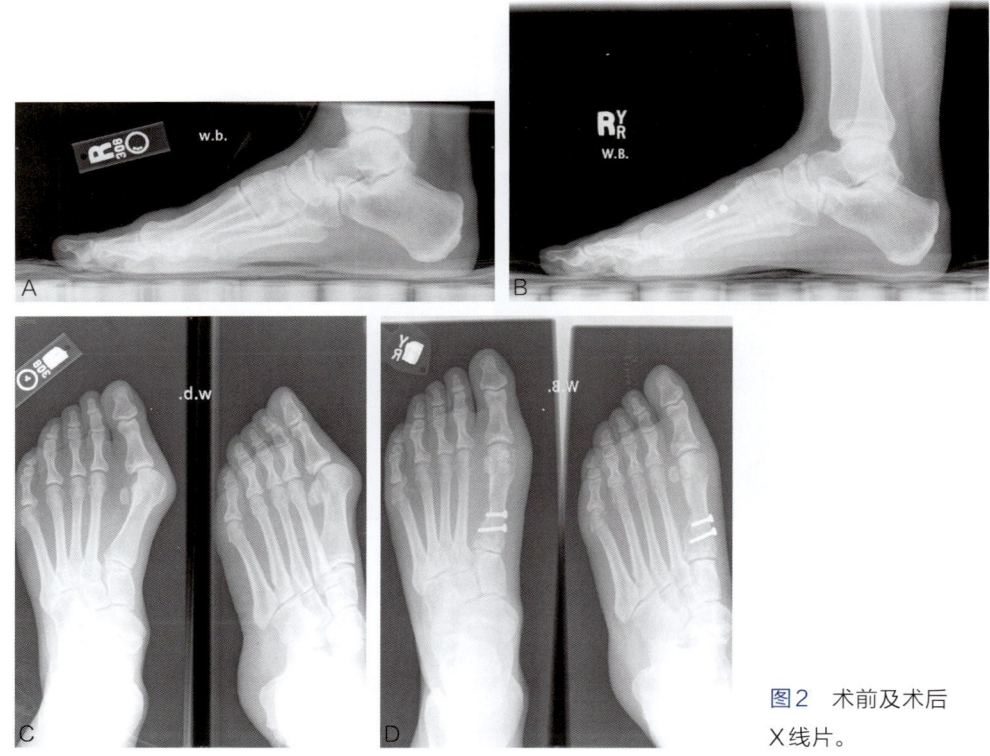

图2 术前及术后X线片。

缩短1.8 mm。
- 有些采用相似的截骨方法的研究报道跖骨短缩比较严重(平均5 mm),但这可能由以下因素造成:
  - 采用横行截骨而非长斜行截骨。
  - 向背侧成角畸形愈合,造成X线片上出现第1跖骨短缩现象。
- 即使在纠正严重的第1跖骨间角增大的情况下,截骨面的稳定性也不会受到影响。这是与Scarf截骨、Ludloff截骨或近端新月形截骨不同的地方。因为上述这些截骨移位后接触面都会减少。

并发症

- 同其他的踇外翻矫正术:医源性骨折、背内侧皮神经损伤、浅表感染、固定丢失以及延迟愈合等。
- 使用合适大小的螺钉可以最大限度避免医源性骨折的发生。在螺钉之间至少保留3 mm宽的骨桥,即使使用的是自攻螺丝,两枚螺钉的近侧皮质也都要预先钻孔和攻丝。

(梅国华　译,施忠民　审校)

参考文献

[1] Mann RA, Rudicel S, Graves SC. Repair of hallux valgus with a distal soft-tissue procedure and proximal metatarsal osteotomy: a long-term follow-up. J Bone Joint Surg Am 1992;74A:124-129.

[2] Ruch JA, Banks AS. Proximal osteotomies of the first metatarsal in the correction of hallux abducto valgus. In: McGlamry ED, Banes AS, Downey MS, eds. Comprehensive Textbook of Foot Surgery. Baltimore: Williams & Wilkins, 1987:195-211.

[3] Trnka HJ, Muhlbauer M, Zembsch A, et al. Basal closing wedge osteotomy for correction of hallux valgus and metatarsus primus varus: 10-to 22-year follow-up. Foot Ankle Int 1999;20:171-177.

[4] Trnka HJ, Parks BG, Ivanic G, et al. Six first metatarsal shaft osteotomies: mechanical and immobilization comparisons. Clin Orthop Relat Res 2000;381:256-265.

第 13 章 跖骨近端开口楔形截骨术（治疗𬟁外翻畸形）

Proximal Metatarsal Opening Wedge Osteotomy for Hallux Valgus Correction

Nikiforos Pandelis Saragas

背景

- 跖骨近端开口楔形截骨是 150 多种截骨治疗𬟁外翻的术式之一，因此也间接反映了治疗𬟁外翻畸形的复杂之处。
- 该术式由 Trethowan[10] 在 1923 年时第一次提出。当时的方法没有采取内固定，因为 Trethowan 医生认为只要使用了匹配完美的植骨块，同时保持外侧骨皮质完整，截骨面还是稳定的。
- 这一技术最初主要用在青少年𬟁外翻当中，但疗效不可靠。也有人把这一方法用于儿童患者，以期预防𬟁外翻畸形的进展[1,7,9]。
- 由于稳定性不足以及截骨端骨不连的原因，跖骨近端开口楔形截骨在之后几年逐渐不再流行。最近，因为发现跖骨延长后会造成关节内压力增加，引起跖趾关节炎和畸形复发，该术式再次遭到质疑[2,3,11]。
- 由于更精细的手术技术和更好的内固定的出现，早些时候的问题大部分已经被解决。配合远端类似于 Chevron 形的楔形截骨，也可以消弭跖骨旋转带来的跖骨远端关节面角增大的问题，同时减轻跖骨延长的程度。

手术治疗

- 手术指征为：中、重度𬟁外翻畸形，𬟁外翻角 > 30°，第 1、2 跖骨间角 > 15°。
- 术式包括远端外侧软组织松解和远端内侧闭合楔形类 Chevron 截骨。

体位

- 患者仰卧于手术床，如果患肢过于外旋，在同侧臀部下垫高。
- 使用大腿根部止血带，尽管在全麻下手术，也可以配合使用局部神经阻滞作为术后镇痛用。

手术显露

- 如果第 1 趾蹼间隙很宽，手术第一步是外侧软组织松解。
- 在第 1 趾蹼背侧做 1～1.5 cm 长切口。
- 辨认𬟁收肌，在近节趾骨基底部锐性切断𬟁收肌的止点。
- 继续向近端分离，切断位于外侧籽骨与第 1 跖骨头之间的籽骨悬韧带，不需要完全松解外侧籽骨。

切开关节囊

- 接着切开外侧关节囊，这一步骤要配合被动内翻𬟁趾至 20° 内翻位。
- 做一个内侧切口，始于跖趾关节远端，终于第 1 跖楔关节。
- 切口直达关节囊（可以通过其垂直的纤维走行加以辨别）表面，注意不要伤及第 1 跖背神经。该神经应该位于背侧的皮肤瓣内。
  - 向下分离，直至𬟁展肌腱。
- 在关节间隙近侧 2～3 mm 处垂直切开关节囊。
- 在稍近端以平行的方式再做一个关节囊切口，在两切口的背侧和跖侧将两者相连。这样切取一个椭圆形的关节囊瓣。
  - 关节囊瓣的宽度取决于骨突的大小以及畸形的严重程度（技术图 1）。
- 在关节囊垂直臂切口的背侧横行切开，向近端延伸。
- 将关节囊从骨突上锐性剥离。
- 用微型摆锯切除内侧骨突。
- 注意保留矢状沟的内缘，并与跖骨干的内侧平齐。
- 如果在第 1 跖骨头背侧也有明显的骨性凸起，也一并切除掉。

第13章 跖骨近端开口楔形截骨术（治疗踇外翻畸形）

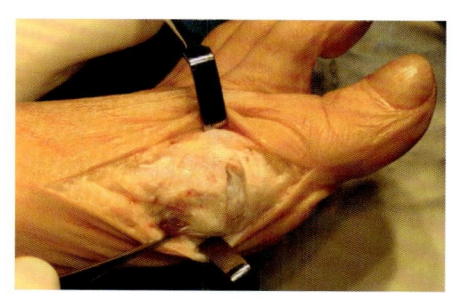

技术图1 切开内侧关节囊，踇展肌紧挨在拉钩的下方。

截骨和钢板固定

- 用针或透视确定第1跖楔关节的位置。
- 在距离跖楔关节远端1 cm的位置做一个横行截骨。
- 截骨不要穿透外侧皮质。
- 根据情况，用两把骨刀或小的撑开器小心地撑开截骨线，注意不要折断外侧骨皮质（技术图2A）。
- 这时需要通过透视决定撑开的大小，使第1、2跖骨间角＜8°，并确定选择合适大小的楔形块钢板。
- 我们发现有两种钢板（Arthrex, Inc., Naples, FL 和 Ortho Link Medial Wedge Osteotomy Plate, Tornier, Inc., Bloomington, MN）非常合适，既能提供可靠的固定，体积也很小（技术图2B）。
- 放置钢板后，再次在透视下检查矫正情况。
- 先固定最靠近截骨线的钉孔。
- 植骨材料可以选择截下的内侧骨突，或者胫骨远端内侧干骺端的骨质（技术图2C）。

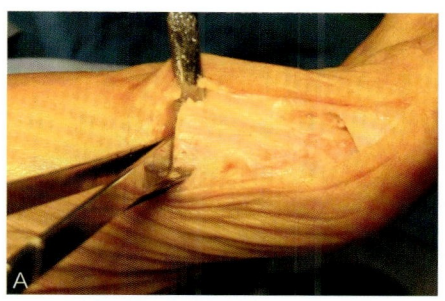
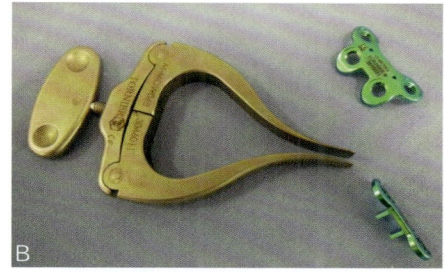
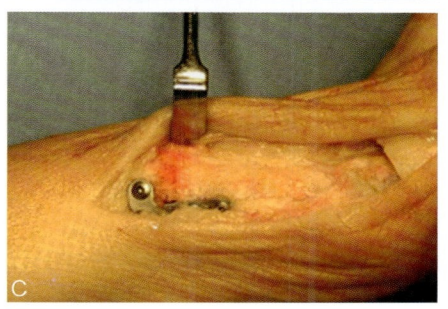

技术图2 A. 开口楔形截骨，保留外侧皮质的完整性。B. 用于踇外翻矫正的OrthoLink内侧楔形截骨钢板（Tornier）。C. 植骨以及放置Arthrex钢板。

固定植骨块

- 在内踝尖上方2 cm左右沿着胫骨远端表面做一个1 cm左右的内侧直切口。
- 直接分离到骨面，用一个7 mm直径的环钻取出足够的骨松质备用（技术图3A）。
- 当固定好近端截骨部位，完成了远端双平面Chevron截骨以后（技术图3B、C），切下的楔形骨块也可作为植骨材料。
- 如果DMAA正常，只需要做短缩的Chevron截骨（技术图3D）。
- 用空心加压螺钉固定截骨端。
- 用2-0的可吸收线缝合内侧关节囊，评估踇趾的外形和X线表现（技术图3E）。
- 趾骨间的外翻或者趾骨旋前可以通过Akin截骨来矫正。

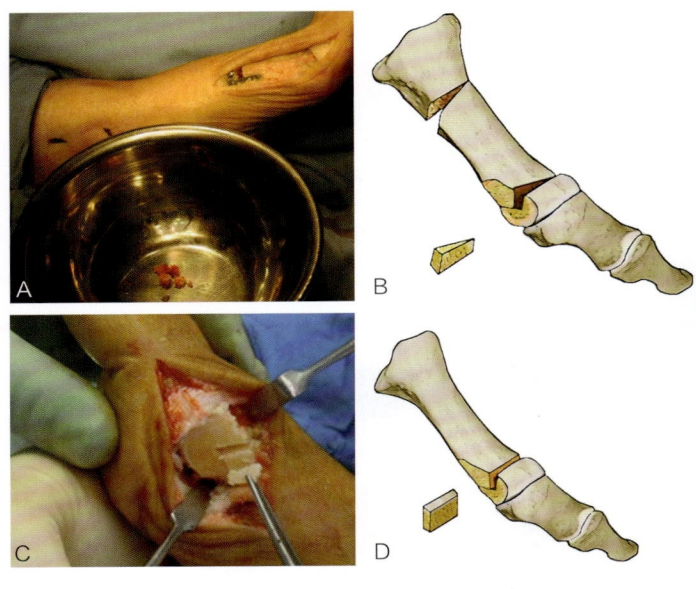
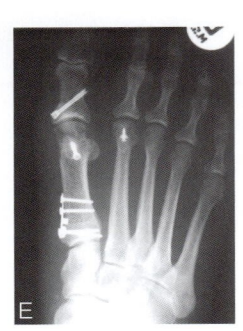

技术图3　A. 用一个7 mm直径的环钻获取足够的骨松质。B、C. 远端内侧闭合楔形截骨（双平面Chevron截骨）。D. 短缩的Chevron截骨。E. 术中X线透视，评估内侧关节囊缝合后蹋趾的力线。

关闭切口

- 用3-0的可吸收线缝合皮下组织。
- 加压包扎伤口，第1趾蹼间可以使用（不用）分趾垫隔开（技术图4）。

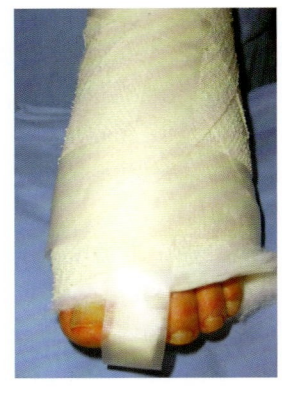

技术图4　用分趾垫隔开第1趾蹼后加压包扎伤口。

要点与失误防范

- 应该从第1趾蹼间隙入路进行软组织松解。该入路视野更好，能看清组织结构，避免从内侧入路进行松解时可能造成的关节面损伤
- 更推荐采用横行截骨（也更安全），并且截骨部位离跖楔关节至少要大于1 cm
- 截骨端可以用两把平的骨膜剥离器小心翼翼地撑开，或者使用Tornier公司配套工具盒里提供的特殊撑开器
- 尝试将钢板尽量安放在跖侧，因为开口截骨有使跖骨向跖侧屈曲的倾向
- 术中透视不可省略！在操作的每一步都要按部就班地进行透视。当切开内侧关节囊后，就要探查第1跖趾关节的匹配度，这样可以减少蹋内翻的发生率
- 不要过度矫正第1跖趾关节，期望它在之后能够改善是不现实的
- 检查蹋趾的旋转情况
- 外侧骨皮质如果折断了也不用惊慌，钢板配合植骨可以提供足够的稳定性
- 不要忘了观察DMAA的大小以及趾间蹋外翻角，有可能需要配合使用双平面Chevron截骨和Akin截骨来解决相应的畸形
- 术后管理对手术效果的影响占了50%，术者必须在患者负重行走前（术后6周内）密切随访
- 使用合适的操作工具，比如适合大小的摆锯（锯片）等，不要将就

术后处理

- 当天晚上患者应严格卧床休息，患足抬高。
- 第二天早上，患者可以穿术后高跟鞋，只要能够承受，允许用脚跟受力。
- 一旦感觉良好，即刻锻炼活动蹋趾。
- 术后前2周，每周换药、更换蹋外翻包扎。随后2周更换蹋外翻包扎，直至术后4周。

- 术后6周摄片复查。
- 如果术后6周摄片显示截骨愈合，术后6周开始可以间断使用术后保护鞋。向患者解释关节活动方法、鞋具、瘢痕护理以及活动方式。
- 继续使用夜间支具4～6周。

预后

- 跖骨近端开口截骨是一种威力强大的矫形方法，可以治疗中到重度跗外翻畸形，能很大程度上满足对一种理想的（可能不是完美的）近端跖骨截骨方案的要求。这是一种相对简单、结果可测、可重复性高的手术，而且截骨端稳定性足够高，可以满足早期负重的要求。
- 文献中对此截骨的报道结果都一致很好。
- Wukich等回顾了他们的18例患者，结果满意率为89%。跗外翻角和第1、2跖骨间角分别改善了13.5°和9°。没有发现骨不连和畸形愈合。患者满意率为100%[5]。
- Cooper等[2]报道的23例患者也全部对手术结果表示满意。他们的矫形结果表明跗外翻角及跖骨间角较术前分别改善15°和7°。
- Shurnas[8]最初手术的50例患者的结果回顾显示，平均跗外翻角的改善为20°，第1、2跖骨间角的改善为12°。平均愈合时间为5～8周，没有发现骨不连、畸形愈合和延迟愈合。所有患者都对治疗结果表示满意。术后第1跖骨延长平均1.9 mm，差异性无统计学意义。
- Shurnas[8]还回顾性报道了一组超过90例、平均随访时间超过2年的病例，手术的结果优良率超过90%。
- Saragas[6]报道了46例、64足患者的结果，AOFAS评分从51.3进步到86.8分，优良率超过90%。有5例术后发生跗内翻，只有1例有症状。2例有明显的跗外翻复发但无症状。有1例患者出现骨不连，通过植骨治愈。
- Randhawa和Pepper[5]报道了25例跖骨近端开口截骨的病例，跗外翻角平均改善30°，第1、2跖骨间角改善8°。满意率为80%，该组患者中有1例跗内翻，1例骨不连，1例跗外翻复发发生。
- Nery等治疗了40例患者，70足，期间使用了2种不同的固定钢板（Darco BOW或Arthrex LPS plate）。
  - 术中根据情况增加Akin截骨和远端双平面Chevron截骨。
  - 跗外翻角平均改善14°，跖骨间角改善8°。AOFAS评分从52分改善为82分。尽管固定的能力和稳定性都比较相似，但使用Arthrex钢板的病例组评分要显著高于使用Darco钢板的病例组。可能与Arthrex钢板的切际比较低，对局部软组织刺激比较小有关[4]。
- 早期的研究没有发现诸如外侧皮质折断、第1跖骨延长之类的并发症。

并发症

- 本文的第一作者在早先不采取术中透视的阶段有过5例跗内翻的病例，其中一例最后进行了跗趾关节融合。
  - 有2例跗外翻复发（没有症状）。
  - 有1例骨不连进行了植骨翻修。
- 有2例发生内固定激惹反应，需要内固定取出。

（梅国华 译，施忠民 审校）

参考文献

[1] Bonney G, Macnab I. Hallux valgus and hallux rigidus: a critical surgery of operative results. J Bone Joint Surg Br 1952;34:366-385.

[2] Cooper MT, Berlet GC, Shurnas PS, et al. Proximal opening-wedge osteotomy of the first metatarsal for correction of hallux valgus. Surg Technol Int 2007;16:215-219.

[3] Hardy MA, Grove JR. Opening wedge osteotomy of the first metatarsal using the Arthrex® Low Profile Plate and Screw System™. Podiatry Internet J 2007;2(4).

[4] Nery C, Réssio C, de Azevedo Santa Cruz G, et al. Proximal opening- wedge osteotomy of the first metatarsal for moderate and severe hallux valgus using low profile plates. Foot Ankle Surg 2013;19:276-282.

[5] Randhawa S, Pepper D. Radiographic evaluation of hallux valgus treated with opening wedge osteotomy. Foot Ankle Int 2009;30:427-431.

[6] Saragas NP. Proximal opening- wedge osteotomy of the first metatarsal for hallux valgus using a low profile plate. Foot Ankle Int 2009;30:976-980.

[7] Scranton PE Jr, Zuckerman JD. Bunion surgery in adolescents: results of surgical treatment. J Pediatr Orthop 1984;4(1):39-43.

[8] Shurnas PS. Proximal opening wedge osteotomy of the first metatarsal: biomechanical and clinical evaluation. In: Proceedings from the American Academy of Orthopaedic Surgeons Annual Meeting, March 22-26, 2006, Chicago, IL.

[9] Simmonds FA, Menelaus MB. Hallux valgus in adolescents. J Bone Joint Surg Br 1960;42(4):761-768.

[10] Trethowan J. Hallux valgus. In: Choyce CC, ed. A System of Surgery. New York: PB Hoeber, 1923:1046-1049.

[11] Watson TS, Shurnas PS. The proximal opening wedge osteotomy for the correction of hallux valgus deformity. Tech Foot Ankle Surg 2008;7:17-24.

第 14 章 Lapidus 手术
Lapidus Procedure

Ian L. D. Le and Andrew Dodd

定义

- Paul W. Lapidus 在 1934 年第一次提出了这种矫正姆外翻的手术方法。
- 主要用于治疗继发于第 1 跖楔关节（TMT 关节）活动度过大或关节面过度内倾引起的第 1 跖骨内翻所造成的姆外翻畸形。
- 最早的 Lapidus 术式包括楔形切除部分内侧楔骨、第 1 跖楔关节融合，以及第 1 跖趾关节远端关节囊缝合术。
- Lapidus 手术历经了很多改良，主要是提倡以坚强内固定维持复位的效果、降低不愈合率，以及允许早期愈合和活动。

解剖

- 手术治疗的目的是获得一个力线正常的、以足底负重的足，可以吸收震荡，具有协调有力、有效率的正常步态。
- 体重必须能够均匀分布在 6 个负重面上，包括 1 对位于第 1 跖骨头下方的籽骨、第 2~5 跖骨头以及跟骨。
- 足的外侧柱更具活动度，有利于足在不平的地面行走。而内侧柱，包括第 1 跖楔关节，则更为稳定，使足在行走时更具推进力。
- 第 1 跖楔关节的深度通常约 30 mm。

发病机制

- 足下垂常常是一个潜在的病理因素，使中足反复处于紧张状态下，导致纵弓塌陷和不稳。
- 关于第 1 跖楔关节不稳是因是果的争论还在继续。
- 特别是，第 1 跖楔关节在水平面和矢状面上均表现出不稳。
- 水平面不稳表现为第 1 跖骨内收和继发姆外翻。
- 矢状面不稳表现为第 1 跖骨背屈，容易造成距骨周围背外侧半脱位。
- 此外，很多患者的第 1 跖楔关节面向内倾斜，倾向于出现第 1 跖骨内收畸形。

自然病程

- 有症状的姆外翻畸形，合并第 1 跖骨内翻、潜在的第 1 跖楔关节过度活动，以及渐进性的马蹄足畸形与疼痛。
- 由于潜在的第 1 跖楔关节过度活动和马蹄畸形，最终不可避免地使姆外翻的畸形和症状都随着时间推移而愈加严重。
- 因此，在治疗姆外翻畸形时一定要同时纠正与之相伴的基础病变。

病史和体格检查

- 体检方法包括：
  - 第 1 跖楔关节过度活动：检查者将一手的示指和中指放在第 1 跖楔关节的背侧，感受该关节活动度；姆趾放在其他趾的跖骨下方。另一手抓住第 1 跖骨，并上下、左右活动关节。正常关节允许有少量的活动，活动度过大或有明显移位（> 9 mm）则是异常现象，预示第 1 跖楔关节不稳。偶尔，检查时会发现楔间不稳。
  - 足下垂/Silfverskiöld 试验：检查者把后足置于距下关节中立位，在膝关节伸直和屈膝 30°时分别检查足背屈活动度。患者一般后足窄、前足宽大并向外展开。如果膝关节伸直时踝关节不能到达背屈中立位，而屈膝时可以，说明是单纯腓肠肌紧张引起的足下垂，如果屈、伸膝关节均不能使踝关节到达背伸中立位，则说明小腿腓肠肌和比目鱼肌均紧张。
  - 第 1 跖趾关节活动度：检查者评估完第 1 跖趾关节活动度以后，在纠正第 1 跖骨内收后再评估一次第 1 跖趾关节活动度，并加以比较。如果纠正后第 1 跖趾关节活动度明显下降，说明该关节已经缺乏和谐匹配，可能需要额外行跖骨远端截骨。
  - 外侧足趾疼痛：由于第 1 跖楔关节活动度过大，与外侧跖骨相比，第 1 跖骨相对抬高，导致外侧跖痛和胼胝体。胼胝体出现于外侧跖骨头下方，第 1 跖骨头下方的软组织却因为少有负重而变得柔软。另外，爪状趾和伸肌腱挛缩会引起前足跖底脂肪垫向远侧转移，也加重外侧的转移性跖痛。

影像学和其他诊断性检查

- 负重平片包括足的正位、侧位和斜位片。要尽一切可能拍摄真正的侧位片（距骨穹窿完全重叠）。
- 第 1 跖楔关节过度活动的征象：

- 第2、3跖骨过度负重（皮质增厚、应力性骨折）。
- 第1跖骨向背侧移位或背屈。
- 第1跖楔关节跖侧增宽。
- 第1、2、3跖楔关节关节炎。
- 第1跖趾关节背侧骨赘形成。
- 有时，需要拍摄踝关节平片来排除相邻结构的问题。
- 籽骨轴位片有助于判断籽骨跖骨关节炎和籽骨半脱位程度。
- 如果怀疑下肢力线异常，需要拍摄下肢全长片。
- 很少需要进行CT、MRI扫描或其他影像学检查。

鉴别诊断

- 拇僵硬。
- 籽骨跖骨炎。
- 外侧趾疼痛症。
- 趾间神经瘤。
- 痛风或其他炎症性疾病。

非手术治疗

- 许多拇外翻合并第1跖楔关节松弛的患者没有症状。
- 然而，一旦症状出现，病情发展是不可避免的，尤其当合并足下垂（马蹄畸形）时。
- 初期治疗可以集中于对症处理，包括应用非甾体类抗炎药、改变活动方式、休息、减肥、更换鞋的式样以及佩戴支具等。
- 对于合并马蹄的患者，正确地指导他们进行跟腱的牵拉训练会有一定的帮助。

手术治疗

- 手术指征：
  - 拇外翻合并第1跖骨内收和第1跖楔关节过度活动。
  - 拇外翻合并第1跖楔关节炎。
  - 对失败的拇外翻矫形术进行翻修。
- 禁忌证：
  - 骨骺未闭。

术前准备

- 阅读足的正位片，观察以下指标：
  - 拇外翻角（正常 < 15°）。
  - 第1跖骨间角（正常 < 9°）。
    - 跖骨远端关节面角（正常 < 10°）。
  - 第1跖楔关节角（正常内倾 < 8°）。
  - 近节趾骨关节角（正常 < 10°）。
- 跖趾关节的匹配度：
  - 籽骨脱位程度。
  - 跖骨头之间的相对长度（正常的是第2~5跖骨头位置以抛物线形式依次向近端短缩）。
- 侧位片上观察：距骨－第1跖骨角。
- 根据以上观察所得，术者决定手术方案，包括：
  - 需要矫正的角度。
  - 是否需要在内侧楔骨去除一块楔形骨块（楔形的底边位于外侧）。
  - 是否需要同时行第2、3跖骨短缩。
- 术中评估马蹄下垂的情况，决定是否进行经皮跟腱延长或腓肠肌滑移术。
- 手术目标在于处理以下问题：拇外翻畸形、第1跖列过度活动、跖骨内收、跖骨或趾骨的旋前、趾间拇外翻、内侧骨突。

体位

- 患者仰卧于透光的手术台上。同侧臀部下方抬高，纠正患肢外旋。
- 手臂置于胸前，尺神经附近用垫子保护好。
- 尽可能靠近大腿根部上止血带，以便需要时可以在胫骨近端取植骨块。
- 铺巾完成后，在膝关节下方垫上膝枕，方便在足背进行手术。

手术显露

- 在拇长、短伸肌腱之间做一个8 mm长的切口，大致和第1跖骨以及内侧楔骨外侧面的体表投影一致（技术图1）。
- 保护腓深神经、跖背动脉和跖背侧皮神经。
- 活动第1跖骨，辨认出第1跖楔关节，从骨面上锐性剥离关节囊。

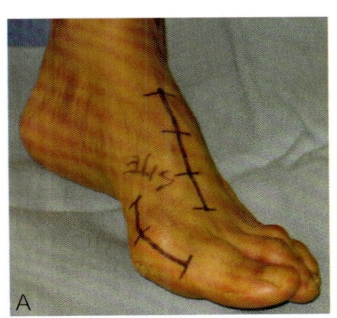

技术图1 A. 手术切口。

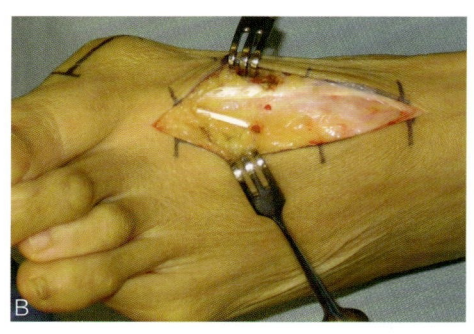

技术图1（续） B. 在踇长、短伸肌腱之间做切口。

纠正第1跖骨内收和处理第1跖楔关节关节面

- 用6.4 mm（0.25 in）宽骨刀凿去第1跖楔关节背侧的骨赘，保留凿下的骨赘以备植骨用。
- 在这里，可以用两种方法准备关节面：
  - 如果需要纠正内倾的关节面，用摆锯处理。首先插入一把骨膜剥离器，确定关节倾斜的程度。在内侧楔骨上楔形切除一块骨块（外侧楔形）。去除骨块，检查跖侧骨块是否去除干净。在第1跖骨基底部去除很小一部分骨块，同样检查跖底的骨块是否去除干净。避免跖骨过度短缩。
  - 如果关节没有内倾，或者第1跖骨较短，则用一系列带凹面的骨刀和刮匙进行操作。这可以创造两个互相匹配的面进行融合。
- 用圆形的刮匙搔刮，确保跖侧没有残留的骨突造成跖楔关节背屈。第1跖楔关节深为28～30 mm。
- 在两侧关节面用2.0 mm钻头钻孔（技术图2）。
- 这时第1跖楔关节的外侧应该留有间隙。

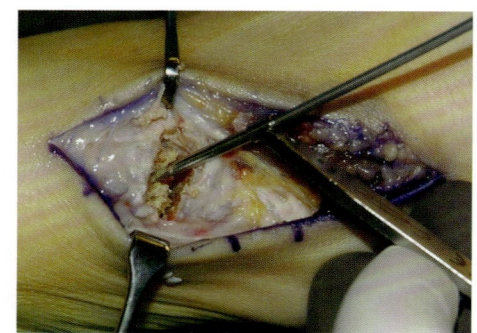

技术图2 关节面处理。

远侧软组织的处理

- 延伸背侧切口至第1跖蹼，注意不要伤及背侧神经。
  - 或者在第1趾蹼背侧另做一个切口。
- 在松弛的跖骨间韧带深面是腓侧籽骨和踇收肌腱，不要切断肌腱。
- 保护腓侧籽骨，辨认并纵行打开第1跖趾关节关节囊（技术图3）。
- 在第1跖趾关节内侧另做一切口，再次查看背侧皮神经。
- 在关节囊表面掀起皮瓣，注意不要削薄关节囊。
- 纵行锐性切开关节囊，把它向跖侧和背侧掀开。
- 分离跖骨头近端增生的关节囊和粘连组织，使籽骨能够移动。
- 用Kocher钳轻轻用力抓提跖侧关节囊，同时闭合第1跖楔关节外侧间隙，纠正第1跖骨间角，应能容易地使跖骨头回到籽骨的上方。
- 用咬骨钳去除小部分内侧骨突，修圆跖骨头内侧。

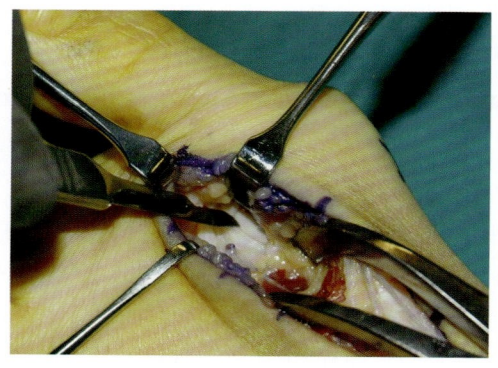

技术图3 远侧软组织松解。

固定

- 在固定之前，维持复位状态，触摸检查足部，确保前足处于跖行的位置。
  - 把患足放在平板上有助于判断前足和后足的位置状态。
- 如果没有助手，可以借助克氏针临时固定。
- 在跖骨背侧中央距离关节 2 cm 处向内侧楔骨跖侧钻 1 个骨洞。
- 用拉力螺钉技术打入 1 枚 4.0 mm 螺钉，固定跖楔关节（技术图 4）。
- 从内侧楔骨背侧向第 1 跖骨基底跖侧打入第 2 枚拉力螺钉。
- 以 4.0 mm 螺钉横穿第 1 跖骨和第 2 跖骨基底之间，固定这一框架。

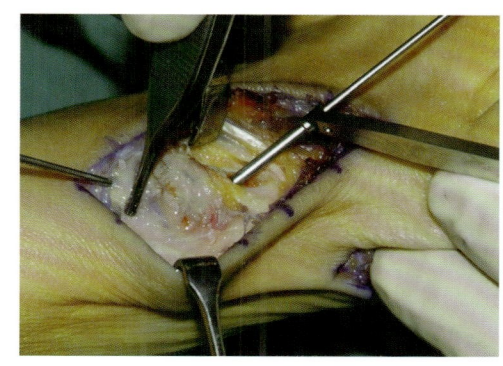

技术图 4　以拉力螺钉技术打入 4.0 mm 直径螺钉。

- 最后一枚螺钉也是以拉力螺钉方式打入，但不要拧得太紧，以免过度矫正第 1 跖骨间角。
- 另一种可选的（也更坚固）固定方式是使用背内侧或跖侧锁定钢板固定，也可以同时结合拉力螺钉技术。

植骨

- 随着手术技术的进步以及采用了更为坚固的固定方式之后，通过植骨减少剪切力的方法已经不太常用了。
  - 如果采用植骨：
    - 用直径 5.0 mm 的钻在第 1 跖楔关节的背内侧和背外侧钻两个小孔，作为植骨孔以减轻剪切力（技术图 5A、B）。
- 同样在关节融合部位的所有缝隙内填充植骨块。
- 植骨材料可以取自手术部位（骨赘）或跟骨外侧。
- 拍摄正、侧位及斜位片，确认矫形是否正确，这些细节在用 C 臂机透视时常常不易看到（技术图 5C、D）。

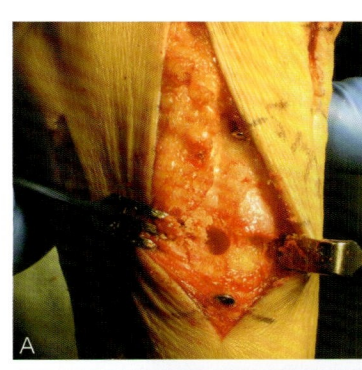
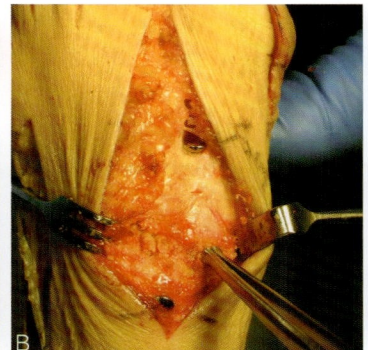
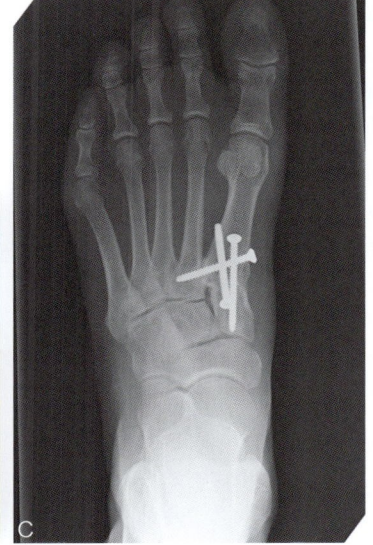
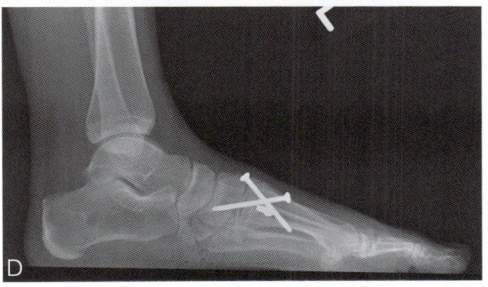

技术图 5　A. 钻孔，留待植骨。B. 植骨可以保护剪切力。C. 最后的正位片。D. 最后的侧位片。

关闭伤口

- 折叠缝合跖趾关节内侧关节囊,如果需要,切除冗余的关节囊。
- 没有必要把关节囊缝得过紧来纠正踇外翻。
- 逐层缝合余下的组织。

其他需要考虑的手术处理

- 腓肠肌滑移术或经皮跟腱松解延长术。
  - 马蹄足下垂或前足过度负重。
- Akin 截骨术。
  - 同时存在踇趾趾骨间外翻。
- 第 2 或第 3 跖骨短缩术。
  - 跖骨头之间正常的抛物线关系(跖骨之间的相对长度关系)丢失。
  - 穿高跟鞋患者更需要解决第 2、3 跖过长的问题。

典型病例(由 Mark E. Easley 医生提供)

背景和影像学资料

- 患者为 75 岁妇女,之前有过趾骨远端截骨矫形史,踇外翻畸形复发。
- 症状包括穿鞋不适、步态推进期脚趾疼痛、踇趾内侧凸起部压痛。
- 跖趾关节疼痛轻微。
- X 线检查显示跖骨间角增大(技术图 6A),跖趾关节关节面不匹配,第 1 跖骨头相对过小,没有明显的第 1 跖楔关节跖侧裂缝增大(技术图 6B)。

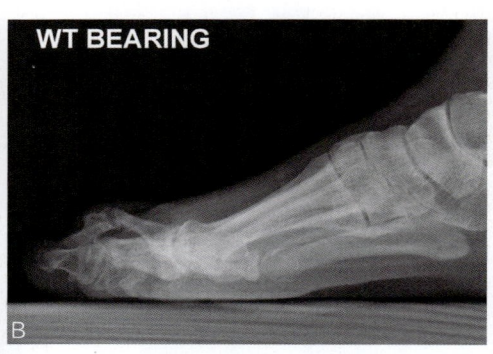

技术图 7 术中照片显示跖楔关节背侧切口,在保护好腓浅神经的踇趾背内侧分支以及踇长、踇短伸肌腱和胫前肌腱之后,分辨第 1 跖背动脉的足底分支。

手术显露

- 在第 1 跖楔关节背侧外缘做直切口。
- 显露和保护腓浅神经跖背内侧分支及踇长、踇短伸肌腱。
- 保护位于第 1 跖楔关节内侧缘的胫前肌腱。
- 保护位于第 1 跖楔关节外侧的深部血管神经束(技术图 7)。

处理跖楔关节

- 先处理外侧和跖侧的关节软骨,在矫正第 1 跖骨间角的同时,要防止第 1 跖骨背屈(技术图 8A)。
- 为避免跖骨背屈,暂时保留跖骨背侧的关节软骨,以便提醒术者要保留背侧软骨下骨(技术图 8B)。
- 第 1 跖楔关节比较深,通常有 3 cm。一定要去除掉最跖

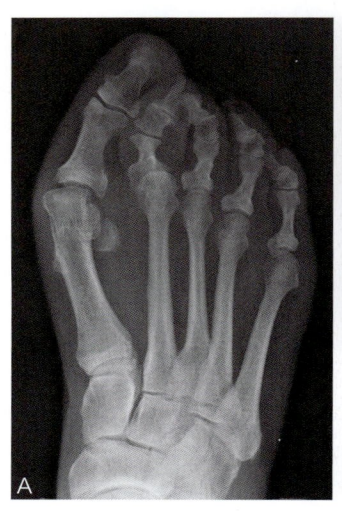

技术图 6 女性,75 岁,踇外翻术后复发。A. 正位片,注意第 1 跖骨头相对较窄。B. 侧位片,这一病例的第 1 跖楔关节跖侧没有缝隙增大,说明没有关节过度松弛。

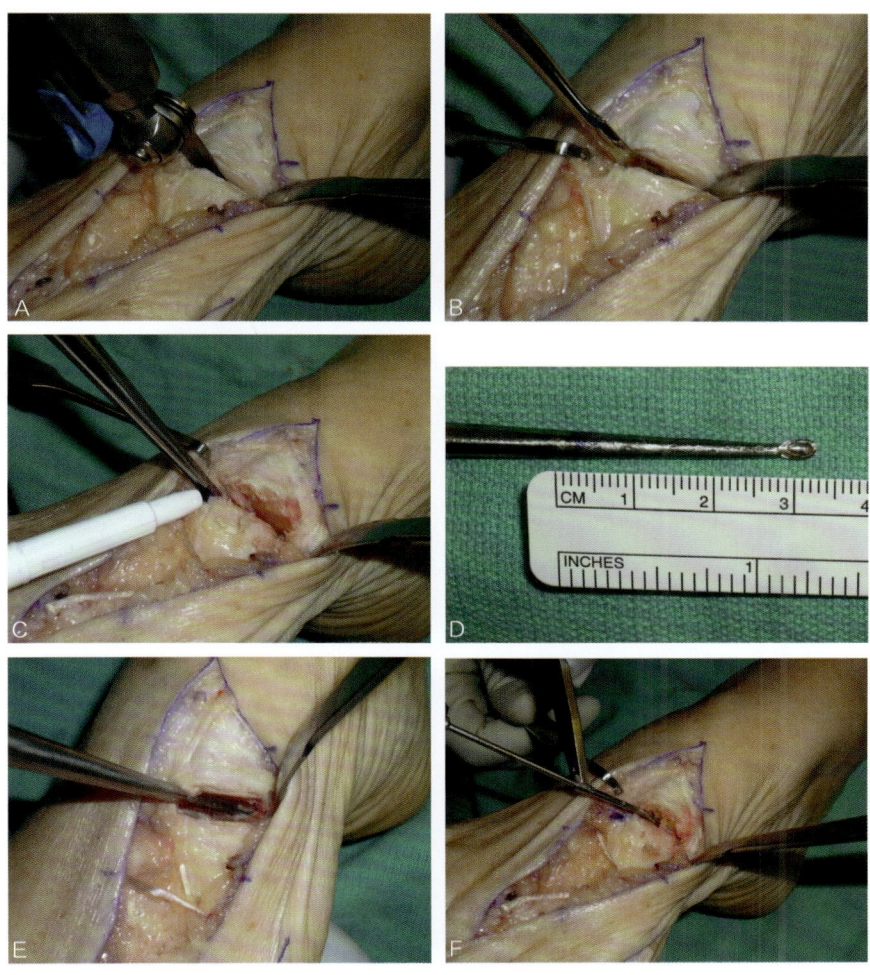

技术图8　处理第1跖楔关节。A. 初步去除外侧和跖侧的关节软骨和软骨下骨，避免跖骨背屈，同时纠正第1、2跖骨间角。B. 暂时保留跖骨背侧的关节软骨，以便提醒术者要保留背侧软骨下骨。在处理完其他部分的关节面之后，再去除这部分软骨。C. 用小刮匙探测关节面深度。D. 关节面深度约为30 mm。E. 必须清理掉关节面最跖侧的软骨，否则会顶开关节，并造成第1跖骨背屈。F. 去除掉关节软骨之后，对软骨下骨进行微骨折处理。

侧的软骨和软骨下骨，否则会造成第1跖骨背屈以及转移性跖骨痛（技术图8C～E）。
- 去除软骨之后，要对软骨下骨进行微骨折处理以促进骨愈合（技术图8F）。

远端软组织处理
- 在本病例中，我们将背侧切口直接延伸至第1趾蹼间隙和第2跖趾关节处。
- 经由背侧切口，松解位于外侧关节囊和外侧籽骨间的外侧悬韧带，以便复位跖骨头和外侧籽骨的关系。
- 在第1跖趾关节处做一个内侧正中纵切口，切开关节囊。可以看到在这一翻修病例的内侧关节囊上有一个破口。手术结束时修补了这一破口，恢复了关节囊的完整性（技术图9）。

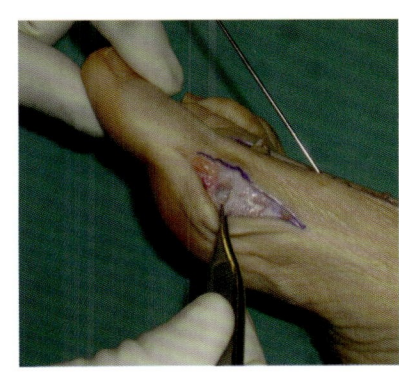

技术图9　在这个翻修病例中可以看到内侧关节囊壁有缺损。为了重建关节囊的完整性，手术结束前修补了这一缺损。

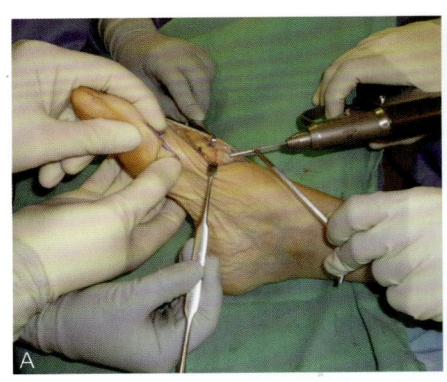 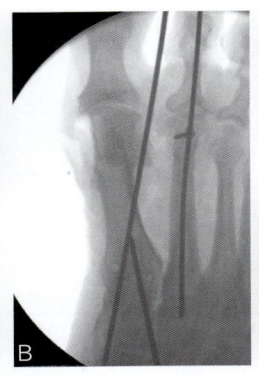 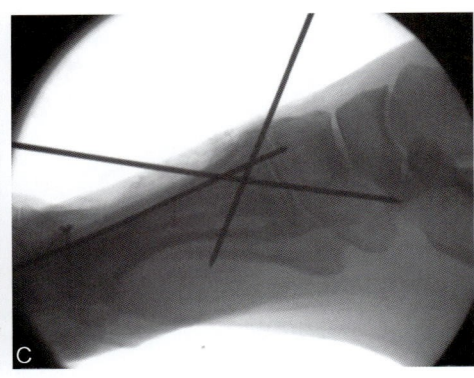

技术图 10 第 1 跖楔关节临时固定。A. 一位术者维持复位的位置，另一位术者放置克氏针做临时固定。B、C. 术中透视确认第 1 跖骨间角复位满意，没有第 1 跖骨背屈现象。

- 该病例不需要切除内侧骨突。因为在前次手术中已经切除了骨突。

复位跖楔关节

- 一位术者维持复位的位置，另一位术者打入两枚克氏针做临时固定（技术图 10A）。
- 术中透视确认第 1 跖骨间角复位满意，并且没有第 1 跖骨背屈现象（技术图 10B、C）。

固定

- 在维持复位的前提下，先置入由外侧近端向远端打入的加压螺钉。
- 然后置入由内侧远端向近端打入的螺钉（技术图 11A、B）。
- 术中透视确认跖骨间角被维持在复位的位置上（技术图 11C）。

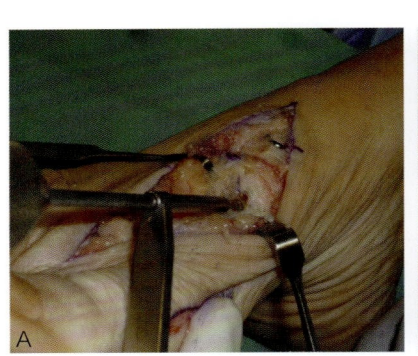 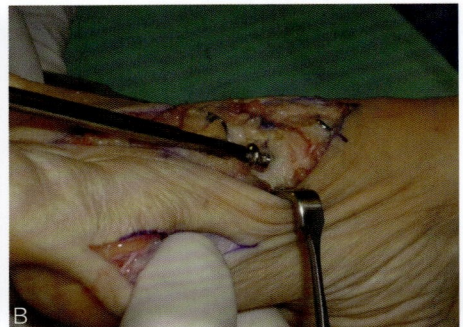 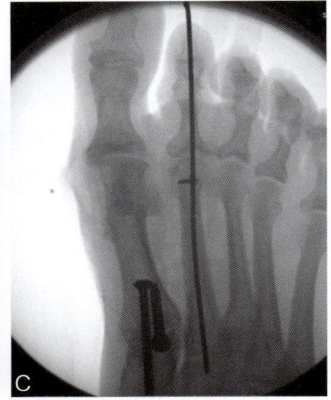

技术图 11 A. 在维持复位下，沿着远端导针置入空心加压螺钉。B. 然后置入由内侧远端向近端打入的螺钉。C. 术中透视确认跖骨间角角度。

要点与失误防范

顽固的第 1 跖骨背屈或外侧跖骨头痛	• 第 1 跖楔关节跖侧的骨块切除不够
骨不连	• 关节面处理不充分或固定不合适，没有植骨
跨内翻	• 第 1 跖骨间角矫正过度 • 松解了跨收肌

术后处理

- 塑型良好的短腿石膏前托保护，以减轻术后肿胀。
- 出院前石膏外另加玻璃纤维包扎。
- 腘窝内留管配合隐神经阻滞作为术后镇痛。
- 术后第3周患者改穿行走靴。
- 患者可以借助膝部支撑的滑轮车行动。
- 术后6～12周穿着可脱卸靴，并允许逐渐负重。
- 术后12周可穿着正常鞋子。
- 最近的文献表明用脚跟支撑行走部位影响到骨质愈合率。不过，仍需要更多的研究来支持这一结论。
- 本文中的示例患者的术后随访如下：
  - 姆外翻绑带包扎6～8周。
  - 术后4～6周用短腿石膏固定保护。
  - X线片显示跖楔关节融合部位有满意的骨小梁桥接，则在术后4～6周改穿行走靴（图1）。

预后

- 如果指征恰当，手术操作正确，患者配合好，患者的术后满意率超过90%。
- 骨不连率大约5%。
- 姆外翻复发很少见。

并发症

- 参见"失误防范"部分。

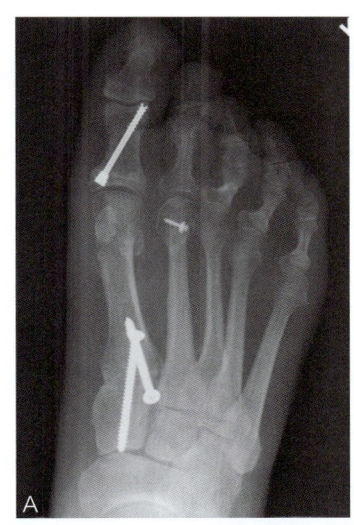
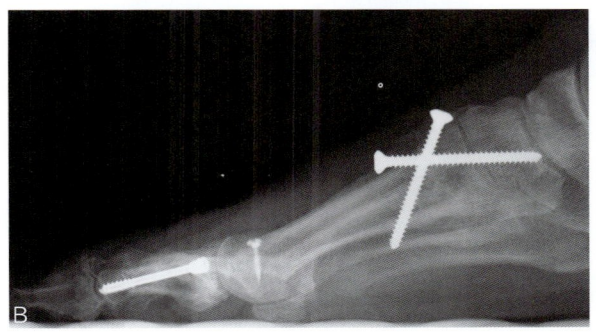

图1 前述患者的随访X线情况。A. 正位片显示姆外翻角和跖骨间角复位满意。籽骨位置满意。B. 侧位片显示第1跖骨没有背屈。

（梅国华 译，施忠民 审校）

参考文献

[1] Bendnarz PA, Manoli A. Modifed Lapidus procedure for the treatment of hypermobile hallux valgus. Foot Ankle Int 2000;21:816-821.

[2] Blitz MN, Lee T, Williams K, et al. Early weight bearing after modified Lapidus arthodesis: a multicenter review of 80 cases. J Foot Ankle Surg 2010;49:357-362.

[3] Coetzee JC, Wickum D. The Lapidus procedure: a prospective cohort outcome. Foot Ankle Int 2004;25:526-531.

[4] Coughlin MJ. Hallux valgus. Instr Course Lect 1997;46:357-391.

[5] Coughlin MJ, Mann R, Saltzman C. Surgery of the Foot and Ankle, 8 ed. Philadelphia: Elsevier, 2007.

[6] DeVries JG, Granata JD, Hyer CF. Fixation of first tarsometatarsal arthrodesis: a retrospective comparative cohort of two techniques. Foot Ankle Int 2011;32:158-162.

[7] DiGiovanni CW, Kuo R, Tejwani N, et al. Isolated gastrocnemius tightness. J Bone Joint Surg Am 2002;84-A(6):962-970.

[8] Hansen ST. Hallux valgus surgery: Morton and Lapidus were right. Clin Podiatr Med Surg 1996;13:347-354.

[9] Kazzaz S, Singh D. Postoperative cast necessity after a Lapidus arthrodesis. Foot Ankle Int 2009;30:746-751.

[10] Lapidus PW. The author's bunion operation from 1931 to 1959. Clin Orthop 1960;12:119-135.

[11] Mann R. Disorders of the first metatarsophalangeal joint. J Am Acad Orthop Surg 1995;3:34-43.

[12] Morton DJ. Evolution of the longitudinal arch of the human foot. J Bone Joint Surg Am 1924;22:56-90.

[13] Morton DJ. The Human Foot: Its Evolution, Physiology and Functional Disorders. Morningside Heights, NY: Columbia University Press, 1935.

[14] Patel S, Ford LA, Etcheverry J, et al. Modified Lapidus arthrodesis: rate of nonunion in 227 cases. J Foot Ankle Surg 2004;43:37-42.

[15] Pedowitz W, Kovatis P. Flatfoot in the adult. J Am Acad Orthop Surg 1995;3:293-302.

[16] Sangeorzan BJ, Hansen ST Jr. Modified Lapidus procedure for hallux valgus. Foot Ankle Int 1989;9:262-266.

第15章 姆外翻手术的翻修
Revision Hallux Valgus Correction

J. Chris Coetzee, Patrick Ebeling, and Mark E. Easley

定义

- 姆外翻复发：姆外翻矫正手术后，第1跖趾关节外翻畸形部分或完全复发。
- 第1跖骨内收：由于第1跖楔关节关节面倾斜或活动度过大造成第1、2跖骨间角度增大。

解剖

- 第1跖楔关节面深27～30 mm，且形状不规则（图1A）。
- 跖背动脉和腓深神经紧靠姆长伸肌腱的外侧走行（图1B）。
- 姆收肌的两个头止在位于第1跖趾关节平面的外侧籽骨。
- 籽骨包含在第1跖趾关节的关节囊-韧带复合体中。
- 腓浅神经的背内侧皮神经支走行于第1跖趾关节的背内侧。
- 跖内侧神经的跖内侧皮神经支沿第1跖趾关节的跖侧走行，靠近跖骨-籽骨关节。

发病机制

- 最常见的姆外翻复发原因是手术方法选择不当，或由于术中操作不当所引起。
- 另一些较少见的原因如：患者骨骼或软组织质量较差、感染、患者依从性差、固定手段失败等，也可造成复发。
- 导致失败的一个主要因素是忽视了第1跖骨内收。
- 如果第1跖骨内收不纠正，它仍会对第1跖趾关节造成外翻力矩。
- 完整的姆内收肌或紧张的外侧关节囊可以增加外翻的力矩。

自然病程

- 某些部分复发的姆外翻畸形可以通过非手术方法进行保守治疗。
- 如果因为没有纠正第1跖骨内收，则畸形在很大程度上会随着时间的推移而逐渐加重。
- 内侧骨突会引起疼痛、压痛，以及姆囊炎发作。
- 畸形进展经常引起第2趾过度负重，最终第1、2跖楔关节均发生关节炎。
- 因为第1跖骨太短或是籽骨脱位，第2～5趾过度负重是进行二次手术的一个常见原因。
- 籽骨和第1跖骨头之间会发展成跖籽关节炎。
- 病程较长的姆外翻，尤其是关节不匹配的姆外翻，会引起第1跖趾关节退变。

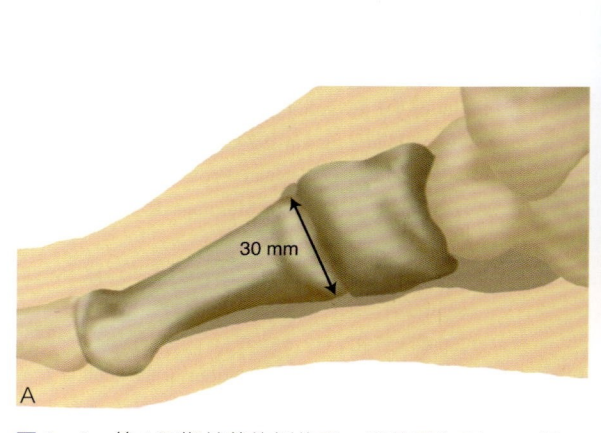
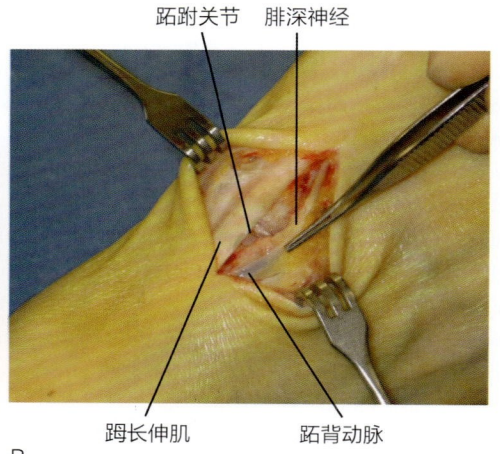

图1 A. 第1跖楔关节的侧位观。关节平均30 mm深。B. 跨越第1跖楔关节的姆长伸肌腱。跖背动脉和腓深神经紧挨着肌腱的外侧走行。

第15章 踇外翻手术的翻修　99

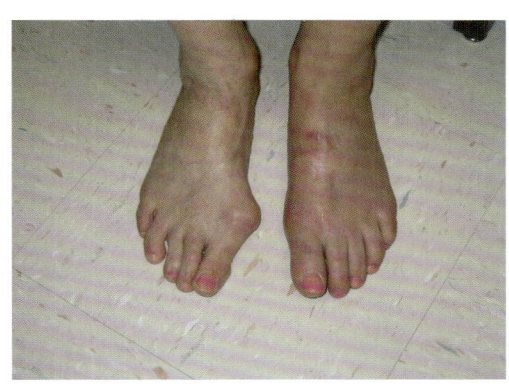

图2　双侧踇外翻术后的照片，左侧是进行了Lapidus手术翻修术后6个月，右侧是翻修术前。

病史和体格检查

- 患者主诉第1跖趾关节外翻，或为复发引起，或为从来没有被完全矫正过(图2)。
- 检查者要检查与第1跖骨内收有关的症状：
  ○ 第1跗楔关节过度活动。
    - 检查时一手抓住外侧足趾的跖骨头，另一手使第1跖骨头被动背屈。
    - 抬高第1跖骨头，高于第2跖骨头5～8 mm为跗楔关节活动过度(图3)。
  ○ 第1跗楔关节过度活动在第1跖趾关节处形成外翻力矩，可能导致跖趾关节处的踇外翻矫形手术失败。

  ○ 第1跗楔关节退变：
    - 关节线水平有压痛。
    - 关节背侧骨赘增生。
  ○ 第2跖骨头过度负重：
    - 患者可能主诉好像鞋内有石子的感觉。
    - 第2跖趾关节压痛。
    - 第2跖骨头下方胼胝体或溃疡形成。
    - 爪状趾畸形[3](图4)。
- 被动矫正第1跖骨内收可减轻踇外翻畸形的程度。
- 检查者需要检查其他足趾的负重情况。
  ○ 第2、3足趾有无爪状趾、槌/锤状趾畸形、有无与其他趾重叠、跖底有无大的胼胝体或溃疡等。触诊跖底，检查有无压痛，移动近节趾骨，判断有无跖趾关节不稳等。
  ○ 外侧趾过度负重常常与第1跗楔关节过度活动相伴随，或者与第1跖列背屈有关。
- 手法矫正踇外翻后第1跖趾关节活动度可以预判术后踇趾跖趾关节的活动度。如果活动度严重下降，表明有融合跖趾关节的手术指征。
- 一般来说，畸形越严重，负重状态下第1跖趾关节旋前也越严重[5]。
- 检查患者是否存在其他可能引起畸形复发的因素：
  ○ 感染。
  ○ 固定失效。
  ○ 全身性韧带松弛。
  ○ 骨质疏松。

影像学和其他诊断性检查

- 负重下拍摄足的正、侧、斜位片，观察下列情况：
  ○ 初次手术带来的改变，包括遗留的内固定等。
  ○ 第1跖趾关节匹配情况。

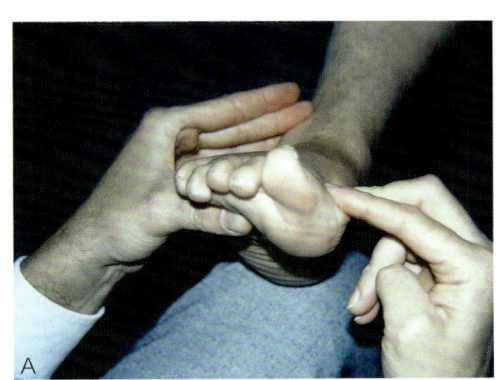

图3　第1跗楔关节过度活动。

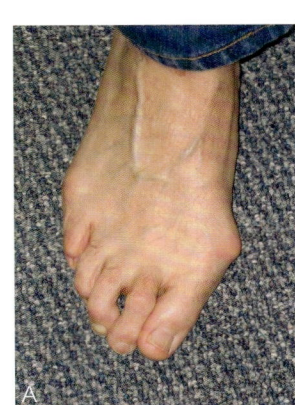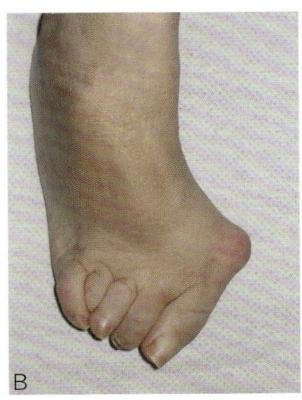

图4　爪状趾畸形。

- 第1跖列跖屈情况。
- 跚外翻角。
- 第1跖骨长轴与近节趾骨长轴间的夹角。
- 正常小于15°。
- 第1跖骨间角：
- 第1、2跖骨长轴间的夹角。
- 正常小于9°。
- 跖骨远端关节面角：
- 第1跖骨长轴垂线与跖骨远端关节面基底连线之间的夹角。
- 正常小于10°。
- 第1跖骨内收的X线征象：
- 第1跖骨间角增大。
- 负重侧位片见第1跖楔关节跖侧间隙增宽（图5）。
- 爪状趾畸形。

鉴别诊断
- 固定失效。
- 全身性软组织松弛症。
- 感染。

非手术治疗
- 改变穿鞋习惯：
  - 宽的鞋盒。
  - 低跟。
- 矫形支具：
  - 内侧足弓支持（如果合并平足）。
  - 跖骨垫（如果有第2跖骨头过度负重）。
- 改变活动习惯。

手术治疗
- 了解原先进行的是什么手术很重要。
- 很少能通过其他相近的术式对跖骨远端截骨或跖骨干截骨的病例进行成功的翻修。
- 大部分挽救性的手术依赖于建立第1跖骨基底部的稳定性。这种手术也可以在跖骨基底部纠正更多的跖骨内收角度。

术前准备
- 可能需要取出前次手术遗留的内植物。
- 患者年龄和原先的手术切口也要考虑在内。
- 术者必须考虑到行外侧趾短缩、爪状趾矫形及进行趾骨的Akin截骨等术式的必要性，处理同时存在的畸形。

体位
- 患者仰卧位。
- 使用大腿根部止血带。
- 足的位置要考虑到术中透视的需要。

手术入路
- 根据采取的术式选择入路。

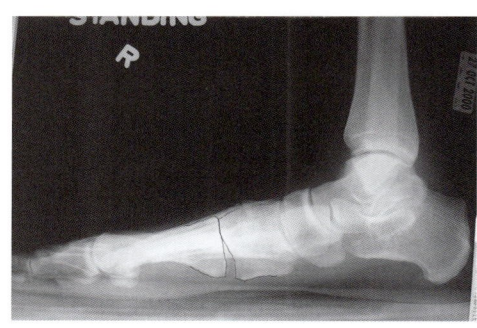

图5 负重位摄片，第1跖楔关节的跖侧间隙增宽，同时第1跖骨向背侧移位。

典型病例1

病史介绍
- 33岁女性，跚外翻矫形术后（具体不详）。
  - 持续有症状的跚外翻畸形（技术图1A）。
  - 保守治疗失败。
  - 第1跖趾关节活动度良好。
  - 第2跖骨头负重过度，但第2趾没有畸形。
- X线片（技术图1B、C）：
  - X线片显示原先做的是第1跖骨头的手术。
  - 第1跖骨间角增大。
  - 跖骨远端关节面角可能增大。
  - 与第2跖骨相比，第1跖骨相对短缩。
  - 没有明显的第2趾畸形。

远端软组织处理
- 采用第1次手术的原切口——背内侧入路，将切口向近端延伸以便做跖骨近端截骨。
- 另从第1跖蹼间隙入路做外侧软组织松解
  - 同时进行跖骨远端截骨和外侧松解会危及跖骨头的血供：
    - 内、外侧的软组织都已经松解。

第15章　踇外翻手术的翻修

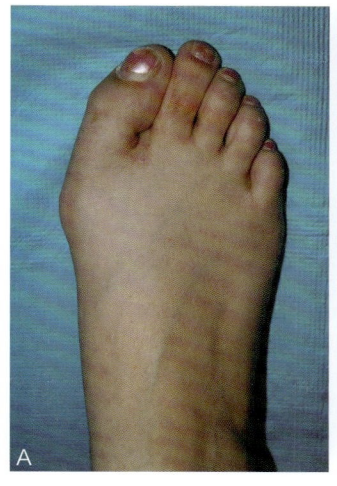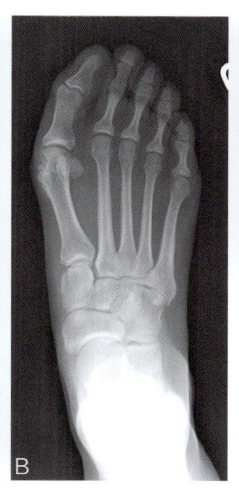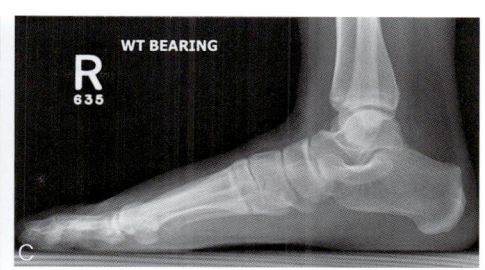

技术图1　术前评估：33岁女性，原先的踇外翻矫形手术失败。A. 临床外观。B. 负重正位片。C. 负重侧位片。

- 跖骨头的骨内血供完全中断。
  ○ 所以要理性地决定是否进行外侧松解：
    - 远端到外侧关节囊的部分包含着到跖骨头的血供。
- 手术显露后，可以判断真正的跖骨远端关节面角（而非X线片上看到的）（技术图2）。

跖骨近端截骨

- 在这一病例中，我们采用的是跖骨近端楔形开口截骨。
  ○ 这可能并不延长第1跖骨，但却降低了第1跖骨短缩的风险。
  ○ 所有传统的截骨术式中，在截骨部位愈合后跖骨都会有轻微的短缩，但开口截骨不会有这种倾向。
  ○ 手术目的是在第2跖骨头已经出现转移性跖痛的情况下，要尽量保留第1跖骨的长度。
  ○ 因为在截骨时保留了外侧皮质，所以跖骨背屈畸形的风险也较小。
- 透视确定截骨的轨迹以及锯片的深度（技术图3A）。

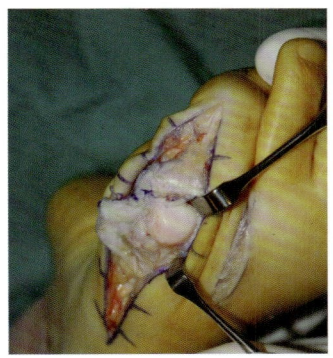

技术图2　跖骨远端关节面角可能异常（跖骨头关节面相对跖骨干外旋）。注意外侧软组织松解是由第1跖蹼背侧入路进行的。

- 我们采用斜行截骨，以增加截骨面接触，另外，锯片尽量指向跖骨外侧近端，那里的皮质更厚，软组织支持也更好（技术图3B）。
- 锯片不要锯断外侧皮质。
- 用依次叠加三把骨刀的技术轻柔地撑开截骨端（技术图3C～E）。
- 放置内侧间隔钢板，并用螺钉固定（技术图3F）。
  ○ 可以用近端的某一枚螺钉跨越截骨线进行固定，获得更好的固定效果（技术图3G）。
- 笔者通常从外侧跟骨取骨，在截骨端植骨。

远端双平面Chevron截骨术

- 近端截骨术会使原本已经异常的跖骨远端关节面角变得更大。
- 此外，术前已经向这位畸形严重的复发患者做了保证，此次手术可以获得更好的矫正效果。
- 笔者插入一枚克氏针导针，在透视下查看，决定截骨的方向（技术图3G）。
- 跖骨远端双平面Chevron截骨术（Reverdin-Green截骨术）可以提供更好的矫形效果、更满意的稳定性，以及简便的纠正跖骨远端关节面角的方法（技术图4A）。
  ○ 截骨的跖侧截骨线长，可以提供更大的接触面，有利于螺钉固定和骨折愈合（技术图4B）。
  ○ 背侧短的截骨线可以改为内侧闭合楔形截骨，这样可以纠正增大的跖骨远端关节面角（技术图4C～G）。
- 常规用1枚拉力螺钉固定远端截骨（技术图4H）。
- 切除内侧骨突（技术图4I）。

Akin截骨

- 笔者采用特有的斜行Akin截骨（技术图5A～H）。

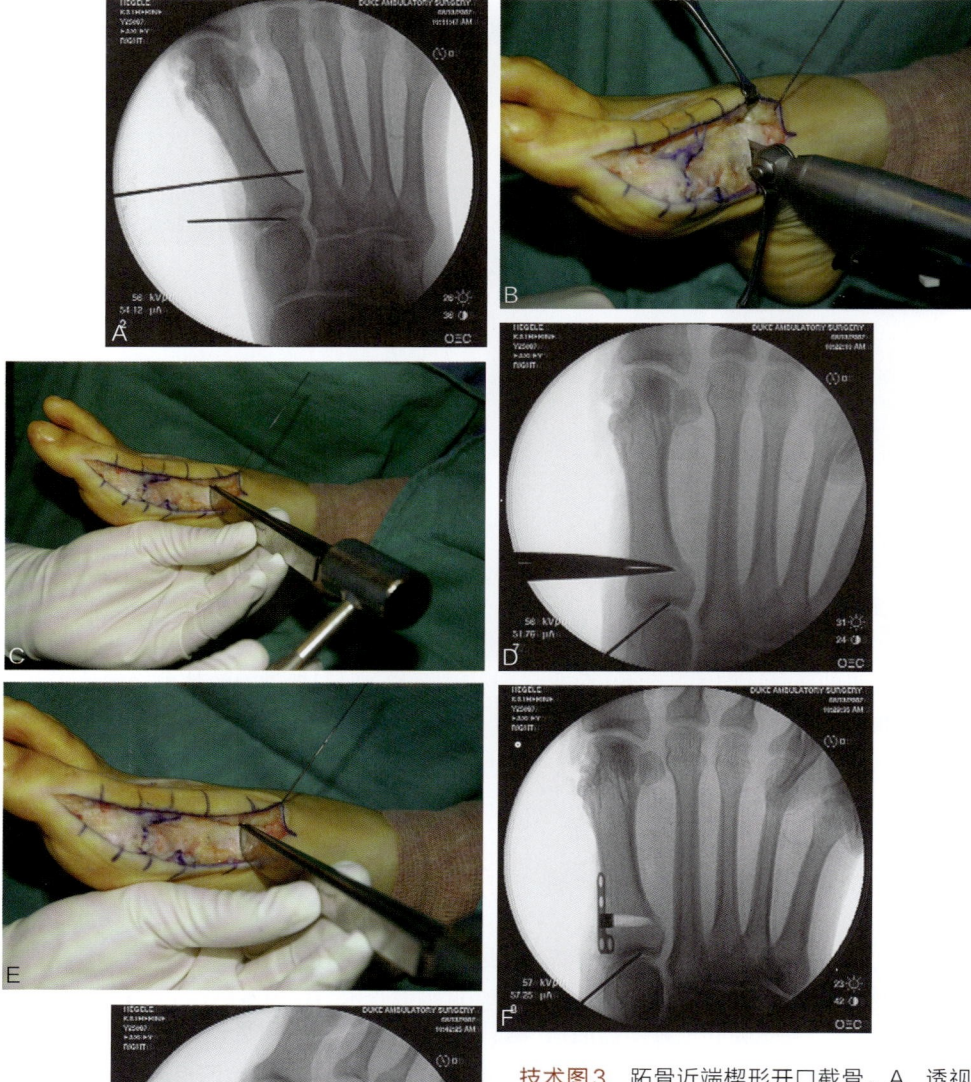

技术图3 跖骨近端楔形开口截骨。A. 透视下检查截骨导针的轨迹。B. 微型摆锯截骨(注意锯片是垂直跖骨干的)。C. 插入三把骨刀,张开截骨面("三骨刀技术")。D. 透视下看"三骨刀技术"(注意外侧皮质是完整的)。E. "三骨刀技术"要求骨刀之间互相靠紧。F. 放置内侧间隔钢板。G. 远端截骨方向的参考导针(注意近端截骨部位已经固定完成)。

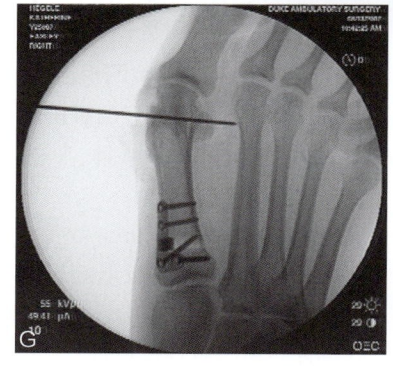

- ○ 接触面更大,利于愈合。
- ○ 可以从近端向远端垂直截骨面打入螺钉。
- 仍可以有部分旋转来纠正跨趾旋前。

关闭切口

- 缝合关闭关节囊(技术图6A)。
- 水平面的畸形矫正是依靠纠正骨性力线达到的,而不是依靠关节囊缝合技术来完成的(技术图6B)。
  - ○ 不过,笔者试图通过把远端跖侧的关节囊与近端背侧关节囊相缝合来纠正旋前。
- 关节囊缝合后仍应该保持关节活动度(技术图6C、D)。
- 术中最后一次透视确认力线正确。
  - ○ 我们力争轻微矫枉过正,因为术后有跨外翻复发的倾向,尤其是此类翻修手术(技术图6E)。
- 术后处理同其他的跨外翻手术(图6)。

第15章 蹈外翻手术的翻修

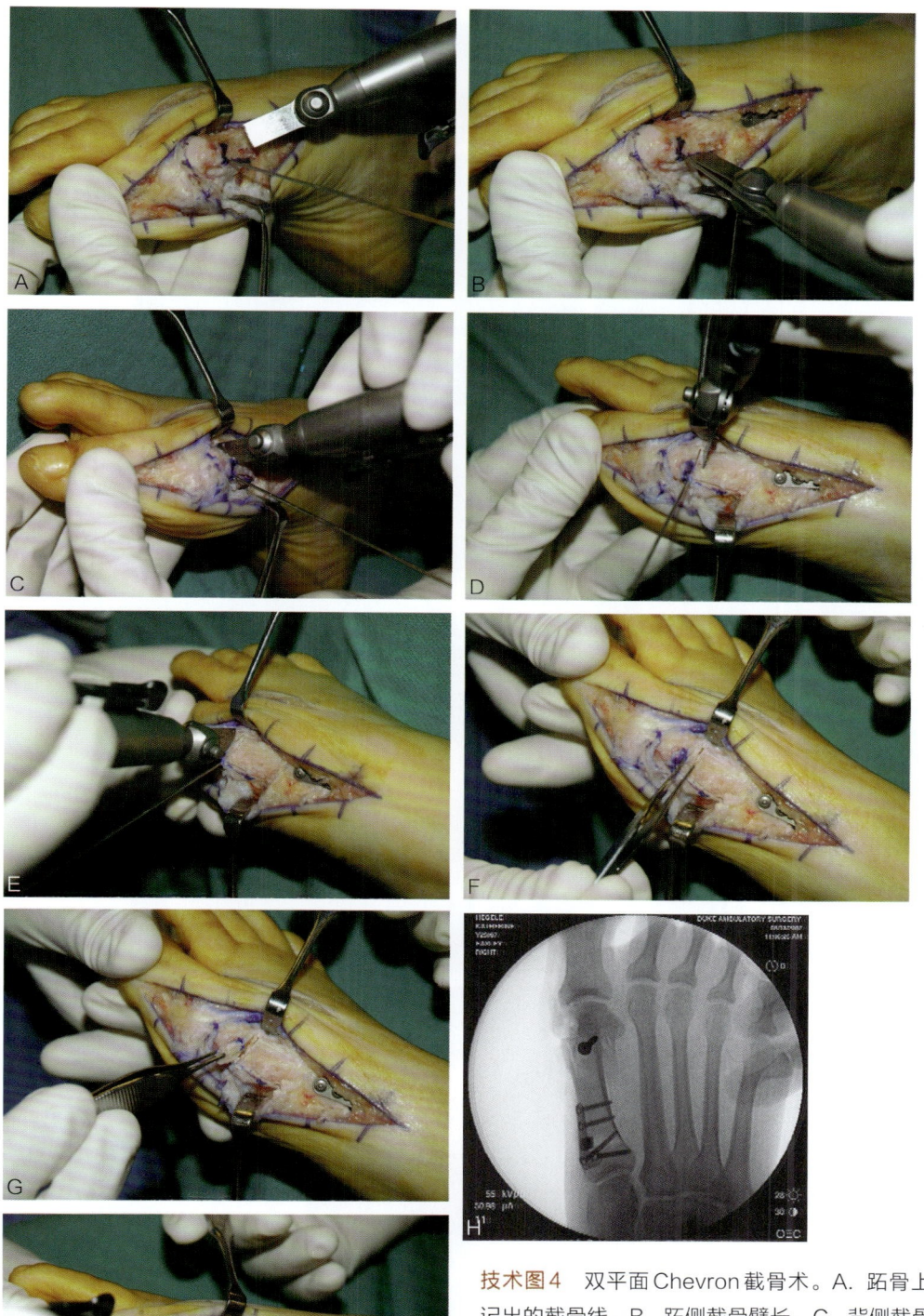

技术图4 双平面Chevron截骨术。A. 跖骨上标记出的截骨线。B. 跖侧截骨臂长。C. 背侧截骨臂短。D～I. 背侧截骨线采用内侧闭合楔形截骨，纠正异常的跖骨远端关节面角。D. 截第1刀。E. 截第2刀。F. 形成的楔形骨块。G. 去除楔形骨块。H. 远端骨块向外侧推移，同时向内侧旋转，用1枚螺钉与近端骨块固定。I. 切除内侧骨突。

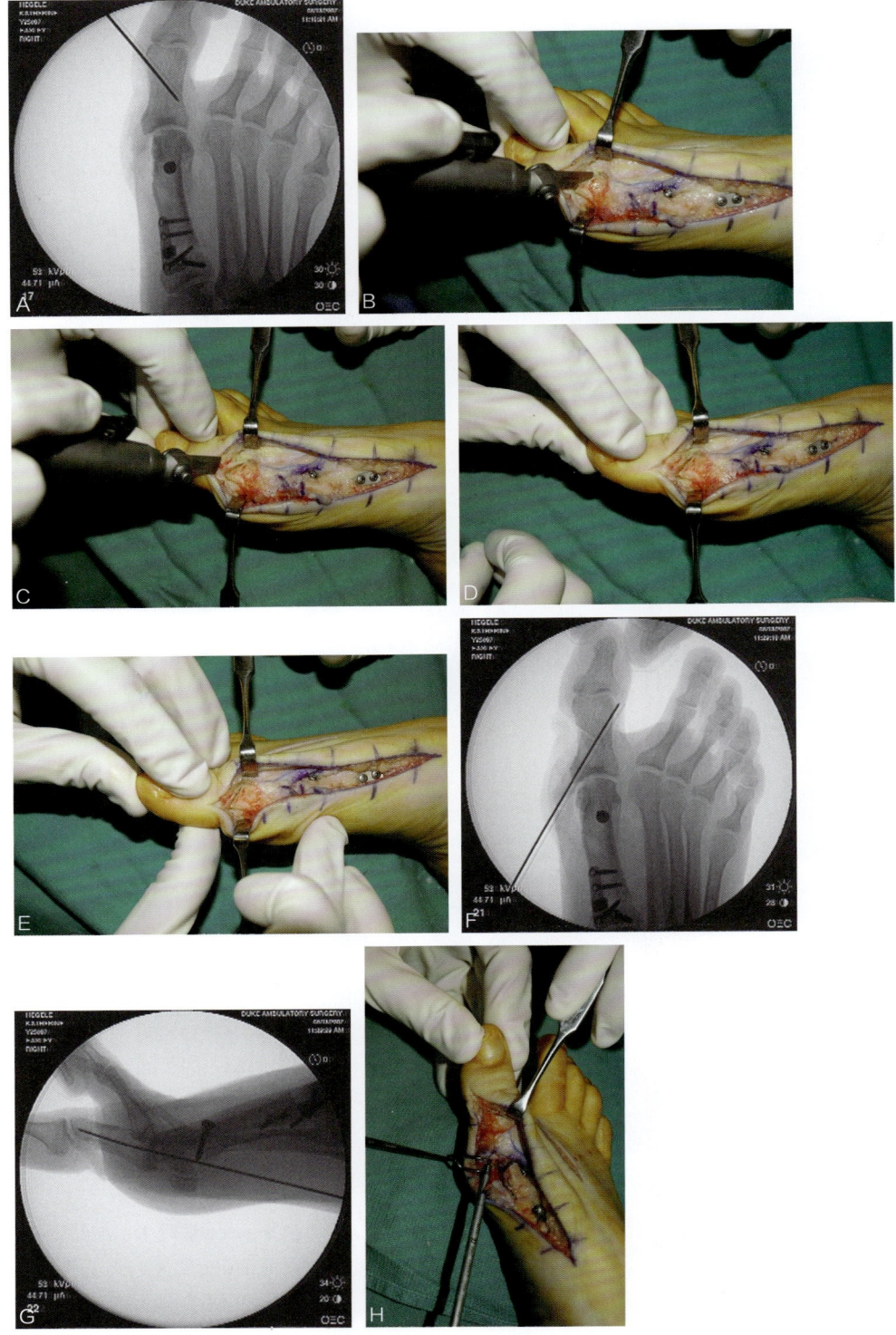

技术图5 Akin截骨（近节趾骨内侧楔形闭合截骨）。A. 透视下看截骨导针的方向。B. 第一刀。C. 第二刀。D. 截骨处张开。E. 闭合截骨线。F. 透视检查固定螺钉的导针方向（注意导针与截骨线垂直）。G. 侧位透视确定螺钉位于近节趾骨内。H. 截骨处复位，螺钉固定。

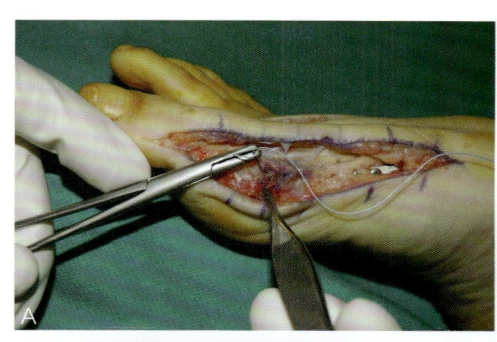
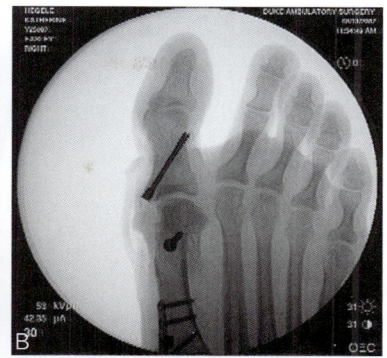
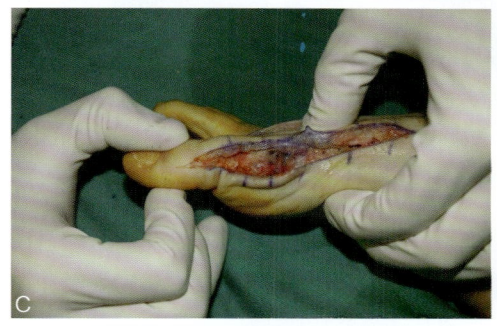
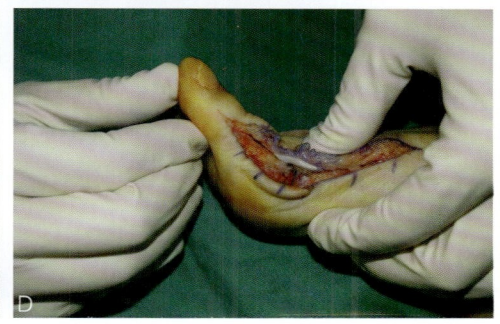
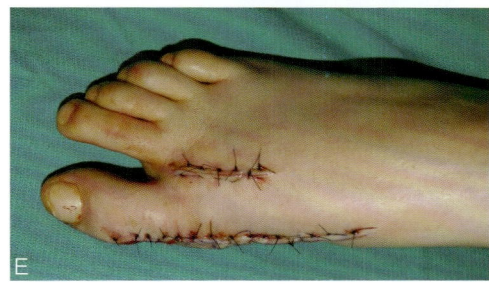

技术图6　关闭切口。A. 缝合关节囊。B. 透视检查矫形结果满意。C、D. 确认有合适的关节活动度。E. 术中关闭皮肤后足的外观。

Lapidus手术（第1跖楔关节融合术）

第1跖楔关节面处理
- 在跖楔关节的背侧做6 cm手术切口。
- 辨认踇长伸肌腱和踇短伸肌腱之间的间隙。
- 在第1、2跖楔关节表面切开关节囊，充分游离关节内外侧的关节囊，以暴露关节（技术图7A、B）。
- 用小骨刀和小刮匙去除第1跖楔关节的软骨面。
  - 如果第1跖骨有短缩，只能去除软骨。
  - 如果第1跖骨长，可以从内侧楔骨上切除一小块外侧楔形骨块。
  - 如果需要，可以切除一小块跖侧楔形骨块达到跖屈第1跖骨的目的。
- 用2.0 mm钻头在关节面上钻孔，处理关节面。
- 暴露并且去除第2跖骨基底内侧面和第1跖骨基底外侧面的皮质（技术图7C）。

外侧软组织松解
- 第1跖蹼处做2 cm切口。
- 钝性分离至辨别出踇收肌腱。
  - 辨认并保护腓深神经终末支。
- 在腓侧籽骨的外侧切断踇收肌腱。
- 纵行切开外侧关节囊，使籽骨能够复位。
- 内翻踇趾，完成外侧关节囊松解。

内侧骨突切除
- 直接在第1跖趾关节的内侧做切口。
- 与切口一致打开关节囊：
  - 切除一小部分关节囊以利于复位籽骨。
  - 去除残留的骨突，大部分骨突已经在第一次手术时切除掉了。

固定第1跖楔关节
- 复位第1跖骨，使之与第2跖骨相平行。

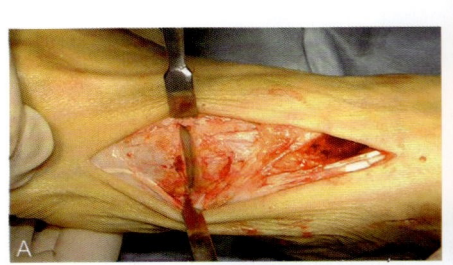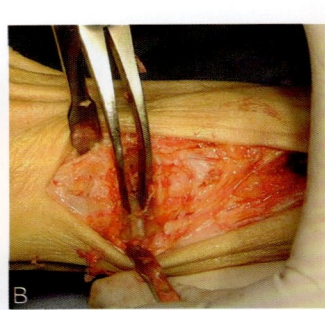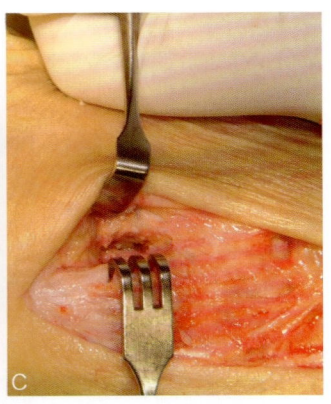

技术图 7 A、B. 通过最初的手术切口，只能暴露跖楔关节背侧 10～15 mm 的部分，用小的 lamina 撑开器或其他撑开器撑开，才能暴露跖侧部分的关节。这样可以避免把关节融合在背屈的位置。维持撑开状态，清理第 2 跖骨基底内侧面的软组织，为跖骨间融合做准备。C. 去除第 1 跖骨基底外侧面以及第 2 跖骨基底内侧面骨皮质。

- 确认第 1 跖骨平行且旋转力线正常。
- 用加压螺钉技术，由近端向远端经过跖楔关节打入一枚 3.5 mm 直径螺钉。
- 从第 1 跖骨内侧向第 2 跖骨基底打入第 2 枚 3.5 mm 直径螺钉。
- 利用从内侧骨突处取下的骨头植入第 1、2 跖骨之间，促进愈合。
- 术中透视，确认螺钉位置和畸形矫正的情况（技术图 8）。

关节囊修补和伤口关闭
- 用可吸收线修补内侧关节囊。
- 无需将关节囊缝得过紧来维持跗趾关节的力线。
- 逐层缝合伤口。

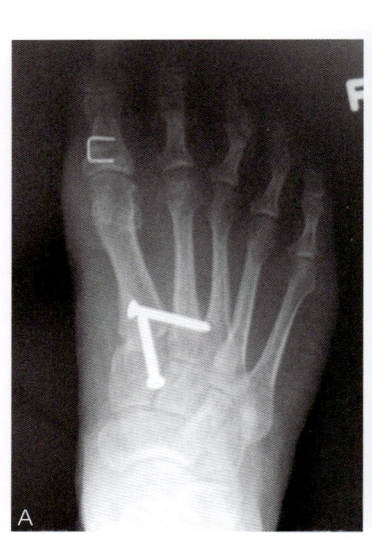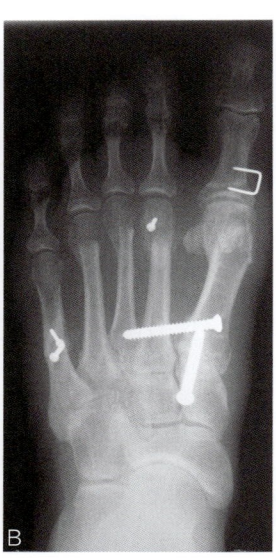

技术图 8 本次翻修手术中的螺钉固定方式。A. 在初次手术时第 1 跖骨的长度得到很好的保留。B. 第 1 跖骨长度略短于第 2 跖骨，因此进行第 2 跖骨短缩以减轻第 2 跖骨头的负荷。

Ludloff 截骨术

- 这个术式可以用来代替 Lapidus 手术。

指征

- 吸烟者或伴有其他内科疾病的患者可能有跖楔关节延迟融合的风险。
- 患者不能较长时间不负重(如:肥胖、合并类风湿关节炎、对侧关节疾病、肩关节疾病等)。
- 患者畸形不太重:矫正范围为 8°~16°。

手术操作[1,6]

- 沿第 1 跖骨内侧面做纵行切口。
- 理想的截骨线从位于跖骨背侧、距离跖楔关节 1 cm 处开始,向远端跖侧延伸至籽骨近端。
- 截骨线在冠状面应向跖侧倾斜 10°(技术图9A)[1-6]。
- 旋转点应该位于距离截骨最近端 5 mm 内。
- 先打入近端的螺钉,通常是从背侧向跖侧打入。这个螺钉起到作为远端骨块(主要骨块)的旋转中心的作用。
- 一旦矫正完成,打入第 2 枚螺钉(技术图9B~D)。

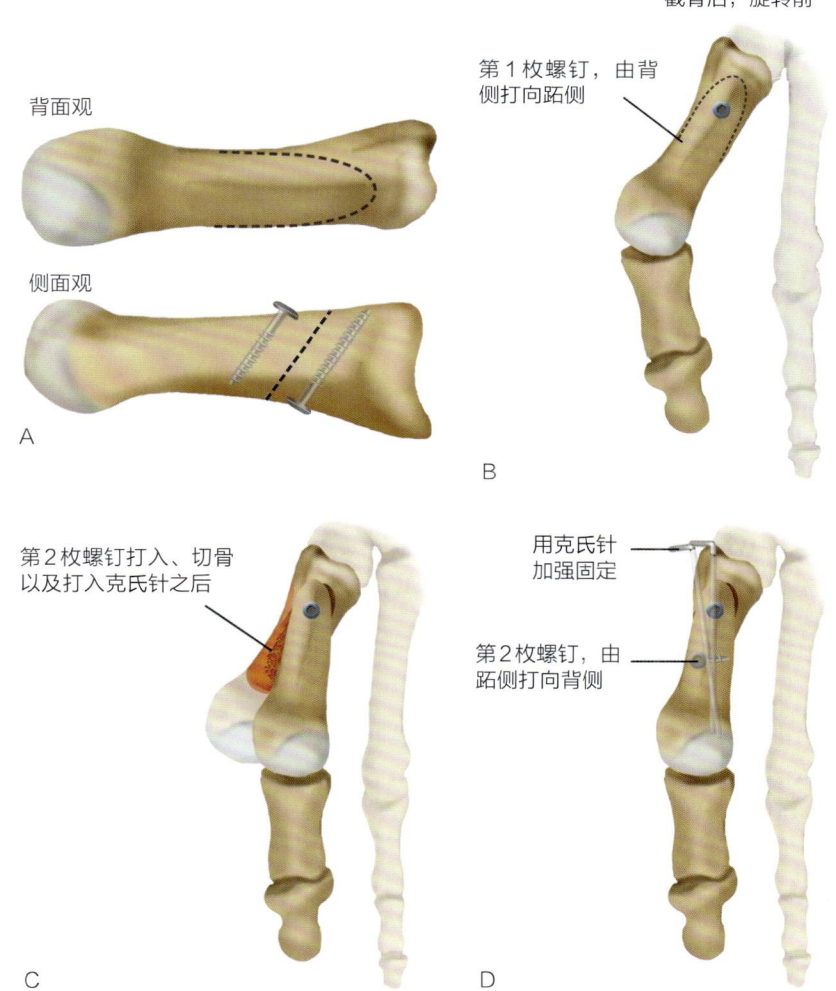

技术图9 Ludloff 截骨。A. 从近端背侧向远端跖侧做一个长斜行截骨。B. 截骨之后,旋转之前从背侧向跖侧置入第 1 枚螺钉。C. 在打入第 2 枚螺钉之前,向外旋转跖骨头减小第 1、2 跖骨间角。D. 这是打入第 2 枚螺钉之后。这枚螺钉通常由跖侧向背侧打入,图中还加了 2 枚克氏针固定。

背侧开口楔形截骨

指征
- 近端跖骨截骨后背侧成角畸形愈合。
- Lapidus术后背侧成角畸形愈合或骨不连(技术图10)。

手术操作
- 在第1跖骨基底背侧做6 cm切口。
- 辨认姆长伸肌腱和姆短伸肌腱之间的间隙。
- 在第1跖楔关节远端1 cm处截骨,保留跖侧皮质完整。
- 对于行Lapidus手术失败的病例,截骨部位位于原先融合的部位。
- 在截骨线中放入一块三面皮质的三角形骨块,宽面朝向背侧,使第1跖骨跖屈。
  - 用自体骨或异体骨移植均可。
  - 小的撑开器在撑开和维持截骨部位时都很有帮助。
- 用一枚小的骨块螺钉从远向近固定骨块,或者使用背侧钢板跨越骨块进行固定(技术图11)。

关闭伤口和术后处理
- 逐层关闭伤口。
- 短腿石膏固定。
- 术后6~8周以足跟进行部分负重。
- 2周后拆除石膏,拆线并检查伤口。
- 换用新的短腿石膏或石膏靴4~6周,直至摄片能看到骨折愈合的征象。

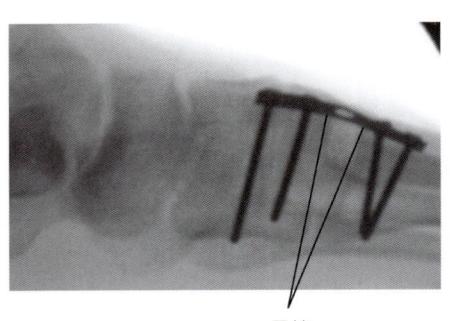

技术图10 跖骨近端截骨后背屈畸形。

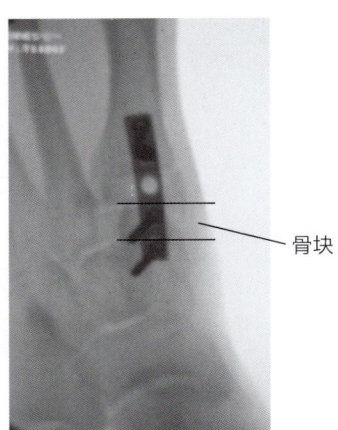

技术图11 用背侧开口楔形植骨纠正一例Lapidus术后背屈愈合的病例。

第1跖趾关节融合

指征
- 第1跖趾关节因之前的手术有严重退变。
- 第1跖骨头缺血坏死。
- 类风湿关节炎患者合并严重的姆外翻畸形复发。

典型病例2

病史资料
- 女性,62岁,15年前因右姆外翻有右第1跖楔关节改良Lapidus融合术史,目前第1跖楔关节疼痛。
  - 跖楔关节背内侧手术切口。
  - 轻微的姆外翻残留畸形。
  - 第1跖楔关节压痛。
  - 第1跖趾关节活动时轻微疼痛。
- X线(技术图12A、B)显示使用了用于跖楔关节融合的阶梯型钢板,骨端看似没有融合。
- CT(技术图12C)确认骨端未融合,第1跖楔关节间没有骨小梁桥接。

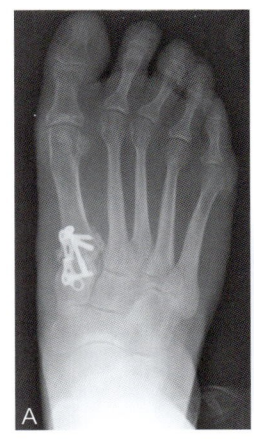
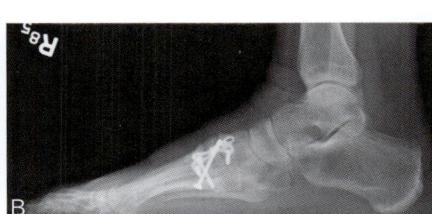
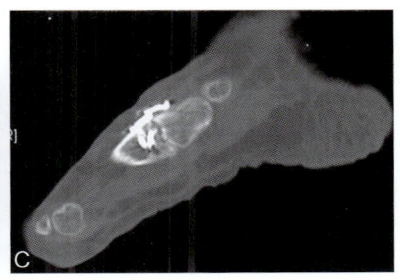

技术图12　62岁女性，第1跖楔关节持续疼痛。15年前有右踇外翻矫正史。手术为改良第1跖楔关节融合术。A. 负重正位片。钢板是用于Lapidus融合的特殊阶梯型板。B. 负重侧位片。C. 矢状面CT显示跖楔关节未融合。

显露与关节面处理

- 背内侧切口。
- 保护背内侧腓浅神经感觉支。
- 牵开踇长伸肌腱。
- 暴露并取出内固定（技术图13）。
- 显露第1跖楔关节，清理软骨和纤维瘢痕组织。
- 处理软骨下骨。
- 骨面对合满意，如不满意可以植骨。
  - 大部分翻修患者需要植骨。
  - 确保第1跖骨不会相对于第2跖骨有背屈现象。
  - 矫正踇外翻。

固定

- 在临时固定的时候，要确认籽骨和第1跖骨相对于第2跖骨没有上抬。
- 在最后固定前确认已经矫正了第1、2跖骨间角（技术图14）。
- 通常使用2枚螺钉固定，一枚从远端打向近端，另一枚从近端打向远端。
  - 螺钉固定在翻修病例中可能不够。
- 钢板固定（技术图14B）
  - 使用更结实的钢板固定。
  - 有些钢板系统有加压的作用（技术图14C、D）。
    - 可以使用这种钢板，但要注意加压有可能使骨端跖侧开口，造成跖骨背屈。
    - 如果使用不当，内侧的加压作用也会丢失部分矫形效果。
    - 先用拉力螺钉固定跖楔关节，结合使用钢板可以避免出现跖侧张口（技术图14E）。
- 关闭切口前做最后透视，确认列线是否满意（技术图14F～H）。
- 缝合内侧关节囊。

术后护理

- 术后6～8周用踇外翻术后包扎法包扎，保护下负重。
- 随访，确认愈合满意（图7）。

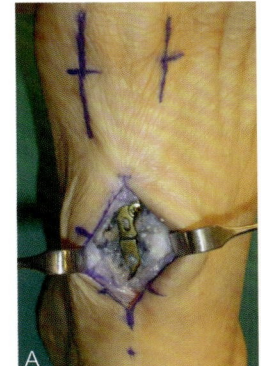
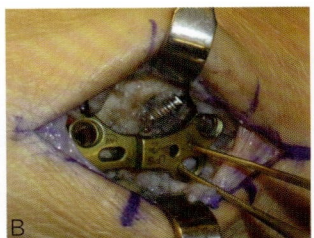
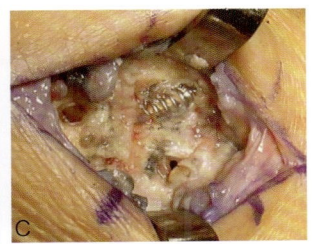

技术图13　A. 背内侧切口，找到钢板。B. 完整显露钢板，注意拉力螺钉的螺纹。C. 取出钢板。可以看到第1跖楔关节处的拉力螺钉螺纹。

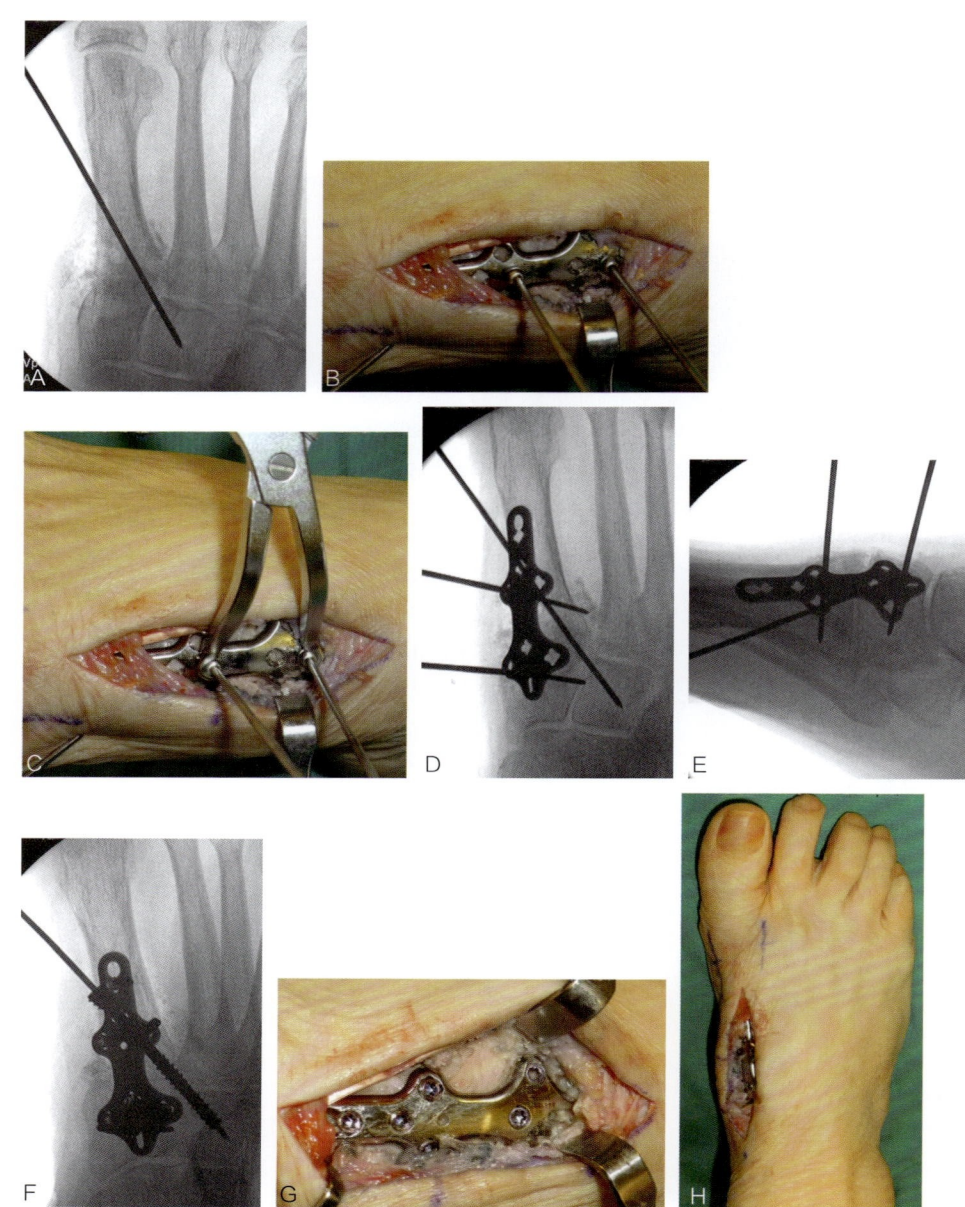

技术图 14 在清理和处理好关节面和软骨下骨之后，对合骨面，临时固定。A. 透视正位。B. 放置新的背内侧钢板，临时固定中。C. 使用加压装置。注意加压时一定要防止造成关节面跖侧开口。D. 正位片确认钢板的位置满意。E. 侧位片确认跖侧没有张口。F～H. 最后固定。F. 透视正位。在打入拉力螺钉之后，拧上所有钢板上的螺钉。G. 术中大体照。在最终固定前，籽骨和第1跖骨以及第2跖骨头的相对关系都要平衡好，也就是要避免第1跖列背屈。H. 临床大体照列线满意。

病例 3

病史资料和术前评估

- 女性 33 岁，踇外翻复发伴疼痛。
  - 之前接受过籽骨近端截骨术。
  - 之前接受过跖骨远端截骨和踇趾近节基底部截骨（Akin）。
  - 可见足内侧正中切口（第1跖趾关节手术）。
  - 踇外翻畸形。
  - 第1跖趾关节轻度僵硬，背屈可至 60°。
  - 第1跖楔关节活动时有轻微疼痛，没有机械性症状。
  - 虽然第2跖骨过长，但没有症状。

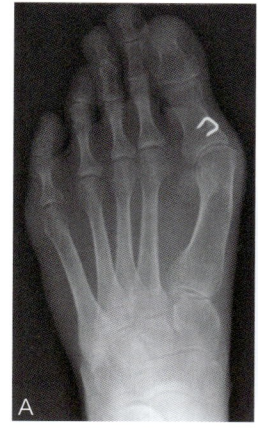
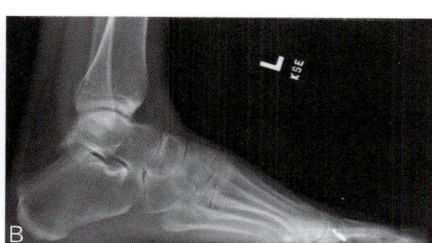

技术图 15 33岁女性，跨外翻复发。复发前做过两部分手术矫形。A. 正位片，注意跖趾关节对位不匹配，但远端关节面角有增大（虽然确切的DMAA很难在术前X线上进行确定）。B. 侧位片。

- 第1跖楔关节应力试验稳定。
- X线显示无症状的跨外翻复发表现（技术图15）。
  - 虽然不容易在X线上确定，但可能存在跖骨远端关节面角（DMAA）过大。

显露和关节面处理
- 内侧正中入路。
- 保护腓浅神经的跨趾感觉支。
- 侧正中切开关节囊（技术图16A、B）。
- 临床检查提示DMAA有增大（技术图16C）。
- 在侧方关节囊和外侧籽骨之间松解籽骨悬韧带（技术图16D）。
  - 相当于开了一个纽孔，使跖骨头能够正确地"坐落"在籽骨上。
  - 这个翻修病例的瘢痕很严重。
  - 因此，进行了经典的外侧间隙松解和外侧挛缩组织的瘢痕松解（技术图16E）。

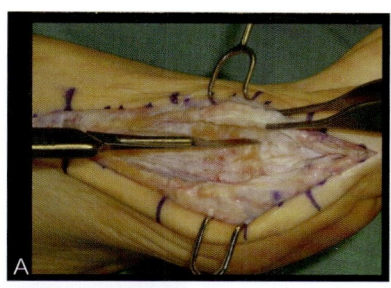
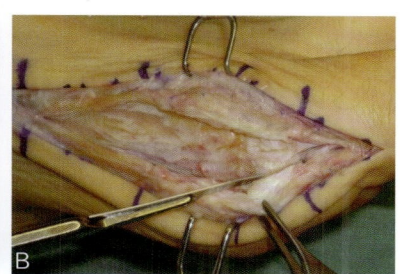
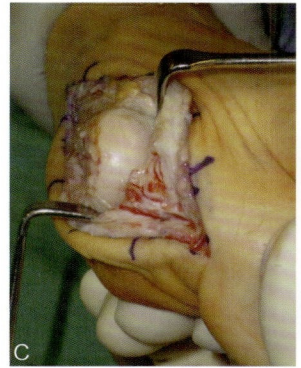
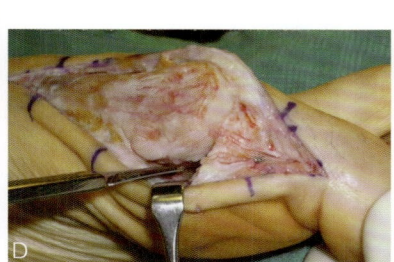
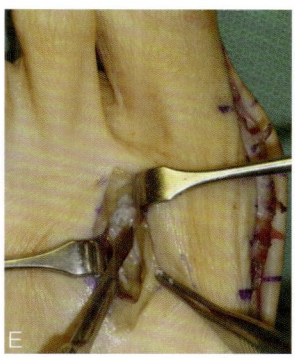

技术图16 A. 内侧正中入路，游离背侧关节内和骨膜。B. 掀起跖侧的关节囊和骨膜。C. 术中检查可以看到远端关节面角增大。D. 大部分病例可以通过内侧切口松解外侧的外侧关节囊和外侧籽骨之间的悬韧带。E. 这个病例的瘢痕太厚，只能从背侧经典入路进行外侧悬韧带和瘢痕的松解，同时松解瘢痕化的内收肌腱。

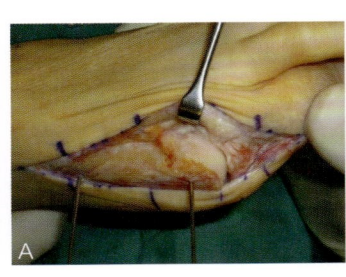
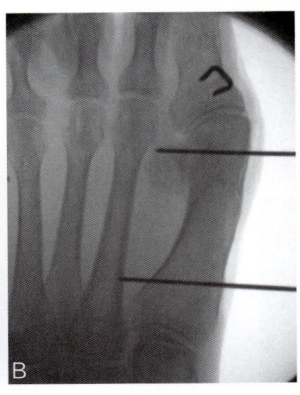

技术图17　确定Scarf截骨线的方向。A. 平行打入2枚克氏针，作为截骨方向的定位。B. 术中透视确认克氏针位置正确。

置入导针引导截骨

- 靠近关节面打入远端导向针，指导远端截骨。
  - 这可以使远端截骨面的接触面积最大，减少沟槽效应。
- 克氏针应该互相平行，使截骨块可以外移（技术图17A）。
  - 如果垂直方向的截骨线不是互相平行的，则会因为两块骨块之间互相阻挡，影响骨块外移。
- 这是外移截骨，直接将骨块向外侧推移。
  - 一般来说，克氏针的方向指向第4跖骨头（技术图17B）。

截骨

- 水平方向的截骨臂应该直接朝向外侧，或适当地向跖侧倾斜（技术图18A）。
- 手持摆锯的手臂应避免下垂，以防止截骨块外移后抬高，造成转移性跖痛。
- 水平截骨臂的远端部分相对靠近背侧，近端部分相对靠近跖侧。
- 近端部分靠近跖侧可以避免跖骨背侧皮质骨折。
- 垂直臂的截骨线以克氏针导针为参照，两两平行。
  - 远端背侧的截骨线紧靠关节面的近端进行（技术图18B）。
  - 近端跖侧的截骨线位于接近跖骨近端膨大处（技术图18C）。
  - Scarf截骨是一个Z字形的截骨（技术图18D）。
- 为矫正远端关节面角所做的改良截骨方法。
  - 在垂直截骨臂处取出一块内侧楔形的骨片（技术图19），允许远端骨块相对近端骨块旋转，从而纠正远端关节面角。

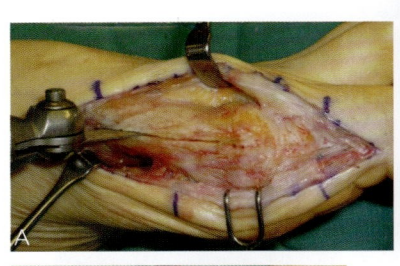
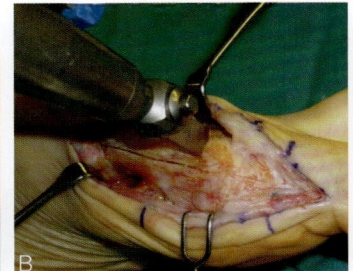
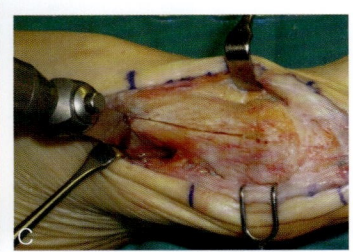
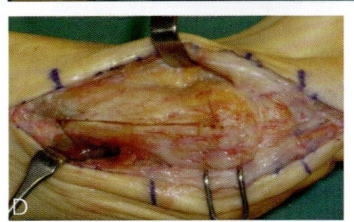

技术图18　Scarf截骨。A. 水平臂截骨（已经去除了导向针）。B. 远端垂直臂截骨线。C. 近端跖侧垂直臂截骨线。D. 完成截骨。

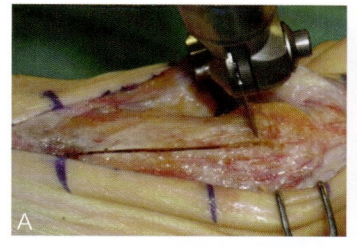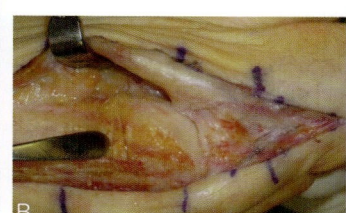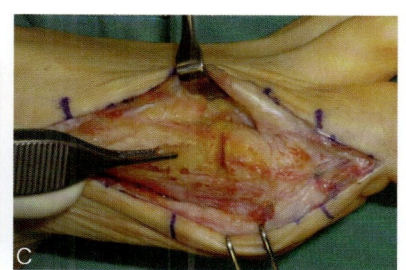
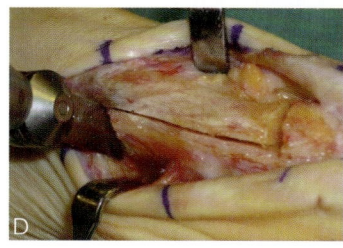

技术图19　纠正增大的DMAA。A. 第2刀垂直臂的截骨线，从内侧向外侧汇聚，切掉一片以内侧为基底的楔形骨片。B. 内侧楔形。C. 去除内侧楔形骨片。D. 近端也进行类似的截骨，去掉楔形骨片。

外移远端骨块

- 为了让远端骨块相对近端骨块外移，一定要松解远端垂直臂截骨线外侧的骨膜（技术图20）。
  - 不能粗暴地进行这部分操作，以防损伤从外侧关节囊进入跖骨头的血运。
- 为了保证矫形的效果，尽可能外移远端骨块。

临时固定

- 因为截骨面之间的内在稳定性，一般以一枚克氏针从内侧向远端固定截骨块就够了。
- 透视确认矫形的位置是否满意。
  - 外移到位（技术图21A）。
  - 如果术前发现DMAA有增大，术中决定是否切除部分外侧楔形骨片，通过旋转矫正DMAA（技术图21B）。

固定和完成手术

- 通常从背侧向跖侧打入两枚螺钉就可提供足够的稳定性（技术图22A）。
- 切除内侧骨突（技术图22B）。
- 理想的情况应该是在缝合关节囊之前，透视下足的列线就已经得到满意的矫正（技术图22C）。
- 缝合内侧关节囊（技术图22D）。

术后处理

- 姆外翻绑带固定及保护下负重6周。
- 随访确认矫正列线和截骨部位愈合情况（图8）。

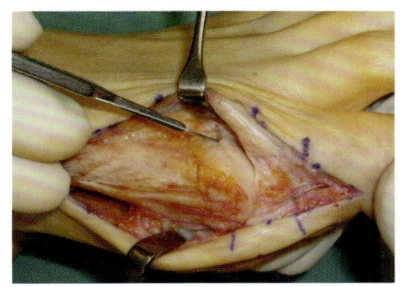

技术图20　松解外侧骨膜。小心操作，保留从外侧关节囊进入跖骨头的血供。一定要分离连接外侧两块骨块之间的骨膜组织。如果不这样做，骨块外移会受限。

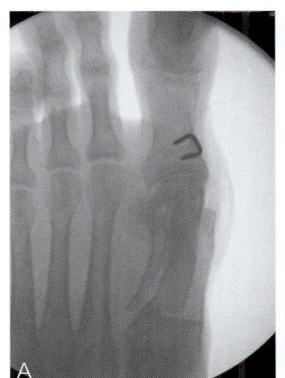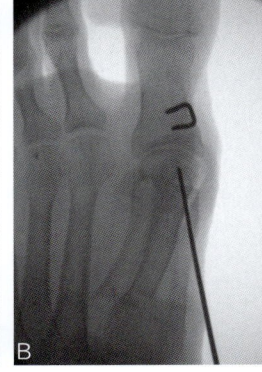

技术图21　透视评估骨块外移和矫正情况。A. 外移但没有旋转骨块时DMAA的纠正情况。B. 增加旋转之后DMAA的纠正情况。临时固定中。

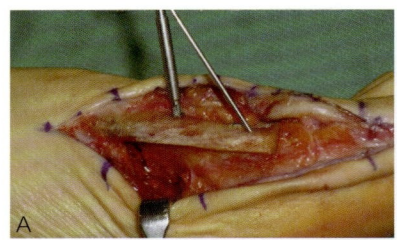
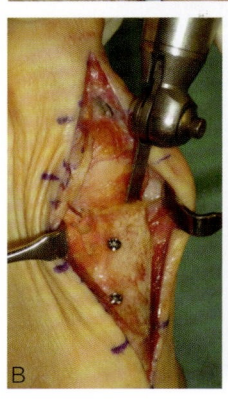
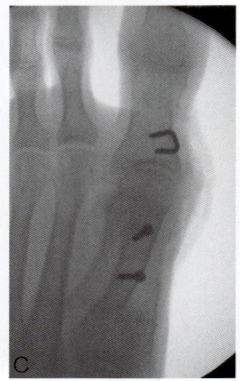
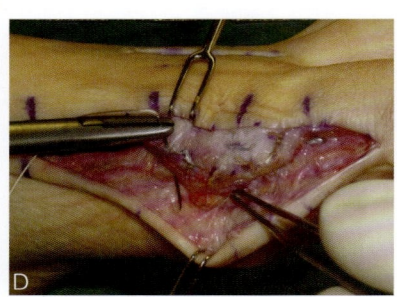

技术图 22 A. 克氏针临时固定后，用两枚加压螺钉从背侧向跖侧固定截骨块。B. 用摆锯切除内侧骨突。C. 术中透视可见矫形满意。这张透视片是在关闭关节囊之前拍摄的。矫正应该主要靠骨性结构的改变，而不是依赖于内侧关节囊加强缝合而获得。D. 关闭内侧关节囊。

要点与失误防范

Lapidus 术：指征	• 取决于病理特征，作为初次𨀥外翻矫正术，有更为简便的手术方法 • 改良的 Lapidus 手术不能用于没有第 1 跖骨内收或第 1 跖列不稳的病例 • 改良的 Lapidus 术不能纠正大的 DMAA，如果有显著的 DMAA 增大，需要同时行远端内侧闭合楔形截骨，或同时配合 Akin 手术 • 如果因为前次手术造成背屈畸形，可能要进行矫正性截骨，而非 Lapidus 手术
第 1 跖楔关节关节面处理	• 注意不要无意中导致跖骨缩短，如果使用摆锯，一定不要截除过多骨质 • 第 1 跖楔关节面深为 25～30 mm，一定要暴露和去除整个关节面的软骨，以免把关节融合在背屈的位置 • 小的 Lamina 撑开器在暴露关节时是不可或缺的
外侧软组织松解	• 腓深神经的终末支在第 1 趾蹼背侧部分比较容易受伤 • 过度松解外侧软组织有可能导致𨀥内翻畸形
切除内侧骨突，固定第 1 跖楔关节	• 只需要切除很少一部分内侧骨突即可 • 避免第 1 跖骨背屈和旋前 • 如果关节暴露不充分，或者没有完全清理掉跖侧的软骨和软骨下骨，可导致跖骨背屈 • 为了保证固定的位置正确，在打螺钉的时候应该用一只手维持住跖骨的位置 • 仔细处理第 1、2 跖骨间的关节面，是减少骨不连的必要保证
第 1 跖骨短缩	• 初次𨀥外翻术后有第 1 跖骨短缩是十分常见的 • 如果出现这种情况，而且第 2 跖骨头下方有明显的负重过度表现，需要做第 2 跖骨短缩，有时甚至需要同时做第 3 跖骨短缩

术后处理

- 包扎伤口。
- 手术室内给患者戴上玻璃纤维制作的夹脚拖鞋式支具。
- 2 周后去除支具，检查伤口，拆除缝线。
- 继续用新的夹脚拖鞋式支具或𨀥外翻术后鞋 4 周。
- 患足禁止负重 6 周。
- 如果 6 周时有愈合的临床或影像学征象，即可拆除固定，开始理疗。
- 术后 8 周，患者一般可以恢复游泳或骑车运动。
- 术后 3 个月后方可进行更激烈的运动。

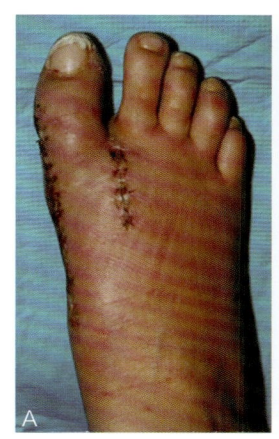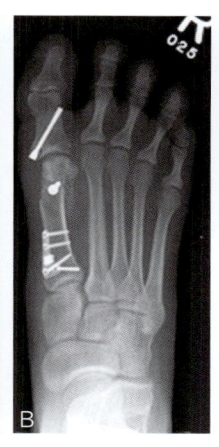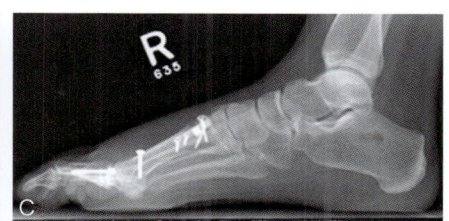

图6 技术图1～6图中的患者。A. 早期随访时的临床照片。B. 负重正位片。C. 负重侧位片。

预后

- 如果病例选择得当，Lapidus术是治疗姆外翻复发的可靠选择。
- 在对一批经过仔细挑选的患者进行的前瞻性研究中发现，患者的术后满意率达到了80%。
- 同一项研究中发现，吸烟者中不愈合率较高[2]。

并发症

- 第1跖楔关节不愈合是最常见的并发症（6%～10%）。
- 由于第1跖骨背屈或第1跖骨与外侧趾跖骨长度关系不和谐造成转移性跖痛。

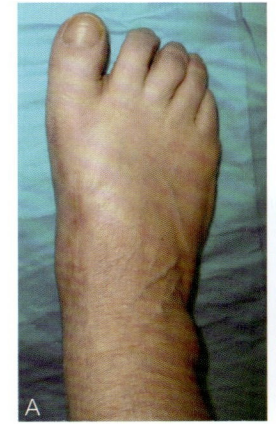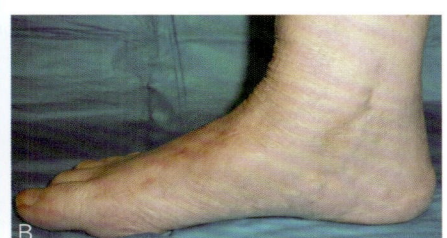

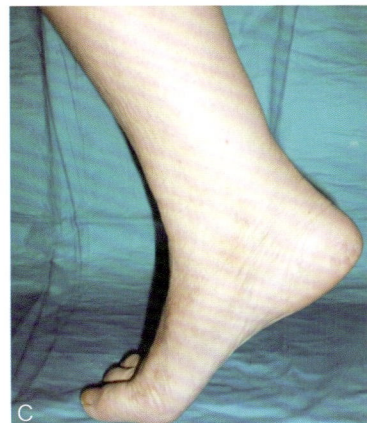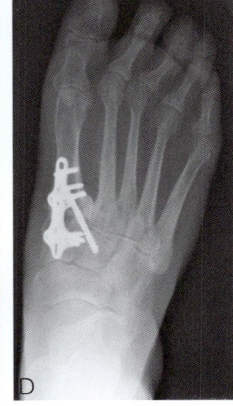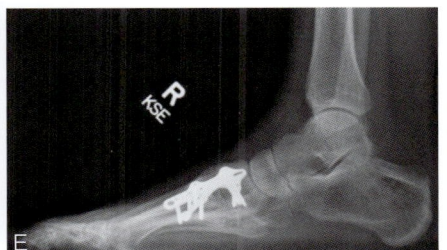

图7 技术图12～14中的患者术后6个月复查照。A. 临床大体正位照片。B. 临床大体侧位照片。注意看足弓得到了保留。C. 提踵的情况，可以看到跖趾关节的活动度。D、E. 负重正位和侧位片，可以看到原来不愈合的部位在逐渐愈合中。

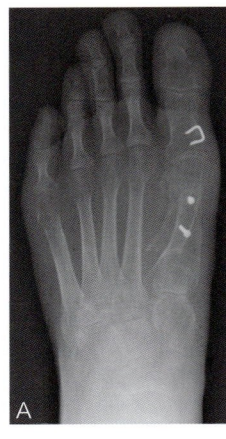
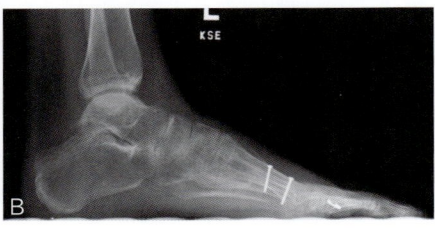

图8 技术图15～22中的患者术后1年时的随访情况。A. 正位片。B. 侧位片。

- 第1跖骨旋转畸形或外侧软组织松解不当,造成籽骨未复位。
- 外侧松解过度造成踇内翻。
- 内植物引起疼痛。
- 神经损伤。
- 感染。

（梅国华 译,施忠民 审校）

参考文献

[1] Beischer AD, Ammon P, Corniou A, et al. Three-dimensional computer analysis of the modified Ludloff osteotomy. Foot Ankle Int 2005;26:627-632.

[2] Coetzee JC, Resig SG, Kuskowski M, et al. The Lapidus procedure as salvage after failed surgical treatment of hallux valgus: a prospective cohort study. J Bone Joint Surg Am 2003; 85-A(1):60-65.

[3] King DM, Toolan BC. Associated deformities and hypermobility in hallux valgus: an investigation with weightbearing radiographs. Foot Ankle Int 2004;25:251-255.

[4] Klaue K, Hansen ST, Masquelet AC. Clinical, quantitative assessment of first tarsometatarsal mobility in the sagittal plane and its relation to hallux valgus deformity. Foot Ankle Int 1994;15:9-13.

[5] Mann RA. Disorders of the first metatarsophalangeal joint. J Am Acad Orthop Surg 1995;3:34-43.

[6] Nyska M, Trnka HJ, Parks BG, et al. The Ludloff metatarsal osteotomy: guidelines for optimal correction based on a geometric analysis conduction on a sawbone model. Foot Ankle Int 2003;24:34-39.

第16章 跖骨延长在跨外翻翻修术中的应用
Metatarsal Lengthening in Revision Hallux Valgus Surgery

James A. Nunley II and Jason M. Hurst

定义

- 跨外翻截骨矫形术后可能会造成第1跖骨短缩[1-3]。
- 如果第1跖骨过于短缩,患者可能会出现外侧足趾的转移性跖痛[7]。

解剖

- 正常生理状态下,第1跖骨与相邻的第2跖骨的长度相当或略短于第2跖骨。
- 第1跖骨和外侧跖骨的这种长度关系使得跖骨之间的负重渐次均匀传递,并且使得步态中的"卷扬机机制(windlass mechanism)"得以优化。
- 第1跖骨头(包括籽骨)相对更偏跖侧,这样更有利于足在向第2~5趾传递负重的过程中有效地发挥"卷扬机机制",同时也能代偿第1跖骨短缩的生理缺陷。

发病机制

- 跖骨短缩与大部分的跨外翻截骨矫形术(第1跖骨截骨术)有关[6]。
- 医源性的第1跖骨短缩破坏了正常前足负重的转移机制,造成相邻足趾病理性过度负重。
- 跖骨截骨术同样也有可能造成第1跖骨头背屈(第1跖骨抬高),加重了第1跖骨短缩造成的不良生物力学机制,从而在转移性跖痛发生过程中推波助澜。

自然病程

- 转移性跖痛一般不会自然缓解,尤其在合并前足脂肪垫萎缩的情况下。
- 通过改变步态、站立姿势以及活动方式,患者一般都能较好地耐受轻度的转移性跖痛。
- 随着外侧跖骨头下方疼痛性的胼胝体的发展,病情会逐渐进展。严重的难以治愈的转移性跖痛会导致恼人的前足疼痛。只有重建正常的前足生物力学机制或穿着合适的鞋,才可能改善。

病史和体格检查

- 跨趾通常(但不总是)比第2趾略短,尤其与健足相比较

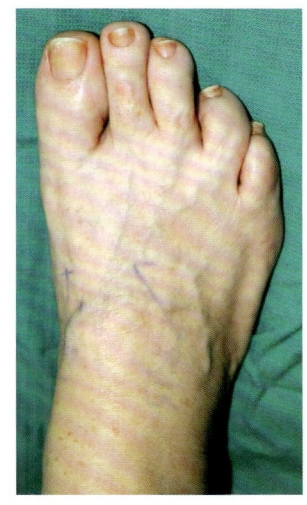

图1 跖骨远端截骨后引起第1跖骨相对短缩。

(图1)。
- 外侧跖列的跖侧通常(但不总是)有胼胝体。
- 外侧跖列跖骨头有压痛。
- 同时检查第1跖骨头和外侧跖骨头时,尤其在进行双足对比时,可能会发现第1跖骨头(和籽骨)有上抬,而且比第2跖骨头更靠近端。
- 在计划进行翻修手术时,一定要关注初次手术时前足内侧的切口情况。
- 一定要检查跨趾跖趾关节力线,翻修术需要同时矫正复发的跨外翻畸形和跖骨短缩畸形。
- 注意跨趾跖趾关节的活动度。如果关节僵硬或有捻发音,说明存在跖趾关节炎,提示跨趾跖趾关节融合可能比第1跖骨延长更适合(图2)。

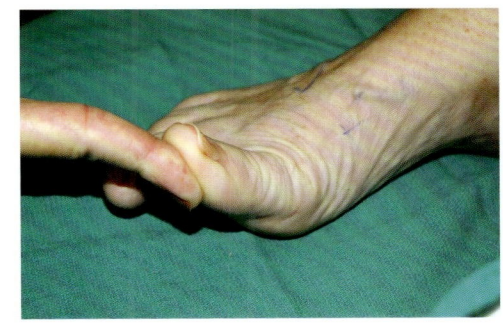

图2 在进行跖骨延长术前评估跨趾跖趾关节活动度。

影像学和其他诊断性检查

- 足的负重位片是不可或缺的。我们推荐拍摄双侧足的X线片进行对照。
- 患足的正位片上能看到跖骨短缩的程度、残留的踇外翻畸形(特别是籽骨与跖骨头的相对位置)、初次手术的情况以及第1跖趾关节的完整性(图3A)。
- 侧位片上查看第1跖骨相对抬高的程度。
- 对侧足的X线片提供跖骨延长所需的长度,这对于手术计划十分有用(图3B)。

鉴别诊断

- 踇外翻复发。
- 第1跖骨头缺血性坏死。
- 第1跖骨背屈畸形愈合。

非手术治疗

- 口服非甾体类抗炎药。
- 通过鞋子改善(如穿着底更硬的、圆弧鞋底的鞋来减轻前足负荷)。
- 戴第1跖骨下方垫高和外侧趾下方支持的支具。

手术治疗

- 跖骨延长的手术指征:非手术治疗失败,非其他原因导致转移性跖痛。
- 治疗第1跖骨短缩引起的转移性跖痛的手术方法分两类:外侧跖列短缩、第1跖骨延长。
  - 如果第1跖骨短缩严重,可能需要同时进行这两种手术。
  - 延长第1跖骨的优点在于它解决了导致症状的源头,而非在原本正常长度的外侧跖列进行操作,解决了其过度负重的问题。

术前准备

- 术前负重位平片对于计划跖骨延长、重建跖趾关节力线、是否需要拆除前次手术遗留的内植物,以及观察跖趾关节是否存在骨性关节炎都是十分必须的(图3)。
  - 如果对侧第1跖骨没有进行过手术,就是本次重建第1跖骨生理解剖的良好模板。
  - 考虑到摄片放大的因素,可以拿第1、2跖骨的相对长度作为参考依据。
- 一旦认为患者适合做跖骨延长术,术前需对照X线片计划好外固定支架螺钉和切断皮质的部位。

体位

- 患者仰卧。
- 同侧髋部下方不要垫高,使足处于外旋状态,方便手术时在足的内侧进行操作。

入路

- 四孔单边外固定架放于内侧,由第1跖骨背侧做纵行短切口进行截骨(图4、5)。
  - 切口应该和原手术切口相配合或直接利用原切口,以免引起软组织愈合问题。
- 在透视下,用1.5 mm克氏针或外固定支架配套的细钻头经皮为4枚外固定针钻孔。
- 在经皮装好4枚外固定针后,从背侧纵行切开皮肤,进行跖骨截骨。
- 有时需要进行远侧软组织手术,这时必须十分小心地

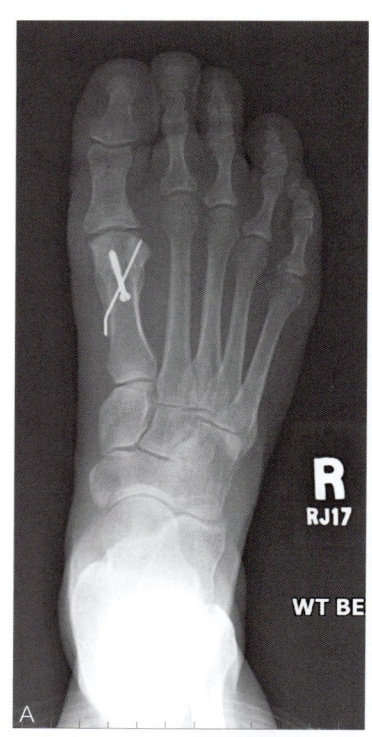

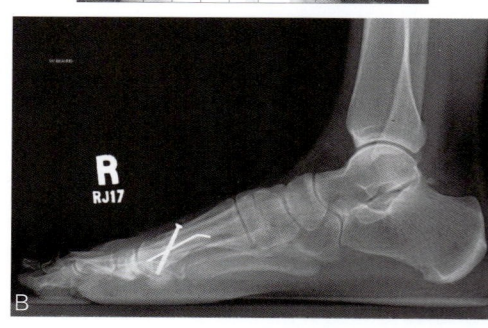

图3 拆除内固定、安装外固定支架或在切断跖骨皮质之前拍摄足的X线片。A. 正位片。B. 侧位片。

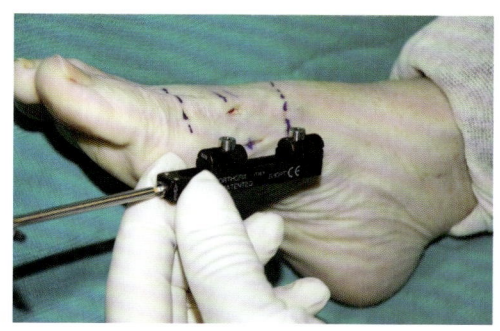

设计手术切口。以笔者的经验,这一手术方法对第1跖骨缩短但跖趾关节力线满意的患者尤其有效。

图4 支架放在跖骨边上,调整到合适的长度。

置入外固定支架螺钉

- 用手术记号笔,在第1跖骨背侧中1/3处画一条2 cm的切口线(图4)。
- 用一个上紧夹块的外固定架作为导向器,用1枚1.5 mm直径的克氏针经皮在第1跖骨内侧打4个孔(截骨线的近端和远端各2枚)。当把外固定架当作导向器时,不要完全牵开支架,但要稍微牵开一些,以便截断皮质后能对截骨面稍作加压。
- 至于钻孔的顺序,我们建议先打最远端的一个孔,后打最近端的孔,然后置入螺钉安装支架。这个顺序保证单边单轨支架能够与跖骨的长轴保持一致。
  - 不然,如果想要发挥支架的牵张作用,需要选择带万向关节的支架才能适应打偏的螺钉(技术图1-4)。
  - 用类似的经皮技术,打入所有4枚外固定架螺钉,透视检查它们的位置(技术图5)。
- 有些外固定架的半螺纹钉是锥形的(如:螺纹处直径是2.5 mm,螺杆直径是3.0 mm),这种螺钉在拧出对侧皮质后不能倒退,否则会造成把持力下降而不稳。

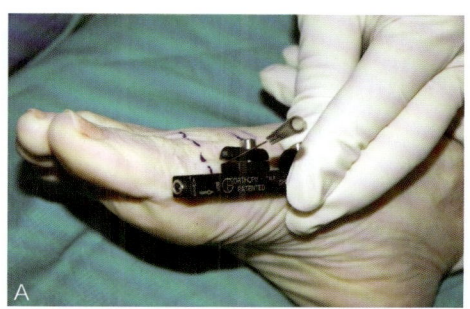

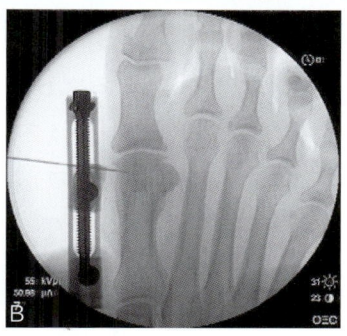

技术图1 决定外固定支架的确切位置,用注射针头作为参考。A. 大体观。B. 透视观。

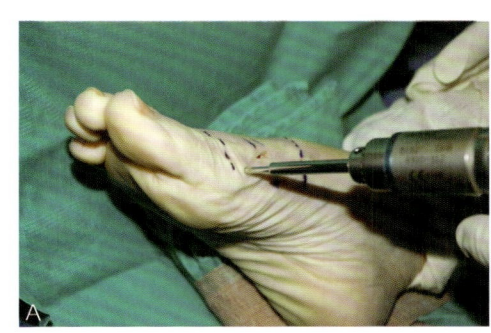
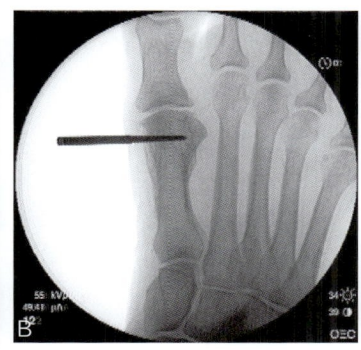
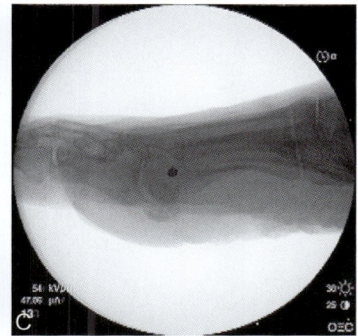

技术图2 跖骨远端打入第1枚钉。A. 大体观。B. 透视正位。C. 透视侧位。

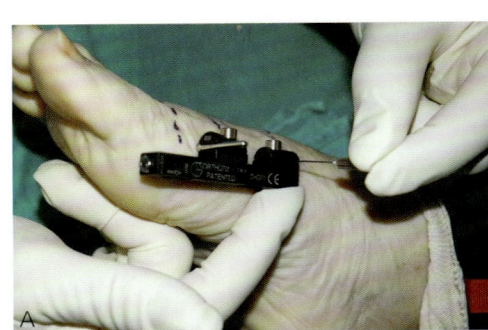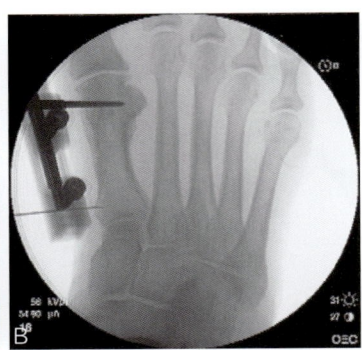

技术图3 决定近端螺钉的理想位置。A. 大体观。B. 透视观。

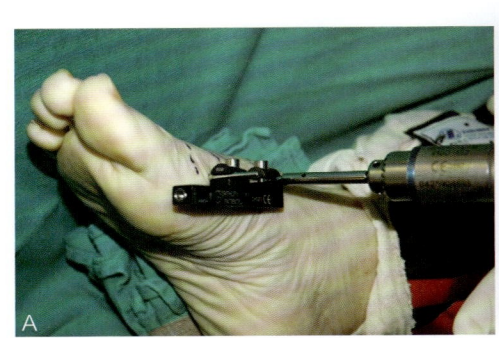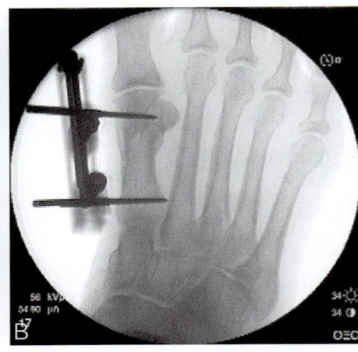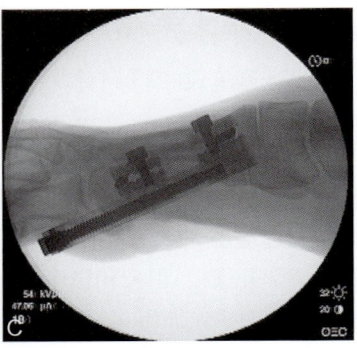

技术图4 跖骨近端打入第2枚钉。A. 大体观。B. 透视正位。C. 透视侧位。

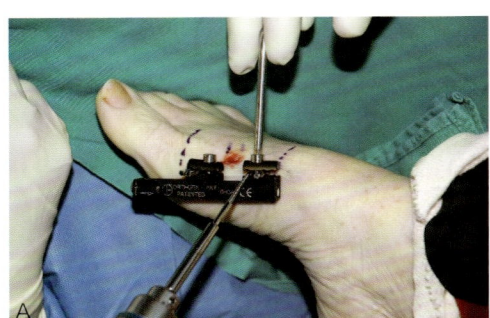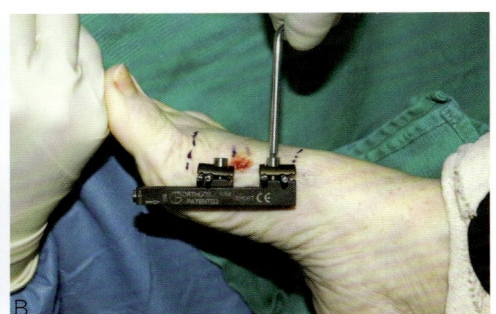

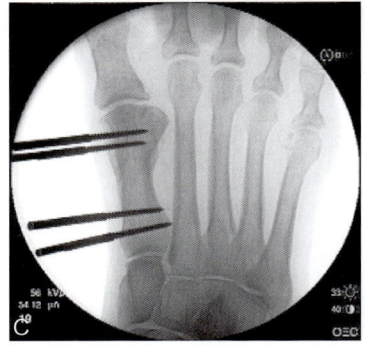

技术图5 打入最后2枚螺钉。A. 打入最近端的第2枚螺钉。B. 上紧支架。C. 透视查看4枚螺钉都已在位（注意已经取下支架，无需再进一步调整，这样如果支架再装上螺钉，跖骨仍能维持原有的力线）。

切断皮质

- 跖骨背侧，在中间2枚螺钉之间做2 cm纵行切口（技术图6A）。
- 锐性分离至骨面，在计划切断跖骨的部位横行切开骨膜。避免不必要的剥离，只需在切断皮质的部位掀起骨膜即可。
- 用小摆锯横行截断跖骨，同时用冰盐水冷却截骨部位（技术图6B）。

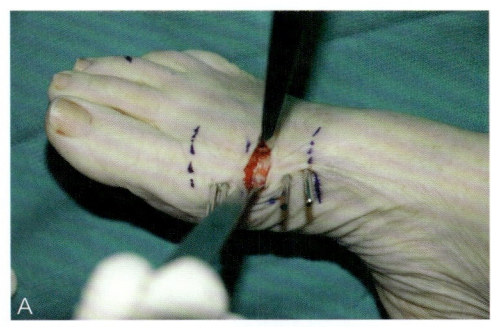
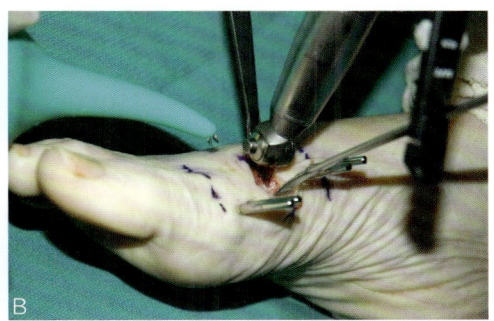
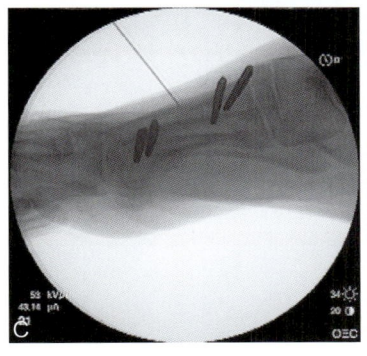

技术图6　A. 剥离很少的骨膜，进行微创的跖骨干皮质截断术。B. 正在切断跖骨皮质（局部冲洗降低因锯片发热引起的骨坏死风险）。C. 在截骨之前，透视下确认截骨的部位（摘除支架，使截骨时更易操作）。

安装支架

- 截断跖骨后，小心牵开支架，确认远、近端骨块能够被牵开。并在透视下加以证实（技术图7A、B）。
- 支架夹块中额外放置一枚"假钉"，以增加支架的稳定性（技术图7C、D）。
- 用外固定支架对截骨面进行加压；只需稍稍加压即可，一般为锯片的宽度（技术图7E、F）。
- 透视下查看骨块对合合适，拧紧所有固定螺钉的夹块螺丝。
- 有时，两块骨块会有些错位，需要矫正至解剖对位状态。

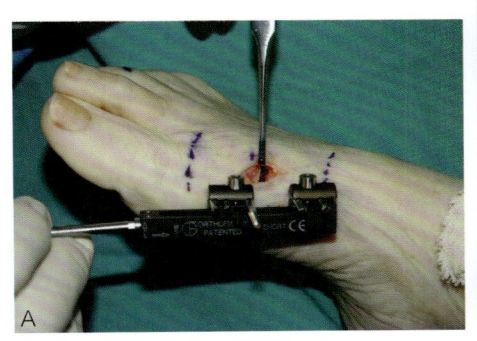
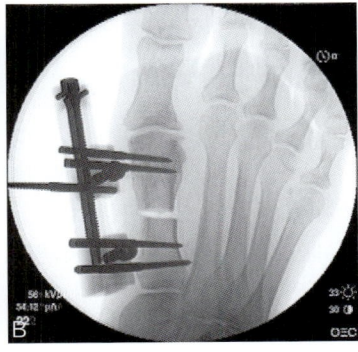
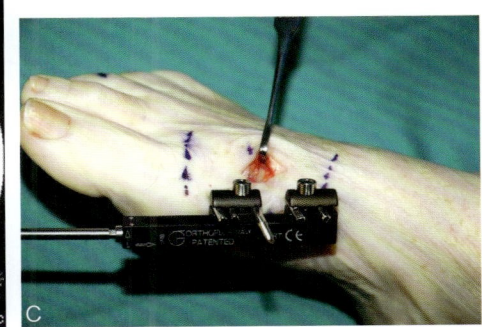

技术图7　A、B. 在跖骨仍于术前相同位置下重新安装好支架，跖骨皮质已被切断，并用外固定架牵开，证明截骨是彻底的。在外固定夹块上插入额外的螺钉（不打入跖骨）增加外固定架的稳定性。C. 加上螺钉。

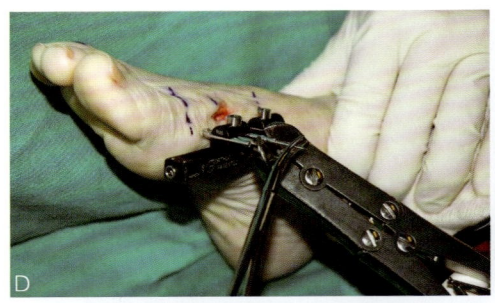
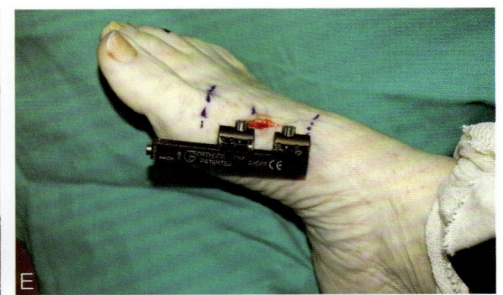
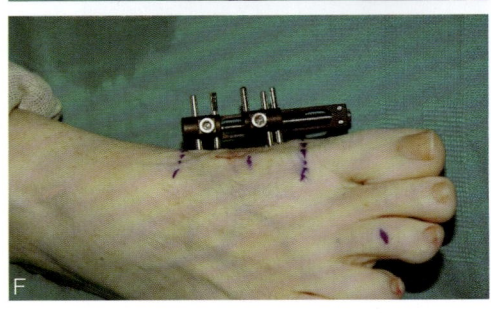

技术图7（续） D. 剪断螺钉。E、F. 跖骨被加压，恢复到术前解剖位置，上紧支架。

关闭伤口

- 我们用4-0的可吸收线缝合骨膜、4-0的尼龙线缝合皮肤。
- 软敷料包扎，患者可于当天出院（不能负重）。

要点与失误防范

放置支架	• 用外固定支架作为置入螺钉的导向器 • 确保远端2枚螺钉位于远端骨块的跖侧半。这使远端骨块及跖骨头有跖屈的倾向，减少跖骨头抬高的潜在风险
切断皮质	• 给锯片降温，减少截骨断端的热损伤
安装支架	• 可以在装支架之前缝合皮肤，但要直视和在透视下看到骨块对合良好
打入螺钉的次序	• 先打入最远端和最近端的螺钉，这样可以使支架与第1跖骨干平行，并且确保螺钉不累及跖趾关节和跖跗关节
第1跖趾关节僵硬	• 以笔者的经验，利用缓慢的牵引，术前跖趾关节的活动度不会受到影响
骨形成（骨再生）	• 骨痂不会在牵开后马上出现。可能会有几周的延迟
骨再生失败	• 偶尔，尽管正确地进行了牵张，但骨再生并不成型。如果计划的牵张已经完成，可以用牵开1/4圈、拧紧加压1/4圈的办法来刺激成骨。也可以用外源性的、刺激骨形成的办法。作为最后的解决方案，在缺损段植骨结合内固定代替外固定支架。前提是固定期间钉道是干净没有感染的（在靠近原先外固定的部位进行内固定，感染风险会增加）
外固定的时间	• 一般外固定至成骨稳定，可拆除支架的时间为8~10周，但有时需要12~14周。我们常规在诊室里拆除支架

术后处理

- 患者不能负重，一直要保护至第1跖骨延长部分有骨再生成型。负重会破坏截骨处和外固定支架的稳定性。另外，负重不对截骨部位产生轴向加压的作用。
- 笔者常规在术后7天复查患者，检查伤口，对患者进行关于骨牵张的宣教，开始骨延长。
- 笔者特别制订了每天延长1 mm的牵引计划（每6小时1/4圈）。
- 应交给患者钉道护理的说明书，以及告知需要延长的天数。
- 鼓励患者每天活动第1跖趾关节，以防止关节挛缩。
- 患者应按时回门诊复查X线片，了解延长的长度和远端骨块的位置以及跚趾活动的情况（图5A）。

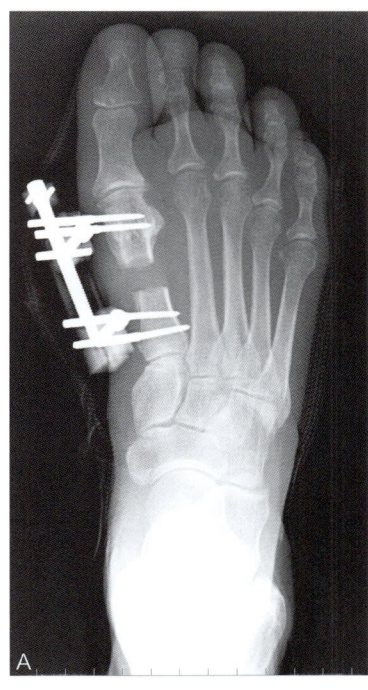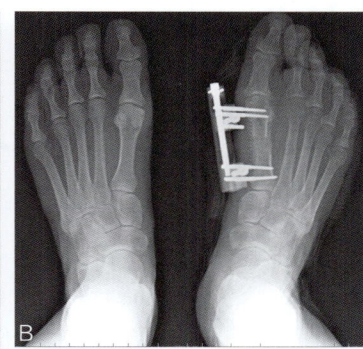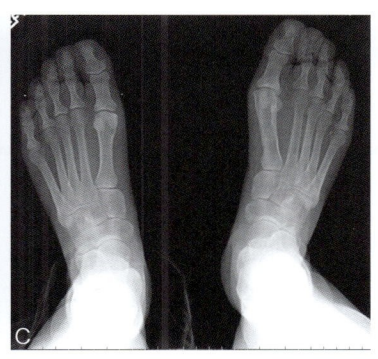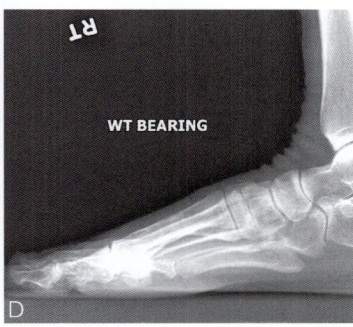

图5 A. 牵开3周后（骨再生还不明显）。B. 牵开10周时，骨再生已经存在，但还没有成熟。C、D. 术后12个月随访时的X线片，第1跖骨已经完全愈合，并且达到了合适的长度。

- 一旦达到所需的长度，就停止延长。第1跖骨的长度通常取决于第1、2跖骨的相对长度比例（基于正常侧的X线片）。
- 在截骨端有骨愈合的放射学证据时，可允许患者进行部分负重。只要负重时患足和支架之间没有挤压和摩擦即可。一般即使有外固定支架，也可以穿戴靴子或改良的支具托进行负重（图5B）。
- 当X线显示骨再生的部位已经达到满意的愈合，就可拆除支架。支架拆除后，患者即能恢复正常负重。因为钉道的部位是应力集中的部位，所以建议患者在之后的几周内穿戴术后鞋或靴子进行保护性负重，以免跖骨在钉道处骨折（图5C、D）。
- 图3显示的是在整个延长过程中X线的临床进展情况。

预后

- 参见2007年Hurst和Nunley的临床研究报道[2]。

并发症

- 钉道感染（钉道护理不当）。
- 第1跖趾关节僵硬（没有进行间断性第1跖趾关节操练）。
- 牵伸延长节段过早愈合（延长进度太慢）。
- 跗外翻矫正度数丢失（如果按正常延长进度，很少发生）。
- 跖骨头抬高（支架螺钉安置位置不当，或骨愈合成熟前过早拆除支架）。
- 骨不连（固定不确切或骨愈合成熟前拆除支架）。

（徐宏威 译，梅国华 审校）

参考文献

[1] Holden D, Siff S, Butler J, et al. Shortening of the first metatarsal as a complication of metatarsal osteotomies. J Bone Joint Surg Am 1984;66(4):582-588.

[2] Hurst JM, Nunley JA II. Distraction osteogenesis for the shortened metatarsal after hallux valgus surgery. Foot Ankle Int 2007; 28:194-198.

[3] Jones RO, Harkless LB, Baer MS, et al. Retrospective statistical analysis of factors influencing the formation of long-term complications following hallux abducto valgus surgery. J Foot Surg 1991;30:344-349.

[4] Mather R, Hurst J, Easley M, et al. First metatarsal lengthening. Tech Foot Ankle Surg 2008;7:25-30.

[5] Nunley JA. The short first metatarsal after hallux valgus surgery. In: Nunley JA, Pfeffer GB, Sanders RW, et al, eds. Advanced Reconstruction: Foot and Ankle. Rosemont, IL: American Academy of Orthopaedic Surgeons, 2004:31-33.

[6] Nyska M, Trnka H, Parks BG, et al. Proximal metatarsal osteotomies: a comparative geometric analysis conducted on sawbone models. Foot Ankle Int 2002;23:938-945.

[7] Sammarco GJ, Idusuyi OB. Complications after surgery of the hallux. Clin Orthop Relat Res 2001;(391):59-71.

[8] Saxby T, Nunley JA. Metatarsal lengthening by distraction osteogenesis: a report of two cases. Foot Ankle 1992;13:536-539.

[9] Urbaniak JR, Richardson WJ. Diaphyseal lengthening for shortness of the toe. Foot Ankle 1985;5:251-256.

第17章 Moberg 截骨术
Moberg Osteotomy

Tibor Warganich and Thomas G. Harris

定义

- 姆僵硬(hallux rigidus)是第1跖趾关节的一种退行性病变。
- 这导致姆趾跖趾关节功能受限,特别是背屈受限。
- 还有其他的名词用来描述该疾病,如:姆受限(hallux limitus)和姆背囊肿(dorsal bunion)等。
- 约3%的成人患有姆僵硬[5]。
- 本章节的内容是由Moberg医生推广普及的、有关姆趾近节趾骨背侧闭合楔形截骨的手术操作。该手术最初被推荐用于年轻患者(18岁以下),但Moberg将该手术应用指征扩大到了成人[8]。
- 该手术通常与关节唇切除术联合进行。

解剖

- 通常,由于受到跖骨头背侧骨赘阻挡,跖趾关节的背屈运动受到限制。有时,是因为近节趾骨基底背侧的骨赘或小的骨突。跖趾关节囊跖侧部分挛缩也会限制背屈运动。
- 关节破坏常见于第1跖骨头关节面的背侧部分,小部分见于近节趾骨基底背侧。
- 跖趾关节的内侧和跖侧通常保持完好,直到疾病后期才被累及(图1)。

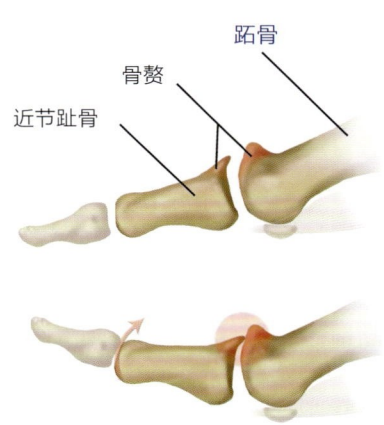

图1 姆僵硬:近节趾骨背屈,使跖趾关节处产生疼痛性撞击。

发病机制

- 姆僵硬的主要病因学尚不清楚。
- 一个常见的原因是创伤,姆僵硬可能发生在骨折、扭伤或挤压伤之后。此外,一般认为微损伤可能会随着时间推移而损伤关节软骨,造成退变[4]。
- 全身性疾病,例如痛风和风湿性关节炎等,也可以造成第1跖趾关节退变,会与原发性姆僵硬相混淆。

自然病程

- 姆僵硬在成人中比在青少年中更为常见。
- 随着年龄增长会逐渐发展为广泛的跖趾关节退变,但这与症状的联系并不紧密[9]。
- 与成年男性和儿童相比,该病在成年女性中更加常见,并且经常是双侧的。

病史和体格检查

- 患者通常主诉与活动相关的第1跖趾关节处疼痛,疼痛起病隐匿。
- 肿胀和僵硬是常见的主诉。
- 在典型的病例中,体格检查可见背屈运动明显受限,用力跖屈时也会疼痛。一些病例用力背屈时也会疼痛,但程度不如用力跖屈时那样。
- 背屈运动受限通常导致患者在跑步、于斜坡上行走和穿高跟鞋时出现症状。
- 背部突起加重可导致穿鞋困难。
- 在极少数情况下,由于背侧的皮神经受到背侧骨赘和较紧的鞋子的压迫,在跖趾关节远侧可能发生感觉异常。
- 若患者采取适应性步态,例如将前足旋后以减少姆趾部位的负荷时,可能导致足外侧部疼痛,以及形成胼胝[6]。
- 由于合并有骨赘和软组织肿胀,通常呈现整个关节体积变大。
- 一些软骨和运动均完全丧失的严重病例,即便用力屈曲姆趾跖趾关节也没有不适反应。造成这部分患者疼痛的原因往往仅仅是骨赘增大造成足趾在鞋内摩擦撞击。对于这些病例,单纯行关节唇切除术加有限松解即可取得满意的效果。这常见于七八十岁年龄段的患者。
- 趾间关节可发生过伸,以代偿跖趾关节背屈限制,但这非常罕见。
- 姆趾在纵向受力时通常不痛,除非在出现严重退化或有大的骨软骨缺损时才会发生疼痛。

- 由于被动跖屈𬤇趾是将炎性滑膜和𬤇趾关节囊顶在背侧的骨赘上,因此这样也可以产生疼痛。

影像学和其他诊断性检查

- 通常,拍摄足的三个负重位片(前后位、侧位和斜位)就已足够。
- 负重位片非常重要,因为非负重位片常常使第1跖骨背侧的骨赘显得模糊。在非负重位片,足趾通常位于被动伸展位,而这可使背侧的骨赘变得模糊不清。
- 前后位片对评估内侧或外侧关节狭窄的程度非常重要。
- 因为骨赘可能遮盖关节,前后位片可给人一种关节间隙不正常减小的印象,从而会高估关节退变的程度。同样,非负重位时因为𬤇趾关节处于背屈状态,容易给人𬤇趾关节间隙过于狭窄的假象。
- 外侧的骨赘常见,这常常是𬤇僵硬的早期征象。在近节趾骨基底,骨赘也比较明显。
- 有时,CT扫描可以发现骨软骨损伤。同样,MRI对发现软骨损伤也是有帮助的(图2)。

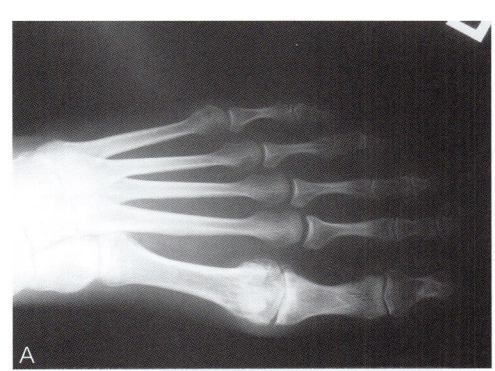

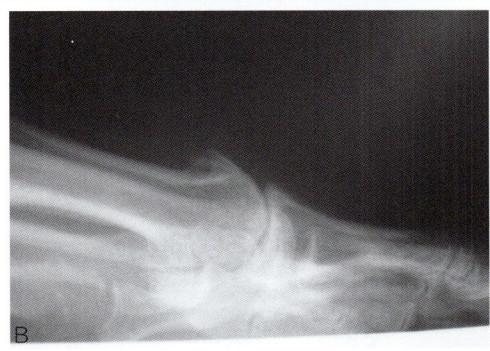

图2 A. 足的前后位负重位片显示𬤇趾关节间隙减小。医生必须警惕不要单凭前后位片高估关节间隙丧失的程度,因为悬垂的骨赘可能会使关节间隙显得模糊。B. 足负重侧位片显示位于近节趾骨和跖骨头背侧的骨赘。

鉴别诊断

- 𬤇趾关节滑膜炎。
- 𬤇外翻。
- 籽骨炎或籽骨骨折。

非手术治疗

- 非手术治疗的决定取决于患者的症状和退行性改变的程度。对患有轻度滑膜炎和轻微不适的患者,可以采用休息和抗炎药物治疗。
- 可捆扎或用支具固定𬤇趾以限制其背屈,由此可使关节得到放松。
- 可采用多种方法来增加前足内侧的硬度,这可限制𬤇趾关节的活动,减小背屈时的撞击疼痛。
  - 一种Morton矫形鞋垫延长板(图3)。

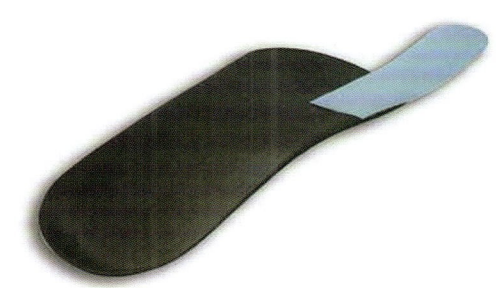

图3 典型的Morton矫形鞋垫延长板,这可以降低𬤇趾关节的背屈活动。

- 可以在𬤇趾关节注射类固醇,这有助于缓解疼痛,但不能减缓退变。
- 对𬤇僵硬的病例,穿大头的普通鞋子是有帮助的。这可增加容纳背侧骨赘的空间,并减少对发炎关节内的压力。
- 穿有硬质鞋垫的弧形底鞋也有帮助,可使步态平顺。
- 这些对鞋的改进可能是有效的,但每个患者的依从性和接受程度都不同。
- 一项随访研究显示,对𬤇僵硬伴发疼痛的24足进行至少14年的随访,其中有22足疼痛没有发生变化[10]。

手术治疗

- 笔者常规采用结合近节趾骨截骨的关节唇切除术,截骨并不是一种独立的手术,而是用来加强关节唇切除的效果[11]。
- 如果截骨与关节唇切除术联合进行,可靠的内固定来保持截骨对位是很重要的,这便于在术后1~2周内开始𬤇趾关节早期活动。

术前计划

- 对所有的X线片和其他的影像学检查结果都应仔细研究。

- 应特别注意侧位X线片,该检查可显示跖骨头远端和近节趾骨背侧的骨赘。
- 任何具体的体格检查都不需在麻醉下进行,但在手术开始前,记录被动活动范围(跖屈和背屈)是非常重要的。
  - 手术医生应该提醒患者,我们的手术是把跖屈活动度"借过来"送给了背屈活动。

体位

- 取仰卧位。在踝关节的踝上区域应用Martin型止血带。
- 手术通常在踝部阻滞麻醉下进行。
- 在手术中,也要用一个微型的C臂机,并且随时备用。
- 术前应用抗生素。

手术入路和关节唇切除术

- 通常采用背内侧入路,将姆长伸肌腱(EHL)牵向外侧,这可同时很好地显露跖趾关节的内侧和外侧。
- 也可采用直达第1跖趾关节的内侧直切口,但用该切口显露关节的外侧部分时会受到限制。
- 做背内侧切口(技术图1A),注意确认并保护背内侧皮神经。
- 将姆长伸肌腱牵向外侧(技术图1B)。
- 与皮肤切口平行,切开跖趾关节关节囊。可用2-0可吸收缝线标记关节囊边缘,以便后来辨认,但通常不需要那么做。
  - 如果不进行标记,在缝合时应注意仔细地确认背侧的关节囊。
  - 将关节囊边缘向跖侧和背侧牵开。
- 仔细检查跖趾关节。
  - 检查关节面,看是否有骨软骨缺损或软骨瓣,以及跖趾关节内有无整体性退变。
- 用摆锯去除1~2 mm的内侧突起。
  - 这样做便于促进关节囊愈合到骨上。

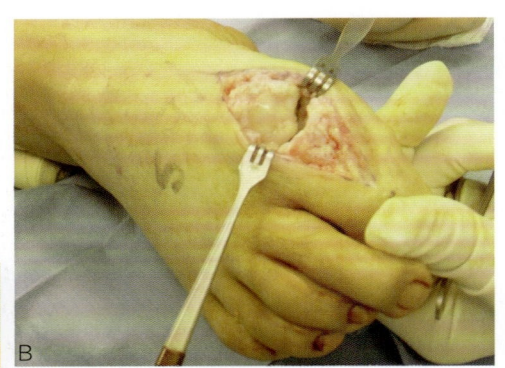

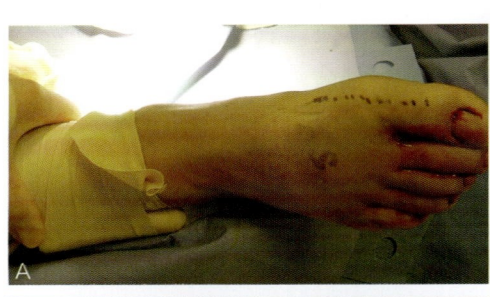

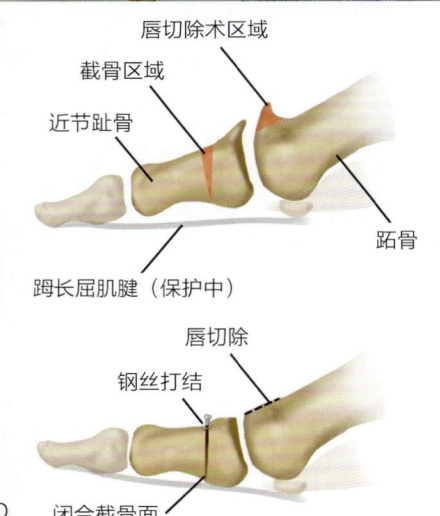

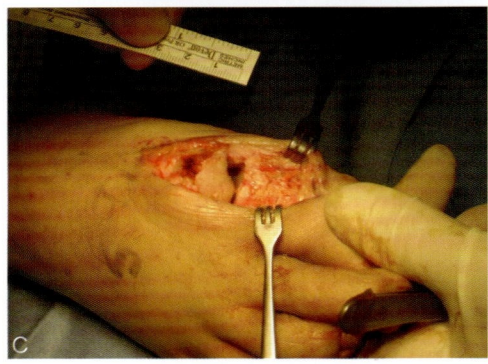

技术图1 A. 典型的切口,注意位于踝上的止血带。B. 广泛显露的跖趾关节。将姆长伸肌腱向外牵开。注意跖骨头上过度增生的骨赘,以及近节趾骨基底部突出遮盖于关节上方的骨赘。C. 关节唇切除术和近节趾骨截骨的示意图。阴影区域将被切除,保护姆长屈肌腱极其重要。D. 关节唇切除和切除后内侧突起的跖趾关节。即将行近节趾骨截骨,周围软组织已被去除。

- 与其他书上描述的一样,切除跖骨头的背侧关节唇。骨质切除要与跖骨颈背侧齐平(技术图1C、D)。
  - 尽量将切除术范围局限于跖骨头的退变区域。但是如果有必要,可以切除达跖骨头的1/3。
- 显露并检查跖趾关节的外侧部分非常重要。
  - 如果需要,增加外侧的显露范围。
  - 有时在X线片上,很难发现外侧的骨赘,而在术中却常能在关节外侧发现明显的骨赘,如果有,要将其切除。
- 如果近节趾骨上有骨赘,用咬骨钳将其去除。

近节趾骨截骨

- 充分显露近节趾骨的跖侧面,以保护跗长屈肌腱。
- 在截骨期间,注意确保充分显露关节的外侧以保护跗长伸肌腱。
- 从内侧到外侧横向放置一枚1.5 mm(0.062 in)直径的光滑克氏针为导针(技术图2A)。
  - 导针尽可能平行并靠近近节趾骨的关节面,但不进入关节。
  - 用微型C臂机确认克氏针处于关节外的合适位置。放置导针,使截骨线刚好位于导针的远端(技术图2B)。在截骨之前考虑周全,确保截骨线近端有足够的区域放置内固定。
  - 一旦确定了克氏针的位置,便可开始截骨。
- 为了能够最大限度地扩大足趾末端的背屈活动,应使截骨处尽可能地靠近关节面。然而,如果近端部分的骨块太小,则有可能在术中出现骨质碎裂。
- 在趾骨上刚好位于克氏针表面的远端处,用0.5 cm宽的摆锯截取第一刀。
  - 第一道截骨不要完全截透,应保留跖侧骨皮质完整(截骨时同时冲洗伤口,冷却截骨面,以防发生骨坏死)。
  - 这是为了保护跗长屈肌腱,并且在做第二道截骨时能维持趾骨的稳定性。
- 在第一道截骨远端5 mm处做第二道斜行截骨(技术图2C)。
  - 在很轻的蹈僵硬病例中,截取3~4 mm的楔形骨块。
  - 观察背侧皮质,第二道截骨与第一道截骨尽可能保持平行。
  - 该宽度可用消毒尺进行测量。
  - 如果两道截骨线不平行,可发生成角畸形(跗趾内翻或外翻)。
  - 如果术前存在明显的趾骨外展(向外成角),则使楔形截骨的内侧部分大于外侧部分可有助于改善跗趾的外形。
  - 与第一道截骨一样,保留跖侧皮质非常重要。
- 钻多个1.5 mm的孔使跖侧的骨皮质变弱,然后完全截断骨皮质,或用手法使之"青枝骨折"(背屈)。

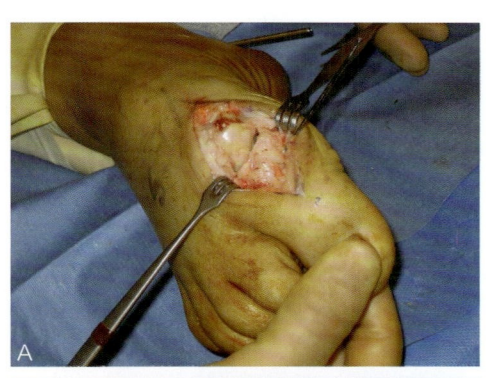

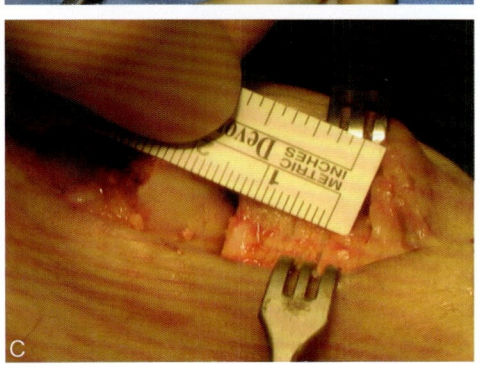

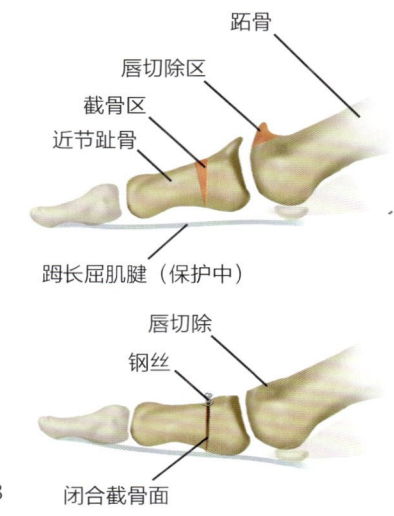

技术图2 A. 从内侧到外侧放置克氏针,以保证在关节外进行截骨。B. 放置克氏针,保证克氏针放置于关节的外部。C. 用消毒尺测量截骨的精确范围。

截骨的固定和闭合

- 截骨部位可选择多种内固定方式：钢丝环扎、小螺钉（3.0 mm，部分螺纹）、全螺纹螺钉、经皮多根克氏针[1.2 mm（0.045 in）或1.4 mm（0.054 in）]或骑缝钢板（介于骑缝钉和钢板之间的内固定形式）。

克氏针固定

- 用28号规格的钢丝通过1.5 mm的钻孔固定截骨部位。
- 在基底部骨块的背内侧的近端钻一孔（技术图3A）。
  - 在刚好位于近节基底的关节软骨附近进针，与髓腔呈45°方向。
  - 该进针点与截骨处距离约需4 mm，这有助于避免相当脆弱的骨片发生碎裂。
  - 把钢丝从近端向远端穿出比较好。这样，当钢丝穿过远端骨块时，绝大部分张力都位于远端骨块上。
- 在距离截骨线3~4 mm处开始钻远端的孔，与近节趾骨平面呈45°角左右（技术图3B）。
- 可用钢丝引导器将28号钢丝由近端骨块引出。
  - 另一种方法是把28号钢丝尾部15.2 cm（6 in）长的部

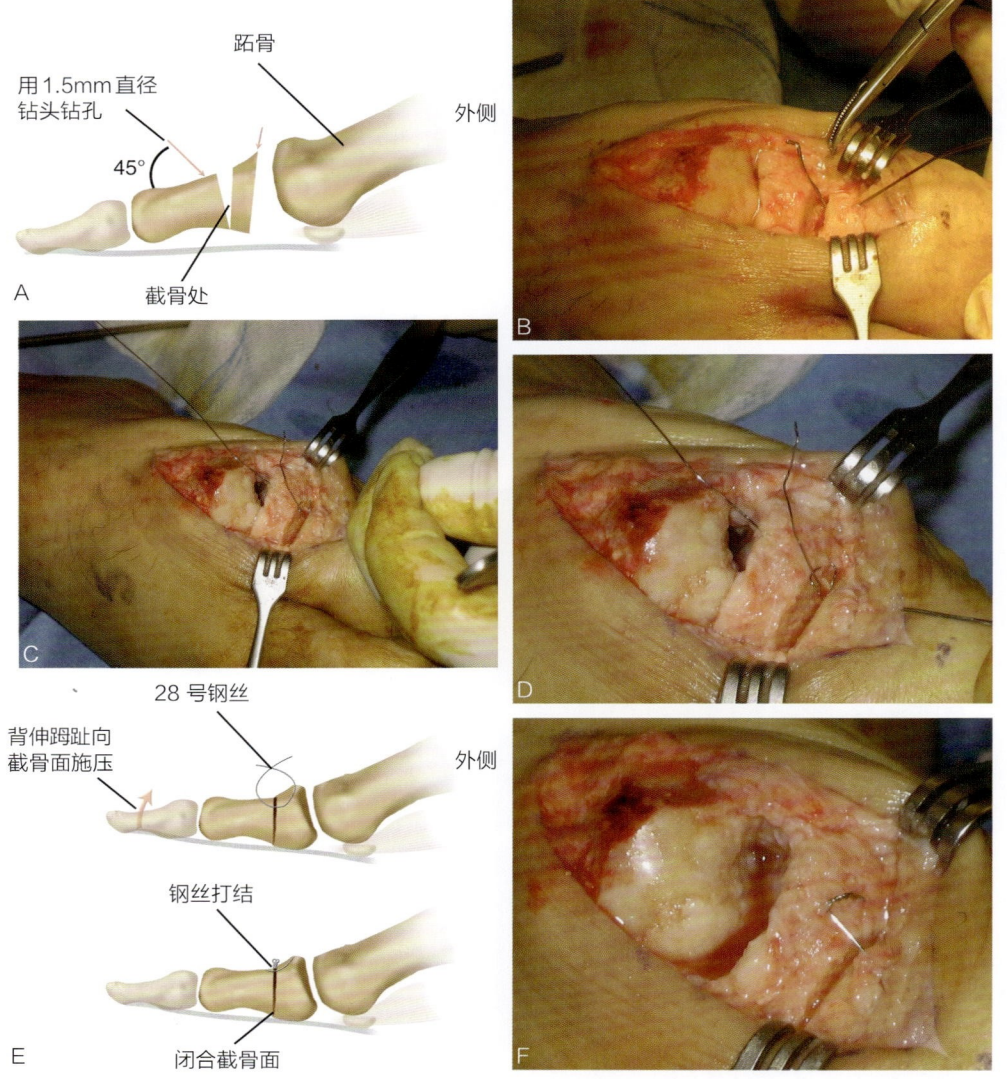

技术图3 A．用1.5 mm钻头在截骨线近端和远端钻孔。注意保持跖侧皮质完整。B．钢丝环进入截骨部位的远端。C．钢丝从近端向远端引入钢丝环内。D．将穿过钢丝环的钢丝折闭。E．背侧施压闭合截骨端；抽紧钢丝；截骨面闭合。F．系紧钢丝，并置于截骨部位周围的软组织中。

分改制成穿线器。
- 改装另一根28号钢丝的方法如下：
  - 将一段15.2 cm（6 in）长的28号钢丝进行反折做成一个小环。
  - 用小的止血钳夹扁，使之能穿过1.5 mm的小孔。我们常常用止血钳或蚊式钳折叠钢丝以自制钢丝环。
  - 然后将自制钢丝环通过远端的钻孔，进入到截骨部位。
  - 到截骨部位后，用小止血钳将环适当撑开。
  - 撑开钢丝环，使在截骨线近侧的钢丝能穿入环中（技术图3C、D）。
- 钢丝穿入该环后，向远端牵拉自制的钢丝环，用它将近端的钢丝拉出。
- 助手用力背屈跗趾，闭合截骨部位，收紧钢丝并打结（技术图3E）。
  - 术者用手指的力量保持对钢丝的张力，维持截骨部位闭合，将钢丝打5个结。
  - 剪断钢丝，保留5 mm残端，将其朝向骨面折弯（技术图3F）。

骑缝钢板

- 骑缝钢板可作为固定的另外一种选择。笔者更偏好使用骑缝钢板，因为骑缝钢板不容易使近端骨块骨折，避免了经皮克氏针固定所带来的潜在感染的风险，同时能对截骨面进行加压。
  - 骑缝钢板的全螺纹螺钉置于截骨线的远端，体积较小的刃片部分置于截骨线的近端，在软骨下骨的近端（在放置骑缝钢板前，用直径1 mm的克氏针斜行临时固定截骨端）。
  - 选取最适当长度的骑缝钢板，并确定进钉的部位。
  - 骑缝钢板的刃片应位于近端截骨块的中央，位于软骨下骨处。
    - 在近端骨块计划放置刃片的部位，用1.7 mm的钻头钻一个引导孔（技术图4A）。
  - 然后，尝试放置骑缝钢板，确保其螺孔部分位于远端骨块的干骺端处，且不会进入近节趾间关节。
    - 在截骨线的远端，用1.7 mm的钻头以单层皮质的方式进行预钻孔（技术图4B）。
  - 然后，将骑缝钢板的刃片嵌入引导孔，并向下推直至与骨面齐平（技术图4C）。
    - 用1.7 mm的钻头通过螺钉孔穿透对侧皮质（技术图4D）。
  - 测深，拧入螺钉，并保证截骨部位的复位和加压。

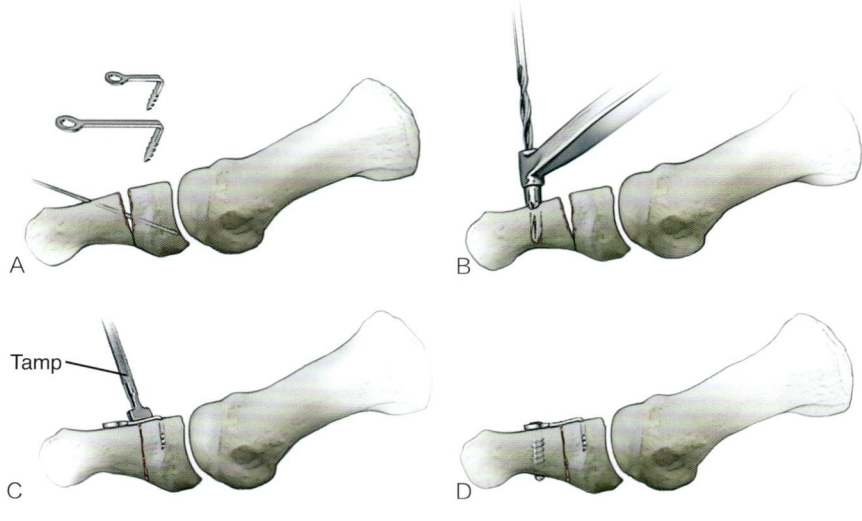

技术图4 A. 用克氏针复位后，骑缝钢板放在截骨部位上方合适的部位，注意将刃片部分放置于近端截骨块的中心。然后用1.7 mm的钻头钻一个引导孔。B. 在截骨部位上方放置合适的骑缝钢板，横跨截骨部位，螺钉部分用1.7 mm的钻头进行预钻孔。C. 复位截骨部位，将骑缝钉的刃片紧紧插入引导孔内。D. 在螺孔侧，用1.7 mm钻头钻破双层皮质，拧入螺钉，完成截骨端的加压。

关闭伤口

- 通常使用2-0的不可吸收缝线闭合关节囊。
  - 尽可能将软组织完全覆盖截骨部位。由于远端关节囊组织有限和骨膜较薄，有时不可能完全覆盖截骨部位。
- 用尼龙线间断缝合皮肤。
- 用软的敷料包扎，包括用非黏性敷料、4 cm×4 cm纱布和10 cm（4 in）宽的棉纸等。
- 用5～7.5 cm宽（2～3 in）的弹力绷带包裹，并让患者穿硬质鞋底的术后鞋。

要点与失误防范

适应证	• 如果跖趾关节退变为末期,患者会在术后残留疼痛,最好采用关节融合术
关节内截骨	• 采用克氏针和微型C臂机可降低截骨进入关节内的发生概率
术后成角畸形	• 特别要注意,第二道截骨应尽可能与第一道平行。"平行"是从近节趾骨背侧表面的角度来看的 • 完整看到跖趾关节的内、外侧和近节趾骨非常重要
跚长屈肌腱损伤	• 仔细显露近节趾骨非常重要 • 截骨时保留跖侧皮质,或向跖侧进行多重钻孔,"青枝骨折"折断截骨部位
骨不连	• 很少发生,但截骨部位对位是很重要的,如上述那样,用钢丝坚强固定 • 使跖侧皮质"青枝骨折"的技术也有助于骨愈合
近侧部分骨折	• 钻1.5 mm的孔,尽可能靠近近侧的关节软骨 • 避免使截骨处太靠近关节面,更不能进入关节面 • 从近端向远端抽取钢丝

术后处理

- 术后,患者穿硬底鞋3~6周。
- 在术后当天,等待局部凝血后,允许患者在可忍受的范围内负重。
- 术后7~10天首次随访患者。指导患者在术后1周开始按摩手术部位,以便使手术部位脱敏。
- 术后1~2周,开始跖趾关节被动背屈活动锻炼。
- 一直到术后4周以后才开始跖屈锻炼,以避免在早期对截骨处的金属固定钢丝造成张力。早期,患者会抱怨跖屈活动度的减少,以及跖趾关节活动度的减少,尤其在和对侧进行对比时。这种情况会随着时间改善。
- 除非跚趾在休息位时不能接触地面,一般不强调跖屈锻炼。

预后

- 背侧闭合截骨增加了跖趾关节背侧的间隙(图4)。实际上,截骨是将趾骨背侧面与第1跖骨头背侧面的距离拉远了。截骨可能减小步态中足趾离地阶段中第1跖趾关节背侧的压力。
- 在一项长期的随访研究中,对8位女性患者的10个患有跚僵硬的跚趾采用近侧趾骨背侧楔形截骨术进行治疗,平均随访了22年(该治疗中未采用关节唇切除)[1]。
  ○ 5个足趾无症状,4个足趾在行走时无限制,仅有1个需要行跖趾关节融合。作者得出结论,背侧楔形截骨可为跚僵硬患者提供长期的有益的治疗效果。
- 最近一篇文献报道了81例Hattrup和Johnson分级3期(晚期跚僵硬)的患者,所行手术为背侧唇切联合近节趾骨背侧楔形截骨术,最短的随访时间是2年(平均4.3年)。
  ○ 根据文献报道,被动的背屈功能平均提高了27°。AOFAS评分从术前的67.2分提高到88.7分,其中85.2%的患者表示满意或非常满意。
  ○ 4名患者最终进行了关节融合术。
  ○ 该文献证实了联合采用背侧唇切和近节趾骨背侧楔形截骨术在晚期跚僵硬患者中的疗效。

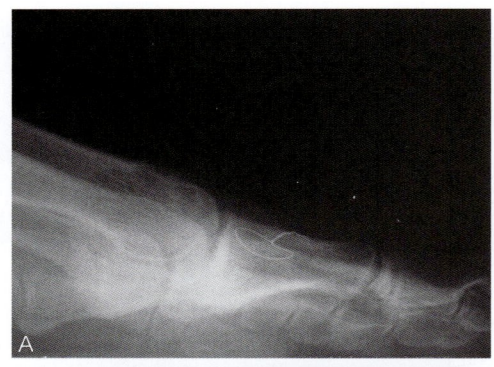
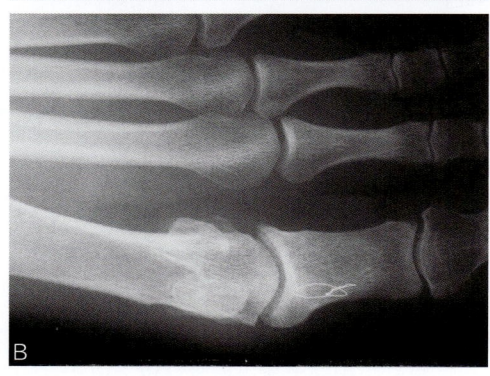

图4 A. 侧位片显示愈合的截骨处和关节唇切除的区域。B. 前后位片显示愈合的近节趾骨截骨处。

并发症

- 截骨进入关节。
- 姆长屈肌损伤和撕裂。
- 术后成角畸形。
- 截骨近端骨质碎裂。
- 骨不连。
- 畸形愈合,包括旋转畸形愈合。
- 改善不明显。
- 姆长伸肌损伤和撕裂。

(徐宏威 译,梅国华 审校)

参考文献

[1] Citron N, Neil M. Dorsal wedge osteotomy of the proximal phalanx for hallux rigidus: long-term results. J Bone Joint Surg Br 1987;69(5):835-837.

[2] Feldman R, Hutter J, Lapow L, et al. Cheilectomy and hallux rigidus. J Foot Surg 1983;22:170-174.

[3] Frey CC, Jahss MJ, Kummer FJ. The Akin procedure: an analysis of results. Foot Ankle 1991;12:1-6.

[4] Giannestras NJ. Hallux rigidus. Foot Disorders: Medical and Surgical Management, ed 2. Philadelphia: Lea & Febiger, 1973: 400.

[5] Gould N, Schneider W, Ashikaga T. Epidemiological survey of foot problems in the continental United States: 1978-1979. Foot Ankle Int 1980;1:8-10.

[6] Mann RA, Clanton TO. Hallux rigidus: treatment by cheilectomy. J Bone Joint Surg Am 1988;70(3):400-406.

[7] McMaster MJ. The pathogenesis of hallux rigidus. J Bone Joint Surg Br 1978;60(1):82-87.

[8] Moberg E. A simple procedure for hallux rigidus. Clin Orthop Relat Res 1979;(142):55-56.

[9] O'Malley MJ, Basran HS, Gu Y, et al. Treatment of advanced stages of hallux rigidus with cheilectomy and phalangeal osteotomy. J Bone Joint Surg 2013;95(7):606-610.

[10] Smith RW, Katchis SD, Ayson LC. Outcomes in hallux rigidus patients treated nonoperatively: a long-term follow-up study. Foot Ankle Int 2000;21:906-913.

[11] Thomas PJ, Smith RW. Proximal phalanx osteotomy for the surgical treatment of hallux rigidus. Foot Ankle Int 1999;20:3-12.

[12] Warganich T, Weksler M, Harris T. Functional outcome analysis of hallux rigidus patients undergoing cheilectomy vs. cheilectomy and proximal phalanx osteotomy: a patient's perspective. Orthop Muscul Syst 2014;3:180-185.

第18章 关节唇切除术治疗踇僵硬
Dorsal Cheilectomy for Hallux Rigidus

Richard M. Marks

定义

- 踇僵硬是指由于背侧骨赘撞击造成第1跖趾关节背屈活动受限。
- 跖屈活动通常不受限制,但如果背侧骨赘很大,也可能受到影响。
- 在晚期,关节炎累及整个第1跖趾关节。

解剖

- 第1跖趾关节由内外侧侧副韧带支持,它们提供了内、外侧的稳定性(图1A)。
- 跖趾关节的跖侧面包括:
  - 籽骨复合体:踇短屈肌两个分支附着并包裹着籽骨(图1B)。
  - 跖板:跖板是一层厚的纤维组织板,包裹并支撑籽骨。踇长屈肌腱走行于籽骨之间(图1C)。
- 跖趾关节的背侧面包括关节囊、踇短伸肌在近节趾骨基底的附着和伸肌腱帽内的踇长伸肌腱。

发病机制

- 先天性踇僵硬(往往是双侧的)。
- 扁平或人字形的关节面形态,这更容易使应力集中于关节的中央。
- 关节生物力学异常。

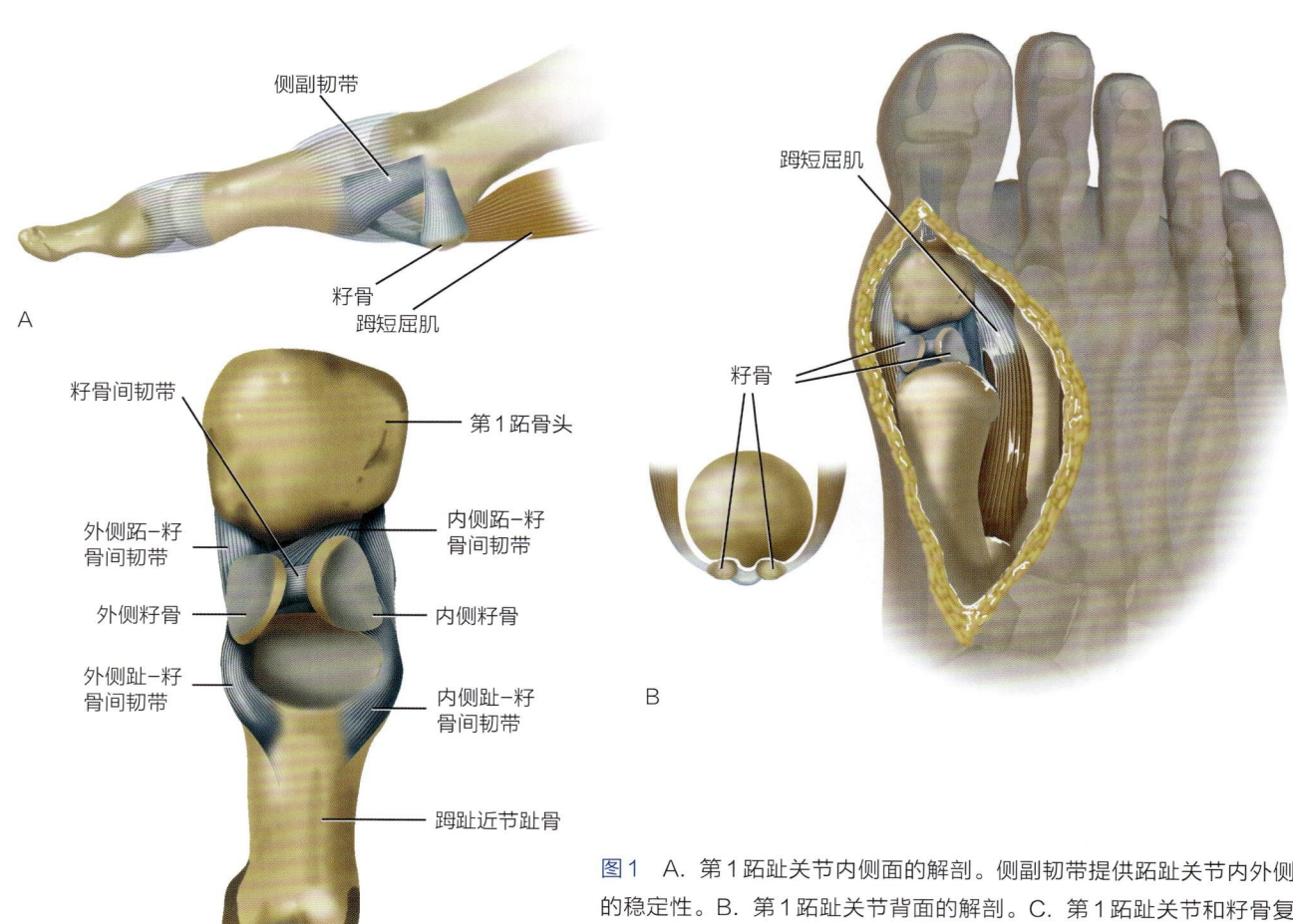

图1 A. 第1跖趾关节内侧面的解剖。侧副韧带提供跖趾关节内外侧的稳定性。B. 第1跖趾关节背面的解剖。C. 第1跖趾关节和籽骨复合体的详细解剖。

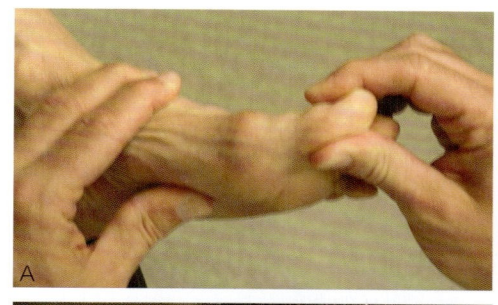
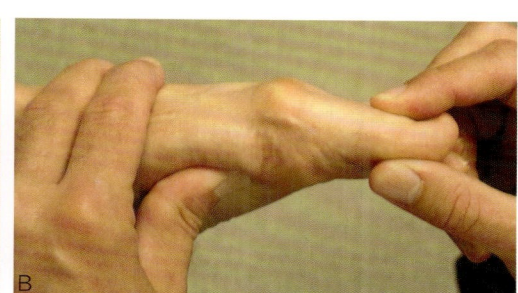
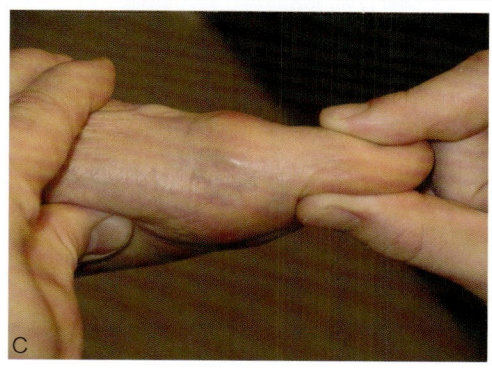

图2 评估踇僵硬患者的第1跖趾关节活动度。A. 背屈时产生撞击疼痛。B. 跖屈时因背侧骨赘上的背侧软组织受到牵拉而经常出现疼痛。C. 中立位可以显示背侧骨赘。

- 背侧关节软骨创伤，或是直接打击，或是反复的微创伤。
- 继发于痛风或炎症性关节炎、炎症反应性关节软骨破坏。

自然病程

- 集中于第1跖趾关节的异常应力，导致反应性背侧骨赘和边缘性骨赘形成。异常应力的原因包括生物力学的改变、背侧软骨的应力集中增加和磨损、炎症性反应或直接软骨损伤。如果这些应力没有减轻或得到纠正，可能会发生更大范围的关节炎性改变。

病史和体格检查

- 评估矢状面的活动范围（图2）。极限范围的活动通常诱发疼痛，多继发于背侧撞击和跖屈运动时对背侧骨赘的牵拉。
- 研磨试验阳性提示更大范围的关节炎，此为关节唇切除术的相对禁忌证。
- 检查籽骨复合体，注意是否存压痛。

影像学和其他诊断性检查

- 需要进行站立的前后位、侧位和斜位X线检查（图3A、

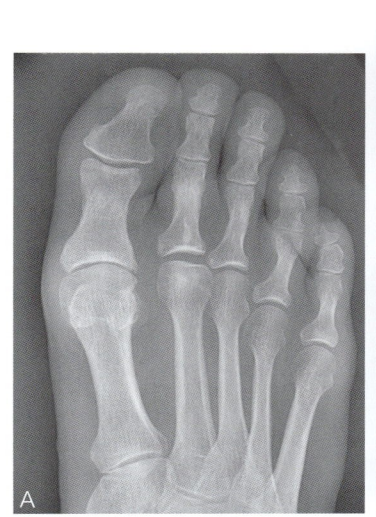
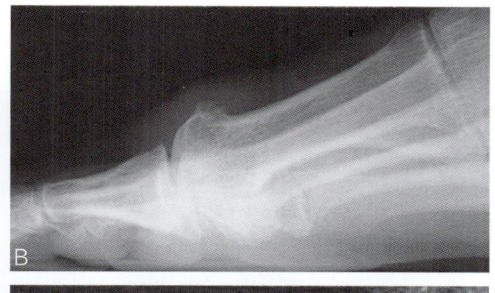
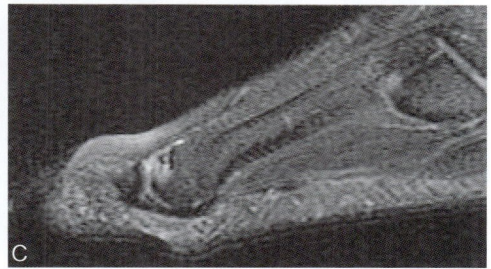

图3 踇僵硬患者的X线片。A. 前后位显示关节间隙变窄。B. 侧位显示第1跖骨头背侧的骨赘。C. 评估踇僵硬时，不必常规进行MRI检查，但如果关节的退行性变程度轻微或怀疑有骨软骨缺损时，MRI检查可提供更详细的信息。

B)。
- 在前后位X线片上,骨赘可能使关节间隙变得模糊,因此,斜位X线片可更好地显示残留的关节面。
- 前后位X线片有助于评估内侧和外侧的骨赘,侧位X线片可以显示有无趾骨上抬和背侧骨赘的范围。
- 籽骨轴位X线片可以提供更多关于籽骨复合体的信息。
- 如果怀疑跖骨头骨软骨缺损,建议行MRI检查(图3C)。

鉴别诊断

- 关节炎(晚期跨僵硬)。
- 骨软骨缺损。
- "草皮趾",籽骨复合体损伤。
- 痛风。

非手术治疗

- 非手术治疗包括应用非甾体类抗炎药、可调节的矫形器,在少数情况下,如存在步态异常,可以使用理疗。
- 适应性的支具用来限制跨趾在矢状面上的活动,使用Morton延长板可以使第1跖趾关节的负重应力重新分布。
- 如果籽骨存在炎症,则于籽骨周围使用保护性的衬垫,在籽骨的下面,支具要留出位置以减轻应力。

手术治疗

术前计划

- 在术前对患者进行评估,以确定其是适合关节唇切除术还是适合融合手术,如果第1跖趾关节存在更大范围的关节炎改变,则适合行关节融合术。
- 对有明显的背侧关节炎症状或上述非手术治疗失败的患者,采用关节唇切除术。

体位

- 在术前,进行踝关节区域阻滞麻醉,使用0.5%布比卡因和1%利多卡因1:1混合液,不使用肾上腺素。
- 在术前30~45分钟静脉使用抗生素。
- 患者仰卧于手术台上,足放于手术台的远侧边缘,以便于透视。
- 消毒足、踝和小腿,进行铺巾。

手术入路

- 采用背侧入路,从近节趾骨中部开始,向近端延伸至跖趾关节近端3 cm处,显露第1跖趾关节。

切口和显露

- 在跨长伸肌腱的内侧做切口,注意将肌腱保留于其腱鞘内(技术图1A)。
- 将肌腱向外侧拉开并保护后,切开背侧的关节囊,延向远端,超过近节趾骨的基底部。
- 切除游离体和增生的滑膜。
- 牵开侧副韧带的背侧部分,以显露关节的内侧面和外侧面。必须注意避免破坏关节的稳定性。
- 将Hohmann拉钩或Senn拉钩置于内、外侧以保护软组织。特别需要注意保护远端的跨长伸肌腱(技术图1B、C)。

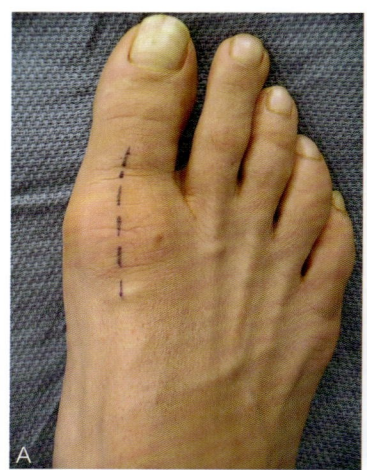 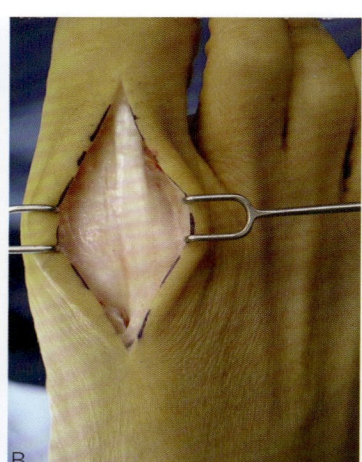 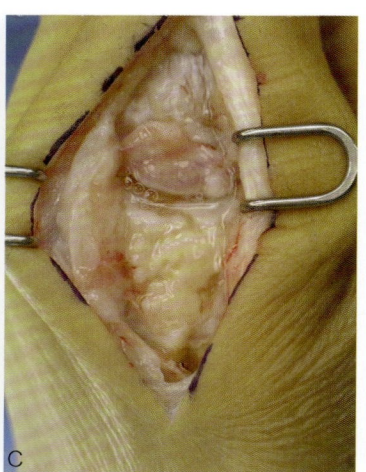

技术图1 手术入路。A. 背侧切口。B. 识别并保护支配跨趾和跨长伸肌腱的背内侧感觉神经。C. 牵开神经和肌腱,纵行切开关节囊。

关节唇切除术

- 使用骨凿切除近节趾骨基底背侧的骨赘（技术图2A、B）。操作时最大限度地背屈姆趾，以保护第1跖骨头中央和跖侧的软骨。
- 最大限度地跖屈姆趾，以便检查第1跖骨头的软骨面。
- 使用骨凿，由远端向近端呈一定角度，向趾骨的干骺端与骨干的连接处，凿除跖骨头背侧25%～30%的关节面（技术图2C～F）。
  - 关节面切除的范围通常与软骨磨损的情况相匹配（技术图2G～I）。避免向近端切除过多的骨干，以防跖骨变薄弱。
  - 另外，可使用微型矢状锯从近端向远端切除骨赘，但

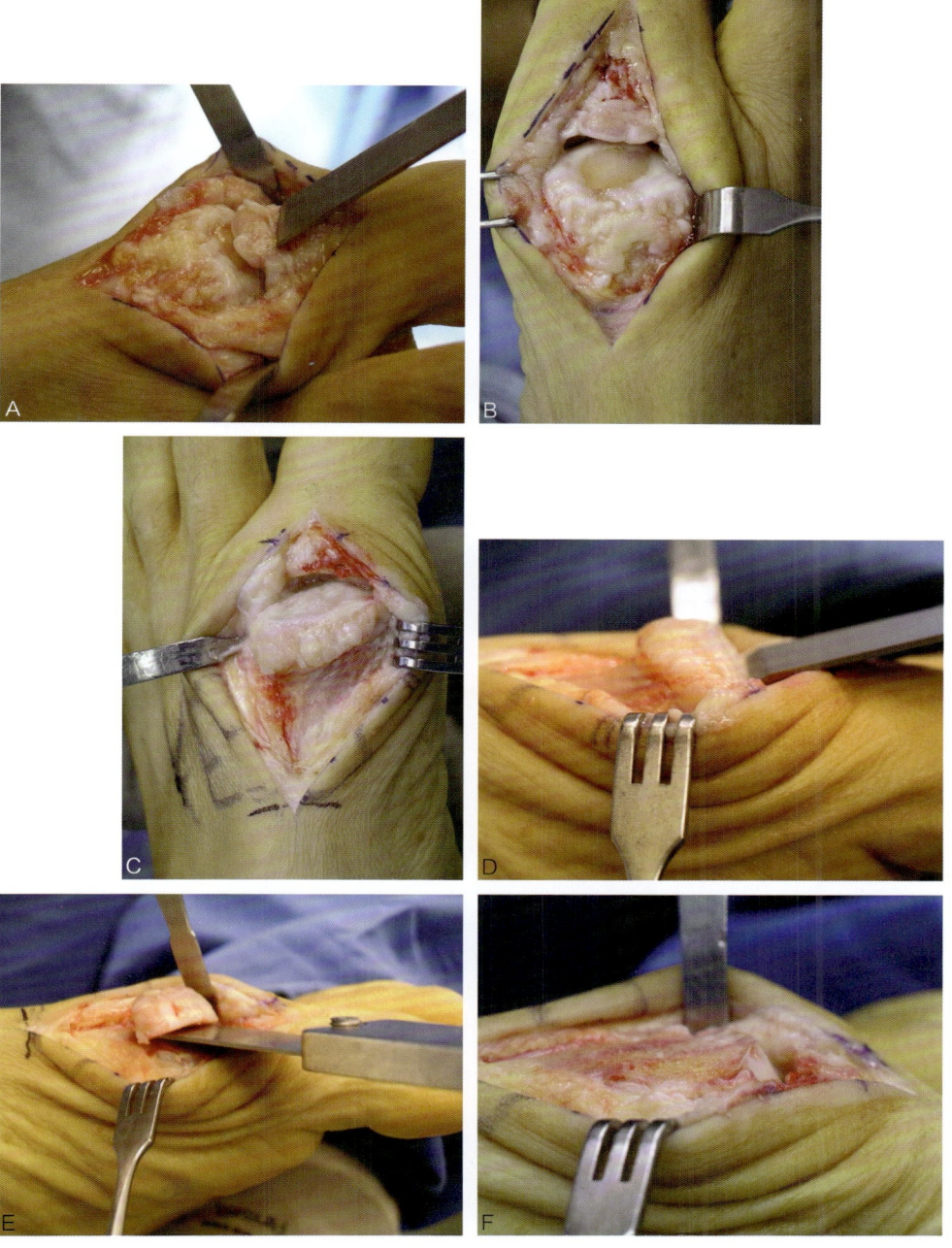

技术图2 A～F. 切除骨赘。A. 切除近节趾骨背侧的骨赘。B. 显露关节，证实为典型的退变磨损类型。注意内侧和外侧的骨赘。C. 背侧骨赘的背面观。D. 侧面观，可见巨大的背侧骨赘，准备用骨凿切除骨赘。E. 用骨凿切除背侧骨赘以及背侧1/4～1/3关节面。F. 骨赘切除后。

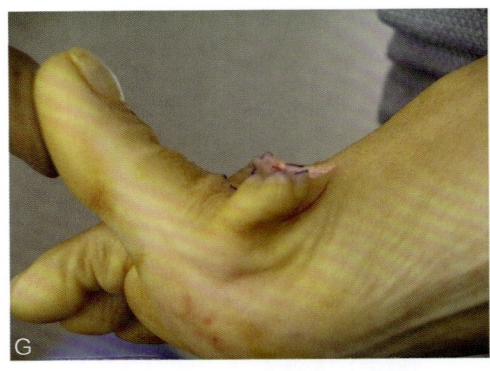
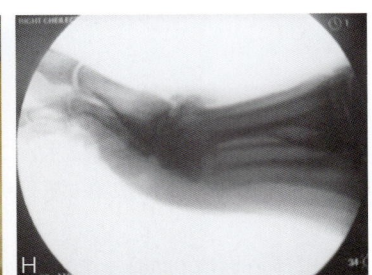
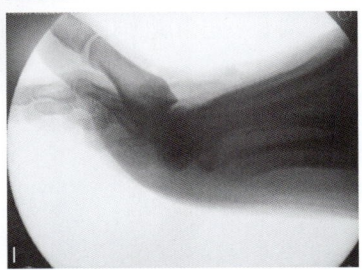

技术图2（续） G~I. 切除骨赘后，检查第1跖趾关节的活动范围。G. 跨趾相对于跖骨干轴线的被动背屈活动应接近90°。H. 骨赘切除前的透视图像。I. 骨赘切除后的透视图像。

- 一定要避免切除过多的关节软骨。笔者喜欢从跖骨头远端向近端切除软骨。
- 切除内侧和外侧的骨赘，注意避免破坏侧副韧带的稳定性。
- 最大限度地背屈跨趾，检查是否残留有任何撞击，如果有必要，切除更多的骨质，并重新评估其活动度。
- 行前后位和侧位X线透视，确保充分切除骨赘。
- 如果明显存在散在的骨软骨缺损，则用1.2 mm（0.045 in）直径的克氏针从多方向在缺损的底部钻孔，以便血液渗出到缺损区域，利于纤维软骨形成。

伤口关闭

- 冲洗伤口，在跖骨背侧骨松质处涂一薄层骨蜡。
- 使用2-0可吸收线缝合关节囊。如果有必要，将伸肌腱固定在中央，以防止术后跨趾向外侧偏移。
- 使用2-0或3-0可吸收线缝合皮下，使用4-0尼龙线缝合皮肤。使用无菌敷料加压包扎。

要点与失误防范

适应证	• 明确患者存在机械性的背侧撞击症状 • 研磨试验阳性的全关节关节炎和静息时疼痛是关节唇切除术的禁忌证
手术入路	• 避免跨长伸肌腱失去稳定性。显露内侧和外侧时应保留侧副韧带 • 避免损伤腓浅神经的背内侧皮支
骨切除	• 为保护跖骨的关节面，当切除近节趾骨基底部背侧骨赘时，应最大限度地背屈跨趾 • 需要切除跖骨头关节面的25%~30%，以避免残留撞击。大多数失败的病例常由切除的骨量不充分造成

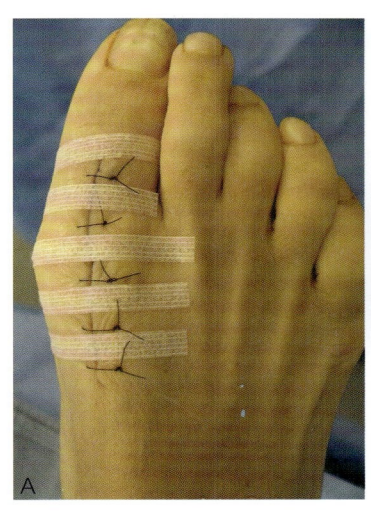
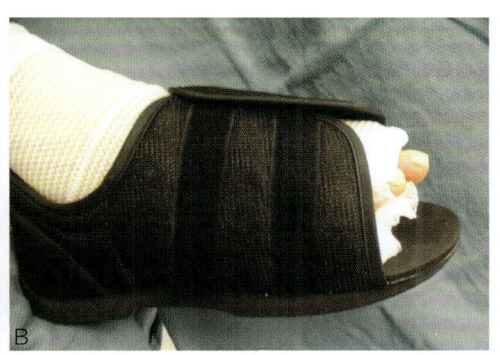

图4 术后处理。A. 关闭伤口。B. 穿术后鞋即刻负重。

术后处理

- 术后10天内,指导患者抬高患肢,穿术后功能鞋,用足跟着地负重(图4)。
- 术后第10天,拆除缝线,用无菌胶布包扎,并进行术后X线检查。
- 此时,允许患者穿术后功能鞋在可忍受的情况下负重。在随后的10~14天后,患者可以换穿运动鞋或舒适的鞋子。
- 术后10天还可进行理疗,重点是恢复活动度,减轻肿胀,并进行伤口瘢痕按摩。
- 之后即可进行体育活动,如骑自行车、游泳、使用椭圆训练机和走步机。通常,直到术后3个月后才允许进行跑步运动。
- 如果患者主诉运动后不适或必须持续用足的外侧负重,则可以让患者使用一段时间带Morton延长板的适应性支具。

结果

- 关节唇切除术后的优良率为72%~92%。
- Ⅰ级和Ⅱ级踇僵硬患者可以取得较好的效果。
- 如果手术时关节面的缺失大于50%,则结果较差。
- 术后X线片上关节间隙的变窄与临床结果无相关性。
- 治疗结果并不随时间的推移而变差。
- 少于8%的患者在后来需要进行关节融合手术。

并发症

- 骨量切除不充分。
- 侧副韧带失去稳定性。
- 背内侧皮神经损伤。
- 进行性关节炎。

(徐宏威 译,梅国华 审校)

参考文献

[1] Coughlin MJ, Shurnas PS. Hallux rigidus: demographics, etiology, and radiographic assessment. Foot Ankle Int 2003;24:731-743.

[2] Coughlin MJ, Shurnas PS. Hallux rigidus. Grading and long-term results of operative treatment. J Bone Joint Surg Am 2003;85-A(11):2072-2088.

[3] Feltham GT, Hanks SE, Marcus RE. Age-based outcomes of cheilectomy for the treatment of hallux rigidus. Foot Ankle Int 2001;22:192-197.

[4] Hattrup SJ, Johnson KA. Subjective results of hallux rigidus following treatment with cheilectomy. Clin Orthop Relat Res 1998;(226):182-191.

[5] Mann RA, Clanton TO. Hallux rigidus: treatment by cheilectomy. J Bone Joint Surg Am 1988;70(3):400-406.

[6] Mulier T, Steenwerckx A, Thienpont E, et al. Results after cheilectomy in athletes with hallux rigidus. Foot Ankle Int 1999;20:232-237.

第19章 背侧关节唇切除、跖侧广泛松解及微骨折技术

Dorsal Cheilectomy, Extensive Plantar Release, and Microfracture Technique

Hajo Thermann and Christoph Becher

定义

- 1887年，Cotterill[8]和Davies-Colley[12]首先描述了踇僵硬这种疾病，即第1跖趾关节骨性关节炎。
- 第1跖趾关节疼痛和活动受限是踇僵硬的主要特点[41]。
- 踇僵硬是继踇外翻之后的第2位最常见的第1跖趾关节畸形。踇趾是足部骨性关节炎发生率最高的部位，估计约10%的成年人患有踇僵硬[18,19]。
- 踇僵硬的发生率女性高于男性[5,6]。

解剖

- 第1跖趾关节是由圆形的第1跖骨头与凹形的近节趾骨底相匹配而形成的一个稳定的连接。
- 关节由跖侧韧带和侧副韧带加强。深部的跖横韧带连接第2跖列。
- 籽骨包埋于踇短屈肌腱内，与第1跖骨下面两个纵行的沟相适应。解剖关系正常时，在主动和被动力量的联合作用下，籽骨在沟内向远侧和近侧滑动。
- 踇长伸肌腱覆盖第1跖趾关节的背侧，附着于远节趾骨的基底部。
- 当采用背内侧入路时，背内侧的皮神经容易受到损伤。该神经是腓浅神经最内侧的分支，解剖学研究表明，它距踇长伸肌腱内侧缘的最短距离为6 mm[36]。

发病机制

- 踇僵硬的发生机制尚不清楚。
- 理论上，第1跖趾关节软骨面的损伤，例如骨软骨骨折和软骨缺损等，可逐渐造成创伤后关节病。
- 另外，第1跖趾关节的反复微创伤，加上超出生理限度的离心负荷和应力，可造成踇僵硬，见于橄榄球运动员和芭蕾舞演员。
- 随着踇趾背屈程度的增加，关节的接触面移向背侧[1]。这与观察到的软骨磨损首先发生在第1跖骨关节面的背侧相一致。
- 现已提出，有多种因素单独或联合作用促成了第1跖趾关节病的发生：①踇趾过伸损伤（如草皮趾损伤）；②第1跖骨上抬；③骨软骨损伤；④第1跖骨过长；⑤穿不合适的鞋[6,23,27,29,32,40,41]。
- 2003年，Coughlin和Shurnas[9]评估了19年间由同一名医生手术的114例踇僵硬患者，包括人口统计数据、病因学和踇僵硬相关的X线检查结果。
  - 踇僵硬与以下因素无关：第1跖骨上抬、第1跖列活动过多、第1跖骨长度增加、跟腱或腓肠肌腱紧张、步态异常、有症状的踇外翻、青春期发病、鞋类和职业。
  - 踇僵硬与趾间型踇外翻、女性有关，双侧患病者与家族史有关。
  - 大多数病例为双侧发病，创伤性的除外。如果是创伤性的，则病变为单侧。
  - 跖骨内收在踇僵硬患者中比普通人群更为常见，但统计学上未发现显著的相关性。
  - 在踇僵硬患者中，扁平或人字形第1跖骨形态较为常见。

自然病程

- 踇僵硬的自然病程与各种退行性关节炎相似。病变一旦开始，关节软骨更容易受到剪切和压缩力的损伤。软骨下骨承受的这些应力随后又造成软骨下骨密度增加和关节周围骨赘形成。骨赘限制了第1跖趾关节的活动，进一步损害了这个关节的正常生物力学。这种效应加速了关节退行性变的进程。
- 病程的最后是第1跖趾关节僵硬和持续性疼痛。从开始出现症状到持续性疼痛的时间间隔差异非常大。在仅有日常活动或有业余体育爱好的人中，出现疼痛的标准时限为5~10年，而在从事持续性和反复性碰撞运动的运动员（例如网球和篮球运动员），在较短的时间内就可能出现疼痛。在大多数的患者中，关节僵硬并不是问题。
- 调查22例24足踇僵硬非手术治疗患者，平均随访14.4年，结果显示，有22足的疼痛仍然与原来一样，有1足的疼痛随时间得到了改善，有1足变得更差。随着时间的增加，24足中有16足出现了在X线片上能够测量到的关节间隙的丧失，16足中有8足的关节间隙显著丧失[16]。

病史和体格检查

- 几乎2/3的踇僵硬患者有踇趾疾病的家族史[9]。

- 常规病史是患者在几年前有跨趾关节的创伤,但笔者发现,更为常见的是运动活跃者,他们绝大多数从前是运动员,从事高冲撞体育运动,如网球、高尔夫或篮球。开始是在运动之后出现关节不适,之后成为一个进行性加重的限制因素,妨碍他们从事正常的运动。
- 跨僵硬的确切病因通常不确定。
- 在早期,患者仅主诉背屈跨趾时疼痛,活动范围没有受到影响或仅轻度受限。在跨僵硬的中期,患者主诉出现和运动有关的疼痛。跨趾背屈受限。第1跖骨头背侧可能出现可以触及的骨赘。跖侧结构变得紧张,跖籽关节(大多数为内侧)在跖屈时疼痛,并且活动范围受限。背屈时动态应力试验(如用拇指按压内侧或外侧籽骨)可以鉴别跖-籽关节疼痛或跨趾关节疼痛。遗憾的是,在有跨趾关节进行性僵硬和关节炎改变时,这个试验并不准确。到晚期,跨趾出现背屈和跖屈完全受限,并且从其背侧(内侧和外侧)到跖骨头,特别是在整个趾骨基底部的周围,都存在可触及的骨赘。
- 引起患者注意的最显著的跨僵硬体征是跖骨头背侧的骨性突起,并有不适和疼痛,特别是在穿硬质皮鞋时。
- 检查第1跨趾关节的方法如下:
  - 活动范围,检查背屈和跖屈。在早期,可以发现背屈受限(背侧撞击)。在晚期,可发现跖屈受限,在运动弧的中间范围也可出现疼痛(提示整个第1跨趾关节退行性变)。
  - 第1跨趾关节的触诊。在晚期,可触及的疼痛性骨赘是进行性骨关节炎的一个体征。
  - 视诊,检查第1跨趾关节的外形或颜色的临床改变。

影像学和其他诊断性检查

- 拍摄标准的足负重前后位(图1A、B)和侧位X线片,以及跖骨的负重位X线片,在有籽骨病变时,应进行籽骨切线位X线检查。
- 根据能反映该疾病典型自然病程的Hattrup及Johnson[20]影像学分级系统,Coughlin和Shurnas[10]提出了一种分级系统。该分级系统包括关节的活动度及影像学和体格检查结果,具体如下:
  - 0级:背屈40°~60°(即丧失20%的正常活动度),影像学检查结果正常,无疼痛。
  - 1级:背屈30°~40°,有背侧骨赘,关节没有或仅有微小的其他改变。
  - 2级:背屈10°~30°,跨趾关节轻度扁平,轻度到中度的关节变窄或硬化,有背侧、外侧或内侧骨赘。
  - 3级:背屈<10°,跖屈常常<10°,出现严重的X线改变,有肥大囊性变或有溶骨性破坏,或籽骨形态不规则,有中度到重度持续性的疼痛,并在运动范围达到最大时出现疼痛。
  - 4级:关节僵硬,X线检查显示有游离体或剥脱性骨软骨炎,并在整个运动范围内均有疼痛。
- 对跨趾关节-籽骨病变,进行MRI检查的适应证包括:
  - 与X线检查结果无关的跨趾关节复合体的严重疼痛。
  - X线检查显示存在可见的关节间隙狭窄。
  - X线检查显示跖骨头有可疑的骨软骨病变。
  - X线检查显示有可疑的籽骨关节炎或坏死。
- MRI检查应该包括矢状面、水平面和冠状面T1加权(TR 35 ms,TE 16 ms)及高分辨率梯度回波(TR 1060 ms,TE 16 ms)图像(图1C)。

鉴别诊断

- 痛风。
- 类风湿关节炎。

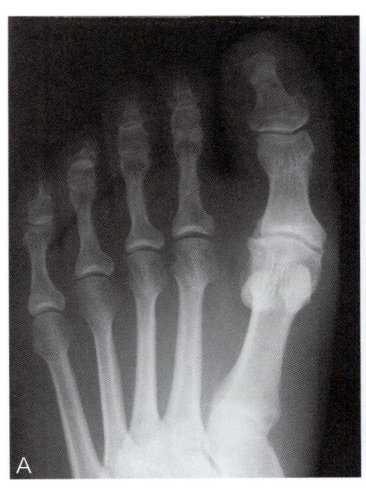
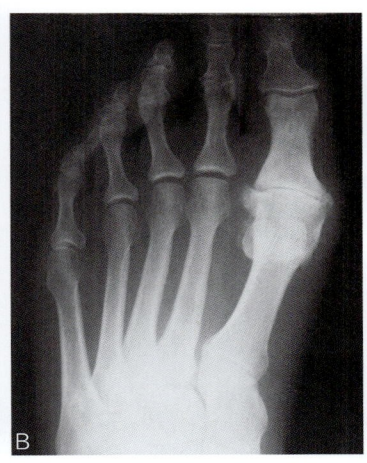
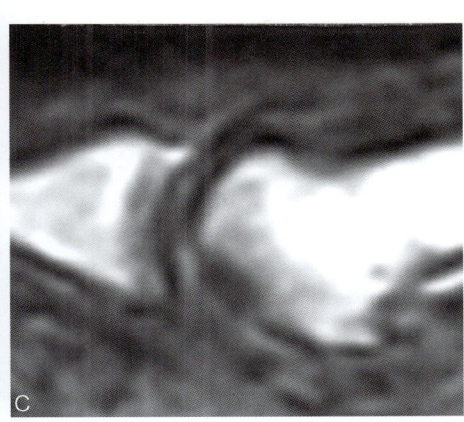

图1 A.负重前后位X线片显示2级跨僵硬。B.负重前后位X线片显示3级跨僵硬。C.MRI扫描显示跖骨头骨软骨缺损。

- 牛皮癣性关节炎。
- Reiter综合征。
- 感染性关节炎。
- 籽骨骨坏死。

非手术治疗

- 姆僵硬的初期非手术治疗为抗炎治疗和通过支具进行疼痛缓解的治疗[35]。
  - 可以全身和局部使用抗炎药(例如双氯芬酸)。
  - 关节内注射皮质类固醇仅限于单发病例。单次注射皮质类固醇可以缓解疼痛。
  - 冷敷也可以抑制炎症过程。
  - 应用支具,例如鞋内垫放硬质鞋垫或用圆弧底鞋可减轻跖趾关节的压力。为进一步减轻关节的压力,应该穿着鞋头宽松的鞋子,并避免穿着高跟鞋。
  - 理疗有助于保持关节的活动性。
- 存在的问题是,在关节炎早期,使用支具或硬质鞋垫来制动关节是否合理,因为这样可造成跖趾关节功能丧失。在临床工作中,笔者更喜欢通过理疗或手法治疗,告知患者每天进行背屈和跖屈训练(例如放于温水中,用脚尖着地做屈伸练习)以保持关节的活动。
- 笔者发现硫酸软骨素和硫酸氨基葡萄糖等用于治疗关节炎的慢性作用药物[21,34]可相当成功地改善骨性关节炎的疼痛和症状。
- 在物理治疗开始时,可以加用非甾体类抗炎药和冰敷进行支持治疗。

手术治疗

- 手术治疗的目的是达到关节无痛。
- 文献中已经报道了几种手术方法,包括切除关节成形术[7,22,23,30]、关节内间隔物成形术[2,19,24]、跖趾关节置换术(移植关节成形术)[11,39]、关节融合术[18,28,32]和关节唇切除术[13,18,20,25,27]。
- 1959年,DuVries[13]首次报道了关节唇切除术,此后,该术式成为最为流行的手术方式。关节唇切除术的手术指征还存有争议[10,14]。有些学者提出关节唇切除术适合于治疗病情较轻的患者[17,18,20,31],然而,有其他学者报道即使在病情较重的患者中也取得了满意的结果[14,15,27]。
  - 关节唇切除术切除了背侧骨赘,但没有处理跖侧的病变,这包括跖侧关节囊明显的挛缩,姆短屈肌和趾骨基底部跖侧的骨赘。
  - 笔者认为,仅行关节唇切除而不做跖侧松解不能取得满意的结果。
- 残留的软骨病变也可能是造成持续存在症状的原因。该观察结果让我们有了一种思路,即应用特制的骨锥打开血管再生的区域,使软骨下骨微骨折,从而刺激纤维软骨再生。
- Steadman[38]已经开展了用于膝关节的微骨折技术,使软骨缺损部位生成纤维软骨再生。
  - 在马身上开展的实验研究[16]和对膝关节[33,37,38]以及距骨[4]进行的临床研究表明,与未治疗的病损相比,微骨折技术是有效的。
- Coughlin和Shurnas 2型和3型是微骨折治疗的指征。
  - 一定要告知3型的患者,手术治疗仅能取得有限的疗效。
- 采用关节唇切除加微骨折治疗的一个禁忌证是关节僵硬型的3型和4型患者。在这种情况下,对那些想取得较好活动范围的低运动量患者,表面置换型假体(非"头切除"型)是一种较好的选择,该方法现在正变得越来越流行(图2A)。
- 在单发的、疼痛性骨软骨缺损而没有关节退行性变的患者,很少情况下会考虑单独使用微骨折进行治疗,微骨折技术仅用于一些软骨缺损较小且局限的病例中,或利用距骨距内侧骨软骨移植进行治疗(图2B、C)。

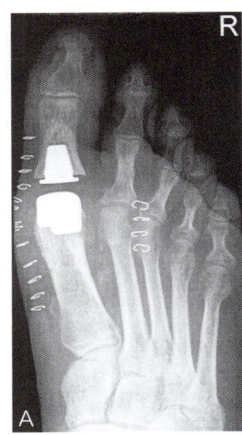
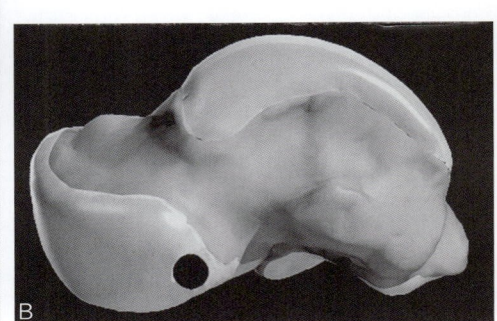
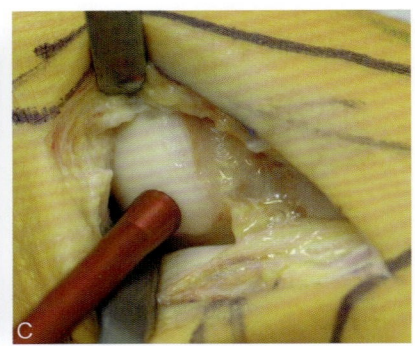

图2 A. 第1跖趾关节假体置换术后的X线片。B、C. 距骨距内侧自体骨软骨移植。

第19章 背侧关节唇切除、跖侧广泛松解及微骨折技术

术前计划

- 为了依据Coughlin-Shurnas分型系统对患者进行分级，应该拍摄标准的负重前后位片和侧位片，在一些病例，还应使用MRI，并应评估软骨的损伤。
- 临床检查应包括测量主动和被动的活动范围，确定背屈和跖屈的力量，同时使用动态应力试验评估籽骨的病变。

体位

- 患者仰卧于手术台上。
- 根据设备和手术医师的偏好，使用全麻或局麻。
- 应该使用气压止血带或Esmarch止血带。

手术显露

- 在前内侧做4～5 cm切口（技术图1A），注意保护第1跖骨头上的背侧神经。
- 切开脂肪组织和皮下组织，显露关节囊。
- 牵开跨长伸肌腱，暴露关节（技术图1B、C）。
- 然后向跖侧方向屈曲跨趾以检查关节。

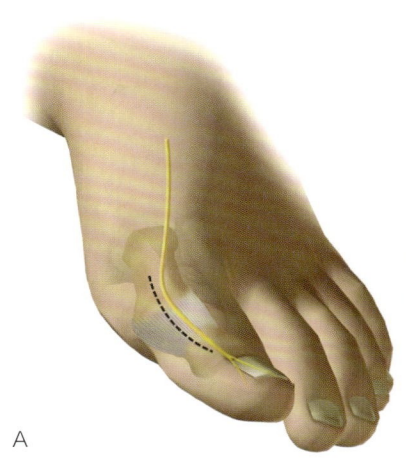
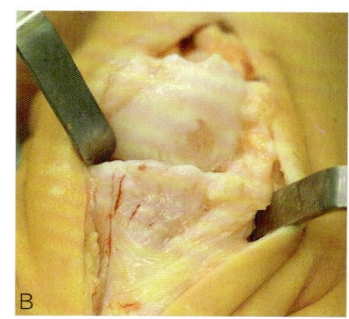
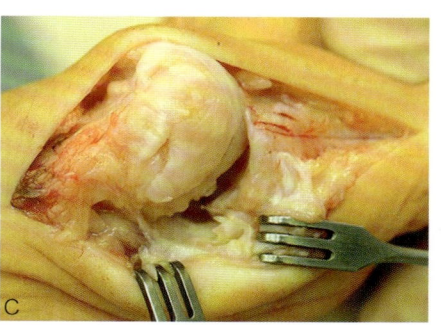

技术图1 A. 前内侧入路。B、C. 从外侧暴露关节显示跖屈受限。

关节唇切除术

- 在检查关节之后，去除近节趾骨基底背部的骨赘。
- 用摆锯切除关节唇。
- 沿着与跖骨干背侧平齐的方向进行截除。
  - 切除范围一定不能超过跖骨头的15%～20%（技术图2A），因为这可能造成跨趾跖趾关节"弹跳"活动。
- 跖屈近节趾骨，用锋利的咬骨钳去掉关节内侧面和外侧面残留的骨赘（技术图2B）。
  - 用骨挫将边缘挫平。

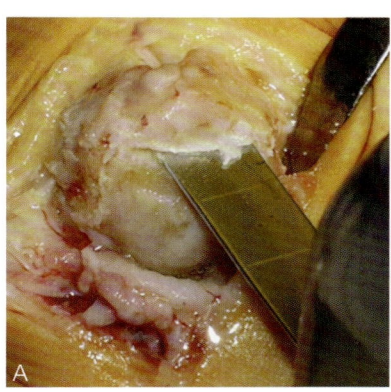
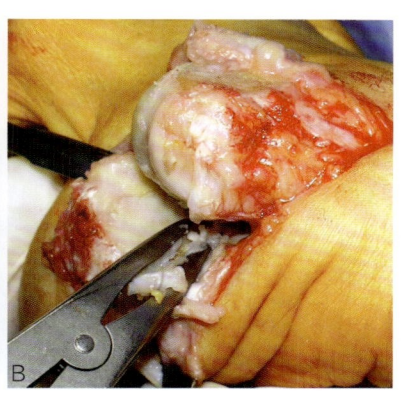

技术图2 A. 关节唇切除术。B. 切除残留的骨赘。

广泛松解跖侧

- 松解跖侧的结构对改善活动范围非常重要。
  - 由于第1跖趾关节背屈受限,跖侧结构(关节囊、踇短屈肌)发生了挛缩。
- 使用McGlamry骨膜剥离器在骨膜下松解关节囊和附着有籽骨的短屈肌(技术图3A、B)。
- 松解跖侧关节囊的趾骨附着处和踇短屈肌的附着点(技术图3C)。
  - 操作必须小心,以防将肌腱从它们的附着点剥离下来。
- 再次检查关节,以确定趾骨基底部是否有跖侧骨赘和不稳定的软骨块,如果有,则将其切除。
  - 切记不要切除到跖骨头,以免影响关节的稳定性。
  - 再次使用骨挫将边缘挫光滑。
  - 务必切除籽骨近侧的骨赘,因为这也是跖侧疼痛和背屈受限的一个原因(技术图3D)。

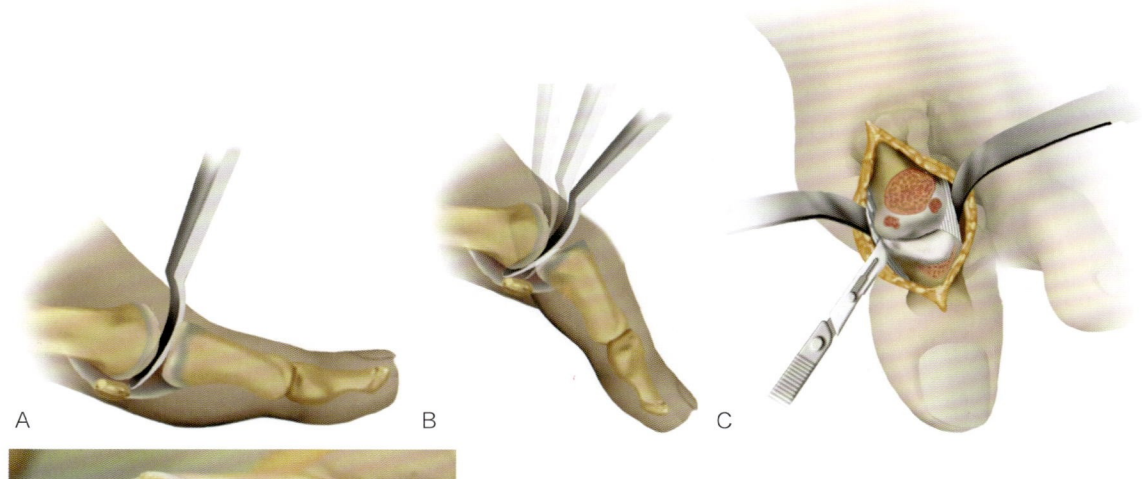

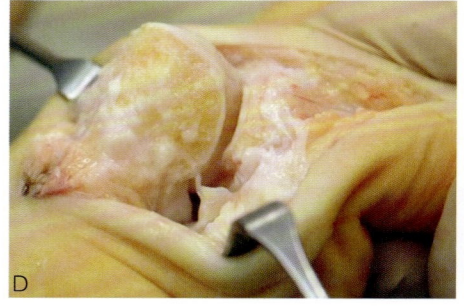

技术图3　A、B. 用McGlamry剥离器进行跖侧松解。C. 使用手术刀片松解远侧关节囊和踇短屈肌。D. 跖侧松解和骨赘切除后的跖屈活动。

微骨折技术

- 必须切除第1跖趾关节或近节趾骨上所有残留的不稳定的软骨和纤维组织。
  - 必须彻底去除钙化的软骨层。
- 使用骨锥钻孔,造成相隔1～2 mm、深度2～4 mm的微骨折(技术图4)。

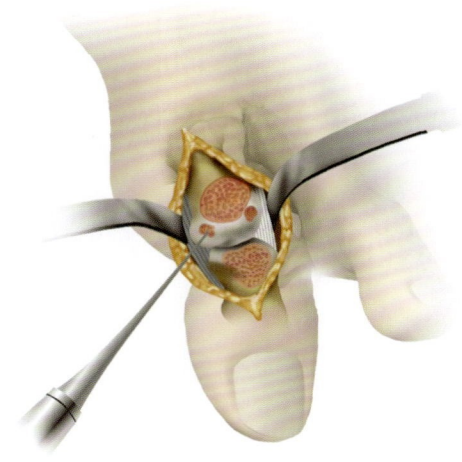

技术图4　跖骨头微骨折。

闭合伤口

- 用可吸收线间断缝合关节囊,连续缝合皮下组织,放置0.8 mm直径的引流管。
- 皮内缝合皮肤。
- 使用丁哌卡因和吗啡浸润皮肤以缓解疼痛,术后需使用止痛剂。
- 在关节背屈位使用小夹板固定关节,这对伸展松解的跖侧结构非常重要(技术图5)。

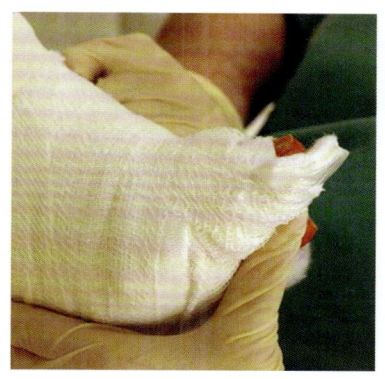

技术图5　背屈40°位夹板固定。

典型病例1(由 Mark E. Easley 医生提供)

背景和体格检查

- 跖骨头软骨损伤可能进展为跗僵硬。
- 临床上很少有第1跖趾关节炎得到早期诊断的病例。
- 25岁女性,跗趾疼痛6个月。既往有右侧跗趾受伤/扭伤史。
  - 右侧跗趾活动时疼痛。
  - 步态周期中,在推地相有刺痛。
  - 有时候,能感受到疼痛位于第1跖趾关节。
  - 第1跖趾关节肿胀。
  - 跗趾力线正常。
  - 关节背侧没有骨赘,活动度良好。
  - 第1跖趾关节轻度水肿或渗出。
  - 第1跖趾关节在活动时有疼痛,在活动弧的中间范围也有疼痛。
  - 在关节活动时,有时能听到"咔咔"响。

影像学检查

- X线:
  - 关节间隙及力线良好。
  - 没有晚期的关节炎表现,也没有骨赘形成。
  - 没有明显的游离体。
- MRI:
  - 软骨表面没有明显的磨损。
  - 第1跖骨头软骨信号改变。

手术治疗

- 第1跖趾关节背内侧纵行切口。
- 保护跗趾背内侧感觉皮神经。
  - 保护跗长伸肌腱。
- 打开背侧关节囊暴露第1跖趾关节。
  - 检查第1跖趾关节时发现跖骨头中央有一大块的软骨缺损(技术图6A)。
  - 不稳定的中央软骨瓣(技术图6B)。
- 切除不稳定的软骨。
- 微骨折(技术图6C)。
- 缝合关节囊,关闭伤口。

术后处理

- 前6周:
  - 穿着术后功能鞋,保护下负重。
  - 轻柔地被动活动第1跖趾关节。
- 6周后,逐渐增加活动并恢复完全活动能力。

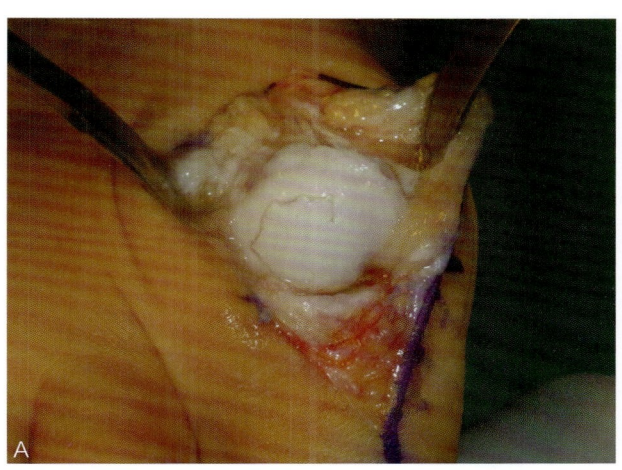

技术图6　A. 中央软骨瓣复位。

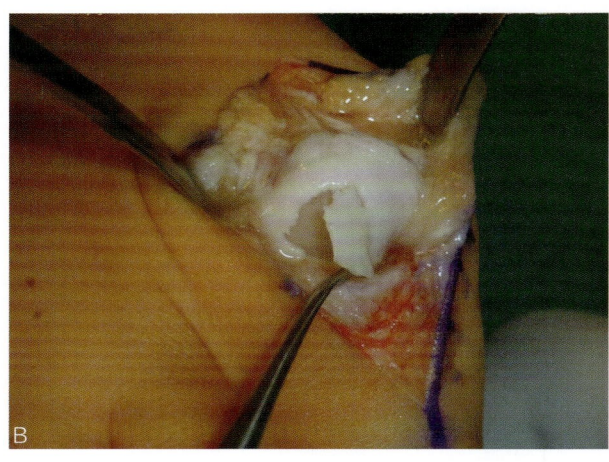
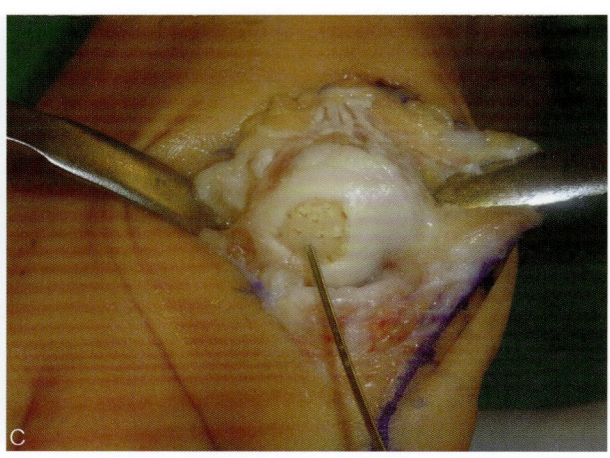

技术图6（续） B. 通过内侧"铰链"可掀起软骨瓣，证明软骨瓣不稳定。C. 第1跖骨头中央软骨缺损部位微骨折。

典型病例2（由Mark E. Easley医生提供）

- 与病例1类似。
- 女性，39岁，第1跖趾关节疼痛，偶尔刺痛。
  - 既往有第1跖趾关节外伤史。
  - 第1跖趾关节活动时疼痛，但不伴有背侧骨赘。

影像学检查

- X线：
  - 关节间隙及力线良好。
  - 没有晚期的关节炎表现，也没有骨赘形成。
  - 没有明显的游离体。
- MRI：
  - 软骨表面没有明显的磨损。
  - 第1跖骨头软骨信号改变。

手术治疗

- 入路与第1例相同。
- 关节软骨中央缺损，软骨不稳定（技术图7A）。
- 切除不稳定的软骨以稳定边缘的软骨（技术图7B）。
- 微骨折（技术图7C）。
- 这个病例中，使用商业性的同种异体软骨填补软骨缺损（技术图7D、E）。
  - 包含细胞外基质，包括Ⅱ型胶原蛋白、蛋白聚糖及生长因子。
- 包含细胞外基质的纤维蛋白胶封闭缺损（技术图7F、G）。

术后处理

- 与第1例相似，但恢复完全活动的进程更缓。
- 术后6周：
  - 在术后功能鞋的保护下负重。
  - 轻柔地被动活动第1跖趾关节。
- 接下来的12周：逐渐增加活动，最终恢复完全活动能力。

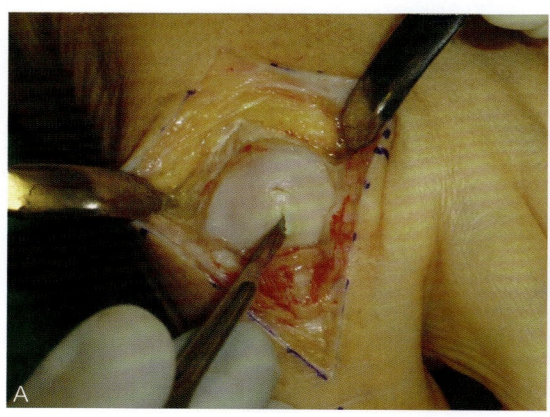
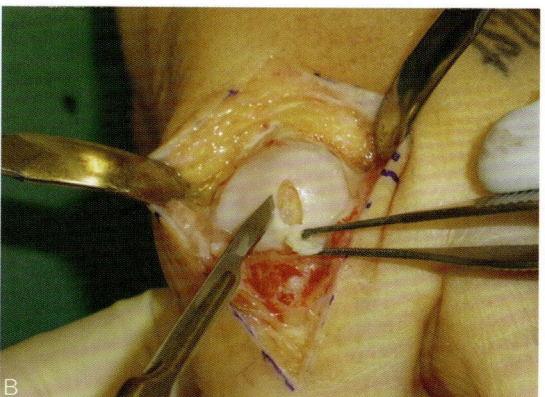

技术图7 A. 中央软骨缺损。B. 切除中央软骨缺损直至稳定的软骨边缘。

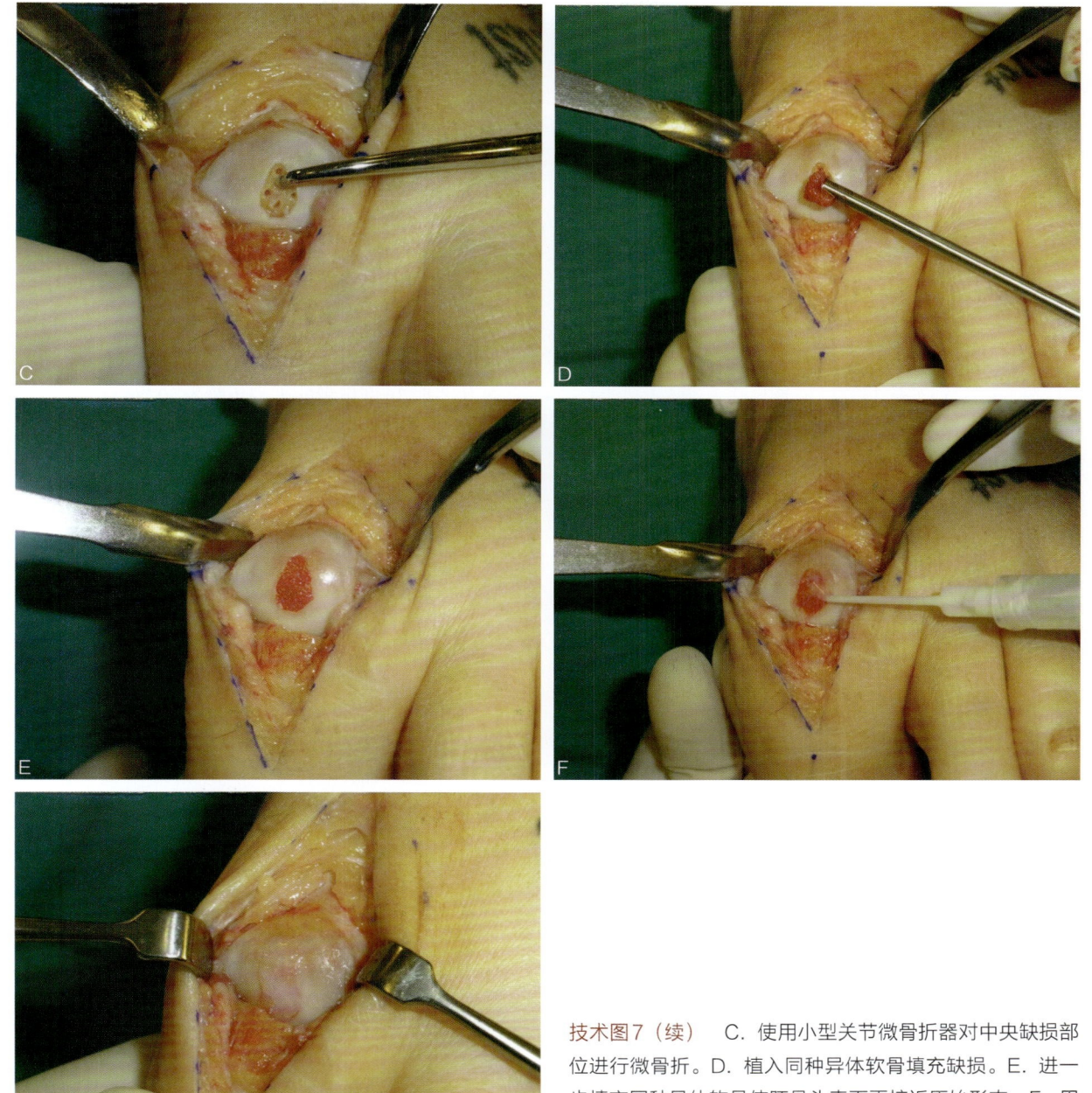

技术图7（续） C. 使用小型关节微骨折器对中央缺损部位进行微骨折。D. 植入同种异体软骨填充缺损。E. 进一步填充同种异体软骨使跖骨头表面更接近原始形态。F. 用纤维蛋白胶固定移植的软骨组织。G. 关伤口前的外观。近节趾骨基底不对缺损填充处产生剪力。

要点与失误防范

切除跖骨头	• 切除范围不要超过跖骨头的20% • 切除过多可能造成关节不稳定
跖侧松解屈肌腱	• 粗暴分离短屈肌可造成跖屈无力 • 使用McGlamry剥离器时，一定要有清晰的刮骨音和刮骨感

术后处理

- 术后用纱布绷带加压包扎伤口,用跖侧石膏将𱎔趾固定于背屈30°~40°位2天,以维持跖侧松解的效果,并增加术后即刻的活动范围。
- 使用第二代头孢菌素5天。使用地塞米松4天,用量如下:第1天使用4 mg,第2天8 mg,第3天4 mg,第4天2 mg。
  - 该方案可以预防感染,地塞米松可以明显地减轻疼痛和水肿,有助于恢复活动范围。
  - 这也防止了骨痂过度形成,过度形成的骨痂可造成活动的再次丢失。
- 术后第2天首次换药,拔除引流管。
- 在临床中,从术后第2天开始,让患者穿术后功能鞋完全负重2周,以减少𱎔趾关节的负荷,同时减轻疼痛和肿胀。这样可以使疼痛更快消失,且更早地恢复背屈活动(图3)。
  - 这种鞋可以使患者更好地行走,减轻肿胀,促进伤口愈合。
- 积极治疗疼痛和肿胀对手术的成功非常关键,这是因为术后的目标是恢复和维持术中获得的运动范围。
- 如果伤口情况允许,疼痛可以忍受,则从术后第2天即开始进行主动和被动的关节活动训练。
  - 拆除皮肤缝线后,为维持关节的活动度,必须进行积极的牵拉活动。
  - 此时,患者应练习行走,不需穿术后功能鞋,应注重正常步态。
  - 康复计划也包括等长收缩和本体感觉的训练。
- 冷敷、应用非甾体抗炎药和关节牵拉理疗有助于进行每天自主背屈练习。
- 术后3~4个月,通常可以获得最大的关节活动范围。

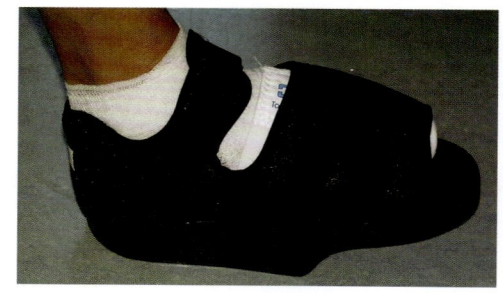

图3 这种鞋可以减少前足负荷。

一定要让患者意识到能够获得良好关节活动的窗口期很短。

预后

- 在一项前瞻性研究中,高年资医生(HT)使用上述技术治疗了36例(37足)𱎔僵硬患者(26例女性,10例男性)[3]。
  - 患者分别在术前、术后1年(平均12个月、28例)、术后2年(平均23个月、22例)进行了检查和随访,并采用美国足踝外科医师协会(AOFAS)𱎔趾跖趾关节、趾间关节评分系统[31]和视觉类比疼痛量表进行评分(VAS,10 cm无刻度,0为很差,10为优)。
  - 手术时36例患者的平均年龄为50岁(31~64岁)。
  - 根据Hattrup-Johnson分类系统,术前X线片检查显示2级的25例,3级12例,无1级病例。
  - 有2例患者,均为3级,拒绝随访检查。
- 根据AOFAS评分标准,结果显示有显著改善,评分从术前的43分提高到术后1年和2年的平均78分(35~100分)。
  - 术后2年VAS平均疼痛评分为7.1分(术前为2.2分,术后1年为7.0分);功能评分为7.1分(术前为2.8分,术后1年为6.7分);满意度评分为7.4分(术前为1.1分,术后1年为6.6分)。
  - 临床检查结果显示关节活动范围平均提高22°[3]。
  - 相比分类为2级的患者,分类为3级患者的预后显著较差。
  - 回顾以前的病例,笔者现在认为对于属于4级的患者不应该行关节唇切除术。如果联合微骨折和跖侧结构松解术,并且术前关节不僵硬,对3级的患者也可以行关节唇切除术。

并发症

- 在合并有𱎔外翻畸形的患者中,要取得满意的结果,矫正轴线并松解软组织是必要的。然而,截骨术后必须制动却减少了术后处理的方法选择,并且在恢复关节活动范围方面有时效果并不满意。
- 如果在关节唇切除时将跖骨头切除过多,可能会发生第1跖趾关节不稳。
- 粗暴地剥离𱎔短屈肌可能造成𱎔屈无力。

(徐宏威 译,梅国华 审校)

参考文献

[1] Ahn TK, Kitaoka HB, Luo ZP, et al. Kinematics and contact characteristics of the first metatarsophalangeal joint. Foot Ankle Int 1997;18:170-174.

[2] Barca F. Tendon arthroplasty of the first metatarsophalangeal joint in hallux rigidus: preliminary communication. Foot Ankle Int 1997;18:222-228.

[3] Becher C, Kilger R, Thermann H. Results of cheilectomy and additional microfracture technique for the treatment of hallux rigidus. Foot Ankle Surg 2005;3:155-160.

[4] Becher C, Thermann H. Results of microfracture in the treatment of articular cartilage defects of the talus. Foot Ankle Int 2005;26:583-589.

[5] Bingold AC, Collins DH. Hallux rigidus. J Bone Joint Surg Br 1950;32-B(2):214-222.

[6] Bonney G, Macnab I. Hallux valgus and hallux rigidus; a critical survey of operative results. J Bone Joint Surg Br 1952;34-B(3):366-385.

[7] Brandes M. Zur operativen Therapie des Hallux valgus. Zbl Chir 1929;56:2434-2440.

[8] Cotterill JM. Condition of stiff great toe in adolescents. Edinburgh Med J 1887;33:459-462.

[9] Coughlin MJ, Shurnas PS. Hallux rigidus: demographics, etiology, and radiographic assessment. Foot Ankle Int 2003;24:731-743.

[10] Coughlin MJ, Shurnas PS. Hallux rigidus. Grading and long-term results of operative treatment. J Bone Joint Surg Am 2003;85-A(11):2072-2088.

[11] Cracchiolo A III, Swanson A, Swanson GD. The arthritic great toe metatarsophalangeal joint: a review of flexible silicone implant arthroplasty from two medical centers. Clin Orthop Relat Res 1981;(157):64-69.

[12] Davies-Colley N. Contraction of the metatarsophalangeal joint of the great toe. Br Med J 1887;1:728.

[13] DuVries HL. Surgery of the Foot. St. Louis: Mosby, 1959.

[14] Easley ME, Davis WH, Anderson RB. Intermediate to long-term follow-up of medial-approach dorsal cheilectomy for hallux rigidus. Foot Ankle Int 1999;20:147-152.

[15] Feltham GT, Hanks SE, Marcus RE. Age-based outcomes of cheilectomy for the treatment of hallux rigidus. Foot Ankle Int 2001;22:192-197.

[16] Frisbie DD, Trotter GW, Powers BE, et al. Arthroscopic subchondral bone plate microfracture technique augments healing of large chondral defects in the radial carpal bone and medial femoral condyle of horses. Vet Surg 1999;28:242-255.

[17] Geldwert JJ, Rock GD, McGrath MP, et al. Cheilectomy: still a useful technique for grade I and grade II hallux limitus/rigidus. J Foot Surg 1992;31:154-159.

[18] Gould N. Hallux rigidus: cheilotomy or implant? Foot Ankle 1981;1:315-320.

[19] Hamilton WG, O'Malley MJ, Thompson FM, et al. Roger Mann Award 1995. Capsular interposition arthroplasty for severe hallux rigidus. Foot Ankle Int 1997;18:68-70.

[20] Hattrup SJ, Johnson KA. Subjective results of hallux rigidus following treatment with cheilectomy. Clin Orthop Relat Res 1988;(226):182-191.

[21] Hua J, Sakamoto K, Kikukawa T, et al. Evaluation of the suppressive actions of glucosamine on the interleukin-1beta-mediated activation of synoviocytes. Inflamm Res 2007;56:432-438.

[22] Keller WL. The surgical treatment of bunions and hallux valgus. N Y Med J 1904;80:741-742.

[23] Kessel L, Bonney G. Hallux rigidus in the adolescent. J Bone Joint Surg Br 1958;40-B(4):669-673.

[24] Lau JT, Daniels TR. Outcomes following cheilectomy and interpositional arthroplasty in hallux rigidus. Foot Ankle Int 2001;22:462-470.

[25] Mann RA, Clanton TO. Hallux rigidus: treatment by cheilectomy. J Bone Joint Surg Am 1988;70(3):400-406.

[26] Mann RA, Coughlin MJ, eds. Surgery of the Foot and Ankle. St. Louis: Mosby, 1993.

[27] Mann RA, Coughlin MJ, DuVries HL. Hallux rigidus: a review of the literature and a method of treatment. Clin Orthop Relat Res 1979;(142):57-63.

[28] McKeever DC. Arthrodesis of the first metartarsophalangeal joint for hallux valgus, hallux rigidus, and metatarsus primus varus. J Bone Joint Surg Am 1952;34-A(1):129-134.

[29] Meyer JO, Nishon LR, Weiss L, et al. Metatarsus primus elevatus and the etiology of hallux rigidus. J Foot Surg 1987;26:237-241.

[30] Moberg E. A simple operation for hallux rigidus. Clin Orthop Relat Res 1979;(142):55-56.

[31] Mulier T, Steenwerckx A, Thienpont E, et al. Results after cheilectomy in athletes with hallux rigidus. Foot Ankle Int 1999;20:232-237.

[32] Ogilvie-Harris DJ, Carr MM, Fleming PJ. The foot in ballet dancers: the importance of second toe length. Foot Ankle Int 1995;16:144-147.

[33] Pässler HH. Die Technik der Mikrofrakturierung für die Behandlung von Knorpelschäden. Zentralbl Chir 2000;125:500-504.

[34] Reginster JY, Deroisy R, Rovati LC, et al. Long-term effects of glucosamine sulphate on osteoarthritis progression: a randomised, placebocontrolled clinical trial. Lancet 2001;357:251-256.

[35] Smith RW, Katchis SD, Ayson LC. Outcomes in hallux rigidus patients treated nonoperatively: a long-term follow-up study. Foot Ankle Int 2000;21:906-913.

[36] Solan MC, Lemon M, Bendall SP. The surgical anatomy of the dorsomedial cutaneous nerve of the hallux. J Bone Joint Surg Br 2001;83(2):250-252.

[37] Steadman JR, Briggs KK, Rodrigo JJ, et al. Outcomes of microfracture for traumatic chondral defects of the knee: average 11-year follow-up. Arthroscopy 2003;19:477-484.

[38] Steadman JR, Rodkey WG, Singleton SB, et al. Microfracture technique for full-thickness chondral defects: technique and clinical results. Oper Tech Orthop 1997;7:300-304.

[39] Swanson AB. Implant arthroplasty for the great toe. Clin Orthop Relat Res 1972;85:75-81.

[40] Vilaseca RR, Ribes ER. The growth of the first metatarsal bone. Foot Ankle 1980;1:117-122.

[41] Wülker N. Hallux rigidus [in German]. Orthopade 1997;26:731-740.

第20章 关节囊填充关节成形术
Capsular Interpositional Arthroplasty

Andrew J. Elliott, Martin J. O'Malley, Timothy Charlton, and William G. Hamilton

定义
- 跚僵硬是指第1跖趾关节退行性关节炎,其特点为疼痛、关节活动范围受限和增生性骨赘形成。

解剖
- 第1跖趾关节由背侧关节囊、内侧和外侧副韧带、跖板-籽骨-跚短屈肌复合体、第1跖骨头和近节趾骨近端关节面组成。
- 病变主要限于第1跖趾关节,跖骨头背侧存在明显的骨赘。

发病机制
- 第1跖趾关节进行性软骨退行性变的病因尚不清楚。绝大多数跚僵硬可归因于生物力学紊乱或局部病变,这导致反复的应力作用于关节软骨,随后造成软骨面退变。
- 创伤。
- 炎症性关节炎(例如风湿性关节炎、痛风)。
- 原发性骨性关节炎。
- 在第1跖趾关节炎的患者中,常常发现一些相关的因素,例如第1跖骨较长、第1跖骨头扁平、跖骨上抬、足旋前或跚外翻等。
- 第1跖骨较长也可能与跚僵硬的发生有关。

自然病程
- 疼痛最初位于跚趾跖趾关节的背侧。关节活动度的丧失很少,但在需要跚趾最大背伸的活动时,可以观察到背屈活动受限。随着时间的推进,通常是几年,病变程度和关节活动丧失程度也随之增加。最后,在病程发展的末期,第1跖趾关节几乎丧失全部的活动度。在病程发展中,通常不伴有跚趾内翻或外翻畸形。
- 随着骨赘形成而使关节稳定,可出现或不出现疼痛加重。
- 影像学上出现的骨赘的进展情况以及关节间隙狭窄与症状并不呈正相关。

病史和体格检查
- 典型的病史是第1跖趾关节肿胀。患者常主诉有跚趾关节体积进行性增大,并将其归因于跚外翻(跚囊炎)畸形。
- 有时,可产生回避性步态并造成足外侧面负重增加。
- 起初,跖屈时可注意到背侧有压痛性骨赘,关节背侧突出。骨赘刺激局部的背侧皮神经可引起疼痛。
- 可发现跖趾关节的背屈活动受限,可以观察到位于关节周围特别是关节侧方的骨赘。
- 疾病长期存在,可以出现跚趾趾间关节代偿性过伸。
- 通过跖趾关节纵向的压痛,常常能够辨别出退行性变累及的程度。
- 背屈活动时(穿高跟鞋、慢跑、瑜伽)可感到疼痛。
- 关节周围的骨赘出现进行性增生,穿尖头鞋时可感到疼痛。
- 可见关节背屈和跖屈活动受限,进行这些活动时可诱发疼痛。
- 体格检查包括如下内容:
  - 视诊背侧骨赘,检查肿胀情况。
  - 评价外侧脚趾时,检查是否有锤状趾形成或有全身性病症:多发性锤状趾并伴有跚僵硬则提示为类风湿关节炎。
  - 评估活动范围,检查背屈活动受阻的程度。
  - 固定住第1跖骨,同时将近节趾骨向跖骨头纵向挤压,检查纵向受压后情况。疼痛程度增加与关节受累的范围增大有关。
  - Tomassen征:踝关节于中立位,测量跖趾关节的背屈活动。阳性结果提示其为跚长屈肌狭窄性腱鞘炎,而不是静态的背侧骨赘。
  - 运动弧中段范围的疼痛提示整个第1跖趾关节炎,这不适合单独采用背侧关节唇切除术,最好是采用间隔物填充关节成形术或关节融合术进行治疗。

影像学和其他诊断性检查
- 标准的足负重前后位、斜位和侧位X线片。
  - 1级:有轻微的背侧骨赘,关节间隙正常。
  - 2级:跖骨和趾骨骨赘形成,背侧关节间隙变窄,软骨下骨硬化。
  - 3级:明显的骨赘形成,关节间隙丧失,软骨下囊性变(图1)。
- 如果怀疑有血清学上的病因,则需进行实验室检查。

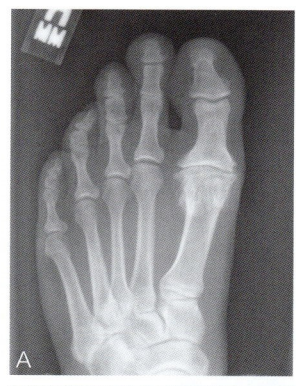

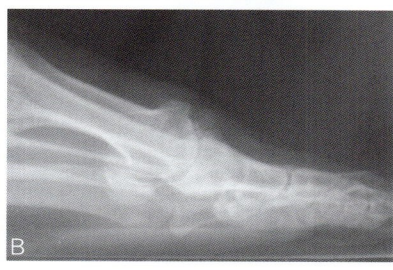

图1 A.跨僵硬足的前后位片,伴有第2跖骨相对较长,提示第2跖骨由于第1跖骨头变得扁平而承受过多负荷。B.足侧位片显示背侧骨赘和关节间隙变窄。

鉴别诊断

- 创伤。
- 原发性骨关节炎。
- 退行性关节炎。
- 类风湿关节炎。
- 血清学阴性关节病。
- 痛风。
- 跨长屈肌狭窄性腱鞘炎[8]。

非手术治疗

- 穿平跟鞋。
- 带钢条的鞋垫。
- 带硬质Morton延长板的支具。
- 非甾体类抗炎药。
- 可的松注射。
- 圆弧底鞋。

手术治疗

- Ⅰ级:轻度骨赘形成、关节间隙正常、背侧轻微的骨刺形成,适合于关节唇切除术。
- Ⅱ级:关节唇切除术联合Moberg背侧趾骨截骨术:适于解决那些有中度骨赘形成、关节间隙狭窄、软骨下骨硬化、跖骨头和趾骨骨性增生,或术中发现关节有明显的退变者。
- Ⅲ级:关节内填充关节成形术或关节融合术适用于明显的骨赘形成、关节间隙明显减小和骨质广泛增生[3,4]。

术前计划

- 拍摄足负重前后位和侧位X线片以评估关节的受累程度。
- 考虑进行关节唇切除术、Moberg背侧截骨术和填充关节成形术。同时也要考虑关节融合术,填充关节成形术的目的是保留第1跖趾关节炎末期的关节活动度。
- 适合行填充关节成形术的患者通常是那些活动量不高,但仍要求保留跨趾背伸功能的患者,以满足其日常生活,例如进行运动或穿某种类型的鞋。
- 填充关节成形术的相对禁忌证包括那些可能适合行第1跖趾关节融合术的病例。
  - 第2跖骨较长(有发展为转移性跖痛症的潜在危险)(图1A)。
  - 跨外翻。
  - 籽骨关节炎。
  - 第1跗跖关节不稳定:炎症性关节炎。
  - 对高要求的患者(运动员、舞蹈演员)较难处理,我们不鼓励他们做这种手术,而且他们也不适合行第1跖趾关节融合术[5]。
- 血运差、神经病变和感染是该手术的绝对禁忌证。

体位

- 患者仰卧位,如果需要,将对侧腰部垫高,这样可以将患足外旋而得到更好的显露。
- 足置于手术床的下缘。
- 将垫枕置于同侧髋部大转子下方,避免术侧肢体外旋。
- 将一小型C臂机置于手术床的同侧,超过手术床角约1.8 m(6 ft),呈45°放置。根据笔者的经验,在该位置最方便对足进行操作并可简化术中透视。可用铺巾或无菌单来抬高需要手术的肢体,以利于透视侧位时不被对侧的下肢遮挡。

手术入路

- 常用两种手术入路:背侧入路和内侧入路。
- 从背侧入路处理外侧的骨赘更容易,但把植入的组织缝到关节的跖侧面会比较困难。
- 相比之下,从内侧切口容易到达跖面,本篇高年资的作者(W.G.H.)通常使用这种入路。仔细保护关节囊,特别要注意保护跖神经(Joplin神经)和背侧皮神经支。
- 保护跨长伸肌腱和背侧及跖侧的趾神经。辨别确定跨短伸肌和关节囊。
- 应用踝关节阻滞麻醉,并使用Esmarch踝关节止血带,压力约为300 mmHg。用一整卷纤维网状棉垫包裹踝关节,以保护跟腱上方的皮肤。

显露和切开关节囊

- 采用内侧入路纵行切开直达第1跖趾关节(技术图1A)。
- 在整个操作过程中,需辨别并保护踇趾的背内侧感觉皮神经。
- 游离一薄层外膜组织,以便在关闭时覆盖填充成形后的关节表面,以进一步维持踇趾位置。
- 辨别确定踇长伸肌腱(技术图1B),显露踇长伸肌及其下方的踇短伸肌之间的间隙(技术图1C)。
- 辨认踇长伸肌腱和踇短伸肌腱,在整个手术过程中,必须一直加以保护,不仅要避免被切断,还要避免被缝合而使踇趾活动受限。
- 纵行切开内侧关节囊,显露炎性变的关节。
- 从近节趾骨处掀起关节囊(技术图1D、E)。
- 我们常用巾钳夹住,小心地活动近节趾骨的基底部(技术图1F、G)。

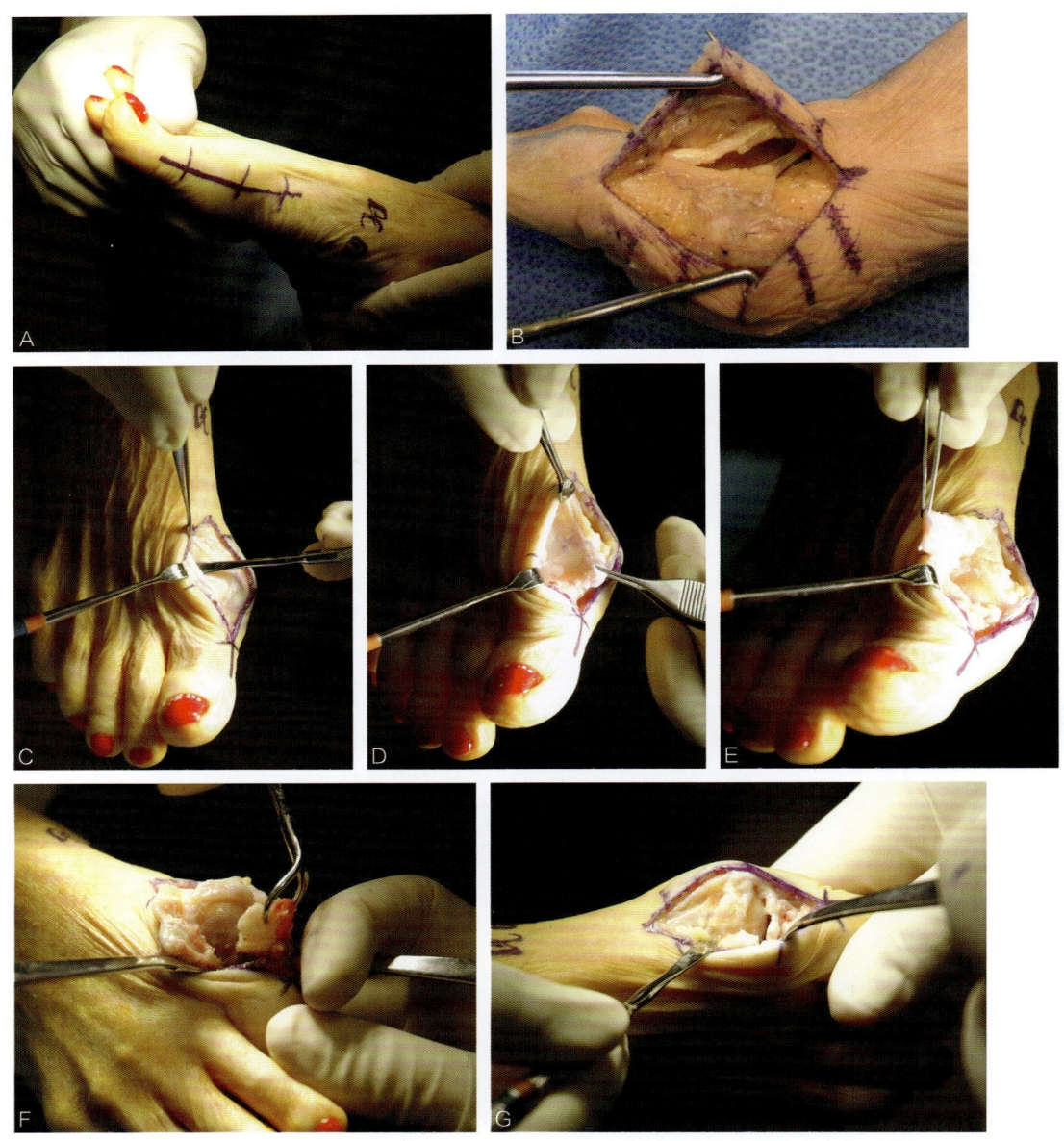

技术图1 A. 第1跖趾关节内侧正中纵向切口。B. 尸体标本显示内侧入路,显露内侧关节囊上方的外膜组织,辨别确认踇长伸肌腱和背内侧感觉皮神经。C. 牵开踇长伸肌腱,确定第1跖趾关节囊。D、E. 将背侧关节囊从近节趾骨拉开。F、G. 用巾钳活动近节趾骨。

关节唇切除和趾骨截骨

- 观察关节,如果关节软骨存留超过50%,考虑进行关节唇切除术,也可联合趾骨背侧(Moberg)闭合楔形截骨术[3,4]。
- 如果关节软骨存留小于50%,则行跖骨头背侧1/3关节唇切除术。
- 从骨膜下松解背侧关节囊、拇短伸肌腱的止点和起于近节趾骨基底的跖板-拇短伸肌腱(技术图2A)。
- 用矢状锯切除近节趾骨的25%(约8 mm),保护拇长伸肌腱和拇长屈肌腱(技术图2B、C)。
- 我们推荐从近节趾骨切除部分不要超过25%,以避免术后潜在的第1跖趾关节不稳定(技术图2D、E)。

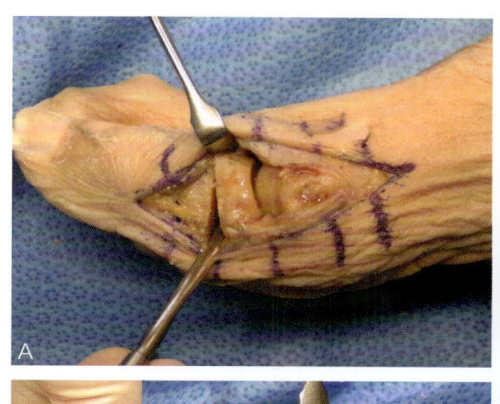
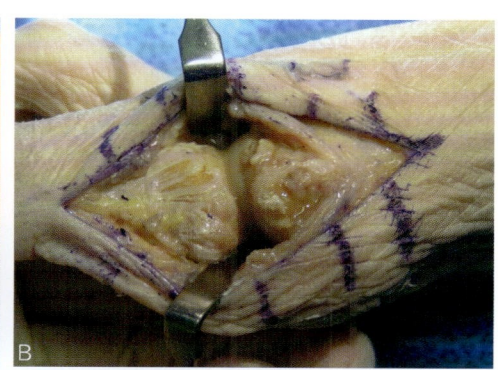
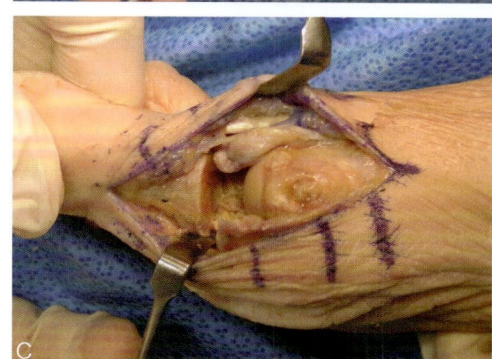
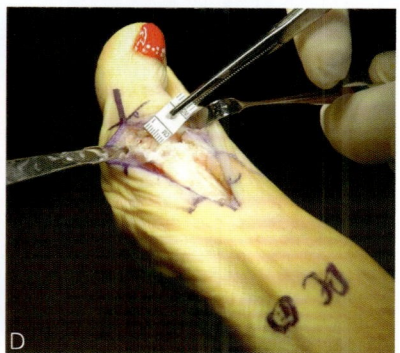
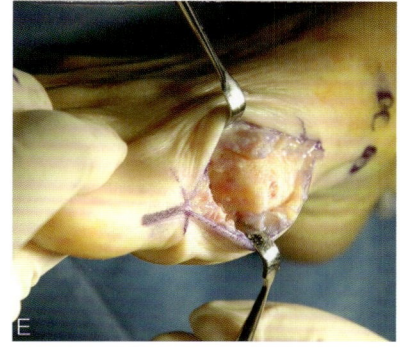

技术图2 A. 尸体标本,显露第1跖趾关节。B、C. 尸体标本,切除25%的近节趾骨基底部。必须避免切除过多的近节趾骨基底,以维持关节的稳定性。D. 从近节趾骨基底测量准备切除的部分。E. 切除背侧关节唇和部分近节趾骨后形成的间隙。

填充关节成形术

- 在关节近端约3 cm处横行切断拇短伸肌腱,一方面可以防止关节囊组织在行走时受牵拉回缩。另一方面,拇短伸肌腱可用来加强间置的软组织。将拇短伸肌放到关节腔内(技术图3A、B)。
- 使用0-0不可吸收线将关节囊组织缝合到拇短屈肌的残端。
  - 把背侧关节囊拉入关节间隙内,用两者之间张力均衡的方式与拇短屈肌相缝合。
  - 如果关节囊不能充分移动,应该再切除部分背侧关节唇。

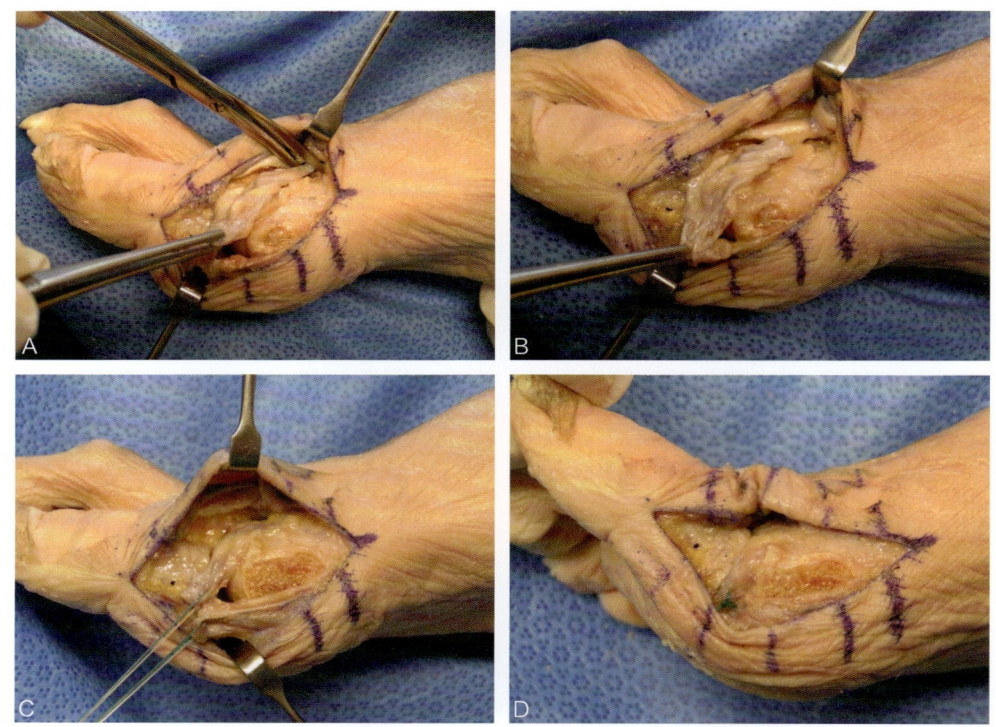

技术图3 尸体标本。A. 带姆短伸肌腱的背侧关节囊。B. 切断姆短伸肌腱，将肌腱-关节囊复合体转移至关节内。C. 将关节囊缝合至跖板。D. 在整个运动范围内活动姆趾。

- 缝合时保护姆长屈肌腱和姆神经。
- 通常，在关节囊的浅层附着一薄层外膜组织，小心地将其向姆趾靠拢缝合以进一步稳定姆趾。
- 评估缝合组织的平衡和姆趾的活动。在整个运动弧中，背伸活动不应受限（技术图3C、D）。
- 尽管在最初版本推荐采用克氏针维持力线，但是笔者很少使用。
- 笔者的经验是，在这些手术中，仅有不到5%患者需要行姆长伸肌腱延长，或几乎从来不需要。然而，当需要时，我们喜欢以水平"Z"字形方式行肌腱延长。
- 在跖骨头近侧切开关节囊，这样关节囊向远端迁移时仍能覆盖跖骨头顶部。移动关节囊，用2-0的不可吸收线固定关节囊。使用2-0或3-0可吸收线完成其他缝合。

要点与失误防范

关节囊强度不足	如果关节囊强度不足，可以使用异体移植（股薄肌或腘绳肌）或自体移植（跖肌[1]或腘绳肌）。将其置入准备好的腔隙内，该腔隙是用融合第1跖趾关节的磨钻套件[2]或磨头[1]磨出的，而不是切除近节趾骨形成的
足推离地面时无力	对近节趾骨进行斜行截骨，以减压跖趾关节，但需要完整保留姆短屈肌-籽骨复合体的附着点[10]
姆趾松弛	注意不要切除过多的近节趾骨 在将要切除的部位放置克氏针，透视确定其位置后，沿着克氏针截除趾骨
姆趾在背伸位的位置	重建后，如果姆趾处于过伸位，则需要延长姆长伸肌腱 考虑用1.5 mm（0.062 in）直径的克氏针固定3周
解剖学因素	避免因永久性缝合姆长屈肌腱而使活动受限 避免损伤姆内侧或背内侧趾神经

	续表
第1和第2跖骨的相对长度	• 第2跖骨过长可能使术后患者罹患转移性跖痛症。我们将它视作是第1跖趾关节填充成形术的相对禁忌证。对第2跖骨相对较长的患者可以考虑第2跖骨短缩截骨,以防止发生转移性跖痛症
获得最佳的软组织平衡	• 将关节囊缝合于跖板时,保持关节囊的平衡。把余下的外膜组织一并缝合,有助于取得踇趾与第1跖骨的软组织平衡。尽管最初的手术介绍中使用克氏针固定,但这并不需要
置入缝线	• 用克氏针钻孔,使用Hintermann拉钩或椎板牵开器(lamina牵开器)牵开,获得最佳的关节牵开效果,有利于在关节间隙内缝合操作

术后处理

- 术后4~6周,在可以忍受的情况下,穿康复鞋负重。在家里开始做轻微的关节被动活动。
- 术后10~14天拆除缝线。
- 如果采用了钢针临时固定,则在3~4周时去除。
- 术前应告知患者,术后最初几个月可能存在"漂浮趾"感觉,直到关节组织和肌腱随着时间推移得到稳定为止。

预后

- 据报道,患者主观优良率为73%~94%[1,2,5-7,9,10]。
- 据笔者的经验,有30%的患者可发展为转移性跖痛症[5]。对这些患者,可以通过支具、外侧趾截骨短缩术或外侧趾跖侧突切除术进行成功的治疗。

并发症

- 转移性跖痛症,特别是在第2跖骨较长时。
- 切除的骨太少,导致撞击和疼痛。
- 仰趾畸形。
- 踇外翻或内翻。
- 踇趾松弛或僵硬。
- 用踇趾推离地面时无力。
- 背侧和跖侧趾神经损伤。
- 关节囊缝合限制了踇长屈肌腱。
- "漂浮趾"(少见,可见于踇长伸肌腱挛缩而未进行伸肌腱延长的情况)。

(徐宏威 译,梅国华 审校)

参考文献

[1] Barca F. Tendon arthroplasty of the first metatarsophalangeal joint in hallux rigidus: preliminary communication. Foot Ankle Int 1997;18:222-228.

[2] Coughlin MJ, Shurnas PJ. Soft-tissue arthroplasty for hallux rigidus. Foot Ankle Int 2003;24:661-672.

[3] Coughlin MJ, Shurnas PS. Hallux rigidus: demographics, etiology, and radiographic assessment. Foot Ankle Int 2003;24:731-743.

[4] Coughlin MJ, Shurnas PS. Hallux rigidus: grading and long-term results of operative treatment. J Bone Joint Surg Am 2003;85A:2072-2088.

[5] Hamilton WG, Hubbard CE. Hallux rigidus: excisional arthroplasty. Foot Ankle Clin 2000;5:663-671.

[6] Hamilton WG, O'Malley MJ, Thompson FM, et al. Capsular interposition arthroplasty for severe hallux rigidus. Foot Ankle Int 1997;18:68-70.

[7] Kennedy JG, Chow FY, Dines J, et al. Outcomes after interposition arthroplasty for treatment of hallux rigidus. Clin Orthop Rel Res 2006;445:210-215.

[8] Kirane YM, Michelson JD, Sharkey NA. Contribution of the flexor hallucis longus to loading of the first metatarsal and first metatarsophalangeal joint. Foot Ankle Int 2008;29:367-377.

[9] Lau JTC, Daniels TR. Outcomes following cheilectomy and interpositional arthroplasty in hallux rigidus. Foot Ankle Int 2001;22:462-470.

[10] Mroczek KJ, Miller SD. The modified oblique Keller procedure: a technique for dorsal approach interposition arthroplasty sparing the flexor tendons. Foot Ankle Int 2003;24:521-522.

第21章 HemiCAP 半跖趾关节置换术
Arthrosurface HemiCAP Resurfacing

Thomas P. San Giovanni

定义

- 踇僵硬是第1跖趾的关节炎病变，它是足部最常见的关节炎表现形式。
- 人群中2%～10%的人患有不同程度的踇僵硬[3,10,12]。

解剖

- 踇僵硬累及第1跖趾关节，该关节由第1跖骨头、近节趾骨基底部和籽骨复合体连接构成。
- 虽然近节趾骨经常受累，但主要的病变是跖骨头背侧面的关节软骨缺损和骨赘形成（图1）。

发病机制

- 踇僵硬的病因存有争议并可能是多因素的。
- 文献中报道的诱因或相关因素包括扁平足、方形跖骨头、跖骨内收、踇外翻、双侧病变的家族史和创伤[3,12]。
- 单独或反复的损伤可能导致关节背侧的损伤，从而造成力学改变（背侧的压缩力和剪切力增加），发生进行性关节面退化、骨赘形成和关节挛缩。

自然病程

- 在早期阶段，沿第1跖骨头背侧存在关节软骨缺损，随着病情的进展，关节软骨缺损扩展到跖骨头的中央部分，最后扩展到跖骨头的跖侧面（图2）。

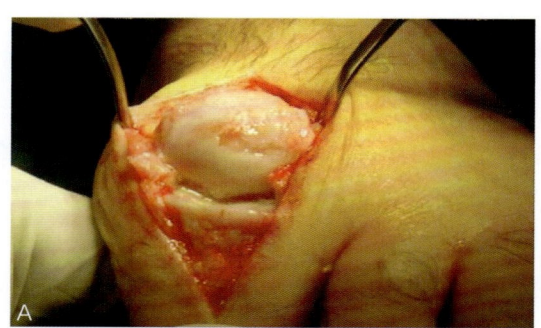
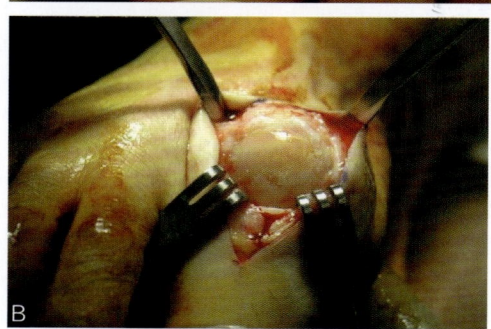
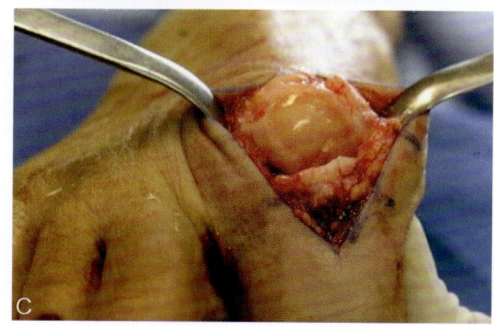

图2 踇僵硬患者的第1跖骨头有不同程度的关节软骨缺损。X线片结果常常低估了术中所见的病变范围。

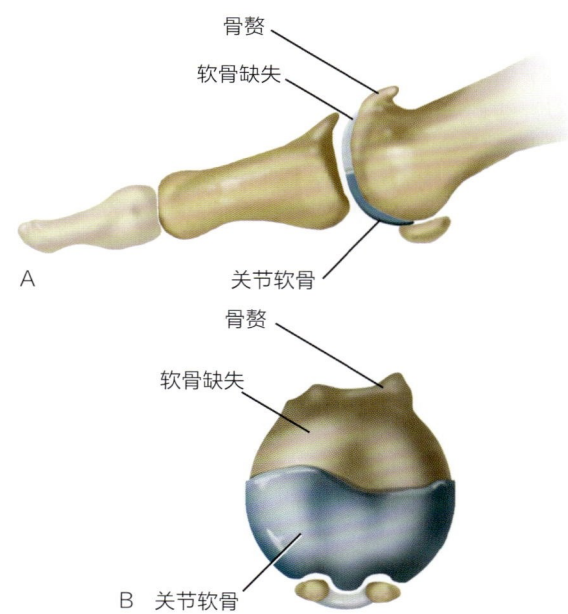

图1 A. 侧位图示关节软骨缺损，第1跖趾关节背侧骨赘形成。B. 冠状位图示背侧关节软骨缺失累及到中央部。

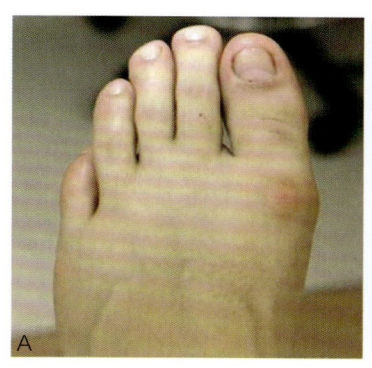
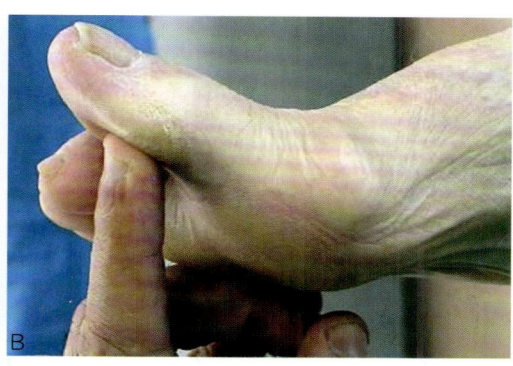

图3　A．姆僵硬的背面观。穿鞋可造成背侧骨性突起的刺激现象。B．临床检查时发现背屈受限明显。

- 尽管较少累及近节趾骨，但常显示出不同程度的关节软骨缺失和背侧骨赘形成。
- 姆僵硬的自然病程是一种渐进性的加重过程[11]。

病史和体格检查

- 患者主诉在负重活动时沿关节背侧出现钝痛，有时为锐痛。
- 该病的典型主诉是关节僵硬和背侧出现疼痛性的骨性突起。
- 体格检查发现第1跖骨头处有压痛并有明显的背侧骨性突起，伴有第1跖趾关节活动受限，特别是背屈活动受限（图3）。
- 检查者应该评估患者活动中的疼痛、摩擦音、第1跖趾关节研磨试验和籽骨跖侧的压痛，籽骨压痛表示存在更为广泛的病变。

影像学和其他诊断性检查

- 拍摄足负重前后位、侧位和斜位X线片。检查者应该评估关节间隙狭窄的情况、是否存在背侧骨赘和关节的完整性。

表1　姆僵硬影像学分型系统

分型	背侧骨赘	关节间隙	软骨下骨
1	轻度到中度	关节间隙存在	表现正常
2	中度	关节间隙狭窄<50%	软骨下骨硬化
3	重度	关节间隙狭窄>50%	软骨下骨硬化，伴有或不伴有囊性变

- 一般情况下不进行CT和MRI等检查。如果X线片显示正常，但怀疑跖骨头中央有骨软骨缺损时，则可进行MRI检查。有时需要进行CT扫描，用于评估或证实是否有严重的趾-籽关节受累，它可预测保留关节术后疼痛减轻的程度。有严重的趾-籽关节受累的患者更合适行关节融合术，除非患者为了保留关节活动，可以接受跖骨头表面置换术后仍残留跖底疼痛的结果。

姆僵硬的分型系统

- 临床分型系统：Coughlin和Shurnas[3]的系统综合考虑了疼痛、运动评估和影像学特征。
- 影像学分型系统：在文献[7]中常用的影像学分型系统中，1、2、3型代表了关节间隙狭窄的百分比、存在或不存在软骨下骨硬化或软骨下骨囊性变和骨赘形成的程度（表1，图4）。
- 术中分型系统：我们常在术中发现，术前的影像学分型低估了第1跖趾关节的病变范围，因此，笔者提出了一种术中分型系统，更精确、直观地描述全层次关节软骨缺损的位置和程度（图5）。该分型可以为预后提供更准确和有用的信息，而影像学分型常低估关节面软骨损失的程度。在姆僵硬预后结果研究中，该术中分型系统可以为姆僵硬的专业分型提供基础。将来，利用姆

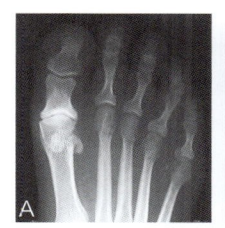
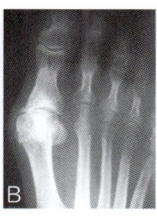
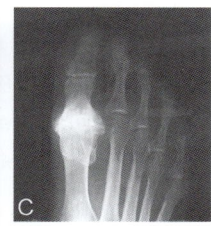
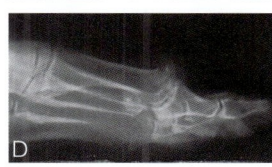

图4　A．1型姆僵硬。B．2型姆僵硬。C．3型姆僵硬。D．姆僵硬侧位观。

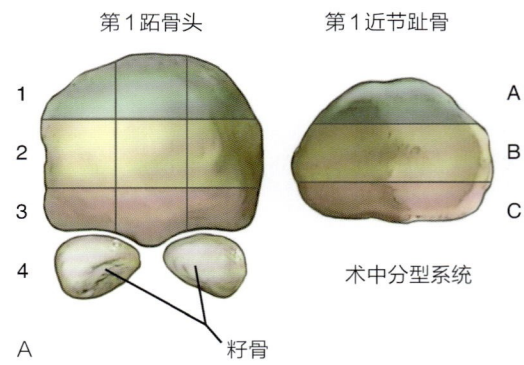

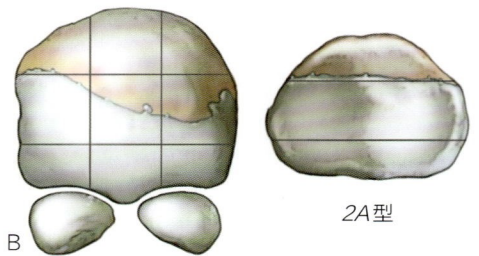

2A型：全层关节软骨丧失，延伸至跖骨头中央和近节趾骨关节面背侧1/3。

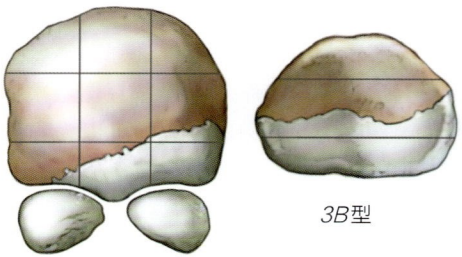

3B型：全层关节软骨丧失，延伸至跖头跖侧和近节趾骨关节面中央1/3。

图5 A. 跚僵硬的术中分型。B. 示例（经允许引自 San Giovanni TP. Hallux Rigidus: Intraoperative grading system for accurate determination of articular cartilage loss and use for surgical outcome studies. Unpublished data）。

僵硬的专业分型，医生在术中可以精确评估预后结果，并将误差降到最小，这将有助于对手术治疗跚僵硬进行更好的循证研究，最终，可以根据专业分型来制订最佳的手术方案。结合术前和患者的充分沟通，在术中，该专业分型可以提供多种手术方案。如果患者对手术有充分的了解，并且患者和医生意见统一，就可以依据

该专业分型在术中精确、直观地得到一套跚僵硬的标准化手术流程（表2）。

表2 跚僵硬的术中分型

跖骨侧分级	全层关节软骨丧失
1	背侧1/3区域
2	中央1/3区域
3	跖侧1/3区域
4	籽骨关节面
近节趾骨侧分级	
A	背侧1/3区域
B	中央1/3区域
C	跖侧1/3区域

鉴别诊断

- 痛风。
- 其他全身性关节炎（类风湿关节炎、牛皮癣性关节炎、血清学阴性关节炎）。
- 创伤后关节炎。
- 关节炎合并严重跚外翻或跚外翻的术后状况。
- 第1跖骨头中央骨软骨缺损。
- 跖骨头缺血性坏死。
- 籽骨关节炎或籽骨相关病变。
- 细菌性关节炎。
- 软组织肿瘤或骨肿瘤。

非手术治疗

- 跚僵硬的非手术治疗包括穿矫形鞋，使用抗炎药，使用带Morton延长板或碳纤维矫正板的矫形鞋，很少进行可的松关节内注射。

手术治疗

- 当非手术治疗不能充分缓解症状时，患者和术者需要从一系列的手术方式中选择合适的手术方案。
- 跚僵硬最常用的手术方法是关节唇切除术。
- 已经证实，单独采用关节唇切除术能成功地治疗早期跚僵硬的患者[3,4,7,12,14]，对晚期患者，特别是3型患者，其疗效不很理想[3,10,11]。当关节软骨缺损达到关节中央和跖侧时，关节退化的程度就超过了关节唇切除术能够充分治疗的限度。
- 其他手术或关节唇切除的辅助手术包括：
  - Moberg趾骨背侧闭合楔形截骨术[13,14,18]。

- 多种第1跖骨减压截骨术[18]。
- 软组织植入关节成形术和改良的斜行Keller切除术（近节趾骨近侧部分切除）[1,4,9]。
- 近节趾骨基底半关节成形术[12,21]。
- 跖骨头关节表面成形术[2,6,8,16,17]。
- 全𧿹趾关节成形术[9]。
- 第1跖趾关节融合术[3,12,15]。

• 通过回顾可见，第1跖趾关节融合术是缓解跖趾关节僵硬晚期（3型）疼痛的最为可靠的方法[3,15]。然而，许多患者不能接受用完全丧失关节活动来换取疼痛缓解，因此，他们不愿意仅仅因为这个原因而进行融合手术。相当一部分𧿹僵硬患者都有这种想法，驱使他们更多地选择保留关节活动的手术。

• 为了治疗那些处于晚期阶段又拒绝行关节融合术的患者，骨科医生一直在寻找其他能够保留一定关节活动度并能够缓解疼痛的手术方案。这使得各种关节成形术得以发展，包括软组织填充术或关节置换术。

• HemiCAP DF 是第二代跖骨头表面重建假体，"DF"表示背侧法兰（dorsal flange），即提供了更好的背侧覆盖，防止在初代 HemiCAP 设计中术后偶尔出现的背侧骨赘。此外，它的设计具有独特的几何特征，以跖骨头背侧斜坡为中心，内置双曲率半径。在相当于背屈12°的位置处，曲率发生改变，这种设计使假体的背侧部分受到减压。双曲率的目的是改善第1跖趾关节置换术后在负重背屈情况下发生"被动背侧滚动"的现象，这种现象是指在行走时近节趾骨背侧脱位，掠过跖骨头（图6）。基于生物力学研究，HemiCAP DF 在解剖学上更符合第1跖骨头的形态，该研究表明旋转中心随着背屈存在不同程度的变化。HemiCAP DF 第1跖骨头表面半关节置换术具体手术技术描述如下。

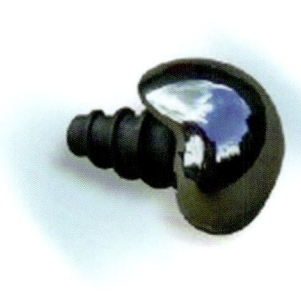
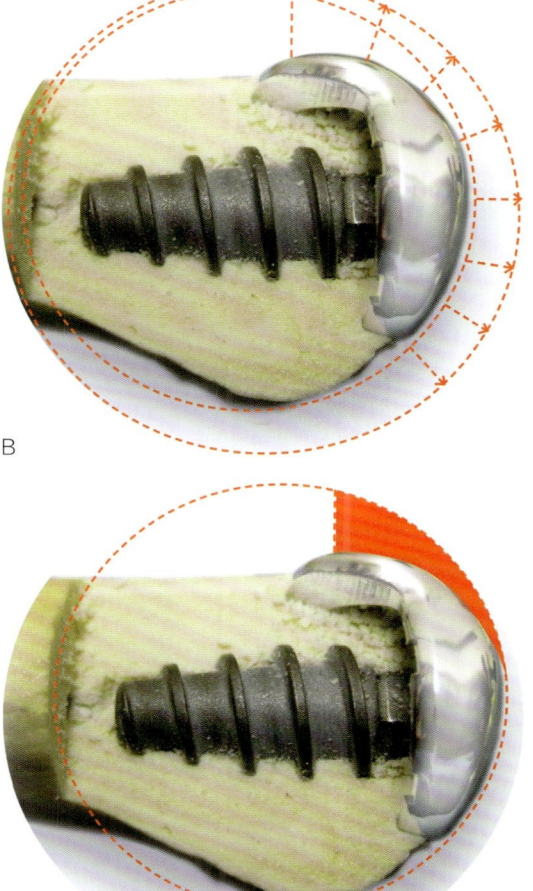

图6　A. HemiCAP DF 假体。B. 侧面图描绘假体沿跖骨头背侧的双曲率半径设计特点。C. 假体曲率的改变提供了额外的背侧空间。

术前计划

- 询问病史并进行体格检查，特别要注意疼痛的部位、关节活动中的疼痛或籽骨是否明显受累。
- 术前记录关节的活动度、主动和被动的背屈与跖屈运动范围。
- 使用常规负重位X线片评估是否存在背侧骨赘、关节间隙狭窄的程度、关节力线和关节的匹配情况、跖骨长度和籽骨病变。
- 在术前对患者的目标和期望值进行仔细讨论极其重要，这决定了手术是否能满足患者的个性化目标。讨论手术风险以及其他替代的手术方式——特别是关节融合术，非常重要。

体位

- 患者仰卧位，同侧髋部垫高，使足处于中立位。
- 应用止血带；但如果可以，术中尽可能不使用止血带。手术切口要很好地止血，这将使伤口在缝合时更加干净。我们认为关节积血或血肿引起肿胀是造成术后早期阶段活动度减少的原因。

手术入路

- 在第1跖趾关节中央背侧做纵行切口。
- 辨认踇长伸肌腱并将其向外侧牵开（图7）。
- 沿踇长屈肌腱内侧锐性切开，沿第1跖骨头的内侧和外侧在骨膜下切开软组织，纵行切开背侧关节囊。
- 切开时，如果近节趾骨基底部背侧存在较大的骨赘，这时要将其切除，而跖骨头上的骨赘可以保留到安装跖骨头侧磨头导向器的时候处理，这样处理好的关节面能更精确地匹配假体。或者，也可以先切除一小部分骨赘，但不要切除过多，否则会影响假体与骨的接触。
- 充分松解软组织后，跖屈踇趾以显露跖骨头，评估关节软骨缺损的范围。然后使用笔者的术中分型方法进行分型。
- 为松解跖侧关节囊的挛缩，尽量小心地用弧形骨膜剥离器（McGlamry或类似的工具）插到籽骨和跖骨头跖

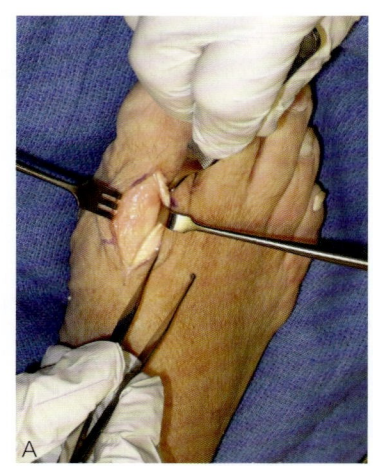

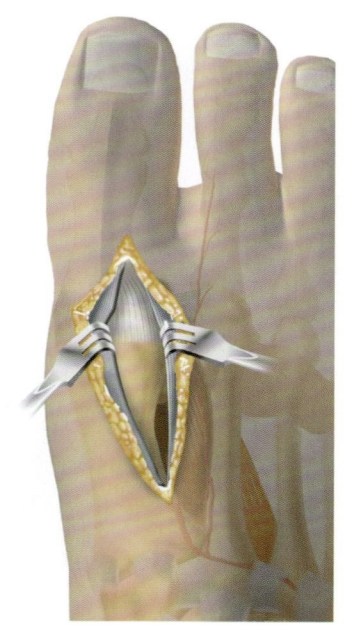

图7 A、B. 背侧纵行切口。在踇长伸肌腱内侧切开关节囊，将肌腱牵向外侧。

侧之间，避免造成医源性损伤。有时关节特别紧绷的情况下，在关节减压和安装试模后，再进行额外的软组织松解会变得很简单。

放置HemiCAP DF导针

- 跖屈姆趾，以完全看到跖骨头。
- 在跖骨头上放置15 mm规格的HemiCAP中置球面导向器，导向器的脚处于上-下位置。通常使用15 mm规格的导向器；很少使用12 mm的导向器，它仅在跖骨头很小时使用。导针也可以依医生喜好徒手放置。
- 此过程中需特别注意：①起点的定位。②正侧位下导针的轨迹。假体力线取决于这关键的第一步，其重要性不言而喻。建议在导针稍稍进入跖骨头后，在正侧位透视下确认导针的位置，以免犯错。要点：起点比跖骨头中心点更偏跖侧，跖骨干的倾斜度比医生普遍认为的更大。
- 注意导向器的边缘不要损伤跖骨-籽骨复合体，其下缘一般紧挨着骨嵴上方。将导向器跖屈从而避免导针放置不正确，必要时进行调整，以便使其适合跖骨干正常的倾斜度。导针在侧位透视下与跖骨干的长轴位于一条直线是至关重要的。
- 将中置导针置入跖骨头，使其与跖骨干的长轴在一条线上，在前后位和侧位透视下确认导针的位置。必要时调整导针，以确保导针位置正确（技术图1A～E）。要特别注意侧位片上导针的位置，这是由于跖骨干的倾斜度往往会被低估；理想的位置是导针与跖骨干的长轴平行。在进行下一步之前需要调整好导针的位置。
- 沿导针钻入空心钻，钻入深度以钻头近端与关节面平齐为度（技术图1F～J）。

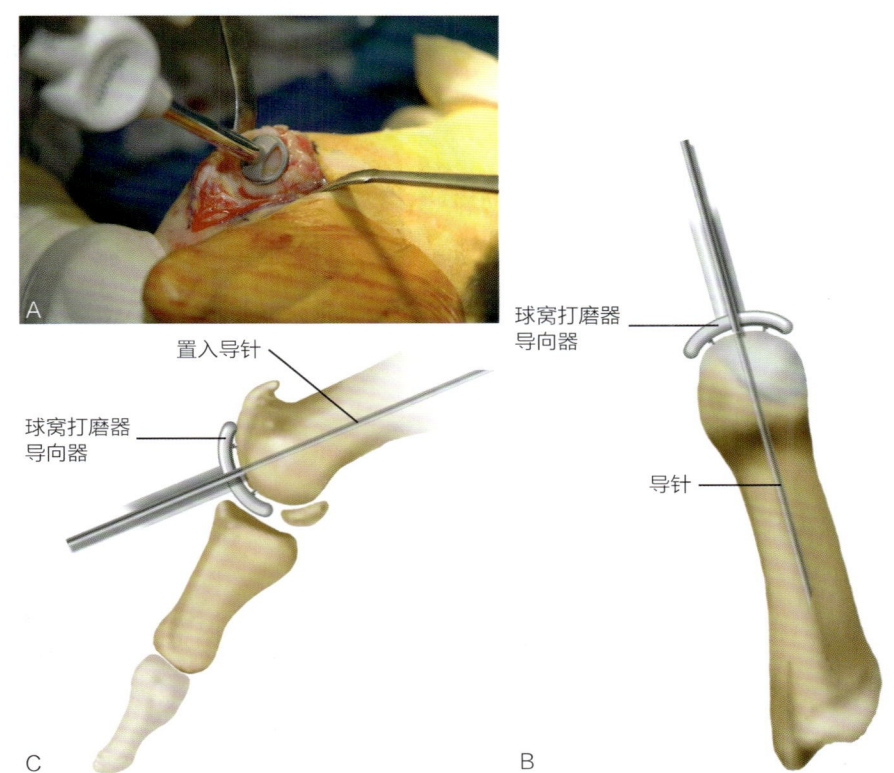

技术图1 放置导针。A. 术中图片，放置球面导向器，刚好位于第1跖骨嵴上方。B. 正位片，导针放置与第1跖骨干的长轴一致。C. 侧位片，导针放置与第1跖骨干的长轴平行。术者在必要时将其手放低，以便与跖骨倾斜度和跖骨干的中线相协调。

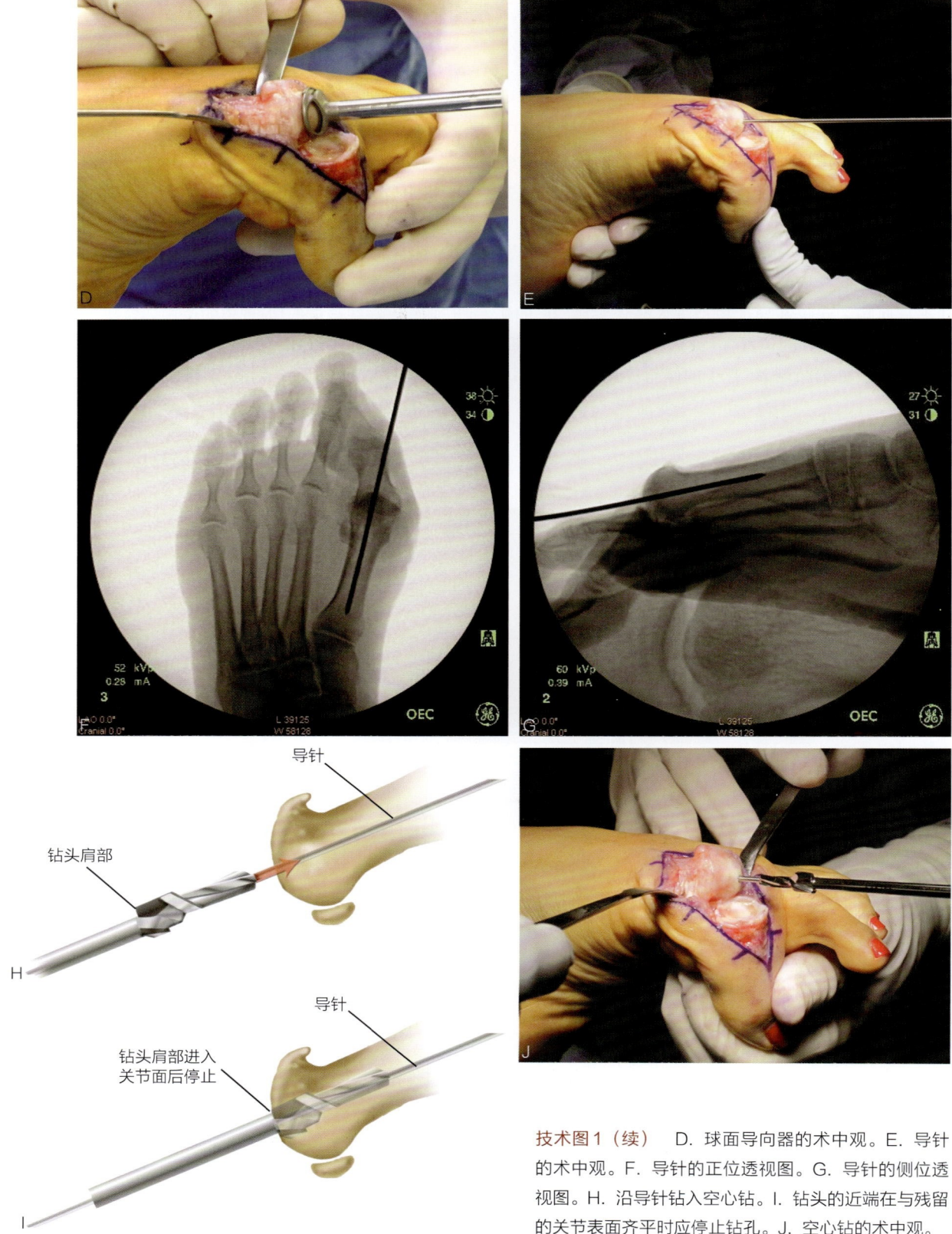

技术图 1（续） D. 球面导向器的术中观。E. 导针的术中观。F. 导针的正位透视图。G. 导针的侧位透视图。H. 沿导针钻入空心钻。I. 钻头的近端在与残留的关节表面齐平时应停止钻孔。J. 空心钻的术中观。

钻孔和置入锥形固定螺钉

- 将螺钉拧入钻好的孔,一直抵达刻度线(技术图2A~C)。
- 拧入HemiCAP的锥形螺钉,把持住跖骨的远端。直至螺丝刀上的刻度线刚好与剩余的关节面水平深度平齐(技术图2D、E)。

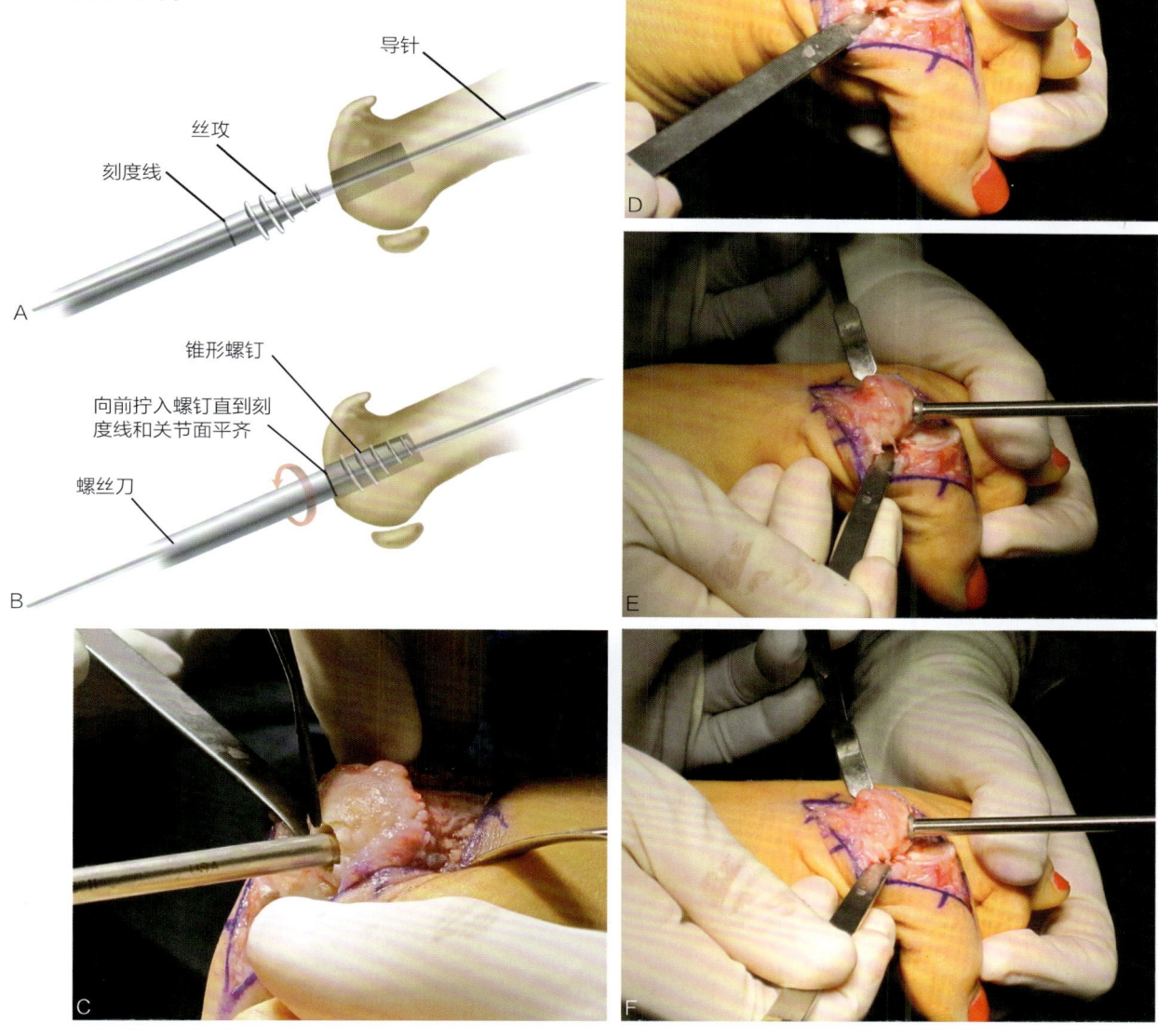

技术图2 A、B. 将丝攻拧入第1跖骨头,与跖骨关节面齐平时,在刻度线处停止拧入。C. 术中使用丝攻攻丝。D. 术中拧入螺钉。E. 当刻度线与残余的关节面平齐时停止拧入螺钉。F. 如果需要骨减压,可以将螺钉拧入超过刻度线,每转1/4圈就相当于增加1mm关节减压。

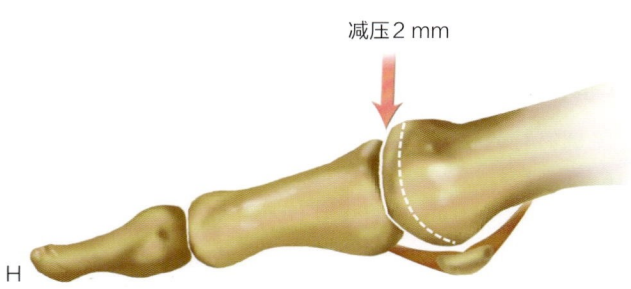

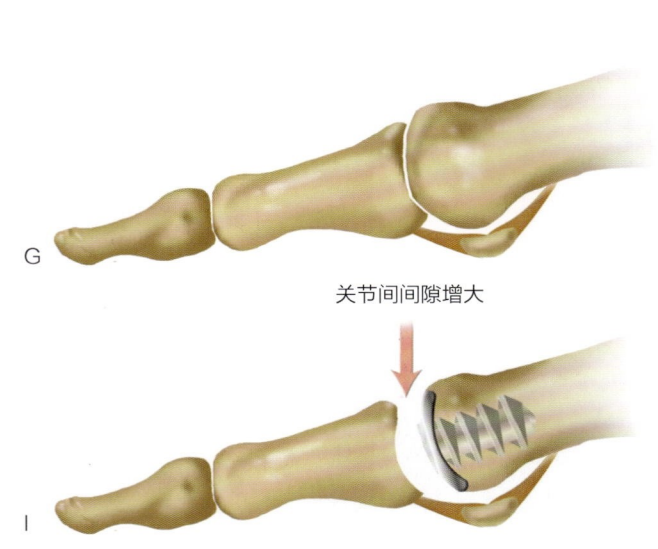

技术图2（续） G～I. 通过跖骨减压可增加关节间隙。示例描述了通过将螺钉向前推进半圈经过刻度线，然后经表面扩髓准备和假体的最终压配，从而比先前的关节间隙额外增宽2 mm。

测深和跖骨头表面的测量

- 去除导针，放置试模纽扣帽，以确定螺钉的合适深度。选择一个试模，套上后其边缘与关节软骨面平齐或略陷于关节软骨面下方。可以通过拧入或拧出螺钉来调节深度，每1/4圈为1 mm。
- 注意：根据经验，在此步骤中，通过将螺钉超过刻度线向前推进1/2～3/4圈，使关节减压至少2～3 mm已成为手术惯例（技术图2F～I）。对于关节挛缩特别严重和（或）第1跖骨与第2跖骨等长的患者，这一步骤可以在此时直接做。对于其他患者也可以在安装试模、评估关节活动度后再做。如果先做此步骤，在安装试模假体时，会发现假体凹陷于关节面。这是正常现象，使用窄锯片切除多余的骨赘即可（跖骨嵴在必要时也可切除）。
- 通过螺钉空心孔放入中央导向杆，作为测量中心，在四个指示点处测量跖骨头的曲率半径。测量跖骨头的几何形态，评估其上、下、内、外的尺寸。
- 沿中央导向杆下滑测距探针；测量4个相邻90°点处的距离（技术图3）。记录3点、6点、9点和12点钟方向的数值。需要注意的是，测距探针要位于关节面的边缘，由于软骨的损伤，12点钟方向的测量可能是不准确的。在测量6点钟方向的位置时，为了获得准确的数值，测量探针应置于跖骨嵴旁边，而非置于跖骨嵴表面。选择最匹配的假体尺寸。注意：选择上、下、内、外方向测量的最大数值。在大多数情况下，使用4.5 mm的球窝形打磨器，并安装1.5 mm×4.5 mm或2.5 mm×4.5 mm的假体。4.5 mm对应其上下方向的几何特征，即背侧斜率更大，可以提供假体背侧减压效果。
- 移除中央导杆，再将标准导针置入螺钉的空心孔。

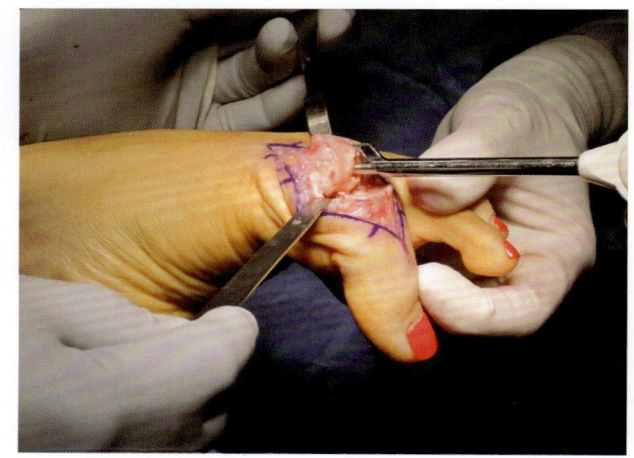

技术图3 使用粗的中央导向杆替换导针。用量尺测量跖骨头的尺寸，以便选择合适型号的假体。

跖骨头表面的准备

- 选择一球窝形打磨器(技术图4)。合适的尺寸是根据跖骨头上下方向或内外方向测量出的最大数值。例如,如果上下尺寸是4.5 mm,内外尺寸是2.5 mm,则使用4.5 mm的打磨器。注意:在接触骨质之前,就要启动扩髓器,这非常重要,以避免由于骨质量太差而造成骨末飞溅。控制扩髓的深度,因为它一旦触到螺钉就会自动停止。

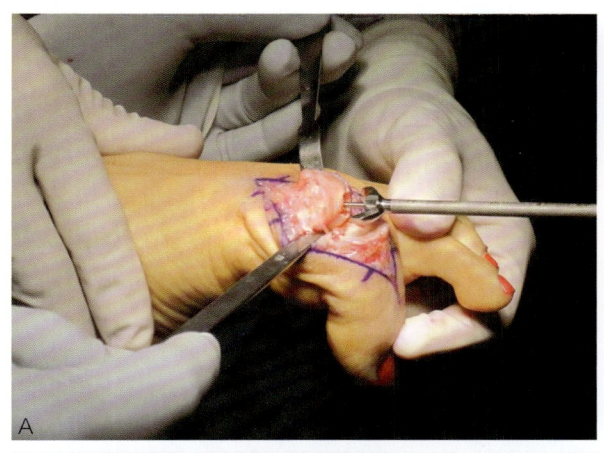
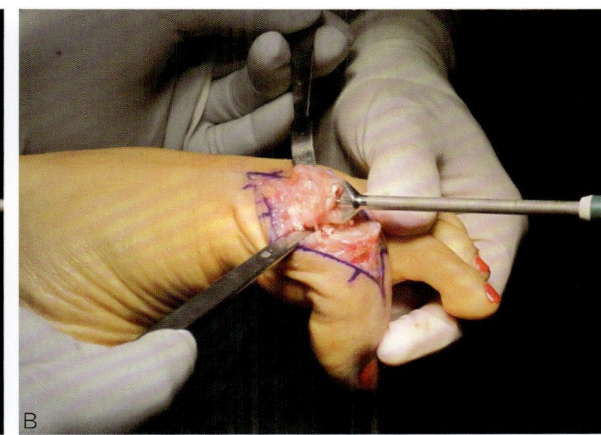
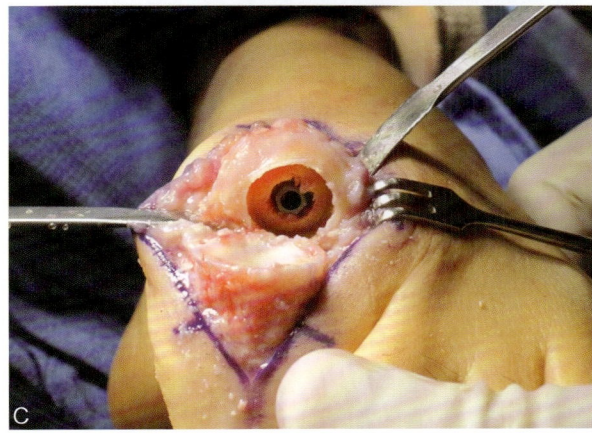

技术图4 A. 沿导针使用球窝形打磨器。B. 要在接触骨质之前就启动扩髓器,碰到螺钉会自动停止。C. 扩髓后,查看HemiCAP的骨面准备情况。可见螺钉在跖骨头里,金属帽表面假体将通过Morse taper的锁定方式与螺钉锁定。

背侧凸的表面准备

- 将尺寸合适的背侧打磨器导向器置入锥形固定螺钉腔内(技术图5)。其尺寸与前步中球窝形打磨器相一致。注意:3.5 mm的背侧打磨器曲率小于4.5 mm的背侧打磨器。
- 打磨前,调整导向器位置,确保背侧打磨器位于12点位置。
- 前进到达限深位置。
- 一旦打磨器跟手柄接触,即停止动力电钻并撤出导向器。

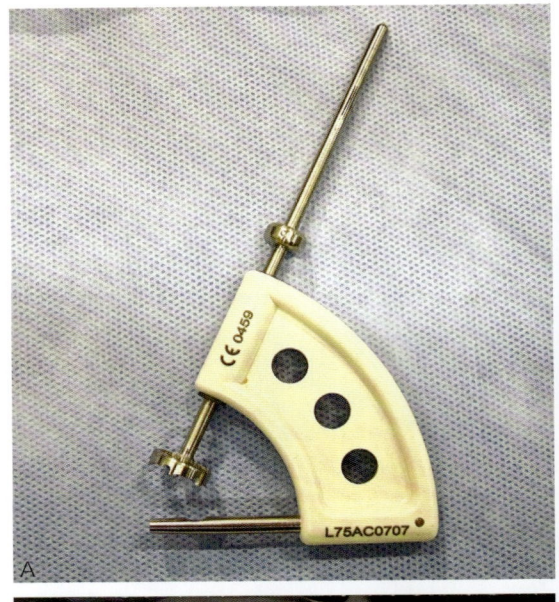
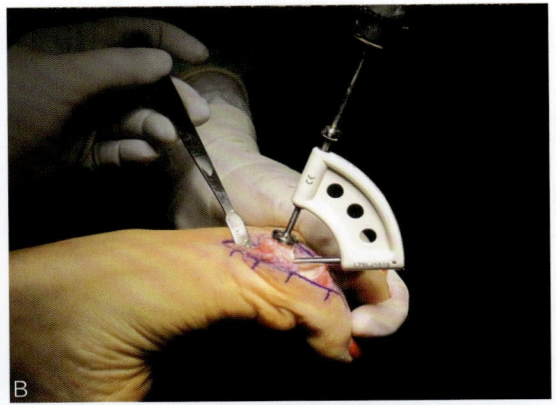
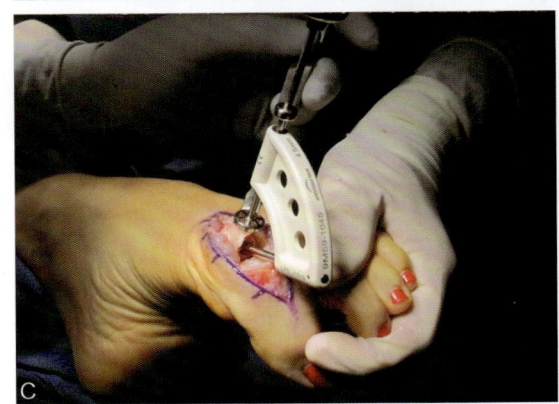
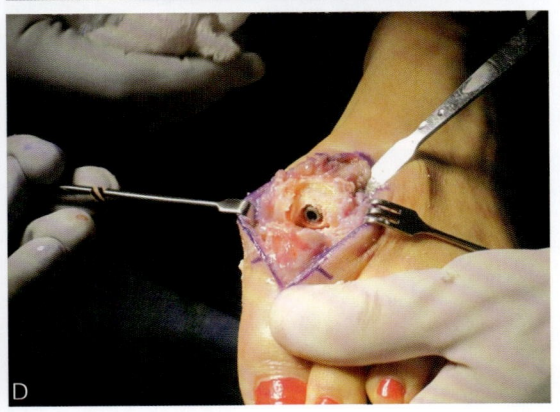
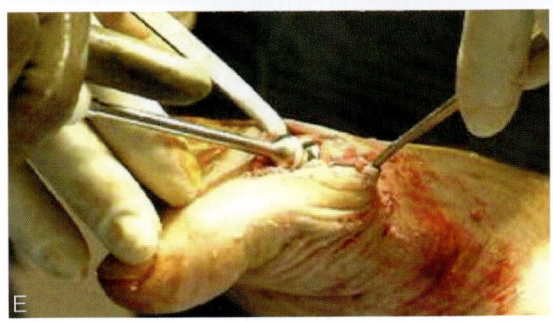

技术图 5 A. 导向器。其定位杆与螺钉腔相匹配，成角的打磨器可去除背侧骨质，使背面与假体的法兰部相匹配。B. 侧面观，使用背侧打磨器。在接触骨质之前启动打磨器。打磨器具有自动停止功能。C. 在冠状位斜面观看背侧打磨器所处的正确位置。D. 使用打磨器后的术中观。所有平面都已处理完毕，可以安装试模假体。E. 安放正式的 HemiCAP 假体，通过 Morse 丝锥交锁方式与螺钉锁定。

安装试模，骨切除和活动度评估

- 确定试模的大小，使周围的关节软骨边缘与其一致或略小（技术图 6A）。
- 使用微型矢状锯、骨凿或咬骨钳切除背侧骨赘。背侧、背内侧和背外侧面的骨性突起都要切除，以减少跗趾背屈时产生的任何骨性撞击。注意：作者通常在试模边缘，对内侧隆起和外侧凸起进行斜切。大多数时，跖底的跖骨嵴也被切除，因为它可能阻碍关节的活动（特别是在关节减压的情况下）（技术图 6B～D）。

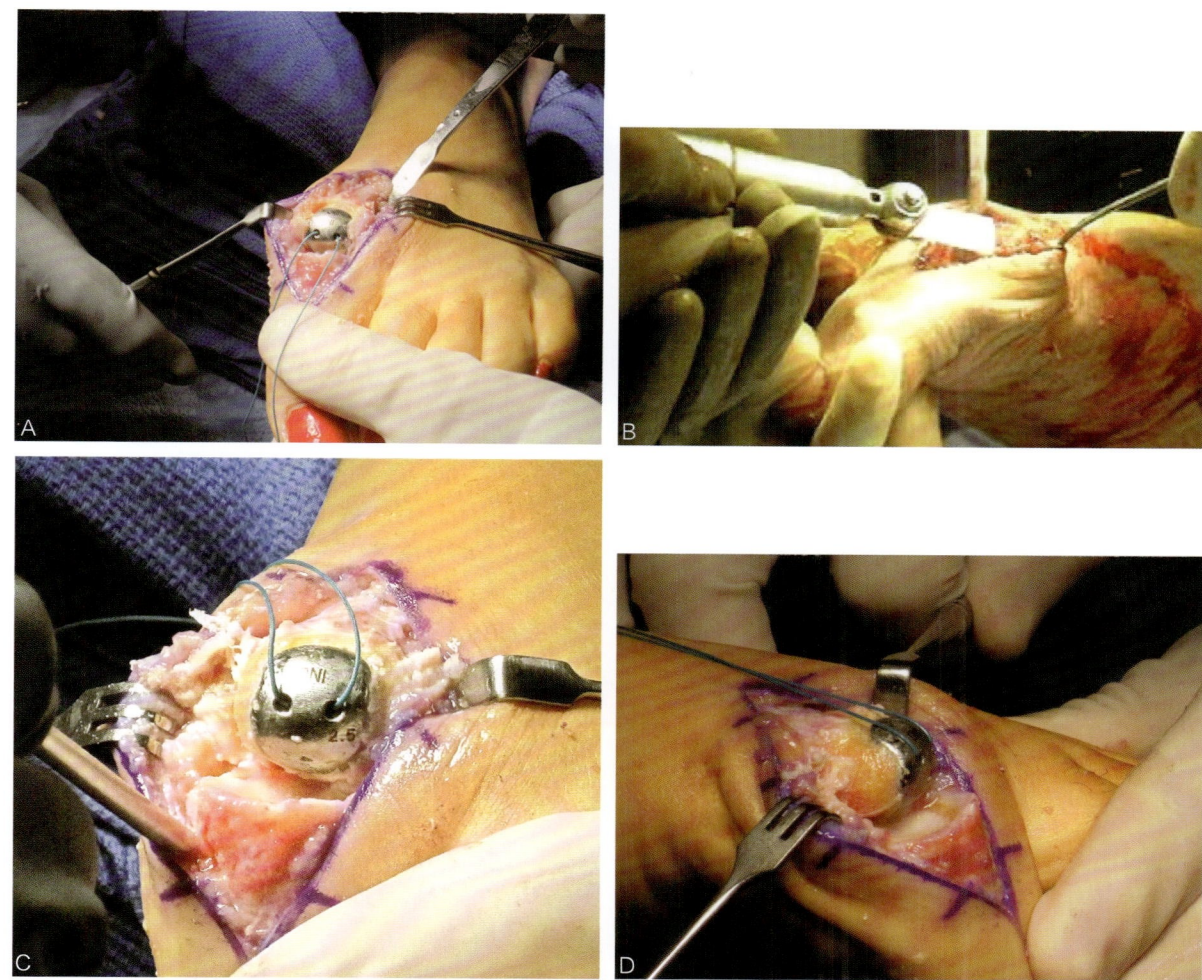

技术图6　A. 试模安装完毕。B. 使用微型矢状锯、骨凿或咬骨钳切除背侧骨赘，保留周围的关节软骨边缘。C、D. 试模假体周围骨赘切除后的正侧位观。

- 在非负重模式和模拟负重模式下，使用坚硬无菌平面被动背屈踇趾。如果活动仍然受限，踇趾相对于第1跖骨长轴不能达到背屈70°~80°，则持续地轻柔背屈踇趾，让软组织得以适应，此过程中力量不需要过大。如果仍然受到限制，则考虑进行额外的软组织松解和(或)骨减压。
- 对于关节挛缩严重的患者，在试模安装后，骨面得到保护后再对跖底的软组织进行松解，以获得更好的活动度(技术图7)。在跖骨头跖侧与籽骨之间，使用Mc-Glamry剥离器、扁平匙形脊柱骨膜剥离器或Kapner骨膜剥离器松解近端跖底挛缩组织。然后重新评估关节活动度，如有需要，可以使用类似的方法沿着近节趾骨基底向远端松解，过程中剥离器要紧贴骨面。以上方法可以松解挛缩的关节囊和踇短屈肌(FHB)。如果在跖底关节囊松解后仍背屈度不足，考虑通过骨减压进行额外的关节松解。
- 取下假体帽，推进螺钉(每1/4圈相当于1 mm的减压)，重复打磨器步骤，都可进行额外的关节松解减压。再次安装假体并评估关节活动度，直至满意。

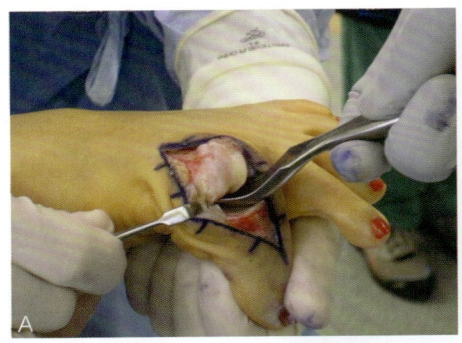
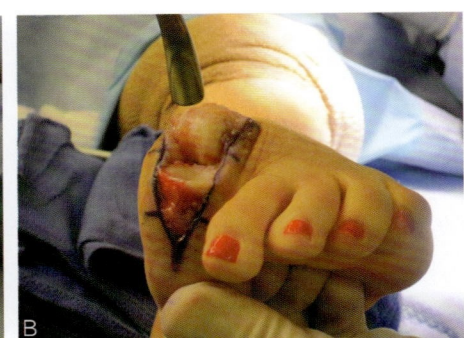
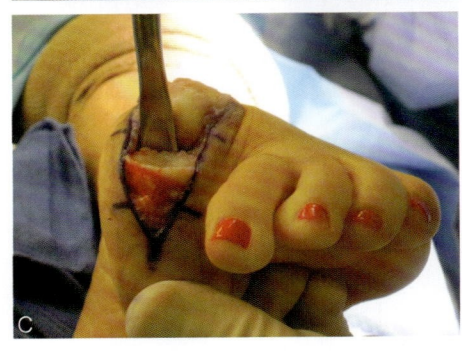

技术图7　A. 使用McGlamry剥离器在跖骨头和籽骨之间松解跖底软组织。B、C. 最大限度地跖屈踇趾，使用钝的Kapner骨膜剥离器沿近节趾骨基底松解软组织。

安放正式的金属帽表面假体

- 使用吸盘器的红色吸盘固定假体并递送至医生手上，安放假体并与螺钉交锁锁定后，取下吸盘器（技术图8A～D）。
- 使用打击器安装正式的HemiCAP DF关节帽，使其与锥形螺钉颈部形成Morse丝锥交锁。最后检查假体周围是否有骨赘并切除之。记录踇趾的最大活动度。术中可以在侧面拍摄踇趾的最大背屈活动照片，并在术后展示给患者。这可向他们展示手术的结果，并帮助他们在术后早期进行积极的运动锻炼（技术图8E～K）。
- 拍摄最终的正侧位透视影像，确认假体是否对齐。也可额外拍摄踇趾最大背屈的侧位透视影像（技术图9）。

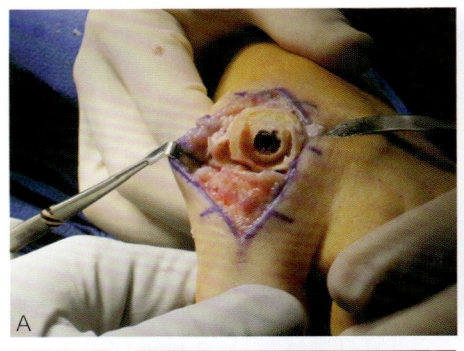
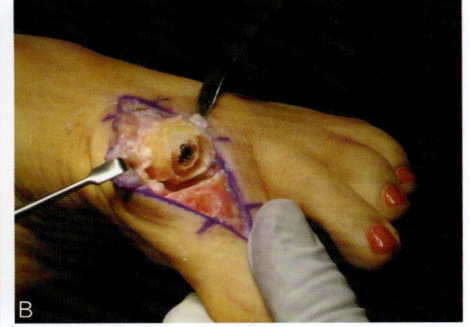
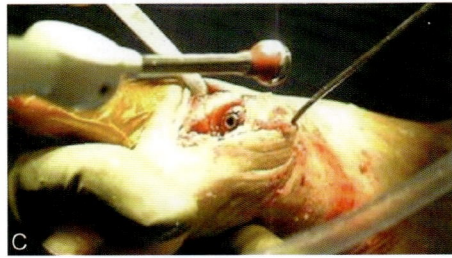

技术图8　A、B. 取下试模后，可以见到为安装假体前，在跖骨头部所做的全方位的修整。C. 将HemiCAP假体用吸盘器固定。

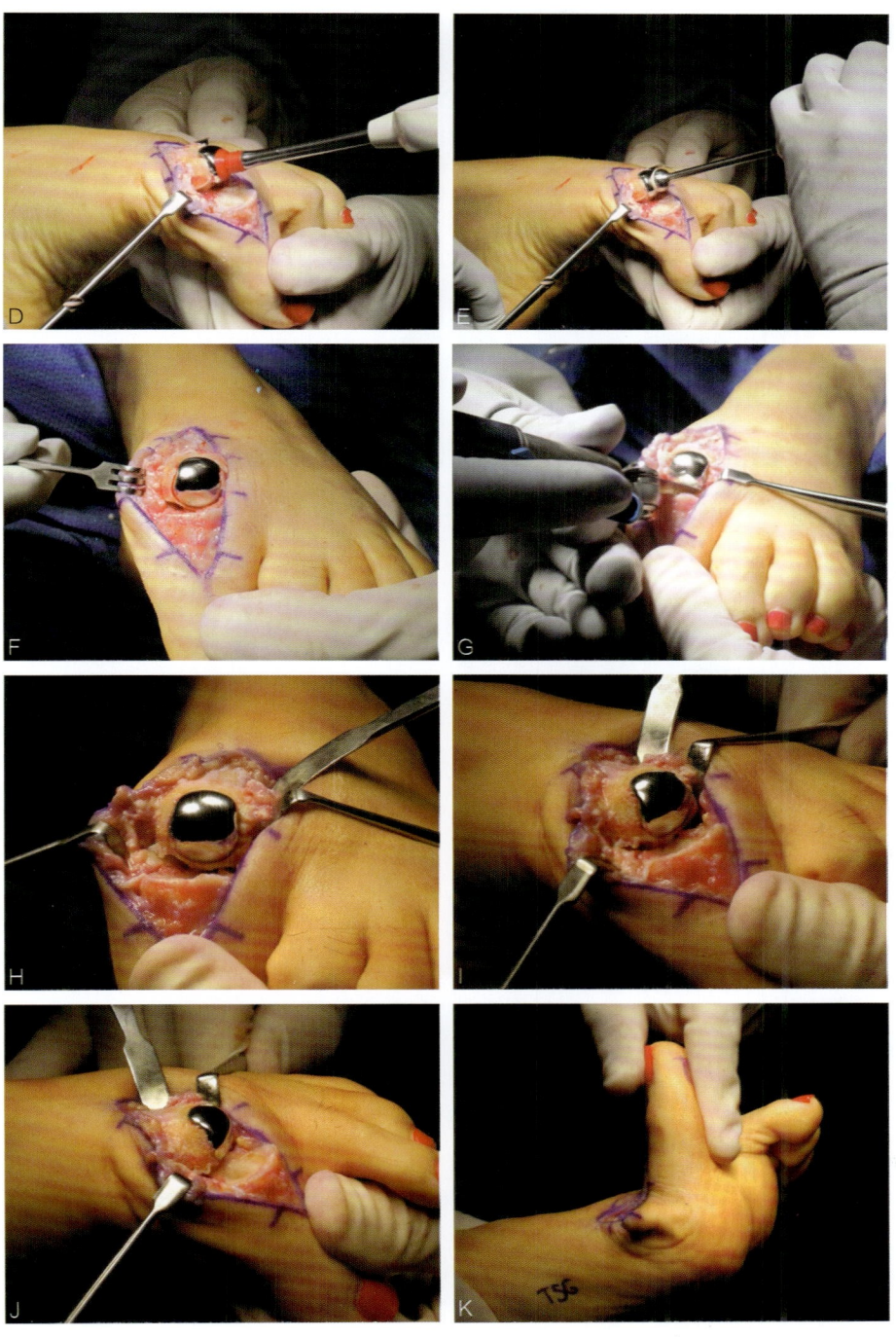

技术图8（续） D. 将正式假体置入锥形螺钉孔内。E. 使用打击器将关节帽和螺钉形成 Morse 丝锥交锁。F. HemiCAP DF 假体安装好的状态。G. 切除可能存在的多余骨赘。H～J. D、F 假体的正面观、内侧面观、斜面观和侧面观。K. 评估踇背屈活动度。

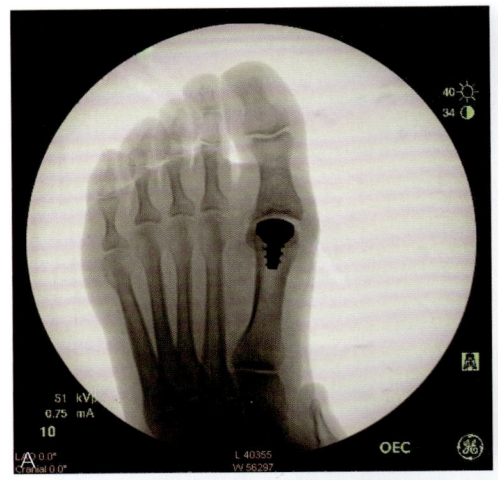
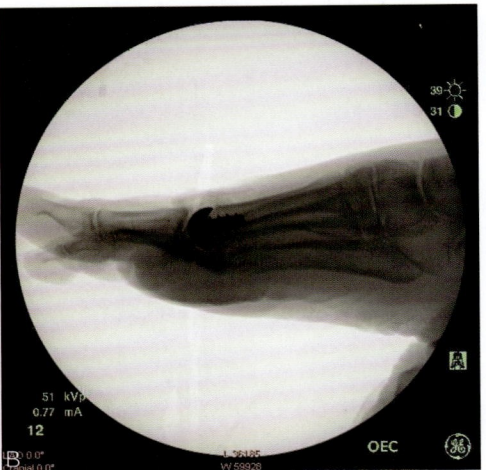
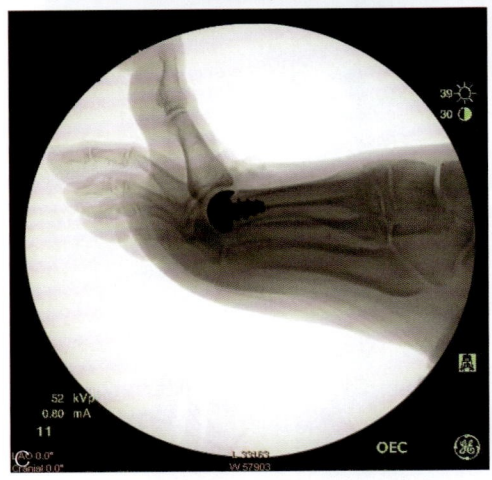

技术图9　安装假体后的术中透视图。A. 正位。B. 侧位跨中立位。C. 侧位跨背屈位。

要点与失误防范

适应证	• 评估晚期的跖-籽关节骨性关节炎，对此认识不足会造成疗效不佳和持续的关节跖侧疼痛。这类患者比较适合行关节融合术 • 术前仔细评估患者的期望值。虽然患者的疼痛会比术前减轻，但任何保留关节的手术都有一定程度的残余疼痛的风险，无论是偶尔的还是每天的。如果患者不能接受有残留疼痛的可能性，则应该行关节融合术。一方面任何保留关节的手术都很难和关节融合术一样确切地消除疼痛，而另一方面关节融合术也不能保留任何程度的关节活动度。不同的患者有不同的目标和期望；患者对疼痛缓解和关节活动的不同重视程度决定了他们是更适合关节成形术还是关节融合术
导针的放置	• 在钻孔和放置锥形螺钉之前，通过前后位和侧位透视来确保导针与第1跖骨干的长轴在一条线上并保持平行，以避免内植物的位置安放不正确。常见的错误是在侧位透视上低估跖骨的倾斜度，使得进针点过于偏向背侧
术中的活动度	• 软组织挛缩：用弧形剥离器在籽骨和跖骨之间松解关节跖侧的挛缩。避免对籽骨关节面造成医源性损伤。可考虑使用小型骨膜剥离器，沿近节趾骨基底跖侧在骨膜下进行松解 • 假体周围骨切除：放置HemiCAP后，仔细切除包绕假体背侧、内侧、外侧周围的所有骨质，彻底修整以避免残留骨质对近节趾骨造成撞击的机会。沿假体周围保留少量骨性边缘，有利于假体的稳定

术后肿胀与关节积血	• 不使用止血带：术后肿胀和关节积血往往会限制关节的早期活动。手术时不使用止血带，要求术者在切开时很好地止血，缝合时要使伤口干洁。术后肿胀减轻，利于早期关节活动范围的训练，从而减少常见的术后活动范围丢失的程度
术后活动	• 术后几天内即可开始早期的关节活动度练习 • 术后2～3天内，首次更换敷料，使用防水敷料覆盖。敷料仅用于背侧切口，以避免因使用大块限制性敷料而妨碍关节的早期活动

术后处理

- 术中行伤口加压包扎。
- 术后2～3天内换药，仅使用防水敷料沿背侧切口覆盖（图8）。由于只有绷带，因此限制较少，有利于早期关节活动。
- 早期关节活动度练习主要是为了尽量保存术中获得的关节活动度。尽管所有的努力都是为了尽可能地减少活动度的丢失，但根据术中的测量结果还是可以预测术后活动丧失的程度。
- 我们发现最初的2～3周是维持活动度的关键时期。关节内肿胀、血肿或关节积血造成了术后可见的关节活动度的丢失。近来，我们鼓励使用严格的止血技术和早期活动的方案，以尽可能减少关节活动度的丢失。除了进行正规的物理治疗外，还要指导患者开始在家中早期进行每天数次的蹈趾活动。如果采用Moberg近节趾骨截骨术，则唯一的限制是在术前4周内不允许进行超过中立位的被动跖屈活动。物理治疗和康复训练治疗要持续到患者获得正常的步态和活动度达到最大的时候为止。
- 允许患者在术后穿硬底的术后鞋或凉鞋立即足跟负重。在术后3～4周时，患者可以穿垫有硬质鞋垫的慢跑鞋。
- 在术后1周、6周和12周进行X线检查。在术后6个月、1年和2年仍需进行X线检查。

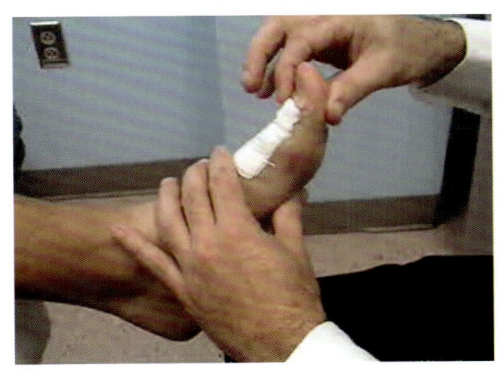

图8 首次换药更换为在背侧放置轻薄的敷料，以便于关节早期活动。使用防水敷料。

- 至少在术后头3～4个月内，避免对关节施加高能撞击的应力，例如跑步、慢跑、转动和切入运动（急速变换方向的跑动）。

预后

- Hasselman和Shields[6]报道了最初30例患者中25例的治疗效果。术后随访20个月，关节活动度增加了42°（从术前的23°增加到术后的65°）。疼痛视觉模拟评分、AOFAS评分和SF-36评分明显改善。所有患者都对结果满意。一些趾骨受累严重的患者在采用HemiCAP治疗的同时进行了趾骨侧软组织植入治疗。后来Kline和Hasselman[8]报道了对30例假体置换者(26例患者)60个月的随访后，满意率达到100%，没有发现有假体松动或者部分塌陷的影像学迹象。如果趾骨受累超过50%，则同时进行趾短伸肌腱填充间置术。
- Carpenter等[2]报道了30例患者32例假体置换病例，其中72%为3级踇僵硬，28%为2级踇僵硬。平均随访27.3个月，AOFAS评分明显改善。所有患者均表示对结果满意。Carpenter等[2]认为对于2级和3级踇僵硬的患者应用第1跖骨头置换联合关节减压术、软组织松解术和清创术可以获得良好的满意度。
- 对36例患者平均随访45个月[17]，结果发现，尽管那些拒绝行关节融合术的患者获得了尚好的满意率，但临床结局不如前面引文报道的结果。76%的患者结果优良，12%为可，12%为差。我们发现背屈活动度中度增加，平均增加26°(从术前的20°增加到术后的46°)，同时疼痛视觉模拟评分从术前的平均6.3分降到术后的平均2.2分。术后随访近4年，尽管大多数患者疼痛没有完全消除，但对疼痛减轻的总体满意率是80%。56例HemiCAP置换患者的中期随访X线片评价显示无明显松动征象；与其他带柄设计的金属假体相比，其影像学结果相对较好[17]。
- 第一代假体帽背侧偶发明显的新生骨赘的迹象，这一问题在目前的第二代HemiCAP DF假体中已经得到了解决。有些患者出现对应的近节趾骨基底进行性软骨面丧失，这比假体松动更易导致术后明显的持续性疼痛和患者的不满意。除了晚期跖骨头受累外，如果术中发现趾骨软骨明显丢失（术中分型为 2b、2c 或 3b、3c），在关节内填充同种异体覆盖趾骨关节表面，可以减轻术后疼痛。近年来，在全跖趾关节置换假体尚未被设计出来前，笔者利用这种联合术式提高了患者的满意度。

- 如果缓解疼痛是患者最主要的目的，则在晚期蹞僵硬的患者，第1跖趾关节融合术是达到完全缓解疼痛的最好方式。
- 当缓解疼痛和保持活动度都是期望目标，但患者抱有不高的期望值时，跖骨头表面置换可以减少疼痛并在患者中获得令人满意的结果。
- 如果预期目的是在缓解疼痛的同时还要保留一定程度的关节活动度，则当患者的期望值适当时，也就是说可能无法完全缓解疼痛，但可以减轻疼痛并且保留一定的关节活动度，则采用假体置换术可以在减轻疼痛的同时取得满意的临床结果。我们发现，对于那些B型或C型的患者在接受HemiCAP表面置换术时，在趾骨侧填充同种异体真皮软组织，可提高疼痛减轻的效果。在关节两侧深度受累的情况下，使用美国食品药品管理局（FDA）批准的 Arthrosurface ToeMotion 全跖趾关节假体置换，可以获得意料之中的疼痛缓解和较低的松动率。
- 术前向患者明确解释关节融合术和人工关节置换术的区别是很重要的。就像所有的关节成形术（无论是软组织植入术还是表面置换）一样，如果患者不愿意接受术后疼痛不能完全缓解的风险，则应考虑继续进行非手术治疗，直到能找到一种更合适的治疗方法或患者能接受关节融合术为止。当患者的期望是避免融合和维持关节活动时，如果患者在术前的期望值不适当，那么他们在术后肯定也会不满意。
- 与其他金属假体或硅胶内植物不同，HemiCAP 没有发生松动的迹象。恰恰相反的是，在假体取出的病例中，假体的关节帽/螺钉通常会有很好的生物生长现象，很难取出假体。然而，在那些结果不满意的病例，治疗失败的原因是继发持续性疼痛或疼痛缓解不充分。背侧骨赘再次形成和假体周围的关节摩擦或对应近节趾骨基底的进行性软骨磨损可能是造成一些患者残留疼痛的原因。考虑到这种表面置换仅在关节的一侧进行，如近节趾骨基底部关节面渐进性改变，可能导致对手术效果进行评估时发现疼痛不能完全缓解，或因为病程演变而出现进展性疼痛。换句话说，手术未能达到预期目标并不是因为假体出现问题，而是由于当时就存在明显的趾骨受累或趾骨退变随着时间的推移而加重所造成。

- 鉴于这种假体没有明显的松动率，最近FDA批准了一种新的全跖趾关节置换假体（Arthrosurface ToeMotion Total Toe Arthroplasty），在近节趾骨内使用相同的锥形螺钉固定法（图9）。为解决近节趾骨关节面进行性关节炎，他们制造出了一个带有聚乙烯垫片的近节趾骨组件作为 HemiCAP DF 的补充。当评估指标时发现关节两侧有明显的受累并且患者希望更明确的疼痛减轻效果时，使用 ToeMotion 全跖趾关节置换比半关节置换更合适。
- 松动和错位一直是其他使用带柄的或带翼的假体在第1跖趾关节假体固定失败的主要原因。与近节趾骨基底部相比，跖骨头部/颈部的骨密度和质量确实存在明显差异。鉴于这些差异，随着对第1跖趾关节运动学有更深入的研究，第1跖骨和近节趾骨内的假体固定将更牢固，从而允许术后早期活动，并发症的发生率将逐步降低，患者的满意度也将逐步提高。
- 正确的选择患者对该手术的成功至关重要，应留出足够的时间来讨论患者的目标和期望值。如果他们的预期目标设定得太高或期望不现实，那么这个手术可能会变得很棘手。正确选择患者，严格遵守操作技术并设定适度的目标和期望时，手术就会变得很有意义。该手术的成功依赖于"配合良好的患者，力线良好的关节，力线良好的假体"。
- 该假体设计没有影像学上松动的迹象是令人鼓舞的。HemiCAP DF 在解决第1跖趾关节置换失败（假体松动）的方面取得了显著进步，进而成为 FDA 批准的 ToeMotion 全跖趾关节置换术的设计开发模型。只要假体松动率保持在最低水平，且假体间能维持良好的力线，第1跖趾关节全关节置换可以大大增加术后疼痛缓解的概率，并提高那些希望"鱼与熊掌兼得"的严重蹞僵硬患者的满意率。

并发症

早期并发症

- 伤口延迟愈合。
- 深部组织感染。

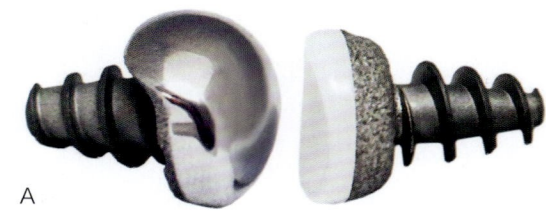

图9 A. Arthrosurface ToeMotion Total Toe Arthroplasty 假体。采用了锥形固定螺钉和模块化聚乙烯垫片。

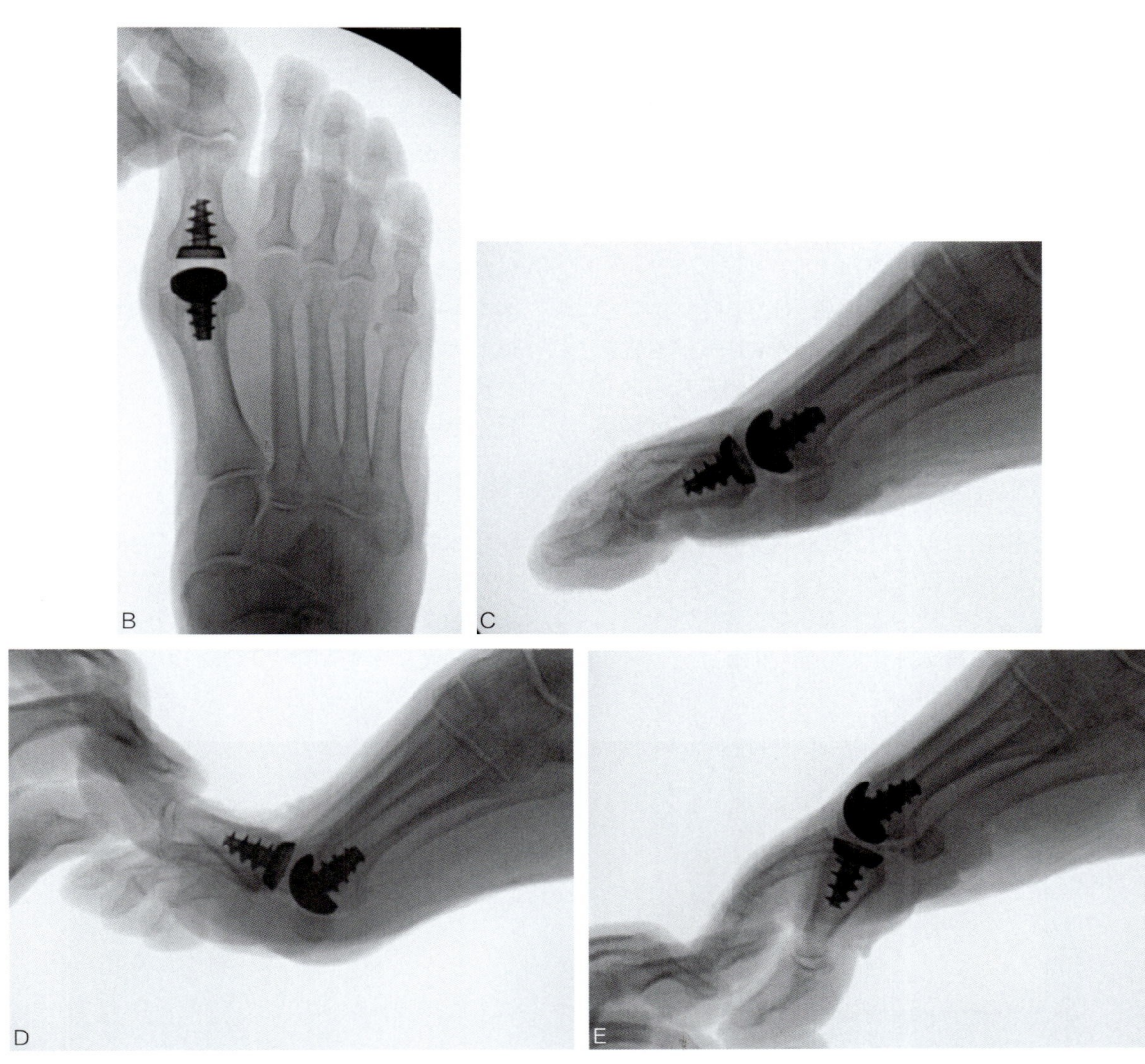

图9（续） B～E. ToeMotion 全跖趾关节置换术的透视影像。

- 关节纤维化（见于各种跚僵硬手术中，并非仅限于本术式。充分的软组织松解、关节减压和术后早期活动均可减少其发生率）。
- 残留关节疼痛（中度至重度），持续时间超过术后预期时间。很难依靠单侧关节面手术治愈双侧关节疾病：近节趾骨关节面受损累及中央（B型）或跖底（C型）时，患者可能会出现明显的残留关节疼痛。为尽可能避免发生这种情况和提高患者疼痛减轻的程度，笔者建议在术前和患者充分沟通，对于2C型或3C型病例，要么选择HemiCAP置换联合趾骨表面软组织填充术，要么选择全跖趾关节置换术。
- 籽骨炎（除非术前就有明显的跖-籽关节炎，否则这通常是短期的；短暂发生可能是由于多年活动受限后，跖趾关节背屈改善，籽骨运动应力增加所致）。
- 成角畸形（外翻或内翻；可见背侧关节囊瘢痕化或伸肌腱挛缩）。
- 转移性跖骨痛（避免术中过度短缩；也可以是晚期并发症）。

晚期并发症
- 近节趾骨基底部进行性关节炎改变。
- 假体背侧骨赘形成（见于第一代HemiCAP假体，第二代HemiCAP DF假体未发现）。
- 金属溶解（如果出现进行性趾骨表面磨损，且跖骨假体与Akin或Moberg截骨的固定螺钉发生接触摩擦，则可发生这一罕见的晚期并发症）。
- 假体松动（在早期和中期随访中少见）。

跖骨表面置换后残留疼痛的补救方案

- 首先确定手术失败和(或)疼痛的原因。
- 区分假体失败和手术失败,后者的假体稳定,因此只需处理趾侧保留的关节面。
- 最常见的疼痛来源于近节趾骨基底部进行性关节炎和跖-籽关节炎。
- 一些中期随访研究表明,这种假体设计很少发生松动。事实上,在取出假体时遇到的困难是螺钉通常会有很好的骨长入,在取出时需特别小心,因为最初的几圈会产生很大的扭矩。如果假体没有松动,则可保留假体。
- 取决于疼痛产生的来源、假体的稳定性以及患者保留或移除假体的意愿;目前有以下几种术式选择。

术式选择

- 保留假体,用软组织覆盖趾骨关节面(图10)。
- 保留假体,转为全跖趾关节置换。放置匹配的近节趾骨金属组件与聚乙烯垫片。如果是第一代设计,则需要更换到HemiCAP DF假体(图11)。
- 取出假体,改为第1跖趾关节融合,术中可使用冻干的同种异体股骨头或髂骨(图12)。笔者对少数因疼痛需要取出假体的患者,翻修时采用异体骨移植,取得了良好的效果。假体取出后,对关节做充分处理,关节间隙为2.0~2.5 cm。我们用阴阳锉将同种异体骨处理成合适的大小和轮廓,填塞进关节间隙,以维持跨趾应有的长度。根据笔者的经验,只要有合适的移植物和工具,这个手术并不复杂。

最终评价

- 本手术只对跖骨侧关节面进行了表面置换,如果趾侧有严重的关节软骨磨损,那么术后对疼痛的缓解程度将不如关节融合术。然而,并不是所有的拇僵硬患者都认同缓解疼痛是唯一重要的事情,通常这些患者想

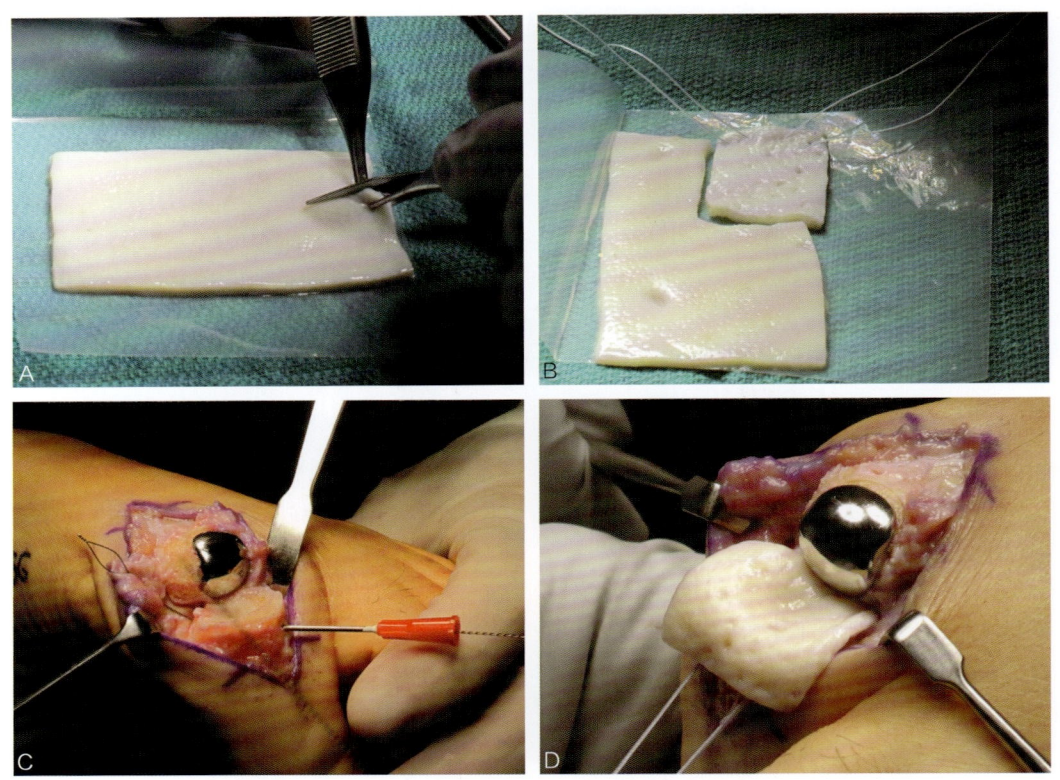

图10 A、B. 切割真皮软组织并做褥式缝合。C. 在近节趾骨基底由背侧向跖侧使用克氏针做十字交叉钻孔,使用18号注射针引导缝线。D. 移植物覆盖近节趾骨关节面,将缝线从跖侧向背侧穿过钻孔。

第 21 章 HemiCAP 半跖趾关节置换术 | 173

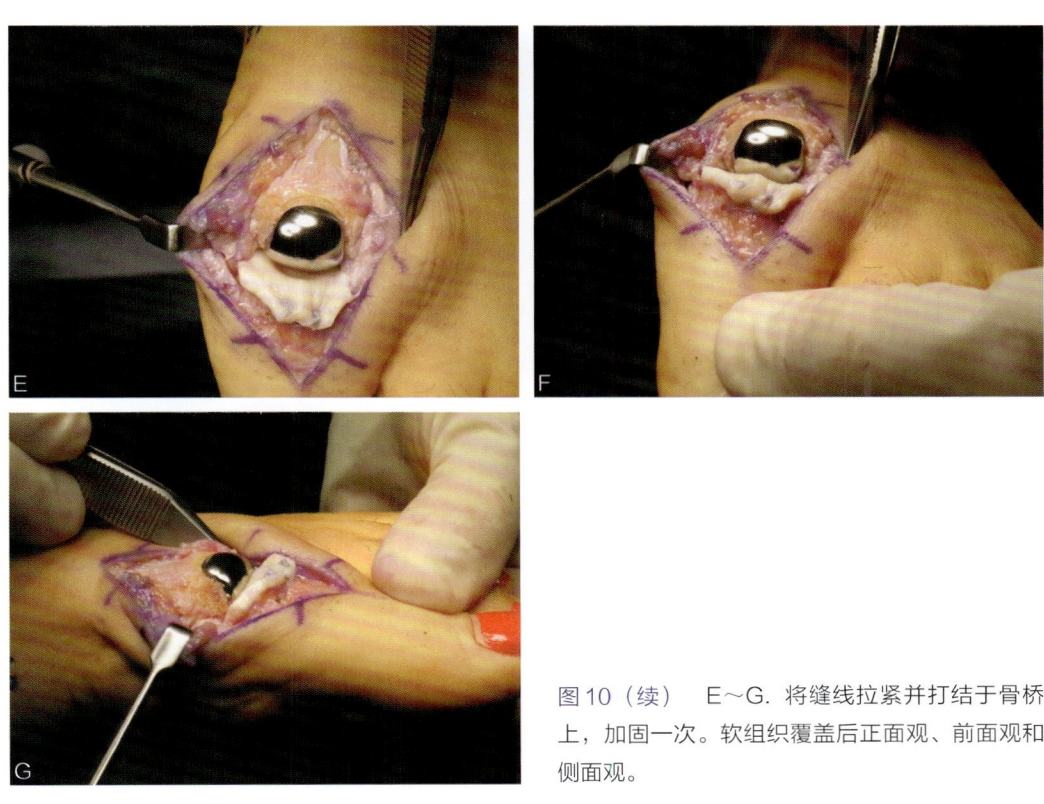

图10（续） E~G. 将缝线拉紧并打结于骨桥上，加固一次。软组织覆盖后正面观、前面观和侧面观。

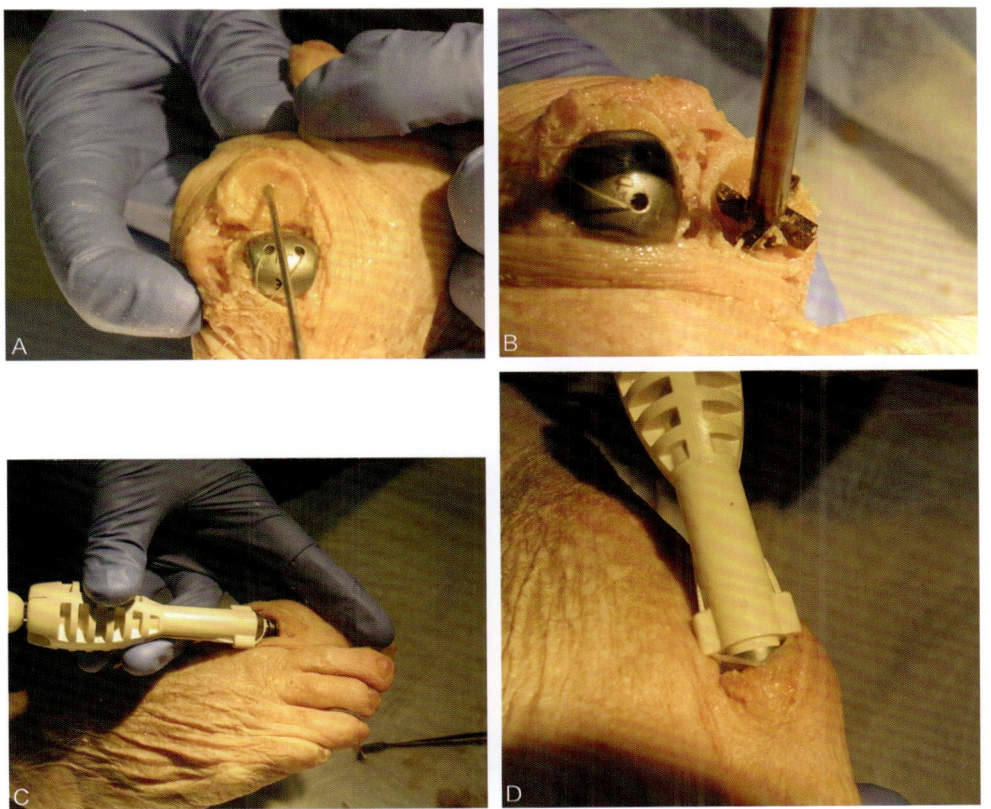

图11 A. HemiCAP 置换转为全跖趾关节置换。跖骨侧必须使用HemiCAP DF假体来匹配趾骨组件与聚乙烯垫片。近节趾骨基底置入中央导针。B. 使用打磨器打磨趾骨。C、D. 攻丝后置入趾骨锥形固定组件。

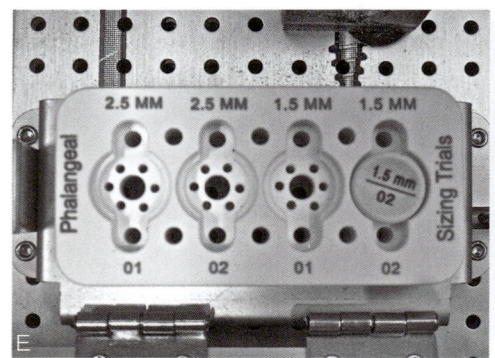
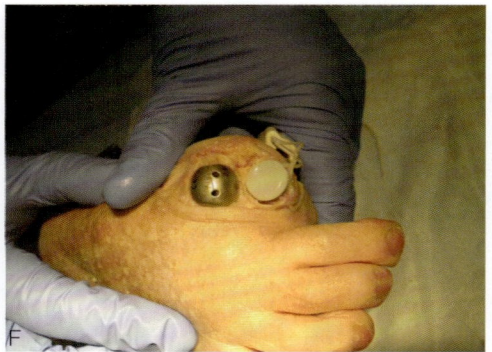
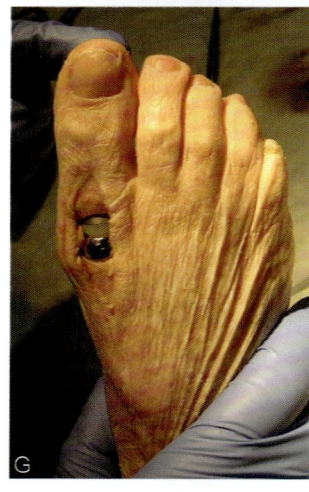

图11（续） E、F. 试模后选择合适的聚乙烯垫片，并使其于趾骨锥形固定组件锁定。G. 完整的 ToeMotion 假体。

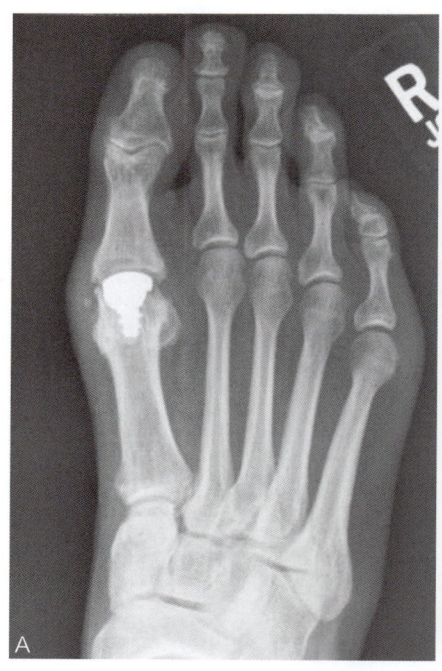
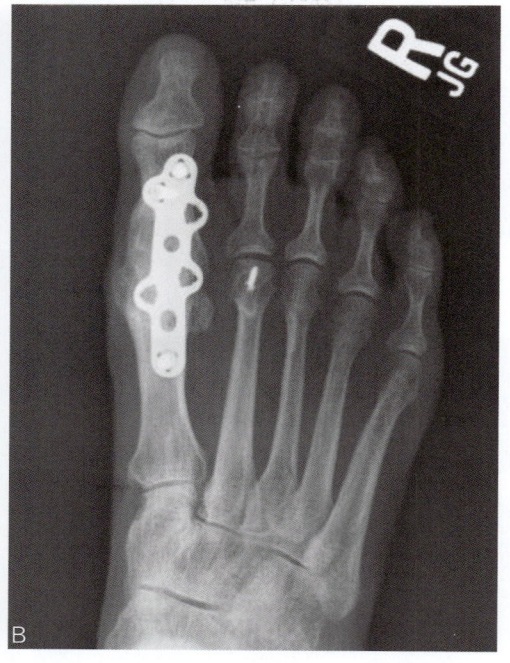

图12 A. 患者发生骨关节纤维化和持续的疼痛，尽管假体并没有松动的迹象。移除假体转为关节融合。B、C. 取出假体并置入同种异体骨以保持踇趾长度。本例采用了冻干同种异体股骨头。用阴阳锉处理骨面，背侧钢板固定。正侧位透视显示关节融合。为了同时解决第2趾转移性跖痛和半僵硬性锤状趾畸形，对第2跖骨进行了 Weil 截骨和近节趾间关节融合术。

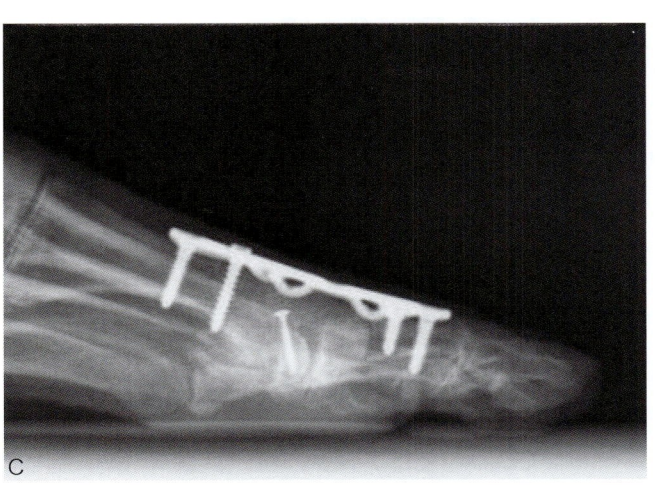

图12（续）

要保留活动度而拒绝关节融合。这些患者的期望是既缓解疼痛，又保留关节活动度，因此，他们和那些从一开始就愿意接受关节融合术的患者不是同一个群体。与关节融合术患者相比，这一组患者的满意度要达到极高的百分比是比较困难的，因此这确实是两个独立的亚组。即使他们具有相同的临床或影像学分型，关节融合组与保留关节组的比较研究中的受试者本身可能永远无法真正地进行比较；过往在解释这些研究的结果时，很少讨论这一点，但临床实践中却不能将此忽视。类似于全踝关节置换的复兴过程，对于踇僵硬的保关节治疗，仍需进一步研究探索。随着我们对第1跖趾关节的愈发深入了解，这一目标终将实现。

（张浩通　译，梅国华　审校）

参考文献

[1] Berlet GC, Hyer CF, Lee TH, et al. Interpositional arthroplasty of the first metatarsophalangeal joint using regenerative tissue matrix for the treatment of advanced hallux rigidus. Foot Ankle Int 2008;29:10-21.

[2] Carpenter B, Smith J, Motley T, et al. Surgical treatment of hallux rigidus using a metatarsal head resurfacing implant: mid-term follow-up. J Foot Ankle Surg 2010;49:321-325.

[3] Coughlin MJ, Shurnas PS. Hallux rigidus. Grading and long-term results of operative treatment. J Bone Joint Surg Am 2003;85-A(11):2072-2088.

[4] Easley ME, Davis WH, Anderson RB. Intermediate to long-term follow-up of medial-approach dorsal cheilectomy for hallux rigidus. Foot Ankle Int 1999;20:147-152.

[5] Hamilton WG, O'Malley MJ, Thompson FM, et al. Roger Mann Award 1995. Capsular interposition arthroplasty for severe hallux rigidus. Foot Ankle Int 1997;18:68-70.

[6] Hasselman C, Shields N. Resurfacing of the first metatarsal head in the treatment of the hallux rigidus. Tech Foot Ankle Surg 2008; 7:31-40.

[7] Hattrup SJ, Johnson KA. Subjective results of hallux rigidus following treatment with cheilectomy. Clin Orthop Relat Res 1988; (226):182-191.

[8] Kline AJ, Hasselman CT. Metatarsal head resurfacing for advanced hallux rigidus. Foot Ankle Int 2013;24(5):716-725.

[9] Konkel KF, Menger AG, Retzlaff SA. Mid-term results of Futura hemigreat toe implants. Foot Ankle Int 2008;29:831-837.

[10] Lau JT, Daniels TR. Outcomes following cheilectomy and interpositional arthroplasty and hallux rigidus. Foot Ankle Int 2001; 22:462-470.

[11] Mann RA, Clanton TO. Hallux rigidus: treatment by cheilectomy. J Bone Joint Surg Am 1988;70(3):400-406.

[12] Mann RA, Coughlin MJ, DuVries HL. Hallux rigidus: a review of literature and a method of treatment. Clin Orthop Relat Res 1979; (142):57-63.

[13] Moberg E. A simple operation for hallux rigidus. Clin Orthop Relat Res 1979;(142):55-56.

[14] O'Malley MJ, Basran HS, Gu Y, et al. Treatment of advanced stages of hallux rigidus with cheilectomy and phalangeal osteotomy. J Bone Joint Surg Am 2013;95(7):606-610.

[15] Raikin SM, Ahmad J, Pour AE, et al. Comparison of arthrodesis and metallic hemiarthroplasty of the hallux metatarsophalangeal joint. J Bone Joint Surg Am 2007;89(9):1979-1985.

[16] San Giovanni TP, Botto-Van Bemden A. First metatarsal head resurfacing: a new technique for surgical management of advanced hallux rigidus. Presented at American Academy of Orthopedic Surgery Annual Meeting, 2006.

[17] San Giovanni TP, Marx R, Botto-Van Bemden A, et al. Presented at American Orthopedic Foot and Ankle Society Specialty Day at American Academy of Orthopedic Surgeons Annual Meeting, May 2010, New Orleans, LA.

[18] Seibert NR, Kadakia AR. Surgical management of hallux rigidus: cheilectomy and osteotomy phalanx and metatarsal. Foot Ankle Clin 2009;14:9-22.

[19] Shereff MJ, Bejjani FJ, Kummer FJ. Kinematics of the first metatarsophalangeal joint. J Bone Joint Surg Am 1986;68:392-398.

[20] Thomas PJ, Smith RW. Proximal phalanx osteotomy for surgical treatment of hallux rigidus. Foot Ankle Int 1999;20:3-12.

[21] Townley CO, Taranow WS. A metallic hemiarthroplasty resurfacing prosthesis for the hallux metatarsophalangeal joint. Foot Ankle Int 1994;15:575-580.

第22章 第1跖趾关节半关节置换术
First Metatarsophalangeal Joint Hemiarthroplasty

Michael S. Aronow

定义

- 跚僵硬是指第1跖趾关节的骨性关节炎。
- 关节炎的范围可以从关节软骨局灶性损伤或不伴有关节间隙狭窄的骨赘形成，到关节间隙彻底丧失的关节强直而不同。在Hattrup和Johnson提出的一个分类系统中，Ⅰ级是骨赘形成但无关节间隙狭窄，Ⅱ级是关节间隙狭窄，Ⅲ级是关节间隙消失。

解剖

- 第1跖趾关节由第1跖骨头、跚趾近节趾骨和内外侧籽骨组成（图1）。
- 跚短屈肌腱的内侧头和外侧头分别包裹两个籽骨，止于跚趾近节趾骨基底的跖侧。
- 跚长屈肌腱走行于内、外侧籽骨之间，止于跚趾远节趾骨基底的跖侧。
- 跚长伸肌腱和外侧的跚短伸肌腱附着到跚趾的伸肌装置。
- 跚展肌腱和跚收肌腱分别附着到内侧籽骨和外侧籽骨，止于跚趾近节趾骨的跖侧基底部。

发病机制

- 跚僵硬可继发于原发性骨性关节炎、全身炎症性关节炎或少见的化脓性关节炎。
- 它也可能本身就由创伤引起，由先前关节内骨折或严重的草皮趾造成第1跖趾关节韧带结构损伤发展而来。
- 生物力学因素，例如长的第1跖骨、第1跖楔关节松弛或第1跖骨向背侧抬高等，均可造成第1跖骨头在第1跖趾关节背屈时与跖骨近端基底部背侧发生撞击。

自然病程

- 关节炎的程度经常随着时间而发展，造成骨赘形成增加、关节间隙狭窄。这在保留或不保留关节的手术中都会发生。

病史和体格检查

- 患者常诉第1跖趾关节处疼痛和僵硬。穿尖头鞋、光脚走路或穿鞋时前足屈曲都会加重症状。
- 体格检查可发现第1跖骨头突出、第1跖趾关节肿胀、第1跖骨头和趾骨基底部存在触痛性骨赘。
  - 第1跖趾关节活动可能受限并且疼痛。
  - 应评估患者在负重时或背屈跚趾以模拟负重时的背屈活动范围，评估是否存在"功能性"跚僵硬。
    - 在轻度到中度的跚僵硬时（Hattrup-Johnson分级的Ⅰ级和Ⅱ级），疼痛主要在关节极度背屈或极度跖屈时发生，分别继发于背侧骨赘造成的骨性撞击或软组织牵拉。
    - 在严重的跚僵硬（Hattrup-Johnson分级的Ⅲ级），通常在整个活动弧都有疼痛，研磨试验阳性，对第1跖趾关节进行纵向加压时，其活动弧的中间段是疼痛的。

影像学和其他诊断性检查

- 拍摄足前后位、侧位、斜位和籽骨位X线片，以评估第1跖趾关节、邻近的第1跗跖关节和跚趾趾骨之间的关节炎程度。

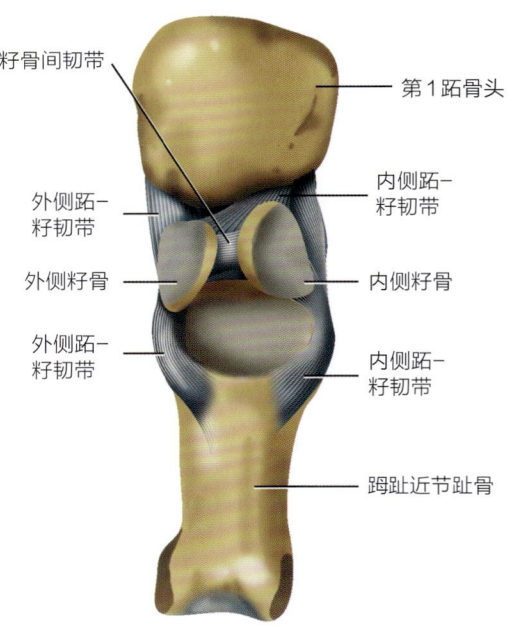

图1 第1跖趾关节的解剖。

- 也要评估是否同时有任何踇外翻或内翻畸形、骨质疏松、缺血性坏死或隐匿性籽骨骨赘。
- 必要时,可进行MRI和CT扫描,以提供更详细的信息,特别是关于籽骨病变,在需要进行保持跖-籽关节完整的手术时,这点非常重要。

鉴别诊断

- 骨软骨损伤。
- 缺血性坏死。
- 隐匿性骨折。

非手术治疗

- 在进行第1跖趾关节成形术之前,总是应该先进行保守治疗。
- 其主要目的是限制第1跖趾关节疼痛性活动和减少对突出骨赘的压迫。可穿软帮的和有前足硬质圆弧底的矫形鞋。可将硬质的草皮趾垫板放置在鞋垫下面,或穿放有Morton延长板的矫形鞋。在有触痛的骨赘上方放置圆环形的软垫。
- 可以采用药物治疗,如非甾体类抗炎药、氨基葡萄糖、硫酸软骨素和对乙酰氨基酚等。
- 可以注射皮质类固醇和透明质酸。

手术治疗

- 治疗踇僵硬有多种手术方法,包括关节唇切除术、跖骨截骨术、近节趾骨截骨术、关节撑开成形术、组织植入关节成形术、表面关节成形术和关节融合术。
- 在许多可供选择的植入物中,我们喜欢使用BioPro公司的近节趾骨钴铬半关节假体(图2)。这种材料不会像全硅胶和半硅胶材料那样发生伴有大范围骨破坏的分解,文献报道其长期效果好,骨量移除小,假体失败后处理的难度较小。这款假体也有钛合金版,可用于对金属过敏的患者。

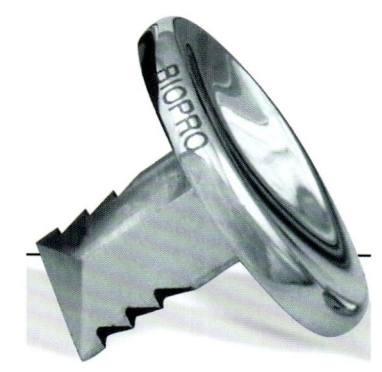

图2　BioPro公司的第1跖趾关节半关节假体。

- 我们进行第1跖趾关节半关节成形术的指征是:跖骨头关节软骨的缺损大于50%、有症状的Ⅱ级关节炎;跖骨头和籽骨间关节未严重受累的Ⅲ级关节炎。

术前计划

- 回顾病史、体格检查结果和X线片,以确定合适的手术指征,并且确定是否存在需要同时处理的任何并发畸形或生物力学异常。
- 需要告知患者,根据术中所见决定最终的治疗方案,半关节成形术可能不是最好的选择,而单纯的关节唇切除术、关节融合或组织填充关节成形术可能会更好。
- 手术室应该准备进行半关节成形术的器械和上述术式可能用到的器械。

体位

- 患者取仰卧位,使用小腿或大腿止血带。

手术入路

- 在局部有以前的切口时,尽管也可以使用内侧纵行入路,但使用背内侧入路比较好。
- 围手术期使用抗生素,进行区域阻滞麻醉。

手术显露

- 在第1跖趾关节处做纵行背内侧切口。
- 保护背内侧感觉神经,显露趾长伸肌腱和背内侧的关节囊。
- 在趾长伸肌的内侧纵行切开关节囊,为后面的修补保留足够的关节囊组织袖。
- 骨膜下分离,保留侧副韧带,显露近节趾骨背侧面、跖骨头背侧面和内侧面,如果有骨性突起,还要显露跖骨头的外侧面(技术图1)。
  - 松解籽骨和跖骨头之间所有的粘连组织。
- 检查关节,确定软骨破坏的程度。
  - 如果存在严重的跖趾关节僵硬和关节炎,则第1跖趾关节融合或组织填充关节成形术可能是较好的选择。
  - 如果近节趾骨和跖骨头跖侧半的软骨情况较好,则采用附加或不附加截骨(跖骨或趾骨)的关节唇切除术在通常情况下就足够了。

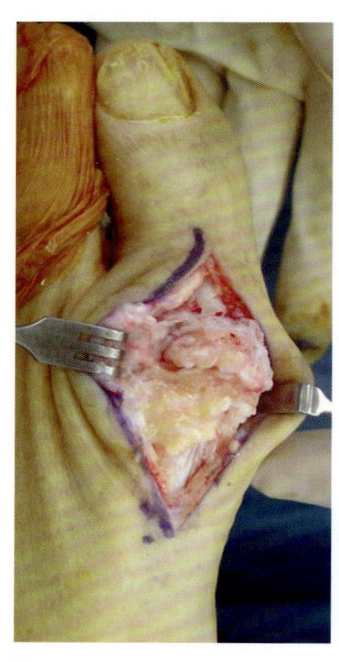

技术图1 关节囊切开后显露背侧骨赘。

截骨准备

- 使用咬骨钳或矢状锯去除跖骨头和近节趾骨基底的,以及籽骨周围的骨赘。
  - 如果存在明显的跖骨头内侧突起,则要将其切除。
- 进行充分的跖骨头背侧关节唇切除术。
  - 向跖骨头背侧施加压力,相对于第1跖骨干,第1跖趾关节至少能背屈70°,最好能背屈90°。
  - 平行于第1跖骨头背侧皮质进行首次骨质截除。但在试模和插入最终确定的假体后,要重新评估活动范围,通常仍需切除额外的背侧骨质(达到正常跖骨头的25%~40%)。笔者个人使用这种术式或单独的关节唇切除术的经验是,如果跖骨头切除范围小于30%,则症状复发率比较高。
- 去除游离的软骨片,在跖骨头可见软骨下骨区域钻孔或造成微骨折,以促进纤维软骨长入。
- 用矢状锯切除近节趾骨基底部,截骨线垂直于近节趾骨的轴线。
  - 注意避免损伤踇短屈肌腱的止点,损伤可能发生在骨切除过多时(大于6 mm或超过近节趾骨总长度的20%)或锯刃穿透过多时。
- 假体的试模与假体厚度相同(2 mm),以此可以指导骨切除的范围。
  - 如果仅切除2 mm的骨质,通常关节会很紧,术后活动将受到限制。
  - 为获得足够的活动,通常需要切除3~4 mm的骨质;可以通过插入试模的大小来评估。
  - 理想的情况是:安装试模或假体之后,其与跖骨头之间至少可被牵开3 mm。
  - 趾骨近端切除后,就很容易观察到关节的跖侧面。

假体型号和安装

- BioPro假体的直径目前有17 mm(小号)、20 mm(中号)、21.5 mm(中/大号)和23 mm(大号);这些假体有多孔性和无孔性涂层。
  - 为了便于显露,将踇趾跖屈90°,使用试模分筛器确定最大型号的假体,该型号不能超过修剪好的近节趾骨的边缘。
  - 在方向上,假体在内外侧方向较背跖侧方向宽。
  - 在分筛器中央有一孔,用于容纳试模假体的柄。
- 插入试模柄,评估覆盖趾骨基底的范围、关节活动度和稳定性。按照上述方法,如果关节间隙牵开不够或背屈范围不足,则分别在趾骨基底或跖骨头背侧切除更多的骨质。

- 一旦内植物大小和骨切除的范围达到满意程度,将凿子较长的一端以内外侧方向放置于试模孔的中央,扩髓以容纳最终放置的假体柄部。
- 将假体放入压紧。
  - 假体应该与跖骨基底齐平,不要超过其边缘(技术图2A)。
- 关节背屈活动应顺畅,如上文提到的那样,牵开后至少要有 3 mm 的"余地"。
- 采用前后位和侧位透视或拍摄X线片,以确定可以接受假体的摆放位置(技术图2B)。
  - 如果患者不过敏,在跖骨头背面涂抹骨蜡,然后冲洗关节。

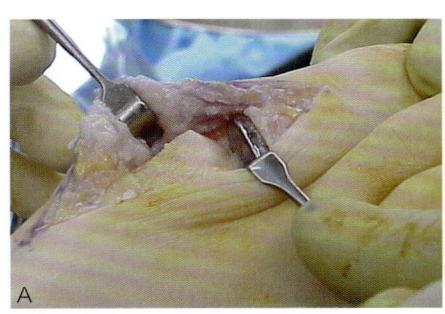 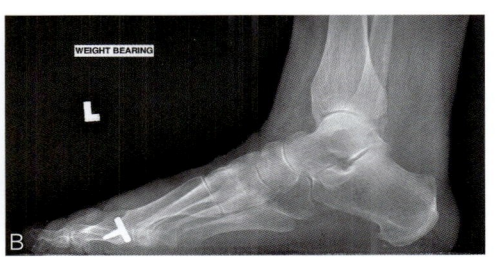

技术图2　A. 已做的关节唇切除术和插入的内植物。B. 术后侧位X线片,内植物在位。

伤口缝合

- 使用可吸收线缝合关节囊。
  - 如果已经切除背侧和内侧较大的骨突,则有时需要将关节囊叠瓦状缝合或将其部分切除。但注意不要缝合得太紧,否则会限制术后关节的活动。
  - 逐层缝合皮下组织和皮肤,用无菌敷料加压包扎。

要点与失误防范

- 若术前没有发现和处理并发的畸形,或潜在的生物力学异常,就可能发生残留的跖骨头和籽骨的进行性关节炎、内植物松动、术后疼痛和关节僵硬
- 必须进行充分的关节唇切除,特别是当残留有跖骨头抬高或存在第1跖跖关节活动过度时。如果切除不充分,很可能出现背侧骨赘复发和术后关节活动度减少
- 需要将近节趾骨基底部的骨质进行充分切除,以便进行关节减压,但不要损伤跚短屈肌腱的止点
- 假体柄需要紧紧压配,并放置于近节趾骨骨孔的中央。为了"增加跚趾相对的背屈活动"或保护跚短屈肌腱的止点,而试图使趾骨背侧的切除多于跖侧,可能会造成假体柄的尖端贴近或穿透跖侧的皮质,并可能导致疗效较差

术后处理

- 在术后,患者可在能忍受的情况下穿矫形鞋或常规鞋负重。
- 在术后的前几天就要积极进行早期的第1跖趾关节活动度和力量的练习。
- 术后10~15天拆除缝线。

预后

- 假体开发者报道了279例患者,随访8个月到33年,结果优为93.1%,良为2.2%,不满意为4.7%[9]。
  - 13例结果不满意的患者中有12例进行了翻修术,包括假体取出。
  - 后续随访468例患者,随访2~38年,无另外的翻修患者,有1例患者影像学检查显示内植物松动[3]。
- 在另一项研究中,7例患者(9足)接受了BioPro表面活性涂层的内置假体手术,随访1年,根据改良的美国足踝医师协会(AOFAS)关于跚趾跖趾关节-趾间关节100分评分标准,发现其评分从51.1分提高到了77.8分,第1跖趾关节背伸活动范围从11.9°提高到17.9°,而第1跖趾关节的跖屈范围没有改变[6]。
- 一项不同的研究发现,23例患者使用BioPro半关节成形术,随访1年,AOFAS评分从41.2分提高到80分,第1跖趾关节的背屈从12.6°提高到50°,跖屈从8°提高到

17.5°[4]。

- 另一项研究评价了28位患者的32例手术，术后平均随访33个月[8]。
  - 足功能指数、疼痛、伤残和活动评分都得到了改善；82%的患者完全满意，11%的患者有保留地表示满意。
  - 有3例患者的X线片出现假体松动或下沉迹象。
- 一项回顾性比较研究评估了21例BioPro半关节成形术和27例第1跖趾关节融合术，平均最终随访时间分别为79.4个月和30个月。半关节成形术有5例（24%）失败，其中1例进行了翻修，其余4例改换为关节融合术。得以幸存的半关节成形术中有8足在最终随访的X线片上出现假体柄向跖侧切出的迹象。半关节成形术组的满意度评价是优良7足，可2足，差或失败7足，平均疼痛指数（10分制）为2.4分[5]。
- 一项对76位患者的79例BioPro第1跖趾半关节置换术的研究，平均随访2.91年，其中34例手术联合了踇长屈肌转位到近节趾骨的手术。有40例发生适应性第1跖趾关节炎，10例发生了关节僵硬。术后平均AOFAS评分94分，42例（53%）疼痛缓解，45例（57%）满意或对结果满意程度较高。术后并发症共8例，其中2例疼痛较重，1例需要移除假体，1例籽骨炎，1例踇长伸肌挛缩，1例跖趾关节半脱位，1例跖趾关节脱位，2例假体错位[7]。
- 另一项对20位Ⅲ级踇僵硬患者的22例BioPro第1跖趾半关节置换术的研究，随访1年，问卷调查2年。平均活动范围从33°到48°，改善15°，视觉模拟疼痛评分从4.7分降到大约1.0分，AOFAS前足评分从61分提高到86分。术后6周可无痛地下地行走。1年内均未发现假体松动和塌陷。3例术后僵硬患者在麻醉下手术治疗，2例因籽骨关节炎疼痛转为关节融合术[2]。
- 在我们做的15例患者16足手术中（平均随访49个月），满意率为92%，无痛或轻度、偶尔疼痛为83%。其中，在之前有过第1跖趾关节唇切除术，或软组织关节填充成形术失败的患者中，满意率为50%，无痛或偶尔轻度疼痛的发生率为25%[1]。
  - 有3例翻修手术：1例是术后感染，进行内植物取出；2例是由于骨赘复发而行关节唇翻修术，其原因可能是首次关节唇切除不充分。

并发症

- 感染。
- 神经损伤。
- 内植物松动。
- 复发性疼痛和运动丧失。

（张浩通　译，梅国华　审校）

参考文献

[1] Aronow MS, Leger R, Sullivan RJ. The results of first MTP joint hemiarthroplasty in grade 3 hallux rigidus. Presented at the American Orthopaedic Foot and Ankle Society 22nd Annual Summer Meeting, La Jolla, CA, July 15, 2006.

[2] Giza E, Sullivan M, Ocel D, et al. First metatarsophalangeal hemiarthroplasty for hallux rigidus. Int Orthop 2010;34(8):1193-1198.

[3] Goez JC, Townley CO, Taranow WS. An update on the metallic hemiarthroplasty resurfacing prosthesis for the hallux. Presented at the 56th Annual Meeting and Scientific Seminar of the American College of Foot and Ankle Surgeons, Orlando, FL, February 1998.

[4] Kissel CG, Husain ZS, Wooley PH, et al. A prospective investigation of the BioPro hemi-arthroplasty for the first metatarsophalangeal joint. J Foot Ankle Surg 2008;47(6):505-509.

[5] Raikin SM, Ahmad J, Pour AE, et al. Comparison of arthrodesis and metallic hemiarthroplasty of the hallux metatarsophalangeal joint. J Bone Joint Surg Am 2007;89(9):1979-1985.

[6] Roukis TS, Townley CO. BIOPRO resurfacing endoprosthesis versus periarticular osteotomy for hallux rigidus: short-term follow-up and analysis. J Foot Ankle Surg 2003;42(6):350-358.

[7] Salonga CC, Novicki DC, Pressman MM, et al. A retrospective cohort study of the BioPro hemiarthroplasty prosthesis. J Foot Ankle Surg 2010;49(4):331-339.

[8] Taranow WS, Moutsatson MJ, Cooper JM. Contemporary approaches to stage II and III hallux rigidus: the role of metallic hemiarthroplasty of the proximal phalanx. Foot Ankle Clin 2005;10:713-728.

[9] Townley CO, Taranow WS. A metallic hemiarthroplasty resurfacing prosthesis for the hallux metatarsophalangeal joint. Foot Ankle Int 1994;15:575-580.

第 23 章 第1跖趾关节全关节置换术
First Metatarsophalangeal Total Joint Arthroplasty

Martinus Richter

定义

- Roto-Glide(英国克利夫兰市的 Implants International 公司制造,经销商为德国巴特布兰肯堡市的 Intercus 公司)是用于第1跖趾关节全关节置换的钛合金非骨水泥三组件假体(图1),该假体保留了关节活动度。
- 跖骨假体组件有相对较长的柄,头部背侧凸起,中间沿头部向下有凸起的嵴。趾骨假体组件的柄是中空的,面向跖骨头的部分较为平坦。聚乙烯垫片嵌入在两个金属组件之间,垫片的趾骨侧有短脚可以深入趾骨假体的空腔内,跖骨侧则与跖骨头假体的表面相匹配,跖骨假体表面突起的嵴可以限制垫片向内外侧移动,从而维持垫片的稳定性。
  - 因此,伸/屈运动发生于垫片与跖骨组件之间,而垫片与趾骨组件之间发生旋转运动。
- 有不同的可互换尺寸的假体和一整套提供精确切割和钻孔的器械。

解剖

- 第1跖趾关节为滑囊关节,有关节囊、侧副韧带和肌腱。有两个籽骨参与关节活动。
- 功能有背屈/跖屈、外展/内收和旋转。
- 关节活动主要为背屈/跖屈(80°/30°),结合轻微的外展/内收和旋转。确保在脚活动时使踇趾与地面着力。

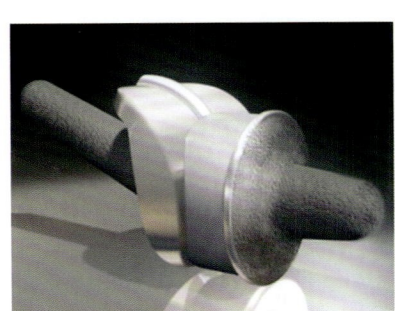

图1 Roto-Glide 是一种非骨水泥三组件活动假体。

发病机制

- 在运动时背屈角度越大,跖骨上半部分和趾骨对应部分的受力也越大。随着日积月累,这种受力使软骨变性,以跖骨头上半部分受累为主。
- 跖骨头的下部、趾骨的基底部和籽骨受影响较小。

自然病程

- 第1跖趾关节全关节置换术已经有大约30年历史,但它始终没有成为一个标准术式,如截骨术、关节唇切除术、关节置换术和关节融合术[3]。
- 本章节描述了该术式的演进并提出了一个新的概念。无论何种假体设计,都应考虑第1跖趾关节的解剖、功能、活动性和受力等因素。

病史和体格检查

- 第1跖趾关节炎的症状主要为关节痛,尤其是背侧。穿鞋时症状更明显。
  - 其他症状为关节活动度降低,尤其是背屈。
- 跖骨头的轮廓是方形的。体格检查时,可在跖骨头外侧、背侧及内侧触及骨赘。
  - 背屈时撞击并疼痛。
  - 脚趾处于解剖位置,关节稳定。
  - 触及籽骨时可有明显疼痛,尤其是胫骨侧的籽骨。

影像学和其他诊断性检查

- 第1跖趾关节炎的影像学诊断分为四级,如图2。
- 足印步态分析:
  - 第1跖趾关节与地面接触面积减少,受力百分比减少。
  - 重心外移,特别是在步态站立相的后半段。

鉴别诊断

- 籽骨骨折或籽骨假关节形成。
- 痛风。

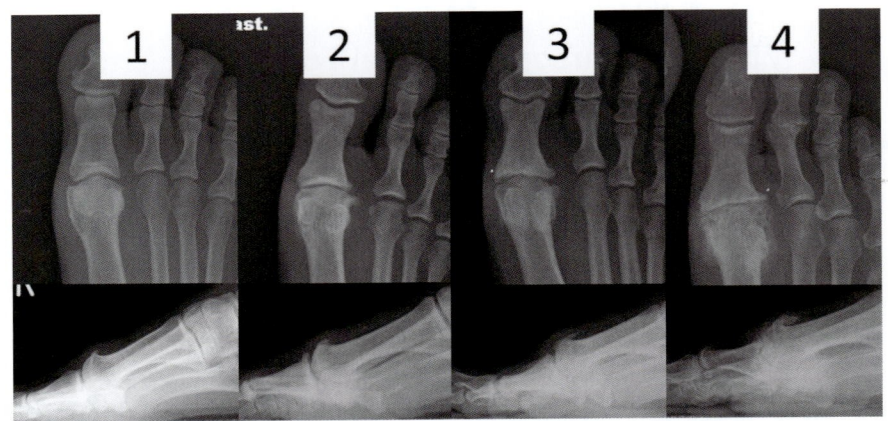

图2 第1跖趾关节炎的影像学分级。1级，背侧骨赘；2级，背侧关节炎；3级，关节间隙消失；4级，关节僵硬。

非手术治疗

- 非手术治疗包括硬质鞋垫和(或)限制第1跖趾关节活动的鞋子。
- 非甾体类抗炎药物止痛，休息，完全不负重。
- 物理疗法无效。
- 注射类固醇激素效果有限，并且增加了感染风险，因此不推荐。

手术治疗

- 请注意，笔者认为胰岛素依赖性糖尿病(IDDM)和𝑚长屈肌腱功能丧失是绝对禁忌证。𝑚外翻等畸形是相对禁忌证。

术前计划

- 正侧位负重X线片(图3)。
- 足印步态分析。
- 器械工具(图4A)和试模(图4B)。

体位

- 仰卧位并抬高患肢(图5)。
- 大腿根部止血带。

入路

- 内侧入路，直行切口。

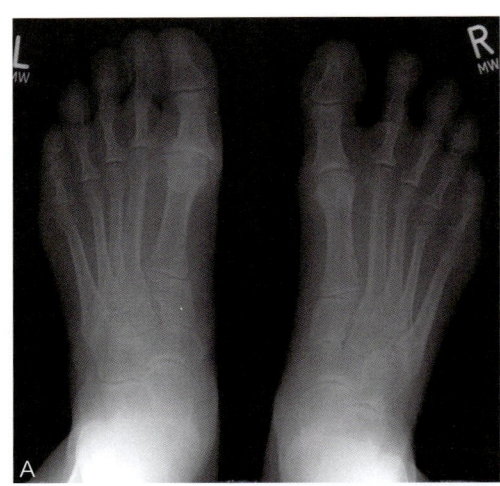

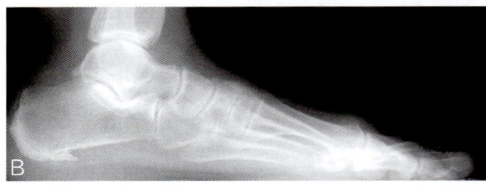

图3 术前影像学资料。正(A)侧(B)位负重片示三级𝑚僵硬。

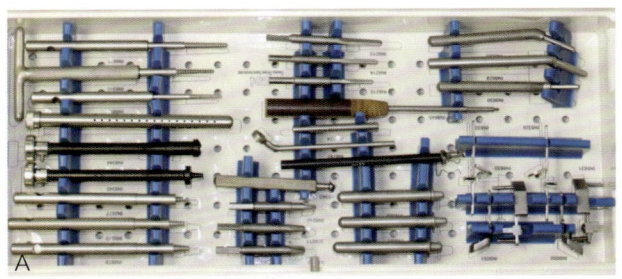

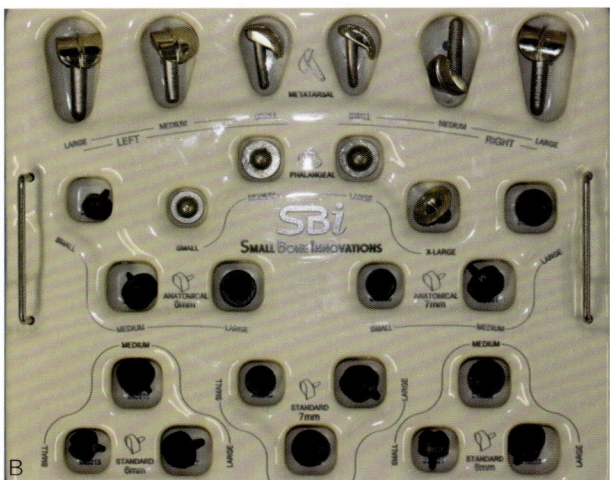

图4 手术中所需的器械工具(A)和试模(B)。

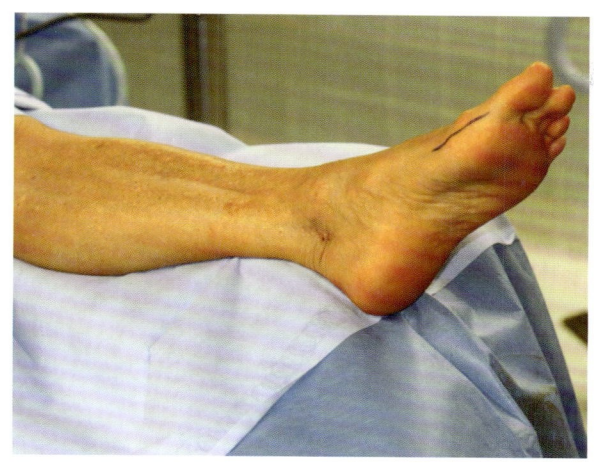

图5 仰卧位并抬高患肢。

暴露和关节准备

- 关节囊内侧切口(技术图1A)。
- 暴露整个关节,包括籽骨(技术图1B)。
- 游离踇长屈肌但不切断,若有需要则行滑膜切除术。
- 跖骨头背侧、内侧和外侧截骨。
- 趾骨基底部的骨赘不需要处理,后续将切除趾骨基底部(技术图1C)。
- 如果籽骨有骨赘,则清理骨赘。

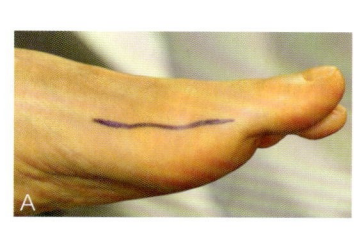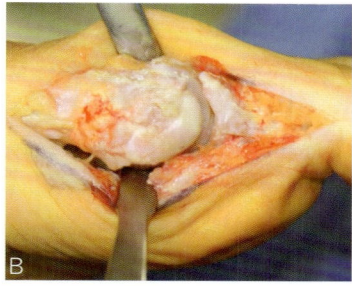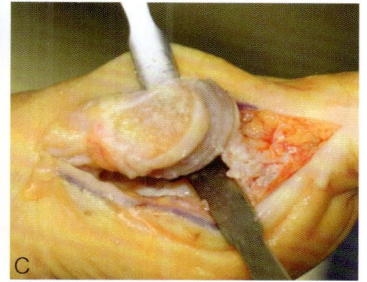

技术图1 A. 内侧直行切口。B. 暴露第1跖趾关节。C. 内侧截骨后的第1跖骨头。

跖骨和趾骨截骨

- 使用跖骨夹具,截骨时避免发生旋转(技术图2A)。
- 成角截骨去除背侧骨赘,60°截骨去除跖骨头上半部分,和关节唇切除术类似(技术图2B)。
- 使用另一个夹具,截骨去除趾骨关节面(技术图2C)。过程中不要伤及关节囊和踇短屈肌。
- 垂直于趾骨长轴,切除2~3 mm的趾骨基底(技术图2D)。

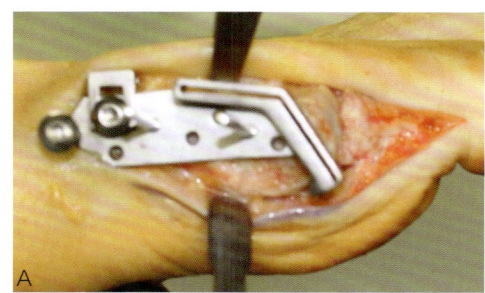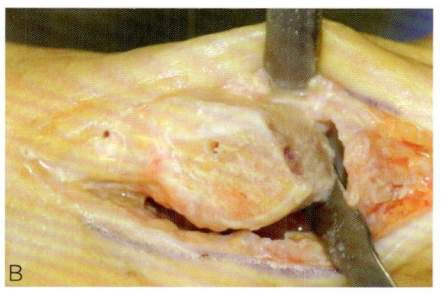

技术图2 A. 使用跖骨夹具。B. 背侧和远端侧截骨后的第1跖骨头。

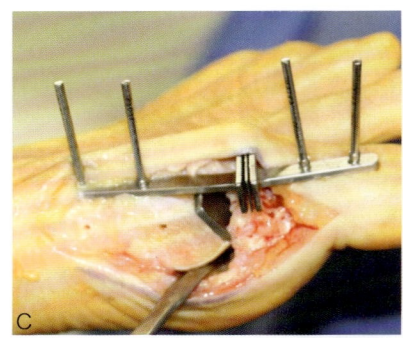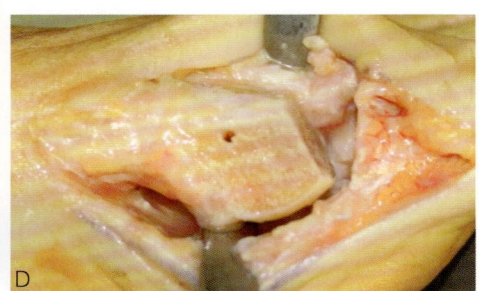

技术图2（续） C. 使用夹具切除趾骨关节面。D. 截骨后的跖骨和趾骨。

髓腔准备

- 使用导向器，在跖骨髓内钻孔（技术图3）。
- 开孔必须位于中央位置，且对应于跖骨嵴。

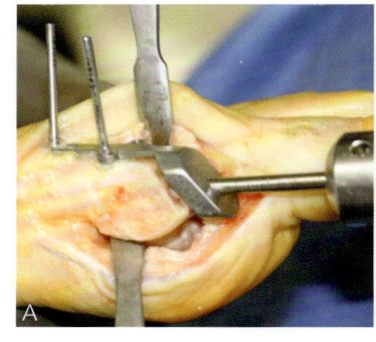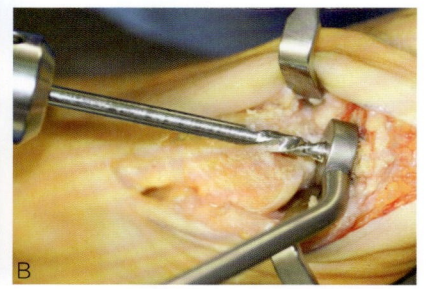

技术图3 A. 跖骨髓腔准备。B. 趾骨髓腔准备。

置入假体

- 选择合适的试模并检查活动度（技术图4A、B）。
- 关节应稍微松弛，但不能两侧晃动（技术图4C、D）。
- 正式假体柄外表有涂层，因此会比试模略大一点。这可以更好地压配固定，但置入时会有轻微的阻碍感。
- 如果关节背屈活动不到80°，则对屈肌的筋膜进行切开松解。

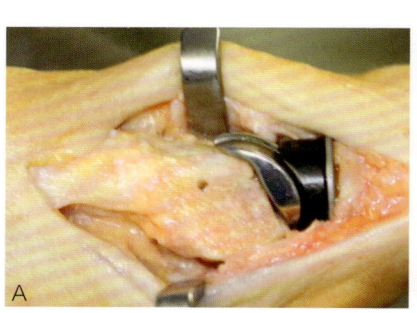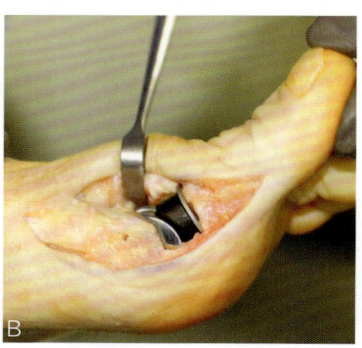

技术图4 A、B. 置入试模并检查活动度。

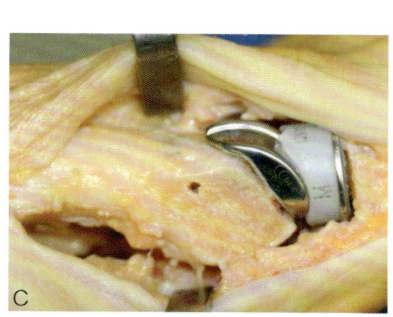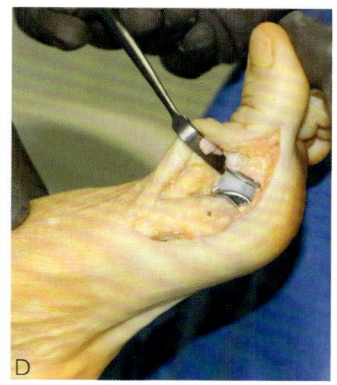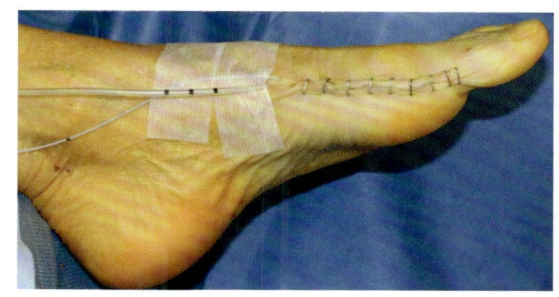

技术图4（续）　C、D. 置入正式假体。

缝合

- 逐层缝合（关节囊、皮下、皮肤）。
- 置入引流和镇痛导管（技术图5）。
- 敷料包扎，不需要矫形器和石膏。

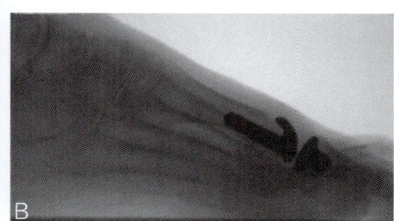

技术图5　置入引流和镇痛导管。

术中透视

- 术中透视包括正位片（技术图6A）、侧位片（技术图6B）和用于检查活动度和移位的背屈位片（技术图6C）。

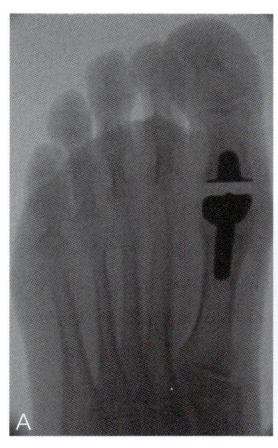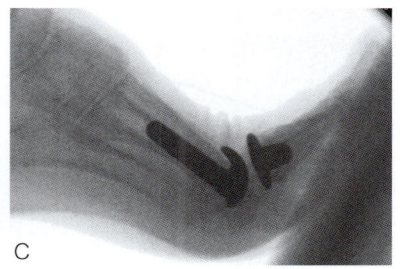

技术图6　术中正位片（A）、侧位片（B），以及用于检查活动度和移位的背屈位片（C）（图1~5中的患者）。

要点与失误防范

蹞长屈肌功能不全	导致蹬地力量减弱和消失,甚至是关节背侧脱位。术中需检查蹞长屈肌功能,必要时重建蹞长屈肌

术后护理

- 骨密度正常或稍低的患者,允许完全负重。骨密度明显降低的患者,部分负重更安全。
  - 同样推荐术后理疗。在假体稳定的情况下,术后护理包括直接脚趾站立练习。在不稳定的情况下,需要适当限制活动,直到6周后骨融合。
- 术后6周X线片检查确认骨融合(图6)。
- 教导患者使用足内侧即蹞趾着地(从术后第一天起就要改掉足外侧着地的旧习惯)。
- 术后20天拆线,患者行走姿态已经正确。
- 推荐3个月后检查足印步态分析,确认第1跖列充分着地。

预后

- 硅胶假体虽然在手部手术中很成功,但常导致第1跖趾关节置换失败。第1跖趾关节受力更大,假体在关节间无法旋转,这些原因导致假体在关节间隙内破裂,进而发生严重的滑膜炎,严重的骨性磨损,最终只得取出假体。
- 过去应用于半关节置换和全关节置换中的金属假体,都为两组件式假体。非骨水泥式半关节假体只能应用在1级和2级关节炎的置换中,不能应用于3级和4级关节炎的置换中。最初的两组件式金属假体是使用骨水泥的,假体柄较短,导致在髓腔内发生松动。非骨水泥式金属假体也有松动的报道[1,4,9]。现代的两组件式假体使用了金属和聚乙烯材料。
- Fuhrmann等[5]随访3年,发现33%的患者X线片上可见假体松动。在最近的一项研究中,Bartak等[1]随访24个月后发现了16%的患者手术宣告失败,这与Kundert和Zollinger-Kies[8]的结果相一致。
  - 没有关于陶瓷假体的远期研究结果,但是已经发表的研究中结果并不理想,在术后26个月和3年后,假体松动率分别为12.5%和18%[2,4]。
- 在仅有的一项随机前瞻性研究中,第1跖趾关节全关节置换术相比于关节融合术,前者存在严重的缺陷[6]。部分全关节置换的患者由于假体松动,改为术中使用骨水泥。该研究中,对象为1~3级的关节炎患者,部分患者为双侧关节炎,该部分患者一侧行关节融合术,另一侧行关节置换术。另外,作者发现关节融合的蹞趾的受力正常。
  - 在上述研究中,足印步态受力分析显示关节置换组的蹞趾完全不受力,这与其他学者的研究结果相矛盾。考虑到不同设备间的生物力学系统,现有设备可能存在失效模式,有必要设计采用新的设备来规避这些误差。Roto-Glide的发明者就报道了良好的疗效,也改进了足印步态分析的仪器。
- 笔者使用这个假体已经4年,目前已治疗约38例。正在对这些病例做前瞻性分析,目前还没有发现无菌性假体松动,该假体术后可以很好地缓解疼痛和保持日常生活正常的关节活动度。笔者不推荐跑步和跳跃(对于任何假体),但是日常生活中的所有活动都可以进行。

并发症

- 僵硬:建议二次行关节松解术,积极的术后治疗。
- 蹞长屈肌功能不全:蹬地无力,可能导致背侧关节脱位。建议术中修补、检查和重建蹞长屈肌,避免将来关节脱位。如果无法重建蹞长屈肌,建议取出假体,行关节融合术(图7)。
- 聚乙烯组件磨损/破裂:建议二次手术更换聚乙烯组件。
- 假体松动:建议取出假体,行关节融合术。
- 感染:建议取出假体,反复清创,分阶段关节融合。

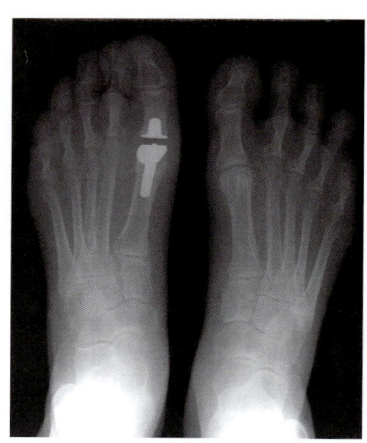

图6 术后X线片。

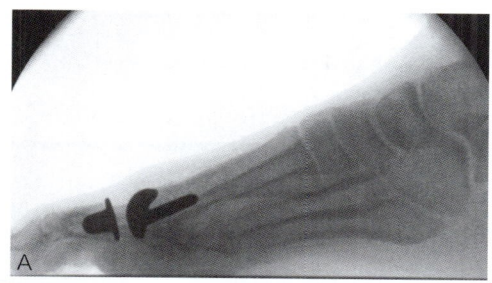
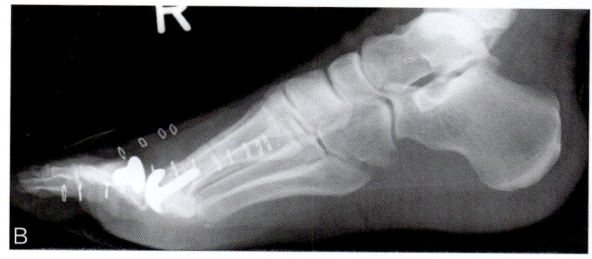
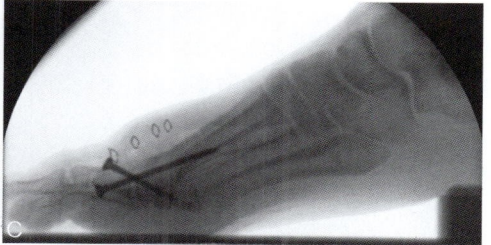

图7 跨长屈肌功能不全导致蹬地无力，甚至背侧关节脱位。建议术中修补、检查和重建跨长屈肌，避免关节脱位。如果无法重建跨长屈肌，建议取出假体，行关节融合。A. 术中X线片示位置良好。B. 术后X线片示背侧关节脱位。C. 无法重建跨长屈肌，取出假体，行关节融合术的术中X线片。该患者希望足跟抬高2 cm，术中模拟足跟高度，以便确定趾骨融合位置（轴线平行于模拟的地面，模拟足跟高度）。

（张浩通　译，梅国华　审校）

参考文献

[1] Bartak V, Popelka S, Hromadka R, et al. Toe-Fit-Plus system for replacement of the first metatarsophalangeal joint. Acta Chir Orthop Traumatol Cech 2010;77(3):222-227.

[2] Barwick TW, Talkhani IS. The Moje total joint arthroplasty for 1st metatarso-phalangeal osteoarthritis: a short-term retrospective study. Foot (Edinb) 2008;18(3):150-155.

[3] Brewster M. Does total joint replacement or arthrodesis of the first metatarsophalangeal joint yield better functional results? A systematic review of the literature. J Foot Ankle Surg 2010;49(6): 546-552.

[4] Brewster M, McArthur J, Mauffrey C, et al. Moje first metatarsophalangeal replacement—a case series with functional outcomes using the AOFAS-HMI score. J Foot Ankle Surg 2010;49(1):37-42.

[5] Fuhrmann RA, Wagner A, Anders JO. First metatarsophalangeal joint replacement: the method of choice for end-stage hallux rigidus? Foot Ankle Clin 2003;8(4):711-721.

[6] Gibson JN, Thomson CE. Arthrodesis or total replacement arthroplasty for hallux rigidus: a randomized controlled trial. Foot Ankle Int 2005;26(9):680-690.

[7] Kofoed H. Is total replacement of the first MTP-joint for arthrosis an option? An overview. Fuss Sprungg 2011;9:39-45.

[8] Kundert HP, Zollinger-Kies H. Endoprosthetic replacement of hallux rigidus. Orthopade 2005;34:748-757.

[9] Sinka S, McNamara P, Bhatia M, et al. Survivorship of the bio-action metatarsophalangeal joint arthroplasty for hallux rigidus: 5-year follow-up. Foot Ankle Surg 2010;16(1):25-27.

[10] Wetke E, Zerahn B, Kofoed H. Prospective analysis of a first MTP total joint replacement. Evaluation by bone mineral densitometry, pedobarography, and visual analogue score for pain. Foot Ankle Surg 2012;18(2):136-140.

第 24 章 第 1 跖趾关节融合术：方法 1
First Metatarsophalangeal Joint Arthrodesis: Perspective 1

Michael M. Stephens and Ronan McKeown

定义

- 第 1 跖趾关节病变常见于骨关节炎（跗僵硬）、风湿性疾病和痛风。
- 第 1 跖趾关节手术治疗的指征是疼痛，并且保守治疗无效。
- 第 1 跖趾关节融合术是风湿性病变以及晚期跗僵硬患者的治疗选择。
- 为获得良好的关节面对合，有许多关节面处理的手术技巧：
  - 平面截骨：不利于跖趾关节精确对位。
  - 锥形–窝或杵状–窝连接：导致过度短缩。
  - 球–窝连接：关节短缩不明显，且容易调整跗趾位置。
- 有很多种固定的方法。已经证实，从生物力学角度看，最佳固定途径是背侧钢板和加压螺钉内固定[2,3]。

解剖

- 第 1 跖趾关节是球–窝关节。
- 正常跗外翻角 < 15°。
- 负重时跖骨倾斜角通常为 25°~30°，因足的外观不同而不同（高弓足时偏大，扁平足时偏小）（图 1）。
- 第 1 跖趾关节融合的最终位置必须满足在步态后期可以提踵。
- 足底放一张平板可以用来检查融合位置。当趾间关节完全伸直时跗趾尖不接触平板，当趾间关节屈曲 45°~60° 时，趾尖须触及平板。

发病机制

- 原发性骨关节炎（跗僵硬）和炎症性关节炎（风湿性、痛风、牛皮癣关节炎）是主要诱发因素。
- 继发性骨关节炎可由生物力学异常（跗外翻和跗内翻）与创伤所致关节不匹配，以及软骨过度磨损引起。

自然病程

- 第 1 跖趾关节炎的自然演变与其病因有关。
- 跗僵硬是一种进行性疾病，关节随时间逐渐退化，但患者症状不一定出现同步变化。
- 继发性炎症性关节炎的进展与其原发病的活动性相关。

病史和体格检查

- 单纯跗僵硬患者常起病隐匿，表现为第 1 跖趾关节疼痛、肿胀、僵硬、活动时加重（如步行、跑步时）。
- 提踵前及提踵时，因为跗趾疼痛，足部通过旋后来避免第一序列背伸，使前足外侧过度负重而出现疼痛。
- 全面的体检有助于诊断和选择合理的手术方法。
- 触诊跗趾关节时有明显压痛，可触及背侧或背外侧骨赘，并有压痛。
- 检查跗趾关节和趾间关节活动度。背屈受限但跖屈正常，提示需行近节趾骨背侧截骨，以增加背屈弧度。
- 研磨试验并不一定出现疼痛，除非骨软骨损伤或退变加重。一旦出现疼痛则是关节融合的指征。
- 观察患者步态，若跗趾不负重则提示有疼痛，第 2~5 跖骨底可有胼胝体形成。
- 触诊胫后和足背动脉。伴有周围血管病是手术禁忌证，如有怀疑，则需进行血管评估，并优先治疗血管病变。
- 触诊和活动跗跖关节，跗跖关节炎是第 1 跖趾关节融合的相对禁忌证。检查者也需触诊和活动趾间关节，趾间关节炎是第 1 跖趾关节融合的禁忌证。

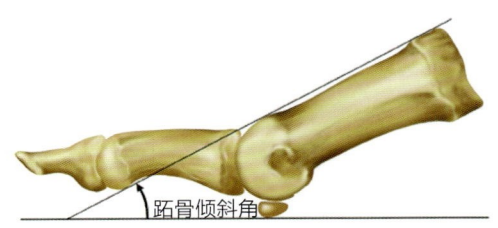

图 1　跖骨倾斜角。

影像学和其他诊断性检查

- 术前拍摄负重下正侧位片。
  - 可评估关节炎的严重程度,发现其他伴发的前足病变,并在术中进行处理。
  - 可准确测量踇外翻角和跖骨倾斜角。
  - 侧位片可以发现骨赘及关节间隙狭窄(背侧或全部)。
- 可根据临床表现和影像学表现进行踇僵硬分级。
- 表1为一套7级临床影像分级系统(参考 Coughlin 和 Shurnas[1]),将疾病的严重程度(症状、临床体检、影像学表现)与相应的手术方法相对照。

非手术治疗

- 非手术治疗包括改变活动、减轻体重、使用消炎镇痛药物(口服和关节内注射)、物理疗法(跟腱和腘绳肌腱牵拉)和穿矫形鞋。
- 鞋子方面的调整包括:使用含有保留踇趾部分、外侧足趾部分缺如的碳纤维鞋垫,鞋前部呈弧形可前后摇摆。

手术治疗

- 第1跖趾关节融合并不能恢复正常的解剖结构或步态。需告知患者手术目的和最理想的结果,让患者对手术有合理的期望。
- 第1跖趾关节融合的绝对禁忌证包括活动性感染、周围血管病变和趾间关节病变。
- 第1跖趾关节融合的相对禁忌证包括第1跖跗关节退变和周围神经病变。

术前计划

- 最基本的评估应该包括对血液循环、皮肤感觉、第1跖趾关节、趾间关节以及足部原有手术切口的检查。
- 术前应与风湿科医师会诊协商减少或停用免疫抑制剂。
- 术前需行负重下正侧位X线片。

体位

- 我们习惯将患者仰卧,足跟置于手术床末端。
- 大腿根部上止血带,在静脉滴注预防性抗生素后,将患肢驱血,止血带充气至350 mmHg。
- 然后,常规消毒铺巾至膝上。
- 手术床尾端稍降20°~30°,术者坐于床尾侧。

入路

- 不管原先是否有切口瘢痕,建议采用背侧入路。需小心避开足背皮神经和踇长伸肌腱,将前者向内侧牵开,后者向外侧牵开即可得到保护。

表1 踇僵硬分级

级别	背屈	影像学表现	临床表现	治疗
0	>40°,与健侧相比轻度受限	正常	无疼痛,仅活动度降低	保守
1a	30°~40°,与健侧相比受限程度<50%;跖屈≥40°,跖屈时无疼痛	背侧骨赘,关节间隙轻度狭窄	背伸时疼痛且背伸受限,但跖屈无痛,跖屈基本正常	Moberg 截骨术
1b	同上,但跖屈弓轻度减小	同上	偶有背侧或背外侧疼痛;极度背伸(撞击)或跖屈(关节囊收紧)时疼痛	关节唇切除术
2a	10°~30°,与健侧相比受限<75%	背侧、外侧和内侧骨赘形成;侧位片仅背侧25%关节间隙狭窄	背伸或跖屈近最大角度时,背侧或背外侧中度疼痛	关节唇切除术
2b	同上	同上	整个活动弧背侧或背外侧均疼痛	关节融合术
3	<10°,与健侧相比受限>75%	囊肿形成;侧位片见背侧>25%关节间隙狭窄;籽骨受累	僵硬,持续性疼痛;极度跖屈背伸时剧烈疼痛,中立位时不痛	关节融合术
4	同3级	同3级	同3级,并且稍动即痛	关节融合术

注:该分级系统引自 Stephens and McKeown, Coughlin and Shurnas.[1]

显露

- 于足背踇长伸肌腱内侧和背侧皮神经外侧做稍弯曲的切口,从跖骨干中部向趾间关节延伸。
- 将踇长伸肌腱向外侧牵开。
- 于相同平面切开关节囊,显露关节。
- 清理滑膜。
- 松解内外侧软组织,使近节趾骨可最大程度跖屈,显露两侧关节面。

处理关节面

- 用摆锯切除内侧大的突起或骨赘。
- 切除近节趾骨的骨赘以确定关节面的真正中心和大小。
- 测量近节趾骨关节面的大小以选择合适的凸面磨钻(阳锉)。
- 沿趾骨长轴,于近节趾骨关节面中心钻入一枚 1.6 mm 克氏针。若有骨质疏松,克氏针需穿过趾间关节到达远端趾骨,以防止在拧紧克氏针时钻孔中心偏离。
- 将合适的凸面磨钻套在克氏针上,小心刨削关节面至暴露软骨下骨松质(技术图1A)。
- 拔出克氏针,咬除留在克氏针进孔周围的残余软骨。再沿第1跖骨干长轴,在关节面中心置入克氏针。若有骨质疏松,则克氏针应穿过跖趾关节。
- 用相匹配的凹面打磨器(阴锉)刨削趾骨头,显露软骨下骨松质(技术图1B)。拔出克氏针,保留好阴锉内的所有骨碎片。

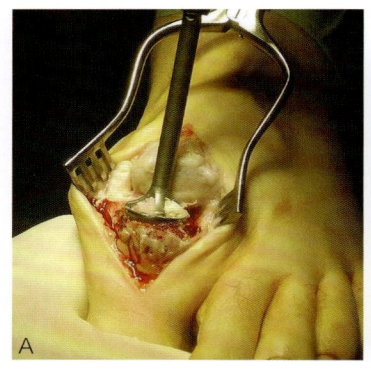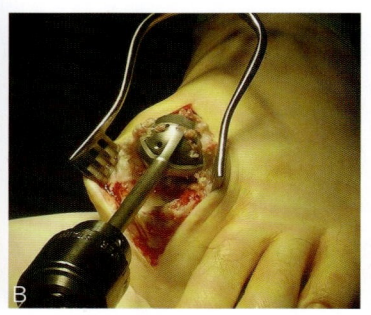

技术图1　A. 刨削近节趾骨关节面。B. 刨削跖骨头关节面。

位置

- 根据第1跖骨的位置,靠拢并放好踇趾,用克氏针斜向临时固定。
  - 理想位置是近节趾骨相对于第1跖骨轴背屈20°~25°。
  - 踇外翻角应为10°~15°。
  - 不过,踇趾与第2趾之间需留有3~5 mm间隙。
  - 踇趾处于旋转中立位,因而保持踇趾趾间关节的活动弧面相对于负重平面呈90°。
- 将踝关节置于90°,在足底放一块平板来确认踇趾的位置是否正确。正确的位置是:当趾间关节完全伸直时,踇趾尖离平板约1 cm,当趾间关节屈曲45°~60°时,趾尖与足底平板接触。这样,跖趾关节才能在提踵时发挥足的推进作用(技术图2)。

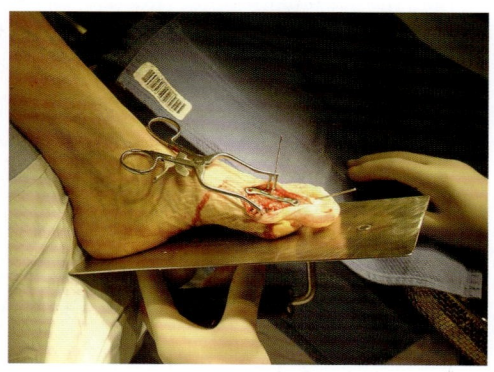

技术图2　足底平板检查融合位置。

固定

- 跨越跖趾关节，从远端内侧斜向近端外侧植入1枚2.7 mm加压螺钉。
- 选择合适尺寸的钢板，用克氏针临时固定在该关节的背面，再以6枚自攻螺钉固定（技术图3A、B）。
  - 钢板分左右，共3种尺寸（较小的跗趾用小号，较大的跗趾用中号，融合翻修用大号）。
- 放置引流条，逐层缝合伤口。
- 加压包扎。

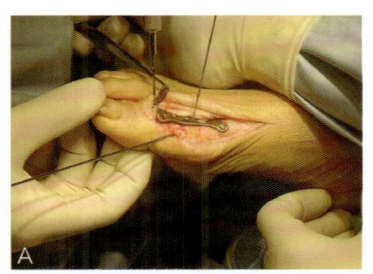
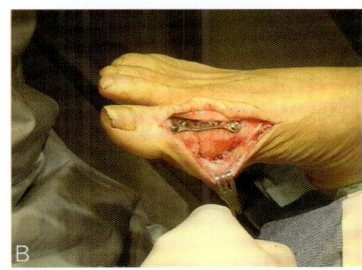

技术图3　A. 克氏针临时固定钢板。B. 钢板螺钉固定。

要点与失误防范

临床检查	• 需排除同时存在跖跗关节炎和趾间关节炎 • 双足行进时第1跖趾关节是没有跖屈功能的。如果患者有无痛的、较好的跖屈活动度，尤其是运动员患者，可采用Moberg截骨术进行治疗
最终的关节融合位置	• 过度背屈：趾间关节背侧形成痛性胼胝体 • 过度跖屈：近节趾骨骨质突起处下方皮肤形成胼胝。久之，趾间关节出现过伸畸形（反弓） • 过度内翻：不是大的问题，但会影响穿鞋 • 过度外翻：这是大问题，因为局部撞击和趾间清洗困难，会对第2趾产生强烈刺激

术后处理

- 若单纯做跖趾关节融合，我们一般不用石膏，仅加压包扎，术后穿硬底鞋可以早期下地活动。
- 患肢术后2周内不能负重，然后鼓励足跟负重行走2周。
- 术后4周复查X线片（图2）。若有证据说明已有融合，则前足可在术后鞋保护下负重。随后4周内，在拐杖辅助下逐步转化为完全前足负重行走。
- 术后8周再拍X线片，常可以确定关节已经融合，该阶段就可以穿有减震鞋垫的平底鞋。

预后

- 文献中报道第1跖趾关节融合术的融合率大于80%，笔者使用这种方法，融合率达100%。根据X线片所见，平均融合时间为6周。所有患者结果评分都有显著提高[2]。

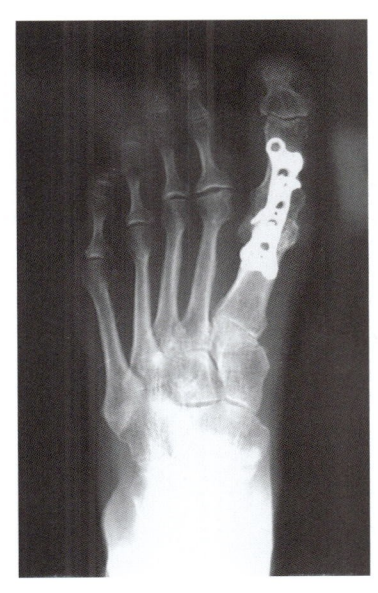

图2　术后4周X线片。

并发症

- 第1跖趾关节融合术的潜在并发症包括不融合、感染、延期融合、趾间关节僵硬、踇长伸肌腱粘连（继发于手术瘢痕）、足背侧皮神经损伤，以及手术器械问题。
- 该术式描述的切口，在最大角度跖屈钻孔时，使踇长伸肌腱和背侧皮神经损伤的危险降到最低。
- 球-窝型骨连接减少短缩，提供较大的合适的骨松质接触面，踇趾位置易于摆放，融合时间缩短，克氏针临时固定方便对力线进行调整。
- 使用加压螺钉和背侧钢板最大程度增强稳定性。
- 薄的预弯钛钢板已经内置背伸角度和踇外翻角，预弯成特殊形状匹配近节趾骨和第1跖骨。它起到中和钢板的作用，有益于确定合适的融合位置。不同方向的螺钉增加了抗拔出力。
- 这些机械方面的优势因素明显降低延迟融合和不融合的危险度。

（张浩通　译，梅国华　审校）

参考文献

[1] Coughlin M, Shurnas P. Hallux rigidus. Grading and long-term results of operative treatment. J Bone Joint Surg Am 2003;85-A(11):2072-2088.

[2] Flavin R, Stephens MM. Arthrodesis of the first metatarsophalangeal joint using a dorsal titanium contoured plate. Foot Ankle Int 2004;25:783-787.

[3] Politi J, Hayes J, Njus G, et al. First metatarsal-phalangeal joint arthrodesis: a biomechanical assessment of stability. Foot Ankle Int 2003;24:332-337.

第25章 第1跖趾关节融合术：方法2
First Metatarsophalangeal Joint Arthrodesis: Perspective 2

James R. Jastifer, Bertil W. Smith, and Michael J. Coughlin

定义

- 蹞僵硬是指第1跖趾关节疼痛、蹞趾活动受限（主要是背屈）、关节周围骨赘形成。
- 基本病变是关节退行性变。
- 最初，蹞僵硬表现为疼痛、肿胀、第1跖趾关节滑膜炎。
- 随着关节退变进展，第1跖骨头背侧和背外侧面的骨赘增生形成。
- 随病变加重，几乎形成完全的骨性僵硬。

解剖

- 跖骨头的球形软骨面与近节趾骨稍小的凹状软骨面形成关节。
- 跖骨头跖面与两块包含于蹞短屈肌腱的籽骨形成关节。
- 远侧，两块籽骨通过跖板连接趾骨基底部。
- 籽骨间韧带连接两块籽骨，并在跖面通过肌腱鞘膜保护蹞长屈肌腱。
- 蹞长伸肌腱内外侧分别由背侧关节囊和跖趾关节帽状韧带固定。
- 蹞展肌腱和蹞收肌腱分别在跖骨内侧和外侧，但更偏向于跖趾关节跖面（图1和图2）。

发病机制

- 蹞僵硬的病因尚无定论，但常认为关节创伤是主要发病条件。
  - 有些病因可能出现于个别病例，如关节内骨折、挤压伤或反复微损伤。
  - 跖趾关节遭到急性损伤的患者，被动过伸或跖屈可引起急性软骨或骨软骨损伤。
- 文献记载的与蹞僵硬有关的因素仅包括扁平或呈V形的跖骨关节面，双侧对称，有家族史，好发于女性。
- 第1跖骨抬高是典型的继发性改变，这与病变严重和跖趾关节活动受限有关，不是蹞僵硬的始发原因（图3）。

自然病程

- 蹞僵硬患者主要表现为行走时僵硬，第1跖趾关节背侧疼痛，步行时加重，尤其在足趾离地时。
- 患者以足内翻的位置行走，以减轻第1跖趾关节压力。
- 随着病程进展，更多骨赘形成，跖趾关节周围逐渐隆起，与鞋帮持续摩擦刺激造成不适。
- 若随访时间足够长，超过80%患者会出现双侧症状。
- 95%出现双侧症状的患者有家族史。

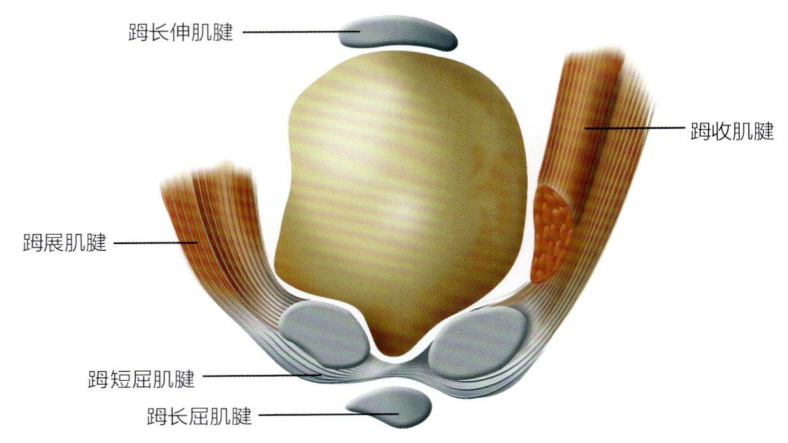

图1 跖趾关节轴面图。

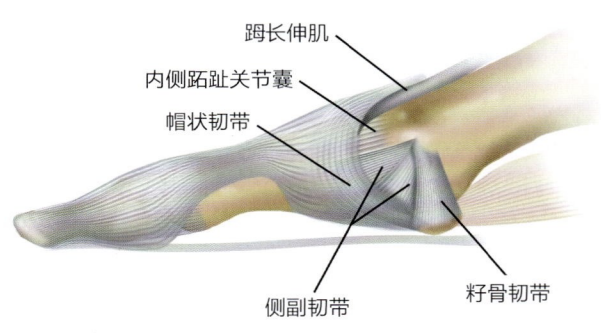

图2 第1跖趾关节侧面图。

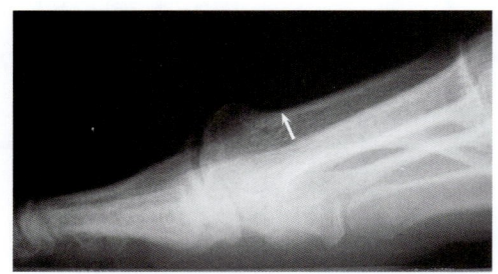

图3 踇僵硬患者侧位片见第1跖骨显著抬高。箭头所示为第1跖骨相对于第2跖骨抬高。

病史和体格检查

- 趾间神经瘤：
  - 触诊趾蹼间是否有压痛。
  - 做Mulder试验。
  - 趾间神经瘤最常见于第2、3趾间。
- 槌状趾或锤状趾：
  - 体检时患者应站立，来判断是否有槌状趾或锤状趾。
- 交叉趾：
  - 视诊观察第2～5趾是否有内外翻，触诊第2～5跖趾关节，检查跖面有无压痛和关节囊增厚，对第2～5跖趾关节行抽屉试验。交叉趾往往影响第2和第3趾。
- 腓肠肌挛缩：
  - 进行Silfverskiöld试验，评估腓肠肌挛缩。

影像学和其他诊断性检查

- 拍摄负重位X线片（正位、侧位、籽骨轴位），评估第1跖趾关节。
- 用Coughlin/Shurnas的踇僵硬分级表（表1）对关节病变程度进行分级。
- 正位片常可见关节间隙狭窄、不均匀，第1跖骨头增宽变平。
- 斜位片可见关节间隙被正位片上所见的骨赘掩盖。
- 更严重时，侧位片可见跖骨背侧骨赘如"欲滴的蜡烛"，沿第1跖骨近端蔓延（图4）。
- 侧位片也可用来评估第1跖骨相对于其他跖骨的抬高，抬高5mm认为是正常范围（图3）。
- 可能见到近节趾骨背侧骨赘和游离体。
- 第1跖骨头软骨下囊肿和硬化，近节趾骨基底部增宽，籽骨增生肥大可见于踇僵硬更严重阶段。
- 有严重损伤史的患者很少需要MRI扫描来鉴别隐匿的软骨或骨软骨损伤。

表1 踇僵硬Coughlin/Shurnas分级

级别	背屈	X线片[a]	临床表现
0	40°～60°和（或）较健侧背屈受限10%～20%	影像学正常或轻度改变	检查时没有疼痛，只有僵硬和被动运动丧失
1	30°～40°和（或）较健侧背屈受限20%～50%	主要为背侧骨赘形成，轻度关节间隙变窄，轻度关节周围僵硬，轻度跖骨头扁平	检查时僵硬，轻度或偶发的疼痛，极度背屈和（或）跖屈时疼痛
2	10°～30°和（或）较健侧背屈受限50%～75%	背侧、外侧及内侧（可能）有骨赘使得跖骨头呈扁平状，关节间隙狭窄少于25%，关节轻度至中度狭窄和硬化，籽骨通常不累及，但外观可能不规则	检查时（或者恒定）中度到重度疼痛和僵硬，极度背屈和（或）跖屈前疼痛
3	≤10°和（或）较健侧背屈受限75%～100%，MTP跖屈也显著丧失（活动度≤10°）	和2级表现类似，但关节间隙广泛狭窄，背外侧骨赘大量形成，可能发生关节周围囊性改变，关节间隙狭窄超过25%，籽骨增大和（或）囊性变、不规则	在极限活动范围内几乎持续疼痛和僵硬，但在中等活动范围内则不然
4	同3级	同3级	同3级，但在中等活动范围内即疼痛

注：[a]负重下正侧位X线片。引自Coughlin MJ, Shurnas PS. Hallux rigidus. Grading and long-term results of operative treatment, J Bone Joint Surg Am 2003;85-A（11）:2072-2088.

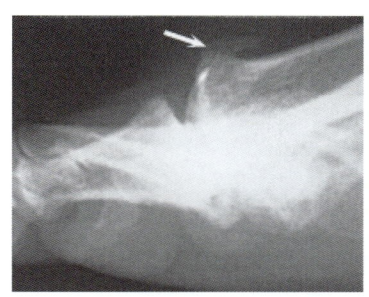

图4 踇僵硬患者侧位片，箭头所指为跖骨背侧大骨赘。

鉴别诊断

- 跖趾关节滑膜炎。
- 骨软骨损伤或游离体。
- 痛风性关节病。
- 踇僵硬。
- 风湿性关节炎。
- 草皮趾或关节囊韧带损伤。

非手术治疗

- 有症状的踇僵硬的保守治疗取决于患者的症状和关节退变程度（见表1）。
- 使用非甾体类抗炎药物和石墨鞋垫或Morton鞋垫（用来减少跖趾关节活动）是常用的保守治疗方法（图5）。
- 许多可以购买的预制矫形支具可提供鞋前部的硬度，并可用于其他鞋上。
- 将长钢丝或玻璃纤维绕在鞋垫内或外面也可有效减少跖趾关节活动。
- 定制可限制中足旋前的支具，有助于减轻症状。
- 不幸的是，支具也减少了脚趾在鞋楦中的活动空间，反

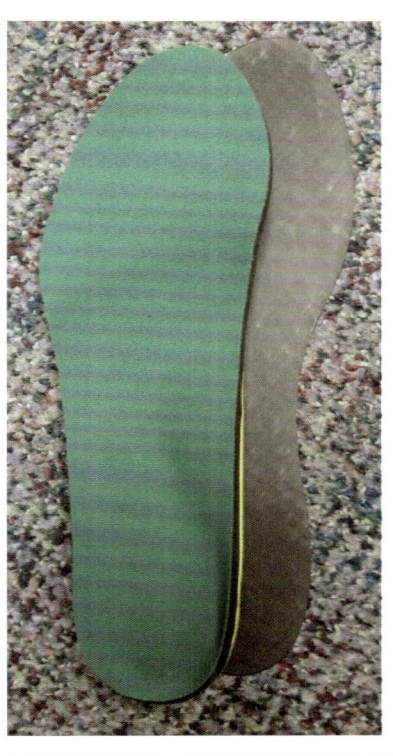

图5 带衬垫的石墨鞋垫，用于限制第1跖趾关节活动。

过来可能增加对背侧骨赘的压力。
- 偶尔，审慎地在关节内进行局封注射可以暂时缓解疼痛。但反复注射可加速退变，故不推荐。
- 对于没有影像学改变的滑膜炎和跖趾关节受限，则需做以下实验室检查，如：血清CBC、ESR、CRP、ANA、RF、HLA-B27和尿酸实验等，来排除炎症或关节侵蚀性病变。

手术治疗

- 手术适应证和禁忌证见表2。

表2 手术适应证和禁忌证

适应证	禁忌证
踇僵硬4级	活动性感染
踇僵硬3级，手术时跖骨关节面软骨残留不足50%	明显趾间关节退变性关节炎
伴有严重踇外翻畸形、踇外翻复发	年轻运动员患者1、2、3级踇僵硬（手术时跖骨关节面软骨保留>50%），这种病例更宜行骨赘切除术[8,13,14]
创伤性关节炎、风湿性关节炎	
神经肌肉紊乱伴不稳定	严重骨质疏松，常规内固定方法很难固定融合位置
第1跖趾关节置换失败	

术前计划

- 术前应行各种影像学检查。
- 融合使第1跖趾关节稳定,保持第1序列长度,缓解疼痛,永久矫正跖趾畸形,可以穿普通鞋。
- 对于跚僵硬4级,除可行跚趾关节融合外,其他的选择包括:关节切除成形术[6,14]、软组织植入关节成形术[7,14]、假体置换[14]。
- Keller术可用于久坐不立或仅在家中行走的3级或4级跚僵硬患者。但Coughlin和Mann[6]报道,在关节切除成形术后有明显的跖痛症出现。

体位

- 患者仰卧于手术台,同侧臀部垫高使足位于中立位(图6)。
- 于腘窝、坐骨神经或踝部做神经阻滞。
- 用Esmarch绷带在足踝部驱血,作为踝部止血带,在踝上捆扎,绷带下垫一层敷料(图7)。

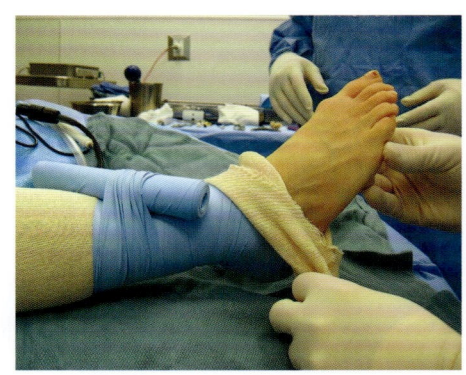

图7 Esmarch绷带作为止血带。

入路

- 有许多不同的手术方法,通过采用不同入路、处理关节面的技巧和内固定方法,来改进对位力线和提高融合成功率。
- 虽然平面截骨行跚趾关节融合已经很流行了,因为进行近节趾骨和跖骨关节面的水平截骨简单易行,但要获得理想融合力线和位置需要绝对精确的技术操作才行。
- 准备电动铰刀系统和背侧钢板,建立一个事实上是"将骨连到钢板上"的坚固结构,常可保证正确的排列。
- 将近节趾骨关节面用凸出的阳锉打磨成凹面,把跖骨头面用凹陷的阴锉刨削成与之相互匹配的半球状(图8)。
- 球-窝型表面使切除的骨质较少,故第1序列短缩较少。
- 球-窝型关节面的自然曲度允许截骨时不需要考虑背伸还是跖屈、旋转、内翻和外翻。
- 处理完关节面之后,术者选择合适的位置进行跚趾关节融合。

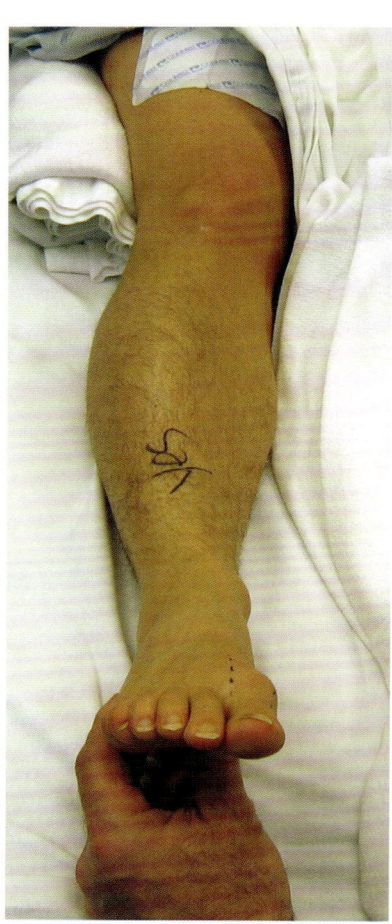

图6 患者仰卧,同侧臀部垫高使足位于中立位。

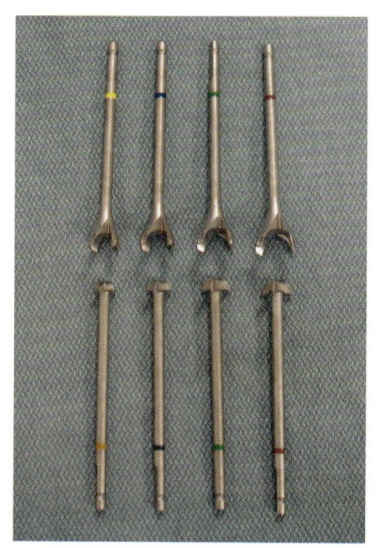

图8 四种尺寸相匹配的跖骨和趾骨钻头。

关节显露

- 于跗趾关节表面内外侧趾神经间做背侧纵行切口。
- 切口从靠近跗趾趾间关节近侧延伸至跗趾关节近侧3~4 cm。
- 沿跗长伸肌腱内侧,切开帽状腱膜和关节囊(技术图1A)。
- 彻底清除滑膜组织,可见跗趾关节局部骨赘或游离体,判断关节软骨破坏程度(技术图1B)。

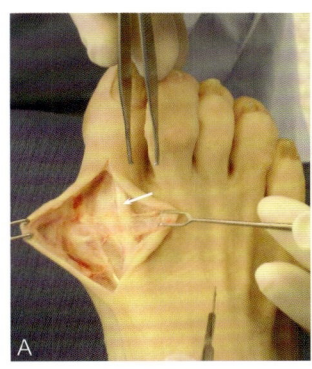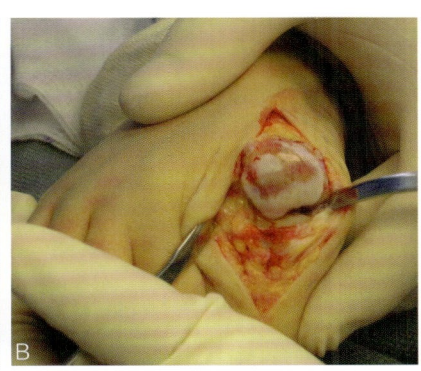

技术图1 A. 沿跗长伸肌腱(箭头)切口。B. 把跗长伸肌腱向内侧牵开,切开关节囊。

关节切除及减压

- 用矢状锯薄薄地切除一层第1跖骨远端及近节趾骨近端的关节面(技术图2A、B)。
- 如需进一步缩短第1跗趾序列,可以在跖骨头处切除更多的骨质。
- 通过对跗趾关节减压,为跗趾关节面的准备做更好的暴露。
- 若是对跗外翻畸形者进行融合,那么也可用矢状锯切除内侧骨性突起(技术图2C)。

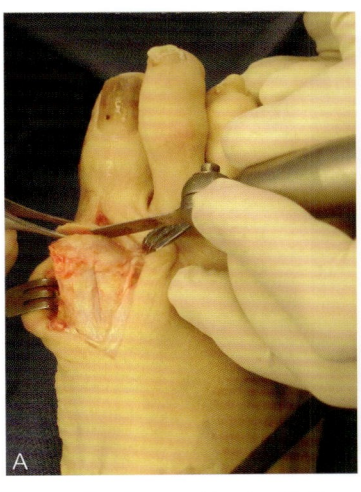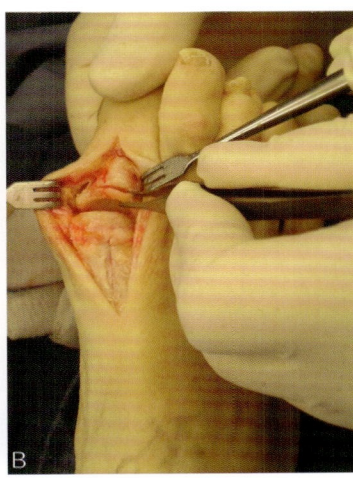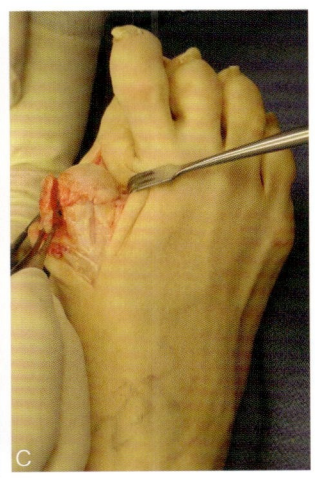

技术图2 A. 第1跖骨远端切除一薄层。B. 在近节趾骨基底部切除一薄层。C. 切除跗外翻畸形患者内侧的骨性突起。

跖骨头准备

- 在跖骨头中央向近端钻入一直径1.6 mm的克氏针(技术图3A)。
- 根据跖骨骨干的宽度选择与其内径大小合适的磨钻。
- 把电动铰刀套上克氏针,沿近端方向打磨跖骨软骨下表面及干骺端,做成凸球面(技术图3B)。
- 用咬骨钳去除周围多余骨质或碎骨片。
- 退出克氏针,并用它在已准备好的跖骨头表面做多点穿孔增大关节融合面(技术图3C)。

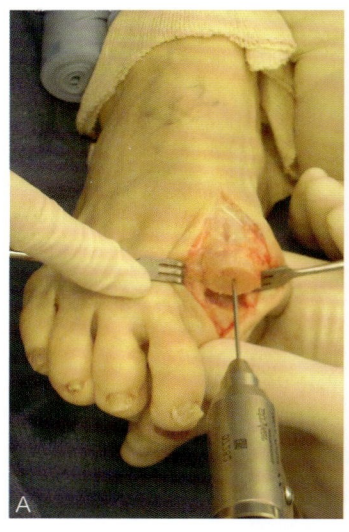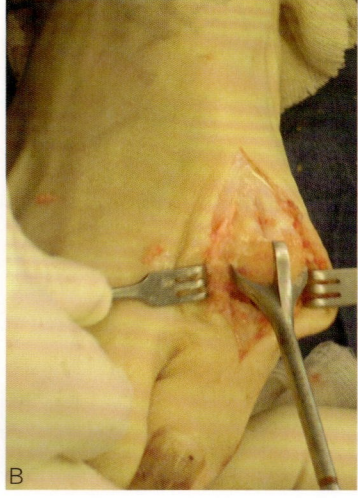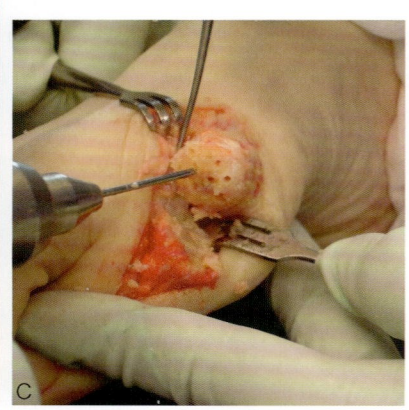

技术图3　A. 在跖骨头中央钻入一克氏针。B. 用电磨钻准备跖骨关节面。C. 在跖骨头处做多点穿孔。

近节趾骨准备

- 在近节趾骨基底部中央向远端钻入一直径1.6 mm的克氏针（技术图4A）。
- 先用最小的空心凸面趾骨磨钻准备趾骨面。必须小心使用磨钻，因为近节趾骨软骨下的干骺端常常有严重的骨质疏松。
- 逐渐加大磨钻直径进行打磨，直至趾骨面与已准备好的跖骨面形成相匹配的凹面（技术图4B）。
- 然后退出克氏针，并用它在已准备好的趾骨面处做多点穿孔增大关节融合面（技术图4C）。
- 在整个关节准备的过程中收集好打磨下的骨松质，将其置于小杯中做成骨泥浆，在两关节面融合时作为自体骨移植。

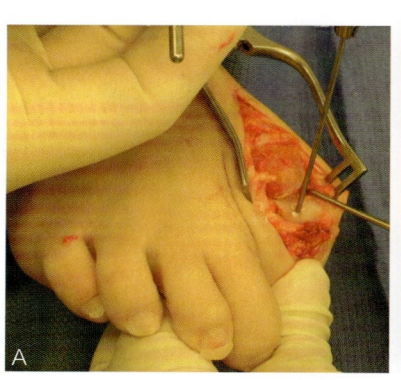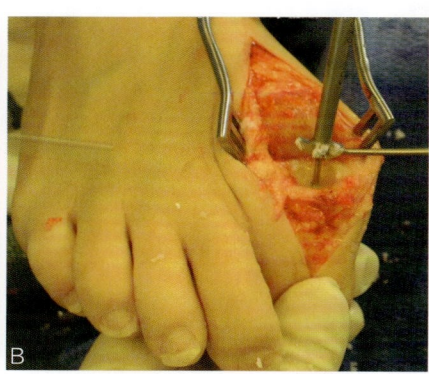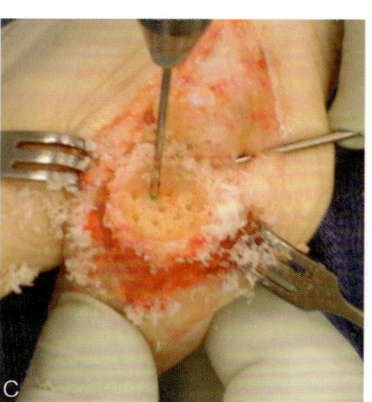

技术图4　A. 在近节趾骨基底部中央钻入一克氏针。B. 用电动磨钻准备近节趾骨关节面。C. 在近节趾骨基底部做多点穿孔。

关节定位

- 将收集好的骨泥浆置于两关节面间（技术图5）。
- 在理想的内翻、外翻、背伸或跖屈以及旋转角度上把两个适配的骨松质关节面融合在一起。
- 第1跖趾关节融合的位置是背伸20°～25°、外翻10°～15°、无旋转。对于想穿高跟鞋的女性，融合时应增加背伸角度。
- 所有的测量角度都是相对于第1跖骨干轴线而言。
- 使用球-窝模型技术的优点是可以随意调整任何平面的位置而不会影响到其他两个平面的角度参数。

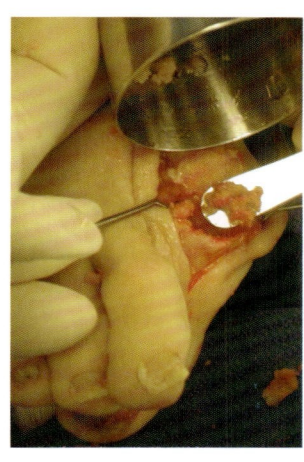

技术图5　在固定前将松质自体移植骨移入两关节面间。

内固定

- 把关节置于适当位置后,用一根或两根交叉的直径1.6 mm的克氏针进行暂时固定(技术图6)。
- 用咬骨钳将第1跖骨及近节趾骨背侧咬平整,使钢板能与骨面贴平。
- 初次关节融合钢板已经预制了所需的背伸及外翻角。可直接将其置于准备好的跖骨及趾骨背面(技术图7)。
- 如需更大或更小的背伸角,可进一步将钢板矫成所需的角度。
- 如需更大或更小的外翻角,可将钢板稍微放偏点来适应跖趾关节成角。
- 先用双皮质自攻螺钉将钢板固定于近节趾骨。常见的骨量减少的患者可使用锁定钉。
- 然后将钢板固定到跖骨上,打入第1枚螺钉时要采用加压螺钉技术。一般不需要使用锁定钉,因为跖骨骨量一般比较良好(技术图8A)。

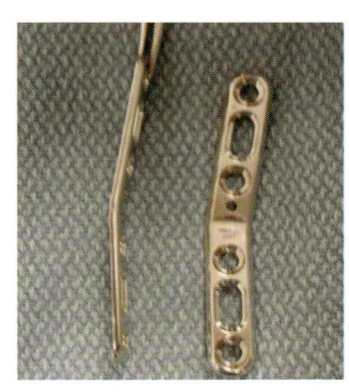

技术图7　初次关节融合的预弯钢板。

- 退出克氏针,用一跨越关节的加压螺钉增强固定。
- 在大多数情况下,钢板能确保把关节融合在合适的位置。
- 用器械盒盖作为平板来确认踇趾位于合适、可接受的背伸位。
- 按常规缝合关节囊及皮肤(技术图8B)。

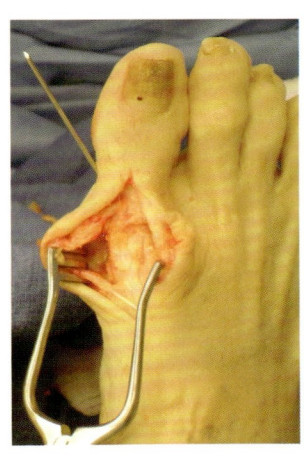

技术图6　用直径1.6 mm克氏针暂时性固定。

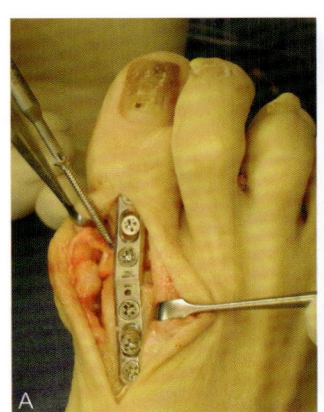 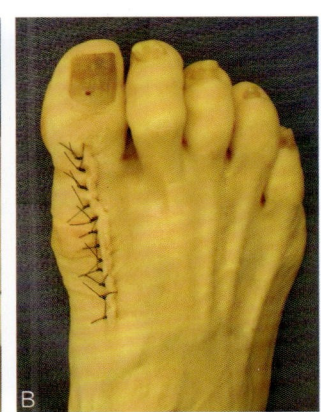

技术图8　A. 放入背侧钢板,加压螺钉增强固定。B. 间断水平褥式缝合皮肤。

要点与失误防范

关节准备	• 手术结果因关节面处理的方式不同而异 • 用球-窝形磨钻增大关节融合面 • 加用以下技术,在处理好的关节面上多点穿孔及使用骨泥能增加关节融合的成功率
跗趾力线	• 若跗趾关节固定在平直位(小外翻角或轻度内翻),跗趾内侧缘可能损伤鞋头 • 背屈不足10°可能引起趾尖受压 • 患者难以耐受旋前或旋后畸形(图9) • 使用预成形的钢板能减少这种旋转畸形的并发症
内固定	• 用于固定融合关节的方法有很多,如克氏针、单个或交叉螺钉、骑缝钉、缝线以及钢板 • 笔者已证实使用背侧钢板及交叉加压螺钉固定有很高的融合率
影像学参数	• 虽然术前影像可能提示第1~2跖骨间角增加,鲜有指征要求在第1跗趾关节融合时进行第1跖骨截骨 • 通常,在第1跗趾关节减压及融合术后,第1~2跖骨间角大致上都能减小

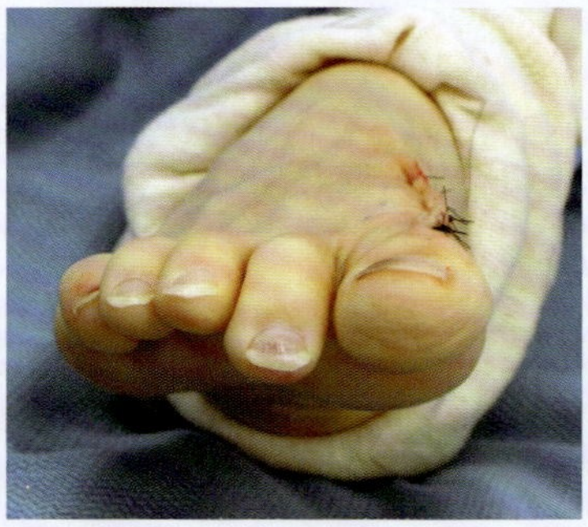

图9 最终关节融合后,跗趾无旋转畸形。注意甲床与足底平面平行。

术后处理

- 术后足部用纱布加压包扎,每周换一次药。
- 患者可穿着木底术后鞋或短的步行保护靴走动。
- 开始时用足跟和足外侧面负重。
- 若患者依从性差,可用短腿石膏固定。
- 术后12周,有跗趾关节融合的影像学证据可不用保护鞋或石膏(图10)。

预后

- 在7篇报道采用球-窝模型关节准备及背侧钢板融合第1跗趾关节的文献中,我们的关节融合率达到了95%(第1跗趾关节融合313/327)[2-5,8,10-12]。
- 在这系列研究中,患者的术前诊断包括:跗趾僵硬(28%),初发、复发或术后并发跗外翻(41%),以及类风湿关节炎(31%)。

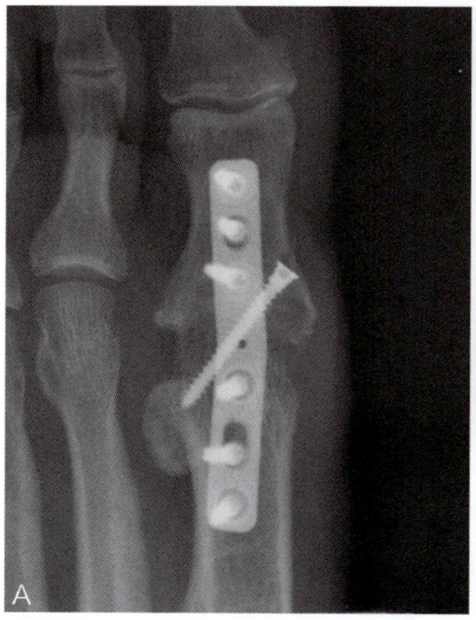

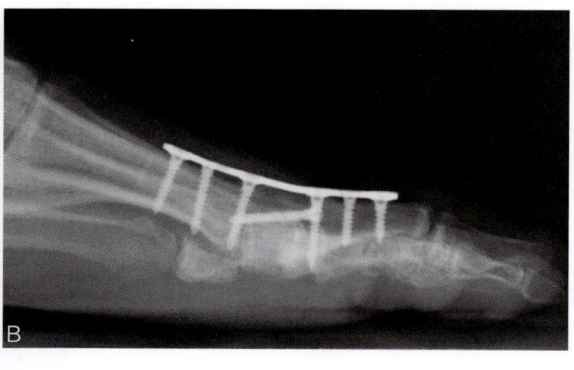

图10 正位片(A)和侧位片(B)提示第1跗趾关节融合术后骨愈合。

- 在14位骨不愈合的患者中，只有5位患者有症状。
- 然而除了电动磨钻设计上的改良，采用球-窝模型准备关节的概念在最近20年中改进甚小[1,2,4,9,11,14]，而背侧钢板固定的技术及设计则有很大改动。
- 我们原先采用的不锈钢小片钢板证实了融合术后钢板移动率达34%(12/25)，有时也会有内固定失败[2]。
- 近期，数据表明使用低切迹的预弯钛钢板能显著降低内固定移动率，降到2%(2/99)[10,11]。
- 患者主观认为好和非常好的病例达到92%(301/327)。
- 总体来说，有48例患者有轻度进行性趾间关节炎，但只有7位患者有症状。

并发症

- 骨不愈合。
- 骨畸形愈合。
- 内固定失败。
- 趾间关节炎。

（张浩通 译，梅国华 审校）

参考文献

[1] Coughlin MJ. Arthrodesis of the first metatarsophalangeal joint. Orthopaedic Review 1990;19:177-186.

[2] Coughlin MJ. Arthrodesis of the first metatarsophalangeal joint with mini-fragment plate fixation. Orthopaedics 1990;13:1037-1048.

[3] Coughlin MJ. Rheumatoid forefoot reconstruction. A long-term follow-up study. J Bone Joint Surg Am 2000;82(3):322-341.

[4] Coughlin MJ, Abdo RV. Arthrodesis of the first metatarsophalangeal joint with Vitallium plate fixation. Foot Ankle 1994;15:18-28.

[5] Coughlin MJ, Grebing BR, Jones CP. Arthrodesis of the metatarsophalangeal joint for idiopathic hallux valgus: intermediate results. Foot Ankle Int 2005;26:783-792.

[6] Coughlin MJ, Mann RA. Arthrodesis of the first metatarsophalangeal joint as salvage for the failed Keller procedure. J Bone Joint Surg Am 1987;69(1):68-75.

[7] Coughlin MJ, Shurnas PJ. Soft-tissue arthroplasty for hallux rigidus. Foot Ankle Int 2003;24:661-672.

[8] Coughlin MJ, Shurnas PS. Hallux rigidus. Grading and long-term results of operative treatment. J Bone Joint Surg Am 2003;85-A(11):2072-2088.

[9] Coughlin MJ, Shurnas PS. Hallux rigidus. Surgical techniques (cheilectomy and arthrodesis). J Bone Joint Surg Am 2004;86A (suppl 2):119-130.

[10] Doty J, Coughlin MJ, Hirose CB, et al. Hallux metatarsophalangeal joint arthrodesis with a hybrid locking plate and a plantar neutralization screw: a prospective study. Foot Ankle Int 2013;34(11):1535-1540.

[11] Goucher N, Coughlin M. Hallux metatarsophalangeal joint arthrodesis using dome-shaped reamers and dorsal plate fixation: a prospective study. Foot Ankle Int 2006;27:869-876.

[12] Grimes JS, Coughlin MJ. First metatarsophalangeal joint arthrodesis as a treatment for failed hallux valgus surgery. Foot Ankle Int 2006;27:887-893.

[13] Mann RA, Coughlin MJ, DuVries HL. Hallux rigidus: a review of the literature and a method of treatment. Clin Orthop Relat Res 1979;(142):57-64.

[14] Shurnas P, Coughlin M. Arthritic conditions of the foot. In: Coughlin M, Mann R, Saltzman C, eds. Surgery of the Foot and Ankle, ed 8. Philadelphia: Elsevier, 2007:805-922.

第26章 第1跖趾关节融合术：方法3
First Metatarsophalangeal Joint Arthrodesis: Perspective 3

John T. Campbell and Kevin L. Kirk

定义

- 足第1序列病变是引起足踝疾患的常见原因，第1跖趾关节融合术是当代足踝外科的一项实用手术。
- 关节融合术能够有效地解决许多跗趾病变，包括畸形、炎症性和退行性关节炎、痉挛和神经肌肉病变以及用于挽救失败的手术。
- 第1跖趾关节融合术的关键所在是要在手术过程中将跗趾置于最理想的位置。

解剖

- 第1跖趾关节的骨性解剖包括圆形的第1跖骨头以及和它相关节的呈椭圆凹形的近节趾骨基底部。
- 在跖骨头足底侧有两个纵行的骨槽，它们中间有骨嵴隆起。两块籽骨位于跗短屈肌的内、外侧腱内，在第1跖骨头跖面分别和与之对应的骨槽相关节，跗长屈肌腱在两籽骨间穿过，越过跖趾关节，在远端止于远节趾骨基底部。
- 跗短伸肌腱止于跖趾关节背侧关节囊，而跗长伸肌腱向远端止于远节趾骨。
- 跖趾关节坚韧、呈扇形分布的副韧带，分别起于跖骨头内、外侧并向远端及足底侧走行，止于近节趾骨基底部。跖籽韧带向足底侧呈扇形展开，止于籽骨边缘和跖侧关节囊。
- 在远端，通过纤维性跖板将两籽骨连接至近节趾骨，在足底侧稳定跖趾关节（图1）。

发病机制

- 形成第1跖趾关节退行性关节炎的原因包括跗僵硬和创伤后关节炎。跗僵硬可能是由于被动过度拉伸和随后造成的软骨损伤引起的跗趾分离性创伤，或者是由反复微小的关节软骨损伤造成。第1跖趾关节运动力学的病理改变也可能导致退行性改变。
- 在跖骨头和近节趾骨基底部背侧可见到软骨的侵蚀或消失。
- 炎症性关节病变可以影响跗趾关节，需做融合手术。常见病因包括类风湿关节炎、痛风性关节病、狼疮以及血清阴性脊椎关节病变。反复的滑膜炎将导致关节软

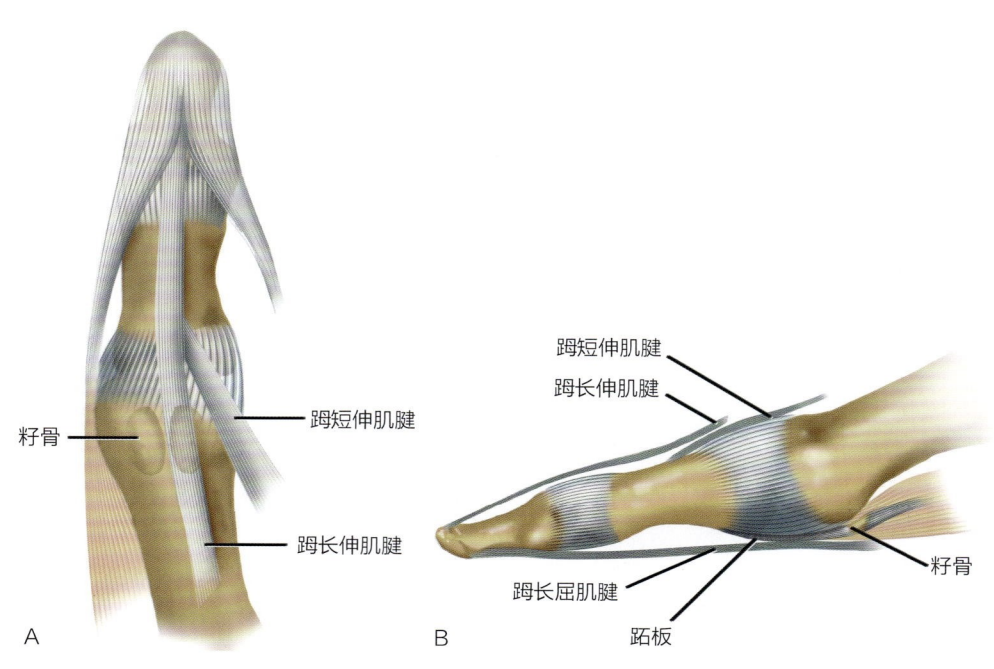

图1 第1跖趾关节正位（A）、侧位（B）。

骨减少以及关节间隙狭窄。
- 有严重畸形的进展性踇外翻或踇内翻畸形、痉挛（继发于神经性病变）、软组织挛缩或失败的植入性关节置换，适于行踇趾关节融合术。

自然病程

- 踇僵硬和退行性关节炎，表现为进行性疼痛、僵硬以及跖趾关节骨赘形成。
- 炎症性关节炎的早期症状包括因踇趾关节滑膜炎引起的疼痛和肿胀；随着病情加重，出现逐渐加重的僵硬、疼痛及畸形。
- 典型的踇外翻或踇内翻畸形在早期是柔性的，但是随着病情的发展，畸形因关节挛缩变得越来越僵硬。

病史和体格检查

- 病史：
  ○ 踇僵硬和退行性关节炎患者可有疼痛和机械性步态。
  ○ 炎症性关节炎患者可有静息性疼痛或晨痛。
  ○ 穿鞋时踇趾或内侧的骨性突起处疼痛（踇囊炎）。
  ○ 一些患者诉第1趾关节背侧突起。
- 体格检查：
  ○ 仔细询问病史，确认相关的基础疾病、穿鞋史、先前治疗方案以及先前所做手术。
  ○ 站立位检查足部，评估足趾排列状态，包括内翻、外翻或爪形畸形。
  ○ 步态分析辨别足部动态畸形，包括前足旋后或广义扁平足。
  ○ 踇趾短缩、无法抓地和第2跖骨头处跖痛症或皮肤角化（胼胝）形成意味着第1跖趾序列机械性不负重。
  ○ 坐位检查，观察患者有无胼胝形成、皮肤激惹、背侧或内侧踇囊炎。
  ○ 触诊关节诱发疼痛，典型的踇僵硬有背侧疼痛，然而踇外翻疼痛位于内侧。晚期的退行性或炎症性关节炎表现为踇趾关节广泛性疼痛，趾骨与跖骨间的轴向摩擦引起疼痛。
  ○ 活动关节来评估副韧带的稳定性以及内翻或外翻畸形的足趾的相对柔韧度和僵硬度。
  ○ 关节活动范围检查通常表现为被动踇趾关节背伸受限、跖屈正常或受限。
  ○ 背侧外生骨疣或内侧踇囊炎处可出现皮肤激惹。
  ○ 麻木、感觉减退或踇趾背侧神经处Tinel征（叩诊）阳性可能提示因滑膜炎或背侧骨赘压迫神经。

影像学和其他诊断性检查

- 用于评估的标准平片有站立前后位、侧位和斜位片，另外，有时也摄籽骨位片。
  ○ 负重前后位片用于评价踇趾关节整体排列状况，它也可以用来评估关节炎所累及的范围，包括关节间隙变窄、跖骨头压扁和跖骨头软骨下硬化、侵蚀或囊性变，以及骨质疏松或骨质流失（图2A）。它也能帮助评估第1跖列相对于第2跖列的短缩，斜位片同样能有这些发现。
  ○ 负重侧位片能发现背侧跖骨或趾骨骨赘，也可以评估关节间隙狭窄程度（特别是足底侧）和第1跖骨抬高（图2B）。然而足底2/3的关节因其余跖骨的重叠

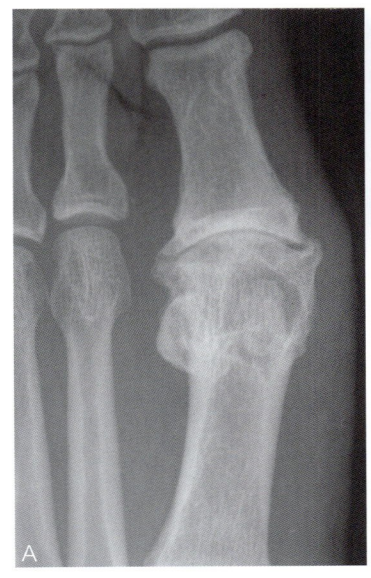
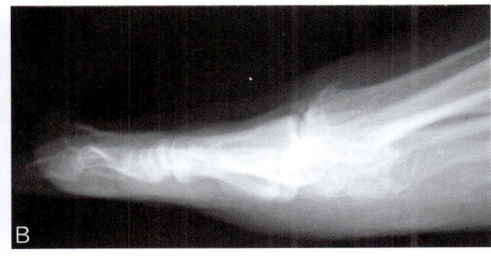

图2　A. 第1跖趾关节负重下前后位片。可见关节间隙变窄、骨刺广泛形成以及内侧软骨下囊性变。B. 第1跖趾关节负重下外侧位片，可见背侧一块大骨赘形成及足底侧关节间隙变窄。

影而变得模糊不清。
- 虽然除了严重的关节病变,跖-籽关节很少受累,但是附加籽骨切线位片能评估跖–籽关节间隙狭窄或囊性变。
- 很少需要其他影像学检查,如CT或MRI。然而这些检查对于判定囊性变的累及范围或跖骨头缺血坏死的程度很有价值,因为它可以帮助决定是否需要术中做骨移植。

鉴别诊断

- 以下情况适于行关节融合术[5,9,10,14]:
  - 骨关节炎或创伤后关节炎。
  - 跚僵硬。
  - 严重跚外翻,特别是年老患者。
  - 炎症性、术后医源性或特发性的跚内翻。
  - 炎症性关节病变,包括类风湿关节炎、狼疮、痛风以及血清阴性脊椎关节病变。
  - 软组织挛缩,如硬皮病。
  - 继发于神经病变或痉挛的畸形,如有糖尿病或卒中史的患者。

非手术治疗

- 在跚趾关节融合术前的非手术处理包括:
  - 使用非甾体类抗炎药减轻关节疼痛和炎症。
  - 虽然不建议重复注射,但可以审慎地在跚趾关节处注射皮质类固醇激素来减轻滑膜炎。
  - 使用硅凝胶、棉垫或护具,以减轻穿鞋时因胼胝引起的压迫或对鞋和相邻脚趾的压迫。
  - 对于柔性的跚外翻畸形绷带缠绕可能有用。
  - 穿低跟、宽头舒适的鞋,也可穿带足部矫形装置的加深鞋。鞋的改装,如硬底鞋或跖骨棒(metatarsal bar),可以减轻足推进过程中前足的负荷。
  - 带碳纤维或不锈钢扩展板的全足底矫形鞋垫可以限制跚僵硬患者的跚趾关节活动。
  - 在跚趾下量身定制调节性的矫形鞋垫可以增加短缩或抬高的第1跖列的负重,以减轻转移性跖痛症。

手术治疗

- 原位第1跖趾关节融合术是一个有广泛适应证的实用技术[2–5,8–11,14–16,18,19,22]。
- 绝对禁忌证包括活动性跖趾关节感染、严重周围血管病变和继发于系统性疾病或瘢痕组织的不良软组织状况。
- 跖趾关节融合术的相对禁忌证是有症状的趾间关节炎,然而也有同时做两关节融合术的报道[20]。

术前计划

- 摄片并对广泛性的骨溶解、侵蚀或囊性变进行评估,决定是否需要植骨。
- 对有严重骨质流失、短缩或人工关节置换术后失败的病例,可能需要关节牵开,大块植骨后再行跖趾关节融合术,此处不做讨论。
- 标准关节融合术可在全麻或椎管内麻醉下进行,也可进行局部神经阻滞麻醉,如腘窝坐骨神经或踝部阻滞。
  - 我们选择踝部阻滞合用静脉镇静剂,将2%利多卡因和0.5%罗哌卡因1:1混合,使用25号针头注射。

体位

- 患者取仰卧位,垫高同侧髋部。
- 笔者选择在踝关节以上使用棉垫上加缠驱血带止血下手术,或者手术也可以在无止血带下进行,或者在充气式小腿或大腿止血带下进行。

手术入路

- 笔者选择的手术入路是跖趾关节背侧中央切口。
- 根据术者习惯或先前手术瘢痕,也可选择内侧中线切口。

切口与显露

- 在跖趾关节处,跨长伸肌腱的内侧做一背侧切口[4,7-9,10,14,16,19]。
- 逐层解剖直达关节囊,避开腓浅神经的终末支,即背内侧皮神经[3]。
- 将跨长伸肌腱向外侧牵开,直接在跖趾关节处切开关节[8-10,14,16]。
- 切开骨膜,在跖骨头及近节趾骨基底部将皮瓣分别向内外侧拉开,暴露跖趾关节(技术图1)[3,4,19]。
- 用Freer剥离器剥离跖板,松解侧副韧带及其跖底部分。
- 用咬骨钳咬去大的骨刺和游离小骨块。
- 在背侧入路下用小的矢状锯或骨凿切除内侧突起[9,14,19]。

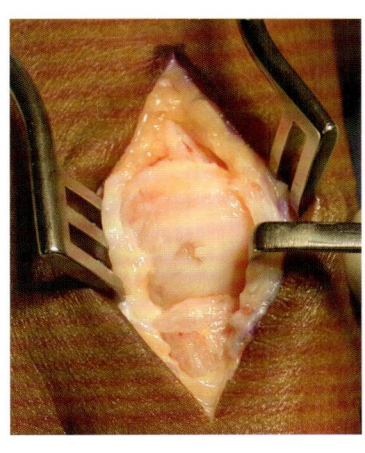

技术图1 经背侧入路暴露跖骨头。跨长伸肌腱与被拉向显露的跖骨头外侧,可见关节软骨缺损及大骨刺形成。

关节面处理

- 用电磨钻或特制绞刀为关节融合术准备关节面。
  - 从生物力学角度来看,球形面相比平整面来说接触更稳定[6]。半球形面也比平整面在关节融合时能更自由地摆放位置。
- 笔者采用特制绞刀来制备类似的半球形面(技术图2A)[5,8-10,14,16]。
- 在跖骨头中央轴向钻入克氏针,用空心环状凹形钻头打磨,处理跖骨头软骨。
- 拔去克氏针,在近节趾骨中央轴向钻入克氏针,跖屈近节趾骨,再用空心环状凸形钻头打磨,处理近节趾骨基底部。
- 另一种处理关节面的方法是用电磨钻磨头磨除关节软骨面,将关节做成球-窝形状。
  - 将软骨下表面做成半球形,跖骨头呈凸面状而趾骨基底部呈凹面状(技术图2B)[22]。
  - 小心操作,避免过度切除骨质,防止足趾进一步短缩,特别是对于骨质减少或类风湿关节炎患者。
- 用克氏针或小钻头在跖骨头及趾骨基底部钻多个孔来增加出血和促进骨质生长[9,14]。

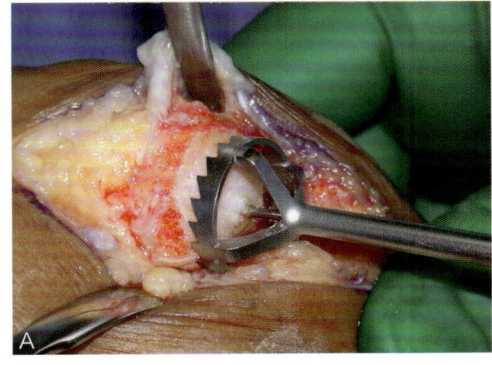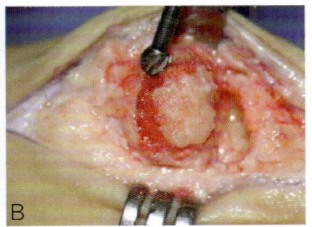

技术图2 A. 用特制打磨钻头准备关节。在跖骨头中央钻入克氏针,保证准备的关节呈同心。B. 用另一种电磨钻准备关节。跖骨头打磨成球形凸面,与近节趾骨基底部凹球面相吻合。

第1跖趾关节融合位置及固定

- 关节面准备好之后,将关节融合在10°～15°外翻、相对足底15°背屈以及旋转中立位。
- 因为在手术台上很难确定患者足底的平面,定位踇趾更可靠的方法是根据第1跖骨轴决定踇趾的背屈度。多数情况下,合适的背伸角度为25°～30°[3-5,12,17,19]。
- 用克氏针或空心钉的半螺纹导针临时固定踇趾。
  - 用小型透视机透视及用平板(螺钉工具盒的盖子)模拟负重来确保位置良好[12,16,23]。
  - 足跟在盖子上时,踇趾应当轻度抬离盖子表面(技术图3A)。
  - 将手指或螺丝刀柄置于足跟部模拟鞋跟;在这种状态下,踇趾远端趾腹应当恰好触及盖子表面。
- 术者按照习惯可使用空心钉或实心螺钉,对于大多数患者,笔者使用4.0 mm或4.5 mm空心钉。3.5 mm实心骨皮质螺钉也是一种选择(技术图3B)。
- 在趾骨基底部内侧面干骺端底部远侧,钻入一导针,向近端推进,穿过关节融合部位,打入跖骨颈部背外侧皮质。
- 对于骨质疏松患者,若第1枚螺钉不能提供坚强的固定,则需要第2枚螺钉固定。在跖骨颈部内侧面内侧突起的底部近端,钻入第2根导针;向远端和稍向足底侧推进,穿过关节融合部位,打入趾骨跖外侧皮质。
- 用透视机检查针的位置及长度。
- 用测深器经皮测量导针长度,再用空心钻头扩隧道,然后小心地用埋头器扩大皮质孔,以免在置入螺钉时继发骨折。
- 沿导针拧入半螺纹空心螺钉,同时用手对踇趾跖趾关节加压。
  - 也可以在透视指导下拧入实心拉力螺钉。
- 对固定不佳或有骨量减少的患者(如继发于类风湿关节炎或长期口服糖皮质激素的患者)可以增加一个背侧钢板固定。
- 可以选用预塑形的第1跖趾关节融合钢板,置于关节背侧[5,8-10,16]。注意充分清理背侧骨赘,以便融合钢板能置于最佳位置[16]。先予克氏针临时固定,透视确保钢板的尺寸和位置合适。
- 选用2.7 mm非锁定螺钉固定趾骨和跖骨,若骨质较好,也可适当加用2.7 mm锁定螺钉[8,14]。对于锁定螺钉和非锁定螺钉,哪一个能提供更优势的固定,目前仍有争议,各自都有其支持者(技术图4)[8,13,14,16]。
  - 也可以选用切割的标准小片段钢板,塑形后置于跖骨和趾骨背侧面,然后用细螺钉(如2.7 mm)将其固定。
- 用可吸收线缝合关节囊及皮下组织层,不可吸收单丝线缝合皮肤,逐层关闭切口。

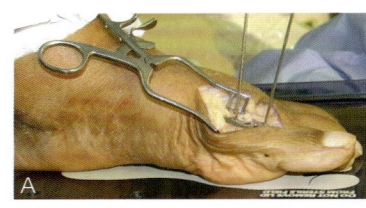
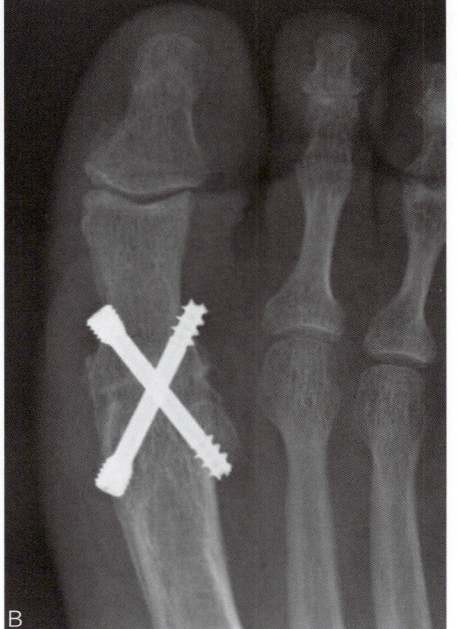

技术图3 A. 确定第1跖趾关节位置。用一平板将足趾摆放好。注意足趾的位置,保证行走过程中足趾能足够抬离地面。B. 术后片提示采用交叉螺钉内固定技术。

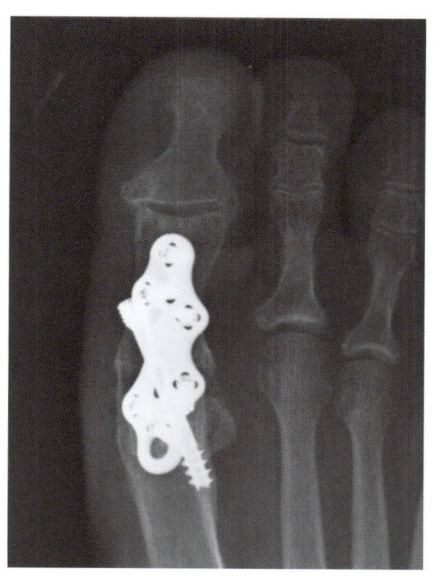

技术图 4　使用背侧钢板增强固定。

备选技术

- 若患者有先前手术瘢痕或可根据术者习惯，选择跚趾关节处的内侧切口[23]。
- 在关节囊附近进行解剖牵拉皮瓣时，小心避开腓浅神经的背内侧分支。
- 在中线处切开关节，暴露跖骨头及近节趾骨基底部。
- 用电锯准备关节面[23]。
- 为了获得正确的矫正位置，在切割跖骨头时务必垂直足底面，并且在处理近节趾骨时避免切除过多骨质。然后在充分考虑到上述的3个平面后，矫正跚趾位置。
- 使用以上提到的交叉拉力螺钉技术固定，必要时加用背侧辅助钢板[23]。

典型病例（由 Mark E. Easley 医生提供）

显露

- 第1跖趾关节背侧正中纵向切口。
  - 注意保护跚长伸肌腱。
  - 注意保护腓浅神经的背内侧分支。
- 纵向切开关节囊。
- 反向牵开关节囊。
- 将跚趾跖屈使跚长屈肌腱松弛，从而使第1跖趾关节得到更充分暴露，同时避免损伤跚长屈肌腱（技术图5）。

关节面处理

- 杯-锥形钻头电钻系统。
- 在跖骨头中心位置安置合适尺寸的圆锥形空心钻头，然后在中心位置插入导针（技术图6A、B）。
- 打磨第1跖骨头，同时保护好软组织（技术图6C）。
- 在近节趾骨近端中心置入导针（技术图6D）。
- 选取合适的杯形钻头处理近节趾骨关节面（技术图6E）。
- 软骨下骨钻孔促进融合，冷生理盐水冲洗可减少热坏死（技术图6F）。

临时固定

- 复位第1跖趾关节。
- 临时固定。
- 旋转跚趾至中立位。
  - 避免旋前畸形（技术图7A、B）。
  - 可以固定于轻度旋后位以避免旋前畸形。
- 确定矢状面跚趾的位置。
  - 工具盒盖子可用于模拟负重。
  - 理想状态下，保持跚趾中立位的同时，在模拟负重状态下，跚趾末节趾腹应刚好触碰或比工具盒盖子高出1~2 mm（技术图7C）。

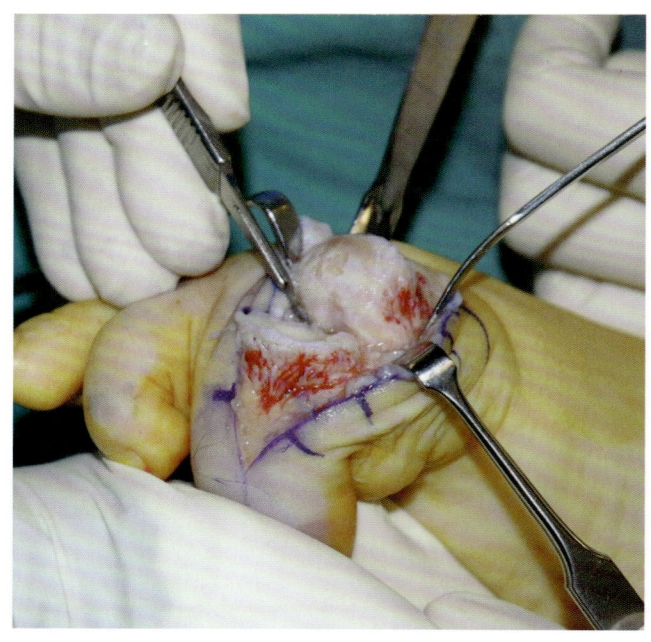

技术图5 男性患者，40岁，右足第1跖趾关节创伤性关节炎，保护好软组织，放松第1跖趾关节，跖屈踇趾使踇长屈肌腱松弛，充分暴露第1跖趾关节。

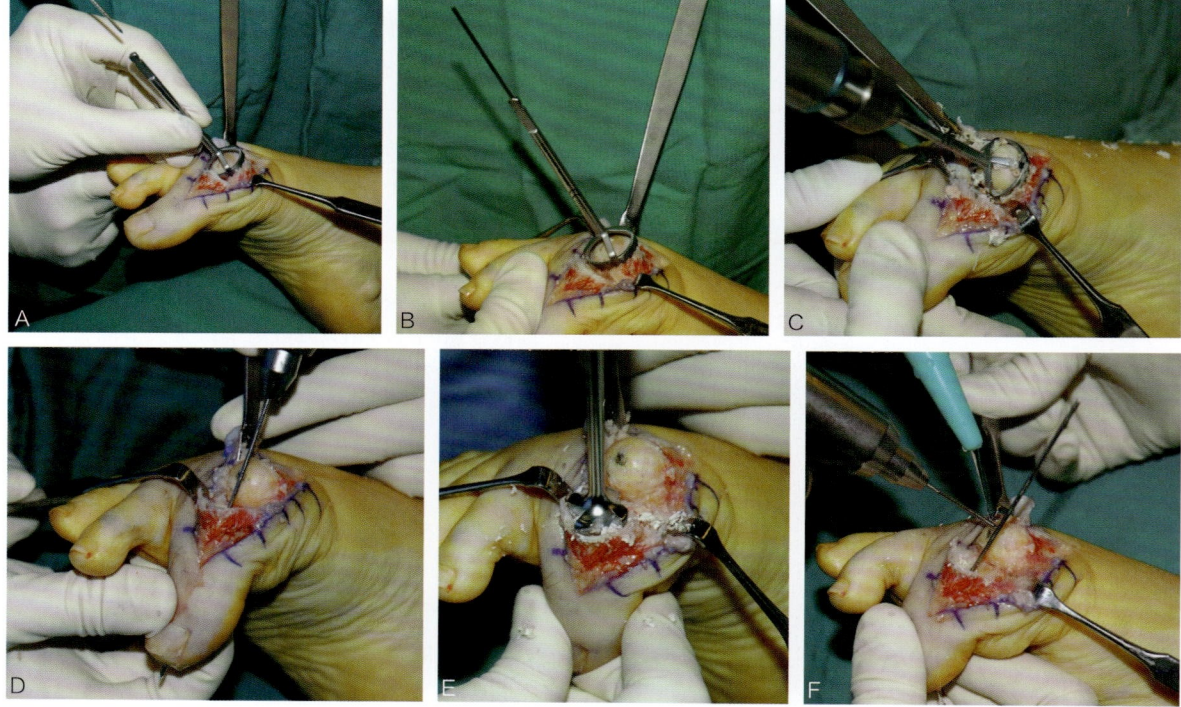

技术图6 A～C. 跖骨头关节面处理。A. 专用圆锥形钻头置于跖骨头的最佳位置。B. 钻头确定好位置后置入导针。C. 保护好软组织的同时，顺着导针打磨跖骨头。D、E. 近节趾骨关节面处理。D. 置入导针。E. 保护好软组织的同时，用跖趾关节融合专用的杯形钻头打磨近节趾骨。F. 软骨下骨钻孔促进融合，在该病例中，用的是克氏针钻孔，但是，打孔器可能会更好，因为它可以产生更少的热量，冷的生理盐水冲洗也可以减少热损伤。

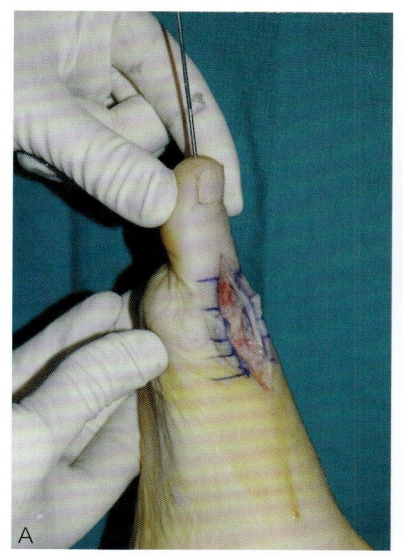 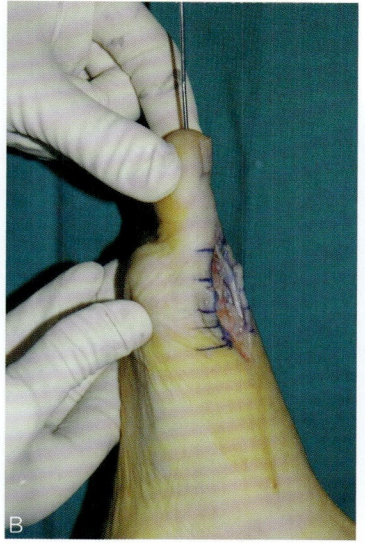 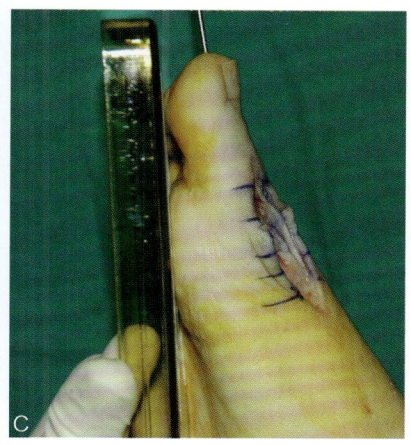

技术图7　A. 注意避免旋前畸形。B. 适当旋后踇趾。C. 理想状态下，保持踇趾中立位的同时，在模拟负重状态下，踇趾末节趾腹应刚好触碰或比工具盒盖子高出1～2 mm。

最终固定

- 拉力螺钉。
  - 可以从远端内侧向近端外侧置入（技术图8A）。
  - 保护背内侧的感觉神经，同时确保踇趾没有旋前。
  - 在远端骨皮质打埋头孔，确保螺钉尾部全部埋入远端骨皮质，同时避免造成近节趾骨骨折。
- 踇趾要固定在中立位（技术图8B）。
  - 尽管一些学者推荐固定于外翻位，但是中立位可以避免踇趾和第2趾的撞击。
- 为了保证第1跖趾关节融合后的最佳稳定性，可以选用背侧钢板固定。
  - 市场上有许多不同的钢板可供选择。
  - 在本病例中，选用了小的直行钢板（技术图8C）。

术后处理

- 保护下负重，6周内前足免负重。
- 穿低跟的宽头软底鞋4周。
- 继续穿2～4周，直至患者逐渐适应鞋底更硬的鞋子。

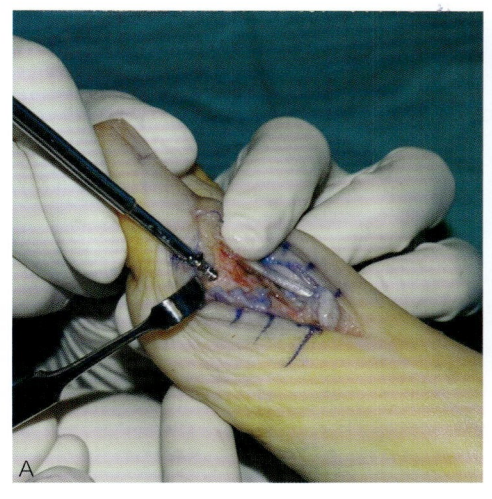 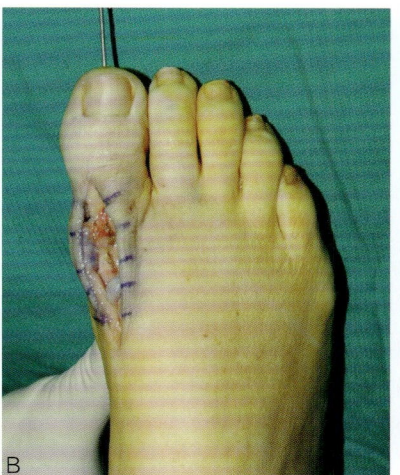 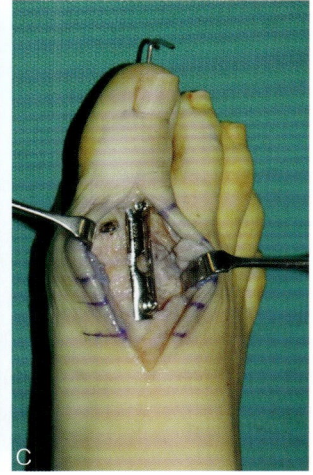

技术图8　A. 拉力螺钉固定：在这个病例中，使用了全螺纹含头螺钉，必须在近节趾骨远端骨皮质打埋头孔，以避免螺钉尾部拧入时造成近节趾骨应力性骨折。B. 拉力螺钉固定后评估踇趾的位置，尽管一些学者推荐固定于外翻位，但是中立位可以避免踇趾和第2趾的撞击。C. 在背侧钢板的固定下，跖趾关节融合后稳定性良好，在这个病例中，我们使用了小的直行钢板，直行钢板可以减小背屈畸形愈合的风险，在最终固定后拔出临时固定的克氏针。

要点与失误防范

关节融合术的准备	• 防止跚趾短缩,避免切除过多骨质
跚趾位置	• 通过术中透视及用平面模拟负重确定跚趾位置。合理的位置包括相对于跖骨干10°～15°外翻、25°～30°背伸(或相对于足底10°),无旋转。临床上,跚趾不应与第2足趾相碰,且趾甲应当与其余足趾在同一平面内
导针断裂	• 在导针钻入过程中保持跚趾的正确位置,在空心钻钻入过程中避免对导针施加弯曲力和剪切力
固定问题	• 当对骨量减少的患者施行关节融合术时,需要另外加用背侧钢板[5,13],有时额外的克氏针或螺纹针[3,10]来加强标准固定也是必要的

术后处理

- 对于行单个关节融合术、骨质量好、固定牢固的患者,穿术后硬底鞋或骨折靴,行走时靠足跟、足外侧缘负重,前足限制负重[9,14]。
- 若担心患者的骨量、固定不牢固或患者存在潜在的依从性问题,严格禁止负重6周,可予膝关节下短腿石膏固定或穿骨折靴。
- 6周后,根据临床和影像学愈合迹象,可进行部分负重。
- 通常在8～10周完全负重,这时患者也由穿术后鞋或保护靴改为穿运动鞋或舒适、低跟的步行鞋。
- 在12～16周时,随着肿胀进一步减轻,大多数患者无穿鞋限制;不过,还是有一些患者再不能穿时尚鞋或高跟鞋。
- 通常在术后3～5个月时,重新开始长距离步行和运动员训练。
- 在跚趾下量身定做增厚的矫形鞋垫可以增加第1跖趾序列的负重,减轻前足的压力。

预后

- 跚趾关节融合术后临床预后通常非常好,骨愈合率、患者满意度、疼痛缓解率高。
  - 原位关节融合术骨愈合率为77%～100%[4,5,8-11,14-16,19,23]。
  - 不论手术适应证是什么,患者满意度都高[4,5,7-10,14-16,19,23]。
- 跚趾关节融合造成内侧跖列的推地力臂变强直固定,使得步行周期中足趾离地提前,降低了其余跖骨上的压力[4,17,19]。这种僵硬也导致跚趾趾间关节压力增加[14]。
- 关节融合术后,第1跖趾序列负重能力增加,弥补了站立期跚趾关节相对僵硬的缺陷[7]。对融合后的患者行正规的步态分析,结果显示行走时患足的推地力、负重功能和稳定性均有所提升[1]。

并发症

- 骨不愈合发生率为5%～22%[5,7-11,14,15,19]。不愈合可能无症状,此类患者则不需要做翻修手术[15]。
- 跚趾关节融合术后骨畸形愈合可引起轻度排列不齐,疼痛可以忍受。但是严重的畸形愈合会带来症状。
  - 过度背屈致跚趾不负重,发生转移性跖痛症。
  - 跚趾相对跖屈可导致趾间关节压力增加,胼胝体形成,随后发生趾间关节炎[22]。
  - 跚外翻可能导致与第2足趾挤压而致疼痛,然而,内翻又可能导致跚趾和鞋内侧面撞击。
- 有1/3患者可继发趾间关节炎[5,11]。
  - 趾间关节炎比第1跖趾关节炎或其他中足关节炎更常见[11]。
  - 不过,虽然影像学提示有关节变化,但症状可能较轻微,且进展需10年。
  - 症状严重者可能需要再次行趾间关节融合术,这会导致跚趾极度僵硬。
- 背内侧皮神经医源性损伤比足底神经损伤更常见。
  - 这些可致神经瘤形成、轻度麻木或永久性疼痛,从而影响到本该不错的手术效果。
  - 手术切口选择合理、手术解剖细致是预防医源性神经损伤的最好策略。

(许同龙 译,梅国华 审校)

参考文献

[1] Brodsky JW, Baum BS, Polio FE, et al. Prospective gait analysis in patients with first metatarsophalangeal joint arthrodesis for hallux rigidus. Foot Ankle Int 2007;28:162-165.

[2] Castro MD, Klaue K. Technique tip: revisiting an alternative method of fixation for first MTP joint arthrodesis. Foot Ankle Int 2001;22:687-688.

[3] Conti SF, Dhawan S. Arthrodesis of the first metatarsophalangeal and interphalangeal joints of the foot. Foot Ankle Clin North Am 1996;1:33-53.

[4] Coughlin MJ. Rheumatoid forefoot reconstruction. A long-term follow-up study. J Bone Joint Surg Am 2000;82:322-341.

[5] Coughlin MJ, Grebing BR, Jones CP. Arthrodesis of the first metatarsophalangeal joint for idiopathic hallux valgus: intermediate results. Foot Ankle Int 2005;26:783-792.

[6] Curtis MJ, Myerson M, Jinnah RH, et al. Arthrodesis of the first metatarsophalangeal joint: a biomechanical study of internal fixation techniques. Foot Ankle 1993;14:395-399.

[7] DeFrino PF, Brodsky JW, Pollo FE, et al. First metatarsophalangeal arthrodesis: a clinical, pedobarographic and gait analysis study. Foot Ankle Int 2002;23:496-502.

[8] Doty J, Coughlin M, Hirose C, et al. Hallux metatarsophalangeal joint arthrodesis with a hybrid locking plate and a plantar neutralization screw: a prospective study. Foot Ankle Int 2013;34:1535-1540.

[9] Ellington JK, Jones CP, Cohen BE, et al. Review of 107 hallux MTP joint arthrodesis using dome-shaped reamers and a stainless-steel dorsal plate. Foot Ankle Int 2010;31:385-390.

[10] Goucher NR, Coughlin MJ. Hallux metatarsophalangeal joint arthrodesis using dome-shaped reamers and dorsal plate fixation: a prospective study. Foot Ankle Int 2006;27:869-876.

[11] Grimes JS, Coughlin MJ. First metatarsophalangeal joint arthrodesis as a treatment for failed hallux valgus surgery. Foot Ankle Int 2006;27:887-893.

[12] Harper MC. Positioning of the hallux for first metatarsophalangeal joint arthrodesis. Foot Ankle Int 1997;18:827.

[13] Hunt KJ, Barr CR, Lindsey DP, et al. Locked versus nonlocked plate fixation for first metatarsophalangeal arthrodesis: a biomechanical investigation. Foot Ankle Int 2012;33:984-990.

[14] Hunt KJ, Ellington JK, Anderson RB, et al. Locked versus nonlocked plate fixation for hallux MTP arthrodesis. Foot Ankle Int 2011;32:704-709.

[15] Kitaoka HB, Patzer GL. Arthrodesis versus resection arthroplasty for failed hallux valgus operations. Clin Orthop Relat Res 1998;(347):208-214.

[16] Kumar S, Pradhan R, Rosenfeld PF. First metatarsophalangeal arthrodesis using a dorsal plate and a compression screw. Foot Ankle Int 2010;31:797-801.

[17] Mann RA. Surgical implications of biomechanics of the foot and ankle. Clin Orthop Relat Res 1980;(146):111-118.

[18] Mann RA, Katcherian DA. Relationship of metatarsophalangeal joint fusion on the intermetatarsal angle. Foot Ankle 1989;10:8-11.

[19] Mann RA, Schakel ME II. Surgical correction of rheumatoid forefoot deformities. Foot Ankle Int 1995;16:1-6.

[20] Mizel MS, Alvarez RG, Fink BR, et al. Ipsilateral arthrodesis of the metatarsophalangeal and interphalangeal joints of the hallux. Foot Ankle Int 2006;27:804-807.

[21] Politi J, Hayes J, Njus G, et al. First metatarsal-phalangeal joint arthrodesis: a biomechanical assessment of stability. Foot Ankle Int 2003;24:332-337.

[22] Trnka HJ. Arthrodesis procedures for salvage of the hallux metatarsophalangeal joint. Foot Ankle Clin 2000;5:673-686.

[23] van Doeselaar DJ, Heesterbeek PJ, Louwerens JW, et al. Foot function after fusion of the first metatarsophalangeal joint. Foot Ankle Int 2010;31:670-675.

第 27 章 第 1 跖趾关节翻修融合术
Revision First Metatarsophalangeal Joint Arthrodesis

Michael M. Stephens and Ronan McKeown

定义

- 在拇外翻手术、关节切除成形术、关节假体置换术失败后出现疼痛或畸形时,或者当第一跖趾关节融合术后出现骨不连或畸形愈合,尝试过保守治疗无效后,就要用到第 1 跖趾关节翻修融合手术。
- 在初次关节融合手术时,准备关节面的方法有好多种,各种方法都是为了有良好的骨松质接触。如果可能,在翻修手术时,最好不要短缩或进一步减少骨量。
  - 拇外翻手术失败后的翻修和第 1 跖趾关节融合不愈合的病例应该考虑使用球-窝状的打磨器,通过大的接触面积来达到骨松质的良好对合。但是这可能办不到:比如,对于畸形愈合的病例,应该用平面截骨。
  - 硅胶假体置换失败的病例(Dow Corning, Midland, MI),缺损处要一直刮到正常骨质。由此造成的骨缺损可能需要填入一个球形的骨松质块。
  - 先前做过关节切除成形术、近节趾骨切除很多的病例,可能需要植入一个三面骨皮质的骨块来恢复长度。
- 跖趾关节固定的方法有很多。使用一块薄的、预塑型的钛钢板,若有可能,则再加一枚加压螺钉,可以提供很好的稳定性,无需经趾间关节穿针,那样会导致术后趾间关节僵硬[1,3,4]。这类钢板必须能对残留的较短的近节趾骨提供强大的稳定作用,并且可以同时固定插入的植骨块。

解剖

- 在翻修手术时,正常的解剖可能已经被严重破坏。第 1 跖骨长度可能丢失,跖骨头可能缺血坏死,近节趾骨可能短缩或骨量不足。
- 融合翻修手术的目的是得到一个无痛的坚固的内侧柱,与足相匹配的长度,稳定的内侧纵弓和跖行足,避免负荷转移到第 2~5 趾。
- 复杂的足部畸形可能还附加第 2~5 趾对线不良的问题。这些问题要在设定拇趾的关节融合角度前先行纠正。
- 在初次融合手术时,最终第 1 跖趾关节融合的位置要允许步态支撑相后期的足跟上抬。因此,趾间关节最大范围背屈时,拇趾趾尖应该离开负重面。拇趾尖在步态支撑相中期应该接触地面,手术中可以将踝关节放在 90°,在足底放一块平板来模拟负重情况。这时,在趾间关节屈曲 45°~60°的情况下,趾尖应该能够碰到平板。另外,第 1、2 趾间要留 3~5 mm 的空隙。

病理机制

- 拇外翻手术失败可能导致畸形复发、跖骨头缺血性坏死或第 1 跖趾关节加速退变造成的疼痛和僵硬。
- 近节趾骨近侧切除成形术(Keller 术式)失败可能导致拇外翻畸形复发、仰趾畸形或连枷趾(图 1)[2]。
- 硅胶假体置换失败可能导致侵袭性的异物反应,因使用的单侧或双侧柄假体不同,而伴有关节一侧或两侧的骨量丢失。
- 初次关节融合术失败可导致痛性畸形和内植物撞击。太直的融合导致近节趾骨髁下方的痛性胼胝;太背屈的融合位置导致趾间关节背侧的痛性胼胝。

病史和体格检查

- 第 1 跖趾关节融合翻修手术之前,必须对足和踝做全面的体格检查。
- 记录患者的吸烟史,并且告知患者有不愈合的风险。
- 必须测试外周循环和感觉。
- 注意患者年龄和之前手术瘢痕的部位,计划最安全的手术切口。
- 像初次融合手术一样检查趾间关节、跖趾关节和第 1 跖跗关节。

影像学和其他诊断性检查

- 如果怀疑感染,要在手术前加以排除。应该检查白细胞分类计数、C反应蛋白水平和红细胞沉降率。同位素骨扫描可能有用,但是不愈合或感染都显示有热点。
- 术前拍摄负重前后位和侧位 X 线片。要特别注意近节趾骨和跖骨头的骨缺损,这时斜位片会提供更多的信

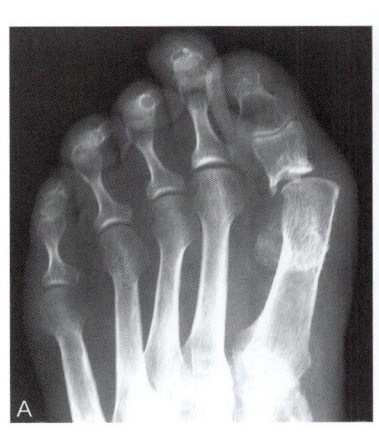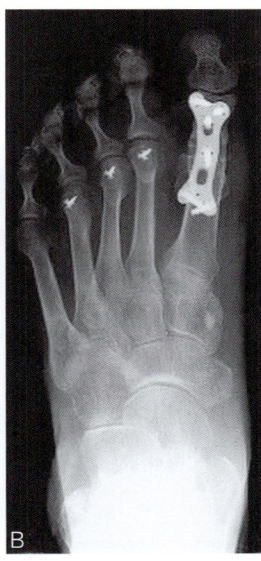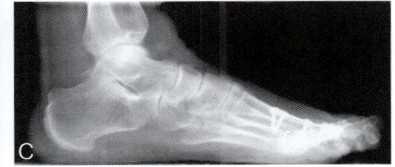

图1 A. 一例Keller关节切除成形术失败的病例。B. 关节切除成形术失败后，用含三面皮质的髂骨植骨进行融合翻修的前后位X线片。C. 侧位X线片。

息。要注意畸形的严重程度和其他并存的前足病变，并在手术中进行处理。
- 如果怀疑缺血性坏死，患者没有金属内植物时可以做MRI检查。

非手术治疗

- 非手术治疗包括改变活动习惯、减轻体重、使用止痛和抗炎药物（口服和关节内给药）、物理治疗（比如跟腱和腘绳肌牵拉）、使用功能性足支具以及定制鞋。
- 功能性足支具包括限制姆趾的背伸的带有Morton姆趾延长垫的硬鞋垫、内侧足弓支撑垫和跖骨穹顶状鞋垫。
- 定制鞋包括特别加深的鞋盒、姆囊袋、带有跖骨圆弧底的硬质鞋底。

手术治疗

- 第1跖趾关节融合翻修不能恢复正常的解剖或步态。不愈合、感染、神经瘤形成、血管并发症的风险比初次融合手术要高。愈合的时间随中间植骨块的大小而增加（越大的植骨块愈合的时间越长）。要告诉患者现实的结果。
- 第1跖趾关节融合翻修的绝对禁忌证包括活动性感染和周围血管疾病。
- 第1跖趾关节融合翻修的相对禁忌证包括第1跖趾关节和趾间关节退变或周围神经病变。
- 文中翻修使用的是背侧预塑形S形钛合金钢板（姆外翻-S钢板；Newdeal, Saint Priest, France）。

术前准备

- 彻底检查评估循环、感觉、第1跖趾关节、趾间关节、第2～5趾和皮肤（前次手术的切口或跖骨头下的胼胝），拍摄前足负重前后位和侧位X线片。
- 注意骨量丢失的范围，患者准备好自体髂骨移植。我们喜欢使用同侧髂嵴，使术后的功能受限局限在一侧肢体。
- 在实施融合前要解决第2～5趾的畸形，这样才能根据相邻脚趾摆放姆趾正确的外翻角度，避免转移性跖骨痛。
  - 第2～5趾可能会有爪状趾、锤状趾或者跖趾关节半脱位或全脱位等畸形。
  - 根据情况施行近节趾间关节融合、跖趾关节囊切开、趾长伸肌腱延长、跖侧骨突切除术或Weil截骨术。
  - 千万不能单独短缩（Weil截骨）第2跖骨头，必须第2、3跖骨头同时截骨来避免第3跖骨头的转移性跖骨痛。
- 如有必要，可请风湿科会诊或在术前请麻醉科评估。

体位

- 笔者喜欢让患者平卧，脚跟放在手术台的尾端。如果要取髂骨移植，患者同侧臀部下方垫沙袋。
- 麻醉诱导时预防性静脉使用抗生素。
- 驱血后缚大腿止血带。
- 用常规术前准备方式处理髂嵴和小腿。
- 手术台远端下降20°～30°，手术医生坐在手术台尾端。

手术入路

- 推荐背侧入路，覆盖原有的手术瘢痕。
- 要仔细处理软组织。
  - 使用自动拉钩时张力要小，只能短时间使用，特别是踇趾被用力跖屈时。
  - 要避免用骨膜剥离子做过多的剥离。
- 由于先前的手术可能已经造成了严重的组织瘢痕，如果可能，应该要全层剥离跖骨和近节趾骨的皮瓣。
  - 要仔细保护好背侧皮神经、踇长伸肌和位于第1趾蹼间的腓深神经终末支。

显露

- 理想情况下，切口位于背侧，稍微有些弧形，就在踇长伸肌腱的内侧和背侧皮神经的外侧，从第1跖骨干的中部延伸到趾间关节。
- 把踇长伸肌腱向外牵开。
- 在同一平面切开关节囊，显露关节。
- 取掉先前的所有金属或内植物。
- 切除滑膜，然后清除所有缺血坏死骨。
- 松解内、外侧组织，使近节趾骨跖屈到最大程度，这样可以充分显露要融合的关节。

第1跖骨远端和近节趾骨的处理

- 根据翻修手术的情况不同而采用不同的技术准备关节面和植骨块。
- 对初次融合不愈合、踇外翻手术失败或者切除成形术失败（近节趾骨切掉很少）的翻修。
  - 这些病例中，不需要植骨，融合部位可以采用与初次融合类似的球-窝状打磨器来准备。切除骨赘，测量近节趾骨的大小，选用适当的凸状打磨器。在一个1.6 mm导针的导引下打磨近节趾骨。相同的方法，用一个尺寸匹配的凹状的打磨器处理跖骨头（技术图1A、B）。
- 初次融合后畸形愈合的翻修手术。
  - 这时，踇趾不过于背屈，就是过于跖屈。只需在原来融合处畸形顶点做一个闭合楔形截骨（技术图1C、D）。

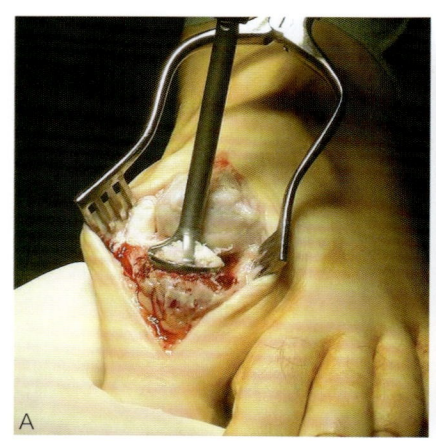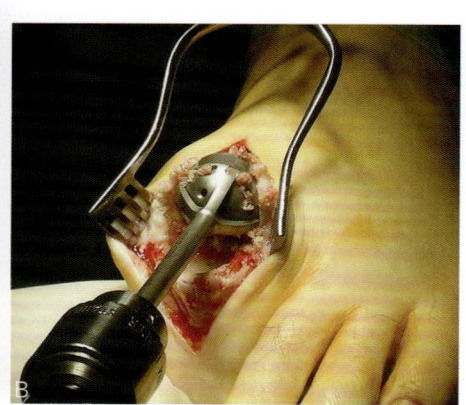

技术图1 A. 打磨近节趾骨的关节面。B. 打磨跖骨头的关节面。

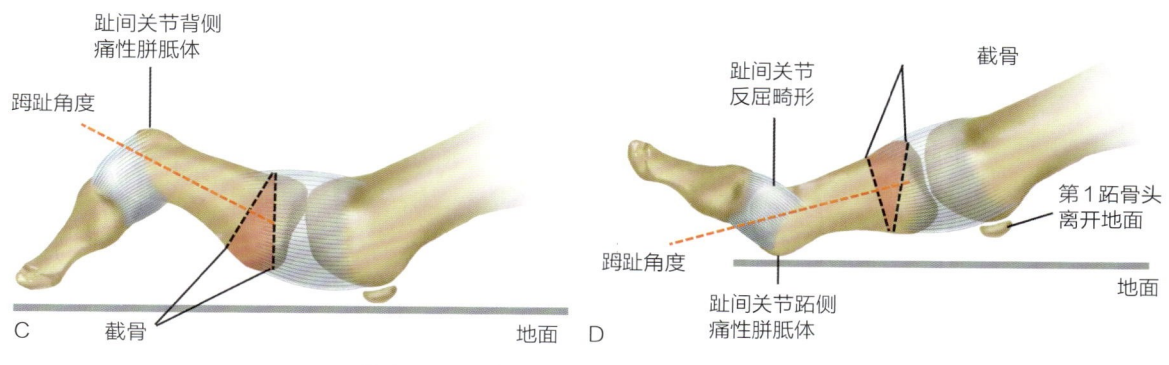

技术图1（续） C、D. 畸形愈合的翻修手术。

复杂病例的翻修

- 当残留的骨量不够，以至于第1跖列短缩失去功能时，要么采用三面骨皮质的髂骨植骨，要么采用球形的骨松质块植骨。
- 目的是使踇趾融合在功能最佳的位置上。这个位置的决定因素具体如下。
  - 把一块平板放在足底，将踝关节置于90°，来评价踇趾的位置。
  - 在这个位置时，将趾间关节完全伸直，踇趾的尖端应该离足底的平面1 cm。
  - 当趾间关节屈曲45°～60°，踇趾的尖端触碰到足底平面。踇趾与第2趾间应该有3～5 mm的间隙。
  - 踇趾应该置于旋转中立位，使得趾间关节的旋转弧与负重面呈90°。

切除成形术失败后的翻修

- 用摆锯切除第1跖骨上的骨，直到有血供的骨松质。在足底放一个表面平坦的物体。在冠状面和矢状面与足底平板面呈90°截骨。
- 与趾骨长轴垂直，用摆锯切除近节趾骨上的骨，直到有血供的骨松质（技术图2）。
- 把踇趾放在最佳位置。测量足底平面与近节趾骨和跖骨头间的间隙。在同侧获取相应大小的三面皮质髂骨植骨块。

踇外翻术后跖骨头缺血性坏死的翻修

- 第1跖骨远端和近节趾骨的处理如前所述。
- 在近节趾骨逆向钻入一枚1.6 mm直径的克氏针，从远端穿出，再将克氏针打入残留的跖骨干，将踇趾固定在正确的位置上。
- 以克氏针方向为导引，在跖骨和趾骨的背侧分别开槽。测量槽的大小，然后拔掉克氏针。
- 取一个相应大小的三面骨皮质髂骨块，塞到两块骨的开槽中。其余部分的缺损用骨松质填充（技术图3）。

假体置换手术失败后的翻修

- 清理到正常骨组织后，通常在两侧骨上各留下一个相当于大香槟酒杯状的骨缺损。
- 把松质移植骨压紧填充缺损部位，形成一个凹面。
- 把踇趾放到最佳位置。用一个足够大小的球形骨松质植骨块填入缺损处（技术图4）。

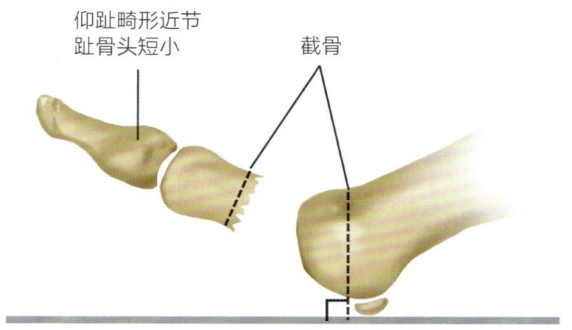

技术图2 切除成形术失败后的翻修。

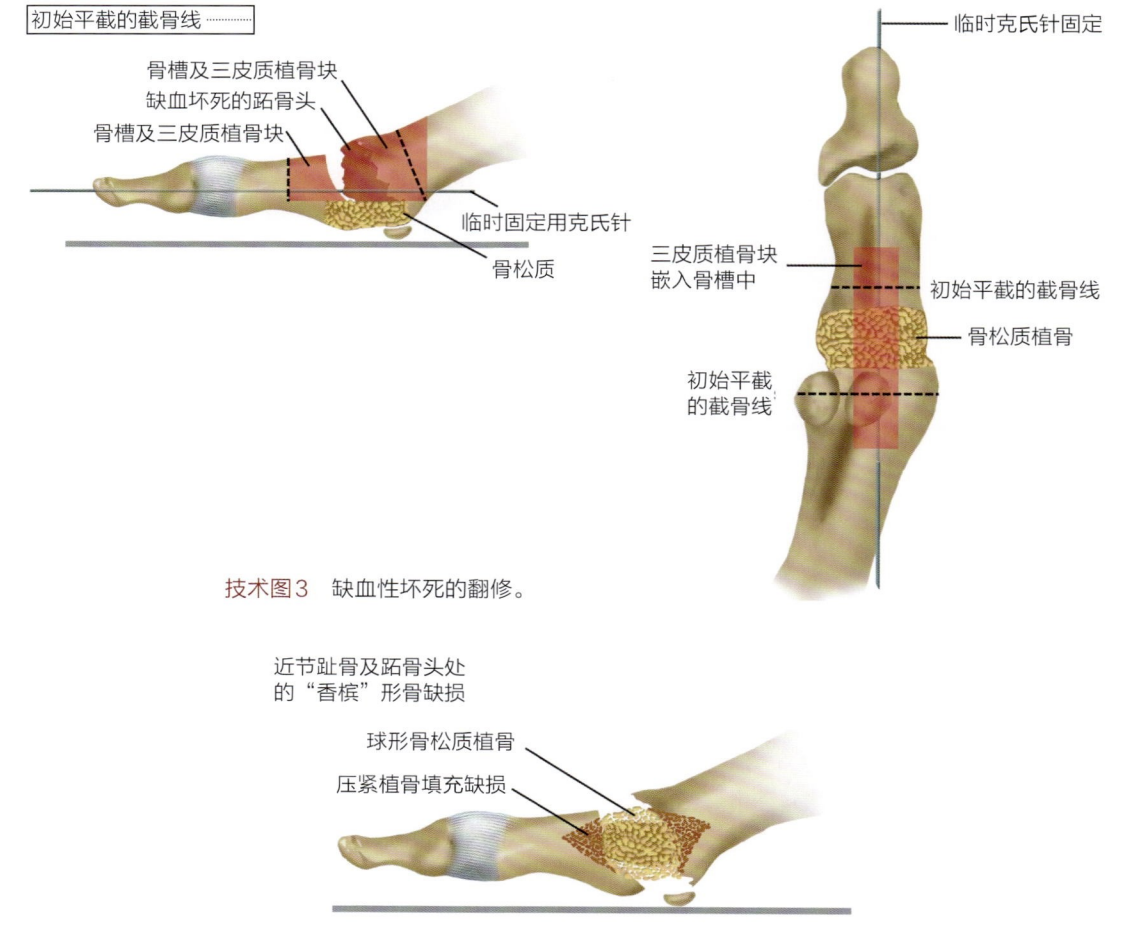

技术图3　缺血性坏死的翻修。

技术图4　硅胶假体置换术失败后异物反应的翻修。

跆趾的位置

- 简单的翻修病例，跆趾放置的位置与初次融合一样。
- 在足底放一个平坦表面的物体，并且使踝关节位于90°，以确定跆趾的正确位置。在这个位置时，趾间关节完全背伸，跆趾的趾尖应距足底平面1 cm。当趾间关节跖屈45°～60°时，趾尖触碰到足底平面。这样的位置可以使足跟离地时跆趾关节滚动。
- 如果需要植骨，可将植骨块放在需要融合的位置，然后如前所述在足底放一个平面物体，重新评估跆趾的位置。
- 修剪植骨块到需要的大小来帮助跆趾获得最佳的位置，然后将整个结构用克氏针临时固定。

融合的固定

- 不需要植骨时，可以使用一枚2.7 mm的加压螺钉，从远端内侧向近端外侧斜穿过跆趾关节固定，然后再用一块预塑形的薄的背侧钛钢板固定。
- 要使用结构性植骨时，可能有必要临时用克氏针固定来试一下钢板的位置。钢板有三种尺寸的型号（小、中、大）。在融合翻修手术中，大号钢板往往用于男性患者，中号钢板用于女性患者，不用结构性植骨时用小号钢板。

- 可能需要用小摆锯修整一下跖趾关节背侧使得钢板更贴合,或者将钢板稍微塑形。如果跨趾的长度没有完全恢复,那么就要把钢板弄直些。
- 现在,钢板被克氏针临时固定于关节的背侧,用6~7枚2.7 mm直径的自攻螺钉固定。其中1枚螺钉把植骨块固定在钢板上。
- 如果骨的质量差或螺钉的把持力不够,可以用3.0 mm直径的螺钉。
- 放置引流后逐层关闭切口。
- 加压包扎。

典型病例(由 Mark E. Easley 医生提供)

背景和影像学检查

- 62岁女性,第1跖趾关节融合术后1年。
  - 主诉踇趾过度背屈。
  - 踇趾背侧穿鞋产生激惹。
  - 籽骨或跖侧跖骨头过度负重。
  - 踇趾抬高,踇趾趾腹不能触地(技术图5A、B)。
  - 籽骨下疼痛。
- 负重前后位X线片显示满意的第1跖列排列和跖趾关节融合骨愈合(技术图5C)。
- 负重侧位X线片显示近节趾骨相对于第1跖骨轴线抬高(技术图5D)。

显露

- 再次使用了原有的背内侧切口。
- 取出加压螺钉和背侧钢板(技术图6)。

跖屈截骨

- 本病例中,因为前后位X线片显示跖列水平面排列良好,仅需纠正矢状面的畸形,使用新月形锯片截骨(技术图7A、B)。
- 新月形截骨可以允许纠正踇趾畸形的同时,保持截骨面最佳的骨接触面以利于骨愈合(技术图7C、D)。

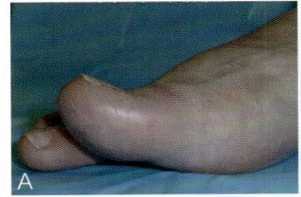
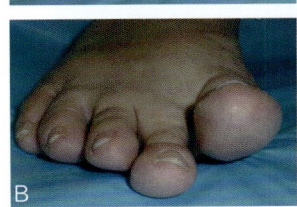
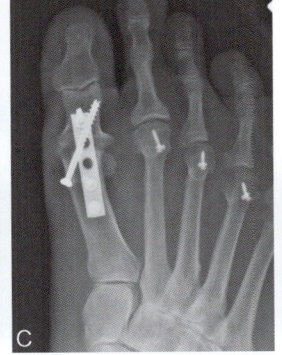
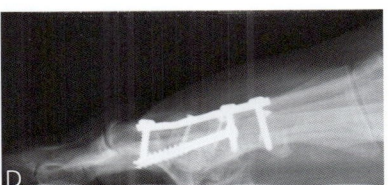

技术图5 一位62岁女性第1跖趾关节融合术后患者。A. 过度背屈的踇趾。B. 踇趾趾腹不能触地。C. 负重前后位X线片显示满意的第1跖列排列和已融合的跖趾关节。D. 负重侧位X线片显示相对于第1跖骨过度背屈的近节趾骨。有违常理的是,一般背侧放置直钢板可以创造出理想的融合力线。

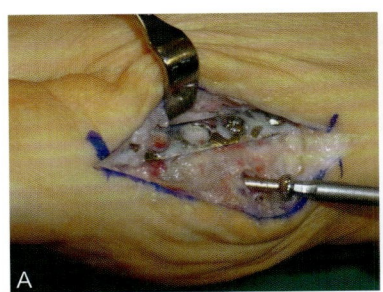
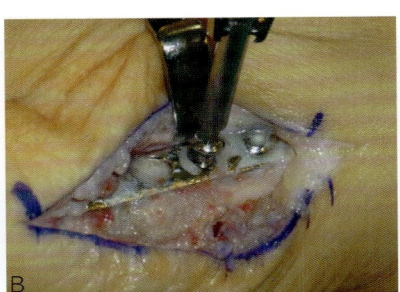
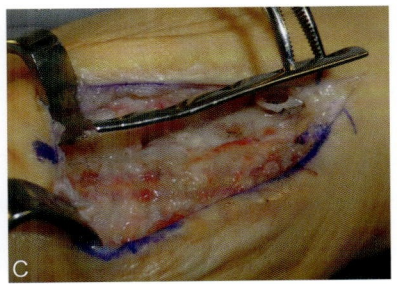

技术图6 取出内固定。A. 取出拉力螺钉。B. 取出背侧钢板。C. 钢板的侧面观,可以看出钢板被折弯呈背屈的角度。这本身有点有违常理,因为一般背侧放置直钢板就可以提供理想的融合力线了。

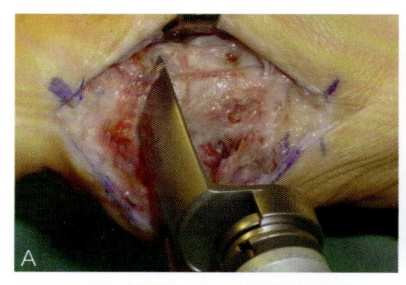
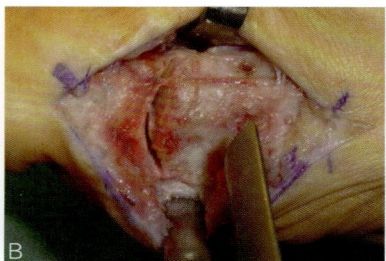
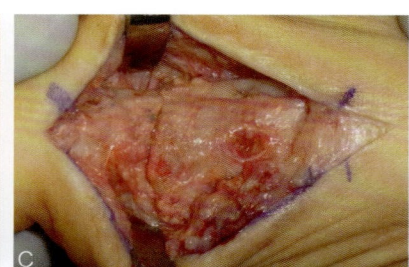
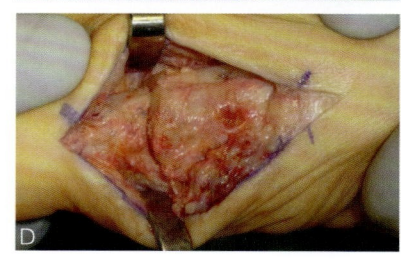

技术图7　新月形截骨可以允许纠正跛趾畸形的同时，保持截骨面最佳的骨接触面以利于骨愈合。A. 因为畸形仅限于矢状面，新月形锯片非常适用。B. 完整截骨。C. 首先纠正背屈畸形，复位关节。D. 纠正后的位置。

固定

- 确定修正后的矢状面的位置。
- 工具盒盖子可用于模拟负重（技术图8A）。
- 重新置入拉力螺钉（技术图8B）。
- 应用背侧钢板（技术图8C）。
- 通常，一块接近直行的钢板可以固定住理想的矢状面位置。

术后处理

- 6周内前足限制负重（图2）。

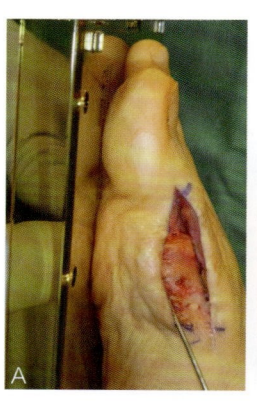
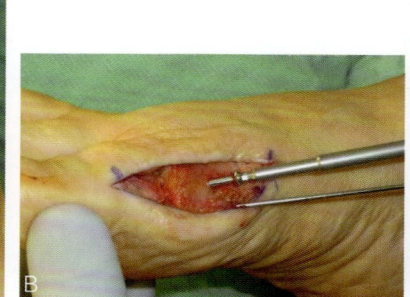
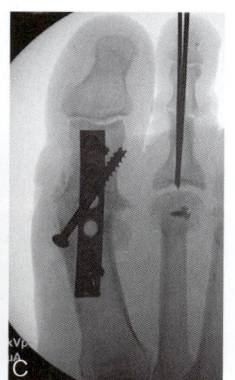

技术图8　A. 临时固定后，用工具盒盖子模拟负重，确认跖趾关节融合在最佳位置上。需要注意的是跛趾趾腹最好刚好接触模拟负重平面。B. 再次固定纠正位置后的第1跖趾关节。C. 第1跖趾关节翻修融合后的术中片。

要点与失误防范

硅胶性滑膜炎	缺损的中心用游离骨松质颗粒填塞，造成一个浅碟状缺损，然后把髂骨植骨块塑形成球形
Keller-Brande 手术失败	需要三面骨皮质植骨
跖骨头缺血性坏死	开槽，三面骨皮质植骨

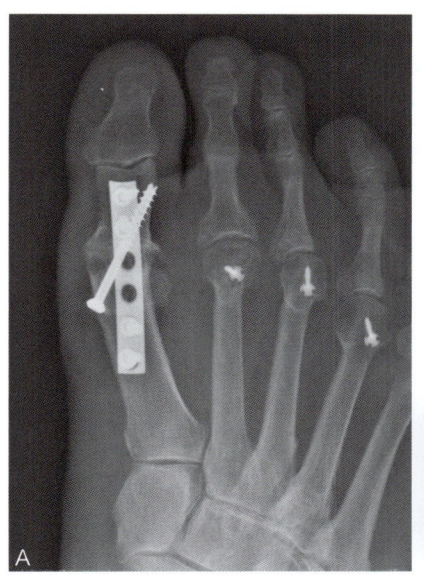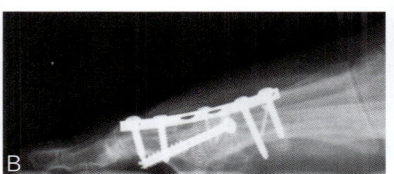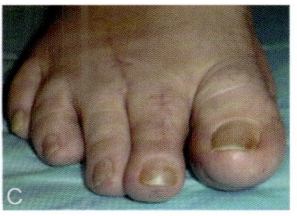

图2 技术图5~8患者的随访照片。A. 前后位X线片显示融合愈合中。B. 侧位片显示改善的矢状面序列，注意背侧钢板应几乎是直的，仅仅轻度预弯。C. 改善后的姆趾位置，姆趾趾腹和地面有较满意的接触。

术后处理

- 笔者使用加压包扎和术后硬底鞋，可以小心地用足跟负重行走。
- 鼓励早期跟腱牵拉活动和趾间关节的活动度锻炼。
- 翻修的病例，患者非负重4周，然后足跟负重4周。如果没有植骨，此时的X线片可显示骨愈合。
  ○ 图2是典型病例患者术后的随访照片。
- 术后8周拍X线片。如果有骨愈合的表现，前足可在术后鞋中负重。在随后的4周慢慢过渡到从扶拐行走到完全前足负重。
- 术后12周拍X线片。如果证实骨愈合，可以穿带鞋垫的鞋或有减震鞋底的鞋。
- 愈合的时间依赖于植骨块的大小。只有获得骨愈合的证据后前足才能负重。要告知患者整个过程可能需要6个月，特别是有巨大骨缺损需要植骨的或者有缺血性坏死的情况。

预后

- 愈合时间与患者的病情以及吸烟习惯有关，还和植骨块的大小有直接关系。
- 预塑形的薄的钛钢板最初是被设计用于Keller手术失败后近节趾骨短缩病例中，用来获得最大把持范围。在跖骨端和趾骨端，3枚螺钉位于3个不同的轴线上，使得抗拔出力最大。还有额外的螺钉孔来固定植骨块。其固定强度与单轴背侧钢板不可同日而语。

并发症

- 感染
- 趾间关节僵硬
- 延迟愈合或不愈合
- 姆长伸肌腱炎
- 背内侧感觉皮神经损伤

（许同龙 译，梅国华 审校）

参考文献

[1] Flavin R, Stephens MM. Arthrodesis of the 1st metatarsal phalangeal joint using a dorsal titanium contoured plate. Foot Ankle Int 2004;25:783-787.

[2] Machacek F, Easley M, Gruber F, et al. Salvage of the failed Keller resection arthroplasty. J Bone Joint Surg Am 2004;86-A:1131-1138.

[3] Mann RA, Thompson FM. Arthrodesis of the first metatarsophalangeal joint for hallux valgus in rheumatoid arthritis. J Bone Joint Surg Am 1984;66:687-692.

[4] Stephens MM, ed. An Atlas of Foot and Ankle Surgery, ed 2. London: Martin Dunitz, 2001.

第28章 第1跖趾关节的骨块填充撑开手术
Bone-Block Distraction of the First Metatarsophalangeal Joint

Hans-Joerg Trnka and Stefan G. Hofstaetter

定义

- 在各种蹞趾畸形的挽救性手术中,跖趾关节融合是除保留关节的手术之外的另一个合理选择。
- 这些畸形病变包括蹞外翻手术失败、跖骨头缺血坏死、第1跖趾关节置换失败、感染、类风湿关节炎、创伤后遗症、蹞僵硬、严重蹞外翻畸形以及神经肌肉病变。
- 当轻度或中度骨缺损时,我们容忍蹞趾的轻微短缩,在原位进行融合。我们认为,对于大多数病例,少许的短缩仅造成轻微的外观问题,但功能仍然令人满意。
- 当蹞趾显著短缩并引起相应的第2~5趾跖痛时,原位融合第1跖趾关节不能恢复满意的功能。
- 我们采用填入结构性植骨块恢复第1序列的长度,通过增加第1跖骨和蹞趾的负重,达到缓解第2~5趾跖痛的目的。
- 结构性填充骨的植骨来源包括:①结构性异体骨(常常从供体的股骨头或者髂嵴裁剪而来);②结构性自体骨(取自患者的髂嵴)。我们认为取自患者同侧髂前上棘的骨是最理想的,因为患者取平卧位时,这个部位很适合取骨。
- 植骨块的塑形方法有多种。我们喜欢用球–窝技术,比平切或锥形截骨有三个优势:
  - 对受区残余骨量的切除最少。
  - 植骨块两端有理想的接触面,有利愈合。
  - 准备好融合面后,摆放脚趾的位置相对较容易,不会丧失融合需要的骨接触面。

发病机制

- 在临床操作中,我们最常在以下几种严重骨缺损的情况下使用球-窝间隔植骨块撑开技术。
  - Keller-Brandes手术(图1A),近节趾骨基底切除术(这通常造成蹞趾一侧的骨缺损而不是整个第1跖趾关节骨缺损)。
  - Mayo手术(图1B),切除第1跖骨头(造成更广泛的第1跖列骨缺损)。
- 由于它们对前足功能的损害以及现代保留解剖结构的手术理念,Keller-Brandes手术和Mayo手术在大多数地方已经消失。
- 第1跖骨头缺血性坏死(图1C),一种远端Chevron截骨术后相对较少见的并发症。
- 第1跖趾关节置换后骨破坏,特别是硅胶假体(图1D)。

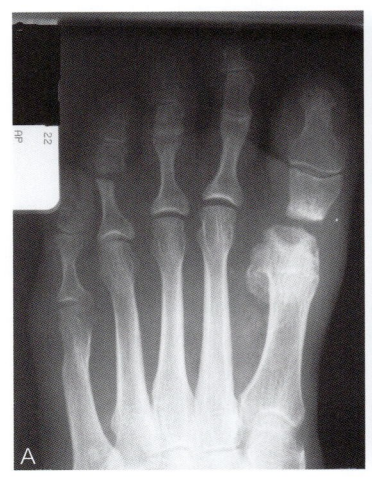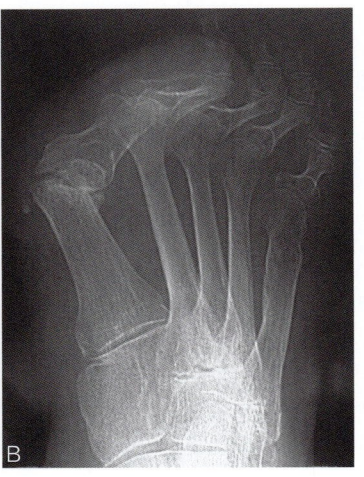

图1 A. Keller-Brandes手术后骨缺损。B. Mayo关节切除成形术后骨缺损。

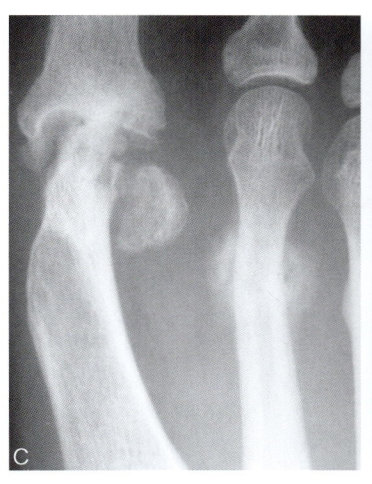
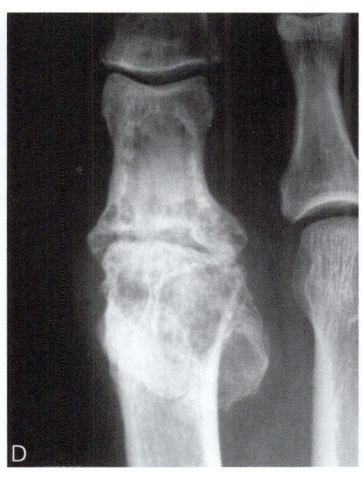

图1（续） C. Chevron 截骨术后跖骨头缺血性坏死骨缺损。D. 硅胶假体植入失败后骨缺损。

自然病程

- 上述的手术失败造成前足的功能不平衡，第1跖列不能正常负重，第2～5跖骨头过度负重，产生转移性跖痛。虽然可以通过缩短第2～5跖骨头来代偿第1跖列长度的丢失，但因为第2～5趾本身没有病变，所以这样做并不可取。

病史和体格检查

- 患者通常主诉踇趾跖趾关节疼痛和畸形，以及前足外侧的压迫和疼痛。
- 典型的体检表现包括：
  - 踇趾或第1跖列短缩（常见的骨量丢失仅位于趾骨侧或跖骨头侧；但 Mayo 手术后、跖骨头缺血坏死或关节置换失败后，则会发生更广泛的骨量丢失）。
  - 踇趾仰趾畸形。
  - 残留的踇外翻畸形以及少见的踇内翻畸形。
  - 踇趾活动时疼痛和嚓啪音。
  - 第2～5跖骨头下疼痛和压痛（有时形成足底胼胝）。
- 还要检查备用的髂嵴部位，检查非预期的软组织情况或者确认以前没有做过取骨手术。

影像学和其他诊断性检查

- 足的负重位X线片，包括前后位、侧位、斜位。
- 当第1跖骨头缺血性坏死时，前足的 MRI 可以提供帮助估计骨坏死的范围和预计所需间隔植骨块的大小。

非手术治疗

- 笔者的经验是，非手术治疗对于疼痛的、短缩的仰趾畸形的踇趾基本是无效的。可以考虑加大鞋宽，在踇趾下放入矫形支具，但使用价值有限。
- 不过，通过支撑第1跖骨头可以减少第2～5跖骨头下的负荷，从而缓解转移性跖骨痛的症状。如果跖骨垫有作用，那么穿一个带有跖骨支撑的定制支具可能会有帮助。

手术治疗

术前准备

- 术前要确定用异体股骨头或同种异体髂骨，还是自体髂骨植骨。不过，我们建议在患者同意的前提下，对上述各项选择都留有余地，如果术中发现一种方法不行，则改用另一种。要告知患者采用自体髂骨和同种异体骨植骨各自的风险。
- Myerson 等在2005年研究了结构性同种异体骨在足踝手术中的应用，并讨论了风险。结构性同种异体骨植骨的问题之一是传播疾病和恶性肿瘤的风险，但是随着使用处理过的同种异体骨，这种风险实际上降为了零。自体髂骨植骨的风险是供区病变，包括局部血肿、局部感染及少见的局部神经刺激。
- 我们常规在术前做结构性植骨的计划，决定大概的骨切除量和需要植骨的长度。

手术体位

- 患者平卧于手术台上，患足同侧髋部下方垫枕。这样不仅能把足放在理想的位置（帮助正确评估踇趾的对线），而且通过使髂前上棘更好地显露，取髂骨更容易。

手术入路

- 第1跖趾关节：推荐标准的背侧切口，起始于跖趾关节近端4 cm，延伸到趾间关节。如果可能，此切口要覆盖原有的切口，避免皮桥，特别是脚趾要用间隔植骨撑开时，皮桥会增加风险。
- 髂嵴：切口与髂前上棘平行，位于其下方，止于髂前上棘后方3 cm，以避免损伤股外侧皮神经。

跖趾关节准备

- 背侧皮肤切口，起始于跖趾关节近端4 cm，延伸到趾间关节（技术图1A）。
- 常规切除所有的骨赘和软组织粘连。
- 如果第1跖列有轻度缩短，可以简单地牵开姆长伸肌腱。如果中到重度短缩，特别是伴有仰趾畸形时，需要Z形延长姆长伸肌腱来恢复脚趾长度和避免姆趾趾间关节过伸。
- 切开第1跖趾关节囊、原先手术后的瘢痕组织，纵行切开并掀开近节趾骨和第1跖骨远端的骨膜。说到软组织最少剥离原则，我们认为骨膜下剥离能使姆趾获得足够的活动。但是，我们保留足底侧软组织来保持跖骨头和近节趾骨的血供（技术图1B）。

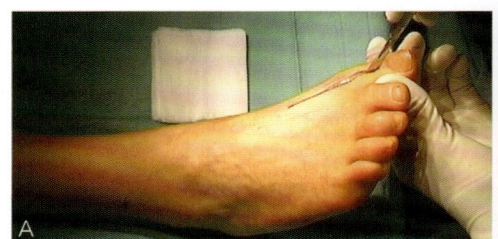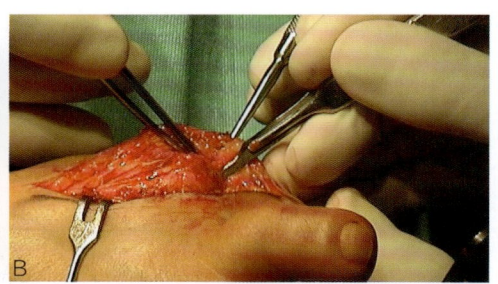

技术图1 A. 纵行切开关节囊和覆盖在跖骨、趾骨上的软组织直到骨，并且掀开。骨膜下剥离使得外侧软组织和瘢痕粘连得到充分松解。B. 当第1跖趾关节的关节面充分暴露后，将姆趾极度跖屈。

打磨第1跖骨头和近节趾骨基底

- 松解第1跖趾关节的关节面后，将姆趾极度跖屈（技术图2A）。
- 插入打磨器导针到跖骨头中央，通过导针置入正确尺寸的阴锉（技术图2B、C）。磨除表面的硬化骨，直至出血的骨松质。
- 暴露近节趾骨基底（技术图2D），插入打磨器导针（技术图2E）。
- 用相同的方法，使用一个形态相反的阳锉处理近节趾骨（技术图2F、G）。牵拉脚趾到理想的长度，测量空隙的距离（技术图2H、I）。

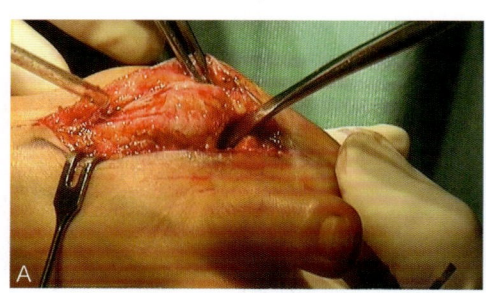

技术图2 A. 当充分暴露第1跖趾关节的关节面后，将姆趾极度跖屈。

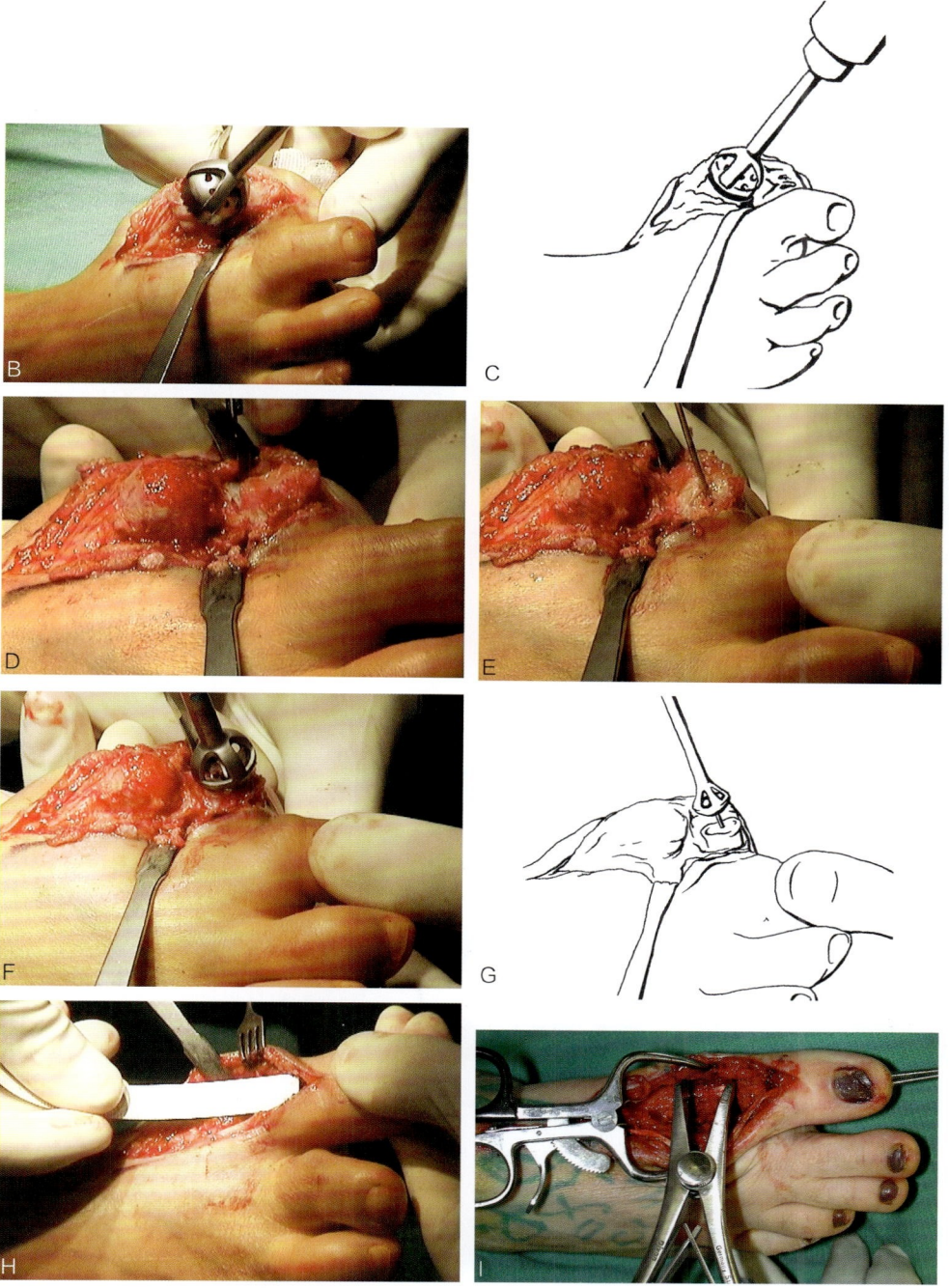

技术图2（续） B、C. 使用足够尺寸的阴锉除去表面的硬化骨，直至出血的骨松质。D. 暴露近节趾骨基底。E. 置入打磨器导针。F、G. 使用阳锉处理近节趾骨，直至出血的骨松质。H、I. 牵拉脚趾到理想的长度，测量空隙的距离。

髂骨植骨块的切取

- 为了获取髂骨的三面骨皮质块，切口位于髂前上棘的后方 3 cm（技术图 3A）。为了止血，用电刀沿切口切开肌膜。
- 掀开髂嵴上方的骨膜。在髂嵴的内外侧插入 Hohmann 牵开器，深达骨膜（技术图 3B）。
- 根据第 1 跖列的长度和跖趾关节的骨缺损间隙决定需要切取的骨块的长度，在髂嵴上做标记。我们使用微型锯来切骨，然后用骨刀完整分离结构性植骨块（技术图 3C）。
- 获取髂骨的结构性植骨块（技术图 3D）。
- 髂嵴的缺损处可以填入异体骨颗粒。放置引流后关闭骨膜，关闭皮下组织和皮肤。

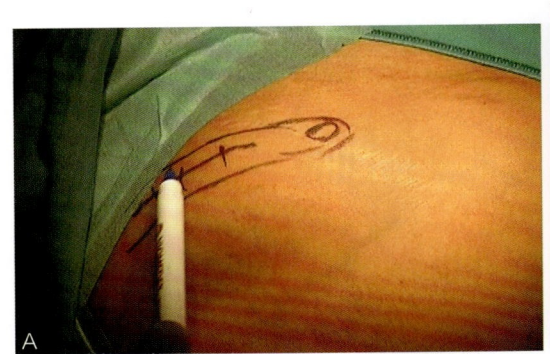
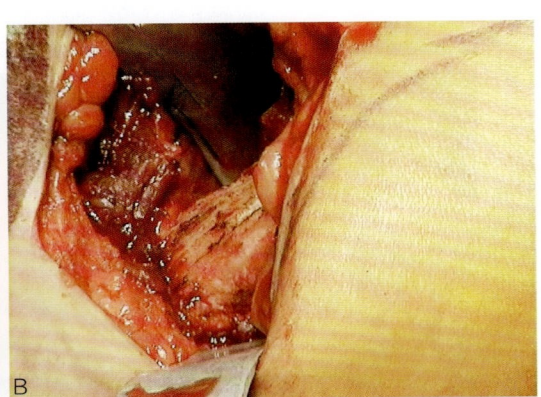
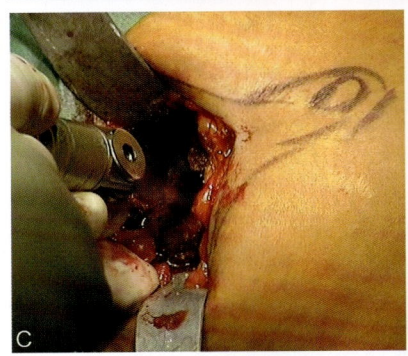
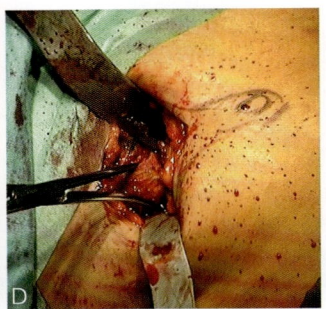

技术图 3　A. 切口位于髂前上棘的后方 2～3 cm。B. 在髂嵴的内外侧插入 Hohmann 牵开器，深达骨膜。C. 用微型锯和骨刀来切骨。D. 获取髂骨的结构性植骨块。

植骨块塑形

- 在器械台上用巾钳固定植骨块（髂嵴植骨块或者股骨头），准备塑形到理想的长度（技术图 4A、B）。
- 将打磨器的导针钻入到植骨块长轴的中心。
- 使用前面做跖趾关节两端准备的同样的打磨器处理植骨块两端。一端用阴锉，另一端用阳锉，分别进行打磨。使植骨块与受区形状相匹配（技术图 4C～F）。

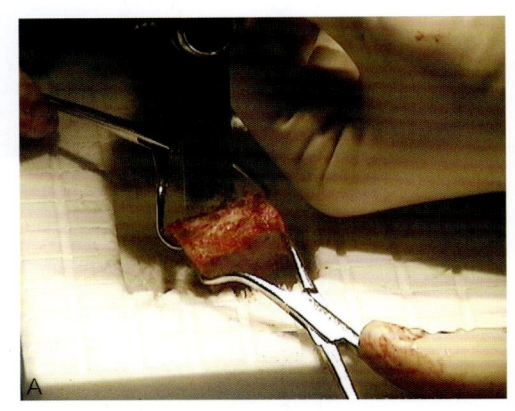

技术图 4　A. 在手术台上，用钳子夹住植骨块，将髂骨块切成需要的长度。

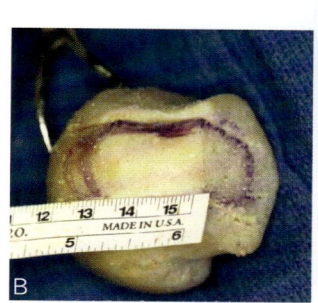
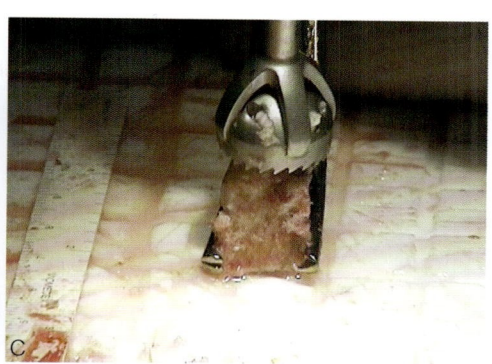
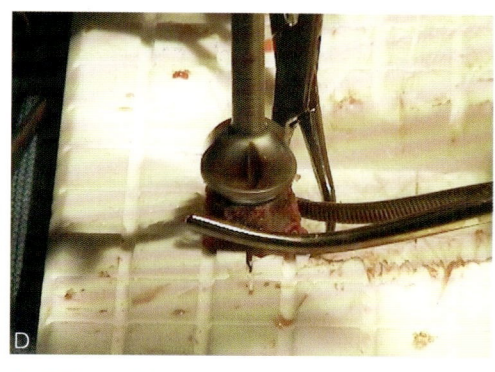
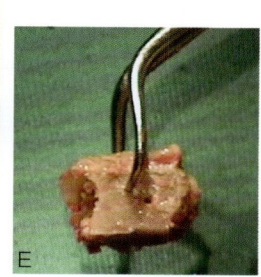
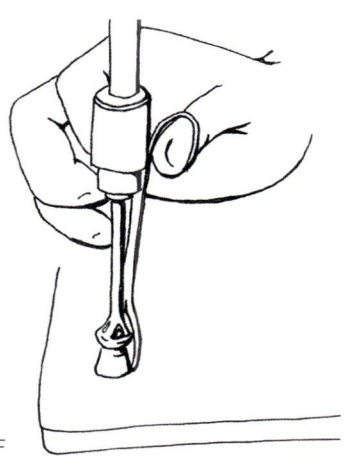

技术图4（续） B. 在同种异体股骨头上测量长度。C～F. 用同样尺寸的阴阳锉处理骨块的两端，一侧球形一侧窝形，分别与相对应的趾骨近端和跖骨远端相匹配。

骨块的植入和固定

- 将塑好形的骨块插入到跖骨和趾骨的间隙当中（技术图5A）。由于植骨块和受区已经球-窝塑形处理，延长的蹬趾从各个方向上都可以无缝匹配，对线良好。
- 在背侧放一块标准钢板或者特殊的翻修钢板（技术图5B）。用克氏针临时固定复位，透视下确认融合位置和钢板位置。
- 根据笔者的经验，理想的蹬趾融合位置是：旋转中立位（没有旋前和旋后），15°背伸（相对于足底），且相对于第1跖骨外翻5°（技术图5C、D）。
- 为了确定矢状面的位置，可以用一个器械盒的盖子来模拟负重。理想状态下，当前足和足跟接触器械盒盖的时候，蹬趾的远节趾腹高于器械盒盖板1～2 mm（技术图5E、F）。

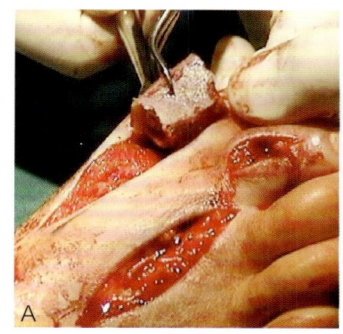
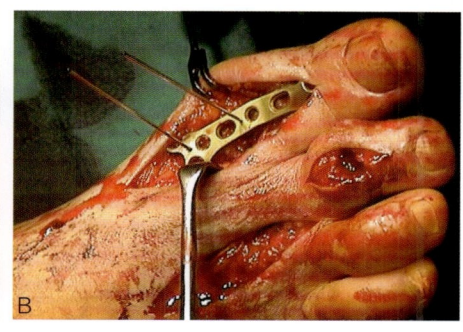

技术图5 A. 将塑形好的骨块插入到跖骨和趾骨的间隙当中。B. 背侧放一块特殊的翻修钢板。

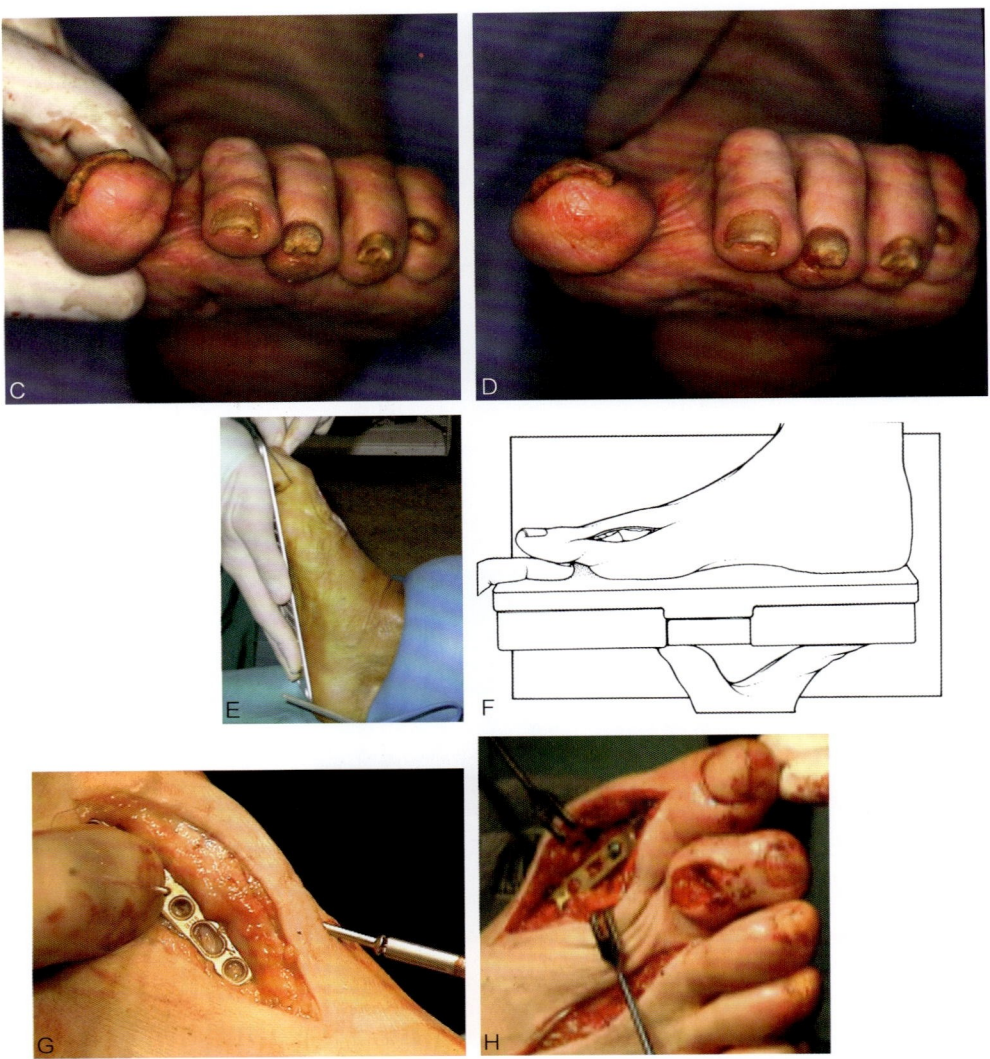

技术图5（续） C、D. 旋转中立位，特别注意趾甲的位置。E、F. 用一个器械盒的盖子来模拟地面接触。G. 用一枚3.0 mm直径的AO螺钉从趾骨近端内侧穿入，穿过植骨块，从跖骨外侧穿出，增加稳定性。H. 用足够多的螺钉固定钢板。

- 用一枚3.0 mm或3.5 mm的螺钉从残留趾骨近端内侧穿入，穿过植骨块，从残留的跖骨外侧穿出（技术图5G）。
- 用钢板固定，在近节趾骨、植骨块和跖骨上都置入螺钉，但要避开最初斜穿的螺钉（技术图5H）。用3或4针可吸收线皮下缝合来盖住钢板。我们提倡术后使用一个小直径的引流管2天，以减少血肿的风险。
- 无张力状态下关闭皮下和皮肤；关闭切口要小心，因为延长了第1跖列，软组织已经有了一些张力。
- 无菌敷料覆盖伤口后，常规使用有衬垫的短腿石膏，石膏一直延伸到超过脚趾。

典型病例（由 Mark E.Easley 医生提供）

病史和影像学检查

- 一位48岁女性，左足第1跖趾关节置换失败的患者。
  - 第1跖趾关节跖侧压痛。
  - 第1跖趾关节过度背屈（技术图6A）。
  - 第1跖趾关节活动时疼痛且关节僵硬。
- 负重位X线片可见假体脱出（技术图6B、C）。
  - 近端假体看上去好像侵蚀了第1跖骨背侧的骨皮质。
  - 远端假体则侵蚀了近节趾骨的跖侧骨皮质。

显露

- 再次使用背侧纵向切口。
- 保护好踇长伸肌腱和踇背内侧感觉神经。
- 在本病例中，假体游离了。

- 近端假体从跖骨髓腔中脱出（技术图7A、B）。
- 远端假体与近节趾骨脱离（技术图7C～E）。

关节面处理

- 评估残留的第1跖骨和近节趾骨（技术图8A）。
- 用杯形第1跖趾关节专用打磨器打磨跖骨和近节趾骨，以提供和结构性植骨块最佳的接触面（技术图8B）。
- 通过切除纤维组织和硬化骨钻孔来准备骨隧道。

结构性植骨块的准备和固定

- 用相对应的锥形打磨器处理结构性同种异体骨（技术图9A、B）。
- 将骨松质植入骨隧道中。
- 将结构性植骨块植入第1跖趾关节缺损处（技术图9C、D）。

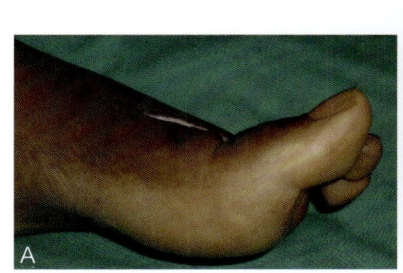
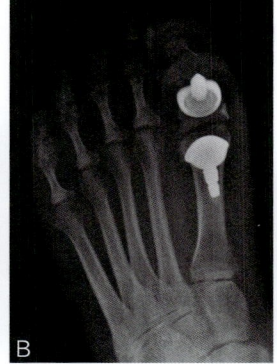
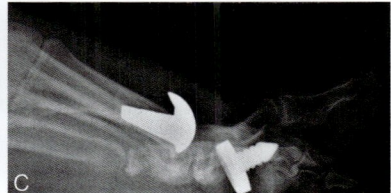

技术图6 A. 第1跖趾关节过度背伸。B、C. 一位48岁女性，左足第1跖趾关节置换失败导致疼痛的患者，假体游离且侵蚀了相邻的骨皮质。

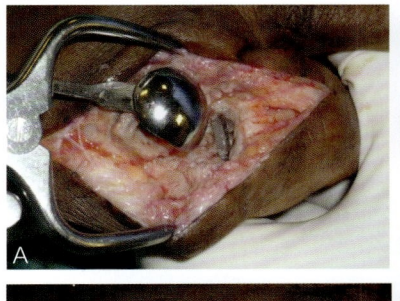
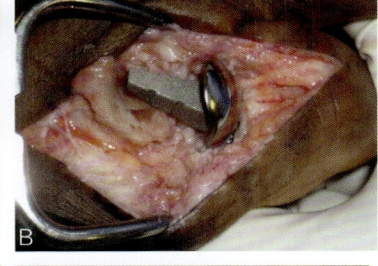
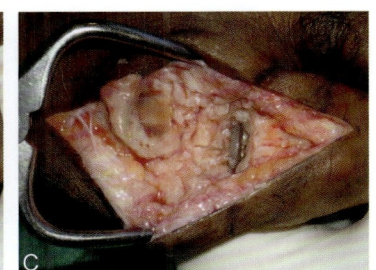
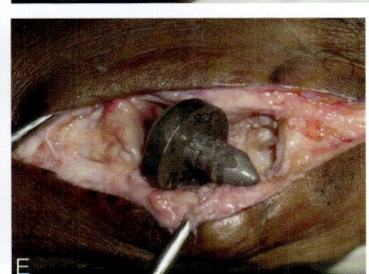

技术图7 去除假体。A. 轻松的拉力即可拔出跖骨部位向背侧半脱位的假体，显示没有骨生长。B. 近端假体被完整地从跖骨中取出。C. 远端假体侵蚀了近节趾骨的跖侧皮质。D. 拔出远端假体。E. 从近节趾骨中取出的远端假体。

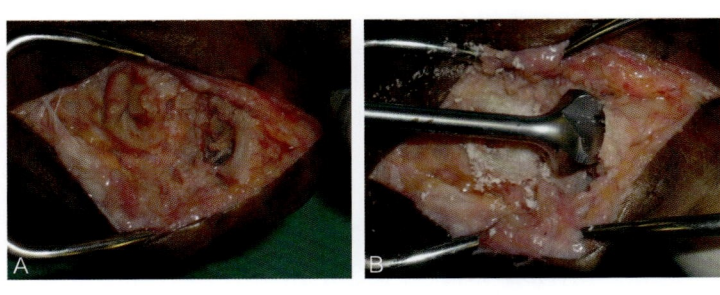

技术图8　A. 评估骨质的侵蚀和骨隧道中的纤维组织。B. 用杯形第1跖趾关节专用打磨器打磨残留的跖骨和近节趾骨。

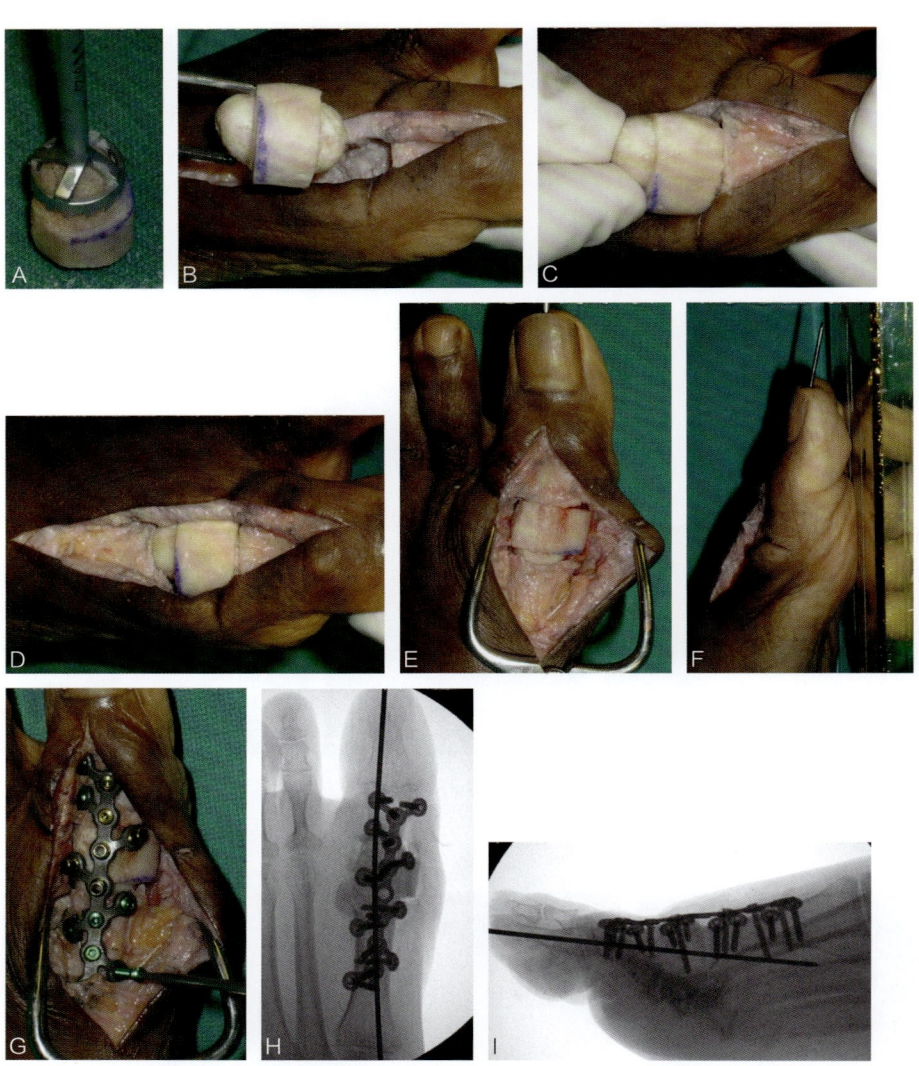

技术图9　A. 用第1跖趾关节专用打磨器准备结构性同种异体。B. 评估结构性植骨块尺寸。C. 将植骨块与远端对齐植入。D. 将植骨块与近端对齐植入，注意跖骨背侧被假体侵蚀的骨皮质。E、F. 克氏针纵向临时固定后评估𝐏趾的位置。E. 前后位注意避免与第2趾撞击。F. 通过模拟负重确定矢状面最佳位置。G. 手压紧最佳位置后，背侧植入钢板，注意选用多孔钢板增加结构稳定性。H. 术中透视前后位片。I. 术中透视侧位片。

- 确定最佳的踇趾位置,并临时固定(技术图9E、F)。
- 手动压紧插入结构性植骨块的第1跖趾关节。
- 放置背侧钢板。
- 理想情况下,背侧钢板最好有多个固定孔可选择来保证第1跖趾关节融合后最大的稳定性(技术图9G)。
- 术中透视确认最佳的植骨位置和跖趾关节融合位置(技术图9H、I)。
- 关闭切口前,应松止血带确保踇趾良好的血供。

术后处理

- 融合愈合满意后才可行保护下前足负重(技术图10)。
  - 通常,保护下负重需要持续至少3个月。
  - 推荐使用短腿石膏。
- 需要CT来确认骨块间满意的生长融合。

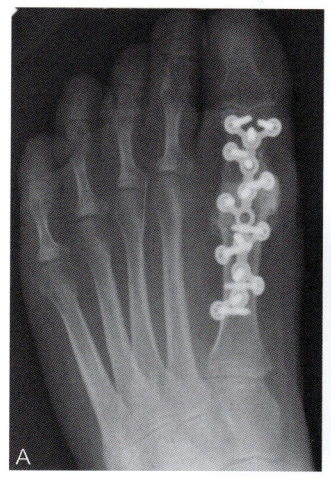 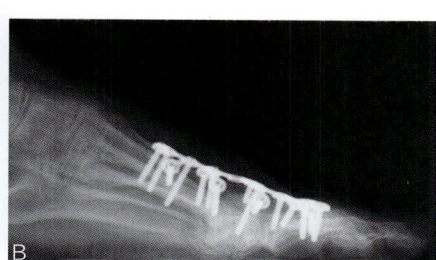 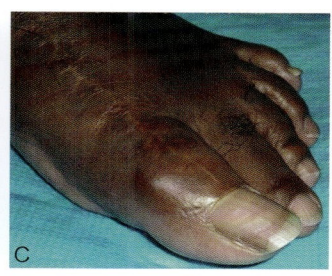

技术图10 术后6个月随访照片。A. 负重前后位片显示满意的对位和骨融合。B. 负重侧位片显示满意的对位和完好的固定装置。C. 临床随访显示满意的踇趾位置。

要点与失误防范

- 融合时要避免过伸。用器械盒盖来模拟地面负重。抬高过度可能导致籽骨过度负重、踇趾在鞋子里受到刺激产生症状以及外观难看
- 融合时要避免过屈。用器械盒盖来模拟地面负重。踇趾跖屈位置会导致步态周期的推进期出现症状以及踇趾趾间关节过度应力致趾间关节炎
- 避免延长过多;软组织可能张力过大,导致血管损害。有一个技巧,就是在切取或准备植骨块时,用撑开器撑开踇趾后放松止血带,如果5～10分钟后脚趾的灌注不佳,就可能是撑开太多了,要减小移植骨块的尺寸
- 内翻位置会使得穿鞋困难,但外翻同样难以耐受,因为踇趾与第2趾撞击。跖骨的轻度外翻是可以接受的,但我们认为,通常中立位是理想的位置
- 第1跖趾关节融合后残留旋前畸形是难以耐受的,这会导致有症状的脚趾内侧胼胝。要确保踇趾趾甲的排列方向与第2和第3趾一致

术后处理

- 建议患者使用超过脚趾的短腿石膏6～8周。患者在拆线后才能触地负重,足跟负重至6～8周。

预后

- Myerson等人采用植骨恢复第1列长度的踇趾跖趾关节融合方法治疗了24例患者(图2)。
  - 这些患者是在以下手术之后出现骨缺损的:硅胶假体关节置换治疗踇外翻和踇僵硬($n=11$),踇囊肿切除和跖骨远端截骨($n=6$),Keller成形术($n=5$),全关节置换($n=2$)。
  - 所有患者在术后平均62.7个月(26～108个月)进行临床和影像学检查。

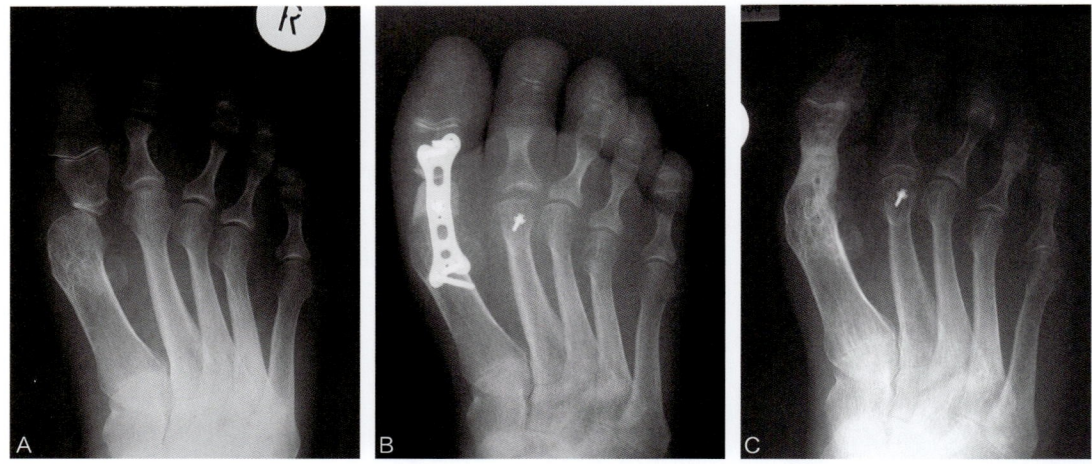

图2　A. 一个45岁女性患者Keller-Brandes术后。B. 第1跖趾关节植骨融合术后X线片。C. 钢板取出后2年随访。

- 24例中的19例成功融合（79.1%），平均融合时间为13.3周（11～16周），第1跖列平均延长13 mm（0～29 mm）。
- 5例影像学未愈合病例中，2例没有症状，3例再次手术后成功愈合。
- 并发症包括1例深部感染，需要静脉使用抗生素和反复冲洗清创来治疗骨髓炎。2例轻度浅表切口感染，通过口服抗生素和局部伤口护理得到控制。
- 平均AOFAS评分从39分（22～60分）提高到79分（64～90分）。
- Brosky等回顾了12例患者（12足）采用自体髂骨结构性填充植骨第1跖趾关节融合的病例。
  - 8例患者第1跖趾关节假体置换手术失败后骨缺损，2例踇外翻手术失败后缺血坏死，1例踇外翻手术失败后尝试融合但不愈合，1例行背侧骨赘切除术后发生骨髓炎。
  - 11例使用了1块背侧钢板和螺钉固定，1例使用了2块钢板，1块放背侧，1块放内侧。
  - 4例联合使用钢板和交叉的螺钉或克氏针。
  - 平均12周后（4～20周）达到临床愈合。
    - 12足中的11足在平均15周（8～28周）达到影像学融合，1例形成假关节。
  - 平均随访22个月后（5～70个月），AOFAS前足临床评分平均达到70分（最高90分）。
  - 4例患者术后诉籽骨炎、内植物突出和瘢痕敏感。2例患者需要皮瓣来覆盖皮肤坏死。术后没有发生有症状的趾间关节退变。

并发症

- 假关节形成
- 伤口裂开或感染
- 神经刺激
- 对线不佳

（许同龙　译，梅国华　审校）

参考文献

[1] Brodsky JW, Ptaszek AJ, Morris SG. Salvage first MTP arthrodesis utilizing ICBG: clinical evaluation and outcome. Foot Ankle Int 2000;21:290-296.

[2] Machacek F Jr, Easley ME, Gruber F, et al. Salvage of a failed Keller resection arthroplasty. J Bone Joint Surg Am 2004;86-A: 1131-1138.

[3] Machacek F Jr, Easley ME, Gruber F, et al. Salvage of the failed Keller resection arthroplasty: surgical technique. J Bone Joint Surg Am 2005;87(suppl 1):86-94.

[4] Myerson MS, Neufeld SK, Uribe J. Fresh frozen structural allografts in the foot and ankle. J Bone Joint Surg Am 2005;87: 113-120.

[5] Myerson MS, Schon LC, McGuigan FX, et al. Result of arthrodesis of the hallux metatarsophalangeal joint using bone graft for restoration of length. Foot Ankle Int 2000;21:297-306.

[6] Trnka HJ. Arthrodesis procedures for salvage of the hallux metatarsophalangeal joint. Foot Ankle Clin 2000;5:673-686, ix.

第29章 踇趾趾间关节融合术
Hallux Interphalangeal Joint Arthrodesis

Glenn G. Shi and Mark E. Easley

定义

- 多种潜在的疾病或病变影响到踇趾趾间关节。
- 如果踇趾的趾间关节畸形或关节炎有症状,往往需要趾间关节融合来治疗。
- 关节融合的目的有缓解:关节内的疼痛;屈曲挛缩导致的踇趾趾间关节背侧和末节趾腹过高的压力;以及长期第1跖趾关节背屈和趾间关节屈曲造成的跖籽关节压力过大,而引起的继发性籽骨疼痛。

解剖

- 踇趾包括两块趾骨:近节趾骨和远节趾骨。
- 踇趾趾间关节由近节趾骨头和远节趾骨基底相关节而成。这种简单而又稳定的铰链式关节可使关节主动活动度达背屈11.9°,跖屈46°。
- 近节趾骨头成滑车沟槽状,其跖侧面更宽也更凹陷。趾骨头形态正好与远节趾骨基底互相匹配。
- 静态的稳定性主要来自侧副韧带。它起自近节趾骨头的外上侧,止于远节趾骨的跖侧结节,得到包含跖板在内的周围关节囊的加强。动力稳定结构主要是来自跨趾间关节的踇趾伸、屈肌腱。

发病机制

- 关节内骨折:往往由直接的轴向暴力所致。对于无移位骨折的急性处理,休息和一段时间的固定即可缓解症状。而对于移位的关节内骨折患者,则需要切开复位内固定治疗或关节融合治疗,退变性的趾间关节炎多继发于创伤。
- 分离性骨软骨炎:踇趾趾间关节的骨软骨炎较膝关节和距骨少见。有一些有关运动员的趾间关节骨软骨损伤的病例报道:
  - 关节清理和克氏针临时固定可以短期改善症状,但据笔者所知,目前并无长期随访的结果(图1A)。
- 踇趾爪状趾畸形:病因包括足的骨筋膜室综合征、Charcot足、脑瘫、脊柱裂和其他的静态或进展性的神经肌肉病变。软组织不平衡会导致第1跖趾关节背屈而踇趾趾间关节跖屈。
- 仰趾畸形:源于慢性未经治疗的草皮趾(跖板损伤)。同样的,当双侧籽骨都切除而未修复剩余的屈肌腱的连续性,也会造成仰趾畸形(图1B)。
- 炎症性关节炎:在某些病例中,踇趾趾间滑膜炎症以及滑膜炎症对关节的不断侵蚀破坏,也会造成踇趾趾间关节炎。

病史和体格检查

- 有时,患者会回想起踇趾曾经受创伤刺激,例如踇趾"折断"的经历。一般来说,典型的症状主要是踇趾趾间关节活动时疼痛。
- 仔细询问病史,探索疼痛或畸形的可能病因。
- 体格检查:
  - 患者可能会有明显的畸形,例如爪状趾、跖趾关节背屈或踇趾趾间关节外翻。临床医师应检查皮肤情况,包括软组织老茧、跖侧胼胝体以及严重畸形患者的开放性溃疡。
  - 趾间关节的压痛一般较典型。
  - 主被动活动踇趾趾间关节时疼痛不适。

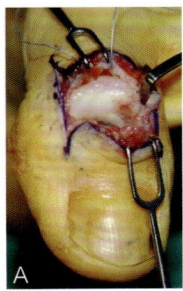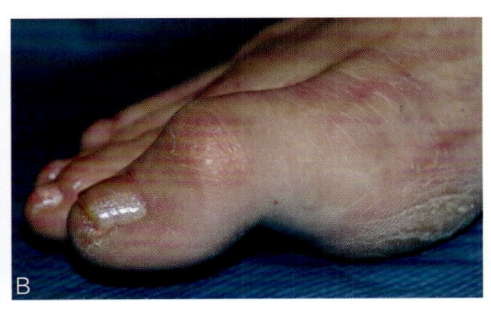

图1 A. 踇趾趾间关节融合前近节趾骨骨软骨的损伤。B. 慢性籽骨复合体损伤患者的仰趾畸形。

影像学和其他诊断性检查

- 拍摄标准负重位X线片,包括前后位、侧位和斜位。
- 踇趾趾间关节炎的影像学分级为:
  - Ⅰ级:无退行性改变。
  - Ⅱ级:轻度退变,<1 mm的软骨溶解。
  - Ⅲ级:中度退变,1~2 mm的软骨溶解。
  - Ⅳ级:严重退变伴关节间隙狭窄、关节周围囊性变和排列畸形。
- CT检查可以更详细地显示关节内的骨性结构。它可用于评估关节周围囊性变的切口以及评估趾间关节融合所需植骨块的大小。
- 踇趾趾间关节的薄切MRI可用于评估骨软骨的损伤。

鉴别诊断

- 关节内骨折
- 踇趾趾间关节脱位
- 炎性关节炎
- 创伤后退行性关节炎
- 踇趾趾间关节痛风
- 骨软骨损伤
- 游离体
- 踇趾爪状趾畸形
- 踇趾趾间关节踇外翻

非手术治疗

- 改变活动习惯
- 穿硬底鞋
- Morton踇趾延长垫
- 穿宽头鞋
- 额外加深鞋盒
- 非甾体类抗炎药物
- 激素注射

手术治疗

- 手术适应证包括所有保守治疗失败的有症状的患者:
  - 创伤后退行性踇趾趾间关节关节炎
  - 炎症性踇趾趾间关节关节炎
  - 踇趾趾间关节内翻或外翻畸形,且伴有踇趾趾间关节关节炎
  - 踇趾爪状趾畸形
  - 仰趾畸形
  - 进展性的神经肌肉病变,可导致典型的踇趾趾间关节僵硬性屈曲挛缩

术前准备

- 检查踇趾趾间关节的主动及被动活动范围,以确定畸形是僵硬性的还是柔性的(图2A、B)。
- 评估旋转畸形,尤其是踇趾的旋前畸形。
- 查看负重位三个方位的X线片,考虑踇趾畸形更多的关联细节(图2C、D)。
- 很少需要更详细的影像学检查。高分辨率的MRI可以显示X线片无法显示的软骨损伤,CT则可以提供软骨下骨不平整的更多细节。

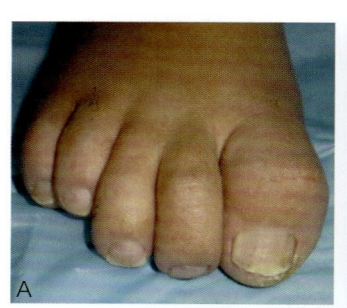
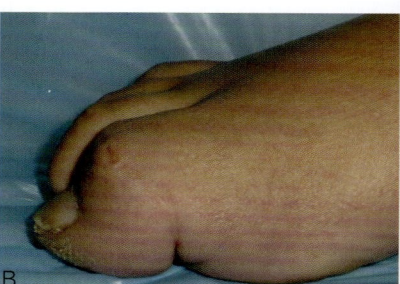
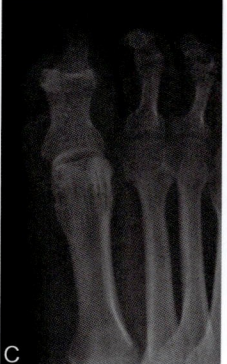
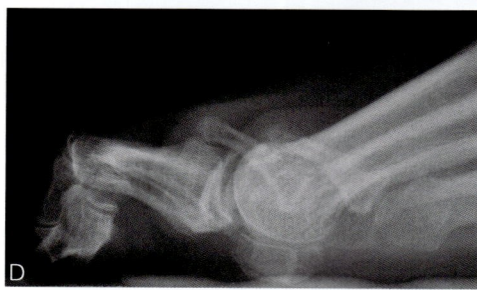

图2 50岁男性患者,踇僵硬性爪状趾畸形。A. 背面观。B. 内侧观。C. 前后位片。D. 侧位片。

手术体位

- 通常在周围神经阻滞下进行手术。
- 患者取仰卧位，同侧臀部下方可垫高，使患足朝向上方的天花板。
- 如果需要止血带，可置于踝关节或小腿上。

手术入路

- 推荐使用踇趾趾间关节的背侧入路。
- 推荐采用H形切口进行单纯踇趾趾间关节融合，尽管该切口不是一个流行的手术切口，但以笔者的经验，该切口可以满足最佳的显露和可靠的愈合。

手术显露

- H形切口的横行切口位于踇趾趾间关节，沿背内侧和背外侧的纵轴方向分别向远、近端各延长1 cm（技术图1A）。
- 将包含关节囊和骨膜的全层皮瓣提起，尽量减少破坏皮下层（技术图1B）。
- 切开踇趾长伸肌腱的远端止点。横行切断肌腱。标记踇趾长伸肌腱，在关节融合术后可重新缝回原处以加强踇趾背伸力量，或者也可以固定于踇短伸肌。
- 将全层皮瓣分别向远、近端牵开，沿关节的横行切口显露趾间关节。
- 切开关节周围的侧副韧带的止点，从而显露近侧趾间关节。

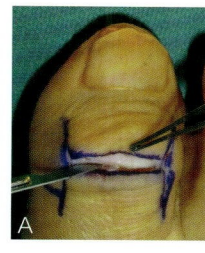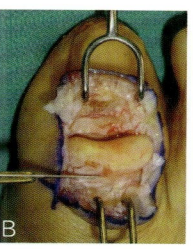

技术图1 A. 背侧H形切口。B. 关节囊和骨膜下软组织分别向趾间关节远、近端牵开。

踇趾趾间关节的处理

- 用拉钩将较深层的软组织向远、近两端拉开，即可显露近节趾骨的远端关节面。
- 保护好软组织的同时，用微型摆锯切除关节面。通过将锯片紧贴关节面的近端开始切除软骨，以保证减少骨量的丢失。
- 通过倾斜锯片，使趾骨跖侧的骨切除多于背侧，以使关节融合在轻度跖屈位（技术图2A、B）。
  - 避免锯片穿透趾骨，因为锯穿至跖侧就可能损伤踇长屈肌腱。
- 同样用微型摆锯准备远节趾骨的近端关节面，同样的轻度跖屈位上切除（跖侧的骨切除略多于背侧）（技术图2C、D）。
  - 同样避免锯片锯穿趾骨，因为一旦锯穿至跖侧则可能损伤踇长屈肌腱。
- 骨切除后，依靠临床经验和透视，确定踇趾合适的位置（技术图2E）。如果位置不理想，可以重新处理骨面直至位置满意。
- 远近关节面处理的要求是指让踇趾趾间关节达到轻度跖屈的状态，约5°。

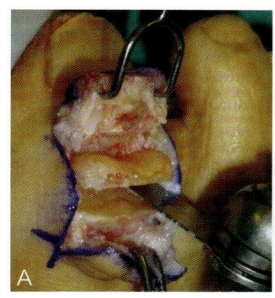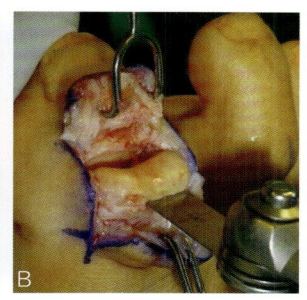

技术图2 A、B. 处理近节趾骨关节面。A. 紧贴关节面切除关节软骨。B. 轻度跖屈位切除（跖侧略多于背侧）。

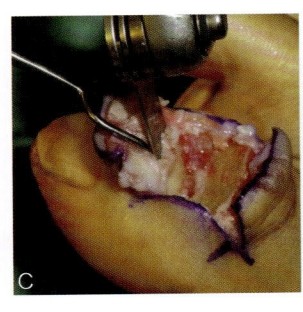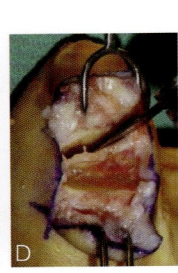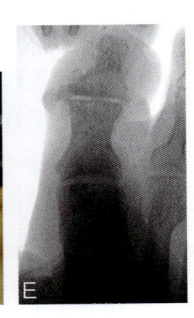

技术图2（续） C、D. 处理远节趾骨关节面。C. 尽可能最少的骨切除。D. 跖侧比背侧略多切除以促成轻度跖屈。E. 术中透视处理好的关节，以在固定前确认良好的对位和力线。

置入导针

- 用逆行方式从远节趾骨基底的中心沿趾骨长轴向远节趾骨甲床下方的出针点植入导针（技术图3A）。
- 沿皮纹的方向在导针的出针点做横行的小切口（技术图3B）。
- 将导针退出远节趾骨近端，仅留1~2 mm（技术图3C）。这样便于将导针瞄准并打入近节趾骨的髓腔。
- 在调整跗趾趾间关节的力线、移位和旋转后，置入导针，通过临床经验和透视确认位置满意（技术图3D）。
- 导针进入的深度决定着螺钉的长度。再次在透视下确认位置、力线和对位情况。需要留意的是，要给螺钉的植入预留充足的空间。如果螺钉侵犯了甲基质，则可能产生临床症状，亦可能影响趾甲生长（技术图3E）。

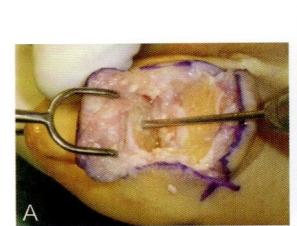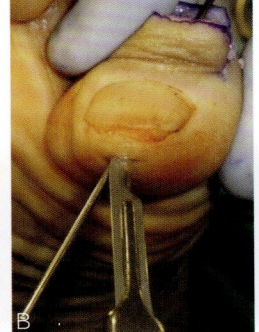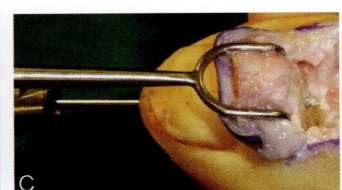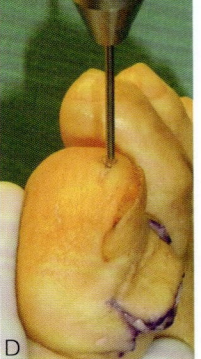

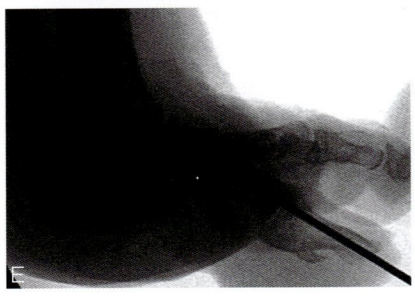

技术图3 A. 先将空心钉导针逆行置入远节趾骨。B. 跗趾远端出针点横行小切口，以允许测深器、钻头和螺钉置入。C. 逆行退出导针后复位趾间关节。D. 复位趾间关节后调整跗趾至满意的力线和旋转，从融合位置将导针逆行钻入近节趾骨。E. 术中透视确认最佳的导针位置。在这个侧位片中，导针在远节趾骨中的位置良好，所以螺钉置入后不会侵犯甲基质。

置入螺钉

- 在确认关节面处理满意、导针位置理想,用专用测深器测量出准确的螺钉长度后,用空心钻扩髓(技术图4A)。为了让螺钉在近节趾骨中获得最大的把持力,笔者一般只扩髓至刚刚通过融合位置,而不是近节趾骨的全长。
- 挑选合适长度的螺钉并拧入螺钉(技术图4B、C)。在拧入螺钉时,用一只手固定住趾间关节,以确保蹞趾固定于旋转中立位,以及获得适当的加压(技术图4D、E)效果。
- 最后,在前后位、侧位和斜位透视确认良好的骨接触、力线和螺钉位置(技术图4F)。

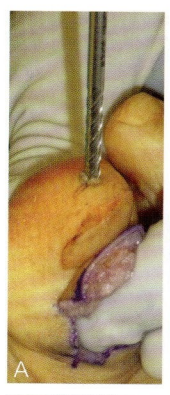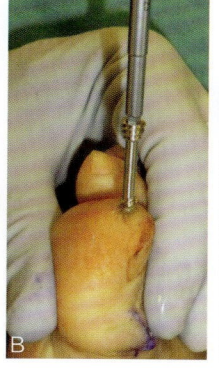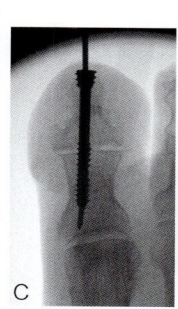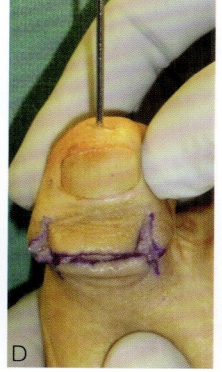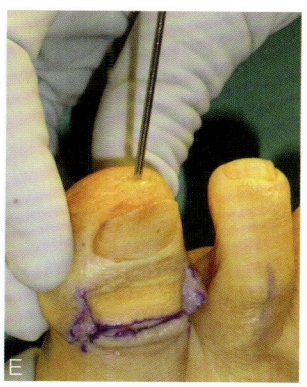

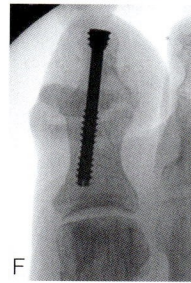

技术图4 A. 沿导针扩髓。B. 用一只手稳定住融合位置,将螺钉由远节趾骨拧入近节趾骨。注意控制住旋转。C. 透视下将螺钉拧过融合位置。D. 如果融合不稳定,则远节趾骨可能会旋转至旋前位。E. 理想状态下,蹞趾趾甲平面与第2趾趾甲的平面相一致。F. 术中透视显示螺钉应拧入远一点以获得最大的加压作用。螺钉尾部应埋入远节趾骨的顶端。

切口关闭

- 先予2-0可吸收缝线褥式缝合残留的关节囊和横行切断的蹞长伸肌腱(技术图5A)。
- 用3-0可吸收线缝合皮下组织,为了无张力缝合,再用4-0尼龙线垂直褥式缝合皮肤(技术图5B)。
- 用无菌敷料和厚纱布垫包扎。
- 如果患者可以可靠地保护好前足,可予穿鞋底延长超过脚趾的术后鞋。如果担心患者不能保护好前足,则我们喜欢用短腿夹板将踝关节固定于中立位,同时予人字夹板加强保护蹞趾。

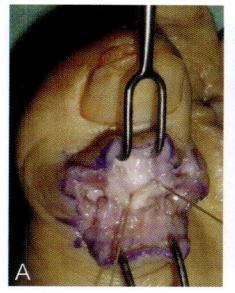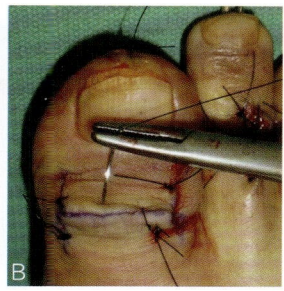

技术图5 A. 重新修复关节囊和蹞长伸肌腱。B. H形切口的皮肤边缘在无张力下缝合。

典型病例

- 55岁女性,爪状趾畸形。在先前的两次前足手术中,切除了双侧籽骨(技术图6A)。
- X线片显示患者残留踇外翻、踇趾趾间关节炎和爪状趾畸形(技术图6B、C)。
- 采用背侧入路处理关节面,以进行融合术。
- 透过关节找出踇长屈肌腱,从远节趾骨跖侧切断,在近侧肌腱的残端带上缝线(技术图6D)。
- 笔者完成了踇趾趾间关节的融合,不过把螺钉留在近节趾骨内的深度稍短一些,同时加了一枚克氏针防止旋转(技术图6E)。
- 因为使用了较短的螺钉,近节趾骨基底保留了一个足够的空间来制造一个骨性隧道,可将踇长屈肌腱自跖侧从中穿至背侧,然后用界面钉将踇长屈肌腱固定于近节趾骨基底(技术图6F、G)。

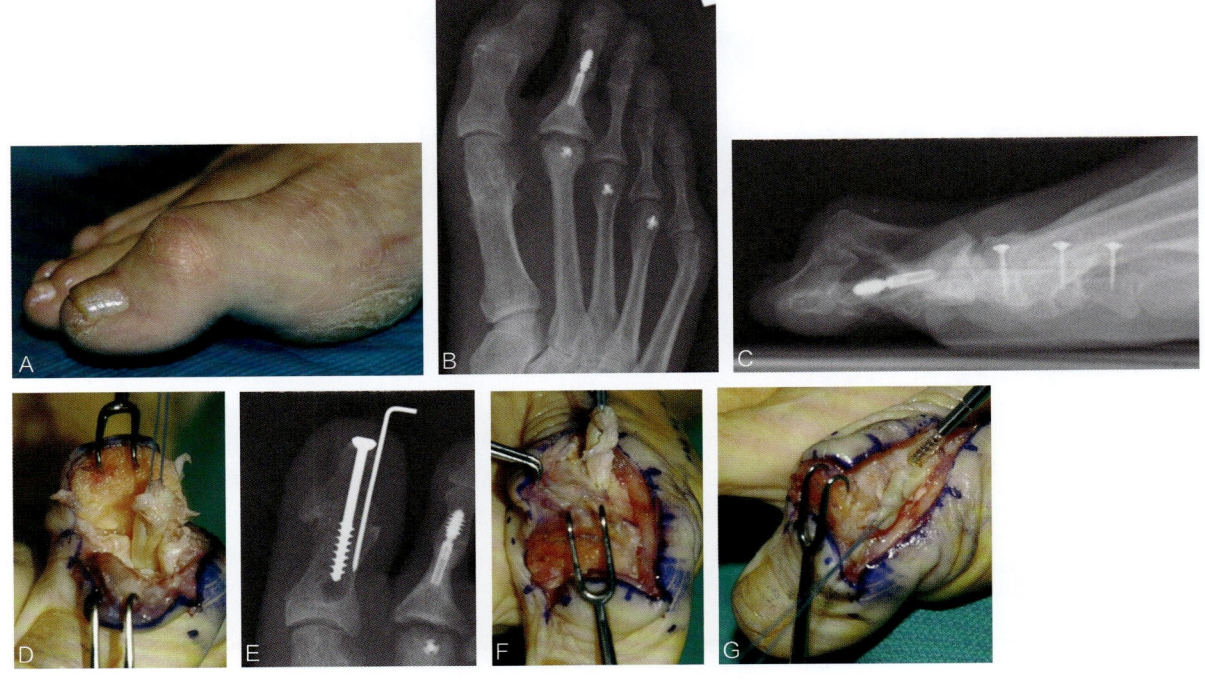

技术图6 A. 55岁女性,双侧籽骨切除术后爪状趾畸形。B. 前后位X线片。C. 侧位X线片。D. 穿过关节获取踇长屈肌腱。E. 趾间关节融合,在内固定近端钻孔以允许踇长屈肌腱穿过,转位至近节趾骨基底。F. 将踇长屈肌腱从近节趾骨基底穿至背侧。G. 在融合固定前予界面螺钉固定踇长屈肌腱。

要点与失误防范

合适的导针位置	• 进针点必须在趾骨的中心,且通过趾骨髓腔的中央。螺钉在远节趾骨中向背侧偏离可能侵犯甲床基质,产生临床症状和潜在的趾甲畸形生长的风险。克氏针和螺钉如偏向其他方向,可能会丧失最好的加压作用和螺钉把持力
踇趾解剖上的旋转	• 在螺钉完全拧入且获得良好的加压作用前,必须维持远节趾骨于合适的旋转位。第2趾趾甲是一个理想的参照点:踇趾趾甲应该与第2趾趾甲呈同一旋转平面。如果稍有误差,可以接受轻度旋后;必须避免旋前

	续表
两节趾骨间的旋转	• 最大的骨融合接触面依赖于远、近节趾骨的最佳对位。在该部位,远节趾骨的关节面往往大于近节趾骨的关节面,所以二者之间的平衡对于产生理想的骨融合非常重要。远节趾骨相对于近节趾骨的移位也可能导致有临床症状的局部隆起
融合于轻度跖屈位	• 背屈位的融合易造成踇趾趾间关节下方部位产生胼胝体
保护好踇长屈肌腱	• 踇长屈肌腱位于踇趾趾间关节的深面,锯片穿透趾骨可能会损伤肌腱

术后处理

- 术后10~14天随访,可用术后鞋或夹板固定,维持保护性负重。
- 第一次随访时可拆除缝线。
- 笔者常规使用硬底的术后鞋继续保护下负重至6周,这种鞋只允许足跟负重。

预后

- Dhukaram等报道了20例采用3.5 mm螺钉固定融合踇趾趾间关节的病例。所有患者在末次随访(平均19个月)时,均无疼痛且融合率100%。
- 对技术图6中的患者进行了18个月的随访,在取出内固定后,踇趾的对位和功能均得到了改善(图3)。

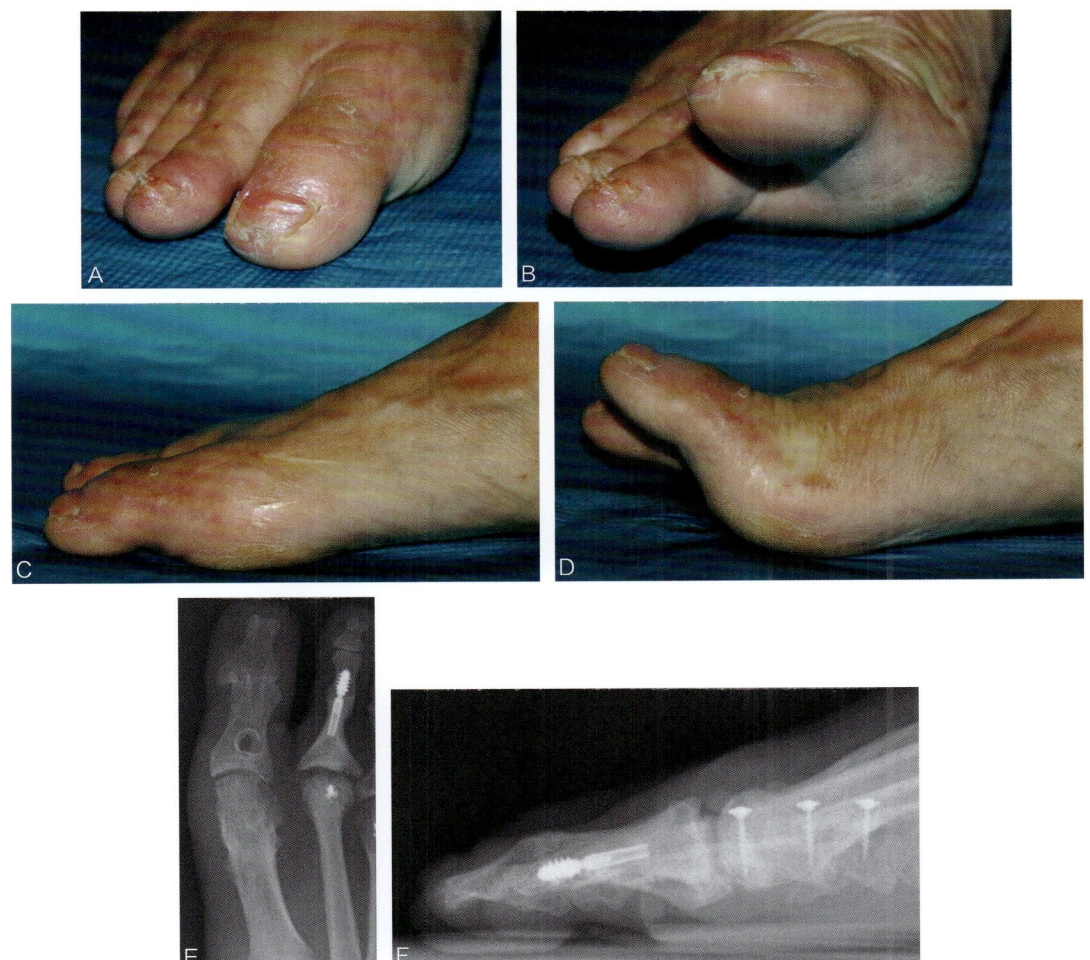

图3 踇趾趾间关节融合和踇长屈肌腱转位治疗双侧籽骨切除术后爪状趾畸形的患者(与技术图6为同一位患者)。A. 踇趾中立位。B. 第1跖趾关节背屈活动。C. 踇趾中立位的侧位片(注意刻意使趾间关节融合于轻度跖屈位)。D. 第1跖趾关节背屈位的侧位片。E、F. 取出内固定后,第18个月随访时患者的前后位片和侧位片。

并发症

- 伤口并发症
- 感染
- 旋转不良
- 畸形愈合
- 骨不连

（许同龙 译，梅国华 审校）

参考文献

[1] Salleh R, Beischer A, Edwards WH. Disorders of the hallucal interphalangeal joint. Foot Ankle Clin 2005;10(1):129-140.

[2] Shives TC, Johnson KA. Arthrodesis of the interphalangeal joint of the great toe—an improved technique. Foot Ankle. 1980;1(1):26-29.

第30章 "草皮趾"损伤的手术治疗
Surgical Management of Turf Toe Injuries

Robert B. Anderson and Christopher Nicholson

定义

- "草皮趾"损伤累及踇趾跖趾关节的关节囊－韧带－籽骨复合体[1,2]。损伤程度小到关节囊扭伤,大到整个复合体不稳定,常伴有直接的移位。损伤的部位取决于损伤的方向或暴力,大多数是过伸暴力。
- 随着越来越多地使用硬质比赛场地(比如人工草皮)和比赛时穿着的鞋底越来越柔软,"草皮趾"损伤越来越常见[7,10],导致的功能障碍可能比踝关节扭伤更严重[5,9]。随着这类损伤被更好地认识和报道,其发生率也在不断提高。
- 损伤对运动员造成严重的功能障碍,损失上场比赛的时间,甚至造成长期的影响,比如踇僵硬。所以必须早期诊断和正确评估以恢复功能和提高预后[8]。

解剖

- 踇趾－跖趾关节的稳定性依赖于周围的关节囊、韧带、肌腱以及骨性结构(图1)。上述关节囊复合体的任一部分损伤,都会导致"草皮趾"。
- 跖板包括关节囊、踇收肌横头、屈肌腱鞘、跖骨间深横韧带的止点。
- 胫侧和腓侧籽骨与跖骨头相关节。它们分别位于踇短屈肌的内、外侧头内。两者之间由籽骨间韧带连接。韧带除了连接籽骨,还连接跖骨头和近节趾骨。也可能存在二分籽骨,尤其是胫侧。
- 踇短屈肌腱位于足底的第三层。它起自外侧楔骨和骰骨,止于踇趾近节趾骨,由足底内侧神经支配。
- 在内侧,足底的第一层,踇外展肌起自跟骨内侧结节,与踇短屈肌腱一起止于近节踇趾基底的内侧。由足底内侧神经支配。
- 在外侧,足底的第三层,踇收肌有两个起点:斜头起自第2~4跖骨基底,横头起自第4跖趾关节外侧。两个头合并后通过腓侧籽骨,止于近节踇趾基底的外侧。踇收肌的两个部分都由足底外侧神经支配。

发病机制

- 最多见的损伤机制是第1跖趾关节过伸损伤。最常见于足部固定于屈曲位时,足跟受到轴向的应力(图2)。
- 最常见的变异机制是外翻暴力导致足底内侧复合体或者胫侧籽骨损伤,如果不加治疗,可能发展成创伤性踇囊炎和踇外翻。内翻暴力比较少见,但是可能导致创伤性内翻畸形。

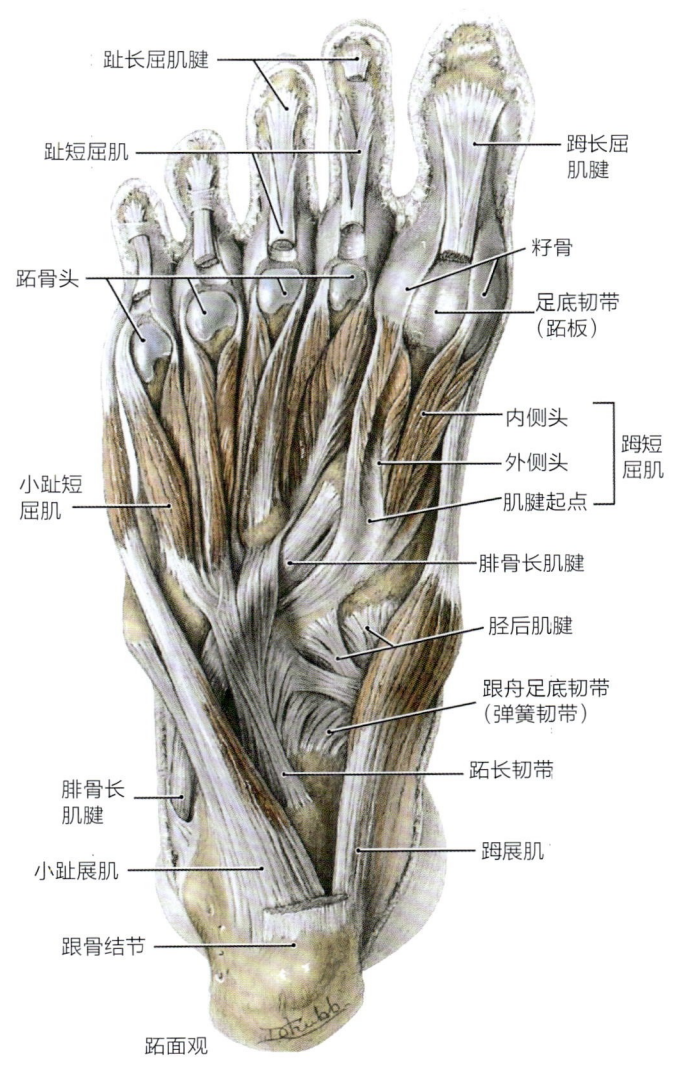

图1 正常跖趾关节的足底面解剖(经允许引自Agur AMR, Dalley AF. Grant's Atlas of Anatomy, ed 11. Baltimore: Lippincott Williams & Wilkins, 2005)。

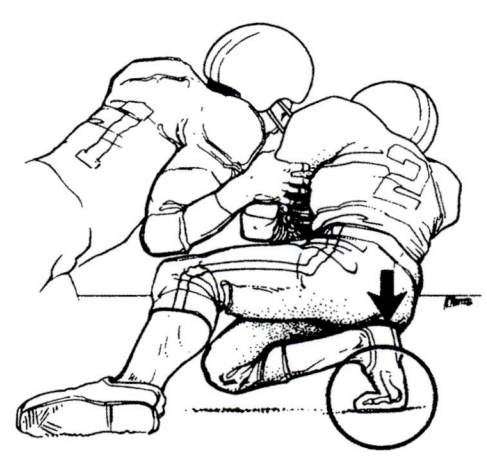

图 2　"草皮趾"损伤的典型机制：足固定于地面，受到轴向应力，产生第 1 跖趾关节的过伸暴力。

- 笔者的经验是，踝关节背伸受限（常常因为跟腱挛缩）会大大增加第 1 跖趾关节损伤的风险，尽管文献上对这一机制存在争议。

自然病程

- "草皮趾"损伤的自然病程，依照关节囊－韧带－籽骨复合体的损伤程度而不同。简单、稳定的扭伤会自行愈合。漏诊或未经治疗的不稳定损伤会导致踇外翻、僵硬和爪状趾畸形，从而导致慢性疼痛和推进无力。

病史和体格检查

- 外伤的病史非常重要。有助于诊断的信息包括患者当时穿什么鞋、受伤时的情况（例如受伤时足的位置、暴力的方向、运动场地和鞋的类型、可察觉的声响，以及明显的初始畸形如可能已经自行复位或者经过手法复位的脱位等）。
- 笔者的经验是，踝关节背伸受限（常常因为跟腱挛缩）会大大增加第 1 跖趾关节损伤的风险，尽管文献上对这一机制存在争议。
- 相关的临床表现主要包括第 1 跖趾关节跖侧肿胀和瘀斑。注意第 1 跖趾关节的对线，并与对侧比较。不对称的踇外翻提示创伤性踇囊炎，而不对称的踇内翻提示外侧籽骨复合体损伤。踇趾抬离地面，提示踇趾长屈肌腱可能撕裂或踇趾关节缺乏跖屈的限制力量。第 1 跖趾关节向背侧脱位是一个明显的体征，提示籽骨复合体的严重损伤。

- 体检包括以下内容：
  - 检查第 1 跖趾关节的主、被动活动度。第 1 跖趾关节活动度因人而异，文献报道跖屈从 3°到 40°，背屈从 40°到 100°。行内外翻应力试验。最好的办法是与未受伤的对侧相比较。
  - 检查者应该观察患者的步态（特别是提踵至足趾离地时）。患者会缩短足跟离地后的时间，因为足跟离地后受伤的第 1 跖趾关节压力会增加。
  - 垂直 Lachman 试验。比对侧松弛为阳性。
- "草皮趾"分类见于表 1。

表 1　"草皮趾"的分类

一、过伸型（"草皮趾"）
1 级：跖侧复合体拉长；局限性压痛，稍微肿胀，没有瘀斑
2 级：部分撕裂；弥漫性压痛，中度肿胀，瘀斑，因疼痛而活动受限
3 级：完全撕裂；严重压痛，明显肿胀和瘀斑，因疼痛而活动受限，垂直 Lachman 试验阳性；可能的伴发损伤（内侧－外侧损伤；籽骨骨折/二分籽骨分离；关节软骨－软骨下骨挫伤）
二、过屈型（"沙滩趾"）
三、脱位型
Ⅰ型：踇趾与籽骨一起脱位；籽骨间韧带无破裂；通常不可复位
Ⅱ型：ⅡA（籽骨间韧带破裂；通常可以复位）；ⅡB（一个籽骨横向骨折；通常可以复位）；ⅡC（籽骨间韧带完全破裂伴有一个籽骨骨折；通常可以复位）

影像学和其他诊断性检查

- 详细的影像学评估是必需的（包括足的负重前后位、侧位、斜位）（图 3）。籽骨轴位片也可能有用。
- 推荐双侧的站立前后位片用来对比，评估籽骨的位置。
- 应力下双足踇趾背屈侧位片有助于诊断二分籽骨分离或籽骨骨折（图 4）。如果籽骨没有随着踇趾的背屈向远端移位，还提示踇短屈肌远端断裂。研究表明，胫侧籽骨尖端到趾骨的距离 > 10.4 mm 或腓侧籽骨尖端到趾骨的距离 > 13.3 mm，跖板复合体破裂的可能性有 99.7%[11]。用患侧与健侧对比。
- 透视检查是很有价值的，如果有条件，强烈推荐透视检查。当踇趾背屈时如果籽骨没有移向远端，提示跖板破裂。
- 任何 X 线片不正常、有明显肿胀、有瘀斑或活动受限或者垂直 Lachman 试验阳性的患者都推荐进行 MRI 检查（图 5）。通过检查常常能看到存在骨软骨病变和跖骨头水肿。也可评估踇短屈肌腱的损伤。

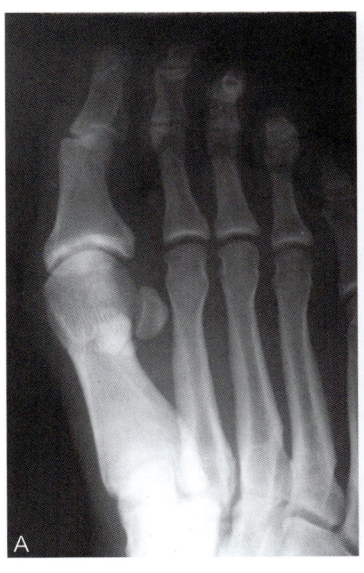
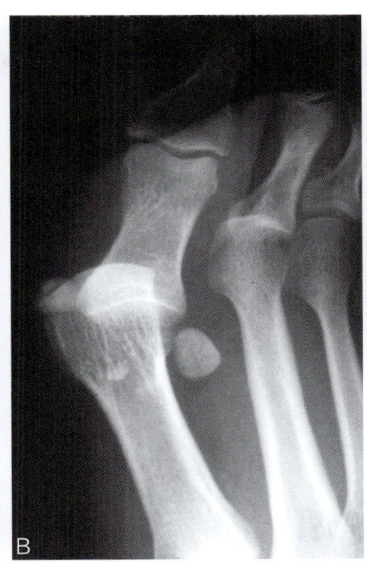
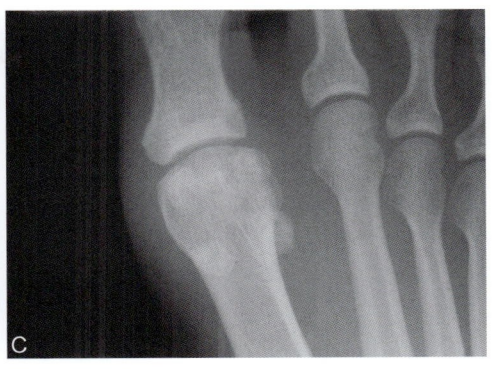

图3　A. 足前后位片显示胫侧籽骨向近端移位，提示不稳定的"草皮趾"损伤。B. 足前后位片显示第1跖趾关节脱位伴籽骨骨折。C. 足前后位片显示胫腓侧二分籽骨均分离。每侧的近端部分均被拉向近端。

鉴别诊断

- 第1跖骨头的软骨或骨软骨病变。
- 过屈损伤（"沙滩趾"损伤）[6]。
- 跨趾近节或远节趾骨骨折。
- 第1跖趾关节滑膜炎。

非手术治疗

- 休息、冰敷、抬高或使用非甾体类抗炎药物[4]。
- 用行走靴或石膏制动。跨趾跖屈位的人字形石膏可以减轻损伤的跖板复合体的张力（图6），对于二分籽骨分离或籽骨骨折有很大的帮助。
- 为了避免关节囊-韧带复合体的断裂或无力，避免注射激素，特别是对于运动员，注射激素会掩盖不稳定的损伤，如果不注意，会导致跨趾畸形和永久丧失推进力。
- 用绷带包扎，防止过度背屈。
- 鞋垫：包括铝制或碳纤维的成品矫形器或定制的矫形支具（如Morton延长垫）来固定第1跖列。

手术治疗

- 对于以下情况考虑手术治疗：严重关节囊撕裂伴关节不稳定；二分籽骨分离或者籽骨骨折；籽骨回缩（单个

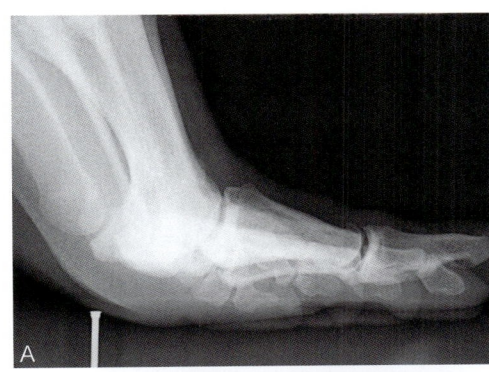
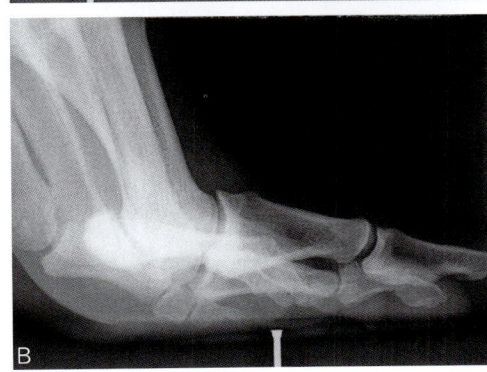

图4　背屈应力侧位片。A. 正常。注意籽骨位置。B. 不正常。注意籽骨复合体向近端移位。

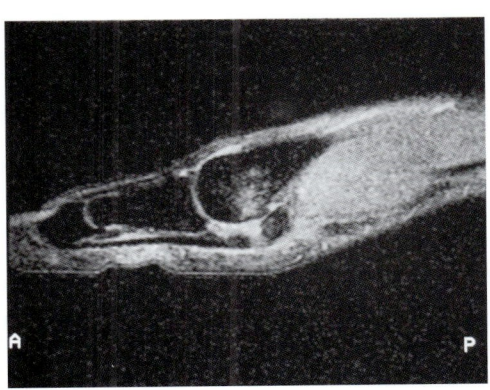

图5　矢状位T2加权MRI显示远端软组织缺损和籽骨向近端移位。

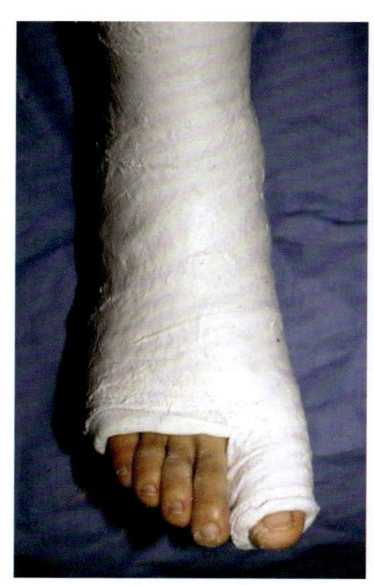

图6 脚趾人字形石膏用于"草皮趾"损伤的保守治疗或手术后保护。

或两个)、创伤性踇囊炎或进展性的踇外翻;垂直Lachman试验阳性;存在游离体或软骨损伤。二分籽骨进展性地分离或移位意味着不稳定,需要手术治疗。
- 可能需要一系列的检查来判定进展性的内翻-外翻畸形或者仰趾畸形,但最好在这些后遗症发生前就做出诊断和正确的处理。

术前计划
- 手术前要判断损伤的部位和程度。MRI是一个很有用的术前确诊手段,但是可能会因周围水肿而夸大损伤范围。

手术体位
- 尽管在患者俯卧位下处理籽骨复合体更直接,但是我们还是常规采取仰卧位进行手术。因为主要的手术入路在内侧,最好轻度外旋患肢。如果患者在自然状态下没有外旋,那么就在对侧髋部下方放置一个沙袋,或者将手术床稍微向手术侧倾斜。

手术入路
- 手术入路包括足底内侧、内侧、足底外侧以及J形切口。最近6年来,我们采用内侧和足底外侧联合入路来治疗跖板完全破裂的病例。这个入路可以使外侧结构得到更直接的修复,避免皮肤和神经血管的过多切开和牵拉。对伤口愈合也有好处(图7)。

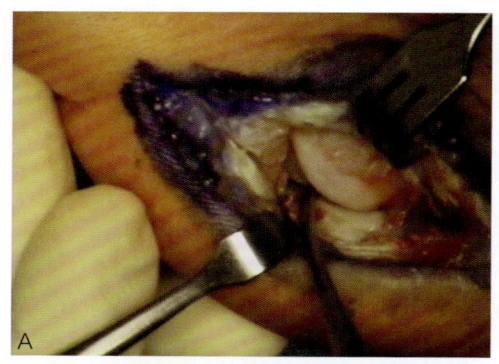

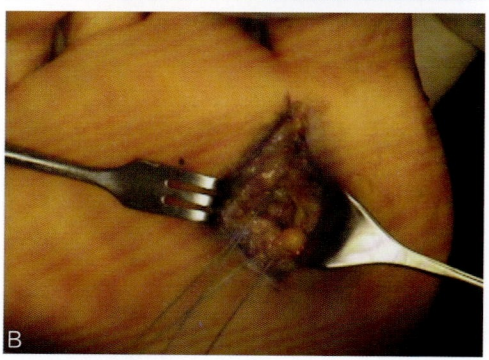

图7 术中照片。A. 内侧切口。B. 足底外侧切口,用于显露和修复破裂的跖板。

切口
- 对于这个病例,手术医生采用了J形切口,延伸到足底内侧,然后沿屈曲折痕转到足底趾骨基底的部位(技术图1A)。
- 特别注意辨认和保护足底内侧趾神经(技术图1B)。
- 在踇展肌腱水平做一个纵行切口(技术图1C),这样可以检查关节内和关节外的跖板复合体。
- 辨别损伤的范围(技术图1D)。
- 辨别出缺损范围后,向远端活动跖板和籽骨复合体。
- 当跖板完全破裂时,两个籽骨都会向近端回缩,但可以在踇长屈肌腱的周围向远端滑动。
- 对于慢性病例,要清除纤维瘢痕组织。清理瘢痕组织时注意保护踇长屈肌腱。
- 仔细检查踇长屈肌腱的纵行裂伤(技术图1E)。我们的经验是,踇长屈肌腱的纵行裂伤常常与迟发的"草皮趾"损伤有关。这是由于缺少了踇趾关节跖侧的限制,踇长屈肌腱频繁地做超过生理限度的拉伸所致。

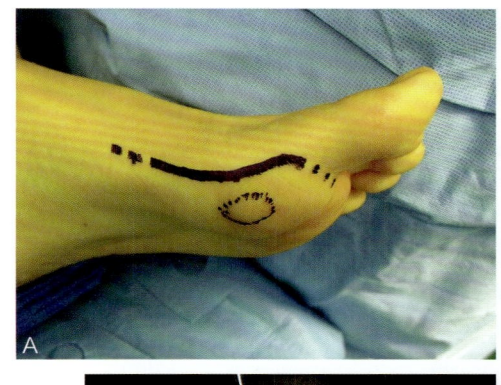
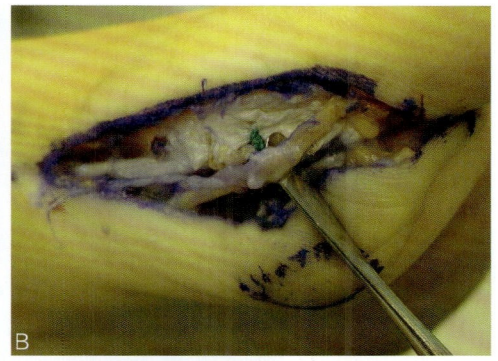
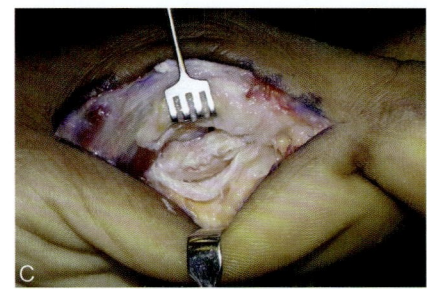
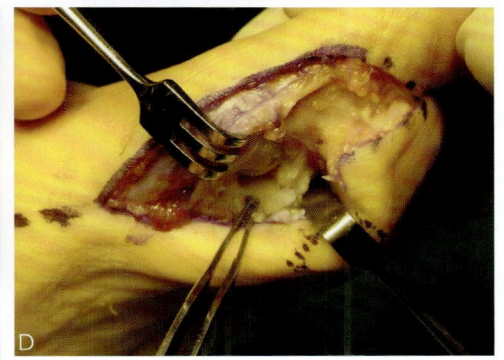
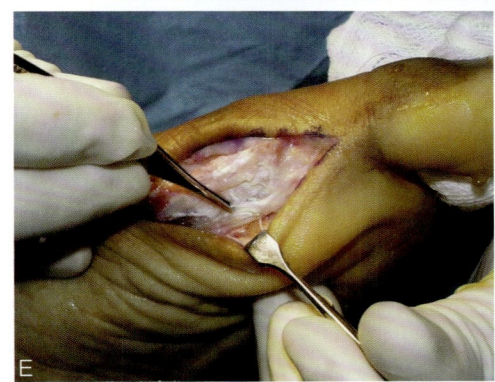

技术图1　A. 设计踇趾切口。这个曲棍球杆样或J形切口可以完全暴露跖趾关节的内侧和跖侧。胫侧籽骨已经标出。B. 术中照片显示辨别并保护足底内侧趾神经。C. 纵行切开踇展肌腱和关节囊，显露关节。D. 显露后，辨识出损伤的范围。包括辨识出足底复合体的每一个组成部分。E. 检查有否踇长屈肌腱的纵行裂伤，必要时一期修复。

远端破裂的修补

- 做J形切口或双切口，在足底内侧趾神经斜穿过足底切口处找到神经。确认神经并在手术过程中小心地将其牵开，但需间歇地放松牵拉以减少神经牵拉痛的风险。
- 在踇展肌水平切开关节囊，检查跖趾关节。
- 辨认足底复合体的各个部分，包括踇短屈肌、踇长屈肌、籽骨、籽骨间韧带、踇收肌的横头和斜头，以及关节囊。这一步可能要花一些时间，时间长短取决于损伤程度和受伤时间。
- 在急性损伤的病例，近节趾骨基底仍旧残留有结实的关节囊边缘。在慢性损伤的病例，常由于瘢痕组织嵌入或者软组织拉长无力，籽骨复合体因此丧失功能（技术图2A）。我们推荐锐性切除多余的瘢痕组织，把近端未受累的健康组织向远端推进（技术图2B）。
- 远端的破裂需要一期修复，从外侧到内侧，围绕踇长屈肌腱（技术图2C）。将踇趾跖屈15°以保证缝合的稳定性。
- 如果软组织挛缩，无法一期修复，可能要略微延长踇短屈肌和踇内收肌。
- 如果软组织不够，可以使用锚钉或者在近节趾骨基底的跖侧钻孔（技术图2D、E）。如果近端缺乏足够的软组织，也可以在胫侧籽骨的远端钻孔。
- 用标准技术关闭切口。

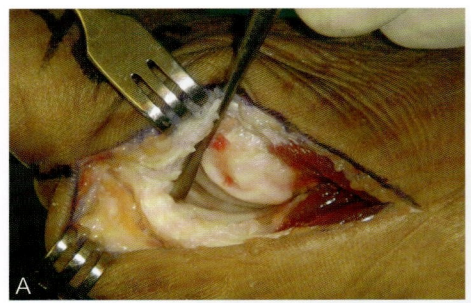
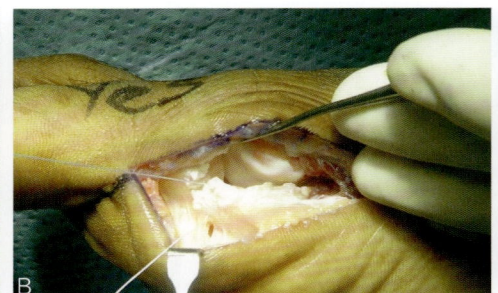
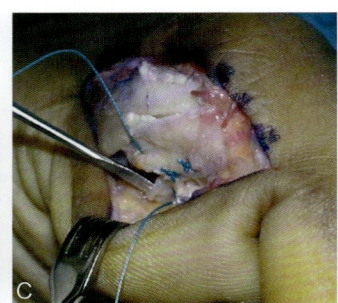
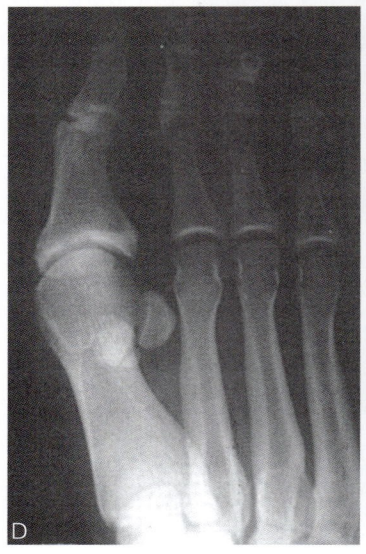
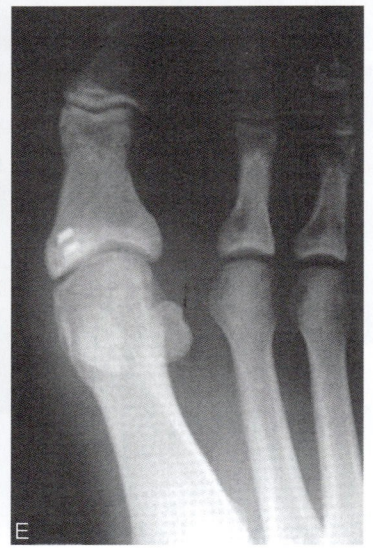

技术图2　A."草皮趾"的变异，完整但冗余的跖板复合体。B. 横行切除冗余组织，将缺损一期修复。C. 由外及内，围绕完整的跨长屈肌腱进行修复。D. 近节趾骨基底缺少健康组织，可以用锚钉来加固跖板复合体。E. 影像学显示近节趾骨基底的锚钉。

胫侧籽骨分离或骨折的修复

- 做J形或双切口，保护足底内侧趾神经。向上牵开跨展肌。
- 辨认跨短屈肌和胫侧籽骨。
- 有时候胫侧籽骨分离或骨折可以用一个小空心钉进行修复。但我们觉得，特别是对于那些慢性损伤来说，骨折常常是粉碎性的，此时切除骨折的籽骨更好。从跨短屈肌腱上锐性切除每个骨折块。一期修复软组织缺损（技术图3A~C）。简单缝两针或简单的8字缝合法就足够。注意避免把跨长屈肌腱一并缝上。

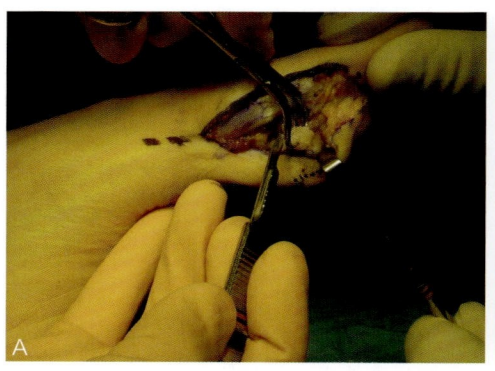
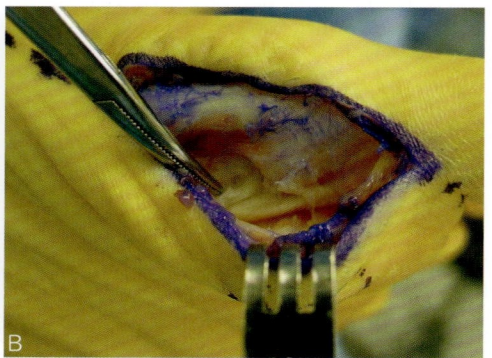

技术图3　修复胫侧籽骨骨折的损伤。A. 切除骨折块。B. 留下的空隙很大。

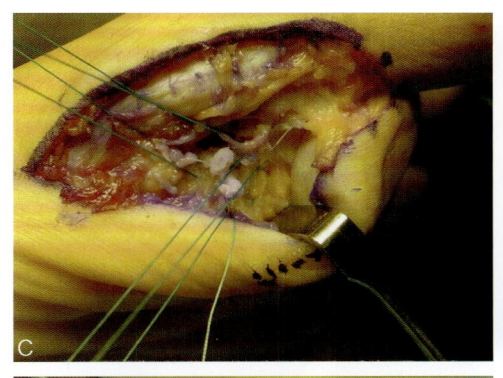
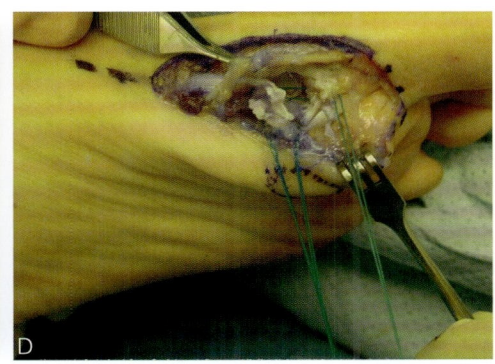
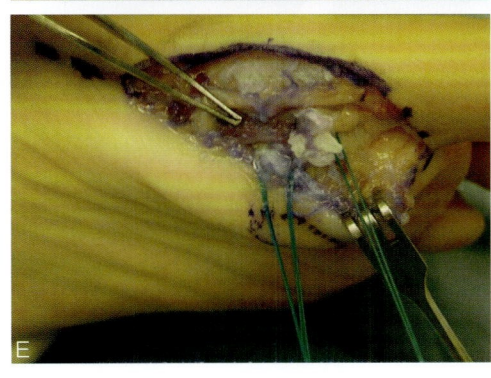

技术图3（续） C. 尝试拉拢周围组织来关闭空隙。D. 籽骨切除后，把姆展肌腱推进到缺损处。改变路径的姆展肌腱现在作为屈肌腱使用。E. 姆展肌腱已被推进和缝合。

- 我们经常将姆展肌腱转位来修复跖侧缺损（技术图3D、E）。姆展肌腱的远端很容易从近节趾骨的止点处剥下，然后转到跖底胫侧籽骨切除后的缺损部位，与姆短屈肌腱远端缝合。这个转位不仅把缺损的软组织闭合，而且是一个动态加强修复方法。进行上述手术时，常规松解姆收肌位于近节趾骨基底部的止点。这可以通过跖侧第1趾蹼间切口完成，这样可以去除因缺乏外展肌的对抗而存在的潜在的内收致畸力量。
- 常规方法关闭切口。

同时修复胫、腓侧籽骨

- 使用标准的J形切口或双切口，入路同前。
- 分离胫侧和腓侧籽骨的每块骨块。用点式复位钳复位相应骨块。
- 由于骨块很小，以及骨折经常是粉碎的，内固定有时会很困难，且反而使骨折更粉碎。
- 此时，采用不可吸收缝线环扎籽骨的近端和远端（技术图4），然后修复周围软组织。
- 如果籽骨的关节面受损、严重囊性变或籽骨体部粉碎，就切除籽骨。缺损处用前述的外展肌腱转位来处理。
- 如果有可能，尽可能避免把两个籽骨都切除，因为这样会导致姆趾仰趾畸形。如果两个籽骨都有疼痛和病变，最好分次切除籽骨以减少上述并发症的发生风险。

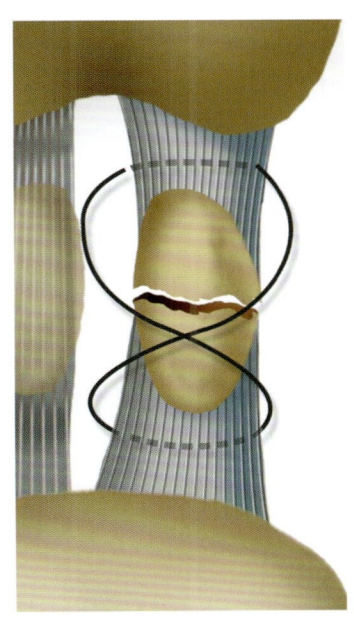

技术图4 标准的环扎技术，用来修复籽骨骨折或分离。

修复创伤性𧿹囊炎

- 本质上，此方法是改良的McBride𧿹外翻软组织重建术，通过第1趾蹼背侧的纵行切口松解𧿹收肌（技术图5A）。将𧿹收肌横行切断，使其与外侧籽骨分开。
- 做一个内侧切口，纵行或V形切开关节囊（技术图5B）。该切口应该包括直接显露的撕裂的关节囊和内侧副韧带。
- 采用传统的方法切除内侧骨突（技术图5C），这有助于内侧软组织结构的瘢痕化。
- 确认内侧缺损，用前述方法修复，常规方法关闭切口（技术图5D）。

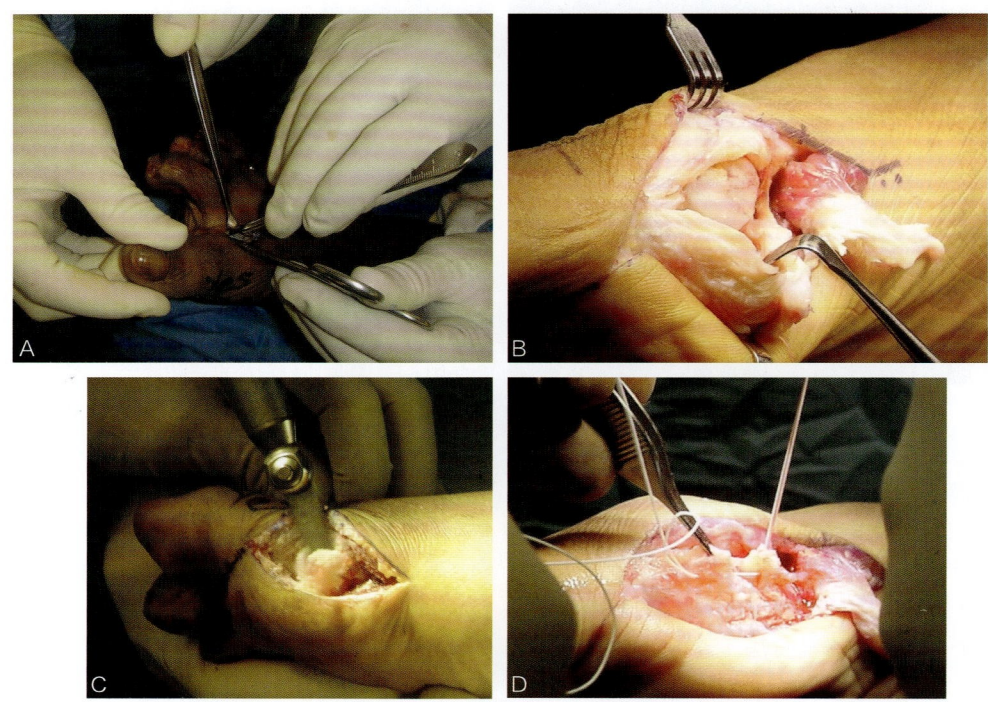

技术图5 A. 创伤性𧿹囊炎，切开和松解𧿹内收肌。B. 关节囊切开后，采用一个标准的J形切口暴露内侧突起。C. 同传统的𧿹囊炎手术，切除内侧骨赘。D. 创伤性𧿹囊炎内侧突起切除后，关节囊的一期修复和推进。

纠正迟发性𧿹趾仰趾畸形

- 未经治疗的"草皮趾"损伤的一个并发症就是𧿹趾仰趾畸形，或𧿹趾跖趾关节过伸而趾间关节屈曲。
- 做一个内侧切口。
- 通常，背侧的关节囊和𧿹长、短伸肌挛缩，需要松解。伸肌腱可能需要做Z形延长。
- 尽量向远端松解𧿹长屈肌腱，直至接近远节趾骨的止点位置。在近节趾骨基底从背侧向跖侧钻一个孔。把𧿹长屈肌腱从跖侧穿过骨隧道到达背侧并且固定。可以用一枚小界面钉固定或者使用不可吸收性缝合线缝合。肌腱张力的调整以伸肌腱拉至最长时跖趾关节能屈曲5°~10°为宜。

要点与失误防范

正确的诊断	• 病史和体检是最重要的。如果存在不稳定的情况,可以做MRI检查
进展性畸形	• 当采用非手术治疗时,医生要一次次体检来发现畸形进展的趋势。建议在迟发性并发症诸如创伤性踇囊炎或仰趾畸形发生前就采用手术修复
足底内侧软组织缺损	• 这类缺损,典型的见于内侧籽骨切除术后的患者,可用踇外展肌腱转位填入缺损来加强

术后处理

- 术后是处理软组织保护和踇趾跖趾关节早期活动两者之间微妙的平衡,要避免籽骨-跖骨关节的纤维化。
- 术后5~7天,开始在指导下轻柔地被动活动(跖屈)。
- 患者穿一个带有踇趾保护的可脱卸支具或靴子,保持非负重4周。
- 4周时,患者可以开始主动活动关节,并且穿靴行走。
- 2个月时使用内含"草皮趾"保护板(铝板或者碳纤维板)的改良鞋具。
- 3~4个月时在限制过度背屈保护下恢复运动。恢复运动有赖于运动员的比赛位置、不适程度以及愈合能力。
- 完全的康复预计要6~12个月。在恢复运动后,特殊鞋具要至少使用6个月。一般来说,踇趾跖趾关节被动活动度要达到50°~60°而不疼痛。

预后

- Clanton等[3]通过5年的随访发现,20名运动员中的一半有症状,包括僵硬和疼痛。
- Watson等[11]报道在19名大学生运动员和专业运动员中,有17人经过手术完全恢复运动,残留的不适程度很小。

并发症

- 与任何手术一样,感染和伤口问题是潜在的并发症。运动员如果尝试开始康复活动太早,这一风险可能还要增加。
- 由于手术中的牵拉,足底内侧趾神经在踇趾跖趾关节水平的短暂性的神经炎比较常见。但是,神经切断和继发性的神经瘤会导致明显不适、穿鞋困难和足趾推进困难。
- 修复组织撕裂可能是早期康复过程中过度背屈所导致的。
- 尽管治疗得当,仍有可能发生踇趾跖趾关节退变(踇僵硬)。
- 漏诊或延迟诊断会导致进展性踇内翻、踇外翻或仰趾畸形(图8)。

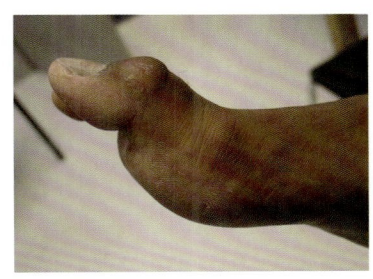

图8 "草皮趾"漏诊后的踇趾爪状趾畸形。

(许同龙 译,梅国华 审校)

参考文献

[1] Anderson RB. Turf toe injuries of the hallux metatarsophalangeal joint. Tech Foot Ankle Surg 2002;1:102-111.

[2] Bowers KD Jr, Martin RB. Turf-toe: a shoe-surface related football injury. Med Sci Sports 1976;8:81-83.

[3] Clanton TO, Butler JE, Eggert A. Injuries to the metatarsophalangeal joints in athletes. Foot Ankle 1986;7:162-176.

[4] Clanton TO, Ford JJ. Turf toe injury. Clin Sports Med 1994;13:731-741.

[5] Coker TP, Arnold JA, Weber DL. Traumatic lesions of the metatarsophalangeal joint of the great toe in athletes. Am J Sports Med 1978;6:326-334.

[6] Frey C, Andersen GD, Feder KS. Plantarflexion injury to the metatarsophalangeal joint ("sand toe"). Foot Ankle 1996;17:576-581.

[7] Jones DC, Reiner MR. Turf toe. Foot Ankle Clin 1999;4:911-917.

[8] McCormick JJ, Anderson RB. The great toe: failed turf toe, chronic turf toe, and complicated sesamoid injuries. Foot Ankle Clin 2009;14:135-150.

[9] Rodeo SA, O'Brien S, Warren RF, et al. Turf-toe: an analysis of metatarsophalangeal joint sprains in professional football players. Am J Sports Med 1990;18:280-285.

[10] Rodeo SA, Warren RF, O'Brien SJ, et al. Diastasis of bipartite sesamoids of the first metatarsophalangeal joint. Foot Ankle 1993;14:425-434.

[11] Watson T, Anderson R, Davis W. Periarticular injuries to the hallux metatarsophalangeal joint in athletes. Foot Ankle Clin 2000;5:687-713.

第31章 籽骨骨折的内固定治疗
Internal Fixation of Sesamoid Fractures

Geert I. Pagenstert, Victor Valderrabano, and Beat Hintermann

定义

- 踇趾的籽骨骨折是指籽骨体或籽骨软骨的骨折,内侧籽骨骨折比外侧更常见[1,14]。
- 骨折线常垂直于椭圆形籽骨的长轴。平行长轴的骨折以及粉碎性骨折较少见[5,16]。
- 在多分籽骨或二分籽骨中,骨折线多位于纤维软骨结合部(大多垂直于长轴),所以不容易被发现[14]。

解剖

- 踇趾籽骨长度为13.5±3 mm。男性的籽骨大于女性,内侧籽骨比外侧籽骨更大、更接近椭圆,而外侧籽骨则更接近于圆形[13]。
- 籽骨包埋于踇短屈肌的腱鞘中。籽骨间韧带连接两枚籽骨形成一个坚固的"基座",支撑第1跖列,并在行走时起缓冲作用[2,3,13](图1A)。
- 籽骨复合体作为踇短屈肌腱和踇长屈肌腱的支点,可以延长它们的力臂,增加行走时踇趾推地的力量,就像髌骨能增加股四头肌腱力量的作用一样[2,3](图1B)。

- 籽骨在儿童时期的不完全骨化会导致多分籽骨。二分籽骨最为多见,三分或多分籽骨甚为罕见。虽然骨化不完全,但籽骨的各个部分会被纤维软骨组织紧紧连在一起,就如同一个籽骨。随着生长发育,不完全骨化的部分可以发生自发性的融合[9]。
- 在多分籽骨的病例中,双足多分籽骨发生率只有25%,因此,单侧的籽骨分裂不能作为判定是否存在骨折的依据[9]。
- 籽骨主要的血供来自胫后动脉发出的足底内侧动脉。但其中存在很多变异,如足底外侧动脉或者足背动脉弓[7,13]。
- 通常情况下,只有一条主要动脉在籽骨的近端跖侧穿过皮质进入籽骨。还有一些附着在关节囊上的小血管,从籽骨跖侧非关节面部位进入,成为籽骨的次要血供[7,13]。

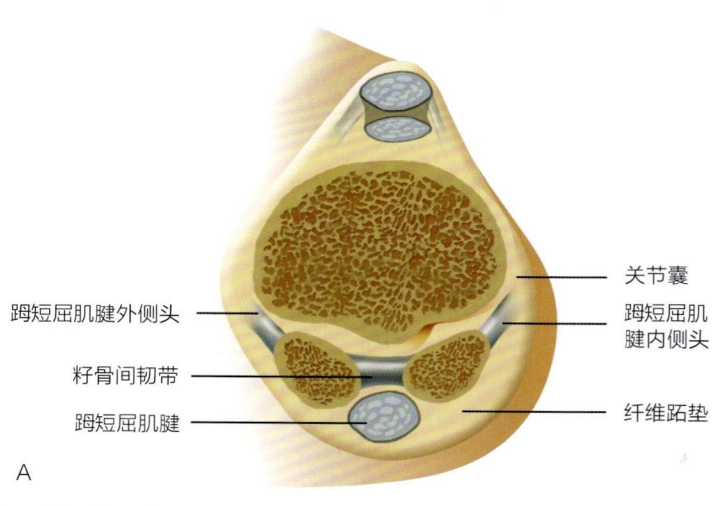
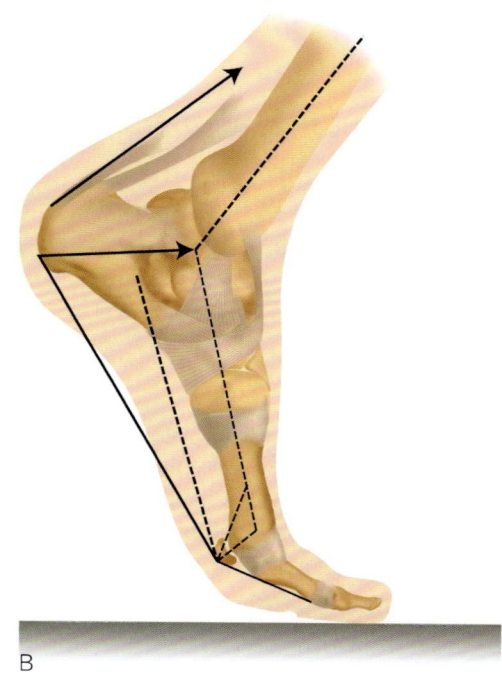

图1 踇趾籽骨复合体的解剖和生物力学机制。A. 籽骨支撑第1跖骨。第1跖列承担身体重量的50%以上。籽骨切除后,第1跖骨的前负荷减少,减少的部分会传递给外侧足趾。B. 籽骨复合体延长了踇短屈肌腱和踇长屈肌腱的力臂。切除籽骨后,会缩短这个力臂,从而减弱行走时踇趾推地的力量(A经允许引自Aper RL, Saltzman CL, Brown TD. The effect of hallux sesamoid resection on the effective moment of the flexor hallucis brevis. Foot Ankle Int 1994;15:462-470; B经允许引自Aper RL, Saltzman CL, Brown TD. The effect of hallux sesamoid excision on the flexor hallucis longus moment arm. Clin Orthop Relat Res 1996;325:209-217)。

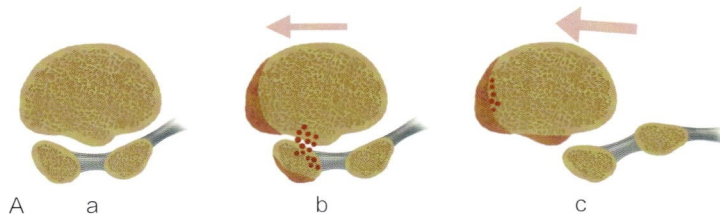
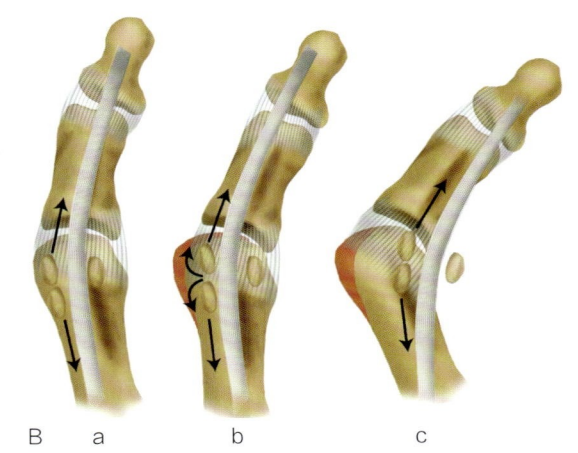

图2 跗外翻畸形时籽骨复合体的生物力学机制。A. 第1跖骨的内翻半脱位导致压力集中于内侧籽骨。籽骨间嵴增大了对籽骨关节面的摩擦力。B. 发生应力骨折后，跗趾偏斜会导致骨折块持续移位，仅通过制动是不够的，如果畸形没有被纠正，籽骨切除后反会促进跗趾的偏斜（A、B经允许引自 Pagenstert GI, Valderrabano V, Hintermann B. Medial sesamoid nonunion combined with hallux valgus in athletes. Foot Ankle Int 2006;27:135–140）。

发病机制

- 急性创伤或者慢性劳损会导致籽骨的急性骨折或应力性骨折[1,14]。
- 在急性外伤情况下，典型的受伤机制是跗趾过伸，也被称作"草皮趾"损伤，多见于美式足球运动员中。籽骨骨折脱位的同时，伴有第1跖趾关节囊的破裂[14]。
- 在慢性损伤的情况下，没有明确外伤史，疼痛及肿胀在不知不觉中逐渐显现，过程可以长达数周、数月甚至数年，很难早期明确诊断。耐力性的运动，如长跑和舞蹈，与籽骨的应力性骨折有关[5,11]。
- 在所有人群中，那些使籽骨压力增大的足部畸形，会增加应力性骨折的发生率。第1跖列的高弓畸形对内外侧籽骨的压力均会增加。第1跖骨内翻的跗外翻畸形，只会增加对内侧籽骨的压力[11,12]（图2）。

自然病程

- 没有移位的急性骨折，通过保守治疗或者不经治疗就可正常愈合[14]。
- 鉴于前面叙述的发病机制，慢性应力性骨折不通过手术治疗通常难以愈合。由于诊断延误和骨折持续移位，坏死组织在骨折端蓄积，阻碍了愈合的进程。Brodsky[6]、Van Hal[16]、Saxena 和 Krisdakumtorn[15]等分别报道了几组运动员应力性籽骨骨折予以保守治疗的连续病例，没有一例痊愈。切除籽骨后行组织学检查，发现骨折端存在坏死组织的填充[6]。
- 足部畸形会导致骨折移位，并阻碍骨折愈合[11]。

病史和体格检查

- 病史和体格检查能够排除其他鉴别诊断。
  - 典型病史已在发病机制一节中讨论过。
- 查体包括患处的肿胀、压痛，跗趾的过伸检查。
- 患者的疼痛和肿胀集中在第1跖趾关节周围（图3）。
- 对于籽骨情况的全面评估，还应包括对全足以及踝关节的检查，尤其应注意高弓畸形和跗外翻畸形[11]（图2B）。

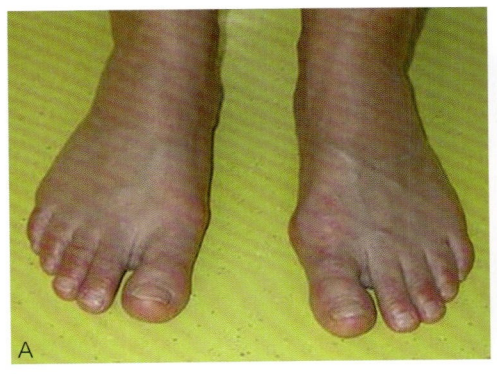
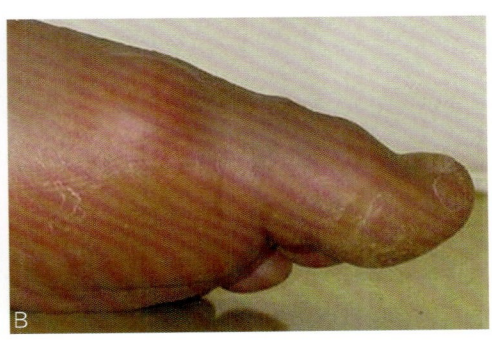

图3 籽骨骨折的临床表现。A. 第1跖趾关节肿胀，内侧籽骨处压痛。B. 首先评价跗外翻的情况，此类患者在伤前3个月内有畸形加重的病史。

影像学和其他诊断性检查

- 籽骨的斜位和切线位片对于评估籽骨骨折的移位情况有重要价值(图4A)。
- 在有分裂籽骨的病例中,双侧都存在的概率为25%[9],所以,健侧足的X线片存在籽骨分裂亦不能排除患足的骨折。另外,二分籽骨的骨折,位于纤维软骨连接区[14]。
- 足的矢状位CT扫描可以有效显示籽骨的应力性骨折[4](图4B)。
- MRI[10]和骨扫描[8]对于诊断籽骨的应力性骨折,以及区别外伤性骨折和应力性骨折的意义不大。在骨挫伤、炎症反应、缺血性坏死以及感染的情况下,骨质在MRI上表现为水肿的信号[10]。在无症状的人群中,26%~29%的病例表现为局部的异常信号[8]。
- 在负重侧位X线片上,第1跖骨与距骨之间的夹角是有意义的。在正常情况下,夹角成一条直线或屈曲<10°。大于这个角度说明第1跖列存在屈曲畸形,而小于0°说明内侧纵弓功能不全,并与踇外翻的形成有关。
- 在负重正位X线片上,踇外翻、籽骨位置、第1跖骨内翻以及距骨与第1跖列的夹角可用来评估内侧籽骨的受力情况。检查距舟关节的匹配程度,鉴别前足过度外展引起的扁平足和前足过度内收引起的高弓足。

鉴别诊断

- 踇趾僵硬或跖籽关节炎
- 踇外翻
- 第1跖趾关节囊破裂("草皮趾")
- 骨髓炎和化脓性关节炎
- 痛风、假性痛风
- 炎症性关节炎
- 籽骨或跖骨头缺血性坏死

非手术治疗

- 移位<5 mm的外伤性籽骨骨折只需用前足固定鞋(硬底弧底有足弓的)固定6~8周[14]。
- 对慢性应力性骨折的保守治疗尚有争议。尽管保守治疗常常失败[5,6,11,12,15,16],而且从发病到明确诊断已经过了很长时间,许多医生仍采用固定鞋或石膏固定,有时还让患者拄拐使患肢不负重。一般建议在手术治疗前6~12周尝试这种方法[15,16]。
- 如果在症状出现后不久即明确诊断,那么改变活动习惯,持续穿6周的固定鞋有可能治疗成功。运动及饮食习惯的改变相信也会有所帮助,包括只在软地上跑步,改变运动鞋底的硬度,以及增加钙和维生素D_3的摄入等。

手术治疗

- 移位>5 mm的急性籽骨骨折伴第1跖趾关节脱位的,需要切开修复关节囊和踇短屈肌[14]。籽骨骨折的固定可选择加压螺钉或者粗的1号缝线。
- 经皮加压螺钉内固定的适应证包括横断的应力性骨折、骨不连、有症状的二分籽骨。骨折块应大于3 mm,以保证能打入螺钉[12]。
- 禁忌证包括感染、经籽骨长轴的骨折,以及骨折块很小、不足以打入螺钉的粉碎骨折。这些情况是籽骨部分切除或全部切除的指征。
- 内侧籽骨骨折合并踇外翻应常规行踇外翻矫形术,并行籽骨的切开复位内固定,内固定可选用1号缝线或加压螺钉[11]。对骨折坏死区进行清理植骨术可以提高愈合率[1]。如果移位小于2 mm,仅需对骨折部位进行植骨即可,因踇短屈肌腱鞘可以充当张力带的固定作用[1]。
- 对那些依从性不佳的患者,可以用一枚2.5 mm克氏针临时固定第1跖趾关节,这样可以阻止踇趾背屈,减少对骨折块之间的牵张。
- 当慢性籽骨骨折合并后足以及第1跖列畸形时,则必须在手术中同时加以处理[11]。

术前准备

- 急性籽骨骨折伴第1跖趾关节脱位需要切开复位固定,有时需要做延长的跖内侧"L"形切口,以暴露关节的外

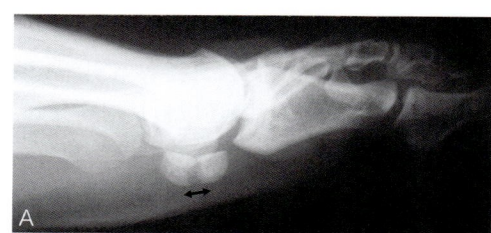

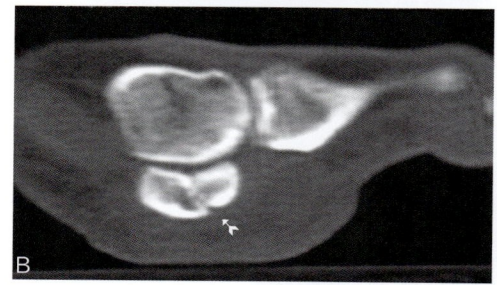

图4 籽骨骨折的影像学检查。A. 常规摄片显示籽骨骨折的移位。B. CT扫描可以发现常规摄片看不到的慢性籽骨骨折的骨折线。

侧面,籽骨骨折内固定只是跖底关节囊或者跖板修复的一部分[14]。
- 慢性籽骨骨折术前准备时,应该合并处理下述的足部畸形。
  - 第1跖骨屈曲应行背伸截骨或者关节融合。
  - 第1跖骨内翻,踇外翻应进行合适的骨或者软组织矫正手术。
  - 减少对籽骨的机械应力被认为是籽骨骨折愈合的重要因素。当足部存在显著畸形时,仅通过减少籽骨压力的手术就可以促使骨折愈合,甚至不需要对籽骨进行固定。
- 在畸形合并骨折的病例中,内侧籽骨的应力性骨折常进行切开复位,因为在矫正畸形时需要同时打开跖趾关节内侧关节囊。外侧籽骨的应力性骨折只需经皮操作,因为在畸形纠正时并不打开第1跖趾关节。
- 当不存在足部畸形时,可以使用微创切口。
  - 慢性籽骨骨折可以单独使用经皮加压螺钉内固定。
  - 手术可以在局部麻醉下进行,皮肤穿刺口可以用无菌创可贴关闭。
  - 因为钻孔(激活愈合过程)和对骨折进行固定,骨折部位会逐渐愈合。同样,二分籽骨也会发生骨化愈合[12]。
- 踇短屈肌腱鞘可对骨不连(或二分籽骨)植骨后的籽骨起到固定作用[1]。但如果植骨后存在持续的不稳定,建议加用缝合或加压螺钉固定。

体位

- 患者仰卧位,除了经皮内固定外,一般在患肢绑止血带。

手术入路

- 避开神经的内侧切口,或者可以显露第1跖趾关节外侧面的内侧"L"形切口,适用于急性"草皮趾"损伤的治疗,包括内固定术和部分切除术[14]。
- 标准的内侧切口适用于籽骨不连的籽骨植骨术,以及合并踇外翻畸形的矫正术[11]。
- 行经皮内固定术时,穿刺口应位于骨折块和第1跖趾关节负重区的远端。外侧籽骨骨折通常应用经皮内固定术[12]。

Anderson-McBryde 植骨术治疗籽骨骨不连

- 取内侧经神经界面切口,跨过第1跖趾关节(技术图1A)。
- 纵行切开关节囊,骨膜下有限分离,暴露籽骨内侧面。
- 从跨关节的内侧切口用小刮匙去除骨折端的坏死组织(技术图1B)。
- 在第1跖骨头开窗,取适量自体骨(技术图1C)。
- 植骨填充籽骨骨折端,同时避免骨折的关节面侧分离。
- 如果不稳定,应用1号可吸收缝线加强缝合,应减少残留内植物。也可以使用加压效果更好的空心加压螺钉(螺钉的置入方法将在后文讲述)。
- 缝针从籽骨近端外侧极进入,贴着外侧皮质缘的内侧,到达远端外侧极穿出。然后反向缝回来,经过内侧的籽骨悬吊韧带,从籽骨近端内侧穿出,打结(技术图1D)。
- 常规缝合关节囊和皮肤。
- 踇趾中立位进行加压包扎。

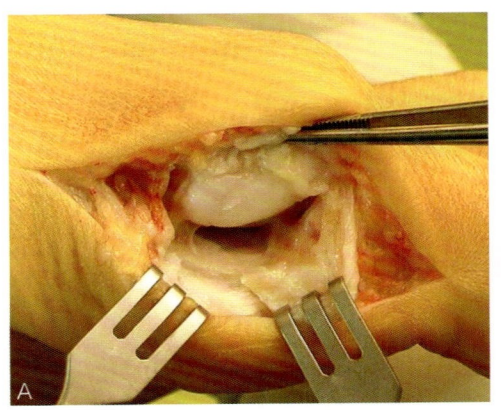 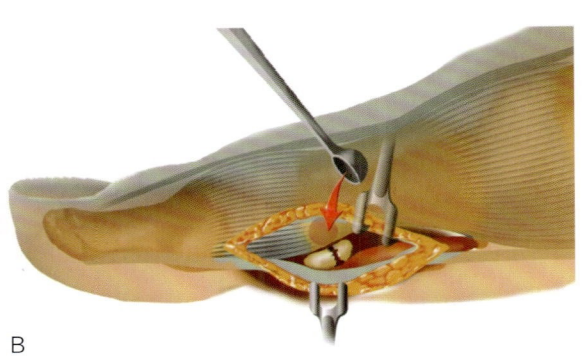

技术图1　A. 内侧切口。B. 从关节外用小刮匙去除骨折端的坏死组织。

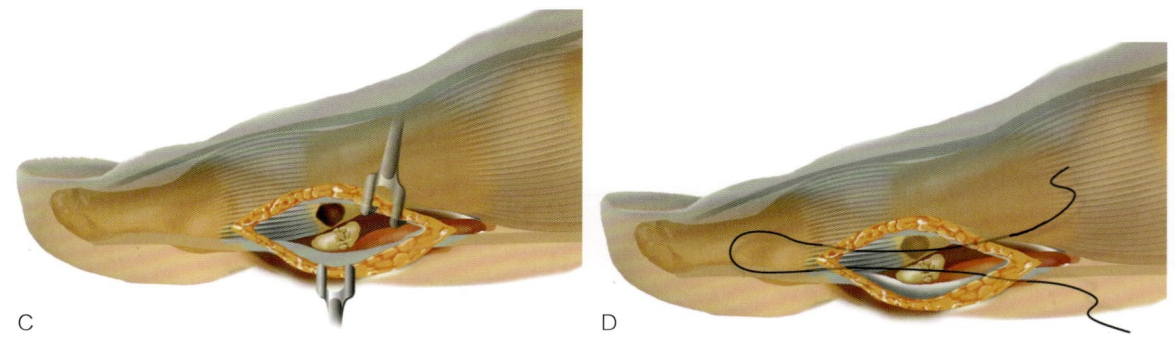

技术图1（续） C. 于第1跖骨头取自体骨。D. 环扎缝合籽骨骨折。

笔者推荐的经皮籽骨加压螺钉内固定术

- 把𧿹趾固定于背伸位，向第1跖骨头方向挤压籽骨，使骨折块靠近跖骨头关节面（技术图2A）。
- 于籽骨以及第1跖趾关节负重区的远端做一个3 mm的切口（技术图2B）。
- 在透视下由远端垂直骨折线，在籽骨关节面软骨下打入导针（1.5 mm导针，用于2.4 mm BOLD自攻钉，Newdeal, Lyon, France）（技术图2C）。
- 于第一根导针旁放置一枚相同方向的导针，测量二者之间的差距就是埋头空心螺钉的长度。通常为12～16 mm。最短的BOLD钉的长度为10 mm（技术图2D、E）。
- 螺钉应穿透近端骨皮质以增加稳定性（技术图2F）。
- 创口可用无菌创可贴关闭。
- 𧿹趾中立位加压包扎。

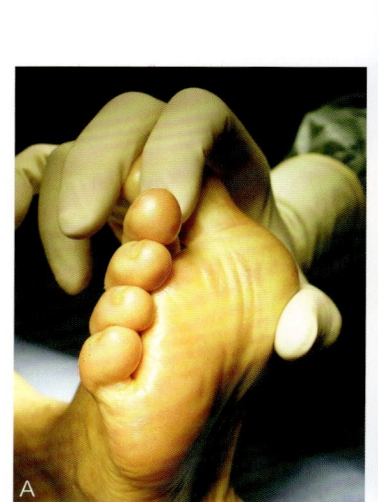 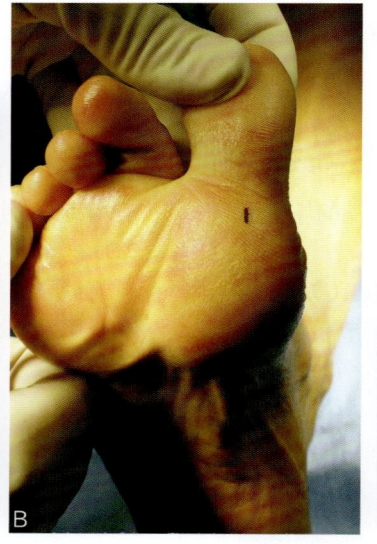 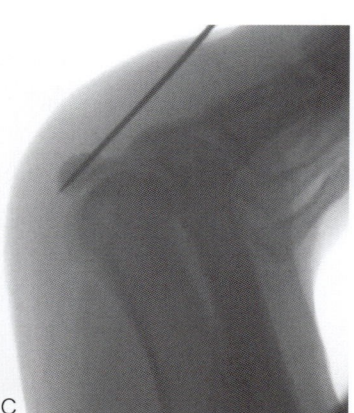

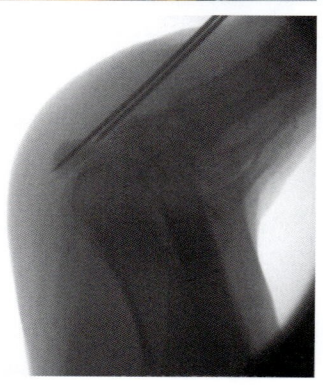

技术图2 A. 𧿹趾固定于背伸位，向第1跖骨头方向挤压籽骨，使骨折块靠近关节线。B. 于籽骨以及第1跖趾关节负重区的远端做切口。C. 由远端垂直于骨折线打入导针。D. 导针应刚好穿过近端皮质，为了精确测量，另一根导针应刚刚到达远侧皮质。

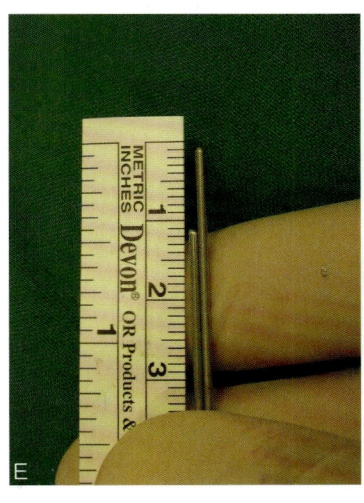
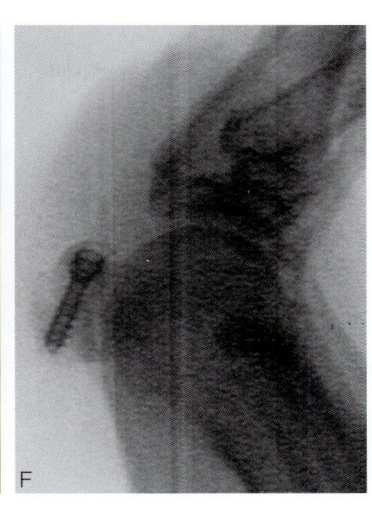

技术图2（续） E. 测量两根导针之差。F. 为了得到最佳的加压效果，最终置入的螺钉应经过两侧的皮质。通常螺钉的长度为12～16 mm。

典型病例（由Mark E. Easley 医生提供）

背景和影像学检查

- 22岁足球运动员，负重和行走时第1跖骨头下内侧籽骨疼痛6个月。
- 体格检查：
  - 内侧籽骨压痛。
  - 第1跖趾关节背屈时跖侧疼痛。
  - 跖趾关节Lachman试验阴性。
- 摄片显示内侧籽骨骨折（技术图3A、B）。
- CT扫描显示有横行骨折线，呈亚急性或慢性损伤表现（技术图3C）。

手术暴露

- 俯卧位，可以更好地暴露，尤其当术中需要延长切口时。
- 内侧（稍偏跖侧）纵行切口，可延长至踇趾近端跖侧横纹（技术图4A）。
- 注意辨认并保护跖内侧感觉神经（技术图4B）。
- 纵行并稍偏跖侧切开内侧关节囊，适度剥离骨膜显露籽骨（技术图4C）。
- 辨认并保护踇长屈肌腱（技术图4D）。

骨折/骨不连部位的处理及固定

- 术中找到骨折/骨不连部位并清除纤维组织，为籽骨的切开复位内固定及微骨折做准备（技术图4C）。
- 跟骨取骨植骨。
- 将取出的骨弄碎呈颗粒化并填塞至骨不连位置（技术图5）。

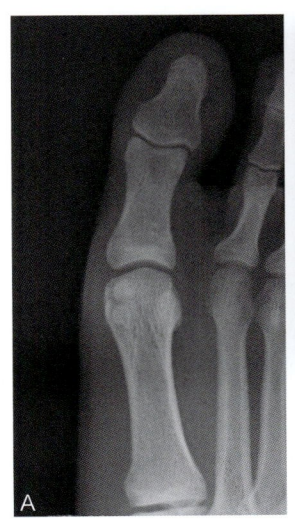
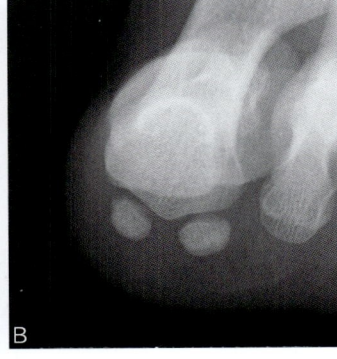
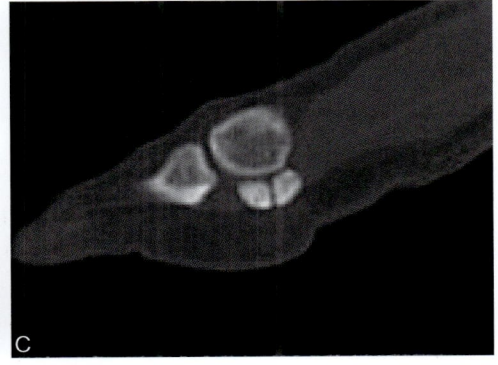

技术图3 22岁男性，右足内侧籽骨应力性骨折，保守治疗无效。A. 正位片可见内侧籽骨有骨折缝隙，同时有轻度踇外翻。B. 籽骨切位片看不到骨折线。C. CT扫面提示有横行骨折，呈陈旧性改变。

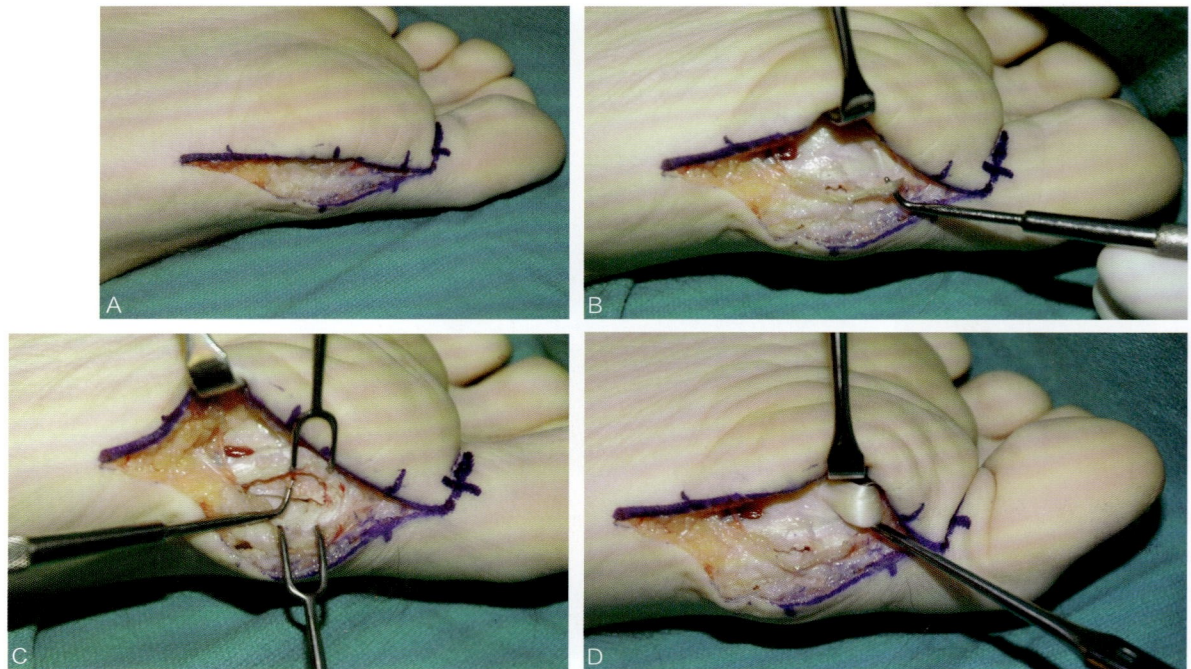

技术图4 A. 内侧（稍偏跖侧）纵行切口，可延长至跨趾近端跖侧横纹。B. 注意辨认并保护跖内侧感觉神经。C. 纵行并稍偏跖侧切开内侧关节囊，暴露内侧籽骨。D. 辨认并保护跨长屈肌腱。

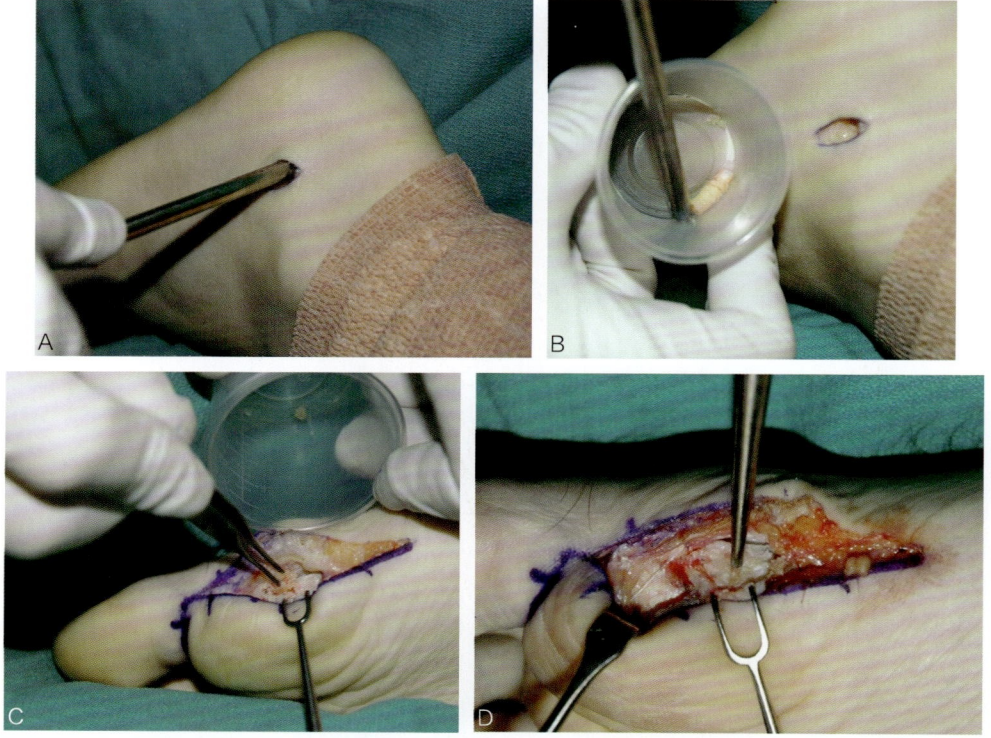

技术图5 跟骨取骨植骨。A. 使用活检器械从跟骨取骨。B. 刚取出的圆柱形骨松质。C、D. 骨折（骨不连）部位清理后，局部植骨。

骨折内固定

- 将空心钉导针从远端向近端打入，同时注意保护软组织（技术图6A）。
- 透视下确认导针位置合适。
- 跟骨取骨，骨不连部位植骨。
- 沿导针打入空心钉，注意保护软组织（技术图6B）。
- 活动踇趾评估籽骨情况。
- 透视确认空心钉位置是否合适。
- 常规闭合创面，包括内侧关节囊。
- 采用踇外翻术后的包扎方法以降低踇外翻形成的风险。

术后护理

- 踇外翻包扎法至少6周。
- 保护性足跟负重6~8周。
- 术后4周及8周随访并摄片，4周时可尝试部分负重，8周完全负重。
- 如果随访8周时不能确定骨折是否愈合，那么建议查前足CT看愈合情况，以确认前足是否可以进一步负重。
- 3个月后恢复正常生活。

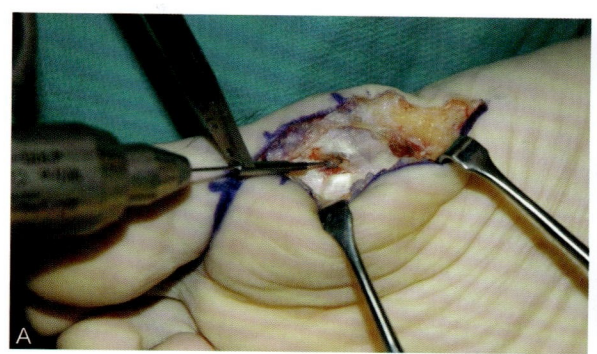 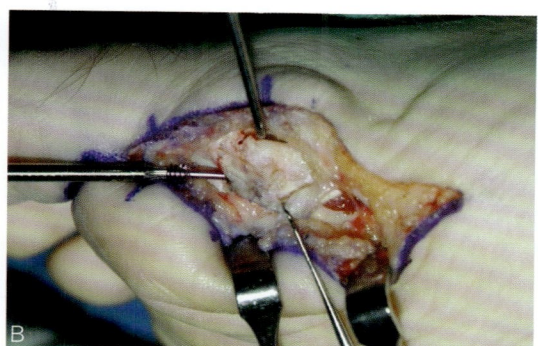

技术图6 A. 打入导针，保护软组织。B. 由远端到近端拧入空心钉。

要点与失误防范

适应证	寻找对籽骨造成过度压力的足部畸形。行矫形术后会促进骨折的愈合，防止治疗失败[1] 对延误诊断的籽骨应力性骨折，早期手术可加速运动员的恢复[1]
术后管理	对依从性不佳的患者，为预防早期第1跖趾关节过度背伸，可使用克氏针暂时固定第1跖趾关节

术后处理

- 允许术后即刻以足跟完全负重。
  - 为了阻止第1跖趾关节的背屈，术后应穿弧形底的硬底鞋6周。6周后可以穿普通鞋。
  - 术后12周内不建议全负荷运动。
- Anderson和McBryde[1]建议他们的患者在术后4周内不负重，4周后使用负重的管型石膏。以笔者的经验，如果同时需要行踇外翻矫形或"草皮趾"修复术，在采用Anderson-McBryde的籽骨骨折处理的方法后，不适用上述提及的康复计划。
- 经皮内固定术后的患者，因为切口用无菌创可贴封闭，不需要拆线或者换药。
- 合并畸形矫正手术的患者，术后康复应参考所实施的矫形术的要求。

预后

- Blundell等[5]用经皮空心螺钉内固定术治疗了9例运动员的籽骨骨折，并取得了良好的效果。所有的运动员都恢复了他们原先的运动水平，没有不适主诉。Blundell等总结，经皮空心加压螺钉内固定术是一种安全快速的治疗方法。同时他们也认为没有必要鉴别籽骨骨折的病因，因为无论是何种原因引起，治疗方法都一样。
- Anderson和McBryde[1]用自体骨植骨术治疗了共21例患者的内侧籽骨不连。其中19例愈合，另2例因原始骨折的移位>2 mm而失败了。这2例最终切除了籽骨。所有患者恢复到受伤前的活动水平。没有出现踇趾偏斜的情况。
- 笔者对8例运动员病例做了螺钉固定，对2例非运动员

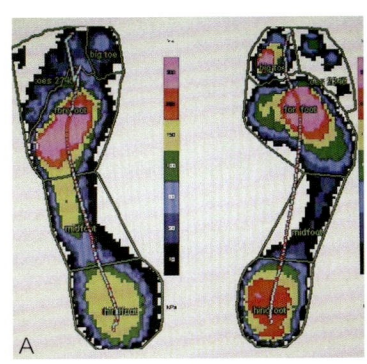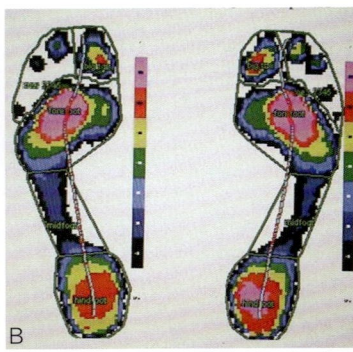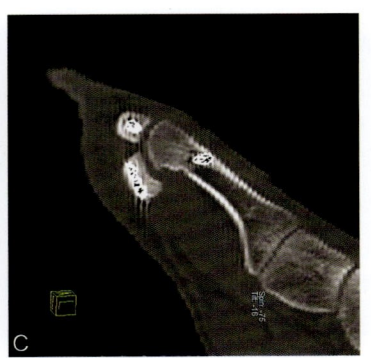

图5 术后的临床和影像学结果。A. 术前足底压力测试仪测量结果显示，因为左足痛性籽骨骨不连造成了第1跖趾关节失去负重功能。B. 螺钉内固定术后8周再次测量显示，左足压力分布正常。C. 术后8周行CT扫描显示籽骨愈合，螺钉在位。

女性做了植骨及缝合术，均达到了完全康复，取得了良好的效果。

- 在运动员组中，有6例女性，2例男性，均为耐力性项目的运动员（如长跑、舞蹈等）。
- 笔者治疗了2例外侧、8例内侧的籽骨骨不连。
  - 1例伴随前足内翻的患者，给予第1跖骨截骨延长矫形。
  - 4例伴有𬌗外翻畸形，予以𬌗外翻切开矫形。其中2例使用了螺钉，另2例为缝合固定籽骨折。
  - 其余的患者行经皮内固定术。其中1例手术于局部麻醉下完成。
- 所有的患者在术后12周内均恢复了伤前的运动或者职业运动水平。
- 以足底压力测试仪检测临床愈合情况（图5A、B），CT三维成像判断骨折的骨性愈合（图5C）。其中一例因术后1年运动时出现间歇性疼痛而不得不取出螺钉。
- 后来，笔者在切开手术中用籽骨环扎缝合固定，但也进行经皮螺钉内固定治疗这类骨折。
  - 没有出现任何必须切除籽骨的情况，而且没有𬌗趾畸形的发生。
- 图6是其中一例病例6个月时的随访X线片。

并发症

- 导致籽骨持续性疼痛的原因可能有：
  - 未被发现的足部畸形，以及持续存在对籽骨的过度压力。
  - 关节炎以及缺血性坏死的形成。
  - 螺钉的刺激。
  - 发现籽骨持续性疼痛的确定性原因并对症下药（如

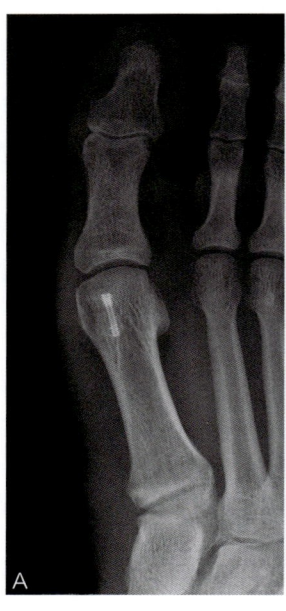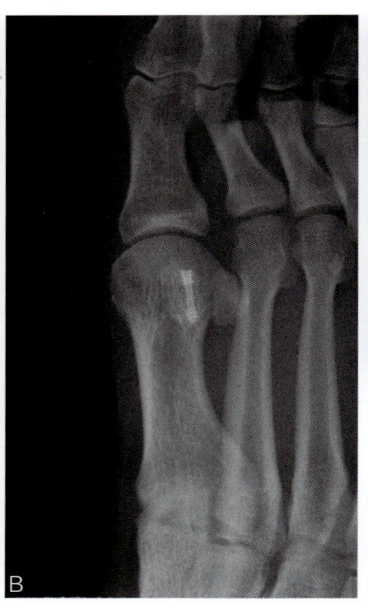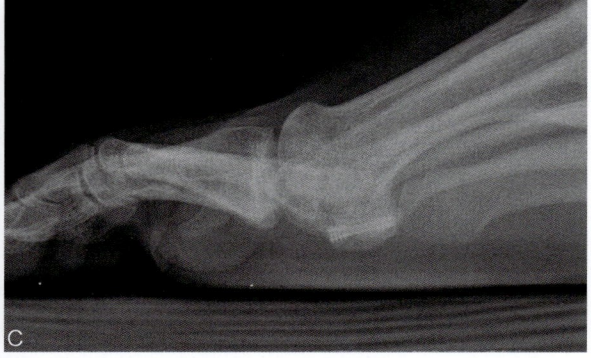

图6 内侧籽骨切开复位内固定术后随访6个月时的负重位X线片（技术图3~6中的患者）。A. 正位片。B. 斜位片。C. 侧位片。

矫正畸形，取出内固定螺钉等），可以防止进行籽骨的全切手术。
- 在目前的文献报道中，外侧籽骨切除后引起𝐇内翻、内侧籽骨切除后引起𝐇外翻、双侧籽骨切除后引起仰趾畸形的发生率为10%～20%[6,15,16]。但是没有籽骨骨折固定术后发生𝐇趾畸形的报道[1,5,11,12]。
- 籽骨骨折固定术后，𝐇短屈肌的力臂和𝐇趾推地的过程得以重建，这些可能对赛跑运动员很重要[2,3]。
- 尽管切除一侧籽骨仍然能够获得良好的功能，且这种生物力学上的优点在体外实验中得到了证实[2,3]，但在实际应用中的效果还不得而知[6,14-16]。

（宋国勋　译，梅国华　审校）

参考文献

[1] Anderson RB, McBryde AM Jr. Autogenous bone grafting of hallux sesamoid nonunions. Foot Ankle Int 1997;18:293-296.

[2] Aper RL, Saltzman CL, Brown TD. The effect of hallux sesamoid excision on the flexor hallucis longus moment arm. Clin Orthop Relat Res 1996;325:209-217.

[3] Aper RL, Saltzman CL, Brown TD. The effect of hallux sesamoid resection on the effective moment of the flexor hallucis brevis. Foot Ankle Int 1994;15:462-470.

[4] Biedert R. Which investigations are required in stress fracture of the great toe sesamoids? Arch Orthop Trauma Surg 1993;112:94-95.

[5] Blundell CM, Nicholson P, Blackney MW. Percutaneous screw fixation for fractures of the sesamoid bones of the hallux. J Bone Joint Surg Br 2002;84(8):1138-1141.

[6] Brodsky JW, Robinson AHN, Krause JO, et al. Excision and flexor hallucis brevis reconstruction for the painful sesamoid fractures and non-unions: surgical technique, clinical results and histo-pathological findings. J Bone Joint Surg Br 2000;82B:217.

[7] Chamberland PD, Smith JW, Fleming LL. The blood supply to the great toe sesamoids. Foot Ankle Int 1993;14:435-442.

[8] Chisin R, Peyser A, Milgrom C. Bone scintigraphy in the assessment of the hallucal sesamoids. Foot Ankle Int 1995;16:291-294.

[9] Inge GAL, Ferguson AB. Surgery of sesamoid bones of the great toe: an anatomic and clinical study, with a report of forty-one cases. Arch Surg 1933;27:466-489.

[10] Karasick D, Schweitzer ME. Disorders of the hallux sesamoid complex: MR features. Skeletal Radiol 1998;27:411-418.

[11] Pagenstert GI, Valderrabano V, Hintermann B. Medial sesamoid nonunion combined with hallux valgus in athletes: a report of two cases. Foot Ankle Int 2006;27:135-140.

[12] Pagenstert GI, Valderrabano V, Hintermann B. Percutaneous screw fixation of hallux sesamoid fractures. In: Scuderi GR, Tria AJ, eds. Minimally Invasive Orthopaedic Surgery. New York: Springer Science_Business Media, 2009:501-504.

[13] Pretterklieber ML. Dimensions and arterial vascular supply of the sesamoid bones of the human hallux. Acta Anat 1990;139:86-90.

[14] Rodeo SA, Warren RF, O'Brien SJ, et al. Diastasis of bipartite sesamoids of the first metatarsophalangeal joint. Foot Ankle 1993;14:425-434.

[15] Saxena A, Krisdakumtorn T. Return to activity after sesamoidectomy in athletically active individuals. Foot Ankle Int 2003;24:415-419.

[16] Van Hal ME, Keene JS, Lange TA, et al. Stress fractures of the great toe sesamoids. Am J Sports Med 1982;10:122-128.

第32章 籽骨切除术
Sesamoidectomy

Christopher E. Gross, Simon Lee, Johnny Lin, and George B. Holmes, Jr.

定义

- 籽骨炎是一个统称，提示籽骨存在病变。可能的原因很多，如外伤（骨折、挫伤、持续性的压力）、感染、关节炎、骨坏死、剥脱性骨软骨炎[3,5,12,13,15]。
- 两枚籽骨均位于第1跖骨头的跖侧：外侧（或称腓侧）籽骨和内侧（或称胫侧）籽骨。

解剖

- 两枚籽骨位于第1跖骨头跖侧，被姆短屈肌腱鞘包绕。他们通过籽骨间韧带和跖板连接。背侧与第1跖骨头形成关节，并由一个骨嵴分开。籽骨的作用是吸收负重时足内侧柱的压力，并且保护在它们中间走行的姆长屈肌腱。内侧籽骨通常较外侧略大，位置稍偏远端（图1）。
- 站立时，籽骨位于第1跖骨头稍近端，当姆趾背伸时，籽骨被拉向远处，保护第1跖骨头关节面（图2A）。当足跟抬起时，籽骨承受着巨大的压力。这种压力多集中于内侧传递至内侧籽骨，所以增加了内侧籽骨损伤的概率。
- 当第1跖趾关节跖屈时，籽骨为姆短屈肌的收缩提供了一个生物力学的支点[7]。
- 籽骨的骨化发生于多个中心，出现在7~10岁。多中心骨化也导致了二分或者多分籽骨出现的可能[5]。
- 在普通人群中，内侧籽骨为二分籽骨的概率为19%，其中双侧都为二分籽骨的概率为25%（图2B）[6]。

发病机制

- 引起籽骨疼痛的原因可以是单一的外伤，也可以是反复的慢性损伤。
- 急性损伤往往因为第1跖趾关节突然过伸，或者对籽骨区域的直接暴力。这也可以导致籽骨骨折或者二分籽骨的损伤。
- 慢性疼痛的患者通常没有特定外伤的病史，但可以回

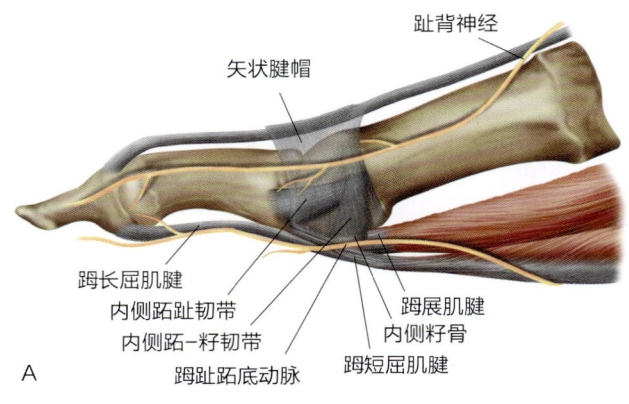

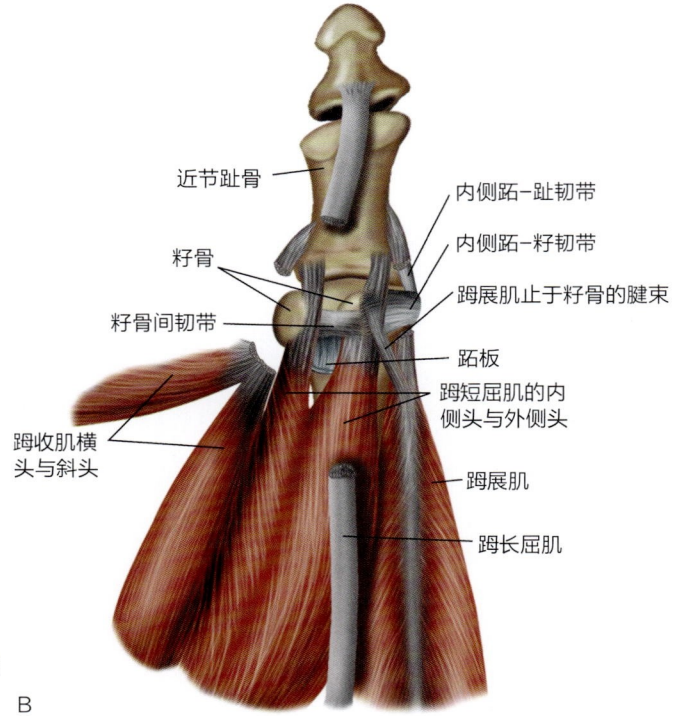

图1　A. 显示姆短收肌和姆内侧皮神经相关关系的足内侧面解剖图。B. 显示跖侧面的籽骨复合体及其周围结构。

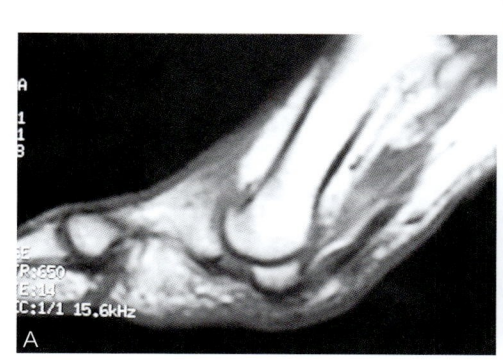
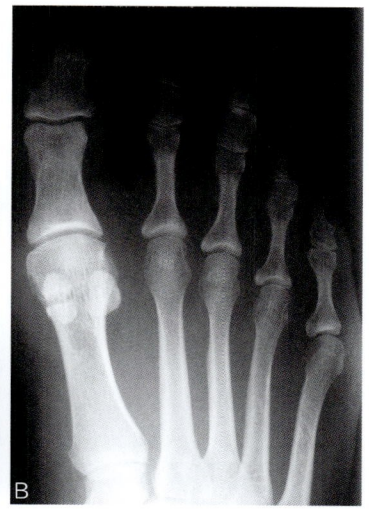

图2 A. 籽骨-跖趾关节复合体的矢状位MR,显示了跖趾关节背伸时对内侧籽骨的压力增大。B. 足正位显示了1例二分籽骨(B经允许引自Lee S. Technique of isolated tibial sesamoidectomy. Tech Foot Ankle Surg 2004;3: 85-90)。

忆起与运动相关的前足不适。这种病史通常出现于慢性应力性损伤、剥脱性骨软骨炎和关节炎的患者。二分籽骨的损伤与此种情况类似。
- 对内侧籽骨下方走行的跖内侧皮神经的压迫,可以引起神经性疼痛。

自然病程

- 大多数的籽骨损伤可以通过恰当的非手术治疗治愈。
- 经保守治疗未治愈的籽骨炎,一般在3~12个月后症状也不太可能获得改善。
- 因此,患者常常因为疼痛而有意识地在日常生活或运动中避免跖趾关节背屈的动作。

病史和体征

- 除了急性创伤外,大多数患者通常无法回忆起外伤的病史,但可以回忆起逐渐出现的前足不适。这种疼痛大多为普通的疼痛,并局限于跚趾,常见于跖侧,当负重活动时,疼痛加重。患者会更喜欢穿软垫鞋,而不是赤足活动。
- 跑步、跳跃、提踵、上楼梯等需要背伸第1跖趾关节的活动,会导致这个部位的不适。
- 可以出现减痛步态,尤其是在跚趾离地的时候。患足故意旋后,形成足内侧不负重,而外侧过度负重的情况。
- 查体时会发现第1跖趾关节跖侧的肿胀。
- 对急性外伤或者二分籽骨的患者,做第1跖趾关节抽屉实验,若是松弛的,提示存在籽骨骨折,或者二分籽骨的连接部有分离。
- 直接按压内侧籽骨,若出现Tinel征(+)或者远端的麻木感,提示跖内侧皮神经受压。
- 评估第1跖列力线至关重要,对于伴有跚外翻或高弓足的病例,内侧籽骨切除后需要采取相应的措施来防止畸形进一步加重。
  - 内侧籽骨切除后,同时行外侧关节囊松解、内侧关节囊紧缩;或者同时行跖骨或者近节趾骨截骨,可以阻止畸形的进展[15]。
- 内侧籽骨的检查方法:
  - 在足中立位,第1跖趾关节背伸时,按压内侧籽骨。
  - 活动度检查:一只手位于跚趾的近节趾骨,另一只手握住第1跖骨。评估跖趾关节背屈和跖屈活动度。双足同时检查并比较。
  - 抽屉实验:一只手位于跚趾的近节趾骨,另一只手握住第1跖骨头,对第1跖趾关节施加一个背侧向跖侧的压力。
  - 提踵:要求患者分别做双足及单足的提踵试验。

影像学诊断

- 常规摄片应包括站立的正位、侧位、斜位和籽骨的轴位。
  - 在关节炎和剥脱性软骨炎的患者中,如果平片上能看到碎块,往往能就此做出诊断(图3A)。
  - 有时二分籽骨和籽骨骨折很难鉴别,但急性损伤时,籽骨骨折透视下可见边缘锐利的骨折线(骨小梁排列不规则),有助于鉴别。
  - 分别拍摄足的中立位和背伸位的正位片,可以评估籽骨的分离情况。
- 有时需要行三维骨扫描和MRI来确定诊断。
  - 三维骨扫描非常敏感,往往在X线片显像之前就能发现第1跖趾关节的核素异常浓聚(图3B、C)。
  - MRI可以使检查者明确除籽骨炎外的大多数第1跖趾关节病变的原因(图3D、E)。

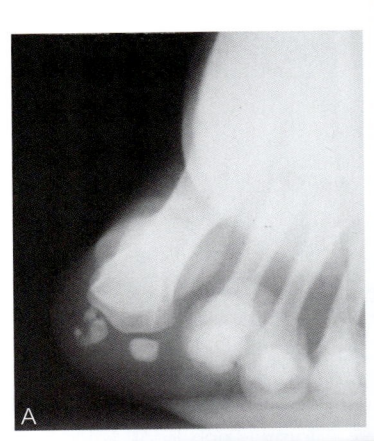
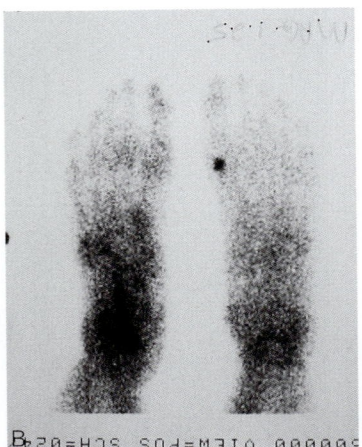
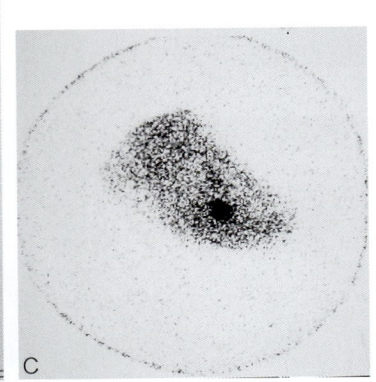
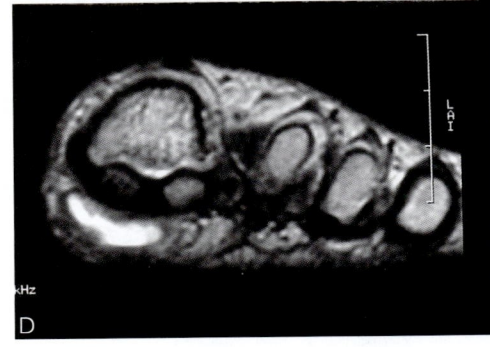
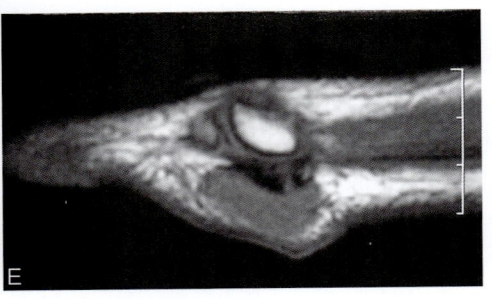

图3　A. 籽骨轴位片。显示内侧籽骨有明显的骨碎块。B. 三维骨扫描正位显示双足内侧籽骨处核素浓聚。C. 水平位显示内侧籽骨核素浓聚。D. 冠状位MRI图像显示与外侧籽骨比较，内侧籽骨信号明显异常，且合并了跖侧的反应性滑囊炎，提示内侧籽骨缺血性坏死。E. 矢状位图像显示内侧籽骨骨折和跖侧继发的反应性滑囊炎（经允许引自 Lee S. Technique of isolated tibial sesamoidectomy. Tech Foot Ankle Surg 2004; 3:85-90）。

鉴别诊断

- 感染、跖籽骨关节炎、跖趾关节炎、软骨软化、滑囊炎、肌腱炎、骨折、剥脱性骨软骨炎、顽固性足底角化病、神经卡压、二分或三分籽骨、"草皮趾"损伤等。

非手术治疗

- 大多数患者可行保守治疗。包括服用非甾体类抗炎药，休息或固定2~4周，接下来4~6周可以在支具、行走靴或管型石膏的保护下负重。
- 硬底鞋可以减少第1跖趾关节背伸时压力，无后跟的鞋子能够减轻前足的压力。
- 带有内侧纵弓的支具（如"草皮趾"托板或舞者足垫）可以减少对籽骨的压力（图4）。
- 在固定第1跖趾关节防止其背伸的情况下，可以允许运动员继续锻炼。
- 可以对慢性籽骨炎审慎地行甾体类药物注射封闭。

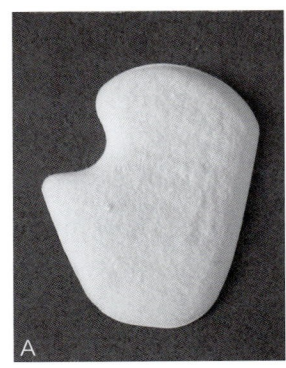
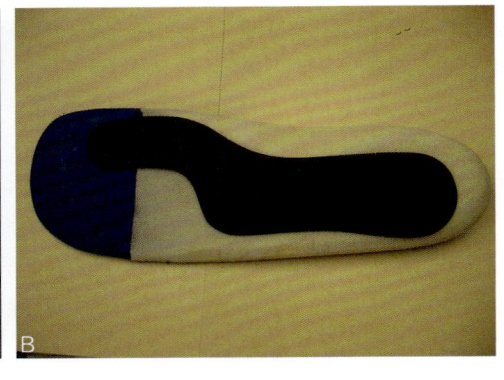

图4　A. 籽骨区不负重的"舞者鞋垫"。B. 带有Morton承托板的支具。

手术治疗

- 保守治疗无效的内侧籽骨疼痛,是主要的手术指征。如果同时存在踇趾跖趾关节力线不正常、高弓足、第1跖趾关节僵硬等,需要仔细的术前评估,并可能需要同时行其他手术以确保临床疗效。
- 内侧籽骨切除术的主要禁忌证是既往行外侧籽骨切除或外侧籽骨缺如[1,2]。存在周围血管病史、软组织或创口愈合问题、糖尿病、吸烟史为手术的相对禁忌证。术前需适当地评估,并与患者充分沟通。

术前准备

- 对术前踇趾力线的评估尤为重要。任何内侧踇短屈肌复合体重建的失败,或者没有纠正事先存在的踇趾不良力线,都会影响到疗效。
- 通常,如果事先存在需要手术矫正的踇趾力线不良,那么在行籽骨切除术时,也应该进行踇趾矫正术。

体位

- 麻醉与踇囊炎手术相似。
- 通常采用踝关节局部封闭加上少量镇静剂就可以进行手术。
- 患者取仰卧位。
- 有效的踝上止血带。
- 下肢自然外旋,可以使前足的内侧很好地显露(图5)。

手术入路

- 有背内侧、内侧和跖内侧切口。最常用的是内侧纵行切口,相对踇囊炎切除的标准切口略偏跖侧(图5)。
- 背内侧切口很难显露足的跖侧,而跖内侧切口容易损伤跖内侧皮神经,并且靠近足的负重面,从而增加了切口的并发症。

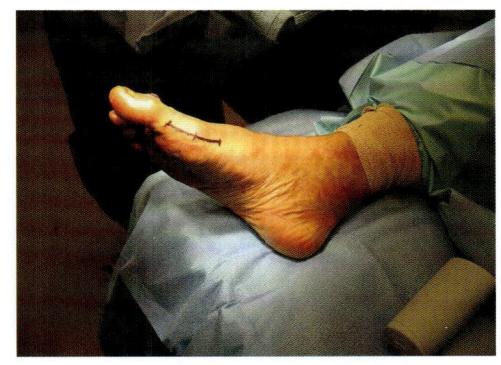

图5 术中患者体位,切口略偏向跖侧,足自然外旋。

术区暴露

- 最常用的是3 cm内侧纵行切口,相对踇囊炎切除术的标准切口略偏跖侧。切口起自近节趾骨中间,止于跖骨干骺端。
- 术中应找到跖内侧皮神经并保护(技术图1A)。
  - 皮神经通常在跖趾关节旁走行于踇短展肌腱的下缘。
  - 可以在皮神经上套一个橡胶管来保护之。
- 经关节囊做一纵行切口,评估跖趾关节。
  - 切口通常在踇展肌腱的背侧。
- 评价籽骨的关节面是否有明显的移位,或者存在台阶,或者是二分籽骨。在慢性疼痛患者中,还应评价跖籽关节软骨的损伤情况,原因有骨坏死、剥脱性骨软骨炎、关节炎(技术图1B)。

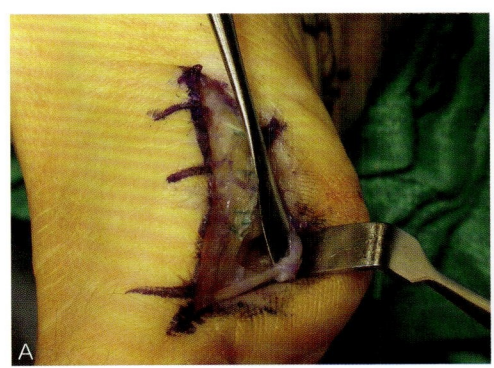 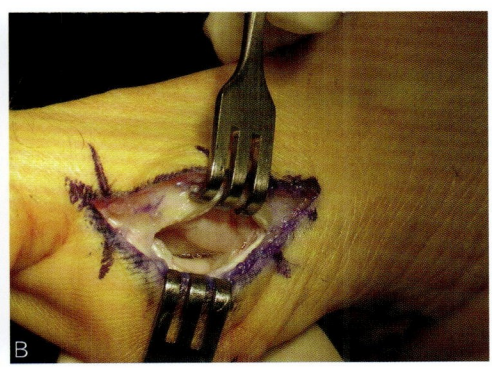

技术图1 A. Freer骨膜剥离器上方为跖内侧皮神经。B. 关节内面观,显示内侧籽骨和跖骨头(B经允许引自Lee S. Technique of isolated tibial sesamoidectomy. Tech Foot Ankle Surg 2004;3:85-90)。

内侧籽骨切除术

- 用Beaver小刀片划出内侧籽骨大致的轮廓,有利于以后的操作。
- 如果没有关节损伤的单纯籽骨骨折或者二分籽骨,建议行植骨固定,不建议籽骨切除,可从第1跖骨远端取骨植骨。
- 在暴露并切除内侧籽骨前,切开的关节囊以2-0不可吸收线缝合(技术图2A)。
- 于关节外跆内侧,沿跆短屈肌纤维方向逐层切开暴露籽骨。
  - 籽骨包埋于密实的纤维鞘中,需要仔细地分离跆短屈肌及其周围软组织(技术图2B)。
- Beaver小刀片适合此处的操作,应使用钝性分离而不是锐性切开,应用小巾钳或者Kocher钳夹住并稳定籽骨。
  - 特别注意保护内侧的神经和外侧的跆长屈肌。
- 籽骨切除后,需检查跆短屈肌复合体的连续性。通常会残留一些纤维组织。
- 用2-0不可吸收线,以三角、"8"字或者"荷包"缝合残腔,仔细修复跆短屈肌复合体(技术图2C)。建议使用UCL锥形针,小而且没有切割性;或者使用小半径的针,方便操作。
- 这一步骤中还需检查跆长屈肌腱。
- 当跆短屈肌复合体修复后,通过跆趾活动度的检查来确定跆短屈肌是否完整,以及跆长屈肌是否被缝住。

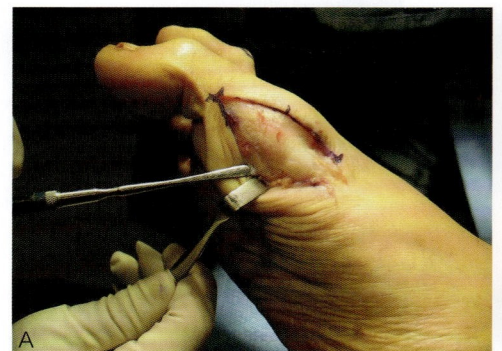
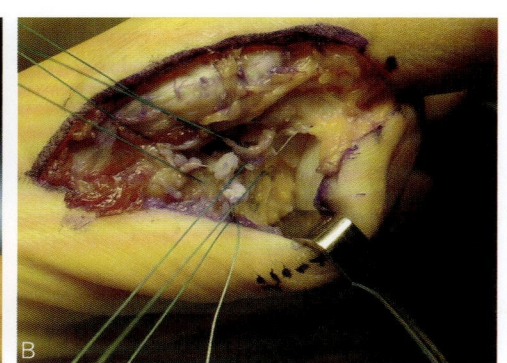
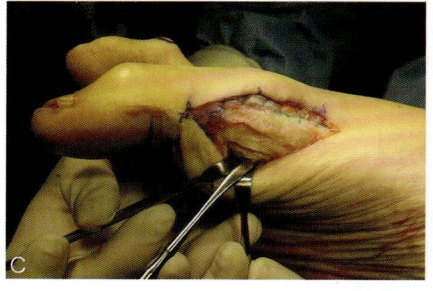

技术图2 A. Freer骨膜剥离器末端上方为内侧籽骨,此时尚未分离跆短屈肌复合体。同时注意关节囊的纵行切开和修复。B. 切开后沿跆短屈肌纤维方向进行分离。C. 注意位于切口深面的跆长屈肌腱,避免被跆短屈肌复合体"荷包"缝合累及。

关创

- 参照跆外翻手术术后常规关闭创口。
- 以3-0尼龙线缝合皮缘,参照跆外翻术后的包扎方法,使跆趾位于跖屈位并略微内翻。

典型病例（由 Mark E. Easley 医生提供）

背景和影像学资料
- 34 岁男性，右足第 1 跖趾关节跖侧疼痛 1 年。
- 负重及起步时疼痛。
- 查体：内侧籽骨压痛、第 1 跖趾关节背伸时跖侧疼痛、第 1 跖趾关节 Lachman 试验阴性。
- 透视下见外侧籽骨骨折（技术图 3A、B）。
- 籽骨切位可见外侧籽骨不规整（技术图 3C）。
- CT 扫描提示有陈旧性横行骨折线（技术图 3D）。
- MRI T2 加权像提示外侧籽骨信号改变（技术图 3E）。

体位和术区暴露
- 俯卧位，利于暴露视野（技术图 4A）。
- 于外侧籽骨及第 2 跖骨头之间跖侧做纵行切口（技术图 4B～E）。
- 辨认并保护跖外侧皮神经（技术图 4F）。
- 纵行切开并锐性分离腓侧籽骨的骨膜（技术图 4G、H）。
- 辨认并保护踇长屈肌腱。

外侧籽骨切除术
- 找到外侧籽骨骨折（骨不连）的位置（技术图 5A）。
- 沿缝隙从屈肌的腱联合组织（残余籽骨复合体）中摘除外侧籽骨的远端部分（技术图 5B～D）。
- 再从屈肌的腱联合组织（残余籽骨复合体）中摘除外侧籽骨的近端部分（技术图 5E、F）。
- 检查切除的籽骨，发现软骨退变、籽骨破碎以及缺血性坏死（技术图 5G）。

修复屈肌的腱联合组织（残余的籽骨复合体）
- 保留屈肌的腱联合组织（残余的籽骨复合体）能够达到最佳修复效果，改善第 1 跖趾关节跖屈并降低发生踇外翻的风险。
- 残余的籽骨间韧带（技术图 6A～C）和骨膜（技术图 6D～F）可以关闭籽骨切除后造成的空缺，同时还可以保护踇长屈肌腱。
- 术中透视确认外侧籽骨已被完整切除、跖趾关节力线良好（技术图 6G）。
  - 在这个病例中，因为患者是俯卧位，所以透视后看似像左足。
- 检查第 1 跖趾关节活动度，确保修复缝合得不是太紧（技术图 6H、I）。
- 活动踇趾趾间关节以确保踇长屈肌腱没有被缝住（技术图 6J、K）。
- 仔细闭合跖侧创口，确保切口对合良好（技术图 6L、M）。

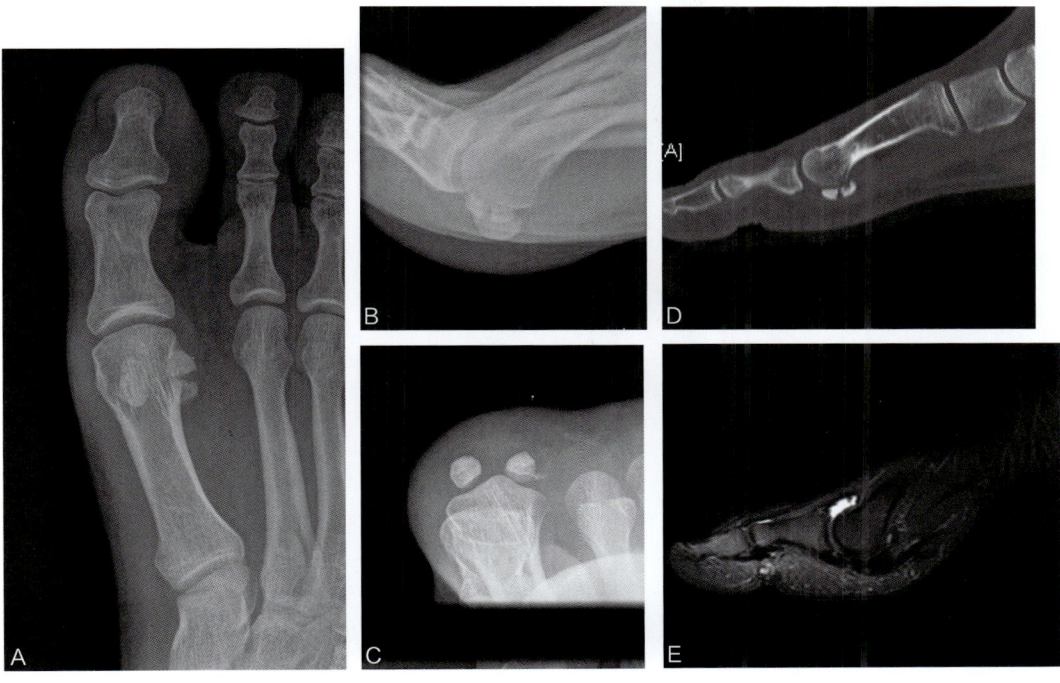

技术图 3 A～C. 34 岁男性，右足外侧籽骨骨折（骨不连）1 年，图中分别为负重位的正位片、侧位片和籽骨切位片。D. CT 扫面显示籽骨骨折（骨不连），近端粉碎。E. MRI T2 加权像提示外侧籽骨信号异常，第 1 跖趾关节背侧积液。

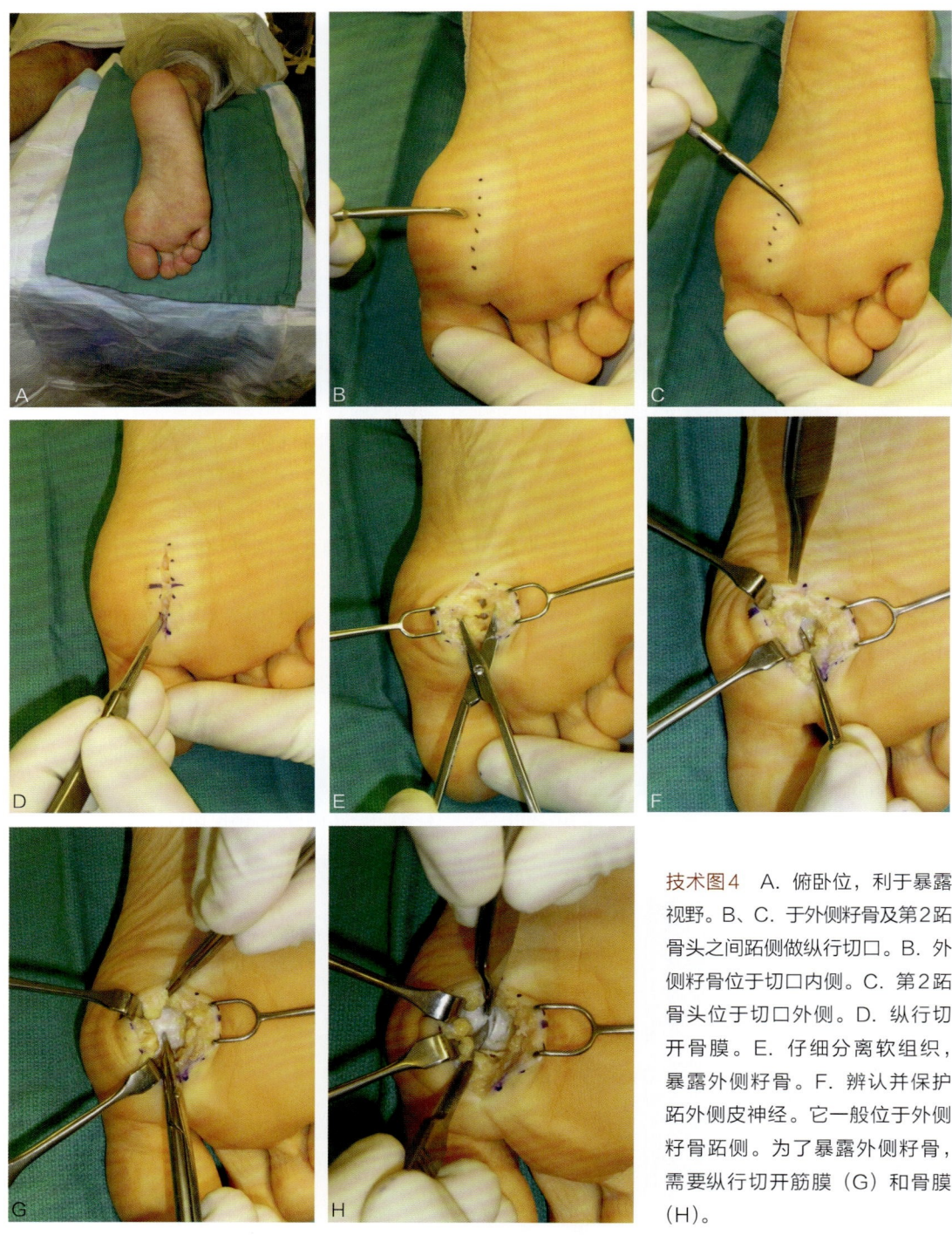

技术图4　A. 俯卧位，利于暴露视野。B、C. 于外侧籽骨及第2跖骨头之间跖侧做纵行切口。B. 外侧籽骨位于切口内侧。C. 第2跖骨头位于切口外侧。D. 纵行切开骨膜。E. 仔细分离软组织，暴露外侧籽骨。F. 辨认并保护跖外侧皮神经。它一般位于外侧籽骨跖侧。为了暴露外侧籽骨，需要纵行切开筋膜（G）和骨膜（H）。

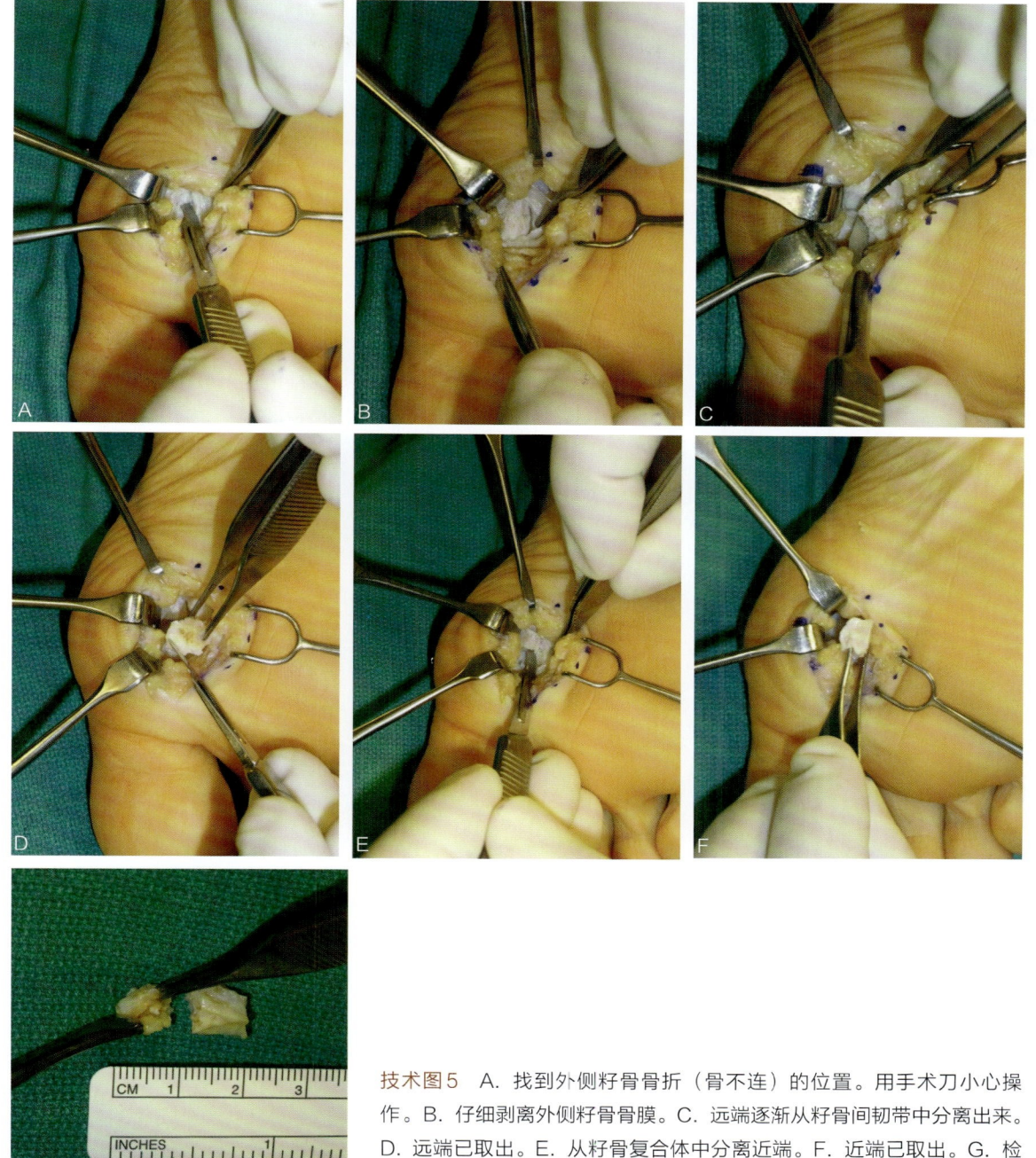

技术图5 A. 找到外侧籽骨骨折（骨不连）的位置。用手术刀小心操作。B. 仔细剥离外侧籽骨骨膜。C. 远端逐渐从籽骨间韧带中分离出来。D. 远端已取出。E. 从籽骨复合体中分离近端。F. 近端已取出。G. 检查切除的籽骨，发现籽骨破碎及退变，尤其近端，提示缺血性坏死。

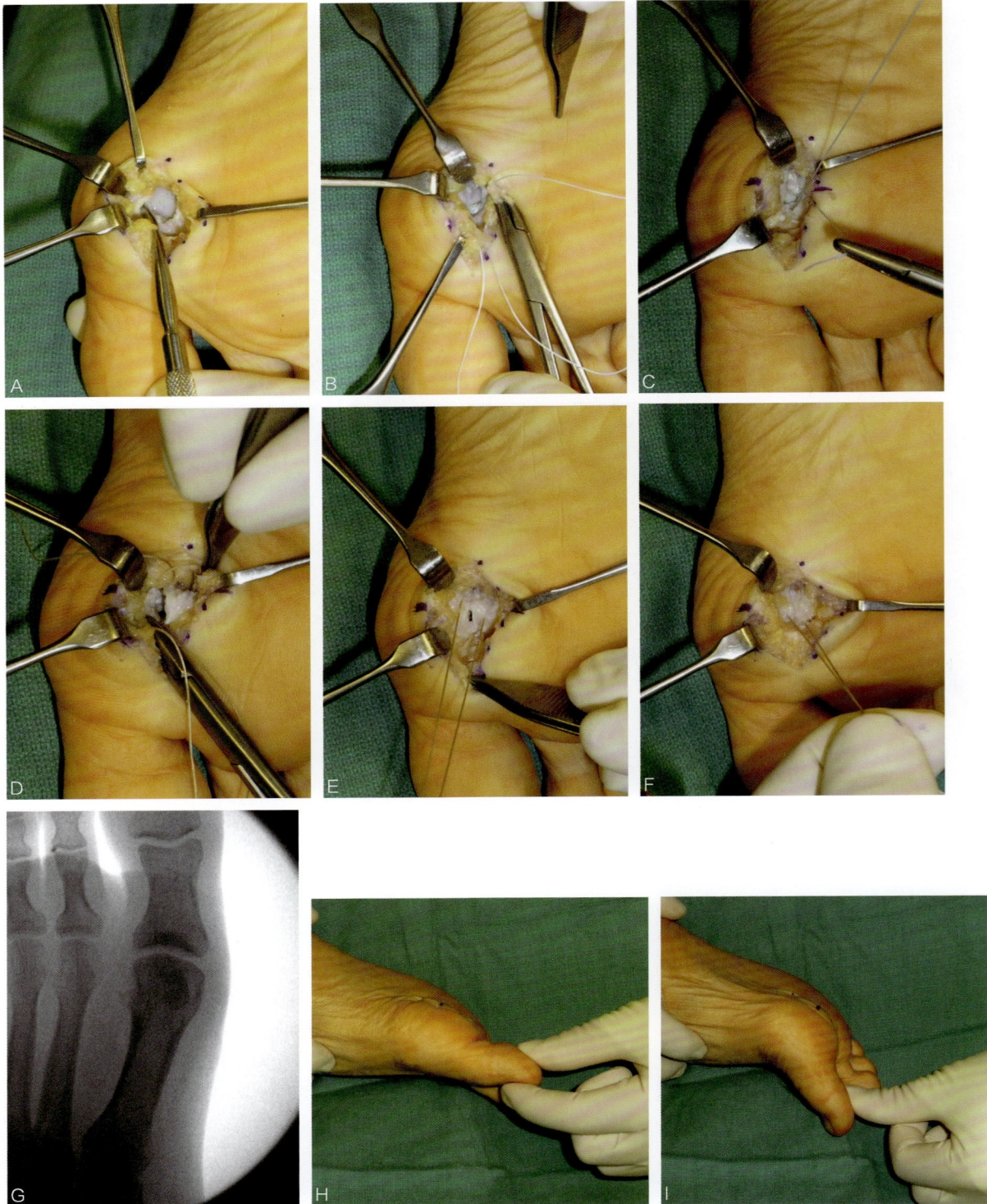

技术图6　A~C. 缝合残留的籽骨复合体。A. 评估外侧籽骨切除后的空缺。B. 保护跨长屈肌腱的同时，缝合籽骨间韧带到外侧骨膜上。C. 闭合空缺。D~F. 缝合筋膜层。D. 缝线从外侧组织穿过。E. 缝线从内侧组织穿过，同时保护跨外侧皮神经。F. 筋膜层关闭。G. 术中透视确认外侧籽骨已被完整切除，跖趾关节力线良好。在这个病例中，因为患者是俯卧位，所以透视后看似像左足。活动第1跖趾关节，确保修复缝合没有过紧：中立位（H）和背伸（I）。

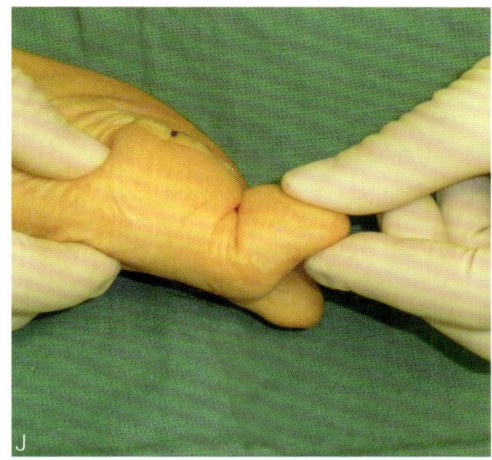
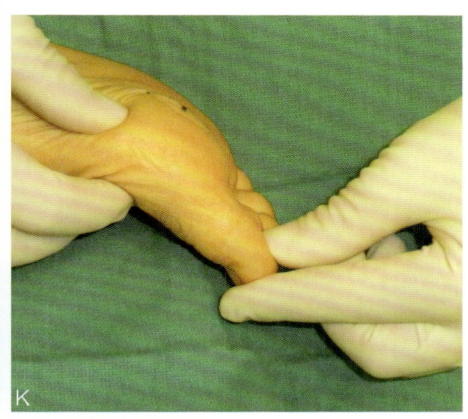
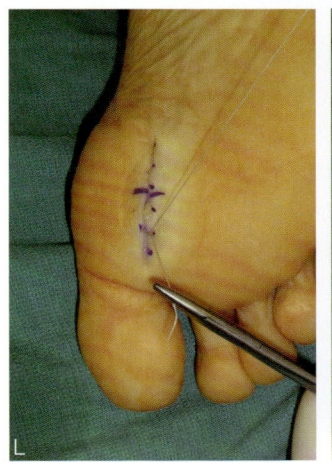
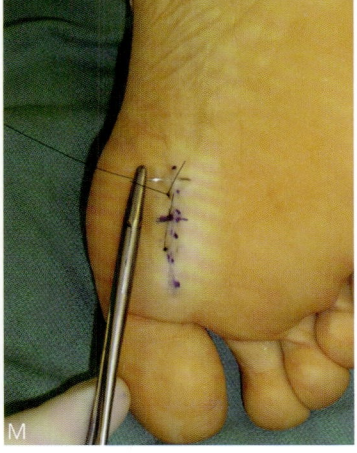

技术图6（续）　活动姆趾趾间关节以确保姆长屈肌腱没有被缝在一起：中立位（J）和背伸位（K）。L. 仔细缝合皮下组织。M. 对合并缝合皮肤切口。

术后护理

- 采用姆囊炎包扎法以保护外侧软组织，降低发生姆内翻的风险；之后用稍简单的姆囊炎包扎法维持4～6周（技术图7）。
- 保护性足跟着地4～6周。
- 手术后开始至少8～10周后恢复正常的活动状态。
- 仔细操作恢复外侧屈曲机制、闭合创面以及术后合理包扎下保护性负重，可以很好地维持力线、活动度及推地力量。
- 跖侧切口一般都能较好地愈合，尤其当切口位于两个负重区之间时。

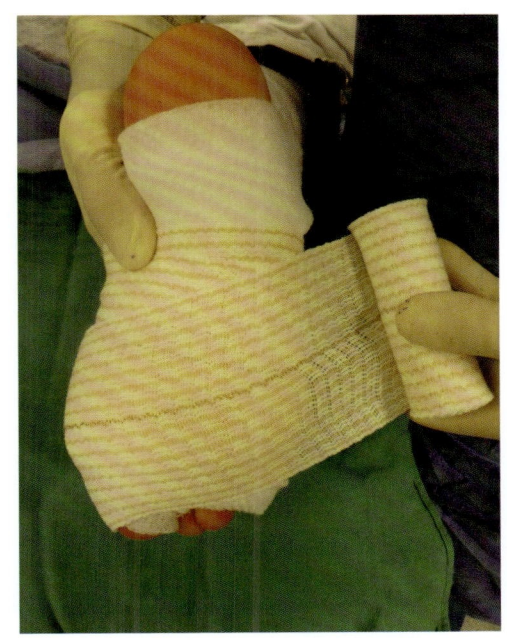

技术图7　采用姆外翻术后包扎法以降低发生姆内翻的风险。

要点与失误防范

踇趾力线不良	• 术前需要仔细评估高弓足、踇外翻、爪状趾、仰趾畸形或者僵硬，可能需要其他手术矫形以增进疗效
跖内侧皮神经	• 通常位于跖面、踇短展肌腱的下缘。手术过程中应将其分离并保护
踇短屈肌的修复	• 由于UCL针的锥形、小半径设计，可以在有限的术区中方便地操作。仔细、精确地修复踇短屈肌复合体可以预防畸形的发生和进展

术后处理

- 术后为患者提供一双硬底鞋或行走靴，同时允许足跟负重。
  - 患者2周内只允许用足跟负重。
- 2周后随访并拆线，趾间放置间隔物，患者可以在能忍受的情况下，穿术后鞋或者短的行走靴负重。
  - 拍摄负重位片，以确定踇趾的力线是否正常。
  - 分趾垫应在术后放置6~8周，以防止踇外翻的形成。
- 如果同时行第1跖列的矫形术，用类似治疗踇外翻的包扎技术包扎4~6周。
- 鼓励患者在拆线后主动、被动活动第1跖趾关节。
- 对活动量较多的患者，要进行正规的理疗，监测患者的康复进展，协助关节活动度的训练和软组织理疗。
- 术后6周随访，可以逐步穿合适的鞋，并在可以忍受的情况下活动。
- 患者在恢复活动后，有时需要连续穿戴籽骨区不负重的矫形鞋垫。

预后

- 图6为病例中患者6个月时的随访情况。
- 内侧籽骨切除后，有报道描述会造成踇趾位置偏斜，从而引起爪状趾、仰趾、踇外翻畸形等[8,9,11]。
  - 在以前研究的病例中，发生踇外翻的概率为10%~42%，关节僵硬的概率为33%~60%[8,11]。
  - Kaiman和Piccora[9]回顾了内侧籽骨切除术的研究，指出评估各骨之间的对应关系对预防踇外翻至关重要。他们的患者平均随访时间只有13.2个月，未发现踇外翻的病例，并推荐行内侧籽骨切除时，应做腱性平衡或者关节囊的缝合。
  - Lee等[10]报道了20例没有术前畸形的患者，术后未发现明显的关节活动的改变或者继发的踇趾偏斜。
- Saxena和Krisdakumtorn[13]报道了单纯行内侧籽骨切除并且活动量较多的病例。

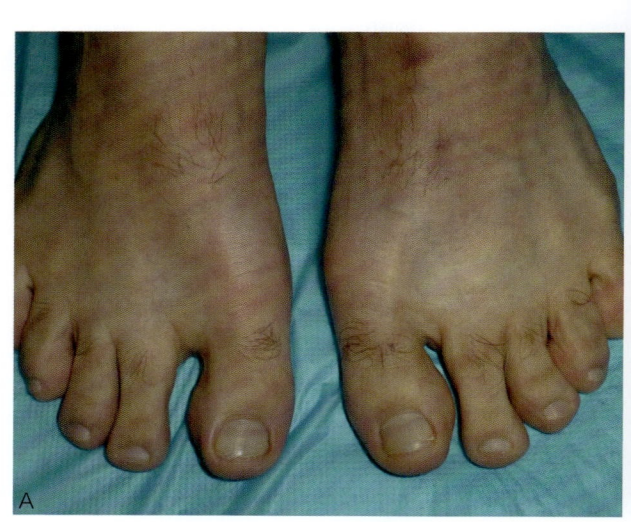 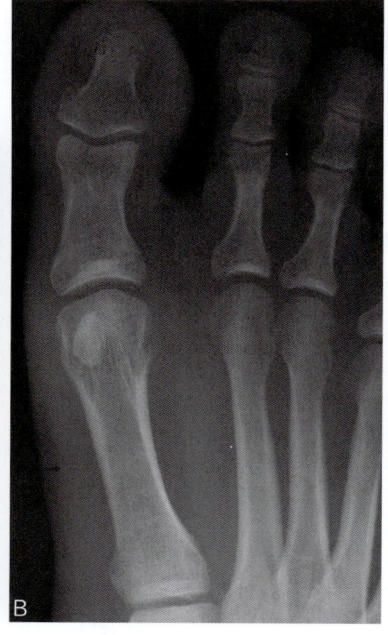

图6　技术图3~7中患者术后6个月随访时的资料。A. 与对侧足对比，力线可，无踇内翻畸形。B. 负重正位片显示外侧籽骨已被切除，力线良好。

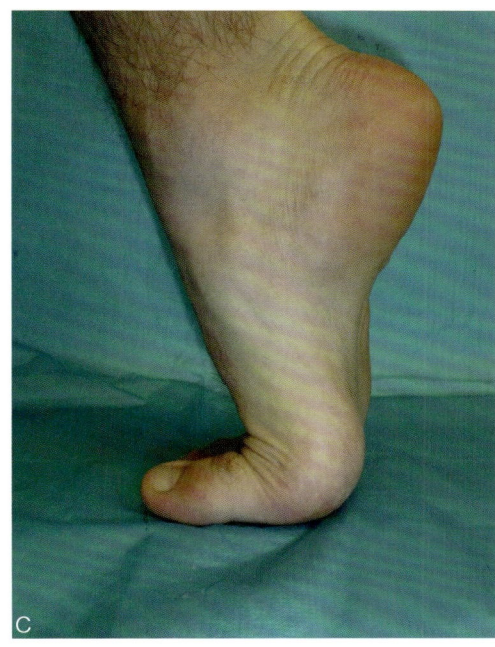
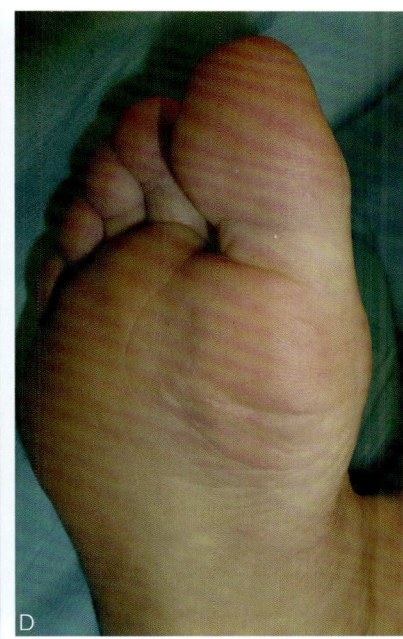

图6（续） C. 背屈功能良好。D. 跖侧切口愈合良好，无瘢痕增生及不适症状。

- 1例术后跖屈受限。
- 2例术前已确诊合并䤍外翻。其中1例同时给予第1跖骨远端截骨，畸形未加重；另一例只单纯切除籽骨，但晚些时候还是行了䤍外翻矫形术。
- Inge和Ferguson[8]发现，他们41%的病例行内侧籽骨切除术后仍感觉中到重度的疼痛。但是最近，Van Hal[15]、Saxena和Krisdakumtorn[13]、Lee[10]等报道，在他们的运动员病例中，内侧籽骨切除可以有效减轻疼痛。
- Aper等在2例尸体解剖研究中发现，当内外侧籽骨均被切除后，䤍短屈肌腱的有效工作力臂明显减少了。䤍长屈肌腱的有效工作力臂也会因单独切除籽骨而减少[1]。但是Van Hal等[15]以及Saxena和Krisdakumtorn[13]并没有在他们的患者中发现第1跖趾关节跖屈功能的减弱。他们的患者都能够恢复到伤前的运动水平，不伴有功能不全。Lee等[10]也报道了他们的病例中，30%的患者不能做单足提踵运动，说明了跖屈力量减弱，但对运动能力没有影响。
- Tagoe等[14]描述了36例接受全部籽骨切除治疗䤍僵硬或外翻的病例。术后未发现明显的功能障碍或力线不良，没有患者出现转移性跖痛或跖骨压痛。术后，患者的AOFAS评分在统计学意义上有显著提高。
- Bichara等[4]报道了24名运动员（5名专业运动员）患者籽骨骨折，经过保守治疗失败，后采用单侧籽骨切除术治疗。24名患者中有22名（91.6%）在平均11.6周后恢复正常的体育活动，疼痛水平从术前平均6.2降至术后的0.7。1名患者在内侧籽骨切除后出现了䤍外翻畸形。

并发症

- 内侧籽骨切除术后的并发症可分为术中并发症、疼痛缓解不彻底、功能减退以及䤍趾力线不良。
- 最常见的术中并发症是跖底固有神经的损伤。
  - 患者通常主诉术后的神经刺激症状，一般通过持续观察或者局部封闭注射治疗即可。在外侧籽骨切除时该神经损伤更常见。
  - 神经完全断裂或损伤尚未有报道，这种神经性的刺激是由于术中的暴力操作导致的。术中应注意辨认和保护神经，精细化操作可以避免这种损伤的发生。
- 单纯行籽骨切除术后会改变第1跖趾关节的力学平衡。一些临床研究对单纯内侧籽骨切除术后出现的关节僵硬、功能缺失、仰趾畸形、爪状趾畸形、䤍外翻的形成都有报道[8-10]。
  - 前面已经叙述，确定并矫正第1跖列的力线问题可以减少未来畸形的发生。
- 单足提踵功能的丧失，与䤍长、短屈肌腱的工作力臂减少有关。也与䤍短屈肌复合体未完全修复有关[10]。

（宋国勋 译，梅国华 审校）

参考文献

[1] Aper RL, Saltzman CL, Brown TD. The effect of hallux sesamoid excision on the flexor hallucis longus moment arm. Clin Orthop Relat Res 1996;(325):209-217.

[2] Aper RL, Saltzman CL, Brown TD. The effect of hallux sesamoid resection on the effective moment of the flexor hallucis brevis. Foot Ankle Int 1994;15:462-470.

[3] Beaman DN, Nigo LJ. Hallucal sesamoid injury. Oper Tech Sports Med 1999;7:7-13.

[4] Bichara DA, Henn RF III, Theodore GH. Sesamoidectomy for hallux sesamoid fractures. Foot Ankle Int 2012;33:704-706.

[5] Coughlin MJ. Sesamoid pain: causes and surgical treatment. Instr Course Lect 1990;39:23-35.

[6] Dobas DC, Silvers MD. The frequency of partite sesamoids of the first metatarsophalangeal joint. J Am Podiatry Assoc 1977;67:880-882.

[7] Helal B. The great toe sesamoid bones: the lus or lost souls of Ushaia. Clin Orthop Relat Res 1981;(157):82-87.

[8] Inge GAL, Ferguson AB. Surgery of the sesamoid bones of the great toe: an anatomic and clinical study, with a report of forty-one cases. Arch Surg 1933;27:466-489.

[9] Kaiman ME, Piccora R. Tibial sesamoidectomy: a review of the literature and retrospective study. J Foot Surg 1983;22:286-289.

[10] Lee S, James WC, Cohen BE, et al. Evaluation of hallux alignment and functional outcome after isolated tibial sesamoidectomy. Foot Ankle Int 2005;26:803-809.

[11] Nayfa TM, Sorto LA Jr. The incidence of hallux abductus following tibial sesamoidectomy. J Am Podiatry Assoc 1982;72:617-620.

[12] Richardson EG. Hallucal sesamoid pain: causes and surgical treatment. J Am Acad Orthop Surg 1999;7:270-278.

[13] Saxena A, Krisdakumtorn T. Return to activity after sesamoidectomy in athletically active individuals. Foot Ankle Int 2003;24:415-419.

[14] Tagoe M, Brown HA, Rees SM. Total sesamoidectomy for painful hallux rigidus: a medium-term outcome study. Foot Ankle Int 2009;30:640-646.

[15] Van Hal ME, Keene JS, Lange TA, et al. Stress fractures of the great toe sesamoids. Am J Sports Med 1982;10:122-128.

第33章 趾屈-伸肌腱转位治疗柔性锤状趾畸形
Flexor-to-Extensor Tendon Transfer for Flexible Hammer Toe Deformity

Emilio Wagner

定义

- 锤状趾（hammer toe）表现为近侧趾间关节的屈曲畸形，也可伴有跖趾关节过伸。远侧趾间关节可以为屈曲、伸直或自然状态[3]。

解剖

- 跖趾关节和近侧趾间关节的跖板是韧带、肌腱、软组织间隔的附着点。
  - 跖趾关节的跖板起自跖骨干骨膜，止于近节趾骨基底。跖板功能不全可以引起锤状趾和爪状趾[7,9]。
  - 趾间关节跖板的起止位置与跖趾关节相似，紧挨着关节的跖面。
  - 跖趾关节和趾间关节的侧副韧带与跖板相连续。
  - 足趾的最终位置取决于跖趾关节和趾间关节的静态稳定结构（跖板、侧副韧带）与动态稳定结构（外在肌腱和内在肌腱）间微妙的平衡关系。
- 趾长伸肌腱附着于第2～5趾，是跖趾关节的主要背伸结构。趾短伸肌腱是足背唯一的内在（伸）肌，附着于内侧第1～4趾。
  - 这两种肌腱一定程度上通过伸肌腱帽维持它们的位置，腱帽的近侧部分称为"伸肌吊带（extensor sling）"，附着于近节趾骨基底部的跖侧。骨间肌的肌腱汇合于此。其远端部分或称"伸肌翼（extensor wing）"，蚓状肌汇合于此。
  - 近侧趾间关节和远侧趾间关节通过伸肌腱（外在肌）及内在屈肌群的协同运动而获得背伸运动，如果内在肌麻痹，则只有背伸跖趾关节。
- 趾短屈肌和趾长屈肌是足的外在屈肌。趾短屈肌腱和趾长屈肌腱分别止于中节和远节趾骨的基底部。二者可以屈曲近侧和远侧趾间关节，对跖趾关节的屈曲作用则较弱。
- 骨间肌和蚓状肌是足的内在屈肌，作用是屈跖趾关节，伸趾间关节；同骨间肌相比，蚓状肌的止点更远，伸近侧趾间和远侧趾间关节的作用更强[7]（图1）。

发病机制

- 静态稳定结构（跖板、侧副韧带）与动态稳定结构（外在肌和内在肌）复杂而精细的平衡状态一旦被打乱，将会导致第2～5趾的畸形。
  - 随着足内在屈肌力量减弱，外在伸肌使跖趾关节背伸。随着跖趾关节的背伸，趾长屈肌腱将屈曲近侧趾间和远侧趾间关节，导致内在肌屈曲跖趾关节和背伸近侧或远侧趾间关节的力量不足，这种不平衡导致畸形产生。
  - 跖板功能不全也能导致足趾肌力不平衡，可以使跖趾关节过度背伸，导致先前提到的一系列畸形[9]（图2）。
- 人们已经通过尸体解剖对爪状趾和锤状趾畸形进行了病理学研究。
  - 一篇论著中分析了锤状趾畸形中各种解剖结构所起的作用[8]：
    - 对于跖趾关节的过伸畸形，皮肤的作用为9%，伸肌腱（趾长伸肌腱+趾短伸肌腱）为25%，背侧关

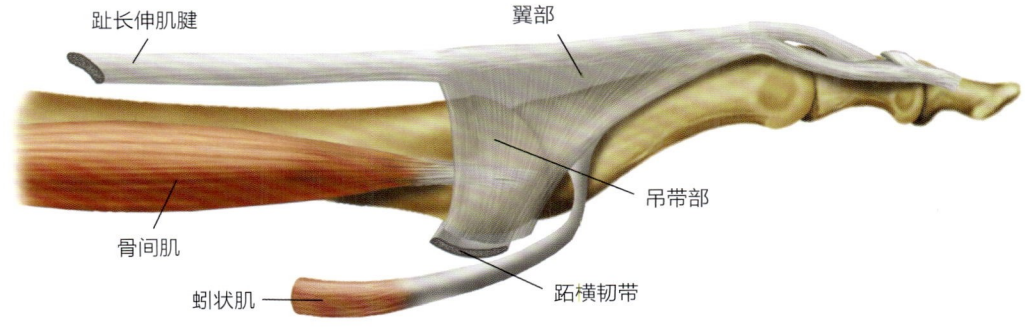

图1 近侧趾间关节和跖趾关节的侧位解剖图。

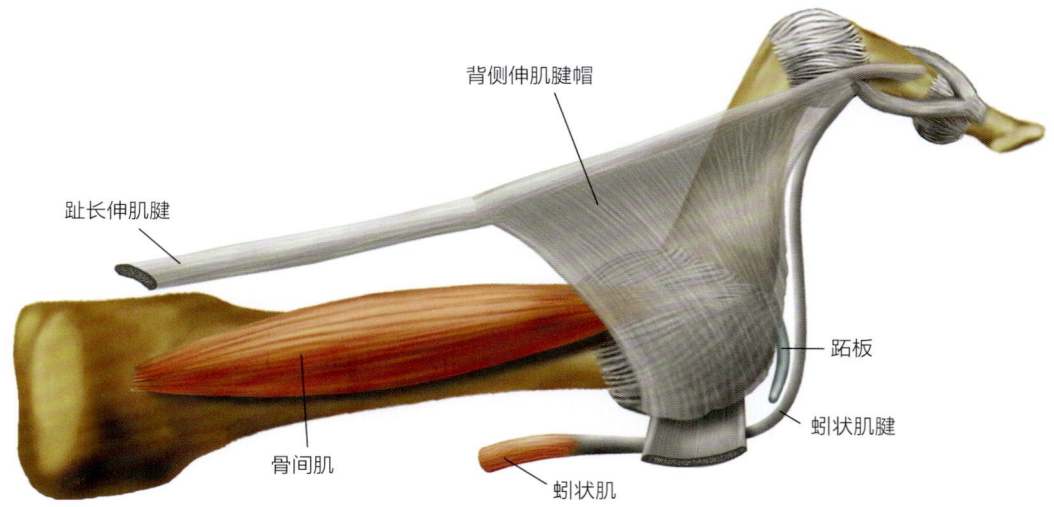

图2 锤状趾畸形病理解剖侧面观。需要注意的是跖趾关节背伸如何导致蚓状肌功能不全,骨间肌向背侧半脱位。近侧趾间关节的屈曲使伸肌腱半脱位,足趾伸肌腱的持续牵拉将导致近侧趾间关节屈曲。

节囊为19%,侧副韧带为47%。
- 对于近侧趾间关节的屈曲畸形,皮肤的作用为20%,趾短屈肌腱为40%,跖侧关节囊为40%,趾长屈肌腱不起作用。
- 这些数据揭示不同解剖结构对畸形的作用不同,在术中可以有重点地进行松解。

○ 随着跖趾关节的过伸,骨间肌相对于跖趾关节半脱位,它对跖趾关节的牵拉转至跖趾关节轴线和旋转中心的背侧。
- 所以,骨间肌可以加重畸形的程度,导致跖趾关节的背伸,而不是跖屈。
- 蚓状肌通常与跖骨轴线成35°角,随着跖趾关节的背伸,与跖骨轴线的交角可达90°,导致屈跖趾关节的力量不足[8]。

● 第2~5趾畸形的原因很多:创伤后遗症、炎症、神经系统疾病、先天性、手术后及非特异性原因。
○ 创伤后畸形的原因包括小腿创伤、骨折、软组织损伤、骨筋膜室综合征。
- 在这些病例中,小腿深层筋膜室的瘢痕化和挛缩可以导致足趾屈曲畸形。
- 跟骨骨折后的骨筋膜室综合征,将损伤足底方肌,导致内在肌挛缩。
- 胫神经的损伤可以导致相似的结果,其原因也是足内在屈肌功能减弱,导致跖趾关节过伸。
○ 炎症:类风湿关节炎可以导致关节囊的炎症并造成损害。
- 跖板功能减退可以导致跖趾关节过伸,近侧趾间关节异常屈曲。

○ 神经系统疾病和先天性疾病可以改变足内在及外在肌力平衡。
- 脑瘫、Charcot-Marie-Tooth、Friedreich共济失调、脊柱裂、脊髓灰质炎等神经系统疾病可以导致第2~5趾的畸形。
- 先天性疾病包括特发性马蹄内翻足、畸形足后遗症、关节挛缩[7]。
○ 手术后原因:
- 因跖痛症或滑膜炎行跖骨远端截骨手术造成跖骨头背屈。
- 跖骨近端截骨造成跖骨远端抬高,继发屈肌腱拉力增加[5]。
- 因跖骨延长继发导致屈伸肌腱肌力不平衡。
○ 非特异性原因:
- 肌力不平衡,内在屈肌功能不全,年龄相关性跖侧结构功能不全[7]。
- 穿着过小的鞋子,造成近侧趾间关节长时间在鞋内屈曲。

自然病程

● 这种畸形的病程演变是一个缓慢的过程,随着近侧趾间关节的屈曲,跖趾关节的背伸逐渐加重。
● 如果是柔性畸形,一般预后较好,可以通过保守治疗治愈。如果需要手术,一般通过简单的手术即能获得满意的效果。
● 当发展为僵硬性畸形的时候,保守治疗的成功率降低,通常需要采用更复杂的重建手术方式,同时也增加了术后僵硬的概率。

病史和体格检查

- 典型症状为穿鞋时挤压导致近侧趾间关节的背侧疼痛，并伴有压痛。
- 逐渐进展的锤状趾畸形可以导致跖趾关节过伸，最后在跖骨头相应位置的跖侧形成胼胝体，有时随着近侧趾间和远侧趾间关节的屈曲，在趾尖也可出现胼胝体。
- 必须在负重情况下观察足趾的位置，因为这样可以完全显现畸形。在患者坐位时检查踝关节、距下关节、跗横关节、跖趾关节的稳定性。
- 必须检查跖趾、近侧趾间及远侧趾间关节的活动性，因其影响具体的手术方式。
- 须通过视诊和触诊来确定跖骨头下方及足趾尖的胼胝体。
- 必须对血管神经进行详细的检查。第2～5趾畸形的矫正可能会导致足趾的固有血管、神经牵张，术前必须明确血管神经情况。
- 第2～5趾跖趾和趾间关节的查体包括：
  - 跖趾关节抬高试验(push-up test)：如果是柔性畸形，从足底上推跖骨头时跖趾关节可以恢复到正常位置。否则为僵硬性畸形。如果通过push-up试验能部分矫正跖趾关节的畸形，则为"半柔性"畸形。
  - 近侧趾间关节僵硬度的评估：如果近侧趾间关节不能完全伸直则为僵硬性畸形，柔性畸形者近侧趾间关节能完全伸直。
  - 跖趾关节稳定性的评估：0级，跖趾关节背侧稳定性良好，不松弛；1级，近节趾骨基底部在向背侧受力时出现半脱位；2级，近节趾骨基底部能反复脱位和复位；3级，近节趾骨的基底部固定在脱位的位置[13]。Nery等[9]对于外侧跖趾关节的稳定性提出了新的分类，除了抽屉试验外，还包括临床症状诸如力线、柔韧性、疼痛和足趾屈曲功能丢失情况。

影像学和其他诊断性检查

- 平片：
  - 炎症性关节炎可以出现关节周围骨的侵蚀，会对手术造成影响。
  - 畸形的程度可以在平片上有所表现：半脱位、脱位或向内外侧偏移。跖趾关节的脱位在正位片上表现为近节趾骨的基底部与跖骨头重叠，侧位像上表现为近节趾骨相对于跖骨头完全向背侧脱位(图3)。
- MRI：
  - 据报道，MRI评估跖板损伤的程度是比较可靠的[10]。尽管MRI不作为常规检查，但其对恢复跖趾

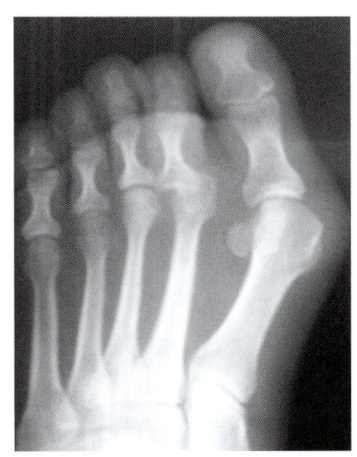

图3 足正位片显示锤状趾畸形、跖趾关节半脱位，并发现近节趾骨基底部与跖骨头重叠。

关节稳定手术的选择有指导意义。

鉴别诊断

- 僵硬性锤状趾或爪状趾畸形(不能以单纯的肌腱转位来治疗)。
- 跖趾关节滑膜炎(如果有畸形可以进行肌腱转位)。
- 创伤后足趾畸形。
- 足趾软组织肿瘤。

非手术治疗

- 对于柔性畸形，首选保守治疗。
- 牵拉练习虽然可能有一定作用，但是不能改善足内、外在肌间的不平衡。
- 更换鞋子：前部较宽并较深的鞋子可以为足趾提供更多的空间。
- 跖骨垫可以缓解跖骨头的压力，足趾套可以减轻近侧趾间关节背侧的压力。跖骨垫的使用应十分谨慎，因为它可以使足趾抬高，导致近侧趾间关节背侧的压力增大。
- 锤状趾矫正带可以使近节趾骨处于生理位置(图4)。
- 治疗效果的好坏，某种程度取决于畸形的柔性程度。

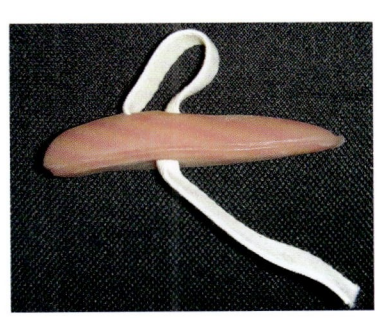

图4 锤状趾矫正带，主要作用是将近节趾骨维持在跖屈的位置。

手术治疗

- 屈－伸肌腱转位术一般不单独实施，常常只是矫正锤状趾或爪状趾手术中的一个步骤。
- 屈－伸肌腱转位的目的是尽量使近节趾骨保持于生理位置，矫正跖趾关节和近趾间关节的力线，可以形象地说成"在皮下捆绑足趾"。即使在治疗柔性畸形时，屈－伸肌腱转位也常常需要与背侧关节囊切开和跖趾关节侧副韧带松解一起进行。当发展为僵硬性畸形时，就需要行近侧趾间关节成形术或关节融合术，并视情况进行或不进行跖骨短缩截骨，但还是需要辅以屈－伸肌腱转位手术，防止足趾残留仰趾畸形（"漂浮趾"）。否则患足负重时，该足趾不能接触地面。

术前计划

- 对于跖趾关节过伸畸形，尤其合并存在跖痛时，可以行截骨短缩术：
  - 一般来说，我们可以选择软组织手术；术中根据松解程度不同确定不同的术式。
  - 松解应逐步进行：先松解背侧的皮肤，接着伸肌腱（切断或延长）、背侧关节囊、侧副韧带，直到跖趾关节恢复正常。
  - 如需进一步矫形或稳定关节，再进行屈－伸肌腱转位术。这种转位手术是在近节趾骨中段以近的位置将趾长屈肌腱与趾长伸肌腱缝合，加强跖趾的屈曲力量。
- 对于近侧趾间关节的屈曲畸形，如果不能经皮解决屈曲挛缩，则需松解趾短屈肌腱。
  - 如果切断趾短屈肌腱还不能完全矫正近侧趾间的畸形，则需要行近侧趾间关节成形术或关节融合术。
  - 有时需要行截骨短缩术，典型的手术是跖骨短缩截骨术。在我们看来，应该避免在近节趾骨近端截骨，因为导致术后跖趾关节不稳定的可能性较大。
  - 对于柔性的足趾畸形，屈－伸肌腱转位术能矫正近侧趾间关节的屈曲畸形，如果同时切断趾短屈肌腱或行近侧趾间关节成形术，可以使矫正后的关节保持稳定。在这种情况下，肌腱转位的时候需要将趾长屈肌腱在近节趾骨的中段以远和趾长伸肌腱相缝

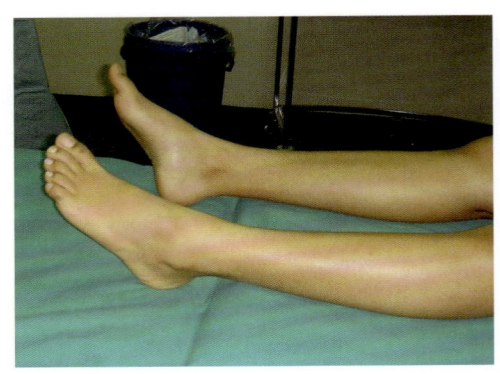

图5　为方便术者对足趾远端施行手术，患足周围应该有足够的空间。

合，加强背伸近侧趾间关节的力量。

体位

- 术中取仰卧位，术者与患足在同侧。
- 当需要经跖侧入路进行屈－伸肌腱转位时，患足与床尾应该有足够的距离，这样方便操作（图5）。

入路

- 对于跖趾关节的手术，取跖趾关节背侧纵切口。
  - 切口可以设计成弧形，防止皮肤挛缩（这种并发症极少发生）。
- 对于近侧趾间关节，可以行背侧横切口，将过度角化的皮肤切除。
  - 也可以在肌腱转位手术后做一个纵切口，或者纵向延长原先跖趾关节手术切口。
- 做屈－伸肌腱转位时必须用到近节趾骨背侧入路。
  - 在我们看来，所有患者都有跖趾关节背伸畸形，所以通常要对跖趾关节进行手术。因此在进行肌腱转位时，延长该切口即可。
  - 为显露屈肌腱，需要做两个跖侧切口，一个是位于近侧皮肤横纹的横切口，另一个是跨过远侧趾间关节的斜切口。
  - 最后一个切口也可做横行切口，经皮切断趾长屈肌腱。
  - 这种入路有损伤远侧趾间关节跖板的风险，术后可能出现过伸。

屈-伸肌腱转位术

暴露

- 于足趾跖侧近端横纹做一短横切口。
  - 在皮下进行分离。确认趾长屈肌腱鞘,纵行切开腱鞘(技术图1)。
  - 也可以做纵切口,像Boyer和DeOrio[2]展示的,可以避免神经血管的损伤。

准备趾长屈肌腱

- 在趾短屈肌腱的两束之间确认趾长屈肌腱(技术图2A),用止血钳将其挑出皮肤表面,并给予牵引(技术图2B)。保证切口位于足趾中心,防止偏内或偏外而伤及血管神经束。
- 第2个切口斜跨远侧趾间关节跖侧,紧靠足底脂肪垫的近端,确认跖侧关节囊,并加以保护。
- 从远节趾骨的附着点上切断趾长屈肌腱。如前所述,也可以采用横切口经皮切断趾长屈肌腱(技术图2C)。
- 注意切口应位于足趾跖侧的中央,防止损伤足趾的神经血管束。虽然切口位于足趾的远侧横纹,但切割时刀片应向近端呈45°,确保在切断趾长屈肌腱时不伤及远侧趾间关节的跖板。
- 从近端的切口处将趾长屈肌腱拉出,将其从中线分成两束,分别各用一把止血钳夹住(技术图2D)。

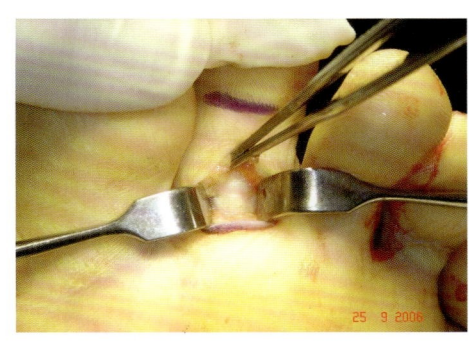

技术图1 近端切口的跖侧观:已暴露屈肌腱鞘。

准备趾长伸肌腱

- 在近节趾骨背侧正中做一从近节趾骨中点到干骺端的纵行切口。
- 切开皮肤后进行分离,找到伸肌腱,并纵向劈开(技术图3)。然后进行骨膜下剥离,到神经血管束深面。

进行转位

- 将一小血管钳从背侧切口经过伸肌腱,从趾骨和骨膜之间穿到跖侧,自跖侧切口找到钳夹屈肌腱的止血钳的尖端,注意不能钳夹或挤压血管神经束。止血钳的尖端必须在趾短屈肌腱分叉处通过(技术图4)。

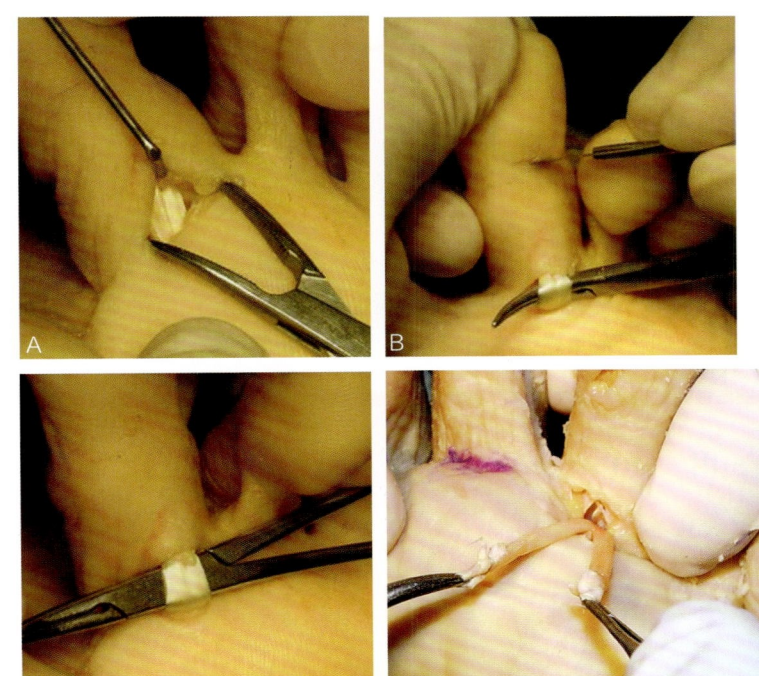

技术图2 A. 显示趾短屈肌腱的两个头,趾长屈肌腱位于其中间。趾长屈肌腱中间有缝,有助于分别。B. 用蚊式钳分离趾长屈肌腱,并通过牵拉确认。C. 远端做一横行切口,经皮切断趾长屈肌腱。D. 沿趾长屈肌腱中缝纵行劈开,分成两束。

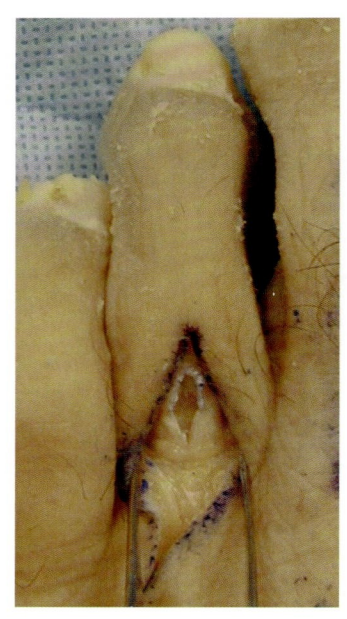

技术图3 在近节趾骨背侧正中做一纵行切口,找到伸肌腱,并沿纵轴纵向劈开。

- 首先,将趾长屈肌腱的一束从足趾的跖侧拉向背侧,保持它们的相对位置,换句话说,趾长屈肌腱的两束应分别拉向各自的背侧。
- 将踝关节保持在中立位,跖趾关节跖屈20°,近侧趾间关节中立位,将趾长屈肌腱用4-0可吸收线间断缝合2~3针至伸肌腱上。
- 观察跖趾关节是否仍存在背伸,如果仍有背伸,则需要

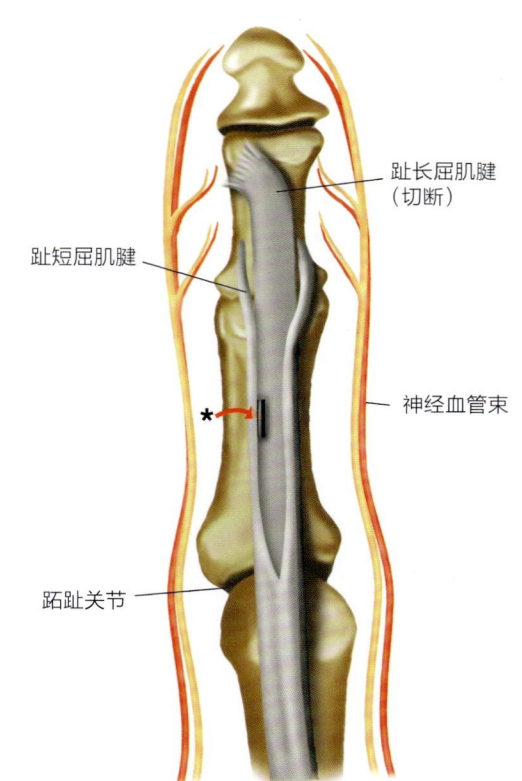

技术图4 足趾跖侧示意图,图中标星号处就是小血管钳从背侧穿到跖侧,在血管神经束的深面,在趾短屈肌腱两头之间接住一束切断的趾长屈肌腱。

进行进一步的手术。
- 用可吸收线缝合跖侧切口,尼龙线缝合背侧切口。
- 在手术结束前,释放止血带,观察组织的血运情况。

通过骨性通道行屈-伸肌腱转位术

- 趾长屈肌腱跖侧部分的手术过程同前。
- 在近节趾骨背侧正中做一从近节趾骨中点到干骺端的纵行切口。
- 分离伸肌腱鞘和骨膜,显露趾骨背侧。
- 在近节趾骨的中远1/3处自背侧向跖侧钻孔,孔的直径以能通过肌腱为准。
  - 我们通常使用直径2 mm的钻头,注意避免骨道过大,不能超过骨直径的1/3。
- 将趾长屈肌腱在趾短屈肌腱两头之间穿过骨道,将其用4-0可吸收线缝合固定于伸肌腱鞘。
- 余下操作步骤与常规的屈-伸肌腱转位相同。

要点与失误防范

指征	• 术前评价畸形的僵硬程度。这对确定是否需要行额外的手术及预期手术效果非常重要,并要充分和患者进行沟通。锤状趾的手术是一个按部就班的过程:在矫正力线的同时常需配合其他的手术。根据需要,在足趾短缩和肌腱转位术后,或许还要根据力线再进行其他软组织的手术
术前计划	• 矫形的顺序应由近至远。是否需要截骨其实难以决定;应该依据畸形的僵硬程度决定。Weil截骨可以矫正跖趾关节背伸和一定程度的近侧趾间关节屈曲。问题在于截骨后的软组织平衡情况,跖趾关节过于不稳可能会导致"漂浮趾"。所以,如果没有跖痛症,建议短缩趾骨之前应先行软组织手术
近侧趾间关节成形或关节融合术	• 这是最常与锤状趾手术联合使用的手术。如果近节趾骨头切除不够,可以导致术后疼痛或畸形复发;肌腱和皮肤固定手术失败也会导致畸形复发
屈-伸肌腱转位	• 肌腱转位时调整肌力的方法:保持踝关节90°位时压低足趾,适度地牵拉屈肌腱的末端即可维持跖趾关节屈曲20°位。有时,在转位之前已经把一半肌腱扯断了,这时可以用仅剩的一束肌腱通过骨性通道来达到所需的平衡。如果肌腱条件较差,可以用克氏针固定关节,保护转位的肌腱

术后处理

- 对每个足趾分别进行适当的加压包扎;通常用无菌弹力胶布包贴来维持足趾的正确排列。
- 小的下拉绑带可以用来保持每个足趾处于跖屈位(捆绑位置为近节趾骨)。通常需要维持这个位置捆绑6周。
- 术后对整个患足进行厚内衬的加压包扎,可以穿圆弧硬底的术后鞋。
- 术后视耐受情况,可以穿着术后靴立即负重,期间保持足的正常跖行体位,跖趾关节维持中立位。
- 术后2~4周,一旦缝线拆除,软组织可以活动,可以被动跖屈跖趾关节,拉伸其背侧结构。
- 术后6周,根据肿胀及舒适度情况,可以穿着正常的鞋子。

预后

- 据报道,这项技术的首次应用是将趾长屈肌腱及趾短屈肌腱同时转位。
  - 本章的手术技术是由Parrish[11]在1973年首次提出,他仅采用了趾长屈肌腱并将它们纵行劈开,分别缝合于伸肌腱两侧的下方。18例患者中有15例的结果为优良(83%)。
  - Barbari和Brevig[1]报道了39例患者,其中89%效果满意。
  - Cyphers和Feiwel[14]报道的20例脊膜膨出后遗症患者中,95%的患者效果优良。
  - Boyer和DeOrio[2]最近报道了采用该技术治疗柔性和僵硬性锤状趾畸形,满意率为89%。根据报道,对于僵硬性畸形,同时行近节趾骨头切除可以获得更好的治疗效果。
- 我们6年间对40例患者施行了该手术,83%的患者结果为优良(未发表)。
  - 术后患者的主要不适为近侧趾间关节僵硬,而且与同时进行跖趾关节的手术有关(截骨、肌腱切断及关节囊松解)。
  - 畸形复发率为9%。
  - 回顾性分析结果显示:术前对跖趾关节僵硬度评估不足可能是导致畸形复发的主要原因。

并发症

- 肿胀和麻木:
  - 随着时间的推移,这种并发症将逐渐缓解[3]。
  - 术中对血管神经束的牵拉或压迫可造成足趾血运破坏。
    - 如果出现这种情况可以术中等待观察,用温盐水纱布热敷,或者拔除、改变克氏针的位置,并确保神经血管束不受压迫。
    - 小剂量的利多卡因能舒张血管平滑肌,硝酸甘油凝胶也可以起到相同作用。
- 近侧趾间关节僵硬:
  - 有报道该并发症的出现概率高达60%[6](关节成形术或关节融合术者除外)。
  - 这是造成术后效果不满意的主要因素,尤其出现于柔性锤状趾的患者中[4]。
  - 在较早的研究中,没有对足趾的术前状态进行评估,所以无法确定是术前即有的僵硬(僵硬性锤状趾),还是术后导致的僵硬。
- 过伸畸形:
  - 远侧趾间关节的过伸畸形是由于在切断趾长屈肌腱

过程中,过分剥离远侧趾间关节的跖侧结构所造成的。
- 剥离时精细操作可以避免这种情况的发生。
○ 跖趾关节的过伸畸形是由于肌腱转位位置不佳(位于近节趾骨背侧过远)造成的,或术前对足趾僵硬没有足够的评估,术中一旦出现这种情况,除了要松解跖趾关节外,还要做跖骨截骨短缩手术。

- 畸形复发:
  ○ 复发率超过20%。
  ○ 复发的原因为转位的肌腱张力不够,术前没有进行有效的评估,造成术中软组织松解不足或未进行截骨,另外还有神经系统疾病、足趾背侧软组织瘢痕挛缩或肌腱转位失败均会造成这种结果。

(宋国勋 译,梅国华 审校)

参考文献

[1] Barbari SG, Brevig K. Correction of clawtoes by the Girdlestone-Taylor flexor-extensor transfer procedure. Foot Ankle 1984;5:67-73.

[2] Boyer ML, DeOrio JK. Transfer of the flexor digitorum longus for the correction of lesser-toes deformities. Foot Ankle 2007;28:422-430.

[3] Coughlin M. Lesser toes abnormalities. J Bone Joint Surg Am 2002;84A:1446-1469.

[4] Cyphers SM, Feiwell E. Review of the Girdlestone-Taylor procedure for clawtoes in myelodysplasia. Foot Ankle 1988;8:229-233.

[5] Hurwitz S. Hammertoe deformity following forefoot surgery. Foot Ankle Clin 1998;3:269-277.

[6] Kirchner J, Wagner E. Girdlestone-Taylor flexor-extensor tendon transfer. Tech Foot Ankle Surg 2004;3:91-99.

[7] Marks R. Anatomy and pathophysiology of lesser toes deformities. Foot Ankle Clin 1998;3:199-213.

[8] Myerson M, Shereff M. The pathological anatomy of claw and hammer toes. J Bone Joint Surg Am 1989;71(1):45-49.

[9] Nery C, Coughlin M, Baumfeld D, et al. Lesser metatarsophalangeal joint instability: prospective evaluation and repair of plantar plate and capsular insufficiency. Foot Ankle Int 2012;33(4):301-311.

[10] Nery C, Coughlin M, Baumfeld D, et al. MRI evaluation of the MTP plantar plates compared with arthroscopic findings: a prospective study. Foot Ankle Int 2013;34(3):315-322.

[11] Parrish TF. Dynamic correction of clawtoes. Orthop Clin North Am 1973;4:97-102.

[12] Schuh R, Trnka HJ. Metatarsalgia: distal metatarsal osteotomies. Foot Ankle Clin 2011;16:583-595.

[13] Thompson FM, Hamilton WG. Problem of the second metatarsophalangeal joint. Orthopedics 1987;10:83-89.

第34章 锤状趾的矫形
Hammer Toe Correction

Lloyd C. Briggs, Jr.

定义

- 锤状趾畸形是第2~5趾最常见的疾病之一。轻者可以没有任何不适,重者导致病残。
- 为使第2~5趾疾病得到良好的治疗,需要明确受累的关节及原发、继发畸形发生的平面。
- 典型的第2~5趾矢状面畸形表现为锤状趾(图1)、爪状趾(图2)和槌状趾(图3)。
- 锤状趾是第2~5趾在矢状面上的畸形,以近侧趾间关节屈曲挛缩为主。
- 其次,还可以出现跖趾关节轻度背伸畸形,但是这种畸形是次要的,不能与主要的畸形相提并论。
- 发生在近侧趾间关节的锤状趾畸形,需要与槌状趾和爪状趾相鉴别,后两者的畸形发生在远趾间关节和跖趾关节。
- 根据是否能以手法完全复位,分为柔性及僵硬性两种。

解剖

- 第2~5趾各包含3节趾骨,近节趾骨与跖骨相关节。第5趾例外,大约15%的人第5趾仅有2节趾骨。
- 正常情况下,趾间关节及其对应的韧带允许关节屈曲,但不能过伸,而跖趾关节既可以屈也可以伸。
- 足趾的主动活动和动态稳定由足的外在肌(起于小腿)

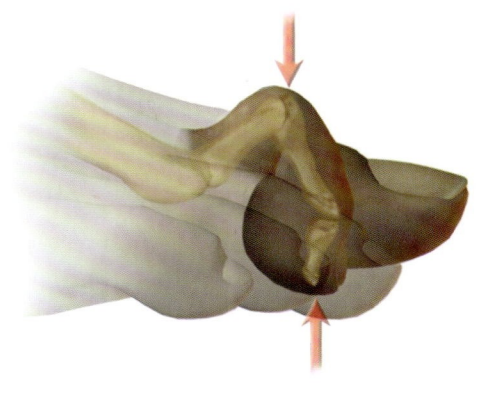

图2 爪状趾:主要畸形发生于跖趾关节。

和内在肌(起于足)共同支配(图4)。
- 趾长屈肌和趾长伸肌是外在肌。
- 趾长伸肌止于近节趾骨上的腱帽和中、远节趾骨的背面(图5),而趾长屈肌仅止于远节趾骨。
- 足内在肌包括7条骨间肌、4条蚓状肌、小趾展肌、趾短屈肌和趾短伸肌。

发病机制

- 虽然第2~5趾畸形的病因是多方面的(包括神经系统疾病、先天性、创伤和关节炎等),但锤状趾畸形最主要

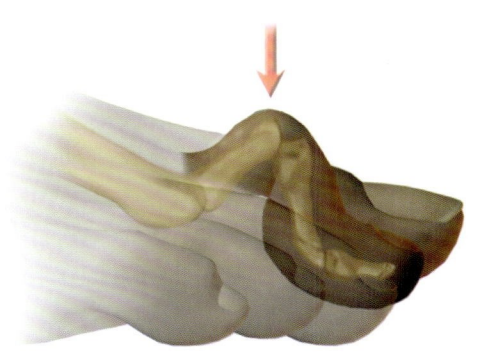

图1 锤状趾:主要畸形发生于近侧趾间关节。

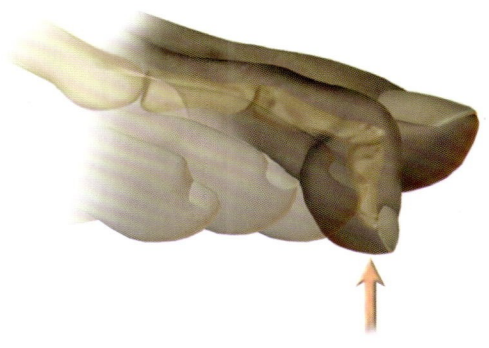

图3 槌状趾:主要畸形发生于远侧趾间关节。

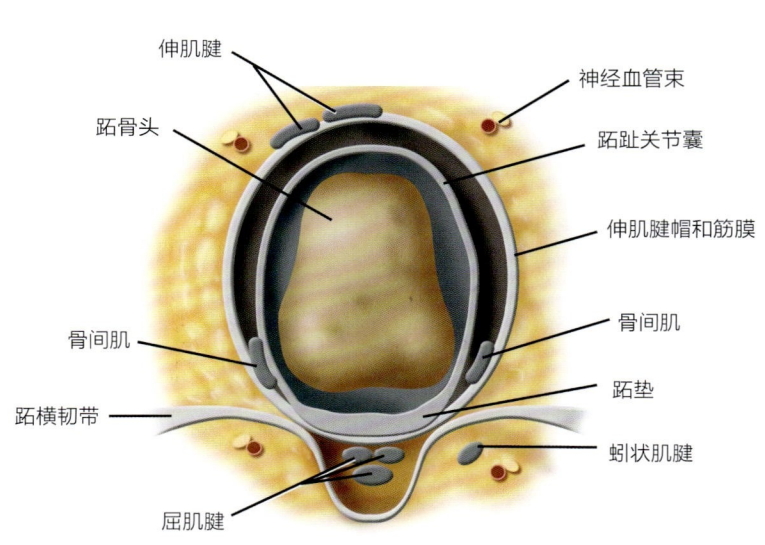

图4 第2~5趾跖骨头水平横断面解剖。

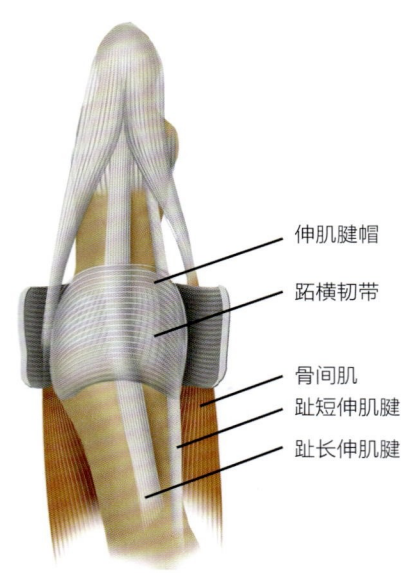

图5 右侧足趾的背面观。

是由于穿鞋太紧造成的。
- 鞋设计不佳、大小不合适会造成足趾在鞋内挤在一起，或者由于跗外翻（或小趾滑囊炎）等疾病造成鞋内空间狭小，致使趾尖受压，足趾被迫长时间在鞋内屈曲。
- 当近节趾骨处于非中立位（如跖趾关节背伸），趾长伸肌腱对于近侧趾间关节的伸展能力减弱，同时因为空间狭小，近侧趾间关节更容易处于屈曲位。
- 跖趾关节这种被动的背屈可以由足趾前方空间狭小，足趾受到来自前方的挤压，或足跟抬高（如穿高跟鞋）等多因素造成。
- 柔性锤状趾畸形的患者并没有太多不适，不一定会选择就医。
- 除非足趾的受力得到改善，否则随着时间的推移，锤状趾将会发展成为有症状的僵硬性畸形。

自然病程

- 如果造成畸形的诱因没有得到解除，随着时间的推移，锤状趾会越来越严重。
- 接着，近侧趾间关节的畸形也将加重，久而久之，会从柔性畸形发展为僵硬性畸形。

病史和体格检查

- 病史中最重要的信息是区分患者的不适是由什么原因造成的，是锤状趾，还是其他问题。
- 有时，患者在就医之前已经做了自我诊断。但他们只注意到锤状趾畸形，认为锤状趾是其疼痛的原因，这往往是错的。
- 完整的病史采集包括：患者已经接受的保守治疗措施，喜欢穿着的鞋子款式，因职业需要穿着的鞋子种类（如钢头鞋），手术相对禁忌证（如外周血管疾病）。
- 典型症状为近侧趾间关节背侧疼痛，这种疼痛在脱鞋后可以缓解。
- 疼痛程度通常与畸形的程度成正相关。
- 足部麻木和针刺感、放射痛、夜间痛或脱换鞋后疼痛仍不缓解，这时应该考虑疼痛可能并非源于挤压，或除了锤状趾外还有其他原因造成疼痛。
- 病史中还应该记录是否用过不同的鞋垫或尝试穿过不同的鞋子。有时通过穿着适当的鞋子可以缓解疼痛，从而有利于明确诊断，也可以进行相应的非手术治疗。
- 神经系统疾病、周围血管疾病、全身性关节炎及糖尿病的病史对手术风险的评价至关重要，同时也有助于筛查其他导致疼痛的原因。
- 最后，还需要注意溃疡和感染的病史。有这种病史的患者往往需要提早手术矫正畸形，防止溃疡和感染复发。
- 锤状趾的体格检查包括全足和踝的检查，首先是步态，还需注意观察足部的胼胝体、瘢痕和既往手术切口，以及足趾畸形的程度。
- 不能忽视跗外翻畸形和小趾滑囊炎，因为它们可以导致穿鞋时足趾互相挤压。

- 锤状趾矫形术后，在患者站立时，鞋内需要有足够的空间使足趾保持在矫正后的位置。如果合并的跗外翻有碍于锤状趾的完全矫正，需要同时矫正跗外翻，避免畸形的复发。
- 足和足趾的检查包括明确近侧趾间关节的最大活动度，记录锤状趾被动活动是否能达到中立位水平。
- 最后，详细检查足部感觉和血运。
- 检查锤状趾的方法包括：
  - 检查远侧趾间、近侧趾间、跖趾关节压痛最明显的地方。通常近侧趾间关节及趾尖触痛最明显。
  - 轻柔地活动足趾，评估是否能用手法使其矫正到中立位。如果能使其达到中立位，则为柔性畸形。如果手法不能完全矫正，则为僵硬性畸形。柔性畸形可以通过软组织手术矫正（如屈-伸肌腱转位），但僵硬性畸形需要截骨矫形。
  - push-up 试验：患者屈膝坐位，检查者在跖骨头下方施加压力使踝关节背屈达到中立位。记录通过手法可以矫正足趾畸形的程度，这能确定足趾畸形为柔性还是僵硬性，还可以在术中评估锤状趾矫形后跖趾关节残存的挛缩情况。残存的跖趾关节挛缩需要另行手术矫正，如伸肌腱延长、关节囊松解、侧副韧带松解等。

影像和其他诊断性检查

- 足负重位摄片（正位、侧位、斜位）有助于评估足趾的力线，也可以排除足趾是否有关节炎。
- 下肢血管检查（体表测定的氧分压、动脉多普勒波形图）在术前评估中特别重要，可以提早预测术后可能出现的问题。

鉴别诊断

- 爪状趾
- 槌状趾
- 骑跨趾畸形
- 退行性关节病
- Morton 神经瘤
- 神经系统疾病
- 神经根性疾病
- 血管供血不足
- 跖骨应力性骨折
- 跖趾关节不稳或滑膜炎

非手术治疗

- 说到底，治疗锤状趾的方法包括两种：让脚适合鞋或让鞋适合脚。
- 保守治疗是通过调整鞋子使患者不再疼痛。通常运动鞋因鞋头部分较宽大柔软可以使许多患者的症状得到缓解，如无缓解则需要按医嘱穿着鞋头加宽加大的定制鞋。
- 软皮面鞋和前部分带松紧的鞋可以增加几毫米左右的足趾空间，对于严重的病例则需要对鞋子的前方做一些特殊的改进（主要是增大鞋子前方的空间，减少对锤状趾的压迫）可以缓解症状。
- 穿戴硅胶足趾套或足趾垫有助于缓解轻度畸形的症状，但对僵硬性畸形通常效果不佳，因为这些材料反倒使足趾更加拥挤而加重症状。

手术治疗

- 锤状趾手术治疗的主要适应证包括：足趾血运正常但症状明显（疼痛或有出现溃疡的迹象），保守治疗无效。
- 一般来说，这些患者可能都尝试过保守治疗或已经换过比较合适的鞋子。但是如果没有，可以对患者普及这方面的基本知识并告知其有保守治疗的选择。
- 决定患者术后满意程度的最主要因素为术前患者对手术的预期。应该在手术之前告知患者，如果接受手术，不可避免地会出现足趾由术前的疼痛、修长、畸形、尚可随意活动的状态变化为疼痛减轻（理想状态为无痛）、短缩、瘢痕、可能局部麻木、肿胀、较术前更僵硬。如果患者想使自己的足趾变为"正常"，那还是不做手术为好。
- 如果患者术前的预期过高，建议其最大限度地行保守治疗，避免手术，否则患者会对手术效果失望。
- 术前，需要同患者讨论术后穿鞋的目的，应该明确术后只能允许穿着"合适"的鞋子。
- 合并跗外翻的患者，由于跗趾占据了外侧足趾的位置，所以在锤状趾手术的同时需要将跗外翻一同矫形，否则锤状趾容易复发。
- 在这种情况下，即使没症状，也需要矫正跗外翻。需要告知患者，跗外翻的矫正虽然可以为锤状趾提供空间，但是可能导致跗趾的疼痛或麻木（本来就不痛，若要更好是非常困难的）。患者在术前需要被告知这种可能性，然后再决定是否接受手术。
- 对于僵硬性锤状趾畸形首选两种术式：近侧趾间关节截骨成形术、近侧趾间关节融合术。
- 不管上述哪种术式都需要截骨、短缩足趾，所以当足趾畸形较柔软，而跖侧血管神经没有发生损伤，可以应用克氏针固定而不做截骨。
- 近侧趾间关节截骨成形术包括截除近节趾骨远端，可以减轻畸形并可以保留一定的近侧趾间关节活动度。这种手术的效果通常较好，被作为锤状趾矫形的金标准。
- 如果希望手术达到永久的效果、近侧趾间关节稳定，并且不希望术后用克氏针保持稳定，关节融合术是较好的选择。
- 近侧趾间关节融合包括中节、近节趾骨相邻关节面的处理、内固定的使用以维持融合稳定。内固定的方法有以下几种：①将中、近节趾骨融合面处理成锯齿状相互嵌合，以克氏针固定[1]；②髓内螺钉融合固定[3]；③趾骨间融合内植物如 StayFuse（Tornier, Inc., Stafford, TX）[2]（图6）。
- StayFuse植入物是为近侧趾间关节融合而设计的。它由钛制的、两个可以互相匹配的部件组成，两个部件分别插入处理好的近、中节趾骨的相邻骨面，互相锁定后，形成近侧趾间关节间稳定的结合。
- 关节融合术适用于畸形复发的患者，也适用于严重的锤状趾畸形或术后翻修的患者。克氏针固定用在糖尿病、类风湿关节炎以及依从性差的患者中可能会出现令人难以接受的感染风险，此时选择贯穿连接近趾间关节的内植物更为合适有利。
- 关节融合对骑跨趾的矫正也有作用，而近侧趾间关节截骨成形术可以造成关节失稳，从而导致近侧趾间关节出现有症状的成角畸形，随着时间的推移，畸形会复发。
- 表1为近侧趾间关节截骨成形术与关节融合术比较。

表1　近侧趾间关节截骨成形术和关节融合术比较

截骨成形术指征	• 金标准。如果没有特别的情况则选择成形手术
关节融合术指征	• 预期复发率较高（严重畸形、锤状趾翻修手术） • 克氏针尾端留于皮外可以造成难以接受的感染风险（糖尿病、类风湿关节炎、顺应性差） • 需要多方向的稳定（骑跨趾畸形）

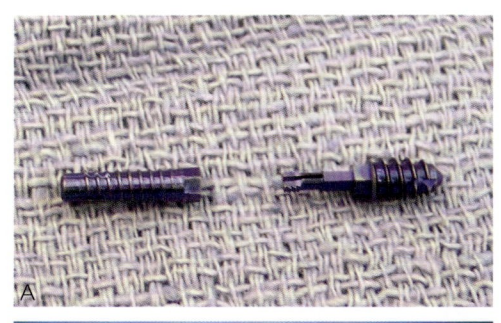
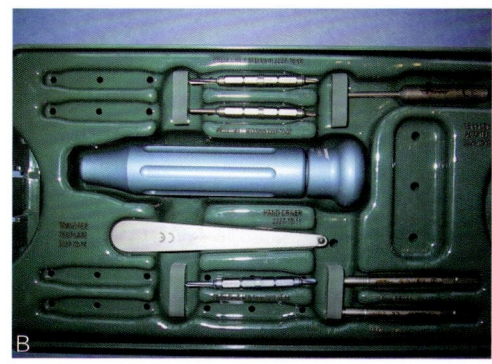

图6　A. StayFuse内植物。B. StayFuse趾间融合系统：高压灭菌盒，盒内自上而下为6 mm灰色双头定向钻头，1/8英寸（3.2 mm）卡式转接器，5 mm灰色双头定向钻头，万用扳手，模板，蓝色双头定向钻头，大号钻头，小号钻头（经允许引自 Briggs LC. Proximal interphalangeal joint rthrodesis using the StayFuse implant. Tech Foot Ankle Surg 004; 3:77-84）。

术前计划

- 术前必须确定足趾血运良好。
- 对于第2~5趾的手术，尤其翻修时，或患者有全身疾病，而这种疾病可能会影响足趾的循环，那么术前就应该向患者交待有血管损伤，甚至截趾的可能。
- 对于应用StayFuse内植物进行近侧趾间关节融合的患者，术前正位片可以确定内植物的型号。首先测量近节趾骨，需要记住，截骨后长度将短1 mm或2 mm。另外，内植物理想的位置应该刚好与趾骨皮质接触。
- 分别测量近节趾骨、中节趾骨的髓腔，选择理想的内植物的长度和宽度（表2）。这也与手摇钻的大小相对应，用相应颜色标记不同大小的钻头。
- 内植物需要尽量与髓腔相匹配，但是一般应选择比测量结果略小及略短的内植物，避免劈裂趾骨皮质及降低融合的稳定性。

表2　StayFuse内植物规格

近节趾骨型号	中节趾骨型号
2.8 mm×11 mm（蓝色） 3.3 mm×14 mm 或 3.8 mm×14 mm（灰色）	3.8 mm×6 mm 或 4.3 mm×6 mm（蓝色） 3.8 mm×6 mm（灰色） 4.3 mm×6 mm（灰色） 5.0 mm×5 mm（灰色） 5.0 mm×6 mm（灰色）

体位

- 仰卧位,将患者的足跟固定在手术台边。同侧股骨大转子下方垫一个薄垫,可以使足内旋,更好地显露足背。
- 手术可以在踝关节神经阻滞或前足神经阻滞麻醉下进行,术中可以使用或不使用止血带。
- 我们通常采用踝关节神经阻滞,如果没有血管问题可以使用踝部Esmarch止血带。

入路

- 近侧趾间关节截骨成形术和近侧趾间关节融合术都采用近侧趾间关节的背侧入路进行。我们通常将经跖趾关节的切口设计成曲线。在锤状趾畸形纠正后,如果残留任何跖趾关节背伸畸形,则通过此切口松解伸肌腱和跖趾关节囊(图7)。

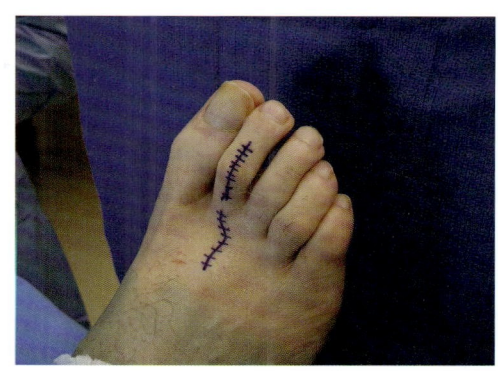

图7 锤状趾皮肤切口。

近侧趾间关节成形术

暴露

- 取近侧趾间关节背侧纵行直切口,显露关节背侧的伸肌腱,切口长约1.5 cm。
- 笔者通常取纵切口,也可以用横切口(技术图1A)。足趾屈曲,横向梭形切除近侧趾间关节背侧皮肤。切除的大小依据多余皮肤的多少而定,一般为3 mm。
  - 这种切口可以去除近侧趾间背侧多余的皮肤,外观得到改善,但是如果切口位置不佳,不能直接显示近侧趾间关节的髁部,可能会增加锤状趾手术的难度。

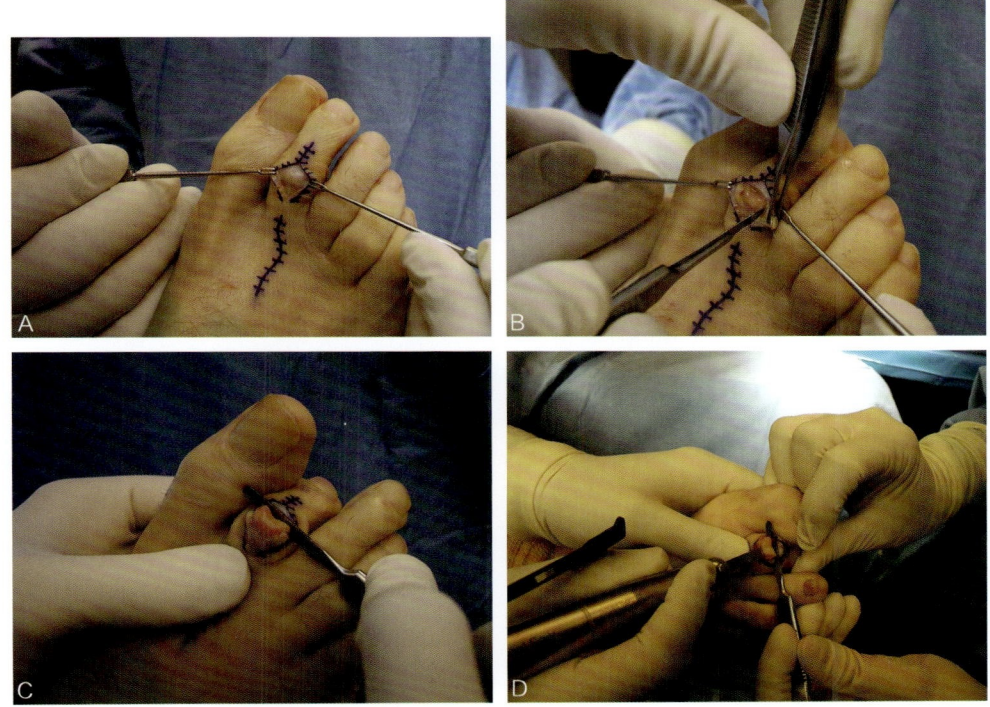

技术图1　A. 近侧趾间关节成形术背侧入路显露趾长伸肌腱。B. 拉开趾长伸肌腱,从近节趾骨上松解侧副韧带。C. 松解跖板,显露近端髁部。D. 保护跖侧软组织,在近节趾骨垂直截骨。

- 除了切口不同,余下近侧趾间关节的成形术的过程是相同的。
- 拉开皮肤,显露伸肌腱,在足趾轻度屈曲的情况下,横行切断。
- 用15号刀片在两侧侧副韧带和近节趾骨髁部之间进行松解(技术图1B)。
- 刀刃朝向近端,不能穿透跖板。逐渐屈曲足趾,保持侧副韧带的张力,这样松解会更容易。
- 随着侧副韧带的松解和足趾屈曲,用骨膜剥离器钝性分离跖板至近节趾骨颈,完全显露近节趾骨髁部(技术图1C)。

截骨

- 矢状面及冠状面均与趾骨轴线成90°角,用摆锯在干骺端切除髁部。截骨的时候,用一个Freer骨膜起子放置在近端趾骨髁部下方协助显露术野,保护下方的软组织(技术图1D)。
- 此时,如果试图要达到关节融合,而不是"真正的"关节成形术,笔者会使用一个小的骨凿来去除中节趾骨底部的软骨,以便暴露软骨下骨。
- 伸展足趾检查截骨是否充足。理论上,给予轻柔的力量背伸足趾,可以达到中立位,而非过伸位。如果足趾不能完全伸直,或者轻柔的力量不能使其达到中立位,或者足趾又"回弹"到更屈曲的位置,就需要再次截骨,每次1~2 mm直到达到合适的张力。
- 目的是截除足够的趾骨,使跖侧软组织张力消失,足趾可以完全伸直,畸形得到矫正,使软组织平衡。
  - 截骨过量可以导致近侧趾间关节的过度矫正,从而使近侧趾间关节的跖侧面产生疼痛等不适症状。
  - 另外,过度短缩趾骨可以导致趾骨内外翻不稳定,特别是当近节趾骨的截骨部位不在干骺端而在骨干的时候,这种情况更容易发生。
- 从近节趾骨充分截骨,使近节和中节趾骨的背侧相匹配,如果需要,可以用咬骨钳咬除多余的骨质,使近节趾骨远端光滑。

克氏针固定

- 从中节趾骨关节面中心沿纵轴线穿入一枚直径1.2 mm(0.045 in)的克氏针[若用于跖趾关节则使用直径1.5 mm(0.062 in)的克氏针],穿过中节和远节趾骨,再穿出皮肤。
- 如果试图要达到关节融合,而不是真正的关节成形术,并且中节趾骨基底部的软骨已被去除,笔者会使用克氏针在中节趾骨软骨下骨钻出2个2 mm深的钻孔,间

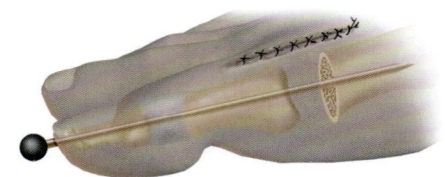

技术图2 近趾间关节截骨成形术矫正锤状趾畸形完成示意图(经允许引自Briggs LC. Proximal interphalangeal joint arthrodesis using the StayFuse implant. Tech Foot Ankle Surg 2004;3:77–84)。

隔3 mm,而不是全部经过中心,这样可以提高融合成功率,最后再将克氏针穿出趾尖皮肤。

- 将克氏针打入足趾,在中节趾骨近端露出1 mm或2 mm,然后将近侧趾间关节维持在中立位,继续打入克氏针直到跖趾关节附近。
- 术中通过拍足正位片评估克氏针的位置(技术图2)。
- 通过push-up试验评估足趾相对于跖趾关节的位置。如果跖趾关节可以维持在中立位,则闭合创面,否则延长切口,行跖趾关节软组织松解。

跖趾关节软组织松解

- 在跖趾关节背侧做一个2.5 cm长的弧形切口,分离趾长伸肌腱,并行Z字延长(技术图3)。
- 解剖出趾长伸肌腱,并在肌腱下方放置一个压舌板,既可以保护下面的软组织,还可以确定显露的肌腱长度是否足够(长约2 cm)。
- 首先,纵向切开肌腱,并在其远近端分别切断,即Z字成形。
- 分离出趾短伸肌腱,其走行于趾长伸肌腱外侧,将其切断,进一步缓解背伸挛缩。
- 再次行push-up试验,如果跖趾关节的近节趾骨仍然背伸,横行切断跖趾关节囊,并松解跖骨头两侧的侧副韧带的背侧1/3部分,这与近侧趾间关节侧副韧带的松解

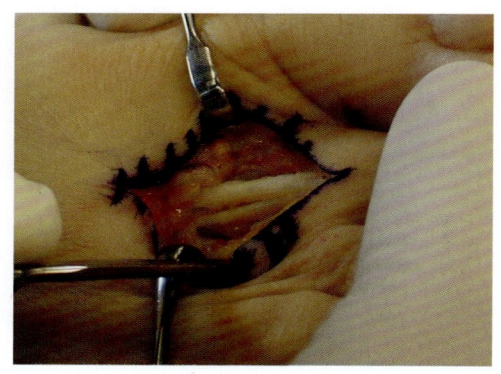

技术图3 趾长、短伸肌腱在跖趾关节处的显露。

有相似之处(技术图4)。
- 如果跖趾关节需要固定,用1.6 mm直径的克氏针(而不是用1.2 mm直径),穿过近侧趾间关节和跖趾关节进行固定。克氏针通常穿入跖骨内至少2 cm,这样可以稳定跖趾关节。固定跖趾关节时需要注意:踝关节应处于中立位,跖趾关节跖屈5°。

关创
- 4-0线缝合伸肌腱同时关闭近趾间关节,同样用4-0线缝合皮肤。如果伸肌腱过剩,可以切除一部分直到切口可以无张力缝合。
- 在跖趾关节,用2-0不可吸收线缝合伸肌腱,4-0可吸收线缝合皮下,4-0尼龙线缝合皮肤。

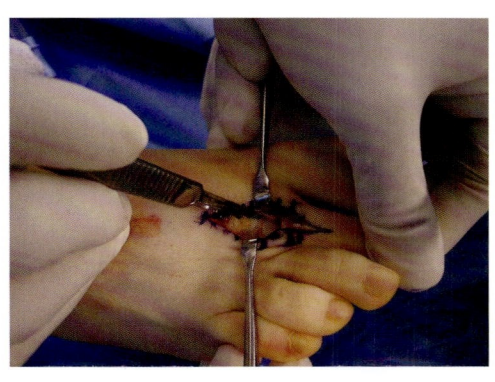

技术图4　在趾短伸肌腱被切断、趾长伸肌腱Z字延长、跖趾关节囊松解后,松解跖趾关节侧副韧带的背侧部分。

近侧趾间关节融合术
- 关节融合的入路与关节成形术是相同的。

截骨
- 在显露近节趾骨髁部后,用摆锯在近节趾骨干骺端进行截骨(与上节方法相同)。
- 除了显露近节趾骨,关节融合术需要显露中节趾骨。将中节趾骨的背侧、内侧和外侧锐性剥离1 mm或2 mm(技术图5)。
- 在显露中节趾骨后,用窄锯片切除关节软骨和大约1 mm的软骨下骨。注意不要将截除的骨碎片遗留在创面深层,否则在融合以后骨碎片将形成突起。
- 显露近节及中节趾骨后,背伸足趾,观察骨面是否平整,足趾力线是否满意。
- 如果不满意,可能需要再次截骨。
  ○ 为了避免足趾力线改变后,先前挛缩的跖侧神经血管束张力过大,需要截除足够的趾骨。一旦放入内植物,如果足趾血运不佳,再取出内植物是比较困难的。
  ○ 虽然强调截骨应该充分,但是不能过度,否则术后足趾短缩,不利于美观。

植入内植物前的准备
- 截骨后,在近节趾骨下方放置一枚1.6 mm直径的克氏针以确定趾骨的轴线。同时通过透视确定克氏针位于趾骨中央并且与截骨面垂直。
- 去除克氏针,用手摇钻在近节趾骨髓腔内钻孔,以安放内植物(技术图6)。按术前测量的大小,确定内植物的尺寸。
- 在近节趾骨钻孔后,把双头模板置入骨道。将中节趾骨复位,将其按压在双头模板的另一头(技术图7A)。这样,在中节趾骨上形成的印痕就是中节趾骨内植物的理想植入点。

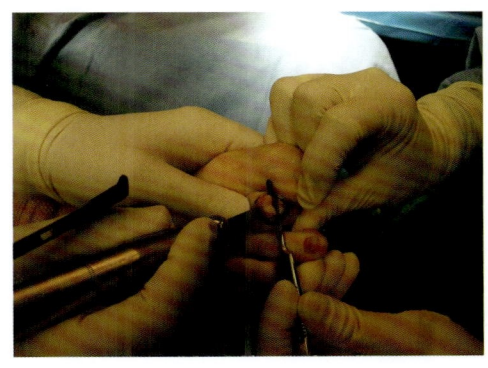

技术图5　中节趾骨准备用摆锯截骨。

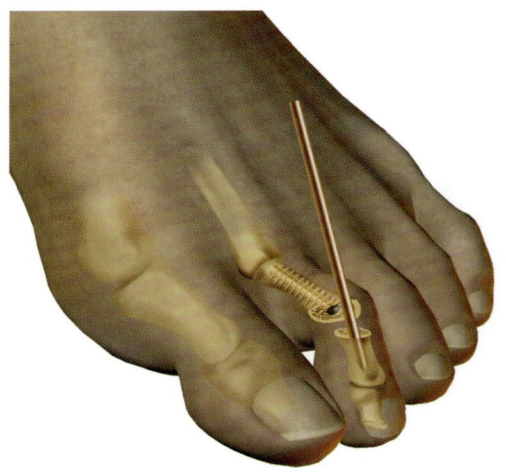

技术图6　用手摇钻为中节趾骨钻孔（经允许引自 Briggs LC. Proximal interphalangeal joint arthrodesis using the Stay-Fuse implant. Tech Foot Ankle Surg 2004;3:77－84）。

- 将中节趾骨复位按压在模板上的时候，需要特别注意避免中节趾骨相对于近节趾骨向内或向外的移位。理论上，邻近趾骨内外侧的骨皮质应该对齐，避免在关节融合以后因为未对齐的骨性突起而造成不适。
- 确定中节趾骨内植物植入点以后，用手摇钻钻孔（技术

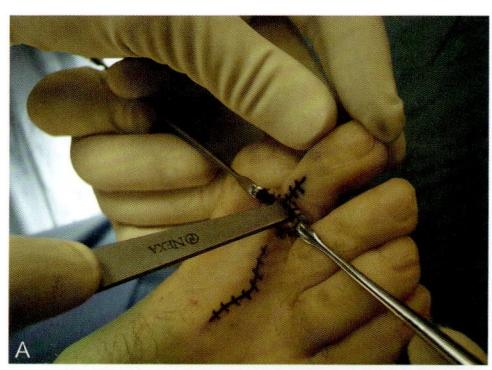

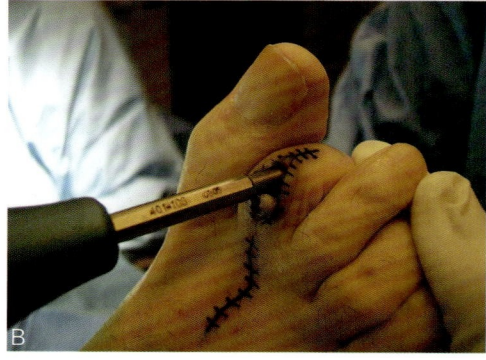

技术图7　A. 用模板确定中节和近节趾骨的钻孔点。B. 在中节趾骨上钻孔。

图7B）。

植入内植物

- 近节及中节趾骨准备好以后，先插入近节趾骨的内植物，以防中节趾骨内植物放好后突出的内植物部分对其造成干扰（技术图8A）。该内植物应该与截骨面平齐。在插入内植物平齐骨面时，把持内植物的专用扳手就会自动与内植物脱离（技术图8B、C）。

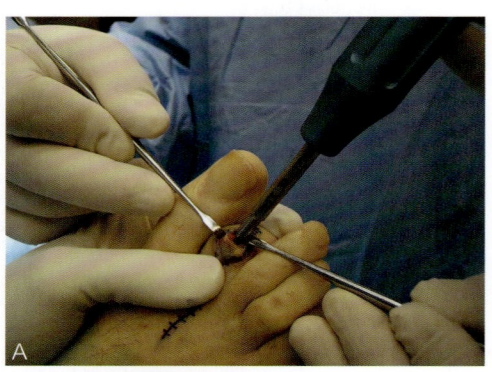

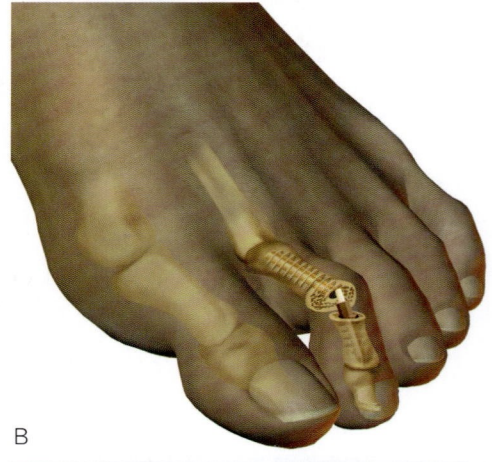

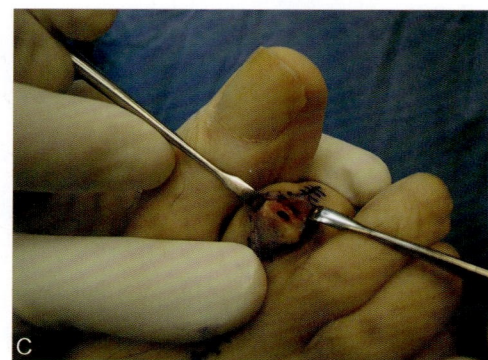

技术图8　A. 插入近节趾骨的内植物。B. 完全插入近节趾骨内植物。C. 内植物的体部应该与截骨面平齐（经允许引自 Briggs LC. Proximal interphalangeal joint arthrodesis using the StayFuse implant. Tech Foot Ankle Surg 2004;3:77-84）。

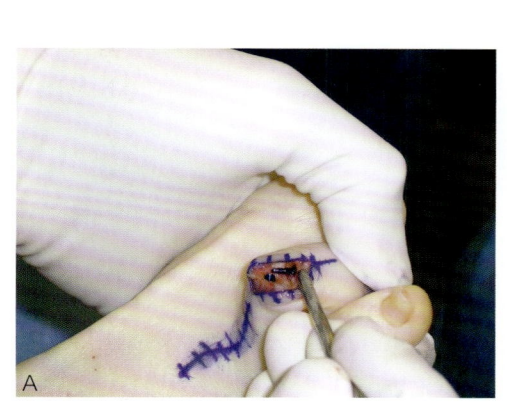
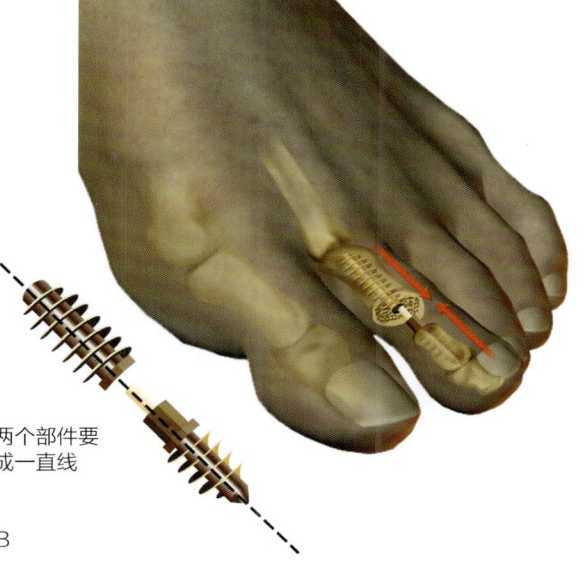

技术图9 A. 近节趾骨和中节趾骨的内植物已经就位，凹槽的空隙应该位于矢状面。B. 两个部件轴向加压连接在一起，而不能撬动，防止内植物弯曲（经允许引自Briggs LC. Proximal interphalangeal joint arthrodesis using the StayFuse implant. Tech Foot Ankle Surg 2004;3:77-84）。

两个部件要成一直线

- 将内植物置入中节趾骨，其体部与截骨面应平齐，后方的尾部应留于骨外。两尖端之间的凹槽应该置于矢状面，如果位于水平位，在复位的时候可能会弯曲（技术图9A）。
- 两端的内植物准备好后，纵向牵拉，然后向一起靠拢，尽可能保持两个部件水平，避免中节趾骨内植物尾部弯曲（技术图9B）。
  - 复位时，不能撬动这两个部件，否则可能造成内植物弯曲，使其不能正确连接。在操作的时候，建议用4 cm×4 cm的海绵包住足趾，这样可以方便把持[9]。
- 在两个内植物相互正确连接的时候，可以听到互相咬合的声音。一旦中节趾骨与近节趾骨充分接触，有凹槽部件的六棱形基底部将试图与近节趾骨的部件相对接。轻柔地旋转足趾，可以使内植物的两个部件正确连接（技术图10A）。
- 在内植物的两个部件相衔接后，如果必须扭动足趾，在最后加压之前，"反旋"足趾，这样在最后加压的时候足趾可以保持在适当的位置。
- 当内植物的两个部件完全衔接的时候，可以看到中节趾骨及近节趾骨的两端应靠在一起，同时足正位片也可以确定内植物完全衔接（技术图10B）。
- 我们通常用C臂机透视确定两个部件是否完全衔接，足趾力线是否良好（技术图10C）。

- 如果内植物已经连接，而没有完全咬合，我们认为只要内植物的六棱形部分已经衔接，就能接受。如果融合部位有小的缝隙，这也能接受，但是我们通常自髁部取少量的骨植入空隙中。
- 在内植物置入的时候，触摸趾骨的背侧表面，确认没有骨性突起；如果有，用咬骨钳咬除，保持表面平滑。
- 关节融合术的其余部分与近侧趾间关节成形术相同，唯一例外的是跖趾关节是否需要处理，在StayFuse植入后，无法用克氏针穿过固定跖趾关节。针对这些病例，我们用敷料包扎，并在背侧形成阻挡，防止足趾背屈。术后第一次随访到3个月内通过包扎将足趾固定在中立位。

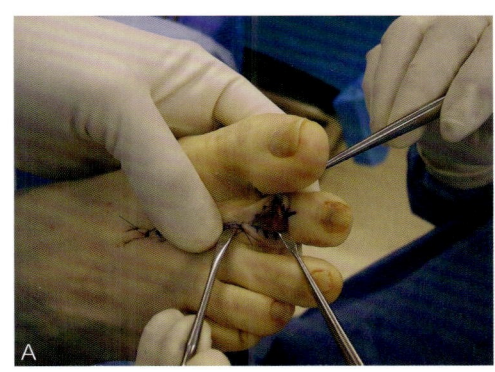

技术图10 A. 足趾内植物位置良好。

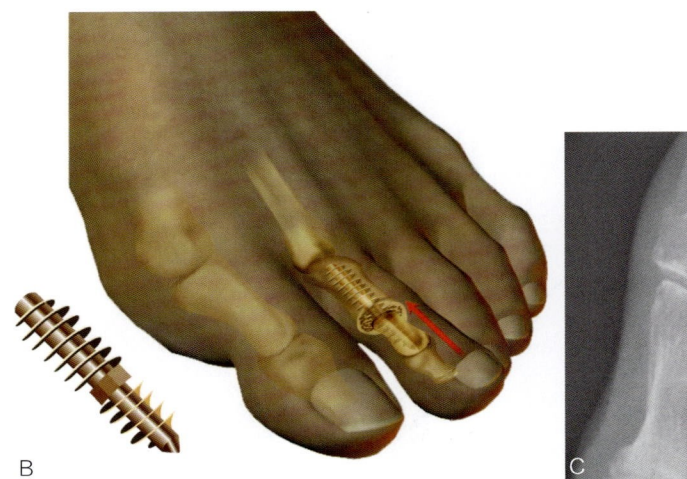
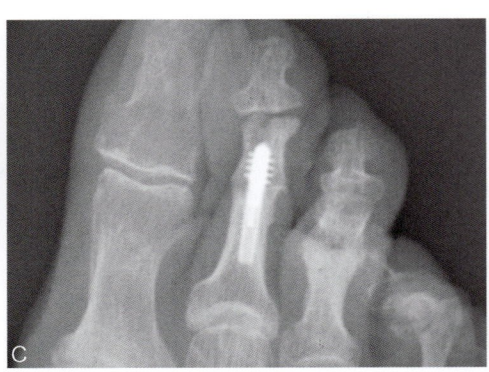

技术图10（续） B. 内植物衔接良好。C. 第2趾正位片，可见内植物衔接良好，融合端对位佳（经允许引自 Briggs LC. Proximal interphalangeal joint arthrodesis using the StayFuse implant. Tech Foot Ankle Surg 2004;3:77-84）。

要点与失误防范

防止血管并发症	• 术前评价血运情况 • 术中需骨膜下剥离 • 近侧趾间关节的截骨要充分。内植物或克氏针仅应将足趾维持在通过截骨获得的矫正位置 • 在止血带去除后足趾血运不佳（没有恢复粉红色），等待10分钟，如果仍没有好转，检查所有限制血运的敷料是否被全部移除 • 接着，用温盐水纱布敷足趾 • 如果仍无效，用1%利多卡因冲泡血管神经束 • 也可以使用硝酸甘油凝胶 • 最后，对于近侧趾间关节成形术的病例，需要去除克氏针。也可以轻度地折弯克氏针（5°～10°），使近侧趾间关节适度跖屈，或轻度的背屈跖趾关节，但是在这种情况下术后拔出克氏针可能有一定困难。在近侧趾间关节融合的病例中，有可能需要去除内植物，即使这不一定有必要
在近侧趾间关节成形术中避免足趾过直	• 在固定足趾的时候，在中节趾骨的偏跖侧入针，接着穿出足趾，再反向打入近节趾骨，这样可以把近侧趾间关节固定在略屈曲的位置
内植物的移除（近侧趾间关节融合）	• 如果内植物必须移除，需要部分去除中节或近节趾骨的背侧皮质。哪一侧内植物相对于髓腔来说较窄小的，就在这一侧尽可能少地去除背侧皮质，能取出内植物即可 • 在内植物的一侧取出后，利用其与另一头衔接，从而可以向相反的方向拧出。取出后，在去除皮质的一侧需要选择一个相对于原来直径稍大的内植物 • 在这种情况下，较大直径的内植物可以增加把持力
避免折弯内植物（近侧趾间关节融合）	• 除了分离、连接或将内植物轴向对齐靠拢的时候以外，不要撬动内植物。中节趾骨内植物凹槽的位置非常重要，必须放置于矢状位。可以使内植物在相互连接的时候不弯曲
选择合适大小的内植物（近侧趾间关节融合）	• 在用模板测量摄片的时候，注意认真考虑截骨的情况。术前，确认内植物不能太大。有时我们将StayFuse内植物用于小趾，相对来说内植物会太大
避免StayFuse内植物不完全连接（近侧趾间关节融合）	• 确认中节趾骨内植物的基底部及近节趾骨内植物与截骨面平齐。置入装置的特点为，当内植物到达合适的深度时，置入装置与内植物脱离，但有时它可能将内植物埋得过深 • 如果内植物六棱形接口部分已衔接，而融合端对合相对较好，这种情况下可以接受

术后处理

- 术后患者可以立即穿着足跟负重鞋。
- 术后头2天应该限制患者离床活动,保持患肢抬高,使其高于心脏水平。
- 接着,应嘱其活动,患肢抬高促进消肿。
- 2～3周拆线,3周拔除克氏针。
- 3周的时候,患者可以试着穿宽松的网球鞋,但是根据需要,可穿着更为舒适的术后鞋。
- 6周时,患者在可耐受的情况下恢复强度较高的运动。
- 对于关节融合植入内植物的患者,需要在术后第一次就医及术后6周时拍片。如果患者无不适,X线片显示有融合的迹象,就没有必要再次拍片了。
- 如果同时有跖趾关节的手术,我们将其用绷带或Budin夹板固定在中立位12周。手术时如果有克氏针固定,则在术后3周拔除克氏针以后固定,如果没有克氏针,应该在术后首次就医时包扎固定。

预后

- 跖趾关节截骨成形术及无内植物的关节融合术的长期大样本研究[4,8]显示满意率较高,可以达到80%～90%,几乎没有感染、畸形复发以及与克氏针相关问题的并发症。
- 涉及使用StayFuse内植物的研究也显示出同样高的患者满意度。一项包含140例患者(150个内植物)的最大研究结果显示,满意率达95%,融合率为73%,随访18个月时的翻修率为3.3%[6]。另一项包含38例StayFuse内植物的研究报道了类似的发现[5]。第三项研究仅有28例病例,其中术中和术后内固定失败的问题比较显著,表明使用StayFuse内植物在技术上比传统的锤状趾关节成形术操作难度更大[7]。
- 回顾分析目前关于StayFuse的文献表明,严格掌握技术要点比较重要,虽然融合率很高,但与任何融合手术一样,都存在骨不连的风险。在使用StayFuse内植物的病例中,骨不连的患者大多无症状,少数患者会有症状,说明内固定失败,甚至需要进一步手术治疗。
- 当决定选择近侧趾间关节成形术或无内植物的关节融合术,还是使用StayFuse或其他内固定成形术时,手术医生必须权衡各种手术的风险和利弊,尽管都能获得总体良好的效果。近侧趾间关节成形术和无内植物的关节融合术在技术上更容易操作,但有出现克氏针固定相关并发症和畸形矫正失败的潜在风险。近侧趾间关节成形内固定与使用StayFuse的关节融合术类似,技术要求更高,融合部位的稳定性更好,但是具有内植物失效的风险,以及费用高昂的缺点。

并发症

- 神经血管问题
- 恢复慢
- 不能主动活动
- 肿胀
- 复发
- 足趾"太直"
- 感染
- 骨不连
- 内固定失效

(宋国勋 译,梅国华 审校)

参考文献

[1] Alvine FG, Garvin KL. Peg and dowel fusion of the proximal interphalangeal joint. Foot Ankle Int 1980;1:90-94.

[2] Briggs LC. Proximal interphalangeal joint arthrodesis using the StayFuse implant. Tech Foot Ankle Surg 2004;3:77-84.

[3] Caterini R, Farsetti P, Tarantino U, et al. Arthrodesis of the toe joints with intramedullary cannulated screw for correction of hammer toe deformity. Foot Ankle Int 2004;25:256-261.

[4] Coughlin MJ, Dorris J, Polk E. Operative repair of fixed hammer toe deformity. Foot Ankle Int 2000;21:94-104.

[5] Ellington MA, Anderson RB, Davis WH, et al. Radiographic analysis of proximal interphalangeal joint arthrodesis with an intramedullary fusion device for lesser toe deformities. Foot Ankle Int 2010;31:372-376.

[6] Fazal MA, James L, Williams RL. StayFuse for proximal interphalangeal joint fusion. Foot Ankle Int 2013;34:1274-1278.

[7] Khan M, Walter RP, Loxdale P, et al. Early results of lesser toe proximal interphalangeal joint arthrodesis using an intramedullary device[abstract]. Bone Joint J 2013;95-B(suppl 9):10.

[8] O'Kane C, Kilmartin T. Review of proximal interphalangeal joint excisional arthroplasty for the correction of second toe hammer toe deformity in 100 cases. Foot Ankle Int 2005;26:320-325.

[9] Surgical Technique StayFuse Implant. Tornier, Inc. Montbonnot Saint Martin, France.

第35章 第2～5跖骨的关节内截骨术
Intra-articular Lesser Metatarsal Shortening Osteotomy

Stefan G. Hofstaetter and Hans-Joerg Trnka

定义

- 跖趾关节脱位或半脱位会导致跖板纤维撕裂，而跖板是跖趾关节防止脱位的主要结构。跖板能使关节负重时受到的应力得到缓冲。
- 判断如何治疗这种病变的关键是要确定病变是否引起前足压力的异常分布。

解剖

- 近节趾骨和纤维软骨跖板在跖趾关节处组成一个解剖和功能单位。
- 跖板是维持跖屈和背屈稳定的主要结构。
- 跖板与近节趾骨以及跖腱膜相连，除了靠两条侧副韧带以外，没有其他实质性的纤维结构与跖骨头相连[17]。
- 趾长伸肌腱延伸到近节趾骨和近侧趾间关节。
- 对抗伸肌结构的装置是屈肌腱和跖板。
- 骨间肌和蚓状肌的功能是保持近节趾骨处于中立位。

发病机制

- 较高的负重应力和跖趾关节反复的背屈可以导致跖板变薄或撕裂，随之而来的是脚趾的半脱位或脱位。
- 姆外翻畸形通常伴随着第2跖趾关节半脱位[6,11]。
- 姆趾向外侧推挤第2趾，可以导致第2趾不稳定和半脱位。
- 还可以源于第2、3跖骨相对于第1跖骨过长。
- 第2跖趾关节在生物力学上更容易受到紧束的袜子或鞋子的压力。
- 一旦跖板拉长或撕裂，背侧的关节囊和伸肌腱开始挛缩，导致跖趾关节慢性脱位[17]。
- 跖板维持着第2～5跖趾关节矢状面上的稳定[3]。

自然病程

- Weil于1992年在欧洲提出了一个保留关节的关节内短缩截骨术。并且由Barouk在1996年第一次发表了相关文章[1]。
- 欧洲的研究人员已经从解剖、临床和影像研究上证实Weil截骨术与其他手术相比较的优点[10,17,18]。
- 背侧软组织松解克氏针固定[4]、硅胶植入[5]、跖骨颈截骨不固定（Helal截骨术）[9,15,16,19]，以及跖趾关节切除成形术[7]作为不同的手术选择已经在文献中被报道。然而，这些手术有很高的并发症发生率，如不愈合、畸形愈合和转移性疼痛等[16]。

病史和体格检查

- 体检的方法包括以下内容：
  - 确定局部的循环情况非常必要，这不仅有利于决定个性化手术计划，而且也可以决定在需要时是否可以进行多个手术。
  - 皮肤感觉的检查可以显示系统性疾病，比如糖尿病。
  - 抽屉试验用于评估所有跖趾关节的稳定性；以及跖屈下，第2～5趾的跖趾关节能否复位；还要评价第1跖列的稳定性如何。
  - 被动活动范围：正常的活动范围是完全背屈60°～80°，跖屈40°；跖屈减小可能因为伸肌腱挛缩或因为跖趾关节向背侧脱位。
- 必须对每一个患者进行个性化分析，详细了解病史和进行仔细的体格检查。必须排除鉴别诊断。
- 前足疼痛超过数月或数年。
- 疼痛通常发生于脚趾的背侧和跖骨头的跖侧。
- 足底胼胝：胼胝体是跖骨头下的局限性角化区，并且通常与患者的主诉相符（图1）。
- 锤状趾：锤状趾畸形可以引起跖趾关节半脱位、脱位或二者皆有。不过，跖趾关节半脱位和脱位同样都可以引起锤状趾畸形。
- 伴发的姆外翻畸形可以导致第2跖趾关节处的背屈应力增加。姆趾可以位于第2趾的下方（骑跨趾畸形）。
- 突出的近节趾骨基底部很容易被触摸到。
- 紧绷的伸肌腱：由于疼痛以及伸肌、骨间背侧肌短缩使脚趾不能跖屈。
- 很少发生第3或第4趾的半脱位。

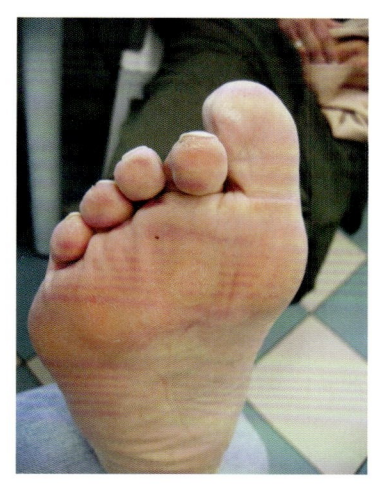

图1　第2跖骨头跖侧有过度角化区。

影像学和其他诊断性检查

- 拍负重正、侧位片以排除骨折或伴随损伤以及退变性关节炎。
- 所有的X线片要测量第2和第3趾相对于第1趾的长度以及力线（Maestro弧线）。
- 对于半脱位或脱位的关节必须拍X线片以评估第2～5趾跖关节的匹配情况（图2）。
- 可以在前后位上看到"枪筒征"。近节趾骨骨干像一个圆洞一样投照在近节趾骨远侧髁。
- 关节面之间有2～3 mm的"清晰间隙"。在跖趾关节过伸的过程中，这个关节间隙将减小。
- 可以见到第2～5趾跖骨头的缺血坏死或伴有不全骨折（Freiberg不全骨折）。
- 要测量踇外翻角和跖骨间角。

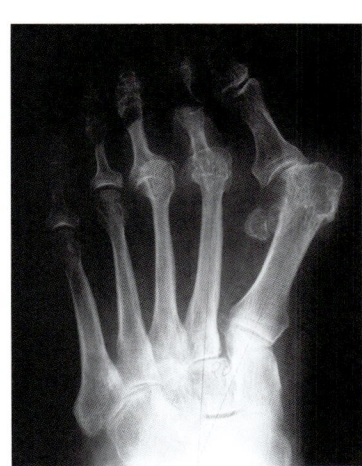

图2　踇外翻造成严重的第2、3跖趾关节半脱位。

- 足底压力测试仪对足底的峰压非常敏感。它可以动态和静态测量足的压力和足特定区域负荷分配。像第1跖列功能不全一样，负荷不均衡同样也可以检测出来。

鉴别诊断

- Morton神经瘤
- Freiberg不全骨折（跖骨头缺血坏死）
- 类风湿关节炎
- 非特异性滑膜炎
- 跖骨头骨折

非手术治疗

- 跖痛的最初治疗包括改变穿鞋的款式、使用跖骨垫和定制的矫正器具。
- 修剪胼胝体。
- 物理矫正法。
  - 减小前足的压力。
  - 降低足跟来减小跖骨头的压力（避免穿高跟鞋）。
  - 在疼痛的跖骨头近端放置跖骨垫。
- 如果疼痛是由于跖板的撕裂引起（如类风湿关节炎），通常使用坚硬的全长鞋垫来限制跖趾关节的过度背伸。
- 然而，保守治疗对已经存在脱位的畸形没有效果，这时就需要手术治疗[13]。

手术治疗

- Weil截骨术是一种保留关节的关节内短缩截骨术，并被推荐用来治疗跖趾关节脱位或半脱位导致的跖痛症。
- Weil截骨术的手术目的首先是通过推移远端跖骨到损伤区的近端，改变前足的应力传导，因为近端的软组织比较厚而且顺应性好；其次是解决引起或加重跖痛的锤状趾畸形或跖趾关节半脱位。
- 趾屈－伸肌腱转移术可以稳定破损的跖趾关节，无论半脱位还是背屈。肌腱转位术联合Weil截骨同样可以很大程度上维持破损跖趾关节的稳定[3]。当手术医生对跖板功能不全的跖趾关节采用Weil截骨术时，可以考虑加做趾屈－伸肌腱转位术，尽管这种手术具有挑战性。然而，需要更多的临床对比数据来支持这个方法。
- 直接跖板修复结合Weil截骨术和软组织紧缩可以恢复跖趾关节的力线[14]，直接跖板修复还需要更多的研究和临床结果。

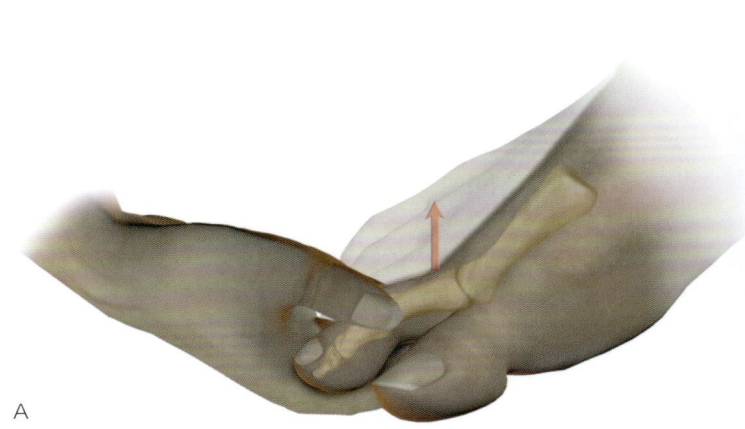
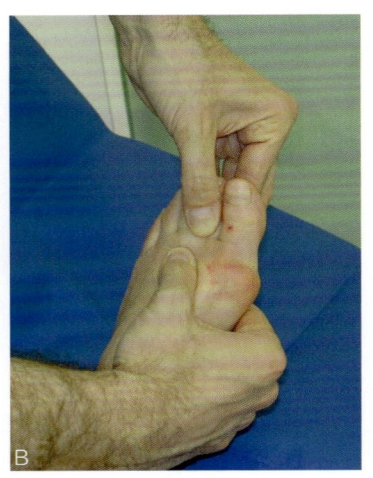

图3 A、B 检查者抓住近节趾骨基底部向背侧用力，看能否导致半脱位或脱位。

术前计划

- 仔细阅读所有的X线片，看有无半脱位或脱位，以及跖骨头的排列、踇外翻畸形、关节的退行性改变和爪状趾。
- 如果有踇外翻畸形或第1跖趾关节的过度活动，则需要矫正来达到满意的效果。
- 要在X线片上精确测量短缩的长度。第2跖骨要与第1跖骨平齐或略短，第3跖骨要比第2跖骨略短。
- 术者在做体检时必须检查跖侧的角化异常情况。
- 可以触摸到紧绷的伸肌腱。
- 对脱位的跖趾关节做抽屉试验，包括麻醉状态下的抽屉试验（图3）。

体位

- 患者采用仰卧位。
- 手术采用全身麻醉或踝关节神经阻滞辅助静脉或口服镇静剂。
- 应用止血带。

手术入路

- 做一3 cm长的纵行切口，如果是单纯跖骨截骨，切口位于跖骨背侧；如果做相邻的两个跖骨截骨，切口位于趾蹼区；如果做三个截骨，切口位于两个跖骨背侧。
- 少量切开软组织找到伸肌腱，可以Z字延长伸肌腱。
- 横行或纵行切开跖趾关节囊，显露并明确头颈交界处。

跖骨的显露

- 做单纯跖骨截骨时，在跖骨背侧做3 cm长的纵行切口（技术图1A、B）；两根跖骨截骨时，切口在趾蹼。
- 仔细切开软组织找到伸肌腱，并且做Z字延长（技术图1C～E）。
- 横行切开关节囊，如果需要，可以松解侧副韧带。
- 用两个小的Hohmann拉钩显露跖骨头。最大限度跖屈足趾，用骨剥帮助显露跖骨头（技术图1F、G）。
- 注意不要剥离跖侧的软组织，这样有助于稳定截骨和维持跖骨头的血供。

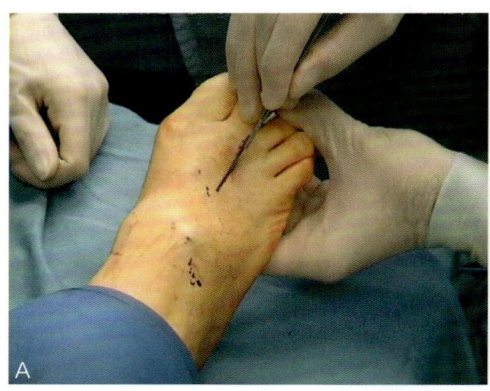
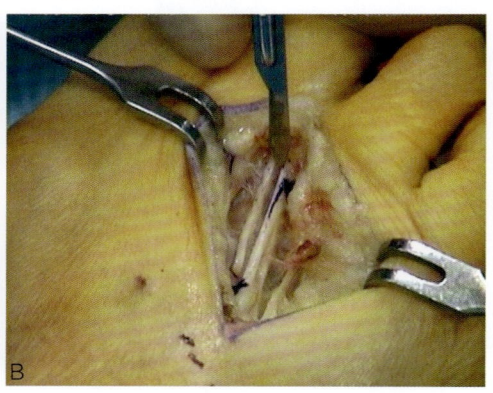

技术图1 A、B. 背侧皮肤切口。

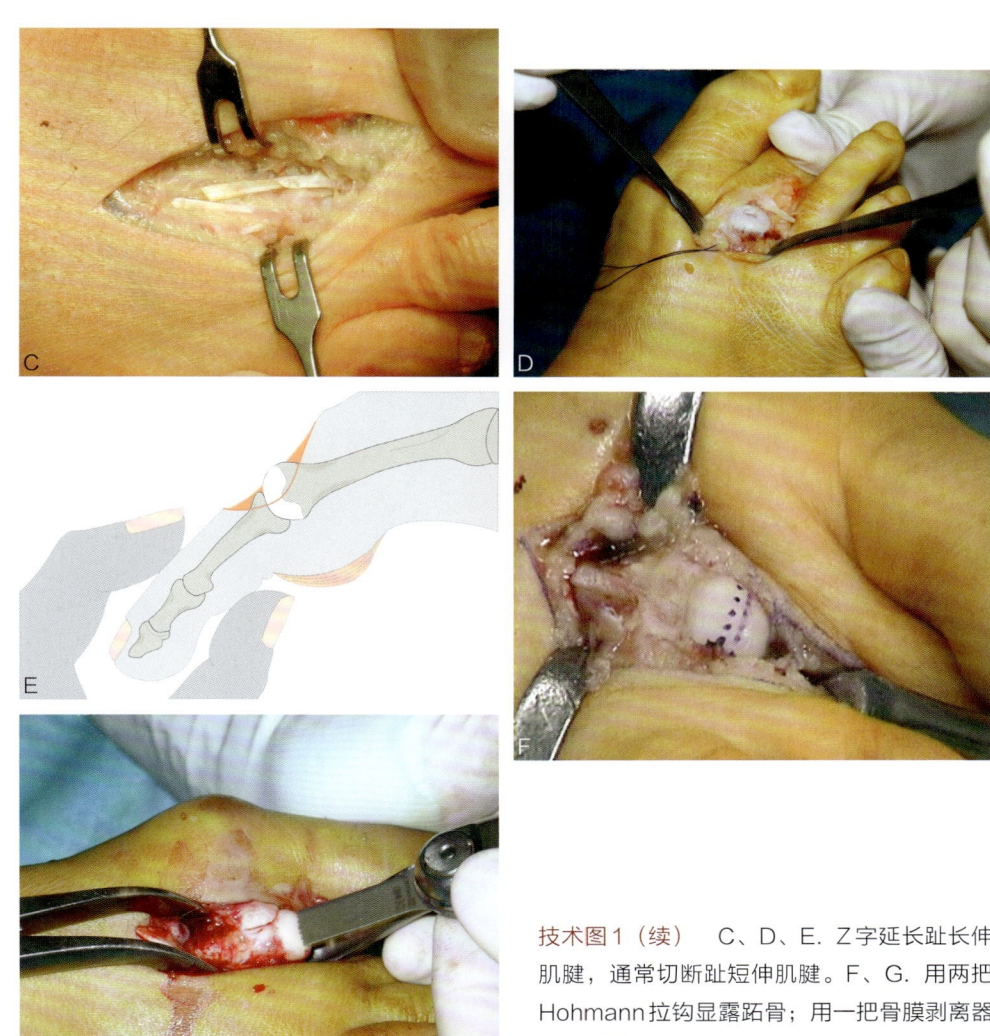

技术图1（续） C、D、E. Z字延长趾长伸肌腱，通常切断趾短伸肌腱。F、G. 用两把Hohmann拉钩显露跖骨；用一把骨膜剥离器显露跖骨头。

截骨和去除骨片

- 因为跖屈跖骨头会导致跖趾关节的轴线改变，所以去除2 mm的骨片向上提起跖骨头跖侧骨块。
- 显露跖骨头并且标记截骨线（技术图2A）。
- 用摆锯在跖骨头背侧截骨，不要完全截断第2层皮质，避免跖侧骨块滑动（技术图2B）。
- 第2次截骨在上次截骨线的远端2 mm处，并且完全截断（技术图2C、D）。
- 骨片很容易去除（技术图2E、F）。

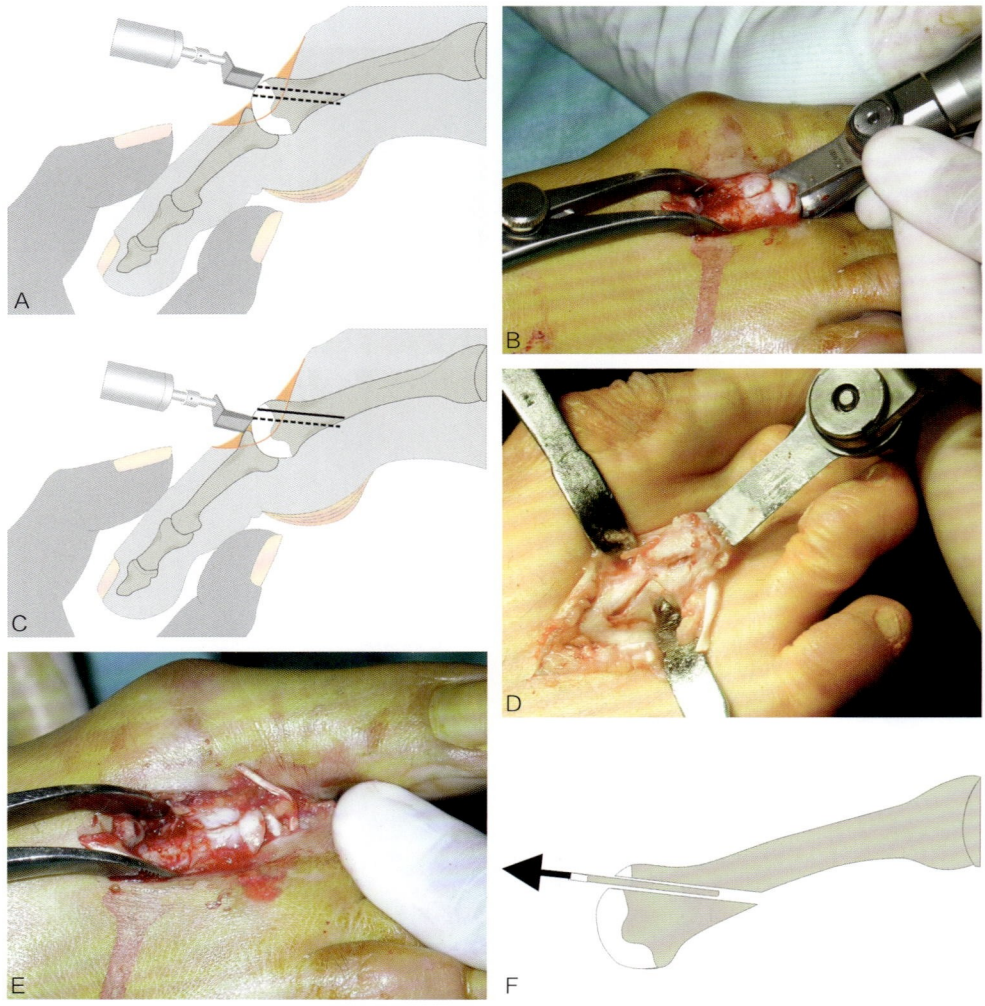

技术图2　A. 显露跖骨头，标记两道截骨线。B. 在跖骨头的背面截骨。C、D. 截断跖骨头的跖侧。E、F. 截骨后去除骨片。

活动骨块的固定

- 用点式复位钳夹紧跖侧活动骨块，向近端滑移以达到术前在正位片上测量的预计短缩的长度（技术图3A）。
- 第2跖骨要与第1跖骨平齐或略短，第3跖骨要比第2跖骨略短。
- 截骨平面要尽可能与地面平行。用2 mm钛质"折断钉"固定（Wright Medical Technology）（技术图3B）。第2跖骨需用12 mm长的"折断钉"，其他跖骨用11 mm长的"折断钉"。
- 用咬骨钳或锯片的边缘去除跖骨头上方的突出部（技术图3C、D）。
- 修补Z字延长的伸肌腱和缝合皮肤。

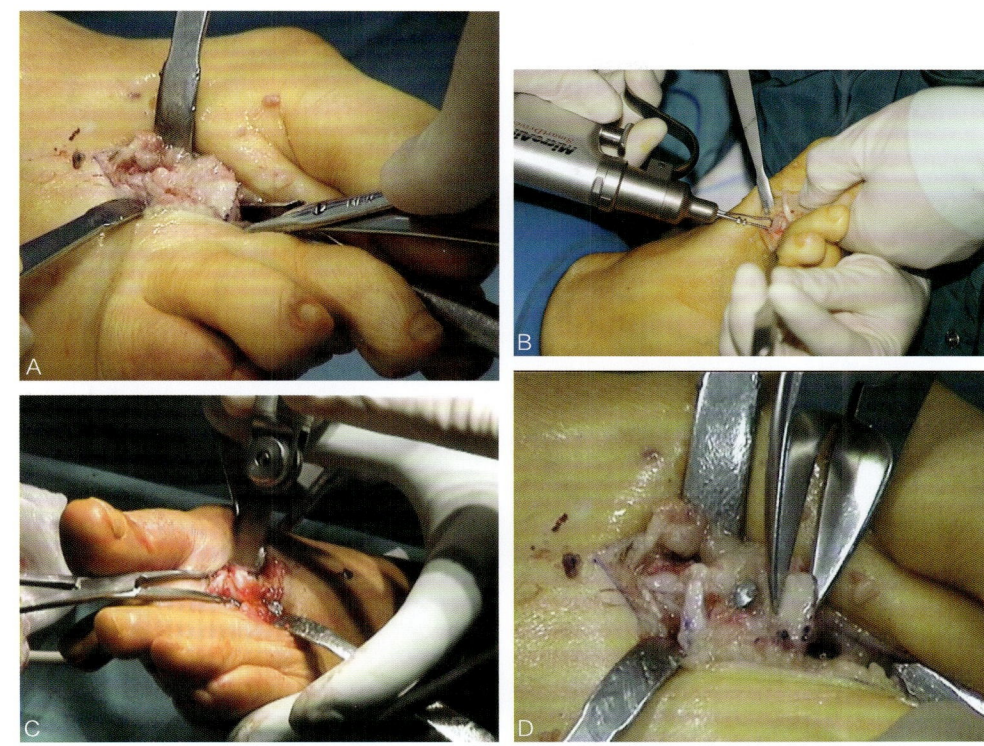

技术图3 A. 摆正跖侧骨块的位置。B. 用折断钉固定Weil截骨（Wright Medical Technology）。C、D. 用咬骨钳或摆锯修整背侧突起部分。

Maceira改良的Weil截骨（病例由Mark E. Easley医生提供）

- 传统的Weil截骨术往往在跖骨头背侧留有突起的骨皮质。
  - 即使切除突起的骨皮质，但软骨边缘突起的部分依然存在。
  - 为了解决这个问题，可以考虑Maceira改良术式。
- 和传统Weil截骨一样，做背侧切口，切开关节囊。

截骨

- 最初用微型摆锯做横行截骨，同传统Weil截骨（技术图4A）。
  - 不要完全截断，防止截骨远端脱离。
- 再垂直截骨截除部分软骨和骨质，这也是传统Weil截骨后远端向近端滑移时多余的部分（技术图4B）。
  - 此时的截骨面和传统Weil截骨后截除多余骨皮质时的截骨面相同（技术图4C）。
- 在近端截骨面做第2个横行截骨，与第1次截骨在跖侧会合，分离跖骨头和跖骨干（技术图4D）。
  - 第2次横行截骨后，将楔形骨片取出，这样不仅截除了部分背侧皮质，同时截除了一定厚度截面，从而将跖骨头轻微地上抬（技术图4E～G）。
- 将跖骨头与近端对位。

固定

- 此时需要用到短缩截骨时的螺钉。
  - 如果术中需要使用克氏针，螺钉固定的位置最好稍偏向两侧，使克氏针能够纵行穿入且横跨跖趾关节固定（技术图5A、B）。
  - 如果不需要克氏针，螺钉可垂直些。
- 如果术前足趾的偏斜需矫正，那么跖骨头可以相对跖骨干横向移位。
  - 在此病例中，第2足趾向内侧偏斜，那么术中将跖骨头稍向内侧移动，尽量恢复第2足趾的对位（技术图5B、C）。

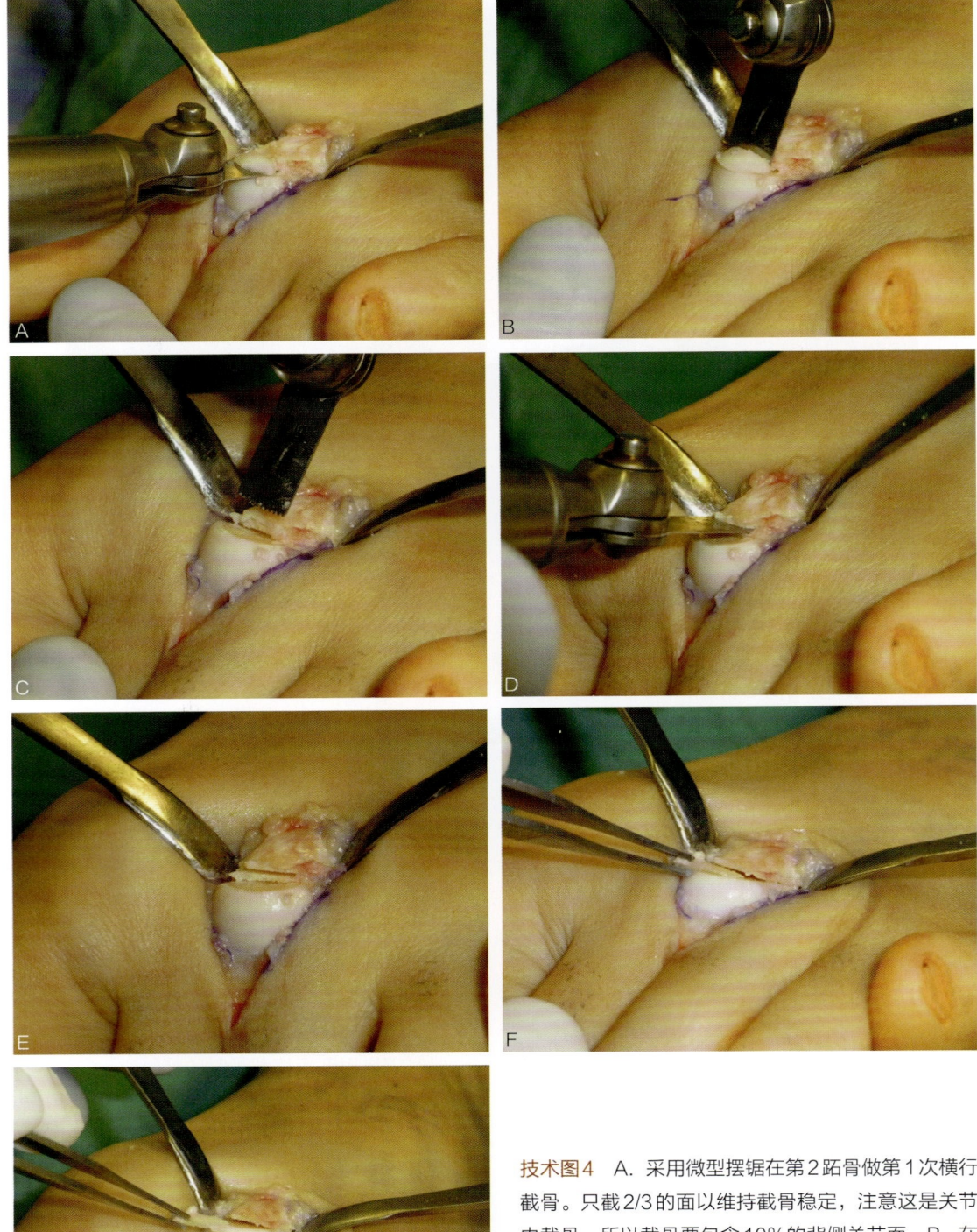

技术图4　A. 采用微型摆锯在第2跖骨做第1次横行截骨。只截2/3的面以维持截骨稳定，注意这是关节内截骨，所以截骨要包含10%的背侧关节面。B. 在近侧截骨端的边缘做一垂直截骨，根据需要缩短的长度，截除适量的骨质。C. 近端截骨面留有一边沿。D. 沿此做第2次横行截骨。E. 第2次截骨与第1次会合，并完全截断。F、G. 取出楔形骨片，抬高跖骨头。

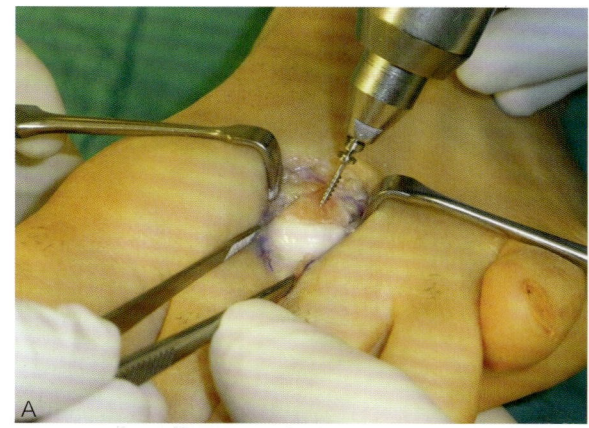
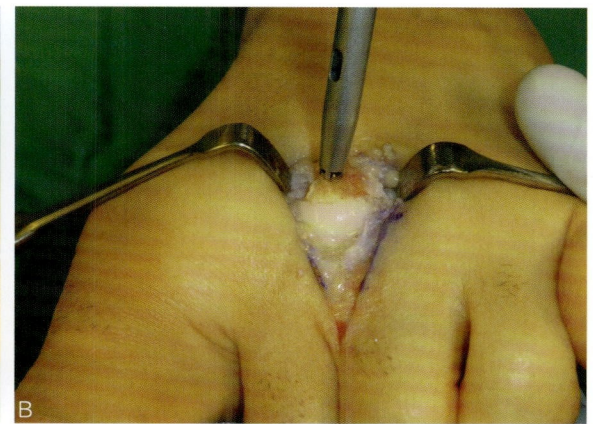
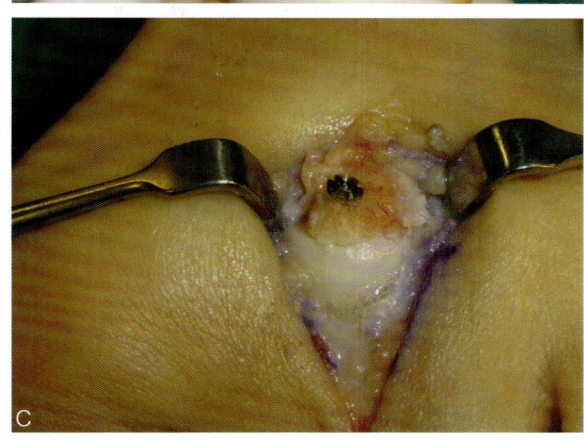

技术图5　A. 当跖骨头与近端对位，跖骨短缩后，背侧平滑无突起。B. 螺钉固定的位置，最好稍偏向两侧，使克氏针能够安全地纵行穿入且横跨跖趾关节，到达跖骨，防止造成阻碍。C. 鉴于术前第2足趾向内侧偏斜，术中将跖骨头稍向内侧移动，尽量恢复第2足趾的对位。

要点与失误防范

侧副韧带	● 做Weil截骨时我们不常规松解侧副韧带，因为跖骨头重要的血液供应经过侧副韧带且非常脆弱
锯片的方向	● 背伸踝关节，利用足跟跖侧作为地面参考，调节锯片矢状位方向，且参照整个前足调节横断面上的方向
楔形截骨术	● 我们在截骨部位用楔形骨块取代单刀截骨，主要目的不在于考虑跖骨头抬升后可以减轻负重，但抬升的跖骨头保持了合适的旋转中心。理论上，这将保持跖侧的内在屈肌腱位于旋转中心的下方，从而降低术后仰趾的风险（"漂浮趾"）

术后护理

- 使用敷料和绷带加压包扎来保护伤口和降低水肿。
- 患者的脚趾固定于轻度跖屈位。
- 术后第一天允许穿术后鞋负重（图4A）。
- 患者要穿术后鞋6周。
- 术后要拍摄正位片和侧位片（图4B～D）。
- 术后5天被动活动跖趾关节，目的是预防背伸挛缩。
- 如出现肿胀，抬高患肢，冷敷或使用弹力袜等减轻水肿。

预后

- Weil截骨的临床疗效已经被肯定，包括疼痛明显减轻、胼胝体的形成明显减少、脱位率低和行走能力的增加等。
- 没有报道过不愈合或假关节形成的情况。
- 骨和软组织的改变，如伸肌腱延长，去除2 mm骨片，从趾尖经跖趾关节置入克氏针和跖骨内截骨，维持5°跖屈固定（严重半脱位挛缩时）可以预防术后背伸挛缩畸形。
- Boyer和DeOrio[2]介绍了用单根克氏针进行固定的，跖骨颈截骨联合近侧趾间关节成形以及趾长屈肌腱转位治疗严重跖趾关节脱位和严重锤状趾畸形的方法，手术取得了良好的效果。

并发症

- 文献报道的相关并发症包括"漂浮趾"或趾僵硬、术后

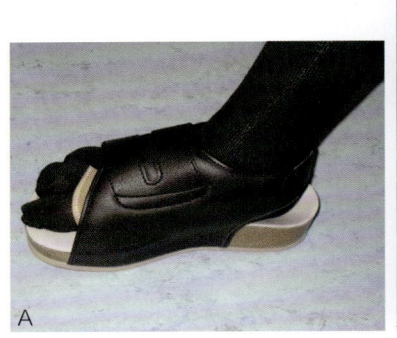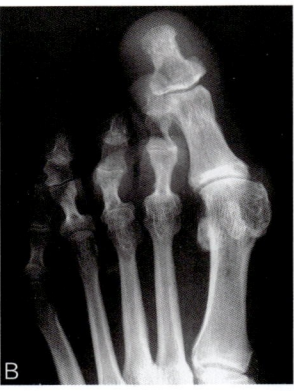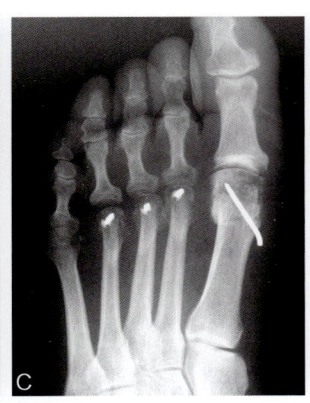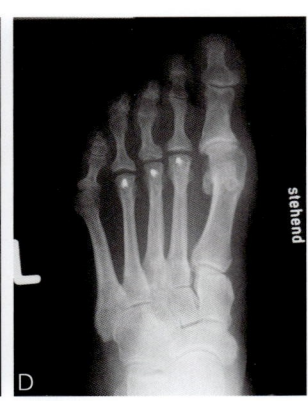

图4 A. 术后鞋。B. 踇外翻畸形和第2、3跖趾关节半脱位的术前X线表现。C. 第1跖骨Chevron截骨（克氏针固定），第2、3、4跖骨Weil截骨。D. 术后7年随访，显示外侧足趾跖趾关节的位置仍正常。

背屈挛缩，由于过度短缩引起转移性跖痛也有较高的发生率，还有跖趾关节活动度受限[8,10]。
- 将趾短屈肌腱转移到近趾间关节可以恢复绞盘机制并减少漂浮趾的发生率。这在尸体研究中得到证实[12]，将来的临床研究可能会支持这一有趣的发现。

（宋国勋 译，梅国华 审校）

参考文献

[1] Barouk LS. Weil's metatarsal osteotomy in the treatment of metatarsalgia[in German]. Orthopade 1996;25:338-344.

[2] Boyer ML, DeOrio JK. Metatarsal neck osteotomy with proximal interphalangeal joint resection fixed with a single temporary pin. Foot Ankle Int 2004;25:144-148.

[3] Chalayon O, Chertman C, Guss AD, et al. Role of plantar plate and surgical reconstruction techniques on static stability of lesser metatarsophalangeal joints: a biomechanical study. Foot Ankle Int 2013;34(10):1436-1442.

[4] Coughlin MJ. Subluxation and dislocation of the second metatarsophalangeal joint. Orthop Clin North Am 1989;20:535-551.

[5] Cracchiolo A Ⅲ, Kitaoka HB, Leventen EO. Silicone implant arthroplasty for second metatarsophalangeal joint disorders with and without hallux valgus deformities. Foot Ankle 1988;9:10-18.

[6] Davies MS, Saxby TS. Metatarsal neck osteotomy with rigid internal fixation for the treatment of lesser toe metatarsophalangeal joint pathology. Foot Ankle Int 1999;20:630-635.

[7] DuVries HL. Dislocation of the toe. JAMA 1956;160:728.

[8] Hart R, Janecek M, Bucek P.[The Weil osteotomy in metatarsalgia.] Z Orthop Ihre Grenzgeb 2003;141:590-594.

[9] Helal B, Greiss M. Telescoping osteotomy for pressure metatarsalgia. J Bone Joint Surg Br 1984;66:213-217.

[10] Hofstaetter SG, Hofstaetter JG, Petroutsas JA, et al. The Weil osteotomy: a seven-year follow-up. J Bone Joint Surg Br 2005;87(11):1507-1511.

[11] Kitaoka HB, Patzer GL. Chevron osteotomy of lesser metatarsals for intractable plantar callosities. J Bone Joint Surg Br 1998;80:516-518.

[12] Lee LC, Charlton TP, Thordarson DB. Flexor digitorum brevis transfer for floating toe prevention after Weil osteotomy: a cadaveric study. Foot Ankle Int 2013;34(12):1724-1728.

[13] Mann RA. Metatarsalgia: common causes and conservative treatment. Postgrad Med 1984;75:150-163.

[14] Nery C, Coughlin MJ, Baumfeld D, et al. Lesser metatarsophalangeal joint instability: prospective evaluation and repair of plantar plate and capsular insufficiency. Foot Ankle Int 2012;33(4):301-311.

[15] Trnka HJ, Kabon B, Zettl R, et al. Helal metatarsal osteotomy for the treatment of metatarsalgia: a critical analysis of results. Orthopedics 1996;19:457-461.

[16] Trnka HJ, Mühlbauer M, Zettl R, et al. Comparison of the results of the Weil and Helal osteotomies for the treatment of metatarsalgia secondary to dislocation of the lesser metatarsophalangeal joints. Foot Ankle Int 1999;20:72-79.

[17] Trnka HJ, Nyska M, Parks BG, et al. Dorsiflexion contracture after the Weil osteotomy: results of cadaver study and three-dimensional analysis. Foot Ankle Int 2001;22:47-50.

[18] Vandeputte G, Dereymaeker G, Steenwerckx A, et al. The Weil osteotomy of the lesser metatarsals: a clinical and pedobarographic follow-up study. Foot Ankle Int 2000;21:370-374.

[19] Winson IG, Rawlinson J, Broughton NS. Treatment of metatarsalgia by sliding distal metatarsal osteotomy. Foot Ankle 1988;9:2-6.

第36章 外侧跖板修复
Lesser Toe Plantar Plate Repair

Caio Nery and Daniel Baumfeld

定义

- 跖板是一种纤维软骨结构,可提供跖趾关节稳定性[15]。
- 跖趾关节进行性不稳可能是由于跖板不同类型的撕裂造成[12]。
- 每种类型的跖板撕裂都有相应的治疗方法以及不同预后[12]。

解剖

- 外侧足趾的跖趾关节稳定性主要由跖板、主侧副韧带和附属侧副韧带提供(图1)。跖板主要提供背屈(跖屈)方向的稳定性[11,15]。
- 该纤维软骨结构在跖骨头干骺端侧的附着是一层薄的滑膜组织。而跖筋膜主要的两束结构上直接发出两束纤维组织,附着于近节趾骨的基底部,构成跖板最强大的部分。在这两束组织之间,存在一个小的V形滑膜凹陷[1,15]。
- 跖板的长度范围为16~23 mm,宽度范围为8~13 mm[9]。边界比中央区域厚,主要由1型胶原(75%)和2型胶原(21%)纤维组成。跖板的胶原纤维纵向排布,期间有规律地散布着一些斜行纤维束[4,5]。
- 跖板是许多重要结构的附着处,包括跖筋膜的远端纤维、侧副韧带、跖横韧带、骨间肌腱和屈肌腱的纤维鞘[14]。
- 蚓状肌的肌腱在深层跖间横韧带(DTIL)正下方,位于跖板内侧。骨间肌腱位于深层跖间横韧带背侧,靠近跖板;跖侧骨间肌腱位于内侧,而背侧骨间肌腱位于外侧[1]。

发病机制

- 外侧跖趾关节不稳定可发生于急性创伤后或继发于慢性关节炎症。
- 滑膜炎、外侧跖骨超负荷或炎性关节病可导致这种慢性炎症。
- 外侧跖趾关节过载的可能原因包括跖骨过长、跖骨弧度破坏、第1跖列活动度过大、踇外翻、平足或遗传倾向。
- 穿高跟鞋会造成外侧足趾的跖趾关节反复受到背屈的外力,慢慢导致跖板变薄或破裂,最终引起足趾半脱位或脱位。

自然病程

- 外侧跖趾关节不稳伴跖板撕裂好发于40岁以上的女性,常与踇外翻有关。
- 患者早期可能症状很轻,随着病变发展而出现功能障碍和不适。

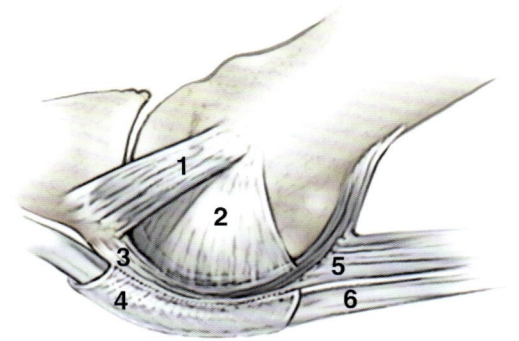 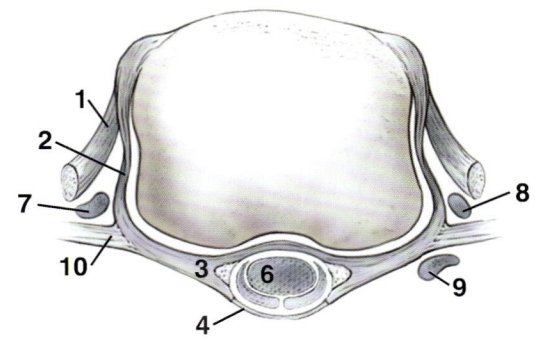

图1 外侧跖趾关节稳定结构。1. 侧副韧带;2. 副侧韧带;3. 跖板;4. 屈肌纤维腱鞘;5. 足底筋膜跖板止点;6. 屈肌腱;7. 背侧骨间肌腱;8. 跖侧骨间肌腱;9. 蚓状肌腱;10. 跖间深横韧带。

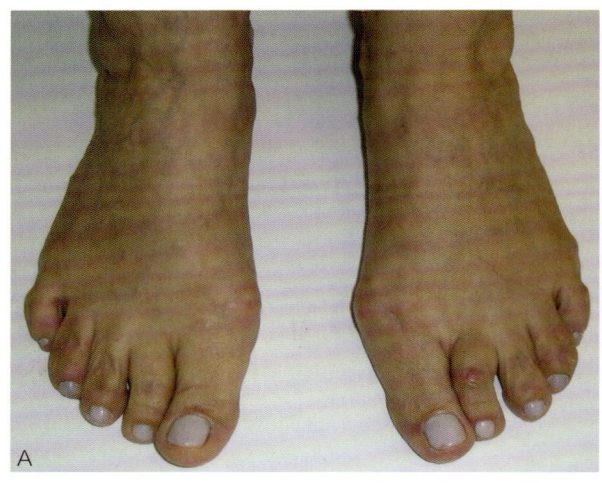
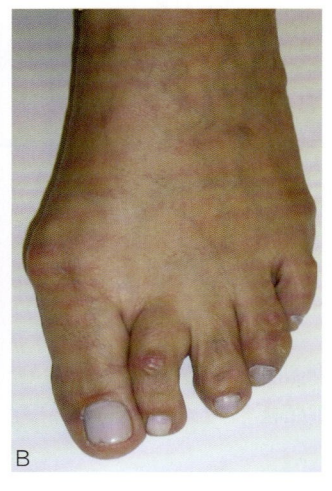

图2 跖趾关节跖板"炎症"病变导致左第2趾蹼间隙增宽。A. 双脚比较。B. 左足前足的细节。

- 仔细观察临床体征和体检有助于做出诊断。
- 局部注射麻药有助于和其他病变引起的疼痛相鉴别。

病史和体格检查

- 跖骨头下方疼痛是最普遍和最主要的主诉。
- 临床体征可见跖趾关节肿胀或增厚，没有其他畸形。
- 当第一次炎症消退时，受影响的脚趾轻微偏离其自然轴，与另一只脚相比，趾间间隙更宽（图2）。
- 随着疾病的进展，脚趾向背侧、背内侧或背外侧偏斜，随后脚趾与地面接触松动，脚趾失去抓地力量；随着时间的推移，逐渐出现柔性或僵硬的垂状趾畸形。最后发展为典型的"骑跨趾"。
- 客观的体检结果包括肿胀、脚趾不齐、抽屉试验阳性、足趾抓地力量丢失，以及正常的足趾活动功能障碍[6]。
- 跖趾关节抽屉试验（也称为 Hamilton-Thompson 试验）是跖趾关节不稳的首要客观标志（图3）。做跖趾关节抽屉试验时脚趾跖屈至20°。体检与正常足对比才有价值。关节的稳定性分级如下：
  - G0 = 稳定关节。
  - G1 = 轻度不稳定（<50%半脱位）。
  - G2 = 中度不稳定（>50%半脱位）。
  - G3 = 严重不稳定（关节可完全脱位）。
  - G4 = 处于脱位状态。
- 触地征是脚趾在站立时能够以正常方式将趾腹压在地面上的能力。使用足部影像仪可以更好地进行评估。随着脚趾渐进偏离，其触地能力消失（图4）。

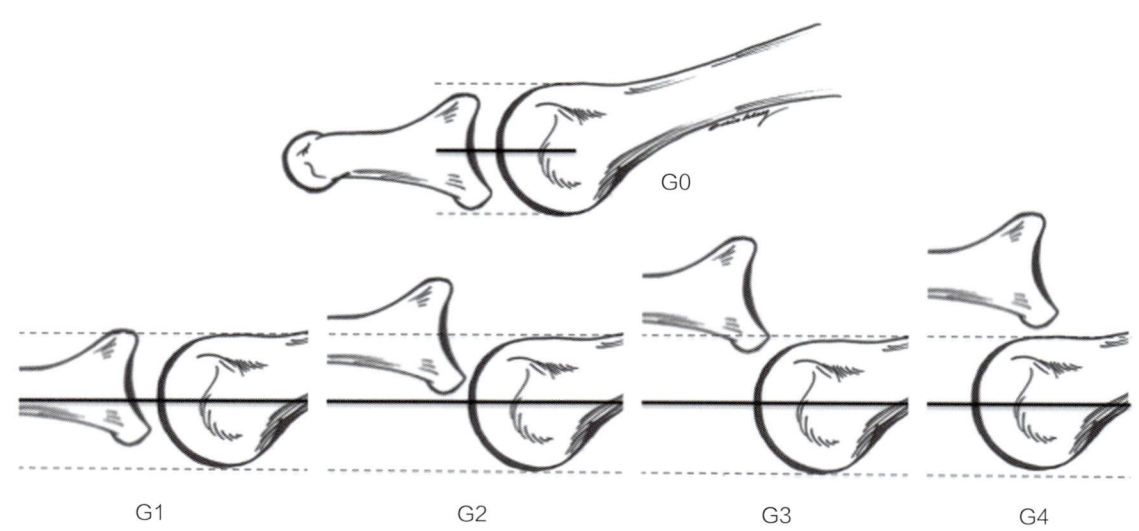

图3 Hamilton-Thompson 跖趾关节抽屉测试。

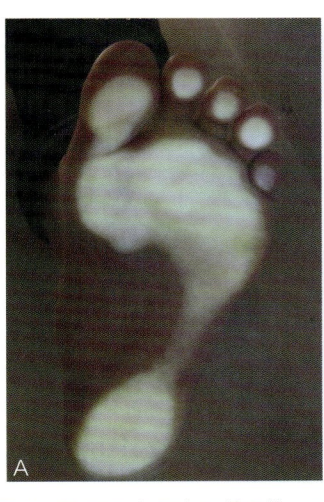
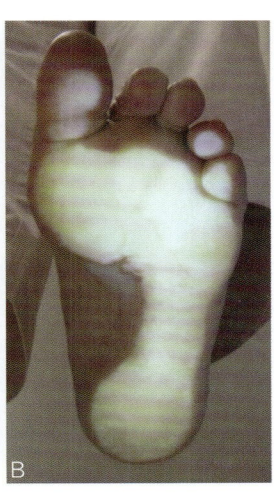

图4 显示触地征的足谱图像。A. 正常外观。B. 患者主诉第2和第3脚趾出现症状,失去触地能力。

- 脚趾抓地能力:取决于跖趾关节的稳定性。它可以用Bouche和Heit[2]的拔纸试验进行评估。
  - 在患足脚趾趾腹下放置一薄纸条,当患趾用力压迫地面时,检查员试图拉出纸条。
  - 当足趾抓地力丧失时,试验结果是阳性的;弱阳性指抓地力不足以抵抗纸带被拉出;阴性指脚趾能抵抗纸带被拉出。
- 跖骨头下方顽固性足底角化症是另一个常见的临床表现。

- 全面回顾以往关于跖趾关节不稳的一系列报道发现:出现锤状趾、踇外翻、踇僵硬和踇内翻的比例很高[17]。
- 用于评估外侧跖趾关节不稳的临床分期将病变分为0~4级(表1)。

影像学和其他诊断性检查

- 外侧足趾跖趾关节不稳的诊断通常基于病史和体格检查[18]。
- 站立前后位、侧位和斜位X线片对于评估跖趾关节不稳并排除其他骨病是必不可少的(图5A、B)。前后位和侧位X线片可以显示跖趾关节畸形成角的程度、关节不连续性、跖趾关节炎及确定跖骨弧度[10]。
- 在正常的AP位片,正常的关节软骨具有2~3 mm的清晰空隙。当跖趾关节过度背伸,清晰的间隙消失,近端趾骨的基部半脱位至跖骨头背侧。最终完全脱位,趾骨基底位于跖骨头上方。
- 超声检查是鉴别跖趾关节跖板撕裂的非常好的方法。但检查的准确性和精确性取决于检查者的经验,这可能妨碍了它的普及。
- MRI是更昂贵的替代方案,但对于某些鉴别诊断和确认疾病的初始阶段是必不可少的(图5C、D)。MRI的灵敏度高达87%,检查的准确性可通过使用关节内造影或MRI结合超声来提高[8]。

表1 跖趾关节不稳的临床分期系统

分级	对线	体检
0	跖趾关节对线正常,疼痛但无畸形	跖趾关节足底压痛,增厚和肿胀,足趾抓地力减弱,跖趾关节抽屉试验阴性
1	趾间隙增宽,轻度内侧偏斜	跖趾关节足底压痛,跖趾关节肿胀,脚趾抓地力丢失,跖趾关节抽屉测试轻度阳性(<50%半脱位)
2	中度跖趾关节错位,内侧、外侧、背侧或背内侧脚趾过伸畸形	跖趾关节足底压痛,肿胀减轻,无脚趾抓地力,跖趾关节抽屉测试中度阳性(>50%半脱位)
3	严重跖趾关节错位,背侧或背内侧畸形,脚趾重叠,灵活的锤状趾	关节和脚趾疼痛,轻度肿胀,无脚趾抓地力,高度阳性的跖趾关节抽屉测试(可脱位关节),柔性锤状趾
4	背内侧或背侧脱位,严重关节脱位畸形,固定锤状趾	关节和脚趾疼痛,很少或没有肿胀,无脚趾抓地力,跖趾关节脱位,固定锤状趾(骑跨趾)

注:经允许引自Coughlin MJ, Baumfeld DS, Nery C. Second MTP joint instability: grading of the deformity and description of surgical repair of capsular insufficiency.Phys Sportsmed 2011;39:132-141.

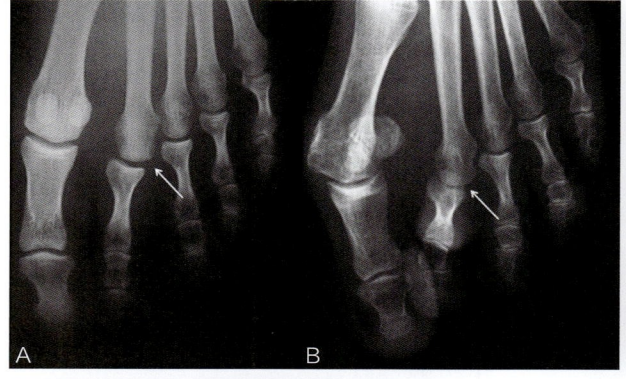
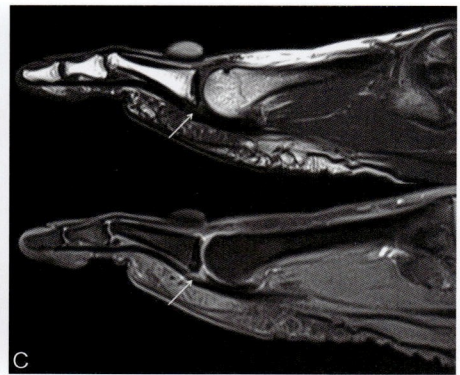
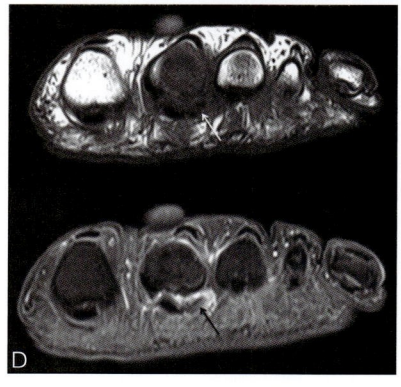

图5 2例患者的左前足前后位片，代表了跖板病变的不同阶段。A. 初始病变，第2脚趾轻度内侧偏斜。箭头表示不对称的关节间隙。B. 晚期病变，第2趾关节严重脱位，骑跨趾畸形。注意近节趾骨基底和第2跖骨头（箭头）的图像重叠。C、D. 第2跖趾关节跖板病变（箭头）冠状位和矢状位MRI图像。

- 虽然MRI可能有助于跖趾关节跖板损伤的诊断和病理分级，但是了解每种类型跖板撕裂的知识是至关重要的，可以提高图像与解剖之间的相关性。

鉴别诊断

- 跖趾关节滑膜炎
- Morton趾间神经瘤
- 转移性跖痛症
- Freiberg病
- 退行性关节炎
- 全身性关节炎累及外侧跖趾关节
- 跖骨颈应力性骨折
- 跖间滑囊炎
- 滑膜囊肿形成

非手术治疗

- 外侧跖趾关节不稳的非手术治疗通常是不成功的。它可以消除症状，但不能纠正脚趾的排列[3,16]。
- 保守治疗包括使用非甾体类抗炎药（NSAID）、使用矫形器、包扎和物理治疗[3,16]。
- 包扎的目的是将脚趾保持在中立位置，提供外部稳定性，并有助于减少炎症。但长时间使用并不能纠正足趾畸形，还可能导致慢性肿胀。

- 使用NSAID可以减轻外侧足趾跖趾关节炎症引起的不适。
- 矫形器可以通过重新分配足底的负重以缓解跖骨头压力并减轻足底不适。硬底圆弧鞋底可有助于改善步态并减轻前足的背屈应力。
- 物理治疗可以减轻炎症，通过拉伸后肌肉链改善前足负荷，减少局部水肿。

手术治疗

- 病史、临床和放射学评估之后，根据临床分期标准对患足进行分级（参见表1）。
- 每种类型的跖板撕裂都有其特定的治疗方法。解剖分级用于跖板功能障碍分级，并与临床分期系统相对应。解剖分级有助于制订手术计划和处理跖板破裂（图6）。
- 手术适应证包括保守治疗失败，患足血运较好，且无合并症的患者。

术前计划

- 手术可在区域阻滞麻醉和大腿远端止血带下进行。
- 麻醉下的检查可以更好地评估跖趾关节抽屉试验。
- 作为常规，我们使用跖趾关节镜行外科手术，目的有两个：

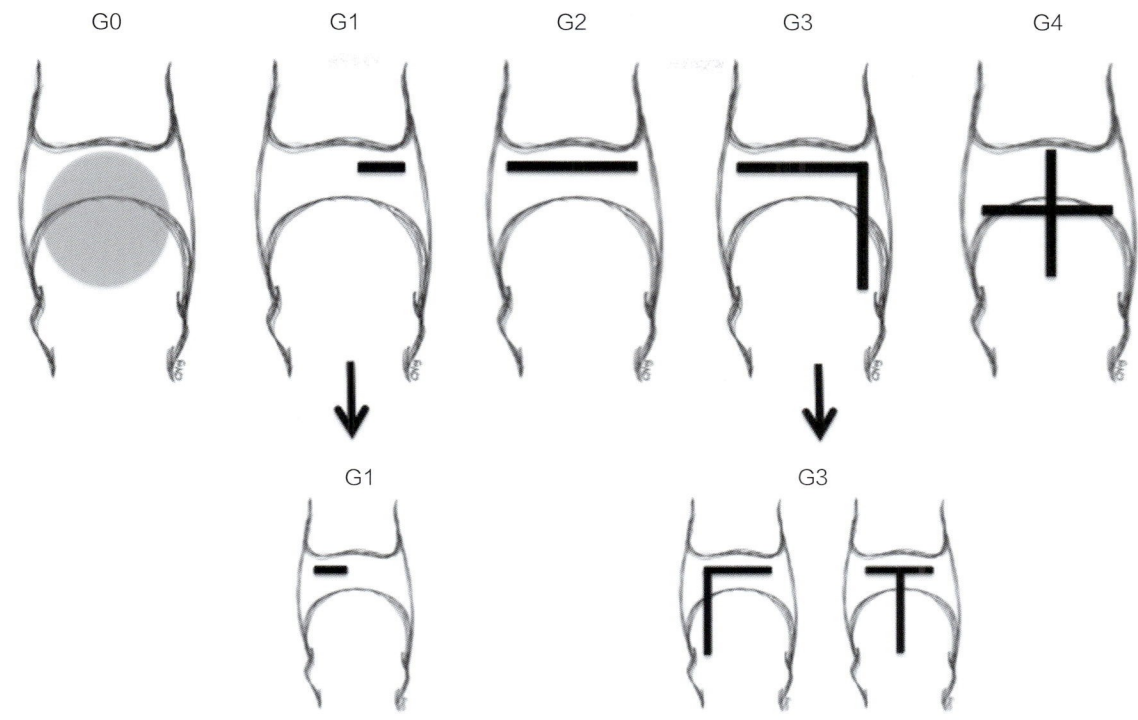

图6 右侧第2跖趾关节跖板病变的解剖学分级系统示意图。

- 首先是确认对跖板撕裂的临床评估。
- 第二是去除关节内肥厚与发炎的滑膜组织和撕裂跖板边缘的纤维组织。使用微型刨刀（2 mm）处理病变跖板的游离边缘和近端趾骨的跖侧缘（作为跖板的重新附着点）。
- 在我们的治疗指南中，0级和1级跖板病变可通过射频收缩变薄或部分撕裂的组织，然后行Weil跖骨截骨术，而4级病变可通过结合Weil跖骨截骨术和趾长屈肌腱转位来治疗。本章将不详细讨论这些技术。

体位

- 患者仰卧于手术台。术者面向足背，一助面向足底。在手术的某些步骤中，他们需要更换位置以方便手术操作。

手术入路

- 两个背侧关节镜入路用于外侧跖趾关节：背内侧和背外侧入路。
  - 两个入口均位于跖趾关节处或关节线略远端，在趾长伸肌腱的内、外侧各4～5 mm处（图7）。
- 通过背侧入路对外侧足趾跖趾关节跖板进行切开修复，我们可以使用：
  - 位于跖趾关节中心的背侧纵向切口（特别适合在不进行关节镜操作的情况下）。
  - S形背侧切口，环绕关节镜切口入路（图8）。

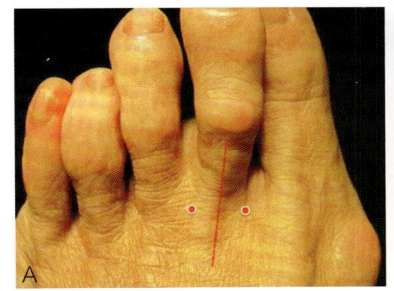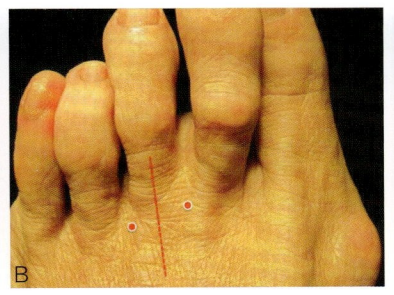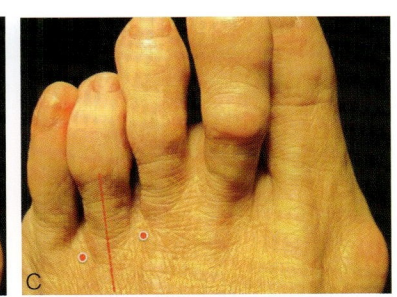

图7 第2（A）、第3（B）和第4（C）跖趾关节关节镜背侧入路（内侧和外侧）。

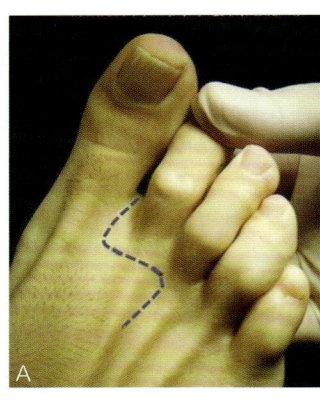
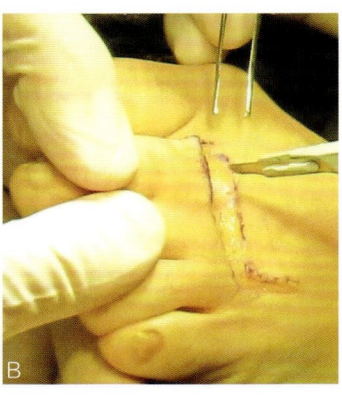

图8 A. S形背侧切口,包括相关足趾的关节镜入路。B. 当涉及多于1个跖趾关节时,可做包含所有关节镜入路的长S形背侧切口。

暴露

- 切口位于趾长和趾短伸肌腱之间,注意不要破坏跖骨头血供。
- 根据畸形数量和肌腱回缩,将伸肌腱向内侧牵拉或Z形延长。
- 背侧纵向切开跖趾关节囊,然后松解近节趾骨的部分侧副韧带。
  - 借助McGlamry剥离器,在不损伤跖板或跖骨头血供的前提下,松解跖板的近端附着点和所有炎症粘连,给最终修复这些结构时留足空间。

Weil截骨

- 使用摆锯行Weil跖骨截骨术。
  - 锯片平行于足底,从距离跖骨头关节面2~3 mm处开始截骨。
  - 如跖骨头下方有足底角化症,移除一小块骨片以微微抬高跖骨头(技术图1A)。
- 把跖骨头尽可能向近端推(8~10 mm),并用克氏针垂直固定,将跖骨头维持在这个位置(技术图1B)。
  - 切除2 mm或3 mm的远端干骺端皮质以改善跖板视野(技术图1C)。
  - 纵向牵引脚趾有助于增大关节间隙,为手术的后续步骤创造空间。

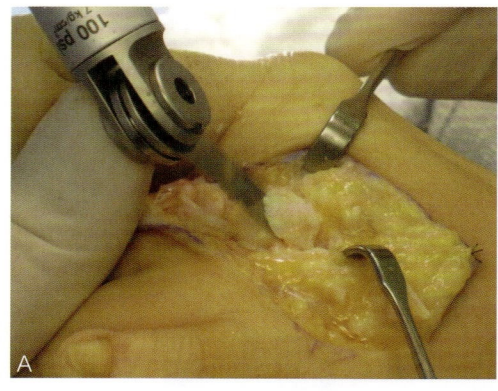
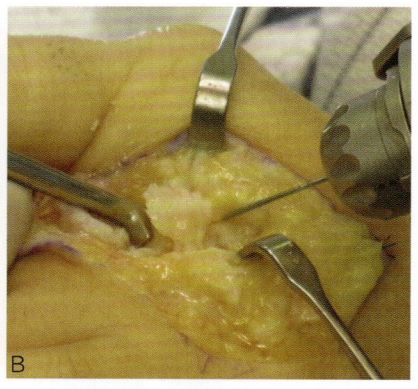

技术图1 A. 行跖骨远端Weil截骨术。B. 将跖骨头尽可能向近端推动。

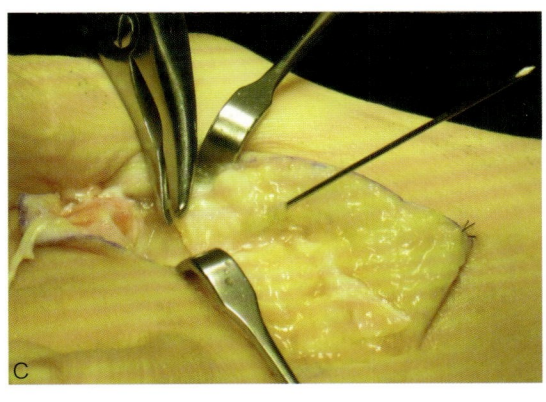

技术图1（续） C. 咬除跖骨近端骨块的远端边缘2~3 mm。

跖板与跖骨处理

- 检查跖板并确认病变类型。
  - 如果还有部分跖板与近端跖骨下缘相连，则用手术刀小心将其分离，避免损伤姆长屈肌腱。
  - 重要的是要游离跖板远端缘的粘连组织，特别是跖侧表面，为深入器械和缝合创造空间。
  - 跖趾关节跖板前缘厚度为2~2.5 mm，必须注意在游离跖板边缘时勿损伤跖板。
- 用小骨剥或刮匙从近节趾骨的跖侧刮除任何残留组织，形成粗糙表面，以利于跖板附着。
- 如果检测到跖板的纵向撕裂（3级"T"形或"7"形病变），可以用3-0不可吸收缝线行间断缝合（技术图2）。

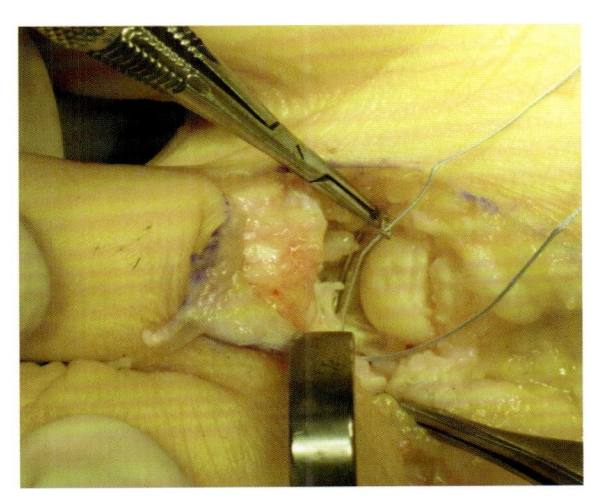

技术图2 缝合跖板的纵向撕裂。

跖板缝合技术

- Michael J. Coughlin医生与Arthrex公司（Naples FL）开发了一种精巧高效的缝合技术，用于外侧足趾跖板损伤的修复。
  - 他们设计了一种关节牵引器，有助于观察和处理包括跖板在内的各种跖趾关节的小结构，含一种机械穿线器（MiniScorpion, Arthrex），可以轻松安全地在几秒内在跖板的远端进行褥式缝合[6]。
  - 为了治疗纵向跖板撕裂，他们开发了一种微型缝合器（Mini SutureLasso, Arthrex），使缝合纵向撕裂的部位更为方便。
- 我们开发了另一套被戏称为"丑陋技术"的替代用方法。
- 使用这种技术，在开始将主要缝合线传递到跖板的前缘之前，我们必须使用1 mm克氏针构建类似忍者用的武器一样的"蛇头"形工具（技术图3A）。
- 该工具头部位于跖板的前缘下方，在其外侧或内侧半部，注意避免损伤屈肌腱。为了使缝线进入健康组织，重要的是尽可能接近跖板（技术图3B、C）。
- 直的手持式穿线器（SutureLasso, Arthrex）或18号针头从背部通过跖板，进入"蛇头"形工具，并穿过足底的软组织，直至足底（技术图3D~F）。
- 使用针头或穿线器从背部到足底引入柔韧的线圈。折叠2.0不可吸收缝线（FiberWire, Arthrex）通过线环，并向上拉通过跖板（技术图3G、H）。

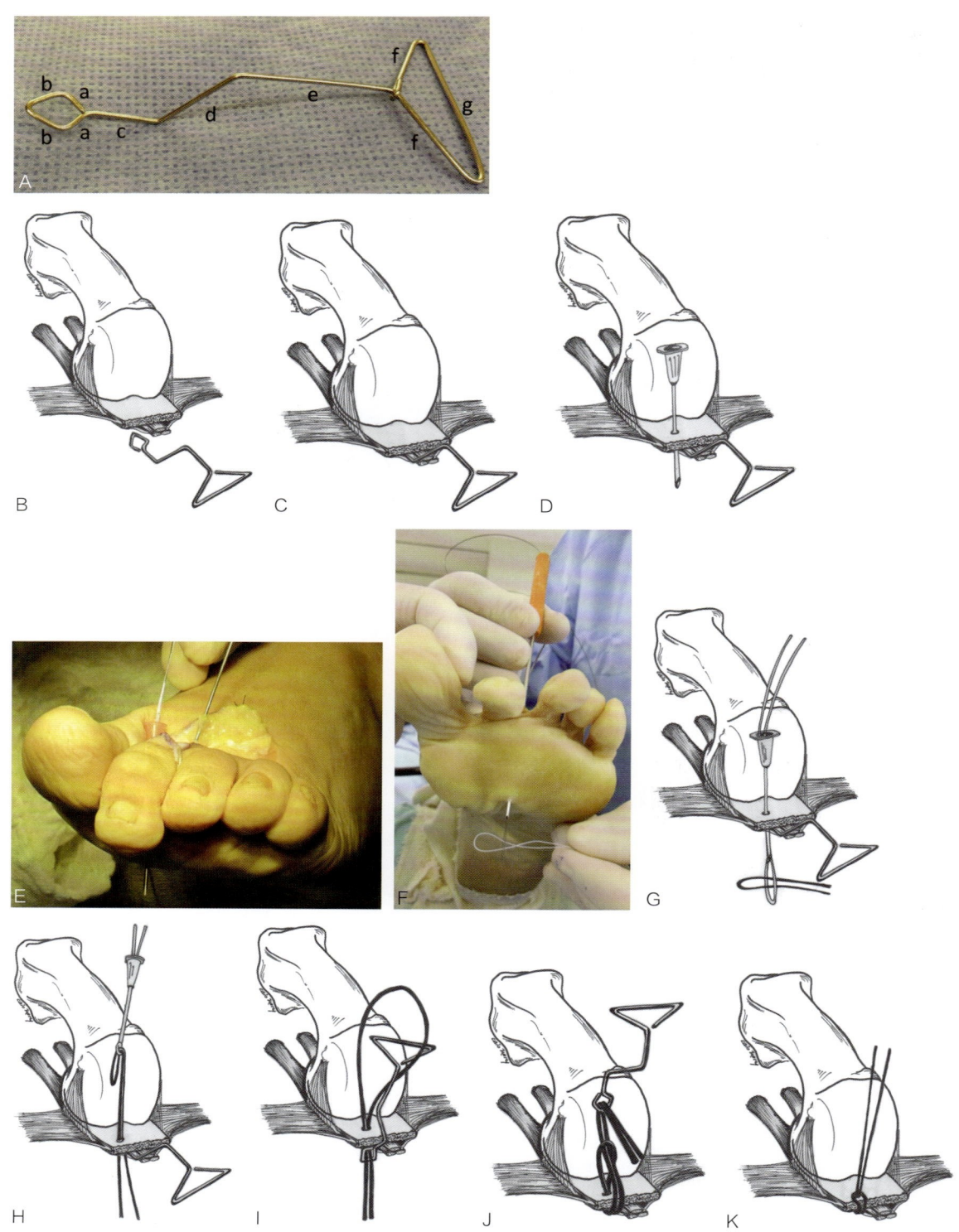

技术图 3 A. "蛇头"形工具是用一把精巧的钳子或一个强大的持针器弯曲 1.0 mm 克氏针制成的：头部（a = 3 mm；b = 5 mm），颈部（c = 10 mm），步骤 1（第一转角 = 45°），桥（d = 15 mm）；步骤 2（第二转角 = 45°），杆（e = 20 mm），柄（f = 15 mm；g = 20 mm）。B. 将"蛇头"形工具定位在跖板下。C. 工具头部必须尽可能靠近近端。D. 将 18 号针头穿过跖板和"蛇头"形工具的蛇头中。E、F. 使用两种不同的器械将缝合线穿过跖板，18 号针（E）和直的 SutureLasso（Arthrex）（F）。G. 将柔韧的线环引入针中，并将折叠的缝合线穿过线环。H. 将针头向上拉通过跖板。I. 将"蛇头"形工具的手柄绕进缝合线环中。J. 打结并将"蛇头"形工具拉出。K. 缝合线牢固地锁定在跖板的远端边缘。

- 将"蛇头"形工具的手柄绕进缝合线环中,而缝线另一端尾部由助手牢固地保持在足的跖侧。
  - 完成绕圈之后,助手释放缝合线尾部,同时将"蛇头"形工具拉出手术区域(技术图3I、J),以达到编织跖板的效果。
- 拉紧,缝合线牢固地锁定在跖板的远端边缘(技术图3K)。
- 对跖板的另一半重复相同的操作。
- 最后,我们有两条缝线牢固地穿过跖趾关节跖板的剩余健康组织。

近端趾骨基底穿线

- 用1.5 mm克氏针或钻头,从近端趾骨背内侧、背外皮质向跖侧钻两个垂直的孔,与跖板上的缝合线相对应(技术图4A、B)。
- 与先前步骤中使用套线线环的方法相同,将穿线器通过趾骨基部的孔从背侧传递至跖侧,捕获并拉动缝线,将缝线穿到背侧(技术图4C~E)。

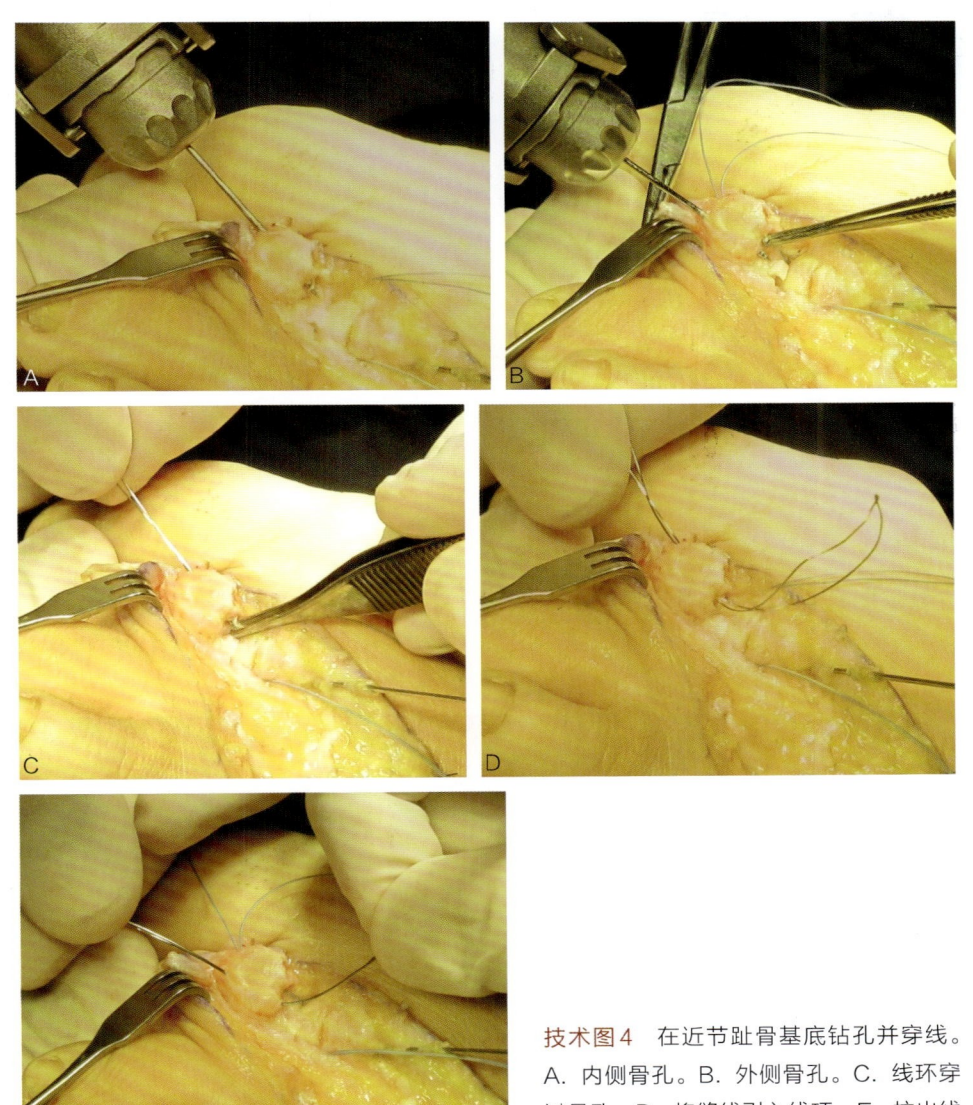

技术图4 在近节趾骨基底钻孔并穿线。A. 内侧骨孔。B. 外侧骨孔。C. 线环穿过骨孔。D. 将缝线引入线环。E. 拉出线圈,缝合线穿过骨孔,重复该过程。

Weil 截骨固定

- 使用一个小型可折断式自攻螺钉将 Weil 截骨固定在所需位置。
- 依据术前计划缩短跖骨，以达到正常跖骨弧度。通常，只需缩短 2 mm 或 3 mm。
- 一旦完成骨块固定，将缝合线打结固定于近节趾骨的骨桥，固定跖板于趾骨基底跖侧，同时保持趾骨跖屈 20°（技术图 5A）。
- 紧缩缝合侧向软组织以修复侧副韧带和横向畸形。关闭关节囊，如果需要延长趾长伸肌腱，则在适当的张力下将其缝合。
- 此时，重要的是要释放止血带并对跖趾关节背部区域仔细止血。
- 背侧小血管可大量出血，形成的血肿可导致局部皮肤坏死及伤口愈合不良。
- 常规伤口闭合后，敷料加压包扎，术后足趾保持在 20° 跖屈位（技术图 5B、C）。

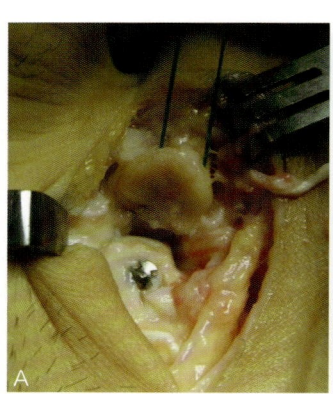 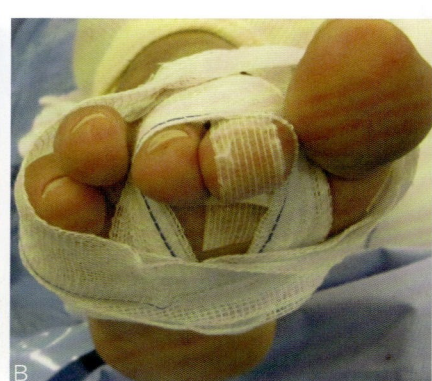 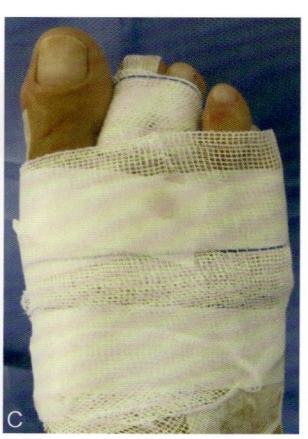

技术图 5　A. 背面打结前跖趾关节的总体观。B、C. 用敷料包扎保持足趾屈曲 20°。

跖板修复附加案例

- 技术图 6 和图 7 显示根据本章中使用的方法行跖板修复术。

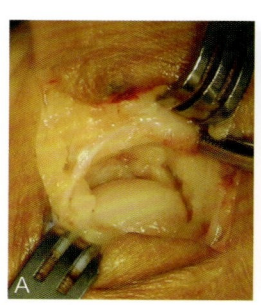 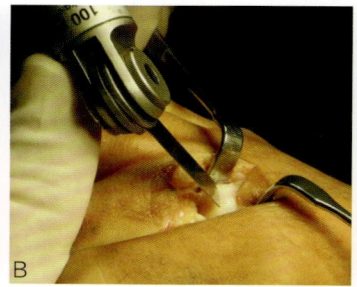 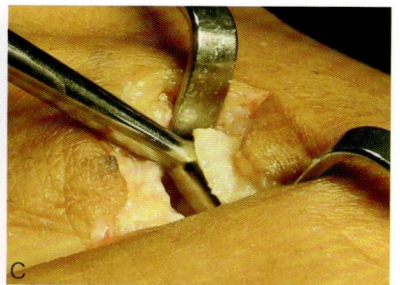

技术图 6　A. 3 级 7 型第 2 跖趾关节跖板病变的暴露。B. Weil 截骨术始于跖骨头背侧关节面近端 2 mm 处。C. 跖骨头近端回缩。

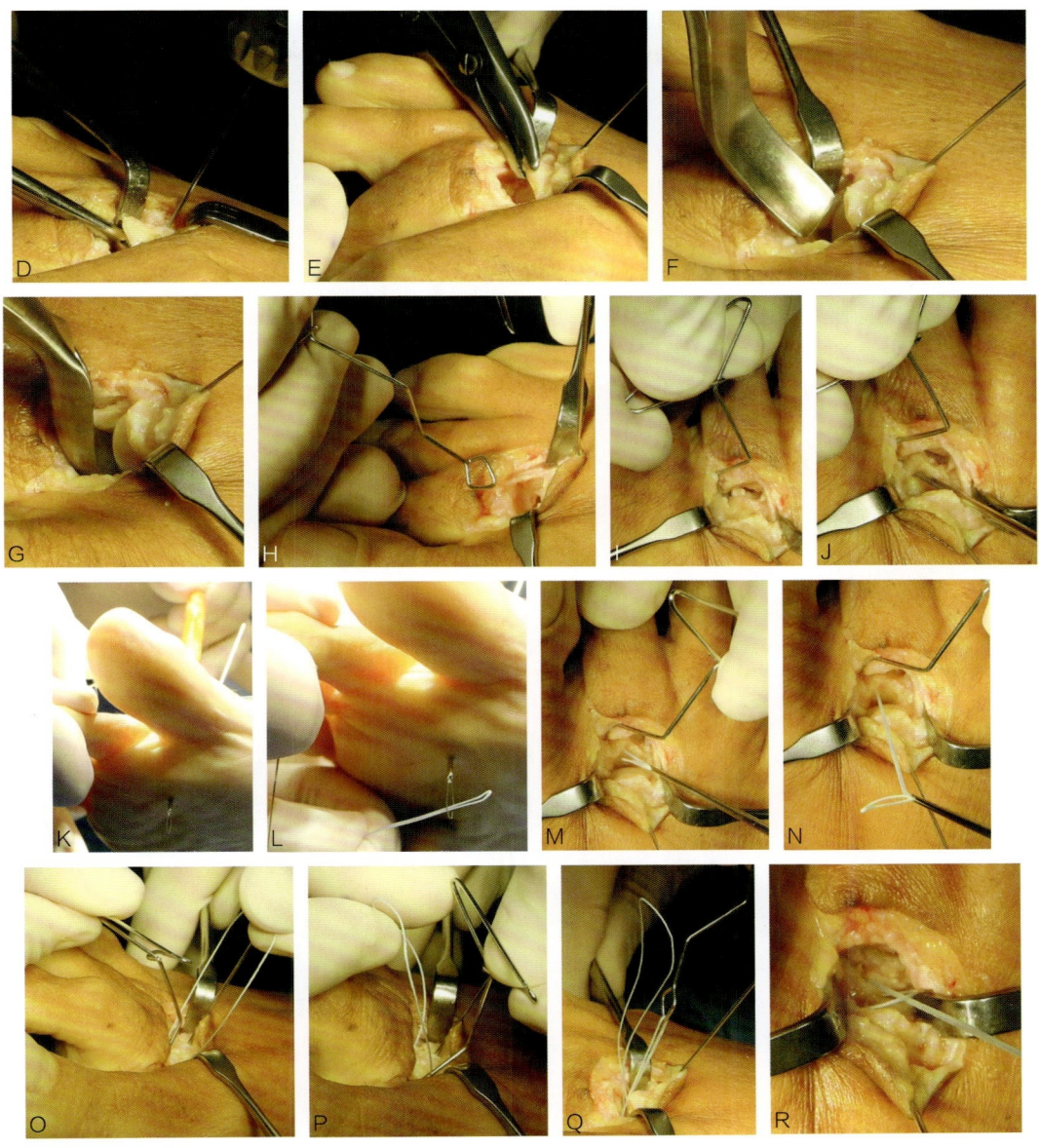

技术图6（续） D. 用克氏针暂时固定跖骨头。E. 切除跖骨远端缘2～3 mm。F、G. 在跖骨头下插入McGlamry骨膜剥离器松解跖板与跖骨头的粘连。H、I. "蛇头"形工具引入跖板下方。J. 穿线器通过工具的蛇头状部分和跖板。K. 柔性线环出现在足底。L. 折叠的2.0缝线穿过线环。M、N. 将穿线器拉起。O～Q. 线环绕过"蛇头"形工具的手柄。R. 最后，坚固的缝合线锁定在跖板的边缘。

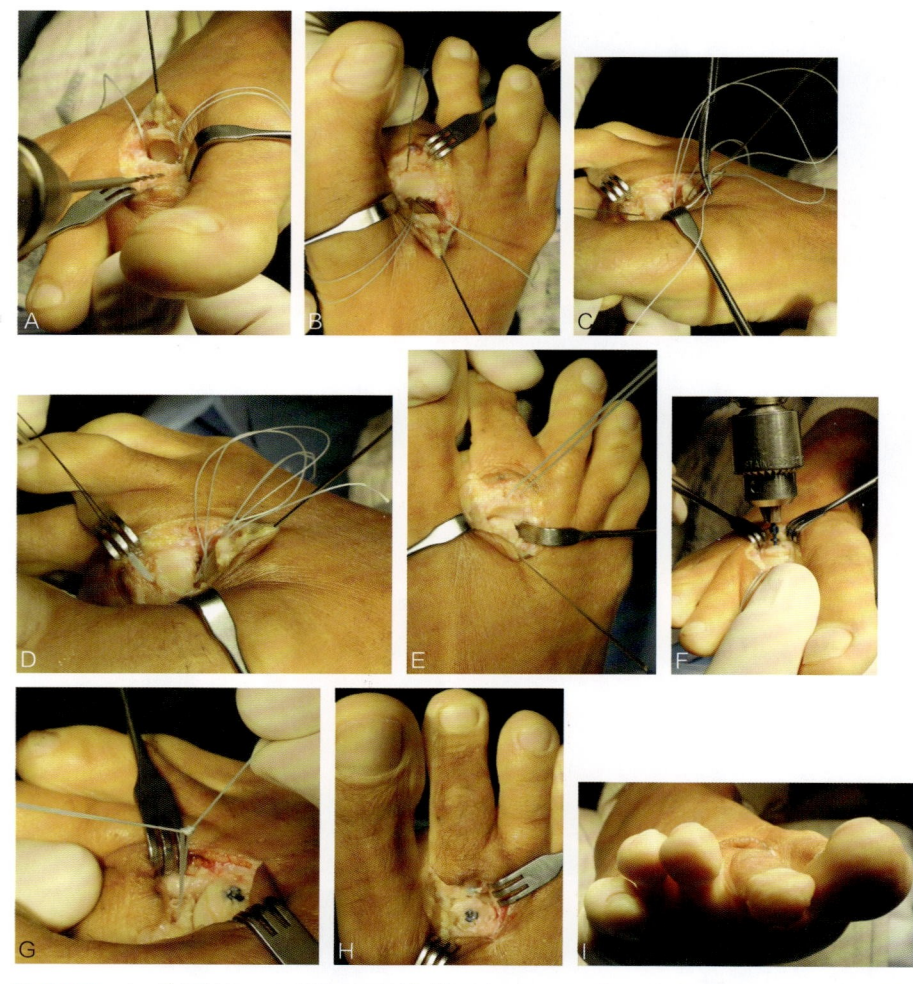

技术图7 A. 使用钻头，在近节趾骨基部钻两孔。B~E. 在柔性线环的帮助下，缝合线穿过骨孔。F. 在所需的位置固定Weil截骨。G. 将缝线系在一起，将跖板拉到近节趾骨的基部。H、I. 足趾矫正的最后外观。注意：由于跖板重新固定于趾骨基底，使跖趾关节达到跖屈。

要点与失误防范

诊断	• "想到跖板损伤"的可能性是正确诊断的第一步 • 熟悉局部解剖对于理解和提出正确的治疗方案至关重要 • 跖骨头下方急性疼痛、趾间间隙的扩大以及跖趾关节抽屉试验不稳是跖趾关节不稳最重要和最可靠的临床表现 • 了解临床分期系统及其与跖趾关节跖板损伤解剖学分级之间的相关性，在做治疗决策时非常重要
手术切口	• S形背侧切口可以延长，以同时暴露2个或3个跖趾关节
EDL肌腱	• 根据足趾畸形的数量，考虑行趾长伸肌腱延长术
Weil截骨	• 尽量使截骨方向与足底平行，避免使跖骨头下移 • 如需抬高跖骨头以减少其负荷，则需取下一小骨片 • 跖骨缩短注意勿大于3 mm

续表

跖板修补	• 从跖板游离缘移除所有病变纤维组织 • 在缝合线穿过之前,需将跖板从粘连的足底脂肪垫上游离 • 务必将缝线穿过健康的组织 • 确保发现并修复任何的纵向跖板撕裂
趾骨处理	• 在近节趾骨基底部钻孔前要非常小心地进行定位 • 在关节软骨和骨孔之间留出至少 1 mm 间隙 • 趾骨钻孔时注意不要损伤跖骨头
Weil 截骨固定	• 固定截骨时要小心跖骨头的旋转,若有必要,使用 2 枚螺钉固定 • 在螺钉拧入结束后折断钉尾时要轻柔,否则可能导致骨折
缝线打结	• 跖趾关节保持 20°跖屈,同时将缝线打结固定在近节趾骨 • 确保跖趾关节稳定且力线整齐 • 如果不能,需通过短缩侧副韧带和关节囊以完成手术 • 将趾长伸肌腱缝合调整至合适的长度
缝合	• 关闭伤口前注意止血
敷料包扎	• 足趾术后保持跖屈 20°,维持 6 周

术后处理

- 足趾保持在 20°跖屈位,术后 6 周内为修复的跖板提供愈合条件。

- 允许患者术后 6 周内在行走鞋中行走,前足禁止负重(图9)。
- 6 周后,停止使用敷料,允许使用舒适的鞋子。
- 然后开始足趾外在肌和内在肌的锻炼计划。

预后

- 跖板修复的目的是恢复跖趾关节的稳定性并保持关节功能和活动。
- 通过背侧入路行跖板手术修复,据报道成功率为 68%~93%[7,12,17]。
- 通过跖板修复和 Weil 跖骨截骨,超过 63%的患者可恢复跖趾关节活动与力线[12]。
- 关于稳定性,一些作者发现 68%的患者在治疗后完全稳定(稳定性分类 0 级),32%存在跖趾关节不稳、1 级或轻度不稳定,但没有临床意义[12]。

并发症

- 症状复发:这可能是由于误诊、跖板修复不全或跖骨弧度及对线不良造成。
- Weil 截骨固定术后可能出现内固定突出与疼痛[17]。
- 背部血肿形成和皮肤愈合问题。
- 手术切口瘢痕收缩。
- 持续水肿(持久)。
- 足趾抬高与对线不齐。

(余伟林 译,梅国华 审校)

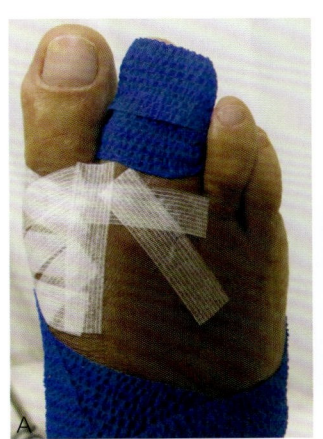
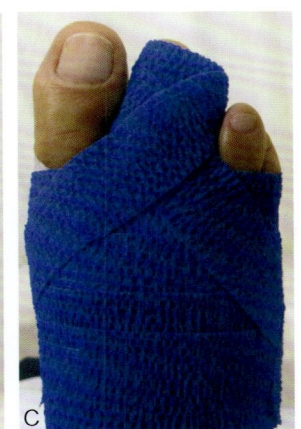
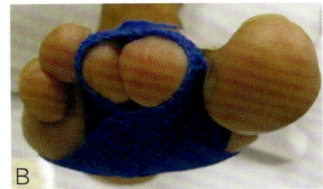
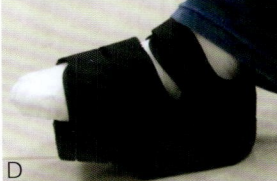

图9 术后包扎及术后鞋。A. 将术趾保持跖屈 20° 包扎。B. 同一患者足前面观。C. 包扎完成。D. Barouk 术后鞋,前足部分较短,允许保持足趾于趾屈位。

参考文献

[1] Armen K. Sarrafian's Anatomy of the Foot and Ankle: Descriptive, Topographic, Functional, ed 3. Philadelphia: Lippincott Williams & Wilkins, 2011.

[2] Bouche RT, Heit EJ. Combined plantar plate and hammertoe repair with flexor digitorum longus tendon transfer for chronic, severe sagittal plane instability of the lesser metatarsophalangeal joints: preliminary observations. J Foot Ankle Surg 2008;47:125-137.

[3] Coughlin MJ, Baumfeld DS, Nery C. Second MTP joint instability: grading of the deformity and description of surgical repair of capsular insufficiency. Phys Sportsmed 2011;39:132-141.

[4] Deland JT, Lee KT, Sobel M, et al. Anatomy of the plantar plate and its attachments in the lesser metatarsal phalangeal joint. Foot Ankle Int 1995;16:480-486.

[5] Deland JT, Sung IH. The medial crosssover toe: a cadaveric dissection. Foot Ankle Int 2000;21:375-378.

[6] Doty JF, Coughlin MJ. Metatarsophalangeal joint instability of the lesser toes. J Foot Ankle Surg 2014;53(4):440-445. doi: 10.1053/j.jfas.2013.03.005.

[7] Ford LA, Collins KB, Christensen JC. Stabilization of the subluxed second metatarsophalangeal joint: flexor tendon transfer versus primary repair of the plantar plate. J Foot Ankle Surg 1998;37:217-222.

[8] Gregg J, Silberstein M, Schneider T, et al. Sonographic and MRI evaluation of the plantar plate: a prospective study. Eur Radiol 2006;16:2661-2669.

[9] Johnston RB III, Smith J, Daniels T. The plantar plate of the lesser toes: an anatomical study in human cadavers. Foot Ankle Int 1994;15:276-282.

[10] Kaz AJ, Coughlin MJ. Crossover second toe: demographics, etiology, and radiographic assessment. Foot Ankle Int 2007;28:1223-1237.

[11] Mendicino RW, Statler TK, Saltrick KR, et al. Predislocation syndrome: a review and retrospective analysis of eight patients. J Foot Ankle Surg 2001;40:214-224.

[12] Nery C, Coughlin MJ, Baumfeld D, et al. Lesser metatarsophalangeal joint instability: prospective evaluation and repair of plantar plate and capsular insufficiency. Foot Ankle Int 2012;33:301-311.

[13] Nery C, Coughlin MJ, Baumfeld D, et al. MRI evaluation of the MTP plantar plates compared with arthroscopic findings: a prospective study. Foot Ankle Int 2013;34:315-322.

[14] Sarrafian SK, Topouzian LK. Anatomy and physiology of the extensor apparatus of the toes. J Bone Joint Surg Am 1969;51:669-679.

[15] Suero EM, Meyers KN, Bohne WH. Stability of the metatarsophalangeal joint of the lesser toes: a cadaveric study. J Orthop Res 2012;30:1995-1998.

[16] Trepman E, Yeo SJ. Nonoperative treatment of metatarsophalangeal joint synovitis. Foot Ankle Int 1995;16:771-777.

[17] Weil L Jr, Sung W, Weil LS Sr, et al. Anatomic plantar plate repair using the Weil metatarsal osteotomy approach. Foot Ankle Spec 2011;4:145-150.

[18] Yu GV, Judge MS, Hudson JR, et al. Predislocation syndrome. Progressive subluxation/dislocation of the lesser metatarsophalangeal joint. J Am Podiatr Med Assoc 2002;92:182-199.

第37章 外侧趾成角畸形
Angular Deformity of the Lesser Toes

Joshua G. Hunter, Brian D. Giordano, and Adolph S. Flemister, Jr.

背景

- 外侧趾内外翻成角会引起明显疼痛和功能障碍，进而能分成以下几类：
  - 第2趾上方交叉或下方交叉（踇趾）畸形
  - 先天性第5趾交叉畸形
  - 趾卷曲畸形
  - 孤立的跖趾关节成角畸形
  - 脚趾屈曲
- 掌握每类趾成角畸形的病因，对于明确是否需要手术十分重要。
- 脚趾成角畸形可因多种内外在因素形成，包括关节炎、创伤、先天性畸形、神经肌肉紊乱以及穿鞋习惯不良等。
- 手术方式的选择基于畸形的严重程度、非手术治疗的效果和畸形的原因。外侧趾的成角畸形的手术方法有很多：
  - 肌腱固定术
  - 肌腱切断术
  - 肌腱转位术
  - 软组织松解
  - 软组织延长术
  - 近端基底截骨术
  - 关节切除成形术
  - 趾间融合术
- 以活动度的恢复程度、疼痛缓解和畸形矫正情况评估手术效果。

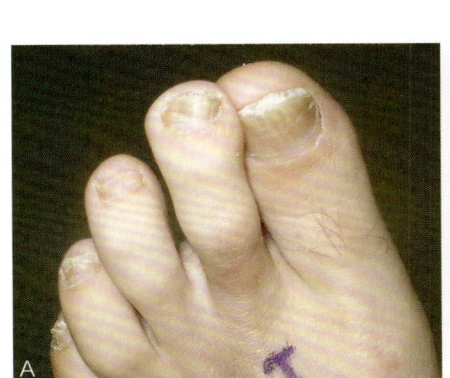
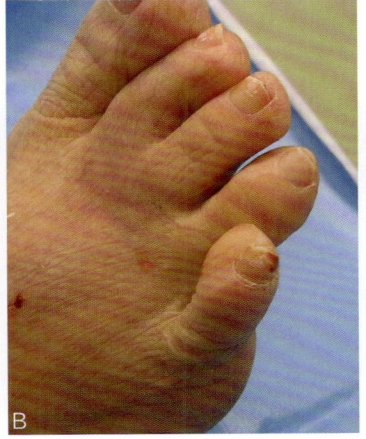
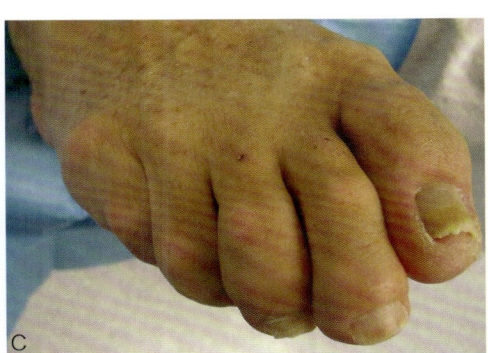
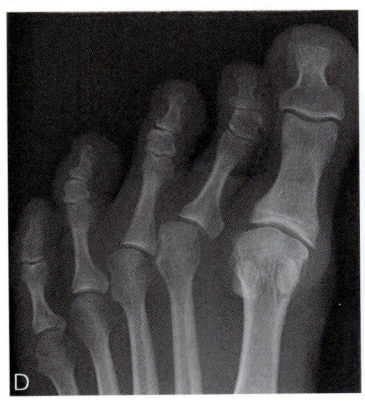
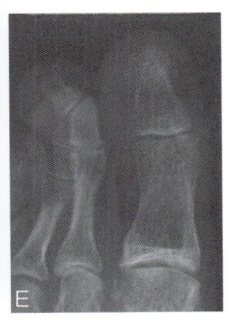

图1　A. 第2趾交叉畸形。B. 先天性第5趾交叉畸形。C. 卷曲趾畸形。D. 孤立的跖趾关节成角畸形。E. 先天性趾侧弯。

定义

- 第2趾交叉畸形（图1A）：是指第2趾相对于跨趾背内侧移位交叉。
- 先天性第5趾交叉畸形（图1B）：是一种有多种变异类型的先天性异常，涉及第5跖趾关节，小趾相对第4趾向内侧和背侧偏斜。患者典型的主诉为第5趾畸形和背侧刺激症状，尤其在穿鞋面狭窄的鞋类时。
- 卷曲趾畸形（图1C）：为一种相对常见的先天性异常，小孩多见，可能与足内在肌麻痹有关，尽管两者之间关系并不明确。畸形多涉及第4或第5趾，或两者兼有。以近侧趾间关节和远侧趾间关节屈曲畸形为主要特征，第4趾多置于第3趾下，或第5趾位于第4趾之下。
- 孤立的跖趾关节成角畸形（图1D）：为仅发生于跖趾关节的外侧趾内翻或外翻成角，常合并跨趾内外翻畸形。
- 先天性趾侧弯（图1E）：指由趾骨本身成角导致的趾内外翻偏移。手指多见，合并有其他综合征或染色体异常。

解剖

- 趾长伸肌在每个脚趾背侧形成3条腱；第1条止于中间趾骨，其余两条融合后止于远节趾骨。
- 趾长伸肌和趾短伸肌跨越跖趾关节、近侧趾间关节和远侧趾间关节，它们之间通过伸肌腱帽协调工作。
- 趾长屈肌于脚趾底部走行于趾短屈肌深部，能屈曲远侧趾间关节。
- 近侧趾间关节和跖趾关节通过趾长屈肌腱和趾短屈肌腱以及䖳肌和骨间肌的联合作用进行屈曲。
- 足内在肌穿行于跖趾关节旋转轴线底部，然后走行于近侧趾间关节和远侧趾间关节运动轴线背侧。这种解剖结构使得足内在肌能够屈曲跖趾关节，伸直近侧趾间关节和远侧趾间关节。
  - 这种微妙的平衡如被打破，可导致足内、外在肌不协调，反过来导致外侧趾畸形，合并受压现象。
- 内侧韧带和外侧韧带对于跖趾关节的平衡起到重要作用，能够限制关节半脱位或脱位。侧副韧带起自跖骨头背侧，远端止于近节趾骨基底和跖板。
- 侧副韧带除了能够在水平面提供稳定性，还能抵抗近节趾骨相对于跖骨头向背侧半脱位，在外侧趾成角畸形的病例手术中，常常能看到侧副韧带有明显的松弛。而且，在某些病例中，人们认为侧副韧带松弛即是导致畸形的原因。

第2趾交叉畸形

发病机制

- 第2趾交叉畸形常因第2趾外侧副韧带和外侧关节囊磨损破裂导致。
- 这种特有的外侧趾畸形常常与长期的跨外翻合并存在。
- 常合并第2跖骨过长。第1背侧骨间肌腱和跖板松弛也较常见。
- 由创伤、关节炎症（类风湿）引起的滑膜炎，非特异性或慢性滑膜炎，窄鞋的限制或结缔组织疾病如系统性红斑狼疮等引起的第2跖趾关节不稳定。
- 神经肌肉紊乱如糖尿病神经病、进行性神经病性肌萎缩（charcot marie-tooth）、脊髓灰质炎或Friedreich共济失调都能破坏足部动力稳定性，继而影响外侧趾稳定。
- 内侧软组织如内侧副韧带、内侧关节囊、骨间肌或䖳状肌腱于跖趾关节处出现挛缩。

自然病程

- 典型阶段为早期滑膜炎，继而关节半脱位，至后期向背内侧或跖内侧脱位是其在冠状面畸形的自然发展进程。

病史和体格检查

- 第2趾交叉畸形表现为第2趾向背内侧半脱位，交叉于跨趾之上或向内下侧半脱位，交叉于跨趾下方。
- 常合并近节趾骨在跖趾关节处过伸或过屈，并且伴有第2跖列内收。
- 第2跖骨头足底难治性胼胝体，或由鞋尖压迫导致的第2趾背侧鸡眼（多见于近侧趾间关节表面）。
- 矢状面的抽屉试验评估跖板不稳。

影像学和其他诊断性检查

- 所有涉及外侧趾的成角畸形都要通过患足正侧位、斜位平片进行评估。
- MRI可以帮助诊断跖板破裂。它们可用于识别跖板撕裂的位置和严重程度以及对邻近软组织的损伤。

非手术治疗

- 通常，保守治疗对于治疗第2跖趾关节半脱位比脱位更为有效。

- 活动度的调整对于治疗潜在的第2跖趾关节滑膜炎十分必要。
- 避免穿紧窄的鞋子,穿宽松的鞋子通常能缓解症状。
- 第2跖趾屈位夹板固定或缠绕可缓解症状,但不能矫正畸形。
- 鞋中置入跖骨垫有助于缓解跖板压力。
- 穿硬底的鞋可防止滑膜炎加重以及跖板进一步变薄弱。
- 使用跖骨垫或"弧底鞋(rocker bottom sole)"衬以金属鞋垫,或能额外缓解第2跖趾关节的压力。

手术治疗

术前计划
- 仔细检查所有平片、踇趾和外侧趾的畸形角度。
- 通过临床检查,评估跖骨间以及跖趾关节间畸形是可纠正的还是僵硬的。
- 影响到第2趾矫正的踇外翻畸形必须矫正。
- 近侧趾间关节畸形通过趾骨间关节融合或成形术得以矫正。

手术选择和适应证
- 背侧关节囊松解和外侧副韧带修复都是软组织力线矫正手术,适用于轻度交叉趾畸形。
- Girdlestone-Taylor手术或趾长屈肌腱转移至近节趾骨背侧都是沿用已久的手术[4,15],所有程度的第2趾畸形都可通过该术式进行治疗。
  - 该手术最初用于治疗因神经肌肉紊乱导致的柔性外侧趾屈曲畸形,发展至今已经过了多次改良。
  - 在矫正僵硬型畸形时,可同时采取近侧趾间关节切除术。
- 趾短伸肌腱转位最初由Haddad等提出[5],最适用于轻、中度畸形的患者。好处是能在矢状面获得更好的活动度控制,比趾长屈肌腱转位的术后僵硬程度更低。
- 由Lui和Chan推广的改良趾短伸肌腱转位术,可以减少转位后的趾短伸肌腱的旋后力,并且提供更为牢固的边边缝合修复技术[9]。
- 最近,一些学者描述了直接修复跖板用于手术矫正不稳定性[11]。这种矫正可以解决MTP的半脱位和脱位问题。
- 近节趾骨基底部截骨术适用于外侧趾顽固的成角畸形、趾关节软组织松解后矫正多面畸形的病例。
- Weil截骨术可用于缩短第2跖骨,减少第2跖骨头突出(图2)。
  - 此手术适用于软组织充分松解后第2跖趾关节持续性脱位。
  - 可作为屈肌腱至伸肌腱转位的替代方法。
  - 对于难治性的病例,可同时行屈伸肌腱转位术进行更进一步矫正。

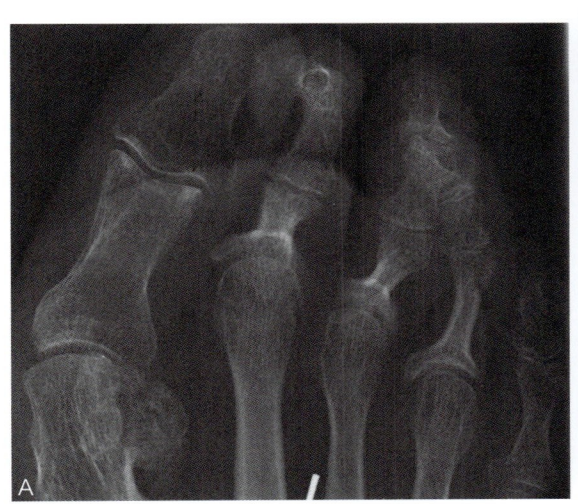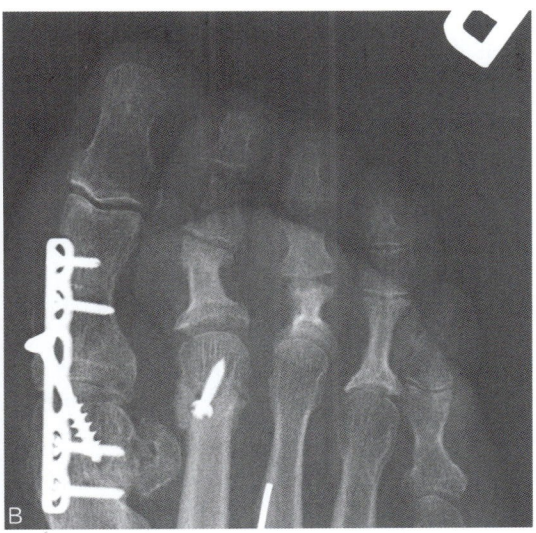

图2　Weil截骨术可缩短第2跖骨,也可减少第2跖骨头突起。

背侧关节囊松解和外侧副韧带修复

- 行纵行3 cm、弧形或Z字形切口至第2跖趾关节。
- 也可采用邻近趾蹼间隙的背侧切口。
- 分开趾长伸肌腱和趾短伸肌腱,打开背侧关节囊(技术图1A)。
- 松解趾长伸肌腱、趾短伸肌腱和背侧关节囊,处理矢状面畸形(技术图1B)。
- 内外侧副韧带平衡术处理冠状面畸形。
  - 从跖骨头和近节趾骨上由背侧向跖侧松解挛缩的内侧副韧带。
  - 用短缩的方式修补松弛的外侧副韧带(技术图1C)。
- 用克氏针由远端向近端固定跖趾关节,增加稳定性。

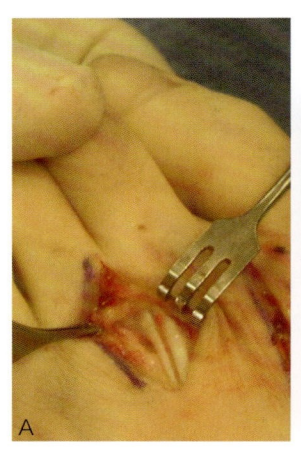
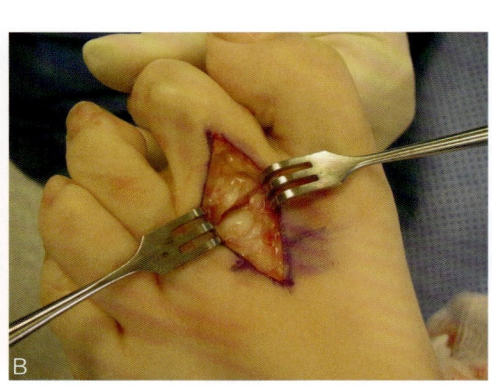
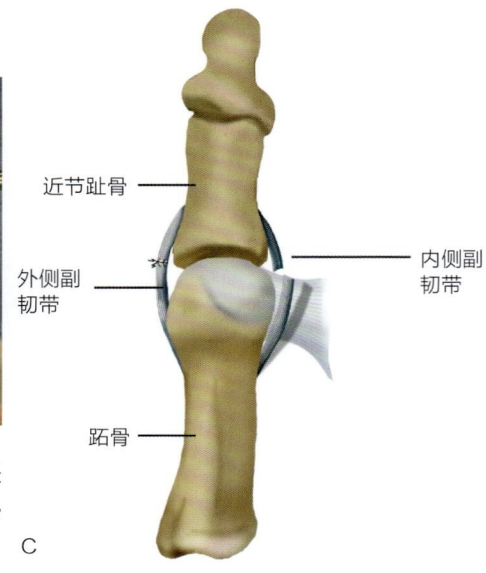

技术图1 A. 切开趾长伸肌腱和趾短伸肌腱,打开背侧关节囊。B. 松解趾长伸肌腱、趾短伸肌腱和背侧关节囊。C. 缩短修复外侧副韧带,于跖骨和趾骨处松解内侧副韧带。

屈肌腱至伸肌腱转位术(Girdlestone-Taylor手术)

- 行背侧纵行切口至第2跖趾关节,可由跖趾关节延伸至近侧趾间关节。
- 向外侧牵开伸肌腱,背侧行关节囊切开术进入跖趾关节。
- 切断内侧副韧带。
- 对于严重畸形的患者,行趾长伸肌腱延长,切断趾短伸肌腱以及松解骨间肌腱和蚓状肌腱行进一步矫正。
- 于近端皱纹处行小的足底横行切口,钝性分离后识别趾长屈肌腱(技术图2A)。
- 在远侧趾间关节平面经皮于远节趾骨处切断、松解趾长屈肌腱。
- 趾长屈肌腱松解后,从近端的切口处引出,沿着中间缝隙劈开肌腱(技术图2B)。
- 把肌腱分开的两条边分别从近节趾骨的两边从足底引向足背,注意避免伤到邻近神经血管结构。
- 当存在近侧趾间关节挛缩时,在切断伸肌腱帽和侧副韧带后,可以切除近节趾骨的远端1/4。
- 劈开的趾长屈肌腱穿过伸肌腱帽,拉紧(踝关节置于中立位或轻度背屈)后用4-0的不可吸收线缝合(技术图2C)。
- 手法活动近节趾骨,评估转位肌腱的张力。确定紧张度时,跖趾关节应保留轻度活动度,不能过紧。
- 通过逆行穿针技术,从近节趾骨基底部向远端,把克氏针穿过足趾尖,然后顺行固定跖趾关节,足趾平行于地面或足底负重面。
- 关闭伤口(技术图2D)。

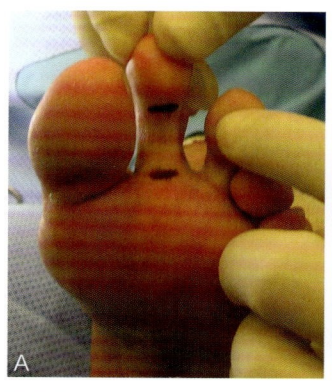 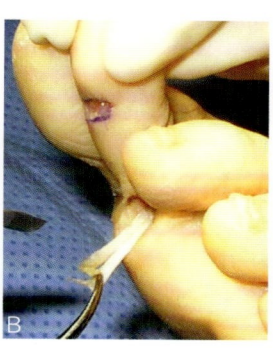 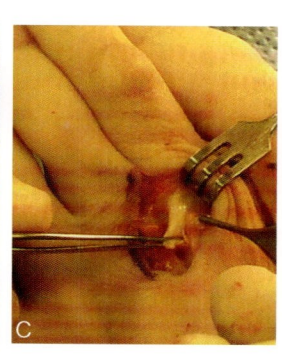 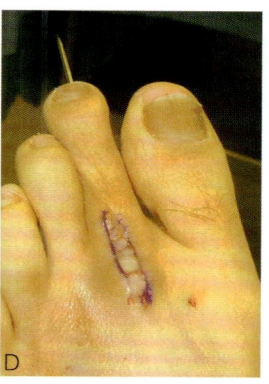

技术图2　A. 近端皱纹水平处行小的横行足切口。B. 趾长屈肌腱松解后从近端伤口拉出，沿着中间缝隙劈开。C. 劈开的趾长屈肌腱分支于伸肌腱帽，表面拉紧后缝合。D. 缝合关闭伤口。

趾短伸肌转位术

- 背侧入路与上述屈肌腱至伸肌腱转位术类似，用于行趾短伸肌腱转位。
- 松解跖趾关节关节囊，延长趾长伸肌腱后，找到趾短伸肌腱并向近端游离。
- 在跖趾关节近端4 cm处，在趾短伸肌腱上纵向缝两个4-0的标记缝线。在两个缝线之间切断肌腱（技术图3A）。
- 注意确保趾短伸肌腱远端止点完整，并将趾短伸肌腱远端残端从跖骨间横韧带下方和跖趾关节外侧穿过，引向跖趾关节近端（技术图3B）。
- 将克氏针穿过跖趾关节，恢复脚趾正常位置。
- 拉紧穿过的趾短伸肌腱远端，与近端肌腱行端端缝合，这时要保持关节的匹配关系（技术图3C）。

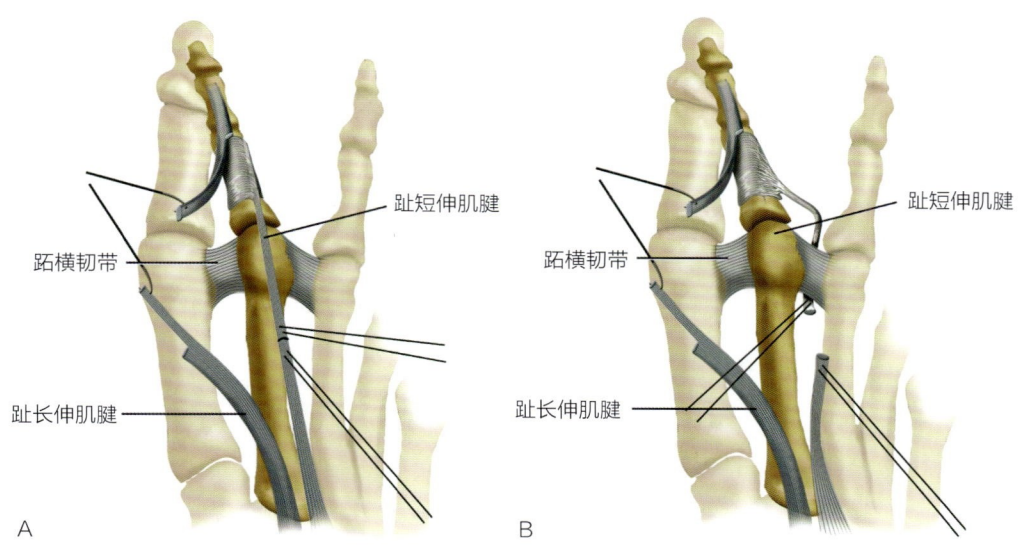

技术图3　A. 在趾短伸肌腱上缝上定位缝线，切断点位于两缝线之间。B. 远端趾短伸肌腱残端转移至跖骨间横韧带足底部和第2跖骨外侧。

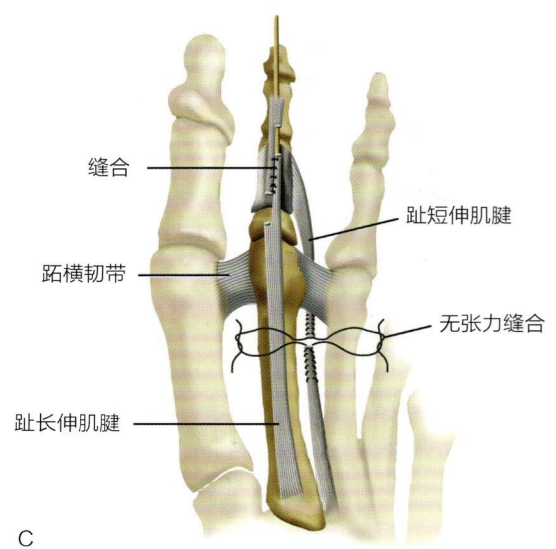

技术图3（续） C. 趾短伸肌腱端端缝合修复，足趾用克氏针固定于正确位置。趾长伸肌腱Z字延长修复。

改良趾伸肌腱转位术

- 止血带充气后，行S形切口显露第2趾趾长伸肌腱和趾短伸肌腱。
- 趾长伸肌腱长Z形切开，于跖骨远端处松解趾短伸肌腱（技术图4A）。
- 横行进入跖趾关节，切断内侧副韧带。
- 用2.5 mm直径钻头在近节趾骨近端横行钻孔。
- 趾长伸肌腱远端残端由内向外穿过骨道。然后将穿过的肌腱由远端向近端，从第2、第3跖骨间的跖骨横韧带下方拉回到近端。
- 拉紧转位后的肌腱，克氏针穿过跖趾关节，将足趾固定于正常位置（技术图4B）。
- 趾长伸肌腱远端残端与趾短伸肌腱近端残端行边边缝合。
- 趾长伸肌腱近端残端与趾短伸肌腱远端残端边边缝合。

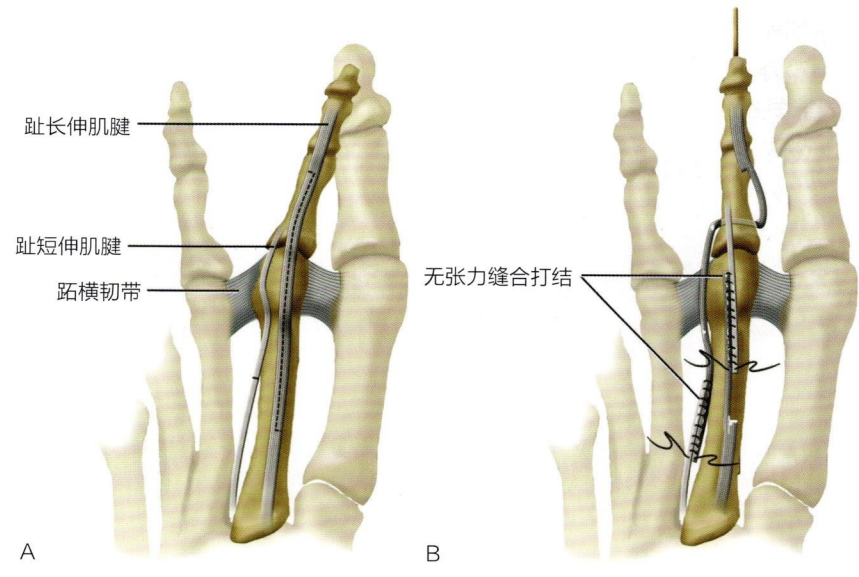

技术图4 A. 趾长伸肌腱长Z形切开，于跖骨干远端平面切断趾短伸肌腱。B. 畸形矫正，克氏针固定。趾长伸肌腱远端残端穿过横行钻孔，穿回近端，与趾短伸肌腱近端残端吻合。趾长伸肌腱近端残端与趾短伸肌腱远端残端边边缝合。

近节趾骨基底部截骨

- 跖趾关节表面斜行切开,纵向延长至近节趾骨基底部背侧。
- 切断或延长伸肌腱,切开背侧关节囊,松解侧副韧带以进一步平衡软组织。
- 如果软组织松解后仍不能完全矫正畸形,将切口延伸至近节趾骨基底部,行近节趾骨基底部截骨。
- Davis等介绍了一种方法,用小型锥子在近节趾骨基底部与足趾畸形相反方向处钻出多个小洞[3](技术图5A)。
- 不要穿过对侧皮质,仅用手指的压力完成截骨,矫正存在的畸形(技术图5B)。
- 必要时用1.2 mm(0.045 in)直径克氏针经皮固定跖趾关节,进一步增加稳定性。

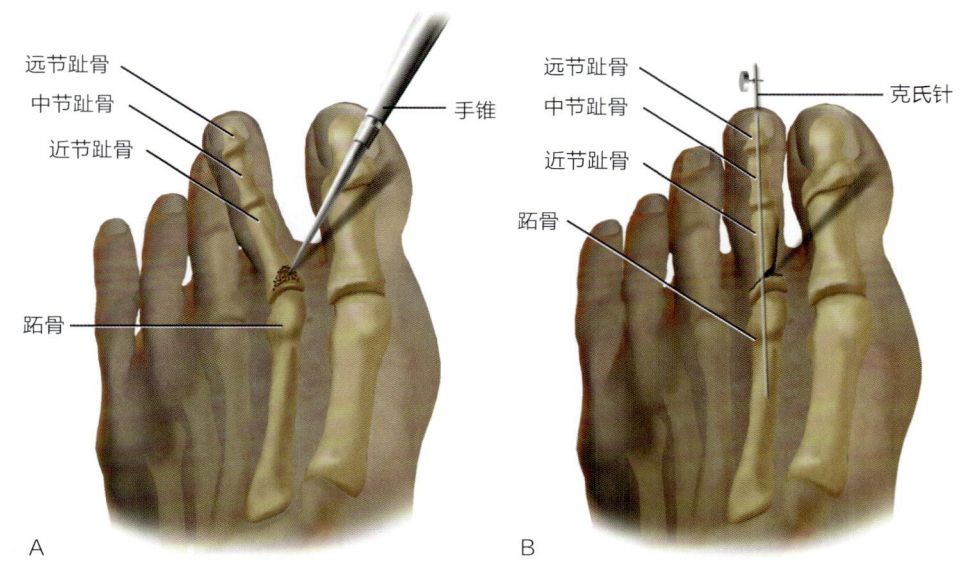

技术图5 A. 用尖锥于趾骨近端内侧皮质钻多孔。B. 截骨完成后矫正位置,克氏针固定加强稳定性。

跖骨远端水平截骨术(Weil截骨术)

- 第2跖趾关节背侧行3 cm纵行切口,牵开伸肌腱,打开关节囊,显露跖趾关节。
- 松解侧副韧带,便于将第2跖骨头向背侧脱出切口。
- 跖屈跖趾关节,最大程度地显露第2跖骨关节表面。
- 使用摆锯,在第2跖骨头关节面最远端的地方开始截骨。
- 向近端、向跖侧,平行于足底进行截骨(技术图6A)。
- 尖复位钳把住远端(足底)截骨块,将其滑向近端,缩短至所需长度(技术图6B)。
- 用加压螺钉方式,从背侧向足底固定截骨(技术图6C)。
- 清除背侧多余突出的骨质,使表面光整。

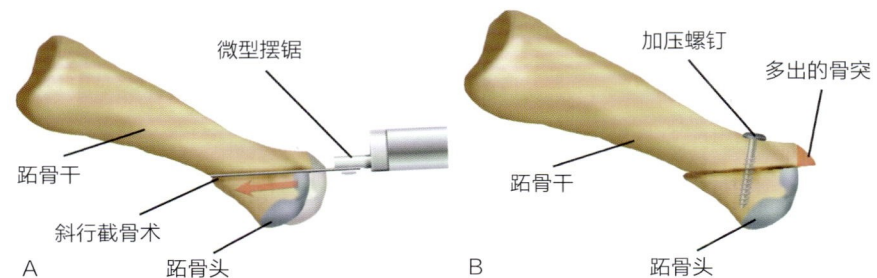

技术图6 A. 图示截骨平面,运用摆锯完成。注意摆锯开始于第2跖骨头最远端进行切割。B. 截骨截向近端,从背侧向足底加压螺钉固定。

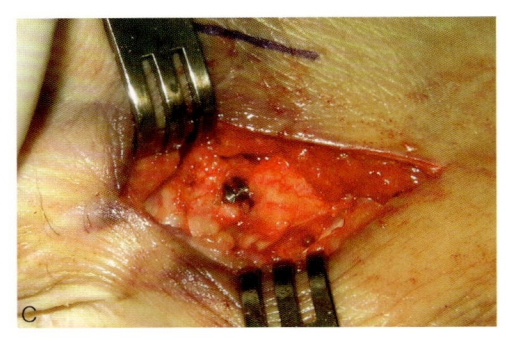

技术图6（续） C. 最终由背侧至足底用加压螺钉的方式固定截骨。

Weil截骨术直接修复跖板

- 跖板修复术前可行诊断性关节镜检查，这可确认体检和MRI发现的跖板撕裂[11]。
- 如果在修复前进行诊断性关节镜检查，可以使用跖趾关节背侧两个小切口，然后在进行开放式修复时将其纳入S形切口。
- 如果未进行诊断性关节镜检查，则在第2跖趾关节背侧做3 cm纵向切口，伸肌腱缩回或伸长（Z形），切开关节囊以暴露跖趾关节。然后如前所述进行Weil截骨术以允许跖板的完全可视。
- 通过纵向牵引或各种其他牵引技术，可以进一步开阔跖板手术视野（技术图7A）。

- 若条件允许，尽可能直接修复跖板部分撕裂，这需要尽可能靠近趾骨。
- 近端趾骨的跖面用咬骨钳或刮匙进行粗糙化处理，以利于组织愈合。
- 然后识别跖板撕裂（技术图7B），并且需要移动跖板，以允许基于撕裂的方向的纵向或横向褥式缝合。
- 使用克氏针从近节趾骨背侧到跖侧钻两个垂直孔（技术图7C）。
- 将跖板修复的缝合线通过骨孔从足底拉倒背侧，系紧，足趾固定在20°跖屈位。
- 然后如前所述（技术图7D）固定Weil截骨术，并且此时也可行软组织平衡术。

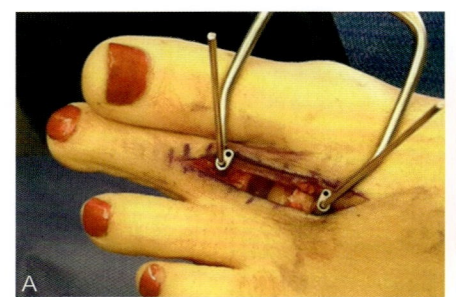
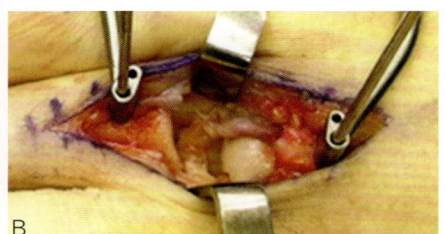
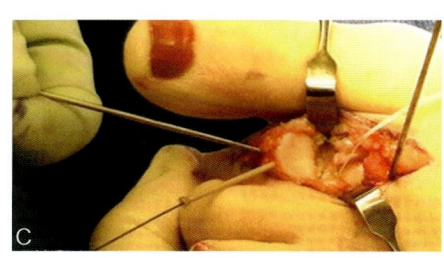
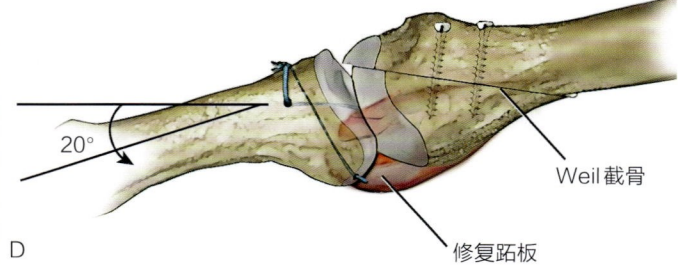

技术图7 A. Weil截骨术后牵开跖趾关节。B. 识别近节趾骨基部的跖板破裂。C. 将缝合线穿过跖板，并在趾骨近端钻骨隧道。D. 完成跖板修复，固定Weil截骨术。

要点与失误防范

背侧关节囊松解和外侧副韧带修复	• 手术适用于轻度或早期的畸形 • 在穿针固定第2趾之前,要确认经过充分松解背侧关节囊和修复外侧副韧带之后,足趾能被动恢复至正常位置。如果手术中需依赖克氏针固定,强行维持第2趾于正常位置,则畸形很可能在术后一段时间内复发
屈肌腱至伸肌腱转位术	• 手术适用于中度交叉趾畸形的矫正,以及经初步矫正后足趾趋于再度半脱位者 • 在将趾长屈肌腱穿过近侧足底切口时,屈曲足趾可以进一步放松屈肌,便于将肌腱送至近侧的足底切口 • 在缝合之前过度抽紧趾长屈肌腱的任何一束,都可能导致足趾力线进一步不良,加重足趾内翻或外翻畸形 • 术后早期活动及早期克氏针拔除(术后2周)对防止术后不适和僵硬至关重要
趾短伸肌腱转位	• 术后早期活动及早期克氏针拔除(术后2周)对防止术后不适感和僵硬至关重要 • 对于严重畸形(3~4度僵硬),趾长屈肌腱转位术更合适 • 把趾短伸肌腱固定于跖骨头的钻孔中比端端缝合转位术复发概率高 • 趾短伸肌腱过于牵拉可能导致第2趾旋后
改良的趾短伸肌腱转位术	• 应确保趾长伸肌腱Z形延长术后,能获得足够长度穿过骨道,完成转位缝合术 • 趾短伸肌腱应在跖骨远端切断,以保留足够的长度便于转位 • 钻孔位置至关重要。应位于近节趾骨的纵轴延长线处的跖骨头上钻孔,不要太近跖骨头的背侧或跖侧 • 矫正过伸畸形主要依靠充分松解软组织。除了切开背侧关节囊和延长伸肌腱之外,还需要用骨膜起子把跖骨头底部的关节囊和跖板掀起进行松解 • 钻孔通道过于靠近背侧会导致残留有旋后,过于靠近足底导致跖趾关节过伸
近节足趾基底部截骨术	• 软组织松解后不能完全矫正交叉趾畸形,延长手术切口至近节趾骨基底部,行近节足趾近端基底部截骨术 • 截骨注意防止穿透对侧皮质,否则会导致骨延迟愈合或骨不连
Weil截骨术	• 先用克氏针固定远端截骨块,之后使用加压螺钉由背侧向足底完成固定 • 穿针固定跖趾关节会减少漂浮趾畸形 • 避免将远端截骨块固定于跖屈位,如果不得不接受矢状面的轻度成角,背屈要好于跖屈畸形
跖板修补术	• 除了Weil截骨术,屈肌腱-伸肌腱转位法可以增加矢状面内足趾的稳定性[2] • 当缝线被捆绑以适当拉紧跖板时,将足趾维持在20°跖屈位是很重要的

术后处理

- 松解背侧关节囊,修复外侧副韧带:
  - 克氏针保留3~4周。
  - 术后即可穿着硬的术后鞋行走。
  - 拔除克氏针后,将足趾捆扎在跖屈位3~4周。
  - 克氏针拔除后可以逐渐穿着正常鞋。
- Girdlestone-Taylor术:
  - 术后即可穿只限足跟着地的硬底鞋行走。
  - 术后2~3周拔除克氏针。
  - 指导患者继续捆扎足趾6周,保持足趾轻度跖屈和外偏。
- 趾短伸肌腱转位术:
  - 术后处理与屈-伸肌腱转位术基本相同。
  - 克氏针维持2~3周,之后继续捆扎矫正后的足趾,维持力线6周。
- 趾短伸肌腱转移改良术:克氏针放置3~6周,之后继续捆扎足趾6周。
- 近节趾骨基底部截骨术:
  - 术后,将足趾包扎维持于过度矫正的位置。
  - 穿硬底鞋,包扎每周更换1次。
  - 术后6周,如果可以耐受,患者改穿软底鞋。
  - 4周后拔除克氏针。
  - 术后4~6周拍片,评估截骨部位骨愈合情况。
- Weil截骨术:
  - 术中无菌纱布包扎,足趾捆扎于过度矫正的位置。

- 包扎每周更换1次,直到没有引流渗出。
- 术后可立即术后鞋负重。
• 跖板修复:
- 建议术后足跟负重6周,然后选用合适运动鞋。
- 根据需要更换敷料,直至没有渗出。
- 可能需要进行物理治疗以促进外侧趾屈肌腱功能恢复。

预后

• Girdlestone-Taylor术:
- Thompson和Deland对11例13足进行了趾长屈肌腱至伸肌腱转位术,并进行了33.4个月的随访。所有患者疼痛均显著缓解,有8例疼痛完全缓解[16]。
- 他们得出的结论是:屈-伸肌腱转位术能成功重建跖趾关节稳定,缓解因不稳定导致的疼痛。为防止术后僵硬不适,术后早期活动和克氏针早期拔除(术后2周)至关重要。
• 趾短伸肌腱转位术:
- Haddad等对38位患者42例患足进行了屈肌腱至伸肌腱或趾短伸肌腱转位术,术后平均随访期为51.6个月[5]。
- 31位患者(35例患足)进行了终末检查,有24位患者满意手术结果,6位满意度一般,1位不满意。
- 行趾长屈肌腱转位术或行趾短伸肌腱转位术的患者,临床结果无统计学差异。但Haddad等推荐趾短伸肌腱转位术,他们认为和趾长屈肌腱转位术相比,前者术后患者满意度更高,灵活性更好。
- 趾短伸肌腱转位术较之趾长屈肌腱转位术的优势还在于术后活动度更好(趾短伸肌腱78° vs. 趾长屈肌腱62°),因此患者满意度更高、复发率更低(14%)、疼痛缓解更多(71%无症状、26%轻度疼痛)。
• Weil截骨术:
- Hofstaetter等对25例患足进行了Weil截骨,治疗跖趾关节不稳定,并对其结果进行了分析[7]。
- 术后1年21例(84%)患足以及术后7年22例(88%)得到了较好的结果。
- 作者指出手术能显著缓解疼痛,减少足底胼胝形成,行走能力增强。
- 副作用包括不稳定复发、漂浮趾、跖趾关节活动受限,但这些并发症临床症状不显著。
• 跖板修复:
- Nery等[11]报道55例跖板修复的前瞻性队列研究,77%的患者术后17个月美国矫形足踝协会(AOFAS)评分显著提高和视觉模拟评分(VAS)从8分降至1分。
- 作者同时报道,所有手术修复的足趾在17个月时负重位摄片,力线恢复正常。
- Weil等[18]回顾性分析了15例患足,随访22.5个月,术后VAS从7.3降至1.7。
- 据报道,患者中有77%(13名中的10名)对其结果满意或非常满意。

并发症

• 背侧关节囊松解和外侧副韧带修复:
- 复发
- 跖趾关节僵硬
- 持续肿胀
- 残留畸形
• Girdleston-Taylor术:
- 肿胀
- 畸形复发
- 僵硬
- 过伸
• 趾短伸肌腱转位术:
- 交叉趾畸形复发,畸形矫正失败
- 感染
- 症状性瘢痕形成
- 跖趾关节僵硬,尤其是屈-伸肌腱转位术后
• 近节趾骨基底部截骨术:
- 感染
- 矫正失败,成角畸形
- 截骨部位骨不连
• Weil截骨术:
- 跖趾关节持续背曲(漂浮趾畸形)
- 爪状趾
- 截骨部位骨不连
- 跖趾关节僵硬
- 矫正过度至第2跖骨过短
- 内固定失败或刺激
- 感染
- 神经血管损伤
• 跖板修复:
- 交叉趾畸形复发
- MTP关节过伸
- 跖痛症
- 感染

孤立的跖趾关节成角畸形

发病机制

- 孤立性的外侧跖趾关节成角畸形表现为:仅有跖趾关节出现相对于足趾正常解剖轴线的内翻或外翻畸形。
- 第2~5趾常被累及。
- 此型畸形常出现于跨趾异常偏斜(内翻或外翻)之后。

手术治疗

- 要成功矫正外侧足趾畸形,必须要处理伴随的跨内外翻畸形。
- 矫正跖趾关节成角畸形的手术,与治疗轻、中度第2趾交叉畸形的手术类似,上文已经叙述。

要点与失误防范

- 外侧趾偏斜常出现于跨趾成角畸形之后。要永久矫正外侧趾畸形,必须处理伴随的跨趾畸形
- 跨趾畸形处理失败会导致外侧趾矫正失败

先天性趾侧弯

发病机制

- 先天性趾侧弯曲指趾骨向内侧或外侧弯曲,足趾真性成角。
- 这类外侧趾畸形的原因可能是由于正常横行的骨骺和干骺端节段化成骨失败所造成的。
- 先天性趾侧弯曲通常呈双侧或遗传性,可累及所有趾,但多累及第4、第5趾远侧趾间关节。
- 这种外侧趾畸形常常伴有手指畸形。
- 外侧趾弯曲与多种综合征和染色体紊乱相关(趾骨关节融合征、短趾征、三染色综合征、唐氏综合征、霍尔特-奥拉跨综合征、马方综合征)。
- 先天性趾侧弯曲征有时伴随三角形趾骨,或者三角形的中间趾骨有可能伴随趾弯曲的发生。

自然病程

- 先天性趾侧弯曲病程通常不会有进展,仅仅存在美观方面的问题,尽管邻近脚趾可能重叠于上方或下方。
- 如果存在明显重叠,影响到邻近趾,可能导致患者出现症状。

病史和体格检查

- 患趾相对于足趾正常纵轴向内或外侧偏斜。
- 患趾远侧趾间关节最易出现成角。
- 先天性趾侧弯曲常常伴随染色体紊乱综合征发生,因此对患者要进行完整的体格检查。
- 受影响的邻近足趾,由于上下方的重叠受压,导致足趾不同部位出现压痕、局部刺激症状、鸡眼或老茧等。

影像学检查

- 应行正侧位和斜位检查,评估外侧趾的成角畸形情况。

非手术治疗

- 对有症状的患趾,定做鞋垫、拉伸、捆扎和穿适应性鞋可缓解者。但这常常疗效欠佳。

手术治疗

- 手术治疗包括楔形截骨、关节融合术和软组织延长术[10]。
- 无论开放还是闭合楔形截骨都能有效治疗患趾关节成角畸形。
- 闭合楔形截骨或关节融合术适用于治疗有症状的严重趾弯曲。
- 经背侧横行小切口,于中节或远节趾骨行闭合楔形截骨。
- 开放楔形截骨时,因植入同种异体骨,所以能保留足趾的长度。但皮肤须行Z字成形术,以此矫正软组织。
- 如果不存在足趾过短,可以考虑对患趾关节进行闭合楔形关节融合。
- 进行皮肤固定术,进一步改善矫正效果。

闭合楔形截骨或关节融合术

- 于患侧足趾中节或远节趾骨表面皮肤行背侧切口。与计划截骨一致,小心地去除多余的皮肤(技术图8A)。
- 在畸形顶点处行骨膜下显露(技术图8B)。
- 用小型矢状锯进行切割,获得合适的角度,以便矫形。
- 需要谨慎对待对侧皮质,保留骨桥。
- 去除截骨块,手法闭合楔形的空隙(技术图8C)。
- 如果想行关节融合术,于趾间关节去除闭合楔形骨块。
- 行皮肤固定术,利用关闭皮肤增加矫正的效果。
- 或者,经皮倒穿克氏针,增加稳定性。
- 无菌敷料包扎,要强调过度矫正患趾。

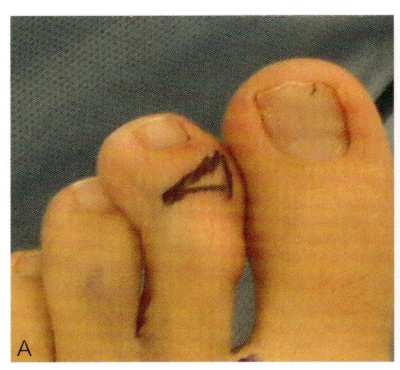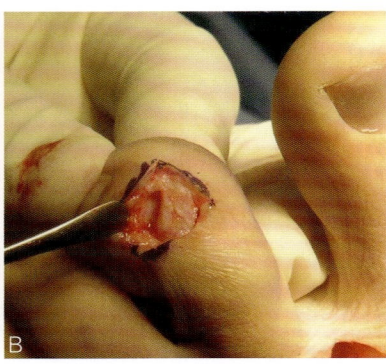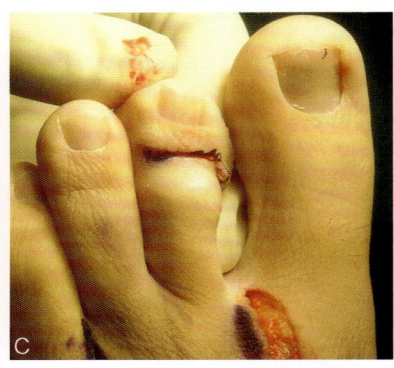

技术图8 A. 患足中节和远节趾骨行背侧切口。B. 畸形顶点处骨膜下显露。C. 去除截骨块,手法闭合楔形部位。

术后处理

- 应于术后4周拔除留置的克氏针。
- 如果能够忍受疼痛,术后允许患者穿术后鞋负重。
- 要更换敷料直至伤口干燥,特别强调足趾要持续维持在矫枉过正的位置。

预后

- 大部分都是零星报道,但总体来说都支持使用该手术。

并发症

- 因过分显露导致神经血管损伤。
- 稳定性不足导致复位不到位。
- 伤口愈合问题。
- 背侧伸肌结构损伤。
- 截骨部位骨不连。

先天性第5趾交叉畸形

发病机制

- 尽管先天性第5趾交叉畸形的确切病因不明,但通常,人们普遍认为这是一种无性别差异的家族性疾病。
- 先天性第5趾交叉畸形可以是双侧性的(20%~30%的患者),此畸形(或先天性第5趾重叠畸形)常因穿紧的鞋而导致疼痛,近一半的患者还伴有其他症状[10]。
- 病理解剖方面还包括向背内侧半脱位、第5跖趾关节内收、足趾外旋。
- 合并第5趾趾长伸肌腱、第4趾蹼间隙背侧皮肤、内侧副韧带和背内侧跖趾关节囊挛缩。
- 相邻的第4趾基底部的损伤表明,重叠的第5趾因其半脱位状态,对第4趾造成了挤压。
- 此外,第5趾跖趾关节向背侧半脱位导致跖骨头压力过大。这可能导致跖痛症与过度角化。
- 当第5趾交叉于第4趾下方时,任何在负重时与地面形成异常接触的部位都可能形成疼痛性胼胝体形成。

自然病程

- 第5趾交叉畸形通常出生时便形成,此后畸形一般是非进展性的。
- 如上所诉,由于畸形的长期存在,导致压力变化,久而久之,第5趾或第4趾形成痛性胼胝。
- 第5趾跖趾关节半脱位,导致压力异常分布,最终引起第5跖骨头下疼痛及跖痛症。
- 近一半的患者由上方重叠型的第5趾交叉畸形引起。

病史和体格检查

- 检查中,注意第5趾骑跨第4趾的不同程度。
- 趾间关节通常处于正常伸直位。
- 跖趾关节通常有轻度背屈和力线不良,以及第4趾蹼力线不良及皮肤皱缩。
- 长期存在畸形的患者,其患趾在前后位平片上显示为扁平桨状影,通常是长期受紧的鞋子挤压导致。
- 趾甲外观并无异常,足趾能够主动屈伸活动。
- 由于受压现象,第4、第5趾之间会形成硬鸡眼或软鸡眼。

影像学检查

- 评估所有外侧趾的成角畸形都应拍摄患足正、侧位和斜位片。
- 平片显示跖趾关节向背外侧呈半脱位。

非手术治疗

- 保守治疗包括夹板固定、缠绕捆扎、穿宽松的鞋子及保护性鞋垫,但疗效甚微。

手术治疗

- 矫正第5趾交叉畸形的手术方法已有很多,在此基础之上又有了它们的改良方案。
- 手术类型的选择基于畸形的严重程度。
- 软组织手术如挛缩皮肤背侧Z字形延长术、残余皮肤固定术、趾长伸肌腱转位术、趾长伸肌腱延长松解术,以及合并第4和第5趾(并趾化)、背内侧关节囊松解术等都是行之有效的方法[1,6,8-14,17,19]。
- 单纯骨切除术或联合上述软组织手术都能成功矫正第5趾。
- 建议进行的补救手术包括所谓的Ruiz-Mora术(通过足底做椭圆形切口行近节趾骨切除术,软组织恢复对线,足底皮肤固定),联合或不联合第4、第5趾并趾术,甚至行截趾术。
- DuVries术用来矫正轻中度畸形。
- Lapidus术用来矫正中重度畸形。
  - 该术式中,游离趾长伸肌腱并改道于跖趾关节下方,附着于趾外展肌或外侧关节囊。
  - 与其他手术不同,Lapidus术可矫正旋转畸形,扩大了其使用的指征。

DuVries术矫正第5趾交叉畸形

- 第4趾蹼间隙行纵向切口。
- 行伸肌腱切断术,之后打开背侧关节囊,松解内侧副韧带(技术图9A)。
- 跖屈足趾,将皮肤沿着切口外侧缘拉向远端(技术图9B)。
- 缝合关闭伤口,将足趾矫枉过正,固定于跖屈位和向外偏移,通过该技术最大程度矫正软组织角度(技术图9C)。
- 软组织松解和单纯皮肤推进通常足以将患趾矫正到位。另外,经皮克氏针固定可以增加稳定性,帮助矫正。

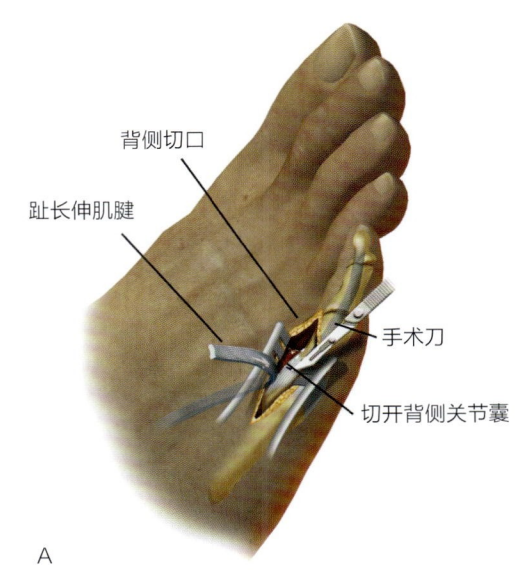

技术图9 A. 第4跖骨间隙行纵向切口。 A

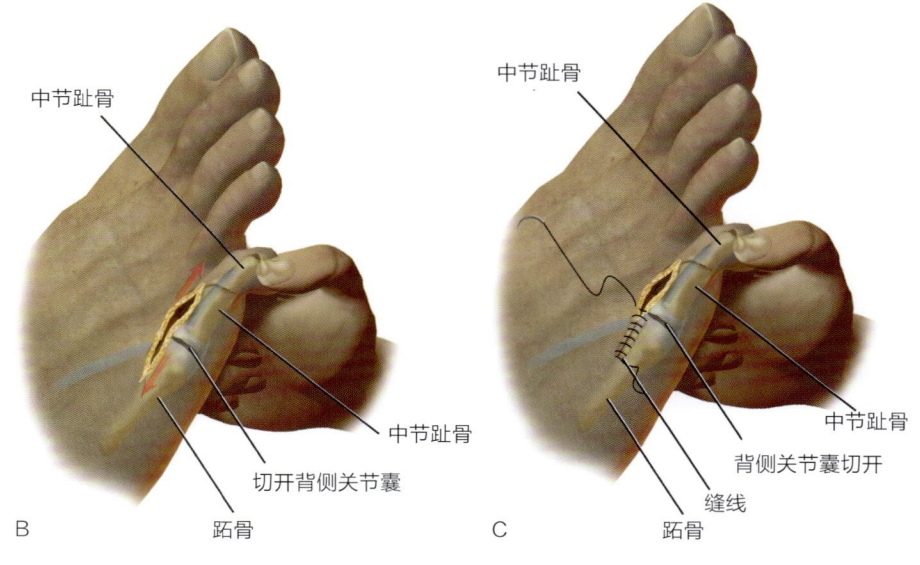

技术图9（续） B. 跖屈第5趾，将切口外缘皮肤拉至远端，内缘拉至近端。C. 分层缝合关闭伤口，将患足固定于矫枉过正的位置。

Lapidus 手术

- 沿第5趾背内侧缘行纵向曲棍球杆形或曲线形切口，由远侧趾间关节远端内侧至近端第4趾蹼间隙处。
- 通过此切口，从背内侧完全切开第5跖趾关节。
- 用弧形起子松解足底关节囊和跖骨头粘连的地方，防止关节囊松解后跖趾关节过伸。
- 向外侧、向近端延长切口，跨过第5跖趾关节背侧至第5跖骨头外侧，形成曲棍球棍形切口的钩形部分。
- 仔细显露伸肌腱，维持伸肌腱帽处于牵张状态，强制屈曲第5趾，拉紧伸肌腱。
- 于第5跖骨干中段、横向跨过拉紧的趾长伸肌腱，行1 cm左右的第2个切口（技术图10A）。
- 在该切口处切断趾长伸肌腱（技术图10B）。

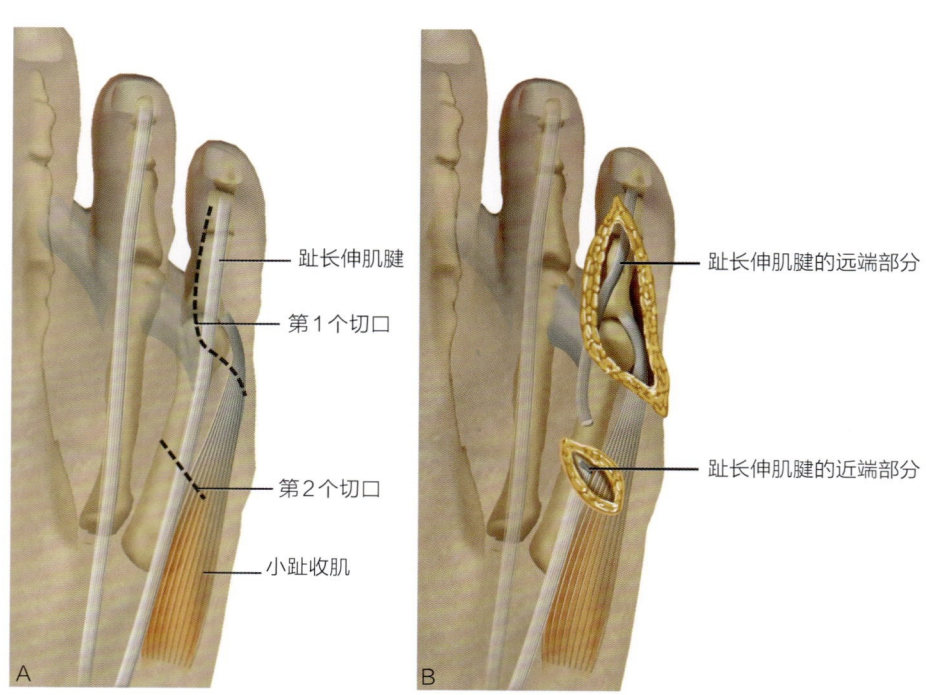

技术图10　A. Lapidus术切口。B. 双切口近端趾长伸肌腱切断术。

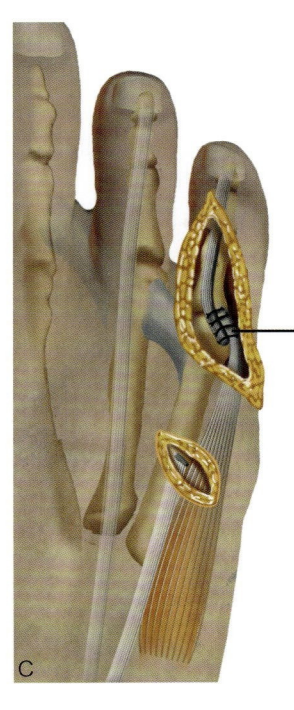

- 将趾长伸肌腱远端部分，从第5趾远侧趾间关节的背内侧经足底引至第5跖趾关节外侧。穿过的伸肌腱缝合至第5趾外展肌和短屈肌联合肌腱上。
- 把第5趾固定在矫枉过正的位置，缝合固定前，将移植肌腱维持在轻微张力下（技术图10C）。
- 间断缝合，关闭皮肤切口，如果存在皮肤挛缩，可使用皮肤推进技术。

趾长伸肌腱缝合至小趾收肌腱上

技术图10（续） C. 远端趾长伸肌腱转位，穿过第5趾下方，重建于联合肌腱之上。

要点与失误防范

DuVries术	• 该手术最适用于患趾轻度畸形，不合并旋转畸形。如果有任何半脱位等旋转畸形，Lapidus术更为合适 • 行软组织推进和分层缝合时，如果不能将足趾位置维持在矫枉过正的位置，会导致高的复发率
Lapidus术	• 关节囊背内侧切开后，应使用弧形骨膜起子松解足底关节囊和跖骨头之间的粘连，防止关节囊松解后跖趾关节过伸畸形 • 如果在修补过程中，没有将足趾置于矫枉过正的位置，或者移植伸肌腱张力不合适，常出现复发

术后处理

- DuVries术：
  - 将足趾轻度矫枉过正捆扎固定（跖屈偏外）6周，穿硬底术后鞋，之后允许穿宽松的鞋负重行走。
  - 如果穿针固定，术后4周拔除，足趾捆扎固定6周。
- Lapidus术：
  - 术后足趾包扎于矫正位置，允许穿术后鞋负重。2周后拆线，之后足趾捆扎于矫正位置4～6周。4～6周后允许穿普通鞋子。
  - 另外，考虑到修复的强度，患足术后用夹板固定3～4周，逐步允许患者完全负重和穿宽松鞋活动。

预后

- Lapidus在首次介绍这一手术时声称，凡经历以他名字命名的手术的患者都有满意的手术效果[8]。

并发症

- 据报道，采用DuVries术术后复发率为5%～10%。轻度肿胀和临床上不显著的水肿也有报道。
- 循环障碍和伤口愈合问题都是Lapidus术的潜在风险，但Lapidus在其最初介绍中并未报道有关问题。另外也有畸形复发的报道。

第5趾反骑跨重叠畸形（先天性卷曲趾或第5趾部分下方交叉畸形）

发病机制

- 尽管卷曲趾畸形发病原因不明，但通常认为是家族性遗传疾病，双侧多发。
- 此型的外侧趾畸形通常累及第4和第5趾，多为对称性。
- 有人提出足内在肌群发育不全，是形成卷曲趾畸形的致病原因，但文献中此论述并未得到证实。
- 第5趾屈曲，向跖侧内翻，在远侧趾间关节水平处向外侧旋转。
- 与第5趾骑跨畸形相反，趾长伸肌腱和背侧关节囊拉伸变薄。
- 足底跖趾关节囊和趾长屈肌腱常常挛缩和短缩。

自然病程

- 卷曲趾畸形通常为先天性，进展有限，患者多出于美容考虑。
- 儿童畸形多为不对称，即使不进行干预也可能有好转。
- 随着开始负重、穿鞋的不同，会产生慢性皮肤刺激症状，趾甲变短、变平，也可形成其他受压现象如鸡眼和胼胝。

病史和体格检查

- 如上述，第5趾屈曲，内翻偏向足底，远侧趾间关节处向外侧旋转。
- 远节趾骨或远节和近节趾骨重叠至位于其内侧的足趾下方，形成这一解剖形态上的异常。
- 儿童时期畸形通常是可复位的，但成年后畸形变为僵硬。
- 相对于第5趾畸形，趾蹼间隙的皮肤对线正常，但可由于慢性刺激导致充血。
- 患者通常存在不同程度的症状，这些症状由卷曲趾负重受压所致。
- 卷曲趾畸形导致胼胝、鸡眼或趾甲畸形，并导致不适感。

影像学检查

- 拍摄患足正侧位、斜位平片，评估所累及的外侧趾的成角畸形。
- 卷曲趾通常不需要影像学检查，对于治疗方法没有明确作用。

非手术治疗

- 保守治疗包括夹板固定、捆扎固定，穿宽松的鞋子及防护性鞋垫可以缓解症状，但对于矫正畸形通常无效。

手术治疗

- 对于可以复位的屈曲趾畸形的小儿患者，推荐使用趾长屈肌腱和趾短屈肌腱切断术。
- 屈肌腱至伸肌腱转位术、并趾手术（或合并近节趾骨切除术、中节趾骨切除）、反向旋转手术都能处理这一解剖异常。
- 单纯屈肌腱切断术能矫正轻度的第5趾反骑跨重叠。
- 1951年，Taylor[15]与Girdlestone[4]最初描述到运用屈-伸肌腱转位术，前提是由于内在固有肌软弱导致的卷曲趾畸形[15]。前文已经介绍过该技术。
- Thompson运用近节趾骨切除成形术，联合皮肤Z字成形术，从而反旋足趾，矫正畸形[17]。该技术对处理畸形、僵硬较严重的第5趾反骑跨畸形有效。

屈肌腱切断术

- 多种手术切口成功用于开放屈肌腱切断术，包括近端屈肌皱痕近侧纵行切口；近端屈肌皱痕远侧纵行切口和近端屈肌皱痕近侧1 mm处横行切口。
- 手术切口不要破坏近节屈肌皱痕，这点很重要，否则可能形成瘢痕足趾，畸形可能复发。
- 纵行切开屈肌腱鞘，小心显露长短肌腱，同一水平位置处横向切断（技术图11）。
- 辅以手法加强复位后的效果。
- 用3-0可吸收缝线缝合伤口。

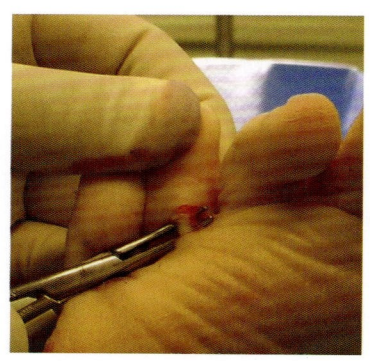

技术图11 纵向切开屈肌腱鞘，小心显露长、短屈肌腱，同一水平位置处横向切断。

Thompson 手术

- 在近节趾骨处做外侧 Z 形切口或椭圆形切口。
- 骨膜下切开显露近节趾骨远端部分。
- 用微型摆锯切除近节趾骨远端部的 25%～50%，或切除完整趾骨。
- 如果持续存在近侧趾间关节平面屈曲挛缩，可另行屈肌腱切断术，进一步矫正畸形。
- 用手法扭转脚趾，矫正旋转畸形，用 1.2 mm(0.045 in) 直径克氏针逆行穿过近侧趾间关节进行固定。
- 用 4-0 的尼龙垂直褥式方式，倒 Z 形关闭皮肤，进一步通过软组织进行矫正。
- 如果做的是椭圆形切口，通过皮肤固定技术，全层缝合皮肤，达到旋转脚趾的目的。

要点与失误防范

屈肌腱切断术	• 如果不能切断 3 根足底肌腱，可能导致畸形矫正不完全 • 手术切口不要破坏近节屈肌皱痕，这点很重要，否则可能形成瘢痕足趾，畸形可能复发
Girdlestone-Taylor 术	• 单纯屈肌腱切断和屈-伸肌腱转位似乎同样有效。然而，一般认为趾长屈肌腱切断术是两项的基石，而屈-伸肌腱转位术并不必要
Thompson 手术	• 如果近侧趾间关节平面持续存在屈曲挛缩，可行屈肌腱切断术进一步矫正 • 过度切除近节趾骨导致"漂浮趾"和不稳，以及第 4 跖骨下方转移性病损

术后处理

- 屈肌腱切断术：无菌包扎，弹性绷带维持矫正，术后 10 日检查伤口。
- Girdlestone-Taylor 术：无菌包扎，短腿石膏托固定，石膏托固定 4～6 周。
- Thompson 手术：患足术后穿硬底鞋，克氏针 4 周后拔除。捆扎固定，足趾固定于反向旋转的位置 6 周。

预后

- 屈肌腱切断术：
  - Ross 和 Menelaus 对 62 名儿童（188 趾）经切开屈肌腱切断术治疗的长期效果进行了回顾，平均随访 9.8 年后，发现 95% 的患趾能够维持在满意的矫正位置，没有患者丧失足趾功能[13]。
  - 第 4、第 5 趾效果明显不佳，可能是足趾旋转畸形过于严重，尤其是第 5 趾。
  - 总之，作者认为切开屈肌腱切断术是一种安全、可信、有效的矫正儿童卷曲趾畸形的方法，比屈-伸肌腱转位术更有效。
- Girdlestone-Taylor 术：
  - 在一双盲、随机、前瞻性的调查中，Hamer 等研究了 46 趾（19 名患者）的长期随访数据，他们随机进行了屈肌腱切断术和屈-伸肌腱转位术矫正卷曲趾[6]。
    - 总体来说，结果令人满意，所有患者最终随访时都无疼痛症状。
    - 作者总结，两者之间并无孰优孰劣，趾长屈肌腱切断术对于两种术式都是必需的，而屈-伸肌腱转位是没有必要的。
  - Biyanni 回顾了 43 名儿童 130 趾，这些患者在过去的 24 年中接受了屈-伸肌腱转位术治疗[1]。
    - 平均随访 8 年后（1～25 年），取得满意和非常满意效果的患趾为 95 例（73%），一般效果的为 25 例（19%），不满意的有 10 例（8%）。
- 总体来说，Thompson 手术的效果可以接受。

并发症

- 屈肌腱切断术：
  - 行纵向皮肤切口时，需注意切口勿直接跨过屈曲横纹，避免瘢痕挛缩。
  - Ross和Menelaus的研究中，发现188例患者中有10例患者由于屈曲褶皱遭破坏，导致跖底皮肤拉紧[13]。
  - 有报道称关节僵硬也是屈肌腱切断术的并发症之一。
  - 并无血管神经损伤的报道，但理论上，也是该手术潜在的显著并发症。
- 畸形复发、未能达到完全矫正的目的、感染等，都是Girdle Stone-Taylor术的潜在并发症。
- Thompson手术：
  - 关节切除成形术导致足趾水肿，以及足趾血管神经束损伤。
  - 尝试反旋后，仍可发生单平面或多平面畸形复发。
  - 截骨过度导致足趾松弛和不稳定，以及第4跖骨下方的转移损伤。

（余伟林　译，梅国华　审校）

参考文献

[1] Biyani A, Jones DA, Murray JM. Flexor to extensor tendon transfer for curly toes. 43 children reviewed after 8 (1-25) years. Acta Orthop Scand 1992;63:451-454.

[2] Chalayon O, Chertman C, Guss AD, et al. Role of plantar plate and surgical reconstruction techniques on static stability of lesser metatarsophalangeal joints: a biomechanical study. Foot Ankle Int 2013;34:1436-1442.

[3] Davis WH, Anderson RB, Thompson FM, et al. Proximal phalanx basilar osteotomy for resistant angulation of the lesser toes. Foot Ankle Int 1997;18:103-104.

[4] Girdlestone GR. Physiology for hand and foot. Physiotheraphy 1947;32:167-169.

[5] Haddad SL, Sabbagh RC, Resch S, et al. Results of flexor-to-extensor and extensor brevis tendon transfer for correction of the crossover second toe deformity. Foot Ankle Int 1999;20:781-788.

[6] Hamer AJ, Stanley D, Smith TW. Surgery for curly toe deformity: a double-blind, randomised, prospective trial. J Bone Joint Surg Br 1993;75(4):662-663.

[7] Hofstaetter SG, Hofstaetter JG, Petroutsas JA, et al. The Weil osteotomy: a seven-year follow-up. J Bone Joint Surg Br 2005;87(11):1507-1511.

[8] Lapidus PW. Transplantation of the extensor tendon for correction of the overlapping fifth toe. J Bone Joint Surg Am 1942;24:555-559.

[9] Lui TH, Chan KB. Technique tip: modified extensor digitorum brevis tendon transfer for crossover second toe correction. Foot Ankle Int 2007;28:521-523.

[10] Myerson MS. Foot and Ankle Disorders. Philadelphia: WB Saunders, 2000.

[11] Nery C, Coughlin MJ, Baumfeld D, et al. Lesser metatarsophalangeal joint instability: prospective evaluation and repair of plantar plate and capsular insufficiency. Foot Ankle Int 2012;33:301-311.

[12] Paton RW. V-Y plasty for correction of varus fifth toe. J Pediatr Orthop 1990;10:248-249.

[13] Ross ER, Menelaus MB. Open flexor tenotomy for hammer toes and curly toes in childhood. J Bone Joint Surg Br 1984;66(5):770-771.

[14] Stamm TT. Minor surgery of the foot: elevated fifth toe. In: Carling ER, Ross JP, eds. British Surgical Practice, vol 4. London: Butterworth, 1948:161-162.

[15] Taylor RG. The treatment of claw toes by multiple transfers of flexor into extensor tendons. J Bone Joint Surg Br 1951;33-B(4):539-542.

[16] Thompson FM, Deland JT. Flexor tendon transfer for metatarsophalangeal instability of the second toe. Foot Ankle 1993;14:385-388.

[17] Thompson TC. Surgical treatment of disorders of the fore part of the foot. J Bone Joint Surg Br 1964;46(5):1117-1128.

[18] Weil L Jr, Sung W, Weil LS Sr, et al. Anatomic plantar plate repair using the metatarsal osteotomy approach. Foot Ankle Spec 2011;4(3):145-150.

[19] Wilson JN. V-Y correction for varus deformity of the fifth toe. Br J Surg 1953;41:133-135.

第38章 Freiberg不全骨折的外科治疗
Surgical Management of Freiberg's Infraction

Richard W. Rutherford and Mark E. Easley

定义
- Freiberg病是一种外侧跖骨头骨软骨病，最常见于第2跖骨。
- Freiberg在1913年首先报道了6例本病病例，并首次使用术语infraction来指代不完全性的骨折。

解剖学
- 骨软骨病是骨骺血液供应缺乏导致的。在Freiberg病中，它会导致缺血性坏死。
- Freiberg病的特征是跖骨头关节面背侧塌陷，而跖侧关节面相对完整。

发病机制
- 尚未完全研究清楚但可能是多因素的病因。
- 可能的病因包括血管功能不全和潜在的遗传易感性。
- 病因还可能包括重复的微创伤和生物力学改变。
- 在我们看来，与股骨头坏死有一定的可比性。

自然病程
- 发病高峰在11～17岁。
- 发病率尚不明确，女性：男性的发病率为5:1。
- 通常为单侧，但7%的病例为双侧。

病史和体格检查
- 最典型的表现是与运动相关的疼痛和避痛步态，赤脚时症状更严重。
- 局部触痛，通常位于跖骨背侧头和跖趾关节（MTP）。
- 跖趾关节活动范围受限，特别是背屈受限。
- 跖趾关节强迫背屈引起疼痛和撞击。
- 强迫跖趾关节跖屈也可能引起疼痛。
- 关节周围肥大，可触及跖骨背侧骨突起。
- 跖趾关节积液，提示滑膜炎。

影像学和其他诊断性检查
- 虽然上述临床表现高度提示Freiberg病的发生，但建议常规行负重足X线片证实诊断。
- X线Smillie分级仍然是一种广泛使用的分级系统，它代表了跖骨退变（塌陷）的范围，从最低程度的累及（简单的跖骨头扁平）到晚期疾病（跖骨头完全塌陷和跖趾关节破坏），与股骨头坏死分级大致类似。
- 轻度至中度病变仅表现为跖骨头软骨下结构变平。
- 在我们的经验中，有症状的患者最常见于尚处于中间阶段的患者，所观察到的影像学表现为跖骨头塌陷，伴或不伴有跖骨头背部1/3～1/2的碎裂，足底关节面通常保留完整（图1A、B）。
- 如果病史和临床检查提示Freiberg病，平片不支持，或诊断仍有疑问，磁共振成像（MRI）可能对确定诊断有用。
- Freiberg病的MRI表现一般为跖骨头T1加权低信号，T2加权混合信号。
- MRI也可能提示跖骨头部扁平和背侧骨赘形成（图1C）。
- 与MRI类似，锝骨扫描可以发现平片不能发现的早期疾病。在锝骨扫描中，Freiberg病通常表现为一个光敏中心，周围围绕着一个活跃的区域，位于受累的跖骨头部。我们认为，单纯锝骨扫描并不适用于Freiberg病。
- CT扫描可以得到软骨下塌陷和跖骨头背侧骨赘的更多细节，但通常不用于诊断和评估Freiberg病（图1D）。

鉴别诊断
- 跖骨颈应力性骨折。
- MTP关节滑膜炎（未提示跖骨头缺血性坏死及软骨下塌陷）。
- MTP关节炎（未提示跖骨头缺血性坏死及软骨下塌陷）。
- 神经瘤、脂肪瘤、腱鞘囊肿或其他软组织肿瘤。

非手术治疗
- 减轻负重，前足固定，并不负重4～6周。
- 逐渐改为采用半刚性纵向足弓支撑，穿硬底鞋，以使得发病的跖趾关节继续不负重。
- 在症状允许的情况下，逐步恢复活动，使用上述支具和鞋子。

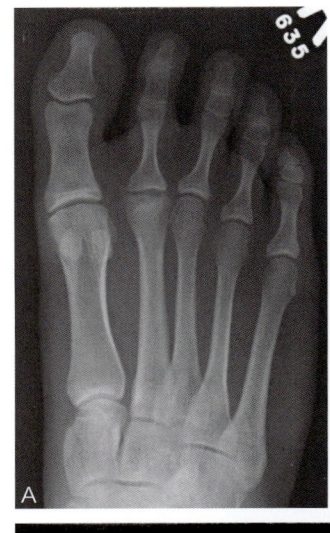
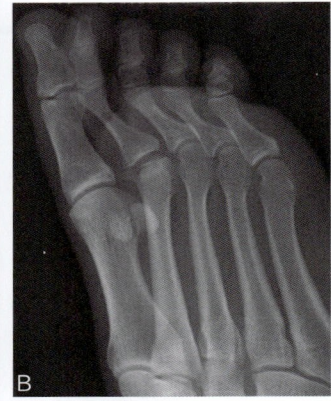
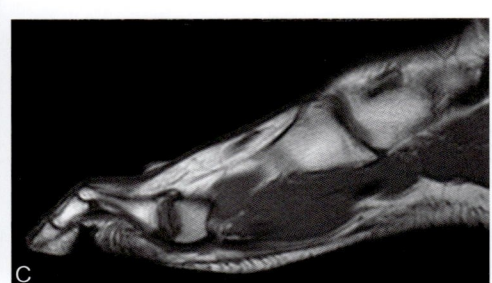
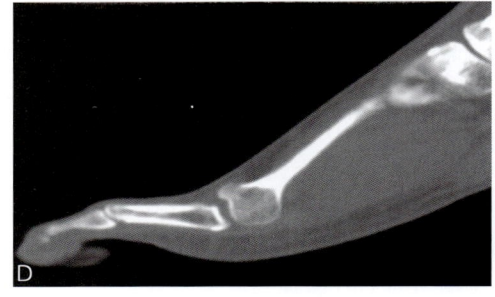

图1 A. 右脚前后位X线片显示第2跖骨头软骨下中央塌陷。B. 同一右脚斜位X线片显示第2跖骨背侧扁平，足底软骨下结构保存。C. 矢状位T1加权磁像显示第2跖骨头关节及软骨下变平。D. 矢状面计算机断层扫描详细展示跖骨背侧骨赘形成。

- 非甾体类抗炎药可减轻与跖趾关节滑膜炎相关的症状。
- 谨慎使用关节内注射皮质类固醇，因为可能会损伤残留的关节软骨或损害跖趾关节的韧带完整性。
- 步态训练可以在补偿跖趾关节僵硬的同时，保证安全的移动或跑步；然而，对于受影响的跖趾关节，过于激进的运动练习范围可能会加重疾病。我们通常在术后继续对患者进行理疗以改善关节功能和减轻跖趾关节的机械性冲击。

手术治疗

- 非手术治疗是一线治疗。对于保守治疗失败的患者，手术计划取决于疾病的阶段。
- 对于发生Freiberg病，但尚未进展至跖骨头背侧软骨下骨塌陷，无论有无骨赘形成，均应行关节滑膜切除术、背侧唇切除术和(或)跖骨头减压植骨术。
- 对于跖骨背侧软骨下骨塌陷的患者，无论有无骨折，我们通常采用(头下)背屈截骨术，使更为健康的足底部分的关节面翻向背侧，改善关节功能。
- 对于软骨下骨质严重塌陷和晚期MTP关节退行性变的患者，可考虑采取部分或全部跖骨头切除术等挽救性措施，也可考虑采用自体软组织填充移植术。

术前准备

- 标准负重前后位、侧位、斜位X线片和MRI(可选)有助于评估疾病的严重程度和确定手术计划。

手术体位

- 患者平躺在手术台上，垫高同侧髋部，以限制腿部的外旋。
- 我们通常使用小腿止血带。

手术入路

- 所有术式的入路都采用病变跖骨(通常为第2)的背部纵向切口，也可以使用曲线切口。
- 需小心处理软组织。牵开伸肌腱，纵向切开覆盖在跖趾关节上的关节囊。
- 从近端趾骨和跖骨掀开关节囊，露出关节。
- 然后将近端趾骨最大限度地向跖屈，露出跖骨头。
- 我们对所有手术治疗的Freiberg病例，都进行了滑膜全切除术。

背侧唇切除术

- 跖骨头完全暴露后,检查关节面。如果在背侧骨赘存在的情况下,软骨完好,如本例,则仅进行背侧唇切除术。
- 微摆锯可用于从远端到近端切除骨赘,以及任何患病的跖骨远端关节软骨,类似于处理踇僵硬时对第1跖骨头的手术处理(技术图1)。
- 检查运动范围,特别是去除骨赘后的被动背屈,确保消除病变,恢复满意的运动范围。与处理踇僵硬一样,可以用一把钝性剥离器松解跖底挛缩的关节囊,以进一步改善跖趾关节背屈的功能。

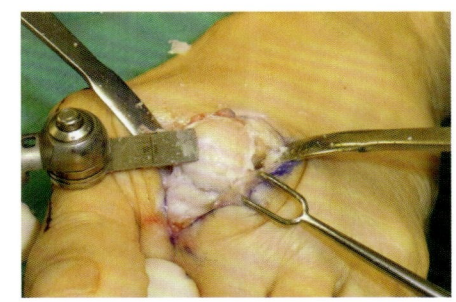

技术图1　用微摆锯切除背侧骨赘。

跖骨头植骨术

- 虽然相对少见,但MRI扫描可能发现软骨塌陷前的Freiberg病,包括有症状的软骨下囊肿和相对完好的跖骨头。
- 我们对符合条件的患者在不破坏完整软骨下骨的情况下,对囊肿进行减压和骨移植,成功地缓解了症状。
- 如果切开后发现软骨完好无损,在软骨背面钻一个孔,并用刮匙将囊肿清除(技术图2A、B)。
- 取同侧跟骨的骨松质,密集地填充在原囊腔内(技术图2C、D)。

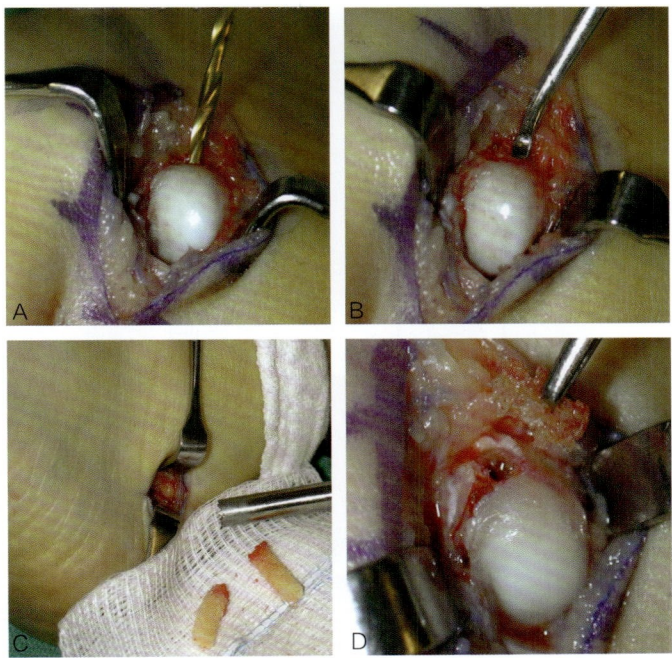

技术图2　A. 从背侧向受累的跖骨头钻孔。B. 用小刮匙刮除囊肿。C. 从同侧跟骨取移植骨。D. 把自体骨填充到跖骨头部的缺损处。

背侧（头下）背屈截骨术

截骨术

- 对于关节面塌陷的患者，笔者建议采用头下背屈式跖骨头/颈截骨术（技术图3A、B）。
- 该技术采用背部闭合楔形截骨术，切除不健康的软骨，旋转健康完整的足底关节面软骨来替代。
- 经背侧纵行切口显露跖趾关节，检查跖骨头（技术图3C）。
- 用微型矢状锯或咬骨钳去除背侧骨赘（技术图3D）。
- 如果检查到关节背侧塌陷，足底软骨尚保留，我们采用背侧楔形截骨术，取出病变软骨（技术图3E、F）。
- 理想情况下，背侧楔形截骨不应穿透足底皮质。相反，截骨的两刀应在足底皮质处或接近足底皮质处会合。
  - 通过这种方式，截骨面转向背侧闭合的同时，可保持足底骨膜稳定。
- 闭合截骨面前，可在截骨面仔细钻孔，以促进愈合。
- 截骨面闭合后，跖底相对完整的软骨面正好与近节趾骨基底形成新的关节面。

克氏针固定

- 截骨处可以用一根克氏针从截骨的近端向远端固定。由于足底皮质保持完整和稳定，我们通常用一根或两根缝合线缝合固定截骨部位（技术图4A）。
- 在本病例中，因为进行了大量的修整，我们选择添加一个临时的克氏针纵行固定，从跖趾关节向远端穿过脚趾，然后逆向穿过截骨面到达跖骨（技术图4B）。
  - 克氏针的位置应经透视确认。
  - 我们通常将克氏针留置4周。
- 角度过大的跖骨头的旋转（即切除大的楔形块）会增加转移性跖骨痛的风险。

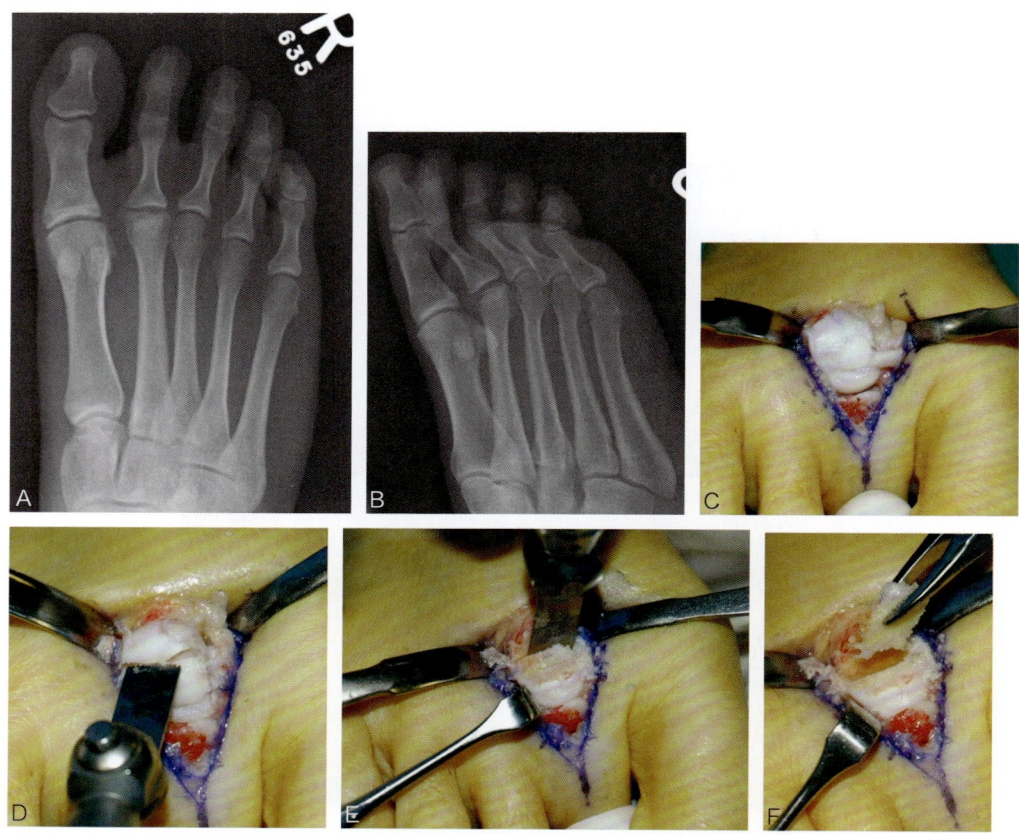

技术图3 A. 女性，19岁，女大学生篮球运动员，主诉第2跖趾关节疼痛。术前右足前后位X线片。B. 侧位X线片。注意背侧骨赘以及背侧骨赘和保存完好的足底软骨下骨结构。C. 受累跖骨头完全暴露。D. 用微矢状面锯去除背部突出部分。E. 双会聚截骨术，利用微矢状面锯切除跖骨头远端背侧病变部分，形成背部闭合楔形截骨。F. 取出跖骨头部病变部分。

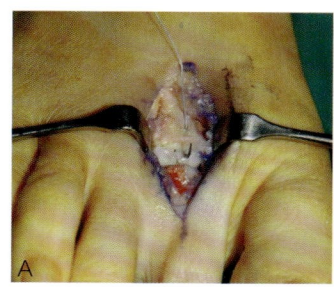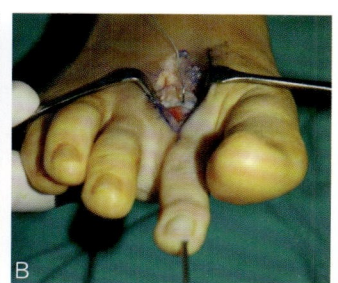

技术图4　A. 足底关节面抬高,用不可吸收缝线固定。B. 由于切除矫正范围较广,且存在潜在的不稳定性,用克氏针穿过跖趾关节,进一步稳定截骨部位。

跖骨头关节成形术与关节囊填充成形术

跖骨头关节成形术

- 即使是严重的跖骨头退变(技术图5A~D),我们也建议不要进行完全的跖骨头切除,因为它可能导致转移跖骨痛。
- 我们赞成修整和部分切除累及的跖骨头,也不进行关节囊填充成形术(图5E)。虽然这一方法不能完全解决症状,但在我们的经验中,患者术后疼痛得到减轻,撞击症状减少,功能也得到改善,几乎没有造成转移性跖痛的风险(技术图5F、G)。

关节囊填充成形术

- 在我们的病例中,用关节囊填充关节成形术治疗用于Freiberg病的效果不如用于第1跖趾关节中那么成功(技术图6)。
- 如果骨赘等切除过少仍然会有症状,所以必须要进行充分的减压。然而,为了适应关节囊填充而切除过多的跖骨头,可能导致转移性跖骨痛。
- 在跚僵硬患者的关节囊填充关节成形术中,也包括切除部分近节趾骨基底部。鉴于在针对外侧足趾爪状趾畸形的时候,切除近节趾骨基底部的效果并不好,我们反对切除近节趾骨基底以及随之而行的关节囊填充跖趾关节成形术。

关闭切口和术后护理

- 关节囊与皮下均采用3-0可吸收缝线缝合。
- 松开止血带,细致止血。
- 注意确保脚趾充分灌注。
- 皮肤再用4-0单丝尼龙线缝合,达到无张力闭合切口。
- 使用无菌敷料保护伤口,并适当加压包扎。

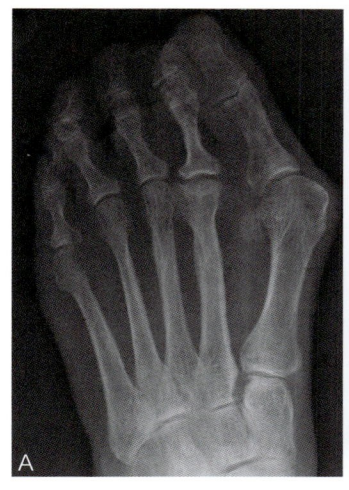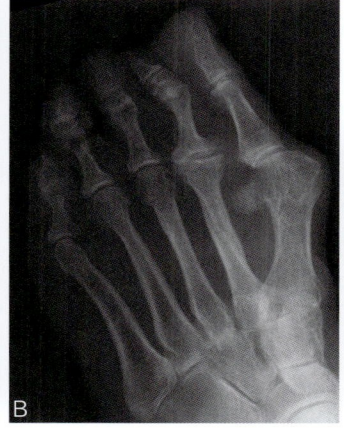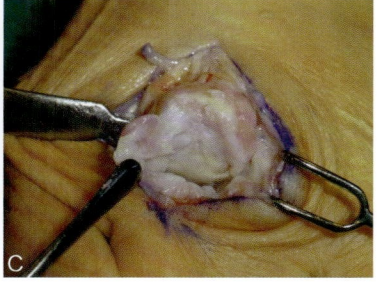

技术图5　女性,67岁,左跚外翻,长期存在第2跖骨头Freiberg病,晚期第2跖趾关节关节炎。A. 左脚X线前后位片;注意晚期跖骨头塌陷和关节退变。B. 同一患者的左脚斜位X线片。C. 同一患者术中照片显示严重的晚期跖骨头塌陷和关节退变。

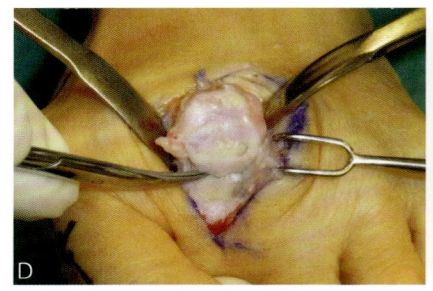
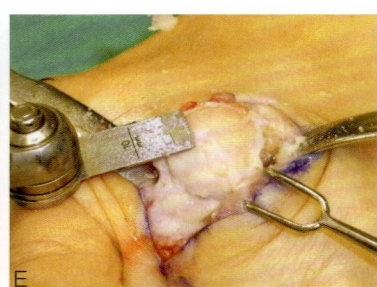
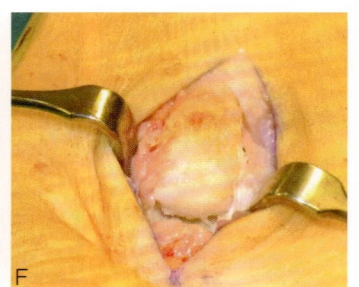
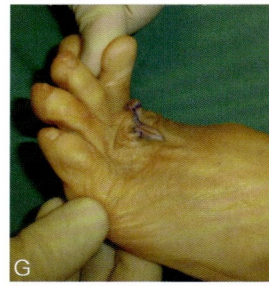

技术图5（续） D. 足底有一些完整的关节软骨残留，但不足以行头下截骨术。E. 重新塑形跖骨头，保留残留的那部分跖骨头软骨，清理关节消除骨性撞击，对关节减压。F. 注意足底软骨残留有限。G. 获得满意的被动跖趾关节背屈活动度及无关节内骨性撞击。

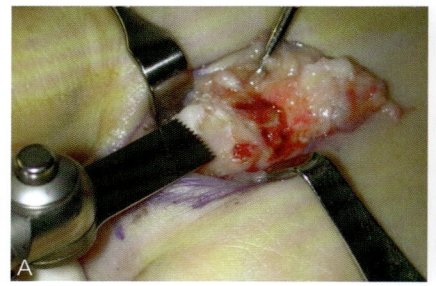
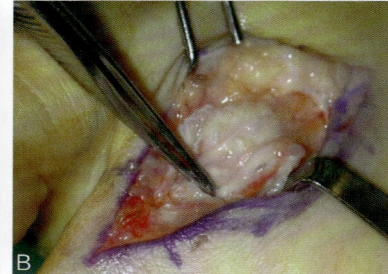
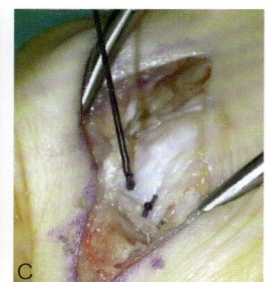

技术图6 关节囊间置关节成形术。A. 直视下观察基本上没有残留的跖骨头关节软骨，背唇切除术。B. 保留背侧关节囊，以便进行关节间置成形术。重要的是要确保跖趾关节是相对松弛的，不要填充过多关节囊，这将造成撞击症状。C. 背侧关节囊缝合于跖板。

要点与失误防范

背屈截骨不稳定	• 楔状切除骨块时要注意避免穿透足底皮质 • 在截骨的背面用缝合的方法固定截骨部位。如有必要，添加克氏针纵向固定
转移性跖骨痛	• 避免在背侧楔形切除术中过于激进；否则，可能会导致转移性跖骨痛。病情严重时，应避免完全切除跖骨头，只需切除部分跖骨头，进行跖骨头修整成形术即可

术后护理

- 如果不做截骨手术，如果术后前2周穿硬底的术后鞋，则前足可以相对较快地参与负重。当伤口稳定时，可以过渡到穿着正常的鞋子和进行物理治疗。
- 缝线拆除时间一般为10～14天。
- 如果进行了截骨手术，我们通常在踝关节中立位用石膏托固定患足，尤其是当用克氏针固定足趾的情况下。石膏夹板可以防止截骨部位和（或）克氏针意外移位。
- 患者在10～14天后复查，拆除缝线或者石膏托。如果患者能够控制让前足不接触地面，可以让患者穿着行走靴，用后跟着地负重。
- 4～5周内取出克氏针（图2）。

第38章 Freiberg不全骨折的外科治疗　337

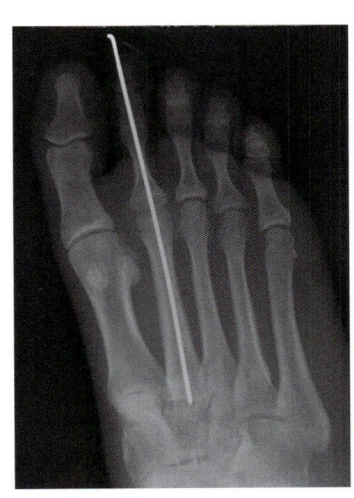

图2　术后早期影像学随访显示跖骨头形态得到改善。

- 我们常规在4周复查时模拟足的负重X线检查。
  - 即使X线片显示截骨部位对位情况满意,我们也建议将前足负重的时间限制到6周后。
- 6周时,患者可以换上靴子或术后鞋,并在随后的2周内逐渐恢复到正常负重状态。
- 笔者建议患者在6～8周过渡到穿普通鞋子时,可以使用配有跖骨支撑的减压鞋垫(支具)。
- 标准的前足术后方案是:切口敷三溴苯酚铋,用柔软的敷料包扎,术后即刻穿硬底的术后鞋负重。

- 如果进行截骨手术,我们使用有良好衬垫的石膏后托或U形托固定患足,使手术的脚趾不受压力,在保护下负重,克氏针保留6周。
- 笔者建议,只有当跖趾关节症状得到缓解,且跖骨头的影像学外观得到改善时,才能恢复正常活动。

预后

- 目前除了一些基于Freiberg病治疗后的经验报道外,缺乏有意义的数据,其中很多是基于散在病例的经验汇报。
- 图3和图4显示2例第2跖骨头Freiberg病患者术后随访。采用了背侧楔形截骨翻转跖骨头的手术方法。

并发症

- 感染、伤口并发症和神经损伤发生率与其他前足手术的情况相当。
- 有可能发生血管损害,但很少见。在我们的经验里,脚趾固定在过分跖屈的位置可能导致毛细血流灌注延迟。
- 关节僵硬通常在手术后仍然存在,不过,因为去掉了跖骨背侧的骨性突出,不再有背部侵犯引起的疼痛。
  - 物理治疗可能有助于改善运动,但很少能恢复生理运动水平。

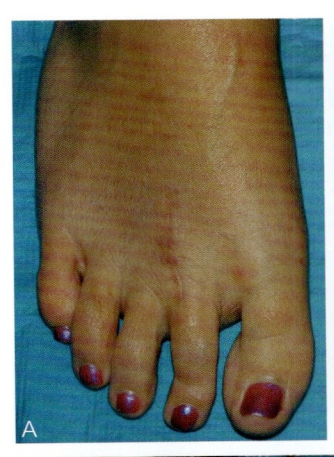
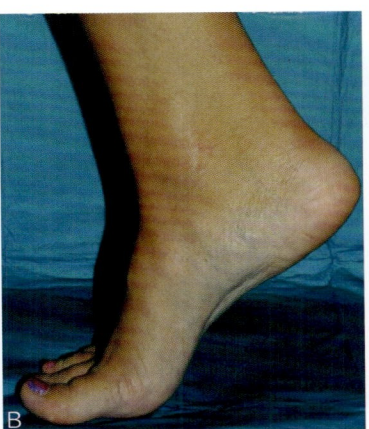
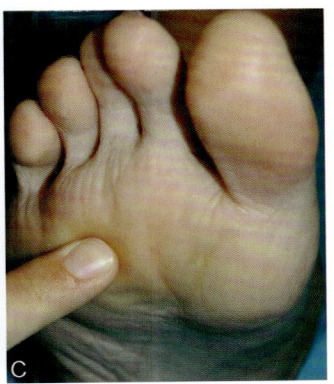
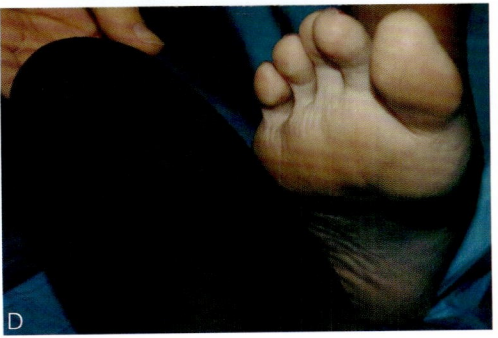

图3　与技术图3所示为同一患者。19岁女篮球运动员,第2跖骨头背屈截骨内固定术后2年随访。A. 背侧切口愈合。B. 令人满意的前脚活动范围。C. 患者出现了第3跖骨头转移性跖骨痛。D. 通过采用半刚性材质的鞋垫,有纵弓和第2跖骨下方的支撑,使第3跖骨头下方的负重得以减少,有效地缓解了转移性跖骨疼痛。

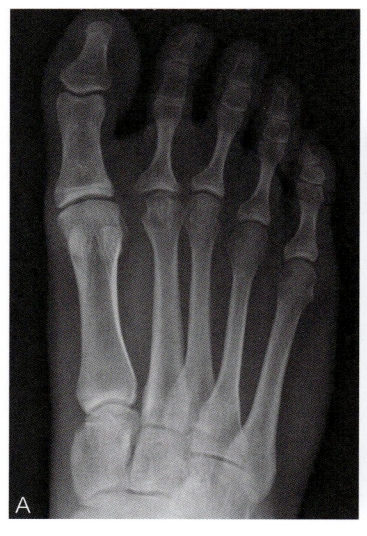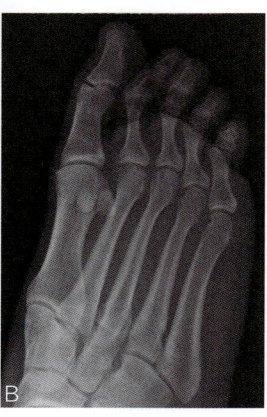

图4 第2跖骨头背屈截骨术后随访2年。A. 前后位正位片。注意跖骨头形态得到了显著改善,基本恢复了正常的形态。B. 左足的斜位片。

- 根据笔者的经验,背屈截骨术后最常见的并发症是转移性跖骨痛。幸运的是,转移性跖骨痛的症状往往比未治疗的Freiberg病要轻。
  - 转移性跖骨痛一般使用半刚性材质的鞋垫,对足纵弓和第2跖骨下方有支撑,使邻近受累的跖骨头减少负重而减轻症状。

(余伟林 译,梅国华 审校)

参考文献

[1] Freiberg AH. Infraction of the second metatarsal bone, a typical injury. Surg Gynecol Obstet 1914;19:191-193.
[2] Gauthier G, Elbaz R. Freiberg's infraction: a subchondral bone fatigue fracture. A new surgical treatment. Clin Orthop Relat Res 1979;(142):93-95.
[3] Katcherian D. Treatment of Freiberg's disease. Orthop Clin North Am 1994;25:69-81.
[4] Mandell GA, Harke HT. Scintigraphic manifestations of infraction of the second metatarsal (Freiberg's disease). J Nucl Med 1987;28(2):249-251.
[5] Smillie IS. Treatment of Freiberg's infraction. Proc R Soc Med 1967;60(1):29-31.
[6] Smith TW, Stanley D, Rowley DI. Treatment of Freiberg's disease. A new operative technique. J Bone Joint Surg Br 1991;73:129-130.
[7] Talusan PG, Diaz-Collado PJ, Reach JS Jr. Freiberg's infraction: diagnosis and treatment. Foot Ankle Spec 2014;7(1):52-56.

第 39 章 小趾内翻畸形的手术矫正
Surgical Correction of Bunionette Deformity

Johnny T.C. Lau, W. Bryce Henderson, and Gilbert Yee

定义
- 小趾内翻畸形系第 5 跖骨头外侧疼痛性骨性突起。通常由外侧跖骨头髁部外突、第 5 跖骨弓形向外或跖骨间成角增加引起。

解剖
- Coughlin 分型[4]阐明了不同类型的小趾囊肿之间的解剖结构差异:
  - 1 型,胼胝下明显的外侧骨性突起。
  - 2 型,跖骨干弯曲。
  - 3 型,第 4、5 跖骨干成角超过预期。
  - 可合并滑囊炎或胼胝形成,并且与病程相关。

发病机制
- 历史上曾将它命名为"裁缝趾小趾囊肿",因为裁缝双脚长时间交叉,导致压力集中于第 5 跖骨头上,局部压力增高,形成胼胝,偶尔也形成疼痛性囊肿。
- 第 5 跖骨头过大也会导致局部压力增高、跖骨干成角增加、跖骨间间隙增宽,导致局部软组织炎症、疼痛和肿胀。

自然病程
- 女性与男性比例为 1:1~1:10[5]。
- 该部位逐渐形成疼痛性胼胝和囊肿。
- 如果患足没有进行恰当护理或已经表现出皮下神经病,可导致溃疡形成。
- 常需要定期削去胼胝,穿宽头鞋或行手术治疗。

病史和体格检查
- 患者主诉足外侧第 5 跖骨头有疼痛感。
- 活动后症状加重,尤其是处在使跖骨头压力增高的位置。
- 封闭的鞋子能使局部压力增高而加重症状。因此,当夏天鞋穿得比较宽松,工作时间减少,症状有所改善。
- 需在患者站立时,同时检查双足。
- 检查者需查找明显的外侧跖骨突起、跖骨干弯曲或跖骨间成角增大现象。
- 需留意所有外侧跖骨头表面的硬或软的胼胝。
- 需查找胼胝表面或第 4、5 趾间的溃疡。

影像学检查
- 必要的站立位平片(正位、侧位和斜位)。
- 从 X 线片中了解有无骨性关节炎、关节间隙是否狭窄、软骨下是否硬化、骨赘是否形成、跖骨突起是否增大、跖骨干弯曲程度,以及第 4、5 跖骨干间成角。
- 斜位片可以更好地观察跖骨头。
- 侧位片中观察趾间关节有无屈曲和过伸状态,是否存在爪状趾或锤状趾。

鉴别诊断
- 卷趾
- 爪状趾
- 锤状趾
- 第 5 跖骨应力性骨折
- 第 5 跖骨骨折合并突起的骨痂

非手术治疗
- 非手术治疗主要是降低局部压力。
- 十分重要的是,要求患者避免导致外侧压力集中在第 5 跖骨的坐姿习惯。
- 第 4、5 趾之间放置羊毛或棉花减轻第 5 趾的偏移,从而减轻外侧压力。
- 穿戴宽松的宽头鞋和矫形鞋减轻压力。

手术治疗

术前计划
- 术前应考虑到影响手术入路的皮肤瘢痕、水肿和皮肤畸形。
- 根据站立位负重平片,评估小趾囊肿的分型。根据畸形分型决定是否需要软组织松解或截骨。
- 1 型畸形需要切除外侧跖骨突起。
- 2 型畸形需要行远端跖骨截骨。笔者将描述 Chevron 截骨术来纠正远端跖骨干外侧偏移。外侧偏移角度是测量外侧弓形屈曲角度,即测量从第5跖骨内侧基底部至跖骨头中心连线的角度。正常值为2.6°(0°~7°)[4]。
- 3型畸形为第4、第5跖骨间成角,平均度数为6.5°(3°~11°)[7],最佳的处理是行Ludloff跖骨截骨。

体位
- 患者取仰卧位。手术一侧臀部稍稍垫高。大腿近端捆扎止血带或踝上捆扎无菌止血带。

入路
- 行外侧切口,切至关节囊,均行外侧皮肤切口,注意避免损伤趾骨外侧的趾神经(图1)。
- 此入路可行趾囊肿切除术和跖骨干截骨术,包括螺钉、

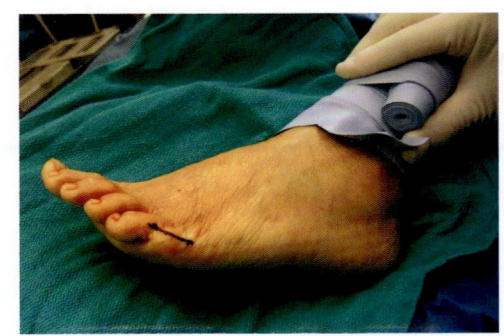

图1 小趾囊炎外侧切口。

克氏针或钢板固定,必要时切口可适当向远端或近端延长。

跖骨外侧髁切除术合并关节囊折叠术

暴露
- 行外侧切口,切至关节囊。
- 在关节囊与皮肤之间分离软组织,显露跖骨头外侧面(技术图1A、B)。
- 行V字形关节囊切开术,顶点位于近端,便于在关闭关节囊时进行折叠缝合(技术图1C、D)。

小趾囊炎切除术
- 显露膨大的第5跖骨外侧髁。小型Hohmann拉钩置于跖骨头上下侧,保护屈伸肌腱(技术图2A)。
- 用小型摆锯平行于跖骨干切除突起的外侧髁头部(技术图2B、C)。
- 将远端关节囊V字切开的部分拉向近端,用不可吸收线缝合(技术图2D)。
- 用细的可吸收缝线缝合皮下组织,不可吸收线缝合皮肤组织。
- 第4、5趾之间垫入纱布,防止第5趾愈合后向内侧偏离。

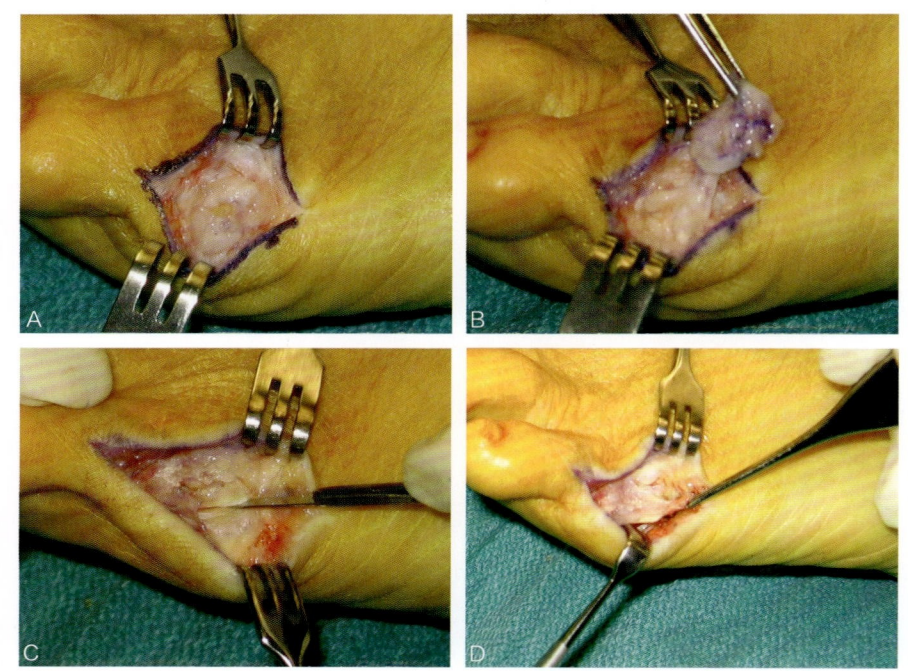

技术图1 A. 通过皮下组织分离滑囊。B. 切除小趾囊炎上的滑囊。C、D. 进行V形关节囊切开术。

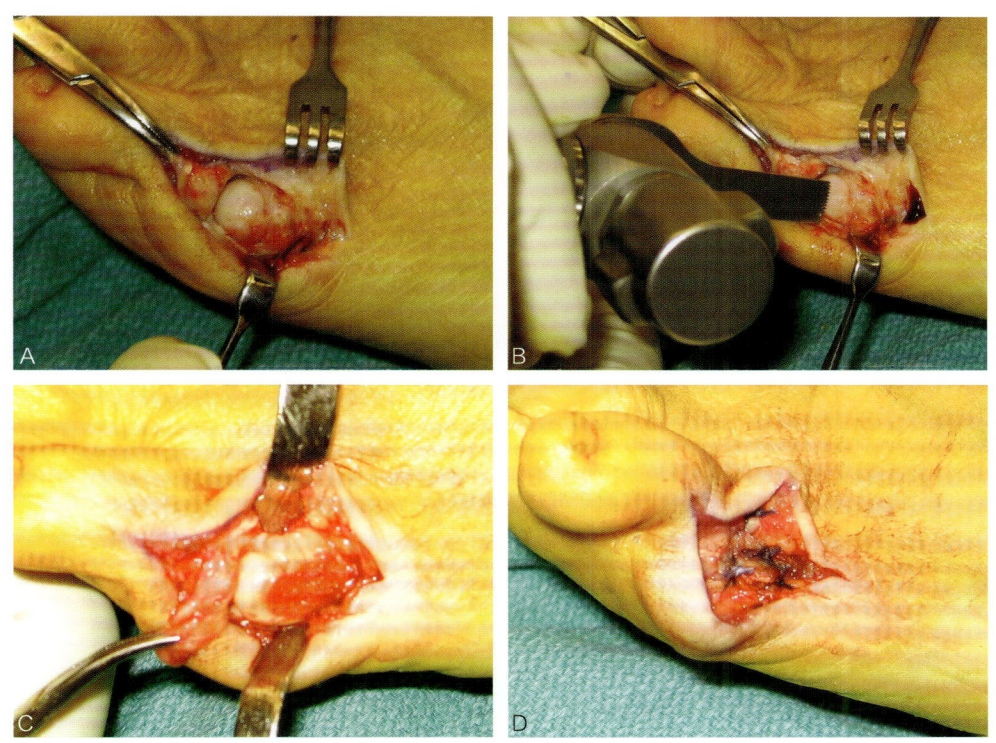

技术图2 A. 关节囊切开后显露小趾囊炎。B、C. 电锯切除小趾跖骨头外侧骨赘。D. V字形切开关节囊,将近端关节囊瓣前移缝合,以矫正畸形。

第5跖骨Chevron截骨术

暴露与切除

- 行外侧切口显露关节囊。
- 于关节囊与覆盖其上的皮肤之间分离软组织,显露跖骨头外侧面。
- 行V字形关节囊切开术,顶点位于近端,便于在关闭关节囊时进行折叠缝合。
- 显露膨大的第5跖骨外侧髁。如上述步骤切除跖骨外侧髁(技术图3A～C)。

截骨

- 用无菌记号笔标记跖骨头外侧切除部分的中心(技术图4A)。
- Chevron截骨的截骨臂之间呈60°。
- 另一只手触及跖骨头平面,使得Chevron截骨时平行于足底面(技术图4B、C)。
- 向内侧移动跖骨头3～4 mm,显露跖骨干(技术图4D～G)。
- 平行于跖骨干用摆锯去除外侧多余的骨量。

固定

- 用电锯平行于跖骨干切除剩余外侧骨质(技术图5)。
- 为安全起见,截骨时从近端向远端打入小型骨块螺钉,固定截骨部位。也可以使用克氏针保护截骨部位。
- 用不可吸收缝线关闭关节囊。
- 用细的可吸收缝线缝合皮下组织,不可吸收线缝合皮肤。

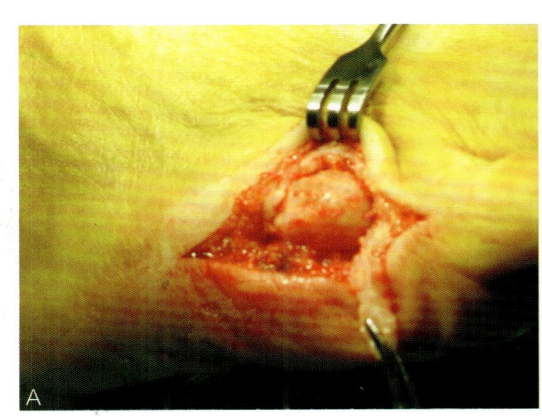

技术图3 A. 外侧切口显露小趾囊肿,V字形关节囊切开。

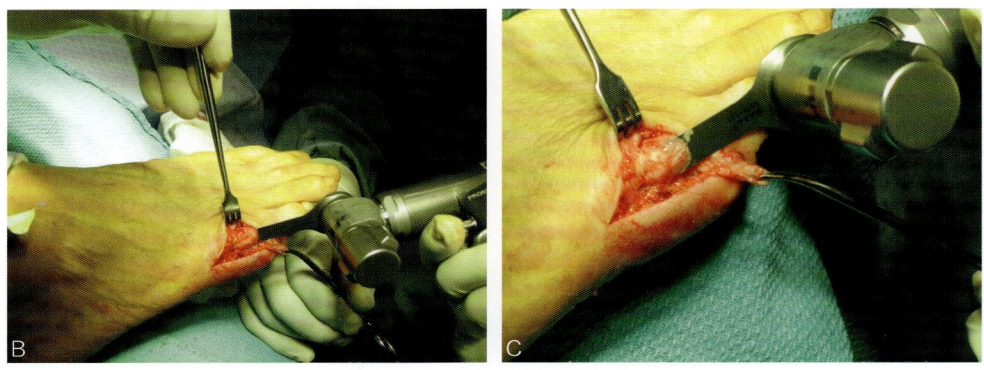

技术图3（续） B、C. 电锯切除小趾囊炎。

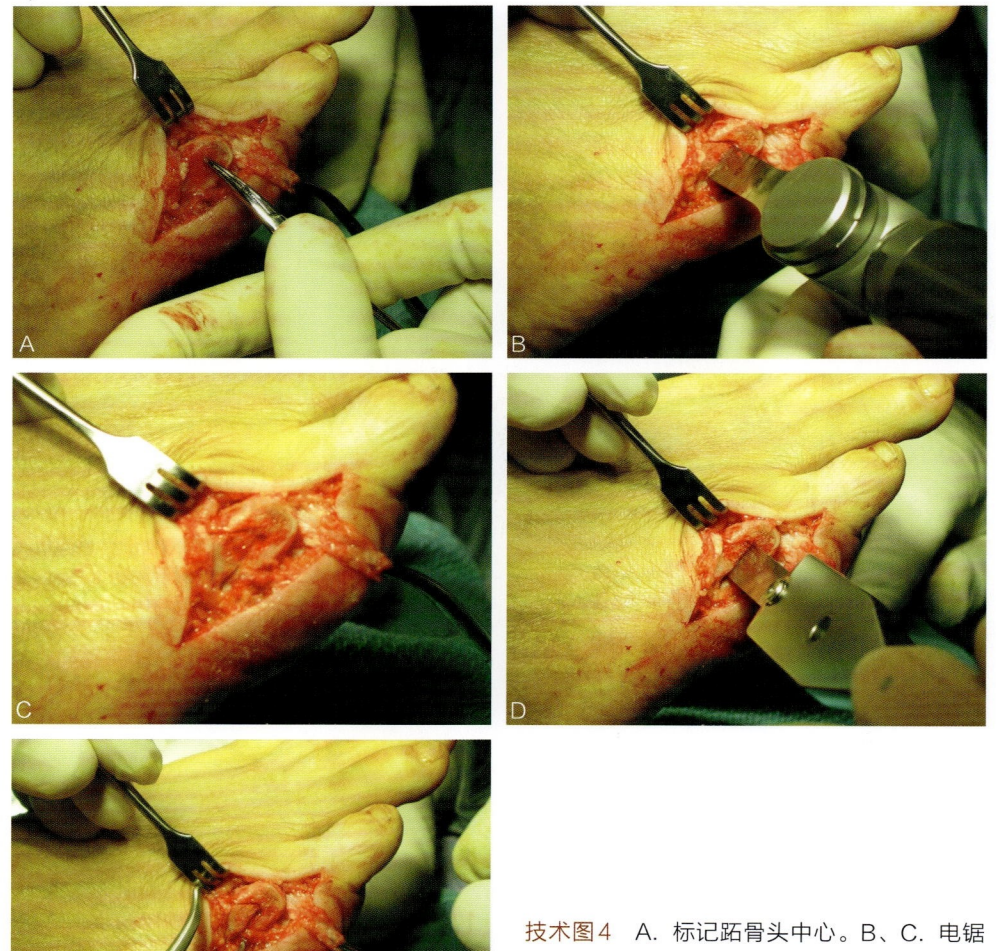

技术图4 A. 标记跖骨头中心。B、C. 电锯行 Chevron 截骨。D. 骨刀松解 Chevron 截骨。E. 用巾钳将第5跖骨头内移3~4 mm，将跖骨干向外牵拉，并嵌压入远端的跖骨头内。

第39章 小趾内翻畸形的手术矫正　343

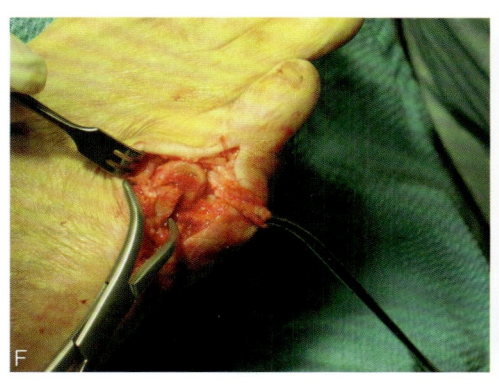
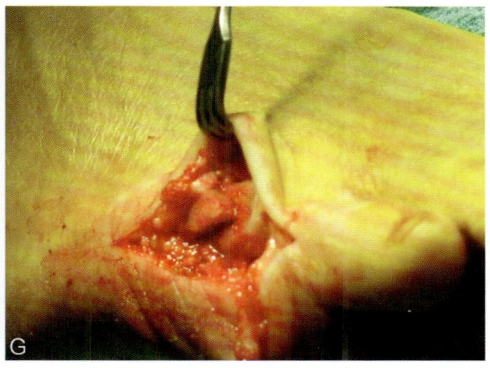

技术图4（续）　F、G. Chevron截骨后跖骨的移位情况。

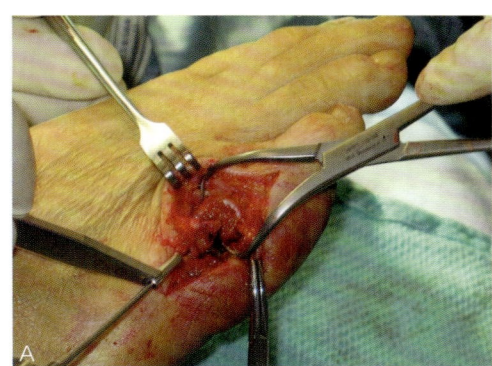
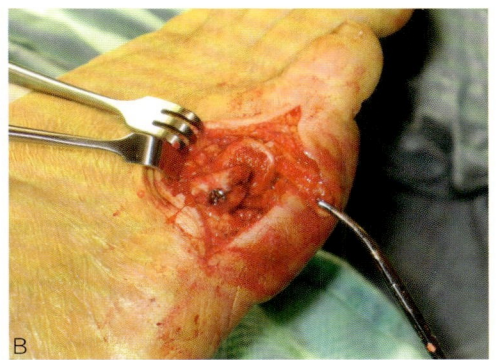
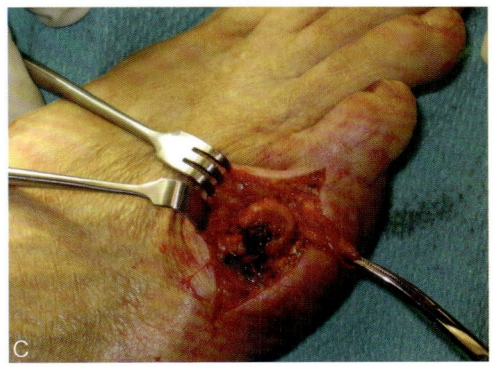

技术图5　A、B. 用巾钳稳定跖骨头，小骨块螺钉固定。C. 切除跖骨干近端和外侧突出的骨质。

跖骨干斜向截骨（Coughlin）

暴露
- 外侧切口至关节囊。
- 于关节囊与覆盖其上的皮肤之间分离软组织，显露跖骨头外侧面。
- 关节囊与跖骨颈汇合处，用无菌记号笔标记跖骨足底面，然后在近端背侧面标记截骨线。
- Hohmann拉钩垫入跖骨上下侧保护屈伸肌腱。

截骨
- 先截骨干的2/3，保留足底1/3皮质完整。
- 在近端打入直径2.0 mm或直径2.7 mm的小骨块螺钉，先拧紧，然后在截骨完成前拧松螺钉。
- 完成最后1/3的截骨。
- 根据预想的矫正程度，将远端截骨块向内侧旋转，然后拧紧近端螺钉。远端打入另一枚2.0 mm或2.7 mm螺钉，加强坚固。
- 用电锯切去近端截骨部位多余的骨质。
- 不可吸收线缝合皮下组织和皮肤。

典型病例（由 Mark E. Easley 医生提供）

背景和影像
- 一例37岁男性，有症状性小趾内翻畸形，非手术措施包括穿鞋调整失败。
  - 前足宽。
  - 第5跖骨头压痛。
  - 第5趾的内侧倾斜。
- 右脚承重前后位片显示第4、第5趾 IMA 变大和第5足趾内侧偏移（技术图6）。

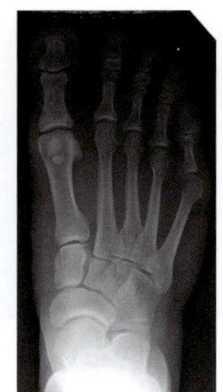

技术图6　右脚的负重前后位片显示了第4、第5趾 IMA 增大，第5个脚趾内侧偏移。

暴露
- 使用纵向第5跖骨背外侧切口。
- 辨认并保护腓肠神经和趾长伸肌腱。

远端软组织手术
- 暴露第5跖趾关节关节囊。
- 外侧关节囊切开。
  - 如果骨性结构矫正充分，通常只需要一个简单的纵向侧中轴关节囊切开术。
  - 通过关节，可以松解内侧关节囊。

第5跖骨截骨术和固定术
- 外侧第5跖骨以最小的骨膜剥离暴露。
- 长斜截骨术类似于长斜 Ludloff 第1跖骨截骨术，该术式见于踇外翻矫正术。
- 使用微型摆锯，完成背侧/近端 2/3 截骨，而跖侧/远端 1/3 保持完整。
- 在截骨术的近端部分使用拉力螺钉，拧紧以确认，然后螺钉稍微松开，保持稳定，以便进行远端截骨术。
- 使用微型摆锯完成远端截骨术（技术图7A）。
- 用一只手向头部施加压力在跖骨头侧，旋转远端片段以校正 IMA（技术图7B）。
- 收紧近端截骨术中的螺钉以确保截骨术并保持矫正（技术图7C）。
- 透视检查确认 IMA 得到适当修正。
- 从足底到背侧拧入第2枚拉力螺钉以完全稳定截骨术（技术图7D）。

关闭
- 用微摆锯切除内侧骨性隆起（技术图8）。
- 内侧关节囊是瓦状折叠的。
- 最终术中透视检查确认适当矫正 IMA 和踇外翻角（HVA）。
- 止血带松开，细致地止血。
- 皮下组织和皮肤重新缝合。
- 第5脚趾采用踇囊炎式敷料。

术后护理
- 保护性脚后跟承重4~6周。
- 踇囊炎型敷料保持4~6周（技术图9）。
- 如果随访负重 X 线片表明愈合良好，患者可在3个月后恢复全部活动。

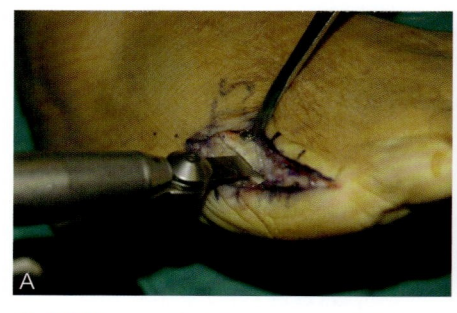
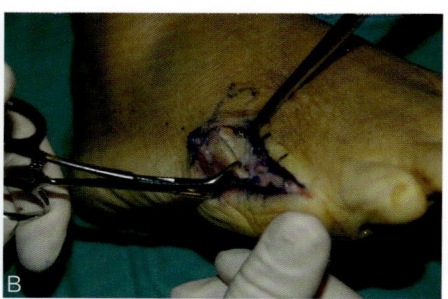

技术图7　长斜跖骨截骨术。A. 行背侧/近端 2/3 截骨，并用近端拉力螺钉稳定后，使用微摆锯完成长斜截骨术。B. 使用巾钳固定第5跖骨近端部分，另一只手对跖骨头施加压力，旋转远端片段以校正 IMA。

第39章 小趾内翻畸形的手术矫正

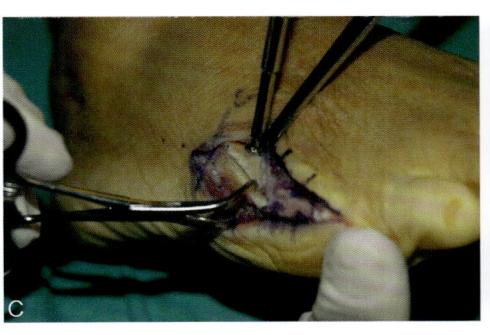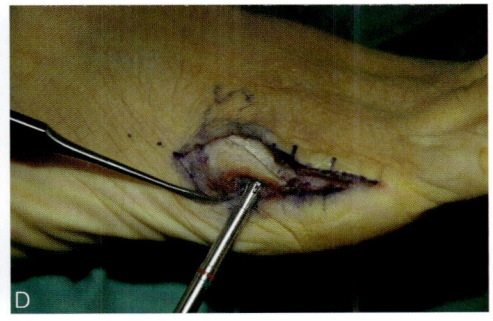

技术图7（续）　C. 拧紧近端截骨术中的螺钉以确保畸形矫正。D. 从足底到背侧拧入第2个拉力螺钉，以完全稳定截骨术。

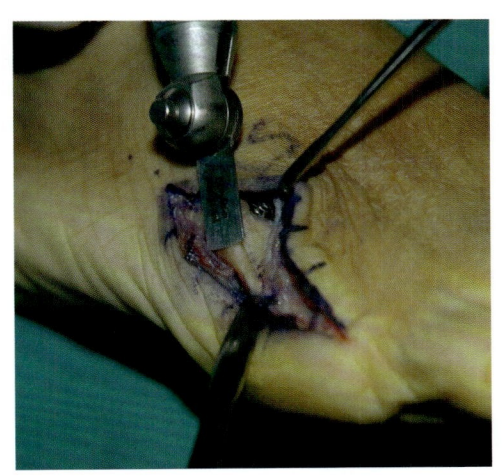

技术图8　用微摆锯切除内侧骨性隆起。

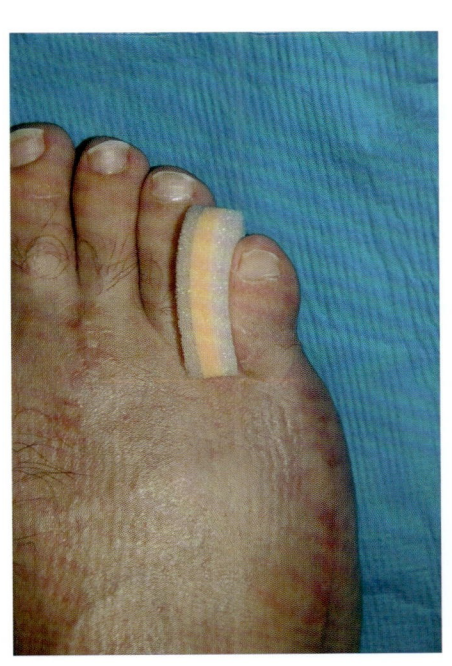

技术图9　踇囊炎型敷料保持4~6周。较大的踇囊炎型敷料最终可能会被脚趾垫取代。

要点与失误防范

外侧跖骨头切除术	• 避免切除过多跖骨，导致关节不稳 • 截骨应该远离跖骨干以免引起跖骨劈裂
Chevron 截骨	• 截骨顶端位于跖骨头中心。如果过远，跖骨头可能骨折。过于近端，截骨部位位于骨干，愈合时间将延长 • 截骨平面不平行于足底平面，将会阻碍跖骨头移动
斜行截骨	• 为了获得更好的矫正和更稳定的固定，需行长斜行截骨 • 螺钉置入位置对于截骨至关重要。如果离截骨末端太近，会导致骨折。如果离截骨起始部位过远，因为旋转点比截骨顶点更远，会限制矫正 • 固定稳固是愈合和维持矫正的关键

术后处理

- 术后1周检查伤口有无感染。
- 术后2周拆线。
- 术后6周后拔除克氏针。
- 术后6周内只允许患者用足跟行走。
- 行斜行跖骨截骨的患者,术后在手术室中予以纤维夹板固定,2周后使用充气护具,持续6周。
- 图2为6周后随访照片。

预后

- 小趾囊肿常见,但症状严重到需要手术很少。关于这类疾病文献报道较少。
- Kitaoka和Holiday[5]报道称,16例患者(21足)患小趾囊肿行外侧髁切除,15例效果较好,3例效果一般,3例较差。然而,23%的患者有复发或持续前足外侧疼痛。他们将失败归结为切除不充分、第1跖趾关节半脱位以及前足严重外倾。手术的局限包括不能矫正畸形、前足外侧疼痛发生率高、合并足底顽固性角化症的小趾囊肿。
- 不少研究表明Chevron截骨治疗小趾囊肿可以获得不错的效果[2,6,7]。
  - Moran和Claridge[7]认为,对截骨部位进行内固定减少了截骨处偏移的风险。
  - 一项研究表明采用克氏针固定可减少远端骨块的背侧移位[8]。
  - Kiataoka等[6]在一系列关于小趾囊肿Chevron截骨的研究中,19例患者中仅有1例患者因术中截骨部位不稳定而使用了克氏针固定,但术后其他患者中确实有截骨移位的发生。
  - 在常规使用固定的病例报道中没有发现截骨移位的发生情况[2,7]。
  - 矫正第4、第5跖骨间成角是受到限制的,因为第5跖骨每移位1 mm,只能纠正成角1°[3,6]。
  - 而第5跖骨头仅能移动其宽度的33%~40%,通常范围为3~4 mm[2,3,6,7]。
  - 然而,Kitaoka等[6]发现,无论是术前还是术后,第4、第5跖骨间的角度都与术后足部评分无关。
- 斜行跖骨截骨术对于第4、第5跖骨间角度很大的Ⅱ型或Ⅲ型畸形都能起到最大的矫形效果[4,9,12]。Cough-

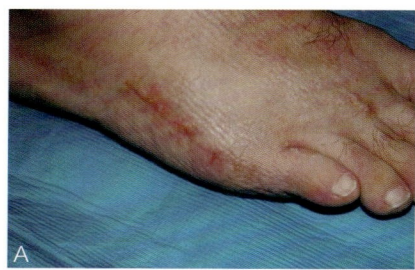
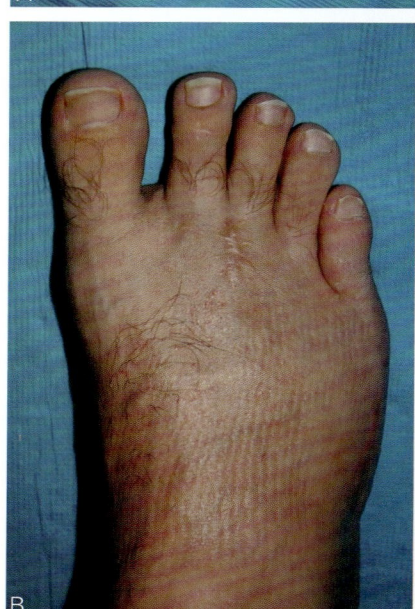
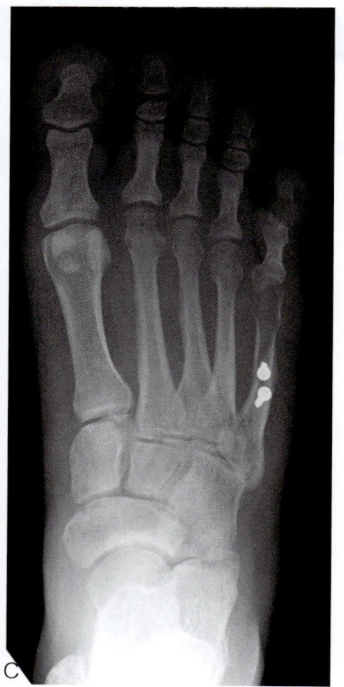

图2 技术图6~8中患者术后6周随访。A. 外侧观。B. 背侧观。C. 负重位X线显示矫形满意:前足变窄,IMA和HVA矫正。

lin[4]发现跖骨间成角从术前平均16°降至术后0.5°。结果表明术后主观评分确实得到提高[4,9,12]。使用内固定后，仅有1例患者出现延迟愈合[4,9,12]，而未进行内固定的病例中骨延迟愈合率达11%[11]。一项研究表明，87%的患者后期需要去除内固定。近端截骨术由于局部血供不佳，以及骨延迟愈合和骨不连的风险高而不建议使用[1,10]。

并发症

- 感染
- 趾神经损伤
- 截骨骨不连
- 截骨移位
- 第5跖骨头缺血性坏死
- 转移性跖骨痛

（余伟林 译，梅国华 审校）

参考文献

[1] Baumhauer JF, DiGiovanni BF. Osteotomies of the fifth metatarsal. Foot Ankle Clin 2001;6:491-498.

[2] Boyer ML, Deorio JK. Bunionette deformity correction with distal chevron osteotomy and single absorbable pin fixation. Foot Ankle Int 2003;24:845-857.

[3] Cooper PS. Disorders and deformities of the lesser toes. In: Myerson MS, ed. Foot and Ankle Disorders. Philadelphia: WB Saunders, 2000:335-358.

[4] Coughlin MJ. Treatment of bunionette deformity with longitudinal diaphyseal osteotomy with distal soft tissue repair. Foot Ankle 1991;11:195-203.

[5] Kitaoka HB, Holiday AD Jr. Lateral condylar resection for bunionette. Clin Orthop Relat Res 1992;(278):183-192.

[6] Kitaoka HB, Holiday AD Jr, Campbell DC II. Distal chevron metatarsal osteotomy for bunionette. Foot Ankle 1991;12:80-85.

[7] Moran MM, Claridge RJ. Chevron osteotomy for bunionette. Foot Ankle Int 1994;15:684-688.

[8] Pontious J, Brook JW, Hillstrom HJ. Tailor's bunion. Is fixation necessary? J Am Podiatr Med Assoc 1996;86:63-73.

[9] Radl R, Leithner A, Koehler W, et al. The modified distal horizontal metatarsal osteotomy for correction of bunionette deformity. Foot Ankle Int 2005;26:454-457.

[10] Shereff MJ, Yang QM, Krummer FJ. Vascular anatomy of the fifth metatarsal. Foot Ankle Int 1991;11:350-353.

[11] Sponsel KH. Bunionette correction by metatarsal osteotomy: preliminary report. Orthop Clin North Am 1976;7:808-819.

[12] Vienne P, Oesselmann M, Espinosa N, et al. Modified Coughlin procedure for surgical treatment of symptomatic tailor's bunion: a prospective follow-up study of 33 consecutive operations. Foot Ankle Int 2006;27:573-580.

第40章 类风湿关节炎前足的重建
Rheumatoid Forefoot Reconstruction

Thomas G. Padanilam

定义

- 类风湿关节炎表现为滑膜关节的慢性炎症和对称性多关节损害。
- 90%的慢性类风湿关节炎患者累及足,其中前足为最常见的累及部位。

解剖

- 跖趾关节通过跖板、侧副韧带、关节囊、足部内在肌和外在肌之间的动力平衡来取得稳定。
- 足内在肌位于足跖趾关节屈伸轴的跖侧,有助于跖屈关节。
- 姆趾近节趾骨于跖趾关节处有0°~15°外翻。
- 足底脂肪垫通常提供缓冲,保护跖骨头。

发病机制

- 滑膜炎导致疼痛和关节肿胀,导致跖趾关节周围韧带结构松弛。
- 韧带松弛合并行走负重导致软组织不稳定、关节软骨破坏和软骨下骨吸收。
- 剩余的关节周围松弛导致外侧足趾跖趾关节半脱位,导致跖骨头突出于跖板和关节囊。
- 姆趾常出现姆外翻,偶尔出现姆内翻。
- 跖趾关节不稳定导致足内在肌位于跖趾关节轴线背侧,失去了屈曲跖趾关节和伸直趾间关节的能力,从而导致爪型趾。
- 外侧趾跖趾关节脱位导致前足垫向远端移位,跖骨头部应力增加。

自然病程

- 17%的类风湿关节炎患者最初症状表现在足部。
- 从最初的滑膜炎逐步发展为脱位和关节退变。
- 活动性类风湿关节炎病程越长,患者足部因滑膜炎出现畸形的可能性越大。

病史和体格检查

- 最初,患者常主诉隐匿性发作的前足疼痛并行走困难。由于前足畸形是由滑膜炎所导致,通常症状都较局限。
- 患者姆趾内侧突起、外侧足趾近侧趾间关节背侧常出现与穿鞋相关的刺激症状。
- 随着外侧趾跖关节脱位的加重,跖骨头底部出现疼痛(图1)。
- 姆外翻:检查姆外翻角度以及对外侧趾的影响。患者姆趾内侧突起,按压足趾常出现疼痛。
- 外侧趾跖趾关节脱位和足底胼胝:检查和触诊前足背侧和底部,跖趾关节不稳导致半脱位、完全脱位,跖骨头下压力增高常常导致疼痛(图2)。
  - 检查:包括距小腿关节、距下关节和跖趾关节活动度。
- 检查足底的血管神经。

影像学检查

- 平片显示关节周围骨质缺失,关间隙对称性狭窄,皮质边缘浸润和软骨下囊肿(图3)。
- 评估姆外翻严重程度和跖趾关节是否脱位。

鉴别诊断

- 关节炎性皮疹,如银屑病关节炎、Reiter综合征(反应性关节炎)和强直性脊柱炎。
- 痛风和假痛风。
- 结缔组织紊乱(红斑狼疮)。

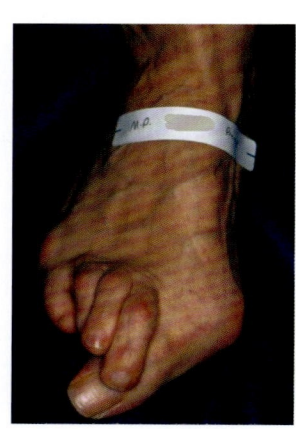

图1 姆外翻:检查时患者取站立位。

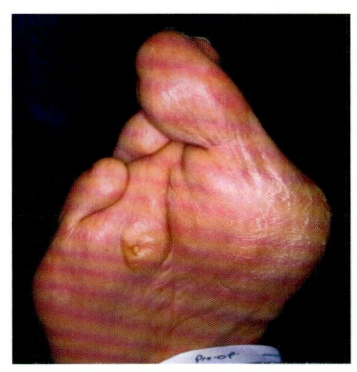

图2 外侧趾跖关节脱位和足底胼胝：需检查和触诊前足背侧和跖侧。

- 炎性肠疾病（Crohn病和溃疡性结肠炎）。
- 神经系统紊乱。
- 骨关节炎。

非手术治疗

- 可控制滑膜炎的新型药物能够减轻畸形的严重程度和畸形的发生率。
- 患者穿加深的鞋可减轻穿鞋刺激。
- 鞋垫有助于减轻疼痛部位压力。
- 定期削剃足底胼胝。

手术治疗

- 手术治疗适用于保守治疗不能缓解疼痛或合并因畸形所导致的溃疡。
- 手术的目的包括：
  - 重建负重功能。
  - 足底脂肪垫复位。
  - 降低外侧足趾跖骨头下方的压力。
  - 矫正爪状趾或锤状趾畸形。
- 可以采用的方法很多，但最为可靠的可能还是第1跖趾关节融合+外侧跖骨头切除，联合折骨或切开的锤状趾修复手术。

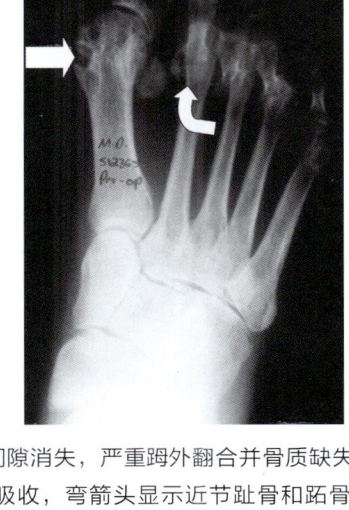

图3 关节间隙消失，严重踇外翻合并骨质缺失。直箭头显示皮质边缘骨吸收，弯箭头显示近节趾骨和跖骨头重叠、关节脱位。

术前计划

- 这类患者的软组织覆盖条件通常不理想，容易有伤口愈合的问题。
- 目前没有关于在术前调整类风湿关节炎用药的标准与指南。
- 如果需要进行全麻，要对患者颈椎的情况进行评估。

体位

- 患者仰卧，脚要靠近手术台的边缘（图4）。

入路

- 可经背侧或内侧入路显露第1跖趾关节，两者都可以提供很好的手术显露，但内侧入路的切口间皮桥更宽更安全。既往手术的切口也是决定手术入路的因素。
- 指侧和足底切口都能进行跖骨头切除，当跖趾关节脱位时，足底入路到达跖骨头可能更直接，但切口愈合的风险较高。

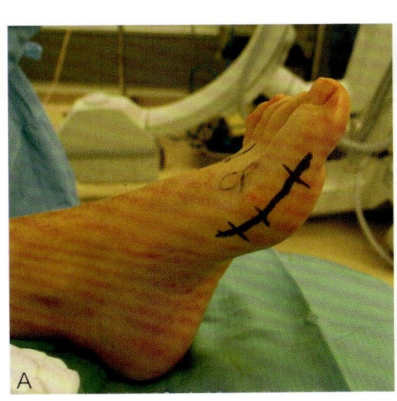 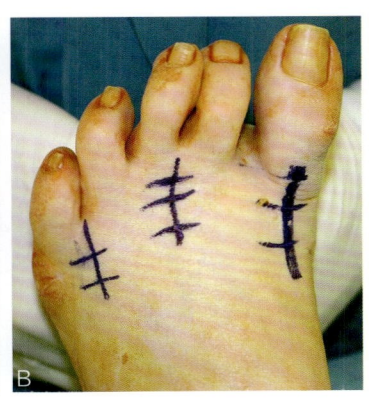

图4 A. 患者仰卧，患足接近床尾放置。B. 利用沙袋或布卷垫高同侧髋部，将患足摆放在足背朝上的位置。

锤状趾矫正

闭合矫正

- 如果外侧趾近侧趾间关节畸形不严重,可用闭合的方法纠正关节挛缩(技术图1)。
  - 抓住脚趾近侧趾间关节的近端和远端,过度伸展近侧趾间关节,直至使关节稳定在中立位。

切开矫正

- 如果畸形严重,则需要进行切开矫正锤状趾(技术图2)。
  - 沿着近侧趾间关节行椭圆形切口。
  - 去除近侧趾间关节表面的椭圆形皮肤组织,打开关节囊。
  - 松解侧副韧带,暴露近节趾骨头。
  - 于骨骺结合部切除近节趾骨。
  - 趾骨头切除后用克氏针固定。

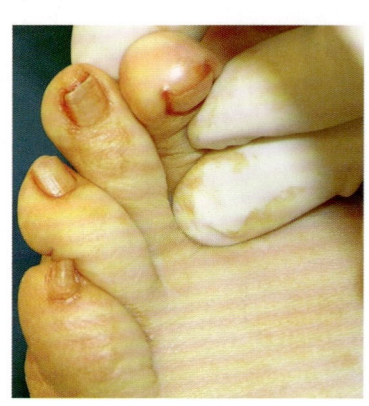

技术图1 行折骨术,手法松解近侧趾间关节挛缩。

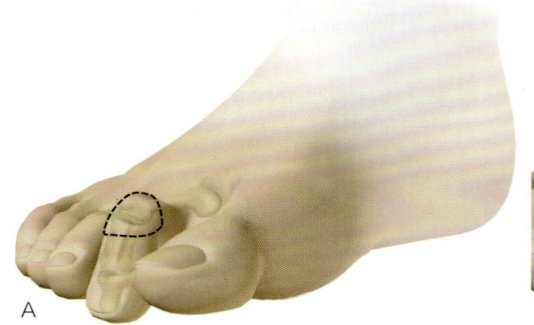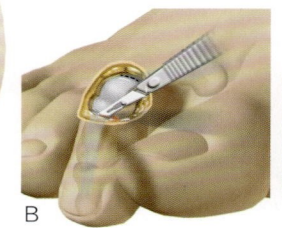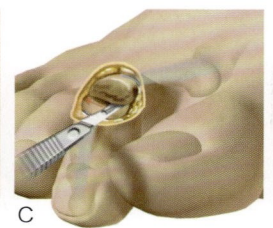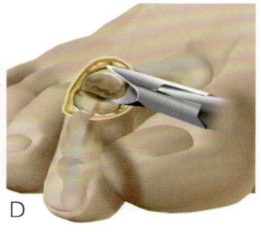

技术图2 近侧趾间关节表面行椭圆形切口,切开矫正锤状趾畸形(A),继而松解关节囊(B),显露(C)和切除(D)近节趾骨头。

外侧趾跖骨头切除术

- 第2、第4趾骨间隙行纵向切口(技术图3A)。
  - 钝性分离以减小手术创伤。
- 辨别趾长伸肌腱,并将其牵向一侧(技术图3B)。
- 跖骨头表面松解背侧关节囊和侧副韧带(技术图3C)。
- 把跖骨头推向切口背侧。
- 弧形牵开器有助于暴露跖骨头(技术图3D)。
- 利用矢状锯切除跖骨头,锯刃从远端背侧斜向近端(技术图3E、F)。
- 尽可能完整地取出跖骨头。避免骨碎块残留(技术图3G)。
  - 确保跖骨足底部光滑,没有尖锐边缘。
- 通常从第2跖骨开始逐渐向外侧逐个切除跖骨头(技术图3H)。
  - 切除跖骨头时,使得第3跖骨略短于第2跖骨,第4跖骨略短于第3跖骨,从内侧向外侧形成一光滑的阶梯状。
- 从趾骨近端基底部向足趾头部穿1.6 mm直径的克氏针(技术图3I)。
- 把克氏针逆行穿入跖骨干中(技术图3J)。

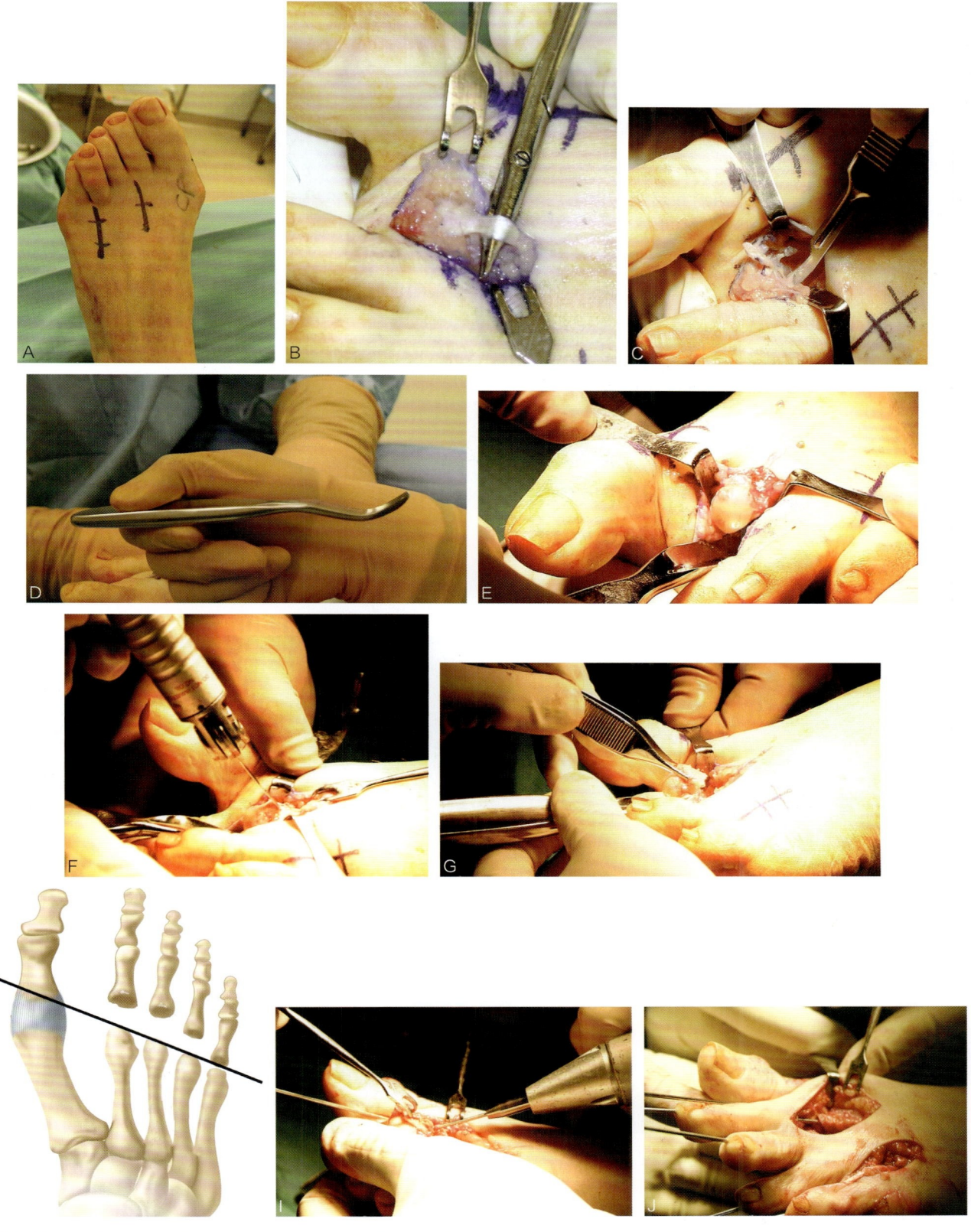

技术图 3 A. 第2、第4跖骨间隙背侧，行纵向切口。B. 识别伸肌腱，牵向一侧。C. 跖骨头上分离松解背侧关节囊和侧副韧带。D. 弧形牵开器有助于显露跖骨头。E. 跖骨头暴露于背侧切口。F. 跖骨头由远端背侧向近端足底斜向切除。G. 尽可能完整切除跖骨头。H. 顺序切除第2~5跖骨头，使截面平滑呈阶梯状。I. 克氏针于趾骨近端基底部穿至足趾头部。J. 克氏针随后退至跖骨干。

𝆩趾跖趾关节融合术

- 于𝆩趾跖趾关节处行内侧切口(技术图4A)。
- 切开关节囊,暴露跖骨头和近节趾骨(技术图4B)。
- 去除残留的关节软骨,显露骨面,处理好关节面。
  - 可运用相互匹配的球面形和球窝形磨钻(技术图4C),也可用咬骨钳和咬骨剪。
  - 也可用电锯平割(技术图4D),但若想要获得理想的关节力线,电锯平割的方向控制会比较困难。
- 将跖趾关节置于相对跖骨干外翻10°~15°,背屈20°~25°的位置。
  - 用平面托板作为参照,调整𝆩趾背屈的位置,𝆩趾腹应该离平板有5~10 mm的距离(技术图4E)。
- 用克氏针临时固定该位置(技术图4F)。
- 用交叉螺钉、背侧钢板或螺纹钉坚强固定(技术图4G~I)。
- 关闭伤口,前足敷料包扎(技术图4J)。

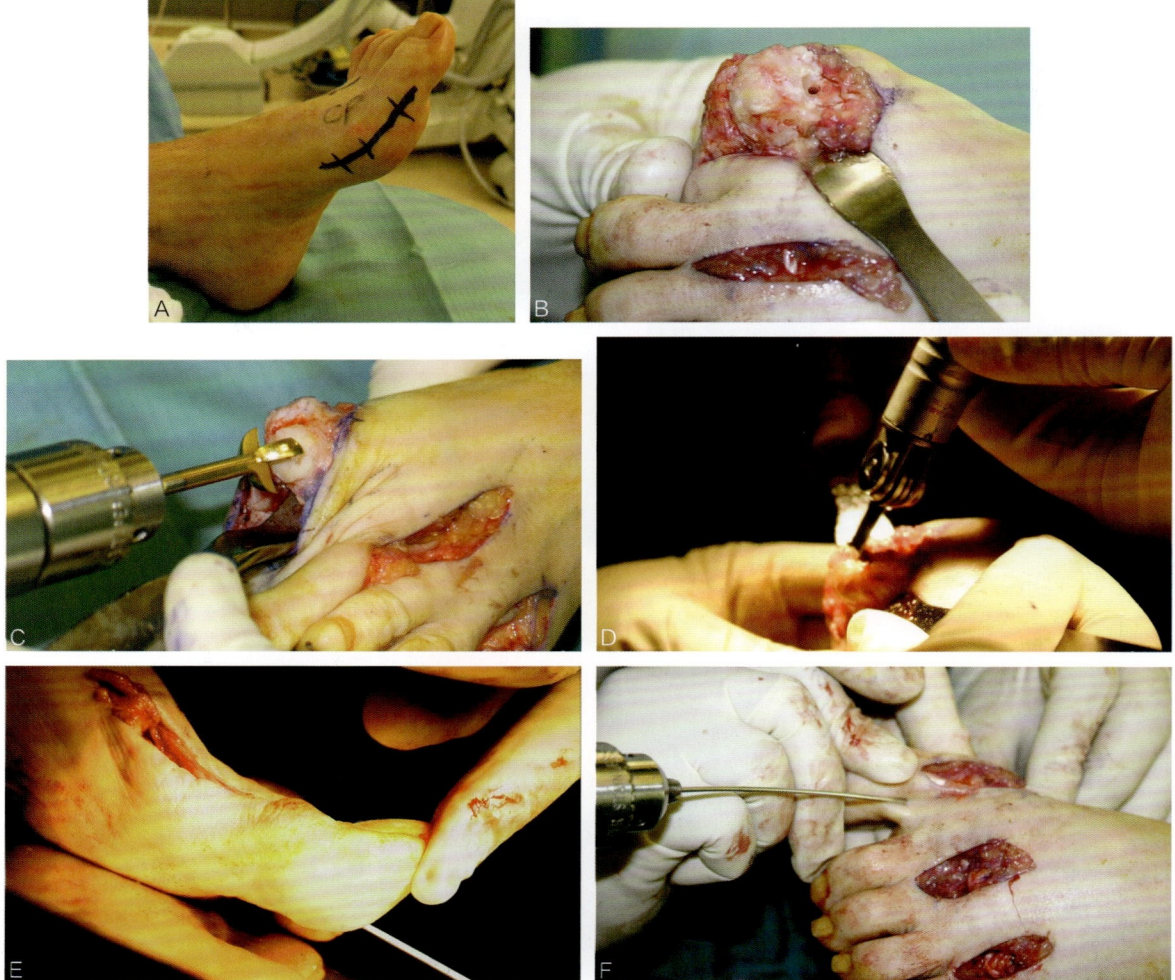

技术图4 A. 内侧切口显露𝆩趾跖趾关节。B. 显露近节趾骨与跖骨头关节软骨。C. 分别用球面形和球窝形磨钻处理两侧关节面技术图。D. 用摆锯处理关节面。E. 平板托衬垫在足底,判断𝆩趾背屈的程度。F. 克氏针临时固定。

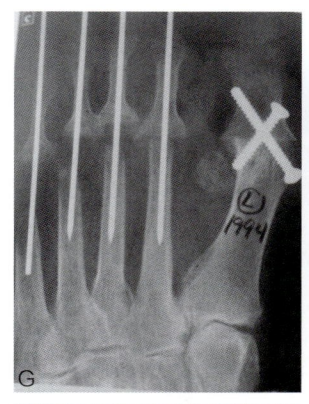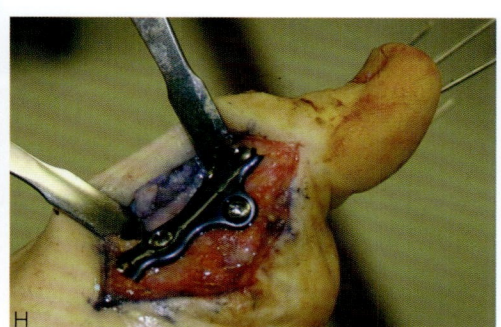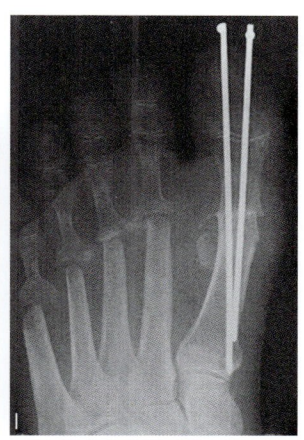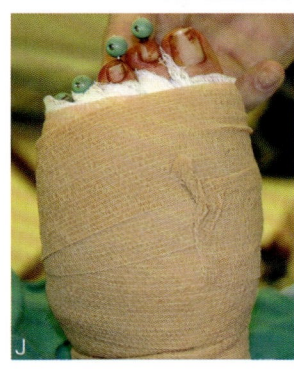

技术图4（续） G. 交叉螺钉固定融合部位。H. 背侧钢板固定。I. 螺纹钉固定。J. 术后前足加压包扎。

要点与失误防范

锤状趾矫正	• 固定畸形常需要切开矫正 • 畸形矫正失败常导致畸形复发
跖骨头切除术	• 斜行截骨切除跖骨头有助于减少足底压力和足底尖锐边缘 • 松散碎片可能导致胼胝形成,应该避免 • 充分降低第2～5趾跖趾关节压力,使近节趾骨基底与残余跖骨之间保持1cm间隙 • 渐进性地从内向外缩短跖骨,使压力更好地转移分布 • 克氏针固定后,检查趾端血运,偶尔需要拔除克氏针
第1跖趾关节融合	• 这是在第2～5跖骨头切除术后进行的,以防止第1跖列过长 • 过度背屈会引起趾间关节和跖骨头下的疼痛 • 大于20°外翻的融合可增加趾间关节炎的发生率 • 必须注意防止脚趾过度旋前或旋后

术后护理

- 前足敷料包扎后,穿戴步行靴(图5)。
- 指导患者足后跟负重。
- 术后10~14日拆线。
- 术后头6周包扎前足。
- 6周后拔除克氏针。
- 步行靴运用8~10周,以踇趾跖趾关节融合成功为准。

预后

- 大部分研究表明术后行走功能和穿鞋明显改善。
- 患者满意度很高,且能长时间保持。
- 患者应该认识到外侧趾将不能接触地面,并可能松软无力,鞋码的大小可能因为手术而需要改变,足趾还可能会发展为旋转畸形。

并发症

- 复发难治性足底角化症

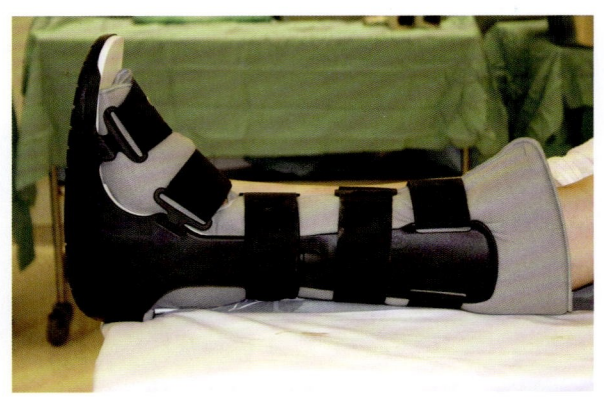

图5 术后穿步行靴。

- 复发足趾畸形
- 伤口愈合问题
- 跖趾关节融合失败
- 感染

(余伟林 译,梅国华 审校)

参考文献

[1] Abdo RV, Iorio LJ. Rheumatoid arthritis of the foot and ankle. J Am Acad Orthop Surg 1994;2:326-332.

[2] Beauchamp CG, Kirby T, Rudge SR, et al. Fusion of the first metatarsophalangeal joint in forefoot arthroplasty. Clin Orthop Relat Res 1984;(190):249-253.

[3] Clayton ML, Leidholt JD, Clark W. Arthroplasty of rheumatoid metatarsophalangeal joints. An outcome study. Clin Orthop Relat Res 1997;(340):48-57.

[4] Coughlin MJ. Rheumatoid forefoot reconstruction. A long-term follow-up study. J Bone Joint Surg Am 2000;82(3):322-341.

[5] Garner RW, Mowat AG, Hazleman BL. Wound healing after operations of patients with rheumatoid arthritis. J Bone Joint Surg Br 1973;55(1):134-144.

[6] Hamalainen M, Raunio P. Long-term followup of rheumatoid forefoot surgery. Clin Orthop Relat Res 1997;(340):34-38.

[7] Jaakkola JI, Mann RA. A review of rheumatoid arthritis affecting the foot and ankle. Foot Ankle Int 2004;25:866-874.

[8] Lipscomb PR, Benson GM, Sones DA. Resection of proximal phalanges and metatarsal condyles for deformities of the forefoot due to rheumatoid arthritis. Clin Orthop Relat Res 1972;82:24-31.

[9] Mann RA, Schakel ME Ⅱ. Surgical correction of rheumatoid forefoot deformities. Foot Ankle Int 1995;16:1-6.

[10] Mann RA, Thompson FM. Arthrodesis of the first metatarsophalangeal joint for hallux valgus in rheumatoid arthritis. J Bone Joint Surg Am 1984;66(5):687-692.

[11] McGarvey SR, Johnson KA. Keller arthroplasty in combination with resection arthroplasty of the lesser metatarsophalangeal joints in rheumatoid arthritis. Foot Ankle 1988;9:75-80.

[12] Nassar J, Cracchiolo A III. Complications in surgery of the foot and ankle in patients with rheumatoid arthritis. Clin Orthop Relat Res 2001;(391):140-152.

[13] Spiegel TM, Spiegel JS. Rheumatoid arthritis in the foot and ankle—diagnosis, pathology, and treatment. The relationship between foot and ankle deformity and disease duration in 50 patients. Foot Ankle 1982;2:318-324.

[14] Thomas S, Kinninmonth AW, Kumar S. Long-term results of the modified Hoffman procedure in the rheumatoid forefoot. J Bone Joint Surg Am 2005;87(4):748-775.

[15] Thordarson DB, Aval S, Krieger L. Failure of hallux MP preservation surgery for rheumatoid arthritis. Foot Ankle Int 2002;23:486-490.

[16] Trieb K. Management of the foot in rheumatoid arthritis. J Bone Joint Surg Br 2005;87(9):1171-1177.

[17] Vandeputte G, Steenwerckx A, Mulier T, et al. Forefoot reconstruction in rheumatoid patients: Keller-Lelievre-Hoffman versus arthrodesis MTP1-Hoffman. Foot Ankle Int 1999;20:438-443.

第41章 跖间神经瘤（Morton病）和跖间神经瘤切除术

Morton's Neuroma and Revision Morton's Neuroma Excision

David R. Richardson, Steven L. Shapiro

定义

- 1845年由英国女王的足疗师Lewis Durlacher最先报道了该病。
- 事实上跖间神经瘤（Morton病）不是一种神经瘤，因为其中并不包含创伤性神经损伤中可见的轴索增殖。
  - 这种疾病可称为趾间周围神经纤维化。
- 组织病理学观察发现，复发的Morton神经瘤为真性的残端神经瘤，在其切除部位发现有不规则的轴索增生。
- 85%～90%的非创伤神经瘤可见于第3趾跖间隙。其余可见于第2趾跖间隙。

解剖

- 足底内侧神经的感觉支支配第1、2、3、4趾内侧的感觉。神经走行于趾短屈肌的跖内侧，斜跨肌肉的跖侧表面。
- 足底外侧神经支配第4趾外侧和第5趾的感觉。
- 两者都是胫神经的分支，终末支形成趾神经，走行于跖横韧带的深面（图1）。
- 蚓状肌腱位于趾神经的外侧和浅面。因为附着于趾伸肌扩张部的内侧面，容易被误认为是神经。
- 尸体研究表明[5]，Levitsky等发现，27%的标本中，内、外侧足底神经之间有联系。同时第2、第3趾跖间隙明显比第1、4间隙狭窄。
- 神经病变包括神经周围纤维化、脱髓鞘和神经纤维退行性变、神经内膜水肿、非炎性改变。
- 足底走向的神经分支可能牵扯着趾总神经朝向足底皮肤。
- 在出现于最近端的情况下，这些神经分支可位于跖横韧带的近侧4 cm处。

发病机制

- Lassmann[4]与Graham[3]等研究发现趾间神经瘤的组织学改变均发生在跖横韧带以远。
- 病因不清楚，通常认为与神经卡压病有关。
- 第2、3跖骨间隙比第1、4跖骨间隙狭窄。
- 在第3和第4跖列之间活动度较大，可能是造成第3趾

跖间原发性神经瘤多发的一个原因。
- 在一部分的患者中(27%)，分布至第3间隙的趾神经包含有内、外侧足底神经，使得神经增粗，易受卡压（图1）。
- 引起"趾间神经瘤复发"的原因很多，包括未能及时正确诊断。
- 除了周围神经纤维化，其他引起神经源性的疼痛还包括神经病和神经根病。神经瘤样症状也可能由局部滑膜炎或滑囊炎的刺激引起。
- Beskin和Baxter[2]发现趾间神经瘤复发的患者中，2/3复发于术后12个月内，1/3复发于术后1～4年。
- 术后12个月内复发的患者很可能是被误诊的。
- 术后12个月以后复发的神经瘤通常为真性的神经断端神经瘤，在切断趾神经时形成。神经瘤长大并产生症

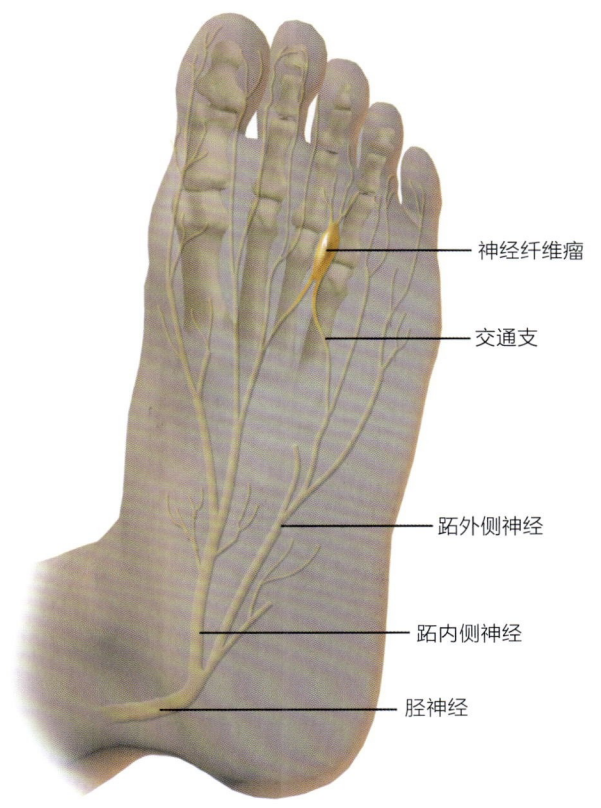

图1 内外侧足底神经的走行。27%的患者内、外侧足底神经有分支相通。

标注：神经纤维瘤、交通支、跖外侧神经、跖内侧神经、胫神经

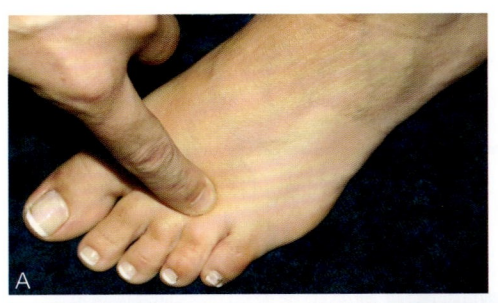
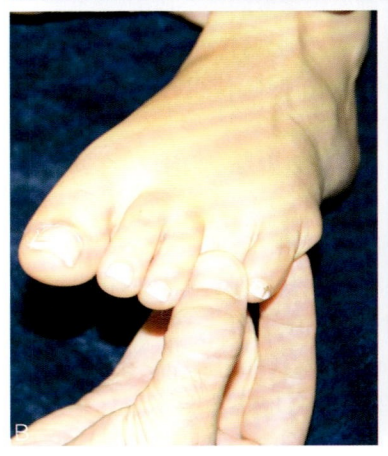
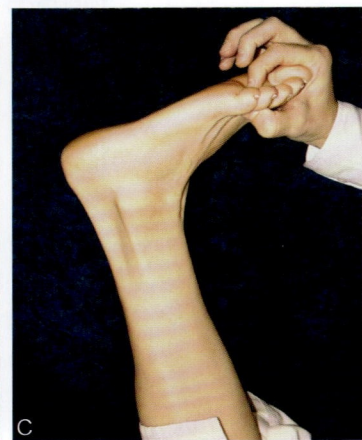
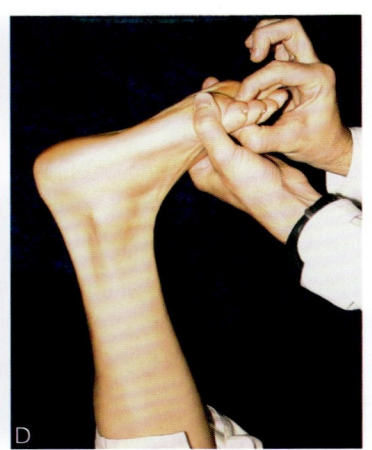

图2 A. 站立位触诊趾蹼间隙。B. 跖趾关节跖屈应力试验。C. Mulder试验：检查者拇指置于趾蹼间隙背侧，示指置于足底，轻轻按压。D. 轻轻从内外侧方向向中央挤压前足。感觉到"咔哒"感同时患者感到疼痛，有助于诊断。

状至少需要12个月。
- 术后复发的神经瘤多由于切除不充分所致。
- 足底走向的神经分支可能牵扯着趾神经一起朝向足底皮肤，由于这些神经的牵绊，趾神经被切断后不能自然回缩。这些跖底神经分支最近端时可位于跖横韧带近侧4 cm处。

自然病程

- 趾间神经瘤更多见于女性。
- 趾间神经瘤的最主要症状为疼痛、如烧灼样、针刺样或痉挛样疼痛。
- 疼痛放射至脚趾或近端足底。
- 脱去狭窄的鞋时症状缓解。
- 赤脚走行于松软地面时无症状。

病史和体格检查

- 患者最主要的主诉是足底疼痛，行走时加重。
- 休息或脱鞋后症状缓解。
- 赤脚行走松软表面时通常没有症状。
- 一半的患者疼痛放射至脚趾。
- 疼痛可持续数周至数年。
- 足底趾蹼间隙压痛是最常见体征。
- 需检查脚趾是否存在偏移和半脱位，趾蹼间隙是否充实。检查时患者应处站立位（图2A）。
- 触诊趾蹼间隙，从近端至跖骨头，触诊至远端时患者可出现症状。
- 邻近的跖趾关节滑膜炎与神经瘤很难鉴别。
  - 跖屈相应跖趾关节有助于诊断（图2B）。该手法很少加重趾间神经瘤的疼痛，但跖趾关节滑膜炎时，可明显加重疼痛。
  - 由原发的滑膜炎所继发的神经炎症状往往很难确诊。
- Mulder试验有助于诊断。
  - 试验时，在没有症状的对侧可能会出现疼痛，但程度相对较轻，"咔哒"感也不明显。
  - 做该试验检查时，患者最好取俯卧位，膝关节屈曲90°，检查者将拇指置于趾蹼间隙背侧（图2C），示指置于受累趾蹼的足底表面，轻轻挤压。检查者的另一只手从两侧向中央轻轻挤压前足（图2D）。出现"咔哒"感时患者感到疼痛有助于诊断。

影像学和其他诊断性检查

- 趾间神经瘤通常仅仅根据病史和体格检查来诊断。
- 站立正侧位、斜位片可排除其他骨质病变和评估跖趾关节。
- 神经传导试验并不有效，原因是没有趾间神经瘤症状

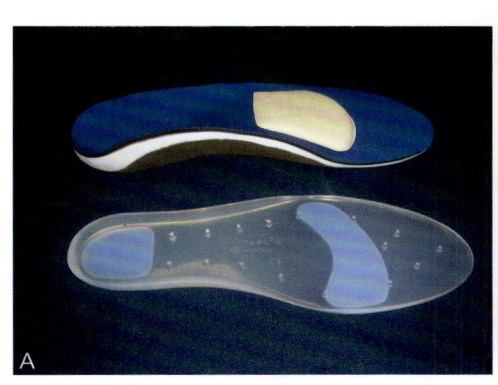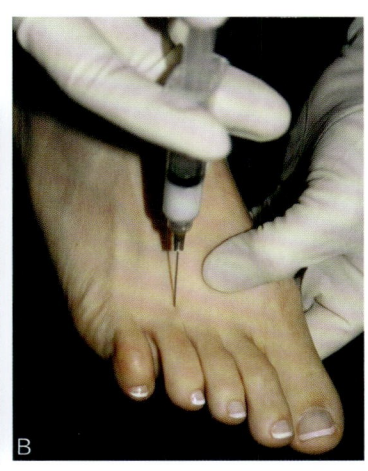

图3　A. 治疗的第一步应该是使用柔软的鞋垫和跖骨下支撑。B. 类固醇注射改善症状,有助于诊断。

的患者体检也常出现异常。
- 超声检查和MRI的效果有争议。必要时,对于有疑问的诊断,超声检查比MRI更有效。
- 诊断性注射有效,尽管其他局部病理学改变也可能得到缓解。
  - 2 ml利多卡因从背侧注射于有症状的趾蹼间隙。
  - 入针位置应位于跖间横韧带跖侧。

鉴别诊断
- 邻近趾蹼间隙神经瘤
- 跖趾关节滑膜炎
- Freiberg骨软骨病
- 跖骨颈应力性骨折
- 跗管综合征
- 周围神经病
- 腰椎神经根病
- 软组织肿瘤(腱鞘囊肿、滑膜囊肿、脂肪瘤)

非手术治疗
- 尽管保守治疗效果无法预知,但值得使用,30%~40%的患者可避免手术治疗。
- 患者可穿宽松的低跟鞋。
- 在跖骨头的近侧垫上柔软的跖骨垫(图3A)。
- 麻醉下类固醇激素注射具有诊疗效果。作为诊断,麻醉必须注射至病变间隙的趾总神经处,而非跖趾关节中。40 mg甲泼尼龙和1 ml 0.25%布比卡因混合液局部封闭注射(图3B)。
  - 30%的患者可有效缓解2年或2年以上。不过,类固醇的应用需要慎重,因为脂肪垫萎缩、皮肤褪色、跖趾关节囊松弛等可导致新的问题。

手术治疗
- 手术指征包括保守治疗失败、患者健康、能够承受前足手术治疗、前足血运良好。
- 在关节镜下减压术中,在不切除趾间神经瘤的情况下,将跖间横韧带(跖骨间横韧带)切开的优点是没有感觉丧失或残端神经瘤的形成,残端神经瘤的症状可能比患者最初表现的症状更严重。Barrett和Pignetti[1]介绍了一种关节镜下跖间神经减压术,这种手术相比开放手术有几个优点,包括切口更小,术后恢复更快,血肿和感染的发生率更低。
  - 虽然这些作者报道88%的患者术后效果良好,最初的技术是困难的,需要一个陡峭的学习曲线。
  - 他们已经改良了技术,从2个入路改为1个入路。

术前计划
切除
- 可以采用前足或踝关节部位的区域阻滞。建议使用20~30 ml短效和长效麻药(如利多卡因与马卡因)以1:1配比的混合液,不推荐使用肾上腺素。
- 麻醉下检查趾蹼间隙肿块(神经瘤)的效果更好,能产生更明显的Mulder"咔哒"感。
- 手术器械包括Weitlaner或神经瘤牵开器(图4)、小型肌腱剪、Senn牵开器和骨膜起子。
- 使用踝关节止血带和驱血绷带。
- 如果准备采用足底入路(复发性神经瘤),术者需通过触诊并用无菌记号笔标记出相应趾蹼间隙的跖骨头。

内镜下减压
- 所有患者术前均应行平片检查,排除其他诊断,尤其是应力性骨折或Freiberg症。

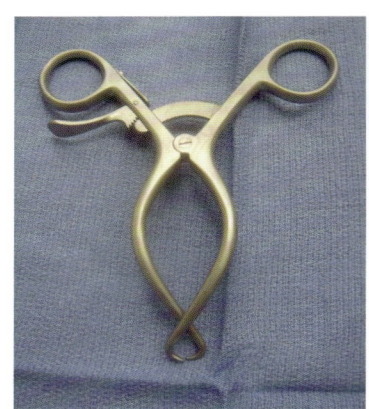

图4 神经瘤牵开器有助于术中暴露。

- 根据笔者的经验，术前超声对确诊很有价值。
- 在没有超声的情况下，简单地触诊通常可以准确判断哪个趾间隙压痛最明显。
- 诊断性利多卡因注射也有助于精确定位。然而，如果第2个和第3个趾间隙都有症状，外科医生应该考虑同时对这两个趾间隙行内镜检查。

体位

切除

- 患者仰卧位，足跟近端使用7.62 cm（3 in）的衬垫使足跟悬空。

内镜下减压

- 患者仰卧，如果患肢有外旋的倾向，则将同侧的髋部或大腿近端垫高，使患足保持中立位。
  - 脚趾应该正好位于手术床尾部的上方，同时脚跟应该紧贴床面。
- 麻醉可选用全麻或区域阻滞麻醉（如腘窝或踝部阻滞）。
- 不宜采用局部麻醉，因为会影响内镜探查时对解剖结构的判断。

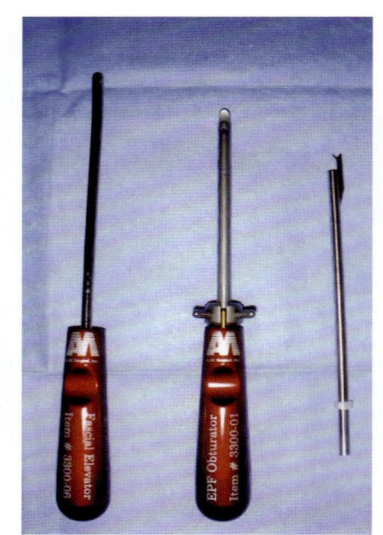

图5 从左至右：剥离子、套管、闭孔器、一次性刀具。

- 当患者来到手术室时，预防性静脉注射抗生素。
- 我们经常使用的足踝止血带，压力为250 mmHg。
- 所需的设备包括AM外科设备和30° 4 mm内镜。AM手术系统包括剥离子、开槽套管和闭孔器、锁定装置和一次性刀片。
- 这里介绍的是一项原本由亚瑟·米尔扎博士设计的用于内镜下腕管松解的技术。该器械已应用于单通道内镜下趾间神经减压（图5）[6]。

入路

切除

- 原发性神经瘤采用背侧入路。外科医生应坐在离脚近的位置，助手位于桌子的末端，以帮助牵引（图6A）。
- 对于复发性神经瘤切除，可采用足底纵切口或足底横切断口。外科医生坐在桌子的末端，面对脚底（图6B）。

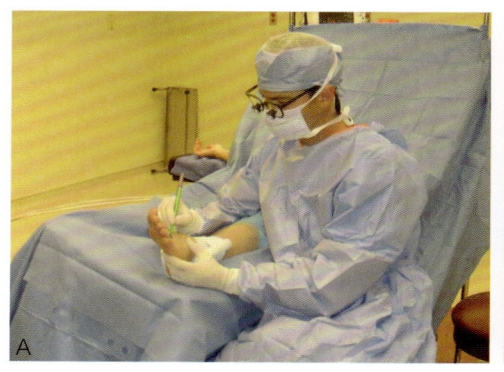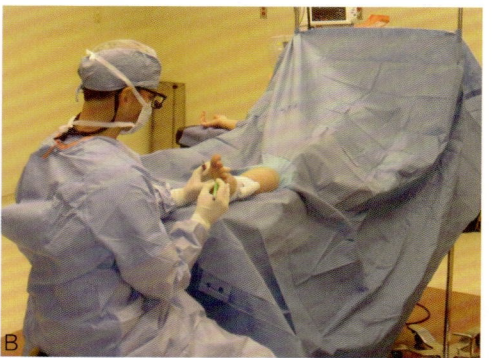

图6 A. 手术医生行初次神经瘤切除的位置，小型放大镜十分有效。B. 手术医生行复发神经瘤切除术的位置。

原发趾间神经瘤切除

切口与暴露

- 于趾蹼间隙近端3 cm行背侧切口,向远端延长至趾蹼间隙边缘(技术图1)。
- 切口稍倾斜,位于伸肌腱内侧,不要顺着肌腱走行方向,否则容易偏外。
- 向深部分离,将背侧感觉神经牵向阻力最小的一边。
- 在蚓状肌腱的内侧进行分离。
- 手术医生需要在近端识别骨间背侧肌的筋膜和肌腹,顺其走向到达位于跖横韧带上方的滑囊。
- 术中于跖骨间用Weitlaner或神经瘤牵开器牵开,将跖骨分开。
- 打开滑囊后识别跖骨横韧带。
- 用Senn牵开器牵开趾蹼间隙脂肪组织,辨清跖横韧带的远端部分。
- 把小的剥离器从远端向近端方向置于跖骨横韧带下方,保护其下方结构。
- 用15号刀片切断跖横韧带,刀片的下方为剥离器。
- 蚓状肌腱位于分离的外侧,紧挨着跖横韧带的深面。
- 找到位于蚓状肌足底内侧的血管神经束。

切除

- 入路完成后,应在切口中辨认出神经。通常更容易识别神经近端,并从远端解剖(技术图2A)。
- 触诊切口,以确保跖横韧带已完全切除,这一步对手术成功至关重要。
- 不论神经大小或明显存在神经瘤,仍应按计划切除神经。
- 可能被误认为是神经的结构包括蚓状肌腱,它经过邻近近节趾骨(伸肌扩张)的内侧,因此位于神经外侧。趾总动脉通常穿过神经的近内侧到远外侧背侧。动脉通常从跖骨颈下显露出来,如果发现动脉,需要将其与神经分离并保护好。
- 轻柔地牵引(技术图2B),约在跖横韧带近端4 cm处切断神经。
- 可能需要向背侧牵开踇内收肌的横头,以识别趾总神经的跖侧分支。切断这些分支,使神经的近端至少在前足负重垫的近端缩回1~2 cm(技术图2C)。
- 用止血钳将剩余的神经残端置于骨间肌的近端和背侧。
- 向远端解剖神经至趾固有神经的分叉处。
- 在分叉处的远端切断趾固有神经。
- 送标本(技术图2D)进行病理检查。

关闭切口

- 保留Weitlaner或神经瘤牵开器,松踝止血带,电凝止血。
- 用无菌盐水冲洗伤口。
- 用4-0尼龙线连续缝合伤口。
- 如果需要皮下缝合,使用3-0单丝缝线,注意不要损伤背部感觉神经。
- 在伤口上覆盖杀菌纱布,然后适度加压包扎(技术图3A、B)。

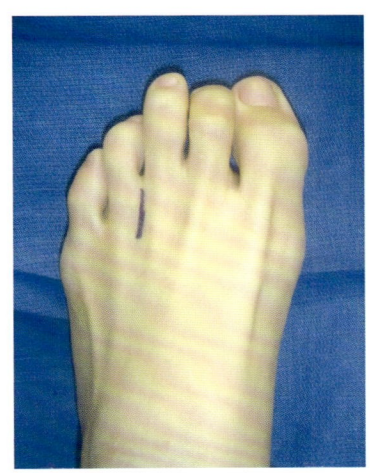

技术图1 原发性趾神经瘤,在趾蹼间隙、伸肌腱内侧做长约3 cm切口。

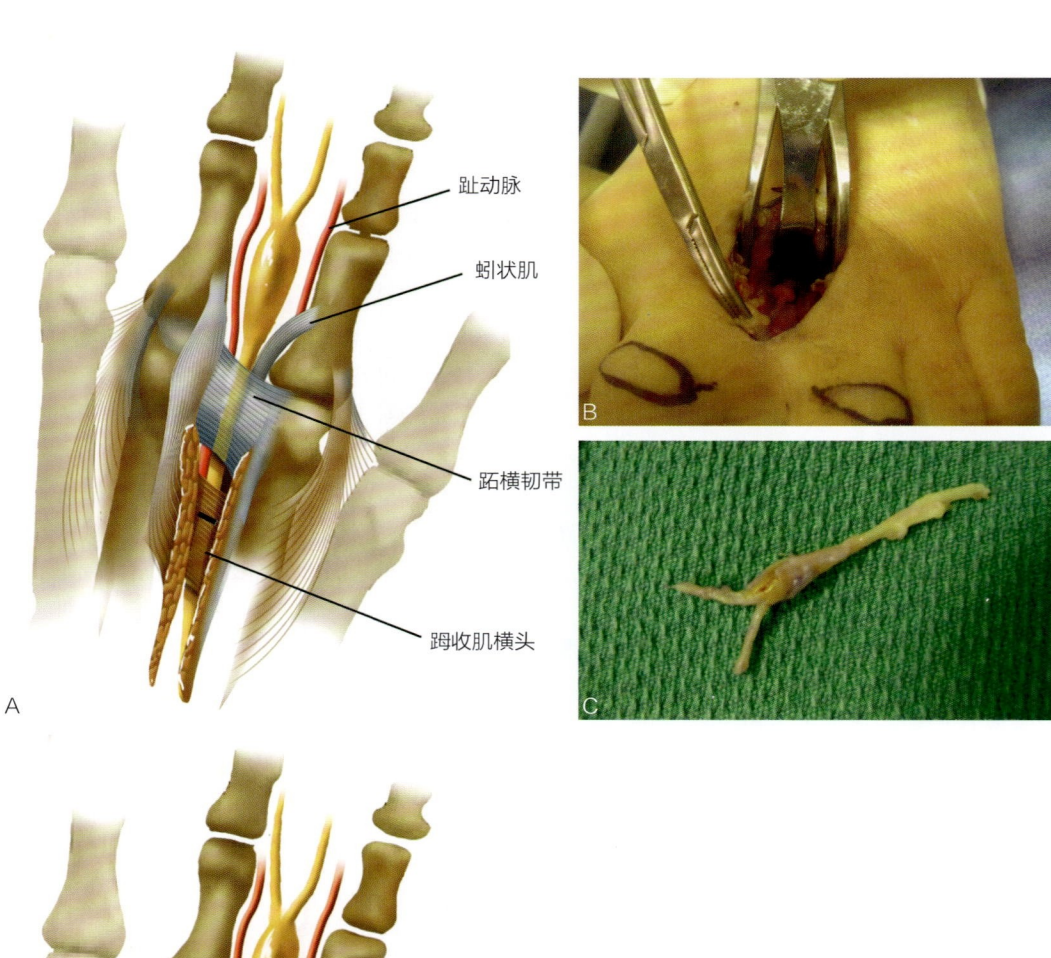

技术图2 A. 必须切开跖间横韧带。B. 探查神经瘤，距跖间横韧带近侧4 cm处切断趾总神经，允许缩回至前足负重垫近侧。C. 横断跖间韧带后，近端切断神经（常需牵开跗内收肌的横头），远端分离至神经分支以远并切断。D. 标本送病理检查。

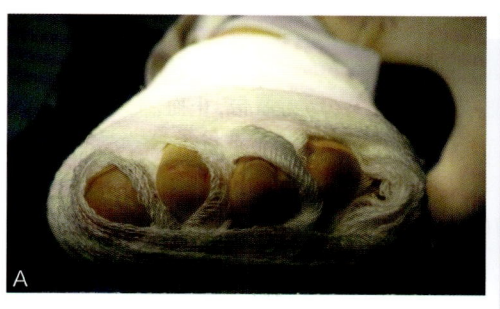
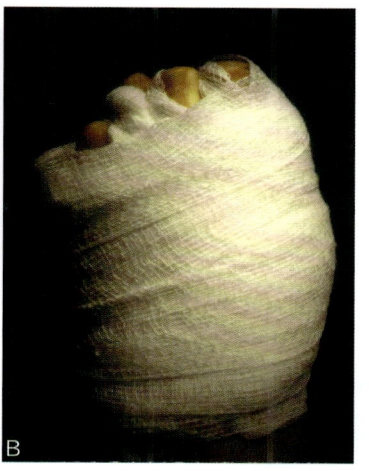

技术图3 A、B. 切除原发性神经瘤，敷料轻度加压包扎，患者使用术后靴允许适度负重。

复发神经瘤

足底纵向切口入路

- 足底行纵行切口，从趾蹼间隙近端4 cm向远端延伸，至距离趾蹼间隙1 cm处。
- 于跖骨头之间做切口（切之前已经标记出跖骨头的位置），止于跖骨头的远端（技术图4）。
- 用小型Weitlaner牵开器牵开足底腱膜表面的脂肪组织。
- 用15号刀片沿着皮肤切口线形切开腱膜。
- 肌腱剪刀钝性分离，在近端显露趾总神经。
- 仔细向远端解剖分离，识别残端神经瘤。

足底横行切口

- 在足部负重脂肪垫的近端，于病变间隙行3～4 cm的横行切口，切口走行与正常皮纹平行（技术图5）。
- 持续触诊跖骨头，提供参考点，帮助显露正确的间隙。
- 用剪刀仔细解剖分离，显露足底筋膜间隔。
- 用剪刀打开足底筋膜间隔。
- 用Senn牵开器将足底筋膜束向内、外侧牵开，小心地钝性分离这一间隙，识别趾神经血管。
- 神经（神经瘤）位于趾短屈肌或趾短屈肌腱表面（跖面），然后马上走行于足底筋膜深面（背面）。
- 向远端解剖分离，识别残端神经瘤。

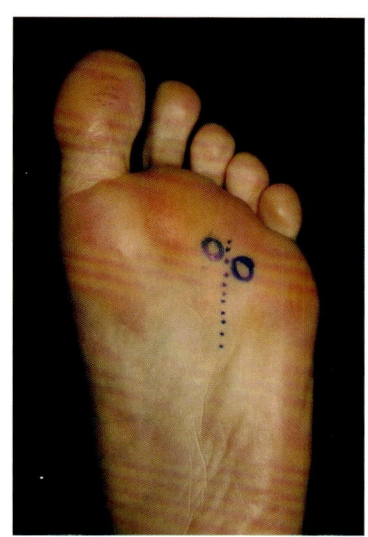

技术图4 对于复发的趾间神经瘤，在足蹼近端做一个4 cm的纵向足底切口，向远端延伸至距趾蹼1 cm以内。

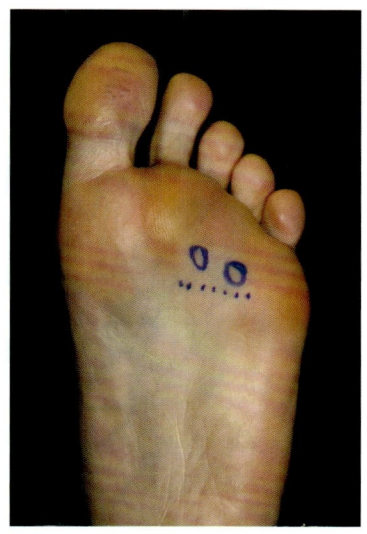

技术图5 可以使用3～4 cm的足底横向切口。切口位于受累的趾间隙，靠近负重垫，与自然皮褶平行。

术前准备

- 开口楔形截骨需要植骨,因此在术前应做好自体取骨准备,或者准备好同种异体骨或人工骨。
- 我们常规使用冷冻同种异体三层皮质髂骨块,未发生并发症。

体位

- 患者取仰卧位,垫高同侧臀部以内旋患足至中立位。

入路

- 截骨为背侧开口,因此手术切口位于内侧楔骨背侧。
- 如需要做中足内侧切口,则两个切口应至少间隔3 cm以避免皮瓣坏死。
- 从内侧切口做内侧楔骨跖屈开口截骨术,则手术操作的难度大大增加,需要更多的软组织剥离,以及需要从止点牵开胫前肌腱。

显露

- 使用充气止血带,在内侧楔骨及第1跖骨基底部背侧做纵行切口。
- 分离皮肤及皮下组织,由姆长伸肌腱(向内侧牵开)和姆短伸肌腱(向外侧牵开)间隙进入。
- 分离并牵开跨过切口的腓浅神经皮支。
- 显露内侧楔骨背侧面并辨明第1跖跗关节及内侧楔骨和中间楔骨间关节,无需切开第1跖跗关节囊。

截骨

- 使用透视确定内侧楔骨的中部,并在骨面上做截骨标记线,通常位于第2跖跗关节平面或其近端(技术图1A)。
- 使用小型摆锯,从内侧楔骨中部由背侧向跖侧做横行截骨,截骨直达跖侧皮质但不穿透(技术图1B)。
- 使用薄骨刀打断跖侧皮质完成截骨,保留跖侧骨膜的完整性。

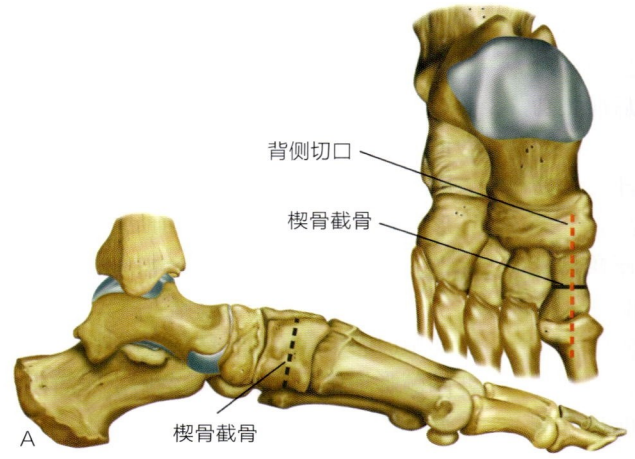
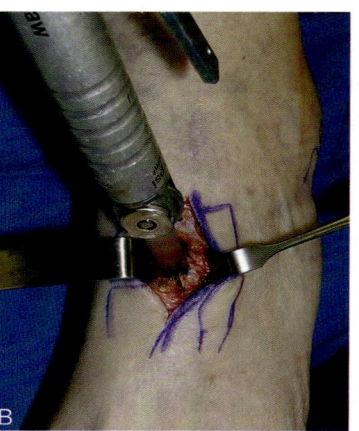

技术图1 A. 内侧楔骨截骨定位。B. 在内侧楔骨中部由背侧向跖侧做截骨,在内侧楔骨及中间楔骨间隙安放小剥离器或小拉钩,以防截骨时损伤中间楔骨。

第42章 内侧楔骨截骨术
Medial Cuneiform Osteotomy

Jeffrey E. Johnson

定义

- 前足内翻是胫后肌腱功能失调所导致扁平足畸形的一个组成部分。
- 除了成人获得性平足,前足内翻畸形还可见于先天性平足及第1跖跗关节创伤后畸形。
- F. J. Cotton[3]于1936年介绍了使用内侧楔骨跖屈开口楔形截骨术恢复足的静态三角支撑,作为治疗平足畸形的附加手术。

解剖

- 距舟关节、舟楔关节或跖跗关节的背屈成角或旋转都可能导致前足内翻畸形。
- 这些关节的支持结构包括弹簧韧带、跗骨间足底韧带及足底长韧带。
- 舟楔关节和跖跗关节的稳定性还来自其相对稳定的关节构造,通常情况下在矢状面仅有很少的活动度。
- 跟骨内移截骨、足外侧柱延长及距下关节融合均可用来治疗跟骨外翻;足外侧柱延长可纠正前足外展,但是以上任何术式都无法很好地解决平足畸形所伴有的前足内翻畸形。

发病机制

- 胫后肌腱功能失调所导致的成人获得性平足畸形伴有的前足内翻畸形的发病机制尚不明确。
- 通常认为当胫后肌腱无法为中足内侧柱提供动力支持时,便会发生前足内翻畸形。由于缺乏胫后肌腱所提供的动态稳定性,足内侧柱反复负重会导致静态韧带结构(弹簧韧带复合体及跗骨间足底韧带结构)的拉伸。
- 内侧柱塌陷可发生于第1跖跗关节、舟楔关节或距舟关节,具体发生于哪个部位的机制尚不明确,影响塌陷的程度和部位的因素包括骨性结构、韧带松弛、伴或不伴有比目鱼肌挛缩以及先天性平足的程度。

自然病程

- 尚无关于成人获得性平足伴发前足内翻畸形自然病程方面的研究。
- 通常认为随着平足畸形加重,前足内翻畸形的严重程度逐步增加。第1跖跗关节或舟楔关节长期处于不稳定及半脱位状态会导致局部关节炎。
- 在某些成人获得性平足患者中,由于僵硬的关节囊将相关关节牢牢地固定在畸形位置上,可发生固定的前足内翻畸形而不伴有骨关节炎。

病史和体格检查

- 前足内翻畸形是平足畸形的一部分,后者主要依靠体格检查和影像学检查来诊断。
- 患者主诉中足背内侧(跖跗关节或舟楔关节部位)局限性疼痛。
- 由于内侧足弓塌陷,畸形顶点处内侧及足底过度负重,患者在第1跖骨基底部或楔骨下方会出现应力过度的症状。
- 通过体格检查诊断有无前足内翻及其严重程度时,患者取坐位,维持后足在距下关节中立位(图1)。
  - 检查者将患者后足置于距下关节中立位时复位距舟关节,在第4、5跖骨头下方施加背屈应力直至踝关节达到中立位,此时如果第1跖骨头高于第5跖骨头则说明存在前足内翻。
  - 根据第1跖骨头高于前足横弓平面的程度,将前足内翻分为轻度、中度及重度。
- 对第1跖列施加跖屈应力,根据能否将第1跖骨头压至与外侧跖骨头相同高度来纠正前足内翻畸形,可将畸形分为柔性和固定性畸形。

影像学和其他诊断性检查

- 患足站立负重正位及侧位X线片可诊断第1跖跗关节或舟楔关节有无半脱位或骨关节炎。

参考文献

[1] Barrett SL, Pignetti TT. Endoscopic decompression for intermetatarsal nerve entrapment—the EDIN technique: preliminary study with cadaveric specimens; early clinical results. J Foot Ankle Surg 1994;33:503-508.

[2] Beskin JL, Baxter DE. Recurrent pain following interdigital neurectomy— a plantar approach. Foot Ankle 1988;9:34-39.

[3] Graham CE, Johnson KA, Ilstrup DM. The intermetatarsal nerve: a microscopic evaluation. Foot Ankle 1981;2:150-152.

[4] Lassmann G. Morton's toe: clinical, light and electron microscopic investigations in 133 cases. Clin Orthop Relat Res 1979;(142):73-84.

[5] Levitsky KA, Alman BA, Jevsevar DS, et al. Digital nerves of the foot: anatomic variations and implications regarding the pathogenesis of interdigital neuroma. Foot Ankle 1993;14(4):208-214.

[6] Shapiro SL. Endoscopic decompression of the intermetatarsal nerve for Morton's neuroma. Foot Ankle Clin 2004;9:297-304.

[7] Womack JW, Richardson DR, Murphy GA, et al. Long-term evaluation of interdigital neuroma treated by surgical excision. Foot Ankle Int 2008;29:574-577.

- 取出镜头和刀头,将刀从视野中取出。重新插入镜头以确认跖骨间横韧带的完整切断。通过手指在相邻跖骨头之间施加压力,可以观察到韧带的分离边缘进一步分离。
- 通过套管冲洗伤口。
- 取出套管,将剥离子插入伤口,触诊间隙,绷紧的跖骨间横韧带应该不再明显。

完成手术和关闭切口
- 松止血带;冲洗伤口,间断褥式缝合伤口。
- 使用软压敷料和术后靴。
- 若遇到神经瘤粗大且呈球状,则切口可向近端延长1~2 cm,神经切除可按常规方式进行。

要点与失误防范

彻底询问病史,进行体检,这是诊断和治疗的重要基础	• 患者站立、端坐和俯卧时检查患者足部和踝部
尝试术前保守治疗	• 告知患者手术可能存在并发症,尤其是不能完全缓解和存在复发的可能性
在跖横韧带近端至少3~4 cm处切断趾总神经	• 夹住神经,轻柔地向远牵拉。切断并允许神经收缩
关闭伤口前松开止血带并止血	• 血肿形成延迟伤口愈合,增加感染的概率
内镜手术的关键是将跖骨间横韧带从软组织中分离出来	• 用剥离子处理这些组织面是关键的一步,是后续步骤的基础 • 切开时用套管固定跖骨间横韧带非常重要 • 如果内镜下无法看清跖骨间横韧带,则需转为开放手术

术后处理

切除
- 术后24小时,尽量抬高术肢,仅大小便时可下床行走。
- 行背侧切口时,术后4周内,当患者能耐受后,穿着硬底鞋负重行走。
- 行足底部切口时,患者在前2周拄拐无负重行走,之后如能耐受,穿着硬底的术后鞋负重行走2周。
- 2周后拆线,伤口处贴上无菌胶带。
- 术后4周,患者可以试穿宽松舒适的鞋子恢复。

内镜下减压
- 建议在术后48~72小时内使用冰敷和抬高患肢。
- 手术鞋允许患者部分负重,应根据需要使用拐杖或助行器。
- 缝线在12~14天内拆除,然后可以穿一双舒适的鞋子或凉鞋。
- 在4~6周内,应避免剧烈运动,如跑步或球拍运动。
- 应告知患者,症状的完全缓解可能需要长达4个月的时间。

预后
- 原发神经瘤的手术切除成功率为51%~90%,尽管预后随着时间的推移会变差。Womack等[7]最近认为术后长期预后(疼痛缓解的情况)并不像人们曾经认为的那么有效。
  - 第2趾蹼间隙和第3趾蹼间隙神经瘤切除术后预后相似。
- 复发的神经瘤再次手术患者,20%~40%效果不尽如人意。

并发症
- 症状复发:可能由于误诊、切除不完整或真性复发。
  - 由于误诊或切除不完整导致的复发多发生在术后12个月内。
  - 术后1年以后症状复发可能为残余神经瘤形成。
- 明显的伤口并发症少见,但伤口延迟愈合和表面蜂窝织炎比较常见。
- 足底切口术后的切口压痛比想象中少见,但疼痛可能出现在前足负重部位。

(余伟杰 译,梅国华 审校)

第41章 跖间神经瘤（Morton病）和跖间神经瘤切除术

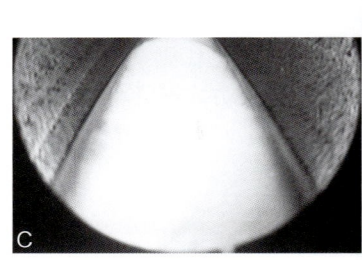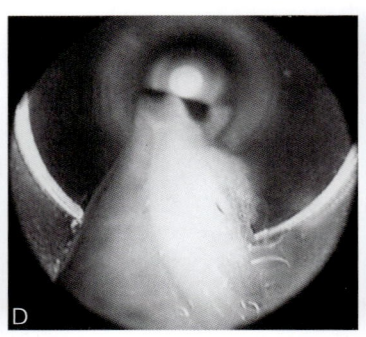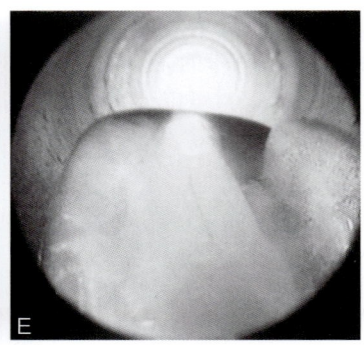

技术图7（续） C. 内镜下跖骨间横韧带的视图。D. 正常趾间神经。E. 趾间神经增厚（神经瘤）（A由AM外科部提供）。

- 从套管中取出闭孔器，并用棉签清理套管中的油脂或液体。
- 将一个直径4 mm 30°的短镜插入套管。
- 通过移动镜头观察跖骨间韧带，韧带致密、呈白色。蚓状肌腱常位于跖骨间横韧带外侧。
- 将套管旋转180°，观察趾间神经，将插槽转到6点钟位置，正对足底。除非被脂肪遮挡，通常可看到神经。神经通常在远端部分有增厚，呈条带状，近端则表现正常（技术图7C～E）。
- 将套管复位到12点钟位置，从套管上取下镜头。

切断跖骨间横韧带
- 滑动一次性内镜刀上杆的锁紧装置在开启位置。
- 将刀和锁定装置插入镜子视野，将刀片向前推进，直到刀片接近镜片。刀片也应该平行于镜头。将锁定装置的杠杆向前推至手指紧固（技术图8A）。
- 通过套管推进镜头和刀头，观察刀头从远端到近端切断跖骨间横韧带（技术图8B～E）。
- 切开跖骨间韧带时，保持套管紧贴韧带。通过将另一只手的一根手指放在相邻的跖骨颈之间，对跖骨间横韧带施加更大的张力。

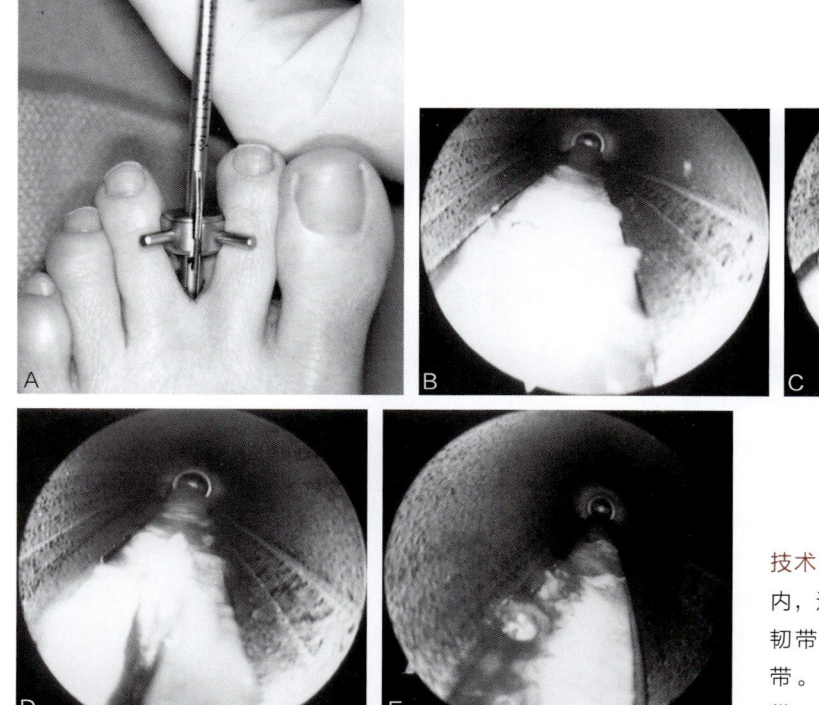
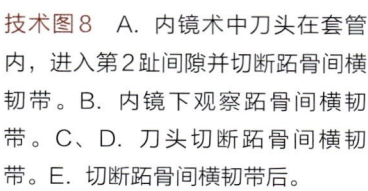

技术图8 A. 内镜术中刀头在套管内，进入第2趾间隙并切断跖骨间横韧带。B. 内镜下观察跖骨间横韧带。C、D. 刀头切断跖骨间横韧带。E. 切断跖骨间横韧带后。

切除

- 神经瘤位于跖筋膜远端延伸部分的深面，跖筋膜远端呈扇形附着于跖趾关节的跖侧，其深部为趾短屈肌腱。
- 跖间韧带常见瘢痕形成，不过因其位于神经瘤的远端和背侧，不需要将其切除。
- 轻柔牵拉趾总神经（技术图6A），识别并切除神经瘤（技术图6B）。
- 允许趾总神经尽可能向近端回缩。
- 松开踝止血带，止血。
- 用无菌盐水冲洗伤口。
- 用3-0尼龙线间断缝合，垂直褥式缝合伤口。
- 在伤口上用杀菌纱布覆盖，敷料轻度加压包扎。
- 短腿石膏后托固定。

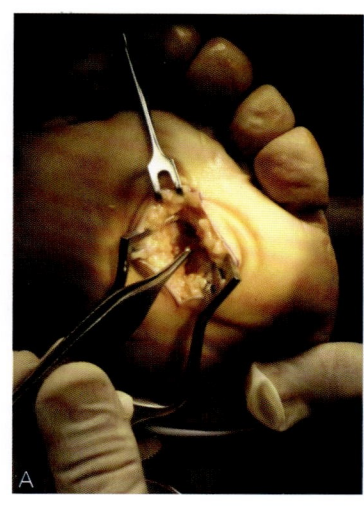
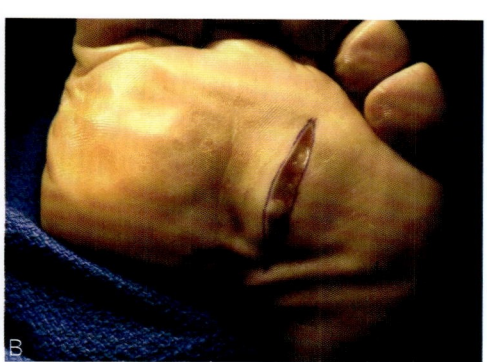

技术图6　A. 足底纵行切口，轻柔地牵拉趾总神经。B. 经足底纵切口切除复发性神经瘤。

单入路趾间神经内镜减压

入路

- 在趾间隙做一个长约1 cm的垂直切口，使用史蒂文斯剪刀轻柔分离皮下组织。
- 使用AM手术剥离子触诊跖骨间横韧带并将其与周围软组织分离。剥离子分别于跖骨间横韧带背、跖侧剥离。
- 将开槽套管和闭孔器于同一入路置入，紧贴跖骨间横韧带跖侧。插槽应该在12点位置朝向背侧（技术图7A、B）。

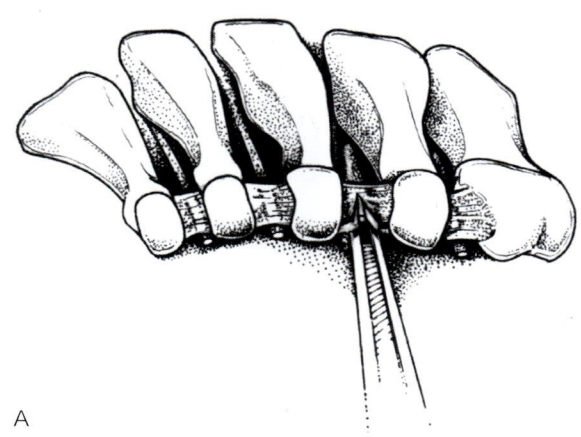
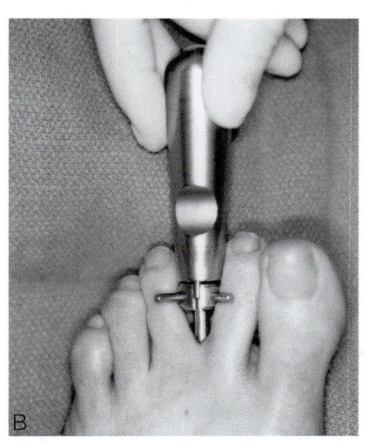

技术图7　A. 单通道内镜下趾间神经减压手术技术。套管位于跖骨间横韧带的跖侧，趾总神经背侧的间隙内。从远端到近端切断跖骨间横韧带。B. 术中套管和闭孔器插入第2趾间隙视图，切迹位于12点位置，该位置是观察跖骨间横韧带的。

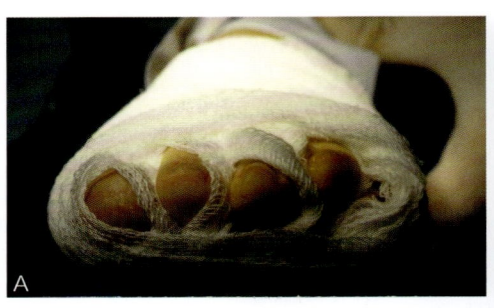
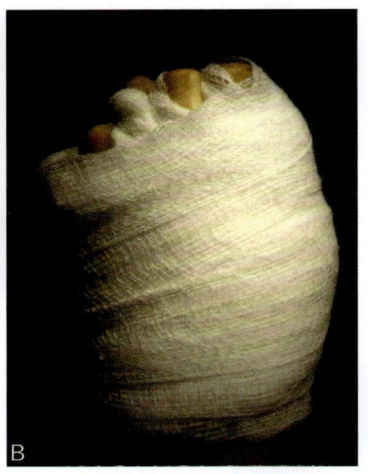

技术图3　A、B. 切除原发性神经瘤，敷料轻度加压包扎，患者使用术后靴允许适度负重。

复发神经瘤

足底纵向切口入路

- 足底行纵行切口，从趾蹼间隙近端4 cm向远端延伸，至距离趾蹼间隙1 cm处。
- 于跖骨头之间做切口（切之前已经标记出跖骨头的位置），止于跖骨头的远端（技术图4）。
- 用小型Weitlaner牵开器牵开足底腱膜表面的脂肪组织。
- 用15号刀片沿着皮肤切口线形切开腱膜。
- 肌腱剪刀钝性分离，在近端显露趾总神经。
- 仔细向远端解剖分离，识别残端神经瘤。

足底横行切口

- 在足部负重脂肪垫的近端，于病变间隙行3～4 cm的横行切口，切口走行与正常皮纹平行（技术图5）。
- 持续触诊跖骨头，提供参考点，帮助显露正确的间隙。
- 用剪刀仔细解剖分离，显露足底筋膜间隔。
- 用剪刀打开足底筋膜间隔。
- 用Senn牵开器将足底筋膜束向内、外侧牵开，小心地钝性分离这一间隙，识别趾神经血管。
- 神经（神经瘤）位于趾短屈肌或趾短屈肌腱表面（跖面），然后马上走行于足底筋膜深面（背面）。
- 向远端解剖分离，识别残端神经瘤。

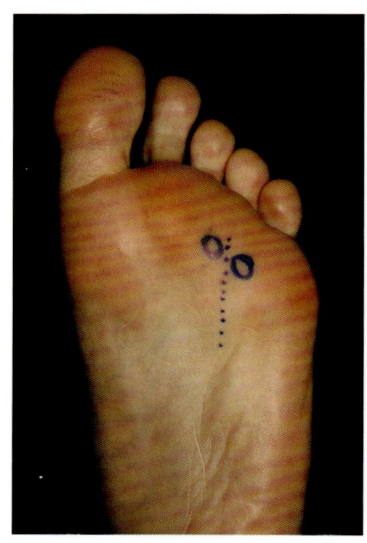

技术图4　对于复发的趾间神经瘤，在足蹼近端做一个4 cm的纵向足底切口，向远端延伸至距趾蹼1 cm以内。

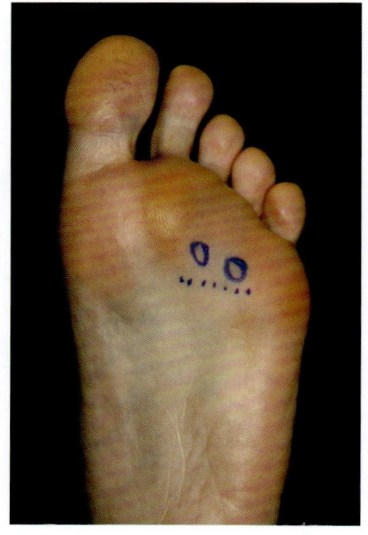

技术图5　可以使用3～4 cm的足底横向切口。切口位于受累的趾间隙，靠近负重垫，与自然皮褶平行。

楔形植骨

- 将骨刀向远端牵拉撬开楔骨截骨处,跖屈第 1 跖列(技术图 2A)。
  - 根据所需要获得的第 1 跖列的屈曲程度,使用标尺测量内侧楔骨截骨处所需的撑开程度。
  - 为了恢复正常的 Cotton 三角支撑结构,通常需在截骨处植入 4~6 mm 厚的楔形骨块以跖屈第 1 跖骨到所需的程度(参照外侧跖骨头尤其是第 5 跖骨头)。
- 可使用自体或同种异体楔形髂骨块来植骨。
- 使用微型摆锯修整植骨块,根据术前测量所得的背侧开口尺寸修整髂骨块的背侧皮质,植入髂骨块时将其骨松质面和截开的内侧楔骨骨松质面相接触。
- 助手跖屈第 1 跖骨,使用窄骨刀撬开楔骨截骨部位,从背侧向跖侧植入楔形骨块并打实(技术图 2B、C)。
- 在楔形骨块的内外侧填充少量骨松质碎屑,消除截骨处的间隙,可使用修剪下的同种异体骨或后足截骨处获取自体骨。

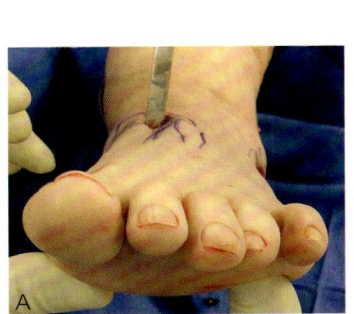
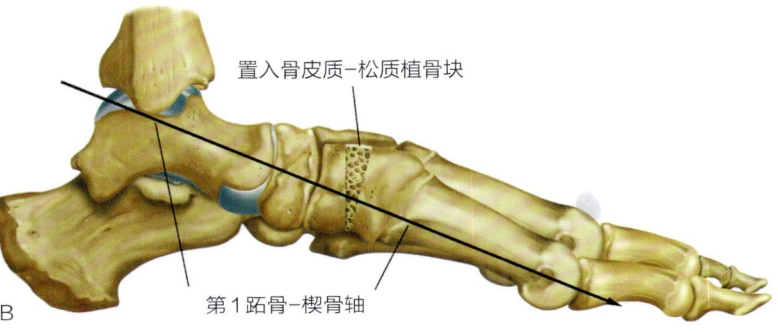
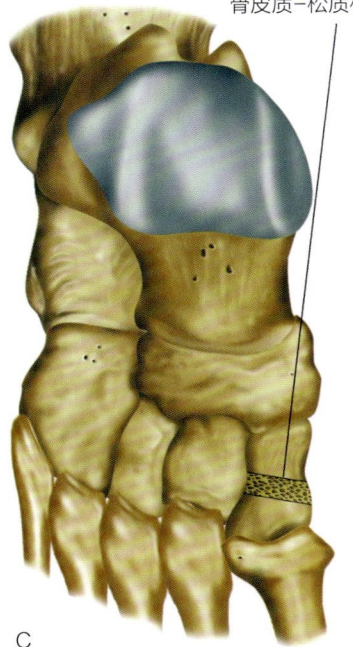

技术图 2 A. 一名助手撬开截骨部位下压第 1 跖骨头,术者判断前足内翻畸形是否矫正充分。B、C. 从内侧楔骨背侧开口处植入楔形骨块,下压第 1 跖骨头来纠正前足内翻畸形。

克氏针固定

- 由于周围韧带结构的支撑及楔形骨块打入过程中所产生的加压作用，截骨处可获得良好的稳定性，使用经皮克氏针固定截骨处以防植骨块向背侧脱出（技术图3）。
- 将克氏针尾部折弯90°并使用克氏针帽保护。
- 冲洗后逐层缝合切口。

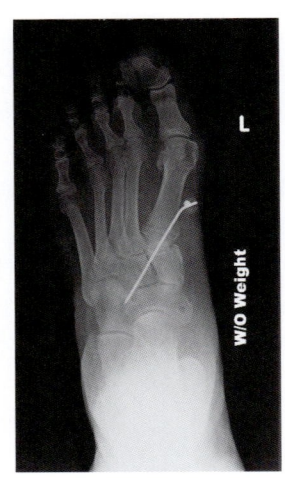

技术图3　使用直径1.5 mm（0.62 in）的克氏针从内侧楔骨远端斜行穿入，直达中间楔骨固定截骨部位。

要点与失误防范

植骨块安放	避免将植骨块偏外侧安放，否则会导致植骨块和中间楔骨撞击
固定问题	通常不使用背侧螺钉来固定，因为突出的螺钉头的刺激常需行内固定取出
骨骼塑形	植骨块固定后，使用微型摆锯或骨锉去除植骨块的突出部分及牵开截骨后造成的内侧楔骨的突起

术后处理

- 进针点及伤口包扎后，使用松软的Robert Jones敷料行加压包扎，使用内外侧及后方石膏夹板固定。
- 如果重建手术包含肌腱转位术，则应根据软组织愈合所需的位置来固定足踝。
- 术后10～14天拆除夹板、敷料及缝线。
- 敷料覆盖克氏针尾部，使用毡制垫圈保护，玻璃纤维短腿石膏托固定足踝于中立位，或根据软组织及所行的肌腱转位术固定在所需位置。
- 术后6周去除石膏托。
- 影像学检查明确植骨块的早期融合情况及有无移位。
- 去除克氏针后穿戴可拆除行走靴，根据患者的耐受情况可以完全负重（图2）。根据足部手术的整体情况开始关节及肌肉的康复训练。

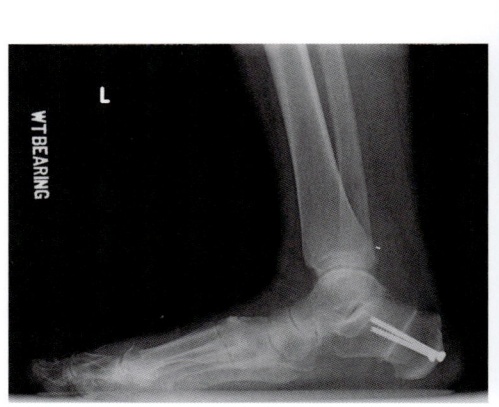
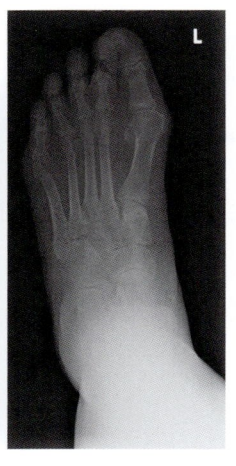

图2　内侧楔骨截骨术治疗获得性平足畸形后10周足正侧位片。植入的同种异体骨已经愈合。

预后

- 本手术具有可预期的临床效果。Hirose及Johnson[4]随访16足(15名患者)没有发现畸形愈合和骨不愈合。所有患者随访时均可无痛(或轻度疼痛)行走。
- 侧位X线片上测量的第1跖骨内侧楔骨角平均改善9°[4]。
- 由于楔骨截骨的同时还施行了各种后足手术,故很难评估楔骨截骨术对于后足力线改善所发挥的作用[4]。
- 和趾长屈肌腱转位联合距下关节融合或跟骨内移截骨术比较,内侧楔骨截骨术配合其他后足重建术可更好地纠正平足畸形(测量距骨第1跖骨角和内侧楔骨高度)[4]。

并发症

- 在少数有关本截骨术的报道中,除了使用螺钉固定发生螺钉尾部软组织刺激而需取出螺钉外,未发现和手术相关的并发症。
- 术中易损伤的结构包括踇长伸肌腱、趾短伸肌腱及腓深神经。
- 骨不连、过度矫形或矫形不够。
- 如果使用背侧螺钉固定,由于螺钉尾部对表面神经肌腱的刺激,常需行内固定取出术。

(薛剑锋　译,梅国华　审校)

参考文献

[1] Alvarez RG, Marini A, Schmitt C, et al. Stage Ⅰ and Ⅱ posterior tibial tendon dysfunction treated by a structured nonoperative management protocol: an orthosis and exercise program. Foot Ankle Int 2006;27:2-8.

[2] Augustin JF, Lin SS, Berberian WS, et al. Nonoperative treatment of adult acquired flat foot with the Arizona brace. Foot Ankle Clin 2003;8:491-502.

[3] Cotton FJ. Foot statics and surgery. N Engl J Med 1936;214:353-362.

[4] Hirose CB, Johnson JE. Plantarflexion opening wedge medial cuneiform osteotomy for correction of fixed forefoot varus associated with flatfoot deformity. Foot Ankle Int 2004;25:568-574.

推荐文献

Johnson JE. Plantarflexion opening wedge cuneiform osteotomy for correction of fixed forefoot varus. Tech Foot Ankle Surg 2004;3:2-8.

Johnson JE, Cohen BE, DiGiovanni BF, et al. Subtalar arthrodesis with flexor digitorum longus transfer and spring ligament repair for treatment of posterior tibial tendon insufficiency. Foot Ankle Int 2000;21:722-729.

Myerson MS, Corrigan J, Thompson FM, et al. Tendon transfer with calcaneal osteotomy for treatment of posterior tibial tendon insufficiency: a radiological investigation. Foot Ankle Int 1995;16:712-718.

第43章 中足融合术
Midfoot Arthrodesis

Ian L. D. Le, Jeannie Huh, and Mark E. Easley

定义

- 中足融合术是伴有（或不伴有）畸形的中足关节病变的最终治疗方法。

解剖

- 中足关节包括：
  - 跖楔关节。
  - 舟楔关节。
- 在冠状面中足可分为三柱：
  - 内侧柱（第1跖列）。
  - 中间柱（第2及第3跖列）。
  - 外侧柱（第4及第5跖列）。
- 中足关节在冠状面及矢状面均构成弓形结构。
- 中间楔骨是足横弓的基石。
- 足的负重侧位片可清晰地显示足纵弓的解剖结构。
  - 在正位及侧位距骨第1跖骨均应对线良好。
- 内侧柱及中间柱（第1～3跖列）具有匹配的关节面及紧密的韧带结构，活动度较少。
  - 这些特征确保在步态周期站立相及推离期，中足可提供坚强的支柱作用。
- 相对而言，外侧柱（第4、5跖列）具有一定的活动度。
  - 这有利于足适应不同状况的地面。
- 中足的内侧柱及中间柱生理学上是僵硬的，将这些关节融合在生理位置对足的功能影响很小。但是通常来说，禁止行外侧柱的融合术，否则会影响中足对地面的适应能力。

发病机制

- 一旦中足紧密而稳定的解剖结构遭到损坏，距骨第1跖骨就丧失了正常的力线，足部亦失去了步态周期站立相及推离期的力学优势。
- 在矢状面（侧位）上导致中足纵弓的塌陷。
  - 严重的病例，会发生足纵弓的反屈，出现所谓的摇椅底畸形。
- 在冠状面上，前足相对于后足呈现外展畸形。
- 正常的跖行足可将负重平衡地分配到第1～5跖骨及足跟，而当中足塌陷时，平衡受到破坏，中足最终亦需承担负重。
- 随着中足畸形的加重，后足最终亦会失去正常的生理力线，出现外翻畸形。
  - 后足外翻畸形又会导致跟腱挛缩及足的马蹄畸形。
- 严重病例会出现踝关节的畸形。
- 病因包括：
  - 创伤后关节炎（慢性跖楔关节骨折脱位）。
  - 原发性关节炎。
  - 炎性关节病变（类风湿关节炎）。
  - 夏科（Charcot）神经性关节病变。

自然病程

- 发生于第2跖骨基和内侧楔骨间的中足关节或韧带损伤（尤其是Lisfranc韧带损伤），会破坏中足的稳定结构，进而导致进行性的足弓塌陷及前足外展。

病史和体格检查

- 病史：
  - 患者通常（但不是绝对）有中足创伤病史，原发性及炎性关节炎患者可无创伤病史。同样，神经病变的患者可发生中足不稳定而没有创伤病史或仅有轻微的创伤。
  - 患足负重时出现疼痛，尤其是在步态周期推地期。
  - 患者亦会自诉足弓塌陷及穿鞋困难。
- 体格检查：
  - 必须在负重状态下检查患者，对侧正常足可反映患者足部的正常生理力线，比较检查有助于诊断。
    - 进展期患者会出现足纵弓的塌陷及前足的外展。
  - 应力可激发中足出现疼痛。
    - 压痛通常位于中足。
    - 中足施加应力会激发疼痛。
    - "钢琴键试验"可用来定位跖楔关节病变。
- 神经检查：
  - 如果怀疑存在神经病变，可使用Semmes-Weinstein单丝来测量保护感觉。
    - 如果患者可以感觉到5.07单丝检查，则说明保护感觉正常。

影像学和其他诊断性检查

- 足的负重正位、斜位及侧位 X 线片检查。
- 诊断及术前计划很少使用 CT 扫描。
- 为了定位受累的中足关节，可采用选择性或诊断性局部注射。

非手术治疗

- 改变活动方式。
- 非甾体类抗炎药物。
- 关节内皮质激素注射治疗。
- 力学支撑：
  - 足纵弓支撑。
  - 硬底鞋，鞋底可做成弧形。
    - 对于轻度的畸形及中足关节炎，可在普通鞋内放置弧形鞋垫，而无需使用笨重的大鞋子。
    - 对于严重的畸形，应使用可良好包容的鞋子。
  - 支具：
    - 带弧形底的硬底鞋，配合使用双侧直立支具或足踝矫形器。
    - 伴有神经病变或神经性关节病的糖尿病患者除了需要上述治疗方法外，还应使用全接触鞋垫。

手术治疗

- 手术治疗适用于保守治疗失败的患者。
- 具体方法包括关节原位融合或中足截骨矫形融合术。如果必要，应联合使用后足手术及跟腱延长术。

术前计划

- 在做术前计划前必须获得患足的负重位影像学检查。
  - 手术的目的是恢复距骨第 1 跖骨在正位及侧位的良好对线。
  - 应仔细分析术前畸形以便选择纠正畸形的最佳方法。
  - 为了达到中足重建的最佳效果，术前必须了解中足解剖结构的受损情况（尤其是炎性关节病患者中关节面的受损情况）。
  - 同时亦需评估相关的后足畸形。
- 马蹄挛缩畸形：
  - 术前评估需包括跟腱的状况。
  - 通常需采取跟腱延长术（三切口法或小腿三头肌滑移术）来恢复足部的正常对线以及缓解中足的应力分布。
- 手术器械：
  - 可使用螺钉及钢板系统，以及中足专用器械。
  - 根据术前计划，有多种选择：常规螺钉钢板、中足锁定板、髓内固定螺钉、加压骑缝钉或加压钢板。

体位

- 患者仰卧于手术床。
- 常规使用止血带。

入路

- 采用中足双纵行切口。
  - 两个切口分别位于中足背侧及内侧。
  - 这是最常使用的入路。
- 横切口
  - 有许多医生使用但是未被广泛接受。

螺钉及加压钢板固定

背景

- 这是一名 38 岁的女性患者，继发于慢性跖楔关节骨折脱位的创伤性关节炎。
- 患者同时合并有骰骨的"胡桃夹"损伤导致的外侧柱退行性变（技术图 1）。

显露及关节面处理

- 采用背侧纵行双切口，注意切口间足够的皮肤宽度。
- 内侧切口：显露鉧短伸肌腱（技术图 2A），显露鉧长伸肌深层的深部血管神经束（技术图 2B）。
- 第 1、第 2 跖楔关节面的处理。
  - 关节纵向比较深（2.5～3 mm）。
  - 必须彻底去除跖侧的突起及关节面以防背屈畸形的发生（技术图 2C）。
  - 去除第 2 跖骨基底部和内侧楔骨之间的瘢痕组织，以便复位第 2 跖骨基底部（技术图 2D）。
  - 行软骨下骨钻孔以促进融合（技术图 2E）。
- 外侧切口（注意保留足够的皮桥宽度）（技术图 2F）。
  - 保护腓浅神经分支（技术图 2G）。
  - 处理第 3 跖楔关节：去除残留的关节面软骨并做软骨下骨钻孔处理（技术图 2H、I）。
- 根据需要做植骨处理。

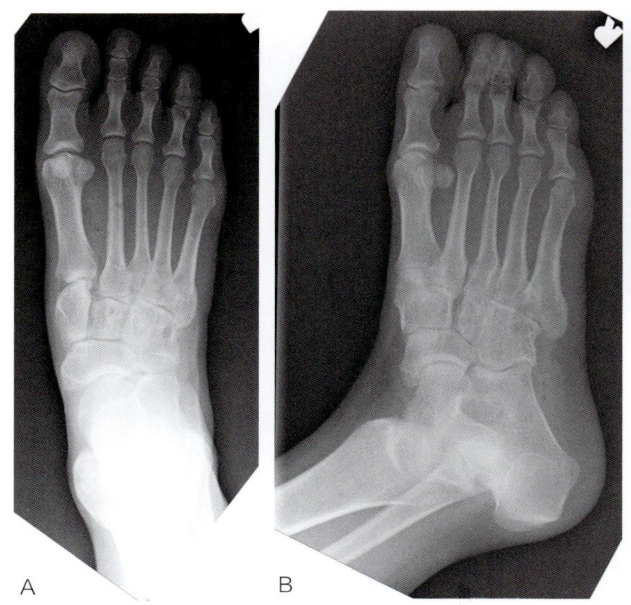
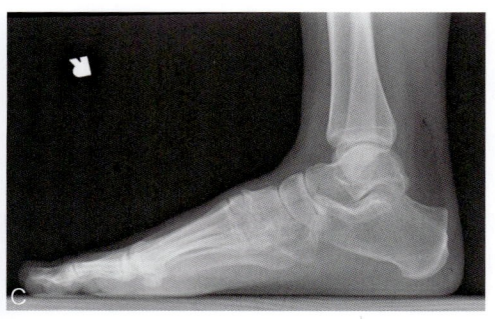

技术图 1 38岁女性患者，继发于慢性跗楔关节损伤的中足创伤性关节炎，术前X线片。A. 正位。B. 斜位（注意骰骨畸形：慢性"胡桃夹"损伤）。C. 侧位。

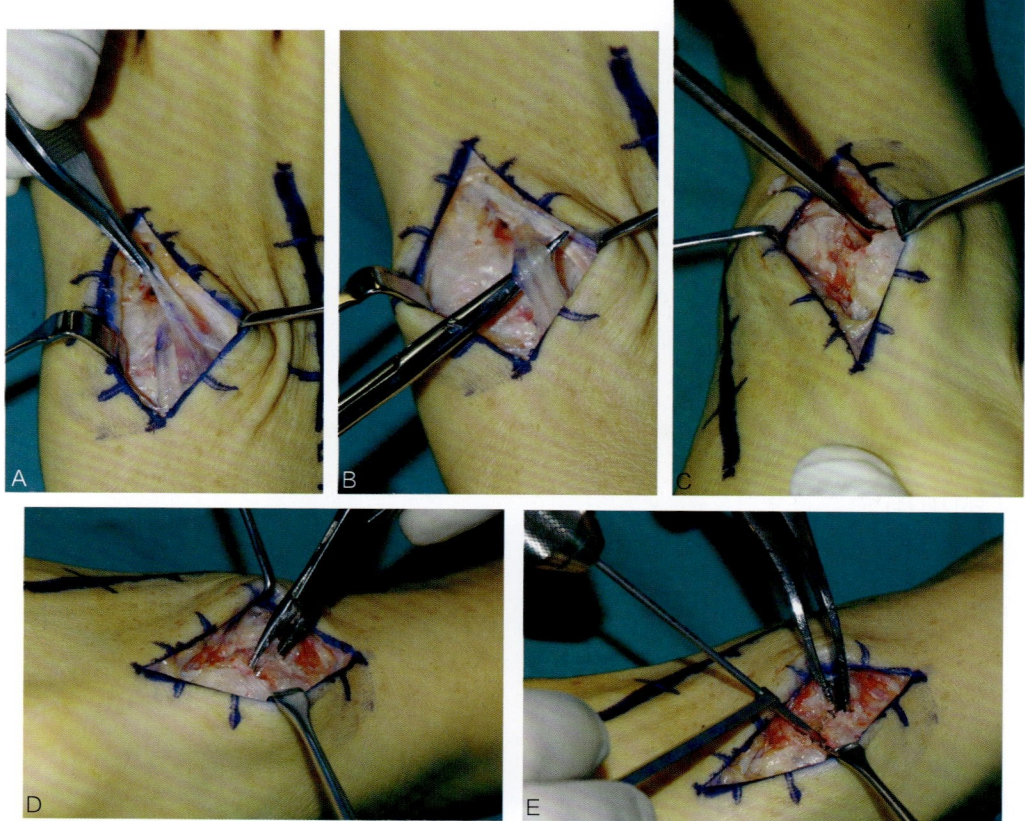

技术图 2 背内侧手术入路。A. 掀起𝆤短伸肌。B. 𝆤短伸肌下方便是深部血管神经束。C~E. 处理跗楔关节内侧部分。C. 使用锐利的剥离器处理第1跗楔关节（注：在图A、B、C中足趾位于上方）。D. 使用咬骨钳处理第2跖骨基底部和内侧楔骨之间的关节面（确保完全复位第2跖骨基底）。E. 对软骨下骨做钻孔处理。按同样的方法处理第2跗楔关节。背外侧入路。

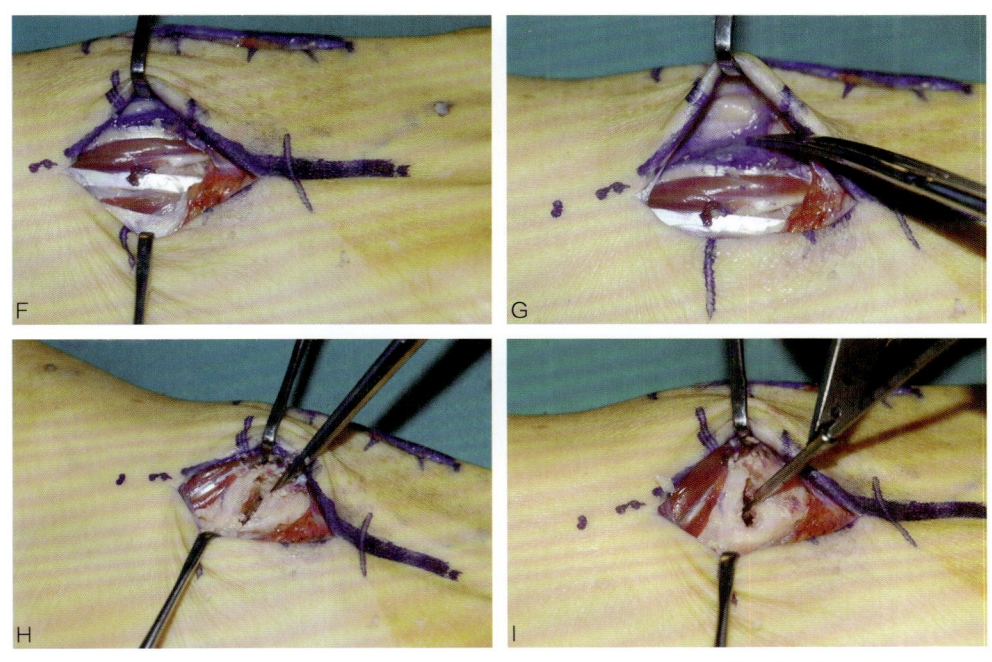

技术图2（续） F. 确定间隙。G. 分离保护腓浅神经分支。H、I. 处理第3跖楔关节。H. 使用锐利的剥离器去除残留的关节面软骨。I. 对软骨下骨做钻孔处理（注：在图F、G、H及I中，足趾在右侧）。

复位纠正畸形

- 应用跖筋膜的绞盘样作用可有效地复位跖楔关节并避免背屈畸形的发生，同时亦能达到关节的加压（技术图3A）。
- 在做临时固定时，保持足趾于背屈位置（激活跖筋膜的绞盘样作用）（技术图3B、C）。
- 用于急性跖楔关节骨折脱位时的复位钳有助于操作，复位第2跖骨基底部后使用导针及空心钻以便植入标准的"跖楔关节螺钉（Lisfranc螺钉）"（技术图3D）。

临时固定

- 使用导针临时固定中间柱（技术图4A）。
- 空心钉导针容易折断，因此在测量所需螺钉长度后，继续打入导针直至贯穿足部，这样即便导针折断，亦可以从两端取出导针而不会使其残留在体内，影响螺钉的植入（技术图4B、C）。
- 前足的平衡至关重要，因此在做临时固定时必须注意各跖骨头高度的平衡。
  - 通常籽骨要略低于第2、3跖骨头（技术图4D）。

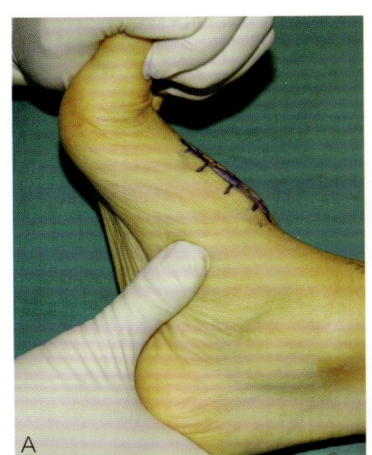
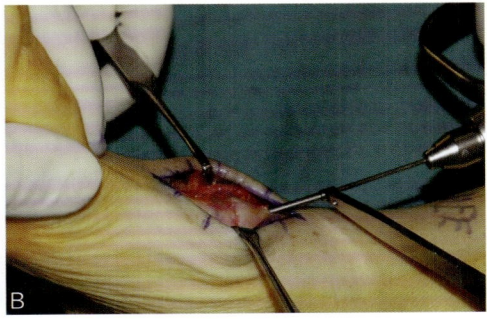

技术图3 A. 使用跖筋膜的绞盘样作用辅助复位跖楔关节。通过背屈足趾及踝关节来紧张足底软组织，从而加压跖楔关节并阻止其背屈。B、C. 临时固定第1跖楔关节。B. 由近端向远端的固定针。

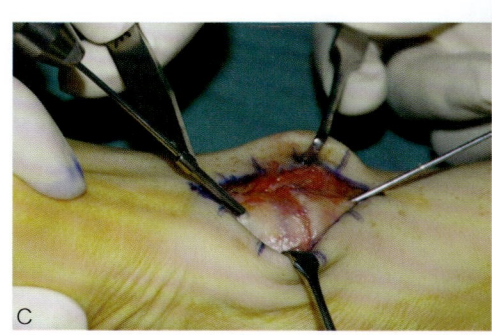
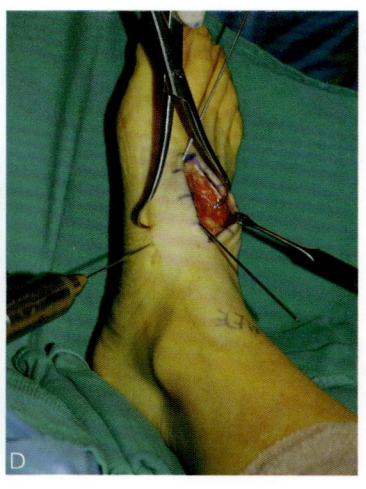

技术图3（续） C. 由远端向近端的固定针。注意保持足趾背屈以维持绞盘样作用。D. 与急性跖楔关节骨折脱位的切开复位内固定一样，使用大的点式复位钳确保第2跖骨基底部的复位，然后使用克氏针临时固定。

跖跗关节螺钉固定

- 跖跗关节螺钉固定第2跖骨基底部，可避免使用背侧加压钢板时导致第2跖楔关节背屈。
- 可使用空心钉系统钻孔，但是笔者常规使用实心螺钉。
- 从内侧楔骨向第2跖骨基底植入"跖楔关节螺钉"时，沿导针钻孔穿透第2跖骨基底部内侧皮质即可。去除导针后，使用实心螺钉钻头钻透第2跖骨基底部。
- 对内侧楔骨做扩大钻孔。
- 按照拉力螺钉的方法植入实心螺钉，笔者常规使用垫圈（技术图5）。

最终固定

- 笔者常规使用2枚拉力螺钉来固定第1跖楔关节（技术图6A～F）。
- 为了避免由远端向近端固定螺钉拧入过程中造成第1跖骨背侧皮质的骨折，应对螺钉做埋头处理（技术图6E）。
- 中间柱可进一步使用1枚拉力螺钉固定（技术图6G～J）。

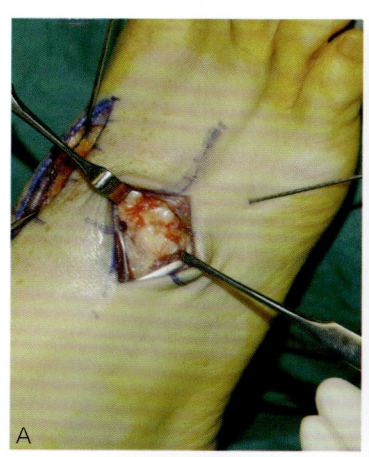
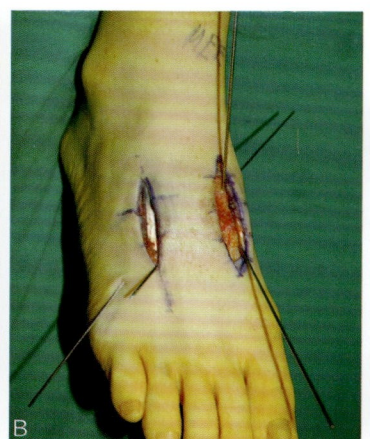
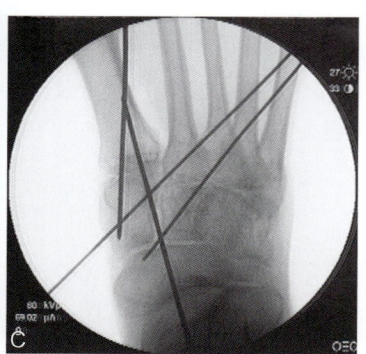
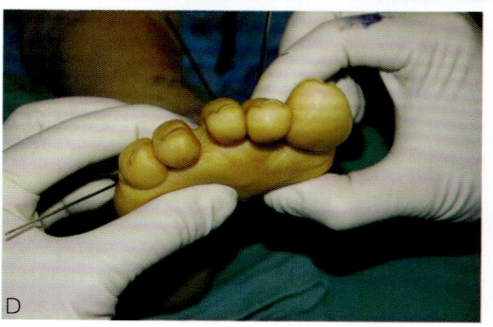

技术图4 A. 外侧临时固定。B、C. 固定第2跖骨基底的克氏针可作为最终由内侧楔骨向第2跖骨基底置入的"跖楔关节螺钉"的导针。B. 大体观。C. 透视片。使用透视确定导针的正确位置并测量所需螺钉长度后，将导针进一步打入直到从外侧切口穿出。这样即便在钻孔过程中发生导针的磨损断裂，也可以从两端完整取出导针。D. 做最终固定前，术者应再次确认前足的平衡（跖骨头）。跖骨头高度需获得良好的平衡，籽骨应低于第2及第3跖骨头。

第43章 中足融合术

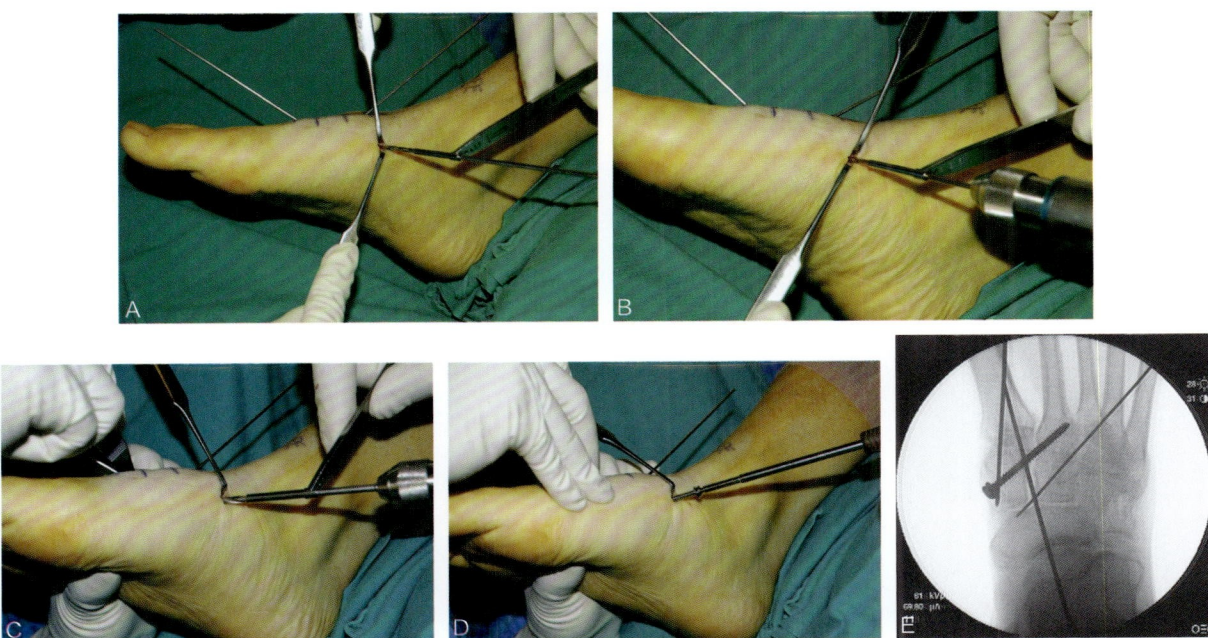

技术图5 置入"跖楔关节螺钉"。A. 使用空心钻沿导针钻孔。B. 移除导针，使用实心钻头完成钻孔。C. 近侧皮质（内侧楔骨）做扩大钻孔以产生拉力作用。D. 拧入实心螺钉。E. 透视图像。

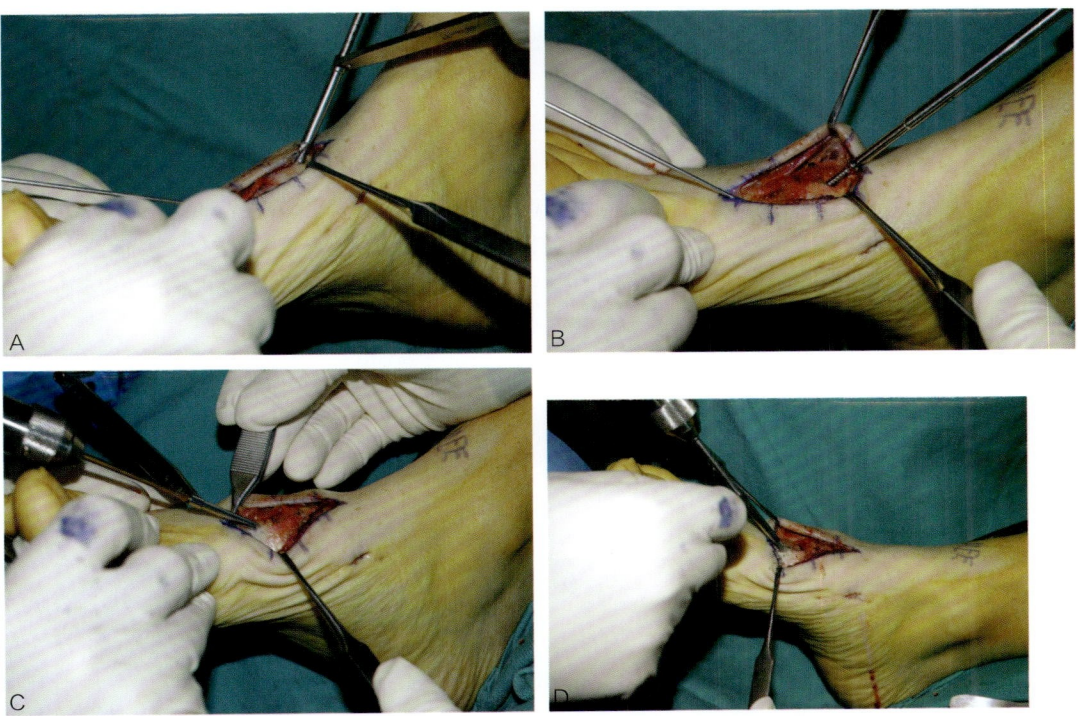

技术图6 A、B. 由近端向远端跨越第1跖楔关节的拉力螺钉。A. 移除临时固定的克氏针后，对近端皮质做扩大钻孔。B. 拧入实心螺钉。C～F. 由远端向近端跨越第1跖楔关节的拉力螺钉。C. 移除临时固定克氏针，使用实心钻头钻孔。D. 对近侧皮质做扩大钻孔（第1跖骨）。

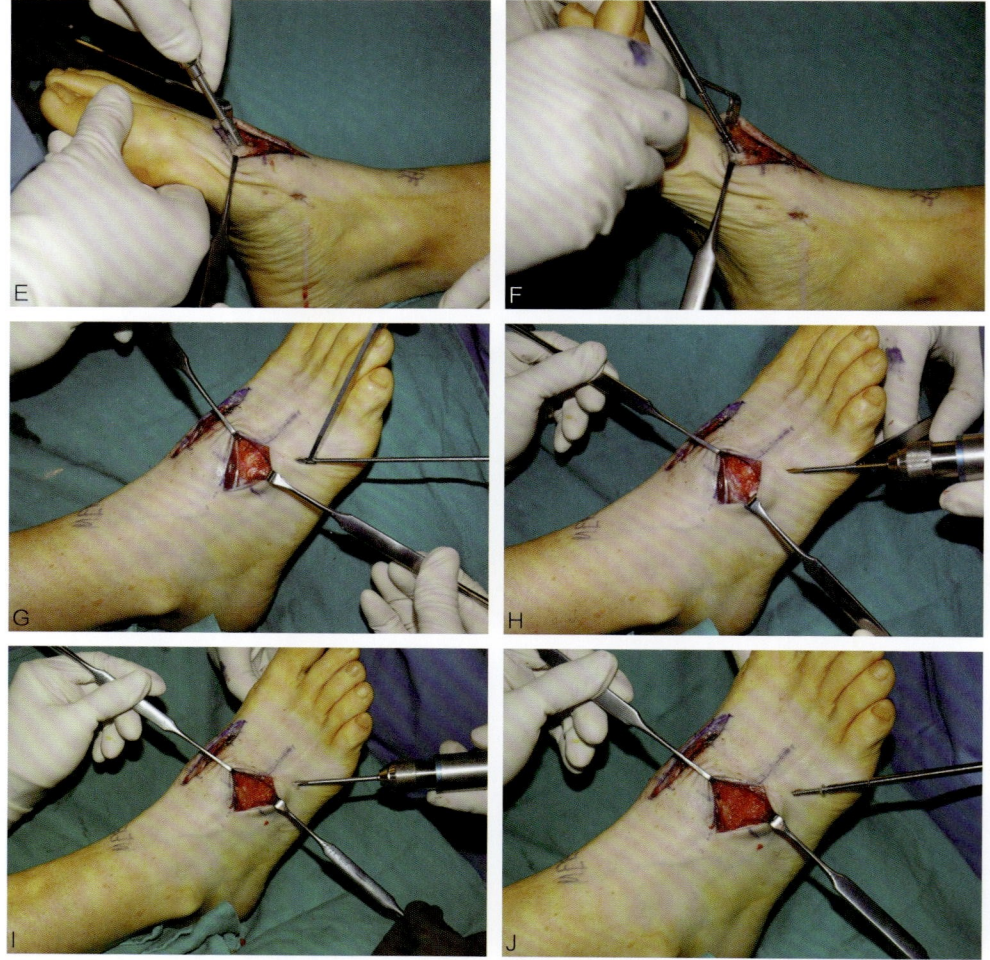

技术图6（续） E. 埋头处理（非常关键，可避免第1跖骨背侧皮质的骨折）。F. 拧入实心螺钉。G~J. 置入外侧螺钉。G. 使用空心钻沿导针钻孔（在这之前测量所需螺钉的长度，而后将导针进一步打入直到穿过足内侧，这样即便发生导针断裂亦可方便地取出两端导针）。H. 使用实心钻头钻孔。I. 扩大钻孔。J. 拧入实心螺钉。

背侧加压钢板固定

- 使用背侧加压板进一步固定第3跖楔关节，置入的拉力螺钉可以很好地防止使用钢板加压固定第3跖楔关节时导致的背屈（技术图7A~F）。
- 在第2跖楔关节亦使用背侧加压板，同样结合之前置入的"跖楔关节螺钉"，可以避免关节的背屈。
- 良好的钢板塑形亦有助于防止背屈的发生（技术图7G~M）。

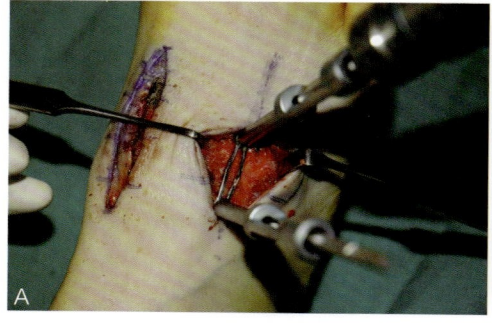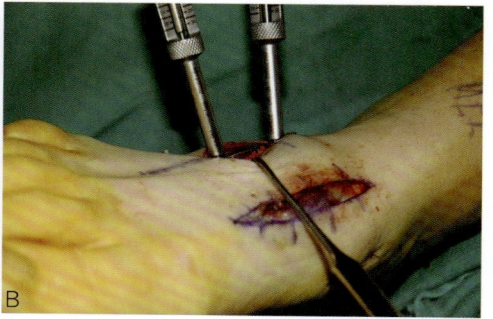

技术图7 A~F. 第3跖楔关节加压板。A. 安放钢板。B. 置入锁定螺钉（在锁定钢板螺钉之前术者应确认钢板和骨面贴合良好）。

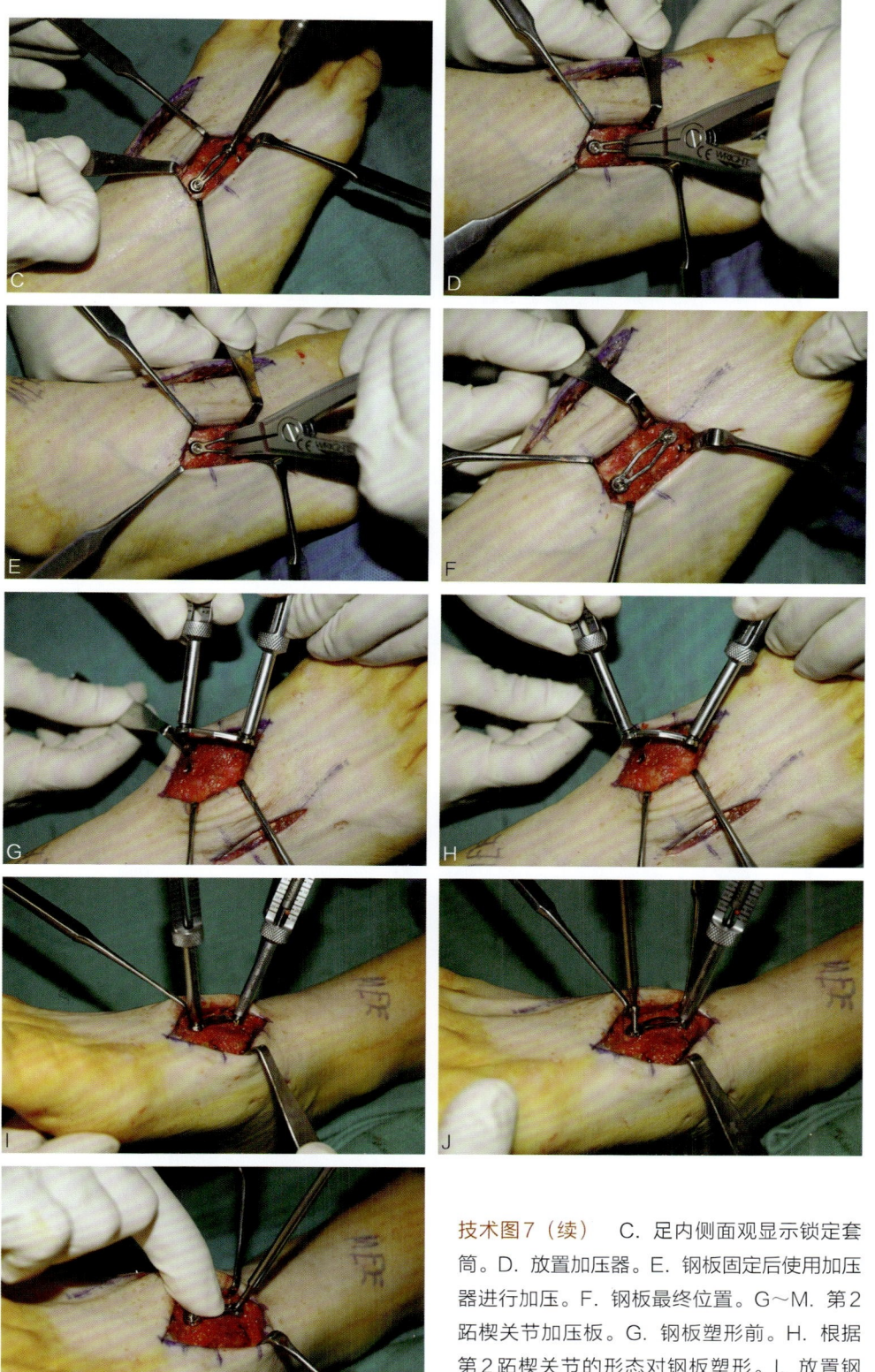

技术图7（续） C. 足内侧面观显示锁定套筒。D. 放置加压器。E. 钢板固定后使用加压器进行加压。F. 钢板最终位置。G～M. 第2跖楔关节加压板。G. 钢板塑形前。H. 根据第2跖楔关节的形态对钢板塑形。I. 放置钢板，钻孔。J. 拧入锁定螺钉。K. 最终拧紧螺钉前，术者应确认钢板和骨面良好贴合。

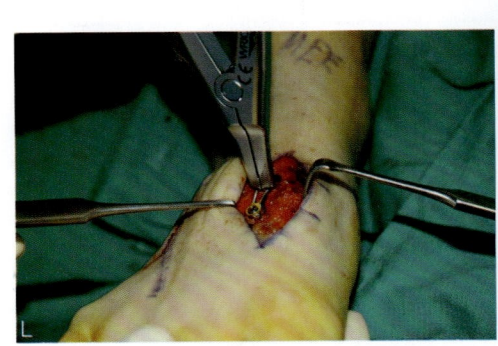
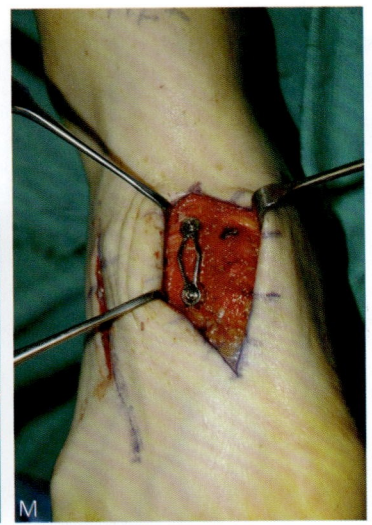

技术图7（续） L. 加压装置。M. 钢板最终位置。

完成

- 术中透视确认复位状况以及避免背屈畸形的发生（技术图8A、B）。
- 内植物通常紧邻深部血管神经束（技术图8C）。
- 术后常规使用引流（技术图8D）。

术后处理

- 随访影像学检查显示复位满意。

- 患者残留部分外侧柱症状，因此笔者采用距下关节制动假体来纠正后足力线并试图减轻外侧柱的应力。很幸运，这个患者获得了良好的效果（技术图9）。
- 第1~3跖楔关节生理活动度很小，因此行关节融合术对功能的影响较少。
- 笔者极少做外侧柱的跖楔关节融合术，以免影响中足对地面的适应能力。

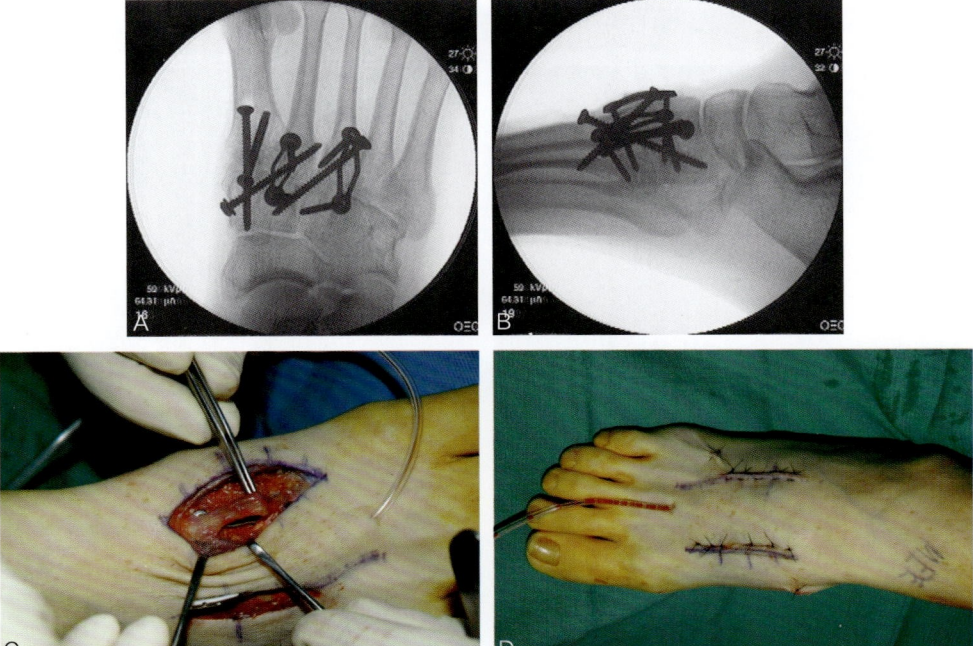

技术图8 最终固定后的透视检查。A. 正位。B. 侧位，注意观察第1跖骨头并没有抬高。C. 深部血管神经束完好，但是直接位于第2跖楔关节加压板表面。注意使用伤口引流（笔者的习惯）。D. 伤口的无张力缝合。

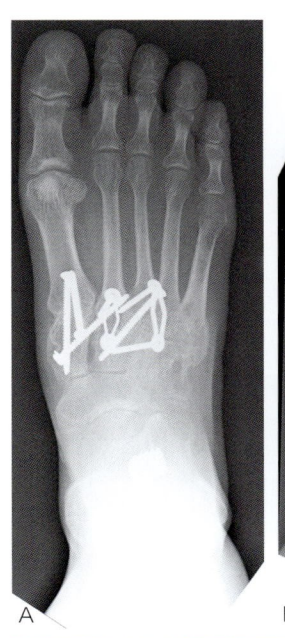
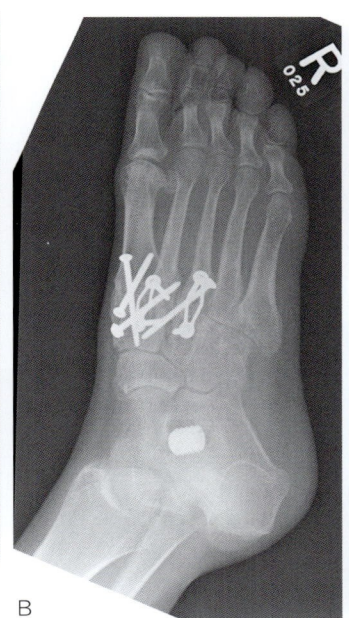
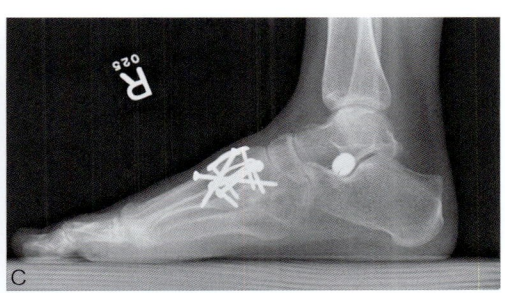
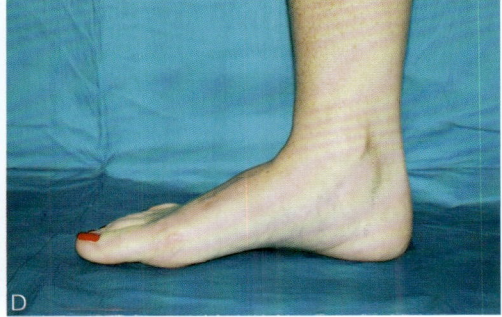
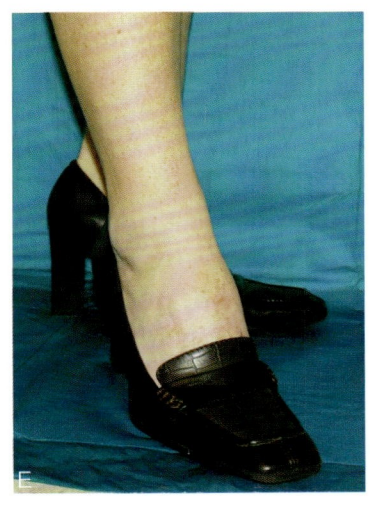

技术图 9 最终的 X 线片。A. 正位（注意距骨第 1 跖骨轴线的恢复）。B. 斜位。C. 侧位（同样距骨第 1 跖骨轴线亦获得恢复）注意距下关节制动术。这名患者残留部分足外侧疼痛及超过生理范围的跟骨外翻，或许是骰骨损伤的继发性病变。距下关节制动术虽没有直接治疗骰骨病变，但可以有效地恢复后足的力线，从而缓解外侧柱的应力。D. 足弓大体观。E. 中足关节仅有极少的活动度，因此关节融合不会实质性限制足的功能。

使用特殊中足钢板系统固定

背景
- 这是一例 48 岁女性中足夏科神经关节病患者，使用支具治疗无效（技术图 10）。
- 患者中足解剖严重受损，足纵弓丢失。

内侧中线切口内侧钢板固定
- 内侧正中线切口，牵开胫前肌腱显露跗楔关节（技术图 11A～C）。
- 如果胫前肌腱止点剥脱，依笔者的经验可在关闭切口时将其缝合至周围软组织，中足术后需长期制动，肌腱可获得良好的愈合，患者踝关节的主动背屈功能可完全恢复。
- 去除残留的关节软骨，软骨下骨行钻孔处理促进融合（技术图 11D）。

足背纵切口
- 沿中足背侧做纵行切口（技术图 12A）。
- 姆短伸肌腱下方便是深部血管神经束。在整个手术过程中均需识别和保护深部血管神经束（技术图 12B～D）。

关节面处理
- 夏科病导致中足解剖紊乱，关节面的处理具有一定的技巧。
- 对于急性跗楔关节骨折脱位，使用点式复位钳由内侧楔骨向第 2 或第 3 跖骨基底部钳夹有助于复位（技术图 13）。
- 透视确认复位良好后进行临时固定。

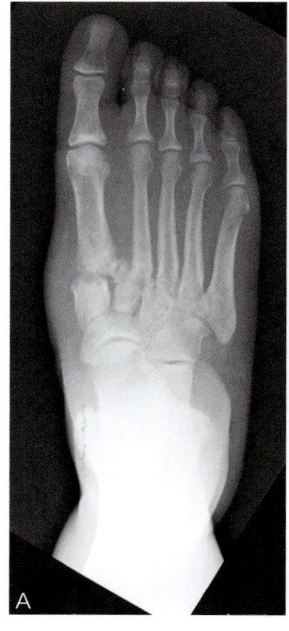
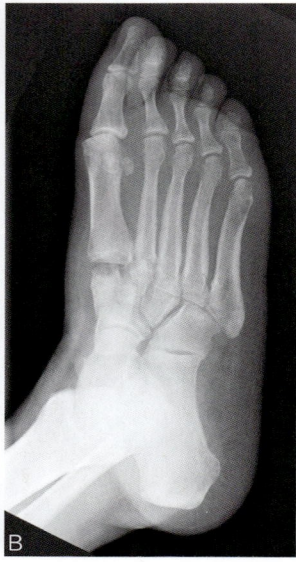
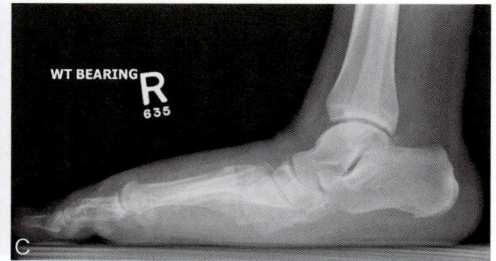

技术图10　48岁女性，中足夏科神经性关节病，术前负重位X线片。A. 正位。B. 斜位。C. 侧位。

内侧钢板固定

- 新的中足解剖融合板是依据中足局部的生理解剖设计的，因此如果钢板和骨面贴合良好则说明复位基本可以接受（技术图14）。
- 同样，如果钢板在内侧楔骨安放位置正确，则可以使用钢板对第1跖骨做良好的复位。
- 可附加1枚拉力螺钉增强内侧柱的固定，但是通常没有空间容纳螺钉及钢板，除非在钢板下方使用无头螺钉。

背侧钢板固定

- 同样，背侧也可使用专用钢板系统固定第1～3跖楔关节（技术图15A～D）。
- 可以使用钢板分别固定每个跖楔关节。但是笔者认为如果可以使用一块钢板同时固定所有3个跖楔关节，其稳定性更好。
  - 由于夏科神经性关节病对局部骨性结构的破坏，这些特别设计的生理解剖板有时在跖楔关节表面安放时会有些困难。

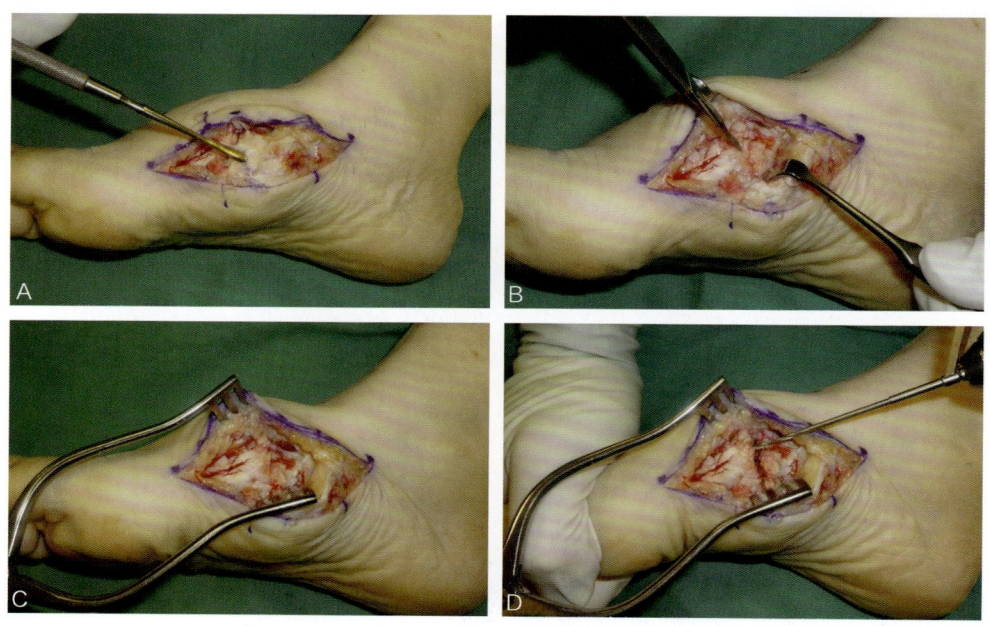

技术图11　内侧正中线切口。A. 显露。B. 拉开胫前肌腱显露第1跖楔关节。C. 完全显露。D. 去除残留的关节面后，对软骨下骨钻孔处理促进融合。

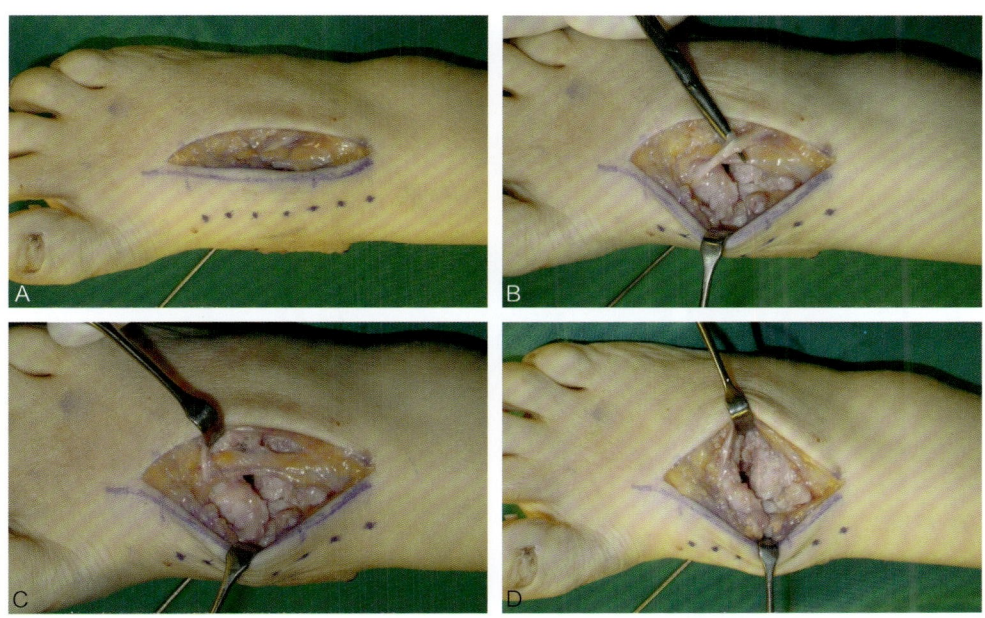

技术图12 背侧入路。A. 切口。B. 跨短伸肌腱位于深部血管神经束的表面。C. 牵开跨短伸肌腱显露深部血管神经束。D. 保护血管神经束，显露第3跖楔关节行融合术（注意夏科神经性关节病变所造成的关节偏心性畸形）。

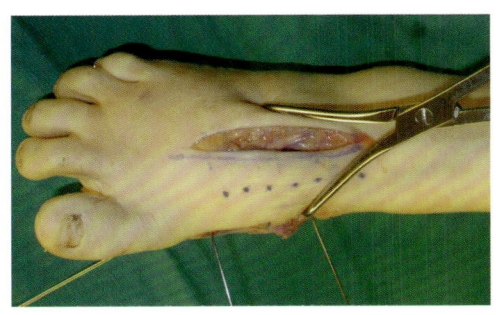

技术图13 关节面处理（以及植骨）之后，使用复位钳复位内侧柱及中间柱。

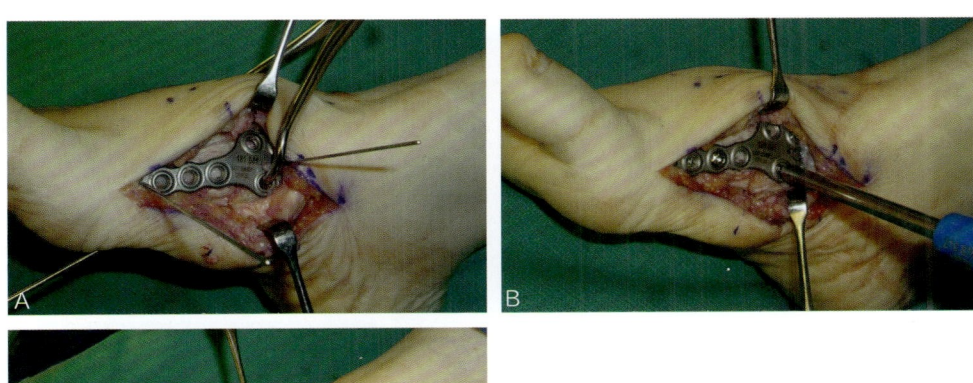

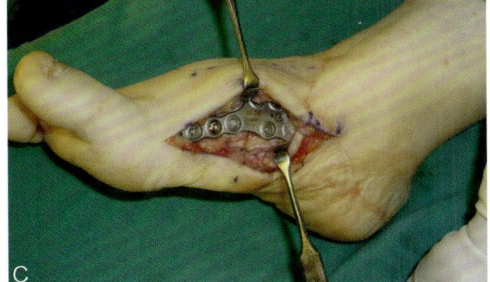

技术图14 A～C. 内侧钢板。钢板被设计用来恢复局部的生理力线，因此可被用作复位工具。有时笔者先将钢板固定至内侧楔骨，然后将第1跖骨复位至钢板。

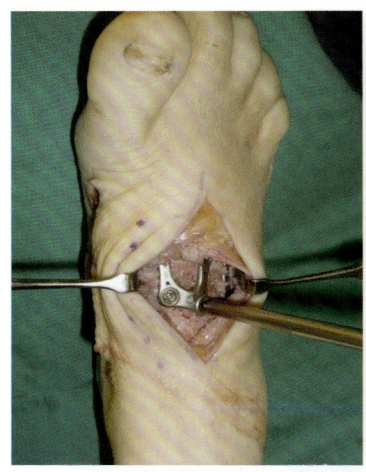
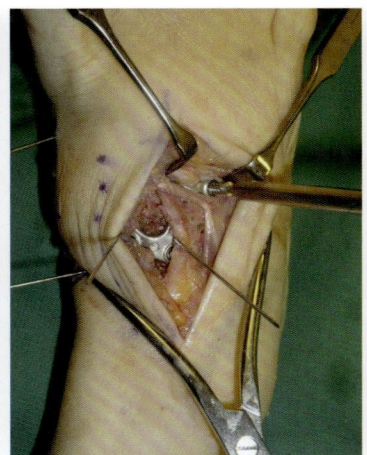
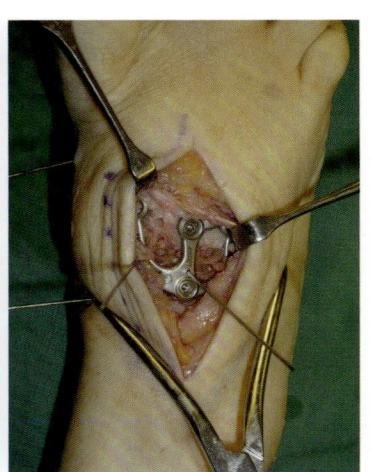
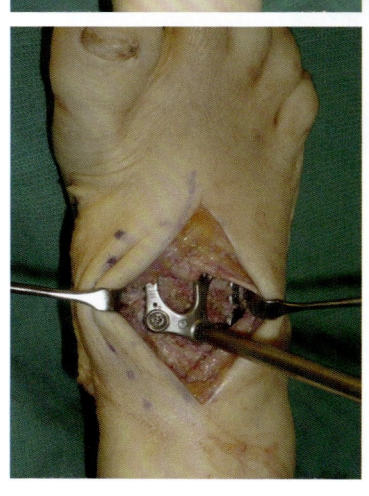

技术图15 背侧钢板。钢板由第1跖楔关节横跨至第3跖楔关节，因此应在血管神经束及伸肌腱下方仔细安放钢板。

- 注意保护深部血管神经束（在神经性病变患者只有血管需加以保护）及伸肌腱。

- 这名夏科神经性关节病患者同时伴有第4、5跖楔关节脱位，笔者选择同时融合外侧柱。
- 只有对神经性关节病患者，笔者才行外侧柱的融合术，通常笔者不愿破坏中足对地面的适应功能。

术后处理

- 技术图16为患者的随访X线片。

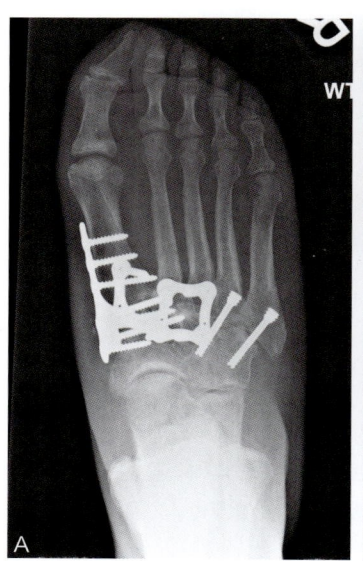
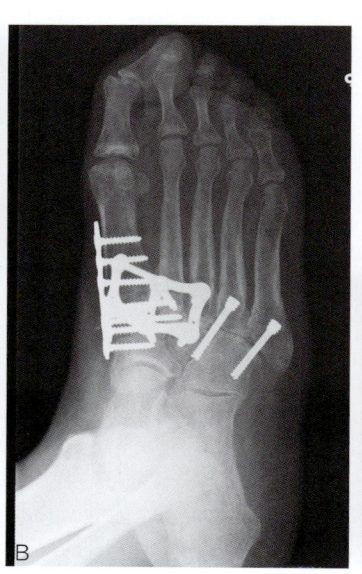
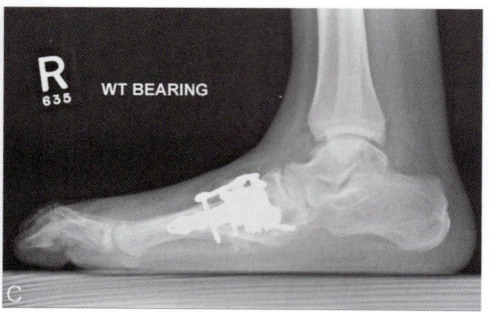

技术图16 随访X线片。A. 正位。B. 斜位。C. 侧位。在这名夏科关节病患者，外侧柱亦做了融合术。笔者并不常规融合外侧柱，除非在术前存在第4、5跖楔关节脱位的夏科关节病患者，需行外侧柱融合来增加稳定性。

外固定支架

背景
- 44岁女性患者,中足塌陷及前足外展畸形,保守治疗无效(技术图17)。

内侧中线切口
- 内侧入路行双平面截骨术。
- 使用2枚导针标记截骨部位(使用透视确认)(技术图18)。

使用外固定支架固定
- 在计划的截骨平面使用摆锯截骨,为了维持局部稳定性,笔者首先安装外固定支架,然后完成截骨(技术图19A)。
- 这个患者使用框架式外固定支架结构(butt固定架)。
- 后足使用两个"U"形环固定。
  - 首先使用细钢针固定支架(技术图19B、C)。
  - 再加用半(螺纹)钉增强稳定性(技术图19D)。
  - 笔者一般在拧入半钉后才对钢针进行牵张固定(技术图19E、F)。
- 前足使用半环固定,首先使用3枚张力针固定(技术图19G)。
  - 笔者一般在截骨后在前足-中足部位增加1枚半钉固定,然后将前足固定环和后足固定环相连接。

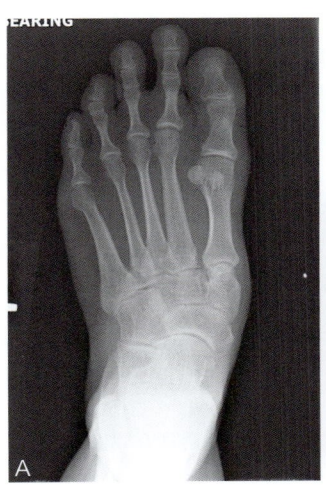
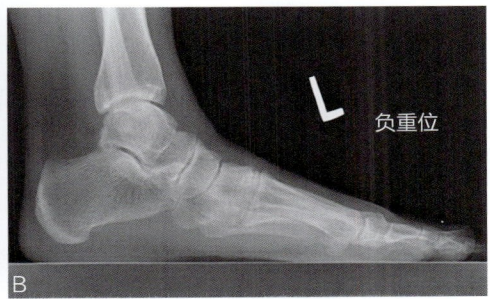

技术图17　44岁女性患者,中足畸形及继发性前足外展及中足塌陷,保守治疗无效,术前负重位X线片。A. 正位。B. 侧位。

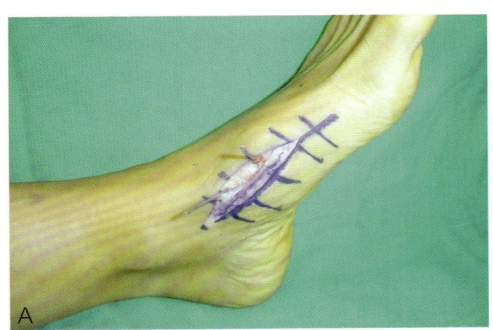
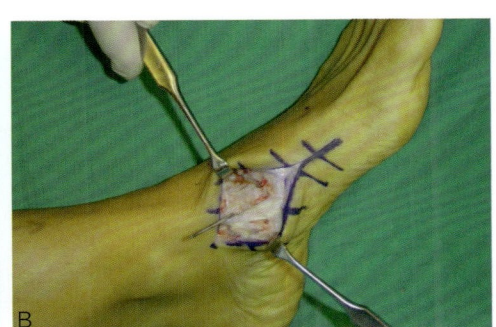
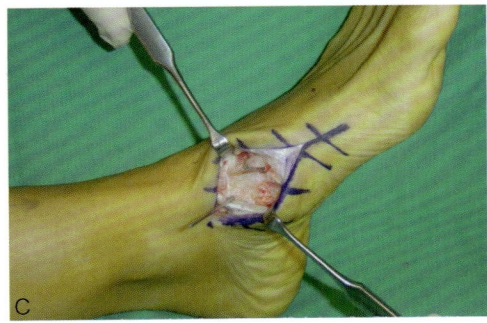

技术图18　内侧正中线入路。A. 手术切口。B. 保护胫前肌腱,使用导针标记中足双平面截骨的部位。C. 完全显露。

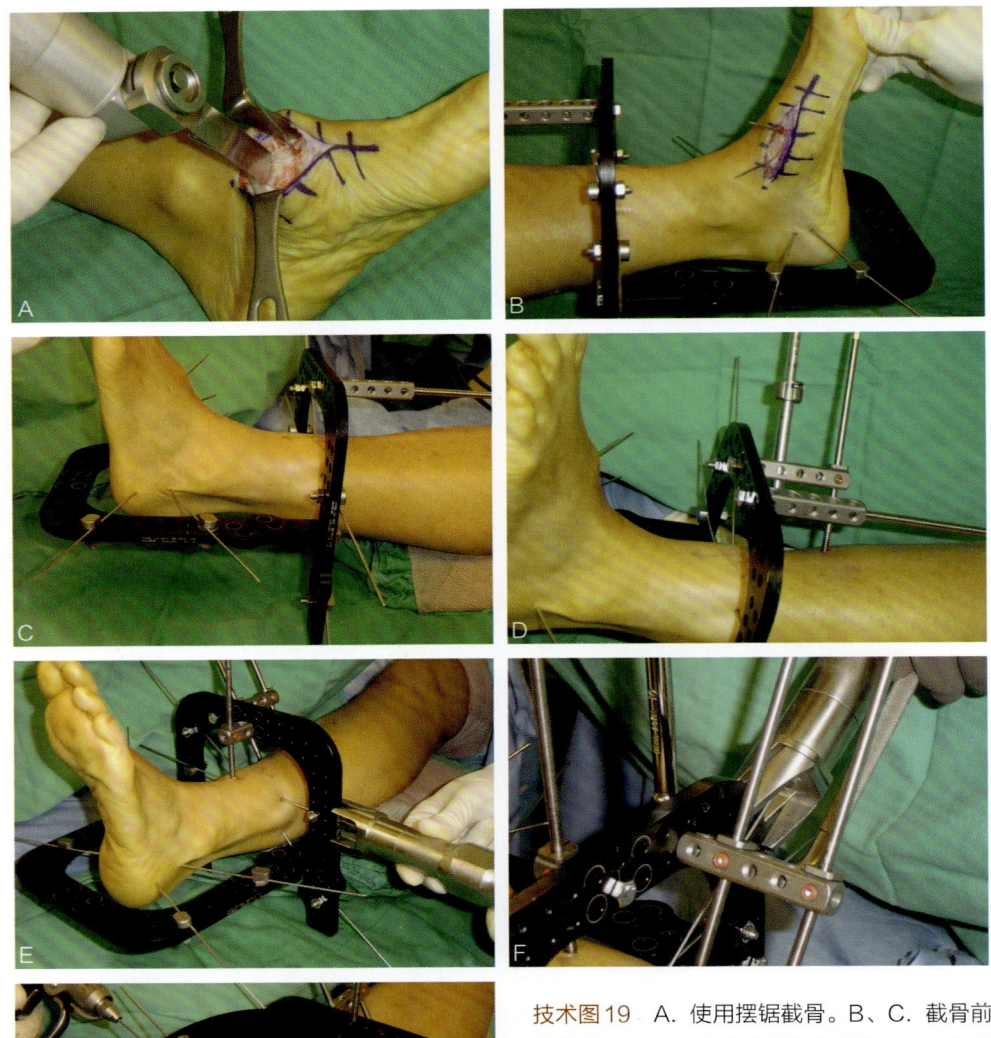

技术图19 A. 使用摆锯截骨。B、C. 截骨前安装外固定支架，首先使用钢针固定。B. 内侧面观。C. 外侧面观。在冠状面使用"U"形环固定后足，并将之与固定胫的另一个"U"形环相连。D. 胫骨侧"U"形环另加用1枚半钉增强稳定性。E、F. 将钢针牵张固定。G. 安装前足固定环，首先使用牵张固定针，但笔者常规加用1枚细的半钉来增加固定环的稳定性。

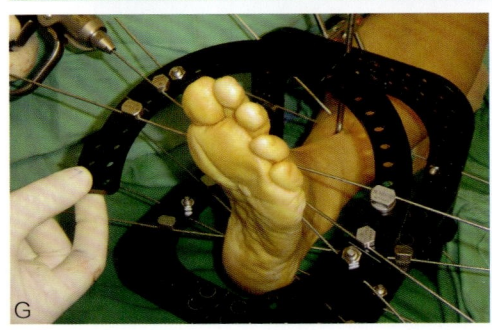

中足截骨

- 使用摆锯或线锯截骨（技术图20A）。
- 双平面楔形截骨，楔形骨块基底位于内侧及跖侧，这样便能纠正外展畸形并跖屈前足而重建足弓。
- 使用骨刀完成最后的截骨（技术图20B）。
- 移除楔形骨块（技术图20C）。
- 闭合截骨部位（技术图20D、E）。
  - 如果截骨部位闭合后对合不佳，可使用以下方法：保护周围软组织，将摆锯置入截骨间隙，将截骨部位尽量闭合，启动摆锯来去除截骨面的不平整处。这个技巧有助于获得截骨面的良好对合。
- 通过这种截骨亦可纠正前足的旋转畸形。
  - 笔者通常同时旋转前足来纠正平足症所伴有的前足内翻畸形。
- 将前足固定环和后足固定环相连（技术图20F～I）。
- 行加压固定，使用该系统的计算机软件，术中或术后都可对畸形做进一步的调整。
- 笔者在术中尽量纠正畸形，同时确保融合部位获得良好的骨接触，然后对局部行加压固定以增强稳定性，促进愈合。

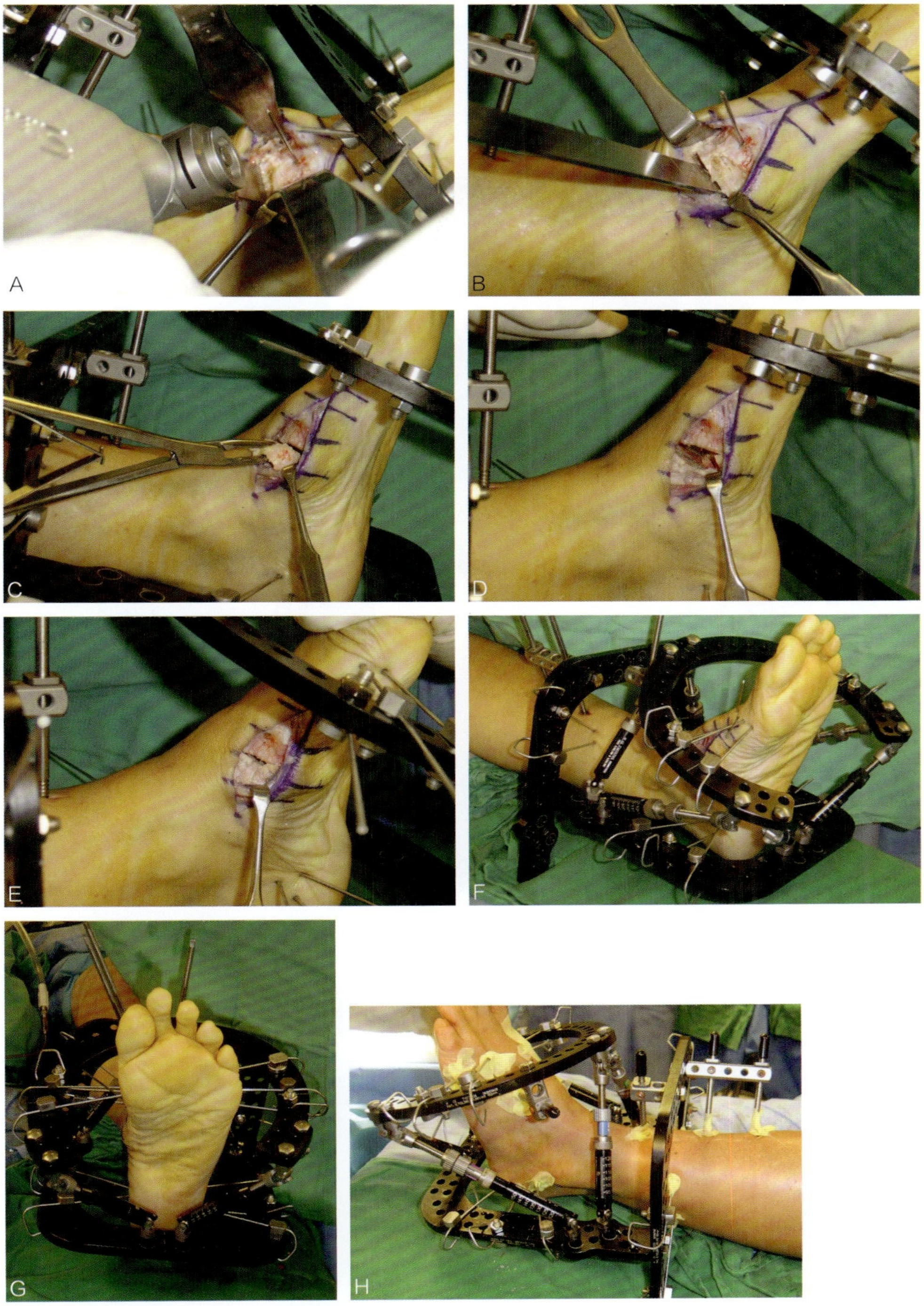

第43章 中足融合术

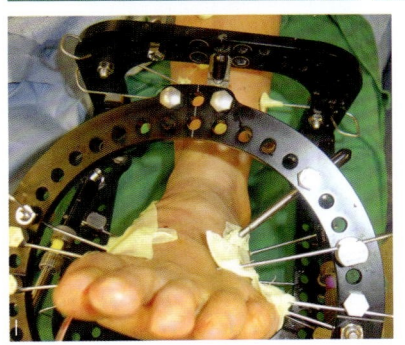

技术图20 A～C. 安装外固定支架（butt固定架）后行中足双平面截骨术。A. 使用摆锯截骨。B. 使用骨刀完成截骨。C. 使用咬骨钳去除楔形截骨块。D、E. 纠正畸形。D. 截骨部位开发状态。E. 截骨部位向内侧及跖侧闭合。F、G. 已安装固定环，使用连接柱连接并行截骨部位加压。F. 内侧面观。G. 足底面观。显示足弓的重建及外展畸形的纠正。H、I. 在固定针周围使用敷料包扎，注意前足背外侧加用的半固定针。H. 外侧面观。I. 正面观。

术后处理

- 技术图21A~C为佩戴外固定支架的随访X线片。
- 技术图21D~H为移除外固定支架后的最终随访情况。
- 通常情况下,中足塌陷的平足畸形矫正术后,第1跖列会显得比较短。
- 根据笔者的经验,术中如果第1跖列获得足够的跖屈并防止足内侧柱的背屈畸形,就很少发生转移性跖痛。

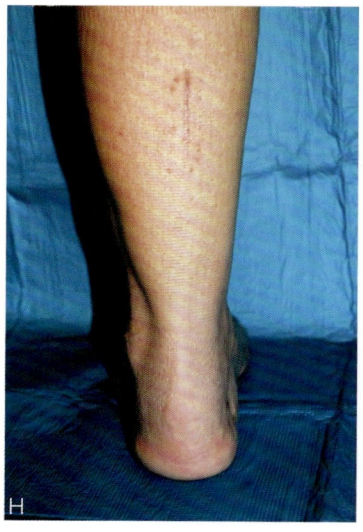

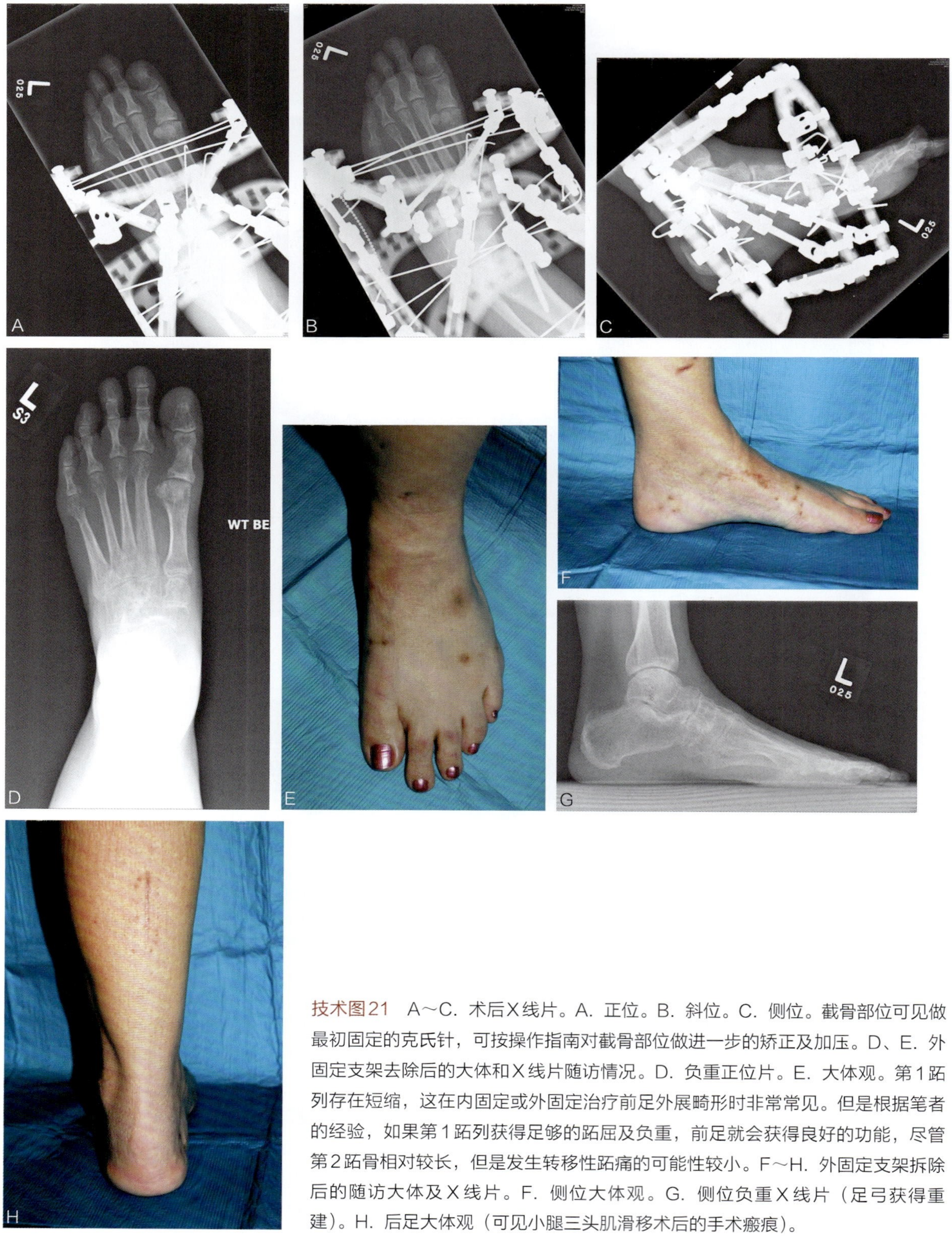

技术图21 A~C. 术后X线片。A. 正位。B. 斜位。C. 侧位。截骨部位可见做最初固定的克氏针,可按操作指南对截骨部位做进一步的矫正及加压。D、E. 外固定支架去除后的大体和X线片随访情况。D. 负重正位片。E. 大体观。第1跖列存在短缩,这在内固定或外固定治疗前足外展畸形时非常常见。但是根据笔者的经验,如果第1跖列获得足够的跖屈及负重,前足就会获得良好的功能,尽管第2跖骨相对较长,但是发生转移性跖痛的可能性较小。F~H. 外固定支架拆除后的随访大体及X线片。F. 侧位大体观。G. 侧位负重X线片(足弓获得重建)。H. 后足大体观(可见小腿三头肌滑移术后的手术瘢痕)。

其他病例

背景

- 32岁男性患者,因跗楔关节骨折脱位在外院行切开复位内固定术及内固定取出术后,保守治疗无效(技术图22A~C)。
- 纠正畸形后,使用中足内侧柱跖侧钢板及中间柱背侧钢板固定(技术图22D~G)。
- 随访的X线片(技术图22H~J)显示术后患者的足纵弓得到了纠正,但是前足仍然处于外展位,患者的症状没有完全缓解。
- 进一步的保守治疗无效。

翻修手术

- 去除内固定后行内侧双平面楔形截骨术(技术图23A~C)。
- 进一步纠正前足外展畸形及进一步跖屈内侧柱。

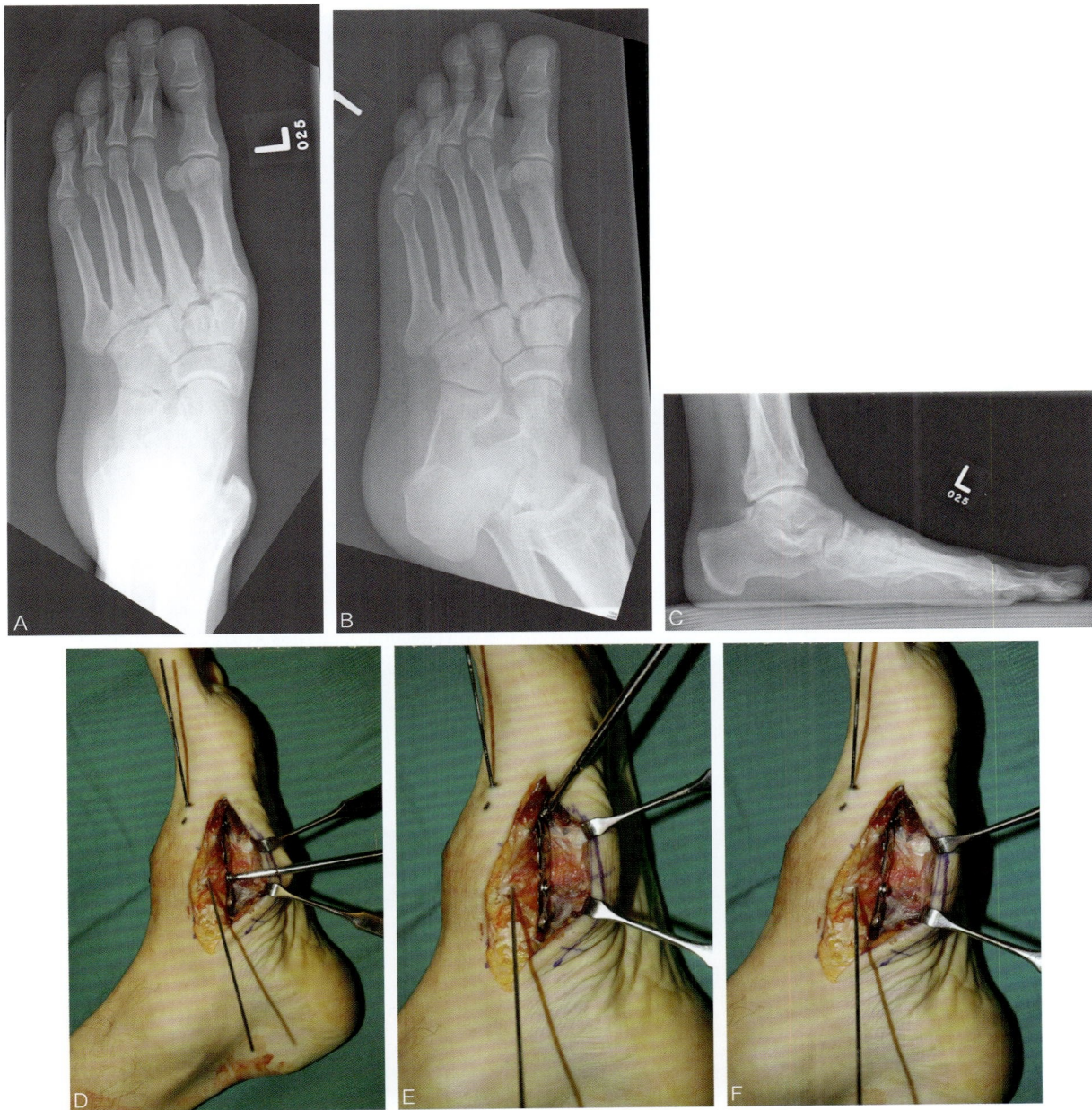

技术图22 32岁男性慢性跗楔关节骨折脱位患者,曾行切开复位内固定术及内固定取出术,术前负重位X线片。A. 正位。B. 斜位。C. 侧位。翻修手术,双纵行切口纠正前足外展及中足塌陷畸形后,使用内侧柱跖侧板及中间柱背侧板固定。D~F. 内侧柱跖侧板的固定。可见临时固定克氏针。

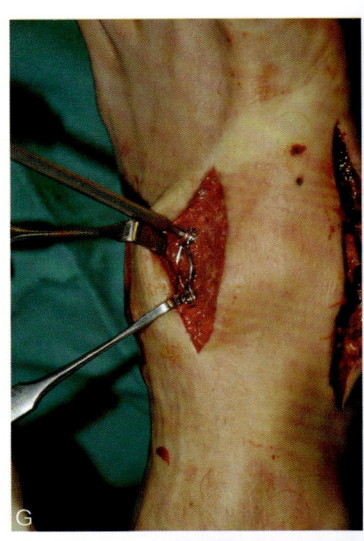
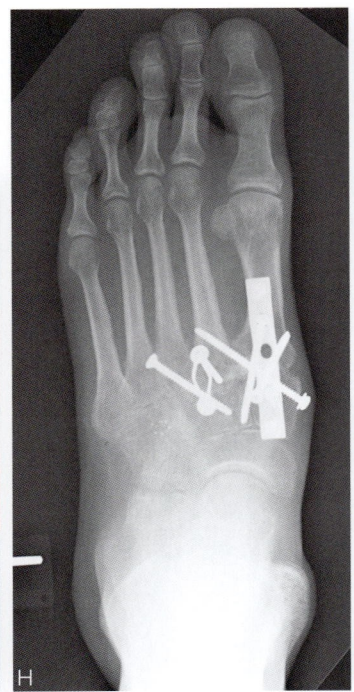
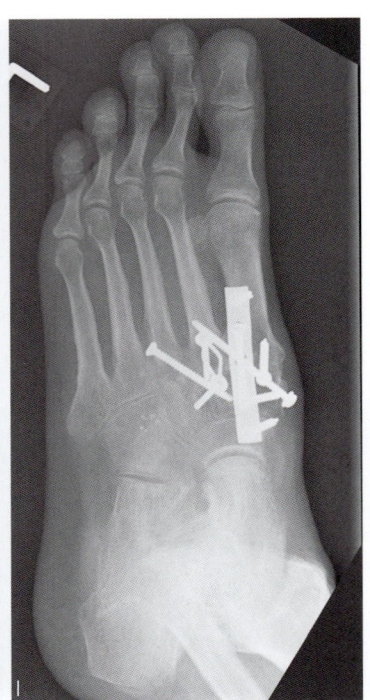
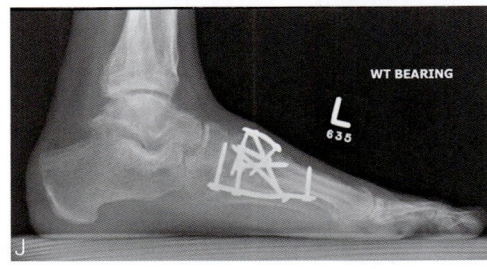

技术图22（续） G. 背侧入路显露中间柱使用加压板固定。H～J. 随访负重位X线片。足弓获得重建，但是前足外展畸形纠正不够。H. 正位。I. 斜位。J. 侧位。患者的症状有所缓解但是不完全，并且使用支具治疗无效。

- 跖侧板可再次使用（技术图23D、E）。
- 笔者又附加了2个后足矫形手术：
  - 跟骨内移截骨术（技术图23F）。
  - 距下关节制动术（技术图23G）。

术后处理

- 随访时的负重X线片显示力线获得纠正，尤其是正位片上的距骨-第1跖骨轴线（技术图24A、B）。
- 足的力线及功能都有改善，实际上患者手术侧足的力线要优于对侧足（技术图24C～E）。

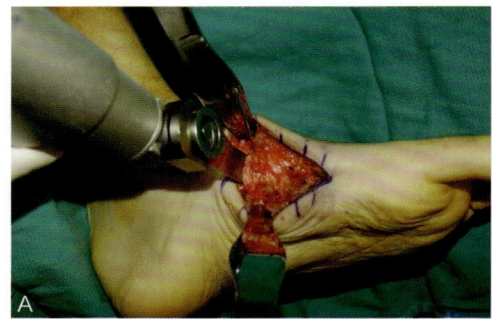
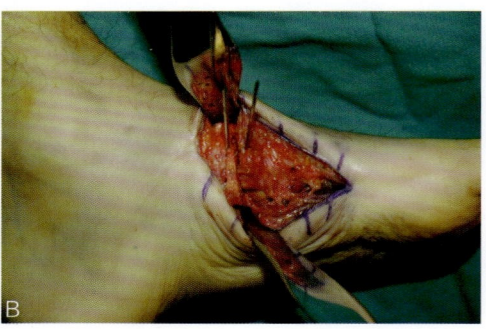

技术图23 A～C. 再次翻修手术时，移除跖侧固定板，使用内侧入路行双平面中足截骨矫形术来纠正前足外展畸形及进一步跖屈内侧柱。A. 沿参考克氏针使用摆锯行双平面截骨。B. 截除楔形骨块。

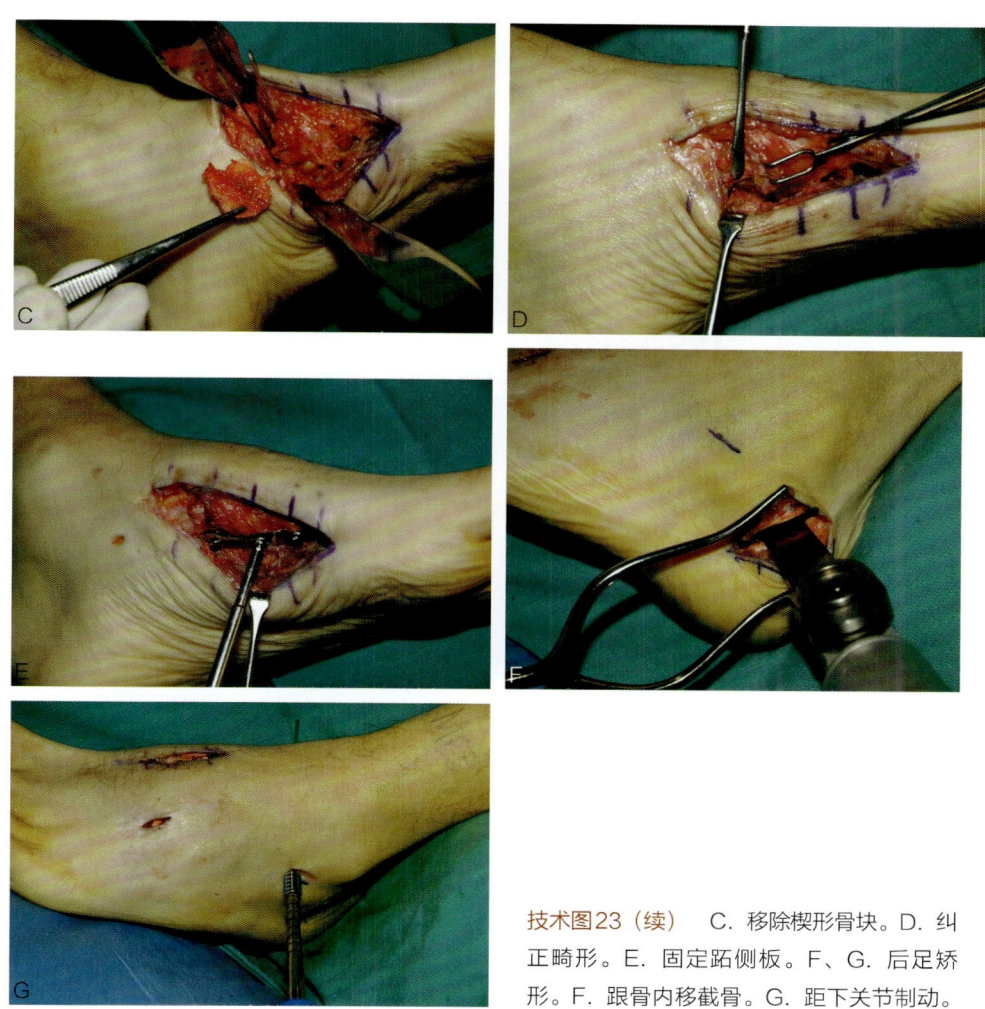

技术图23（续） C. 移除楔形骨块。D. 纠正畸形。E. 固定跖侧板。F、G. 后足矫形。F. 跟骨内移截骨。G. 距下关节制动。

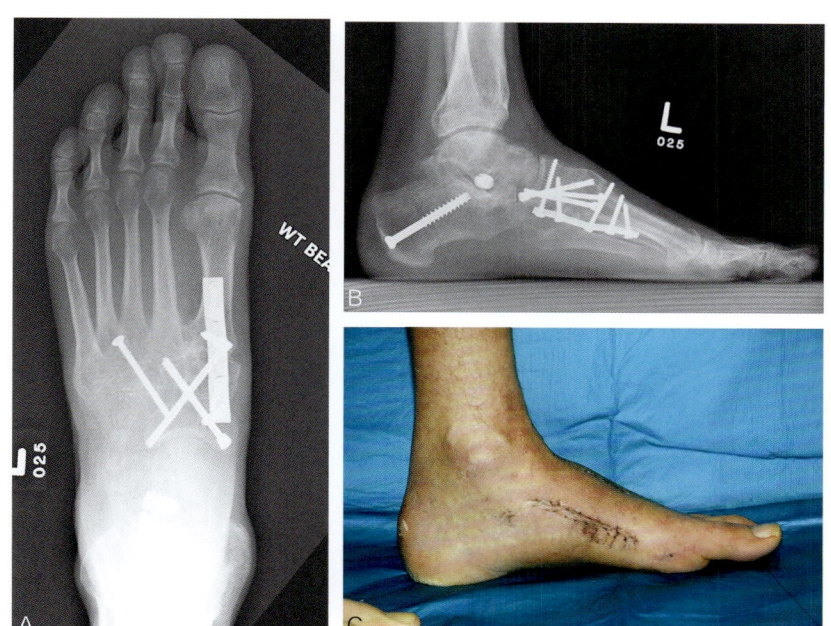

技术图24 A、B. 随访负重位X线片。A. 正位（可见前足外展获得纠正），距骨第1跖骨轴线获得接近解剖的纠正。B. 侧位，距骨第1跖骨轴线亦获得纠正。C~E. 随访大体照片。C. 侧位。

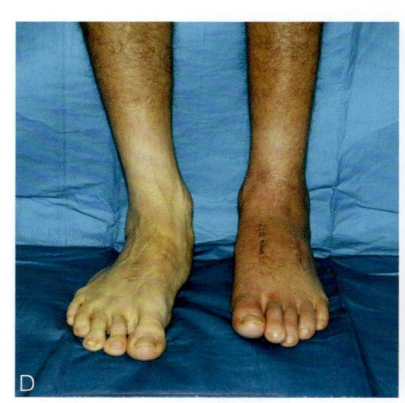
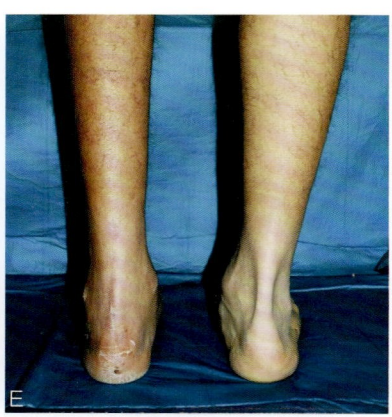

技术图24（续） D. 正位。E. 后足观。术侧足较对侧足具有更好的力线。

要点与失误防范

纠正畸形	在正位及侧位恢复距骨–第1跖骨力线，矫正不够则很难获得满意的疗效
跖楔关节解剖	跖楔关节非常深（2.5～3 cm）
避免背屈或抬高跖骨头	需完全处理跖楔关节关节面，残留的跖侧骨及软骨会导致背屈畸形，同时注意不要去除跖楔关节背侧的骨质
纠正外展畸形	足内侧柱内侧面生理解剖相对平直，对于严重的中足畸形应旋转第1跖骨以获得解剖对线，然后纠正外侧跖列
前足平衡	做跖楔关节融合术时必须检查跖骨头间的相互位置，第1跖骨头及其籽骨应略低于外侧跖骨头，中足临时固定时应触摸检查跖骨头平衡
纠正前足外展畸形的技巧	严重畸形患者应避免抬高第1跖骨头，尽力纠正前足外展畸形。将钢板首先固定到内侧楔骨内侧面，然后将第1跖骨复位至钢板 像治疗跖楔关节骨折脱位一样，使用大的点式复位钳钳夹内侧楔骨及第2跖骨基底来复位第2跖骨基底部

术后处理

- 术后2周内使用夹板固定踝关节于中立位。
- 术后2周，患者复诊拆除缝线，更换短腿石膏保持踝关节于中立位，允许患足触地负重。
- 术后6周复诊时拆除石膏摄片检查（足的正侧位及斜位），如果X线片可见骨愈合征象，患者可改用步行靴（cam boot），同样只允许患足触地负重。
- 术后10周复诊，重复X线片检查（足的负重正侧位及斜位）。
- 如果影像学检查提示存在进行性骨愈合，则以后3周可逐步增加负重量，同时逐渐改为穿普通鞋。建议穿着硬底鞋并使用足纵弓支撑。
- 如果影像学检查未见进行性骨愈合，则继续使用行走靴3～4周，并限制负重。

预后

- 目前缺乏有关中足融合的四级研究，但有限的文献显示中足融合术后，患者的功能得到改善，疼痛减轻。
- 生理力线恢复良好的患者临床疗效亦好。
- 尚无有关中足特殊钢板系统疗效的报道。
- 还需更多的信息及更高级别的循证医学研究。

并发症

- 矫形不完全。
- 矫形过度。
- 感染。
- 伤口裂开。
- 骨不连。
- 骨畸形愈合。
  - 1个或多个跖骨抬高过度。
  - 跖骨头不平衡。

（薛剑锋 译，梅国华 审校）

参考文献

[1] Coetzee JC, Ly TV. Treatment of primarily ligamentous Lisfranc joint injuries: primary arthrodesis compared with open reduction and internal fixation. Surgical technique. J Bone Joint Surg Am 2007;89(suppl 2, pt 1):122-127.

[2] Ferris LR, Vargo R, Alexander IJ. Late reconstruction of the midfoot and tarsometatarsal region after trauma. Orthop Clin North Am 1995;26:393-406.

[3] Greisberg J, Assal M, Hansen ST Jr, et al. Isolated medial column stabilization improves alignment in adult-acquired flatfoot. Clin Orthop Relat Res 2005;(435):197-202.

[4] Horton GA, Olney BW. Deformity correction and arthrodesis of the midfoot with a medial plate. Foot Ankle 1993;14:493-499.

[5] Jung HG, Myerson MS, Schon LC. Spectrum of operative treatments and clinical outcomes for atraumatic osteoarthritis of the tarsometatarsal joints. Foot Ankle Int 2007;28:482-489.

[6] Komenda GA, Myerson MS, Biddinger KR. Results of arthrodesis of the tarsometatarsal joints after traumatic injury. J Bone Joint Surg Am 1996;78(11):1665-1676.

[7] Raikin SM, Schon LC. Arthrodesis of the fourth and fifth tarsometatarsal joints of the midfoot. Foot Ankle Int 2003;24:584-590.

[8] Rammelt S, Schneiders W, Schikore H, et al. Primary open reduction and fixation compared with delayed corrective arthrodesis in the treatment of tarsometatarsal (Lisfranc) fracture dislocation. J Bone Joint Surg Br 2008;90(11):1499-1506.

[9] Sammarco VJ, Sammarco GJ, Walker EW Jr, et al. Midtarsal arthrodesis in the treatment of Charcot midfoot arthropathy. J Bone Joint Surg Am 2009;91(1):80-91.

[10] Sammarco VJ, Sammarco GJ, Walker EW Jr, et al. Midtarsal arthrodesis in the treatment of Charcot midfoot arthropathy. Surgical technique. J Bone Joint Surg Am 2010;92(suppl 1, pt 1):1-19.

[11] Suh JS, Amendola A, Lee KB, et al. Dorsal modified calcaneal plate for extensive midfoot arthrodesis. Foot Ankle Int 2005;26:503-509.

[12] Toolan BC. Midfoot arthrodesis: challenges and treatment alternatives. Foot Ankle Clin 2002;7:75-93.

[13] Vertullo CJ, Easley ME, Nunley JA. The transverse dorsal approach to the Lisfranc joint. Foot Ankle Int 2002;23:420-426.

第44章 中足经皮截骨外固定
Percutaneous Midfoot Osteotomy with External Fixation

Bradley M. Lamm, Ahmed Thabet, John E. Herzenberg, and Dror Paley

解剖和发病机制

- 中足的范围自跗中关节延伸至跖楔关节,连接后足及前足[2,3]。正常的步态需要中足及后足关节的复杂协同作用[7]。
- 中足畸形可分为僵硬性和柔性,又可分为单平面或多平面畸形。
- 中足畸形会改变负重分布及足的力线,严重影响足的生物力学。

病史和体格检查

- 术前做体格检查及影像学检查(图1)明确畸形的部位及程度。
- 中足畸形的体格检查很重要,应包括关节的活动度、畸形的僵硬程度及旋转畸形(旋前及旋后)的程度。

手术治疗

- 手术治疗的目的是重建足的力线,恢复步态周期中自后足向前足的正常负重传导,缓解疼痛,重塑功能步态而不影响邻近关节的活动[2]。
- 传统的中足截骨适应证有限,因为一期纠正畸形可能导致血管神经损伤,需要广泛的软组织剥离,内植物可能增加感染的风险,楔形截骨可能牺牲正常的关节及改变解剖力线[5]。
- 文献报道有多种类型的截骨术来纠正中足畸形,每种截骨术有不同的指征[2,3,8,9]。
  - 高弓足畸形:Cole、Japas和Akron截骨。
  - 复发性马蹄内翻足及跖内收畸形:楔骨内侧开口楔形截骨及骰骨外侧闭口楔形截骨。
- 笔者使用线锯行经皮中足截骨术来纠正单平面及多平面中足畸形。
  - 这种特殊的经皮截骨技术最早于1894年由意大利产科医生Leonard Gigli所报道。
  - 线锯是一条扭转的不锈钢缆,当其沿骨面做往复运动时会产生有效的切割。
- 我们技术的主要优点是:
  - 这是一种微创技术,降低了软组织的损伤及感染的风险,减少骨膜及软组织剥离有助于骨愈合。对软组织的损伤小,对多次手术的足而言非常重要。
  - 不受畸形严重程度的影响,保留关节及生长板,便于纠正单平面或多平面畸形。
  - 逐步调整的外固定支架产生骨的再生,其效果优于骨切除手术,后者增加足的僵直[4]。
  - 逐步调整的外固定支架可对足的解剖对线进行精确的调整,可重建足的正常对线及肌肉功能[4-6]。

术前计划

- 通过影像学检查确定中足畸形成角的中心(CORA)[6]。
- 根据畸形中心所处的平面,以及临床检查和影像学检查来确定畸形的部位及程度,从而确定截骨矫形的平面。

患者体位

- 患者仰卧于透X线手术床。
- 使用大腿止血带,于止血带远端消毒铺巾,应允许术中屈曲膝关节至90°,以便对足行正位透视检查。
- 患侧臀部垫高以获得良好的体位。

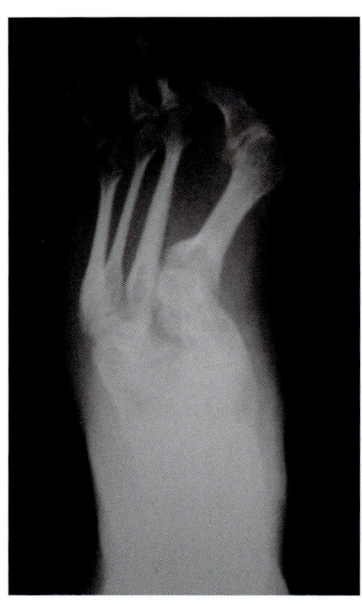

图1 下肢腓侧缺损成年患者,负重正位X线片显示中足内收畸形(35°),同时合并跗外翻畸形(版权:2008, Rubin Institute for Advanced Orthopedics, Sinai Hospital of Baltimore)。

- 对患肢行消毒铺巾，止血带充气。

入路
- 根据术前计划，可在中足的多个平面行截骨术（距骨 – 跟骨颈部、骰骨 – 足舟骨或骰骨 – 楔骨）。
- 当距下关节僵直或融合时可行距骨 – 跟骨颈部截骨术。
- 当距下关节可活动时，中足截骨平面位于骰骨 – 足舟骨或骰骨 – 楔骨[5,6]。

技术1：中足截骨，外固定支架矫形

- 中足截骨先于外固定支架安装或螺钉植入前进行。
- 借助于术中透视，确认并标记截骨平面（技术图1A）。
- 在透视引导下，将一枚直径1.8 mm的Ilizarov固定针置于足表面，使用记号笔标记在正位及侧位的截骨平面。
- 中足截骨需要做4个经皮横切口。
- 第1个横切口位于足的跖侧外侧交界处，使用骨膜剥离器于足底穹隆部做骨膜下分离，形成一个骨膜下隧道保护足底的肌腱和血管神经束。
  - 抵着骨面摆动骨膜剥离器跨过整个足弓跖侧，将骨膜剥离器插至足的跖内侧（技术图1B）。
- 于足跖内侧骨膜剥离器头部做第2个横行切口，移开骨膜剥离器。
  - 使用弯头扁桃体钳，将1根2#爱惜邦缝线由外侧切口穿过先前所制作的骨膜下隧道，直达内侧切口（技术图1C）。
  - 然后将线锯系在爱惜邦缝线上，牵引缝线，将线锯由外向内通过相同的骨膜下隧道（技术图1D）。
  - 通过透视确定线锯的位置，确保正确的截骨平面。
  - 从跖内侧切口，将骨膜剥离器沿足背于胫前肌腱下方行骨膜下剥离，于胫前肌腱外侧穿出。
- 于胫前肌腱外侧做第3个横切口，切口位于骨膜剥离器将皮肤顶起处。
  - 将弯钳沿骨膜下由第3切口穿至第2切口，钳住安惜邦缝线，牵引，将线锯由第3切口拉出（技术图1E）。
  - 再将骨膜剥离器由第3切口于伸肌腱下方行足背骨膜下剥离，于骰骨及第1横切口背侧穿出。
- 于骨膜剥离器顶起皮肤处做第4横切口（技术图1F）。
  - 使用弯钳将和爱惜邦缝线相连的线锯由第3横切口牵拉至第4横切口。
- 现在线锯已绕过中足骨骼（技术图1G），穿过线锯时应注意维持在计划的截骨平面。
- 安装线锯把手，往复抽动线锯由内侧向外侧对中足行截骨（技术图1H），截骨时应调整线锯把手的位置来保护外侧软组织。
- 为了避免损伤腓骨肌腱及外侧皮肤，再到达骰骨时暂停截骨，于第4及第1切口之间软组织下方插入骨膜剥离器保护，然后完成截骨（技术图1I）。
  - 完成截骨后，骨膜剥离器能阻止线锯切割软组织。
- 截骨完成后，使用透视确认。
- 剪断线锯并将其取出（技术图1J）。
- 放开气囊止血带，关闭切口[5,6]。

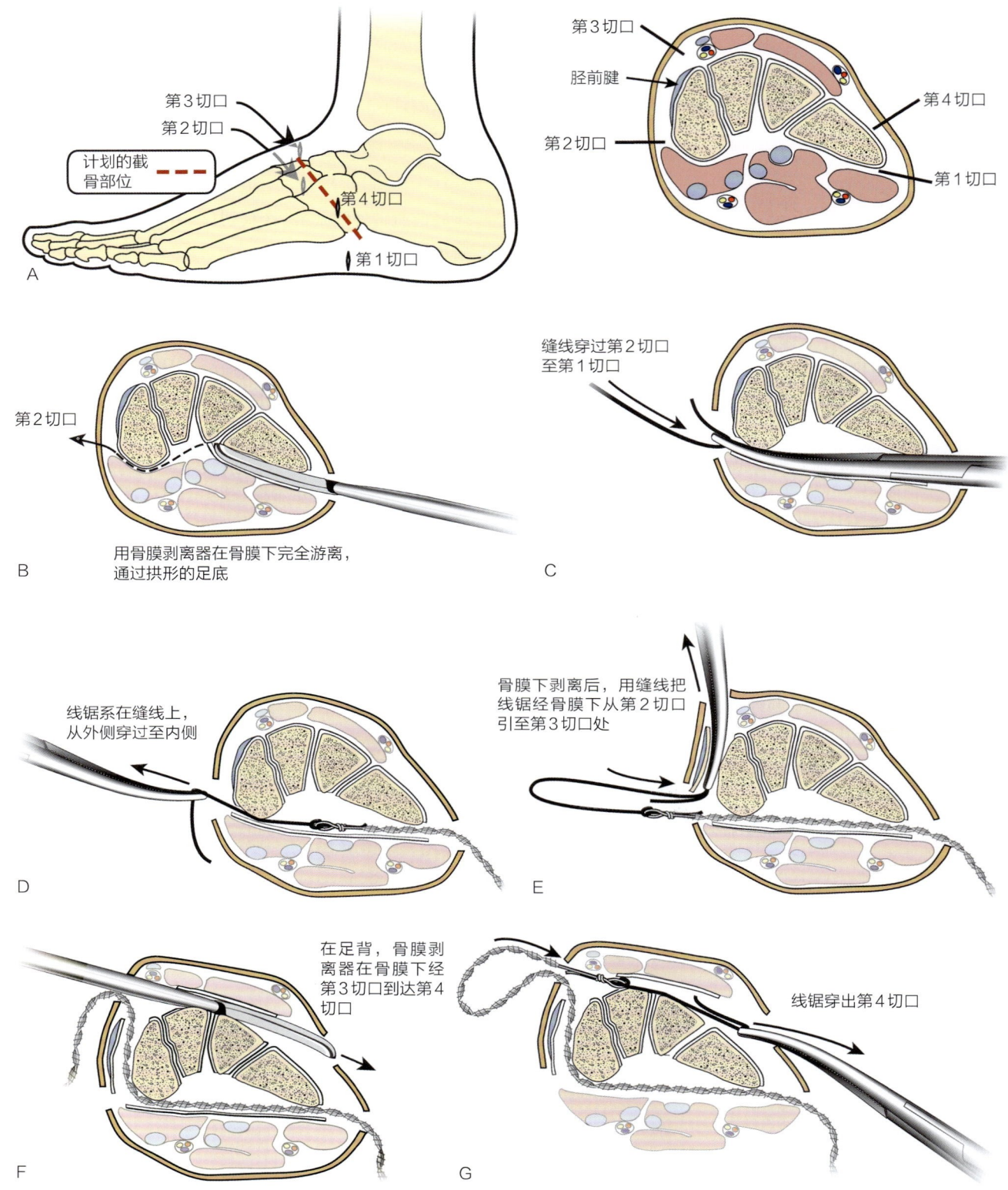

技术图1 中足经皮线锯截骨术。A. 线锯经皮穿过中足，有3个平面：距骨-跟骨颈部、骰骨-足舟骨平面及骰骨-楔骨平面。示意图所示为骰骨-内侧楔骨平面截骨。使用4个小切口穿过线锯：内跖侧、跖外侧，以及2个背侧切口。B. 足底呈凹面且有许多骨骼，因此足底的骨膜剥离需沿骨面逐步进行。C. 从外侧向内侧穿过缝线（亦可从内向外）。D. 从足底由外侧向内侧穿过线锯。E. 在足的背内侧做第3切口，并将缝线及线锯引出。F. 在足背外侧做第4切口，剥离足背的骨膜。G. 将缝线及线锯由足底绕至足背，由足背外侧切口引出。

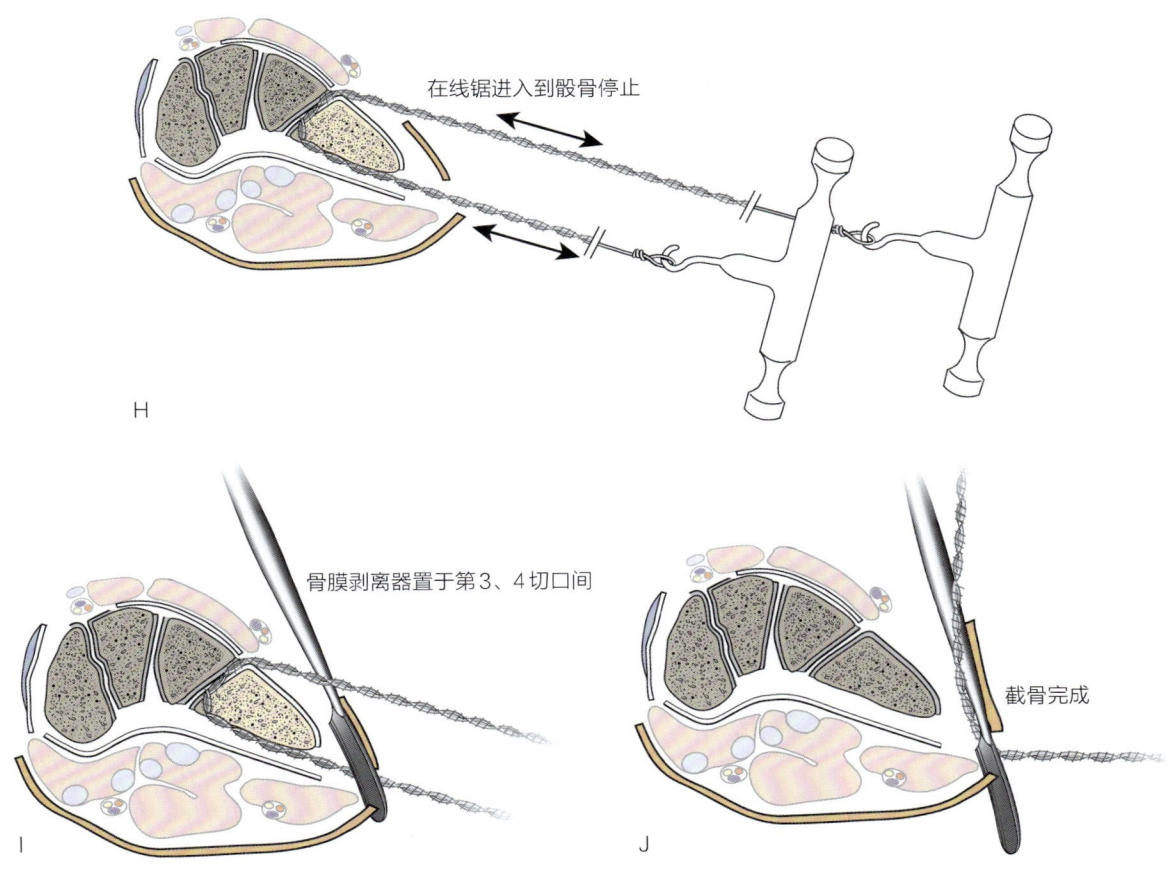

技术图1（续） H. 使用线锯截骨直至骰骨表面。I. 剥离外侧骨膜并使用剥离器保护骨膜及软组织。J. 对骰骨截骨后，移除线锯（版权：2008, Rubin Institute for Advanced Orthopedics, Sinai Hospital of Baltimore）。

安装外固定支架

- 使用外固定支架能逐步纠正畸形并做骨延长，可使用Ilizarov或Taylor外固定支架系统。
- 于中足截骨处远近侧骨骼内打入外固定支架固定针并弯曲。
  - 由于应力容易向薄弱处传递，在足部主要是关节和生长板，因此这2枚固定针应紧贴截骨处打入，在透视引导下仔细操作（技术图2）。
- 然后根据畸形来构建外固定支架，将胫骨、距骨、跟骨及中足近端固定至近侧固定框架，将中足远端及前足固定至远端固定框架（技术图3）。
- 最后，将弯曲的克氏针分别与远近侧固定框架相连接。
  - 弯曲克氏针无需收紧。
- 使用带橄榄头的弯曲固定针，以防止使用外固定支架纠正畸形时发生骨骼的横向偏移。

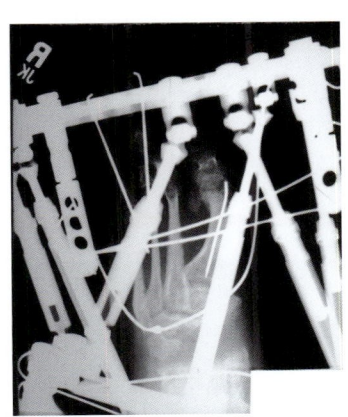

技术图2 使用Tayor三维外固定支架系统治疗图1中的患者，在牵张过程中可见内侧楔形开口及正常的新骨形成。弯曲克氏针紧贴经皮线锯截骨部位。使用1枚外侧橄榄头固定针以防牵张过程中前足外移。跗外翻畸形获得了准确的矫正（版权：2008, Rubin Institute for Advanced Orthopedics, Sinai Hospital of Baltimore）。

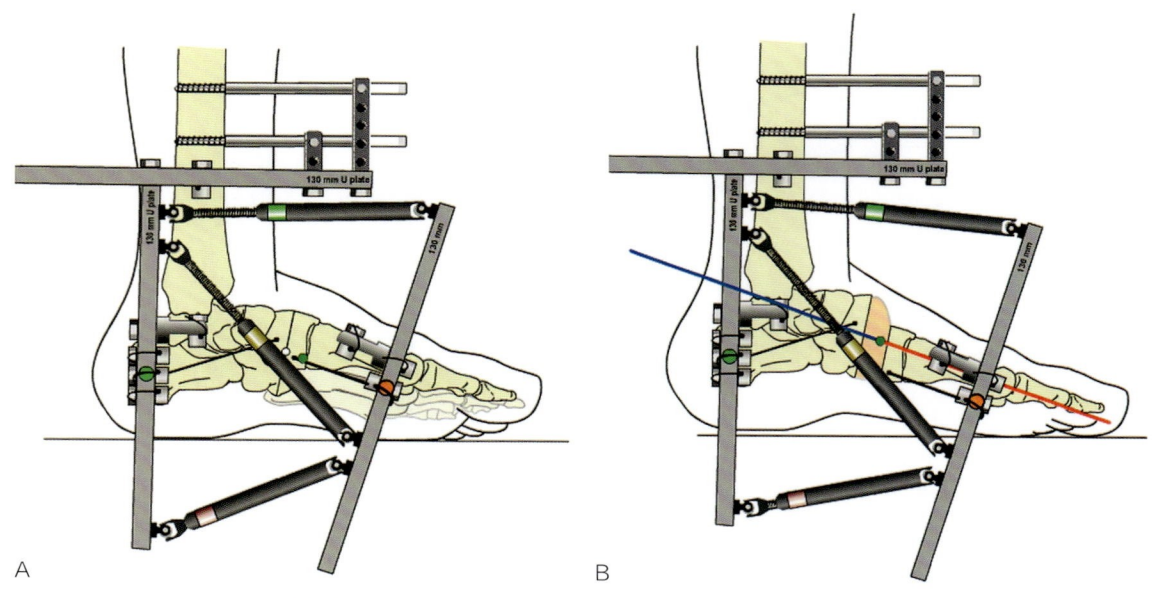

技术图3　Taylor空间支架截骨矫形前（A）后（B）示意图。

技术2：一期矫形

- 纠正中足的旋转畸形（旋后及旋前畸形）时，应从中足内侧剥离内侧肌肉及筋膜（𝑚外展肌）。
- 可同时穿过2枚线锯行楔形截骨。
  - 首先行远端截骨，而后行近端截骨。
  - 然后将内外侧2个切口相连，切开取出楔形骨块。
- 可使用螺钉、张力带钢丝、钢板、骑缝钉或静态外固定支架来进行固定。

技术3：逐步牵张后行一期矫形

- 使用Ilizarov外固定支架治疗小儿患者时，有效的方法是先做逐步牵张矫形，而后行一期矫形手术[4]。
- 使用外固定支架牵张2~3周来牵开骨块及相邻软组织。
- 然后在全麻下将后足固定环和前足固定环松开，一期矫正前足的畸形（旋转、成角及侧方畸形）。
- 维持足的正确位置，将前足固定环和后足固定环相连，直到骨愈合。
- 通过使用这种方法可缩短外固定支架的佩戴时间。

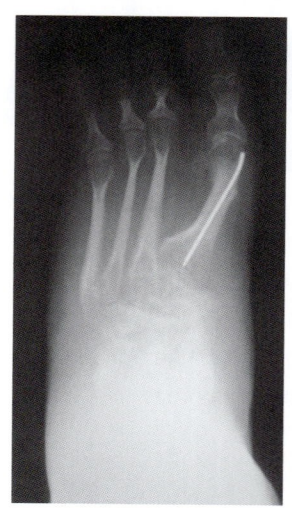

图2　图1及技术图2中的患者最终随访时的负重足正位片，内收畸形被完全矫正（足外侧面变得平直）（版权：2008，Rubin Institute for Advanced Orthopedics, Sinai Hospital of Baltimore）。

要点与失误防范

辅助手术	• 在行中足截骨时可行辅助的软组织手术，以获得完全的矫形及治疗其他相关畸形
屈曲挛缩畸形	• 使用克氏针固定足趾以防外固定支架牵张治疗过程中导致的屈曲挛缩畸形。可将足趾固定针连接至外固定支架以增加其稳定性
跗管减压	• 治疗严重畸形时，应做一期或二期跗管减压术 • 一期矫形、局部瘢痕增生以及创伤后遗症患者再治疗时，均应同时行跗管减压术 • 上述情况均建议做预防性跗管减压术
高弓足畸形	• 矫正高弓足畸形时应同时做跖筋膜松解术（或跖筋膜完全或部分切除术）
马蹄挛缩畸形	• 可行腓肠肌滑移术、小腿三头肌滑移术或跟腱延长术（经皮或切开手术）来治疗马蹄挛缩畸形
近端肢体畸形	• 如有需要应同时做评估及矫形

预后和并发症

- 回顾分析我们使用经皮线锯中足截骨外固定方法治疗中足畸形的病例。
  - 所有患者获得了预期的跖行足及步态的改善（图2）。
  - 轻度并发症包括：足趾屈曲挛缩畸形，可行屈肌腱切断治疗；钉道浅部感染，可口服抗生素治疗。
  - 严重并发症包括：完全矫形前骨提前愈合，需重新做截骨；治疗过程中发生的跗骨管综合征，需行手术减压。
- 我们亦在透视引导下做中足线锯截骨的尸体研究以证实这种方法的安全性。
- 截骨后解剖显示并不会损伤血管神经、肌腱及肌肉组织。

致谢

感谢 Joy Marlowe、Ma 所提供的精美绘画及 Alvien Lee 的摄影支持。

（薛剑锋 译，梅国华 审校）

参考文献

[1] Brunori A, Bruni P, Greco R, et al. Celebrating the centennial (1894-1994): Leonardo Gigli and his wire saw. J Neurosurg 1995; 82:1086-1090.

[2] Conti SF, Kirchner JS, Van Sickle D. Midfoot osteotomies. Foot Ankle Clin 2001;6.

[3] Dehne R. Osteotomy of the pediatric foot. Foot Ankle Clin 2001; 6:519-532.

[4] Lamm BM, Standard SC, Galley IJ, et al. External fixation for the foot and ankle in children. Clin Podiatr Med Surg 2006;23:137-166, ix.

[5] Paley D. The correction of complex foot deformity using Ilizarov's distraction osteotomies. Clin Orthop Relat Res 1993;293:97-111.

[6] Paley D. Principles of Deformity Correction. New York: Springer, 2005.

[7] Perry J. Gait Analysis: Normal and Pathological Function. Thorofare, NJ: Slack, 1992.

[8] Statler TK, Tullis BL. Pes cavus. J Am Podiatr Med Assoc 2005; 95:42-52.

[9] Wilcox PG, Weiner DS. The Akron mid tarsal dome osteotomy in the treatment of rigid pes cavus: a preliminary review. J Pediatr Orthop 1985;5:333-338.

第45章 中足夏科关节病的手术治疗
Surgical Stabilization of Nonplantigrade Charcot Arthropathy of the Midfoot

Michael S. Pinzur

定义

- 夏科足部关节病变是一种主要影响足踝部的关节破坏性疾病，多见于长期（10年以上）糖尿病患者及周围神经病变患者[4,5,8]。
- 破坏性炎症反应导致骨性破坏、关节脱位或半脱位。临床畸形特点表现为摇椅底畸形。
- 夏科足畸形影响患者的行走功能，导致疼痛，以及局部皮肤压迫性溃疡的发生，进而导致深部感染及最终的截肢[26]。
- 传统的治疗方法包括在急性溶骨期使用全接触非负重支具，待疾病活跃期过后使用容受性鞋具、足部支具或踝足支具[13]。
- 即便保守治疗成功，夏科足病对健康相关生活质量的负面影响与下肢截肢相似[6,17]。
- 因此，目前大多数专家建议对残留的畸形行手术矫正，从而避免皮肤溃疡及深部感染，允许患者术后穿着商品化的治疗鞋具，避免截肢，可独立行走[15,24,25]。
- 本章节将叙述基于循证医学的中足夏科关节病治疗方案。

解剖

- 足是独有的适于负重的肢体终末器官。
- 正常足由许多小的骨骼连接而成，结合足底特殊的耐磨软组织，可以承受体重，为行走提供稳定的支撑。
- 夏科足病破坏骨和关节，损害了足部正常负重和行走功能。
- 畸形将负重传导至不耐磨的软组织，导致软组织损伤、骨突部位溃疡、骨髓炎及全身脓毒血症，严重者需行下肢截肢手术。

发病机制

- 夏科足病的主要风险因素是长期的糖尿病周围神经病变，后者无法感知Semmes-Weinstein 5.07 单纤维 10 g的压力测试（图1）。
- 乙醇（酒精）滥用相关的周围神经病变曾被认为是夏科足病骨破坏的始动因素，但绝大多数患者最终被确诊为是糖尿病患者。化疗或其他药物引起的周围神经病变一般不会发展为夏科足病。
- 夏科足病的病理生理机制包括神经损伤和血管神经理论。初始损伤可为中足单发损伤，如骨折或脱位，亦可是反复轻微损伤合并神经源性肌力不平衡，导致中足部分因马蹄畸形受到巨大的应力。患者骨内的动静脉分流引起维生素D缺乏和骨质疏松，最终导致骨的力学强度受损。保护性感觉的破坏，使得肥胖病患的病变骨骼持续负重而无疼痛，进而加重骨关节损害。根据力矩的方向，形成类似于肥大性骨不连或畸形愈合的临床表现。

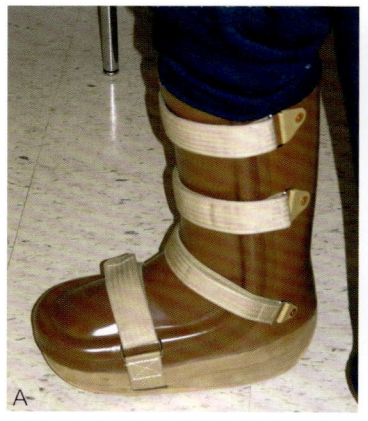 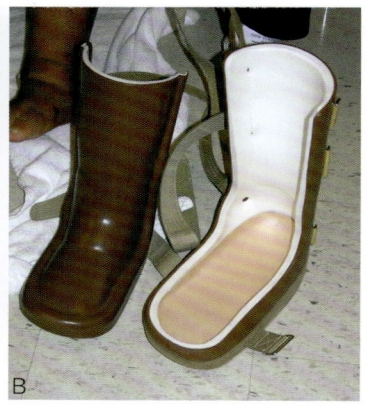

图1　A、B. Semmes-Weinstein 5.07单纤维10 g的压力测试。无法感知此类压力是糖尿病两大足部并发症（糖尿病足部溃疡和夏科足病）的周围神经病变阈值。

- 创伤被认为是触发夏科足病破坏性炎症反应的重要因素。夏科足病和肥胖的高度相关性提示可能潜在的力学因素。
- 尽管周围感觉神经的病变机制被广泛认可,伴发的运动和血管舒缩相关的神经病变常常被忽视。在疾病早期,运动神经病变通常累及小腿前方(足踝背伸肌群)的神经肌肉,小腿后侧间室较少累及,导致中足部位伸屈肌力失衡及力学异常。自主神经的病变会引起肿胀加剧,降低负重行走时足部软组织对剪切应力的耐受性。
- Baumhauer等[1]使用组织化学研究发现了与破坏性病变相关的细胞因子,与急性类风湿血管翳形成相似[24]。

自然病程

- 夏科足病在糖尿病患者的发病率约0.3%/年[8]。患者常被误诊为痛风、腱鞘炎、蜂窝织炎或深部感染[20]。许多患者的症状会自发缓解,使得发病率的真实数据难以统计[8]。肥胖的患者更容易出现显性症状。
- Eichenholtz等[7]基于30余年对职业生涯中66例夏科足病患者的观察于1966年发表了详细的专业著作,对于夏科足病破坏性病理进程的发展提供了翔实且有价值的临床数据、影像学资料及组织学资料。
- 研究数据表明,夏科足病患者的健康相关生活质量受损情况和小腿截肢患者类似[6,17,23]。

病史和体格检查

- 夏科足病典型的表现为足部广泛肿胀、没有疼痛,患者没有外伤史,常伴有长期的糖尿病史。大多数患者年龄介于55~65岁,为肥胖患者。许多患者会记起一个特殊的创伤史,尽管可能是轻微的创伤(图2)[14,18,21]。夏科足病常继发于骨折或脱位损伤之后。

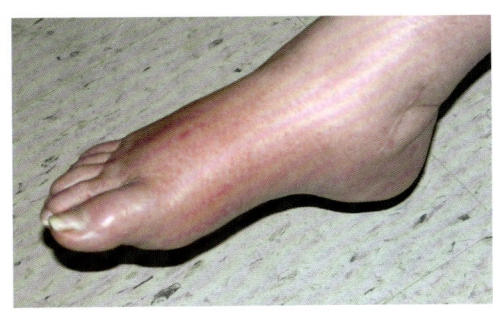

图2 患者通常表现为广泛的肿胀,足部没有疼痛症状并且没有创伤病史。事实上,大多数患者会提及可能的轻微创伤,伴有疼痛。即便出现糖尿病足部脓肿,局部亦不会出现渗液伤口。抬高患肢能明显减轻局部红斑,可与感染鉴别。

- 关键的体征是周围神经的病变,可以通过Semmes-Weinstein 5.07(10 g)单丝来测量(图1)。
- 尽管疾病的特点是无痛,但许多患者在疾病初期会有疼痛感。
- 随着关节稳定性的丢失,多数患者会在病变部位出现摩擦感或弹响。局部还会有压痛。
- 足部肿胀、发红、皮温升高。

影像学和其他诊断性检查

- 通常根据临床体格检查及负重平片检查就做出治疗计划。
- Eichenholtz[7]根据疾病的发展将夏科足病分为三个时期,即Eichenholtz分期:
  - Ⅰ期是疾病的早期活动期,表现为足部红肿、皮温升高,影像学检查正常。
  - Ⅱ期是受累关节韧带结构严重破坏而出现关节的脱位或关节周围骨折。疾病的破坏期常可见骨的愈合反应,据此有学者将疾病分为更多的阶段。Ⅱ期的影像学表现为特征性的肥大性骨破坏,可伴或不伴有骨的修复,以及出现类似肥大性骨不连的表现。
  - Ⅲ期是破坏性病变的成骨稳定期,根据疾病活动期局部的力学环境发展成最终的畸形状态。特征的影像学表现为畸形和(或)肥大性骨不连。出现特征性骨量丢失的骨破坏。在这一期患足出现伴有肥大性反应骨形成的特征性畸形。
- 核素扫描无法鉴别急性夏科足病、糖尿病足感染或脓肿形成。
- MRI有助于显示与伤口相邻的骨破坏。

鉴别诊断

- 骨破坏表现不严重的患者通常被误诊为深静脉血栓形成、小腿蜂窝织炎、急性痛风或腱鞘炎。
- 尽管患者会有周围血管病变、发生小腿或足部血管钙化,足部动脉搏动及超声多普勒检查一般正常。
- 关键的鉴别诊断是足部脓肿。
  - 夏科足病患者无持续的临床症状,并且对于抗生素治疗无反应。糖尿病足部脓肿或感染性蜂窝织炎通常有明显的不适感。
  - 糖尿病患者出现隐性感染的最早征象是血糖升高或所需胰岛素用量增加。白细胞计数可能正常,因为这类患者的正常免疫反应可能受损。
  - 伴有深部感染的患者通常有感染的体表入口,可能非常轻微,诸如嵌甲感染或趾蹼间小伤口。
- 急性夏科足病患者血糖可正常(个别患者),亦不会出现局部流脓。
- 足部抬高可显著改善局部的皮肤红斑，这点和糖尿病足感染患者不同。

非手术治疗

- 传统的治疗方法是在急性期使用非负重容受性全接触石膏。长期的治疗使用适应性支具。手术指征为骨性感染或无法使用支具治疗的畸形。
- 在疾病的活动期，若大体及影像学检查是跖行足，可用全接触负重石膏治疗[5,21]。需每2周更换石膏直至患肢的外表体积稳定，足部稳定性重建后可过渡至治疗鞋具（图3）[5,21]。
- 在持续的临床治疗观察中，非跖行足患者（负重侧位X线片，距骨 – 第1跖骨对线不良）可能会在畸形部位发生足部溃疡[2,16]。此类患者需要通过手术纠正畸形（图4）。

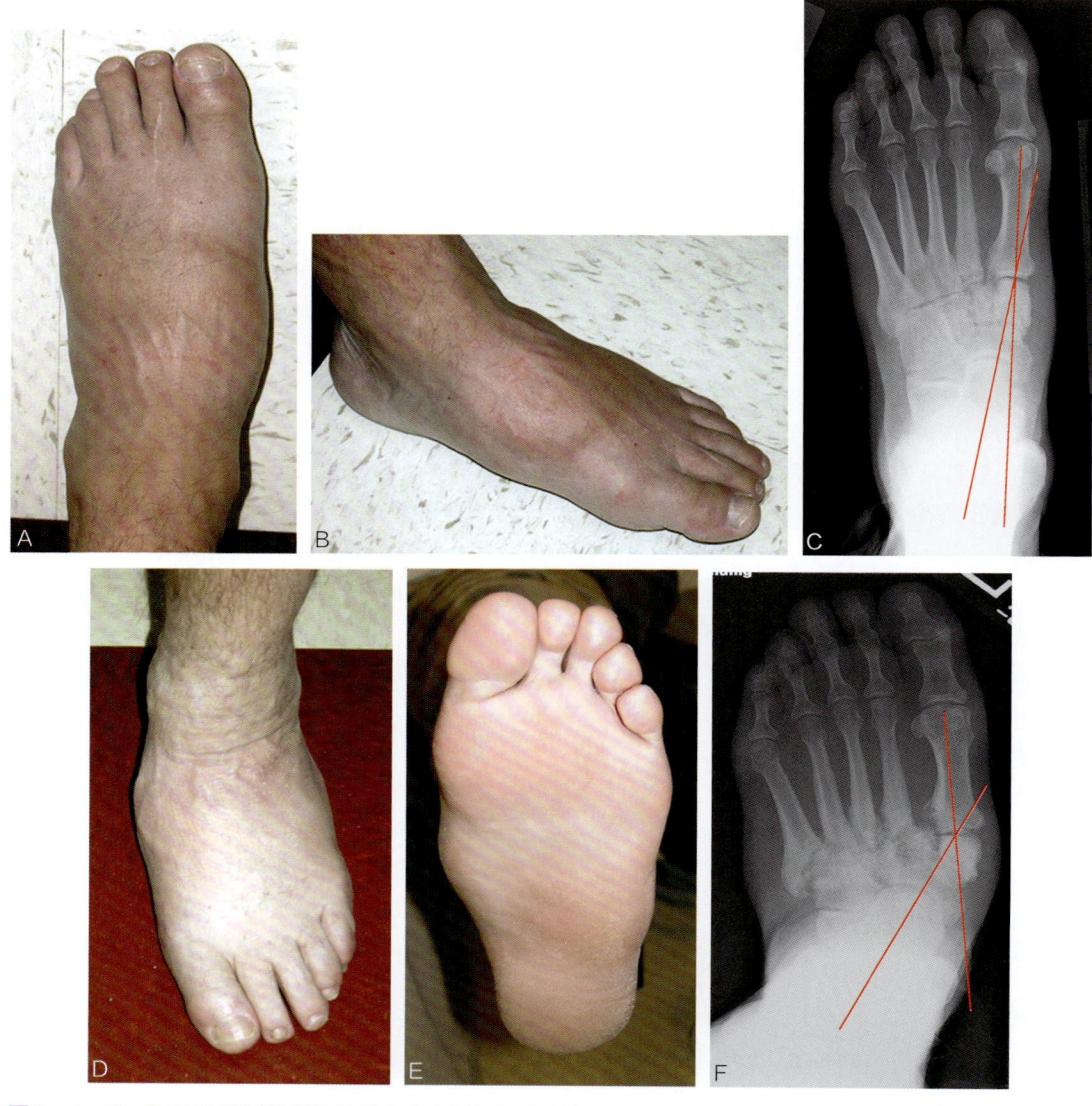

图3　A、B. 55岁体形正常男性糖尿病患者足部负重照片。B. 显示患者为跖行足。C. 负重正位X线片显示距骨 – 第1跖骨轴。大体和X线检查均为跖行足的患者一般不会发生皮肤软组织问题，可用专业鞋具治疗。D、E. 活动性夏科足病患者2年后的随访照片，足部大体仍为跖行，可用商用治疗鞋结合定制鞋垫治疗。F. 随访X线片，尽管X线片显示中后足畸形进展，但足的大体形态仍为跖行，可继续使用商用鞋具治疗。

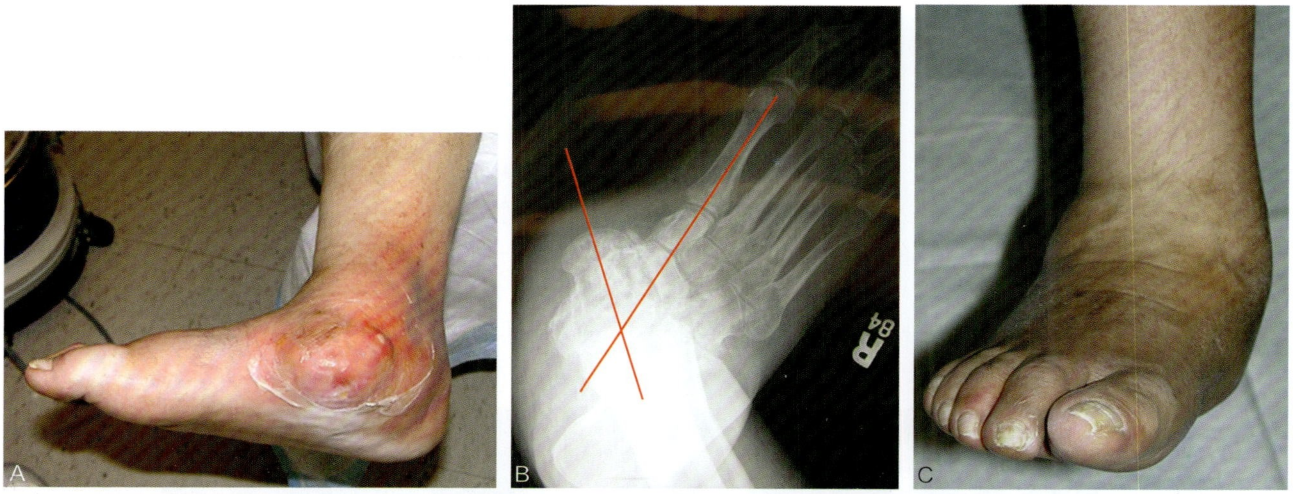

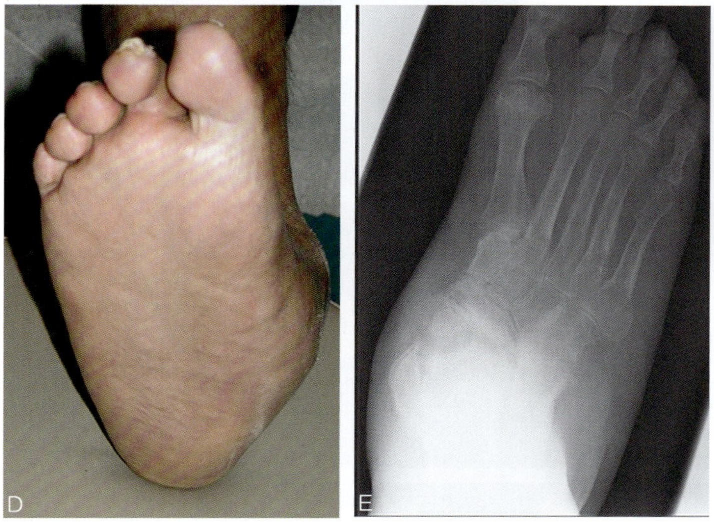

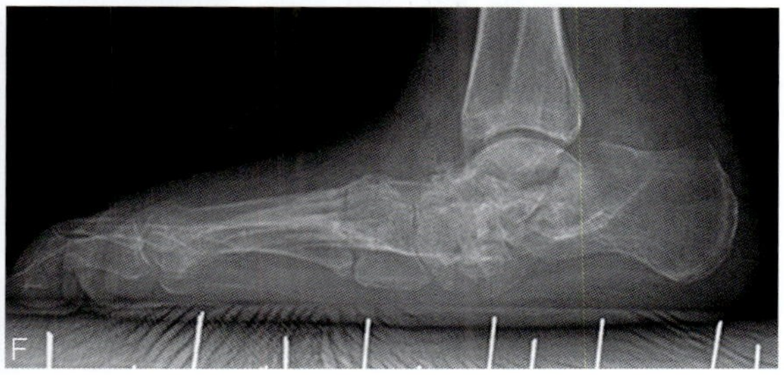

图4　A. 58岁肥胖糖尿病患者，脱位的距骨头内侧皮肤负重。B. 距骨－第1跖骨轴线异常，大体和X线片均非跖行足，在骨性突起部位可能发生皮肤破损。C、D. 手术矫正畸形，结合治疗鞋具，患者获得成功的治疗。E、F. 术后2年随访大体照片和X线片。

- 这名依从性非常好的病例展示了在骨性畸形不矫正的前提下，非跖行足的治疗非常困难。患者在疾病的急性破坏期使用全接触石膏获得成功的治疗，患者谨遵医嘱，全天候佩戴治疗鞋具，定期随访复查，但距骨头表面的皮肤还是出现溃疡。多次手术失败后，由于感染的原因还是需要接受小腿截肢（图5）。

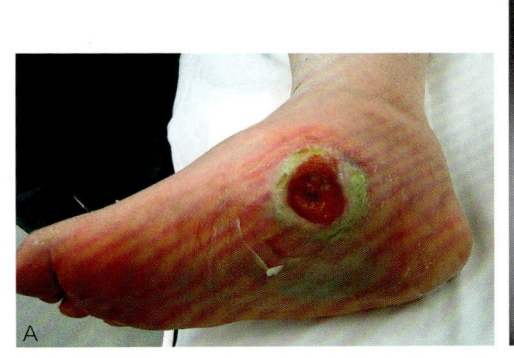
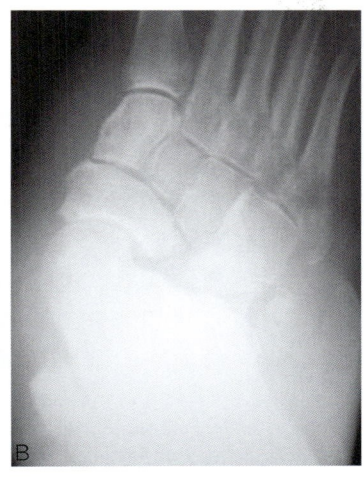

图5　A、B. 55岁依从性良好夏科足病患者，使用全接触石膏以及治疗鞋具治疗，尽管患者本人非常小心并且密切随访治疗，患者使用治疗鞋具2年半后出现了皮肤溃疡。

手术治疗

- 夏科足病好发于中足,其原因可能是小腿三头肌挛缩或小腿前后肌群运动神经不平衡导致的力学异常限制了踝关节背屈,应力集中在中足[11,12]。
- 手术治疗的第一步是延长小腿三头肌来获得踝关节背屈及跖屈肌群间的平衡,可采用的术式包括腓肠肌滑移或经皮跟腱延长。
- 大多数患者为双平面畸形,可在畸形的顶点处行闭口楔形截骨来纠正骨性畸形重塑跖行足(图6)。
- 若患者一般情况良好,在骨性畸形的表面无开放伤口以及无深部感染,并且骨密度良好,则可使用内固定来完成手术的固定[10]。
- 常用的两种内固定方法是大直径髓内螺钉固定或内侧坚强接骨板结合螺钉(图7)[22,25]。
- 若患者一般情况较差,局部有伤口或皮肤溃疡,存在深部感染,骨质疏松严重,可使用三维环形外固定支架来进行手术固定[9,15]。

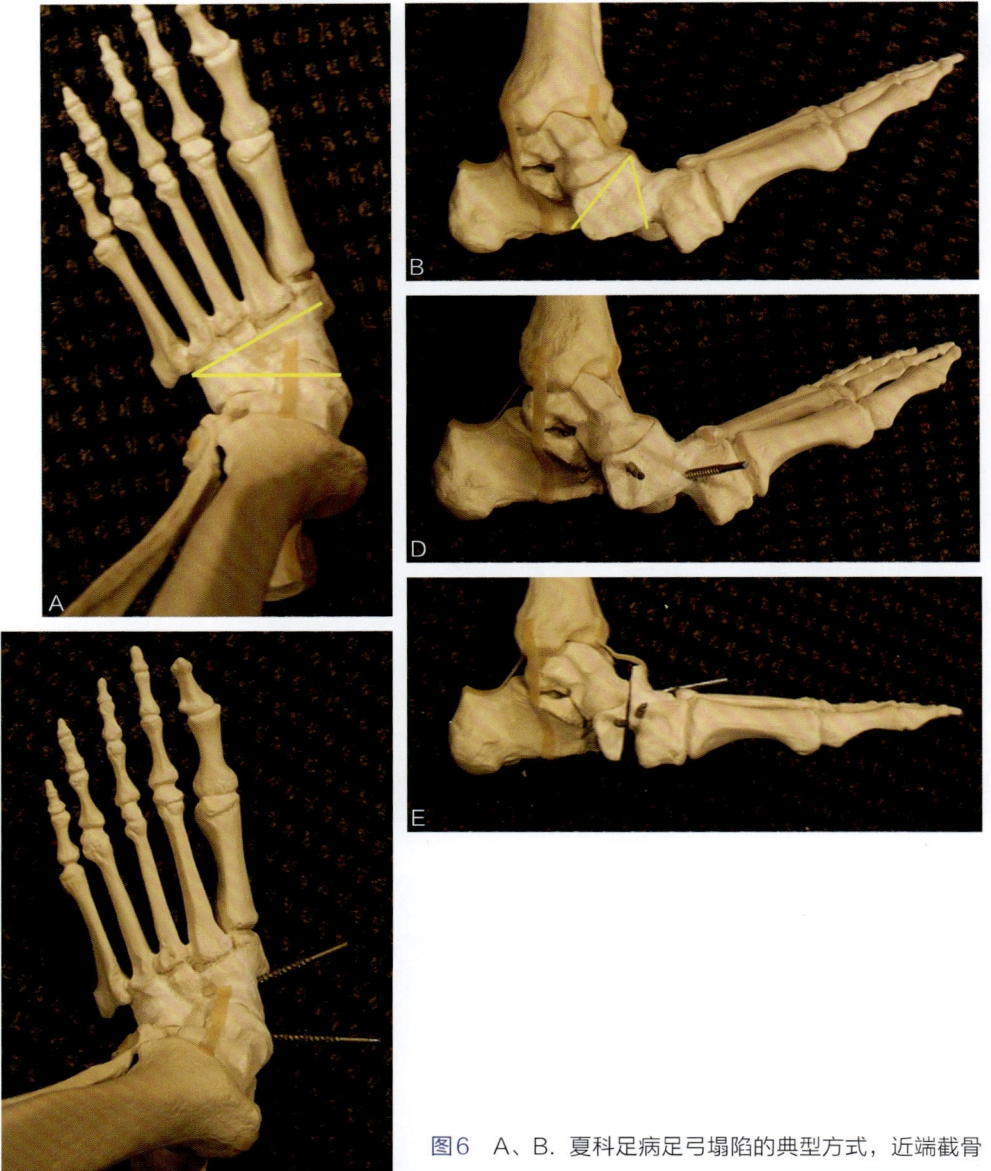

图6 A、B. 夏科足病足弓塌陷的典型方式,近端截骨双平面垂直于后足轴线,远端截骨双平面垂直于前足轴线。C~E. 在畸形定点切除楔形骨块矫正畸形。

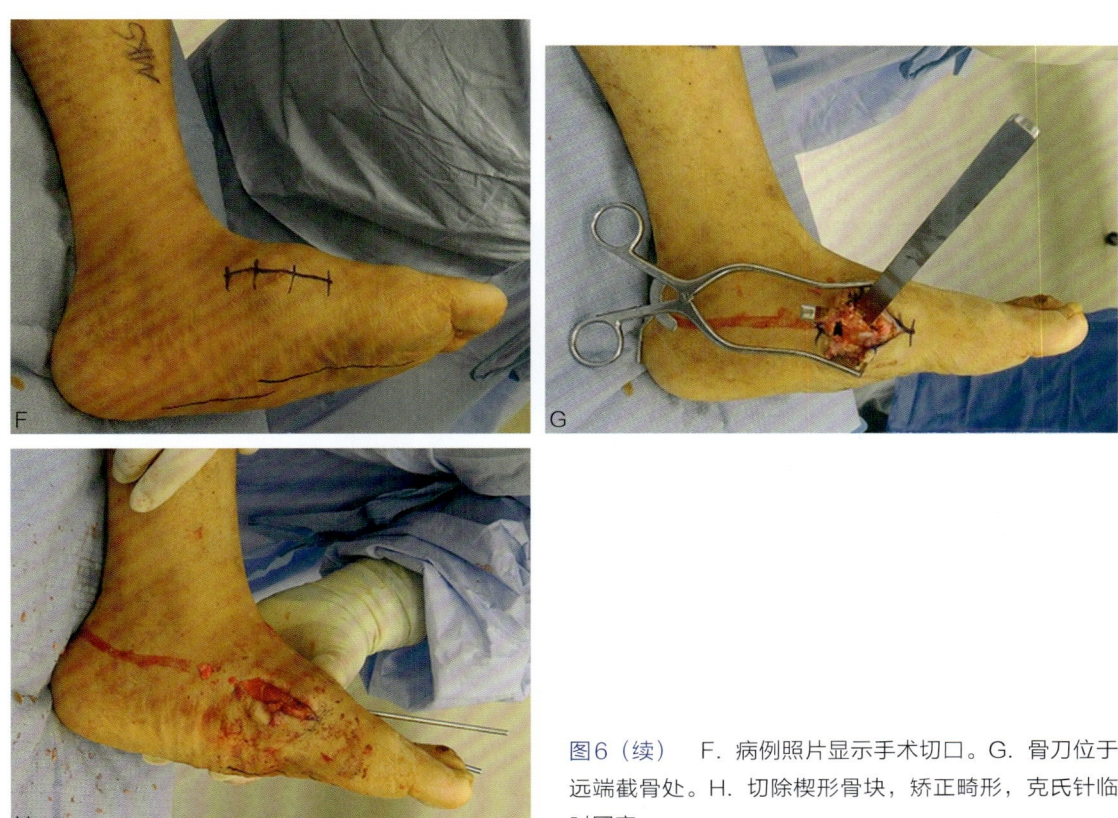

图6（续） F. 病例照片显示手术切口。G. 骨刀位于远端截骨处。H. 切除楔形骨块，矫正畸形，克氏针临时固定。

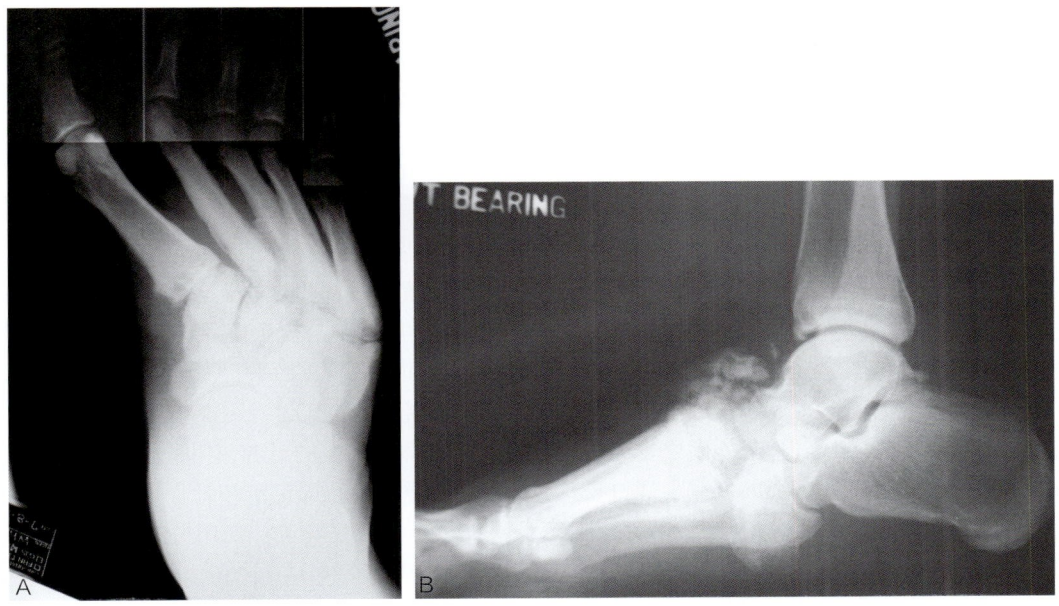

图7 A、B. 57岁女性糖尿病患者，无开放伤口，术前负重X线片。该患者接受矫形手术并使用杆螺钉内固定。

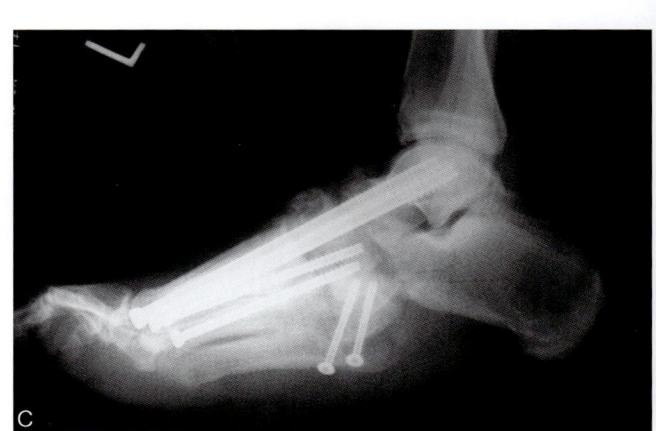
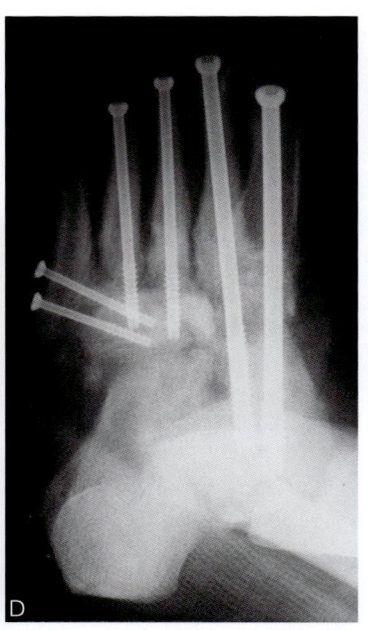

图7（续） C、D. 术后1年X线片，骨性愈合。

跟腱延长，截骨矫正

- 首先做小腿三头肌复合体延长术，可采用经皮跟腱延长术或腓肠肌滑移术（Strayer手术）。
- 在畸形的顶点或其下方做手术切口。
- 行双平面闭口楔形截骨术来矫正畸形，重塑跖行足。

内固定

- 内固定方式可使用髓内螺钉或内侧螺钉接骨板系统。
- 杆螺钉是经跖趾关节使用大直径螺钉，从第1和第4跖骨跨过截骨端固定至距骨，其固定原理类似于髓内钉。
- 一些内固定厂商开发了使用大螺纹"骨质疏松"螺钉的内侧接骨板，用于固定有严重骨质疏松的夏科足病患者[22,25]。

外固定支架

- 固定夏科足病的外固定支架使用静态环技术，在术中一期矫正畸形，使用外固定支架维持畸形的矫正。
- 使用光滑固定针经皮临时固定。
- 在术前搭建中立位环形外固定支架，外固定支架具有有限的可调节性以增加其稳定性，以及减少螺钉松动的可能。近端可使用大一号的固定环以适应小腿肌肉（技术图1A）。
- 将足置于足部闭合固定环中央，和外固定支架保持两指宽的距离。2枚橄榄固定针呈30°交叉固定跟骨，并保持和足底负重面平行。收紧固定针并固定至足部固定环（技术图1B）。
- 2枚（体形较大的患者使用3枚）橄榄针呈30°角并和足底负重面平行固定于距骨。每枚固定针穿过3根跖骨以免导致足弓塌陷。使用弓形针技术（收紧固定针时，将固定针固定于中立位后一孔的足部固定环上)获得前足和后足间的加压(技术图1C)。

- 2枚橄榄针成60°角,并垂直于胫骨轴线穿过胫骨固定至近端固定环。为避免损伤血管神经,固定针穿透骨质后使用锤子敲击经过软组织。将胫骨置于近端固定环的中央,收紧固定针并固定于近端和中间固定环(技术图1D、E)。

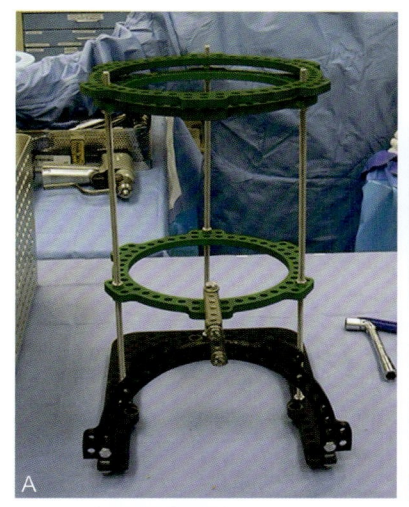
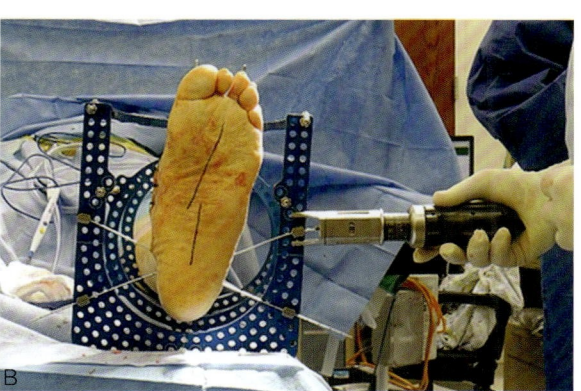
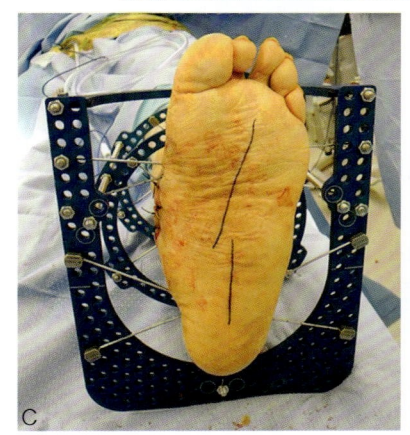
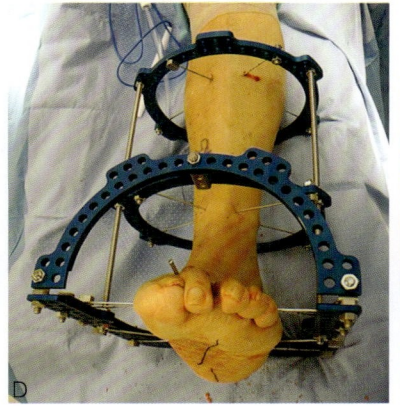
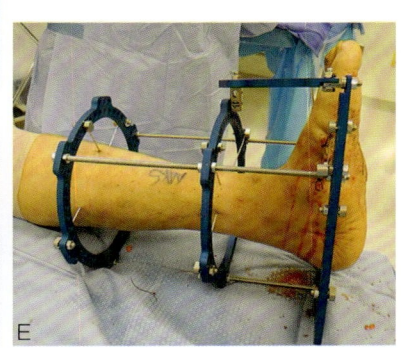

技术图1 A. 术前搭建三平面静态外固定支架。外固定支架具有有限的可调节性以增加稳定性,减少螺钉的松动。注意近端固定环大一尺寸以适应小腿肌肉。B. 足置于固定环中,保持足和支架间2指宽的距离。2枚橄榄固定针呈30°交叉固定跟骨,并保持和足底负重面平行。收紧固定针并固定至足部固定环。C. 2枚(体形较大的患者使用3枚)橄榄针呈30°角,并和足底负重面平行固定于跖骨。每枚固定针穿过3根跖骨以免导致足弓塌陷。使用弓形针技术(收紧固定针时,将固定针固定于中立位后一孔的足部固定环上)获得前足和后足间的加压。D、E. 2枚橄榄针呈60°角,并垂直于胫骨轴线穿过胫骨固定至近端固定环。为避免损伤血管神经,固定针穿透骨质后使用锤子敲击经过软组织。将胫骨置于近端固定环的中央,收紧固定针并固定于近端和中间固定环。

要点与失误防范

- 大多数夏科足病患者都是肥胖患者,并且由于周围神经病变平衡能力差[10,15,19]。术后使用外固定支架鞋允许患者部分负重
- 不管是使用内固定还是外固定,术中应避免做广泛的软组织剥离以避免深部感染和伤口并发症

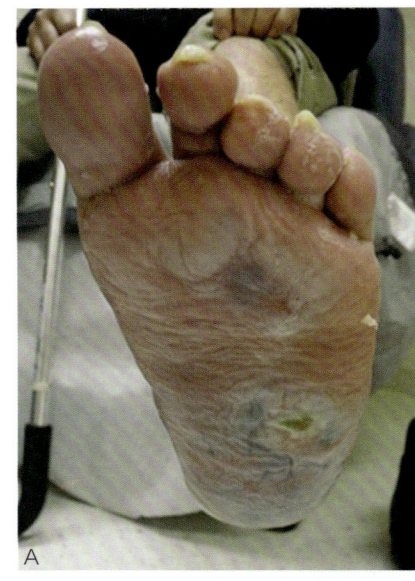
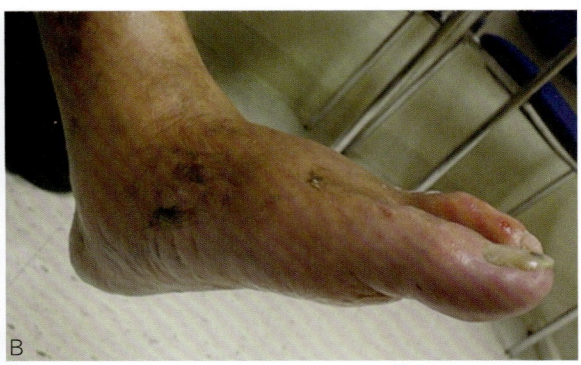

图8 A、B. 术后8周拆除外固定支架。

术后处理

- 接受手术矫形并使用内固定的患者,术后使用后侧石膏夹板固定。
- 医生认为内固定愈合良好有效可开始负重。
- 佩戴石膏6～8周,然后可以更换为充气糖尿病步行靴固定,直到下肢稳定性恢复后方可使用商用矫形鞋和定制鞋垫。
- 使用外固定支架固定的患者在治疗过程中可穿着外固定支架配套鞋部分负重。
- 术后8～12周拆除外固定支架(图8A、B),使用全接触负重石膏固定4～6周。
- 然后按照前述方法逐渐转为使用足部治疗支具。

预后

- 如果早期获得正确的治疗,大体和影像学均为跖行足的患者很少需要手术矫形[18]。
- 计划良好的手术矫形后,90%的患者可以独立行走,恢复生活质量,并发症较少[10,15,19,22,25]。
- 目前的治疗方法大大降低了并发症发生率,较少的软组织剥离结合使用环形外固定支架治疗能显著降低感染率。
- 一期清理感染组织、矫正畸形并使用静态外固定支架固定,可以获得相似的成功率[9,19]。
- 首先截骨矫形,而后安装外固定支架,因此无需使用可调节式外固定支架。由于外固定支架的连接较简单,因此和外固定支架相关的并发症较少。

并发症

- 以前的手术方法面临伤口感染、固定失效等并发症。
- 针对此类患者设计的新型内固定方法及静态外固定支架的应用,极大地降低了夏科足病的伤害率,改善了临床疗效。

(薛剑锋 译,梅国华 审校)

参考文献

[1] Baumhauer JF, O'Keefe R, Schon L, et al. Free cytokine-induced osteoclastic bone resorption in Charcot arthropathy: an immunohistochemical study. Foot Ankle Int 2006;27:797-800.

[2] Bevan WP, Tomlinson MP. Radiographic measure as a predictor of ulcer formation in midfoot Charcot. Paper presented at the Annual Meeting of the American Orthopaedic Foot and Ankle Society, Seattle, WA, July 2004.

[3] Charcot JM. Lecons surles maladies nerveux. New Sydenham Series, 4th Lesson, 1868.

[4] Charcot JM. Sur quelques arthropathies qui paraissant dependre d'une lesion du cerveau ou de la maelle epiniere. Arch Physiol Norm Path 1868;1:161-178.

[5] de Souza L. Charcot arthropathy and immobilization in a weightbearing total contact cast. J Bone Joint Surg Am 2008;90(4):754-759.

[6] Dwahan V, Spratt K, Pinzur MD, et al. The AOFAS diabetic foot questionnaire in Charcot arthropathy: stability, internal consistency, and measurable difference. Foot Ankle Int 2005;26:717-731.

[7] Eichenholtz SN. Charcot Joints. Springfield, IL: Charles C.

[8] Fabrin J, Larsen K, Holstein PE. Long-term follow-up in diabetic Charcot feet with spontaneous onset. Diabetes Care 2000;23(6): 796-800.

[9] Farber DC, Juliano PJ, Cavanagh PR, et al. Single- stage correction with external fixation of the ulcerated foot in individuals with Charcot neuroarthropathy. Foot Ankle Int 2002; 23:130-134.

[10] Gil J, Schiff AP, Pinzur MS. Cost comparison: limb salvage versus amputation in diabetic patients with charcot foot. Foot Ankle Int 2013;34(8):1097-1099.

[11] Ledoux WR, Shofer JB, Ahroni JH, et al. Biomechanical differences among pes cavus, neutrally aligned, and pes planus feet in subjects with diabetes. Foot Ankle Int 2003;24:845-850.

[12] Mueller MJ, Sinacore DR, Hastings MK, et al. Effect of Achilles tendon lengthening on neuropathic plantar ulcers. A randomized clinical trial. J Bone Joint Surg Am 2003;85-A(8):1436-1445.

[13] Myerson M, Papa J, Eaton K, et al. The total contact cast for management of neuropathic plantar ulceration of the foot. J Bone Joint Surg Am 1992;74(2):261-269.

[14] Pinzur MS. Benchmark analysis of diabetic patients with neuropathic (Charcot) foot deformity. Foot Ankle Int 1999;20:564-567.

[15] Pinzur MS. Neutral ring fixation for high- risk nonplantigrade Charcot midfoot deformity. Foot Ank Int 2007;28:961-966.

[16] Pinzur MS. Surgical versus accommodative treatment for Charcot arthropathy of the midfoot. Foot Ankle Int 2004;25:545-549.

[17] Pinzur MS, Evans A. Health- related quality of life in patients with Charcot foot. Am J Orthop 2003;32:492-496.

[18] Pinzur MS, Freeland R, Juknelis D. The association between body mass index and diabetic foot disorders. Foot Ankle Int 2005; 26:375-377.

[19] Pinzur MS, Gil J, Belmares J. Treatment of osteomyelitis in charcot foot with single stage resection of infection, correction of deformity, and maintenance with ring fixation. Foot Ankle Int 2012;33:1069-1074.

[20] Pinzur MS, Kernan-Schroeder D, Emanuele NV, et al. Development of a nurse-provided health system strategy for diabetic foot care. Foot Ankle Int 2001;22:744-746.

[21] Pinzur MS, Lio T, Posner M. Treatment of Eichenholtz stage I Charcot foot arthropathy with a weight-bearing total-contact cast. Foot Ankle Int 2006;27:324-329.

[22] Pinzur MS, Sammarco VJ, Wukich DK, et al. Charcot foot: a surgical algorithm. Instr Course Lect 2012;61:423-440.

[23] Raspovic KM, Wukich DK. Self-reported quality of life in patients with diabetes: a comparison of patients with and without Charcot neuropathy. Foot Ankle Int 2014;35(3):195-200.

[24] Rogers LC, Frykberg RG, Armstrong DG, et al. The Charcot foot in diabetes. Diabetes Care 2011;34:2123-2129.

[25] Sammarco VJ, Sammarco GJ, Walker EW Jr, et al. Midtarsal arthrodesis in treatment of Charcot midfoot arthropathy. J Bone Joint Surg Am 2009;91(1):80-91.

[26] Sohn MW, Stuck RM, Pinzur M, et al. Lower extremity amputation risk after charcot arthropathy and diabetic foot ulcer. Diabetes Care 2010;33(1):98-100.

第46章 轴向螺钉行夏科足中足融合
Axial Screw Technique for Midfoot Arthrodesis in Charcot Foot Deformities

Vincent James Sammarco and G. James Sammarco

定义

- 神经性病变患者中足骨折可能来自轻微创伤，如果未及时诊断治疗可能导致足弓的反屈畸形。
- 本章将介绍不稳定性中足骨折脱位的融合技巧。

解剖

- 夏科足的中足骨折脱位可能发生于跗跖关节、楔骨间关节或跗骨间关节。
- 损伤的多样性及骨吸收使病情变得复杂，Sammarco、Conti[11]及Schon[15]等对这类损伤做了分型（图1、2）。

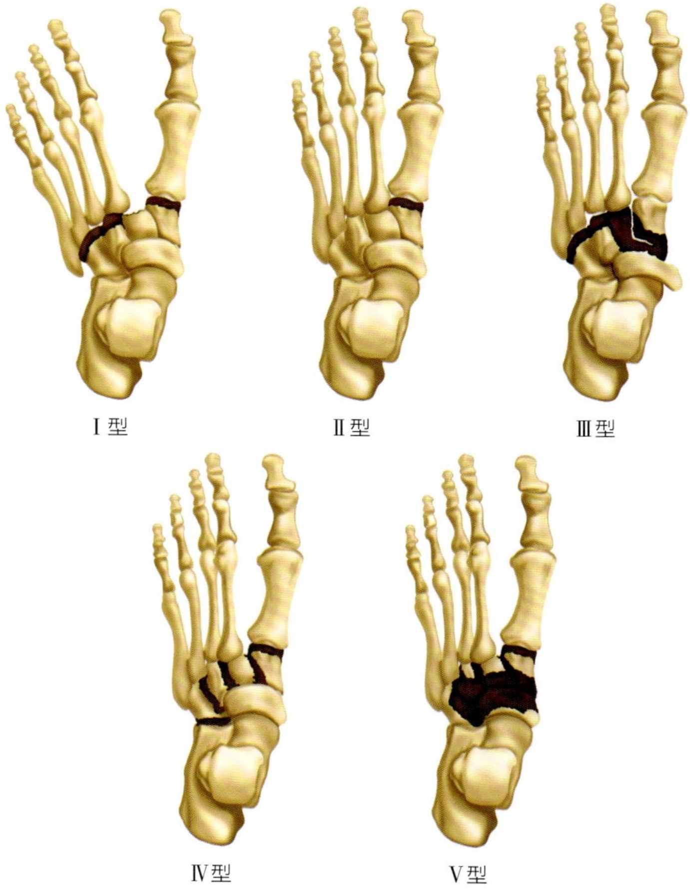

发病机制

- 周围神经病变多见于糖尿病患者，亦可发生于其他神经病变患者。
- 在糖尿病患者中，周围神经的糖基化病变及血运受损导致感觉、运动支配及自主神经功能的进行性受损。
- 患者下肢保护感觉的丧失使患者容易发生局部溃疡及无法感知骨折脱位的发生。
- 运动神经功能的丧失导致下肢肌肉的内在平衡破坏，通常导致跟腱挛缩及踝关节马蹄畸形，进而导致足部的应力集中。
- 自主神经功能丧失导致皮肤的干燥开裂，削弱对细菌的抵抗力。
- 自主神经功能紊乱还会引起血管舒缩功能障碍，导致局部水肿及静脉淤滞。

自然病程

- 感觉障碍患者中足骨折脱位可能来自急性直接创伤，但更常见原因为感觉障碍关节的反复微小创伤。由于神经刺激性血管舒缩反应导致局部的血流增加及骨吸收，一旦发生局部不稳定，骨性畸形会随之发生并逐步加重。由于病程通常为无痛性，在出现严重的软组织肿胀、明显的畸形、溃疡及感染前，患者通常无法感知疾病的存在。

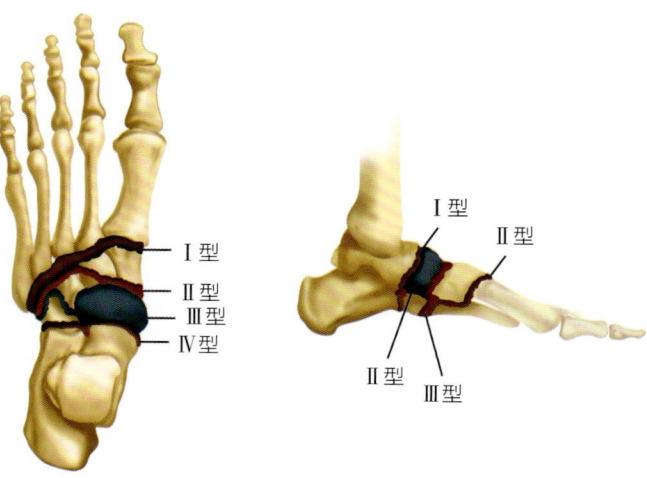

图1　Sammarco分型及Conti分型[11]。

图2　Schon分型及Weinfeld分型所做的夏科足中足骨折脱位分型[15]。

- 中足骨折脱位可表现为跖骨或跗骨的脱位,一旦发生骨性脱位,软组织的挛缩会增加矫正畸形的难度,常需在骨折部位进行截骨。
- 夏科神经性关节病变的Eichenholz分期[6]:
  - 一期为炎性期,足部充血、肿胀及皮温增高。影像学检查显示骨吸收及骨折。
  - 二期为愈合期,局部肿胀及水肿减轻,皮温降低,皮肤红肿缓解。
  - 三期为骨愈合强化期,骨密度改善,骨折愈合,通常发生明显的残留畸形。
- 中足畸形可耐受性较差,会导致显著的畸形顶端跖侧的应力增加。软组织所受压力的增加以及前述的感觉及皮肤保护功能的丧失会导致皮肤溃疡及深部感染。糖尿病患者的循环及免疫功能紊乱,会进一步加重这些问题,甚至导致最终的截肢。如果发生骨髓炎,尽管仍有保肢可能,但是截肢的概率显著上升。
- 本章将介绍矫正这些严重畸形的一种手术技术[1-3,6-10,12,14]。由于这类患者骨量差以及常伴有严重的骨溶解,标准的关节融合技术通常难以获得成功[16]。本技术的目的是矫正畸形,使用内植物跨越畸形顶端骨吸收区域,在远近端相对正常的骨骼区域获得有效的固定。

病史和体格检查

- 足部夏科神经性关节病患者就诊时可位于Eichenholz分期的任一阶段,但是最常见的还是炎性期,伴有局部蜂窝织炎及骨髓炎。
- 可伴或不伴有创伤史,一期及二期患者足部红肿、皮温升高,三期患者常有稳定的畸形,可以或无法使用支具治疗。
- 患者的预后取决于四个因素:有无感染,足趾平面是否有足够的血运,有无慢性静脉淤滞及皮肤覆盖是否良好,以及患者控制自身其他并发症的能力。相对于单纯糖尿病患者,器官移植患者及透析患者免疫功能受损,预后较差。
- 在治疗初期必须明确有无感染,但一期夏科畸形的许多临床表现很难和感染鉴别。
- 糖尿病患者缺乏足够的免疫反应,即便感染亦不一定出现特征性症状,而且患者就诊时通常已使用抗生素。在接受会诊时,患者通常已住院治疗并且已经开始使用静脉抗生素治疗、卧床制动及抬高患肢,并处于非负重状态,因此很难鉴别患者症状的改善是由于药物治疗,还是免负重制动休息。
- 如有发热及寒战病史、糖尿病患者血糖失控,先前或目前存在的溃疡均提示急性感染的存在。
- 体格检查应记录足背动脉搏动是否正常。
- 应在病史中记载神经损伤的程度和平面。
- 夏科神经关节病患者的保护感觉可能存在,详细记录每一个溃疡的情况,包括其深度及Wagner分期[17]。局部出现波动感则提示可能存在脓肿,皮肤出现捻发音则需考虑气性坏疽,两者均需要及时诊断及治疗。需同时检查对侧足踝,以免漏诊。
- 病程中如发生以下情况则需考虑手术治疗:体格检查发现明显的不稳定,急性创伤性骨折脱位,以及在合理的保守治疗下反复出现皮肤溃疡(图3)。

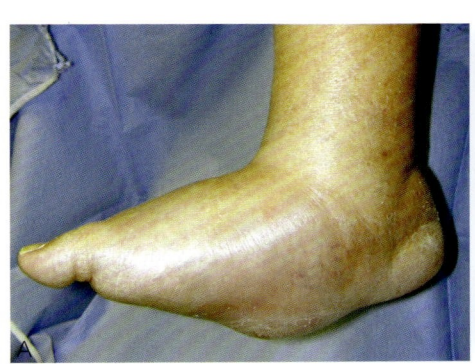 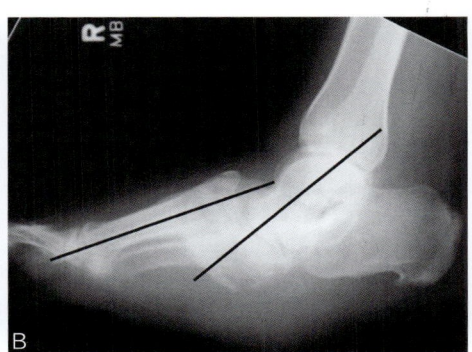 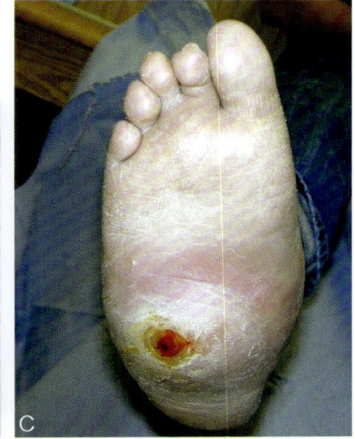

图3　54岁男性患者,夏科中足骨折脱位。A. 临床畸形。B. 足侧位片显示中足骨折脱位。C. 足底难治性溃疡(版权:2006,Cincinnati SportsMedicine & Orthopaedic Center)。

影像学和其他诊断性检查

X线检查
- 应对踝关节及足做X线片(如可能,应做负重位检查)检查以利于畸形的分期。
- 典型的影像学改变包括:骨折脱位、骨破坏、骨膜反应及力线异常。
- 以上改变很难与急性或慢性骨髓炎鉴别,亦无法明确是否有感染的存在。

MRI
- MRI通常被用来明确有无骨髓炎,但是必须注意其假阳性率很高。骨破坏及骨和软组织水肿都可在夏科神经性关节病患者出现,并不能用来确诊感染的存在。
- 使用放射性钆做增强检查有利于确诊感染。
- 除了以上表现,如果出现与脓肿相符的液体聚集或与夏科畸形相关的积气,则需考虑深部感染的可能。

CT
- CT扫描可能发现广泛的骨破坏、骨膜反应及力线异常。
- 确诊夏科足病无需CT扫描,但有助于制订手术计划。
- CT扫描出现积气表现则说明可能存在深部感染、气性坏疽,或通过溃疡处与外界相通。

同位素显像
- 同位素显像对于鉴别感染性或非感染性夏科病变非常有帮助。
- 三相同位素锝扫描的诊断价值有限,因为在三相都会出现高吸收表现。但结合白细胞标记扫描,则可用来鉴别是单纯性夏科病,还是伴有软组织感染或骨髓炎。
- 其他同位素检查可能亦有助于鉴别夏科病中感染的存在,包括硫化锝胶体及骨细胞和白细胞"双峰显像"。更详细的同位素扫描方法可参考其他相关研究,本文不作赘述[7]。

肌电检查
- 如体格检查能诊断周围神经病变,则通常无需使用肌电检查。
- 在感觉功能相对正常,但是影像学及体格检查提示可能存在神经性关节病变的患者,则可使用肌电检查来辅助诊断。肌电检查可记录神经功能的缺损及有助于发现神经病变的潜在原因。

血管检查
- 对于疑似存在的血管问题应严密检查,若足背动脉搏动触摸不清,应使用无创性动脉检查方法筛查。
- 动脉功能不全是手术矫形的相对禁忌证。如果动脉功能受损严重,应请血管外科医生协助治疗。

鉴别诊断
- 急性或慢性骨髓炎。
- 脓肿或坏疽。
- 创伤性脱位。

非手术治疗
- 大多数非感染性夏科关节病都能采用保守治疗。
- 保守治疗包括使用全接触石膏固定,同时禁止负重。
- 使用石膏行保守治疗的目标是使足在跖行位置获得坚固骨愈合,避免明显的骨性突起。
- 夏科足一旦发展至Eichenholz Ⅲ期,患者可使用适应性支具及鞋具。如果没有残留畸形,可使用简单的商业化泡沫支具;大多数患者会残留部分畸形,而需要使用定制的多种密度泡沫支具。
- 如果残留严重的畸形则应使用夏科步行器(CROW)。
- 手术治疗适用于急性骨折脱位患者,以及使用多种支具治疗仍无法控制的复发性溃疡。

手术治疗

术前计划
- 术前应确保无感染存在,急性感染或骨髓炎是手术治疗的禁忌证,因为内植物一般为永久性植入,很难或无法做到取出内植物而不对骨骼造成严重破坏。如前所述,术前应检查血管功能。
- 需要有经验的内科医生治疗糖尿病及内科合并症,手术时机的选择非常重要。没有骨溶解及严重肿胀的急性创伤,如果诊断及时并且没有发展至神经性关节病的炎性期,则可在伤后1~2周做安全的复位融合术。
- 一旦患者已发展至炎性期,我们选择使用石膏固定6~8周以等待水肿消退,然后行分阶段的重建手术。

手术指征
- 不稳定的神经性足部脱位。
- 稳定但非跖行足患者,畸形凸起部位反复溃疡,定制支具和鞋具治疗无效。
- 本技术使用大口径空心钉,从跖趾关节经过正常的跖骨头进行固定,禁用于感觉功能正常的患者。
- 本技术最适用于跖跗关节平面的畸形,可扩展至舟楔关节畸形。
- 跗横关节融合有较高的失败率、螺钉断裂及骨不连发生率,因此术后需要更长时间的禁止负重以获得骨融合(图4)。

体位

- 患者仰卧位,患侧臀部垫高以内旋患肢,使足趾与手术床垂直。
- 在大腿使用气囊止血带。
- 消毒并铺巾至膝关节以上,止血带充气前采用三步法跟腱延长术、腓肠肌-比目鱼肌滑移术或联合使用两种方法来获得踝关节15°的背屈。

入路

- 使用两切口或三切口入路复位畸形并处理融合面,使用内侧入路显露内侧柱。
- 尽量保留胫骨前肌及胫骨后肌的止点,但是它们通常附着于碎裂或脱位的骨块,在术中应使用不可吸收缝线缝合,关闭切口前行止点重建。胫前肌腱可能存在挛缩,术中需要松解以复位畸形,关闭切口前行肌腱止点重建。
- 对畸形处背侧及跖侧做骨膜下剥离。在第2及第3跖骨基底间做足背切口显露中间柱。注意保护足背动脉。
- 通常需在第4、5跖跗关节和跟骰关节背侧做第3切口来显露及复位外侧柱。
- 应注意保留切口间足够的皮桥宽度以避免伤口坏死。

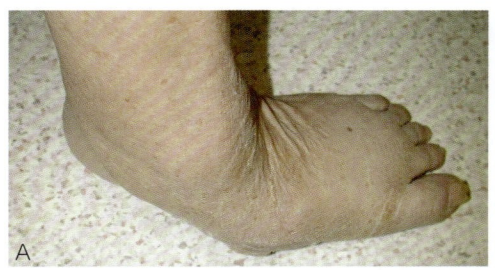
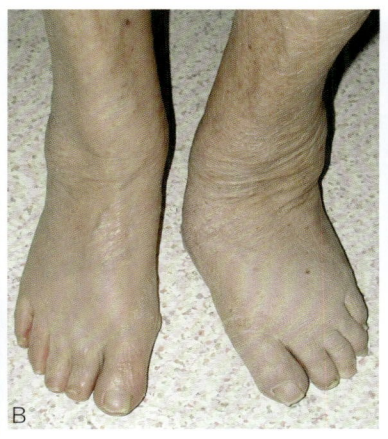
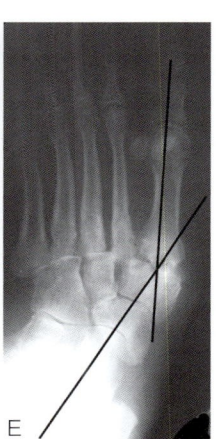
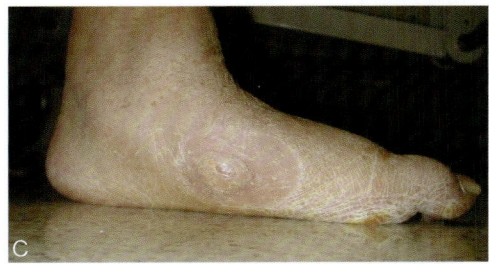
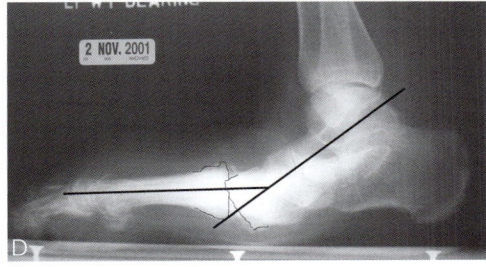

图4 典型病例:71岁女性特发性神经病变患者。A、B、C.大体照片显示自发性中足骨折脱位后残留的中足畸形。内侧的溃疡使用接触石膏治疗6周后治愈。D、E.术前X线片显示跖跗关节脱位,体格检查发现明显的不稳定(版权:2006 Cincinnati SportsMedicine & Orthopaedic Center)。

截骨

- 在畸形部位使用摆锯做截骨。
- 需切除足够的骨量以避免背侧软组织及血管结构张力过高。
- 截骨在畸形部位进行，通常需要对远近侧骨块做部分切除。从内侧切口做内侧柱截骨，背侧切口做中间柱和外侧柱截骨。
- 从背侧切口使用弯曲刮匙或咬骨钳取出骨块，需要去除足够的骨量以矫正畸形。
- 缓慢逐步截骨以获得跖骨基底部的平衡复位，有可能截骨过多而无法获得融合所需的足够骨接触（技术图1A～C）。

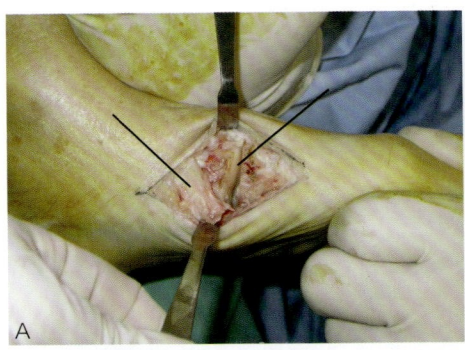
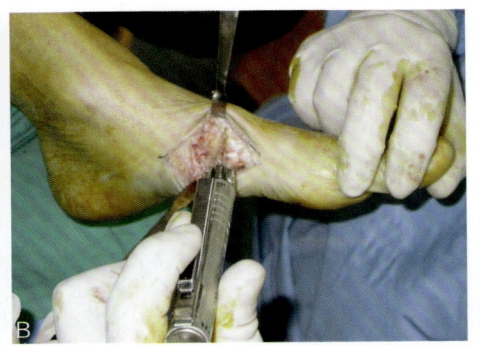
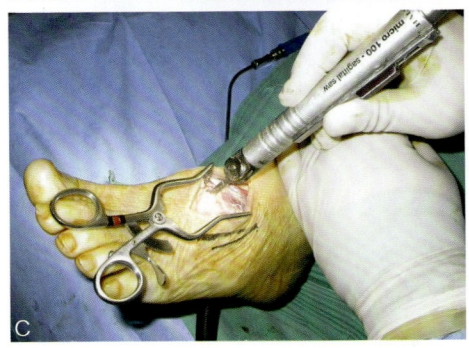

技术图1　截骨及显露。A～C. 内侧柱显露：注意胫前肌腱止点，如在复位时做剥离，则应行止点重建术。使用摆锯从跖侧及内侧截骨，以重建轴相力线及缓解软组织张力。（版权：2006 Cincinnati SportsMedicine & Orthopaedic Center）。

置入导针

- 在跖骨干置入导针且不穿过畸形顶端，可在透视下从跖趾关节逆行置入，此项操作有一定的技术要求，并且会非常费时。
- 逆行穿针时将跖趾关节极度背伸，在透视下将导针穿过关节经跖骨头进入跖骨干；另一种方法是在畸形顶部顺行穿过导针。
- 截骨后屈曲中足，在跖骨基底部穿入弯的刮匙，然后穿入导针经过跖骨干，背伸跖趾关节，从跖侧皮肤穿出导针。
- 因为第5跖骨髓腔轴线位于骰骨的外侧，因此通常无法使用轴向固定技术（技术图2）。
- 使用空心钻对跖骨干扩髓，从细导针及细空心钻开始逐步扩髓。
  - 内侧柱通常扩髓至5.5 mm后使用直径6.5 mm或8 mm的螺钉固定。
  - 外侧跖骨通常扩髓至4.5 mm后使用直径4.5 mm或5 mm的螺钉固定。
- 跖骨干扩髓完成后保留导针于原位，复位畸形，然后将导针穿至中足和后足。

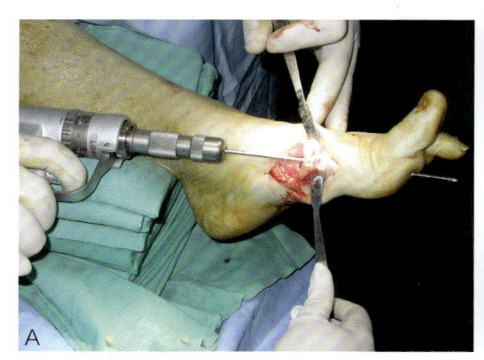 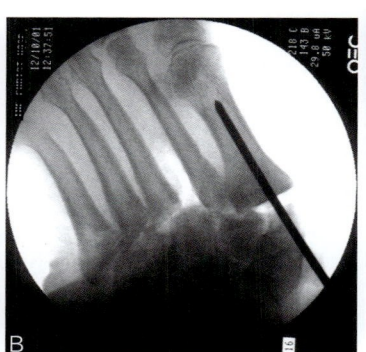 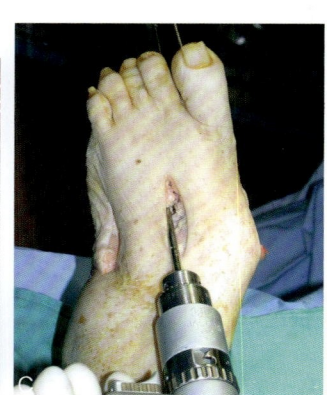

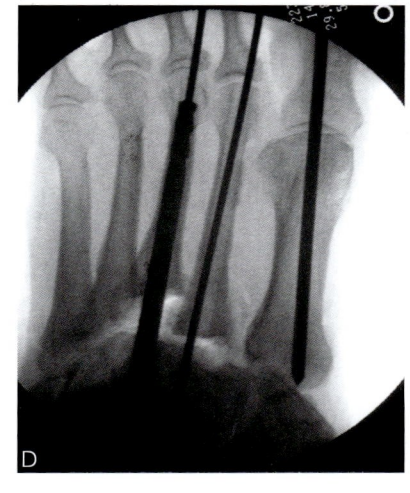

技术图2 截骨后扩髓，置入导针及扩髓的过程需在透视监护下操作。A、B. 内侧柱。C、D. 中间柱及外侧柱（版权：2006 Cincinnati SportsMedicine & Orthopaedic Center）。

螺钉固定

- 从第1跖骨头中部开始测量所需内侧柱螺钉长度，从干骺端开始测量外侧柱所需螺钉长度。在跖骨头处做螺钉埋头处理，否则在螺钉置入过程中可能造成骨折（技术图3）。
- 螺钉选择：根据髓腔直径选择尽量大直径的螺钉，同时注意避免跖骨干劈裂骨折。可在透视监护下对跖骨干髓腔扩髓测量所需螺钉的直径，我们现在使用无头空心钉。如果使用普通螺钉，应做埋头处理以免跖骨头骨折。
- 置入螺钉后，逐个拧紧螺钉以获得融合部位的加压固定。
- 逐层缝合伤口，用3-0尼龙线行垂直褥式缝合关闭皮肤切口，通常无需放置引流。

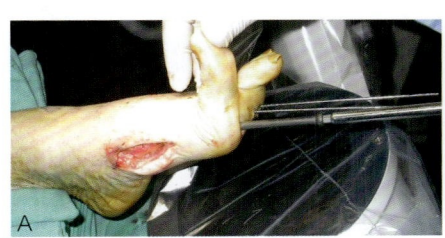 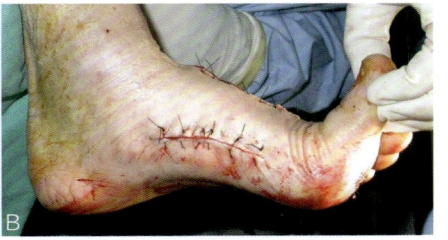

技术图3 A. 将导针打入至所需平面，跨融合部位使用轴向螺钉固定。B. 术中矫形后图片（版权：2006 Cincinnati SportsMedicine & Orthopaedic Center）。

要点与失误防范

- 中足关节病变的治疗存在争议,大多数患者可采取保守治疗(石膏及支具)
- 手术指征为明显不稳定、复发性溃疡、非跖行足以及无法使用支具治疗
- 手术要点:跨骨溶解区固定,足够的截骨,使用大而坚强的内固定。在能提供最大力学优势的部位安放内固定
- 成功关键:不要对缺血性肢体手术治疗,内固定前彻底去除感染及溃疡。对马蹄足做积极的矫形、良好的复位

术后处理

- 术后使用衬垫良好的后侧石膏夹板固定。术后数天更换为使用石膏管型。
- 术后10~16周禁止负重,而后当影像学检查发现骨愈合表现,则可穿着充气支具开始负重(通常为术后12周)。
- 水肿及肿胀控制良好,患者可开始使用糖尿病鞋具结合定制多密度泡沫支具。
- 图5显示术后X线片及大体照片。

预后

- 作者报道了获随访的20例患者,平均随访时间为49个月(20~77个月)[13]
- 75%的患者行所有关节完全的融合术,所有患者均行部分融合及稳定矫形。
- 有5例内固定失败病例,其中3例因内固定退出需行内固定取出术。
- 所有患者使用糖尿病鞋具及支具恢复功能状态,无需使用超踝关节支具。
- 无截肢患者。

并发症

- 因螺钉通过正常关节固定,螺钉松动退出,内植物失败有可能发生。
  - 应尽量避免内固定穿越跟骰关节及距舟关节。神经病变患者为获得足够的固定,内固定可穿过未受累的关节固定。
  - 开始负重后应仔细行影像学检查,因在某些情况下,螺钉会在断裂前发生弯曲,这种情况下,可对螺钉做经皮更换。
  - 松动退钉进入踝关节或跖趾关节的螺钉需取出或更换。
- 可能发生过度矫形,导致第1跖骨头下溃疡。
- 可能发生部分骨不连,如果能保持跖行足状态则无须处理。我们报道的所有患者在末次随访时都能维持矫形。

(薛剑锋 译,施忠民 审校)

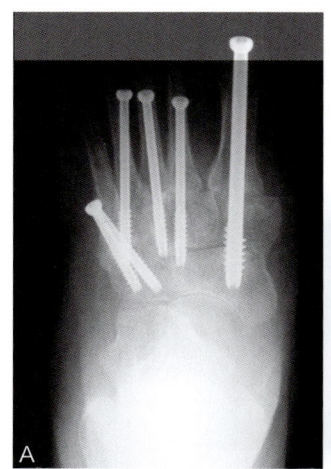
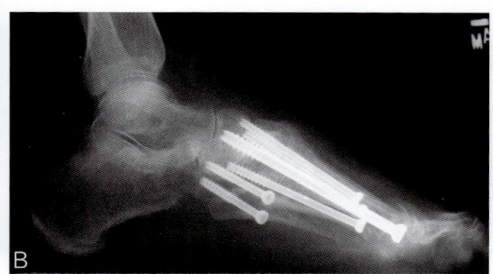
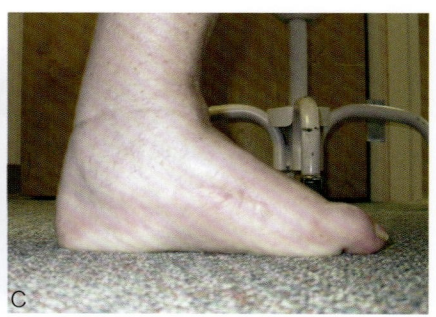

图5 A、B. 术后X线片显示中足融合无复发。C. 术后1年拍摄的照片。(版权:2006 Cincinnati SportsMedicine & Orthopaedic Center)。

参考文献

[1] Assal M, Stern R. Realignment and extended fusion with use of a medial column screw for midfoot deformities secondary to diabetic neuropathy. J Bone Joint Surg Am 2009;91:812-820.

[2] Campbell JT. Intra-articular neuropathic fracture of the calcaneal body treated by open reduction and subtalar arthrodesis. Foot Ankle Int 2001;22:440-444.

[3] Cooper PS. Application of external fixators for management of Charcot deformities of the foot and ankle. Foot Ankle Clin 2002;7:207-254.

[4] Eichenholtz SN. Charcot Joints. Springfield, IL: Charles C Thomas, 1966.

[5] Lewis P. Scintigraphy in the foot and ankle. Foot Ankle Clin 2000;5:1-27.

[6] Marks RM, Parks BG, Schon LC. Midfoot fusion technique for neuroarthopathic feet: biomechanical analysis and rationale. Foot Ankle Int 1998;19:507-510.

[7] Myerson MS, Henderson MR, Saxby T, et al. Management of midfoot diabetic neuroarthropathy. Foot Ankle Int 1994;15:233-241.

[8] Papa J, Myerson M, Girard P. Salvage, with arthrodesis, in intractable diabetic neuropathic arthropathy of the foot and ankle. J Bone Joint Surg Am 1993;75:1056-1066.

[9] Pinzur MS. Charcot's foot. Foot Ankle Clin 2000;5:897-912.

[10] Pinzur MS, Sammarco VJ, Wukich DK. Charcot foot: a surgical algorithm. Instr Course Lect 2012;61:432-438.

[11] Sammarco GJ, Conti SF. Surgical treatment of neuroarthropathic foot deformity. Foot Ankle Int 1998;19:102-109.

[12] Sammarco VJ. Superconstructs in the treatment of Charcot foot deformity: plantar plating, locked plating, and axial screw fixation. Foot Ankle Clin 2009;14:393-407.

[13] Sammarco VJ, Sammarco GJ, Walker EW Jr, et al. Midtarsal arthrodesis in the treatment of Charcot midfoot arthropathy. J Bone Joint Surg Am 2009;91:80-91.

[14] Sammarco VJ, Sammarco GJ, Walker EW Jr, et al. Midtarsal arthrodesis in the treatment of Charcot midfoot arthropathy. Surgical technique. J Bone Joint Surg Am 2010;92(suppl 1, pt 1):1-19.

[15] Schon LC, Weinfeld SB, Horton GA, et al. Radiographic and clinical classification of acquired midtarsus deformities. Foot Ankle Int 1998;19:394-404.

[16] Simon SR, Tejwani SG, Wilson DL, et al. Arthrodesis as an early alternative to nonoperative management of Charcot arthropathy of the diabetic foot. J Bone Joint Surg Am 2000;82-A:939-950.

[17] Wagner FW. Transcutaneous Doppler ultrasound in the prediction of healing and the selection of surgical level for dysvascular lesions of the toes and forefoot. Clin Orthop Relat Res 1979;142:110-114.

第47章 夏科足的微创矫形
Minimally Invasive Realignment Surgery of the Charcot Foot

Bradley M. Lamm and Dror Paley

背景

- 夏科关节病的终末结局包括关节脱位或半脱位、骨量丢失以及骨骼畸形(图1)。
  - 由于夏科足所致的骨性畸形,异常的负重传导以及肌肉平衡的破坏,增加了皮肤溃疡、感染及截肢的风险。
  - 对于夏科神经性足病,治疗越早,效果越好。
- 急性夏科神经性关节病变的治疗目标是获得足部的稳定性,传统的治疗方法是接触石膏。
  - 由于多种因素,诸如肌肉萎缩、肥胖以及本体感受的减退,很难令这部分患者保持非负重状态。
  - 数月的非负重固定会导致患肢的骨质疏松以及对侧肢体的负重增加。
  - 如此的结果将使后期的手术治疗非常困难,并导致对侧足发生溃疡及夏科病变。
- 慢性夏科神经性关节病变的治疗目标是矫正软组织及骨性畸形。手术的目的是矫正畸形,但是对这些严重畸形的足做一期矫形是非常困难的。
  - 各种一期矫形方法如跟腱延长、骨切除、清创、截骨、关节融合以及切开复位内固定都曾被使用[4]。
  - 切开复位使用静态外固定支架行一期矫形亦有报道[2]。
  - 近年来,在夏科病的治疗中,外固定支架做静态固定被用来增强内固定的稳定性或取代内固定[6]。
- 本章我们将介绍使用外固定支架做两阶段的微创逐步矫形法来治疗急慢性夏科畸形,这种方法是资深学者(D.P.)所设计的[3]。

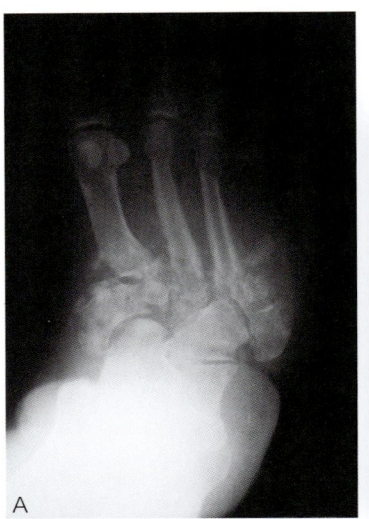
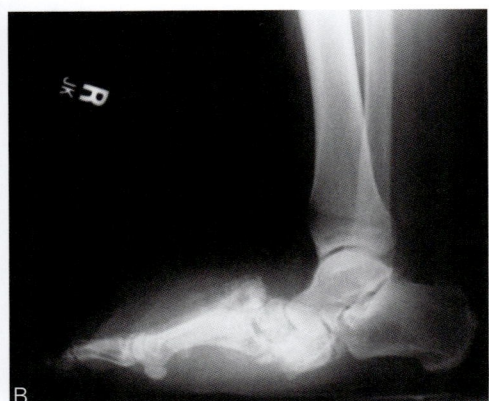
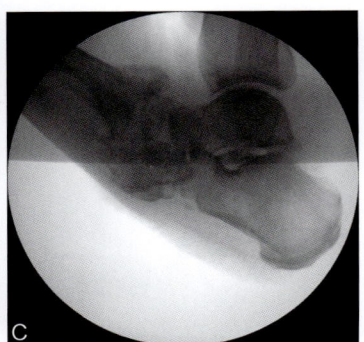
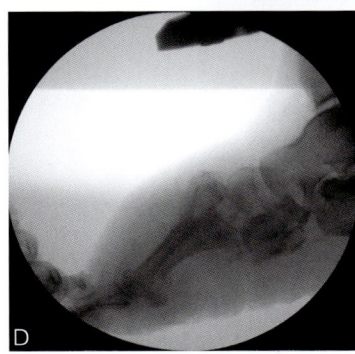

图1 中足夏科神经性关节病畸形(Eichenholtz II期,不稳定畸形,伴有外侧溃疡,曾行第4、5跖骨切除术)。A. 足正位片显示中足内收畸形。B. 足侧位片显示摇摆椅足底畸形及马蹄足畸形。注意前足向背侧脱位及Meary角的丢失。使用动态透视明确夏科畸形中足不稳定,明显的前足背屈的静态影像(C)以及前足跖屈的静态影像(D)(版权:2008, Rubin Institute for Advanced Orthopedics, Sinai Hospital of Baltimore)。

- 外固定支架行逐步矫形更适用于严重的夏科足部畸形。使用外固定支架可对夏科关节脱位及半脱位做逐步精确的矫形。

手术治疗

- 夏科足手术治疗的目标是恢复解剖力线、重建稳定性、避免截肢、避免足部短缩，以及使患者获得行走功能。
- 过去，切开复位内固定是治疗夏科足畸形的主要方法。
  - 通过大切口去除增生的骨质，复位脱位的关节，以及使用内固定来固定（螺钉固定或跖侧钢板固定）。
  - 这些侵害性的手术操作通常造成足部的短缩或畸形纠正不彻底，有时还会造成血管神经损伤，术后可能出现伤口愈合问题、感染，以及需使用非负重石膏或靴子。
- 切开复位治疗距跟关节夏科畸形具有优势。
  - 由于距跟关节结构上相互交锁，因此距跟关节的夏科神经关节病变通常伴有轻到中度畸形。
  - 一期复位可使用楔形截骨或切开复位关节融合内固定来获得足的稳定性。
- 对于急性夏科神经关节病变，可使用静态外固定支架来稳定病情的发展。外固定支架所使用的光滑固定针应避免累及足部"热区"（或夏科病变关节区域）。
  - 静态外固定支架的安装应注意一定的技巧，以利于在夏科病变急性期过后开始逐步矫形。因此外固定支架有两个作用，稳定急性夏科关节以及随后的对脱位骨性解剖结构的复位固定。
  - 一旦骨性解剖结构获得复位，便可拆除外固定支架，使用微创技术对夏科关节行融合术。使用坚强的跖骨髓内螺钉固定融合的关节。
- 慢性稳定性或畸形愈合的夏科足畸形需行截骨来矫正。我们选择经皮线锯截骨术。
  - 中足截骨可通过3个平面操作（距骨颈和跟骨颈平面，骰骨足舟骨平面以及楔骨骰骨平面）。
  - 应避免通过跖骨干平面使用线锯行经皮截骨，否则会导致血管神经损伤[3]。
- 对于不稳定性或未完全愈合的夏科足，可使用逐步牵引的方法矫正畸形。
  - 尽管影像学检查可见骨联合征象（由于夏科病变造成脱位或碎裂的足部骨骼相重叠），大多数夏科畸形可行外固定支架骨牵张治疗而无需截骨来恢复足部解剖。
  - 做跟腱延长并使用外固定支架保持踝关节于中立位，这样可恢复正常的跟骨倾斜及后足位置。
  - 然后在透视下尝试前足的一期复位，使用经跖骨髓内螺钉固定。
  - 然而前足的一期复位成功的概率很小，如果无法获得前足的一期复位，可在使用外固定支架维持后足位置的同时，对前足做延长和复位。

方法

- 手术的第1步是使用外固定支架固定后足牵引复位前足。
- 复位后，使用微创的方法融合夏科关节来维持矫形，使用经皮跖骨髓内螺钉固定。

一期手术

固定及跟腱延长

- 一期手术包括跟腱延长及使用泰勒空间支架（TSF）做逐步的软组织牵张复位骨骼力线，患者自行调节 TSF（前足6×6对接框架）来获得前足相对于固定的后足的复位。
- 使用两个"U"形板固定胫骨远端、距骨及跟骨，"U"形板在正位及侧位均与胫骨垂直。
  - 使用一枚1.8 mm的固定针横向将"U"形板固定至胫骨，并另外附加2～3处固定（联合使用光滑固定针或半针固定）。
  - 可于胫骨远端附加一个固定环构建胫骨远端固定模块来增加稳定性。
- 必须将后足固定于中立位，通常需做跟腱延长来获得后足的中立位。我们选择经皮跟腱"Z"形延长术。
- 维持后足于中立位，使用2枚1.8 mm固定针交叉固定跟骨于"U"形板，使用一枚1.8 mm的固定针穿过距骨颈固定于"U"形板。

安装外固定支架

- 紧贴病变夏科关节的远近端骨块，穿过2枚1.8 mm固定针。
- 固定针于皮外呈马镫形折弯90°，固定于远离骨固定处的外固定环，但是不对固定针做牵张。折弯固定针固定的骨块远离外固定环，这样可对夏科关节提供精确的牵引。
- 将完整的外固定环使用2枚经距骨交叉固定的1.8 mm 固定针以及前述远端固定针固定于前足。
- 通常还需使用固定针（1.5 mm 或 1.8 mm）固定足趾并和

前足固定环相连。
- 最后安装6枚TSF连接柱，并做影像学检查（包含胫骨的足部正侧位检查，技术图1）。
- 对参考固定环做正侧位透视，以获得所需的外固定调整计划的安装数据。
- 选择哪个固定环（远端或近端）作为参考环取决于术者的习惯，通常选择远端固定环作为参考来矫正足部畸形。
    - 参考固定环和最终X线片的叠加是术后使用计算机矫形计划的关键步骤。
- TSF的计算机计划是这项手术的关键部分，医生将畸形及安装参数输入联网软件（www.spatialframe.com）来制作调整6个连接柱的个性化日程表。根据医生输入的数据决定患者调整的速率及持续时间。
- 患者每周或每2周随访复诊，做临床及放射学检查。

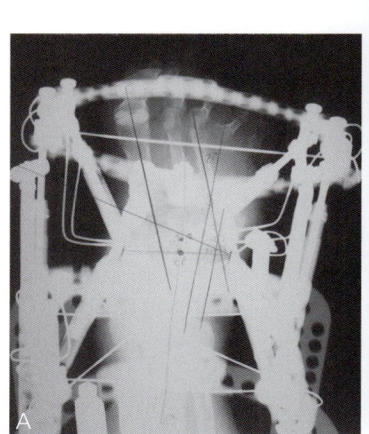 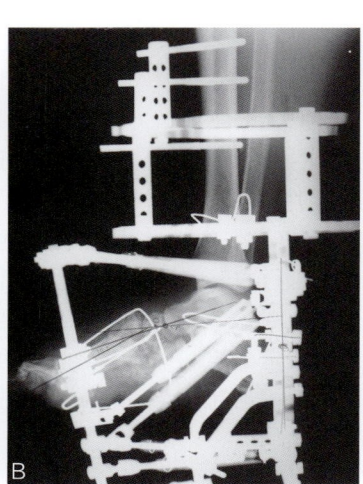 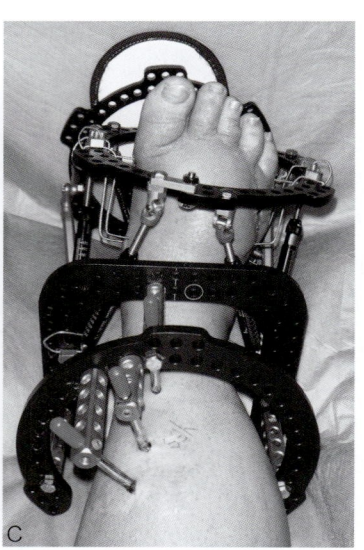

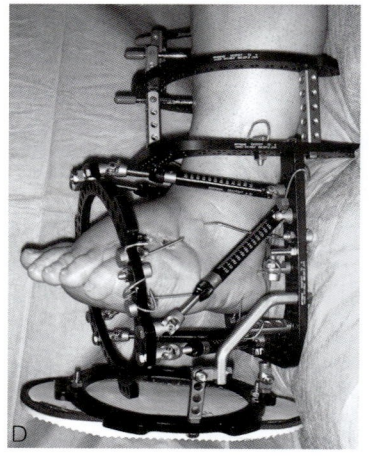

技术图1　A. 图1中患者术后即刻的正位放射学检查显示中足内收畸形（20°）。B. 术后即刻侧位放射学检查显示前足跖屈畸形（10°）。和术前放射学检查相比较，前足位置的改变是术中复位的结果。马镫形折弯固定针（未牵张的90°折弯的固定针）邻近中足需做牵引及复位的区域。马镫形折弯固定针可确保精确的牵引。注意TSF计划线及参考点。C、D. 安装TSF（前足6×6连接柱）后的临床照片。C. 注意胫骨半固定针的三角分部构型以及足部远端固定环延伸杆（两孔板），保留足够的软组织间隙。D. 邻近牵引区域的马镫形折弯固定针（版权：2008，Rubin Institute for Advanced Orthopedics, Sinai Hospital for Baltimore）。

二期手术

拆除外固定支架，关节融合

- 使用1～2个月的时间逐步牵引来复位脱位的夏科关节。使用TSF逐步牵引获得足部的解剖对位后（技术图2A），施行第二阶段矫形手术。
- 拆除外固定支架，同时使用经皮内固定行病变关节的微创融合术（技术图2B）。
- 外固定支架拆除前，在相应关节表面做小的横切口（2～3 cm）去除关节软骨，做好关节融合的准备。

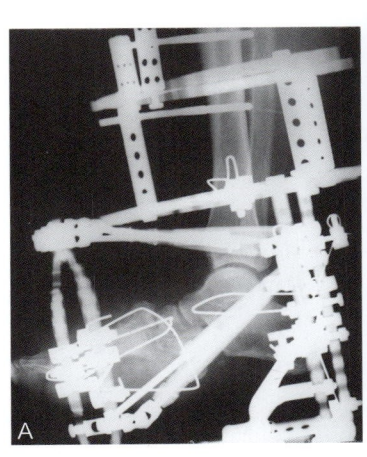
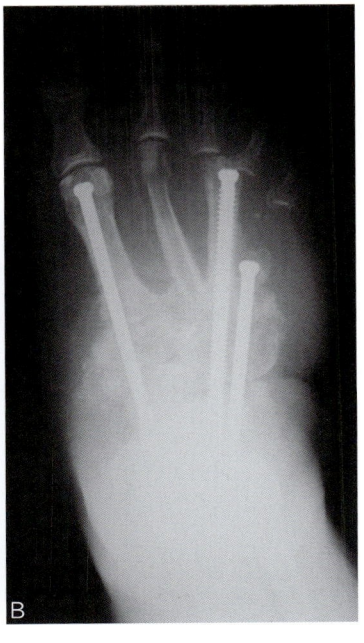

技术图2　A. 使用TSF矫形术后1个月的侧位X线片，Meary角恢复正常（0°），以及中足获得牵引，患者足背的溃疡获得愈合，足部畸形得到矫正。B. 拆除外固定支架后，对跗中关节行微创融合术以避免以后夏科足部塌陷。负重正位X线片显示2枚经跖骨干髓内螺钉以及1枚外侧柱固定螺钉固定跗中关节。获得精确的解剖复位（版权：2008, Rubin Institute for Advanced Orthopedics, Sinai Hospital for Baltimore）。

- 病变的夏科关节已经获得牵开，施行微创关节融合术比较容易。
- 在透视引导下，背屈跖趾关节通过跖侧切口经跖骨头打入空心钉导针。
- 置入外侧柱及内侧柱（第4、第5、第2跖骨）导针获得临时固定后，拆除外固定支架，足部再次消毒铺巾。

髓内螺钉固定关闭切口

- 通常需要使用3枚粗的空心钉做经跖骨干髓内固定：内侧柱及外侧柱各使用1枚半螺纹螺钉对融合部位行加压固定，中间柱（第2跖骨）使用一枚全螺纹螺钉增强融合的稳定性。
- 这些螺钉跨越跖骨全长进入跟骨及距骨，对微创关节融合部位行加压固定。经跖骨髓内螺钉经过未病变的跖趾关节，可以预防跖趾关节夏科病的发生。
- 缝合切口，使用良好衬垫的"L"形及"U"形夹板固定。
- 出院时更换非负重短腿石膏管型固定2~3个月，然后逐步开始负重。整个治疗过程需要4~5个月（技术图3）。

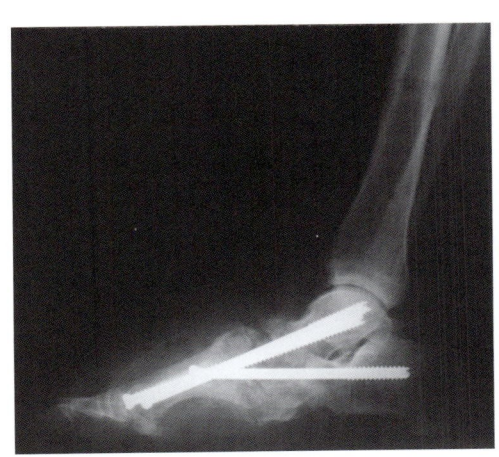

技术图3　同一患者术后侧位X线片显示使用经跖骨髓内螺钉固定获得愈合良好的跖行足。受累夏科关节（跗中关节）获得精确的解剖复位融合、对邻近跖趾关节的保护（使用螺钉固定）、坚强的内固定、足部长度恢复、溃疡愈合，以及距下关节及踝关节保留（版权：2008, Rubin Institute for Advanced Orthopedics, Sinai Hospital for Baltimore）。

要点与失误防范

- 足部体积较小,构建外固定支架具有一定的难度。安装前足6×6连接柱框架时,应将后足的"U"形板尽量后置,前足的"U"形板尽量前置。前足和后足固定环之间的距离越大,构建TSF外固定支架的空间亦越大
- 骨块的固定非常重要,否则可能导致截骨部位的骨不连或复位不良,由于足部骨骼较小,因此最好使用较细的固定针
- 治疗神经性关节病时,构建稳定的固定非常重要。使用外固定支架矫正夏科畸形时,外固定支架应包括胫骨远端完整环及足部的闭合环

预后

- 5年来,我们使用这种逐步牵引技术治疗了超过12例夏科足,获得了良好至优良的临床效果。
- 本组病例包含不同严重程度的夏科畸形(Eichenholtz Ⅰ期、Ⅱ期及Ⅲ期)。
- 比较手术前后影像学检查,正位片上的距骨-第1跖骨角、侧位片上的距骨-第1跖骨角及跟骨倾斜角均显著改善。
- 另外,过去5年来没有深部感染、螺钉断裂、复发性溃疡及截肢的发生。
- 使用TSF对夏科足逐步矫形而后做微创关节融合术是安全有效的治疗方法。
- 笔者的治疗方法结果令人鼓舞,和Schon[4]报道的骨切除钢板固定及Cooper[1]报道的骨切除外固定支架方法相比,其优点是足长度的保留(没有骨切除)、软组织及骨骼精确的解剖复位,以及足的稳定性。另外,我们的方法为微创并且允许部分负重。

致谢

感谢Amanda Chase、MA提供的帮助,以及Alvien Lee提供的摄影专业支持。

(薛剑锋 译,施忠民 审校)

参考文献

[1] Cooper PS. Application of external fixators for management of Charcot deformities of the foot and ankle. Foot Ankle Clin 2002; 7:207-254.

[2] Jolly GP, Zgonis T, Polyzois V. External fixation in the management of Charcot neuroarthropathy. Clin Podiatr Med Surg 2003; 20:741-756.

[3] Paley D. Principles of Deformity Correction. Reved. Berlin: Springer-Verlag, 2005.

[4] Schon LC, Easley ME, Weinfeld SB. Charcot neuroarthropathy of the foot and ankle. Clin Orthop Relat Res 1998;349:116-131.

[5] Trepman E, Nihal A, Pinzur MS: Current topics review: Charcot neuroarthropathy of the foot and ankle. Foot Ankle Int 2003;6:46-63.

[6] Wang JC, Le AW, Tsukuda RK. A new technique for Charcot's foot reconstruction. J Am Podiatr Med Assoc 2002;92:429-436.

第48章 趾长屈肌腱转位及跟骨内移截骨术
Flexor Digitorum Longus Transfer and Medial Displacement Calcaneal Osteotomy

Gregory P. Guyton

定义

- 胫后肌腱撕裂及退变并最终失效时,足部发生平足外翻畸形。胫后肌腱功能失调是成人获得性平足畸形的最常见原因。
- 大多数患者为原发性,没有明确创伤病史。本病好发于女性,年龄通常为50岁以上。
- 随着时间推移最终发展为固定性畸形,畸形的程度及柔软程度决定了治疗方法的选择。

解剖

- 胫后肌腱退变的部位通常位于内踝下方和其止点之间。病变并非炎性改变,其特征性改变是正常的胶原纤维被无定型的瘢痕组织替代,同时伴有黏蛋白退变[6]。
- 随着足弓的塌陷,后足相对于小腿出现外翻畸形,而前足经距舟关节发生外展畸形。当前足外翻逐步严重,距骨头的覆盖出现问题。
- 足弓的塌陷及前足的外展表现为距骨-第1跖骨轴线的丢失。正常情况下两者应共线。足弓塌陷时,在足的负重侧位X线片上发生两者的成角。前足外展在足正位片上显示为距骨-第1跖骨向外侧成角。

发病机制

- 大多数胫后肌腱功能失调患者的病因不明确,并且没有明确的既往创伤病史。
- 足弓塌陷的原因是肌力不平衡,胫后肌腱及其拮抗肌腓骨肌腱间的不平衡导致了畸形的产生和发展。
- 研究显示胫后肌腱功能失调与 *HLA B-27* 基因有相关性,表现为血清阴性关节病变[7]。
- 在疾病的发展过程中累积的力学因素具有一定的作用;扁平外翻足患者胫后肌腱所受应力增加,被认为是胫后肌腱退变的危险因素。
- 胫后肌腱退变的另一个危险因素是足舟骨内侧胫后肌腱止点处出现副舟骨(图1)。

自然病程

- 胫后肌腱功能失调被认为是足弓塌陷的始动因素[2]。
- Ⅰ期病变为在疾病的早期阶段,足弓尚未塌陷,沿胫后肌腱径路出现疼痛及其力量减弱。
- Ⅱ期病变为随着时间的推移出现扁平外翻足畸形,最初为柔性畸形。
- Ⅲ期病变为固定性畸形,第1个固定性畸形为第1跖列相对于第5跖列的抬高,这种固定性前足内翻畸形是前足对于后足外翻畸形代偿的结果;后期于距下关节发生的跟骨外翻出现挛缩并无法复位。
- Ⅳ期病变比较少见,随着足弓塌陷的加重,后足内侧的三角韧带应力增加,出现三角韧带的断裂。
- 跟腱挛缩在胫后肌腱功能失调患者中很多见,随着扁平外翻足畸形的发展,足弓塌陷,在站立及行走时跟腱不再拉伸至正常的长度。
- 表1为胫后肌腱功能失调的详细分期。

病史和体格检查

- 大多数患者的症状为足弓内侧疼痛。
- 在部分后足外翻畸形比较严重的患者会出现跟骨外侧与腓骨远端的撞击症状,通常见于晚期患者,并且保守治疗无效。

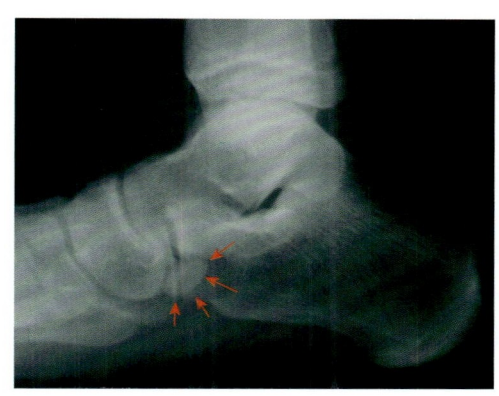

图1 外斜位足部X线片可更好地显示副舟骨。

表1	胫后肌腱功能失调分期
Ⅰ期	胫后肌腱腱鞘炎及肌腱撕裂，足弓未塌陷
Ⅱ期	胫后肌腱腱鞘炎及肌腱撕裂，出现柔性畸形
Ⅲ期	固定性畸形期
Ⅳ期	三角韧带断裂，距骨倾斜

- 在肌腱的退变活跃期疼痛最严重，肌腱最终完全断裂后这种严重的疼痛感会消失。患者最初就诊时的主诉可能为畸形或外侧疼痛。
- 可能并发其他畸形，最常见的是踇外翻或中足关节炎。
- 胫后肌腱功能失调的检查包括：
  - 单足提踵试验，检查者应记录患者能否完成这种动作、足内翻的出现以及是否伴有疼痛。患者需紧张胫后肌腱以内翻及锁定后足，使足部成为一个坚强的杠杆，便于跟腱发力使踝关节跖屈。
  - 多趾征：患者站立，检查者从后方观察，前足外展越严重，在小腿的外侧可看见越多的足趾，检查者同时记录有无前足外展。前足外展是胫后肌腱功能失调的结果，治疗时应予以纠正。
  - 胫后肌腱肌力测量：保持患足跖屈，检查者通过测量足部超过中轴线的抗阻内翻力量来测量胫后肌腱肌力。使用标准的肌力测量分级方法记录。疾病早期结果可能正常，患者可能试图使用胫前肌腱代偿，但是后者会同时背屈踝关节。
  - 固定性前足内翻，检查者维持跟骨于中立位（纠正外翻），记录第1跖列相对于第5跖列的固定性抬高，使用度数表示畸形的严重程度。前足内翻畸形是病程中最早出现的固定性畸形，制订治疗计划应包括前足内翻畸形的矫正。
  - 跟腱挛缩，维持跟骨于中立位，记录屈膝位及伸膝位时踝关节的背屈能力（Silfverskiöld试验）。明显的跟腱挛缩使用支具治疗作用有限，需要手术矫正。

影像学和其他诊断性检查

- 需行负重位平片检查评估足部的力线。侧位距骨第1跖骨角用来描述足弓的塌陷，正位距骨第1跖骨角可反映前足的外展畸形。
- 足部平片检查还用来诊断有无后足关节炎、中足关节炎或不稳定，以及有无副舟骨。
- 负重踝穴位片可用来排除三角韧带松弛（Ⅳ期病变）。
- MRI不作为常规检查，但可用来排除其他病变。胫后肌腱功能失调患者的MRI表现包括腱鞘内积液、肌腱的明显增粗，以及肌腱实质的信号改变，提示肌腱内部的撕裂（图2）。

鉴别诊断

- 中足关节炎所导致的跗跖关节塌陷性平足。
- 内侧踝关节炎。
- 距骨内侧骨软骨损伤。
- 脊髓或中枢神经系统病变导致的胫后肌腱神经源性功能失调。

非手术治疗

- 胫后肌腱功能失调导致的平足畸形为不可逆畸形，但是许多患者的症状可以使用保守治疗有效的缓解。
- 鞋内半软硬或硬质足部支具可有效支撑足弓，缓解症状。
- 非手术治疗的金标准是使用跨踝关节支具，可直接控制跟骨外翻。最常用及最能为患者耐受的是带有定制塑料马镫部分的皮质踝关节支具，通常被称为Arizona支具[1]。
  - 对于较严重患者或局部水肿者，可使用定制铰链型足踝支具或带有小腿部固定带的双侧金属支撑足踝支具。
- 禁止在胫后肌腱腱鞘内做皮质激素注射治疗，因其会直接或间接导致肌腱的断裂及足弓的进一步塌陷。
- 支具、物理治疗以及药物只是用来控制症状，而无法改变疾病病程及最终结果。

手术治疗

- 手术治疗的指征是患者可接受的保守治疗无法控制患者的症状。比如对于50多岁活跃的患者，可能无法耐受终生使用Arizona支具而会选择手术治疗。

术前计划

- 做保留关节的肌腱重建手术前必须考虑患者的体重因素。尽管没有严格的文献支持，肥胖患者的获得性平足畸形使用肌腱重建手术治疗失败的可能性较大，最好采用三关节融合术。

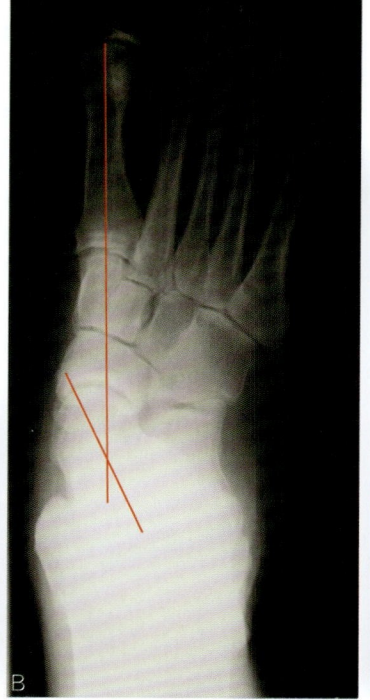
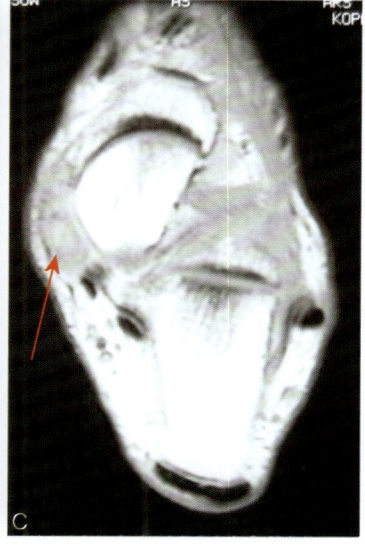

图2　在侧位（A）及正位（B）X线片上划出距骨及第1跖骨的长轴线来测量距骨第1跖骨角，用以测量足弓的塌陷及外展。C. MRI表现包括肌腱实质的水肿及增粗（箭头），紧邻胫后肌腱后方的趾长屈肌腱和姆长屈肌腱表现为正常的均质低信号。

- 后足关节退变患者需行融合手术而非截骨及肌腱重建。
- 固定性前足内翻畸形可使用内侧柱截骨矫正，严重患者可行关节融合来矫正。
- 同时需评估腓肠肌的紧张程度以决定是否行腓肠肌滑移延长术（Strayer手术）。

体位

- 患者取仰卧位，患侧臀部垫高以内旋下肢，便于术中首先对跟骨外侧面进行操作，术中可去除臀下衬垫来外旋下肢，便于对足内侧面手术。
- 在大腿使用止血带。

入路

- 对胫后肌腱做清创，将趾长屈肌腱转位至舟骨结节重建胫后肌腱功能。这个手术最早于19世纪80年代提出，在大多数患者能有效地控制疼痛，尽管其对足弓的静态纠正作用很小[2,5]。
- 然后做跟骨内移截骨来直接纠正后足外翻畸形，跟骨内移截骨可间接地抬高内侧柱纠正距骨第1跖骨角，从而重建足弓。足弓的重建可在一定程度上保护转位的趾长屈肌腱[3,8,9,11]。
- 如果需要，可使用内侧楔骨跖屈截骨术来纠正多达20°的前足内翻畸形（Cotton截骨），这项手术可扩大关节保留手术的指征至更多的患者，应在其他矫正完成后再评估是否需做Cotton截骨术。
- 足弓矫正后，最后需检查小腿三头肌的紧张程度以明确是否需行延长术。

跟骨内移截骨术

- 在腓骨肌腱鞘后方跟骨外侧做4 cm的斜行切口(技术图1A)。
- 仔细分离至骨膜,注意避免损伤腓肠神经(技术图1B)。
- 在跟骨结节上方及下方插入小的骨膜剥离器,下方截骨线应位于跖筋膜起点的前方。
- 在上方及下方放置小拉钩,在切口中部放置小的自动拉钩。
- 使用窄的微型摆锯由外向内做跟骨截骨,避免穿透内侧壁(技术图1C)。
- 使用大的骨刀或骨膜剥离器完成截骨。
- 在截骨处插入板状撑开器维持撑开约1分钟,使内侧组织获得松解,如果需要,可使用Cobb剥离器对内侧面做仔细的剥离(技术图1D、E)。
- 内移跟骨结节骨块,通常为1 cm,从跟骨后结节使用1~2枚5~6.5 mm的螺钉做经皮固定(技术图1F)。
- 做跟骨侧位及轴位透视检查确认跟骨结节的移位及螺钉的固定情况。
- 使用咬骨钳处理跟骨外侧壁使之平整(技术图1G、H)。

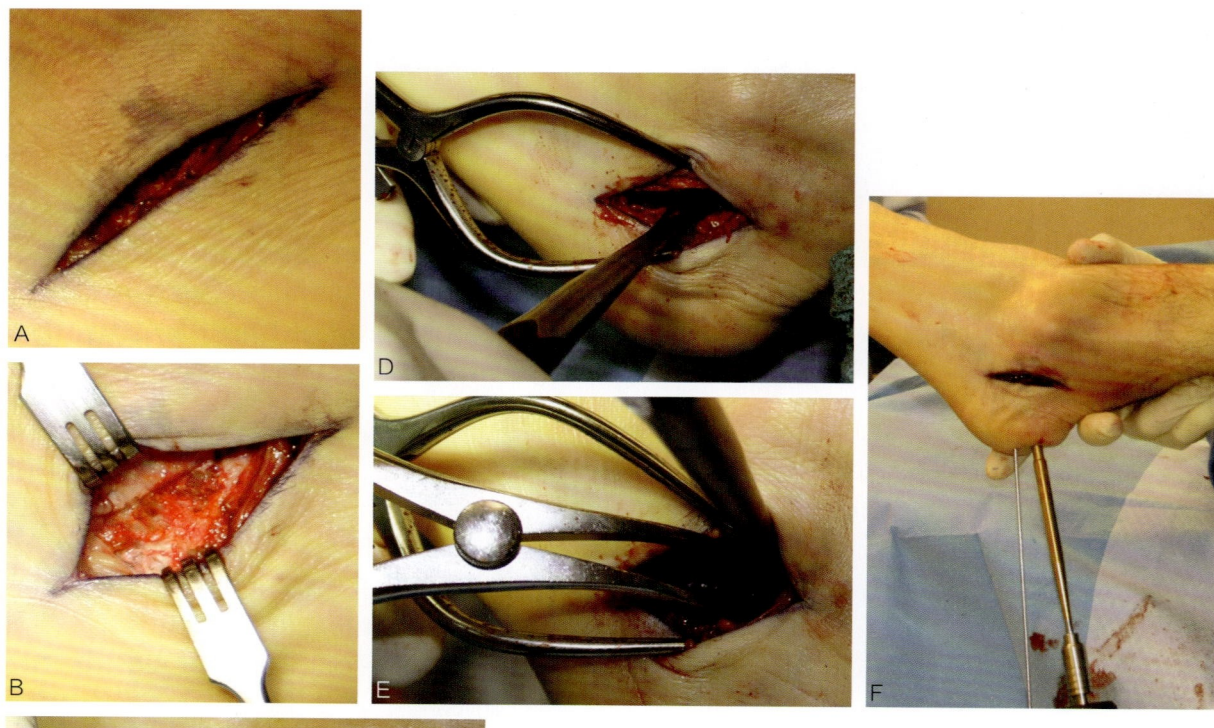

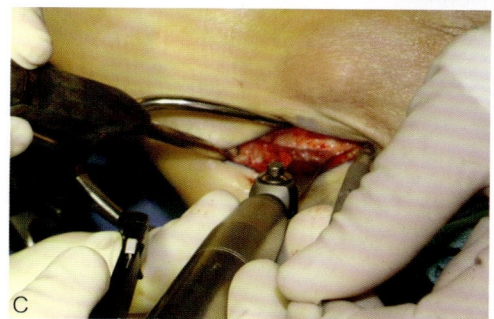

技术图1 A. 跟骨截骨斜切口。B. 仔细分离至骨膜,避免损伤腓肠神经。C. 背侧及跖侧放置拉钩,使用微型摆锯做截骨。D. 使用Cobb剥离器松解截骨部位。E. 使用板状撑开器使软组织获得松解。F. 内移骨块后使用螺钉固定。

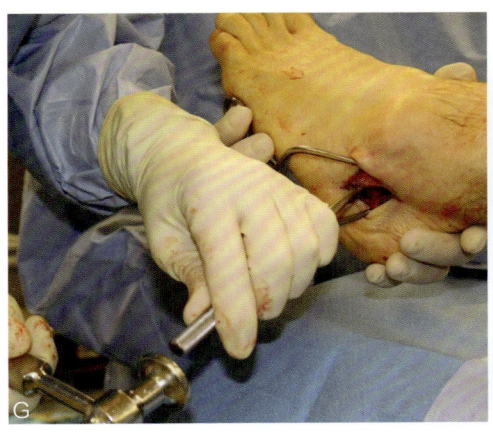
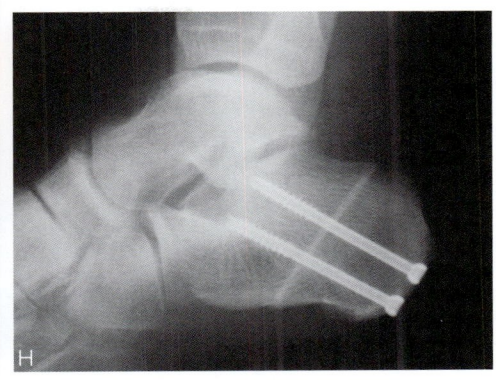

技术图1（续） G. 将截骨部位锐性边缘打压成光滑面。H. 使用2枚5 mm螺钉固定后的影像学表现。

胫后肌腱清创和趾长屈肌腱转位

- 沿足内侧柱做纵行切口，起自内踝后方，经舟骨结节表面沿第1跖骨下缘延长（技术图2A）。
- 切开胫后肌腱鞘做肌腱清创术，大多数情况下需做肌腱的完全切除术，因为残留的病变肌腱是疼痛的潜在原因。保留肌腱止点处1 cm长度，便于做重建术（技术图2B）。
- 在内踝下方显露趾长屈肌腱鞘并打开腱鞘，其位于胫后肌腱鞘的下方，载距突的表面（技术图2C）。
- 向远端分离趾长屈肌腱至舟骨结节远端2～3 cm处，在踇外展肌和第1跖骨骨膜间隙操作并部分松解踇短屈肌起点以便于操作，在此处可见踇长屈肌腱和趾长屈肌腱发生交叉，又称为亨氏结（技术图2D）。

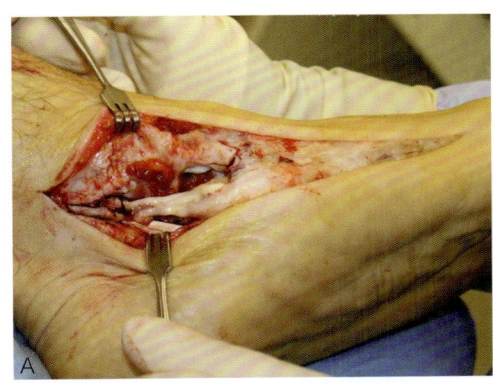
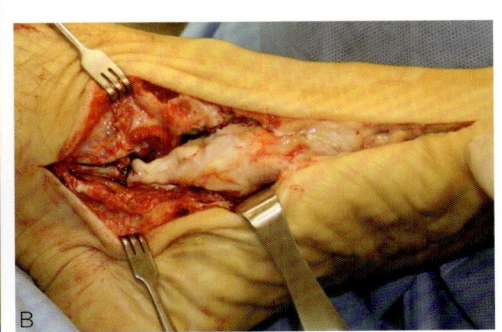
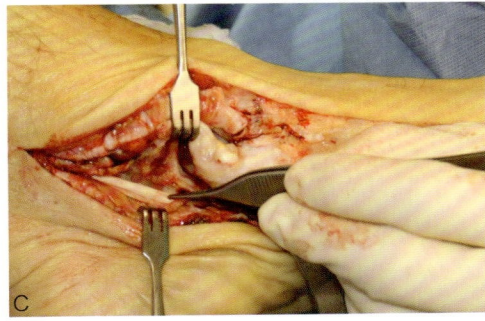

技术图2 A. 沿胫后肌腱及中足内侧做纵切口。B. 可见胫后肌腱完全失效，对其行清创术。C. 在胫后肌腱鞘后方打开趾长屈肌腱鞘的近端。

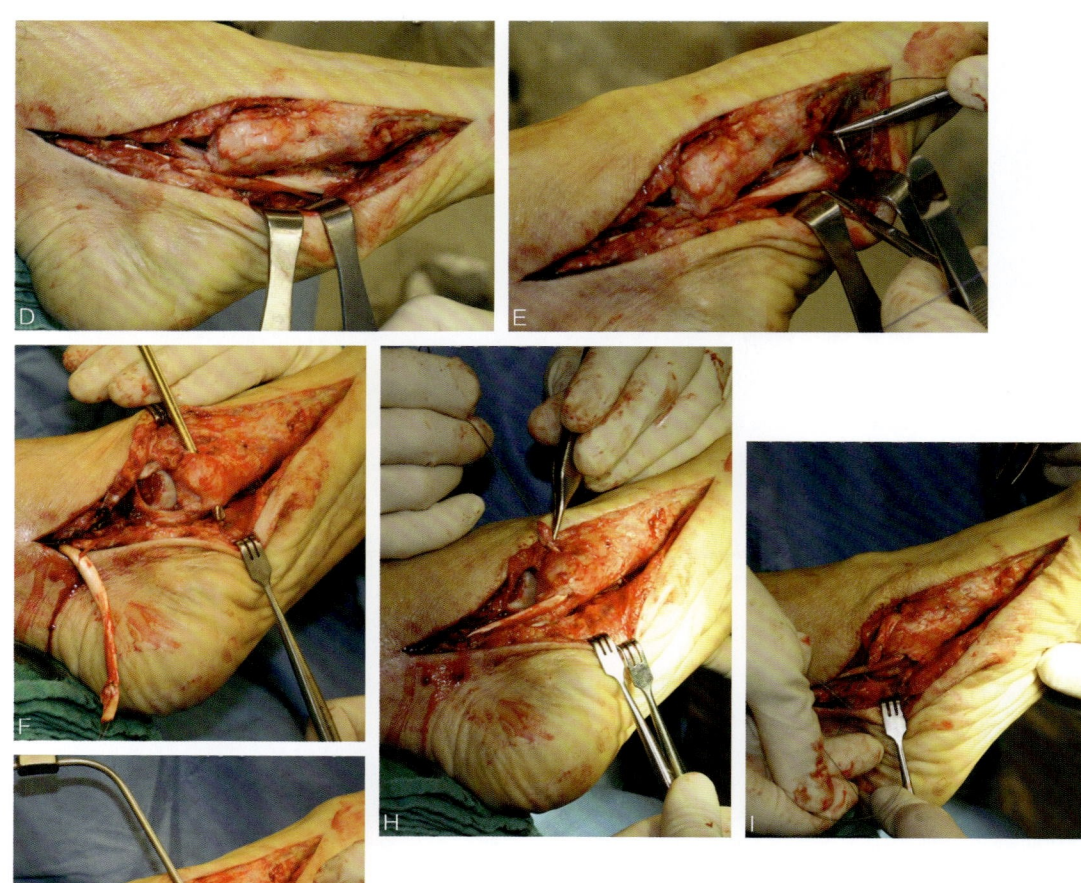

技术图2（续） D. 分离趾长屈肌腱并显露亨氏结节。E. 将趾长屈肌腱远端和跚长屈肌腱行腱固定术后切断趾长屈肌腱。F. 在舟骨结节从背侧向跖侧钻孔。G. 使用吸引器头穿过骨孔将缝线穿过骨孔。H. 将趾长屈肌腱自跖侧向背侧穿过舟骨。I. 将趾长屈肌腱折回并缝合固定，修补弹簧韧带。

- 在切口远端将趾长屈肌腱远端和跚长屈肌腱做腱固定术，切除两条肌腱之间的腱联合。通过腱固定术理论上可恢复外侧足趾的功能，趾长屈肌腱切除后几乎无可辨别的临床表现（技术图2E）。
- 在足舟骨结节做4～5 mm钻孔，使用缝线对趾长屈肌腱做导引，将趾长屈肌腱由跖侧向背侧穿过骨孔，在入口及出口处将其和骨膜深部缝合，然后将趾长屈肌腱折返后和其近端缝合固定。操作时保持足于20°跖屈及20°内翻位（技术图2F～I）。
- 若有弹簧韧带断裂或松弛，此时亦应做重叠缝合修补。

内侧楔骨跖屈截骨术（Cotton 截骨术）

- 沿内侧楔骨表面做4 cm的切口，和先前的胫后肌腱重建手术切口应保持3～4 cm的皮桥宽度（技术图3A）。
- 辨别内侧楔骨的中央部分，其和第2跖骨基底齐平，打入1枚克氏针确定计划的截骨平面（技术图3B、C）。
- 使用微型摆锯对内侧楔骨做横行截骨，避免穿透跖侧皮质（技术图3D）。

- 使用小骨刀打开截骨部位背侧，在截骨面两侧打入克氏针，使用撑开器能便于操作（技术图3E、F）。
- 在截骨部位插入楔形植骨块，可使用同种异体股骨头或髂嵴骨块，根据需要的矫形角度修正植骨块的尺寸，通常使用基底部宽5～7 mm的楔形骨块。亦可从胫骨近端取自体骨植骨（技术图3G、H）
- 通常不需做固定，如果术中感觉植骨块不稳定，可于背侧使用三孔2 mm或2.4 mm钢板塑形固定（技术图3I、J）。

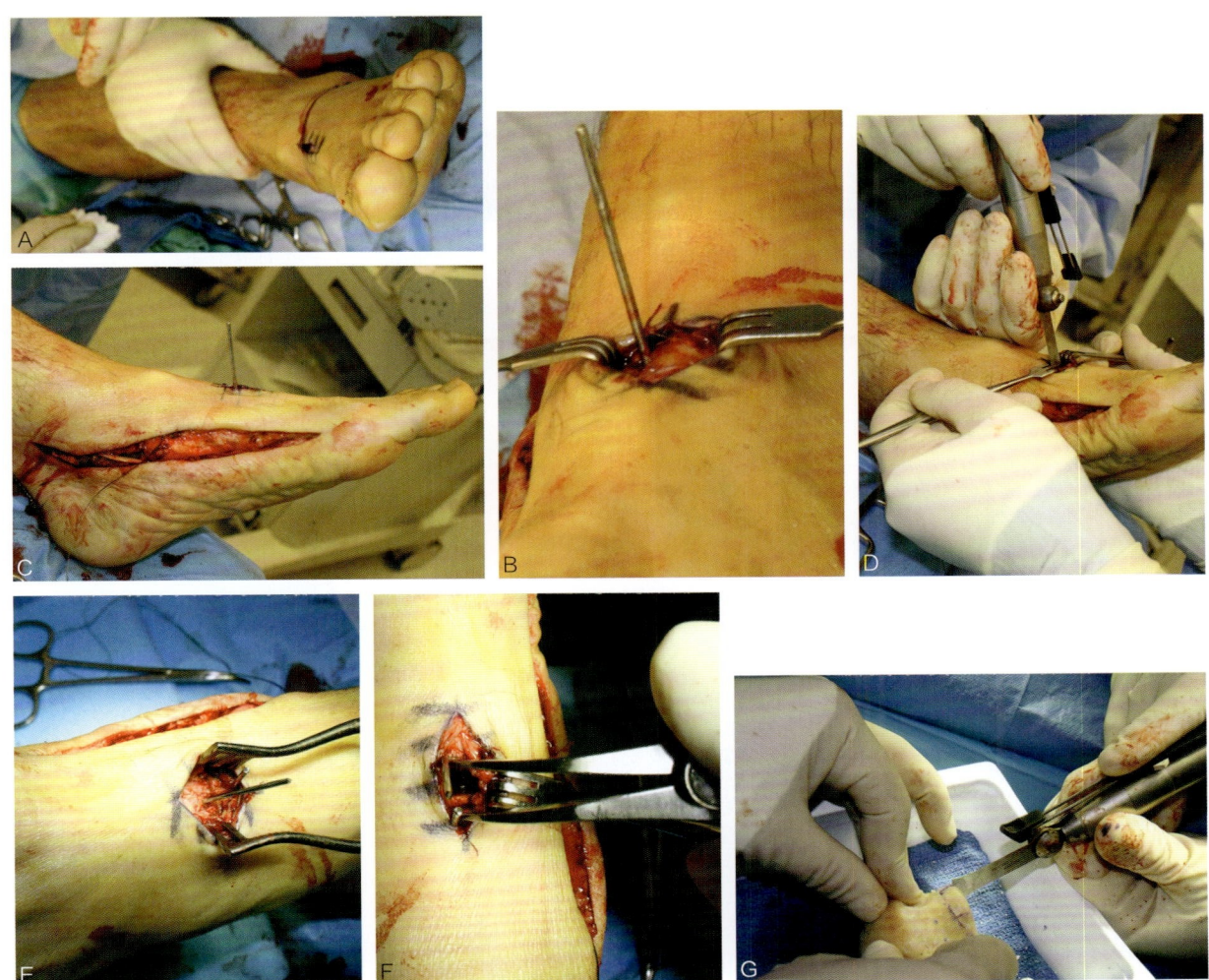

技术图3　A. 其他重建手术完成后仍残留前足内翻畸形。B、C. 在内侧楔骨表面做纵行切口，使用克氏针标记楔骨中心，并使用透视确定。D. 使用微型摆锯做截骨，保留跖侧皮质作为铰链。E. 在截骨两端骨块打入克氏针。F. 使用板状撑开器撬开截骨部位，下压内侧柱。G. 同种异体股骨头骨块制成楔形。

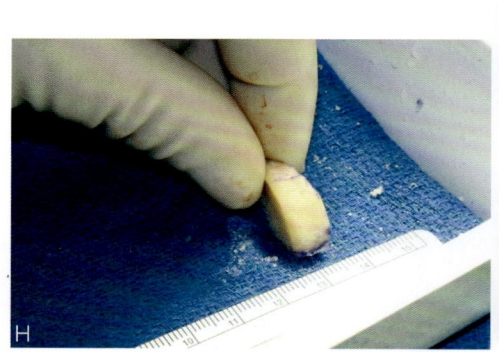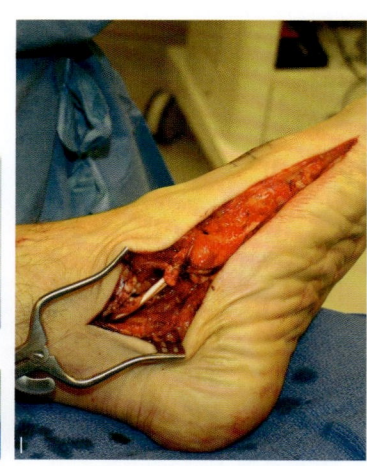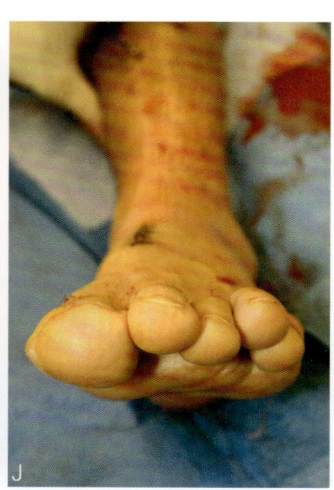

技术图3（续） H. 基底部宽度通常为5~7 mm。I、J. 将同种异体骨块打压植入后，内侧柱获得跖屈，前足内翻得到矫正。

要点与失误防范

手术指征	· 无法适应的极度前足内翻畸形（超过30°） · 使用负重摄片检查排除后足关节炎
跟骨内移截骨术	· 仔细保护腓肠神经，腓肠神经炎为常见术后并发症 · 避免截骨线偏后至跖筋膜起点后方 · 跟骨结节充分牵开后才能获得充分的内移 · 使用轴位透视确定螺钉的置入位置
胫后肌腱重建术	· 大多数情况下需完全切除胫后肌腱 · 仔细处理亨氏结节表面的穿支血管 · 如果所获得的趾长屈肌腱较短或发生骨髓道相关问题，可使用带线锚钉固定
Cotton截骨术	· 截骨需平行于第1跖跗关节，可通过侧位透视确认克氏针的位置 · 轻度的过度矫正通常耐受良好

术后处理

- 术后使用衬垫良好的夹板固定。
- 术后10~14天更换为可脱卸靴子，只允许做轻度的足部主动活动。
- 跟骨截骨术后1个月可开始负重，如果做了内侧楔骨截骨术，则负重时间为术后6周。
- 后足活动理疗、胫后肌腱力量训练和负重同步进行，并持续至少6周，弹力带训练非常有用。
- 根据肿胀情况，术后2.5~3个月开始更换使用常规鞋具，术后使用弹力袜有助于消除肿胀。
- 应告知患者手术的效果需长达1年才能完全显现，此为转位的趾长屈肌腱增粗起效所需的时间。

预后

- 胫后肌腱清创及趾长屈肌腱转位的初期报道显示良好的疼痛控制，但对足弓的矫正作用有限[2,5]。
- 趾长屈肌腱转位结合跟骨截骨术，具有持久的影像学足弓纠正作用，患者可做单腿足尖踮地站立。术后3~5年的随访显示成功率为90%以上[3,8,9,11]。
- 尚无内侧楔骨截骨的长期随访，使用该术式矫正16例多种成人足部畸形患者的短期随访研究未发现骨不连[4]。
- 转位术后1年，趾长屈肌显著增粗肥大[10]，病变胫后肌腱完全切除和清创保留肌腱患者的最终肌力无临床差别。

并发症

- 腓肠神经损伤。
- 足舟骨隧道失败或趾长屈肌腱的早期松动。
- 后侧跟骨螺钉所造成的内固定相关疼痛。
- 骨不连。
- 深静脉栓塞。

（薛剑锋 译，施忠民 审校）

参考文献

[1] Augustin JF, Lin SS, Berbarian WS, et al. Nonoperative treatment of adult acquired flat foot with the Arizona brace. Foot Ankle Clin 2003;8:491-523.

[2] Funk DA, Cass JR, Johnson KA. Acquired adult flat foot secondary to posterior tibial tendon pathology. J Bone Joint Surg Am 1986;68(1):95-102.

[3] Guyton GP, Jeng C, Krieger LE, et al. Flexor digitorum longus transfer and medial displacement calcaneal osteotomy for posterior tibial tendon dysfunction: a middle-term clinical follow-up. Foot Ankle Int 2001;22:627-632.

[4] Hirose CE, Johnson JE. Plantarflexion opening wedge medial cuneiform osteotomy for correction of fixed forefoot varus associated with flatfoot deformity. Foot Ankle Int 2004;25:568-574.

[5] Mann RA, Thompson FM. Rupture of the posterior tibial tendon causing flatfoot: surgical treatment. J Bone Joint Surg Am 1985;67(4):556-561.

[6] Mosier SM, Pomeroy G, Manoli A Ⅱ. Pathoanatomy and etiology of posterior tibial tendon dysfunction. Clin Orthop Relat Res 1999;365:12-22.

[7] Myerson M, Solomon G, Shereff M. Posterior tibial tendon dysfunction: its association with seronegative inflammatory disease. Foot Ankle 1989;9:219-225.

[8] Myerson MS, Badekas A, Schon LC. Treatment of stage Ⅱ posterior tibial tendon deficiency with flexor digitorum longus tendon transfer and calcaneal osteotomy. Foot Ankle Int 2004;25:445-450.

[9] Myerson MS, Corrigan J. Treatment of posterior tibial tendon dysfunction with flexor digitorum longus tendon transfer and calcaneal osteotomy. Orthopedics 1996;19:383-388.

[10] Rosenfeld PF, Dick J, Saxby TS. The response of the flexor digitorum longus and posterior tibial muscles to tendon transfer and calcaneal osteotomy for stage Ⅱ posterior tibial tendon dysfunction. Foot Ankle Int 2005;26:671-674.

[11] Wacker JT, Hennessy MS, Saxby TS. Calcaneal osteotomy and transfer of the tendon of flexor digitorum longus for stage-Ⅱ dysfunction of tibialis posterior: three- to five-year results. J Bone Joint Surg Br 2002;84(1):54-58.

第49章 外侧柱延长术
Lateral Column Lengthening

Bryan L. Witt, Donald R. Bohay, and John G. Anderson

定义

- 胫后肌腱功能失调是足踝部常见病变。
- 典型的临床表现为继发于胫后肌腱功能失调的疼痛性平足畸形,患者后足外翻、前足外展。
- 胫后肌腱功能失调患者通常还伴有跟腱挛缩、前足旋后以及足内侧柱不稳定。
- 胫后肌腱功能失调在临床有多种分类方法,最常用的是Myerson改良的Johnson & Strom分型(表1)[12,15]。
- Bluman等[2]根据临床检查进一步将Ⅱ型细分为亚型(表2)。
- Deland等[5]基于影像学测量,将胫后肌腱功能失调Ⅱ型病变细分为:ⅡA,距骨头的未覆盖率<30%;ⅡB,距骨头的未覆盖率>30%[5]。
- 外侧柱延长术是Dillwyn Evans于1961年治疗复发性内翻足时偶然发现的术式,Evans[8]发现在过度矫形的内翻足患者存在足外侧柱的短缩,在跟骨前突植入楔形骨块可平衡足内侧柱和外侧柱,矫正前足外展畸形。
- 外侧柱延长术包括经跟骨前突延长(Evans手术)、跟骰关节撑开融合,或跟骨Z形截骨,用于矫正胫后肌腱功能失调患者的前足外展畸形和后足外翻畸形[13,14]。

表1 Myerson改良胫后肌腱功能失调Johnson & Strom分型

Ⅰ期	胫后肌腱腱鞘炎和(或)胫后肌腱撕裂但无足弓塌陷
Ⅱ期	胫后肌腱腱鞘炎和(或)胫后肌腱撕裂合并柔性平足畸形
Ⅲ期	固定性平足畸形
Ⅳ期	Ⅰ~Ⅲ期患者合并三角韧带失效和(或)距骨外翻

解剖

- 胫后肌腱起于胫腓骨近端和骨间膜后侧,向远端和趾长屈肌腱、胫后血管神经一起行经踝管[17]。
- 胫后肌腱止于舟骨结节、楔骨以及第2~4跖骨[17]。
- 胫后肌腱的功能为跖屈踝关节、旋后内收中足。
- 足外侧柱包括跟骨、骰骨、第4和第5跖骨,以及跟骰关节和第4、第5跖跗关节。
- 腓骨短肌止于第5跖骨基底部,是胫后肌腱的拮抗肌。
- 胫后肌腱于步态周期跟骨触地期至前足推离期发挥功能。
- 在跟骨触地期,胫后肌腱离心收缩以缓解距下关节运动。
- 在跟骨抬离期,胫后肌腱锁定跗横关节,协助小腿三头肌跖屈踝关节。
- 通过内收跖屈锁定距舟关节,跟腱的力学轴线内移,从而内翻距下关节,为足部推进提供坚实的支撑。
- 通过内收跖屈距舟关节,胫后肌腱同时也是内侧足弓的动态支撑结构。
- 内侧足弓的静态支撑结构包括跟舟足底韧带(弹簧韧带)、跖筋膜的绞盘机制。

表2 Ⅱ期胫后肌腱功能失调Bluman亚型

ⅡA期	后足外翻
ⅡB期	前足外展
ⅡC期	足内侧柱不稳

发病机制

- 胫后肌腱功能失效的具体病因尚不明确,可能为多因素病变。
- 目前广为接受的解释为反复微小创伤导致腱鞘炎、肌腱纵行撕裂、肌腱最终断裂。
- 胫后肌腱病变常合并有副舟骨。
- 胫后肌腱功能失调患者较少发生肌腱自发性或创伤性断裂。

自然病程

- 随着胫后肌腱功能失调的进展,其对内侧足弓的动态支撑失效。
- 失去拮抗的腓骨短肌腱牵拉导致后足外翻、中足外展。
- 踝关节内侧稳定性的丢失导致跟腱的力学轴线外移,后者会进一步加重后足外翻,导致跗横关节在足退离期处于解锁状态。
- 挛缩的跟腱会导致距舟关节塌陷。
- 以上问题致使足弓内侧应力增加,导致弹簧韧带变薄破损。
- 最终的结局为内侧足弓塌陷,距骨周围结构向背外侧脱位,以及后足外翻。
- 继发于距骨周围背外侧脱位的足外侧柱功能性短缩引起跗骨窦撞击,以及跟骰关节应力增加[10]。
- 足内侧软组织应力的增加引起三角韧带拉伸变薄、踝关节外翻及关节退变。
- 跟骨外翻会引起跟腓撞击症状。
- 腓肠肌或跟腱慢性挛缩导致踝关节马蹄畸形。

病史和体格检查

- 检查评估胫后肌腱功能不全患者时应包括站立相、坐位以及步态评估。
- 患者站立位时需评估是否存在膝关节内外翻或反屈。
- 检查是否存在内侧足纵弓塌陷及前足外展。
- 检查胫后肌腱径路有无肿胀。
- 患者站立位,从后方观察评估后足外翻程度,常用"多趾征"表述(图1)。
- 双足及单足提踵试验评估胫后肌腱的功能代偿情况,功能正常的胫后肌腱可在提踵时有效地内翻跟骨。胫

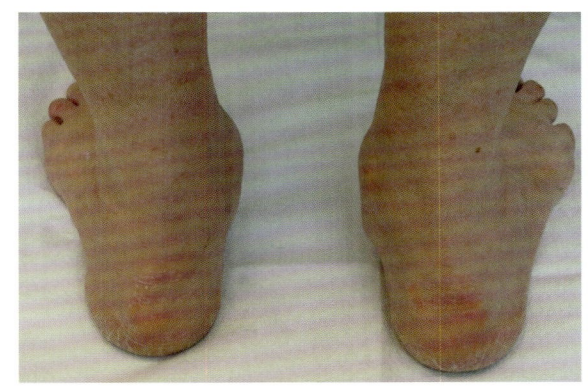

图1 胫后肌腱功能失调患者后足外翻,多趾征。

后肌腱功能失调的患者提踵能力会受损。
- 通常胫后肌腱径路会有肿胀、压痛,以及局部皮温增高。
- 严重跟骨外翻患者因跟腓撞击踝关节外侧会有压痛。
- 需明确畸形是否可被动矫正,在柔性畸形患者,通过手法可矫正后足外翻、前足外展以及前足旋后恢复足的正常形态。在僵硬性畸形患者,需行三关节融合而非关节保留手术。
- 稳定后足于中立位,检查第1跖跗关节在矢状面和冠状面的活动度,如果存在过度活动,可考虑行第1跖跗关节融合以稳定内侧足弓。
- Silfverskiold试验用来评估是否存在跟腱或腓肠肌挛缩,根据情况行跟腱延长或腓肠肌滑移术。
- 最后,需在患者坐位评估前足旋后程度以决定是否需行第1跖列跖屈截骨术,前足旋后是对跟骨外翻的代偿。

影像学和其他诊断性检查

- 胫后肌腱功能不全大多依靠临床检查诊断,足踝部影像学检查有助于制订手术计划。超声及MRI检查可用来评估胫后肌腱、弹簧韧带和跟骰关节退变的程度,但对于诊断及术前计划作用有限。
- 应做负重正位、侧位及斜位足平片检查,评估是否存在距下关节、距舟关节、跟骰关节退变,以及第1跖跗关节不稳、舟楔关节塌陷、跗骨联合、副舟骨。
- 双侧踝关节负重正位、侧位和踝穴位摄片检查评估踝

关节稳定性（距骨背侧及胫骨远端骨赘），以及距骨外翻（三角韧带松弛）、胫距关节退变、外踝下撞击（图2A）。
- 在足正位X线片上，平行距骨和足舟骨关节面划线测量距舟覆盖角度（图2B），其反映了距舟关节部位前足的外展程度。
- 侧位距骨-第1跖骨角（第1跖骨轴线和距骨轴线夹角）反映了足纵弓塌陷程度，正常值为4°～-4°（图2C）。
- 侧位X线片上测量跟骨倾斜角（跟骨下缘切线与跟骨跖侧和籽骨跖侧切线夹角）（图2D），正常值为10°～30°，小于10°见于平足，大于30°见于高弓足。
- MRI用于排除其他足踝部内侧病变。
  - MRI检查T2加权和短T1反转（STIR）图层上可发现胫后肌腱腱鞘内积液和（或）肌腱增粗。
  - T2和STIR图像上胫后肌腱实质信号不均提示存在肌腱纵向撕裂。
  - 弹簧韧带损伤可在T2或STIR图像上观察。

鉴别诊断

- 跗骨联合。
- 副舟骨。
- 距舟关节退变塌陷。
- 跖跗关节塌陷性中足关节炎。
- 内侧踝关节炎。
- 距骨骨软骨损伤。
- 夏科神经关节病。
- 神经源性关节病（脊髓损伤或中枢神经系统病变）。

非手术治疗

- 胫后肌腱功能失调保守治疗的目的是消除炎症，缓解疼痛症状，同时矫正后足外翻、前足外展及跟腱挛缩。
  - 但保守治疗无法获得畸形的持久矫正，亦无法修复病损的胫后肌腱以及改变疾病的进程。
- 足踝固定带、行走支具和短腿石膏可限制胫后肌腱的滑动，令肌腱放松休息，从而缓解炎症及疼痛。
  - 胫后肌腱功能失调急性期以及Johnson & Strom Ⅰ期患者可使用限制足踝活动或固定性支具（图3A）。行走支具可使用一段时间直至局部肿胀疼痛消退。之后改用足踝矫正支具或束带来令胫后肌腱减负。
  - 对于不能配合使用行走支具的患者可使用短腿石膏管型固定。
  - 如果症状不严重，踝关节束带（Sweden-O或者踝关节稳定支具）可限制踝关节和中足的内翻活动，并且使用较行走支具或石膏方便。但其对胫后肌腱的活动限制作用较小。

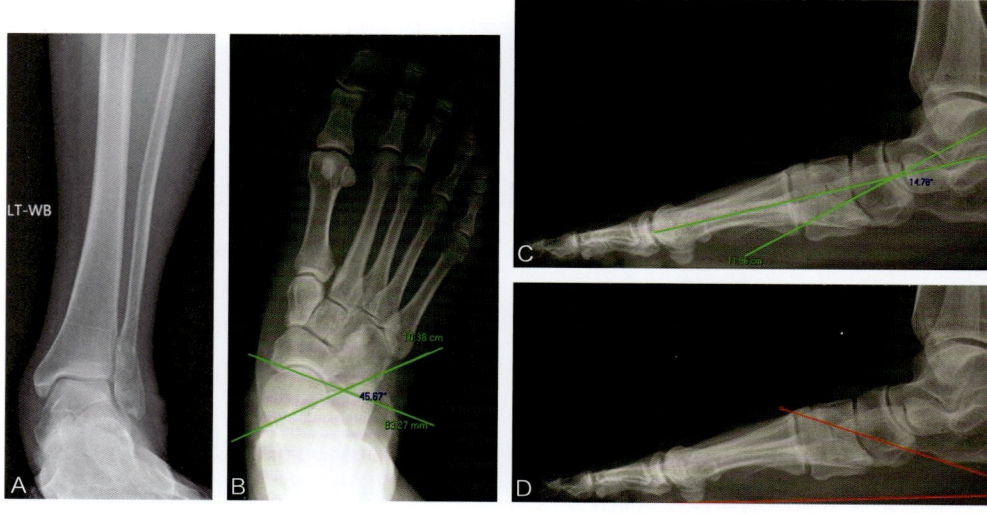

图2 A. 胫后肌腱功能失调患者踝关节X线片显示外踝下撞击及外踝骨折。B. 足正位X线片测量距舟覆盖角。C. 足侧位X线片测量距舟骨第1跖骨角。D. 足侧位X线片测量跟骨倾斜角。

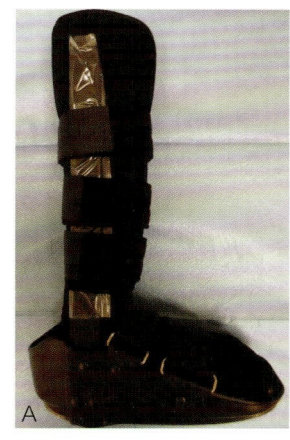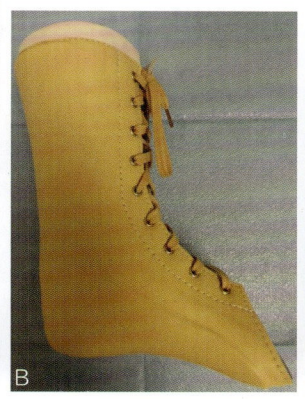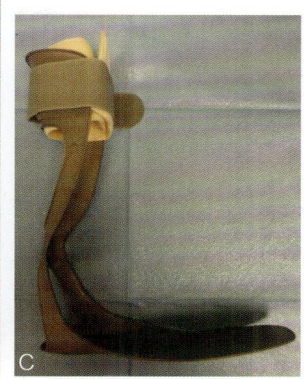

图3　A. 固定性踝关节支具。B. Arizona束带。C. 足踝矫正支具。

- 非甾体类抗炎止痛药物可单独或和其他治疗方法联用来控制炎症和症状。
- 禁止在胫后肌腱腱鞘内做皮质激素注射治疗，因其会直接或间接导致肌腱的断裂及后期的塌陷。
- 物理治疗包括拉伸、肌肉力量锻炼等。
- 跟腱或腓肠肌拉伸有助于改善后足外翻，缓解胫后肌腱所承受的应力。
- 胫后肌腱力量锻炼有助于增加行走时中足的内翻力量，以及保护内侧足纵弓的静态稳定结构（弹簧韧带）。积极的肌肉力量锻炼应在疼痛及肿胀消除后进行。
- 其他治疗方法包括超声、经皮肌电刺激、离子渗透治疗和冷冻治疗，均有助于控制炎症及症状。
- 多种支具可用于矫正胫后肌腱功能失调足部畸形、稳定足部关节、缓解症状。
  - 对于轻度畸形，如Ⅰ期损伤，可使用半硬质足踝支具配合0.63 cm（0.25 in）内侧足跟楔形块及内侧柱支撑来缓解胫后肌腱和弹簧韧带的应力。
  - 加州大学生物力学实验室支具（UCBL）可用于柔性畸形的治疗。该支具通过稳定后足于中立位阻止前足外展来重建内侧足弓。
  - Arizona支具为跨踝关节支具，该支具无法矫正后足外翻，但有助于内侧足弓的恢复，可用于治疗Ⅰ～Ⅲ期胫后肌腱功能失调患者（图3B）。但由于使用不便，患者的耐受性较差。
  - 对于固定性畸形，带关节足踝支具（AFO）有助于缓解疼痛，由于畸形已经固定，支具只是缓解症状而无法矫正后足及前足畸形。
  - 对于伴有踝关节外翻和关节炎的Ⅳ期畸形，佩戴不带关节的足踝支具可缓解疼痛（图3C）。

手术治疗

术前计划

- 术前应对双侧足踝部做负重摄片检查（图1），评估伴发病变，并考虑是否需要联合使用其他手术治疗。
- 植骨选择包括三皮质自体髂骨块、三皮质同种异体髂骨块或者钽金属楔形块。
- 应注意有无跟骰关节炎。笔者认为有症状的跟骰关节炎应行经跟骰关节而不是跟骨前突的外侧柱延长术。

体位

- 患者仰卧，在同侧髋关节下方用沙袋垫高，内旋下肢使足垂直于手术床，同侧大腿使用止血带（图4A、B）。

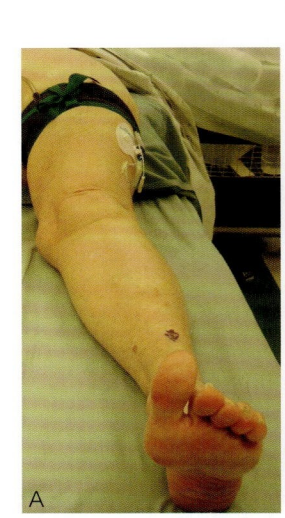
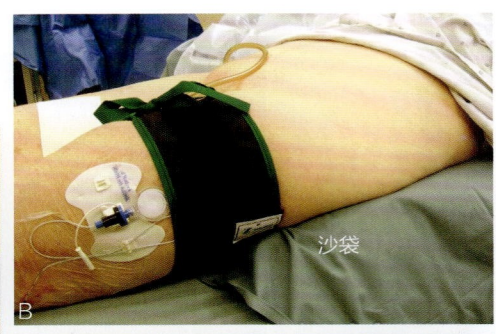
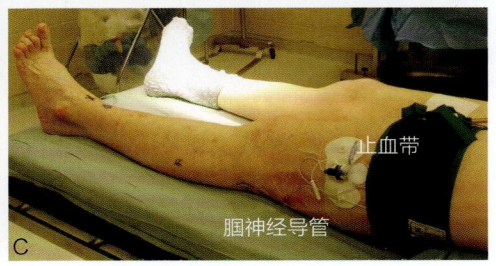

图4　A、B. 患者仰卧位，大腿上止血带，同侧髋部垫高。C. 腘窝神经阻滞留管。

- 影像增强器置于术者对侧。
- 腘窝神经阻滞剂（或结合留管）术后镇痛，并可减少阿片药物使用（图4C）。

入路

- 以跟骰关节为中心（跟骰融合）做纵行切口，或从跟骰关节向近端至跗骨窦做纵行切口（Evans手术）。
- 术前定位并在体表标记出外踝、跟骰关节以及腓骨肌腱（图5）。

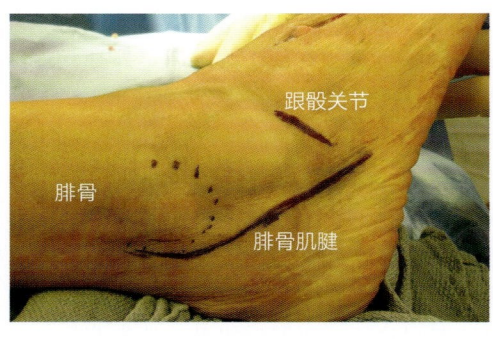

图5　外侧切口行外侧柱延长体表标志，包括外踝尖、腓骨肌腱以及跟骰关节。

经跟骨前突外侧柱延长（Evans手术）

显露

- 以跟骰关节为中心做6～8 cm切口并向近端延伸至跗骨窦（技术图1A）。
- 切口与足底平行，垂直于跟骰关节。
- 显露腓肠神经和腓骨肌腱并小心将其牵向跖侧（技术图1B）。
- 从跟骨前突剥离趾短伸肌显露跟骰关节上缘及跗骨窦的Gissane角部分（技术图1C）。
- 骨膜下剥离后，在跗骨窦及跟骨前突跖侧放置Hohmann拉钩，显露外侧柱。

截骨

- 使用电刀或记号笔在跟骨外侧壁，于跟骰关节上角近端1.3 cm处做标记（技术图2A）。
- 我们使用小摆锯做跟骨前部截骨，截骨方向由后外侧向前内侧，避免损伤距下关节，截骨时持续冲洗以避免骨的热坏死。
- 将腓骨肌腱拉向跖侧，注意避免锯片损伤肌腱（技术图2B）。
- 使用骨刀完成最后的截骨，保留内侧铰链的完整性（技术图2C）。术中可使用透视，明确截骨到达（但未穿透）内侧骨壁，正位及斜位透视可做良好的评估。
- 在截骨处插入小的板状撑开器（技术图2D），缓慢撑开直到前足外展获得矫正。
- 保留撑开器于截骨间隙，做足的正位透视，根据足舟骨对距骨头的覆盖情况来决定所需的矫形程度。
- 保持撑开状态，取出撑开器，并利用其作为卡尺来决定

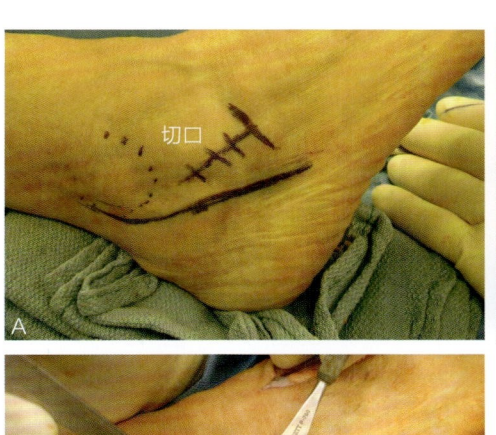
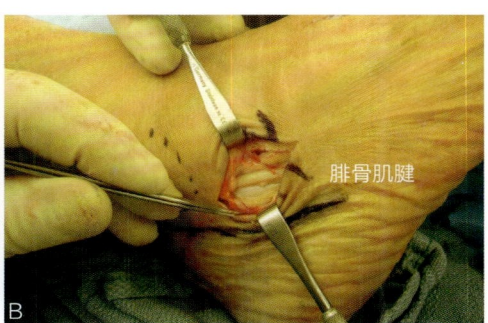
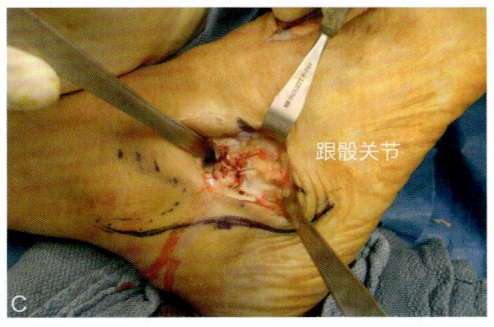

技术图1　A．外侧入路切口。B．外侧切口显露腓骨肌腱。C．剥离趾短伸肌，使用小Hohmann拉钩牵开腓骨肌腱。

- 植骨块的尺寸（技术图2E）。
- 板状撑开器齿间的距离即为所需植骨块的尺寸（技术图2F）。
- 若使用同种异体骨，则选择至少15 mm宽的髂嵴或髌

骨楔形骨块，根据上述方法将骨块修整成合适的形状，皮质位于楔形骨块的基底部（技术图3A、B）。

- 若使用自体骨，则使用髂嵴标准入路，避免损伤股神经浅支，做长约6 cm的切口。做骨膜下剥离显露髂嵴前

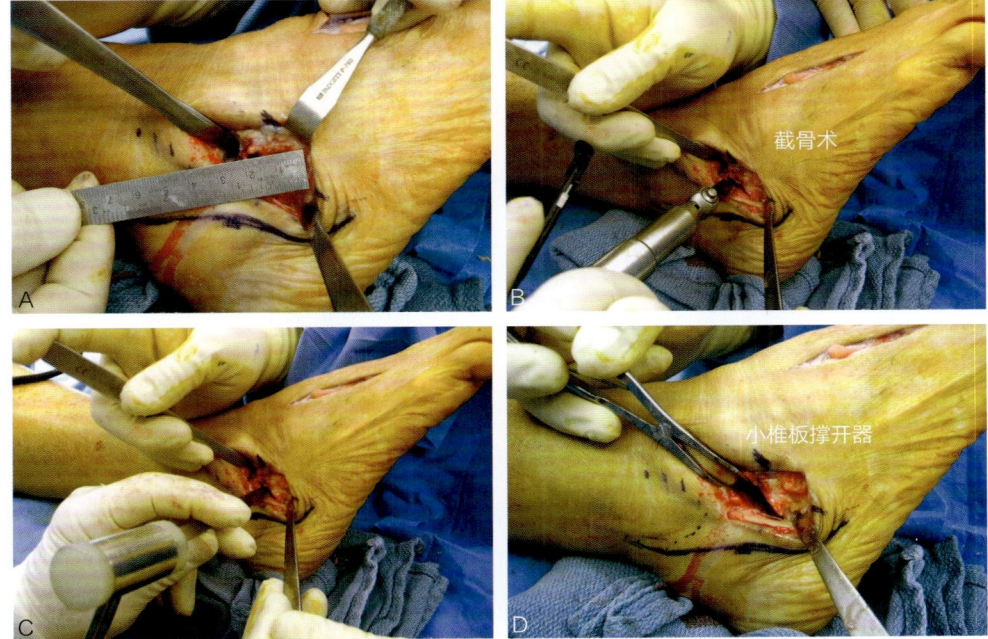

技术图2　A．于跟骰关节近端1.5～2 cm处定位。B．使用小摆锯于跟骨前部做截骨。C．使用骨刀完成截骨。D．使用板状撑开器对截骨部位做所需的牵开。

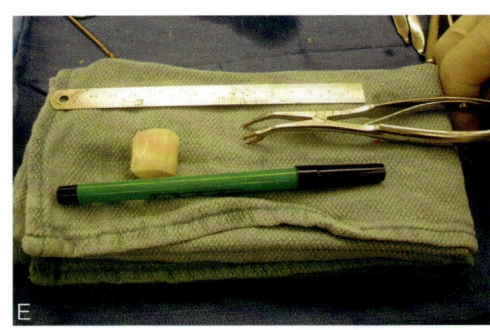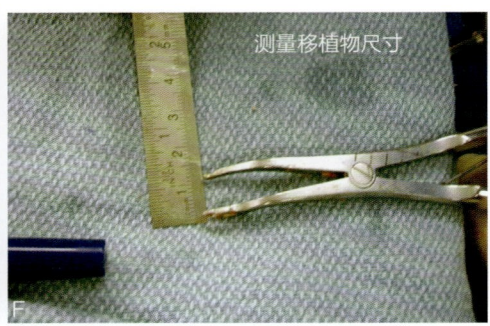

技术图2（续） E. 张开的撑开器作为卡尺来决定植骨块的尺寸。F. 测量撑开器齿间距离来决定植骨块的尺寸。

部，切取楔形骨块并修整。
- 将植骨块置入外侧柱截骨处并将其夯实，跖骨块应和截骨边缘保持齐平（技术图3C～E）。
- 小心避免折断植骨块，我们使用小的板状撑开器置入截骨部位背侧并撑开，于其下方置入植骨块然后使用锤子打入，避免冲击植骨块的中部，应于坚硬的皮质边缘用力。
- 避免跟骰关节的半脱位，有时在植骨前我们将跟骰关节于其解剖位置使用1.5 mm的克氏针做临时固定。
- 我们使用一枚3.5 mm全螺纹骨皮质螺钉从跟骰关节前上角穿过植骨块至跟骨固定植骨块（技术图3F～I）。

- 避免使用半螺纹螺钉或使用拉力螺钉技术植入螺钉，以避免植骨块压缩影响外侧柱的长度。
- 使用余下的骨松质填充截骨部位。
- 检查临床对线情况。
- 使用正位及侧位透视检查来确定外侧柱的位置及高度的恢复，距骨第1跖骨角以及距骨周围背外侧半脱位的纠正情况（技术图3J、K）。
- 应避免矫形不足或矫形过度，可在修整及置入植骨块之前保留板状撑开器于截骨部位检查所需的矫形程度。
- 我们常规使用3-0聚甘醇碳酸可吸收缝线缝合深层，使用3-0尼龙线缝合皮肤。

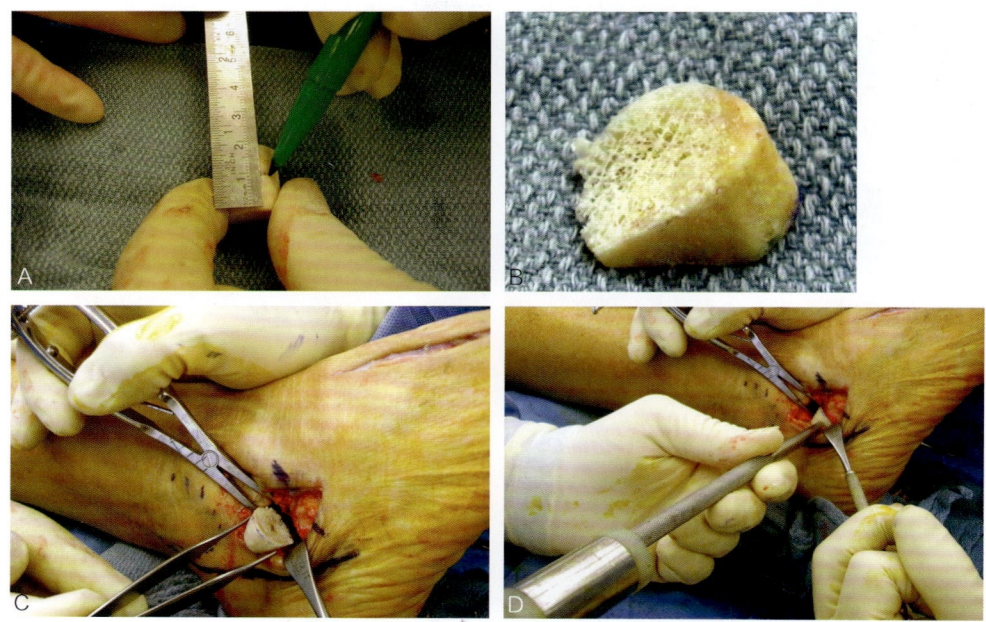

技术图3 A. 标记所需的植骨块的尺寸。B. 准备好的楔形骨块。C. 将植骨块置入截骨部位。D. 将植骨块夯实。

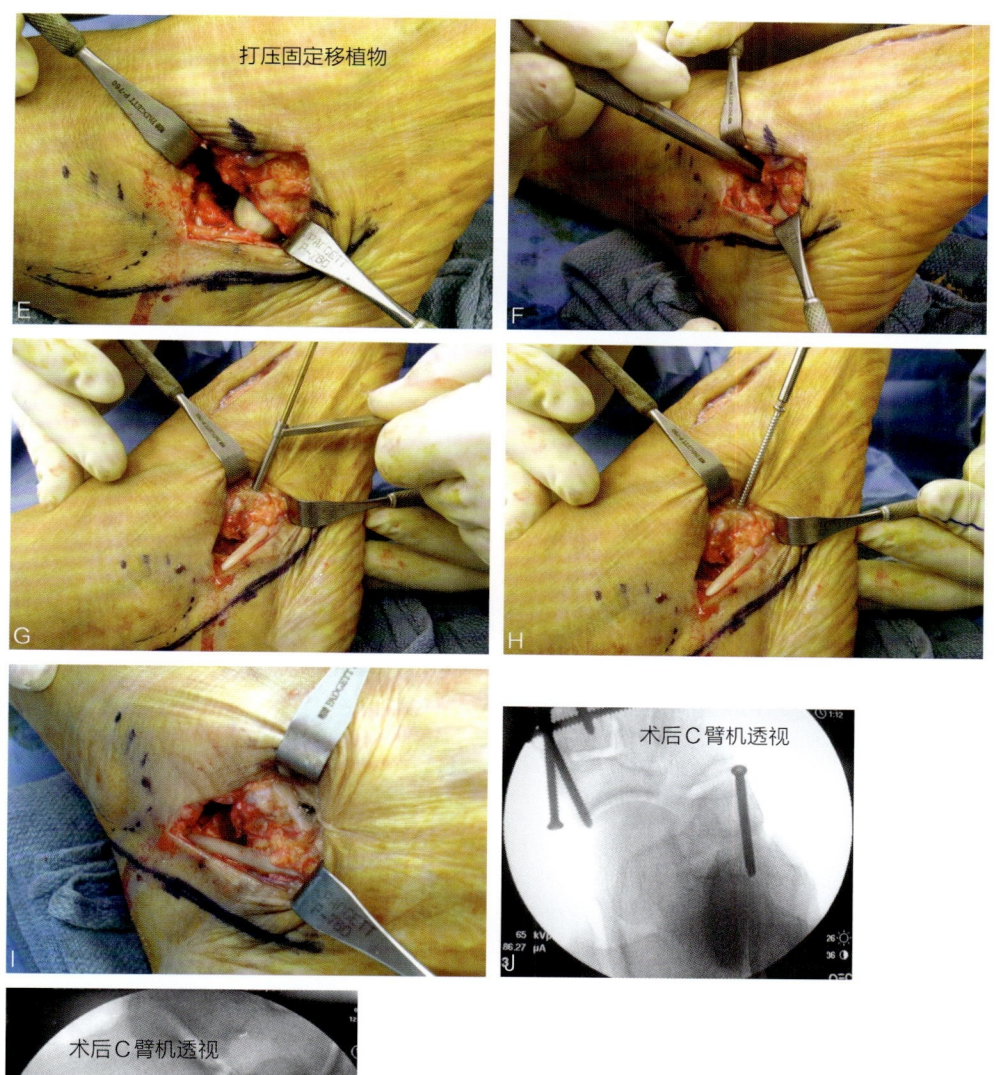

技术图3（续） E. 已打入的楔形髂嵴骨块。F～I. 使用1枚3.5 mm螺钉从跟骰关节前上角穿过植骨块至跟骨固定植骨块。J. 术后正位C臂机透视确定植骨块及螺钉的位置。K. 侧位C臂机透视图。

经跟骰关节牵开融合做外侧柱延长术

入路

- 使用以跟骰关节为中心并向近端延长6～8 cm的标准外侧入路显露跟骰关节，比跟骨前突截骨手术切口更靠远端。
- 显露腓骨肌腱和腓肠神经并将其牵向足底保护，剥离背侧的趾短伸肌。
- 使用板状撑开器牵开跟骰关节，去除两侧的关节软骨。
- 使用2 mm钻头或1.5 mm克氏针对软骨下骨钻孔以提供血管长入通道。
- 使用小型板状撑开器撑开跟骰关节矫形至所需的程度。
- 保留撑开器于原位，行足的正侧位透视，正位透视确认距舟关节的复位，侧位透视确认无跟骰关节半脱位的发生。
- 保持撑开状态，取下板状撑开器，使用撑开器作为标尺来修正植骨块的大小。
- 撑开器两齿间的距离便是所需植骨块的大小。
- 若使用同种异体骨，则选择至少15 mm宽的髂嵴或髌

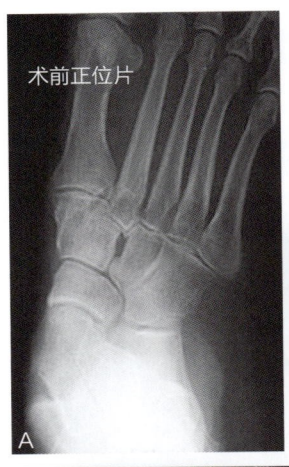
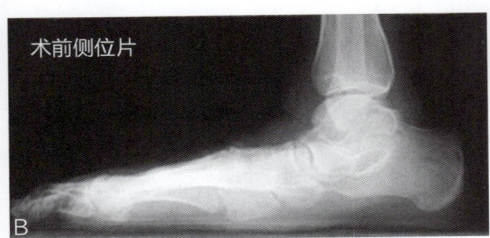
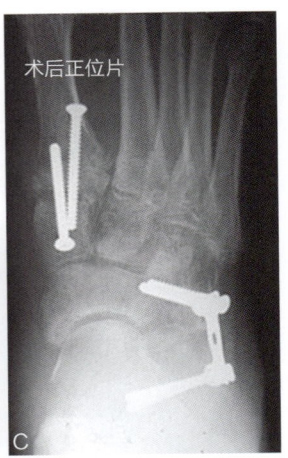
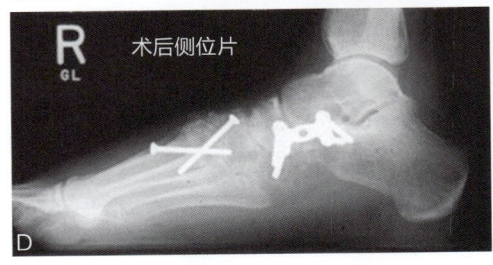

技术图4 术前正位（A）和侧位（B）X线片。外侧柱延长跟骰关节融合术后正位（C）和侧位（D）X线片（A~D：经 Bruce Sangeorzan, MD 允许使用）。

骨楔形骨块，根据上述方法将骨块修整成合适的形状，皮质位于楔形骨块的基底部。

- 若使用自体骨，则使用髂嵴标准入路，避免损伤骨神经浅支，做长约6 cm的切口。做骨膜下剥离显露髂嵴前部，切取楔形骨块并修整。
- 将骨块植入跟骰关节，尽量使之和足外侧柱齐平，确认大体和影像学力线正常。
- 植骨过程中保持骰骨和跟骨的正常解剖关系。
- 使用小的"H"形钢板、颈椎固定板或半管型钢板固定跟骰关节（技术图4）。
- 避免跟骰关节过度加压导致外侧柱的短缩。
- 进一步植骨来加强融合。
- 检查临床大体矫形情况。
- 使用正侧位透视确认外侧柱高度、距骨-第1跖骨角及距骨周围背外侧半脱位的获得纠正。
- 在植骨前使用板状撑开器维持矫形，并检查对位对线，可避免矫形过度导致内翻畸形或矫正不足致残留外翻畸形。
- 使用3-0的聚甘醇碳酸可吸收缝线和尼龙线缝合切口。

跟骨"Z"形截骨外侧柱延长

显露

- 用15号刀片在跟骨外侧面以腓骨肌结节为中心做5 cm纵行切口。
- 使用组织剪做皮下分离，显露腓肠神经。
- 打开腓骨肌腱腱鞘，避免损伤肌腱。
- 将腓骨肌腱向跖侧牵开。
- 向远端钝性分离软组织，显露跟骰关节。

截骨

- 于跟骰关节近端1.5 cm处使用记号笔标记"Z"形截骨背侧臂位置（技术图5A）。
- 从背侧臂下缘向近端延伸2 cm标记"Z"形截骨横行臂。
- 从横行臂近端向跟骨跖侧标记"Z"形截骨跖侧臂。
- 将腓骨短肌腱向背侧切开，向跖侧牵开腓骨长肌腱。显露"Z"形截骨横行臂部分。
- 使用摆锯首先做横行截骨，避免损伤跟骨内侧结构。

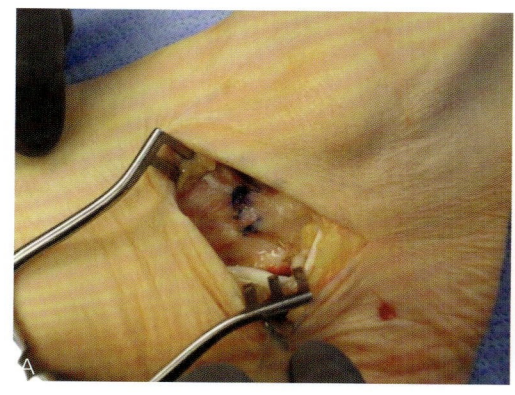
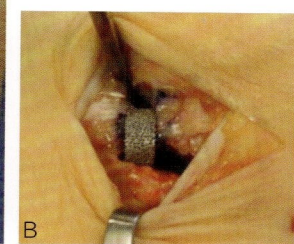
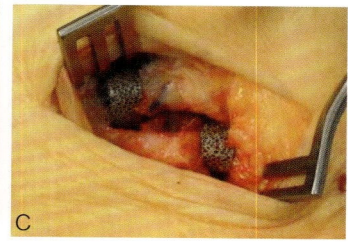

技术图5　A. 切口显露"Z"形截骨上臂部分。B. 在"Z"形截骨上臂植入钽金属骨小梁。C. 在"Z"形截骨下臂植入钽金属骨小梁。

- 将腓骨短肌腱向跖侧牵开，在跗骨窦安放小Hohmann牵开器。
- 使用摆锯做"Z"形截骨上臂部分截骨。
- 将腓骨长肌腱和腓骨短肌腱向背侧牵开，在跟骨跖侧安放小Hohmann牵开器。
- 使用摆锯做"Z"形截骨下臂部分截骨。
- 使用骨刀完成截骨。
- 在"Z"形截骨下部插入小的板状撑开器，撑开截骨端矫正前足外展。
- 保留板状撑开器，术中透视确认距舟关节获得复位。

- 在"Z"形截骨上臂部分植入金属楔形块试模。
- 确定植骨块尺寸后，在"Z"形截骨上臂部分植入合适尺寸的植骨材料（技术图5B）。
- 取出板状撑开器，在"Z"形截骨下臂部分植入相同尺寸的植骨材料（技术图5C）。
- 可选的植骨材料包括钽金属骨小梁、同种异体骨和自体骨。
- 截骨部位具有足够的压力使得截骨具有足够的稳定性，可以无需使用内固定，也可使用钢板螺钉来固定植骨块。
- 使用3-0的聚甘醇碳酸可吸收缝线和尼龙线缝合切口。

要点与失误防范

体格检查	· 检查时患者取坐位，屈曲膝关节复位后足来评估跟腱的挛缩情况，然后伸直膝关节复位后足来评估腓肠肌的挛缩情况 · 注意观察有无腓骨肌痉挛性平足及跗骨联合 · 检查同侧踝关节的稳定性 · 评估有无前足固定性旋后。即便复位后足的柔性畸形，前足的代偿性旋后畸形有可能无法自行复位。外侧柱延长可纠正后足畸形但会加重前足的旋后畸形，有时需联合使用内侧柱稳定手术（Lapidus手术或内侧楔骨跖屈截骨术）来跖屈第1跖列
手术	· 评估并治疗伴发的腓骨肌腱病变，如腓骨肌腱撕裂或挛缩

截骨	• 避免截骨部位偏远端影响跟骰关节的稳定性 • 避免截骨部位偏近端损伤距下关节中、后关节面 • 如果跟骰关节不稳定,撑开截骨部位前使用1.5 mm克氏针固定跟骰关节 • 将腓骨肌腱牵开至跟骨下方,避免截骨时被摆锯损伤 • 略微偏向足底方向置入固定螺钉,避免螺钉进入距下关节(图6) 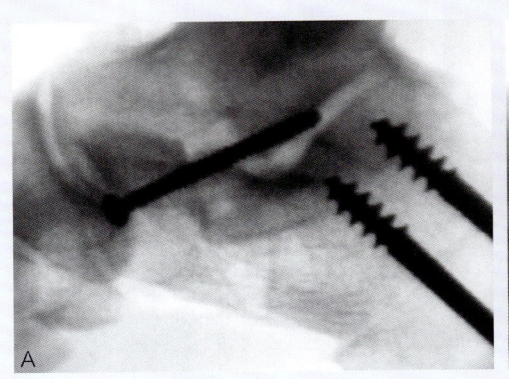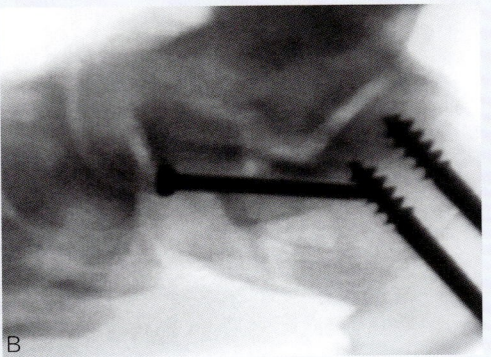 图6　A. 外侧柱螺钉位置不良。B. 正确的螺钉位置。
植骨块尺寸	• 植骨块一般为10 mm大小 • 同种异体骨块修整前应浸泡20分钟以避免骨块骨折 • 截骨处置入板状撑开器并调节获得所需的矫形

术后处理

- 术后常规使用夹板固定2周。
- 术后2周拆除缝线,做模拟负重放射学检查,包括足的正位、侧位、斜位及跟骨轴位(图7)。
- 允许患者佩戴短腿石膏触地负重。
- 术后6周拆除石膏,佩戴骨折治疗靴部分负重。在以后的4周逐渐增加至完全负重。
- 物理治疗包括步态训练、肌肉力量训练、跟腱牵拉等。
- 一般来说,患者术后10周可恢复穿鞋行走。

预后

- 研究表明,和同种异体骨植骨相比,外侧柱延长自体骨植骨术后并发症小、骨愈合率高[6,9]。
- 尸体解剖研究表明,和垂直截骨相比,从跟骰关节近端1.3 cm处由后外向前内截骨可避免损伤跟骨载距突和前、中关节面[4]。
- 和跟骨内移截骨相比,外侧柱延长可更有效地复位内侧足弓结构,包括距舟覆盖角和侧位距骨－第1跖骨角。但外侧柱延长术后骨不连和跟骰关节退变发生率更高[3]。

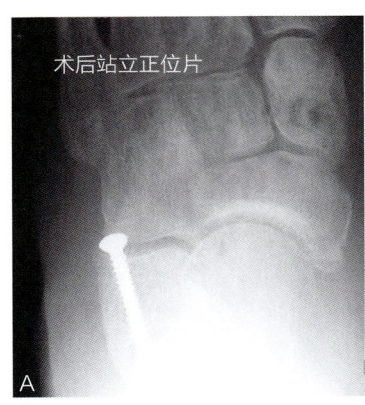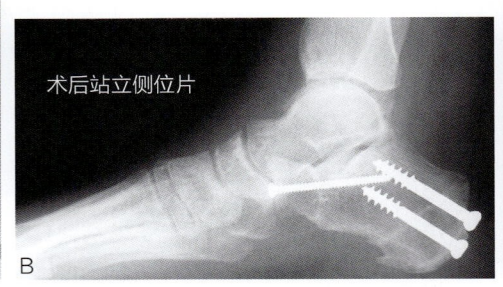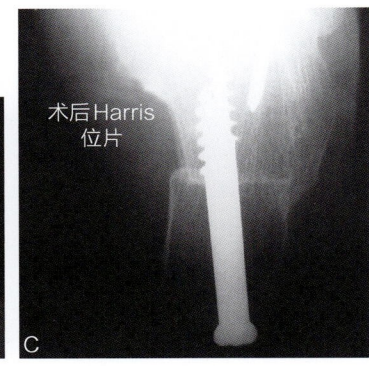

图7　A～C. 术后跟骨正位、侧位和轴位X线片。

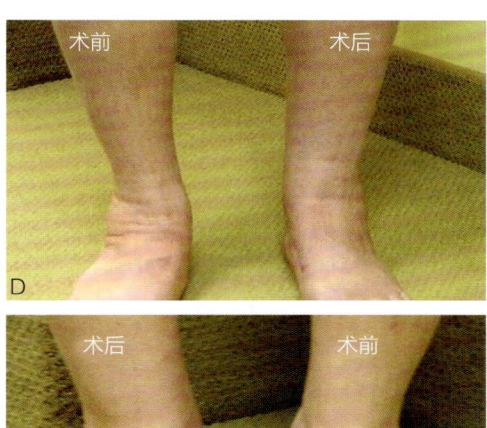
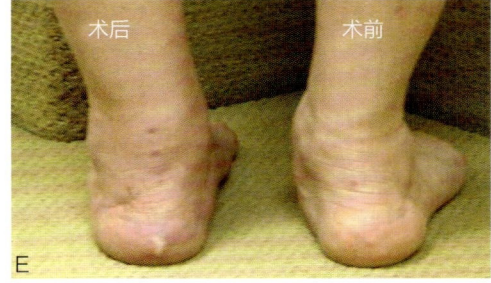

图7（续） D. 前方大体照片，和对侧相比，足弓获得恢复，前足外展矫正。E. 后方大体照片，和对侧相比，后足外翻获得矫正，多趾征阴性。

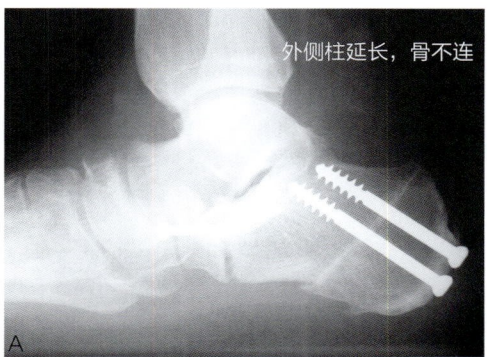
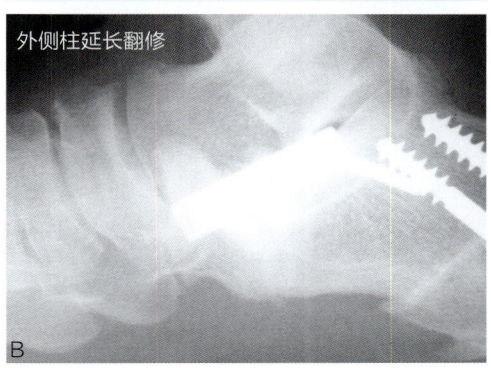

图8 A. 骨不连，内固定失效。B. 翻修使用钢板固定后获得骨愈合。

- 最近的回顾性研究表明，和单纯跟骨内移截骨相比，外侧柱延长结合跟骨内移截骨可更好地复位侧位距骨－第1跖骨角和距舟覆盖角[11]。
- Evans外侧柱延长术和跟骰关节撑开融合术后因前足旋后，会导致外侧柱应力增加、疼痛。需行第1跖骨跖屈截骨或第1跖跗关节融合矫正前足旋后[7,18,19]。
- 外侧柱延长超过6～8 mm会导致外侧柱应力高于正常，引起外侧柱超负荷和足外侧疼痛[16,20]。
- 跟骰关节融合后不影响距下关节的活动度，距舟关节的活动度会减少1/3。

并发症

- 骨不连（图8）。
- 植骨块骨折或移位。
- 内固定相关疼痛。
- 矫形过度或矫形不足。
- 腓骨肌腱激惹或损伤。
- 腓肠神经激惹或损伤。
- 足外侧疼痛。
- 跟骰关节退变。

（薛剑锋 译，施忠民 审校）

参考文献

[1] Astion DJ, Deland JT, Otis JC, et al. Motion of the hindfoot after simulated arthrodesis. J Bone Joint Surg Am 1997;79(2):241-246.

[2] Bluman EM, Title CL, Myerson MS. Posterior tibial tendon rupture: a refined classification system. Foot Ankle Clin 2007;12(2):233-249.

[3] Bolt PM, Coy S, Toolan BC. A comparison of lateral column lengthening and medial translational osteotomy of the calcaneus for the reconstruction of adult acquired flatfoot. Foot Ankle Int 2007;28:1115-1123.

[4] Bussewitz BW, De Vries JG, Hyer CF. Evans osteotomy and risk to subtalar joint articular facets and sustentaculum tali: a cadaver study. J Foot Ankle Surg 2013;52:594-597.

[5] Deland JT, De Asla RJ, Sung IH, et al. Posterior tibial tendon insufficiency: which ligaments are involved? Foot Ankle Int 2005;26(6):427-435.

[6] Dolan CM, Henning JA, Anderson JG, et al. Randomized prospective study comparing tri-cortical iliac crest autograft to allograft in the lateral column lengthening component for operative correction of adult acquired flatfoot deformity. Foot Ankle Int 2007;28:8-12.

[7] Ellis SJ, Yu JC, Johnson AH, et al. Plantar pressure in patients with and without lateral foot pain after lateral column

[8] Evans D. Relapsed club foot. J Bone Joint Surg Br 1961;43(4):722-733.

[9] Grier KM, Walling AK. The use of tricortical autograft versus allograft in lateral column lengthening for adult acquired flatfoot deformity: an analysis of union rates and complications. Foot Ankle Int 2010;31:760-769.

[10] Hansen ST Jr, ed. Functional Reconstruction of the Foot and Ankle. Philadelphia: Lippincott Williams & Wilkins, 2000.

[11] Iossi M, Johnson JE, McCormick JJ, et al. Short-term radiographic analysis of operative correction of adult acquired flatfoot deformity. Foot Ankle Int 2013;34:781-791.

[12] Johnson KA, Strom DE. Tibialis posterior tendon dysfunction. Clin Orthop Relat Res 1989;(239):196-206.

[13] Moseir-LaClair S, Pomeroy G, Manoli A Ⅱ. Intermediate follow-up on the double osteotomy and tendon transfer procedure for stage Ⅱ posterior tibial tendon insufficiency. Foot Ankle Int 2001;22:283-291.

[14] Mosier-LaClair S, Pomeroy G, Manoli A Ⅱ. Operative treatment of the difficult stage 2 adult acquired flatfoot deformity. Foot Ankle Clin 2001;6:95-119.

[15] Myerson MS. Instructional course lectures, The American Academy of Orthopaedic Surgeons—adult acquired flatfoot deformity. Treatment of dysfunction of the posterior tibial tendon. J Bone Joint Surg Am 1996;78:780-792.

[16] Oh I, Imhauser C, Choi D, et al. Sensitivity of plantar pressure and talonavicular alignment to lateral column lengthening in flatfoot reconstruction. J Bone Joint Surg Am 2013;95:1094-1100.

[17] Sarrafian SK. Anatomy of the Foot and Ankle. Philadelphia; JB Lippincott, 1983:217-219.

[18] Scott AT, Hendry TM, Iaquinto JM, et al. Plantar pressure analysis in cadaver feet after bony procedures commonly used in the treatment of stage Ⅱ posterior tibial tendon insufficiency. Foot Ankle Int 2007;28:1143-1153.

[19] Tien TR, Parks BG, Guyton G. Plantar pressures in the forefoot after lateral column lengthening: a cadaver study comparing the Evans osteotomy and calcaneocuboid fusion. Foot Ankle Int 2005;26:520-525.

[20] Xia J, Zhang P, Yang Y, et al. Biomechanical analysis of the calcaneocuboid joint pressure after sequential lengthening of the lateral column. Foot Ankle Int 2013;34:261-266.

第50章 弹簧韧带重建
Spring Ligament Reconstruction

Jonathan T. Deland

定义

- 弹簧韧带失效是指弹簧韧带复合体延长或断裂，导致距舟关节半脱位。
- 弹簧韧带失效通常伴有韧带的退变，韧带复合体出现撕裂、大的缺损或变薄。
- 撕裂最常发生于韧带复合体紧邻胫后肌腱的内上侧部分，亦可见于韧带复合体足底部分。
- 治疗弹簧韧带失效前应检查足部的力线。如果患者有平足畸形并伴有足跟外翻和（或）外展、弹簧韧带超过30%全层撕裂或严重变薄，则畸形进一步加重的风险较大。

解剖

- 弹簧韧带是韧带复合体，主要包括内上部分和足底部分。其内上部分和三角韧带相互融合[1]。
- 弹簧韧带内上部分位于胫后肌腱的内侧，起于载距突内上方及跟骨前关节面，抵止于足舟骨内侧邻近关节面处（图1A）。
- 弹簧韧带足底部分起于跟骨中后关节面间的凹处，止于足舟骨中部下方，位于韧带内上部止点的外侧（图1B）。
- 基于解剖位置，韧带内上部的失效会造成距骨头的内移，韧带足底部分的失效会造成距骨头的跖侧移位。大多数情况下，同时发生距骨头的内侧及跖侧移位（图2）。

发病机制

- 弹簧韧带失效最常见的原因是由于平足畸形，足内侧韧带张力反复承受过度的应力刺激。

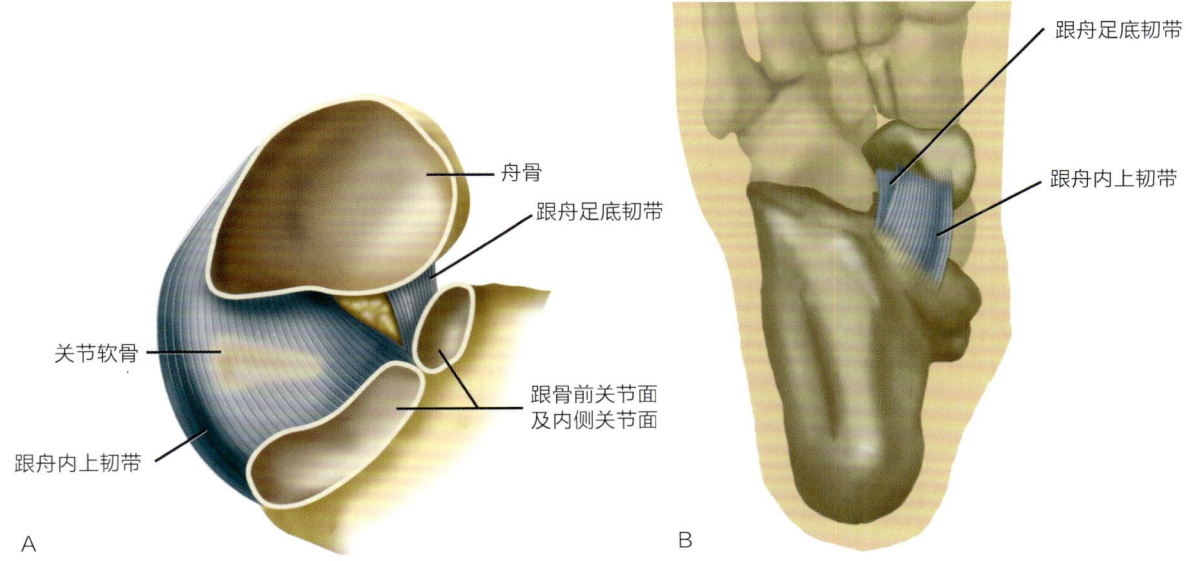

图1 A. 弹簧韧带复合体的解剖（移除距骨头后，从背侧观察）。注意韧带内上部分和足底部分的位置。内上部分位于胫后肌腱内侧，起于载距突内上方及跟骨前关节面，抵止于足舟骨内侧邻近关节面处。B. 弹簧韧带复合体足底观。足底部分起于跟骨中后关节面间的凹处，止于足舟骨中部跖侧，位于韧带内上部止点的外侧。

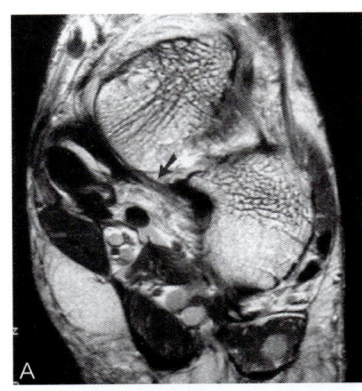
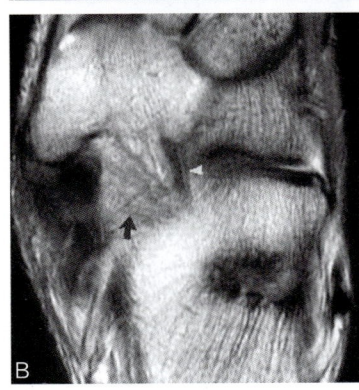

图2　基于解剖位置，韧带内上部的失效会造成距骨头的内移，韧带足底部分的失效会造成距骨头的跖侧移位。大多数情况下，同时发生距骨头的内侧及跖侧移位。A. MRI显示弹簧韧带复合体内上部分严重退变变薄（Ⅲ/Ⅳ度）。B. MRI显示弹簧韧带复合体足底部分严重磨损退变。

- 大多数患者有韧带退变，亦可为急性损伤。
- 弹簧韧带失效和先前存在的平足畸形有关，韧带一旦失效，会导致距舟关节和后足畸形进行性发展，距骨头向内侧和足底移位。

自然病程

- 弹簧韧带复合体失效最常发生于胫后肌腱功能失调患者[3]。
- 弹簧韧带复合体失效可能导致距舟关节的进行性半脱位，如果已经存在距舟关节半脱位，则会进一步加重[4]。
- 距舟关节的进行性半脱位最终导致三关节复合体（距舟关节、跟骰关节和距下关节）的畸形，造成外侧撞击症状和后足疼痛、足弓塌陷。

病史和体格检查

- 患者最常见的症状为足内侧疼痛，通常与胫后肌腱功能失调有关，而不是弹簧韧带本身。单纯弹簧韧带损伤发生率较低。随着畸形的加重，三关节复合体半脱位导致继发性撞击症状，患者出现后足外侧疼痛。
- 根据畸形的有无及严重程度，患者可能无法感觉到足弓的塌陷及无力。大多数患者有无力感。
- 体格检查时，患者站立位使足弓完全塌陷，检查胫后肌腱及足部力线。
- 触诊胫后肌腱有无疼痛，患足由外翻位用力跖屈内翻，检查内翻力量。
- 按照前述的方法，从患者前方观察可判断有无中足外展及足弓塌陷，从后方观察可评估跟骨外翻的程度。
- 体格检查还应包括以下内容：
  - 触诊距舟关节内侧及胫后肌腱有无压痛。
  - 胫后肌腱压痛提示存在肌腱损伤，会掩盖韧带损伤所致的疼痛。
  - 评估关节的活动弧（最大程度外翻至最大程度内翻），并和对侧做比较。关节活动弧可分为：完全；部分内翻活动；活动止于中立位；或关节挛缩于外翻位。关节置于内翻位才能做肌腱修补或重建术。
  - 评估患者足部的内翻肌力，患足置于外翻位，嘱患者做抗阻内翻跖屈运动。如果内翻同时背伸踝关节，此为胫前肌发力，需加以鉴别。

影像学检查

- 应于站立位行足的正侧位放射学检查，并嘱患者放松足弓。同时需行踝关节负重正位摄片检查有无踝关节外翻畸形。
  - 在足的正位X线片上，通过测量距舟关节的覆盖情况来评估距舟关节的外展程度（未被足舟骨覆盖的距骨头的程度，图3A）。
  - 在足的侧位X线片上，检查距骨头相对于足舟骨的跖侧移位（图3B），侧位距骨跖骨角（一个非常有用的指标）包括舟楔关节和跖趾关节的畸形。
  - 放射学检查没有诊断意义，但有助于评估畸形。
- MRI检查可显示弹簧韧带复合体并评估其退变或撕裂的程度，以及韧带的质量（图2）。

鉴别诊断

- 不伴有弹簧韧带失效的胫后肌腱退变或撕裂。
- 先天性平足。

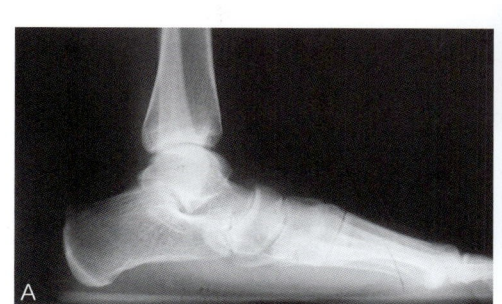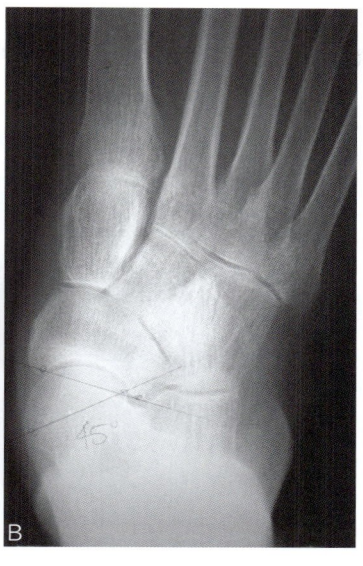

图3 应于站立位行足的正侧位摄片检查，并嘱患者使足弓充分塌陷。A. 站立足侧位片显示内侧足纵弓塌陷，距骨跖骨角增大。B. 正位片显示距骨头内侧未覆盖增加，这是伴有弹簧韧带病变的平足畸形的特征性但非诊断性表现。另外还需行站立位踝关节正位摄片检查有无踝关节外翻畸形。

非手术治疗

- 非手术治疗适用于韧带撕裂及局部畸形进行性病变可能性较小的患者，同时亦可用于希望延期接受手术治疗的患者，但应告知患者病变进行性发展的可能。
- 非手术治疗使用以下一种装置支撑内侧足纵弓（但是它们都不能完全阻止病变的进展）。
  - 最初步的治疗可使用可拆卸固定靴，于靴子内部使用内侧足纵弓支撑。
  - 较简便的方法是使用带有定制的足弓支撑的足踝部可活动支具，可允许踝关节活动。
  - 最简便的方法是使用带有内侧足纵弓支撑及内侧足跟部楔形块的定制支具，但是固定的稳定性最差。
  - 硬质皮套或Arizona支具可活动度小，适用于畸形严重及功能有限的患者。
  - 采用非手术方法治疗的患者应监测平足畸形的发展情况。

手术治疗

- 手术治疗的最佳适应证是伴有弹簧韧带复合体失效的进展期平足畸形，或因局部畸形和弹簧韧带损伤程度而使得畸形进行性发展的风险较大的患者[4]。
- 相对禁忌证包括影响愈合的内科疾病，如糖尿病、皮质激素使用患者及神经病变患者。
- 弹簧韧带重建不适用于僵直性后足畸形患者，也无需用于轻度撕裂或通过骨性手术能获得良好纠正的患者。

术前计划

- 仔细分析站立位下肢力线及站立位足踝部正侧位X线片，为畸形的矫正及弹簧韧带的修补或重建做良好的术前计划。
- 应对术中可能出现的弹簧韧带严重撕裂或组织缺损做好准备。
  - 可能需要行肌腱移植，大多数情况使用同种异体肌腱。
  - 如有跟腱挛缩亦需治疗。
  - 足部力线的矫正是手术成功的关键部分。
  - 单纯修补或重建弹簧韧带并不能矫正足部力线，平足畸形令弹簧韧带应力增加。
  - 在截骨矫正骨性畸形的基础上行弹簧韧带重建以恢复足部力线，尽管弹簧韧带重建本身无法矫正力线，但可以增加骨性手术的疗效。
  - 对于大的弹簧韧带撕裂，韧带重建是合理的方法，通常结合骨性矫正手术[2,5,6]。

体位

- 患者取仰卧位，同侧股骨大转子下方垫高，避免下肢的内外旋，便于术中在足的内外侧操作。
- 通过这个体位可方便地显露弹簧韧带、胫后肌腱和后足外侧。

入路

- 从内踝尖至足舟骨远端2 cm处做内侧纵行切口，探查胫后肌腱，牵开肌腱显露弹簧韧带复合体。
- 可通过后足外侧切口行跟骨截骨术。

弹簧韧带内上部分修补术

- 如果组织条件良好并且韧带断端能获得对合,则可行韧带修补术,而无需行韧带重建,同时做足部畸形矫形。
- 将足置于中立位,使用八字缝合或水平褥式缝合修补韧带。线结应避免对胫后肌腱产生刺激(技术图1)。
- 对于严重的撕裂,如果足在中立位亦无法获得韧带断端的对合或组织变薄无法缝合,则需行韧带重建术。同时行截骨矫形。

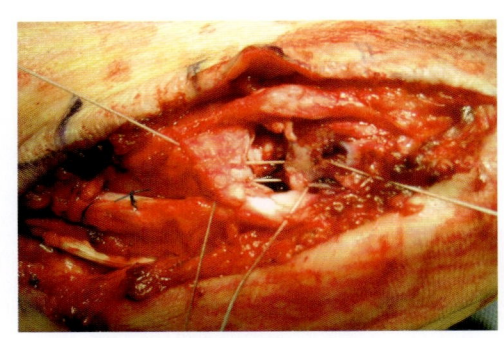

技术图1 缝合修补弹簧韧带的术中照片。修补韧带的同时做跟骨内移截骨矫正畸形。将足置于中立位,使用八字缝合或水平褥式缝合修补韧带。线结应避免对胫后肌腱产生刺激。

弹簧韧带内上部分重建术

- 使用肌腱移植来重建无效的韧带组织,阻止距骨头向内侧移位。
- 同种异体跟腱或腓骨长肌腱最常使用,如果腓骨长短肌腱状态良好,可使用自体腓骨长肌腱来重建,需避免骨性畸形过度矫正。
- 由于弹簧韧带内上部分和三角韧带前部相融合,后者亦会有病变,故一般同时行两者的重建术(技术图2A)。
- 在足舟骨和胫骨钻孔穿过肌腱来重建弹簧韧带支撑距骨头内侧(技术图2B)。
- 使用空心钻由背侧向跖侧/内侧在足舟骨钻孔,移植肌腱从跖内侧穿出,跨过距骨头。
- 在内踝尖中部最远端做胫骨钻孔。
  - 胫骨隧道在踝关节线上方5~9 cm处由外侧穿出。
  - 沿腓骨做外侧纵行切口显露胫骨外侧和腓骨。
- 根据足的大小,在足舟骨钻尽可能大的孔道,以便使用较大的肌腱移植(6~9 mm)。
- 先将肌腱固定至足舟骨,然后通过胫骨隧道近端出口收紧肌腱,保持距周关节于中立位至轻度内收位收紧移植肌腱。
- 在移植肌腱的两端使用2号不可吸收缝线编制缝合,打结固定于足舟骨背侧螺钉和胫骨外侧螺钉。
  - 首先,固定肌腱的足舟骨附着处,然后将足置于中立位或轻度内收位,收紧肌腱固定其外侧附着处。

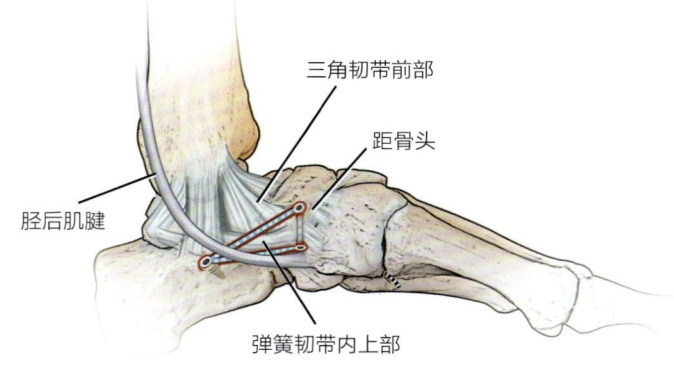
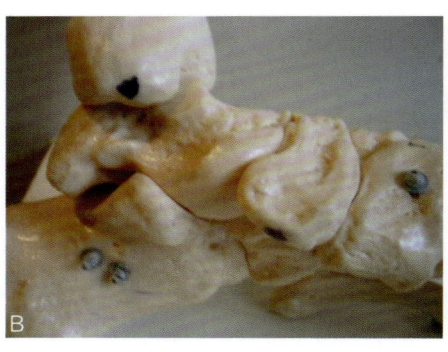

技术图2 A. 弹簧韧带内上束重建示意图。重建的韧带跨过距骨头内侧,从而阻止其内移。B. 足舟骨跖侧移植物出口以及内踝尖端移植物胫骨侧入口。足舟骨钻孔方向为背侧向跖侧,胫骨钻孔方向为内踝向胫骨干骺端。将移植肌腱穿过骨髓道支撑距骨头。肌腱收紧后才植入螺钉。胫骨侧植入肌腱的替代方法为在跟骨载距突内侧钻孔固定肌腱。

- 也可使用界面螺钉来固定移植肌腱,但是固定强度要差于缝线固定法。另外,在足舟骨使用界面螺钉存在医源性骨折风险。
- 根据笔者的经验,单独使用弹簧韧带重建术将无法维持矫形,应配合外侧柱延长术同时使用。
- 外侧柱延长术将距舟关节置于中立位。
- 行外侧柱延长术时,术中应外翻患足,确保有至少5°的被动外翻活动,以避免外侧柱过于紧张。

弹簧韧带足底部分重建术

- 同样采用肌腱移植术来重建,适用于距骨头跖侧移位为主的畸形。
- 在骨性手术的同时,采用肌腱移植来重建变薄或退变的韧带组织矫正平足畸形(技术图3A)。
- 在足舟骨及跟骨做骨隧道(技术图3B)。
  - 由背侧向跖内侧于足舟骨做骨隧道。
  - 于跟骨载距突下方钻孔至跟骨外侧壁,跟骨外侧斜行切口显露外侧壁穿出口,同时可做跟骨截骨。
- 首先于足舟骨固定移植肌腱,然后将前足置于5°内翻位及跟骨中立位。在跟骨钻孔及穿过移植肌腱前通常需行跟骨内移截骨并固定。
- 将移植肌腱穿过跟骨骨隧道并收紧矫正距骨的跖屈畸形(轻度背伸),复位后使用克氏针临时固定距舟关节,固定移植的肌腱。使用不可吸收缝线将肌腱尾端固定至足舟骨背侧和跟骨外侧的螺钉。也可使用界面螺钉固定。
- 避免跟骨残留外翻畸形而对移植肌腱造成过度的应力。

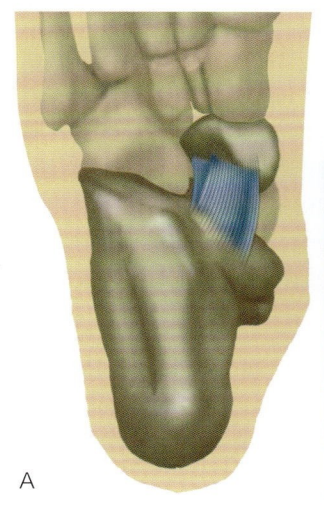 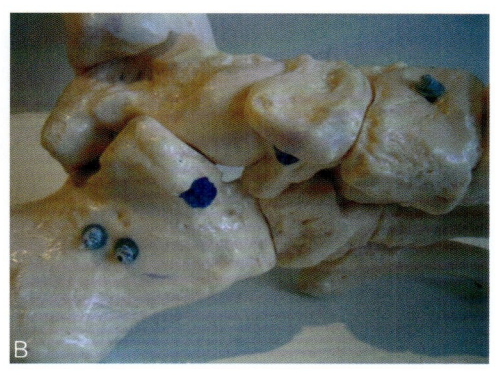

技术图3 A. 弹簧韧带足底部分重建术示意图,使用移植肌腱穿过足舟骨和跟骨。B. 移植肌腱在足舟骨的穿出口及跟骨的穿入口。在足舟骨由背侧向跖侧钻孔,跟骨由内侧向外侧钻孔。

弹簧韧带内上部分和足底部分联合重建术

- 对于同时出现严重的距舟关节外展畸形和距骨头跖侧移位的患者,行弹簧韧带内上部分和足底部分联合重建术。
- 可使用2条移植肌腱,或1条粗大的肌腱于足舟骨隧道跖内侧劈开来进行重建(技术图4A~C)。
- 足舟骨钻孔应尽量大,以使粗大的肌腱穿过,同时注意避免医源性足舟骨骨折。如果采用同种异体肌腱移植,则建议采用带骨块的跟腱(技术图4D)。
- 骨性矫形手术完成后,复位距舟关节(跟骨中立位,前足5°内翻)使用克氏针临时固定。
- 根据所使用方法,首先于足舟骨固定肌腱(肌腱劈开法)或将肌腱穿过第1跖骨和跟骨,然后将肌腱穿过跟

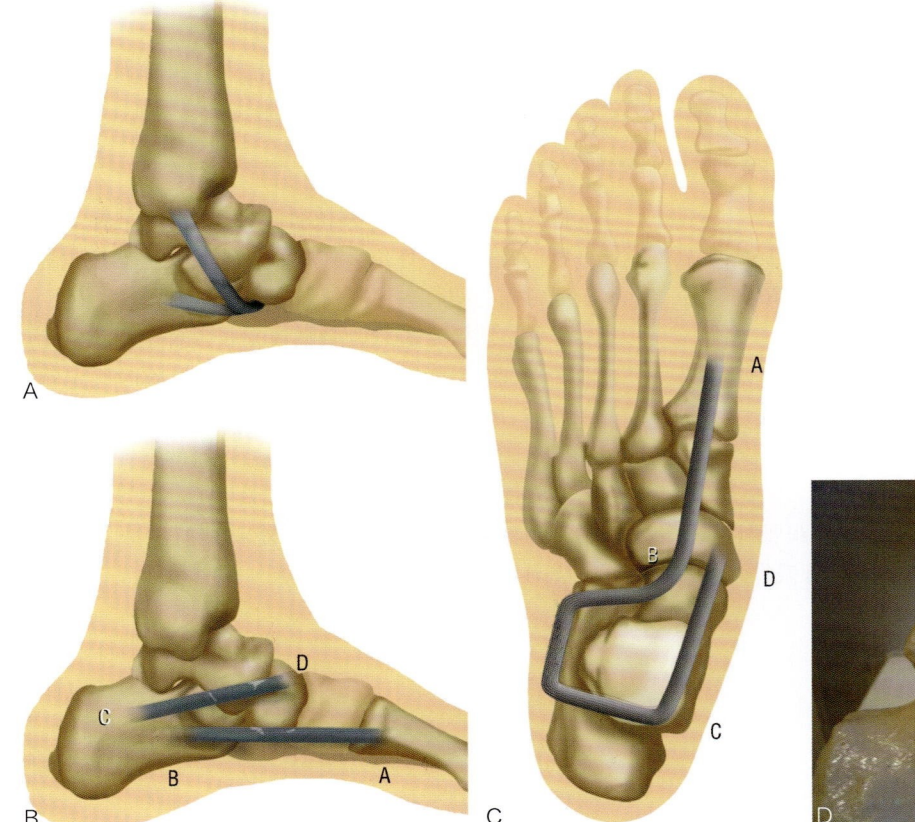

技术图4 A. 弹簧韧带内伤部分及足底部分联合重建术示意图。使用2条肌腱或1条粗大的肌腱于足舟骨跖内侧劈开来重建。B、C. 使用腓骨长肌腱或固定于舟骨跖侧的游离肌腱做弹簧韧带联合重建术示意图，保留腓骨长肌腱第1跖骨基底部止点，将肌腱穿过跟骨后折回固定至足舟骨背侧（未显示）。可使用2条肌腱或1条粗大的肌腱于足舟骨跖内侧劈开来重建。D. 弹簧韧带联合重建骨髓道定位，足舟骨隧道需足够大以穿过较粗的肌腱。如果使用同种异体肌腱，建议使用带骨块的跟腱。

骨和胫骨，收紧后固定至胫骨和足舟骨的螺钉，跟骨侧使用界面螺钉。

- 联合重建术无法用来取代骨性手术，应首先做骨性矫形手术恢复足部的正常解剖对线，而后使用肌腱重建术来重建弹簧韧带复合体。
  ○ 通常行后足截骨术和外侧柱延长术。

要点与失误防范

不要期望通过软组织重建来纠正骨性畸形	恢复足部力线，避免跟骨外翻（应≤5°），以及距舟关节外展（未覆盖率＜40%）
避免过度矫正或矫正不足	首先矫正骨性畸形，收紧固定重建的韧带前使用克氏针临时固定距舟关节于中立位
如非必需，不要使用外侧柱延长术	当需要用骨性手术来纠正畸形时，会有一定的并发症，使用外侧柱延长术时，应保留后足一定的外翻活动

避免移植肌腱强度降低	• 首先进行骨性手术避免螺钉穿过骨隧道,测量肌腱的直径匹配骨髓道,避免移植肌腱在骨隧道内反复穿过
避免进行不必要的弹簧韧带重建	• 轻度弹簧韧带撕裂无需行重建术

术后处理

- 术后2周可开始触地负重,术后8～10周逐步增加负重。
- 顺应性良好的患者术后4周可弃用石膏改用步行靴固定。
- 术后12～16周方可无保护地完全负重。
- 术后6周开始做主动内外翻活动。

预后

- 弹簧韧带重建术常结合其他手术同时进行,因此很难明确何种手术最终影响患者的疗效,至今尚无相关文献报道。
- 根据我们的经验,弹簧韧带重建术肯定有利于矫正畸形,但是必须首先通过骨性手术矫正大部分的畸形。对于距舟关节外展畸形为主的患者,笔者使用弹簧韧带内上部重建术;而对于距舟关节向足底塌陷的患者,笔者重建弹簧韧带的足底部分。弹簧韧带内上部重建术可矫正复合畸形,如果效果不理想可使用弹簧韧带内上部和足底部分联合重建术。

并发症

- 移植物失效有发生的可能性,尤其当畸形严重未进行足够的骨性矫形手术而试图使用软组织重建来纠正时。
- 移植物固定失败。界面螺钉很有效,但是必须固定牢靠,并且骨性隧道应具有一定的成角,避免移植物的直接拔出。使用较粗肌腱时应避免使用界面螺钉以免医源性骨折。
- 使用内移截骨或外侧柱延长术时可能导致过度矫正而致足外侧负重,应保留足的正常外翻活动。
  - 足跟应和小腿排列良好(没有内翻),所有手术都完成后,足部应至少有5°的被动外翻活动。
  - 骨性矫正手术完成后,测试足部的活动度时外侧柱不应过度紧张,应保留足的外翻活动。

(薛剑锋 译,施忠民 审校)

参考文献

[1] Davis WH, Sobel M, Deland JT, et al. Gross, histological and microvascular anatomy and biomechanical testing of the spring ligament complex. Foot Ankle Int 1996;17:95-102.

[2] Deland JT. The adult acquired flatfoot and spring ligament complex. Pathology and implications for treatment. Foot Ankle Clin 2001;6:129-135.

[3] Deland JT, de Asla RJ, Sung IH, et al. Posterior tibial tendon insufficiency: which ligaments are involved? Foot Ankle Int 2005;26:427-435.

[4] Deland JT, Page A, O'Malley MJ, et al. Posterior tibial tendon insufficiency results at different stages. HSS J 2006;2:157-160.

[5] Hiller L, Pinney S. Surgical treatment of acquired adult flatfoot deformity: what is the state of practice among academic foot and ankle surgeons in 2002? Foot Ankle Int 2003;24:701-705.

[6] Pinney SJ, Lin SS. Current concept review: acquired adult flatfoot deformity. Foot Ankle Int 2006;27:66-75.

第51章 成人跗骨联合切除术
Tarsal Coalition Resection in the Skeletally Mature Patient

Aaron T. Scott and H. Robert Tuten

定义

- 跗骨联合是跗骨间的异常连接。
- 其发病率低于2%,无性别和种族易感性[2,6,10]。
- 90%的跗骨联合为距下关节或跟舟联合,两者发病率相似。
- 跟舟联合大多数在幼年或青春期被发现,少数患者成年后发病。

解剖

- 和其他跗骨联合不同,跟舟联合发生于两块并无关节的骨骼之间。
- 跟舟联合发生于跟骨前突和足舟骨跖外侧之间。
- 跟舟联合可为纤维性、软骨性或骨性联合,并且可随着骨骼的发育依次进展。

发病机制

- 跗骨联合最可能的发病原因为原始间叶细胞分节失败[2,3]。
- 在青少年和年轻患者,跗骨联合出现症状的时间与其骨化的时间一致[5]。
- 大多数跗骨联合为特发性,但部分患者存在显性基因倾向[10]。

自然病程

- 跟舟联合的自然病程为渐进性。
- 青少年时期跟舟联合骨化,距下关节活动受限会导致中足或后足疼痛、踝关节反复扭伤、不平整地面行走困难。
- 长久而言,由于距下关节活动受限,足部其余关节应力增加,会导致足部关节的退变。

病史和体格检查

- 成人跟舟联合的症状通常表现为后足或中足疼痛、踝关节反复扭伤、不平整地面行走困难。
- 青少年跟舟联合发病呈无诱因渐进隐匿性,而成人跟舟联合症状发展通常继发于创伤,如严重踝关节扭伤。
- 部分成人可仅表现为平足畸形。
- 体格检查阳性体征包括:
  - 平足外翻畸形(偶尔可为高弓内翻畸形)。
  - 距下关节和跗横关节活动度下降或消失。
  - 联合部位压痛。
  - 后足内外翻活动可诱发疼痛。
  - 因疼痛而致的保护步态。
  - 反复踝关节扭伤后关节不稳定(前抽屉试验阳性)。

影像学和其他诊断性检查

- 平片检查包括以下位置:足部前后位、侧位、45°斜位和后足轴位。
- 足部45°斜位对于诊断跟舟联合最为重要,在斜位片上跟舟联合可表现为跟骨和足舟骨之间分离的骨性桥接,也可表现为跟骨前突向足舟骨方向的喙状突起(食蚁兽征,图1A)。

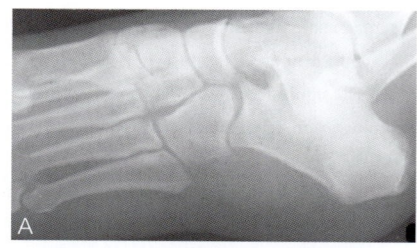

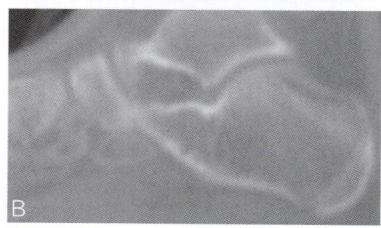

图1 A. 45°斜位X线片显示跟舟联合(食蚁兽征)。B. CT显示跟舟联合。

- 后足轴位片有助于诊断距跟联合。
- 所有患者均应行CT检查以排除伴发的距跟联合,并且评估关节退变程度,为手术计划提供参考(图1B)。
- MRI有助于诊断纤维性或软骨性联合,但对于大多数成人跟舟联合并无必要。

鉴别诊断

- 距跟联合
- 后足创伤或骨折
- 关节炎(原发性关节炎、创伤后关节炎、炎症性关节炎)
- 胫后肌腱功能不全所致平足
- 慢性踝关节不稳

保守治疗

- 所有跟舟联合患者均应尝试保守治疗。
- 可使用非甾体类抗炎药,定制支具支撑内侧足弓。
- UCBL支具可用于限制后足活动。
- 早期保守治疗失败的患者可使用短腿行走石膏固定4～6周。
- 保守治疗无效并且没有关节退变的跗骨联合患者可行手术切除跗骨联合。

手术治疗

- 严格保守治疗无效的患者可行手术治疗。

术前计划

- 平片、CT或MRI需在术前仔细阅读。
- 需注意有无其他病变,包括其他跗骨联合,关节有无退变。

体位

- 术前30～90分钟使用静脉抗生素。
- 患者取仰卧位,同侧臀下垫枕内旋下肢。
- 使用大腿充气止血带,下肢消毒铺巾。

切口和显露

- 下肢驱血止血带充气后,使用标准的Ollier切口。
- 切口沿皮纹以跟舟联合为中心,跖侧至腓骨肌腱,背侧至趾长伸肌腱外侧(技术图1A)。
- 电凝止血。
- 显露并保护腓肠神经皮支和腓浅神经足背中间分支。
- 在切口深部显露趾短伸肌并向远端掀开,尽量保护其表面的肌筋膜,便于后期缝合(技术图1B)。
- 使用改良Mason-Allen缝合法固定掀起的趾短伸肌近端(技术图1C)。
- 将趾短伸肌瓣向远端牵开便可显露跟舟联合(技术图1D)。

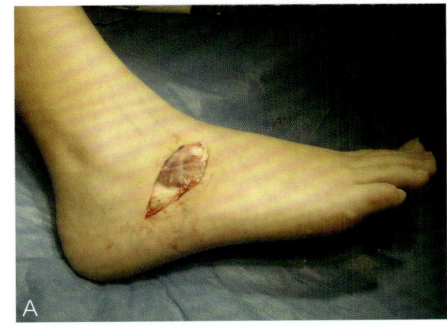 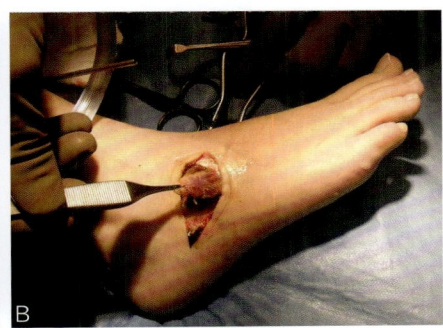

技术图1　A. 切口。B. 掀起趾短伸肌瓣。

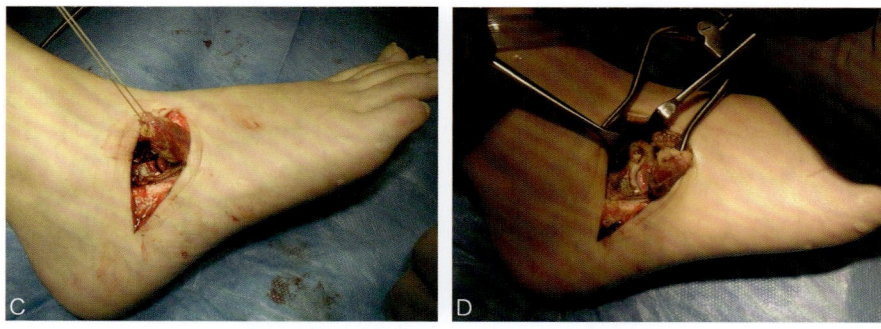

技术图1（续） C. 使用缝线牵拉趾短伸肌。D. 向远端牵开趾短伸肌显露跟舟联合。

切除跟舟联合趾短伸肌填充

- 充分显露跟舟联合，使用骨刀切除联合部位1 cm的骨块。
- 骨刀应保持平行，避免汇聚而行梯形骨块切除（技术图2A）。
- 使用咬骨钳去除联合之间的软组织。
- 使用直针，将缝合趾短伸肌的缝线穿过跟舟联合切除后形成的间隙（技术图2B）。
- 出针点应位于足内侧足底皮肤上缘（技术图2C）。
- 使用棉垫衬垫后将两束线打结（不适用纽扣，技术图2D）。
- 也可使用骨蜡处理截骨表面，使用明胶海绵或自体脂肪组织填充跟舟联合切除后残留的间隙，趾短伸肌缝合回原起点处。

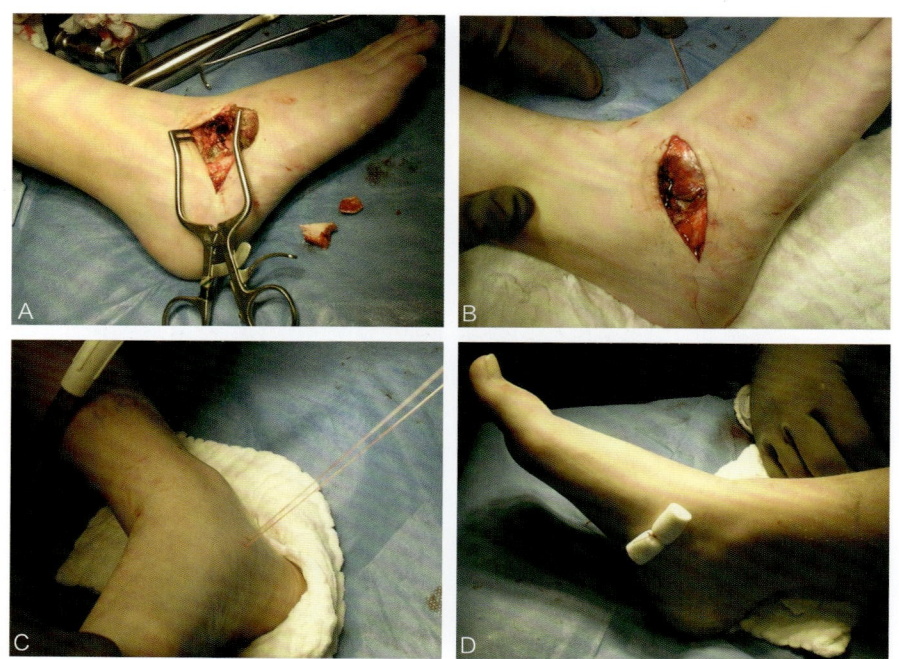

技术图2 跟舟联合切除，填充。A. 使用骨刀平行切除矩形骨块。B. 使用趾短伸肌填充跟舟联合切除后形成的间隙。C. 直针穿过内侧皮肤。D. 棉垫表面打结。

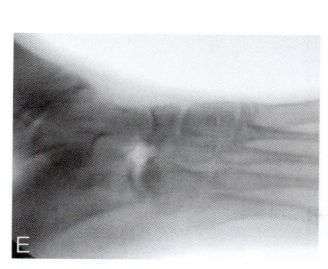
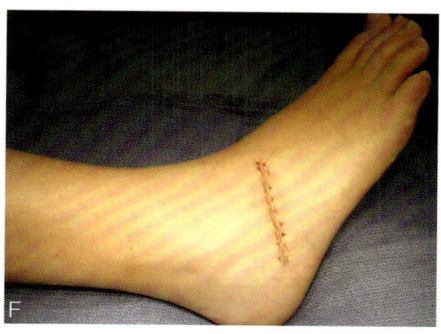

技术图2（续） E. 术中透视确定跟舟联合完全切除。F. 缝合切口。

- 术中透视确定跟舟联合完全切除（技术图2E）。
- 彻底冲洗伤口，松开止血带，充分止血。
- 使用2-0薇乔线缝合皮下，4-0薇乔线水平褥式缝合皮肤（技术图2F）。
- 使用非黏性敷料覆盖切口，良好衬垫后使用高分子石膏做短腿行走石膏固定。

跟舟联合切除（感谢Mark E. Easley, MD）

显露

- 从外踝尖向第5跖骨基底部做纵行切口。
- 显露并保护腓骨肌腱和腓肠神经。
- 掀起趾短伸肌近端。
  - 可于腓骨肌腱深面剥离、掀起踇短伸肌腱膜。
- 显露跟骨前突背侧及足舟骨外侧（技术图3）。
  - 跟舟联合可为骨性联合、软骨性联合或纤维性联合。
- 术中斜位透视明确跟舟联合。

跟舟联合切除

- 保护软组织。
- 使用骨凿切断跟舟联合的内侧部分（足舟骨外侧）（技术图4A）。
  - 避免损伤距骨头外侧。
- 使用骨凿切断跟舟联合外侧部分（跟骨前突）（技术图4B）。
  - 避免损伤跟骰关节。

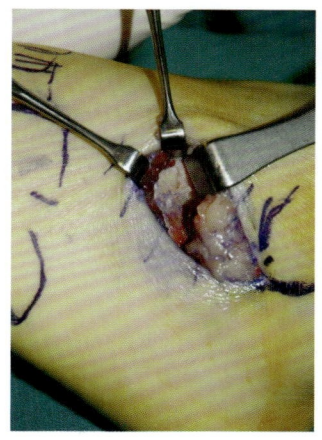

技术图3 使用纵行切口（外踝尖至第4跖骨基底部）显露跟骨前突和足舟骨外侧部分。保护腓骨肌腱和腓肠神经，掀开踇短伸肌。

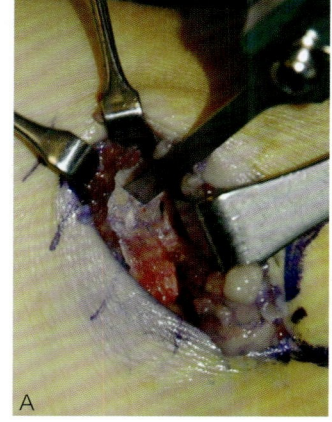

技术图4 跟舟联合。A. 使用骨凿切断足舟骨外侧部分。

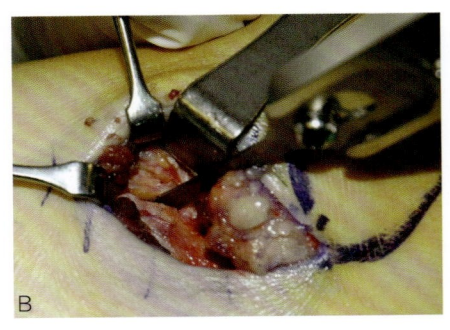

技术图4（续） B. 使用骨凿切除跟骨前突内侧部分。注意图示的切除范围并不充分，需要扩大切除的范围形成两个平行切面，获得梯形或矩形切除而非楔形切除。

- 获得广泛而平滑的切除范围。
  - 尽量保持两个切面平行。
  - 楔形切除会导致切除不彻底。
  - 在保证足够切除范围的前提下注意不要伤及距骨头外侧部分和跟骰关节内侧部分。
  - 在跟舟联合切除的跖侧位置，是距骨头跖侧和跟骨前突的关节部分，注意不要损伤。

确定足够的切除范围

- 后足的活动需获得恢复。
- 足部斜位透视，足舟骨和跟骨前突之间应有清晰的分隔。
  - 同时还需确保无骨碎屑残留。

缝合切口

- 无菌生理盐水彻底冲洗伤口，去除骨碎屑（技术图5A）。
- 在足舟骨和跟骨切面使用骨蜡封闭阻止骨增生（技术图5B）。
- 缝合踇短伸肌腱膜至原位。
  - 在剥离过程中肌腹和腱膜会有损失，但腱膜仍可获得可靠的缝合。
- 缝合皮下组织和皮肤。

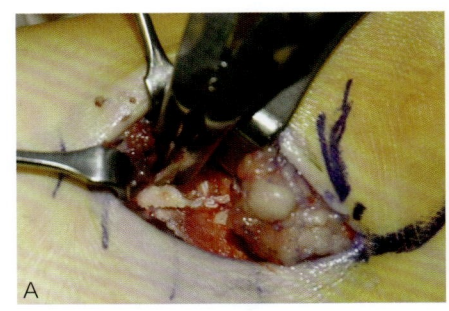 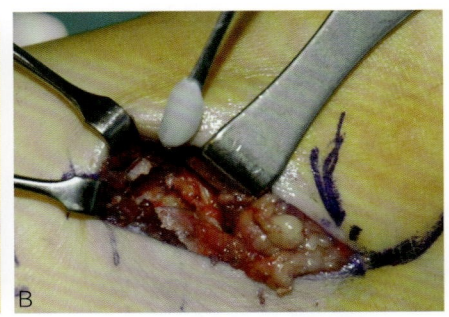

技术图5 A. 注意彻底清理深部的骨碎片。B. 使用骨蜡封闭骨切面以阻止骨增生。

中关节面距跟联合切除（感谢Mark E. Easley医生）

切口

- 术前行CT检查明确中关节面联合的切除部位。
- 内侧切口位于距跟联合的表面（技术图6）。
  - 大多数患者可触及隆起的距跟联合，与载距突相延续。
  - 定位内踝和足舟骨内侧，载距突位于内踝下方足舟骨结节后侧。
  - 跟骨的背内侧部分亦可被触及。

第51章 成人跗骨联合切除术　457

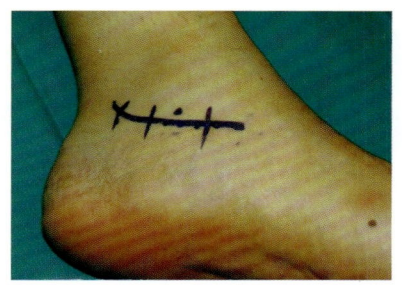

技术图6　在跟骨背内侧，沿载距突背侧做切口，切口位于内踝下方隆起的距跟联合表面，止于足舟骨结节近端。

- 切口行径。
  - 切口起于跟骨背内侧，跟腱前方，内踝后方。
  - 切口向前行于内踝下方载距突近端隆起的距跟联合表面。
  - 切口止于足舟骨结节近端。

显露距跟联合
- 在切口下方，仔细分离屈肌腱支持带。
  - 切开屈肌腱支持带，避免损伤深部的血管神经和肌腱。
- 显露距跟联合的组织界面。
  - 趾长屈肌腱通常位于距跟联合的表面。
  - 后方在趾长屈肌腱和踇长屈肌腱之间显露距跟联合的后缘。
  - 在趾长屈肌腱和胫后肌腱之间显露距跟联合的前缘。

定位距跟联合
- 距跟联合术中比较难以定位，尤其是完全骨性联合的患者。
- 不完全联合（软骨性或纤维性）比较容易定位。
  - 术前影像尤其是CT扫描有助于术中定位。
  - 距跟联合可能并不在水平面，而是存在一定的倾斜，仔细阅读术前CT有助于定位。
- 位于中关节面联合后方的距下关节后关节面的内侧相对容易识别（技术图7）。
  - 在切口后侧部分，分离显露血管神经束（胫神经、胫后动静脉）并向后下方牵开。
  - 组织界面为近侧的趾长屈肌腱和远端的踇长屈肌腱之间。
  - 距下关节后关节面的内侧部分可见（距骨下方和跟

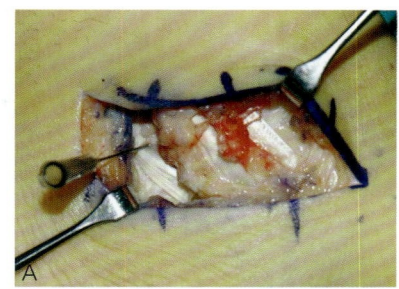
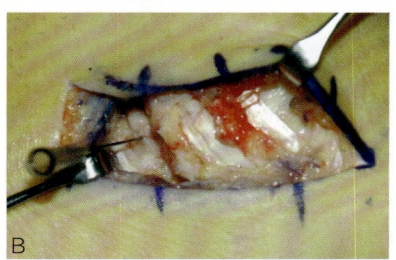
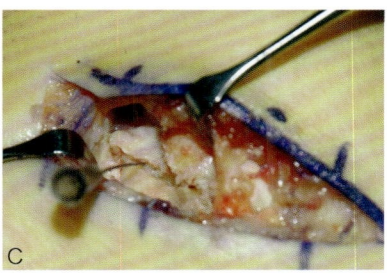

技术图7　定位距下关节后内侧部分。A. 距下关节后关节面可在趾长屈肌腱和踇长屈肌腱之间显露。B. 血管神经束牵向后下方。C. 皮下注射针头可当作导针来定位距下关节后关节面。

　　骨后关节面上方的软骨）。
- 将1枚皮下注射针头小心地插入距下关节后关节面。
  - 如有必要可行术中透视明确针头位于距下关节。
- 也可在前方的距骨头和跟骨前突之间插入皮下注射针头，从而标志出距跟联合的切除范围。
  - 这一步骤有时会有一定的困难，但对于完全骨性联合的边界确定非常有帮助。

切除
- 从跟骨后关节面开始，由近端向远端切除距跟联合。
  - 使用术前CT辅助，彻底切除不完全性距跟联合。
  - 对于完全骨性距跟联合，术中透视有帮助。
  - 对于不完全性距跟联合，可使用刮匙定位距跟联合的内侧部分。
  - 在近端将趾长屈肌腱向背侧牵开（技术图8A）。
  - 将趾长屈肌腱向远端牵开以切除远端部分距跟联合

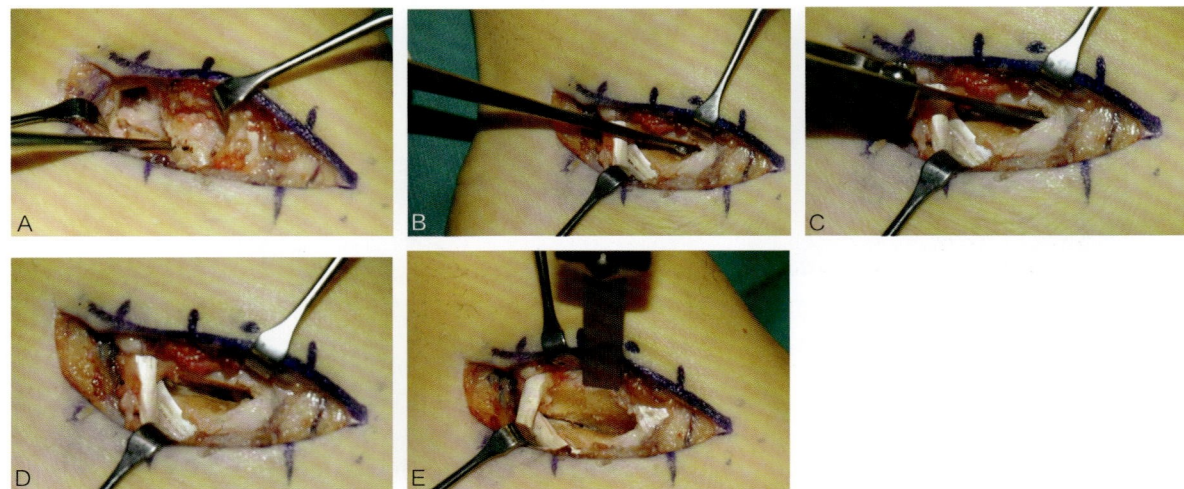

技术图8 A、B. 使用刮匙定位距跟中关节面联合。A. 将趾长屈肌腱向背侧牵开，显露距跟联合后侧部分。B. 将趾长屈肌腱向远端牵开，显露距跟联合的前侧部分。C~E. 对中关节面距跟联合做深部切除。C. 使用骨凿做深部切除。D. 切除距跟联合后可显露跟骨后关节面。E. 需对距跟联合做扩大切除以免联合复发。

（技术图8B）。
- 定位距跟联合后，使用骨凿做切除（技术图8C~E）。
  - 距跟联合的横径可达2~3 cm。
  - 距跟联合完全切除后，距下关节的活动应能恢复。
- 应对距跟联合做扩大切除以恢复距下关节的活动，避免复发（技术图9）。
  - 尽可能保留载距突的下缘，以维持姆长屈肌腱的正常解剖行径。
  - 需明确术后内侧无撞击、距下关节的内翻活动获得恢复。
- 彻底切除距跟联合后，冲洗伤口，使用骨蜡处理骨面。

缝合和术后处理

- 使用无菌生理盐水彻底冲洗伤口，松开止血带，做止血处理。
- 屈肌腱支持带无需缝合。
- 局部留置引流，以防血肿形成压迫血管神经。
- 缝合皮下组织和皮肤。
- 使用支具或夹板固定踝关节，以利于伤口愈合。
- 伤口稳定后开始行关节活动锻炼。
- 伤口稳定后可以开始负重，但完全负重可能需术后4~6周。
- 物理康复训练有助于功能恢复。

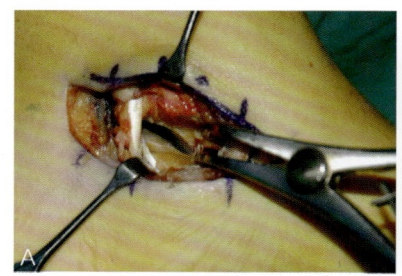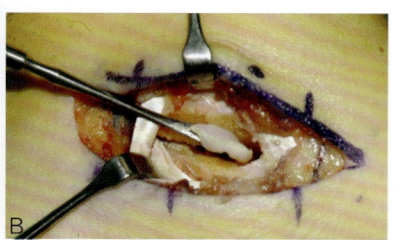

技术图9 中关节面联合完全切除。A. 使用椎板撑开器显露，距骨和跟骨完全分离。B. 使用骨蜡处理骨面以防联合复发。

要点与失误防范

术前准备	• 阅读平片评估是否存在明显的关节退变,后者需要行关节融合术 • 仔细阅读 CT 和 MRI,明确是否有其他部位跗骨联合
跗骨联合切除	• 使用骨刀平行截骨去除矩形骨块而不是梯形骨块,后者可能因切除不完全而导致疼痛复发
间置成形	• 保留趾短伸肌表面的筋膜以增加缝线的把持
畸形矫正	• 如有明显的平足畸形,需考虑行外侧柱延长术

术后处理

- 术后第一天,患者便可允许可忍受的下肢负重。
- 术后 3 周复查,拆除缝线,去除石膏,改用步行靴。
- 去除石膏后,开始踝关节和后足的活动范围功能康复锻炼。

预后

- 除非关节面退变严重需行关节融合术,跟舟联合切除术在成人或青少年均可获得满意的疗效。
- Cohen 等[1]回顾分析了 12 名接受跟舟联合切除的成人患者,其中 10 例患者术后疼痛缓解,距下关节的活动度平均增加 10°。
- 48 例行跟舟联合切除趾短伸肌间置的儿童和青少年患者,Gonzalez 和 Kumar 获得的 77% 的优良率,术后随访 10 年,疗效亦保持稳定[4]。
- 部分文献强调了使用间置物的重要性。
- Moyes 等[8]报道行跟舟联合切除术后使用趾短伸肌填塞,术后随访足斜位片无复发病例。未行趾短伸肌填塞的 7 例患者中有 3 例出现影像学复发。
- Swiontkowski 等[9]对 39 例患者行跟舟联合切除,38 例使用软组织间置(脂肪或肌肉),术后影像学复查无复发。
- Mitchell 和 Gibson[7]对 41 例患者行单纯跗骨联合切除而未做趾短伸肌填充,术后随访 2/3 的患者出现联合的复发。

并发症

- 浅表或深部感染
- 伤口裂开[1]
- 联合复发[7]
- 神经损伤
- 切除不完全[3]
- 反射性交感神经营养不良[1]

(薛剑锋 译,施忠民 审校)

参考文献

[1] Cohen BE, Davis WH, Anderson RB. Success of calcaneonavicular coalition resection in the adult population. Foot Ankle Int 1996;17:569-572.

[2] Cooperman DR, Janke BE, Gilmore A, et al. A three-dimensional study of calcaneonavicular tarsal coalitions. J Pediatr Orthop 2001;21:648-651.

[3] Ehrlich MG, Elmer EB. Tarsal coalition. In: Jahss M, ed. Disorders of the Foot and Ankle, ed 2. Philadelphia: Saunders, 1991:921-938.

[4] Gonzalez P, Kumar SJ. Calcaneonavicular coalition treated by resection and interposition of the extensor digitorum brevis muscle. J Bone Joint Surg Am 1990;72(1):71-77.

[5] Jayakumar S, Cowell HR. Rigid flatfoot. Clin Orthop Relat Res 1977;(122):77-84.

[6] Kulik SA, Clanton TO. Foot fellow's review: tarsal coalition. Foot Ankle Int 1996;17:286-296.

[7] Mitchell GP, Gibson JM. Excision of calcaneonavicular bar for painful spasmodic flat foot. J Bone Joint Surg Br 1967;49(2):281-287.

[8] Moyes ST, Crawford EJ, Aichroth PM. The interposition of extensor digitorum brevis in the resection of calcaneonavicular bars. J Pediatr Orthop 1994;14:387-388.

[9] Swiontkowski MF, Scranton PE, Hansen S. Tarsal coalitions: longterm results of surgical treatment. J Pediatr Orthop 1983;3:287-292.

[10] Vincent KA. Tarsal coalition and painful flatfoot. J Am Acad Orthop Surg 1998;6:274-281.

第52章 副舟骨的手术治疗
Surgical Management of the Accessory Navicular

Christopher E. Gross and Mark E. Easley

定义

- 副舟骨是一种骨化异常，由于第二骨化中心在发育时愈合失败造成。
- 5%～14%的足部都有这种副骨，这很可能是一种常染色体显性性状[1,3]。
- 患有副舟骨的足中，高达38.6%存在平足外翻畸形[4]。

解剖

- 舟骨结节由第二骨化中心形成：
  - 此骨化中心通常要到9岁才开始骨化。
- 副舟骨有三种类型[3]：
  - Ⅰ型：胫后肌腱内的小圆形或卵球形，通常位于紧邻弹簧韧带的跖侧。
    - 直径2～3 cm。
    - 无骨性附着物。
    - 很少有症状。
  - Ⅱ型：由小于2 mm的软骨联合连接骨化中心及舟骨（图1）。
    - 通常为9～12 mm。
    - 先前稳定的足部软骨联合，受到相对较小的创伤压力后，会出现症状。
    - ⅡA：更小的锐角度（张力）。
      - 更容易撕脱损伤。
    - ⅡB：更下方（剪切力）。
  - Ⅲ型：骨桥连接。
    - 产生一个突起的舟骨。
    - 偶尔出现症状。

发病机制

- Kidner[5]描述了副舟骨与平足之间的关系：
  - 副舟骨改变了胫后肌腱的拉力和杠杆力量，使胫后肌腱的作用结果为内收而不是旋前。
  - 当足内收时，距骨撞击内踝。
  - 胫后肌腱的异常拉力干扰了足部的正常力学，可引起内侧足弓减弱，且可能导致平足症。

自然病程

- 疼痛很可能来自儿童鞋的压力。
- 有时，由于胫后肌腱止点异常，可伴有足纵弓变平。
- 症状可得到发展，诸如相对较小的踝关节扭伤，其他创伤或慢性过度使用/重复压力。
- 张力、剪切力和压力可通过胫后肌腱传递给软骨联合。

病史和体格检查

- 患者主诉足内侧疼痛隐匿性发作，通常只在运动时或穿某些类型的鞋时才会发生。
- 检查时，患者将进行正常的神经肌肉检查，踝关节或足部运动范围受限很小或无限制。距下关节运动通常保持良好。
- 前脚内侧可能有突起（图2）。
  - 突起处有压痛和水肿。
- 患者可能出现单侧平足且副舟状有症状。
  - 测试胫后肌力（跖屈内翻踝关节来抵抗胫后肌）：症状通常直接出现在副舟骨处。
  - 单腿提踵来检测胫后肌功能：症状通常直接发生在副舟骨上。
- 检查人员应评估患者的步态和整体力线，发现是否存在后足外翻和平足畸形。

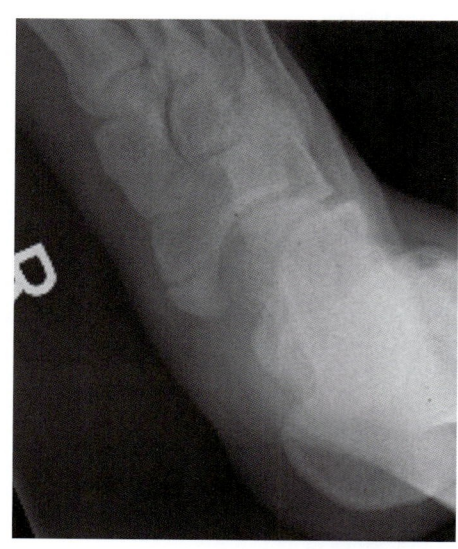

图1 右足外斜位片显示Ⅱ型副舟骨，其通过软骨联合与舟骨相连。

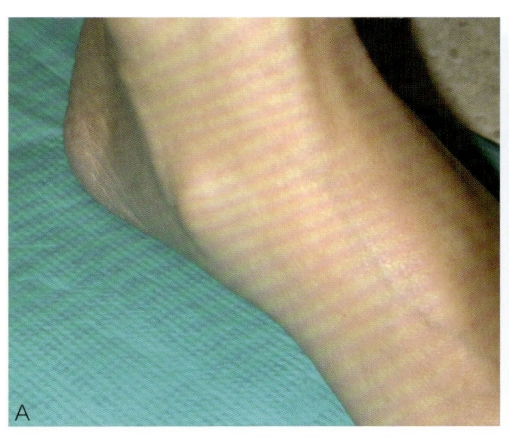
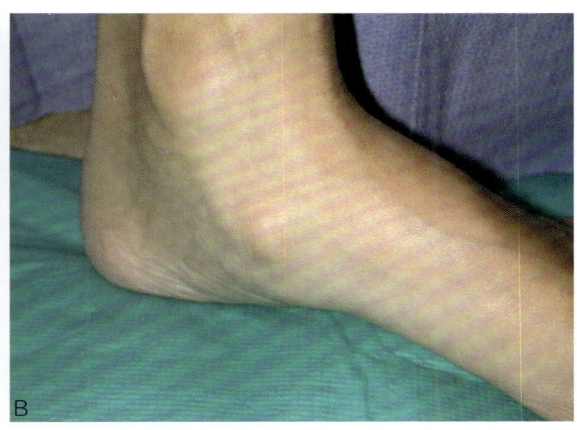

图2　A. 内侧突起。B. 注意胫后肌附着于副舟骨。

影像学和其他诊断性检查

- 标准前后位片、侧位片及外斜位片有助于诊断副舟骨的类型及潜在大小(图3A～C)。
  - 常规内斜位片并不能看到内侧舟骨。
  - 外斜位片与内斜位片相对,包括一系列摄片(图3C)。
- MRI可以提示有症状的软骨联合,表现为软骨联合周围水肿(图3D、E)。
  - 有助于排除其他有类似症状的潜在疾病,包括弹簧韧带病变、胫后肌腱病变和舟状骨应力骨折。
- 骨扫描对有症状的副舟骨高度敏感,但没有特异性[2]。

鉴别诊断

- 胫后肌腱撕裂或腱病
- 弹簧韧带撕裂
- 舟状骨应力骨折

非手术治疗

- 急性期(近期损伤后):
  - CAM靴可限制副舟骨与舟骨主体间软骨联合上胫后肌的张力。
    - 若严重可换为临时性短腿石膏固定。
  - 避免靴或石膏压迫内侧副舟骨。
- 慢性期(从急性期症状消失):
  - 改穿支撑较好的鞋或硬底鞋。
  - 放置毛毡或凝胶圈在内侧突起处,能降低突出副舟骨处的压力。
  - 半坚硬纵弓支撑:
    - 在副舟骨处有一个缓解区。
    - 尽管推荐使用足弓垫来减轻软骨联合上胫后肌的压力,但因内侧足弓支撑对副舟骨的直接压力可引起更多的压力症状;因此,建议在突出的副舟骨

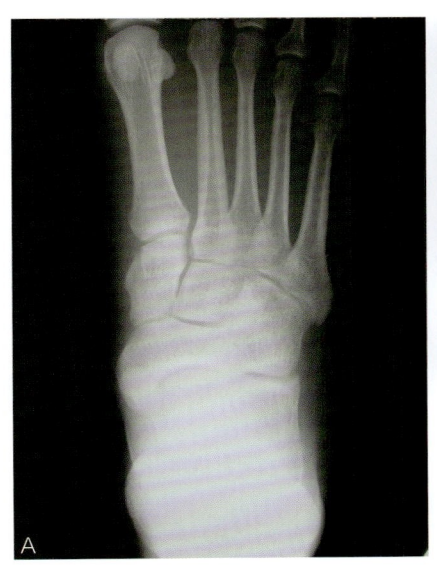
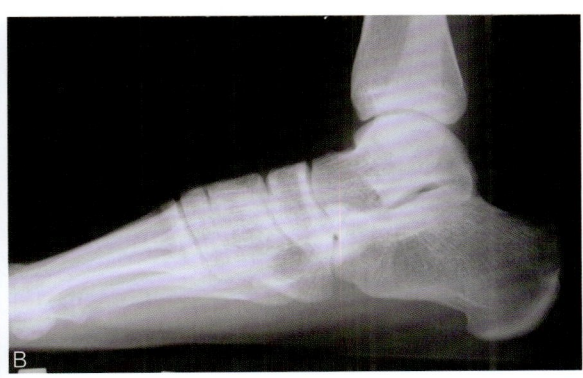

图3　A. 负重足前后位片提示副舟骨但资料不全。B. 负重足侧位摄片也提示副舟骨但资料不全。注意此患者的足弓相对正常。

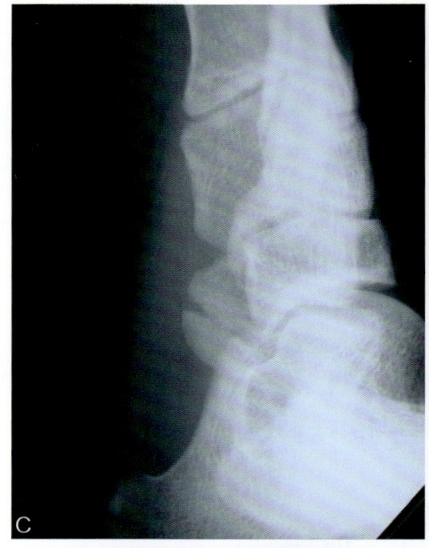
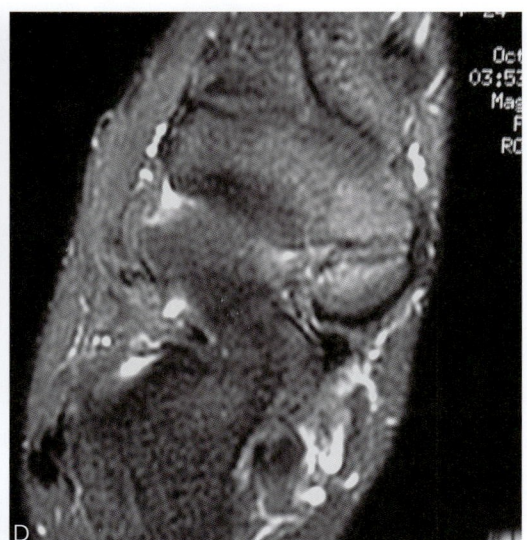
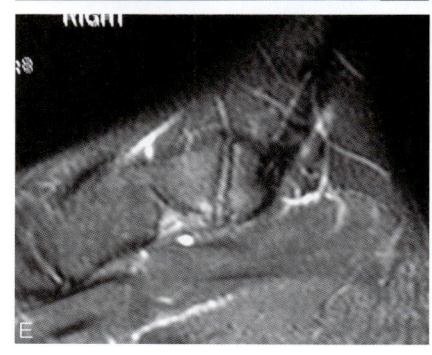

图3（续） C. 外斜位片能够很好地显示副舟骨。注意这是 Ⅱ 型副舟骨，软骨联合将其与舟骨主体分开。D. 轴位MRI提示软骨联合水肿。E. 矢状位MRI提示软骨联合及胫后肌附着于副舟骨。

部位改良矫正器缓解局部压力。
- 物理治疗：
  - 应避免对胫后肌要求过高的练习。
    - 那将使更多的压力集中在软骨联合上。
  - 镇静药物可能对软骨联合有好处。
    - 超声和（或）离子导入。
- 骨外刺激：
  - 由于 Ⅱ 型副舟骨的症状是作用于软骨/纤维软骨联合的损伤/应力造成，而不是骨折，因而外部骨刺激在治疗中没有作用。

手术治疗

术前计划
- 需要在负重条件下的临床及影像学方法对足部力线进行评估。
  - 若患者足弓良好，则只需要进行副舟骨手术。
  - 若存在平足，则除了手术治疗副舟骨外，还需要考虑进行足部力线重建。
- Ⅱ 型副舟骨的特点：
  - 如果副舟骨较大，可以考虑切除软骨联合，处理舟骨的相对面，并将副舟骨与舟骨主体融合。
  - 如果副舟骨较小，那么只有将其切除，并将胫后肌腱附着于舟骨内侧。
- 详尽的影像学检查，包括MRI和CT。
  - 判断伴随症状如胫后肌腱病变或弹簧韧带病变，这都需要手术治疗。
  - 对副舟骨进行进一步评估。
- 需要麻醉团队。尽管踝关节阻滞可能足以进行手术，也需要考虑进行腘窝阻滞。如果使用止血带，尽可能不要卡压胫后肌腱，因而止血带放在小腿（腘窝阻滞）要优于放在踝部（踝关节阻滞）。

体位
- 患者仰卧于可透视手术床上。
- 允许小腿外旋，有助于暴露内侧舟骨。
  - 通常垫起对侧髋关节使患侧小腿外旋来进行足内侧手术。
- 若计划对平足进行力线重建，则建议将小腿放在中立位。
  - 可以方便地暴露内侧（副舟骨）及外侧（跟骨截骨）。

显露和入路

- 于足背内侧做 4 cm 内侧纵行切口,跨越副舟骨及胫后肌腱远端止点(技术图 1A)。
- 打开远端胫后肌腱腱鞘,直接暴露胫后肌腱在副舟骨上的止点(技术图 1B)。
- 辨认软骨联合:
  - 术前影像学图像有助于判断软骨联合的方向。
  - 如果考虑到将舟骨主体与副舟骨融合,应尽量减少骨膜剥离,并保留胫后肌腱在副舟骨上的止点。
  - 25 号针头及透视可用来发现副舟骨与舟骨体间的软骨联合(技术图 1C)。

切除软骨联合

- 通过背侧软骨联合辨认两骨间隙后,切除软骨及纤维组织,但不要损伤胫后肌腱及周围的弹簧韧带。
- 完全暴露舟骨主体及副舟骨的关节面。

考虑将副舟骨融合于舟骨主体

- 如果副舟骨足够大,可以支撑且可以穿入 2 枚 3 mm 空心螺钉,则可以进行融合。
  - 2 枚螺钉提供了更稳定的固定且能控制副舟骨旋转,从而潜在地增加了愈合的机会。
  - 在体格较大的患者中,可使用较大的空心螺钉,但必须注意避免副舟骨骨折。
- 如果副舟骨太小无法支持螺钉固定,则进行改良的 Kidner 手术(副舟骨切除)。
- 如果舟骨主体突出,即使没有副舟骨,也可以用微摆锯去除部分舟骨。
  - 这可以为胫后肌腱或副舟骨融合提供更好的生长面。

胫后肌腱推进

- Kidner 术:Kidner 首先描述了切除副舟骨后将胫后肌腱推进至舟骨内侧。
- 改良 Kidner 术:其他作者描述切除副舟骨后,保持胫后肌腱休息位张力时将其缝回舟骨内侧,而不进行胫后肌腱推进。
- 虽然看起来将胫后肌腱推进至内侧舟骨能增加更多的张力,可以提供力学优势,但没有证据表明其临床结果要优于简单地将胫后肌腱在休息位张力时缝合回内侧舟骨。
- 根据笔者的经验,切除副舟骨后,胫后肌腱必须进行一定程度的推进,以便更满意地附着于舟骨。

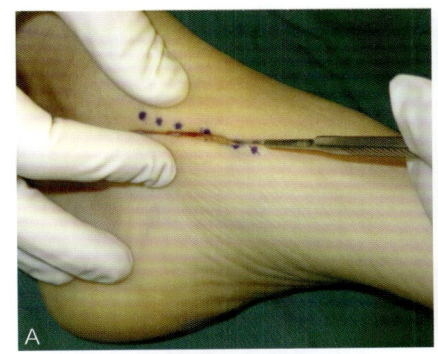
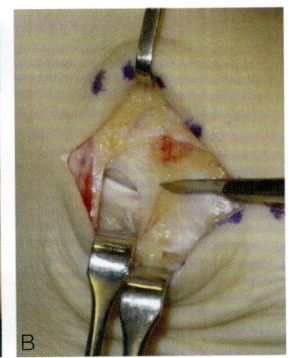
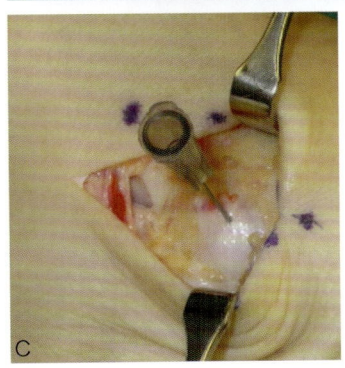

技术图 1 A. 内侧纵行切口跨越副舟骨及胫后肌腱止点。B. 胫后肌腱腱鞘背侧被打开。C. 小针头辨认软骨联合。

改良 Kidner 术

- 通过胫后肌腱远端辨认副舟骨及软骨联合（技术图2A）。
- 保护所有胫后肌腱纤维，包括其足底分支，直接剥离胫后肌腱止点后切除副舟骨（技术图2B～D）。
- 保留胫后肌腱的完整性，尤其是袖套样剥离胫后肌腱可以更有效地将其种回内侧舟骨。
- 辨认软骨联合并将其与副舟骨分离。
- 在进行副舟骨切除时，保护内侧距舟关节囊及弹簧韧带。
- 应从舟骨内侧去除残余的软骨联合，舟骨内侧进行骨表面暴露处理，以利于肌腱附着。
- 如果残余的内侧舟骨突出，可以用微摆锯去除（技术图2E～G）。
- 使用1个或2个骨锚钉将胫后肌腱缝合于舟骨跖内侧（技术图2H、I）。
- 胫后肌腱缝合回内侧舟骨骨膜后，用0-0或2-0可吸收或不可吸收的缝线将骨膜加强缝合（技术图2J～L）。
- 逐一闭合胫后肌腱腱鞘、皮下层和皮肤。

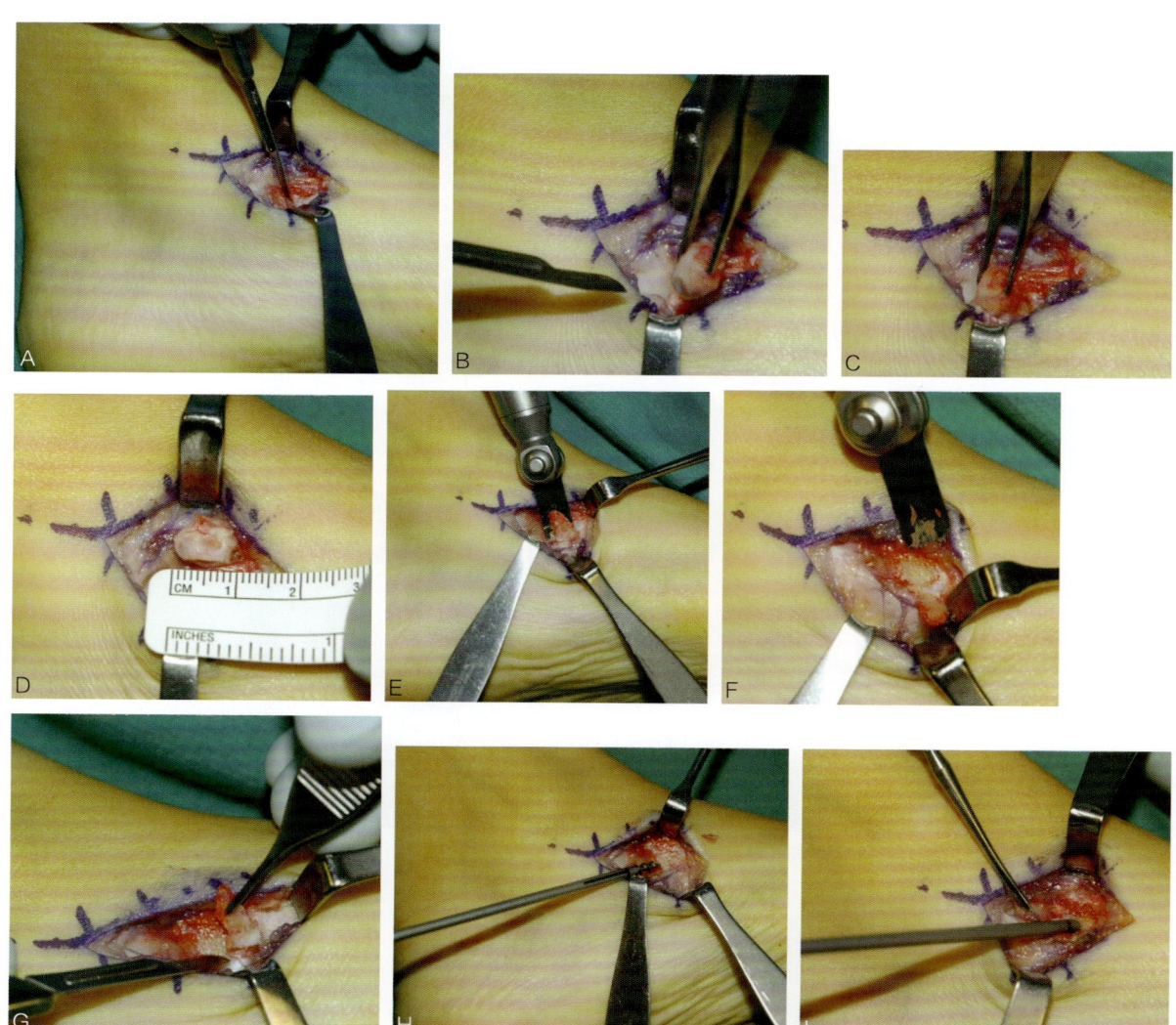

技术图2 A. 通过胫后肌腱远端辨认副舟骨及软骨联合。B. 直接剥离胫后肌腱止点后切除副舟骨。C. 从胫后肌腱处分离副舟骨并将其与软骨联合分离。D. 此病例副舟骨较小。E. 微摆锯去除内侧舟骨突出部分。F. 暴露较多的骨松质面以利于肌腱附着。G. 锐性切除残余骨块。H. 打入缝合锚钉。建议透视下打入，避免损伤距舟关节。I. 锚钉完全埋于内侧舟骨。

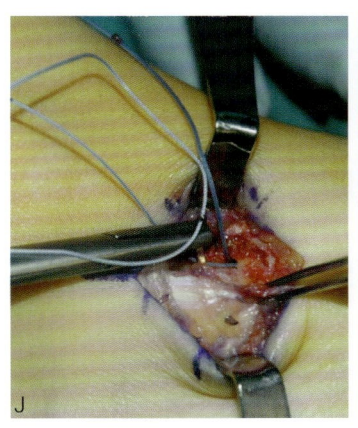
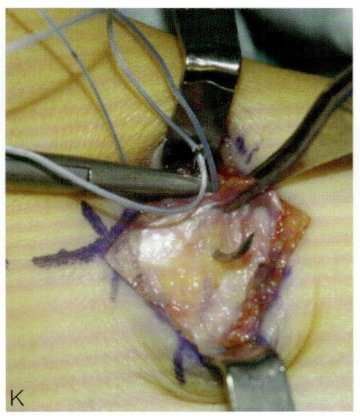
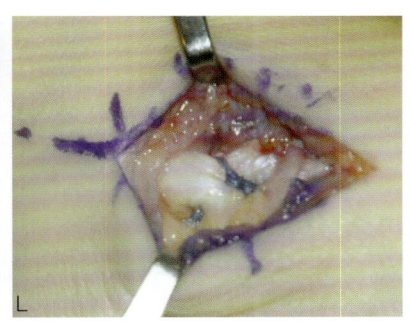

技术图2（续） J. 锚钉缝线穿过胫后肌腱。K. 推进胫后肌腱来提高张力，但也不是必需的。L. 胫后肌腱缝合回舟骨。

副舟骨与舟骨融合/切开复位内固定

- 显露副舟骨及软骨联合（技术图3A～C）。
- 显而易见的是胫后肌腱在副舟骨的附着处非常不稳定（技术图3D）。
- 当副舟骨的相对面完全显露后，利用小摆锯在舟骨主体的内侧软骨联合处制造出一个平面，以利于愈合（技术图3E）。
- 副舟骨的远端也用相同的方法处理，以获得理想的愈合面（技术图3F）。
- 如果可以，去除较多的内侧舟骨以制造出一个低剖面，使副舟骨连接。

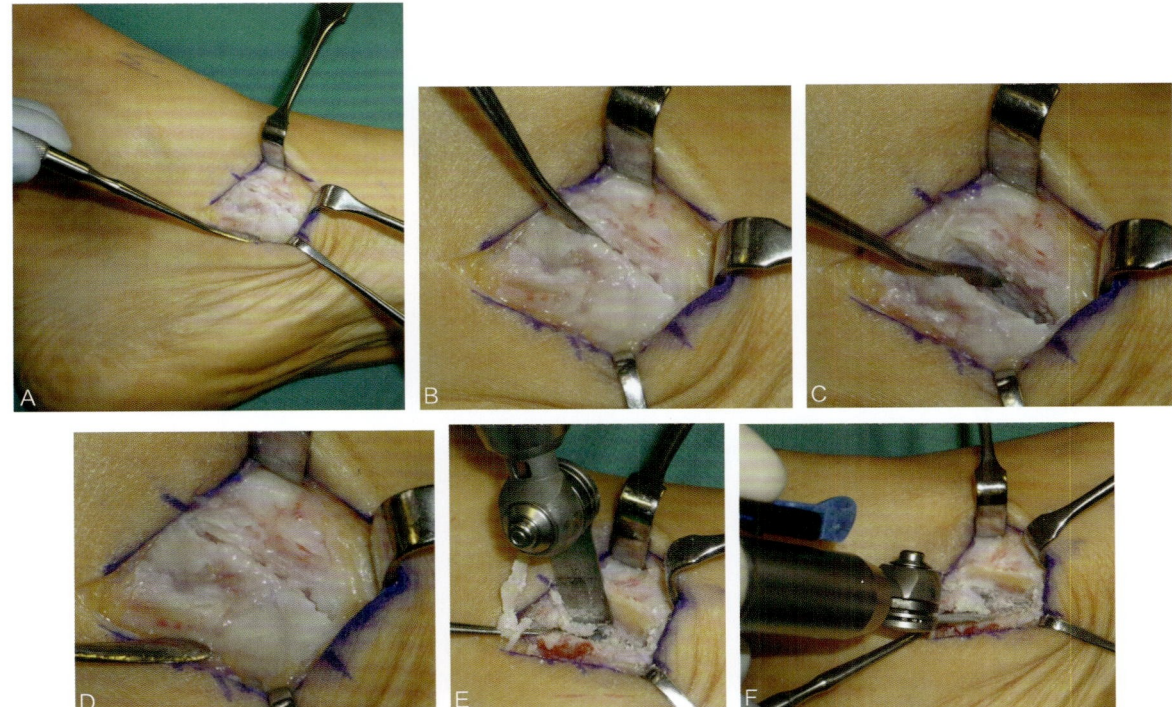

技术图3 A. 显露内侧舟骨。B. 辨认软骨联合。C. 打开软骨联合。D. 胫后肌纤维附着于副舟骨。由于软骨联合不稳定，胫后肌腱作用在副舟骨上的张力会产生症状。小摆锯去除内侧的软骨联合（E）及副舟骨（F）来准备融合。

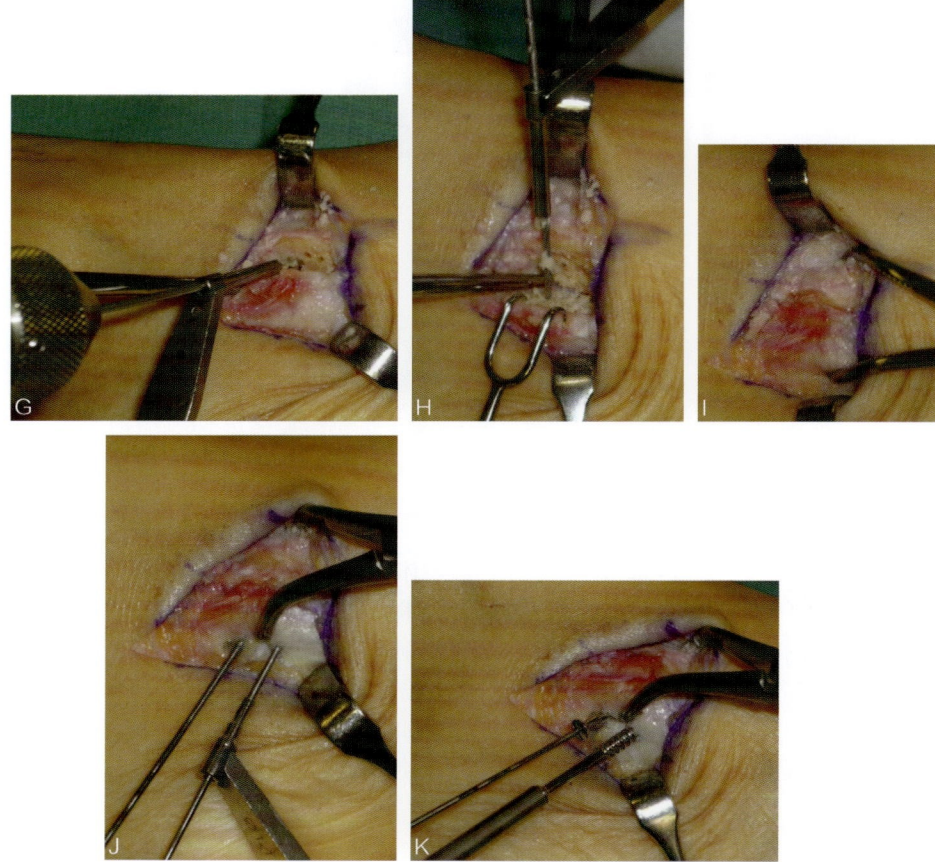

技术图3（续） 使用小直径钻头在舟骨内侧面（G）及副舟骨面（H）钻孔以增加接触面来促进愈合。副舟骨愈合面钻孔时要小心且表浅，避免打入螺钉后产生的应力骨折。I~K. 固定副舟骨。I. 使用复位钳获得理想的融合位置。J. 插入导针以便于空心钉置入。注意复位钳最好位于副舟骨中心，以便在复位钳的两侧插入两螺钉固定。K. 打入螺钉。

- 同其他融合一样，在骨面钻孔来增加接触面，提高融合概率（技术图3G、H）。
  - 副舟骨愈合面钻孔时要小心且表浅，避免打入螺钉后产生的应力骨折。
- 副舟骨准备融合于舟骨：
  - 为使副舟骨更接近内侧舟骨，建议保持踝关节跖屈及后足内翻（减少胫后肌腱的张力）。
  - 可以使用骨复位钳，最好位于副舟骨中心，以便在复位钳的两侧插入两枚螺钉（技术图3I）。
- 空心螺钉导针穿过胫后肌腱在副舟骨上的止点（技术图3J）。
  - 使用手术刀片，仔细地纵行劈开肌腱，以减少导针插入、钻孔和螺钉放置过程中对胫后肌腱止点的损伤。
  - 在多个平面进行透视来确认骨及导针的位置是非常重要的。
- 根据导针钻孔后，仔细拧入空心螺钉并使其通过胫后肌腱在附舟骨上的止点（技术图3K）。
- 通常情况下，螺钉头需要埋于肌腱下方来有效地进入副舟骨皮质。
- 纵行劈开的胫后肌腱需要小心扩大以容纳螺钉头。
- 对副舟骨进行加压是必要的，但必须避免过度加压导致的副舟骨应力骨折。
- 用描述改良Kidner术相同的方法关闭切口。

额外术（距下关节外/跗骨窦内植物）

背景

- 有症状的副舟骨患者可能伴有柔性平足畸形。尽管这种畸形可能不需要纠正，但可以考虑副舟骨手术后足部力线的重排。
- 一些外科医生建议使用关节外距下关节制动（距下关节/跗骨窦螺钉内植物）来重新调整足部力线；距下关节制动与手术相结合治疗有症状的副舟骨[4,6]。
- 在儿科患者中，距下关节制动可被单独使用。
  - 骨骼未成熟的患者若存在柔性平足，内植物可以重建足部力线，并使足随着骨发育调整至中立位。
  - 一旦患者骨发育成熟，可以取出距下关节内植物，因为骨骼发育得到改善，足部力线依旧会有改善。
- 骨骼成熟患者若存在有症状的柔性平足，距下关节制动术很少能作为一个独立的方法有效纠正畸形。
- 大多数外科医师若使用距下关节制动术治疗他们的患者，建议内植物作为附加物来矫正平足畸形。
- 可与距下关节制动术联合使用的方法如下：
  - 跟腱延长与腓肠肌滑移（技术图4）。
  - 跟骨内移截骨。
  - 内侧楔形截骨术跖侧闭口截骨（Cotton截骨术）。
- 尽管是可行的，但跟骨前部截骨外侧柱延长（Evans术）很可能不应该与距下关节制动术联合使用。因为内植物将直接位于跟骨截骨处，可能会对愈合和有效性造成不利影响。

显露

- 由于距下关节/跗骨窦内植物从足外侧置入，足应该在手术台上保持中立位以便于显露内外侧。

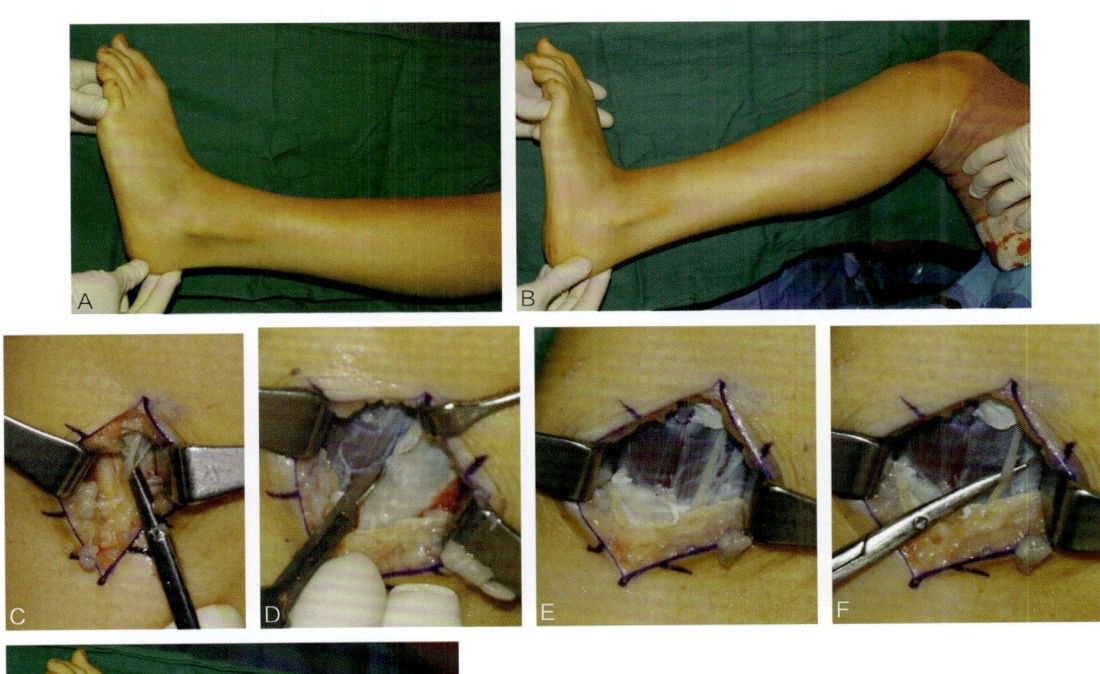

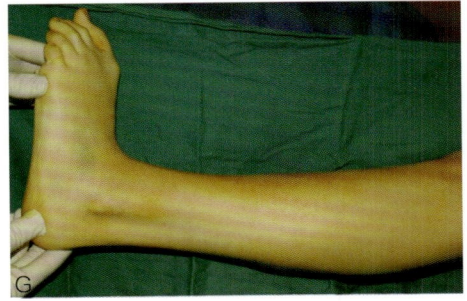

技术图4　A、B. Silfverskiöld试验表明单纯腓肠肌挛缩。A. 伸膝时跟腱挛缩。B. 屈膝时无跟腱挛缩。C~F. 腓肠肌滑移。C. 后入路位于肌肉肌腱结合处。D. 松解腓肠肌腱。E. 松解腓肠肌后，比目鱼肌纤维依旧完整。F. 腓肠神经完整。G. 跟腱挛缩纠正。

- 可在外踝尖前下方触及跗骨窦。
- 在腓骨肌腱背侧平行腓肠神经,做1~2 cm斜行切口跨越跗骨窦。
- 血管钳钝性分离跗骨管,避免损伤腓肠神经及背外侧皮神经。

置入导针
- 由外向内通过跗骨窦及跗骨管插入钝性导针(技术图5A)。
- 假设其方向正确,此平滑钝性导针应相对容易穿过跗骨窦到达足内侧、跟骨后关节面的前方及中关节面的背侧。
- 理想的内侧出口位于内踝前下方及胫后肌腱背侧(技术图5B)。
- 此通路应少有阻力且是前外至后内的斜行。
- 一旦导针接触胫后肌腱背侧的内侧皮肤,在导针顶部做浅表切口使导针穿出皮肤(技术图5C、D)。
- 理想的导针位置需要透视来确认(技术图5E)。
- 在前后位,导针应从前外侧穿向后内侧,恰好位于距骨颈下方(技术图5F)。
- 在侧位片,导针应位于距骨颈下方、跟骨后关节面前方(技术图5G)。

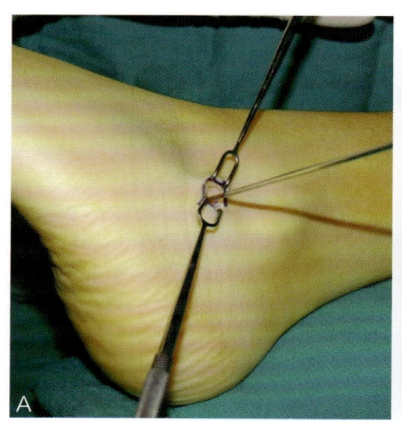 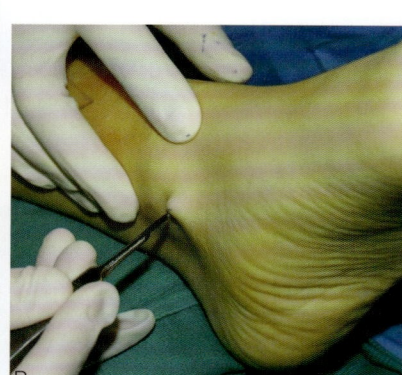 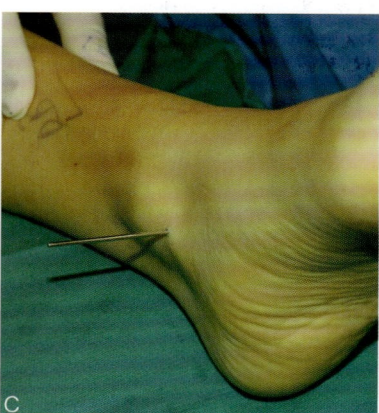

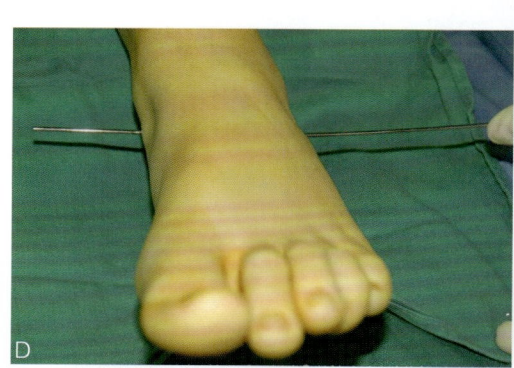 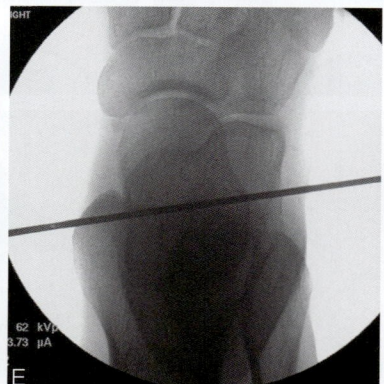 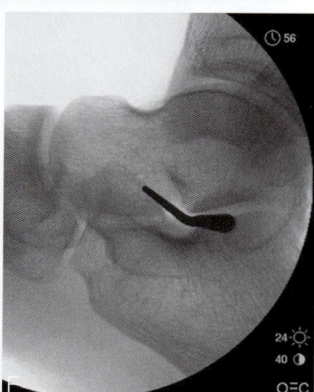

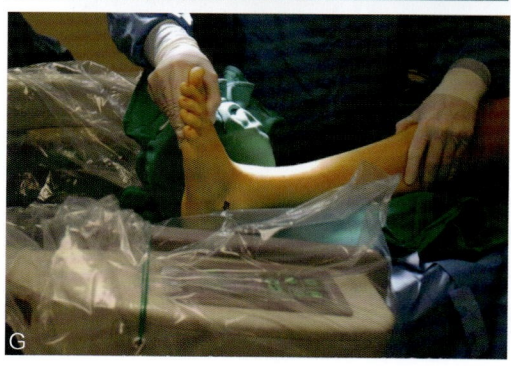

技术图5 A. 跗骨窦表面1 cm长切口插入导针。B. 导针穿过跗骨窦从距下关节内侧、内踝前下方及胫后肌腱背侧穿出。切开皮肤使导针穿出。C、D. 导针穿过内侧皮肤。E. 将足放正后透视确认导针的正确位置。F. 前后位。G. 侧位。

内植物大小

- 大多数商用距下关节制动器都有尺寸模具,直径相差 1 mm 或 2 mm。
- 当透视检查确定导针位置合理后,插入更大尺寸的距骨关节/跗骨窦模具,直至达到理想尺寸(技术图6A)。
- 使用尺寸模具、试模和内植物的目的是通过限制后足外翻来矫正畸形,但不过度矫正到内翻。
- 根据模具确定合适的尺寸后,将最佳试模放在导轨针上(技术图6B~D)。
- 确认合理尺寸的试模。
  - 外翻后足应力应阻断外翻到后足的生理位置,防止后足过度外翻(技术图6E)。
  - 后足内翻提示试模直径过大。
  - 透视确认理想的试模位置。
  - 理想情况下,内植物的前缘接近距骨颈中轴线(前后位视图),其尾端不会完全陷于距骨颈外侧皮质(技术图6F)。
  - 内植物应该有一个轻微的前外向后内方向。
  - 根据我们的经验,9 mm 和 10 mm 内植物是最常使用的。
  - 此外还应进行侧位透视以确定内植物处于理想位置,恰好位于距骨颈下方、跟骨后关节面前方(技术图6G)。

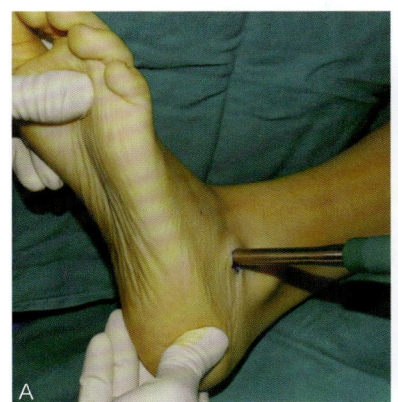
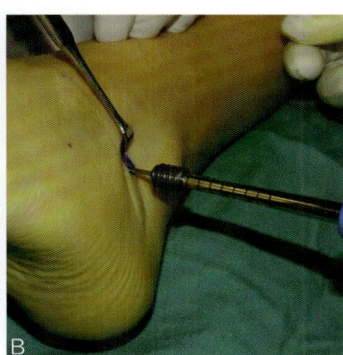
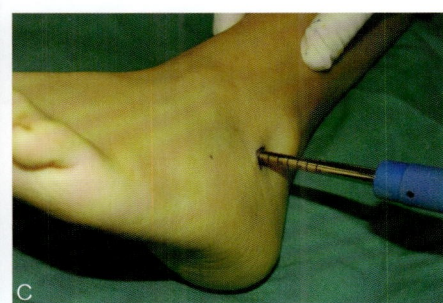
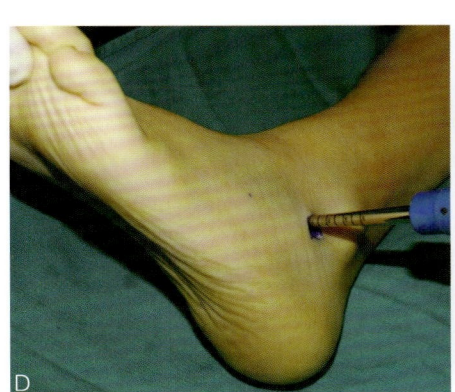
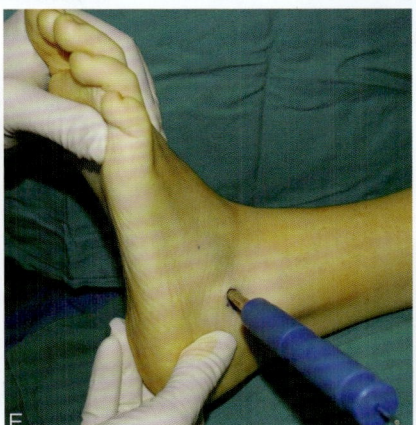
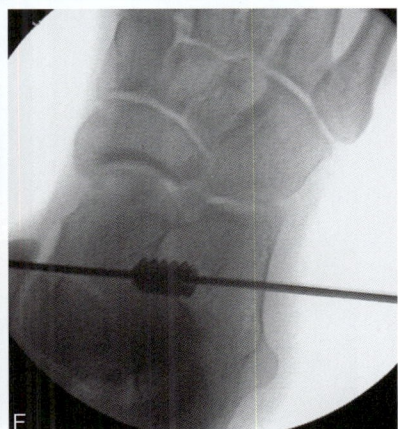
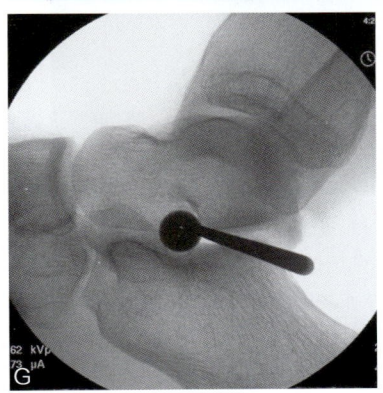

技术图6 A. 尺寸测量器来确认内植物的直径。空心尺寸测量器经过导针,进入跗骨窦到达距骨颈外侧、跟骨前内侧。理想情况下消除后足过度外翻,但不矫枉过正至内翻。B. 通过导针放入试模。C. 插入试模。切口要大,避免插入时软组织及神经损伤。D. 完全插入。E. 确认后足外翻位及试模在位。F. 通常情况下,前后位透视片来确认内植物位置;斜位片并不是理想透视位置。G. 侧位片。

插入内植物

- 确定临床使用的最佳尺寸且透视确认试模位置合理后,将试模移除并将最终内植物放入导针(技术图7A~C)。
- 该内植物应放于合理位置,既能限制后足外翻,又不至于使后足矫正至内翻(技术图7D、E)。
- 如前面所述,应在透视下确定内植物的合理位置。
- 理想情况下,内植物的前缘接近距骨颈中轴线(前后位视图),其尾端不会完全陷于距骨颈外侧皮质(技术图7F~H)。
- 从内侧去除导针可以防止内植物移位(技术图7I~L)。

手术完成

- 最终透视足正位及侧位确认内植物位于理想位置(技术图8)。
- 常规关闭切口。

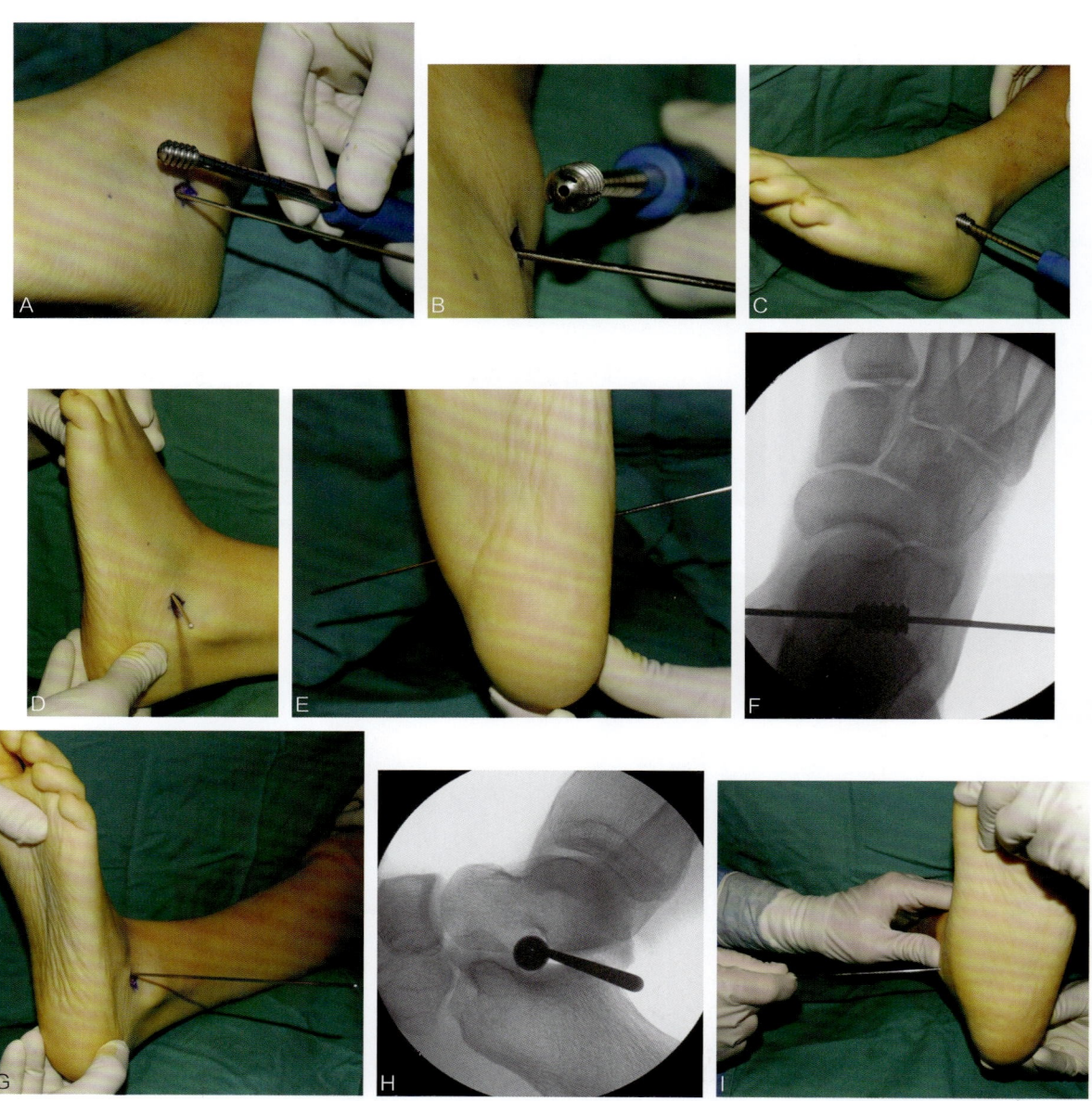

技术图7 A. 最终的内植物有螺纹可以提供稳定性。凹槽也能吸收震荡。B. 尾部观其凹槽设计。C. 插入最终内植物。D、E. 确认最终内植物插入后的后跟位置。D. 外翻后足。E. 评估后足位置。F. 前后位透视确认最终内植物的位置。理想情况下,内植物的前缘接近距骨颈中轴线(前后位视图),其尾端不会完全陷于距骨颈外侧皮质。G、H. 导针未拔出时侧位透视的合理位置。I. 从内侧取出导针。从内侧移除它可以减少内植物从理想位置移位的风险。

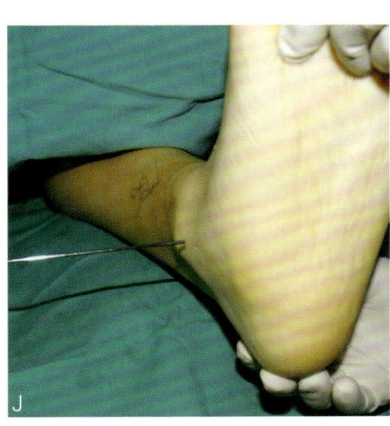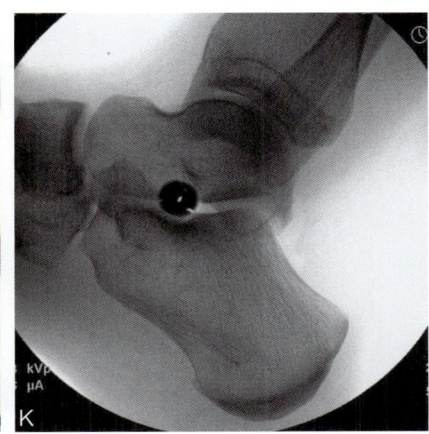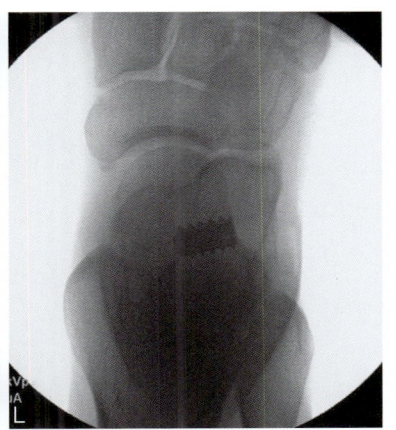

技术图7（续） J. 完全取出导针。K. 最终侧位透视片。L. 最终前后位透视片。注意，内植物的前缘接近距骨颈中轴线但没有超越，其尾端也没有完全埋于距骨颈外侧皮质内。

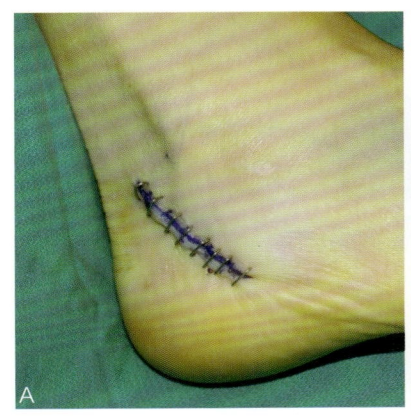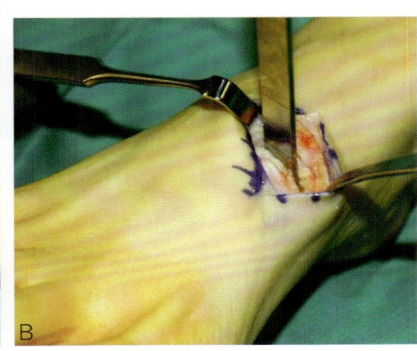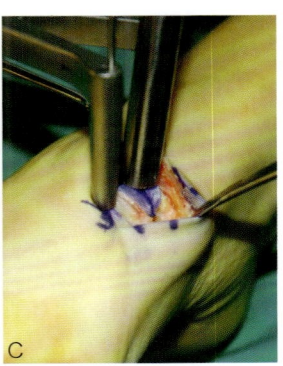

技术图8 伴随足部力线重建。A. 距下关节制动术前进行跟骨内移截骨。B. 内侧楔骨跖屈截骨。C. 骨块插入内侧楔骨。

典型病例

- 根据我们的经验，单纯距下关节制动术并不能彻底纠正成人柔性平足畸形。
  - 在这个特殊病例中，26岁女性右足得到了较好的矫正。除了距下关节制动，还进行了足力线重建手术。而左足除了距下关节制动，就增加了腓肠肌滑移（技术图9A~F）。
  - 同一患者站立负重位摄片，除了距下关节制动术，此患者还接受了腓肠肌滑移、跟骨内移截骨及内侧楔骨跖屈截骨（技术图9G、H）。

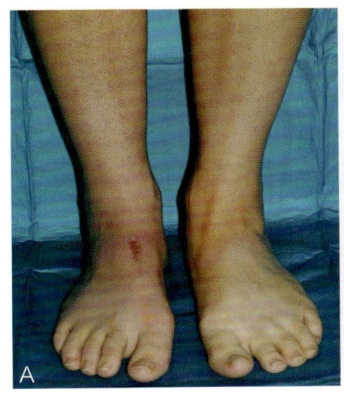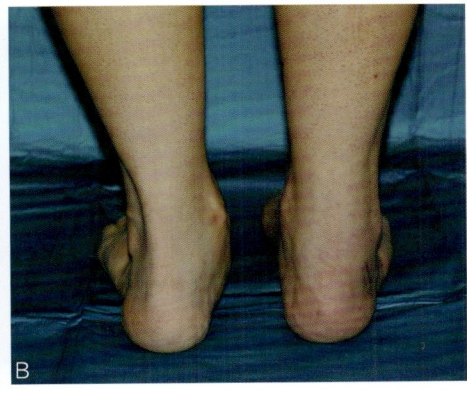

技术图9 26岁女性病例。右足得到了较好的矫正。除了距下关节制动，还进行了足力线重建手术。而左足除了距下关节制动就增加了腓肠肌滑移。A. 前后位。B. 后面观。

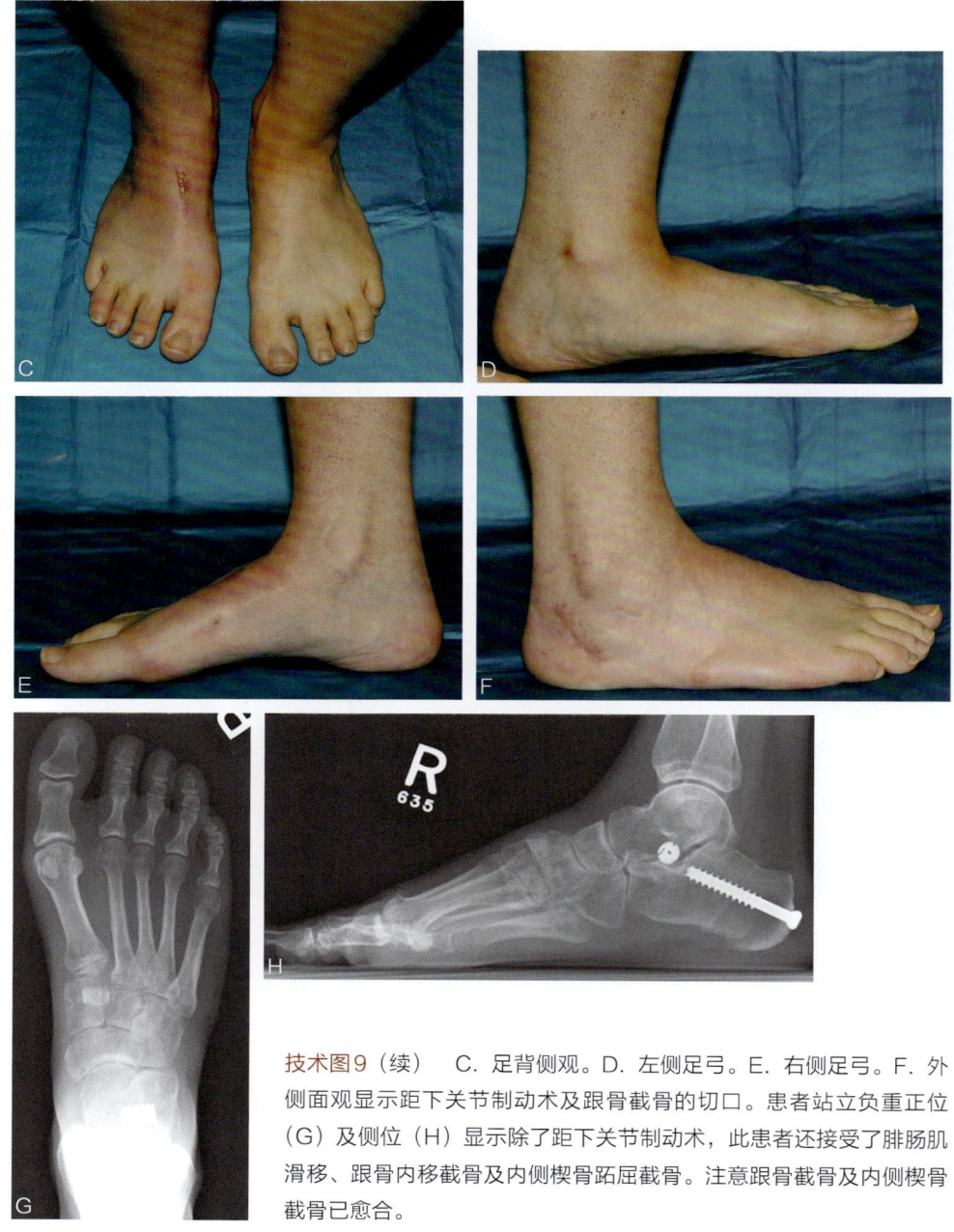

技术图9（续） C. 足背侧观。D. 左侧足弓。E. 右侧足弓。F. 外侧面观显示距下关节制动术及跟骨截骨的切口。患者站立负重正位（G）及侧位（H）显示除了距下关节制动术，此患者还接受了腓肠肌滑移、跟骨内移截骨及内侧楔骨跖屈截骨。注意跟骨截骨及内侧楔骨截骨已愈合。

距下关节制动术伴足力线重建及副舟骨切除

- 柔性平足伴前足旋前（技术图10A）。
- 跟腱挛缩（技术图10B、C）。
- 腓肠肌滑移（技术图10D）。
- 内侧楔骨跖屈截骨来纠正前足旋前（技术图10E~I）。
- 实施距下关节制动术：
  - 导针置入（技术图10J~L）。
  - 通过导针置入试模及最终内植物（技术图10M、N）。
  - 透视确认内植物位置是否合理（技术图10O）。
- 从内侧移除导针（技术图10P）。
  - 导针穿出处为计划进行改良Kidner手术的切口位置。
- 进行改良Kidner手术（技术图10Q）。

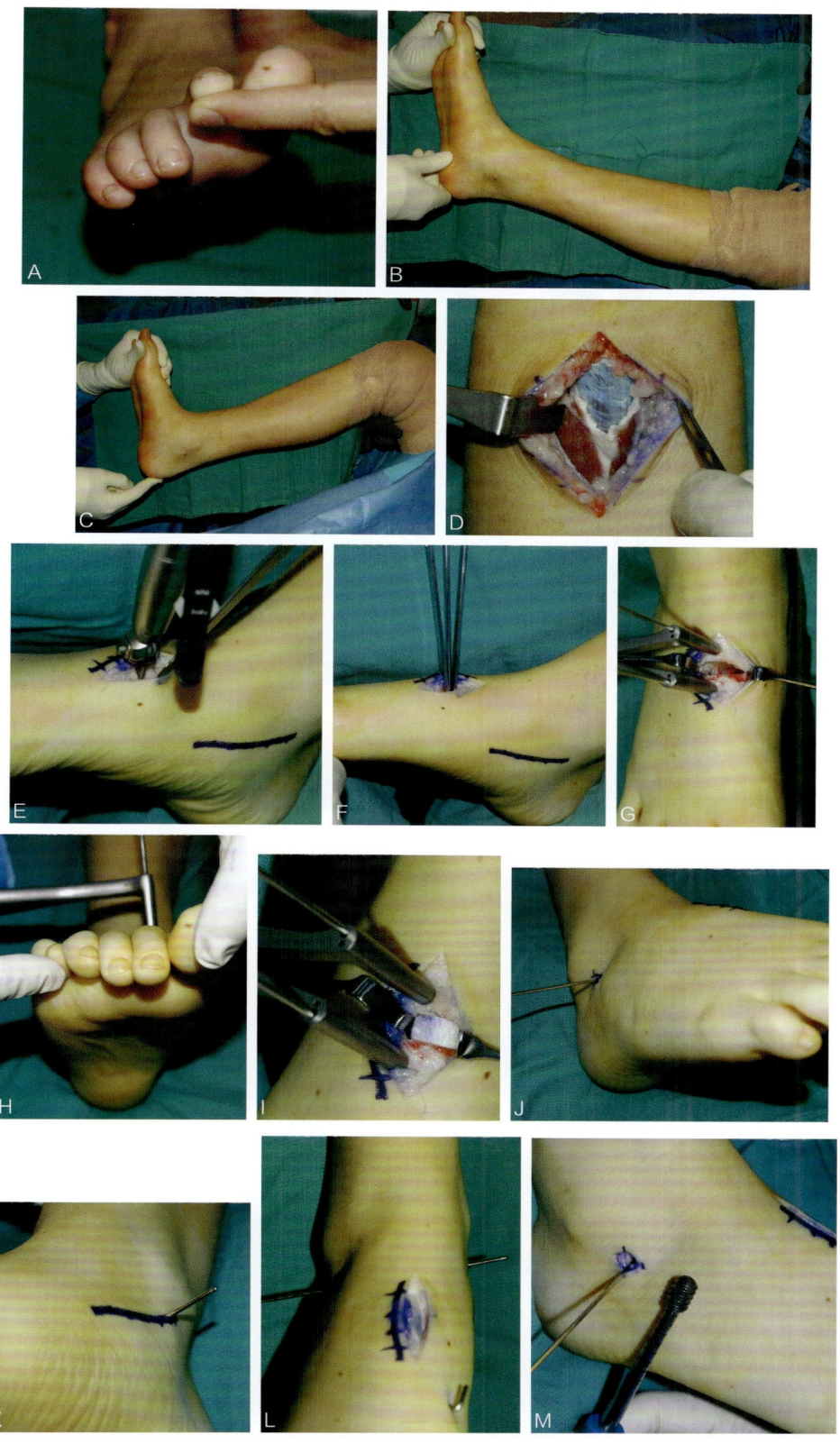

技术图 10 A. 患者存在有症状的柔性平足伴前足旋前。Silfverskiöld试验提示跟腱挛缩：伸膝时跟腱挛缩（B）；屈膝时无跟腱挛缩（C）。D. 腓肠肌滑移。E. 小摆锯截骨。F. 三骨刀技术慢慢张开截骨处，保留跖侧皮质完整。G. 背侧牵开。H. 纠正前足旋前。I. 植入骨块。J. 导针插入跗骨窦。K. 理想的内侧出针点。注意导针穿出处为计划进行改良Kidner手术的切口位置。L. 前后位。M. 插入试模。

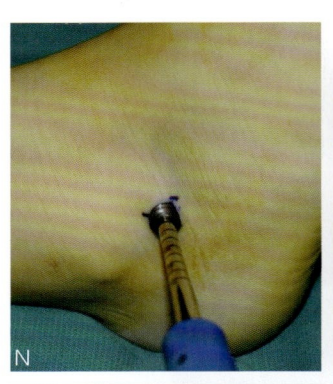
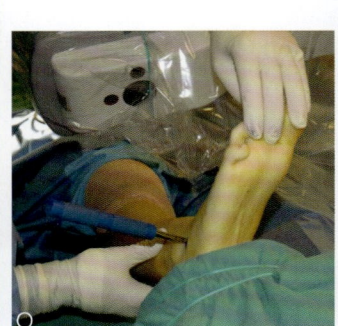
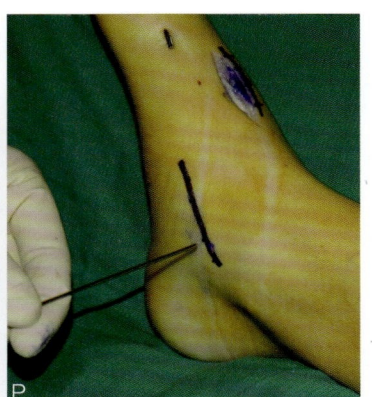
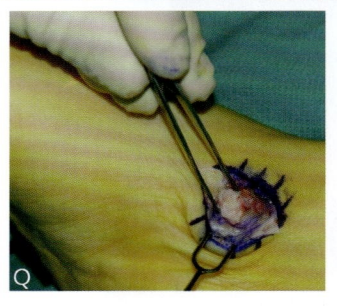

技术图10（续） N. 在试模的基础上插入最终内植物。O. 透视确认内植物位置是否合理。P. 从内侧移除导针。Q. 进行改良 Kidner 手术。副舟骨切除并将胫后肌腱重新附着于舟骨主体。

要点与失误防范

副舟骨图像	• 与足部常规三个位置摄片时获得的内侧斜位片不同，外侧斜位能提供最好的副舟骨资料
副舟骨切除	• 尽可能保留多的内侧胫后肌腱的纤维 • 保留进入中足跖侧的胫后肌腱纤维 • 避免损伤弹簧韧带
副舟骨与舟骨主体融合	• 同其他融合一样处理软骨联合 • 去除所有纤维及软骨组织。准备舟骨及副舟骨的融合骨面 • 对着准备好的骨面，用1~2枚螺钉固定
距下关节制动	• 不要将制动术作为单一手术实施 • 内侧移除导针避免内植物移位

术后处理

- 无菌敷料覆盖伤口。
- 若胫后肌腱或副舟骨与内侧舟骨之间的稳定性满意。可用石膏将踝关节及后足固定于中立位。
  - 轻度踝关节跖屈及后足内翻可减少修复部位的张力，但不宜过大。如果同时行跟腱延长，则可能导致跟腱再次挛缩，并产生反作用。
- 距下关节内植物是非常稳定的，术后并不需要特别处理。
- 术后2~3周可拆线，并更换短腿石膏或步行靴。我们建议继续使用石膏3~4周，以保护内侧修复。
  - 此时将踝关节和后足放置于中立位，但如果要考虑稳定性，则可保持后足轻度内翻位。
- 触地负重时间为术后6周。
- 在术后6周随访时，患者开始轻柔活动范围练习，并在步行靴中开始渐渐负重，术后10周可完全负重。
  - 若实行副舟骨舟骨融合术，则应拍摄外侧斜位X线片来确认副舟骨与舟骨是否愈合良好。
    - 如果愈合延迟，需要继续使用石膏及限制负重。
  - 如果行距下关节制动术，则应进行足部常规负重X线检查，来确认内植物的位置及足部力线。
- 为使功能恢复到最佳状态，可考虑在术后10~12周进行理疗。
- 一般来说，恢复所有的运动包括体育运动，需要4~6

个月。
- 距骨关节内植物可能最终会被移取出（超过6个月），但根据我们的经验，如果保持良好的足部力线和内侧修复的支持，它通常不会引起症状。

预后

- 对20例有症状的Ⅱ型副舟骨进行前瞻性研究[7]：
  - 10例行改良Kidner术、10例行副舟骨切开复位内固定。
  - 平均随访35个月，10例接受切开复位内固定患者的美国骨科足踝协会评分（AOFAS）有了明显改善（较改良Kidner术组有显著提高，但术后评分没有显著差异）。
    - 1名患者由于内植物疼痛，不得不再次手术。
    - 另外2人有骨不连，1人有症状。没有内侧足弓塌陷的迹象。
  - 10例接受改良Kidner术的患者AOFAS评分有明显改善。
    - 10例中有3例出现内侧足弓进行性塌陷。
- 对23例平均年龄18岁、术后平均53.9个月的Ⅱ型副舟骨疼痛合并平足畸形，进行改良Kidner术联合距下关节制动术的患者进行回顾性研究：
  - AOFAS评分显著提高。
  - VAS疼痛评分显著降低。
  - Meary角和距骨头覆盖得到改善。
  - 3例患者因疼痛而取出内植物，内植物取出后畸形纠正未丢失。
  - 19例取得了好和极佳的结果。

并发症

- 改良Kidner术。
  - 胫后肌腱与内侧舟骨愈合不全。
    - 可能需要翻修手术。
  - 发展性、症状性平足。
    - 可使用支具或接受平足矫正手术。
  - 内侧锚钉线结突出产生症状。
    - 一旦肌腱与内侧舟骨愈合，可以将这些线结切除。
    - 理想情况下，线结被埋得越深越好。
- 副舟骨切开复位内固定。
  - 固定失效、延迟愈合、骨不连。
    - 可能需要翻修手术或改为改良Kidner术。
  - 发展性、症状性平足。
    - 可使用支具或接受平足矫正手术。
  - 内植物突出。
  - 若融合愈合后可以取出内植物。
- 距下关节制动术。
  - 撞击疼痛。
    - 外翻时跗骨窦疼痛。
    - 可以将内植物去除。
  - 距骨关节僵硬。
    - 可以将内植物去除。
  - 前足旋前。
    - 长期站立的平足患者，前足可能有轻微僵硬性畸形。
    - 距下关节制动可能会加重前足旋前，造成症状性足部内侧柱负荷不足和潜在外侧柱负荷过度。
  - 内植物移位。
    - 如果置入位置适当，且使用指征合理，内植物通常不会移位。
  - 距下关节炎。
    - 少见。
    - 仅当内植物位置放置不当时才会发生。

（邹剑　译，苏琰　审校）

参考文献

[1] Bennett GL, Weiner DS, Leighley B. Surgical treatment of symptomatic accessory tarsal navicular. J Pediatr Orthop 1990;10(4):445-449.

[2] Chiu NT, Jou IM, Lee BF, et al. Symptomatic and asymptomatic accessory navicular bones: findings of Tc-99m MDP bone scintigraphy. Clin Radiol 2000;55(5):353-355.

[3] Coughlin M. Sesamoids and accessory bones of the foot. In: Coughlin M, Mann R, Saltzman C, eds. Surgery of the Foot and Ankle, ed 8. Philadelphia: Mosby, 2007:531-610.

[4] Garras DN, Hansen PL, Miller AG, et al. Outcome of modified Kidner procedure with subtalar arthroereisis for painful accessory navicular associated with planovalgus deformity. Foot Ankle Int 2012;33(11):934-939.

[5] Kidner FC. The prehallux (accessory scaphoid) in its relation to flatfoot. J Bone Joint Surg Am 1929;11:831-837.

[6] Schon LC. Subtalar arthroereisis: a new exploration of an old concept. Foot Ankle Clin 2007;12(2):329-339.

[7] Scott AT, Sabesan VJ, Saluta JR, et al. Fusion versus excision of the symptomatic Type II accessory navicular: a prospective study. Foot Ankle Int 2009;30:10-15.

第53章 单纯距下关节融合术
Isolated Subtalar Arthrodesis

Aaron T. Scott and Robert S. Adelaar

定义

- 单纯距下关节融合术可以用于治疗多种不同的后足病变,包括原发性距下关节炎、继发于距骨或者复杂跟骨骨折的创伤性关节炎、类风湿关节炎以及距跟联合。
- 其他适应证包括胫后肌腱功能失调以及由于神经肌肉病变引起的距下关节不稳定。
- 当病变局限于跟距关节时,采用单纯距下关节融合术而非三关节融合术有利于保存残留的后足活动度,降低了邻近关节发生退行性变的潜在可能性,手术操作简便,术后距舟关节和跟骰关节假关节形成可能性低。

解剖

- "距下"这一术语是指距骨下面的前、中、后关节面和相应的跟骨上面的前、中、后关节面形成的关节。
- 距下关节是一个平面形的滑膜关节,其菲薄的纤维性关节囊被周围的内外侧副韧带、距跟后韧带以及距跟骨间韧带所加强。
- 距下关节对于后足的内外翻活动至关重要,使其能够适应在不平的路面行走,并分散来自足跟方向的应力。
- 已经证实距下关节融合术使距舟关节和跟骰关节活动度降低,分别为74%和44%[1]。

发病机制

- 多种原因可引起距下关节炎,包括:
  - 原发性距下关节骨关节炎:未知病因的关节软骨退行性改变。
  - 继发性关节炎:往往由创伤性关节软骨损伤或者邻近关节融合导致的关节应力增加引起。
  - 炎症性关节病:自身免疫性关节破坏性病变(比如类风湿关节炎、银屑病性关节炎)。
- 由于其他病因也需要行单纯距下关节融合术的情况,包括:
  - 距跟联合:原始的间充质细胞分裂失败,使得跟骨和距骨之间形成异常的融合。
  - 继发于肌力不平衡的不稳定或畸形(胫后肌腱功能失调、Charcot病变、脊髓灰质炎)。

自然病程

- 有某种特定的病因。
- 大部分距下关节炎病变是逐步进展的。
- 尽管患者可能症状会有所减轻,但不会自愈。

病史和体格检查

- 询问病史时应详尽询问症状的性质、累及部位、持续时间、病程进展,是否存在加重或者减轻的因素,已采用的治疗方法以及功能障碍程度。
- 患者通常主诉踝关节外侧疼痛以及在不平坦路面行走时存在困难。
- 休息后疼痛常可得到缓解,穿着高帮鞋时症状有所减轻。
- 符合距下关节炎表现的体征包括:
  - 后足肿胀。
  - 跗骨窦局部压痛。
  - 后足内外翻活动时疼痛。
  - 距下关节活动受限。
  - 疼痛步态。
- 触诊跗骨窦局部并观察软组织的肿胀程度(其体表投影位于外踝前下方),有助于定位距下关节复合体病变。
- 被动背伸踝关节至中立位可以使距骨固定于踝穴中。正常距下关节活动度差别很大,因此需要记录无症状的对侧距下关节活动度做比较。距下关节的痛和活动度降低提示可能存在距下关节炎,而活动度的完全丧失则提示可能存在跗骨联合。

影像学和其他诊断性检查

- X线片应包括足站立负重正侧位和斜位片,踝关节站立负重正侧位和踝穴位片。
- 其他X线片包括Broden位(下肢内旋45°,X线球管向头侧倾斜10°~40°)来评估距下关节后关节面及Canale位(足内旋15°,X线球管与水平面夹角75°摄正位片)以观察跗骨窦。

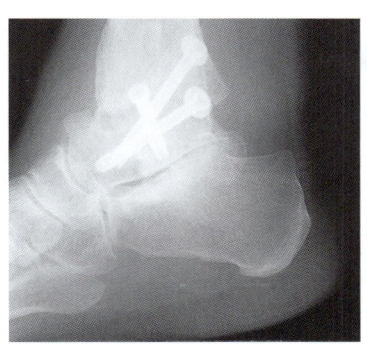

图1 距下关节创伤性关节炎。注意关节间隙变窄，软骨下骨硬化和囊性变以及骨赘形成。

- 影像学检查符合退行性病变表现，包括关节间隙变窄、骨赘形成、软骨下骨囊性变或硬化（图1）。
- CT以及MRI检查并不能对距下关节炎病变程度提供更多的信息，但是能够发现潜在的跗骨联合或者并存的软组织病变。
- 距下关节诊断性局部封闭治疗有助于明确患者症状的部位，如果添加皮质醇激素于注射液中，短期内可有效缓解症状。

鉴别诊断

- 原发性骨关节炎
- 创伤性关节炎
- 炎症性关节炎
- 急性骨折
- 跗骨窦综合征
- 距下关节不稳定或者距下关节扭伤
- 纤维性或者软骨性距跟联合
- 距下关节游离体

非手术治疗

- 所有距下关节炎患者应首先采用保守治疗。
- 保守治疗策略包括：
  - 减少活动。
  - 使用非甾体类抗炎药。
  - 关节内激素注射疗法。
  - 使用足踝矫形器或者UCBL矫形器以限制后足活动度，也可以选择充气蹬型支具或者高帮鞋。
  - 使用髌韧带承重支具以减少距下关节应力。
- 保守治疗也适合于伴有以下情况的患者：明显的外周血管性病变、感染活动期、不能遵从术后康复计划、严重的感觉神经疾病患者。

手术治疗

- 尝试非手术治疗后若患者依旧无法缓解症状，则可以采用手术治疗。

术前计划

- 术前仔细阅读X线片以确定是否存在足部的畸形或者力线不良、游离体以及以往手术残留的内固定器械。
- 如果有CT和MRI片，也应仔细阅读。

手术体位

- 患者仰卧于手术床上，患足置于手术床的尾侧缘，以便于术中由足跟置入螺钉。
- 患侧大腿使用充气止血带，在同侧骶骨下放置软垫以使患肢内旋，其位置应置于骶骨下面而不是臀部下面，以预防坐骨神经压迫。
- 术中透视设备置于床的对侧。
- 止血带的压力要高于患者收缩压100 mmHg。

显露

- 手术切口起于外踝尖下约1 cm处，远端接近于第4跖骨基底部（技术图1A），也可选用改良Ollier切口。
- 沿手术切口切开皮下组织，电凝所有横跨的血管以预防术后伤口血肿形成。
- 辨认趾短伸肌起点，连同跗骨窦脂肪垫一起从骨膜上剥离，形成远端蒂肌瓣，起点部位保留部分肌肉以便于重新缝合（技术图1B、C）。
- 通过这种方法可以充分显露距下关节。

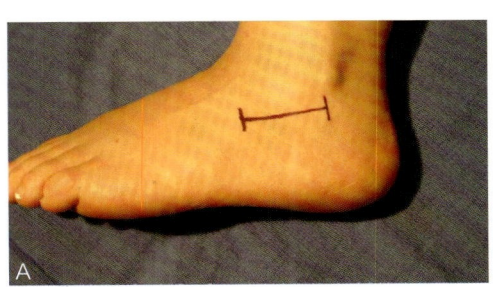

技术图1 手术入路。A. 手术切口。

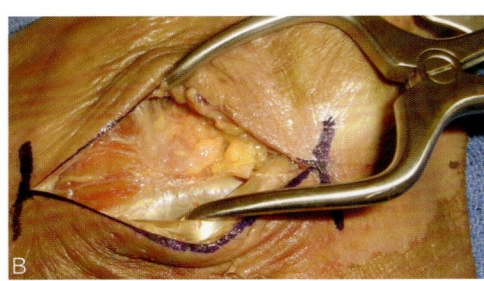
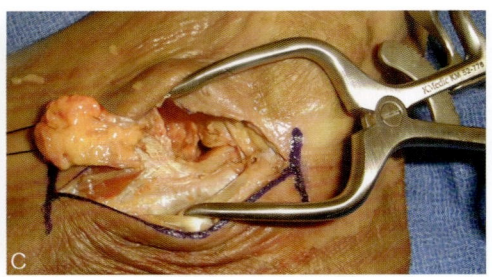

技术图1（续） B. 显露趾短伸肌、跗骨窦脂肪垫以及腓骨肌腱。C. 剥离趾短伸肌和跗骨窦脂肪垫形成远端蒂肌瓣。

融合区的准备

- 充分显露距下关节的外侧面后，使用咬骨钳去除所有残留的脂肪或者韧带组织（技术图2A）。
- 使用直刮匙或者骨刀去除外侧半距骨下关节面和跟骨上关节面关节软骨（技术图2B），目的是为了保持关节面正常的弧形轮廓。
- 使用板层撑开器撑开外侧关节间隙，显露内侧半关节面，使用直刮匙和弯头刮匙刮除表面关节软骨（技术图2C）。
- 关节软骨完全去除后，用克氏针在裸露的距骨下关节面和跟骨上关节面上钻孔，以利于血管长入提高融合率（技术图2D）。也可用3 mm直径磨钻将克氏针孔进一步扩大，用弯骨刀处理软骨下骨。
- 用取自胫骨近端的自体骨松质（见手术技术部分：胫骨骨移植技术图4）于距下关节内植骨。趾短伸肌重新缝回起点部分以封闭融合部位（技术图2E）。

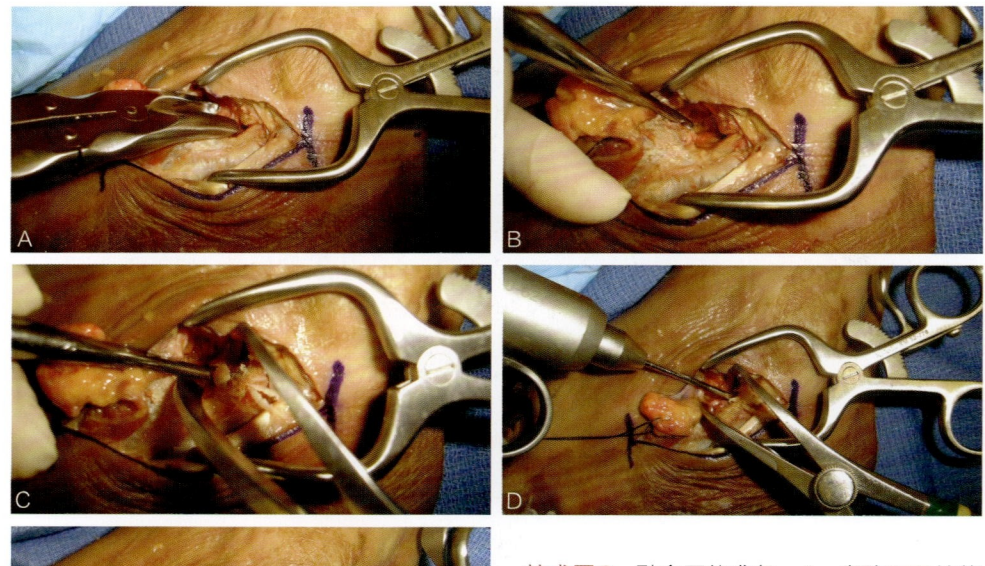
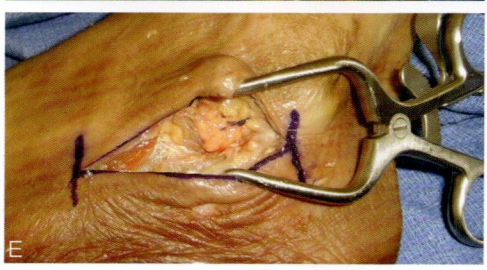

技术图2 融合区的准备。A. 去除距下关节的软组织。B. 用刮匙刮除外侧半关节面软骨。C. 使用板层撑开器撑开关节间隙，刮除内侧半关节面关节软骨。D. 用克氏针钻孔以便于血管长入。E. 自体胫骨骨松质植骨后重新缝合趾短伸肌起点。

放置内固定

- 此时距下关节应处于外翻5°位。
- 在足跟顶点做一1 cm切口,置入导针,导针的方向应从跟骨结节通过距下关节到距骨颈(技术图3A),应在透视下监视跟骨轴位(Harris位)和侧位置入导针。
- 在胫前肌内侧做一1 cm长的切口,于距骨颈的背内侧置入第2根导针,经过距下关节到跟骨结节(技术图3B)。
- 有时需要在置入导针后近端扩孔(对于自攻自钻螺钉来说这并不需要),埋头器处理后用适当长度的6.5 mm半螺纹骨松质拉力螺钉固定,用同样的步骤处理背内侧拉力螺钉。
- 最后,透视下确认螺钉位于合适的位置(技术图3C)。
- 松止血带并止血。
- 用2-0薇乔缝线缝合皮下组织,3-0尼龙线水平褥式缝合刀口。

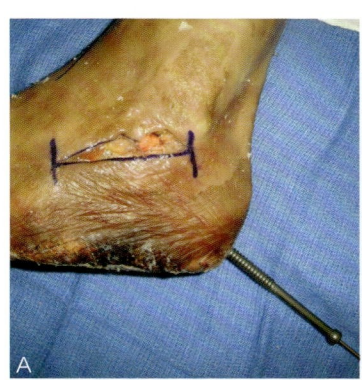 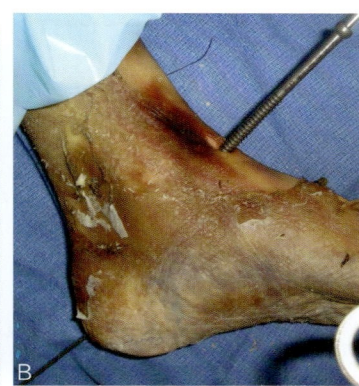 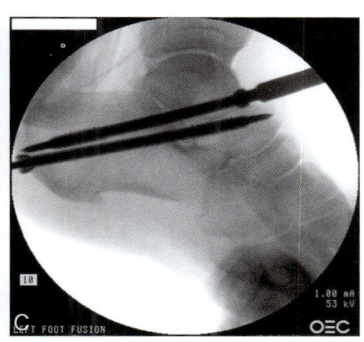

技术图3 内固定。A. 从跟骨结节顶点置入第1根导针和螺钉。B. 从距骨颈背内侧置入第2根导针和螺钉。C. 最终的透视图像。

自体胫骨骨松质取骨

- 手术切口始于胫骨结节远端1 cm和胫骨棘外侧1 cm交界处,向远端延长约4 cm(技术图4A)。
- 沿手术切口方向切开皮下覆盖于前间室肌肉组织上的筋膜组织。
- 使用骨膜剥离器剥离胫骨前外侧表面的肌肉和骨膜,暴露其下方的骨皮质(技术图4B)。
- 在胫骨前外侧面中心部位开一1 cm×1 cm大小方形骨窗(或为椭圆形),在其内部用刮匙刮出骨松质若干(技术图4C、D)。
- 获取足够的骨松质后,用开窗的骨皮质重新封闭这一腔隙,依次缝合深筋膜层、皮下组织和手术切口。
- 取出的骨松质要在30分钟内植入距下关节融合部位。

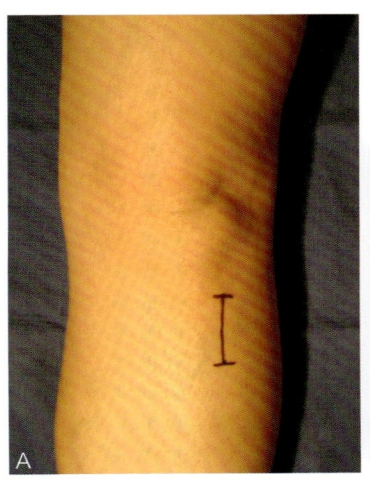 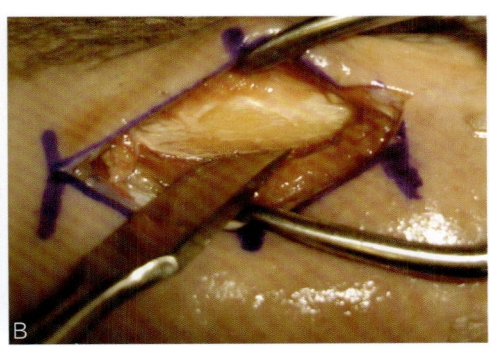

技术图4 自体胫骨骨松质取骨。A. 手术切口。B. 沿胫骨前外侧骨皮质剥离骨膜。

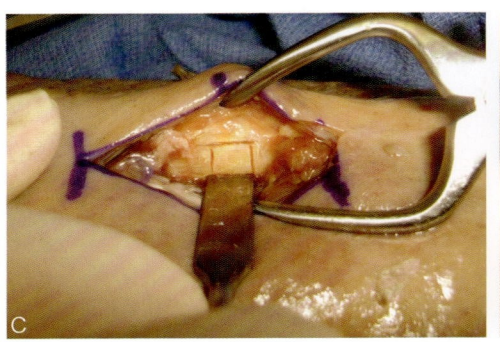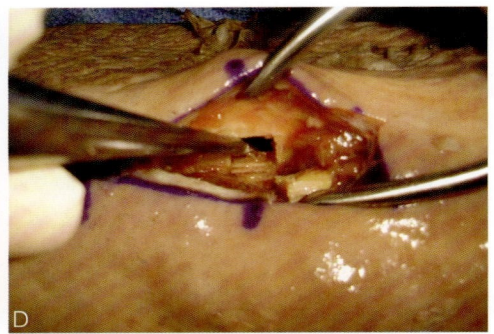

技术图4（续） C. 骨皮质开窗约1 cm×1 cm大小。D. 用刮匙刮出自体骨松质。

距下关节融合（Mark E. Easley, MD 的方法）

背景和影像

- 一名38岁男性患有左侧后足关节炎。
- 有左足及足踝扭伤史。
- 追问病史，发现患者长时间站立后出现后足僵硬，提示跗骨联合。
- 非手术治疗失败。
- 选择手术治疗。
- 影像学检查表明后足关节炎及中关节面骨桥可能（技术图5）。

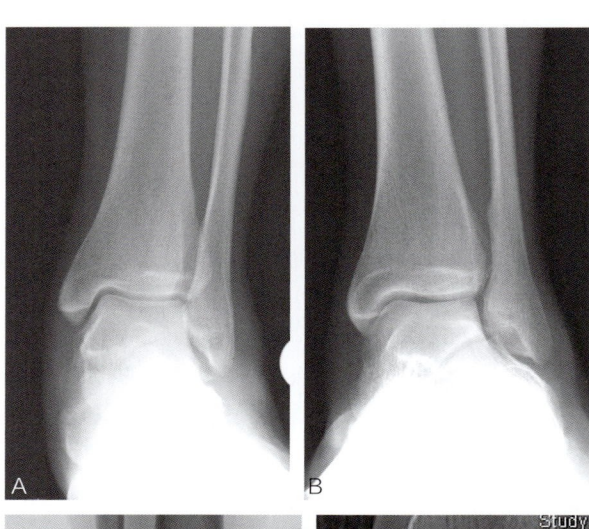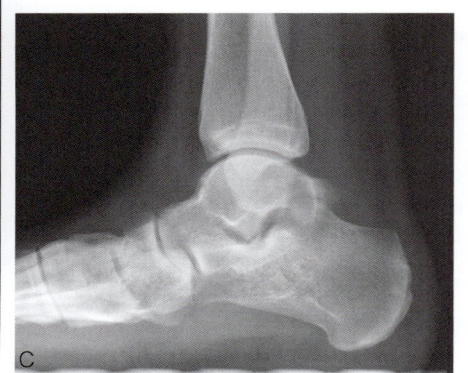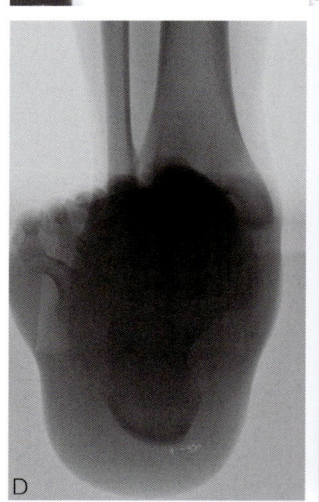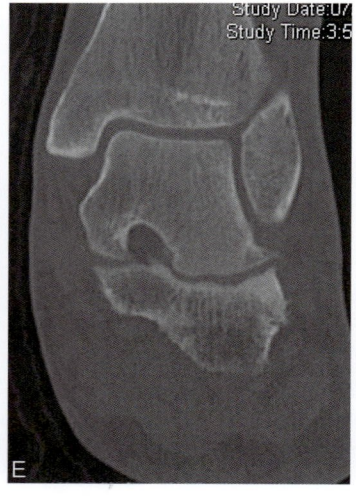

技术图5 38岁男性，患有左侧后足关节炎，负重位片。A. 前后位片。B. 踝穴位片。C. 侧位片。D. 后足力线。E. CT显示左距下关节炎。

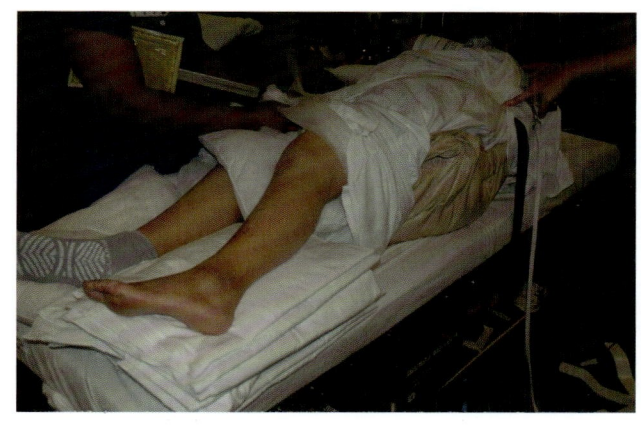

技术图6 改良侧位并利用沙袋使患者旋转以便显露足侧面。手术侧足下方垫硬手术单。

体位
- 改良侧位并利用沙袋使患者旋转以便显露足侧面(技术图6)。
- 手术侧足下方垫硬手术单。
- 上大腿止血带。若患者跟腱没有疾病,也可以使用更为简单的小腿止血带。

暴露
- 横行切口起自外踝尖至第4跖骨基。
- 保护腓肠神经(技术图7A、B)。
- 向跖侧牵开腓骨肌腱。
- 分离覆盖在趾短伸肌上的筋膜。
- 向背侧牵开趾短伸肌(技术图7C、D)。
- 通过跗骨窦显露距下关节(技术图7E、F)。
- 钝性牵开器保护跟腓韧带。
- 关节牵开(技术图7G~I):
  - 2枚克氏针分别位于距骨及跟骨,并利用牵开器撑开关节,这通常可以有效暴露距下关节(技术图7J~L)。
  - 此外,也可使用板样撑开器进行关节暴露(技术图7M、N)。

关节准备
- 去除后关节面(距骨下及跟骨后关节面)及中关节面(距骨内下及中关节面)残留的软骨。
  - 可使用骨凿或锋利的骨膜剥离器。
  - 关节最内侧面常常需要用到刮匙。
- 为了融合,需要把所有关节面的软骨下骨进行钻孔。
  - 为了暴露骨髓成分,建立愈合的通道且增加愈合的面积。
  - 可以使用小直径骨凿或钻头(技术图8A)。
  - 刮匙可达到内侧关节面(技术图8B)。
- 关节准备必须包括内侧关节面。
  - 显露内侧的姆长屈肌(FHL)提示已到达内侧关节面(技术图8C、D)。

后足力线,关节复位及临时固定
- 优化融合部位的骨质量。
- 由外科医生自行决定是否需要骨移植(技术图9A);当关节面接触不理想时,植骨可能会改善愈合。
- 保持后足外翻(技术图9B),避免内翻。
- 临时固定:
  - 通常使用空心钉的导针。
  - 从跟骨到距骨,内外侧各1根导针(技术图9C)。
  - 外侧导针通常进入距骨体外侧(技术图9D)。
  - 内侧导针通常进入距骨体内侧或距骨颈(技术图9E)。
  - 2根导针均起自跟骨并直接进入距骨体。
    - 2根导针进针点均应位于跖侧跟骨的外侧1/2。
    - 如果内侧导针偏内侧,会穿透跟骨内侧皮质并存在损伤内侧血管神经束或肌腱的风险。
- 透视确认力线、骨位置及导针位置是否满意。
  - 足侧位片:2根导针位置满意(技术图9F);根据导针进入的深度来决定空心钉的长度。
  - 踝穴位:两根导针的位置在距骨体内。
  - Harris位(技术图9G):确认内侧导针在跟骨内且没有穿出内侧皮质。

固定
- 通过后跟处的切口,将空心螺钉插入导针(技术图10A)。
- 加压螺钉可以改善骨接触,有利于愈合。
- 一个加压螺钉和一个位置螺钉的组合通常令人满意(技术图10B)。
- 在特定情况下,可考虑添加第3个螺钉,此螺钉偏前方从跟骨进入距骨颈(技术图10C、D)。

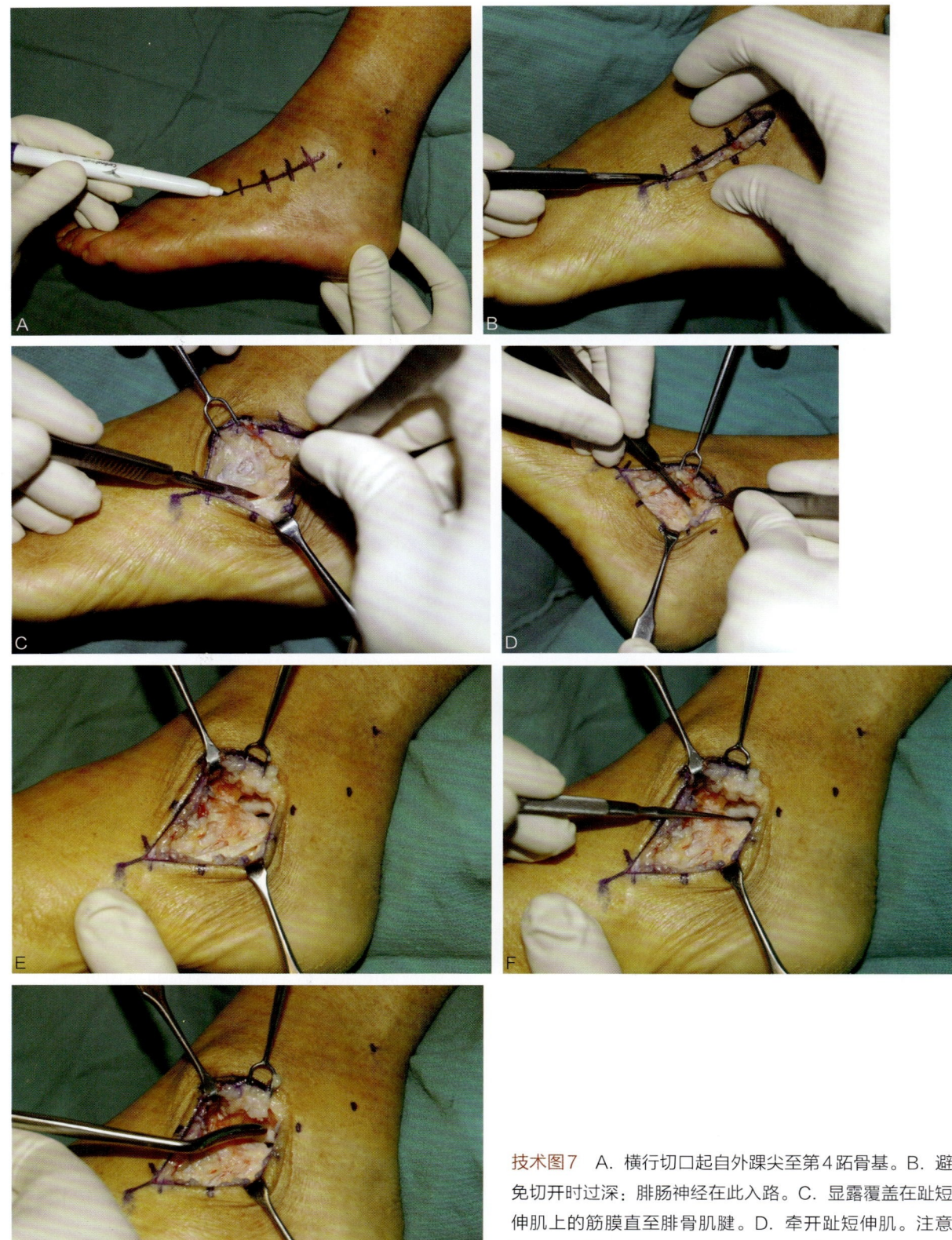

技术图7 A. 横行切口起自外踝尖至第4跖骨基。B. 避免切开时过深：腓肠神经在此入路。C. 显露覆盖在趾短伸肌上的筋膜直至腓骨肌腱。D. 牵开趾短伸肌。注意向跖侧牵开腓骨肌腱。E. 通过跗骨窦显露距下关节。F. 牵开距下关节后关节面。G. 插入钝性牵开器。

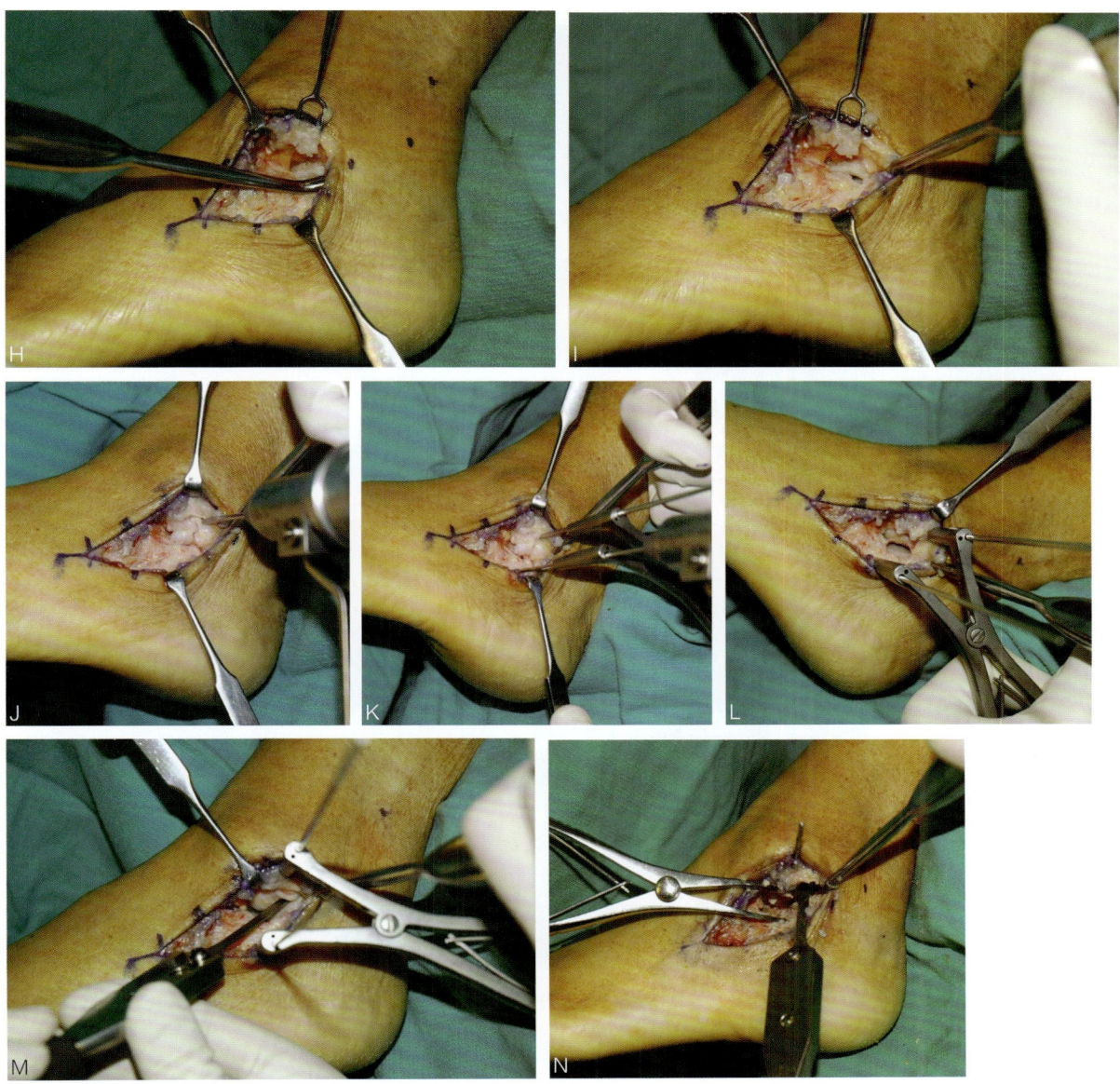

技术图7（续） H. 牵开器深至跟腓韧带。I. 牵开跟腓韧带。J. 距骨体置入克氏针。K. 通过克氏针放置牵开器，另一枚克氏针位于跟骨。L. 牵开关节。M. 使用骨凿去除距骨下方残余软骨。N. 使用骨凿打穿软骨下骨。注意也可使用板样撑开器。

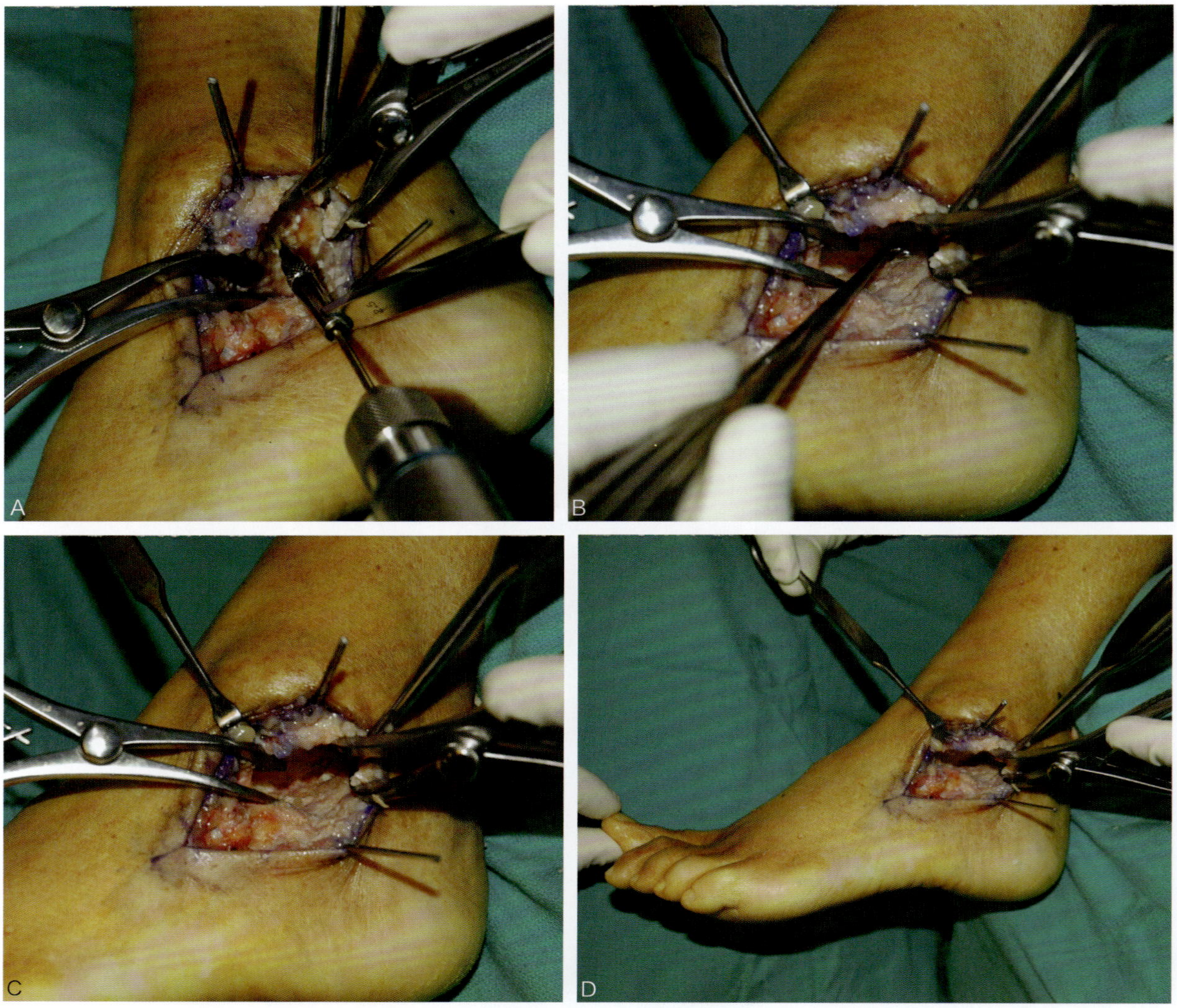

技术图8　A. 使用钻头打穿软骨下骨。B. 使用刮匙可去除最内侧的关节面并处理软骨下骨。C、D. 关节处理包含整个内侧面。显露内侧的踇长屈肌提示已到达内侧关节面。C. 显露关节深面的踇长屈肌。D. 活动踇趾来确认距下关节深面的结构是踇长屈肌。

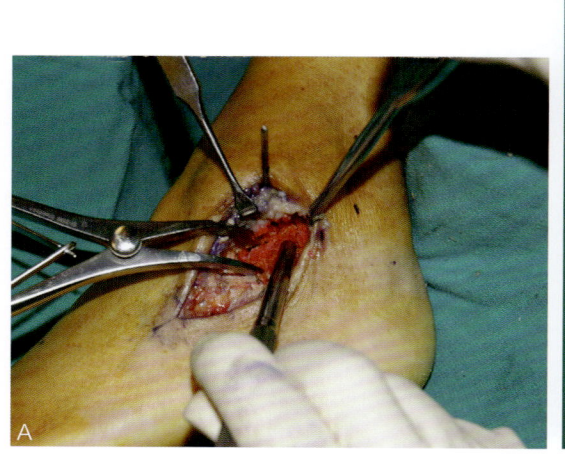
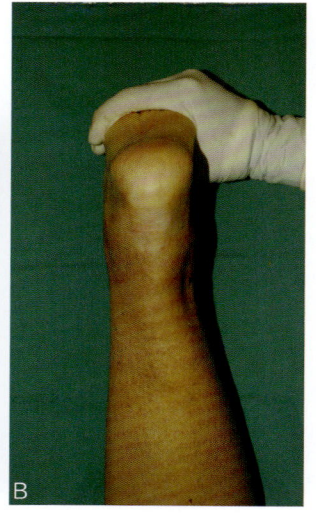

技术图9　A. 关节面处理后进行植骨。B. 抬高小腿并从脚后跟看，来确认后足处于外翻位。

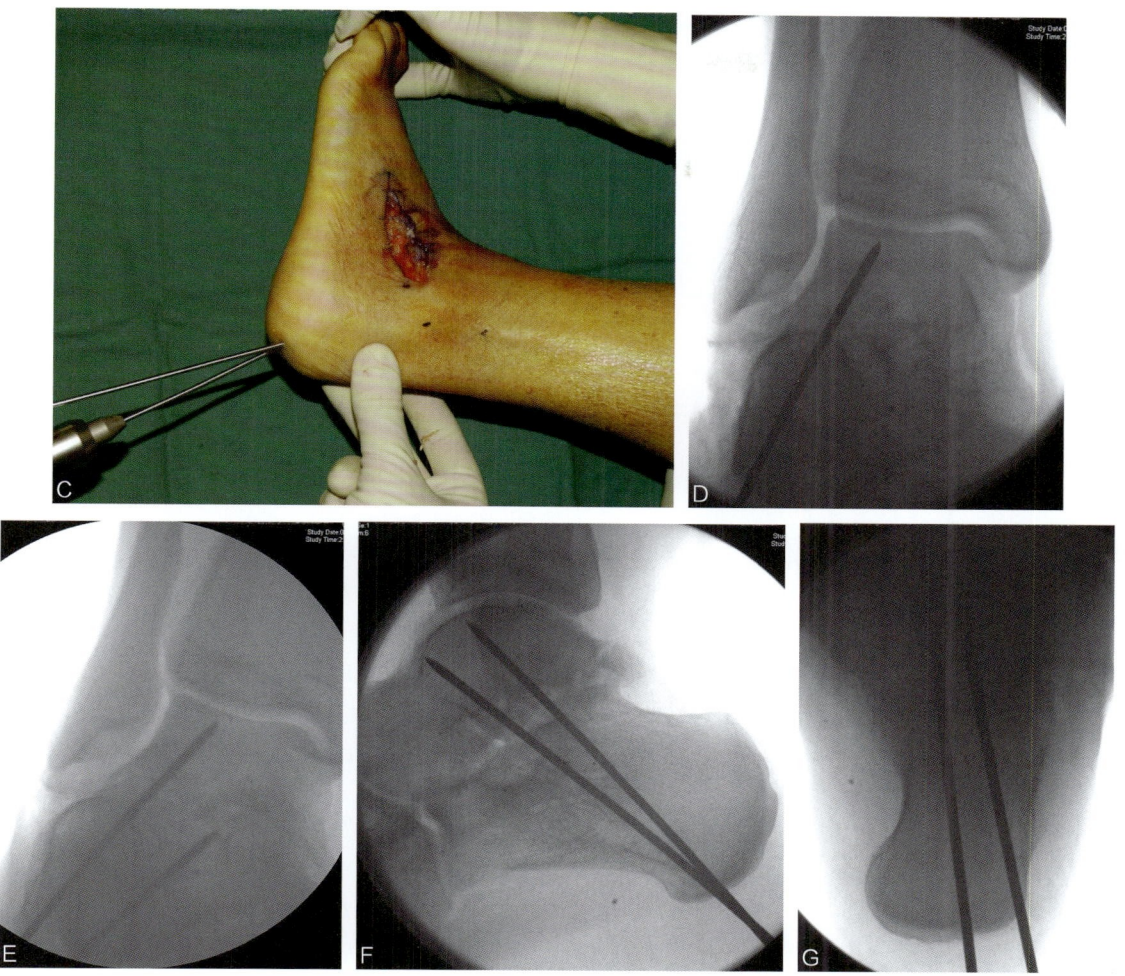

技术图9（续） C~G. 临时固定。C. 从脚后跟处的跟骨向距骨打入导针。D. 正位片透视确认外侧导针在冠状位的位置。E. 踝穴位确认内侧导针的位置。F. 侧位片观察两根导针位置是否均满意。G. Harris位确认内侧导针没有穿出内侧皮质。注意两根导针进针点均应位于跟骨中线外侧。

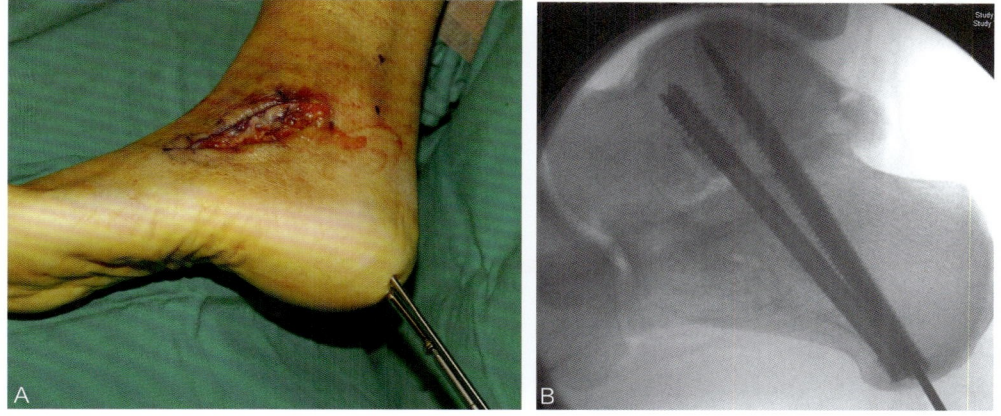

技术图10 A. 通过自跟骨打入距骨的导针置入空心螺钉。B. 侧位透视片。注意一开始置入的拉力螺钉的所有螺纹都应跨过距下关节。若有需要，可以在距下关节的前方再置入一枚螺钉。

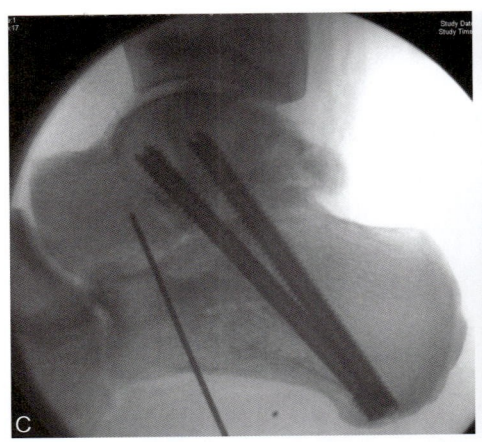
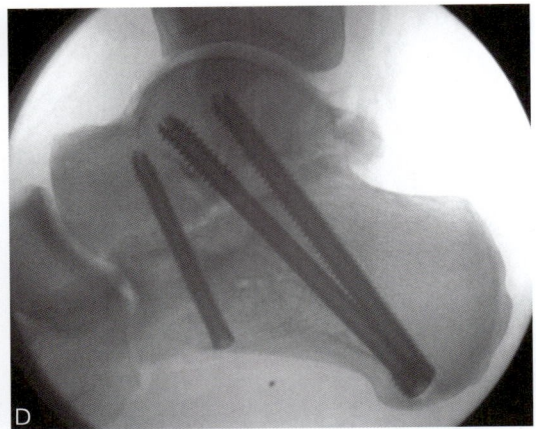

技术图10（续） C. 导针。D. 空心钉。

- 确认后足处于外翻位且踝关节活动满意。
- 侧位、踝穴位透视确认螺钉位置及力线。

关闭切口
- 冲洗。
- 在跗骨窦处进一步植骨。
- 如果可能，重建趾短伸肌筋膜。
- 常规缝合皮下和皮肤。
- 常规关闭切口（技术图11）。
- 使用支具使踝关节处于中立位。

术后处理
- 住院1天或带着止痛泵回家。
- 2～3周时的随访。
  - 检查伤口，拆线及更换短腿石膏。
  - 开始部分负重4周。
- 6～7周时的随访。
  - 伤口检查。
  - 拍片，模拟负重。
    - 足侧位。
    - 踝关节踝穴位。
    - Broden位。
  - 如果担心愈合不良：
    - 继续短腿石膏。
    - 仅保持部分负重。
  - 如果进展顺利，更换行走靴并逐渐加大负重。
- 10～11周时的随访（图2）。
  - 负重位摄片。
  - 如果担心愈合不良，可考虑踝关节及后足CT进行评估。
  - 如果愈合良好，可过渡到穿正常鞋。

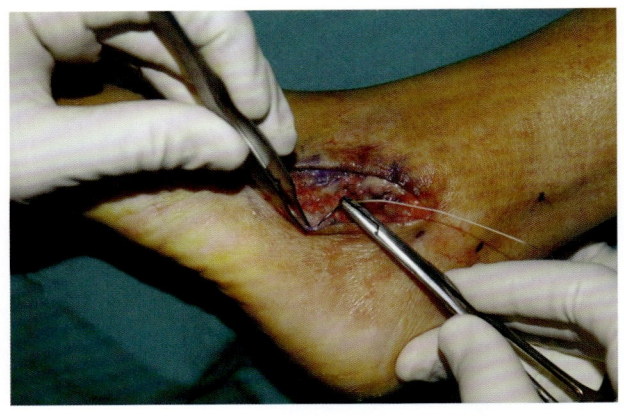

技术图11 理想情况下，趾短伸肌和筋膜在皮下进行缝合。

要点与失误防范

距下关节面的处理	• 只去除关节软骨 • 保留软骨下骨有助于提供结构性支撑,增加融合接触面积[9] • 用克氏针在距骨和跟骨关节面残留的软骨下骨钻孔打通骨髓腔和融合部位,有利于提高融合率
距下关节的融合位置	• 后足外翻5°是理想的距下关节融合位置[6] • 关节融合在内翻位将降低跗横关节的活动度,引起负重时前足外侧应力增高[10] • 过度外翻位融合距下关节则可能导致腓骨撞击症[10]
内固定	• 使用短螺纹的半螺纹骨松质拉力螺钉,以降低螺钉螺纹位于融合区域的骨质可能 • 螺钉的尾部要埋头处理,避免将螺钉的尾部置于跟骨跖侧的负重区,这都有利于减少患者对于内固定器械的不适主诉

术后处理

- 患者离开手术室之前用敷料包扎伤口,非负重短腿石膏固定。
- 在复苏室内纵行劈开前侧石膏,以预防术后即刻肿胀。
- 术后2周,患者随访时拆除石膏并刀口拆线。
- 使用短腿高分子石膏固定,患肢仍然不能负重。
- 术后6周摄X线片,改为短腿高分子行走石膏固定。
- 如果术后12周随访时发现X线片上有明显的融合迹象(图2),可以拆除支具并开始足和踝关节的轻度活动。此时通常可以让患者使用步行支具,以适应其后由使用石膏转变为正常穿鞋的过程。

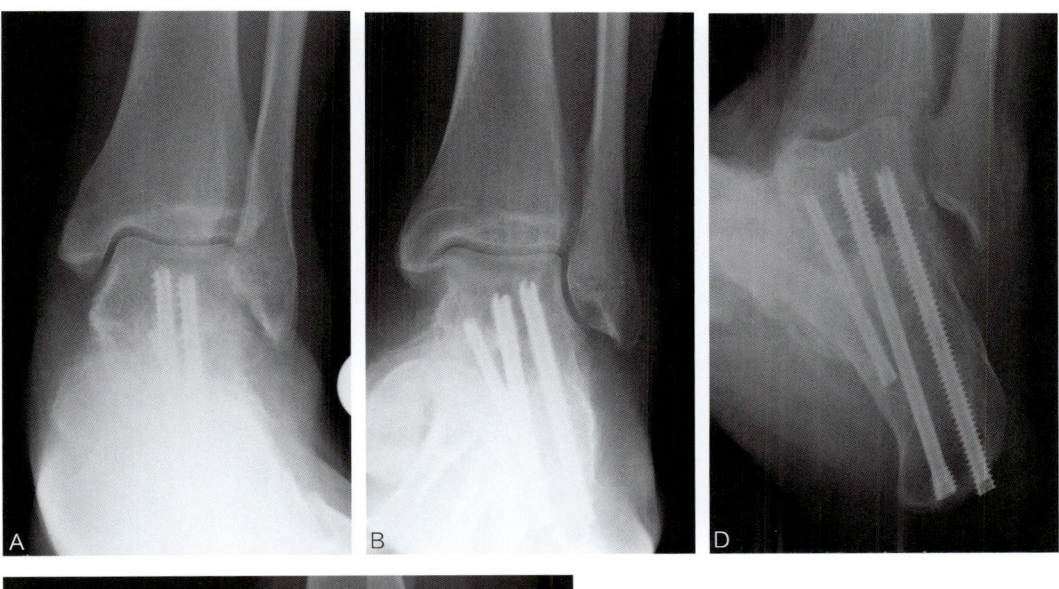

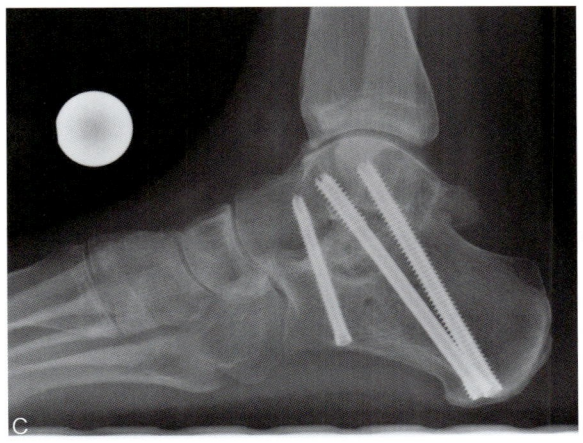

图2 技术图5~11的患者术后3个月随访时拍摄负重位片。A. 踝关节正位片显示在距骨体的螺钉位置可接受。B. 踝穴位。C. 侧位片提示骨结构及螺钉位置满意。D. Bredon位提示距下关节早期骨桥形成。

预后

- Mann 等[12]发表了一项平均为 5 年左右的随访研究，93%的单纯距下关节融合术后患者结果满意。
- 另一项由 Mann 和 Baumgarten 发表的研究结果显示，在 6°外翻位融合距下关节跗横关节活动度可以达到对侧肢体的一半。这项研究还表明距舟关节和跟骰关节临床上也没有明显的退行性改变[11]。
- 在一项回顾性的研究中，Dahm 和 Kitaoka[3]统计了 25 例行距下关节融合术，其融合率为 96%。
- 与此相似，Easley 等[4]发现在排除了吸烟、翻修融合术、术中使用结构性植骨以及胫距关节融合术等因素对于距下关节融合术的影响后，其融合率为 96%。

并发症

- 感染[8]
- 不融合[4,7,10]
- 力线不良
  - 内翻导致外侧柱前足应力增加[6,10]
  - 外翻导致腓骨下撞击[6,10]
- 内植物症状[4]
- 切口浅表裂开[2]
- 反射性交感神经营养不良[5]

（邹剑　译，苏琰　审校）

参考文献

[1] Astion DJ, Deland JT, Otis JC, et al. Motion of the hindfoot after simulated arthrodesis. J Bone Joint Surg Am 1997;79(2):241-246.

[2] Chandler JT, Bonar SK, Anderson RB, et al. Results of in situ subtalar arthrodesis for late sequelae of calcaneus fractures. Foot Ankle Int 1999;20:18-24.

[3] Dahm DL, Kitaoka HB. Subtalar arthrodesis with internal compression for posttraumatic arthritis. J Bone Joint Surg Br 1998;80(1):134-138.

[4] Easley ME, Trnka HJ, Schon LC, et al. Isolated subtalar arthrodesis. J Bone Joint Surg Am 2000;82(5):613-624.

[5] Flemister AS Jr, Infante AF, Sanders RW, et al. Subtalar arthrodesis for complications of intra-articular calcaneal fractures. Foot Ankle Int 2000;21:392-399.

[6] Kile TA, Bouchard M. Degenerative joint disease of the ankle and hindfoot. In: Thordarson DB, ed. Orthopaedic Surgery Essentials: Foot and Ankle. Philadelphia: Lippincott Williams & Wilkins, 2004:195-220.

[7] Kitaoka HB. Talocalcaneal (subtalar) arthrodesis. In: Kitaoka HB, ed. Master Techniques in Orthopaedic Surgery: The Foot and Ankle, ed 2. Philadelphia: Lippincott Williams & Wilkins, 2002: 387-399.

[8] Lin SS, Shereff MJ. Talocalcaneal arthrodesis: a moldable bone grafting technique. Foot Ankle Clin 1996;1:109-131.

[9] Lippert FG, Hansen ST. Subtalar arthrodesis. In: Lippert FG, Hansen ST, eds. Foot and Ankle Disorders: Tricks of the Trade. New York: Thieme, 2003:133-139.

[10] Mann RA. Arthrodesis of the foot and ankle. In: Coughlin MJ, Mann RA, eds. Surgery of the Foot and Ankle, ed 7. St Louis: Mosby, 1999:651-699.

[11] Mann RA, Baumgarten M. Subtalar fusion for isolated subtalar disorders. Preliminary report. Clin Orthop Relat Res 1988;(226): 260-265.

[12] Mann RA, Beaman DN, Horton GA. Isolated subtalar arthrodesis. Foot Ankle Int 1998;19:511-519.

第54章 跟骨骨折畸形愈合手术治疗
Surgical Management of Calcaneal Malunions

Michael P. Clare and Roy W. Sanders

定义

- 跟骨骨折畸形愈合是指跟骨关节内移位骨折治疗不当而残留的力线异常，以及由其所导致的临床后果。

解剖

- 跟骨的解剖学形态独特，其作用为支撑人体重量，在前进步态中作为强有力的小腿三头肌肌力的杠杆力臂（图1）。
- 跟骨表面还有距下关节和跟骰关节的关节面，是后足三关节复合体不可缺少的一部分，对于维持正常步态以及适应在不平路面的行走均具有重要的作用（图2）。
- 在X线摄片上，跟骨的正常结构参数包括：跟骨水平面夹角、距跟高度以及跟骨长度，其直接影响后足和中足的三维力线，也间接影响踝关节的背伸活动（图3）。

发病机制

- 移位的跟骨关节内骨折不仅包括后关节面的塌陷，还包括跟骨高度丢失、短缩以及跟骨结节内翻畸形，骨折线可累及跟骨前突或者跟骰关节，还包括跟骨外侧壁的增宽。
- 对于移位的跟骨关节内骨折采用保守治疗或者手术治疗不充分，会导致跟骨畸形愈合，进而影响踝关节、距下关节以及跟骰关节，引起疼痛和功能受限[4,15,16]。
- 并发症包括：
  - 继发于残留的关节面不平整，引起距下关节和跟骰关节创伤性关节炎[8,17]。
  - 残留的外侧壁膨隆以及足跟增宽引起外侧腓骨撞击症[3,10]。
  - 由于邻近骨性突起而导致腓骨长短肌腱鞘狭窄、腱鞘炎或者半脱位-脱位[2,5,13]。
  - 由于跟骨高度丢失引起前踝撞击症以及踝关节背屈活动度降低，从而导致距骨相对背屈[3]。
  - 后足力线异常（通常为内翻畸形）可引起步态改变以及穿鞋困难，也可能引起下肢不等长[14]。

自然病程

- 移位的跟骨关节内骨折畸形愈合患者常常预后不良，存在的问题包括：负重疼痛、穿鞋困难、步态改变以及不断进展的距下关节创伤性关节炎[6,12]。

病史和体格检查

- 初次跟骨骨折病史（移位的跟骨关节内骨折）（检查者应当记录初次骨折的治疗方法，是保守治疗或是手术治疗）。
- 负重时的疼痛程度（站立时还是行走时，尤其是在不平坦路面时）。
- 完整的踝关节和后足的体格检查应包括：
  - 皮肤和软组织条件，包括初次手术的切口位置、后足外侧皮肤的总体活动度、是否存在局部肿胀或者任何的营养不良性改变。
  - 神经血管条件（尤其注意是否存在明显可触及的搏动）。
  - 后足力线异常：相对于正常侧，明显的后足内翻或者外翻畸形提示力线异常。
  - 距下关节活动度：创伤性关节炎导致距下关节活动度降低。
  - 距下关节炎：局部压痛提示关节退变的存在。

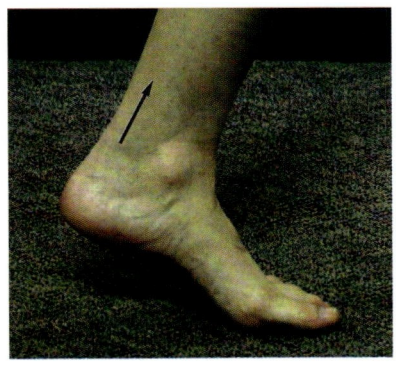

图1 跟骨作为强有力的小腿三头肌肌力的杠杆力臂。

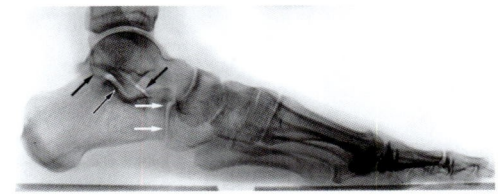

图2 正常站立负重侧位片上显示距下关节的中距关节面和后距关节面（黑色箭头），以及跟骰关节（白色箭头）。

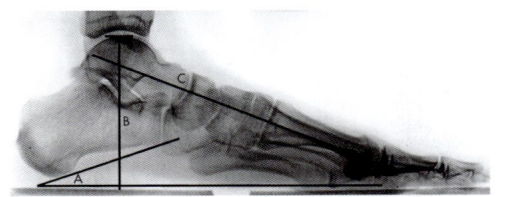

图3 正常站立负重侧位片，注意距骨向下倾倒的力线。A. 跟骨与水平面夹角。B. 距跟高度。C. 距骨与第1跖骨夹角。

- 残留的外侧壁膨隆导致腓骨下撞击症、骨性突起、压痛，均提示存在腓骨长短肌腱鞘狭窄或者腱鞘炎。某些严重的患者可能存在腓骨肌腱半脱位或者脱位。
- 踝关节活动度：较对侧正常侧踝关节背屈活动度降低，提示由于跟骨高度丢失和距骨的相对背屈引起前踝撞击症。

影像学和其他诊断性检查

- 对于跟骨骨折畸形愈合，需要摄踝关节和足的标准站立负重侧位和跟骨轴位片（Harris位）。
- 后足侧位片显示跟骨高度丢失以及距骨相对向背侧移位（图4）。
- 踝穴位摄片可以显示残余的跟骨外侧壁膨隆以及距下关节退行性改变，以及可能存在的骨折-脱位骨折块（图5、6）。
- 在轴位片上可以显示跟骨短缩程度以及其他可能存在的后足力线不良（图7）。
- 一旦明确诊断之后，行跟骨CT检查，包括轴位、矢状位和30°冠状位平扫，可以更好地显示距下关节以及跟骰关节的关节炎改变、畸形的后足力线、膨隆的跟骨外侧壁、腓骨下撞击症，以及其他合并的距骨或者踝关节病理性改变（图8~10）。

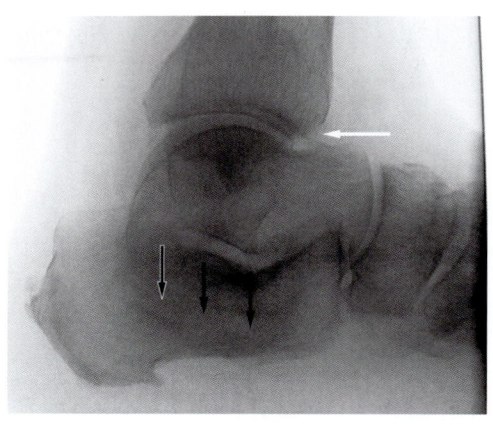

图4 跟骨畸形愈合的站立负重侧位片。注意跟骨高度的丢失（黑色箭头），导致距骨向背侧移位以及前踝撞击症（白色箭头）。

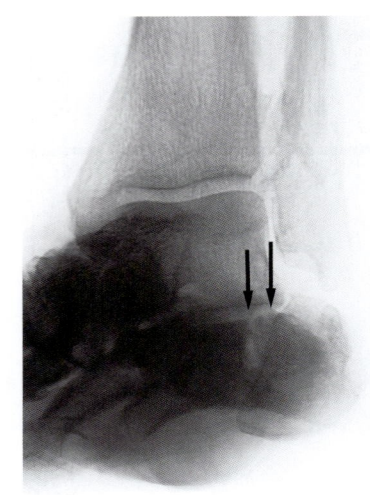

图5 跟骨畸形愈合的站立负重踝穴位片：注意残余的关节面台阶以及合并的退行性改变（黑色箭头）。

鉴别诊断

- 创伤性距下关节关节炎（不合并畸形愈合）
- 距下关节骨性关节炎
- 跟骨骨折骨不连
- 踝关节外侧不稳定或者腓骨肌腱病变

非手术治疗

- 保守治疗的选择很有限，主要是一些支持性疗法以减轻炎症和后足活动时的疼痛。
- 使用系带靴型踝关节支具、UCBL、足踝矫形器或者Arizona型支具对降低距下关节活动度以及减轻症状有所帮助。当症状发作期时也可间断性使用定制的足部支具。

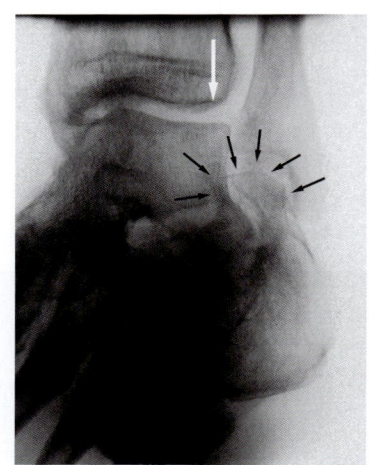

图6 骨折-脱位变异型跟骨骨折畸形愈合的站立负重踝穴位片。注意脱位的后外侧骨块嵌于踝关节外侧间隙中（黑色箭头），以及踝穴间隙内距骨向内侧倾斜（白色箭头），提示外侧韧带复合体功能失效。

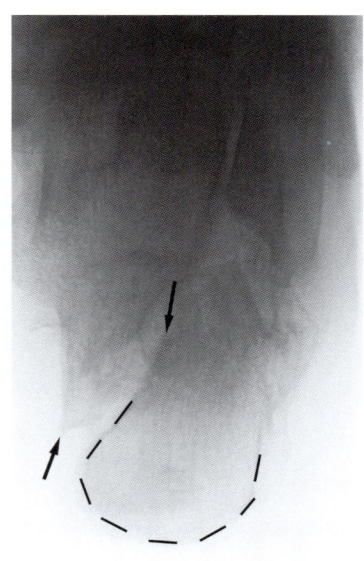

图7 跟骨畸形愈合的轴位片。注意残余的短缩畸形（黑箭头）以及跟骨结节内翻成角畸形（虚线所示）。

- 间断性服用非甾体类抗炎药对阻断炎性反应周期有帮助。
- 减少活动量，比如减少站立和步行时间，尤其是在不平坦路面上，能够有效改善症状。

手术治疗

- 我们使用Stephens-Sanders分型及其治疗指南治疗跟骨骨折畸形愈合，这一分型系统基于CT检查评估[17]。I型畸形愈合包括外侧壁大块膨隆伴有(或不伴)外侧距下关节广泛的病变。II型畸形愈合包括外侧壁膨隆合并距下关节全关节面的病变。III型畸形愈合包括外侧壁膨隆、距下关节病变以及跟骨体力线异常导致明显的后足内翻或外翻(图11)。

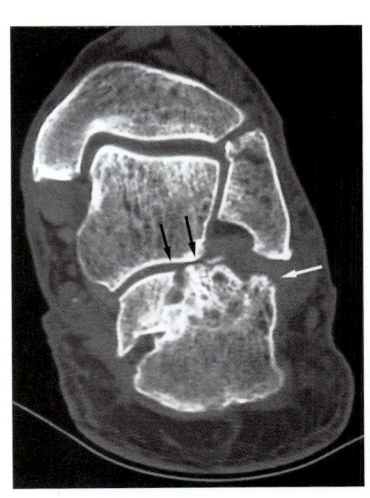

图8 CT冠状面图像显示腓骨下撞击症（白箭头）以及后距关节面的创伤性关节炎表现（黑箭头）。

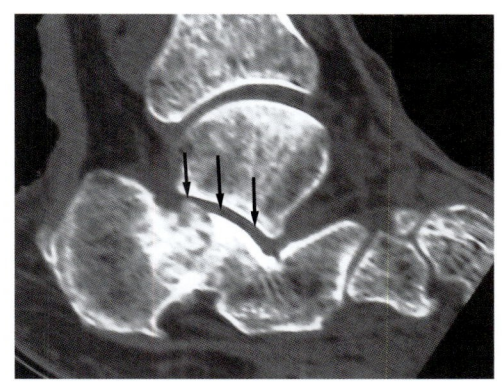

图9 矢状位CT图像显示跟骨高度丢失（黑箭头）。

术前计划

- 在X线片和CT片上仔细评估跟骨骨折畸形愈合的程度，并按照Stephens-Sanders分型系统进行分型[17]。按照其不同类型严格选择治疗方法：
  - 采用跟骨外侧壁切除联合腓骨肌腱松解术治疗I型跟骨骨折畸形愈合[2,5,13]。
  - 采用跟骨外侧壁切除联合腓骨肌腱松解术，以及距下关节骨块填充植骨融合术治疗II型跟骨骨折畸形愈合，切除的跟骨外侧壁可用于自体骨植骨[11]。
  - 采用跟骨外侧壁切除联合腓骨肌腱松解术，以及距下关节骨块填充植骨融合术和跟骨截骨术，以纠正后足力线异常[7]、治疗III型跟骨骨折畸形愈合[7]。
- 这些手术步骤都需要使用透光的手术床以及标准的C臂透视机。
- 患侧大腿上充气止血带。手术操作应力争于120~130分钟止血带时间内完成，以减少潜在的手术切口并发症。

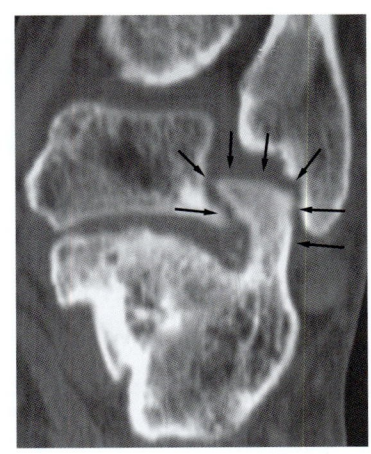

图10 冠状位CT图像显示骨折脱位变异型跟骨骨折畸形愈合（黑箭头）。这位25岁体力劳动者不幸采用了保守治疗，快速进展为创伤性关节炎。

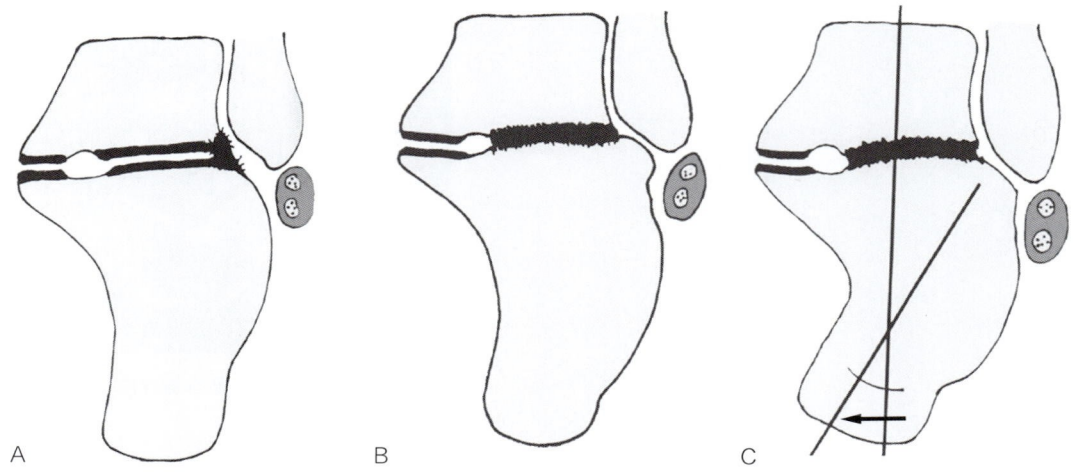

图11 跟骨骨折畸形愈合的Stephens-Sanders分型。A. Ⅰ型跟骨骨折畸形愈合。B. Ⅱ型跟骨骨折畸形愈合。C. Ⅲ型跟骨骨折畸形愈合。

体位

- 患者取侧卧位，下肢摆成剪刀形状，即患侧（上方）肢体膝关节向手术床的远端和后侧方向屈曲，对侧（下方）肢体膝关节向手术野远端方向伸直，这样对侧肢体不会影响术中透视。在对侧肢体下方放置衬垫以保护腓总神经。用毯子和泡沫衬垫垫在患侧肢体下方形成一个手术操作"平台"（图12）。
- 对于双侧肢体手术的患者也可选择采用平卧位。

入路

- 我们采用扩大的外侧入路治疗各种类型的跟骨骨折畸形愈合。跟外侧动脉通常是腓动脉的分支，供应该全厚皮瓣的大部分区域[1]。因此，手术切口的设计与术中轻柔操作注重软组织保护均至关重要，应当注意手术过程中的各个细节。
- 在皮肤表面画出扩大的外侧入路轮廓。
  - 手术切口始于外踝尖近端2 cm处，沿跟腱的外侧缘向足底方向延伸，因此手术切口的垂直部分是在腓肠神经和跟外侧动脉的后方。
  - 手术切口的水平部分位于足外侧皮肤与跟底垫的结合部；可以通过按压足跟来确认皮肤的分界线，我们用弧形的转角连接手术切口的两部分，以避免顶角皮肤坏死。手术切口水平部分远端略微向前方弯曲，恰好止于跟骰关节体表投影位置（图13）。

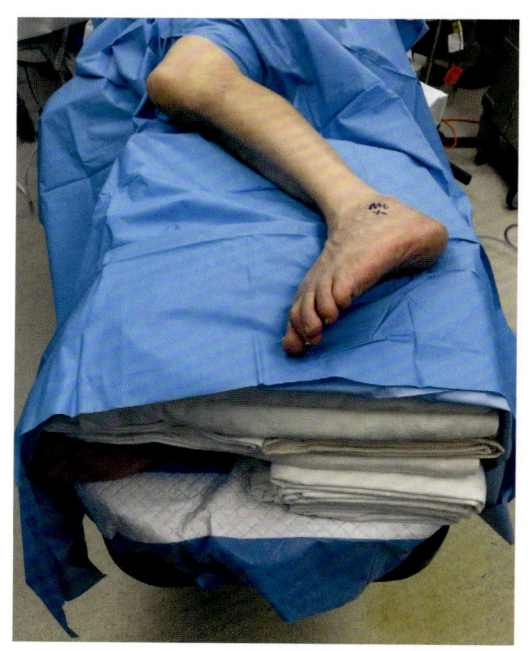

图12 侧卧位。注意下肢位置剪刀样摆放，以便于术中透视。

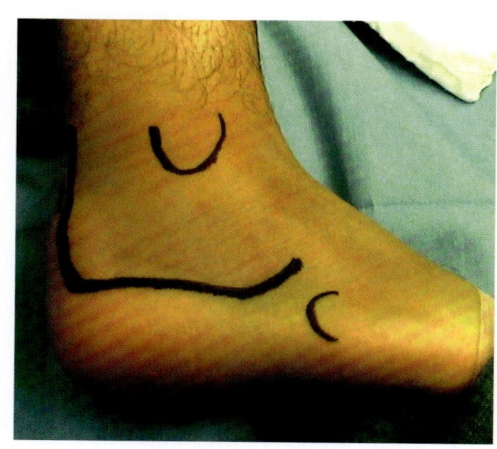

图13 扩大外侧入路的手术切口示意图。

扩大外侧入路

- 患肢置于消毒垫枕上,首先从近端开始做手术切口的垂直部分。从跟骨结节表面开始形成全厚皮瓣,即所谓"直接到骨面",注意做切口时手术刀应垂直于皮肤[9]。接着再做手术切口的转角部分时适当降低力度,进而再完成水平部分的全层切口。
- 从转角部位开始骨膜下剥离掀开全厚皮瓣,注意在皮瓣没有剥离到足够大范围前,避免使用拉钩,以免皮肤和其下皮下组织分离(技术图1A)。
- 锐性剥离跟腓韧带在跟骨外侧壁表面的止点,并把腓骨肌腱从腓骨肌腱沟中剥离出,注意避免医源性损伤(技术图1B)。
- 用骨膜剥离器轻轻地向切口远端牵拉肌腱,显露跟骨的前外侧面。这样腓骨肌腱和腓肠神经都完全位于全厚皮瓣中,皮瓣的血运破坏也降低到了最低程度(技术图1C)。
- 继续向深面显露跗骨窦,向远端显露跟骨前突和跟骰关节的远端,以及向后方显露跟骨结节的后上部分。
- 用3根1.6 mm直径的克氏针牵开皮瓣:第1根克氏针打入外踝将腓骨肌腱向前牵拉;第2根打入距骨颈内;用骨膜剥离器将腓骨肌腱向前外侧提起后,在骰骨内置入第3根克氏针。因此,每根克氏针都能够牵拉腓骨肌腱的不同部分和全厚皮瓣(技术图1D)。

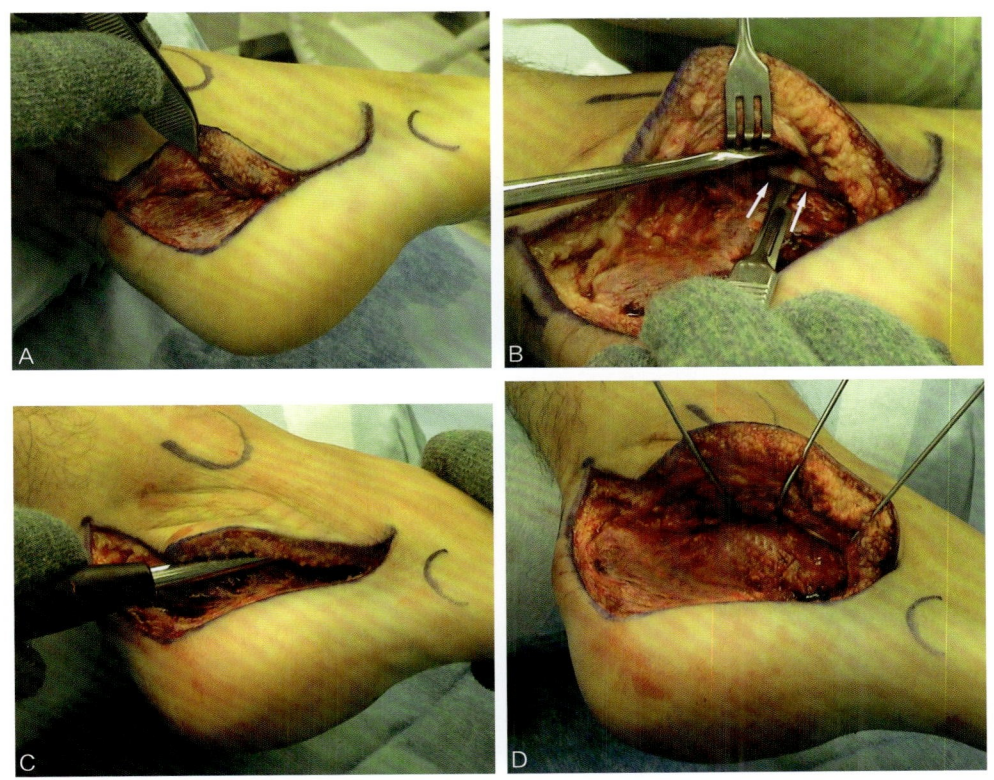

技术图1 扩大的外侧入路。A. 注意不要使用拉钩,除非剥离的皮瓣范围足够大。B. 牵拉腓骨肌腱(白箭头)。C. 沿跟骨前外侧壁方向轻柔地剥离皮瓣。D. 使用1.6 mm克氏针来牵引。

跟骨外侧壁切除术

- 对于三种类型的跟骨畸形愈合,都需要行跟骨外侧壁切除术。
- 从手术切口的后方开始,使用A/O截骨摆锯行外侧壁切除,注意锯片的方向与跟骨纵向轴线略微向内成角,这样可以使跟骨的跗侧保留更多的骨量,同时又对腓骨撞击症做了减压(技术图2A、B)。
- 注意在切除外侧壁时不累及距腓关节间隙:可以使用Bennett拉钩在后距关节面平面予以保护(技术图2B)。
- 在跟骰关节平面继续行跟骨外侧壁切除,最后用骨凿完成整个操作。完整地取出截下的整块跟骨外侧壁，置于生理盐水浸泡保护，以便随后用于自体骨植骨（技术图2C）。

- 截下的骨块宽度不一（10～15 mm），但基本与创伤造成的跟骨高度丢失程度以及外侧壁增宽程度相符合，同时也和初次创伤暴力的程度相关。

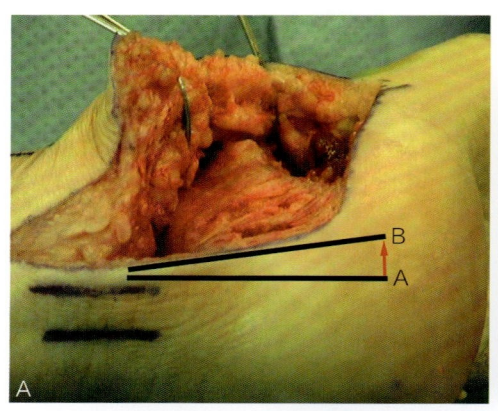
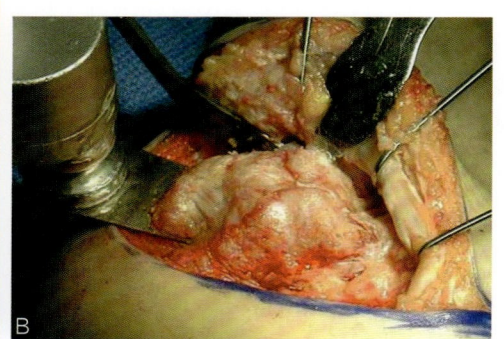
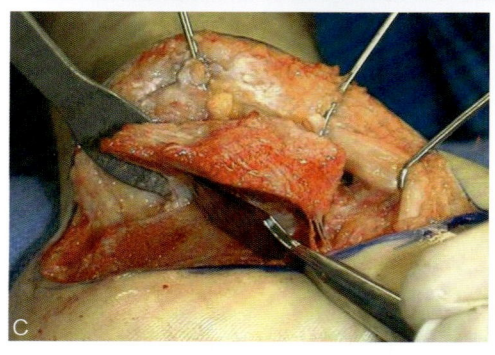

技术图2　跟骨外侧壁切除术。A. 术中照片示患肢的纵向轴线（线A）以及外侧壁截骨平面（线B）。B. 用A/O摆锯行外侧壁切除，注意图中一把小Bennett拉钩用于保护距腓关节。C. 骨块完整切除并被用于自体骨植骨。

距下关节撑开植骨融合术

- 对于Ⅱ型或Ⅲ型跟骨骨折畸形愈合患者，用小骨凿轻轻暴露距下关节，仔细辨认后距关节面。
- 用板层撑开器撑开关节间隙，仔细去除所有残留的关节面软骨，保留其下面的软骨下骨；我们倾向于使用锐性的骨膜剥离器和髓核钳。
- 冲洗关节间隙，在软骨下骨表面用2.5 mm直径钻头多次钻孔，以促进血管长入。将高浓度的血小板涂覆关节间隙内和截下的外侧壁骨块表面。
- 将外侧壁骨块植入距下关节内，我们习惯从后侧使用撑开器，以便于骨块置入（技术图3A）。
- 植骨时骨块最宽的部分应位于后内侧方向，以避免后足内翻畸形（技术图3B）。
- 辅以同种异体骨填充于距下关节余下的空腔内。
- 用2根半螺纹空心螺钉（6.5～8.0 mm直径），由后向前固定于距下关节中立位至轻度外翻位，注意2根螺钉方向成分散角度：外侧螺钉置于距骨穹窿外侧部分，内侧螺钉置于距骨颈的内侧部分，两者位置相互对称。
- 第3根螺钉可以由跟骨前突向距骨头和颈部位置入，不要影响距舟关节（技术图4A～D）。

技术图3　放置自体骨。A. 注意从后侧用撑开器撑开距下关节。B. 术后冠状位CT图像显示自体植骨骨块方向恰当（黑色三角），骨块最宽的部分位于其后内侧。

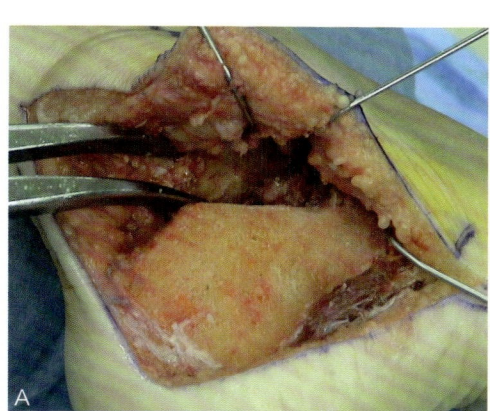
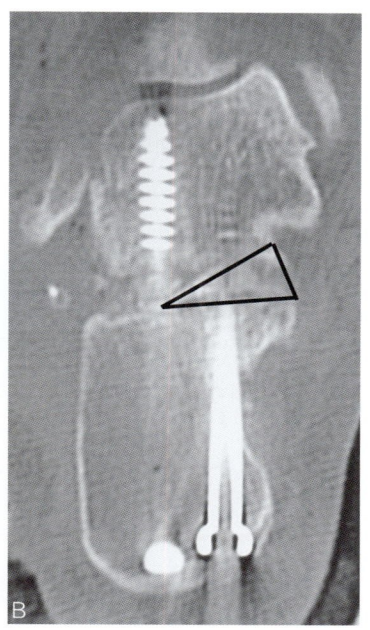

技术图4　最终固定。A. 术中透视的侧位片显示后面2枚空心螺钉不同的角度方向，附加的第3根螺钉位于距骨头或颈部的中间部分。B. 术中踝穴位透视片，注意第3根螺钉的方向轻度由外向内侧，以避免影响距舟关节（黑色箭头）。C. 术中前后位透视片，注意前方螺钉的水平面走向，避免影响距舟关节（黑色箭头）。D. 术中轴位透视片，注意后足正常中立位。

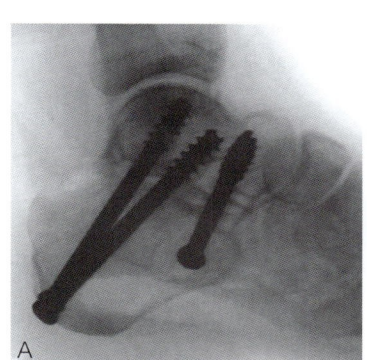
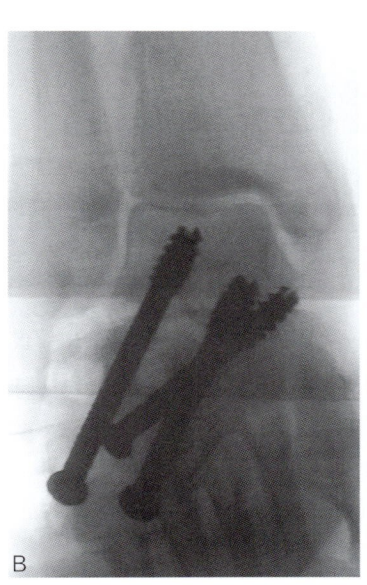
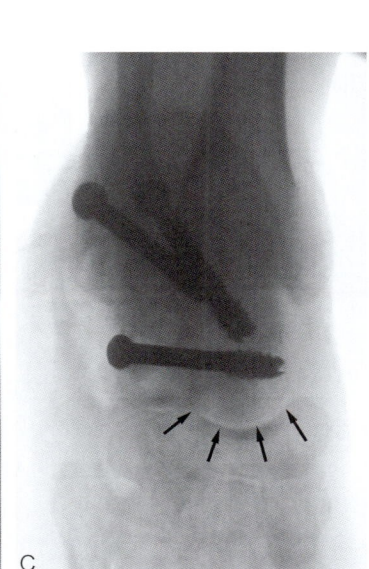
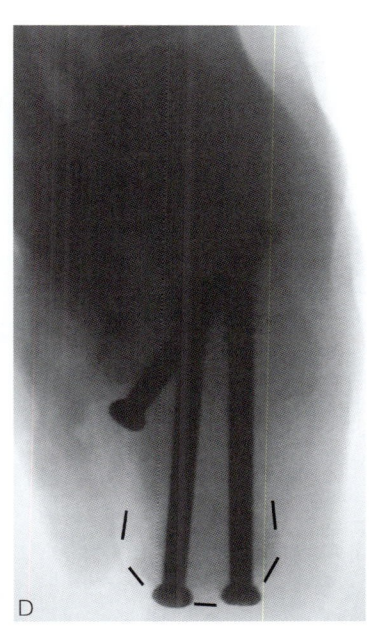

跟骨截骨

- 对于Ⅲ型跟骨骨折畸形愈合患者,在植入内固定器械之前应纠正跟骨结节的异常力线。
- 对于内翻畸形的患者,采用Dwyer闭合楔形截骨术(技术图5)。
- 对于外翻畸形患者采用跟骨内移截骨(很少)。
- 由于截骨平面和后关节面几乎平行,因此可以采用上述方式对截骨和距下关节同时固定。

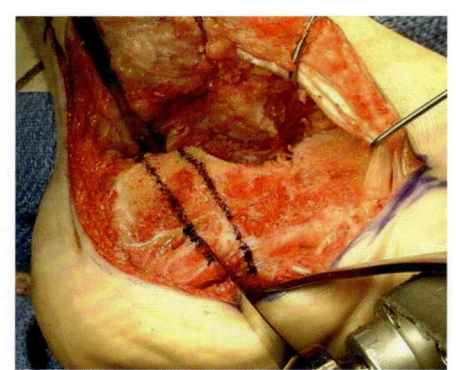

技术图5　跟骨截骨术。在跟骨结节部位行Dwyer闭合楔形截骨术以纠正内翻畸形。

腓骨肌腱松解术

- 拔除用于牵引的克氏针,沿全厚骨膜下皮瓣的下面切开腓骨肌腱鞘2～3 cm,即可完成松解过程。
- 用Freer骨膜剥离器在腓骨肌腱鞘内将其推开至外踝近端平面,增加腓骨肌腱活动度。
- 轻轻向前撬动Freer骨膜剥离器并观察其表面皮肤,以评估腓骨上支持带(SPR)的完整性,如果推动到某一位置再无法移动时,意味着腓骨上支持带完整,而对于腓骨上支持带不完整的患者,骨膜剥离器可轻松地推动到外踝,没有明确的终点。
- 用Freer骨膜剥离器在腓骨肌腱鞘内向远端推进至骰骨隧道。

腓骨上支持带修补术

- 如果腓骨上支持带不完整,需要沿外踝的后缘做一3 cm长的切口显露腱鞘。
- 当腓骨肌腱复位至腓骨肌腱沟中后,用1～2根锚钉修补固定腓骨上支持带于骨面(技术图6)。
- 重新用同样的方法评估腓骨肌腱的稳定性。

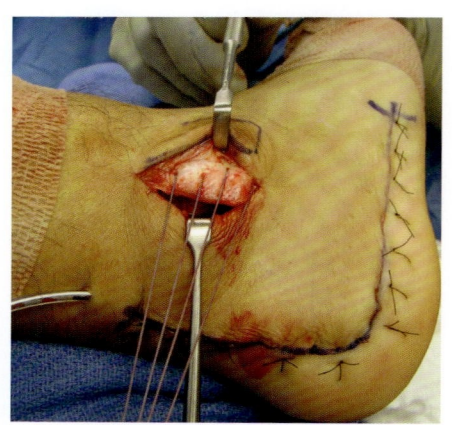

技术图6　腓骨上支持带修补以及重叠缝合。

关闭切口

- 沿手术切口垂直部分的近端方向,在切口深部放置引流管。
- 用0号可吸收线采用8字缝合法,从切口顶角部分别向切口近端和远端间断缝合。用血管钳暂时夹住缝合线直到缝线全部穿好,接着从切口的远近端向转角方向依次用手打结,以降低切口顶角的缝合张力(技术图7A)。
- 由于外侧壁切除后张力明显降低,尽管跟骨高度恢复也不影响皮瓣无张力缝合。
- 采用改良Allgöwer-Donati缝合技术以3-0单丝线关闭手术切口,同样是由切口的远近两端向顶角方向缝合(技术图7B)。
- 松开充气止血带,用无菌敷料覆盖伤口,随后用Jones绑带缠绕下肢,Weber夹板固定。

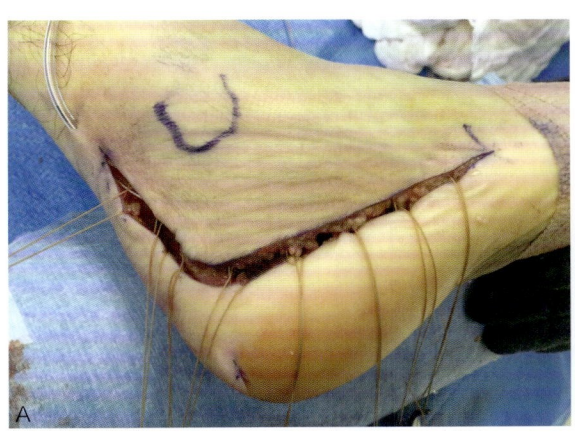
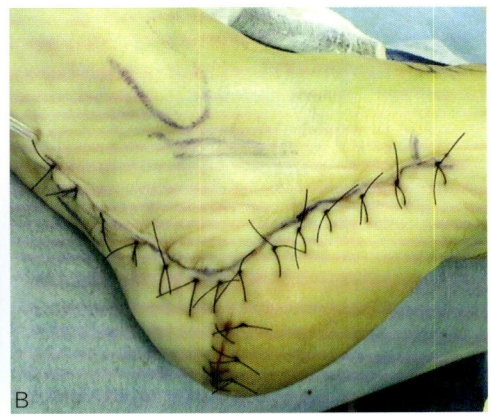

技术图7 关闭切口。A. 放置深部可吸收线，用血管钳临时夹住。B. 用改良Allgöwer-Donati缝合技术关闭皮肤切口。

要点与失误防范

跟骨外侧壁切除	• 切除跟骨外侧壁时应注意避免累及距腓关节 • 在跟骨后距关节面水平将一把小Bennett拉钩置入距下关节用于保护距腓关节
植入自体骨块	• 将一把板层撑开器置于Gissane角位置有利于自体骨植骨 • 避免松解三角韧带，以免影响关节稳定性 • 略微修整植骨块的边缘以免其突出于外侧壁
最终固定	• 置入导针时向内侧轻度成角，以避免累及距腓关节（图14A） • 在置入螺钉之前进行透视至关重要（图14B）

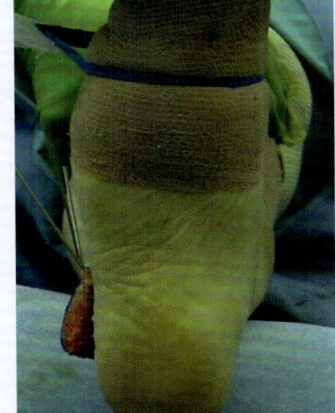
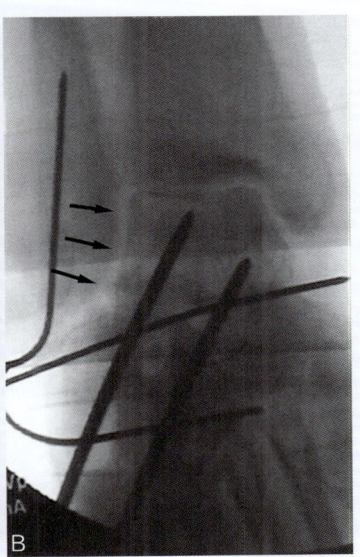

图14 穿过距下关节距后关节面的导针轴位方向。A. 术中照片。B. 术中透视图像。注意方向轻度向内侧倾斜以避免累及距腓关节。

续表

骨折－脱位变异型	• 对于变异型骨折－脱位，后外侧骨块通常嵌于距腓关节间隙中，常常导致踝关节外侧不稳定 • 在切除外侧壁之前活动距下关节，平残留后关节面水平切除后外侧骨块的突起部分 • 最后，应当在透视下维持踝关节于应力位（内翻），如果必要，应当行踝关节外侧副韧带重建

术后处理

- 对于Ⅰ型跟骨骨折畸形愈合，患者术后2周可使用定制的骨折护具。切口完全愈合后，即可开始负重以及关节活动度锻炼。
- 对于Ⅱ型和Ⅲ型跟骨骨折畸形愈合，分别在术后2～3周和6～7周改为使用短腿非负重石膏。术后10～12周X线片上有明显的融合表现时才可以开始负重。
- 随后患者可以改为使用定制骨折护具，并开始负重，逐渐转为正常穿鞋，在患者能够承担的范围内开始活动。

预后

- 即便是后期发展为创伤性距下关节炎，跟骨骨折初期接受切开复位内固定（合理手术）的结果要优于保守治疗[15]。
- 跟骨畸形愈合进行手术通常作为减轻疼痛和恢复正常力线的挽救性手术。
- 最近我们报道了该治疗策略的中－长期治疗效果[4]：
  - 关节融合率为93%。
  - 93%的患者后足力线为中立位或为轻度外翻位；所有患者均可用足步行。
  - 三种类型跟骨骨折畸形的结果评分没有统计学差异。
  - 对于Ⅲ型跟骨骨折畸形的患者，跟骨高度得到了明显的恢复。

并发症

- 伤口延迟愈合，伤口裂开，深部感染
- 延迟融合或者不融合
- 术后踝关节僵硬
- （晚期）向踝关节施加冠状位应力时外踝（扭伤）疼痛
- （晚期）代偿性踝关节炎（理论上）

（邹剑 译，苏琰 审校）

参考文献

[1] Borrelli J Jr, Lashgari C. Vascularity of the lateral calcaneal flap: a cadaveric injection study. J Orthop Trauma 1999;13:73-77.

[2] Braly WG, Bishop JO, Tullos HS. Lateral decompression for malunited os calcis fractures. Foot Ankle 1985;6:90-96.

[3] Carr JB, Hansen ST, Benirschke SK. Subtalar distraction bone block fusion for late complications of os calcis fractures. Foot Ankle 1988;9:81-86.

[4] Clare MP, Lee WE III, Sanders RW. Intermediate to long-term results of a treatment protocol for calcaneal fracture malunions. J Bone Joint Surg Am 2005;87:963-973.

[5] Cotton FJ. Old os calcis fractures. Ann Surg 1921;74:294-303.

[6] Crosby LA, Fitzgibbons T. Computerized tomography scanning of acute intra-articular fractures of the calcaneus. A new classification. 1990;72:852-859.

[7] Dwyer FC. Osteotomy of the calcaneum for pes cavus. J Bone Joint Surg Br 1959;41:80-86.

[8] Gallie WE. Subastragalar arthrodeses in fractures of the os calcis. J Bone Joint Surg 1943;25:731-736.

[9] Gould N. Lateral approach to the os calcis. Foot Ankle 1984;4:218-220.

[10] Isbister JF. Calcaneo-fibular abutment following crush fracture of the calcaneus. J Bone Joint Surg Br 1974;56:274-278.

[11] Kalamchi A, Evans J. Posterior subtalar fusion. A preliminary report on a modified Gallie's procedure. J Bone Joint Surg Br 1977;59:287-289.

[12] Kitaoka HB, Schaap EJ, Chao EY, et al. Displaced intra-articular fractures of the calcaneus treated non-operatively. Clinical results and analysis of motion and ground-reaction and temporal forces. J Bone Joint Surg Am 1994;76:1531-1540.

[13] Magnuson PB. An operation for relief of disability in old fractures of the os calcis. JAMA 1923;80:1511-1513.

[14] Myerson M, Quill GE Jr. Late complications of fractures of the calcaneus. J Bone Joint Surg Am 1993;75:331-341.

[15] Radnay CS, Clare MP, Sanders RW. Subtalar fusion after displaced intra-articular calcaneal fractures: does initial operative treatment matter? J Bone Joint Surg Am 2009;91:541-546.

[16] Sanders R, Fortin P, DiPasquale T, et al. Operative treatment in 120 displaced intraarticular calcaneal fractures. Results using a prognostic computed tomography scan classification. Clin Orthop Relat Res 1993;(290):87-95.

[17] Stephens HM, Sanders R. Calcaneal malunions: results of a prognostic computed tomography classification system. Foot Ankle Int 1996;17:395-401.

第55章 跟骨截骨联合距下关节融合治疗跟骨骨折畸形愈合

Calcaneal Osteotomy and Subtalar Arthrodesis for Calcaneal Malunions

Michael M. Romash

定义

- 跟骨骨折畸形愈合的重建性手术非常复杂。
- 患者的症状由如下原因产生：距下关节和跟骰关节创伤性关节炎，跟腓撞击症并可能由此导致腓骨肌腱移位，由于距骨前倾角消失而引起的胫距撞击症，以及腓肠神经卡压。

解剖

- 当跟骨受到轴向负荷时，由于跟骨结节位于胫骨轴线外侧，应力斜向传导（图1）。
- Burdeaux等发现，当跟骨翻转于胫骨下面时，无法复制出跟骨骨折的模型。
- 跟骨沿着原始骨折线发生骨折时，跟骨结节向近端、外侧以及前侧移位。由于距骨的撞击，跟骨后外侧面向跖侧移位，骨折位于Gissane角处，骨折类型可为舌型骨折或为关节面压缩骨折。跟骨外侧壁膨隆，足跟增宽（图2）。
- 跟骨骨折有某些固定的类型。
- 通常将其分成4个主要的骨折块：跟骨结节、后外侧关节面、载距突以及前外侧骨折块。载距突骨块一般位于正常的解剖位置。

发病机制

- 当骨折未复位畸形愈合时，跟骨结节向近端以及外侧移位，引起跟腓撞击症以及腓骨肌腱移位。
- 后距关节面破坏引起距下关节创伤性关节炎。
- 跟骨高度丢失导致距骨前倾度减小以及胫距撞击症。
- 距舟关节处也可能出现舟骨向跖侧半脱位（图3）。

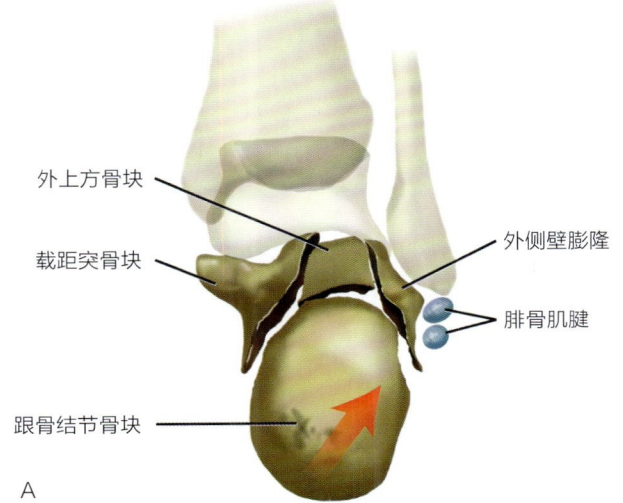

外上方骨块
载距突骨块
外侧壁膨隆
腓骨肌腱
跟骨结节骨块

A

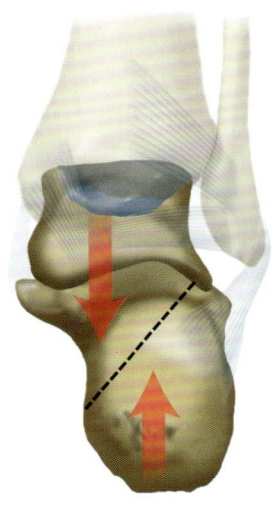

图1 偏距负荷导致内在应力，引起跟骨骨折斜向的原始骨折线。

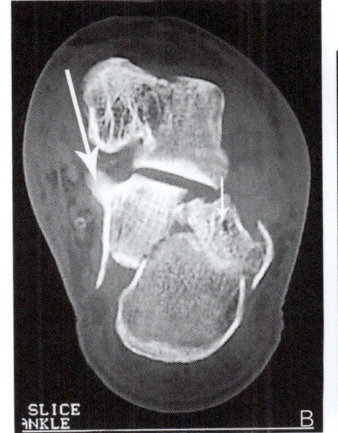 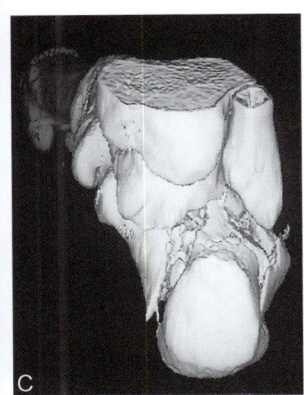

图2 A. 骨折示意图显示斜向的原始骨折线，跟骨结节向近端以及外侧移位、后外侧面的撞击及外侧壁膨隆。B. 急性跟骨骨折的CT检查显示骨折以及移位情况。C. 三维重建CT显示骨折移位程度（经允许引自Kitaoka H. Master Techniques of Orthopedic Surgery series: Foot and Ankle, 2nd ed. Philadelphia: Lippincott Williams & Wilkins, 2002）。

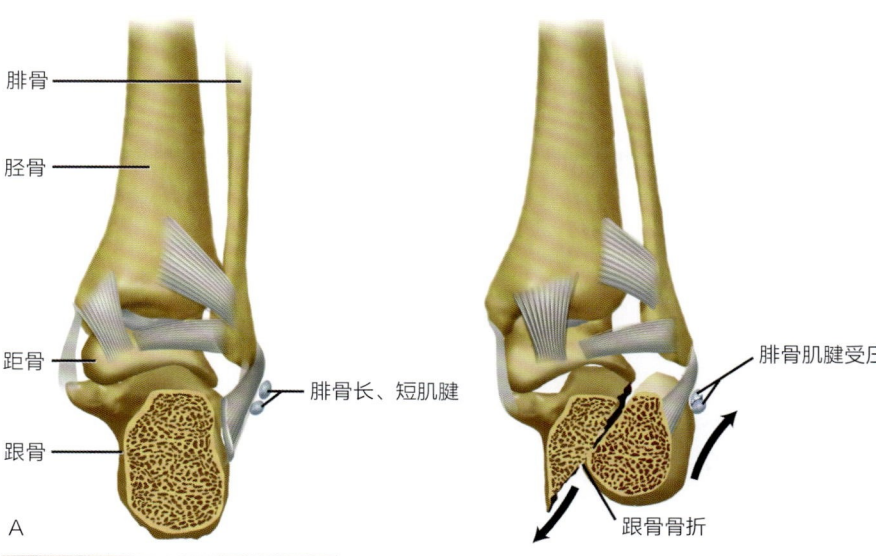
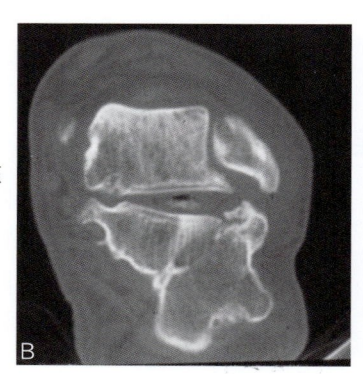
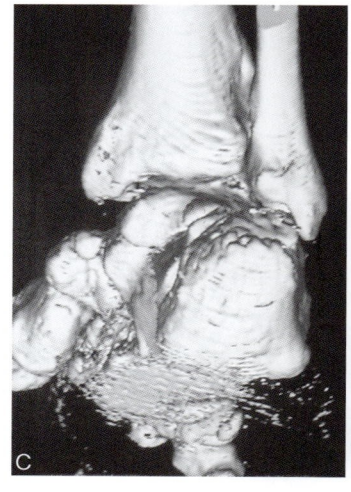
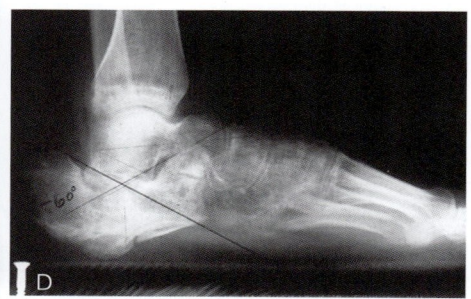

图3 A. 跟骨的正常解剖形态以及骨折移位后的病理解剖。B. 跟骨骨折畸形愈合的CT检查图像，显示距下关节创伤性关节炎，跟骨结节向外侧向近端移位，以及跟腓外侧撞击症。C. CT三维重建图像。D. 侧位片：明显的畸形愈合，Bohler角为负角度，胫距撞击症。

自然病程

- 跟骨正常解剖结构遭到破坏、创伤性关节炎以及撞击逐渐引起活动时疼痛加剧。
- 后足结构发生改变，活动僵硬，并进一步引起距舟关节退变。
- 胫距撞击症以及踝关节背伸活动度下降，引起跗横关节关节面应力增加，继发引起创伤性关节炎。
- 腓骨肌腱移位以及腓骨撞击症最终引起肌腱变形或者撕裂。

病史和体格检查

- 患者有跟骨骨折病史，采用了手术或者非手术治疗。但也不是所有患者都完全知晓其骨折史。
- 其症状包括跟腓结合部和跗骨窦区的疼痛，也可能存在腓肠神经支配区域感觉减退或者迟钝。
- 体格检查可以发现患者不能正常迈步走路或者在腓骨尖远端的凹陷消失，距下关节活动度丧失，踝关节背屈活动度降低。
- 检查者应检查在腓肠神经支配区域内是否存在叩击痛或者Tinel征。
- 跟骨骨折畸形愈合的检查方法包括：
  - 检查"腓骨肌腱沟"是否存在。检查者首先应触诊双侧踝关节腓骨尖下方区域，跟骨骨折畸形愈合的患者腓骨肌腱沟消失，提示跟骨结节骨块向外侧移位，挤压外侧壁，引起跟腓撞击症。
  - 评估后足的僵硬程度。检查者应当测量后足的活动度以及内外翻情况，跟骨骨折畸形愈合残留后足活动度几乎为零，如果存在距下关节僵硬，提示距下关节炎以及关节瘢痕粘连。

影像学和其他诊断性检查

- 影像学表现有Bohler角丢失、距骨前倾角丢失，以及跟骨增宽。
  - 在轴位和Broden位X线片上，可以发现原始骨折线。
- 通过CT检查可以显示以上所有表现，还能提供跟骨内部形态信息,确诊是否存在畸形、撞击症和关节炎。

鉴别诊断

- 不伴畸形的创伤性距下关节炎
- 腓骨肌腱撕裂
- 腓肠神经炎
- 跗骨桥

非手术治疗

- 恰当使用非甾体类抗炎药可以减轻一些症状而避免跗骨窦激素注射疗法。
- 使用足踝部支具以及足跟垫,穿着有跟鞋也可减轻症状。

手术治疗

- 这一技术能够恢复跟骨高度达1.5 cm,高度丢失更多的患者可能需要采用骨块植骨以增强其疗效。
- 影响恢复跟骨高度的因素在于截骨线两侧能够获得横向固定的骨量程度。截骨线向前平移给后侧提供了更多的固定空间,但也同时降低了跟骨前侧固定空间。
- 手术指征包括:跟骨骨折畸形愈合表现出如下症状:跟腓撞击症、创伤性距下关节炎、Bohler角丢失(距骨倾倒)、足跟增宽、胫距撞击症。注意并非需要出现以上所有症状才是手术的指征。
- 关节面压缩骨折较舌型骨折更适合采用这种手术方式。
- 如果存在跟骰关节炎导致疼痛,需要附加跟骰关节融合术。
- 每位患者都应详细评估吸烟、糖尿病、血管病变等因素,这些都有可能是手术的禁忌证。

术前计划

- 术前必须获得高质量的影像学资料。
- 包括有患足的站立负重正侧位片、跟骨轴位片,以及Broden位片。
- 健侧足站立负重位X线片能够获得足正常的参数,有助于测量畸形的程度和计算需要纠正的角度。
- 足正位片可以提示跟骰关节是否有所累及。
- 侧位片上可以显示跟骨丢失的高度、距骨前倾角降低度数,以及胫距撞击症的程度。
- 跟骨轴位片可以显示原始骨折线以及跟骨结节的移位。
- Broden位可以显示距下关节以及跟腓撞击症。
- 建议行足轴位、冠状位、矢状位以及三维重建CT检查。
- CT检查使X线片显示的病变得到进一步确认,为重建跟骨内部结构提供了"设计图"(图4)。

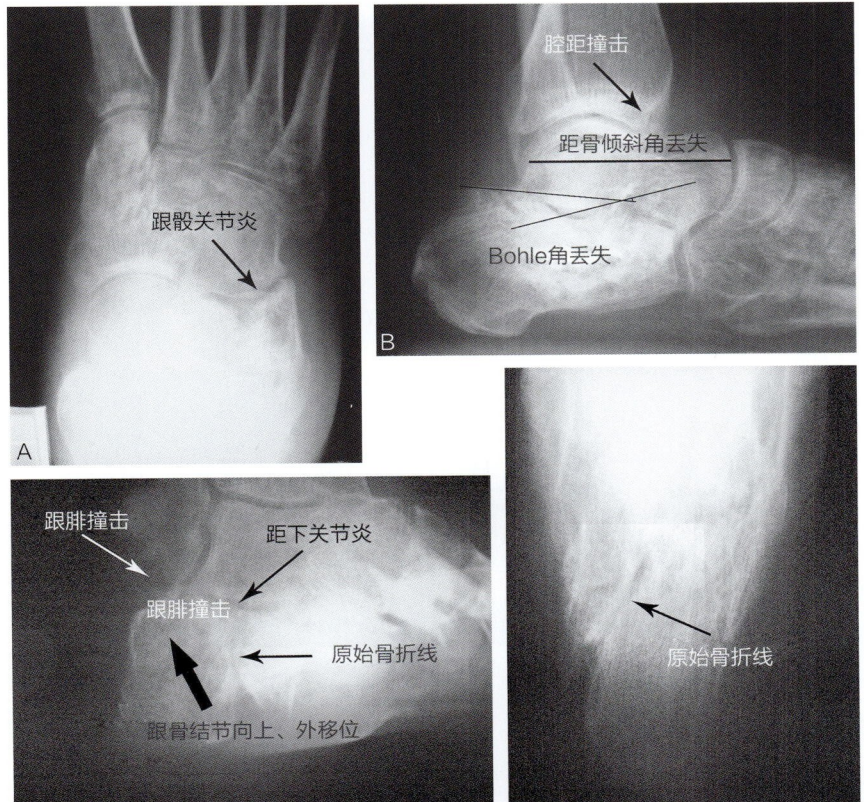

图4 A. 跟骨骨折畸形愈合累及跟骰关节时的足前后位片。B. 侧位片显示Bohler角减小、距骨前倾降低、胫距前撞击症。C. Broden位显示跟骨结节移位、外侧撞击症,以及距下关节炎。D. 跟骨轴位片示斜行的原始骨折线、跟骨结节移位以及外侧撞击症。

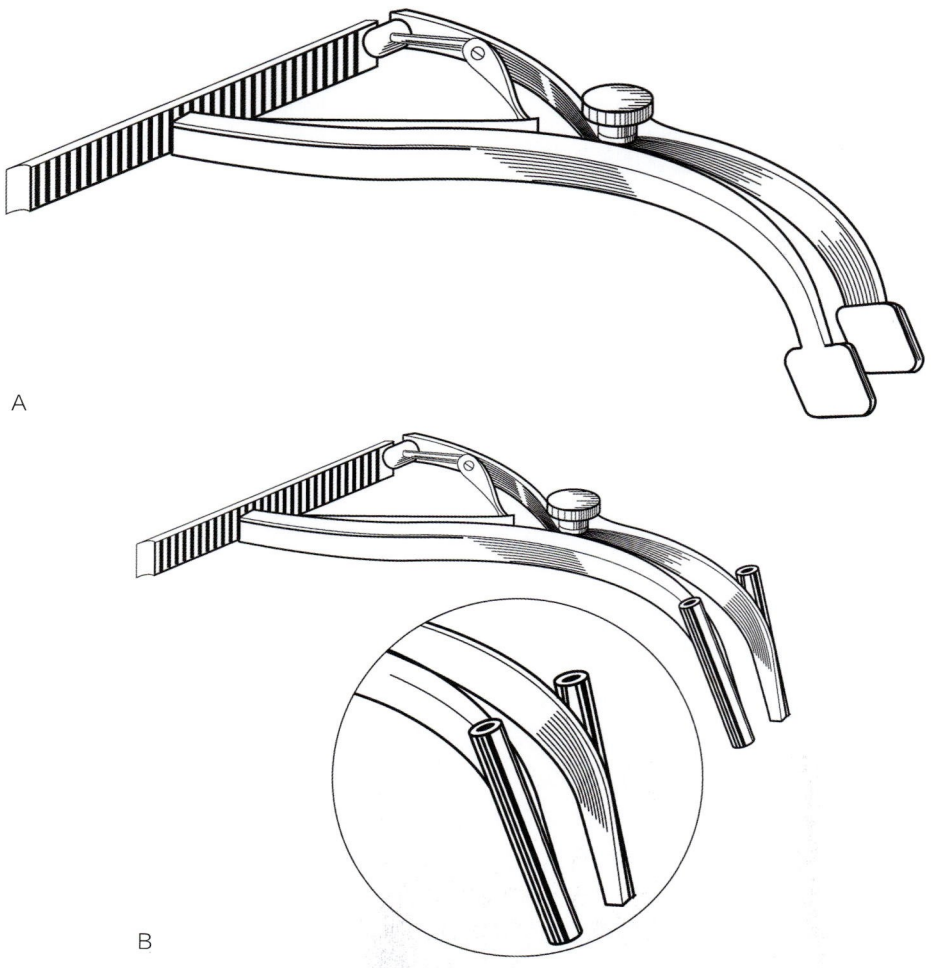

图5 A. 跟骨撑开器。B. 斯氏针跟骨撑开器。

- 手术需要的特殊器械包括：
  - 7.0 mm空心螺纹钉（我们倾向于使用全螺纹螺钉）。
  - 前交叉韧带重建导引器用于辅助7.0 mm空心螺纹钉的导针置入。
  - Baby Inge板层撑开器，可以带有卡齿也可不带。
  - "跟骨撑开器"——宽的平头撑开器或者斯氏针跟骨撑开器（图5）。
  - 小直径的螺钉：3.5 mm、4.0 mm或4.5 mm直径的空心螺纹钉用于横向固定。
  - 一把锋利的骨刀很有帮助。

体位
- 患者取侧卧位，患肢在上。大腿上止血带，整个下肢以及髂骨区消毒铺巾。

入路
- 在腓骨尖正下方做一直切口，向前方沿第4、5跖骨间隙越过跟骰关节（有时需要向后侧略微延长切口）。
- 腓骨尖区域常常由于存在跟腓撞击症，以及腓骨肌腱脱位而组织结构密集（图6）。

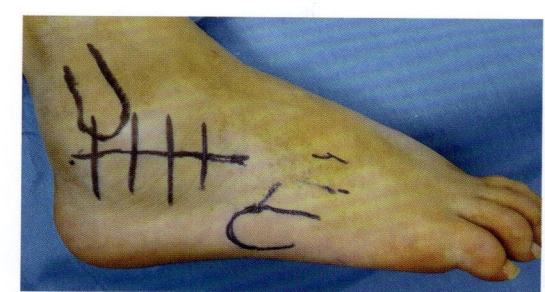

图6 手术切口。

跟骨斜行截骨距下关节融合术

暴露

- 暴露距下关节并松解。
- 将一把小Inge板层撑开器置入跗骨窦内以牵开关节，切除瘢痕组织、关节囊以及外侧跟腓韧带。
- 切除后关节囊，从跟骨后方开始清理软组织直到暴露跨长屈肌腱，可通过关节间隙直视。
  - 尽可能保留跟骨骨间韧带，因为其有助于稳定载距突骨块和距骨（技术图1）。

截骨

- 从跟骨的后关节面表面经常可以观察到骨折线，并予以标记（技术图2A）。
- 去除距骨下关节面和跟骨后关节面软骨，注意保留骨折线并再次予以标记。
- 透视下沿原始骨折线方向从前外上方向后内下方打入1枚斯氏针。
- 将C形臂水平放置或外旋下肢获得跟骨轴位透视片，确认斯氏针的位置（技术图2B）。
- 在斯氏针引导下于原始骨折线平面行跟骨截骨术。起初使用摆锯，最后以骨刀完成截骨。截骨线位于跟骨内侧柱的后部，神经血管束的下方（技术图2C）。

畸形矫正

- 接下来是手术过程中最困难的部分，即向内侧、跖侧以及略微向后移动跟骨结节。
- 笔者首先用跟骨撑开器撑开截骨间隙，再换成板层撑开器以便于降低附着软组织的张力。
- 跟骨结节即可被轻松地撑开至最大程度，再用一把弧形小骨刀[0.64～1.28 cm（1/4～1/2 in）直径]将其向下方以及内侧撬动（技术图3A）。

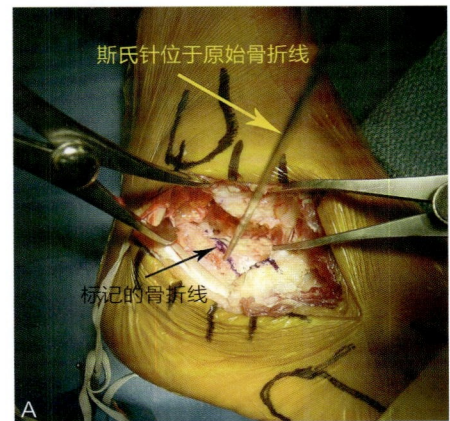

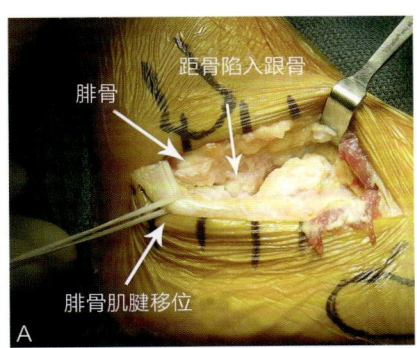

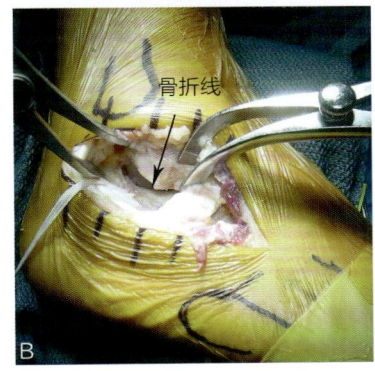

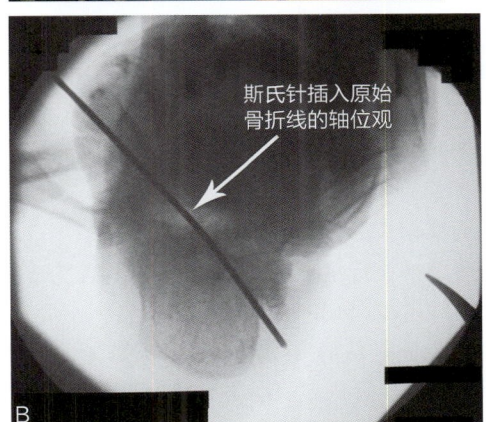

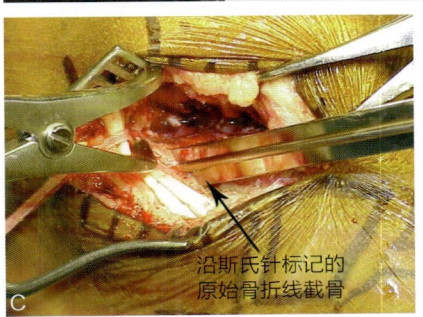

技术图1 A. 牵开腓骨肌腱，暴露跗骨窦和跟骨。B. 打开距下关节可见骨折线。

技术图2 A. 用斯氏针标记骨折平面。B. 术中透视确认斯氏针的位置。C. 参照斯氏针标记位置截骨。

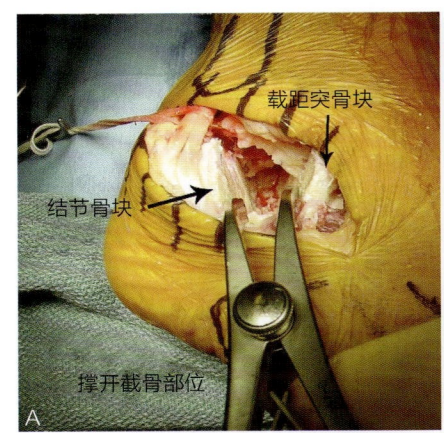
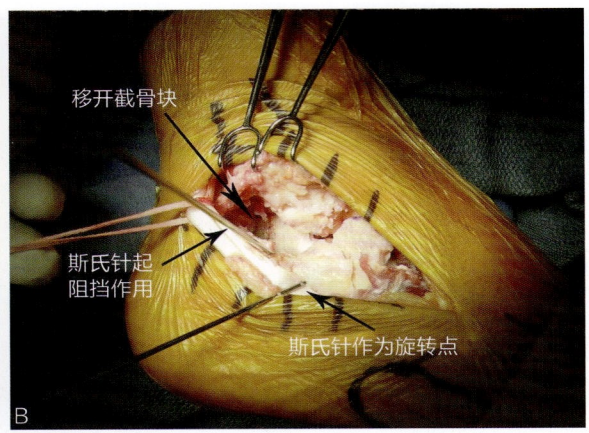
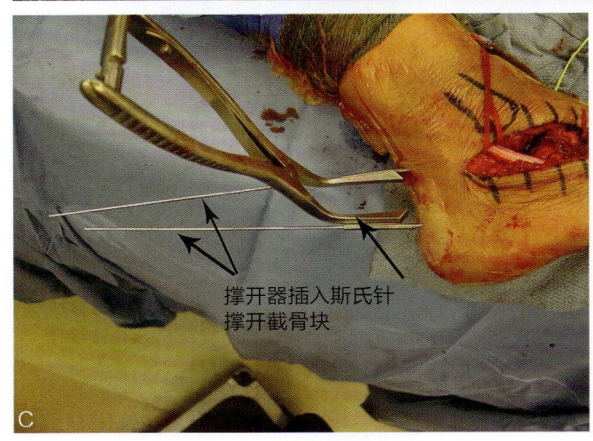

技术图3　A. 用板层撑开器撑开截骨间隙。B. 垂直于截骨平面在跟骨前部打入1枚斯氏针作为轴线控制，再用1枚斯氏针固定截骨后的位置。C. 用跟骨撑开器进一步协助撑开截骨间隙并固定。

- 将1枚斯氏针由外侧骨块的上表面横行打入内侧骨块，这样可以预防复位丢失，有时也可以用1枚粗斯氏针由距骨打入跟骨内侧骨块以临时固定，这样术中可以调节外侧跟骨结节的位置（技术图3B）。
- 术中跖屈踝关节、放松小腿三头肌有助于将跟骨结节向跖面移动。
- 在跟骨前部横行打入1枚光滑的斯氏针作为支点，纠正旋转对线（技术图3B）。
- 笔者的经验是从后方用跟骨撑开器撑开关节间隙，然后用1枚斯氏针固定其位置。然后用2枚斯氏针分别固定内侧骨块和跟骨结节。
  - 用撑开器撑开有助于跟骨结节向跖侧移动，也可用来旋转挤压跟骨结节向内侧移动（技术图3C）。

固定
- 当畸形矫正以后，由外侧向内侧置入小的空心加压螺钉固定（技术图4A、B）。

- 用前交叉韧带钻孔导引装置置入7.0 mm空心螺纹钉导针。
  - 导针的进针点位于跟骨结节的后外侧顶点，出口经过后关节面的内侧，从而对截骨两边充分固定（技术图4C）。
  - 活动后足复合体，将后足放在中立位。此时，距下关节、距舟关节和跟骰关节都可以活动，跟骨的高度也得到纠正。这时可以沿后足复合体运动的正常轴线内翻或外翻足，使其至中立位。
    - 这是整个手术操作的要点，与撑开结构性植骨手术不同的是，后者术中后足的位置是由植骨块的大小和放置决定的。
  - 从距下关节内侧向内挤压距骨，用导针固定至距骨。用7.0 mm直径的螺钉轻度加压固定，如果需要，也可再打入1枚螺钉固定。
- 检查踝关节的活动度。如果有跟腱挛缩影响踝关节背屈，可以通过经皮跟腱松解延长技术予以松解。

第55章 跟骨截骨联合距下关节融合治疗跟骨骨折畸形愈合

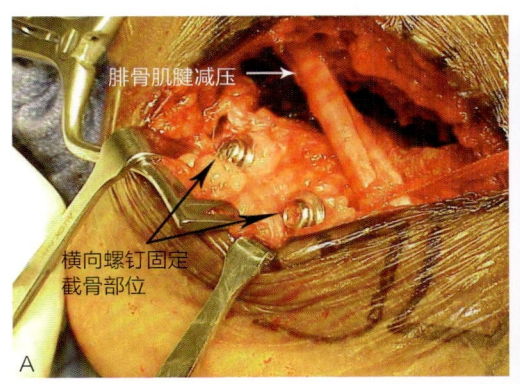
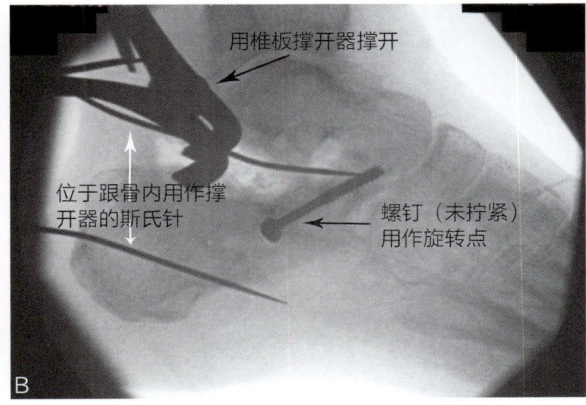
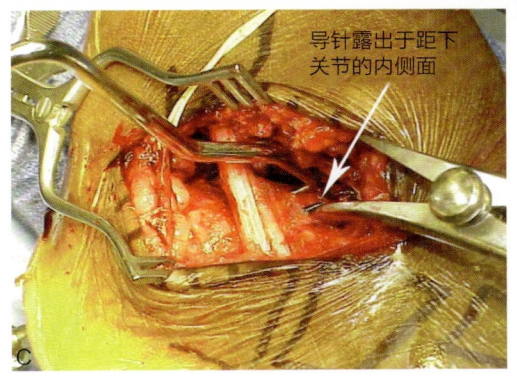

技术图4 A. 用2枚空心加压螺钉横行固定。B. 术中透视示横行固定的螺钉和撑开器的位置。C. 前交叉韧带钻孔导引器帮助下置入7.0 mm空心螺纹钉导针,其方向自跟骨结节到载距突。

植骨及手术完成

- 取自体髂骨。髂骨可以是骨松质或者带骨皮质的骨松质块。填充距骨下方由跟骨结节后外侧向远端移位而形成的间隙。注意只需要将移植骨填充于距骨的外侧缘。如果取的是带骨皮质的骨松质,仔细修整后将其敲入关节间隙内。笔者通常使用自体骨松质植骨,也可以采用同种异体骨(技术图5)。如果有必要,同时行跟骰关节融合术。

- 根据需要留置引流,分层关闭伤口,敷料包扎后用短腿石膏固定。我们在石膏下放置一个AV间歇充气袋,术后24小时再打开石膏。

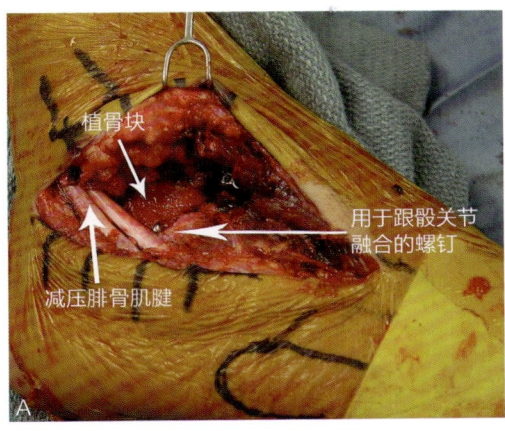
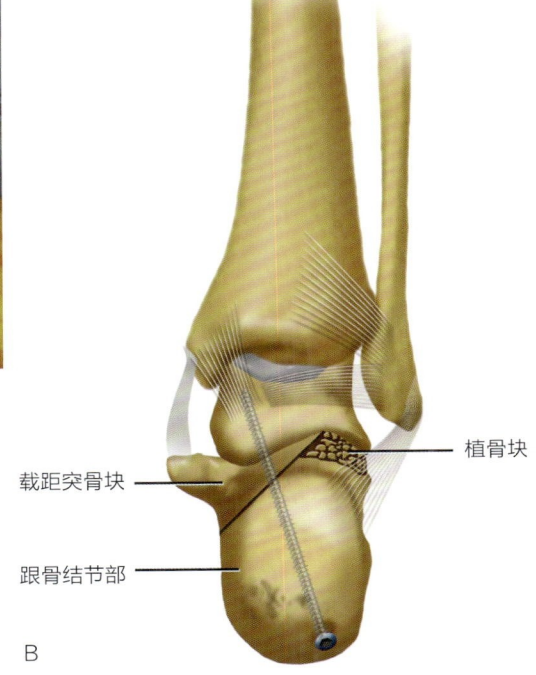

技术图5 A. 最终将骨移植物植入。B. 最终手术完成后的跟骨轴位示意图。

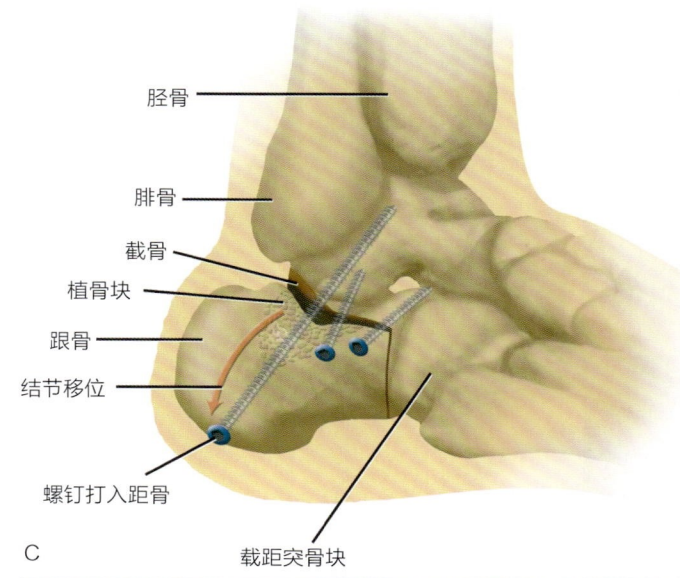

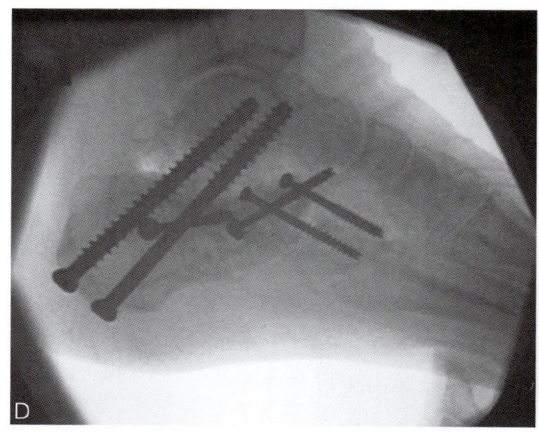

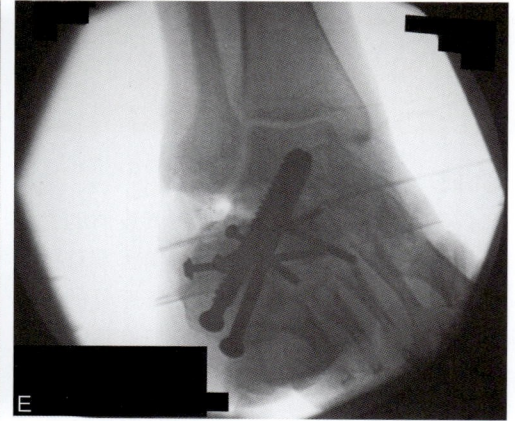

技术图5（续） C. 最终手术完成后跟骨斜位示意图。D. 最终手术完成后的跟骨侧位片（注意该病例同时行跟骰关节融合术）。E. 最终手术完成后的跟骨Broden位片。

跟骨截骨及距下关节植骨融合：典型病例1（由 Mark E. Easley 医生提供）

背景和影像学资料
- 47岁男性，10年前有跟骨骨折但接受保守治疗。目前出现左后跟慢性疼痛及腓骨下方撞击。
- 目前存在跟骨畸形愈合、距下关节炎及慢性腓骨肌腱脱位。
- 使用支具、改变鞋型及减少运动等保守治疗失败。
- 技术图6为术前片。

显露
- 患者取俯卧位，软垫保护骨突起处。保护臂丛神经、肘部尺神经及生殖器（技术图7A）。
- 选择正中纵行切口（技术图7B）。整个过程辨认及保护腓肠神经。
- 辨认距下关节（技术图7C）。

关节准备
- 牵开距下关节并清理（技术图8）。

植骨
- 异体股骨头的颈部骨组织及骨松质被用来距下关节结构性植骨（技术图9A～D）。
- 放入植骨材料并确认部位（技术图9E～G）。

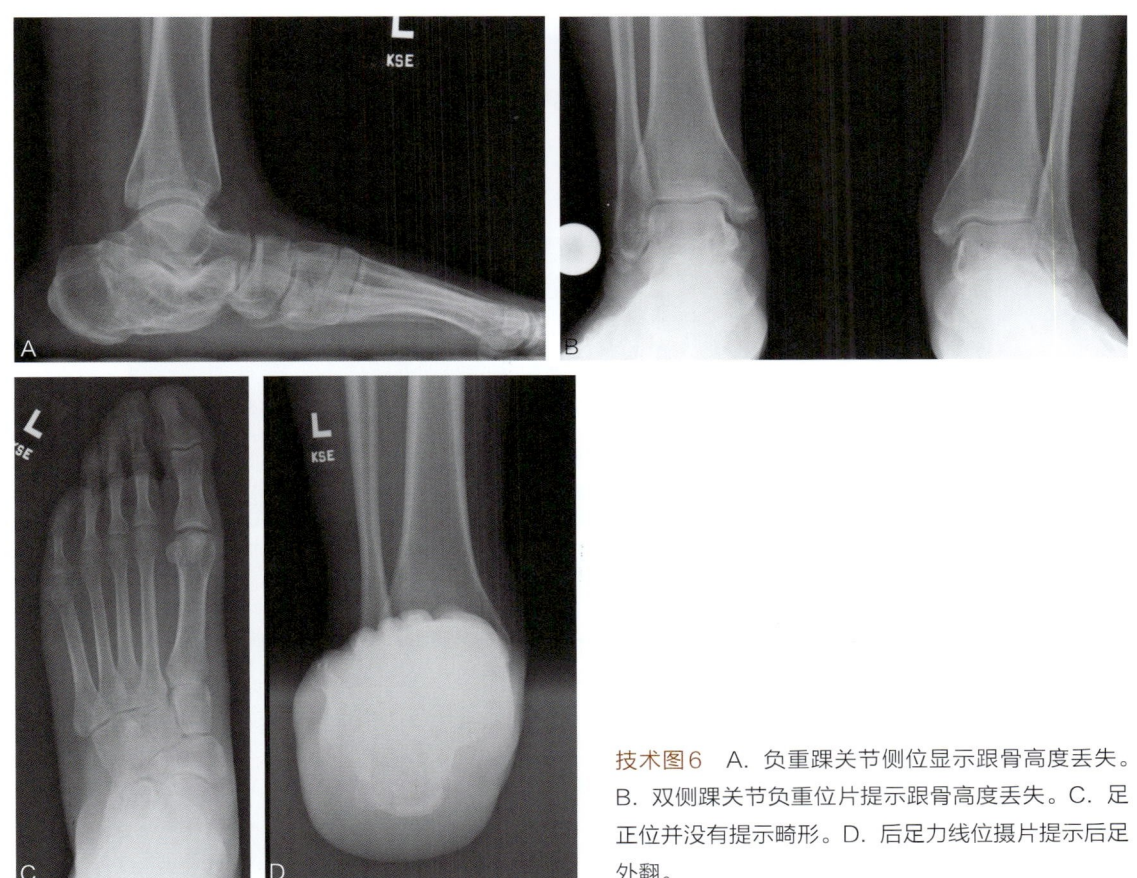

技术图6　A. 负重踝关节侧位显示跟骨高度丢失。B. 双侧踝关节负重位片提示跟骨高度丢失。C. 足正位并没有提示畸形。D. 后足力线位摄片提示后足外翻。

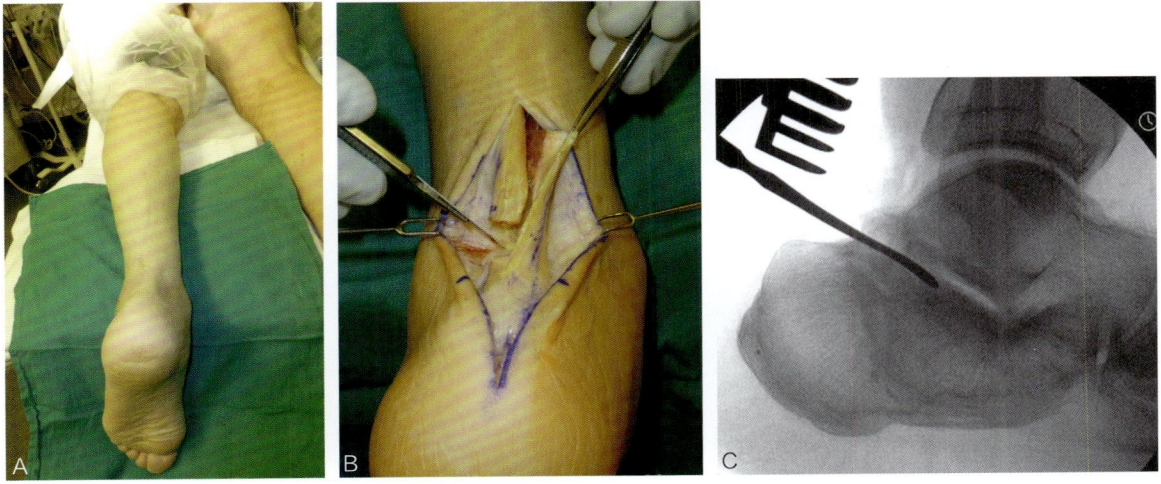

技术图7　A. 患者体位。B. 正中纵行切口，Z形延长挛缩的跟腱。C. 透视确认距下关节。

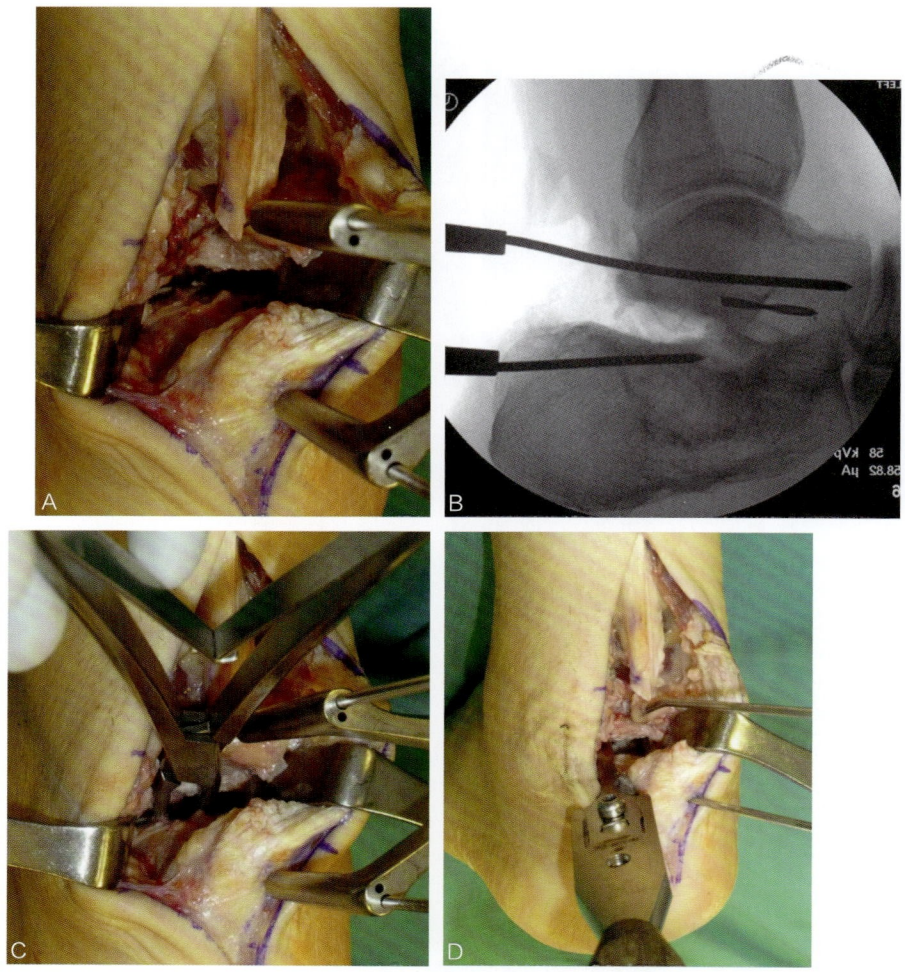

技术图8　A. 牵开装置上的克氏针打在距骨及跟骨上。B. 透视片显示距下关节已牵开（注意钻头断裂）。C. 咬骨钳清理距下关节。D. 使用骨刀增加融合面积。

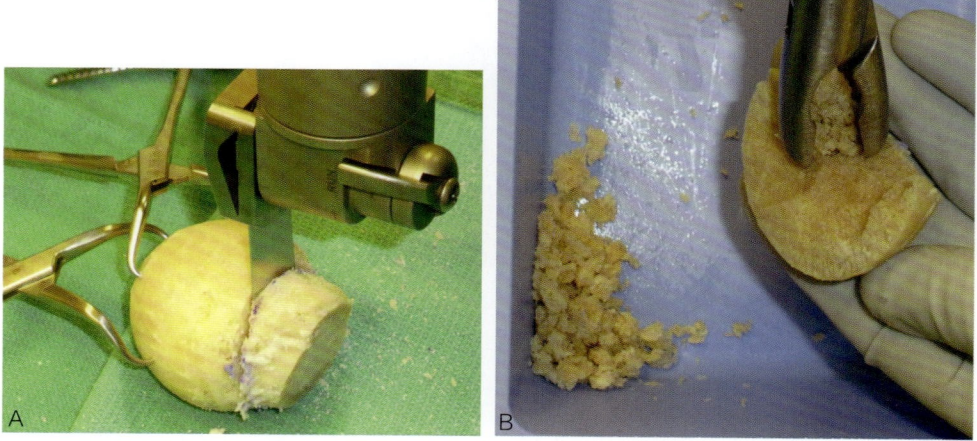

技术图9　A. 准备结构性植骨，使用异体股骨头的颈部骨组织。B. 从股骨头内取出大量的骨松质。

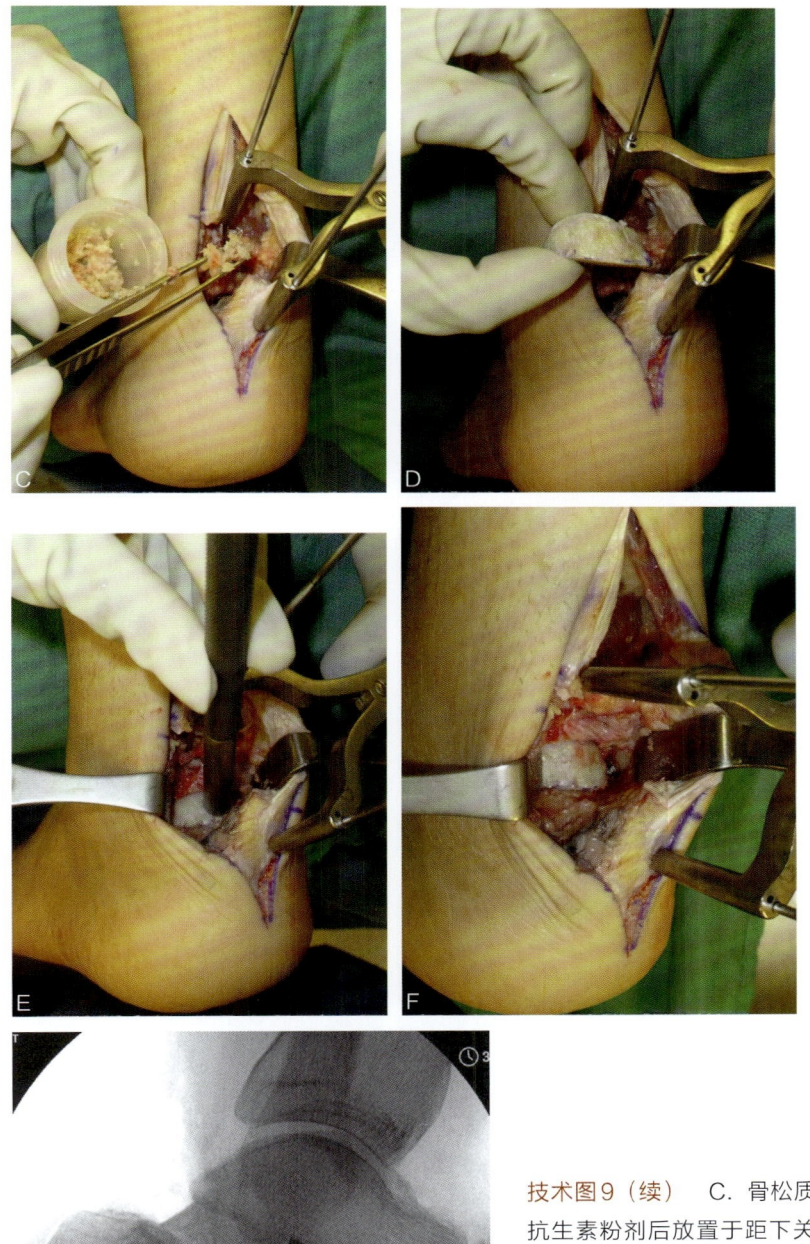

技术图9（续） C. 骨松质混合抗生素粉剂后放置于距下关节融合部位的深层。D. 结构性植骨骨块放于牵开的距下关节。E. 利用顶棒将骨块顶入最终的融合部位。F. 放置骨块后的大体照，与后侧距骨匹配良好。G. 透视确认骨块位置满意。

跟骨截骨

- 利用跟骨截骨来纠正后足外翻,并进一步改善跟骨高度(技术图10)。

固定

- 使用导针临时固定修复处,并透视确认跟骨位置(技术图11A~C)。
- 使用空心螺钉固定修复处(技术图11D~I)。

完成

- 将跟腱在新的休息位张力下进行缝合(技术图12)。
- 图7为术后随访图。

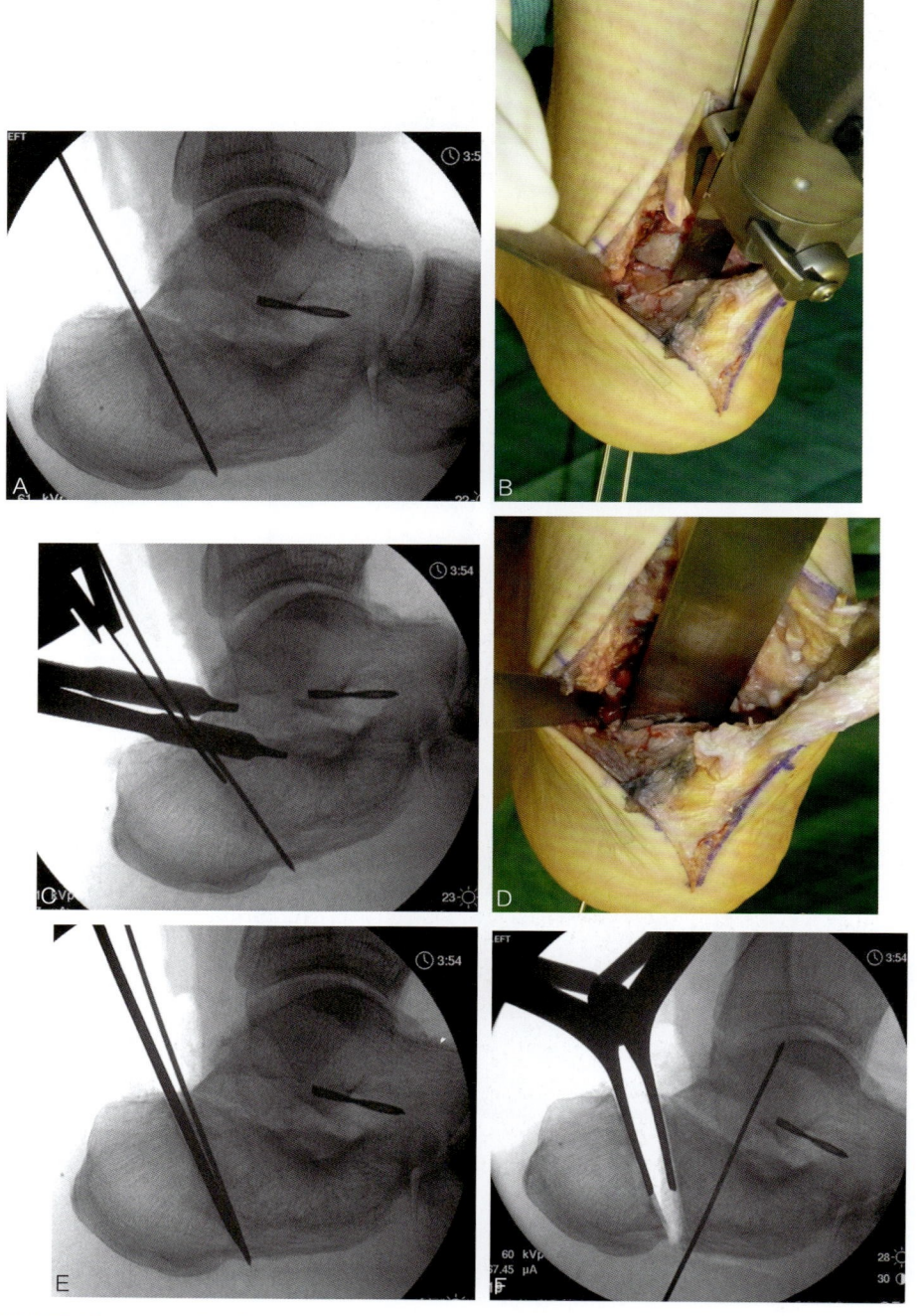

技术图10 A. 透视指导下计划截骨。B. 利用摆锯截骨。C. 透视确认摆锯在跟骨内。D. 骨刀完成截骨。E. 透视确认骨刀在跟骨内。F. 透视撑开器已撑开跟骨结节。

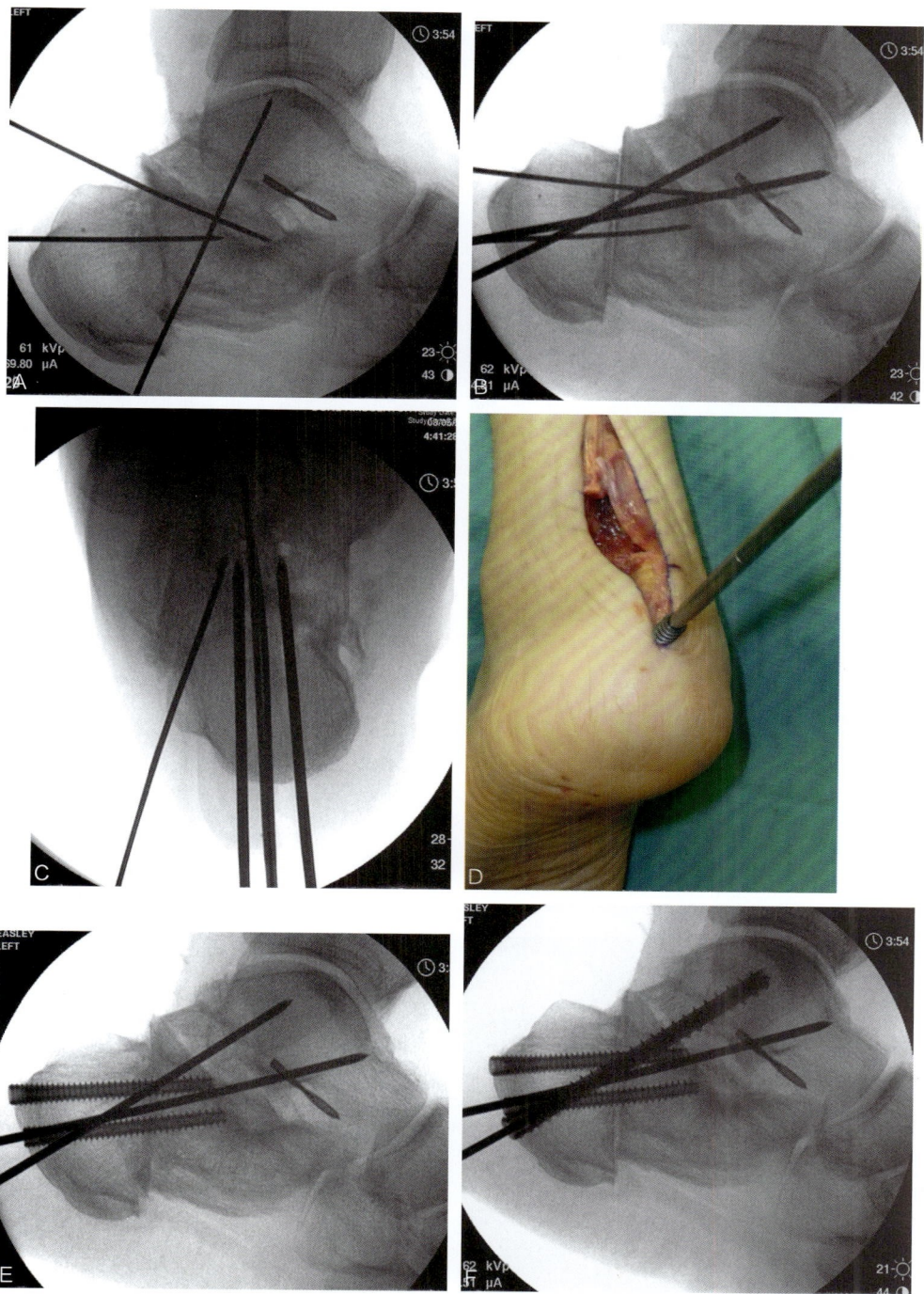

技术图11 A. 临时固定透视片。B. 透视确认空心钉导针位置，避免空心钉与临时固定的克氏针碰撞。C. Harris位透视确认跟骨结节冠状位及导针位置满意。D. 打入空心螺钉。E. 透视确认空心螺钉固定截骨处。F. 透视确认空心螺钉穿过截骨处且距下关节结构性植骨满意。

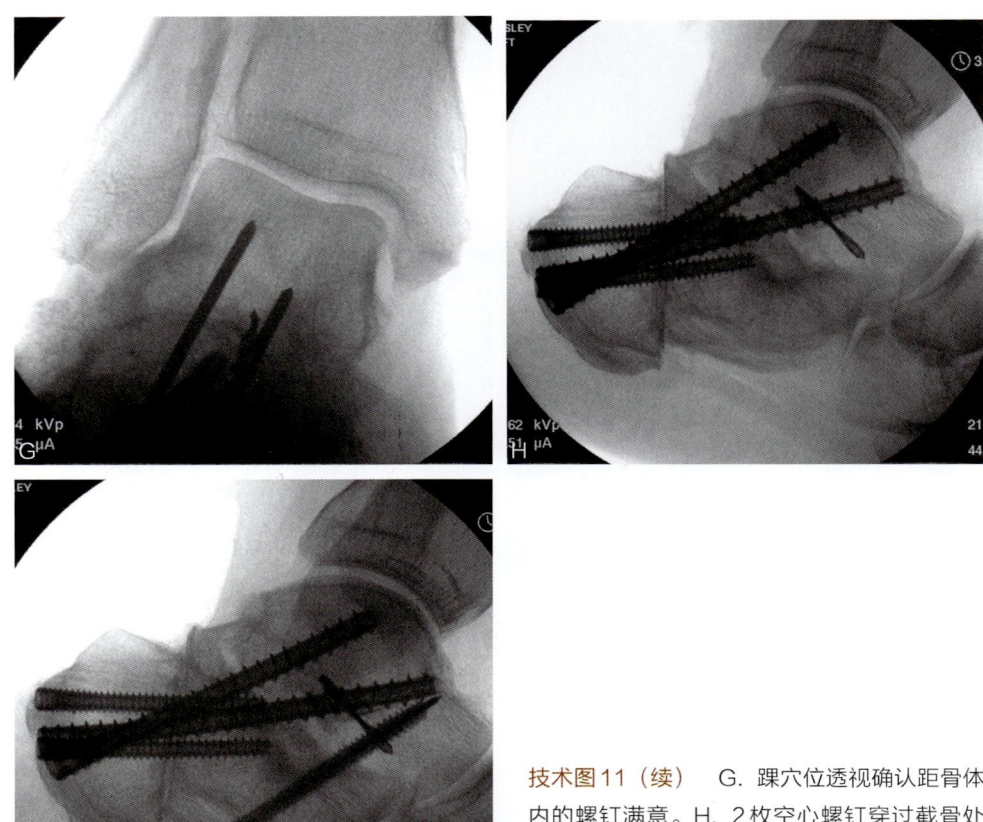

技术图11（续） G. 踝穴位透视确认距骨体内的螺钉满意。H. 2枚空心螺钉穿过截骨处及距下关节。I. 距下关节前部再增加1枚螺钉。

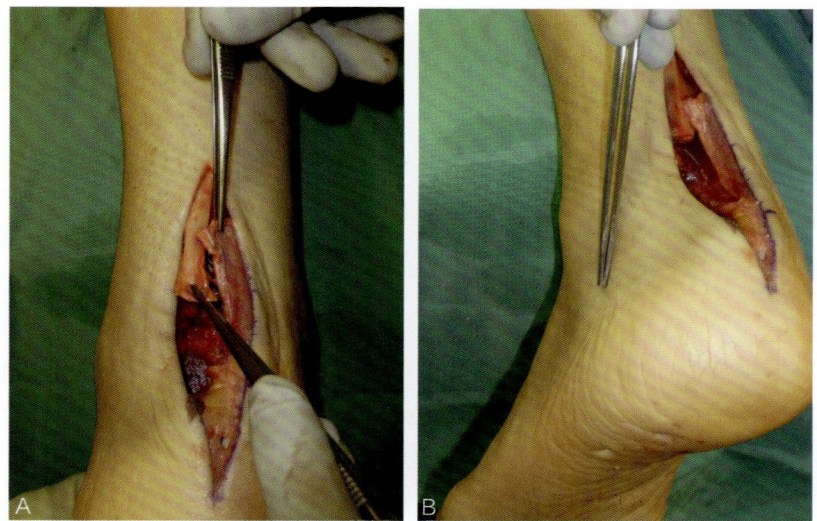

技术图12 A. 将跟腱在新的休息位张力下进行缝合。B. 术前松弛的腓骨肌腱已复位，只是因为恢复了后足的力线及高度。

跟骨截骨及距下关节植骨融合：典型病例2
（由 Mark E. Easley 医生提供）

背景和影像学资料
- 38岁男性，跟骨骨折接受保守治疗。目前出现左侧后足疼痛。
- 使用支具、改变鞋型及减少运动等保守治疗失败。
- 目前存在腓骨下撞击及腓骨肌腱脱位，依靠左足外侧缘行走（技术图13A～C）。
- 技术图13D～H为负重位摄片。

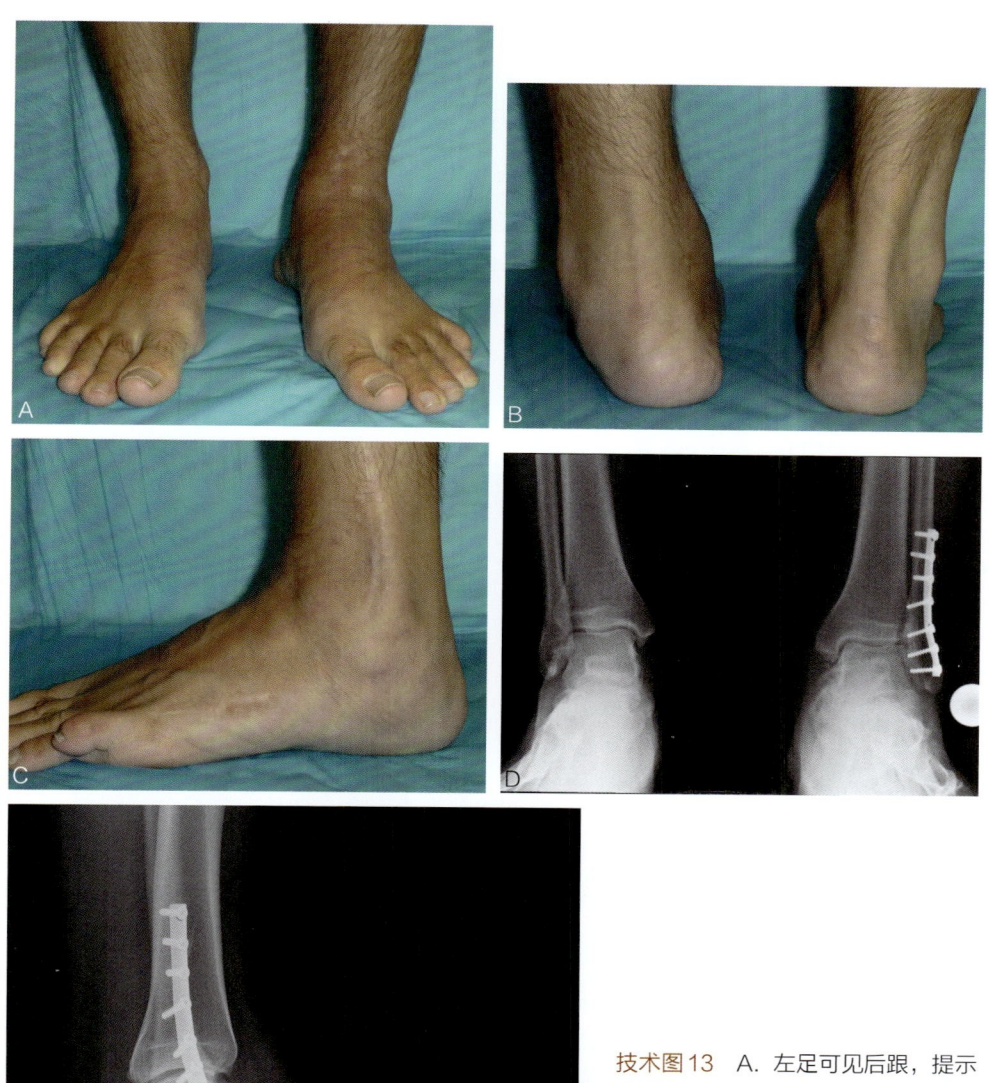

技术图13　A. 左足可见后跟，提示跟骨内翻。B. 后面观提示左后足内翻。C. 由于跟骨外侧突出，导致腓骨肌腱脱位。D. 踝关节前后位摄片提示左侧跟骨高度丢失。E. 侧位片提示跟骨畸形愈合、高弓足及距下关节炎。

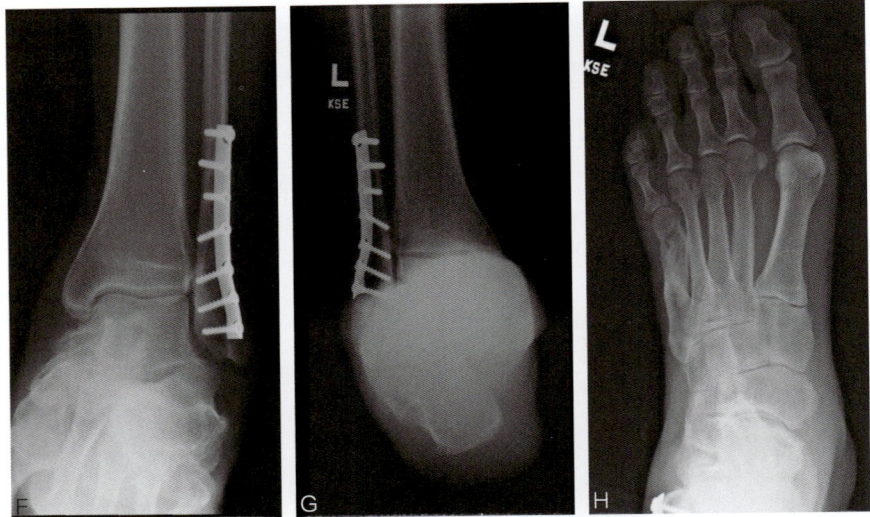

技术图13（续） F. 踝关节斜位片提示腓骨下突出及后足内翻。G. 后足力线位提示后足严重内翻。H. 足正位片提示前足继发性旋前。

显露
- 暴露并分离腓骨短肌（技术图14）。

跟骨准备
- 暴露跟骨外侧壁（技术图15A、B）。
- 进行跟骨关节外截骨及减压（技术图15C、D）。

距下关节准备及植骨
- 使用外侧切口可暴露距下关节，骨刀去除残留的软骨面（技术图16A～D）。
- 增加距下关节面接触面并在软骨下骨钻孔（技术图16E、F）。
- 尽管跟骨外侧壁已减压、距下关节已准备完全，此患者依旧存在后足残留内翻（技术图16G）。因此将切除的跟骨外侧壁骨组织混合异体骨，放入距下关节内侧来外翻跟骨（技术图16H、I）。

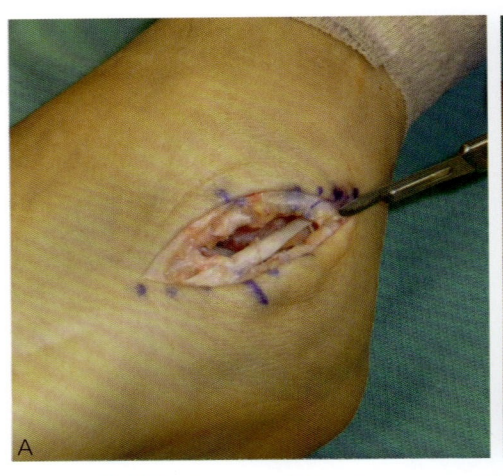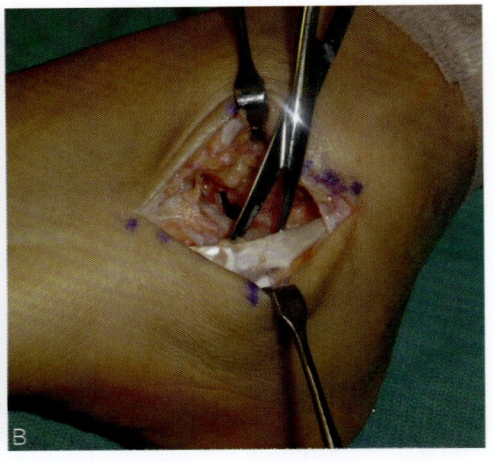

技术图14 A. 由于跟骨膨出，腓骨短肌恰好位于皮下深部。B. 分离腓骨短肌。

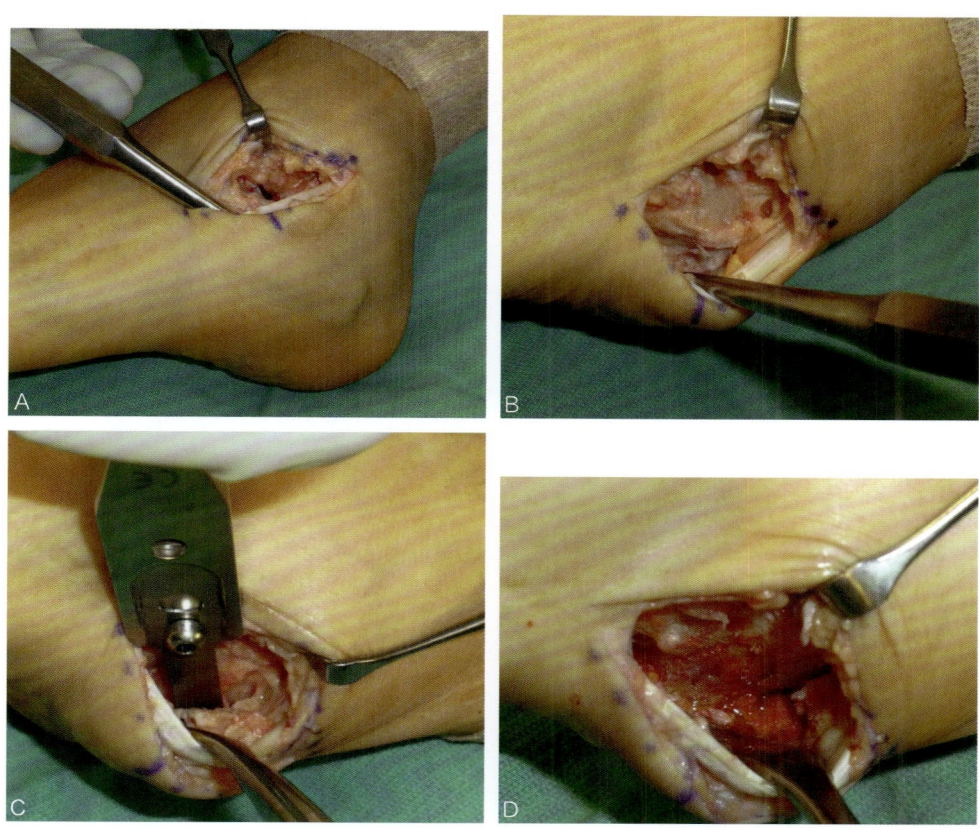

技术图15　暴露跟骨外侧壁。A. 仔细分离外侧跟骨骨膜。B. 完全暴露跟骨外侧膨出。C. 使用骨刀去除畸形愈合的跟骨外侧壁。D. 去除跟骨外侧膨出后显露跟骨外侧骨松质且恢复腓骨下隐窝。

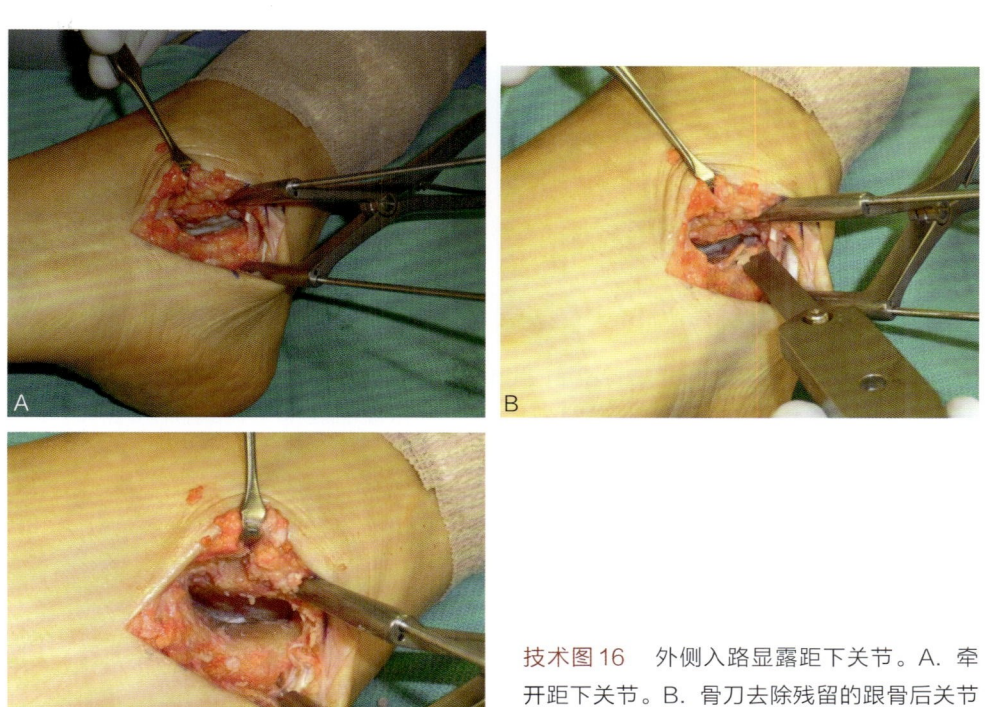

技术图16　外侧入路显露距下关节。A. 牵开距下关节。B. 骨刀去除残留的跟骨后关节软骨面。C. 注意距下关节内侧的踇长屈肌腱提示已到了内侧的安全区。

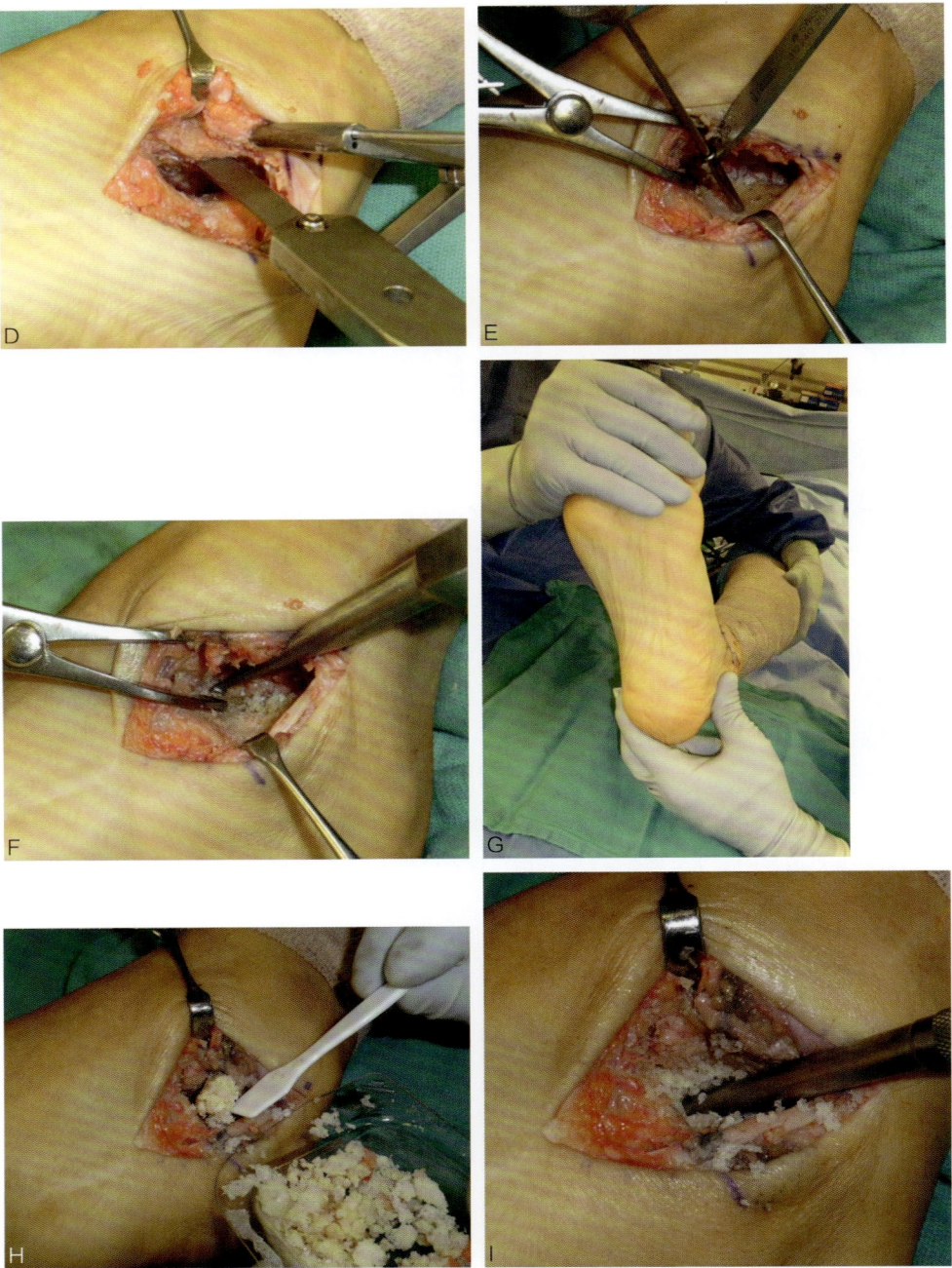

技术图16（续） D. 利用骨刀去除残留的距骨下关节面软骨面。E. 钻头在软骨下骨处钻孔。F. 用刮匙处理关节面。G. 后足依旧内翻。H. 将切除的跟骨外侧壁骨组织混合异体骨，放入距下关节内侧。I. 使用顶棒将骨块顶入内侧。

跟骨外移截骨

- 临时固定后,通过合理的皮桥宽度做第2个切口进行闭合截骨(技术图17A、B)。
- 去除楔形骨块,使用摆锯可以使接骨面更光整(技术图17C~E)(技巧:使用摆锯直到截骨处闭合)。

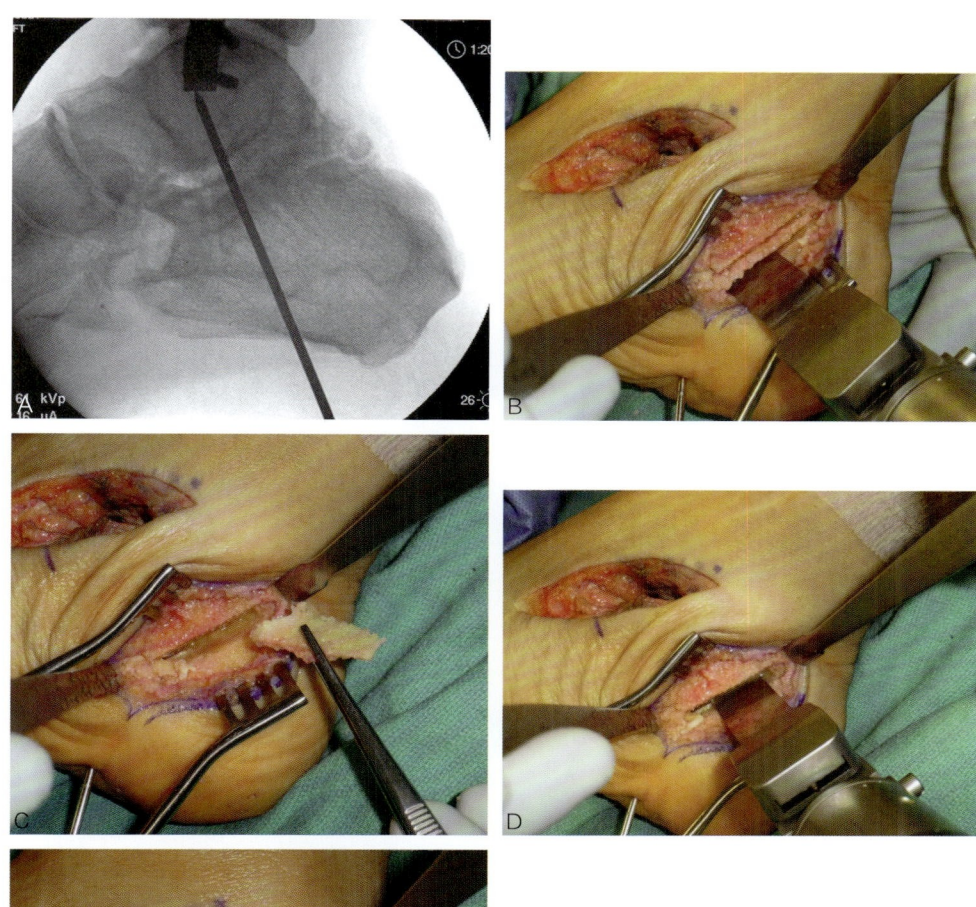

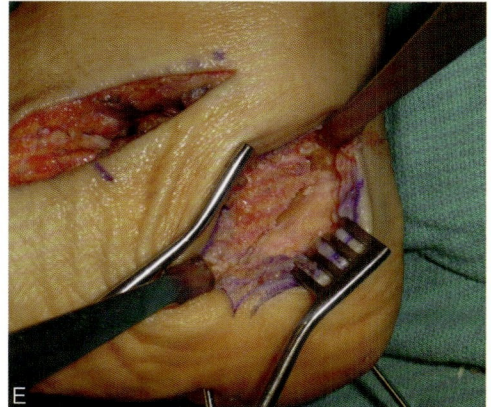

技术图17 跟骨外移截骨。A. 透视距下关节临时固定。B. 跟骨外侧闭合截骨。C. 去除楔形骨块(取出的骨块可以作为距下关节融合的植骨材料)。D. 使用摆锯可以使接骨面更光整。E. 注意跟骨结节骨块存在台阶,说明闭合截骨后还有跟骨外移。

固定及闭合切口

- 放置导针并透视确认（技术图18A~D）。
- 用手维持后足外翻位，2枚螺钉穿过截骨处及融合处（技术图18E、F）。
- 可增加第3枚螺钉来加强距下关节融合强度，并在透视下确认（技术图18G~I）。
- 无张力缝合两个切口，由于皮桥宽度足够，不会使皮肤变白，这需要松止血带后进行观察（技术图18J）。
- 图8为术后随访片。

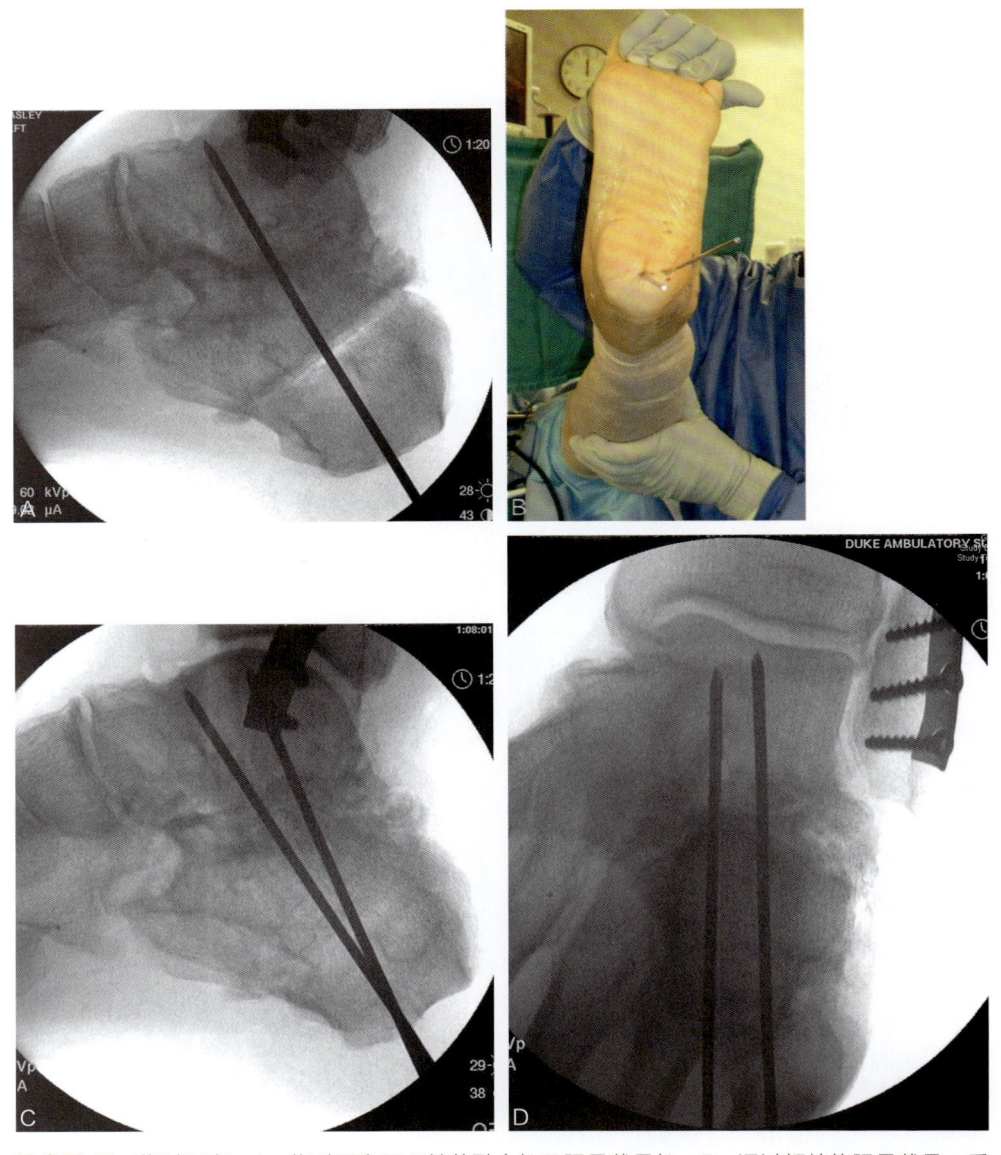

技术图18 临时固定。A. 临时固定距下关节融合处及跟骨截骨处。B. 通过额外的跟骨截骨，后足力线得到明显改善。C. 透视侧位片来确认导针位置。D. 透视踝穴位来确认导针位置。

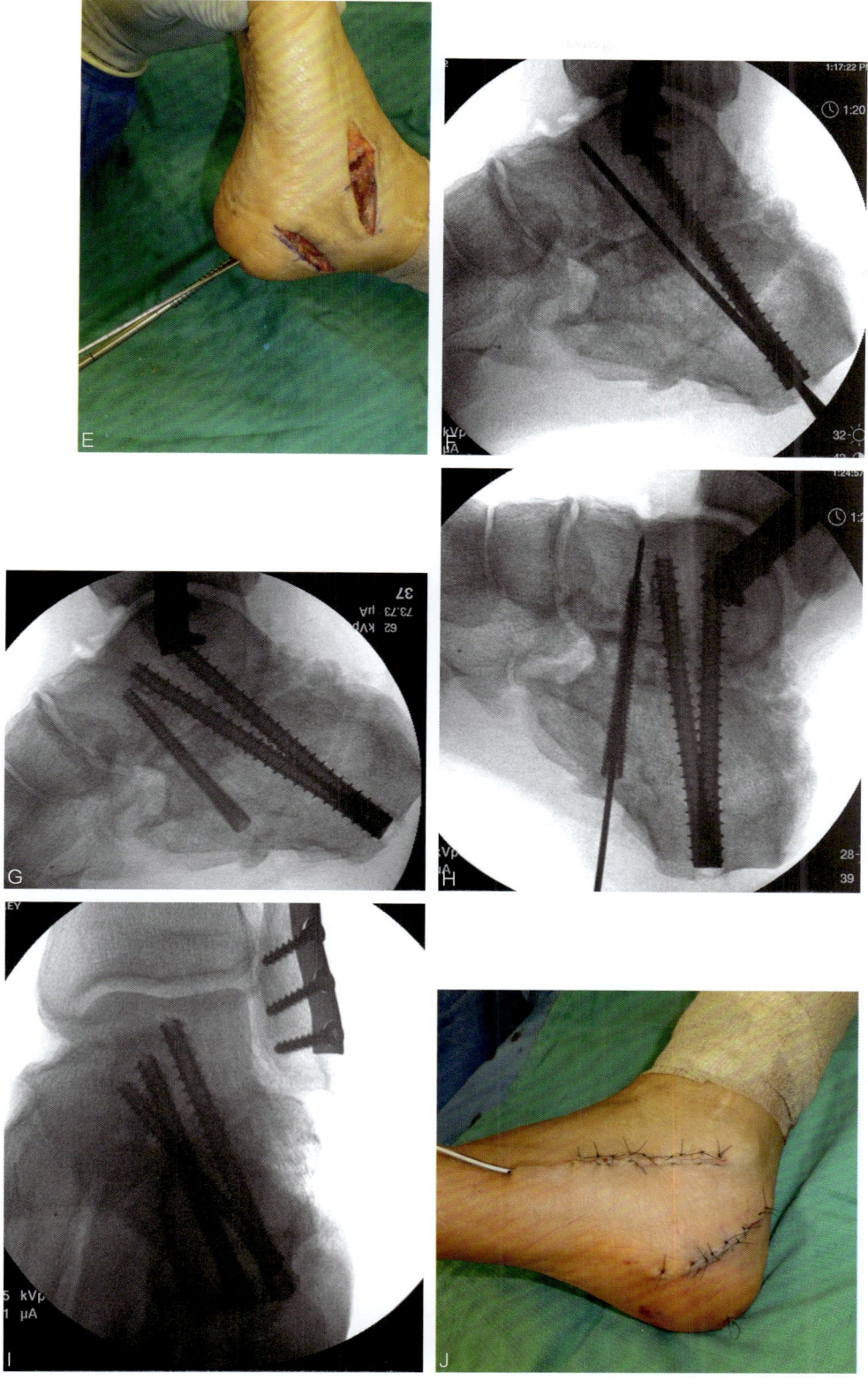

技术图18（续） E. 截骨处及融合处打入螺钉。F. 透视螺钉固定。G. 前方置入第3枚螺钉。H. 透视侧位片来确认螺钉位置。I. 透视踝穴位来确认最终螺钉位置。J. 无张力缝合2个切口，注意使用引流。

要点与失误防范

移动跟骨结节	• 确保外侧韧带和距下关节内的瘢痕都彻底松解。后关节囊和瘢痕组织也需要彻底松解 • 用板层撑开器逐步撑开关节间隙,这样在向跖面牵引跟骨结节时可以降低软组织的张力
变化	• Hansen描述了一种关节外斜行截骨结合距下关节融合术的方法,类似于我们的手术方法。其截骨线并不经过原始骨折线,而是在关节外平行于原始骨折线,因此截骨平面的角度也有所不同 • 还有一种垂直方向截骨术,可以直接使截骨块向跖侧移动,因此可以恢复跟骨的高度,纠正距骨的俯倾角度,也可以纠正内翻

术后护理

- 术后第1天拔除引流,第3天打开石膏伤口换药。术后采用短腿石膏固定8~12周,直到出现明显的融合迹象。
- 随后患者在可以承受的范围内逐步开始负重,可以使用支具保护。
- 加强功能锻炼以恢复踝关节活动度以及小腿肌力。

预后

- 病例1及病例2的随访资料见图7及图8。
- 我们在1993年首先报道了这一技术。随后我们又陆续采用这项技术治疗了大约45例患者。手术结果有可复制性。
  - 预计可以恢复跟骨高度1.5 cm,纠正Bohler角25°。
- 所有患者截骨均得到愈合,仅有1名吸烟患者术后出现距下关节不融合。
- 有2例患者仅行截骨而并没有行距下关节融合术,也取得了满意的效果。

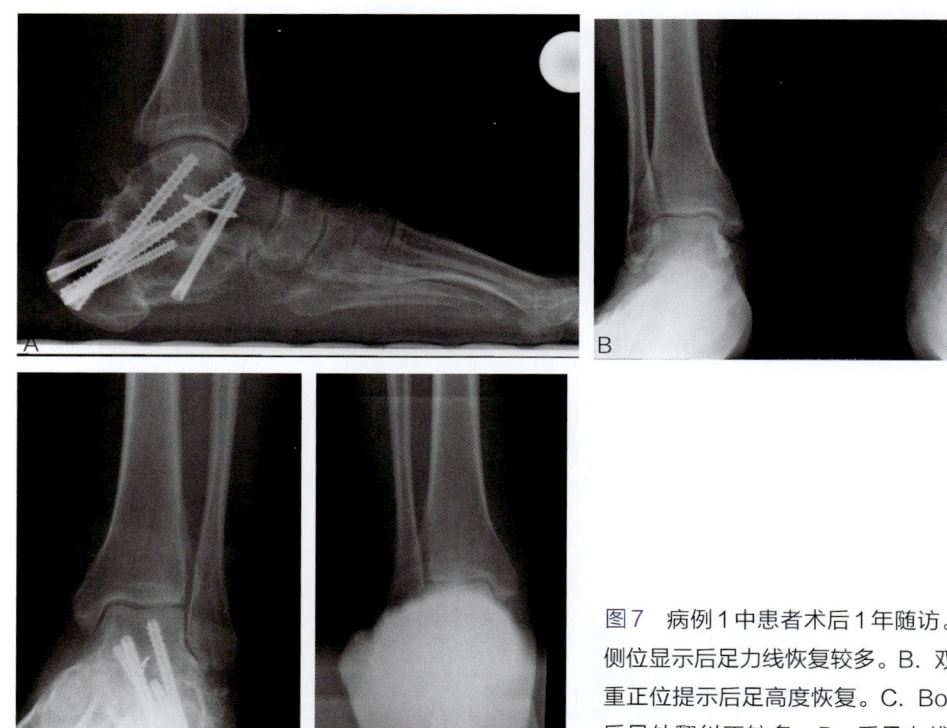

图7 病例1中患者术后1年随访。A. 足负重侧位显示后足力线恢复较多。B. 双侧踝关节负重正位提示后足高度恢复。C. Borden位提示后足外翻纠正较多。D. 后足力线位提示后足力线恢复(感谢Mark E. Easley, MD)。

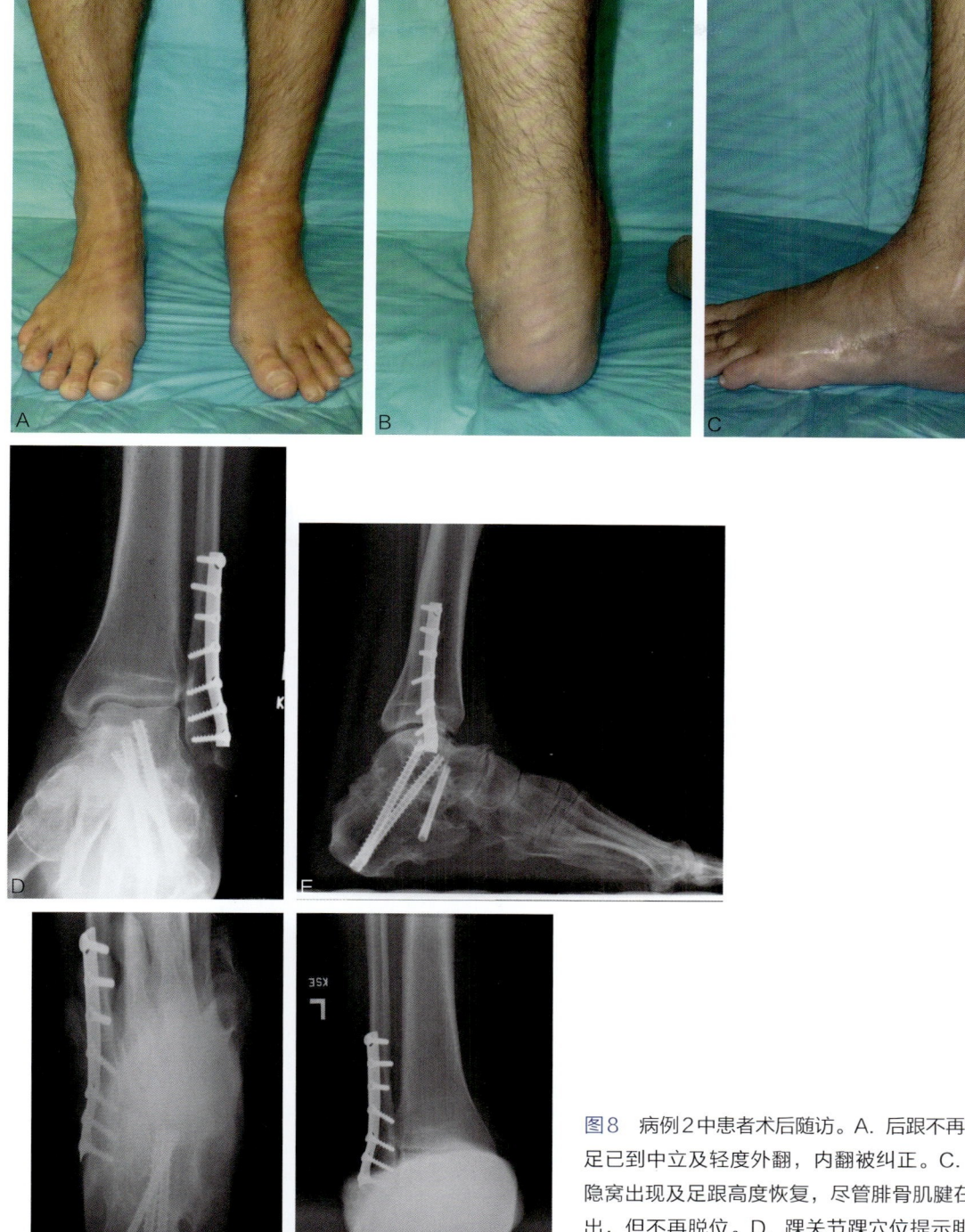

图8 病例2中患者术后随访。A. 后跟不再可见。B. 后足已到中立及轻度外翻，内翻被纠正。C. 由于腓骨下隐窝出现及足跟高度恢复，尽管腓骨肌腱在近端仍有膨出，但不再脱位。D. 踝关节踝穴位提示腓骨下膨出不再出现且后足外翻已建立。E. 侧位片提示后跟高度满意、距下关节融合满意、跟骨截骨愈合。F. Harris位提示后足内翻纠正。G. 后足力线位摄片提示接近解剖力线（感谢Mark E. Easley, MD）。

并发症

- 截骨或者关节融合部位的不融合可能出现,但那并不是很严重的问题。但可能会出现畸形融合,在跟距融合之前注意控制足内外翻角度以避免该并发症。
- 选择合适的患者进行该手术可以避免对跟骨畸形纠正不够充分,术前患者畸形程度应当在上述可以纠正的范围之内。术者应当足够耐心,并且充分纠正畸形,尤其是对于最初的几个步骤。畸形并非马上得到纠正,而是通过不断的松解和牵张软组织达到。
- 畸形纠正后的皮肤张力增加,引发伤口崩裂并不常见,因为手术切口位于畸形最严重部位的前方,该部位的皮肤并没有张力。

(邹剑 译,苏琰 审校)

参考文献

[1] Bradley SA, Davies AM. Computed tomographic assessment of old calcaneal fractures. Br J Radiol 1990;63:926-933.

[2] Burdeaux BD. Reduction of calcaneal fractures by the McReynolds medial approach technique and its experimental basis. Clin Orthop Relat Res 1983;177:87-103.

[3] Carr JB, Hansen ST, Benirshke SK. Subtalar distraction bone block fusion for late complications of the os calcis fractures. Foot Ankle 1988;9:81-86.

[4] Conn HR. The treatment of fractures of the os calcis. J Bone Joint Surg 1935;17:392-405.

[5] Gallie WE. Subastragalar arthrodesis in fractures of the os calcis. J Bone Joint Surg 1943;25:731-736.

[6] Hansen ST Jr. Calcaneal osteotomy in multiple planes for correction of major posttraumatic deformity. In: Functional Reconstruction of the Foot and Ankle. Philadelphia: Lippincott Williams & Wilkins, 2000:380-383.

[7] Leung K, Chan W, Shen W, et al. Operative treatment of intraarticular fractures of the os calcis—the role of rigid internal fixation and primary bone grafting: preliminary results. J Trauma 1989;3:232-240.

[8] Palmer I. The mechanism and treatment of fracture of the calcaneus: open reduction with the use of cancellous bone grafts. J Bone Joint Surg Am 1948;30:2-8.

[9] Romash MM. Reconstructive osteotomy of the calcaneus with subtalar arthrodesis for malunited calcaneal fractures. Master Techniques in Orthopedic Surgery: The Foot and Ankle, ed 2. Philadelphia: Lippincott Williams & Wilkins, 2008.

[10] Romash MM. Reconstructive osteotomy of the calcaneus with subtalar arthrodesis for malunited calcaneal fractures. Clin Orthop Relat Res 1993;228:157-167.

[11] Zwipp H, Rammelt S. Subtalar arthrodesis with calcaneal osteotomy[in German]. Orthopäde 2006;35:387-404.

第56章 传统三关节融合术
Traditional Triple Arthrodesis

Mark E. Easley

定义
- 三关节融合术用于纠正后足的病理性改变,恢复后足力线。
- 尤其适合于以下情况:
  - 严重的后足僵硬性畸形,无法保留关节活动度。
  - 后足的炎症性病变。

解剖
- 后足包括:距骨、跟骨、足舟骨以及骰骨。
- 后足的正常力线可以描述为:在站立负重正侧位片上,距骨和第1跖骨的轮廓相互延续。
- 距跟关节也被称为距下关节。
- 距舟关节和跟骰关节也合称为跗横关节。
- 后足有许多韧带维持其静力性平衡,实际上,在正常足的站立负重相,不依靠肌肉动力性稳定装置即可获得足的内在平衡。
- 后足力线异常也受踝关节、中足以及前足的影响。
- 后足是踝-后足复合体的组成部分,可以在某种程度上代偿踝关节的力线异常。
- 当应力相对平均分布于足跟、第1跖骨-籽骨复合体以及第5跖骨时,足部是平衡的(如脚掌着地行走时)。
- 在病理状况时,由于踝关节、中足或者前足的畸形,正常的后足力线也会被扭曲。
- 踝关节主要的活动是跖屈和背伸,但后足可以代偿踝关节矢状位部分的僵硬,正如踝关节融合术后仍可保留部分的跖屈和背伸活动。
- 行走:
  - 从足跟着地到站立相过程中,后足关节微动使得足部能够适应与之接触的地面。
  - 随着蹬地的动作,胫后肌腱的作用使后足内翻,限制了跗横关节和后足的活动。
    - 作为对抗强有力的小腿三头肌收缩时的杠杆力臂,足的适应性功能得到了扩展,显示了其又一项生物力学的优势。

发病机制和自然病程
- 后足的动力稳定装置失衡尤其是胫后肌和腓骨肌病变很容易引起后足力线异常。
  - 如果这种失衡状态持续发展为慢性损伤,后足韧带组织的静力性稳定作用会减弱,最终发展为后足固定性畸形。
  - 胫后肌功能障碍可以引起平足畸形伴足内侧静力稳定装置失调(内侧三角韧带复合体、内侧距舟关节囊)。
  - 腓骨肌腱功能障碍可引起外踝-后足稳定性降低,进而发展为后足内翻畸形。
  - 创伤性或者炎症性病变可以引起后足僵硬以及疼痛,可伴有畸形。

病史和体格检查
- 患者通常主诉后足疼痛,尤其是在负重时跗骨窦区的痛感。
- 逐渐进展的畸形病变。
- 后足僵硬以及肿胀也是常见的主诉。
- 炎症病变史也需要重点关注。
- 必须对神经血管条件做仔细的检查。
- 需要在站立位和步行状态下分别对患者进行相应的检查。
  - 在非负重状态下患足的畸形可能并不明显。
  - 患者常伴有跛行。
  - 平足外翻患者单足提踵试验可明确僵硬性畸形及胫后肌功能。
- 患者取坐位时,测量患足的活动度。
  - 内外翻活动都明显受限是三关节融合术的指征。
  - 用拇指按压距骨颈限制距骨活动,有助于测量出后足的跖屈和背伸角度。
  - 应当仔细评估踝关节的活动度和稳定性。
  - 如果存在马蹄足挛缩,则是手术治疗的强烈指征。为了重新恢复后足的解剖位置,可能需要行跟腱延长术。很多后足畸形疾病可以导致跟腱挛缩。

影像学和其他诊断性检查
- 需要在站立负重足的前后位、侧位以及斜位X线片(图1)。
- 有时为便于理解患足的病理学改变,也需要对健侧足摄片进行比较。
- 笔者常规拍摄患侧踝关节片。
- 某些严重畸形的患者术前可能存在距骨倾斜。
  - 如果存在,术中在设计后足固定的力线时也应考虑

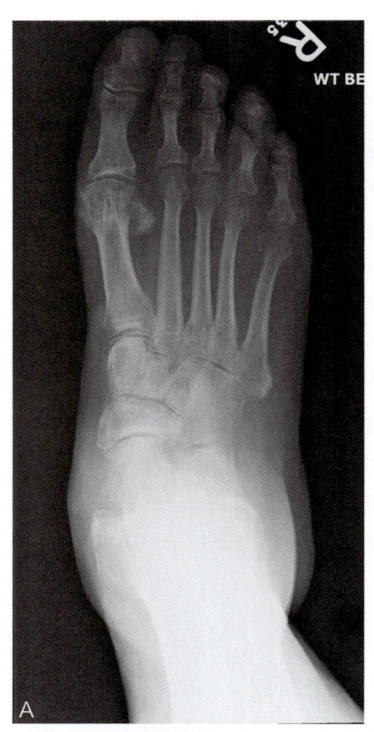

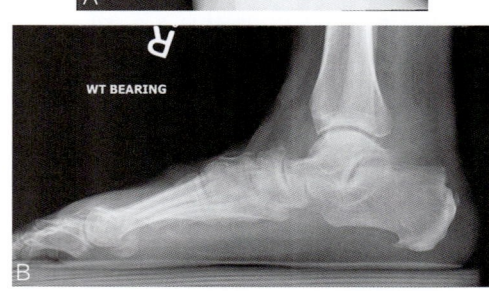

图1 胫后肌功能障碍患者的站立负重前后位和侧位X线片。A. 前后位片示前足外展及距舟关节覆盖不良（注意距骨长轴与第1跖骨长轴偏移，正常两者应该重叠或平行）。B. 外侧片。注意严重距舟关节塌陷（提示弹簧韧带撕裂或不完整）。

后足近端的畸形程度。
- 术者应当对于术前存在的距骨倾斜以及踝关节力线异常有充分了解，以确保后足的畸形得到适当的纠正。
- 当术中后足的力线得到纠正后，进行术中透视确认踝关节力线。
- 很少需要行CT或者MRI检查。

非手术治疗

- 降低运动量。
- 使用非甾体类抗炎药。
- 激素注射。
- 佩戴支具。
  - 高帮支具。
  - 铰链式或者固定角度的踝-足支具。

手术治疗

- 后足许多病理改变最终都可能需要行三关节融合术：
  - Ⅲ期的胫后肌腱病变。
  - 慢性的腓骨肌腱病变。
  - 创伤性后足关节炎。
  - 炎症性关节炎。
  - Charcot病变。
  - 慢性弹簧韧带撕裂。
- 如果可以挽留关节，应首先尝试非融合手术而非采用三关节融合术。
- 考虑选择性地进行后足融合。
- 现在的趋势是采用两关节融合术，尽可能少地对三关节进行融合。
  - 这一概念是尽可能保留跟骰关节以提高后足的适应能力，因此仅行距舟关节和距下关节融合术。
  - 单纯的距舟关节融合术即降低后足90%的活动度。

术前计划

- 术前仔细评估畸形程度以决定需要采取何种矫正措施。
  - 如果合并严重的平足内翻畸形，考虑采用单一内侧入路双关节融合术，而无需使用外侧入路，因此避免了外侧入路切口并发症的可能。
- 马蹄足挛缩：经常需要行跟腱延长术帮助矫正畸形。
- 器械：
  - 术中透视以监控复位质量以及内固定位置。
  - 选择合适的螺钉系统（钢板以及骑缝钉）。
  - 植骨并非必需，但如果畸形纠正后残留空腔或者缝隙，植骨填充很有帮助。

体位

- 对于传统的三关节融合术，患者以改良的侧卧位（斜侧卧位）卧于手术床（图2）上，这样方便暴露后足的内外两侧。

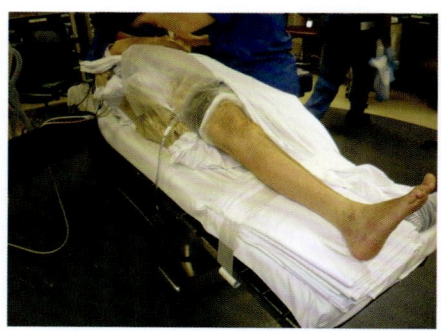

图2 患者采用改良的外侧卧位，躯干下垫软枕支撑，便于同时暴露足的内外侧。患足的下方垫大量的折叠手术单。

- 患者的躯干下垫一软枕用以支撑。
- 通常在患者腋下也要垫枕。
- 对侧髋关节轻度屈曲以便留出空间放置折叠的手术巾，而患肢则摆放于手术巾上面。
  - 如果对侧肢体与软枕有所接触，则需要给予良好的衬垫。
- 如果考虑需要行跟腱延长术，常规使用大腿止血带。
  - 如果不需要进行跟腱延长，也可使用小腿止血带。

入路

- 传统的外侧通用入路：从腓骨尖开始延伸7～8 cm至第4跖骨基底。
- 传统的背内侧通用入路：从内踝的前方开始，延伸7～8 cm至第1跖骨的背内侧。
- 如果合并马蹄足挛缩，笔者首先行跟腱延长术。

外侧暴露

- 采用外侧纵行切口（技术图1A）。
- 保护腓肠神经（技术图1B）。
- 分离腓骨肌腱和趾短伸肌之间的间隙。
- 将趾短伸肌及其表面的筋膜一同向背侧牵开（技术图1C）。
  - 注意避免撕裂肌肉及筋膜，因为在手术结束时需要用以关闭深部组织。
- 剥离分歧韧带（跟舟韧带和跟骰韧带的合称），该韧带位于趾短伸肌的深面。
- 同时剥离跟骰关节关节囊（技术图1D）。
- 将一把钝拉钩置于距下关节外侧和跟腓韧带之间（技术图1E）。
- 用一撑开器首先暴露距下关节（技术图1F、G），随后暴露跟骰关节。
- 采用该入路同时可以暴露外侧距舟关节。

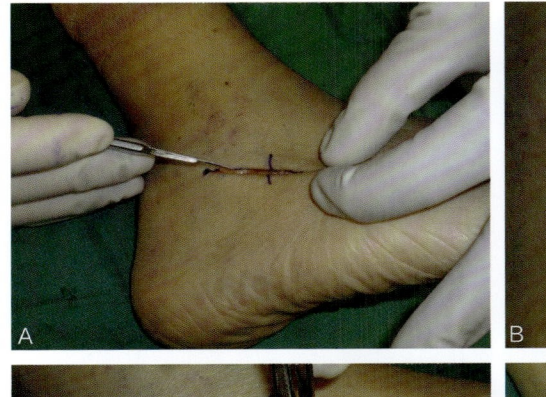
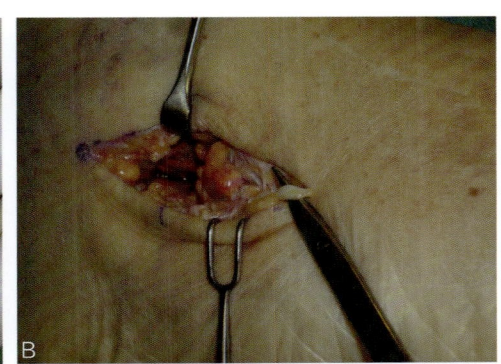
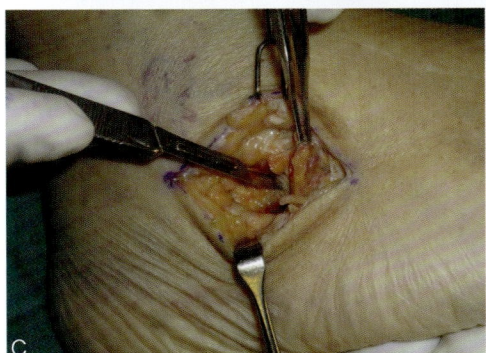
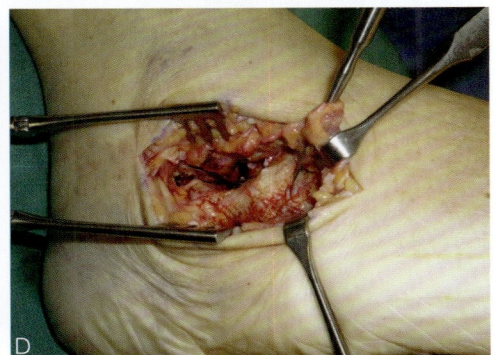
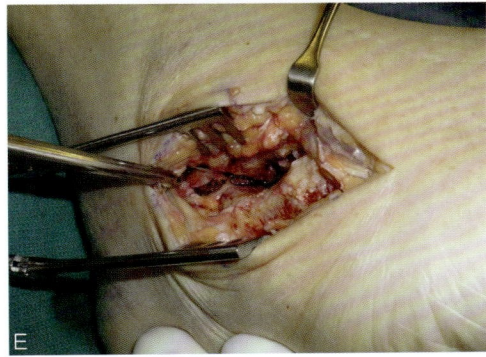

技术图1 A. 标准的外侧入路。B. 保护腓肠神经。C. 牵开趾短伸肌及其筋膜。D. 用一把钝拉钩放置于跟腓韧带的深面以便于暴露距下关节。E. 辨认跟骰关节。注意本例患者炎症性关节病变、关节完全变形。

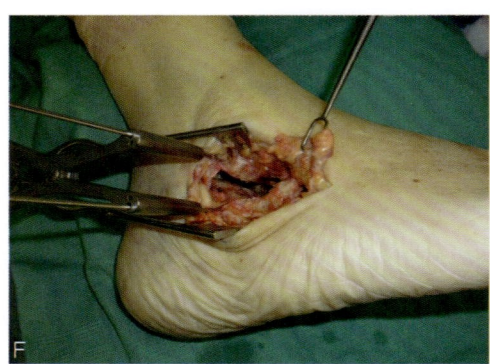
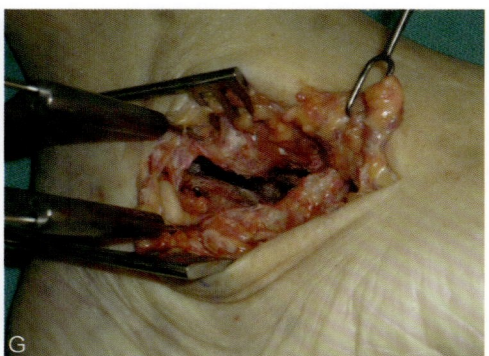

技术图1（续） F、G. 用撑开器协助暴露距下关节。

距下关节、跟骰关节以及外侧距舟关节的处理

- 这三个关节的处理方法是一致的。
- 用锐骨膜剥离器或者骨刀去除残留的关节软骨（技术图2A）。
- 注意保护其下面的软骨下骨结构。
- 在软骨下骨表面钻孔或者用骨刀处理，以便于融合部位血管长入，而不破坏软骨下骨的结构框架（技术图2B、C）。
- 距下关节不仅包括后关节面，也包括前、中关节面。
  - 但是如果可能，注意不要损伤距骨颈部位下方纤细的血管网结构。

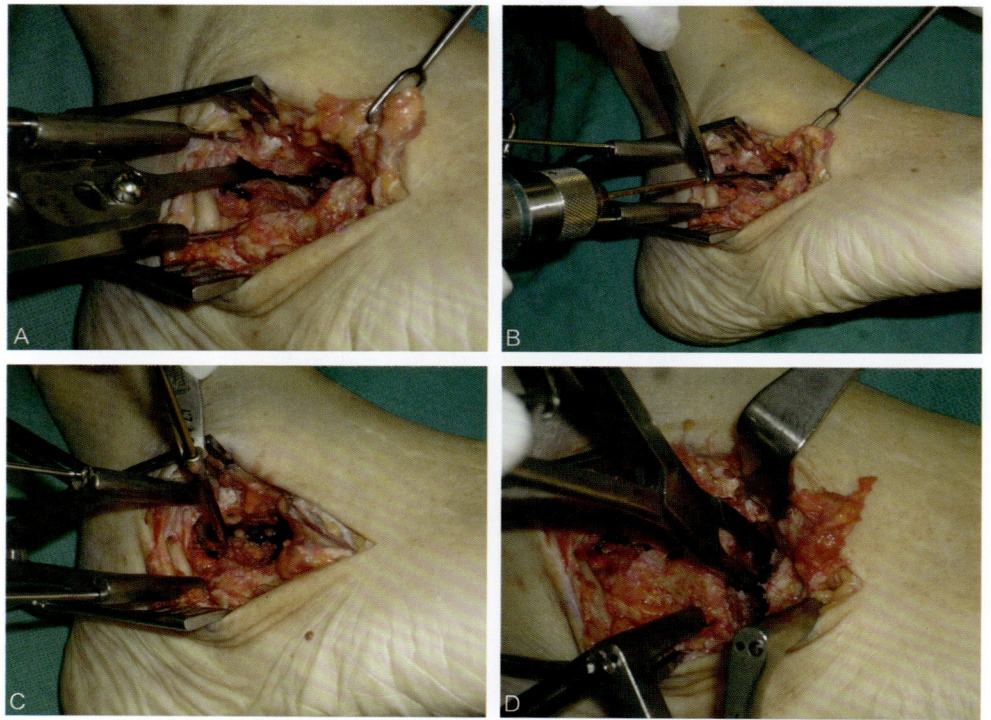

技术图2 A. 用骨刀去除残留的关节软骨。B、C. 清理距下关节。B. 用钻头钻孔。C. 钻孔产生的骨屑可以用来植骨。D、E. 清理跟骰关节。D. 用骨刀去除残留的关节软骨。

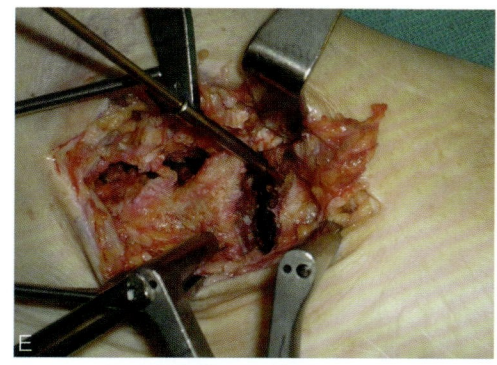
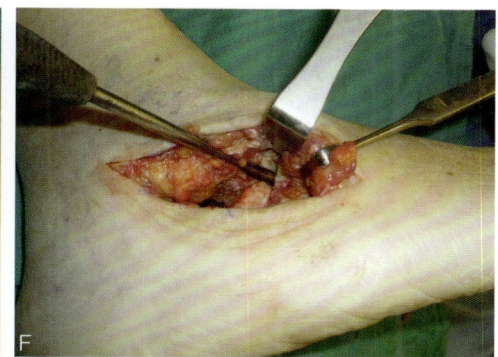
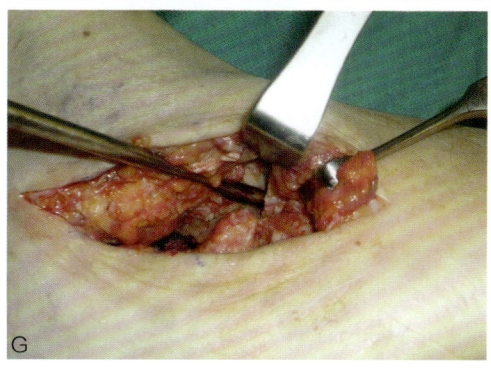

技术图2（续） E. 在软骨下骨表面钻孔以促进融合，钻孔产生的骨屑可以用来植骨。F、G. 暴露外侧距舟关节。

- 跟骰关节是一个鞍状关节，所以注意避免仅用一把骨刀直接截去全部关节面，因为这样可能导致过多的骨量丢失，尤其是在纠正平足外翻畸形时（技术图2D、E）。

- 内侧入路很难显露外侧距舟关节，而外侧入路可以为外侧距舟关节的处理提供良好的暴露（技术图2F、G）。
- 清洗创面之后再在软骨下面钻孔。钻孔像扩髓一样有植骨的作用，所以在这过程中笔者不会进行冲洗。

内侧入路

- 采用内侧直切口（技术图3A）。
- 电凝结扎大隐静脉的属支，便于牵拉静脉主干。
- 辨认胫前肌腱，在整个手术过程中予以保护（技术图3B）。
  - 常常需要切断伸肌支持带纤维来暴露胫前肌腱。
- 纵行切开关节囊（技术图3C、D）。
  - 切开弹簧韧带，在舟骨表面剥离胫后肌腱止点以扩大距舟关节的显露。

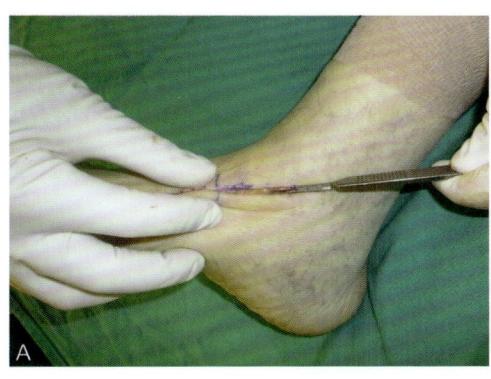
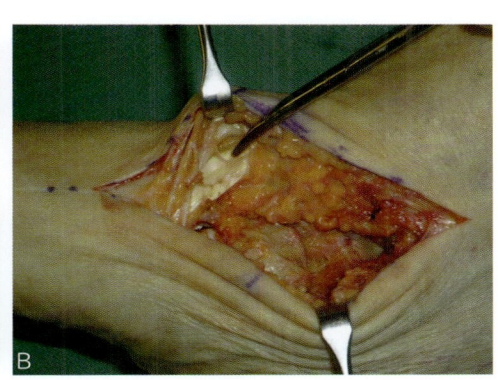

技术图3 A、B. 内侧入路暴露距舟关节。

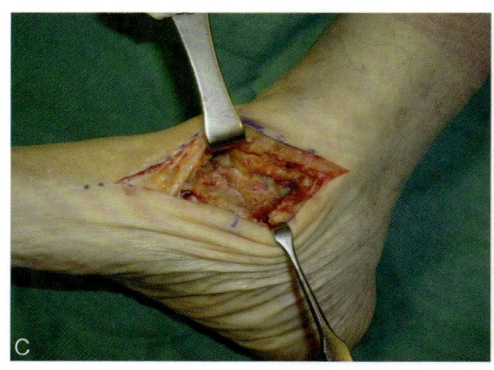
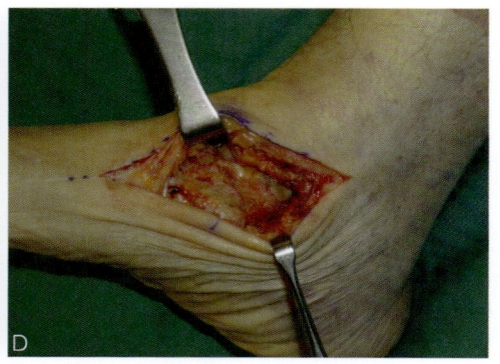

技术图3（续） C. 关节囊切开后对于内侧的暴露。D. 仔细观察发现该患者距舟关节炎症性病变引起关节磨损改变。

清理距舟关节

- 用一把撑开器协助暴露整个距舟关节（技术图4A、B）。
  - 对于骨质疏松患者，避免对足舟骨施加过分的撑开力量，以免引起骨折。
- 去除距舟关节残留的关节软骨（技术图4C）。
  - 对于平足外翻畸形患者，距骨头的骨质量下降，在去除残留的关节软骨时，注意避免用骨刀直接凿击。
  - 距骨头外侧部分应当已经通过外侧入路得到了良好的处理。
  - 去除舟骨的软骨面。
- 在软骨下骨表面钻孔以促进融合。
  - 用小直径钻头在距骨表面钻孔相对来说容易一些（技术图4D）。注意在距骨头部位使用骨刀可能会引起医源性骨折。
  - 采用同样的方法在舟骨表面钻孔。
  - 笔者一般不常规使用磨钻行软骨下骨表面钻孔，但是对于足舟骨来说有时非常有效，在使用磨钻的同时用冷水或者生理盐水冲洗减少骨床热坏死可能，但同时也冲洗掉了将用于植骨的骨屑。
  - 和处理其他关节面相同，在钻孔前冲洗距舟关节局部，希望能够保留用于植骨的骨屑。

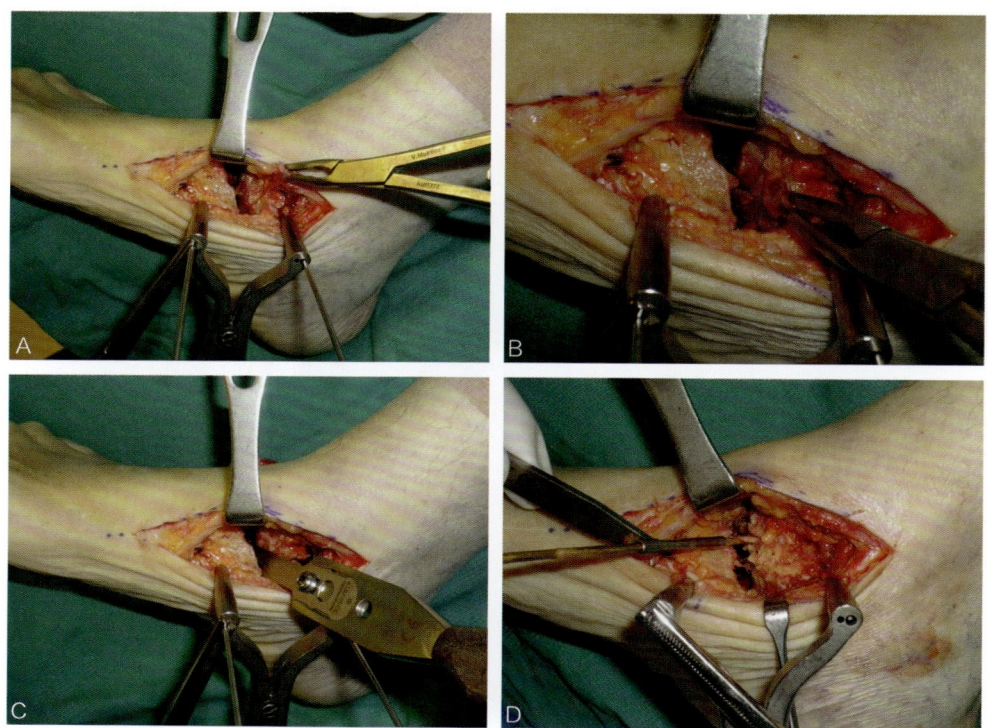

技术图4 A. 撑开器协助暴露距舟关节。B. 用咬骨钳清理关节间隙。C. 用骨刀去除残余的关节软骨。D. 在软骨下骨表面钻孔以促进融合。

复位后足

- 在复位后足之前将骨移植物填充于关节融合部位。
  - 笔者常规在融合部位表面空腔部分植骨填充。尽管这并非必须,但填充这些间隙可增加桥接骨小梁的能力。
- 跟骨必须位于距骨下合适的中心位置。
  - 可以通过外侧切口观察跟骨后关节面和距骨的相对位置关系,并予以固定(技术图5A、B)。
  - 正常情况下,距骨前外侧和跟骨前突之间有一条间隙,手术中应当恢复这一解剖学关系。
  - 对于严重的足内翻畸形,笔者试图恢复跟骨和距骨关系,轻度矫枉过正(技术图5C)。
- 一旦恢复了正常的跟距关系,予以临时固定。
  - 笔者首先用空心钉导针予以固定,尽量将导针置于计划的螺钉轨迹中(技术图5D、E)。
  - 笔者通常和一个助手一起完成该操作,首先维持复位,再让助手将导针从跟骨结节置入距骨体内。
- 双切口手术入路的优势之一,就是在术中,术者可以同时直接维持距舟关节和跟骰关节复位。
  - 距下关节复位后,首先尝试恢复正常的距舟位置关系,从内外侧切口分别都能触及距舟关节(技术图5F)。
  - 在纠正平足内翻畸形时,宁可矫枉过正舟骨和距骨头的位置。
- 距舟关节复位后,小心地保护胫前肌,让助手用2根克

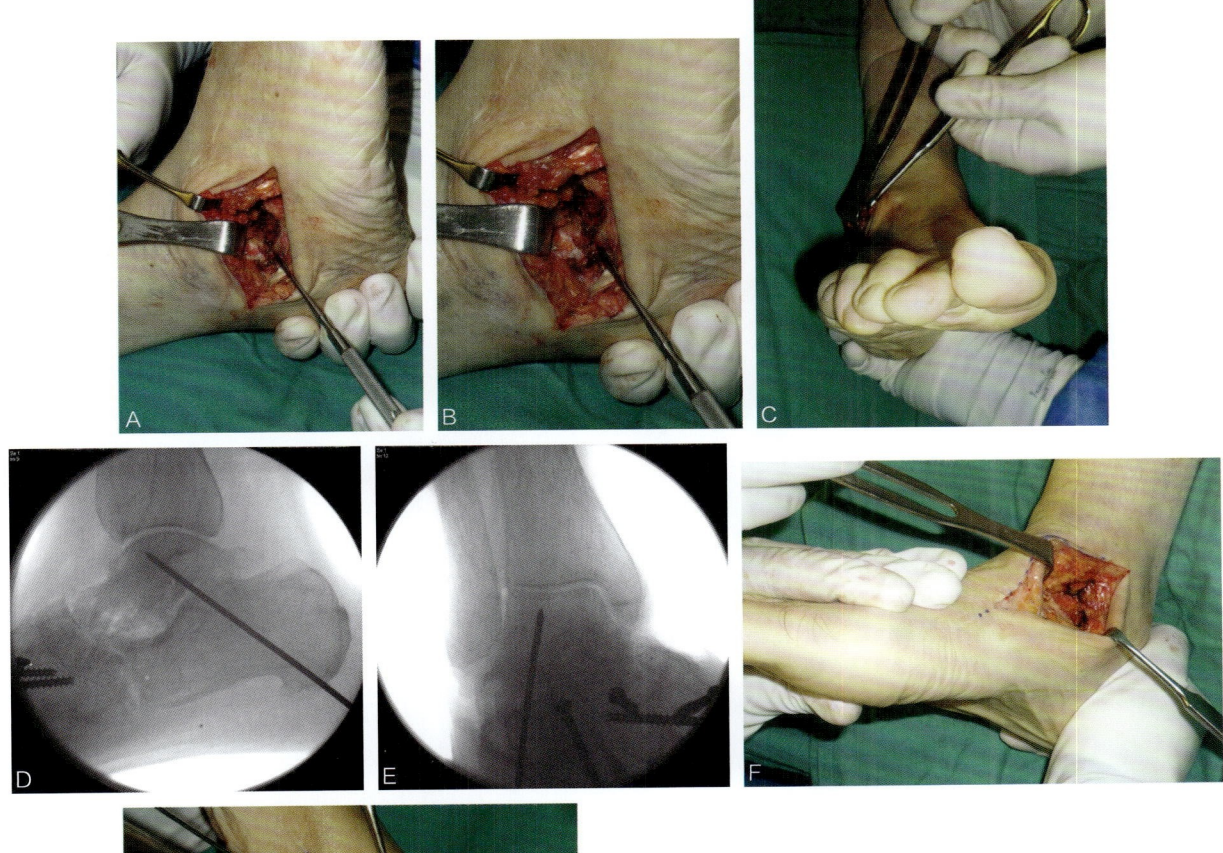

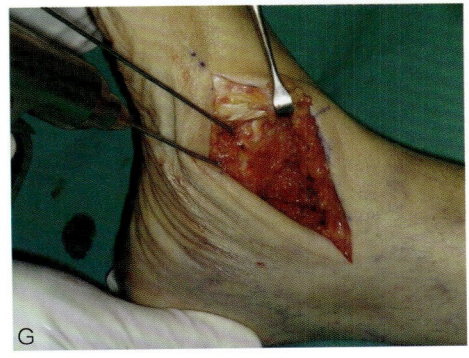

技术图5 复位后足。A、B. 检查距下关节复位。C. 维持后足于正确位置。距下关节复位后打入交叉导针并透视侧位(D)及踝穴位(E)。F. 复位距舟关节。G. 导针固定距舟关节。

氏针临时固定足舟骨和距骨头，注意2根导针位置合理分布，彼此间隔一定空间（技术图5G）。
- 尝试将螺钉置于足舟骨最远端的部分，有时甚至于达到内侧楔骨的内侧柱部分，因此导针的长度至少与内侧楔骨的内侧面齐平。
- 最后用导针临时固定跟骰关节。
  - 为了给螺钉固定跟骨前突提供充足的空间，用刮匙去除跟骨前突上一个小的楔形骨块。
  - 笔者一般将骰骨向上推移，跟骨前突向下推移维持复位。
  - 即使是采用外侧入路，用导针在最理想的位置纵向固定跟骰关节也并非易事。
    - 有时笔者会在腓骨肌腱后方做一个小切口，在腓肠神经和肌腱深面分离建立软组织隧道，置入导针套筒，从而安全地将导针置入距骨前突。
  - 用导针固定跟骰关节。

固定后足

- 术中透视确认复位质量以及导针位置是否合适（技术图6A）。
  - 根据需要做一些必要的调整。
  - 此时，笔者常规透视踝关节来确认是否存在踝关节畸形而影响后足的真实力线。
- 选择合适的螺钉长度，用空心钻沿导针扩孔，但只刚好扩到第二层骨皮质。
  - 目前大部分螺钉都采用自攻自钻设计，但是尤其对于足舟骨，笔者仍然坚持预先钻孔以降低发生足舟骨骨折的风险。
  - 注意钻孔不用全层钻孔，采用这样方法常常可以获得良好的效果。
- 笔者首先使用1枚加压螺钉固定距下关节（技术图6B、C）。
- 随后用两枚螺钉固定距舟关节（技术图6D～F）。
  - 第1根螺钉采用加压螺钉技术。
  - 第2根螺钉作为位置螺钉。
  - 如果需要获得更坚强的固定，在中足背侧部位做一个小切口，注意保护腓浅神经、趾伸肌腱及其深面的神经血管束，在保护套筒的协助下将导针从舟骨的

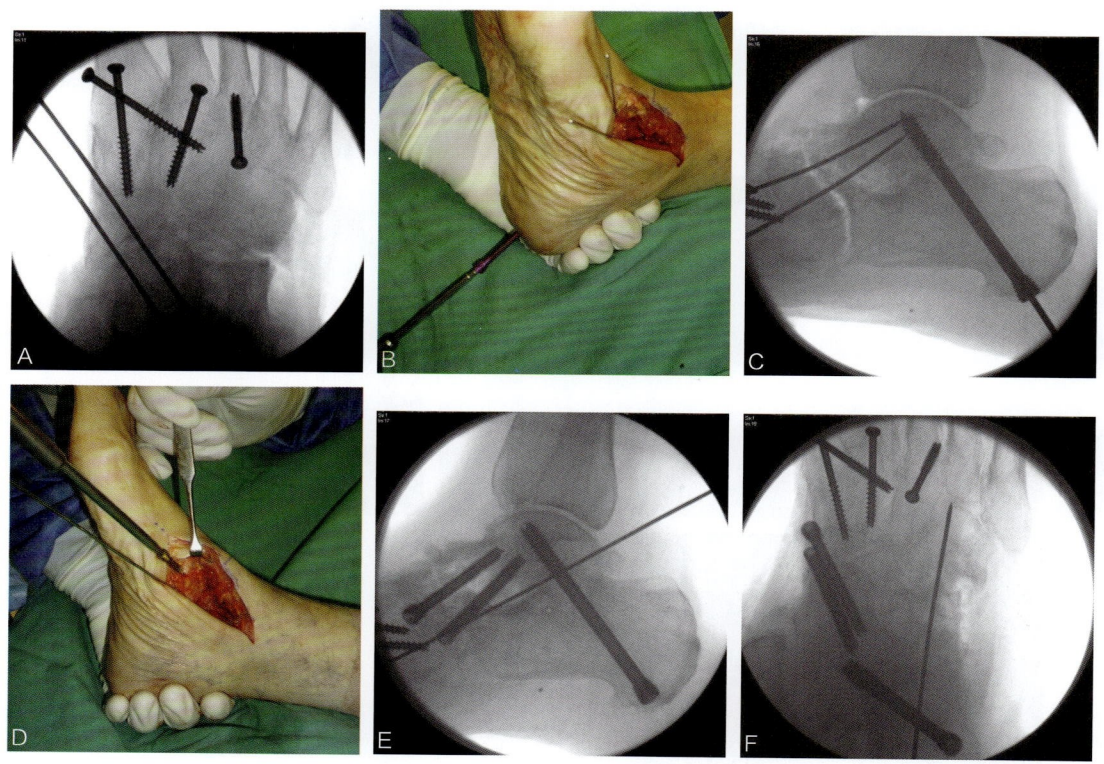

技术图6 A. 术中透视确认导针固定距舟关节（该患者曾接受中足融合手术）。B、C. 跟距关节融合螺钉位置术中照片及透视图像。D～F. 距舟关节融合螺钉位置术中照片以及透视图像，首先用半螺纹螺钉采用加压螺钉技术置入，随后置入全螺纹位置螺钉。

第56章 传统三关节融合术

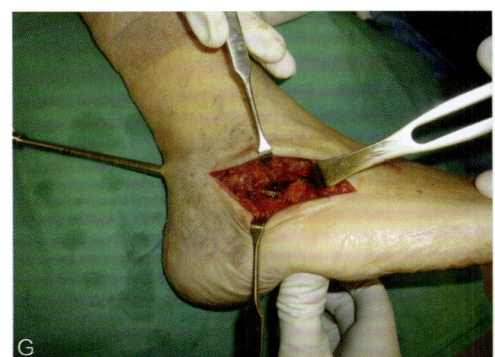
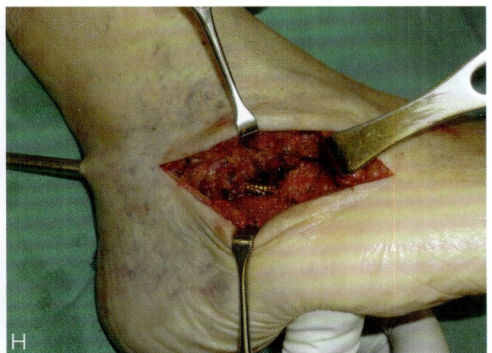
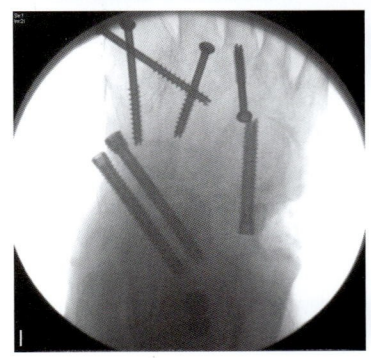
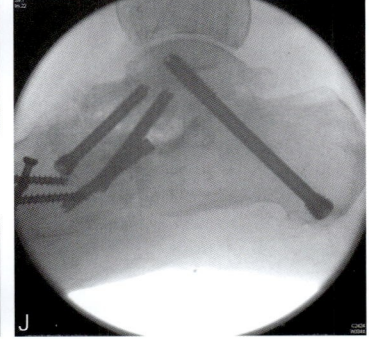

技术图6（续） G、H. 跟骰关节融合螺钉。做一个附加的后方切口，在腓肠神经和腓骨肌腱深面做一个软组织隧道。注意用拇指向上挤压骰骨以维持复位，将骰骨固定于更好的位置。I、J. 最终透视前后位以及侧位图像，确认后足力线得到充分矫正、融合部位骨对合良好、内固定器械位置合适。

中间偏外侧部分置于距骨体内，有时也可向下穿过距骨体固定于跟骨内。通过这根导针置入第3根螺钉，既可以是位置螺钉，也可以是加压螺钉，尽管在内侧，2枚螺钉固定后再获得加压效果可能性并不大。

- 固定跟骰关节时，注意保护软组织，然后预先在跟骨前突侧钻孔，随后以1枚加压螺钉或者位置螺钉固定（技术图6G、H）。
  - 如果关节对位良好，笔者将采用位置螺钉固定；如果骨质量佳能够承受加压固定，采用加压螺钉固定。
  - 如前所述，笔者一般将骰骨向上推移、跟骨前突向下推移维持复位，避免骰骨位置下沉，有时术后骰骨会明显突出，但只要恢复了其正常的解剖位置关系，很少会出现问题。
  - 有时，笔者也会在外侧附加一块加压钢板或者骑缝钉固定跟骰关节以增加固定强度。
- 最后在透视下确认后足力线得到充分矫正，融合部位骨对合情况，内固定位置合适（技术图6I、J）。

切口关闭

- 笔者常规在"四角融合"区域植骨，即距骨、跟骨、舟骨以及骰骨交汇处距舟关节的外侧面（技术图7）。
- 修补内侧关节囊。
- 在外侧将趾短伸肌表面筋膜与腓骨肌腱周围软组织进行缝合。
- 将软组织中的植骨块冲洗掉以免影响伤口愈合。
- 关闭皮下组织。
- 以无张力技术缝合手术切口。
- 在皮下组织缝合之前，笔者常规放松止血带。
- 常规在外侧留置引流。
- 缝合经皮螺钉切口。
- 用充分的无菌敷料包扎，支具固定踝关节于中立位。

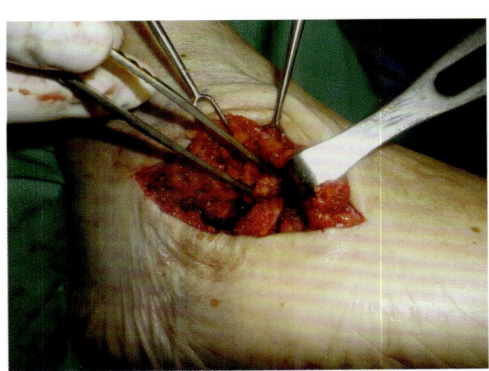

技术图7 在后足四块骨头结合部位"四角融合"处植骨。

要点与失误防范

跟腱	如果马蹄足畸形不得到纠正,恢复正常的解剖关系非常困难甚至不可能
严重的平足外翻畸形	也许采用单纯内侧入路两关节融合术更安全一些,传统的双切口矫正严重的平足畸形可能导致外侧切口并发症
踝关节	对于严重畸形患者,术前仔细检查踝关节,如果术前就有严重的踝关节畸形,那么三关节融合手术注定要失败
复位顺序	尽管也可首先复位距舟关节,笔者认为最重要的畸形矫正是将跟骨固定于距骨下方的解剖中心位置
距舟关节的处理	如果采用传统的双切口三关节融合术,用外侧入路暴露处理外侧距舟关节,内侧入路对于距骨头外侧部位的暴露很困难

术后处理

- 笔者常规让患者术后住院观察以缓解疼痛,予鼻吸氧(这可能促进伤口愈合),抬高患肢。
  - 笔者的一些同事将该手术作为日间手术对待,但是笔者认为对于这样一个大的后足手术而言,术后当晚住院观察(这仍然符合日间手术要求)对患者更有利。
- 术后采用支具固定2周。
- 2周后患者随访时拆除缝线,采用短腿石膏固定。
- 术后10周只能轻度负重。
- 10周后患者随访时负重位摄片同时提示融合顺利没有并发症发生,可以采用靴型支具固定,在12~14周后逐渐进展为完全负重。
- 14~16周随访时摄完全负重位摄片(图3),接着逐渐恢复到全部的活动度。

预后

- 采用标准方法的三关节融合术一般都能取得良好的效果。
- 长期随访结果显示患者恢复了日常生活的能力,但是很少有人能够承受高强度的娱乐活动。
- 随着时间流逝,患者邻近关节退变逐渐进展,但是否会引起功能障碍还不清楚。
- 采用单纯内侧入路融合距下关节以及距舟关节手术逐渐取代了传统的三关节融合术。这一手术很有优势,但是否优于传统的三关节融合术还没有定论。

并发症

- 不融合
- 畸形融合
- 伤口崩裂
- 感染
- 腓肠神经瘤
- 内植物突出皮下
- 尽管临床疗效与X线摄片结果满意,但慢性疼痛持续存在

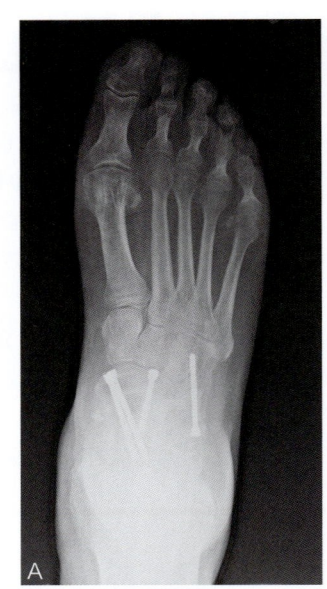
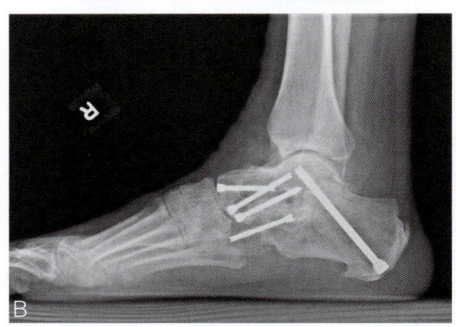

图3 继发于胫后肌功能不全及弹簧韧带撕裂的后足固定畸形患者随访时拍摄站立负重片。注意在正、侧位X线片上,距骨轴线与第1跖骨轴线轮廓相连续。

(邹剑 译,苏琰 审校)

参考文献

[1] Bednarz PA, Monroe MT, Manoli A II. Triple arthrodesis in adults using rigid internal fixation: an assessment of outcome. Foot Ankle Int 1999;20:356-363.

[2] Haritidis JH, Kirkos JM, Provellegios SM, et al. Long-term results of triple arthrodesis: 42 cases followed for 25 years. Foot Ankle Int 1994;15:548-551.

[3] Knupp M, Skoog A, Törnkvist H, et al. Triple arthrodesis in rheumatoid arthritis. Foot Ankle Int 2008;29:293-297.

[4] Pell RF IV, Myerson MS, Schon LC. Clinical outcome after primary triple arthrodesis. J Bone Joint Surg Am 2000;82A:47-57.

[5] Rosenfeld PF, Budgen SA, Saxby TS. Triple arthrodesis: is bone grafting necessary? The results in 100 consecutive cases. J Bone Joint Surg Br 2005;87B:175-178.

[6] Sangeorzan BJ, Smith D, Veith R, et al. Triple arthrodesis using internal fixation in treatment of adult foot disorders. Clin Orthop Relat Res 1993;294:299-307.

[7] Saltzman CL, Fehrle MJ, Cooper RR, et al. Triple arthrodesis: twentyfive and forty-four-year average follow-up of the same patients. J Bone Joint Surg Am 1999;81:1391-1402.

[8] Smith RW, Shen W, Dewitt S, et al. Triple arthrodesis in adults with non-paralytic disease: a minimum ten-year follow-up study. J Bone Joint Surg Am 2004;86A:2707-2713.

[9] Song SJ, Lee S, O'Malley MJ, et al. Deltoid ligament strain after correction of acquired flatfoot deformity by triple arthrodesis. Foot Ankle Int 2000;21:573-577.

第57章 内侧单切口三关节融合术
Single-Incision Medial Approach for Triple Arthrodesis

Clifford L. Jeng

定义

- 严重僵硬性平足外翻畸形可能由多种潜在原因造成。
- 对于长期僵硬性后足外翻畸形的患者,外侧皮肤和软组织可能严重挛缩。在这种情况下,如果采用标准的双切口三关节融合术完全矫正足外翻畸形,可能会因局部张力过高而造成外侧软组织并发症。
- 如果采用外侧切口,既往的手术切口、软组织损伤以及感染都可能进一步影响伤口愈合。
- 采用内侧单切口三关节融合技术能够对距下关节、距舟关节以及跟骰关节提供良好的手术视野,完成手术操作,也避免了外侧皮肤的手术风险。

解剖

- 距下关节的后关节面和中关节面均直接位于胫后肌腱的深面(图1)。
- 跗长屈肌腱和胫后神经血管束位于距下关节的后方及跖侧。在处理关节面时需要用拉钩予以保护。
- 通过扩展的内侧入路可以很轻松地暴露距舟关节。
- 跟骰关节位于距舟关节的外侧。通过扩大的内侧入路暴露距舟关节,用椎板撑开器撑开关节间隙后能够充分暴露跟骰关节(图2)。

发病机制

- 足的内侧纵弓是由静力性及动力性解剖结构共同支撑的。
- 静力性结构的组成包括弹簧韧带(跟舟足底韧带)、跖筋膜、跖长韧带。
- 动力性结构主要是指胫后肌腱。
- 对于成人获得性平足症的患者,跟舟足底韧带、跖筋膜、跖长韧带逐渐变得菲薄,胫后肌腱发生功能障碍。但是,对于是静力性结构还是动力性结构首先发生破坏,目前尚存争议。
- 对于严重的平足症患者,腓骨肌腱和外移的跟腱的肌力超过功能下降的胫后肌腱,促使距下关节外翻移位。
- 腓骨短肌的相对过牵使跗横关节(距舟关节及跟骰关节)外展,引起距舟关节向外侧半脱位,导致距骨头无法被正常覆盖。

自然病程

- 对于严重后足外翻畸形的患者,如果没有接受治疗,会导致三角韧带逐渐变薄。一旦发生这样的情况,胫距关节间隙出现不一致改变,并致外翻倾斜。最终将导致踝关节骨性关节炎的发生。
- 严重后足外翻畸形合并踝关节外倾治疗起来非常棘手,通常需要行全距骨周围关节融合术或者在三关节融合的基础上行踝关节置换术。
- 以笔者的观点,为了保全踝关节的功能,对于严重后足外翻畸形的患者,在其三角韧带出现功能不全之前就进行早期干预非常重要。

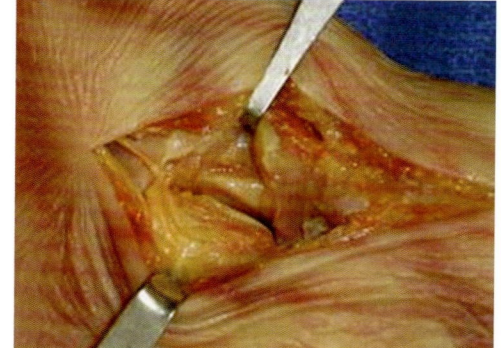

图1 胫后肌腱切除后可直接暴露其深面的距下关节。

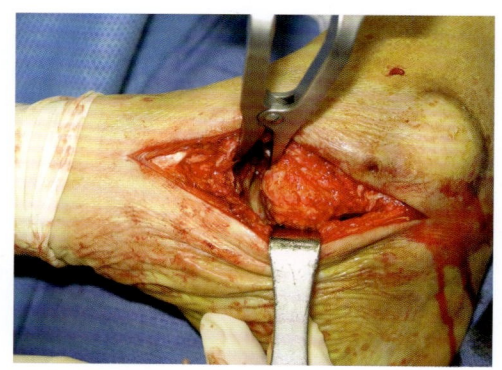

图2 通过内侧入路暴露跟骰关节。

病史和体格检查

- 尽管对于大多数需要行三关节融合术的患者来说，内侧单切口入路在技术上都是可行的，我们仍然倾向于在非常严重的后足外翻畸形或者手术风险很高的患者中才使用该技术。
- 严重的平足外翻畸形患者有很高的手术风险，可能发生术后伤口并发症。类风湿关节炎是引起严重后足外翻的常见病因。类风湿患者距下关节外翻度数有时甚至达到30°。许多患者在X线片上有明显的距下关节后关节面的半脱位表现。
- 与之相似，糖尿病患者Charcot样距下关节半脱位或脱位也可伴有严重的后足外翻畸形。这些患者有很高的术后伤口并发症风险，我们也不建议对这些患者采用外侧跗骨窦入路进行手术。
- 内侧单切口手术入路对于某些用外侧跗骨窦入路手术存在切口不愈合风险的患者很有帮助，比如既往足外侧软组织创伤史、存在开放性伤口、反复发作的感染以及近期有局部手术史的患者。
- 查体应包括以下内容：
  - 站立位的后足力线。检查者应当观察患者站立位时后足跟相对胫骨的力线。后足的生理外翻角度为5°～7°。显著大于正常的外翻可能是病理性的。采用外侧跗骨窦切口治疗超过30°的后足外翻畸形患者时，一旦纠正外翻畸形后，伤口愈合可能存在问题。
  - 距下关节活动度。检查者应当最大程度地内翻及外翻足跟，并以胫骨轴线为参照来测量距下关节活动度。正常的距下关节活动度是内翻20°到外翻5°。大多数严重的长期扁平足患者都是僵硬性畸形。如果后足活动度存在，术者可以考虑行截骨矫形或者足外侧柱延长术纠正异常力线。
  - 腓骨肌腱挛缩。将足跟内翻至最大程度，检查者可以触及腓骨肌腱以判断其对外翻畸形的影响。如果腓骨肌腱非常紧，则需要加以松解以纠正足跟力线至中立位。
  - 后足外侧皮肤挛缩。检查者首先检查外侧皮肤是松弛的还是紧张的。如果在纠正足跟外翻畸形之前外侧皮肤张力就很高，纠正足跟至中立位后，外侧跗骨窦切口将难以关闭。

影像学和其他诊断性检查

- 标准足部和踝关节负重位X线片非常重要，这对于评价严重的平足外翻畸形很有帮助。足部的X线片可以

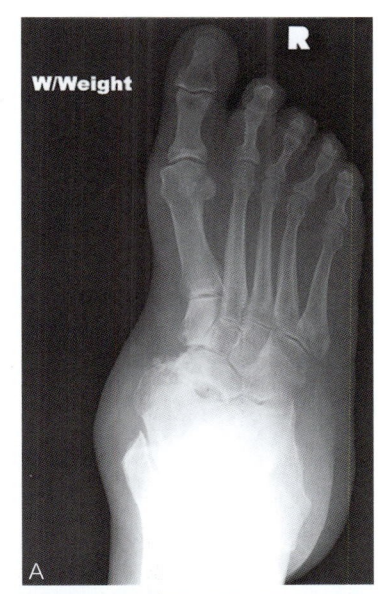

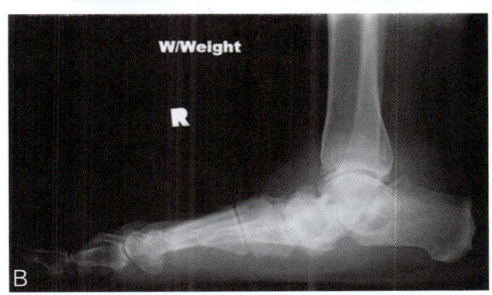

图3 一名56岁的女性糖尿病患者，X线片显示严重的平足外翻畸形，伴有明显的距下关节和跗横关节半脱位。A. 正位片。B. 侧位片。

明确距下关节和跗横关节半脱位或者脱位的程度，这些都需要在术中纠正。通过X线片还可以决定是否需要结构性植骨来纠正畸形或者骨缺损。

- 踝关节X线片可以确定是否存在严重的孤立性足跟外翻畸形。偶尔，严重的后足外翻畸形引起三角韧带进行性功能不全，导致距骨相对于踝穴的外翻倾斜畸形。正如当三关节融合术无法重新平衡胫距关节时应行后足力线矫正一样，三角韧带功能不全及踝关节外翻倾斜也同样需要行后足力线矫正手术（图3）。

鉴别诊断

- 成年患者平足症的可能病因包括：
  - 胫后肌腱功能障碍
  - 炎症性关节炎
  - 骨性关节炎
  - 跟骨骨折
  - 足舟骨骨折
  - 弹簧韧带（跟舟足底韧带）破裂

- Lisfranc骨折-脱位
- 足部挤压伤
- 跗骨联合
- 副舟骨
- Charcot神经性关节病
- 脑瘫
- 脊髓灰质炎
- 神经损伤
- 长期的特发性平足

非手术治疗

- 对于长期平足外翻症患者，通常为固定僵硬畸形，这种畸形无法通过主动或者被动方式矫正。矫形器械和支具只能帮助支撑足弓，给突起的部位减压，制动病变关节。一些商业直销的支具对于支撑和制动疼痛性平足很有效果。金标准是采用定制的硬高帮踝关节支具。僵硬性平足症的鞋内型支具也应当是定制设计的，以适应足部畸形和突起。
- 非甾体类消炎药可能对于缓解关节炎性疼痛或滑膜炎有所帮助。偶尔局封治疗对于缓解急性关节疼痛很有效。

手术治疗

体位

- 患者平卧于手术床上，对侧髋关节下方垫枕抬高。这样可使患足与手术台接近平行，便于通过内侧切口暴露和手术操作。在同侧大腿近端上止血带。

入路

- 扩展的内侧入路对于距舟关节和距下关节暴露都很充分，撑开距舟关节间隙后，也可暴露跟骰关节。

松解挛缩的腓骨肌腱

- 在踝关节平面上方约10 cm处，于腓骨后外侧做一3 cm的纵行切口，切口位于腓骨后缘腓骨肌腱表面。
- 平行于手术切口纵行切开腓骨肌腱鞘。
- 用血管钳将腓骨长肌和腓骨短肌从腱鞘中分离，完全横行切断后再重新放回腱鞘中（技术图1）。
- 依次缝合腱鞘和切口。

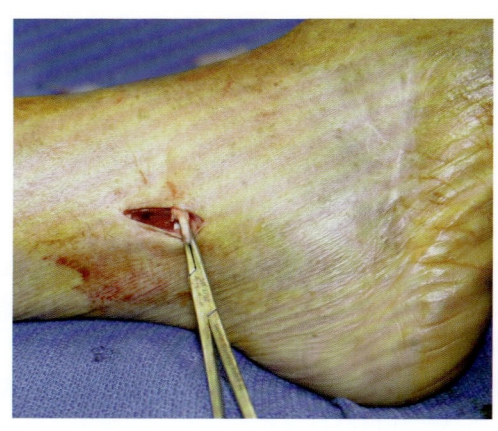

技术图1 在踝关节平面上方做一小切口松解腓骨长肌和腓骨短肌腱，避免相应的切口并发症。

距下关节暴露及准备

- 从内踝尖到距跗关节平面做一可扩展的纵行切口。
- 平行于手术切口纵行打开胫后肌腱鞘。
- 从足舟骨止点处完全松解胫后肌腱。用Köcher钳尽可能将肌腱拉出，并在切口近端平面将其切断（技术图2A）。
- 用拉钩将趾长屈肌腱牵向后方，以保护其下方的胫后神经血管束。
- 在切除的胫后肌腱深面，用手术刀刃探查确定距下关节后关节面和中关节面的位置，一旦确定关节面位置，用骨刀或者骨膜剥离器松解关节囊和韧带（技术图2B）。
- 用椎板撑开器插入距骨颈和跟骨之间，撑开并暴露距

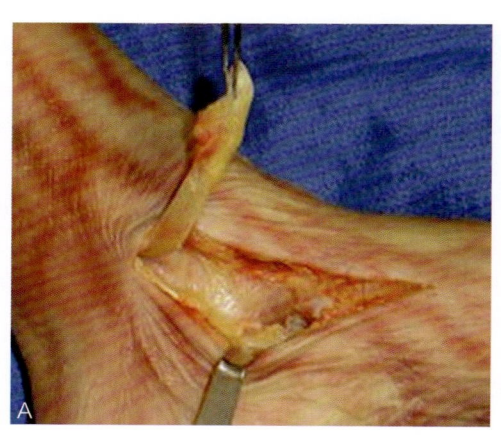

技术图2 A. 从足舟骨止点开始游离胫后肌腱，切断肌腱并暴露下方的距下关节。

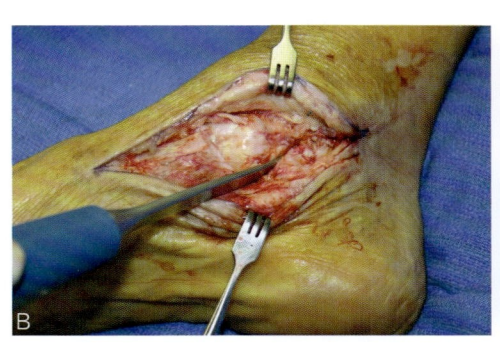 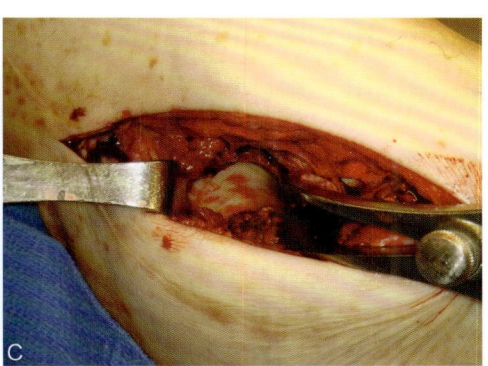

技术图2（续） B. 用手术刀或者小骨刀探明距下关节间隙。C. 用椎板撑开器撑开距骨颈和跟骨，很容易直视距下关节的中关节面和后关节面。

- 下关节，准备处理关节面（技术图2C）。
- 联合使用骨刀和刮匙去除所有残留的关节软骨，直至软骨下骨板。
- 用弯骨刀在距下关节中关节面和后关节面上均匀打凿骨面，这样可以增加融合接触面积，也可以起局部植骨的效果。

距舟关节暴露及准备

- 通过内侧切口可以很容易暴露距舟关节。平行于手术切口纵行切开关节囊。
- 剥离背侧和跖侧关节囊，显露关节面。
- 经距舟关节间隙插入一把骨膜剥离器，并用它对外侧关节囊进行松解，这样更便于牵开关节。
- 用一把椎板撑开器撑开关节间隙，以处理关节面。
- 用刮匙和骨刀去除关节软骨，直至软骨下骨板。
- 用弯骨刀在距骨和舟骨关节面上均匀打凿骨面。

跟骰关节暴露及准备

- 用一把大椎板撑开器打开距舟关节，通过关节间隙可以暴露跟骰关节。
- 用手术刀或者骨膜剥离器辨认跟骰关节间隙，并通过术中透视确认。
- 用骨膜剥离器打开关节间隙，用手术刀松解关节周围外侧关节囊和分歧韧带（该韧带起自跟骨前突，分两支分别止于骰骨和舟骨）。注意不要从内侧损伤足外侧皮肤，因为在矫正畸形时足外侧皮肤常常因牵拉而成紧张状态。
- 用刮匙和骨刀去除关节软骨，直至软骨下骨板。
- 用弯骨刀在跟骰关节均匀打凿骨面（技术图3）。

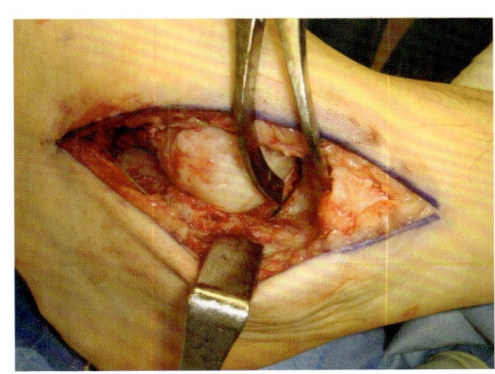

技术图3 用椎板撑开器撑开距舟关节后，可以进一步暴露跟骰关节。

复位畸形及内固定

- 根据术者喜好选择,可先复位固定距舟关节或者距下关节。
- 将距下关节置于后足5°～7°外翻位,用半螺纹6.5 mm空心螺钉从足跟向距骨体方向置入固定。还要确认跟骨是否已经完全复位到达了距骨的下方;残留的后足外翻畸形在手术台上或许看不出来,但术后患者开始负重行走后就会出现问题。
- 通过内收跗横关节和前足旋前来复位跗横关节。用两枚平行的4.5～5.0 mm直径的空心螺钉由足舟骨置入距骨体完成内固定。
- 经皮固定跟骰关节。经皮由骰骨背侧置入4.5～5.0 mm空心螺钉逆行固定于跟骨结节(技术图4)。

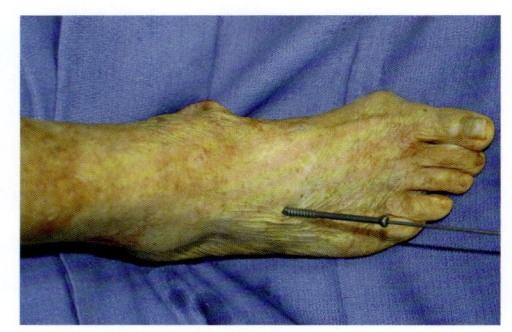

技术图4　经皮使用螺钉由远及近逆行固定跟骰关节。

要点与失误防范

骨质疏松	当用撑开器撑开距舟关节以进一步暴露跟骰关节时,如果骨质很差,椎板撑开器甚至会陷入距骨头里。对于这些患者,可首先准备跟骰关节,并尽量保留距舟关节软骨下骨板的完整性以分散撑开的力量,这样可以避免距骨头塌陷
错误辨识跟骰关节	通过内侧切口暴露足外侧跟骰关节时,首先用透视确认关节位置,再行关节清理。采用该入路可能将距跗关节误认为跟骰关节

术后处理

- 患者术后敷料包扎,支具固定直到伤口愈合。随后采用石膏或者靴型支具固定12周。在前6周中,要求患者严格禁止负重;随后在能忍受的程度内可以逐渐开始部分负重。12周后不再要求继续制动,患者开始康复锻炼。

预后

- 17例患者采用内侧单切口三关节融合术。
- 所有17例患者后足力线都得到了纠正,疼痛缓解。
- 所有患者距舟关节和距下关节都融合(图4)。
- X线显示畸形矫正与以往的双切口三关节融合术相似。
- 在尸体解剖研究中,通过内侧入路可以处理90%的跟骰关节面。

单一内侧切口双关节融合

- 先前已经描述了通过相似单一切口融合距舟关节及距下关节。
- 2项临床研究报道能改善影像学力线且没有伤口愈合问题,没有融合的跟骰关节也没有出现症状。
- 然而,第3个研究发现存在11%骨不连率及较差的患者满意度。

并发症

- 17例患者中有2例(12%)跟骰关节骨不愈合,但都没有明显的临床症状。
- 术后3例患者逐渐发展为踝关节外翻性骨性关节炎,最终2例患者行踝关节置换术,1例患者行踝关节融合术。
- 在一项近年的关于三关节融合血运破坏的尸体研究中发现,单一切口三关节融合总会破坏供应距骨体的绝大部分血运。而双切口对距骨头及距骨颈的血供破坏存在变异。

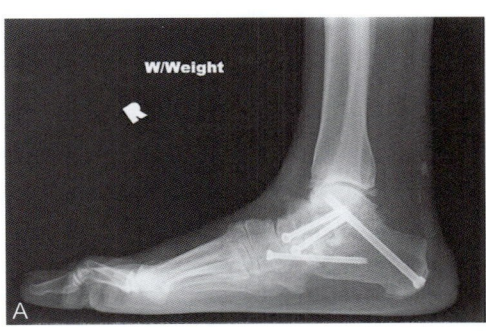
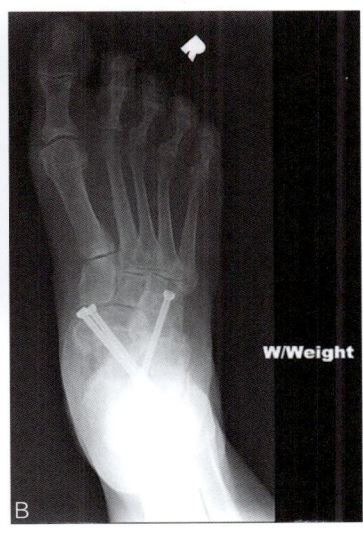

图4 图3所示患者使用内侧单切口入路行三关节融合术后，畸形获得了完美的矫正。A. 侧位片。B. 足正位片。

（邹剑 译，苏琰 审校）

参考文献

[1] Anand P, Nunley JA, DeOrio JK. Single-incision medial approach for double arthrodesis of hindfoot in posterior tibialis tendon dysfunction. Foot Ankle Int 2013;34:338-344.

[2] Brilhault J. Single medial approach to modified double arthrodesis in rigid flatfoot with lateral deficient skin. Foot Ankle Int 2009;30:21-26.

[3] Jackson WF, Tryfonidis M, Cooke PH, et al. Arthrodesis of the hindfoot for valgus deformity. An entirely medial approach. J Bone Joint Surg Br 2007;89:925-927.

[4] Jeng CL, Tankson CJ, Myerson MS. The single medial approach to triple arthrodesis: a cadaver study. Foot Ankle Int 2006;27:1122-1125.

[5] Jeng CL, Vora AM, Myerson MS. The medial approach to triple arthrodesis. Indications and technique for management of rigid valgus deformities in high-risk patients. Foot Ankle Clin 2005;10:515-521.

[6] Knupp M, Schuh R, Stufkens SA, et al. Subtalar and talonavicular arthrodesis through a single medial approach for the correction of severe planovalgus deformity. J Bone Joint Surg Br 2009;91:612-615.

[7] O'Malley MJ, Deland JT, Lee KT. Selective hindfoot arthrodesis for the treatment of adult acquired flatfoot deformity: an in vitro study. Foot Ankle Int 1995;16:411-417.

[8] Phisitkul P, Haugsdal J, Vaseenon T, et al. Vascular disruption of the talus: comparison of two approaches for triple arthrodesis. Foot Ankle Int 2013;34:568-574.

[9] Sammarco VJ, Magur EG, Sammarco GJ, et al. Arthrodesis of the subtalar and talonavicular joints for correction of symptomatic hindfoot malalignment. Foot Ankle Int 2006;27:661-666.

第58章 高弓内翻足畸形的综合矫治
Comprehensive Correction of Cavovarus Foot Deformity

Michael Barnett, Arthur Manoli, Bruce J. Sangeorzan, Gregory C. Pomeroy, and Brian C. Toolan

手术治疗

术前计划
- 术前仔细研究影像学检查。
- 仔细检查足的僵硬或者柔韧程度。
- X线摄片可检查有无关节炎性病变，三关节融合术适合于严重的僵硬性畸形患者[6]。
- 当X线摄片不够清晰但高度怀疑存在关节炎改变时，CT检查有助于明确诊断。
- 手术应同时矫正合并的跟腱挛缩（腓肠肌腱膜切断术、经皮或开放跟腱延长术）。
- Coleman木块试验可明确后足内翻畸形是继发于前足病变的抑或是原发的。
- 伴发的其他疾病，比如踝关节外侧不稳定，应在术中同时予以纠正。

体位
- 患者取平卧位，足跟位于手术台的边缘（图1）。
- 使用大腿止血带，注意衬垫要充分。

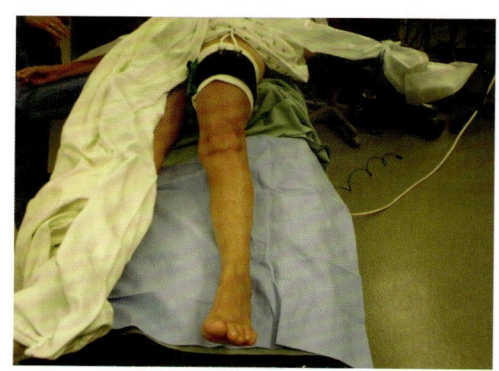

图1 高弓内翻足重建的手术体位。患者平卧，同侧髋关节以枕垫高。足垂直于水平面以利于分别从内侧和外侧入路暴露。

- 同侧髋关节以枕垫高。足垂直于水平面以利于分别从内、外侧暴露。
- 膝关节以下平面均消毒铺巾。

入路
- 首先处理跟腱病变，这样在纠正足跟畸形时可以最大限度减小跟腱带来的致畸力量。
- 如果存在后足固定内翻畸形，可根据术者的喜好采用跟骨外移截骨或者Dwyer截骨。
  - 跟骨外移截骨适合于大多数成人患者，而Dwyer截骨缩短跟腱力臂，且常常无法获得预期的矫正效果[7]。
- 如有需要，可在同一切口内行腓骨长短肌腱转位术。
- 随后暴露第1跖骨局部，在第1跖列行背伸矫形截骨，完全纠正第1跖骨序列的跖屈畸形。
  - 这是最常见的需要做截骨矫形的部位。
- 对于更严重的患者，以同样的方式行多跖骨序列的背侧楔形截骨矫形[5]。
- 对于中前足严重高弓畸形患者，可能需要在更近端平面行背侧楔形截骨矫形，很多学者也描述过该种技术[2,3]。
- 术前仔细计划可以让术者认识到是否有必要使用这些技术。
- 如果中足跖屈畸形严重，可附加跖筋膜松解术帮助纠正畸形，同时也有助于防止截骨术后前足矫枉过正。
  - 对于跟骨倾斜角增加的患者，也可首先行跖筋膜松解术，然后再做跟骨近端截骨降低足弓。
- 采用Jones手术纠正残余的踇趾爪形畸形，用Girdlestone和Taylor手术纠正外侧足趾的锤状趾畸形。
- 对于Charcot-Marie-Tooth畸形合并踝关节背伸肌力减弱的患者，将胫后肌腱转位至外侧楔骨很有效[4]。

腓肠肌腱膜滑移术

- 在小腿内侧腓肠肌肌肉和肌腱移行部位的远端做一纵行切口，暴露腓肠肌表面筋膜（技术图1）。
- 辨认小腿深筋膜，平行于手术切口方向切开，暴露其下面的肌肉和肌腱结构。
- 沿腓肠肌腱内侧缘暴露跖肌腱，可以直接切断。
- 钝性分离腓肠肌和其深面的比目鱼肌。
- 用小儿阴道扩张器可以轻松地分离腓肠肌筋膜，也可用其他各种撑开器械。
  - 撑开可以帮助保护腓肠神经，该神经位于小腿中线部位，紧贴腓肠肌。
- 分离完成后，用组织剪横行切断筋膜。
- 通过该技术可增加伸膝状态时踝关节背伸活动度15°～20°。
- 用3-0可吸收线重新缝合深筋膜。

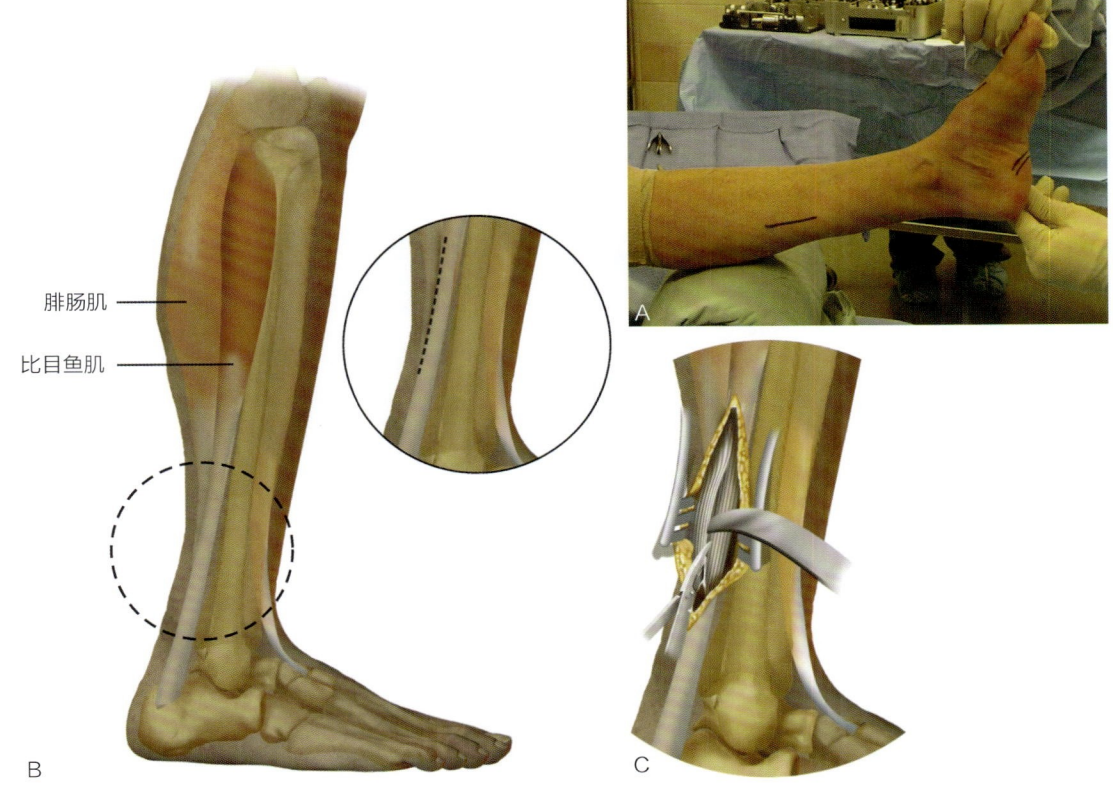

技术图1 A. 小腿内侧手术切口位置。B. 切开深筋膜暴露腓肠肌和比目鱼肌筋膜。C. 分离腓肠肌筋膜，由内向外用组织剪完全切断。这样可以保护其下面的腓肠神经和大隐静脉。

跟骨外移截骨以及腓骨长肌腱转位至腓骨短肌腱术

- 在腓骨长肌后方做手术切口，切口平行于腓骨长肌腱，在此切口内可同时完成以下两个步骤（技术图2）。
- 向手术切口深面分离直到暴露腓骨肌腱。
- 沿手术切口全长切开腱鞘，注意保护腓骨上支持带。
  - 腓骨上支持带可以直接从腓骨后缘剥离，如果存在肌腱病变，如该病例一样，有撕裂或者不稳定，可以使用锚钉重建。
  - 否则需要将肌腱缝合在一起以保护其组织结构。
- 用手术刀切除部分腓骨长肌。

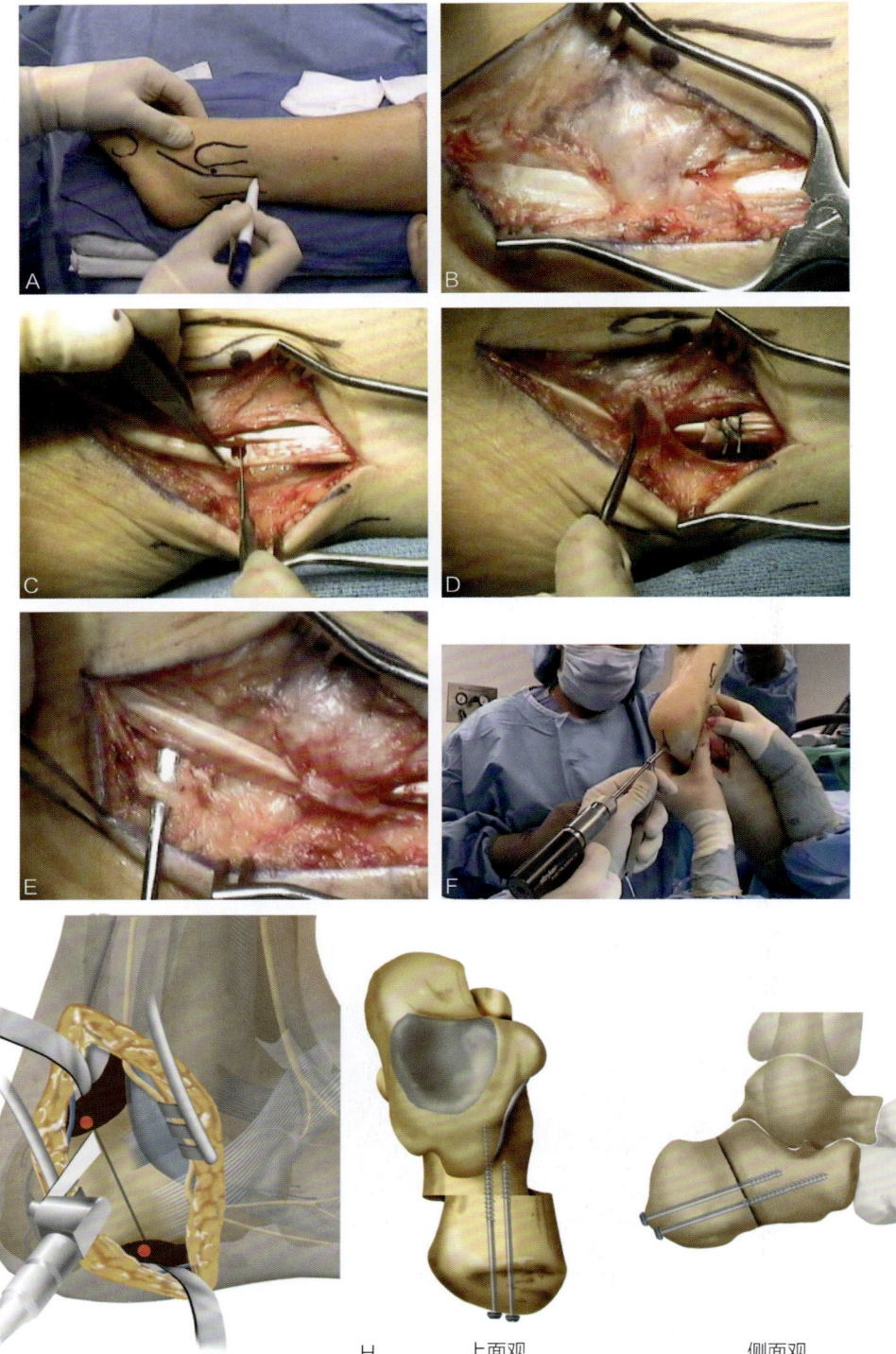

技术图2 跟骨外移截骨以及腓骨长短肌转位术。A. 采用后足外侧腓骨肌腱后方切口。B. 向深部暴露直到腓骨肌腱，注意保护腓骨上支持带的完整性。C. 将腓骨上支持带向后牵拉，切除部分腓骨长肌。D. 将腓骨长肌腱和腓骨短肌腱缝合在一起，确保线结不要撞击腓骨上支持带下面。E. 辨认腓肠神经并向其深面暴露。F. 用摆锯垂直于跟骨长轴方向将其截断，注意保护跟腱及跖筋膜。G. 助手将跟骨向外侧推移，用2枚6.5 mm直径半螺纹骨松质螺钉穿过截骨平面固定。H. 最终螺钉位置的侧位和上位X线片。

- 在手术切口近端用不可吸收线将腓骨长肌和腓骨短肌行8字缝合,固定在一起,确保线结不要与腓骨上支持带深面发生撞击。
- 在腓肠神经深面进行剥离,注意辨认和保护腓肠神经。
- 当暴露到跟骨时,采用骨膜下剥离技术。
- 用小Hohman拉钩插入跟骨结节上方和前方,注意保护跟腱止点以及跖筋膜的起点。
- 充分保护软组织,使用摆锯截骨,截骨平面与跟骨长轴线垂直。

- 将截骨线远端的跟骨部分向外侧移位,获得生理性的后足5°外翻力线(通常为8~10 mm)。
- 做一跟后脂肪垫后正中直切口。
- 分离皮下脂肪直到骨面。
- 在助手协助下或者用克氏针固定移位的跟骨于矫正后的位置,用6.5 mm直径半螺纹骨松质螺钉加压固定。
- 螺钉置入时应避开后足跟的负重区域,也要避免穿过距下关节。
- 用骨挫挫平外移的跟骨突出部分。

Dwyer跟骨外侧闭合楔形截骨

- 采用上述外侧外移截骨的手术入路。
- 与采用横行截断外移固定不同,在跟骨外侧截除一块楔形骨块(技术图3)。
- 楔形骨块的大小取决于足跟畸形需要矫正到生理性后足外翻力线的程度。
- 截骨完成后,背伸患足闭合截骨间隙,如上述方法予以固定。

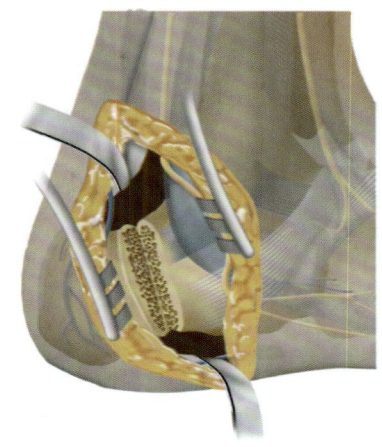

技术图3　Dwyer跟骨截骨术。与跟骨横断外移截骨不同,采用的是外侧闭合楔形骨块截除。

第1跖骨背伸截骨

- 在第1跖骨近端做一背侧切口,直至暴露伸肌腱(技术图4)。
  - 将伸肌腱向外侧牵开来暴露骨面。

- 骨膜下剥离暴露近侧跖骨直到第1跖跗关节区域。
- 于跖跗关节以远1 cm处,在骨面横行标记截骨线。
- 用数把小Hohmann拉钩保护周围软组织,用摆锯行背侧闭合楔形截骨。
- 垂直于骨干做截骨第一刀,深度为90%的跖骨干。

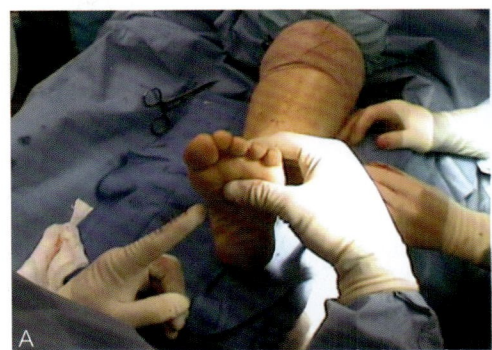 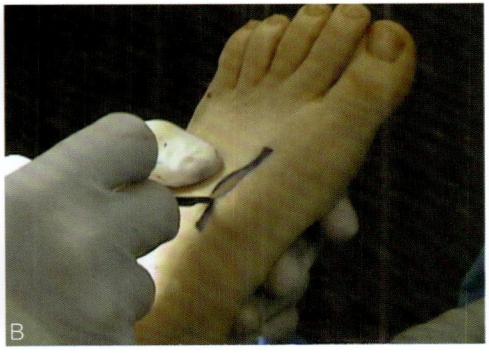

技术图4　第1跖骨背伸截骨术。A.第1跖骨跖屈畸形。B.第1跖骨背侧切口。

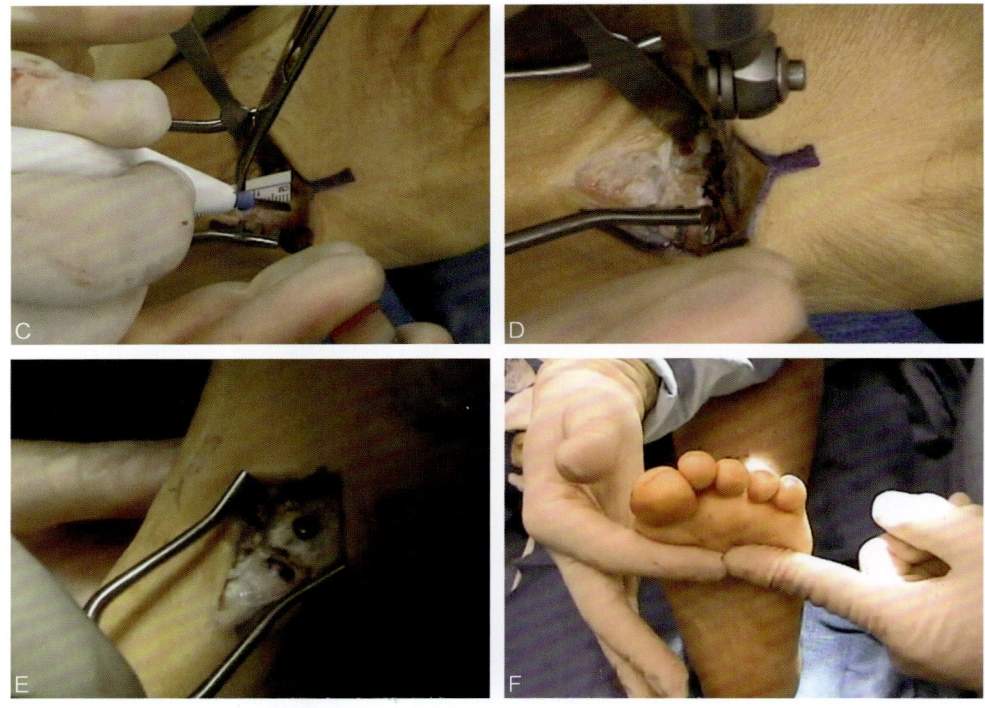

技术图 4（续） C. 在第 1 跖趾关节远端 1 cm 处标记截骨线。D. 行第 1 跖骨基楔形闭合截骨，移除楔形骨块。E. 闭合楔形截骨间隙，用一枚螺钉固定第 1 跖骨。F. 最终的第 1 跖骨序列位置。

- 在第 1 刀以远 2～3 mm 做截骨第 2 刀，与第 1 刀跖面止点交汇。
- 完成第 1 刀余下的截骨，移除楔形骨块。去除足够的骨量恢复侧位片上距骨和第 1 跖骨正常力线（大约 0°）。
- 用埋头器在背侧骨面钻一小孔以利于螺钉埋头。
- 闭合截骨间隙，用 3.5 mm 加压螺钉通过埋头孔穿过截骨平面固定。

跖筋膜部分切除术

- 在跟骨脂肪垫以远做一平行切口（技术图 5）。
- 依次暴露皮下脂肪垫和跖筋膜。
- 暴露跖筋膜的内侧和外侧缘，根据需要行部分或完全跖筋膜松解术。
- 距跖筋膜跟骨止点以远 1 cm 处由内向外切开跖筋膜。
- 对于更为严重的畸形，可能需要更充分的松解。

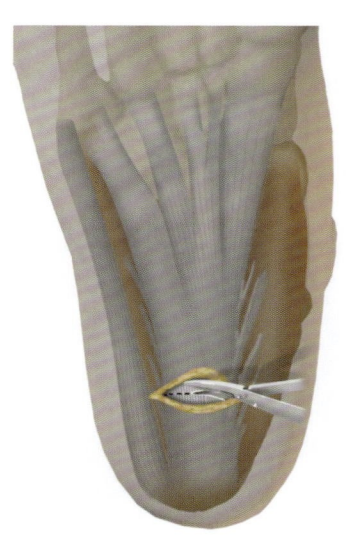

技术图 5 跖筋膜部分切除术。沿后足内侧做一切口，注意避开负重区以及保护神经。横行切断跖筋膜直到矫形满意。

Jones 手术

- 采用踇趾的近侧趾间关节背侧横行切口，行踇趾趾间关节融合术（技术图6）。
- 切断踇长伸肌腱，打开关节囊，松解侧副韧带。
- 用刮匙去除关节软骨，用 2 mm 直径钻头在两侧关节面上钻孔。
- 用1枚克氏针由近端向远端固定远节趾骨，针尾留置于远端皮外，注意留置尽可能短的克氏针长度于关节内。
- 复位后将克氏针逆行跨趾间关节固定。
- 在第1趾趾尖做一横行切口以利于使用克氏针扩孔。
- 确保螺钉的长度合适，不穿过跖趾关节。
- 用 4.0 mm 直径半螺纹空心螺纹钉穿过克氏针加压固定。
- 以第1跖骨颈为中心做一背侧中线纵切口。
- 暴露踇长伸肌腱，将其远端牵拉至手术视野中。
- 用 4.0 mm 直径钻头在跖骨颈内侧和外侧钻孔，用刮匙将其贯通。
- 将踇伸肌腱由外向内穿过孔道，再用不可吸收线将其与自身缝合，注意保持踝关节于中立或轻度背伸位。

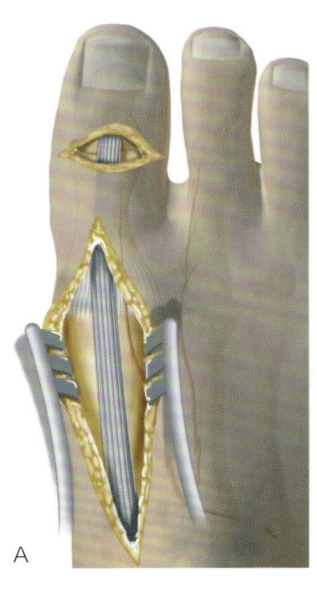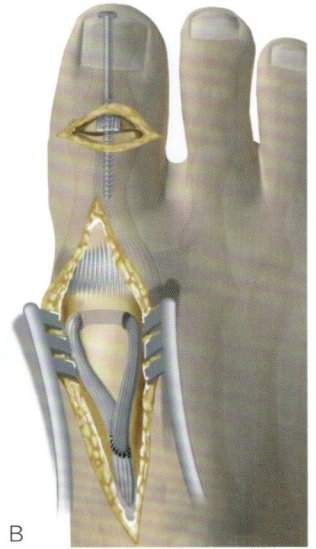

技术图6　（足）踇趾的 Jones 手术操作步骤。A. 横行切开关节囊，去除关节软骨并切除（足）踇伸肌腱. B. 沿第1跖骨纵行切开，将肌腱转位于跖骨颈上。用螺钉跨趾间关节加压固定。

典型病例（由 Mark E. Easley 医生提供）

背景、体检和影像学检查

- 36岁男性，患有进行性遗传性感觉运动神经病变。
  - 尽管使用支具，左侧高弓内翻足依旧存在症状。
  - 柔性后足畸形：几乎能被完全被动矫正。
  - 第1跖列存在部分跖屈僵硬。
  - 一些爪状趾，包括踇趾。
- 负重位高弓内翻足力线。
  - 足外侧缘过度负重（技术图7A）。
  - 足弓高（技术图7B）。
  - 后跟内翻：一定在负重时进行观察（技术图7C）。
- 僵硬性或柔性。
  - 如果是柔性畸形，容易做到保留关节力线重建。
  - 如果是僵硬性畸形，考虑行后足融合。
- 运动功能受限。
  - 矢状面活动。
    - 踝关节背伸受限：胫前肌功能失效、第3腓骨肌及趾伸肌腱代偿。
    - 常伴有足下垂畸形：腓肠肌-比目鱼肌功能正常。
  - 冠状位运动（后足运动）。
    - 外翻/前足外展受限：腓骨短肌功能失效。
    - 后足内翻/前足内收：无法对抗完整的胫后肌功能。
  - 常伴有爪状趾。
- 评估踝关节影像学检查，因为可能存在距骨倾斜。
  - 在这个病例中，踝关节完好，但通过距下关节及跗横关节的后足存在明显内翻（技术图7D）。

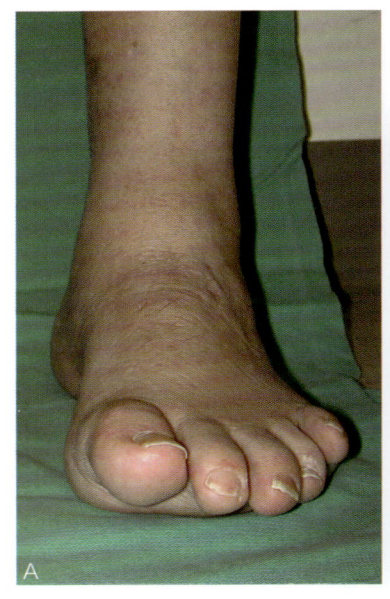
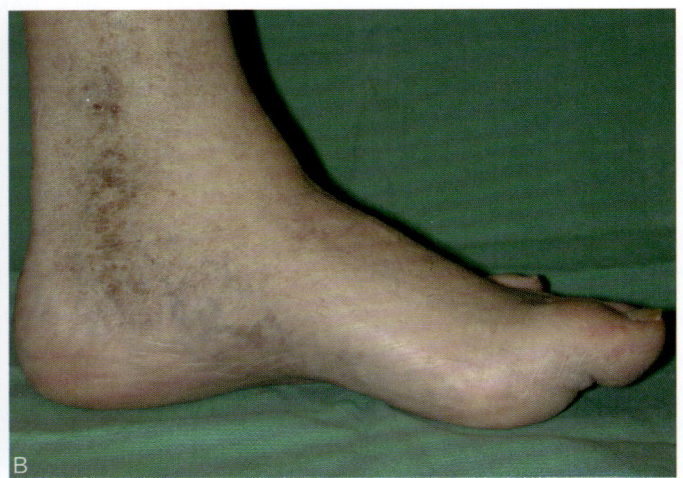
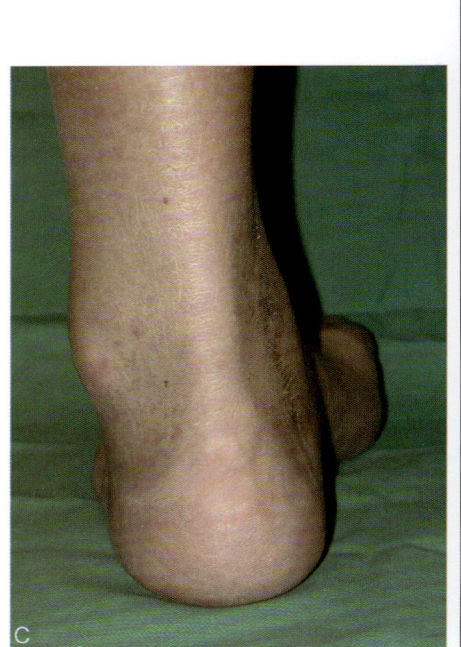
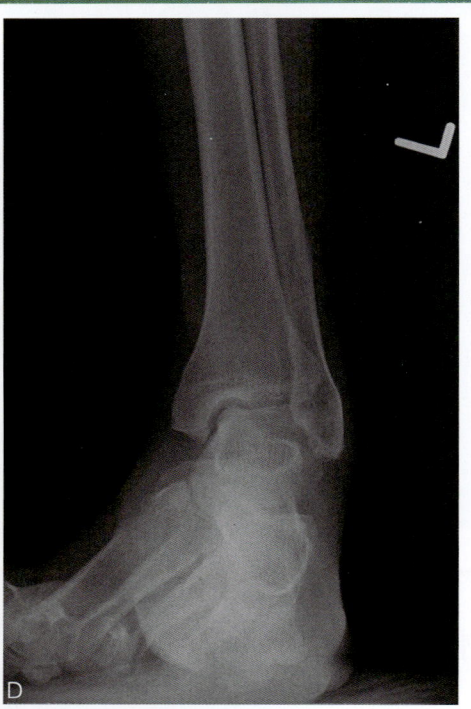
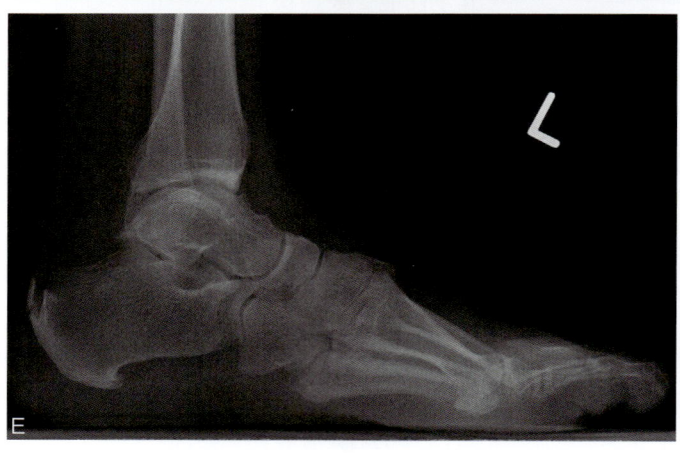

技术图7 36岁男性，患有进行性遗传性感觉运动神经病变及右侧高弓内翻畸形。A. 从前向后可看见后跟及踇趾爪状趾。B. 侧位可见高弓及踇趾爪状趾。C. 从后面看后跟内翻。D. 负重踝关节正位片可见踝穴完整，内翻畸形在后足。E. 负重侧位并不能完全反映高弓内翻，但第1跖列跖屈显著。

- 对足进行评估。
  - 足前后位X线片：前足外展伴第2～5跖骨重叠。
  - 足侧位片：力线内翻伴第2～5跖骨重叠，第1跖列跖屈（技术图7E）；可见爪状趾。

跟腱延长

- 跟腱延长要优于腓肠肌－比目鱼肌滑移。
  - 腓肠肌复合体并不只是腓肠肌－比目鱼肌。
- 三刀、半切断（技术图8）：
  - 目的是延长而不是完全切断。
  - 三次经皮半切断：
    - 两刀向内侧切断。
    - 当中间隔的一刀朝向外侧。
    - 每刀之间保持2.5～3 cm。
  - 轻微背伸来延长跟腱但保持其连续性。

跖筋膜松解

- 与跖筋膜炎钙化部分切断跖筋膜不同，对于有症状的高弓内翻足需要将跖筋膜完全切断。
- 在紧张的跖筋膜内侧缘做3～4 cm纵行切口。
- 背伸足趾来激活卷扬机机制，使跖筋膜拉伸而更容易被触及。
- 仔细分离及完全暴露跖筋膜的背侧及跖侧部分。
- 用刀片完全切断跖筋膜（技术图9）。

胫后肌腱转位

- 直接在胫后肌位于舟骨的止点处做5 cm长纵行切口。
- 切开胫后肌腱鞘暴露胫后肌。
- 在舟骨止点处对胫后肌进行松解。尽可能地靠近远端来保证胫后肌计划转位的长度（技术图10A）。
- 在肌腱的远端缝合一针以便于转位。
- 保护足底内侧静脉丛及弹簧韧带，尽可能向远端松解进入足底的胫后肌。
- 固定肌腱以便转位。
- 于胫骨后侧内踝近端10～12 cm处做一切口。
- 松解胫骨后内侧的支持带。
- 暴露胫后肌：
  - 通常最先遇到的肌腱是趾长屈肌腱，需要将此肌腱牵开来暴露胫后肌。
- 松解远端胫后肌腱后，于近端内侧切口处将其拉出（技术图10B）。
  - 肌腱从后侧传到内踝处可能会紧张。
  - 这可以通过钝剪刀从远端切口向内踝远端剪开胫后肌腱鞘来减轻。
- 从内侧切口紧邻胫骨后缘，将胫后肌腱骨间膜后，从位于腓骨前方的外侧切口穿出（技术图10C、D）。
- 仔细分离骨间膜并制造足够空间，以避免肌腱紧张及卡压。
- 另一种方法便是将肌腱从前穿过胫骨。

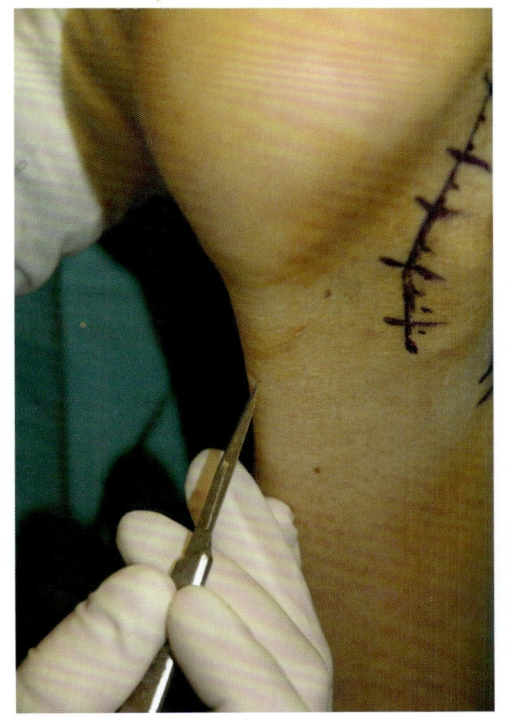

技术图8　通过经皮半切断跟腱技术进行跟腱延长。

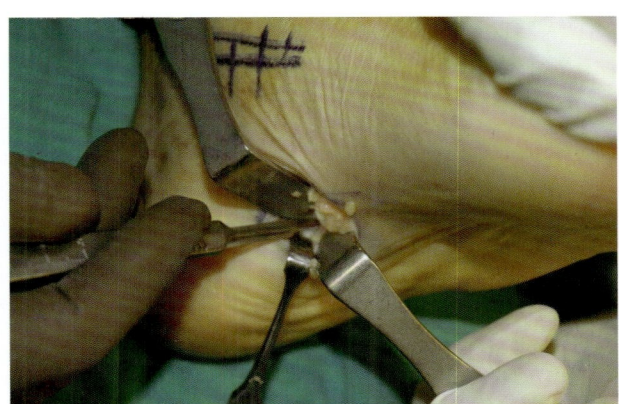

技术图9　跖筋膜松解。与跖筋膜炎进行部分松解不同，在高弓内翻足病例中，需要选择比常规跖筋膜松解更近端的切口进行完全松解。

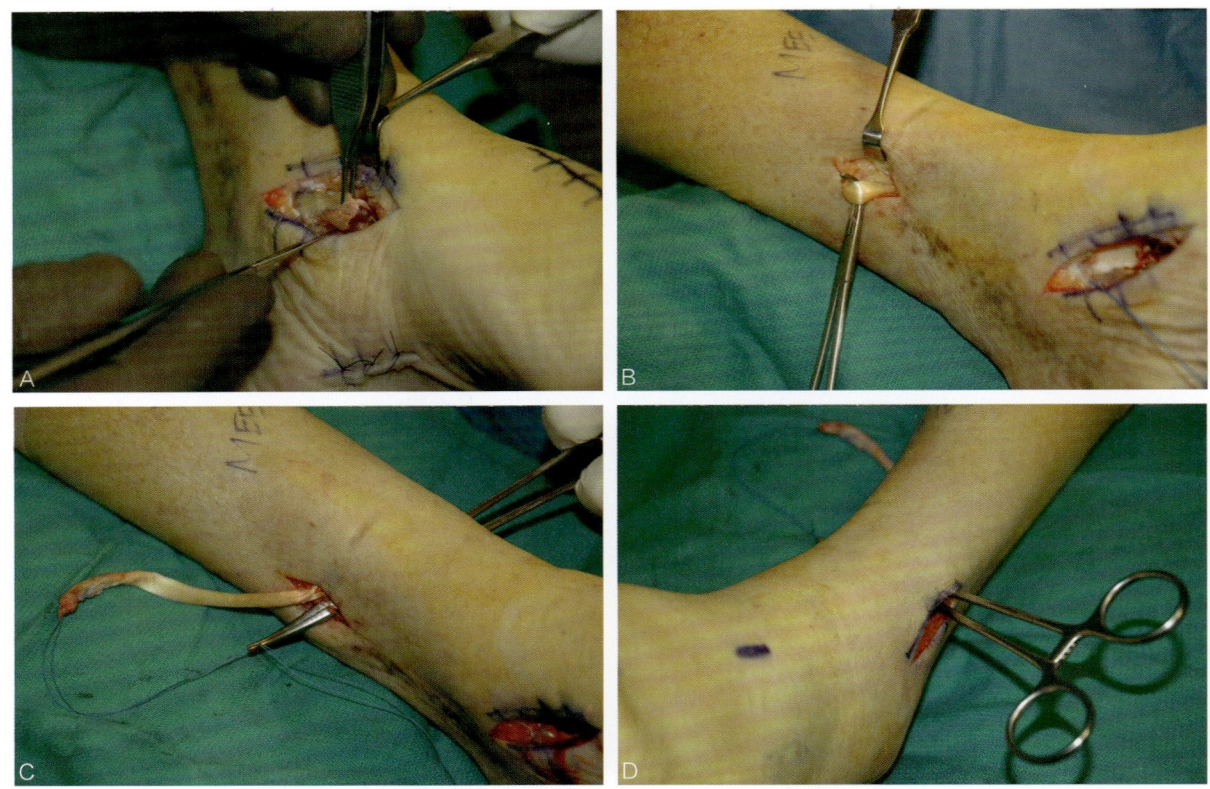

技术图10 胫后肌松解。A. 舟骨止点及足弓处松解胫后肌。B. 于胫骨后侧内踝近端10~12 cm处辨认胫后肌。C. 将胫后肌腱传递至内侧切口近端，准备通过骨间膜进行向前转位。D. 血管钳紧贴胫骨后侧穿过前外侧切口。

腓骨肌腱转位

- 将腓骨长肌转位于腓骨短肌。
- 在腓骨肌腱上方制作标准的实用侧面曲线切口。
  - 保护腓肠神经。
  - 切开腱鞘暴露腓骨长、短肌腱。
  - 松解较下方的腓骨长肌（技术图11A）。
  - 将腓骨长肌转位于腓骨短肌。
    - 边对边修复。
    - 将肌腱进行编织（技术图11B）。

跟骨截骨

- 使用相同的外侧实用切口。
- 将腓骨肌腱牵向前侧来保护软组织。
- 跟骨截骨种类（根据医师喜好）：

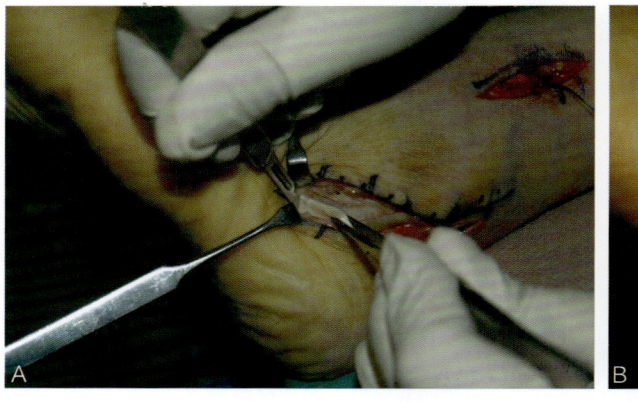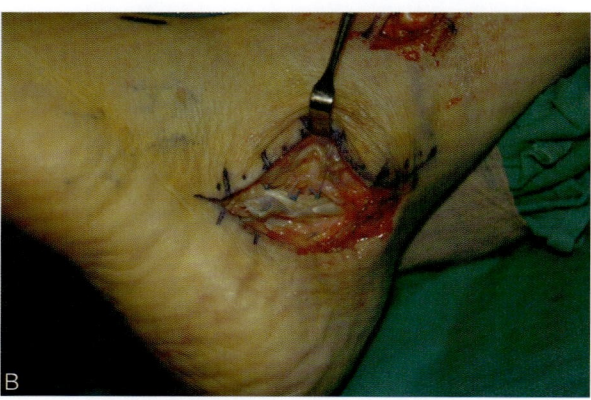

技术图11 腓骨长肌转位于腓骨短肌。A. 通过足外侧切口切断腓骨长肌。B. 将腓骨长肌编织在腓骨短肌内。

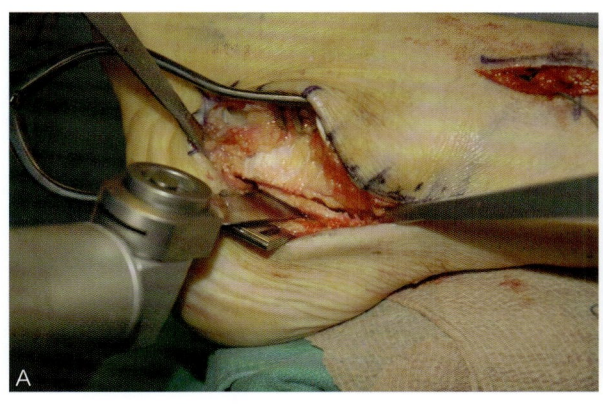
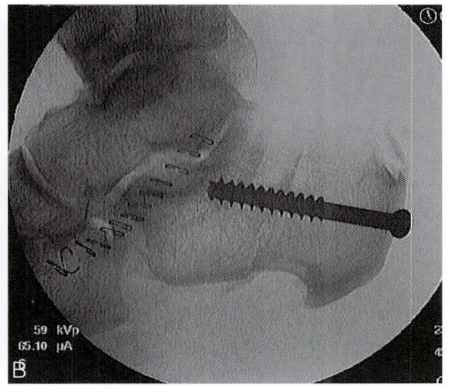

技术图12　外侧跟骨闭合截骨。A. 使用相同的外侧实用切口。将腓骨肌腱牵开，仔细暴露外侧跟骨来实行截骨。B. 术中透视确认截骨位置及内固定位置满意。

- ○ 外侧闭合截骨（Dwyer截骨）。
- ○ 外侧跟骨结节转位。
- ○ 联合截骨（技术图12A）。
- ○ Z形截骨。
- 从跟骨后侧垂直截骨线打入1~2枚轴向螺钉，避免损伤距下关节。
  - ○ 透视确认（技术图12B）。

胫后肌腱转位至中足背侧

- 在外侧楔骨背侧做2~3 cm长中足切口。
- 保护腓浅神经。
- 利用长血管钳制作一皮下隧道，仔细分离减少肌腱张力及卡压（技术图13A）。
- 将需要转位的肌腱远端穿过皮下隧道至外侧楔骨。
- 在外侧楔骨上钻孔。

- ○ 使用轻柔软组织分离技术保护腓浅神经、伸肌腱及神经血管结构。
- ○ 在外侧楔骨上置入导针并用透视确认其位置。
- ○ 利用导针逐渐在楔骨扩孔建立骨隧道，使孔径大小适合肌腱（技术图13B）。
- ○ 透视确认隧道合适（技术图13C）。
- 将肌腱穿过骨隧道：
  - ○ 将缝线穿于一根长针上。
  - ○ 将长针穿过外侧楔骨上的骨隧道并穿过足弓（技术图13D）。
  - ○ 通过将缝线拉向足底使肌腱进入隧道，确认肌腱与骨隧道大小合适且没有卡压（技术图13E）。
  - ○ 延迟将胫后肌腱固定于楔骨，直至手术结束。
    - 若此时将肌腱固定在楔骨上，在皮肤缝合及石膏固定之前，会存在张力减弱的风险。

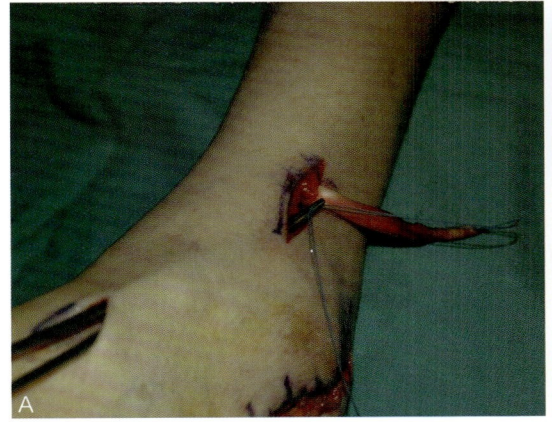
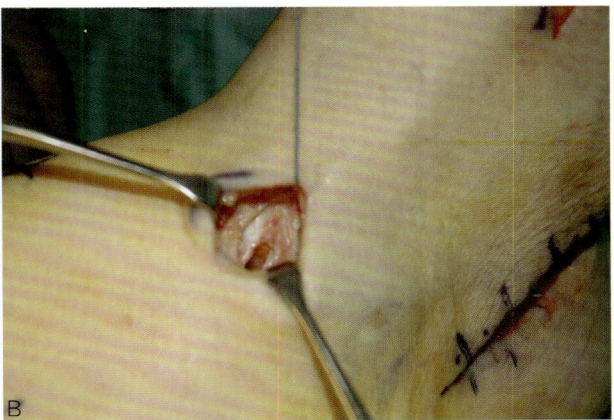

技术图13　从前外侧切口处将胫后肌腱转位至足背侧。A. 外侧楔骨背侧做切口，利用长血管钳制作一皮下隧道至前外侧切口，并钳抓住胫后肌腱远端缝线。B. 将胫后肌腱穿过皮下隧道。

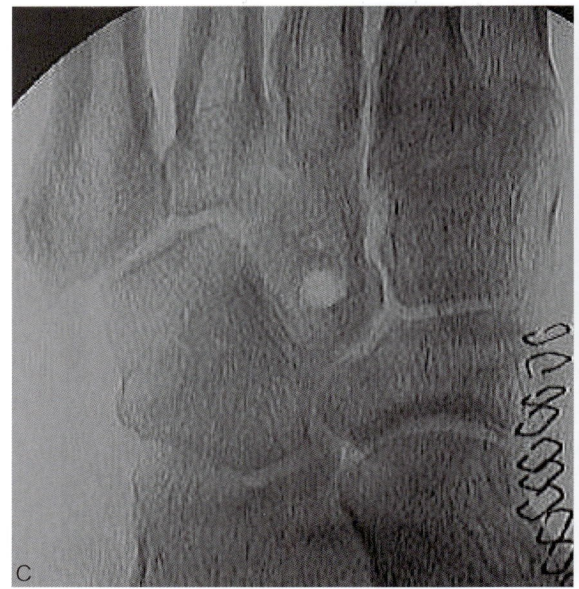
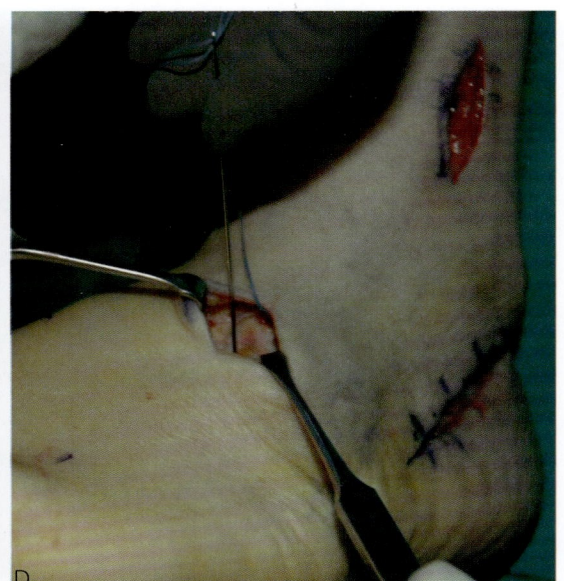
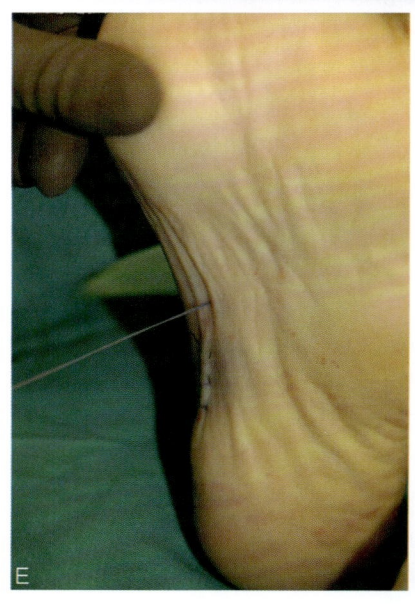

技术图13（续） C. 透视下在外侧楔骨上钻孔。D. 使用一根带线长针使胫后肌腱远端穿过楔骨骨隧道至足底。E. 保持缝线张力，同时使胫后肌腱在骨隧道中保持张力。

第1跖骨抬高及纠正爪状踇趾（Jones手术）

- 第1跖列处做背侧纵行切口。
- 在踇趾趾间关节处，需要做"Z"形来延长切口以暴露关节。
- 在踇趾远节切断踇长伸肌腱。
- 在踇长伸肌腱上做连续缝合（技术图14）。

第1跖骨背侧截骨

- 有限剥离第1跖骨骨膜。
- 辨认第1跖骨背侧截骨的理想位置（技术图15A）。
- 根据术者喜好，在跖骨近端背侧垂直或斜行做楔形截骨。
  - 保留跖侧皮质以建立稳定的闭合楔形截骨（技术图15B）。
  - 使用低切迹背侧加压钢板（技术图15C）。

矫正踇趾爪状趾（Jones手术）

- 在第1跖骨头-干交界处由内向外做一骨隧道（技术图16A、B）。
- 延迟踇长伸肌腱转位（及胫后肌腱转位）至第1跖骨，直至完成整个手术。
  - 完成所有骨性矫形。
  - 肌腱转位作为最后一步以获得理想的张力及平衡，并保护肌腱在骨隧道内的固定。

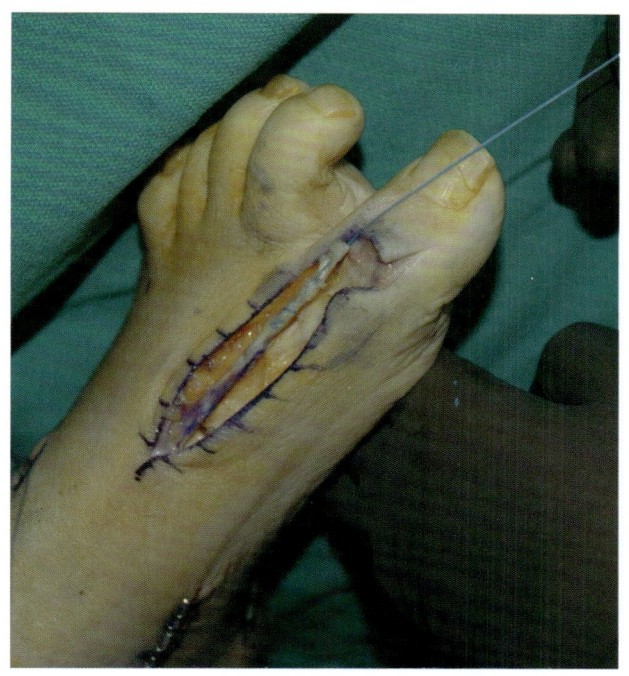

技术图14 第1跖列处做背侧纵行切口，在踇趾远节切断踇长伸肌腱。

- 处理踇趾趾间关节以备融合：
  - 去除关节软骨并处理软骨下骨。
  - 保持趾间关节轻度跖屈，避免去除过多背侧骨组织，那样会造成过伸。
  - 在踇趾趾甲跖侧2 mm处做横行切口，并打入一枚纵向加压螺钉固定踇趾趾间关节（技术图16C、D）。

完成肌腱转位

- 延迟踇长伸肌腱转位（及胫后肌腱转位）至第1跖骨，直至完成整个手术。
  - 完成所有骨性矫形。
  - 肌腱转位作为最后一步以获得理想的张力及平衡，并保护肌腱在骨隧道内的固定。
  - 保持踝关节轻度背伸，将胫后肌腱固定在外侧楔骨内。
    - 即便楔骨上已有骨隧道，也可以使用锚钉。
    - 目前使用界面螺钉可以获得满意的固定。
    - 如果考虑固定，界面螺钉结合锚钉会更好。
- 将踇长伸肌腱穿过跖骨颈隧道后反折，与自身缝合在一起。
- 踇长伸肌腱转位如果有效，会增加第1跖列抬高的动力而不会造成爪状趾。

切口关闭及石膏固定

- 常规关闭切口（缝线或皮钉）。
- 保持踝关节轻度背伸位，制作良好铺垫的短腿超趾石膏。

术后护理

- 非负重短腿石膏固定3周。
- 更换短腿石膏并允许部分负重4周及以上。
- 术后7周时，根据肌腱固定及截骨的稳定性、随访的影像学资料进行评估。
  - 如果摄片发现固定稳定及愈合满意，考虑更换步行靴并逐渐增加负重。
  - 若患者需要去除步行靴洗脚，需要将踝关节保持轻度背伸位，晚上睡觉时要佩戴步行靴。
  - 如果需要更进一步愈合，则需要更换新的短腿石膏并渐渐开始负重。

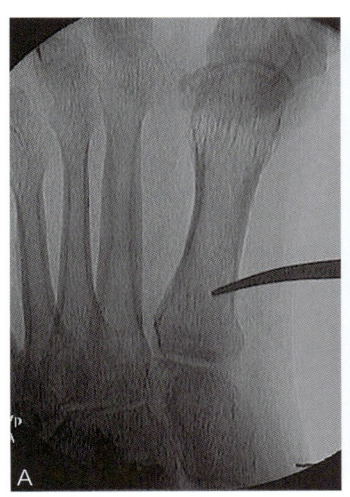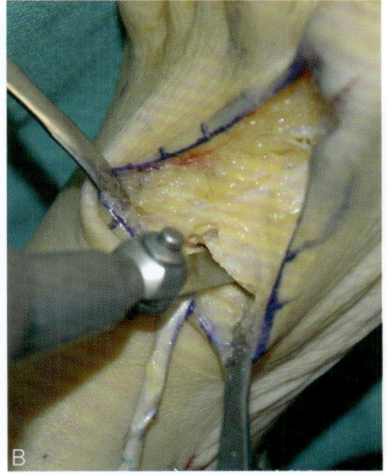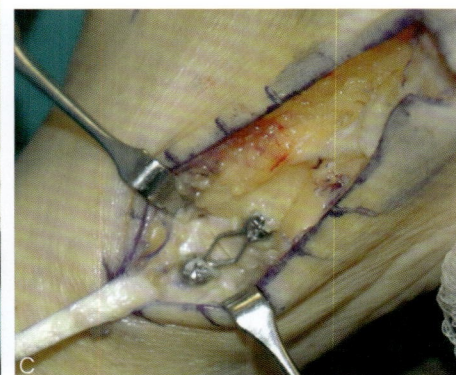

技术图15 第1跖骨背侧截骨。A. 透视确认理想的截骨位置，保留合适的间隙以便跖骨近端固定，且避免损伤跖跗关节。B. 背侧楔形截骨，有限剥离骨膜并保留跖侧皮质。C. 背侧加压钢板固定截骨处。

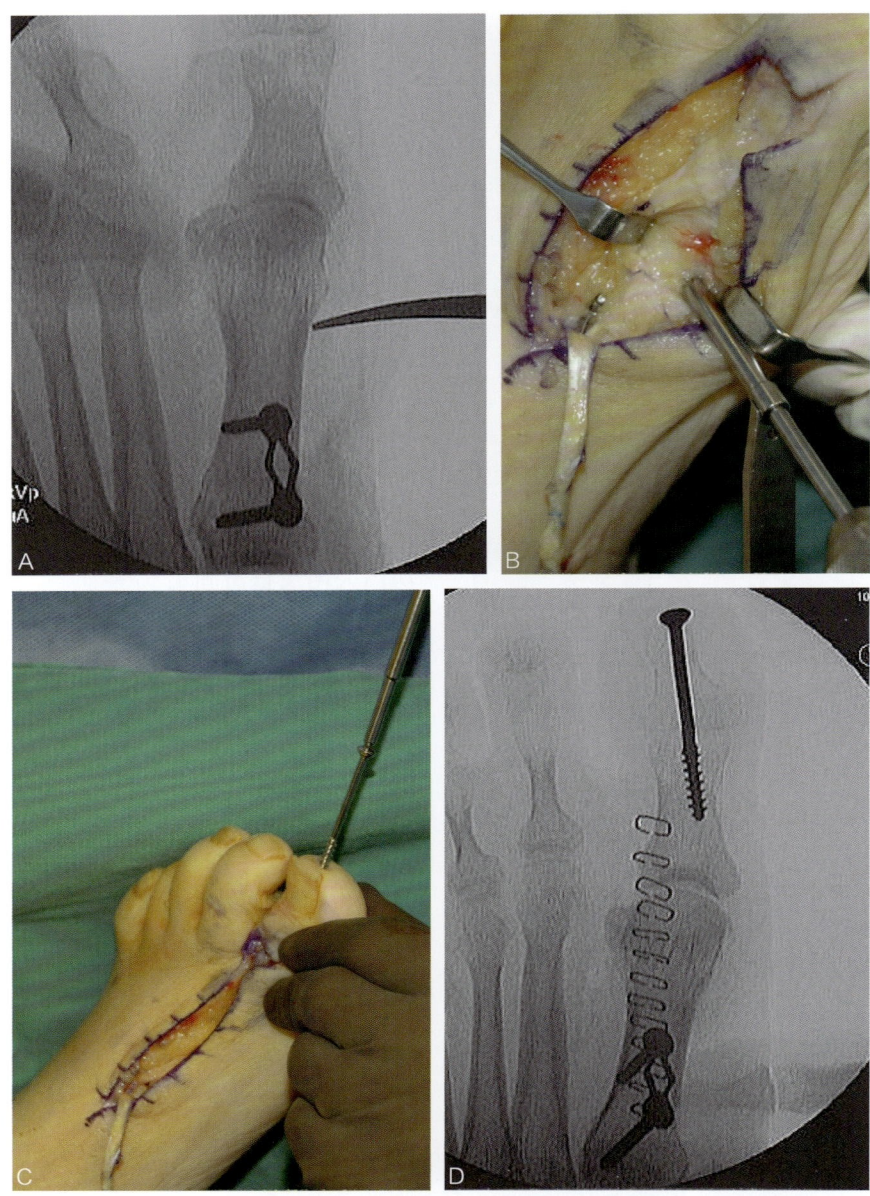

技术图16　跖骨颈处钻孔行Jones手术。A. 透视确认跖骨颈处理想的位置并钻孔进行肌腱转位。B. 在第1跖骨处钻孔。C. 踇趾趾间关节处理结束后，打入轴向螺钉并保持足趾在合理的旋转位。D. 透视确认跖骨及踇趾趾间关节固定、融合位置是否满意。

- 10～11周：
  - 可使用带铰链的踝-足矫正器（AFO），可以使踝关节跖屈至中立位。
  - 开始物理治疗来训练胫后肌腱以背伸踝关节、全身运动及步态训练。
  - 逐步替换步行靴至踝-足矫正器（AFO）。
- 继续物理治疗及使用AFO 8周。
- 18～20周时，在满意的物理治疗辅助下，可以转为穿正常鞋（图2）。

要点与失误防范

术前评估	• 如果术前没有明确的导致畸形的神经性病变，最好让神经科医师会诊，否则进展性肌力不平衡可能引起复发
跟骨螺钉位置	• 跟骨外移后很可能将螺钉置于过于外侧的位置 • 扩孔时，保持角度轻度由外向内，确保螺钉可以固定跟骨长轴全部骨质
第1跖骨截骨	• 常见的现象是背侧截骨块太小，导致第1跖骨跖屈没有完全纠正，患者术后易于复发
跖筋膜松解	• 胫后神经的跟骨内侧分支以及足内在肌在操作中存在损伤风险，所以在切断跖筋膜时要非常小心

术后处理

- 术后即刻使用夹板支具固定踝关节于自然背伸位。
- 术后2周拆除缝合伤口的皮钉。
- 术后患者制动并禁止负重8周，截骨完全愈合后开始负重。
- 图2显示上述病例患者术后6个月随访。

预后

- 目前尚缺乏成人高弓内翻足矫形的长期随访结果，因此对于该病变目前描述形式多样，治疗选择也很多。
- 对于足早期柔性畸形的患者避免做过多的用于治疗僵硬性畸形的术式，因为可能导致进展性骨关节炎病变。

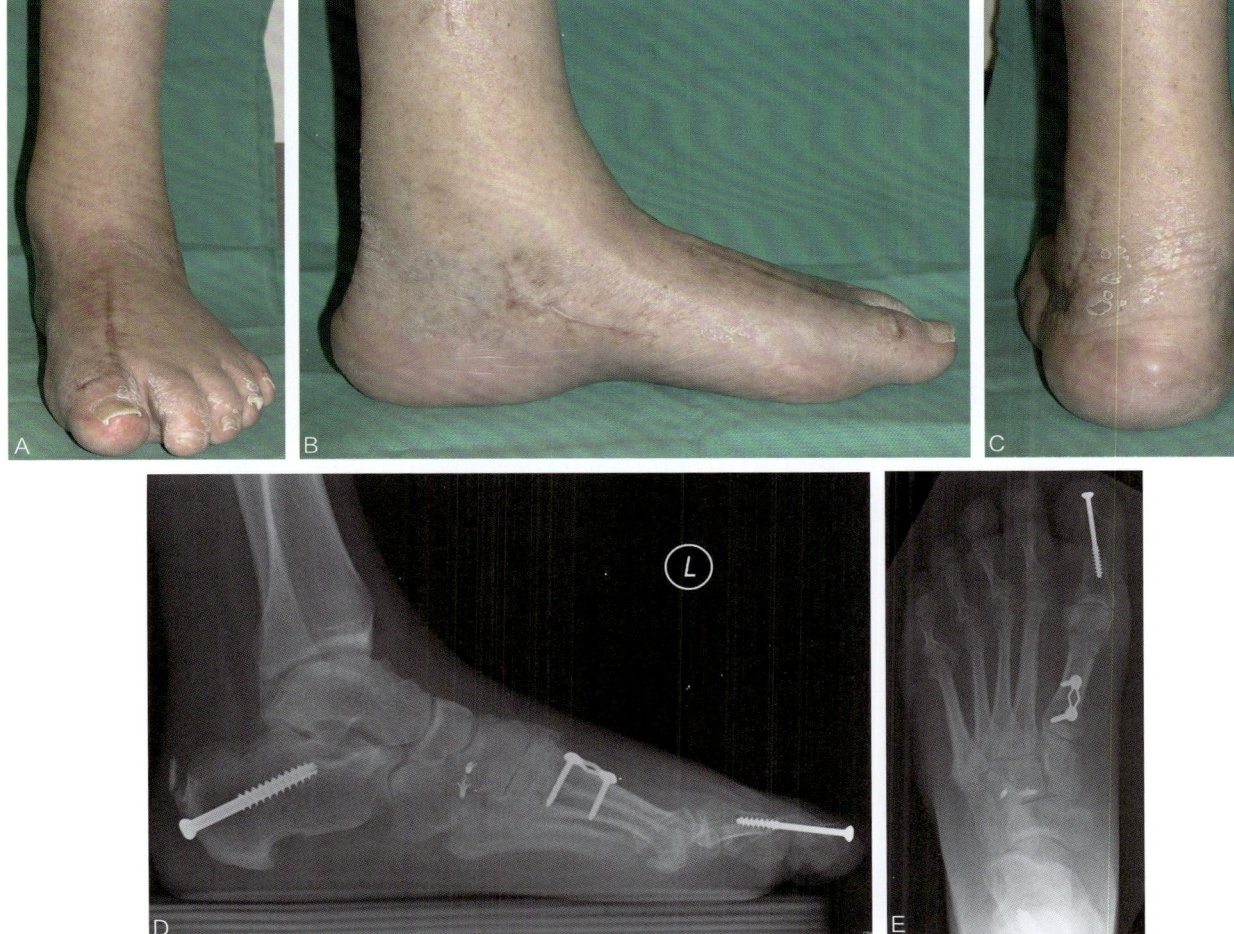

图2 技术图7~16患者术后6个月随访。A. 前面观，足后跟已不再出现。B. 侧面观显示正常足弓且爪状趾畸形已纠正。C. 后面观显示后跟内翻纠正。负重侧位片（D）及正位片（E）。

并发症

- 内固定存留引起的疼痛
- 感染
- 畸形复发
- 伤口开裂
- 骨不愈合

（邹剑 译，苏琰 审校）

参考文献

[1] Dwyer FC. The present status of the problem of pes cavus. Clin Orthop Relat Res 1975;(106):254-275.

[2] Jahss MH. Tarsometatarsal truncated-wedge arthrodesis for pes cavus and equinovarus deformity of the fore part of the foot. J Bone Joint Surg Am 1980;62(5):713-722.

[3] Japas LM. Surgical treatment of pes cavus by tarsal V-osteotomy. Preliminary report. J Bone Joint Surg Am 1968;50(5):927-944.

[4] McCluskey WP, Lovell WW, Cummings RJ. The cavovarus foot deformity: etiology and management. Clin Orthop Relat Res 1989;(247):27-37.

[5] Sammarco GJ, Taylor R. Cavovarus foot treated with combined calcaneus and metatarsal osteotomies. Foot Ankle Int 2001;22:19-30.

[6] Wetmore RS, Drennan JC. Long-term results of triple arthrodesis in Charcot-Marie-Tooth disease. J Bone Joint Surg Am 1989;71(3):417-422.

[7] Younger AE, Hansen ST Jr. Adult cavovarus foot. J Am Acad Orthop Surg 2005;13:302-315.

第59章 高弓马蹄内翻足畸形的处理
Management of Equinocavovarus Foot Deformity

Wolfram Wenz and Thomas Dreher

定义

- 高弓足的特点是前足和中足相对于后足进行性的跖屈畸形。单纯的高弓足很少见，常合并有其他足部畸形。因此，高弓足应当被分为各种类型：高弓内翻足、马蹄内翻足、跟骨型高弓足（pes calcaneocavus）、外翻高弓足（图1）。许多患者常常都存在前两种类型，因此称为高弓马蹄内翻足畸形。

- 高弓马蹄内翻足畸形通常是一种获得性足部畸形，包括有足弓增高（前足和中足呈马蹄状）、踝关节背伸受限（后足马蹄足）以及后足内翻畸形。可合并前足和中足内收、旋前或者旋后畸形，取决于其病理变化。

- "高弓内翻足是最复杂且最具挑战性的足部畸形病变之一。"[2]

- "有关内翻足畸形的文献尤其混乱。"[15]

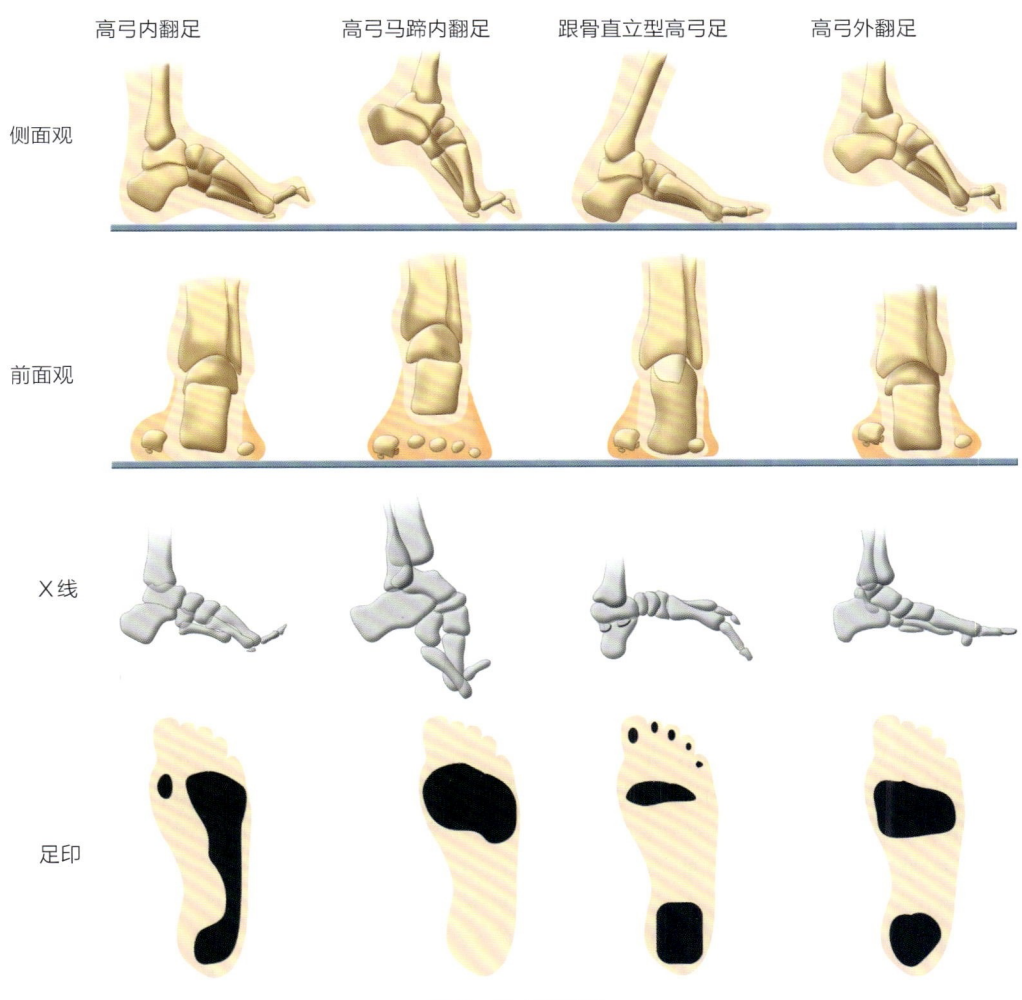

图1　足内翻畸形。

解剖

- 踝关节马蹄畸形（背伸受限）。
- 后足内翻畸形（跟骨内翻，柔型或僵硬型）。
- 距骨外旋以及外踝牵拉。
- 跗横关节中足舟骨和骰骨向内侧脱位。
- 内侧高弓足畸形（柔性或僵硬性）。
- 第1跖骨跖屈畸形（柔性或僵硬性）。
- 前足旋前内收（柔性或僵硬性）。
- 爪状趾，可以是单纯蹬趾，也可包括所有5个足趾（柔性或僵硬性）。

发病机制

- "……人们反复尝试研究这种畸形的基础病理以及发生机制，可它至今仍然是个谜，简直可以和屈指可数的几种疾病比如脊柱侧弯相提并论。"[6]
- 有很多理论试图解释高弓马蹄内翻足的病理机制：
  - "毫无疑问，这种畸形是由肌力不平衡引起的，既包括足内在肌，也包括足外在肌。"[15]
  - 胫前肌肌力相对腓骨长肌肌力下降（第1跖骨渐进性跖屈），蹬长伸肌试图代偿胫前肌背伸肌力，这导致足外在肌相对于内在肌肌力增高。足趾在跖趾关节平面过伸，同时趾长屈肌牵拉末节跖骨于跖屈位。这些机制导致足进行性高弓改变（前足和中足马蹄畸形）。
  - 腓骨短肌肌力下降、胫后肌肌力相对增强导致后足内翻畸形。趾长屈肌肌力（跖趾关节进行性屈曲）被增强的腓骨长肌肌力拮抗，也牵拉第1跖骨于跖屈位。由于腓骨长肌对后足作用有限，不能拮抗增强的胫后肌肌力。

自然病程

- 与畸形相关的功能障碍是踝关节背伸受限，其原因可能是单纯的跟腱挛缩，但往往很少见。后足旋后畸形引起距骨变得水平位也可以导致踝关节背伸受限。高弓足畸形本身也可导致踝关节背伸受限。
- 高弓马蹄内翻足的踝关节背伸受限可能会导致膝关节反屈畸形。另一结果是用脚趾行走引起负重应力转移至跖趾关节，以及步态周期中站立相时间缩短。
- 距下关节的旋前受限可能会导致内踝和距骨撞击，类似于严重的马蹄内翻足畸形时的撞击表现。
- 另一结果是足舟骨内移，向内踝靠近导致骨性撞击。在距骨颈局部常常有骨赘生成。
- 在同时有后足马蹄畸形及距下关节代偿的患者中，距下关节的内翻应力会因此增加，且不能被踝关节代偿，最终引起距骨相对于踝穴的内倾。

病史和体格检查

- 在Tubby和Jones[24]的著作中，有关于Charcot-Marie-Tooth病（遗传性运动感觉神经病变）中典型的高弓马蹄内翻足的特征性描述：
  - "患者是一名65岁的农村女性，外表看上去很健康，实际上并没有任何因这种畸形而造成的不便。患者自述大约从7岁起发现自己的踝关节尤其是右侧踝关节很容易内翻，因此经常扭伤。患者并没有发现自己手部有任何异常。上肢其他部分以及肩关节肌肉也未有累及。下肢畸形病变不对称性进行性发展，右足内侧凹陷，伴内翻畸形，并有足下垂表现。胫前肌腱突出，似绷紧的绳索。由于腓骨肌完全性麻痹，足趾和踝关节不能外翻运动，但其他方向的活动都不受限制。除了高弓畸形外还存在轻度的马蹄内翻畸形。下肢其他肌肉活动不受限制，膝反射没有引出。"
  - "男性，31岁，是上述患者的第三个孩子，表现为双侧马蹄内翻足畸形、足部内翻下垂，但没有任何肌腱挛缩的表现。足背伸外翻肌力完全丧失，足趾呈典型的畸形表现。"

动力学检查

- 步态周期中着地相（stance phase）存在的问题：
  - 足趾首先接触地面（趾行，后足马蹄畸形，背伸受限）。
  - 膝关节过伸畸形（继发于马蹄足的膝反屈）以及近端肢体的代偿机制。
  - 足外侧负重增加（内翻畸形）。
  - 步态周期中负重时不稳定。
  - 负荷集中于第1和第5跖骨头，有些患者甚至出现局部溃疡。
  - 由于着地中期相（mid-stance）中背伸活动受限，足的滚移活动（roll-off movement）也受到限制。
  - 滚移活动集中于足和前足的外侧缘，引起足部内旋。
  - 爪状趾畸形，趾尖负重缺失。
- 步态周期中摆动相存在的问题：
  - 足下垂（伸肌群肌力减弱，主要为胫前肌）；后足马蹄畸形进一步加重该畸形。
  - 足下垂的代偿机制（例如膝关节或髋关节屈曲增加，下肢划圈步态）。
  - 马蹄畸形导致摆动相终末期前足首先接触地面。
  - 趾长伸肌肌力增加以代偿足趾持续性爪状趾畸形导致的背伸肌力下降。

高弓马蹄内翻足畸形的检查方法

- 站立位：内侧观。检查者观察足的内侧缘，评估足跟抬高程度、内侧足弓增高程度、第1跖骨跖屈程度、足第1序列爪状趾畸形程度。
- 站立位：外侧观。检查者观察足的外侧面，评估外踝向后移位程度、足外侧缘的凸出程度、第5跖骨基和距骨头在足外侧序列的凸出程度。
- 站立位：背侧观。检查者观察足的后面，评估足跟内翻畸形程度、足跟抬高程度、外踝突出程度，以及前足旋前畸形、"大足趾"症（通常从后面观不能看到𨄂趾，但是前足内收的患者从后侧可以看见𨄂趾）程度。
- 站立位：跖侧观。检查者观察足的跖侧面，评估足外侧缘的凸出程度以及凸出的第5跖骨基部、第1和第5跖骨头负重增加程度以及局部皮肤胼胝（对于严重的患者，所有的跖骨头都有累及）、后足马蹄畸形程度（足跟负重减少）。
- 站立位：前面观。检查者观察足跖侧面，评估距骨头外侧凸出程度、足外侧缘轮廓凸出程度、前足内收程度以及第1～5趾爪状趾畸形程度。
- Coleman木块试验[3]。将一木块置于患者后足以及第2～5趾下方，检查者将前足固定于旋前位，检查后足的代偿能力以及第1跖骨跖屈代偿能力。
- Silfverskiöld试验[20]。检查膝关节屈伸过程中踝关节的背屈程度。该检查对于识别马蹄足畸形以及鉴别是累及腓肠肌还是比目鱼肌很重要。
- "试图明确每一块肌肉的作用往往会被误导，因为肌肉活动是一个协同作用过程，无法确定始动力量，很难精确地将某一肌肉的运动分辨出来。"[6]

穿鞋导致的问题

- 趾间关节表面溃疡。
- 足宽大且短（无法穿上普通的鞋子）。
- 分别可能出现鞋外侧缘和前足的磨损。

进一步的问题

- 影响美观。
- 容易疲劳。
- 畸形逐渐进展。

影像学和其他诊断性检查

传统影像学检查

- 侧位片（站立位）（图2A）
  - 外踝向后侧移位。
  - 距骨长轴与跟骨长轴相平行。
  - 跟骨由于内翻而显得短缩。
  - 足舟骨和内踝之间距离缩短。
  - 跟骰关节清晰可见，在正常情况下受到距舟关节的遮挡。
  - 第1跖骨跖屈畸形，其头部向跖面凸出。
  - 爪状趾。
  - 距下关节后关节面在水平方向凸出。
  - 跗骨窦张开（"跗骨窦窗"）。
- 前后位片（站立位）（图2B）
  - 距骨纵轴和跟骨纵轴平行。
  - 距舟关节内侧移位，有时跟骰关节也会如此。
  - 第1跖骨跖屈畸形，因此显得有所短缩。
  - 各跖骨之间有重叠，尤其是第4和第5跖骨。
- 踝关节前后位片（站立位）（图2C）。
  - 踝关节内翻畸形。
  - 后足内翻畸形。

CT扫描三维重建成像

- 对于某些严重畸形病例，可能需要行CT扫描三维重建成像（图2D）。
- 动态足底测压扫描可以客观地测量足底压力的分布模式。
- 该方法用来辨别畸形所导致的压力分布不平衡以及主要的压力分布点。
- 轻度及严重的高弓马蹄内翻足畸形的典型足印模式图比较见图2E。

动态足底应力分析

- 动态足底应力分析是一种测量压力分布的客观方法。

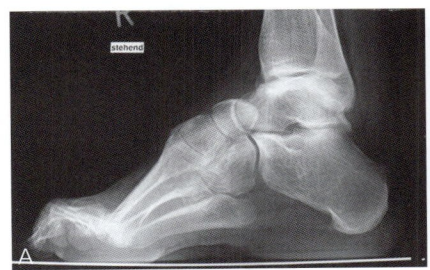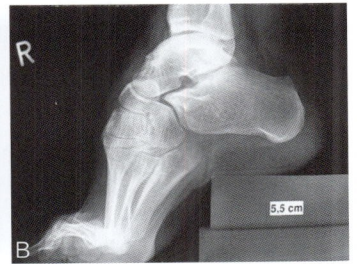

图2 常规X线片。A、B. 矫正后和未矫正的前足马蹄内翻畸形。

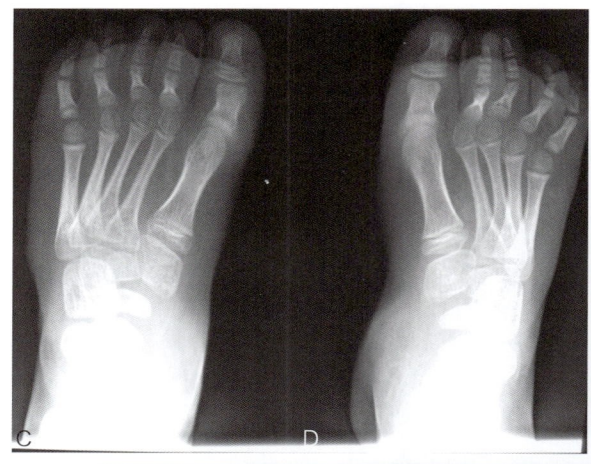
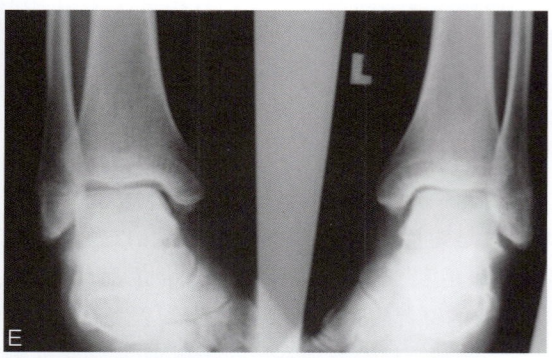
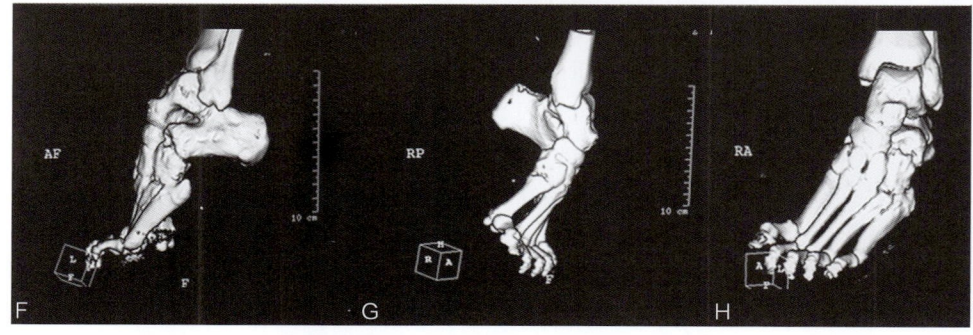
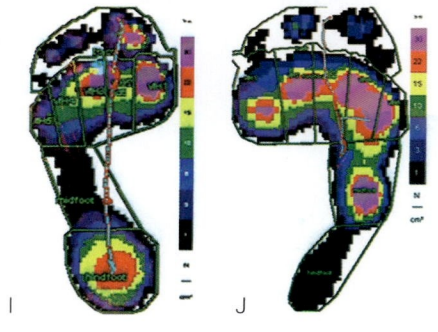

图2（续） C、D. 前后位X线片。E. 踝关节前后位X线片。F～H. 严重高弓马蹄内翻足畸形的CT三维重建图像。I. 轻度高弓足畸形。J. 严重的高弓马蹄内翻足畸形。

- 用于识别由于畸形导致的足部主要压力点的不平衡。
- 轻度马蹄内翻足与典型严重马蹄内翻足的应力比较（图2E～J）。

足部三维重建成像与步态分析（heidelberg foot model）

- 一种由计算机辅助的客观检查，记录步行过程中足各部分在3个平面（矢状位、冠状位、横断位）的运动情况。
- 在足部和小腿的17个特定的解剖部位安装反射标记物（图3）[16]。患者步行特定距离时，特殊的摄影器材发射并记录红外信号。
- 用特殊的软件处理后，可以看见足各部分在3个平面的运动特征。

鉴别诊断

- 马蹄内翻足畸形可继发于各种原发性疾病。
  - 中枢神经系统疾病
    - 进展性疾病
      - 肌力增加型（比如多发性硬化症）
      - 肌力减弱型［比如脊髓栓系综合征（tethered cord syndrome）］
      - 脊髓纵裂、脊髓空洞症、髓内肿瘤
    - 非进展性疾病
      - 肌力增加型（脑瘫、颅脑创伤、卒中）
      - 肌力减弱型（如脊柱裂）
      - 脂肪瘤、血管瘤
      - 脑炎
  - 周围神经系统疾病
    - 进展性疾病
      - 遗传性感觉运动神经病（Charcot-Marie-Tooth病）
      - 脊髓性肌萎缩
      - 多发性神经病变

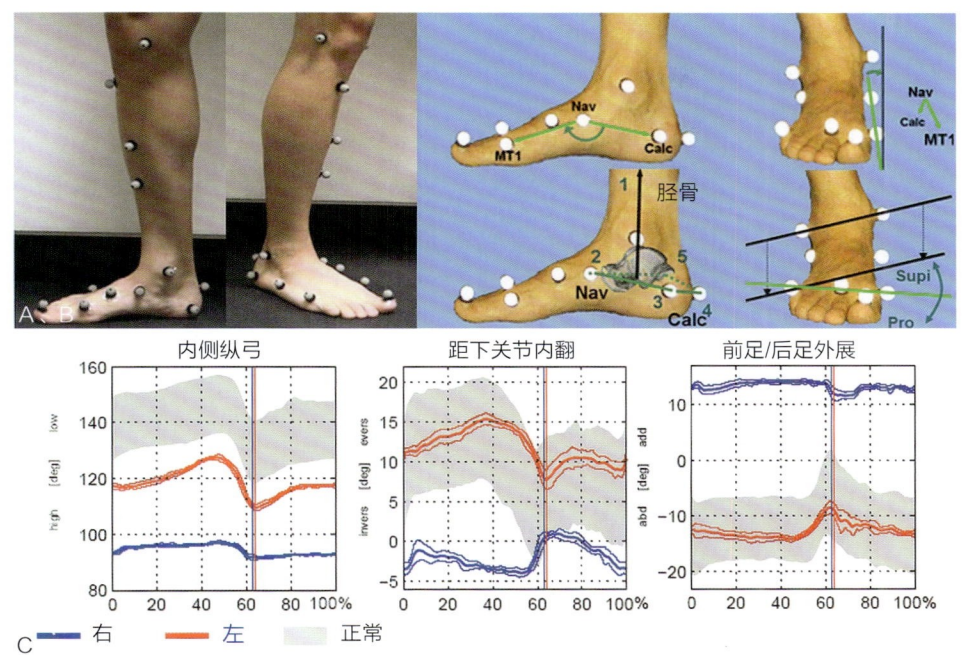

图3 Heidelberg足部动态测量。A. 放置标记物及计算角度。B. 高弓马蹄内翻足在不同平面的动态活动示例。C. 左：内侧足弓增高；中：距下关节内翻增加；右：前足内收增加。

- 非进展性疾病
  - 脊髓灰质炎
  - 先天性多关节挛缩
- 其他原因
  - 骨筋膜室综合征
  - 烧伤
  - 炎症性关节病变
  - 糖尿病性神经病

非手术治疗

- "对于高弓足、高弓内翻足和跟骨型高弓足的非手术处理，其长期效果都是失败的。"[22]
- "非手术措施基本上无法阻止病变进展或者预防畸形，因此其作用非常有限。"[17-19]
- 非手术治疗仅仅能代偿高弓马蹄内翻足的功能障碍，但是不能阻止疾病进展。
- 可能的非手术治疗方法包括：
  - 使用足弓垫（有助于第1跖骨头复位行走）。
  - 矫形鞋。

手术治疗

术前计划

- "肌力平衡性是理解高弓足畸形发病机制的关键。"[12]
- "如果足部肌力不平衡，即使行三关节融合术非常成功，也有可能发生足部畸形……有明确证据证明有肌力不平衡现象存在时，必须要做肌腱转位术。"[10]
- 术前体格检查、X线摄片、EMED（一种记录及评估足底压力动态分布的电子测量系统）、足部动力学分析（仪器记录足步态分析），以及麻醉状态下的体格检查（Silfverskiöld试验[20]）代表了最佳的术前计划。

体位

- 患者平卧于手术台，如果需要髂骨植骨，则常规消毒铺巾髂骨区域（图4）。

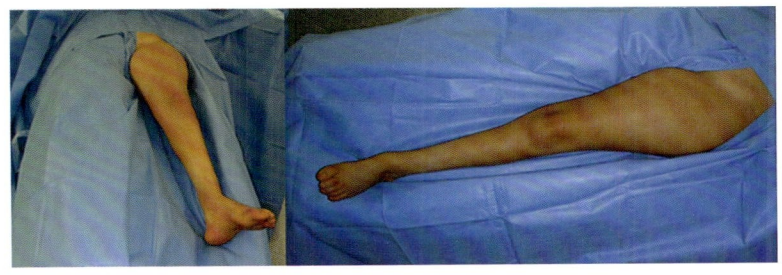

图4 手术体位。

入路

- 高弓马蹄内翻足矫正术的各种手术入路如图5所示。
  - 改良 Jones 手术[4]采用的背侧入路。
  - 三关节、Lambrinudi 关节融合术[14]、Cole 手术[1]、Russel-Hibbs 手术[8]采用的背外侧入路,胫后肌腱转位术也可采用该入路。
  - 胫后肌腱转位术采用的跖侧入路[21]。
  - 用于跟腱切开延长、胫后肌腱转位的小腿远端内侧入路,如果需要,还可行趾长屈肌腱延长术。
  - 三关节或 Lambrinudi 关节融合术[14]、Cole 手术[1]采用的手术切口,胫后肌腱转位手术切口如果需要时也可延长为上述(小腿远端内侧入路)切口。
  - Steindler 手术[21]的皮肤切口。

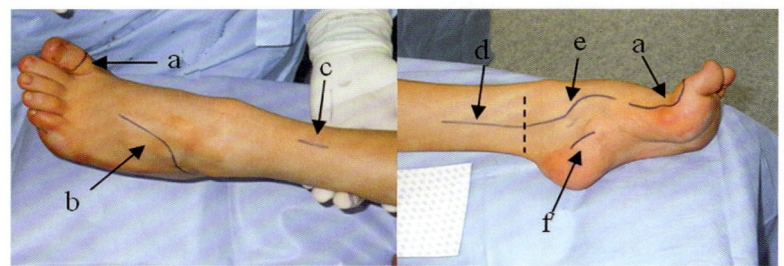

图5 足部畸形矫正的手术入路。(a) 改良 Jones 手术[13]采用的背侧入路。(b) 外侧/背侧入路,适用于三关节或 Lambrinudi 关节融合术[14]、Cole 手术[1]以及胫后肌转位术,同样适用于 Russel-Hibbs 手术[8]。(c) 胫后肌腱转位术[17-19]采用的正中切口。(d) 小腿远端内侧入路,可用于切开跟腱延长术、胫后肌腱转位术,如果需要还可以用于趾长屈肌腱延长术。(e) 三关节/Lambrinudi 关节融合术[14]或者 Cole 手术[1],以及胫后肌腱转位术采用的手术切口;如有需要,可将切口 (e) 和 (d) 相连。(f) Steindler 手术[21]采用的皮肤切口。

总则

- 首先进行 Steindler 手术(跖筋膜切断术)[21]。对于轻度高弓的患者采用该手术矫正畸形或许有效,但对于大多数患者,切断跖筋膜并非不可完成矫形,该手术只能作为骨性矫正手术的补充。
- 切断跖筋膜后,做好肌腱转位前的准备工作(如劈胫后肌腱转位术[21]、改良 Jones 手术[4])。
  - 重点:在这一步骤时只行肌腱转位以及跟腱延长术的准备工作;在重建手术结束时再将其缝合固定。
- 随后,我们纠正踇趾的爪状畸形(改良 Jones 手术[4])。
  - 重点:在手术结束时将转位的踇长伸肌腱缝合。
- 下一步骤是中足和后足的骨性矫形手术。根据足部畸形的程度,需要采用 Chopart 关节(跗横关节)融合术或者三关节融合术。对于有胫距背侧撞击症、背伸受限的患者或者严重的后足马蹄畸形患者,我们推荐采用改良的 Lambrinudi 关节融合术[14]。
- 对于某些高弓足畸形患者可采用关节外矫形手术(Cole 手术[1]),对于后足内翻畸形采用 Dwyer[5]截骨术(跟骨楔形截骨)。
- 为纠正后足马蹄畸形,采用腓肠肌腱膜切断滑移延长术或者开放或经皮跟腱延长术;对于严重的马蹄足畸形患者,测试近端膝关节的屈伸活动或者采用(切开或者经皮)跟腱延长术,至于采用切开还是经皮行跟腱延长术则是术者的个人选择。经皮跟腱延长术可能会矫枉过正,而采用开放手术则有助于调节跟腱张力。对于并不很严重的患者可选择采用小腿腓肠肌腱膜切断滑移延长术(如 Baumann 手术)。
- 在矫正后足和中足的畸形之后,重新评估前足的畸形程度。对于趾长屈肌挛缩的患者(最初表现为马蹄足畸形),可通过切开的跟腱延长术的手术入路行趾长屈肌腱和踇长屈肌腱延长术。
- 单独采用改良 Jones 手术无法充分矫正第1跖骨跖屈畸形时,我们常规采用第1跖骨背侧截骨矫形术[11]。
- 在关闭手术切口之前的最后一个步骤是缝合所有转位的肌腱。我们并不常规使用锚钉,而是将转位的肌腱直接缝合在转位目标区域的其他肌腱、软组织或者是延长的跟腱之上。

Steindler 手术（跖筋膜切断术）

- 尽管跖筋膜切断术是高弓马蹄内翻足畸形矫正手术的一个重要手术步骤，但根据我们的经验，单独使用该方法的临床疗效有限。对于柔韧性前足畸形以及中足的内翻畸形，这是一种简单的治疗方法。
- 在跖筋膜跟骨止点部位的足内侧面做一 3~4 cm 略微弧形凸向背侧的切口（技术图 1）。
- 仔细分离皮下组织，用 Langenbeck 拉钩牵开。暴露跖筋膜，尽可能接近跟骨止点区域，用组织剪切断跖筋膜以及趾短屈肌起点。
- 注意剪刀要紧贴骨面，同时在足的外侧用手感觉剪刀的刀头。跖筋膜切断后，用血管钳撑开获得足部延长效果。

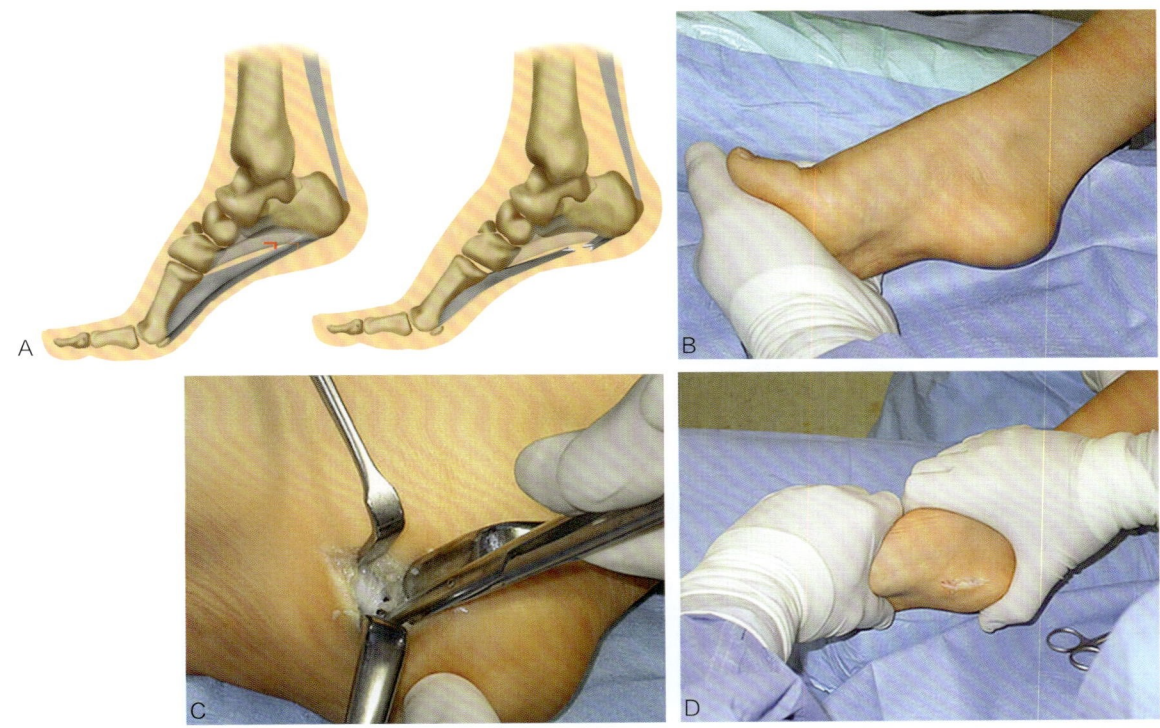

技术图 1　Steindler 手术。

胫后肌腱全程劈裂转位术（改良 SPOTT[21]）

- 该技术的目的是弥补由于长期后足马蹄畸形导致的踝关节背伸肌力下降。更重要的是，它还能消除胫后肌对于后足畸形的不利影响。
- 在胫后肌腱的足舟骨止点部位做一 3~4 cm 的切口。分离皮下组织，切开伸肌支持带和胫后肌腱鞘，用 Overholt 钳拉紧肌腱，在尽可能远的平面用手术刀将其切断。
- 在胫骨远端内侧另做一切口（3 cm）：位于踝关节近端 3~4 指宽、胫骨后缘处。
- 分离皮下组织，切开深筋膜，用 Langenbeck 拉钩牵开。辨认趾长屈肌腱并牵开，用 Overholt 钳暴露并牵出胫后肌腱（技术图 2）。
- 纵行一分为二切开肌腱，用无创 1-0 缝线分别编织缝合标记线。
- 在小腿外侧相同平面腓骨表面做一 3 cm 长切口。分离皮下组织，切开深筋膜。

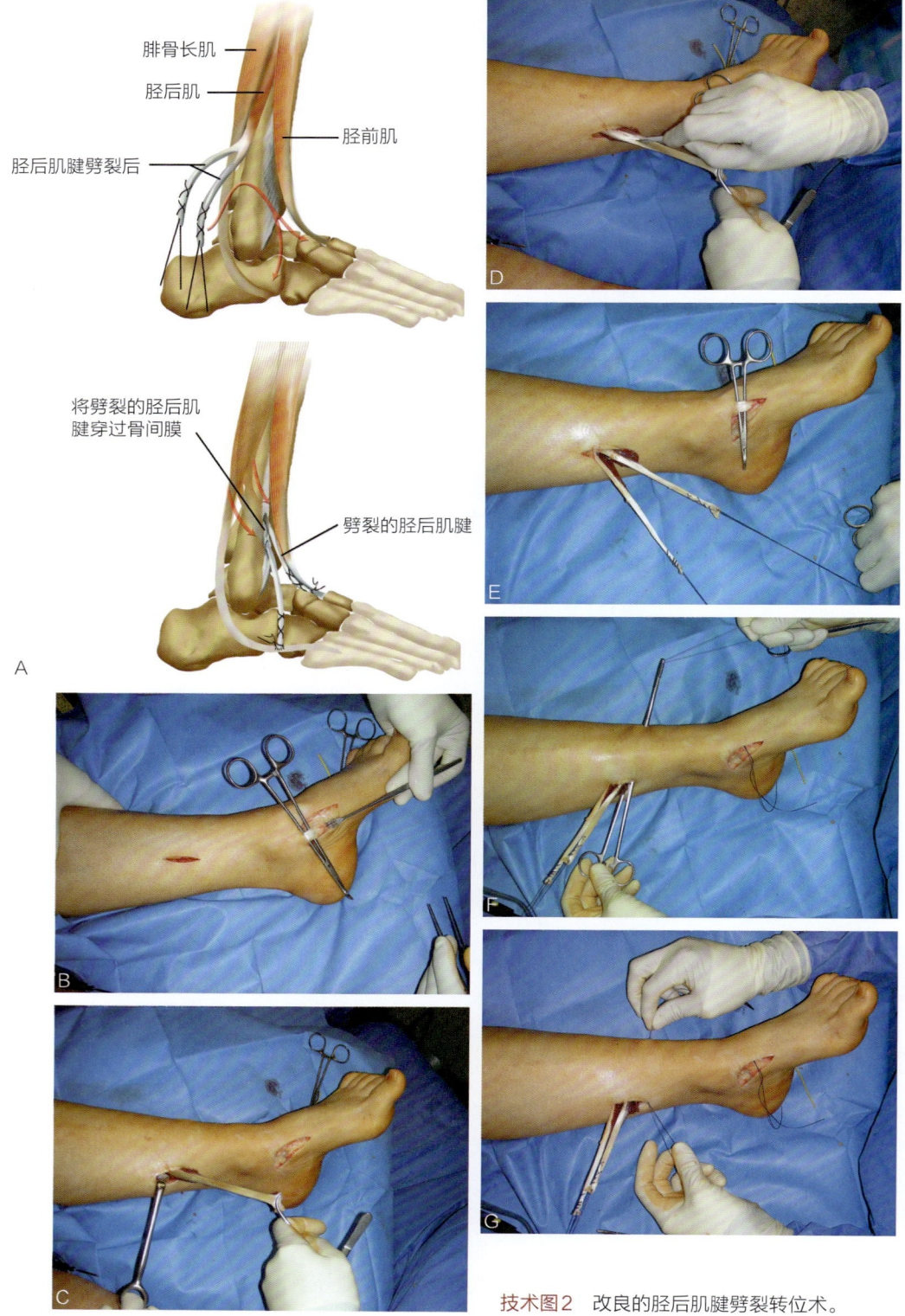

技术图2　改良的胫后肌腱劈裂转位术。

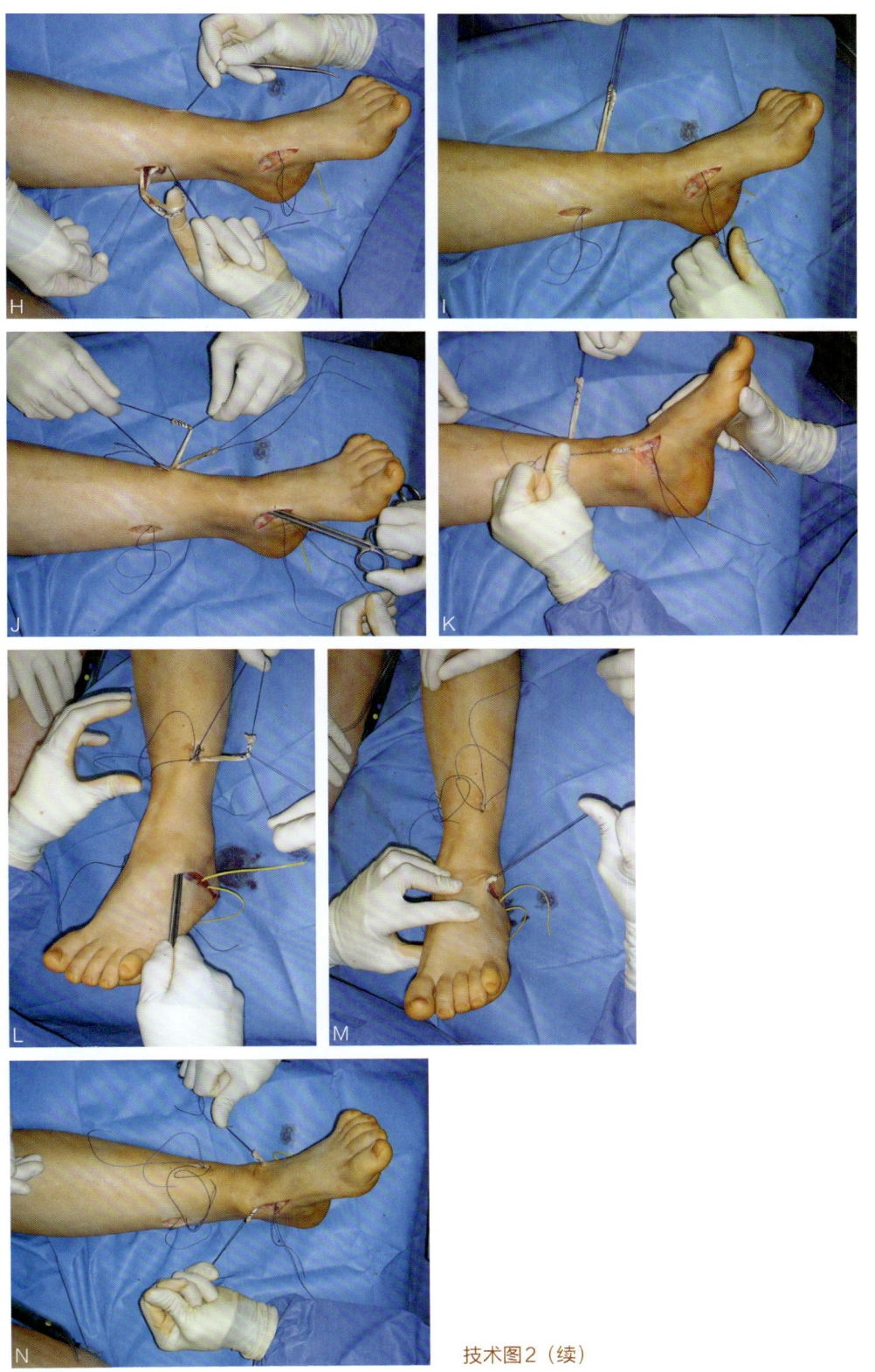

技术图2（续）

- 在做分离骨间膜操作时要非常谨慎，注意不要损伤腓浅神经。小心地用一把窄血管钳从内侧切口穿过骨间膜贯通至外侧切口。
- 用血管钳把一根对折的牵引线绕成的套环从外侧切口引入内侧切口处，把缝合在胫后肌腱上的两根标记线套入牵引线中，再牵拉牵引线的另一头，将胫后肌腱转移至外侧切口。
- 为了使转位时能回牵胫后肌腱，需要在胫后肌腱上另外再套一根对折线。
- 取长 2～3 cm 的手术切口暴露胫前肌腱，当选择手术切口部位时，需要考虑到距舟关节融合的可能。如果需要，该切口应当和显露胫后肌腱的手术切口一致。
- 分离皮下组织，切开胫前肌腱鞘，通过其腱鞘到达伸肌间室，刚才转位的胫后肌腱的两个分叉就在此处。
- 首先牵引一根胫后肌腱编织线，将其固定于足部远端。随后在足背侧另做切口，将另一半胫后肌腱转位。
- 暴露趾长伸肌腱，切开其腱鞘，采用相同的手术操作行胫后肌腱另一半的远端转位，在完成整个手术的其他操作部分之后，再进行转位肌腱的固定。
- 在手术最后结束之前，将胫后肌腱的内侧半缝于胫前肌腱上，外侧半缝于腓骨短肌腱上，这些结构事先都已经充分暴露。
- 在调节转位肌腱张力时，我们常规将踝关节置于中立位，既避免矫正不足也要防止矫枉过正。
- 在缝合好转位肌腱后，足部应当处于一个矫正完成的位置。因此必须要在缝合肌腱之前完全纠正后足马蹄畸形。

改良 Jones 手术（Robert Jones，1916）

- 改良 Jones 手术[4]的目的是消除过分增强的𝆏长伸肌肌力影响，纠正𝆏趾的爪状畸形。

暴露

- 在第 1 跖骨近端做一 S 形皮肤切口，延伸至第 1 趾间关节。
- 仔细分离皮下组织，注意保护𝆏趾背内侧皮神经，用 0 号薇乔（Vicryl）线标记𝆏长伸肌腱远端。
- 在尽可能远端平面切断𝆏长伸肌腱，切开第 1 趾间关节囊（技术图 3）。

𝆏趾趾间关节融合术

- 用咬骨钳去除𝆏趾趾间关节的软骨面（技术图 4A～C）。

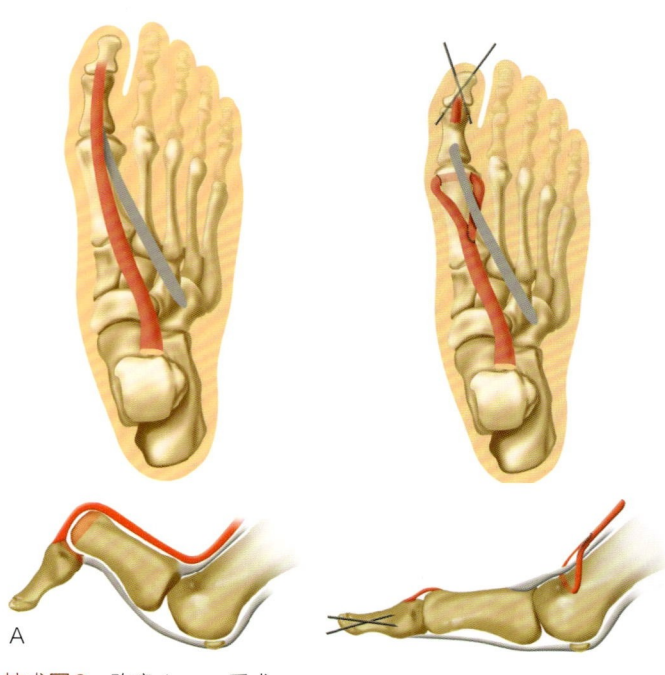

技术图 3　改良 Jones 手术。

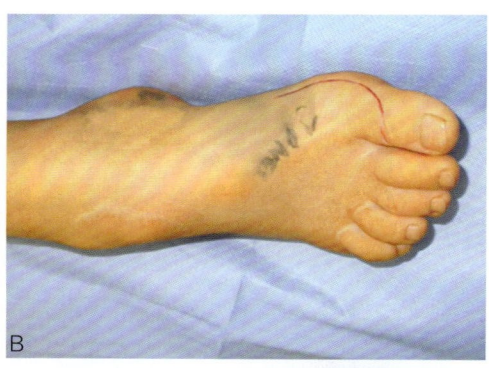

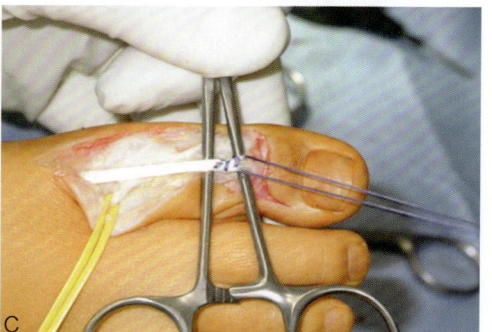

- 随后我们用两枚交叉克氏针（儿童1.4 mm，成人1.8 mm）由近及远顺行穿过远节趾骨。
- 用克氏针钻在脚趾外将克氏针从趾间融合关节平面抽出，复位趾间关节，随后将克氏针逆行穿过趾间关节融合部位（技术图4D~F）。
- 注意避免将趾间关节固定于过伸位，因为这样可能导致穿鞋困难。
- 在用第1枚克氏针固定时注意控制足趾的旋转对线，随后再穿入第2枚克氏针。
- 我们常规使用2枚克氏针固定，采用一枚纵向螺钉加一枚抗旋克氏针组合也是合理的选择。但仅仅使用一枚螺钉固定是不够的，因为其不能提供足够的旋转稳定性。

姆长伸肌腱转位术（合并或不合并第1跖骨背伸截骨术）

- 暴露第1跖骨干近端1/3部分。如果第1跖骨跖屈畸形不能通过软组织手术得到纠正，则须行第1跖骨背伸截骨矫形术（该技术将随后详细介绍）。
- 将皮肤切口向近端延长数厘米。
- 用摆锯行第1跖骨背伸截骨，去除背侧的楔形骨块，注意保持跖侧骨皮质的完整性。
- 用克氏针、背侧微型接骨板或者螺钉张力带技术固定截骨平面。
- 用骨膜剥离器剥离第1跖骨头－颈结合部骨面以利于行姆长伸肌腱转位术。

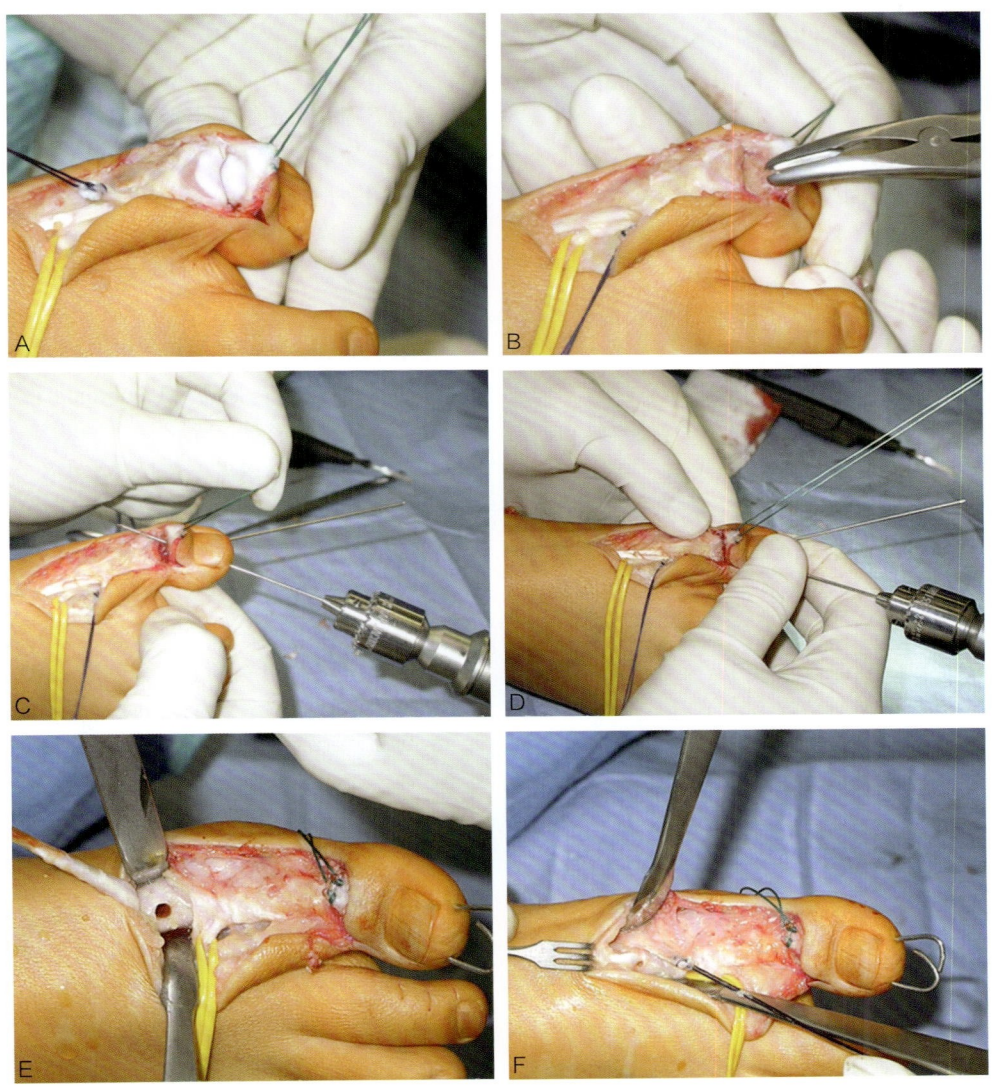

技术图4　改良Jones手术。

- 用两个Hohmann拉钩保护周围软组织,随后依次用不同直径的钻头在第1跖骨中间部位钻孔:首先是2.0 mm直径钻头,随后是2.7 mm直径钻头,最后是3.2 mm直径钻头。
- 通过缝针将跛长伸肌腱远端穿过钻孔内,再用1-0薇乔(Vicryl)缝线缝于其自身。
- 如果肌腱转位术后踇趾残留跖屈畸形,可以采用腱固定术将转位的踇长伸肌腱远端或者编织缝合线重新缝合在远节趾骨的骨膜上,以避免术后踇趾跖屈畸形。

Chopart关节融合术、三关节融合术(Hoke, 1921)、Lambrinudi融合术(Lambrinudi, 1927)

- 后足僵硬性高弓畸形可能需要行距舟关节和跟骰关节(Chopart关节)融合矫正术。但是,如果这种僵硬性畸形只局限于第1跖骨序列,行第1跖骨背伸截骨矫形可能就足够了。同样,前足广泛高弓畸形也可通过中足背伸截骨矫形术得到有效矫正(Cole手术)。
- 对于某些特定的后足柔韧性内翻畸形患者,可采用Dwyer跟骨外侧楔形闭合截骨矫形术(见随后段落)代替后足关节融合术。
- 采用外侧入路S形皮肤切口,从外踝背侧2 cm以远起,弧形凸向足舟骨延伸至距骨头体表投影部位。
- 在手术切口近端暴露腓肠神经及其伴行血管,并将其牵开。
- 首先处理腓骨肌腱鞘以及趾短伸肌位于跟骨前突部位的起点。
- L形切断松解趾短伸肌,用弧形骨凿剥离其在跟骨前突的起点部分。插入Vierstein拉钩协助暴露跟骰关节。
- 再用一把Vierstein拉钩协助暴露距舟关节。
- 采用保留软骨下骨结构或去除一块楔形骨块矫形的后足关节融合术。如果通过Steindler手术无法纠正高弓畸形,则要行Chopart关节(跗横关节)的背侧楔形截骨矫形术。
- 对于前足和中足极度内收畸形的患者,行背侧楔形截骨时还需要结合外侧楔形截骨。
- 对于轻度到中度畸形的患者行关节融合术时,应尽可能多地保留关节软骨下骨结构。去除关节面软骨,用骨凿或者钻头在软骨下骨表面钻孔以促进融合。
- 如果需要行楔形截骨矫形术,我们更愿意使用摆锯。
- Chopart关节完全松解之后,高弓畸形可以得到矫正,足舟骨将回复到距骨头中心位置。

- 我们常规使用克氏针固定复位后的关节(用2枚克氏针固定距舟关节,再用2枚克氏针固定跟骰关节),也可用螺钉固定。
- 如果采用Chopart关节融合术矫形无法满意,尤其是对于严重后足内翻畸形的患者,则应增加距下关节融合,即进行完整的三关节融合术(Hoke[9])。
- 对于畸形严重的患者,需要在距下关节局部行外侧楔形截骨矫形。对于踝关节背伸活动受限或者严重后足马蹄畸形,存在胫距背侧撞击症的患者,可能需要行改良Lambrinudi手术[7,14]。
- 三关节融合术和改良Lambrinudi手术都需要松解跗骨窦和周围软组织结构(骨间韧带以及脂肪组织)。需要切开的最重要的组织结构是距骨和跟骨之间的骨间韧带。用一把椎板撑开器打开距下关节,并用一把Vierstein拉钩置于外踝尖下方协助暴露。
- 根据矫形需要,用弧形骨凿或者摆锯去除融合部位关节面。
- 在距下关节局部行外侧楔形截骨纠正严重的后足内翻畸形(技术图5)。如需行Lambrinudi融合手术,在距下关节行背侧楔形截骨矫形术。
- 截骨线位置对于术后保留骨量多少来说非常重要。截骨的第1刀平行于踝关节平面并且通过距骨头,但不能超过距骨头高度的50%。
- 截骨线在背侧止于距下关节的后缘。截骨第2刀平行于距下关节平面并且通过跟骨,这两刀在距下关节后缘交汇,形成以此为顶点的背侧楔形骨块。
- 去除关节软骨或者楔形骨块后,根据重新恢复的跟距关节和Chopart关节的位置评估矫正效果。除了纠正后足高弓内翻之外,使足部重新恢复跖面负重位置也很重要。
- 可采用6枚克氏针作为内固定材料(2.2~2.5 mm直径,2枚用于距舟关节固定,2枚用于跟骰关节固定,2枚用于距下关节固定),也可采用螺钉或者锁定钢板固定。

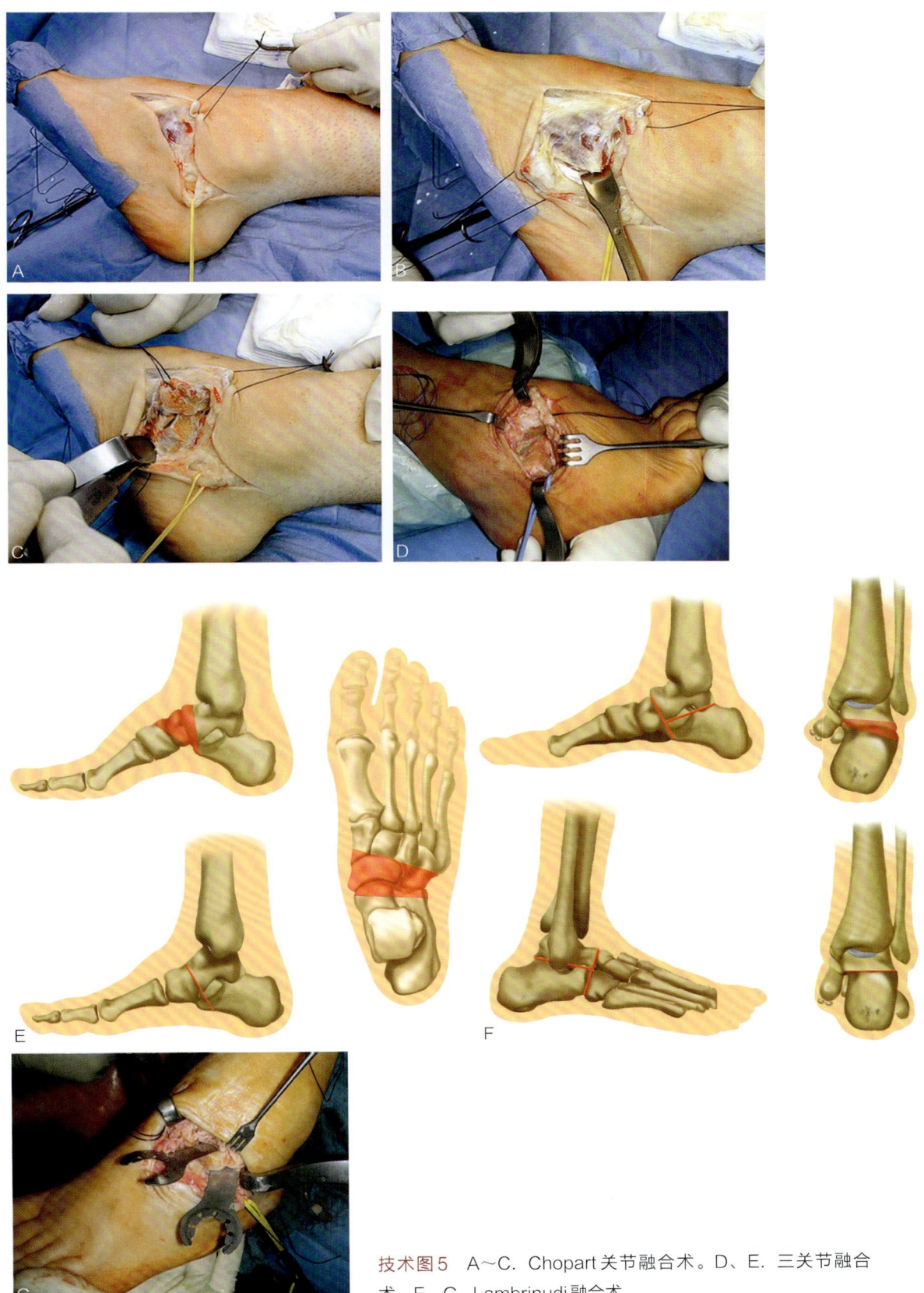

技术图5　A～C. Chopart关节融合术。D、E. 三关节融合术。F、G. Lambrinudi融合术。

Cole 截骨术

- 如果高弓畸形足患者的距舟关节和跟骰关节能够复位,则适合采用Cole截骨矫形手术[1]。在舟楔关节和骰骨背侧局部截除一楔形骨块。
- 在中足外侧采用一个舒缓的S形手术切口,暴露皮下组织与腓肠神经并将其牵开。
- 在腓骨肌腱鞘和趾短伸肌腱鞘之间分离,暴露骰骨。用摆锯或者骨刀行截骨术。
- 远端的截骨平面必须恰好通过楔骨和骰骨,近端的截骨平面必须通过骰骨和舟骨。在近端截骨面和距舟关节之间至少要保留0.5 cm的骨量。
- 截骨线在中足跖侧交汇,去除截下的背侧楔形骨块(技术图6)。
- 截骨完成后,闭合截骨线,用2~4枚克氏针固定(距舟关节以及跟骰关节,即Chopart关节融合术)。也可采用螺钉或锁定钢板固定。

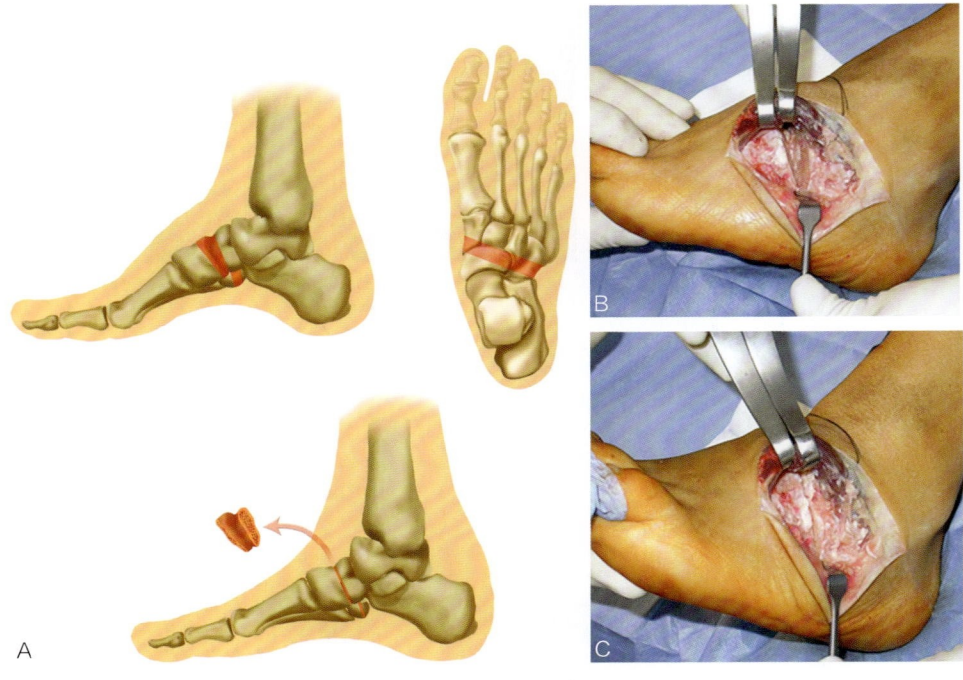

技术图6　Cole手术。

Dwyer 截骨术

- 对于那些不适合行距下关节融合术、无法充分矫正后足畸形,或者单独通过肌腱转位术无法矫正后足内翻畸形时,需要通过Dwyer截骨矫形术[5]来纠正后足内翻畸形。
- 在腓骨肌腱表面沿后足外侧缘垂直于跟骨长轴做一长约5 cm的切口,暴露皮下组织与腓肠神经并将其牵开。
- 用2把Hohman拉钩协助骨膜上暴露跟骨颈部位。
- 如果需要对严重畸形进行矫正,则需要使用摆锯从跟骨颈外侧局部截除一块楔形骨块(技术图7)。
- 注意避免摆锯锯片穿破跟骨内侧皮质,这可能伤及内侧血管神经束。
- 用一把直骨刀打开截骨平面,随后关闭截骨间隙,将后足固定于轻度外翻位。
- 由后向前交叉穿入2枚克氏针固定。

技术图7 Dwyer手术。

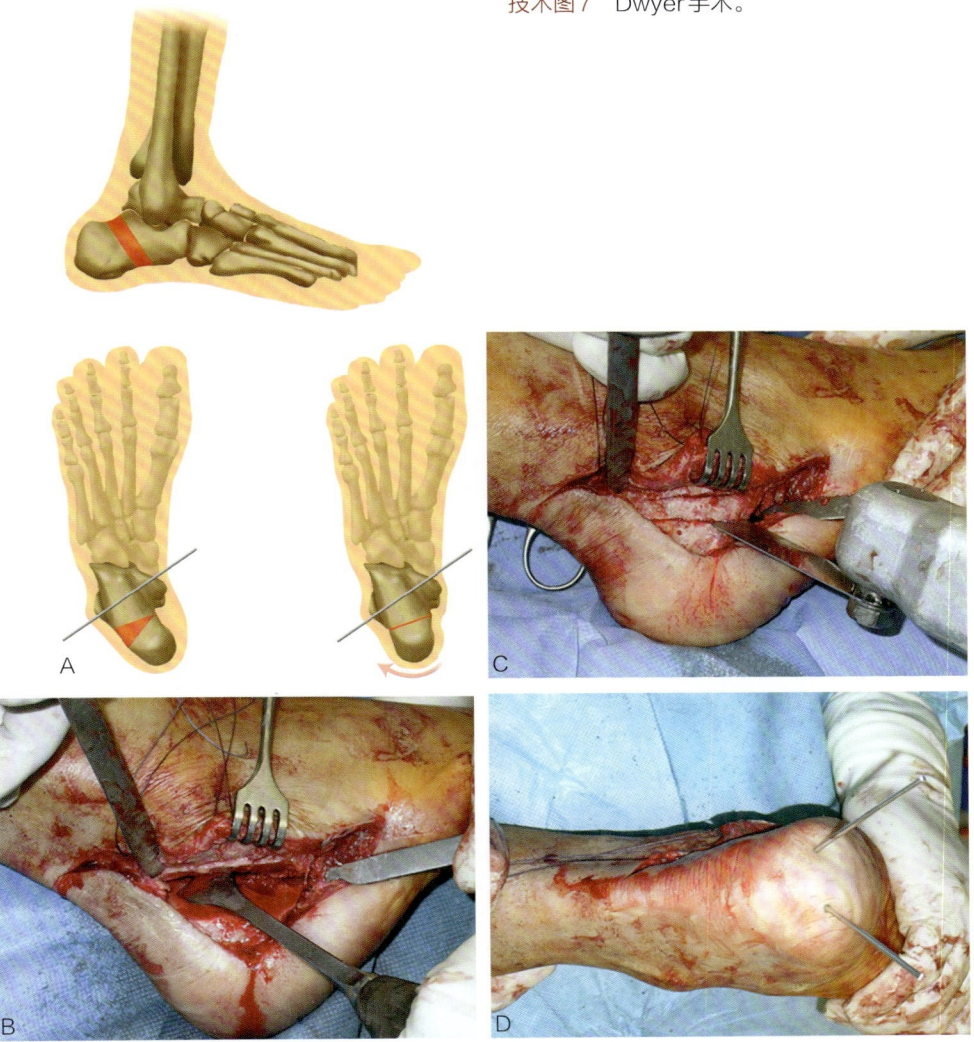

后足马蹄畸形软组织矫正术（Baumann手术，跟腱延长术）

- 小腿肌肉挛缩合及严重僵硬性马蹄畸形时需行跟腱延长术。对于轻度柔性马蹄畸形患者，可采用肌肉松解滑移术（Baumann手术）。
- 在小腿远端内侧，踝关节平面近端3~4 cm处向近端做一6~10 cm长的切口。切口长度取决于马蹄畸形矫正时跟腱需要延长的程度。
- 辨认隐神经血管并小心牵开，暴露深筋膜并切开，分别向近端和远端游离。在筋膜深面暴露跟腱，在其远近端的深面分别插入一把Langenbeck拉钩协助暴露。
- 用小手术刀行跟腱全长"Z"字延长术（技术图8A~C）。

- 对于后足内翻畸形，我们倾向于保留跟腱远端外侧半，不要切断其对应的肌肉组织成分。
- 用1-0薇乔线标记两侧肌腱末端。
- 将踝关节置于10°~20°背伸位，这样跟腱两端分离，随后再将踝关节恢复到中立位，用无创1-0薇乔线缝合跟腱。
- Baumann手术采用小腿近端1/3内侧4~5 cm长的皮肤切口（技术图8G、H）。暴露并切开深筋膜，用两根缝线标记。
- 打开腓肠肌和比目鱼肌间隙，插入2把阔Langenbeck拉钩。
- 根据术中Silfverskiöld试验结果，分别切断腓肠肌、比目鱼肌或者两者的腱膜（技术图8D~F）。
- 随后调整踝关节的位置，腱膜相互分离。

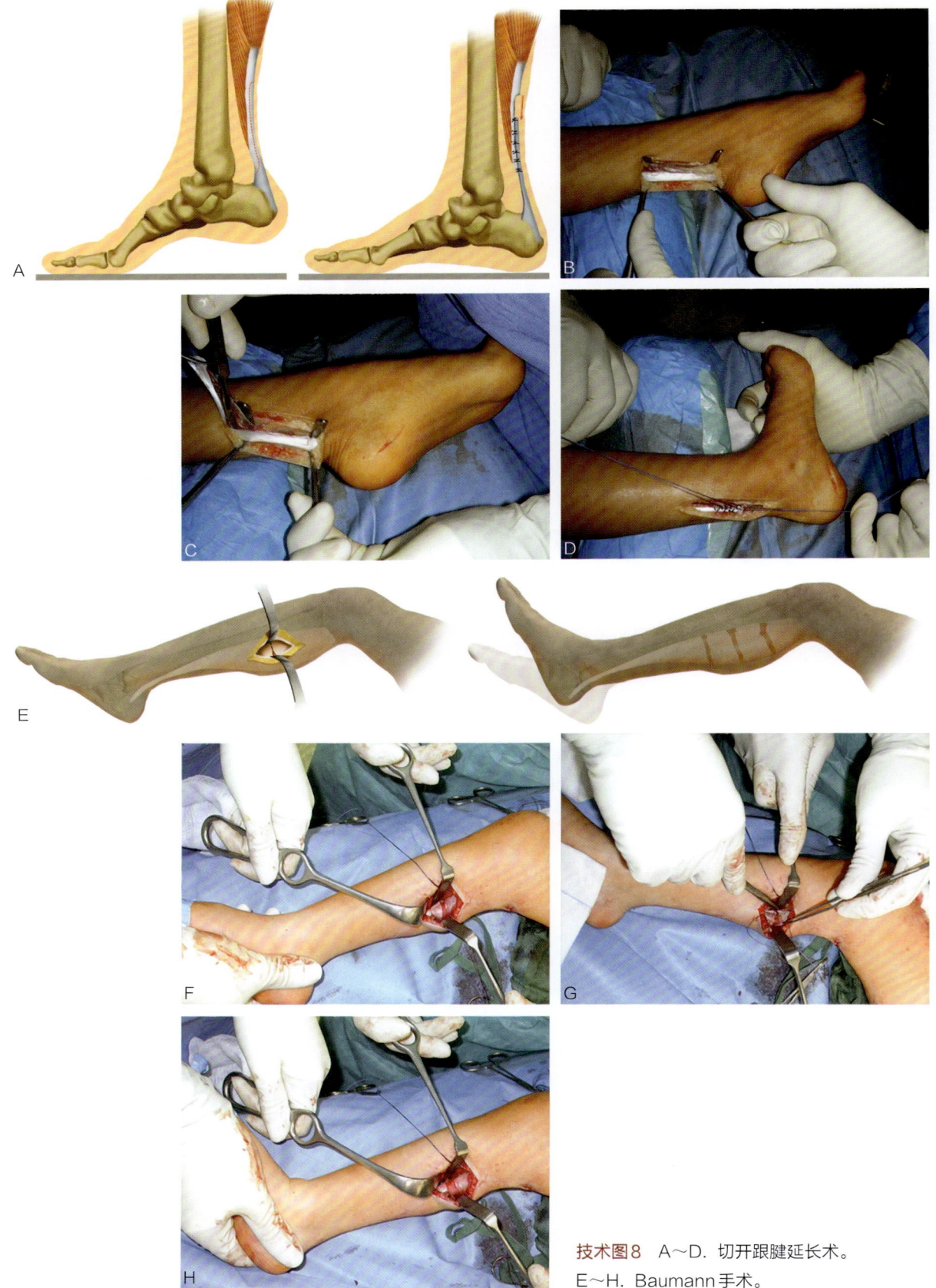

技术图8 A～D. 切开跟腱延长术。
E～H. Baumann 手术。

第1跖骨背伸截骨术（A. H. Tubby, 1912）

- 第1跖骨背伸截骨术（Tubby[23]）是高弓马蹄内翻足矫形手术最终的步骤之一。当改良Jones手术无法完全纠正僵硬性跖屈畸形时，需要做该手术。
- 可以方便地通过将Jones手术切口向近端延长实现术野的显露。
- 锐性剥离第1跖骨背侧骨膜，暴露第1跖趾关节局部，用两把Homann拉钩保护周围的软组织。
- 用摆锯在第1跖趾关节（成人，对于儿童则位于骨骺线）以远0.5 cm处垂直于第1跖骨干用摆锯行截骨术。很重要的一点是保持跖面骨皮质的完整性，避免产生旋转对线不良。
- 远端截骨线与近端截骨线于第1跖骨的跖面交汇，截除一块楔形骨块（技术图9A）。
- 楔形骨块的宽度是由术前计划矫正的程度所决定的，根据我们的经验，切除2～3 mm宽的楔形骨块是合适的。
- 在第1跖骨头跖面局部施加压力闭合截骨间隙（技术图9B）。
- 我们常规使用2枚交叉克氏针固定截骨区域（技术图9C、D），也可以选择采用背侧锁定钢板或者螺钉张力带技术固定。

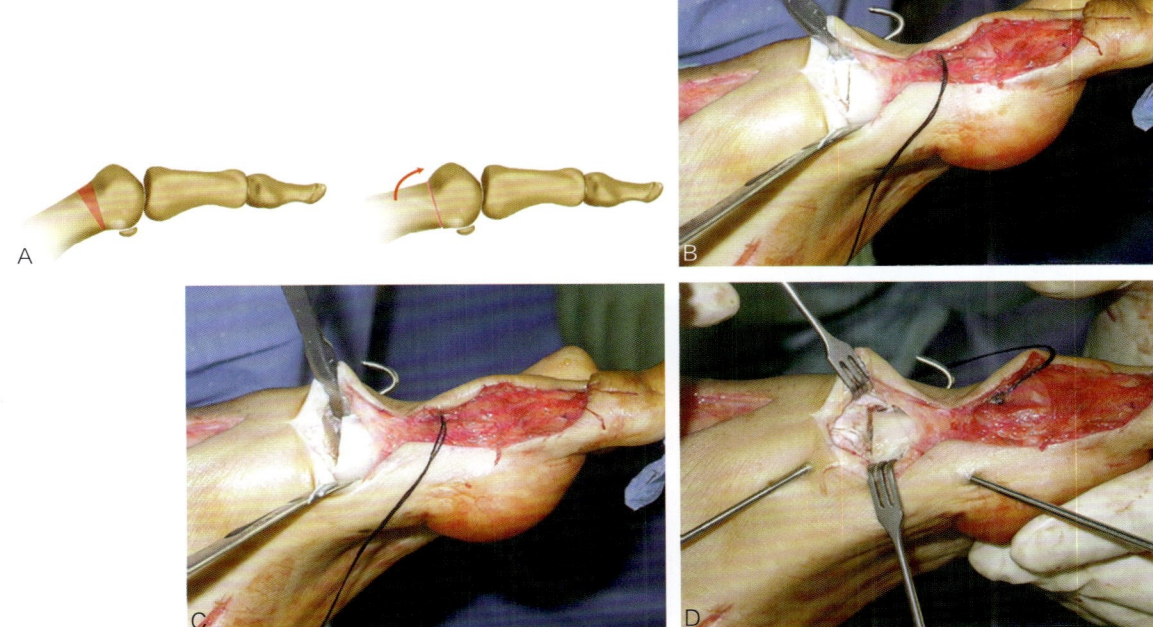

技术图9　第1跖骨背伸截骨术。

Russel-Hibbs 手术（1919）[8]

- 对于继发于足的外在肌肌力强于内在肌导致的爪状趾畸形，可以采用该手术进行矫正。
- 我们采用第4跖骨表面外侧弧形切口暴露，辨认并牵开腓浅神经。
- 暴露第2～4趾短伸肌腱，用1-0号薇乔线（Vicryl）分别在近段和远端将其缝合牵引（技术图10）。
- 在两根牵引线之间切断肌腱。
- 仔细剥离趾短伸肌，暴露其下方的骨面。
- 对于儿童，可将肌腱近端缝于骨膜上，随后将足置于自然中立位。
- 对于成人，将一枚肌腱锚钉置入其下方骨面中（中间楔骨），随后将近端肌腱与锚钉缝合，远端肌腱应缝合于骨膜上或者利用锚钉进行腱固定术。

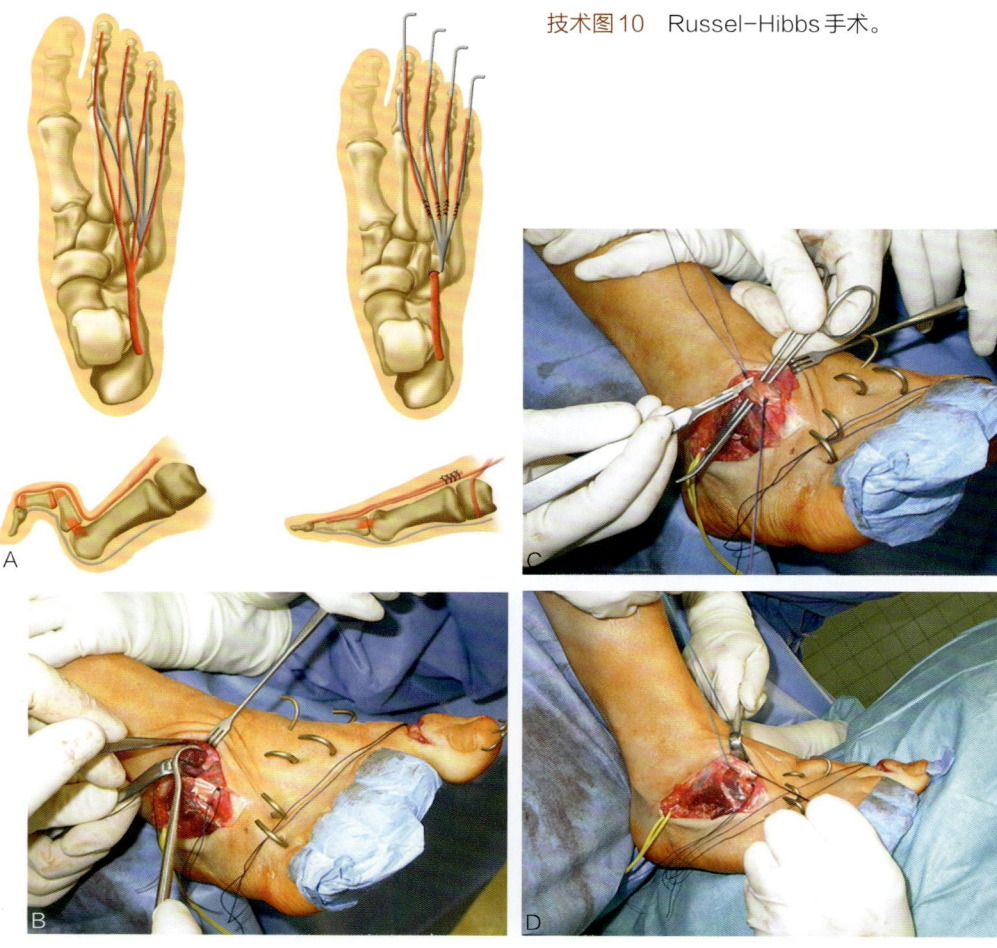

技术图10　Russel-Hibbs手术。

关闭切口

- 用无创1-0薇乔线缝合转位的肌腱以及延长的跟腱。随后依次关闭所有切口。
- 在小腿部位，用1-0薇乔缝线缝合深筋膜。
- 如果术中行跟骨前突截骨，用1-0薇乔线重新将其缝合。
- 随后用2-0薇乔线关闭皮下组织。
- 我们常规使用简单缝合技术（偶尔使用Donati-Allgower缝合技术）关闭足部皮肤切口（3-0爱惜良尼龙线，Ethilon）；而对于小腿的皮肤切口，我们采用的是皮内缝合技术。

要点与失误防范

手术指征	仔细的临床检查是矫形手术的基础，也是术后理想疗效的保证。在计划手术方案时考虑合并存在的畸形因素
手术步骤顺序	在骨性手术之前首先行软组织手术，这样可以减少需要截除的楔形骨块的大小。骨性矫正手术完成后再缝合软组织
关节融合	注意保融合区域所有的软骨都被刮除，以减低不融合率
矫枉过正	应注意避免矫枉过正；开始时截除的楔形骨块宜小，如果需要再予以扩大
伤口关闭问题	对于畸形严重需要做广泛矫形的患者，关闭伤口可能很困难。在做皮肤切口的时候就应考虑到这一点，采用S形的手术切口通常可以解决这一问题

术后护理

- 在手术室,我们采用短腿石膏将踝关节固定于中立位,后足保持轻度外翻位。
- 术后第一天,我们常规行X线摄片并更换石膏。
- 对于骨性手术,必须严格限制负重,对于成人和儿童分别是6周和4周时间。随后的随访中,定期X线摄片,取出固定的克氏针,继续采用短腿负重行走石膏固定,对于成人和儿童分别需要6周和4周。
- 与之相反,不采用骨性手术的患者,术后立刻采用短腿负重行走石膏固定,成人和儿童分别需要6周和4周。
- 术后14日拆除手术缝线,并常规更换石膏。在最后移除石膏之后,我们建议所有患者使用支具固定6～12个月,时间长短根据畸形的严重性以及需要矫正的程度而定。

预后

- 有关复杂高弓马蹄内翻足畸形重建手术长期随访的文献非常有限,需要进一步总结基于临床结局、影像学以及功能随访情况(足部三维分析,EMED)的对照研究结果。

病例1

- 16岁的脊髓栓系综合征合并髓鞘分解症患者,合并疼痛性右足高弓马蹄内翻畸形,明显后足内翻以及马蹄、高弓畸形,第1跖骨跖屈畸形以及爪形趾畸形(图6A～I)。

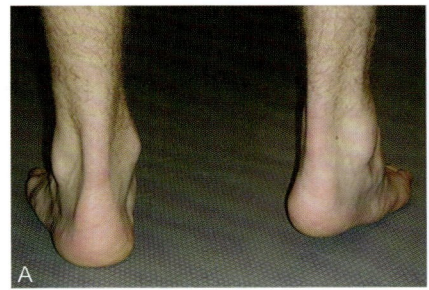
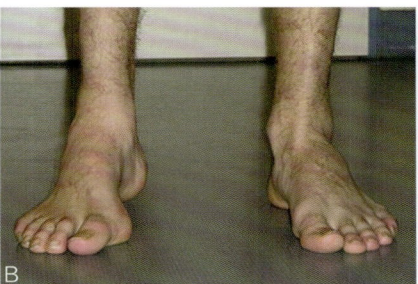
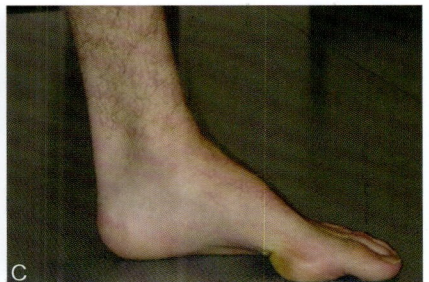
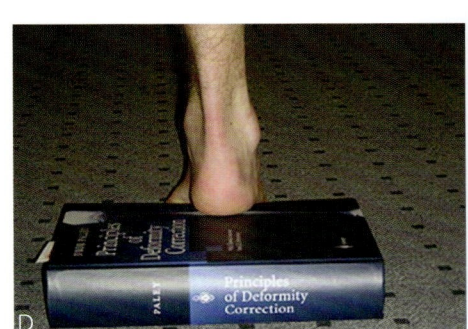
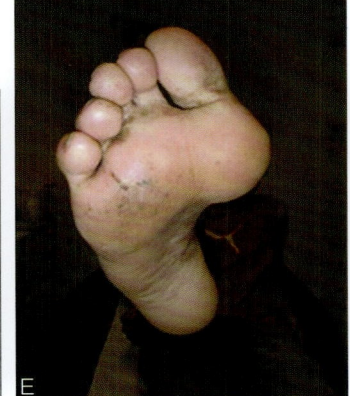
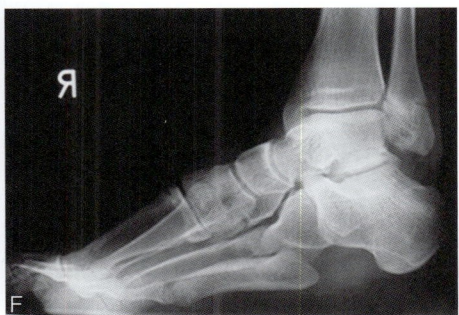
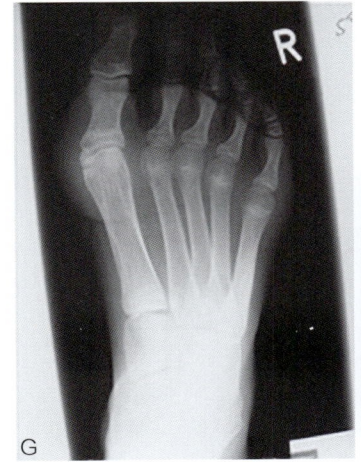
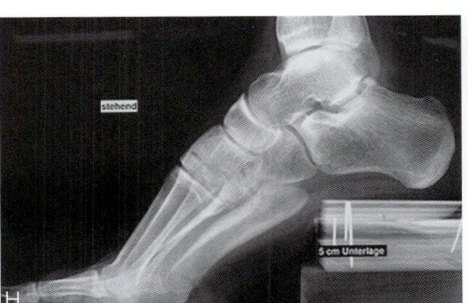
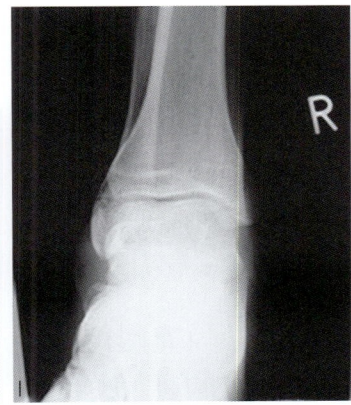

图6　A～I. 一例16岁的脊髓栓系综合征合并髓鞘分解症患者的术前临床及影像学表现,患者合并右足高弓马蹄内翻畸形。

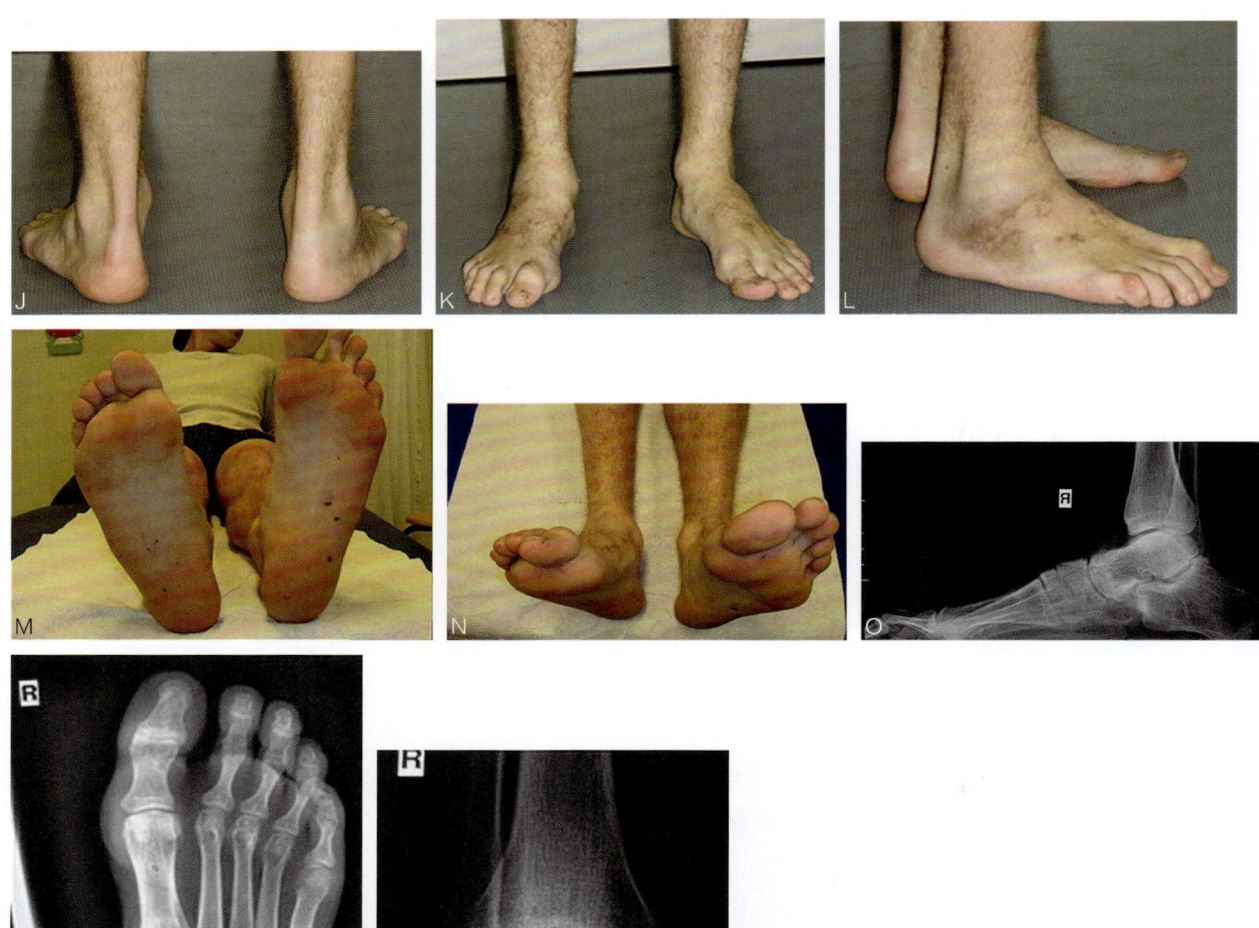

图6（续） J～Q. 同一患者术后1年的临床及影像学表现。

- 该患者接受的手术包括：Steindler手术、Jones手术、胫后肌腱转位术、Chopart关节融合术、跟腱延长术以及第1跖骨背伸截骨术。术后结果如图6J～Q显示。
- 接受畸形矫正手术之后，患者能够胜任屋顶盖瓦工人的工作，没有功能障碍及疼痛。

病例2

- 32岁的严重马蹄高弓内翻足畸形患者，有严重的前足及后足马蹄畸形、后足内翻畸形、足高弓畸形以及爪状趾畸形。
- 该患者接受的手术包括：跟腱延长术、胫后肌腱劈裂转位术、Steindler手术、Chopart关节融合术、第1跖骨背伸截骨术、改良Jones手术，患者的足部跖面负重行走功

能得到恢复。
- 图7A、B显示术前阳性体征；图7C、D显示术后1年改变。

并发症

- 感染
- 血管或者神经损伤
- 骨不愈合
- 矫枉过正（平足症、足外翻、足跟负重症）
- 矫正不足
- 复发
- 石膏固定引起的溃疡
- 克氏针固定引起的针道感染

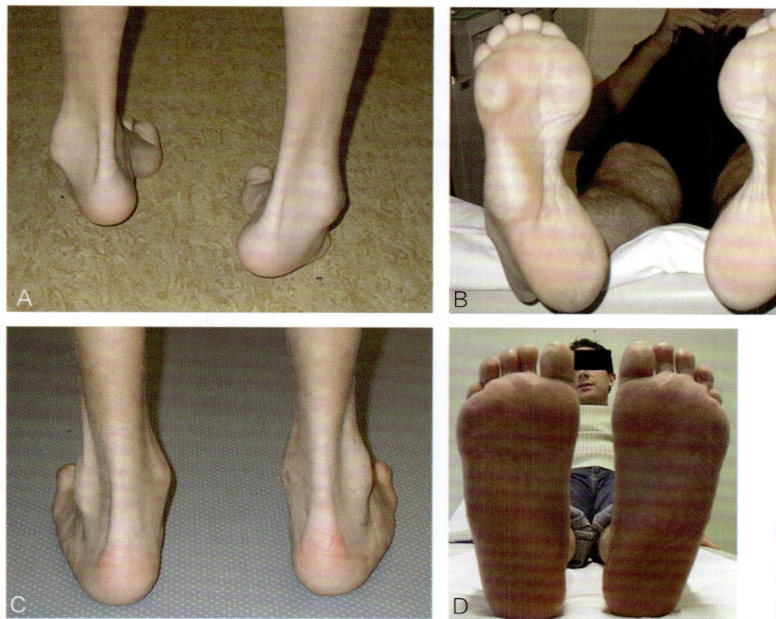

图7 一名32岁双侧严重高弓马蹄内翻足畸形患者的术前（A、B）及术后（C、D）临床和影像学检查表现。

（邹剑 译，苏琰 审校）

参考文献

[1] Cole WH. The treatment of claw-foot. J Bone Joint Surg Am 1940;22:895-908.

[2] Coleman SS. Complex Foot Deformities in Children. Philadelphia: Lea & Febiger, 1983.

[3] Coleman SS, Chesnut WJ. A simple test for hind-foot flexibility in the cavo-varus foot. Clin Orthop Relat Res 1977;(123):60-62.

[4] de Palma L, Colonna E, Travasi M. The modified Jones procedure for pes cavovarus with claw hallux. J Foot Ankle Surg 1997;36:279-283.

[5] Dwyer FC. Osteotomy of the calcaneum for pes cavus. J Bone Joint Surg Br 1959;41(1):80-86.

[6] Dwyer FC. The present status of the problem of pes cavus. Clin Orthop Relat Res 1975;(106):254-275.

[7] Hall JE, Calvert PT. Lambrinudi triple arthrodesis: a review with particular reference to the technique of operation. J Pediatr Orthop 1987;7:19-24.

[8] Hibbs RA. An operation for "claw foot." JAMA 1919;73:1583-1585.

[9] Hoke M. An operation for stabilizing paralytic feet. Am J Orthop Surg 1921;3:494-507.

[10] Hsu JD, Hoffer MM. Posterior tibial tendon transfer anteriorly through the interosseous membrane. Clin Orthop Relat Res 1978;(131):202-204.

[11] Imhäuser G. Treatment of severe concave clubfoot in neural muscular atrophy [in German]. Z Orthop Ihre Grenzgeb 1984;122:827-834.

[12] Jahss MH. Evaluation of the cavus foot for orthopedic treatment. Clin Orthop Relat Res 1983;(181):52-63.

[13] Jones R. An operation for paralytic calcaneo cavus. Am J Orthop Surg 1908;4:371-376.

[14] Lambrinudi C. New operation for drop foot. Br J Surg 1927;15:193.

[15] Mann RA. Pes cavus. In: Mann RA, Coughlin MJ, eds. Surgery of the Foot and Ankle, vol 1, ed 6. St. Louis: Mosby, 1993:785-801.

[16] Samilson RL, Dillin W. Cavus, cavovarus and calcaneocavus: an update. Clin Orthop Relat Res 1983;(177):125-132.

[17] Shapiro F, Bresnan MJ. Orthopaedic management of childhood neuromuscular disease. Part I: spinal muscular atrophy. J Bone Joint Surg Am 1982;64(5):785-789.

[18] Shapiro F, Bresnan MJ. Orthopaedic management of childhood neuromuscular disease: Part II: peripheral neuropathies, Friedrich's ataxia, and arthrogryposis multiplex congenita. J Bone Joint Surg Am 1982;64(6):949-953.

[19] Shapiro F, Bresnan MJ. Orthopaedic management of childhood neuromuscular disease. Part III: diseases of muscle. J Bone Joint Surg Am 1982;64(7):1102-1107.

[20] Simon J, Doederlein L, McIntosh AS, et al. The Heidelberg foot measurement method: development, description and assessment. Gait Posture 2006;23:411-424.

[21] Steindler A. The treatment of pes cavus (hollow claw foot). Arch Surg 1921;2:325-337.

[22] Thometz JG, Gould JS. Cavus deformity. In: Drennan JC, ed. The Child's Foot and Ankle. New York: Raven Press, 1992:343-353.

[23] Tubby AH. Deformities Including Diseases of Bones and Joints, ed 2. London: Macmillan, 1912.

[24] Tubby AH, Jones R. Modern Methods in the Surgery of the Paralysis. London: Macmillan, 1902.

第60章 跖筋膜松解联合远近端跗管松解术
Plantar Fascia Release in Combination with Proximal and Distal Tarsal Tunnel Release

John S. Gould and Benedict F. DiGiovanni

定义

- 我们对于合并远端跗管综合征的慢性跖筋膜炎认识不足。这类患者往往在原有典型跖筋膜炎止点病变基础上继发神经源性症状和体征，而且他们不愿意接受只针对原发疾病的常规治疗[5]。
- 本章节将重点关注最常见的远端跗管综合征：慢性跖筋膜炎合并足底外侧神经及其第1分支受累。

解剖

- 1960年，Koppell和Thompson[15]最先描述了近端跗管综合征（典型跗管综合征）。随后在1962年，Keck[14]和Lam[17]分别在各自的报道中予以命名。我们将内踝后方屈肌支持带下的胫神经全程受到卡压的情况定义为近端跗管综合征（图1A）。屈肌支持带是由小腿深浅腱膜共同参与形成的，它紧密附着在胫后肌腱、趾长屈肌腱和姆长屈肌腱的腱鞘上。
- 1987年，Heimkes等[13]提出了远端跗管综合征的概念，它是指胫神经终末支的任何一支或多支受到激惹。三条终末支分别是足底内侧神经、足底外侧神经以及内侧的跟骨支。
  - 胫后神经在发出足底外侧神经后，旋即发出其第1分支（图1B）。第1分支走行于踇展肌筋膜深层和跖方肌内侧筋膜之间。随后它改变走行方向，水平向外走行于跖方肌和趾短屈肌之间，并向跟垫中央发出一感觉支，以运动支形式终于小指展肌（在一些患者中，"第1分支"可直接从胫神经分出，之后直接位于踇展肌深面并同正常神经走行）。
  - 足底外侧神经初始走行与其一致，潜行于踇展肌筋膜深层和跖筋膜内缘，跨过跖方肌筋膜，接着向远端走行于趾短屈肌下方，在跖筋膜远端下方穿出后形成跖骨间神经，营养第4、5足趾间隙，同时也参与第3、4跖骨间神经的形成。
  - 足底内侧神经从胫神经发出后即走行于踇展肌的近

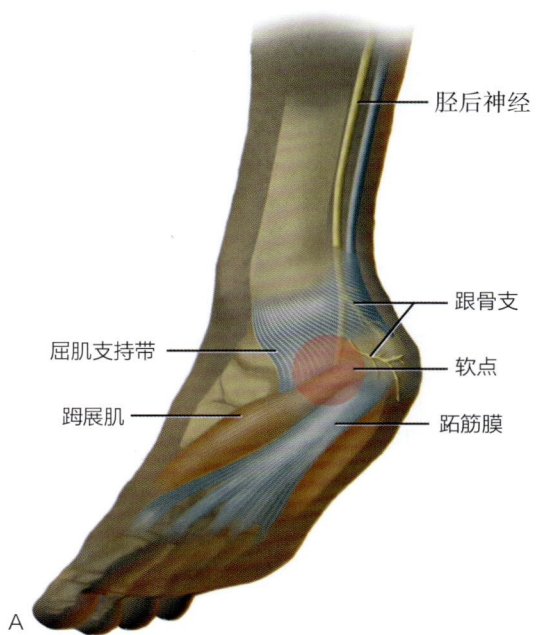
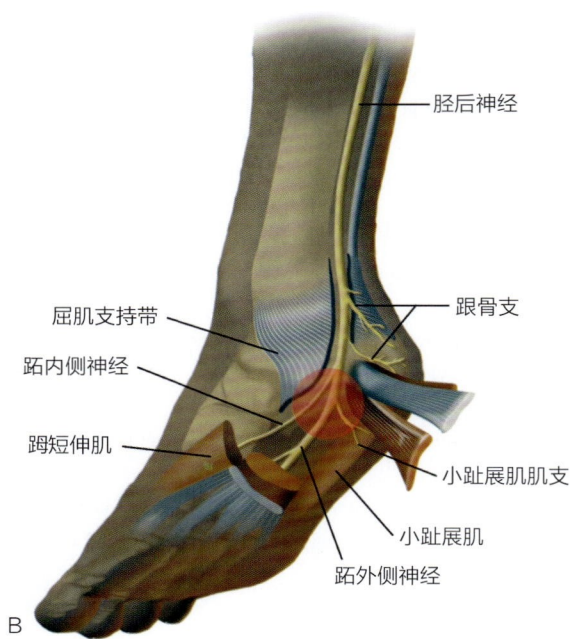

图1 A. 伸肌支持带，胫神经的三条分支，典型的跗管结构。B. 胫神经和其分支的精细解剖。

端或深面，穿入并营养蹈展肌，形成跖骨间神经，营养第1-2、2-3和3-4足趾间隙。足底内、外侧神经共同营养骨间肌和蚓状肌。
- 跟骨内侧神经可能有多支，它起源于蹈展肌近侧（上缘）附近的胫神经。通常，跟骨支（s）在蹈展肌深面由胫神经分出，将蹈展肌纤维及其筋膜分开，之后在皮下进入足跟的内侧皮肤。
- 跖筋膜或跖腱膜起源于跟骨，由中央部、内侧部和外侧部三部分构成。
  - 临床上，中央部被认为是跖筋膜，它起源于跟骨内侧结节，止于第5个足趾。
  - 背伸足趾和跖趾关节能紧张跖腱膜，抬高纵弓，使后足内翻。这种机制被称为"卷扬机机制"。整个机制都是被动的，主要依赖骨和韧带的稳定性。

发病机制

- 跖筋膜炎被认为是跖腱膜中央束反复微小撕裂的结果。
  - 反复损伤引发炎症和持续疼痛，尤其发生在晨起最初的步行或久坐后最先走的几步路。
- 约有10%的患者发展为慢性跖筋膜炎症状，并伴发足跟痛。
  - 我们认为这类患者可能出现过跖筋膜的部分断裂或变薄。因为临床上有证据表明，踝关节和足趾背伸时病变跖筋膜的内缘没有正常侧清晰可辨[6,8]。
  - 这些患者中有一部分出现慢性足跟痛，影响步行，并伴随远端跗管综合征时出现的神经源性症状。

自然病程

- 1986年，Rondhuis和Huson[20]描述了足底外侧神经第1分支的卡压，以及伴随的跟痛症状。
- Baxter等[1]进一步研究和报道了孤立性第1分支卡压和伴随慢性跖筋膜炎的发病原理。
- Lau和Daniels[18]经过更深入的研究发现，足纵弓的支持结构包括跖筋膜出现了选择性分离，使得足底外侧神经及其第1神经受到了过度牵张，从而可能导致"牵拉性神经炎"的发生。
- 神经进入足跟部后受到局部炎症和水肿的影响。我们认为，足底外侧神经及其第1分支的卡压或者称之为"牵张激惹"，是发生在蹈展肌筋膜深层、跖筋膜内缘与跖方肌内侧尾端之间。
  - Schon等[22]报道了足底外侧神经第1分支受压的电生理诊断依据，这些患者同时又合并了慢性跖筋膜炎。

病史和体格检查

- 近侧慢性跖筋膜炎合并远端跗管综合征的患者同时具有跖筋膜炎和神经炎的典型症状和体征。
- 我们相信常规的保守治疗方案对慢性后跟痛不起作用，是因为患者存在明显的跖筋膜部分破裂或变薄，并伴随某种程度的神经炎或神经卡压。
- 患者群体具有多样性，年龄范围广，其活动能力也呈多样化，既有非运动员，也有竞技体育的顶尖。虽然工种也不具特殊性，但是多数患者职业有一个共同点：需要久站或长时间行走。

跖筋膜炎

- 跖筋膜炎症状持续超过3个月就可称之为慢性跖筋膜炎[6,8]。
  - 典型的症状是晨起开始行走或久坐后起来行走时出现的剧烈后跟痛。走过一段时间或马上停下来不负重，这种疼痛感觉迅速消失。走得更久或者休息时，这种疼痛并不会加剧。
- 体检时可以发现跟骨结节内侧有触痛，这与该处是跖筋膜的起点有关。这种触痛有局限性，可重复性，就定位在后跟内侧区域。
  - 有证据表明，多数慢性患者存在跖筋膜变薄，这可能和生物力学上功能不全有关。
  - 观察双足的跖筋膜强度时采用"卷扬机原理"（踝关节背伸及第1~5足趾背伸），并同时扪及跖筋膜内缘，可以发觉双侧的不对称性。我们认为这种差别是存在跖筋膜部分撕裂的证据。
  - DiGiovanni等[4]报道了一组患者共22例，其中15例在术前评估中发现有明显的跖筋膜变薄减弱。

神经炎/远端跗管综合征

- 神经炎的症状和体征一般比较轻微，不易察觉。除非检查者能意识到其存在的可能性，然后才会检查其是否存在。
- 神经炎的典型表现是持久的灼痛感，而不是长时间活动后采取非负重状态马上出现缓解的后跟痛。
  - 患者也可能描述踝的后内侧、后足内侧和前足底的放射性疼痛。这种疼痛通常伴有麻木或烧灼感。久站或长时间活动一旦停止，这种症状会变得更严重。
  - 神经炎造成的疼痛可向上放射至小腿内侧面，这种情况称为Valleix现象。
  - 神经炎引起的疼痛也可沿着足底外侧神经的第1分支走行，向后跟足底外侧放射。

- 但是多数情况下患者很难精确描述这种疼痛,而只是表达有弥散的刺痛感、烧灼感或麻木感。
- 后足内侧触痛点通常位于跗展肌表面。足底和内侧皮肤相交处是足跟的后缘,由此向前5 cm就是跗展肌的体表投射区域。
  - 扪及足跟内缘时,手指马上能感觉到一个"柔软点"。这个区域所对应的是足底外侧神经及其第1分支在跗展肌筋膜下缘从踝部进入足部的路径。在此区域内常发生神经卡压或神经炎。
  - 这同跖筋膜炎产生的跟骨结节内侧触痛是完全不同的区域。
- 对于运动员(尤其是篮球运动员)或上班时需要久站的患者来说,需要鉴别是否存在跗展肌的增厚或肥大。
- 对于有胫神经及其分支刺激征的患者,神经所经过的足弓部也会有触痛感。被动跖屈踝关节和足趾时松弛跖筋膜,可以查到这种体征。
  - 这类患者曾被诊断为所谓的"远端跖筋膜炎"。除了跖筋膜中部可能出现破损外,我们始终怀疑这种病变是否真实存在。
  - 这些患者合并跗管综合征时可能在跖骨之间也有触痛,这提示存在跖骨间神经炎、Morton神经瘤或"双向挤压"综合征。但事实上大多数情况并非如此。对于那些有原发性近侧病变的患者来说,无论是位于远端跗管还是位于跖筋膜,都会主诉有后跟、足弓和内后踝的疼痛。但是原发病在远端的患者往往主诉有跖痛症,可能偶尔也会出现近端神经投射区域的触痛。

影像学和其他诊断性检查

- 术前一般需要进行电生理检查,主要目的是排除合并的其他疾病,比如神经根病变和全身性周围神经病变。
  - 如果有较广泛的周围性神经病变而非局部神经卡压时,可能需要进一步检查是否存在糖尿病、甲状腺功能低下或酒精中毒引起的病变。
  - 下肢电生理检查的可重复性比上肢的要差,而且这种检查往往需要经验丰富的专家医师,并要求其熟练掌握对足踝病变的仪器操作。这种检查应该能发现足底内外侧神经潜在的卡压。
  - 相比神经传导检查,针对跗展肌和小趾展肌的肌电图检查更容易出现异常结果[21]。
  - Lau和Daniels[18]认为,虽然这种阳性结果对临床确诊有加分作用,但是存在神经炎只能说明有神经牵拉性病变。通常很少会去做动态检查,但动态检查中这种结果会更为明显。反过来说,出现阴性结果也不能排除诊断。所以说尽管有神经炎的症状和体征,就算电生理检查经常是阴性结果也不足为奇。
- 罹患双侧后跟疼痛的患者,若疼痛发作时间和严重程度对称时,可以进行血清学检查,以明确是否为关节炎症发作。
- 足负重位片是要排除诸如跟骨应力性骨折、后足退行性关节病变等疾病。
  - 距下关节或部分踝关节病变,或胫后肌腱、趾长屈肌腱、跗长屈肌腱腱鞘炎等引起的局部肿胀也可会刺激胫神经。
  - 一小部分胫后肌腱失能患者也会出现跗管综合征[16]。
  - 既往有骨折史或明确创伤史的患者,必须拍摄双侧踝关节和足部的平片,以排除外源性神经压迫,如骨赘形成。
- 虽然CT对诊断的作用有限,但是对于既往有创伤史并发创伤后骨性变化患者,CT有助于判断是否存在骨赘和骨畸形。
- 锝同位素骨扫描用于诊断的特异性较差,所以很少用到它。
- 虽然MRI对于诊断筋膜侧方破裂较敏感,并能够确诊近端跖筋膜炎,但是多数情况下无需做此检查。
  - MRI能发现隐匿性病变,如近端或远端跗管占位性病变、微小的跟骨应力性骨折。
- 超声检查对于确定病变是否在踝管内、外部压迫或变化的位置、受压迫或牵拉神经的大小和性状非常有帮助[19]。

鉴别诊断

- 弥漫性周围神经性病变(糖尿病、甲状腺功能低下、慢性酒精中毒)
- 腰部神经根病变
- 炎性关节病变
- 跟骨应力性骨折、后足退行性关节病变

非手术治疗

- 非手术治疗先从相对休息、跖筋膜和跟腱牵张锻炼、冰敷以及服用非甾体类抗炎药开始。
- 理疗的主要作用是加热局部组织或促进其产热,比如漩涡浴、hydroculator包(一种棉垫包裹陶土样颗粒的理疗装置,使用前先把它浸在热水里,待其变热后,再外敷于肢体某一部位,通过湿热传导治疗疼痛)、透热电疗法、超声波或超声透入法等,但这些好像都会激发神经炎症状,可能加重而不是缓解症状。

- ○ 电离子透入疗法是将甾体类抗炎药通过电解方式来渗透弥散，耐受性良好，值得推荐一试。
- 不推荐将甾体类抗炎药物直接注射到跖筋膜内或局部神经上。
  - ○ 既往有跖筋膜炎发作史的患者，大多数曾经局部注射甾体类抗炎药有效，而今局封已经无效，并伴有明显的跖筋膜松弛。这表明局封时他们已有跖筋膜破裂，而且病情正趋向慢性化。
- 可以给患者使用廉价的非处方足垫来支撑足弓高度和缓冲足跟压力。由于要长期佩戴，开具的足垫必须是半刚性的、穿戴舒适的和个体化的。这种足垫是以软木作为基底，三层胶合而成，包含一道由黏弹性聚合物组成的"神经缓解沟槽"。这道沟槽从跚展肌近端肌腹开始，沿着足底外侧神经走向延伸至软点[11]。
  - ○ 如果主要症状集中在足跟中央，也就是说累及足底外侧神经的第1分支，沟槽要尽量向后延伸到足跟的疼痛中心区域。
  - ○ 如果患者需要手术治疗，那么术后也可以用这种足垫。
- 体外震波法的初步报道显示，无论是低强度还是高强度的震波，都对慢性跖筋膜炎有作用。所以看起来这种方法是安全有效的。
  - ○ 而对于合并有神经炎症状和体征的慢性跖筋膜炎患者来说，体外震波法的效果不佳。这种治疗方法可能会加重神经的受损，所以不推荐使用。
  - ○ 体外震波法对照性研究显示结果良好，但是所有研究都把样本中有神经源性症状的患者剔除在外了。因此需要进一步的研究来澄清这些问题。

手术治疗

- 20世纪80年代末和90年代初，Baxter等[1]报道并推广了治疗跟痛症的手术入路，这些患者都是足底外侧神经第1分支受卡压的运动员。该术式包括跖筋膜的部分松解，并结合足底外侧神经第1分支松解术。如果合并跟骨骨刺，还要加做骨刺切除术。研究者称手术成功率很高，尤其是针对运动员患者群。
  - ○ 近来有更多的报道是将该术式用于普通民众，结果却是良莠不齐。而1999年，Davies等[2]报道其整体满意率低于50%，因为患者症状持续存在。
- DiGiovanni和Gould等[3,4]在Baxter工作的基础上做了部分术式的改良，并予以报道。这项术式也是基于发现患者有跖筋膜破裂情况，并观察到跖筋膜彻底松解对没有神经源性症状的慢性疼痛依然有效。
  - ○ 用Baxter的方法松解后，倘若患者仍有症状，可以进行彻底跖筋膜松解手术和神经松解术，下面将详细论述。
  - ○ 这种更为广泛的术式可以使所有引起胫神经和其分支卡压的因素得到彻底松解。因此，疼痛整体缓解率有所提高，并减少了活动受限的情况。
  - ○ 这项手术包括了跖筋膜的彻底松解和远、近端跗管的松解术，不需要去除跟骨骨刺。
- 手术背后的理念是跖筋膜的彻底松解而非部分松解，以下详述：
  - ○ 文献中没有提到部分松解的程度，所以无法考证其缓解跟痛的可重复性有多少。松解程度因人而异，影响因素众多，这其中还要包括足弓的类型。
  - ○ 慢性跟痛患者常伴有跖筋膜松弛，或许早就存在这种生物力学的改变。对于已有跖筋膜松弛的患者做部分松解术，不能达到彻底消除跟痛的目的。
  - ○ 晨起或久坐后的最初步行痛，需要从跚展肌至小趾展肌做跖筋膜完全松解才能缓解。
- 应该重视病变中神经起到的作用。根据我们的经验，对于慢性跖筋膜炎患者单纯行跖筋膜松解常会引起神经症状加重。因此，除了松解跖筋膜外，神经处理也是必需的。
  - ○ 除了单纯松解足底外侧神经的第1分支外，我们强调为排除潜在神经卡压因素，需要同时做近端（经典的）和远端跗管松解术。
  - ○ 近端及远端跗管综合征可以同时并存，这种情况下往往很难鉴别和区分。
  - ○ 此外，可以有多根胫神经的终末支受到卡压。

术前计划

- 良好的病史采集很重要，尤其着重询问出现症状的时间和地点。但我们并不是刻意强调通过病史来鉴别跖痛症、单纯跖筋膜炎、神经根病变和周围性神经性病变。
- 如前所述，应该进行详尽的体格检查。
- 如果病史和体格检查都不能明确排除周围神经性病变和神经根病变，那么电生理检查能派上用场。
  - ○ 虽然胫神经卡压也可以合并周围性神经病变，但是我们对于这种情况下手术能取得良好预后持谨慎态度。我们觉得这种合并情况下的手术效果欠佳。

体位

- 取仰卧位，无需垫高患髋，这样可方便小腿外旋。
- 将层叠后的手术巾垫于患足下方，以便术者对踝关节后内侧进行操作，也腾出空间方便助手拉钩。患足可以置于靠近手术台桌脚的地方,而不是手术台尾端,这样术者在操作时前臂不用悬空,而是可以搁在手术台上。
- 术者开始坐在健侧小腿这一边操作。通过旋转手术椅,就可以转到面对踝关节内侧和足底这一边了。
  - 如果要转向足底手术时,我们可以要求麻醉师调整手术台床脚,将患者摆放出Trendelenburg体位,以便手术。

入路
- 我们采用后内侧联合足底入路,能够完全显露所需的解剖结构。
- 在大腿高位绑上止血带,小腿驱血后充气。
- 使用双极电凝,最大程度减少组织坏死。
- 我们一直采用医用放大镜,放大倍率为3.5～4.5倍。

跖筋膜和跗管的彻底松解[5]
- 标记内踝后缘和跟腱内缘连线的中点。触及后跟内缘,然后自后向远端移动手指直到触及所谓的"柔软点"。"柔软点"其实就是神经血管束进入足部的位置,标记此处。
- 近端标记点是内踝和跟腱连线的中点,切口由此向足底延伸,并在远端弧形经过"柔软点",继续向远端到达跟部足底皮肤,再横向延长,切开后跟皮肤宽度的3/4(技术图1A)。

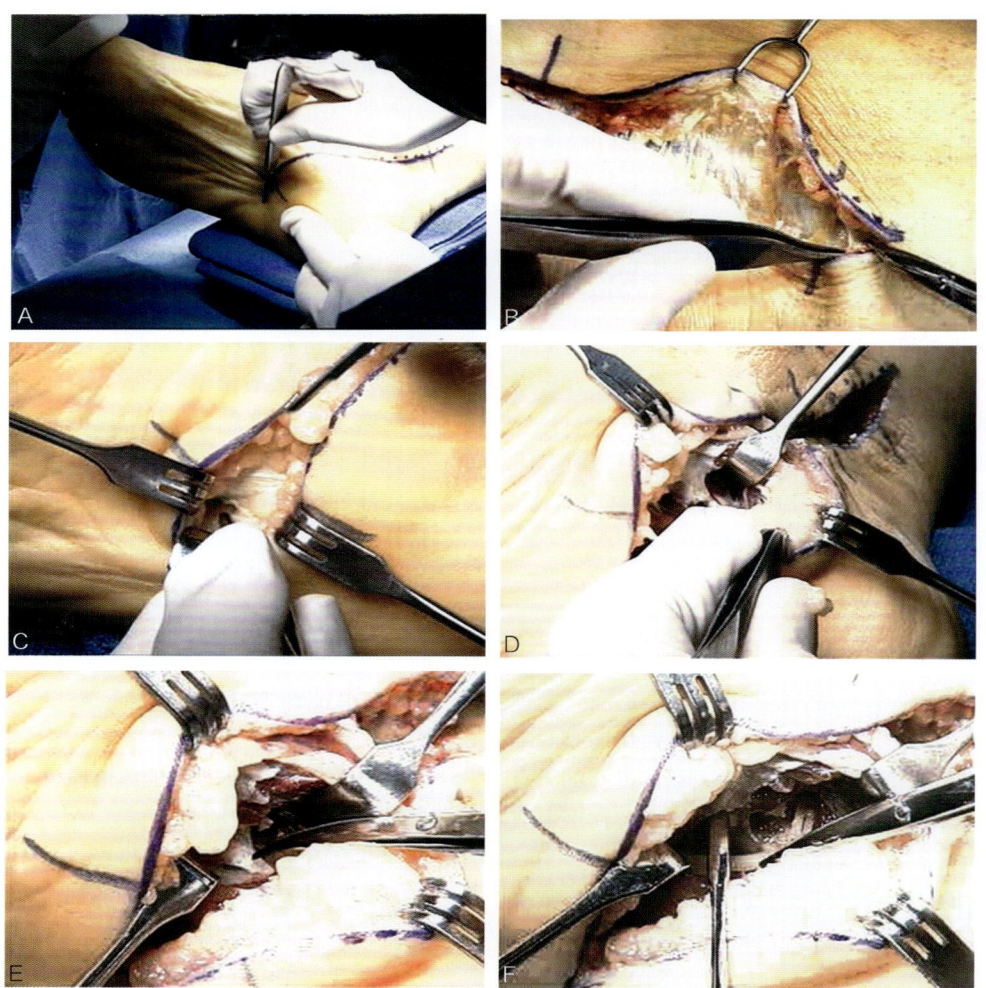

技术图1 A. 彻底松解的皮肤切口。B. 分离屈肌支持带。C. 分离整个跖筋膜。D. 分离踇展肌的深层筋膜。E. 踇展肌和趾短屈肌的间隙。F. 跖方肌表面的足底外侧神经。

- 整个切口应沿着皮肤的标记点进行。
- 近端皮下组织钝性分离以便识别浅表血管,在远离术者处放置一对拉钩,拉开后不要影响术野操作。
- 术者可以轻松地延长切口,切断并电凝浅表血管,辨认出屈肌支持带。直接分离该层,深面可见胫后静脉向远端延伸至𝝮展肌。不要去剥离胫神经(技术图1B)。
- 用15号手术刀或64号Beaver刀片锐性切开表浅的𝝮展肌筋膜。
- 将拉钩移向远端足底,用长柄肌腱剪延长并切开跖筋膜。此时要用到一对Senna拉钩,将脂肪组织从筋膜上牵开,使显露更清晰。
- 切口远端放置Meyerding拉钩,暴露小趾展肌表面的筋膜。从外侧端的小趾展肌筋膜向内到𝝮展肌筋膜,用手术刀锐性切开跖筋膜,完全显露趾短屈肌(技术图1C)。
  - 事实上跖筋膜是向上凸起的,其周边部分在深面或远端与各展肌筋膜都有联系,而中央部却没有。
- 对右利手的术者而言,右足的跖筋膜松解是从屈肌支持带开始向远端进行。而左足的是从跖筋膜开始向近端松解。现在不管是左足还是右足,我们都会在切口中放置自动拉钩,以便助手做下一步工作(技术图1D)。
- 显露时先用肌腱剪在𝝮展肌肌腹和其深筋膜之间进行分离。用Meyerding拉钩将肌肉从筋膜上进一步拨开,完成整个显露过程。
- 在肌肉深面分离筋膜,暴露神经血管结构和𝝮管。只要能看到就尽可能分离此深筋膜,然后从另一端(近端或远端)开始显露整个结构,完成彻底松解。
- 然后将趾短屈肌拉向外侧,再分离神经血管束表面的细微筋膜。
- 接着显露𝝮展肌和趾短屈肌的间隙,通过此间隙经皮放置自动拉钩。在𝝮展肌深面放置一枚Meyerding拉钩(或类似的直角拉钩),将其拉向近端。另一枚直角拉钩将屈趾短肌向外拉(技术图1E)。
- 很方便观察到胫后动静脉。与之平行略靠前的就是足底外侧神经,此神经周围一般分布着些脂肪组织,发白的颜色以及条纹状的特征使其格外醒目。虽然第一分支不需要特别显露,但是它位于更靠后的地方。
- 小心地将神经同周围组织剥离,轻柔牵开后可以看到深层的跖方肌筋膜。
  - 一部分患者中会有小血管阻碍神经的显露。遇到这种情况,可以用双极电凝来处理小血管。为了手术显露,我们会谨慎地电凝并切断之。
  - 一般来说跖方肌筋膜较致密,而神经正好被其遮蔽。另一种情形是可以看见白色的筋膜束,但是不致密。用剪刀锐性切开它来暴露肌肉。这样神经就会处在无张力的环境了(技术图1F)。
- 由于𝝮展肌的浅层、深层筋膜在远端同跖筋膜的内缘汇合在一起形成致密的束带,盖在足底外侧神经上。而跖方肌筋膜的致密束带位于其深面,所以在负重时尤其是跖筋膜略有松弛的情况下,在此处容易看见神经被钳夹的景象。
- 留置引流后关闭伤口。踝关节的皮下组织用4-0可吸收线缝合,皮肤用4-0不可吸收线缝合。光滑的足底皮肤只能用3-0或4-0皮肤缝线关闭,不用缝合皮下组织。
- 用大量柔软的敷料包扎,并放松止血带。待足趾有良好充盈后再撤去无菌器械和铺巾等。

针对一期松解不充分及松解失败的跖筋膜和𝝮管的彻底松解术[9]

- 手术基本方式和前述的相同,不过有些地方略有增加。
- 新切口起点是在原有切口更近端的正常组织上。
- 新老切口重叠,但必须保证通过"柔软点"。
- 分离屈肌支持带时要暴露胫神经,用血管保护袢绕过神经。相对止血钳的地方打结保护套管,以避免对神经的任何牵拉。
- 松解过程中,要分别对胫神经以及足底内、外侧神经进行松解。找到并保护跟骨支,同时识别足底外侧神经的第一分支。
- 一般用电凝切开分离𝝮展肌肌腹,小心地钝性分离以保护深层重要结构。趾短屈肌肌腹也需部分或完全打开,以便充分暴露。
- 倘若没有证据表明神经受损、明显的伤口瘢痕或神经周围有瘢痕,那么切口关闭过程同前所述方法。

遇到神经周围广泛瘢痕时，彻底松解跖筋膜和跗管的同时，还要采用神经阻隔术

- 彻底松解的过程同前所述。
- 近20年来，我们采用大隐静脉包裹法来保护受到瘢痕侵犯的神经。最近我们应用市售的胶原管状物来包裹阻隔神经。以下将详述这两种技术。

采用大隐静脉

- 切取大隐静脉时采用长纵行切口，起于胫骨嵴和胫骨内后缘的中点。一般切取静脉的长度是被包裹神经长度的3倍。
    - 切取时可以用钛夹处理小分支，一般静脉远端分支较少。切取后的供区断端用双重钛夹封闭，在切取的静脉段近端用钛夹标记血管的方向。
- 把静脉置入利多卡因液中以松弛血管平滑肌。然后通过机械扩张或液压扩张的办法由远及近扩张静脉。液压扩张时，注射器里装入利多卡因进行压力扩张，注射器头上要装与静脉匹配的塑料头。
- 去除静脉段上所有钛夹，然后纵行剖开静脉。
- 静脉内膜朝向神经，以"理发店门口旋转柱"样的方式将静脉螺旋缠绕在神经上。包裹时不能有张力，静脉两个末端固定在周围组织，不要形成封闭式的袢。而相邻的螺旋之间每隔180°用7-0 Prolene缝线固定（技术图2）。
- 分别包裹足底内侧和足底外侧神经。

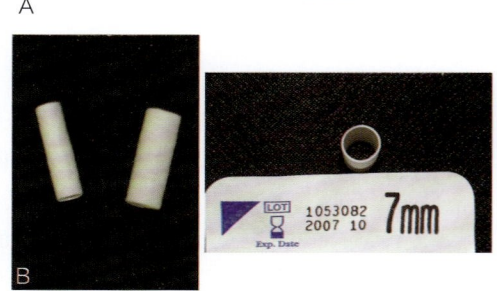

技术图2 A. 静脉包裹。B. 纵行切开牛胶原管状物用于包裹。

- 胫神经主干包裹好后，术者可开始着手处理其分支。
- 包裹其他足底神经时要和前面的包裹物衔接起来。
- 先要把足底外侧神经第1分支和主干包裹起来，然后允许足底外侧神经第1分支向远端前行。
- 允许跟骨支从螺旋的缝隙中发出，不需要包裹它。

采用市售的胶原管状物[9]

- 使用市售的胶原管状物可以简化步骤，这些管状物直径为2～10 mm，长度为2～4 cm。纵行剖开它们备用。
- 术者根据所需的直径和长度来估算挑选合适的材料。长度不足时可以拼接，略长时可以裁剪。
- 用6-0尼龙线间断缝合关闭裂隙，不要太紧。

用套管法处理跟骨支神经瘤

- 跟骨支上的神经瘤可以用静脉套管法或胶原套管法来处理。
- 显露并切除神经瘤。
- 所用套管至少2 cm长。
    - 选择合适胶原套管直径，松松地包绕神经，根据需要裁剪4 cm长的套管。
    - 在选用静脉时，直径也要足够大，能松松地包绕神经，位于神经末端的静脉管径要略缩小，以便管壁贴紧神经。
- 用一根尼龙缝线从神经末端穿过，剪去缝针，缝线的两头用止血钳夹住。
- 套管内放入缝线穿引器（Hewson），神经上的尼龙线穿过穿引器的袢环。
- 神经滑入套管后，末端重叠5～10 mm。用8-0缝线将管壁与神经外膜间断缝合，一般隔180°缝上两针即可（技术图3）。
- 将神经和套管埋在后内侧，一般置于跟骨后侧与跟腱之间的地方。

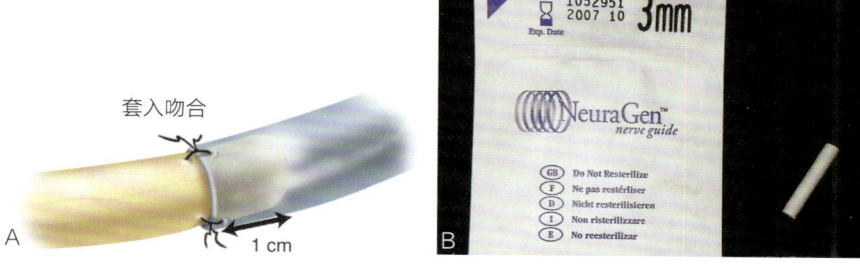

技术图3　A. 静脉套管。B. 牛胶原套管处理神经瘤（或修补术）。

典型病例（由Mark E. Easley医生提供）

踝管远近端联合松解
- 手术入路能对踝管远近端进行联合松解。
- 斜垂直切口跨越足后内侧及踝关节（技术图4A）。
- 避免横行切口（对跖筋膜松解），会损伤跟骨浅内侧支。
- 暴露踝管松解。
  - 松解屈肌支持带。
  - 包括胫神经分支（技术图4B~F）。

踝管远端松解及跖筋膜部分松解术
- 足后内侧做斜行切口（技术图5A）。
- 松解跚外展肌上方的浅筋膜。
- 暴露跚外展肌（技术图5B、C）。
- 松解跚外展肌的深层筋膜。
  - 胫神经分支直接走行于筋膜下。

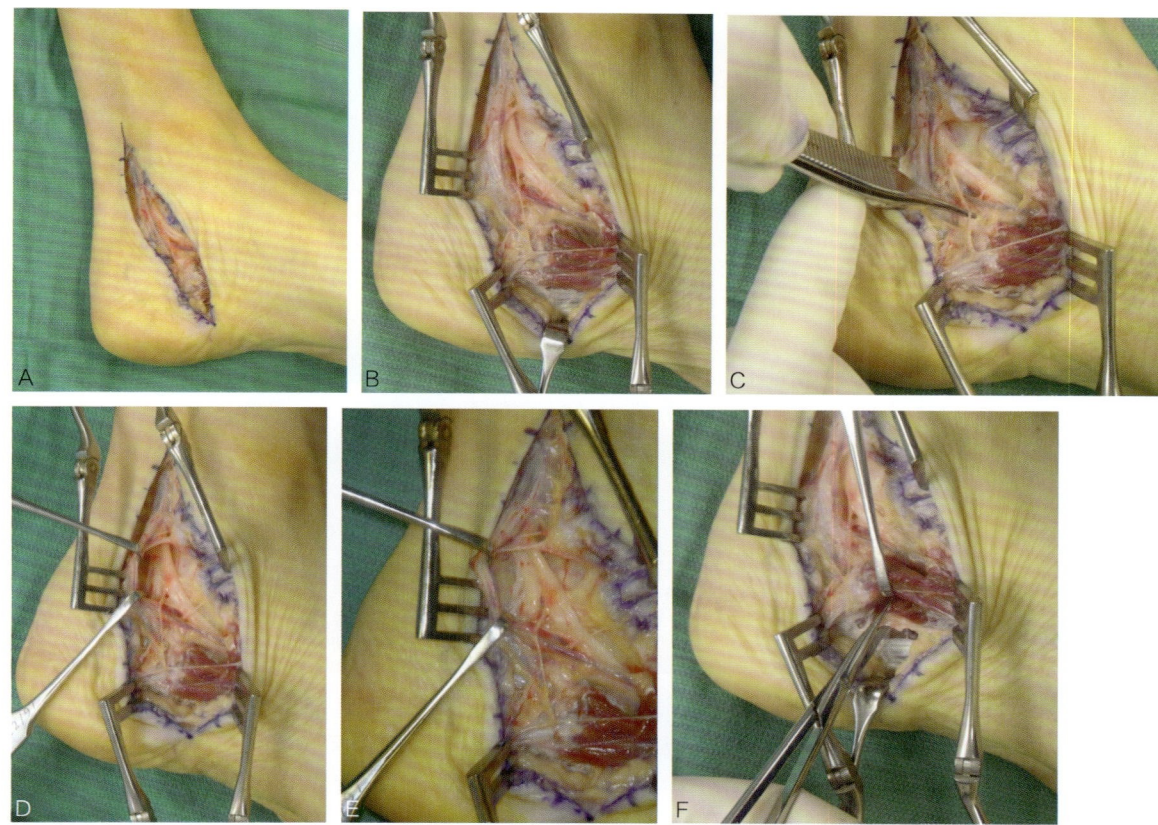

技术图4　A. 斜垂直切口进行踝管远近端松解。B. 松解屈肌支持带后暴露胫神经分支。C. 辨认跟骨浅内侧支。若采用传统的横切口进行跖筋膜松解，可能会损伤跟骨内侧支。D、E. 胫神经内外侧支。F. 暴露踝管远端来松解跚外展肌深筋膜。注意跖筋膜位于跚外展肌深筋膜下缘的跖侧。

- 紧张的深筋膜会导致神经支被卡压。
- 完全松解深筋膜非常重要。
  - 任何残留的完整深筋膜纤维都会造成新的神经卡压。
  - 潜在的错误在于未完全松解最远端的筋膜纤维。
- 将踇外展肌向下牵开来暴露深筋膜的上缘(技术图5D)。
- 将踇外展肌向上牵开来暴露深筋膜的下缘(技术图5E)。
- 首先松解深筋膜的上缘(技术图5F)。
- 将踇外展肌向上牵开来辨认上缘完全松解后的深筋膜下缘(技术图5G)。

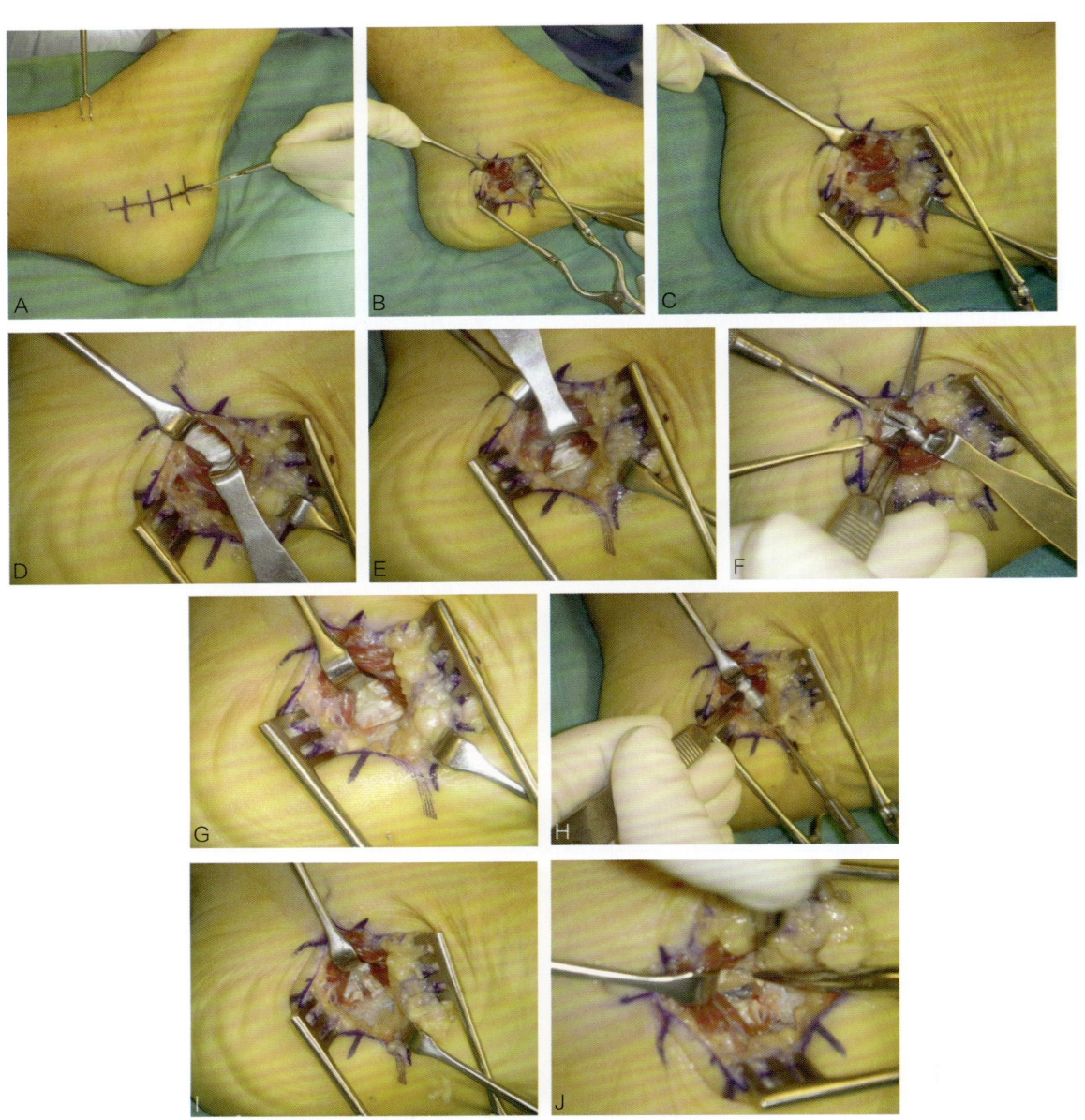

技术图5　A. 踝管远端及跖筋膜入路。踇外展肌浅筋膜松解后，暴露踇外展肌。B、C. 4~5 cm斜行切口跨越足后内侧。D. 将踇外展肌向足底牵开后，暴露深筋膜的上缘。E. 将踇外展肌向上牵开来暴露深筋膜的下缘。完全松解外展肌的深筋膜非常重要，不会使残留的束带卡压神经。F. 松解深筋膜的上缘。G. 牵开外展肌后，辨认上缘完全松解后的深筋膜下缘。H. 松解深筋膜下缘，从已完成的上缘深筋膜松解处向下延伸。I. 完全松解深层踇外展肌筋膜。注意深筋膜下缘就是跖筋膜内侧缘。J. 注意松解深层踇外展肌筋膜后暴露神经血管束。

- 完成深筋膜下缘松解（技术图5H）。
- 完全松解后，胫神经分支完全减压（技术图5I、J）。

部分跖筋膜松解

- 踇外展肌深筋膜下缘的下方是跖筋膜的内缘（技术图6A）。
- 松解内侧跖筋膜：
  - 切开部分跖筋膜使最紧张及有症状的跖筋膜得到松解（技术图6B、C）。
  - 对跖筋膜炎患者避免完全松解跖筋膜，足弓若失去跖筋膜的支撑会出现足外侧症状。

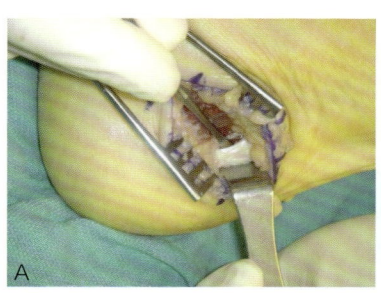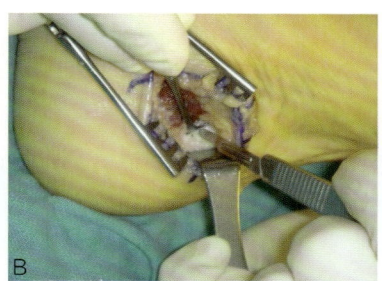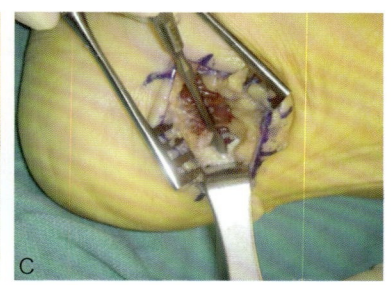

技术图6 A. 辨认跖筋膜的内缘。B. 部分切开内侧跖筋膜。C. 切除一小段跖筋膜来确认内侧跖筋膜不会再次粘连。

要点与失误防范

手术指征	• 患者的病史必须和诊断相匹配，软点处应该有触痛或Tinel征 • 如果病史和体检不相称，那么看看诊断是否出了问题
切口的精准性	• 皮肤切口必须准确，解剖清晰 • 如果没有精确定位神经血管束进入足部的入点，那么松解术肯定不会成功 • 如果定位踇展肌和趾短屈肌间隙困难时，分离踇展肌的肌腹，在更近端的地方找到神经后追踪至此间隙 • 如果迷失手术方向，在屈肌支持带下找到该神经（它在血管的后方，更靠外侧）。追踪它，足底外侧神经在更远端的地方，然后适当松解
出血	• 使用医用放大镜和仔细止血都可以防止大出血，因为出血会阻碍精确观察解剖结构 • 术后渗血将刺激神经，导致更多的瘢痕形成，使结果变糟 • 保证止血带大小合适，驱血要高过止血带水平。若有条件，消毒铺巾后使用无菌止血带。有时候大腿特别粗肥时，可以在小腿上绑止血带 • 我们不能过分强调良好显露的重要性
松解完全性	• 所提及的结构必须彻底松解

术后处理

- 手术结束时用大量松软的敷料包扎，非负重时要用拐杖。一旦手术结束，就要鼓励足踝部活动。
- 术后2周拆线，然后用轻便的敷料覆盖伤口。再次强调小幅度的踝关节功能锻炼能促进神经滑动，而非负重锻炼要持续2周以上。
- 术后4周时，在个性化支具辅助下，患者可以负重训练。
  - 支具至少使用9个月，然后逐渐停用。
  - 如果患者依从性差，那么他又会经历疼痛。这种疼痛通常发生在足背和足的外侧，它也许来自"足弓紧张"。多数患者依从性好，无需过多的鼓励。

预后

初次手术

- DiGiovanni和Gould等[3,4]报道初次手术的总体满意率为82%，患者疼痛程度明显减轻，表现为无痛、轻微疼痛或间歇性疼痛。比起近来绝大多数研究中有限松解跖筋膜和神经，或只松解神经而没有松解跖筋膜的不足50%的总体满意度来说，该结果具有明显的优势。

- 总体满意度提高反映在患者残存疼痛的数量下降和活动受限的减少。初次手术效果的改善是因为手术更为全面，并重视了所有的发病因素——神经和跖筋膜。
- 我们有一组超过100名患者随访大于2年但未报道的数据。结果显示患者达到稳定状态或症状完全缓解的时间各不相同。耗时从6个月到2.5年，平均为18个月（Hollis等，未报道数据，2005）。
- 我们强烈推荐把本章叙述的这项技术作为伴有神经炎症状和体征的慢性跖筋膜炎患者的初次手术。

翻修手术

- 很少有翻修手术能达到好的效果。虽然有73%的患者表示比前次手术的效果要好，但是总体满意率只有27%，并且仍有36%的患者表示不满意。主要集中在残存疼痛和活动受限的高发生率。
- 翻修手术时，患者已经有远端跗管不彻底松解和持续性跖筋膜炎的经历，所以对手术缓解这些症状抱较高的期望。
- 虽然与初次松解术相比，包裹阻隔术和神经瘤套管术的结果差强人意，但是迄今为止这两种技术仍优于其他方法。我们正在统计用胶原套管和包裹法的数据，目前看来初步结果是鼓舞人心的。

并发症

- 包括术前和术后，采用此项技术的并发症很低。
- 手术时必须有严谨审慎的态度，才能避免可能出现的并发症。这些并发症包括伤口开裂、神经周围瘢痕形成以及神经的直接损伤。我们推荐使用双极电凝和医用放大镜。
- 术后可能出现复杂性区域疼痛综合征，早期诊断和积极干预有助于改善预后。

（邹剑 译，苏琰 审校）

参考文献

[1] Baxter DE, Pfeffer GB, Thigpen M. Chronic heel pain. Treatment rationale. Orthop Clin North Am 1989;20:563-569.

[2] Davies MS, Weiss GA, Saxby TS. Plantar fasciitis: how successful is surgical intervention? Foot Ankle Int 1999;20:803-807.

[3] DiGiovanni BF, Abuzzahab FS, Gould JS. Plantar fascia release with proximal and distal tarsal tunnel release: surgical approach to chronic, disabling plantar fasciitis with associated nerve pain. Tech Foot Ankle Surg 2003;2:254-261.

[4] DiGiovanni BF, Rodriguez del Rio FA, Gould JS. Chronic, disabling heel pain with associated nerve pain: primary and revision surgery results. Podium presentation and abstract at the 17th Annual Summer Meeting of the American Orthopaedic Foot and Ankle Society, July 19-21, 2001, San Diego, CA.

[5] Gould JS. Chronic plantar fasciitis. Am J Orthop 2003;32:11-13.

[6] Gould JS. Entrapment syndromes. In: Gould JS, ed. The Handbook of Foot and Ankle Surgery: An Intellectual Approach to Complex Problems. New Delhi, India: Jaypee Brothers, 2013: 247-289.

[7] Gould JS. Neuromas—acute and chronic or recurrent. In: Gould JS, ed. The Handbook of Foot and Ankle Surgery: An Intellectual Approach to Complex Problems. New Delhi, India: Jaypee Brothers, 2013:242-246.

[8] Gould JS. Plantar heel pain. In: Chou LB, ed. Orthopaedic Knowledge Update: Foot and Ankle, ed 5. Rosemont, IL: American Academy of Orthopaedic Surgeons, 2014:chap 18.

[9] Gould JS. Recurrent tarsal tunnel syndrome. Foot Ankle Clin 2014;19(3):451-467.

[10] Gould JS, Florence MN. Neuromas of the foot and ankle. Foot Ankle 2014;12.

[11] Gould JS, Ford D. Orthoses and insert management of common foot and ankle problems. In: Porter DA, Schon LC, eds. Baxter's The Foot and Ankle in Sport, ed 2. Philadelphia: Mosby Elsevier, 2008:585-593.

[12] Gould JS, Naranje SM, McGwin G Jr, et al. Use of collagen conduits in management of painful neuromas of the foot and ankle. Foot Ankle Int 2013;34(7):932-940.

[13] Heimkes B, Posel P, Stotz S, et al. The proximal and distal tarsal tunnel syndromes. An anatomical study. Int Orthop 1987;11:193-196.

[14] Keck C. The tarsal-tunnel syndrome. J Bone Joint Surg Am 1962; 44A:180-182.

[15] Kopell HP, Thompson WA. Peripheral entrapment neuropathies of the lower extremity. N Eng J Med 1960;262:56-60.

[16] Labib SA, Gould JS, Rodriguez-del-Rio FA, et al. Heel pain triad (HPT): the combination of plantar fasciitis, posterior tibial tendon dysfunction, and tarsal tunnel syndrome. Foot Ankle Int 2002;23:212-220.

[17] Lam SJ. A tarsal-tunnel syndrome. Lancet 1962;2:1354-1355.

[18] Lau JT, Daniels TR. Effects of tarsal tunnel release and stabilization procedures on tibial nerve tension in a surgical created pes planus foot. Foot Ankle Int 1998;19:770-777.

[19] Lopez-Ben R. Imaging of nerve entrapment in the foot and ankle. Foot Ankle Clin 2011;16(2):213-224.

[20] Rondhuis JJ, Huson A. The first branch of the lateral plantar nerve and heel pain. Acta Morphol Neerl Scand 1986;24:269-279.

[21] Roy PC. Electrodiagnostic evaluation of lower extremity neurogenic. Foot Ankle Clin 2011;16(2):225-242.

[22] Schon LC, Glennon TP, Baxter DE. Heel pain syndrome: electrodiagnostic support for nerve entrapment. Foot Ankle 1993;14: 129-135.

[23] Wagner E, Ortiz C. The painful neuroma and the use of conduits. Foot Ankle Clin 2011;16(2):295-304.

第61章 内镜下跖筋膜切断术
Endoscopic Plantar Fasciotomy

Steven L. Shapiro

定义
- 跖筋膜炎是成人跟痛的最常见原因。
- 最明显的症状是刚开始步行时足底发生的疼痛。
- 其原因是起源于跟骨的跖筋膜由于退行性改变出现的部分撕裂,并同时伴肌腱病变样反应。

解剖
- 跖筋膜起源于跟骨结节,是一束包含纵行纤维的韧带组织。
- 通常情况下内侧束最厚,测得的最大厚度可达3 mm。
- 中间束和外侧束的厚度为1～2 mm[1]。
- 跖筋膜向远端分成5条,分别止于5个足趾。
- 跖筋膜对足弓有支撑作用。步态中站立相时,当足趾背伸时跖筋膜在"卷扬机机制"下被拉紧,使得足纵弓抬高、后足内翻及小腿外旋。
- 内镜下相关解剖是踇展肌在内侧,然后才是跖筋膜。跖筋膜切除后,在内侧肌间隔可以观察到趾短屈肌。

发病机制
- 术中采集到的标本提示跖筋膜有一系列病理变化,从纤维组织的退变到成纤维细胞的增殖。
- 通常情况下跖筋膜会明显增厚并有沙砾感。虽然病理学更为确切的表述是筋膜退变过程而非筋膜炎改变,但是文献所公认的表述还是筋膜炎。

自然病程
- 典型的主诉是成人足跟痛,并且活动时加重、休息时减轻。
- 通常表现为起步时出现疼痛。
- 长时间站立、奔跑或跳跃,以及所有使跖筋膜产生反复应力的活动都会使跖筋膜产生劳损。常见的发病机制是过度旋前活动。
- 僵直的弓形足也会引起跖筋膜炎。
- 70%的患者存在肥胖。
- 跖筋膜炎在田径运动员和芭蕾舞演员中较为普遍。
- 15%的患者是双侧发病。女性较男性更容易发病。

体格检查
- 最常见的表现是在跟骨结节的足底侧有局限性压痛。
- 疼痛一般位于内侧,但偶尔也在外侧。疼痛很少情况下位于远端,这种情况称为远端跖筋膜炎。跟部足底内侧软组织肿胀很常见。
- 要证实跖筋膜炎的典型触痛,最好的办法是仔细比较对侧足部。

影像学检查
- 有跟痛的患者常规需要摄片检查。
- 虽然50%的患者可见足底跟骨骨刺,但是这不是跟痛的原因所在。这种情况一般是合并踇短屈肌起点钙化,通常位于跖筋膜起点的近端。
- 平片上通常可以发现应力性骨折、单腔骨囊肿以及骨巨细胞瘤。
- 虽然没有必要用三相锝骨扫描来检查,但是95%的跖筋膜炎患者结果呈阳性。
- 诊断有异议的患者可进行MRI检查,MRI能完美地显示跖筋膜增厚,并排除软组织和骨的肿瘤、距下关节炎以及应力性骨折。
- 超声波检查是比较经济的检查手段,能容易测得跖筋膜的厚度,当厚度超过3 mm就可以诊断为跖筋膜炎了。

鉴别诊断
- 跖筋膜破裂:通常发生在激烈的运动之后。足弓处可见瘀青,MRI和超声检查可以明确诊断。
- 踝管综合征:胫神经受卡压会产生后跟、足底或足趾的麻木和疼痛。叩诊和挤压试验能诱发阳性结果。50%的患者在肌电图和神经传导检查中呈阳性。
- 远端踝管综合征:是由足底外侧神经的第1分支(Baxter神经)受到卡压引起的。经常与跖筋膜炎混淆,并且它也可以和跖筋膜炎同时存在。事实上,有部分医生推荐,对所有跖筋膜松解的患者都采取Baxter神经减压。我们认为这两者是完全独立的两种疾病。通过仔细检查能区分出跖筋膜炎,并且采用内镜下松解跖筋膜能起到有效的治疗。
- 应力性骨折：跟骨应力性骨折时触痛并不局限在后跟内侧，而是在跟部较广泛的范围内。跟骨挤压试验可以提示应力性骨折。平片往往可以找到骨折线。若有疑问，MRI可以清晰地显示应力性骨折，这很容易同跖筋膜炎区别开来。
- 肿瘤：有时候平片就可以发现，MRI有诊断意义。这种疼痛是典型的持续性疼痛，夜间痛，无关于负重和静息。
- 感染：这种疼痛通常也是持续性的。局部伴随红肿或波动感。平片、MRI或同位素标记的白细胞扫描是有诊断意义的。实验室检查会发现红细胞沉降率、C反应蛋白或白细胞计数升高。
- 痛性跟垫综合征：多见于田径运动员，被认为是跟垫纤维间隔破裂引起的。
- 跟垫萎缩征：通常见于老年人，一般没有典型的晨间疼痛。"足跟中央疼痛综合征"的压痛点比跖筋膜炎的更靠近足底侧，正对跟骨的骨性突起部分。
- 炎症性关节病变：一般为双侧、弥散性的。可能伴随类风湿因子或HLA-B27阳性，以及红细胞沉降率增快。

非手术治疗

- 保守治疗包括休息、冰敷、非甾体类抗炎药物治疗、跖筋膜和跟腱牵张运动、跖筋膜特殊牵张方案、硅脂足跟垫、预制或定制的矫形支具、夜间固定夹板、步行支具、石膏管型、理疗、运动鞋、谨慎使用激素局部封闭以及震波治疗。
- 保守治疗对95%的患者有效。
- 保守治疗6～12个月无效后应考虑手术治疗。

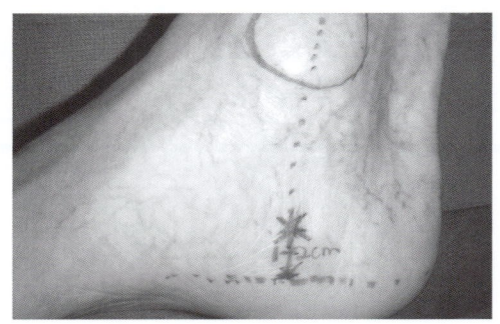

图2 定位内侧切口的第二种方法。切口位于内踝的垂直平分线上，在角质层和非角质层交界处上方1～2 cm的地方。

手术治疗

- 极少数对保守治疗无效的患者需要采取跖筋膜切断术。
- 虽然开放性手术能取得良好结果，但在内镜下切断跖筋膜却有不少显著的优势：
  - 软组织破坏极小。
  - 能很好显示跖筋膜结构。
  - 能精准切除内1/3或内侧1/2的跖筋膜。
  - 术后疼痛轻微，能很早恢复到完全负重状态。
  - 能更快地恢复日常生活与工作。

术前计划

- 拍摄非负重情况下的患足侧位片（图1）。
- 在跟骨结节前下方做标记点，并于下边和后侧皮肤作测量[2]。
- 这些测量有助于切口部位的选择（图2）。

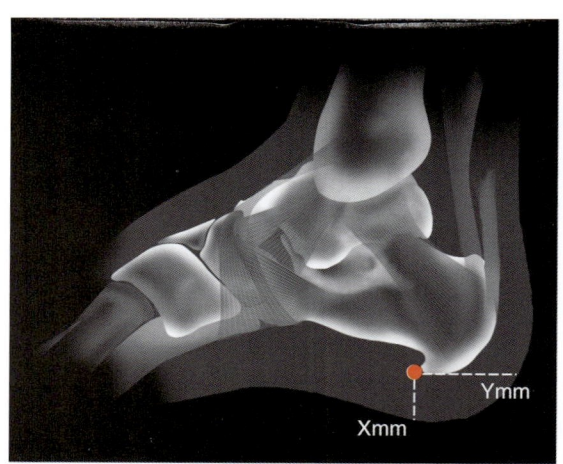

图1 术前非负重位侧位片的图示，展示了如何正确测量，并定位内侧切口的位置。

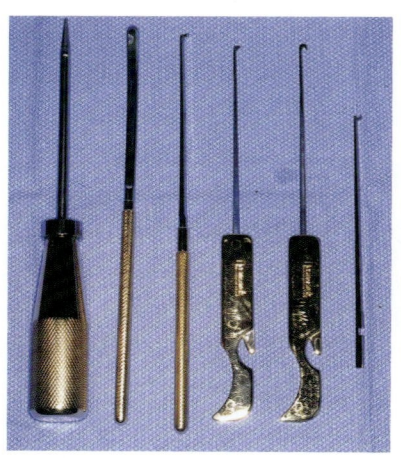

图3 用于内镜下跖筋膜切断术的Instratek Endotrac系统。从左至右依次为：带套管的顶棒、跖筋膜剥离子、探条、装在非一次性刀柄上的一次性三角刀、装在非一次性刀柄上的一次性钩刀和不带手柄的一次性三角刀。

体位与麻醉

- 患者取仰卧位,患侧臀下垫枕抬高以限制肢体的外旋。
- 然后患足用支架抬高,小腿远端上止血带。此体位下患肢常规消毒铺巾。
- 围手术期我们常规给予1g头孢唑啉。
- 可以采用区域阻滞麻醉或全身麻醉。
  - 我们优先考虑踝部或腘窝部神经阻滞,并配合使用静脉镇静药物。
- 整个过程可以在门诊部进行。

设备

- 整个设备包括了Instratek Endotrac系统(Instratek公司,休斯敦,得克萨斯),主要包含跖筋膜剥离子、套管、顶棒、探条、非一次性刀柄、一次性钩子和三角刀(图3)。
- 我们用4 mm口径30°短关节镜。
- 需要些头部蓬松的棉签以及Bovie电刀清洁片。

准备工作

- 患足置于支架之上,消毒铺巾,并用Esmarch绷带驱血。
- 止血带安置在小腿远端,并充气至250 mmHg。
- 在跟骨内侧结节的前跖侧做8 mm的垂直切口。
- 用非负重侧位片作为参考及测量数据。
- 内踝是很好的定位标志。

内镜下确认跖筋膜

- 切口应落在内踝的垂直平分线上或位于内踝中后1/3的垂线上。
- 建立关节镜通道是整个过程成功的关键。
- 用肌腱剪钝性分离切口的深层。
- 通过切口在跖筋膜的足底侧将跖筋膜剥离子从内向外推移。
- 通过此入路插入顶棒及套管并一直顶到外侧面,在顶棒的尖端做切口,将顶棒及套管一起穿出外侧切口。
- 从套管里拔出顶棒,并用棉签清除套管内脂肪组织(技术图1)。套管应与足的纵轴垂直。
- 将4 mm口径30°的关节镜从内侧通道插入。
- 在内侧可以观察到跨展肌,然后就能看见跖筋膜。将探条从外侧通道插入,并逐步向内侧推送,就能触及跖筋膜的内侧束(技术图2、3)。

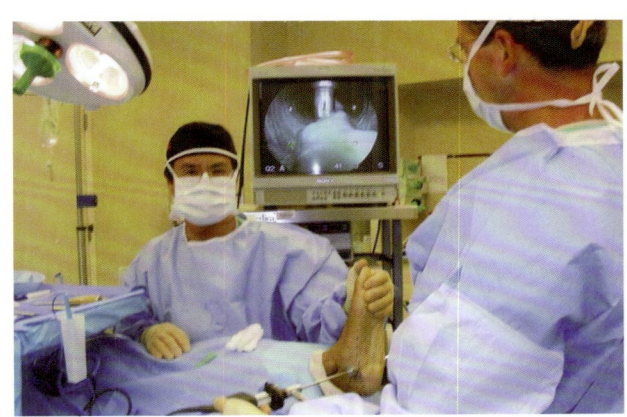

技术图2 术中将患足置于辅助支架上并铺巾,患足同侧放置屏幕监视器。从内侧通道插入关节镜,从外侧通道插入探条。从监视器上可以看到跖筋膜,并用探条触碰它。

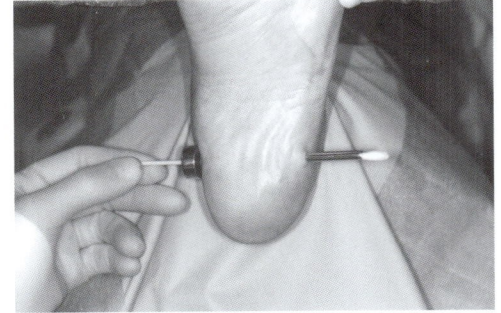

技术图1 用头部蓬松的棉签清除套管内的脂肪组织,以便更好地观察跖筋膜。

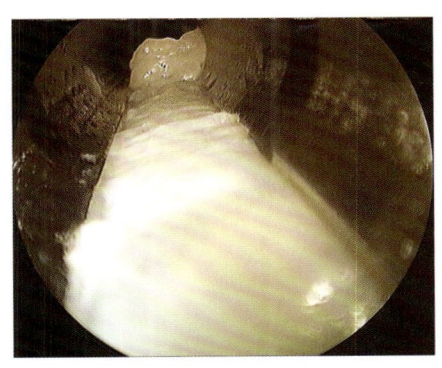

技术图3 跖筋膜切断前可以从套管中见到它。

跖筋膜松解术

- 移去探条,将三角刀推送至内侧束处。
- 将足部背伸使跖筋膜绷紧。
- 控制好动作,用三角刀切割跖筋膜内侧束(技术图4)。
  - 完全切断此束往往需要来回推拉几下。
- 内侧束切断后应可看到趾短屈肌肌腹(技术图5)。当看到内侧肌间隔时,说明筋膜切除术相当充分。
- 筋膜切除宽度一般是14 mm,这可以从探条上的标记得到测量值。虽然钩刀也用于切割筋膜,但是三角刀操作起来更方便,同时不太容易割到肌肉组织。

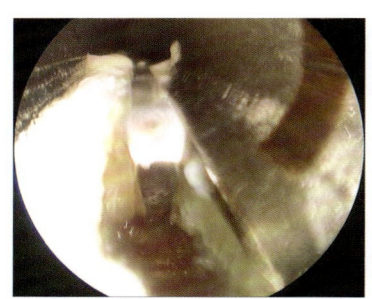

技术图4 经套管用三角刀在内镜下行跖筋膜切断术。

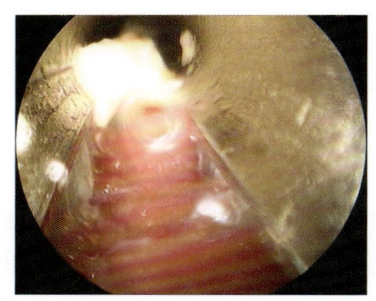

技术图5 内镜下跖筋膜切断后,可以看到趾短屈肌,应保持中间束和外侧束的完整性。

收尾工作

- 筋膜部分切除后,将内镜移向外侧通道,来检查是否存在未切开的筋膜束。
- 可以将三角刀从内侧通道进入来切断这些筋膜束。
- 和单通道相比,双通道技术操作起来更为灵活方便。
- 经套管冲洗创面。
- 重新插入穿刺器后,连同套管一起拔除。
- 切口用4-0尼龙线关闭。
- 用轻便敷料包扎伤口并佩戴后托。
  - 打印和(或)CD光盘刻录术前及术后所见。

要点与失误防范

- 使整个手术流畅的要点是整个操作都要在支架或准备台上进行,并且要时刻保持足踝部的稳定。手术台搭配U形内衬的足部支架无疑是最理想的。我们也用单足支架,它能环抱患肢,是个非常好的装置
- 切口的选择也很重要。理想位置是位于皮肤角质层与非角质层界线上方1.5~2.0 cm的水平线,并且与内踝纵向垂直平分线的交点上
- 为了保证术中良好视野,需要头部蓬松的棉签和涂在内镜头上的去雾化液
- 保持张力是跖筋膜切断时的关键,三角刀比钩刀更易掌控。手术技巧中的重点是始终保持刀具在套管中央操作,而不是在套管中来回滑动
- 虽然术者也可一手持镜另一手持刀,但一般是让助手扶镜并背伸足部,这样操作起来更为方便,尤其是在做精确控制的切割之时。术者必要时可用双手来控制操作
- 某些患者的中央束异常肥厚、坚韧,可能需要三角刀来回推拉几次。对于这种患者,选用钩刀来操作也许更管用。同时也不要忘记,必须清楚看见跖筋膜已被彻底松解,并能明确观察到趾短屈肌。该手术的失败一般是由于跖筋膜未得到彻底或充分的松解
- 失败的其他原因包括通道的建立过于靠近端。太近端则很难将跖筋膜从跟骨侧直接进行松解
- 最后,误诊将导致疗效差。术前仔细评估和鉴别诊断能排除其他致病原因(详见前述)

术后处理

- 术后48~72小时内，推荐采用冰敷和抬高患足。
- 需要服用最小剂量的术后镇痛药物。
- 术后1周可以拆线。只要能耐受负重，就佩戴步行支具3周以减少外侧柱发生疼痛的风险。
- 大多数患者术后6周能恢复日常活动，术后12周能参加较剧烈的体育运动。

预后

- 所有关于内镜下跖筋膜切断术的文献报道均称手术成功率超过90%，而且恢复时间短于传统的切开手术。我们的经验和文献报道相似。在过去的11年间，无一例发生感染和神经损伤，400多例患者中只有4例出现外侧柱疼痛。
- 内镜下跖筋膜切断术的成功率明显高于体外震波治疗。需要补充说明的是，在美国，所有保险公司都愿意为内镜下跖筋膜切断术产生的费用埋单，而对于体外震波治疗的赔付尚存不确定性。
- 内镜下跖筋膜切断术是一门微创、简单易学的手术操作技术，所需的设备少，成本低廉。
- 手术切口只要区区8 mm。而传统的切开手术，其切口至少4 cm以上，有时若需延长切口，甚至可达10 cm。
- 有过关节镜操作经验的外科医生会发觉很快能掌握内镜下跖筋膜切断术。Instratek公司已经提供了相关光盘和技术指导。
- 骨科培训中心或Instratek公司已提供了人体标本的培训课程。完成10例操作后，学员应对该手术过程充满信心。随着经验不断积累，平均手术耗时应在10~15分钟。

并发症

- 外侧柱疼痛和足弓疼痛是最常见的并发症，文献报道发生率可达3%~5%。
- 佩戴步行支具固定4周以及限制跖筋膜从内侧和中央束分离，应该能进一步减少这种并发症。
- 在Instratek系统中，套管内刻有单线和双线标志，用来告诉手术医生跖筋膜的切断最多为14 mm。探条也有1 cm长度的标记。一次性手术刀片也可以用标记笔划定14 mm。利用肌间隔作为标志，把它当作筋膜切断的终点是术中最好的参照，因为这里是中央束的末端和外侧束的起点。
- 内镜下跖筋膜切断术的感染率极低。在超过400例的患者中，只有1例发生浅表感染（属糖尿病患者）。
- 虽然发生足底内、外侧神经损伤遭到广泛讨论，但却鲜有报道。人体标本研究表明，只要切口选择适当，实际存在一个相对的安全区域。
- 曾报道过1例足底外侧动脉假性动脉瘤和1例楔骨应力性骨折。只要技术恰当、术后制动良好，这类并发症几乎不会发生。

（邹剑 译，苏琰 审校）

参考文献

[1] Barrett SL, Day SV. Endoscopic plantar fasciotomy: preliminary studies with cadaveric specimen. J Foot Surg 1991;30:170-172.

[2] Barrett SL, Day SV. Endoscopic plantar fasciotomy two portal endoscopic surgical techniques: clinical results of 65 procedures. J Foot Surg 2004;32:248-256.

[3] Buchbinder R. Clinical practice: plantar fasciitis. N Engl J Med 2004;350:2159-2166.

[4] Hofmeister EP, Elliott MJ, Juliano PJ. Endoscopic plantar fascia release: an anatomic study. Foot Ankle Int 1995;16:719-723.

[5] Hogan KA, Weber D, Shereff M. Endoscopic plantar fascia release. Foot Ankle Int 2004;25:875-881.

[6] Sabir N, Debirlenk S, Yagzi B, et al. Clinical utility of sonography in diagnosing plantar fasciitis. J Ultrasound Med 2005;24:1041-1048.

[7] Saxena A. Uniportal endoscopic plantar fasciotomy: a prospective study on athletic patients. Foot Ankle Int 2004;25:882-889.

第62章 足踝部神经瘤切除和包埋术
Transection and Burial of Neuromas of the Foot and Ankle

Stuart D. Miller, Blake L. Ohlson, and Michael Scherb

定义

- 肢体周围神经容易发生直接挫伤、牵拉伤和医源性损伤。
- 神经痛发作时可以很严重,并造成严重后果。
- 很多患者的感觉神经都不可恢复,但切除它后多数患者也能良好适应。
- 切除神经后的近端通常会形成神经瘤,因为它试图与远端神经重新建立联系。因此,我们希望能将神经包埋于一个安全区域。

解剖

- 足踝部有5条感觉神经,但解剖变异很常见。
  - 胫神经分为足底内侧神经和足底外侧神经(是混合运动神经)。
  - 隐神经是股神经的延伸,与大隐静脉伴行。
  - 腓深神经随血管神经束下行于胫骨前方,经伸肌支持带深面,营养第1趾蹼间隙,其中肌支支配姆短屈肌和跗骨窦。
  - 腓浅神经与腓骨肌伴行,自支持带的腓侧穿出后支配足部背面皮肤。沿姆趾背内侧行姆囊炎切除术时,易损伤内侧的终末支——背内侧皮神经。
  - 腓肠神经先走行于腓肠肌表面,然后走行在腓骨肌腱和跟腱之间,分布于足外侧皮肤和第4、5趾。

发病机制

- 神经损伤最常见的原因为医源性。
- 踝关节镜手术的外侧通道可能会损伤腓浅神经。
- Lisfranc骨折切开复位内固定术或第2跖楔关节融合术可能损伤中足部位的腓浅神经和腓深神经。
- 姆囊肿切除可能威胁到腓浅神经远端分支——背内侧皮神经。
- 跟骨骨折切开复位内固定术和第5跖骨骨折切开复位内固定术切口可能损伤足部的腓肠神经。
- 跟腱手术和跟骨后突切除术(Haglund术)可能损伤腓肠神经,尤其是它的后侧分支。
- 踝关节骨折内侧的切开复位内固定术可能损伤隐神经(图1);在外侧,腓浅神经在腓骨外侧前方会有变异。
- 神经可能出现牵拉伤,通常包括病理性的过度活动(图2),常见于踝关节骨折[5]或韧带扭伤[4]。

自然病程

- 神经瘤的表现形式多样,从小的良性球形神经瘤(图3)到炎性高敏神经末梢的大量堆积。
- 牵拉伤引起的功能不全可导致感觉减退、感觉过敏,或神经信号触发器引起的严重疼痛。
- 某些受损神经愈合过程中,远端症状恢复缓慢。
- 大多数神经损伤后的自然病程不可预料。

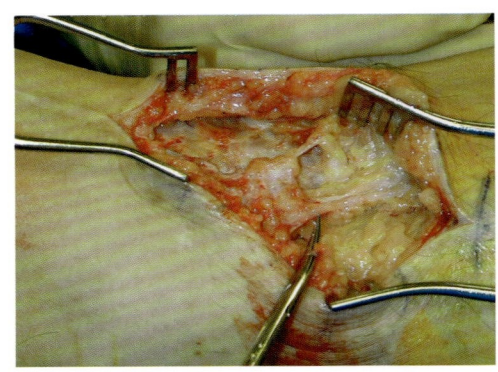

图1 踝关节骨折切开复位内固定术后,原切口内的腓肠神经神经瘤。

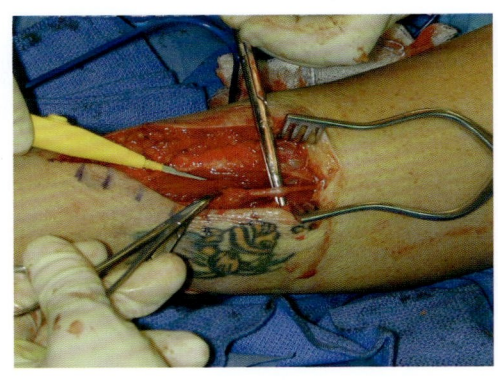

图2 严重牵拉伤后,腓浅神经与肌肉和筋膜粘连在一起。

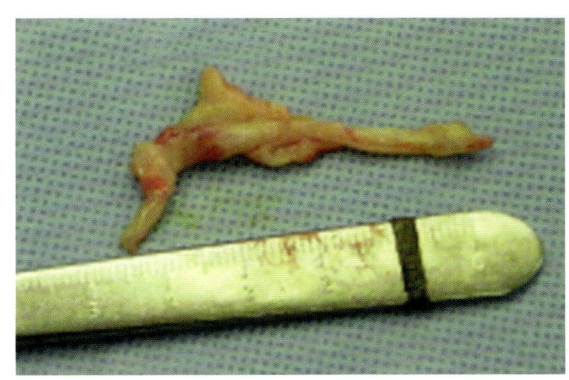

图3 腓浅神经包埋入肌肉后形成小的无痛球形神经瘤。

病史和体格检查

- 这些神经损伤的体格检查要求掌握相关解剖学。
- 足踝部的神经走行并不能照本宣科,解剖变异很常见。
- 神经可因牵拉受伤,尤其是踝扭伤或骨折所致的关节严重变形,引起腓浅神经损伤和腓肠神经损伤。
- 隐神经和其他所有神经一样容易挫伤,尤其是足背部损伤致腓深神经挫伤。
- 足踝部的神经损伤主要是医源性损伤。
- 早期手术干预会混淆原来的临床症状。
- 多数神经损伤起初容易误诊。当皮肤或皮下组织而非深部组织感觉过敏(或感觉减退)时,应怀疑神经损伤。
- 最好的体格检查方法之一是用盐酸利多卡因(1%或2%)、盐酸布比卡因(0.5%)、碳酸氢钠混合剂行神经阻滞。碳酸氢盐滴定局部液体的酸碱度,减缓注射部位的烧灼痛。注射后几分钟医生需要重新检查患者,而不是下次门诊再记录注射效果。

影像学和其他诊断性检查

- 常规摄片检查可以提供力学失衡或局部激惹证据(囊肿或肿瘤),或者是骨赘形成导致神经包埋。
- MRI有助于明确是否有软组织激惹,排除诸如囊肿或肿瘤的刺激,同时还能确定炎症部位。但是趾间神经瘤例外,因为阳性诊断率较低。
- 电生理检查能帮助鉴别局部和近端神经病理学病变。颈椎或腰骶间盘突出以及很多全身性神经病变都会掩盖局部表现。
  - 电生理检查对趾间神经瘤或众多小感觉神经的诊断没有帮助。
  - 如果怀疑有跗管综合征,应该做电生理检查。检查感觉神经传导速率可达近90%的敏感性。

鉴别诊断

- 椎间盘退行性疾病、椎间盘突出症、神经根病变
- 周围神经性病变
- 麻风病
- 糖尿病性神经病变
- 周围血管疾病
- 跗管综合征
- 关节炎或滑膜炎
- 腱鞘炎
- 腱鞘巨细胞瘤
- 内源性神经损伤、冲撞伤
- 类风湿关节炎
- 神经节脂瘤
- 脂肪瘤
- 神经鞘瘤
- 脓肿或感染
- 骨折
- 力线问题(足踝内翻或外翻)
- 跖筋膜炎

非手术治疗

- 肢体的物理支持治疗
  - 观察神经再生、愈合情况,看是否恢复正常感觉。
  - 用短腿石膏管型或靴子制动一段时间可使神经炎症状减退,尤其是牵拉引起的疼痛。
  - 支具和夹板能辅助稳定,防止发生反复牵拉伤,尤其是腓浅神经和腓深神经。
  - 由于力学不平衡引起的跗管综合征,如继发于胫后肌腱失用的平足症,可通过矫形装置缓解症状,同时恢复足部平衡。
- 多种药物治疗包括:
  - 非甾体类抗炎镇痛药。
  - 麻醉品(注意有可能致成瘾性,尤其针对慢性神经痛患者)。
  - 神经调节药物能帮助缓和神经应答。
    - 抗惊厥药,如普瑞巴林、加巴喷丁、三环抗抑郁剂能减轻神经超敏反应。
    - 氯硝西泮和苯二氮䓬类药物可降低神经反应性。
    - 若干新型药物可能奏效,咨询疼痛治疗专家通常有助于全面医护。
  - 利多卡因局部镇痛贴:直接用于有症状的部位,盐酸利多卡因是时间依赖性的表皮穿透剂。
  - 把神经调节药物、局麻药和非类固醇类做成可溶性

- 胶体运用在局部，在专门调节药品剂型的药房内可以找到这些油膏。
  - 激素配合局部麻醉药局部注射，有治疗和诊断的双重作用。
    - 虽然有效，但症状缓解通常是暂时的。
    - 1年内注射不应超过2次。
    - 其风险包括皮肤褪色、肌腱断裂、皮下脂肪萎缩、韧带弱化。
  - 乙醇注射：4%乙醇加入布比卡因用于治疗趾间神经瘤。
    - 乙醇对切除神经瘤后的疼痛有效。
    - Morton神经瘤治疗方案包括每隔一周共4次注射，如有改善，可继续3个疗程。
    - 好处除了可以避免手术，还可以避免承受神经瘤切除后的痛苦。

手术治疗

- 如果决定对持续性神经痛实施手术，治疗前常需要复杂的术前准备。神经切除术好比是"单行道"，仔细讨论可以规避不必要的麻烦。如果在术前即对神经末梢的再生和神经瘤的形成十分清楚，那处理起来就会比较简单。
- 虽然可以切除运动神经，但付出的代价高昂。腓深神经分支的运动功能丧失相对能忍受，胫神经支配更多足部肌肉的运动。胫神经切除仅用于补救措施可能失败而需要行截肢手术之时。一些医生仍继续使用神经激动剂注射来解决这些问题。

术前计划

- 术前计划包括患者教育、仔细术前评估、决定神经包埋部位。神经末梢近端的最终部位可能存在张力；如果隐神经切除部位正好在踝关节上方，患者穿靴子时则会刺激该部位，所以建议包埋部位越靠近近端越好。
- 预示手术成功最明显的术前征兆是患者对局部麻醉阻滞起反应。手术医生需要确定神经触痛的部位，再进一步讨论术后的预期。
- 器械相对简单，适当的拉钩使操作变得容易。需要小钻头，2.5 mm和3.5 mm钻头和套筒，在骨面上钻孔。
- 应该备止血带，但并不常用，这是为了更好地暴露与神经伴行的血管。止血带作用下，神经和血管看上去很像。手术时必须检查所切断神经的横断面。就算有经验的医生也会将静脉误认为神经，而且这不在少数，当然手术中就发现问题总比第二天被病理科医生告知强。
- 如果患者存在反射性交感神经性萎缩或腿部复杂区域疼痛综合征，那么手术需要在硬膜外麻醉下进行。理论上讲，减少疼痛刺激可能会减少引发痛觉超敏反应的机会。

体位

- 神经瘤的部位决定手术体位。
- 隐神经探查的最佳体位是仰卧位，并外旋小腿。
- 仰卧位能很好暴露腓浅神经和腓深神经。同侧髋关节下方垫高可使显露更方便。
- 腓肠神经通常需要在同侧髋关节下方垫高以提供更好的暴露，因为它走行于后方。目前腓肠神经切断需要在小腿非常近端进行，因此要用垫子放置半侧卧位。

入路

- 每条神经都有各自的手术入路，沿神经血管结构走行做基本或延长暴露。
- 手术刀切开皮肤，并用剪刀做深层分离。某些神经会有变异，尤其是腓浅神经，这要求我们仔细显露和认真标记。
- 在切断和包埋前应充分暴露，并与血管分离。
- 如果要将神经包埋于骨内，手术医师应该暴露接纳神经的区域，切开骨膜并在骨面钻大小合适的孔。

腓肠神经切除和包埋

- 局部或全身麻醉。
- 沿神经走行实施局部阻滞。
- 虽然止血带可帮助暴露，但不用止血带情况下能很好辨别静脉及其分支。
- 腓肠神经也许是最容易寻找的，但术后再生时要找到它就困难多了。目前主要选择靠近小腿很近端的部位进行包埋。
- 小腿后方小隐静脉是关键解剖标志，它与腓肠神经伴行。神经是没有管腔的。
- 在触痛最明显的部位远端做切口，沿踝关节后外侧和腿部后侧向近端切开。
- 一般从远端至近端分离（技术图1）。
  - 沿神经走行一般做3～4个间断式切口。
  - 间断式切口可以避免做一长切口，这主要根据患者的要求进行（技术图2）。
- 在腓肠肌筋膜下确认神经的近端。

- 先绷紧神经；再斜行锐性切断神经，让近端回缩进周围组织中去。
- 切除的神经一般较长（技术图3）。
- 使用电灼术切除远端能防止神经通过信号再生。
- 皮下组织和皮肤用生物可吸收线缝合，避免患者经受任何刺激。
- 一篇文章[7]报道了将腓肠神经近端的断端包埋在小腿远端1/3水平下方的肌肉内；本章有位作者不认同该方法，因为他在这一平面切除了一些棘手的神经瘤。

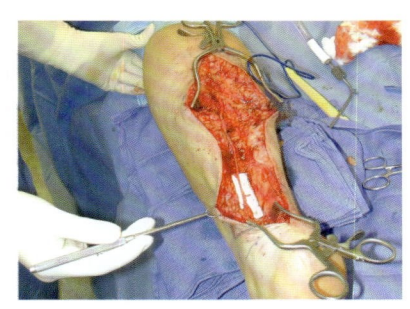

技术图2　长切口暴露腓肠神经，在末端发现神经瘤。

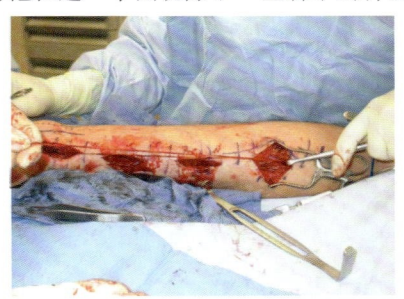

技术图1　沿腓肠神经走行做切口。

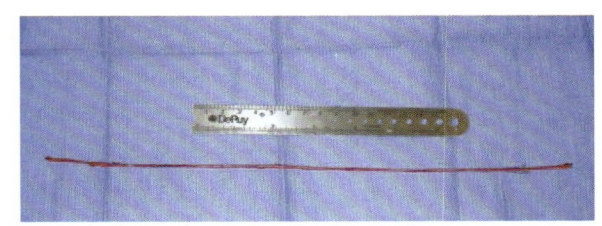

技术图3　切取的长节段腓肠神经。

腓深神经的切除和包埋

- 腓深神经沿胫骨远端前缘走行，所以骨组织为神经近端提供了良好的包埋部位。
  - 做胫骨远端外缘的前外侧直切口；如果同时要行腓浅神经切除，可以做由近端偏后侧的S形切口，这样方便两种切除术。
- 沿切口方向切开伸肌支持带浅层，钝性分离肌肉。腓深神经一般位于踇长伸肌和趾长伸肌之间，旁边有胫前动脉和两条粗大的伴行静脉。仔细分离可避免手术区域凌乱。
- 在远端游离、切除神经；远断端要用电灼。
- 将神经近端引到包埋区域。
- 切开骨膜并钻孔。用套管将洞的近缘打磨成斜面或光滑面，避免锐利的边缘损伤神经。
- 大量冲洗伤口，并在无张力情况下将神经置于预先钻好的孔内。
- 用肌肉覆盖于包埋区表面，在可行的情况下修补支持带。
- 使用生物可吸收线缝合皮下组织和皮肤。

腓浅神经切除和包埋

- 从小腿前方肌间隔开始做纵行切口。
- 探寻腓浅神经，其在距腓骨小头10～12 cm处穿出小腿筋膜。
  - 神经走向会有变异；术者需要向远端扩大显露来寻找神经，并向近端追踪。
- 游离神经并决定包埋部位是腓骨内（技术图4）抑或肌肉内（技术图5）。
- 徒手分离腓骨肌便触摸到腓骨。
  - 在骨的两侧分别放置小型Hohmann拉钩，暴露腓骨。
  - 腓骨前内侧面平坦，为神经包埋提供良好的区域。
  - 如果骨膜很厚，要纵行切开骨膜。

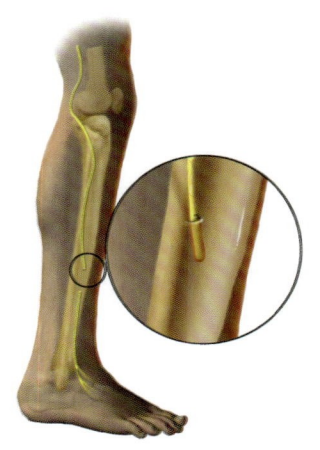

技术图4　图示腓浅神经埋于腓骨之内。

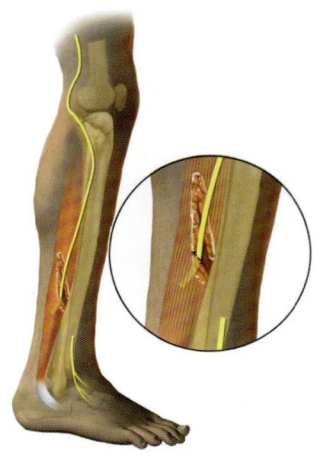

技术图5　图示腓浅神经包埋于腓骨肌肉结构内。

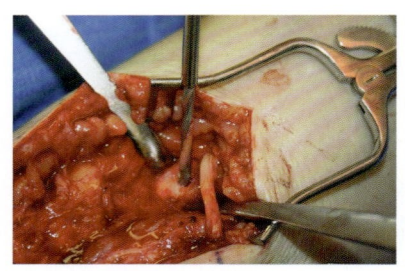

技术图6　为放置腓浅神经末端而在腓骨上进行单皮质钻孔（注：为使图示清晰，已移去保护套筒）。

- 锐利地切断神经。
- 仔细观察近端是否有劈裂，高位的腓浅神经内侧分支很重要。如果发现有，要包埋所有分支或在分支分出前切断神经。
  - 用止血器夹住神经的远端部分并电灼，防止其分泌神经营养激素。
- 用3.5 mm钻头在腓浅神经断端近侧3～4 cm处钻单皮质孔，允许神经无张力包埋。轻柔回拉神经，防止其被孔洞卡住。一旦完成孔洞，将近端边缘弄成斜面，允许神经置入（技术图6）。
- 冲洗后将腓浅神经近侧切除端置入孔洞内（技术图7）。

- 神经必须没有张力，并且不受踝关节跖屈或背屈的影响。
- 骨膜不需要和神经外膜缝合。
- 小心移去拉钩，使肌肉覆盖于腓骨上。
- 可吸收线缝合皮下组织和皮肤，免去拆线的必要。
- 根据手术过程和分离的多少决定是否是用支具固定。

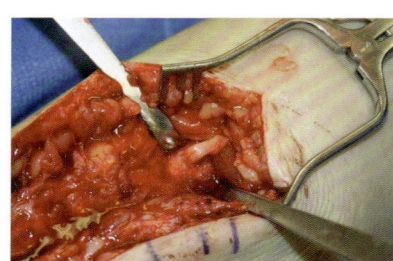

技术图7　腓浅神经包埋入腓骨钻孔内的最终位置。

背内侧皮神经

- 姆囊炎手术时，在第1跖骨头附近易损伤该神经（技术图8）。如果在跖骨基底或楔骨处局部神经阻滞可以缓解疼痛，那么远端包埋术可以解决这个问题。
- 切口一般可以利用跖背侧原切口并在楔骨上向近端延伸。直视下尽可能远地显露并切断神经。如果近端神经阻滞可缓解疼痛，术者可不必寻找远端神经瘤。神经远端电灼，近端神经游离备用。
- 用2.5 mm钻头在第1跖骨基底部或内侧楔骨钻孔，挑选包埋神经的最好解剖位置。将洞口磨成斜面，以方便神经置入。
- 冲洗伤口，将神经置入孔洞内；通常不需要拉力缝合。
- 可吸收缝线常规缝合皮下组织和皮肤。

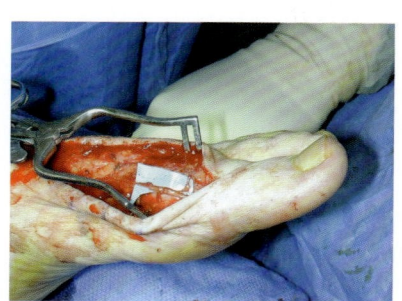

技术图8　背内侧皮神经的神经瘤。

隐神经的切除和包埋

- 在内踝上方大隐静脉处做纵行切口。深层分离需确保暴露静脉和大隐神经。神经有时很细、很容易迷惑人,有时可在静脉后面直接找到。仔细寻找它的各个分支(技术图9)。
- 在远端切断神经,电灼所有的远端分支,防止其术后分泌化学介质。
- 游离神经近端,在胫骨内侧清理出合适的区域。
- 切开骨膜,(根据神经大小)用2.5 mm或3.5 mm钻头钻出单皮质孔。近端倾斜钻头,将边缘磨平,避免损伤神经。
- 冲洗伤口,无张力下将神经置入孔洞内。可选择将骨膜与神经外膜缝合,但目前很少使用。
- 可吸收缝线依次缝合皮下组织和皮肤,避免术后手术区域受到刺激。

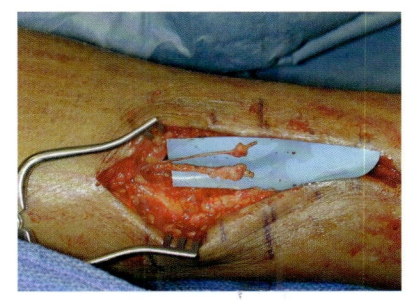

技术图9　隐神经瘤和细小的前向分支。

足底内侧神经

- 在足底沿神经走向做纵行切口,尽量避开足跟和负重区域。
- 小心分离皮下组织,神经就位于深筋膜下面。小心分离各个分支,确保充分去神经化(技术图10)。
- 在远端切断神经,尽可能把神经引到近中足的地方。斜行切取足够长度,将其包埋入深部的跖方肌内(技术图11)。
- 可吸收缝线缝合皮下组织和皮肤。

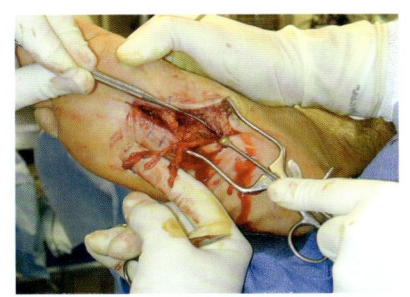

技术图10　分离足底内侧神经及其分支。

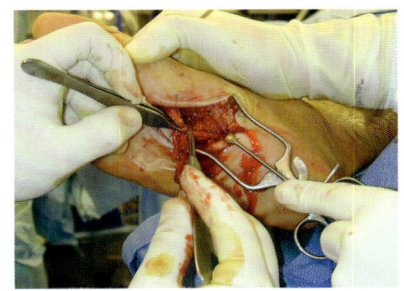

技术图11　切断足底内侧神经,包埋入跖方肌深面。

胫神经

- 如同跗管松解切口,在踝关节上方暴露胫神经。在截肢手术时要切断该神经。
- 切除胫神经及其分支,包括高位的跟骨分支,越靠近远端越好。电灼远端末梢减少其化学介质的释放。
- 近端斜行切割神经,留下足够的长度,使其在无张力情况下包埋入胫骨内缘。
- 用3.5～5.0 mm钻头在胫骨上钻孔。将单皮质孔的近端磨成斜面,使神经容易置入。
- 生物可吸收缝线缝合皮下组织和皮肤。

要点与失误防范

适应证	• 在同一手术过程中,神经损伤很难辨认,还可能合并其他病理机制
诊断	• 在同一手术过程中,神经损伤很难辨认,还可能合并其他病理机制
神经切除水平	• 神经应该在多数分支发出前予以切断,方便包埋。其他神经的无名分支可能会支配所切断神经的远端区域,这种顾虑是存在的
神经包埋于骨内	• 术者应注意到神经回拉不充分及将神经卷入钻头的问题;可行的话,应使用组织保护器 • 在缝前活动足、踝、膝关节,并检查神经情况 • 更近端的孔洞可以减少神经张力 • 有1例神经包埋孔的腓骨出现骨折,保守治疗后恢复良好
术后疼痛	• 神经切除后,术后早期周围其他神经通常发生反应而出现痛觉过敏 • 术后1~3周一般会出现Zinger症状,这是神经近端生长的结果。当患者认为这种神经痛是神经切除后正常的反应时,疼痛会随着时间缓解,并被患者更好地耐受

术后处理

- 术后恢复必须在早期恢复活动和避免切断的神经受到机械性损伤之间找到平衡点。
- 如果神经被包埋,患肢制动将促使瘢痕的形成。
- 许多这样的患者都会有复杂的区域疼痛综合征或反射性交感神经萎缩,所以,任何僵直都要通过大量康复锻炼才能恢复正常活动度。
- 对于这些敏感患者使用可吸收缝线应该非常谨慎,因为他们在术后常会出现痛觉过敏。
- 对于简单的神经切除,伤口需要柔软的敷料包扎,并早期开展功能锻炼。痛觉去敏化和神经功能再训练应早期开始。
- 大多数患者会有一定程度的临近神经超敏反应;若事前告知患者,则往往能较好地耐受。
- 许多患者术后7~14天出现Zinger反应,最晚的在术后1个月左右出现。这种电击痛是根据切除神经远端感觉器的分布和切断近端末梢的激惹引起。疼痛的频率和强度通常会在1周后减弱并最终消失。另外,对于神经增长过快,事先的沟通可以避免无休止的电话。
- 对于神经切除和包埋,患者一般在活动肌肉时相当疼痛。像Robert Jones绷带那样有良好内衬的支具在术后12~14天给予很好的加压和稳定作用。过了这段时间后,使用简单的弹力绷带就足够了,可以逐渐恢复活动度。

预后

- Chiodo和Miller[1]比较了腓浅神经切除并包埋于肌肉和骨内的不同结果。结果表明:如果可行,推荐将神经包埋在腓骨内。
  - 16例为神经包埋于肌肉内,语言模拟疼痛评分(VAS 0~10分)改善3.1分,46%得到缓解。4例患者因神经瘤行第二次手术。
  - 15例为神经包埋于骨内,语言模拟疼痛评分(VAS 0~10分)改善5.4分,75%得到缓解(统计学优于肌肉组)。
- Dellon和Aszmann[2]回顾了11例腓浅神经切除并包埋于小腿前群肌肉的患者,结果恢复良好。他们推荐同时做筋膜前室减压。
- Miller[3]回顾了9例背内侧皮神经切除并包埋于足背骨骼的患者,疼痛评分(VAS)从8.6分降至2.0分(0~10分)。所有患者症状都有减轻,但大多数同时行足部畸形的矫正。
- Schon等[6]提供了足踝部慢性疼痛的多种手术治疗结果的全面综述。

并发症

- 伤口感染。
- 神经瘤:
  - 神经瘤可在切除神经的末梢形成,因为神经试图与远端再联络。神经可形成:
    - 神经球:神经末端局部轻度膨大,一般疼痛轻微(图4)。

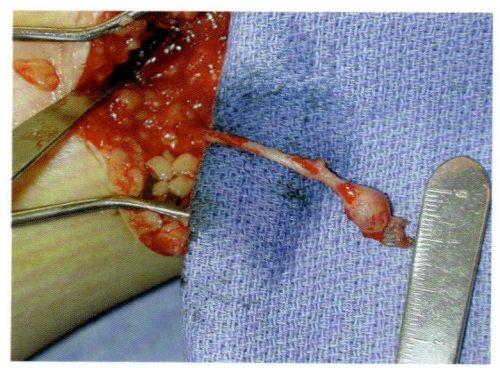

图4 腓肠神经切除后出现的神经球。

- 未机化的神经瘤：神经末梢明显增厚的肿块，一般轻微牵拉就会引起疼痛。
○ 神经可再生并再支配分布区。
- 神经再生速度为1 mm/天，但能更快。
- 神经将发出新的根丝，准备再支配目标区域。所以有时很难判定是术中遗漏了更近端的分支，还是有新的分支生成(图5)。
- 有时邻近神经为切除神经的远端提供意想不到的"营养"。
● 感觉迟钝合并神经远端分布区的持续疼痛会很棘手。
● 出现去神经化的感觉过敏是很可怕的，因为很难通过神经手术根除疼痛。

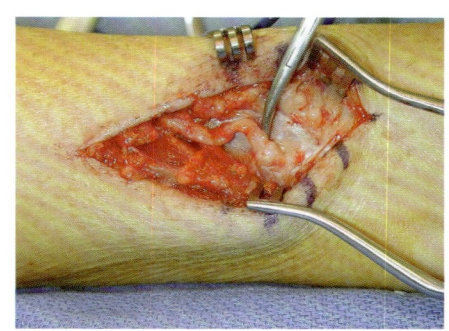

图5 先前包埋于骨内的腓浅神经发生轻度神经炎，并发出更近端的小分支。

（王志坚 译，苏琰 审校）

参考文献

［1］Chiodo CP, Miller SD. Surgical treatment of superficial peroneal neuromas. Foot Ankle Int 2004;25:689-694.

［2］Dellon AL, Aszmann OC. Treatment of superficial and deep peroneal neuromas by resection and translocation of the nerves in the anterolateral compartment. Foot Ankle Int 1998;19:300-303.

［3］Miller SD. Dorsomedial cutaneous nerve syndrome: treatment with nerve transection and burial into bone. Foot Ankle Int 2001;22:198-202.

［4］O'Neill PJ, Parks BG, Walsh R, et al. Excursion and strain of superficial peroneal nerve strain during inversion ankle sprain. J Bone Joint Surg Am 2007;89A:979-986.

［5］Redfern DJ, Sauve PS, Sakellariou A. Investigation of incidence of superficial peroneal nerve injury following ankle fracture. Foot Ankle Int 2003;24:771-774.

［6］Schon LC, Anderson CD, Easley ME, et al. Surgical treatment of chronic lower extremity neuropathic pain. Clin Orthop Relat Res 2001;389:156-164.

［7］Thordarson DB, Estess A. Burial of sural neuroma: technique tip. Foot Ankle Int 2010;31:351-353.

第63章 粘连性神经痛的阻隔术
Barrier Procedures for Adhesive Neuralgia

Stuart D. Miller and Venus R. Rivera

定义

- 粘连性神经痛指的是神经与周围组织形成瘢痕后引起的疼痛。
- 下肢中的常见原因是跗管松解后所致的瘢痕。
- 虽然许多神经都可能受到累及,然而文献报道中胫后神经受累的频率是最高的,本章节将就此着重讨论。

解剖

- 粘连性神经痛能影响下肢的任何神经。下肢神经解剖包括胫神经、腓浅神经、腓肠神经、腓深神经、隐神经,以及这些神经的远端分支。
  - 粘连性神经痛最常见的部位是胫后神经——即坐骨神经的延伸。它处在一个不连续的鞘管内,沿小腿内侧与胫后动、静脉伴行。在内踝附近,分成足底内侧神经和足底外侧神经。屈肌支持带斜穿于此,可引起跗管受压。跟骨支(通常1~2支)由神经主干发出,偶尔也可由足底外侧神经发出,可被内侧软组织压迫。
  - 在远端,该神经行于𨂂展肌深面,被一层肥厚的外侧筋膜覆盖。如果这层筋膜继续增厚,它便成为机械性压迫的主要原因。
- 腓浅神经行于小腿前外侧,常位于前侧肌间隔和外侧肌间隔之间的鞘内。
  - 该神经容易受到压迫的地方有好几处,最常见的部位是踝关节上方。自腓骨肌深筋膜穿出至远端皮下,一般分为两个主要分支。该区域内神经有较大的解剖变异。
  - 这个区域的手术或外伤都会导致粘连性神经痛,包括从腓骨后面一直到关节镜的前外通道之间。
- 跟骨后突手术(Haglund畸形)、跟骨骨折手术、腓骨肌腱炎手术或三关节融合术引起的足部外侧瘢痕会将腓肠神经包裹在里面,这都属于术后并发症。第5跖骨基底部手术时也有损伤该神经的风险,因为腓肠神经正好从该骨表面经过。
- 腓深神经位于胫骨前外侧缘,走行于趾长伸肌和胫骨前肌之间到达踝关节。该神经发出肌支支配趾短伸肌,并在营养远端的第1趾蹼间隙之前发出分支支配跗管。
  - 腓深神经可受到踝关节前侧支持带的压迫,也可以被楔骨背侧的瘢痕所包裹。除了反复外伤会引起软组织炎症和瘢痕形成外,神经也面临着关节炎刺激、骨赘形成以及囊肿侵犯的风险。
- 隐神经伴行大隐静脉走行于小腿前内侧。踝关节切开复位内固定术及各种内侧入路手术中都容易损伤这条浅神经,如三关节融合术或踝关节镜手术。

发病机制

- 神经或邻近软组织损伤后发生神经与周围组织粘连,可能引起粘连性神经炎。局部损伤一般来自机械刺激和瘢痕,如手术创伤或软组织损伤。任何神经都能受累,高危险区是神经发生转向的地方或位于支持带的下方。足或踝正常活动时,瘢痕组织阻碍神经随其移动,提示有粘连性神经痛发生。
- 最常见的情形是跗管松解术后出现胫神经粘连性神经痛。其他损伤,如严重的碾挫伤、牵拉伤,附近的肌腱手术,邻近部位的肿瘤或囊肿切除术都可能在创面愈合时发生粘连性神经痛。
- 其他神经如腓浅神经,手术也会造成损伤,尤其在关节镜手术和外踝骨折切开复位术后。内踝骨折切开复位可能损伤隐神经;跟骨骨折手术、跟腱修复、三关节融合术、跟腱止点炎手术和跟骨后突(Haglund畸形)切除术等可能损伤腓肠神经。
- 就算我们知道了最根本的病理机制,但最终结果还是纤维瘢痕组织与神经外膜发生粘连。由于机械性压迫,瘢痕组织阻碍了神经传导。瘢痕浸润可直接影响神经功能和血供。尤其在四肢部位,牵拉会刺激神经和限制传导。单纯的神经松解指南和神经外膜松解指南都没有详细的描述,只能由手术医师自行判断。

自然病程

- 粘连性神经痛的典型表现是一开始术后感觉良好,随着瘢痕逐步形成,神经刺激症状逐渐加重。如果问题不严重,通过活动和撕裂粘连的组织,疼痛可以得到缓解。这种神经痛一般不会随时间明显减弱,只会渐渐加重。
- 跗管松解术后2~4个月可能出现神经炎复发。疼痛与足部位置以及局部活动有关。内外翻使胫神经受到更大的机械张力,也牵拉了粘连的软组织,诱发疼痛。受卡压部位越靠近端,神经出问题的概率越大,如神经根病变,被称为"双重挤压"综合征。

病史和体格检查

- 粘连性神经痛的患者会明确供述产生神经问题的主要事件。
  - 既往手术史是常见起因。医生必须判别神经痛是继发于手术瘢痕,抑或是由于该手术失败引起的(如跗管松解不彻底)。
  - 既往病史也很重要,应该全面评估是糖尿病还是其他代谢性疾患造成的神经系统损伤。系统性神经病变应与局部症状相鉴别。任何坐骨神经痛或有近端向大腿后侧放射痛症状的患者都应该完善肌电图和神经传导检查。这些检查不是为了诊断粘连性神经痛,而是用于排除诊断。应该尽可能去处理引起神经痛的近端病因。
- 体格检查必须做全面的四肢检查。
  - 下肢坐位和立位检查都是重要的,因为内翻或外翻畸形能引发诸多问题。
  - 步态异常也能反映出有内在疼痛。
  - 简单的足背动脉搏动和末梢毛细血管充盈检查能发现血运问题。
  - 关节周围的许多疾病如滑膜炎或关节炎,都能刺激神经。有时还能触及肿块,如腱鞘囊肿或神经鞘瘤。
  - 直接叩诊能诱发疼痛,可以对受损处进行定位。
- 触诊胫后神经有时会引起屈肌支持带区域疼痛,有时也能引起外展肌筋膜疼痛。有人注意到被动外翻背屈足部时,神经敏感性会增高。
  - 远端神经检测既可以描绘出足底内侧或足底外侧神经感觉变化的图谱,也能发现周围神经病变,当然全身性的神经病变有时还会伴随运动减弱。
  - 肢体活动引起神经刺激是粘连性关节囊炎的特征,也是手术能取得良好预后的标志。

影像学和其他诊断性检查

- 没有任何影像学检查能直接确诊这种疾病。事实上,多数检查是为了帮助排除其他原因引起的疼痛。
- 平片是很重要的,它能排除其他原因引起的下肢疼痛,如骨折、严重的力线不良、关节炎或骨囊肿。
- MRI能辨别是否有隐匿的机械性压迫,如肌腱炎、腱鞘囊肿或肿瘤(图1)。
- 超声的作用和MRI相似,但报告里往往包含了一大堆解释性的内容。
- 肌电图和神经传导研究有助于排除全身性神经病变或腰骶部病变。
  - 虽然检查不可能确诊跗管内神经压迫,因为缺乏与其他周围神经相鉴别的特异性,但是它能排除近端病变,这一点很重要。

鉴别诊断

- 内源性神经损伤、碾挫伤
- 全身性神经病变
- 糖尿病性神经病变
- 麻风病
- 外周血管病变
- 胫后肌腱炎
- 类风湿关节炎
- 腱鞘囊肿
- 脂肪瘤
- 神经鞘瘤
- 腱鞘巨细胞瘤
- 脓肿或感染
- 脊髓或神经根病变
- 骨折
- 力线问题(足或踝内外翻)
- 跗管联合
- 跖筋膜炎

非手术处理

- 跗管综合征会不断加重,尤其是合并粘连性神经炎的,因此正确方法是采取制动。
  - 虽然石膏管型可以提供良好固定,但步行靴更为实用,尤其能减轻症状。术后许多患者会穿上步行靴

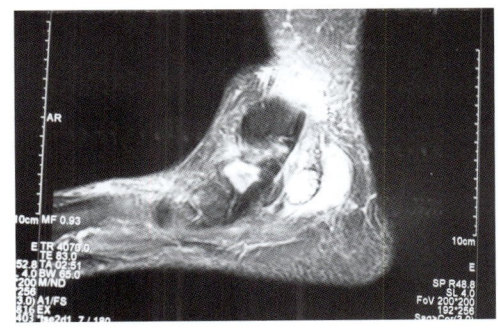

图1　MRI显示沿胫神经生长的囊肿。

- 开始练习行走，所以就算手术被推迟进行，术前就购买使用也是很值得的。
- 药物治疗也在不断进展。抗惊厥药如普瑞巴林或加巴喷丁能增强三环类抗抑郁药如阿米替林的作用。
  - 氯硝西泮和苯二氮䓬类药物能改善周围神经刺激。由于这类药物的复杂性，咨询疼痛专家往往有助于患者的护理。
  - 全身性抗炎镇痛药物也能控制疼痛，尤其对由滑膜炎或关节炎导致的神经激惹效果更佳。
- 局部止痛油膏能控制周围神经刺激征，尤其针对表浅的皮神经如腓肠或腓浅神经等有作用。
  - 利多卡因湿敷剂或凝胶剂可以局部应用。
  - 其他涂抹剂也能通过皮肤吸收，如氯胺酮或其他抗炎药物。
  - 一部分患者对辣椒碱软膏反应良好，其实该药物只是提高了神经的"背景噪声（background noise）"。

手术治疗

术前计划

- 应该承认手术是一次神经的再修复过程，费时费力，很可能造成实质性神经损害伴血管损伤。详尽的术前讨论必须包括手术指征、手术风险和期望值。
- 医用放大镜或医用显微镜非常有用。目前已经证实在大多数病例中使用2.0倍放大已经足够。
- 备好显微手术器械，精细缝线如8-0尼龙线或Prolene缝线，以便修复血管。有时一个小分支会扯裂动脉主干，简单缝合这个小孔就能控制出血，从而避免牺牲这根动脉。术前记录足背动脉搏动，能减轻术后对足部血管损坏的担忧。当怀疑血管损伤（尤其没有摸到足背动脉搏动）时，术前就请血管科会诊非常有用。
- 双极电凝能减轻一些分离难度。
- 在手术时间和困难程度上，每个患者的手术过程各不相同。某些病例很简单，容易暴露神经；而另一些可能需花费几小时来精细分离，暴露神经。手术医生必须分配充足时间来完成这些操作，或许超额预计手术时间才能减轻分离困难时的局促不安。

体位

- 取仰卧位，对侧髋关节用枕单垫高，这样容易显露患足的内侧部分。这种手术过程会比较长，骨性凸起部位要用适当的衬垫充分保护。
- 虽然止血带能有效地控制大出血，但作为常规使用就不值得推荐了。我们会绑上止血带但很少充气。当血管充盈时分离过程会变得很容易，因此在瘢痕组织中很容易辨认出神经的位置。
- 升高并倾斜手术床有利于摆放Tredelenburg体位，这样可减少手术肢体的血流灌注。

入路

- 跗管再次手术通常取原始手术切口，并向近端和远端延伸。当有疑问时，沿着神经血管束走行延伸来扩大显露是最理想的。
- 通常向远端足底延伸很困难，因为需要切开足底筋膜。为此，尤其当病症是因为外展肌卡压足底内侧神经时，手术切口须转向前方，这与原切口会形成一个转角。好在该区域的皮肤血运良好，即使切口成锐角也很少发生愈合问题。
- 足部、腿部较小的周围神经入路通常遵循解剖路径。在踝关节水平以上腓浅神经受到卡压，并和腓骨肌筋膜发生粘连。该神经在独立的鞘内走行，因此只有直视下才能保证松解彻底。目前几乎没有针对这种单纯感觉神经阻断术的报道。

神经松解翻修术

- 神经再次松解术在这些过程中是最重要，也是最困难的。瘢痕形成量因人而异，同时它也决定了手术的进程。明智的做法是从近端的正常组织开始解剖，当分辨完神经和血管后，远端分离就会变得轻而易举了。
- 皮肤切口一开始应该浅表，尤其是在远端，神经在屈肌支持带处的走行更靠近内侧和浅表皮肤。深部分离应使用组织剪刀，简单钝性分离就能暴露趾长屈肌腱膜以及跗管结构。黄色脂肪带也能指明筋膜下跗管的位置。
- 切开筋膜，分离神经。小心电灼小出血点，一般术中使用双极电凝会更简便（技术图1A）。胫后神经周围有丰富的静脉丛，剥离时会引起出血。较大的血管可在神经旁分出小分支。根据管径大小决定需要电灼或结扎。
- 仔细地将神经从动、静脉之间分离出来。不要给止血带充气，除非遇到严重出血情况，因为血管充盈时更容易辨别（技术图1B）。虽然一般来说局部压迫静脉远端可以控制持续或汹涌的出血，但有时还是需要上止血带才能更好地分离和电灼足底内侧神经周围复杂静脉丛。保护性袢管用于牵拉血管，并可无损伤地牵移神经。

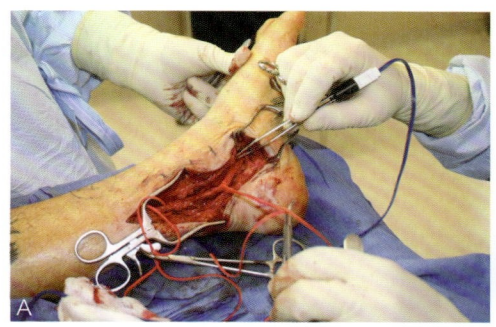
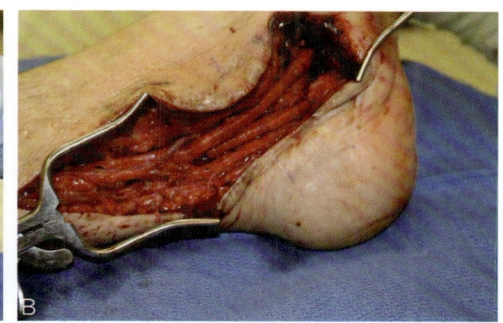
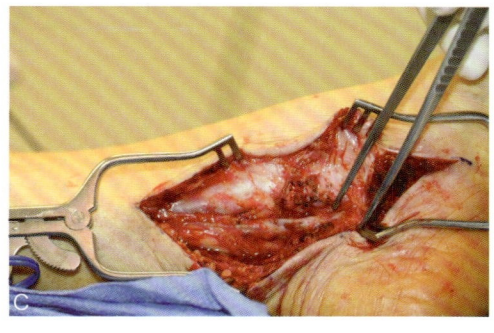

技术图1 A. 用双极电凝可使跗管分离变得容易。B. 用NeuraWrap包裹。可以看见完整的血管结构。这个过程中止血带通常不用充气。C. 典型的足内侧神经瘢痕，位于外展筋膜深面。

- 依据临床检查和分离时神经的状况决定是否行神经外膜松解术。如遇严重瘢痕，通过神经松解术即可基本恢复功能，而不需要再做广泛的神经外膜松解，但这种观点目前还没有相关肯定性的研究。

- 手术分离近端必须达到踝关节水平以上，远端必须分离到外展筋膜。外展肌非常厚，会限制神经（技术图1C）。沿神经用小止血钳分离会很容易，能确保松解效果。

静脉包裹法

- 常规方法切取大隐静脉（当有疑问时可咨询血管外科医生，他们每天都与这些血管打交道），可以做间断式的切口，也可以是一条长切口（技术图2A）。
- 结扎所有小分支，以便随后的血管扩张。
- 一旦到达膝关节水平就是静脉最大长度了，切取静脉备用。
- 标记笔标出血管外膜（技术图2B）。
- 神经末端和分支打结标记。
- 结扎静脉一端，并插入球形针头。
- 注射盐酸丁哌卡因混合液和生理盐水，充盈扩张静脉（技术图2C）。

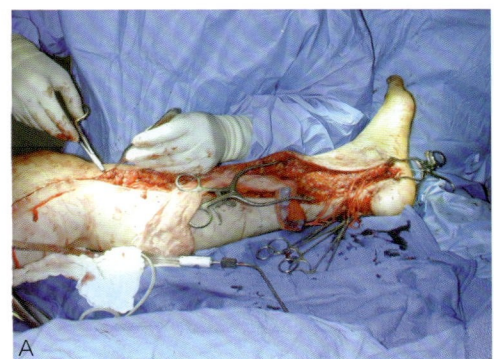
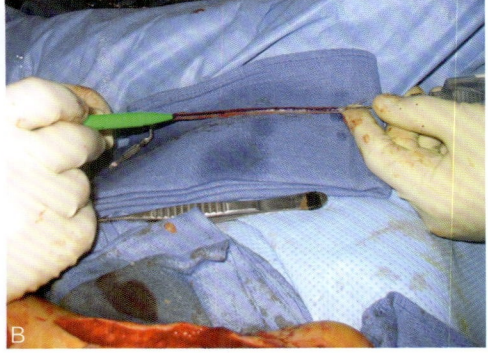

技术图2 A. 延长切口可见跗管和大隐静脉。B. 标记出静脉外膜。

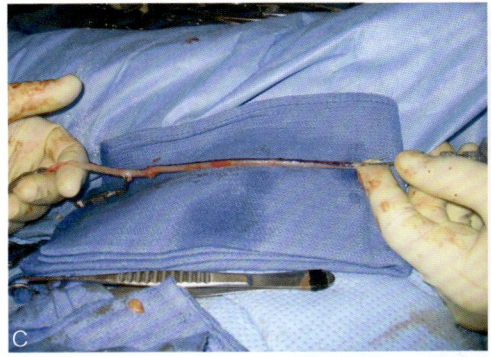
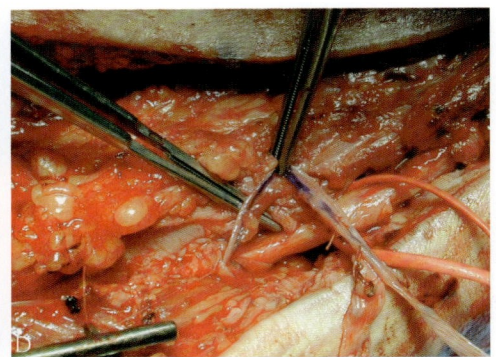
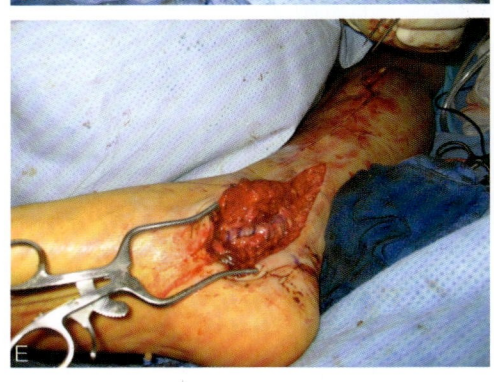

技术图2（续）　C. 布比卡因和生理盐水混合液液压扩张大隐静脉。D. 静脉包裹胫神经，每一圈用7-0缝线间断缝合。E. 原位包裹静脉后。

- 沿纵轴剖开静脉。
- 用静脉将神经包裹，管壁内膜朝向神经。
- 7-0 Vicryl缝线依次简单缝合（技术图2D）。
- 完成缝合后就要被动活动足踝，确保没有发生迂曲（技术图2E）。

- 用3-0或4-0可吸收缝线缝合皮下组织。
- 4-0的Monocryl缝线关闭皮肤切口。
- 大量棉布裹腿部，内外侧"U"形石膏固定，后侧用"L"形石膏托，用Coban或弹力绷带包扎。

NeuraWrap膜的应用

- 神经显露游离完毕后，选择不同尺寸的NeuraWrap膜。膜片面积都应略大于所需包裹的神经节段。
- NeuraWrap膜至少需要在生理盐水中浸泡5分钟以上。
- 每块膜应无张力包裹神经。它有形态记忆功能，可自动变成管腔（技术图3A），无需缝合。
- 裁剪后的NeuraWrap膜可用于包裹神经分支。
- NeuraWrap膜边缘剪去一个小方块，将缺口对着分支再包裹神经主干，这样小分支就不会受到影响了。
- 多数情况下，胫后神经需要用1～2张7 mm×4 mm大小的NeuraWrap膜。
- 多数情况下，足底内侧或足底外侧神经需要1张5 mm×4 mm的NeuraWrap膜（技术图2）。
- 很少情况下，足底外侧神经的跟骨支或其第一分支需要包裹。一般要求3 mm×4 mm的NeuraWrap膜（技术图3B，在技术图1C中显示如何包裹）。
- 完成包裹后就开始活动肢体，检查其稳定性。
- 可吸收缝线仔细缝合皮下组织和皮肤，避免术后刺激。
- 大量棉布裹腿部，内外侧"U"形石膏固定，后侧用"L"形石膏托，用Coban或弹力绷带包扎。

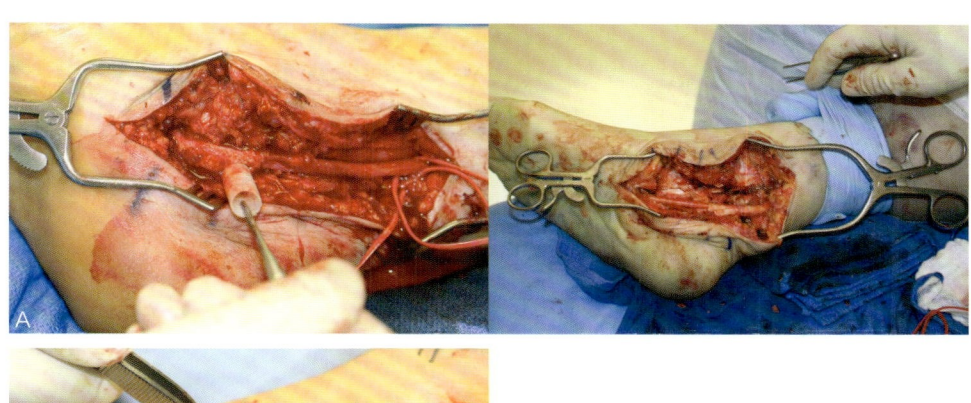

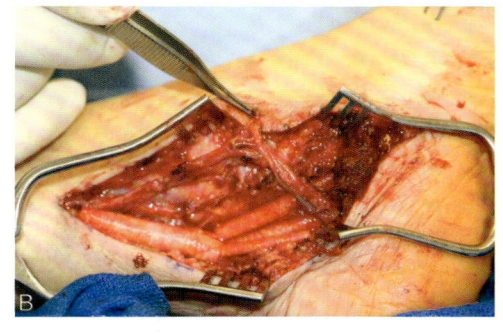

技术图3　A. 含牛胶原蛋白的NeuraWrap膜会自我塑形。B. 神经松解后用NeuraWrap膜包裹，注意粗大的跟骨支。

胎儿脐静脉包裹跗管

- 目前似乎越来越少采用胎儿脐静脉治疗神经炎。手术和前述过程相仿，仔细剥离神经（技术图4A），并用脐静脉包裹。虽然脐静脉比大隐静脉厚些，但应用起来更容易。因为脐静脉包裹起来就呈圆形管腔，不像大隐静脉包裹起来那样费事，像"理发店门口的旋转柱"。
- 纵行切开胎儿脐静脉（技术图4B）。
- 包裹神经时要仔细操作（技术图4C），遇到小分支可在管壁上开窗或打洞。
- 完成后活动踝关节，包裹物应该能顺利滑动（技术图4D）。
- 虽然遇到术后感染必须去除包裹物（技术图4E），但是炎症反应也可能催生出良好的神经基床。

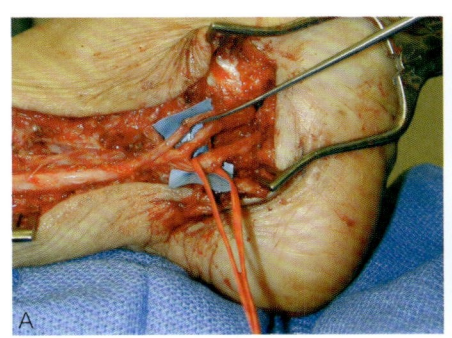 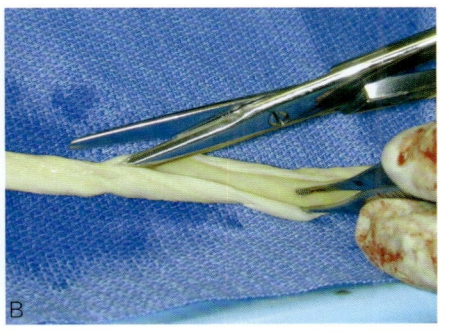

技术图4　A. 跗管已松解，等待包裹。B. 纵行剖开胎儿脐静脉。

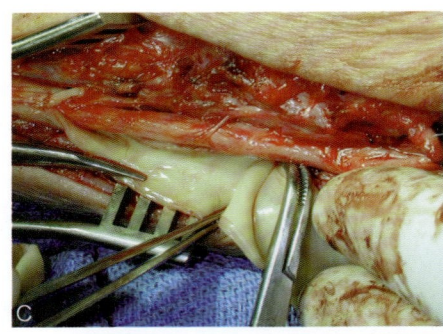
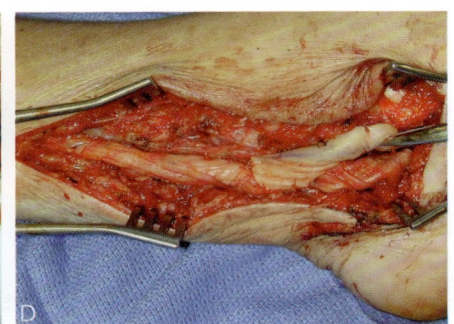
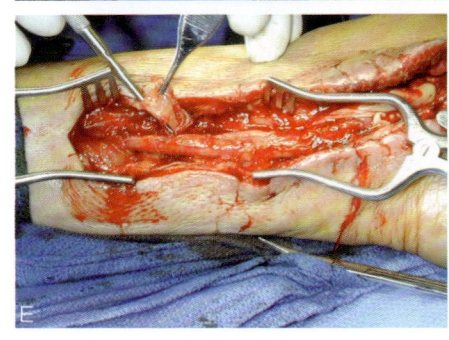

技术图4（续） C. 将胎儿脐静脉置于胫后神经旁。D. 原位包裹完成。E. 术后3周后去除感染的移植物。

其他周围神经的包裹，减轻粘连性关节囊炎

- 以神经切除的后果来看，必须要对腓浅神经、腓深神经、隐神经或腓肠神经采取包裹的方法。
- 手术过程与胫神经的相仿。先仔细地松解神经，然后用自体大隐静脉或NeuraWrap膜包裹。包裹腓浅神经是最常见的，而且效果不错。

要点与失误防范

术前充分准备	• 手术医生需要专用器械和专业团队。术中可能损伤血管，所以要求准备显微手术器械和显微镜以便修复（如有需要请血管科医生术中会诊）。腿上需要绑止血带或在手边准备好消毒止血带，以备繁杂的分离过程中出现大出血
减压不够完全	• 从神经病变的近端开始解剖分离，保证近端有充分松解，沿神经走向由近及远充分显露，确保彻底松解 • 沿着足底内侧神经和足底外侧神经，探条必须很顺利地通过，以保证神经远端也有彻底松解。我们通常会切除一小段外展肌筋膜，预防足底内侧神经卡压复发
神经炎后遗症	• 这种情况常见，需要足够的耐心和等待。已束紧的神经恢复可能需要3～6个月，但有些再也不会恢复，手术指南上所提供的预后结果有时也是模糊不清的
意料之外的肿瘤或囊肿	• 多数复发性跗管综合征需要在术前做影像学检查，以排除神经的外在压迫。巨大腱鞘囊肿须完整切除，要找到囊肿蒂部或它的根源。神经鞘瘤一般需要小心分离，减小神经纤维丢失
棘手的神经小分支损伤	• 感觉神经分支尤其是跟骨支，常被严重的瘢痕包围。可以牺牲掉这些分支，因为除了术后有些麻木感外，没有更多后遗症

术后处理

- 手术大小程度和早期活动风险决定了术后护理内容，而早期活动风险来自伤口愈合和关节僵硬之间的权衡。
- 多数伤口制动2周就能愈合，然后开始适度运动，同时通过正规理疗降低神经敏感性。
- 术后2周慢慢开始负重，循序渐进。
- 理疗可以辅助活动、降低神经敏感性，并促进步态练习。

预后

- 即便是初次跗管减压的结局都很难预期，所以对二次修复的结果更难预判。
- 效果最好的研究发现，当胫神经的远端初次松解并不充分的时候，再次松解的结果最佳。
- Easly和Schon发现周围神经包裹后效果明显改善（分数由8.5/10分改善为5/10分），而且粘连性神经痛要比挤压伤的好。他们发现用胎儿脐静脉和自体隐静脉一样有效。这个实验还包括三条腓浅神经和一条腓深神经。
- 虽然已有两个临床中心对于应用NeuraWrap膜的初步研究结果令人满意，但是在本书编纂时NeuraWrap膜还算是个新鲜事物。

并发症

- 神经再次松解修复和外膜包裹引起的并发症很可怕，详尽的术前讨论至关重要。多数患者有持续性神经激惹，最长达术后6个月。一部分神经恢复速度迟缓。在术后这段恢复时期，感觉训练很有用。
- 一旦发生感染就是个灾难性事件，尤其是在大切口广泛分离和运用血管材料时出现的感染。本章节的资深作者治疗了一例胎儿脐静脉移植感染病例（附管再松解术），通过单纯清创和引流使移植物旷置了3周。然后再次扩创去除移植物，移植物所在基床生长良好，最终得到痊愈，效果很好。另一位手术医生保留静脉移植物数月，引发局部炎症和刺激，效果欠佳。伤口浅表感染可局部应用或口服抗生素，深部感染则需要更积极的治疗。
- 分离困难时常会损伤血管。一般撕裂的动脉小分支发自胫后动脉，可用8-0或9-0缝线缝上1～2针，封住血管壁上的破口就可以解决问题。术前摸到足背动脉搏动意味着术中如果遇上修复难题就可以牺牲胫后动脉，但是这需要我们的知识结构掌握全面。
- 粘连性神经痛复发是棘手的并发症。理疗和心理咨询可以舒缓一部分压力。可能的话再次手术，也许还是管用的。

（王志坚　译，苏琰　审校）

参考文献

[1] Easley ME, Schon LC. Peripheral nerve vein wrapping for intractable lower extremity pain. Foot Ankle Int 2000;21:492-500.

[2] Kinoshita M, Okuda R, Morkikawa J, et al. The dorsiflexion-eversion test for diagnosis of tarsal tunnel syndrome. J Bone Joint Surg Am 2001;83-A:1835-1839.

[3] Schon LC, Anderson CD, Easley ME, et al. Surgical treatment of chronic lower extremity neuropathic pain. Clin Orthop Relat Res 2001;389:156-164.

[4] Schon LC, Lam PW, Easley ME, et al. Complex salvage procedures for severe lower extremity nerve pain. Clin Orthop Relat Res 2001;391:171-180.

[5] Skalley TC, Schon LC, Hinton RY, et al. Clinical results following revision tibial nerve release. Foot Ankle Int 1994;15:360-367.

[6] Sotereanos DG, Giannakopoulos PN, Mitsionis GI, et al. Vein-graft wrapping for the treatment of recurrent compression of the median nerve. Microsurgery 1995;16:752-756.

[7] Varitimidis SE, Vardakas DG, Goebel F, et al. Treatment of recurrent compressive neuropathy of peripheral nerves in the upper extremity with an autologous vein insulator. J Hand Surg Am 2001;26:296-302.

[8] Xu J, Sotereanos DG, Moller AR, et al. Nerve wrapping with vein grafts in a rat model: a safe technique for the treatment of recurrent chronic compressive neuropathy. J Reconstr Microsurg 1998;14:323-330.

第64章 踝关节炎的关节牵张成形术
Distraction Arthroplasty for Ankle Arthritis

Richard E. Gellman and Douglas N. Beaman

定义

- 踝关节牵张成形术是一项崭新的手术技术,适用于治疗那些希望推迟踝关节融合或置换术的青年型踝关节炎。
- 关节牵张术的理论是基于关节在不负重时,关节液在间歇性压力变化条件下,病变的关节软骨可以自我修复的假设。Ilizarov外固定支架能创造不负重的条件,常需要安装3个月来牵张关节[9]。在此期间,患者需要适当负重以刺激关节腔内液体压力发生变化,而构成环形外固定支架的张力针,其弹性可以满足适当活动的要求[9,10]。
- 体外研究和动物实验表明,关节牵张结合间歇性压力变化可以减轻炎症,并使关节软骨基质恢复正常[9]。临床研究证明,这种方法可以撑开关节间隙并改善疼痛症状[5,7,10]。
- 随着这项技术的不断发展,牵张成形术的适用人群、关节炎分期、分型等问题会得到进一步明确。

解剖

- 对于患有踝关节炎并将接受关节牵张术的患者来说,我们需要仔细评估足踝部的解剖结构。良好的下肢和足部力线对于关节牵张成形患者恢复肢体正常行走至关重要。畸形可能源于关节面磨损或塌陷,或源于足部或胫骨的畸形,还可能源于韧带的松弛。
- 最适于应用此项治疗的关节炎患者必须具有胫距关节软骨缺损,而不同时伴有关节以外的下肢力线异常或韧带松弛。只有关节外的骨畸形或关节韧带松弛得到纠正后,采用踝关节牵张治疗关节内塌陷或非均匀的关节磨损才能取得成功。踝关节炎的分期并不是判定患者是否适于关节牵张成形术的依据。只要患者还存在踝关节活动度,即便是关节炎进展期也能获得满意疗效。
- 关节外的胫骨远端畸形需在踝关节牵张术之前或同时予以纠正。通过一期截骨或截骨后牵张成骨逐步矫形法可以纠正成角畸形,这些方法在最近的文献中已有报道,本章不作介绍[2,4,6]。
- 前足和后足畸形也需要在踝关节牵张术之前或同时进行。往往需要事先仔细评估后足内外翻和继发性前足内外翻畸形。对于多数患者踝关节炎的原发病主诉,可以在踝关节牵张成形术同时,一期纠正足部畸形。后足矫形可以采用跟骨截骨或距下关节融合术。第1跖骨截骨术或中柱关节融合术可以纠正前足畸形。
- 术前需要仔细评估是否存在关节挛缩情况。马蹄内翻是踝关节炎患者中极为常见的症状,是临床上影响正常步态的重要因素。想要获得良好预后的前提,是在牵张成形术的术前或术中,踝关节有7°~10°背屈活动范围。关节外腓肠肌-比目鱼肌挛缩比较少见,可以通过外支架经皮跟腱延长术来治疗。踝关节内的挛缩可以通过万向铰链式关节牵张支架,在踝关节轴线上安装,在逐渐牵开踝关节的同时纠正马蹄内翻畸形。近来还有种方法是使用Taylor立体支架来纠正马蹄内翻足。
- 韧带的稳定性同样需要评估。踝关节外侧韧带不稳定需要在术前得到处理。通常来说评估内侧三角韧带不稳定时,先要纠正平足畸形或矫正胫骨远端外翻畸形。对于这类患者,应在踝关节的内侧做切口,打开并清理关节,然后用不可吸收缝线缝合并紧缩三角韧带。

发病机制

- 正常踝关节软骨具有耐磨性和弹性,承担超过单个肢体重量的负荷。关节软骨结构具有高度组织性,由软骨细胞和细胞外基质组成。软骨细胞外基质负责基质分子的合成和组建。细胞外基质包括组织液(水和阳离子),胶原网状纤维提供框架和抗拉性,蛋白多糖负责提供强度和耐久性。
- 踝关节骨性关节炎是软骨细胞和基质发生连续变化的结果,是由于关节软骨细胞数量和代谢衰减而引起退化的表现。
  - 第一阶段,骨性关节炎包括细胞外基质破坏,出现纤维化、水分和液体渗透性增加,以及基质组分发生改变。
  - 第二阶段,包括反应性软骨细胞增殖、基质转化增加和修复应答。
  - 第三阶段,软骨开始出现丢失,软骨细胞反应性下降,出现骨性改变和进展期的临床症状。

自然病程

- 多数患者有踝关节创伤史,例如踝部、距骨骨折或反复的足踝部扭伤。
  - 从最初的创伤到需要做踝关节牵张术,每位患者经历的时间不尽相同。
- 踝关节 Pilon 骨折的患者一般年纪更轻,通常在短时间内发展为创伤性关节炎。因此,这类患者往往成为创伤后最为早期接受关节牵张成形术的人群。

病史和体格检查

- 评估患者是否可以施行关节牵张成形术,需要详询病史并配合仔细查体。
- 最适于接受该术式的患者是依从性强、能够积极配合治疗的病患。年龄在50岁以下,诊断为创伤性关节炎或慢性关节炎伴关节不稳定。无关节内感染或僵硬病史,无神经性疾病,并且具有合适的设施为康复和护理提供条件。
- 临床上患者需要有原发的踝关节疼痛,已确诊为关节炎或有影像学证据证明其为关节炎。
- 查体需要测量踝关节和足部的活动度。
  - 踝关节的活动范围在25°~30°或以上,并且背屈在5°~10°或以上的患者,通常采用关节牵张成形术能获得较好的效果。
  - 距下关节病变能影响踝关节背伸。因此,体格检查时要在患者坐位情况下,评估距下关节主动和被动活动度。
  - 一般没必要检查后足活动度,但如果要查,有可能提升手术效果。
  - 必须注意有无足部的畸形,例如扁平足、高弓内翻足畸形。
  - 临床上可以评估踝关节的稳定性,同时也可以通过应力位摄片进一步确诊。影像学检查还可以明确有否踝关节畸形。
- 透视下可以评估踝关节运动轨迹。若术后出现踝关节铰链式活动,而非正常的胫距关节间滑动,或合并前踝关节软骨的缺损都可能导致手术效果欠佳。

影像学和其他诊断性检查

- 标准的胫骨、踝关节、足跟和足部负重位摄片可以为多数需要行关节牵张成形术的患者提供足够的信息。有时,普通CT或增强CT检查也用于复杂踝部畸形的评估或帮助判断踝关节退变程度。
- 如果畸形在踝关节近端或双侧肢体不等长时,需要拍摄从髋部至踝部的站立位肢体全长正侧位片。膝关节充分伸直情况下,侧位摄片评估胫骨畸形情况、膝关节有无屈曲挛缩,以及韧带松弛引起的反屈畸形。胫骨正位摄片时,髌骨应面向前方。摄片时应以踝关节为投照中心,包含整个胫骨。若临床上发现肢体有旋转畸形,为评估关节内磨损或对位不良情况,踝关节正位摄片时应足尖向前。侧位片应在内外踝水平拍摄。
- 后足轴位片在负重情况下拍摄,可在同一位置上观察胫骨、踝关节以及跟骨结节[8]。这类摄片需要带刻度测量的特殊片盒,拍摄时片盒与垂直面呈20°夹角。
- 另一种是不负重的纵轴片,可显示胫骨、距下关节和跟骨结节。沿跟骨体中央在垂直方向上做一条线,此线应在胫骨干中线外侧约1 cm处,并与之平行。如果有外翻成角和外侧偏移则提示扁平足畸形;内翻成角和内侧偏移提示高弓内翻畸形。
- 足负重正位片用来测量距骨-第1跖骨角、足舟骨覆盖度,以及是否存在半脱位或关节炎。侧位片用于测量距骨-第1跖骨角、跟骨角,以及是否存在半脱位或关节炎。
- 术前计划还要包括对侧或无症状侧肢体的对照位摄片。

鉴别诊断

- 踝关节炎合并关节疼痛是踝关节牵张成形术的手术指征。如前所述,必须在术前或术中对关节畸形进行评价和矫正。
- 当患者疼痛程度与影像学上关节炎程度不相称时,医生应评估是否存在隐匿性的关节感染,并做关节液穿刺培养、血常规及C反应蛋白测定。
- 镇痛药物严重依赖者或早期关节炎术前就有剧烈疼痛的患者都不宜采用关节牵张术,因为此项技术要应用 Ilizarov 支架,可引起钉道部位不适,特别是在足部。
  - 这些患者可能无法带着支架进行间歇性23~34 kg(50~75 bl)的部分负重锻炼,因此在整个关节牵张过程中无法实现关节内压力的间歇性变化。

非手术处理

- 年轻患者若想采取保守方法治疗踝关节炎,首先是减少活动。
- 一般不鼓励跑步和跳跃性体育活动,建议患者进行骑车、散步和游泳等活动。
- 无论是软橡胶支具或高强度的踝-足矫形器都能不同程度地缓解疼痛,改善功能。
- 消炎镇痛药物如对乙酰氨基酚及某些镇痛药物,都能缓解轻至中度的关节炎症状。
- 虽然顺势疗法、自然疗法或针灸疗法都可以用于治疗关节炎,但这些疗法不在我们推荐的踝关节炎治疗方法之中。

手术治疗

- 所有需要行关节牵张手术的患者,在术前都应该得到充分咨询,包括和已经手术过的患者进行交流。
- 术前应首先借用宣教手册,告知外固定支架及钉道护理的知识。
- 术后应再次向患者告知外固定支架及钉道护理知识。

术前准备

- 术前应在科室内进行影像学资料的畸形分析。
- 对于有陈旧性瘢痕或曾接受皮瓣、植皮手术的患者,若要行关节腔清理或胫骨畸形矫正,应注意局部皮肤状况对手术入路的影响。若有条件,术前准备还应包括麻醉下透视评估关节运动轨迹,以及应力位透视评估踝关节稳定性等。

体位

- 取仰卧位,患侧髋关节用层叠的铺巾垫高以保持髌骨向上。
- 整个小腿和大腿上端都要消毒,将无菌手术单覆盖于大腿远端和足部,露出膝关节至踝关节间的小腿后方,以便安装支架。这种体位也便于术中透视侧位。

入路

- 踝关节牵张手术是一项穿皮操作的手术,没有单一固定的手术入路。
- 在胫骨和足部张力针、半钉放置的安全区见下(图1)。此外,我们将胫骨侧矢状位半钉固定在胫骨嵴的内侧。

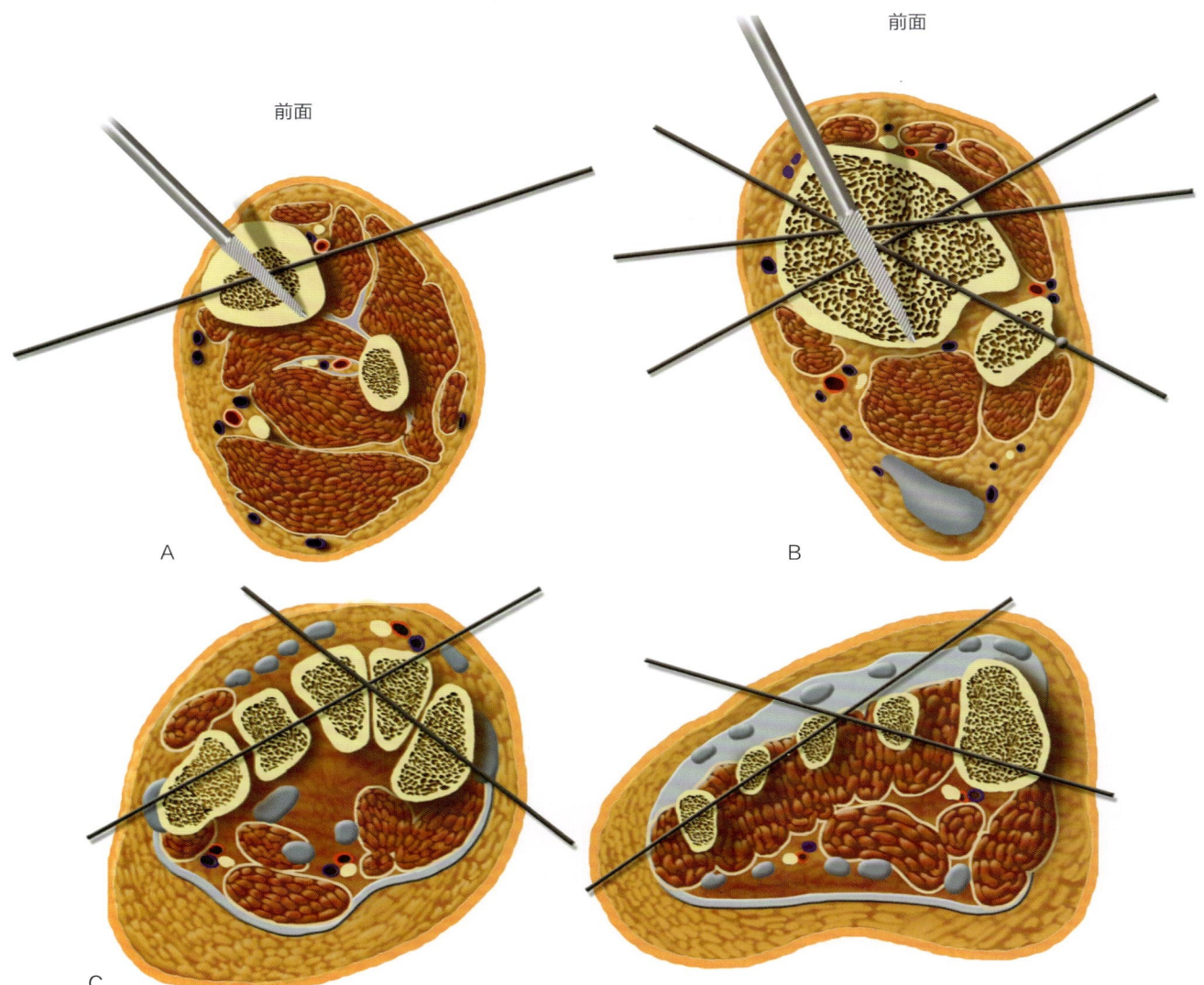

图1 在胫骨中段的张力针及半钉(A)、远端(B)及前足部(C)的安全区。

胫骨侧基准环的安装方法

- 无论是否需要畸形矫正，踝关节牵张成形术支架的组装都是一样的。
- 胫骨段应安装一个双环基准框架，这两个环应由4根150 mm或200 mm的螺纹杆隔开，相隔的距离应视患者的情况而定（技术图1）。考虑到强度和应用的熟练度，我们应用的是Taylor立体环和支撑杆，如下所述。
- 将环形支架由足部套入下肢，安装于小腿上段。远侧环由1.8 mm参照针横向从内向外侧打入胫骨固定，距离踝关节约5 cm。
- 将参照针固定在远侧环上，使远端环平面与胫骨远端纵轴垂直，并使下肢位于环的中央，确保环与肢体间的软组织存在一定间隙，之后将张力针收紧（技术图2A、B）。将另一枚张力针穿入以固定近侧环并收紧，确保这些张力针在矢状面相平行（技术图2C）。
- 随后打入6 mm半钉。先将2枚6 mm半钉用连接杆或连接块固定在近侧胫骨环上，然后一枚连接近侧环，另一枚连接远侧环，连接时两者不要在同一平面上；靠近侧的半钉从前内向后外用两孔连接杆或连接块固定在近侧环上，下方的另一枚半钉以矢状位方向由前向后用2孔或3孔的连接杆或连接块固定（技术图3A）。
- 以不同平面方向安置另外2枚6 mm半钉，并固定于远端胫骨环上。一枚在环近侧，另一枚在环远侧，或2枚同时在胫骨远端环的近侧（技术图3B）。为确保半钉入骨的长度适宜，需要进行透视。通常来说，张力针和半钉的数量取决于患者体重和神经病变情况。对于骨质疏松者应增加张力针和半钉数量。

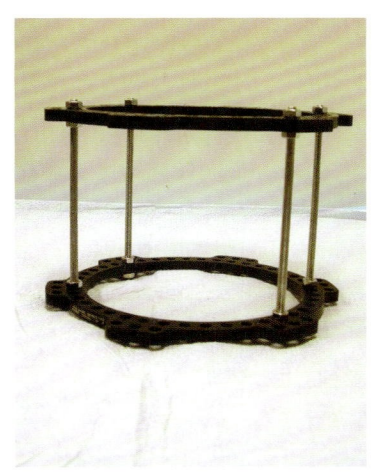

技术图1 胫骨侧基准环。由2个Taylor立体环组成，直径一般为155 mm，由4根螺纹杆连接。

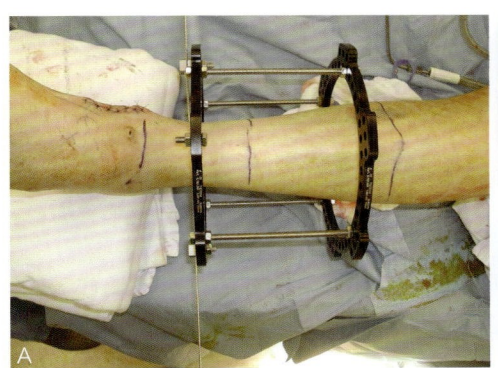

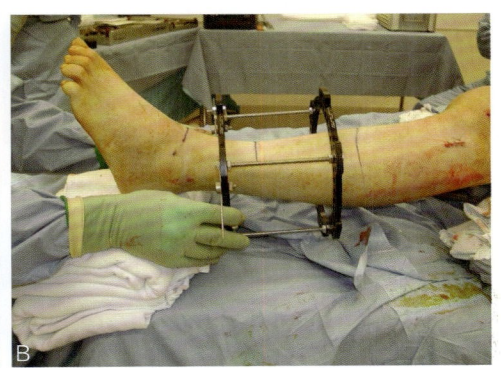

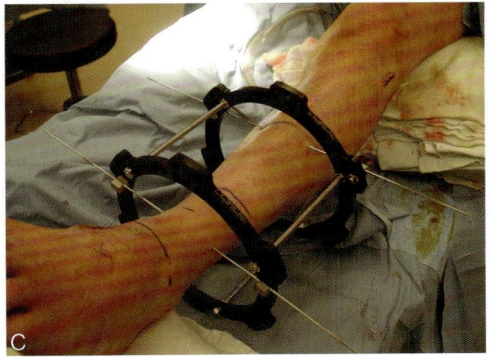

技术图2 A. 环形支架正面照，在踝关节上方5～6 cm先打入远端张力针。B. 侧位照。C. 胫骨段基准环，近端张力针打入时要保证与矢状面垂直。该张力针可在2枚半钉置入后或在门诊取出。

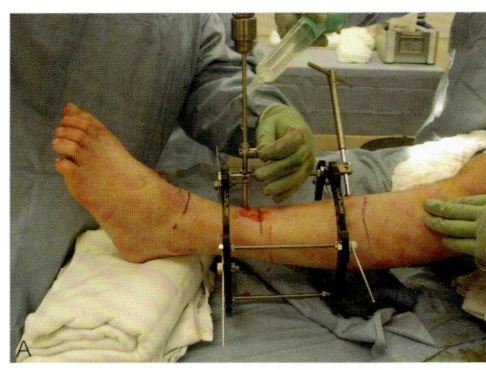 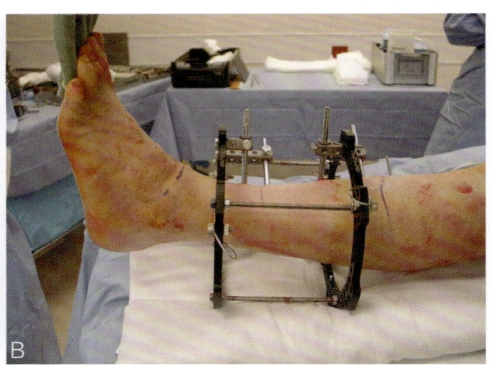

技术图3　A. 在胫骨上安装半钉。B. 完成胫骨侧基准环的安装。

安装踝关节铰链

- 安装完胫骨侧基准环后,在透视下从外踝尖端临时性穿入一枚1.8 mm光滑张力针至内踝尖。张力针两端各保留3 cm露出皮肤,剪去多余部分。这枚张力针代表了踝关节在冠状面的轴心,将作为安装踝关节铰链的参照物(技术图4)。

- 用螺纹杆将Ilizarov万向铰链连接于胫骨远端环上,并使铰链部对准前述的张力针(技术图5A、B)。螺纹杆保留1~2 cm的可调距离以便于牵张。侧位透视图像上,铰链装置应与距骨外侧突处于同一直线(技术图5C)。否则应前后调整铰链位置,直至达到要求。

- 铰链定位好后,可以拔去导针。

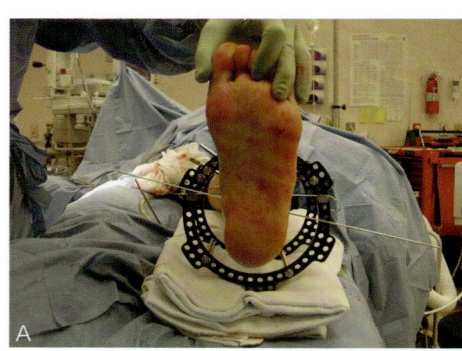 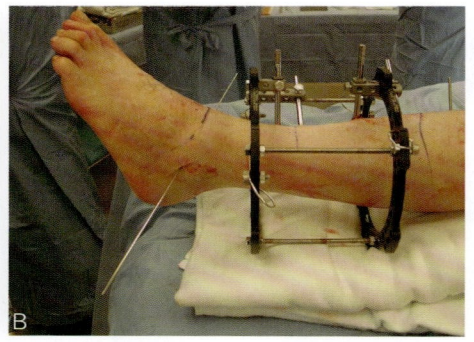

技术图4　A. 正位照:在透视下穿入踝关节旋转轴心参考针。B. 旋转轴心参考针的侧位照。

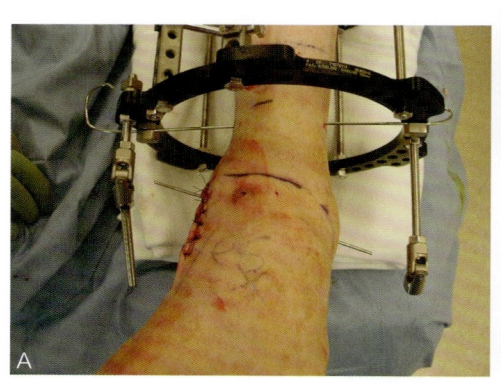 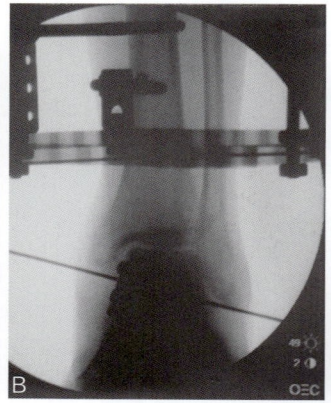 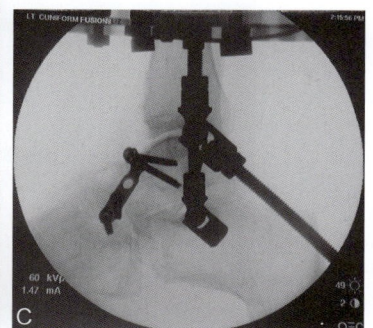

技术图5　A. 正位大体照:沿关节中心安装万向铰链。B. 正位透视照。C. 侧位透视照,铰链螺杆应与距骨外侧突处在同一直线上,其延长线应通过距骨穹窿中心。

足部环的安装

- 将足置于足部U形环中心，通过铰链将足部U形环与胫骨环相连。多数情况下，外侧铰链可直接安装于环上，而内侧则需要加装一个短螺杆（多为2孔板使内侧铰链与足部环相连）（技术图6A、B）。足部穿针时，需要一名助手扶住U形环（技术图6C）。
- 足部环一般需要5枚1.8 mm的光滑张力针来固定。1枚穿过距骨颈，2枚穿过跟骨结节，2枚穿过前足。U形环开口处力学结构薄弱，通过加装1个与之平行或垂直的半环来封闭，防止U形环发生形变（技术图6）。或者使用以钢板连接的2个斜行支柱替代封闭环（技术图7）。
- 跟骨第一枚张力针是由前内向后外穿入，为的是避开足跟内侧神经血管结构，将张力针固定于U形环上并使U形环与足底平行（技术图8）。前足的第1枚张力针由内向外穿入，穿过第1和第2跖骨，偶尔也可以穿过第3跖骨，随后收紧这两枚张力针。
- 跟骨第2枚张力针由远外侧向后内侧穿入。然后穿入前足第2枚张力针，由第5跖骨头近端穿过第3~5跖骨或第5、第1跖骨（经由足底绕过第2~4跖骨）。注意避免破坏正常足横弓结构（技术图9）。此时足部环已不能任意上下移动。
- 收紧这两枚跟骨和前足张力针。
- 穿入一枚1.8 mm距骨颈张力针，以防止距下关节受到过度牵拉。这枚张力针应在透视引导下穿入。一般来说，穿入这枚张力针是在足部环的内部进行，要避免万向铰链螺纹杆的阻挡（技术图10A、B）。
- 加装足部环后，需要正侧位透视确认踝关节活动正常，无关节半脱位（技术图10C、D）。

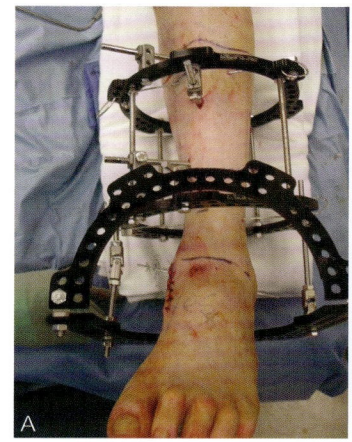 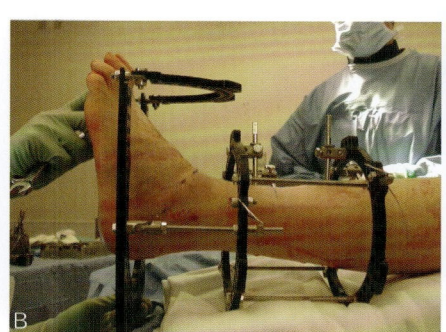 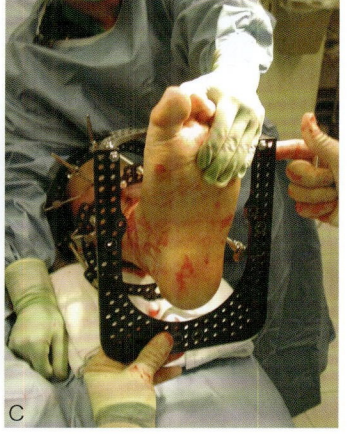

技术图6 A. 正位照，足环与万向铰链的拼接。B. 侧位照。C. 跟骨张力针穿入之前，助手握住足部并保持踝关节背屈中立位。

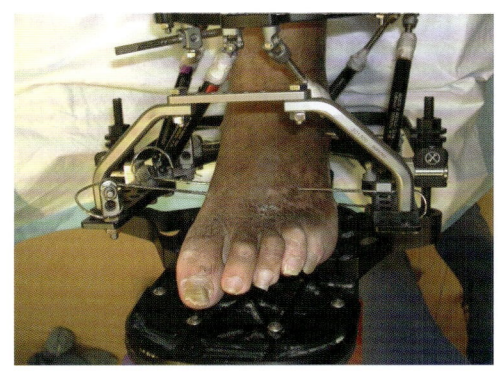

技术图7 斜行连接柱用于封闭足部U形环的开口。

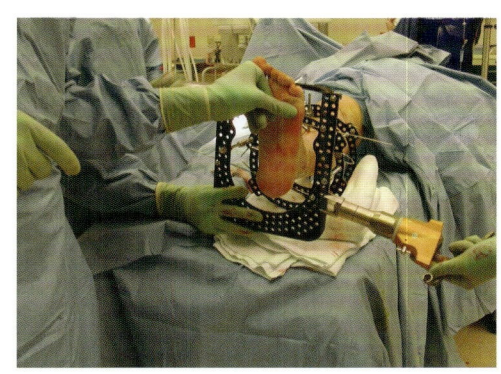

技术图8 先收紧跟骨张力针，同时助手要维持踝关节于中立位，并使U形环平面与足底平行。

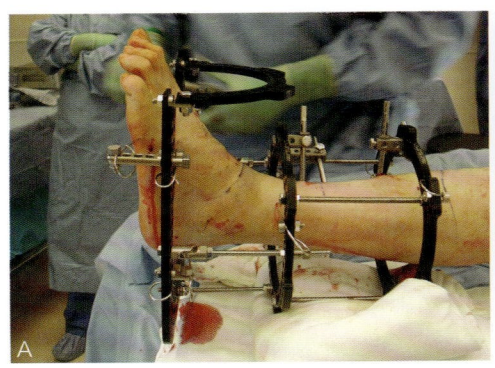 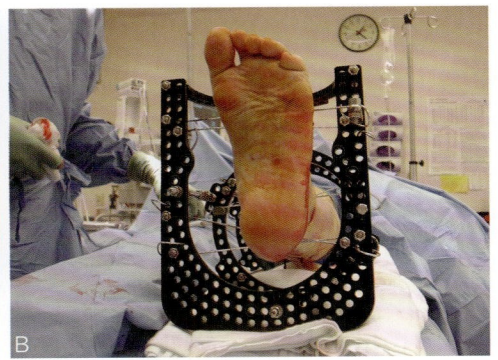

技术图9　A. 侧位照，除距骨颈张力针外，支架已安装完成。B. 足底正位照，支架安装完成。

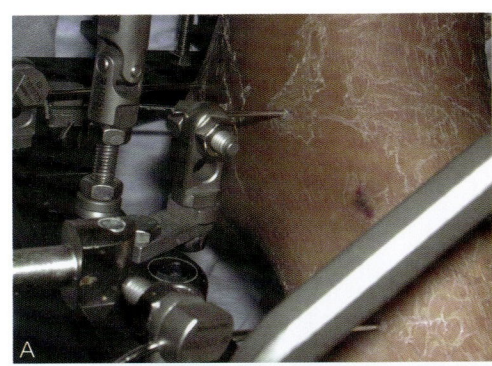 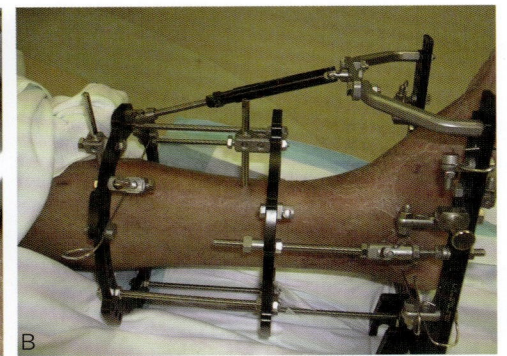

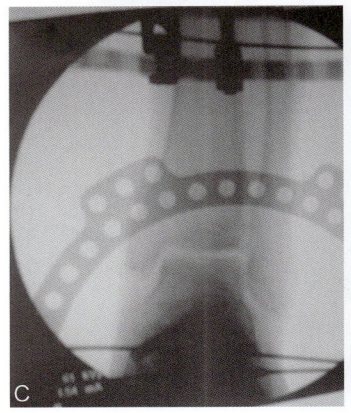 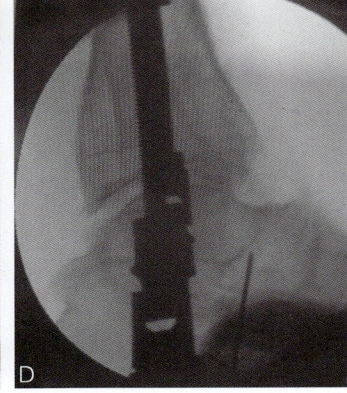

技术图10　A. 距骨颈张力针需要在U形环内侧安装。B. 完整的牵张架构需要加装提供前向稳定性的Taylor支撑柱。C、D. 牵张前应行正侧位透视，确认铰链中心与足踝运动中心重合。注意侧位上铰链应与距骨外侧突处于同一直线。

踝关节牵张

- 支架安装完成后，即刻就能借助连接万向铰链的螺纹杆，将踝关节牵开3~5 mm。一般在胫骨环的连接处进行牵张，Ilizarov四角螺帽可帮助估算牵张的距离（技术图11）。
- 于足中立位、过屈位、过伸位再次透视，以确认踝关节牵张满意，并且活动时无关节半脱位。若手术时并存胫骨远端内外翻或同时行马蹄足矫正术，应缩小踝关节牵张长度，以减少对神经血管束的牵拉（技术图12）。
- 胫骨远端环至足环可通过组件（连接板和螺纹杆）将踝关节固定于中立位。踝关节功能锻炼时可将此固定物松开（技术图13）。
- 另外，有一种简易支撑柱（田纳西州位于孟菲斯的施乐辉公司制造）可固定在胫骨近端环与足环之间。活动踝关节时松开它，不活动时可重新拧紧以保持关节中立位固定（技术图14A）。

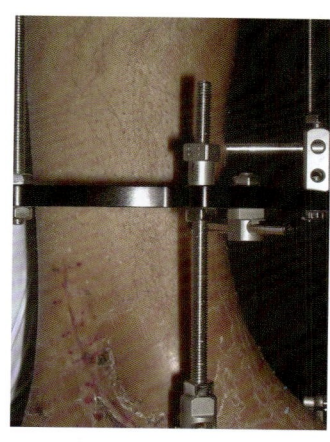

技术图11 应用螺杆上的四角螺帽能很方便地测量踝关节牵张的长度。螺帽每旋转360°相当于1 mm的牵张距离。

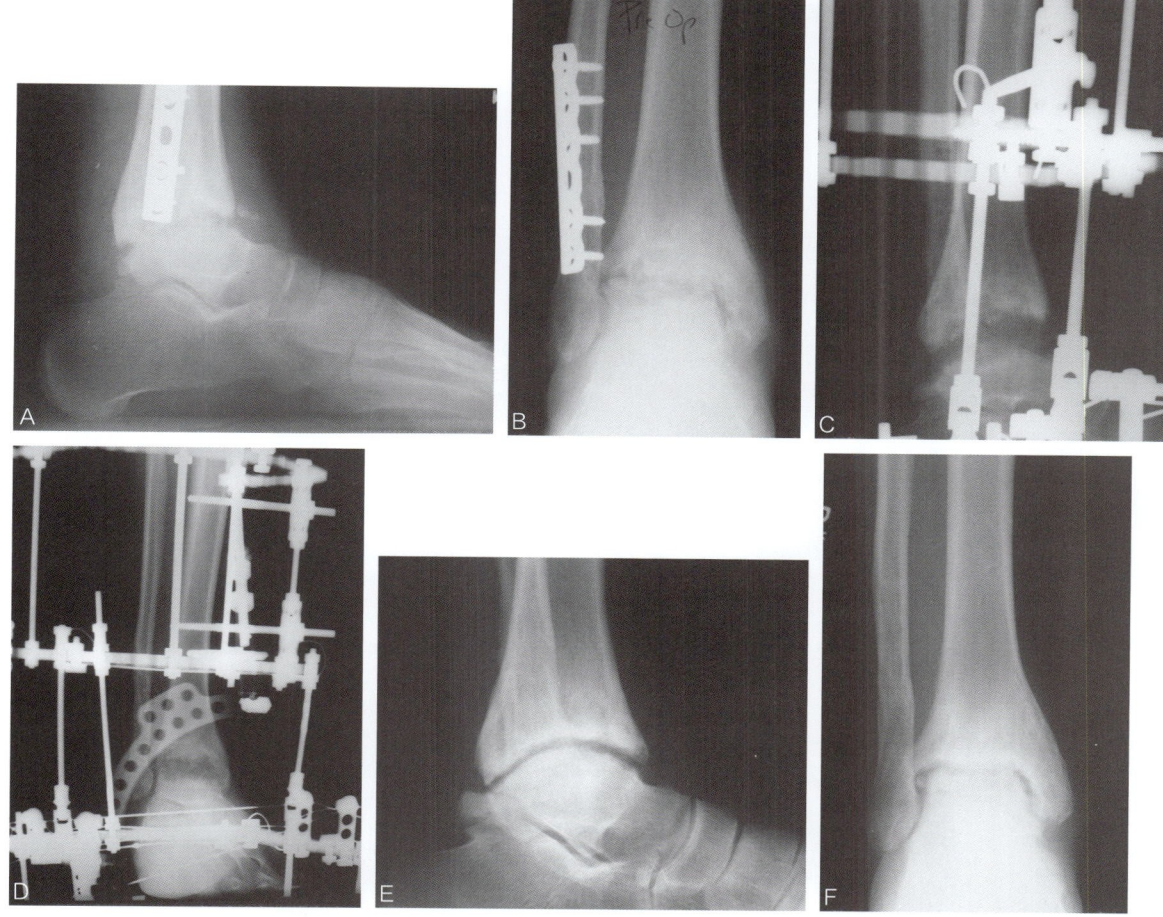

技术图12 A. 17岁男生在开放性踝关节骨折后,很快出现急性创伤性踝关节炎,这是踝关节侧位片。他曾一度依靠麻醉品及消炎镇痛药物来为继每天的生活。B. 正位片。C、D. 踝关节正侧位片提示踝关节牵张5 mm后,露出胫距关节完整的后侧部分。前方因骨缺损形成了较大的间隙。E、F. 术后18个月,踝关节正侧位片,患者可参与校园日常活动。消炎镇痛药物已能控制疼痛。踝关节已有10°背屈和20°跖屈的活动范围。

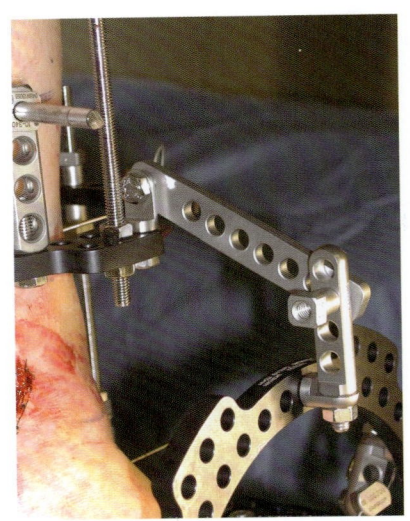

技术图13 支架前方的附加板,开始踝关节功能锻炼时可由患者自行松开。

- 两个标准Taylor立体外固定装置(施乐辉公司)分别安装于足的前后方,用于矫正马蹄足畸形。注意调整后方支柱向外的角度,防止踝关节半脱位,如技术图14B所示。
- 除万向铰链外,还可以使用Taylor立体支撑柱进行踝关节牵张。此装置具有许多优点:①可以安全、可控地牵张踝关节,同时又可以矫正马蹄足。②矫正马蹄足时能将距骨和足向后牵拉,从而避免踝关节半脱位。③强度高,因为对于肥胖患者来说,万向铰链容易出现疲劳断裂。④尽管费用较高,但它可以快速方便地连接胫骨环和足U形环,缩短手术时间(技术图15A)。这种支撑柱不允许关节活动,倘若外科医师需要在支架拆除前开始功能锻炼,可在门诊将支撑柱更换为万向铰链。

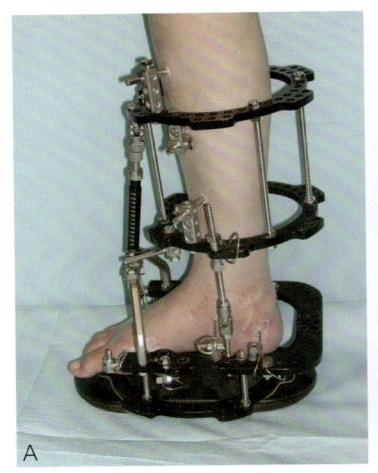
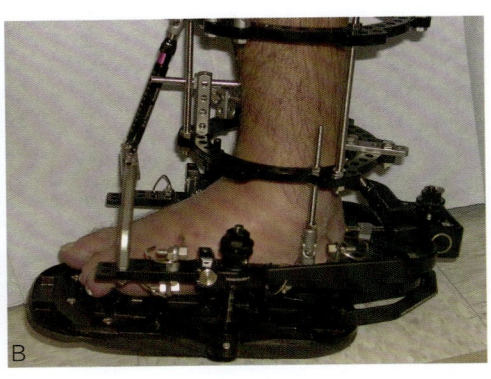

技术图14 A. 简易Taylor立体固定支柱是装在足部前环上的,锁定时提供踝关节稳定性,松开时允许关节活动。有了它后患者不必随身携带扳手,方便功能锻炼。B. 马蹄足矫正支架,注意后向成角的推杆和前向成角的拉杆。

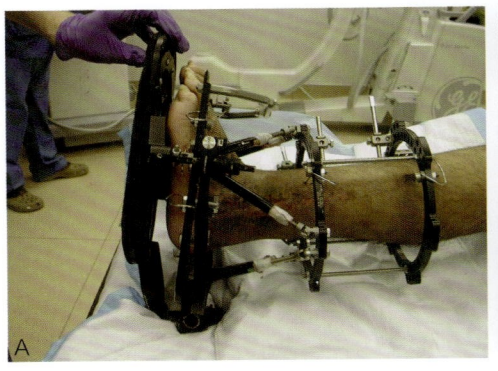
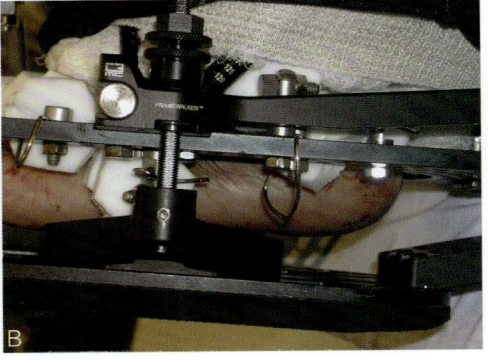

技术图15 A. Taylor立体支撑柱用于纠正严重的马蹄足挛缩。该患者踝关节切开复位内固定手术失败,合并下胫腓分离及关节半脱位5个月。手术翻修后安装支架。辅助步行装置可在负重时起保护作用,并增加舒适度。B. 近距离演示辅助步行装置的安装。

伤口护理

- 常规包扎伤口,张力针和半钉的包扎可以用Ilizarov海绵从皮肤堆叠至支架连接处,柔软加压。在手术当天或术后第一天,足部U形环上应安装辅助步行装置(生产商:Quantum Medical Concepts,参见网站:www.quantummedicalconcepts.com)使足离地悬空1~2 cm(技术图15)。这种新装置通过底板的弹性结构可以提高患者负重时的舒适度,较早期底板设计减少了胫骨固定钉松动的可能。这种设计还能进行快速调节,确保足的位置适应人体行走方式,同时还可以快速拆装,方便对足底皮肤的护理。
- 将大量无菌敷料(生产商:Kerlix, Kendall, Mansfield, MA)填充在环形支架与肢体之间,尤其是踝关节和小腿后方以及后跟部以减少肿胀(技术图16A)。以布绷带包绕在环形支架外,再以外固定支架套(生产商:Quantum Medical Concepts)包裹以维持外观干洁和保护健侧肢体(包括床单和病床)(技术图16B)。

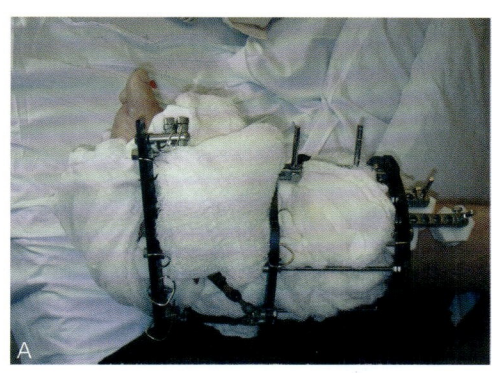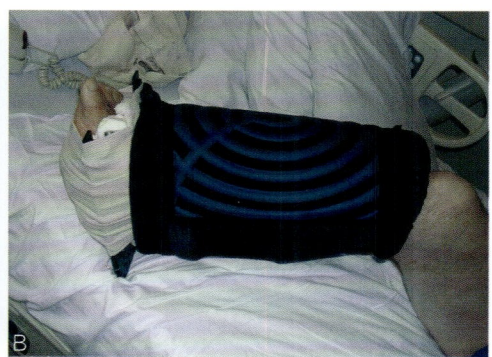

技术图16 A. 术后敷料包扎以吸收伤口渗出及减少肢体肿胀。B. 外固定支架套可以保护床单、健侧肢体,并维持患肢整洁。

要点与失误防范

安装胫骨基准环	确保胫骨远端环距离踝关节5 cm,安装至少4枚不同平面的钛钉,每个胫骨环至少2枚
安装铰链	正位透视下,万向铰链应与踝关节轴线以及踝尖成一直线,侧位透视时应在距骨外侧突中心
安装足部U形环	足部需要5枚张力针固定才能保证稳定性。矫正马蹄足时,可在跟骨轴向上安装1枚半钉
踝关节牵张	术中即刻牵张3~5 cm,这取决于关节囊的阻力。活动踝关节并透视检查以明确有无关节半脱位
钉道护理	伤口愈合后每天清洗。避免使用双氧水,用生理盐水或灭菌水即可。钉道感染时口服头孢氨苄

术后处理

- 术后3~7天不要更换伤口敷料。患者出院后再开始钉道护理,为了避免住院期间钉道外露。健侧肢体应穿着增高鞋防止骨盆倾斜,维持正常步态。
- 术后第1天应鼓励患者下床去坐椅子,开始理疗以恢复下肢功能及正常步态。术后第1天可以开始部分负重锻炼,接下来1~2周时间内应循序渐进地进行负重锻炼,进度取决于健侧足及胫骨远端锻炼情况。术后第2或第3天患者就可以出院。术后第1~2周开始踝关节活动,但因人而异,可酌情推迟。
- 钉道护理:术后第4~7天撤去钉道海绵或敷料,并开始钉道护理。用生理盐水或灭菌水擦去钉道或针道周围堆积的渗出物。尽量不要使用双氧水,因为它对皮肤刺激性较大,并能造成早期钉道感染的假象。
- 术后2~3周伤口拆线。钉道护理则继续,并且每天使用抗菌液体或肥皂擦洗,用水彻底清洁患肢及支架。浴后用干洁毛巾擦拭支架和患肢,或用吹风机(冷风模式)吹干。
- 环形支架最常见的问题是针道或钉道感染。因此,每日检查钉道有无感染及松动迹象,包括局部皮肤有无红肿热痛(肿胀是坚实感抑或波动感),以及渗出的颜色和气味,这些是很重要的。若发现有早期感染迹象,钉道护理应增加至每日2次。钉道周围以纱布包绕,中断功能锻炼,减少负重及物理治疗。若钉道感染的征象没有迅速发展,应给予患者5~7天的口服抗生素(头孢氨苄或克林霉素)。通常在开始口服抗生素24小时内,钉道感染情况就会出现减轻。顽固性钉道感染可应用静脉抗生素治疗,必要时可去除张力针。
- 住院期间就要开始物理治疗,应持续至支架拆除时。下肢运动、反射及步态是治疗重点。无重力运动,特别是游泳及水疗可以让患者带着支架进行。
- 截骨术、骨不连、跟腱延长或韧带重建手术痊愈后,就开始踝关节功能锻炼,并注意背屈程度要适当。开始时每次功能锻炼30分钟,每天3~5次,然后根据耐受情况及钉道状况逐渐增加。
- 随访评估:术后第1、3、6、9周,分别拍摄负重下正侧位及踝关节斜位片以明确踝关节牵张中心是否与关节轴心相同,力线是否良好。理想的牵张长度是踝关节间隙较术前增加4~5 cm,一般术中就能达到,而且术后康复时也能保持。若合并内、外翻畸形时不要马上牵张到位,应循序渐进地进行(术后3~10天开始,每天0.5 mm持续10天)以避免损伤胫神经。负重位摄片评估是否继续牵张抑或停止。
- 支架拆除:一般术后12周时,全身麻醉下门诊手术拆除支架。倘若同时接受了截骨、骨不连或畸形矫正手术应推迟拆除时间,等待骨愈合后再说。支架拆除后,应以柔软敷料覆盖伤口,若有出血应及时更换。穿着脱卸式骨折步行靴帮助行走。虽然支架拆除后数周内建议用拐杖或其他辅助工具帮助行走,但只要身体能耐受,完全负重也是可以的。钉道停止渗出后即可恢复沐浴,这一般是支架拆除后的3天内。
- 支架拆除后护理:拆除后最初的6~8周内,患者可逐渐适应正常穿鞋及完全负重。坚持关节功能锻炼,尤其是踝关节背屈,无重力运动如游泳、骑自行车及理疗等对此有所帮助。应避免长时间负重,这样可能会使康复期延长。脱卸式骨折步行靴、弹力袜或轻便踝关节支具都能减轻肿胀缓解不适感。一般支架拆除后6~12个月,踝关节功能才会趋向稳定。

预后

- 接受踝关节牵张成形术的患者中有70%~80%在疼痛及功能方面得到显著改善。严格把握手术适应证很重要,一般来说创伤后关节炎或合并关节不稳定的患者并且术前残存关节功能(背屈有5°~10°),如果依从性好、愿意积极配合治疗,则疗效显著。术前关节活动度差、马蹄足高度挛缩或局限在前踝的严重关节炎症的患者通常预后较差。曾有感染性关节炎的患者疗效亦不理想。
- 一项应用铰链式牵张器治疗创伤性踝关节炎的早期研究显示,经过16个月的随访,16例患者中的13例(81%)取得了较好的效果[3]。另一项研究中,11例创伤性关节炎的患者术后20个月随访评估显示,所有患者的疼痛症状得到明显改善[10]。虽然支架拆除后出现持续性踝关节肿胀及捻发音,但术后1年,踝关节功能均有明显提升[9]。最近的一项前瞻性研究中,57名患者关节牵张术后平均随访2.8年,其中3/4的患者临床症状得到显著改善。而且随时间推移,其改善愈发明显。关节牵张术较单纯关节清理疗效更好[5]。同一作者的一篇综述中,骨关节炎患者行关节牵张手术,至少随访7年的评估显示,22例患者中的16例(73%)在所有临床测量参数中获得明显改善,6例(27%)手术失败[7]。
- 对于踝关节牵张治疗关节炎且同时接受截骨矫形术的患者有相类似的研究结果。11名患有踝关节炎合并胫骨远端畸形的患者应用Ilizarov技术牵张踝关节结合截骨矫形,并术后功能锻炼3个月[1]。其中3例胫骨远端畸形矫正较为缓慢,2例术即得到了矫正,所有7例足部畸形矫正都在术后即完成。术后平均随访18个月,10例患者中9例(90%)表示非常满意(3例)或满意(6例),1例表示不满意。有9例表示愿意再次接受此项治疗[1]。AAOS足踝预后评分平均为47分(在正常人群中平均为50分)。踝关节背屈程度直接影响此评分。从而得出结论:矫形手术可提高牵张手术的效果,踝关节背屈功能是踝关节牵张手术成功与否的一个重要因素[1]。
- 近期的一项对22例踝关节炎患者进行的长期随访(平均28个月)研究中,研究者对关节软骨磨损情况进行了更为详尽的检查。研究显示,前踝关节有损伤的患者在预后差的患者中占大多数[11]。没有前踝关节损伤的患者中,83%获得良好预后,而有前踝关节损伤的仅有40%获得良好预后[11]。

并发症

- 踝关节牵张成形术最为常见的机械力学并发症有钉道炎症或感染、张力针或半钉松动及支架结构失效。感染处理通常是口服抗生素及检查张力针或半钉有无松动。若张力针松动可在门诊重新上紧,而半钉松动就在门诊取出它。少数情况下,在牵张早期如有多枚胫骨钉针松动则需要调整支架。多数支架结构如铰链或螺纹杆损坏可在门诊进行修理。

- 该术式最主要的并发症是未能缓解疼痛以及踝关节功能丧失。一般来说,由于关节炎的关系,踝关节牵张术后都会出现肿胀和粘连。在支架拆除后2~4个月可能发生一段时间的疼痛加剧以及功能障碍,这个过程偶尔会持续到术后6~12个月。此时应主要进行物理治疗以及无重力运动,包括游泳和骑自行车。应告知患者至少需要等待12个月后再评估手术的成功与否。

- 尽管手术操作已经很细致,但张力针导致的直接神经损伤仍时有发生,这是因为创伤后局部解剖结构变化和局部瘢痕粘连造成的。

- 一期行胫骨远端或足的矫形,同时行踝关节牵张术,可能并发胫神经牵拉性损伤以及跗管综合征。早期处理的方法有:若可能,暂时恢复原有畸形不予矫正;放松牵张以减少神经张力,采取逐渐矫形和牵张的方式。预防性跗管松解术可以减少并发症的发生率。术后应严密监测,争取早期发现,早期处理很关键。渐进性矫形以及逐步牵张能降低胫神经牵拉性损伤的风险。

(王志坚 译,苏琰 审校)

参考文献

[1] Beaman D, Domenigoni A. Distraction and deformity correction for ankle arthritis. Limb Lengthening and Reconstruction Society, 14th Annual Meeting, Toronto, 2004.

[2] Beaman D, Gellman R, Trepman E. Ankle arthritis: deformity correction and distraction arthroplasty. In: Coughlin MJ, Mann RA, Saltzman CL. Surgery of the Foot and Ankle, 8th ed. St. Louis: Mosby, 2007.

[3] Judet R, Judet T. The use of a hinge distraction apparatus after arthrolysis and arthroplasty. Rev Chir Orthop Reparatrice Appar Mot 1978;64:353-365.

[4] Kirienko A, Villa A, Calhoun JH. Ilizarov Technique for Complex Foot and Ankle Deformities. New York: Marcel Dekker, 2003.

[5] Marijnissen AC, Van Roermund PM, Van Melkebeek J, et al. Clinical benefit of joint distraction in the treatment of severe osteoarthritis of the ankle: proof of concept in an open prospective study and in a randomized controlled study. Arthritis Rheum 2002;46:2893-2902.

[6] Paley D. Principles of Deformity Correction. New York: Springer Verlag, 2003.

[7] Ploegmakers JJ, van Roermund PM, van Melkebeek J, et al. Prolonged clinical benefit from joint distraction in the treatment of ankle osteoarthritis. Osteoarthritis Cartilage 2005;13:582-588.

[8] Saltzman CL, El-Khoury GY. The hindfoot alignment view. Foot Ankle Int 1995;16:572-576.

[9] van Roermund PM, Lafeber FPJG. Joint distraction as treatment for ankle osteoarthritis. AAOS Instr Course Lect 1999;48:249-254.

[10] van Valburg AA, van Roermund PM, Lammens J, et al. Can Ilizarov joint distraction delay the need for an arthrodesis of the ankle? J Bone Joint Surg Br 1995;77B:720-725.

[11] Workman K, Gellman R, Beaman D. Ankle joint preservation arthroplasty. Inman Abbott Society Annual Meeting, San Francisco, 2007.

第65章 踝上截骨结合内固定术：方法1

Supramalleolar Osteotomy with Internal Fixation: Perspective 1

Emmanouil D. Stamatis

定义

- 踝关节炎的特征为关节软骨的缺失以及关节间隙的狭窄。
- 原发性踝关节炎相对很少；大部分踝关节炎源于创伤，关节的炎症性疾病也可能会累及踝关节。在踝关节融合术以及全踝关节置换术作为治疗晚期踝关节炎的手术方案而被广泛接受的情况下，保留关节的踝上截骨术对于部分晚期踝关节炎患者而言，无疑是一种颇为诱人的替代方案，尤其是对于伴有力线不良的踝关节炎患者[5,17,25,27,31,37]。
- 踝上截骨术，无论是开放楔形还是闭合楔形截骨，由于重新分配了踝关节的应力，将已过载的、已经有炎性改变的关节面所受的重力转移至健康关节面处[6,29,32,34]。理论上，负荷的重新排列同样改善了下肢的生物力学[33]并可以改善功能，以及延缓退行性变发展的过程。虽然理论假说听起来比较合理，但Knupp等[11]用尸体模型证明，孤立的踝上内翻或外翻畸形不一定会导致内侧或外侧的过度负荷。他们指出，随着受力的改变和踝关节内压力的变化，骨骼的构型和踝关节的适应性也会发生相应的变化[11]。

解剖

- 踝关节是由踝穴（胫骨远端平台关节面——内踝以及腓骨远端）及距骨构成的。
- 踝关节是一个在两个平面上稍带倾斜的改良的铰链式关节：横断面上向后、向外倾斜，以及冠状面上向外、向下倾斜。
- 踝关节在矢状面方向可以有大约6°的旋转以及45°～70°的屈伸活动度。
- 胫距关节在步态行进中参与了踝关节 - 距下关节复合体的功能；内侧及外侧副韧带跨越了踝及距下两个关节。血供是由胫前、胫后动脉和腓动脉，以及其吻合支提供的，这形成了丰富的血管环。
- 相对胫骨干的机械轴，胫骨远端平台（踝穴顶）在冠状位有轻微外翻，相对于胫骨干，形成了一个被称作"胫－踝正面角"（tibial-ankle-surface, TAS）的角度，约为93°[16]。
- 同样在矢状面上也有这样一个角，其顶点偏后，称为"胫－踝侧面角"（tibial-lateral surface, TLS），约为80°[16]。

发病机制

- 特发性（原发性）关节炎或骨关节炎，在踝关节中相对很少发生。虽然已经提出了几种理论解释踝关节炎的发生，但是人们对软骨退变及缺损的确切机制却并不十分明确。
- 继发性的关节变化主要源于创伤后，发生于关节内骨折、软骨或骨软骨损伤之后，以及慢性踝关节不稳。
- 其他踝关节炎的原因包括周围神经病（神经性关节病）、多种炎性疾病（例如类风湿关节炎、混合型结缔组织病、痛风以及假痛风）、原发滑膜疾病（色素绒毛结节性滑膜炎）、脓毒性关节炎，以及血清阴性关节炎性皮疹相关性银屑病、Reiter综合征、脊椎关节病等。
- 胫骨远端畸形可能源于胫骨远端骨折或Pilon骨折后的畸形愈合，或是邻近的骨软骨瘤所致的成骨障碍，或是骨发育不良等。

自然病程

- 未经治疗的踝关节炎逐渐发展，随着疼痛加重，最终影响到日常活动。除疼痛之外，踝关节僵硬还导致正常生理步态周期障碍。
- 对于仅有踝关节炎的低要求患者，因为存在正常距下关节和跗横关节的代偿，其关节功能可能会出人意料的好。然而，肥胖、对活动度要求较高以及伴有距下或跗横关节病变的患者，则一般会导致有症状的踝关节炎的发生。
- 就目前为止，我们并不知道胫距排列异常具体多少度会成为踝关节炎的诱因。有些作者报道即使成角超过10°，踝关节仍可以长期保持正常功能并维持无痛状态[12,18]，而对尸体的生物力学研究显示，在踝关节排列紊乱时，踝关节的接触面积减少可以达到40%[35,36]，胫骨远端畸形可以明显改变整个胫距关节的接触面积、接触形态以及接触位置[35]。

病史和体格检查

- 对于踝和后足关节的完整检查应包括以下内容：
  - 软组织条件：既往的瘢痕、胖胀、溃疡、窦道及其他。
  - 血管状态：周围脉搏、微循环（毛细血管再充盈）、踝-臂指数等。
- 感觉：触觉检查，如有指征，则行 Semmes-Weinstein 单丝检测以排除周围神经病变。对于特定的患有周围神经疾病的患者行保存关节的踝上截骨术是可行的，但是必须要考虑到 Charcot 神经性关节病的可能及治疗失败的潜在风险。
- 稳定性：进行前抽屉试验以及内外翻应力试验以评估踝关节及后足韧带的完整性。对于踝关节不稳或后足韧带功能不全的患者进行踝上截骨、力线重排，手术可能会失败。
- 运动肌力：检查主要肌肉群的力量。对缺乏必要肌力的患者进行踝关节的力线重排，能够改善站立相的功能，但要达到有效的步态尚需要依靠支具的支撑。
- 力线：跟腱和跟骨轴线通常有5°~7°的外翻角。如存在内翻或过度外翻，则提示踝穴内距骨有异常倾斜（例如单间室软骨磨损），或是距下关节存在异常。
- 积液检查：侧沟的消失或充盈提示关节内液体积聚或关节囊内滑膜组织增生。
- 正常踝关节和后足的矢状面运动范围（ROM）是背屈20°到跖屈50°。由于后足的运动是三平面的，所以正常值很难测量。合理的参考范围是外翻5°到内翻20°。
  - 对僵硬的踝关节行单一的踝上截骨术极少能改善活动度；对僵硬的、伴有力线不良的广泛性踝关节炎，改善力线可能是最佳治疗方案。
- 一定要检查后足是否僵硬。踝关节力线不良的患者，其后足会产生代偿。例如，踝关节内翻通常会伴有后足代偿性过度外翻。如果后足因为长时间代偿而变得僵硬，则踝上截骨术虽然重排了胫距关节，但却导致后足力线不良。如后足活动性良好，则不会存在以上问题。

影像学和其他诊断性检查

- 负重前后位、侧位及踝穴位以及足部X线片可判断关节炎累及的范围、畸形、胫骨远端踝穴顶或距骨骨缺损，以及后足邻近关节的关节炎情况。X线片同样可提示是否有距骨或胫骨远端缺血性坏死存在（avascular necrosis, AVN）。
- 如踝关节有畸形，则至少要拍摄全长负重胫骨正位及侧位X线片。如怀疑近端有畸形，则应考虑拍摄髋关节至踝关节的X线片，测量下肢全长机械轴，以准确设计力线重排。下肢全长负重X线片可测量TAS及TLS角度；如存在畸形则可测得成角旋转中心（center of rotation of angulation, CORA）的位置；以及可以判断术前肢体长度的差别，因为任何差异都可能会影响到截骨术方案的选择。
- 诊断性注射封闭：如果不能够确定疼痛是来源于踝关节还是后足，选择性注射封闭可对确定疼痛来源有所帮助。

鉴别诊断

- 骨髓水肿
- 软组织病变
- 胫骨远端踝穴顶或距骨缺血性坏死
- 骨软骨炎

非手术治疗

- 踝关节炎的非手术治疗包括应用药物、关节内注射皮质类固醇、改善穿鞋，以及应用矫形支具。
- 非甾体类抗炎药广泛应用于治疗包括踝关节炎在内的关节炎，且疗效显著。对于有胃肠刺激的患者，选择性COX-2抑制剂是非甾体类抗炎药的理想替代物。对于炎性关节炎者可用免疫抑制剂进行治疗。
- 合理应用关节内封闭注射可延缓踝关节内炎症病变的进程。除此之外，对踝关节或后足初次的封闭治疗可以起到诊断的作用，能区别踝关节或是后足源性的疼痛。草率应用封闭注射可能因为类固醇、麻醉或其中的防腐剂对残余的软骨产生不良影响。
- 支具通过制动与支撑作用缓解踝关节骨关节炎的疼痛，支持负重和行走。尤其是佩戴如聚丙烯踝-足矫形器（AFOs）、双金属直立支具（double-metal upright braces）及系带式支具，配合圆弧底（rocker bottom）的硬底鞋可能会有所帮助。用支具应对胫骨及胫距关节的不良力线可能难度较大。对于柔韧性后足的患者，对纵向力线获得某种程度的重新排列也许是可行的，但是对于总的畸形来说，难以实现矫正效果。

手术治疗

- 我们针对以下指征[2,3,30]采用踝上截骨术：
  - 胫骨远端骨折畸形愈合，伴有或不伴有踝关节轻度骨关节炎性改变。
  - 胫骨远端骨折畸形愈合，伴有踝关节轻度到中度的骨关节炎性改变。
  - 踝关节融合术后畸形愈合。
  - 继发于关节内创伤或胫骨远端缺血性坏死的踝关节炎伴畸形。
  - 继发于跗骨联合（tarsal coalition）的球窝构型的踝关节外翻畸形。
  - 因慢性外侧踝关节不稳或是高弓内翻足畸形所导致的胫距关节炎。
  - 因Charcot周围神经病变所致的踝关节畸形，为重建足的跖行位置，使踝关节及后足力线能安全地应用支具。
  - 纠正青少年及年轻成年患者因骺板损伤所导致的肢

体力线不良。
  ○ 改正下肢力线作为全踝关节置换术的分期治疗策略。
- 对治疗冠状面或矢状面上轻度或中度成角畸形的踝上截骨术,我们常规采用内固定的方式来进行。对于重度成角畸形伴有远端节段移位或短缩,我们认为,应用外固定以及Ilizarov外固定技术更好一些[8,26]。
- 此外,逐渐矫正严重畸形的同时重新构型可以避免应用钢板,以及因此对伤口或者菲薄软组织带来的很大的张力。
- Lee等[15]认为踝上截骨适合治疗距骨轻度倾斜、足跟中立或内翻的踝关节骨性关节炎的患者。
- 比较闭合及开放式踝上楔形截骨术:相比开放式楔形截骨,闭合式楔形截骨术可能引起肢体的短缩。关于两种治疗方式的优劣比较尚且存在争议。有报道显示相比开放式楔形截骨术,闭合式楔形截骨术会导致延迟愈合[33],但是其他报道显示闭合楔形截骨术治愈速度更快[28-30]。闭合楔形截骨术的一项优势就在于它不需要应用骨松质或其他结构性植骨。而开放式楔形截骨术可能会保存肢体长度,但可能带来因快速矫正所致的皮肤张力问题,影响伤口愈合。而且血管受到突然的拉伸可能会引起潜在的血管损伤。对于严重的畸形,通过外固定进行逐渐矫正可能是一种更好的选择。
- 在术前下肢长度没有明显可见差异的情况下,我们建议通过内侧开放式楔形截骨矫正胫骨远端内翻畸形,用内侧闭合式楔形截骨术治疗外翻畸形。
- Knupp等[10]报道截骨类型的选择应该根据矫形的度数确定。如果存在严重的内翻畸形,选择外侧闭合截骨而不选择内侧撑开截骨,因为腓骨会对矫形造成一定的限制。

术前计划

- 我们常规拍摄包括膝关节及踝关节在内的双侧胫骨全长负重X线片。
- 在术前的X线片上画两条线:①胫骨机械轴(与胫骨解剖轴一致);②胫骨远端关节面。在正位平片上看,这两条线所成的角即为TAS角(图1);从侧位看,这两条线组成TLS角。
- 最好根据每位患者健侧肢体的力线来确定生理性的TAS及TLS角度。手术要求将TAS及TLS恢复至其正常生理角度,或可稍微矫枉过正,从而补偿在截骨愈合过程中预期可能发生的少许的角度丢失。
- 全长负重X线片可帮助判断术前下肢长度的差异,影响开放及闭合式截骨术的选择。
- 判断畸形的CORA(图1):CORA是两条线的交点,确定畸形角度,标出的两条线代表近端机械轴(A线)以及远

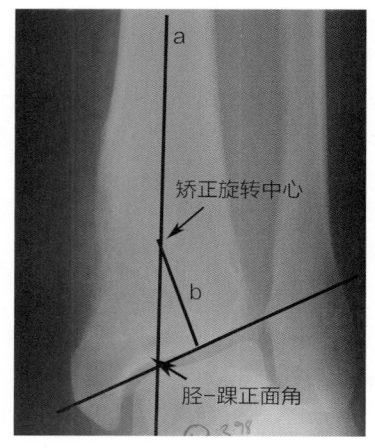

图1 患者术前X线正位片示胫骨远端重度外翻,因为先前的手术切除了邻近部位的骨软骨瘤,造成了成骨紊乱。注意两线交叉处的成角旋转中心(CORA),两线分别代表近端机械轴(a线)以及远端机械轴(b线)。a线,也代表胫骨机械轴(胫骨机械轴与解剖轴一致),和另一条代表胫骨远端关节面的线形成了胫-踝正面(TAS)角,在正位平片上为108°。

端机械轴(B线)。
- 如果仅有成角畸形,则CORA位于畸形的顶点处。当有移位时,则CORA位于畸形的近端。
- 在位于非常远端的胫骨畸形或是踝关节畸形,同时伴有TAS角度的轻、中度改变时,则CORA位于踝关节线水平。
- 如有胫骨远端呈前弓畸形(畸形愈合),或踝关节融合后畸形愈合呈马蹄样畸形,则CORA位于胫骨机械轴和代表踝关节旋转中心线的交点上。而通常这类病例的CORA位于距骨外侧突的水平。
- CORA的意义:在CORA水平进行截骨,无论闭合式或是开放式,都可纠正踝关节力线,而不会导致远端节段或踝关节中心移位。如果未在CORA处截骨,则踝关节中心相对于胫骨机械轴会发生移位,导致两节段的对位不良,以及踝关节负荷不必要的移位。如需在非CORA水平进行截骨术时,为了避免继发移位畸形,远端节段相对于近端节段应有所移位。这些截骨原则的适用范围与固定方式的选择无关[23,24]。
- 可于术前在X线片上根据所需的矫正画线,测量所要进行的闭合式或开放式楔形截骨的角度和尺寸,测量时要考虑到放大率[1]。
- 术前计划的最后一步是在矫正畸形前确定距下关节提供的代偿范围。除非术前后足已有僵硬,冠状面的畸形可以通过距下关节得到很好代偿。
- 例如,胫骨内翻畸形可通过距下关节外翻代偿。在慢性畸形的病例中,为代偿内翻、维持足部跖行的状态,

可能会导致距下关节的固定外翻畸形,还可能会出现其他适应性的改变,包括跗横关节或中足的变化,从而带来前足的固定性畸形。因此,为了获得跖行、正常功能的足,在重建踝关节力线后,上述继发的固定性畸形可能同样需要进行手术矫正。
- Knupp 等[10]根据距骨倾斜的程度、关节间隙变窄的程度以及距骨向前脱位的存在与否,将踝关节炎分为几种不同的类型。
  - 他们的这种根据特定的术前规划制订的分型方式在临床实践中是有使用价值的,可以确定具体的踝上截骨方法及其他相应的治疗措施,同时可以预测失败的危险因素。因此,根据他们的术前计算,在距骨向前脱位的情况下,踝上截骨应该是双平面的(包括前方撑开或后方闭合截骨),而在距骨倾斜超过4°的情况下,必须结合额外的手术,如软组织重建、跟骨截骨和腓骨截骨术[10]。

体位
- 进行踝上截骨术时患者应采取仰卧位。
- 同侧髋部垫高,防止下肢自然外旋。

入路
- 首先采取外侧小切口进行腓骨截骨术,注意保护腓浅神经外侧束支。
- 对于踝上截骨术,内侧皮肤切口及骨膜剥离应仅限于进行截骨所必需的范围。

内侧踝上闭合式楔形截骨术
- 首先采取外侧小切口进行腓骨截骨,截骨线呈斜行,位置应与计划进行胫骨截骨处的水平一致。有些外科医生倾向于在与胫骨截骨的不同水平处做腓骨截骨。
- 我们常规截骨后不固定腓骨,除非需要提供额外的稳定性。
- 在CORA处进行截骨,矫正胫骨畸形(技术图1)。

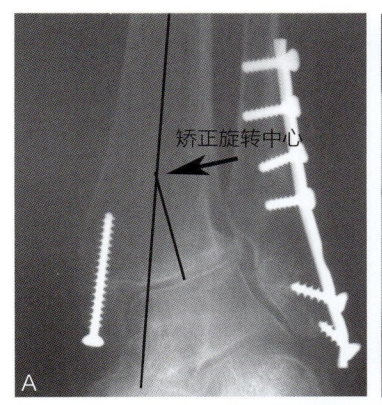
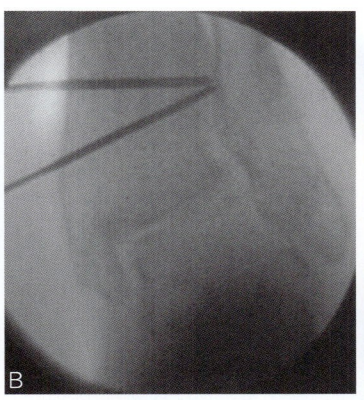
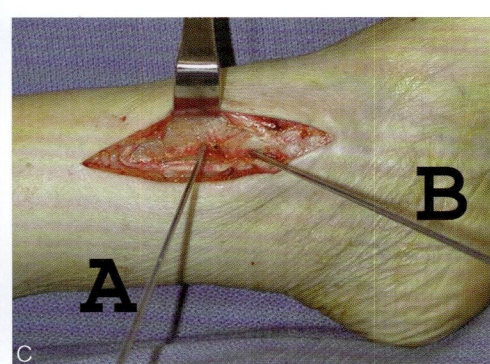
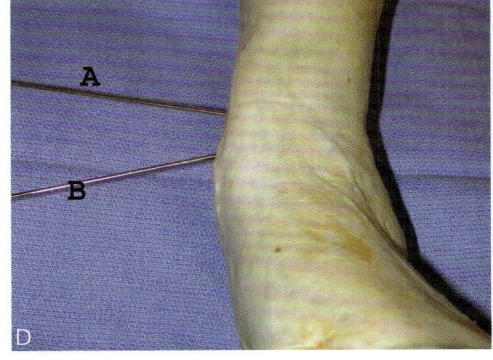
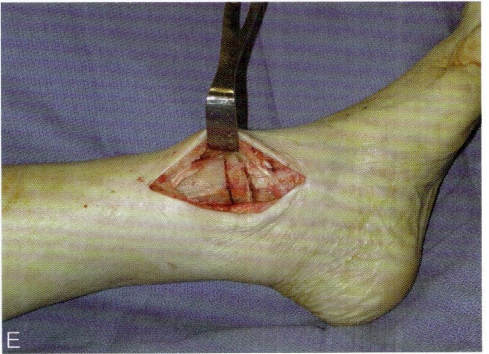

技术图1　内侧踝上闭合楔形截骨术。A. 应用术前X线片,定位两线交叉处的成角旋转中心(CORA),两条线代表近端机械轴以及远端机械轴。B. 应用透视引导,将第1枚克氏针垂直机械轴方向插入,第2枚平行于踝关节打入,并与第1枚克氏针相交,最理想是在畸形顶点处。C、D. 应用引导针进行内侧闭合截骨。导针A垂直于胫骨机械轴方向插入,导针B平行于踝关节线方向插入,与导针A相交于畸形顶点。E. 楔形截骨。胫骨截骨时用导针做引导,而楔形截骨的范围则应在术前计划中已经确定。

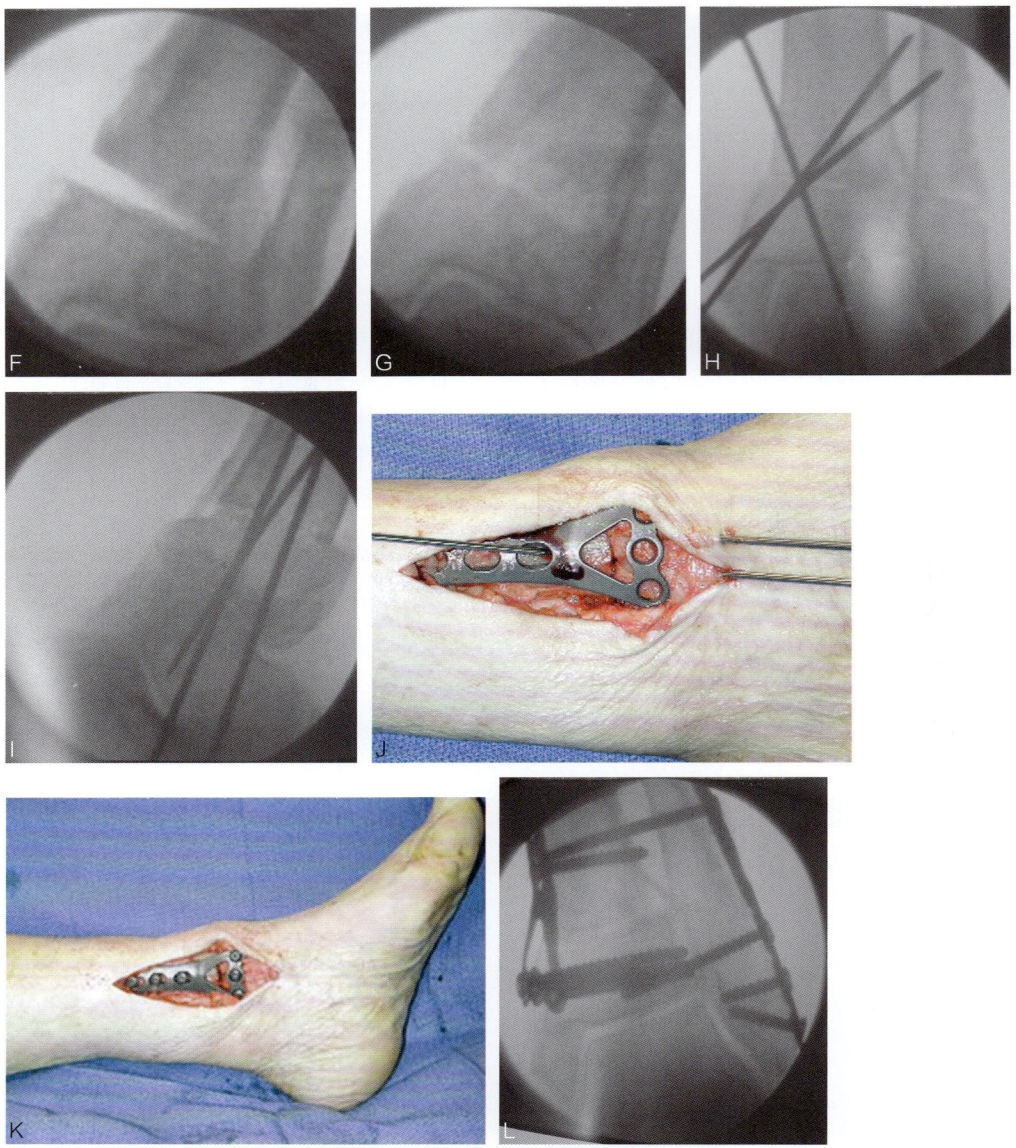

技术图1（续） F. 楔形截骨切除后透视影像。G. 闭合式截骨完成后的透视影像。H、I. 截骨部位用克氏针暂时固定后的透视正位及侧位片。J. 所用的围关节钢板的照片。K. 内固定完成后的围关节钢板，远端节段有3枚螺钉。L. 内固定完成后截骨术的透视照片。

- 对于部分病例，无法在CORA处进行踝上截骨。如：在一些胫骨远端畸形的病例中，CORA可能位于踝关节，而此处无法进行截骨，因此要对截骨后造成的移位进行代偿。同样，在仅伴有TAS角轻微改变的踝关节畸形，同时远端的移位并非主要矛盾时，我们通常在内踝尖近端4~5 cm处进行截骨。
- 我们常规应用克氏针确定拟行的截骨；对于开放式楔形截骨应用1枚克氏针，但对于内侧闭合式楔形截骨，需要2枚克氏针以界定胫骨楔形截骨线。应用透视作引导，将第1枚克氏针垂直于机械轴方向插入，第2枚平行于踝关节关节面，第1枚克氏针位于畸形的顶点。

楔形骨块的高度在术前计划中已确定，而克氏针的放置应宽于拟截骨范围外1~2 mm，从而在截骨时预留摆锯的位置。当克氏针确定了一个平面的截骨范围时，手术医生在截骨时必须将锯片与胫骨干轴相垂直。在前后软组织及神经血管结构得到保护之后，使用宽摆锯操作，同时不断用无菌生理盐水或水冲洗锯片以限制骨坏死。较理想的是能够保存一薄层对侧骨皮质桥以及对侧骨膜，从而在截骨完成时达到类似于青枝骨折样的闭合状态，以保证维持纠正后的力线并增强稳定性。然而，如果有意在非CORA水平进行截骨，则另一端骨皮质必然要锯断才能允许远端节段的移位。

- 在去除楔形截骨之后，对远端节段进行适当移位，闭合截骨部位并用克氏针暂时固定。暂时固定的克氏针可以作为最终固定空心钉的导针，或者其置入的位置不要影响最终内植物的植入。通过正位及侧位透视片评估胫骨及踝关节的力线。
- 已有几种胫骨远端专用的低切迹钢板系统上市，包括锁定和非锁定系统。这些钢板中大部分都是按照胫骨解剖外形进行设计的。截骨之后，钢板与胫骨的帖服一般都可以接受，但可能不很完美。锁定钢板可提供较好的稳定性，但如果截骨部位留有缝隙，则可能延迟甚至阻碍愈合。在我们看来，非锁定钢板在负重时可允许截骨处有少量沉降，潜在地促进愈合发生（如果需要额外的稳定性，可在内踝尖部跨越截骨部位，用1枚空心或实心钉加固。此外，可以在胫骨前方加用第2块钢板，以提供对胫骨旋转的控制；然而，这需要剥离更多软组织）。
- 我们常规不固定腓骨，但如果需要额外的稳定性，我们会应用低切迹腓骨钢板进行固定。
- 最终进行正位及侧位片透视，以确保合适的力线、截骨面对合、植入物的位置。

内侧踝上开放式楔形截骨术

- 再次重申，进行截骨的最佳部位在CORA水平（技术图2）。如果CORA位于踝关节水平，或者在仅需进行微小矫正以及远端节段移位并不严重的情况下，我们才会在内踝尖近端4~5 cm的部位进行开放式截骨。
- 用宽摆锯进行水平位或是稍带倾斜地（由内侧近端斜向外侧远端）进行胫骨截骨，保留对侧皮质以及骨膜袖作为开放式楔形的支点以增加稳定性。如果截骨后远节段需要移动（在非CORA水平进行截骨术时），则应完全截断对侧皮质。
- 在透视下，通过使用椎板撑开器或是替代的牵引系统缓慢牵拉胫骨截骨端，直到获得良好的力线。
- 我们常规使用适形的结构性植骨（通常是同种异体的股骨头颈部）填充截骨部位。
- 畸形矫正后，用克氏针进行暂时性固定，不要影响到最

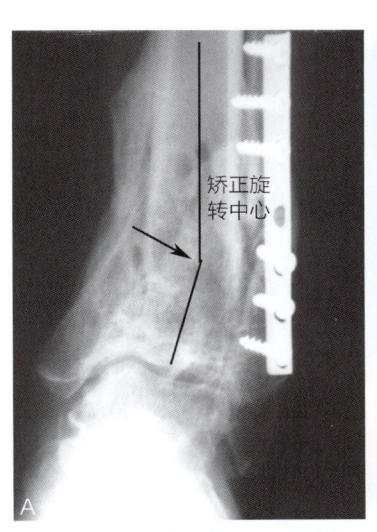
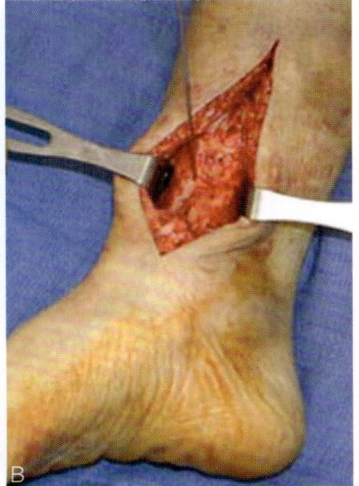
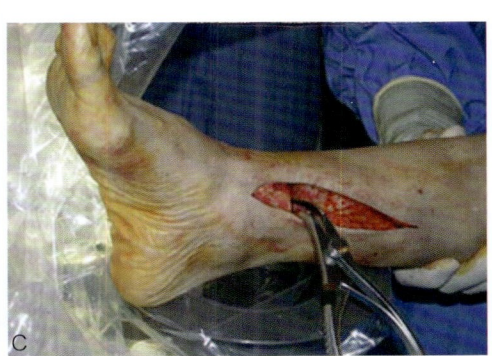
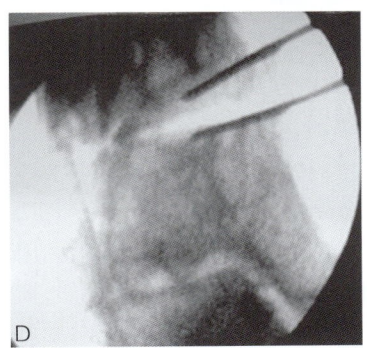

技术图2　内侧踝上开放式楔形截骨术。A. 术前通过X线片定位CORA，该点位于两线交叉处，两线分别代表近端节段及远端节段的机械轴。B. 透视下用克氏针标出CORA水平的截骨位置。C、D. 在透视下，通过椎板撑开器缓慢牵拉胫骨截骨端直到获得良好的矫正（A、C、D经允许引自Myerson MS. Osteotomy of the tibia and fibula. In: Reconstructive Foot and Ankle Surgery. Philadelphia: Elsevier，2005:254）。

终的固定。通过正位及侧位透视片评估力线。
- 已有几种胫骨远端专用的低切迹钢板系统上市,包括锁定和非锁定系统。这些钢板中大部分都是按照胫骨解剖外形进行设计的。截骨之后,钢板与胫骨的帖服一般都可以接受,但可能不很完美。锁定钢板可提供较好的稳定性,但如果截骨部位留有缝隙,则可能延迟甚至阻碍愈合。在我们看来,非锁定钢板在负重时可允许截骨处有少量沉降,潜在地促进愈合发生(如果需要额外的稳定性,可在内踝尖部跨越截骨部位,用1枚空心或实心钉加固。此外,可以在胫骨前方加用第2块钢板,以提供对胫骨旋转的控制;然而,这需要剥离更多软组织)。

闭合切口

- 在固定结束之后,按常规逐层闭合手术切口。进行开放式楔形截骨时,皮肤张力通常比手术前大,但如采用纵行切口,一般极少会出现此类问题。如果手术医生较为谨慎,可放置引流管;我们常规不放置引流管。

要点与失误防范

固定	对于矫正轻至中度畸形的踝上截骨,我们推荐应用内固定。对于复杂且严重的畸形,可应用外固定及Ilizarov技术。应用外固定进行多平面矫正可有效治疗成角及移位畸形,并同时纠正肢体长短。如果术前并无显著的下肢长度差异,则所有的内翻畸形都可通过内侧开放楔形截骨术进行矫正,而外翻畸形通过内侧闭合楔形截骨术进行矫正
暴露	在截骨位点上做最小范围的骨膜剥离以保存血供
截骨水平	在CORA水平进行闭合及开放截骨可使足及踝关节的力线得到完全纠正。如果在CORA近端或远端进行截骨,则远端节段和踝关节中心将会相对于胫骨机械轴移位。如果必须在非CORA水平进行截骨术,必须完全截断外侧皮质,并沿矫正成角的方向移位。这些截骨的原则与固定方式的选择无关
截骨的固定	根据笔者的经验,内侧钢板足以满足踝上开放或闭合楔形截骨。然而,如要获得额外的稳定性,可通过经内踝尖跨截骨端的螺钉固定或附加前方钢板。除非需要增加额外的稳定性,否则腓骨截骨部位不需要固定
植骨选择	可选择的移植物可取自身体同侧髂峰或近端胫骨,或是使用三皮质异体骨[4]。移植骨的两个基本类型是结构型及骨松质。结构型植骨块在重建过程中会因大小和体积变化而改变形状。结构型移植骨可提供即刻的机械支撑,即使在血管重建时发生再吸收,其塌陷的可能性也很小。在骨愈合过程中,部分的结构性完整可以使其承受负荷
锁定钢板还是非锁定钢板	锁定钢板可提供最佳的稳定性;然而,如果在截骨部位的骨接触不理想,则可能出现延迟愈合或需要结构型植骨。非锁定钢板允许负重过程中出现一些沉降,这可能促进截骨端的愈合,它可以提供满意的稳定度

术后处理

- 也许手术是在门诊手术室进行的,但是我们常规留观患者一夜以利监护及疼痛控制(23小时观察状态)。
- 尽管截骨位于小腿肌肉欠丰富部位的远端,出现骨筋膜室综合征的可能很少,但对于胫骨截骨术还是要考虑到这种并发症的可能。因此,为谨慎起见,需要患者留院观察一夜。所有患者出院时都行非负重的术后支具固定,要告知患者保持患肢抬高,并于术后2周时来门诊拆线。
- 2周时患者穿着可拆卸的带有活动关节的助行靴。如果我们对于截骨术后稳定性或是患者的依从性有怀疑,可于这时拍摄X线片以明确重建的力线以及固定的情况,同时对患者行不负重短腿管型石膏固定。
- 患者术后6周来院复查,这时我们常规拍摄踝关节负重X线片。根据固定的稳定性以及愈合进展程度,我们允许患者在使用助行靴时逐渐增加负重。
- 一般而言,在术后10周随访时,如踝关节负重X线片提示愈合较满意,可允许患者穿着助行靴完全负重,并很快过渡到穿着普通鞋子。如果认为截骨部位内固定稳定可靠,且没有同时进行的其他手术[13](例如,韧带重建或肌腱转移术)需要对康复计划进行调整,则可较早(在2周时)开始无阻力的关节活动范围锻炼。

预后

- 一些研究表明,在缓解疼痛、矫正机械性力线不良,以及改变踝关节显著的关节炎性等方面,踝上截骨术的预后良好[6,7,9,14,19-22,29,32,33]。
- 截骨类型(开放式楔形或闭合式楔形)并不影响最终的治疗结果,尽管闭合式楔形截骨可能导致下肢长度差异或是力量减低[29]。
- 截骨类型(开放式楔形或闭合式楔形)对截骨部位的愈合没有影响[29]。

并发症

- 骨不连
- 延迟愈合
- 畸形矫正过度或不足
- 术后活动度减小
- 未能在CORA水平进行截骨术,因此导致截骨远端以及踝关节中心偏移胫骨机械轴线。
- 在需要在非CORA水平进行截骨术的病例中,未能对远端节段进行合适的移位(例如当CORA位于踝关节或其远端水平),可能导致机械轴移位。

致谢

- 我要感谢我的导师Mark S. Myerson,感谢他培养了我,感谢他对我的深厚情谊和他对本章节工作的帮助。

(王志坚 译,苏琰 审校)

参考文献

[1] Acevedo JI, Myerson MS. Reconstructive alternatives for ankle arthritis. Foot Ankle Clin 1999;4:409-430.

[2] Becker AS, Myerson MS. The indications and technique of supramalleolar osteotomy. Foot Ankle Clin 2009;14:549-561.

[3] Benthien RA, Myerson MS. Supramalleolar osteotomy for ankle deformity and arthritis. Foot Ankle Clin 2004;9:475-487.

[4] Borrelli J Jr, Leduc S, Gregush R, et al. Tricortical bone grafts for treatment of malaligned tibias and fibulas. Clin Orthop Relat Res 2009;476:1056-1063.

[5] Chao KH, Wu CC, Lee CH, et al. Corrective-elongation osteotomy without bone graft for old ankle fracture with residual diastasis. Foot Ankle Int 2004;25:123-127.

[6] Graehl PM, Hersh MR, Heckman JD. Supramalleolar osteotomy for the treatment of symptomatic tibial malunion. J Orthop Trauma 1987;1:281-292.

[7] Hintermann B, Knupp M, Barg A. Osteotomies of the distal tibia and hindfoot for ankle realignment [in German]. Orthopaede 2008;37:212-218, 220-223.

[8] Horn DM, Fragomen AT, Rozbruch SR. Supramalleolar osteotomy using external fixation with six-axis deformity correction of the tibia. Foot Ankle Int 2011;32:986-993.

[9] Knupp M, Pagenstert G, Valderrabano V, et al. Osteotomies in varus malalignment of the ankle [in German]. Oper Orthop Traumatol 2008;20:262-273.

[10] Knupp M, Stufkens SA, Bolliger L, et al. Classification and treatment of supramalleolar deformities. Foot Ankle Int 2011;32:1023-1031.

[11] Knupp M, Stufkens SA, van Bergen C, et al. Effect of supramalleolar varus and valgus deformities on the tibiotalar joint: a cadaveric study. Foot Ankle Int 2011;32:609-615.

[12] Kristensen KD, Kiaer T, Blicher J. No arthrosis of the ankle 20 years after malaligned tibial-shaft fracture. Acta Orthop Scand 1989;60:208-209.

[13] Lee HS, Wapner KL, Park SS, et al. Ligament reconstruction and calcaneal osteotomy for osteoarthritis of the ankle. Foot Ankle Int 2009;30:475-480.

[14] Lee KB, Cho YJ. Oblique supramalleolar opening wedge osteotomy without fibular osteotomy for varus deformity of the ankle. Foot Ankle Int 2009;30:565-567.

[15] Lee WC, Moon JS, Lee K, et al. Indications for supramalleolar osteotomy in patients with ankle osteoarthritis and varus deformity. J Bone Joint Surg Am 2011;93:1243-1248.

[16] Mangone PG. Distal tibial osteotomies for the treatment of foot and ankle disorders. Foot Ankle Clin 2001;6:583-597.

[17] Marti RK, Raaymakers EL, Nolte PA. Malunited ankle fractures. J Bone Joint Surg Br 1990;72(4):709-713.

[18] Merchant TC, Dietz FR. Long-term follow-up after fractures of the tibial and fibular shafts. J Bone Joint Surg Am 1989;71(4):599-606.

[19] Neumann HW, Lieske S, Schenk K. Supramalleolar subtractive valgus osteotomy of the tibia in the management of ankle joint degeneration with varus deformity [in German]. Oper Orthop Traumatol 2007;19:511-526.

[20] Pagenstert G, Knupp M, Valderrabano V, et al. Realignment surgery for valgus ankle osteoarthritis. Oper Orthop Traumatol 2009;21:77-87.

[21] Pagenstert G, Leumann A, Hintermann B, et al. Sports and recreation activity of varus and valgus ankle OA before and after realignment surgery. Foot Ankle Int 2008;29:985-993.

[22] Pagenstert GI, Hintermann B, Barg A, et al. Realignment surgery as alternative treatment of varus and valgus ankle osteoarthritis. Clin Orthop Relat Res 2007;462:156-168.

[23] Paley D. The correction of complex foot deformities using Ilizarov's distraction osteotomies. Clin Orthop Relat Res 1993;(293):97-111.

[24] Paley D, Herzenberg JE, Tetsworth K, et al. Deformity planning for frontal and sagittal plane corrective osteotomies. Orthop Clin North Am 1994;25:425-465.

[25] Perera A, Myerson M. Surgical techniques for the reconstruction of malunited ankle fractures. Foot Ankle Clin 2008;13:737-751.

[26] Rozbruch SR, Fragomen AT, Ilizarov S, et al. Correction of tibial deformity with use of the Ilizarov-Taylor spatial frame. J Bone Joint Surg Am 2006;88:156-174.

[27] Sinha A, Sirikonda S, Giotakis N, et al. Fibular lengthening for malunited ankle fractures. Foot Ankle Int 2008;29:1136-1140.

[28] Stamatis E, Myerson M. Supramalleolar osteotomy for the treatment of distal tibial angular deformities and arthritis of the ankle joint. Tech Foot Ankle Surg 2004;3:138-142.

[29] Stamatis ED, Cooper PS, Myerson MS. Supramalleolar osteotomy for the treatment of distal tibial angular deformities and arthritis of the ankle joint. Foot Ankle Int 2003;24:754-764.

[30] Stamatis ED, Myerson MS. Supramalleolar osteotomy: indications and technique. Foot Ankle Clin 2003;8:317-333.

[31] Swords MP, Nemec S. Osteotomy for salvage of the arthritic ankle. Foot Ankle Clin 2007;12:1-13.

[32] Takakura Y, Takaoka T, Tanaka Y, et al. Results of opening-wedge osteotomy for the treatment of a post-traumatic varus deformity of the ankle. J Bone Joint Surg Am 1998;80(2):213-218.

[33] Takakura Y, Tanaka Y, Kumai T, et al. Low tibial osteotomy for osteoarthritis of the ankle: results of a new operation in 18 patients. J Bone Joint Surg Br 1995;77(1):50-54.

[34] Tanaka Y, Takakura Y, Hayashi K, et al. Low tibial osteotomy for varus-type osteoarthritis of the ankle. J Bone Joint Surg Br 2006;88(7):909-913.

[35] Tarr RR, Resnick CT, Wagner KS, et al. Changes in tibiotalar joint contact areas following experimentally induced tibial angular deformities. Clin Orthop Relat Res 1985;(199):72-80.

[36] Ting AJ, Tarr RR, Sarmiento A, et al. The role of subtalar motion and ankle contact pressure changes from angular deformities of the tibia. Foot Ankle 1987;7:290-299.

[37] Weber D, Friederich NF, Müller W, et al. Lengthening osteotomy of the fibular for post-traumatic malunion: indications, technique and results. Int Orthop 1998;22:149-152.

第66章 踝上截骨结合内固定术：方法2

Supramalleolar Osteotomy with Internal Fixation: Perspective 2

Markus Knupp and Beat Hintermann

定义

- 踝上截骨的截骨部位位于胫骨远端，可以同时联合或不进行腓骨截骨。
- 手术是为了恢复改变了的关节应力分布，适用于不对称性的骨关节炎、远端胫骨骨折畸形愈合、骨软骨损伤及反复出现的踝关节不稳。

解剖

- 外伤或神经系统病导致踝关节周围内翻或外翻畸形，造成关节受力不均匀。
- 这会导致关节软骨的磨损。当韧带性不稳或肌肉不平衡时，更容易发生这种情况。

发病机制

- 有多种情况，例如神经病变、先天和后天获得性足部畸形、创伤后畸形愈合及关节不稳定等，都可能造成踝关节力线不良。

自然病程

- 后足力线不良可能由踝关节以上或者以下的骨骼畸形导致。
- 韧带不稳定或肌肉不平衡可能是踝关节不良力线的推进甚至是始发因素。

病史和体格检查

- 应该详细采集病史：
  - 认真评估全身性疾病，例如糖尿病（夏科关节病）、类风湿关节炎和神经肌肉疾病。
  - 吸烟是踝上截骨术的相对禁忌证。
  - 认真评估影响骨质和愈合能力的疾病（药物使用、骨质疏松、年龄）。
- 体格检查包括以下方面：
  - 抽屉试验和距骨倾斜试验以评估踝关节稳定性。
  - 评估足的内、外翻力，判断腓骨肌腱功能是否健全。
  - 距骨关节运动范围。
  - Coleman阻滞试验以排除前足所致的后足内翻。

影像学和其他诊断性检查

- 整个足部、踝关节、胫骨干的负重平片（全长片）和Saltzman后足片是评价畸形部位和性质的必要条件。除非临床可排除膝关节和股骨畸形，否则应拍摄下肢全长片。
- 除基本平片外，并不常规拍摄CT和磁共振。但后两者在评估骨软骨损伤和腓骨肌腱失调以及韧带功能不全方面有其价值。
- SPECT-CT是对踝关节非对称性骨关节炎进行分期较有价值的方法。

鉴别诊断

- 对称性或终末期骨关节炎。
- 肌肉不平衡（神经性疾病）。
- 前足所致的后足畸形。

非手术治疗

- 对无临床症状的中度的力线不良，通常采取保守治疗。
- 由于邻近结构，例如跖屈的第1跖骨，或肌力不平衡导致的力线不良可用物理疗法或者穿鞋矫正的方法进行治疗。诸如前足畸形或肌肉不平衡等致畸因素，可能需要踝上截骨以外的手术治疗。
- 对于严重力线不良但没有症状的患者的治疗，究竟采取手术还是保守方法，学术界仍有争论。鉴于畸形有可能会导致过度磨损，手术应该纳入考虑。
- 另一种手术治疗的方法是跟骨截骨移位术（跟骨内移或外移）。但是，矫正力线不良最好在畸形的部位进行。

手术治疗

- 踝上截骨术可分为开放式或闭合式楔形截骨术及穹窿形截骨术。
- 理想情况下是在成角旋转中心（CORA）进行矫形，最好位于干骺端。
- 对于不能在CORA处矫正的，以及严重的成角畸形，应考虑采用穹窿形截骨术，以避免截骨远端过度的移位。

- 匹配的关节应考虑行穹窿形截骨术；不匹配的关节通常适合楔形截骨术。
- 楔形截骨术：
  - 外翻畸形通常通过内侧闭合楔形截骨术处理。
  - 内翻畸形通常行内侧开放楔形截骨术或外侧闭合楔形截骨。
- 对于胫骨远端的所有矫正，必须考虑腓骨的长度和位置的矫正，以保持踝关节的匹配性。

术前计划
- 术前计划最重要的方面是评估畸形的成因。需要区分不同的病种，必须区分单独水平面的后足畸形还是涉及所有三个平面的复杂畸形，以及是否伴有肌肉力量失调和韧带结构不平衡等。
- 区分匹配关节和不匹配关节（图1）有助于确定截骨术的类型（仅胫骨 vs. 胫骨和腓骨；楔形截骨术 vs. 穹窿形截骨术）。
- 为了知道术中需要插入或切除的楔形骨块的大小，应该测量胫距角。
  - 在标准的前后位的踝关节影像中，胫距角是胫骨轴和胫骨关节面的角度，需要矫正的楔形可由X线片测量或者通过公式 $\tan \alpha = H/W$ 计算得到，α 是需要被矫正的角度，H 是楔形截骨的高度（mm），W 是胫骨宽度（图2）。
  - 对于非对称性骨关节炎，多数作者推荐3°～5°的过度矫正。
- 在计划截骨术时，应考虑到额外的误差（例如旋转或者平移的畸形）。

体位
- 患者的体位取决于手术入路。
  - 前入路：仰卧位。
  - 外侧入路：侧卧位或者仰卧位，并在患侧臀部加垫沙袋。
  - 内侧入路：仰卧位，同侧膝关节微屈并在腓肠肌下加垫沙袋。

入路
- 可以选择外侧入路、前入路或内侧入路。选择需基于畸形的性质、局部软组织情况和以前的手术入路。

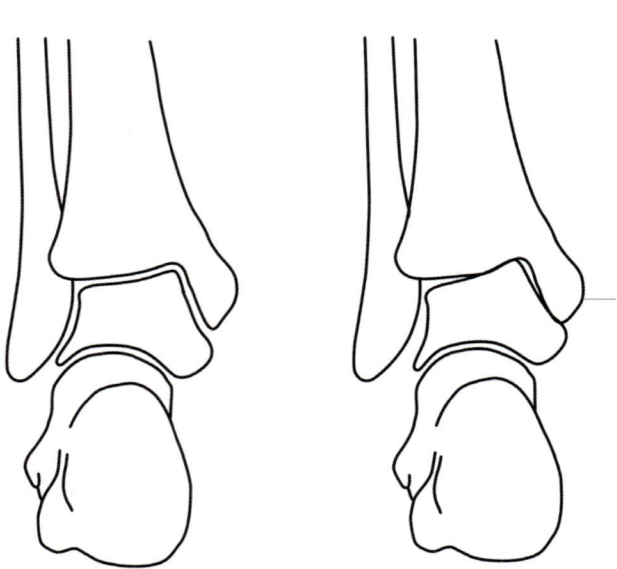

图1 匹配关节（左）和不匹配关节（右）。在匹配关节中，无论胫骨远端关节面内翻还是外翻，胫距关节间隙是平行的。在不匹配关节中，距骨在踝穴中是倾斜的。

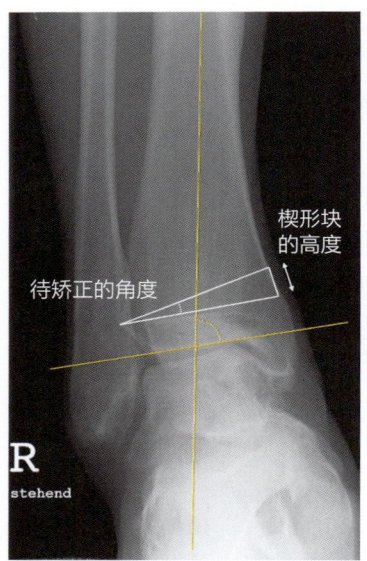

图2 矫形计划：测量畸形并计划插入楔形的宽度（白色三角形的下线为截骨线）。

外侧闭合楔形截骨矫正外翻畸形

具体入路
- 下肢驱血之后,上大腿止血带。
- 沿腓骨远端的前侧做一个略微弧形的切口,长 10 cm。如果切口需要向远端延伸,稍向前方弯曲,然后止于外踝的远端前方(技术图1)。
- 从外侧暴露胫骨和腓骨。为了避免骨骼血管的破坏,不做骨膜剥离。
- 在切口的远端,暴露下胫腓联合。
- 腓肠神经外侧支和小隐静脉位于切口的背侧,通常操作时不能看到。如果进行扩大的近端分离,则需找到并保护好腓神经,但扩大的近端切除需进行确认,暴露和保护腓浅神经分支。在游离过程中需要电灼一部分位于腓骨远端内侧深面的腓动脉分支。

腓骨截骨
- 在大多数行经外侧闭合楔形截骨矫正内翻畸形的病例中,需要缩短腓骨以保持踝关节的关节匹配。可以通过简单的骨块切除或者Z形截骨术来缩短。此外,还可以选择斜行截骨(从远端前方至近端后方)。与骨块切除相比,Z形腓骨截骨术能提供更好的防旋转能力和腓骨的初始稳定性。
- Z形截骨可延长的长度为2~3 cm,从下胫腓前联合水平向近端进行。
- 可用克氏针作为横行截骨平面的标志,通过透视来确定截骨线的位置。
- 用摆锯进行截骨术。
- 截断腓骨后,根据所需缩短的长度,在截骨的两端切除一部分腓骨(技术图2)。

- 为了避免干扰致密的下胫腓联合韧带,在进行Z形截骨术时,笔者通常在近端做前方横行截骨;在远端,也就是下胫腓联合处,做后方横行截骨。

外侧闭合楔形胫骨截骨术
- 为了准确地截骨,先在胫骨上穿入2枚克氏针,克氏针的两头在胫骨的内侧皮质处交汇,2枚克氏针的夹角即为矫形所需去除的骨块角度(技术图2)。
  - 除非畸形位于踝上区域,否则克氏针应从下胫腓前联合的近端指向内侧骨骺线(技术图3A)。
- 在透视确定克氏针(技术图3B)位置后,仅在截骨的位置切开骨膜,用手术刀或骨膜剥离器小心地进行剥离。
- 用摆锯进行截骨,并在截骨过程中用生理盐水冲洗冷却摆锯,减少对骨的热损伤。
- 穿入克氏针时要精确,避免戳穿内侧皮质。理想情况下,应该保留内侧皮质作为铰链。
- 畸形矫正必须位于CORA,以避免远端节段(踝)和近端节段(胫骨干)的相对平移错位。
- 闭合间隙,用钢板固定截骨部位。笔者倾向于选择初始稳定性更理想的锁定钢板,但是应用锁定钢板时,截骨处必须完全闭合(技术图3C、D)。

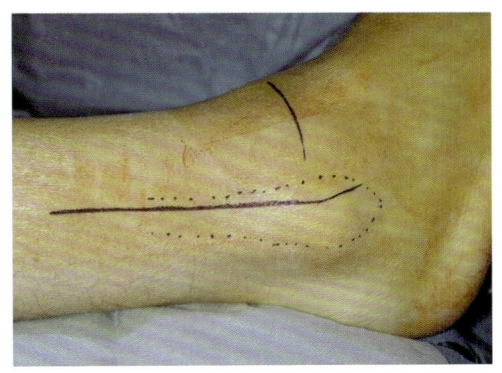

技术图1 远端腓骨及胫骨的外侧入路。

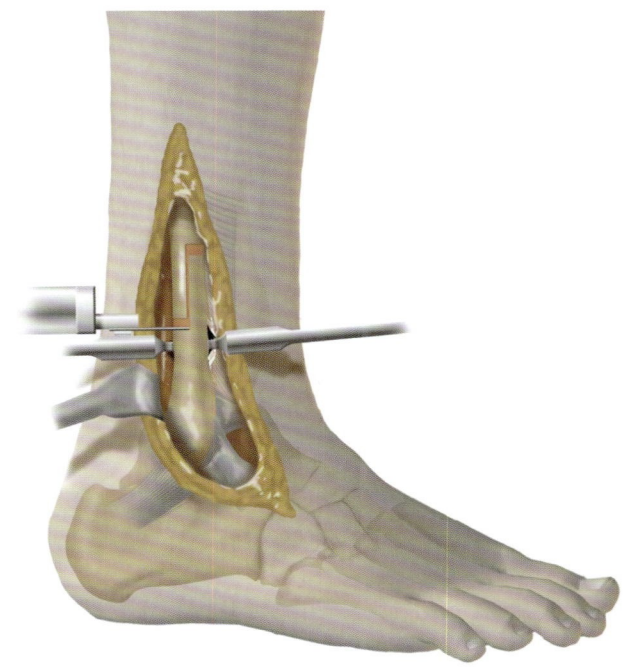

技术图2 缩短腓骨的Z形截骨术。

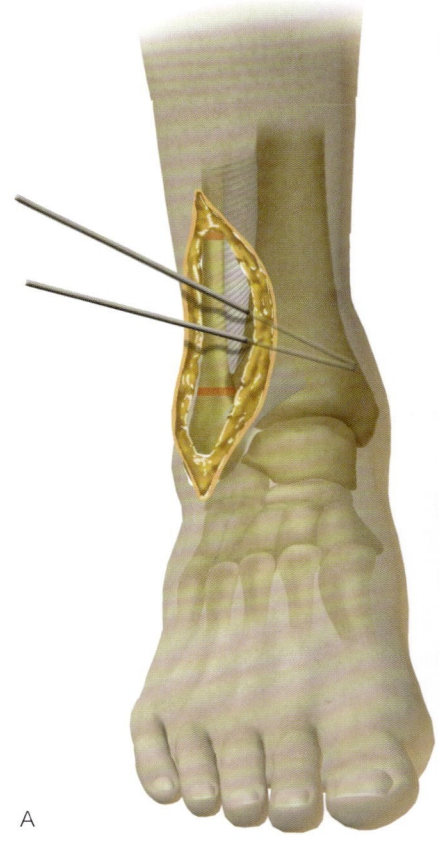
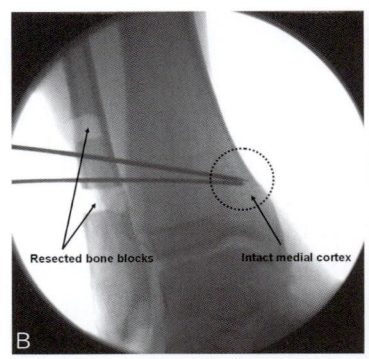
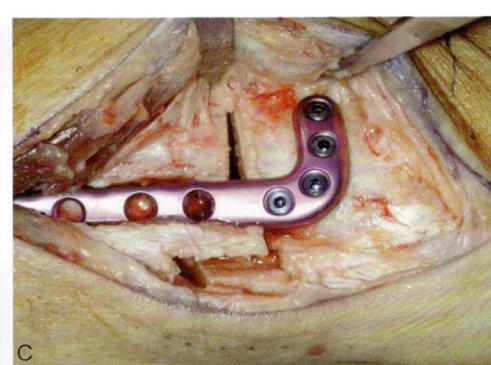
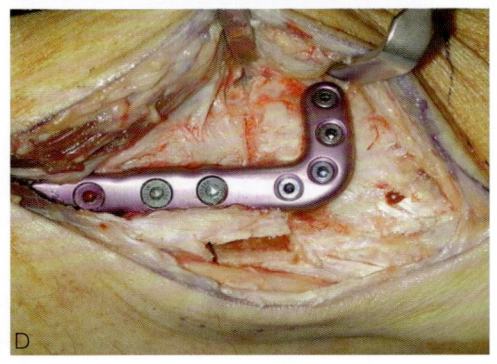

技术图3　A. 置入克氏针以引导截骨。B. 术中Z形腓骨截骨术后透视显示胫骨截骨术的引导针。C. 截骨后未闭合的胫骨（腓骨）。D. 截骨闭合后的胫骨（腓骨），注意腓骨的缩短。

- 在锁定钢板远端和近端之前，笔者用加压器使截骨面达到最佳的加压闭合。
- 笔者常规使用2-0可吸收缝线来缝合骨膜。

调整关节匹配性及固定腓骨

- 术中X线透视下调整胫距关节使之匹配，并复位腓骨。
- 一旦关节调整匹配，利用螺钉（固定在Z形截骨的长臂段）或是1/3管型钢板固定腓骨（技术图4）。
- 间断缝合皮下组织和皮肤。

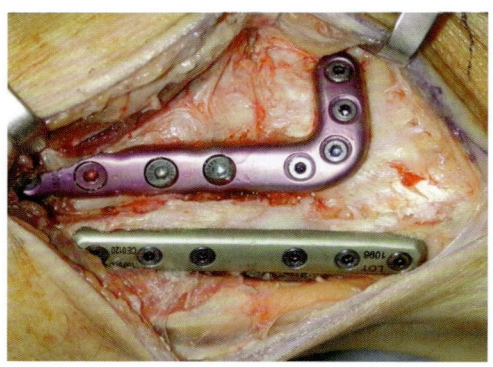

技术图4　用钢板固定腓骨。

内侧开放楔形截骨矫正内翻畸形

显露

- 下肢驱血，大腿止血带充气。
- 在胫骨远端和踝关节的前方做前方切口，紧贴胫骨隆突的外侧。保护穿过切口远端方向的腓浅神经。
- 将伸肌支持带纵向分开，露显伸肌腱。该入路经过胫骨前肌和拇长伸肌之间的间隙。
- 于胫前骨肌腱和拇长伸肌腱间纵行切开伸肌支持带，切口由踝关节上方10 cm处起始，于踝关节中线延长（技术图5）。
  - 向内侧牵开胫骨前肌腱，向外侧牵开拇长伸肌腱，如果可能，不要打开腱鞘。

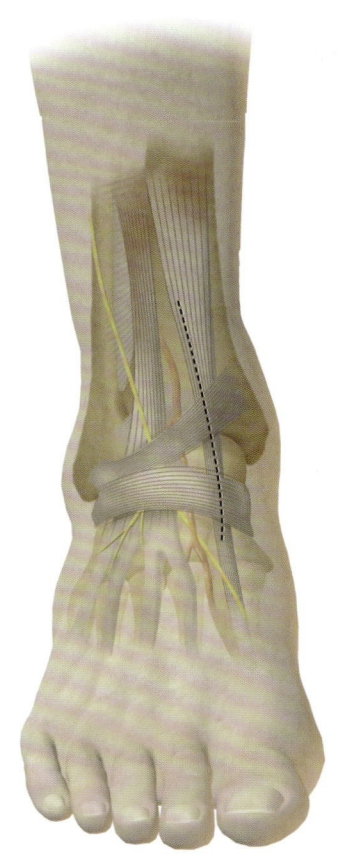

技术图5 胫骨远端踇长伸肌和胫骨前肌腱间隙的前方入路，神经血管束在此切口的外侧。

- 在所有软组织和神经血管结构均得到保护的情况下，暴露胫骨前面。为了促进截骨部位的愈合，骨膜剥离应该仅限于截骨部分。
- 截骨的具体方法详见胫骨截骨章节。

内侧入路

- 患者在手术台上取仰卧位，对侧臀部垫高有利于暴露。
- 肢体驱血，止血带充气。
- 大隐静脉及隐神经通常位于切口前侧，沿胫骨在内踝处开始行10 cm长的切口，向近端延长（技术图6A）。
- 牵开皮瓣，注意仔细操作，避免损伤沿内踝前方走行的血管神经束（技术图6B）。
- 找到并向后牵开位于内踝后方的胫骨后肌腱，需要打开鞘管将其暴露，看清胫骨远端的后方。

胫骨截骨

- 暴露胫骨时尽可能少地剥离骨膜（技术图7A）。
- 通过透视确定截骨平面，将克氏针从内侧皮质置入到骨骺线处，如果胫骨畸形愈合，将克氏针于畸形的顶端处置入（技术图7B）。
- 在截骨平面打开骨膜，用手术刀或者骨膜剥离器剥离骨膜。截骨线必须认真计划，如果截骨不精确，则会导致远端及近端节段的相对位移，以及踝关节相对于胫骨力线的偏移。

- 深部血管神经束（胫前动脉及腓深神经）位于入路外侧，必须要对其进行识别并保护。
- 踝关节为广泛的包含静脉丛的脂肪垫所覆盖，部分需要电灼处理。
- 如果需要做胫距关节清理或骨赘切除术，可打开前方关节囊。如果只进行踝上截骨，则无需暴露关节。

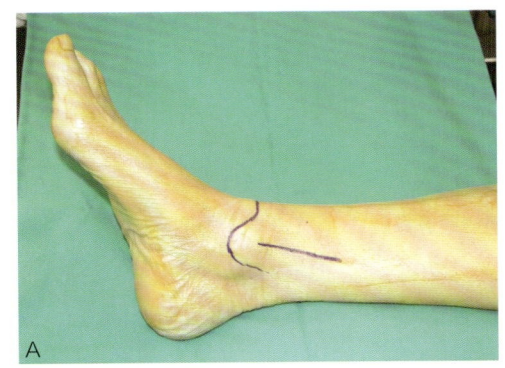
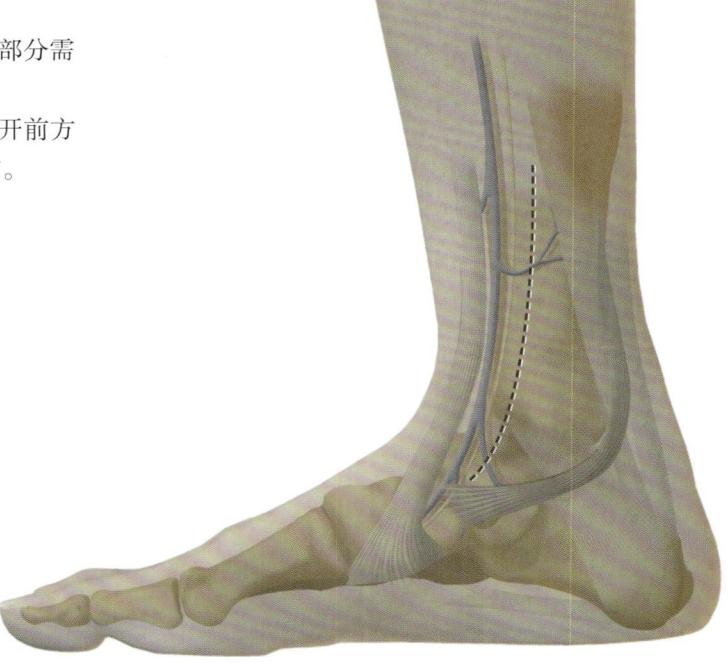

技术图6 A、B. 远端胫骨的内侧入路。

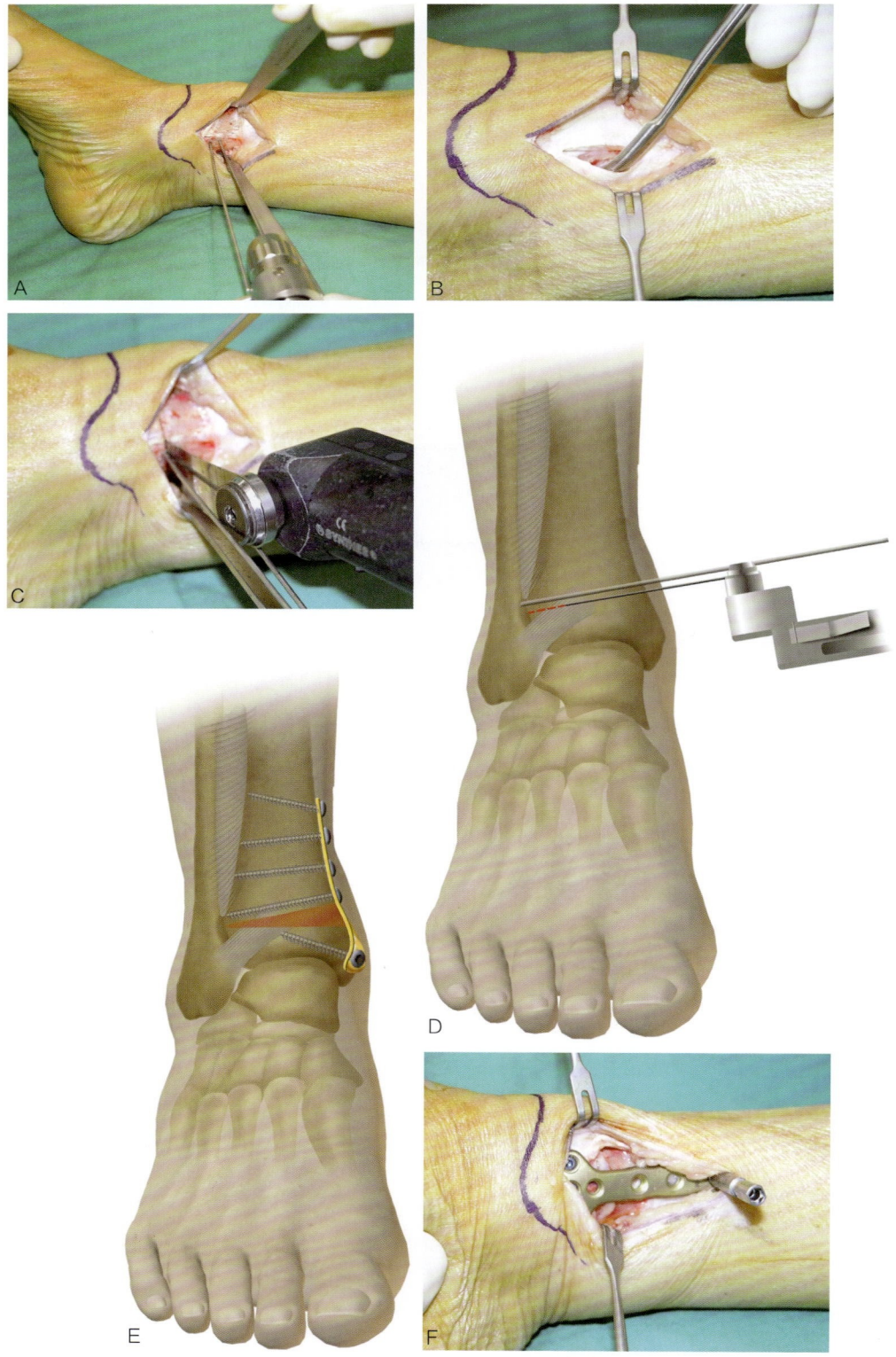

技术图7　A. 术中放置克氏针。B. 切开并小心剥离骨膜。C. 用摆锯进行截骨术。D. 图示内侧开放式楔形截骨术摆锯截骨。E. 间隙撑开。F. 钢板固定截骨处。

- 笔者推荐使用宽锯片截骨，这样截骨线较平整（技术图7C、D）。
  - 可以用骨凿或骨刀来代替摆锯以减少对骨的热损伤。
- 矫形应基于术前的计划。
- 可用同种异体骨（笔者使用Tutoplast Spongiosa,Tutogen Medical GmbH, Neunkirchen, Germany）或自体髂骨填充间隙（技术图7E）。
- 我们一般用内侧锁定钢板固定截骨，也可用内置间隔的钢板（例如，Puddu钢板；Arthrex, Naples, FL）来代替（技术图7F）。
- 截骨处的固定同之前的外侧截骨术（参见前述）。
- 胫骨后肌腱鞘可用2-0可吸收缝线缝合，间断缝合皮下组织和皮肤。切勿将胫骨后肌鞘缝合过紧，以防止缩窄性屈肌腱鞘炎的发生。
- 病例结果见技术图8。

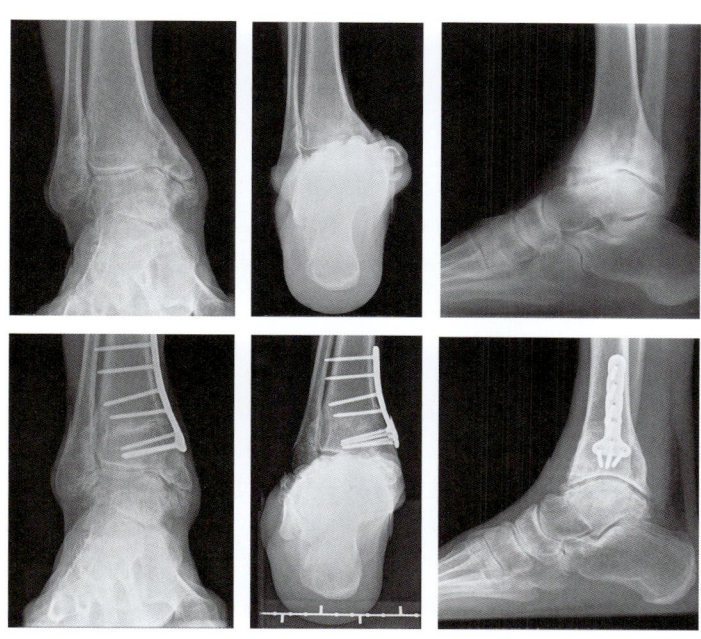

技术图8　术前及内侧开放式楔形截骨术后1年的X线片对比（分别为负重正位、侧位、Saltzman位）。患者男性，62岁，踝关节内翻型骨关节炎。

内侧闭合楔形截骨治疗外翻畸形

- 这项技术实质上和前面部分所描述的开放式楔形截骨术一样，不同的是去除一块楔形骨块。
- 根据矫正计划放置克氏针（技术图9A）。
- 再切除楔形骨（技术图9B），用内侧钢板固定。
- 临床病例见技术图10。

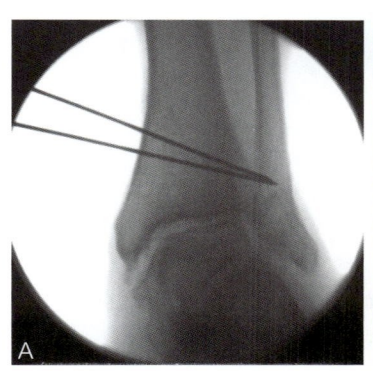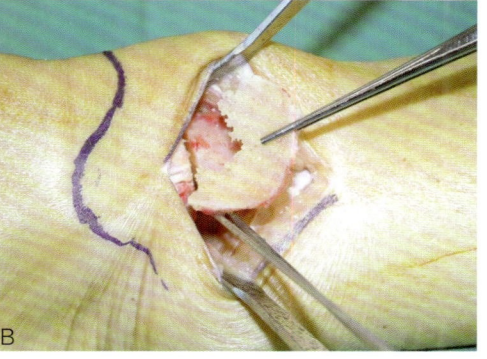

技术图9　A. 内侧闭合楔形截骨中放置克氏针。B. 内侧闭合楔形截骨中移除楔形骨块。

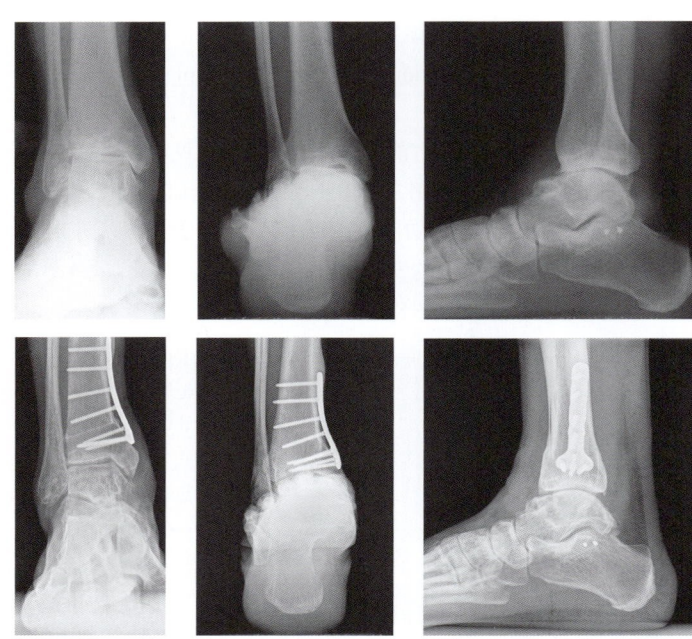

技术图10　术前、术后X线片对比（分别为负重前后位、侧位、Saltzman位）。患者男性，58岁，踝关节内翻型骨关节炎。术后图像在内侧闭合楔形截骨术后1年拍摄。

穹窿形截骨

- 应用前方入路。
- 截骨位于干骺端水平，下胫腓联合的上方。
- 用记号笔标记胫骨截骨线，规划矫形角度。
- 用2 mm钻头沿截骨线钻孔（技术图11A）。用5 mm骨刀沿截骨线凿开，完成截骨（技术图11B）。
- 在移动截骨端之前，用记号笔或电刀在胫骨前方远近端做标记（技术图11C）。

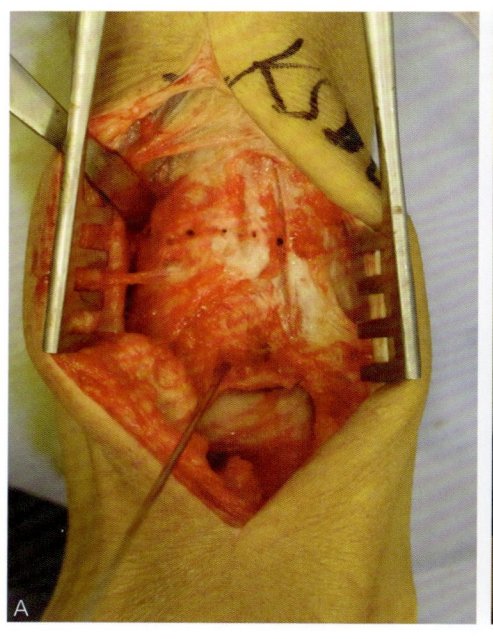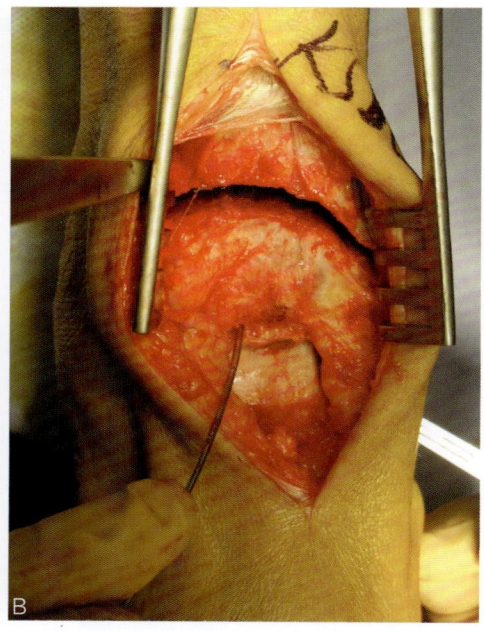

技术图11　A. 术中用克氏针标记旋转中心，并沿截骨线钻孔。B. 用骨刀沿截骨线完成截骨。

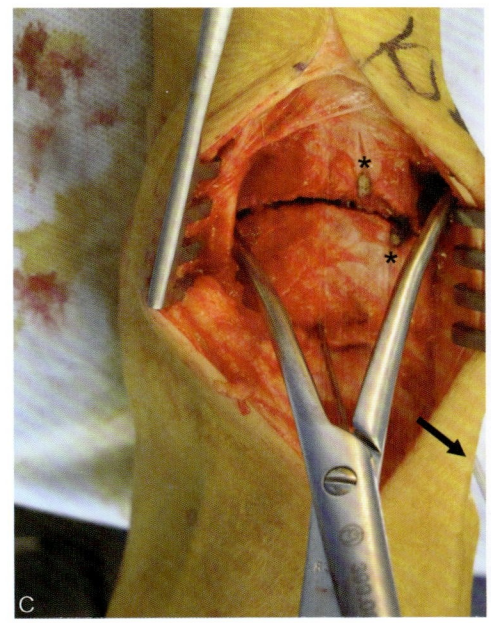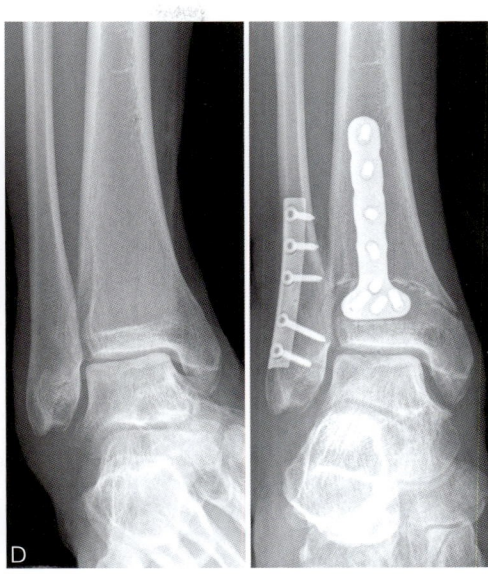

技术图11（续） C. 畸形矫正后的图片。注意用电刀在骨皮质上做标记（星号）以及内踝处撬拨使用的克氏针（箭头）。 D. 术前（左侧）和术后的X线片显示的是一位46岁的患者，踝关节匹配性内翻。截骨端以T形钢板固定，腓骨以1/3管型钢板固定。

- 腓骨通过外侧的单独切口显露，按照前述的腓骨截骨方式截骨。
- 按照术前计划矫正畸形，从内踝打2.5 mm克氏针维持位置。
- 用1枚T形钢板固定，也可以用2枚直板固定（内侧、外侧各1枚）。
- 透视下调整腓骨的长度及位置，根据需要用钢板或2枚螺钉固定（技术图11D）。

要点与失误防范

胫骨后肌腱撕裂	• 对创伤后畸形的病例进行矫正时，如果踝关节后内侧有广泛瘢痕，在行外侧截骨时，可能需要通过做小切口暴露胫骨后肌腱来进行保护
意外切断整个胫骨	• 这种远处皮质失去铰链作用会造成旋转或平移错位，以及截骨术后移位的风险 • 建议在另一个平面用第2块钢板加强固定
松解胫腓联合韧带	• 在一些病例中，需要松解韧带联合以维持胫距关节的对应匹配。笔者从胫骨远端前外侧、紧邻踝关节近端处松解韧带前联合以达此目的。通过用骨凿在胫骨远端前外侧凿下Chaput结节，松解胫腓前联合，一旦固定胫骨截骨部位，以及根据获得的对应匹配的胫距关节确定腓骨的对位并固定后，按照新的静止状态下的张力，用螺钉加垫片或经骨缝合，重新附着Chaput结节
截骨术复位缺失	• 应用提供角稳定性的内植物可以降低移位风险。截骨时保留远端皮质和骨膜作为铰链可以使截骨矫形更得心应手

术后处理

- 需在术后立刻抬高患肢。
- 为了减轻肿胀,维持加压包扎2天和夹板固定2天。
- 6~8周内使用非负重短腿石膏固定。
- 如果6周后影像学证据显示有愈合,可先进行2周的部分承重,之后逐渐过渡到完全承重。
- 术后8周可制订一个康复计划,包括力量训练、步态训练和恢复运动范围,在耐受的情况下逐渐达到足量的活动。

预后

- 观察第1批的94例患者,其患有踝关节内翻或外翻畸形的平均时间为43个月(范围从12~126个月)。
- 12个月后进行影像学评估时,所有的截骨术都达到了完全愈合。所有的患者疼痛都有减轻,这和以往的报道相同。75%的患者,其骨关节炎的放射评分有所改善。除此之外,患者表现为趋向于正常的步态和功能。

并发症

- 除去围手术期并发症,例如创伤延迟愈合或感染,术后更多的问题是截骨处延迟愈合或骨不连。
- 另一个潜在的并发症是畸形愈合,造成的原因是术中截骨时排列不精确或是术后位置有丢失。
- 术中并发症包括神经或肌腱的损伤,需要确认识别并保护所有邻近的神经血管结构。

(王志坚 译,苏琰 审校)

参考文献

[1] Knupp M, Pagenstert G, Valderrabano V, et al. Osteotomies in varus malalignment of the ankle [in German]. Oper Orthop Traumatol 2008;20:262-273.

[2] Knupp M, Stufkens SA, Bolliger L, et al. Classification and treatment of supramalleolar deformities. Foot Ankle Int 2011;32:1023-1031.

[3] Knupp M, Stufkens SA, Pagenstert GI, et al. Supramalleolar osteotomy for tibiotalar varus malalignment. Tech Foot Ankle Surg 2009;8:17-23.

[4] Knupp M, Stufkens SA, van Bergen CJ, et al. Effect of supramalleolar varus and valgus deformities on the tibiotalar joint: a cadaveric study. Foot Ankle Int 2011;32(6):609-615.

[5] Myerson MS, Zide JR. Management of varus ankle osteoarthritis with joint-preserving osteotomy. Foot Ankle Clin 2013;18(3):471-480.

[6] Pagenstert GI, Hintermann B, Barg A, et al. Realignment surgery as alternative treatment of varus and valgus ankle osteoarthritis. Clin Orthop Relat Res 2007;462:156-168.

[7] Pagenstert GI, Knupp M, Valderrabano V, et al. Realignment surgery for valgus ankle osteoarthritis. Oper Orthop Traumatol 2009;21:77-87.

[8] Stamatis ED, Cooper PS, Myerson MS. Supramalleolar osteotomy for the treatment of distal tibial angular deformities and arthritis of the ankle joint. Foot Ankle Int 2003;24:754-764.

[9] Stufkens SA, van Bergen CJ, Blankevoort L, et al. The role of the fibula in varus and valgus deformity of the tibia: a biomechanical study. J Bone Joint Surg Br 2011;93(9):1232-1239.

[10] Takakura Y, Takaoka T, Tanaka Y, et al. Results of opening-wedge osteotomy for the treatment of a post-traumatic varus deformity of the ankle. J Bone Joint Surg Am 1998;80(2):213-218.

第67章 踝上截骨结合内固定术：方法3

Supramalleolar Osteotomy with Internal Fixation: Perspective 3

Yasuhito Tanaka

定义

- 内翻型骨关节炎，其特点是内翻畸形，伴有胫骨远端关节面前方张开[1,2]。
- 多见于中老年女性患者，且常为双侧发病。
- 可应用低位胫骨截骨术（low tibial osteotomy, LTO）治疗踝关节内翻型骨关节炎。软骨的缺损可在应力重新分布后获得纤维软骨修复。

解剖

- 胫骨远端关节面几乎垂直于胫骨前方纵轴，并且相对于外侧纵轴稍有前侧张开（图1）。

发病机制

- 内翻型骨关节炎发病原因不明。
- 放射影像学测量显示远端关节面内翻倾斜（图1）。通常认为内翻倾斜是因后天获得性改变引起的，因为新生儿踝关节处于外翻位[3]。
- 部分生物力学研究[4,10]显示胫骨远端关节面内翻倾斜会导致应力集中于踝关节内侧（图2）。在进行胫骨远端外翻截骨后，应力会转移至外侧[8]。

自然病程

- 骨赘形成和软骨下骨硬化改变首先出现在踝关节的内侧沟以及前内侧角。
- 关节软骨损伤从内侧逐渐发展至外侧。
- 内翻型踝关节骨关节炎可分为四期（图3）[6,9]：
  - 1期：没有关节间隙变窄，但有早期硬化以及骨赘形成。
  - 2期：内侧关节间隙变窄。
  - 3期：关节间隙消失伴内侧软骨下骨接触。
    - 3a期：关节间隙消失仅限于内踝。
    - 3b期：关节间隙消失进展到距骨穹顶面。
  - 4期：全关节间隙消失，完全骨性接触。

病史和体格检查

- 患者主诉为开始行走时踝关节疼痛以及长距离行走后踝关节疼痛。
- 随着骨关节炎进展，运动时疼痛及肿胀越来越明显。
- 内侧踝关节间隙有压痛点。
- 活动度可保持到相对晚期。

影像学和其他诊断性检查

- 应拍摄负重前后位及侧位片以检测关节间隙狭窄程度。
- 胫骨干与胫骨远端关节面所成角度可通过前后位片（TAS角）及侧位片进行测量（TLS角）（图4）[1,2,5]。这些角度分别代表内翻角度及关节前方张开的大小。

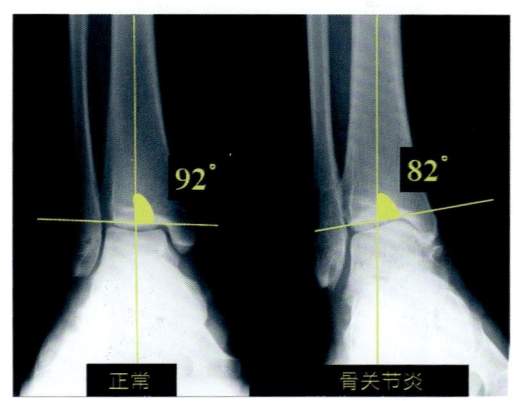

图1 内翻型骨关节炎特点为远端关节面内翻倾斜。

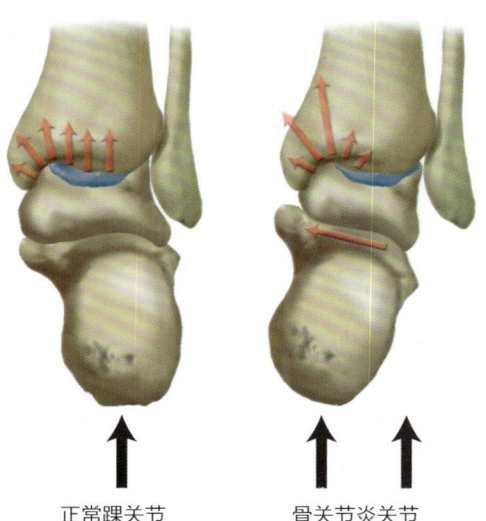

图2 在正常关节，应力广泛分布，但在有内翻型骨关节炎的踝关节，应力集中于内侧。

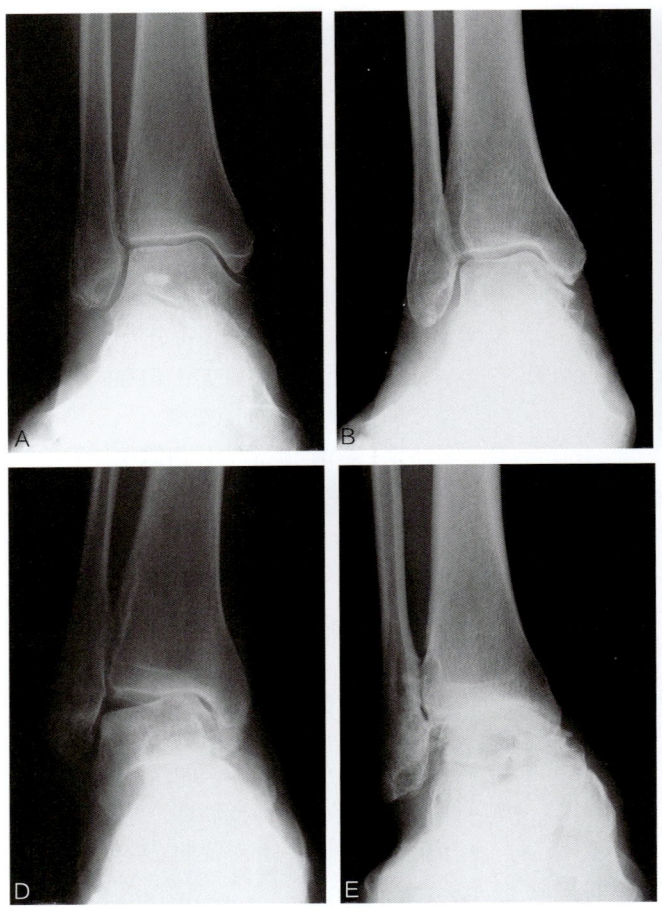

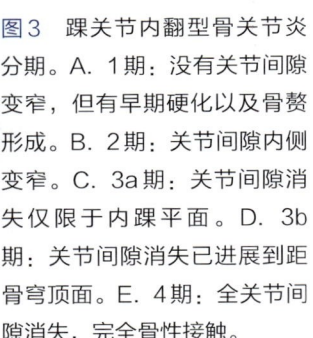

图3 踝关节内翻型骨关节炎分期。A. 1期：没有关节间隙变窄，但有早期硬化以及骨赘形成。B. 2期：关节间隙内侧变窄。C. 3a期：关节间隙消失仅限于内踝平面。D. 3b期：关节间隙消失已进展到距骨穹顶面。E. 4期：全关节间隙消失，完全骨性接触。

- TAS成角的正常值介于88°～90°，TLS成角的正常值介于80°～81°[1,2,5]。
- 胫骨轴线定义为内踝尖上方8 cm及13 cm处胫骨干中点的连线。
- 部分有骨关节炎的踝关节可观察到距骨内翻。内翻角度可通过负重前后位片进行评估，显示了胫骨远端关节面以及距骨体的上关节面（图5）。

鉴别诊断

- 创伤性骨关节炎
- 类风湿关节炎
- 感染性关节炎
- Charcot关节病
- 结晶性关节炎

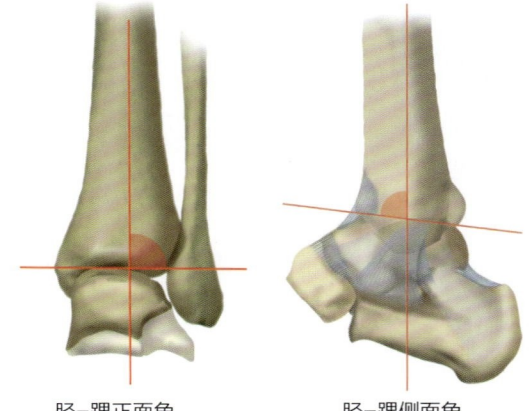

图4 胫骨干与胫骨远端关节面的前后位片影像（TAS成角）以及侧位片影像（TLS成角）。

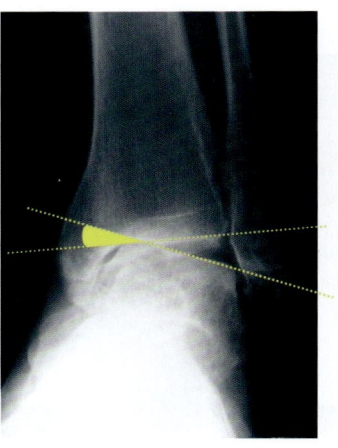

图5 踝关节负重前后位片内翻倾斜成角影像。

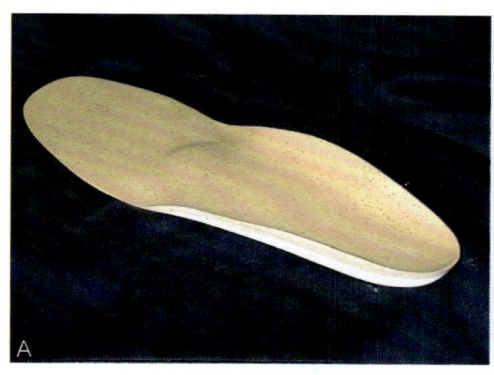
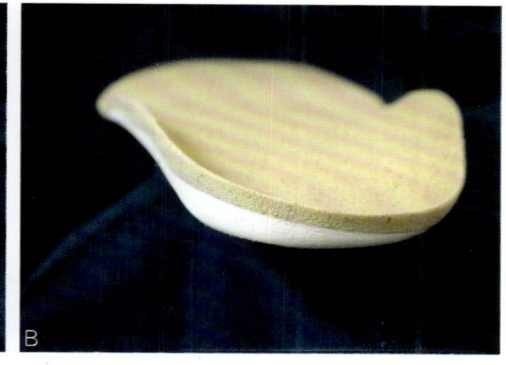

图6　外侧缘呈楔形的鞋垫。A. 侧位片。B. 后位片。

非手术处理

- 休息，同时避免剧烈活动。
- 热敷及微波理疗有效。
- 对于中度及重度疼痛可应用非甾体类抗炎药及注射玻璃酸钠。
- 对于1期及2期的骨关节炎，患者穿外侧缘楔形鞋垫一般非常有效（图6）。

手术治疗

- 可计划采用前内侧撑开截骨以矫正内翻畸形以及踝关节远端关节面的前方间隙（图7）。开放式楔形截骨术通常比闭合式截骨有效。因为外侧有腓骨存在，故外侧闭合式楔形截骨术式较难操作，此外，由于该术式可导致外侧短缩，所以会减弱腓侧肌力。
- 对于2期或3a期的患者，LTO效果显著，但是3b期患者的临床结局并不令人满意。该手术的指征必须包括距骨穹顶面有软骨覆盖。
- 如果负重前后位片的内翻倾斜角为5°或更小，单行截骨术即可获得良好效果。然而，内翻倾斜角超过10°的关节很难恢复正常的关节间隙[9]。
- 尽管此类手术的指征非常有限，但是LTO可以缓解疼痛并保留关节功能。

术前计划

- 就TAS角而言，过度矫形结果要比矫形不足好得多，尤其是在骨关节炎进展到晚期时。因此，术后理想的TAS角度介于96°～98°。
- 对于TLS角，过度矫形会限制踝关节背伸。因而理想的TLS角度介于81°～82°。
- 术前绘图测量：
  - 截骨点定在内踝尖上5 cm。植骨的形状应与矫正的程度适合。
  - 术前测量确定楔形植骨块边缘长度。通常从髂骨嵴取骨。植骨块内侧的平均高度一般为6～8 mm。

体位

- 在全麻或脊椎麻醉下进行，患者仰卧位，应用充气止血带。

入路

- 通常做两个独立的切口，分别位于腓骨外侧以及胫骨内侧。

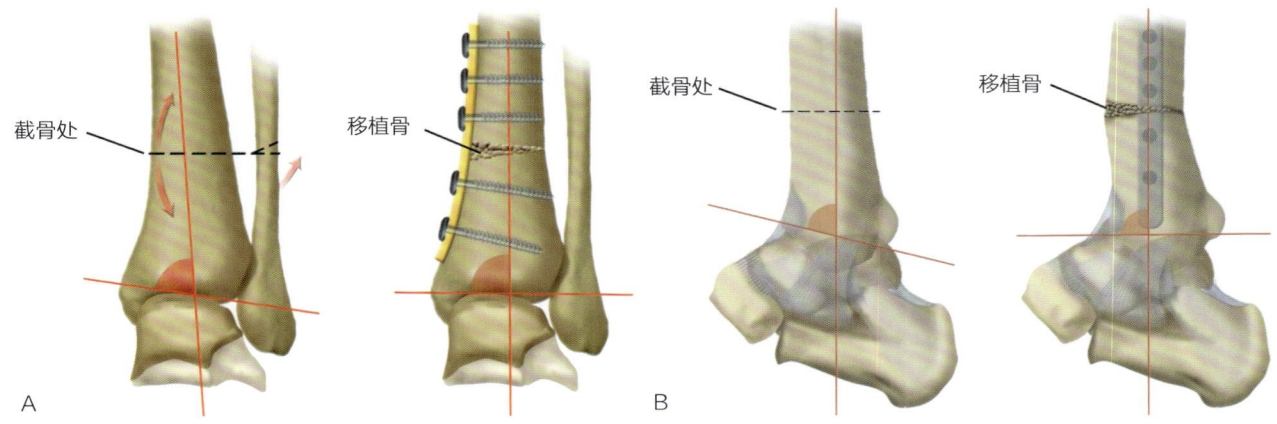

图7　胫骨低位截骨术。A. 前面观。B. 侧面观。

腓骨截骨术

- 首先进行腓骨截骨术。在外踝尖近端7 cm处做一2 cm的外侧纵向切口。外踝尖可通过经皮针刺进行确定。
- 摆锯从前方近端到后方远端做斜行截骨。当胫骨沿外翻方向矫形后,后足通常会外旋,从而使截骨部位到达恰当的位置。
- 如胫骨截骨部位张开困难,则在腓骨截骨处切除5 mm腓骨骨块。

胫骨截骨术

- 在胫骨处采用开放式楔形截骨。
- 从内踝尖近端5 cm处开始做一8 cm的内侧纵向切口。应用针探明内踝尖的位置。
- 胫骨远端前方表面较易暴露,但要尽可能多地保留骨膜。
- 使用骨凿,在内踝尖部近端5 cm处标记出截骨线。
- 用电锯进行截骨。不要将胫骨完全切断,保留胫骨外侧的皮质。用骨凿小心地张开截骨部位(技术图1A、B)。
- 在术前计划中确定移植骨块的形状大小,从髂嵴或是胫骨远端部分获得移植骨。
- 参考术前测量的情况,将取得的骨块修整为合适的楔形骨块。
- 植骨填充截骨部位的任何缝隙(技术图1C)。

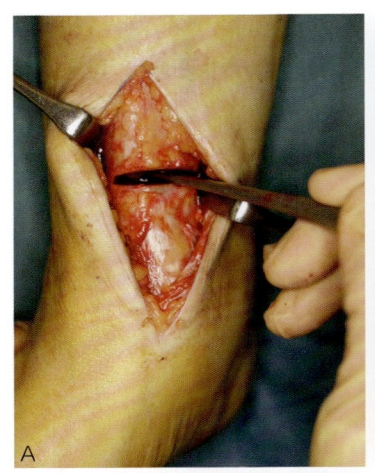
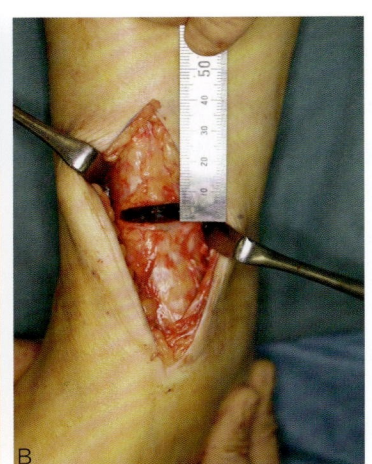
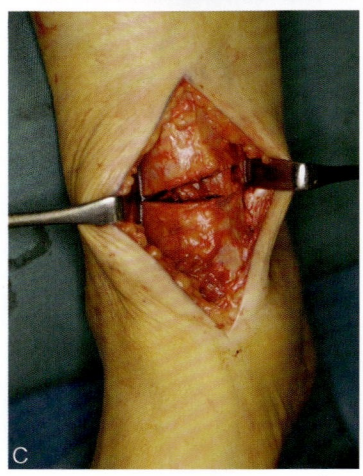

技术图1 胫骨截骨术。A. 小心打开截骨部位。B. 仔细测量开放空间的大小。C. 用移植骨填满开放空间。

截骨部位的固定

- 用AO/ASIF四孔或五孔窄钢板（Synthes）固定胫骨截骨部位，也可应用六孔或八孔钢板（Osteo），或是四孔或六孔的Cloverleaf钢板（Stryker）（技术图2）。
- 用骨松质螺钉固定胫骨远端。
- 用一枚螺钉或是克氏针固定腓骨截骨部位。
- 有时钢板上钉孔的加压机制会导致一部分矫形损失。如果应用有加压机制的钢板，术中操作应格外注意。

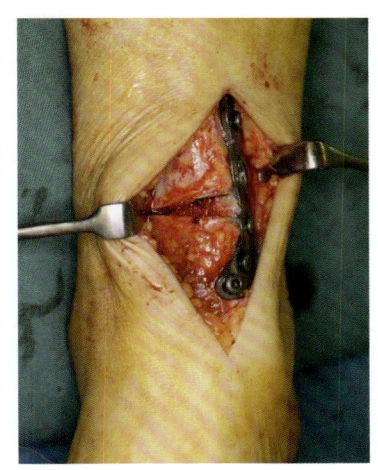

技术图2　钢板内固定。

切口闭合

- 在截骨部位留置引流管。
- 缝合皮下脂肪组织，然后闭合皮肤。
- 术后应用膝下石膏固定。

要点与失误防范

手术指征	• LTO的适应证为2期或3a期患者 • 如想获得良好临床效果，则应保留距骨穹顶表面的软骨 • 如踝关节负重位有超过10°的距骨倾斜角度，则无指征 • LTO无法增加活动度，其应用指征为踝关节至少有30°的活动度
固定	• 如果钢板系统有加压机制，则在用螺钉进行内固定时，当心避免造成矫形损失

术后处理

- 术后即刻用枕头抬高下肢。
- 术后第1天可进行非负重行走。足趾及膝关节的屈伸练习可预防深静脉血栓及肌肉无力。
- 应用管型石膏4～6周。术后2周允许轻微负重时（5 kg）着地。术后4周允许部分负重时（10～15 kg）着地。
- 去除管型石膏后，从趾到大腿应用压迫绷带以防止水肿。踝关节的积极活动度练习有助于软骨修复。
- 踝关节负重量应逐渐增加，直到术后2个月可允许完全负重。

预后

- 笔者所在医院连续对25名患者（26例足）进行了分析，这些患者都有内翻型骨关节炎，并接受了LTO手术[9]，全部为37～76岁的女性（平均年龄54岁）。平均随访8年3个月。
- 患者疼痛有明显缓解，同时行走能力及日常活动能力有显著改善。但是踝关节活动术后未见改善。
- 4例踝结果非常满意，16例踝结果较为满意，2例踝结果一般，另有4例踝结果较差。
- 影像学评估显示，TAS角度从术前的平均83°矫正到随访检查时的98°；TLS角度从术前的平均79°矫正到随访检查时的85°。
- 对于影像学检查分级为2期或3a期的踝关节，关节间隙得到了恢复。而相反，分级为3b期的12例踝关节中仅有2例的关节间隙得到了恢复。这些结果提示LTO的应用指征为2期或3a期患者（图8）。

并发症

- 极少发生延迟愈合及骨不连。
- 临床结局不佳的患者可选择应用关节融合术或全踝关节置换作为补救措施。

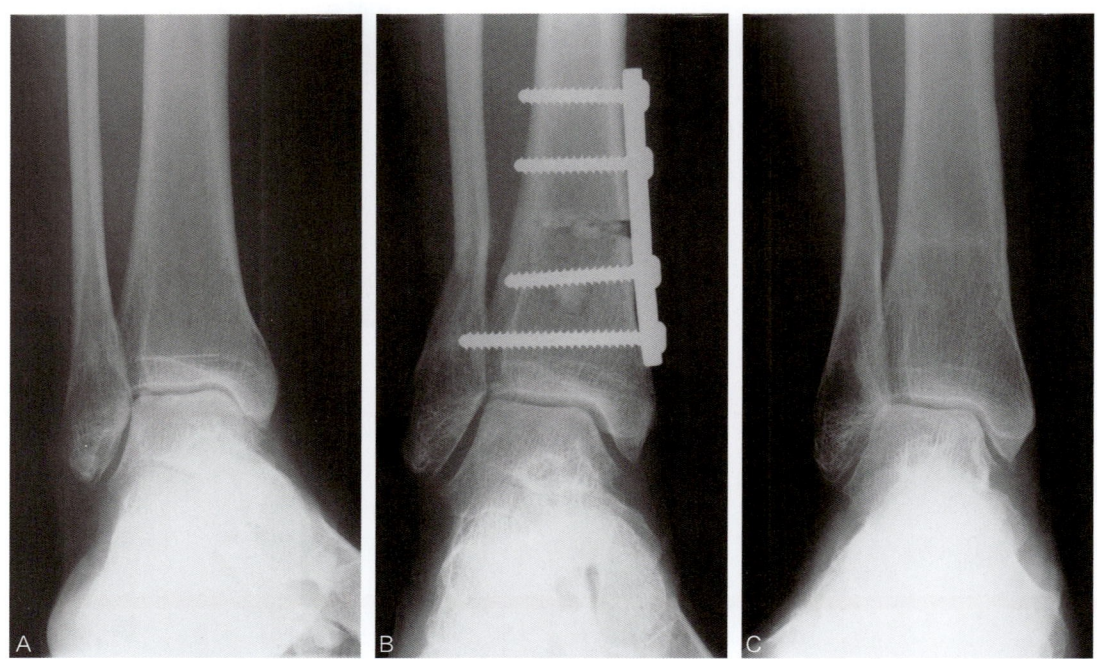

图8 女性患者，44岁，患有内翻型骨关节炎，3a期。A. 术前仅有内踝尖关节闭塞。B. 术后即刻前后位图像。C. 术后11年无痛，临床效果极佳。

（王志坚 译，苏琰 审校）

参考文献

[1] Katsui T, Takakura Y, Kitada C, et al. Roentgenographic analysis for osteoarthrosis of the ankle. J Jpn Soc Surg Foot 1980;1:52-57.

[2] Monji J. Roentgenological measurement of the shape of the osteoarthritic ankle. Nippon Seikeigeka Gakkai Zasshi 1980;54:791-802.

[3] Nakai T, Takakura Y, Tanaka Y, et al. Morphologic changes of the ankle in children as assessed by radiography and arthrography. J Orthop Sci 2000;5:134-138.

[4] Noguchi K. Biomechanical analysis for osteoarthritis of the ankle. Nippon Seikeigeka Gakkai Zasshi 1985;59:213-220.

[5] Sugimoto K, Samoto N, Takakura Y, et al. Varus tilt of the tibial plafond as a factor in chronic ligament instability of the ankle. Foot Ankle Int 1997;18:402-405.

[6] Takakura Y, Tanaka Y, Kumai T, et al. Low tibial osteotomy for osteoarthritis of the ankle. J Bone Joint Surg Br 1995;77B:50-54.

[7] Takakura Y, Takaoka T, Tanaka Y, et al. Results of opening-wedge osteotomy for the treatment of a post-traumatic varus deformity of the ankle. J Bone Joint Surg Am 1998;80A:213-218.

[8] Tanaka Y, Ohneda Y, Nakayama S, et al. Computer simulation of low tibial osteotomy using a three dimensional rigid body spring model. J Jpn Soc Surg Foot 1992;13:134-138.

[9] Tanaka Y, Takakura Y, Hayashi K, et al. Low tibial osteotomy for varustype osteoarthritis of the ankle. J Bone Joint Surg Br 2006;88B:909-913.

[10] Unno M. An experimental stress analysis around the ankle after a low tibial osteotomy using two dimensional photoelasticity. J Nara Med Assoc 1984;36:524-546.

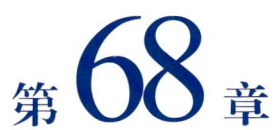

第68章 踝上截骨结合外固定支架固定：方法1

Supramalleolar Osteotomy with External Fixation: Perspective 1

Austin T. Fragomen and S. Robert Rozbruch

定义

- 踝上截骨（supramalleolar osteotomy, SMO）是指在胫骨和腓骨远端进行的截骨，常见的为踝关节近端5 cm、干骺端处截骨。
- 踝上截骨技术方法众多，可以采用开放的或经皮入路，可以使用动力锯、线锯或骨刀，也可以使用内固定或外固定[3,26]，可以逐步或一步到位地进行截骨复位[1,2,6-8,10,14,19,27,29,30]。
- 踝上截骨最常见的指征是胫骨远端的力线不良，现代骨科发展至今，胫骨远端或踝关节的力线不良仍然是一个尚未解决的问题。由于缺乏安全可靠的矫形方法，对于这些畸形的治疗普遍缺乏关注。
- 我们的经验是，对胫骨远端和踝关节的畸形采用经皮截骨和微创的环形外固定支架，可以获得良好和可复制的结果，同时并发症最少。

解剖

- 骨性畸形：
  - 常见的导致力线不良的骨性畸形包括胫骨远端和踝关节内翻、外翻、前倾、后倾、旋转不良和短缩。
  - 一般而言，患者往往同时伴有多种畸形。
- 胫神经：
  - 由于胫骨远端长期内翻或屈曲畸形，胫神经长度相对偏短，马蹄足的情况下往往使得情况更糟。
  - 对于这些病例，需要更重视神经的处理以避免神经损伤。
  - 避免神经损伤的方法有两种，一是采取逐步校正畸形的方法，或者是松解跗管。
  - 无论采取何种方式手术，都要保护好神经。
- 皮肤条件差：
  - 必须重视手术部位的皮肤条件。
  - 很多创伤后胫骨远端畸形的患者常有严重的软组织损伤，皮肤暗淡与骨相粘连、皮肤移植或皮瓣转移并非少见，在选择矫形技术的时候必须要考虑到。
  - 条件不佳的皮肤常常不能耐受大的手术切口，在这种情况下皮肤裂开甚至骨髓炎的发生不在少数，在这样的皮肤下，内固定的使用往往是不合适的，常会导致皮肤问题及深部感染。
  - 用微创技术进行逐步矫形是防止皮肤并发症的理想方法。
- 截骨水平：
  - 虽然畸形的顶点（旋转成角中心CORA）[16,17]是进行矫形最合理的部位，但也必须衡量临床因素。
  - 我们常常由于各种不同的理由在旋转和成角中心的远端和近端进行截骨，旋转成角中心往往存在硬化骨，对于骨愈合来说不是最佳的，在邻近的相对硬化不严重的部位进行截骨可在更短时间内达到更强的骨愈合和骨化。
  - 在受累的骨干上，如果下肢同时有短缩，医生必须要考虑位于远端截骨部位的骨是否同时具有愈合和再生的能力。
  - 我们常采用胫骨近端截骨延长下肢，采用踝上截骨仅仅是矫正畸形。
- 经皮截骨：
  - 在行经皮的胫骨远端截骨时，熟悉胫骨远端的解剖结构非常重要。
  - 使用C臂透视，确保骨刀未超过对侧皮质进入软组织内。
  - 随着经验的增长，术者可以依靠感觉和多次重复来进行截骨。
  - 要点包括选择胫骨前肌内侧切口，在骨刀进入后内侧时必须十分小心。
  - 我们建议采用足内旋来确认截骨完成，同时避免牵拉胫神经。
- 关节挛缩：
  - 计划截骨前必须检查是否同时存在关节挛缩。
  - 胫骨远端反屈畸形时常常伴有踝关节马蹄挛缩。
  - 需要同时考虑对骨性畸形和关节囊挛缩的校正。
  - 长期的胫骨远端内翻畸形常常伴有距下关节代偿性外翻。如果距下关节僵硬性外翻，那么需要进一步手术治疗这种次生的、易被忽视的畸形。

发病机制

- 对线异常的踝关节在关节软骨上产生不对称的应力分

- 布导致关节炎的发生。
- 胫骨远端的对线不良主要有两种：关节外畸形和关节内畸形。
- 关节外畸形的患者主要是由于胫骨远端干骺端骨折后的畸形愈合导致。
- 这样的畸形校正比较容易，不会继发关节炎，预后良好。
- 如果延误了对力线的校正，患者将会发展成创伤性关节炎。
- 关节炎进展的机制就是对线不良，踝关节的功能发挥需基于它的解剖特点。如果其力线发生变化，将会导致关节局部压力增加，造成关节软骨过度磨损。
- 例如，患者具有长期的胫骨远端内翻畸形，踝关节将会趋向内侧的磨损，而相对的外侧关节面的磨损减少。
- 如果关节产生不对称的磨损，仍然是踝上截骨的合适指征，目的是重建胫骨远端的力线，或者过度校正将压力转移至相对正常的关节软骨。这同高位胫骨截骨将下肢机械轴自内侧转移至外侧的概念是一致的。过度的校正使得负重不通过损伤的关节软骨而减轻疼痛。
- 力线不良，同时具有踝关节炎的患者预后差于尚未出现踝关节炎的患者。

病史和体格检查

病史

- 外科医师需要了解患者的骨和软组织的损伤类型、曾行何种手术、是否有感染史，以及抗生素的使用史。
- 高能量及开放性的骨折具有感染的高危性。
- 需要了解患者是否存在背部疼痛、下肢不等长、是否使用鞋具以及存在其他畸形。
- 内外翻畸形的主要表现为患者感觉相应外侧或内侧足部的应力增高。
- 下肢短缩常导致下腰痛及对侧髋关节痛。
- 如果采用抗生素治疗感染性的不愈合，术前需要停用抗生素6周，使术中获得可靠的微生物培养标本。抗菌药物停用后必须要仔细观察，特别如那些患有糖尿病或使用免疫抑制药的患者。
- 必须关注目前疼痛情况、麻醉药物的使用，以及是否使用支具行走能力等情况。

体格检查

- 医生需要了解患者站立位及行走时畸形和下肢不等长的情况。
- 不能负重常常提示骨折不愈合、不稳定。
- 从后面观察可以帮助确认是否存在冠状面的畸形。
- 下肢不等长可以通过在患肢下方使用垫块或髂嵴的水平进行判断。
- 侧面观察可以帮助了解矢状面的畸形及马蹄挛缩，踝上的反屈畸形同时伴有马蹄挛缩将导致足向前平移及膝关节过伸。
- 需要记录踝关节的活动度、距下关节、前足及足趾的活动度。
- 距下关节是踝关节畸形代偿的重要因素。踝关节内翻，距下关节外翻；踝关节外翻，距下关节内翻。在长期踝关节畸形的病例中，距下关节代偿将变得僵硬及不可复位。
- 如果同时伴有后足畸形，在进行矫形时必须加以考虑。
- 需要检查软组织条件，特别是先前的手术伤口及皮瓣，神经血管的状况应加以记录。这些检查包括胫后和足部动脉搏动、足部感觉，以及踝关节、足趾的背伸和跖屈功能。
  - 脉搏微弱的患者需要行进一步的血管检查。
  - 许多夏科关节患者的轻触觉正常。
- 俯卧位时可以最好地评估旋转畸形。
  - 通过大腿-足的轴线来评估胫骨的旋转畸形。
  - 测量股骨的旋转来评估股骨的旋转畸形。可以使用CT扫描进行测定，通过股骨近端、股骨远端、胫骨近端、胫骨远端的CT扫描分析旋转畸形[17,23]。

影像学和其他诊断性检查

- 影像学检查包括前后位、侧位、踝穴位、双足的Saltzman位（图1），以及从髋至踝关节的双下肢全长站立位片，短缩下肢足底踩垫块来维持骨盆的平衡。
- 下肢短缩及对线不良可以通过下肢全长站立位片进行测量，短缩下肢足底踩垫块来平衡骨盆，记录垫块的高度[16,17]，必要时患者同样可以使用拐杖。
- 影像学检查可提供包括下肢不等长、畸形、内固定、关节炎和骨愈合的重要信息。
- 仰卧位的摄片也可以评估下肢的短缩，但不能进行下肢力线的评估。
- 在需要时，行CT和MRI检查做进一步的评估。
  - CT扫描可以提供更多骨愈合的信息。
  - MRI可以提供踝关节、距下关节软骨的信息，以及感染的情况。
- 也可以使用核医学检查进行研究，但目前尚未发现其在评估中的有用性。
- 实验室检查包括白细胞计数、血沉和C反应蛋白，通过这些诊断感染。

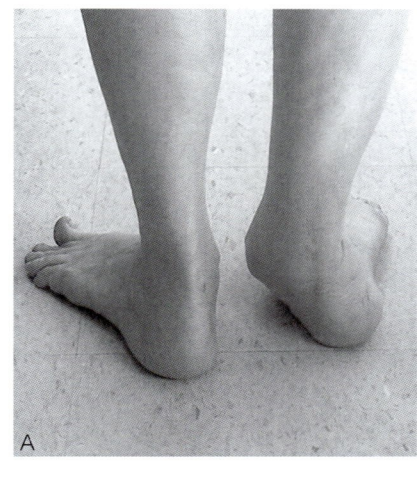
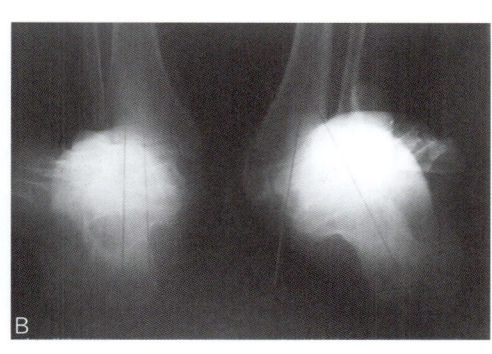

图1 A. 后足外翻畸形的外观。B. 同一患者Saltzman位客观评价畸形的严重程度。

- 选择性地在踝关节或距下关节注射利多卡因可以帮助诊断疼痛的来源。

鉴别诊断

- 踝关节融合畸形愈合
- 关节挛缩
- 非胫骨远端畸形的踝关节畸形（固定或非固定）

非手术治疗

- 由于慢性畸形常常导致踝关节的退变，所以不推荐非手术治疗。
- 对线不良和踝关节炎引发的疼痛可以采用支具来缓解。
- 有些对线不良同时伴有踝关节韧带不稳定，例如：踝关节内翻畸形可导致外踝韧带不稳，支具可以提供稳定性，但不能纠正潜在的骨性畸形。
- 在多数病例中，骨的重新对线可以增加稳定性而避免支具的使用。

手术治疗

术前计划

- 前后位测量畸形（图2A）。
- 胫骨近端轴线可以通过胫骨干轴线表示，胫骨远端轴线可以通过踝关节面的垂线表示（正常的胫骨远端角

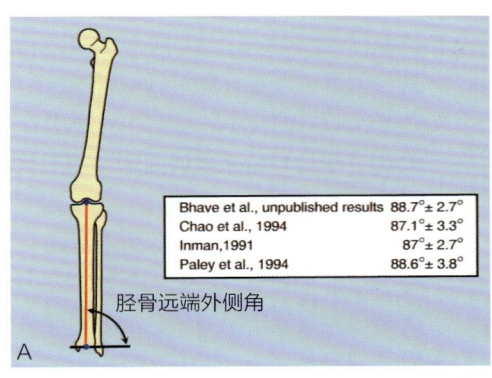
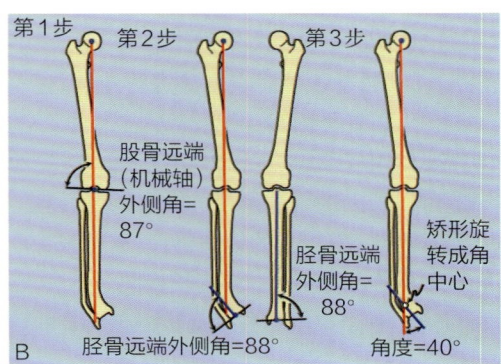
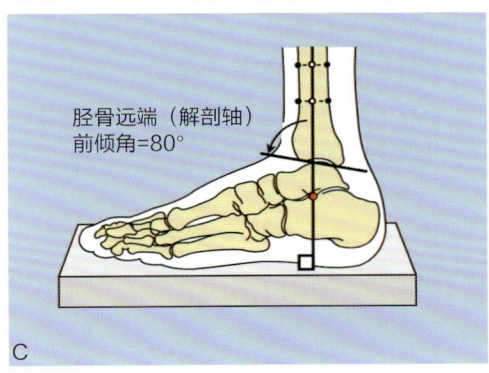

图2 A. 胫骨远端外侧角的测量及变化范围。B. 旋转成角中心的测定可以帮助确定截骨部位平移的距离。C. 正常的胫骨远端前倾角。

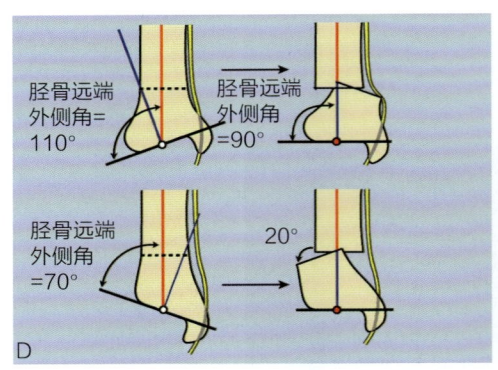
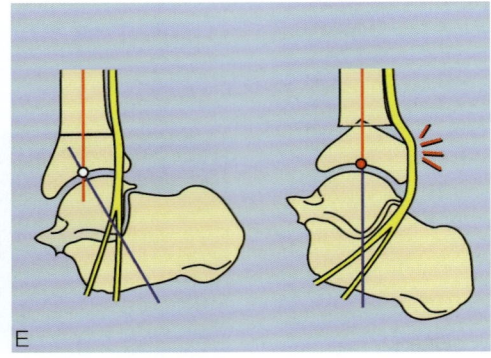

图2（续） D. 上图显示内翻矫形后胫神经的牵拉，外翻矫形时胫骨远端不牵拉胫神经（下图）。两图都强调了截骨平移来维持踝关节的力线。E. 距骨与胫骨前方撞击产生症状，远端畸形的矫正可导致胫神经的牵拉，应考虑渐进的矫形或在一次矫形手术时松解踝管（经允许引自：Dror Paley. Principles of Deformity Correction. Springer-Verlag, 2003）。

为90°）。胫骨近端及胫骨远端轴线的交点为畸形的顶点（图2B）。
- 矢状面上胫骨远端轴线与踝关节面成80°（正常的胫骨远端外侧角为80°）（图2C）。轴线的交点为畸形的顶点。
- 通过体格检查胫股角评估旋转畸形，如果截骨水平位于旋转成角中心，那么不需要平移，如果截骨水平不在旋转成角中心，为更好地纠正畸形，需要进行截骨的平移（图2D、E）[16,17]。
- 可以对不愈合或畸形愈合进行一次性或逐步的纠正[20,21]。
  - 一次性的矫形可以通过各种固定方法进行连接，包括钢板[3,26]、髓内钉以及外固定支架。
  - 逐步的矫形需要使用特殊的外固定支架。
- 不同的具体问题可以帮助医生选择最佳方案，例如，胫骨远端15°的外翻畸形以及2 cm的短缩，可以通过截骨逐步校正成角畸形及通过外固定支架延长患肢。
- Ilizarov技术可以通过骨牵拉生成技术逐步校正所有的畸形。
- 如果骨的再生潜能好，可以选择在同一水平进行畸形的校正及下肢延长（图3A、B）。
- 也可以选择双平面的截骨，在旋转成角中心纠正畸形，在胫骨近端干骺端进行延长（图3C）。
- 逐步的矫形在获得下肢延长的同时，胫神经损伤的风险比一次性校正小。
- 钢板及髓内钉在一次性校正成角及水平移位畸形中使用。一次性矫形适合于对轻度畸形的校正，对活动性的萎缩性骨不连进行切开植骨，填充小的骨缺损。

- 一次矫形的优点主要是早期骨端的接触和相对简单的固定。
- 对股骨及肱骨行一次性矫形比较容易耐受，而在胫骨和踝关节，由于可能发生的血管神经的损害，所以相对不好耐受[21]。
- 对于皮肤条件差、畸形严重，可以采用特殊支架进行逐步矫形的方法[13,22,28]。可以延长下肢、骨搬运治疗节段性骨缺损[24]，以及修复僵硬的肥大性骨不连。
- 逐步矫形通常采用Ilizarov技术，其核心原则是牵张成骨技术[9,15]。
  - 骨与软组织以每天1 mm的速度逐步牵开。
  - 牵开间隙内的骨生长被称为骨再生。
  - 截骨至延长开始之间的间隙称为潜伏期，通常为7～10天。
  - 截骨部位的调整和延长称为牵引期。
  - 牵引结束至骨愈合称为骨化期[9]。这期最易变，受患者情况包括年龄和健康状况的影响最大。
- 如果是神经处于有风险的情况下，如针对马蹄内翻畸形的胫神经，可以选择相对安全的平缓渐进的矫形。可以事先做好计划，对危险结构进行缓慢的牵引（图4）。如果出现神经症状，矫形可以减慢或者停止，甚至可以在矫形过程中根据需要进行神经松解[17]。

体位
- 患者采用静脉镇静结合硬膜外麻醉。
- 患者取仰卧位。软垫放置于同侧的臀下抬高，使髌骨朝天。

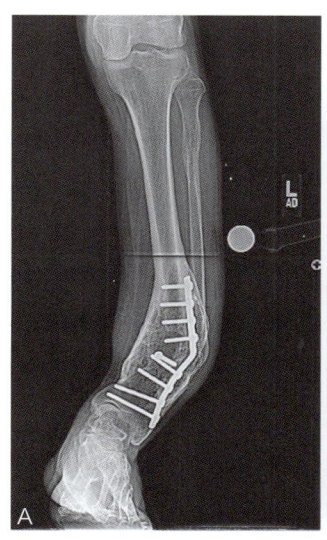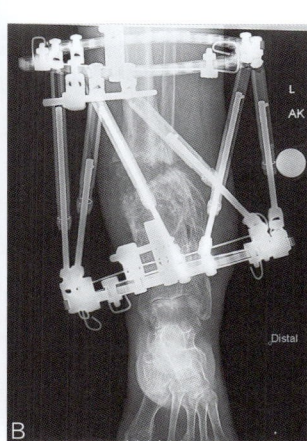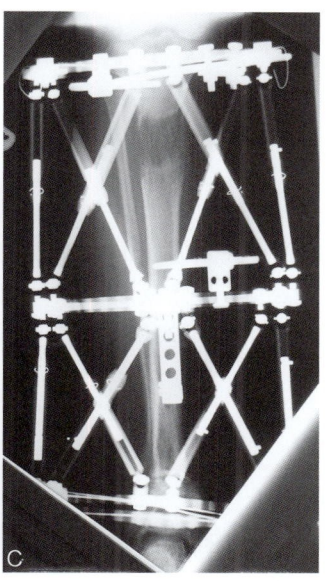

图3　A. 平片可见严重的内翻畸形（A），外科重建包括旋转成角中心近端的胫骨截骨（避开旋转成角中心远端不佳的皮肤软组织），使用Taylor空间支架进行逐渐矫形。B. 通过简单的平移纠正残留的畸形，达到良好的对线。C. 踝上截骨结合近端胫骨截骨延长下肢，可以在可靠的部位进行延长，增加胫骨远端的血流，加速远端的愈合率。

- 大腿根部上气囊止血带，压力为250 mmHg。
- 2个无菌的垫子分别放置于膝下及足跟下。可以帮助将下肢抬离床面，周围的空间允许Ilizarov环的安放。

入路

- 踝上截骨的切口位于前内侧，但可以根据局部皮肤条件做调整。
- 腓骨截骨入路位于外侧，与胫骨截骨在同一水平面。

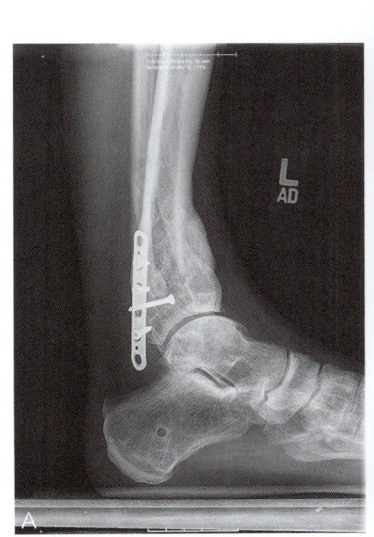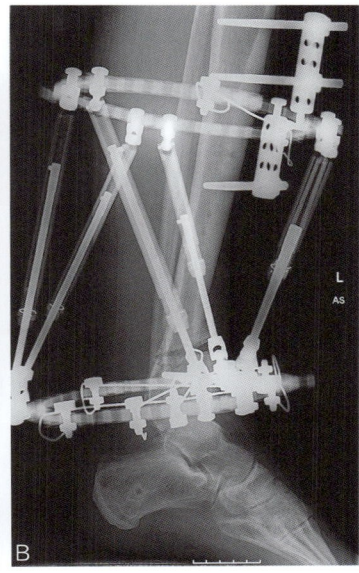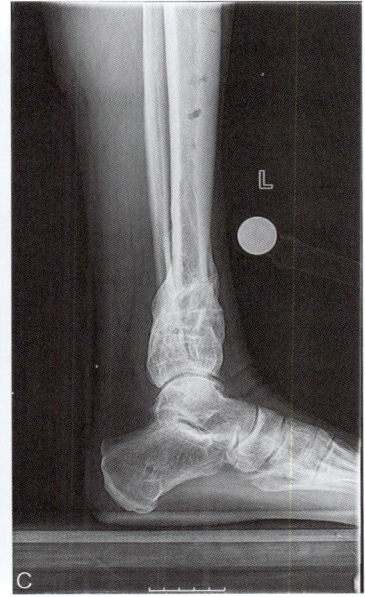

图4　A. 胫骨远端的反屈畸形愈合导致距骨包容不良和踝关节的马蹄挛缩。B、C. 使用Taylor空间支架结合踝上截骨有效地矫正畸形。

腓骨截骨

- 腓骨截骨一般在上好止血带、安装框架之前进行。下肢驱血后，止血带压力保持在250 mmHg。
- 一个小的外侧切口可以简单安全地显露腓骨，截骨最好位于畸形的顶点或靠近顶点，为避免胫腓骨之间形成骨桥，截骨应避免与胫骨截骨在同一水平。
- 使用摆锯或骨刀进行截骨，也可以通过胫骨截骨部位截断腓骨。
- 胫骨截骨完成后，骨刀留置在截骨位，向后外侧朝向腓骨进行截骨，这在做外侧切口有风险时是一个比较好的选择。
- 截骨可以是横行或斜行的。
  - 当逐步矫正外翻畸形时，做横行的截骨。胫骨矫正后，腓骨被逐渐牵开，并通过再生的骨质填充间隙。
  - 如果纠正内翻畸形，腓骨需要进行短缩[8,14,22]，可以截除腓骨或斜行截骨，通过骨折断端重叠实现短缩。
- 不要缝合筋膜。
- 逐层缝合皮肤。

框架应用：线缆和固定针配置

- 张力钢丝和半螺纹钉都可以很好地提供框架的稳定性。
- 近端环或环块通过三点或四点固定。
- 如果使用Taylor立体框架，1个环就足够了，这样的环足够牢靠且不易偏转。
- 在安装外固定架以前，放松止血带。
- 我们一般使用1.8 mm克氏针自前外向后内作为安装环的参考，克氏针固定于踝关节近端150～180 mm处。
- 根据下肢的粗细选择环的直径，理想情况下在皮肤与环之间距离为2 cm。
- 将环固定于钢丝上，钢丝的张力为130 kg。
- 在不同平面上使用半螺纹钉进行额外的固定。
- 使用4.8 mm直径的钻头做导向口，钻穿2层皮质。
- 对成年患者，我们首选6 mm的羟基磷灰石涂层的钢针。
- 使用较长的Rancho构架延伸固定以获得最大的稳定性。
- 胫骨远端的环使用2根或3根1.8 mm的克氏针(张力维持在130 kg)和1根半螺纹钉固定。
- 平行踝关节并在踝关节近端带打入胫骨参考克氏针。
- 安装固定环，张力维持在130 kg。
- 接下来，自后外向前内置入钢针稳定下胫腓联合，阻止腓骨的移位，在矢状面上，固定环与胫骨解剖轴垂直(与踝关节不平行，如侧位片所示)，有时可以增加后内侧向前外侧的克氏针。
- 最后，使用前内向后外的6 mm直径的半螺纹钉增加矢状面上的稳定性(技术图1)。
- 如果需要增加远端的稳定性，固定需要越过踝关节至足部。

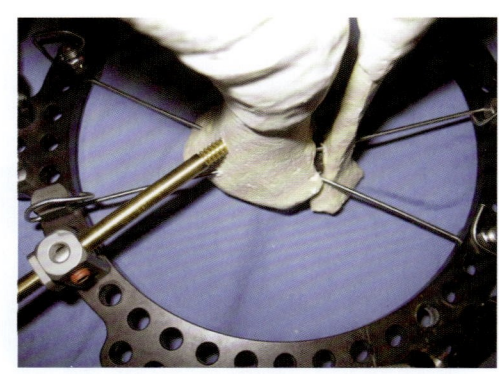

技术图1 模型展示了典型的胫骨远端2个张力钢丝结合半针固定。

Taylor立体框架

- 相对经典的Ilizarov框架，这个框架具有很多优点：安装简便，与下肢匹配更好；而且残留的长度及顶点部畸形，可以通过使用支架同时在冠状面、矢状面、水平面校正成角及平移畸形，而无须调整框架。减少延长部位的成角畸形[4,5]。
- 外固定环可以放置于畸形的任意一侧以及需要进行延长的部位。外固定环单独安装，并使其与患肢理想地相匹配。这就是所谓的"环优先方法"。
- 选择一个环作为向各方向活动的参照，参照环必须与胫骨轴线垂直。
- 围绕矫形发生移位的连接部位("virtual hinge")称为"原点"和"对应点"。"原点"位于缺损区一侧节段骨的边缘,另一侧节段骨上对应的部位是需要与"原点"复位的"对应点"。
- "安装参数"确定"原点"与参照环之间的相对位置,"安装参数"由参照环中心与"原点"在冠状面、矢状面及水平面的空间关系决定,这决定了畸形矫正"实时发生"("virtual hinge")的部位,用撑杆连接跨越畸形的两个环。
- 要在环与环之间保留足够的距离才能正确地安装撑杆。在这个框架结构中,矫形的程度受制于最短的撑杆。

畸形参数

- 6种参数描述了近端骨与远端骨之间的关系(参照侧骨端标有"原点",移动侧骨端标有"对应点")(技术图2A、B)。
- 畸形参数由冠状面、矢状面及水平面上的成角及平移组成。
  - 冠状面上成角为内翻和外翻,平移为内侧和外侧。
  - 矢状面上成角为向前和向后成角,平移为前方和后方。
  - 水平面上成角为内旋和外旋,平移为短缩和延长。

安装参数

- 由于Taylor框架可以矫正"virtual hinge"周围的畸形,医师须将其位置输入计算机程序(技术图2C)。
- 自参考环上投射的格子线可以详细描述原点的位置,记录原点相对于参考环中心冠状面、矢状面、水平面上的位置[25]。
- 例如,参考环中心位于原点外侧10 mm、后方25 mm及远端35 mm。

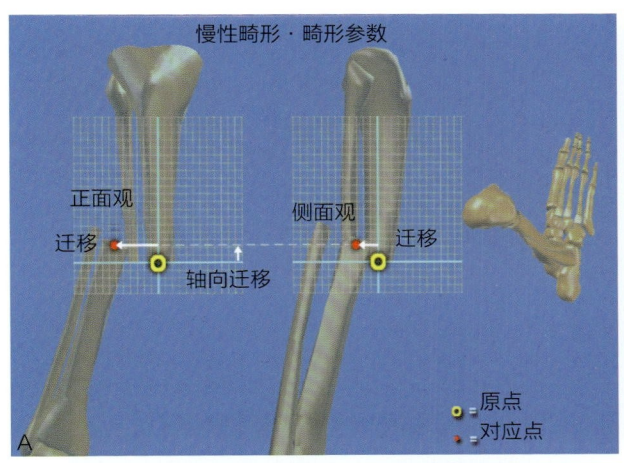
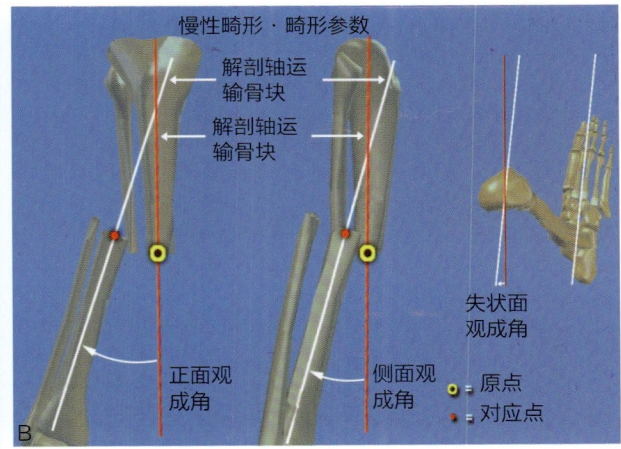
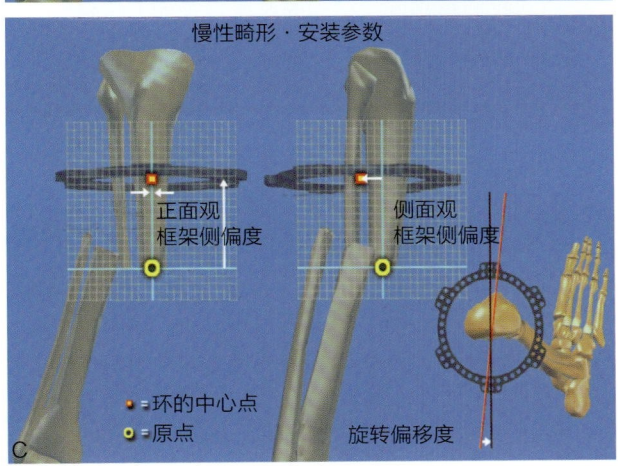

技术图2 Taylor空间支架概念。A. 平移畸形参数的测量。B. 成角畸形参数的测量。C. 安装参数的测量。

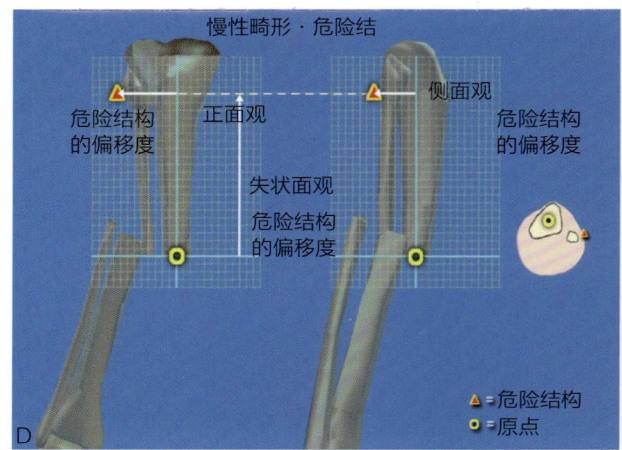
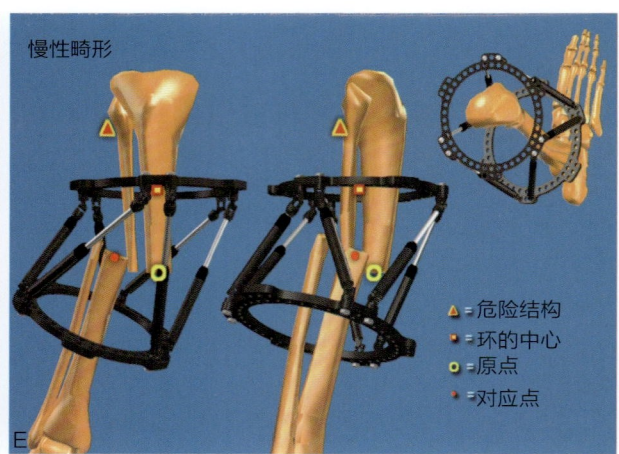
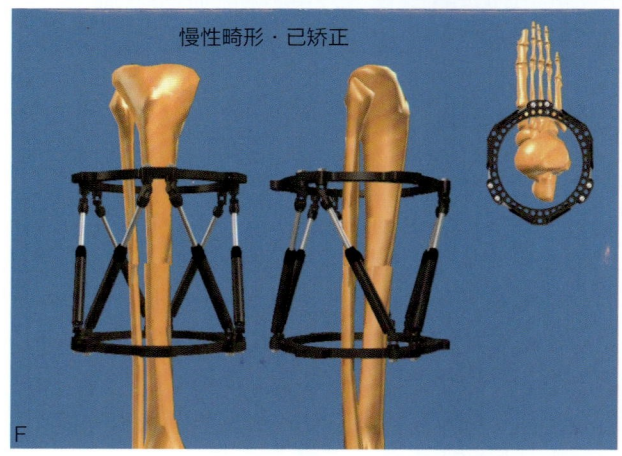

技术图2（续） D. 相对"原点"的危险结构。E. 矫形前。F. 矫形后（版权：Charles Taylor, MD）。

危险结构

- 医生根据他选定的一个他认为在矫形过程中有危险的结构来限制矫形的速度。一般位于畸形凹侧的结构是处于危险的结构（SAR）（技术图2D~F）。
- 例如，如果我们要纠正一个内翻畸形，胫骨内侧皮质或者胫后神经即为危险结构，如果我们纠正一个外翻反屈畸形，胫骨前外侧结构为危险结构。
- 通常我们牵移危险结构的速度是每天1 mm[25]，尽管有时这可能会有变化。

胫骨踝上截骨

- 在胫骨截骨之前先安装框架，然后截骨。
- 记录下环之间的撑杆连接，然后将其移除。
- 通过一个1 cm的切口行踝上截骨，切口位于胫前肌腱内侧，在胫骨固定针近端1 cm处。即典型的在踝上5 cm干骺端处截骨。
- 如果旋转成角中心靠近关节，在校正成角畸形后必须适当地平移骨端来防止平移畸形。
- C臂机放置在侧位。
- 使用多次钻孔截骨技术。
- 使用4.8 mm直径的钻头沿着术前计划的截骨面往复三次（技术图3A），骨刀自内侧皮质向外侧皮质完成截骨，然后通过骨干中央凿开后侧皮质（技术图3B）。
- 通过旋转骨刀及最终旋转外固定环来完成截骨，也可以使用线锯进行踝上截骨。
- 这些技术都是低能量及低热量的截骨术，可以使得骨及骨膜的损伤最小，获得最理想的骨再生。我们认为使用摆锯截骨会增加骨热坏死的风险。

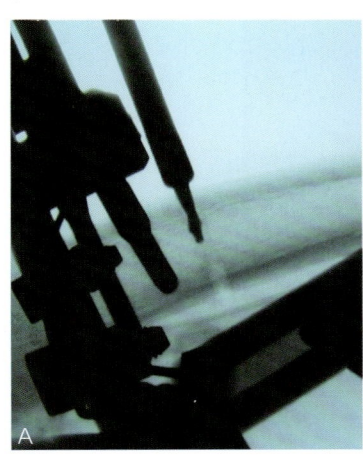 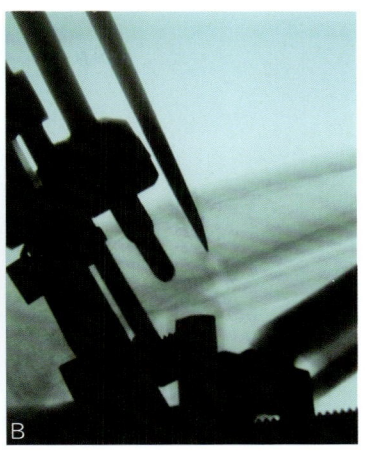

技术图3　A. 术中透视显示4.8 mm钻头钻过计划截骨面。B. 7 mm宽度的骨刀沿此孔截骨。

安装跨踝关节支架

- 如果有踝关节的挛缩，在足部增加环，可以同时逐步校正踝关节的畸形。
- 和做踝关节牵引术一样，在踝关节的轴线上安装铰链，在前方安装牵拉杆或后方安装推杆作为动力进行矫正。

胫骨近端截骨

- 如果胫骨有短缩，在纠正远端畸形的同时可以进行延长。
- 如果胫骨远端畸形部位的骨愈合潜力不理想，可以在胫骨近端进行截骨延长。
- 总的来说，胫骨远端骨折畸形愈合的地方骨质硬化，成骨潜力有限，因此任何需要明显延长的截骨都要选择在未受过干扰的部位进行。这意味在大多数的病例中，需要在胫骨近端行附加的截骨延长术。

典型病例

- 女性，55岁，长期的创伤后内翻畸形，症状进行性加重数年（技术图4A、B）。
  - 仅有冠状面畸形。
  - 踝关节疼痛伴有足外侧的过度负荷（技术图4C）。
  - 保守治疗无效。
- 近端环：
  - 在透视下安装垂直于胫骨的参照针（技术图5A～C）。
    - 打入细克氏针，但这时不预加张力（技术图5B、C）。
    - 注意一开始使用电动工具打入导针，然后用锤子敲击，打穿对侧皮质（理论上这样可以减少钉道问题）。
  - 在支架环上拧入1枚向近端延伸的螺纹钢针，有利于维持环相对胫骨干轴线的理想位置（技术图5D）。
  - 与第1枚不同的角度置入第2枚细钢针（技术图5E）。

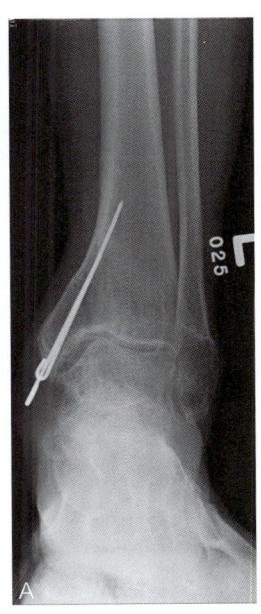

技术图4　55岁女性患者内翻畸形的踝关节术前负重位X线片。A. 正位片。

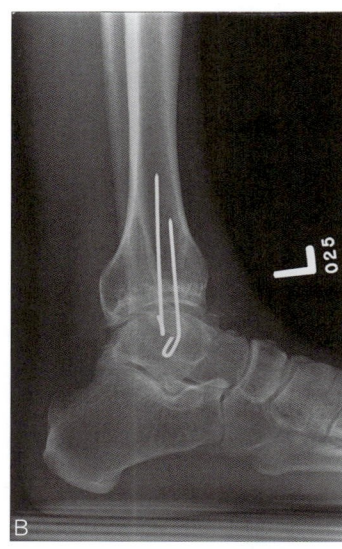
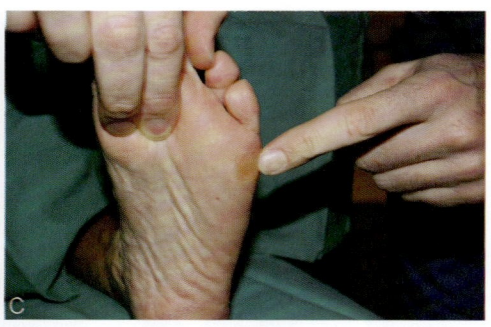

技术图4（续） B. 侧位。C. 除了踝关节疼痛，患者足外侧负荷增加。

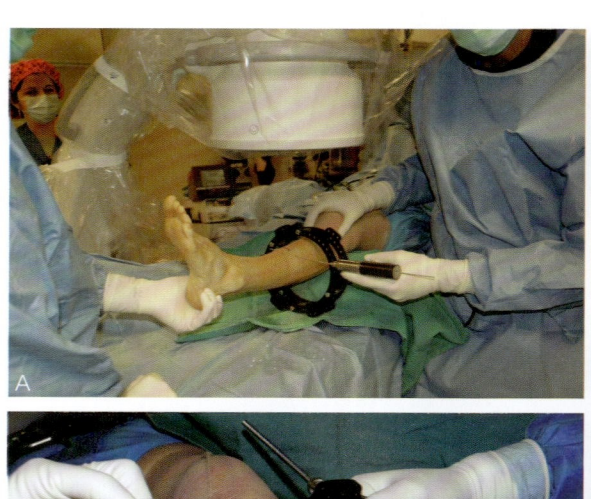
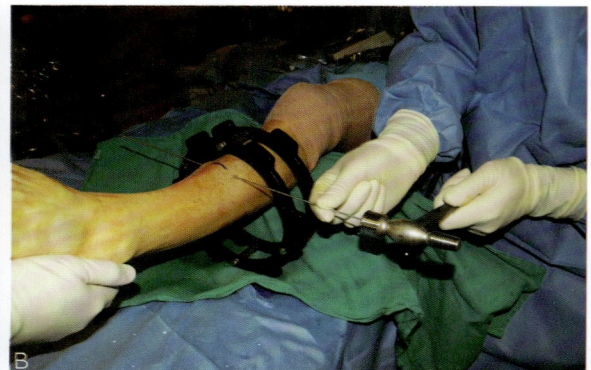
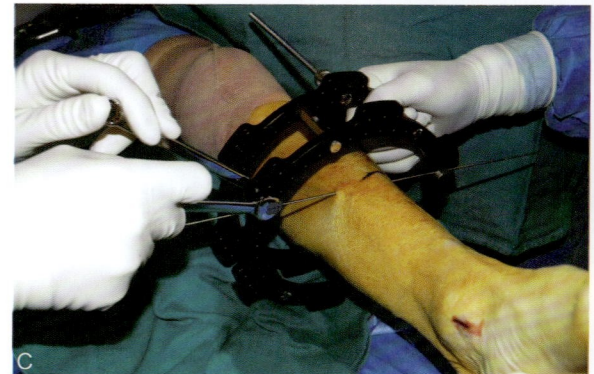
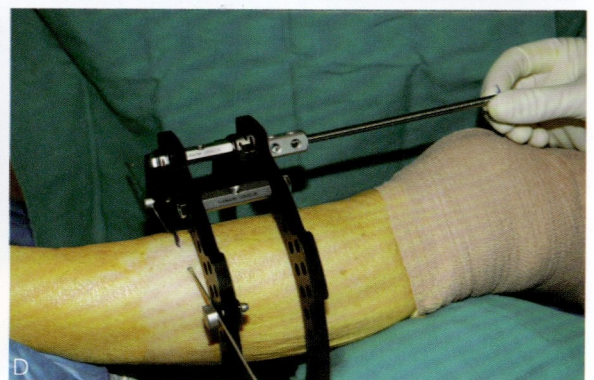
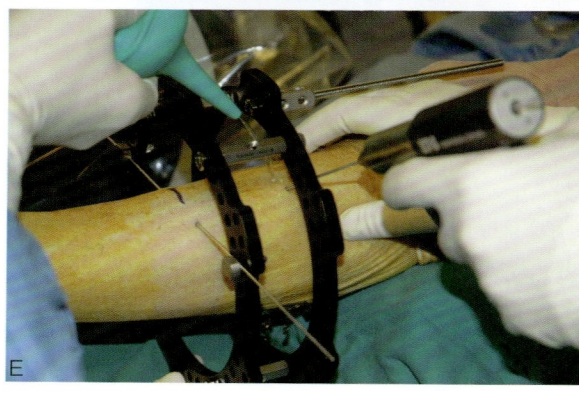

技术图5 近端支架环。A. 透视导引下置入参照钢针。B. 为减少热坏死使用锤子把细钢针打穿对侧皮质。C. 将支架环与钢针固定在一起，不要加压。D. 临时性的螺纹钢钉放置于近端环块来确保近端支架环在矢状面的位置。E. 第2枚细针的放置（注意使用冰盐水冲洗来减少热坏死的可能）。

第68章 踝上截骨结合外固定支架固定：方法1 655

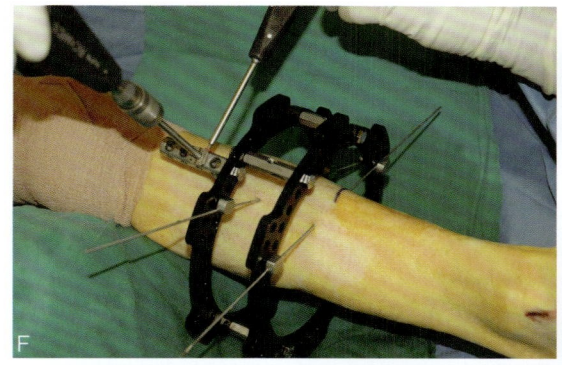
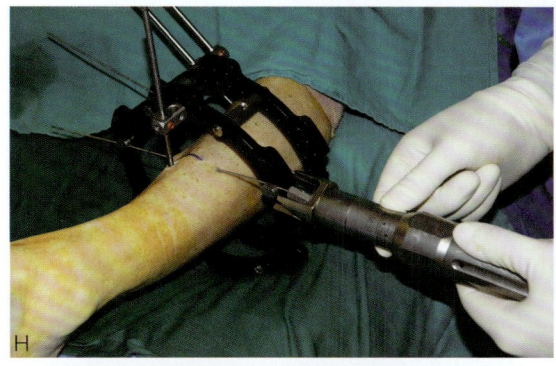
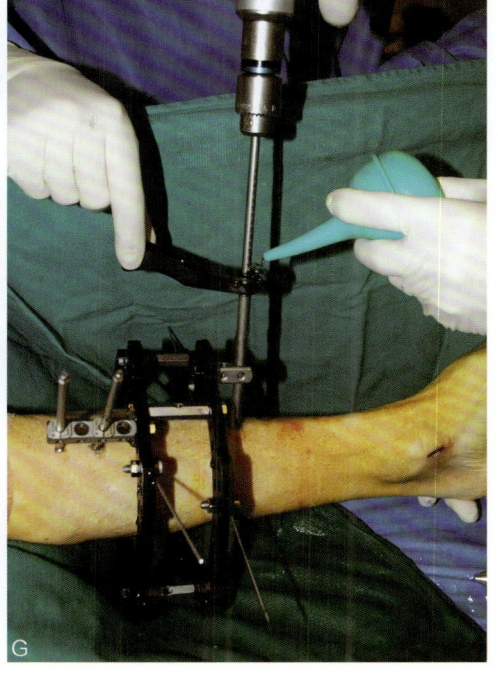
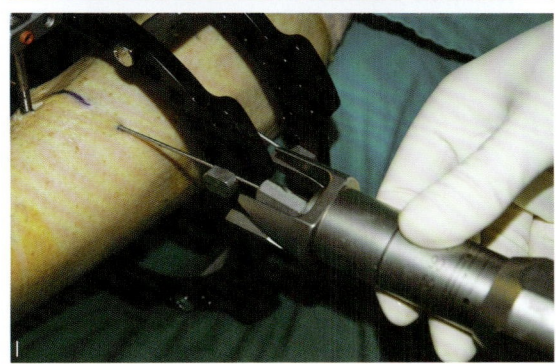

技术图5（续） F. 置入半螺纹钉。G. 使用冷盐水防止热坏死。H、I. 用张力器对细钢针施加张力。H. 近端环块的张力装置。I. 张力装置的闭合（注意在张力装置不能完全接触环时使用套筒）。

- 置入半螺纹钉以获得更稳定的支持（技术图5F、G）。
  - 半螺纹钉置入后，用紧张器对细针施加张力（技术图5H、I），尽管这与Ilizarov原则不一致，但在对细针施加张力时，半螺纹钉对支架环有支持作用。
  - 如果紧张器在框架上不能匹配得很好，使用标准Ilizarov支架的套筒安装在框架上，可以继续给细钢针加压。
- 远端环：
  - 参照钢针垂直于胫骨并且在冠状面上与胫骨远端关节面平行（仅仅有冠状面畸形时）（技术图6A、B）。
  - 安装好第1根钢针，但未预加张力（技术图6C）。
  - 置入第2根钢针并固定于支架上（技术图6D）。
  - 置入半螺纹钉，获得对远端环更好的固定（技术图6E）。
  - 对细针预加张力。
- 连接撑开杆。

- 安装撑开杆并记下每根连接杆的长度和位置。
  - 这方便在远端截骨完成后把胫腓骨恢复到它们进行截骨以前的位置。
- 腓骨截骨（技术图7）：
  - 通过小切口使用微型矢状锯开始截骨（使用冷盐水降温锯片），用骨刀完成最后的截骨。
  - 在这个病例中，腓骨截骨常规位于胫骨踝上截骨线的略近端。
  - 在这个病例中，可能为了慎重起见，对腓骨进行了与胫骨截骨相反方向的截骨。
    - 为矫正内翻畸形，腓骨远端最好位于近端部分的下方。
- 胫骨踝上截骨：
  - 尽量少地剥离骨膜进行微创截骨。
  - 截骨前在皮质上预钻孔。
    - 先用较粗的钻头在前方皮质打开缺口（技术图8A）。

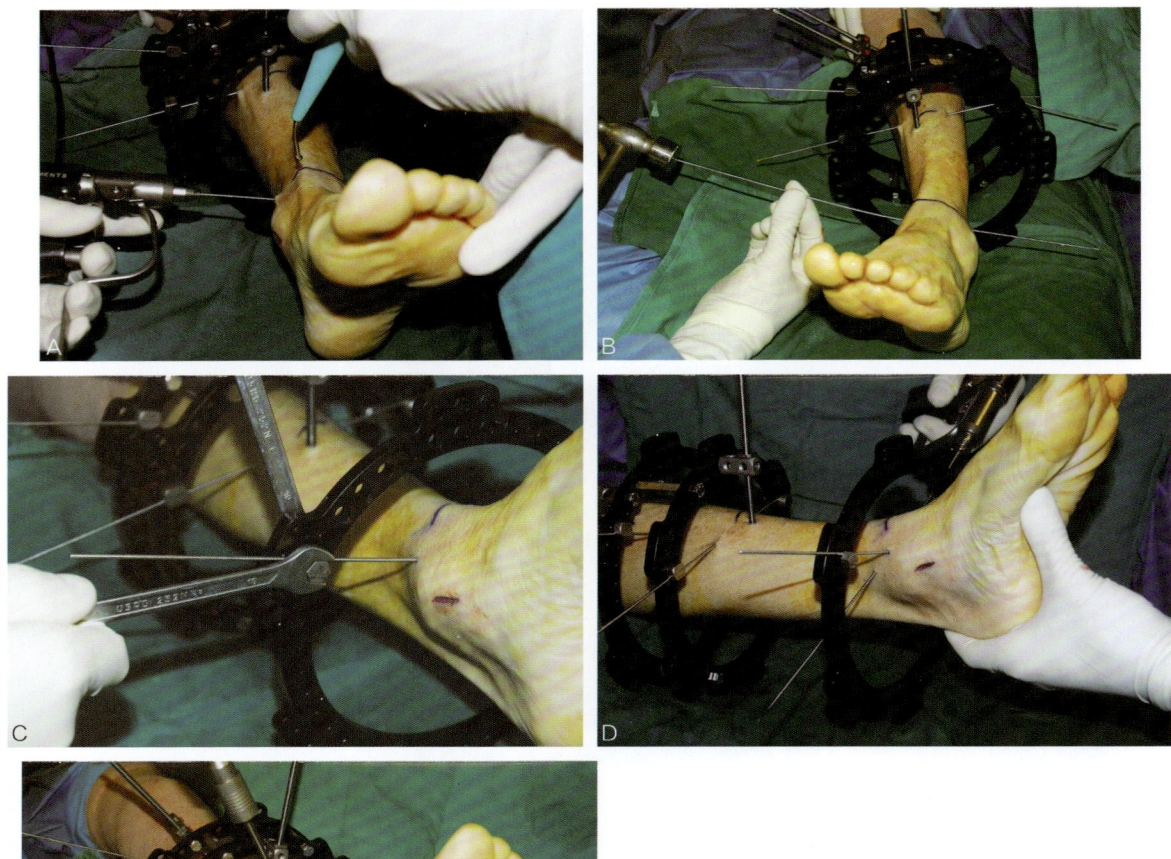

技术图6 远端环形支架参照针。A. 针平行于胫骨远端关节面（该内翻病例中垂直近端环形支架）。B. 用锤子将钢针打到对侧。C~E. 远端环固定。C. 无张力下拧紧参考钢针。D. 第2根细钢针。E. 细钢针预张力后，在安全区安装半螺纹钉。

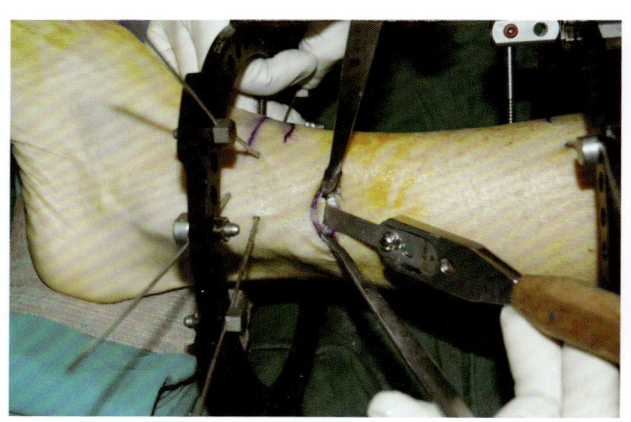

技术图7 腓骨截骨。

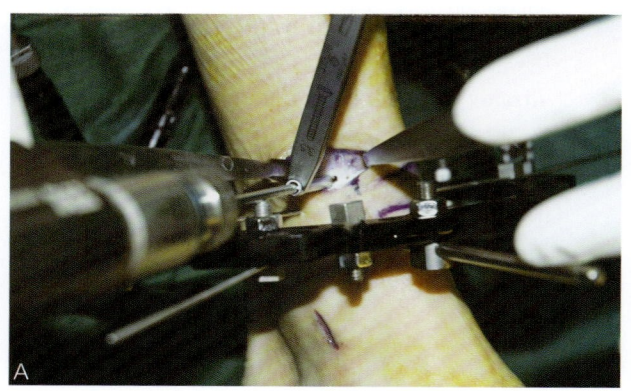

技术图8 胫骨截骨。A. 近钻孔皮质周围有限切口。

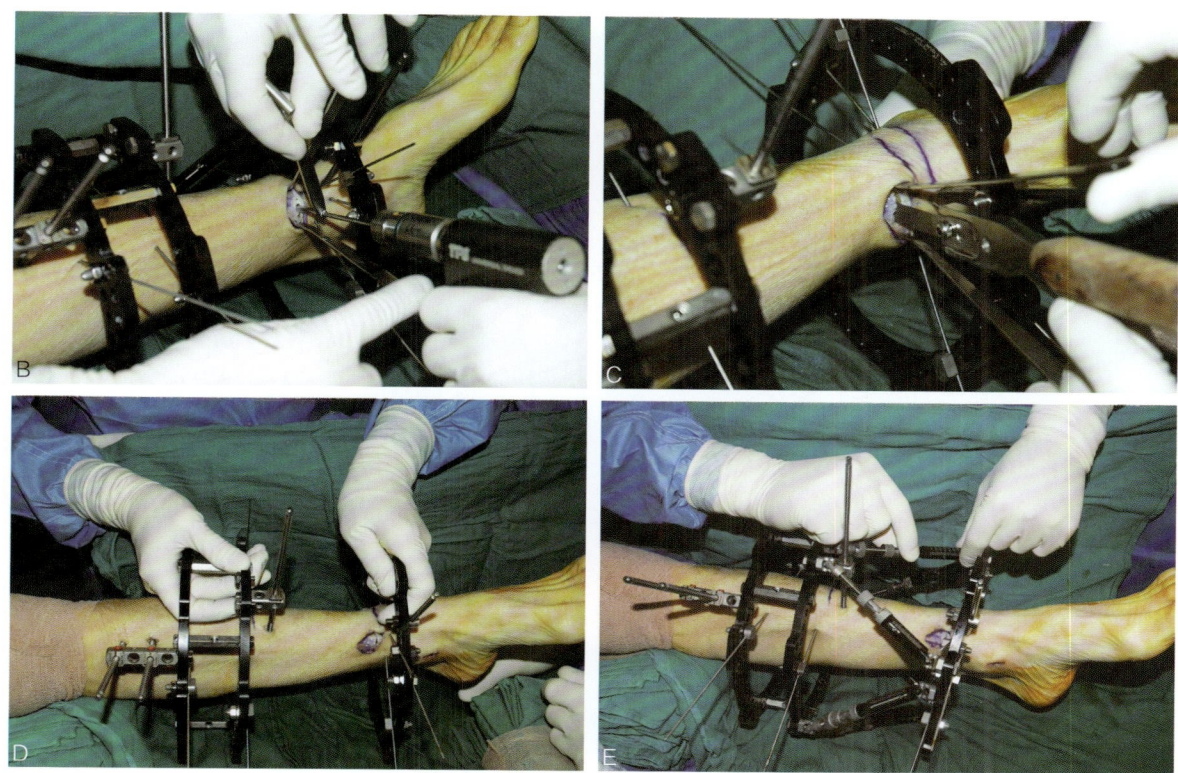

技术图8（续） B. 通过之前的骨皮质钻孔，用多种小直径钻头在同一平面剩余的皮质上钻孔。C. 使用骨刀完成骨皮质截骨（注意保护周围软组织，减少骨膜剥离）。D. 两环可以朝相反的方向活动时，可以确认胫骨和腓骨截骨完全。E. 安装连接杆连接近端和远端环。我们常规在皮质截骨之前安装连接杆，这样当截骨完成后，只需要简单复位连接杆至同样参数，可以复位胫骨到截骨以前的位置。

- 用小直径的钻头在同一平面进一步打孔（技术图8B）。
  ○ 使用骨刀完成骨皮质截骨（技术图8C）。
- 确认截骨完全。
  ○ 两环可以朝相反的方向活动时可以确认截骨完成（技术图8D）。
- 连接撑杆复位（技术图8E）。
  ○ 重新安装连接杆，安装至截骨前安装的位置。这样，就把截骨端复位到截骨以前的位置。
  ○ 允许截骨端有理想的逐步骨再生。
- 早期随访。
  ○ 在该病例中，远端单一的环不能提供足够的稳定性（技术图9A、B）。
    - 尽管在门诊进行了几次调整，但仍没有成功。
  ○ 所以又进行了一次手术，增加了一个足部框架，提高了远端环的稳定性（技术图9C、D）。
    - 由于伴有踝关节炎，因此增加了一个构件对踝关节进行轻度牵开。
- 逐步矫形。
  ○ 使用计算机程序渐进性地进行冠状面畸形校正（技术图10A、B）。

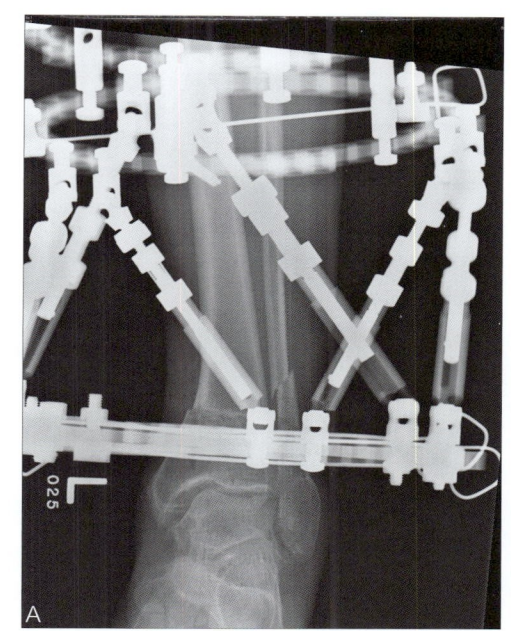

技术图9 A. 早期随访，通过计算机软件监测发现，尽管利用Taylor空间支架对截骨部位进行了数次调整，截骨部位仍然不稳。

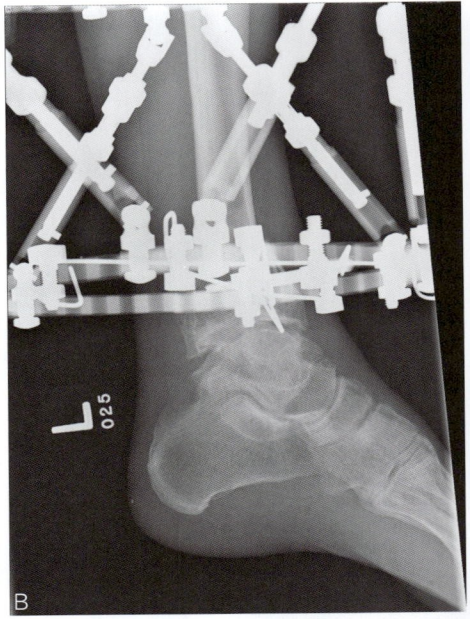
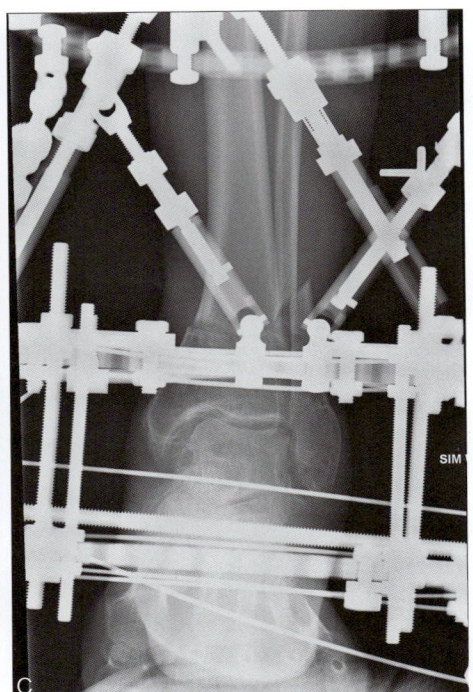
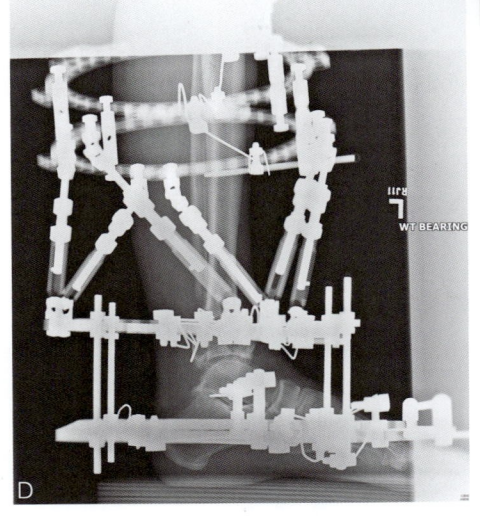

技术图9（续） B. 侧位显示远端相对近端前脱位。C、D. 足部支架提供远端环更佳的稳定性。C. 前后位。D. 侧位。

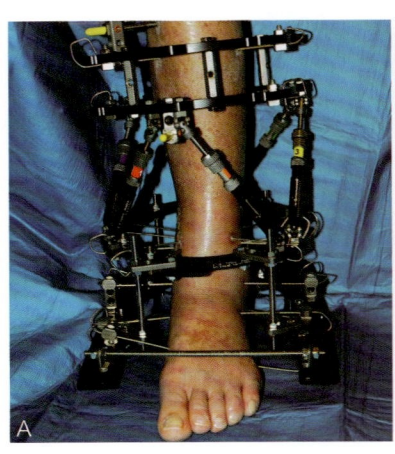
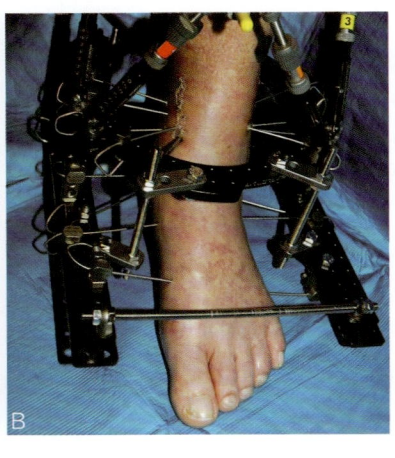

技术图10 足部支架安装后随访。A、B. 稳定远端环的足部支架安装后的外观。

技术图10（续） C. 前后位（注意内翻畸形被矫正）。D. 侧位。E、F. 患者决定负重位时矫形是否充分。E. 患者带支架下负重（使用拐杖维持平衡，患者可负重）。F. 近观。

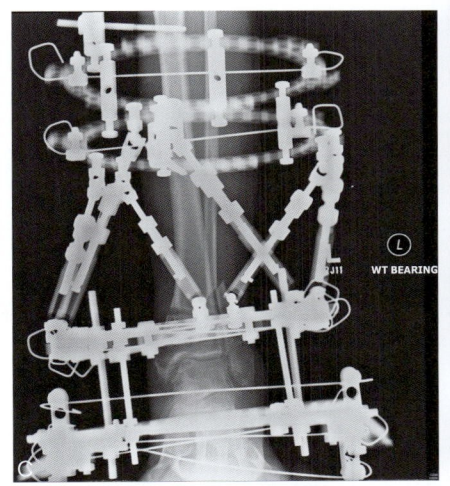
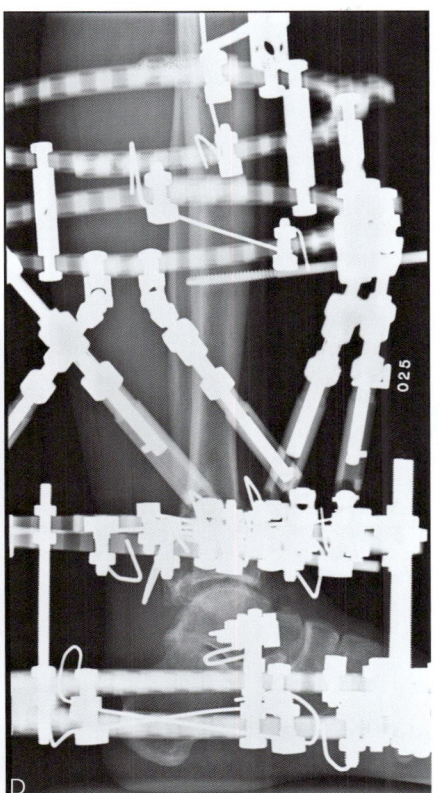
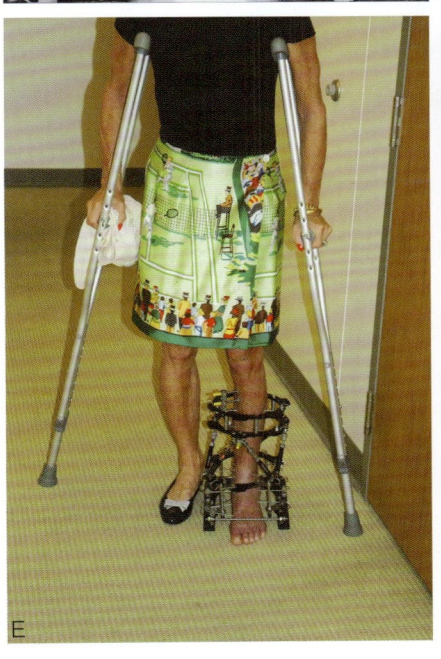
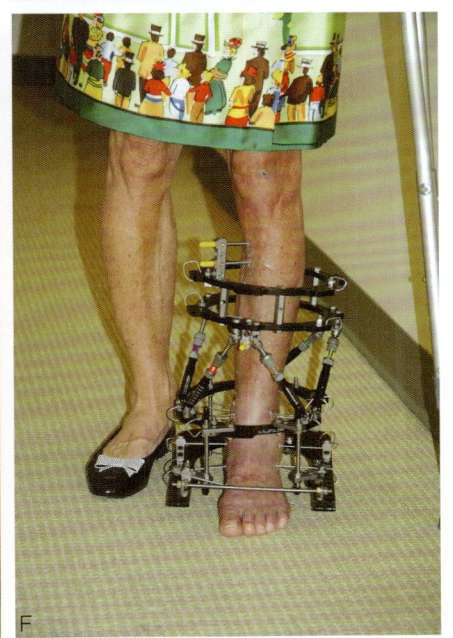

- ○ 随访X线，确认随着骨再生的形成，矫形过程顺利（技术图10C、D）。
- 矫形程度的确定。
  - ○ 尽管可以使用平片确定矫形是否到位，但是还是建议在接近矫形结束时，通过患者的站立位来确认矫形是否充分或需要进一步调整（技术图10E、F）。
  - ○ 这是优越于截骨内固定矫形的地方，在采用内固定的方式进行治疗时，矫形必须在术中一步到位。
- 支架拆除。
  - ○ 当矫形已经到位，患肢可以负重，随访平片显示骨再生的地方已经骨愈合时，可以拆除支架。
- 远期随访。
  - ○ 随访X线片（技术图11A、B）。
  - ○ 踝关节疼痛减轻，生活质量提高。

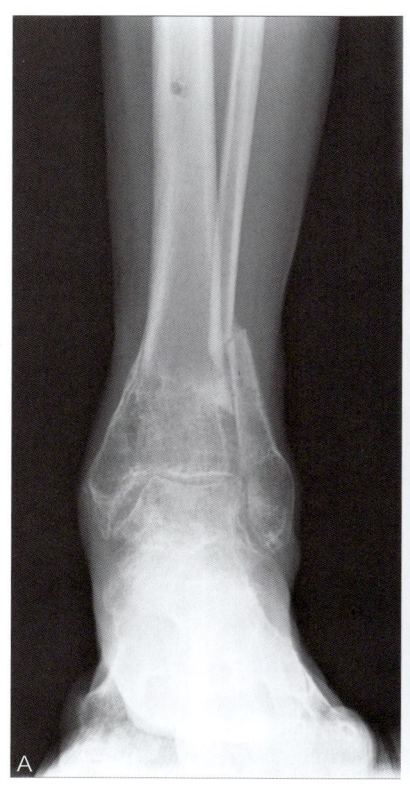
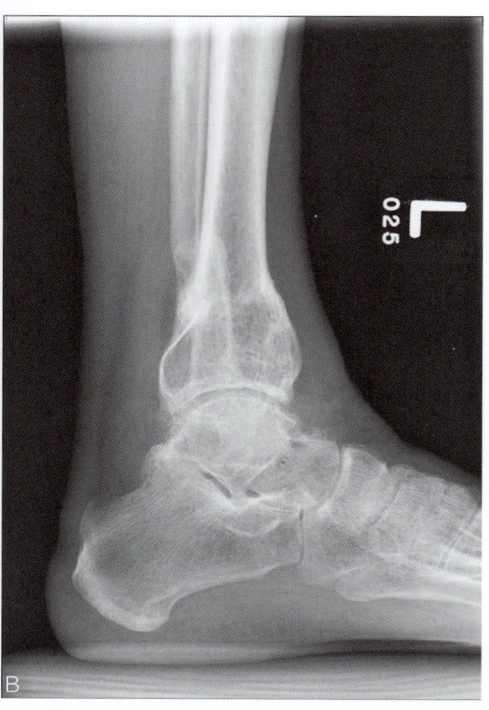

技术图 11　支架拆除后最终的矫形情况。A. 前后位（注意胫骨与距骨力线恢复一致，距骨位于筋骨远端中心）。B. 侧位片显示距骨同样位于胫骨中心。

要点与失误防范

环间距离	• 环间距离约为 150 mm，可以允许内侧安装 Taylor 立体支架。环间距过长需要更长的撑杆，稳定性减弱，过近导致 Taylor 撑杆不能安装
截骨平移	• 如果截骨部位不在旋转成角中心，需要平移远端骨块重建机械轴
参考环	• 如果远端环安装得好，可以把它作为参考环，这是"远端参考系统"。或者，把近端环作为参考环，这个在操作中更容易把握，近端环更容易相对于胫骨垂直安装，在应力下不易变形
下肢不等长	• 最好通过另外的近端胫骨截骨矫正
低热技术	• 微创的成功依赖于对骨和软组织最小的损伤，损伤最易发生在钻孔和截骨时，每个患者使用新的钻头，在骨干部使用时经常清理钻头槽，钻孔时间断停歇散热，钻孔时不使用止血带

术后处理

一般处理

- 患者术后住院观察 2～3 天。
- 为避免对骨生长的副作用，术后避免使用非甾体类抗炎药物。
- 24 小时内通过静脉补液给予患者抗菌药物，24 小时后改为口服。
- 患者口服 10 天的抗菌药物，并口服止痛药物。
- 术后 10 天随诊，拆线后指导患者如何进行撑杆调整。
- 在调整期内患者每 2 周随诊一次，在成骨期内每月随诊。

畸形矫正

- 7～10 天的静止期后开始进行畸形的矫正。
- 基于网络的 smith-nephew 程序为院外患者生成一个撑杆调整的日程表，需要输入一些基本的信息，包括患侧、畸形参数、环形支架的尺寸，以及撑杆的长度、支架安装时的安装参数、每日调整的频率。
- 选定危险结构及输入程序来确保逐步矫形的速度，内翻畸形截骨矫正后的危险结构为内侧软组织，该处位于矫形的凹侧，将会产生最长的牵拉距离。
- 根据此信息，生成清晰明了的操作手册，患者每天按照这个执行。我们建议每天早上打开撑杆1和2，每日下午打开撑杆3和4，每日晚上打开撑杆5和6，每天总的活动度为1 mm[25]。
- 调整期的持续时间依据所需要的矫正程度，一般持续14～28日。
- 框架的延长时间大约为3个月。

疼痛治疗

- 有时经皮的钢丝和钢针会造成刺激，建议患者适当口服止痛药物，在调整期尤为需要。
- 一旦矫形完成，框架不再调整，疼痛会减轻。
- 严重的或不典型性疼痛可能会合并感染或下肢深静脉栓塞。

钉道护理

- 术后第2天移除敷料。
- 护士指导每日正确的针道护理方法，包括使用浸有生理盐水和双氧水混合液的棉球清洗钉道周围。
- 用干纱布覆盖螺钉与钢丝。
- 术后第4天，患者可以进行淋浴，指导他们每日使用喷淋清洗框架和钉道部位。
- 可以使用抗菌肥皂作为辅助的钉道护理方法。
- 这期间产生问题的无螺纹的克氏针（反复疼痛或感染）可以在门诊拔除，无需进行麻醉，这在牵引期后常常碰到。

术后康复

- Ilizarov极力强调在佩戴环形支架下进行早期物理训练，早期运动增加了下肢的血流，可以预防关节僵硬及缩短恢复时间[11]。
- 物理治疗结合在可耐受情况下的步行负重活动，以及膝关节、踝关节的活动锻炼。
- 术后4～6周内使用拐杖。
- 专业定制足中立位的支具，防止患者夜间入睡时的足下垂。
- 鼓励患者参加门诊的物理治疗，在那里继续康复训练。

支架移除

- 一般在术后3～4个月时，当患者行走时无疼痛或无需辅助装置的帮助、截骨部位三面皮质可见骨痂时移除外固定。
- 建议在手术室内移除外固定支架，取出羟基磷灰石涂层的钢针时会有疼痛，最好配合镇静来缓解疼痛。
- 我们用刮匙清理半螺纹钉部位，来保持钉道清洁。
- 贯穿的钢针针道处一般不需要清创处理。
- 移除支架的同时常规摄片或在透视下进行应力试验，评估骨愈合和再生成熟的情况。
- 如果对骨愈合有担心，移除撑开杆，手动加压和牵引来观察截骨部位的活动。
- 如果骨化不够，需要更换撑开杆，延长佩戴支架的时间。
- 一旦拆除外固定。患者在2周内使用短腿管型石膏。允许他们部分负重50%，然后过渡至全部负重，其后先使用凸底行走靴，然后穿正常的鞋子。

预后

- 有时需要同时处理合并的关节炎，在踝上截骨的远端施行踝关节牵引[11,31]或踝关节融合等。此时重建力线的目的在于给踝关节软骨损伤的部位减压，以求新生的软骨再塑，或是确保踝关节融合后的小腿和足有着正常的力线。
- 踝上截骨的目的是纠正冠状面、矢状面、轴位上的畸形。理想的胫骨远端平面角和胫骨远端前倾角为90°（图2A）和80°（图2C）[16,17]。
- Ilizarov或Taylor立体支架对于矫正简单或较大斜面的畸形具有独特的作用[4,5,21]。
- 有时在畸形以外的部位进行截骨，例如小腿中下1/3的内翻平移畸形，它的旋转成角中心[16,17]或畸形顶点却位于踝上。由于踝上部位是干骺端，原先也没有受到损伤，较畸形愈合的部位具有更好的愈合能力，踝上截骨便成为一个很好的治疗选择（图5）。
- 通过踝上截骨可以纠正踝关节畸形融合[12,15,18,23,28]。由于无需担心克氏针穿入关节间隙，可以在较远的区域进行截骨，可以有效矫正所有的畸形，如果需要延长，可以通过同一截骨面或在胫骨近端另行截骨。
- 踝关节一侧的间隙狭窄可以导致距骨倾斜。在这种情况下，踝上截骨可以获得相对胫骨轴线中立的距骨[2,29,30]，为获得一个相对胫骨轴线90°的距骨位置，胫骨远端截骨常常需要矫正过度。同时结合踝关节撑开来刺激软骨再生[11,23]。
- 踝关节截骨内旋可代偿前足的外展[2,27]。踝上截骨矫正足畸形非常有效，可以避免更多复杂和高风险的手术获得跖行足。

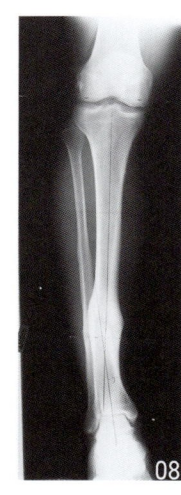

图5 术前前后位片显示中下1/3处的内翻畸形,由于外侧平移的畸形愈合,畸形的顶点位于踝上。

并发症

钉道感染
- 使用外固定支架时钉道感染常见。
- 钉道感染表现为红斑、疼痛增加和钉道周围渗出。
- 加强钉道护理和口服抗菌药物对大部分感染疗效良好。
- 如感染不能很快解决,使用广谱抗生素或移除螺钉、钢针。
- 如有严重感染,可以在手术室内移除骨针,并进行局部骨清创治疗,同时通过静脉给予抗生素。
- 即使没有感染的表现,在骨针松动后需要取出螺钉或钢针,同时进行清创。
- 羟基磷灰石涂层的螺钉可减少螺钉松动及感染发生。

过早骨化
- 截骨时未完全截断所有皮质可以使得踝上截骨的愈合进程复杂化。
- 把远近端的支架环向相反方向旋转,可以确认完整周径的胫骨皮质都已分离,并可见截骨部位能活动自如。
- 也有其他方法,包括快速地将截骨部位牵开和成角,但是这样的方法对于骨膜损伤比较大,不值得推荐。
- 真正的过早骨化在成人患者中很罕见。
- 截骨以后,在矫形开始前有一个7~10天的等待期,如果等待期延长,截骨部位将会过早骨化。
- 类似的,如果矫形进行得过慢,截骨部位愈合会阻止进一步的矫形。

患者相关性
- 患者是否有能力参加日常护理是渐进性矫形成功的基础。
- 在治疗初期,患者需要每日调整3次撑杆。
- Taylor立体支架通过色彩分类和精确的数字化系统使得这一步骤变得简便。
- 患者自行调整撑杆时确实会产生错误,但是这些错误很快就能被发现并纠正过来。
- 调整期内患者需每隔10~14天进行随访,以避免差错。

骨不连
- 骨不连可能会导致截骨术后恢复的复杂化。
- 导致骨不连的原因有固定不确切、缺乏负重、吸烟以及任何导致下肢血流减慢的因素。患者的合并症、过快的矫正畸形、截骨技术差、骨干部位截骨等也是骨不连的可能因素。
- 可以通过多种方法对骨不连进行治疗,包括对截骨端加压、经皮的骨膜及骨内膜刺激、增加固定点。
- 使用Taylor立体支架很少发生骨不连,事实上,Taylor立体支架是骨愈合能力受损的理想治疗方法。

神经损伤
- 术中置入钢针或钢钉可直接导致神经损伤。
- 更多的是在牵引过程中导致的牵拉伤,这已经在前面的一次性和逐步矫形这章中讨论过。
- 逐步矫形较一次性矫形更安全,可避免过快牵拉神经。

深静脉栓塞
- 深静脉栓塞一直是下肢手术后要关注的问题。
- 预防是重点,早期的康复锻炼强调了立即活动以避免静脉血流淤滞。
- 下肢踝关节、膝关节及髋关节的活动不受限制,支架的稳定性允许患者在术后早期舒适地进行负重。
- 住院期间,患者接受皮下低分子肝素治疗,出院后,患者继续皮下注射低分子肝素3周,随后患者如果仍然不能很好地行走,可使用阿司匹林治疗。
- 采用这样的治疗策略,我们没有出现深静脉栓塞或肺栓塞的病例。

化脓性关节炎
- 这是非常罕见的并发症,需要早期诊断和早期治疗。
- 最好的方法是预防,必须注意不要离关节囊过近置入钢针。一般来说,钢钉或钢针在骨骺线瘢痕的近端置入,则进入关节的风险要小很多。
- 如果同时进行踝关节撑开牵引术,由于距骨钢丝位于关节内,需要注意观察。
- 一旦有怀疑,医生应该在使用任何抗生素前,立即在诊室内抽取关节液进行培养。
- 化脓性关节炎的治疗包括移除关节内感染的钢针,行开放或关节镜下灌洗,持续进行灌洗直到细菌培养阴性。

其他

- 踝上截骨的其他并发症还包括坏死性筋膜炎、骨筋膜室综合征、骨髓炎等。

（王志坚 译，苏琰 审校）

参考文献

［1］ Abraham E, Lubicky JP, Songer MN, et al. Supramalleolar osteotomy for ankle valgus in myelomeningocele. J Pediatr Orthop 1996;16:774-781.

［2］ Benthien RA, Myerson MS. Supramalleolar osteotomy for ankle deformity and arthritis. Foot Ankle Clin 2004;9:475-487.

［3］ Best A, Daniels TR. Supramalleolar tibial osteotomy secured with the Puddu plate. Orthopedics 2006;29:537-540.

［4］ Feldman DS, Shin SS, Madan S, et al. Correction of tibial malunion and nonunion with six-axis analysis deformity correction using the Taylor Spatial Frame. J Orthop Trauma 2003;17:549-554.

［5］ Fragomen A, Ilizarov S, Blyakher A, et al. Proximal tibial osteotomy for medial compartment osteoarthritis of the knee using the Taylor Spatial Frame. Techniques in Knee Surgery 2005;4:175-183.

［6］ Fraser RK, Menelaus MB. The management of tibial torsion in patients with spina bifida. J Bone Joint Surg Br 1993;75B:495-497.

［7］ Gessmann J, Seybold D, Baecker H, et al. Correction of supramalleolar deformities with the Taylor spatial frame. Z Orthop Unfall 2009;147:314-320.

［8］ Graehl PM, Hersh MR, Heckman JD. Supramalleolar osteotomy for the treatment of symptomatic tibial malunion. J Orthop Trauma 1987;1:281-292.

［9］ Ilizarov GA. Clinical application of the tension-stress effect for limb lengthening. Clin Orthop Relat Res 1990;250:8-26.

［10］ Inan M, Ferride Baros F, Chan G, et al. Correction of rotational deformity of the tibia in cerebral palsy by percutaneous supramalleolar osteotomy. J Bone Joint Surg Br 2005;87B:1411-1415.

［11］ Inda JI, Blyakher A, O'Malley MJ, et al. Distraction arthroplasty for the ankle using the Ilizarov frame. Tech Foot Ankle Surg 2003;2:249-253.

［12］ Katsenis D, Bhave A, Paley D, et al. Treatment of malunion and nonunion at the site of an ankle fusion with the Ilizarov apparatus. J Bone Joint Surg Am 2005;87A:302.

［13］ Mangone PG. Distal tibial osteotomies for the treatment of foot and ankle disorders. Foot Ankle Clin 2001;6:583-597.

［14］ Mendicino RW, Catanzariti AR, Reeves CL. Percutaneous supramalleolar osteotomy for distal tibial (near articular) ankle deformities. J Am Podiatr Med Assoc 2005;95:72-84.

［15］ Paley D. The correction of complex foot deformities using Ilizarov's distraction osteotomies. Clin Orthop Relat Res 1993;293:97-111.

［16］ Paley D, Herzenberg JE, Tetsworth K, et al. Deformity planning for frontal and sagittal plane corrective osteotomies. Orthop Clin North Am 1994;25:425-465.

［17］ Paley D. Principles of Deformity Correction. 1 ed. Berlin: Springer-Verlag, 2005.

［18］ Paley D, Lamm BM, Katsenis D, et al. Treatment of malunion and nonunion at the site of an ankle fusion with the Ilizarov apparatus: surgical technique. J Bone Joint Surg Am 2006;88A(suppl 1):119-134.

［19］ Pearce MS, Smith MA, Savidge GF. Supramalleolar tibial osteotomy for haemophilic arthropathy of the ankle. J Bone Joint Surg Br 1994;76B:947-950.

［20］ Pugh K, Rozbruch SR. Nonunions and malunions. In: Baumgaertner MR, Tornetta P, eds. Orthopaedic Knowledge Update Trauma 3. American Academy of Orthopaedic Surgeons, 2005:115-130.

［21］ Rozbruch SR, Helfet DL, Blyakher A. Distraction of hypertrophic nonunion of tibia with deformity using Ilizarov/Taylor Spatial Frame: report of two cases. Arch Orthop Trauma Surg 2002;122:295-298.

［22］ Rozbruch SR, Blyakher A, Haas SB, et al. Correction of large bilateral tibia vara with the Ilizarov method. J Knee Surg 2003;16:34-37.

［23］ Rozbruch SR. Post-traumatic reconstruction of the ankle using the Ilizarov method. J Hosp Special Surg 2005;1:68-88.

［24］ Rozbruch SR, Weitzman AM, Watson JT, et al. Simultaneous treatment of tibial bone and soft-tissue defects with the Ilizarov method. J Orthop Trauma 2006;20:197-205.

［25］ Rozbruch SR, Fragomen A, Ilizarov S. Correction of tibial deformity with use of the Ilizarov/ Taylor Spatial Frame. J Bone Joint Surg Am 2006;88A(suppl 4):156-174.

［26］ Selber P, Filho ER, Dallalana R, et al. Supramalleolar derotation osteotomy of the tibia, with T plate fixation: technique and results in patients with neuromuscular disease. J Bone Joint Surg Br 2004;86B:1170-1175.

［27］ Sen C, Kocaoglu M, Eralp L, et al. Correction of ankle and hindfoot deformities by supramalleolar osteotomy. Foot Ankle Int 2003;24:22-28.

［28］ Shtarker H, Volpin G, Stolero J, et al. Correction of combined angular and rotational deformities by the Ilizarov method. Clin Orthop Relat Res 2002;402:184-195.

［29］ Stamatis ED, Myerson MS. Supramalleolar osteotomy: indications and technique. Foot Ankle Clin 2003;8:317-333.

［30］ Stamatis ED, Cooper PS, Myerson MS. Supramalleolar osteotomy for the treatment of distal tibial angular deformities and arthritis of the ankle joint. Foot Ankle Int 2003;24:754-764.

［31］ Tellisi N, Fragomen AT, Kleinman D, et al. Joint preservation of the osteoarthritic ankle using distraction arthroplasty. Foot Ankle Int 2009;30:318-325.

［32］ Tellisi N, Ilizarov S, Fragomen A, et al. Humeral lengthening and deformity correction in Ollier's disease: distraction osteogenesis with a multiaxial correction frame. J Pediatr Orthop B 2008;17:152-157.

第69章 踝上截骨结合外固定支架固定：方法2

Supramalleolar Osteotomy with External Fixation: Perspective 2

Bradley M. Lamm, Shine John, John E. Herzenberg, and Dror Paley

背景

- 目前为止，踝关节融合仍然是治疗踝关节骨关节炎的金标准。
- 踝关节融合的指征包括：痛性踝关节病、踝关节不稳、踝关节力线不良以及踝关节感染。
- 不管采用何种踝关节融合方法，比较常见的手术并发症包括：骨不连、畸形愈合、感染、邻近关节骨关节炎、血管神经损伤、伤口愈合问题以及下肢长度不对称。
  - 骨不连及其他并发症发生率为30%~60%。
  - 由于其对功能恢复的影响，畸形愈合被认为是最严重有害的并发症。
  - 踝关节融合术后力线不良可导致距下关节退变、足的弹性降低、代偿性的足部畸形，以及行走疼痛。因此，矫正踝关节融合后的力线不良对保留邻近关节的活动功能具有重要的作用。
- 踝关节融合术后的翻修不仅仅要求一定的技术，同样对骨与软组织造成二次损伤。
  - 尽量保留软组织结构，包括骨膜，是对踝关节融合失败翻修手术的一个重要考量。
  - 为了获得有活力的、相互对合的截骨面，所需切除的骨量可能导致下肢长度出现明显差异（大于预期的1 cm）。
  - 踝关节畸形愈合往往是多平面的，所以实际校正的时候比较困难。
- 目前报道的有关踝关节融合位置不良发生率及治疗的文献不多，在我们的研究中心，对于复杂的畸形建议采用通过小切口进行截骨，辅助外固定支架渐进性校正的方法进行治疗。
- 除了介绍我们的技术和结果，我们还为踝关节融合后力线再纠正的理想临床结果和X线位置下了客观的定义。

手术治疗

- 我们通过四个切口使用线锯进行截骨，同时进行渐进性外固定支架校正踝关节畸形愈合。
- 在主要畸形愈合部位用线锯进行骨膜下截骨时，减少了对软组织的损伤，同时有利于软组织及骨的愈合。
- 外固定支架可提供渐进性的多平面（旋转、成角、水平移位）力线校正，同时可以纠正下肢长度。当然，需要优先考虑获得一个正确的踝关节融合力线。

体位

- 全麻后，患者平卧于透视床上，屈曲患侧髋关节，使足放置于正位上。
- 大腿上端绑气囊止血带，整个下肢消毒至气囊止血带位置。
- 在透视下定位，在正、侧位分别标记截骨的部位，气囊止血带充气。

经皮截骨

- 第一个切口为横行，紧邻胫骨前肌腱的内侧（技术图1A~C）。
  - 使用骨膜剥离器推开骨膜至胫前。
  - 骨膜下剥离可以保护踝关节前部的肌腱和血管神经束。
  - 在准备截骨的部位，紧贴骨面，用骨膜剥离器通过摇摆的动作，由踝关节前方抵止到畸形融合的踝关节的外侧部位。
- 用骨膜剥离器把外侧皮肤撑起，同时做一个纵行切口（第二个切口），撤离骨膜剥离器。
  - 用弯血管钳将2号爱惜邦（Ethibond）缝线从内侧至外侧穿过骨膜下隧道（技术图1D）。
  - 缝线穿过后将线锯与爱惜邦系牢，然后将线锯同样通过皮下隧道，从内侧引至外侧（技术图1E）。
  - 透视确认线锯的位置位于期望截骨部位。
  - 通过外侧切口，骨膜剥离器推开骨膜至踝关节畸形愈合部后外侧。
- 用骨膜剥离器撑起后外侧的皮肤，然后在膨起处做第3个纵行切口（技术图1F）。
  - 弯血管钳经骨膜下通过第3个切口至第2个切口，夹住缝线，通过缝线将线锯穿至第3个切口（技术图1G）。

- 骨膜剥离器再次自第3个切口于屈肌腱的深面剥离骨膜直至胫骨后肌腱前方(技术图1H)。
- 内侧骨膜剥离器顶起处做横行的第4个切口。
  - 通过弯血管钳夹持缝线牵拉,将线锯引出第4个切口。
  - 这样线锯就环绕了踝关节畸形愈合部位1周(技术图1I)。
  - 线锯环绕的过程中必须注意保持线锯位于事先计划的截骨面。
- 安装线锯手柄,通过往复运动自外侧向内侧进行踝关节的截骨。
- 为保护内侧的皮肤组织,在内侧皮质即将截断时,停止线锯牵拉,用骨膜剥离器跨过线锯放置于第1、第4切口间,再继续截骨(技术图1J)。
- 截骨完成后骨膜剥离器可有效阻止线锯,进而保护内侧软组织免受损伤(技术图1K、L)。
- 透视确认截骨完成的情况。
- 剪断并取出线锯(技术图1M、N)。
- 放松止血带,闭合切口。

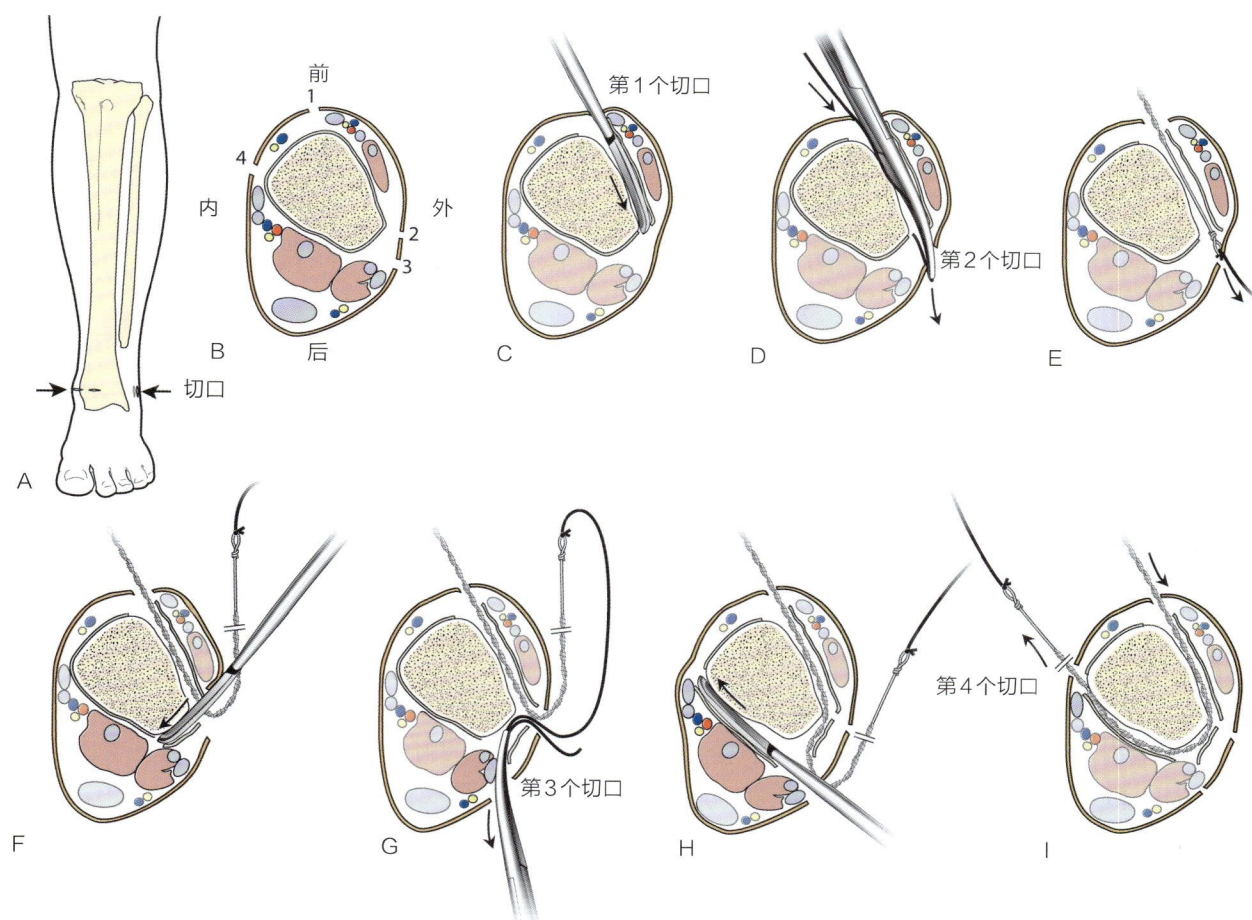

技术图1 踝关节融合畸形愈合的线锯经皮截骨。A. 线锯在前次踝关节融合水平处经皮穿过。术中采用了2个横行及2个纵行的小切口来穿过线锯。B. 由于融合部位的骨块呈方形,采用4个切口来安全地通过线锯。线锯可以安全地经骨膜下通过,开始于前内侧(1)结束于后内侧(4)。C. 内侧纵行切口(1)位于胫前肌内侧,骨膜剥离器通过前内侧切口于期望截骨的部位行骨膜下剥离至前侧。D. 在骨膜剥离器撑起皮肤后,在外侧做第2个横行切口(2),缝线通过骨膜下隧道自内侧穿至外侧(也可自外侧至内侧)。E. 把线锯系于缝线上,将其自踝关节融合部前方内侧引导至外侧。F. 通过第2个切口,掀起外侧骨膜,于后外侧作第3个切口。G. 线锯系于缝线穿出第3个切口。H. 将后方骨膜掀起,注意避免额外的骨膜剥离。I. 在融合部位的后内侧作第4个切口,缝线及线锯环绕畸形融合部位1周,在第3、第4个切口穿过时必须注意保护腓骨肌腱。

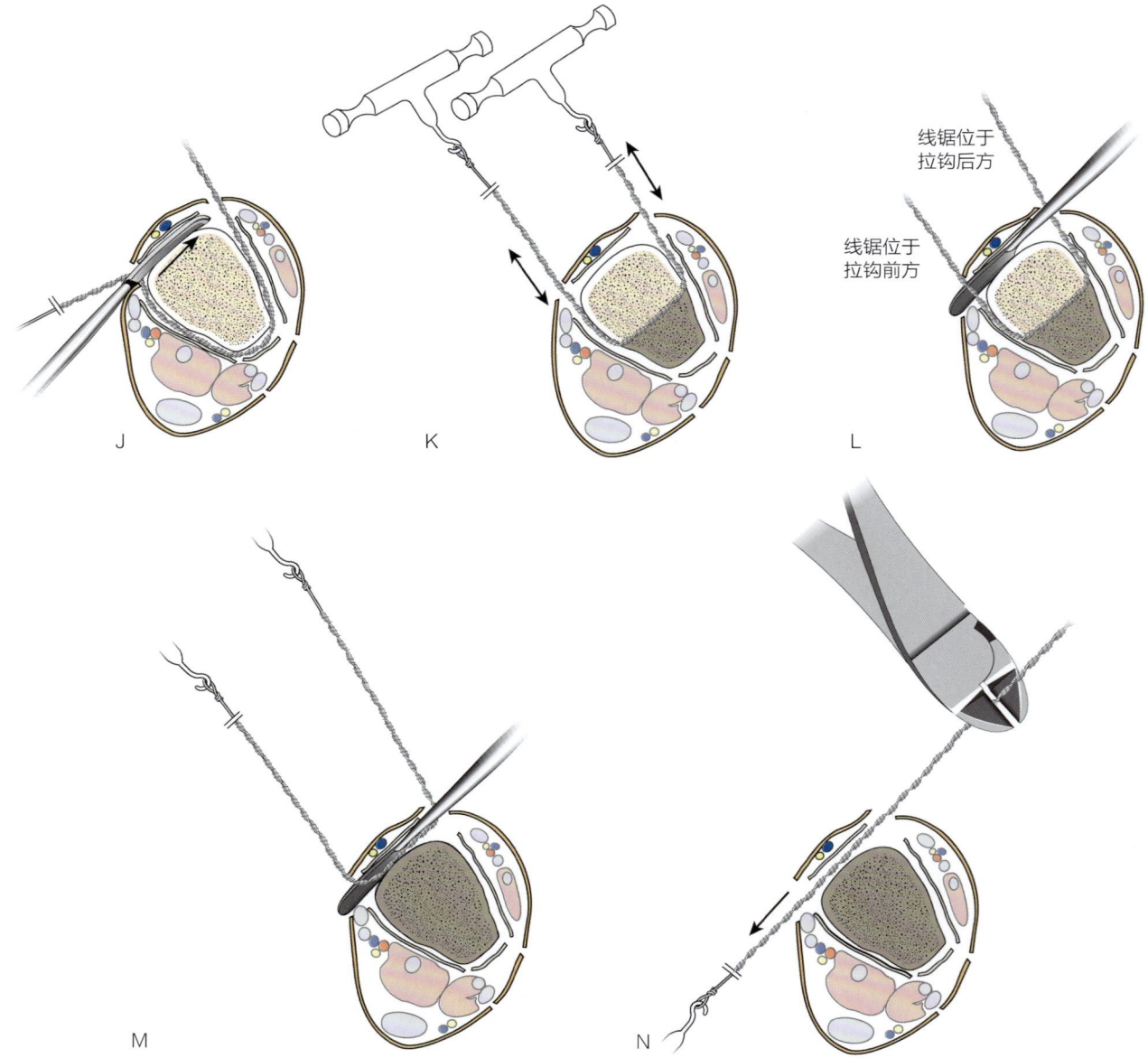

技术图1（续） J. 剥离第4个切口至第1个切口间的骨膜。K. 线锯截骨截除畸形愈合部一半时。L. 将骨膜剥离器置于第1、第4切口间的皮下隧道内，阻挡线锯，避免内侧软组织在截骨时受损。M. 截骨完成。N. 剪断及取出线锯。

外固定支架的应用

- 止血带仅仅是在穿线锯的时候使用，在安装支架固定前需要放开。
- 外固定支架可允许渐进性的校正畸形及延长肢体，外固定支架可以采用Ilizarov支架或者Taylor立体框架（技术图2）。
- 根据畸形的情况构建框架，近端固定位于胫骨，远端固定位于距骨、跟骨及足。
- 外固定支架固定的目的是截骨远近端的稳定固定。
- 根据手术医师的偏好，采用1.8 mm直径的光滑钢丝或者半螺纹6 mm直径螺钉固定。
- 安装好近端的外固定环：在正侧位上与需要胫骨垂直。
- 远端的外固定环需要与足底平行，通过使用这种安装技术，在校正的最后，足部的外固定环将和胫骨的外固定环相平行，保持跖行足的位置。
- 把近端固定环（全环）与内外侧方向穿越远端胫骨的光滑钢针固定在一起，这枚光滑钢针与在正位与胫骨的

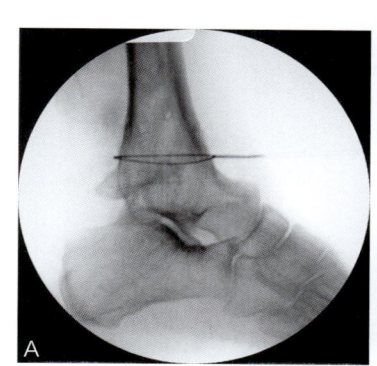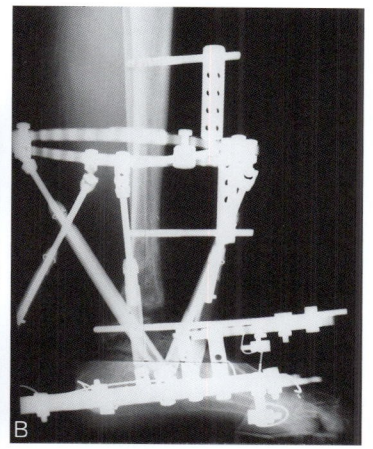

技术图2　A. 侧位X线片显示踝关节畸形愈合（15°的足下垂及足的前脱位），线锯通过畸形愈合面。B. 侧位显示Taylor空间支架撑开治疗，后方的撑开截骨及足的后方平移（经允许引自2008，Rubin Institute for Advanced Orthopedics, Sinai Hospital of Baltimore）。

纵轴相垂直。然后夹紧钢丝（用张力器）。
- 随后在近端环的前方置入一枚6 mm直径半螺纹钢钉。于这枚钉的前方或后方以三角形结构再打入2枚螺钉。这些螺钉在矢状面上与胫骨相垂直。
- 足部环与1.8 mm直径、平行足底置入的6枚光滑钢针进行固定（2根固定于跟骨，2根固定于距骨，2根固定于前足）。
- 用足板（术中模仿负重的硬板）来确认固定环与足底平行。
- 用1根自后外至前内的斜行钢针穿过距骨来增加稳定性。
- 有时候采用半螺纹钢钉固定距骨，采用俄罗斯人的技术，通过旋转2个固定距骨钢钉的夹块来牵开距下关节。
  - 俄罗斯张力技术可以通过将距骨向近端挤压来给截骨部位加压。
  - 在胫骨远端环及足部固定环之间加入6个支撑杆来构建Taylor立体框架。
  - 通过网上程序进行计算机计算，生成患者个人的每日支架调整计划。
- 为确保逐步精确重建最终的力线，患者每周随访2次。

要点与失误防范

踝关节或胫距跟关节融合的理想的临床及影像学位置	• 在矢状面，足与下肢成90°（跖行角度：90°），胫骨的轴线与距骨外侧突一致 • 在横断面上，足相对下肢有外旋，大腿与足之间保持10°～15°的外旋 • 在轴位上，跟骨平分线需要与胫骨力线相平行或略有0°～2°的外翻 • 患肢较对侧短缩1 cm

预后

- 畸形融合部位骨膜下线锯截骨可以减少软组织的损伤，促进软组织和骨的愈合。
- 外固定支架提供多平面的、渐进性的、精确的力线纠正（旋转、成角、水平移位），同时也可以纠正下肢长度。
  - 另外，获得一个正确的踝关节融合力线是首要的任务（图1）。
- 使用该技术，我们成功地对超过12例踝关节畸形愈合的患者进行了力线重建。

并发症

- 并发症包括钉道感染、残留的下肢不等长、伤口问题、过早或延迟骨化、跗骨窦综合征以及断针。
- 通过应用以上的技术，所有的患者获得了一个对线良好的、跖行的踝关节融合。

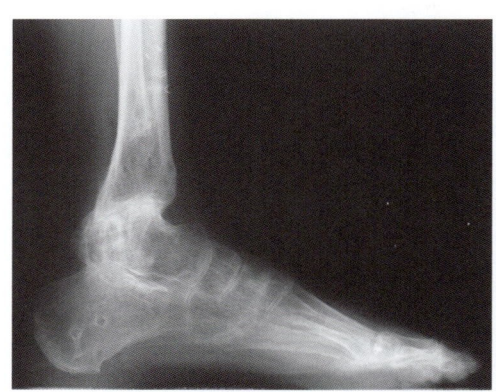

图1 技术图2中的患者最后随访时的照片，显示足下垂畸形已被完全矫正（经允许引自2008, Rubin Institute for Advanced Orthopedics, Sinai Hospital of Baltimore）。

- 所以，对伴有或不伴有下肢不等长的踝关节畸形融合的患者，都可以通过小切口线锯截骨辅助外固定支架进行治疗。

致谢

感谢Joy Marlowe（MA）所做的精彩的插图工作以及Alvien Lee的摄影帮助。

（王志坚 译，苏琰 审校）

参考文献

[1] Ahlberg A, Henricson AS. Late results of ankle fusion. Acta Orthop Scand 1981;52:103-105.

[2] Ben Amor H, Kallel S, Karray S, et al. Consequences of tibiotalar arthrodesis on the foot: a retrospective study of 36 cases with 8.5 years of follow-up[in French]. Acta Orthop Belg 1999;65:48-56.

[3] Frey C, Halikus NM, Vu-Rose T, et al. A review of ankle arthrodesis: predisposing factors to nonunion. Foot Ankle Int 1994;15:581-584.

[4] Jackson A, Glasgow M. Tarsal hypermobility after ankle fusion-fact or fiction? J Bone Joint Surg Br 1979;61-B:470-473.

[5] Johnson EW Jr, Boseker EH. Arthrodesis of the ankle. Arch Surg 1968;97:766-773.

[6] Katsenis D, Bhave A, Paley D, et al. Treatment of malunion and nonunion at the site of an ankle fusion with the Ilizarov apparatus. J Bone Joint Surg Am 2005;87A:302-309.

[7] Mendicino RW, Lamm BM, Catanzariti AR, et al. Realignment arthrodesis of the rearfoot and ankle: a comprehensive evaluation. J Am Podiatr Med Assoc 2005;95:60-71.

[8] Moeckel BH, Patterson BM, Inglis AE, et al. Ankle arthrodesis. A comparison of internal and external fixation. Clin Orthop Relat Res 1991;268:78-83.

[9] Ogilvie-Harris DJ, Lieberman I, Fitsialos D. Arthroscopically assisted arthrodesis for osteoarthrotic ankles. J Bone Joint Surg Am 1993;75:1167-1174.

[10] Paley D, Lamm BM, Katsenis D, et al. Treatment of malunion and nonunion at the site of an ankle fusion with the Ilizarov apparatus. J Bone Joint Surg Am 2006;88A:119-134.

[11] Siddiqui NA, Herzenberg JE, Lamm BM. Supramalleolar osteotomy for realignment of the ankle joint. Clin Podiatr Med Surg 2012;29(4):465-482.

第70章 同种异体全踝关节表面移植重建术
Total Ankle Shell Allograft Reconstruction

Michael E. Brage, Joan Williams, and Keri A. Reese Zickuhr

定义

- 胫距关节面损伤、创伤后关节炎、骨性关节炎会限制患者活动,导致行走困难,并发生严重的疼痛。
- 与髋膝关节不同,原发性关节炎极少发生在踝关节。导致踝关节发生退变的最常见原因是继发于创伤后或者踝关节力线异常。创伤后关节炎常与骨折的严重程度和关节面非解剖复位有关[19]。
- 类风湿或其他炎性关节病和关节感染也会导致明显的踝关节疼痛、畸形和关节炎。
- 骨性关节炎常见关节软骨退变、软骨下骨硬化、软骨下骨囊肿和骨赘的形成。影像学上的改变包括关节间隙狭窄、骨赘增生以及软骨下骨硬化。
- 对于保守治疗无效的患者,胫距关节融合、踝关节置换和新鲜的同种异体的骨软骨表面移植是治疗的手段[1,2,9,11,12,16]。同种异体胫距关节骨软骨表面移植相对于胫距关节融合和踝关节置换,对于年轻的创伤性踝关节病患者是一个合理的选择[9,12,16]。

解剖

- 踝关节解剖较为复杂,但是如果把踝关节看成是一个从内向外、指向下和后的斜向单轴关节,就会容易理解。主要的运动是跖屈和背伸,并伴有一定程度的内翻和外翻胫距关节[3]。
- 组成踝关节的骨结构有胫骨、腓骨和距骨。胫骨远端关节面呈前后及内外侧凹面。
- 距骨没有肌肉和肌腱附着,其60%的表面由关节软骨覆盖。
- 内外侧韧带复合体为踝关节和后足提供了除骨性支撑以外的稳定性。

发病机制

- 关节软骨主要由Ⅱ型胶原纤维构成。血供差,不能增生,并且再生潜力有限。
- 1型关节软骨损伤包括微观下软骨细胞和细胞外基质的破裂,而2型损伤则累及关节表面。但由于软骨下骨未被累及,所以很少发生炎症反应,损伤后的愈合较差。3型损伤常累及软骨下骨和软骨表面,因此以Ⅰ型胶原纤维组成的纤维软骨形成为愈合方式[15]。
- 踝关节炎会导致关节活动范围减小、疼痛、畸形以及关节不稳。

自然病程

- 胫距关节炎主要由创伤、感染性疾病和骨性关节炎导致。尽管踝关节和Pilon骨折的切开复位内固定治疗技术不断发展,但创伤后关节炎仍旧是踝关节炎最常见的原因。通常情况下,胫距关节软骨面在损伤发生时就已经受伤,并且没有能力修复。
- 非手术治疗对创伤性胫距关节病往往无效,大部分患者采用踝关节融合作为手术治疗方式,踝关节置换也可以用于一些特定的患者[1,2,5,7,11,16]。
- 踝关节融合可以减轻患者的疼痛,但同时也丧失了关节活动度,使关节功能受到限制。在长期随访中发现单侧踝关节融合患者会发生继发性的中后足进展性关节炎[2,6]。
- 最近的踝关节假体设计给了患者另一种较好的选择,但患者年龄是置换失败和再次手术率增高的不利因素[10,16,17]。
- 采用大小匹配的同种异体胫骨远端和距骨顶关节软骨移植(表面置换)能缓解疼痛,提供匹配的关节表面,保留骨量并保留周围关节。手术技术的不断提高和同种异体移植的经验积累,提高了该项技术的短期疗效。最新的研究主张对一些特定终末期胫距关节病的患者,采用新鲜的同种异体软骨移植[9,12,20]。

病史和体格检查

- 对于任何畸形或者力线异常的患者,必须彻底了解病史以及对双下肢进行体格检查来判断是否有多个关节或者是对称肢体受到累及,同时还要询问家族史和外伤史。对踝关节周围的韧带和肌腱的功能与稳定性,包括马蹄足、平足和高弓足畸形进行评估。术前还需要进行神经血管检查。
- 体格检查方法包括以下方面[14]:
  - 前抽屉试验评估距腓前韧带和踝关节的稳定性。外科医生需要寻找距骨外侧和腓骨前缘之间存在3～5 mm的距离差异。
- 内翻应力试验评估距骨的不稳定性（但由于距下关节的活动而常常难以准确评估），与对侧踝关节对比，差距大于15°则说明距骨存在不稳定。
- 马蹄足评估，如果踝关节有5°的下垂，则需要进行腓肠肌滑移或跟腱延长术。
- 活动范围：胫距关节的正常活动范围是背伸20°至跖屈50°，正常距下关节内外翻最大活动范围约20°。
- 同种异体踝关节表面移植的禁忌证有以下几点：
  - 外周脉搏减弱。
  - 胫距关节内外翻畸形大于10°。
  - 踝关节不稳。

影像学和其他诊断性检查
- 踝关节负重位摄片，包括前后位、侧位和踝穴位（图1）。
- 如有需要，应力下前后位X线片可以用来诊断踝关节不稳。与对侧相比，距骨与胫骨前后移位超过3～5 mm 表明踝关节不稳[3]。
- 内旋30°时应力位下距骨倾斜较对侧大于15°说明踝关节不稳[3]。

鉴别诊断
- 踝关节不稳或畸形
- 踝关节前或后撞击综合征
- 距骨或胫骨远端剥脱性骨软骨炎
- 距下关节炎
- 跗骨窦综合征

非手术治疗
- 保守治疗包括力学支持（足踝支具和鞋的改良）、消炎镇痛药物及关节内注射激素。

手术治疗
- 对于年轻健康、要求减轻疼痛、保留活动和功能的患者，同种异体骨软骨表面移植是除踝关节融合和置换以外的又一种选择。

术前计划
- 术前需要拍摄标准X线片。我们认为，外固定架或牵引装置在术中很有帮助。我们常规使用DePuy Agility踝关节置换中的截骨模块来增加截骨的精准性。
- 根据术前影像学，从多个组织库中寻找大小匹配的同种异体骨软骨移植物。

体位
- 患者仰卧位置于透视床上。

入路
- 采用标准的胫骨前肌和踇长伸肌腱之间的踝前入路，并保护腓浅神经。将深层的神经血管束（腓深神经和胫前、足背动脉）向外侧牵开，切开关节囊以暴露踝关节。

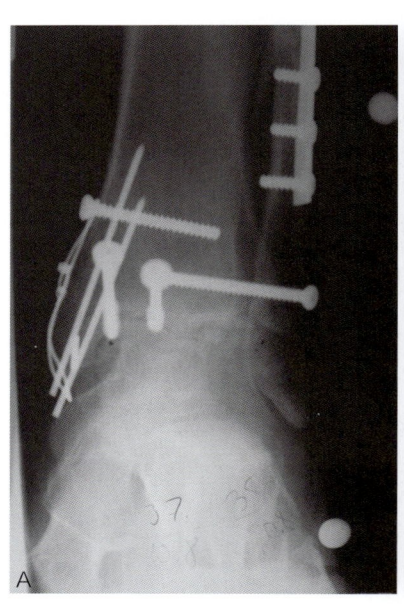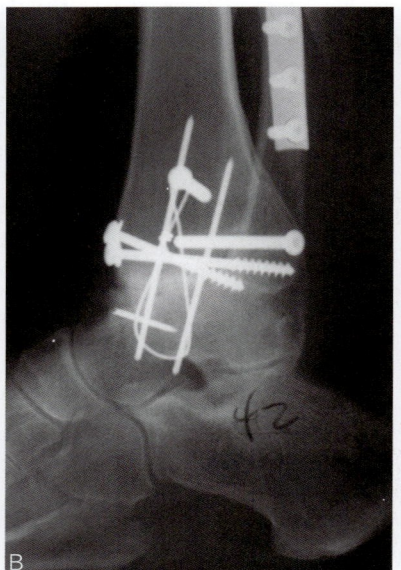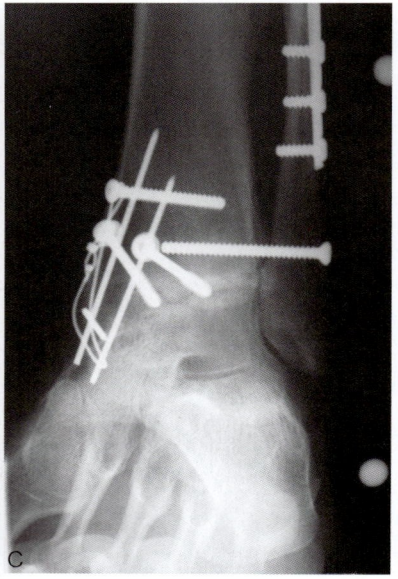

图1　A. 术前前后位。B. 侧位片。C. 踝穴位片（版权：Dr. Michael Brage）。

清理并牵开踝关节

- 通过前方入路,用咬骨钳和骨刀切除增生滑膜组织和骨赘,然后应用外固定架对称地牵开踝关节间隙约1 cm(技术图1)。

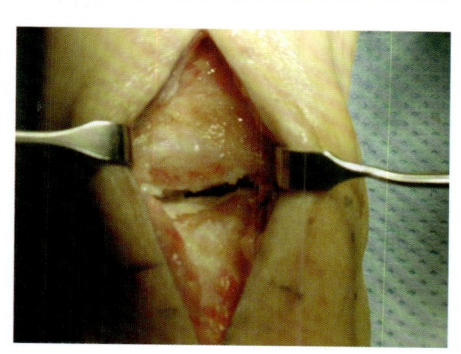

技术图1　清理并牵开踝关节(版权:Dr. Michael Brage)。

胫骨和距骨截骨

- 尽管我们经常得到的是一个完整的异体踝关节,但是仔细检查患者的踝关节后,仍有可能觉得踝关节置换未必有效。因此我们只进行半关节表面置换。这种方法的不足之处在于没有整个踝关节或双极关节置换那样能够提供完全匹配的关节面。通过测量X线片,用模板选择合适的Agility截骨模块,并用导针把截骨模块固定到踝前(技术图2A)。术中透视确认模块位置和大小(技术图2B)。
- 用钝性往复锯切除胫骨远端关节面和距骨顶,厚度为7～10 mm。
- 同样地,去除内踝关节面3～4 mm。
- 特别注意保护位于踝关节后内侧的胫后神经血管束。
- 胫骨外侧截骨时注意保护腓骨的完整性。

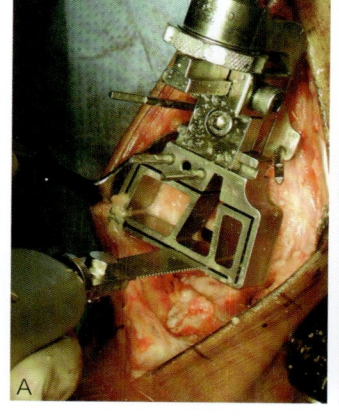
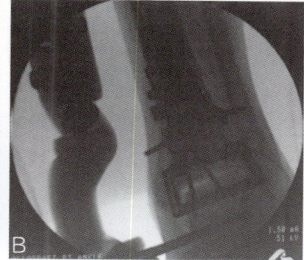

技术图2　胫骨和距骨截骨。A. 踝关节置换导向器放置于胫前并用导针固定。B. 截骨前通过透视确定截骨导向器大小和位置(版权:Dr. Michael Brage)。

同种异体移植物的制备和截取

- 在供体上使用的Agility踝关节胫骨截骨模块要比受体上所使用的截骨模块大一号,将截骨模块钉到异体胫骨下端,透视并使用摆锯进行截骨(技术图3A、B)。
- 徒手用摆锯截取距骨移植物,截骨需在距骨颈前方和关节软骨之间进行。常规对胫骨和距骨移植物进行灌洗,以消除骨髓腔内的免疫抗原组织(技术图3C、D)。

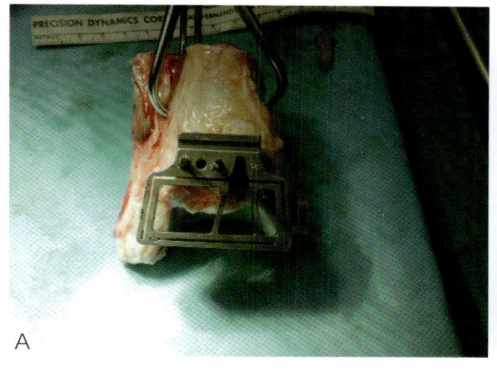
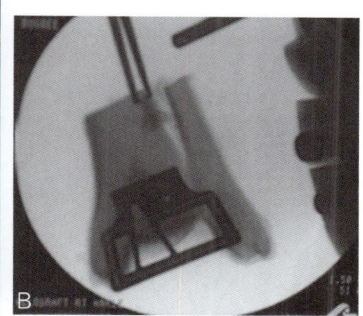

技术图3　同种异体移植物的制备和截取。A. 截骨导向器固定于胫骨。B. 透视确认大小和位置。

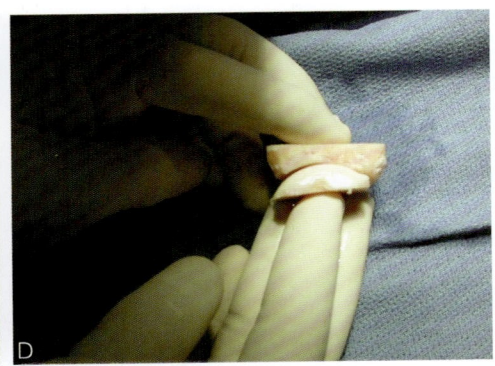

技术图3（续） C. 徒手截取距骨移植物。D. 胫骨及距骨相互关节（版权：Dr. Michael Brage）。

移植物的放置及固定

- 在踝关节跖屈位时将移植物置入受体的踝穴中，移除外固定支架并活动踝关节来确认移植物和踝关节的稳定性。
- 从前后位、踝穴位和侧位片上确认移植物在受体内处于满意的位置，胫距关节得到解剖重建。
- 用2枚平行的3.0 mm直径空心钉固定每一块移植物，螺钉从胫骨前方向后上方置入。
- 自距骨移植物的最前方向软骨下骨内置入2枚埋头螺钉（技术图4）。

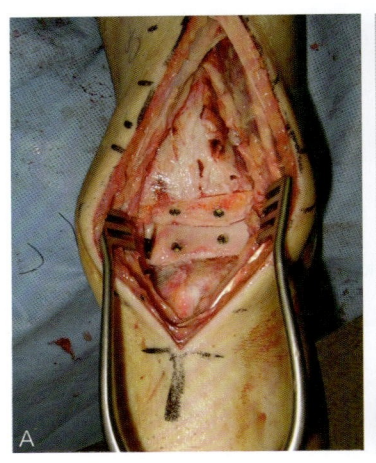 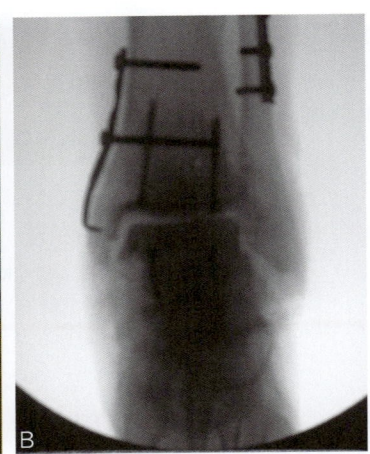 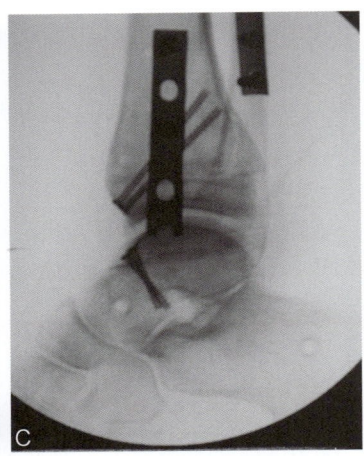

技术图4 移植物的放置及固定。A. 安放好移植物并用2枚埋头螺钉固定。B. 移植物固定后的前后位。C. 侧位片（版权：Dr. Michael Brage）。

关闭伤口

- 充分冲洗后常规缝合伤口，用大量棉垫包裹后夹板固定（技术图5）。

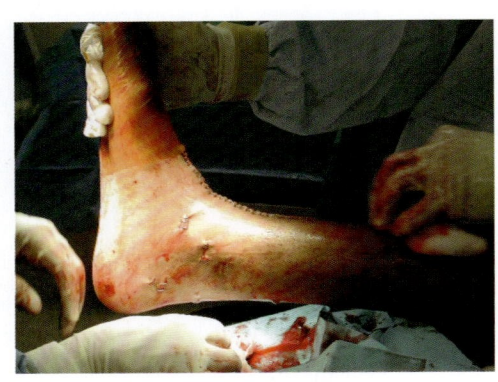

技术图5 缝合伤口，检查踝关节的活动范围（版权：Dr. Michael Brage）。

要点与失误防范

手术指征	• 详细了解病史及体格检查 • 注意相关的病理变化,如马蹄足、平足或高弓足畸形
术中骨折	• 截骨时注意避免内外踝骨折
移植物制备	• 制备移植物时要仔细 • 通过截骨导向器提高截骨的精确性,移植物截骨不当将导致移植失败
神经血管束	• 避免损伤踝关节后内侧的胫后神经血管束

术后处理

- 围手术期根据医生的判断选择抗生素和止痛药,术后患肢放置在大量棉垫衬垫的夹板中,保持踝关节中立位至轻度背伸位。
- 切口愈合后进行踝关节活动度的锻炼(常规术后第10天开始)。
- 常规保持患肢术后3个月内不负重,在X线片提示移植物愈合满意后开始进行能忍受的负重训练。

预后

- 已经有采用同种异体全踝关节表面置换的系列报道,该方法是对创伤后踝关节炎的年轻患者的一种可行的治疗方案(图2、3)[9,12,20]。
- 目前为止最大的样本报道为11例,其中6例得到了至少24个月的随访,其余5例中的3例进行了同种异体移植物的翻修手术,1例进行了全踝关节置换术,另外1例尚未进行进一步的手术[12]。

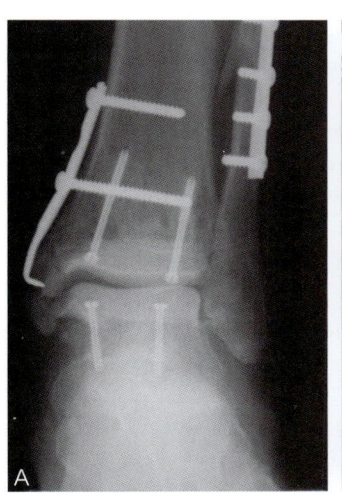
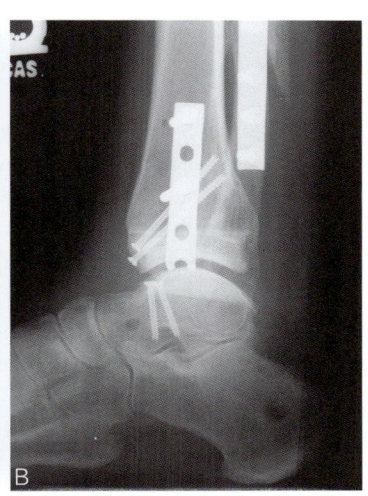

图2 A. 术后4个月X线正位片。B. 侧位片(版权:Dr. Michael Brage)。

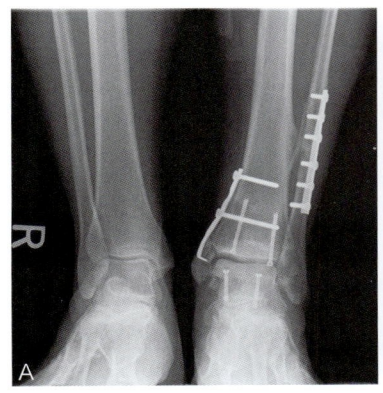
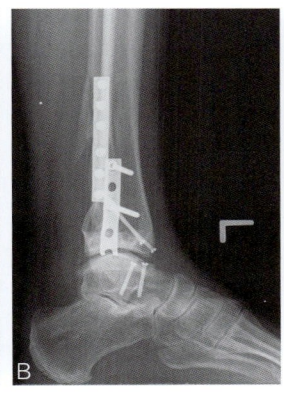
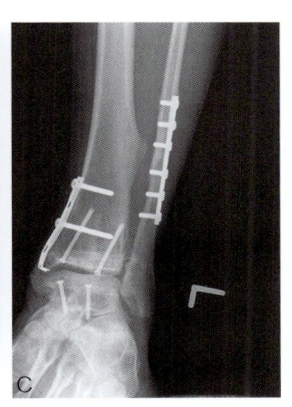

图3 A. 术后3年随访X线片,正位片。B. 侧位片。C. 踝穴位片(版权:Dr. Michael Brage)。

- Jeng等报道了29例新鲜同种异体骨软骨表面移植的病例,其中14例进行了再次移植或融合手术。其余15例中的6例影像学显示关节间隙进行性狭窄、移植失败但未进行翻修手术。另外9例(占31%)移植成功。作者认为体重指数小、成角畸形较轻、拒绝融合手术的患者疗效更好。作者在术中未使用外固定支架,也没有用到本文提到的使用较大一号的截骨模块进行移植物截骨。所以移植物可能较小、较薄,为防止移植物塌陷,其厚度至少7 mm[8]。
- Gross等报道了9例采用大块新鲜同种异体移植物治疗距骨软骨损伤的病例,其中6例获得成功,平均存活11年。3例患者局部移植物碎裂、塌陷,转而进行了关节融合术[5]。
- Giannini等报道了32例经外踝入路的双极同种异体移植物手术,其中9例患者在最少31个月的随访后进行了翻修手术。他们同样检查了7份随访1年的患者的移植物软骨标本,发现这些标本都存在正常胶原蛋白的透明样组织结构。然而相对于患者自身的软骨而言,这些移植物软骨的胶原蛋白显得更加杂乱无章,同时蛋白多糖的含量也不足。为了提高移植成功率,作者在术后6个月才让患者开始负重[4]。
- Neri等对17例患者的同种异体移植软骨下骨的基因型和表现型特征做了分析,发现在同种异体移植物中存在大量受体基因,这提示着移植的成功[12]。
- 多项研究显示,移植失败的危险因素包括供体受体间移植物大小不匹配、截骨过薄、高体重指数以及术前畸形角度过大。同时这些研究也指出,缩短从获取移植物到移植物到受体内的时间,可以提高手术成功率[8,18,20,21]。

并发症

- 术中骨折
- 移植物塌陷
- 移植物固定不牢
- 不愈合
- 术后需要进一步清创

(王志坚 译,苏琰 审校)

参考文献

[1] Abidi NA, Gruen GS, Conti SF. Ankle arthrodesis: indications and techniques. J Am Acad Orthop Surg 2000;8:200-209.

[2] Coester LM, Saltzman CL, Leupold J, et al. Long-term results following ankle arthrodesis for post-traumatic arthritis. J Bone Joint Surg 2001;83-A(2):219-228.

[3] Coughlin MJ, Mann RA. Surgery of the Foot and Ankle. St. Louis: Mosby, 1999.

[4] Giannini S, Buda R, Grigolo B, et al. Bipolar fresh osteochondral allograft of the ankle. Foot Ankle Int 2010;31(1):38-46.

[5] Gross AE, Agnidis Z, Hutchison CR. Osteochondral defects of the talus treated with fresh osteochondral allograft transplantation. Foot Ankle Int 2001;22(5):385-391.

[6] Haddad SL, Coetzee JC, Estok R, et al. Intermediate and long-term outcomes of total ankle arthroplasty and ankle arthrodesis a systematic review of the literature. J Bone Joint Surg 2007;89:1899-1905.

[7] Hansen ST. Functional Reconstruction of the Foot and Ankle. Philadelphia: Lippincott Williams & Wilkins, 2000.

[8] Jeng CL, Kadakia A, White KL, et al. Fresh osteochondral total ankle allograft transplantation for the treatment of ankle arthritis. Foot Ankle Clin North Am 2008;29:554-560.

[9] Kim CW, Jamali A, Tontz W Jr, et al. Treatment of post-traumatic ankle arthrosis with bipolar tibiotalar osteochondral shell allografts. Foot Ankle Int 2002;23:1091-1102.

[10] Kitaoka HB, Patzer GL, Ilstrup DM, et al. Survivorship analysis of the Mayo total ankle arthroplasty. J Bone Joint Surg 1994;76-A(7):974-979.

[11] Mann RA, Rongstad KM. Arthrodesis of the ankle: a critical analysis. Foot Ankle Int 1998;19:3-9.

[12] Meehan R, McFarlin S, Bugbee W, et al. Fresh ankle osteochondral allograft transplantation for tibiotalar joint arthritis. Foot Ankle Int 2005;26:793-802.

[13] Neri S, Vannini F, Desando G, et al. Ankle bipolar fresh osteochondral allograft survivorship and integration: transplanted tissue genetic typing and phenotypic characteristics. J Bone Joint Surg 2013;95:1852-1860.

[14] Reider B. The Orthopaedic Physical Examination. Philadelphia: Elsevier, 2005.

[15] Richardson EG. Orthopaedic Knowledge Update: Foot and Ankle 3. Rosemont, IL: American Academy of Orthopaedic Surgeons, 2003.

[16] Spirt AA, Assal M, Hansen ST Jr. Complications and failure after total ankle arthroplasty. J Bone Joint Surg 2004;86-A(6):1172-1178.

[17] SooHoo NF, Zingmond DS, Ko CY. Comparison of reoperation rates following ankle arthrodesis and total ankle arthroplasty. J Bone Joint Surg 2007;89:2143-2149.

[18] Strauss EJ, Sershon R, Barker JU, et al. The basic science and clinical applications of osteochondral allografts. Bull NYU Hosp Jt Dis 2012;70(4):217-223.

[19] Thomas RH, Daniels TR. Ankle arthritis. J Bone Joint Surg 2003;85-A(5):923-936.

[20] Tontz WL Jr, Bugbee WD, Brage ME. Use of allografts in the management of ankle arthritis. Foot Ankle Clin North Am 2003;8:361-373.

[21] Winters BS, Raikin SM. The use of allograft in joint-preserving surgery for ankle osteochondral lesions and osteoarthritis. Foot Ankle Clin Am 2013;18:529-542.

第71章 STAR假体全踝关节置换术

The STAR (Scandinavian Total Ankle Replacement) Total Ankle Arthroplasty

Mark E. Easley, James A. Nunley II, and James K. DeOrio

定义

- 非手术治疗失败的终末期踝关节炎

解剖

- 踝关节
  - 胫骨远端关节面及内踝组成
    - 与距骨背侧和内侧形成关节
    - 在矢状面,轻度向后倾斜
    - 在冠状面,关节面与外侧胫骨干轴线成88°~92°
  - 腓骨
    - 与距骨外侧形成关节
    - 承担踝关节负重的1/6
  - 距骨
    - 60%的表面被软骨覆盖
    - 双曲率半径
  - 下胫腓联合
    - 下胫腓前韧带
    - 骨间膜
    - 下胫腓后韧带
- 踝关节作为踝-后足复合体的一部分,更像是一个斜着的铰链结构。

发病机制

- 创伤后关节病
  - 最为常见的病因
  - 关节内骨折
  - 踝关节骨折脱位伴畸形愈合
  - 慢性踝关节不稳
- 原发性骨关节炎
  - 与髋、膝关节病相比相对罕见
- 炎性关节病
  - 主要见于类风湿关节炎
- 其他
  - 血色素沉着病
  - 色素绒毛结节性滑膜炎
  - 夏科神经性关节病
  - 脓毒性关节炎

自然病程

- 创伤后关节病
  - 畸形愈合、慢性不稳定、关节内软骨破坏或者对线不良都能导致进行性关节软骨磨损
  - 慢性外侧踝关节不稳定最终可能伴有:
    - 距骨向前方半脱位
    - 距骨在踝穴内内翻倾斜
    - 后足内翻
- 原发性踝关节病罕见且对其发病机制尚未完全了解
- 炎性关节病
  - 内科治疗失败的进展性和增值性滑膜侵蚀性改变
  - 可能伴有慢性胫骨后肌腱病和进展性后足外翻畸形,最终在踝穴内距骨外翻倾斜,潜在外踝应力骨折和代偿性前足内翻

病史和体格检查

- 病史
  - 常伴有踝关节创伤史
    - 踝关节骨折,特别是关节内骨折
    - 踝关节骨折伴有畸形愈合
    - 慢性踝关节不稳定(反复踝关节扭伤)
  - 慢性踝前方疼痛,主要在活动和负重时
  - 踝关节僵硬,特别是背伸受限
  - 踝关节肿胀
  - 活动度进行性减少
- 体格检查
  - 跛行
  - 髋关节外旋带动外旋踝关节,以避免足离地时疼痛
  - 疼痛和踝关节活动范围受限,特别是背伸受限
  - 轻度踝关节肿胀
  - 潜在的足部畸形
    - 继发于慢性不稳定的创伤后关节病可能伴有踝关节和后足的内翻,以及代偿性前足内翻
    - 炎性关节炎可能伴有进展性的平足畸形、踝关节和后足外翻以及马蹄足

影像学和其他诊断性检查

- 踝关节负重前后位、侧位和踝穴位摄片(图1)

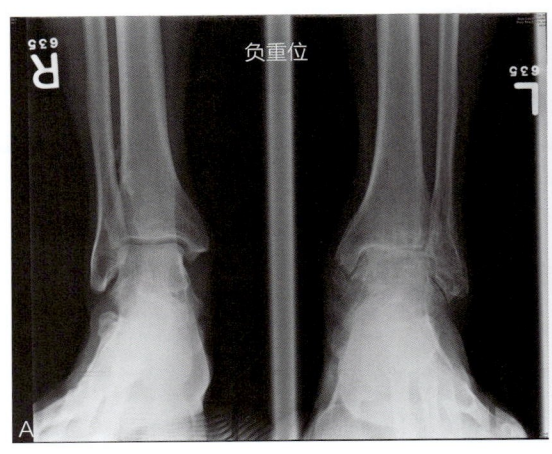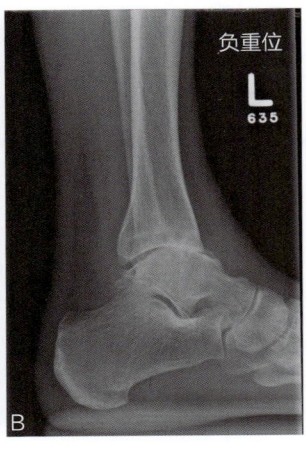

图1 女性，60岁，终末期创伤后左踝关节炎，负重位踝关节X线片。A. 前后位（注意距骨轻度内翻倾斜）。B. 侧位片。

- 足负重前后位、侧位和斜位，尤其是在足部有畸形的情况下。
- 如伴有或怀疑下肢畸形，常规拍摄胫腓骨负重前后位和侧位片。
- 如伴有下肢畸形，常规检查双侧负重力线（髋至踝的下肢全长力线）。
- 利用踝关节和后足CT片对复杂的、难以确定病因的伴或不伴畸形的踝-后足关节炎进行评价。
- 如果怀疑缺血性距骨或胫骨远端坏死，则行踝关节MRI检查。

鉴别诊断

- 见发病机制部分。

非手术治疗

- 改变活动方式。
- 佩戴支具：踝-足支具（AFO）、连接鞋的内外侧夹板支具。
- 硬质圆弧底的鞋。
- 非类固醇类抗炎药或选择性COX-2抑制剂。
- 药物治疗系统性炎性关节病。
- 糖皮质激素注射。
- 关节内补充润滑剂。

手术治疗

术前计划

- 术者必须确保患者的局部软组织血供良好，并且没有神经性关节病。
  - 如果有必要，应进行无创血管检查或请血管外科医生会诊。
- 术者应检查以前的瘢痕或手术入路，这在计划进行全踝关节置换的手术入路时必须加以考虑。
- 必须了解下肢、踝以及足的临床力线和X线对线情况。
  - 必须做好平衡和重建踝关节力线的准备。有时需要做胫骨远端或足部截骨、后足融合、韧带松解或稳定，以及肌腱移位来纠正力线。
  - 应判断位于冠状面的对线是否可以被动纠正。这提示是否要进行韧带的松解手术。
- 应该了解踝关节的活动范围。
  - 要纠正踝关节僵硬，特别是背伸僵硬。
    - 胫距前方骨赘切除术。
    - 松解后方关节囊。
    - 偶尔行跟腱延长。
- 器械：
  - 以下器械有利于全踝关节置换术的操作：
    - 小摆锯，可以精确截除骨突，方便把从关节处切除的大块骨修整成颗粒骨。
    - 骨锉，用于最后处理截骨面。
    - 带角度的刮匙，特别适用于从后关节囊处分离骨块。
    - 无齿椎板撑开器用于撑开踝关节、方便暴露。即使在胫骨和距骨面准备完成之后仍会有用。

体位

- 患者仰卧，患足的足底与手术台尾端平齐。
- 摆放好足和踝关节的位置，使足趾垂直向上。
- 在同侧髋关节下方垫上软垫，防止髋关节外旋。
- 笔者常规使用大腿止血带和局部阻滞麻醉。
  - 腘神经阻滞能提供足够的手术区术后镇痛，如果留置导管效果更好。而且不会丧失髋和膝的屈伸能力，有利于安全地进行术后即刻运动。
  - 然而，使用大腿止血带联合腘神经阻滞通常需要追加股神经阻滞（患者丧失膝关节伸直运动）或全身麻醉。

入路

- 使用踝关节前方入路，在胫骨前肌腱和𬒈长伸肌腱间隙进入。

暴露

- 在踝关节前方做纵向正中切口,起于胫距关节近端10 cm和胫骨嵴外侧1 cm(技术图1)。
- 在踝关节前方延长正中切口直至距舟关节远端。
- 切口的皮肤边缘不应该有任何的直接张力,切开皮肤后马上就进行全厚皮瓣牵开,尽可能减少皮肤并发症的风险。
- 辨认腓浅神经并把它牵向外侧加以保护。
  - 根据经验,腓浅神经有恒定的分支直接跨过或者刚好位于胫距关节的近侧。
- 然后暴露伸肌支持带,辨认𣎴长伸肌腱的走向,在𣎴长伸肌腱上方锐性但小心地分离伸肌支持带。
  - 尽可能将胫骨前肌腱保留在其腱鞘内。
  - 保留胫骨前肌腱上方的支持带:
    - 这可防止肌腱出现弓弦效应,还可以减小对前方伤口的张力。
    - 假设有伤口裂开,胫骨前肌不会直接暴露在外。
    - 并不总能保留胫骨前肌腱上方支持带;部分患者没有单独的胫骨前肌腱鞘。
- 使用胫骨前肌腱和𣎴长伸肌腱之间的间隙,将胫骨前肌腱和𣎴长伸肌腱分别拉向内侧和外侧。
- 确认并小心地牵开深部的神经血管束(胫骨前-足背动脉和腓深神经),整个操作过程始终将其向外侧牵开。
- 从踝穴顶的近侧6~8 cm到距舟关节,连同骨膜一起切开关节囊。
- 把切开的关节囊和骨膜分别向内外侧掀起,到达内外侧沟以及内外踝,暴露整个踝关节。
- 去除胫骨和距骨前方的骨赘以利于手术显露,也避免干扰器械。

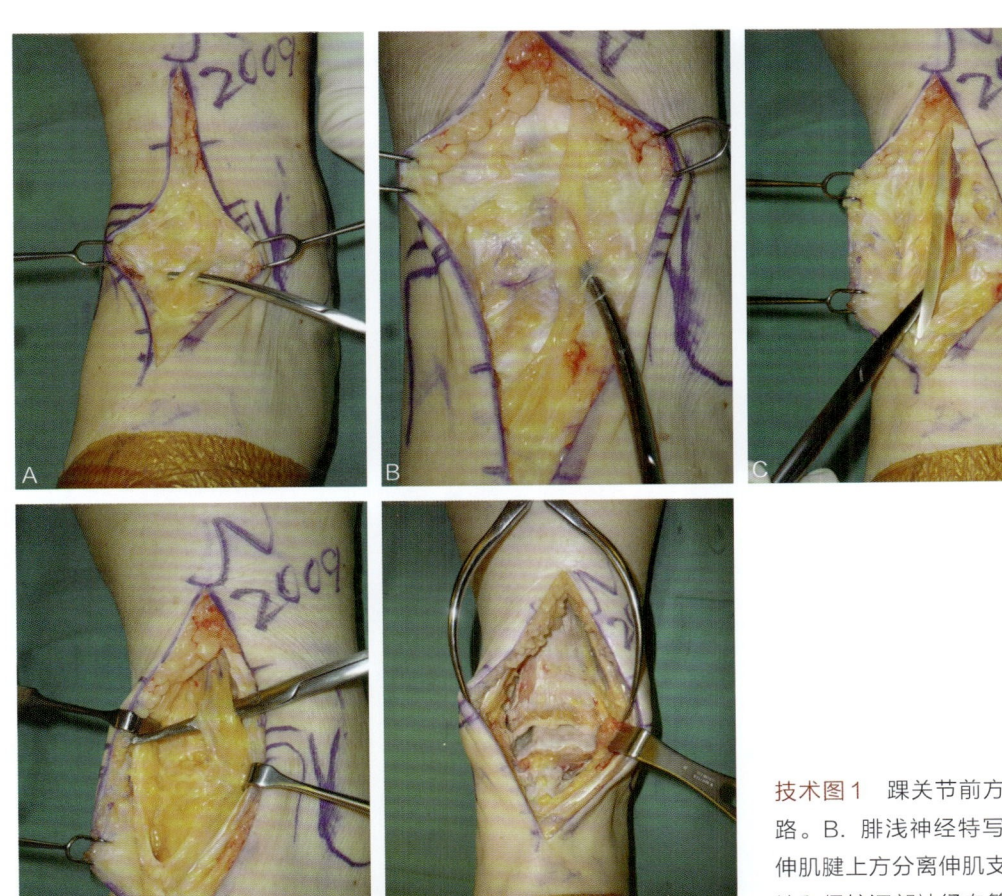

技术图1 踝关节前方入路。A. 入路。B. 腓浅神经特写。C. 在𣎴长伸肌腱上方分离伸肌支持带。D. 辨认和保护深部神经血管束。E. 切除前方关节囊后,暴露关节。

胫骨处理

放置外置的胫骨截骨导向器

- 在踝关节内侧沟插入一把骨刀，作为胫骨截骨平面的理想参照，防止截骨时造成旋转（技术图2）。
- 在胫骨结节上方做1 cm切口，置入定位针。
  - 从正面观察，这枚定位针平行于内侧沟的参考骨刀。
  - 从侧面观察，如果要使假体获得胫骨远端3°～5°的生理后倾，这枚定位针应该垂直于胫骨干轴线。因为笔者倾向于垂直置入胫骨侧的假体（胫骨侧假体置入后不保留后倾角），由于外置的胫骨截骨导向器在引导截骨时有3°的后倾，所以在打入引导定位针时，定位针头稍向近端倾斜，这样就在截骨时去除了后倾角度。
- 在近端定位针上安装外置胫骨截骨导向杆。为了进一步使胫骨侧截骨能垂直于胫骨干，笔者在固定胫骨导向杆之前，把导向杆的近端提至离胫骨嵴上方2～3指宽的高度。
- 以插于踝关节内侧沟的骨刀为参照，确定胫骨截骨模块的旋转定位。将专用的T柄导杆临时安装到截骨导向杆的远端，以便于调整旋转角度。锁紧导向杆上调整伸缩的把手，固定远端截骨模块的旋转角度。
- 控制好旋转后，通过调节伸缩杆设定好导向杆的长度。
- 这时仍能微调远端截骨模块的侧位位置，笔者常规从导向杆上卸下远端截骨模块，并用固定针将其固定到胫骨上，进钉的深度约为10 mm。

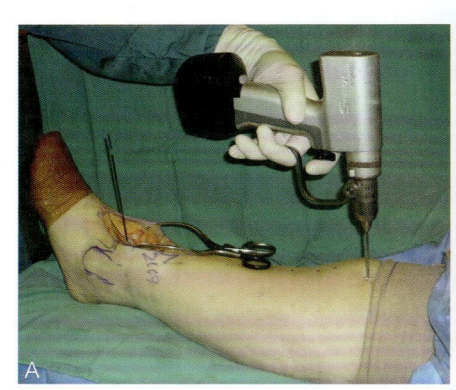
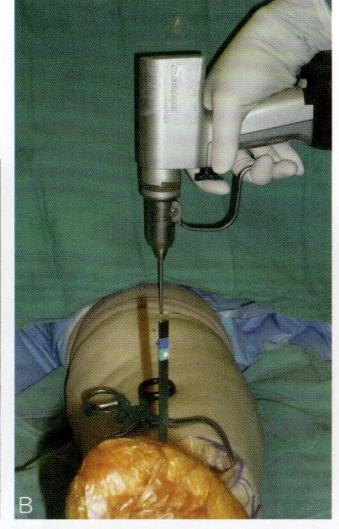
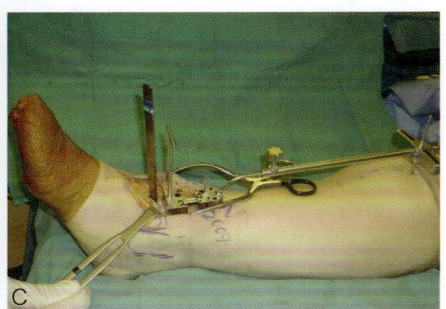
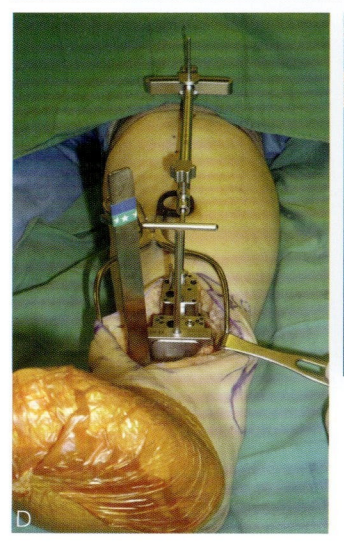
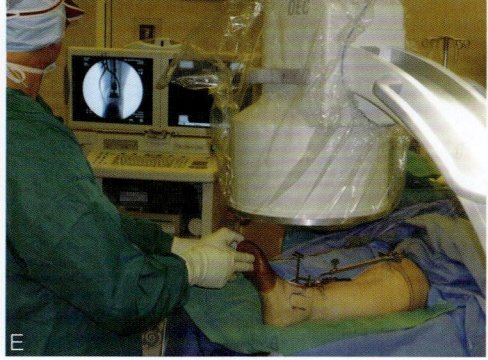
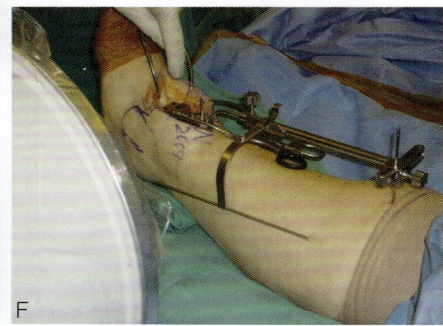

技术图2 放置胫骨外部对线导向器。A、B. 根据放置在内侧沟的参照骨刀定位，放置近侧定位钉。C、D. 根据内侧沟的参考骨刀确定胫骨远端截骨板的旋转定位。E、F. 前后位和侧位透视确定导向杆位置正确。

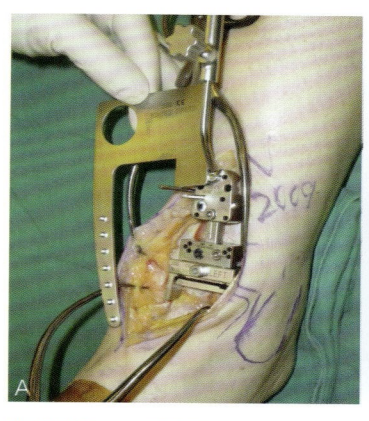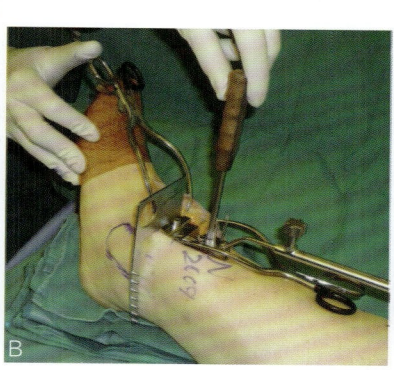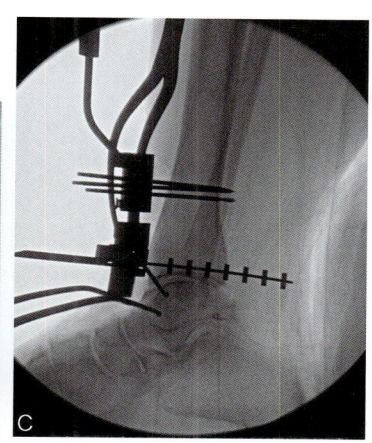

技术图3 决定胫骨远端关节面截骨水平。A. 角翼插入附着在胫骨远端截骨模块上的截骨把持导向器。B. 在透视下调整导向器内的角翼的高度。C. 透视角翼，确定胫骨截骨水平。

- 如果远端截骨模块置于胫骨远端关节面的顶端，很容易得到5 mm的截骨宽度。在踝关节比较紧的情况下，还可以截除更多的骨量。
- 在把截骨导向模块固定到胫骨之前，要确保截骨模块位于胫骨远端关节面顶点，旋转角度正确，还可以细调截骨模块在胫骨上的远近位置。
  ○ 有多个定位点把导向块固定到胫骨上，我们建议在不同水平打入固定针，避免因固定在单一平面造成应力集中，使导向块拔出。

选择胫骨远端关节面截骨平面

- 将截骨把持导向器（cutting capture guide）安装在远端模块上，在把持导向器内插入角翼状截骨导向器（angel wing resection guide）。透视侧位片，最后决定正确的胫骨截骨平面（技术图3）。
- 在冠状面上调整截骨导向器，确保在胫骨截骨时踝部能够得到保护。
  ○ 截骨把持导向器只有一个尺寸。
  ○ 我们通常在把持导向器内侧松松地放置1枚固定针，根据这枚固定针来放置截骨导向器。
- 截骨导向器要放到使胫骨截骨面的内侧部分正好位于内踝与胫骨远端关节面顶部过渡的近端。
- 在截骨把持导向器内侧置入1枚定位针作为保护内踝的标记。
- 同样地，在把持导向器外侧置入1枚定位针到踝关节外侧沟内。
- 把持导向器上有不同的位置可以置入外侧定位针，以适应胫骨远端关节面冠状面的尺寸。

进行胫骨截骨

- 保护好软组织，特别是深部神经血管束，用摆锯经把持导向器的水平部分进行胫骨远端截骨。为完成截骨，在把持导向器的内侧，用往复锯在内侧沟处向近端截骨（技术图4）。
- 卸下截骨导向器，清空被切下的骨块。
  ○ 为去除位于踝关节后方的骨块，可以用无齿的椎板撑开器小心地撑开准备好的胫骨表面和距骨之间。

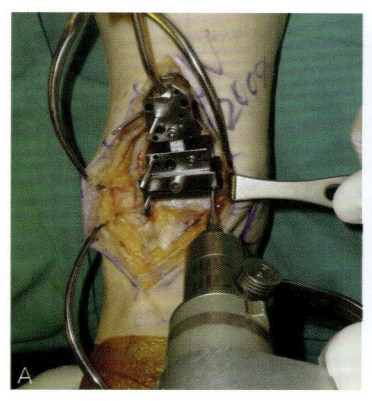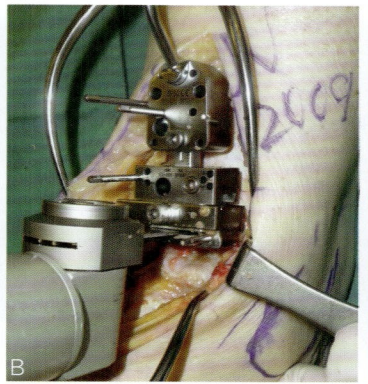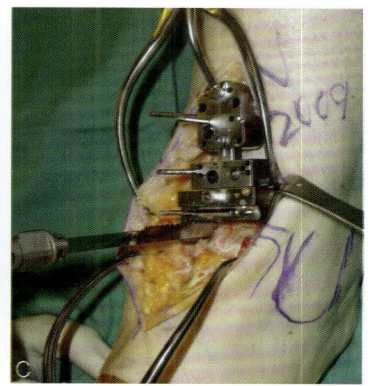

技术图4 胫骨截骨。A. 在正确决定胫骨截骨模板的冠状面位置之后，固定截骨把持导向器，用固定钉保护内外踝。B. 摆锯在截骨把持导向器内。C. 在内侧使用往复锯截骨，完成胫骨准备。

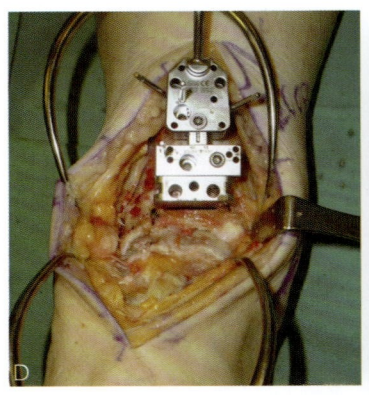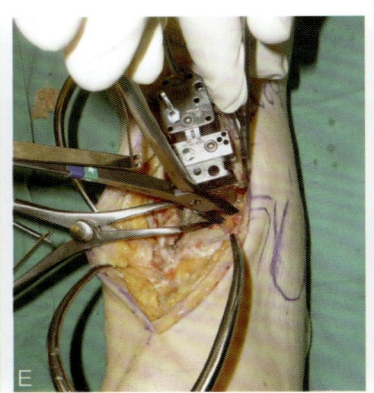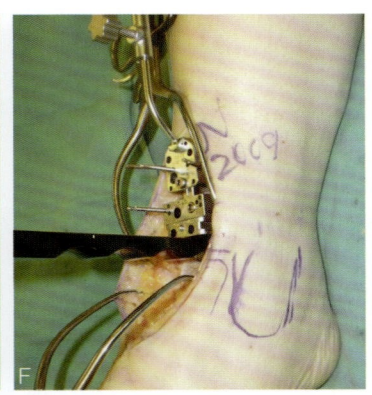

技术图4（续） D. 完成胫骨截骨后，卸下截骨导向器（提示：为了便于操作，截骨模块稍微移向了内侧）。E. 去除截下的胫骨骨块（提示：小心使用无齿椎板撑开器以便到达踝关节后部）。F. 插入塑料垫板（9 mm厚），确保充分胫骨截骨。

- 我们常规使用小的往复锯将后方骨块切成碎块，联合带弯的刮匙和咬骨钳去除连在后方关节囊上的骨块。
  - 刮匙只能垂直进入踝关节进行操作，操作过程中绝不要把刮匙抵在内外踝上并将其作为杠杆的支点进行用力。
- 我们常规切除后方关节囊以改善踝关节背伸。
- 用配套的塑料垫板确定胫骨截骨是否充分，并挑选假体厚度。最薄的垫板厚 9 mm，等于胫骨组件高度（3 mm）与最薄的聚乙烯组件（6 mm）之和。

距骨准备

距骨截骨

- 必须将残留在距骨顶上的软骨完全去除才能正确安放距骨截骨导向器。我们常规用薄的摆锯去除残留软骨。
- 在踝关节内放置距骨导向器，把它固定在外部力线导向杆上的远端截骨模块上。
- 然后将踝关节保持跖屈-背伸于中立位。
  - 过度背伸位进行截骨会导致距骨假体向前移位和倾斜，而且会在距骨颈背侧造成过深的刻痕。
  - 过度跖屈位进行截骨会导致距骨假体向后移位和倾斜，而且，距骨后方将会被切除过多。
  - 过度跖屈可能是由于固定的足下垂所引起。如果不能把距骨复位到中立位（通过术中影像确认），应该进行跟腱延长，而不是切除过多距骨后方骨质。
- 当距骨截骨导向器的垫板和距骨顶的内外侧均有很好的接触，且在矢状面上的力线维持在中立位时，固定距骨截骨导向器。
- 在距骨截骨导向器上安装角翼截骨导向器，透视侧位片确保正确的截骨平面和理想的截骨方向。
- 再打入两枚固定针以保护踝部和进一步稳定导向器。
- 用摆锯进行截骨，卸下导向器，去除关节内的骨块（技术图5A～E）。
- 确保胫骨和距骨的截骨间隙平衡以及切除的骨量恰当，使用塑料垫片量尺，并在术中透视确保正确的力线和切除水平（技术图5F、G）。

测定距骨大小以及安装四合一距骨参考导板（"Datum"）。

- 把尺寸板放在截骨后的距骨顶部，以第2距骨为参照调整旋转角度。合适大小的尺寸板与距骨假体大小匹配，才能将距骨假体安放在设计好的位置（技术图6A）。
- 把尺寸板放在合适的位置后，从其中心向距骨置入固定针（技术图6B）。
- 在侧位透视片中确认矢状位上尺寸板的位置：尺寸板上的圆柄正好在距骨外侧突的中心上（技术图6C）。
- 然后卸下尺寸板，把四合一导板（datum）沿着中心固定针安放到距骨表面（技术图6D）。
  - 调整导向板与第2距骨在一直线上，冠状位上 Datum 由中心固定针的位置来决定，通常会略微靠外侧。
  - 用专用的固定针把四合一导板固定在距骨上（技术图6E、F）。

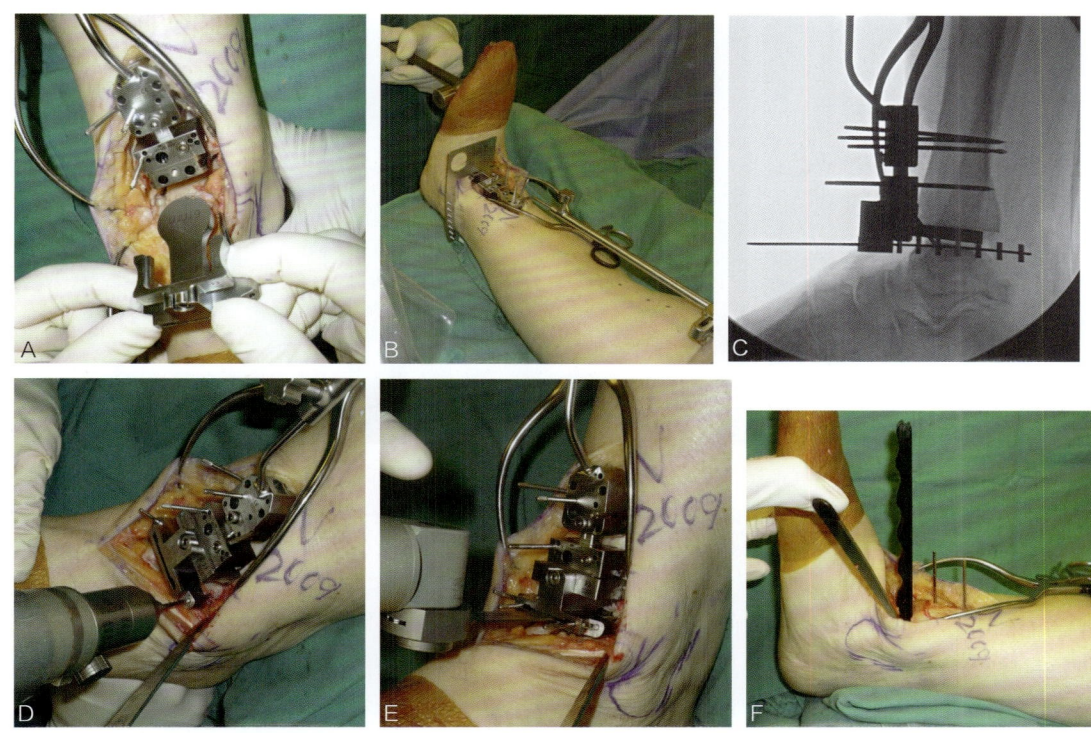

技术图5　距骨截骨。A. 准备将距骨截骨导向器安装在胫骨外部力线导向杆上。B. 术者必须确保正确的距骨对线（患者有马蹄挛缩，需要做腓肠肌－比目鱼肌松解以使距骨处于中立位）。C. 术中透视确定截骨水平。注意关节内导向器垫板和截骨导向器之间的间隙，提示在距骨顶有一些残留软骨，会导致距骨顶切除太浅，说明要进一步去除残留软骨后再进行截骨。D. 固定距骨截骨导向器。E. 在软组织保护下进行距骨截骨。F. 塑料垫片确定截骨量正好（12 mm 间隙）。G. 术中透视确定截骨间隙平衡。

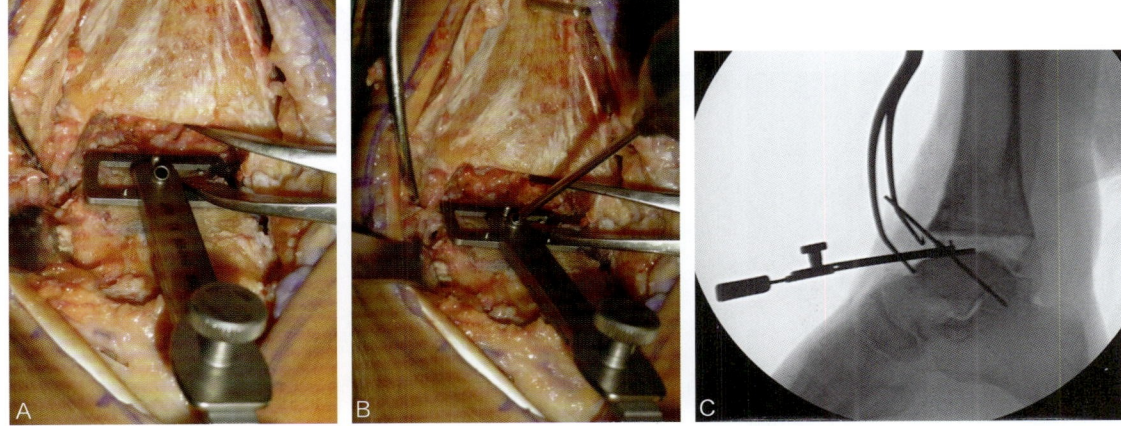

技术图6　测量距骨大小（另一个患者）。A. 使用距骨尺寸板来测定理想的距骨大小。B. 适当旋转尺寸板，与第2跖骨轴线成一直线后用中心定位针固定在已截骨的距骨表面。C. 透视下确认矢状位上尺寸板的位置，注意圆柄正好在距骨外侧突的上方。

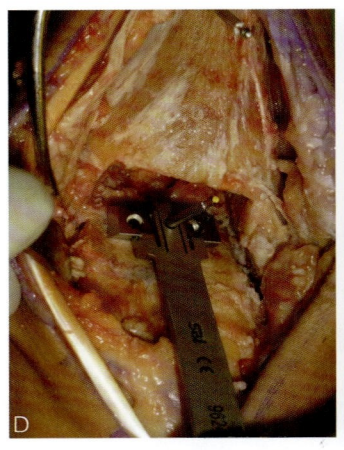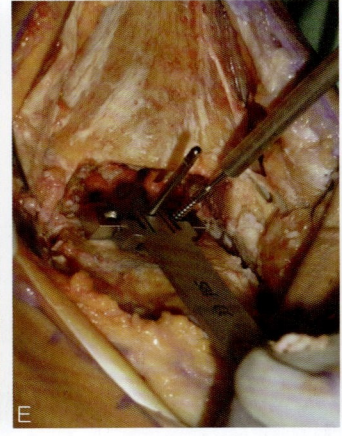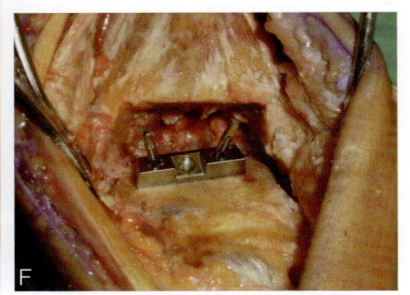

技术图6（续）　D. 通过中心固定针，把四合一导板安放在距骨表面。用手柄把持住并固定，以避免导板后方翘起。E. 用带螺纹的固定针把四合一导板固定在距骨上。F. 四合一导板合适到位，移除手柄。

- 透视侧位片确定四合一导板的位置正确。理想的位置是导板下表面的中心正好位于距骨外侧。另一个粗略的估计方法是导板正好位于胫骨中央。
  - 由于导板上有固定针，所以不能完全背伸距骨。
- 如果导板没能安装到居中的位置，那么必须重新安装和固定四合一导板。
  - 重新定位可能很难，有时仅仅需要细微地调整位置，将固定针在紧挨着先前进针的位置固定，虽然可行，但操作上很困难。

距骨植入

距骨前后斜面截骨导向器

- 在四合一导板上安装前后斜面截骨导向器，在导向器上置入一枚针，将它固定到距骨上（技术图7A）。
- 用摆锯截出距骨的后斜面。
- 保护好前方的软组织和深部神经血管束，打磨前方斜面（技术图7B）。
- 卸下这个导向器，保留四合一导板在原位（技术图7C）。

内外侧斜面截骨导向器

- 将内外侧斜面截骨导向器固定在四合一导板上（技术图8）。
  - 可以另加两枚光滑的固定针把导向器和距骨也固定在一起。
- 保护软组织和神经血管束，用往复锯进行内外侧斜面截骨。
  - 为了配合距骨假体，需要：
    - 内侧截骨深10 mm。

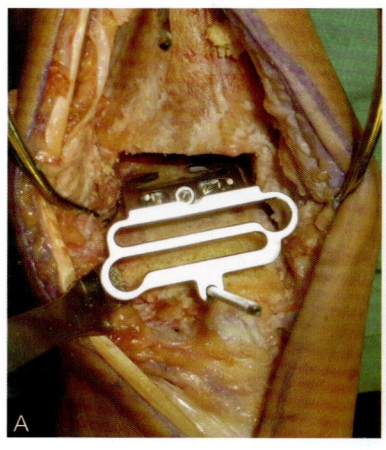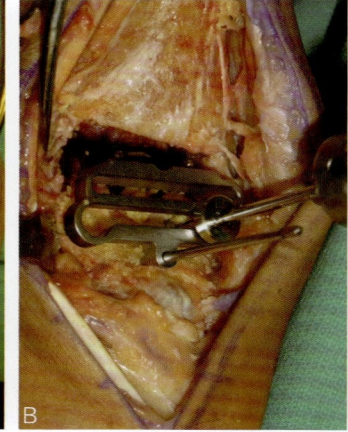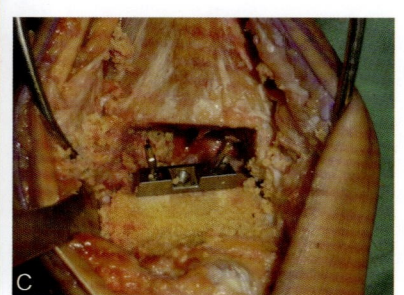

技术图7　距骨前方和后方斜面截骨。A. 后方斜面截骨，注意前后斜面截骨导向器上有一个后方限定槽。B. 打磨前方斜面。C. 距骨的前后斜面已经处理完，四合一导板还留在原位。

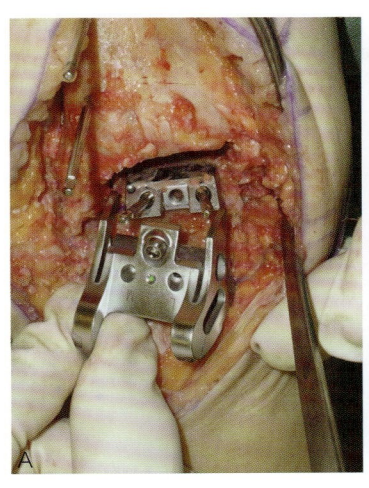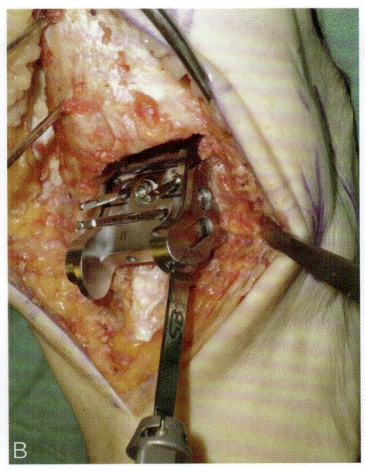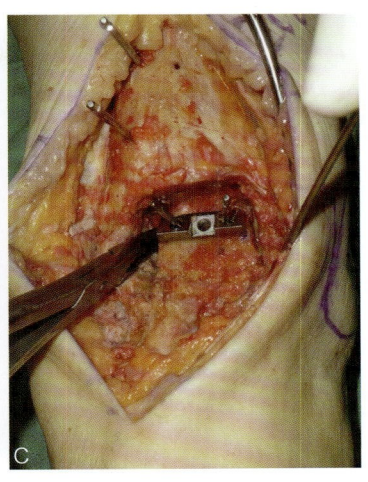

技术图8　内外侧斜面截骨。A. 内外侧斜面截骨导向器。B. 外侧斜面截骨导向器已经安装在四合一导板上，正在用往复锯进行外侧斜面截骨（注意用拉钩保护软组织）。C. 内外侧斜面截骨之后的距骨，用咬骨钳在内侧沟清除截下的骨。

- 外侧截骨深15 mm。
- 移除内外侧截骨导向器和四合一导板。
- 用以下工具清除截下的骨块：
  - 薄的骨刀
  - 弯的刮匙
  - 咬骨钳
- 检查完成截骨的距骨表面，使用小的往复锯和骨锉小心地去除任何不平整或者残留的骨性突起。

"窗框"型距骨试模

- 在准备好的距骨表面安放"窗框"型距骨试模（技术图9A～C）。
- 距骨表面常仍残留一些不平整，需要适当处理，才能使"窗框"试模完全服帖地放在距骨表面。
  - 因为试模是"窗框"型的，不需要通过真正的骨与假体之间的接触就能确定假体是否与骨面吻合。
- 固定针固定距骨试模。
- 用开槽器在距骨上开假体坐槽，用来接纳距骨假体的鳍部（技术图9D～F）。
- 用打击器打压完成距骨假体坐槽。

置入距骨假体

- 假体安放的正确位置是长的一边位于外侧（腓骨侧）（技术图10）。
- 用专用的塑料嵌入工具轻柔地向后敲击假体，使假体坐落到坐槽上。

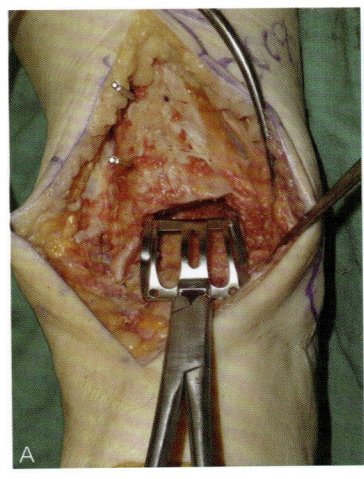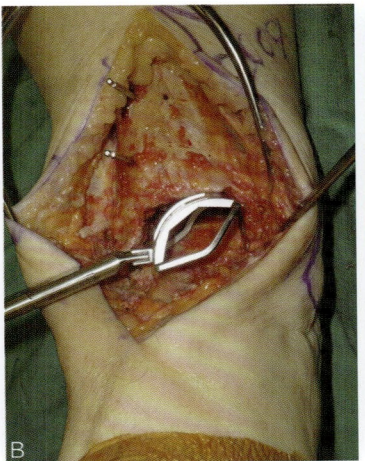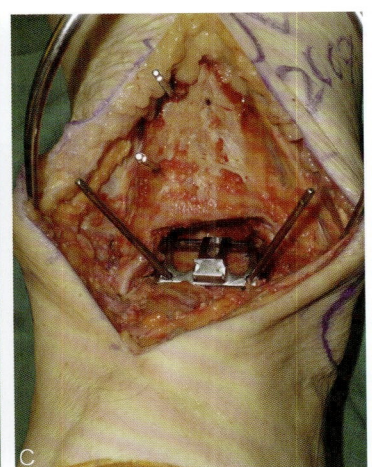

技术图9　距骨试模（"窗框"型试模）。A. 试模前后观。B. 试模侧面观。C. 试模固定于距骨，注意试模与准备好的截骨表面完全吻合。

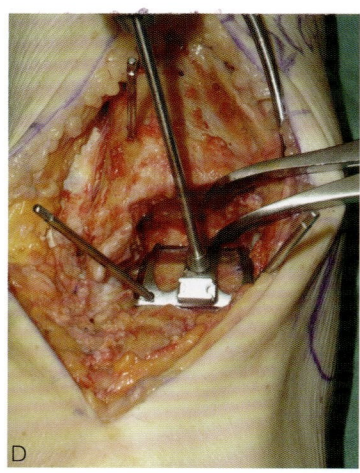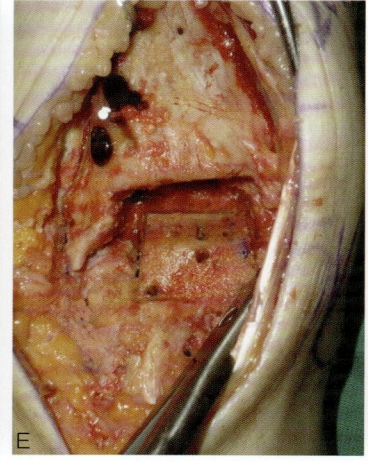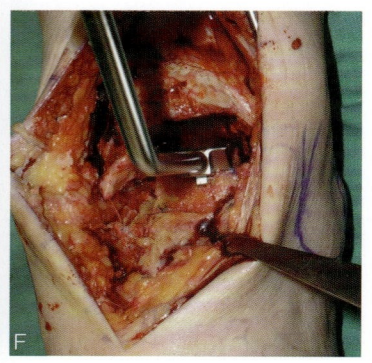

技术图9（续） D~F. 为距骨假体柄准备坐槽。D. 用开槽器开槽（注意在距骨柄准备过程中，小心地使用无齿椎板撑开器，给试模提供更大的支撑）。E. 卸下距骨试模，开完槽后的距骨。F. 用打击器完成最后的开槽。

- 用距骨顶打压器嵌入距骨假体。
  - 必须同时保护胫骨前方皮质。
- 要确保不发生因距骨假体位置正确但有前倾，而导致距骨假体不能完全接触距骨本体。
- 完全固定距骨假体。

胫骨远端关节面的最后处理以及置入胫骨假体

- 测量胫骨前后径。
- 选择相应的胫骨假体。
- 如果胫骨远端关节面内外侧径与假体不匹配，小心地去除1 mm或2 mm的内侧骨质，以便安全地放置胫骨试模。
- 同样地，必须去除所有在下胫腓联合处会产生阻挡的软组织。
- 胫骨试模的力线应与胫骨干轴线一致（技术图11A~D）。
  - 不应有内外翻倾斜。
  - 不应位于胫骨长轴中心点的外侧。
- 在放置合适大小胫骨试模、透视确认位置正确后，用固定针固定试模。
- 临时插入聚乙烯试模，保持对胫骨试模的压力，这样胫骨试模底座和胫骨骨面之间有理想的骨接触。
- 术中透视下，胫骨试模在骨面不应有任何后方翘起，从正位看，胫骨试模应该与胫骨干力线一致。
- 用专用钻头和骨凿在胫骨前方开两个圆孔。卸下胫骨试模和聚乙烯衬垫。留下固定胫骨试模的固定针作为参考。
- 冲洗关节。
- 用专用的假体嵌入工具，把假体打压到基本到位（技术图11E~G）。
- 用专用的塑料嵌入工具把假体嵌入最终位置。
  - 在进行最后打压假体时，再次用聚乙烯试模衬垫稳定胫骨假体（技术图11H、I）。

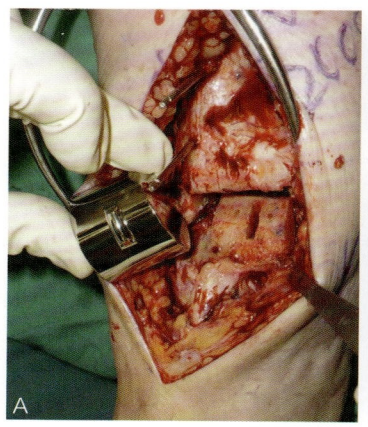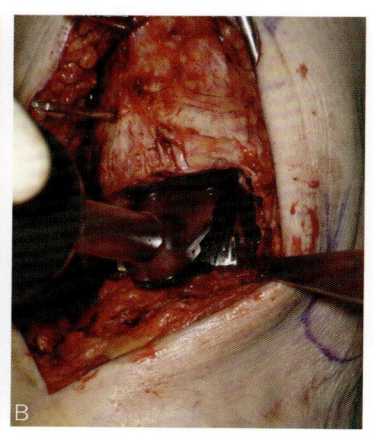

技术图10 插入距骨假体。A. 正确确定距骨假体的方向。B. 置入距骨假体（注意在置入时，踝关节处于跖屈位，打击器与胫骨前方没有接触）。

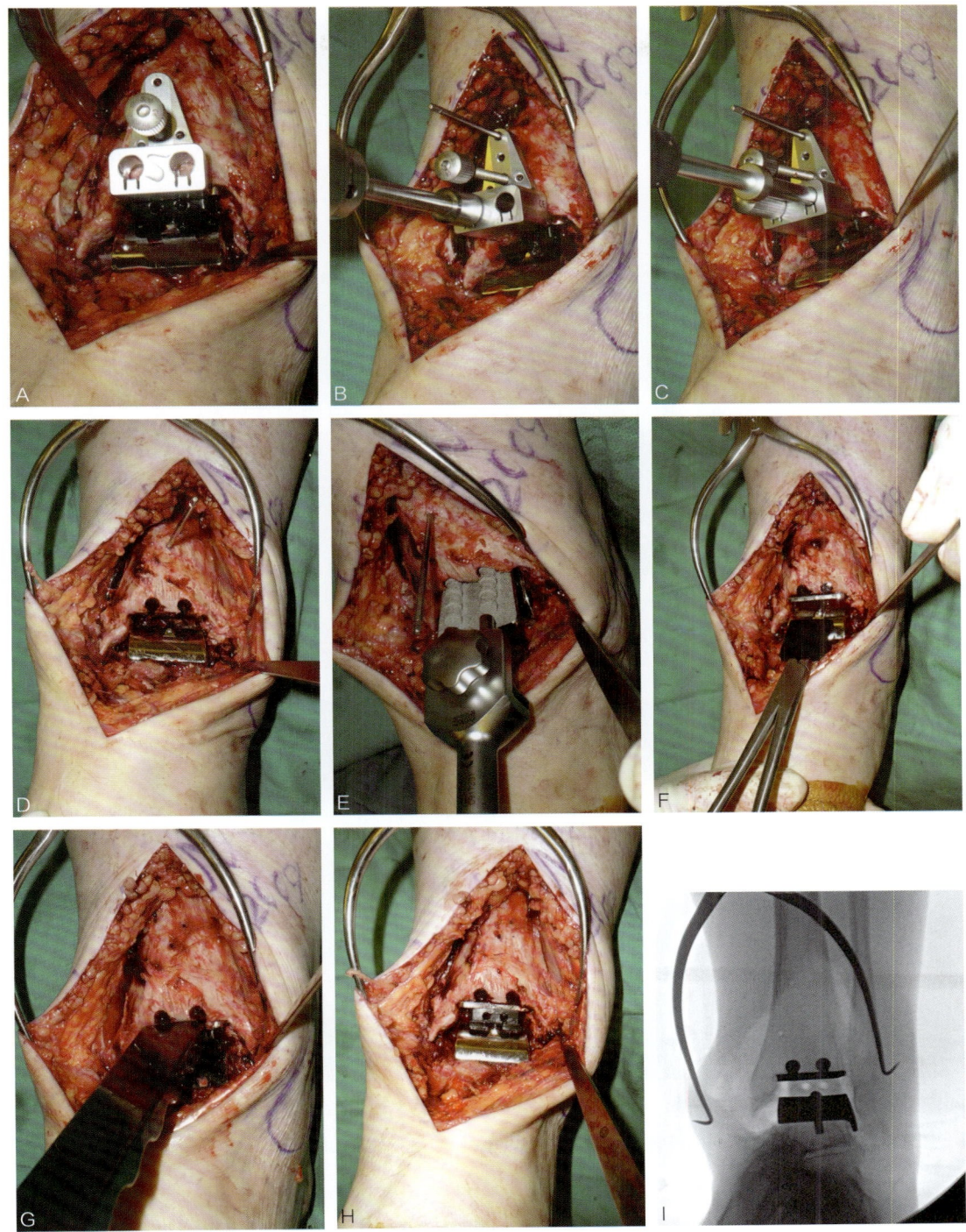

技术图 11 最后的胫骨准备和假体置入。A. 放上选定的带聚乙烯支撑的胫骨试模（常规透视侧位以确认胫骨试模紧贴于截好的胫骨面上）。B. 扩孔。C. 用专用骨凿完成圆孔的处理。D. 处理胫骨。E. 置入工具推进胫骨假体。F. 胫骨假体基本到位后，用聚乙烯试模支撑胫骨假体后方。G. 最后压紧胫骨假体。聚乙烯试模台上观（H）和透视片（I）。

最后置入聚乙烯假体

- 当安装好胫骨和距骨假体后,根据聚乙烯假体试模来决定最终的聚乙烯假体厚度(技术图12A～D)。
- 踝关节中立位,当踝关节内外翻时,两个假体界面上的聚乙烯部分都不应该有翘起。
- 踝关节活动度必须保证有5°～8°的背伸,如果角度大一些会更好。
  - 有时需要延长跟腱,在这种情况下常规选择腓肠肌腱滑移术。
- 安装好聚乙烯关节盘的情况下测定关节活动度(技术图12E、F)。

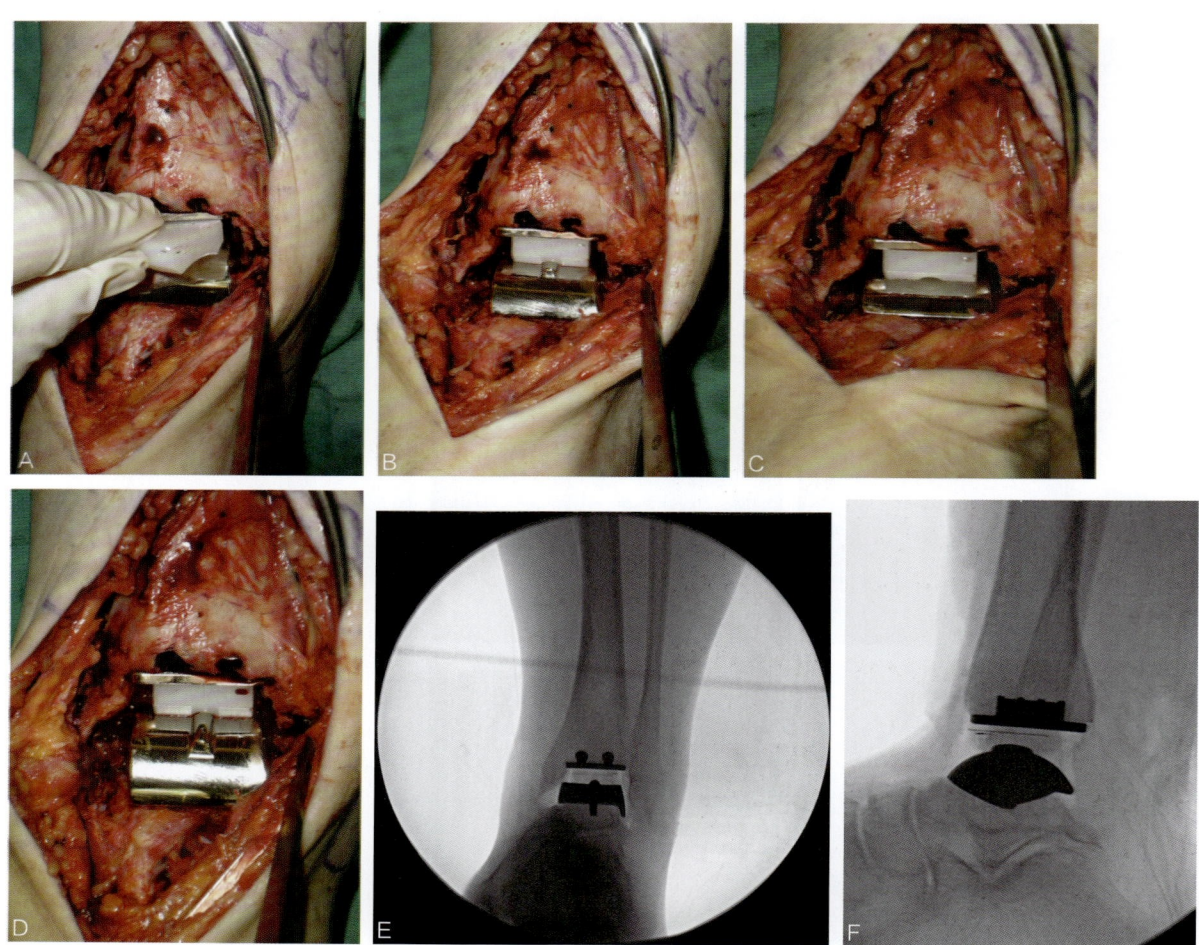

技术图12 置入最后的聚乙烯假体。A. 徒手置入。B. 安装好的聚乙烯假体。C. 背伸。D. 跖屈。最后的透视正位(E)和侧位(F)。由于截骨时相对比较保守,图中距骨假体突向后方。笔者的经验是,假体将会坐落到(而不是慢慢陷在)稳定的位置上。

缝合和固定

- 用无菌生理盐水彻底冲洗关节和假体。
- 保护好假体,用截下的填充胫骨前方的圆孔(技术图13)。
- 移除胫骨近端的固定针。
- 缝合关节囊。
- 常规放置引流。
- 放松止血带,彻底止血。
- 缝合伸肌支持带,同时要注意保护腓深神经和腓浅神经。
- 用无菌生理盐水冲洗皮下,缝合皮下层。
- 无张力下缝合皮肤。
- 在伤口放置无菌敷料和厚衬垫,用短腿托石膏固定踝关节于中立位。

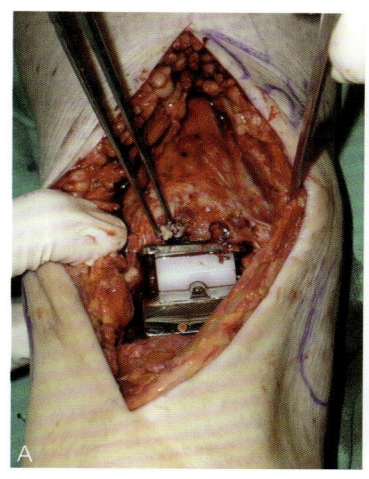
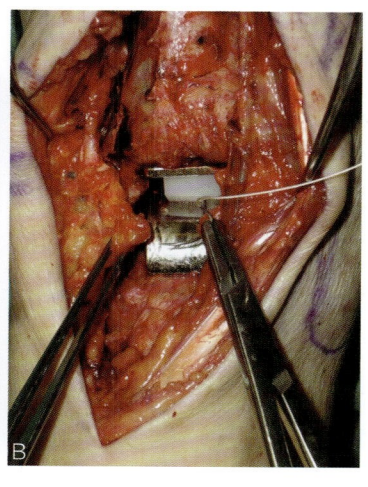

技术图13 植骨以及缝合伤口。A. 在前方皮质的圆孔内植骨。B. 关闭缝合关节囊。

要点与失误防范

胫骨准备	• 虽然传统上推荐最高可达7°的后倾，笔者更喜欢0°后倾。在笔者看来，在通过踝关节的负重分布更均匀一致的情况下，假体的运动支撑会更加稳定
距骨准备	• 透视确定距骨在矢状位上位于背伸(跖屈)中立位，以使距骨假体处于理想的位置。如果切除了前方骨赘但仍留有足下垂(马蹄挛缩)，则需行跟腱延长或腓肠肌滑移术来使距骨处于正确的位置 • 在距骨顶去除残留的软骨以保证有足够的距骨截骨水平。位于距骨顶的垫板与截骨槽之间的距离是固定的。因此，如果距骨顶部有残留的软骨或者骨赘，会使截骨导向器倾斜，导致距骨截骨不充分或者不对称
使用四合一距骨参考导板(datum)	• 透视侧位片确定其在前后位上处于正确的位置
置入距骨假体	• 因为踝关节空间狭小，尽管截骨是准确的，但距骨假体在打压置入时仍有前倾的趋势。因此，在打压之前确保在矢状面上距骨假体的位置已经到位(必须足够向后)。在打压置入过程中，小心地在距骨假体的前缘下方放置一把小骨刀，限制假体前倾
胫骨假体的冠状面位置	• 胫骨侧假体必须位于胫骨干轴线中央。如果小心地用往复锯在胫骨内侧多截掉1~2 mm的骨质，可使胫骨假体更靠内侧，注意不要伤及内踝
胫骨假体置入	• 胫骨假体前宽后窄，在胫骨假体置入过程中，必须小心保护内踝，如果假体开始撞击内踝，用往复锯稍微锯掉一点内踝前方，减轻假体对内踝的压力。如果假体试模上的圆孔已经充分扩孔，很少会出现这样的问题，但有时候也会遇到

术后处理

- 住院一夜。
- 在院期间鼻饲管吸氧。
- 允许在石膏内触地负重，但鼓励尽可能抬高患肢。
- 2~3周后复查更换石膏和拆线。
- 术后6周拆除石膏，拍摄负重X线片。
- 如果没有证据表明有应力骨折或手术失败，患者可以开始穿常规鞋和完全负重(图2)。

预后

- 除了最近的一些报道是基于高水平证据，有关全踝关节置换的报道几乎都是Ⅳ级证据水平的文献。最近两个关于STAR假体全踝关节置换的研究分别属于Ⅰ级

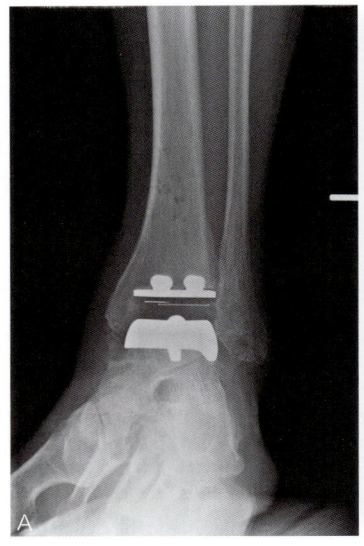 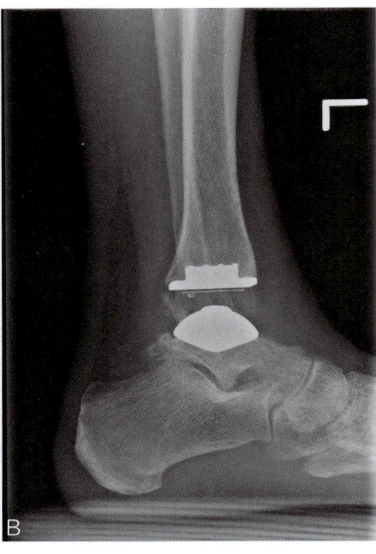

图2 图1患者的负重位X线片。A. 前后位片。B. 侧位片（注意距骨在胫骨干轴线下处于解剖位置）。

证据水平[5]和Ⅱ级证据水平[3]，但是仅为短期到中期随访[2,4]。

- 所有研究中，用于全踝关节置换术后的评分系统为AOFAS评分[1]、Mazur评分和NJOH（Buechel-Pappas）评分，都表明了术后踝关节功能得到了改善。评分结果为70~90分（满分100分）。
- 患者术后满意率超过90%，虽然对满意度的随访通常不超过5年。
- 对当前临床应用的各种假体的使用年限进行总体分析，把移除假体金属部分或改为关节融合术作为终点，生存年限在5~6年的为90%~95%，在10~12年的为80%~92%。

并发症

- 感染（浅表或深部）
- 神经痛（腓浅神经或腓深神经，很少有胫神经）
- 伤口愈合延迟
- 伤口裂开
- 尽管骨科检查和影像学检查都正常，但仍有持续性疼痛
- 骨溶解
- 假体缓慢下沉
- 踝部或胫骨远端应力骨折
- 假体碎裂（包括聚乙烯假体）

（姚若愚 译，苏琰 审校）

参考文献

[1] Kofoed H. Scandinavian total ankle replacement (STAR). Clin Orthop Relat Res 2004;(424):73-79.

[2] Nunley JA, Caputo AM, Easley ME, et al. Intermediate to long-term outcomes of the STAR Total Ankle Replacement: the patient perspective. J Bone Joint Surg Am 2012;94(1):43-48.

[3] Saltzman CL, Mann RA, Ahrens JE, et al. Prospective controlled trial of STAR total ankle replacement versus ankle fusion: initial results. Foot Ankle Int 2009;30:579-596.

[4] Wood PL, Prem H, Sutton C. Total ankle replacement: medium-term results in 200 Scandinavian total ankle replacements. J Bone Joint Surg Br 2008;90(5):605-609.

[5] Wood PL, Sutton C, Mishra V, et al. A randomised, controlled trial of two mobile-bearing total ankle replacements. J Bone Joint Surg Br 2009;91(1):69-74.

第72章 HINTEGRA 假体全踝关节置换术

The HINTEGRA Total Ankle Arthroplasty

Beat Hintermann, Markus Knupp, and Alexej Barg

定义

- HINTEGRA 全踝关节假体（Integra 生命科学公司，Plainsboro, NJ）是一种由3个组件构成的非限制性假体系统，它可以提供内-外翻稳定性（图1）。它有一个可活动平台组件，使踝关节具有轴线旋转和正常的屈伸活动度[4,8-10]。
- HINTEGRA踝关节包括1个金属的胫骨组件、1个可活动的超高密度聚乙烯垫片和1个金属的距骨组件，所有组件均备有六种型号。金属组件是由钴-铬合金制造，表面覆盖有 200 μm 的多孔钛和羟基磷灰石涂层，其余的金属表面被高度抛光。
- 胫骨组件采用一块 4 mm 厚的承载负荷的平板，表面有6个锥形钉正对着胫骨。前方护板上有2个椭圆孔，通过2枚螺钉与胫骨相固定。与解剖形态相符的大小、平面型的设计，使假体和软骨下骨获得良好的接触，胫骨远端皮质环对假体形成最佳的支撑，从而使传导负荷的面积最大化。这也可以使胫骨截骨尽可能少，仅需切除 2～3 mm 的皮质下骨。这种固定理念可防止应力遮挡的发生。
- 距骨组件为圆锥形，内侧半径小于外侧。整个关节面部分是高度抛光的，包括一个内侧关节面和外侧关节面。内外侧关节面上有 2.5 mm 高的边缘，可确保距骨表面上的聚乙烯垫片位置稳定和前后滑动。内外侧距骨表面由2个侧翼覆盖，该侧翼符合解剖形态并取代原来关节软骨覆盖的关节面，并使组件和骨充分接触。另外，前翼增强了对距骨颈部骨的支撑，以增加矢状面的稳定性，并可预防瘢痕组织粘连对关节活动的限制。当前的设计引自2004年，包括有两个脚钉，可使距骨组件插入距骨，提供额外的稳定性。
- 高密度聚乙烯活动垫片（超高分子聚乙烯）包括一个胫骨侧平坦的表面和一个与距骨表面完全匹配的凹面。最小的型号厚度为 5 mm，也有更厚的型号（6 mm、7 mm、9 mm）提供。根据距骨大小决定垫片型号。因为它可完全覆盖距骨组件，所以能对抗内外翻应力，确保最佳的稳定性，并能使原始关节面与假体关节面之间的接触应力达到最小。垫片同时受到侧副韧带和邻近组织加压作用的制约，此外，肌肉收缩造成的压力和通过关节的重力传导也将垫片固定在金属关节面上。因此，如位置得当，垫片通常不可能发生脱位。
- HINTEGRA踝关节于屈-伸及轴向旋转时均可提供50°范围的关节面全接触，即使在假体植入存在显著错误或原先合并畸形的情况下，它也可以在正常负荷的活动情况下提供关节面的全接触。踝关节的活动度受限于正常软组织的约束，而假体设计本身不会造成任何对踝关节活动的限制。
- HINTEGRA踝关节保留了所有可用的骨表面。符合解剖形态的平坦的胫骨和距骨组件实质上分别重建了胫骨表面和距骨顶。两个侧翼类似于假体，替代了退变的距骨的内侧缘和外侧缘关节面（这也是潜在的疼痛和撞击的源头）。

解剖

- 上伸肌支持带是由增厚的深筋膜构成，从胫骨至腓骨，走行于踝关节上方。
- 由内及外，它包括了胫骨前肌腱、姆长伸肌和趾长伸肌。
- 前方的神经血管束大致位于踝部中段，始终走行于姆长伸肌和趾长伸肌腱之间。
- 神经血管束包括胫前动脉和腓深神经。该神经支配趾短伸肌和姆短伸肌，以及第1、2趾间的局部感觉。
- 在距舟关节水平，腓浅神经的内侧支从外侧穿入内侧，

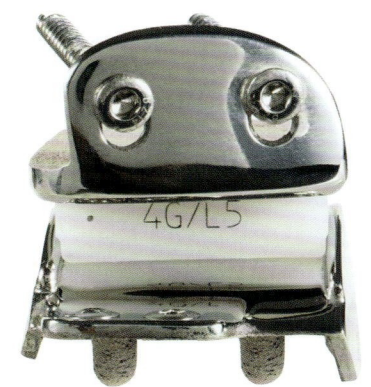

图1　HINTEGRA踝关节包括3个组件。

支配足背部的皮肤感觉。
- 在踝关节后方,内侧神经血管束位于踝关节后内侧角的后方,踇长屈肌腱则位于其后。三角韧带是一由浅层和深层结构构成的多束的韧带复合体。

发病机制

- 踝关节的原发性骨性关节炎是较为罕见的;踝关节的退行性病变常见于创伤后及全身系统性疾病(如类风湿关节炎)[1]。
- 踝关节骨性关节炎常与力线不良、畸形和足部不稳定相关,尤其多见于创伤后的踝关节[7]。

自然病程

- 踝关节的骨性关节炎常经过多年后才会出现,特别见于创伤后的踝关节中(如骨折和扭伤后)。
- 一旦踝关节出现症状,其骨性关节炎改变通常为渐进性,导致负重时疼痛,最终在休息时也会伴有疼痛。
- 如果合并踝关节不稳定或肌肉功能不良,那么可能出现力线不良或畸形。

病史和体格检查

- 详细的病史可评估:
  - 先前的创伤
  - 先前的感染
  - 潜在的疾病
  - 实际存在的疼痛
  - 日常活动和体育活动的受限情况
- 当患者站立时,彻底地进行双下肢体格检查可评估:
  - 力线排列
  - 畸形
  - 足部的位置或姿势
  - 肌肉萎缩
- 当患者双足下垂坐位时,检查者可评估:
  - 畸形可被矫正的程度
  - 残留的踝关节和距下关节活动度
  - 进行前抽屉试验和倾斜试验了解踝关节和距下关节的韧带稳定性
  - 旋后和外翻力量(如胫骨后肌和腓骨短肌的功能)

影像学和其他诊断性检查

- 负重位X线片包括足和踝的前后位X线片、足的侧位X线片以及后足力线位片(图2),可评估:
  - 胫距关节破坏程度(如胫骨、距骨和腓骨)
  - 邻近关节的状况(如合并退行性病变)
  - 足踝复合体的畸形(如跟骨力线、足弓、距舟关节力线)
  - 胫距关节力线不良(如内翻、外翻、反张和前弓)
  - 骨质情况(如缺血性坏死、骨缺损)
- CT扫描(图3)可评估:
  - 关节面的破坏和关节不匹配
  - 骨缺损
  - 缺血性骨坏死
- 单光子发射体层摄影联合CT扫描(SPECT-CT)进行叠加的骨扫描(图4)可用于观察:
  - 形态学病理改变及与之相关的活动过程
  - 生物学的骨病理改变及与之相关的活动过程
- MRI可用于显示:
  - 韧带结构的损伤
  - 肌腱的形态学改变
  - 缺血性骨坏死(如距骨体和胫骨远端穹隆)
- 步态分析[11]

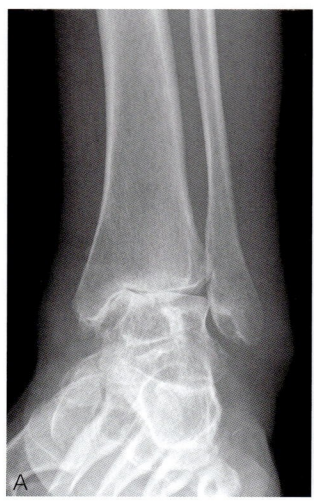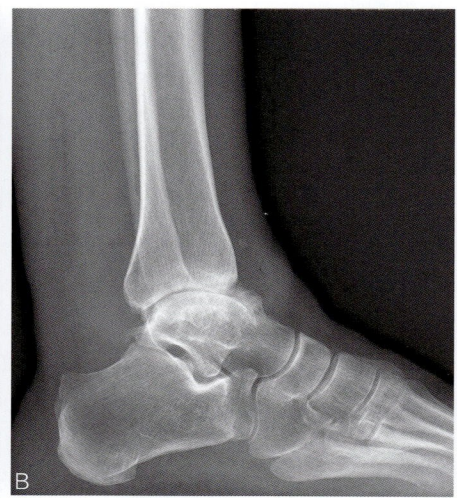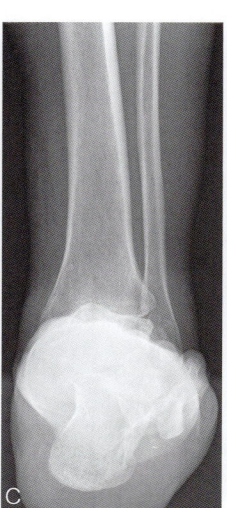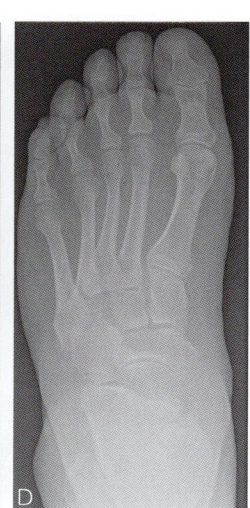

图2 术前评估包括如下标准负重位X线片:A. 踝关节前后位。B. 足的侧位。C. 后足力线位(Saltzman位)。D. 足的前后位。

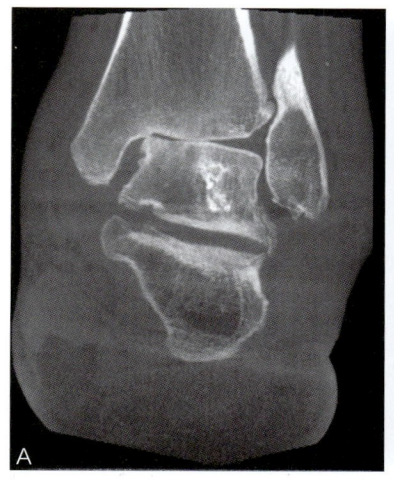 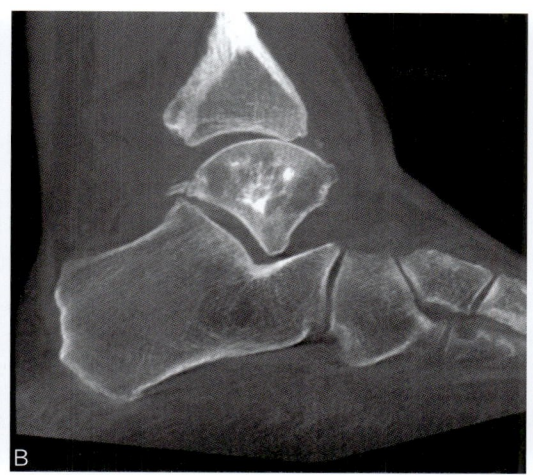 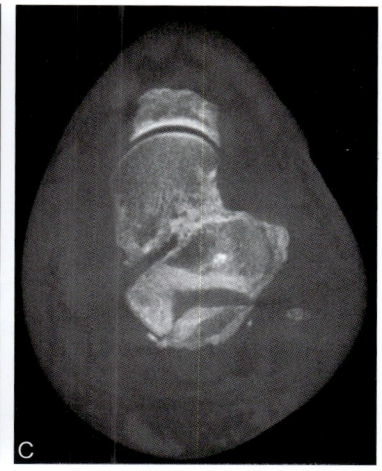

图3 一位踝关节内翻畸形患者的负重位CT显示胫距关节内侧磨损、距骨内翻倾斜以及因距骨不稳定而继发的跟骨外翻：A. 冠状面。B. 矢状面。C. 横断面。

非手术治疗

- 尽管对非手术治疗存在争议，疼痛不严重和较少功能障碍的患者可以接受非手术治疗。
- 非手术治疗包括：
  - 矫形鞋帮助改进步态。
  - 进行理疗以减少炎性反应。
  - 抗炎药物治疗急性疼痛。

手术治疗

- 想要使用这款假体成功地进行全踝关节置换，必须制订全面的术前计划以及处理所有相关的病理改变。
- 在术中，手术医生必须不断核实这些病理改变的处理是否足够。例如：
  - 原有畸形的矫正是否完全。
  - 足的力线是否适当。
  - 软组织是否完全平衡。
- 适应证：
  - 原发性骨性关节炎（如退变性疾病）。
  - 全身系统性关节炎（如类风湿关节炎）。
  - 创伤后骨性关节炎（如果可以，对踝关节不稳和力线不良进行矫正）。
  - 继发性骨性关节炎（如感染、缺血性坏死）（至少保留2/3的距骨关节面）。
  - 全踝关节置换术的翻修（如果骨量足够）。
  - 对踝关节融合不愈合以及畸形愈合的翻修（如果骨量足够）。
  - 较低的体力活动期望值（徒步旅行、游泳、骑车以及高尔夫球等）。
- 相对适应证：
  - 严重的骨质疏松症。
  - 免疫抑制治疗。
  - 对体力活动的要求较高（如慢跑、网球、高山速滑）。
  - 内踝撕脱性骨折（伴有或不伴有腓骨骨折-下胫腓韧带断裂）。
- 禁忌证：

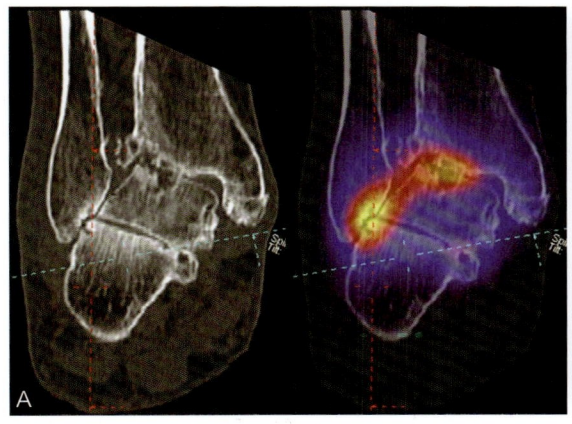 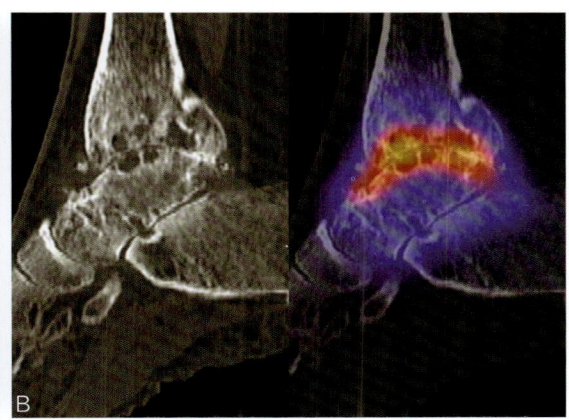

图4 一个伴有外翻畸形的患者行单光子发射体层CT摄影（SPECT-CT），示外侧胫距关节和距腓关节的病理情况。A. 前后位。B. 侧位。

- 感染。
- 大于1/3的距骨缺血性坏死。
- 难以处理的关节不稳定。
- 难以处理的力线不良。
- 神经肌肉病变。
- 神经性关节病(Charcot关节病)。
- 糖尿病综合征。
- 可疑或已知的对金属过敏或者无法耐受。
- 对体力活动要求非常高(如冲撞运动、跳跃)。
- 有争议的适应证：
  - 不伴有多发神经病变的糖尿病综合征。
  - 距骨的缺血性坏死。

术前计划

- 回顾所有的影像学检查。
- 应当重温X线片以辨别是否合并邻近关节的关节炎及后足内翻、外翻和足纵弓的问题。
- 合并有足部畸形、力线不良及不稳定应当同时进行处理。
- 应在麻醉状态下进行检查，并与对侧踝关节进行比较。

体位

- 患者双足位于手术台边缘。
- 垫高同侧背部，使足趾完全朝上。
- 在患足下方放置一垫块以便于术中透视。
- 如果需要对严重的畸形进行矫正，那么也要将对侧(非患侧)腿部进行消毒铺巾。
- 大腿根部使用止血带。

入路

- 于踝关节前方行一长10~12 cm的纵行切口显露伸肌支持带。
- 沿着胫骨前肌腱外侧缘将伸肌支持带切开，从而显露胫骨远端的前部。
- 切开覆盖其上的软组织，将骨膜从骨面剥离，同时应当注意保护位于姆长伸肌腱后方的神经血管束。
- 切开或切除关节囊，放置自动拉钩以小心地拉开覆盖其上的软组织(图5)。
- 切除胫骨上的骨赘，特别是位于前外侧的骨赘。
- 同样将距骨颈和内踝前方的骨赘切除。
- 此时通常不能充分显露腓骨。

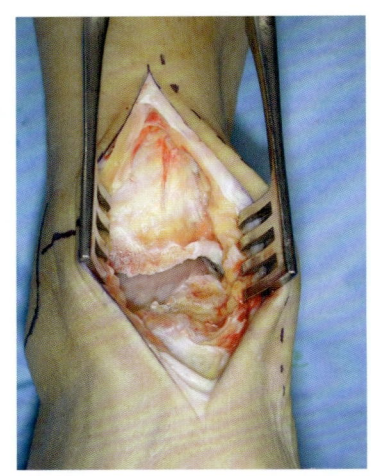

图5　通过前方入路显露踝关节。

胫骨远端关节面切除

- 放置胫骨截骨模块及其力线导杆，采用胫骨结节(如在腿部有畸形时可将骨盆的髂前上棘)(技术图1A)作为近端参照标记，踝部前缘(如截骨模块中心位于胫距关节的正中线)作为远端参照标记。
- 进行如下的最终调整：
  - 矢状面：移动力线导杆直至胫骨前缘达到平行(技术图1B)。
  - 冠状面：冠状面的位置由力线导杆的位置决定(截骨面与力线导杆之间保持90°)。一旦力线导杆的近端定位于胫骨结节中心(技术图1C)，用2枚固定针将其固定。
  - 垂直方向调整：向近端移动胫骨截骨模块直到所需切除的高度。通常切除平面位于胫骨远端穹窿顶部上方2~3 mm处。对于伴有内翻的踝关节通常需要切除更多的胫骨；反之，在踝外翻或踝关节高度松弛时，建议胫骨截骨量更少些。
  - 旋转调整：旋转胫骨截骨模块，使其内侧面与距骨内侧面平行(这样可以避免截骨时损伤踝部)。
- 把胫骨截骨导向器滑入截骨模块，沿切割槽进行胫骨横断面截骨。切割槽的宽度可以限制锯片滑出，引导锯片截骨，因而可以保护踝部免遭撞击和骨折。
- 胫骨截骨后，用往复锯完成内外侧最后的截骨，特别是在内侧面进行垂直截骨时(技术图1D)。
- 用咬骨钳去除残余的骨质(技术图1E)，包括后方关节囊。
- 使用量尺测定所需的假体大小型号。若存在疑问(如胫骨前缘投影于量尺的两个刻度间)，则选择较大的一号假体。

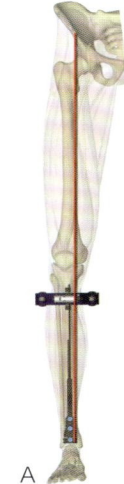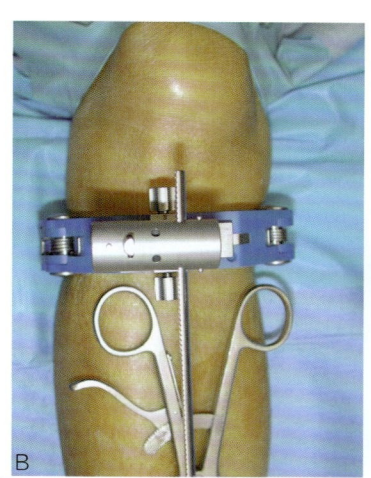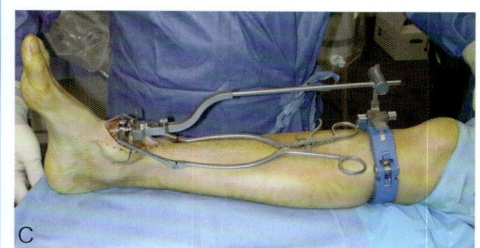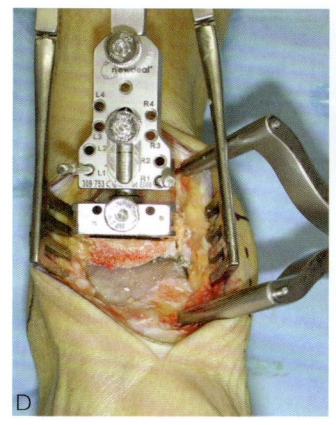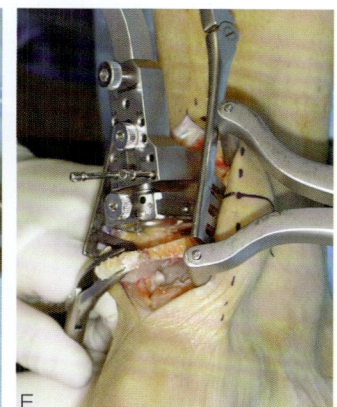

技术图1 胫骨远端截骨。以胫骨结节或髂前上棘作为冠状面的参照标记，对胫骨截骨模块进行调整（A、B），在矢状面以胫骨前缘作为参照（C）。D. 截除胫骨远端穹窿顶上方2~3 mm的骨质。E. 移除切下的骨块，进行外侧最后的修整截骨，注意不要破坏腓骨的完整性，然后沿着内踝垂直切除内侧缘。

距骨表面切除术

放置截骨模块

- 将切割距骨截骨模块插入胫骨截骨模块内。
- 尽可能向远端移动截骨模块以使侧副韧带保持适当的张力（技术图2A）。
- 在将足放置于中立位（相对于背伸-跖屈和旋前－旋后）之前，移除所有牵开器和拉钩。
- 一旦将足放置于中立位，用两枚固定针分别从内侧和外侧将截骨模块固定到距骨上（技术图2B、C）。

进行截骨

- 使用摆锯通过距骨截骨模块的切割槽切除距骨顶软骨面。
- 卸下胫骨和距骨截骨模块，再次放置牵开器（Hintermann牵开器）将关节牵开。
- 完整切除后方关节囊直至见到脂肪组织和腱性结构，以便踝关节可以完全背伸。
- 将代表胫骨和距骨组件以及最薄5 mm垫片厚度的12 mm厚间隔块插入截骨后的关节间隙内（技术图2D）。当足保持屈曲中立位时，手术医师进行如下核查：
  - 已经切除的骨量是否合适。
  - 所达到的力线排列是否合适。
  - 内外侧平衡是否合适。
- 如果垫片不能很好地插入关节间隙内，而且没有明显的后侧关节囊挛缩，那么可以考虑进行额外的截骨。在大多数情况下，应当在胫骨侧进行额外的截骨。用固定针在原先的固定孔内重新放置，固定胫骨截骨模块。按照需要将远端截骨模块向近端移动，用摆锯再次进行截骨。
- 如果力线排列不合适，并且可以排除是足部本身合并有畸形（如跟骨内翻、外翻），那么可考虑进行矫正截骨。大多数情况下，仍应在胫骨侧进行截骨。在胫骨截骨模块上设定矫正角度，并用固定针通过新的固定孔重新固定胫骨截骨模块。将远端截骨模块向近端或者远端移动，以便进行成角的截骨。
- 如果踝关节两侧均不稳定，那么可以考虑使用较厚的聚乙烯垫片。如果踝关节一侧不稳定，可考虑松解对

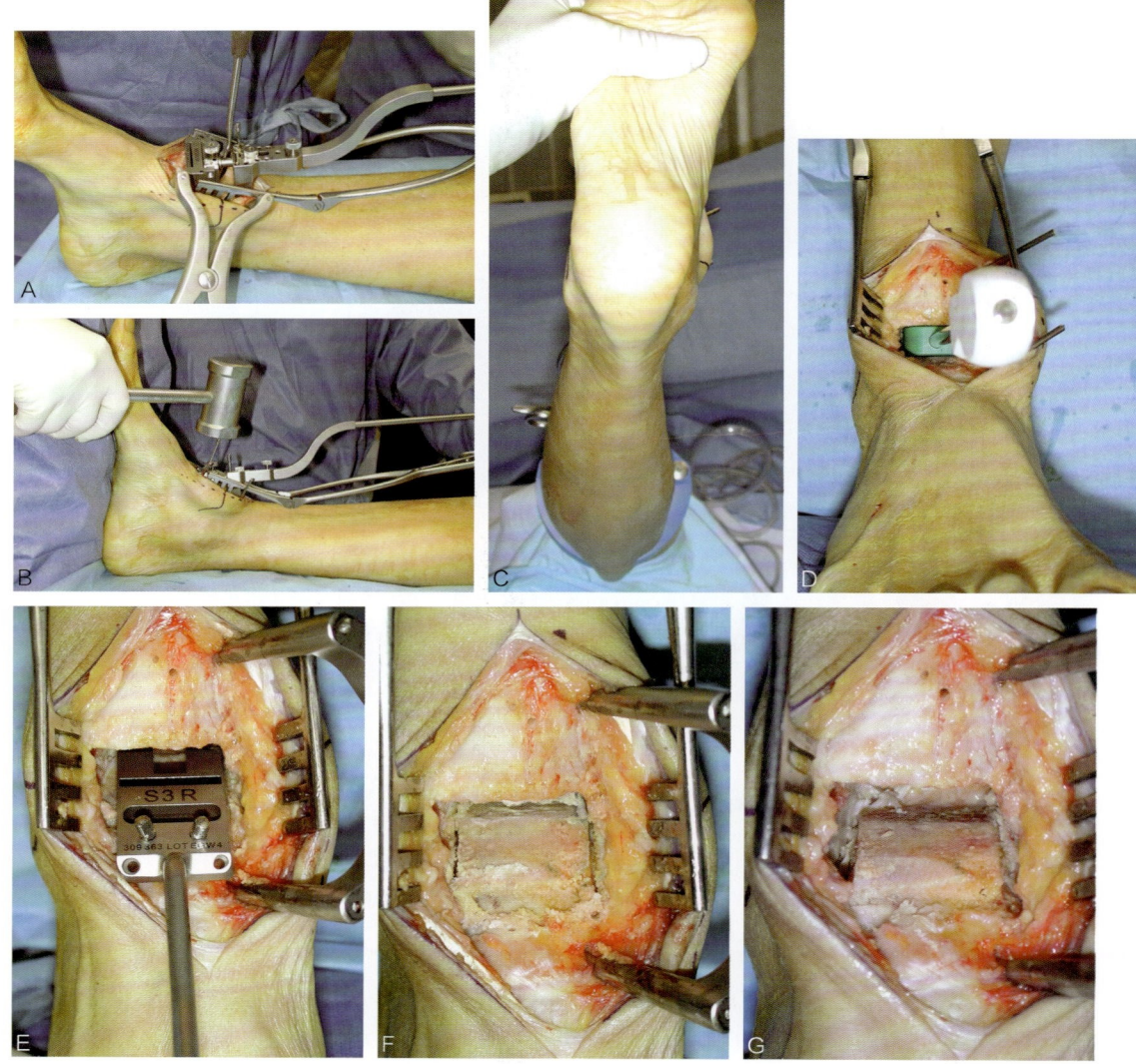

技术图2 距骨截骨。A. 当插入距骨截骨模块后，将模块整体向远端移动直至踝关节的侧副韧带充分紧张。B. 用固定针将距骨截骨模块固定在距骨上，同时将足保持于中立位。C. 仔细检查后足的力线排列。D. 用摆锯经切割槽行水平截骨，移除截骨模块，插入垫片以检查踝关节力线排列和稳定性。E. 以距骨内侧缘作为参照，选择合适型号的距骨截骨模块，使其与骨面匹配。F. 完成后侧、内侧、外侧以及前侧的截骨后，移除截骨模块。G. 仔细清理完成内、外侧以及后侧的间隙，包括完全切除关节囊以后的情况。

侧韧带或者患侧韧带重建。如果最终假体置入后仍存在明显的不稳定，则最好采用韧带重建术。

- 移除垫片，利用原有的固定针重新安放牵开器(Hintermann牵开器)。
- 确定距骨截骨模块大小的方法如下(技术图2E)：
  - 以距骨内侧缘作为参照，沿距骨内侧缘放置距骨截骨模块，使距骨内侧缘切除的骨块厚度为1～2 mm。
  - 在外侧缘，截骨模块的放置应保证尽可能少地切除距骨外侧后方的骨质；距骨外侧缘常有较多骨赘，所以外侧切除的骨量通常更多。
  - 在后缘，除了关节软骨之外，还需要切除2～3 mm的骨块；这是由截骨模块后侧钩决定的，之所以这样设计是为了保证距骨后侧面与后续假体能有更强的接触。
  - 距骨组件型号不应超过先前所确定的胫骨组件的型号；如果超过了，则必须选择比此型号稍小的距骨组件。
- 当选择好距骨截骨模块的合适型号后，用2枚或3枚短钉将其固定。
- 以距骨截骨模块的后侧切割槽为导向，使用摆锯切除距骨后方骨块。
- 沿着距骨截骨模块切割槽使用往复锯切除内外侧骨块，进行如下截骨：
  - 内侧缘：6 mm深；以距骨上关节面为参照。
  - 外侧缘：8 mm深；以距骨上关节面为参照。
- 通过距骨截骨模块的前方切割槽，用钻头磨除距骨前方骨质。

完成截骨
- 移除距骨截骨模块（技术图2F）。
- 在距骨内侧缘和外侧缘，在之前截完的骨面上，用骨凿将其修平整，这样可避免过多的骨量丢失和对距骨血供的潜在破坏。
- 用咬骨钳清理内外侧间隙。
- 切除残留的骨质和后方关节囊（技术图2G）。

插入假体试模和完成截骨

- 距骨试模
  - 用打入器安装距骨。手术医师可以通过试模后方的窗口核对试模与距骨后侧截骨表面是否匹配（技术图3A）。
  - 确认试模位置正确后，用咬骨钳或摆锯修整距骨前关节面。
  - 把钻孔导向器固定在距骨试模上（技术图3B）。
  - 用4.5 mm直径钻头沿钻孔导向器在距骨表面钻两个孔，然后移除试模（技术图3C）。
- 胫骨试模
  - 用胫骨测深器确定所需胫骨假体的型号：从合适的一侧（右侧或左侧）沿着胫骨表面插入测深器，其后缘钩在胫骨后缘上，通过上面显示的刻度选择假体的型号（技术图3D）。
  - 移除测深器，如果有必要，根据所选假体的形状，用摆锯或咬骨钳将胫骨前缘修整光滑。

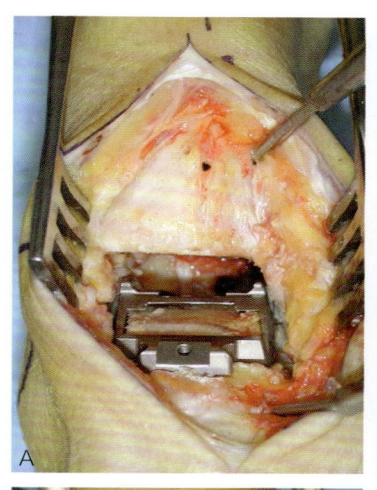
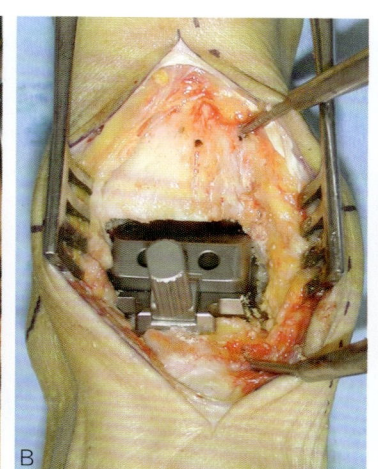
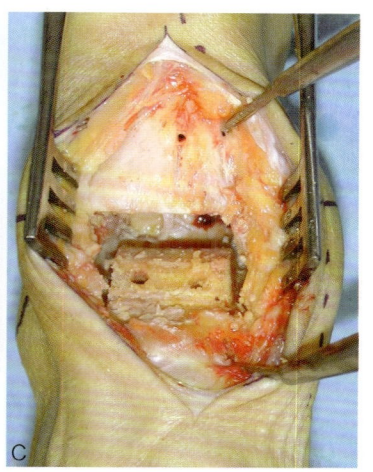
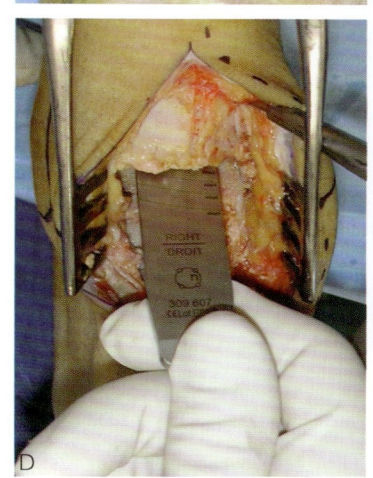
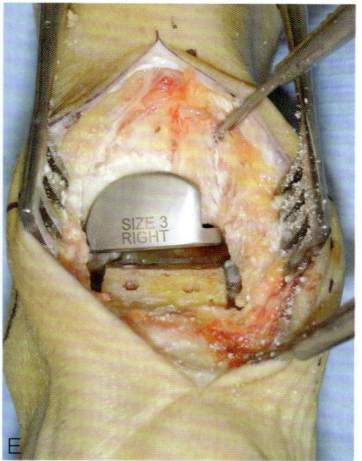

技术图3 假体试模。A. 首先，插入距骨假体试模，注意将其与后侧截骨表面完全贴合。B. 将前表面切除后，插入临时固定器并钻出固定钉孔。C. 移除距骨试模。仔细检查距骨和胫骨截骨表面是否存在囊肿形成。如果存在，则小心地刮除。D. 插入胫骨测深器并测定所需胫骨假体型号。E. 插入胫骨假体试模，并注意使其与内踝和胫骨前表面紧密接触，如果有必要，需要将胫骨前外侧修平整。

- 插入胫骨试模。尽量使胫骨组件与内踝和胫骨前表面紧密接触(技术图3E)。
- 垫片试模：插入5 mm垫片试模并卸下牵开器(Hintermann牵开器)；如果软组织张力不足，则依次更换插入6 mm、7 mm或9 mm垫片试模。
- 强烈建议手术中将足置于中立位进行透视，核对置入假体的位置，特别是：
  - 胫骨组件长度是否合适：它的后缘应当与胫骨后方齐平，这样才能将胫骨表面完全覆盖。
  - 胫骨组件与胫骨表面是否完全匹配。
  - 距骨组件后缘与距骨后表面是否完全匹配。
  - 距骨组件与胫骨组件的接触点：如果把胫骨前缘作为0的位点，胫骨后缘作为100%的位点，此接触点应当位于胫骨组件的40%~45%位点处。如果接触点过于靠后，那么韧带将不能达到平衡。
- 仔细检查骨面。用刮匙刮除任何囊性变的部分，建议从切除骨块上取骨松质填充这些囊性变。如果骨表面上遗留有硬化骨，用2.0 mm钻头在硬化骨表面钻孔。

置入假体

- 按照以下步骤插入选定的假体：
  - 在距骨组件上填充骨基质(IsoTis)，使骨表面的囊肿可以被填满，然后循着两个钻孔插入距骨假体的脚钉；使用锤子和打入器使其与骨面完全贴合(技术图4A)。
  - 顺着内踝插入胫骨组件直至与胫骨前缘完全匹配(技术图4B)。
  - 插入与距骨组件型号相同的垫片，移除牵开器(Hintermann牵开器)，可用锤子和打入器使其与骨面完全贴合(技术图4C)。
  - 检查关节稳定性和活动度。
- 手术医师用最大力量将足背伸时，假体位置的放置可能会得到改善，同时残留在后方挛缩的软组织也可以得到进一步的松解(技术图4D)。
- 可以用螺钉固定胫骨假体，从而对抗整合过程中受到的旋转和滑动力量；但是，因为假体和截骨面完全匹配，且锥形钉已提供足够的初始稳定性，很少需要螺钉固定。
- 置入假体试模部分时，同样强烈建议进行术中透视以核对假体位置(技术图4E、F)。这样也能使手术医师发现残留的骨块或骨赘，它们是术后疼痛或活动受限的潜在原因。

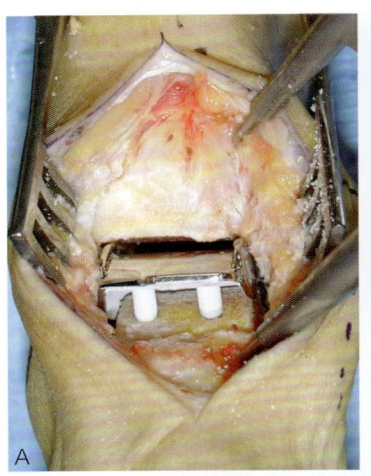 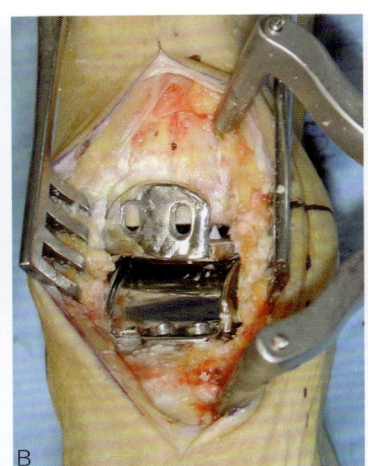 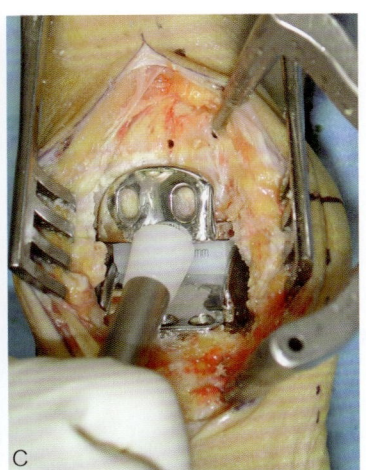

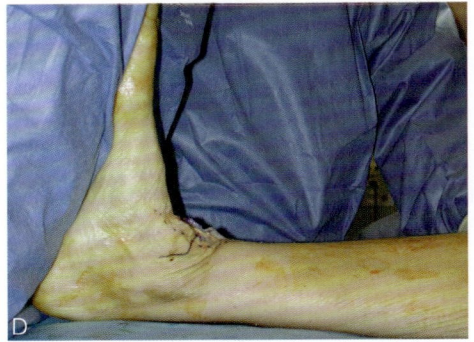

技术图4 置入假体。A. 首先插入距骨假体。B. 插入胫骨组件后再插入聚乙烯垫片。C. 插入胫骨组件后使其与胫骨截骨表面完全贴合。D. 手术医师用最大力量将足背伸，从而使假体更好地安置，并使踝关节后方残留软组织的挛缩得以松解。

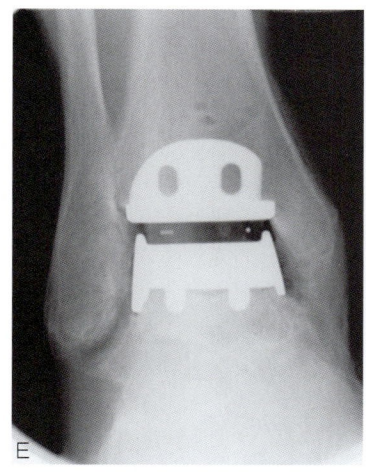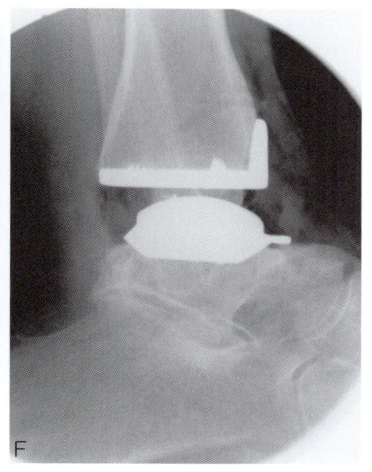

技术图4（续） E. 应用X线透视核对假体位置。在前后位上，手术医师可以查看是否存在力线不良，从而导致聚乙烯垫片产生"边缘受力"现象；冠状位上总的力线排列，牵引踝关节，检查踝关节间隙；腓骨和距骨之间、内外侧间隙，看是否有骨块残留或可导致骨性撞击。F. 侧位片上，手术医师可以核对假体相对于骨表面的位置（应该完全匹配），根据假体之间的接触区域判断力线的排列（通常，距骨假体的顶点应当在胫骨假体中点前方3～5 mm）。

闭合切口

- 依次缝合腱鞘、伸肌支持带（技术图5A）和皮肤（技术图5B）。
- 包扎伤口，注意避免对皮肤施加任何压力（技术图5C）。
- 应用支具，使患足保持中立位（技术图5D）。

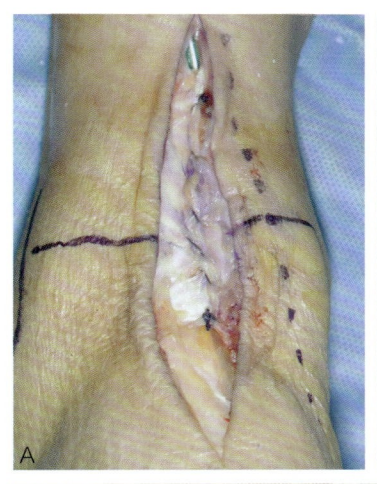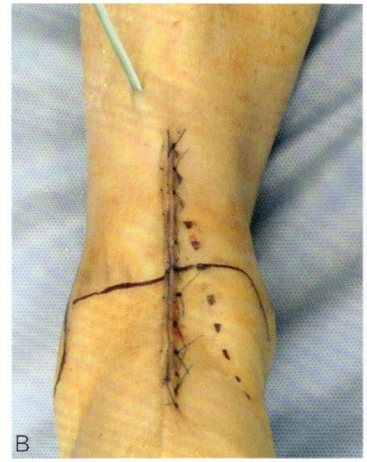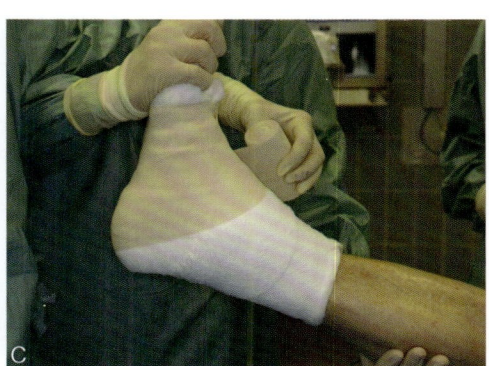

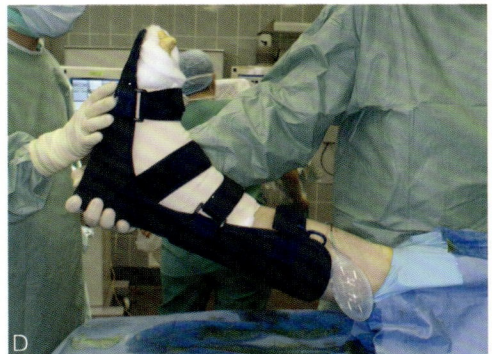

技术图5 闭合伤口并包扎。A. 首先缝合伸肌支持带。B. 然后，间断缝合皮肤切口。C. 加压包扎可以避免肿胀和血肿形成。D. 使用支具将足保持于中立位。

要点与失误防范

踝关节上方力线不良或畸形愈合	• 踝关节水平以上 • 踝上截骨术 • 踝关节水平处 • 胫骨截骨矫形 • 腓骨或内踝截骨 • 踝关节水平以下 • 跟骨截骨术
邻近关节的骨性关节炎	• 距下关节水平 • 距下关节融合术 • 距舟关节水平 • 距舟关节融合术
固定的畸形	• 外翻畸形 • 三关节融合术 • 跟骨内移滑行截骨术 • 内翻畸形 • 内踝韧带松解术 • 外踝韧带重建术 • 腓骨长肌至腓骨短肌腱转位术 • 跟骨外移滑行截骨术 • 第1跖列背伸截骨术
韧带不稳定	• 踝关节外侧韧带 • 外侧韧带重建术 • 踝关节内侧韧带 • 胫距关节倾斜<10°：内侧韧带重建术 • 胫距关节倾斜>10°：踝关节融合术
肌肉功能不良	• 腓骨短肌 • 腓骨长肌至腓骨短肌腱转位术 • 胫后肌 • 三关节融合术

术后处理

- 2日后更换包扎敷料并移除支具。
- 当伤口干燥干净时，一般是术后2~4日，可用石膏或助行器将足固定6周，避免踝关节的内、外翻及跖屈活动。
- 术后6周内行主动活动和淋巴引流可帮助软组织恢复。但是，术后早期过度激进的活动会导致软组织断裂。
- 若患者能够耐受，可以允许其负重。通常情况下，可于术后1周进行完全负重。
- 对于联合跟骨截骨、韧带重建或肌腱转位的患者，术后用石膏固定6周。
- 对于联合邻近关节融合的患者，建议术后石膏固定8周。
- 对于合并踝上截骨的患者，应在术后8~10周内避免负重。
- 移除石膏或助行器后应当开始足踝的康复计划，包括小腿三头肌的拉伸强化训练[12]。
- 术后6周进行第一次临床和影像学随访检查，检查伤口部位、骨融合情况及假体位置。
- 应当建议患者穿弹力袜，以避免之后4~6个月内踝部肿胀。

预后

- 2000年5月至2012年12月期间，对866个患者行919例初次踝关节置换术（女性411个，男性455个；平均年龄61.3±12.6岁，从19.8~90岁；左侧435例，右侧484例）。相关的诊断为：创伤后骨性关节炎696例（占75.7%）、原发性踝关节骨性关节炎97例（占10.6%）、炎症性踝关节炎99例（占10.8%），以及其他继发性踝关节骨性关节炎27例（占2.9%）。
- 平均随访时间4.3±2.9年（从1~13年）。美国足踝外科协会评分（AOFAS评分）从术前43.6±17.3分增加至术后74.5±18.5分，疼痛缓解的疼痛视觉模拟评分（VAS评分)从术前6.7±1.8分降至2.5±2.4分。最后一次随访时,平均跖屈角度为27.0±9.3°,背伸角度为7.6±6.6°。患者满意度优为34.7%、良为29.5%、可为15.3%,仅5.5%患者不满意。
- 早期并发症包括术中踝部骨折30例(占3.3%)、伤口愈合问题42例(占4.6%)、感染38例(占4.1%)、聚乙烯垫片脱位14例(占1.5%)。
- 晚期并发症包括假体松动56例(占6.1%)、聚乙烯垫片脱位14例、聚乙烯垫片磨损8例、渐进性活动范围丢失18例、慢性疼痛综合征20例。
- 以金属假体翻修更换或转为踝关节融合术作为假体生存期终点,所有假体10年的总存活率为84%(距骨假体为88%,胫骨假体89%)。
- 82例踝关节再次翻修行全踝关节置换或踝关节融合术(假体松动56例,囊肿形成9例,疼痛或关节纤维病7例,感染11例)。

并发症

- 术中并发症[2-5]
  - 假体置入位置不佳
  - 假体置入型号不匹配
  - 踝部骨折
  - 肌腱损伤
- 术后并发症[2-5]
  - 伤口愈合问题
  - 感染
  - 肿胀
  - 深静脉血栓
- 晚期并发症[2-5]
  - 无菌性假体松动
  - 假体下沉
  - 聚乙烯垫片磨损
  - 聚乙烯垫片脱位
  - 渐进性活动丢失

(姚若愚 译,苏琰 审校)

参考文献

[1] Barg A, Zwicky L, Knupp M, et al. HINTEGRA total ankle replacement: survivorship analysis in 684 patients. J Bone and Joint Surg Am 2013;95(13):1175-1183.

[2] Haddad SL, Coetzee JC, Estok R, et al. Intermediate and long-term outcomes of total ankle arthroplasty and ankle arthrodesis. A systemic review of the literature. J Bone Joint Surg Am 2007; 89(9):1899-1905.

[3] Henricson A, Skoog A, Carlsson A. The Swedish ankle arthroplasty register: an analysis of 531 arthroplasties between 1993 and 2005. Acta Orthop 2007;78:569-574.

[4] Hintermann B, Valderrabano V, Dereymaeker G, et al. The HINTEGRA ankle: rationale and short-term results of 122 consecutive ankles. Clin Orthop Relat Res 2004;(424):57-68.

[5] SooHoo NF, Zingmond DS, Ko CY. Comparison of reoperation rates following ankle arthrodesis and total ankle arthroplasty. J Bone Joint Surg Am 2007;89(10):2143-2149.

[6] Saltzman CL, el-Khoury GY. The hindfoot alignment view. Foot Ankle Int 1995;16:572-576.

[7] Valderrabano V, Hintermann B, Horisberger M, et al. Ligamentous posttraumatic ankle osteoarthritis. Am J Sports Med 2006;34: 612-620.

[8] Valderrabano V, Hintermann B, Nigg BM, et al. Kinematic changes after fusion and total replacement of the ankle: part 1: range of motion. Foot Ankle Int 2003;24:881-887.

[9] Valderrabano V, Hintermann B, Nigg BM, et al. Kinematic changes after fusion and total replacement of the ankle: part 2: movement transfer. Foot Ankle Int 2003;24:888-896.

[10] Valderrabano V, Hintermann B, Nigg BM, et al. Kinematic changes after fusion and total replacement of the ankle: part 3: talar movement. Foot Ankle Int 2003;24:897-900.

[11] Valderrabano V, Nigg BM, von Tscharner V, et al. Gait analysis in ankle osteoarthritis and total ankle replacement. Clin Biomech 2007;22:894-904.

[12] Valderrabano V, Pagenstert G, Horisberger M, et al. Sports and recreation activity of ankle arthritis patients before and after total ankle replacement. Am J Sports Med 2006;34:993-999.

第73章 BOX假体全踝关节置换术
The BOX Total Ankle Arthroplasty

Sandro Giannini, Matteo Romagnoli, Deianira Luciani, Fabio Catani, and Alberto Leardini

定义

- 由踝关节炎引起的关节面严重侵蚀,严重影响肌肉、骨骼和韧带间的互相作用,导致患者踝关节的疼痛、关节不稳和功能障碍。

手术治疗

- 许多手术医师主张对此类患者进行踝关节融合的手术治疗[16]。
- 踝关节融合术后骨不连、继发性邻近关节退行性变和术后感染的发生率较高[4]。此外,完全丧失踝关节活动度常会限制正常的行走能力,对于有多个下肢关节受累的患者影响更甚[9]。踝关节融合术后能够步行,但一般跑步和攀登活动受限[4]。这些踝关节融合术后的局限性促进了全踝关节置换术的(total ankle arthroplasty, TAA)发展。
- TAA的早期结果满意,但是长期临床随访研究结果却令人失望[3,17,18,25],尤其对于单纯创伤性踝关节炎的年轻患者效果较差。近期的有关TAA的临床报道表明其临床改善不显著,与全髋和全膝关节置换相比,无法取得相似的成功结果[2,5,14,15,28]。
- 然而,最近的一些综述[7,8,10,13,26,29]表明TAA再次成为研究的焦点。尽管尚无一种新设计的假体能够恢复满意的胫距关节活动度并将截骨量降至最低,但是新一代TAA仍成为踝关节融合术的另一种替代治疗方式。
- 笔者进行的多项原创性研究[19-24]已经表明,踝关节的生理活动包括滚动和滑动,这些活动是在踝关节周围正常韧带结构的限制下进行的。
- BOX全踝关节置换术的设计理念是重建踝关节的生理活动,并使韧带结构仍能正常发挥作用(图1)。
- 三个关节组件的独特几何学设计是为了契合跟腓韧带和胫跟韧带等长纤维的生理运动。精密的手术器械能让手术医师依照韧带位置来精确地放置关节组件[19,23]。
- 以笔者使用BOX假体的经验,胫骨组件上半月形垫片的特征性运动可显示踝关节的生理运动和正确的位置:背伸时向前、跖屈时向后[19,23]。
- BOX全踝关节置换术能使置换后的关节在整个运动轨迹中保持关节面的完全吻合,重建踝关节的生理运动。笔者认为,正如初期的结果表明一样,完全吻合的关节面能使假体的磨损降至最低[1]。
- 此手术方法使用BOX假体专用手术器械,包括可计算距骨上的截骨量(通常4 mm)和从胫骨上截骨的最小骨量(5~10 mm)。应用关节张力调整器,可在进行胫骨截骨前评估韧带的平衡和张力大小。通过此装置确定半月形垫片的厚度以便适量的骨得到切除。用张力调整器所得到的张力大小代表着被置换关节的初始张力。

适应证

- 原发性或创伤后踝关节病变者,最好是对功能要求较低的患者。
- 原发性或创伤后踝关节病变者,其他足部关节活动度<20°的患者。
- 一般而言,患者应大于50岁。
- 所有类风湿关节炎累及胫距关节的患者。
- 拒绝关节融合术的患者(需排除以下禁忌证)。

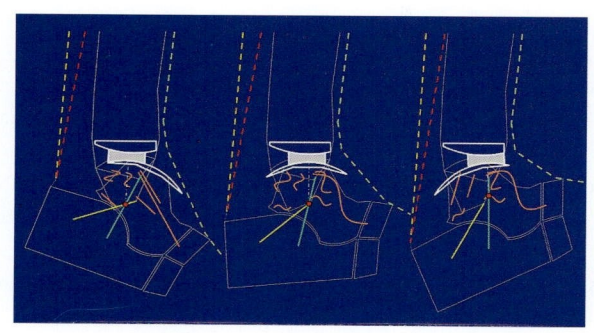

图1 以一个四连接模块进行计算机模拟全踝关节置换后其矢状位上的运动学。图示BOX假体:两块骨的排列及其外形(灰色部分)、骨连接(黄色为跟腓韧带,绿色为胫跟韧带)和其他韧带(棕色线段表示松弛-紧张)、肌肉收缩力线(不同颜色的虚线)、即时旋转中心(位于连接韧带的交叉点:红色小圈)、关节之间的受力线(白色点划线)、金属假体(空心白线)、半月形垫片(中间灰色部分)。这些点线均在跖屈20°(左侧)、中立位(中间)、背伸10°(右侧)上模拟出来。因此与此机制模型无关,此处有意省略了假体与骨面结合界面和固定的细节。

禁忌证

- 严重的踝关节形态缺损。
- 严重的骨质疏松症或骨坏死,特别是累及距骨的情况。
- 足踝的陈旧性或活动性感染。
- 血供不足或严重的神经性病变(活动障碍、痉挛、神经病变)。
- 对笔者的团队而言,以下情况只有在术前或术中(施行TAA时)无法解决时才是禁忌证:无法平衡的关节囊韧带不稳;足部畸形,且不能矫正为跖行足位置(即对于安置全踝关节假体而言,此为不稳定的平台);同侧严重的髋和膝畸形、力线排列不良或这些关节已行关节融合术。

术前计划

- 在双下肢站立(完全负重)情况下,行踝关节前后位及侧位X线片检查,用于评估术前力线和胫距关节畸形情况。
- 必须评估X线片的放大情况,可以使用X线标尺技术或通过将患者身上测得的数据与X线片的数据进行比较,如足长或踝关节宽度来进行。有专供BOX假体使用的X线片模板用于补偿放大倍数带来的偏差,模板型号的放大率为100%~120%,以5%的比例递增。
- 手术医师必须估计出胫骨和距骨假体的最佳组合型号,以及半月形垫片的厚度。对于胫骨组件,手术医师需要估计截骨平面上的前后径和内外踝间的横径。对于距骨假体,则需要评估其前后径大小。
- 建议在上下浮动一个型号的范围内进行胫骨假体和距骨假体组合(如,小号胫骨假体配对中号距骨假体、大号胫骨假体配对中号距骨假体,但最好不要用小号胫骨假体配对大号距骨假体)。半月形垫片则与距骨假体的尺寸和色码相对应。

体位

- 患者仰卧于手术台上。
- 常规应用止血带,用Esmarch弹力绷带将足踝驱血后,在大腿的上1/3处上紧止血带。消毒必须至膝关节以上。
- 将踝关节处于极度背伸位,并标记出踝关节面的最前缘和踝关节面的中间线。尤其是中间线的标记,为纠正胫骨力线排列提供更好的假体支撑。

入路

- 做一个踝关节前外侧皮肤切口,切口远端及近端距关节面水平分别为切口长度的1/3和2/3(技术图1A)。
- 切开皮下组织,辨认并保护腓浅神经。将伸肌上支持带和伸肌下支持带切开,辨认第3腓骨肌腱,并在其与趾总伸肌腱之间进一步进入。
- 做一个8~10 cm的前外侧切口也可以,同样在关节面水平的远近端保持1/3和2/3的比例。切开皮下组织,再切开伸肌上支持带和伸肌下支持带。辨认胫骨前肌,并在其与姆长伸肌腱之间进一步进入。
- 将关节囊纵行劈开,显露关节(技术图1B)。将关节囊和软组织小心地向两边分离至内外踝处,然后将拉钩插至软组织的深层,紧靠内外踝将软组织牵开。在牵拉深部组织时要避免对皮肤造成直接的有害张力。
- 充分显露胫距关节的内外侧是很重要的,必须切除所有的纤维结缔组织和骨赘。一般,近侧部分需要将胫骨远端前方的软组织剥离至踝关节近端,以便更好地放置胫骨力线导向器。在远端,切口的延伸以及关节囊-软组织的游离需要足以辨认距骨头和距骨颈之间的界线,同时注意保护深部的神经血管束。

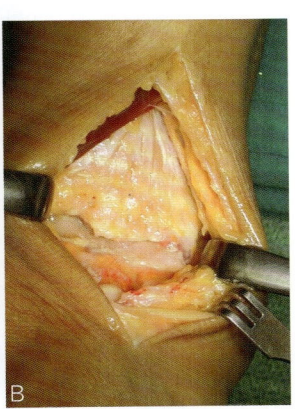

技术图1 A. 8~10 cm的前外侧皮肤切口。B. 暴露踝关节。

胫骨初期准备

- 用骨凿清理胫骨远端前方骨赘以便到达关节间隙(技术图2A)。
- 用近端螺丝钳和连接头组装胫骨力线导向器;拧紧近端螺丝。将距骨截骨模块插在胫骨力线导向器上,拧紧螺丝(技术图2B)。
- 将按钮置于非锁定位并向下压,调节棘齿至"开始"位置。锁定棘齿以防它在安装或截骨期间脱出。
- 将组装好的导向器放置在小腿上,然后将距骨截骨模块的后舌于踝部正中插入关节间隙。
- 将近端螺丝钳置于近端胫骨结节处(技术图2C)。
- 拧紧围绕着近端小腿的弹簧。
- 校准胫骨力线导向杆,通过调节近端螺丝钳使其在前后位及侧位上均与胫骨纵轴相平行。
- 再次确认距骨截骨模块的后舌位于踝部中心,然后在四个处于对角位置的钉孔中打入2个或3个钉进行固定(固定钉的方向应向胫骨干中心会聚)。
- 一个常见的错误就是将胫骨力线导向杆与胫骨前缘平行,而不是与胫骨纵轴线相平行。这将导致胫骨假体后倾。

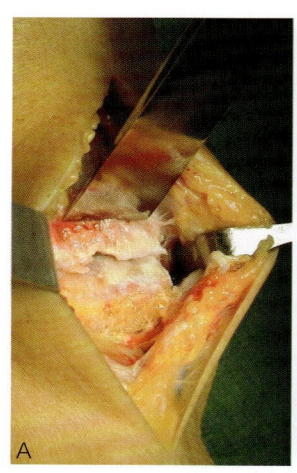 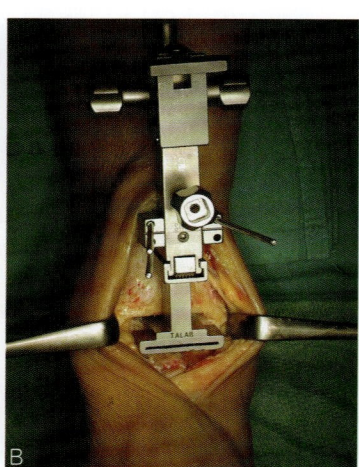 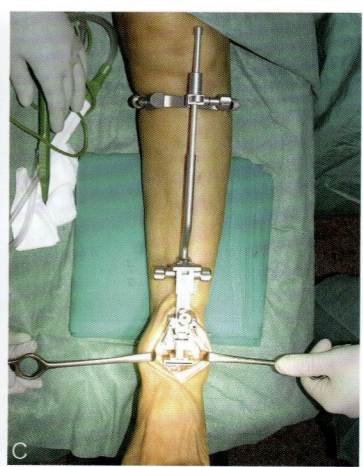

技术图2 A. 用一把大号带斜面的骨凿清理胫骨远端的前方,以暴露关节间隙。B. 距骨截骨模块安装到胫骨力线导向器上,并将棘齿调至"开始"位置(中央及侧面切割槽处于同一水平)。C. 将组装好的胫骨力线导向器放置于小腿上。

距骨水平截骨

- 将距骨截骨模块的后舌锁定在即将要进入关节间隙的位置。
- 确保足部位于屈曲中立位(背伸和跖屈均为0°,胫骨纵轴与足底平面呈90°),然后完成距骨的水平截骨。
- 卸下距骨截骨模块,完成截骨并清理切下的骨块(技术图3)。
- 如果足部位于背伸或跖屈位置,那么将导致植入的距骨假体旋转,并使假体植入后的活动度受到限制。

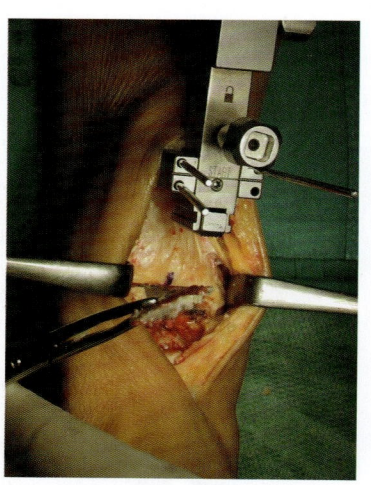

技术图3 清理截下的距骨骨块。

胫骨处理

- 把选定型号的胫骨截骨模块居中(标尺中心,技术图4B)安装到胫骨力线导向器上(技术图4A)。
- 评估截骨模块是否处于踝部中心位置。如果需要,转动微调钮,向前移动胫骨截骨模块(如同卸下截骨模块),直至它能自由向内外侧滑动。重新插好模块至调节好的位置,拧紧前方的螺丝。
- 选择最薄的5 mm胫骨张力调节板,使切除的胫骨骨量最小。顺着截骨模块的切割槽滑动张力调节板,把调节板(技术图4A中最远端部分)的后舌插入关节间隙。
- 将把手旋紧器装到大的蓝色手柄上,并解开棘齿按钮。
- 将把手旋紧器插入棘齿按钮,并向逆时针方向旋转。
  - 假使半月板假体与使用的胫骨调节板的张力匹配,这时施加的张力将等于置换后关节内的张力(技术图4C)。
- 如果胫骨水平截骨的位置过于靠近远端(胫骨截骨量过少),那么就把棘齿调回"开始"位置,在胫骨截骨模块内插入6 mm或7 mm的胫骨张力调节板,重新调整张力。
- 当达到所需要的张力及胫骨截骨水平时,锁紧棘齿。
- 现在就设定好了胫骨截骨位置,这样可以精确切除正确的骨量,使其与假体组件组合后的厚度相匹配。
- 要在紧张关节的前提下使用尽可能薄的半月板假体,以防止胫骨远端过多的或不必要的截骨。
- 完成胫骨三面截骨并避免摆锯刀片损伤踝部。
- 将两个3.2 mm直径钉孔钻至标记深度(小号、中号或大号),注意不能钻得过深。
- 选择配合所用胫骨截骨模块的4.5 mm直径胫骨钻头(小号、中号或大号),经截骨模块在胫骨上钻2个4.5 mm直径钉孔,直至标记深度。
- 旋松前方螺丝,卸下胫骨截骨模块,用装在大的蓝色手柄上的胫骨角圆凿,对胫骨的两个角进行截骨(技术图4D)。
- 用骨凿(小号30 mm,中号35 mm,大号40 mm)弄碎并去除截下的骨块。
  - 弄碎薄的截骨块时需要相当地小心和耐心,因为后方较厚且后方骨膜和关节囊连在一起。切除时应非常小心,不要把骨凿靠在内外踝上,这样可能会引起内外踝骨折。
- 在移除胫骨力线导向杆之前,用胫骨测深量尺测量胫骨截骨水平面的前后深度。
- 根据测量结果可确定哪一号胫骨假体较为合适(小号30 mm,中号35 mm,大号40 mm)。
  - 如果正好在两个型号之间,选择小一号,以防止胫骨

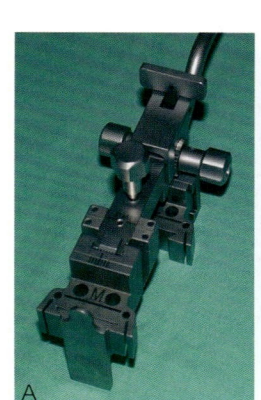
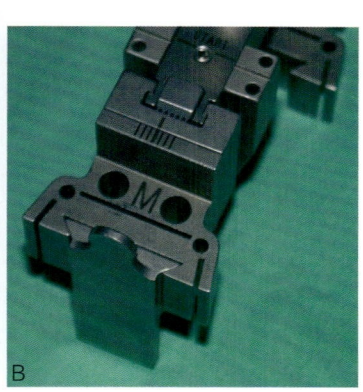
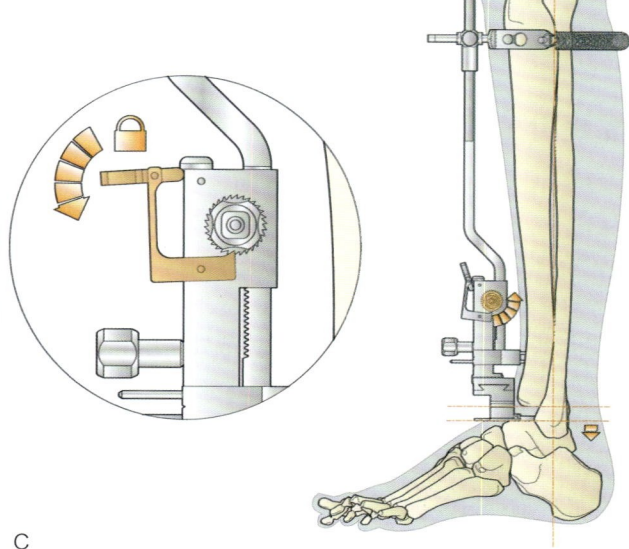

技术图4 A、B. 胫骨截骨模块细节。C. 将棘齿旋钮逆时针方向旋转,可使其通过胫骨张力调节板为关节提供张力,最后锁定棘齿按钮。

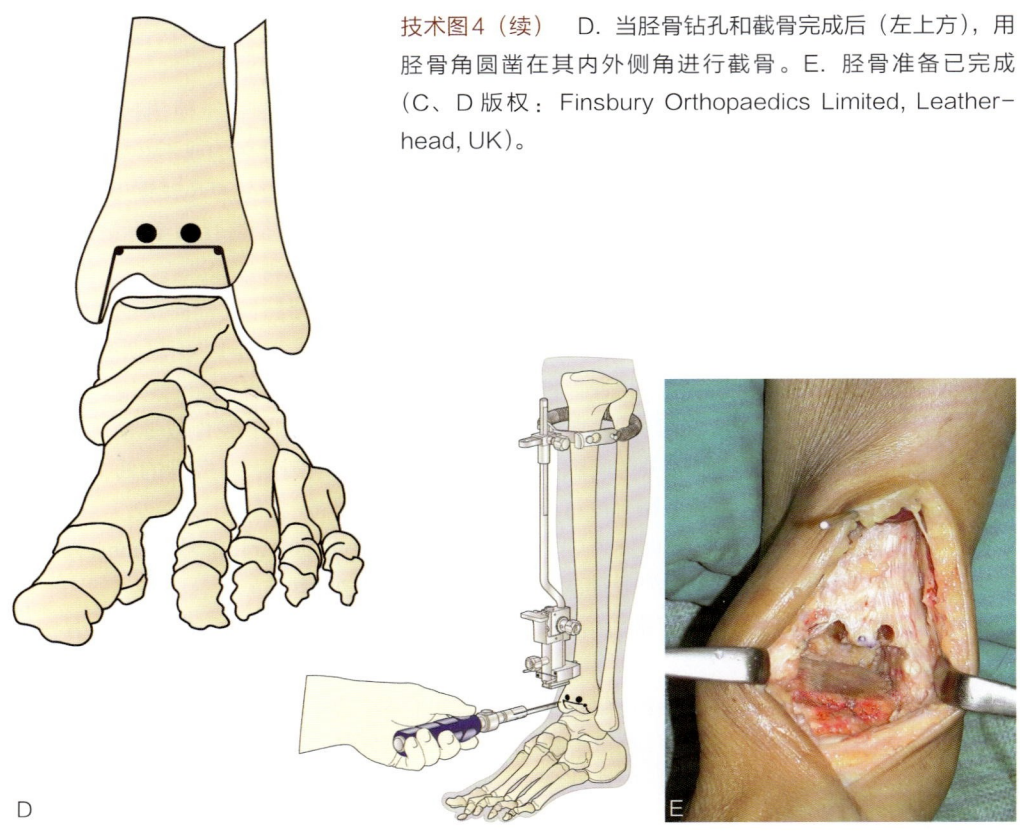

技术图4（续） D. 当胫骨钻孔和截骨完成后（左上方），用胫骨角圆凿在其内外侧角进行截骨。E. 胫骨准备已完成（C、D版权：Finsbury Orthopaedics Limited, Leatherhead, UK）。

- 组件突出。
- 若需要加大胫骨假体型号，则改换大一号的胫骨截骨模块，并使用大一号的钻头、增加4.5 mm直径钉孔的深度。重新钻两个3.2 mm直径的钉孔，重新进行边缘截骨，并向近端转移，在小钉孔的位置处进行水平截骨。然后整体移除组装的胫骨截骨装置。
- 在加大胫骨假体型号时，必须增加4.5 mm钉孔的深度，否则可能导致胫骨后部骨折。
- 用装在滑锤上的胫骨栓孔切割器经两个4.5 mm直径钉孔，与胫骨水平截面连成一线。小心不要因切割器偏向近端或远端而穿破钉孔。
- 胫骨准备完成（技术图4E）。

完成距骨处理

- 选择合适型号的距骨斜面截骨导向器并装上蓝色小手柄。
- 顺着距骨水平截骨平面上滑动截骨导向器，直至导向器的斜面前缘触及距骨前缘（技术图5A）。
- 使用合适厚度的扁平垫片评估踝关节处于中立位、最大跖屈位（技术图5B）和最大背伸位（技术图5C）时的关节间隙。
- 如果距骨斜面截骨导向器在前后位处于最佳位置，不同位置时的踝关节间隙应是相等的。
- 通常，为使距骨前缘修剪整齐，这样才能后移导向器以获得最理想的位置。
- 使用两枚短钉将导向器固定在最终位置（固定钉向中心会聚），然后移除前方的手柄。
- 用距骨脚钉钻头经钻头导向套筒钻出两个脚钉孔。
- 或者，可使用距骨撬棒将胫骨顶起，并同时抵住距骨斜面截骨导向器的后部（技术图5D）。
- 完成距骨斜面后缘的截骨，可选择继续用距骨撬棒抵住距骨斜面截骨导向器的后部。
- 移除导向器并完成截骨，去除截下的骨块（技术图5E）。
- 距骨和胫骨准备已完成（技术图5F）。

第73章 BOX假体全踝关节置换术

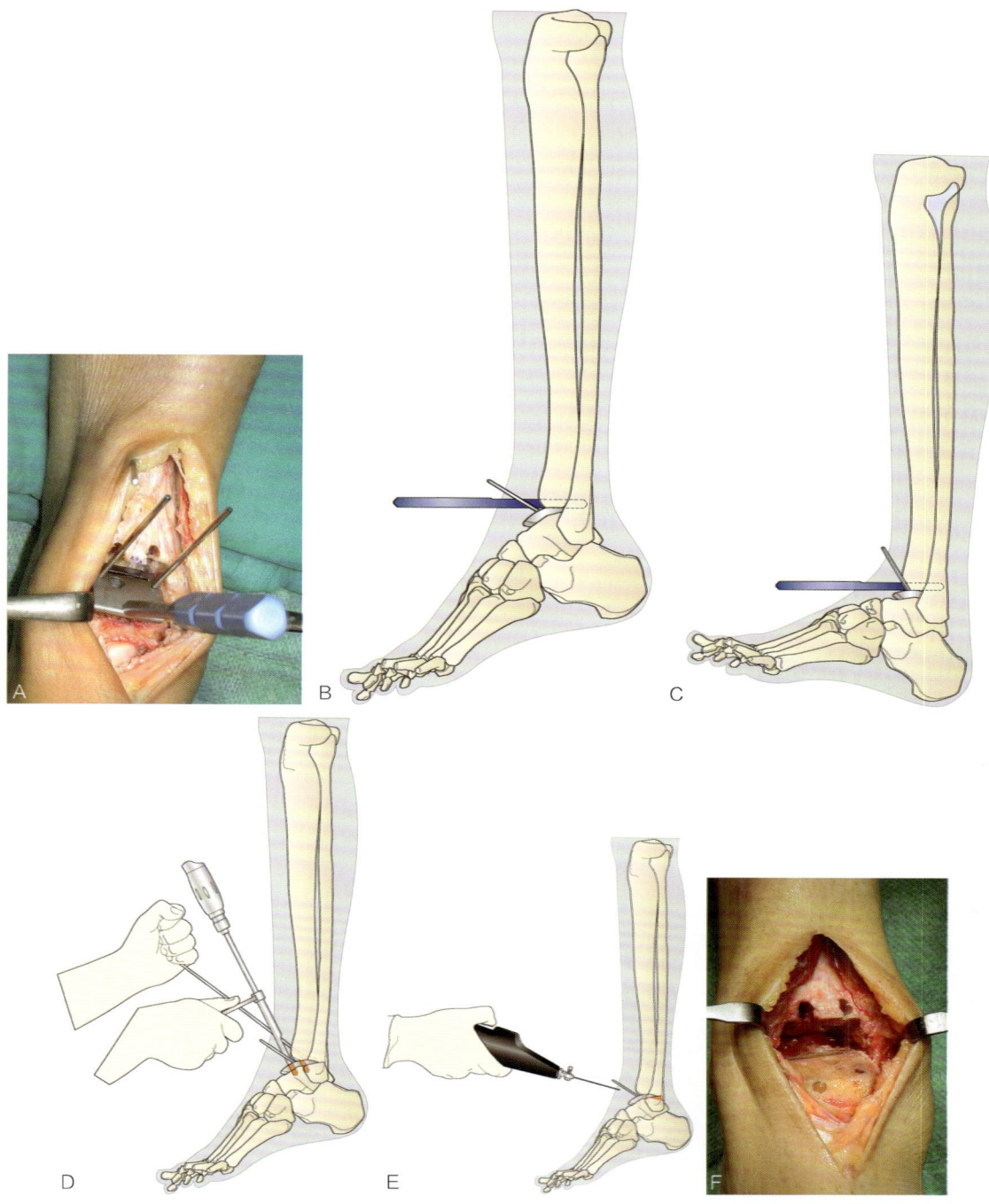

技术图5 A. 使用位于前方的蓝色小手柄放置距骨斜面截骨导向器。使用蓝色扁平垫片于最大跖屈位（B）和最大背伸位（C），评估关节间隙。D. 用电钻经导向器套筒在距骨前方钻出距骨脚钉孔；左手持距骨撬棒抵住距骨斜面截骨导向器的后部。E. 使用摆锯进行距骨后方斜面截骨。F. 胫骨和距骨准备已完成（B~E的版权：Finsbury Orthopaedics Limited, Leatherhead, UK）。

试模复位

- 用距骨打入器打入选定的距骨试模(技术图6A)。
- 用胫骨打入器打入选定的胫骨试模(用大号蓝色手柄),插入绿色垫片,以保持胫骨试模牢固贴紧截骨表面。
- 建议使用比预计最终采用的半月板衬垫大一号的垫片(技术图6B)。
- 选择与距骨试模型号和胫骨张力调节板厚度相匹配的合适型号的半月板试模。使用专用打入–取出器插入半月板试模(技术图6C)。
- 评估踝关节背伸–跖屈活动范围和功能。
- 当踝关节由最大背伸位活动至最大跖屈位时,半月板试模应当相对于胫骨试模由前向后平移约5 mm。
- 半月板试模也应当在踝关节全范围屈曲以及在水平面上全范围内旋-外旋时,始终保持与两个金属试模的完全接触。
- 术中透视或X线对比,可以评估胫骨与距骨假体在前后位上的位置。
- 如果关节活动度或稳定性不甚满意,可以将胫骨试模于前后位上进行微调或者更换一个厚一点的半月板试模。
- 用专用的打入–取出器取出半月板试模,如技术图6C。
- 把胫骨试模取出器连上滑锤,取出胫骨试模(技术图6D),将距骨取出器插入距骨试模斜面前缘上的凹槽,取出距骨试模(技术图6E),也可接上滑锤。
- 如需进一步向后插入胫骨试模,在移动前必须加深相关的两个钻孔。否则当插入胫骨试模时可导致胫骨后部骨折。

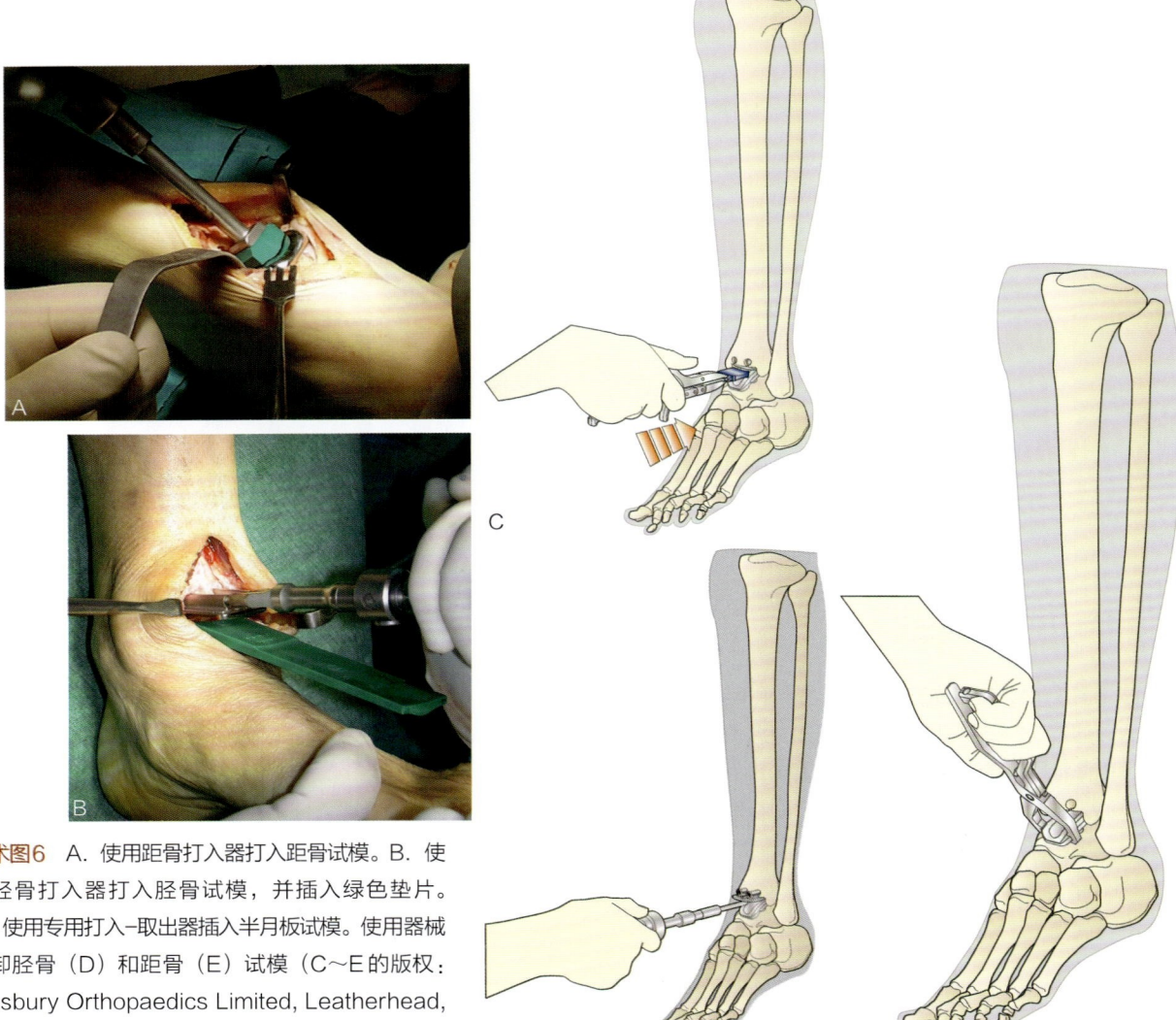

技术图6 A. 使用距骨打入器打入距骨试模。B. 使用胫骨打入器打入胫骨试模,并插入绿色垫片。C. 使用专用打入-取出器插入半月板试模。使用器械拆卸胫骨(D)和距骨(E)试模(C~E的版权:Finsbury Orthopaedics Limited, Leatherhead, UK)。

最终假体置入

- 当选择假体组件时,应确保半月板假体与距骨假体型号及色码相匹配。
- 胫骨假体和距骨假体均为非骨水泥型假体。
- 使用骨刷或高压灌洗器清洁截骨表面。使用吸引器吸干净积液和碎屑,使骨面彻底干燥。
- 把距骨假体的脚钉对准脚钉孔,插入距骨假体,然后用打入器沿着脚钉孔的方向打入距骨假体。
- 使用胫骨打入器打入胫骨假体,打入前插入绿色垫片以免两个高度抛光的金属假体相互碰触。
- 垫片也可使胫骨假体在插入时与截骨平面之间保持最佳接触。
- 推荐插入比预计使用的最终半月板衬垫厚1 mm的垫片。这既可避免胫骨假体后倾,又能增加压配程度,加强其初始固定。
- 打入胫骨假体直至它与胫骨试模所达到的最佳位置相一致。

- 再次使用专用打入-取出器插入半月板试模,以评估最终使用的半月板假体厚度。
- 徒手插入半月板假体,半月板上的两个隆起的标记球形衬垫朝前,一个隆起的标记衬垫朝后。
- 用两个拇指将其推入,此过程可能需要使用相当大的力量。通常这样做是为了使置换后关节活动有所限制,但此种需求对于BOX假体全踝关节置换术例外。因为半月板假体被设计成弧形就是为了使关节活动与韧带的等长运动相一致,所采用的手术技术也可使这种协调性得以恢复[19,23]。
- 然后评估踝关节的背伸-跖屈活动度及功能。
- 当踝关节由最大背伸(技术图7A)活动至最大跖屈(技术图7B)时,半月板假体应当相对于胫骨假体由前向后平移约5 mm。
- 半月板假体也应当在踝关节全范围屈曲,以及在水平面上全范围内旋-外旋时始终保持与两个金属假体完全接触。
- 此时,仅有可能需要校正的是调换半月板假体的厚度,或者进一步插入胫骨假体(尽管后者具有导致胫骨后部骨折的风险,详见前一节最后一段描述)。此外,如果发现背伸受限且关节僵硬,可行经皮跟腱延长术。

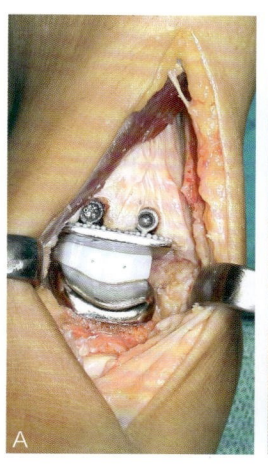
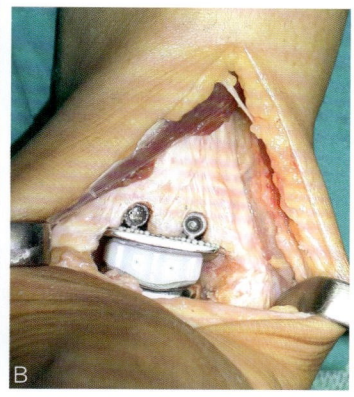

技术图7 最终置入假体柄评估关节和半月板垫片活动度:最大跖屈位(A)和最大背伸位(B)。

闭合切口

- 松开止血带,并仔细电凝止血。
- 放置引流管并按解剖层次逐层缝合。
- 必须缝合伸肌支持带。必须保护深层神经血管束和腓浅神经。关闭切口后,行侧位和前后位X线片,并用石膏将关节固定于中立位。

附加的手术技巧

- 矫正前足畸形,特别是固定的前足内翻畸形。
- 行跟骨截骨术,矫正后足力线不良。
- 假体置入后,若全踝关节假体不能达到至少背伸10°,那么可通过内外侧肌腱穿刺切口行经皮跟腱延长术。
- 通过韧带重建治疗踝关节不稳,应用试模假体以确保最终假体获得合适的韧带平衡。
- 如果术前存在踝穴增宽,那么下胫腓螺钉可用于下胫腓联合的切开复位内固定术。

要点与失误防范

要点	• 坚持合适的适应证 • 如果相对禁忌证经过适当治疗,全踝关节置换术仍可比踝关节融合术更有利 • 当踝关节处于最大背伸位时,胫骨和距骨关节面的前缘互相接触,用笔标记出内外侧之间的正中线。这一操作是为了正确放置胫骨力线导向器 • 通过向远端移动胫骨截骨模块紧张踝关节,并使用尽可能薄的半月板假体意味着胫骨的最终截骨量降至最少;换而言之,适当撑开踝关节间隙可预防过多或不必要的胫骨截骨 • 如果假体型号大小介于标尺中间,那么减小一个型号可防止胫骨假体的内外侧和后方部分突出 • 通常有必要修整距骨前缘,使距骨截骨模块的斜面前缘和距骨贴合得最好,才能向后移动截骨导向器到达最佳的位置 • 应当进行术中透视或X线对比检查以确定胫骨和距骨假体在前后位上的位置适当 • 在胫骨假体置入期间,建议使用比预计最终使用的半月板假体厚1 mm的绿色垫片,以使假体组件更加贴合骨面 • 施行必要的附加手术(如足的力线重建术和韧带平衡术)以确保理想的支撑和稳定性
失误防范	• 一个常见的错误是将胫骨截骨模块力线杆与胫骨前缘平行,而不是与胫骨纵轴线相平行。这将导致胫骨假体后倾 • 在距骨水平截骨时,若足位于背伸位或跖屈位,则会出现距骨假体旋转错位,很可能导致术后最终关节活动度受限 • 在胫骨截骨时,应避免摆锯锯片伤及内外踝部 • 当调换大一号的胫骨假体型号时,若未同时增加4.5 mm直径钉孔的深度,则可能在打入假体时引起胫骨后部骨折 • 弄碎胫骨截骨后的薄骨片时,需要非常小心和耐心。主要是因为它的后方较厚且连着后方的骨膜

术后处理

- 术后石膏固定2周,且不允许负重。
- 固定2周后,更换支具并允许踝关节主动和被动活动。如果小部分伤口没有愈合,仍允许进行活动锻炼,但是直到伤口完全愈合前都禁止进行大幅度活动。
- 术后1个月允许在支具保护下完全负重。
- 术后2个月经随访复查X线片提示骨质长入后,可允许脱离支具保护下完全负重。然后建议进行康复训练,特别是肌力康复训练和本体感受训练以及步态的功能恢复。

预后

- 一项包含意大利8个临床中心的试验中,135例患者于2003年7月至2006年12月期间接受了BOX假体踝关节置换术,平均年龄60.7岁(31~80岁)。采用美国足踝外科协会评分及X线检查对治疗结果进行评估,此处仅对90例随访超过6个月的患者结果进行报道。
- 在术中,正如先前在数学模型上预测的一样,伴随着半月板垫片背伸时的向前运动和跖屈时的向后运动,假体组件可在半月板垫片的两个关节面上于全范围运动弧度下保持良好的匹配。
- 假体置入后即刻测量,背伸和跖屈分别平均为10.1°和23.5°。在随访过程中又增加了18.6°的额外活动度。
- X线检查提示力线良好,且未出现渐进性假体周围透亮带或假体松动的迹象。
- 美国足踝外科协会评分术前平均37.0分,术后3个月、6个月、12个月和18个月随访时分别平均为64.7分、73.2分、78.4分和85.9分。
- 1例患者因技术错误于假体置换术后3日进行了假体置换翻修手术,最后成功。1例患者因适应证错误而于术后19个月进行了踝关节融合术的翻修。
- 在使用过的评分系统中,踝关节功能及活动度方面的评分优于先前报道过的任何一种全踝关节置换术的平均结果[27]。而疼痛评分相似。
- 这种新式设计的假体,其初步结果令人满意,从而促进了此种全踝关节置换术的继续推广,目前已推广至一些欧洲国家。目前在进行仪器的步态测量及三维透视分析,以量化功能改善的程度。
- 另外的一些研究评估了临床和影像学结果,同样也显示了良好的疗效和并发症发生率低[6,11,12]。

并发症

- 最常见的术中并发症是内踝骨折,应当在缝合切口前常规检查有无内踝骨折。如果有,则必须进行固定。可使用一枚螺钉、内侧支撑接骨板或两者联用。

- 另一个术中并发症为踝穴增宽,可通过进行下胫腓联合韧带的切开复位内固定术来进行治疗(见前文介绍)。
- 更少见的并发症包括外踝骨折(可用螺钉或克氏针固定)、肌腱撕裂(可直接修复)或神经血管损伤(可直接修复)。

(姚若愚 译,苏琰 审校)

参考文献

[1] Affatato S, Taddei P, Leardini A, et al. Wear behaviour in total ankle replacement: a comparison between an in vitro simulation and retrieved prostheses. Clin Biomech (Bristol, Avon) 2009;24:661-669.

[2] Anderson T, Montgomery F, Carlsson A. Uncemented STAR total ankle prostheses. Three to eight-year follow-up of fifty-one consecutive ankles. J Bone Joint Surg Am 2003;85-A:1321-1329.

[3] Bauer G, Eberhardt O, Rosenbaum D, et al. Total ankle replacement: review and critical analysis of the current status. Foot Ankle Surg 1996;2:119-126.

[4] Bauer G, Kinzl L. Arthrodesis of the ankle joint [in German]. Orthopäde 1996;25:158-165.

[5] Buechel FF Sr, Buechel FF Jr, Pappas MJ. Ten-year evaluation of cementless Buechel-Pappas meniscal-bearing total ankle replacement. Foot Ankle Int 2003;24:462-472.

[6] Cenni F, Leardini A, Pieri M, et al. Functional performance of a total ankle replacement: thorough assessment by combining gait and fluoroscopic analyses. Clin Biomech (Bristol, Avon) 2013;28(1):79-87.

[7] Chou LB, Coughlin MT, Hansen S Jr, et al. Osteoarthritis of the ankle: the role of arthroplasty. J Am Acad Orthop Surg 2008;16:249-259.

[8] Cracchiolo A III, DeOrio JK. Design features of current total ankle replacements: implants and instrumentation. J Am Acad Orthop Surg 2008;16:530-540.

[9] Demetriades L, Strauss E, Gallina J. Osteoarthritis of the ankle. Clin Orthop Relat Res 1998;349:28-42.

[10] Deorio JK, Easley ME. Total ankle arthroplasty. Instr Course Lect 2008;57:383-413.

[11] Giannini S, Romagnoli M, O'Connor JJ, et al. Early clinical results of the BOX ankle replacement are satisfactory: a multicenter feasibility study of 158 ankles. J Foot Ankle Surg 2011;50(6):641-647.

[12] Giannini S, Romagnoli M, O'Connor JJ, et al. Total ankle replacement compatible with ligament function produces mobility, good clinical scores, and low complication rates: an early clinical assessment. Clin Orthop Relat Res 2010;468(10):2746-2753.

[13] Guyer AJ, Richardson G. Current concepts review: total ankle arthroplasty. Foot Ankle Int 2008;29:256-264.

[14] Hintermann B, Valderrabano V, Dereymaeker G, et al. The HINTEGRA ankle: rationale and short-term results of 122 consecutive ankles. Clin Orthop Relat Res 2004;424:57-68.

[15] Hurowitz EJ, Gould JS, Fleisig GS, et al. Outcome analysis of agility total ankle replacement with prior adjunctive procedures: two to six year follow-up. Foot Ankle Int 2007;28:308-312.

[16] Katcherian DA. Treatment of ankle arthrosis. Clin Orthop Relat Res 1998;349:48-57.

[17] Kitaoka HB, Patzer GL. Clinical results of the Mayo total ankle arthroplasty. J Bone Joint Surg Am 1996;78:1658-1664.

[18] Lachiewicz PF. Total ankle arthroplasty. Indications, techniques, and results. Orthop Rev 1994;23:315-320.

[19] Leardini A, Catani F, Giannini S, et al. Computer-assisted design of the sagittal shapes of a ligament-compatible total ankle replacement. Med Biol Eng Comput 2001;39:168-175.

[20] Leardini A, O'Connor JJ. A model for lever-arm length calculation of the flexor and extensor muscles at the ankle. Gait Posture 2002;15:220-229.

[21] Leardini A, O'Connor JJ, Catani F, et al. A geometric model of the human ankle joint. J Biomech 1999;32:585-591.

[22] Leardini A, O'Connor JJ, Catani F, et al. Kinematics of the human ankle complex in passive flexion: a single degree of freedom system. J Biomech 1999;32:111-118.

[23] Leardini A, O'Connor JJ, Catani F, et al. Mobility of the human ankle and the design of total ankle replacement. Clin Orthop Relat Res 2004;424:39-46.

[24] Leardini A, O'Connor JJ, Catani F, et al. The role of the passive structures in the mobility and stability of the human ankle joint: a literature review. Foot Ankle Int 2000;21:602-615.

[25] Rush J. Management of the rheumatoid ankle and hindfoot. Curr Orthop 1996;10:174-178.

[26] Saltzman CL, McIff TE, Buckwalter JA, et al. Total ankle replacement revisited. J Orthop Sports Phys Ther 2000;30:56-67.

[27] Stengel D, Bauwens K, Ekkernkamp A, et al. Efficacy of total ankle replacement with meniscal-bearing devices: a systematic review and meta-analysis. Arch Orthop Trauma Surg 2005;125:109-119.

[28] Wood PL, Deakin S. Total ankle replacement: the results in 200 ankles. J Bone Joint Surg Br 2003;85:334-341.

[29] Younger A, Penner M, Wing K. Mobile-bearing total ankle arthroplasty. Foot Ankle Clin 2008;13:495-508.

第74章 Salto 和 Salto-Talaris 假体全踝关节置换术

The Salto and Salto-Talaris Total Ankle Arthroplasty

Michel Bonnin, Brian G. Donley, Thierry Judet, and Jean-Alain Colombier

定义

- Salto 全踝关节假体(Tornier SA, Saint-Ismier, France)是一款非骨水泥型假体,用以重建踝关节近乎正常的关节运动。通过骨长入达到最终的固定。
- 手术技术是实现良好结果的关键,以下原则十分重要:
  - 确保假体组件与骨之间的紧密匹配以获得良好的初始稳定性,这是后续生物固定的前提。
  - 重建踝关节的机械轴。
  - 关节线的精确重建(正确的高度和精确的水平面)。
  - 保留或重建软组织平衡。
  - 术中充分松解软组织以获得良好的关节活动度。

解剖

活动衬垫 Salto 假体

- Salto 全踝关节假体(Tornier SA)开发于1994~1996年,从1997年1月起应用于临床(图1)。
- 基于第3代非骨水泥型半月板衬垫的设计经验,假体设计尽量重建接近正常的踝关节运动。
- 配合专用的工具以实现假体各个组件的最优位置。假体设计根据重建踝关节解剖做了优化,可获得最佳的初始稳定性,并兼顾微创重建的理念。
- 胫骨组件和活动衬垫平坦的上表面接触,平滑的表面允许活动衬垫自由地平移和旋转。胫骨组件内侧有一条3 mm的嵴可防止聚乙烯衬垫和内踝撞击。
- 距骨组件的特殊形状(锥形体的一部分)模拟距骨顶的解剖,前宽后窄,外侧关节面的曲率大于内侧(图2)。
  - 因此,在聚乙烯衬垫下方距骨的屈伸活动轴和生理轴线一致。
  - 距骨的外侧关节面亦被置换,使其与外踝形成关节。
- 超高分子聚乙烯(UHMWPE)衬垫上方与胫骨组件,下方与距骨组件形成关节。踝关节屈伸活动肘衬垫和距骨假体保持完全匹配,并且允许在冠状面有4°的内外翻活动,从而减少聚乙烯衬垫的边缘载荷。
- 有3种型号胫骨组件和4种型号距骨组件可供选择。活动衬垫和距骨组件大小相匹配,厚度为4~8 mm。
- 活动衬垫的大小必须与距骨组件相一致,而距骨组件则必须与胫骨组件大小相同或小其一号。
- 胫骨组件的初始稳定性依靠胫骨组件与干骺端骨的精密匹配,并通过前后向龙骨和圆锥形插销加强。
- 距骨组件的稳定性来自三侧截骨以及插入距骨体的11 mm直径的空心固定柱。
- 后期稳定性依靠骨长入假体上200 μm厚等离子钛金属上的双层羟基磷灰石喷浆涂层中。

固定衬垫 Salto-Talaris 假体

- 我们根据 Salto 假体的经验重新修正了关于活动的概念。事实上,由于假体的解剖设计,精确截骨以及准确置入假体,与术后屈伸活动时聚乙烯衬垫活动相关的潜在并发症的问题已经被完全消除。这已被基于站立动态观察的临床试验所证实。此外,术中胫骨组件组装对于在胫骨主体完全完成前使衬垫相对于距骨组件自行落位十分有用。

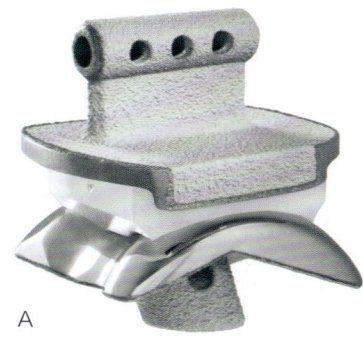

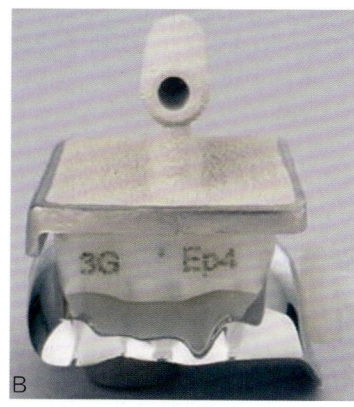

图1 A. Salto 全踝关节假体的斜方视图。B. 正面视图可见假体的三个主要部件及踝关节部件。

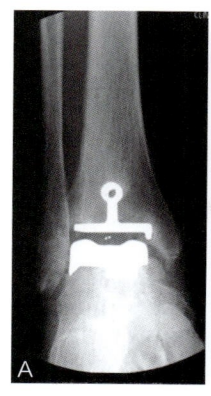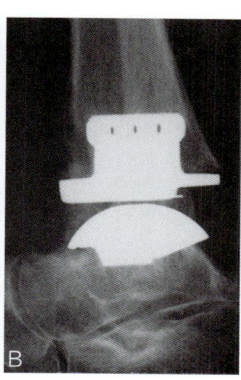

图2　Salto全踝关节假体在体内的正位（A）及侧位（B）的X线片。

- Salto-Talaris假体构成及工具系统和Salto假体相同，区别在于胫骨组件是固定衬垫设计（图3）。
  - 聚乙烯衬垫在插入前先与胫骨组件连接固定。
  - 应在最后精细地调整胫骨组件的最终位置以实现与距骨组件的完美匹配。这样活动衬垫自行落位的特点才能发挥作用。

发病机制

- 通常，全踝关节置换术的手术指征是：终末期的踝关节骨关节炎或类风湿关节炎。
- 骨关节炎的退变可能源自创伤、慢性踝关节不稳定，但原发性骨性关节炎少见。
- 根据经验，踝关节类风湿关节炎的发生率要低于髋关节和膝关节。然而，对于类风湿关节炎患者中踝关节的发病率尚无共识，从Vainio研究中的9%（采用临床评估标准）到Jackubowski等研究报道的40%（采用影像学标准）。
- 偶尔，终末期踝关节侵蚀或退变性改变可继发于骨软骨瘤病、色素沉着绒毛结节性滑膜炎、血友病或骨软骨剥脱。

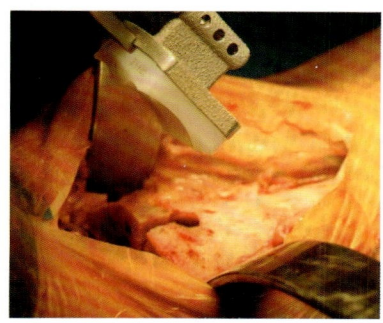

图3　Salto-Talaris假体和工具系统与Salto假体相同，区别在于胫骨组件是固定衬垫设计。

- 类风湿关节炎患者踝关节受累一般发生在疾病的晚期，17～19年才会出现症状。
- 由于胫距关节很少单独受累，治疗应系统性，而非仅针对踝关节。

自然病程

- 进行性发展的胫距关节炎常伴有进行性踝关节僵硬。胫距关节骨赘和下胫腓联合的弹性下降导致踝关节活动度减少，尤其是背伸。
- 长此以往，患者可能发展成马蹄步态伴跟腱挛缩、后侧关节囊粘连，以及胫骨后肌腱粘连。

病史和体格检查

- Silfverskiöld试验：
  - 患者仰卧位，膝关节屈曲及伸直位时踝关节的被动活动度。
  - 这一检查的生理活动度是15°背伸和0°～40°跖屈。
  - 膝关节伸直时踝关节背伸活动受限，而膝关节屈曲时改善，表明为单纯腓肠肌挛缩。
- 在患者站立和行走状态下评估踝关节的活动度。
- 观察步态模式。患者可能需要外旋下肢，或女性患者可能穿高跟鞋行走以掩盖踝关节背伸受限。
- 后足的活动度：
  - 后足的活动度分为三个等级：生理活动、活动受限、僵硬。对于后足僵硬的病例，笔者偏向于踝关节置换而非踝关节融合。
- 患者站立或行走时的后足力线：
  - 后足力线异常（内翻或过度外翻）在患者行走时最明显。
- 患者仰卧位后足对线：
- 评估后足的被动活动确定畸形能否被矫正到生理位置。从经验来看，根据体格检查可决定在全踝关节置换术的同时需做后足的矫形方法。
- 距跟关节不稳定：
  - 检查者可以用内外翻应力试验和前后抽屉试验分别评估冠状面和矢状面的稳定性。根据经验，内翻不稳定或固定性内翻畸形需要注意软组织平衡。

影像学和其他诊断性检查

- 术前评估不仅包括踝关节畸形的程度和稳定性，同时还需评估患侧肢体是否存在力线异常。
- 常规拍摄双踝关节的负重前后位片、踝穴位和侧位片。健侧踝关节的影像可作为正常参照。如果有同侧下肢还有其他畸形，需行下肢负重全长摄片检查评估机械轴。
- 建议行踝关节和后足的CT扫描,尤其是冠状面重建,进一步评估平片不能完全评估的距骨或胫骨有无骨缺损或囊性变。

鉴别诊断
- 化脓性关节炎
- 夏科神经关节病变

非手术治疗
- 对于活动活跃的终末期踝关节炎患者,非手术治疗很少有成功的经验。
- 改变活动方式、改穿弧底鞋以及佩戴支具能够部分缓解症状。
- 对活动要求低的病例,但不适合行手术治疗的患者采用非手术治疗。

手术治疗

全踝关节置换术对比踝关节融合术
- 和全踝关节置换术相比,踝关节融合术的优点在于:
  ○ 内植物机械性失败的风险低,无磨损的风险。
  ○ 感染风险低。
  ○ 对于有踝关节手术史的病例,皮肤坏死的风险较低。
  ○ 从经验来看,术后残留疼痛的发生率更低。
- 和踝关节融合术相比,全踝关节置换术的优点在于:
  ○ 后足邻近关节发生关节炎的风险更低。
  ○ 从经验来看,具有更好的功能结果。
  ○ 笔者的观点是,踝关节融合术后骨畸形愈合或邻近关节关节炎使得翻修手术更为困难。

术前计划
- 术前评估负重位X线片和CT扫描。
  ○ 可使用模板选择理想的假体型号。这一点很重要,因为过大的假体将改变旋转中心,增加疼痛和僵硬的可能。
    – 如果距骨畸形严重,模板应用在对侧未受累及的踝关节。
  ○ 确定理想的胫骨截骨参照,需将胫骨远端关节面的磨损程度考虑在内。
  ○ 分析相对于胫骨干轴线的胫距关节对线情况。这可以用来鉴别不同类型的轴线偏移。
    – 对于胫骨远端关节面的不对称磨损,这可以通过处理胫骨来纠正。
    – 或是因为畸形愈合,后者需和全踝关节置换同时或分阶段进行截骨矫形。
  ○ 评估残余的距骨体:
    – 不对称需要在处理距骨时平衡。
  ○ 后足的评估:
    – 矫正后足可能需要实施保留关节的跟骨截骨术。
    – 对于后足关节炎或者后足不稳定,可能需要行距下关节甚至三关节融合术。

体位
- 患者仰卧位,患侧臀部垫高使足趾垂直向上,胫骨和踝关节处于中立位。
- 足底应与手术床的末端齐平。
- 将一个卷起的开刀巾垫在踝关节下面,以便微调踝节的位置。
- 常规使用大腿止血带。
- 根据经验,膝关节下方垫枕抬高可使跟腱放松,有助于手术区域暴露。
- 建议消毒至膝关节上方,这样可以自由地调整肢体位置,并能够使用髌骨和胫骨结节来确认理想的力线。手术医师站在手术床末端,助手位于手术肢体的侧方。

显露
- 采用前正中入路,切口起自关节线近端8~10 cm,延伸至中足。
- 软组织必须轻柔地进行操作,尤其是使用全身激素治疗的患者
  ○ 避免剥离皮肤。
  ○ 必须做深部牵开,避免张力直接作用于皮缘。
  ○ 延伸皮肤切口有助于减少皮肤张力。
- 仔细止血,尽量采用血管结扎而少用电刀以减少皮肤灼烧的风险。沿着胫骨前肌腱外缘切开小腿筋膜和伸肌支持带,由胫骨前肌腱和跗长伸肌腱间进入。
  ○ 手术过程中尽量避免切开胫骨前肌腱鞘(这样也可以在关闭切口时将肌腱从前侧切口分离开来)。
  ○ 也可以选择在姆长伸肌腱外缘切开伸肌支持带,使用姆长伸肌腱和趾长伸肌腱之间的间隙。牵开肌腱,在切口近端找到深部神经血管束(胫前动脉和腓深神经),并小心地向外侧牵开。
- 纵向切开骨膜和关节囊,向两侧做锐性剥离,显露胫距关节直达内外踝的前缘。

- 在内外踝的近端使用深部牵开器,避免张力直接作用于皮缘。
- 用骨刀去除前侧骨赘,用咬骨钳清理距骨关节面。
- 定位内外踝的正常边界,去除阻碍显露踝关节内外侧沟、改变正常解剖及引起距骨撞击的骨赘和钙化灶、游离体(技术图1)。
- 在这之后,距骨应该可以活动,并且踝关节内外侧沟可完全显露。

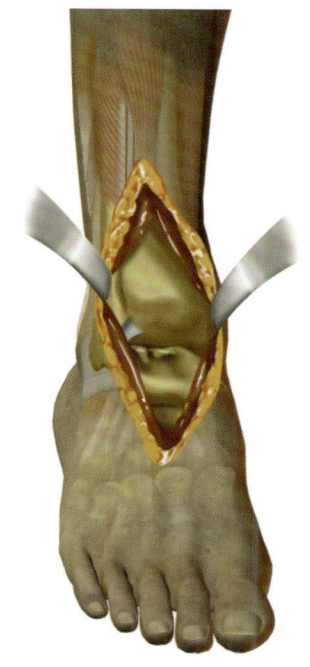

技术图1 外侧撑开器抵住外踝,内侧撑开器抵住内踝上部。用骨刀去除前方骨赘,用咬骨钳清理距骨关节面。

胫骨截骨

- 目的是恢复生理胫骨－跟骨轴线。植入的假体所建立的关节线在冠状面上应与胫骨机械轴垂直,在矢状面上重建7°后倾。
- 沿胫骨前嵴或膝关节中点和胫骨远端关节面中点连线安放髓外导向器。
  - 使用自攻固定针将导向器近端固定于胫骨结节,自攻固定针在矢状面大致与踝尖连线和胫骨远端内侧干骺端垂直(技术图2)。
- 接下来依次执行五步调整。

冠状面调整

- 如果下肢力线正常或接近正常,胫骨截骨应该水平且垂直于胫骨轴线(技术图3)。
- 参照胫骨前缘使用髓外导向器截骨。
- 可以在胫骨结节固定针上调整髓外导向器来代偿踝关节近端或膝关节处少许冠状面偏移。然而,根据经验,踝关节近端中重度的畸形应该在全踝关节置换前分期矫正。

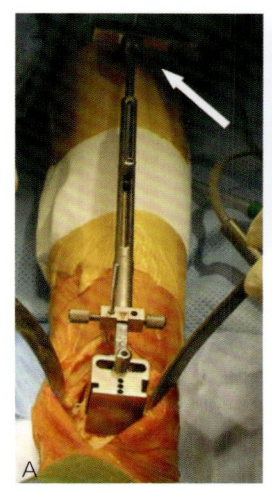 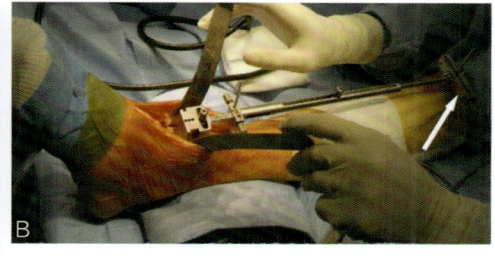

技术图2 A、B. 左踝。沿胫骨前嵴安放髓外导向器。使用自攻固定针固定于胫骨结节,在矢状面大致与踝尖连线和胫骨远端内侧干骺端垂直。参照胫骨前缘使用髓外导向器截骨,可调节近端固定孔的位置来代偿膝关节在冠状面上的偏移以获得大致水平的截骨。

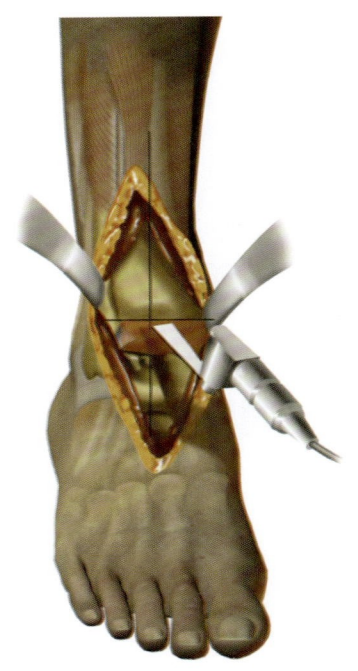

技术图3　冠状面上，如果下肢力线正常，胫骨截骨应该水平且垂直于胫骨轴线。

矢状面调整

- 当髓外导向器平行于胫骨前缘骨皮质时，胫骨截骨会造成7°的截骨斜坡。
- 根据经验，要确保胫骨截骨的正确方向，髓外导向器必须固定于胫骨远近端。

截骨平面

- 目的是重建正常的关节线。如果胫骨远端关节面软骨下结构完好，胫骨远端的截骨量应是金属胫骨假体底板加聚乙烯衬垫的厚度。
- 一般采用胫骨远端关节面的最高点作为截骨的参考点。为了显露，用骨刀切除胫骨远端关节面的前缘，术中观察或做侧位透视确认，通过参照点确认截骨线（技术图4）。
- 对于Salto（三部分活动衬垫）假体，胫骨截骨量为7 mm（3 mm胫骨金属底板厚度加上最薄的4 mm聚乙烯衬垫厚度）。
- 对于Salto-Talaris（两部分固定衬垫）假体，最少截骨量为8 mm（3 mm胫骨金属底板厚度加上最薄的5 mm聚乙烯衬垫最小厚度）。然而，一般常规截骨9 mm，这样可以在关节过紧的情况下使用小尺寸的聚乙烯衬垫来解决。
- 根据韧带的张力调整胫骨截骨量。对于僵硬的踝关节，一般比最少截骨量多截2 mm，对于踝关节不稳定的病例，通常比最少截骨量少截2 mm。
- 如果存在胫骨骨缺损，可能需要调整胫骨截骨量来重建正常的关节线。

旋转调整

- 由于胫骨和初始距骨截骨是借助胫骨髓外导向器进行，因此正确的旋转对线是非常重要的。旋转错位可

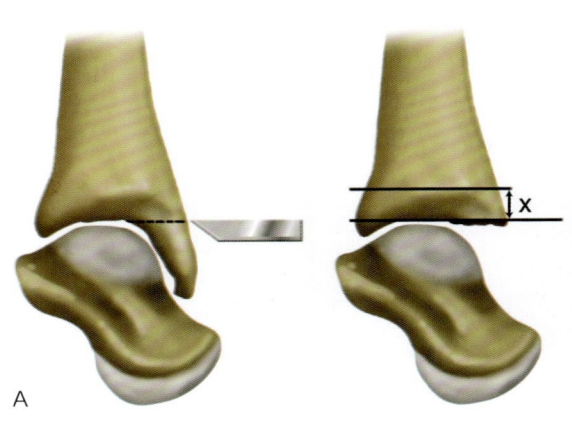
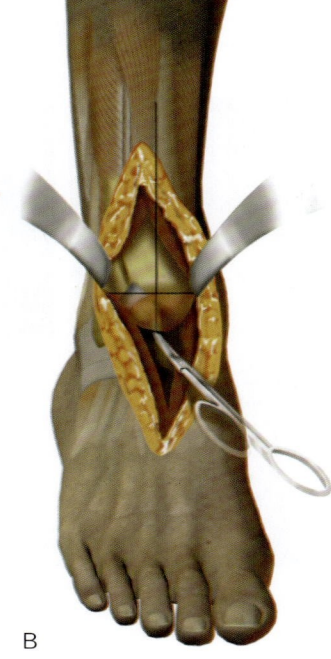

技术图4　A. Salto假体置换的目的是恢复正常的关节线。没有严重骨缺损时，胫骨远端截骨量必须和胫骨组件（金属底板加聚乙烯衬垫）的厚度精确匹配。B. 唯一可靠的参照是胫骨远端关节面的顶点，用骨刀去除胫骨远端关节面的前缘便可直接显露关节面。根据这一参照确定截骨量，目的是尽可能减少截骨量。

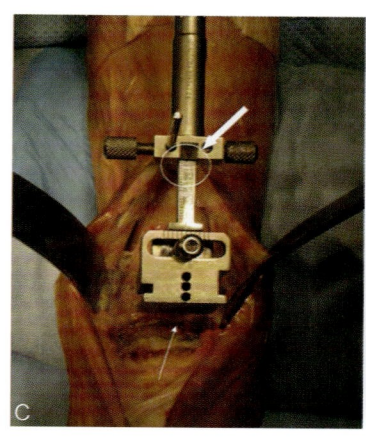 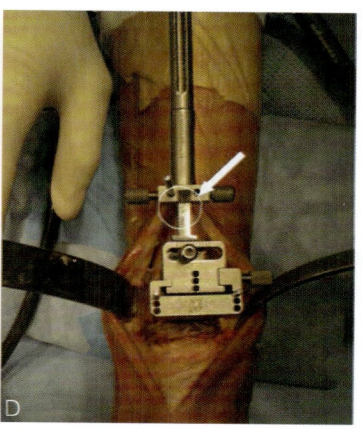

技术图4（续） C. 左踝。在胫骨远端关节面水平调整导向器（小箭头），观察胫骨导向器夹具上的刻度（大箭头和圈）。D. 然后，把导向器沿原参考部位向近端上移7～9 mm，以需要截除的骨量为准（箭头和圈）。

能影响假体的运动，导致踝关节撞击，增加边缘载荷的风险，以及导致活动受限（尤其是在固定衬垫的Salto-Talaris假体）（技术图5）。

- 即便活动衬垫Salto假体可以代偿一定程度的假体位置误差，但还是可能导致边缘载荷或聚乙烯衬垫与金属胫骨底板错位。因此，应尽力确保假体在冠状面位于距骨的中心线上。旋转截骨导向器直到其中心位于距骨内外侧关节面中心上。
- 以第2跖骨为参照来定位假体可能有帮助，但若中足或前足畸形则可能产生误导。

冠状面位置

- 最后将截骨模块调整至胫骨远端关节面的中心，常需将截骨模块沿胫骨髓外导向器向内或向外移动。选择适当大小的截骨模块；参照胫骨远端关节面内侧腋部和外侧缘间的距离来确定。
  - 安装导向器避免损伤内外踝。在截骨平面用固定针固定截骨模块，保护内外踝免受锯片以外损伤（技术图6A）。
- 截骨
  - 在矢状位截骨前（内侧和外侧），经选用的截骨模块钻孔，并在上方的孔中插入两根短针用以在截骨时保护双踝。在插入保护针前，可行正位透视以确认截骨模块位置及大小是否适当。
  - 对于活动衬垫Salto假体，使用髓外导向器为胫骨假体龙骨开槽，龙骨的方向决定了胫骨假体的旋转轴线。
  - 当置入Salto-Talaris假体时，旋转对线的建立是植入试模并能够全范围活动踝关节，让胫骨侧假体和衬垫在距骨假体试模上自动定位。
  - 截骨导向器在截骨模块上引导摆锯。
  - 胫骨截骨必须突破胫骨远端后缘骨皮质，避免将摆锯插入后方软组织。
  - 通常使用足够长度的摆锯并限制其偏移。
- 移除截骨块
  - 移除胫骨截骨块，但保留胫骨髓外导向器。
  - 用一把薄骨刀或小往复锯沿经截骨模块所预钻的孔两侧矢状面截骨。
  - 移除截骨块。
  - 在将截骨块从关节抽出前必须将其完全游离；如果截骨不完全，粗暴地操作可能导致内踝骨折，尤其是在合并有马蹄挛缩的踝关节。很少整块取出胫骨远端截骨，通常需要分块取出。
  - 移除前半部分。Salto和Salto-Talaris假体置换时可能需要距骨后侧的截骨完成后，才能去除胫骨后侧半截骨块（技术图6B）。

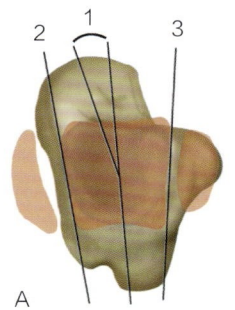 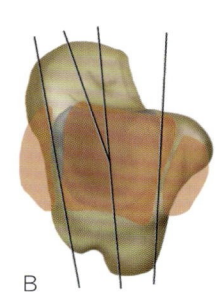 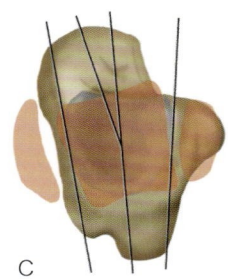

技术图5 胫骨和距骨截骨是关联的，正确的旋转对线十分重要。A. 距骨组件必须和距骨上关节面的轴线相一致（1），并且位于距骨关节面内外侧（2和3）的中线上。组件的外旋（B）或内旋（C）错位将导致应力增加，踝关节撞击并且可能影响关节的运动。

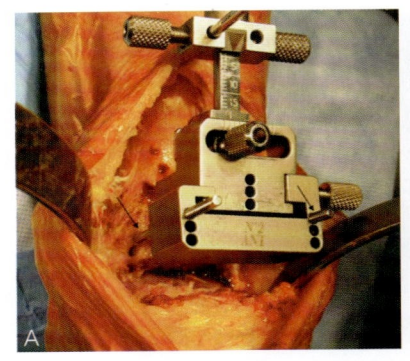
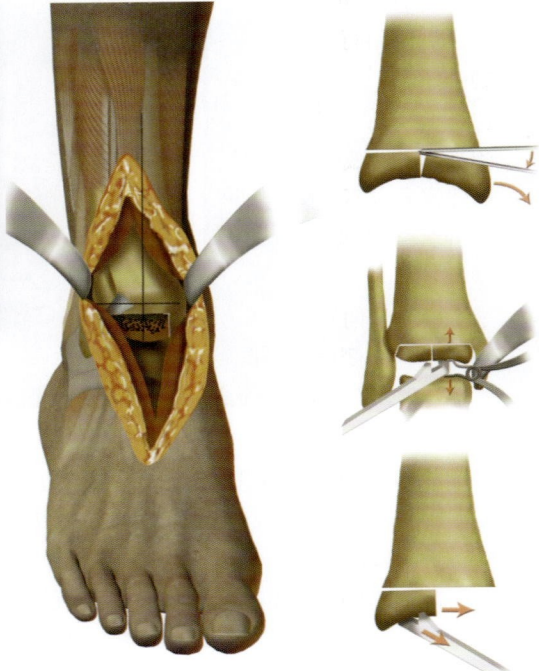

技术图6　A. 使用工具系统调整截骨平面，平移和旋转对位可精确置入假体。可在截骨导向器的内外侧孔插入固定针以观察胫骨截骨在内外踝处的边界。在胫骨截骨前，经截骨模块钻孔，并在上方孔内插入两枚短针以在截骨时保护内外踝（小箭头）。B. 胫骨远端截骨块的去除很少一次完成，通常需要分次移除。前半部分移除后，后半部分可以推迟到距骨后侧截骨完成以后再移除。

处理距骨

- 处理距骨时需要踝关节能至少背伸至90°。
  - 在手术到这一阶段，因为胫骨远端截骨块的去除（胫骨截骨的前半部分）增加了踝关节的间隙，即使是僵硬的踝关节也基本能达到这一角度的背伸。
  - 对于少数仍无法背伸至90°的病例，可能需要考虑行跟腱延长或腓肠肌－比目鱼肌滑移术。
- 距骨的处理包括三次截骨：后侧、前侧和外侧。本手术操作保留距骨内侧关节面。

距骨后侧斜行截骨

- 距骨后侧截骨必须向后倾斜20°以将距骨假体正确地安装在处理好的距骨面上。
- 保持踝关节90°背伸和后足生理外翻位，将距骨导向器安装在胫骨髓外导向器上，并使用一枚固定针固定在距骨上（技术图7A）。
  - 固定针确定了距骨假体在矢状位的方向。
  - 定位针必须在踝关节屈伸的中立位时置入。
  - 过度背伸将导致距骨假体前移并屈曲。
  - 过度跖屈将导致距骨假体后移。
  - 将距骨后侧斜行截骨模块固定于定位针上。
  - 可使用配套工具进行和距骨假体厚度相等的解剖截骨。
- 在距骨顶严重扁平的病例中，截骨平面可能需要调整。距骨的截骨既要保证假体在健康的骨上获得满意

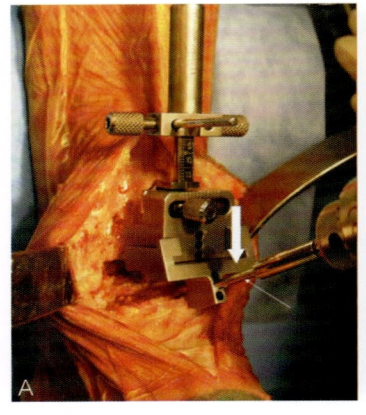
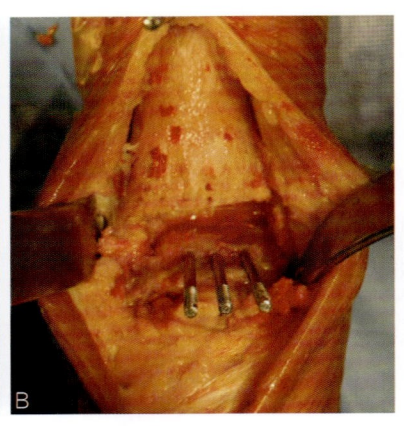

技术图7　A. 在胫骨髓外导向器的远端安装距骨固定针定位器（大箭头）。保持踝关节中立位，经钉孔向距骨打入一枚固定针（小箭头）（左踝）。B. 采用摆锯在固定针引导下截骨，截骨时仔细保持锯片与针齐平。

的固定,同时尽可能多地保留距骨骨量。
- 距骨后侧斜行截骨必须是解剖学的、平行于距骨顶的上缘。
- 注意距骨顶关节面有无不对称磨损,并适当调整距骨后侧斜行截骨的方向;可使用垫片来调整。
- 不建议通过不对称的距骨后侧斜行截骨来代偿关节外或后足的畸形;而应该是同期或分期施行后足矫形。
- 通过距骨导向器打入4根固定针引导距骨截骨。保持摆锯与背侧面齐平的同时保护踝部免受损伤(技术图7B)。
• 去除距骨截骨块后,残余的胫骨截骨块相对容易取出。使用无齿椎板撑开器通常可改善手术显露。

距骨前侧斜行截骨

- 距骨前侧截骨决定距骨正位和旋转对线。
- 在距骨后侧已完成的截骨表面安放前侧截骨导向器,使用研磨装置完成前侧斜行截骨(技术图8)。
- 足够的前侧截骨对于避免距骨相对胫骨产生前方偏移十分重要,后者将导致假体前侧接触应力增加和可能发生边缘载荷。
  - 根据经验,通常需增加前方斜行截骨量。
  - 去除前方距骨颈的骨赘,使导向器能正确地固定在距骨上。
  - 采用距骨测量器来确定前方斜行截骨量。
  - 就旋转而言,导向器必须与距骨体的轴线精准一致。在没有足部畸形的情况下可采用第2跖骨作为参照标记。

外侧斜行截骨和距骨柄处理

- 正确的定位十分重要。
  - 矢状面上,导向器应与前两个截骨面齐平,无前方突出。
  - 水平面上,参照距骨体的轴线确定旋转对位。
  - 冠状面上,参照已处理好的距骨顶的外侧缘确定内外侧定位。
  - 一旦正确定位,将截骨导向器固定。
- 首先,使用锥形锯为距骨假体柄开口,插入专用的金属脚钉以增强外侧斜行截骨导向器的稳定性。使用摆锯做外侧斜行截骨。

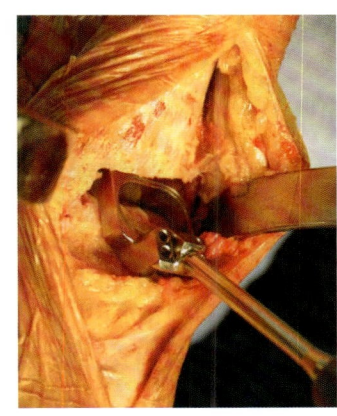

技术图8　在距骨后侧已完成的截骨表面安放前侧截骨导向器,并使用端铣刀完成前侧斜行截骨。

插入试模组件

- 大小合适的距骨试模在冠状面上可以良好地覆盖距骨,并没有内侧突出。
- 由于距骨试模没有等离子涂层,因此缺乏距骨假体的界面压配稳定效果;所以距骨试模可能会显得松动。插入胫骨试模时保留距骨试模以确认理想的聚乙烯衬垫厚度和韧带平衡。
- Salto活动衬垫假体:
  - 插入与截骨面齐平的胫骨试模;以试模为导向器为锥形圆柱固定杆制作一个压配孔。
  - 插入活动衬垫。衬垫的厚度对于假体的稳定性十分重要。一个厚度正确的衬垫需要用力推入而不是轻推滑入关节。
- Salto-Talaris固定衬垫假体:
  - 安装胫骨试模和插片组件,其相对于胫骨可自由转动。
  - 当踝关节做屈伸活动时,胫骨试模相对于距骨能获得理想的位置和旋转对线,除非胫骨试模和处理好的胫骨面尺寸完全相同。
  - 通过这种自动调整确定假体的最终位置。
  - 按前述Salto假体的操作为锥形圆柱固定杆制作一个压配孔。
  - 不管使用固定还是活动衬垫假体,胫骨和距骨假体均可采用不同的型号,但是聚乙烯衬垫的型号必须和距骨组件相同。
  - 活动关节检查稳定性。假体在冠状面上应该是稳定的,无任何松弛。应该能背伸>10°。

插入最终的假体组件

- 假体必须具有良好的初始稳定性和韧带平衡。
- 在打压固定假体前，任何胫骨或距骨软骨下囊性变或骨缺损需要植骨填充。
- 首先插入距骨假体。
- 在插入胫骨假体后，用截下的骨块填充前方骨皮质开口，以防止关节液的流入（技术图9），后者可能导致骨溶解。

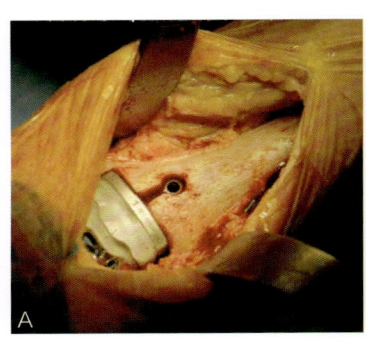 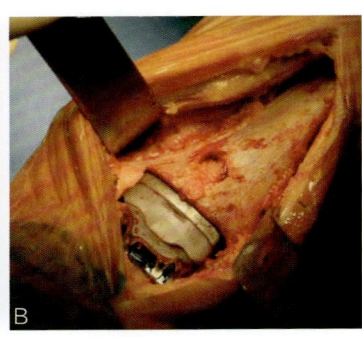

技术图 9　插入胫骨假体后，用截下的骨块填充前方骨皮质开口（A），以防止关节液流入（B）。

关闭切口

- 踝关节周围的皮肤非常薄，必须仔细地缝合切口。
- 关节内留置引流和缝合切口，使用可吸收线尽可能缝合关节囊。
- 缝合筋膜及支持带，避免将趾伸肌腱尤其是胫骨前肌腱缝合于筋膜上。
- 间断缝合松弛的皮下组织和皮肤。
- 使用短腿石膏固定踝关节于最大背伸位。

Salto-Talaris 假体全踝关节置换术案例（版权：Mark E. Easley）

病例介绍

- 一名62岁右踝关节炎女性患者，经非手术治疗无效。
    - 踝-后足力线处于中立位；生理性外翻不足。
    - 伴有后足僵硬。
- 负重位摄片：
    - 踝关节疑似轻度内翻（技术图10A）。
    - 终末期踝关节炎且关节间隙消失（技术图10A～C）。
    - 踝关节前方巨大骨赘，距骨疑似有骨囊肿（技术图10C）。
    - 后足处于中立位（技术图10D）。
- CT扫描提示终末期踝关节炎内侧关节间隙磨损类型（技术图10E）。
    - 影像学检查中未见有距骨大的骨囊肿（技术图10E、F）。

入路

- 踝关节前方行纵向切口（技术图11A）。
    - 起自踝关节上方大约8 cm，胫骨前嵴外侧1 cm处。
    - 延伸至中足中点，大约踝关节以远4 cm处。
- 辨认并在整个手术过程中保护腓浅神经（技术图11B）。
    - 为了避免手术中牵拉以及损伤的风险，有时需要切断紧贴在踝关节前方走行的腓浅神经内侧分支。
- 暴露伸肌支持带。
- 在蹈长伸肌腱上方纵向打开伸肌支持带（技术图11C）。
- 辨认深部的神经血管束，并向外侧牵开，注意在整个手术过程中加以保护（技术图11D、E）。

处理关节间隙

- 去除骨赘（技术图12A、B）。
- 胫骨远端前方截骨。
    - 去除前方骨赘（技术图12C）。
    - 建议要截除宽度相等的骨块。
        - 垂直于胫骨干轴线截骨能使胫骨髓外导向器定位准确（技术图12D、E）。
        - 如果对胫骨远端前缘截骨时偏向内翻，则可能导致胫骨髓外导向器定位也内翻。
    - 暴露胫骨远端关节面（技术图12F）。

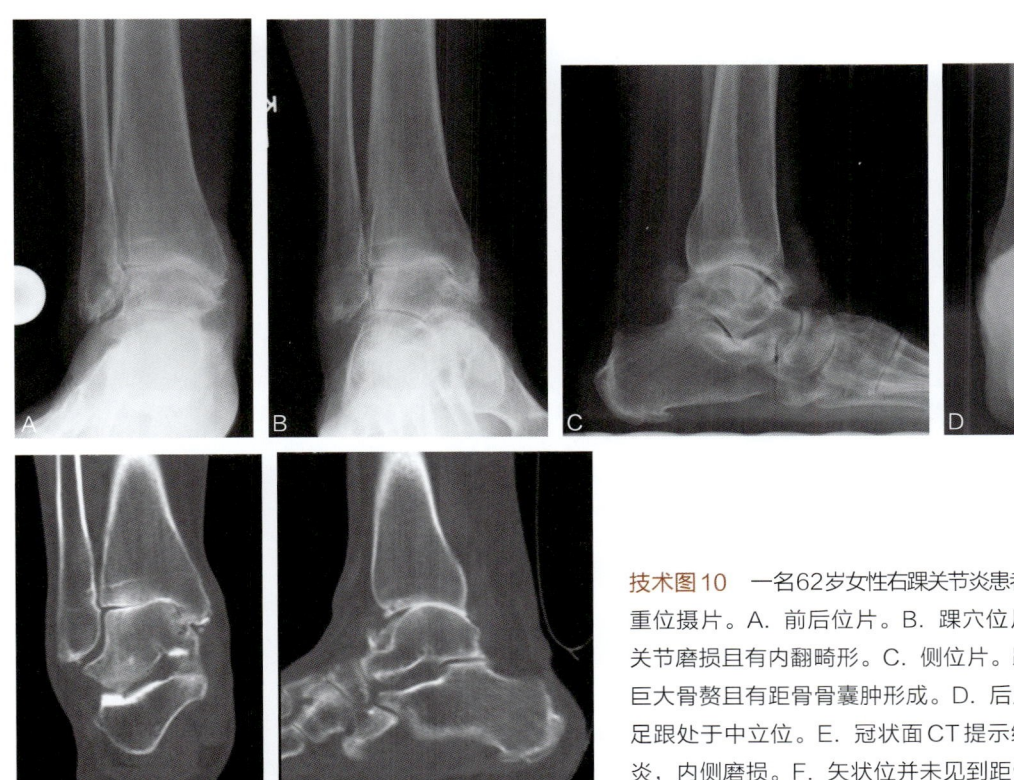

技术图10 一名62岁女性右踝关节炎患者。A~D. 负重位摄片。A. 前后位片。B. 踝穴位片。其内侧踝关节磨损且有内翻畸形。C. 侧位片。踝关节前方有巨大骨赘且有距骨骨囊肿形成。D. 后足力线位片见足跟处于中立位。E. 冠状面CT提示终末期踝关节炎，内侧磨损。F. 矢状位并未见到距骨骨囊肿，也没有距下关节炎。

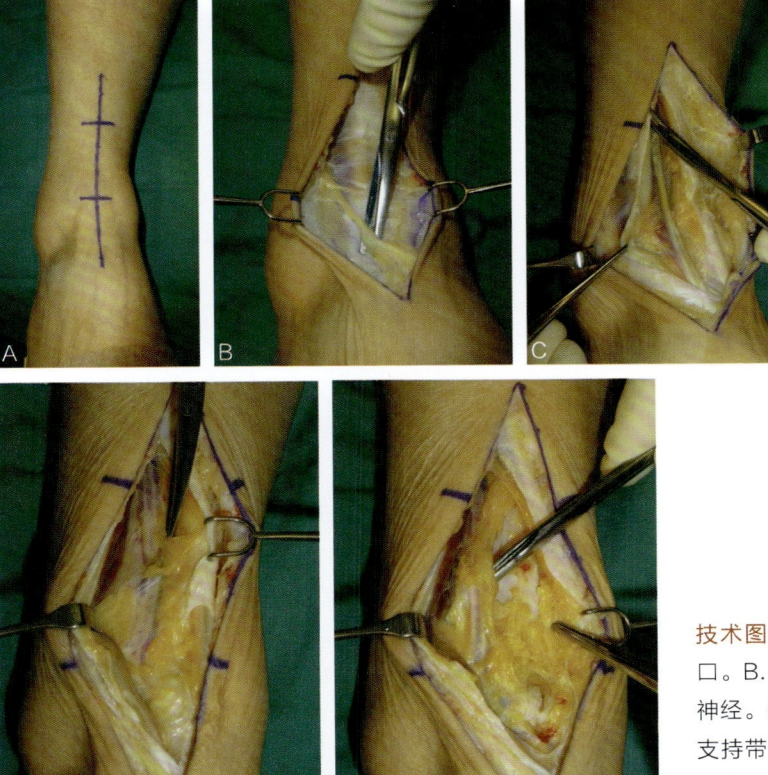

技术图11 A. 踝关节前方行纵向手术切口。B. 辨认并在整个手术过程中保护腓浅神经。C. 在踇长伸肌腱上方纵向打开伸肌支持带。D. 辨认深部神经血管束。E. 向外侧牵拉并保护神经血管束。

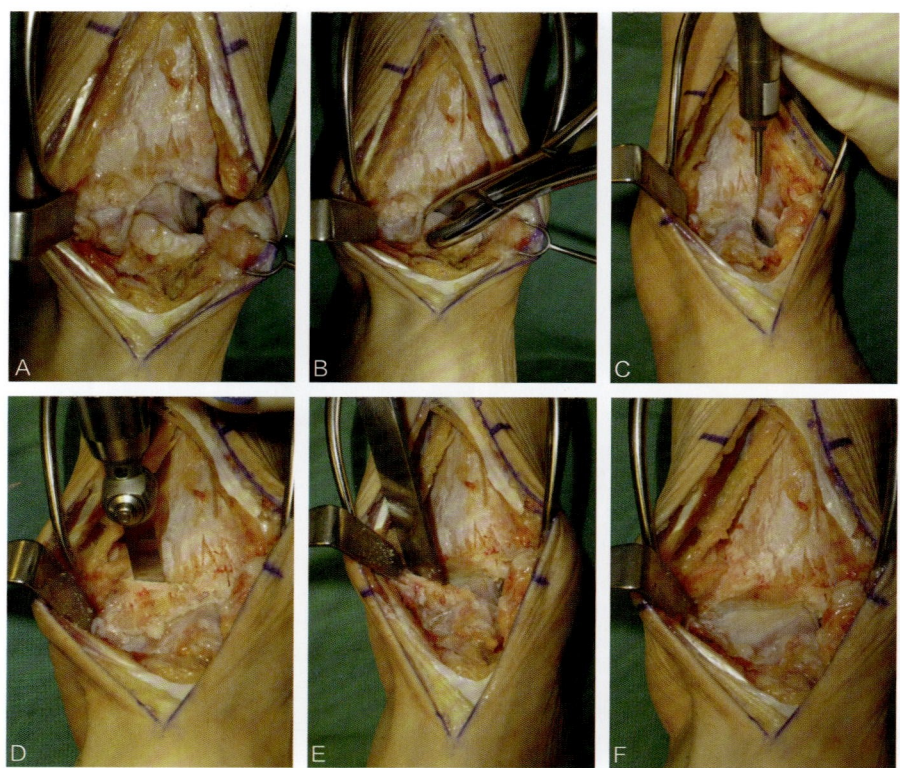

技术图 12 A. 前方骨赘。B. 用咬骨钳去除骨赘。C～F. 胫骨远端前缘截骨。C. 去除骨赘。D. 使用往复锯进行垂直切割。E. 截除前方骨质或骨赘以暴露踝关节。F. 暴露胫骨远端关节面。

放置胫骨髓外导向器

- 将一把骨刀插入内侧沟作为置入胫骨近端（结节）固定针的参照，胫骨髓外导向器将置于这根固定针上（技术图13A）。
- 安装胫骨髓外导向器于胫骨前嵴的正上方（技术图13B）。
- 胫骨髓外导向器与胫骨远端内侧用固定针固定（技术图13C）。
- 适度调整斜坡：
  ○ 传统导向器若平行于胫骨干轴线放置，则会产生7°的前侧成角。
    - 抬高导向器的近端可以抵消一定程度的倾斜，保证于中立位（垂直于胫骨干轴线）行胫骨远端截骨（技术图13D）。
  ○ 新型的手术器械已经在系统中内置一个<7°的斜坡。
- 适度调整旋转：
  ○ 当距骨在矢状面上可以移动时，在胫骨髓外导向器上置入一枚参照针来固定截骨模块，使其与距骨轴线相匹配（技术图13E）。
  ○ 理想情况下，这将决定胫骨截骨模块的最佳旋转方向。

调整胫骨截骨模块

- 从胫骨远端关节面顶点上方8～9 mm处进行胫骨截骨（技术图14A、B）。
- 透视下确定合适的截骨模块位置（技术图14C～E）。
- 在截骨导向器近端内侧面临时放置一根固定针，以确保截骨模块不会过分靠内侧，减少对内踝的支撑（技术图14F）。
  ○ 即便透视下导向器位置合适，也要在直视下再次确认。
  ○ 将截骨模块向外侧移动或者使用小号的截骨模块可以保护踝部避免骨折。
- 胫骨截骨模块就位后，在近端置入2根固定针保护踝部（技术图14G）。
- 为了便于截骨，需要额外钻取一些针孔（技术图14H）。
- 使用摆锯小心地截下胫骨截骨块（技术图14I）。
  ○ 不要将锯片过于深入后方，这样可能损伤到踇长屈肌腱和后内侧的神经血管束。
- 去除截骨模块后，用小的往复锯将内外侧孔连接起来（技术图14J）。
- 去除胫骨远端截骨块。
  ○ 很少能将胫骨远端截骨块一整块去除（技术图14K）。
  ○ 使用椎板撑开器（无齿的椎板撑开器可以保护已经处理好的胫骨截骨面）撑开关节间隙，并用小的往复锯小心地打碎后方残留的骨块，再用直角刮匙和咬骨钳清除碎骨（技术图14L、M）。

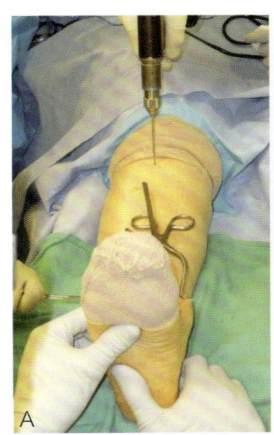
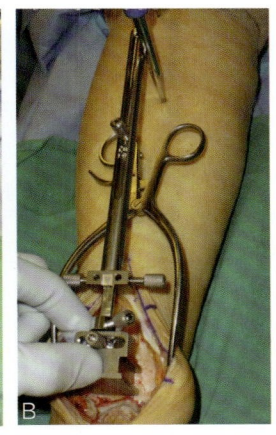

技术图13 胫骨髓外导向器。A. 在踝关节内侧沟放置一把骨刀，胫骨近端（结节）上置入固定针时作参照，胫骨髓外导向器将安装在这根固定针上。B. 胫骨髓外导向器置于胫骨前嵴正上方。C. 胫骨髓外导向器固定于胫骨远端内侧。D. 适当抬高导向器的近端以抵消传统导向器产生的7°向前开口（斜坡）（斜坡更小的新型导向器已投入使用）。E. 旋转调整胫骨截骨模块。当距骨在矢状面上可以移动，从胫骨髓外导向器上置入一根参照针，使胫骨截骨模块与距骨轴线相匹配。

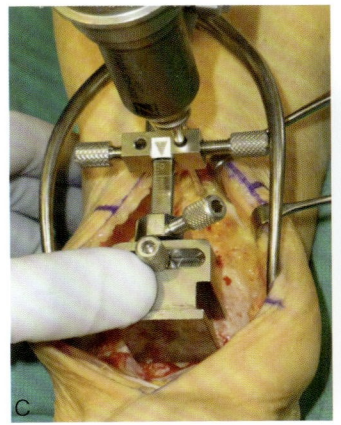
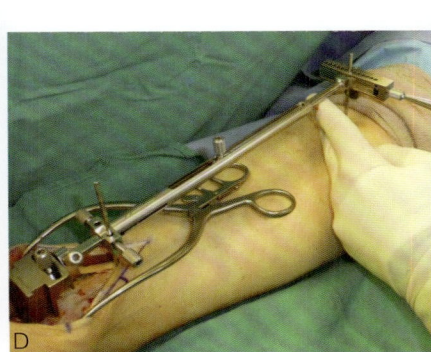
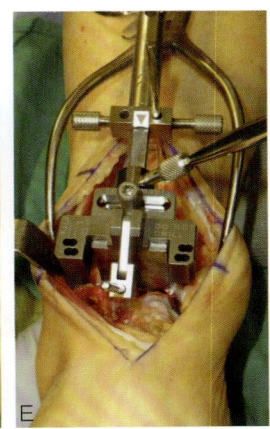

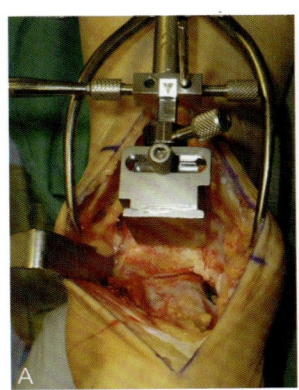
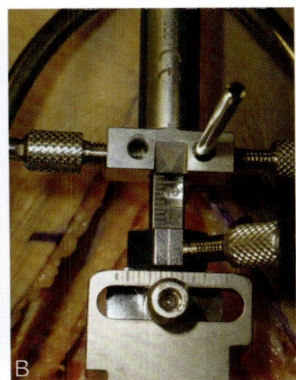
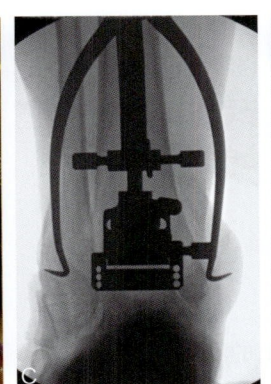
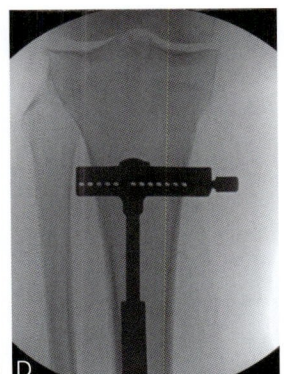

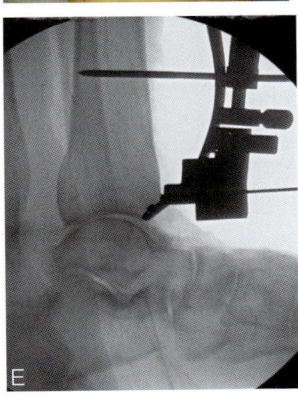

技术图14 安装胫骨截骨模块。A. 胫骨截骨需要8～9 mm。B. 截骨平面设定为8 mm（以胫骨远端关节面的顶点为起始位向上移动）。C～E. 透视下确认截骨模块最佳位置。C、D. 在冠状面上，胫骨髓外导向器应平行于胫骨干轴线，截骨模块应指向关节而不在踝部上。E. 矢状面上，在胫骨远端关节面顶点上8～9 mm且近乎垂直于胫骨干轴线的截骨是最理想的。

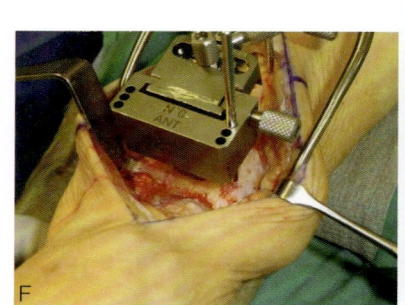
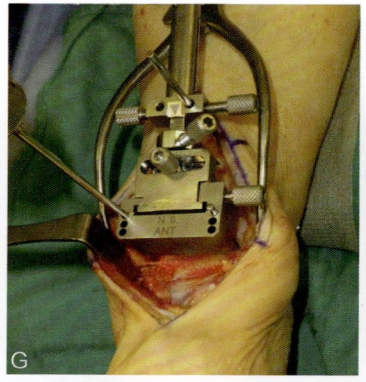
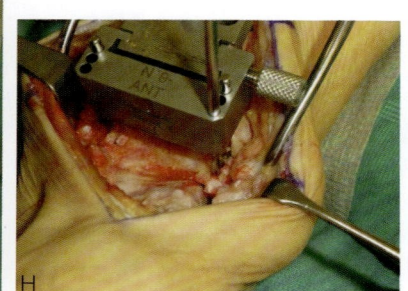
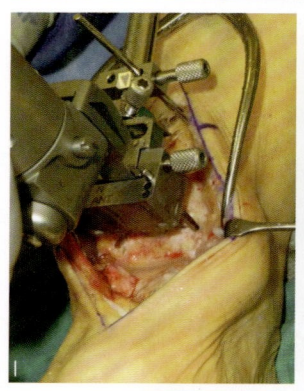
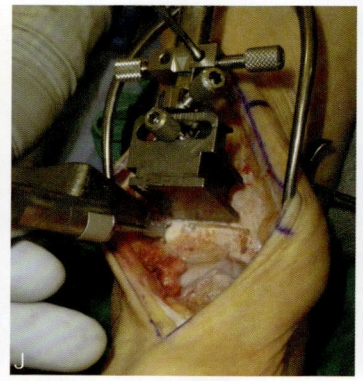
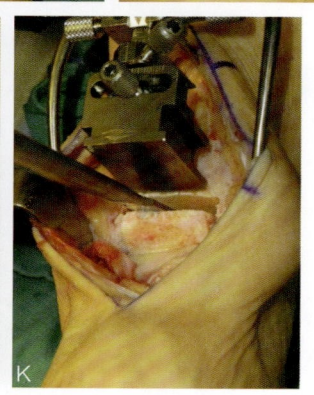
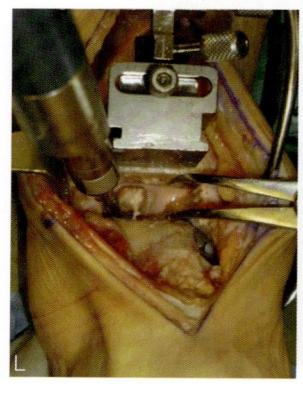
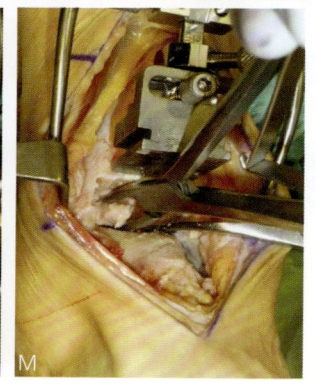

技术图 14（续） F. 在截骨导向器近端内侧面临时放置 1 根固定针，以确保截骨模块不会过分靠内侧，减少对内踝的支撑。G. 固定针用来保护踝部。H. 额外钻孔使即将被截断的骨强度下降，以便于去除。I. 使用摆锯小心地截下胫骨截骨块，不要将锯片过于深入后方，这样可能损伤到𝗆长屈肌腱和后内侧的神经血管束。J. 去除截骨模块后，用小的往复锯将内外侧孔连接起来。K. 很少能将胫骨远端截骨块一整块去除。L. 使用椎板撑开器（无齿的椎板撑开器可以保护已经处理好的胫骨截骨面）撑开关节间隙，并用小的往复锯小心地打碎后方残留的骨块。M. 用直角刮匙和咬骨钳清除碎骨。

初始距骨截骨

- 通过固定在胫骨髓外导向器上的钻孔导向器，在以下情况时在距骨前部钻取一个参照孔（技术图 15A、B）：
  ○ 矢状位上将踝关节置于中立位。
  ○ 后足生理性外翻。
- 卸下钻孔导向器（技术图 15C）。
- 固定针置入参照孔内（技术图 15D）。
- 卸下胫骨髓外导向器（技术图 15E）。
- 安装距骨后侧斜行截骨导向器（技术图 15F）。
- 后侧斜行截骨导向器上有 4 个钻孔，可在导向器上置入 4 根固定针用于后侧斜行截骨的参照（技术图 15G、H）。
  ○ 如果踝关节较窄，有时候，只能在距骨顶置入 3 根固定针。
- 保护好踝部的情况下，在 4 根固定针上行后侧斜行截骨并去除截骨块（技术图 15I~L）。

距骨前侧斜行截骨

- 去除前方剩余的骨赘后，截骨导向器不会产生任何撞击（技术图 16A）。
- 前侧斜行磨槽导向器放置到位，并用专用椎板撑开器固定（技术图 16B~D）。
- 在足部模拟负重位时，将导向器对准第 2 跖骨。
  ○ 前侧斜行截骨将影响距骨假体的旋转。
- 用专用前后定位导向器确认截骨导向器的合适位置（技术图 16E、F）。
- 前侧斜行截骨（技术图 16G）。
- 用咬骨钳清理碎骨后完成前侧斜行截骨（技术图 16H、I）。

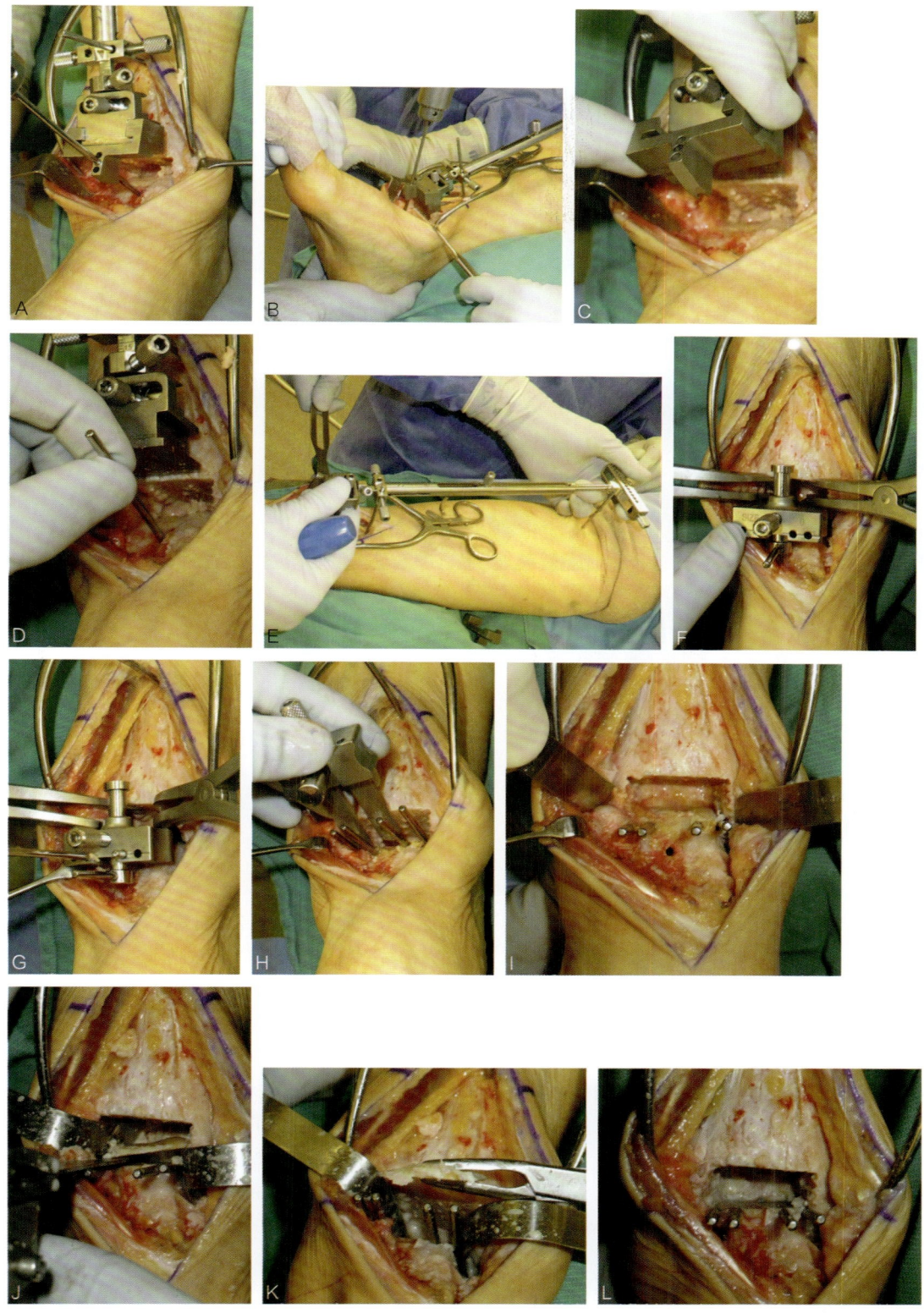

技术图 15 A. 通过固定在胫骨髓外导向器上的钻孔导向器，在距骨前部钻取一个参照孔。B. 将踝关节置于中立位，后足轻度外翻。C. 卸下钻孔导向器。D. 固定针置入参照孔内。E. 卸下胫骨髓外导向器。F. 通过参照孔内的固定针置入后侧斜行截骨导向器，与距骨顶后方齐平。G. 后侧斜行截骨导向器上有4个钻孔，可在模块上置入4根固定针。H. 卸下后侧斜行截骨导向器。I. 4根固定针作为后侧斜行截骨的参照。J. 用摆锯行后侧斜行截骨。注意用Ribbon拉钩保护踝部。K. 去除截下的骨块。L. 后侧斜行截骨完成。

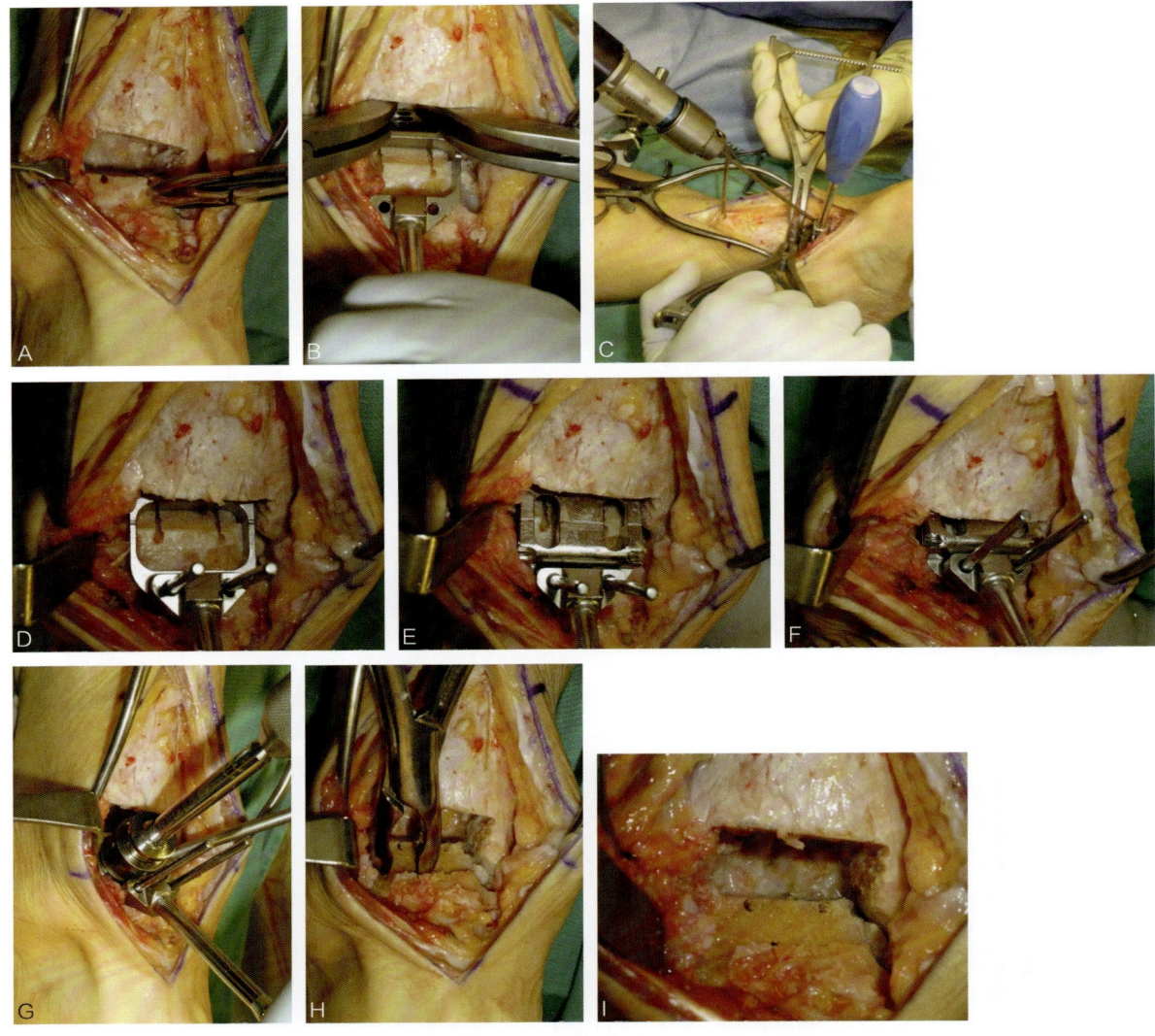

技术图16 A. 去除前方剩余的骨赘。B. 距骨前侧斜行磨槽导向器放置到位，与第2跖骨对齐。C. 用前方的固定针和椎板撑开器固定导向器。D. 导向器置于合适的位置。E. 放置前后定位导向。F. 踝关节背伸时，前后定位导向器确定前侧斜行截骨导向器合适的位置。G. 前侧斜行截骨。H. 用咬骨钳清理碎骨。I. 完成前侧斜行截骨。

外侧斜行截骨和距骨柄处理

- 外侧斜行截骨导向器放置在已经截骨的前侧和后侧截骨面上。
- 用固定针固定截骨导向器(技术图17A)。
- 直视下确认导向器的位置。
  - 距骨柄的处理必须在两个斜面构成的嵴峰上(技术图17B)。
  - 要避免外侧斜行截骨导向器在后方翘起而不贴合在后侧截骨面上。
- 使用专用的锥形锯进行距假体骨柄开口,若选择大号的距骨假体,则保留中间圆柱形骨质(技术图17C、D)。
  - 选择小号的距骨假体,则去除中间的骨质。
- 通过外侧斜行截骨导向器在距骨柄开口处置入稳定脚钉,以增加外侧斜行截骨导向器的稳定性(技术图17E)。
- 外侧斜行截骨(技术图17F)。
  - 注意保护前方的神经血管束和踇长伸肌腱。
  - 避免锯片的边缘损伤到胫骨前侧皮质。
- 移除中心稳定用的脚钉以及外侧斜行截骨导向器(技术图17G)。
- 去除截下的外侧斜行截骨块(技术图17H)。
- 检查踝关节沟,确保没有能引起撞击的骨块残留(技术图17I)。

插入试模组件

- 置入距骨试模并压实(技术图18A、B)。
- 小心地轴向撑开关节间隙,将连接聚乙烯衬垫的胫骨试模置入(技术图18C、D)。

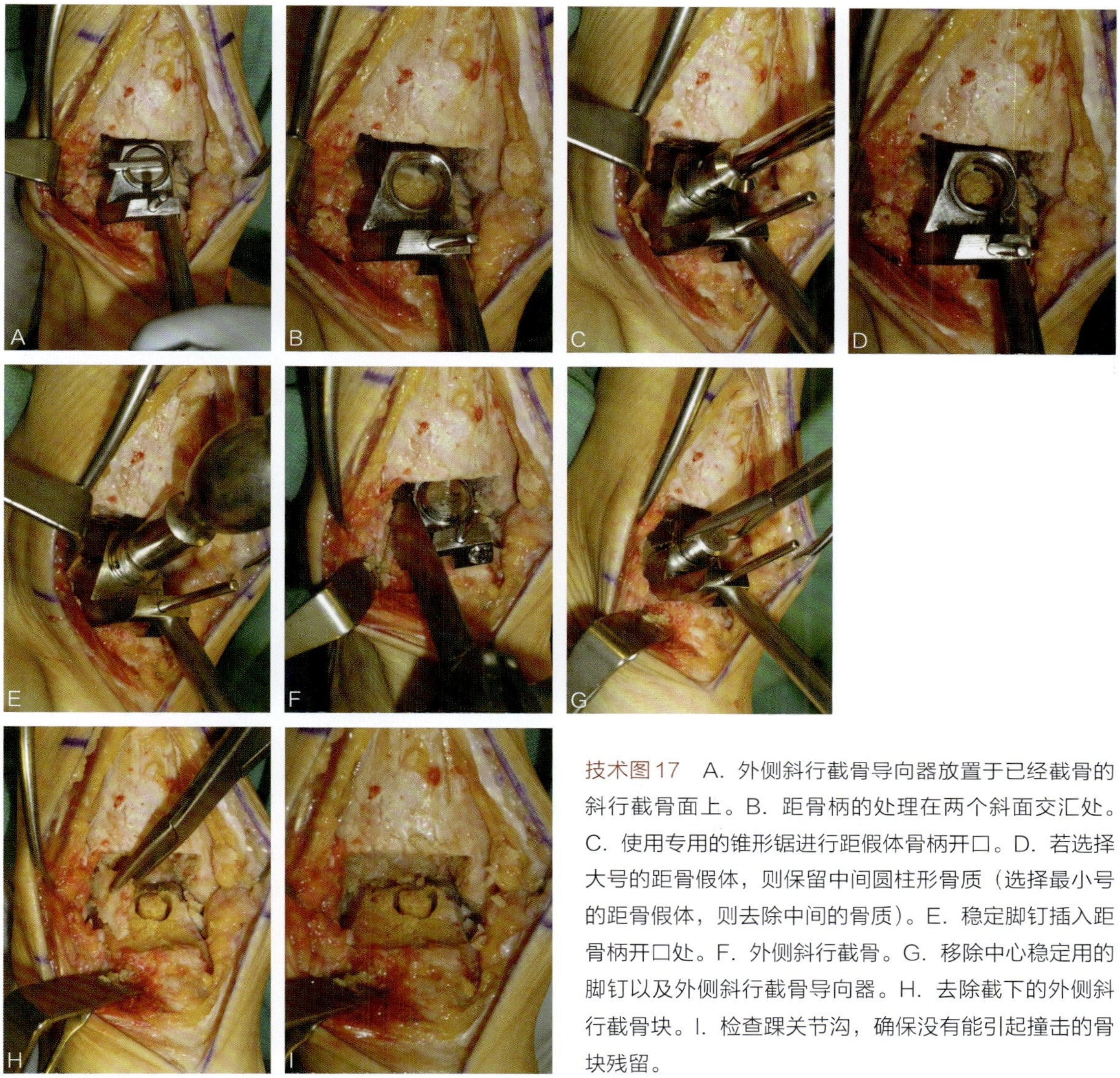

技术图17 A. 外侧斜行截骨导向器放置于已经截骨的斜行截骨面上。B. 距骨柄的处理在两个斜面交汇处。C. 使用专用的锥形锯进行距假体骨柄开口。D. 若选择大号的距骨假体，则保留中间圆柱形骨质（选择最小号的距骨假体，则去除中间的骨质）。E. 稳定脚钉插入距骨柄开口处。F. 外侧斜行截骨。G. 移除中心稳定用的脚钉以及外侧斜行截骨导向器。H. 去除截下的外侧斜行截骨块。I. 检查踝关节沟，确保没有能引起撞击的骨块残留。

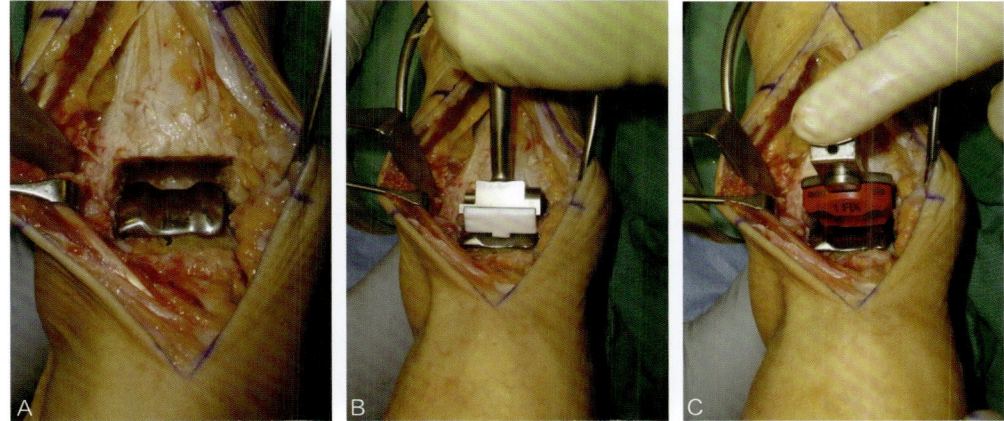

技术图18 A. 置入距骨试模。B. 打压距骨试模落位。C. 小心地轴向撑开关节间隙，将连接聚乙烯衬垫的胫骨试模置入。

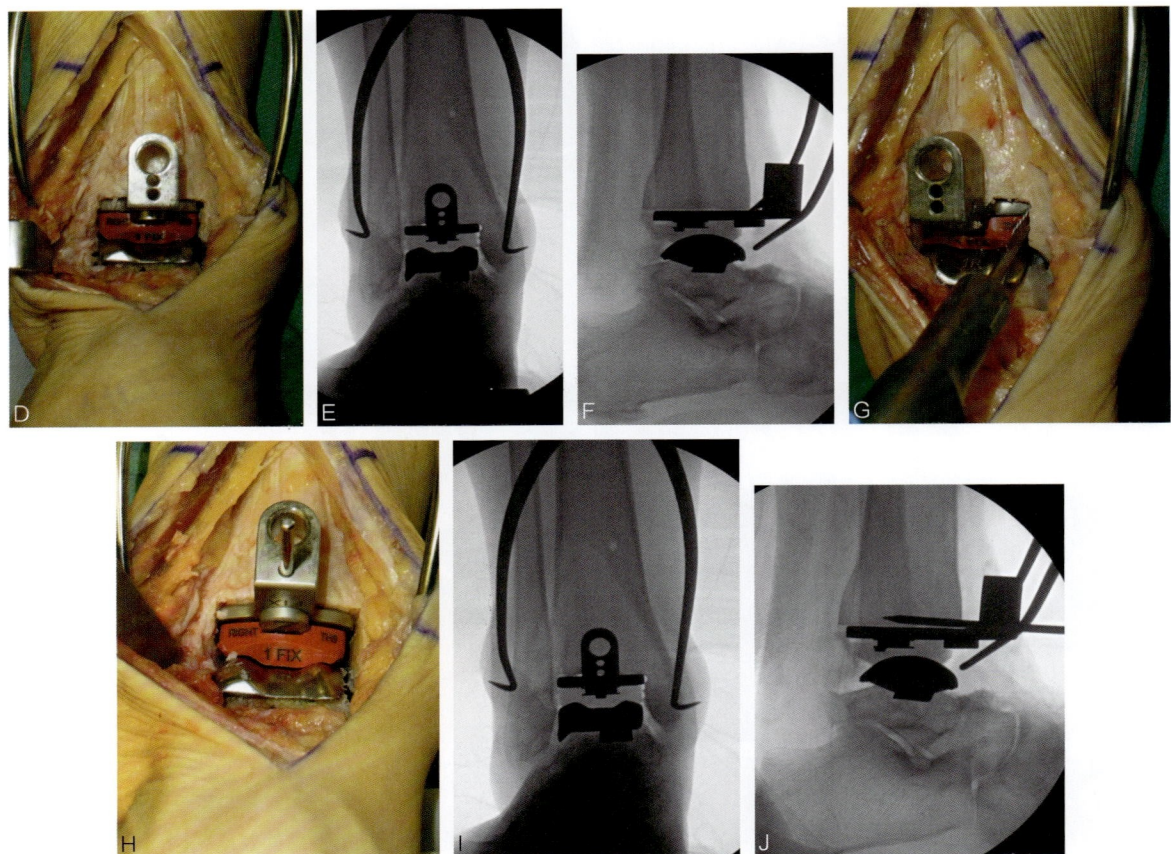

技术图 18（续） D. 胫骨试模完全落位。E、F. 透视下评估。E. 前后位片上提示对线良好。F. 侧位片。注意胫骨后方覆盖不足。G. 随即更换2号胫骨组件以匹配截骨面。H. 2号胫骨组件组合1号聚乙烯假体（与没有更换的距骨组件相匹配）后置入。I. 前后位片上可见大一号的胫骨假体与增宽的胫骨截骨面匹配，且没有累及踝部。J. 胫骨后方覆盖程度改善，没有组件翘离骨面的现象。用固定针固定试模。

- 大体评估：
  - 是否有满意的关节活动度，尤其是背伸活动。
  - 冠状面上踝关节处于中立位时是否有满意的稳定性。
- 透视下评估：
  - 确认对线良好（技术图18E）。
  - 确认胫骨组件与骨面是否匹配，特别是后方有无翘离截骨面。
  - 评估胫骨组件后方覆盖程度（技术图18F）。
- 通常会使用大一号的胫骨组件（技术图18G～J）。
  - 如果在术中透视下发现后方覆盖程度不满意，则胫骨组件的型号要比距骨组件大一号。
    - 聚乙烯衬垫的型号则与距骨组件相一致。
- 一旦试模组件的搭配组合能确定，则置入组件。
  - 在该病例中，笔者使用了2号胫骨组件搭配1号距骨组件以及10 mm厚聚乙烯衬垫，来达到冠状面上踝关节稳定。

最终胫骨处理

- 制作胫骨柄并不需要破坏胫骨后侧骨皮质。
- 置入合适大小的试模组件后，用固定针固定试模。
- 透视下确认胫骨组件后方没有翘离骨面（技术图18）。
- 接下来，在胫骨近端上方钻第2个孔，制作一个用于放置胫骨组件柄的区域。
- 对该区域扩孔（技术图19A）。
- 胫骨柄置入区域处理完成：
  - 用小往复锯将之前的钻孔打通（技术图19B）。
  - 使用专用的骨凿进行深度测量，而不破坏胫骨后方骨皮质（技术图19C）。
  - 使用专用胫骨锉插入关节间隙内，确保从胫骨截骨面到胫骨柄置入区域没有任何阻挡，以避免在组件插入时翘离骨面（技术图19D）。

第74章 Salto和Salto-Talaris假体全踝关节置换术　727

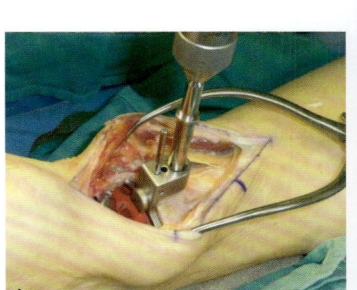
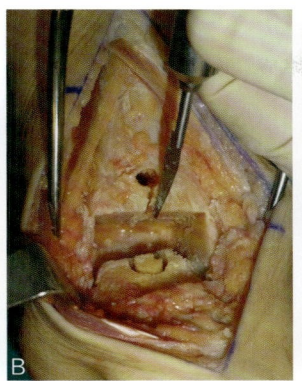
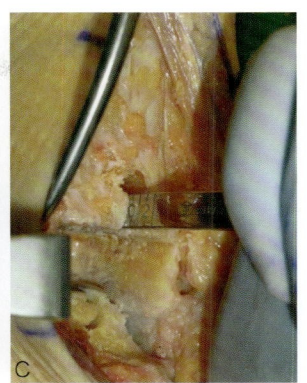
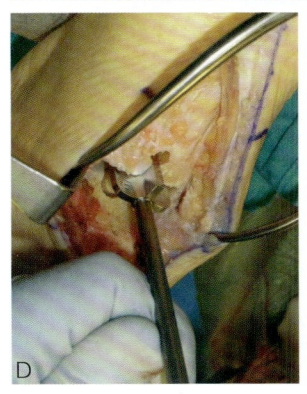

技术图19 A. 在胫骨试模固定以及第2个钻孔完成后，使用胫骨扩孔钻。注意在此过程中不要破坏胫骨后方骨皮质。B. 用小往复锯将之前的钻孔打通。C. 使用专用的骨凿进行深度测量，而不破坏胫骨后方骨皮质。D. 使用专用胫骨锉插入关节间隙内，确保从胫骨截骨面到胫骨柄置入区域没有任何阻挡。

最终置入假体

- 将聚乙烯衬垫锁扣在胫骨假体上：
  - 在器械台上，将聚乙烯衬垫与胫骨假体锁扣（技术图20A、B）。
  - 使用专用的工具可以帮助这项操作进行（技术图20C）。
- 插入距骨假体：
  - 仔细调整距骨的位置，保留用于放置距骨柄的中心骨质（技术图21A、B）。
  - 使用打击器：
    - 避免打击器手柄撞击到胫骨前方骨皮质（技术图21C）。

- 插入胫骨假体：
  - 助手轴向牵开踝关节。
  - 手术医师在保证假体后方不翘离骨面的情况下，将胫骨假体施以适当的旋转后推入制备好的胫骨中（技术图21D）。
    - 需要专用插入工具施加向上的力量推入假体（技术图21E）。
    - 如果担心假体后方翘离骨面，则在完全插入胫骨假体前用侧位透视查看（技术图21F）。
  - 在与胫骨试模相同的深度位置压实胫骨假体（技术图21G）。

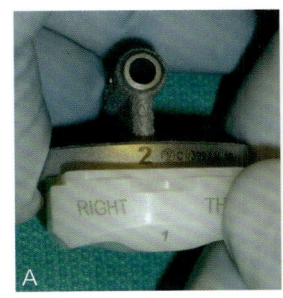
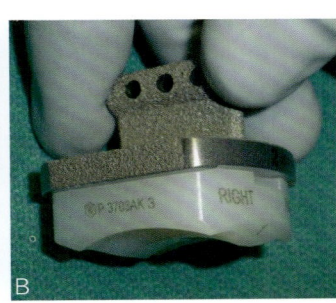
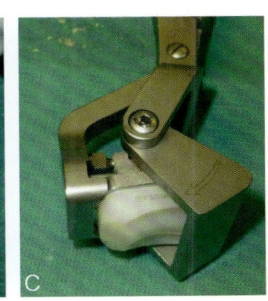

技术图20 A. 徒手将聚乙烯衬垫通过锁扣的方式插入到胫骨假体。2号胫骨假体可以与1号聚乙烯衬垫搭配。B. 聚乙烯衬垫已与胫骨假体锁扣成一体。C. 专用的工具可以帮助将聚乙烯衬垫锁扣在胫骨假体上。

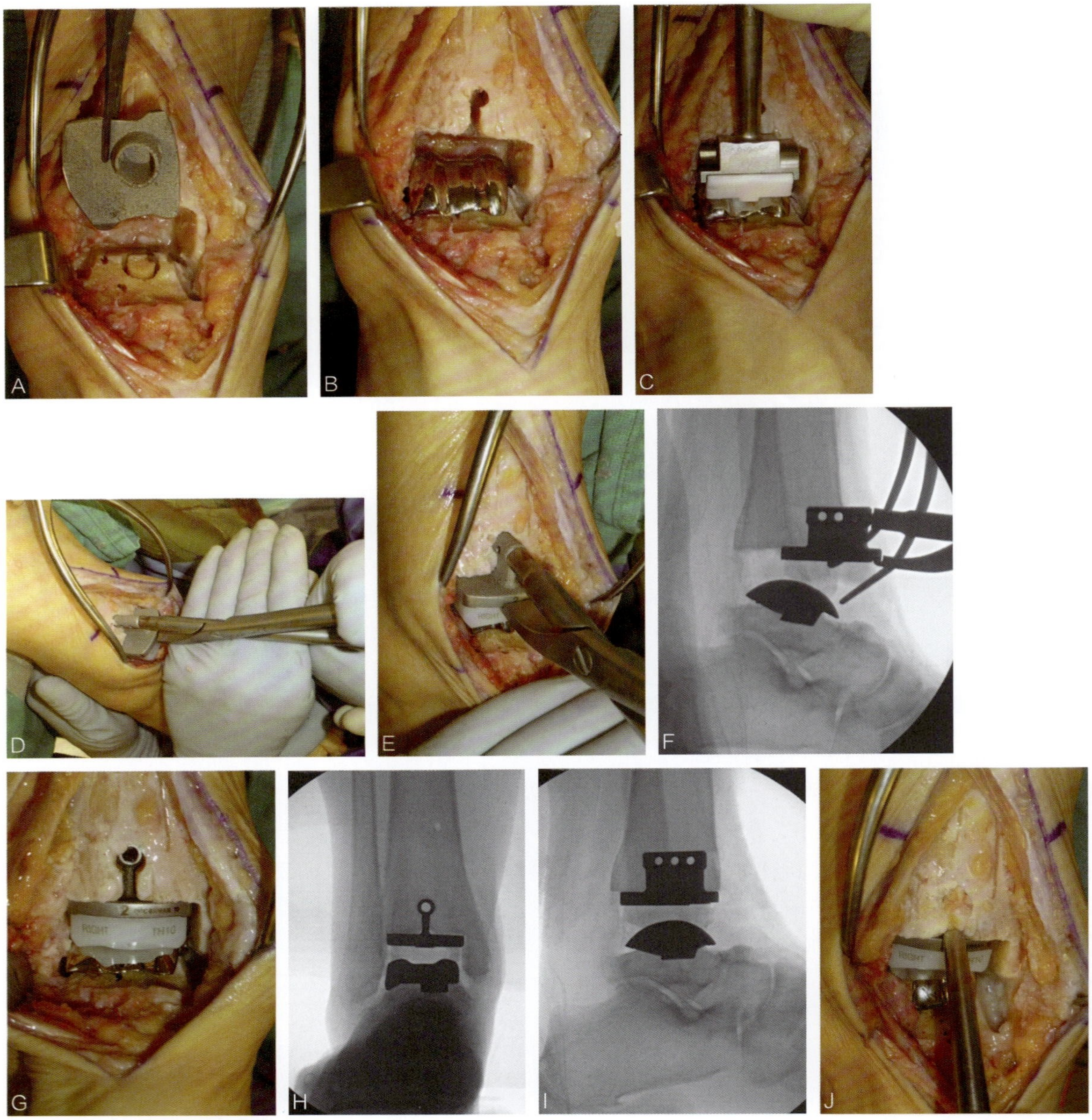

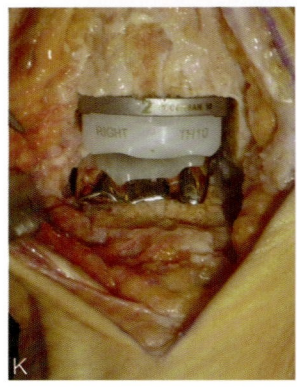

技术图 21 A. 仔细调整距骨的位置，保留用于放置距骨柄的中心骨质。B. 距骨假体放置在距骨上。C. 使用专用打击器压实距骨假体。D. 手术医师在保证假体后方不翘离骨面的情况下，将胫骨假体施以适当的旋转后推入制备好的胫骨中。E. 需要专用插入工具，施以向上的力量推入假体。F. 如果担心假体后方翘离骨面，则在完全插入胫骨假体前用侧位透视查看。G. 在与胫骨试模相同的深度位置压实胫骨假体。H、I. 透视下确认假体位置合适、对线良好。H. 前后位。I. 侧位透视下确认在胫骨后方假体没有翘离骨面。J. 从胫骨上截下的骨块打碎后植骨。K. 前方骨缺损已被填塞。

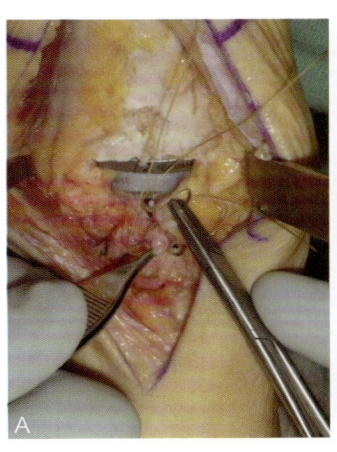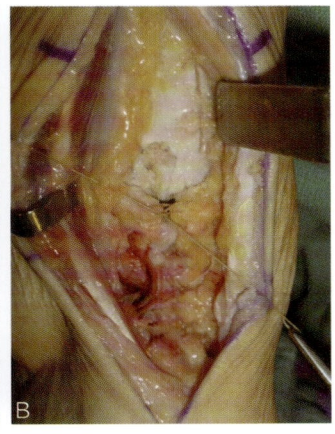

技术图22　缝合关节囊。A. 在假体前方缝合关节囊。B. 在缝合过程中注意保护深部血管神经束。

- 透视下确认。
  - 假体位置合适（技术图21H）。
  - 胫骨后方假体没有翘离（技术图21I）。
  - 没有发生应力性骨折。
- 大体评估。
  - 是否有满意的关节活动度。
  - 软组织是否平衡，踝关节是否稳定。
- 冲洗。
- 对胫骨前方骨缺损进行植骨（技术图21J、K）。
  - 植骨用的碎骨来自从胫骨上截下的骨块。

关闭切口

- 关节囊（技术图22）：保护深部的神经血管束。
- 伸肌支持带：保护腓浅神经。
- 常规缝合皮下组织和皮肤。
- 留置引流。
- 避免使用平镊夹持皮缘。
- 建议使用大量衬垫的石膏固定踝关节于中立位。
- 保护下负重约6周。
- 常规随访时间为6周、3个月、半年、1年和此后的每一年（技术图23）。

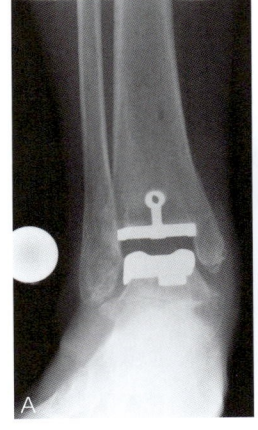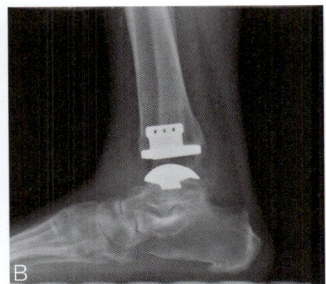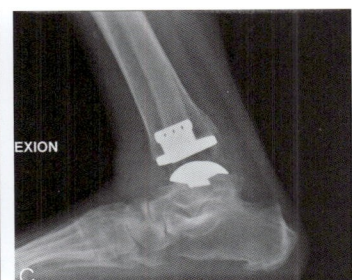

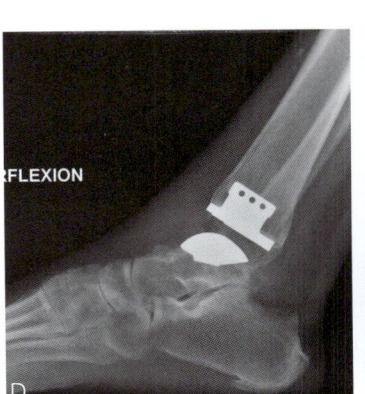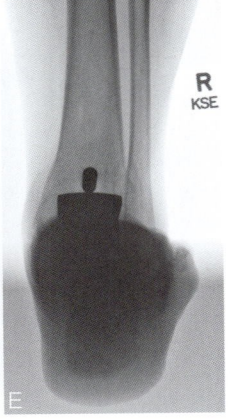

技术图23　1年后随访。A. 前后位片。B. 侧位片。C. 背伸位片。D. 跖屈位片。E. 后足力线位片，提示与术前后足力线位片相比，后足位置有所改善。

要点与失误防范

最薄的衬垫也无法插入	• 胫骨侧需要重新截骨
背伸障碍	• 检查距骨假体的大小和位置 • 检查后侧关节囊和距骨内外缘是否已彻底清理 • 施行经皮跟腱延长术 • 胫骨再次截骨
外侧松弛	• 松解内侧副韧带,并选用更厚的聚乙烯衬垫 • 考虑外侧韧带重建术
全踝关节置换术的绝对禁忌证	• 活动期感染 • 前方皮肤软组织条件差(多处瘢痕、植皮史) • 皮肤坏死的风险 • 大量骨缺损 • 距骨弥漫性骨坏死(而不仅仅是局限性坏死) • 无法重建的踝关节不稳定
全踝关节置换术的相对禁忌证	• 已根治的踝关节感染 • 先前存在踝关节内侧或外侧手术切口(全踝关节置换术切口位于前侧正中) • 踝关节多次手术史 • 体重指数高 • 活动要求高的患者(如建筑工作) • 不切实际的患者预期

术后处理

- 术后第2天拔除引流。
- 一旦肿胀消退,采用短腿树脂石膏管型固定。
- 作为常规,使用树脂石膏固定后即可开始负重。
- 施行了跟腱延长术的患者应禁止负重3周。
- 一旦出现踝关节骨折,需禁止负重45天。
- 45天后去除石膏以免发生皮肤并发症,同时开始理疗。

预后

- Bonnin等报道了1997—2000年最初的98例连续病例的结果。
- 随访至平均35个月(24~57个月)时,2例患者全踝关节置换失败需行踝关节融合术。
- 这组病例随访至平均6.4年(5~8.5年)时,5例失败,需行踝关节融合术。
- AOFAS踝-后足评分术前平均为32.3分(标准差10),最终随访时为83.1分(标准差16)。动态影像学测量的踝关节活动度,从术前平均15.2°(标准差10)改善至随访时的28.3°(标准差7)。

并发症

- 多种因素都能导致全踝关节置换术出现技术问题。
- 重建生理关节线失败。
- 最终的假体关节线取决于胫骨截骨的平面。
- 胫骨截骨平面是参照术前影像学资料确定的。基于胫骨远端关节面的状况、踝关节的解剖和距骨外踝关节面匹配程度,可分为4种分型(图4):
  ○ 踝穴正常,胫骨远端关节面对称性磨损,手术相对比较简单,胫骨远端截骨量为胫骨假体底板和聚乙烯衬垫厚度的总和。
  ○ 踝穴正常,胫骨远端关节面不对称磨损,这一类型可见于进展期类风湿关节炎,尤其是长期类固醇激素治疗的病例。对于这种情况,应在术前制订合理而平衡的胫骨远端截骨平面。
  ○ 踝关节畸形,但胫骨远端关节面正常。根据经验,这种畸形常累及外踝,常见于有严重后足外翻的类风湿关节炎,已经发生腓骨的疲劳性骨折。在全踝关节置换术前需要先做外踝截骨钢板固定。
  ○ 踝关节畸形,同时胫骨远端关节面磨损或塌陷。这样的病例处理上需要联合应用上述的原则:首先,需要创建一个正常的踝穴,然后根据胫骨远端骨缺损的程度决定截骨平面。

关节外畸形

- 生理性踝关节线与胫骨机械轴垂直,后足相对于胫骨轻度(5°~10°)外翻。应恢复足踝的生理对线以提高假体远期生存率。

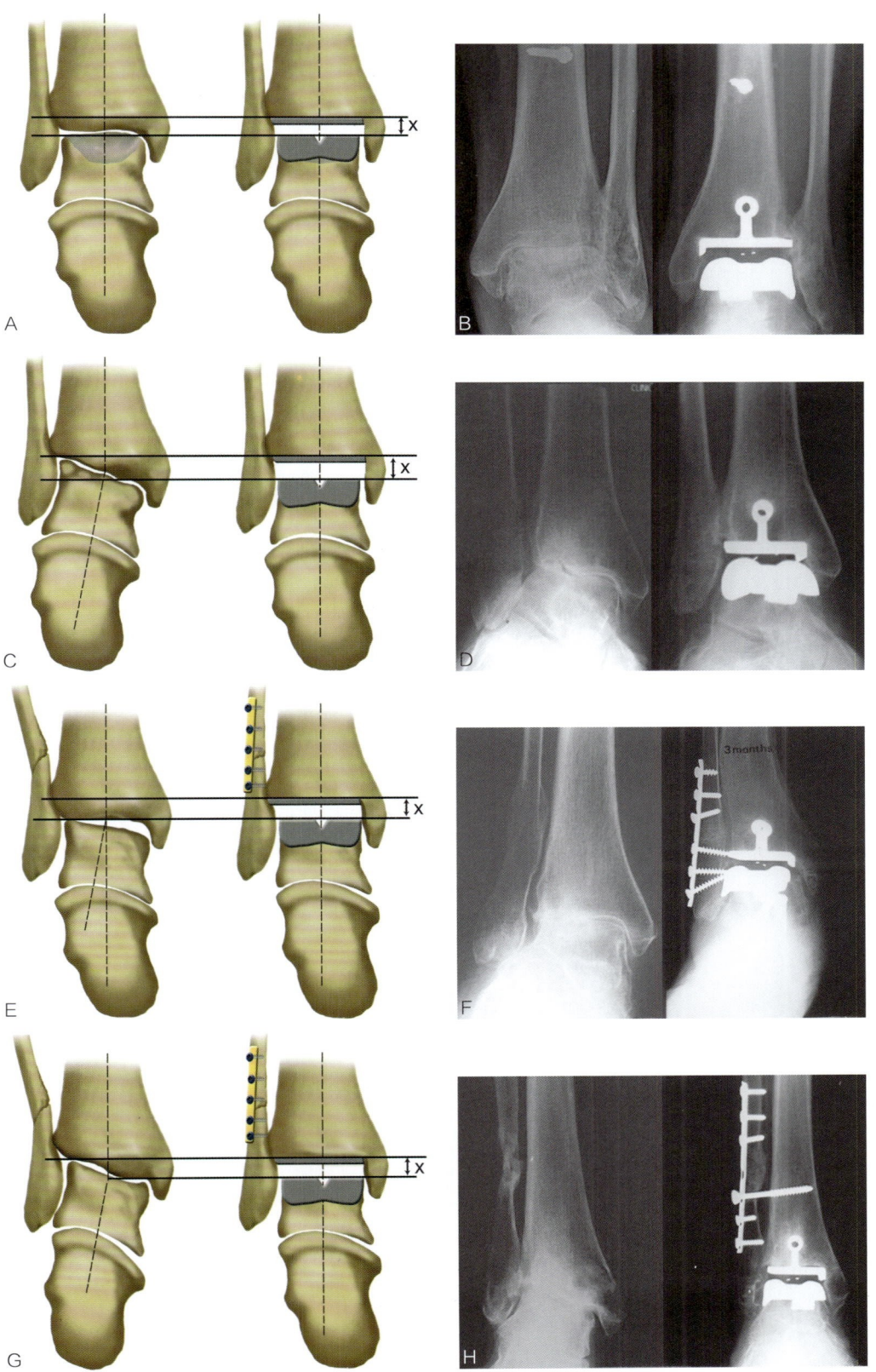

图4 A、B. 踝穴正常，无胫骨远端关节面的不对称磨损。C、D. 踝穴正常，胫骨远端关节面有不对称磨损。E、F. 踝关节畸形，胫骨远端关节面正常。G、H. 踝关节畸形，胫骨远端关节面磨损。

- 在对线异常的胫骨或后足置入全踝关节假体必然导致假体早期松动和失败。
- 创伤性或类风湿关节炎病例畸形的矫正可能十分困难。术前评估需要确定这些畸形是否有关节内或关节外因素。
- 根据经验,绝大多数由于磨损或松弛(包括慢性踝关节不稳定性骨关节炎所导致的内翻畸形)所造成的关节内畸形都能够使用假体进行矫正。
- 相反,绝大多数关节外畸形不能通过假体进行矫正,而必须分期或同期另外施行踝上截骨来矫正(图5A)。
  - 笔者认为,合并关节炎的后足畸形必须在行全踝关节置换术前行三关节融合术进行矫正(图5B)。
  - 建议分期行三关节融合和全踝关节置换术以降低皮肤并发症和水肿的发生。通常在全踝关节置换术前45天先做三关节融合术,这样可避免长时间的石膏制动。
  - 通过踝关节前侧入路的延伸部分处理距舟关节以及外侧腓骨下方有限入路处理距下关节,施行三关节融合术。避免剥离距骨头下方降低距骨体坏死的风险。
  - 使用1枚距跟螺钉、2枚距舟和跟骰骑缝钉实施固定。
  - 全踝关节置换假体必须放置在对线正常的后足上。
    - 类风湿关节炎合并外翻畸形和严重外侧骨缺损的病例,需植骨。自体骨可取自跗中关节的薄骨片、胫骨近端干骺端,在某些严重畸形的病例需行同侧髂嵴取骨。
    - 于三关节融合术后45天行二期全踝关节置换术,使用前方入路的近端延伸。取出距跟固定螺钉。

骨缺损
- 假体的固定需要胫骨和距骨有足够的骨量以及完整的踝穴。

- 在类风湿关节炎或创伤后骨关节炎的病例,可能存在严重的骨缺损需要植骨。在特别严重的病例,全踝关节置换术可能是禁忌证。

踝关节不稳定
- 对于继发于踝关节外侧不稳定的骨关节炎行全踝关节置换术相对技术要求较高,因为持续的外侧不稳定可以导致假体早期失败。
- 根据经验,大多数病例可以通过全踝关节置换术获得平衡。常规行全踝关节置换术时在畸形的凹侧实施广泛的软组织松解来重建软组织平衡。
  - 内翻畸形的内侧松解术是具有挑战性的,这涉及整个三角韧带的松解,首先在内踝附着处行骨膜下松解,然后再从距骨上松解。这种软组织平衡技术是令人满意的,在笔者的病例中,无需行内踝截骨来平衡三角韧带。
  - 通过广泛而又满意的内侧松解术,很少需要在畸形的凸面行韧带重建术。然而,有时对于严重的内翻畸形,需要行跟骨外移外翻截骨以进一步矫正后足力线。

踝关节僵硬
- 终末期胫距关节炎通常会导致胫距关节僵硬。
- 僵硬合并马蹄畸形需要一系列的手术来重获背伸活动,首先去除前方骨赘,然后松解距踝关节粘连,最后在关节内切除后方关节囊。
  - 使用椎板撑开器可容易地行关节囊切开。然而,必须十分小心地避免内踝撕脱骨折以及意外损伤处理好的胫骨表面。
  - 另外手术医师必须确认关节囊后内侧完全切开,直

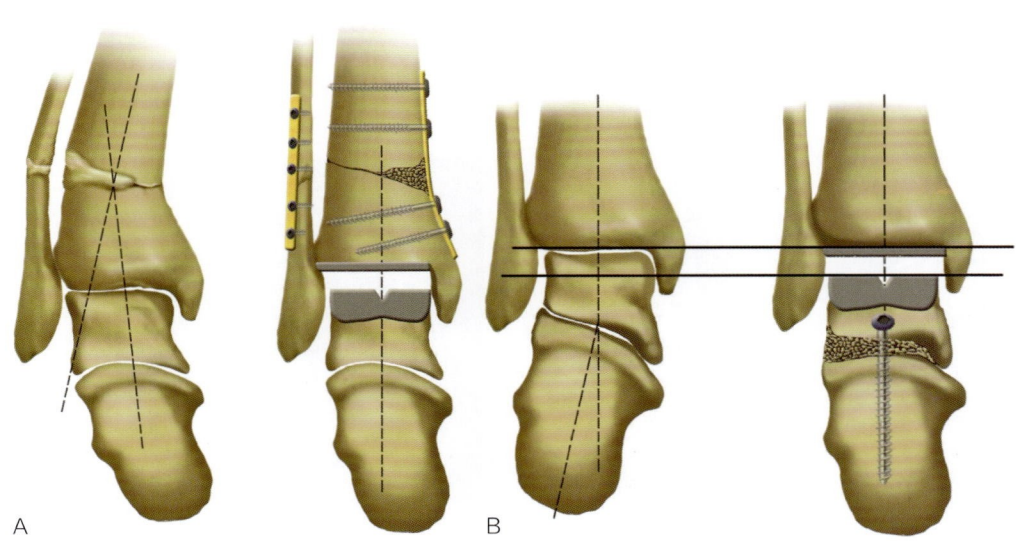

图5　A. 在胫骨畸形愈合的病例中,踝关节置换必须结合踝上截骨矫形。B. 在后足畸形的病例中,踝关节置换必须结合距下关节、三关节融合或跟骨截骨矫形。

达胫骨后肌腱。
- 胫骨后肌腱粘连可能导致术后疼痛,因此必须行肌腱松解,尤其是先前有过踝关节后内侧手术史。
- 对这例患者,可使用有限的后内侧入路切开屈肌支持带行胫骨后肌腱松解术。这一入路可方便地行后侧关节囊松解甚至相关修补术。
- 最后,背伸缺陷的原因还包括小腿三头肌和跟腱挛缩。因此,如果插入试模后踝关节背伸仍 < 10°就应行延长手术。屈肌腱的松解可通过肌腱延长或小腿三头肌腱膜切开来实现。
- 跟腱延长。
  - 这个简单的手术对术后康复基本没有影响,但可能导致长期持续踝关节后方不适,跖屈肌力和踝关节活动度下降。
  - 延长技术包括2～3个经皮间断切口,每个切口应略微超过跟腱宽度的一半。
  - 最远端切口可在跟腱的内侧或外侧,取决于需延长的部分。对于外翻畸形,切口位于外侧以保留起到内翻作用的跟腱纤维;对于内翻畸形,切口位于内侧。
  - 切开时应保留试模在关节内并极度背伸踝关节,当跟腱纤维间彼此滑行时,踝关节背伸会突然增加(图6)。
  - 小腿三头肌筋膜切开通常不会引起术后疼痛;通过小腿中1/3有限的后正中入路显露,保留腓肠静脉。
  - 腓肠肌筋膜近跟腱处行V形切开,其下方的比目鱼肌纤维顺肌纤维切开。术后处理同跟腱延长术。

距骨前移

- 距骨前移必须矫正以重建正常的关节运动,防止在活

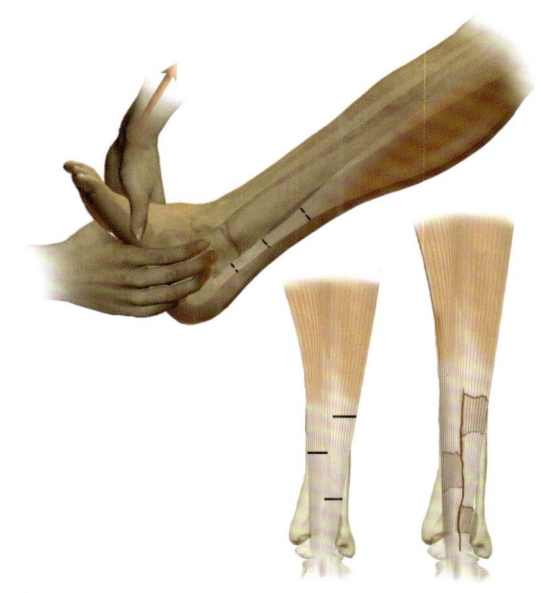

图6 经皮跟腱延长术。技术上要求使用精细的手术刀做2～3个经皮间断切口;每个切口应略微超过跟腱宽度的一半。

动假体聚乙烯衬垫悬挂造成固定衬垫假体过度载荷而导致假体磨损(聚乙烯衬垫和距骨组件之间,必须时刻保持对位良好)。
- 调整距骨假体的位置需要彻底的软组织松解(如距踝间隙、后方关节囊),以通过跟腱延长术矫正马蹄畸形(如果有)。
- 如果这些手术仍然无效,则只能将距骨假体后移,这意味着需要重新行前方斜行截骨。
- 根据经验,胫骨假体应尽可能前置。

(姚若愚 译,苏琰 审校)

参考文献

[1] Bonnin M. La prothèse totale de cheville. Techn Chir Orthopéd Traumatol 2002;10:44-903.

[2] Bonnin M, Bouysset M, Tebib J, et al. Total ankle replacement in rheumatoid arthritis: treatment strategy. In: Bouysset M, Tourné Y, Tillmann K, eds. Foot and Ankle in Rheumatoid Arthritis. Paris, France: Springer-Verlag, 2006:207-219.

[3] Bonnin M, Judet T, Colombier JA, et al. Midterm results of the Salto total ankle prosthesis. Clin Orthop Relat Res 2004;(424):6-18.

[4] Bonnin M, Judet T, Colombier JA, et al. Total ankle prosthesis: five- to eight-year results. Presented at the 22nd Annual Summer Meeting of the American Orthopaedic Foot and Ankle Society, July 14-16, 2006, La Jolla, CA.

[5] Bonnin M, Judet T, Siguier T, et al. Total ankle replacement. History, evolution of concepts, design and surgical technique. In: Bouysset M, Tourné Y, Tillmann K, eds. Foot and Ankle in Rheumatoid Arthritis. Paris, France: Springer- Verlag, 2006:179-200.

[6] Jakubowski S, Mohing W, Richter R. Operationen am rheumatischen Fuss. Therapiewoche 1970;20:762-768.

[7] Judet T, Piriou P, Elis JB, et al. Total-endoprothese des oberen Sprunggelenkes. Konzepte und Indikationen der Saltoprothese. In: Imhoff AB, Zollinger- Jies H, eds. Fu_chirurgie. Stuttgart, New York: Georg Thieme Verlag, 2003.

[8] Schweitzer KM, Adams, SB, Viens NA, et al. Early prospective clinical results of a modern fixed-bearing total ankle arthroplasty. J Bone Joint Surg Am 2013;95:1002-1011.

[9] Vainio K. The rheumatoid foot; a clinical study with pathological and roentgenological comments. Ann Chir Gynaecol Fenn Suppl 1956;45(1):1-107.

[10] Weber M, Bonnin M, Colombier JA, et al. Erste Ergebnisse der Salto- Sprunggelenkendopprotheseseine französische Multizenterstudie mit 115 Implantaten. Fu_ Sprunggelenk 2004;2:29-37.

第75章 活动型全踝关节置换术
Mobility Total Ankle Arthroplasty

Pascal F. Rippstein, Mark E. Easley, and J. Chris Coetzee

定义
- 三部分活动衬垫全踝关节假体适用于保守治疗失败的终末期踝关节炎。

解剖
- 踝关节：
  - 胫骨远端关节面和内踝：
    - 与距骨的背侧和内侧形成关节。
    - 矢状面上轻度后倾。
    - 冠状面上，关节面与胫骨干的外侧轴线形成88°～92°的夹角。
  - 腓骨：
    - 与距骨外侧形成关节。
    - 承担踝关节1/6的轴向负荷。
  - 距骨：
    - 60%的表面被关节软骨覆盖。
    - 双曲率半径结构。
  - 下胫腓联合：
    - 下胫腓前韧带。
    - 骨间膜。
    - 下胫腓后韧带。
- 踝关节在踝-后足复合体中的功能如同一个斜行的铰链。

发病机制
- 创伤后关节炎。
  - 最常见病因。
  - 关节内骨折。
  - 踝关节骨折脱位畸形愈合。
  - 慢性踝关节不稳定。
- 原发性骨性关节炎。
  - 相比髋、膝关节相对少见。
- 炎性关节病变。
  - 类风湿关节炎最常见。
  - 其他：
    - 血红蛋白沉着病。
    - 色素沉着绒毛结节性滑膜炎。
    - 夏科神经关节病变。
  - 化脓性关节炎。

自然病程
- 创伤后关节炎：
  - 骨折畸形愈合、慢性踝关节不稳定、关节内软骨损伤或下肢力线异常都会导致进行性关节软骨磨损。
  - 慢性踝关节外侧不稳定最终会导致：
    - 相对性距骨前半脱位。
    - 距骨在踝穴内内翻倾斜。
    - 后足内翻畸形。
- 原发性踝关节骨性关节炎少见且知之甚少。
- 炎性关节病变：
  - 进行性增生性滑膜侵蚀性病变，药物治疗无效。
  - 可能合并有慢性胫骨后肌腱病变和进展性后足外翻畸形，最终使距骨在踝穴内外翻，可能发生外踝应力性骨折和代偿性前足内翻畸形。

病史和体格检查

病史
- 通常有踝关节外伤史：
  - 踝关节关节内骨折[双踝或三踝骨折；胫骨远端关节面(Pilon)骨折]。
  - 慢性踝关节不稳定。
- 炎性关节病变。
- 原发性踝关节炎。

症状和主诉
- 负重尤其是踝关节用力背伸时踝关节前方疼痛。
- 通常休息可以缓解，但在剧烈活动或长时间站立后即使是休息时仍有疼痛。
- 踝关节肿胀。
- 踝关节僵硬。

药物治疗
- 患者服用的抗炎药物需要在术前停用，以减少围手术期出血的风险。
- 类风湿关节炎治疗药物需要在围手术期停止服用，以促进伤口愈合及骨长入假体。

体格检查

- 力线：
  - 需检查同侧下肢力线，而不仅仅是踝关节力线。下肢的检查从髋关节到足部。假体的长期生存有赖于理想的下肢力线。
- 踝-足力线：
  - 踝关节作为踝-距下关节复合体的一部分而发挥功能。
  - 全踝关节假体需要安放在一个坚固的、对线良好的平台上。
  - 全踝关节置换的同时需要矫正可能存在的后足、中足，甚至前足力线异常。
- 关节活动度：
  - 术前的踝关节活动度常预示着术后的关节活动度。即使行全踝关节置换术，一个术前僵硬的踝关节可能在术后仍旧僵硬。胫距关节前方的骨赘、跟腱或后方关节囊挛缩都可能导致踝关节背伸活动受限。通过体格检查可鉴别是前方撞击还是跟腱挛缩。
  - 后足活动度：后足的活动受限可能导致假体偏心负荷。
- 软组织：
  - 如果术前踝关节周围的软组织相对健康，结合仔细的软组织处理，术后出现软组织并发症的可能性很小。
  - 必须考虑到以前的手术瘢痕。可以将它们合并入手术切口，或修改手术切口以减少术后伤口并发症。
  - 血管情况：必须确保有完好的脉搏和满意的充盈；否则，在术前可做多普勒超声和(或)非侵袭性血管检查。
  - 神经情况：周围神经病变是全踝关节置换术的相对禁忌证，但笔者认为没有神经病变的控制良好的糖尿病并非禁忌。确诊的神经病变、已经存在或高度可能的夏科神经关节病是全踝关节置换术的禁忌证。
  - 运动功能：足踝良好的运动功能对于全踝关节置换术的成功非常关键。主动背伸运动的缺失是全踝关节置换术的相对禁忌证。必须将前方撞击、跟腱或后方关节囊挛缩与胫骨前肌腱功能不良区分开来。

影像学和其他诊断性检查

- 踝关节负重前后位、侧位和踝穴位片（图1A、B）。
- 足部负重前后位、侧位和斜位片，尤其是合并足部畸形时。
- 通常拍摄双下肢负重全长片（髋-踝）（图1C）。
- 常规对于伴或不伴有畸形的复杂的踝-后足关节炎行踝关节和后足CT扫描。
- 如果怀疑距骨或胫骨远端存在缺血性坏死，则行踝关节MRI检查。
- 肌电图检查适用于非跟腱挛缩、后方关节囊挛缩或前方撞击所引起的踝关节主动背伸活动障碍。

鉴别诊断

- 参见"发病机制"部分。

非手术治疗

- 调整活动方式。
- 支具：
  - 踝-足支具。
  - 固定于鞋的双侧直立支具。
- 硬底弧底鞋。
- 非类固醇类抗炎药物或COX-2抑制剂。
- 系统性炎性关节病药物。
- 皮质醇类药物注射。
- 补充关节润滑剂。

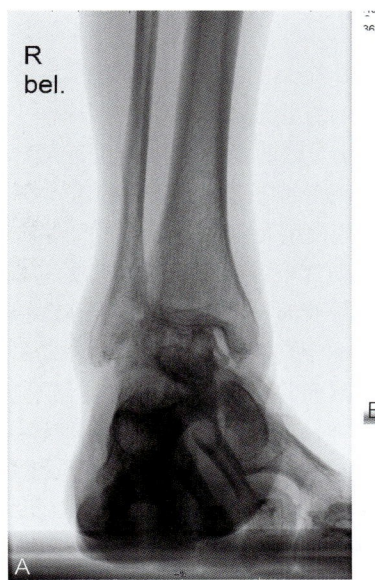
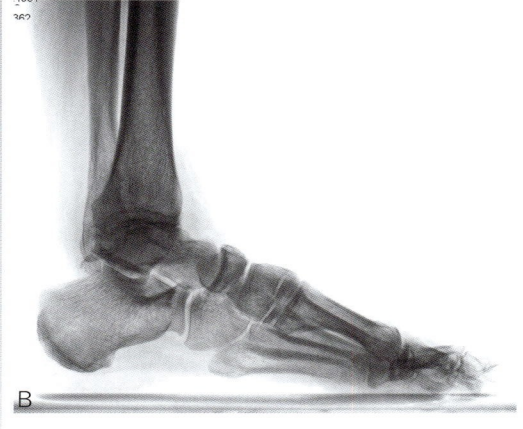

图1　75岁男性终末期踝关节炎患者术前负重位X线片。A. 踝关节前后位。B. 踝关节侧位。

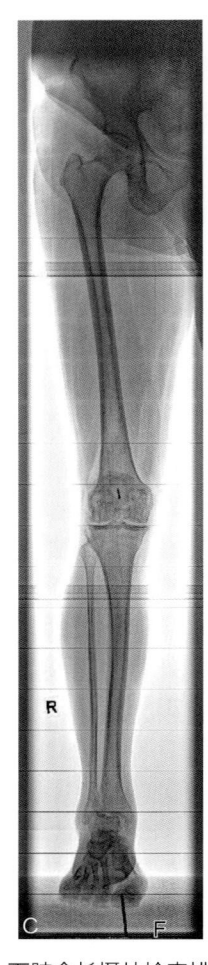

图1（续） C. 下肢全长摄片检查排除近端力线异常。

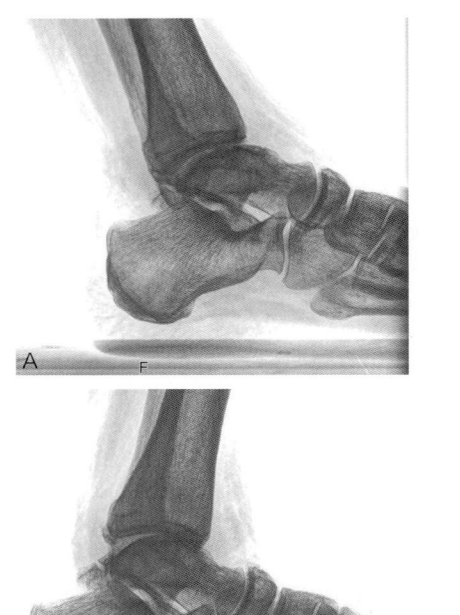

图2 图1中同一患者的术前负重位片。A. 术前跖屈。B. 术前背伸位。

手术治疗

术前计划

- 手术医师必须确认患者有足够满意的血流灌注以便于伤口愈合，同时没有神经病变。
  - 非创伤性血管检查，必要时请血管外科会诊。
- 手术医师必须了解下肢、踝关节和足的大体及影像学力线。
  - 手术医师必须做好踝关节软组织平衡和矫形的准备。有时需要进行胫骨远端或足部截骨矫形、后足融合术、韧带松解或稳定手术及肌腱转位术。
  - 手术医师必须确认冠状面的畸形是否可以被动纠正，以决定是否需行韧带松解术。
- 确定踝关节活动度（图2A、B）。
  - 踝关节僵硬，尤其是踝关节背伸受限，可通过以下方法矫正：
    - 胫距关节前方骨赘切除。
    - 后方关节囊松解。
    - 有时需行跟腱延长。
- 工具。
  - 这些工具使全踝关节置换术更加容易施行：
    - 小摆锯便于截骨的微调、骨突的精准切除，以及粉碎需要从关节内取出的大骨块。
    - 用于处理截骨面的骨锉。
    - 弯头刮匙在从关节囊分离骨块时尤其有用。
    - 在胫距关节面准备完成后，无齿的椎板撑开器可以巧妙地撑开踝关节，改善手术显露。

体位

- 仰卧位。
- 手术侧足底位于手术台的末端。
- 平衡足踝的体位，使足趾垂直向上。
- 同侧髋部垫高避免髋部外旋。
- 常规使用大腿止血带和局部麻醉。
  - 腘窝阻滞麻醉能提供足够的术后镇痛，尤其是留置导管时。此外，髋关节及膝关节的屈伸活动不受影响，便于术后即刻安全的活动。
  - 然而，腘窝阻滞麻醉下使用大腿止血带需要追加股神经阻滞（患者伸膝功能丧失）或全身麻醉。

入路

- 踝关节前方入路，使用胫骨前肌腱和𝑚长伸肌腱间隙。

显露

- 在踝关节前方正中线做纵行切口,起自胫距关节近端10 cm处,切口位于胫骨前嵴外侧1 cm。
- 向远端延伸踝关节前正中切口至距舟关节。
- 避免直接牵拉皮缘,尽量采用深部、全厚牵开减少皮肤并发症风险。
- 找到腓浅神经并向外侧牵开保护。
  - 根据经验,腓浅神经有一固定分支直接越过胫距关节或紧贴其近端走行。
- 接下来显露伸肌支持带,找到姆长伸肌腱,小心地在姆长伸肌腱上锐性切开伸肌支持带。
  - 尽量保留不切开胫骨前肌腱鞘。
  - 保留胫骨前肌腱上方的支持带,避免术后胫骨前肌腱发生弓弦效应,以此降低前方切口的张力。即使伤口裂开,胫骨前肌腱也不会直接暴露出来。保留胫骨前肌腱上方的支持带并非总是可行的。
- 采用胫骨前肌腱和姆长伸肌腱之间的间隙,将胫骨前肌腱和姆长伸肌腱分别向内外侧牵开(技术图1)。
- 找到深部神经血管束(胫前-足背动脉和腓深神经),并在余下的手术过程中将其小心地向外牵开。
- 切开踝关节前方关节囊,并剥离胫骨及距骨背侧骨膜分别至胫骨远端关节面上6~8 cm和距舟关节处。
- 将切开的关节囊及骨膜向内外侧剥离,以显露踝关节直达内外侧沟显露内外踝。
- 去除胫骨及距骨前方骨赘,以便于手术显露并避免影响操作。

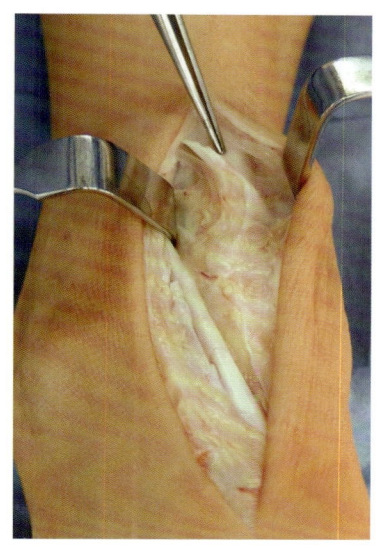

技术图1 踝关节前方入路。

胫骨髓外导向器

- 定位胫骨髓外导向器夹块,使导向杆位于胫骨前嵴上方并平行于胫骨长轴(技术图2A)。
- 导向器近端使用一枚2.5 mm的固定针。
- 锁扣柱上的调节管和胫骨延长杆应平行于胫骨,如有畸形则平行于下肢机械轴。
  - 调整导向器的位置,将胫骨截骨模块正确定位(技术图2B)。
- 根据距骨内外侧边界调整胫骨截骨模块的位置(技术图2C)。
- 使用两枚2.5 mm的固定针固定胫骨截骨模块。
  - 导向孔的构造允许截骨模块以2.5 mm的增量向近远端调整,以优化胫骨的截骨平面。

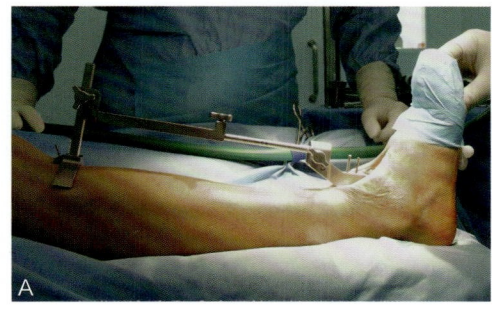

技术图2 胫骨髓外导向器与胫骨干轴线平行。A. 侧面观。

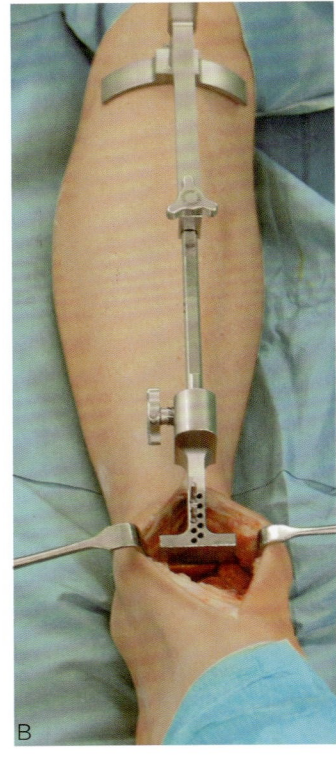
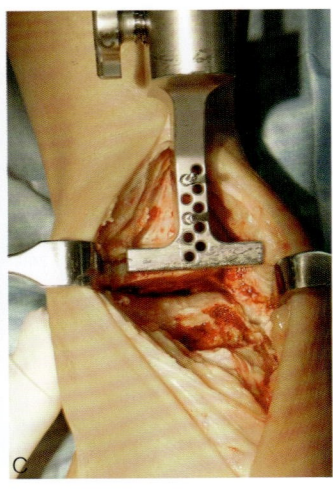

技术图2（续） B. 前面观。C. 胫骨初步处理，安装截骨模块准备初始截骨。

胫骨处理

初始胫骨截骨

- 使用摆锯进行胫骨截骨（技术图3A）。
- 如果胫骨远端关节面不对称磨损，截骨不一定是均匀的，而应与胫骨干轴线垂直，当有畸形时与机械轴垂直。
- 根据经验，僵硬的踝关节需在胫骨截骨增加2~3 mm，以获取足够的空间来安装假体。
- 在沿踝关节内侧沟截骨线向近端延伸做胫骨远端垂直截骨前，不要试图取出胫骨截骨块（技术图3B），否则可能导致内踝骨折。
- 去除截骨块时不要在内外踝上撬动以免造成骨折。
- 使用间隙试模确认足够的能容纳胫骨假体和活动聚乙烯衬垫厚度的胫骨截骨（技术图3C）。如果无法置入试模，则需进一步截骨（技术图3D、E）。

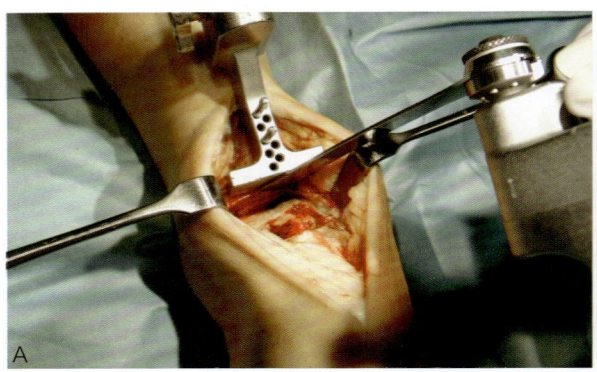
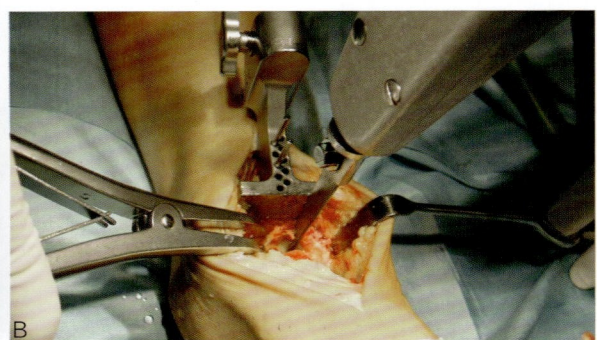

技术图3 初始胫骨截骨。A. 摆锯。B. 垂直截骨完成初始截骨（保护内踝以免骨折）。

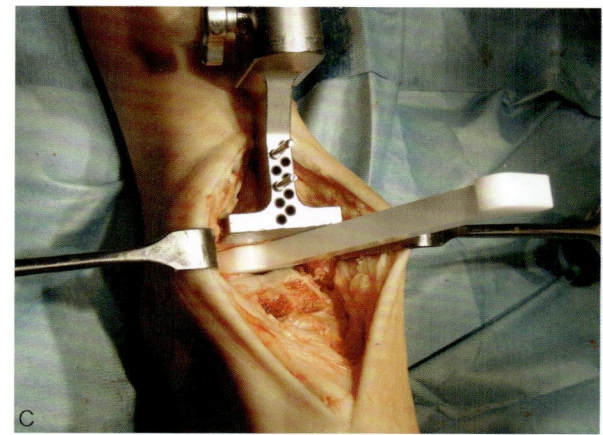
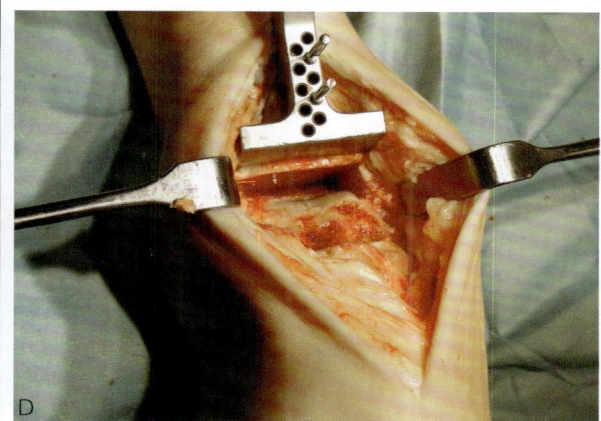
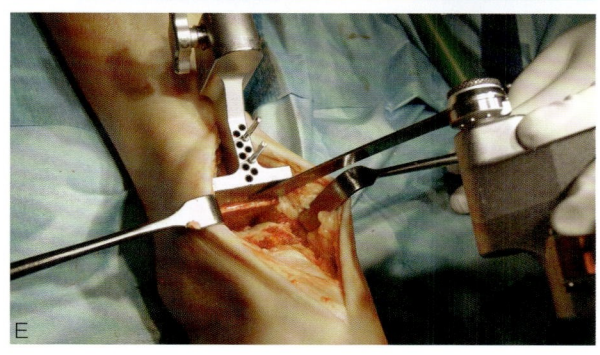

技术图3（续） C. 间隙试模与胫骨基板和最薄的聚乙烯衬垫的厚度相匹配。D. 截骨模块在相同固定针上向近端移动2 mm，在同方向做进一步截骨。E. 重复截骨。

胫骨假体大小测量

- 使用胫骨测量器确定胫骨假体前后向型号大小（技术图4A）。
  - 距骨假体可以和胫骨假体大小相同或者略小（技术图4B），但不能大于胫骨假体（技术图4C）。
  - 将测量器置于处理好的胫骨截骨面上，并钩住胫骨的后侧面（技术图4D、E）。
  - 根据测量器上表面的刻度确定假体尺寸。
- 选择相应的胫骨侧面导向器，确认从前后向测量所得的假体尺寸，在内外向也同样适合。否则，须减小型号。
- 胫骨假体的大小从1号到6号，1号最小，6号最大。
- 接下来胫骨截骨因此时所选的假体大小而不同。

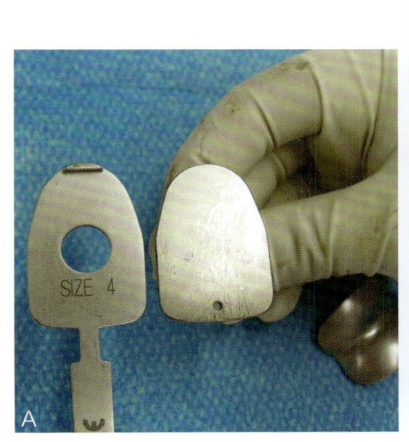
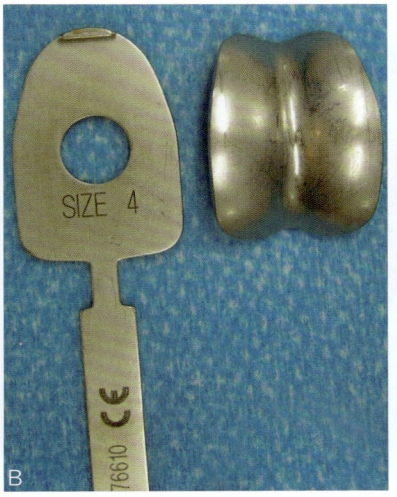
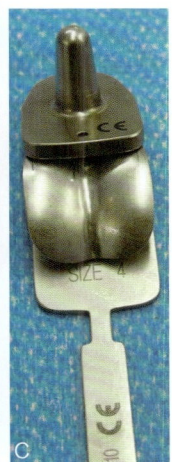

技术图4 胫骨假体大小测量。A. 胫骨测量器和相应尺寸的胫骨试模。B. 胫骨测量器和距骨试模。C. 相应尺寸的胫骨测量器、胫骨试模和距骨试模。

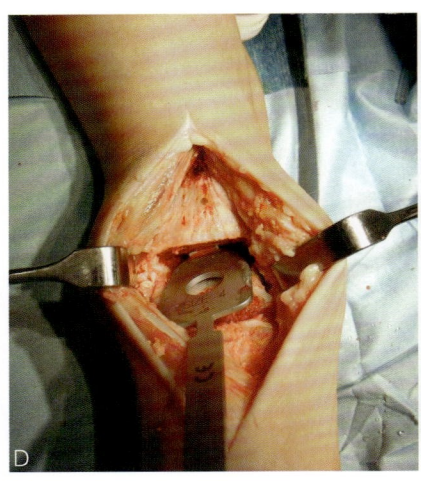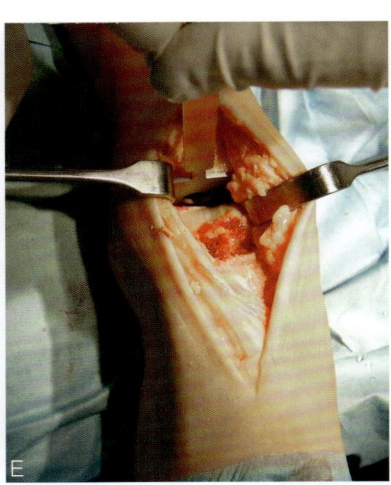

技术图4（续） D、E. 使用胫骨测量器测量所需胫骨假体大小。D. 测量器伸入关节内。E. 测量器钩住胫骨后侧皮质。

胫骨开窗

- 选择与所测大小相应的胫骨试模（技术图5A）。
- 将胫骨开窗截骨模块安装于胫骨试模上，并使用手柄适配器固定。
- 将装配好的组件平放在处理好的胫骨截骨面上，胫骨试模紧贴于已截好的胫骨远端，胫骨开窗截骨模块牢牢地抵住胫骨前侧（技术图5B）。
- 剪式撑开器支撑胫骨开窗截骨模块–胫骨试模组合。

- 使用6 mm的胫骨钻头处理胫骨开窗截骨的近端部分。
  - 钻孔至深度限制器。
  - 插入胫骨开窗螺栓，固定胫骨开窗截骨模块。
  - 移除手柄但保留剪式撑开器，以进一步稳定胫骨开窗截骨模块-胫骨试模组合。
- 紧贴开窗截骨模块，使用摆锯做胫骨窗的内外侧截骨（技术图5C）。

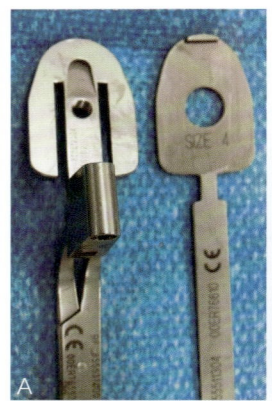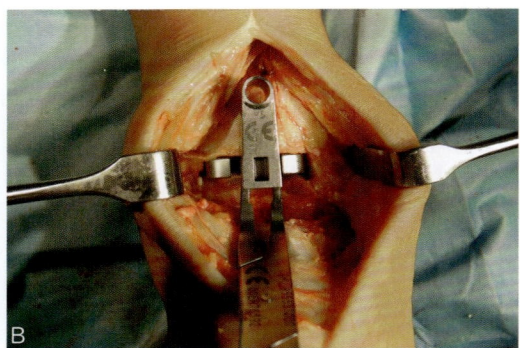
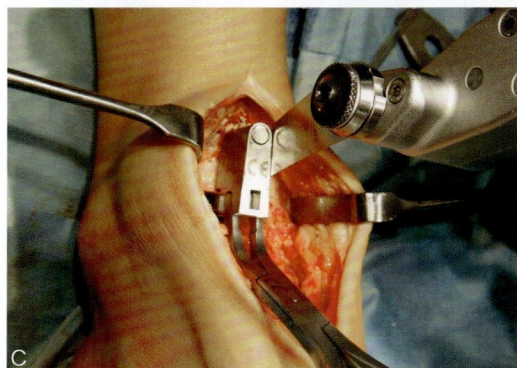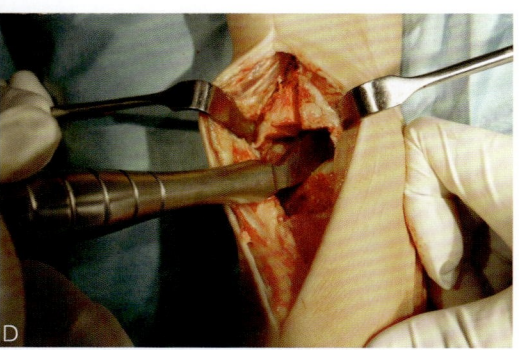

技术图5 胫骨开窗处理。A. 胫骨开窗截骨模块和相应的胫骨测量器。B. 胫骨开窗截骨模块组装到截骨试模上，使其紧贴胫骨初始截骨面，并与胫骨前方皮质齐平。C. 在近端钻孔并置入稳定杆后，使用摆锯在胫骨前侧开窗。D. 胫骨开窗骨块取出器。

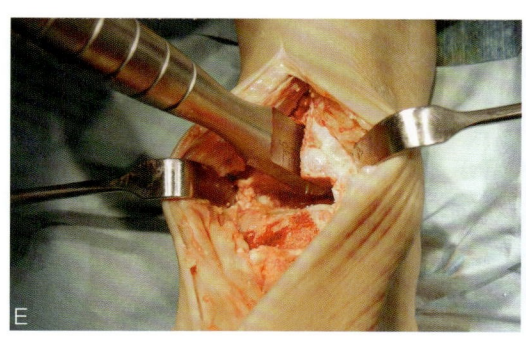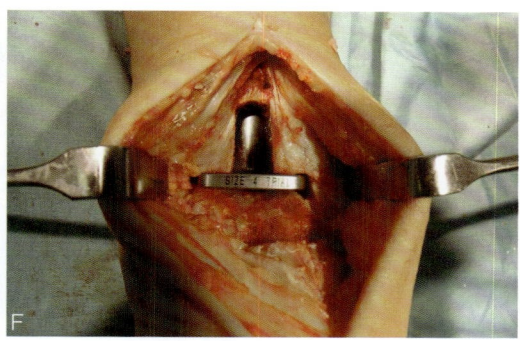

技术图5（续） E. 使用胫骨开窗打压器完成胫骨开窗处理。F. 使用胫骨试模确认开窗处理满意。

- ○ 根据选择的胫骨假体型号，在锯片上标记合适的截骨深度。
- 完成胫骨窗缘截骨后，移除所有器械。
- 将胫骨开窗骨块取出器安放于胫骨远端截骨面上。
  - ○ 其上表面相应的标记点必须与胫骨前缘皮质相对。
- 在距骨上小心撬动，将胫骨开窗骨块取出器的锐利边缘插入坚固的胫骨远端软骨下骨，由此松解截骨块（技术图5D）。
  - ○ 保留这个骨块，在后面的手术步骤中需要将其修正后回植。
- 使用胫骨开窗打压器打压胫骨窗最近端的骨松质，通过打压器上的刻度至所需的深度（从1号至6号；技术图5E）。
- 插入胫骨试模以确认大小合适且位于距骨的中央位置（技术图5F）。

距骨处理

距骨上方平面截骨

- 将所使用的胫骨试模、胫骨开窗截骨模块、胫骨试模柱及距骨钉夹装配在一起，并固定于系统柄适配器。
- 距骨钉夹有四种型号：5 mm、7 mm、9 mm 和 11 mm。
- 估计相应尺寸衬垫的厚度，避免过度背伸踝关节。
- 将胫骨试模、胫骨柱和距骨钉夹组合置入胫骨窗内（技术图6A），使用系统手柄固定该组合件。
- 安装正确厚度的距骨钉夹，保持足部与下肢成90°，经距骨截骨模块打入一枚2.5 mm的固定针（技术图6B）。必须维持足部与下肢成90°，这在距骨固定针的打入过程中十分重要。
- 在另一个孔中打入第2枚针（技术图6B）。固定针应避开距骨内外侧边缘。
- 移除所有器械，但保留2.5 mm的距骨固定针，该固定针应平行于距骨长轴（技术图6C）。
- 将"标准"距骨平面截骨模块套在2.5 mm固定针上，并使沟槽位于左侧最上方。
- 做距骨上方平面截骨（技术图6D、E）。保持锯片与截骨模块平行。

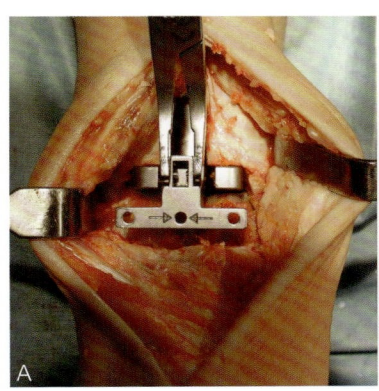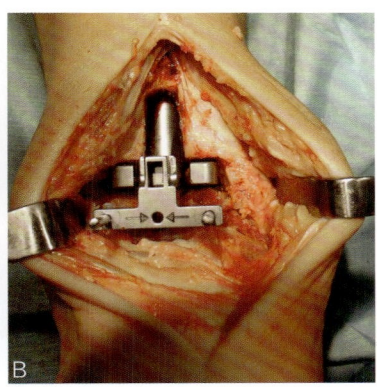

技术图6 距骨初始截骨（距骨上方平面截骨）。A. 胫骨试模、胫骨柱和距骨固定针导向器组装入位。B. 踝关节置于中立位，通过导向器打入距骨固定针。

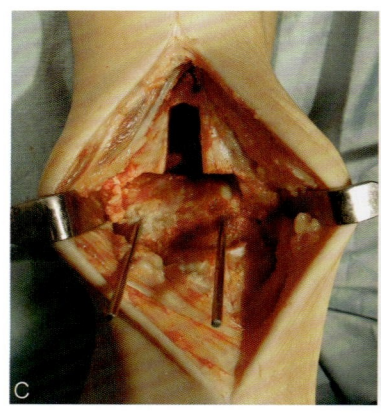 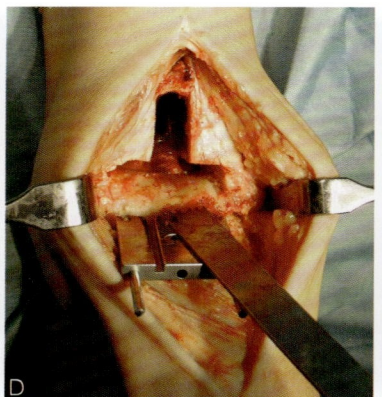 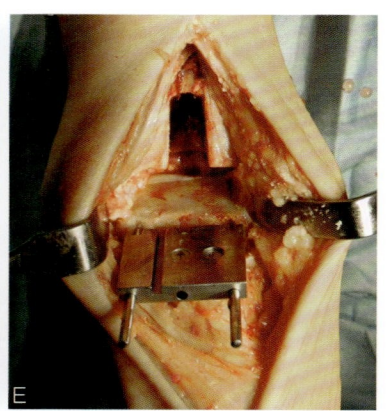

技术图6（续） C. 距骨固定针置于合适的位置。D. 使用摆锯做距骨上部平面截骨。E. 距骨初始截骨完成。

将关节中心转移至距骨

- 组装距骨中心导向器（技术图7A、B）。
- 将胫骨试模插入胫骨窗，同时保留2.5 mm固定针及距骨平面截骨模块于原位（技术图7C）。
- 将足部置于中立位，将距骨中心导向器上滑槽上方插入胫骨试模，下方装配到距骨平面截骨模块的沟槽内。
- 一旦确认位置正确，推进距骨中心导向器，直到其上方的滑槽触及胫骨试模沟槽的末端。如果胫骨和距骨之间的空间过大，在距骨中心导向器和胫骨试模之间使用一个中心导向器充填模块。
- 推进限位模块直到其触及距骨平面截骨模块前缘，并用锁定螺钉将其固定。
- 跖屈踝关节，移除胫骨试模。
- 在距骨平面截骨模块上调整距骨中心导向器，使距骨中心导向器的限位模块触及距骨平面截骨模块的顶部。
- 标记于距骨中心导向器上的两条条纹对应6个可用距骨假体的尺寸范围。
- 距骨平面前后向长度至少要等于距骨中心导向器上标记的最小条纹刻度。
  - 如果距骨平面前后向长度小于距骨中心导向器上标记的最小条纹刻度，则距骨上方应进一步截骨。
  - 使用小一号的距骨平面截骨模块对距骨上表面做进一步截骨。
- 这时必须确定距骨假体型号是位于1~4还是5~6。前方和后方的斜行截骨在两个型号组内相同，但组间则不同。
- 衬垫的型号必须和距骨假体相匹配。
- 距骨假体和衬垫的型号必须小于或等于胫骨假体以防止衬垫悬挂于胫骨基板外。
- 距骨进一步截骨所使用的截骨模块的大小取决于距骨假体的型号。
- 一旦确认距骨平面截骨已经足够，将距骨中心导向器安放在距骨平面截骨模块上并打入一枚2.5 mm固定针至距骨（技术图7D）。

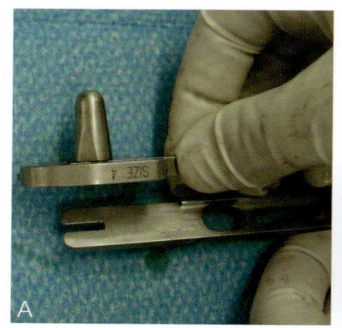 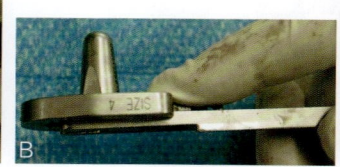 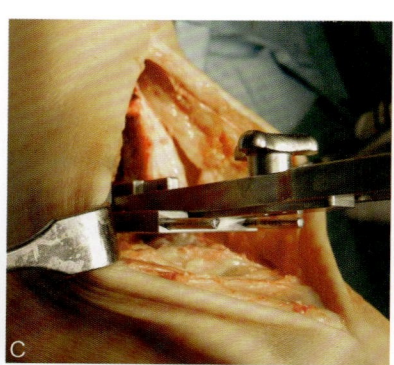

技术图7 将关节的中心转移至距骨。A、B. 组装距骨中心导向器。C. 将距骨中心导向器安装在距骨固定针导向器上。

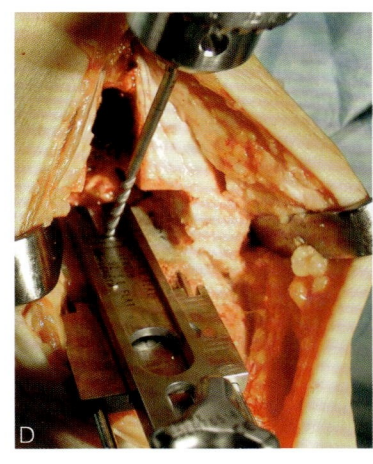 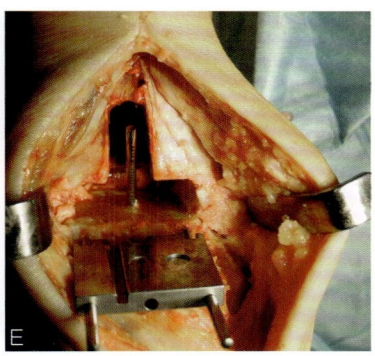

技术图7（续） D. 当距骨中心导向器正确安放在距骨初始截骨面上后，将固定针打入距骨。E. 确认固定针在中心。

- 距骨中心导向器分叉的末端决定了2.5 mm固定针的位置。
- 与距骨上方截骨平面大约成60°角插入固定针。
- 2.5 mm固定针确定了胫骨假体相对于距骨的前后向的中心。
  - 通过目测确认2.5 mm固定针在距骨的前后向中心（技术图7E）。
  - 如果固定针不在理想的位置，重复关节中心移动，将2.5 mm固定针置于距骨前后向中心。

距骨前方和后方平面截骨

- 移除距骨中心导向器，但保留2.5 mm的导针和距骨平面截骨模块。
- 根据距骨假体的型号选择1～4号或5～6号，将其连接在系统柄上。
- 将距骨鳍钻孔导向器下方的滑轨插入距骨平面截骨导向器左侧的沟槽，并向前推进直到其分叉的末端触及2.5 mm距骨导针（技术图8A）。
- 使用系统柄维持距骨鳍钻孔导向器的位置，使用4.5 mm钻头在距骨上钻4个孔（技术图8B）。确认钻头完全进入距骨鳍钻孔导向器以钻孔至所需深度。
- 从关节内移除距骨鳍钻孔导向器、距骨平面截骨模块和2.5 mm导针（技术图8C）。

环锯导向器

- 根据所用距骨假体的型号选择合适的环锯导向器（1～4号用蓝色或5～6号用绿色），并将其连接在系统柄（技术图9A）。
- 将环锯导向器的4个底柱插入距骨上的4个孔，使用系统柄维持导向器的位置（技术图9B）。
- 标记"A"的两个底柱应插入距骨前侧的两个孔中。
- 另外两个标记"P"的底柱插入距骨后侧的两个孔中。

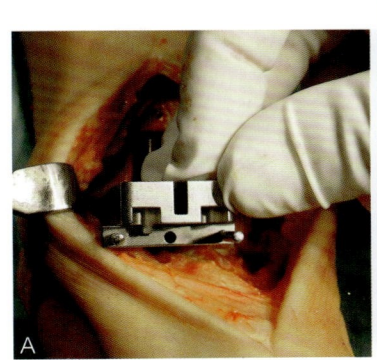 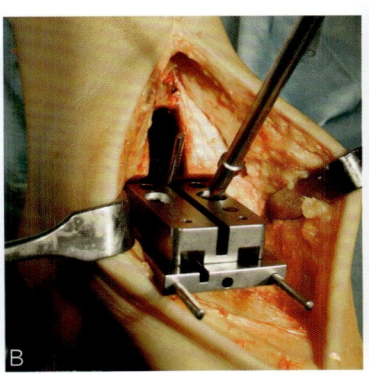 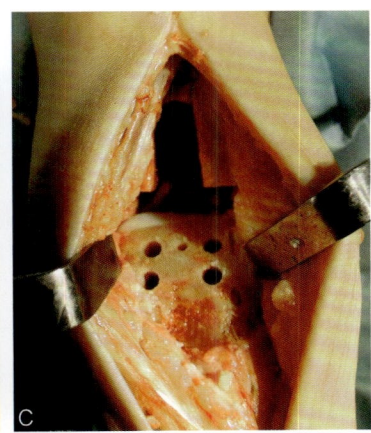

技术图8 距骨鳍钻孔导向器。A. 放置导向器。B. 初始鳍准备。C. 距骨鳍钻孔导向器移除，初始距骨鳍准备完成。

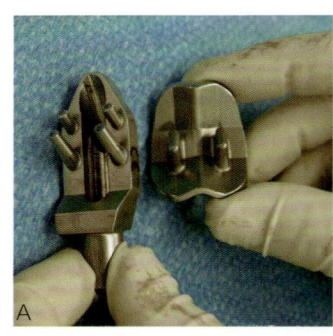
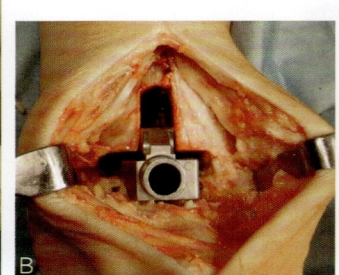
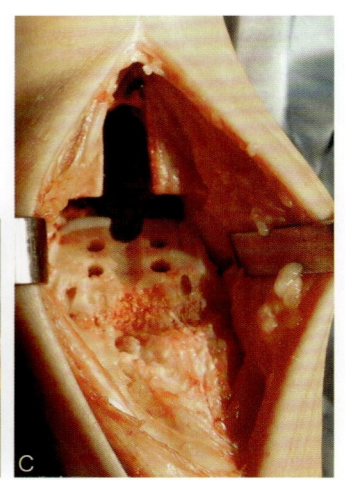

技术图9　距骨环锯和后方斜面截骨导向器。A. 环锯导向器和相应的距骨假体。B. 安装在距骨上的环锯导向器。C. 环锯开槽之后。

- 使用特殊设计的深度限位环锯在距骨的上方和后方开槽。
- 在距骨上方和后方完成开槽后移除环锯导向器（技术图9C）。

后方斜面截骨

- 根据所用距骨假体的型号选择合适的后方截骨模块（1～4号用蓝色或5～6号用绿色均可），并将其连接在系统柄上。
- 后方截骨模块上两个标记"A"的底柱应插入距骨前侧两个孔中。
- 如果正确安放，后方截骨模块的舌部将平坐于之前环锯所开的后侧沟槽内。剪式撑开器可用来稳定截骨模块。

- 行距骨后侧斜面截骨并移除后方截骨模块（技术图10）。

前方斜面截骨

- 根据所用距骨假体的型号选择合适的前侧磨切导向器（1～4号用蓝色或5～6号用绿色均可），并将其连接于系统柄上（技术图11A、B）。
- 前方磨切导向器的上两个标记"P"底座应插入距骨后侧的两个孔中。
- 如果安放正确，夹具的后侧面将与距骨后截骨面齐平。
- 剪式撑开器可用来稳定夹具。
- 距骨前方磨切器有深度限位装置，可沿导向器处理前方斜面（技术图11C）。
- 前方磨切导向器限制磨切头处理整个前方斜面。

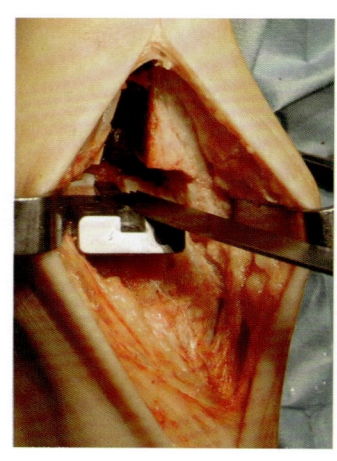

技术图10　安装后方斜面截骨导向器，使用摆锯行后方斜面截骨。

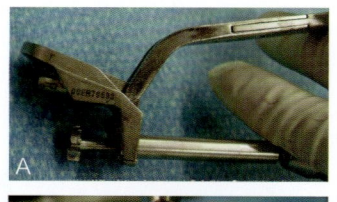
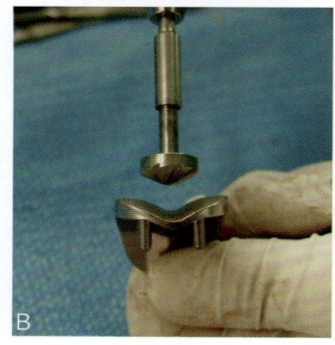

技术图11　A～C. 距骨前方斜面截骨。A. 前方斜面磨切头和导向器。B. 磨切头外形和距骨假体的凹陷匹配。

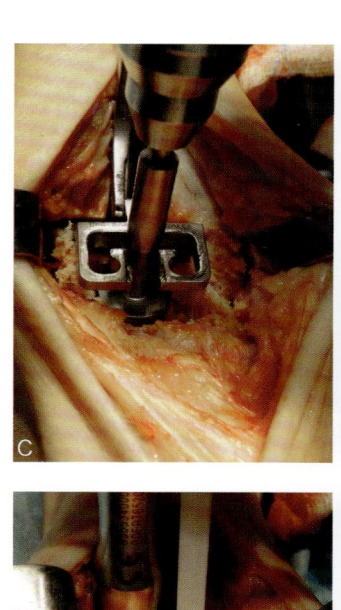
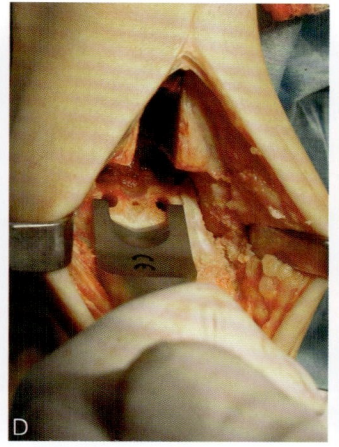
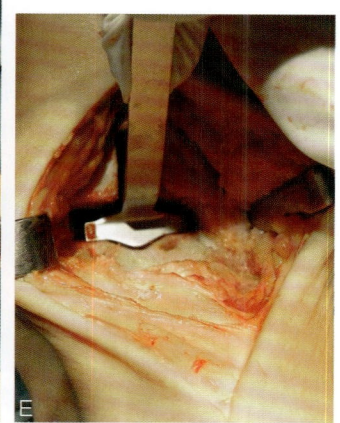
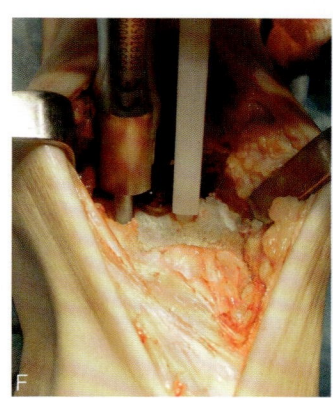
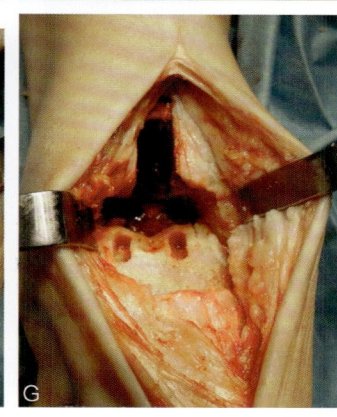
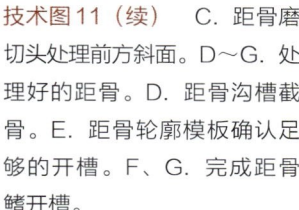

技术图 11（续） C. 距骨磨切头处理前方斜面。D～G. 处理好的距骨。D. 距骨沟槽截骨。E. 距骨轮廓模板确认足够的开槽。F、G. 完成距骨鳍开槽。

- 去除前方磨切导向器后，用咬骨钳去除残留的前方骨突。
- 用骨刀或磨钻处理上方和后方沟槽（技术图11D）。
- 使用距骨假体轮廓模板确认距骨处理满意（技术图11E）。
- 根据带角度的塑料鳍导向器下使用骨刀、咬骨钳去除前后孔间的骨质（技术图11F、G）。

插入试模

- 有6种型号的距骨和胫骨试模对应6种型号的假体。
- 距骨假体型号必须小于或等于胫骨假体。
- 插入合适的距骨试模，狭窄部分向后。胫骨窗用于距骨打压器的进入（技术图12A）。
- 选择和胫骨窗相适应的胫骨试模，并将其从前往后直接插入胫骨远端截骨窗内。
  - 假体弧形的部分朝向后方。
  - 胫骨假体的关节面与下肢长轴成85°角放置。
  - 假体前端必须与胫骨前侧皮质齐平。
  - 假体后侧中央可超出胫骨后方1 mm，但在后方两侧不应有突出，以免刺激神经血管束、肌腱或后方软组织。
  - 胫骨试模横径必须与胫骨截骨面相匹配。最重要的是其必须整个覆盖聚乙烯衬垫（技术图12B）。
- 衬垫有6种大小型号可选择，有5种不同的厚度。
  - 6种型号大小的衬垫试模用颜色编码对应大小（1号黑色；2号棕色；3号紫色；4号黄色；5号桃红色；6号红色）。
  - 衬垫试模手柄便于去除衬垫，而不限制试模关节活动或阻碍手术医师观察置换的关节（技术图12C）。
- 透视确认假体试模位置和对线良好（技术图12D～F），同时确认没有应力性骨折发生。
- 确认踝关节软组织平衡良好且有足够的活动度，尤其是背伸超过中立位（技术图12G、H）。

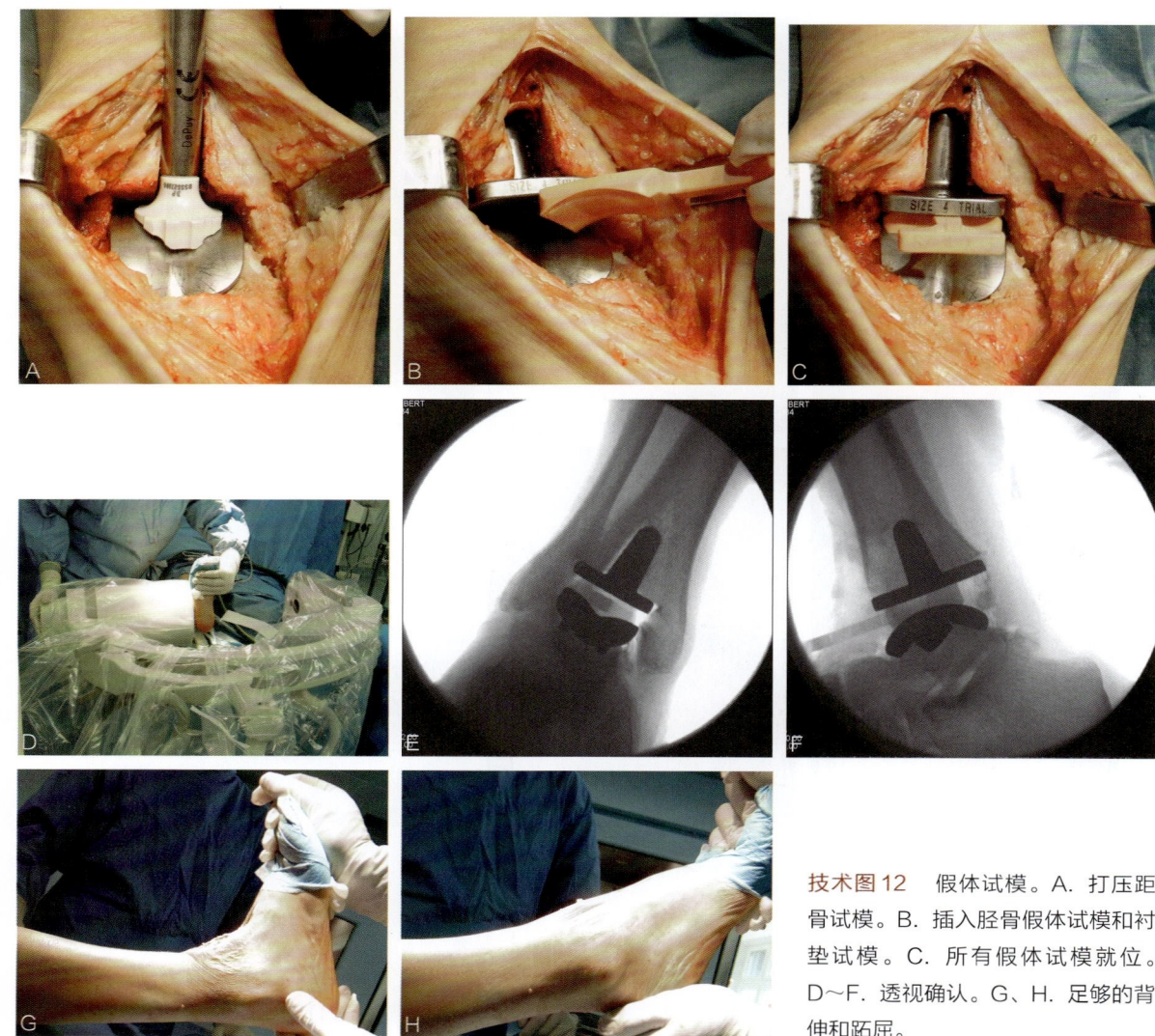

技术图 12 假体试模。A. 打压距骨试模。B. 插入胫骨假体试模和衬垫试模。C. 所有假体试模就位。D~F. 透视确认。G、H. 足够的背伸和跖屈。

置入最终假体

- 胫骨和距骨假体为非骨水泥设计（技术图13A）。
- 安装距骨假体时，狭窄部分向后，底部的龙骨鳍与沟槽对齐。
  - 把假体打压器放置在胫骨窗内，将距骨后方压实。
  - 为避免假体前倾，在开始打压时常规在假体前部下方放置一个工具（技术图13B）。
- 使用衬垫试模保护距骨假体的关节面，插入胫骨假体。
  - 假体的弧形部分朝向后方。
  - 确保假体牢固地落位于处理好的胫骨远端表面（技术图13C、D）。
- 检查有无可能引起关节撞击的骨赘，必要时将其去除，注意不要损坏抛光的假体关节面。
- 最后确定衬垫的厚度，如有必要可使用试模。
- 插入最终的聚乙烯衬垫（技术图13E）。
- 将从胫骨窗截下的骨块修正后回植，并使用薄骨片加强"植骨"的稳定性（技术图13F~I）。
- 确认有足够的活动度，尤其是背伸活动（技术图13J~L）。
- 透视确认假体力线和位置良好。并确认没有应力性骨折发生。

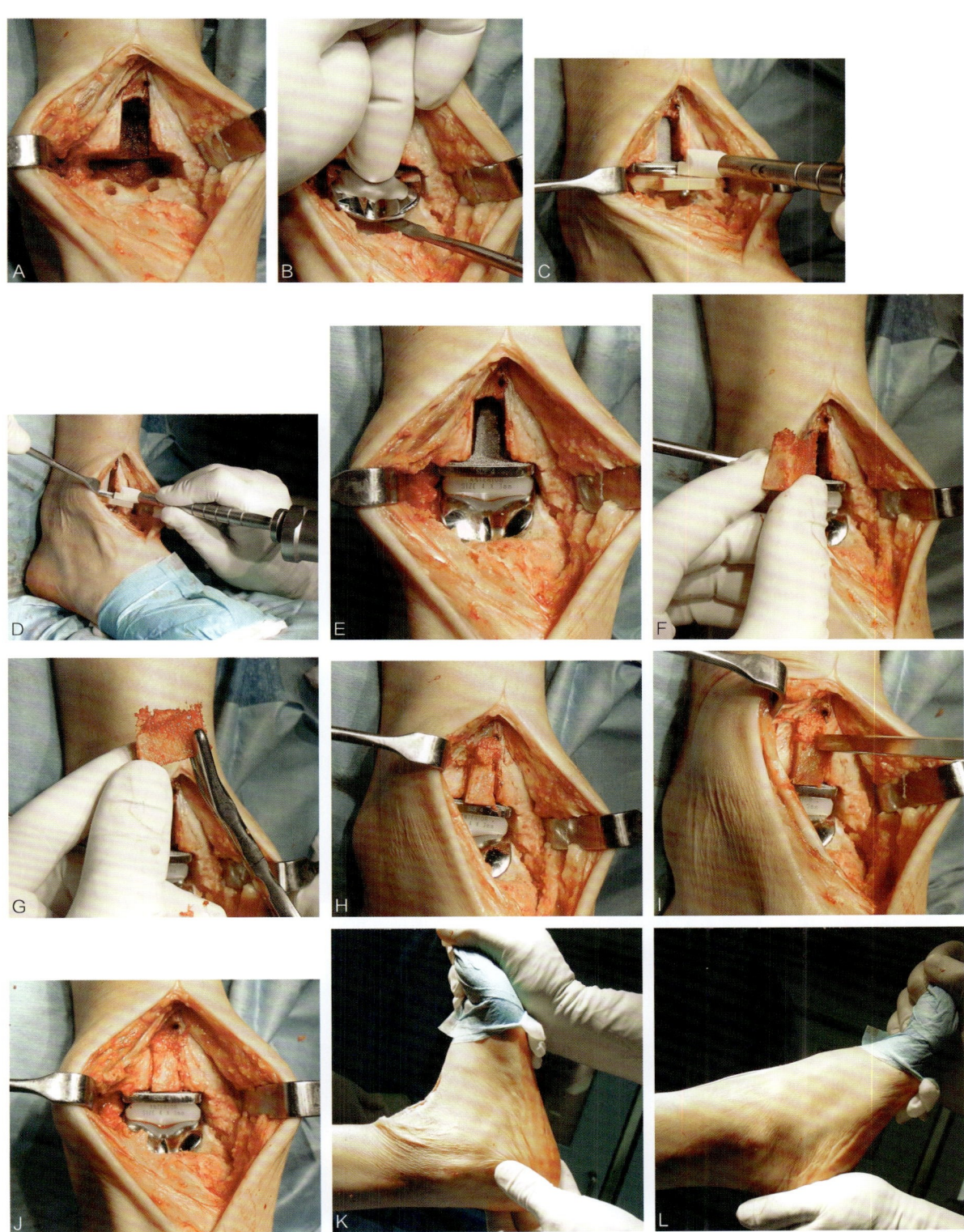

技术图 13 最终假体置入。A. 处理好的非骨水泥型假体置入面。B. 在插入距骨假体时将前端撬起，放置其前倾。C、D. 置入胫骨假体（注意在置入胫骨假体时使用衬垫试模来支撑胫骨假体，同时保护距骨假体关节面）。E. 假体安装完毕，包括活动衬垫。F~L. 置入的最后步骤。F. 将胫骨开窗时截下的胫骨前部皮质骨块回植。G. 骨松质部分必须小心修整。H~J. 置入胫骨前侧皮质骨块并打压紧实。K、L. 确认有足够的活动度。

关闭切口及石膏固定

- 用无菌生理盐水彻底灌洗关节及假体。
- 保护好假体,将截下的骨填塞入前方管孔内。
- 固定针这时应已经从胫骨近端移除。
- 缝合关节囊。
- 根据手术医师的习惯留置引流管。
- 松开止血带并仔细止血。
- 缝合伸肌支持带并注意保护腓深神经和腓浅神经。
- 用无菌生理盐水冲洗皮下层然后缝合。
- 无张力缝合皮肤。
- 在伤口上覆盖无菌敷料,放置足够的衬垫并用短腿石膏固定踝关节于中立位。

要点与失误防范

处理胫骨	在胫骨初始截骨后使用沟槽模块确认胫骨截骨是否足够,沟槽模块的厚度等同于胫骨基板和最薄的聚乙烯衬垫厚度之和。如果不能匹配,则需要更多的胫骨截骨
去除胫骨截骨块	在试图移动胫骨截骨块前,一定要在内踝沟从前往后全程做垂直截骨。如截骨块仍与内侧相连,可能导致内踝骨折
距骨假体的大小	距骨处理分为2个系列:1~4号的距骨处理方法相同;5~6号的距骨处理方法相同。因此,必须在4号与5号之间做出区分,但在给定的大小范围内则不需要
胫骨窗处理	胫骨开窗去除的前侧骨皮质块一定要保留,这可以在手术结束时用来填补骨缺损
打压距骨假体	胫骨窗口使距骨打压器能够放置在理想的位置,便于它能够直接垂直打压距骨试模和最终的假体
胫骨和距骨假体的相对大小	距骨假体的型号必须等于或小于胫骨假体,同时聚乙烯衬垫必须小于胫骨基板以免边缘载荷和撞击
最终的活动度	安装假体后如果踝关节背伸不能超过中立位,应考虑更换更薄的聚乙烯衬垫、行跟腱延长或腓肠肌-比目鱼肌滑移术

术后处理

- 住院观察1天。
- 住院期间鼻吸氧。
- 在石膏的保护下着地负重是允许的,但尽量鼓励患者抬高患肢。
- 术后2~3周复诊,拆除缝线并改用弧底鞋。
- 3周后在可忍受的范围内负重。
- 如果伤口良好,确保采取消肿并改善活动度的治疗。
- 术后6周,拍摄踝关节负重位片(图3)。

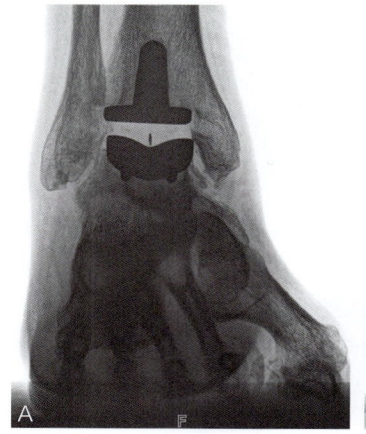 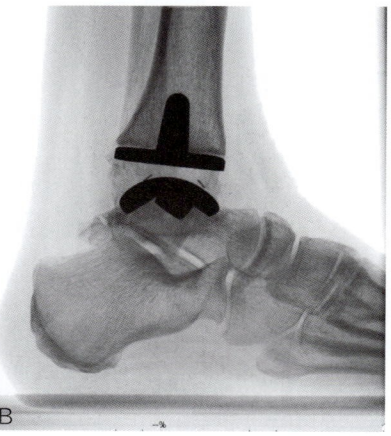

图3　随访时负重位平片。A. 踝关节前后位片。B. 踝关节侧位片。

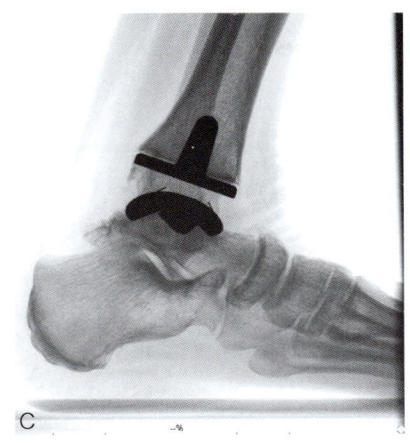
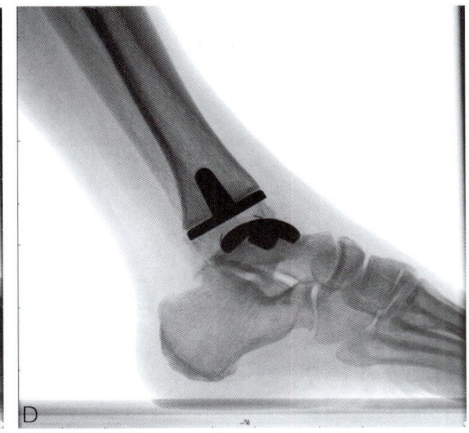

图3（续） C. 背伸。D. 跖屈。

- 如果伤口良好并且影像学提示有早期骨长入、没有应力性骨折的征象，可逐步增加负重，同时患者可以更换普通的鞋子。
- 如果没有应力性骨折或假体失败，患者可以逐步过渡到普通鞋具并且完全负重。

预后

- 虽然一些最近报道的全踝关节置换术的结果基于高等级的循证医学证据，但全踝关节置换术的疗效报道几乎都来自于Ⅳ级的证据。
- 使用全踝关节置换最常用的评分系统 AOFAS（Kofoed，Mazur）和 NJOH（Buechel-Pappas）的研究结果一致显示功能有所改善，随访的分数为 70～90 分（最高 100 分）。
- 患者对全踝关节置换术的满意率超过 90%，但患者满意度的随访时间大多不超过 5 年。
- 假定移除金属组件或者接受融合术作为终点，目前可获得的假体总体生存率 5～6 年的为 90%～95%，10～12 年为 80%～92%。
- 至今还没有活动衬垫全踝关节假体的结果报道。

并发症

- 感染（浅表和深部）
- 神经痛（腓浅神经和腓深神经，胫神经少见）
- 伤口延迟愈合
- 伤口裂开
- 顽固性疼痛，尽管骨科检查及影像学所见均无异常
- 骨溶解
- 假体沉降
- 内踝应力性骨折
- 假体碎裂（包括聚乙烯衬垫）

（姚若愚 译，苏琰 审校）

参考文献

[1] Gougoulias N, Khanna A, Maffulli N. How successful are current ankle replacements? A systematic review of the literature. Clin Orthop Relat Res 2010;468(1):199-208.

[2] Haddad SL, Coetzee JC, Estok R, et al. Intermediate and long-term outcomes of total ankle arthroplasty and ankle arthrodesis: a systematic review of the literature. J Bone Joint Surg Am 2007; 89A:1899-1905.

[3] Stengel D, Bauwens K, Ekkernkamp A, et al. Efficacy of total ankle replacement with meniscal-bearing devices: a systematic review and meta-analysis. Arch Orthop Trauma Surg 2005;125: 109-119.

[4] Wood PL, Sutton C, Mishra V, et al. A randomised, controlled trial of two mobile-bearing total ankle replacements. J Bone Joint Surg Br 2009;91B:69-74.

第76章 INBONE 假体全踝关节置换术
INBONE Total Ankle Arthroplasty

James K. DeOrio, Mark E. Easley, James A. Nunley II, and Mark A. Reiley

定义

- 和其他全踝关节假体一样,INBONE 二代全踝关节假体适用于非手术治疗失败的终末期踝关节炎患者。
- 与其他全踝关节假体的本质区别在于:INBONE 二代全踝关节假体使用髓内而不是髓外作为定位参考。
- 髓内型力线导向器在距骨后关节面的前方穿过足底、跟骨、距骨和胫骨,所以不会累及距下关节面。
- 为了在髓内定位时得到可靠的力线,INBONE 二代全踝关节假体系统需要使用腿部支架,虽然它看起来较为笨重,在手术开始之前需要做更多的准备,可能比其他全踝关节假体系统需要更多的术中透视。然而随着手术技术经验的积累,操作会变得得心应手,并且手术医师可以在截骨手术前就进行畸形的矫正。
- 一代假体的设计已经修改,现在称之为 INBONE 二代假体。
  - 距骨假体的上表面中心现在有一个 V 形凹槽,并有与之相匹配的聚乙烯垫片。
  - 距骨组件的下表面除了中心柄,还在其前方增加了两个脚钉。
  - 胫骨底座现在也有标准和加长两种长度。
- 由于有多种方式来固定距骨组件,且冠状位上 V 形凹槽增加了假体稳定性,再加上必要时可增加胫骨截骨面覆盖范围等优势,INBONE 二代假体目前已几乎完全取代 INBONE 一代假体。
  - 此外,为了避免使用腿部支架,一款称为"预言"的新的 INBONE 二代全踝关节假体系统可供使用。在使用这款全踝关节系统时,术前将患者 CT 扫描资料发送到制造商后定制一个可放置固定针的模块,而不使用腿部支架。这些固定针能用于固定距骨和胫骨截骨模块,同样也允许分开放置胫骨和距骨截骨模块。而实际用于关节置换部分的组件,仍旧是 INBONE 二代全踝关节假体系统。

解剖

- 踝关节。
  - 胫骨远端关节面和内踝。
    - 与距骨的背侧和内侧形成关节。
    - 矢状面上轻度后倾。
    - 冠状面上,关节面与胫骨干的外侧轴线形成88°～92°的夹角。
  - 腓骨。
    - 与距骨外侧形成关节。
    - 承担踝关节 1/6 的轴向负荷。
  - 距骨。
    - 60%的表面被关节软骨覆盖。
    - 双曲率半径结构。
  - 下胫腓联合。
    - 下胫腓前韧带。
    - 骨间膜。
    - 下胫腓后韧带。
- 踝关节在踝-后足复合体的功能如同一个斜行的铰链。

发病机制

- 创伤后关节炎。
  - 最常见病因。
  - 关节内骨折。
  - 踝关节骨折脱位畸形愈合。
  - 慢性踝关节不稳定。
- 原发性骨性关节炎。
  - 相比髋、膝关节炎相对少见。
- 炎性关节病变。
  - 类风湿关节炎最常见。
- 其他:
  - 血红蛋白沉着病。
  - 色素沉着绒毛结节性滑膜炎。
  - 夏科神经关节病变。
  - 化脓性关节炎。

自然病程

- 创伤后关节炎。
  - 骨折畸形愈合、慢性踝关节不稳定、关节内软骨损伤或下肢力线异常都会导致进行性关节软骨磨损。
  - 慢性踝关节外侧不稳定最终会导致:
    - 相对性距骨前半脱位。
    - 距骨在踝穴内内翻倾斜。

- 后足内翻畸形。
- 原发性踝关节骨性关节炎少见且知之甚少。
- 炎性关节病变。
  - 进行性增生性滑膜侵蚀性病变,药物治疗无效。
  - 可能合并有慢性胫骨后肌腱病变和进展性后足外翻畸形,最终使距骨在踝穴内外翻,可能发生外踝应力性骨折和代偿性前足内翻畸形。

病史和体格检查

病史
- 通常有踝关节外伤史。
  - 踝关节骨折,尤其是关节内骨折。
  - 踝关节骨折畸形愈合。
  - 慢性踝关节不稳定(反复踝关节扭伤)。
- 慢性踝关节前方疼痛,主要与活动和负重有关。
- 踝关节僵硬,尤其是背伸受限。
- 踝关节肿胀。
- 与活动相关的进行性疼痛。

体格检查
- 跛行。
- 患者通过外旋髋部带动踝关节外旋以减轻疼痛。
- 尤其是踝关节背伸受限。
- 轻度踝关节肿胀。
- 合并可能的足部畸形。
  - 继发于踝关节不稳的创伤后关节炎,可合并踝关节及后足的内翻及代偿性前足内翻畸形。
  - 炎症性关节炎可出现进行性加重的平足畸形、踝关节及后足外翻和马蹄足畸形。

影像学和其他诊断性检查
- 负重位双侧踝关节前后位片、侧位片和踝穴位片。
- 负重位双侧足部前后位片、侧位片和斜位片,尤其是合并足部畸形时是必不可少的。
- 合并或怀疑存在小腿畸形时,常规拍摄负重位胫腓骨前后位片和侧位片。
- 合并下肢畸形时,有时需要拍摄双下肢负重位全长(从髋到踝)。
- 为了评估复杂或不确定类型的踝-后足关节炎时,无论是否伴有畸形,均需要拍摄踝关节和后足的CT。
- 怀疑距骨或胫骨远端缺血性坏死时,需要拍摄踝关节MRI。

鉴别诊断
- 参见"发病机制"部分。

非手术治疗
- 改变行为方式。
- 支具:
  - 踝-足支具。
  - 固定于鞋的双侧直立支具。
- 硬底弧底鞋。
- 非类固醇类抗炎药物或COX-2抑制剂。
- 系统性炎性关节病药物。
- 皮质醇类药物关节内注射。
- 补充关节润滑剂。

手术治疗
- INBONE二代全踝关节系统与其他全踝关节系统的本质差别在于使用髓内而不是髓外作为定位参考。
- 尽管髓内力线导向器要穿过足底、距骨到达胫骨,并且留下6 mm的钻孔,可能会危及距骨血管。但是其从跟骨后关节面通过,并不会累及距下关节面[3]。
- 如同前文所述,目前可通过术前CT扫描,而不需要术中使用腿部支架。
- 笔者认为INBONE二代全踝关节系统比其他全踝关节系统更为可靠。
  - 一方面,可通过适当的软组织平衡和截骨矫形来纠正胫距关节冠状面和矢状面的畸形。另一方面,得益于宽大的距骨组件和胫骨柄的深度来维持矫形的效果,获得更持久的假体生存年限。

术前计划
- 手术医师必须确认患者有足够的血流灌注以便于伤口愈合,而且没有神经病变。
  - 非侵袭性血管检查,必要时请血管外科会诊。
- 在计划全踝关节置换术的手术入路前,手术医师必须检查踝关节有无陈旧性瘢痕或手术切口瘢痕。
- 手术医师必须了解下肢、踝关节和足的大体及影像学力线。
  - 手术医师必须做好踝关节软组织平衡和矫形的准备。有时需要进行胫骨远端或足部截骨矫形、后足融合术、韧带松解或稳定手术及肌腱转位术。
  - 手术医师必须确认冠状面的畸形是否可以被动纠正,以决定是否需行韧带松解术。
- 确定踝关节活动度
  - 踝关节僵硬,尤其是踝关节背伸受限,可通过以下方法矫正:
    - 胫距关节前方骨赘切除。
    - 后方关节囊松解。
    - 有时需行跟腱延长或腓肠肌腱滑移术。

- 工具：
  - 这些工具使全踝关节置换术更加容易施行：
    - 较大的摆锯用于大范围截骨，而小摆锯用于精细的截骨。小摆锯和往复锯便于骨突的精准切除，同时便于切割从关节内取出的大骨块。
    - 用于处理截骨面的骨锉。
    - 直角刮匙在从关节囊分离骨块时尤其有用。
    - 利用有齿椎板撑开器能够牵开踝关节，部分矫正踝关节畸形及恢复力线。由于INBONE二代假体使用单模块截骨导向器进行胫骨和距骨截骨，置于关节内的椎板撑开器有助于限制截骨量，椎板撑开器放置在关节的凹面也有助于恢复力线。
    - 在胫距关节面准备完成后，无齿的椎板撑开器可以巧妙地撑开踝关节改善手术显露。
- 大型X线透视机：
  - X线透视确认踝关节截骨导向器的力线。
    - 腿部支架能够确保小腿相对于力线导向器和定位钻头在正确的位置上。
  - 使用腿部支架时，大型X线透视机能跨过腿部和支架。
  - 透视机必须能够跨过手术台，所以不适合使用小型透视机。
- 通过脚踏板来调整手术台的位置。
  - 当足部固定于腿部支架时，轻微调整手术台旋转可以确定相对于力线导向器的力线是否理想。
- 微调踝关节力线导向器以及微调定位钻头套筒。

体位

- 患者取仰卧位，手术侧足底位于手术台的末端。
- 平衡足踝的体位，使足趾垂直向上。
- 同侧髋部垫高避免髋部外旋。
- 常规使用大腿止血带和局部麻醉。
  - 腘窝阻滞麻醉能提供足够的术后镇痛，尤其是留置导管时。此外，髋关节及膝关节的屈伸活动不受影响，便于术后即刻安全的活动。
  - 然而，腘窝阻滞麻醉下使用大腿止血带需要追加股神经阻滞（患者伸膝功能丧失）或全身麻醉。
- 手术侧下肢需要足够的空间放置INBONE二代假体腿部支架。手术医师应确保对侧下肢与手术侧下肢不能太靠近。

入路

- 踝关节前方入路，使用胫骨前肌腱和姆长伸肌腱间隙。

显露

- 在踝关节前方正中线做纵行切口，起自胫距关节近端10 mm处，切口位于胫骨前嵴外侧1 cm。
- 向远端延伸踝关节前正中切口至距舟关节。
- 避免直接牵拉皮缘，尽量采用深部、全厚牵开减少皮肤并发症风险。
  - 找到腓浅神经并向外侧牵开保护。
  - 根据经验，腓浅神经有一固定分支直接越过胫距关节或紧贴其近端走行。
- 接下来显露伸肌支持带，找到姆长伸肌腱，小心地在胫骨前肌腱外侧锐性切开伸肌支持带。
  - 有些手术医师在姆长伸肌腱上方直接切开伸肌支持带。然而这并不能保护神经血管束不受到深部牵开的影响，因此我们认为最好保留一些伸肌支持带来保护神经血管束。
  - 尽量保留不切开胫骨前肌腱鞘。
  - 保留胫骨前肌腱上方的支持带，避免术后胫骨前肌腱发生弓弦效应，以此降低前方切口的张力。即使伤口裂开，胫骨前肌腱也不会直接暴露出来。
  - 但是，保留胫骨前肌腱上方的支持带并非总是可行的。偶尔，胫骨前肌腱和姆长伸肌腱在支持带内共用一个腱鞘（技术图1）。
- 采用胫骨前肌腱和姆长伸肌腱之间的间隙，将胫骨前

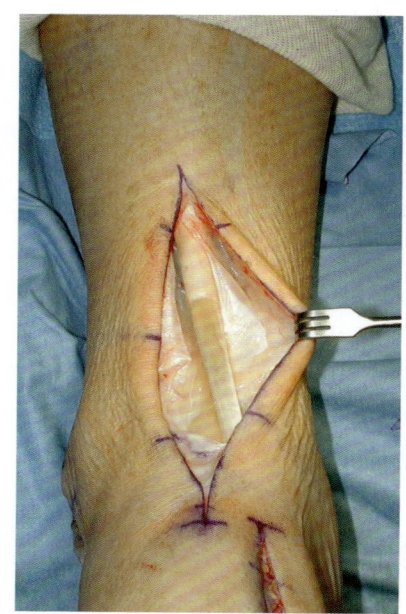

技术图1 该病例没有单独的胫骨前肌腱鞘。术中在肌腱的外侧打开支持带，这样避免关闭伤口时缝线在胫骨前肌腱的正上方。

肌腱和踇长伸肌腱分别向内外侧牵开。
- 找到深部神经血管束（胫前-足背动脉和腓深神经），并在余下的手术过程中将其小心地向外牵开。
- 切开踝关节前方关节囊，并剥离胫骨及距骨背侧骨膜分别至胫骨远端关节面上6～8 cm和距舟关节处。
- 将切开的关节囊及骨膜向内外侧剥离，以显露踝关节直达内外侧沟显露内外踝。
- 去除胫骨及距骨前方骨赘以便于手术显露，并避免影响操作。
- 这时建议用4 mm宽的长咬骨钳顺着踝关节沟向下清理，去除距骨和踝部骨量，有助于防止撞击和选用过大的距骨组件。

胫距对线

- 在将下肢放置在INBONE足踝固定器前，先进行踝关节软组织平衡和力线调整。

内翻畸形

- 常规实施广泛的内侧松解术来纠正中、重度的内翻畸形。这意味着沿着内踝弧形地剥离掀起所有的软组织，而不是直接在三角韧带处横行切开。
- 这种理念和膝关节置换术中内翻膝软组织平衡术相似，在Bonnin等[2]2004年的Salto假体的论述中已经详述。
- 常规从胫骨远端内侧至距骨内侧在骨膜下剥离，注意保持软组织袖的连续性。
- 剥离距骨内侧骨膜时要适当，因为这可能影响供应内侧距骨顶的胫后动脉三角支的血供。
- 剥离三角韧带（内侧副韧带）的浅层，但要保持近端及远端的完整性。彻底松解韧带直至显露胫骨后肌腱。
- 为了平衡踝关节，可能需要从内踝上剥离三角韧带的深层（内侧副韧带）。在内翻畸形严重的病例，需要松解整个三角韧带深层以达到胫距平衡（技术图2A）。理论上存在过度松解的可能，但从笔者的经验来看，对于严重的内翻畸形，即使完全松解三角韧带也不会引起外翻。
- 当内侧韧带松解适当，截骨和金属组件对线理想以及聚乙烯衬垫大小合适时，很少需要外侧韧带重建。但当腓骨尖存在撕脱骨折时例外，这种情况下很难依靠外侧组织牵拉来旋转踝关节，这样的病例可以实施Brostrom韧带重建术（技术图2B～D）。这与常规踝内翻畸形软组织平衡手术有很大不同。先进行韧带重建，有助于后续操作中在胫距关节内侧使用椎板撑开器来旋转距骨。
- 在胫距关节内侧放置一把椎板撑开器以维持矫正。

外翻畸形

- 同样必须矫正外翻畸形。
- 从经验来看，很少需要施行韧带松解。然而，如果患者术前站立侧位X线片提示距骨前半脱位，那么考虑外

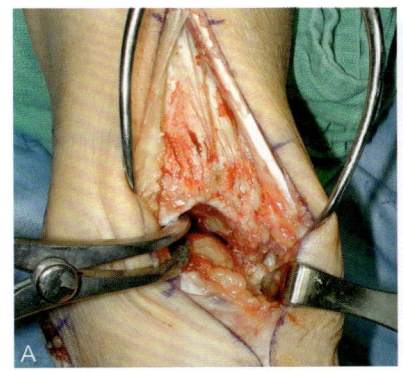
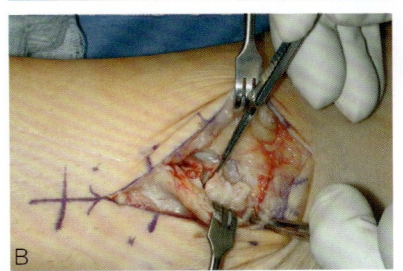
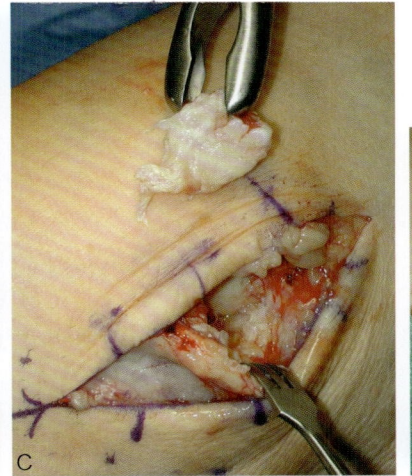
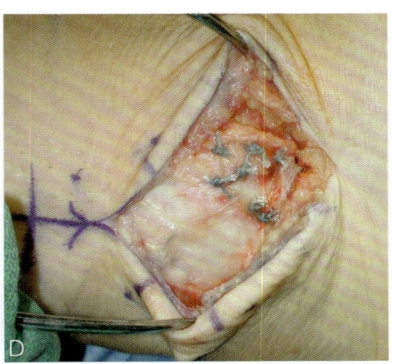

技术图2 A. 在这个踝关节内翻的病例中剥离了整个三角韧带，从而得以用椎板撑开器将踝关节撑开。B. 在腓骨尖可见一个较大的游离骨块，提示累及距腓前韧带的陈旧性撕脱骨折，去除这个骨块（C），并施行Brostrom韧带重建手术（D）。

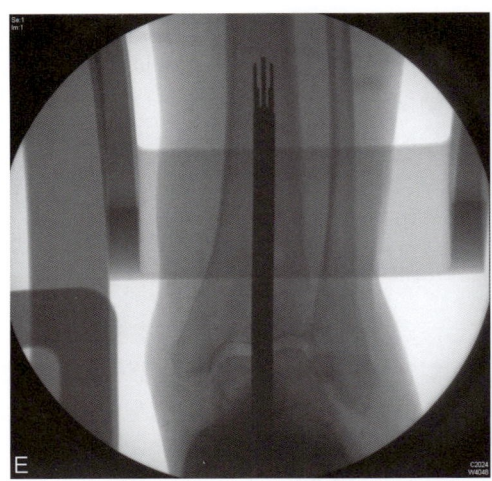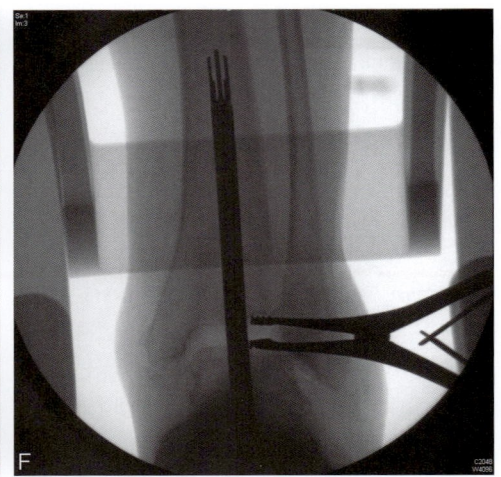

技术图2（续） E. 前后位片显示踝关节外翻，力线导向器适当旋转。此时距骨没有与导向器或胫骨垂直。F. 这张图中，椎板撑开器置于关节凹面的一侧，此时距骨与导向器和胫骨垂直。

- 侧韧带可能松弛。为了平衡踝关节，行改良 Brostrom 韧带重建术通常是必需的。
- 通常外翻畸形继发于外侧踝关节塌陷和内侧韧带（三角韧带）松弛，也可合并部分外侧韧带不稳。
  - 合并外侧韧带不稳在外翻畸形中看似有悖常理，但这是笔者治疗大量终末期踝关节炎合并外翻畸形患者的经验。
  - 在这种情况下行外侧松解将加重外侧不稳。
- 使用椎板撑开器撑开踝关节外侧，重建踝关节对线并恢复内侧韧带功能性张力（技术图2E、F）。

髓内对线

- 确保足踝支架组装到位并校准钻孔力线导向器轨迹。若不能确定，可以将套管组装至固定器，将钻头插入，透视下确认是否符合（技术图3A）。
- 足部和小腿固定在腿部支架上。
  - 保持对术前畸形的矫正，用椎板撑开器维持后将小腿固定在腿部支架上（技术图3B）。
    - 如果先把足踝部固定到支架上，将很难用椎板撑开器进行有效的撑开。
  - 适当旋转：
    - 使用一个小的直骨刀放置于内侧踝关节沟作为参照，旋转足部直到骨刀与腿部支架的足板平行。
  - 跖行足：
    - 足跟必须与导向器的足板齐平。
    - 如果不能，距骨截骨将产生后倾，距骨体过度截骨将增加距骨组件后倾部分发生沉降的风险。一定要去除胫距关节前方所有的骨赘，必要时行腓肠肌松解或跟腱延长。
  - 冠状面对线：
    - 在内外侧平面上，调整定位钻孔开口的位置至足跟的中心。
    - 使用前后对线导向器大致调节力线。
    - 这一位置同样需要与胫骨干轴线对齐，因此需要微调。
    - 术前畸形的存在将使这种初调更为困难。
  - 矢状面对线：
    - 使用侧方对线导向器对力线进行大致调整。
    - 调整小腿支架相对于足部（距骨）的位置（技术图3C）。
  - 根据经验，在跟骨位置、胫骨对线和旋转都理想的情况下，可能会使足部相对于小腿看上去有些内旋。
  - 透视确认力线良好：
    - 需要大型X线透视机（技术图3D、E）。
  - 踩足踏板调整手术台位置（技术图3F）。
    - 把足部固定在腿部固定支架上，适当旋转手术台，确定与力线导向器的对线正确。
  - 使用足踏板能够精细调节力线导向器与踝关节的对线，并可对钻孔的轨迹进行微调。
- 打定位钻孔：
  - 在足底做一个水平方向的1 cm切口，在足部支架的开口处直接插入定位钻。
    - 这1 cm的切口使定位钻能够在内、外方向上进行微调，即使当套筒已经插入到跟骨表面以后也可以。

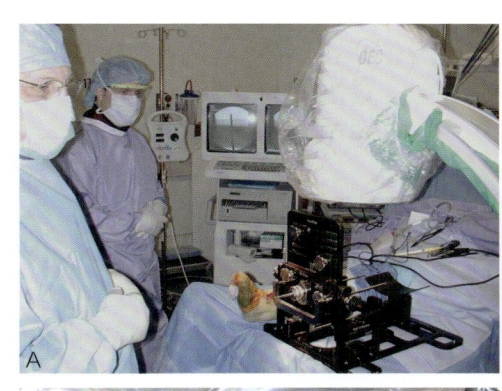
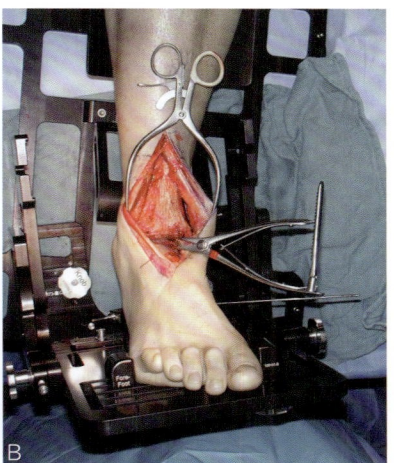
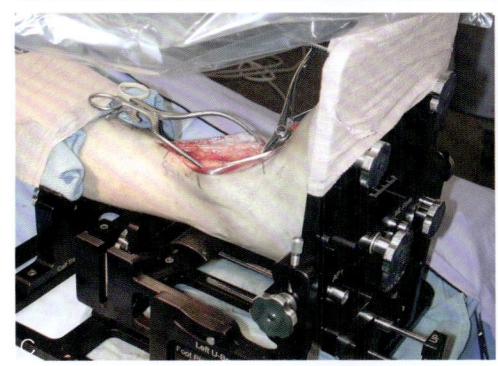
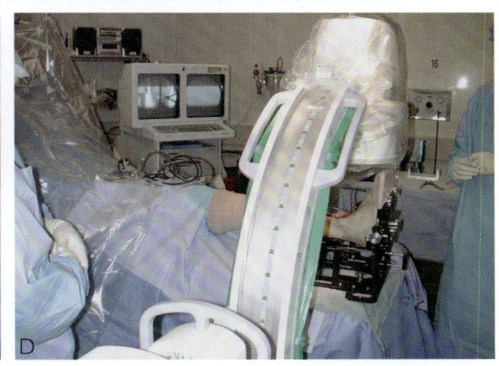
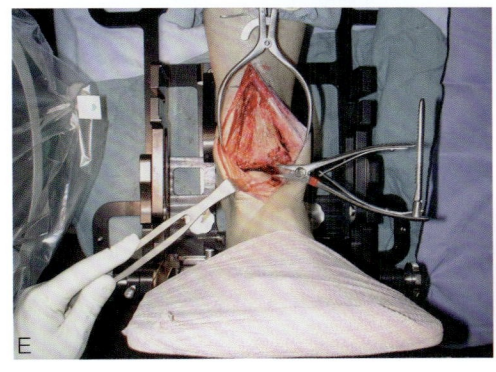
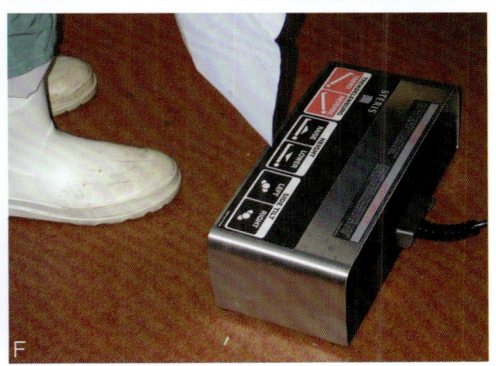

技术图3　A. 透视下确认腿部固定支架、套管和钻透的位置，确认腿部固定支架组装正确。B. Gelpi 牵开器将深部软组织牵开，椎板撑开器把内翻踝关节的内侧撑开。C. 将小腿置于腿部固定支架内，跟腱及腓肠肌靠在小腿托架上。D. 用C臂机拍摄患者踝关节前后位片。E. 上面观：椎板撑开器撑开中，深部Gelpi牵开器将深部软组织牵开。左侧为准备拍摄侧位片的C臂机。F. 足踏板用来控制手术台的倾斜，使力线对线确保平行。

- 切口深度不应超过5 mm，否则将损伤足底外侧神经。
○ 插入钻孔导向器至跟骨跖侧。
- 插入导向器时不要固定支架，这有可能使钻头弯曲，产生与导向器不同的轨迹。
○ 固定钻孔导向器。
○ 从跟骨向胫骨打入定位钻。
- 由于当钻头撞击足底内侧跟骨时钻孔轨迹可能改变，开始钻孔时通常采用反钻或"点钻"（轻钻）来逐渐钻透跟骨跖侧骨皮质，而不影响预定轨迹。
- 一旦钻透跟骨跖侧骨皮质，继续向前推进钻头。
○ 钻孔时可能会使支架有轻微的移动，需要重新调整支架并通过透视确认正确的对线，保证定位钻力线正确。
○ 推进钻头进入胫骨远端，8～10 cm。
● 透视下确认冠状位和矢状位上定位钻位置良好。

准备胫距关节

测量大小
- 可通过术前影像资料测量患侧或检测的踝关节。
- 通过定位钻导向器作为参考,把截骨模块放置于基本正确的位置。
- 在透视下使用定位钻导向器可以微调截骨模块的位置。
  - 在前后面上将截骨导向器和定位钻导向器对齐(技术图4A)。
  - 在侧位上使用锯片通过截骨导向器确定截骨平面。距骨头截骨过度会影响距骨头的血供(技术图4B)。
  - 只有当透视下通过力线导向器确定合适的力线后,截骨模块的摆放才算最终确定。
  - 导向器在内外侧的中心很重要,内踝截骨不能超过1 mm。

固定截骨模块
- 截骨模块位置确定后,用固定针固定模块,先固定胫骨模块,然后再固定距骨模块。
- 偶尔距骨固定针会滑脱而没能打入距骨,尤其当椎板撑开器撑开关节或距骨顶硬化时。
- 在用固定针固定距骨模块后,可以用无齿椎板撑开器来维持固定针的位置,但操作时要小心,因为过度撑开可能使固定针永远地卡在截骨导向器内。
- 再在内外踝沟内放置2枚固定针。
  - 通过对截骨模块位置的透视确定其内外侧的位置。
  - 这些固定针可以保护内外踝。
- 如果使用椎板撑开器撑开关节,有可能会影响固定针的置入。
- 试着在合适的位置上置入足够多的以及足够长的固定针,这样当椎板撑开器移走后仍能维持矫正的位置。
- 退出轴向定位钻。
- 连接在截骨模块上的抗旋钻是用来在胫骨上钻取抗旋槽的(位于胫骨底座上的矢状突起)。

截骨
- 保护好软组织后,进行胫骨和距骨截骨。
- 胫骨和距骨截骨都必须截断后侧骨皮质。
  - 可能在初始截骨时不容易做到,这取决于截骨模块的高度和所使用的摆锯。在初始截骨后,可以压低截骨模块以完成截骨,或者使用徒手技术完成截骨。当然要避免锯片插入过深。
  - 下降跟腱托架以避免姆长屈肌腱被压至前侧而被摆锯误伤。在后方骨皮质上轻点摆锯通常可以确认骨皮质是否仍然完好。
  - 要注意锯片的长度,尤其是当截骨模块移除后,摆锯可能会损伤后方结构(软组织)。
- 一旦整个截骨块的后方骨皮质被截断,可以去除截骨导向器和固定针。
- 从关节内去除截骨块。
  - 使用一把无齿椎板撑开器可以方便地抵达最后侧的骨块。
  - 避免使用工具撬动踝关节,这可能会导致踝关节骨折。
  - 咬骨钳或带角度的刮匙是移除截骨块的理想工具。
  - 微型往复锯可一点点地切除截骨块以便于移除所有骨块。避免摆锯误入已处理完的胫距关节面,同时注意保护内外踝。

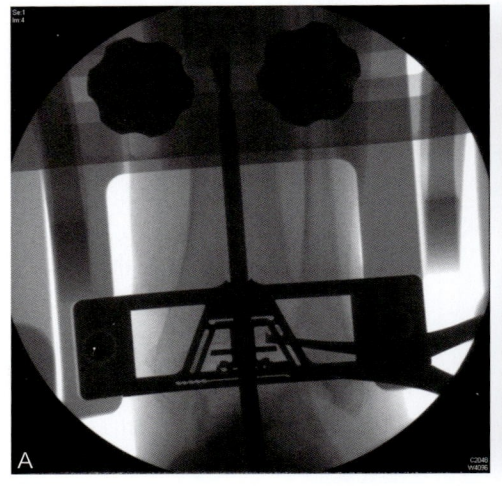 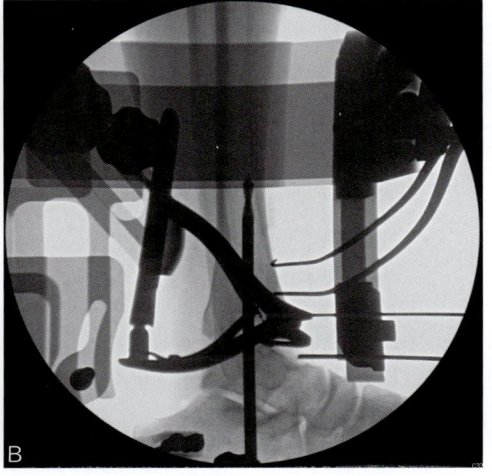

技术图4 A. 截骨导向器已经置于踝关节上并位于钻头中心。B. 侧位片:截骨导向器连同锯片和"假"刃就位,使手术医师辨明距骨顶和胫骨远端的截骨量。

胫骨扩髓

- 在关节内将扩髓器的扩头安装在扩髓器柄上（技术图5）。可能需要用无齿椎板撑开器撑开关节，方便安装扩头。
- 推进扩髓器，通常使用四节段胫骨柄进行延伸；这需要胫骨扩髓至55 mm。目前，INBONE假体已经美国食品药品管理局（FDA）批准可使用2~8个节段的胫骨柄。
- 从关节内取出扩头。当扳手置于扩头时，注意避免启动扩髓器，否则扩髓器和扳手旋转将造成踝部骨折。在进行这一部分操作时，保持手指不接触扳机。一手牢牢地把持安装在扩髓器头部上的扳手。将开关调至反向并将扩头从柄上分开。从关节内拔出扩头，从足底抽出扩髓器柄。

距骨准备

- 将距骨力线导向器的套筒安装到足板的跖侧。
- 通过套管将距骨位置导向器推入到预备好的距骨截骨面。
- 把距骨固定针导向器定到距骨位置导向器上并置入距骨固定针。检查固定针是否在距骨截骨面合适的位置；如果不是，该导向器上提供了多个进针的位置选择。或者，可以先在"0"号位置上置针，然后将固定针导向器套入，再打入第2枚位置更佳的固定针。
- 也可使用距骨试模来确定理想的固定针位置。把距骨试模在冠状位上摆放到理想的位置，并紧贴后方骨皮质（技术图6A）。
  - 用2根克氏针固定距骨试模。
  - 一旦距骨试模的位置在大体上和透视下都确认放置好，就可通过距骨试模置入用于钻距骨柄的固定针（技术图6B）。
- 透视下确认距骨组件的位置是否理想（技术图6C）。

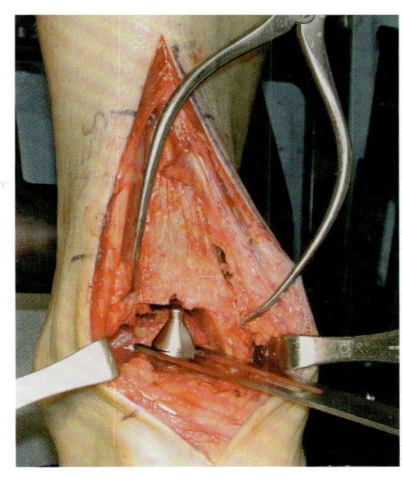

技术图5 把扩头安装在扩髓器上，进行胫骨远端扩髓。

- 前方脚钉的孔洞也已钻好。
- 理想情况下，距骨固定针（即作为距骨柄的钻孔导向器）在跟骨后关节面中心的后方中点。
- 10 mm的柄可先在器械台上与距骨组件的基部相连，然后将距骨顶–柄组合体同时插入。笔者较少使用14 mm的柄，因为其需要先在关节内放置好胫骨柄后，保持不动，再将距骨组件连接。目前，为了减少距骨上的骨丢失，笔者只使用距骨组件上的前脚钉来固定距骨组件。此外，还对跟骨、距骨的扩髓孔进行植骨，以防止滑膜液从距下关节渗入。
- 移除距骨试模后，到放入距骨柄之前，使用空心钻钻孔，以给距骨柄的置入留有足够的空间（技术图6D）。
- 最后用透视确认组件都安放在位，注意这个病例中使用了中心距骨柄。上文提到，有些手术医师主张只用距骨假体上的前脚钉来维持距骨假体稳定性（技术图6E）。

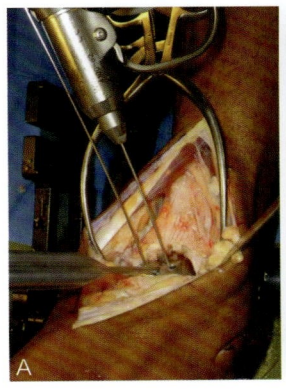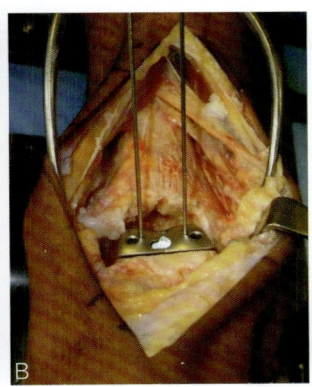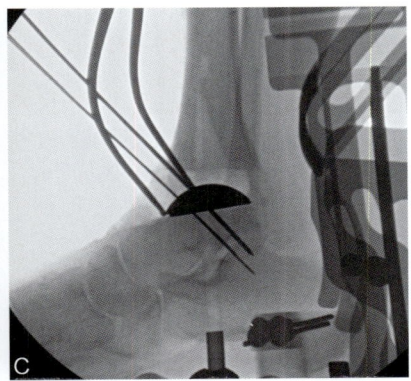

技术图6 A. 用2根克氏针将距骨试模组件安放固定到距骨上。用于距骨柄放置的中心固定针也可通过组件打入。但由于INBONE二代距骨组件有两个前脚钉，有些手术医师在置入距骨组件时不使用距骨柄。B. 距骨试模组件在前后位上置于合适的位置。C. 侧位透视下组件的位置满意，可见前方的克氏针和用于放置距骨柄的中心固定针。

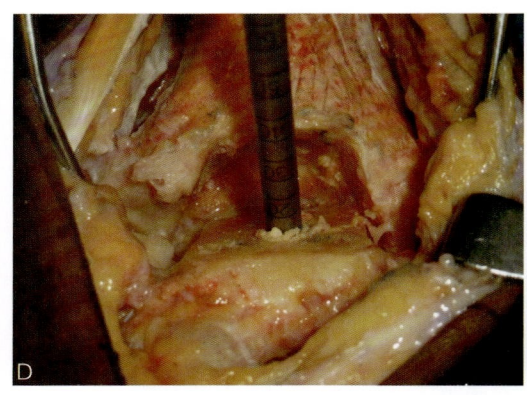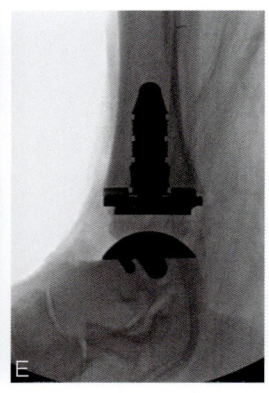

技术图6（续） D. 移除距骨试模后，用空心钻沿中心固定针为距骨柄钻孔。E. 透视确认组件安放在位。

组件置入

在关节内组装胫骨柄

- 常规将踝关节跖屈，在器械台上组装好第1个两节段的胫骨柄，用相应的扳手将其插入扩髓后的胫骨（技术图7A）。
- 将踝关节放回到扩髓时的中立位，在用专用夹子将下一节段的胫骨柄置入关节内后，从足底插入X形螺丝刀（技术图7B）。这是可能需要借助一个无齿椎板撑开器撑开关节以便插入下一个节段。
- 用扳手固定住胫骨内的前两个节段，使用X形螺丝刀将第3个节段安装到胫骨柄（技术图7C）。确认扳手已牢固地把持住前2个节段；如果第3个节段在安装牢固后胫骨节段发生旋转，扳手可能撞击踝部而导致骨折。
- 撤出X形螺丝刀，用顶棒经足底将3节段的胫骨柄向胫骨内推进（技术图7D）。此时拍摄术中透视片可以帮助确认在这例内翻的踝关节中胫骨柄放置的角度是否正确（技术图7E）。在打入胫骨柄时一定要在第3个节段

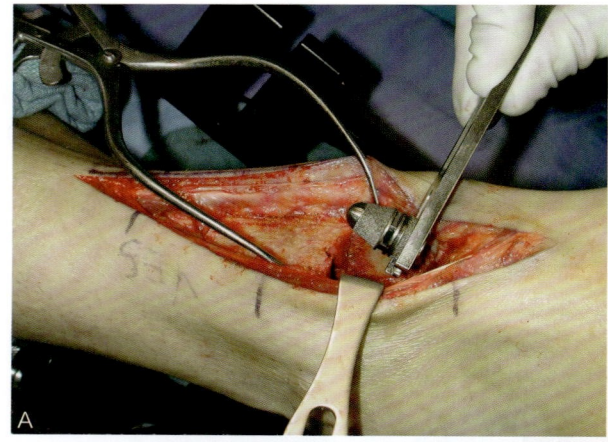
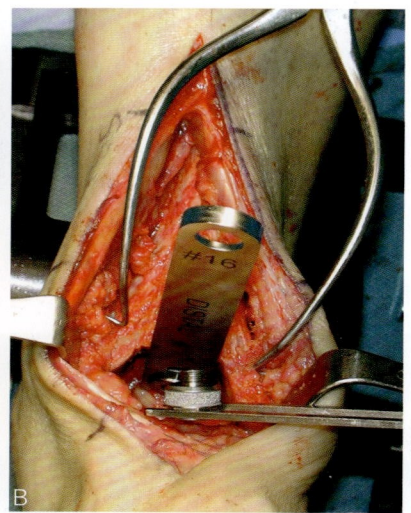
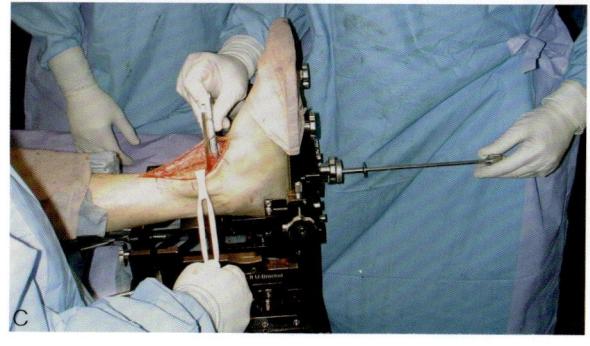

技术图7 A. 足部置于跖屈位时插入连接有圆锥形头部和一个中间圆柱形节段的假体柄。B. 在插入另一个中间柄组件时用扳手固定住已插入的部分。C. 插入X形螺丝刀将节段间拧紧到位。

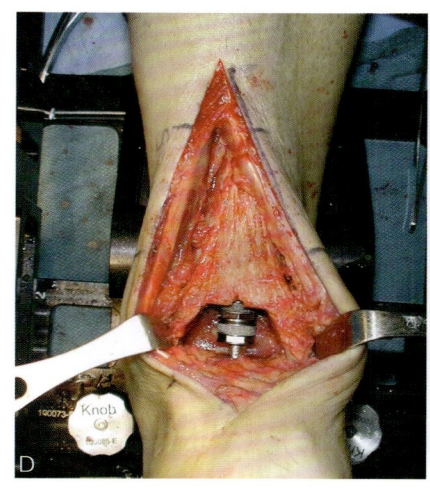
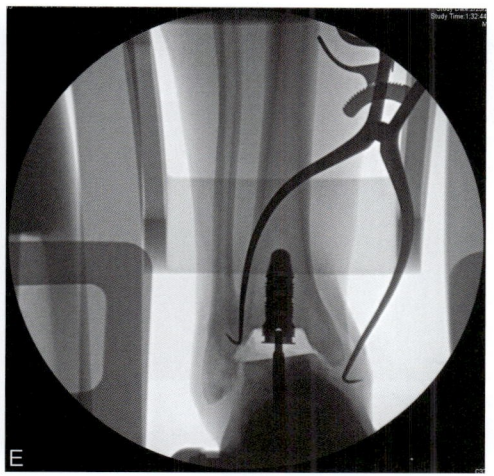

技术图7（续） D. 插入柄组件后，在向胫骨内打击胫骨柄之前，先要在柄上连接扳手。E. 连接扳手前的前后位片，胫骨柄已推入胫骨。

上连接适当的扳手以避免胫骨柄进入过深。
- 重复以上步骤，将第4个节段连接至第3个节段。必要时增加额外的节段。笔者通常使用四节段胫骨柄。
- 最终的节段和其他节段的不同之处在于它有结合Morse锥的凹槽，而且上面还有一个小洞提示旋转是否到位。接下来用相应的扳手稳住整个胫骨柄，用顶棒将柄打入胫骨。

胫骨底座
- 将胫骨底座置入关节（技术图8A）。
- 轻轻地从胫骨柄中抽出顶棒，使胫骨底座就位，然后使用顶棒将底座安置于胫骨柄。胫骨底座通过Morse锥与胫骨柄锁定（技术图8A）。
- Morse锥锁定后，移除柄上的扳手，在底座和柄的复合组件即将完全就位前，确认有足够的空间容纳底座，小心修剪侧方的骨赘，这可能会导致踝部骨折（技术图8B）。
- 在这一过程中，必须控制住胫骨组件的旋转。当打压胫骨组件时，在底座前方连接一个窄的手柄控制胫骨组件的旋转。完全固定住后，组件应紧贴踝穴（技术图8C）。
  - 如果胫骨柄存在内翻或者外翻，可使用小的往复锯从凹面处（胫骨柄倾斜的一侧）锯下一薄片骨质。然后用打击器打击这一侧来纠正力线不良。

距骨组件
- 从笔者看来，这是整个手术中最具有挑战性的部分。尤其是为了使截骨量最小化或矫正畸形而撑开关节的情况下。此时为了获得最理想的软组织平衡和韧带张力，关节间隙被设计得非常紧。

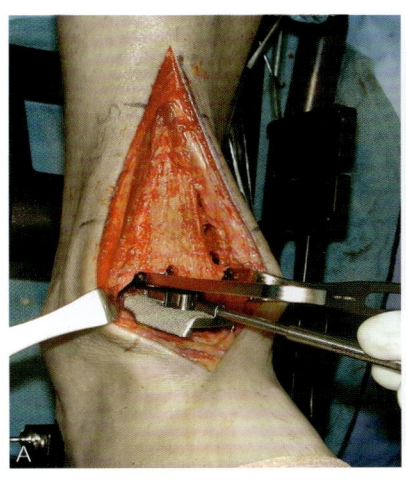
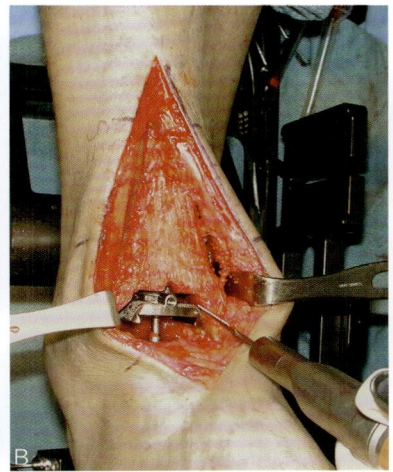
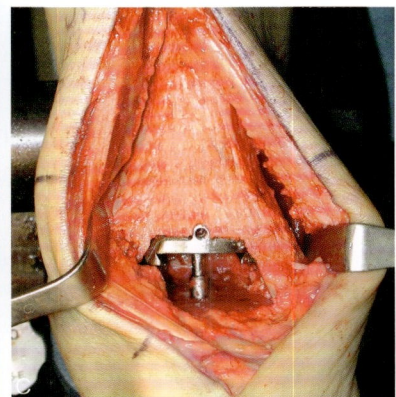

技术图8 A. 胫骨组件的底座已插入胫骨柄的底部。注意Morse锥的突起部分。B. 使用小往复锯修整骨块，确保最终匹配良好。C. 底座连同胫骨柄固定至胫骨。

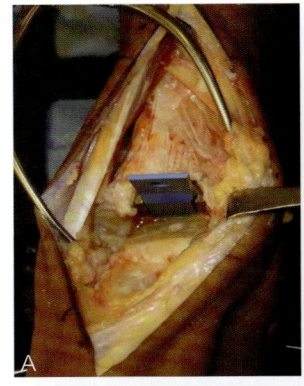
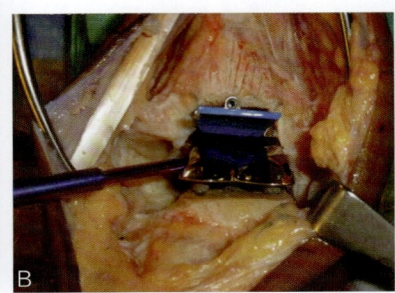
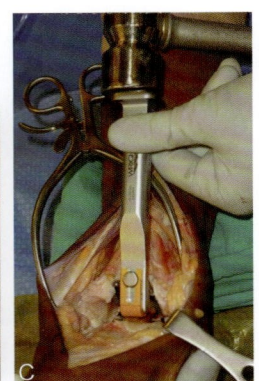
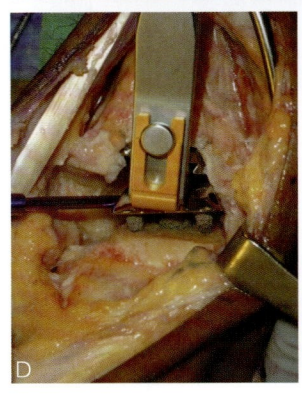

技术图9 插入距骨组件。A. 保护性塑料套用于保护胫骨组件。B. 使用专用的把手插入距骨组件。C. 距骨打击器。D. 注意在此病例中，10 mm 距骨柄（已在操作台上与距骨组件相连）是用来使距骨组件更加稳定。有些手术医师不使用距骨柄，而仅靠2个前脚钉来维持稳定性。

- 对于2号和3号假体，笔者通常在器械台上用专用的组装工具锁定Morse锥，并把10 mm的柄和距骨顶组件组装在一起。
- 通常，因14 mm柄长度过长，不能在植入假体前与距骨顶组件连接。因此如果距骨的深度足够，为4号和以上的假体先安装14 mm的距骨柄，将其安装在与距骨截骨面齐平的薄螺纹扳手上。由于Morse锥还未锁定，必须在距骨柄下保留螺纹扳手。
- 采用椎板撑开器轻柔地将关节撑开，接下来插入距骨顶组件。在胫骨底座上插入一个保护性塑料套保护距骨顶组件以防止刮伤（技术图9A）。当距骨组件向后固定时，可能需要用无齿椎板撑开器在距骨顶组件下方维持撑开。距骨顶组件上连接的把手便于将距骨顶向后推进（技术图9B）。
- 无论有无使用距骨柄，一旦距骨顶组件坐落到脚钉上，使用距骨顶打击器使距骨顶组件完全就位（技术图9C、D）。
- 移除螺纹扳手并检查距骨顶组件和柄之间的界面，确认距骨的两个组件已经牢固地连接。使用打击器使距骨组件完全就位。
- 当打击距骨组件时，用插入距骨顶的把手控制距骨组件的轻微转动。

插入聚乙烯衬垫

- 使用聚乙烯试模确定所需衬垫的厚度（技术图10）。
- 在这一阶段，常规拆除腿部固定支架，透视前后位和侧位，确认假体组件的位置和平衡是否合适。
- 当踝关节处于中立位时，内外翻应力应该平衡。反之，则聚乙烯的厚度可能不合适或者有可能需要重建内外侧平衡。通常是内侧关节（三角韧带）过紧。按照传统，以前对外侧韧带进行重建（改良 Brostrom 或 Brostrom-Evans 术），但笔者最近的经验表明，通过松解三角韧带（前文已述）和增加聚乙烯的厚度可以成功地重建踝关节的平衡。

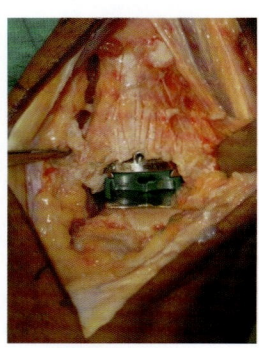

技术图10 装入聚乙烯试模，确定聚乙烯组件的最终厚度。使其在冠状面上提供满意的稳定性以及在矢状面上的活动度。

- 踝关节至少能够背伸超过中立位5°，最好能达到背伸10°。如果不能达到，可能说明聚乙烯试模过厚。如果聚乙烯试模厚度适当而踝关节不能背伸至90°，则考虑行腓肠肌滑移术或经皮跟腱延长术。
- 使用专用的工具插入聚乙烯衬垫（技术图11A）。从笔者的经验看，用一下方法锁定聚乙烯衬垫与胫骨底座最为有效。
  - 助手撑开关节。在开始插入时，轻度跖屈插入工具，使聚乙烯衬垫能够放入胫骨底座的锁定槽中（技术图11B）。
  - 一旦聚乙烯衬垫越过距骨顶部，放松跖屈的插入工具并让助手给关节加压，使聚乙烯衬垫进入锁定槽（技术图11C）。
  - 移除插入工具并用专用的打击器使聚乙烯衬垫完全就位。这一操作完成后，假体应该完全固定在位了（技术图11D）。
- 拍摄最终的踝关节前后位和侧位片（技术图11E、F）。

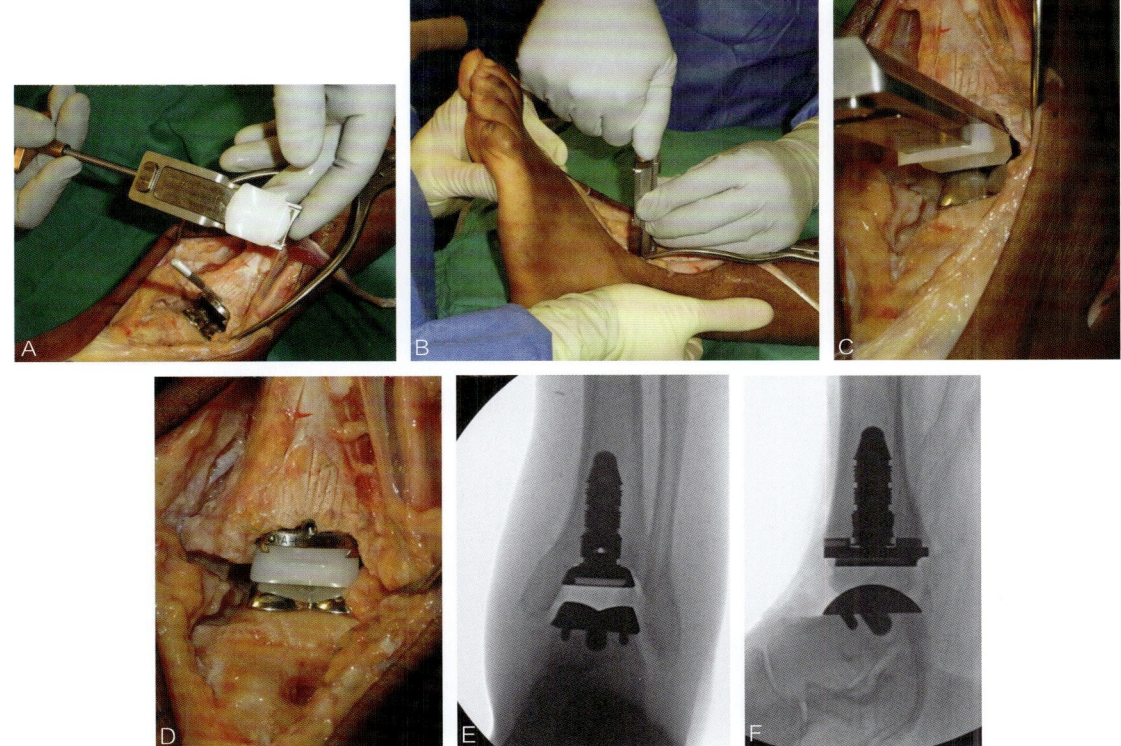

技术图11　最终插入聚乙烯衬垫。A. 胫骨组件上的临时杆和连接在专用插入工具的聚乙烯衬垫。B. 在助手撑开踝关节时，手术医师用专用工具插入聚乙烯衬垫。C. 特写：插入聚乙烯衬垫。D. 最终组件在位。最终的前后位（E）和侧位（F）片。

关闭切口

- 用无菌生理盐水彻底灌洗关节及假体。
- 缝合关节囊，常规留置引流。
- 松开止血带并仔细止血。
- 缝合伸肌支持带并注意保护腓深神经和腓浅神经。
- 用无菌生理盐水冲洗皮下层然后缝合。
- 无张力缝合皮肤。
- 无菌敷料覆盖伤口，覆盖纱布垫并用短腿石膏托将踝关节固定于中立位。

要点与失误防范

马蹄足挛缩	由于手术采用单模块截骨导向器进行胫骨和距骨截骨,马蹄足挛缩将导致距骨后方截骨过多。因此在将小腿安置于腿部固定支架前应行跟腱延长术使距骨位于中立位。若足尖触及足板而足跟不能完全平放于足板上时,就说明存在马蹄足挛缩畸形
旋转	即使足部和小腿放置在腿部固定支架的位置良好,透视也显示力线合适,但踝关节仍然可能存在旋转畸形,从而导致胫骨和距骨截骨发生偏差。在胫距关节的内侧沟放置一把薄骨刀可以帮助确定理想的旋转对位,骨刀应与腿部固定支架的边缘平行
踝关节内翻与外翻畸形	在固定腿部支架前平衡踝关节。内翻畸形行内侧松解;对于外翻畸形,踝关节通常松弛,只需用椎板撑开器在踝穴内撑开即可纠正力线
将踝关节置于透视机的中央	踝关节必须在透视机的中央,否则将不能精确地测量对线。因此,首先将踝关节置于透视射线的中央,然后调节踝关节。同样需要注意的是,在操作手术台调整对线时,踝关节可能偏离透视机的中央,这时在调整对线时需要重新将其置于透视视野的中心
透视确认力线合适	必须首先通过透视确定力线。比如放置截骨模块时,首先检查力线,然后再确定截骨模块的位置
踝关节置于腿部支架时返回中立位	在踝关节连同支架一起跖屈前,先要在腿部固定支架的侧方标记起始点,否则很难再回到相同的中立位
Morse锥	胫骨底座和距骨顶组件通过Morse锥连接至各自的柄;在胫骨侧假体和距骨侧假体完全固定前,先确认单个组件之间已完全锁定
插入距骨组件	当为了减少截骨量而用椎板撑开器撑开关节后,可能会给插入距骨组件带来困难。不过,巧妙地使用椎板撑开器仍然能够方便距骨组件的插入。使用10 mm的距骨柄时,通常有足够的空间插入组装好的距骨顶与柄的复合体;但对于14 mm距骨柄,通常需要依次独立插入柄和距骨顶组件,然后在关节内锁定Morse锥。由于INBONE二代假体的前叉设计,要求减少假体放置的空间。笔者很少使用14 mm的距骨柄,就像之前提及的,许多情况下已经完全不使用距骨柄

术后处理

- 住院观察1天。
- 住院期间鼻吸氧。
- 在石膏的保护下着地负重是允许的,但尽量鼓励患者抬高患肢。保持"足趾高于鼻尖"是一个合适的抬高高度。
- 术后2~3周复诊拆除缝线并更换石膏。如果切口看上去愈合良好,笔者鼓励患者改穿可脱卸的靴子并开始部分负重。
- 术后6周复诊拆除前次复诊重新固定的石膏,并拍摄踝关节负重位平片。1年随访时也需要拍摄(图1)。

预后

- 虽然一些最近报道的全踝关节置换术的结果基于高等级的循证医学证据,但全踝关节置换术的疗效报道几乎都来自Ⅳ级的证据。
- 使用全踝关节置换最常用的评分系统AOFAS(Kofoed, Mazur)和NJOH(Buechel-Pappas)的研究结果一致显示功能有所改善,随访的分数为70~90分(最高100分)。
- 患者对全踝关节置换术的满意率超过90%,但患者满意度的随访时间大多不超过5年。
- 笔者最近的一项研究显示,设定移除金属组件或者翻修至融合作为终点,平均随访3.7年时,INBONE全踝关节假体生存率为93.8%[1]。
  - 患者既往行距下关节融合术或合并距下关节、距舟关节融合术与距骨缺血性塌陷直接相关。大部分病例都是将固定螺钉从前向后置入。因此如果一定要行距下关节融合术时,笔者建议只处理距下关节后

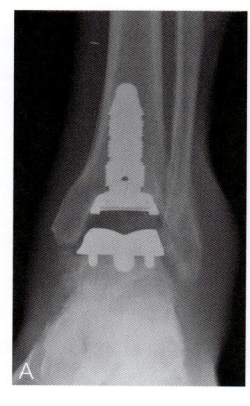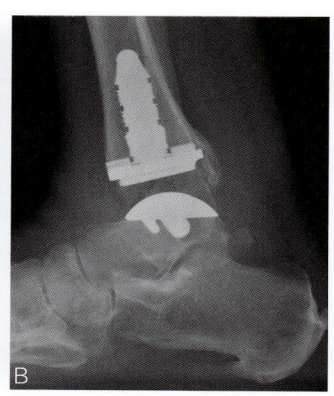

图1 1年随访时的负重位摄片。A. 踝穴位。B. 侧位片上踝关节背伸。

侧关节面，并用螺钉从后向前置入，以避开跗骨窦处的给距骨供血的血管。
  ○ 笔者同样也注意到，只有当使用6 mm钻头时才会损伤距骨血供，导致距骨缺血性塌陷的病例发生。

并发症

- 感染（浅表和深部）
- 神经痛（腓浅神经和腓深神经，胫神经少见）
- 伤口延迟愈合
- 伤口裂开
- 顽固性疼痛，尽管骨科检查及影像学所见均无异常
- 骨溶解
- 假体沉降
- 内踝应力性骨折
- 假体碎裂（包括聚乙烯衬垫）

（姚若愚　译，薛剑锋　审校）

参考文献

[1] Adams SB Jr, Demetracopoulos CA, Queen RM, et al. Early to midterm results of fixed-bearing total ankle arthroplasty with modular intramedullary tibial component. J Bone Joint Surg Am 2014;96(23):1983-1989.

[2] Bonnin M, Judet T, Colombier JA, et al. Midterm results of the Salto total ankle prosthesis. Clin Orthop Relat Res 2004;(424):6-18.

[3] Tennant J, Rungprai C, Pizzimenti M, et al. The effect of current total ankle arthroplasty methods on blood supply of the talus: a latex injection cadaver study with computed tomography and dissection analysis poster presentation. Presented at the American Orthopaedic Foot and Ankle Society Summer Meeting, July 17-20, 2013, Hollywood, FL.

第77章 TNK假体全踝关节置换术
TNK Total Ankle Arthroplasty

Yasuhito Tanaka and Yoshinori Takakura

定义

- 全踝关节置换术（total ankle arthroplasty, TAA）适用于治疗终末期的骨关节炎或类风湿关节炎[2]。
- TNK踝关节假体是一种半限制型假体，由两部分组件构成（图1）[10,11]。
- 该假体由氧化铝陶瓷制成，其与骨的接触面有氧化铝球珠的涂层，这种假体的设计兼顾了氧化铝陶瓷的生物相容性和固定在骨质上的便利性。

解剖

- 在冠状面上，胫骨远端关节面的生物力线几乎垂直于胫骨干的轴线；在矢状面上，胫骨远端关节面相对胫骨轴线有轻度的后倾。为了和这种自然的解剖形态相符合，正确置入的TNK关节的胫骨组件应当垂直于胫骨前缘并带有10°的后倾，距骨组件应当平行于地面或于足底负重面置入。

发病机制

- 踝关节骨性关节炎最常发生于创伤后，常继发于关节内骨折、软骨损伤和（或）胫骨远端关节面的畸形愈合[1,6]。
- 偶尔，严重的扁平足畸形，特别是合并有Ⅳ期胫骨后肌腱功能不全时，可能会导致外翻型踝关节骨性关节炎[5]。
- 根据经验，内翻型踝关节骨性关节炎的主要原因是胫骨远端关节面的内翻畸形[3,4]。
- 有25%的晚期类风湿关节炎患者会累及踝关节[8]。
  - 累及距舟、距下和跟骰关节的概率分别是29%、39%和25%[7]。

自然病程

- 无论什么病因引起，踝关节骨性关节炎的特征表现是逐步进展的弥漫性关节软骨的缺失，并最终导致关节两侧的软骨下骨的完全硬化，而类风湿关节炎是源于关节滑膜组织的炎症病变。
  - 通常使用Larsen评级来评估类风湿关节炎的严重程度。
  - 全踝关节置换术一般适用于Larsen 3级或4级。
  - 在笔者看来，Larsen 5级（毁损型类风湿关节炎）是全踝关节置换术的禁忌证。

病史和体格检查

- 骨性关节炎：
  - 患者通常主诉踝关节负重时疼痛，尤其是开始几步和长时间行走后。在进展期的骨性关节炎中，踝关节活动时的疼痛和水肿更加普遍。踝关节僵硬则与晚期的骨性关节炎相关。
- 类风湿关节炎：
  - 手、腕和足部的晨僵、对称性关节疼痛和肿胀是类风湿关节炎的特征性表现。
  - 根据经验，一般到了类风湿关节炎晚期才会累及踝关节。
  - 通常，患者主诉为踝关节活动时的疼痛和肿胀。
  - 因为类风湿关节炎会单独影响距舟关节，需要区分踝关节和距舟关节的受累。对踝关节和后足进行仔细的体检，行触诊和应力试验，可区分累及胫距关节和距舟关节的类风湿关节炎的不同，但仍需影像学的印证才可以确诊。
  - 伴有扁平足的晚期类风湿踝关节炎，伴有继发性的胫骨后肌腱炎和弹簧韧带的病理改变。

影像学和其他诊断性检查

- 负重位的踝关节正侧位片可以确定踝关节炎和畸形的

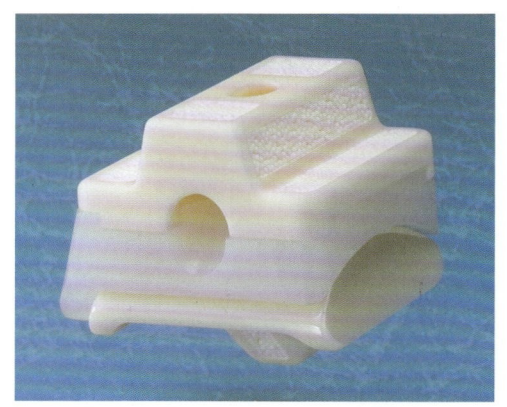

图1 TNK踝关节假体是一个半限制型的氧化铝陶瓷人工关节假体。

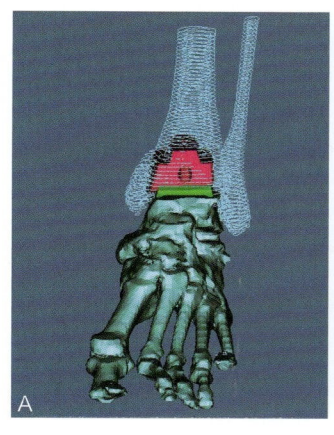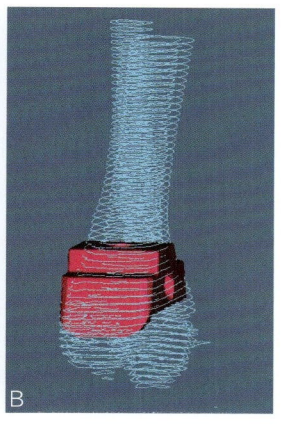

图2　术前计算机模拟图像。A. 前后位。B. 侧位。

程度。术前，笔者使用TNK系统精确的模板来确定假体的尺寸。
- 一般选择相对大的组件，发挥假体和骨之间达到最大表面接触的生物力学优势。
- 在复杂的病例中，使用计算机模拟来更准确地选择假体的尺寸（图2）。

- 当踝关节炎伴有足部力线不良或畸形的情况下，拍摄同侧足的负重位片变得非常重要。
  - 常规对每一位行全踝关节置换术的患者的后足力线进行评估。
  - 偶尔，需要通过CT来获得有关距下关节病变的更多细节（图3）。
- 在实验室检查中，抗环瓜氨酸肽抗体和半乳糖缺乏免疫球蛋白IgG对早期诊断非常有帮助。

非手术治疗

- 骨性关节炎：
  - 活动量的调整，使用支具。
  - 部分患者可通过热疗和超声治疗改善症状。
  - 非甾体类抗炎药。
  - 谨慎地使用皮质类固醇激素注射。
  - 补充关节润滑剂。
- 类风湿关节炎。
  - 抗炎治疗。
  - 风湿病专家参与的全身性类风湿治疗。
  - 使用支具。
  - 谨慎地使用皮质类固醇激素注射。

手术治疗

- 对双侧踝关节骨性关节炎以及伴有后足僵硬或后足关节炎的患者，更喜欢行全踝关节置换术而非踝关节融合术。在1975年，我们研发出了金属的TNK踝关节假体的原型[9]。
- 1980年，由于材料和手术步骤的改进，我们研发了氧化铝陶瓷的TNK踝关节假体[10]。不过，由于在骨与氧化铝陶瓷的接触面上存在一些问题，氧化铝陶瓷踝关节假体的临床结果并不令人满意。
- 1999年，我们研发了球珠涂层的氧化铝陶瓷TNK踝关节假体[11]，目前的设计就是由这一设计版本改进而来。

术前计划

- 三种规格的TNK假体可供选择：小号、中号和大号（图4）。
- 根据术前踝关节负重位摄片选择假体的尺寸，标记应当截骨的平面。截骨线一般位于胫骨远端关节面上方8～15 mm，并有10°的后倾。
- 需要测量胫骨远端关节面的前后径来确保骨质对胫骨假体的最佳支撑。尽管笔者倾向于使用非骨水泥的固定，但在很少的情况下，对那些伴有骨质疏松或骨缺损的患者，采用标准胫骨和（或）距骨截骨的假体无法获得完全的支撑，笔者会考虑使用骨水泥来固定假体。为了减少假体置入后的初始微动和促进骨的有效长入，常规在假体和骨之间用螺钉来进行固定。

体位

- 仰卧位。
- 大腿止血带。
- 在同侧髋关节下方使用软垫固定，防止患肢的过度外旋。

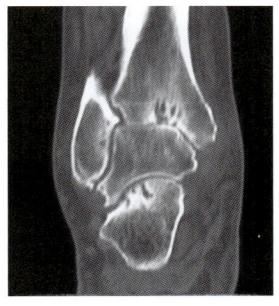

图3　CT对显示距下关节病变是非常有帮助的。

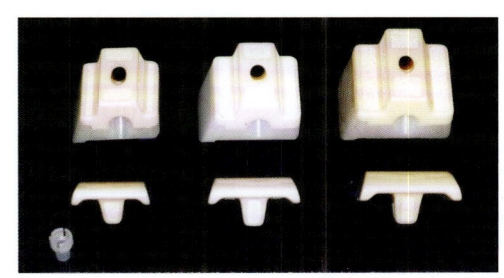

图4　小号、中号和大号的TNK假体。

入路

- 踝关节前方做一个长 10 cm 的正中纵行切口。自姆长伸肌腱和胫骨前肌腱的间隙切开伸肌支持带。
- 将足背动脉和腓深神经牵拉到外侧。
- 切开踝前关节囊。
- 在类风湿关节炎患者中,需要从伸肌腱鞘到距舟关节做广泛的滑膜切除术。

胫骨准备

- 去除胫距关节的骨赘以显露前方关节。根据术前模板的测量结果和胫骨远端关节面水平来决定截骨平面。在胫骨上需要截骨的部位放置截骨导向器(技术图1A)。
- 髓外胫骨力线导向器连接在截骨模块上,方向与胫骨干轴线一致,并通过髌骨的中心。
- 一旦方向正确,用固定针把胫骨截骨导向器固定到胫骨上,用摆锯通过截骨模块进行胫骨侧截骨(技术图1B、C)。
- 尽管建议在截骨时保留10°的后倾,但必须注意,过度的后倾是有害的。
- 为了保留对假体的支持,避免损伤胫骨后缘的皮质。
- 下一步进行内踝的准备。

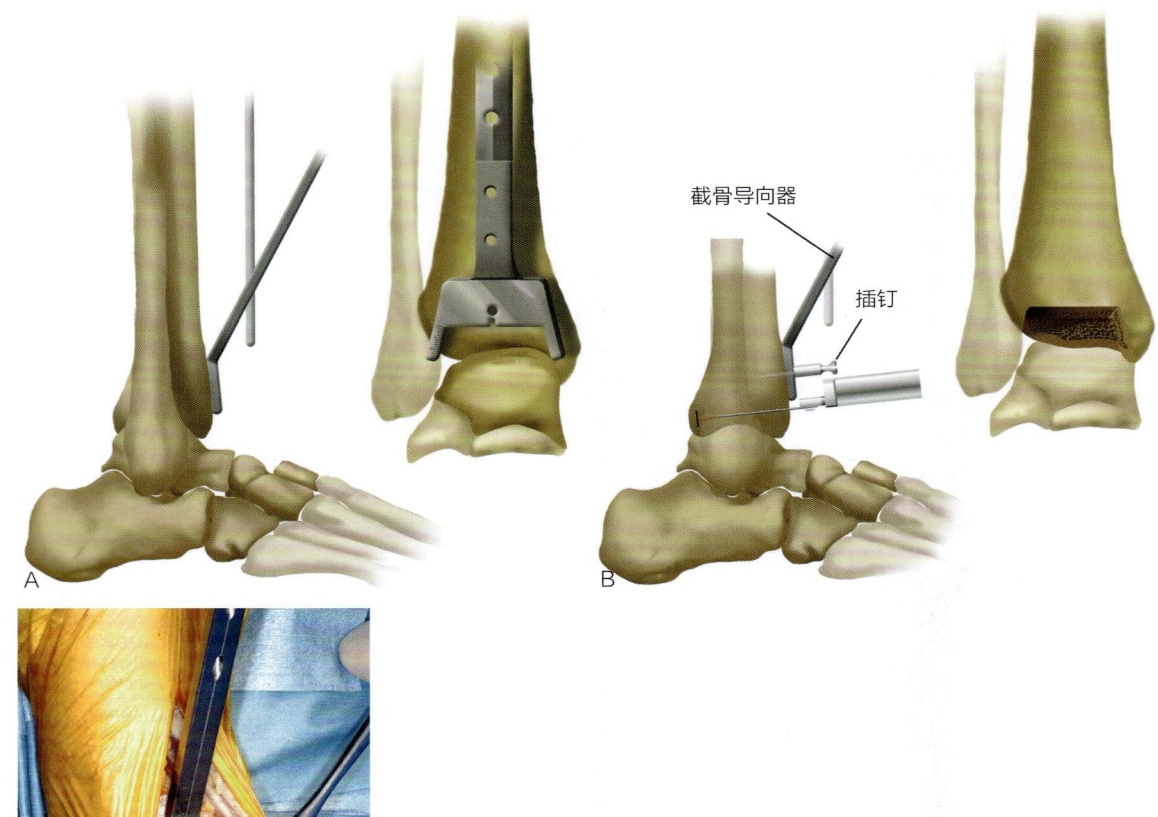

技术图1 胫骨截骨。A. 胫骨截骨导向器和定位杆。胫骨截骨导向器的定位杆根据髌骨中心来进行调整。B. 截骨需要保留10°的后倾。C. 用摆锯进行截骨。

距骨准备

- 在维持踝关节跖屈10°的情况下牵引踝关节,贴着截骨后的胫骨远端截骨面插入距骨上表面截骨导向器。
- 和前述胫骨截骨一样,通过调整外置的胫骨力线定位杆确定正确的截骨力线,并用固定针固定距骨截骨模块。
- 用摆锯通过距骨顶截骨导向器截除距骨顶部骨质(技术图2A、B)。
- 插入垫片来确认截骨量是否充分,截骨后关节间隙是否平衡(技术图2C)。
- 将内外侧的距骨截骨导向器正确地安装并固定到距骨上,用摆锯通过截骨槽截除距骨顶内外侧各2 mm的骨质(技术图2D、E)。
- 通过选择合适的距骨内外侧截骨导向器并正确安放,能够避免在距骨内、外任意一侧的截骨大于2 mm;过多的截骨可能导致距骨组件下沉。
- 接下来,在截骨后的距骨表面安放合适大小的距骨脚钉导向器(技术图2F),并打孔(技术图2G)。

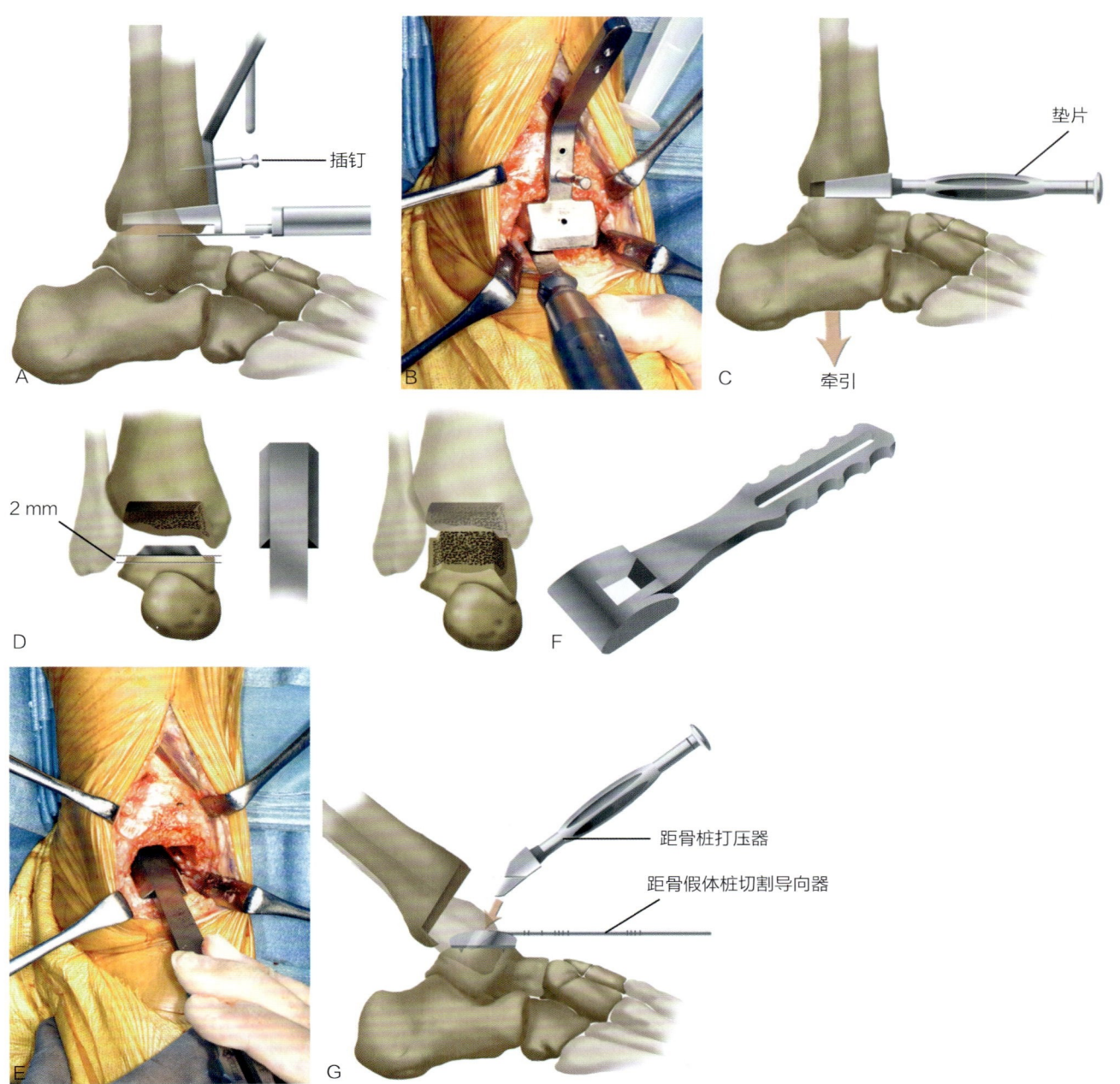

技术图2 距骨截骨。A. 距骨截骨导向器。B. 截骨应平行地面。C. 为了确认胫骨和距骨截骨是否合适,在牵引下插入一个垫片。D. 距骨边缘截骨导向器。E. 在踝关节跖屈下,切除距骨边缘。F. 距骨脚钉导向器。G. 距骨脚钉打压器。

胫骨固定装置的准备

- 用距骨打击器打入相应尺寸的距骨试模。
- 把合适尺寸的距骨试模安放在准备好的距骨上并压紧。
- 把胫骨桩截骨导向器固定在胫骨远端的前方(技术图3A)。
  - 导向器的上面和内侧面都与截骨后的胫骨表面对合。
  - 在将导向器和胫骨远端表面以及距骨试模正确对合后,把胫骨桩截骨导向器固定到胫骨上(技术图3B、C)。
- 沿着导向器的内框切割,得到胫骨假体的固定面。
  - 建议在胫骨固定区域的后侧完整地保留胫骨后方皮质,以防止胫骨组件向后方移位(技术图3D)。

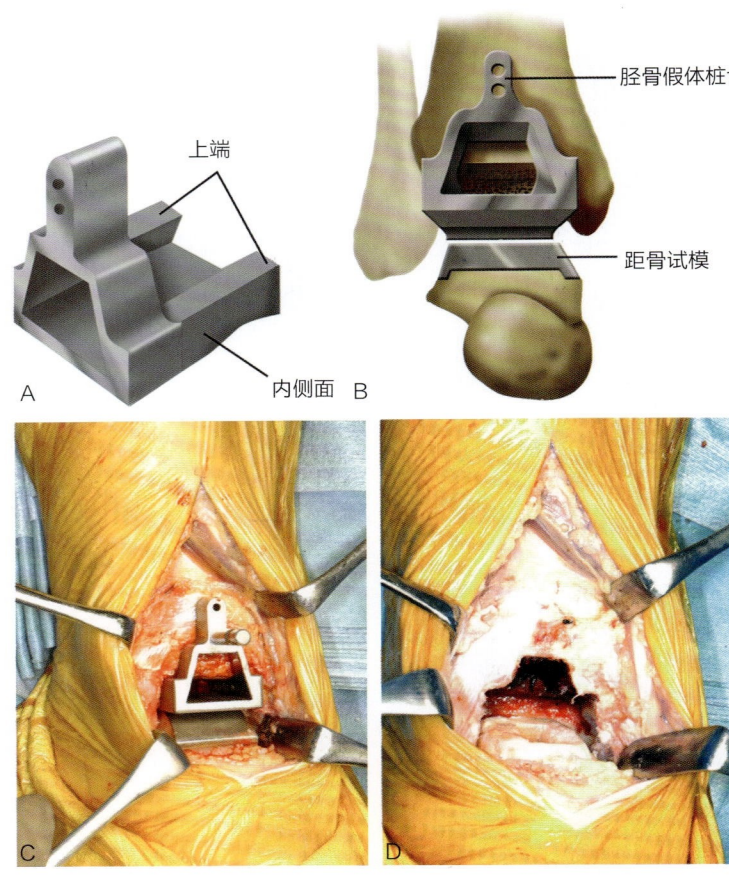

技术图3 胫骨固定区域截骨。A. 胫骨桩截骨导向器。B. 安装距骨试模后,插入胫骨桩截骨导向器。C. 术中观。D. 扩孔完成。

安装试模和假体

- 插入胫骨试模。
- 确保踝关节力线正确、活动度满意(技术图4A)。
- 理想的情况是:胫骨假体试模的上方和后方都能得到胫骨皮质的支持。
- 一旦踝关节的力线和活动度满意,则移除试模组件。
- 笔者喜欢在非骨水泥假体的骨长入表面涂上取自患者髂骨的骨髓,以促进早期骨长入(技术图4B)。
- 将踝关节跖屈,使用专用的打击器打入距骨组件。
- 再用专用的打击器打入胫骨组件。
- 通过胫骨组件上的钉孔,用2.5 mm直径的钻头钻透胫骨后侧皮质。
  - 在螺孔中放入一个特制的聚乙烯套管,然后拧入直径4.0 mm的AO骨松质螺钉,加强胫骨组件和胫骨的结合(技术图4C、D)。
- 用自体骨松质填满骨质和胫骨组件之间的残余间隙。
- 对于骨质疏松的患者,常规使用骨水泥固定组件。

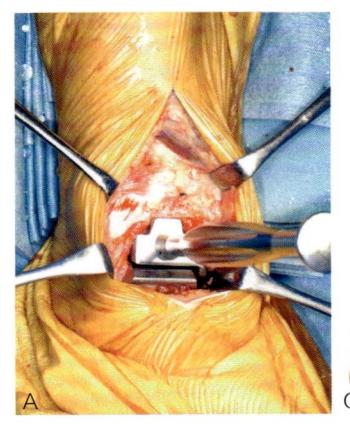
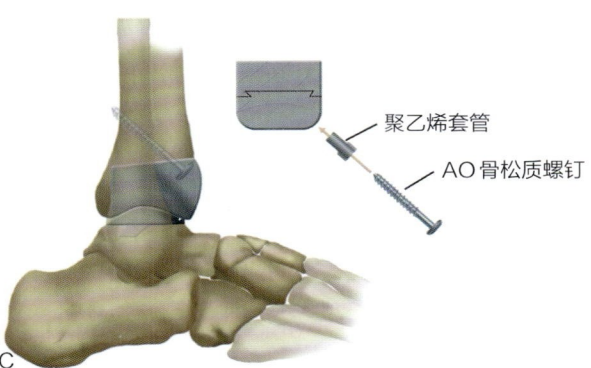
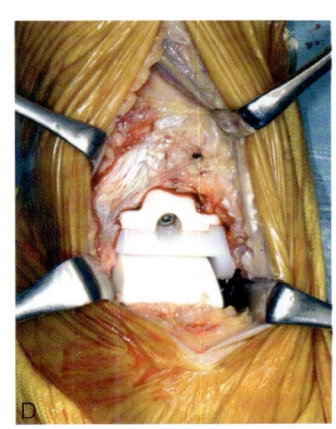

聚乙烯套管
AO 骨松质螺钉

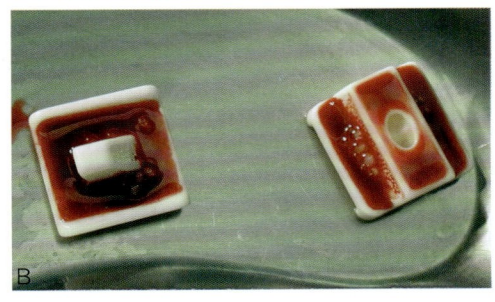

技术图 4　安装试模和假体。A. 插入胫骨试模。B. 假体表面涂上骨髓。C. 螺钉固定。D. 完成假体置入。

距下关节融合术

- 对那些合并距下关节炎的踝关节炎患者，倾向于同时进行全踝关节置换术和距下关节融合术（技术图5A、B）。
- 通过外侧2.5 cm长的跗骨窦切口，可以暴露距下关节，并用骨凿和刮匙清理残余的关节软骨。
- 为了加速融合，用细钻头在关节表面钻孔，钻至软骨下骨，扩大距下关节的接触面积。
- 经前侧切口，在距骨组件前方，经距骨颈由前穿过距下关节，向跟骨打入一枚AO骨松质螺钉。

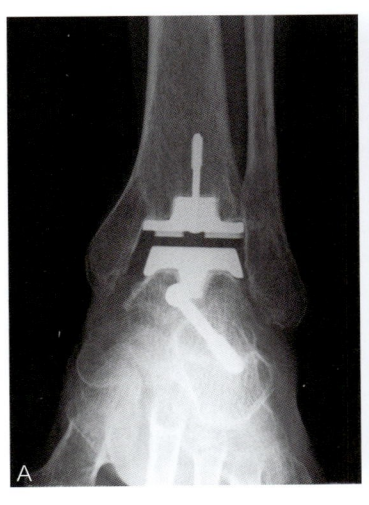
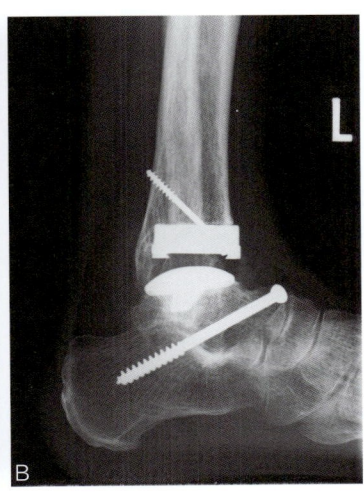

技术图 5　距下关节融合。A. 单根AO骨松质螺钉行距下关节融合的术后正位片。B. 侧位片。

关闭切口

- 用无菌生理盐水彻底冲洗切口。
- 常规使用引流管。
- 缝合伸肌支持带和皮肤，注意保护深部神经血管束和腓浅神经。
- 术后用短腿石膏固定踝关节于中立位。

要点与失误防范

假体全踝关节置换术的禁忌证	• 患者预计有高强度活动和未经治疗的骨质疏松症、距骨坏死、毁损性类风湿关节炎、踝关节内外翻畸形大于15°；对于50岁以下的患者，仅当其对手术有合理的期望值，并且明白在余生里需要再次接受翻修手术时，才考虑置换
手术入路	• 前侧入路，但定位偏向踝关节内侧，因为TNK假体没有腓骨部件，应把腓深神经和胫骨前动脉牵向外侧
将骨髓涂至假体的骨长入表面	• 将骨髓涂抹至假体背面的理想时机是骨髓开始凝结时，安放假体的最佳时间是骨髓在假体表面凝结时，笔者看来，这个实际最利于骨长入
骨和假体表面的残留间隙	• 笔者推荐用自体骨移植，或者是使用髂骨的薄层骨松质来填充这个间隙

术后处理

- 采用非骨水泥固定假体的患者术后应使用石膏固定3周，之后逐渐增加主动活动的范围。
- 术后第1周不予负重，之后几周可以挂拐进行有限度的负重。术后2个月开始完全负重。
- 采用骨水泥固定假体的患者术后需要石膏固定2周，去除石膏之后可以完全负重。

预后

- 1991—2001年，笔者对62位患者进行了70例TNK假体全踝关节置换术（图5）[10]。
- 60位患者共67踝得到了随访，其中36例39踝为骨性关节炎（骨性关节炎组），24例28踝为类风湿关节炎（类风湿关节炎组），随访持续时间为24～134个月，平均为62个月。
- 3例骨性关节炎和19例类风湿关节炎采用了骨水泥型假体全踝关节置换术（图6）[3]。

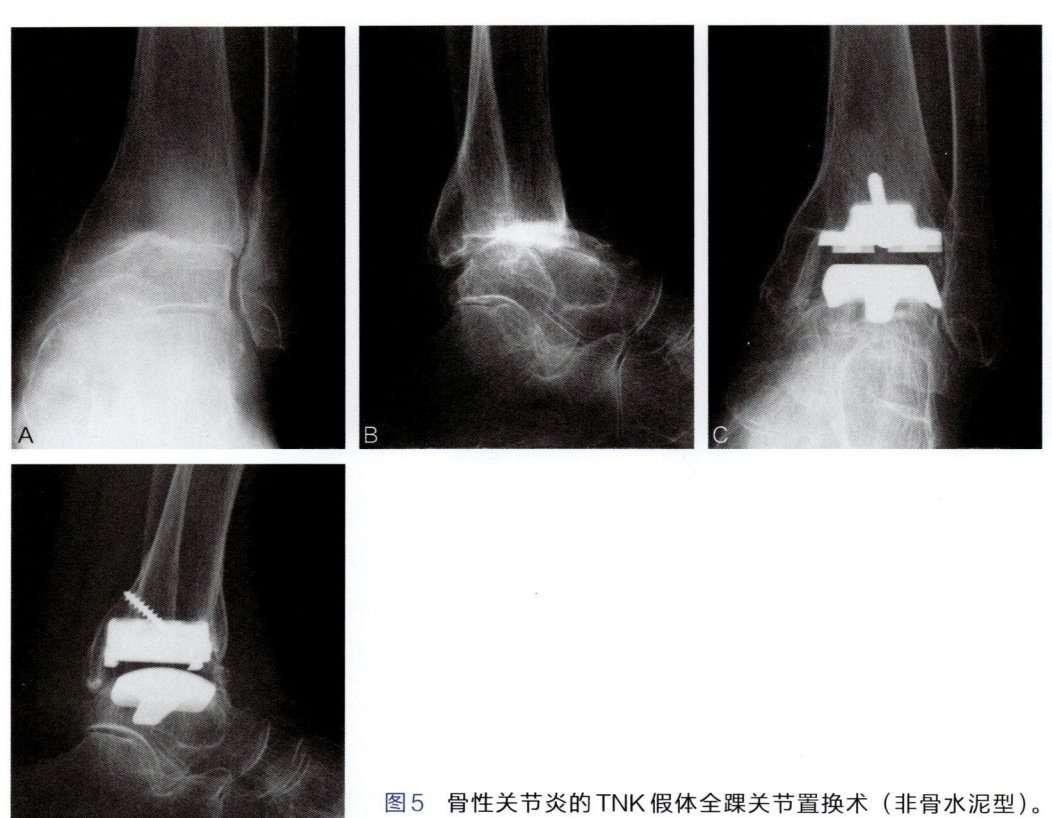

图5 骨性关节炎的TNK假体全踝关节置换术（非骨水泥型）。A. 术前前后位片。B. 术前侧位片。C. 术后8年前后位片。D. 术后侧位片。

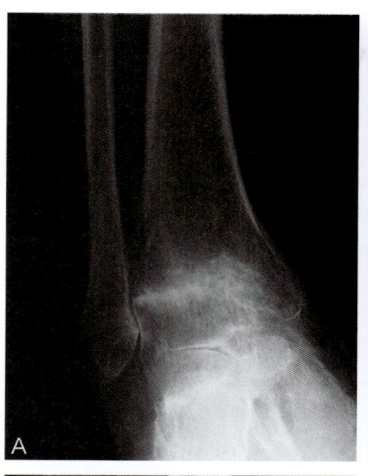
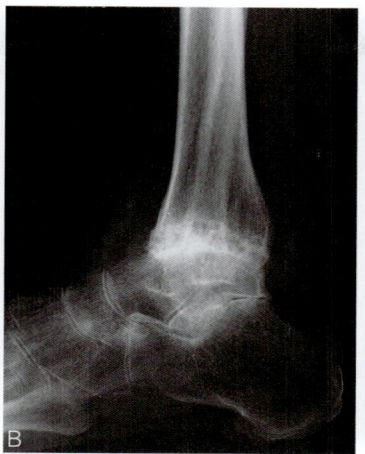
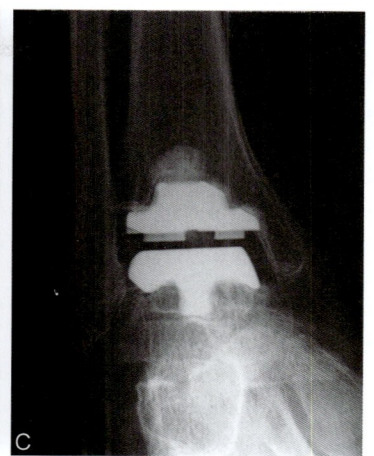
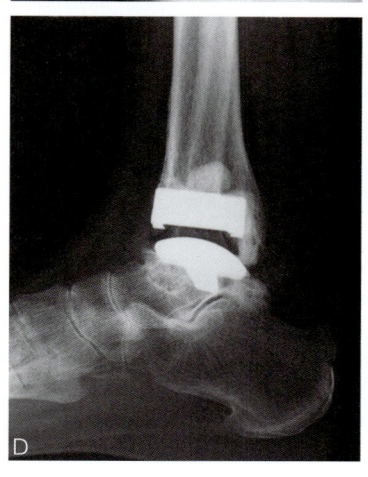

图6 类风湿关节炎的TNK全踝关节置换术（骨水泥型）。A. 术前前后位片。B. 术前侧位片。C. 术后18个月前后位片。D. 术后侧位片。

- 3位患者中的3例踝关节进行了翻修术，其中2例因距骨塌陷，1例因踝关节感染。
- 使用笔者的评分系统进行临床评价[9]，该系统最高得分是100分，其中40分为疼痛评分，60分为功能评分。大多数患者的疼痛都得到了缓解。
- 在骨性关节炎组，疼痛、功能和总评分的平均值分别从术前的14、34和48分改善到最终随访的37、49和86分。
- 类风湿关节炎组的结果类似，平均值分别从14、31和35分提高到35、39和74分。
- 术前和术后的踝关节活动度在骨性关节炎组和类风湿关节炎组分别为28°和33°，以及22°和22°。
- 在骨性关节炎组所有结果中优秀24例，良好12例，中等3例，差2例；在类风湿关节炎组所有结果中优秀6例，良好12例，中等7例，差3例。
- 在类风湿关节炎组中，随访的平均总评分（运用笔者自己的踝关节评分系统）为：骨水泥组77分（18例），非骨水泥组71分（10例）。
- 影像学科显示在骨性关节炎中有4例（2例胫骨假体和2例距骨假体），在类风湿关节炎组有17例（6例胫骨假体和11例距骨假体）发生假体的松动和塌陷。
- 尽管类风湿关节炎组比骨性关节炎组的治疗结果差，但是中短期随访表明，使用氧化铝陶瓷球珠涂层假体的结果令人满意。

并发症

- 术中内踝骨折
- 腓浅神经麻痹
- 伤口边缘坏死
- 浅表感染
- 深部感染
- 假体松动
- 假体下沉

（姚若愚 译，薛剑锋 审校）

参考文献

[1] Buckwalter JA, Saltzman CL. Ankle osteoarthritis: distinctive characteristics. AAOS Instr Course Lect 1999;48:233-241.

[2] Easley ME, Vertullo CJ, Urban WC, et al. Total ankle arthroplasty. J Am Acad Orthop Surg 2002;10:157-167.

[3] Katsui T, Takakura Y, Kitada C, et al. Roentgenographic analysis for osteoarthrosis of the ankle. J Jpn Soc Surg Foot 1980;1:52-57.

[4] Monji J. Roentgenological measurement of the shape of the osteoarthritic ankle. Nippon Seikeigeka Gakkai Zasshi 1980;54:791-802.

[5] Pomeroy GC, Pike RH, Beals TC, et al. Acquired flatfoot in adults due to dysfunction of the posterior tibial tendon. J Bone Joint Surg Am 1999;81A:1173-1182.

[6] Saltzman CL, Salamon ML, Blanchard GM, et al. Epidemiology of ankle arthritis: report of a consecutive series of 639 patients from a tertiary orthopaedic center. Iowa Orthop J 2005;25:44-46.

[7] Seltzer SE, Weissman BN, Adams DF, et al. Computed tomography of the hindfoot with rheumatoid arthritis. Arthritis Rheum 1985;28:1234-1242.

[8] Spiegel TM, Spiegel JS. Rheumatoid arthritis in the foot and ankle: diagnosis, pathology, and treatment: the relationship between foot and ankle deformity and disease duration in 50 patients. Foot Ankle 1982;2:318-324.

[9] Takakura Y. The total ankle prosthesis: experimental and clinical studies. J Nara Med Assoc 1977;25:582-598.

[10] Takakura Y, Tanaka Y, Sugimoto K, et al. Ankle arthroplasty: a comparative study of cemented metal and uncemented ceramic prostheses. Clin Orthop Relat Res 1990;252:209-216.

[11] Takakura Y, Tanaka Y, Kumai T, et al. Ankle arthroplasty using three generations of metal and ceramic prostheses. Clin Orthop Relat Res 2004;424:130-136.

第78章 全踝关节置换翻修术：方法1
Revision Total Ankle Arthroplasty: Perspective 1

James K. DeOrio

定义

- 本章所述全踝关节置换翻修术是指以其他附加的手术方式来避免、缓解初次全踝关节置换术后的疼痛，或者仅更换初次全踝关节置换假体。
- 一项包含全球范围内登记在案全踝关节置换术的研究显示，常见的翻修理由有假体无菌性松动（38%）、手术技术失误（15%）、疼痛（12%）、感染性松动（9.8%）以及其他理由[5]。
- 然而，在文献中"翻修"通常指针对原有踝关节置换的那一部分，而不包括类似于距下关节融合术这样的附加手术。

解剖

- 解剖方面的描述如同初次全踝关节置换术。
- 但是在翻修时，会发现在踝部、胫骨和（或）距骨处存在骨质破坏，这需要在翻修术中引起注意。这可能包括假体周围的骨囊肿或者骨质完全被侵蚀。
- 根据翻修术不同的依据，通常需要多种术式联合进行，例如骨赘清理术与距下关节融合术。

发病机制

- 踝关节翻修术有以下四个主要原因：
  - 初次关节置换时未能完成所有需要完成的术式。
  - 术后出现并发症，例如感染、伤口愈合问题或者踝关节撞击综合征。
  - 金属或者聚乙烯碎裂导致假体损坏。
  - 逐渐出现新鲜的或陈旧性骨质溶解或骨缺血性坏死。

自然病程

- 踝关节置换翻修的自然病程常与初次置换有关，而非随后发生的并发症。
- 在选择合适的患者并采用良好的手术技术的情况下，在置换术后最初的2年里假体使用良好。那么它有可能要比其他由于技术错误或患者选择不当而进行的假体有更长的使用时间。

病史和体格检查

- 例如，如果患者在踝关节置换术后4～6年内没有问题，然后出现疼痛，则应考虑聚乙烯磨损、骨质溶解或距下关节炎。另一方面，如果患者的疼痛从来没有减轻过，这可能是感染或骨质无法长入、踝关节不稳定或在初次关节置换术时就没有调节好踝关节平衡状态。
- 体格检查时，正常活动范围内剧烈的疼痛、肿胀或发热通常是感染的迹象。跗骨窦深部触诊的触痛是距下关节炎的一种征象，踝关节前方的触痛提示撞击。

影像学和其他诊断性检查

- 除了踝关节的站立前后位、侧位、踝穴位和跟骨摄片（图1A、B），CT扫描对评估骨囊肿、假体松动和金属假体碎裂或者骨折非常有价值（图1C、D）。
- 通常由于金属假体散射导致的伪影会让磁共振扫描难以阅读，而骨扫描常常显示出骨显像剂摄取增加，但无法判断疼痛的来源。

鉴别诊断

- 切口愈合不佳导致的蜕皮（皮肤坏死）
- 感染
- 神经损伤
- 骨质无法长入
- 撞击
- 骨质溶解伴有可能出现的骨折、假体松动或不稳定
- 金属或聚乙烯假体的碎裂
- 距下关节炎或距舟关节炎
- 聚乙烯假体磨损导致的滑膜炎以及随后产生的踝部应力性骨折

非手术治疗

- 如果患者感觉踝关节不稳定，有时可用Arizona型支具让患者更舒服。
- 肾上腺皮质酮（可的松）注射治疗是不合适的。非甾体类抗炎药虽然效果不佳，但可以尝试使用。
- 缓解疼痛的关键在于正确的诊断以及后续的手术治疗。

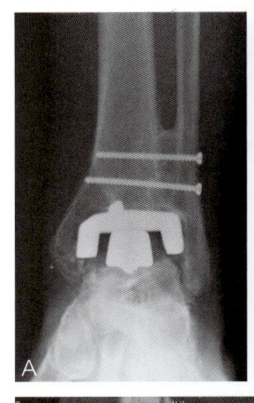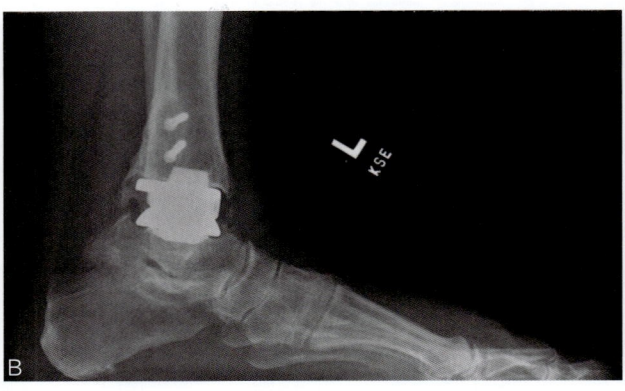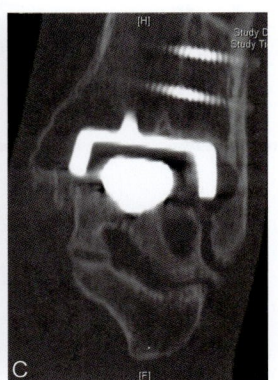
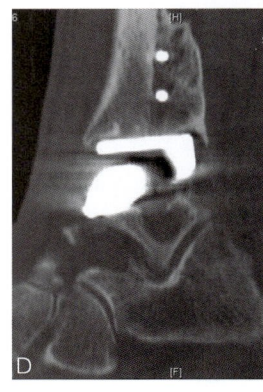

图1　A、B. 一名8年前进行Agility假体全踝关节置换术的72岁老年男性，近期出现疼痛加剧。C、D. CT扫描显示在距骨和内踝，甚至于外踝处都有巨大的骨囊肿形成。幸运的是，仍留有大量的距骨骨质可用于翻修术。

手术治疗

- 一旦病因明确，手术治疗就能有效地解决问题。例如，对于早期感染，关节切开并放置带抗生素旷置体并静脉滴注6周的抗生素是有效的。同样关节镜下或切开去除关节间隙内的骨质来减轻踝关节撞击综合征。
- 此处所描述的手术技术需完全切除需要翻修的踝关节，并采用距骨横断截骨和不同设计的假体进行翻修手术。
- INBONE全踝关节置换假体（Wright Medical Technology, Inc., Arlington, TN）有一个髓内柄，其与胫骨骨皮质紧密相连，并与牢固地在胫骨垂直切面上的胫骨底座相匹配，因此能够在胫骨一侧建立足够的稳定性。这里将介绍这项技术的详细细节[1]。

术前计划

- 除了上文提到的站立位X线检查，CT扫描常常能提示缺损的范围（图1）。
- 翻修手术中最重要的问题是：是否有足够的良好的距骨骨质来支撑新的假体。如果没有，那么参照第85章，采用股骨头植骨进行胫骨跟关节融合术是最好的选择。
  - 确保有足够厚度的聚乙烯垫片能填塞进关节间隙。

体位

- 翻修手术的体位应与初次置换手术一样，为仰卧位。
- 在仅需要使用侧位的情况下，在患侧垫高，将患者置于（患侧抬高而对侧臀部紧贴手术床）半侧卧位。这种体位可以进行侧位手术（例如，外侧韧带重建术、距下关节融合术）。

入路

- 使用原手术切口作为翻修手术的切口，通常位于胫骨前肌腱和踇长伸肌腱之间。

显露

- 需要移除内植物，否则这些内植物会阻挡假体或用于截骨的工具的置入。而且这些内植物包括下胫腓联合螺钉，通常难以取出。
  - 可以考虑先在门诊将内植物取出，6周后再进行踝关节置换翻修手术。
  - 对于下胫腓联合螺钉，准备好环锯以防取钉的时候发生断裂。
- 假如使用位于胫骨前肌腱和踇长伸肌腱之间原来的手

术切口，一般很难从中发现腓浅神经。然而，即使看不见神经，也应在切口内胫骨前肌腱远端上方操作，以避免损伤到腓浅神经。
- 切开关节囊，并从骨面上逐层分离软组织。将单钩撑开器深入切口后撑开，能避免浅层皮肤受到过分牵拉和随之而来的伤口愈合问题。
- 通过导针在踝部置入 3.5 mm 或 4.5 mm 空心螺钉（50 mm 长）固定，以预防单踝或双踝骨折（技术图 1）。
  - 将这些螺钉固定在踝部的前缘和后缘的中间位置，与关节间隙平行，使胫骨柄有足够的空间放置。
  - 侧位上将螺钉平行于胫骨置入，以避免太靠后损伤到胫骨后肌腱或太靠前穿出骨质。

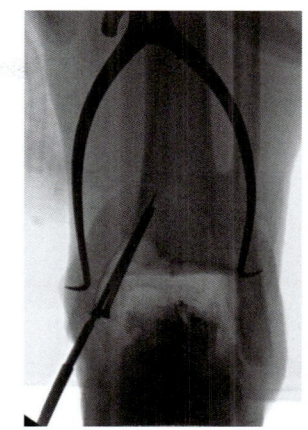

技术图 1　在内踝处置入螺钉预防踝部骨折，并在螺钉固定后进行大量植骨。

移除（聚乙烯）假体

- 聚乙烯假体常可在骨刀的帮助下取出。
- 如果翻修的踝关节假体是带有完整侧边柱的 Agility 假体（DePuy-Synthes, Warsaw, IN），可以用细小的往复锯在金属和聚乙烯间进行切割，将侧边柱切断（技术图 2A）并把聚乙烯假体撬出（技术图 2B、C）。

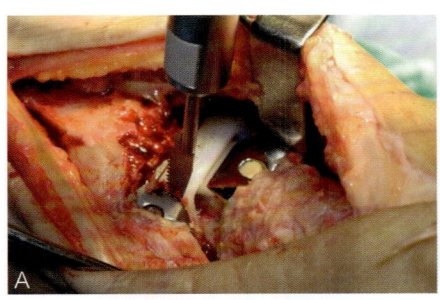
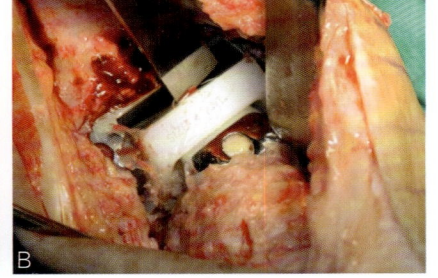
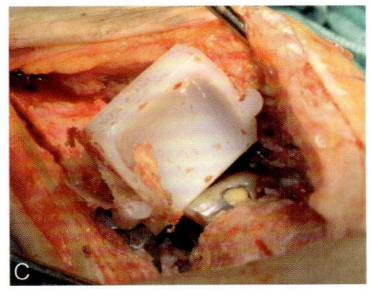

技术图 2　A. 用一把小的往复锯切断用于将聚乙烯假体固定在胫骨假体上的侧边柱。B. 然后用一把骨刀把聚乙烯假体从金属假体上撬出。C. 通常，可以全部完整地取出。

移除金属组件

- 在尝试把骨刀插入金属组件和骨之间时，最好用细小的往复锯和摆锯先把与假体粘连的骨质或纤维组织切除掉，这样就不会在取出假体的时候一同带出大块的骨。
- 尤其重要的是要保持距骨的后缘完整，使其能限制住不牢固的骨松质。

清理伤口和植骨

- 伤口的清创可以用刮匙、咬骨钳，甚至一把钻孔锥来完成。
- 没有必要在骨表面清除碎片，截骨后将会形成新的与假体相对应的界面。
- 一旦置入假体后，骨缺损就无法进行处理，因此需要在此时进行植骨。
  - 如果使用大块的植骨，需要按照以下步骤进行：放入植骨块，插入，并切除突出的骨质。

放置力线导向器

- 按预计放置力线导向器，以准备在胫骨上进行截骨。
- 不要截除过多的骨质，即使是大块的不规则的缺损也能通过骨质来填充，因此不需要在骨缺损的底部进行截骨。
- 对于距骨截骨来说，必须确保截骨量尽量要少。截除太多的骨质会引起缺血性骨塌陷。有时，截骨会比较随意。
- 如果截骨不对称，也可以在放置试模和取下试模时看到这些不对称，并且纠正它。

放置试模假体

- 使用最大号的假体插入能够避免踝关节周围撞击。
- 对于INBONE假体踝关节置换翻修术来说，如果没有足够厚的聚乙烯假体可使用，也可以制作一个马项圈式的来延长胫骨远端的长度，因为支撑力主要来自胫骨柄（技术图3）。
- 如果需要增加稳定性，则需要添加更多的柄节段。
- 距骨筒体只需要用INBONE Ⅱ代假体置换系统中的前柱固定，移除中间柄以避免其进入距下关节。
- 如果这种方法不可行，那就需要另外做一个切口进行距下关节后关节面融合，并使用距骨柄和前柱固定。
- 放置试模后进行X线透视，并根据需要进行其他的手术，例如踝关节韧带重建术。

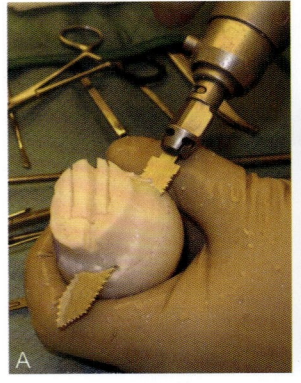 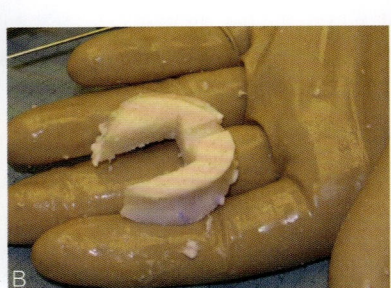 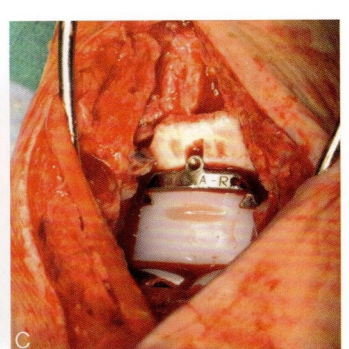

技术图3　A、B. 从股骨距上截下一段马蹄形同种异体植骨块。C. 胫骨假体下接在一段额外增加的胫骨柄节段上，同种异体植骨块在位，底座则嵌于Morse锥上。

插入最终的组件

- 如同初次置换术的方法，将最终的组件插入到试模时一样的位置。
- 用记号笔勾勒出距骨组件和前叉孔的周长，有助于找到最终假体安放的位置。
- 如果前方、后方，甚至于内外侧骨质丢失，那么假体柄会从胫骨表面缺损处向外倾斜。需要添加额外的柄节段，以防止成角畸形。
- 美国食品药品管理局已批准在INBONE假体踝关节置换系统中最多使用8个柄节段。
- 若需要放入一个超大的聚乙烯假体来获得韧带平衡，

如果侧方韧带太紧,它可能会从侧面拉动假体。
- 如果在试模过程中发现正位片上向外侧牵拉,则需要在聚乙烯假体置入前松解跟腓韧带。
- 如果是因为外侧韧带松弛而导致向内侧牵拉,则要重建外侧韧带和(或)进一步从内踝处对内侧三角韧带进行"剥离式"的完全松解,并使用更大一号的聚乙烯假体。

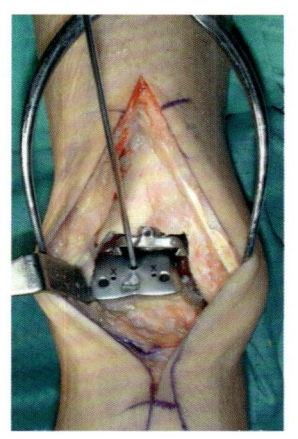

技术图4　距骨组件被精确地放置并固定在位。

闭合切口

- 缝合切口就如同初次置换术一样,尽可能多地关闭关节囊。
- 如果关节囊无法关闭,则尽可能多地缝合支持带。
  - 有时候这也无法做到,笔者会轻轻拉拢而不关闭踝关节支持带,而后紧密地缝合皮下组织和皮肤。
- 将患肢放在填充良好的石膏或支具中。

要点与失误防范

在切开皮肤之前需要加固踝部。如果仅适用固定针或空心螺钉,可以在不使用止血带的情况下完成	如果踝部发生骨折,则需要花费更多的时间去进行固定,甚至需要扩大手术区域来放置接骨板
在分离组件时需要耐心细致地使用锯片以减少骨质的丢失	骨质的大量丢失将会危及最终假体的稳定性
使用解冻的冰冻骨松质填塞小范围的骨缺损,一部分股骨头或者髂骨填塞大段的骨缺损	手术中可能会需要用到同种异体植骨块或者取自患者髂骨的自体植骨块。笔者通常会使用同种异体植骨块以避免今后出现其他疾病
在开始翻修手术前全面考虑整个手术过程	在手术过程中不断做出大量的决定会减少止血带的使用时间,也会让手术医师担心没有合适的翻修工具。例如没有与内植物相配套的螺丝刀
需要有足够厚的聚乙烯假体来重建组件之间的张力。如果没有,考虑从股骨头上切割一个马项圈形骨块来延长胫骨远端长度	INBONE假体制造商 Wright Medical Technology 公司现在有多种厚度的假体(8~16 mm),使得翻修手术更容易进行。Salto Talaris假体(Tornier, Inc., Bloomington, MN)也有翻修组件可供使用。请牢记,如果组件发生松弛,则很可能发生半脱位
在20 ml解冻的冷冻骨松质中加入250 mg万古霉素粉末(非过敏者)以预防感染	当感染发生在原来的踝关节和翻修的踝关节中,都是灾难性的

术后处理

- 笔者认为所有全踝关节置换翻修手术都与初次置换术有一样的处理方案,包括术后在医院内留宿一晚,留置腘窝导管并保持"足趾高于鼻尖"的体位促进消肿,白天每小时起来1次,并且直到术后3周来随访前限制负重。
- 随访时可以将患肢放置在一个可脱卸的靴子中,并慢慢地开始增加负重。如果因为额外的手术需要进一步制动或伤口愈合不佳,则患肢需要重新进行石膏固定。
- 在6周时,患者可以穿戴可脱卸靴子时完全负重,并在2~3周后过渡到穿着正常的鞋子。
- 最近,笔者开始要求所有的患者每日口服小剂量阿司匹林片(81 mg)来预防血栓栓塞。
- 患者只需要进行拉伸训练,极少被要求进行物理治疗。
- 根据研究守则,在术后第3个月、6个月、12个月以及以后的每一年都进行患者随访(图2)。

预后

- 全踝关节置换翻修术的并发症发生率是非常高的[1]。
- 采用以前的手术技术,笔者的一项研究报道了14例踝关节中有2例发生早期失效。
- 虽然本章节介绍的是使用一个标准的现成假体用于翻修手术,但也有其他医师主张使用定制假体[2]或使用骨水泥型假体[4]。
- 一项关于定制假体的研究中,41例患者接受定制型假体,最终5例患者进行关节融合术、2例截肢。而采用骨水泥型假体后,"胫骨组件不仅稳固,而且所有患者都能进行负重活动"。
- 最后,其他制造商已经为外科医生提供了用于翻修术的现成假体[5]。本研究表明,117例踝关节置换手术中,再次翻修率为15%,以假体松动为终点的9年生存率为83%。

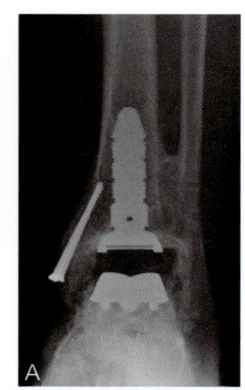

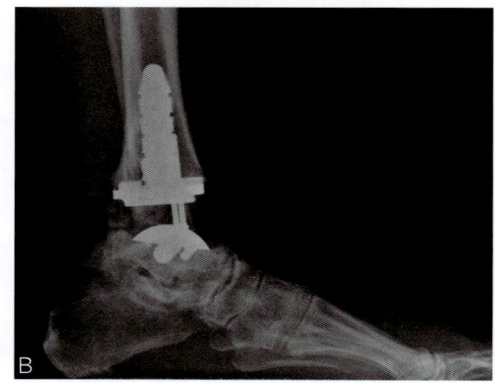

图2 A、B. 使用INBONE Ⅱ假体对Agility假体进行翻修术后2年,大部分骨骼已经重建,患者情况良好。

并发症

- 全踝关节置换翻修术的并发症与初次置换术一样,但是发生的概率更高。
- 这些并发症包括感染、神经损伤、麻木、刺痛、死亡、截肢、疼痛无法缓解、假体松动、不稳定、需要其他额外手术治疗以及假体失效。

(姚若愚 译,薛剑锋 审校)

参考文献

[1] DeVries JG, Scott RT, Berlet GC, et al. Agility to INBONE: anterior and posterior approaches to the difficult revision total ankle replacement. Clin Podiatr Med Surg 2013;30(1):81-96.

[2] Ellington JK, Gupta S, Myerson MS. Management of failures of total ankle replacement with the agility total ankle arthroplasty. J Bone Joint Surg Am 2013;95(23):2112-2118.

[3] Hintermann B, Zwicky L, Knupp M, et al. HINTEGRA revision arthroplasty for failed total ankle prostheses. J Bone Joint Surg Am 2013;95(13):1166-1174.

[4] Prissel MA, Roukis TS. Management of extensive tibial osteolysis with the Agility™ total ankle replacement systems using geometric metal-reinforced polymethylmethacrylate cement augmentation. J Foot Ankle Surg 2014;53(1):101-107.

[5] Sadoghi P, Liebensteiner M, Agreiter M, et al. Revision surgery after total joint arthroplasty: a complication-based analysis using worldwide arthroplasty registers. J Arthroplasty 2013;28(8):1329-1332.

第79章 全踝关节置换翻修术：方法2
Revision Total Ankle Arthroplasty: Perspective 2

Beat Hintermann, Lukas Zwicky, and Markus Knupp

定义

- 全踝关节置换翻修术是对全踝关节置换术失败后的挽救性手术，其包含至少一个金属假体部件的更换。
- 全踝关节置换翻修术要面临诸多问题，尤其是骨缺损和软组织问题。
- 为了取得内外翻的稳定性，笔者偏好使用由3个组件构成的非限制性假体系统，它可以提供内－外翻稳定性。另外，活动衬垫的使用可以提供轴向旋转和生理范围内的屈伸活动。
- 这种假体系统的特征在于能够实现假体在骨量丢失的情况下，在剩余的骨内稳定的固定。

解剖

- 上伸肌支持带是由增厚的深筋膜构成，从胫骨至腓骨，走行于踝关节上方。
- 由内及外，它包括了胫骨前肌腱、踇长伸肌和趾长伸肌。
- 前方的神经血管束大致位于踝前正中，走行于踇长伸肌和趾长伸肌腱之间。
- 神经血管束包括胫前动脉和腓深神经。该神经支配趾短伸肌和踇短伸肌以及第1、2趾间的局部感觉。
- 在距舟关节水平，腓浅神经的内侧支从外侧穿入内侧，支配足背部的皮肤感觉。
- 在踝关节后方，内侧神经血管束位于踝关节后内侧，内踝后方。踇长屈肌腱则位于神经血管束后方。
- 内踝韧带复合体则由三角韧带构成，其是一由浅层和深层结构构成的多束的韧带复合体。
- 外踝韧带复合体由距腓前韧带、距腓后韧带、跟腓韧带组成。

发病机制

- 全踝关节置换术的早期失败主要有以下原因：
  - 1个或2个假体部件固定位置不佳。
  - 1个或2个假体部件原发性松动。
  - 未能充分矫正力线不良。
  - 未能充分矫正不稳定。
  - 深部感染。
- 全踝关节置换术的晚期失败主要有以下原因：
  - 假体松动伴或不伴有1个或2个金属组件沉降。
  - 踝关节持续性的肌肉或韧带不平衡。
  - 聚乙烯衬垫磨损。
  - 骨囊肿形成。
  - 缺血性骨坏死。
  - 假体周围骨折。
  - 深部感染。

自然病程

- 缺血性骨坏死、骨囊肿形成、深部感染和（或）假体下骨的负重过载都能导致骨-假体界面的不稳定。
- 假体松动常会引起进行性骨量丢失，同时伴随假体沉降和（或）假体在矢状面和（或）冠状面上发生倾斜。
- 假体沉降能导致踝部和距骨发生撞击产生疼痛，同时踝关节复合体发生不稳。
- 假体的沉降过程可能导致运动因疼痛而受限制，或在失稳之后增加不需要的活动范围。

病史和体格检查

- 详细的病史评估：
  - 先前的手术。
  - 术后病情变化。
  - 期间进行的手术。
  - 期间发生的受伤。
  - 期间发生的疾病和感染。
  - 目前的疼痛情况。
  - 目前日常生活和体育活动的受限情况。
- 当患者站立时，彻底地进行双下肢体格检查可评估：
  - 力线排列。
  - 畸形。
  - 足部的位置或姿势。
  - 肌肉萎缩。
  - 肿胀和压痛。
- 当患者双足下垂坐位时，检查者可评估：
  - 畸形可被矫正的程度。
  - 踝关节和距下关节活动度。

- 进行前抽屉试验和倾斜试验了解踝关节和距下关节的韧带稳定性。
- 旋后和外翻力量（如胫骨后肌和腓骨短肌的功能）。
- 当患者行走时，检查者可评估：
  - 步态异常[7]。
  - 跛行。
  - 后足的非典型负重和运动。

影像学和其他诊断性检查

- 负重位X线片包括足和踝的前后位、足的侧位以及后足力线位片（图1），如果可以，与以前的摄片对比，可评估：
  - 胫骨和距骨假体的位置。
  - 骨–假体界面。
  - 骨囊肿形成。
  - 未矫正或新出现的足踝复合体的畸形（如跟骨力线、足弓、距舟关节力线）。
  - 聚乙烯衬垫非对称磨损。
  - 邻近关节状态（如与之相关退行性疾病）。
- CT扫描（图2）可评估，如果能在负重状态下则更好：
  - 骨–假体界面。
  - 骨缺损和骨囊肿形成。
  - 缺血性骨坏死。
- 单光子发射体层摄影联合CT扫描（SPECT-CT）进行叠加的骨扫描（图3）可用于观察：
  - 形态学病理改变及与之相关的活动过程。
  - 生物学的骨病理改变及与之相关的活动过程。
  - 假体周围异常摄取。
- MRI较少使用，但能评估：
  - 韧带结构。
  - 肌腱的形态学改变。
  - 缺血性骨坏死（如距骨体和胫骨远端）。

鉴别诊断

- 感染
- 神经功能失调
- 夏科神经性关节病

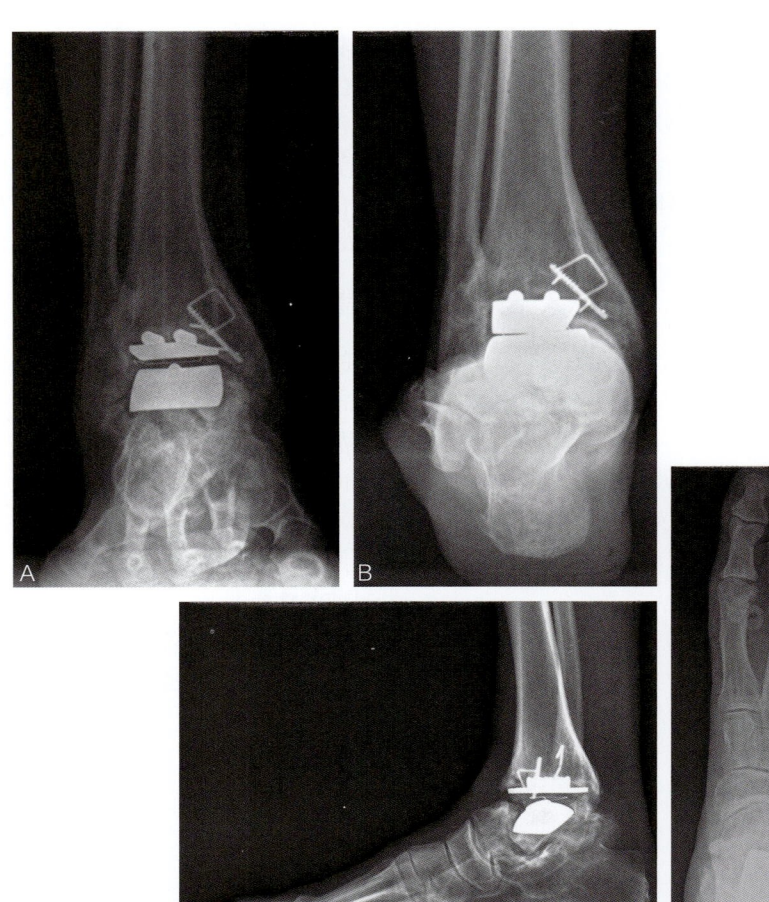

图1　一名59岁老年男性患者，STAR假体全踝关节置换术后15年，伴有进展性的距骨假体沉降。翻修术前评估包括标准负重位X线片：A. 踝关节前后位。B. 后足力线位（Saltzman位）。C. 侧位。D. 足的前后位。

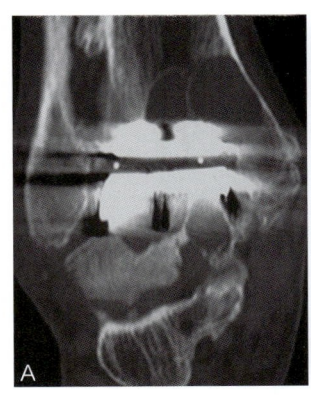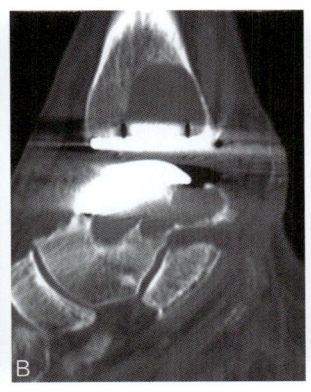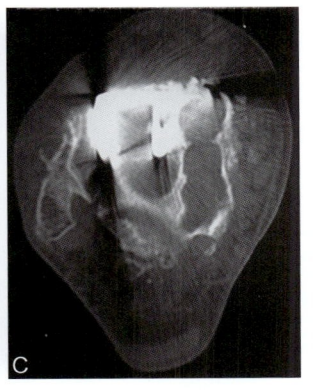

图2 一名67岁老年男性患者，STAR假体全踝关节置换术后12年，伴有进展性的骨囊肿形成及出现症状的距骨假体松动。CT扫描用于评估骨量及骨－假体界面：A. 冠状面。B. 矢状面。C. 横断面。

非手术治疗

- 尽管对非手术治疗存在争议，疼痛不严重和较少功能障碍的患者可以接受非手术治疗，尤其是存在以下几点情况：
  - 假体松动趋于稳定，可见一条防御线（图4）。
  - 无持续性的骨丢失或骨囊肿形成。
- 非手术治疗包括：
  - 矫形鞋帮助改进步态。
  - 支具提高踝关节复合体稳定性。
  - 抗炎药物治疗急性疼痛。

手术治疗

- 适应证：
  - 伴或不伴进行性沉降的假体松动而引起的踝关节假体失效。
  - 胫骨和距骨侧骨量有限丢失。
  - 关节活动范围尚存。

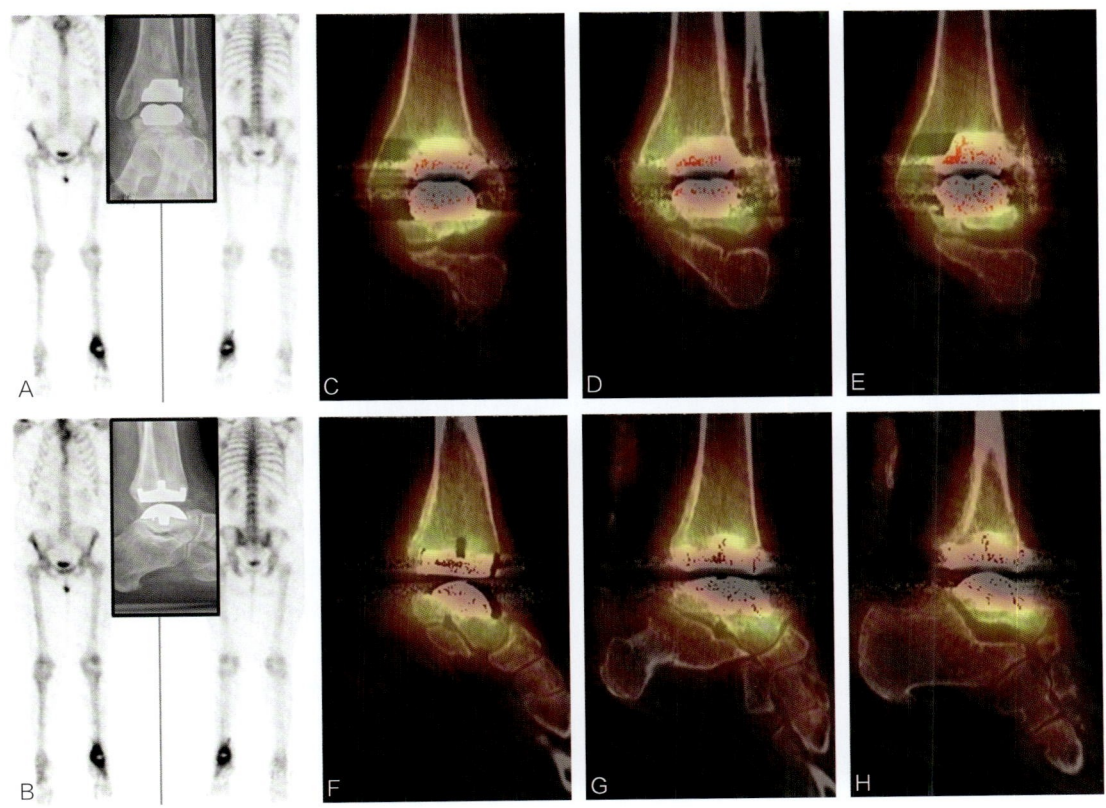

图3 一名46岁的百货商店女营业员，ESKA假体全踝关节置换术后4年，由于原发性假体松动及怀疑深部感染而引起持续性的疼痛。SPECT-CT扫描用于评估形态学病理改变及与之相关的活动过程，特别是骨量和骨－假体界面：A. 骨扫描早期相（动脉相）。B. 骨扫描延迟相。C~E. 冠状面。F~H. 矢状面。所有影像提示假体松动并伴有疑似感染。

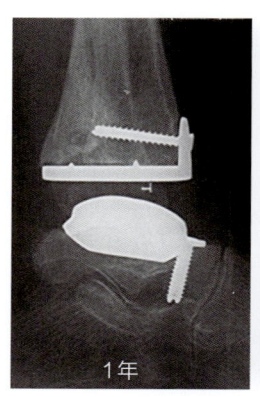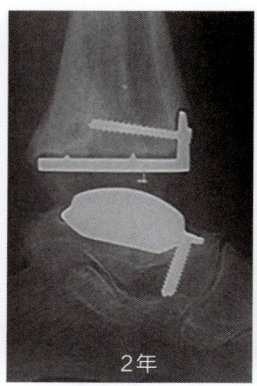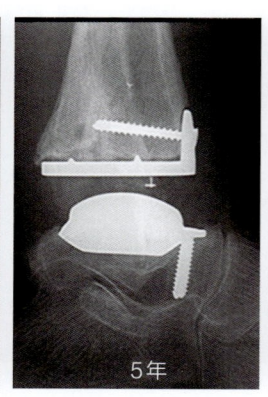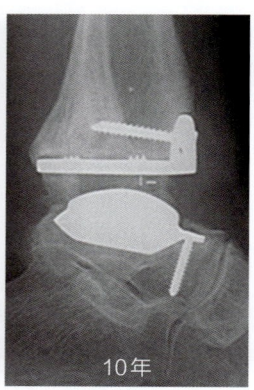

图4 一名64岁老年女性，行全踝关节置换术后10年功能良好。术后第1年摄片发现在骨-假体界面上有一条透亮带，并且在此后的9年里不曾消失。提示在防御线的阻挡下，假体松动是稳定的。

- 要求：
  - 仍有足够的骨量用于标准或翻修假体的固定。
  - 可处理的踝关节复合体的力线不良和(或)不稳定。
  - 无感染。
  - 软组织稳定。
  - 患者对体力活动要求低(徒步、游泳、骑车以及打高尔夫等)。
- 相对适应证：
  - 严重的骨质疏松症。
  - 免疫抑制治疗。
  - 患者对体力活动要求较高(如慢跑、打网球)。
- 禁忌证：
  - 急性局部软组织或深部感染。
  - 大量骨缺损，无法用于假体植入固定。
  - 难以处理的关节不稳定。
  - 难以处理的力线不良。
  - 患肢存在严重的血管和神经病变。
  - 糖尿病综合征。
  - 对体力活动要求非常高(如冲撞运动、跳跃)。

术前计划
- 仔细评估足踝部的形态、位置和稳定性，包括畸形、前次手术瘢痕和目前所剩的关节活动范围。
- 查看所有影像学资料：
  - X线片上判断假体是否有沉降、假体移位和骨-假体界面的情况。
  - 辨认邻近关节是否存在关节炎、有无后足内外翻畸形以及足部纵弓畸形。
  - CT和SPECT-CT扫描可用于评估与假体下骨的状况，以及估计骨的丢失量。
- 依据图5决策图所示选择治疗方案。
- 如果像3型距骨缺损而需要使用定制假体，则定制假体的尺寸需要对对侧(非患侧)踝关节进行X线和CT检查来获取。

体位
- 患者取仰卧位，双足位于手术台边缘。
- 垫高同侧背部，使足趾完全朝上。
- 患足垫高以便于术中透视。
- 如果需要对严重的畸形进行矫正，那么也要将对侧(非患侧)腿部进行消毒铺巾。
- 如果计划要取髂骨，则髂骨处也要消毒铺巾。
- 大腿根部使用止血带。

入路
- 使用原手术切口用于显露踝关节。
- 对于目前大多数可用的全踝关节置换设计，均采用前方入路。在使用外侧入路的情况下(如ESKA和Zimmer假体)，现在也可以使用标准的踝关节前方入路。
- 于踝关节前方行一纵行切口(10~14 cm)显露伸肌支持带。
- 辨认胫骨前肌腱，沿着胫骨前肌外侧缘将伸肌支持带切开。
- 注意保护走行于踇长伸肌腱后方或在踇长伸肌腱和趾长伸肌腱之间的胫前神经血管束。

A

1. 骨缺损＜18 mm——距骨体尚存 解决方案：全踝关节置换术——标准组件

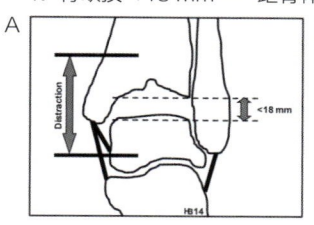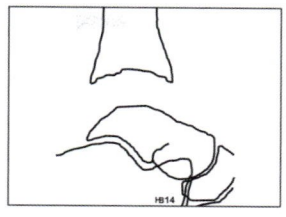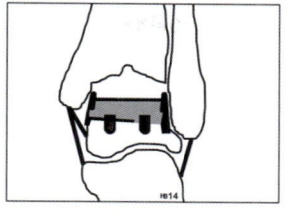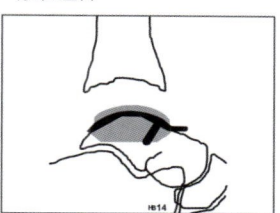

2. 骨缺损19～24 mm——距骨体部分破坏 解决方案：全踝关节置换术——翻修组件

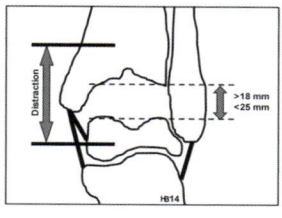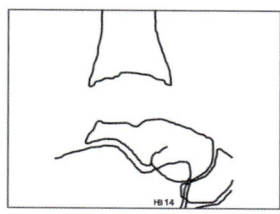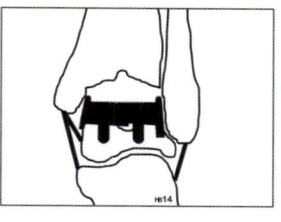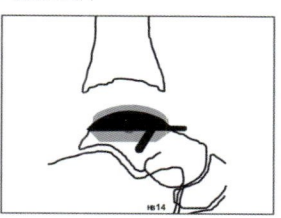

3. 骨缺损＞25 mm——距骨体完全破坏 解决方案：全踝关节置换术——定制组件

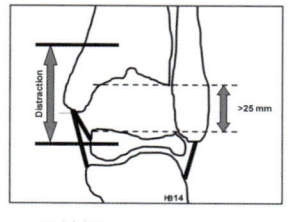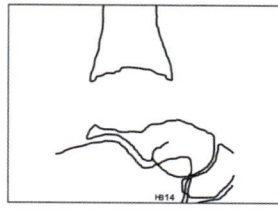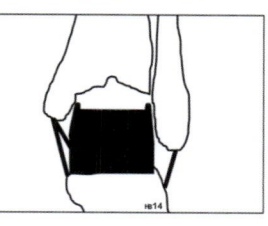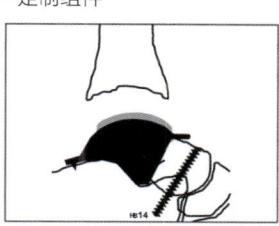

B

1. 骨缺损＜10 mm 解决方案：全踝关节置换术——标准组件

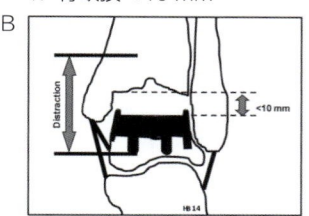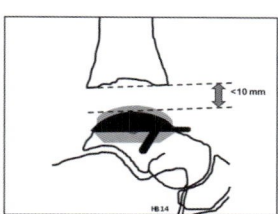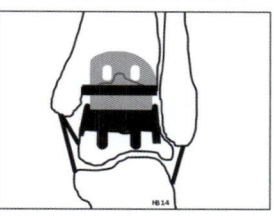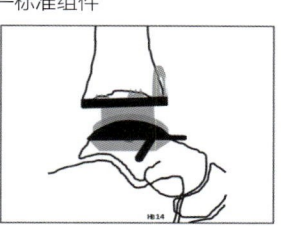

2. 骨缺损10～14 mm 解决方案：全踝关节置换术——8 mm翻修组件

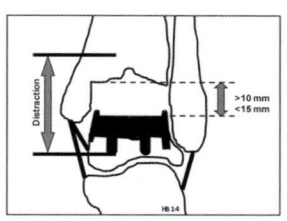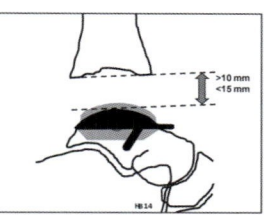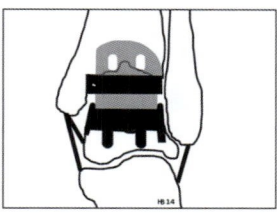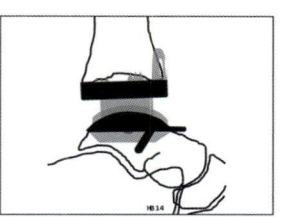

3. 骨缺损15～19 mm 解决方案：全踝关节置换术——12 mm翻修组件

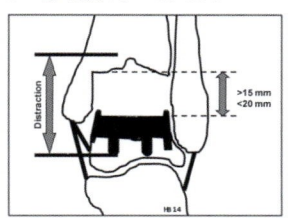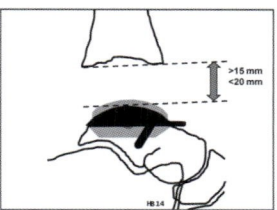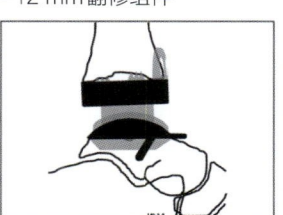

图5　全踝关节置换翻修术决策图。A. 距骨组件。B. 胫骨组件。

移除假体

- 取出聚乙烯衬垫（如果使用的是3组件活动衬垫踝关节假体）。
- 检查金属组件的稳定性。
- 不破坏残存骨量的情况下，小心移除不稳定的组件。如果有必要，打击器可以用于轴向松动假体。
- 在距骨一侧，将打击器从足底经皮穿入到距骨假体的前外侧角（技术图1A）。
- 在有胫骨柄组件的病例中，通过前方骨皮质开窗来移除胫骨组件（技术图1B）。
- 以下情况时，稳定的胫骨假体需要翻修：
  - 如果胫骨组件在冠状面上位置不佳（如内翻或外翻）或在矢状位上位置不佳（如向前或向后倾斜），那么会导致踝关节不能达到平衡。
  - 如果胫骨假体表面已经损坏（如金属发生磨损）。
  - 如果在整个活动范围内，聚乙烯衬垫没有被胫骨组件覆盖（这可能导致衬垫边缘负荷增加，并导致病理性磨损的发生），这通常发生在胫骨组件放置太靠内侧或外侧和（或）旋转不良的病例中。
- 以下情况时，稳定的距骨假体需要翻修：
  - 如果距骨组件在冠状面上位置不佳（如内翻或外翻）或在矢状位上位置不佳（如向前或向后放置），那么会导致踝关节不能达到平衡。
  - 如果距骨组件旋转不良，影响踝关节活动。
  - 如果距骨假体表面已经损坏（如金属发生磨损）。
- 一旦1个或2个金属组件被移除，则仔细地清理骨面（技术图1C～E）和踝关节沟。
- 小心地切开胫距关节后方关节囊，注意不要损伤到此区域内的神经血管束。
- 清理完骨表面后，评估距骨和胫骨的缺损情况，再次复核术前计划。在没有意外增加骨缺损的情况下，按原计划进行手术。

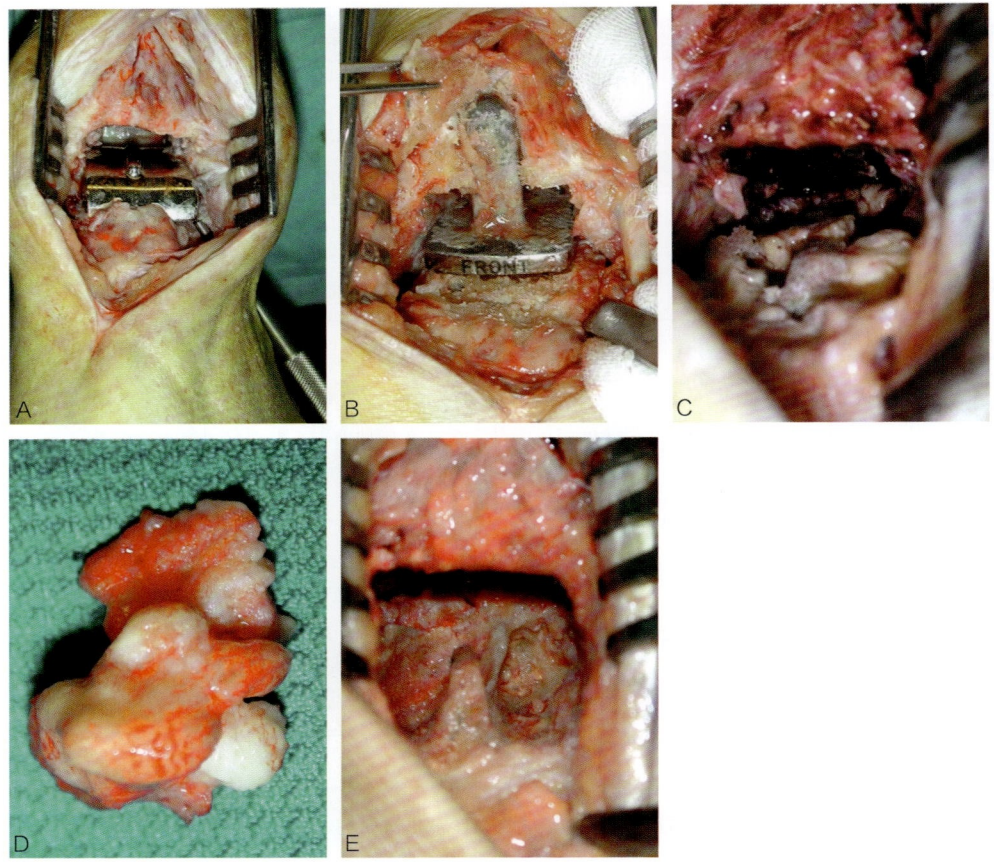

技术图1 A. 使用打击器来移除距骨组件。B. 通过前方骨皮质开窗来移除胫骨组件。C. 一旦组件被移除，仔细地清理骨面。移除组件后的距骨表面（STAR假体）。D. 清除骨囊肿。E. 清理到骨质后的距骨表面。

全踝关节置换翻修术

胫骨侧处理

- 以踝关节前正中为基点,冠状面参照胫骨结节,矢状面参照胫骨前缘确定截骨导向器杆的力线,安装胫骨截骨模块。
- 适当调节截骨模块的高度,旨在使胫骨远端干骺端的截骨量达到最小(技术图2A)。
- 用骨松质、同种异体骨和(或)脱钙骨基质(技术图2B～D)填充中央部位的骨缺损,来平整骨面(技术图2E)。

距骨侧处理

骨量足够时使用标准距骨组件

- 清理骨缺损和骨囊肿。
- 安装截骨模块(技术图3A),使用小往复锯沿着外侧缘和内侧缘各截一刀。
- 更换截骨模块,修整前方骨面(技术图3B)。
- 使用另一个截骨模块在骨面上钻脚钉孔(技术图3C)。
- 截骨表面再次清理后,准备置入假体(技术图3D);如果有必要,用骨替代物填充小的骨缺损部位。

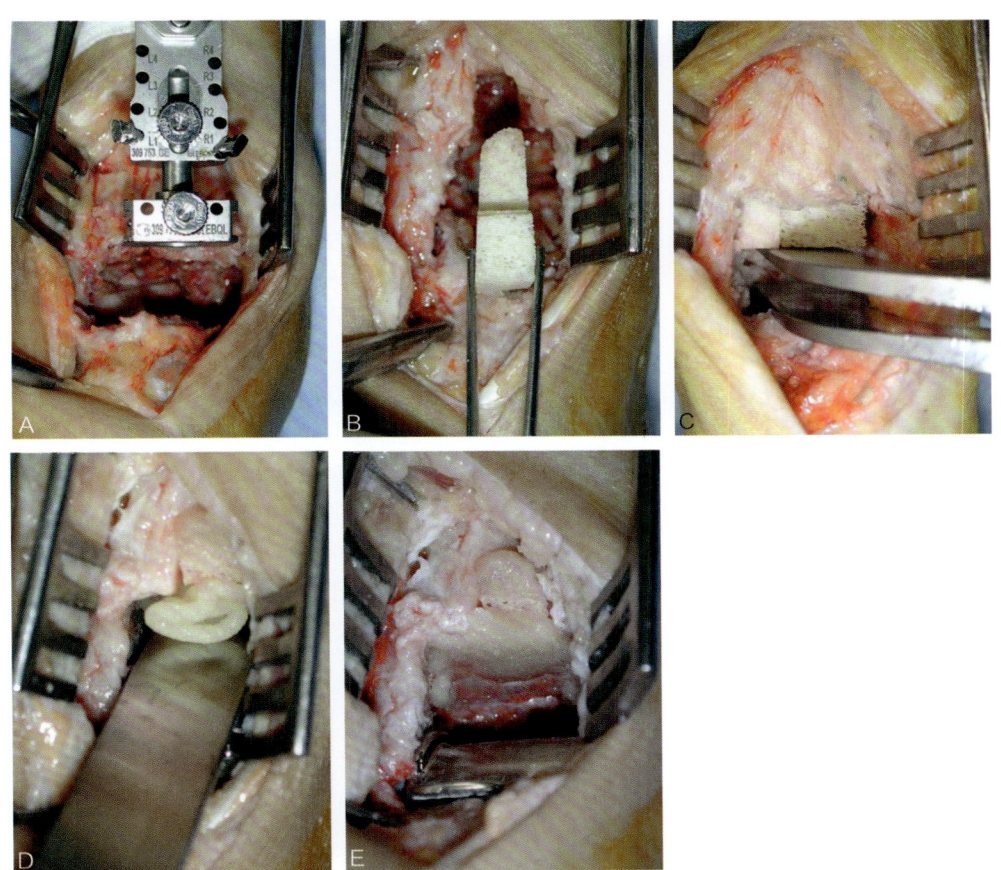

技术图2 A. 将胫骨截骨模块安装并与胫骨解剖轴对齐,并用摆锯截除最少量的骨。B. 在胫骨远端干骺端残留下的骨缺损用骨替代物填充。用修整形状后的同种异体骨(Tutoplast)尽可能填充大块缺损。C. 用平板撑开器将同种异体骨推入胫骨干骺端。D. 骨基质(IsoTis)用于填补剩下的骨缺损。E. 目的是得到一个没有任何缺损的骨平面。

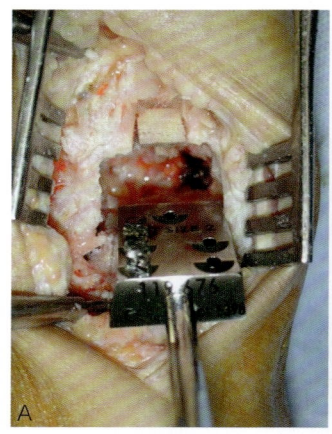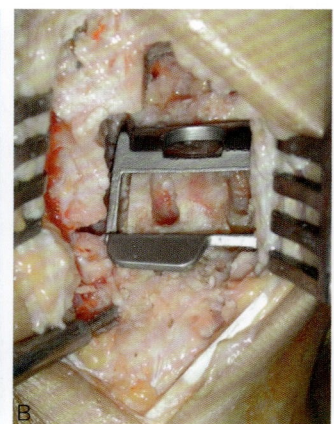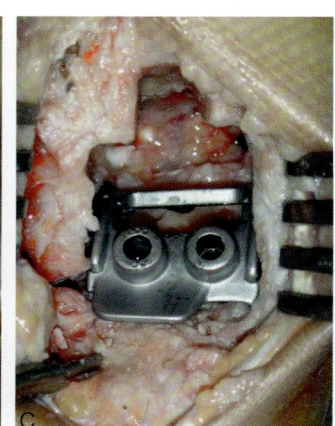

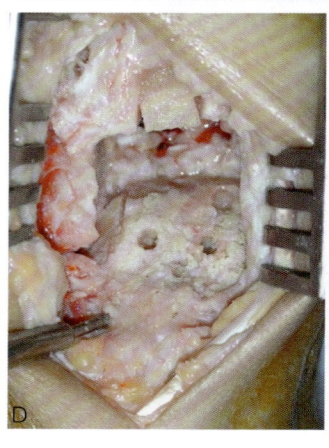

技术图3 距骨表面的处理。A. 安装标准距骨截骨模块并用固定针固定；然后，用往复锯沿内外侧边缘截骨，用摆锯沿后方骨面截骨。B. 安装距骨截骨模块，进行前方骨面的修整。C. 当距骨试模的预定位置骨面处理完成，在其表面钻脚钉孔。D. 残留的骨缺损用骨替代物填充。

骨量不足

- 在保证平整的前提下，使用摆锯截除最小量的骨。
- 在足部保持中立位的情况下，截骨面要完全平行于胫骨截骨面（技术图4A）。
- 清理距骨截骨面（技术图4B）。
- 在透视下将用于翻修组件的距骨截骨模块放置在平整的截骨面上，并用固定针固定在距骨上（技术图4C）。
- 完成内外侧截骨并取出碎骨块。
- 中央部位的骨缺损使用骨替代物填充，如骨基质（技术图4D）、骨松质和（或）同种异体骨（技术图4E）。
- 螺钉固定能增加植入同种异体骨的稳定性（技术图4F）。

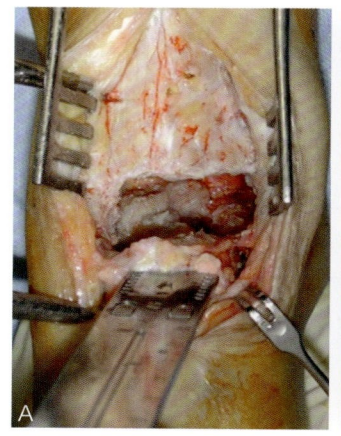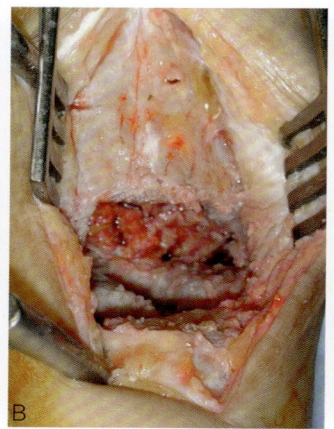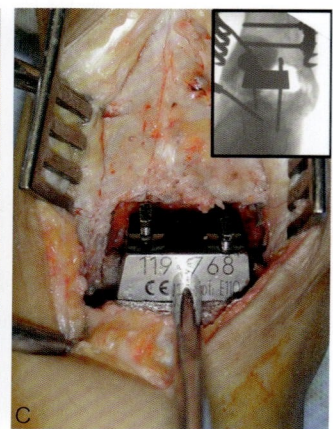

技术图4 骨量不足时的距骨处理。A. 将足部置于中立位时，平行于胫骨截骨面在距骨上截除最小量的骨。B. 清理骨面直至露出有活性的骨。C. 安装平面截骨模块并固定；透视下（右上角嵌入图）能在用往复锯沿内外侧缘截骨前确认截骨模块的位置。

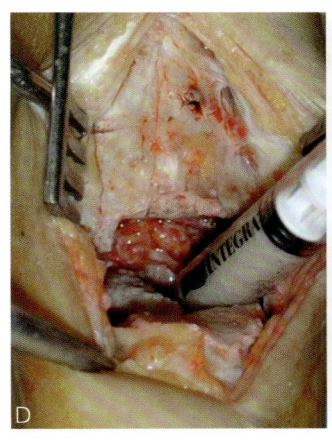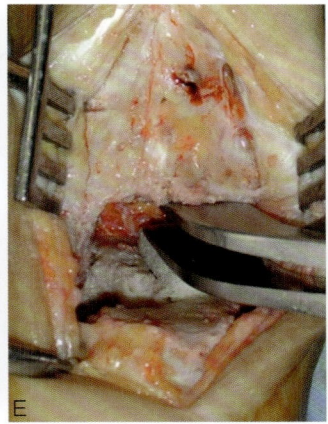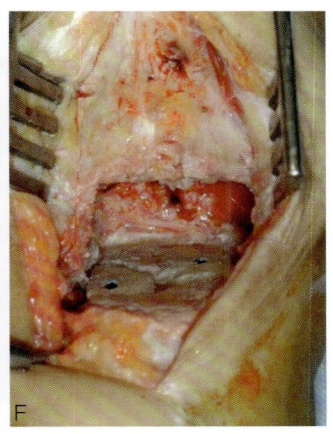

技术图4（续） D. 骨基质被挤入中央空腔内。E. 使用同种异体骨填充骨缺损，并用平板撑开器压紧。F. 如果较大的同种异体骨存在不稳定，则使用螺钉固定。

大范围的骨缺损
- 骨面的处理要根据定制假体来进行(技术图5)。

置入距骨假体
- 根据术前计划和术中实际剩余的骨量来选择距骨假体的型号和大小。
- 如果在处理后的骨面仍有细小的缺损残留，在距骨假体底面涂抹骨基质(技术图6A)。
- 以脚钉为导向置入假体(技术图6B)，并用打击器压紧固定(技术图6C)后透视下确认假体位置。

置入胫骨假体
- 根据术前计划和术中实际剩余的骨量来选择胫骨假体的型号和大小。
- 如果在处理后的骨面仍有细小的缺损残留，在胫骨假体底面涂抹骨基质(技术图2D)。
- 置入假体，并用打击器压紧固定(技术图7)。
- 如果认为胫骨假体的初始稳定性很重要，则可以用2枚螺钉进行额外的固定。但是，如果可能，尽量避免使用螺钉固定。因为螺钉和假体之间的干扰力可能会随着时间的推移而发展。

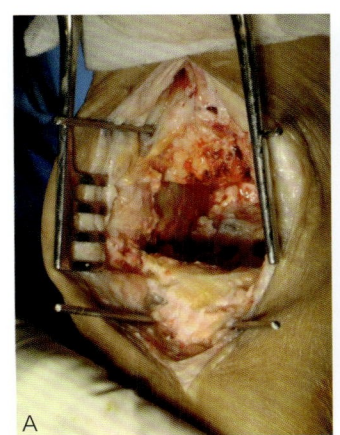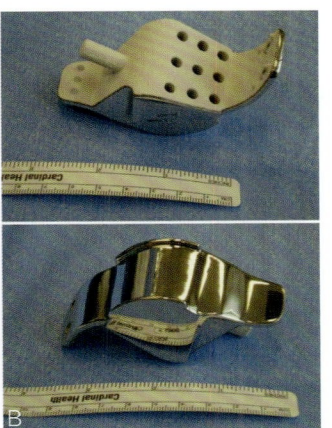

技术图5 这是一例大范围骨缺损，根据定制假体的形状（B）徒手修整残余距骨。

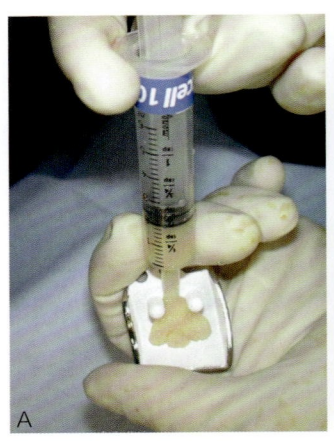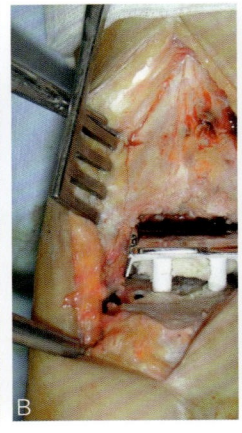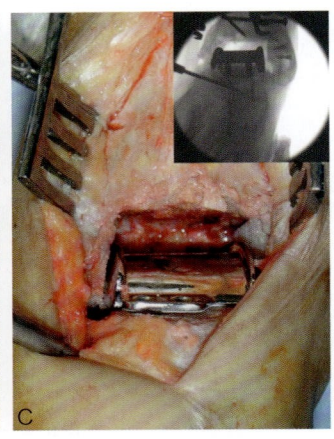

技术图6　A. 涂抹在距骨假体底面的骨基质用于填充残留的骨缺损。B. 脚钉作为置入导向工具。C. 打击器用于压紧固定。

置入聚乙烯衬垫

- 距骨假体的大小决定聚乙烯衬垫的大小。
- 聚乙烯衬垫的厚度由使用的试模假体决定。目的在于通过紧张侧副韧带来获得一个能对抗内外翻倾斜的足够稳定的踝关节；然而，要避免使用过厚的聚乙烯衬垫导致侧副韧带过度紧张，引起疼痛。
- 置入选用的聚乙烯衬垫。
- 将足部背伸至最大程度，然后从假体施加最大的压力至假体下的骨上，并用透视确认假体的位置（技术图8）。

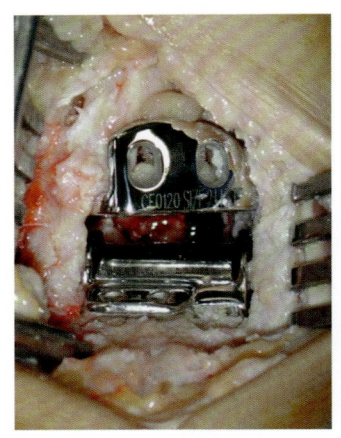

技术图7　置入胫骨假体，并用打击器压紧固定。

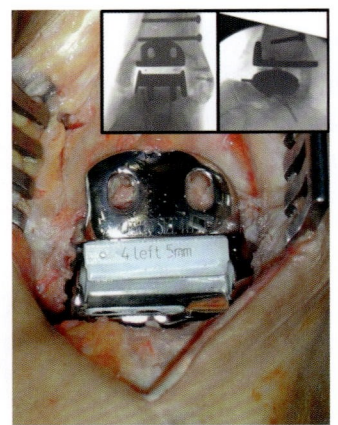

技术图8　在置入聚乙烯活动衬垫后，仔细检查踝关节稳定性，并被动屈曲和背伸足部。透视检查（右上角嵌入图）可用于检查假体植入物的位置。

邻近关节融合术

- 术前评估邻近关节是否存在产生疼痛的骨性关节炎、导致畸形的踝关节僵硬和不稳定。
- 如果临床和影像学上怀疑上述问题（技术图9A～D），SPECT-CT和（或）诊断性注射可用于明确疼痛的来源是骨性关节炎（技术图9E）。
- 通常在全踝关节置换翻修术前对邻近关节进行融合手术。

距下关节融合术

- 通过外侧微小切口显露距下关节。
- 为了不损伤距骨体的滋养血管，仅对跗骨窦进行最低程度的清理。
- 通过2根克氏针使用撑开器（Hintermann撑开器）来打开关节。
- 将关节面清理至软骨下骨，如果是骨质硬化，则额外进行钻孔打毛骨面。
- 必要时植骨或使用骨基质。

第79章 全踝关节置换翻修术：方法2

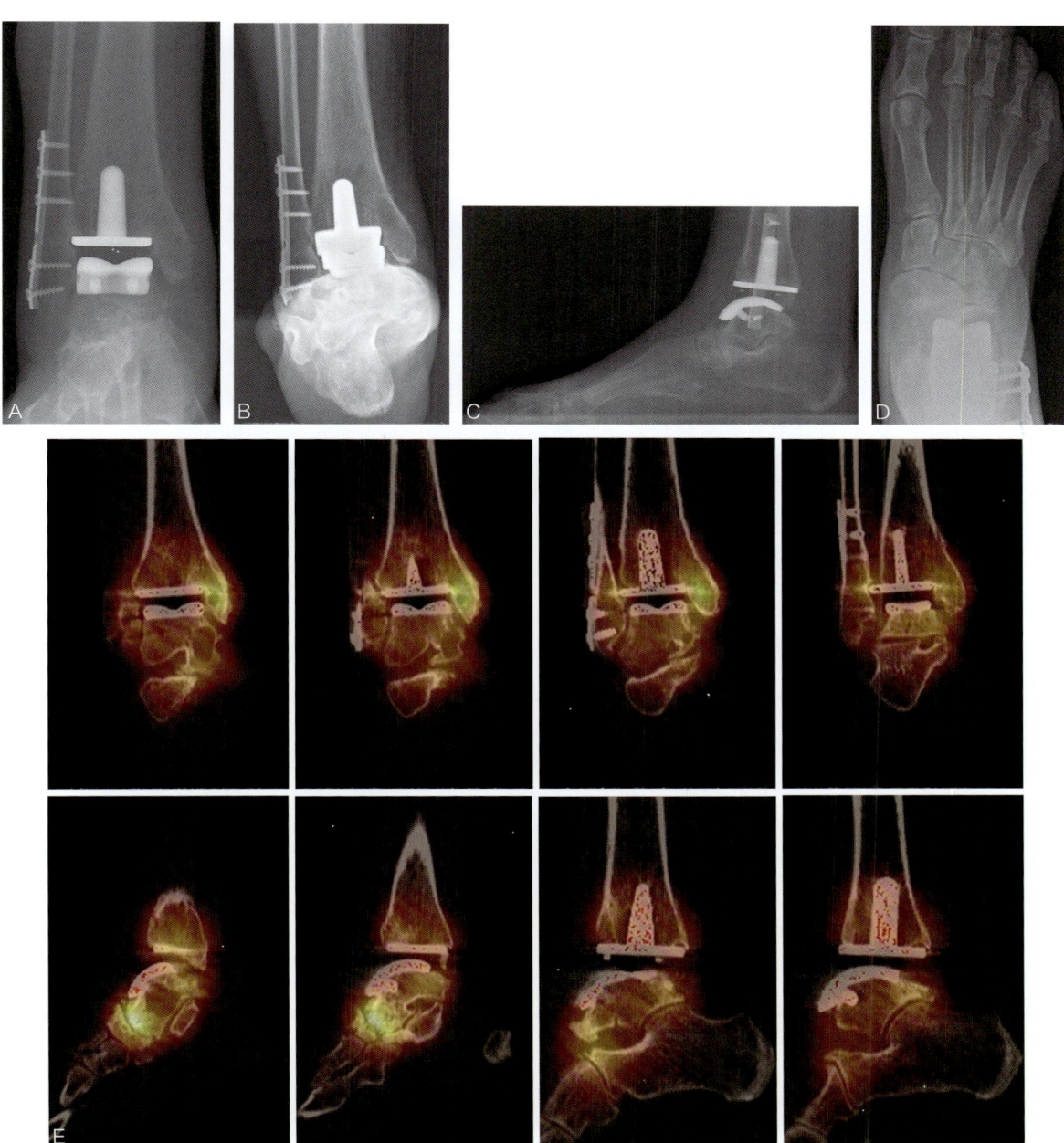

技术图9 一名64岁老年女性患者，进行全踝关节置换术（Zenith假体）后两年半出现置换侧踝关节和跗横关节疼痛，同时腓骨意外骨折。Müller-Weiss症被漏诊。A~D. 标准X线片显示，由于选用了一个过大的距骨假体并且假体相对于旋转中心偏前，踝关节张力过高并且无法取得软组织平衡。舟状骨外侧缺血性骨坏死继发距舟关节骨性关节炎。E. SPECT-CT显示距舟关节骨性关节炎处高摄取，距骨颈内侧有一个较大的骨囊肿，在内踝（由于踝关节内侧韧带过度紧张）和外踝（由于胫骨假体尺寸过大）处也出现高摄取。

- 在合适的位置下,置入2～3枚螺钉坚强地固定距骨和跟骨。

距舟关节融合术

- 踝关节前正中切口向远端延伸2～3 cm。
- 使用Hintermann撑开器打开关节。
- 将关节面清理至软骨下骨,如果是骨质硬化,则额外进行钻孔打毛骨面。
- 必要时植骨或使用骨基质。
- 置入2～3枚螺钉坚强地固定舟骨和距骨头,注意将前足维持在中立位(技术图10)。
- 如需行三关节融合术,则联合距下关节融合术与距舟关节融合术[3]。

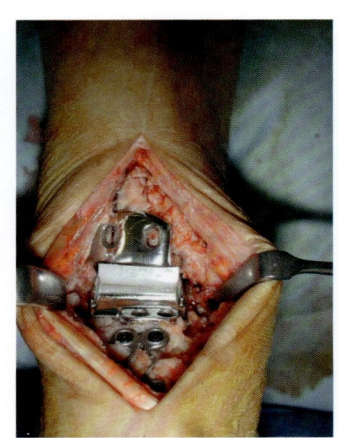

技术图10　通过同一个前侧切口进行全踝关节置换翻修术及距舟关节融合术的术后外观图。

下胫腓联合融合术

- 通过前方入路暴露下胫腓联合处。
- 使用骨锉和(或)锯片清理胫骨和腓骨侧。
- 使用夹钳用力加压以复位下胫腓联合。
- 如有需要,胫腓骨之间插入自体骨或同种异体骨。
- 经皮置入2～3枚螺钉来完成下胫腓联合融合术。
- 骨量较差的患者可使用腓骨钢板增加螺钉的加压力。

胫骨远端截骨术

- 通常在全踝关节置换翻修术前行胫骨远端截骨术[2]。
- 胫骨远端截骨术用于矫正胫骨远端在矢状位上的反屈畸形,前移负重点。
- 如前所述使用前侧切口暴露胫骨远端。
- 根据术前影像学检查计划决定截骨平面,置入克氏针作为截骨导向器。
- 使用摆锯,沿克氏针进行截骨,但不要完全截断,保留后侧骨皮质。
- 通过两根克氏针置入Hintermann撑开器撑开截骨线,直到矫正满意为止。
- 插入楔形同种异体骨。
- 使用钢板坚强固定(使用锁定螺钉的T形钢板)。

腓骨远端截骨术

- 如果在全踝关节置换翻修术后发现腓骨过长,将会引起踝关节外侧不稳定,则需行腓骨截骨术。
- 使用外侧纵行切口暴露腓骨。
- 在下胫腓联合上方,从前下方至后上方行斜行截骨。
- 先对远端骨块进行钢板固定,然后对截骨处加压(徒手或使用加压工具)。一旦达到所需长度,再固定近端骨块。

韧带成形术

- 翻修术后对踝关节稳定性进行评估。
- 如果发现韧带有明显的松弛,可导致置入的聚乙烯衬垫脱位:
  ○ 通过前侧切口暴露腓骨远端。
  ○ 在腓骨远端前方骨面置入1枚锚钉。
  ○ 不可吸收性缝合线修复韧带结构。
- 如果发现踝关节外侧明显松弛(不伴有腓骨过长):
  ○ 通过外侧弧形切口暴露腓骨远端和外侧韧带。
  ○ 在腓骨远端前方骨面置入1枚锚钉。
  ○ 不可吸收性缝合线用于重新连接失效的韧带结构。
  ○ 如果韧带质地较差,可用游离跖肌腱重建。

跟骨截骨术

- 全踝关节翻修置换术完成后对后跟力线进行评估。
- 如果后跟仍有外翻或内翻畸形,则需要行跟骨截骨术。
- 使用跟骨外侧切口。
- 切口位于腓骨肌腱后方1 cm,并平行于腓骨肌腱。
- 暴露跟骨外侧结节时注意保护腓肠神经的分支。
- 在跟骨跖侧和背侧凹陷处各插入一把Hohmann拉钩。
- 使用摆锯进行截骨。
- 跟骨外翻:用椎板撑开器撑开,并用Hohmann拉钩向内平移跟骨结节[6]。
- 跟骨内翻:用椎板撑开器撑开,并用Hohmann拉钩向外平移跟骨结节。
- 截骨使用1~2枚5.5 mm或7.5 mm的空心螺钉固定。

关闭伤口

- 使用0号可吸收线间断缝合伸肌支持带。
- 使用不可吸收线间断缝合切口。
- 使用全衬垫短腿石膏夹板将足部置于中立位2天。

要点与失误防范

肌腱损伤	• 暴露踝关节时,小心地保护胫骨前肌腱和姆长伸肌腱 • 在清理后方瘢痕性关节囊时,避免损伤姆长屈肌腱
神经血管束损伤	• 暴露踝关节时,避免损伤任何神经血管束 • 在胫骨前肌腱后方直接锐性切到骨面,暴露胫骨远端外侧 • 小心地清理后内侧瘢痕性关节囊,避免损伤胫神经
保留胫骨远端干骺端骨质	• 需要非常小心地移除假体组件,以避免对干骺端骨折造成损伤。因为其对翻修假体的成功锚定非常关键
踝关节清理	• 将Hintermann撑开器放置在踝关节内侧撑开踝关节,如有必要,外侧也可以放置 • 不要损伤剩余的骨量,由于之前的应力保护,这些骨可能非常脆弱
透视	• 使用透视明确截骨部位和试模位置
平衡踝关节	• 在没有得到一个充分平衡的踝关节、足部处于中立位之前不能结束手术(如稳定而又对线良好)

术后处理

- 2天后更换包扎敷料并移除支具。
- 当伤口干燥干净时,一般是术后2~4天,可用石膏或助行器将足固定6周,避免踝关节的内、外翻及跖屈活动。
- 术后6周内行主动活动和淋巴引流可帮助软组织恢复。但是,术后早期过度激进的活动会导致软组织断裂。
- 术后6~8周以后允许负重。
- 对于联合跟骨截骨、韧带重建或肌腱转位的患者,术后用石膏固定6周。
- 对于联合邻近关节融合的患者,建议术后石膏固定8周。
- 对于合并踝上截骨的患者,应在术后8~10周内避免负重。
- 移除石膏或助行器后应当开始足踝的康复计划,包括小腿三头肌的拉伸强化训练[8]。
- 术后6~8周进行第一次临床和影像学随访检查,检查

- 伤口部位、骨融合情况及假体位置（图7）。
- 应当建议患者穿弹力袜，以避免今后4~6个月内踝部肿胀。

预后

- 2000—2013年，采用了 HINTEGRA 三组件式全踝关节置换假体对共计184例（179位患者，女性77人；男性102人；平均年龄60.3±11.5岁）随访4.2±4.0年后出现全踝关节置换术失败的踝关节进行翻修术。
- 翻修的原因主要有金属组件原因（99例，占53.8%）、骨的原因（49例，占26.6%）、软组织原因（23例，占12.5%）或感染（13例，占7.1%）。
- 翻修术中涉及距骨组件156例（占84.8%）以及胫骨组件158例（占85.7%）。
- 早期并发症包括踝部骨折3例，聚乙烯衬垫脱位2例。27例翻修术（占14.7%）又因为1个或2个组件的松动而再次翻修。
- 剩下的157例（占85.3%）踝关节，美国足踝外科协会（AOFAS）后足评分从术前43±18分增加到最后一次随访时73±19分［平均随访5.2年（从1~12年）］。以假体松动作为生存期重点，全踝关节置换翻修术的9年生存率为82.9%。
- 手术成功的关键是将这些组件牢固地锚定在原本的骨质里（图6）。

并发症

- 术中并发症
  - 移除假体时造成骨破坏（如额外的骨量丢失、骨折）
  - 假体固定失效
  - 假体置入位置不佳
  - 假体置入型号不匹配
  - 踝部骨折
  - 肌腱损伤

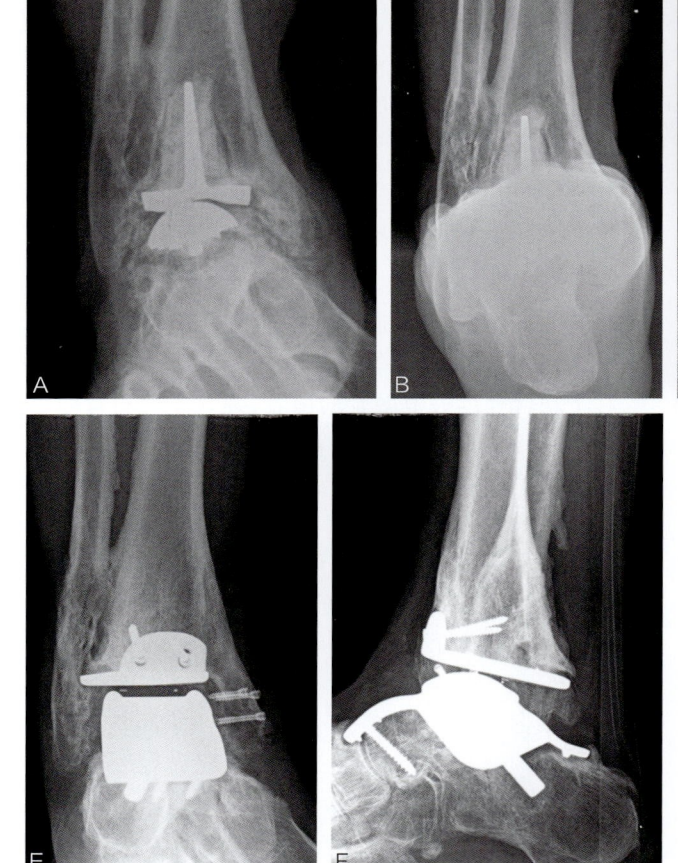
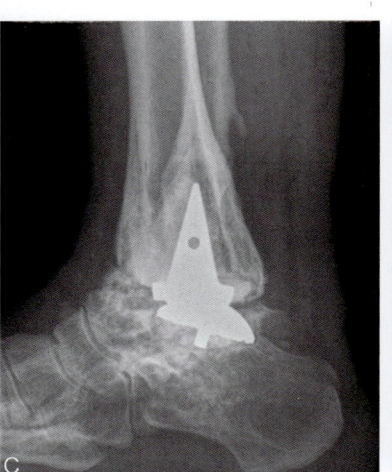
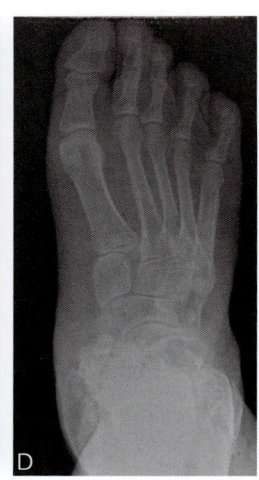

图6 一名66岁老年男性，行全踝关节置换翻修术后10年功能良好（技术图5所示患者）。A~D. 术前标准X线片提示第1次全踝关节置换翻修术（Irvine假体）后18年，距骨和胫骨假体出现松动和沉降。残留距骨疑似缺血性骨坏死。第2次全踝关节置换翻修术后10年的前后位（E）和侧位（F）X线片提示假体稳定。患者对手术结果非常满意。

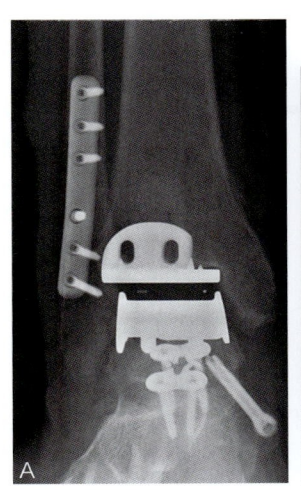 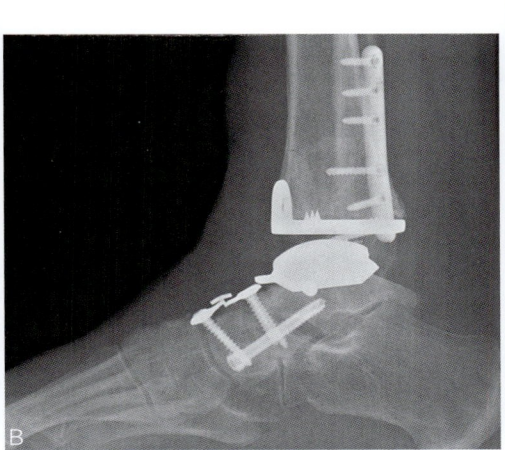 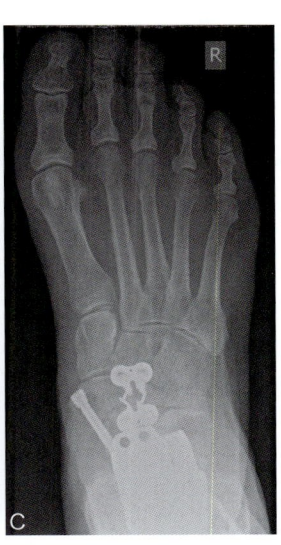

图7 A~C. 技术图9和10所展示的患者在术后8周的X线片，提示截骨术后融合部位以及腓骨截骨得到矫正，假体组件稳定。

- 术后并发症
  - 早期假体松动
  - 附加截骨和(或)关节融合术发生延迟愈合或不愈合
  - 伤口愈合问题
  - 感染
  - 肿胀
  - 深静脉血栓

- 晚期并发症
  - 无菌性假体松动
  - 假体沉降
  - 聚乙烯衬垫磨损
  - 聚乙烯衬垫脱位
  - 渐进性活动丢失

（姚若愚 译，薛剑锋 审校）

参考文献

[1] Hintermann B, Zwicky L, Knupp M, et al. HINTEGRA revision arthroplasty for failed total ankle prostheses. J Bone Joint Surg Am 2013;95(13):1166-1174.

[2] Knupp M, Stufkens SA, Bolliger L, et al. Total ankle replacement and supramalleolar osteotomies for malaligned osteoarthritic ankles. Techniques Foot Ankle Surg 2010;9(4):175-181.

[3] Knupp M, Stufkens SA, Hintermann B. Triple arthrodesis. Foot Ankle Clin 2011;16(1):61-67.

[4] Pagenstert GI, Valderrabano V, Hintermann B. Lateral ankle ligament reconstruction with free plantaris tendon graft. Techniques Foot Ankle Surg 2005;4(2):104-112.

[5] Saltzman CL, el-Khoury GY. The hindfoot alignment view. Foot Ankle Int 1995;16(9):572-576.

[6] Stufkens SA, Knupp M, Hintermann B. Medial displacement calcaneal osteotomy. Techniques Foot Ankle Surg 2009;8(2):85-90.

[7] Valderrabano V, Nigg BM, von Tscharner V, et al. Gait analysis in ankle osteoarthritis and total ankle replacement. Clin Biomech 2007;22(8):894-904.

[8] Valderrabano V, von Tscharner V, Nigg BM, et al. Lower leg muscle atrophy in ankle osteoarthritis. J Orthop Res 2006;24(12):2159-2169.

第80章 踝关节融合术
Ankle Arthrodesis

Mark E. Easley

定义
- 踝关节融合术是指将胫距关节融合治疗终末期胫距关节炎。

解剖
- 踝关节：
  - 胫骨部分（胫骨远端关节面及内踝）：
    - 与距骨背侧和内侧关节面相对应。
    - 矢状面上，胫骨关节面略有后倾。
    - 冠状面上，关节面与胫骨干轴线向外侧成角为88°～92°。
  - 腓骨：与距骨外侧关节面相对应、承担踝关节1/6的轴向负荷。
  - 距骨：表面积的60%被关节软骨所覆盖、双曲率半径。
  - 下胫腓联合：下胫腓前下韧带、骨间膜、下胫腓后韧带。
- 作为踝关节－后足复合体的一部分，踝关节的功能类似斜置的铰链。

发病机制
- 创伤后关节炎：最常见原因、关节内骨折、踝关节骨折脱位后畸形愈合、慢性踝关节不稳定。
- 原发性骨关节病：与髋关节和膝关节相比，相对比较罕见。
- 炎症性关节病：类风湿关节炎。
- 其他：血色素沉着症、色素绒毛结节性滑膜炎、Charcot神经性关节病、感染性关节炎。

自然病程
- 创伤后关节炎：
  - 畸形愈合、关节慢性不稳定、关节内软骨损伤或力线不良可能导致关节软骨逐渐磨损。
  - 慢性踝关节外侧不稳定最终可能会导致如下问题：距骨向前半脱位、距骨内翻、后足内翻。
- 踝关节原发性骨关节病罕见且发病原因不明。
- 炎症性关节病：
  - 内科治疗对进展性和增生性滑膜糜烂性改变无效。
  - 可能与慢性胫骨后肌腱病变和进行性后足外翻畸形，最终导致距骨向外侧倾斜，甚至外踝应力性骨折，前足旋后代偿等机制相关。

病史和体格检查
- 病史：
  - 典型的踝关节创伤病史：关节内骨折（双踝、三踝骨折；Pilon骨折）、慢性踝关节不稳定。
  - 炎症性关节炎。
  - 原发性踝关节炎。
- 症状：
  - 当踝关节负重，特别是踝关节受力背屈时疼痛加重。
  - 休息后疼痛缓解，但是在剧烈运动或长时间站立后休息时仍有疼痛。
  - 踝关节肿胀。
  - 踝关节僵硬。
- 药物治疗：
  - 如果患者口服抗炎药，在手术前需要停止用药，防止围手术期出血并发症。
  - 抗类风湿药物可能在围手术期需要停用，以免伤口和骨难以愈合。
- 体格检查：
  - 力线：
    - 需要测量同侧整个下肢力线（而不只是踝关节力线），检查范围包括从髋关节到足。理想的下肢力线对踝关节融合术后功能的恢复非常重要。踝关节融合术后，踝关节对下肢力线的代偿能力丧失。
  - 踝－足力线：
    - 踝关节功能是踝关节-距下关节复合体的一部分。
    - 踝关节融合必须将踝关节固定于跖行足。
    - 踝关节融合时，后足、中足甚至前足的力线需要同期或分期处理。
  - 运动范围：
    - 踝关节融合术后踝关节活动范围丧失。
    - 后足活动范围的保留对踝关节融合术至关重要。

融合的踝关节及僵硬的后足使足踝部的调节能力显著下降,术后足踝部功能与胫距跟融合,甚至与距骨周围关节融合术功能相似。对于踝关节炎合并后足僵硬,特别是合并后足关节炎的患者,全踝关节置换(total ankle arthroplasty, TAA)是更好的选择。
  - 软组织:
    - 踝关节周围完整并且相对健康的软组织覆盖是非常重要的,如果软组织条件好,术后发生软组织并发症的可能性较小。
- 术前必须注意原有的手术瘢痕。手术入路包括原有的瘢痕,或按原有的瘢痕进行调整来减少术后切口的并发症。
    - 血管状态:术前必须确认足部脉搏及血管再充盈正常,否则,需要进行多普勒超声或者其他无创血管检查。
    - 神经系统状况:周围神经病变是TAA的相对禁忌证,但是在笔者看来,没有神经病变并且控制良好的糖尿病不是禁忌证。然而,如果手术风险不确定,那么则建议应用关节融合术替代关节成形术来治疗终末期踝关节炎。既有神经病变,并且明确有或高度怀疑夏科神经关节病,是TAA的禁忌证。对于该类疾病,踝关节融合术,甚至胫距跟融合术比TAA更适合。
    - 运动功能:踝关节和足的完整运动功能的恢复对成功的踝关节融合术至关重要。足部背屈、跖屈、内翻、外翻功能缺乏是踝关节融合术的相对禁忌证。胫骨前肌仍可以在跗横关节水平(距舟及跟骰关节)将足部背屈。腓肠肌-比目鱼功能是使后足跖屈。在踝关节融合术中,胫骨后肌腱和腓骨肌腱功能是维持足部动态平衡的必要条件。如果没有这些功能性肌肉群,可能需要进行胫距跟或距骨周围关节融合术,或者可能需要进行肌腱转位。

影像学和其他诊断性检查

- 负重踝关节正位、侧位、踝穴位X线片。
- 负重足正位、侧位、斜位X线片,对合并足部畸形的患者尤为重要。
- 如果合并或怀疑合并小腿畸形,通常需要负重的胫腓骨正侧位X线片。
- 如果合并下肢畸形,通常需要双下肢全长正位X线片。
- 我们通常使用CT来评估复杂或不明确的踝-后足关节炎(无论其是否合并畸形)。
- 如果怀疑距骨或胫骨远端缺血坏死,需要行踝关节MRI检查。

鉴别诊断

- 见发病机制。

非手术治疗

- 调整运动习惯。
- 支具:
  - 踝-足矫正器。
  - 内外侧带支撑条的靴型支具。
- 摇摆底的硬底鞋。
- 非甾体类抗炎药或COX-2抑制剂。
- 全身炎症性关节病的药物治疗。
- 糖皮质激素封闭。
- 注射玻璃酸钠等黏弹剂。

手术治疗

- 目前的趋势是经前方入路保留内外踝的踝关节融合术。
  - 近来,在踝关节融合向TAA转变的过程中效果满意。
    - 虽然踝关节融合术可以良好地缓解终末期踝关节骨关节炎疼痛等症状,但是随着时间的推移,后足可能出现代偿性关节退变。
- 如果内外踝不保留,那么这种潜在的转变会加重。
- 前方入路也是TAA的主要入路。

术前计划

- 血管和神经检查。
  - 终末期踝关节骨关节炎的症状和影像学表现比较容易发现。
  - 良好的血管和神经条件对伤口的愈合及踝关节融合有积极的意义。
  - 神经性的关节病的治疗需要更大范围的踝-后足的稳定。
- 畸形的矫正。
  - 良好的术前计划有利于术中良好的矫正畸形。
- 术前应该评价双侧下肢的情况,以明确该患者正常的生理结构。

体位

- 仰卧位。
- 患足的足底位于手术床的边缘。
- 患足的足趾指向天花板。

- 垫高同侧的髋部，防止下肢外旋。
- 通常使用大腿止血带、局部麻醉。
  - 腘窝阻滞可以很好地缓解术后疼痛，如果腘窝处置管，效果更好。另外，髋关节和膝关节屈伸活动不受限制，有利于术后即刻活动。
  - 如果使用大腿止血带，则需要加用股神经阻滞（但是患者术后会出现暂时性的膝关节伸直受限）或者全身麻醉。

入路
- 选择踝关节前方入路，经胫骨前肌腱与跗长伸肌腱之间显露踝关节。

显露
- 取踝关节前方正中纵行切口，近端起始于胫距关节近端 10 cm，胫骨嵴外侧 1 cm（技术图 1A）。
- 切口向远端延伸至距舟关节。
- 尽量不要对皮肤边缘施加压力，尽可能全层拉开皮肤，以防止皮肤并发症。
- 确认并保护腓浅神经，并向外侧拉开。
  - 根据我们的经验，腓浅神经有一个比较一致的分支，直接穿过或紧邻胫距关节的近端。
- 然后暴露伸肌支持带，确定跗长伸肌腱的位置，采取锐性分离的方式小心地将伸肌支持带与跗长伸肌腱分离（技术图 1B、C）。
  - 小心地保护胫骨前肌腱的腱鞘。
  - 保留胫骨前肌腱表面的伸肌支持带。
    - 防止肌腱呈弓弦状态，减低前方伤口的张力。
    - 即使伤口裂开，胫骨前肌腱也不会直接暴露。
    - 有时胫骨前肌腱表面的伸肌支持带无法保留，因为有的患者胫骨前肌腱没有明显的腱鞘。
- 自胫骨前肌腱与跗长伸肌腱的间隙，将两个肌腱分别向内外侧拉开。
- 明确深部的血管神经束（胫前动脉和腓深神经），并在手术过程中拉向外侧加以保护（技术图 1D）。
- 纵行切开前方的关节囊、骨膜，向近端达踝关节上方 6~8 cm，向远端达距舟关节（技术图 1E）。
- 分别向内外侧分离关节囊与骨膜，显露踝关节，并向两侧分离至踝关节的内外侧间隙，可以看到内外踝（技术图 1F、G）。
- 清理胫骨及距骨前方的骨赘，以方便显露及使用器械（技术图 1H、I）。

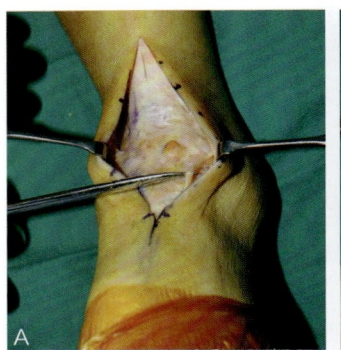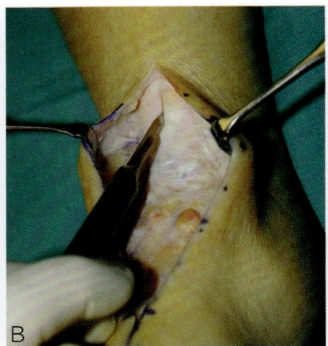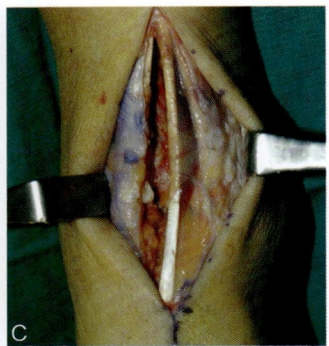
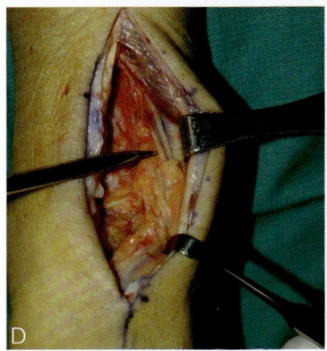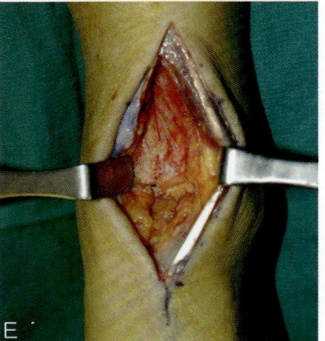

技术图 1　A. 踝关节前方入路（注意腓浅神经）。B、C. 分离伸肌支持带。B. 在跗长伸肌腱浅层纵行将伸肌支持带切开。C. 显露跗长伸肌腱。D. 确认并保护深部的血管神经。E. 切开关节囊，显露胫距关节。

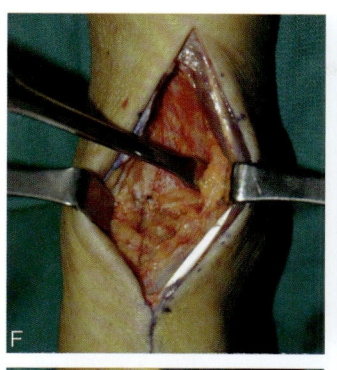
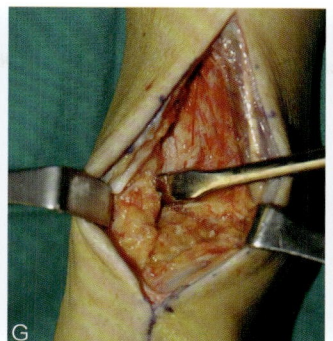
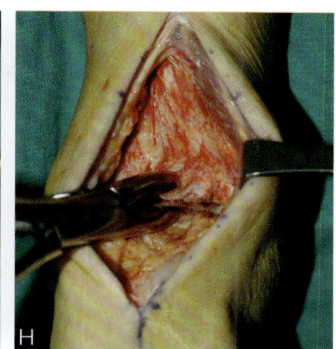
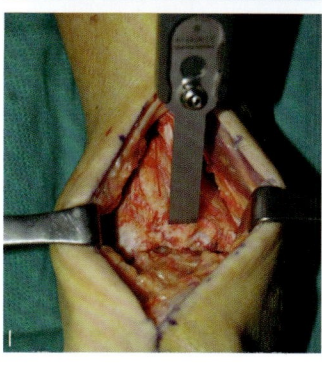

技术图1（续）　F、G. 向两侧剥离骨膜及进一步显露关节囊。F. 外侧。G. 内侧。H、I. 切除胫骨远端骨赘。H. 用咬骨钳。I. 用骨凿。

胫距关节的准备

- 我们常规使用关节撑开器（技术图2A、B）。
- 我们习惯于保留完整的软骨下骨。
  - 为了保留距骨穹窿和胫骨远端关节面必要的解剖结构，我们会在不影响下肢长度或融合部位骨量的情况下调整踝关节背屈-跖屈的角度。
    - 平切往往会损失肢体长度，还有可能影响在不损失骨量的情况下调整力线的能力。
  - 显然，经关节矫正畸形，需要损失部分软骨下骨。
- 用比较锋利的骨膜起子或骨凿清理残余的软骨（技术图2A）。
- 尽可能保留软骨下骨，并用细钻头或窄骨凿打透软骨下骨，制造粗糙面（技术图2C～E）。
  - 这种操作可以增加表面积，促进融合。
- 我们还会在踝关节胫骨及距骨关节面上打出一些沟槽，进一步增加融合区的面积（技术图2F、G）。
- 根据术中的情况，确定是否植骨。
  - 我们通常用骨移植物填充融合区的空隙。
  - 避免过度使用骨移植物；融合区关节表面的处理是最重要的。

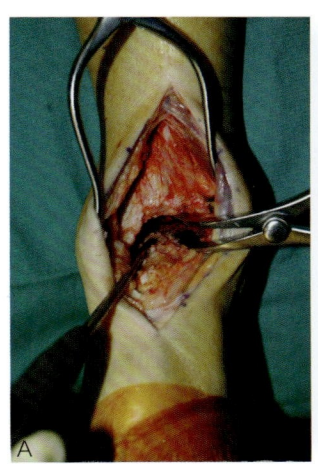
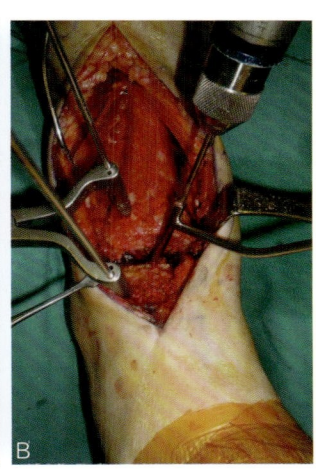

技术图2　A、B. 胫距关节准备。A. 用椎板撑开器撑开关节，用锐性骨膜剥离子去除残留软骨。B. 也可以用克氏针撑开钳进行关节撑开，然后用电钻处理软骨下骨。

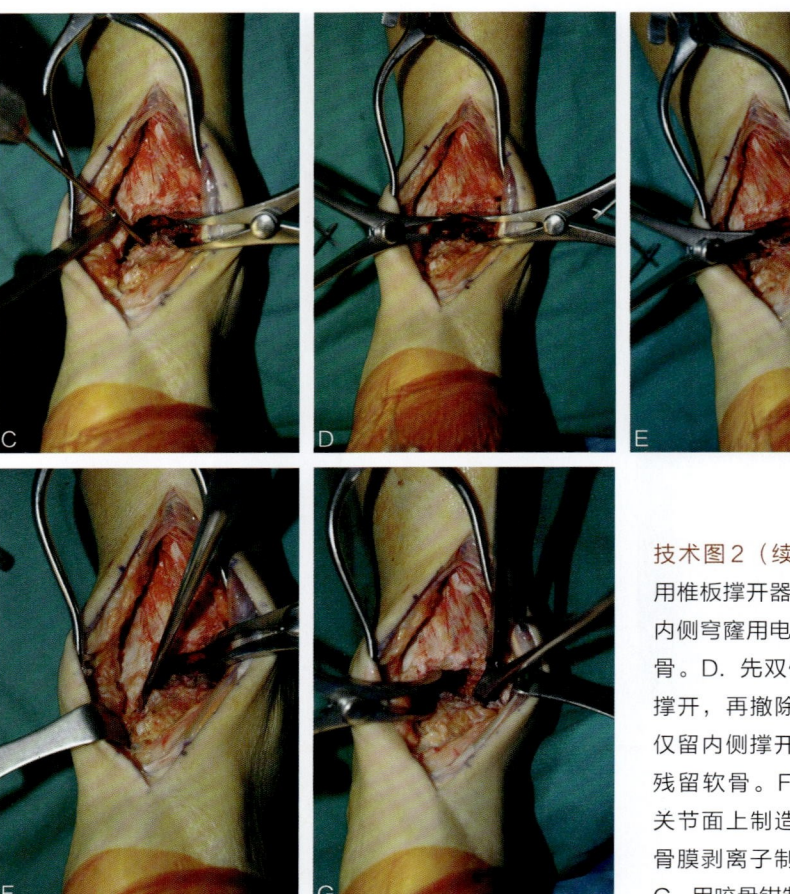

技术图2（续） C. 外侧用椎板撑开器撑开，在距骨内侧穹窿用电钻处理软骨下骨。D. 先双侧椎板撑开器撑开，再撤除外侧撑开器，仅留内侧撑开器。E. 去除残留软骨。F、G. 在胫距关节面上制造沟槽。F. 用骨膜剥离子制造内侧沟槽。G. 用咬骨钳制造外侧沟槽。

胫距关节复位

- 按照如下操作可以获得良好的胫距关节的力线：
  - 踝关节处于中立位（技术图3A）：
    - 多年前，一些作者的观点是将女性的踝关节在跖屈位融合，目的是为了穿高跟鞋。现在，这一观点应该被摒弃。
    - 现在的趋势是在中立位融合踝关节。因此，我们在复位的过程中比预想的略过度背屈踝关节，通常会获得中立位的效果。
  - 后足轻度外翻：
    - 调整距骨在踝穴内的位置，但是要确保后足轻度外翻。
    - 如果单纯调整距骨无法将后足摆放在轻度外翻的位置，则需要调整胫距关节，确保后足轻度外翻。
    - 术中行X线片检查，如果跟骨的外侧面与腓骨成一条直线，则对线良好；如果跟骨的外侧面位于腓骨内侧，则后足位于中立或内翻的位置。
  - 旋转：
    - 调整足部旋转位置，将第2跖骨对齐胫骨前嵴。
    - 当内外踝保留时，旋转常常会自动调整。
    - 许多作者推荐轻度外旋，但是我们建议如果对侧有外旋，患侧才选择在外旋位融合。
    - 避免患足内旋。
  - 矢状位上胫骨和距骨的关系：
    - 避免距骨相对于胫骨偏前。因为这个位置不利于足踝部生理功能的发挥。
    - 对于一些病例，很难将距骨向后方移动到更合适的位置。这种情况下，需要经前方切口，使用撑开器，显露并切除部分后踝，使距骨能向后移动（技术图3B）。如果软组织紧张，有时需要部分松解三角韧带。三角韧带的松解应该慎重，因为距骨顶部的血运是由胫后动脉经三角韧带的分支供应的。
- 通常需要术中进行踝关节正侧位的透视，来确定对位对线。

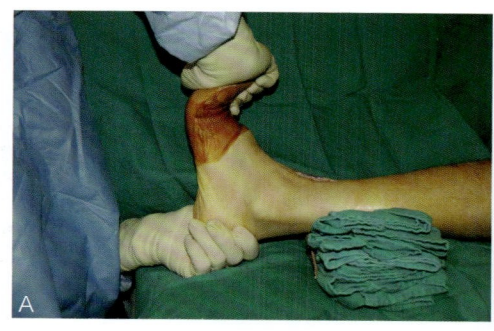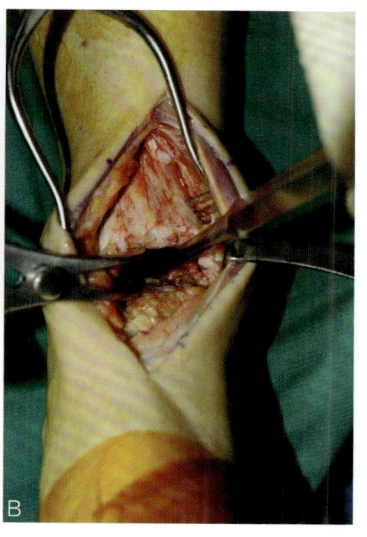

技术图3 A. 胫距关节复位要求：踝关节中立位，后足轻度外翻，第2跖骨对胫骨前嵴。B. 如果距骨难以向后方移动到踝穴的理想位置，那么可能需要处理后踝，使距骨可以复位。

前方钢板－螺钉系统内固定

- 内固定在以下情况是禁忌或不推荐的：
  - 感染。
  - 严重骨质疏松。
- 通常，我们采用螺钉固定，为了增加稳定性，在前方加用钢板；近来，我们更倾向于使用前方钢板，如果需要进一步增强稳定性，在钢板外辅以螺钉。
- 一旦复位以后，行临时固定。

传统螺钉固定，辅助前方钢板固定

- 病例：55岁活动要求高的患者，距骨相对于胫骨向前方移位（技术图4A～C）。
- 患者取仰卧位，同侧髋部垫高，防止下肢外旋。
- 首先打入内侧螺钉（技术图4D）。
- 接着，我们打入后方至前方的螺钉："home-run"螺钉。
  - 目前较新的前方钢板技术可以提供很好的稳定性，这个螺钉往往被放弃了；因为这个螺钉的打入及取出都是非常困难的（技术图4E）。

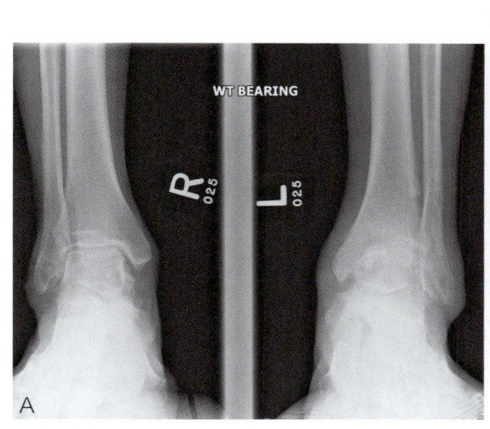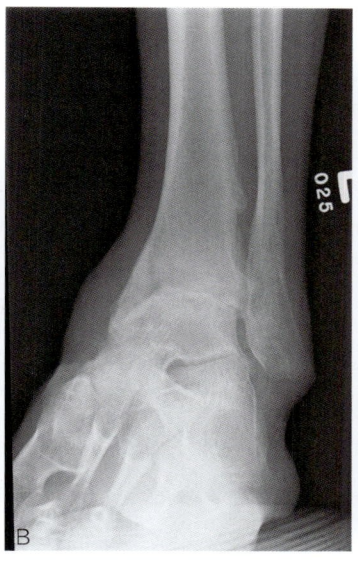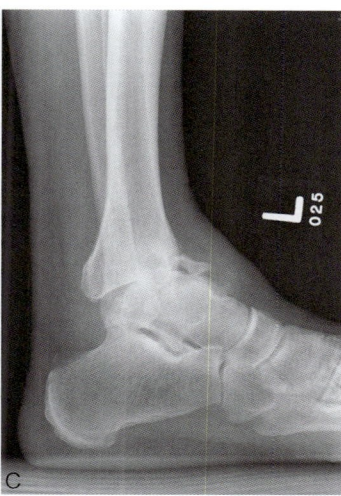

技术图4 A～C. 55岁男性患者慢性踝关节不稳定合并创伤性关节炎。A. 前后位双侧踝关节对比。B. 踝穴位。C. 侧位。距骨相对于胫骨前移。

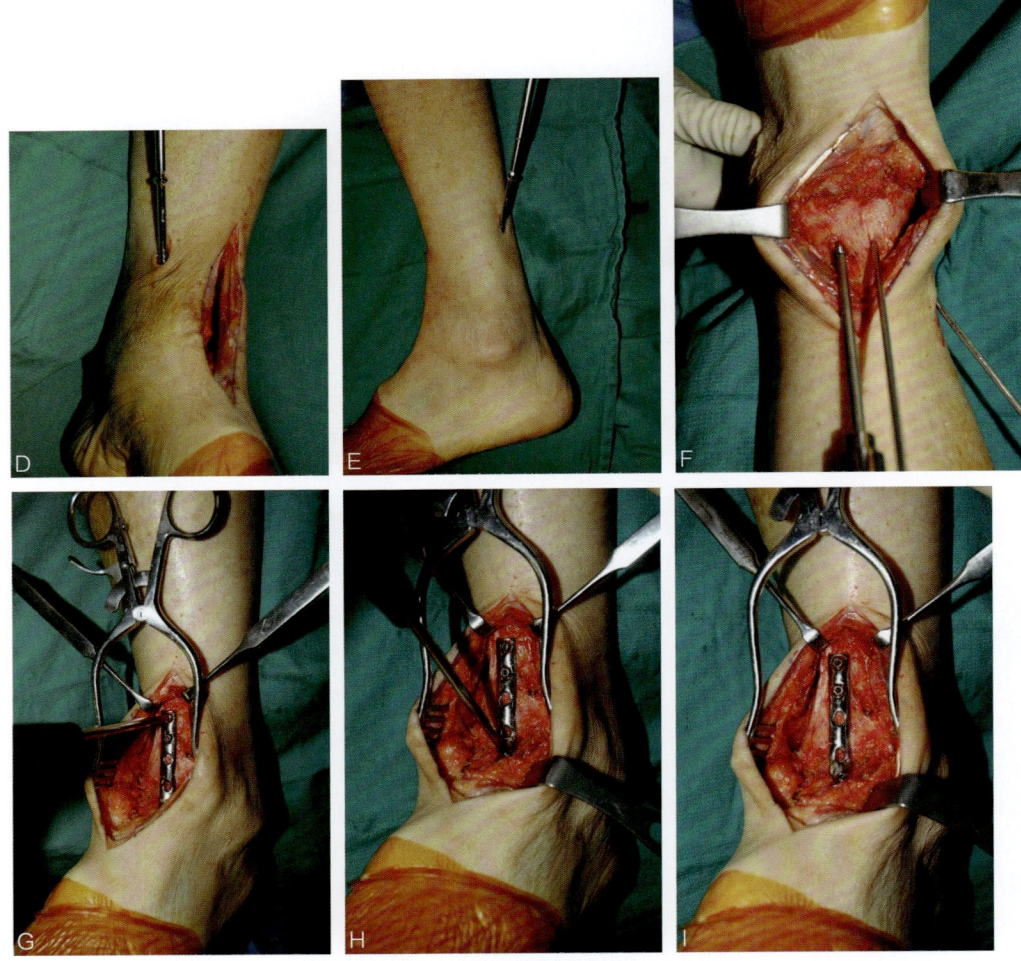

技术图4（续） D. 第1枚螺钉（内侧螺钉）自胫骨内侧打入距骨穹窿，该螺钉自内侧小切口置入。E. 传统的后方螺钉：该螺钉自后外侧小切口置入（注意不要损伤腓肠神经）。F. 前方螺钉：该螺钉直接自前方切口置入。螺钉置入之前需要紧邻螺钉以克氏针固定。G～I. 前方放置钢板。G. 近端螺钉固定。H. 距骨螺钉固定。I. 关闭切口前最后探查。

- 我们加用了前外侧螺钉，这个螺钉的方向相对垂直（技术图4F）。
- 最后，我们使用前方钢板加强固定效果。这个病例中，我们使用的是薄的、非锁定钢板（技术图4G～I）。
  - 以我们的经验，前方加用一块辅助钢板，可以增加踝关节稳定性，有利于融合。
- 影像学随访（技术图4J～N）：
  - 患者恢复了全部的运动能力，甚至可以进行网球双打。
  - 该患者跖屈能力不足；随着时间的推移，可以看到后足的关节加大活动度来代偿。
  - 距骨与胫骨的对线良好，虽然踝关节融合，但该患者的运动功能有改善。

钢板为主要固定物的踝关节融合术

- 病例：33岁男性患者，创伤性关节炎合并下胫腓联合损伤（技术图5A～C）。
- 关节软骨的准备见前述。
- 关节复位后临时固定。
- 用锁定螺钉将钢板固定于距骨颈的背外侧。
- 钢板按照前踝的形态提前预弯。
- 用加压装置进行融合处的加压（技术图5D～F）。
  - 当锁定钢板轴向加压时，因为钢板偏外侧，所以加压的时候可以使踝关节轻微外翻。

第80章 踝关节融合术

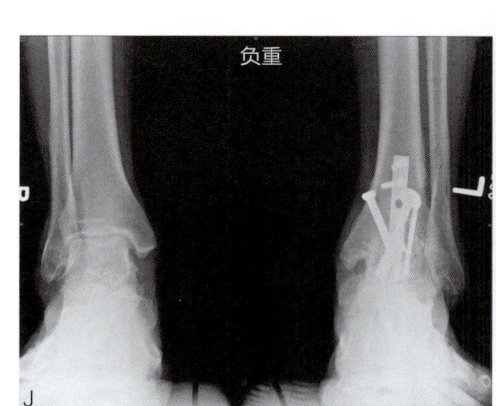
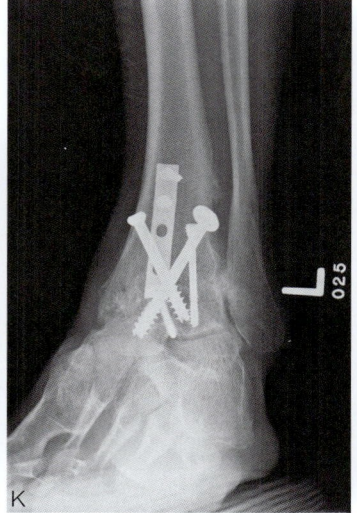
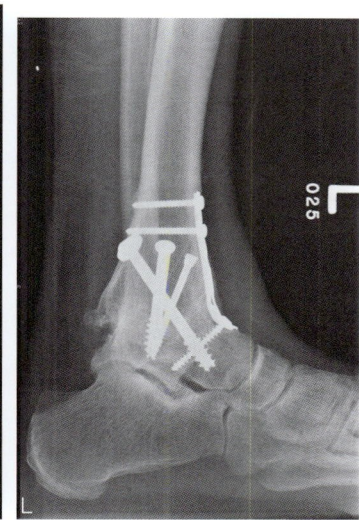
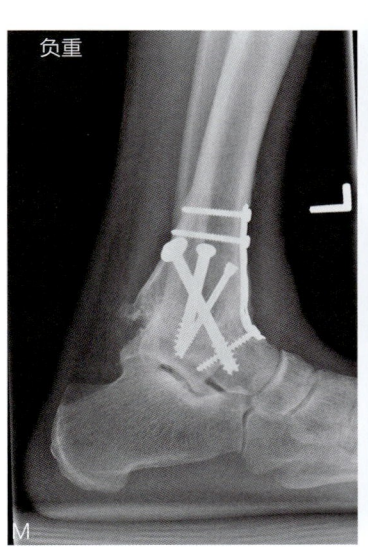
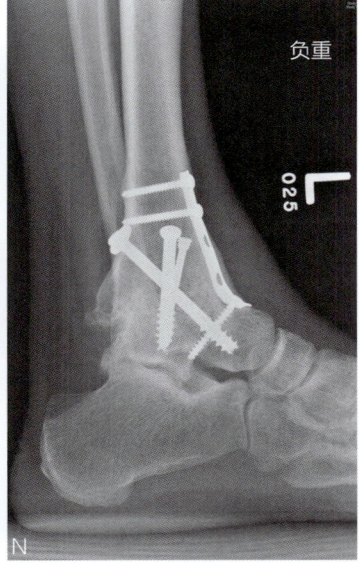

技术图4（续） J~N. 术后负重X线片检查示该病例为传统螺钉固定，并在前方以钢板加强。J. 正位X线片。K. 踝穴位。L. 侧位（距骨对齐胫骨轴线）。M. 背屈位。N. 跖屈位。本病例后足缺乏对背屈及跖屈的代偿能力。

- ○ 为了获得良好的加压，在加压之前需要去除临时固定。但是这些操作必须在距骨颈锁定螺钉固定牢靠，近端加压装置安装好以后进行。
- 在获得加压效果、外侧钢板固定以后，于内侧放置另外一块钢板（技术图5G、H）。
  - ○ 因为已经获得了加压，内侧钢板也已经预弯，所以可以良好地用于关节融合。
- 每块钢板有一个非锁定孔，允许经钢板向距骨体后方打入螺钉（技术图6A、B）。
- 病例随访（技术图6C~G）。
- 可以经胫骨内侧向距骨体打入螺钉辅助固定，但是不常需要该螺钉（技术图6H、I）。

关闭切口

- 术后引流24小时。
- 常规关闭伤口。
  - ○ 我们通常无张力下关闭关节囊、伸肌支持带、皮下和皮肤。
  - ○ 在关闭切口的时候，需要注意保护深部的神经血管束、伸肌腱、腓浅神经。
- 无菌敷料包扎。
- 棉垫加压。
- 后托固定。

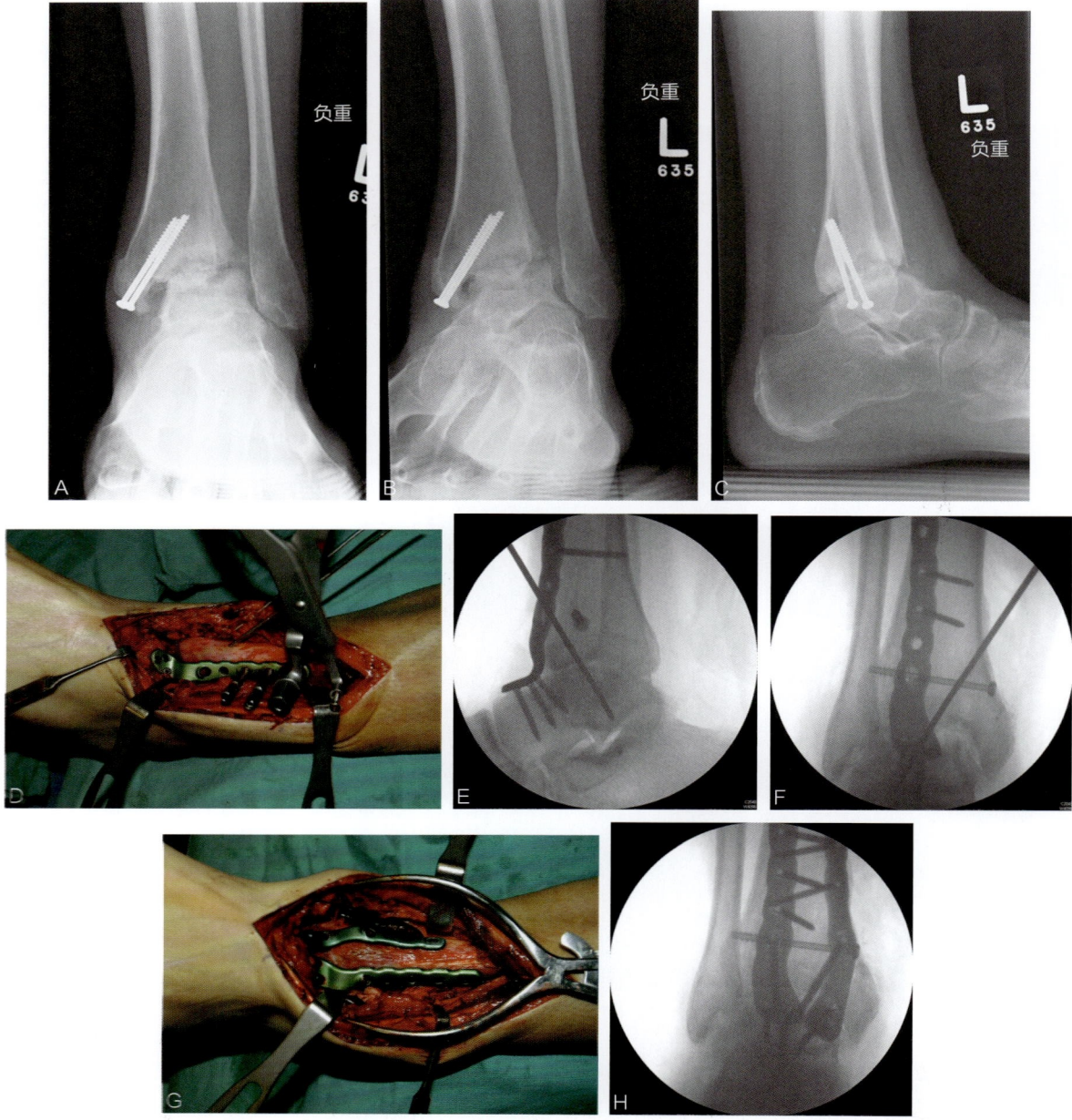

技术图5　A~C. 前方入路双钢板踝关节融合术的术前影像学检查。A、B. 正位及踝穴位X线片示终末期踝关节炎及慢性下胫腓损伤。C. 侧位。D. 侧前方应用钢板，并用特殊装置在距骨和胫骨间加压。E、F. 前方双钢板融合术术中临时固定及前外侧放置钢板后透视检查。E. 侧位。F. 正位。G. 双钢板安放完毕。H. 安放双钢板后行透视检查。

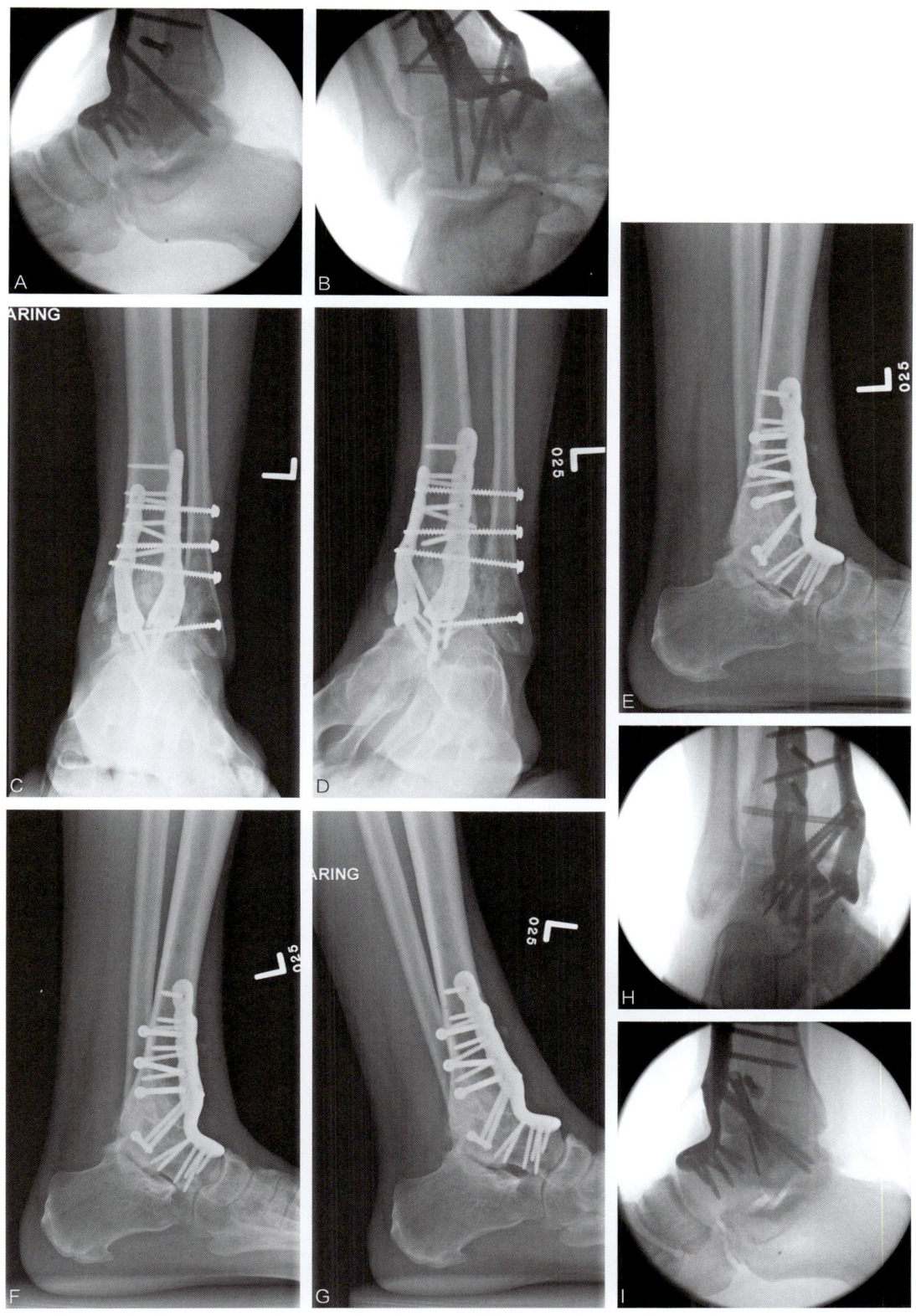

技术图6 A、B. 术中透视见2枚螺钉通过钢板固定于距骨后方，增加稳定性。A. 侧位。B. Broden位确认螺钉未打入距下关节。C~G. 前方双钢板固定的术后X线片。C. 正位片。D. 踝穴位。E. 侧位。F. 背屈位。G. 跖屈位。H、I. 除前方钢板外，加用螺钉增加稳定性。H. 正位。I. 侧位（注意断裂的导针，使用空心钉的时候要注意导针和空心钻的方向）。

外固定支架固定

- 感染不是外固定的禁忌证。
  - 在胫距关节内无内植物。
  - 在一些病历中,我们分期进行手术,首先清创、放置抗生素骨水泥链珠。外固定架可以在首次手术中使用,也可以在最后的手术中使用,当取出抗生素骨水泥链珠、关节复位后,用外固定架加压。
- 病例:45岁患者,创伤后关节炎合并踝关节畸形,第1次关节融合失败。
- 影像学显示融合失败,残留畸形(技术图7A~C)。
  - 临床检查见软组织条件不佳,手术入路需要将原有的内侧切口瘢痕考虑进去(技术图7D、E)。
  - 我们认为标准的前方入路风险太大,与原来的瘢痕距离过近。
- 患者取仰卧位,患侧髋部后方垫软垫,保证踝关节朝向前方。
  - 该患者胫骨远端外旋畸形,踝关节骨不连并残留外旋畸形(技术图7F)。
- 取出内植物。

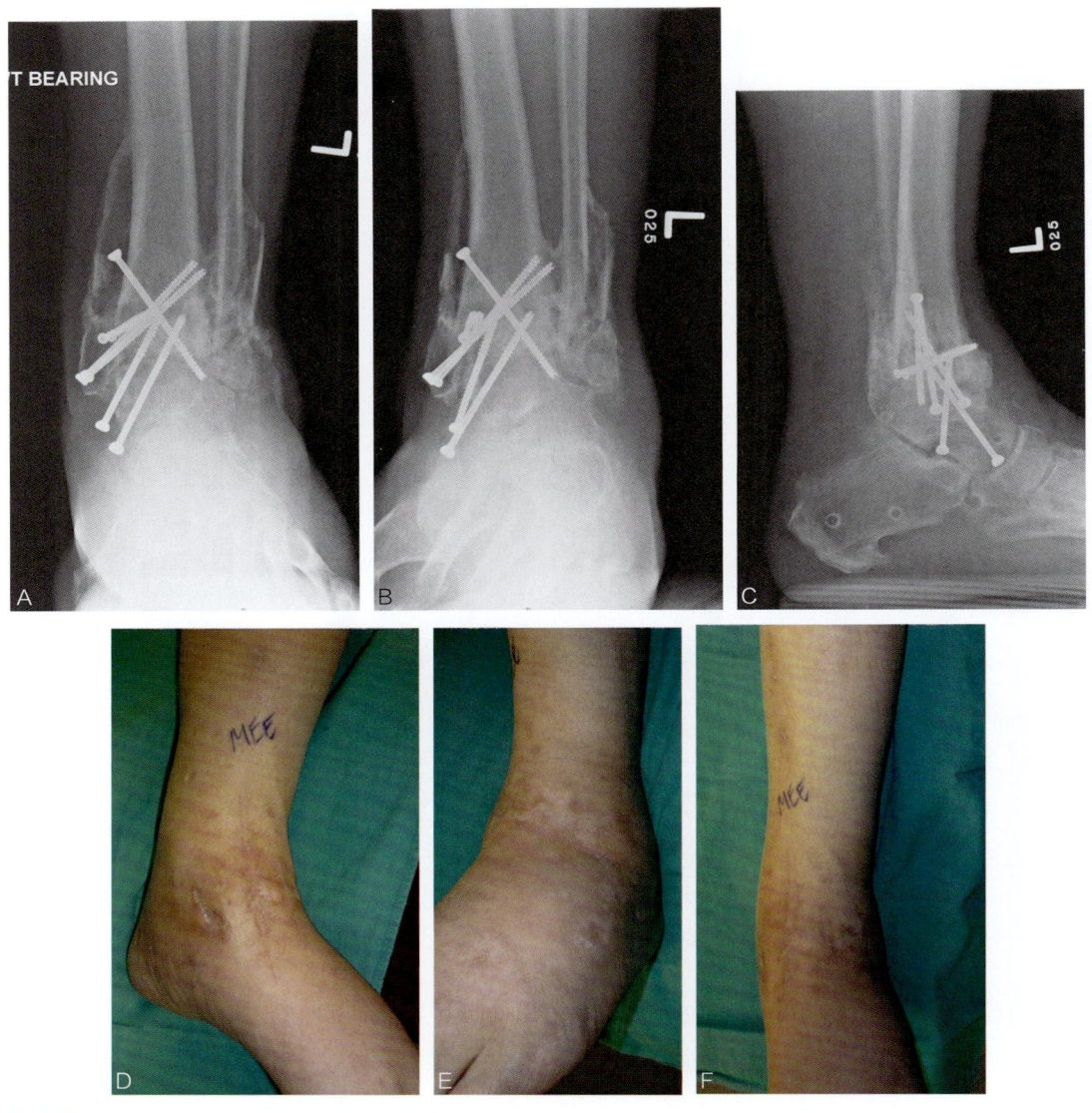

技术图7 A~C. 拟行外固定架踝关节融合患者的术前X线片。A. 正位。B. 踝穴位。C. 侧位。D、E. 皮肤条件差。D. 内踝处之前有前内侧切口的瘢痕。E. 后外侧有残余的瘢痕。F. 患者仰卧位。该患者胫骨远端外旋畸形愈合,足部相对于胫骨轴线更加外旋。

入路

- 我们应用以前的切口,另加上外侧关节处的小切口,避免直接侵扰跨过踝关节的不健康的皮肤(技术图8A)。
- 我们内侧切口行关节内关节面准备,用外侧切口进行牵开(技术图8B)。我们也在内侧用椎板撑开器撑开关节,这样经外侧切口也可以处理残留的关节软骨。
- 从术前的影像上,我们可以看到胫骨远端畸形明显,内外踝失去了正常的解剖结构(技术图8C、D)。
  - 因为以上原因,距骨与踝穴不相匹配,术中需要仔细控制距骨的旋转。然而,这种情况对内固定非常重要;对外固定,术后可以通过外固定架矫正旋转不良。

关节复位及临时固定

- 背屈 – 跖屈中立位。
- 轻度后足外翻。
- 矫正旋转不良。
  - 将第2跖骨与胫骨前嵴对齐。
- 临时固定。
  - 通常2枚斯氏针轴向固定。虽然这种做法会侵扰距下关节,但是我们不认为会对患者造成明显的不良影响。
- 我们通常在这个时候缝合伤口,因为外固定架安装及固定好以后,缝合就特别麻烦。
  - 如果我们在安装外固定架以后缝合切口,那么就需要使外固定架的1~2枚连杆容易调节,方便切口缝合。

近端环块

- 在小腿安放近端环块(我们通常用2枚环造成"块")(技术图9A)。
- 起初,打入2枚克氏针稳定外固定架环,先不施加张力。
- 添加3枚半针固定近端的外固定环(技术图9B)。
- 半针固定牢固以后,再对克氏针施加张力(技术图9C)。

足部环块

- 我们从前足横行打入固定针悬吊足部环块("horseshoe")。通过足部环块,控制足的位置(技术图10A)。
- 一旦足部环块位置满意,我们用2枚交叉针固定后足,并确认足底位于足部环块的远端(技术图10B)。

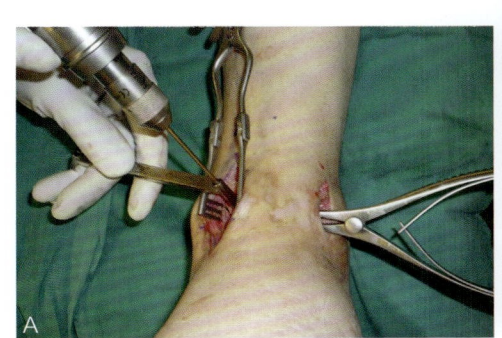
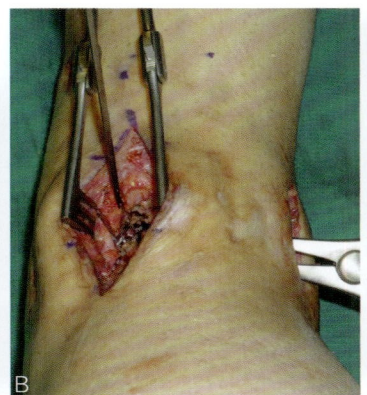
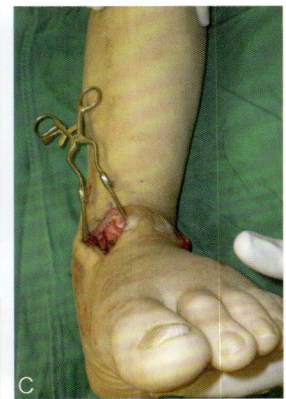
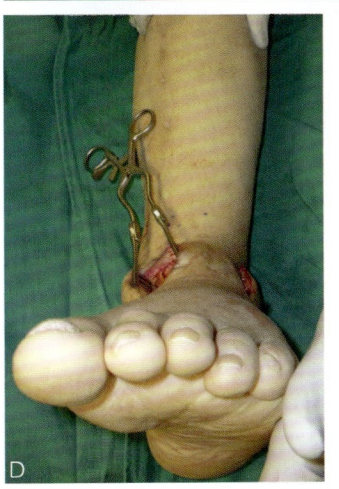

技术图8 A. 改良"小切口"关节融合术。先前的内侧切口及单独的外侧小切口。经内侧切口进行关节面的准备,通过外侧切口用椎板撑开器撑开。两个伤口之间皮桥的宽度是足够的,之前条件较差的皮肤没有被扰动。B. 内侧关节的准备。C、D. 由于踝关节的畸形,距骨不能被踝穴"锁住"。C. 踝关节倾向于外旋。D. 踝关节能手法复位。

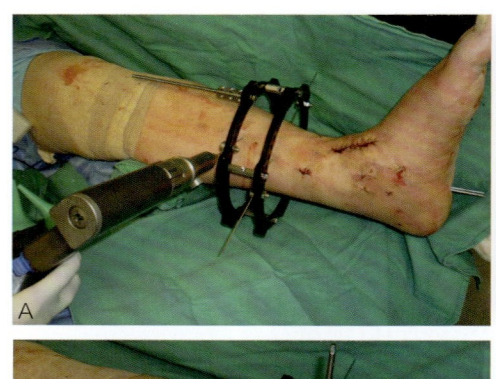
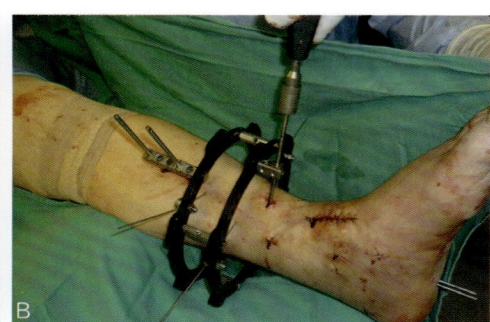
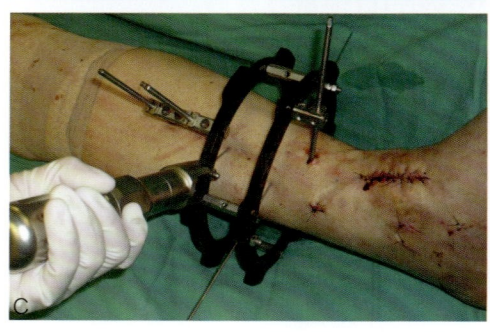

技术图9　A. 在胫骨上打入克氏针，安装近端环块，在安装外固定架之前关闭伤口。B. 加半针进一步稳定近端环块。C. 在近端环块上收紧并固定胫骨上的克氏针。

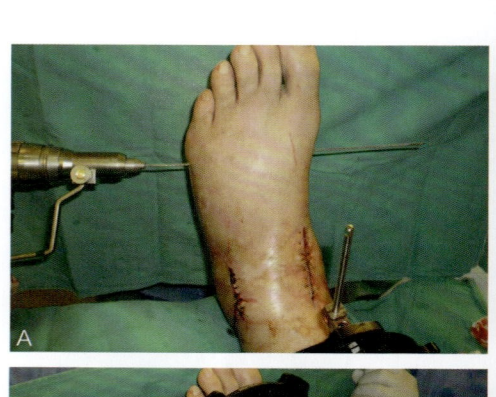
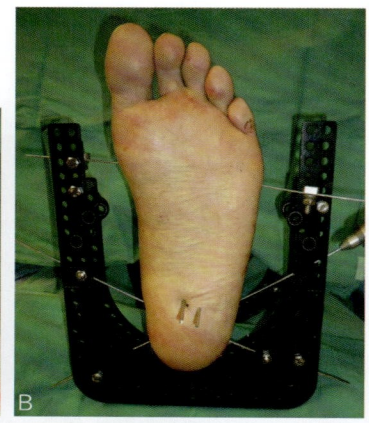
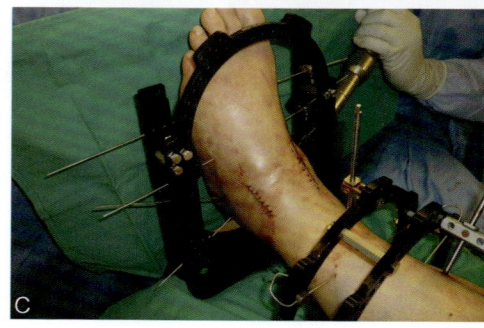
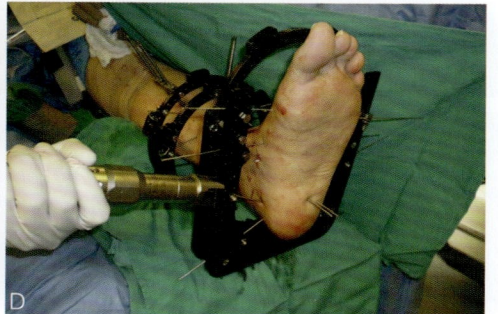

技术图10　A. 打入前足的克氏针，并悬吊于足部环块。B. 用足板进行足部平衡。整个足部通过前足的克氏针及后足穿过跟骨的克氏针固定。C. 将克氏针在足部环块上拧紧。闭合足部前方环块，拧紧周围的克氏针，有效维持足部稳定。D. 对于这个病例，足部应用两个环块组成框架。关闭足部框架顶端的环块就可以维持稳定，甚至不需要在"horseshoe"的前半部分加一个半环。

第80章 踝关节融合术　807

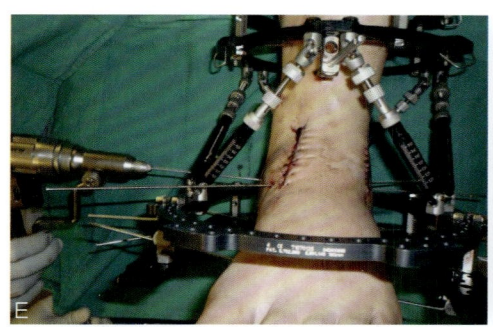
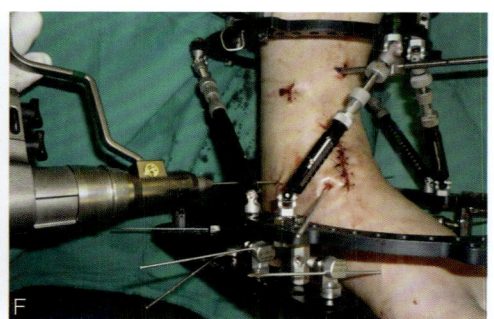
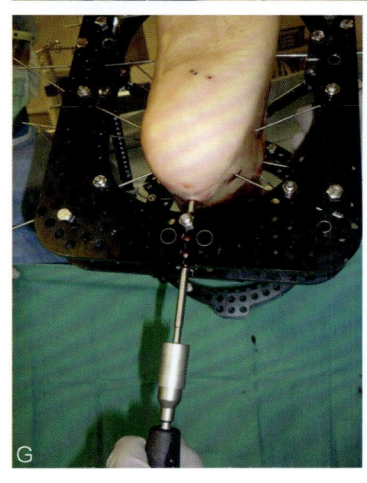

技术图10（续）　E、F. 在距骨上打入2枚克氏针。如果不在距骨上穿针，那么加压的时候，力量不但施加于胫距关节，而且还施加在距下关节。G. 在跟骨上打入半针，增加足部框架的稳定性。

- 我们也常规打入中足固定针。
- 在对克氏针施加压力以前，我们从前方合上马蹄形的环块。
  - 还可以在足部环块的前方添加半环，或者如果使用双层足部环块，将近端的环块闭合（技术图10C）。
  - 应用两个足部环块可以减少连杆（近端环块与足部环块之间）和穿过足部的克氏针之间的影响。
- 将足部的克氏针拉紧（技术图10D）。
- 我们也在距骨上打入1～2枚克氏针，提供更强的支持并保护距下关节（技术图10E、F）。
  - 这2枚克氏针固定于足部环块上，如果使用双层足部环块，距骨上的克氏针则需要固定于近端的足部环块。
  - 以上的操作对于减轻距下关节的压力是很有必要的。如果前足、中足、跟骨有克氏针，而距骨没有克氏针，加压的时候距下关节也需要承担压力（对距下关节软骨及活动度有负面影响）。更高级的足部环块结构（并不一定更复杂）由两部分组成，距下关节因有牵张结构不承担压力，而胫距关节被加压。虽然没有明确的证据，但是这样可以保护距下关节。
- 通常在跟骨上打入半针固定，增强足部环块的稳定性（技术图10G）。

增加连杆

- 在近端环块与足部环块之间增加连杆，对胫距关节加压（技术图11A）。
- 这时候我们需要进行精密的调节，有时候需要移除1～2枚临时固定针（技术图11B）。
- 如果力线良好，去除1枚临时固定的克氏针，调整周围的连杆，用外固定架将胫距关节加压。
  - 如果没有移位、成角、旋转存在（此类患者往往可以通过内固定来融合），就可以将周围的连杆均匀紧缩，可以获得满意的轴向加压（技术图11C、D）。
  - 如果需要调整，可以使用计算机软件计算调整参数。但是，在手术台上，可以简单地松开连杆，可以进行大体的手动调整（移除临时固定），再次固定连杆。然后，可以均匀地拧紧所有连杆。
  - 因为外固定的干扰，踝关节正侧位的透视比较困难，可以将踝关节略旋转来消除影响，还能够获得良好的下肢对线及踝关节对位的影像。
- 最后确定所有的螺栓及连接结构稳定。

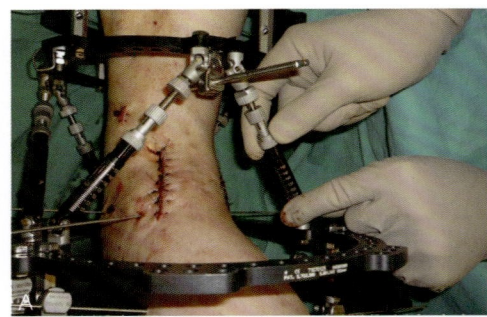
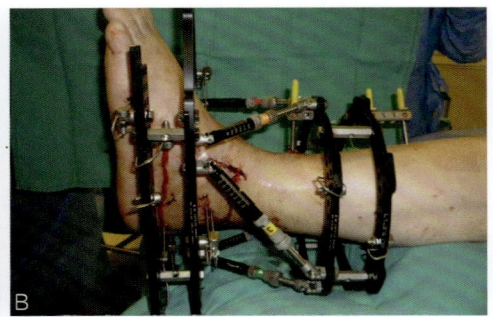
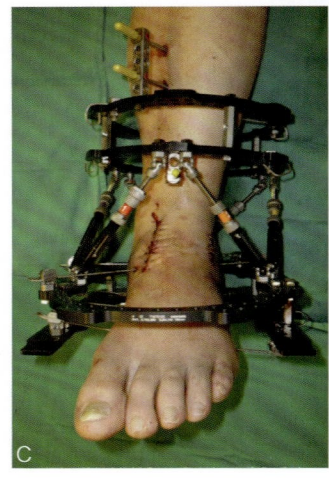
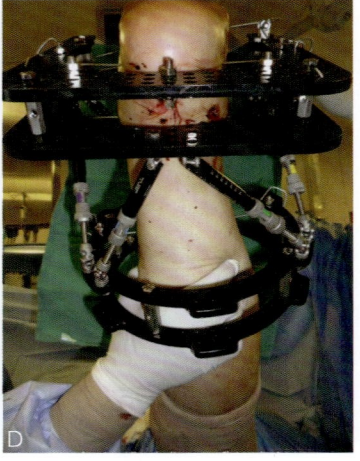

技术图11　A. 在近端环块与足部框架之间加上连杆。B. 踝关节应固定于中立位，足底尽量远离最远端的环块。临时固定需要在加压以前拆除。C、D. 后足轻度外翻，避免内翻。C. 前面观。D. 后面观。

伤口包扎和随访

- 无菌敷料包扎伤口。
- 无菌敷料包扎克氏针和半针。
  - 因为半针及克氏针周围的皮肤活动及存在张力，其周围可能会产生刺激。
- 我们常规在克氏针及半针周围用厚敷料包扎，适度加压，防止半针及克氏针周围的皮肤活动。
- 定制的软垫也可以防止牵引针周围的皮肤活动。
- 最后，该病例随访显示力线恢复。虽然胫骨远端有一定旋转，但是已经融合（技术图12）。

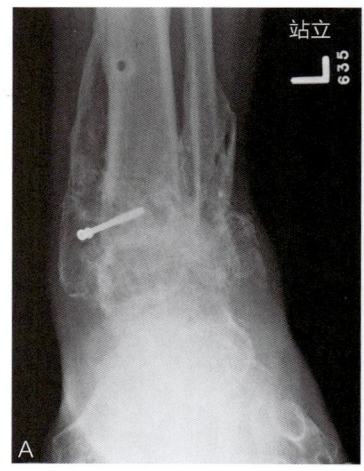
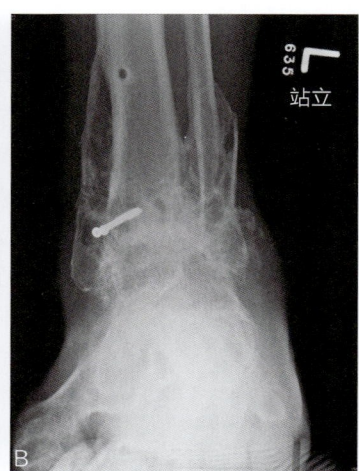
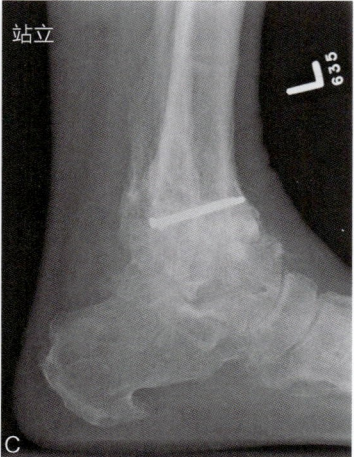

技术图12　随访显示用外固定架进行踝关节融合翻修手术获得成功。A. 正位。B. 踝穴位。C. 侧位。

要点与失误防范

关节融合位置	• 避免内翻及内旋。理想的融合位置是中立位,轻度后足外翻,第2跖骨对齐胫骨前嵴
早期或活动期感染	• 这种情况是内固定进行踝关节融合的禁忌证;但是,仍然可以使用外固定架融合
关节面准备	• 内固定和外固定架可以稳定关节,但是良好的关节面准备是融合的先决条件
软骨下骨结构的保留	• 尽可能保留软骨下骨的结构,这样可以在固定以前调整踝关节屈伸的位置而不丧失过多的骨量
内固定物的优点	• 不需要针道护理,减轻患者的恐惧感
外固定架的优点	• 术后可以调整踝关节融合的位置,可能会早负重

术后处理

- 随着麻醉技术的进步,踝关节融合可以在门诊进行。
- 但是,术后当夜一般给予止痛、鼻导管吸氧(对术后伤口的恢复有一定好处)、静脉预防应用抗生素。
- 术后10~14天。
  - 内固定患者。
    - 拆除缝线。
    - 短腿、可负重管型支具。
  - 外固定架患者。
    - 拆除缝线。
    - 影像学评估融合区的对位及对线。如果需要稍微进行调整,那么这时候就可以在计算机程序的指导下进行微调。
    - 可以在随访时,用外固定架加压。简单的轴向加压不需要应用计算机软件;均匀拧紧所有连杆即可。这是外固定架的主要优点。如果是内固定,融合区如果出现这类问题则无法调整。
    - 患者需要学会针道的护理。术后10~14天内,为了保护伤口,我们通常给患者进行针道护理。我们通常使用浸有等量无菌盐水和过氧化氢混合物的海绵,每天一次进行针道护理。指导患者用上述的海绵"擦亮"骨针,以便在针-皮肤交界处清除碎屑。如果针道有刺激,那么建议在针与皮肤的界面涂抗生素软膏,并继续用敷料固定有问题的针附近的皮肤。在某些情况下可能需要口服抗生素。
    - 我们为外固定架安装足部踏板。一旦伤口完全愈合,水肿得到控制,就可能通过外固定架负重,这是外固定优于内固定的另一个潜在优势。
- 随访6周左右。
  - 内固定患者:
    - 踝关节X线片检查。
    - 如果恢复良好,患者可着凸底靴负重。
    - 如果还需要时间进一步恢复,继续以短腿石膏靴负重。
    - 在恢复过程中,可以逐渐增加负重,但是我们通常到10周才允许患者完全负重。
  - 外固定患者:
    - 踝关节X线片检查。
    - 我们常规通过外固定架施加轴向压力。
    - 强化针道护理。
    - 鼓励负重。
- 10~12周及更长时间的随访。
  - 内固定患者:
    - 踝关节X线片检查。
    - 如果已经恢复,可以逐步完全负重,首先穿凸底鞋,12~14周更换为常规的鞋子。如果恢复延迟,则负重应延迟。
  - 外固定架患者:
    - 踝关节X线片检查。
    - 进一步轴向加压。
    - 如果延迟恢复,进一步轴向加压,接着随访3~4周。需要延迟拆除外固定架。
    - 外部框架在诊室就可以拆除,但是拆除半针的时候患者可能会感到明显不适(特别是拆除有羟基磷灰石涂层的骨针时,不适更明显)。
    - 建议麻醉后拆除外固定架。
    - 建议拆除外固定架后,短腿石膏固定2~4周,然后逐步更换凸底鞋和正常鞋。

预后

- 文献显示踝关节融合有良好的效果,可以缓解疼痛,提高患者的满意度(大多数为没有标准化足踝测量结果的证据等级为Ⅳ级的回顾性研究)。
- 中期随访,结果优良率为66%~90%(大多数为没有标准化足踝测量结果的证据等级为Ⅳ级的回顾性研究)。
- 长期随访,相当数量的踝关节融合的患者邻近关节出现关节炎(距下关节、跗横关节)。

- 虽然大多数踝关节融合的患者在疼痛缓解、功能恢复、步态恢复方面有满意的结果，但这些结果都不是生理性的。

并发症

- 内固定患者与外固定患者：感染、伤口裂开或延迟愈合、未融合、畸形愈合、晚期出现毗邻关节的关节炎，如距下关节炎（小部分发展为跗横关节炎）。
- 内固定患者：佩戴外固定架不适、胫距关节融合区术后仍有残余间隙。
- 外固定架患者：针道感染。

（张晖　译，薛剑锋　审校）

参考文献

[1] Agel J, Coetzee JC, Sangeorzan BJ, et al. Functional limitations of patients with end-stage ankle arthrosis. Foot Ankle Int 2005;26:537-539.

[2] Anderson T, Montgomery F, Besjakov J, et al. Arthrodesis of the ankle for non-inflammatory conditions—healing and reliability of outcome measurements. Foot Ankle Int 2002;23:390-393.

[3] Coester LM, Saltzman CL, Leupold J, et al. Long-term results following ankle arthrodesis for post-traumatic arthritis. J Bone Joint Surg Am 2001;83A:219-228.

[4] Colman AB, Pomeroy GC. Transfibular ankle arthrodesis with rigid internal fixation: an assessment of outcome. Foot Ankle Int 2007;28:303-307.

[5] Easley ME, Montijo HE, Wilson JB, et al. Revision tibiotalar arthrodesis. J Bone Joint Surg Am 2008;90A:1212-1223.

[6] Eylon S, Porat S, Bor N, et al. Outcome of Ilizarov ankle arthrodesis. Foot Ankle Int 2007;28:873-879.

[7] Fuchs S, Sandmann C, Skwara A, et al. Quality of life 20 years after arthrodesis of the ankle: a study of adjacent joints. J Bone Joint Surg Br 2003;85:994-998.

[8] Glazebrook M, Daniels T, Younger A, et al. Comparison of healthrelated quality of life between patients with end-stage ankle and hip arthrosis. J Bone Joint Surg Am 2008;90:499-505.

[9] Greisberg J, Assal M, Flueckiger G, et al. Takedown of ankle fusion and conversion to total ankle replacement. Clin Orthop Relat Res 2004;424:80-88.

[10] Haddad SL, Coetzee JC, Estok R, et al. Intermediate and longterm outcomes of total ankle arthroplasty and ankle arthrodesis: a systematic review of the literature. J Bone Joint Surg Am 2007;89A:1899-1905.

[11] Hintermann B, Barg A, Knupp M, et al. Conversion of painful ankle arthrodesis to total ankle arthroplasty. J Bone Joint Surg Am 2009;91A:850-858.

[12] Holt ES, Hansen ST, Mayo KA, et al. Ankle arthrodesis using internal screw fixation. Clin Orthop Relat Res 1991;268:21-28.

[13] Johnson EE, Weltmer J, Lian GJ, et al. Ilizarov ankle arthrodesis. Clin Orthop Relat Res 1992;280:160-169.

[14] King HA, Watkins TB Jr, Samuelson KM. Analysis of foot position in ankle arthrodesis and its influence on gait. Foot Ankle 1980;1:44-49.

[15] Kovoor CC, Padmanabhan V, Bhaskar D, et al. Ankle fusion for bone loss around the ankle joint using the Ilizarov technique. J Bone Joint Surg Br 2009;91B:361-366.

[16] Mann RA, Rongstad KM. Arthrodesis of the ankle: a critical analysis. Foot Ankle Int 1998;19:3-9.

[17] Monroe MT, Beals TC, Manoli A II. Clinical outcome of arthrodesis of the ankle using rigid internal fixation with cancellous screws. Foot Ankle Int 1999;20:227-231.

[18] Muir DC, Amendola A, Saltzman CL. Long-term outcome of ankle arthrodesis. Foot Ankle Clin 2002;7:703-708.

[19] Myerson MS, Quill G. Ankle arthrodesis: a comparison of an arthroscopic and an open method of treatment. Clin Orthop Relat Res 1991;268:84-95.

[20] Nielsen KK, Linde F, Jensen NC. The outcome of arthroscopic and open surgery ankle arthrodesis: a comparative retrospective study on 107 patients. Foot Ankle Surg 2008;14:153-157.

[21] Ogut T, Glisson RR, Chuckpaiwong B, et al. External ring fixation versus screw fixation for ankle arthrodesis: a biomechanical comparison. Foot Ankle Int 2009;30:353-360.

[22] Plaass C, Knupp M, Barg A, et al. Anterior double plating for rigid fixation of isolated tibiotalar arthrodesis. Foot Ankle Int 2009;30:631-639.

[23] Salem KH, Kinzl L, Schmelz A. Ankle arthrodesis using Ilizarov ring fixators: a review of 22 cases. Foot Ankle Int 2006;27:764-770.

[24] Saltzman CL, Mann RA, Ahrens JE, et al. Prospective controlled trial of STAR total ankle replacement versus ankle fusion: initial results. Foot Ankle Int 2009;30:579-596.

[25] Sealey RJ, Myerson MS, Molloy A, et al. Sagittal plane motion of the hindfoot following ankle arthrodesis: a prospective analysis. Foot Ankle Int 2009;30:187-196.

[26] SooHoo NF, Zingmond DS, Ko CY. Comparison of reoperation rates following ankle arthrodesis and total ankle arthroplasty. J Bone Joint Surg Am 2007;89:2143-2149.

[27] Takakura Y, Tanaka Y, Sugimoto K, et al. Long-term results of arthrodesis for osteoarthritis of the ankle. Clin Orthop Relat Res 1999;361:178-185.

[28] Thomas R, Daniels TR, Parker K. Gait analysis and functional outcomes following ankle arthrodesis for isolated ankle arthritis. J Bone Joint Surg Am 2006;88:526-535.

[29] Thomas RH, Daniels TR. Ankle arthritis. J Bone Joint Surg Am 2003;85A:923-936.

[30] Trouillier H, Hansel L, Schaff P, et al. Long-term results after ankle arthrodesis: clinical, radiological, gait analytical aspects. Foot Ankle Int 2002;23:1081-1090.

[31] White AA III. A precision posterior ankle fusion. Clin Orthop Relat Res 1974;98:239-250.

第81章 微创踝关节融合术
The Miniarthrotomy Technique for Ankle Arthrodesis

Emmanouil D. Stamatis

定义
- 踝关节炎的特征是关节软骨磨损及关节间隙狭窄。
- 踝关节炎的病因包括原发性、炎症性及创伤后关节炎，其中创伤后关节炎最常见。根据病因的不同，伴随症状有所不同，有骨质硬化、肥大增生或骨量减少及骨质吸收。另外，畸形角度和严重程度可有不同，伴或不伴炎性滑膜增生。

解剖学
- 踝关节由踝穴（胫骨远端关节面、内踝及腓骨远端）和距骨构成。
- 踝关节是一种变形的铰链关节，倾斜于两个平面（在横断面向下肢的后外侧倾斜，在冠状面向外下方倾斜）。
- 由于独特的解剖排列，踝关节正常生理活动范围包括矢状面运动（背屈跖屈活动范围为45°~70°）以及矢状面的旋转运动（约6°）。
- 踝关节与距下关节协同作用组成踝-距下关节复合体而发挥功能，依靠内侧副韧带，外侧副韧带和下胫腓韧带维持踝关节的运动、稳定性，并在行走时与距下关节协调一致。
- 血供来源于胫前动脉、胫后动脉、腓动脉，它们的交通支和吻合支构成丰富血管网。

发病机制
- 特发性（原发性）关节炎比骨性关节炎命名更好，因其无炎症过程。软骨退变和丢失的确切机制仍不明确。继发性踝关节炎主要是创伤后关节炎，继发于关节内骨折、软骨或软骨下骨损伤及慢性不稳定。
- 神经病性关节炎一般与糖尿病、酒精中毒、脊髓及外周神经损伤、遗传的感觉神经病变、本体感受神经系统损伤有关，偶见先天性无痛症、运动性共济失调和麻风病。
- 踝关节关节炎病因还包括：
  - 全身炎性病变（类风湿关节炎、混合性结缔组织疾病、痛风、假痛风）。
  - 原发性的滑膜疾病（色素沉着绒毛结节性滑膜炎）。
  - 脓毒性关节炎。
  - 血清阴性关节病（牛皮癣、雷特综合征和脊柱关节病）。

自然病程
- 踝关节炎的自然病程表现为逐渐进展的弥漫关节软骨退变和破坏、骨赘形成、关节间隙狭窄。
- 部分患者的软骨退变是不对称的，导致伴发畸形，特别多见于慢性踝关节韧带不稳定和骨折畸形愈合导致的关节炎。
- 体重、活动量以及有无伴发的距下关节和跗横关节的病变都会影响疾病的严重程度。功能要求相对低的单纯性踝关节炎患者，由于健康的距下关节和跗横关节的代偿，其踝关节功能可良好。

病史和体格检查
- 终末期踝关节炎患者常诉严重的踝关节疼痛，影响日常生活活动并伴有明显的跛行。患者常诉行走时"足部向外翻转"，事实上是由于髋关节代偿性外旋来减轻正常步态所造成的疼痛。近期的研究表明，踝关节炎所造成的功能障碍等同于髋关节炎。
- 踝及后足关节的全面体检应包括：
  - 软组织状况，包括以前的瘢痕、硬结、溃疡以及瘘管等。关节纹路变浅或消失提示存在关节腔液体或关节囊增生。
  - 血管检查包括周围动脉搏动、微循环（毛细血管充盈）以及踝肱指数。
  - 感觉检查。测试轻触觉以排除周围神经病变。
  - 稳定性检查。行前抽屉和内外翻应力实验以评估外侧副韧带结构完整性。
  - 肌力检查。手法检查主要肌群的肌力。
  - 踝关节和后足关节的运动范围。严重的胫距关节炎、胫距前缘大的骨赘，或跟腱挛缩会导致踝关节背屈障碍。踝关节跖屈障碍可能的病因包括胫距关节或距下的病变。距下关节病变（关节炎、纤维化）会导致后足的运动障碍。
  - 术前评估踝关节，小腿和后足的力线是很重要的，以便于在踝关节融合术中矫正畸形。

影像学和其他诊断性检查

- 负重位X线片,包括正位(AP)、侧位、踝穴位摄片检查。以确定关节炎及畸形的程度,胫骨远端或距骨有无骨缺损,距骨体或胫骨远端有无潜在缺血性坏死,以及有无伴发后足关节炎。
  - 侧位和踝穴位平片检查无法很好地显示后足关节,因此如怀疑存在足部关节炎或畸形,则应左足部负重位摄片检查(图1)。
  - 怀疑踝关节近端存在下肢力线异常的患者应做负重位下肢全长摄片检查。
  - 伴有高弓足、扁平足或可疑后足关节炎的踝关节炎患者应行负重位足部平片检查。
- CT可提供更详尽的胫距关节囊肿和可疑的后足关节炎信息。尽管大的胫骨和距骨囊肿,或两者并存并非微创踝关节融合术的禁忌证,我们建议对于这些大的骨缺损需行自体或异体骨植骨填充。
- 如果平片检查提示有缺血性坏死,MRI检查有助于确诊并明确病变程度。缺血性坏死也并非微创踝关节融合术的禁忌证,但术前必须告知患者其不愈合率要高于不伴有缺血性坏死的患者。
- 三相锝骨扫描和铟标记的白细胞扫描有助于排除或确诊有无骨髓炎。

鉴别诊断

- 骨髓水肿。
- 软组织病变。
- 胫骨远端或距骨缺血性坏死。
- 骨软骨炎。

非手术治疗

- 踝关节炎的非手术治疗包括药物制剂、关节内注射皮质类固醇激素、鞋的矫正和矫形器。
- 非甾体类抗炎药广泛用于缓解疼痛,其他药物,如金制剂、抗疟药、免疫抑制剂,用于治疗由风湿病导致的各种炎症性疾病。
- 关节内注射皮质激素应谨慎使用,因为反复关节内注射皮质激素会加快病程的进展而需手术治疗。
- 高帮鞋可限制踝关节运动,硬底摇椅鞋可能有利于缓解疼痛。
- 带或不带铰链的聚丙烯足踝支具,以及带双侧金属直立杆和小腿套的矫形器可固定踝关节并缓解疼痛。

手术治疗

- 微创踝关节融合术最初用于治疗无畸形、骨缺损以及距骨穹窿或胫骨远端缺血性坏死的踝关节炎[5,8]。
- 随着技术的发展,手术指征扩大到伴有以下问题的终末期踝关节炎。
  - 显著的关节间隙狭窄[9]。
  - 影响日常活动及行走的严重踝关节疼痛。
  - 保守治疗失败,包括应用非甾体类抗炎药、关节内类固醇注射、物理治疗及使用踝足矫形器。
  - 踝关节近端无下肢力线异常的患者。
  - 内翻或外翻畸形<10°的中度踝关节畸形。
  - 小于25%后或前半脱位。
  - 关节面受累少于25%距骨缺血性坏死。
  - 关节表面空洞小于1 cm×2 cm。
  - 感觉正常(无神经性关节病)。

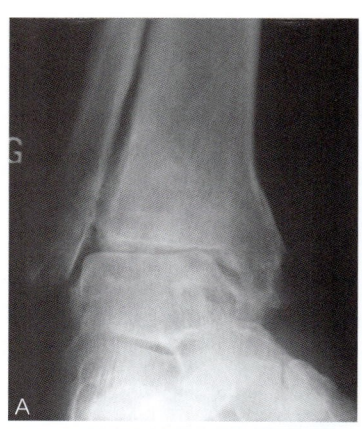

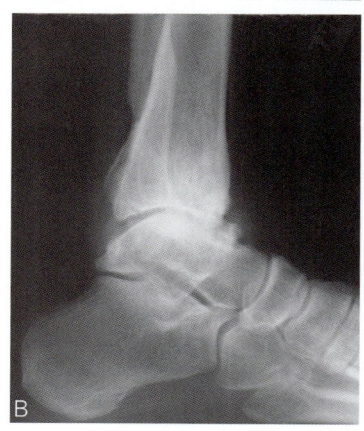

图1 踝关节炎患者前后位和侧位负重踝关节摄片。可见关节间隙狭窄以及距骨内翻(A)、距骨向前半脱位(B)、骨赘存在(B图中尤其明显)。

术前计划

- 仔细评估所有的影像学资料。
- 评估踝关节与邻近后足关节的活动范围和对线。
- 常规行后足关节炎诊断性注射,确定后足关节炎的症状是否被踝关节炎的症状掩盖(在对后足关节炎或僵硬的患者行踝关节融合术后,患者的症状仍将持续存在)。足踝部主要肌群的力量检测是非常重要的,因为它可以明确有无肌力减退,后者可能导致踝关节融合术后残存后足不平衡。
- 神经病变、血供障碍、静脉淤滞或踝关节表面皮肤损伤需要在踝关节融合术前做进一步评估或治疗。微创踝关节融合术的优势是软组织和骨膜损伤小,因此适合于有上述问题的患者。

体位

- 患者仰卧于手术台,同侧臀部垫高以便平衡地观察踝关节的两侧,因为下肢有自然外旋的倾向。
- 消毒铺巾应到达膝关节上方,这样可以使用髌骨作为踝关节融合术力线的参考点。
- 我们并不常规使用止血带,这使我们能够确认融合的表面存在出血。

显露

- 在前内侧和前外侧分别做2.5cm长的切口,和标准踝关节镜检查的切口位置大致相同。
- 第1个切口在胫骨前肌腱内侧,第2个切口在第3腓骨肌腱的外侧(技术图1A)。
- 从内侧切口分离皮下组织,避免损伤大隐静脉和隐神经(技术图1B)。
- 沿皮肤切口线切开踝关节支持带,牵开胫骨前肌腱显露关节囊。
- 锐性切除或使用咬骨钳去除关节前方增生肥厚的关节囊组织,以利于手术操作和显露。
- 从内侧切口插入血管钳,向外侧横过踝关节的前方,确认预定外侧切口的位置(技术图1C)。
- 向深部分离外侧切口,避免损伤腓浅神经外侧支(技术图1D)。
- 确认踝关节支持带并沿皮肤切口方向切开,牵开第3腓骨肌腱显露关节囊。
- 去除内侧和前外侧增生肥厚的关节囊组织后,凿除胫骨前缘的骨赘,扩大手术视野。
- 使用刮匙和咬骨钳去除踝关节前部可见的软骨(技术图1E、F)。

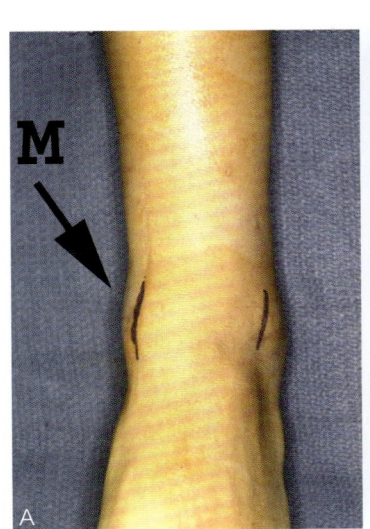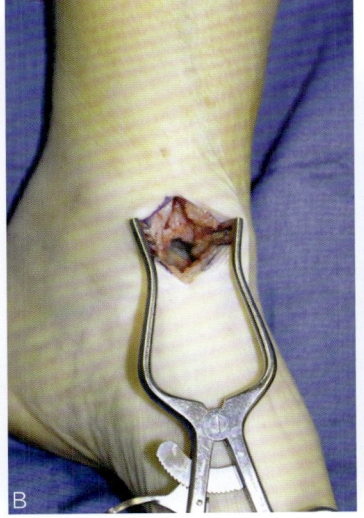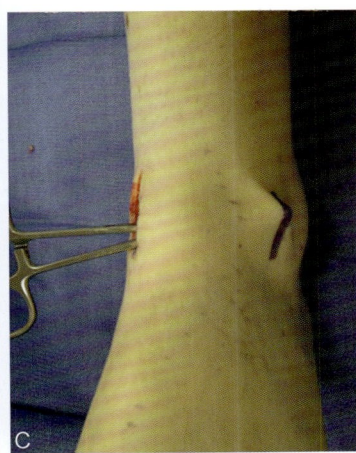

技术图1 切口和显露。A. 踝关节微创融合手术切口。内侧切口(M)。B. 显露踝关节内侧。C. 从内侧切口插入血管钳,向外侧横过踝关节的前方,确认预定的外侧切口位置。

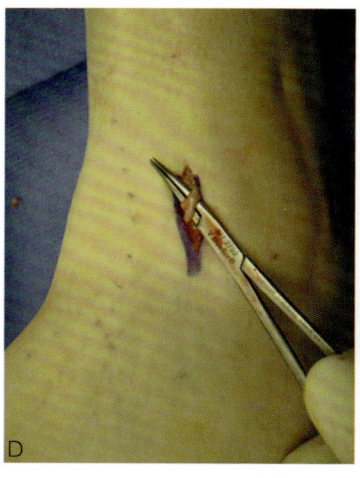
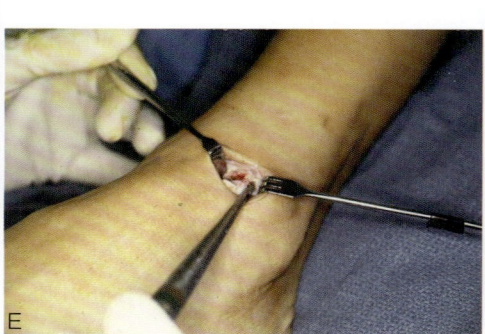
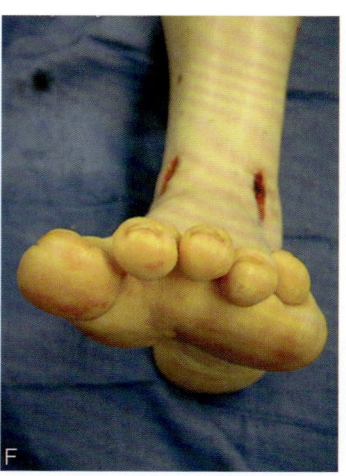

技术图1（续） D. 从外侧切口小心分离皮下组织，显露并保护腓浅神经外侧支。E. 使用刮匙和咬骨钳去除踝关节前方可见的软骨。F. 切口显露清理完成后的踝部表现。

关节面处理

- 从内侧或外侧关节间隙插入小的板状撑开器，并从对侧切口进一步清理关节面（技术图2A）。
- 这个操作交替在内侧和外侧切口之间进行（技术图2B）。
- 牵开关节间隙后，使用各种工具（咬骨钳、刮匙和凿子）来清除残余的软骨、滑膜组织、游离体和硬化的软骨下骨。
- 经常冲洗关节腔并观察骨松质表面，并确认有均匀的出血。
- 可行楔形截骨以获得理想的关节位置，尤其是存在中度畸形时。
- 仔细去除距骨外侧和内踝关节面残余的软骨。
- 任何致密硬化的软骨下骨均用2.5 mm直径钻头钻孔，以利于其再血管化（技术图2C）。使用钻头钻孔要优于

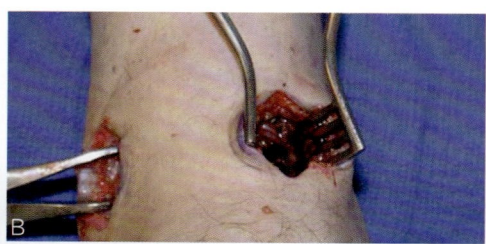
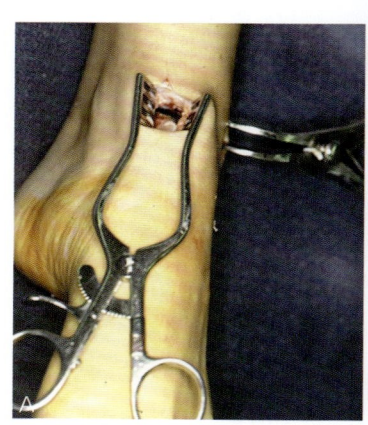
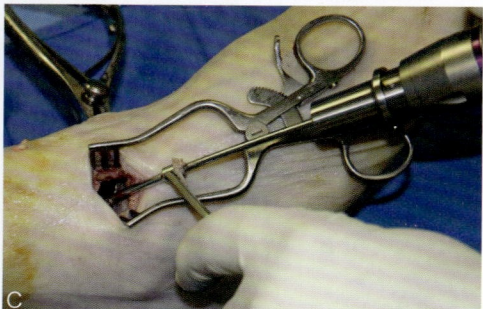

技术图2　处理关节面。A. 从外侧关节间隙插入一个小的板状撑开器，通过内侧切口进一步清理关节。B. 交替处理对侧关节面。C. 使用2.5 mm直径钻头对任何致密硬化的胫骨远端软骨下骨做钻孔处理，以增加其再生血管化。

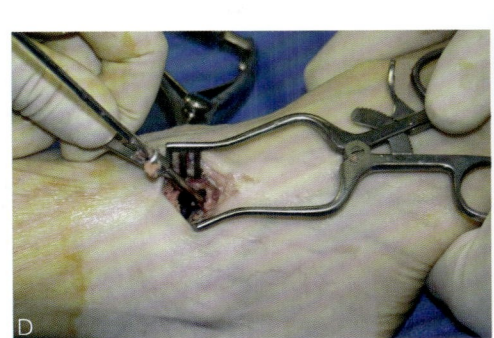
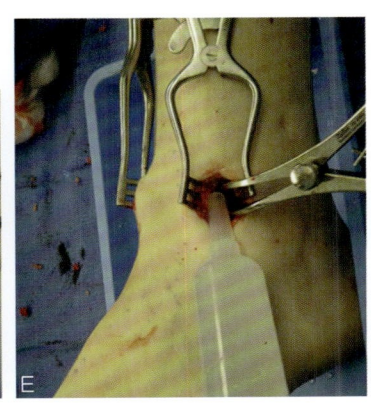

技术图2（续）　D. 距骨钻孔。E. 反复冲洗关节腔观察骨松质并证实有鲜血渗出。

- 克氏针,因为克氏针在钻孔位置可能更容易造成骨坏死(技术图2D、E)。
- 通过微创关节切开无法显露及处理胫距关节后侧25%的软骨面。根据笔者的经验,妥善处理好前方75%的关节面,其融合率等于或甚至超过其他的踝关节融合术。
- 使用同种异体骨松质填充骨缺损。

调整关节融合位置和螺钉固定

- 虽然关于踝关节融合的最佳位置一直存在争议,但共识是踝关节在矢状面上应处于中立位,轻度外翻(＜5°)和外旋,与健侧相一致(差异不超过5°～10°)[1]。
  - 一般通过胫骨嵴与第2跖骨的对线来调整旋转,当足处于距下关节中立位时,使用微创踝关节融合术对踝关节的解剖影响较小,很少发生过度旋转畸形。
- 最重要的是避免内翻和内旋,两者都不能接受。
- 笔者习惯使用3枚空心自攻螺钉导针做临时固定。
- 第1枚导针从胫骨后外侧朝向前内侧插入距骨头。导针从踝关节上方约3 cm处紧贴跟腱外侧插入。如果植入第1枚导针时维持踝关节的位置有困难,可先植入第2枚导针固定距骨于踝穴内(技术图3A)。
- 第2枚针在内踝上方从胫骨前内侧向远端和前方朝向跗骨窦插入。
- 第3枚导针在腓骨的前方从踝关节的外侧朝向距骨颈内侧插入。有时胫骨远端外侧面没有足够的空间插入第3枚导针,在这种情况下,从腓骨向距骨打入导针。
- 透视确认导针的位置和满意的胫距关节位置,然后植入合适长度的半螺纹6.5 mm骨松质螺钉(技术图3B～E)。
- 因为螺丝并非平行植入,第1枚螺钉植入时可能发生偏心负载。可交替拧紧每个螺钉获得加压以避免上述问题。
- 螺丝植入后,检查局部的稳定性。如果关节融合部位仍有活动,再次拧紧或调整螺钉位置。
- 最后行正位、踝穴位和侧位透视来确定良好的关节位置和对线,以及螺钉的位置(技术图3F)。
- 获得满意的稳定性后,在胫距关节前方融合部位植骨。
- 缝合支持带后,按常规方法缝合关节囊、皮下组织和皮肤。笔者不使用引流。

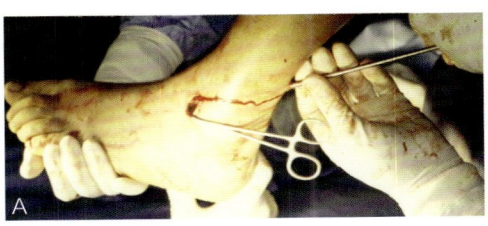

技术图3　融合位置和螺钉固定。A. 第1枚针从胫骨后外侧朝向前内侧插入距骨头。在踝关节上方约3 cm紧贴跟腱外侧插入导针。

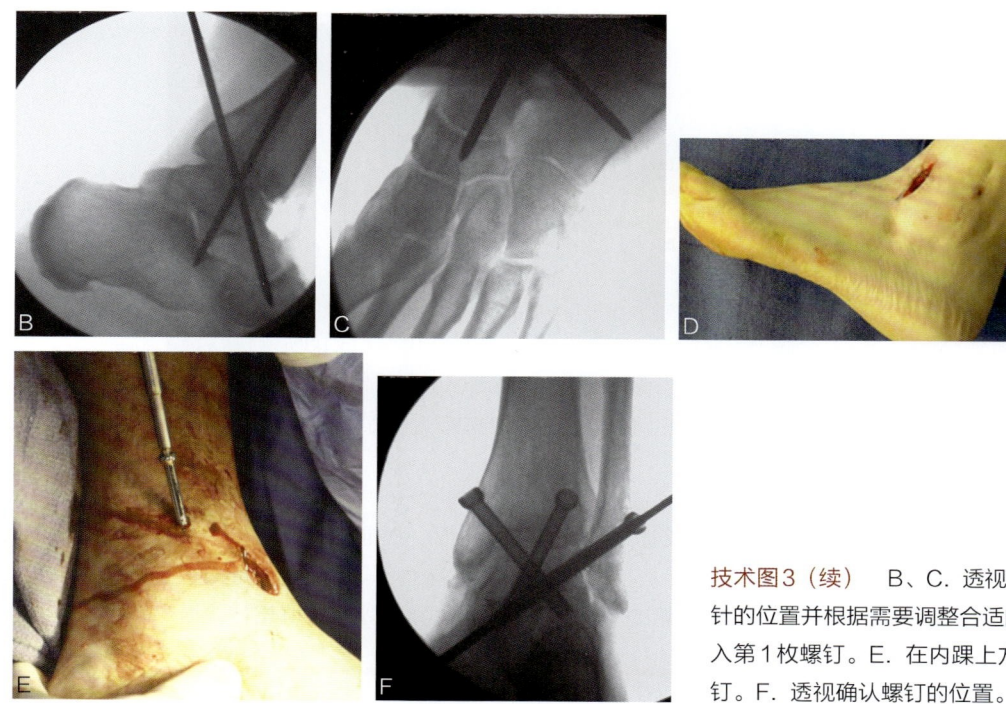

技术图3（续） B、C. 透视确认前面2枚导针的位置并根据需要调整合适的长度。D. 植入第1枚螺钉。E. 在内踝上方植入第2枚螺钉。F. 透视确认螺钉的位置。

要点与失误防范

螺钉植入	• 从内踝植入的螺钉长度应该仔细检查，因为其接近距下关节 • 从胫骨后外侧植入的螺钉最为关键，因为它在距骨内有最好的把持力，并且通过其可获得最佳的关节加压作用 • 因为螺丝并非平行植入，第1枚螺钉植入时可能发生偏心负载。可交替拧紧每个螺钉获得加压，以避免上述问题
关节融合的位置	• 踝关节在矢状面上应处于中立位、轻度外翻（<5°）和外旋，并与健侧相对称（差别5°～10°）
关节软骨面的处理	• 高速磨钻和平滑的克氏针易于造成局部缺血性坏死，可能会导致延迟愈合。此外，磨钻产生的骨屑可能诱发前关节滑膜炎症状 • 经常冲洗关节并观察骨松质表面确认有均匀的出血 • 任何致密硬化的软骨下骨可用2.5 mm的钻头钻孔以增加血供 • 板状撑开器应正确安放，以避免距骨从中立位发生倾斜
相关的足部畸形	• 虽然踝关节畸形并不常见，相关的足部畸形可能需要截骨矫形。此外，如果中足或前足畸形影响了踝关节融合术的最佳位置，辅助截骨可能是需要的 • 另外，如果踝关节融合术的位置略做调整可适应固定的中足或前足畸形，如马蹄足畸形，将踝关节置于轻度背屈可能更好
原有的内固定物	• 使用微创关节融合术时，原有的内植物不予拆除，除非它影响关节融合螺钉的植入
关节处理	• 微创关节融合技术无法处理胫距关节后侧25%的关节面，根据经验，妥善处理前方75%的关节面所能达到的融合率等于其他的踝关节融合术

术后康复

- 术后应用棉垫加压包扎和三面围合塑形良好的石膏后托固定。
- 术后2周、6周和10周行X线检查评估愈合，维持对线、骨性位置及检查螺钉的位置（图2）。
- 如果手术在踝关节局部神经阻滞麻醉下进行，患者当天便可出院。患者口服镇痛药、非甾体类抗炎药和口服抗生素（由外科医生决定）。
- 术后2周，将加压包扎更换为小腿管型，术后6周或出现早期放射学及临床愈合征象前仅可行触地负重。
- 通常情况下，术后6周佩戴可控踝关节活动鞋逐渐负重，除非术后放射学检查提示可能有延迟愈合。如果发生骨延迟愈合，继续使用短腿石膏固定保持部分负重状态。一旦证实愈合（在融合区域有骨小梁越过），患者很快由凸轮鞋更换为普通鞋。有时，矫形鞋更有助于患者过渡到正常步态。

预后

- 掌握适当的适应证和手术技术，踝关节融合率一般可达到90%。
- 微创关节融合术的临床疗效和融合率与开放关节融合术及关节镜手术相当[3,4,6,7,10]。
- 由于踝关节后方的显露和关节面处理是不充分的，术后X线片可证实关节前3/4融合。根据笔者的经验，踝关节后方缺乏骨性融合是没有问题的。
- 踝关节融合的远期结果显示，大部分患者会发生后足（相邻关节）关节炎[2]。

并发症

- 隐神经、大隐静脉和腓浅神经外侧支损伤。
- 不愈合（使用微创关节融合术的发病率很低）。
- 螺钉进入距下关节。
- 感染。
- 踝关节位置不良。
- 螺钉头突起引发症状。

致谢

感谢导师Mark S. Myerson对我的启蒙训练和友谊，以及对我编写这个章节的帮助。

（苏琰　译，施忠民　审校）

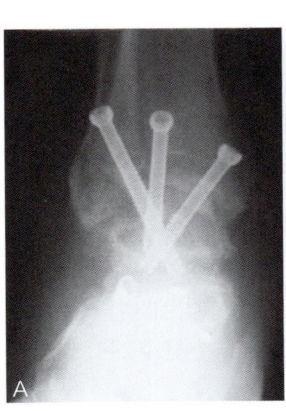 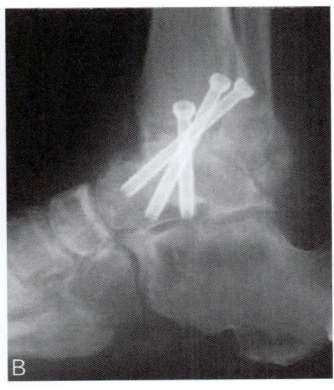

图2　术后使用前后位和侧位片确定融合力线和检查螺钉位置。

参考文献

[1] Buck P, Morrey BF, Chao EY. The optimum position of arthrodesis of the ankle. A gait study of the knee and ankle. J Bone Joint Surg Am 1987;69:1052-1062.

[2] Coester LM, Saltzman CL, Leupold J, et al. Long-term results following ankle arthrodesis for post-traumatic arthritis. J Bone Joint Surg Am 2001;83-A:219-228.

[3] Coughlin MJ, Mann RA. Arthrodesis of the foot and ankle. In: Myerson MS, ed. Surgery of the Foot and Ankle, ed 7. St. Louis: Mosby, 1999:651-699.

[4] Dent CM, Patil M, Fairclough JA. Arthroscopic ankle arthrodesis. J Bone Joint Surg Br 1993;75B:830-832.

[5] Miller SD, Paremain GP, Myerson MS. The miniarthrotomy technique of ankle arthrodesis: a cadaver study of operative vascular compromise and early clinical results. Orthopedics 1996;19:425-430.

[6] Myerson MS, Quill G. Ankle arthrodesis. A comparison of an arthroscopic and an open method of treatment. Clin Orthop Relat Res 1991;268:84-95.

[7] Ogilvie-Harris DJ, Lieberman I, Fitsialos D. Arthroscopically assisted arthrodesis for osteoarthrotic ankles. J Bone Joint Surg Am 1993;75:1167-1174.

[8] Paremain GD, Miller SD, Myerson MS. Ankle arthrodesis: results after the miniarthrotomy technique. Foot Ankle Int 1996;17:247-252.

[9] Stamatis E, Myerson M. The miniarthrotomy technique for ankle arthrodesis. Tech Foot Ankle Surg 2002;1:8-16.

[10] Wrotslavsky P, Giorgini R, Japour C, et al. The mini-arthrotomy ankle arthrodesis: a review of nine cases. J Foot Ankle Surg 2006;45(6):424-430.

第82章 关节镜下踝关节融合术
Arthroscopic Ankle Arthrodesis

James P. Tasto

定义

- 引起踝关节炎的原因很多，包括骨关节炎、类风湿关节炎以及外伤后遗症等。随着病情进展，常常会导致疼痛加剧、步态异常和功能障碍。
- 当保守治疗无效时可考虑行手术治疗，术式包括经典的踝关节融合术及全踝关节置换术[2-4,9,19,21,28]。
- 本章将讨论并阐述关节镜下踝关节融合术（arthroscopic ankle arthrodesis, AAA）技术[7,12,17,23]。

解剖

- 踝关节包括胫距关节和腓距关节，后者负重占踝关节负荷总量的1/5（图1）。

发病机制

- 无论何种原因（全身性疾病或局部病变），一旦关节软骨遭到破坏，就会或快或慢地发展为踝关节炎。如果同时存在解剖对线不良的情况，疾病的进展和疼痛将更加显著。

自然病程

- 关节面出现破坏后，关节炎的进展速度难以预测。影像学改变与患者的疼痛程度并不平行。有的患者很快便需手术治疗，有的患者可以坚持几十年而不需要手术治疗。

病史和体格检查

- 患者常主诉负重时踝关节疼痛，外侧重于内侧，在踝关节前方由外向内呈带状分布，可伴有肿胀和偶尔的夜间痛。应用非甾体类抗炎药物、对乙酰氨基酚、拐杖、支具以及减少活动可以不同程度地缓解症状。如果合并其他关节病变，比如膝关节和髋关节，这些部位的不适可能会掩盖踝关节病变引起的症状。
- 患者常会出现步态改变以缓解疼痛（减痛步态），如果有两腿不等长也会导致步态改变。使用拐杖有助于改善步态。
- 使用距骨倾斜和前抽屉试验来评估稳定性。
- 站立位检查非常重要，有助于决定选择关节镜手术或开放手术，以及是否需要截骨。
- 踝关节各方向活动均会受到限制，且活动至极限时产生疼痛。
- 如出现跖屈挛缩踝关节无法背屈则需手术纠正。
- 检查时仔细辨明踝关节的活动，避免与距下关节和跗中关节病变相混淆。
- 踝关节常出现肿胀，往往不是由于关节积液，而是因为滑膜肥厚、骨赘形成和关节肥大，这些症状的出现常预示全身系统性病变。

影像学和其他诊断性检查

- 行踝关节正侧位片和踝穴位片检查确定关节炎的程度、对线情况，有无骨赘以及是否存在距骨缺血性坏死（图2）。小于7°的轻度畸形可在术中纠正，特别注意内翻畸形的纠正。
- 若怀疑存在缺血性坏死，则应行MRI扫描。
- CT扫描可明确骨缺损情况。
- 如对血液循环状况有疑问，则有必要行血管检查。

鉴别诊断

- 感染
- 夏科关节病
- 假痛风和痛风
- 距骨的骨软骨病变

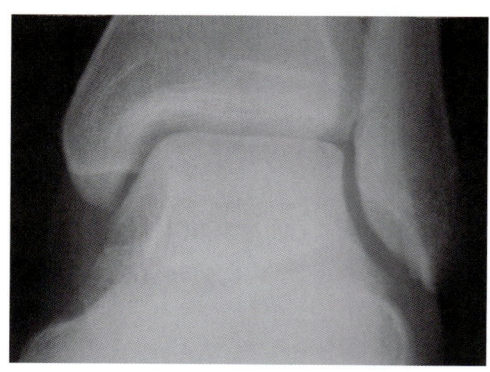

图1　踝穴位片。

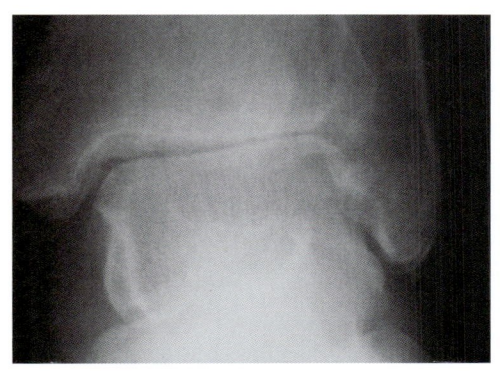

图2 关节负重正位片显示踝关节退行性变。

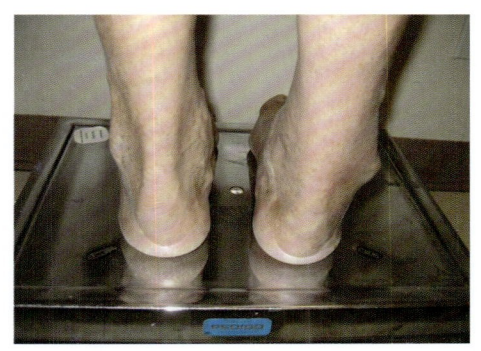

图3 右踝关节内翻畸形后侧观。

- 踝关节撞击。
- 滑膜炎。

非手术治疗

- 大部分关节炎可予非手术治疗。药物治疗包括非甾体类抗炎药、对乙酰氨基酚、氨基葡萄糖等,使用时注意监测药物不良反应。含有软垫的支具或定制的踝-足支具亦有效。如果小剂量合理谨慎地使用,局部注射糖皮质激素可短期缓解疼痛。已有多起报道证实注射透明质酸有效。

手术治疗

- 当保守治疗无效时,多种手术方法可用于治疗单纯性终末期踝关节炎。最经典的手术为开放性踝关节融合术,但最近15年来,一些外科医生更青睐AAA。
- 踝关节置换术日益流行,其在保留关节运动功能方面具有明显优势,但手术难度大,并发症发生率高[16]。
- 下面将详细阐述AAA。

术前计划

- 我们必须重视在AAA术前评估力线(图3)。拍片时必须为站立位,并与健侧比较。患者院外的片子常显示假性内翻畸形,但在站立位拍片时对线是正常的。
- 了解患者的全身状况,评估血管及皮肤情况。术前戒烟3个月,术前5天至术后3个月禁用非甾体类抗炎药。
- 术前预防性使用抗生素,深静脉血栓高危患者术后需行预防性治疗。

体位

- 患者仰卧位。
- 使用下肢固定架和止血带可将下肢置于中立位,以便于术中显露踝关节的前内侧和前外侧。
- 手术床尾部降低30°左右。
- 使用带有测力器的无菌牵引装置对踝关节做11.34 kg(25 lb)的牵引(图4)。

入路

- 这里将阐述的是AAA术的手术入路。
- 常用的为前内侧和前外侧双入路技术,有时还需做前外侧、前内侧或后外侧辅助切口用于灌洗或引流(图5)。

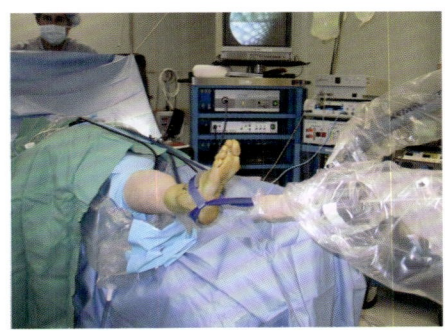

图4 使用带有测力器的无菌牵引装置对右踝进行牵引。

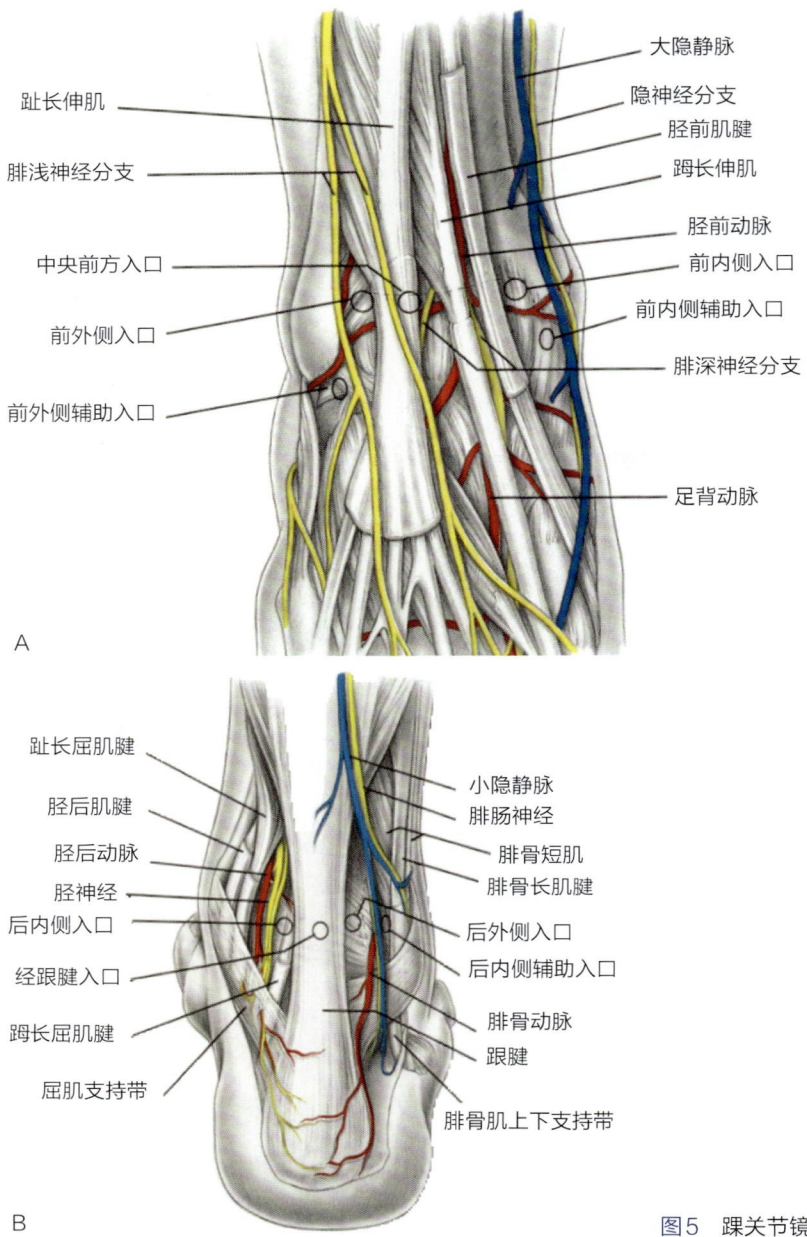

图5 踝关节镜手术前路标准及辅助入口。

牵引和显露

- 用记号笔画出解剖标志（技术图1A）。
- 踝关节彻底消毒铺巾准备完毕后，安装牵引装置。
- 使用大约11.34 kg（25 lb）牵引力（技术图1B）。
- 使用止血带和下肢固定架可行有效的反向牵引。
- 牵引带的设计便于术中背伸和跖屈踝关节。
- 向踝关节腔内注入8 ml生理盐水。
- 用11号刀片做前内侧切口。
- 使用血管钳钝性分离至关节囊。
- 将一个2.7 mm广角小关节镜经前内侧入口插入（技术图1C）。
- 通过前外侧入路建立引流。
- 用气压泵将水力控制于约30 mmHg。
- 不管使用何种灌注技术，都必须注意避免压力过高和液体外渗。
- 前方骨赘可能会影响对关节的观察和操作（技术图1D）。
  - 可去除前方骨赘以获得良好的视野以及进行融合操作。

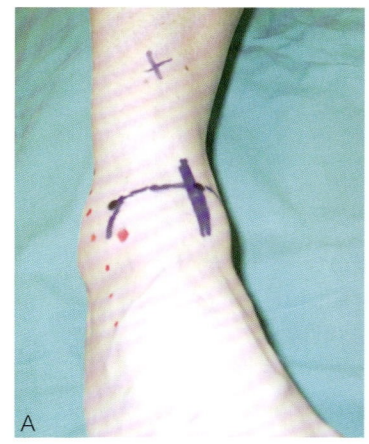
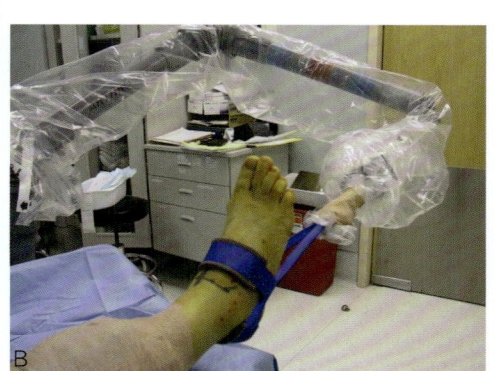
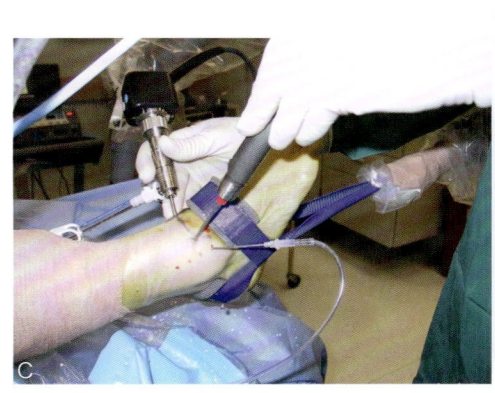
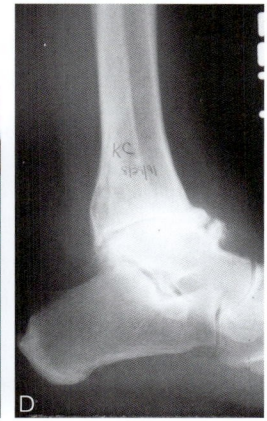

技术图1　A. 右侧踝关节，解剖标志包括腓浅神经和胫骨前肌腱。B. 使用11.34 kg（25 lb）牵引力的踝关节软组织牵引装置。C. 右侧踝关节，关节镜从前内侧入口插入，软骨刨削器械从前外侧入口插入，吸引器从前外侧下方辅助入口进入。D. 踝关节侧位片上可以看到隆起的胫骨和距骨骨赘，在进行关节镜操作时需要切除这些骨赘以便进入踝关节。

关节融合术

- 用3.5 mm的刨刀行滑膜切除术（技术图2A）。
- 使用软组织电动刀头和磨钻去除关节软骨。
- 用磨钻去除1～2 mm的软骨下骨（技术图2B）。
- 用脊柱刮匙清除内侧和外侧沟，以及胫骨平台后方和距骨后方的软骨（技术图2C）。
- 在某些入路受限的区域可使用射频设备做关节清理操作。
- 在清理过程中，保持胫距关节正常的解剖结构是非常必要的。
- 内侧和外侧沟需要彻底清理，将软骨下骨质去除1～2 mm（技术图2D）。
- 清除内外侧沟便于胫距关节的良好接触（技术图2E）。
- 在胫距关节表面行多点焊熔可以增加血供（技术图2F）。
- 松开止血带观察骨胫距表面的血供状态（技术图2G）。
- 任何一个特殊区域存在血供减少，则需行进一步行清理。

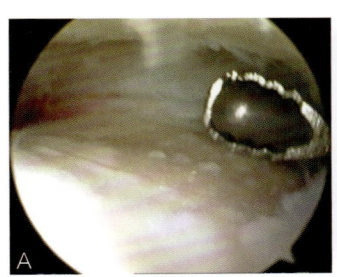
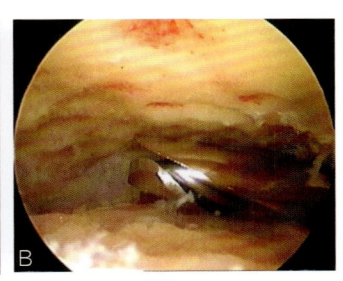

技术图2　A. 在踝关节内用软组织刨刀行滑膜切除术。B. 用磨钻去除1～2 mm的软骨下骨，并且把磨出的坑槽连接起来。

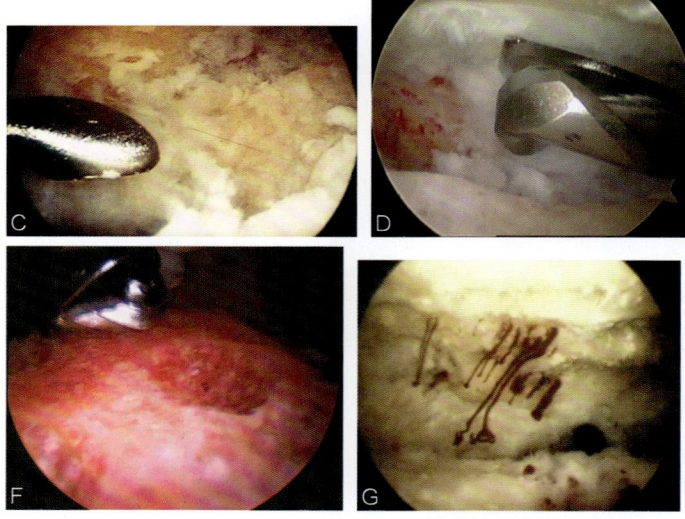
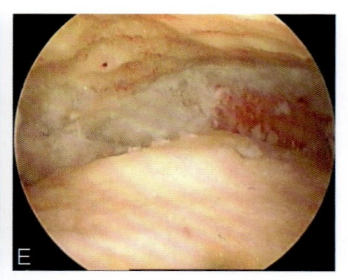

技术图2（续） C. 用脊柱刮匙清理踝关节内侧沟。D. 用磨钻去除软骨下骨。E. 清理胫距骨关节面和踝关节内外侧沟。F. 在距骨上行连接磨出的坑槽，形成血管通路。G. 松开止血带，评估胫距骨表面的血供状态。

稳定、固定以及闭合切口

- 将踝关节置于可接受的中立位上，打入导针。
- 使用两枚7.3 mm的AO空心骨松质螺钉固定胫距关节。
- 从胫骨内侧向距骨外侧平行斜向拧入螺钉（技术图3）。
- 在透视监视下拧入螺钉以避免螺钉进入距下关节。
- 轮流加压各个螺钉。
- 最后检查踝关节大体和透视位置。
- 用免缝胶带关闭关节镜入路切口，用3-0的尼龙缝线缝合螺钉切口。
- 加用局部麻醉减少术后疼痛，将踝关节用厚敷料包好，并用前后石膏托固定。

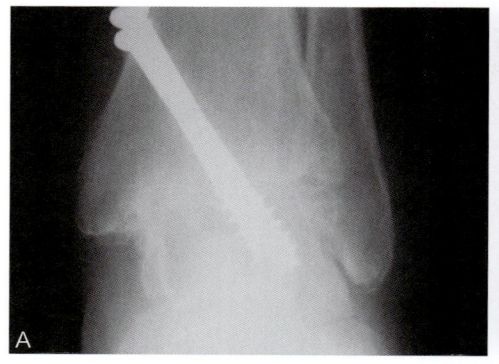
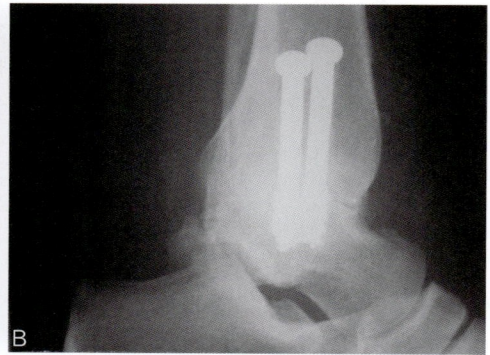

技术图3 A. 踝关节前后位X线片示2枚平行斜向螺钉用于固定融合的关节。B. 踝关节侧位片示2枚平行斜向螺钉固定融合的踝关节。

要点与失误防范

适应证	• 如有可能,避免为吸烟者、夏科关节病患者及距骨缺血性坏死患者施行手术 • 耐心向患者解释手术可能引起踝关节僵硬和运动障碍 • 依从性不佳的患者不宜手术
关节镜操作	• 控制冲洗液体压力以避免液体外渗和骨筋膜室综合征 • 牵引力不要超过 13.61 kg(25~30 lb) • 使用适合小关节的关节镜设备
手术技术	• 清除前方的骨赘有助于获得清晰的视野 • 不要过多地去除软骨下骨 • 点焊技术有助于增加血供 • 为了更好地对合,需彻底清理踝关节内外侧沟 • 术中透视确定导针的位置 • 避免螺钉进入距骨下关节

术后处理

- 在手术室,患肢使用厚敷料包裹后用前后石膏托固定,在复苏室及术后 24 小时应检查血运是否正常。
- 术后 7 天去除石膏,检查伤口。此时患者可使用 AFO 支架(图6)。
- 术后前几天可以轻度触地负重,随着承重能力逐渐增加,在能忍受的范围内尽早实现完全负重。
- 术后患者需要使用拐杖 2~3 周,鼓励其完全负重。
- 洗澡和关节锻炼时可短时去除 AFO。关节活动和负重可减少应力消除。当影像学检查发现融合,螺钉无松动,疼痛消失时可停用 AFO,改穿日常的鞋子。

预后

- AAA 的融合率在 90%~95%[10,15,22,27,29,30]。
- 和开放性手术相比,关节镜手术后疼痛较轻。
- 该术式可作为门诊手术进行。
- 因为关节镜手术保留了胫距关节自身的结构和形态,故其更容易获得良好的对线对位。

并发症

- 踝关节镜手术的并发症发生率为 9% 左右[1,5,6,8,11,13,14,18,20,24~26]。
- 感染。
- 滑液瘘(图7A)。
- 愈合延迟(图7B)。
- 不融合。
- 夏科关节病。
- 距下关节和中足继发退行性改变。
- 马蹄足或背屈畸形。
- 遗留的内翻畸形。
- 距腓和跟腓撞击(图7C)。
- 神经麻痹和神经损伤。
- 血管损伤。
- 骨牵引导致的并发症(图7D)。
- 螺钉侵犯距下关节(图7E)。

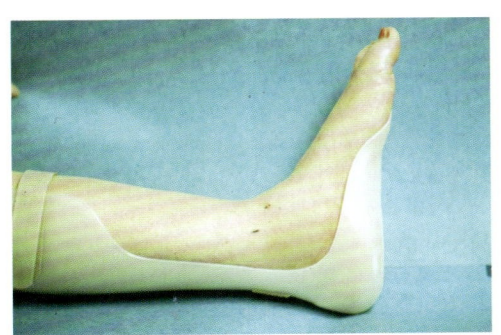

图6 术后1周,使用AFO支架制动。

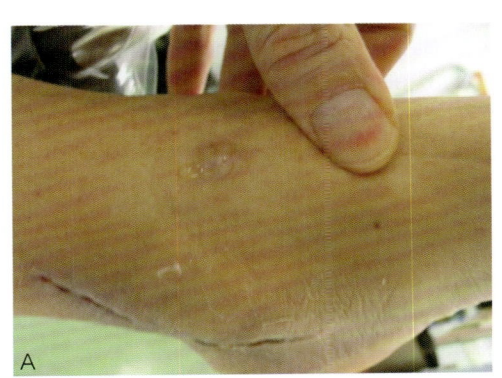

图7 A. 踝关节镜术后滑液瘘。

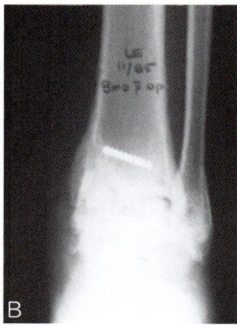
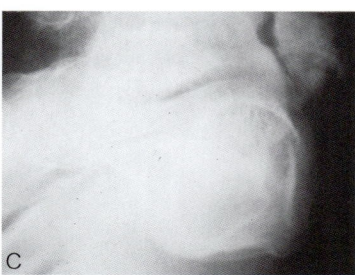
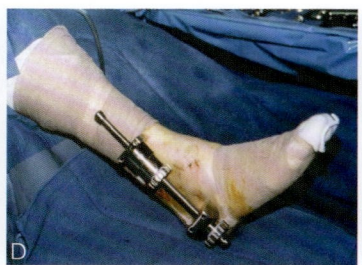
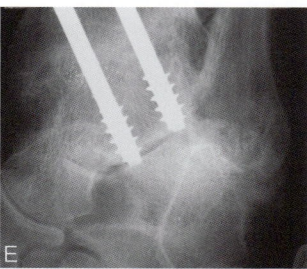

图7（续） B. 前后位片显示开放性踝关节融合术后关节愈合延迟及愈合不良。C. 踝关节内旋40°的前后位片，显示距腓及跟腓撞击。D. 早前使用的踝关节镜骨牵引装置。E. 踝关节内旋40°、足跖屈位透视显示螺钉进入距下关节。

（苏琰 译，施忠民 审校）

参考文献

[1] Alvarez RG, Barbour TM, Perkins TD. Tibiocalcaneal arthrodesis for nonbraceable neuropathic ankle deformity. Foot Ankle Int 1994;15:354-359.

[2] Boobbyer GN. The long-term results of ankle arthrodesis. Acta Orthop Scand 1981;52:107-110.

[3] Braly WG, Baker JK, Tullos HS. Arthrodesis of the ankle with lateral plating. Foot Ankle Int 1994;15:649-653.

[4] Chen YJ, Huang TJ, Shih HN, et al. Ankle arthrodesis with cross screw fixation. Acta Orthop Scand 1996;67:473-478.

[5] Cobb TK, Gabrielsen TA, Campbell DC II, et al. Cigarette smoking and nonunion after ankle arthrodesis. Foot Ankle Int 1994;15: 64-67.

[6] Collman DR, Kaas MH, Schuberth JM. Arthroscopic ankle arthrodesis: factors influencing union in 39 consecutive patients. Foot Ankle Int 2006;27:1079-1085.

[7] Corso SJ, Zimmer TJ. Technique and clinical evaluation of arthroscopic ankle arthrodesis. Arthroscopy 1995;11:585-590.

[8] Crosby LA, Yee TC, Formanek TS, et al. Complications following arthroscopic ankle arthrodesis. Foot Ankle Int 1996;17:340-342.

[9] Dohm M, Purdy BA, Benjamin J. Primary union of ankle arthrodesis: review of a single institution/multiple surgeon experience. Foot Ankle Int 1994;15:293-296.

[10] Ferkel RD, Hewitt M. Long-term results of arthroscopic ankle arthrodesis. Foot Ankle Int 2005;26:275-280.

[11] Frey C, Halikus NM, Vu-Rose T, et al. A review of ankle arthrodesis: predisposing factors to nonunion. Foot Ankle Int 1994;15: 581-584.

[12] Glick JM, Morgan CD, Myerson MS, et al. Ankle arthrodesis using an arthroscopic method. Arthroscopy 1996;12:428-434.

[13] Hagen RJ. Ankle arthrodesis, problems and pitfalls. Clin Orthop Relat Res 1986;202:152-162.

[14] Helm R. The results of ankle arthrodesis. J Bone Joint Surg Br 1990;71B:141-143.

[15] Jerosch J. Arthroscopic in situ arthrodesis of the upper ankle. Orthopade 2005;34:1198-1208.

[16] Jerosch J, Fayaz H, Senyurt H. Ankle arthrodesis versus ankle replacement—a comparison. Orthopade 2006;35:495-505.

[17] Jerosch J, Steinbeck J, Schroder M, et al. Arthroscopically assisted arthrodesis of the ankle joint. Arch Orthop Trauma Surg 1996; 115:182-189.

[18] Lynch AF, Bourne RB, Rorabeck CH. The long-term results of ankle arthrodesis. J Bone Joint Surg Br 1988;70B:113-116.

[19] Mann RA, Van Manen JW, Wapner K, et al. Ankle fusion. Clin Orthop Relat Res 1991;268:49-55.

[20] Moran CG, Pinder IM, Smith SR. Ankle arthrodesis in rheumatoid arthritis. Acta Orthop Scand 1991;62:538-543.

[21] Morgan CD, Henke JA, Bailey RW, et al. Long-term results of tibiotalar arthrodesis. J Bone Joint Surg Am 1985;67A:546-550.

[22] Muir DC, Amendola A, Saltzman CL. Long-term outcome of ankle arthrodesis. Foot Ankle Clin 2002;7:703-708.

[23] Myerson MS, Quill G. Ankle arthrodesis. Clin Orthop Relat Res 1991;268:84-95.

[24] Papa J, Myerson M, Girard P. Salvage, with arthrodesis, in intractable diabetic neuropathic arthropathy of the foot and ankle. J Bone Joint Surg Am 1993;75A:1056-1066.

[25] Saltzman C, Lightfoot A, Amendola A. PEMF as treatment for delayed healing of foot and ankle arthrodesis. Foot Ankle Int 2004; 25:771-773.

[26] Shibata T, Tada K, Hashizume C. The results of arthrodesis of the ankle for leprotic neuroarthropathy. J Bone Joint Surg Am 1990; 72A:749-756.

[27] Stone JW. Arthroscopic ankle arthrodesis. Foot Ankle Clin 2006; 11:361-368.

[28] Stranks GJ, Cecil T, Jeffery IT. Anterior ankle arthrodesis with crossscrew fixation. J Bone Joint Surg Br 1994;76B:943-946.

[29] Turan I, Wredmark T, Fellander-Tsae L. Arthroscopic ankle arthrodesis in rheumatoid arthritis. Clin Orthop Relat Res 1995;320: 110-114.

[30] Winson IG, Robinson DE, Allen PE. Arthroscopic ankle arthrodesis. J Bone Joint Surg Br 2005;87B:343-347.

第83章 胫距关节融合术后全踝关节置换术
Conversion of Tibiotalar Arthrodesis to Total Ankle Arthroplasty

Manuel J. Pellegrini and Mark E. Easley

定义

- 关于晚期踝关节炎确切的手术治疗方案仍有争议，踝关节融合术和全踝关节置换术（total ankle arthroplasty, TAA）的中期临床结果显示缓解疼痛程度相当[1-3,5]。
- 虽然更多的医生考虑开展TAA，踝关节融合术目前仍然是比TAA术要多。
- 中短期的随访中，踝关节融合后疼痛的常见原因为胫距关节不愈合或畸形愈合。这种情况下一般需要做关节融合翻修术，或者重新截骨矫形，同时融合或者不融合后足相邻的其他关节。
- 对一些特定的踝关节融合后疼痛患者，可以成功改行TAA。
- 在长期的随访中，踝关节融合后疼痛描述可能不恰当，因为疼痛症状和邻近的距舟关节和距下关节继发性关节炎的发生有关（图1）。
- 对于这种情况，并没有基于循证医学的指南给出最好的和最安全的方法。事实上，治疗方法选择近年来已经有所发展，包括将踝关节融合转为TAA。

病史和体格检查

- 详细的病史包括：
  - 疼痛的部位。
  - 以前的创伤史。
  - 以前的感染史。
  - 基础疾病。
  - 日常活动受限程度。
  - 以前的手术史。
- 患者站立位进行如下的体检：
  - 步态。
  - 力线。
- 患者坐位进行如下的体检：
  - 以前的切口。
  - 后足的活动范围。

影像学检查

- 踝关节负重系列片（正位、侧位和踝穴位）。
- Saltzman力线位。
- CT扫描确定胫骨远端或距骨骨缺损，这可能会影响植入假体支撑。可确定胫距关节是否不愈合，并评价后足关节炎的严重程度。如果有内固定，推荐使用金属抑制相减少伪影（图2）。

手术治疗

适应证

- 疼痛性的胫距关节不愈合或畸形愈合。
- 胫距关节融合后出现症状性距下和（或）距舟关节退行性病变[3,5]。
- 胫距跟关节融合后距下关节不愈合。

禁忌证

- 远端腓骨缺损，尤其是残留外翻畸形（图3）。
- 活动期感染。
- 距骨无菌性坏死。
- 严重的畸形妨碍TAA假体放置。

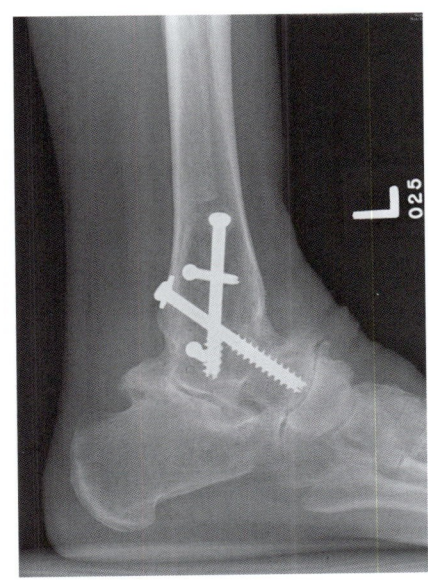

图1 患者，48岁，踝关节融合术后6年无疼痛，出现后足邻近关节继发性关节炎，有疼痛症状。

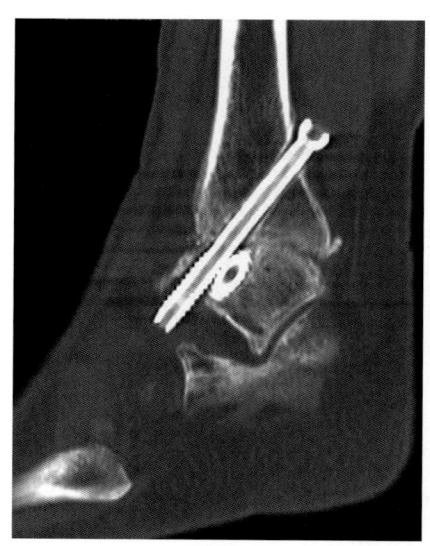

图2 CT确定踝关节融合术后不愈合。平片上有时显示不清，CT可证实不完全愈合。如果有内植物残留，建议使用金属抑制相。

- 神经肌肉疾病，踝周缺乏足够的肌肉功能，尤其是背伸功能。
- 周围血管疾病。
- 踝关节周围皮肤软组织条件较差。
- 周围神经病或神经性关节病。
- 骨量不够，不足以支撑假体。

术前计划

- 踝关节融合后有内固定残留，取出后往往在胫骨和距

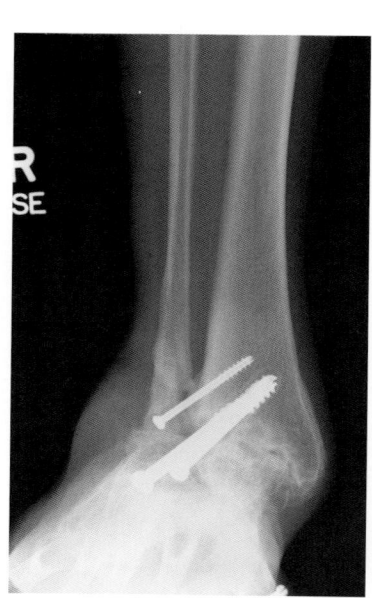

图3 经腓骨入路行右踝关节融合术后骨不连，远端腓骨缺如。除非可以进行腓骨重建，否则踝关节置换术是禁忌的，尤其是还残留外翻畸形。

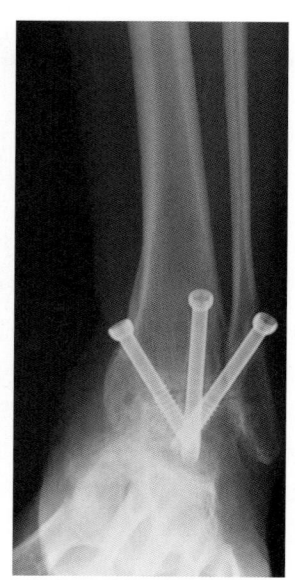

图4 大直径螺钉打入距骨体行右踝关节融合术。翻修行踝关节置换术是可行的，但是必须考虑距骨体的骨缺损，可能会影响假体组件的支撑。这些骨缺损除了影响距骨顶准备以适应距骨组件的固定，还影响假体柄、翼钉或固定钉的安装。有些病例需要行髓内导向钻孔以确认力线排列，也会形成额外的骨缺损。

骨留有较大的骨缺损，植入假体时需要考虑有足够的骨量支撑（图4）。

- 如果有多根大直径螺钉跨关节固定行踝关节融合，可以考虑取出内固定后，二期行踝关节置换术。
- 仔细计划手术入路，因为TAA翻修是二次手术，尤其是以前做的前侧切口。
- 我们一般计划用距骨组件比胫骨组件小一号，以保证充分的匹配。
- 根据我们的经验，必须谨慎考虑同时行TAA和后足融合术，即使是初次TAA。可能的话需要分期手术。如果必须一次手术，我们建议行有限的距下后关节面融合，以保护距骨颈的血供（图5）。

体位

- 患者仰卧位，患足的跖侧置于手术床尾。
- 同侧髋部下面垫高，保证足部置于中立位。
- 局部阻滞麻醉（腘窝置管），辅以全身麻醉或镇静。
- 大腿上止血带。
- 术前准备消毒，铺巾至膝关节。
- 用弹力绷带驱血至膝关节，止血带充气。

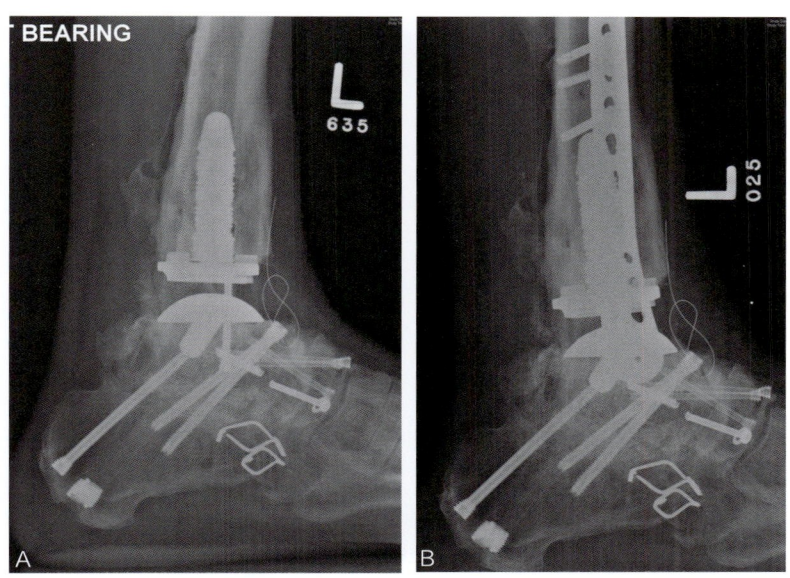

图5 同时行TAR和后足融合术。A. 患者行三关节融合和TAR术后1年，发生胫骨内侧应力性骨折。B. 内侧钢板内固定后2年。尽管无疼痛和功能良好，仍然需要考虑同时行较大的踝关节翻修和后足手术会影响距骨体的血供。

入路

- 对于目前大部分TAA设计，需行标准的前侧纵行切口。辨认保护好腓浅神经，切开伸肌下支持带，分离胫骨前肌和𧿹长伸肌间隙。
- 确认保护好深部的神经血管束，做骨膜下剥离暴露踝关节。用深部Gelpi拉钩避免皮肤切口边缘的压力。

取出内固定

- 如果使用螺钉进行踝关节融合术，我们在止血带充气之前取出（技术图1）。
- 如果是钢板，在做前侧切口之前充气止血带。

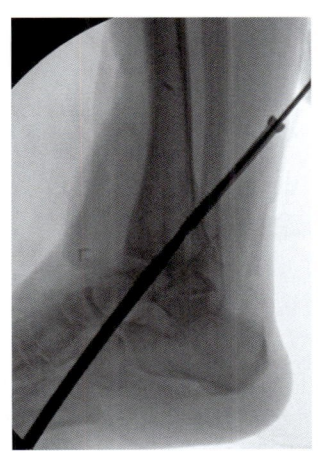

技术图1 透视下取出内固定。取出由后向前的螺钉具有挑战性。这个病例用导针由后向前穿过螺钉，小心穿过足部前内侧，做个切口插入螺丝刀，逆行顶住螺钉远端施压，便于取出。我们在打止血带之前做这个步骤，省下止血带时间便于做TAR翻修。

预防性打入踝部螺钉

- 因为踝关节融合术后内外踝有应力遮挡，骨折的风险较大。我们常规在内、外踝打入预防性螺钉进行保护（技术图2）。
- 在做前侧切口之前，经皮打入3.5 mm空心螺钉，尽可能贴近皮质。可以节约止血带时间。

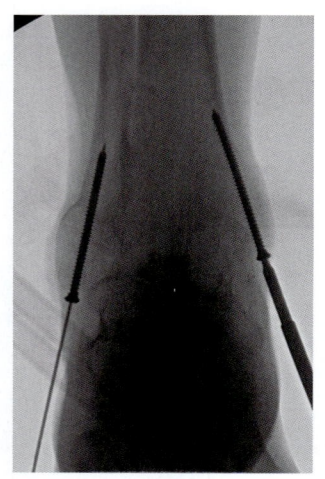

技术图2　在重建踝关节之前插入预防性螺钉，减少踝骨折的风险。

暴露

- 前侧入路，沿胫骨前肌和踇长伸肌之间的间隙。
- 保护好腓浅神经和深部的神经血管束。

分离胫距关节

- 踝关节融合术后的患者可能很难辨认原来的关节线，尤其是逐步融合的患者。相比而言，骨不连的患者相对容易重建关节线（技术图3A）。如果胫距关节解剖保留较好，找到原始的关节线就相对容易。
- 重建原始的关节线是最理想的，但是有时候初始截骨要保留足够的距骨骨量以支撑距骨组件。对于某些病例，初始截骨位置需要比生理关节线略偏近端（技术图3B）。
- 近端胫骨假体组件的放置需要谨慎操作，因为胫骨在原始关节线近端数厘米处会明显变窄。如果截骨太偏近端，内踝应力性骨折的风险会显著增加，胫骨假体组件的尺寸也会受限（技术图3C）。
- 行融合术后TAA时，矢状面上理想的倾斜度可能很难达到，尤其是踝关节融合在马蹄足的位置使用一体式截骨导向器。特别是如果想在矢状面上相对胫骨轴线达到理想位置，可能会过多地截去距骨后侧骨量，以致骨量太少不足以支撑距骨假体组件。
  - 这种病例可以先做胫骨侧截骨，处理内外侧沟，然后背伸踝关节至中立位，再行距骨准备。
- 对需要独立行胫骨和距骨准备的假体，初次踝关节置换时需要胫骨准备时确定好合适的截骨平面、旋转和倾斜度。
- 可以使用细克氏针在透视下参考确定关节线[3,4]。
- 在前侧胫骨结节处固定外部的胫骨力线导向器。
- 可通过正确放置外部的胫骨力线导向器或髓内参考导向器达到理想的胫骨倾斜度（技术图4A～E）。
- 初步胫骨准备时，用夹持固定器保护内踝，和初次TAA术一样（图4F）。
- 由于踝关节已经做过手术，可能不容易触摸骨性标志，后侧软组织也可能粘连于骨的后侧。建议在侧位透视下确认锯片的位置（技术图4G）。
- 从关节内取出截下的骨质（技术图4H）。

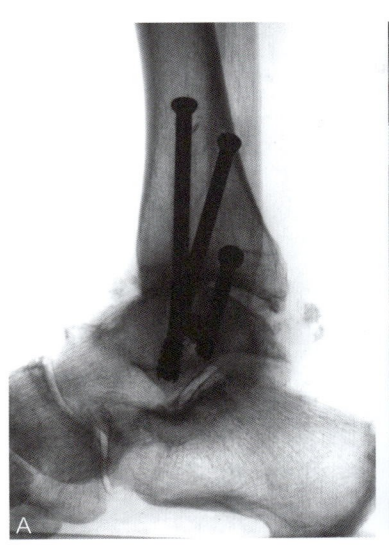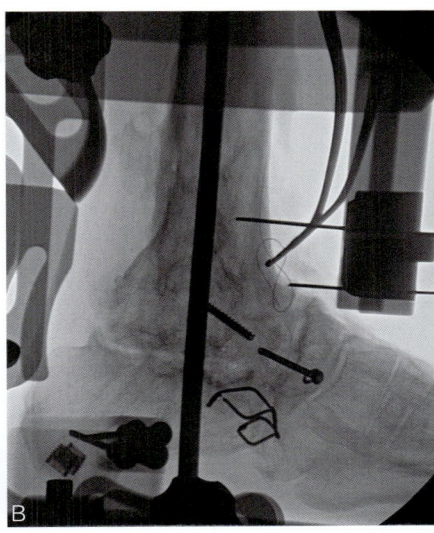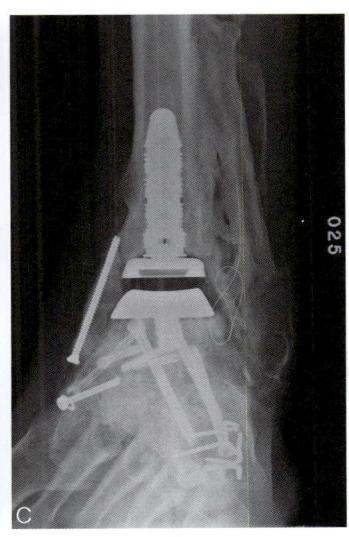

技术图3 A. 关节镜下踝关节融合术后不连接。由于骨质去除得比较少，做TAR时容易辨认关节线。B. 另一个病例，复杂的踝关节-后足问题。这个病例踝关节成功融合，但是后足两个关节融合失败。转为行TAR时，需要尽可能保留距骨顶，便于支撑距骨假体，同时留有足够空间进行后足融合内固定。C. 为了尽可能保留距骨，关节线移到近端，胫骨变窄。尽管理想地置入胫骨假体至胫骨髓腔，由于远端胫骨内侧皮质较薄，在预防螺钉的近端发生了应力性骨折。这个病例使用了一体式截骨导向器，由于距骨截骨平面偏近侧，胫骨端截骨平面也更偏近侧。除非能牵引关节，但行转换踝关节置换术时可能比较困难。

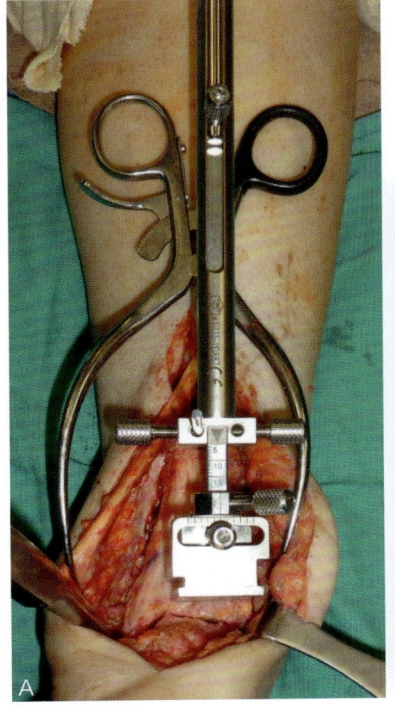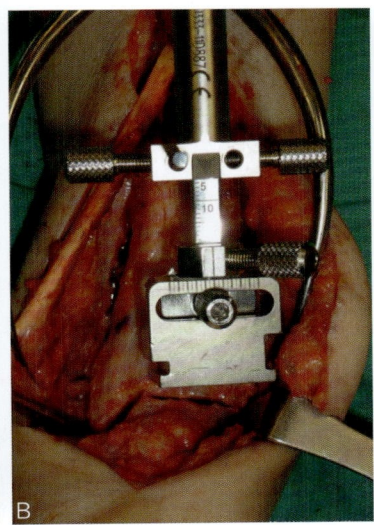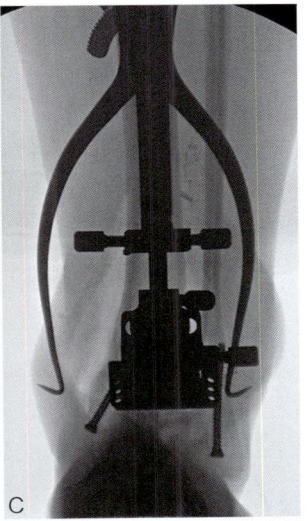

技术图4 A. 胫骨力线导向器。注意沿着胫骨干轴线，而不是重建的胫骨远端的冠状面。患者术前有内翻，距骨在踝穴中位置不正常。B. 导向器向近端移动至合适的截骨平面。C. 透视下确认胫骨导向器力线。

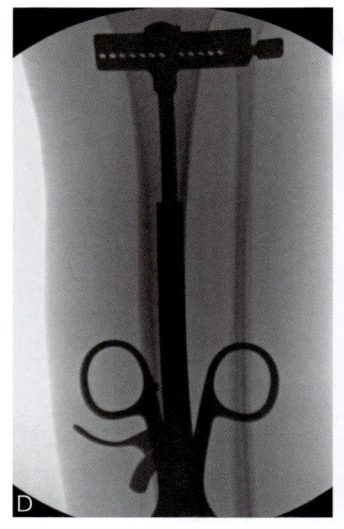
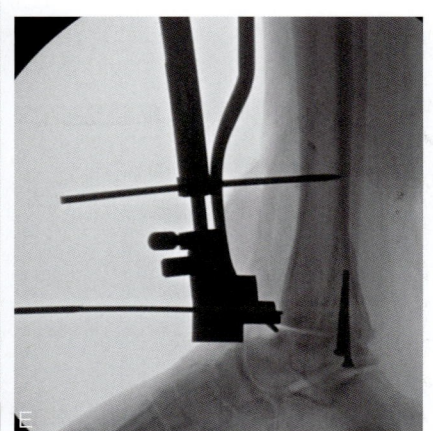
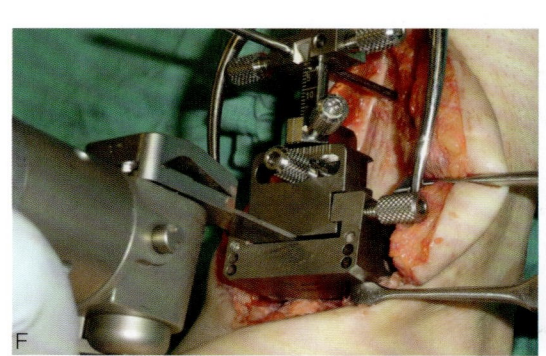
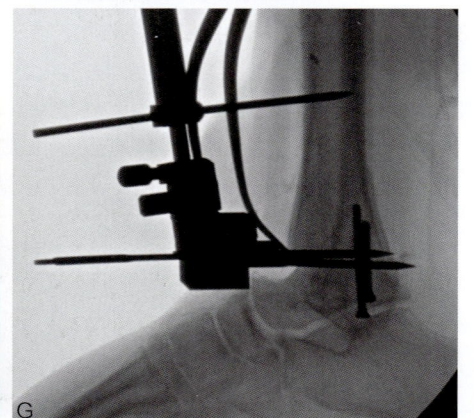
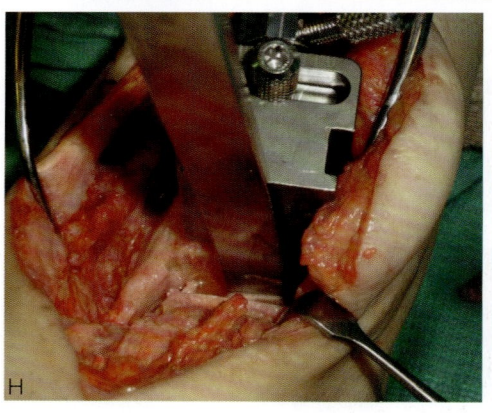

技术图4（续） D. 胫骨导向器沿着胫骨干轴线。E. 透视下确认胫骨截骨面和倾斜度。F~H. 初步的胫骨侧准备。用夹持固定器保护内踝，摆锯进行胫骨侧截骨（F）。由于踝关节以前手术过，后侧软组织可能会与后侧骨骼粘连，建议术中确认锯片的位置（G）。关节内取出截下的骨质（H）。

初步距骨准备

- 构建距骨理想的坡度可能有挑战性，尤其是马蹄位畸形愈合的踝关节。
- 初步距骨准备可能需要独立的导向器，避免过多地截除距骨坡的后侧。
- 初步胫骨准备后，可用摆锯构建好沟槽，便于踝关节轻度背伸，更好地进行距骨准备。
- 不管何种技术操作，需要保留足够骨量支撑假体，保护内外踝，避免距骨后侧截除过度（技术图5）。

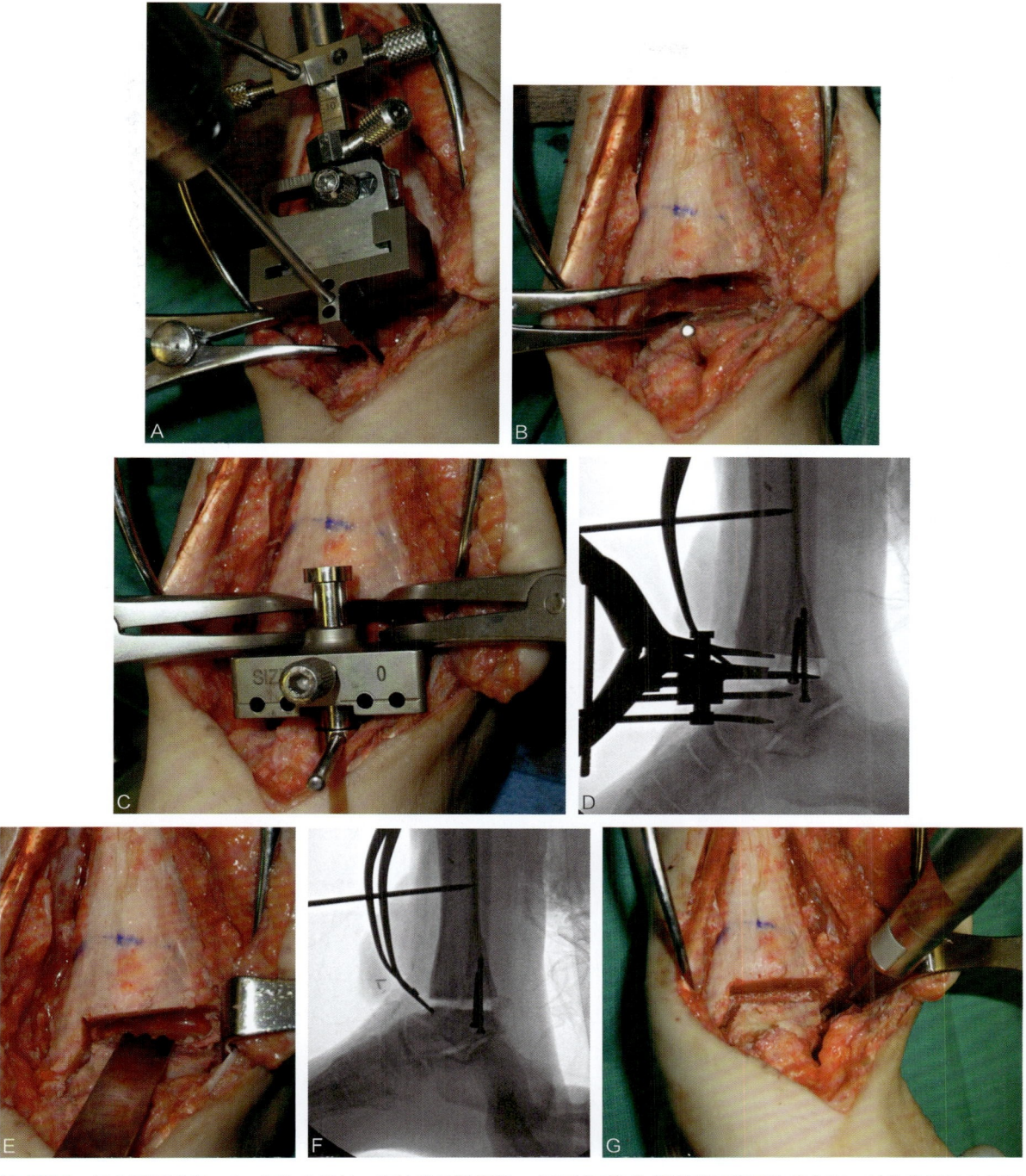

技术图5 初步距骨准备。A. 打入参考针。在这种特殊系统，参照针可作为后侧斜面截骨的导向器，其他的系统做距骨顶背侧平的截骨。B. 留置参照针，去除外部胫骨力线导向器。C. 安装后侧斜面导向器，用专用的板状撑开器固定。D. 术中透视显示距骨顶后侧会被截除过多。E. 我们选择徒手进行距骨后侧截骨。有时候初次踝关节置换器械并不适合踝关节融合后的踝关节置换术。F. 术中透视显示距骨后侧的准备。G. 内侧和外侧沟的准备。通常需要去除2～3 mm构建胫距沟槽。如果踝部骨量充足，建议更多地截除踝部骨量而不是距骨。建议使用小的摆锯。

踝关节内外侧沟的准备

- 重建踝关节内外侧沟是手术的关键步骤。尽管有些踝关节融合时不需要处理内外侧沟就能成功融合,但是大部分融合的部位不仅在于轴向负重关节面,而且包括距骨内外侧关节面和内外踝(技术图6A)。
- 根据预计的内外侧沟截骨位置打入细克氏针,透视下确认。
- 我们用小摆锯、窄的骨刀和小刮匙重建内外侧沟(技术图6B~D)。
- 如果使用一体式导向器进行截骨,我们倾向使用更小的导向器来限制截骨量,而不是依赖术中检查和透视。正确放置胫骨远端参照针非常关键,便于安装一体式截骨导向器。
- 一旦初步完成胫骨远端和距骨背侧截骨,需要稳定固定踝关节,直至完成重建内外侧沟。否则踝关节活动或牵引时可能发生踝部骨折。
- 内外侧沟清理不是简单进行切除,而是截骨2~3 mm来重建(技术图6E)。
  - 我们倾向于踝截骨略多一些,而不是距骨,确保距骨有足够的骨量支撑距骨假体。
- 尽可能避免过度切除距骨。
- 小心取出截下的骨质。

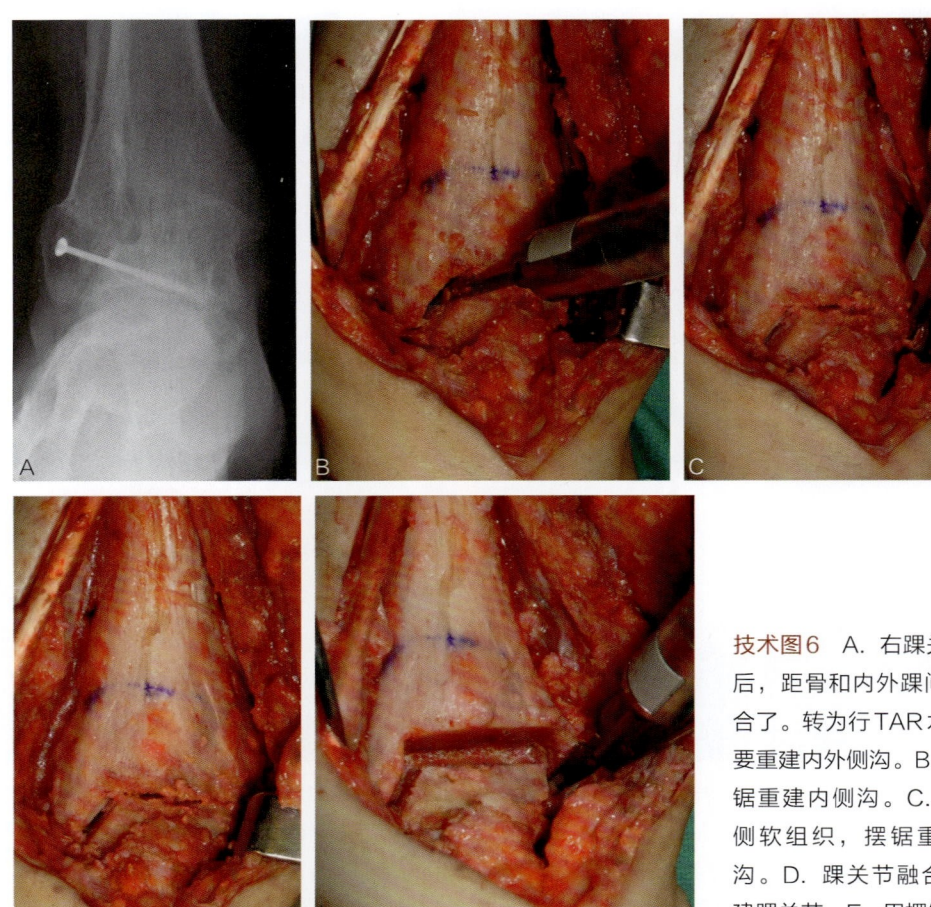

技术图6 A. 右踝关节融合后,距骨和内外踝间隙也融合了。转为行TAR术时,需要重建内外侧沟。B. 用小摆锯重建内侧沟。C. 保护外侧软组织,摆锯重建外侧沟。D. 踝关节融合术后重建踝关节。E. 用摆锯微调外侧沟,重建牵开踝关节。

后侧关节囊松解

- 我们一般用骨膜剥离器松解后踝和内外侧沟周围可能限制活动和(或)引起踝应力性骨折的瘢痕组织。

踝关节活动

- 打入预防性螺钉,做胫骨、距骨、内外侧沟准备和瘢痕组织松解,然后再进行踝关节活动。
- 如果踝关节仍然不能活动,需要进行更多的松解。
- 可能需要牵引踝关节评估关节间隙是否足够适应假体,有时需要更多的截骨。

全踝关节置换

- 初步胫骨和距骨准备完成后,踝关节融合转为 TAA 术和初次 TAA 基本相同。除非有些以前内固定取出后在胫骨远端、踝部和距骨顶有骨缺损。
- 像初次 TAR 一样进行距骨准备时,经常会忽视取出关节融合内固定后的骨缺损,需在置入距骨假体之前进行植骨。
- 这个病例,距骨前侧斜坡打磨后,以前内固定取出后的距骨外侧骨缺损比较明显(技术图 7A~G)。
- 这个人工踝关节系统距骨假体柄偏内侧,距骨准备要进行外侧斜坡切割。对于这个病例,我们术前计划也考虑到了,但是外侧斜坡切割时踝关节融合螺钉取出后的缺损并没有完全被截除,需要用颗粒骨进行植骨(技术图 7H~J)。
- 胫骨准备和初次 TAA 一样。根据我们的经验,胫骨内固定取出后的骨缺损没有距骨那么重要。
- 一般我们计划用的距骨假体要比胫骨假体小一个尺寸,这样可以进行充分内外侧沟切割准备,并弥补踝关节融合内固定取出后造成的距骨骨缺损。
- 一般来说不需要选小号的胫骨假体,除非担心有些患者较小的踝关节会引起应力性骨折(技术图 7K~M)。
- 最后,和初次 TAA 一样,检查评估踝关节稳定性、活动度和足的力线。

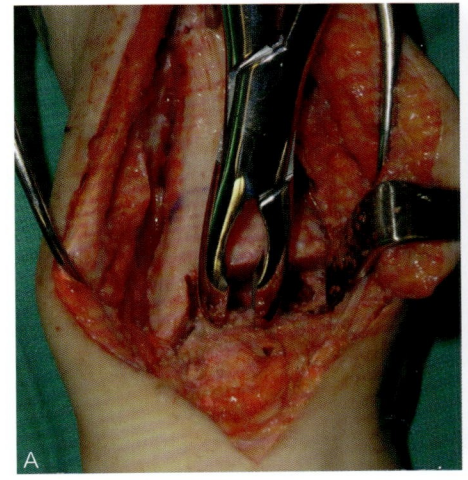 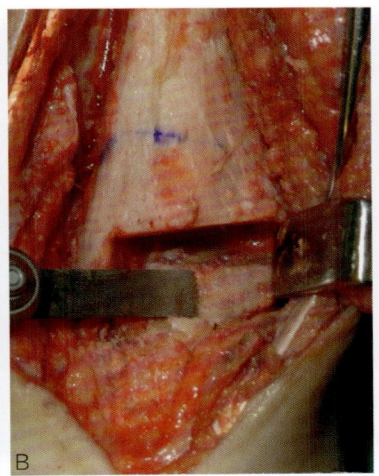 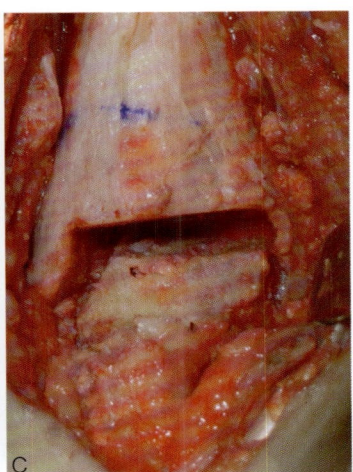

技术图 7 A. 距骨假体应放置偏后侧,这个病例用咬骨钳清理前方骨赘和部分骨骼形成前侧斜坡。B. 用微型摆锯修整前侧斜坡,以便于正确放置前侧打磨导板至合适旋转位置(相对应于第 2 跖骨轴线)。

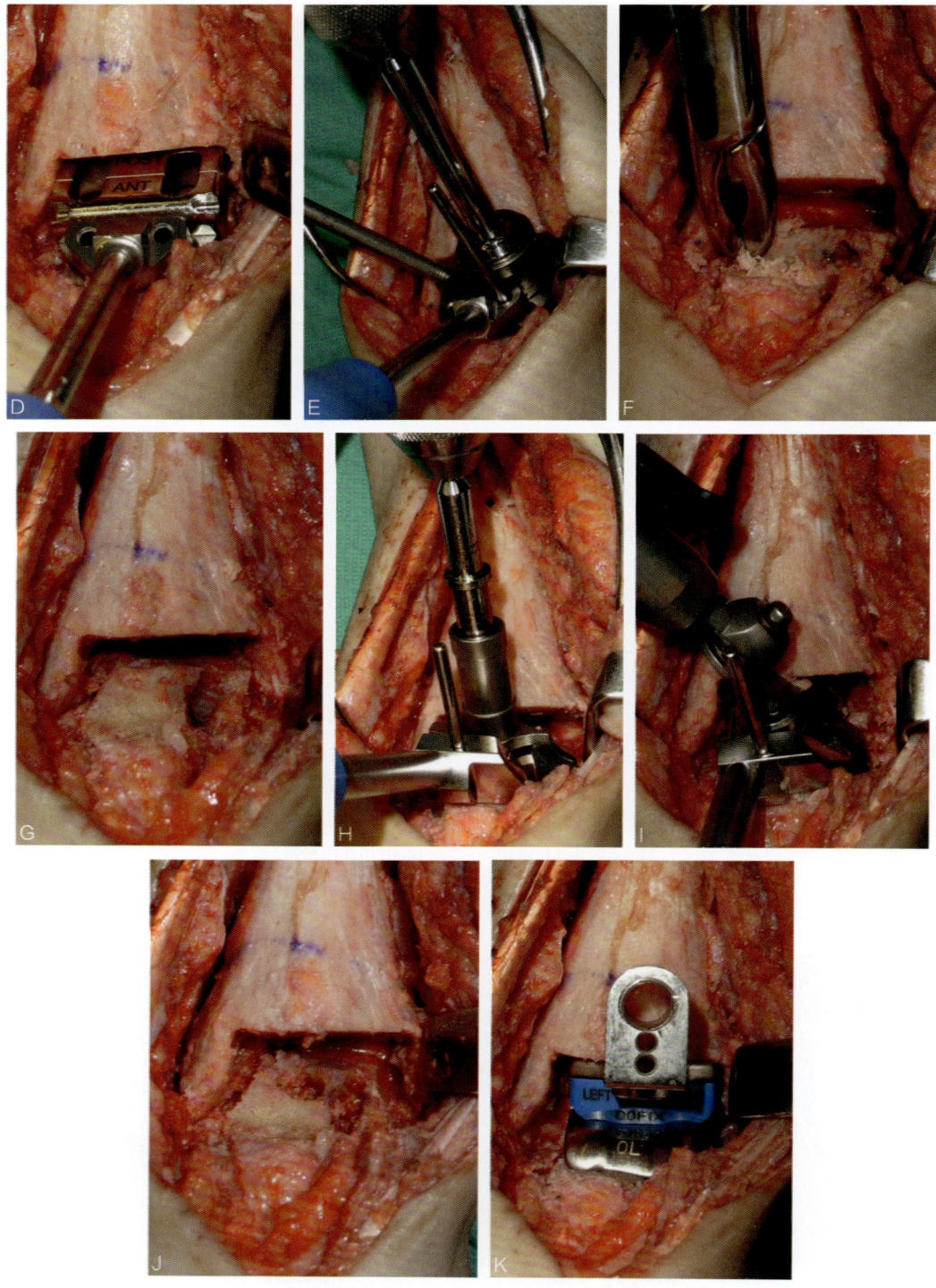

技术图7（续） C. 距骨体背侧和前侧准备。D. 导板显示距骨假体矢状面的位置满意。E. 专用的前侧斜坡导板。F. 前侧斜坡打磨后用咬骨钳去除多余的骨骼。G. 前侧斜坡准备好后可见踝关节融合内固定取出后的外侧骨缺损，需要刮匙处理后植骨。这个假体系统假体柄偏内侧，需要进行外侧斜坡准备。H. 外侧斜坡导板正确位置齐平固定于距骨上，进行假体柄钻孔。I. 保护好外侧软组织，进行外侧斜坡准备。J. 残留的距骨顶外侧缺损需要进行植骨。尽管比初次TAR较差，翻修行TAR时仍然能达到满意的骨性支撑。这时检查后侧关节囊比较容易，我们用骨膜剥离器小心松解后侧关节囊，保护好神经血管束和踝。K. 试模，力线满意。后足需要矫正到生理性外翻位置，踝关节内外翻时稳定。有5°～8°背伸和20°跖屈的活动度。

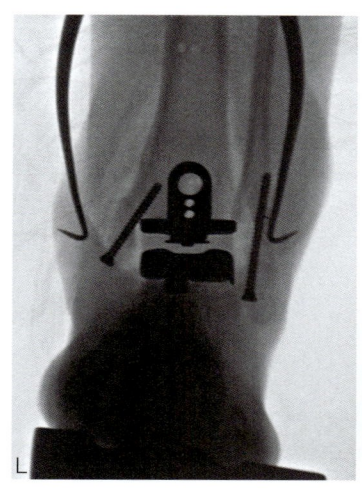 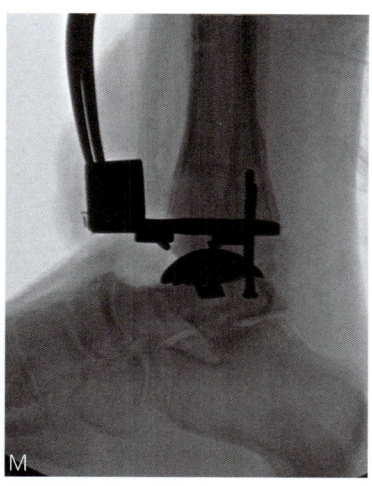

技术图7（续） L. 冠状位透视显示力线满意，无应力性骨折。M. 矢状面透视显示假体位置满意。技术图7K建议可使用较大一号的胫骨假体，矢状面上透视显示胫骨假体加大可能会向后侧突出，可能引起症状性的软组织撞击。

要点与失误防范

- 翻修行TAA时要考虑生理性解剖的保留。截除远端腓骨后，缺乏足够的骨性支撑行TAA
- 马蹄位畸形愈合病例，需要仔细操作，避免过多去除距骨后侧部分，影响距骨假体的稳定性
- 胫距关节不连接、腓骨有保留的患者，是行这个手术的合理指征
- 避免一期行后足融合术，最好分期手术，减少距骨缺血性坏死的风险
- 开始时先打入预防性螺钉，避免内外踝骨折
- 不要尝试活动踝关节，直至完成：①初步的胫骨和距骨准备；②完全重建沟槽；③松解重建关节周围瘢痕组织和残留关节囊
- 减小距骨假体型号可以为假体提供充足的骨性支撑和沟槽间的充足间隙，避免撞击

术后处理

- 术后第2天患者可以出院。
- 深部引流留置24小时。
- 住院时吸氧。
- 最初的3周可以接触负重。
- 鼓励患肢抬高。
- 术后3周随访拆线，转为使用可调节踝关节活动保护靴。
- 术后8周进行耐受范围内负重。
- 术后8周行踝关节负重位摄片。如果伤口稳定，摄片显示早期骨生长，无应力性骨折征象，可以逐步增加负重，患者可穿正常鞋。

预后

- 我们共行23例融合后翻修的TAA术，包括成功融合后仍有疼痛的和融合后疼痛性骨不连的患者。
- 融合后转行TAA术可显著减轻疼痛（VAS疼痛评分）和提高功能（SMFA，SF-36和AOFAS后足评分）。
- 平均33.1(12~101)个月随访结果显示假体87%成功率。
- 7例患者(30%)需要另外的手术，其中3例产生有症状的渐进发展的无菌性距骨假体松动，需要距骨假体翻修。

并发症

- 术中并发症。
  - 踝骨折。
  - 肌腱和神经血管损伤。
    - 可考虑后内侧做小切口，在后侧踝关节和软组织之间放置拉钩。
    - 术中侧位透视监测锯片的深度。
  - 假体放置位置不良。
    - 仔细计划。
    - 使用初次TAA力线和参考导向器。

- 截骨前术中透视。
  ○ 胫骨或距骨假体尺寸不佳。
  ○ 距骨过度截骨。
- 术后并发症。
  ○ 伤口浅表感染。
  ○ 一过性的神经激惹。
  ○ 内踝应力性骨折。
  ○ 深静脉血栓。
  ○ 感染。
  ○ 肿胀。
- 晚期并发症。
  ○ 胫骨或距骨假体下沉。
  ○ 无菌性松动。
  ○ 聚乙烯磨损。
  ○ 活动度逐步丧失。

（苏琰 译，施忠民 审校）

参考文献

[1] Daniels TR, Younger AS, Penner M, et al. Intermediate-term results of total ankle replacement and ankle arthrodesis: a COFAS multicenter study. J Bone Joint Surg Am 2014;96(2):135-142.

[2] Easley ME, Adams SB Jr, Hembree WC, et al. Results of total ankle arthroplasty. J Bone Joint Surg Am 2011;93(15):1455-1468.

[3] Haddad SL, Coetzee JC, Estok R, et al. Intermediate and long-term outcomes of total ankle arthroplasty and ankle arthrodesis: a systematic review of the literature. J Bone Joint Surg Am 2007;89(9):1899-1905.

[4] Hendrickx RP, Stufkens SA, de Bruijn EE, et al. Medium- to long-term outcome of ankle arthrodesis. Foot Ankle Int 2011;32(10):940-947.

[5] Saltzman CL, Mann RA, Ahrens JE, et al. Prospective controlled trial of STAR total ankle replacement versus ankle fusion: initial results. Foot Ankle Int 2009;30(7):579-596.

第84章 髓内钉胫距跟关节融合术：方法1
Tibiotalocalcaneal Arthrodesis Using a Medullary Nail

George E. Quill, Jr. and Stuart D. Miller

定义

- 胫距跟关节融合术是一种同时融合踝关节和距下关节的手术术式。
- 距骨体因创伤、神经病变或缺血性病变导致骨缺损是行胫跟关节融合术的适应证。全距骨融合术是指将所有与距骨组成关节的骨进行融合固定，包括：胫骨远端、跟骨、舟状骨和骰骨。本质上，这是踝关节融合术和三关节融合术的结合。
- 我们认为，医学术语髓腔（medullary）即指长骨的骨髓腔，而髓内（intramedullary）则是一个冗余的、不实用的词汇。
- 胫距跟关节融合术的目的是将其在功能位进行融合，以获得一个具有生物力学稳定性的无痛的后足和踝关节。
- 我们认为，胫距跟关节融合术是一个补救手术，它用于解决严重的后足和踝关节畸形、骨量丢失和疼痛。

解剖

- 胫距跟关节融合术应重建踝和后足在跖行位上的生理排列（足与胫骨长轴呈90°角），后足外翻5°～7°[3,10]。
- 一般而言，在冠状面上，足相对于胫骨纵轴旋转应与胫骨前方相一致，也就是说，第2跖列应与胫骨前内侧嵴在同一条线上。
- 后足的位置将影响前足的位置。长期存在的踝和后足畸形将会影响前足的旋前、旋后、内收和外展功能，合理的胫距跟关节融合术必须将前足位置也考虑在内。理想状态是在站立相时足底应力均匀分布在足跟、第1跖骨头和第5跖骨头[11]。

自然病程

- 严重的踝关节和后足畸形以及病理进程将导致病理力学残疾，如果未经治疗，通常会导致患者行动受限，使他们不得不佩戴烦琐的支具、使用辅助器械或轮椅进行有限的活动[7]。
- 胫距跟关节融合术是一个适用于不同残疾情况的主要重建术式[5,6]。

- Gellman等[2]报道，和健侧相比，踝关节融合术后足背伸和跖屈的丢失分别为51%和70%。令人吃惊的是，胫距跟关节融合术后足背伸和跖屈角的丢失分别为53%和71%。
- 同一研究还发现，与仅行胫距关节融合术相比，胫距跟关节融合术后足内外翻活动将减少40%。

病史和体格检查

- 需要接受髓内钉胫距跟关节融合术的患者通常出现一系列的骨科病理变化，这些病理变化影响到了正常的步态、负重和工作谋生的能力。
- 患者可表现为活动受限，伴有膝反屈的马蹄足，以及足在横断面上的畸形，包括严重内翻和后足不稳定到严重外翻和内侧溃疡形成（图1）[6,9]。

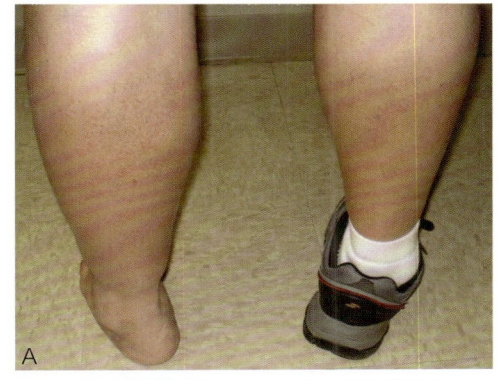

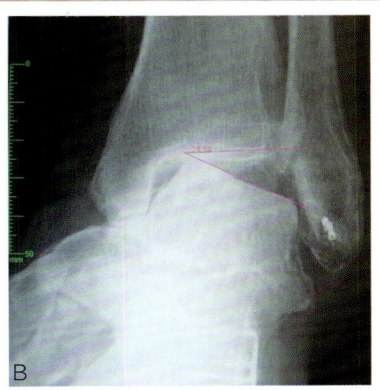

图1　53岁体力劳动者的负重位大体照片（A）以及负重前后位摄片（B），先前曾接受跟骨截骨和外侧韧带重建术治疗，术后踝关节和后足内翻不稳定持续存在。

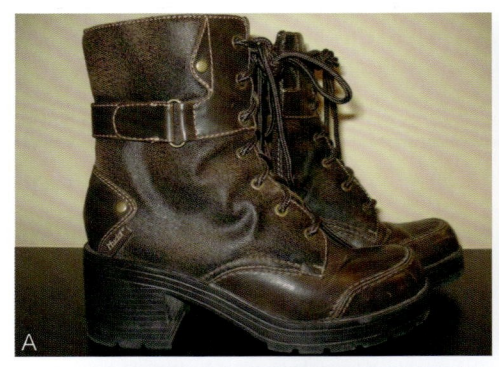
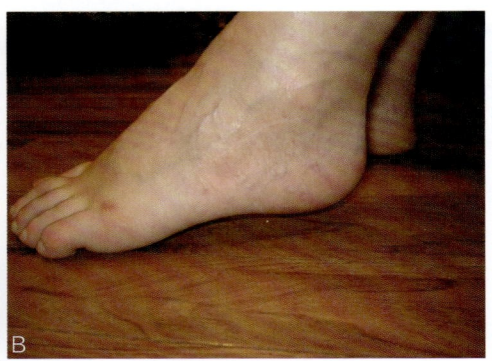
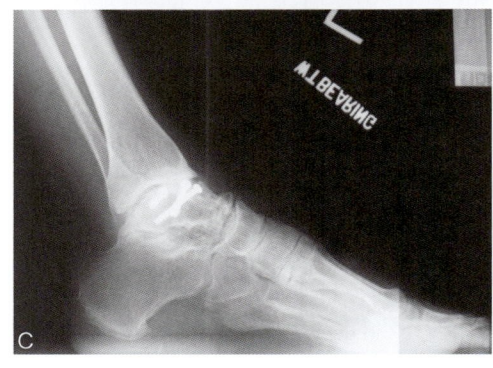

图2　A. 42岁双侧距骨骨折畸形愈合于马蹄位女性患者，据报道这是患者术后2年唯一一双穿着舒适的高跟高帮靴子。B. 该妇女左足最大被动背伸后的临床外观。C. 同一妇女负重侧位X线片。注意切开复位内固定后遗留的距骨骨折跖屈位畸形愈合和创伤后骨关节炎。

- 神经肌肉病变或者神经源性病变患者可能表现为溃疡、内在肌失效，以及在不同愈合阶段中的多发骨折[6]。
- 创伤后患者通常表现为局部软组织条件较差、先前存在内植物，以及已经硬化的骨髓腔，制订术前计划时必须考虑这些因素（图2）[7]。评估的内容必须包括步态、负重后的姿势、软组织情况以及全面的神经肌肉系统检查。

影像学和其他诊断性检查

- 我们常规需要三张足踝部的负重位片。因为这类患者大多数合并有畸形，我们通常还需要使用长的胶片检查踝关节，甚至需行下肢全长摄片检查评估力线。
- 创伤后和骨关节炎：
  - 影像学检查可能发现骨关节炎的特征表现，如关节间隙狭窄、骨赘形成，以及软骨下骨硬化和囊肿，也可发现创伤后畸形和遗留的内植物，制订术前计划时应考虑上述因素（图3）[7-9]。
- 类风湿关节炎和其他炎性关节病：
  - 典型的影像学改变是关节周围侵蚀和骨量减少[4]。
- 神经性关节病和夏科神经关节病：
  - 根据我们的经验，此类疾病的影像学特征为不同愈合阶段的多发骨折或微小骨折、新骨增生和正常负重结构破坏。
  - 可见骨质再吸收，合并血管钙化和关节脱位或半脱位[6,12]。
- 断层摄片和CT可以进一步明确畸形、关节炎、骨质缺

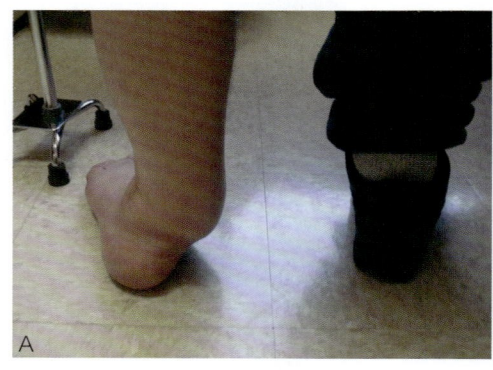
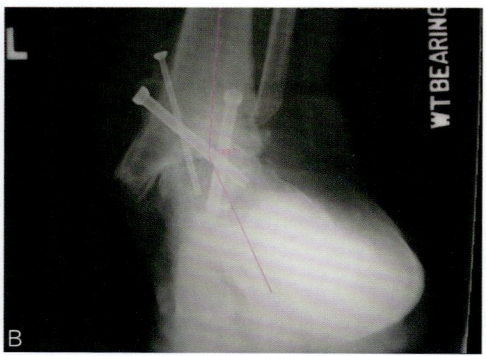

图3　69岁肥胖男性患者，胫距关节融合术后发生外翻畸形和骨不连，其术前站立位的临床表现（A）、前后位片（B）、侧位片（C）。

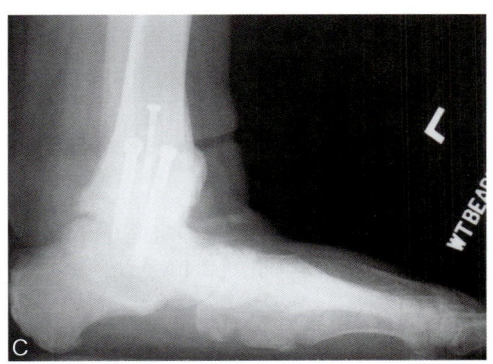

图3（续）

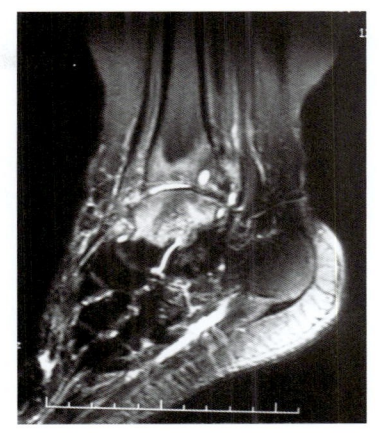

图5 MRI显示距骨内广泛骨质损害。

失和之前存在的骨畸形愈合或骨不连（图4）。
- 一般情况下，三维CT重建并无帮助。
- CT有助于评估胫距跟骨关节融合术后愈合进展情况。
- MRI可作为CT的补充用来观察关节内外积液、骨髓水肿、距骨血供、感染、关节周围肌腱和韧带病变等情况（图5）。
- 锝-99骨扫描有助于诊断距骨骨折后骨坏死、单发或多发的关节炎、应力骨折以及肿瘤。
- 铟标记的白细胞扫描有助于诊断骨髓炎和化脓性关节炎。

鉴别诊断

- 原发和继发的骨关节炎，包括创伤性骨关节炎。
- 类风湿关节炎和其他炎性关节病（痛风、假痛风、色素性绒毛滑膜炎、化脓性关节炎、银屑病关节炎、脊柱关节病、赖特综合征）。
- 神经性关节病（糖尿病、脊柱损伤、遗传性感觉运动神经元病、脊髓空洞症、先天性无痛症、酒精中毒、周围神经病、运动性共济失调和麻风病）。
- 感染性关节炎（脓毒症、开放性创伤或曾行骨折固定术）。
- 广泛韧带松弛、混合结缔组织病、胫骨后肌腱病以及弹簧韧带功能不全导致的关节炎和关节半脱位。

非手术处理

- 选择性（诊断性）注射局麻药有助于明确引起疼痛的病变位置。
- 胫距关节炎可伴有距下关节僵硬、疼痛，但其影像学表现可能正常。
- 距下关节内注射5～10 ml 1%利多卡因可鉴别疼痛究竟单纯来自踝关节，还是由踝关节和距下关节共同引起。
- 这对于选择单纯胫距融合术还是胫距跟融合术有重要价值。我们做踝关节融合时并不常规融合距下关节。但对于伴有严重畸形和距骨骨缺失的终末期踝关节炎患者，我们考虑行胫距跟骨关节融合术。或者还可仔细地行腓骨肌腱鞘内注射来鉴别疼痛来源于肌腱还是关节。

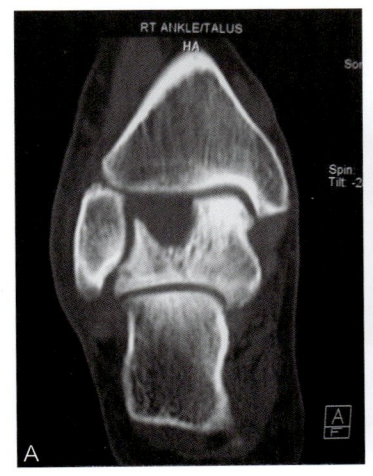

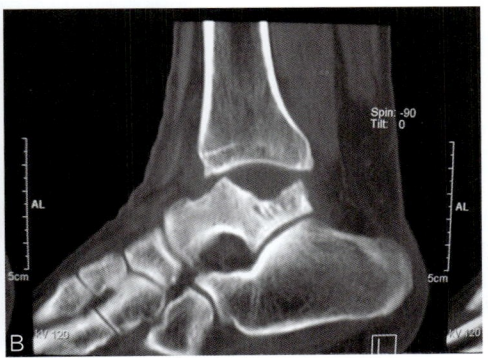

图4 48岁男性患者，距骨软骨下骨大量缺失。冠状位（A）和侧位（B）CT扫描图像。

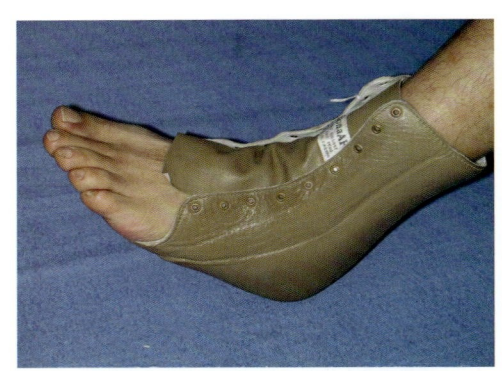

图6 塑形的足踝矫正器能提供稳定性,可作为手术的替代。

- 尽管难以治疗伴有畸形的患者,但是对于那些有抑制性疾病和肢体血供不良的患者,尤其是非固定性畸形患者,我们推荐使用支具。对于不宜手术的患者,一双定制的聚丙烯踝–足支具(AFO)或踝上踝–足支具(AFO)可作为胫距跟骨关节融合术的替代治疗(图6)[6]。
- 对于可通过支具获得后足和踝关节相对跖行状态的神经病变患者,我们使用含有聚烯烃泡沫鞋垫(完全接触性鞋垫)的牛津鞋结合双侧直立金属足踝矫形器来治疗。
- 根据我们的经验,聚丙烯鞋内支具治疗复杂畸形患者时会导致局部溃疡形成。
- 对于严重畸形,夏科约束矫形助步器可能有效。
- 我们对创伤后关节炎和畸形的患者施行胫距跟骨关节融合术,而对于不宜手术的患者,使用髌韧带负重支具对缓解疼痛和改善功能有一定的作用。

手术治疗

适应证和禁忌证

- 胫距跟关节融合术的适应证。
  - 退变性、创伤后或炎症性关节炎后遗症。
  - 距骨缺血性坏死。
  - 严重的踝关节不稳定或瘫痪性踝关节、后足无力。
  - 神经性关节病。
  - 踝关节成形术后失败,伴随距下关节异常。
  - 踝关节融合术后失败,伴随距骨体缺损。
  - 严重的马蹄内翻足。
  - 神经肌肉病变。
  - 肿瘤切除术后的骨质缺陷。
  - 假关节。
  - 连枷状踝。
- 使用内固定行胫距跟关节融合术的绝对禁忌证。
  - 血供不良的肢体。
  - 活动性感染。
- 使用闭合髓内钉技术行胫距跟关节融合术的相对禁忌证。
  - 严重、固定的畸形,无法将胫骨、距骨和跟骨复位至共线而无法植入髓内钉。

术前计划

- 通过详细询问病史和体格检查等获取术前必要的信息,了解周围软组织情况、血供情况、畸形程度,评估患侧和对侧肢体情况。
- 复习所有的影像学资料,包括下肢全长X线片。由于很多患者存在合并症,所以术前要确定患者可以耐受手术。
- 手术器械准备就绪,围手术期安排妥当。

体位

- 术前严重外翻畸形的患者仰卧于透射线的手术台上,患侧臀部垫高使患肢内旋(图7A)。足跟垫高以便术中透视获得侧位影像。
- 中立位和内翻畸形的患者可取侧卧位,患足在上(图7B)[1,6,7]。
- 我们在骨性突出部位垫上垫子,并在腋窝处垫高。
- 使用小沙袋和胸部固定带将患者固定在手术台上,于大腿使用充气止血带。
- 止血带充气前静脉注射抗生素预防感染。

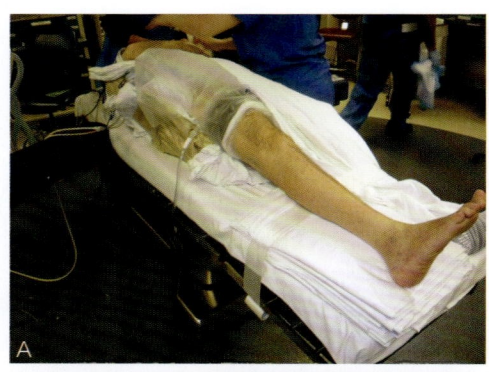

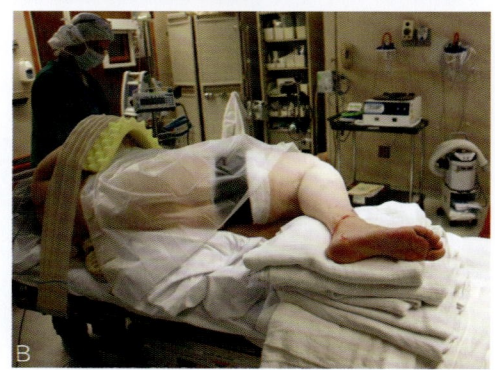

图7 A. 患者以改良的侧卧位躺在沙袋上,以便暴露足内外侧。注意患足下方垫高。B. 患者侧卧位,下肢垫高和骨盆齐平,通过外旋髋关节可显露踝关节内侧。

显露

- 对于术前有严重足外翻的患者,在内踝表面做纵行切口,切口起于踝上,向远端延伸至内踝尖远端2~3 cm。
  - 该入路可以通过骨膜下途径到达踝部,在病变的胫距关节做内侧闭合楔形截骨来纠正外翻畸形。
- 在此入路中,仔细显露和保护内侧神经血管结构。
- 除了那些术前有严重外翻畸形的患者,其他患者常规采用外侧经腓骨入路,沿腓骨远端做纵向切口直到跗骨窦,切口在外踝尖端向前折弯。
  - 该入路可良好地显露踝关节和距下关节,并且避免术后穿正常鞋子时外踝与鞋帮的摩擦。同时腓骨可以作为术中自体植骨的来源(技术图1)。
  - 如果术前有明显的内翻畸形或者胫骨短缩,那么在行后足融合术的过程中,应考虑行腓骨截骨术。
  - 用微型摆锯在胫距关节水平面近端3 cm范围做腓骨远端斜行切除以保留下胫腓联合韧带,从而最大程度减少因为胫腓骨远端活动和摩擦音而带来的术后不舒适。

- 我们想澄清的是,无论是否切除腓骨,经腓骨入路仅用于那些目前没有、将来也没有条件由踝关节融合改行全踝关节置换术的严重畸形患者。而对于那些可能在将来接受全踝关节置换术的患者,应尽可能保护局部解剖,尤其是保护腓骨。那就意味着,关节融合术必须从前路或者后路进行。

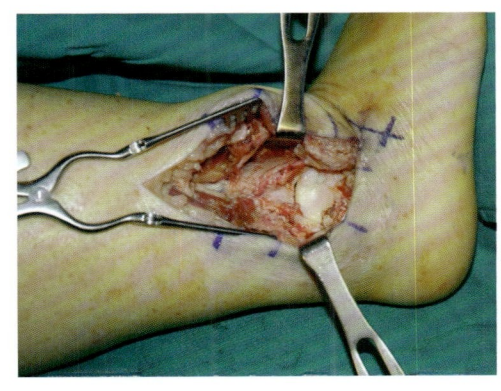

技术图1　腓骨远端切除后,外侧入路显露胫距关节和距下关节。

踝关节切开

- 我们沿跗骨窦和距下关节做切口,从外侧切开踝关节,纠正胫距关节和距下关节的所有畸形,并且清理关节病灶软骨准备关节融合面(技术图2)。
- 有时需行小的楔形截骨来获得足踝的合适跖行位置。
- 关节切开同时可根据需要做植骨。
- 通常需要行内外侧关节联合切开术,以使足达到合适的术后跖行位,并且去除内踝的隆起。
- 在术前踝关节外翻的病例中,我们采用了内侧入路显露胫距关节,另外做外侧跗骨窦切口去除距下关节的骨皮质和骨松质。

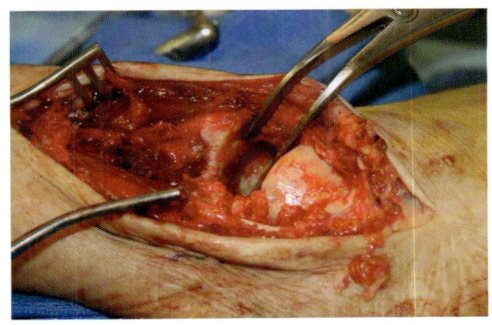

技术图2　切除腓骨,行外侧关节切开,可方便地显露踝关节和距下关节。

插入导针和扩髓器的跖侧切口

- 与所有髓内固定技术一样,导针和后续髓内针的进针点选择对于手术的成功极为关键。

- 正确的进针点在内外踝顶点连线正中、足跟垫的前方,大概在跗横关节后2.5 cm处,与胫骨长轴在同一条线上(技术图3A)。
  - 紧邻足跟垫前方做长2 cm的纵行跖侧切口。

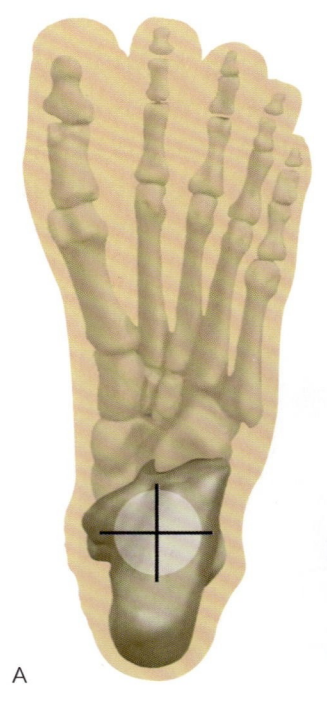
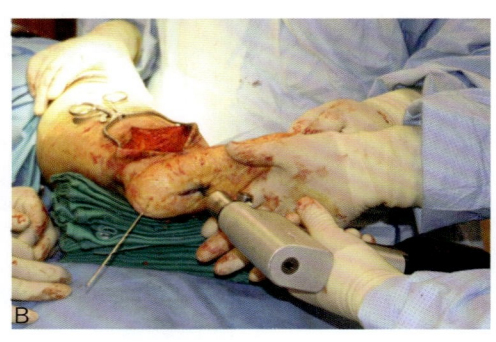

技术图3 A. 导针和髓内钉的理想进针点。如果局部畸形，建立相对于距骨和胫骨正确的进针点时需要对距下关节和踝关节进行适当控制操作，但通常都是可以达到预期位置的。B. 导针需与胫骨干共线。

- 在切开真皮层后，钝性分离至将跖筋膜纵行劈开。
- 将足内在肌向一侧推开，仔细保护并牵开神经血管束和内在屈肌群。
- 打入1枚光滑的斯氏针或导针，去除局部跟骨骨皮质，沿斯氏针或导针打入空心钻进入距骨和胫骨髓腔（技术图3B）。
- 利用术中正位和侧位透视确认空心钻的最佳进针位置，后者依次通过跟骨跖侧皮质、跟骨体、距下关节、距骨体，穿过踝关节，最后进入胫骨远端髓腔。
- 移去空心钻以后，将带球头导针插入跟骨、距骨，直至进入胫骨远端髓腔。
- 使用弹性扩髓器依次对胫距跟骨进行扩髓。
- 推荐最粗扩髓器的直径应比预期植入髓内钉直径大0.5～1 mm。
  - 我们的经验是，过度扩髓可以避免术中和术后髓内钉近端发生骨折，并且并不影响固定的稳定性。
- 在骨质疏松患者过分的扩髓可能会导致术中胫骨骨折，从而需使用更长的髓内钉越过骨折处。如有疑问，可以在术中透视确认髓扩的位置。
- 一些文献报道了髓内钉近端发生胫骨骨折的情况，这些案例都是当髓内钉的近端位于硬化的胫骨远端干骺端峡部时发生的。
- 关闭跖侧切口时，使用间断缝合或者水平褥式缝合法避免皮缘内翻。

髓内钉的选择

- 在绝大多数病例中，15～18 cm的髓内钉长度可以充分满足胫距跟骨关节融合术的要求，该长度的髓内钉近端位于胫骨远端干骺端骨，远离峡部，因为此处发生胫骨骨折的风险最大。
- 髓内钉直径取决于胫骨粗细。
  - 在绝大多数病例中，直径10 mm的髓内钉即可以提供获得融合所需的满意稳定性。
  - 尽管越粗的髓内钉可以提供更好的强度，但是我们必须注意，为了可以置入大直径的髓内钉过于扩髓可能破坏骨皮质，导致应力性骨折。
- 对于病情严重的神经病变患者，我们使用较长的胫距跟骨髓内钉跨过胫骨远端峡部固定。髓内钉近端越过胫骨髓腔峡部的长度需至少3倍于所测量胫骨峡部直径。尽管需要对胫骨行更多的扩髓，但是加长的髓内钉一般能够减少胫骨远端应力性骨折发生的可能。

穿过关节融合部位置入髓内钉

- 将髓内钉和瞄准器相连，将两个钻头插入钻头套筒和髓内钉最近端的螺钉孔中，而后将髓内钉锁定在瞄准器上，在髓内钉置入前确保最佳的位置。
- 从足底逆向插入髓内钉时，轻度向内旋转，这样当锁定螺钉由胫骨外侧向内侧拧入时不会碰到腓骨远端（技术图4A）。
- 插入髓内钉时，其远端应当埋入跟骨跖面至少5 mm以上，或者等同于外科医师预计使用髓内钉对踝关节和距下关节融合处行轴向加压所需的长度。确保髓内钉尾部不在足底突起（技术图4B）。

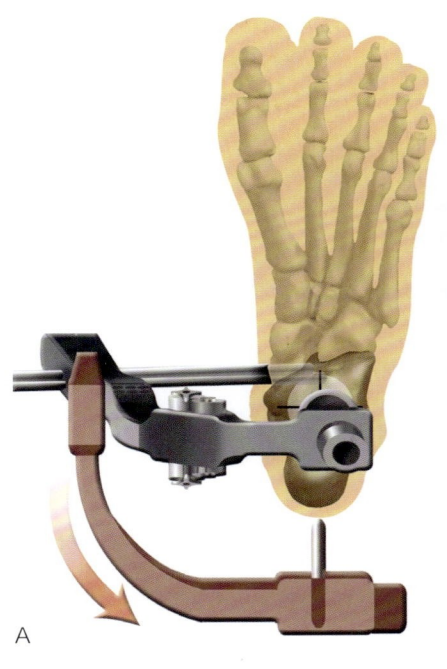

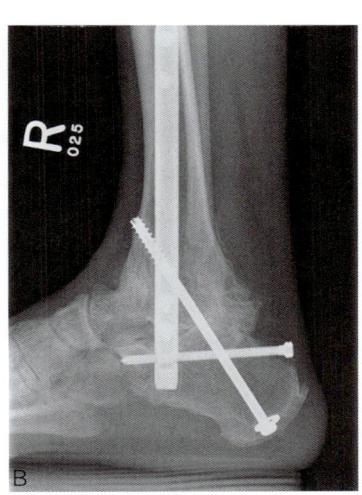

技术图4　A. 根据我们的经验，向内轻度旋转髓内钉和导向器，从后向前沿导向器和髓内钉拧入螺钉时螺钉可在跟骨获得最佳的固定。B. 随访X线片显示髓内钉轻度埋入跟骨内，以避免在足底突起。即使钉尾轻度凸起也极少发生问题，因为该部位的跟骨是不负重的；事实上，如果钉尾与跟骨皮质融合在一起，可能能提供更多的负重支持。

拧入髓内钉锁钉

- 在确定髓内钉的最终位置的同时，也需要评估髓内钉锁钉孔与胫骨远端、距骨体和跟骨体的相对位置。
- 最好但不是必须锁定所有的锁定孔。
- 如果髓内钉的锁定孔在踝关节或距下关节融合位点遗留未锁定的话，很有可能在体格健壮或神经病变的患者身上发生髓内钉置入失败。有关距下关节处髓内钉置入失败的早期报道常常提示距下关节融合失败。
- 现代髓内钉设计的改进包括可以在多个不同的角度打入锁定钉。
- 髓内钉近端锁定螺钉的位置将决定踝关节最后的旋转对位，因而需要先插入后前位螺钉导向器，并用各种方法（包括术中透视）确认髓内钉远端即将由后向前置入的锁定螺钉和跟骨以及距骨的相对位置（技术图5A）。
- 与沿髓内钉长轴单平面锁定相比，自后向前拧入的跟骨锁定螺钉可使髓内钉的抗扭转强度增加至少40%，并且改善螺钉对跟骨的把持（技术图5B）。
- 置入近端交锁钉之前，可对关节融合部位做进一步的加压。有些髓内钉使用髓外的加压装置，另一些髓内钉则通过足跟与胫骨螺钉的加压来达到融合部位的加压。
- 一些髓内钉包含了一个线性加压装置，该装置可以对踝和距下关节融合部位提供最大15 mm的加压（技术图5C）。
- 一些髓内钉器械也提供距骨螺钉近端向胫骨螺钉的加压设备，可以将踝关节进一步压紧7 mm（技术图5D）。
- 直到髓内钉在距骨和跟骨上都被锁定后才可以移去加压装置，这样才能获得融合部位（踝和距下关节）的加压处。

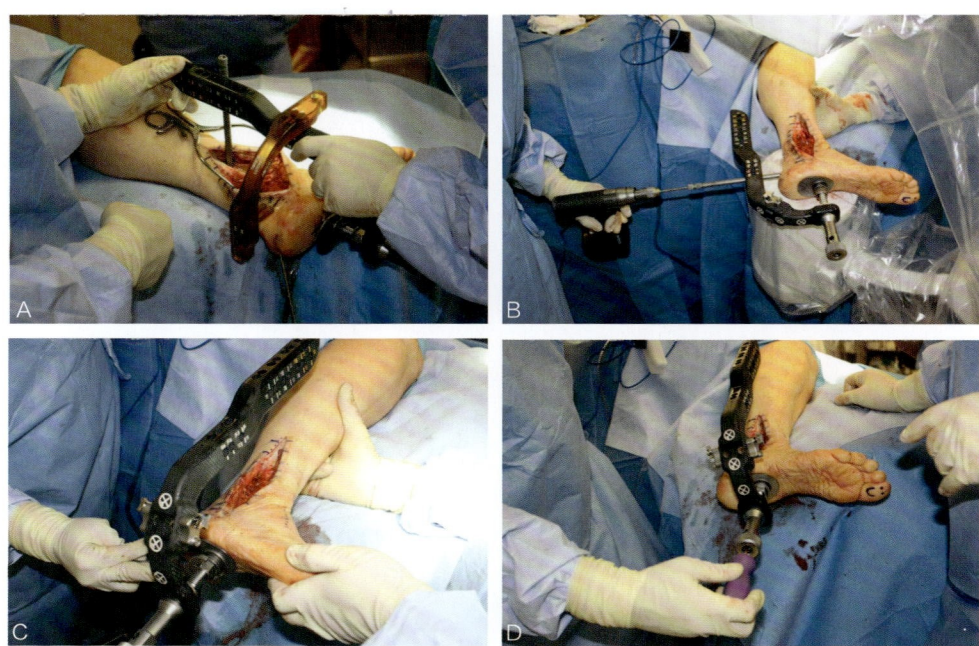

技术图5 A. 在拧入近端胫骨锁钉前，通过导向器的对位可快速地检查大体的位置。应当确保后前位螺钉在合适的高度进入跟骨后方。B. 对螺钉做钻孔，通过C臂机透视测量确定螺钉的长度，通常螺钉尖端刚刚抵达跟骰关节后方即可。C. 使用扳手拧紧螺杆，将足跟平板向胫骨螺钉的方向加压；接着通过距骨和跟骨的锁定钉固定来保持髓内加压作用。D. 术中图片示使用螺丝刀将距骨锁钉位置近移7 mm来加强踝关节的加压作用。

拧入髓内钉尾帽

- 一些医生认为尾帽可用可不用，但是我们移除定位器后，常规拧入尾帽，它可以减少髓内的出血，抑制异位钙化，并且如果以后要取出髓内钉，可以保护髓内钉的螺纹。
- 在手术室行正位和侧位摄片检查，以确定获得良好的对线对位和固定。

植骨

- 自体骨或者同种异体骨移植可以促进骨愈合率。
- 在置入髓内钉前的扩髓过程中，可以同时对胫距关节和距下关节融合位点做自体腓骨移植。
- 在插入髓内钉后，于融合部位的前方、侧方和后方都植入移植骨。
- 对于大的骨缺损（比如踝关节假体去除后残留的骨缺损），可以采用同种异体股骨头移植填充，然后使用髓内钉固定（技术图6A～D）。
- 因为出血、术中骨松质表面的显露和大量植骨等原因，推荐使用闭式负压引流系统。
- 一些外科医生和研究者主张对于神经病变、多次手术或者吸烟的患者，使用骨内或骨外的电刺激以帮助提高愈合率。
- 我们对关节融合部位术前存在缺血性坏死的患者进行骨刺激治疗。

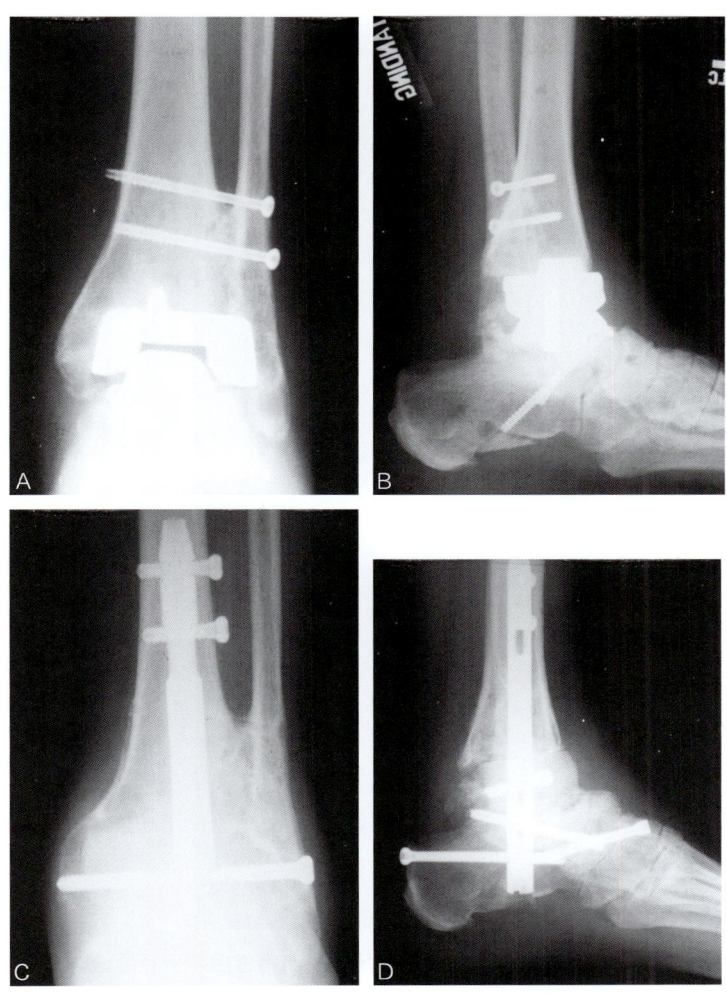

技术图6　A、B. 全踝关节置换后失败患者的踝关节术前正侧位片。C、D. 同种异体股骨头移植（使用骨髓抽取浓聚液浸泡）后的术后踝关节正侧位片显示复杂的翻修术后髓内钉优良的稳定性。

关闭切口

- 在踝关节部位仔细缝合对应的组织，推荐使用分层缝合。
- 在无菌不粘敷料覆盖伤口，从趾尖至膝下使用棉垫包裹。
- 再将足和踝置于中立位，轻度的加压包扎后用石膏后托固定。

典型病例

- 58岁男性患者，创伤后距骨缺血性坏死，并且佩戴支具治疗失败。
- 术前X线片见技术图7A～C。该患者因为距骨顶的塌陷而感到胫距关节疼痛。随着距骨塌陷的加重，患者的足相对于胫骨向前移位，处于生物力学异常的位置。
- 术后X线片见技术图7D、E。对患者行胫距跟关节的髓内钉融合术，重建了足部和胫骨的正常解剖关系，钉尾没有在足趾面上凸起。虽然我们使用了相对大直径的髓内钉，但是仍然可以在髓内钉周围从跟骨至胫骨前方使用一枚空心钉固定以增强稳定性。同时，可在胫骨后方和跟骨背面做支撑植骨（很像法式大教堂的拱扶垛）以增加融合的接触面积。

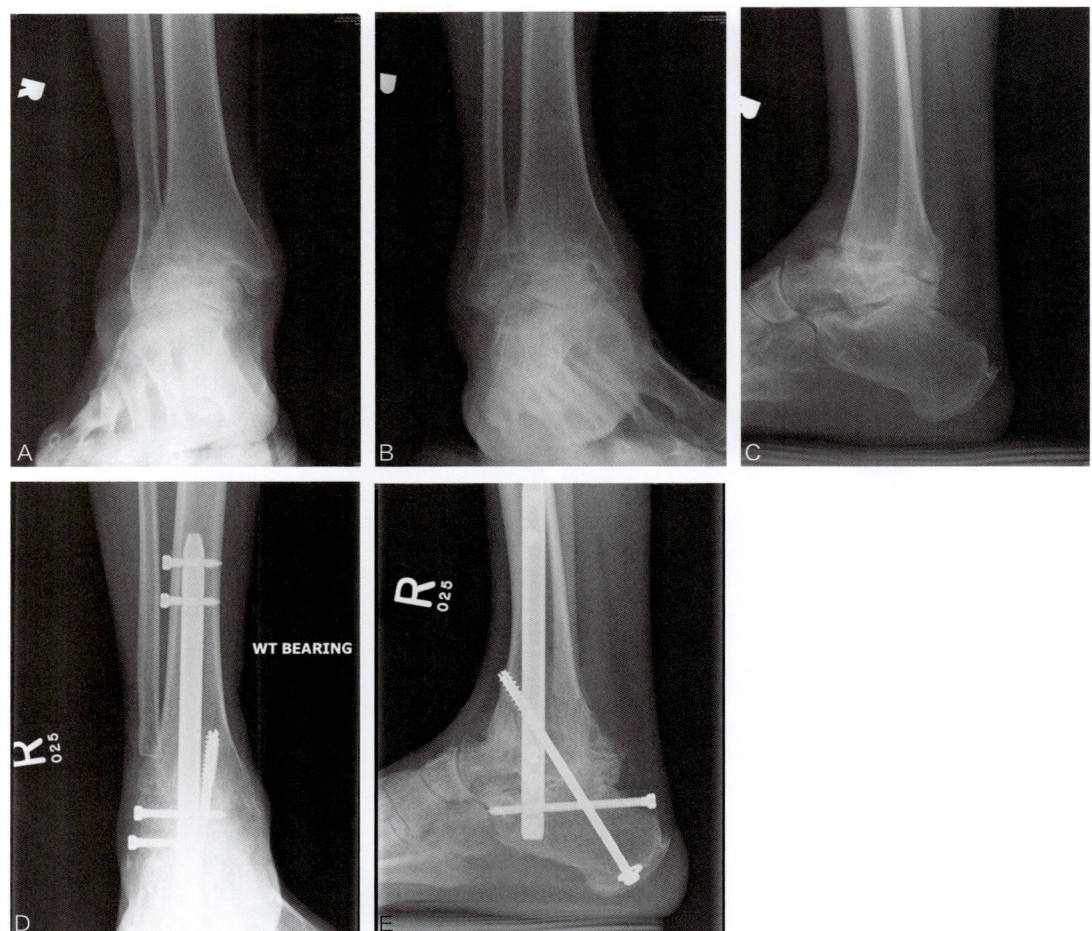

技术图 7 术前踝关节负重 X 线片，距骨顶部缺血性坏死，且距骨相对于胫骨长轴向前移位。A. 前后位。B. 踝穴位。C. 侧位。D、E. 同一患者胫距跟关节融合术后的踝关节负重 X 线片，融合部位已有骨小梁越过表明融合已经获得成功。根据我们的经验，在处理过的胫骨后方和跟骨背面植骨床上植骨增加融合的接触面积可以提高术后的融合率。图示已经重建距骨和胫骨干纵轴线的解剖关系。虽然使用了相对大直径的髓内钉，但是可以在髓内钉周围附加一个空心钉增强整个结构的稳定性。D. 前后位。E. 侧位。

要点与失误防范

- 髓内钉胫距跟骨关节融合术最重要的手术目的是获得无痛的关节融合，并将足恢复到理想的跖行位
- 根据我们的经验，达到跖行位最重要的是在完成手术前在手术台上进行临床和 X 线片的评估
- 术中要点包括正确的体位，从而可充分显露整个下肢
- 我们建议髋关节内外旋受限的患者体位稍偏，而不是完全侧卧位，以便充分显露足踝内侧，并利于术中 C 臂机正位透视
- 髓内钉最理想的进针点紧挨在跟骨底面的中心点外侧，位于胫骨纵轴的延长线上
- 髓内钉和瞄准装置
- 确保瞄准装置与髓内钉需牢固相连，可在近端锁钉时起到事半功倍的效果
- 胫距跟关节融合术中，开放性溃疡和伤口不是髓内钉的绝对禁忌证，但在髓内钉固定前必须保证溃疡或伤口干净、无蜂窝织炎、局部肉芽组织生长良好

- 胫距根关节融合术的旋转对位：与健侧肢体比较可判断是否达到满意的旋转对位。为达到满意的旋转转位，清除病变软骨和软骨下骨时，注意保留胫距和距下关节融合部位的天然凹凸关系
- 胫距跟关节融合术中辅助技术：从跟骨向胫骨后方打入克氏针固定，有助于扩髓过程中保持对线关系(图8)

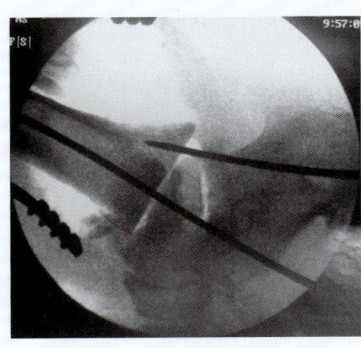

图8　从跟骨向胫骨后方打入克氏针固定，并注意不影响髓内钉的插入，有助于扩髓和插入髓内钉时维持位置。

术后处理

- 大部分接受髓内钉胫距跟关节融合术的患者可在术后静脉注射抗生素24小时后出院，仅需口服止痛药。
- 典型的病例需要使用短腿夹板或石膏固定并禁止负重6周，然后使用短腿行走石膏在承受范围内负重锻炼4～6周。
- 术后10～12周，患者可穿带有摇摆鞋底的可卸式骨折矫形器，至术后12～16周，逐渐过渡到穿正常鞋子负重。
- 一小部分跖行位融合、神经肌肉功能正常的患者，在术后6～12个月中存在明显的跛行。
- 鞋具改良的最好方法是摇摆鞋底或后跟加垫改良的鞋子，可以更好地弥补强直的融合关节。
- 后跟抬高可弥补10～15 mm下肢不等长，胫距跟融合侧肢体应较短，以便于步态周期摆动相时有足够的足趾间隙。
- 我们大部分的患者术后穿着非定制普通鞋行走。
- Quill医生手术的病例中，仅不到1%的患者需要拆除内固定。

预后

- 较之传统的固定方法，髓内钉可以分散应力，尤其适用于骨质疏松和神经性关节病患者。
- Quil医生手术病例的愈合率为93%，平均愈合时间为术后12.2周(10～20周)[10]。
  - 骨延迟不愈合常发生在神经病变患者，大多无症状。
  - 术后这些患者的AOFAS评分平均提高了52分。
  - 髓内钉相关问题：932例患者中有17例因断裂或局部刺激行内固定钉取出术。
  - 其中2例髓内钉断裂患者为肥胖神经病变患者，术后持续存在严重的外翻畸形和距下关节不融合。
  - 一位骨质疏松的类风湿患者术中发生了胫骨骨折，为不完全骨折，常规石膏固定后获得愈合。
- 早期完美地固定，并保持良好的稳定性，可减少围手术期并发症，减轻痛苦，缩短石膏制动时间。
- 术后髓内钉即起到固定位置、保持对线的作用，患者的活动通常无需限制。
- 髓内钉胫距跟关节融合术挽救了那些严重畸形、残疾和骨质缺失的患者，否则这类患者可能存在严重的功能障碍，甚至需要行截肢手术。

并发症

- 按上述的方法手术，我们尚未遇到足底伤口愈合问题。
- 按上述技术进行操作以及足底钝性分离，可避免损伤足底内外侧神经。
  - 在从足底导针插入前，使用1.905 cm(3/4 in)的骨膜剥离器沿着切口钝性分离足底筋膜和足内在屈肌群，并将软组织向内外侧牵开。
- 髓内钉踝关节和后足融合的并发症与其他骨科手术相似，如感染、内科疾病、围手术期麻醉并发症以及内植物突出。
- 髓内钉胫距跟骨关节融合术特有的并发症包括愈合延迟、愈合畸形、骨不连，严格遵循上述的技术操作可降低这些并发症的发生率。

- 固定近端锁钉时可遇到腓浅神经,远端锁钉可涉及腓肠神经,应小心操作避免损伤。内踝缺失的病例,胫神经易受损伤。

（苏琰　译,施忠民　审校）

参考文献

[1] Adams JC. Arthrodesis of the ankle joint: experiences with the transfibular approach. J Bone Joint Surg Br 1948;30B(3):506-511.

[2] Gellman H, Lenihan M, Halikis N, et al. Selective tarsal arthrodesis: an in vitro analysis of the effect on foot motion. Foot Ankle 1987;8:127-133.

[3] Hefti FL, Baumann JU, Morscher EW. Ankle joint fusion—determination of optimal position by gait analysis. Arch Orthop Trauma Surg 1980;96:187-195.

[4] Iwata H, Yasuhara N, Kawashima K, et al. Arthrodesis of the ankle joint with rheumatoid arthrodesis: experiences with the transfibular approach. Clin Orthop Relat Res 1980;(153):189-193.

[5] Kile TA, Donnelly RE, Gehrke JC, et al. Tibiocalcaneal arthrodesis with an intramedullary device. Foot Ankle Int 1994;15:669-673.

[6] Papa J, Myerson M, Girard P. Salvage, with arthrodesis, in intractable diabetic neuropathic arthropathy of the foot and ankle. J Bone Joint Surg Am 1993;75(7):1056-1066.

[7] Papa JA, Myerson MS. Pantalar and tibiotalocalcaneal arthrodesis for post-traumatic osteoarthrosis of the ankle and hindfoot. J Bone Joint Surg Am 1992;74(7):1042-1049.

[8] Quill GE. An approach to the management of ankle arthritis. In: Myerson M, ed. Foot and Ankle Disorders. Philadelphia: WB Saunders, 2000:1059-1084.

[9] Quill GE. Pantalar arthritis. In: Nunley JA, Pfeffer GB, Sanders RW, et al, eds. Advanced Reconstruction Foot and Ankle. Rosemont, IL: American Academy of Orthopaedic Surgeons, 2004:209-213.

[10] Quill GE. Tibiotalocalcaneal and pantalar arthrodesis. Foot Ankle Clin 1996;1:199-210.

[11] Quill GE. Tibiotalocalcaneal arthrodesis. Tech Orthop 1996;11:269-273.

[12] Stuart MJ, Morrey BF. Arthrodesis of the diabetic neuropathic ankle. Clin Orthop Relat Res 1990;(253):209-211.

第85章 髓内钉胫距跟关节融合术：方法2

Tibiotalocalcaneal Arthrodesis Using an Intramedullary Nail

James K. DeOrio

定义
- 胫距跟骨关节融合术是一种同时融合踝关节和距下关节的手术术式。

解剖
- 胫距关节包括内踝、腓骨（外踝）、前侧的支持带和肌腱组织、神经血管束、后侧的踇长屈肌和跟腱。
- 后侧胫后神经在踇长屈肌内侧与之相邻。

病因
- 创伤或者炎症可同时影响踝关节和距下关节，引起这两个关节疼痛症状。所以踝关节有不可修复损伤的同时，距下关节也有明显纤维化，往往无法保留。
- 髓内钉可同时固定踝关节和距下关节，其适应证包括肌肉弹簧性疾病，以及距骨缺血坏死同时累及踝关节和距下关节。

自然病程
- 由于这两个关节破坏和活动度丢失越来越大，疼痛也越来越明显。不手术则预后不良。

病史和体格检查
- 患者主诉踝关节前侧周围（踝关节）和跗骨窦（距下关节）疼痛。
- 这些关节活动度减少，常伴有压痛。

影像学和其他诊断性检查
- 诊断需要标准站立位踝关节前后位（AP）、侧位和踝穴位。
- 另外站立位足部摄片也是必要的，包括跟骨摄片，确认患者踝关节和距下关节的问题。
- 经常有必要做踝关节CT扫描确认。

鉴别诊断
- 炎性关节病（类风湿关节炎、通风、含铁血黄素沉着症等）、创伤、踝关节置换失败、距骨和（或）胫骨无菌性坏死、痉挛性麻痹、Charcot关节病、踝关节融合失败伴距下关节炎，以及可切除的肿瘤伴骨缺损。

非手术处理
- 非手术治疗包括支具、矫形器、非甾体类抗炎药，以及注射激素和镇痛药。

手术治疗
- 手术治疗的指征是踝关节和距下关节同时存在疼痛性炎症。当认为单独行踝关节融合或距下关节融合不能够达到相对无痛的有功能的肢体时，建议行这个手术。
- 必须和患者讨论沟通，因为何种原因，他们并不适合做踝关节置换和距下关节融合（图1）。
- 必须做术前体格检查，考虑到以前的切口、创伤、游离皮瓣、伤口愈合问题和畸形，确保手术入路要合适。

体位
- 尽管可以仰卧位和侧卧位行胫距跟融合术，考虑到最好从后向前插入跟骨螺钉，我们建议俯卧位。这个体位可以将腿移离床行AP位和旋转下肢行侧位透视。膝关节屈曲90°时插入胫骨螺钉。
- 注意避免在大腿边安装侧垫，因为这会妨碍将腿移离手术床。

入路
- 可采用前侧、外侧和后侧入路。
  - 前侧入路的缺点是需要另做切口，进行距下关节准备。
  - 外侧入路的缺点是需要切除腓骨，这个技术被认为是过时的，如果踝关节或距下关节不愈合时会导致外翻畸形[1]。
  - 后侧入路可以同时处理踝关节和距下关节，很少发生血管破裂，容易愈合。

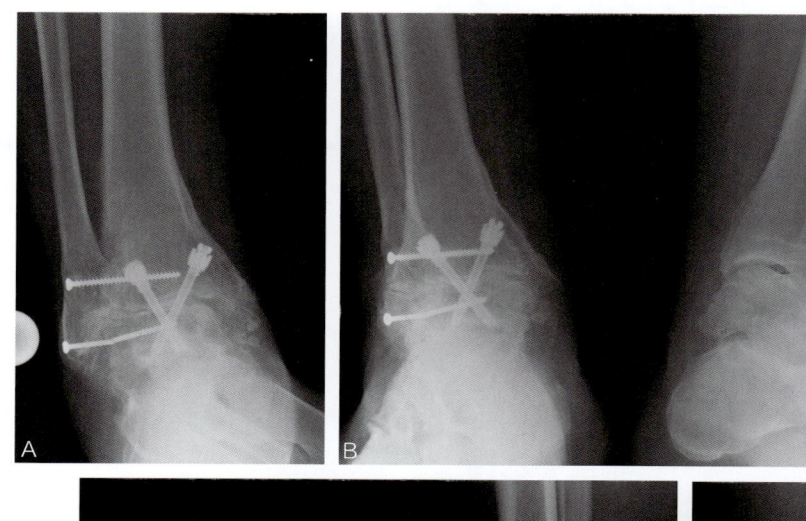
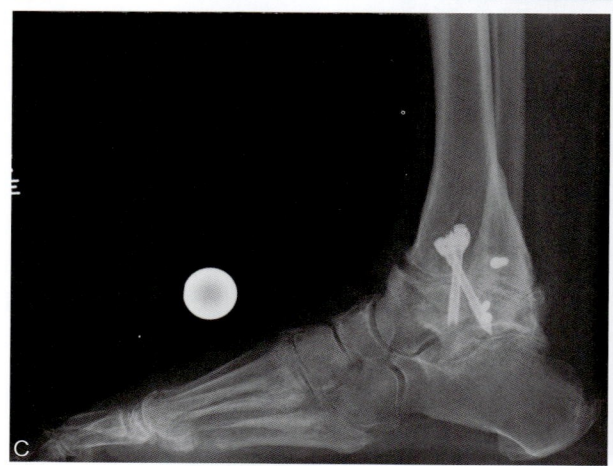
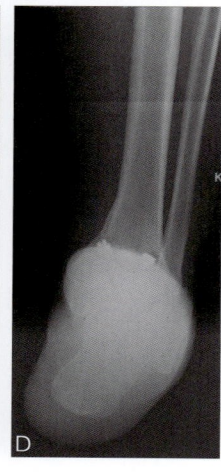

图1 男性，65岁，122 kg（270 lb），创伤后10多年，试行右踝关节融合术，显示踝关节骨不连和严重的距下关节病变。前后位（A）、踝穴位（B）、侧位（C）和Saltzman位（D）。

显露

浅层切开

- 可以在跟腱外侧做切口，但是笔者推荐跟腱中间的纵行入路[4]（技术图1）。
- 始于跟骨后上方8 cm，直至跟骨下方。
- 将跟腱从中间劈开，内外侧从跟骨上剥离止点。记住从后向前，螺钉可以任意打入，这也方便同时暴露踝关节和距下关节。
- 马蹄足时，可做跟腱Z字延长或者完全切除跟腱的跟骨止点。

深层切开

- 通过跟腱中央入路，切开深层支持带，找到踇长屈肌。
- 沿肌肉远端将踇长屈肌腱从跟骨上剥离。肌腹游离拉向内侧。Henley拉钩可辅助暴露。

踝关节和距下关节暴露

- 暴露胫骨后下缘，切除后便于进入踝关节。用钝的骨膜剥离器游离踝关节和距下关节粘连组织。暴露并去除这两个关节软骨。可以用中号和特大号板状撑开器

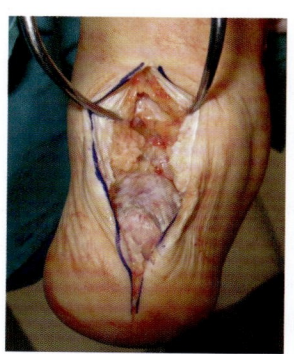

技术图1 经前侧切口取出原来的内固定，然后通过后侧经跟腱切口暴露踝关节和距下关节。

帮助打开关节。必要时可用克氏针撑开器牵引。
- 如果有人工踝关节,首先去除聚乙烯衬垫后取出距骨假体,再取出胫骨假体。可用往复锯和小摆锯松解假体与骨的连接,最大限度保留骨组织。
- 如果有髓内胫骨假体部分,可能需要胫骨后侧开窗暴露。这样可用摆锯磨除髓内柄周围骨组织。
- 对于INBONE假体,可用打击器取出底部钢板,将扳手置入假体柄部件周围,然后敲击扳手。可以用大的骨钩置于INBONE假体柄上抵消后侧撞击力,避免胫骨在踝关节平面骨折。

清理踝关节和距下关节

- 可用刮匙、咬骨钳和刀片去除软骨和清理软组织,磨钻和锯片轻轻切除距骨表面,或者可用小的髋臼磨头(38 mm)加快速度[2]。
- 保护好胫后神经,用工具去除软组织,胫骨远端凹度必要时可放置入股骨头。
- 如果距骨完全缺血坏死,笔者倾向于切除距骨后半部分,用股骨头代替。
- 如果有硬化骨,用4.5 mm钻头广泛钻孔,让血管更易长入(技术图2)。

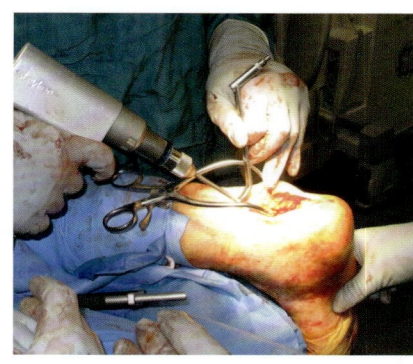

技术图2　去除软骨和纤维组织后,用4.5 mm钻头在踝关节和距下关节表面钻孔打穿软骨下骨。

植骨

- 关节清理干净,关节面准备好后,需要进行植骨。笔者通常将骨形态蛋白(BMP)片置于前侧、内侧和外侧[3]。再在上面铺置40 ml解冻的骨松质。然后放置修建好的股骨头。
- 笔者通常修建股骨头的侧面和底部至合适大小,然后打击进入间隙。
  - 这步也可以在腿部准备插入主钉之后进行,因为腿部准备放置导针时会把股骨头挤出后面。
  - 如果现在完成这个步骤,可以在后侧用几根Steinmann钉将股骨头固定于周围骨骼。

腿部准备

- 根据器械公司的不同,腿部准备的步骤也不同。这里为了详细说明手术步骤,笔者使用的是A3钉。
- 根据导向装置将导针打入跟骨脂肪垫(技术图3A~D),或者徒手打入,与跟骰关节(CC)平行后侧约20 mm,在跟骨脂肪垫的中间。
  - 导针插入时轻度偏向外侧和前侧,后期置入髓内钉时可背伸外翻足部,有助于避免跖屈和内翻。
  - 技术图3C可见腓骨截骨。为了复位置后足外翻位。如果不这么做,可引起患者行走时足部侧面负重。但是不要去除腓骨,因为它起支撑作用。
- 在后外侧置入带角度的套筒,准备扩髓。
- 导针置入后,用固定的扩髓器扩胫距关节(技术图4A~G),然后插入长的带球头的导针至胫骨,扩至比150~180 mm短钉粗1/2 mm,比210 mm长钉粗1 mm(技术图4H~K)。
- 置入股骨头和其他骨松质,再次插入导针,透视下确认位置(技术图5),在移植骨上扩洞便于放置导针。

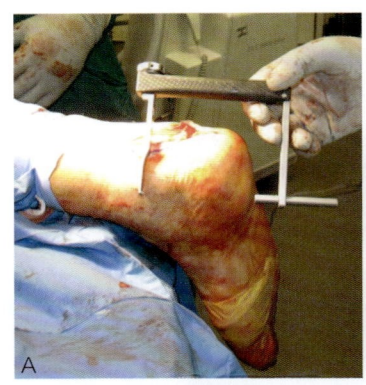
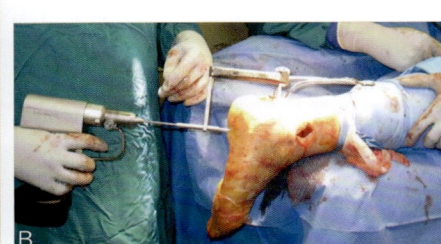
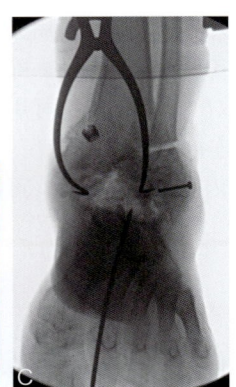
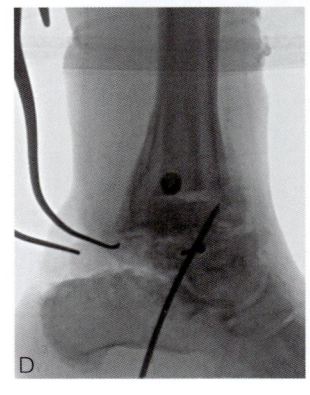

技术图3　A. 插入导针导向器，远端指向距骨顶中间前外侧。B. 通过导向器打入导针至胫骨远端。经过跟骨和距骨。C、D. 前后位和侧位透视确认导针位置。注意导针置于距骨顶前外侧。然后背伸外翻足部，导针插入胫骨，足部置于合适的位置。

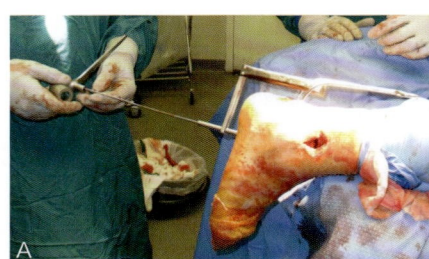
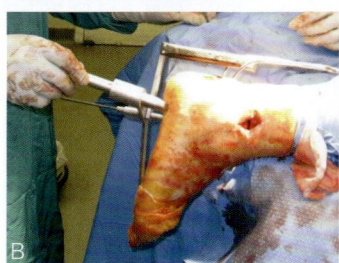
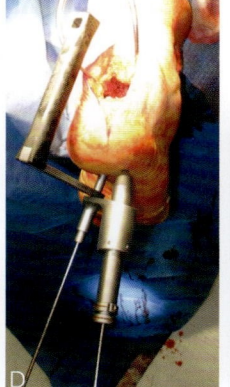
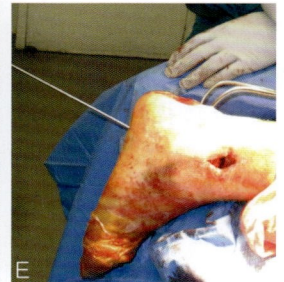
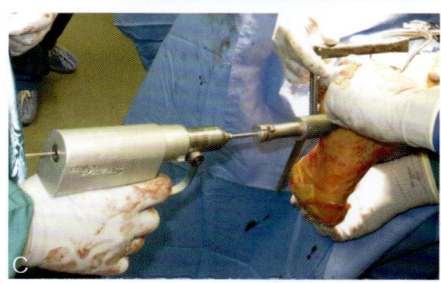

技术图4　A. 在中间导针上安装另外的偏心导向器，以适应A3钉远端向后外侧的弯曲。B. 后外侧导针导向器在位。C. 置入后外侧导针。D. 轴位显示踝关节的2根导针。C臂机确认两根导针置于正确位置。E. 导针超向前方插入，当足背伸时主钉即可进入胫骨。去除第1根导针，根据后外侧导针扩髓。

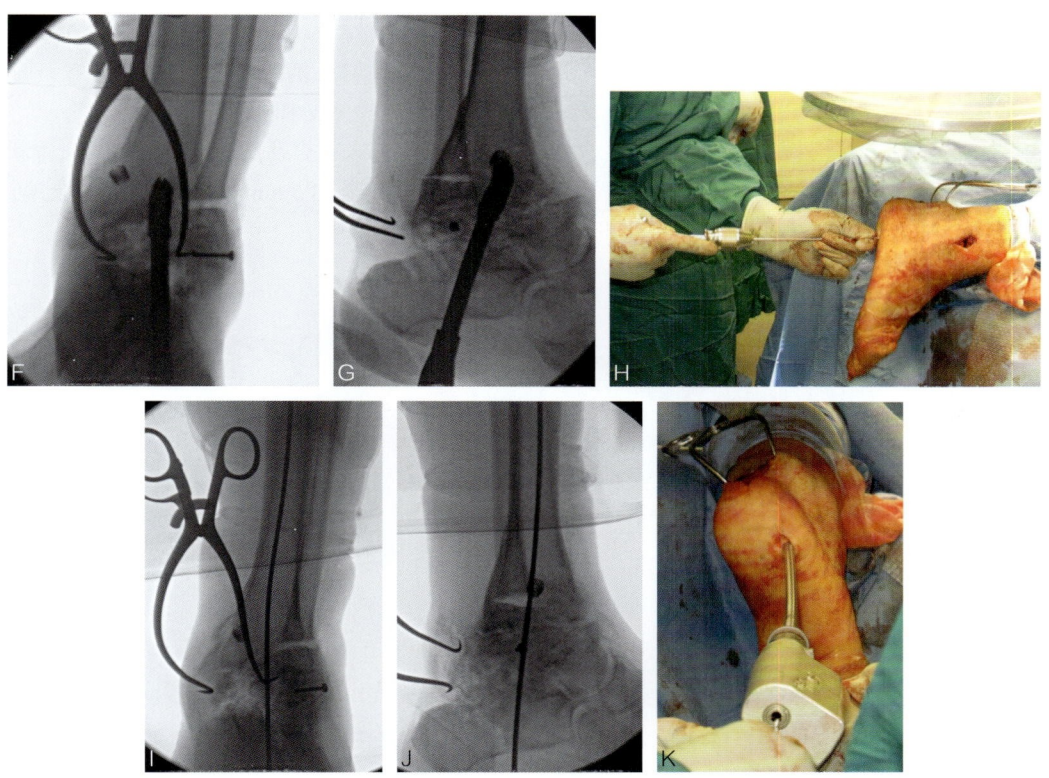

技术图4（续） F、G. 前后位和侧位显示沿导针扩髓的位置。H. 取出扩髓器，插入带球头的导针至胫骨，经过跟骨、距骨和胫骨。I、J. 前后位和侧位显示带球头的导针的位置。K. 通过导针分别逐步扩至大于短钉或长钉直径粗0.5~1 mm。

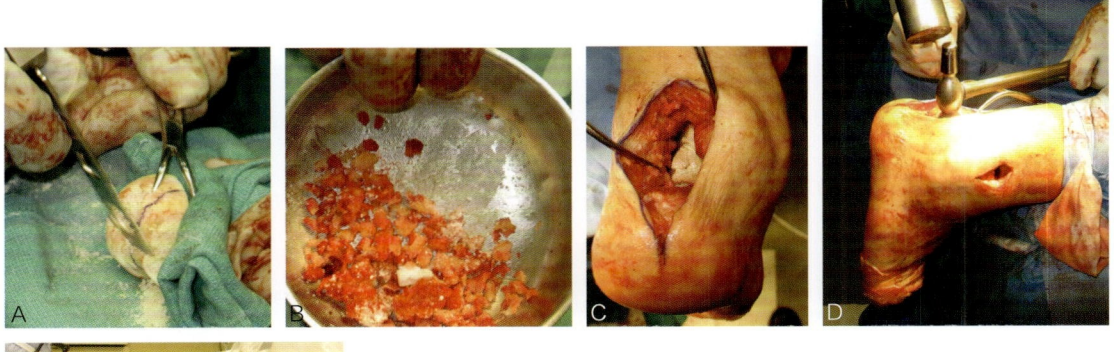

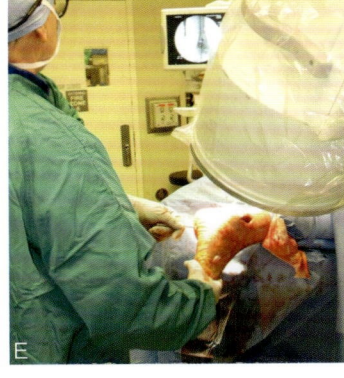

技术图5 A. 修剪股骨头填充踝关节大的骨缺损，维持肢体长度。B. 添加足够的解冻的异体骨填充缺损。笔者通常每20 ml异体骨添加0.25 g万古霉素。C. 用充分的骨移植物填充缺损，留置股骨头填充的空间。D. 打击股骨头至合适的位置，如果仍有残留缺损，用更多的骨移植物打压植骨。E. 更换导针，穿过股骨头。C臂机透视下确认位置。然后固定好股骨头扩髓，便于插入髓内钉。

插入主钉

- 根据操作手册组装主钉。
- 取出带球头的导针，插入主钉。
- 侧位透视确认主钉插入足够深，但是也不能太深。
- 标记髓内钉手柄的位置，这样打入螺钉时可辨认位置是否有变化（技术图6）。
- 如果足部未在合适的位置，取出主钉，重新在跟骨和距骨上扩髓至13.5 mm，这样留有一些余地，可以适当调整背伸或外翻。

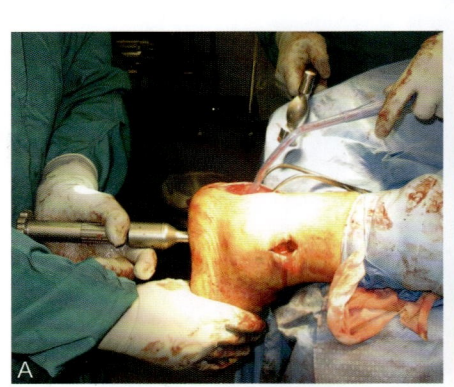
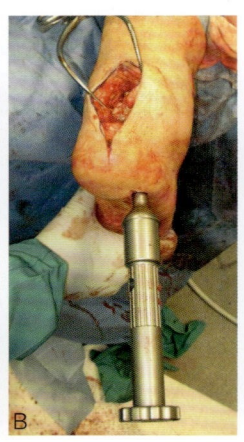
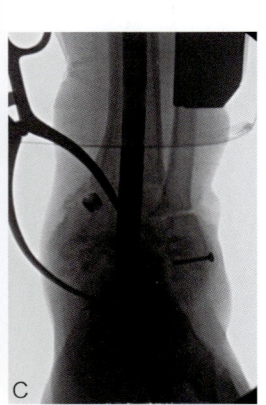

技术图6　A. 取出扩髓器和导针，插入TTC A3钉。B. 钉子在后足和腿部的位置是从跟骨的后外侧打入的，这样可以穿过尽可能多的跟骨。C. 透视下检查钉子的位置，确保插入合适的深度。

打入交锁钉

- 调整旋转手柄导向器至C位。
- 主钉插入合适的深度后，在跟骨上钻孔，通常用加压孔。留置钻头透视下检查长度。
- 打入第2个钻头，确认不要穿入跟骰关节。
- 拧入2枚跟骨交锁钉（技术图7A～C）。
- 旋转手柄导向器至T位，同样的方法拧入距骨交锁钉（技术图7D、E）。
- 旋转手柄导向器至M位。确定手柄是紧的，从内向外在胫骨上钻孔，测深后拧入螺钉。如果想要减少闭合胫距和距下关节间隙，可以使用加压模式。加第2个螺钉（技术图7F）。
- 检查确认主钉的正确位置，可以再适当加压（技术图7G、H）。
- 松止血带，确认肢体血供（技术图7I、J）。

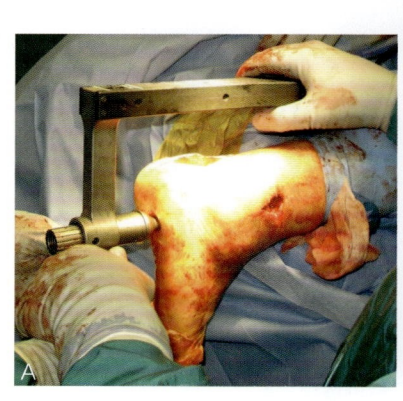
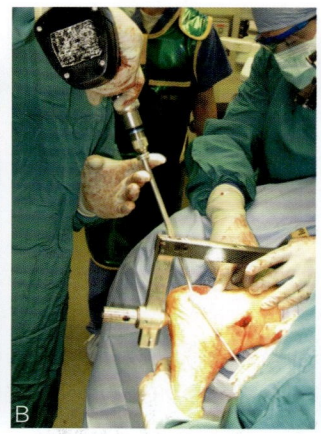
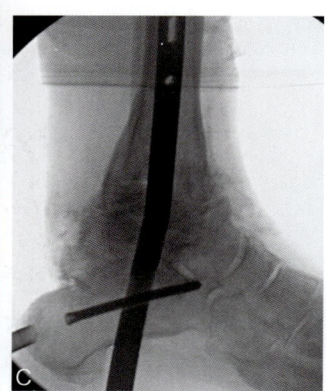

技术图7　A. 锁定跟骨，距骨和胫骨螺钉导向器。B. 先在跟骨上钻孔，拧入交锁钉。C. 拧入跟骨后检查钉子的位置。然后转动手柄导向器至T位，以便打距骨交锁钉。

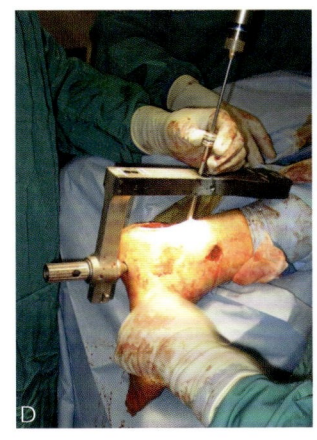 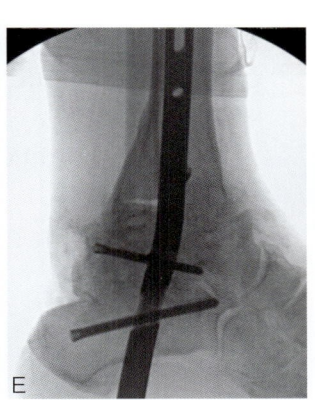 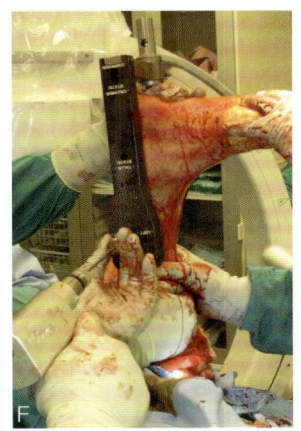 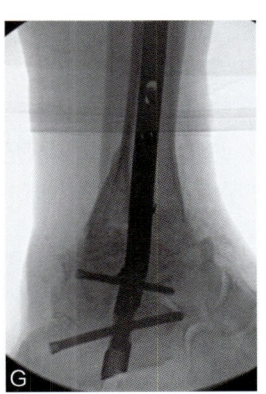

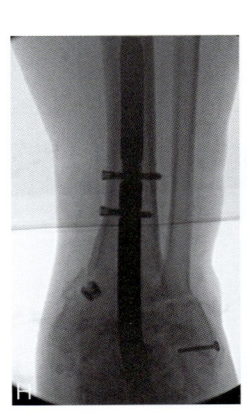 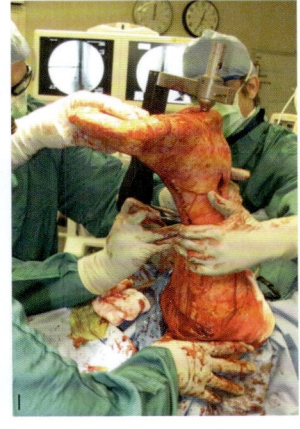 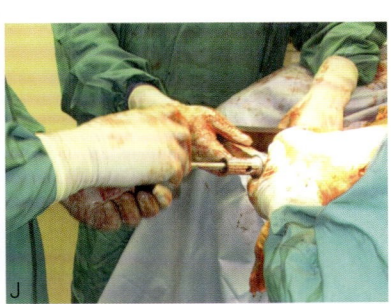

技术图7（续） D. 在距骨上钻孔，拧入距骨交锁钉。E. 透视下检查位置。F. 转动手柄导向器至M位，胫骨上钻孔，拧入胫骨交锁钉。透视下检查。G、H. 最终的正侧位X线片显示A3钉的位置。I. 其他的胫骨螺钉钻孔后松止血带。J. 使用螺丝刀经手柄加压。

额外的植骨

- 将解冻的骨松质块填于股骨头上打压植骨，注意不要压到胫后神经。
- 处理跟骨上面以利于骨长入。
- 后侧放置BMP片。

闭合伤口

- 用2-0可吸收线缝合跟腱，跟腱下留置引流管。
- 用3-0可吸收线缝合皮下组织。
- 用3-0尼龙线垂直褥式缝合皮肤。

石膏

- 用两层4 cm×8 cm纱布垫前侧横行跨过踝关节，侧面和外面放置两层4 cm×8 cm纱布垫。
- 近端和远端包裹5层软垫。
- 用10.2 cm（4 in）的树脂石膏，注意范围不要超过石膏垫。

典型病例（由 Mark E. Easley 医生提供）

一般资料和影像学检查
- 65岁，男性，右踝关节/后足慢性疼痛
  - 很久前踝关节严重扭伤史
  - 未用支具固定
- 体格检查
  - 后足中立位
  - 踝关节和后足僵硬
  - 踝关节和后足按压或活动时有疼痛
- X线
  - 踝关节早期关节炎，距骨顶外侧不规则（技术图8A）
  - 后足关节炎，跟骨高度减少，前踝撞击（技术图8B）
  - 轴位片显示跟骨力线中立位（技术图8C）
- CT
  - 冠状面（技术图8D）
    - 晚期距下关节炎
    - 慢性距骨体前外侧不连接
    - 腓骨下撞击
  - 矢状面（技术图8E）
    - 晚期距下关节炎
    - 距骨体破坏，碎块
    - 前踝撞击

髓内钉胫距跟关节融合术
- 俯卧位
- 后侧入路（技术图9A）
- 跟腱Z字延长
- 保护后内侧神经血管束
- 关节牵开
  - 关节准备
  - 关节复位
  - 便于关节融合术时关节准备
- 关节准备
  - 清理不健康缺血骨组织
  - 踝关节和距下关节准备
- 植骨
  - 结构性异体骨：异体股骨头，抬高跟骨高度（技术图9B）
  - 骨松质（技术图9C、D）：填充空腔，促进融合
- 临时固定，确认力线满意和骨骼位置
  - 临床检查
    - 中立背伸/跖屈位（技术图9E）
    - 第2跖骨对齐胫骨嵴（技术图9F）
    - 跟骨外翻：避免跟骨内翻
  - 透视下确认理想的位置

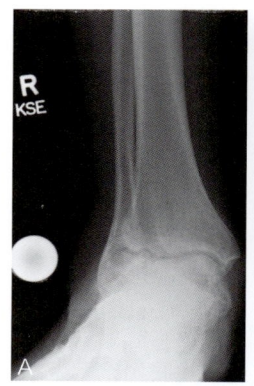 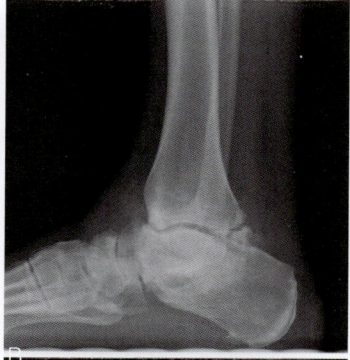 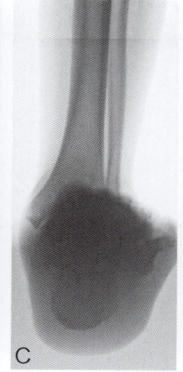 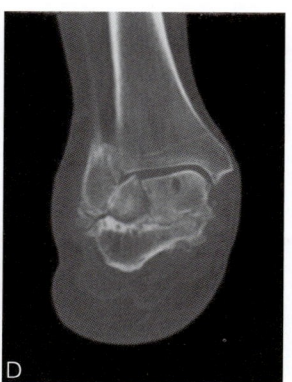

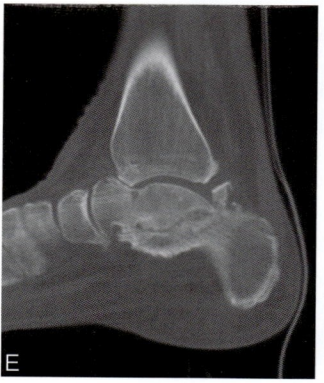

技术图8 A. 65岁，男性，右踝和后足疼痛。B. 负重位踝关节正位X线片显示距骨顶外侧不规则。C. 轴位显示后足力线中立位。D. 冠状面CT显示严重距下关节炎，距骨顶前外侧不连接。E. 矢状面CT显示严重距下关节炎，前踝撞击，跟骨高度丢失。

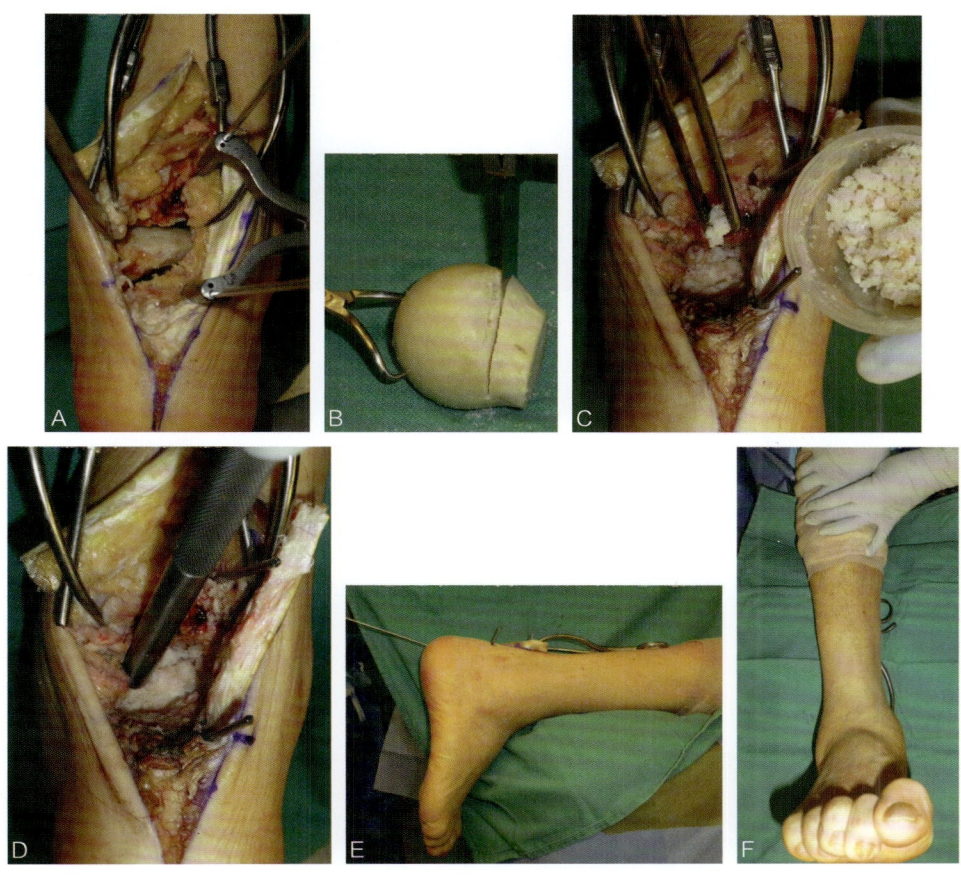

技术图9　A. 后侧入路，跟腱Z字延长。B. 异体股骨头。用股骨颈的部分恢复跟骨高度，重建距骨顶清理掉的缺血部分。C. 骨松质加强植骨。D. 打压植骨。E、F. 力线理想，临时固定。E. 矢状面中立位。F. 旋转中立位。注意第2跖骨对齐胫骨嵴。还要检查跟骨外翻。

最终固定：髓内钉

- 正确放置导针。
  - 从足的跖侧。
  - 术中正侧位透视确认导针正确的位置。
- 扩髓（技术图10A）：
  - 从跟骨逆行扩髓，经过距骨、结构性异体骨，直至远端胫骨中间。
  - 确定髓内钉理想的直径和长度。
- 通过导针和导向器插入髓内钉（技术图10B）。
  - 维持正确的踝关节和足的力线。
  - 透视下确定正确的髓内钉位置，包括插入合适的深度。
- 从后向前打入远端跟骨交锁钉。
- 临时的近端动力固定。
- 融合的部位加压（技术图10C）。
- 打入近端交锁钉（技术图10D）。
- 去掉安装器械。

补充的固定（根据医生决定）

- 从胫骨远端内侧向距骨体内侧打入螺钉固定（技术图11A、B）。
- 后侧钢板（技术图11C）。
- 最终术中透视。
- 这个病例跟腱延长了4～6 cm，证实跟骨高度抬高了（技术图11D）。

术后护理

- 短腿石膏保护性负重8周。
- 8周后，短腿石膏或步行靴保护下逐步增加负重。
- 12周后，逐步改用轻度弧形底、较硬鞋底的鞋和固定角度的足踝矫形器。
- 逐步穿弧形底，较硬鞋底的鞋完全负重。
- 术后12～16周做CT评估结构性植骨生长融合情况（技术图12）。

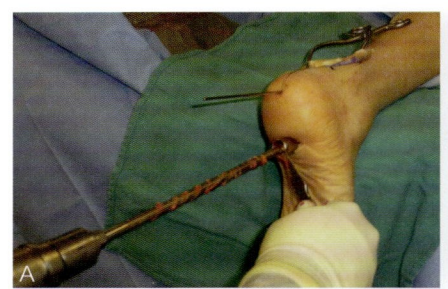
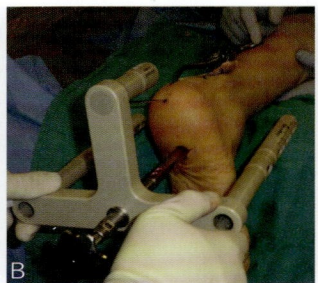
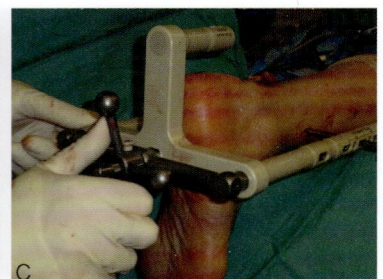
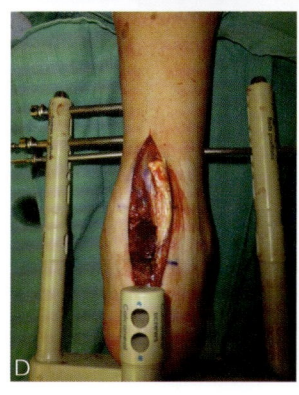

技术图10 A. 沿着导针扩髓，从跟骨经过距骨体、结构性移植骨至胫骨。注意额外从跟骨到胫骨后侧打入临时固定。透视下确认扩髓理想。B. 插入髓内钉。适当旋转手柄，维持髓内钉位置。C. 髓内钉位置满意后，近端打入钢针临时固定，进行加压。D. 打入近端交锁钉。注意通过临时近端固定进行加压。

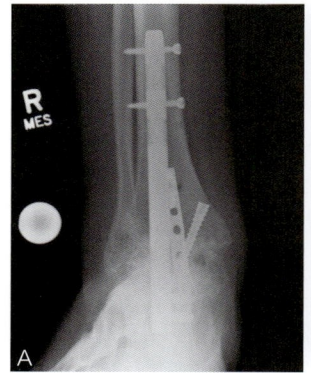
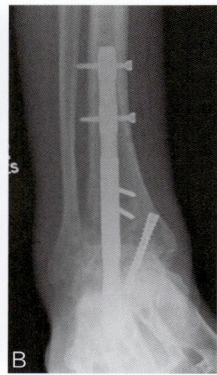
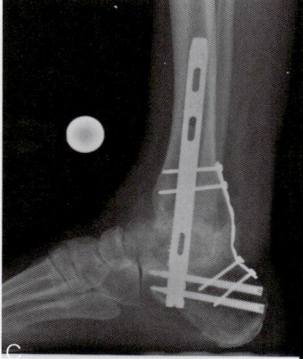
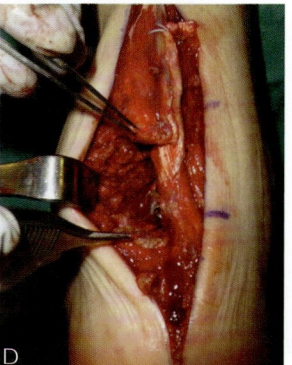

技术图11 A. 负重位踝关节正位片。B. 踝穴位，注意额外的内侧螺钉。C. 侧位片，注意额外的后侧钢板。D. 跟腱延长了4～5cm，证实跟骨高度明显增加。

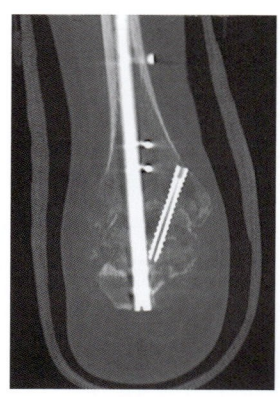

技术图12 术后12周，冠状位CT证实融合部位早期桥接骨小梁形成满意。

要点与失误防范

从跟骰关节后方20 mm跟骨中间插入主钉,导针方向偏内前方3~4 mm,这样可以插钉至正确的位置	• 插入主钉后,过多的跖屈或内翻会引起患者不适。取出主钉,再次进行跟骨和距骨扩髓,将足调整至背伸外翻位
避免卡压胫后神经	• 如果患者术后有足部感觉麻木,行肌电图检查,考虑行跗管松解
不要让主钉突出跟骨跖侧皮质	• 透视下反复确认主钉尾在跟骨跖侧位置
确认手柄与主钉连接牢固	• 手柄连接稍有松动会导致锁钉不准
打入跟骨交锁钉足够深(过皮质5 mm),以免引起术后患者不适	• 透视确认钉尾进入足够深
如果患者有严重畸形,腓骨影响纠正位置,可以后侧截断腓骨以便调整位置	• 以前截除腓骨以免腓骨与鞋摩擦撞击。现在我们用股骨头重建,就不存在这个问题

术后处理

- 一般患者住院观察一个晚上。第2天出院,嘱抬高患肢,避免负重。
- 术后3周复诊,拆线后石膏继续固定3周。
- 术后6周,拍站立位X线片。允许患者穿步行靴进行负重。
- 穿戴步行靴行走4周后改为穿自己的鞋。必要时穿弹力袜。
- 完全愈合需要6个月,移植骨不断重塑需要2年(图2)。

预后

- 回顾性研究一组32例患者,所有的病例均进行异体股骨头移植,共50个融合,有71%的功能改善率,19%的截肢率[6]。一共9例糖尿病患者均发生骨不连。
- 另一组30例不是特别严重的患者,术后分别有86%和74%的胫距关节和距下关节融合率[5]。
- 欧洲多中心临床研究,胫距跟融合愈合率是84%,共13例原先有工作的患者均返回工作[7]。
- 最新的文献报道了一种更符合解剖的髓内钉研究,很快会有结果报道[8]。

并发症

- 骨面准备不充分、植骨不充分、稳定性较差均会导致骨不连。
- 感染。对一些较重的病例,我应用双联抗生素,头孢唑林×24小时,术前用1剂庆大霉素。1 L生理盐水中加入1 g头孢唑林进行冲洗,每80 ml异体骨松质中加入1 g万古霉素粉剂。
- 位置不良。上述所述,导针方向是轻度偏3~4 mm前外侧,可以使足背伸和外翻。
- 胫后神经激惹。牢记胫后神经位置很靠近,在踇长屈肌腱内侧。

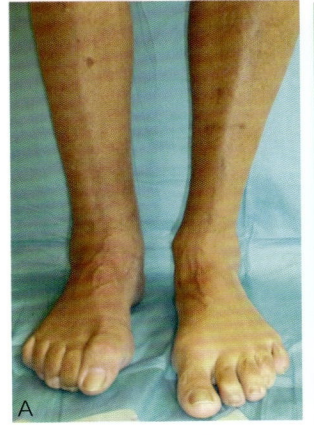 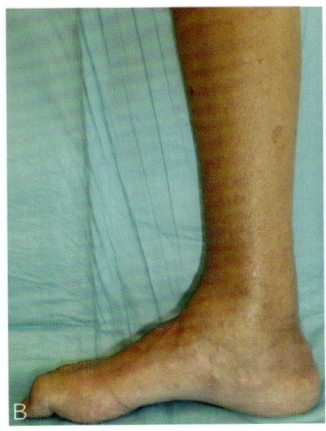 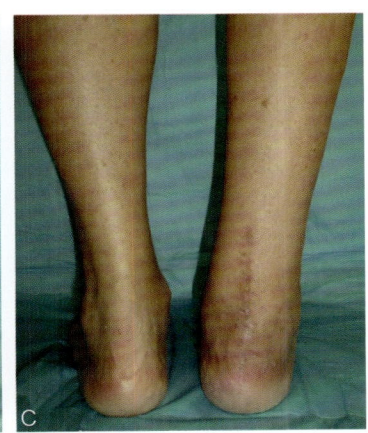

图2 技术图8~11的患者,术后5个月随访。A. 前侧观。B. 侧位观。C. 后侧观。

(苏琰 译,施忠民 审校)

参考文献

[1] Berkowitz MJ, Clare MP, Walling AK, et al. Salvage of failed total ankle arthroplasty with fusion using structural allograft and internal fixation. Foot Ankle Int 2011;32(5):S493-S502.

[2] Cuttica DJ, Hyer CF. Femoral head allograft for tibiotalocalcaneal fusion using a cup and cone reamer technique. J Foot Ankle Surg 2011;50(1):126-129.

[3] DeVries JG, Nguyen M, Berlet GC, et al. The effect of recombinant bone morphogenetic protein-2 in revision tibiotalocalcaneal arthrodesis: utilization of the Retrograde Arthrodesis Intramedullary Nail database. J Foot Ankle Surg 2012;51(4):426-432.

[4] Fetter NL, DeOrio JK. Posterior approach with fibular preservation for tibiotalocalcaneal arthrodesis with an intramedullary nail. Foot Ankle Int 2012;33(9):746-749.

[5] Gross JB, Belleville R, Nespola A, et al. Influencing factors of functional result and bone union in tibiotalocalcaneal arthrodesis with intramedullary locking nail: a retrospective series of 30 cases. Eur J Orthop Surg Traumatol 2014;24:627-633.

[6] Jeng CL, Campbell JT, Tang EY, et al. Tibiotalocalcaneal arthrodesis with bulk femoral head allograft for salvage of large defects in the ankle. Foot Ankle Int 2013;34:1256-1266.

[7] Rammelt S, Pyrc J, Agren PH, et al. Tibiotalocalcaneal fusion using the hindfoot arthrodesis nail: a multicenter study. Foot Ankle Int 2013;34(9):1245-1255.

[8] Richter M, Evers J, Waehnert D, et al. Biomechanical comparison of stability of tibiotalocalcaneal arthrodesis with two different intramedullary retrograde nails. Foot Ankle Surg 2014;20:14-19.

第86章 侧方刃钢板固定胫距跟关节融合术
Tibiotalocalcaneal Arthrodesis Using Lateral Blade Plate Fixation

Christopher P. Chiodo and Catherine E. Johnson

定义

- 胫距跟关节炎定义为胫距关节(踝关节)和距跟关节(距下关节)两者均有软骨缺损。
- 胫距跟关节炎可以导致严重残疾,包括疼痛和功能受限。非手术方法疗法有限,因为在大多数病例中,他们只能缓解部分疼痛,却不能矫正畸形。
- 胫距跟关节融合术的目标是获得稳定的、跖行的、无疼痛的足踝[1,11]。
- 对于骨量减少的患者,获得稳定的固定是有难度的。生物力学研究显示,使用刃钢板固定行胫距跟关节融合术具有较高的初期和最终强度。

解剖

- 踝关节包含与胫骨远端相关节的距骨。距骨体背侧呈鞍状,与胫骨和腓骨远端形成的踝穴匹配良好。此外,距骨和胫骨踝穴后侧较前方狭窄以适应踝关节的旋转活动。
- 距下关节由距骨和跟骨形成,包括前部、中部和后部的关节面。
- 距骨分为头部、体部和颈部。距骨约70%被软骨所覆盖,没有肌肉或者肌腱附着。距骨体主要血供通过距骨颈部逆向流入,当距骨颈部移位骨折时,距骨体有发生缺血性坏死的倾向。
- 足外侧受腓浅神经和腓肠神经支配。腓浅神经于外踝尖近端10~12 cm处穿出小腿筋膜,然后前行至足背,并支配此区域感觉。
- 腓肠神经由胫神经和腓神经分支汇聚而成。它沿跟腱外侧走行,在踝关节平面位于腓骨头远端1 cm处。

发病机制

- 胫距和距下关节炎有多种原因,包括原发性骨关节炎、创伤、神经性关节病、感染、缺血性坏死、炎性关节炎和手术失败所致。
- 患者通常主诉踝关节弥漫性疼痛,不能区分胫距关节和距下关节的症状。虽然主张行单关节融合术以保留邻近关节的活动,但对于这种情况,单关节融合术会残留未处理的关节病变而导致疼痛持续存在。
- 对于创伤患者,如未能恢复关节面的平整,会使接触面应力增加,导致软骨磨损而发展为关节炎。

自然病程

- 后足关节炎是一个循序渐进的过程,虽然疾病的发展速度各不相同。然而,由于力线不良、外伤和距骨缺血性坏死导致的关节炎进展相对迅速。
- 用踝-足支具(ankle-foot orthosis, AFO)作为后足关节炎的非手术疗法一般无法阻止或减缓疾病进展,而仅仅是缓解症状[3]。
- 失败的手术可能会造成患者很虚弱,常常需要尽快治疗。

病史和体格检查

- 体格检查应该包含:
  - 步态:外科医生从前方和后方观察患者行走,判断两侧步态是否正常以及无痛。检查者应该注意患者是否使用辅助装置。患有疼痛性关节炎的患者会在患侧出现避痛步态。患者可能需要使用手杖或者助行器。
  - 后足力线:后足从背后检查。外科医生应该判断后足是否存在内翻或外翻畸形。患者可能出现内翻和外翻畸形。
  - 胫距关节活动度:评估主动和被动矢状面活动范围。正常的踝关节活动范围是大约50°的跖屈和10°~20°的背屈。和健侧相比,患侧胫距关节的活动范围通常会显著下降。
  - 距下活动度:评估主动和被动的冠状面活动。正常的距下关节活动是10°~20°内翻和5°~10°的外翻。和健侧相比,患侧距下关节活动度显著减少。
- 对于下列疾病,既往史非常重要,如既往有踝关节或后足创伤、距骨骨坏死、糖尿病、神经性关节病、骨软骨缺损或复发性踝关节不稳定。
- 既往手术史包括踝关节或者后足手术,包括切开复位内固定、全踝关节置换术和关节融合术。
- 患者通常抱怨负重时疼痛和不稳定。在踝关节或者距下关节行选择性麻醉药物注射有助于定位患病的关节。
- 体格检查时,后足肿胀和触痛通常是很明显的。大多数患者两个关节的被动活动范围都下降。同时患肢常有力线不齐。

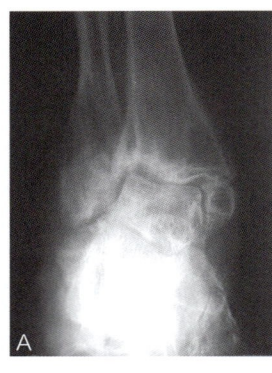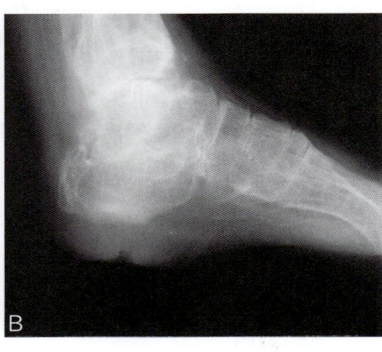

图1 术前踝关节前后位（A）和侧位（B）片。

影像学和其他诊断性检查

- 常规的负重位摄片检查包括踝关节前后位、侧位和踝穴位以及足部前后位、侧位和斜位片。
- 负重侧位片可以评估距–跟和距骨–第1跖骨角度（图1）。
- CT可以在术前更好地评估骨性解剖结构、力线情况和关节面的完整性。

鉴别诊断

- 距骨缺血性坏死。
- 距骨骨软骨损伤。
- 单纯性踝关节炎。
- 单纯性距下关节炎。
- 踝关节不稳。
- 异物。

非手术治疗

- 非手术治疗主要目的是缓解症状，而非纠正畸形。应使用坚固的支具如AFO或Arizona支具以提供支撑并限制活动。
- 对于严重的畸形可能无法使用支具，此外，支具并不能阻止疾病进展。

手术治疗

- 手术治疗指征包括保守治疗失败或无法实施（如支具无法固定的畸形）。
- 胫距跟关节融合指征是患者同时存在距下关节和胫距关节关节炎。手术的目的是获得稳定、跖行和无痛的足踝关节。
- 刃钢板固定可作为踝关节融合内固定的首选方法，或无法行髓内钉固定的患者，后者包括骨量差或严重骨质疏松、胫骨远端畸形 > 10°或是跟骨高度严重丢失[10]。
- 主要的两个禁忌证包括：存在活动性感染；跟骨骨量破坏严重，刃钢板无法获得足够的把持。此时，可考虑用环形外固定支架固定。

术前计划

- 术前需要行全面评估。对吸烟患者，需要劝告其禁烟，研究证明吸烟者的骨不连发生率较普通患者高14倍[4]。
- 如果有可疑的活动性感染，需行必要的检查。包括实验室检查、MRI增强和同位素扫描。如果这些检查后还不能明确，可行骨病灶活检或关节穿刺抽液检查。
- 症状缓解性抗风湿性药物术前2周应停止服用，或咨询风湿病医生确定停药时间。
- 有严重合并症的患者，如糖尿病、心血管疾病和肾病，需要在术前请相关科室医生协助诊治，达到最佳状态。

体位

- 患者取仰卧位，同侧臀部垫高以保持足在中立位或轻度内旋位。
- 肢体消毒铺巾，如需行结构性自体植骨则需包括髂嵴。另一可用自体骨取骨部位是胫骨近端。于大腿使用止血带（图2）。

入路

- 一般使用可延伸的外侧入路显露踝关节和距下关节，后侧入路也有报道[8]。

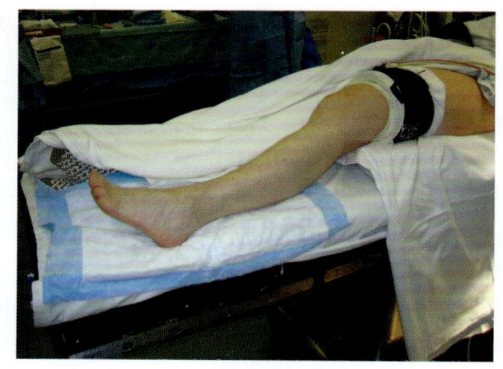

图2 术前患者体位。

暴露

- 沿腓骨表面做一个长 15～20 cm 的弧形切口，远端弧向第 4 跖骨基底部。
- 向深部分离时，注意避免损伤腓浅神经，其于外踝尖近端 12 cm 处穿出深筋膜。在切口的远端，注意避免损伤腓肠神经（技术图1）。
- 在切口远端掀起趾短伸肌显露距下关节。
- 下患者需行内侧（纵行）切口：①需手术去除内侧骨性凸起和碎片。②严重内翻畸形妨碍将足复位至中立位，做内侧切口辅助复位。

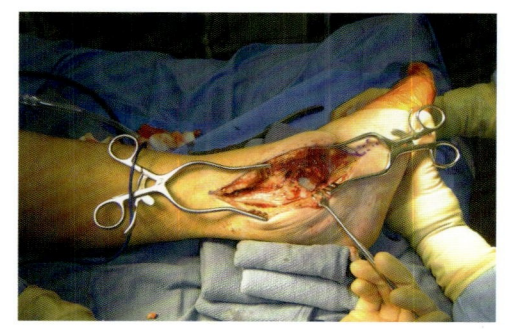

技术图1　外侧可延伸弧形切口显露踝关节和距下关节。

腓骨截骨和处理胫距关节

- 在外踝尖近端 6～10 cm 处行腓骨截骨（技术图2A）。
- 切除腓骨远端。
  - 可用小的髋臼磨钻将其制备成颗粒骨以备植骨[12]（技术图2B）。
- 保护腓骨肌腱并将其牵向后方。
- 锐性分离进入踝关节，松解外侧韧带和前后关节囊以获得充分显露。
- 使用板状撑开器撑开关节间隙。
- 使用刮匙去除残留的软骨。
- 去除关节面软骨后使用弧形骨凿或低速微型磨钻处理关节面。如果用磨钻，需用大量水冲洗以免发生骨的热坏死。骨孔打穿软骨下骨，保持骨孔间距 3 mm，以免骨皮质变薄或骨折。

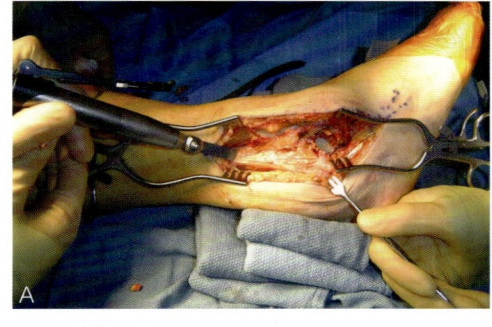 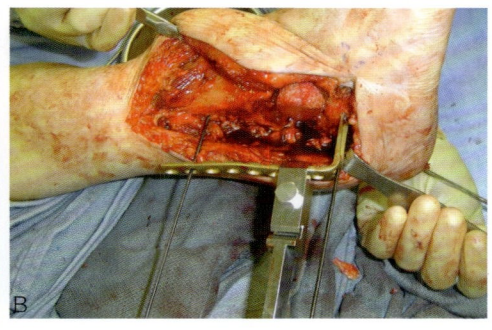

技术图2　A. 外踝尖近端 6～10 cm 处行腓骨截骨。B. 用髋臼磨钻将腓骨制备成颗粒骨用于植骨。

处理距下关节

- 锐性切开侧副韧带、关节囊和距跟骨间韧带进入距下关节。
- 使用板状撑开器撑开关节。
- 用刮匙去除关节表面残留的软骨，按前述方法使用骨凿或磨钻处理软骨下骨。
- 如果距骨存在严重的骨缺损或碎裂，需将胫骨直接和跟骨融合。此时，需用骨凿将跟骨关节凸起部分切除，使表面平整，以和胫骨远端良好对合。
- 将骨移植物填充到距下关节和踝关节。如果有大量骨缺损伴肢体短缩，可取自体髂峰或异体股骨头行结构性植骨以恢复高度。

插入刃钢板

- 关节面处理完毕后，插入90°或95°的固定角度刃钢板固定。青少年型刃钢板和肱骨刃钢板的使用都有报道。刃钢板一般长约40 mm。根据患者尺寸和术者习惯，侧板可为5～8孔长。
- 确定后足位于中立位或外翻5°，踝关节位于伸屈中立位。外旋通常5°～10°，以对侧肢体作参考。
- 在插入刃钢板时，必须保持踝关节和距下关节位置不变。可用导针或Schanz针做临时固定。
- 用2.0 mm导针协助插入刃钢板。导针插入时应注意跟骨在刃钢板跖侧留有5～10 mm的骨量。将导针沿刃钢板导向器中间孔打入（技术图3A）。用4.5 mm钻头在跟骨外侧臂皮质区预先打孔（通过钻头导向器操作）以利于刃钢板插入。
- 移除钻头导向器，使用刃钢板插入-拔除手柄沿导针插入刃钢板（技术图3B）。打压刃钢板直至和胫骨外侧面皮质贴附良好。用开槽锤能很好地控制旋转。
- 一旦刃钢板打入跟骨，钢板的近端就不能再调整了。为了避免矢状面上位置不佳（钢板在胫骨上偏前或偏后），插入钢板后在钢板最近端孔打入另一根导针（技术图3C）。
- 根据胫骨外侧面塑形刃钢板，按顺序拧入螺钉。近端使用4.5 mm骨皮质螺钉，远端使用6.5 mm骨松质螺钉。
- 可另外使用一枚6.5 mm或7.3 mm骨皮质螺钉以加强刃钢板的稳定性。透视引导下从跟骨结节向胫骨前方皮质以60°角打入螺钉。

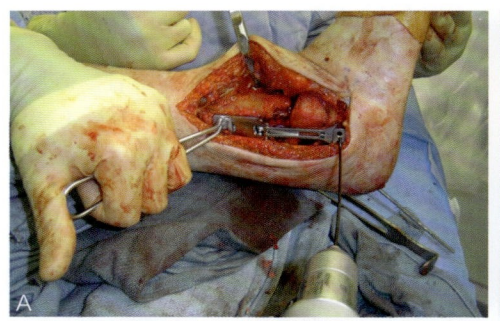
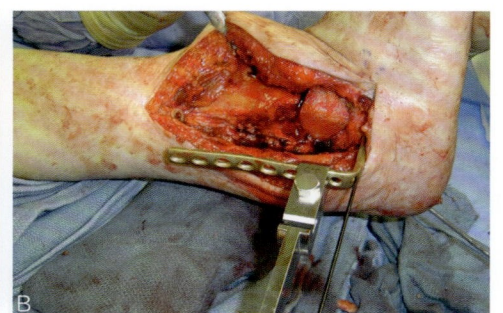
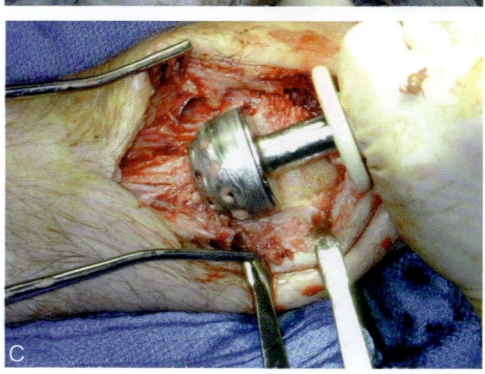

技术图3 A. 沿钻头导向器将2.0 mm导针打入跟骨。B. 使用插入手柄刃钢板沿导针插入。C. 用近端导针避免矢状面上位置不佳。

关闭切口

- 鉴于术中有大量渗血的骨松质暴露术野，需仔细逐层缝合组织。另外应松开止血带彻底止血、置引流管和加压包扎以防止术后血肿形成。

典型病例（由 Mark E. Easley 医生提供）

病史、影像学检查和术前计划
- 47岁，右侧距骨颈骨折术后6年。
  - 负重时右踝关节和后足明显疼痛。
  - 非手术治疗失败，包括使用髌腱负重支具。
- 后足轻度内翻。
- 踝关节和后足僵硬。
- 踝关节和后足压痛。
- 行走时明显跛行。
- 放射学检查（技术图4）：
  - 残留内固定。
  - 踝关节和距下关节炎。
  - 显示距骨体部分缺血性坏死。
- 如果距骨体缺血性坏死，就不适合做全踝关节置换术。
  - 因此保留腓骨不是很重要。
- 因为同时有踝关节和距下关节炎，倾向于做胫距跟关节融合术。
  - 髓内钉。
  - 外侧钢板。
  - 这个病例，我们做外侧钢板。

暴露
- 外侧纵行切口（技术图5A）。
- 因为该钢板有后侧缘贴在跟骨上，入路不用弧向前侧，做直切口可以暴露跟骨外侧壁。
- 保护好腓肠神经。

- 切除远端腓骨（技术图5B），打磨成颗粒骨用于植骨。

关节融合准备
- 取出内固定。
- 踝关节和距下关节：
  - 术前有内翻，多去除外侧骨质，利于后足外翻位（技术图6A）。
  - 关节面凿开钻孔，增大接触面积，促进愈合。
- 胫骨后侧、距骨和跟骨背侧。
  - 促进融合。
- 踝关节和距下关节植骨（技术图6B），后侧也植骨作为支撑。

临时固定
- 肉眼和透视下确定力线正确。
- 矢状面：踝关节中立位，避免跖屈马蹄位。
- 旋转：第2跖骨与胫骨嵴对齐。
- 冠状面：跟骨外翻位，避免内翻位。

最终固定
- 用模板确定理想的钢板位置（技术图7A、B）。
- 放置外侧钢板，临时固定，透视下确定位置。
- 锁定钢板技术：先用非锁定钢板方法固定，以保证钢板与骨骼满意接触（技术图7C、D），然后在螺钉头部装入锁定垫圈，转化为角稳定装置（技术图7E、F）。
- 现在远端跟骨上打入螺钉固定。
- 近端用加压装置（技术图7G）：
  - 远端固定之后。

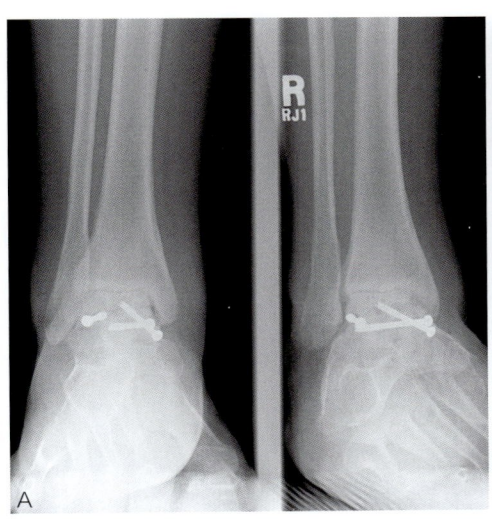
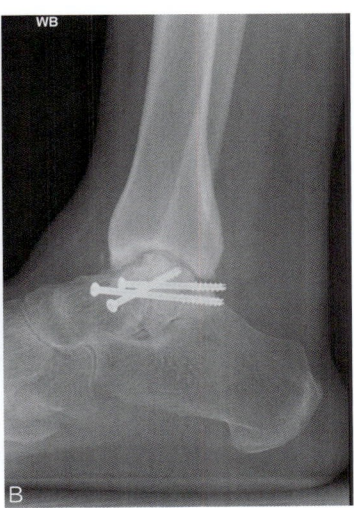

技术图4 女性，47岁，负重位摄片。距骨颈骨折术后6年，右踝关节和后足疼痛、僵硬。考虑距骨体缺血性坏死。A. 正位和踝穴位。B. 侧位。

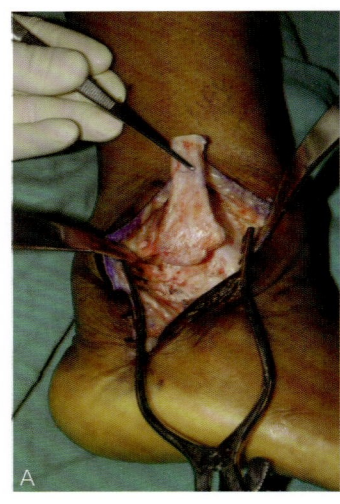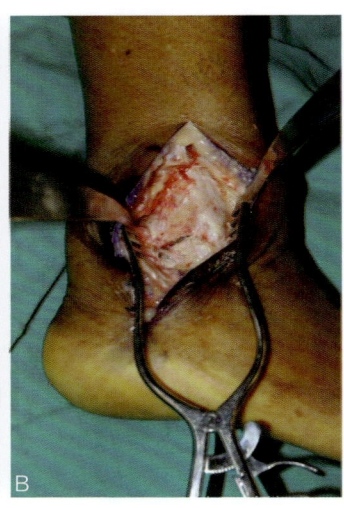

技术图5　外侧入路。A. 截除腓骨（用于植骨）。B. 外侧暴露踝关节和距下关节。

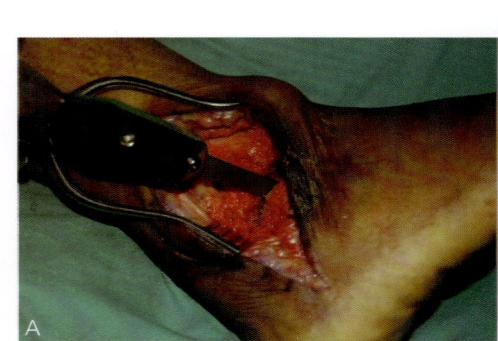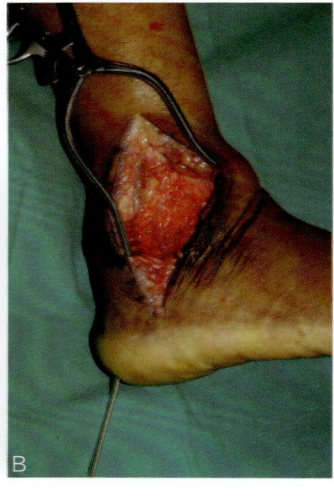

技术图6　关节面准备和植骨。A. 用骨刀增加接触面积，更多地去除外侧骨量以便于后足外翻。B. 在关节融合部位、胫骨后侧、胫骨、跟骨背侧打压植骨。

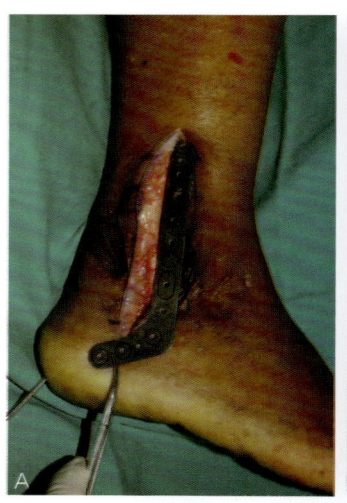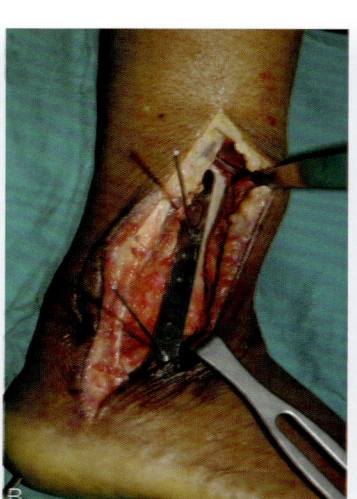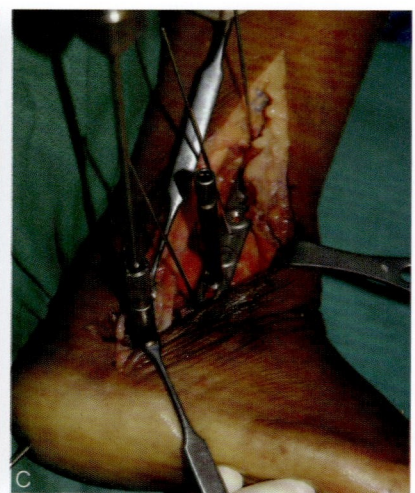

技术图7　A. 钢板模板。注意这种特殊钢板在跟骨处弧向后侧，因此需要做垂直纵行切口，而不用将切口远端弧向前侧。B. 放置模板，临时固定。C. 根据模板，术中检查和透视选择放置合适的钢板。保护软组织和腓肠神经，远端钻孔。

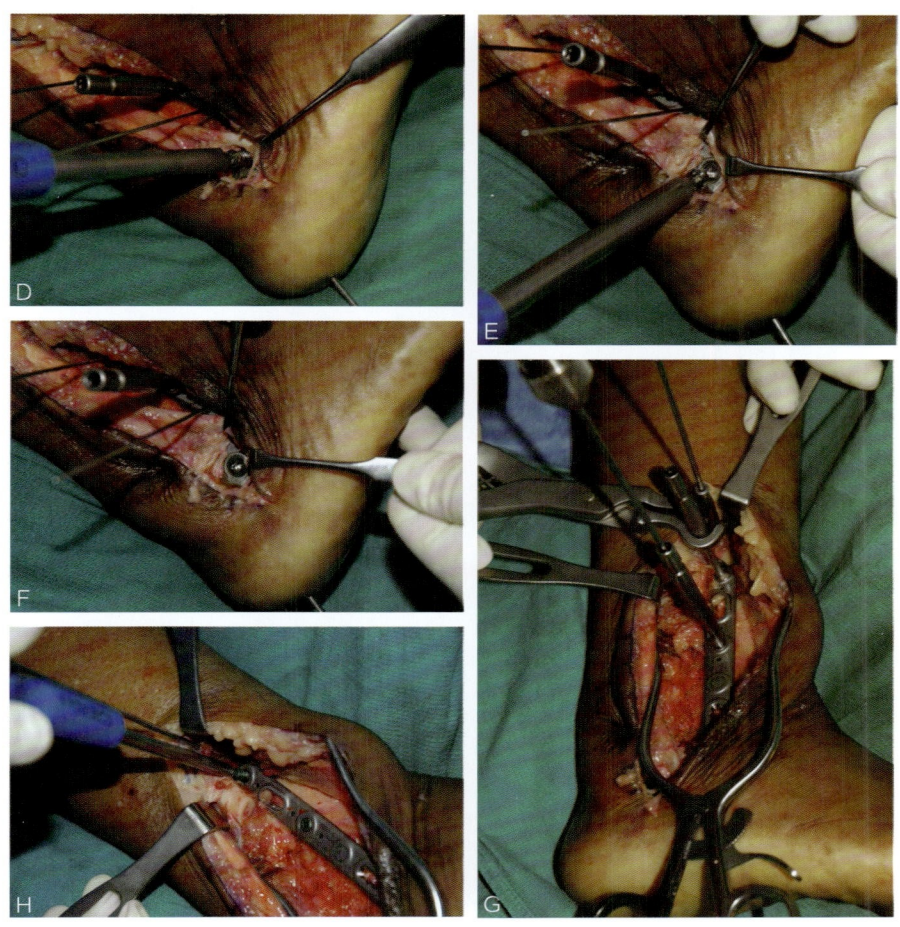

技术图7（续） D. 拧入螺钉。注意使用非锁定螺钉使钢板与骨骼完全贴附。E. 拧入锁定钉后，安装锁定螺帽。F. 在非锁定螺钉尾端安装锁定螺帽，形成角稳定结构。G. 远端固定后，通过钢板和近端钻孔进行近端加压。H. 加压后近端固定。近端也可以用锁定螺帽，形成角稳定。

- ○ 近端固定之前。
- ○ 促进关节融合处加压。
- ○ 便于跟骨外翻。
  - 理想情况是临时固定在中立位至轻度外翻位，加压后至理想的跟骨外翻位。
- ○ 必要时在插入钢板前可小心折弯以利于造成外翻。
- 加压后近端打入螺钉（技术图7H）。
- 近端加入锁定垫圈，转为角稳定装置。

补充固定

- 另外打入2根空心钉，增加稳定。
- 第1根从胫骨后外侧至距骨颈。
- 第2根从跟骨结节后外侧和下方至胫骨前内侧。

术后护理

- 术后6周石膏托固定保护负重，然后换成短腿石膏。
- 如果伤口稳定，第2个6周可以部分负重，用短腿石膏或短腿靴。
- 术后12周，建议CT检查确定2个融合部位愈合情况。
  - ○ 如果已经愈合，可以进行完全负重。
  - ○ 如果延迟愈合，继续用短腿靴保护下负重。
- 短腿靴转为穿正常鞋时，建议使用弧形硬底鞋和跨踝关节带角度调节支具。
- 长期治疗（技术图8）：
  - ○ 尽管有很多患者不使用踝关节支具，我们通常还是建议使用弧形硬底鞋。
  - ○ 在钢板近端有发生应力性骨折的风险，应注意应力分散。

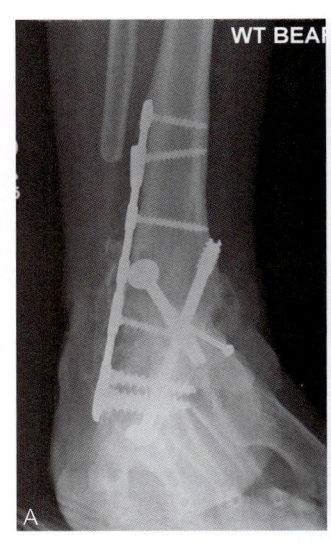
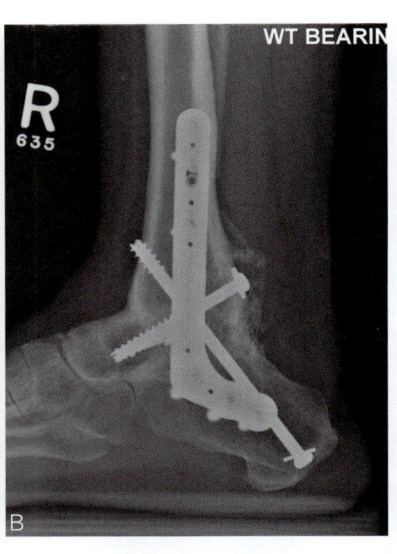

技术图8　术后6个月随访。A. 负重踝穴位。注意外侧钢板提示后足力线正确。B. 负重侧位。注意额外使用空心螺钉固定，桥接骨小梁形成。后侧支撑加强骨融合。

要点与失误防范

维持矢状位力线	• 应用近端导针
植骨	• 用切除的腓骨做自体骨植骨
避免后侧外翻倾向	• 当拧入胫骨螺钉时，由于胫骨侧面的轮廓影响，有可能使后足外翻。为避免发生，刃钢板在插入前仔细塑形。用骨凿或磨钻将在胫骨远端开槽也是有帮助的
避免后侧内翻倾向	• 刃钢板塑形不良时会导致后足内翻。将钢板远端略向外折弯可避免
刃钢板插入时过度偏向外侧	• 如果刃钢板未能和跟骨外侧面贴合良好，会导致其凸起，引起切口闭合困难和愈合不佳
距骨去除后导致背屈畸形	• 在距骨去除患者，足部必须和腿部保持力线一致，胫骨远端和跟骨后关节面融合时会导致背屈畸形。融合面需要塑形良好

术后处理

- 术后患肢支具固定，静脉使用抗生素24小时。
- 术后10～14天，患者需来院复诊评估病情并拆线。此时患肢用非负重短下肢管型石膏固定。
- 患者继续用非负重短下肢管型石膏6～12周。
- 此后，患肢改用短下肢型行走管型石膏或靴行走，逐渐负重。
- 保护融合关节直到临床和影像学均显示骨愈合（图3）。CT扫描可以评估融合情况。

预后

- 良好的预后是胫距跟关节融合术的标准。

- 多数研究报道了不同融合方法的总体随访结果。有关使用刃钢板固定行关节融合的文献报道显示融合率达到90%～100%[2,8,10]。

并发症

- 文献报道胫距跟关节融合术的总体并发症高达50%[3,5]。最常见的并发症包括骨不连、畸形愈合、感染和神经瘤。这和报道的胫距关节融合术后并发症一致[6,7,9]。
- 胫距跟关节融合术（无论何种固定方法）的骨不连发生率在0～40%，最常见于距骨缺血性坏死患者。在此类患者中，骨不连发生率可高达89%[5]。骨不连发生率在吸烟和神经性关节病患者中发生率亦较高（33%～75%）[4,5]。

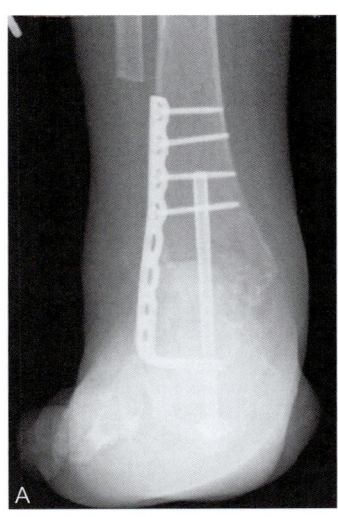
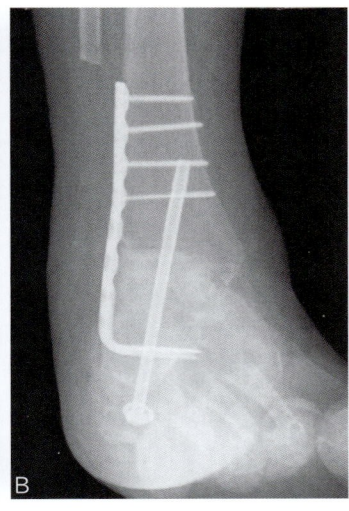
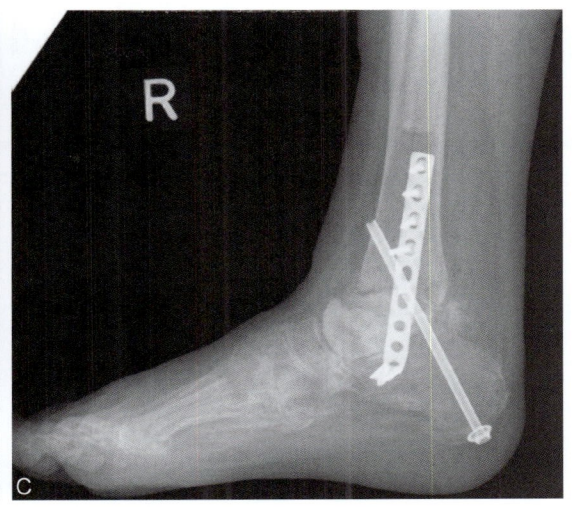

图3 A~C. 术后X线片显示融合成功。在此病例中，使用仔细塑形的股骨头来重建距骨体。

- 通过围手术期预防性使用抗生素、术中软组织保护、逐层缝合切口、避免血肿形成和术后抬高患肢，可降低浅表和深部切口感染发生率。
- 仔细设计手术切口、轻柔牵拉及保护软组织可降低腓肠神经和腓浅神经神经瘤的发生率。在神经性关节病患者中，肢体末梢感觉即便不缺失亦有减退，在此类患者中，外周神经损伤通常无临床表现。

（苏琰 译，施忠民 审校）

参考文献

[1] Alvarez RG, Barbour TM, Perkins TD. Tibiocalcaneal arthrodesis for nonbraceable neuropathic ankle deformity. Foot Ankle Int 1994;15:354-359.

[2] Chiodo CP, Acevedo JI, Sammarco VJ, et al. Intramedullary rod fixation compared with blade-plate-and-screw fixation for tibiotalocalcaneal arthrodesis: a biomechanical investigation. J Bone Joint Surg Am 2003;85-A(12):2425-2428.

[3] Chou LB, Mann RA, Yaszay B, et al. Tibiotalocalcaneal arthrodesis. Foot Ankle Int 2000;21:804-808.

[4] Cobb TK, Gabrielsen TA, Campbell DC Ⅱ, et al. Cigarette smoking and nonunion after ankle arthrodesis. Foot Ankle Int 1994;15:64-67.

[5] Cooper PS. Complications of ankle and tibiotalocalcaneal arthrodesis. Clin Orthop Relat Res 2001;(391):33-44.

[6] Crosby LA, Yee TC, Formanek TS, et al. Complications following arthroscopic ankle arthrodesis. Foot Ankle Int 1996;17:340-342.

[7] Frey C, Halikus NM, Vu-Rose T, et al. A review of ankle arthrodesis: predisposing factors to nonunion. Foot Ankle Int 1994;15:581-584.

[8] Hanson TW, Cracchiolo A III. The use of a 95 degree blade plate and a posterior approach to achieve tibiotalocalcaneal arthrodesis. Foot Ankle Int 2002;23:704-710.

[9] Morrey BF, Wiedeman GP Jr. Complications and long-term results of ankle arthrodesis following trauma. J Bone Joint Surg Am 1980;62(5):777-784.

[10] Myerson MS, Alvarez RG, Lam PW. Tibiocalcaneal arthrodesis for the management of severe ankle and hindfoot deformities. Foot Ankle Int 2000;21:643-650.

[11] Papa JA, Myerson MS. Pantalar and tibiotalocalcaneal arthrodesis for post-traumatic osteoarthritis of the ankle and hindfoot. J Bone Joint Surg Am 1992;74(7):1042-1049.

[12] Raikin SM, Myerson MS. A technique for harvesting bone graft for arthrodeses around the ankle. Foot Ankle Int 2000;21:778-779.

第87章 刃钢板固定胫距跟关节融合术
Tibiotalocalcaneal Arthrodesis Using Blade Plate Fixation

Richard Alvarez, Jesse Doty, and Delan Gaines

定义

- 由于糖尿病患者寿命期望值提高,神经性关节病越来越常见。
- 导致的严重的踝和后足畸形,常无法用支具治疗。畸形的肢体负重会导致同侧膝、小腿、踝、后足和前足出现异常应力,引起韧带松弛、应力性骨折和复发性溃疡,导致蜂窝织炎、脓肿和骨髓炎(图1)。
- 在20世纪90年代以前,试图矫正畸形的各种尝试常导致膝下截肢术。

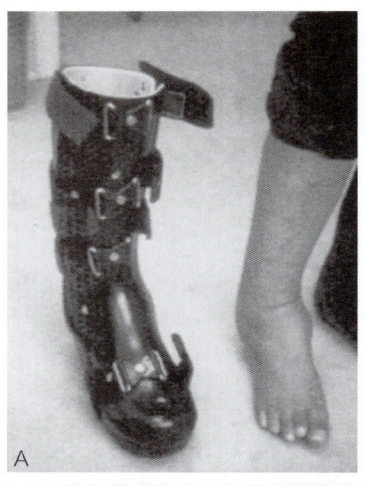
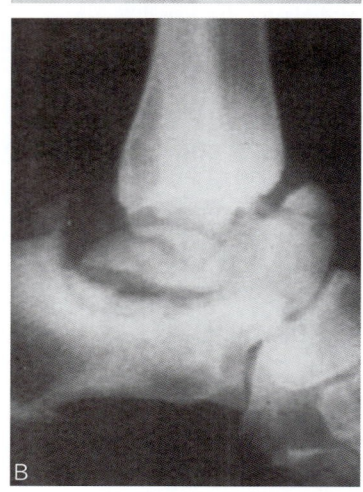

图1 A Charcot踝和后足畸形,无法使用支具治疗,包括 Charcot固定矫形支具(CROW)。B. Charcot神经性踝关节侧位片。

- 矫形包括全距骨融合和胫距跟关节融合,前提是距骨完整、有足够的血供并且没有感染。最普遍的共识是Charcot关节行关节融合是不可成功的。1990年后,新的临床技术开始运用,首先是刃钢板融合术,而后出现髓内钉和Ilizarov技术。所有这些都是解决上述复杂问题的有效方法。
- 每个技术治疗严重的后足和踝畸形时都有自身的特点。但在距骨碎裂、缺血性坏死或骨吸收患者中,刃钢板能实现一期畸形矫正、坚强内固定和切口关闭。
- 另外,对于同时发生的胫距关节炎和距下创伤性关节炎(通常继发于距骨骨折和未治疗的成人获得性后足内翻或外翻畸形),刃钢板也是有效的方法。也可以作为全踝关节置换术失败的挽救方法。

发病机制

- 伴有距骨碎裂及骨吸收的严重踝后足畸形多见于糖尿病性神经病变患者。Charcot关节病的其他病因包括脊髓痨(tabes dorsalis)、麻风病、脊髓空洞症、酒精性神经病、进行性神经性腓骨肌萎缩症、腰部神经根病、外周神经损伤、赖利-戴综合征、血液透析、先天性无痛症和关节内类固醇激素注射。放射影像学表现、感染性关节炎和伴有距骨缺血性坏死的创伤性关节炎相似(图2)。
- 虽然神经性关节病的确切发病机制尚未清楚,但都存在外周神经病变(自主神经、感觉神经、肌肉运动神经)。
- 交感神经支配小血管、汗腺、皮脂腺和毛囊竖毛肌。自主神经系统缺失导致皮肤干燥、变薄、皮温升高,且皮肤附属器官减少。更重要的是,血管舒缩障碍导致外周血液循环显著增加,和交感神经切除术后表现相同:相关肢体皮温升高、血管舒张和血流量增加。
- 以往的医学教科书指出,Charcot关节病必然会发生足部和(或)小腿完全感觉缺失和溃疡。但是,患者通常会保留一部分感觉。感觉神经病变包括皮肤感觉(触觉、痛觉、压力觉)和本体感觉。本体感觉降低导致平衡和步态失调,可能引起跌倒损伤。这些损伤包括皮肤破损、韧带损伤和骨折。由于感觉障碍,患者、医生

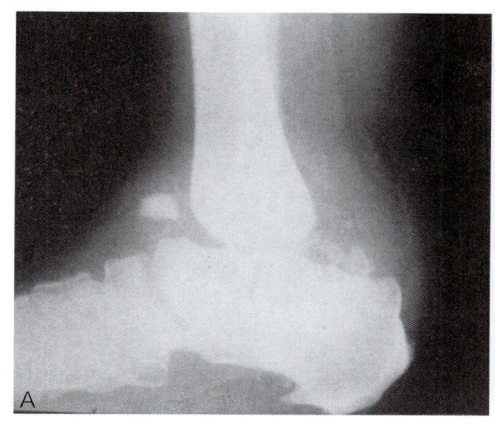

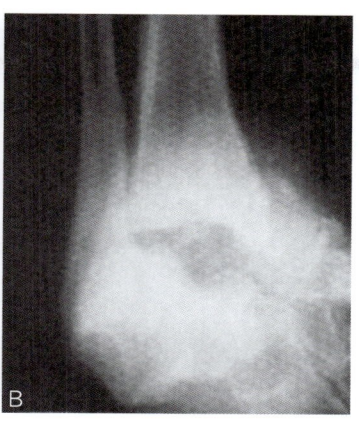

图2 A. 另一例Charcot神经性踝关节病患者侧位X线片。B. Charcot神经性踝关节病正位片。

和足外科医生都可能低估损伤的程度。糖尿病患者如果出现持续疼痛和肿胀，需考虑Charcot关节病。

- 运动神经病变包括小腿、足部内在和外在肌力减退。踝部跖屈肌力不成比例的增强（其横截面积大于前方肌群）必然导致跟腱紧张。跟腱紧张产生的异常应力造成足部易于发生神经病性溃疡，特别是在姆趾趾间关节、第1跖骨头、第5跖骨头下方，以及可能导致足部跗跖关节、跗横关节或后足塌陷。
- 在后足，紧张的跟腱限制胫骨关节面相对于距骨面的旋转，造成距骨应力增加。此时，胫骨远端挤压距骨体，导致距骨碎裂，即所谓的核桃夹效应（nutcracker effect）。这种破坏性畸形常不能使用支具固定治疗，且常伴有内踝尖处巨大溃疡（图3）。

自然病程

- Eichenholtz将Charcot关节病的病程分为3期，Shibata在此基础上增加了0期。
  - 0期（Shibata）：临床疼痛或肿胀症状类似于踝或中足扭伤的表现。出现劳损综合征或微小骨折可排除Ⅰ期病变。X线片上出现血管钙化需引起警觉。
  - Ⅰ期：为骨折期，临床症状以关节红、肿、热为主。X线片可见骨折、骨溶解或脱位。
  - Ⅱ期：为骨愈合期，临床症状缓解，修复过程开始。可能残留炎性反应，但局部没有严重的水肿和发热。X线片可见新骨形成。
  - Ⅲ期：为硬化期，关节变粗并畸形愈合。皮温和水肿消退至正常。X线片可见硬化骨形成，骨折块变得光滑，伴有纤维性关节强直。畸形常伴有骨性凸起。

病史和体格检查

- 大部分神经性关节病发生于Ⅱ型糖尿病患者。通常患者肥胖，而且自身并未意识到患有糖尿病。10%的初次诊断患者中已经存在外周血管病变、心血管疾病、脑血管病变以及视网膜病变。很多患者在确诊糖尿病后，因顺应性差或治疗不当而血糖控制不理想。
- 糖尿病外周神经病变的典型表现有肢体远端皮肤干燥、鳞片样和无毛发（图4）。肢体可能出现肿胀、发红和发热。患者诉感觉异常（如刺痛、烧伤痛、绞痛）而非感觉缺失。
  - 0期患者诉扭伤样疼痛和骨或关节深部疼痛，伴或不伴有明确的损伤病史。
  - 早期，几乎不存在肿胀。以后发展至Ⅰ期，出现肿胀。
  - 随着外周运动神经病变进展，出现跟腱挛缩，前足、

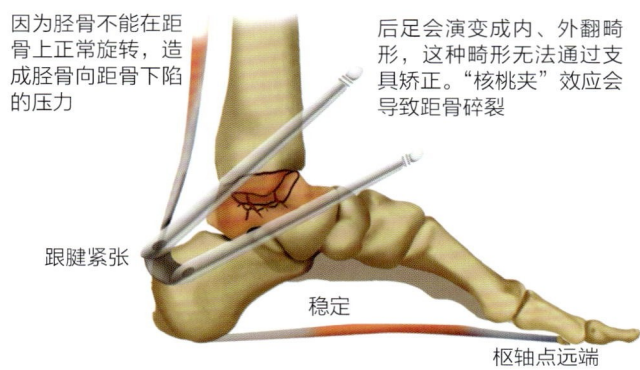

图3 Charcot神经性关节病，"核桃夹子"效应导致距骨碎裂。

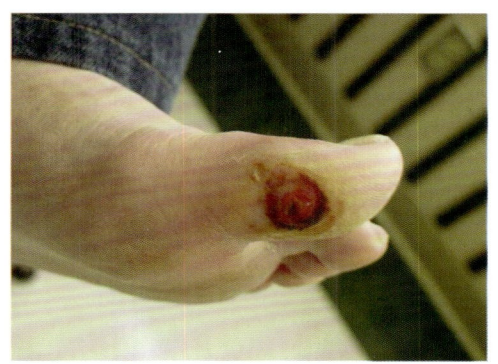

图4 糖尿病患者足部溃疡。

中足和后足应力增加，尤其是距骨体。
- 足部发生高弓畸形表明已出现足内在肌萎缩。
- 在足弓塌陷以前，足部表现类似于进行性神经性腓骨肌萎缩症（Charcot-Marie-Tooth disease）。
- 肢端动脉搏动常可及。
- 检查者必须首先排除感染可能性，特别是有溃疡患者，需要考虑存在深部感染（如脓肿或骨髓炎）的可能。如有怀疑，需认真审视患者：骨髓炎患者有病态体貌。通常，如果是Charcot疾病，将肢体抬高至心脏水平以上，10~15分钟后肢体发红和肿胀现象会减轻（Brodsky试验）。而感染性肢体则无变化。如果皮肤完好，感染的可能性就很小。
- 体格检查包括：
  - 使用Semmes-Weinstein单纤丝来检查保护性感觉，以此做全面的神经系统检查。
  - 血管检查：在畸形区域触诊脉搏较困难。多普勒超声或非侵袭性血管检查敏感性较高。
  - 皮肤检查：应有良好的皮肤条件以便行畸形矫正术。即使通过外侧入路行部分或全距骨摘除术来矫正严重的外翻畸形都是有风险的。在外翻畸形患者，如果皮肤条件欠佳，畸形矫正后可能损害皮肤的血流灌注。

影像学和其他诊断性检查

- X线检查显示血管钙化提示神经病变前期。事实上，如果影像学检查可见血管钙化则对于常规的踝部骨折切开复位内固定术应谨慎。通常，早期活动和负重可导致再次骨折和内固定断裂。最好将非负重和固定时间延长2~3倍（图5）。
- 通常，Chracot关节容易和关节感染混淆。此时，检测临床和实验室感染相关指标显得很重要。透视引导下的粗针骨组织活检可迅速排除骨髓炎。

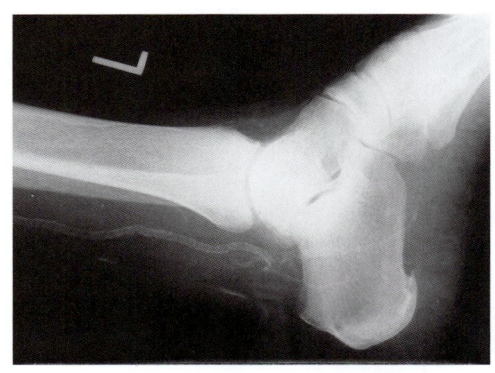

图5　钙化性血管在糖尿病患者X线片常见。

鉴别诊断

- 创伤后关节炎
- 感染性关节炎
- Charcot神经性关节病

非手术治疗

- 治疗目标是实现Ⅲ期的骨愈合，尽量减少残留的畸形，预防并治疗软组织破溃和溃疡。
- 患者虽处于0期无临床症状，但如果高度怀疑该病则需进行治疗。患者顺应性也是一个问题。影响患者顺应性的因素包括年龄、肥胖、本体感觉减退和乏力。
- Charcot关节应固定并抬高患肢以减轻肿胀。肢体红肿消退前禁止负重。非手术治疗的金标准是使用足部全接触石膏（total contact casting, TCC），每周换1次直至到达疾病Ⅲ期。当疾病发展至Ⅱ期时，可使用Charcot康复矫形步行器（Charcot rehabilitation orthotic walker, CROW）。在Ⅲ期，使用定制的足踝矫形器（ankle-foot orthosis, AFO）来适应畸形。
- 但是对于严重的畸形就无法使用支具固定来治疗。支具会引起更多软组织损伤。此时，需首先行手术矫形以便继续使用支具治疗。距骨体碎裂和骨吸收及内外翻畸形的程度多种多样。内踝或外踝部溃疡的患者可用CROW或TCC行非手术治疗。如果伤口愈合并可维持，则可继续用非手术治疗。最常用的是CROW或定制硬式踝部双瓣开放式AFO和弧底鞋（rocker shoe）。但是大部分畸形都很严重，为保住患肢手术不可避免。

手术治疗

- 手术目的是矫正力线，使踝和小腿能使用支具固定治疗，因此尽管骨性愈合是最理想的，纤维连合亦可接受。
- 手术指征如下：
  - 无法用支具治疗的畸形。
  - 继发于支具治疗无效的畸形所产生压力的Chronic溃疡。
  - 局部血运足够（通常问题不大）。
  - 作为截肢术的备选方案。

术前计划

- 患者必须接受长期的非负重时间，理解可能出现的并发症，如不完全愈合、感染、内植物断裂和矫形丢失。如果手术失败，有可能需接受截骨术。手术前应咨询相应内科或内分泌科医生以确保良好的身体状态,需要强调的是,患者术前和术后康复期都必须严控血糖。
- 如果循环有问题,即使可触及搏动,亦需要获取足趾多普勒指数或第1趾蹼处经皮氧指数,指数>0.45预示愈合率可达96%。为获得足够的末梢血压,可能需请血管外科医生做血管重建。

体位

- 患者侧卧位,患侧朝上。检查影像系统保证术中可获得踝关节正侧位片以及后足轴位片。
- 皮肤用碘酒消毒,聚维酮碘可妨碍敷料附着和切口标记。
- 包裹患肢至膝关节上方。术者必须确保铺巾后仍可触及髂前上棘。通过髂前上棘、胫骨嵴和第2跖列排列可以帮助确定正确的踝关节位置。
- 用透明敷料覆盖溃疡以隔离手术野(图6)。

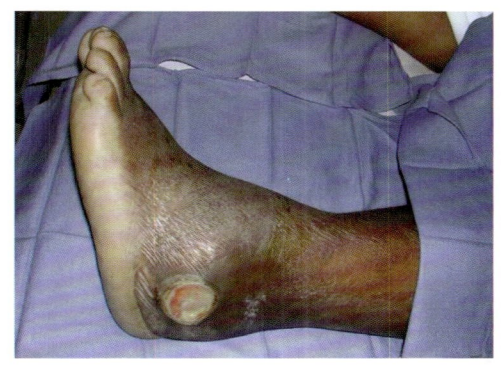

图6 神经病变患者外踝表面的溃疡。

切口

- 自外踝近端14 cm处做弧形切口,延伸至跟骨外侧,再折弯至前方。
- 尽量利用原有切口。
- 分离全厚软组织皮瓣并用皮肤拉钩牵开,有助于避免损伤血供。
  - 如皮肤牵开张力大,可适当延长切口。对神经病变的患者,可切断神经,避免过度分离和牵开皮肤。
- 仅剥离需要的骨膜,显露并做截骨固定(技术图1)。

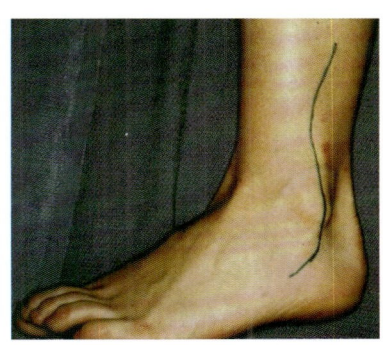

技术图1 我们推荐的显露踝关节和距下关节的外侧入路。

截骨

- 显露腓骨后,用摆锯在外踝近端10~14 cm处离断腓骨,切除的腓骨可作为自体植骨来源。小心操作,避免损伤腓动脉穿支或胫前动脉。
- 除残留的距骨体碎骨块,保留残余的距骨头和距骨颈(技术图2)。

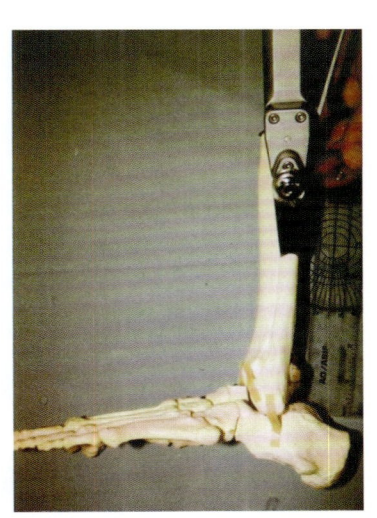

技术图2 模型骨显示常规腓骨切除术。

骨移植物准备

- 如果腓骨有溃疡灶,自体骨需取之他处或直接用异体骨。
- 用碎骨器将腓骨磨碎。
  - 如有需要,自体腓骨块可和骨松质碎片混合使用。
- 将妥布霉素(400 mg)和万古霉素(500 mg)与自体骨和异体骨混合使用。
- 将抗生素骨混合移植物填入关节间隙,以及胫骨和跟骨的前方、后方、内侧和外侧面,以利于关节内、外融合。
- 由于妥布霉素和万古霉素未达到全身治疗浓度,不需要进行血清浓度检测(技术图3)。

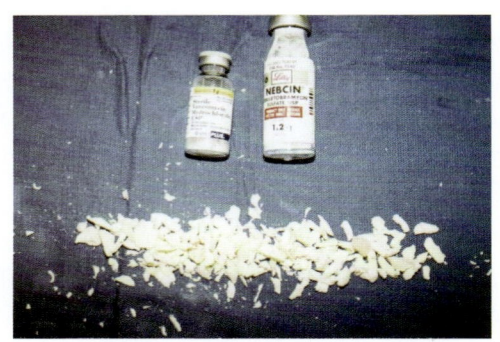

技术图3　我们常规使用自体骨移植于胫跟关节融合。注意添加抗生素粉末(我们常规用妥布霉素和万古霉素)。

关节面处理

- 神经性关节病融合Drennen原则:
  - 去除所有软骨和碎片。
  - 去除全部硬化骨,直到出现血渗的血运良好的骨。
  - 融合的相对关节面吻合。
  - 坚强固定。
  - 对滑膜和瘢痕组织行彻底清创。
- 用摆锯平整切除远端胫骨面,用磨钻修整轮廓。
  - 尽量保持长度。
  - 内踝的关节软骨可用刮匙和磨钻清除干净(技术图4)。
- 胫骨前缘将坐落于残留的距骨头颈之上,可用电锯或磨钻仔细将其修平整。
  - 去除跟骨关节面软骨,尽量保留软骨下骨。
  - 需适度将后平面削平以使胫骨远端可以稳定坐落于跟骨,同时胫骨前方贴合于距骨颈。
- 用钻头在跟骨、距骨颈、胫骨前缘和胫骨远端关节面软骨下骨打孔,以利于再血管化。

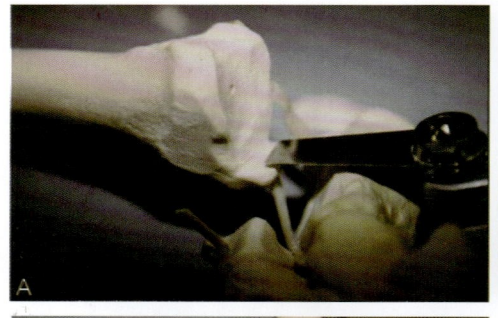
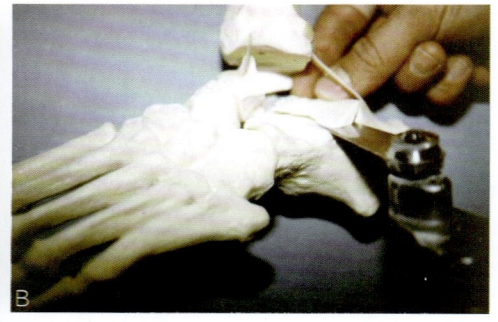
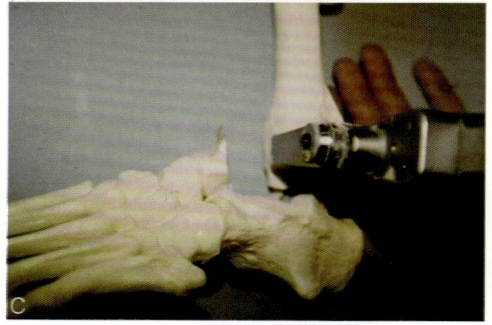

技术图4　下肢模型骨显示关节融合部位的处理过程。A. 胫骨远端关节面和内踝的处理。B. 跟骨处理。C. 处理胫骨前缘以将其和残留的距骨头颈融合。

稳定

- 需矫正畸形使胫骨远端平整坐在跟骨上,距骨颈与胫骨前侧对齐。
  - 足应为跖行状态,和小腿呈90°,髂前上棘、胫骨结节和第2足趾应共线。
  - 后足外翻5°,足部外旋5°~10°。
- 用钢丝或导针维持复位。
  - 从胫骨远端干骺端前方向跟骨后侧置入1枚2.8 mm导针。
  - 从胫骨远端干骺端后外侧向距骨头颈部置入另一枚2.8 mm导针。如需更好地稳定性,这根导针可打入足舟骨。
  - 钢板固定后,导针可作为6.5 mm或7.3 mm空心钉的导针。
- 准备置入儿科髁部刃钢板(PCBP)
  - 沿胫骨轴线靠近跟骨后关节面置入儿科刃钢板。刃钢板插入点位于跟骨中远1/3处,距离跟骨跖侧皮质至少1 cm。
  - 虽然很少用到,可用折弯器将刃钢板根据胫骨外侧轮廓塑形。
  - 95°角儿科髁部刃钢板的刃部呈T形。
  - 板有多种长度,可根据需要选用。我们常选择5孔板,其40 mm刃片可贯穿跟骨。对于保留距骨体的关节融合术需要较长的接骨板(踝和距下关节融合术)(技术图5A)。

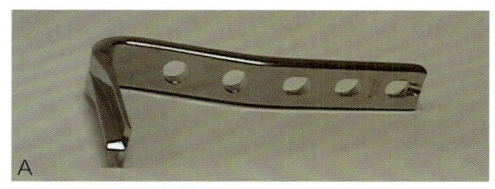

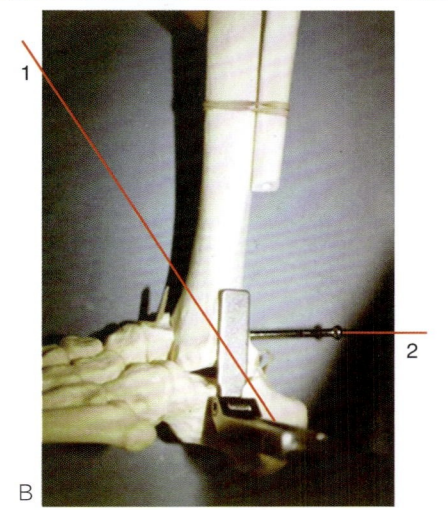

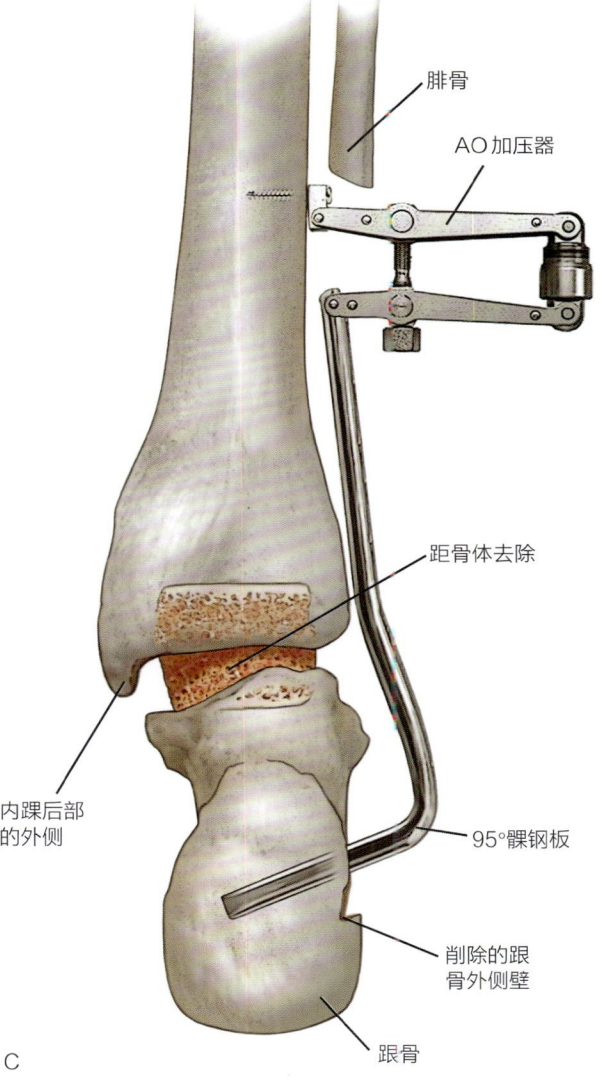

技术图5 胫距跟融合。A. 95°角PCBP。B. 线条1指外侧开槽导向器,线条2指当放置刃钢板后,准备打入6.5 mm螺钉加压固定胫骨和距骨头/颈。C. 距骨体去除后刃钢板固定。距骨颈表面对着胫骨前侧。修凿内踝外侧面使胫骨远端面坐于跟骨上(修剪使其适应载距突)。跟骨外侧壁开槽便于插入钢板刃片。加压后闭合跟骨和胫骨之间间隙。

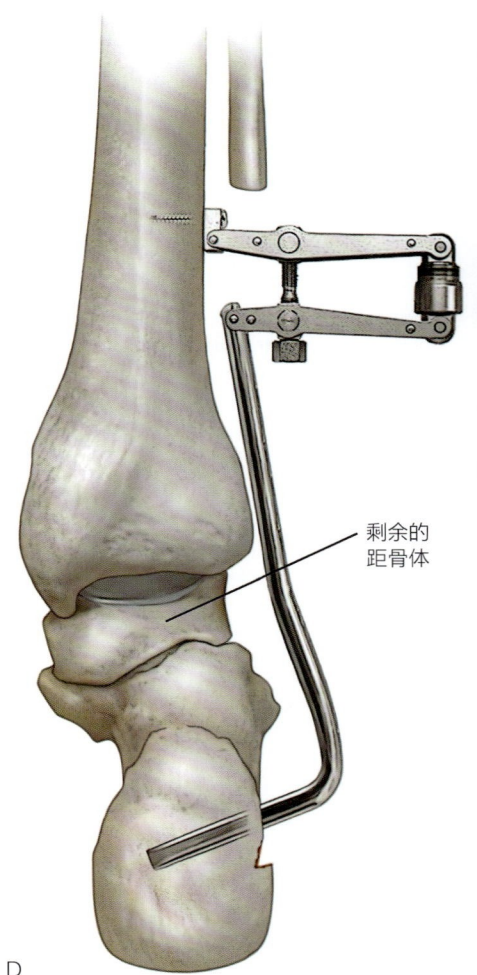
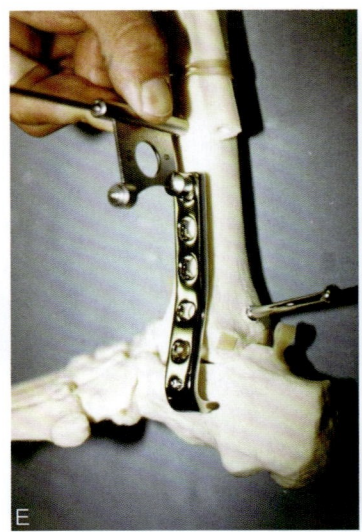
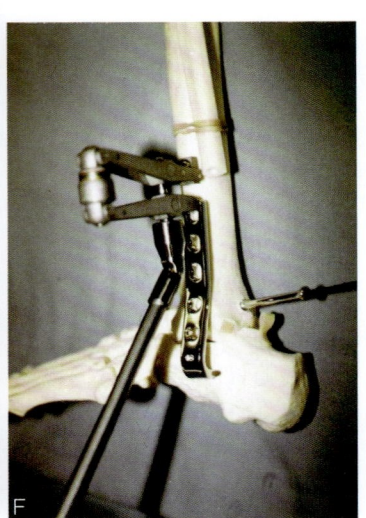

剩余的距骨体

技术图5（续） D. 距骨体保留时刃钢板螺钉固定。E. 用于加压装置的导针。F. 加压装置已安装。

- 使用6.5 mm或7.3 mm空心钉的2.8 mm导针维持胫骨和跟骨以及胫骨前缘和距骨颈的对线。沿胫骨轴线在跟骨外侧中下1/3接合且距跖侧皮质1 cm以上处选择插入点。必须确保跟骨跖侧皮质的完整性。
- 在插入刃钢板前，需要使用配套工具开槽。
  - 将刃钢板导向器的基底部装配至三孔钻头导向器的槽内（95°儿科髁部刃钢板PCBP使用85°角位置），导向器和胫骨力线一致，三孔钻头导向器位于跟骨外侧预设位置处。
  - 用4.5 mm钻头钻出3个孔，深度不超过1 cm。
  - 用开口器或咬骨钳将3个钻孔连成一大孔。
  - 为容纳PCBP钢板的肩部，应将开孔向近端延伸数毫米，以防跟骨外侧皮质破裂。
- 为了在跟骨侧壁凿出刃钢板通道，将骨凿插入其导向器内，T形面朝向跟骨跖侧面，骨凿导向器的角度可根据刃钢板来调整并使用螺丝钉拧紧固定（技术图5B）。
- 对于95°PCBP，这个角度应为85°（记住这个和胫骨轴成95°）。然后将骨凿导向器基底部翼片和胫骨保持一直线，插入骨凿。骨凿导向器翼片应平贴胫骨外侧面，骨凿手柄垂直于跟骨外侧壁（技术图5C）。
- 将骨凿打入数厘米后拔出，直至穿透跟骨内侧骨皮质。
  - 使用钢板把持器，将PCBP插入预先制好的沟槽内。
  - 移开钢板把持器，用打压器将钢板进一步打入骨内。
- 此时，可用骨移植物填充胫跟和胫距之间的空隙。

- 将铰链式加压装置固定于胫骨干，做中度的轴向加压。
  - 避免用加压器过度加压，使跟骨不会过度外翻。亦可用接骨板的动力加压孔来实现加压作用。
  - 胫骨处用4.5 mm骨皮质螺钉固定接骨板（胫骨远端可用6.5 mm骨松质螺钉固定）。
- 用之前置入的2.8 mm导针从胫骨前方向距骨颈和距骨头（打入舟状骨获得更多把持）拧入6.5 mm或7.3 mm的螺钉。
- 从胫骨前方向跟骨方向拧入1枚螺钉，以加强稳定性（技术图5D～F）。

固定

- 最后，经导针从胫骨后方向距骨头置入6.5 mm或7.3 mm骨松质空心钉，以加强稳定性并控制旋转；另一枚螺钉从胫骨前方置入，固定于跟骨结节上（技术图6）。

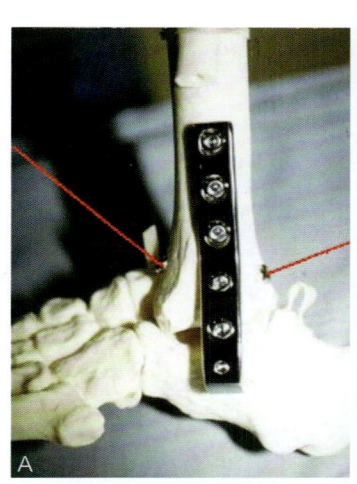
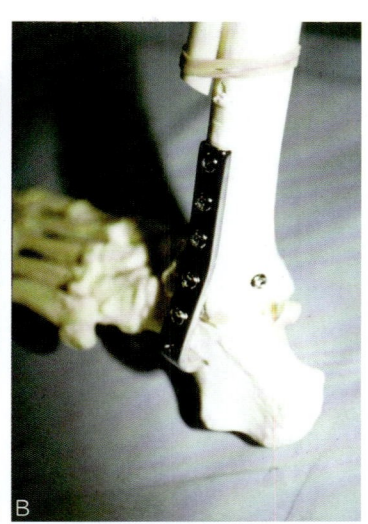
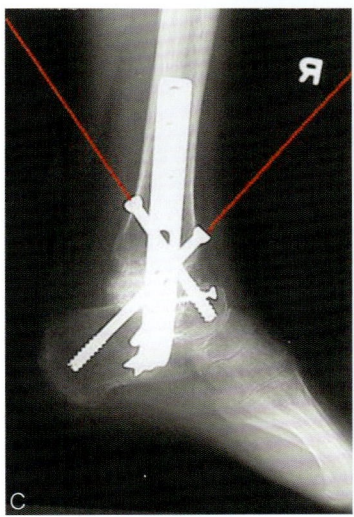
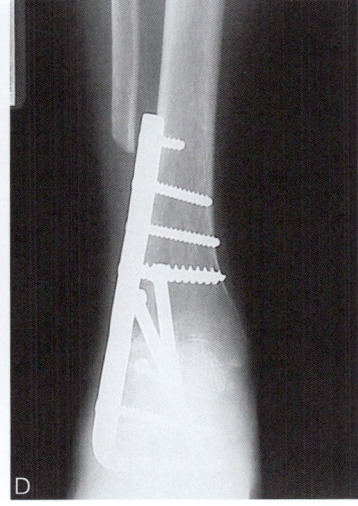
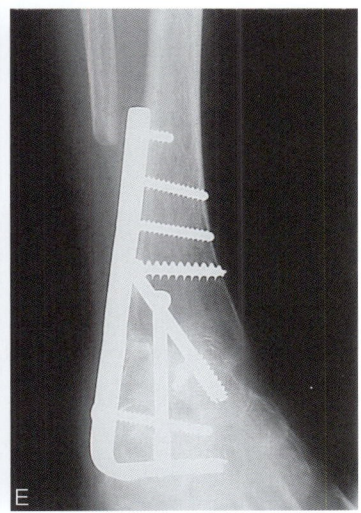

技术图6　A、B. 模型骨、刃钢板放置理想的位置。线条指用于临时固定的2.8 mm导针方向，若有必要，则可以换成6.5 mm或7.3 mm空心钉达到更牢固的固定。C～E. 术后侧位、正位和踝穴位片。线条指用于临时固定的2.8 mm导针位置，后面作为6.5 mm或7.3 mm空心钉的导针，安装钢板后打入空心钉辅助固定。

闭合切口

- 用2-0和3-0可吸收线逐层闭合切口。
- 用4-0尼龙线或皮钉疏松缝合皮肤，免于过紧。
- 如果皮肤张力高，可将腓骨肌腱切除，便于缝合。一般而言，弧形切口常不会出现此情况。
- 用聚维酮碘敷料覆盖伤口，使用疏松的纱布包裹，衬垫良好的短腿石膏固定患肢。

胫跟关节融合术（感谢 Mark E. Easley 医生）

患者病史及影像学资料

- 60岁，距骨缺血性坏死，负重疼痛2年。
  - 严重跛行，支具（包括髌韧带承重支具）治疗失败（技术图7A）。
- 正侧位可见距骨解剖似乎相对完好；但是，仔细阅读正位片可发现距骨体有一些透光不规则区域，侧位片显示距骨体塌陷以及距下关节不匹配（技术图7B、C）。
- CT扫描可见缺血的距骨体伴有疲劳骨折（技术图7D、E）。

体位和手术入路

- 患者侧卧位，用沙袋支撑。
- 外侧经腓骨入路。
- 切除腓骨做自体骨植骨材料，因为这类患者一般不适合行全踝置换术，所以保留腓骨并非必要。
- 暴露外踝和距下关节。注意距骨下方已碎裂（技术图8）。

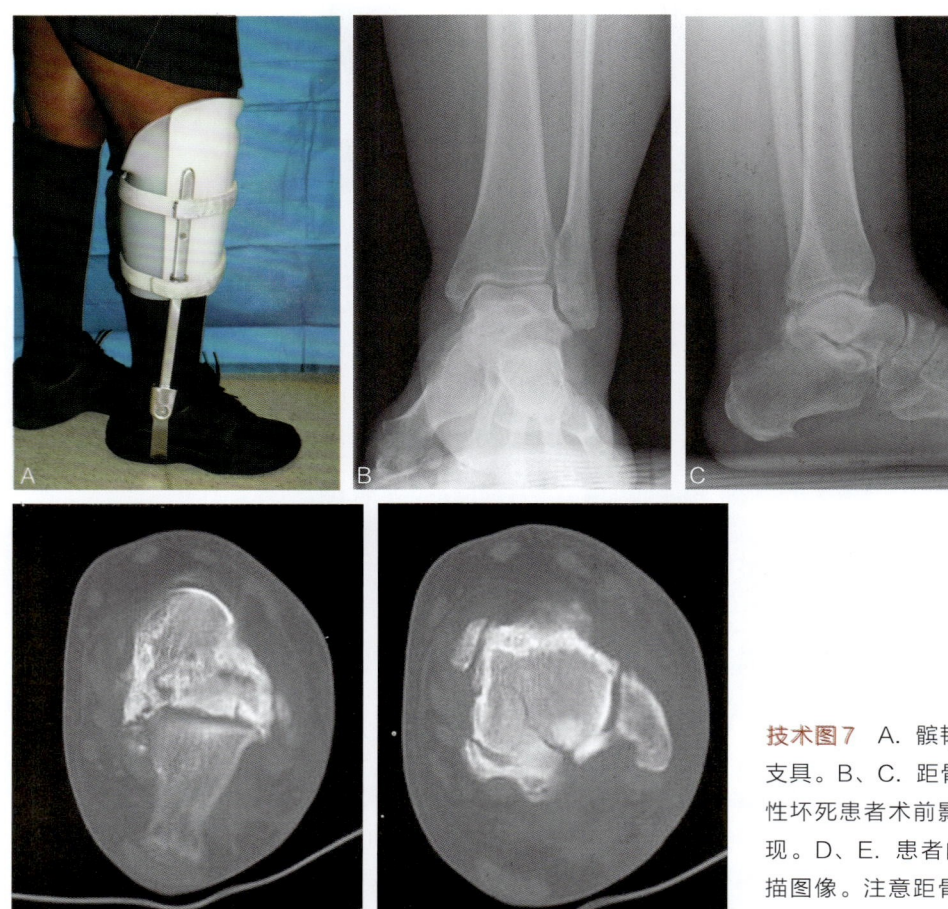

技术图7 A. 髌韧带承重支具。B、C. 距骨体缺血性坏死患者术前影像学表现。D、E. 患者的CT扫描图像。注意距骨体部的疲劳性骨折。

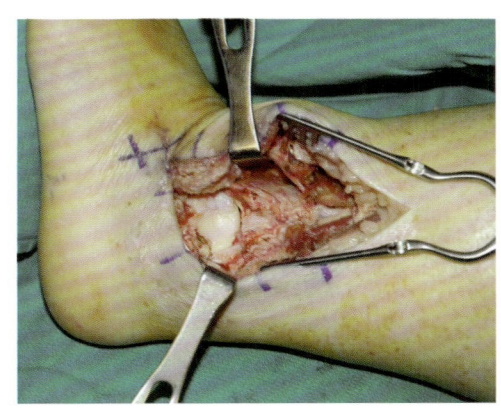

技术图8 外侧入路，切除腓骨远端后显露踝和距下关节。

去除残留的距骨体
- 一般很难做出切除距骨体的决定，特别是距骨解剖形态相对保存完好时。
- 但是距骨体已完全无血供，注意病变距骨体的外观（技术图9A）。
- 此病例中，使用骨凿切除距骨体。缺血坏死的距骨外侧部分切除后，可见距骨内侧存在骨折（技术图9B、C）。

处理胫骨、距骨头和跟骨
- 除了需彻底去除胫骨远端关节面残留的软骨，并对软骨下骨做钻孔处理外，还需：
  - 处理胫骨远端前方以促进有活力的距骨头和胫骨远端融合（技术图10A）。
  - 同样地，处理距骨颈以促进其和胫骨的融合。
- 根据我们的经验，为了将胫骨远端关节面和跟骨后关节面融合，需行内踝截骨。即使采用结构性植骨，也需去除部分内踝以便更好地植骨（技术图10B）。

- 最后处理跟骨后关节面。
- 胫骨远端截面和跟骨背侧面需要做些修整以便能更好地贴合。用腓骨片和骨松质碎骨填塞骨面缝隙，但胫跟骨之间需要保持一定接触面。

力线
- 背伸–跖屈中立位的跖行足。
- 足跟轻度外翻。如需将足跟轻度外翻（生理性）并利用外侧刃钢板做加压固定，我们建议先将足跟置于中立位，这样，当使用钢板进行加压时，能同时获得足跟的轻度外翻。如果足跟一开始即处于生理性外翻位，使用钢板做加压固定后，会导致足跟过度外翻。
- 旋转。理论上，患肢旋转应和对侧肢体相同。必须避免内旋，同时也要避免过度外旋。因为患肢常会略短于对侧肢体，使第2跖列沿胫骨前嵴排列便可获得正常步态所需的间隙。
- 矢状面对位。确保距骨头距骨颈和胫骨远端前方接触。必须避免足向前偏移。跟骨大部分和整个跟骨结节都应位于胫骨后方，否则便会导致足向前移位，患者行走时会产生相当大的异常应力。

临时固定和植骨
- 一旦力线纠正完成，需要做临时固定。通常从跟骨向胫骨前方打入一枚导针，后者可作为最终固定螺钉的导向。同样，也可从跟骨跖侧向胫骨固定，但是可能妨碍刃钢板的插入。
- 在各个平面透视确认对位对线，确保融合部位有良好的骨性接触。
- 在钢板加压做最终固定和加压前，我们常规植骨填塞融合部位的空隙。

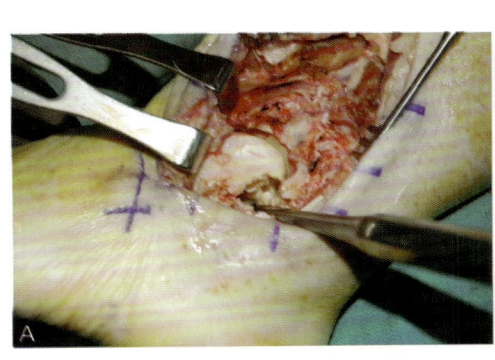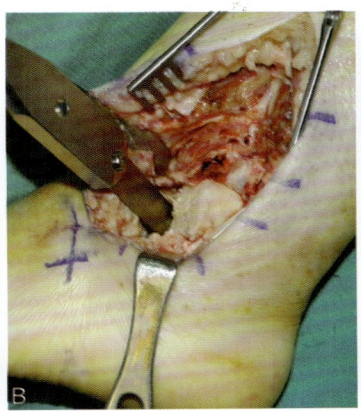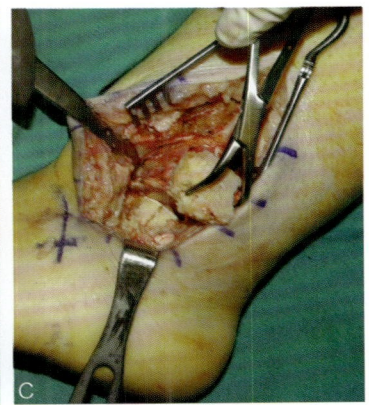

技术图9 A. 距骨体缺血性坏死。注意从距骨体外下方轻易便可挖出的死骨。B、C. 去除缺血的距骨体。B. 使用骨凿。C. 去除坏死的距骨外侧部分后，可见距骨内侧的疲劳性骨折。

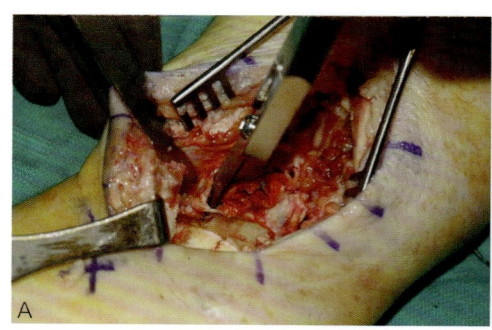
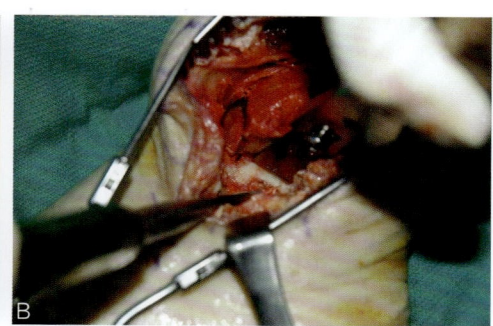

技术图10 A. 处理胫骨远端前方，以促进胫骨和残留的距骨头、颈融合。B. 内踝部分切除，以便于胫骨远端和跟骨对合，并改善可能使用的结构性植骨的位置。

最终的固定

- 刃钢板是固定角度内植物，我们常规将其倒置于胫骨和跟骨外(技术图11A~C)。
  - 胫骨外侧常有隆起的骨嵴，需要加以切除。
  - 有时需在跟骨外侧制作一个小的缓冲区，以使刃钢板良好贴附于跟骨外侧。
  - 我们尽量保留腓骨肌腱以保留其对中足的功能。但如果碍事，则可将其切除而不会影响融合的胫跟关节的功能。
- 将刃钢板临时固定至胫骨和距骨外侧。
  - 正确打入导针，以便将刃钢板置于最佳的位置，后期拆除刃钢板亦较容易。将其调整至正确的位置打入。
  - 正侧位透视确认刃钢板在最佳的位置(技术图11D、E)。
- 将刃钢板倒置并将其打入跟骨，使用导针引导已获得最佳的位置。
- 刃钢板完全打入后，移除导针，并做加压。
  - 如果足跟开始时处于中立位，那钢板固定后会产生生理性的外翻。

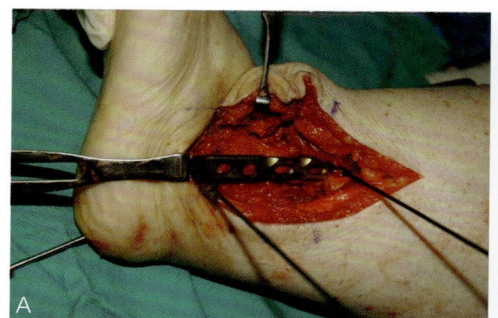
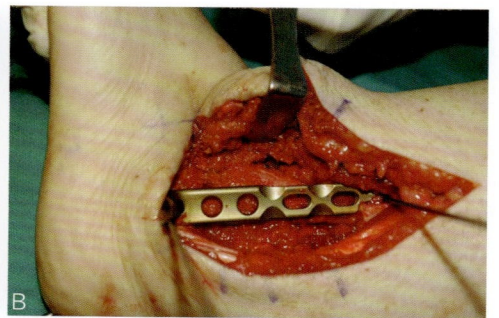
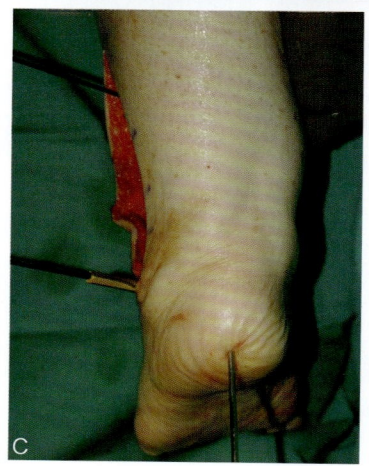

技术图11 A~C. 固定角度刃钢板倒置于胫骨和距骨外侧面上。A. 侧位片。注意向后移开刃钢板以评估钢板合适与否，将刃钢板倒置沿导针打入。

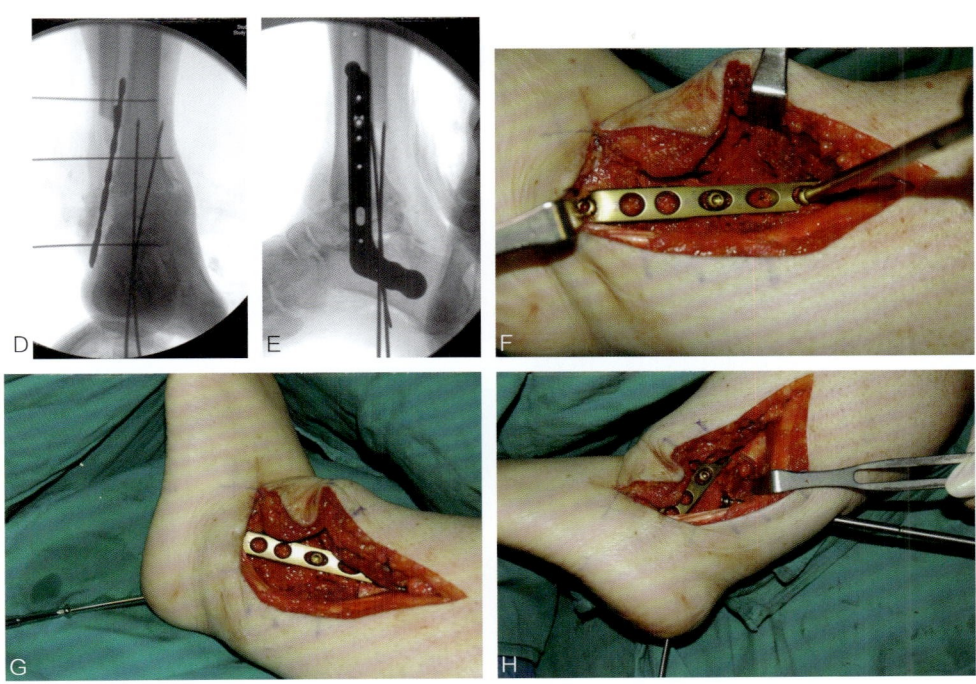

技术图11（续） D、E. 钢板位置良好的胫跟关节融合术的术中透视。刃钢板为锁定钢板并且具有角稳定性。D. 正位透视可见刃钢板在胫骨和跟骨外侧贴附良好。E. 侧位片。钢板和胫骨、跟骨对位对线良好。F. 外侧刃钢板已打入跟骨外侧，加压后使用螺钉将钢板近端固定于胫骨外侧。G、H. 空心钉加固。G. 第1枚空心钉从跟骨粗隆向前方胫骨打入。H. 第2枚空心钉从胫骨后方向距骨头和距骨颈打入，以将距骨头颈拉向处理好的胫骨远端前方。

- 根据所选用的内植物，使用数枚骨皮质螺钉或锁定螺钉将钢板固定于胫骨处（技术图11F）。
- 我们使用2枚螺钉固定来增加钢板稳定性。
  - 1枚螺钉从跟骨结节跖侧向胫骨前方打入（技术图11G）。
  - 第2枚螺钉，从胫骨后方向距骨头的中心打入，将距骨头拉向处理好的胫骨前下方（技术图11H）。足正侧位片确认导针在距骨头中心。
- 术中做正位、侧位和踝穴位片透视以确认位置。
- 最终的螺钉固定。
- 跟骨和胫骨后方植骨。我们认为，影响融合成功的一个主要因素是在胫骨远端后方和跟骨背侧掀起骨膜并植入种植物，产生"飞拱"效应。
- 术后3年随访见图7。

要点与失误防范

距骨头、颈和胫骨远端前方融合	这有助于增加稳定性，有利于融合的后足和柔软的中足间的生理过渡
先将足跟复位至内外翻中立位	如果在使用钢板进行加压前已将足跟置于生理外翻位，可能导致过度外翻
跟骨背侧和胫骨后侧植骨	在胫骨远端后方和跟骨背面制作一骨–骨膜皮瓣，紧密覆盖植骨区，可在局部产生骨"飞拱"效应，大大增加关节融合接触面积
避免足相对于胫骨前移	确保足位于胫骨下方合适的位置。否则破坏后足的力学环境

术后处理

- 静脉抗生素持续使用2～3天,或直到患者出院。
- 术后第1个24～48小时需更换石膏,然后2～4周更换1次,直至愈合。
- 此后需要使用CROW支具,保持非负重位固定4～6个月,然后负重3～4个月,此时肿胀已消退。
  - 如用使用CROW代替石膏固定,患者在术后2～4周便可洗澡。
  - 一旦融合区愈合,患者可改用弧底双瓣式足踝支具。
- 在术后4～5个月,X线确认关节融合区愈合后开始负重。
  - 负重从11 kg(25 lb)开始,此后每1～2周增加11 kg(25 lb)。
  - 一旦负重达患者体重的75%,可在CROW保护下完全负重。
- 下肢不等长可通过垫高鞋底来纠正。
- 可使用硬踝软跟垫(solid ankle cushion heel, SACH)缓冲足跟并模拟跖屈。
- 患者需终生佩戴鞋内双瓣式足踝支具(AFO)。

预后

- 93%的病例平均在16周(12～18周)时成功融合(图7)。
  - 在畸形矫正后,术前存在的溃疡灶愈合。
- 使用双瓣式足踝支具可预防刃钢板近端胫骨应力性骨折的发生(需终生佩戴支具的原因)。足踝支具的前侧瓣可预防应力集中,并且将胫骨的应力传导至足部,降低骨折的发生率。

(苏琰 译,施忠民 审校)

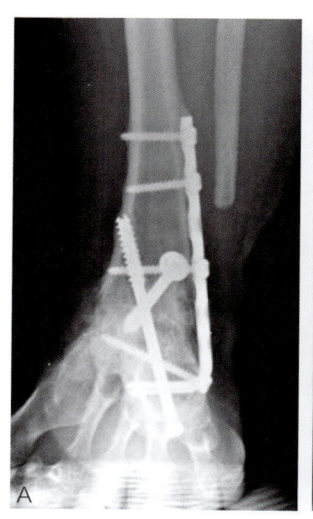 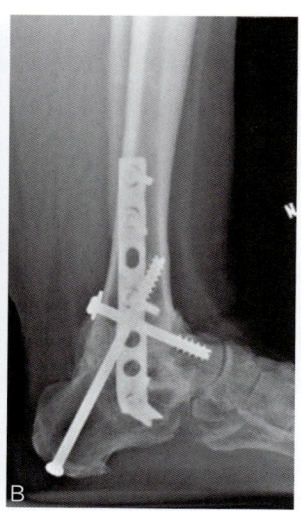

图7 技术图7～11的患者术后3年随访X线检查。A. 前后位片。B. 侧位片。患者能舒适地行走。无需使用辅助设备,仅有轻微的跛行(她有一个带支撑的下肢支具,但不常用)。

参考文献

[1] Alvarez RG, Barbour TK, Perkins TD. Tibiocalcaneal arthrodesis for nonbraceable neuropathic ankle deformity. Foot Ankle Int 1994;15:354-359.

[2] Alvarez RG, Trevino SG. Surgical treatment of the Charcot foot and ankle. In: Kelikian AS, ed. Operative Treatment of the Foot and Ankle. Stamford, CT: Appleton & Lange, 1999:147-177.

[3] Brodsky JW. The diabetic foot. In: Coughlin MJ, Mann RA, eds. Surgery of the Foot and Ankle, ed 7. St. Louis: Mosby, 1999:895-969.

[4] Chiodo CP, Acevedo JI, Sammarco VJ, et al. Intramedullary rod fixation compared with blade-plate-and-screw fixation for tibiotalocalcaneal arthrodesis: a biomechanical investigation. J Bone Joint Surg 2003;85-A:2425-2428.

[5] Cooper PS. Application of external fixators for management of Charcot deformities of the foot and ankle. Foot Ankle Clin 2002;7:207-254.

[6] DiDomenico LA, Brown D. Limb salvage: revision of failed intramedullary nail in hindfoot and ankle surgery in the diabetic neuropathic patient. J Foot Ankle Surgery 2012;51:523-527.

[7] Doets HC, Zürcher AW. Salvage arthrodesis for failed total ankle arthroplasty. Acta Orthop 2010;81(1):142-147.

[8] Herbst SA. External fixation of Charcot arthropathy. Foot Ankle Clin 2004;9:595-609.

[9] Johnson JE, Rudzki JR, Janisse E, et al. Hindfoot containment orthosis for management of bone and soft-tissue defects of the heel. Foot Ankle Int 2005;26:198-203.

[10] Saltzman CL, Rashid R, Hayes A, et al. 4.5-gram monofilament sensation beneath both first metatarsal heads indicates protective foot sensation in diabetic patients. J Bone Joint Surg Am 2004;86-A:717-723.

[11] Saltzman CL, Zimmerman MB, Holdsworth RL, et al. Effect of initial weight-bearing in a total contact cast on healing of diabetic foot ulcers. J Bone Joint Surg Am 2004;86-A:2714-2719.

[12] Schon LC, Easley ME, Weinfeld SB. Charcot neuroarthropathy of the foot and ankle. Clin Orthop Relat Res 1998;349:116-131.

[13] Wagner FW Jr. The dysvascular foot: a system for diagnosis and treatment. Foot Ankle 1981;2:64-122.

第88章 环形外固定支架治疗距骨骨缺损、缺血性坏死及感染

Treatment of Bone Loss, Avascular Necrosis, and Infection of the Talus with Circular Tensioned Wire Fixators

James J. Hutson, Jr., Robert Rochman, and Oladapo Alade

定义

- 距骨骨折是一类可引起创伤性骨缺损、缺血性坏死及感染性骨不连等不良预后的高能量骨折[1,3,15,23]。
  - 急性距骨骨缺损及继发缺血性坏死和感染将带来一系列的后足重建问题(图1)。
  - 切除距骨将会造成患肢3～4 cm的短缩(图2),可以通过植骨及内固定的方法恢复肢体长度[16]。
  - 创伤性距骨骨缺损或缺血性坏死同样可以通过内固定技术行胫-跟关节融合来治疗,而无需重建肢体长度[4,11,14,19]。
  - 有文献报道了将创伤时脱出体外的距骨回植后感染率极高[6,15]。
  - 但最近有一系列病例研究报道了成功回植开放脱位的距骨体骨折,且感染率并不高[2,8,20,21]。
  - 如果距骨严重粉碎、严重污染的开放性脱位、感染或软组织受损严重,采用大块植骨及内固定治疗的失败率及感染率极高。而采用半钉外固定架结合胫骨、跟骨Steinmann钉固定的融合率也很低[18]。
- 对于这类患者,除了截肢外,可以选择环形支架固定[5,10,17,22]。
  - 由于环形支架钢针或钢钉置入在损伤区域外,清创后融合端不使用异体植入物即可获得加压融合。
  - 伤口可在数周后Ⅱ期愈合,患足可成功保留。
  - 对于适应证明确的患者,可采用近端肢体延长的方法恢复肢体长度。
  - 重建后肢体需要通过定制的鞋具改善步态。
  - 力线良好的胫-跟关节融合可使患者无障碍地参加日常活动,也不需要使用价格昂贵的小腿假肢。

解剖

- 由于距骨近2/3的表面由软骨覆盖,因此血供不佳。
- 踝关节、距舟关节及距下关节的三个关节面仅在距骨颈和距骨下面有少数区域供血的穿支血管进入距骨的致密骨内。
- 距骨周围无肌肉附着,周围仅有多个关节的关节囊及一薄层软组织,以及行经的肌腱、血管及神经环绕。
- 距骨开放性骨折脱位为高能量损伤,可由于脱位、骨折块脱出及经距骨颈的骨折导致血供破坏,可导致距骨体乃至整个距骨的缺血性坏死,并极易造成感染(图1)。

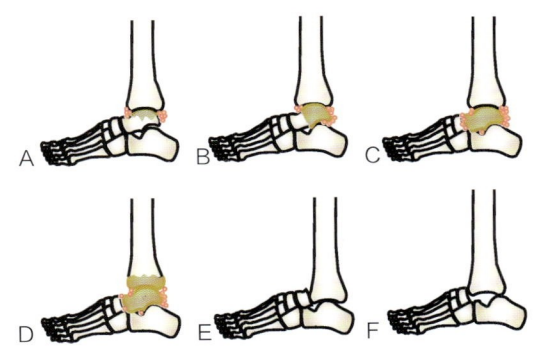

图1 骨缺损及感染的范围决定重建方案。A. 范围较大的距骨穹窿感染会影响胫距关节融合。B. 距骨体完全坏死。C. 整个距骨坏死。D. 胫骨远端关节面及距骨坏死。E. 创伤性距骨体脱出或压砸伤。F. 创伤性距骨脱出或压砸伤。

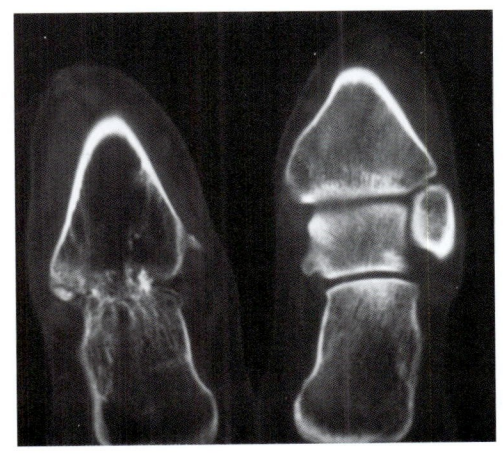

图2 胫-跟关节融合后CT扫描。切除距骨导致3～4 cm的骨缺损。

发病机制

- 高能量踝关节损伤。
- 距骨骨折切开复位内固定后感染。
- 踝关节融合及踝关节置换术后感染。

病史和体格检查

- 踝关节肿胀、疼痛及局部炎症表现。
- 后足及踝关节僵硬。
- 肢体短缩。
- 引流窦道形成提示深部感染。

影像学和其他性检查

- 踝关节系列摄片可明确骨缺损和缺血性坏死范围,以及内固定在距骨和胫骨远端关节面内的位置(图3)。
- 距骨、胫骨远端关节面或踝关节可能由于关节慢性感染造成局部骨质侵蚀破坏。
- 白细胞计数、血沉及C反应蛋白可提示深部感染的可能性。
- 若怀疑深部感染,可在透视下做踝关节液穿刺抽吸。
- CT扫描可明确距骨骨折块,以及感染引起的胫骨远端关节面及踝关节骨质侵蚀破坏情况。
- 骨折及炎症时MRI扫描呈弥散信号,但诊断价值不大。

鉴别诊断

- Charcot关节。

非手术治疗

- 患者可用踝关节支具及手杖缓解疼痛,改善步态。
- 距骨缺血性坏死、感染及创伤性距骨脱位可造成慢性疼痛。
- 对于距骨感染性骨不连无保守治疗方法。
- 口服或静脉使用抗生素仅能抑制感染。

手术治疗

术前计划

- 距骨感染需要积极清创。
- 清创术前2周应停用口服抗生素,以获得精确的细菌培养结果。
- 如果感染及引流窦道形成需要紧急清创,需在静脉使用抗生素前进行手术并获取深部组织培养。
- 确定感染微生物种类至关重要。
  - 分枝杆菌、酵母及需氧微生物可能为感染来源,因此需做培养。
  - 在我们的病例中,培养出的微生物包括:耐甲氧西林金黄色葡萄球菌、阴沟肠杆菌、大肠埃希菌、金黄色葡萄球菌、链球菌(非溶血性)、木糖氧化产碱菌及铜绿假单胞菌。

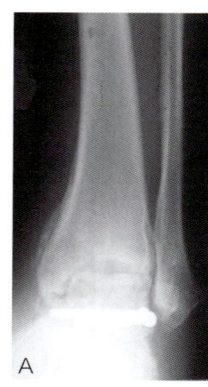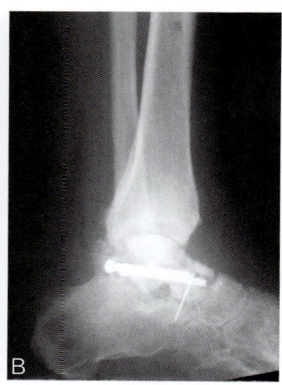

图3 A、B. 距骨感染的踝关节正、侧位片。踝关节窦道形成。距骨体缺血坏死,两枚螺钉周围的距骨头骨质溶解破坏,胫骨远端关节面已磨损侵蚀,关节软骨破坏。内踝有反应骨形成并有感染征象。

感染清创

- 胫前肌内侧的前内侧切口暴露距骨(技术图1A)。
- 做切口前,抬高肢体3分钟使血液回流。
- 存在深部感染时禁用橡胶驱血带。
- 切除距骨时需使用止血带,否则血液充满手术野,会使感染骨形态模糊而无法辨别。
- 仔细暴露感染距骨。
- 坏死骨表现为颜色改变及缺血性的骨质改变。
  - 坏死骨较之正常骨更脆弱易碎。
- 小块切除坏死距骨,从感染坏死骨向正常骨的方向仔细观察血供情况。
- 术前影像学评估可能无法清晰辨别感染范围。
  - 距骨头部坏死可能无明显的影像学表现。
- 距骨病灶清除后取出所有内植物。
- 化脓部位取组织做培养。
- 感染及坏死骨可能仅限于距骨体,抑或感染已蔓延至距骨头而需切除整个距骨(技术图1B)。
- 距骨的后内侧部分可能为有活力的骨组织,但其体积过小而无法行关节融合。

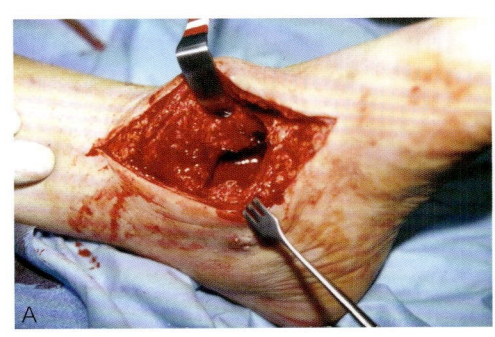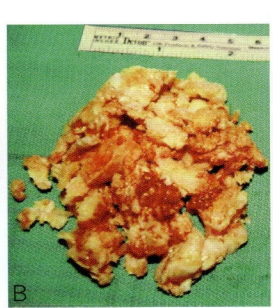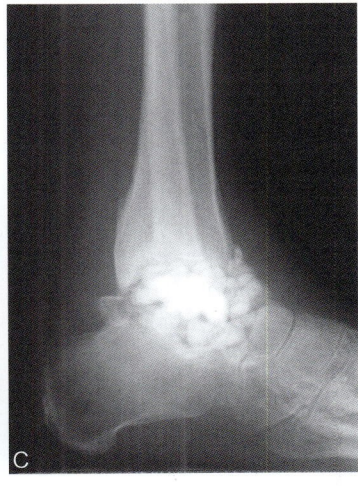

技术图1 A. 前内侧切口切除整个距骨。B. 使用7.6 cm（0.25 in）骨刀及咬骨钳呈小块状切除距骨。这样无需大面积暴露即能切除整个距骨。通过清除所有感染骨直至关节边缘无骨及软骨组织。C. 距骨及胫骨远端关节面清创产生5 cm的间隙，踝关节清创处可置入抗生素珠链。

- 一旦所有坏死骨清除后，用低压生理盐水冲洗，并松止血带[7]。
- 有活性的骨组织可出现点状出血。
  - 如果骨切缘无出血，继续切除直至出血。
  - 这可能导致切除距骨头。
- 胫骨远端关节面可能受感染侵犯而需切除关节软骨及干骺端数厘米（技术图1C）。

抗生素珠链

- 抗生素珠链在后台制取。
  - 抗生素珠链直径要小（7 mm），以能完全填充坏死骨切除后留下的不规则间隙。
  - 将2.4 g干燥粉末状妥布霉素与1.0 g粉状万古霉素混合，并用Cobb剥离子的圆形末端捣碎，粉末颗粒细小、混合均匀。
  - 加入液状单体前，先将干燥的抗生素粉末与20 g的异丁烯酸甲酯水泥混合。
- 大剂量抗生素会使水泥难以混合，在制成珠链前应捣成糊状。
  - 将水泥滚成长1 cm左右的圆柱体，然后切成小块，制成小直径的串珠。
  - 制成的串珠用强度较大的2号尼龙线串联。
  - 串珠需干燥15～20分钟。
  - 一旦串珠冷却，将其仔细放入伤口填满距骨切除形成的间隙（技术图1C）。
  - 串珠可分成两串。
  - 先用一半的串珠填补缺损。
- 剩下的串珠放置于无菌容器，以备再次清创之需。

闭合伤口

- 用2-0尼龙线缝合伤口。
- 由于已彻底清创，伤口可一期缝合。
- 术后大量出血可从单层缝合的伤口引流出。
- 如果保持伤口开放，伤口边缘回缩将发展成较大的开放创面，往往需要数周乃至数月才可Ⅱ期愈合。
- 如果感染恶化，患者需在24～48小时后再次清创，并更换抗生素珠链。
- 手术时不切除腓骨。
- 串珠填充缺损而腓骨保持完整，患肢用夹板或骨折靴制动。

术后处理

- 使用覆盖耐甲氧西林金黄色葡萄球菌及革兰阴性菌的广谱抗生素，直至培养结果明确感染微生物种类。
- 每天检查患肢及伤口。
- 伤口愈合缓慢是二次清创的指征。
- 静脉使用抗生素1周后，可准备行胫-跟关节融合。
- 如果肢体条件欠佳，需要更长时间等待手术，可延长静脉使用抗生素时间2～3周并继续观察。

胫-跟关节融合

- 技术上难度最高的一环是将胫骨远端关节凹面与跟骨后关节面、跟骨前部、距骨颈或舟状骨的不对称表面相匹配(技术图2A)。
- 小片逐步修整骨融合面,反复尝试对合以将跟骨、距骨或舟状骨与胫骨远端关节面相匹配。
- 踝关节的内侧和外侧切口显露胫骨远端及跟骨。

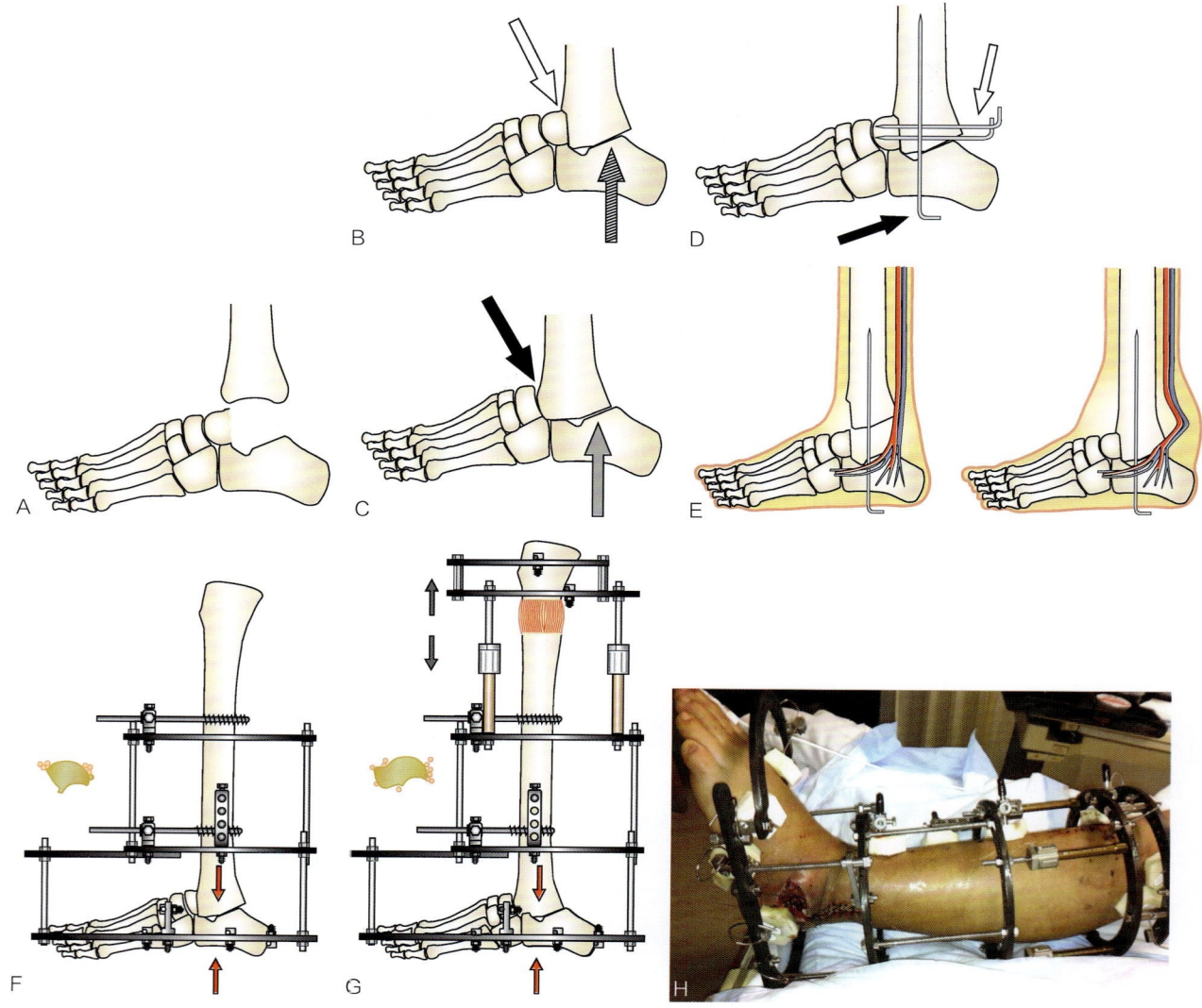

技术图2 A. 使不匹配的胫骨远端关节面与跟骨、距骨颈或舟状骨相匹配技术要求较高。结合截骨及小片修剪骨块直至构建出一个可稳定加压的关节面。B. 若距骨头仍具活性(白箭头所指),切除胫骨远端前侧关节面,使其力线与距骨颈相匹配。胫骨远端后侧关节面截骨需行斜形截骨以使之与跟骨后关节面相吻合(横纹箭头所指)。C. 如果距骨头已切除(黑箭头所指),则不能切除胫骨远端关节面前突。修剪前方皮质直至看见渗血骨组织。切除胫骨远端后侧关节面以使其外形与后关节面相匹配(灰箭头所指)。由于距骨头切除后胫骨相对位于前方,因此胫骨远端后侧关节面切除时需少。修平跟骨前突,以使胫骨可压至跟骨上方。D. 融合端截骨完成后(黑箭头所指),从下至上置入斯氏针,使跟骨与胫骨干力线一致。如果重建时保留距骨头,则从后外侧置入1~2根斯氏针,穿过胫骨远端关节面后进入距骨头,以提高固定的稳定性。E. 一期短缩可能导致软组织于水平面膨出。跟骨-胫骨钢钉固定后,需在下肢牵引下缝合切口。切口闭合后将胫骨加压至跟骨。短缩可能导致踝关节周围血管变形扭曲,因此短缩后需密切观察患肢血运情况。F. 单节段胫-距-跟融合环形支架。支架由一个双环固定组件和足部固定组件。支架用于加压融合端。本图为保留有活性距骨头的距骨重建。G. 双节段胫-跟-舟融合环形支架。支架由一个近端5/8全环组件组成,并结合皮质骨截骨术、近端延长及远端加压技术。本图为距骨完全切除后的重建手术。H. 双节段支架的临床照片。近端5/8全环通过牵引组件连接于固定胫骨中段的双环。足部组件通过方形螺帽进行加压。外侧开放性伤口会继发性愈合。

- 保留外踝毫无益处。
- 从外侧切口切除外踝,自外踝近端5~6 cm处行自外上方向内下方的斜行截骨。
- 小心地掀起覆盖外踝表面的筋膜。
  - 完成截骨后,深层可用筋膜闭合覆盖外侧组织。
- 外侧切口可暴露跟骨后关节面、跟骨外侧部及前突。
  - 切口向远端延伸不要超过腓骨肌腱,以免损伤腓肠神经。
- 经内侧切口暴露舟状骨、距骨颈及跟骨内侧关节面。
- 评估胫骨远端关节面及跟骨后关节面。
  - 若跟骨后关节面完整,清除关节软骨,暴露软骨下骨直至可见渗血的骨组织。
- 清除内侧关节面的关节软骨,使跟骨前、中关节面齐平。
- 以一定角度切除后侧胫骨远端关节面,使之与跟骨后关节面相匹配,并清除胫骨远端关节面中部软骨(技术图2B、C)。
- 若距骨颈骨质仍具活性,则切除胫骨远端前侧关节面,使之与距骨颈相匹配,并磨平前侧胫骨远端下关节面,使之与跟骨前、中关节面外形相匹配(技术图2B)。
- 切除胫骨及跟骨少量骨组织,使胫骨及跟骨良好匹配。
- 评估跟骨-胫骨力线。
  - 当将胫骨压至跟骨上时,足底及足跟应处于同一水平面。
  - 足部应处于旋转中立位或轻度外翻位。
  - 应避免马蹄足畸形。
  - 功能位为踝关节跖屈中立及轻度背伸。
  - 如果融合后呈马蹄足,术后患者需穿着带鞋跟的皮鞋以适应融合位置不佳。
- 胫骨远端关节面截骨应与跟骨相匹配,这样一旦将胫骨压至跟骨上时,截骨端的应力可纠正足部力线。
  - 如果截骨不正确,环形支架提供的加压作用可致融合端力线不佳。
- 如果距骨因感染已被切除,需改变胫骨远端前侧关节截骨方式(技术图2C)。
- 清除舟状骨表面软骨,直至看见渗血骨组织。
- 塑形前侧胫骨远端关节面,使之与舟状骨的凹面外形相匹配。
- 磨平胫骨远端前下侧关节面,使之与跟骨前部相匹配。
- 如果距骨头缺失,融合位后胫骨相对于中足更靠前。
- 由于胫骨位于前方,胫骨远端后侧关节面截骨较少。
- 通常情况下,需调整胫骨远端关节至跟骨的力线,慢慢地修剪骨块直至骨面良好吻合。
- 截骨完成后、伤口闭合前,对手术野进行彻底的低压冲洗以清除碎骨。
  - 若使用高压冲洗会破坏暴露的骨小梁[7]。
- 松开止血带,检查骨面是否有点状出血。
- 如果未见出血,则需要切除更多的骨块直至看见有活性的骨组织。
- 加压跟骨、手法调整力线,将1枚斯氏针从足底穿入胫骨干(技术图2D)。
  - 在稍后利用的环形支架进行加压的过程中,该钢钉将导引跟骨至正确的位置。
- 深层组织用可吸收线缝合,皮肤用尼龙线做垂直褥式缝合,逐层闭合切口。
- 缝线保留3~4周,待伤口充分愈合后拆线。
  - 勿用皮钉闭合伤口。
- 将跟骨短缩融合至胫骨会导致软组织于水平面扩张(圆柱体压缩会导致圆柱体直径增大)(技术图2E)。
- 为了便于闭合切口,可用斯氏针牵引跟骨,在保持下肢适当长度下缝合切口。
  - 软组织水肿及纤维化程度会影响一期短缩融合的效果[9,13]。
  - 如果存在严重的水肿及纤维化,一般不可能一期短缩患肢,可能需要延期短缩以加压融合。
  - 术者测量短缩的效果。
- 如果跟骨压缩至胫骨远端关节面后足部皮肤出现青紫,可能需要延期短缩重建。
- 环形支架可组装为单节段或双节段结构(技术图2F、G)。
  - 环形支架应与软组织之间保留2 cm间隔。
  - 大多数支架用160 mm或180 mm环形组件组装。
- 如果患者需行近端牵引成骨,则支架近端使用5/8全环形组件、小腿中段双环形组件及足部固定组件组装。
- 如果患者身体条件不允许进行肢体延长手术(晚期糖尿病、烟瘾、缺血性血管病、激素依赖或精神病),用一个双环小腿固定组件和一个足部固定组件组装成单边支架。
- 仔细评估患者牵引成骨的能力。
- 如果融合失败,膝关节以下截肢是挽救性手术方式。
- 如果身体条件较差的患者已行近端骨皮质截骨术,那么可能不能做膝下截肢。

近端延长

- 将近端环形组件及小腿环形组件组装成一个单元组件。
  - 将一个5/8或2/3环用3个3.0 cm六角形锚座连接至全环,组装成近端环形组件(技术图3A)。
  - 将2个环用4根120 mm或150 mm带螺纹金属杆连接组装成小腿环形组件(技术图3B、C)。
  - 用4根40 mm牵引套杆连接近端组件及小腿环形组件。
  - 于胫骨平台下方15 mm,与下肢力线3°内翻的方向钻入一根水平参照橄榄针。
- 根据参照橄榄针的内翻角度定位支架与胫骨干轴线的力线关系(技术图3D)。
  - 将支架安装于胫骨中部,并与软组织保留一定的间隔(技术图3E)。
  - 注意观察小腿后方腓肠肌,确保其与支架间留有一定的间隙。
- 收紧水平参照针至110 kg。
- 支架的中心应与胫骨干力线一致。
  - 如果力线不位于中轴,可于外侧或内侧参照针下方放置垫圈以纠正力线。
- 在该步骤的操作中,助手应支撑住小腿远端及足部以避免穿针时位置变动而损伤软组织。
- 足跟下方垫无菌巾同样可避免移位。
- 定位小腿远端环形组件与胫骨的力线关系,于前后位钻入一根5 mm半钉。用通用Rancho立方体组件将半钉固定于远端环上(技术图3F)。
  - 侧位观时,通用立方体组件可使环与小腿力线垂直。
- 也可横行置入橄榄针定位远端固定组件(技术图3C)。
- 支架定位以后,从前至后置入第2根5 mm半钉于小腿中段固定组件上。
- 然后于双环间,与两根前后向钢针呈90°方向置入1根内侧半钉。
  - 对于体型较大的患者可置入第2根内侧半钉。
- 经内侧面置入橄榄针,将近端5/8全环形组件固定于全环的下面,并置入1根钢针穿过腓骨头,经胫骨平台前内侧穿出。
- 用2根带螺纹杆于环的后内侧及后外侧将踏板连接于小腿中段固定组件(技术图3G)。
  - 螺纹杆应超长约50 mm。
- 于跟骨结节从外向内置入1根水平参照针。

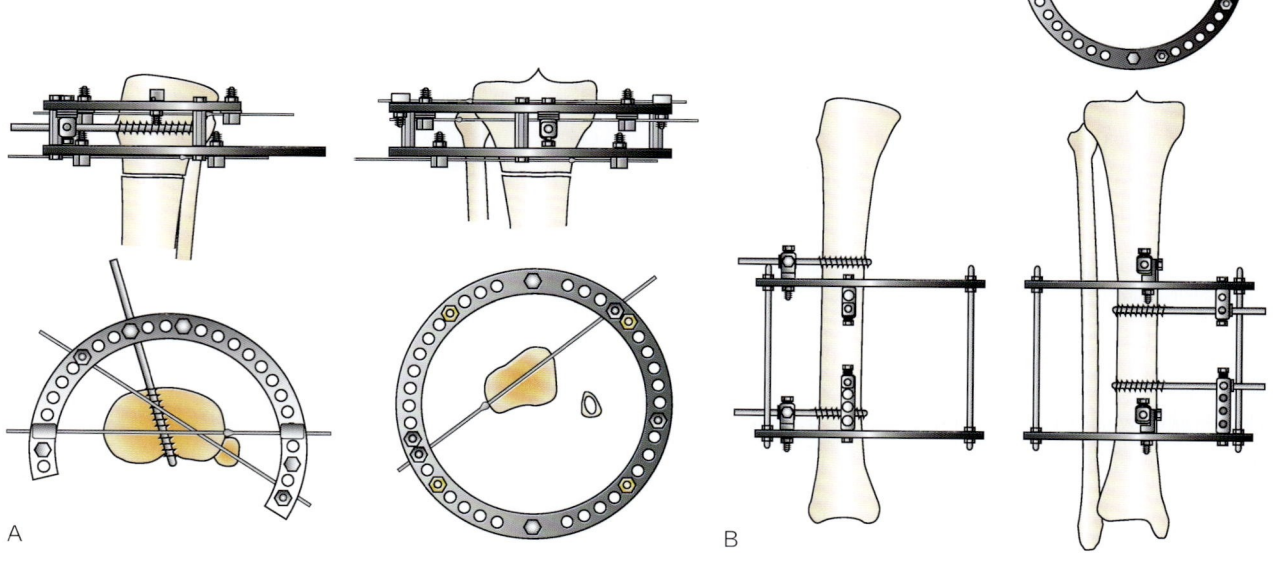

技术图3 A. 5/8全环近端固定组件。5/8环通过3个3 cm六角形锚座连接至全环。关节下方15 mm处以内翻3°的方向置入水平参照针。将1根光滑钢针置入腓骨头。如果腓骨头未固定,延长过程中腓骨会将小腿往下拖。内侧面钢针固定于全环前面。皮质骨截骨完成后,前内侧方向置入1根5 mm半钉。将5/8环旋至外侧以便于钻入腓骨头钢针。B. 通过2根前后向5 mm半钉安装至通用Rancho立方体组件上,将胫骨干双环固定组件以与胫骨呈垂直的方向固定于胫骨上。Rancho立方体组件可使固定组件垂直向固定。一旦固定组件定位后,再置入1~2根内侧钢钉。远端环形组件位于融合端上方6 cm处。

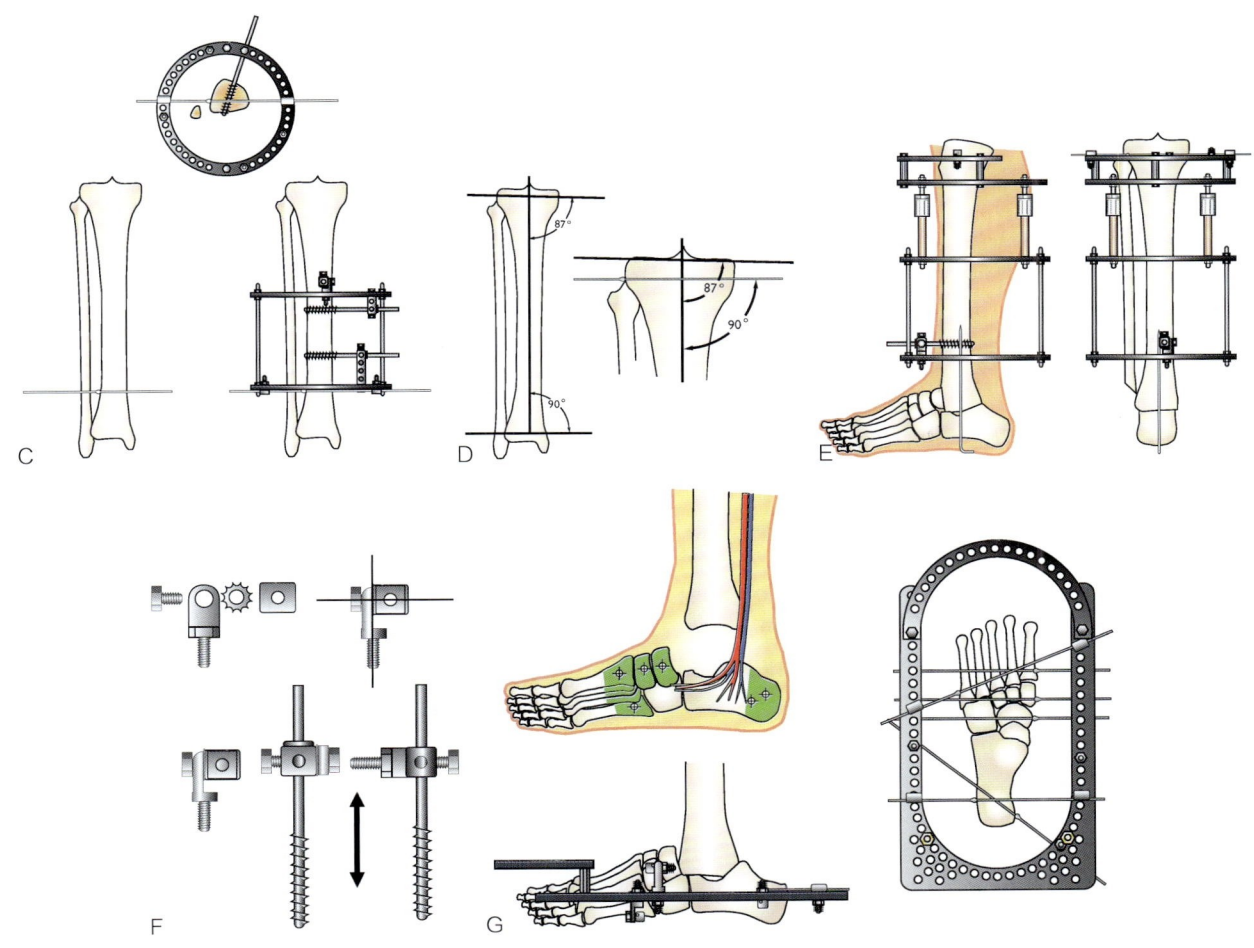

技术图3（续） C．另一种方法是于胫骨远端关节面上方置入水平参照针以定位稳定基座。钢针需从后方钻入至胫骨干，以避免损伤胫前动脉。远端钢针应位于融合端近端约6 cm处。D．胫骨平台关节面与胫骨干呈87°内翻。与胫骨干呈90°的水平参照针应更靠近内侧平台。E．通过40 mm牵引杆连接近端5/8环形组件与胫骨干双环组件。通过将1根5 cm半钉固定于远端环上，将支架固定于近端参照针上。手法调整这两个固定点，使支架与胫骨干垂直。双环应与后方腓肠肌及踝关节前方软组织之间留有一定的间隙。F．通用Rancho立方体组件的固定。通过对三条轴线上钢钉的调整，使支架与胫骨干呈垂直关系。直接安置于环上的Rancho立方体组件用于连接固定环与半钉。如果半钉位置不满意，环形组件位置将不佳。G．足部固定组件由一个前方开放的长踏板及一个半环组成。环形组件延伸至足趾，以避免床单刺激足趾。术者应避免钢针刺穿胫后神经或足底神经。将2根橄榄针从相对方向置入跟骨，另2根橄榄针从相对方向置入前足。

- 将患足压紧至斯氏针上，直至跟骨与胫骨的对位对线良好。
- 于足板上手法复位患足，控制旋转，定位融合力线。
  - 收紧钢针前，用1根半钉于前方关闭足板。
  - 收紧钢针至100 kg，并拧紧固定螺栓。
  - 如果力线不满意，可重复以上步骤。
- 将2根螺纹杆连接至踏板前方，将螺纹杆连接于扩展板上。
- 从对侧置入橄榄针，穿过楔骨及跖骨基，稳定前足。
- 从跟骨结节后内侧置入第2根钢针至踏板上方的跟骨前外侧壁。
- 患足一期短缩，评估血运情况。
  - 应可见毛细血管充盈。
- 可用多普勒探测仪检查足背动脉及胫后动脉搏动及血运。
  - 如果血运良好，将患足维持于短缩位。
  - 如果足部皮肤青紫，多普勒探测仪探查不到动脉搏动，可通过延长胫骨固定组件与足部环形组件之间的螺纹杆缓慢牵引患足。
  - 一旦探及动脉搏动，锁定连接杆。
- 该位置会在胫骨与跟骨间留有一定的间隙。
  - 术后几天后，延期短缩以慢慢闭合间隙（技术图4）。

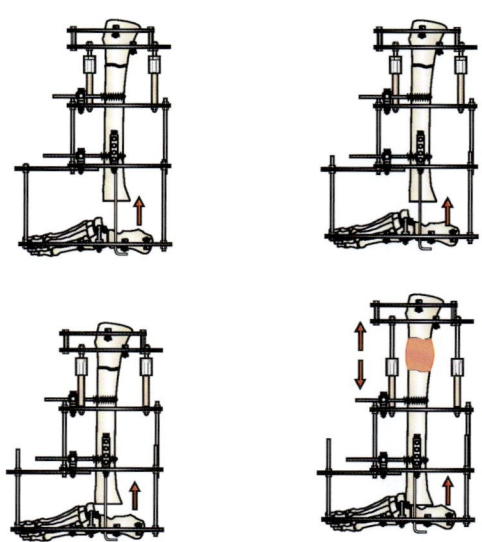

技术图4　延期短缩技术。足部固定组件以每次1 mm、每天4次进行加压,直至胫骨-跟骨融合端完全加压。跟骨-胫骨Steinmann钉在加压过程中可定位足部力线。胫骨近端延长直至双下肢等长。

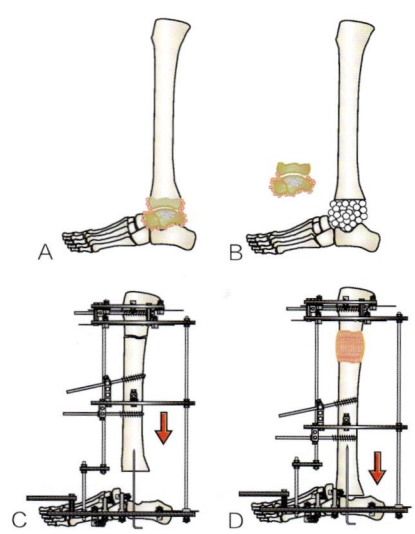

技术图5　骨迁移式的融合技术。A. 胫骨远端关节面及距骨感染。B. 切除后骨缺损间隙超过5 cm。C. 骨迁移术前,Ilizarov支架维持小腿长度。D. 插入迁移至对接。对接处翻修可改善力线。同样也可使用这种结构的立体支架。通过一期短缩3 cm结合插入迁移技术以闭合骨缺损间隙。环形支架的作用可转变为延长支架,以使双下肢等长。

- ○ 间隙以每次1 mm、每天4次的速度闭合,直至融合端获得加压。
- 如果胫骨远端关节面大量骨缺损超过5 cm,可采用骨迁移技术完成胫骨与跟骨的融合(技术图5)。
- 重新上止血带,用骨刀或Gigli摆锯完成骨皮质截骨。
- 截骨后,从胫骨结节内侧由前向后置入1根6 mm半钉。

- 术后6周可拔除固定融合处的Steinmann钉。
- 融合端加压后,从胫骨远端关节面的后内侧钻入2枚Steinmann钉至距骨头或舟状骨(技术图2D)。
  - ○ 这些钢钉可稳定距骨头与胫骨之间的活动,增加融合效果。

非延长技术

- 于胫骨远端使用稳定基座(技术图3B)。
- 从前后位方向置入2根半钉,固定于通用Rancho立方体组件上,并使环形组件与患肢力线垂直。
- 于融合端上方约6 cm处安置远端环形支架。
  - ○ 用1~2根5 mm半钉穿入胫骨内侧固定环形支架。

- ○ 另一种方法是于踝关节上方6 cm处置入1根水平参照针,然后将双环固定组件定位于参照针上,并从前后向置入2根钢针,及从内侧面置入1根半钉于环形组件上(技术图3C)。
- 对于骨质疏松的患者,可将整个固定组件用4根橄榄针固定于胫骨的安全区。
- 以前述方法将胫骨融合至跟骨。

要点与失误防范

- 足部呈中立位融合。若以马蹄内翻位融合将严重影响患肢功能(图4)

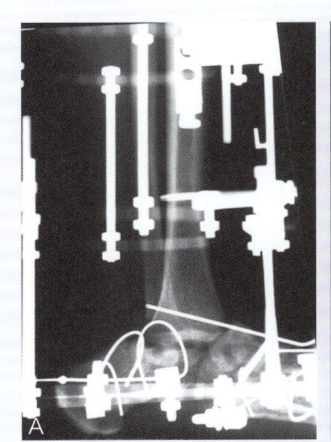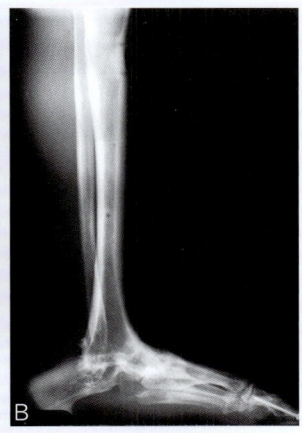

图4 A. 足部挤压伤伴距骨头和舟状骨缺损，行胫跟关节融合术。B. 全长胫骨和足侧位片准确评估足的位置。踝关节无活动，前足活动度减少，只有将足置于跖屈中立位并纠正旋转，才能获得有功能的足。可见近端骨迁移使下肢等长。

术后处理

- 术后2天内，每4个小时观察患足血供。
  - 如果足部有缺血表现，延长将足部支架连接于胫骨固定组件的螺纹杆，直至血供改善。
  - 延期短缩直至融合处加压(图5)。
  - 鼓励患者活动前足、足趾及膝关节。
  - 将橡皮带上的趾套安置于钢针支架上，以避免理疗时造成的足趾屈曲挛缩。
  - 术后引流量较大，术后第1天应更换敷料。
  - 开放伤口用生理盐水微湿敷料覆盖直至二期缝合创面。
  - 负压吸引敷料可作为另一种选择。
  - 至少2周后拆线。
  - 许多患者可能需在术后3～4周拆线。
- 对于无感染的患者，术后静脉使用抗生素2天。
  - 如果伤口愈合不佳，应连续7天使用抗生素。
  - 距骨感染性骨不连的患者应静脉使用针对感染微生

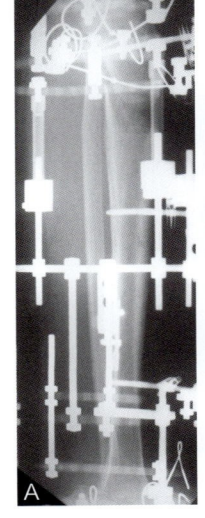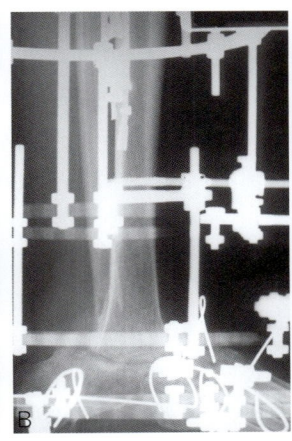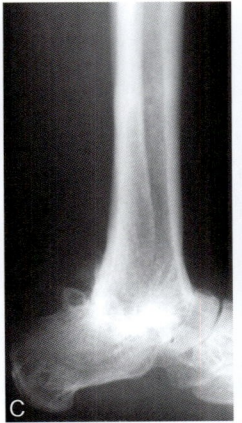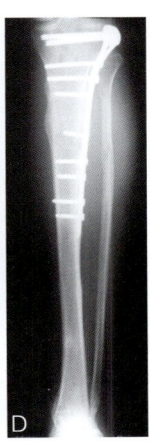

图5 A. 双边外固定支架的侧位X线片。小腿中段5/8全环组件及双环组件间的近端胫骨延长。B. 小腿中段及足间加压的胫-跟融合侧位X线片。C. 愈合的胫-跟融合，胫骨远端关节面与跟骨及舟状骨融合。D. 融合部位轴向力线的正位X线。患者骨迁移术支架拆除后出现外翻畸形，通过外侧锁定钢板重新纠正小腿力线。

物的抗生素,并适当延长用药时间。
- 目前,对于治疗期间是否需要延长抗生素使用时间或连续使用6周仍存在争议。
- 术后2周打开敷料,每天清洁针道。
- 手术切口愈合后,患肢可用肥皂及自来水清洗,并清除针道处的干性分泌物。
  - 3%双氧水仅用于清理肥皂水无法清除的痂皮。
  - 如需控制局部针道皮肤感染,可用头孢氨苄、甲氧苄啶-磺胺甲噁唑及环丙沙星。
- 对于环形支架治疗的患者,有些患者仅偶需使用抗生素,而另一些患者往往可能需要持续口服抗生素。
- 一般情况下,针道感染很少出现恶化。
  - 最常见的感染微生物是耐甲氧西林金黄色葡萄球菌。
  - 应静脉使用万古霉素1周以控制针道感染。
  - 如果治疗失败,则应取出钢针。
- 术后6周取出足底、距骨颈及舟状骨的Steinmann钉。
  - 患者可进行部分负重,在随后的数月,负重量逐渐增加至体重的50%。
  - 行走时可穿着沐浴凉鞋。
  - 可用全足底鞋垫垫高凉鞋以保证双下肢等长,并随着肢体延长,逐渐削减鞋垫高度。
  - 由于足部钢针固定,大部分患者无法忍受完全负重。
- 近端延长的速度为0.25 mm(1/4圈),一天2次。
  - 对于年轻患者,可每8小时调整1次,每次0.25 mm。
  - 患者可于术后3~4天疼痛完全缓解后开始延长。
  - 一开始延长的速度为每次0.25 mm,一天2次。
    - 如果患者有坚固的新生骨形成,延长速度可增加至每8小时1次,每次0.25 mm。
  - 逐渐延长患肢直至双下肢等长(图4)。
  - 绝大多数患者要求双下肢等长而不是患肢短缩2 cm。
  - 牵引指数为1.5~2.0个月延长1 cm。
  - 对于胫骨骨缺损的患者,延长长度需超过5 cm,可能需要环形支架延长超过10个月。
  - 有些患者在延长完成前,融合端即已愈合。
  - 近端迁移完成后即可拆除足部支架。
- 胫-跟融合愈合需要6个月。
  - 每次随访时将踏板压紧1~2 mm以在整个治疗过程中维持其加压作用。
  - 麻醉下拆除外固定支架。
  - 使用短腿行走管型,患者可在部分负重情况下行走。
  - 患者继续部分负重行走直至确定胫-跟融合处骨愈合,且近端迁移骨的内、外及后侧皮质生长良好。
  - 通常患者随访时,已能带着支架在房间中完全负重行走。
- 为了增加传导至迁移部位的应力,拆除支架前应将支架调至中立位。
  - 该步骤可通过放松牵引片,以中和牵引力。
  - 于中立位拧紧螺栓固定杆,观察患者数周确定再生骨皮质足够坚固,以避免塌陷。
  - 全麻下拆除支架。
  - 支架拆除后2周管型固定患肢。
  - 拆除支架及石膏后摄片以评估迁移骨及融合处愈合情况。
  - 可使用带有摇摆鞋底的骨折行走支具。
  - 患者50%负重4周。
  - 患者可在手杖支持下完全负重,并在随后的时间里逐步增加活动量。
  - 活动仅限于平地行走及患肢承受轻度应力。
  - 拆除支架后1年可见骨迁移和融合处已愈合,可逐渐增加患肢的应力(图5C、D)。
  - 患者自选加衬垫的圆跟步行或训练鞋。
  - 对于未行近端骨迁移的患者,为了使双下肢等长,可在鞋内加鞋垫垫高3~5 cm。
  - 如果患足轻度外翻或内翻畸形,可使用矫形支具改善站立或行走时的足部应力负荷。
  - 长期随访提示距舟关节内骨赘形成,造成关节炎性疼痛。

预后

- 在我们的病例研究中,11名患者术后平均AOFAS评分为65分[12]。
  - 患者丧失体育活动或体力劳动能力。
  - 患者工作能力降低至轻度或久坐的工作。
  - 患者仍可骑摩托车或驾车。
  - 患者可感受到双下肢因支配足与踝关节的肌肉萎缩所致的双下肢不对称。
  - 无患者考虑行截肢术。
  - 术后长期随访可能发现中足关节炎。

并发症

- 骨迁移失败是主要并发症。
  - 牵引指数为1.5~2.0个月延长1 cm。
  - 负重可刺激骨生长,因此治疗过程中,应鼓励患者体重50%的负重量。
  - 牵引完成后可使用外生骨刺激器(Smith & Nephew, Memphis, TN)。
  - 如果发现成骨较差,牵引处植骨同样可刺激新生骨生长。
- 如果支架拆除后发现迁移处畸形，可通过几种方法处理：
  - 如果成角小于5°，患者可佩戴膝关节支具，并且非负重6周。
  - 如果畸形角度更大，可安置第二个环形支架，纠正成角畸形，并延长支架固定的时间。
  - 另一种方法是跨迁移端，于胫骨干的内侧或外侧放置锁定钢板（图5D）。
  - 骨迁移处成骨较差的患者，同样也可使用髓内钉固定。
  - 外固定支架术后，钉道必须无感染才可行内固定术。
  - 患者在拐杖支持下50%负重行走直至骨迁移处愈合。
- 融合失败与患者身体情况直接相关。
  - 如果外固定支架术后6个月仍未骨愈合，即使延长支架固定的时间也不能改变最终结果。
  - 如果患者平素身体条件良好，也未使用激素类药物，可考虑行融合翻修术。暴露会师端，清理纤维组织。修剪骨断端至有血供的骨组织（图6）。
  - 长期使用激素的类风湿关节炎患者更易出现融合端骨不连。
  - 类风湿关节炎患者可使用管型，并应鼓励其行走。
  - 活动的骨不连会形成类似于表面置换术后的假关节，允许患者独立行走（图7）。
  - 我们观察了4名假关节形成的患者数年，这些患者均能参加日常活动。

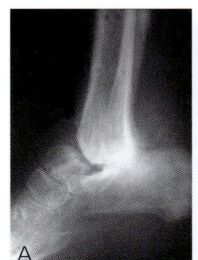 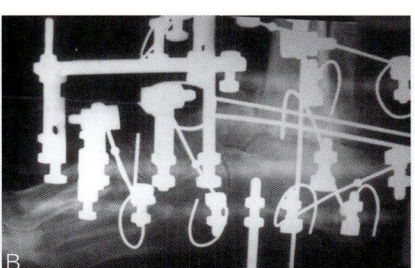 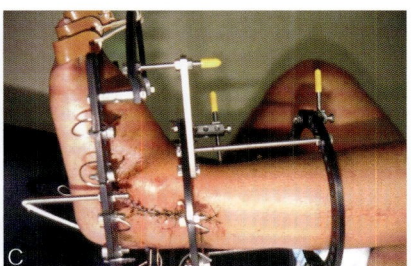
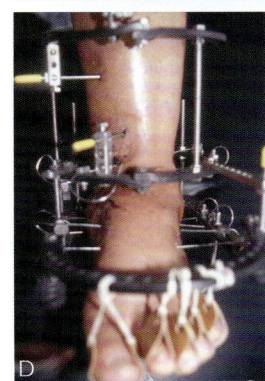 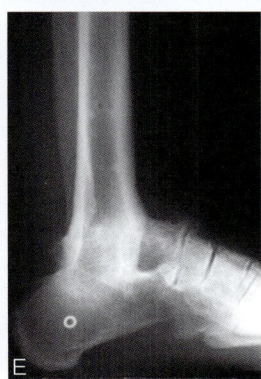 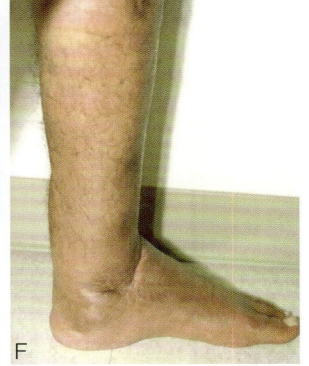
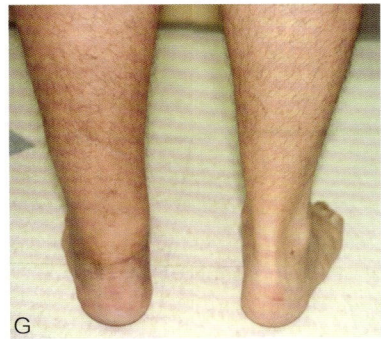

图6 A. Ilizarov支架加压后胫骨端和跟骨、距骨头之间仍然骨不连。B. 会师端用Steinmann针从跟骨打入胫骨，距骨头打入胫骨干骺端前侧。C. 在胫骨远端和足部环支架用固定夹块连接固定。足部组件远端环用内六角螺母连接。用橡皮筋绑带预防足趾屈曲挛缩。D. 足部处于跖屈中立位。注意钢针在足部的穿出位置。E. 胫跟融合后7年随访。可见距舟关节反应性骨增生。F. 足部位于90°位，伤口愈合。必须要避免马蹄足畸形。G. 足部在地面上的力线，足跟轻度外翻，理想的位置是第1和第5跖骨头负重基本相同。

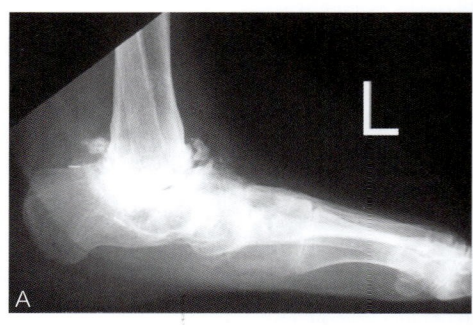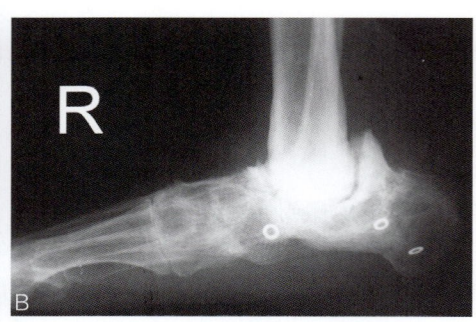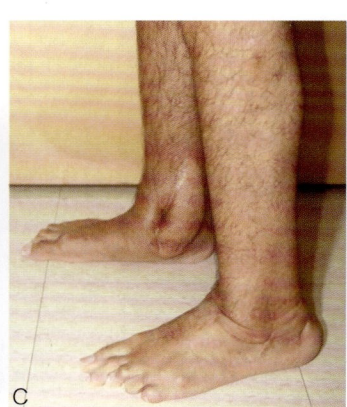

图7 A、B. 因踝关节融合术后感染及全踝置换术后感染而行双侧胫-跟融合骨不连。患者平时使用大剂量激素。感染已根除。C. 摄片见双侧胫-跟融合骨不连，伴纤维性假关节形成。内踝游离皮瓣覆盖。患者长距离旅行时使用踏板车，但仍可独立行走并进行日常活动。

（苏琰 译，施忠民 审校）

参考文献

[1] Blair HC. Comminuted fractures and fracture dislocations of the body of the astragalus: operative treatment. Am J Surg 1943;59:37-43.

[2] Brewster NT, Maffulli N. Reimplantation of the totally extruded talus. J Orthop Trauma 1997;11:42-45.

[3] Canale ST, Kelly FB Jr. Fractures of the neck of the talus. Long-term evaluation of seventy-one cases. J Bone Joint Surg Am 1978;60(2):143-156.

[4] Dennis MD, Tullos HS. Blair tibiotalar arthrodesis for injuries to the talus. J Bone Joint Surg Am 1980;62(1):103-107.

[5] Dennison MG, Pool RD, Simonis RB, et al. Tibiocalcaneal fusion for avascular necrosis of the talus. J Bone Joint Surg Br 2001;83(2):199-203.

[6] Detenbeck LC, Kelly PJ. Total dislocation of the talus. J Bone Joint Surg Am 1969;51(2):283-288.

[7] Dirschl DR, Duff GP, Dahners LE, et al. High-pressure pulsatile lavage irrigation of intraarticular fractures: effects on fracture healing. J Orthop Trauma 1998;12:460-463.

[8] Hiraizumi Y, Hara T, Takahashi M, et al. Open total dislocation of the talus with extrusion (missing talus): report of two cases. Foot Ankle Int 1992;13:473-477.

[9] Hutson JJ. Appendix 2: acute shortening to reconstruct fractures and post traumatic deformities with Ilizarov fixators. Tech Orthop 2002;17:110-111.

[10] Johnson EE, Weltmer J, Lian GJ, et al. Ilizarov ankle arthrodesis. Clin Orthop Relat Res 1992;(280):160-169.

[11] Kile TA, Donnelly RE, Gehrke JC, et al. Tibiotalocalcaneal arthrodesis with an intramedullary device. Foot Ankle Int 1994;15:669-673.

[12] Kitaoka HB, Alexander IJ, Adelaar RS, et al. Clinical rating systems for the ankle-hindfoot, midfoot, hallux, and lesser toes. Foot Ankle Int 1994;15:349-353.

[13] Lowenberg DW, Van der Reis W. Acute shortening for tibia defects: when and where. Tech Orthop 1996;11:210-215.

[14] Mann RA, Chou LB. Tibiocalcaneal arthrodesis. Foot Ankle Int 1995;16:401-405.

[15] Marsh JL, Saltzman CL, Iverson M, et al. Major open injuries of the talus. J Orthop Trauma 1995;9:371-376.

[16] Ptaszek AJ. Immediate tibiocalcaneal arthrodesis with interposition fibular autograft for salvage after talus fracture: a case report. J Orthop Trauma 1999;13:589-592.

[17] Rochman R, Jackson Hutson J, Alade O. Tibiocalcaneal arthrodesis using the Ilizarov technique in the presence of bone loss and infection of the talus. Foot Ankle Int 2008;29(10):1001-1008.

[18] Russotti GM, Johnson KA, Cass JR. Tibiotalocalcaneal arthrodesis for arthritis and deformity of the hind part of the foot. J Bone Joint Surg Am 1988;70:1304-1307.

[19] Sanders DW, Busam M, Hattwick E, et al. Functional outcomes following displaced talar neck fractures. J Orthop Trauma 2004;18:265-270.

[20] Urquhart MW, Mont MA, Michelson JD, et al. Osteonecrosis of the talus: treatment by hindfoot fusion. Foot Ankle Int 1996;17:275-282.

[21] Smith CS, Nork SE, Sangeorzan BJ. The extruded talus: results of reimplantation. J Bone Joint Surg Am 2006;88(11):2418-2424.

[22] Weber M, Schwer H, Zilkens KW, et al. Tibio-calcaneo-naviculo-cuboidale arthrodesis: 6 patients followed for 1-8 years. Acta Orthop Scand 2002;73:98-103.

[23] Whittle AP, Dresher BD, Giel T. Open fractures and dislocations of the talus. Podium presentation at the Orthopaedic Trauma Association Annual Meeting, October 2004, Holywood, FL.

第89章 同种异体股骨头移植治疗大面积距骨缺损

Femoral Head Allograft for Large Talar Defects Using a Lateral Approach

Bryan D. Den Hartog, Jr.

定义

- 伴有塌陷或感染的距骨头缺血性坏死(图1A)是采用同种异体股骨头移植的指征之一。
- 全踝关节置换失败而无足够的骨组织残留致无法行翻修术(图1B)同样是同种异体股骨头移植的指征。
- 由于畸形纠正可造成外侧软组织张力明显增加,导致软组织坏死及伤口愈合不佳,因此,使用股骨头移植治疗后足严重外翻(>25°)的患者是不恰当的。对于这类患者,短缩内侧踝关节后的胫-跟融合可能更恰当。

体位

- 在全麻或脊髓阻滞麻醉下,患者仰卧位于手术台上,屈曲同侧髋关节以便于下肢内旋。
- 下肢常规备皮、消毒铺巾,Esmarch 绷带驱血后大腿上止血带,压力250 mmHg。

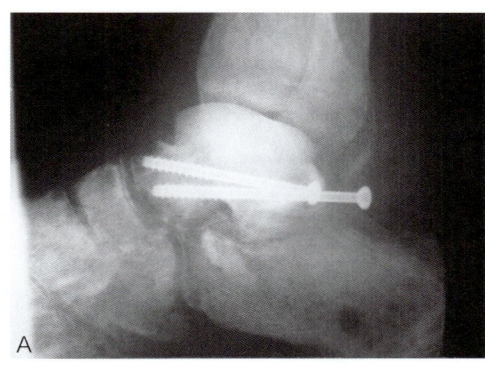 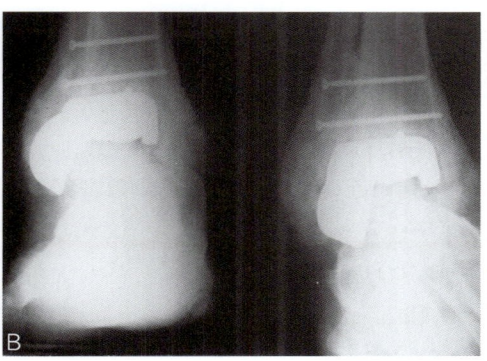

图1 A. 侧位片显示开放骨折-脱位后距骨体缺血性坏死及感染。B. 伴有距骨骨量严重丢失的全踝置换术后影像学。

准备同种异体移植

- 自踝关节上方6 cm处,沿腓骨远端做长12~14 cm外侧切口,沿腓骨肌腱前缘向远端延伸切口至腓骨结节(技术图1A)。
- 小心地向后方牵开肌腱暴露腓骨远端、外踝及距下关节。
- 关节上方6 cm处行腓骨截骨,然后切除骨块并制成颗粒状用于植骨(技术图1B)。
- 清除缺血坏死骨组织,取出内固定,清除骨赘,直至可见有活性的骨组织(如胫骨远端关节、距骨头、距骨颈及距下关节后关节面)。
- 选择与骨缺损部位匹配的全髋置换髋臼锉(技术图1C)。
- 只有将胫骨、距骨颈及跟骨的软骨下骨充分清除,才能充分暴露有活性骨组织,并将骨质更软的跟骨与移植的股骨头融合。
  - 如果术中助手能将足与踝关节维持在理想的位置,术者即可对缺损处安全地进行扩髓,而不会引起踝关节剧烈摆动。
  - 无需临时固定:因为即使内植物及坏死骨取出后,踝关节仍保持相对稳定。
- 将踝关节及后足保持于中立位,对缺损处进行扩髓(技术图1D)。理想的融合位置为踝关节背伸/跖屈中立位,后足外翻5°左右。
- 使用扩髓钻时,注意用直角拉钩或Hohmann拉钩保护踝关节周围软组织很重要。
  - 保留骨屑,并将其与颗粒状腓骨混合用以植骨。

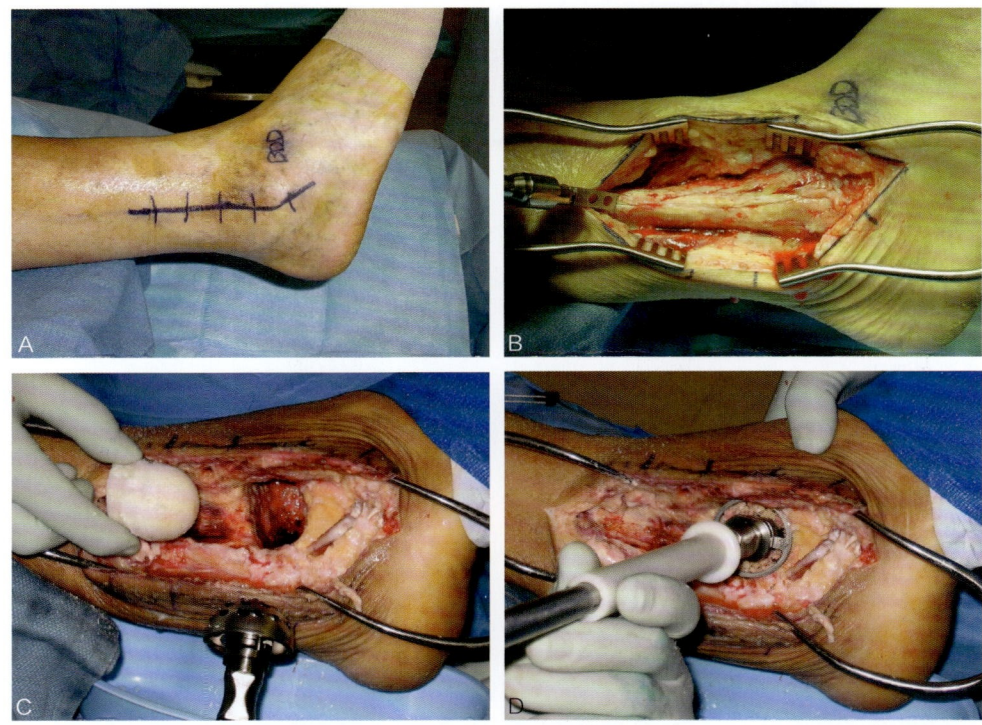

技术图1 A. 患者置于仰卧位，经腓骨远端及后足外侧做外侧切口。B. 腓骨截骨暴露踝关节、距下关节及跟骨外侧部。C. 距骨切除后形成的缺损用全髋置换髋臼锉测量其大小。D. 对缺损处周围扩髓直至暴露胫骨远端、距骨颈及跟骨骨松质。

准备和放置同种异体骨

- 手术开始时将同种异体股骨头于温盐水水浴中解冻，并放置于骨钳（Allogrip Vice，DePuy）内，用骨钳的三点把持股骨颈。
- 凹型扩髓钻的大小与用于缺损处扩髓的凸型扩髓钻相等，用于去除同种异体骨的皮质（技术图5、6）。
  - 最好磨除股骨头2~3 mm深，避免过度磨除降低移植物的支撑强度（技术图2A~C）。
- 对于仍有硬化骨的股骨头区域可多次钻孔，以便于融合。
- 将大小相近、已去除皮质的同种异体骨置入缺损部位（技术图2D）。

- 检查足与踝关节是否处于中立位（如踝关节背伸/跖屈中立位，后足5°外翻及足部相对于胫骨旋转中立位）。由于所植的股骨头为圆形，因此，踝关节及后足很容易地就能置于正确的力线位置。
- 股骨颈与胫骨外侧齐平，将植骨取出，用大型摆锯截除股骨颈。
- 骨泥植骨，将自体腓骨及扩髓产生的骨泥置于缺损处，以填满融合处周围的间隙（技术图2E）。
- 再用凸型扩髓钻在移植物对应部位均匀打磨。
- 然后将股骨头回植于缺损处，再次检查力线，以保证所植股骨头与外侧融合面齐平。同样的，由于股骨头与受区之间的匹配非常稳定，因此无需临时固定。
  - 这样可以毫无阻碍地放置角钢板。

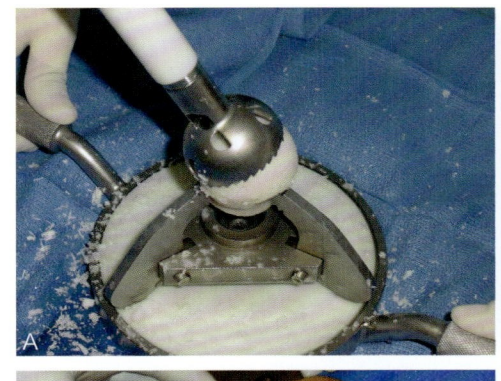
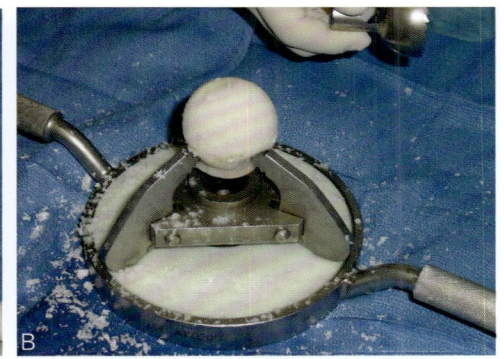
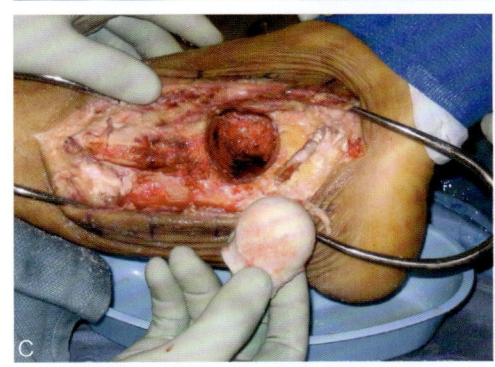
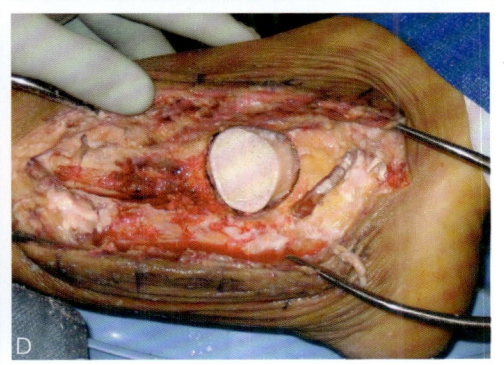
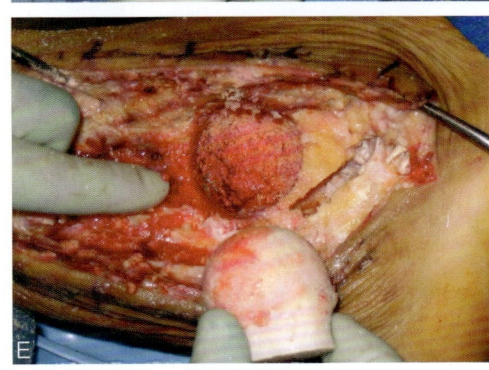

技术图2 A. 解冻冷冻的同种异体骨骨头,并置于Allogrip骨钳内(DePuy)。B. 凹型扩髓钻(DePuy)用于去除同种异体骨的软骨下骨,以暴露骨松质及测量植骨大小。C. 将所植股骨头置于缺损处内,以确定合适的大小。D. 将所植股骨头置于缺损处内,以确定合适的大小。E. 尺寸测量完成后,将扩髓产生的骨泥填充于缺损基底部,然后反置扩髓钻用于分散所植骨泥。

置入钢板及螺钉

- 将90°角钢板沿外侧融合面、胫骨及股骨头植骨处前后面的中线放置,以确定所需钢板大小。
- 就个人经验而言,用6~8枚骨皮质螺钉自胫骨近端向股骨头植骨处进行固定较为理想。因此,需要使用长度合适的角钢板,并根据骨的质量决定。
  - 一般情况,若植骨上方的胫骨需要置入6枚骨皮质螺钉,则需要使用9孔的角钢板。
- 钢板的成角末端应与跟骨体中心呈一直线,以保证最大的把持力,并可将插入时造成跟骨骨折的风险降至最低。
  - 通常,6~8孔的短角钢板较为适合。
- 选择合适大小的钢板后,将钢板沿外侧融合区倒置,因此,钢板刃指向外侧(技术图3A)。该技术允许以合适的角度置入导针及钢板刃。
- 检查螺钉孔排列,保证至少有1个螺钉孔位于跟骨处、1个螺钉孔位于同种异体股骨头处、2~3个螺钉孔位于胫骨远端。
- 用导针穿过角钢板的空心孔至跟骨远端皮质。
  - 将钢板从导针处抽出。
  - 由于钢板理论上还存在沿跟骨上的远端导针旋转的可能,本人通常经钢板再置入第2根钢针。在近端用1枚螺钉固定以保证当移动或推压钢板时,近端位置不会再丢失,也不会存在矢状力线丢失或造成钢板位置不理想的潜在可能。
- 将钻孔器连接于钢板,沿导针插入角钢板(技术图3B、C)。因为40 mm角钢板容易顶穿内侧皮质而损伤血管神经束,因此我们通常使用30 mm角钢板。
  - 将钢板钻入跟骨时,确保有一名助手用软垫于对侧施以反作用力。
- 将另一根导针置入钢板近端的螺钉孔有助于避免插入过程中钢板弯曲或旋转。
- 钢板放置后,检查钢板角的位置,保证其未穿过跟骨内侧皮质。如果使用30 mm角钢板,一般不会穿过内侧皮质。
- 置入螺钉(根据骨的类型及质量,决定使用骨松质或骨皮质螺钉)(技术图3D)。对于跟骨内的角钢板,笔者较倾向于在钢板角上方、钢板远端螺钉孔内再置入1枚螺钉,以加强跟骨的固定。
- 将一枚7 mm骨松质螺钉从胫骨远端后外侧方向穿过所植股骨头,置入距骨头和距骨颈。
  - 透视确定导针位置。
  - 避免穿过距舟关节。
- 如果患者骨质疏松,或见融合部位微动提示固定于跟骨的角钢板不稳定,可将第2枚空心钉从跟骨结节处置入所植股骨头。笔者有近半数的患者需要通过第2枚螺钉来获得充分稳定的固定。
- 用剩余的自体骨填充融合处前、后及侧方残余的间隙。
- 放置引流,逐层缝合伤口,并使用厚层Jones敷料。

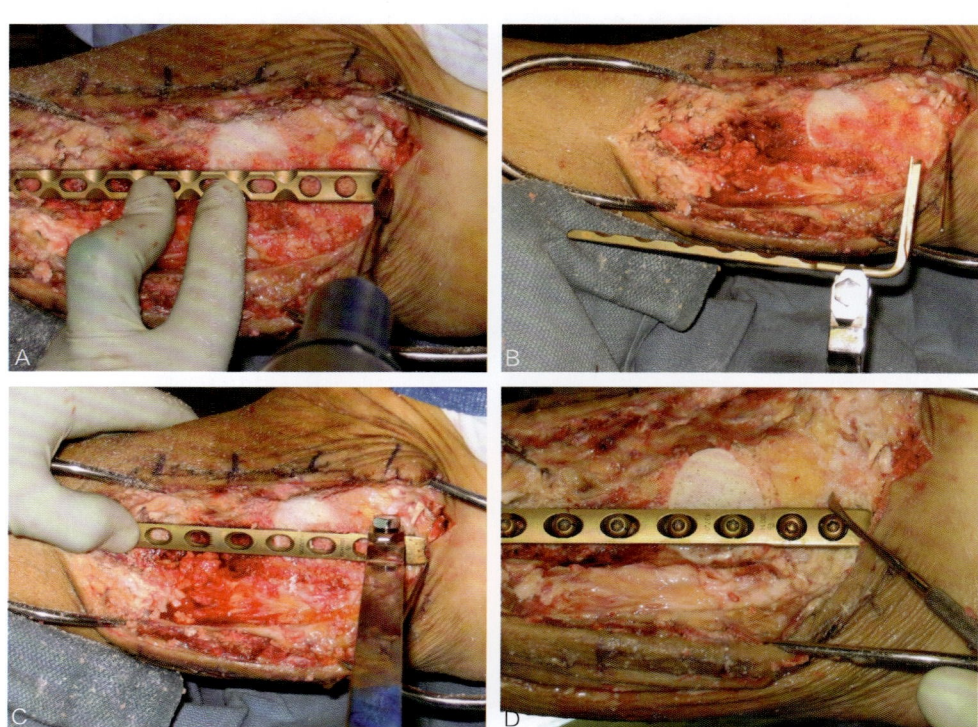

技术图3 A. 将钢板沿融合处倒置以确定钢板尺寸。将1枚导针从角钢板的螺钉孔处钻入至跟骨。B. 将角钢板从导针处抽出,并安装钻孔器。C. 沿导针将钢板置入跟骨内。D. 置入合适长度的螺钉固定。

锁定加压钢板技术

- 锁定钢板预弯后置于胫骨外侧、股骨头和跟骨面。切除跟骨外侧腓骨肌腱结节,便于钢板更好地贴附跟骨的外侧面。放置钢板前安装导针定位架(技术图4A)。
- 通过定位架在预弯钢板远端孔打入第1枚导针,拧入加压螺钉(7 mm空心钉)(技术图4B)。
- 螺纹应该在胫骨内侧干骺端内。
- 通过定位架,从跟骨后下方通过移植骨至胫骨远端前方干骺端打入第2枚7 mm空心拉力螺钉(技术图4C、D)。
- 根据固定的牢固程度,其余螺钉孔拧入锁定钉或非锁定钉(技术图4E)。

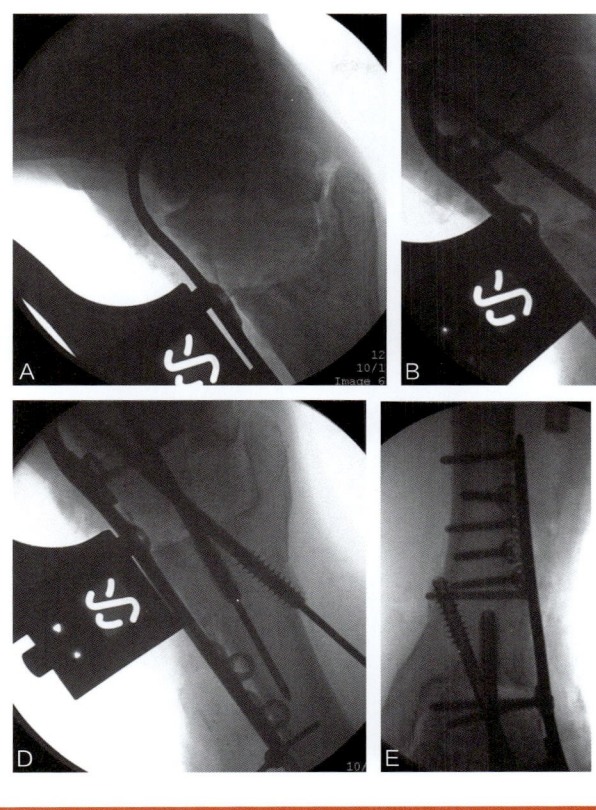

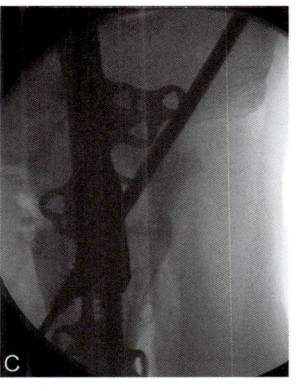

技术图4　A. 锁定钢板预弯后置于跟骨和胫骨远端外侧面。B. 正位透视，通过钢板远端打入第1枚7 mm拉力螺钉，螺纹在胫骨远端内侧干骺端内。C. 侧位透视，从足跟后侧向胫骨远端前侧打入第2枚7 mm拉力螺钉。D. 正位透视，通过瞄准支架打入两枚拉力螺钉的位置。E. 螺钉打完后最终的正位透视。

术后处理

- 术后10～14天打开厚层敷料。
- 患者短腿石膏制动6～8周，并允许部分负重。
- 如果术后2.5～3个月影像学检查显示所植的股骨头、植骨及跟骨间的融合处已愈合，可在行走支具保护下开始负重（图2A、B）。
- 建议术后3个月进行CT检查，评估融合关节面局部的愈合情况（图2C、D）。
- 建议所有患者应在鞋内使用非铰链式、轻型塑料足踝支具及解剖型软足跟垫保护足部关节。

预后

- 我们使用该技术行胫-距-跟关节融合治疗5名患者，时间超过3年[3]。
  - 4名患者于术后3个月影像学检查确定愈合，并在轻型塑料AFO的保护下负重。他们其中有1名患者后因心肌梗死死亡。
  - 第5名患者因严重后足外翻导致患肢瘫痪，且术后植骨处继发耐甲氧西林金黄色葡萄球菌（MRSA）感染导致外侧伤口皮肤裂开，该患者最后行膝关节以下截肢。
  - 4名治疗效果良好的患者，平均随访1年半。没有患者出现股骨头植骨塌陷，所有患者疼痛缓解效果好，未见肢体短缩。3名健存的患者为社区测距员，他们外出时佩戴轻型AFO以在超应力的情况下保护足部关节。
- 以往已有相关文献报道采用外侧角钢板螺钉系统行胫-距-跟关节融合治疗伴有严重踝关节畸形或不稳的Charcot踝关节骨折患者，可以获得异常稳定的固定效果[1]。采用角钢板固定进行这类关节融合手术的生物力学效果要优于髓内钉固定[2]。
- Myerson等[5]报道了采用前方入路的股骨头植骨填充大范围距骨体缺失。他们发现采用该方法对填充大面积缺损极其有效，并可避免严重肢体短缩。
  - Jeng等[4]最近的研究报道异体股骨头移植有50%不愈合率，但这项研究未使用更稳定的锁定钢板。
  - 尽管不愈合率比较高，大部分（70%）患者在减轻疼痛和提高功能方面得到了显著改善。

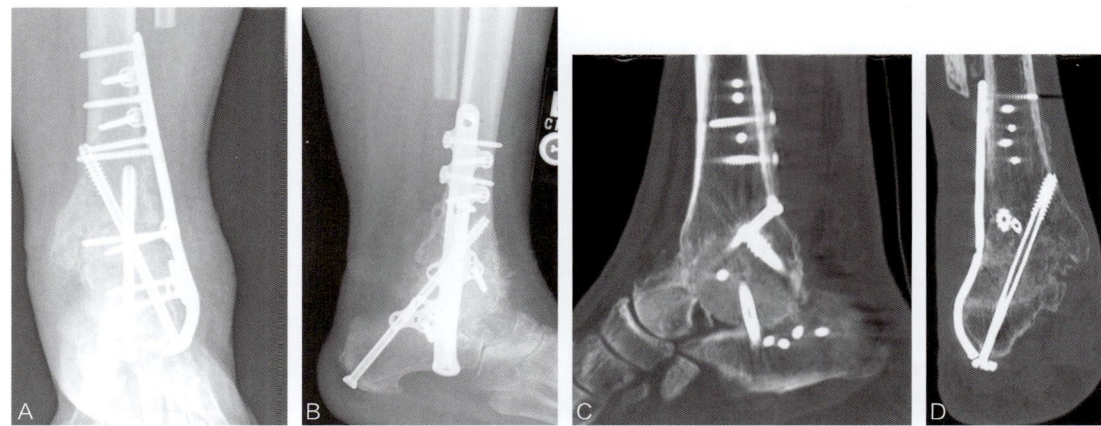

图2 技术图4中的患者，术后3个月。A、B. 摄片显示融合处逐步愈合。C、D. 矢状面和冠状面CT显示术后3个月移植的股骨头和胫骨、距骨、跟骨之间局部愈合。

（苏琰 译，施忠民 审校）

参考文献

[1] Alvarez RG, Barbour TM, Perkins TD. Tibiocalcaneal arthrodesis for nonbraceable ankle deformity. Foot Ankle Int 1994;15:354-359.

[2] Chiodo CP, Acevedo JI, Sammarco VJ, et al. Intramedullary rod fixation compared with blade-plate-and-screw fixation for tibiocalcaneal arthrodesis: a biomechanical investigation. J Bone Joint Surg Am 2003;85(12):2425-2428.

[3] Den Hartog BD, Palmer DS. Femoral head allografts for large talar defects. Tech Foot Ankle Surg 2008;7:264-270.

[4] Jeng CL, Campbell JT, Tang EY, et al. Tibiotalocalcaneal arthrodesis with bulk femoral head allograft for salvage of large defects in the ankle. Foot Ankle Int 2013;34(9):1256-1266.

[5] Myerson MS, Alvarez RG, Lam PW. Tibiocalcaneal arthrodesis for the management of severe ankle and hindfoot deformities. Foot Ankle Int 2000;21:643-650.

第90章 全踝关节置换失败后的挽救性手术——后方角钢板技术

Posterior Blade Plate for Salvage of Failed Total Ankle Arthroplasty

Mark Ritter, Florian Nickisch, and Christopher W. DiGiovanni

定义

- 全球全踝关节置换（total ankle arthroplasty, TAA）手术量逐年猛增。
- 一般需至少5年随访才能判断关节置换手术是否成功以及相关的存活率。因为大部分新的关节置换技术早期学习曲线较短，而后期常因聚乙烯诱发不同程度的溶骨而导致置换失败，因此，足踝外科专家必须面对日益增加的翻修或挽救性手术，即使是最新一代的全踝置换产品也不例外。
- 全踝融合失败可定义为临床表现明确的（如顽固性疼痛、不稳或力线不佳）或影像学证实的（进行性松动、下沉或溶骨）感染性或无菌性破坏。
- 感染性或无菌性内植物失败通常需要取出假体，并需要手术医生处理大范围的骨缺损。其他潜在问题包括伤口裂开、感染、下肢长度不等、瘢痕形成、不稳、力线不佳，当然，还有重建手术的选择问题，是选择复杂手术还是局限性手术。
- 由于踝关节解剖及骨储量的特殊性，特别是距骨骨储量有限，这类患者通常不可能再接受翻修手术，踝关节融合或胫距跟关节融合可能是唯一的挽救方法。
- 踝关节融合手术技术报道已久，通常采用前方或外侧入路。但由于周围软组织覆盖少、前次手术对软组织的损伤，可能造成伤口并发症，再加上对旋转、成角及纵向力线评估困难，很大程度地限制了入路及内植物的选择。
- 后方入路可为所有置换失败后重建手术提供血供最好且充分的软组织覆盖（通过一个手术切口），同样也便于髂后上棘的取骨、利用腓骨作为植骨来源促进愈合，还可确定下肢力线情况，并允许在张力侧使用较大的角固定内植物，以确保患者术后尽可能早期而安全地负重，该入路同样也便于术中透视及直视下评估融合位置。
- 由于腓骨很难满足全踝置换失败后所致骨缺损所需的植骨量，通常将腓骨原位保留作为重建的一部分更为有用，而不是在做外侧或联合前方入路时将其部分或完全截除。

解剖

- 小腿、踝关节及后足后方由数层血供丰富的软组织覆盖。
- 后方筋膜浅间隔包括腓肠肌-比目鱼肌复合体，并通过一层致密包埋的筋膜将其与深间隔分开。
- 后方入路时，沿中线浅层分离时应注意避免损伤腓肠神经及小隐静脉。
- 一旦打开后方浅间隔筋膜，腓肠肌-比目鱼肌复合体可以作为一整体向内侧或外侧牵开，或者做跟腱Z字形延长可迅速进入后方筋膜深间隔。
- 踇长屈肌为踝关节后方及后足的解剖标志，其位于后方筋膜深间隔内且肌腹位置很低，容易辨认。胫后血管神经束沿踇长屈肌腱内侧走行，穿过小腿下部进入足部，踇长屈肌为辨认胫后血管神经束的重要解剖标志（图1）。
- 一旦确认踇长屈肌，将踇长屈肌腱向内侧牵开，保护血管神经束，最大程度地暴露胫骨远端、踝关节及距下关节后部（图2）。
- 重建手术及内固定完成后，复位踇长屈肌及跟腱复合体，该区域的深部软组织床保证了内固定及植骨处的安全覆盖，可无张力地缝合皮下组织及皮肤。

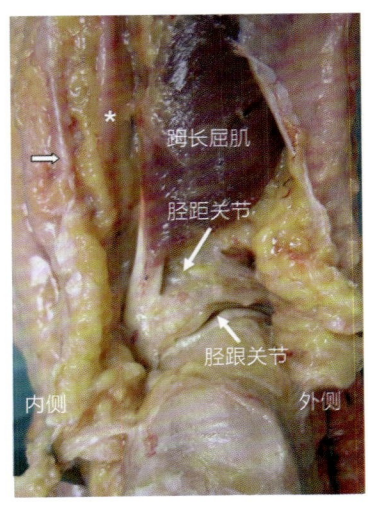

图1 踝关节后方解剖。星号示胫后神经；箭头示胫后动脉。

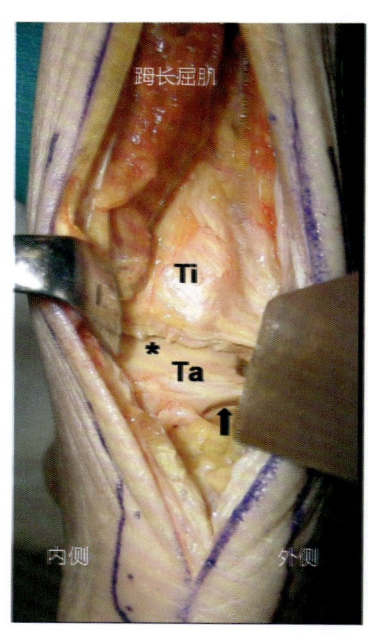

图2　向内侧小心地牵拉跨长屈肌，胫骨后侧（Ti）、距骨后侧（Ta）和距下关节（箭头）清晰可见。

发病机制

- 全踝关节置换失败可能由多种原因造成，但是，基于对髋关节及膝关节置换的研究，最重要的机制可能是无菌性置换失败，其可能由于聚乙烯长时间磨损、囊性溶骨、假体下沉至周围骨内、异位骨化或假体周围骨折、脱位所造成。感染性置换失败可能发生于关节置换术后任何时段，如果于非急性期出现感染性置换失败（术后 6~12 周），为了成功挽救，需要取出假体并予以一期或分期更换假体或行重建手术。

自然病程

- 尽管自 20 世纪 60 年代晚期及 70 年代早期开始最早的髋关节及膝关节置换以来，全踝关节置换也随之应运而生，但全踝置换从未达到同样令人满意的效果。
- 原因可能是多方面的，但毫无疑问，主要问题在于踝关节独特的解剖因素，因此，踝关节没有像其他大关节置换术那样成功。这些问题包括踝关节的功能对力线及附近小关节质量的依赖性、假体置换手术过程中无法将关节脱位、周围少而条件欠佳的软组织、关节自身活动范围的有限性、尺寸/负重比，以及我们目前的技术无法进行完全的表面置换以达到接近原始解剖的应力分布。
- 我们对踝关节置换的认识大多从成人髋关节及膝关节置换的有关文献中延伸而来。大部分早期的踝关节置换假体按照目前标准来看都是失败的产品，其中大部分最终需要融合或进行其他翻修手术。

- 最新的假体设计（第三代假体）开始采用许多新技术及设计理念，并吸取髋关节、膝关节及肩关节假体成功的设计理念，早期及中期随访数据（5~10 年）还是令我们看到了全踝置换的希望，时间将是评估的终极指标。
- 以史为鉴，那么，未来 10~20 年，足踝外科专家必须非常熟悉全踝置换失败的挽救性重建手术，如假体翻修或融合。
- 髋膝关节置换的 15~20 年平均生存率接近 90%~95%，而全踝关节置换从未获得如此高的成功率，FDA 及其他国家所批准的假体产品激增，同时，作为踝关节融合术的替代方案，踝关节置换率呈指数级上升，这些都将促使踝关节置换的翻修术在未来数年中成为每一个足踝外科医生必备的手术技术。

病史和体格检查

- 详细的病史询问及体格检查，同时适当的负重位摄片是明确全踝关节置换失败与否最重要的方法。
- 踝关节置换后，功能恢复差或感染的患者通常主诉为持续性的或新出现的疼痛。
- 体格检查时通常可以发现受累踝关节肿胀、皮温升高，如果患者近期出现这些症状，高度提示需要对全踝关节置换做更深入的评估。
- 记录置入内植物的初始时间，包括之前该区域所有的手术史及内植物植入史。
- 糖尿病、神经病变或其他系统性疾病可能是感染、免疫反应损伤或其他未发现的异常磨损（Charcot）的易感因素，需要更仔细地评估。
- 应记录任何发热、寒战、盗汗或近期未预防性使用抗生素的牙科手术史，同时也应记录患者踝关节及后足不稳的主诉。
- 医生检查时应发现明显的踝关节、后足新鲜的或陈旧性畸形，特别需要注意有无内翻或高弓足畸形，其与置换失败关系最大。
- 需记录检查时发现的关节活动受限、疼痛、捻发感及关节研磨。
- 医生应发现周围皮肤波动感、红斑及踝关节周围的窦道。

影像学和其他诊断性检查

- 当怀疑内植物失败时，需做血液检查，如血常规、血沉及 C 反应蛋白，以排除化脓性感染病变。
- 需拍摄患足的站立负重位片（正位、侧位及斜位片）。如有必要，特别是怀疑因足部力线不正导致的无菌性置换失败时，应常规拍摄足部平片。
- 假体松动的影像学征象包括：假体周围透亮线、假体位置不佳及下沉（图3）。这些征象可以是与老片对照时发现的急性改变，也可表现为长时间逐渐进展，这时，这些征象最具诊断价值。
- 假体后方囊性溶骨为假体即将下沉及置换失败的表现，提示预后不佳。对于这些患者，通常可以在平片上发现聚乙烯磨损（关节间隙狭窄）。
- 病史、体检及血液检查阳性时应考虑假体感染，直至获得最终明确的诊断。
- 骨显像有助于辅助诊断感染性或非感染性松动。
- 对于这些患者或检查结果不明确的患者，需做诊室内穿刺或影像学引导的穿刺抽吸，以便进行常规革兰染色及培养。
- 尽管术中培养对确定置换失败原因的灵敏度及特异性最高，有时同样也可做经皮活组织检查。可通过高倍镜下的多形核细胞计数，以及细菌和组织碎片的表现做病理学评估。
- 对于怀疑或已确诊的感染患者，建议咨询感染科医生以确定合适的抗生素治疗，以及后续治疗时所需的化疗药物。
- 置换失败可发生于关节的一侧，也可以是双侧，并可累

及聚乙烯垫圈（如果有的话）、一部分假体或全部假体。这将决定全踝置换的踝关节是否可以保留。
- CT扫描有助于评估溶骨及骨质破坏的程度，尤其是平片难以发现的假体后方。这些影像学信息对于制订翻修手术方式、确定是否能完整保留附近关节（距下关节、Chopart关节）极为有用。

鉴别诊断

- 不明原因的疼痛（假体固定牢靠）：复杂的局部疼痛综合征、僵硬、纤维肌痛、神经瘤、肌腱卡压、血管神经损伤、异位骨化、隐匿性骨折、下胫腓联合不愈合、关节炎或邻近关节的撞击。
- 感染性置换失败（感染）。
- 无菌性置换失败（撞击、溶骨、假体或聚乙烯断裂、下沉、假体周围松动、位置不佳、力线不正、脱位、不稳、假体周围骨折、下胫腓联合不愈合）。

非手术治疗

- 对于感染性全踝关节置换失败通常无保守治疗指征。当病情很急时，偶尔可采用连续抽吸及抗感染治疗等保守治疗。即使如此，手术干预（关节镜手术或一期更换假体）仍为最有效的方法。
- 对于无菌性置换失败的患者，治疗方法取决于引起置换失败的原因。
  - 严重不稳、无法控制的疼痛、灾难性置换失败（假体断裂）、假体周围骨折、侵袭性溶骨（囊性溶骨）只有通过手术治疗效果最佳。
  - 其他原因所致的无菌性置换失败可考虑保守治疗，包括支具、使用辅助器具减少力学负荷、药物镇痛（或抑制溶骨）及RICE治疗原则。
  - 当权衡手术风险大于手术给患者带来的潜在获益时，简单耐受的保守治疗是最适当的治疗方法。
  - 此时，需要向患者详细告知复杂手术的风险及局限性，讨论时通常需要告知包括膝关节以下截肢的可能性。

手术治疗

- 俯卧位从后方置入角钢板或角稳定钢板系统可解决所有踝关节融合或踝关节置换失败的问题，这也是我们要阐述的方法。
- 该手术可以一期完成，也可以分两期进行。
- 该技术适用面广，可适用于胫距或胫距跟关节融合，两者的不同在于选择内植物的尺寸。
- 许多不同尺寸的内植物可应用于该技术，包括小型或大型钢板系统、锁定或非锁定系统、角钢板或直型钢板。

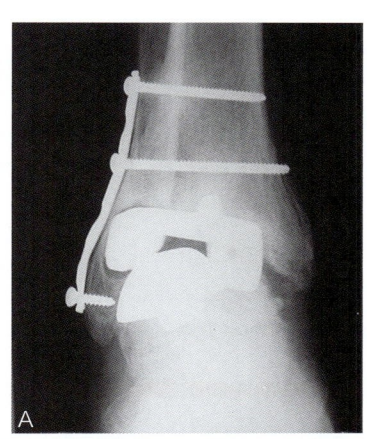
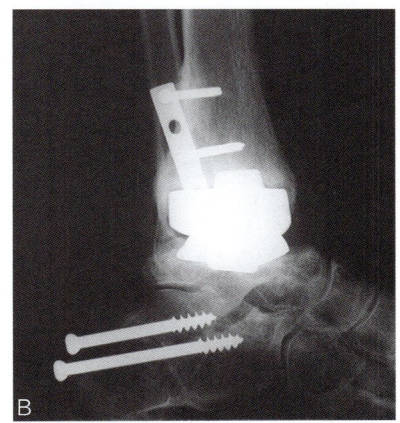

图3 踝关节置换失败的正位（A）和侧位（B）影像学检查。注意胫骨假体周围的骨溶解及距骨假体的下沉。

- 俯卧位便于进入深部血供良好且无瘢痕的软组织床进行手术,可到达踝关节置换处,取出假体,同时还可以无张力地进行植骨及用合适的内植物固定。
- 俯卧位同样利于融合前对后足力线做最简单的临床评估,并便于在后方髂嵴取最大量的移植骨。对侧大腿也可同样做手术准备,需要时可用于双侧对比。
- 俯卧位同样便于摄正、侧位片,术中将患肢抬高于2~3层铺单上而无需术者放置并维持拍摄位置。
- 最后,通过该入路可将内固定置于张力侧,这样便可在负重的负荷下实现融合骨块处的加压,有利于更快地恢复。

术前计划
- 术前仔细评估所有影像学及实验室检查,同时需评估患者软组织情况。
- 如果患者为假体感染,那么应在决定不再二期更换踝关节假体后,采用分期治疗策略。术中可轻易地插入含有妥布霉素及万古霉素的聚甲基丙烯酸甲酯抗生素,预先仔细塑形解剖的旷置假体,以维持二期手术间下肢力线及软组织张力,二期可通过相同入路予以取出。
- 术前应仔细评估距下关节症状(但也可通过术中直视下评估),以决定是否需要胫距关节融合外加距下关节融合。周围骨质及骨储量同样是决定临床决策的重要因素,尤其是距骨处的骨质与骨储量的评估。
- 术前,应在局麻下做二期诊室内或透视引导下距下关节诊断性注射,有助于评估距下关节。
- 用踝关节模型及术前模板预弯塑形角钢板(并决定尺寸)可明显缩短止血带时间(图4)。

体位
- 将患者俯卧位置于带有凝胶垫的透视手术床上,于患肢下方垫以数层手术单,使患肢充分高过对侧肢体,以利于术中于侧方透视。
- 由于凝胶垫吸收射线,故透视区域不应使用。术前及铺单前应仔细检查透视机以能清晰透视踝关节及后足的正侧位。
- 大腿使用止血带,需要植骨的病例应对同侧髂嵴区消毒铺巾。
- 暴露整个同侧下肢和髂后上棘,常规消毒铺巾。

入路
- 从髂后上棘取自体移植骨块前,需先对踝关节及后足进行手术,以明确骨缺损的大小、所需植骨块大小及形状。

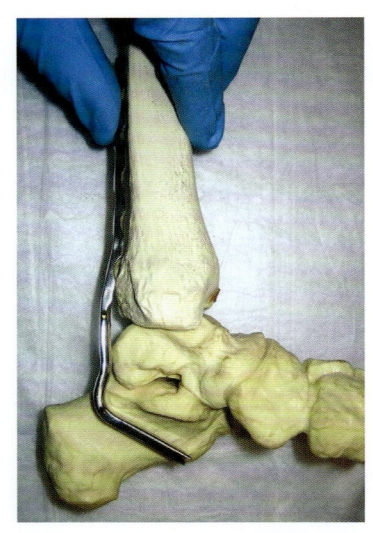

图4 以模型骨为模版预弯塑形角钢板。

暴露
- 在止血带控制下,直接于踝关节及后足做长12~16 cm的后方正中纵行切口(技术图1A)。虽然我们更青睐简单地位于踝关节中线处直接做切口,但有时透视有助于确定理想的切口位置,如果术中决定需要向更远端以暴露距下关节,切口可略微弧向后内侧延伸至足跟部。
- 无需使用皮肤撑开器,只有需撑开深部组织时才使用。
- 首先,小心地打开跟腱腱旁组织及浅筋膜,术后需予以缝合,同时,小心分离皮肤及皮下组织,以尽可能降低伤口崩开的可能。
- 纵向行跟腱Z字成形,进入深层后方筋膜间室。切开浅层后方筋膜间室的筋膜,可降低局部张力,并可改善腓肠肌及比目鱼肌牵开效果,利于术中暴露。应注意维持全厚层皮瓣的完整(技术图1B、C)。
- 然后切开深层后筋膜间室筋膜,暴露踇长屈肌腱及深层的内在肌群。
- 确认血管神经束,但不要进行分离,通过牵开踇长屈肌腱外侧,小心地将血管神经束向内侧牵开。
- 这样便可无损伤地到达胫骨后方、踝关节及距下关节关节囊及位于部分下段腓骨肌下方的腓骨远端(技术图1D)。
- 如果需要进入踝关节,并暴露更多的渗血骨组织以促进融合骨块表面区域的愈合,可从腓骨远端处骨膜下切除腓骨肌最下端边缘。尽管并无必要,但需要时可将腓骨一起融合。

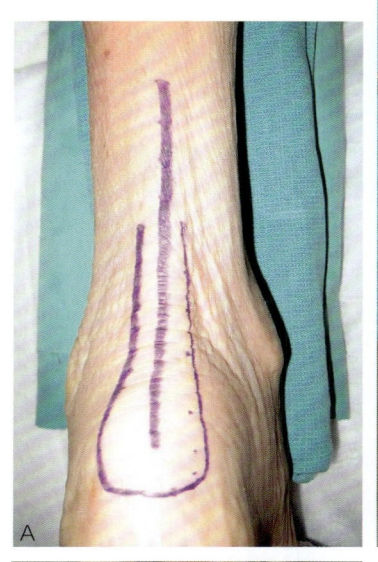
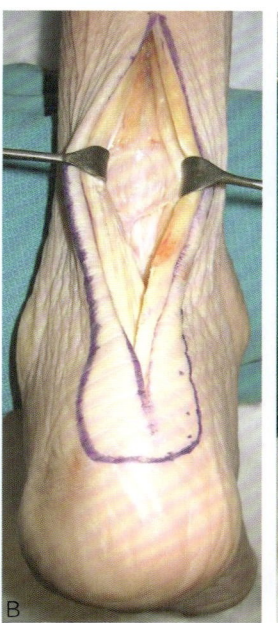
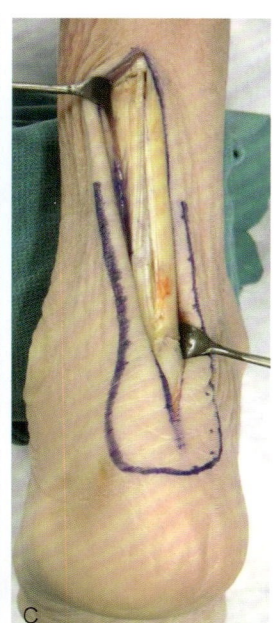
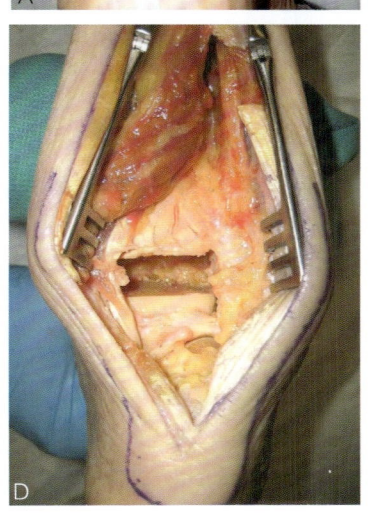

技术图1　A. 后侧正中入路。B. 纵行劈开跟腱。C. 如果术中需要更充分地暴露，做跟腱Z字形延长。D. 打开深筋膜间室，向内侧牵开姆长屈肌腱。已取出置换失败的踝关节假体，并已对缺损处做病灶清除。

踝关节假体的取出

- 尽管大部分假体经前方入路置入，但通常经后方入路取出目前使用的假体并无困难。
- 使用股骨撑开器，或于胫骨和跟骨内侧置入钢钉，使用外固定架便于关节撑开，以方便在软组织挛缩的情况下取出假体。
- 一旦取出踝关节假体，切除关节内纤维膜及其他碎片，并评估残留的骨量（缺损空间）及骨质，以确定力线、植骨量及重建手术需要的内植物尺寸。
- 只保留有活性软组织附着的、健康的、渗血的骨组织。
- 此时，同样需要探查距下关节，如果其完整且保留了足够用于固定的骨量，必要时可同时融合距下关节。对于全踝置换后挽救性手术的患者，常建议融合距下关节。
- 尽管前人对于伴或不伴感染时的处理意见各不相同，但无论如何，取深组织样本做病理及培养是明智的选择，并最好应在预防性使用抗生素前进行。而且我们建议，取3份样本做病理学检查，另外3份样本做微生物学检查，每份样本分别从不同部位取出，每份样本分别用一套器械而不重复使用，并分别予以标注，分别置于每根培养管内。当取样时，绝不触及皮肤，以免不慎污染。

感染的踝关节假体取出

- 如果关节感染,或怀疑存在感染,则需要大范围清创,并在各个"细菌高产"区以类似的方法取标本做培养及病理学检查。
- 对于这些病例,应经生理盐水彻底灌洗,间隔置入载有抗生素骨水泥旷置假体以填充骨缺损,并维持患肢力线、长度及稳定性,以便于对踝关节作二期处理(技术图2)。
- 由于培养往往还不能提示何种微生物感染,因此,垫圈中通常应带有万古霉素及妥布霉素以覆盖革兰阴性和阳性细菌。
- 然后再次充分灌洗软组织,止血,完全缝合软组织。
- 感染患者需辅助使用抗生素治疗6~8周,通常需用外固定支架做辅助支持(以替代夹板或管型)。
- 二期手术前,血常规应恢复正常,并再次吸引踝关节以确定感染完全清除。同时,所有切口应完全愈合,能耐受再次手术。
- 二期重建时,做相同的后方切口,暴露过程中应做革兰染色及冰冻切片,以进行高倍镜下白细胞计数。如果检查结果位于正常限值内,即可对无菌患者按下述方法做一期融合。

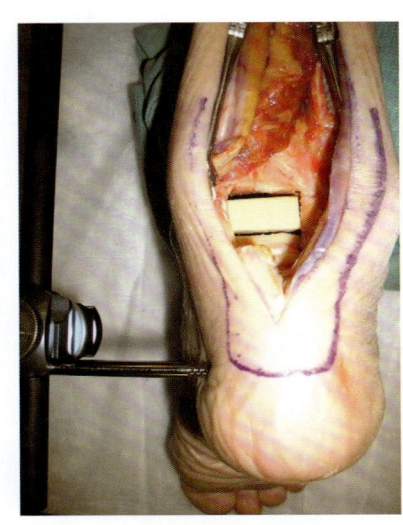

技术图2 内侧使用外固定架,取出感染假体后,放入抗生素旷置假体填充缺损。

去除皮质及植骨

- 对踝关节做最后的病灶清除及去皮质后(如可能,距下关节也做病灶清除及去皮质),术者便可确定需要的植骨量,有时还需确定植骨块的大小及形状(如三皮质、三角形、仅骨松质)。
- 如果距下关节需做处理,以类似的方法做准备。做踝关节及距下关节处理时,骨(板状)撑开器极为有用。
- 用矢形摆锯及骨刀从髂骨上棘取自体骨块,修剪后填充桥接踝关节间隙。通常,三皮质骨块最适用于填充踝关节缺损空隙以维持力线。取下自体骨块后,同时可取骨盆内板与外板之间的骨松质以填充余下的关节间隙。对于所有的病例,在骨松质填充关节间隙前、内植物置入后,应将其与妥布霉素及万古霉素粉剂混合。

角钢板固定

- 将患足放置于中立位,用1~2根无螺纹的大斯氏针维持初步复位。通常,融合位为踝关节伸屈0°、后足5°外翻及外旋,与对侧足相适应。该步骤同样适用于踝关节及胫距跟关节融合。
- 当临床检查及透视确定恢复下肢适当长度及位置后,应从跖侧将1~2根20 cm(8 in)长的斯氏针穿过跟骨,并进入胫骨中部以维持力线。通过侧位及正位透视确定患足与踝关节位置。将预先折弯塑形的4.5 mm、90°固定角钢板(建议使用)置于其旁边,并通过透视评估钢板形状及位置是否适当。在置入钢板前,可根据需要适当塑形角钢板。
- 由于跟骨以骨松质为主,胫距跟融合时通常无需为钢板角预钻插入槽。在这种情况下,插入位置及角度更为重要。少数情况下,距骨相对完整而行简单融合时,将角钢板插入骨密度更高的距骨内前先预切钢板插入槽是明智的方法。对于后一种情况,通常使用较小的角钢板(3.5 mm)。
- 对于上述两种情况,都应注意:
  - 应选择合适刃长的角钢板,以避免穿出对侧皮质。
  - 应选择合适角度的角钢板,以保证插入适当的位置。
  - 胫骨端合适数量的螺钉孔,以保证维持融合上方充分的固定。

- 角钢板适当旋转,以使其完全插入后位于胫骨后方干骺端正中(技术图3A)。
- 角钢板插入期间进行一系列透视,有助于在内植物完全插入前做决策。
- 一旦角钢板完全置入,应再次通过临床方法及影像学透视确定患肢力线。然后,通过近、远端各置入1枚加压螺钉固定,拔出斯氏针。
- 然后可按常规方法置入余下的加压螺钉,包括必要时应用连接式张力调整装置。
- 通常,跨关节置入数枚螺钉,不仅可以做中立钢板使用,而且还可实现融合骨块间的关节加压。
- 固定后,将剩余的植骨块填充入钢板及关节周围(技术图3B)。
- 应做最后的透视并保存透视图像,关闭伤口前再次做临床检查以确保力线满意(技术图3C)。
- 深部后筋膜间室原位缝合便可覆盖钢板(技术图3D)。缝合跟腱,放置引流,缝合筋膜、皮下组织及皮肤。

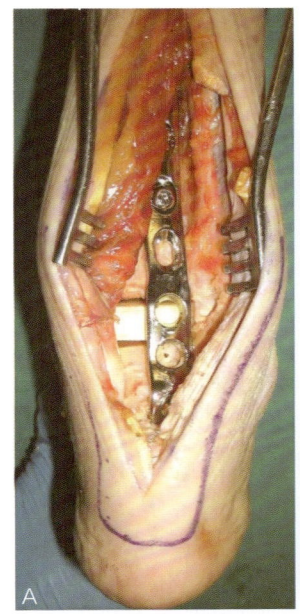
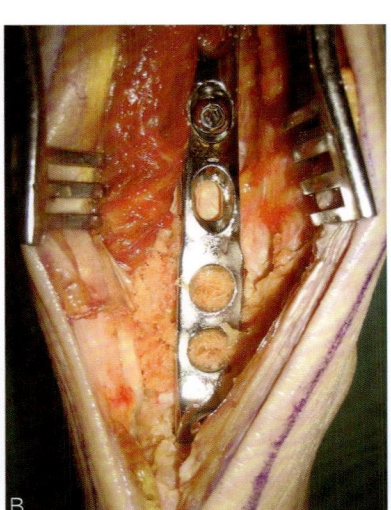
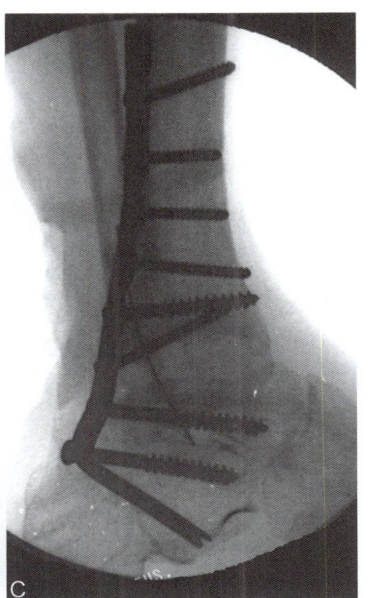
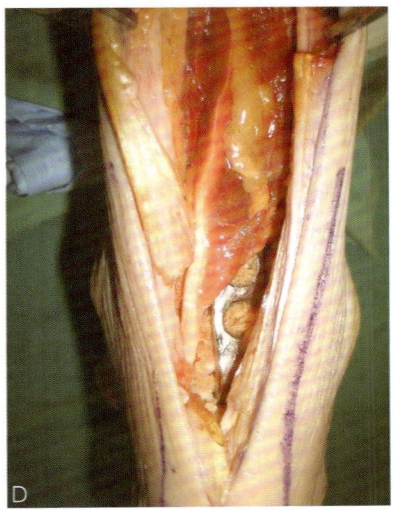

技术图3 A. 患足中立位,跟骨5°外翻,用斯氏针临时固定后,从后方插入角钢板。B. 角钢板、踝关节及距下关节周围处植骨。C. 侧位片透视明确钢板及螺钉位置情况及下肢力线情况。D. 跨长屈肌腱复位后可覆盖大部分钢板。

要点与失误防范

大块骨缺损	• 髂后上棘骨块植骨,骨皮质-骨松质
硬化的距骨	• 插入角钢板前预先钻孔

术后处理

- 使用布比卡因及利多卡因做踝关节阻滞可减轻术后急性期疼痛,但应位于手术部位上方阻滞,以避免伤口张力过大。
- 伤口处使用无菌胶带以分散切口应力。胶带末端都不应割断,应避免使用安息香以尽可能减少水疱形成。
- 仔细使用Jones敷料包扎,后方夹板制动,负压引流有助于减轻水肿、血肿及压疮形成。
- 患者卧床休息或仰卧位休息,避免压迫小腿、踝关节及足部下方。因此,近端小腿、膝关节应垫枕头或垫单以避免压迫伤口处,使伤口区为"悬在半空"的状态。
- 患者术后2周应严禁负重。
- 后方皮肤愈合并已拆线后,可在管型制动的保护下部分负重直至术后6周。跨踝关节后方置入钢板可在步态周期中产生张力带效应,负重时有助于融合处加压。该时间段内可进行理疗。术后6周根据临床及影像学检查,可考虑让患者开始穿制动靴,并逐渐开始完全负重。
- 通常于术后12周,影像学检查确定融合处愈合后就不再使用任何管型或制动靴(图5)。患者可改穿硬踝软足跟垫或弧形底的运动鞋。

预后

- 就我们的经验而言,该手术方法对于挽救难以翻修的

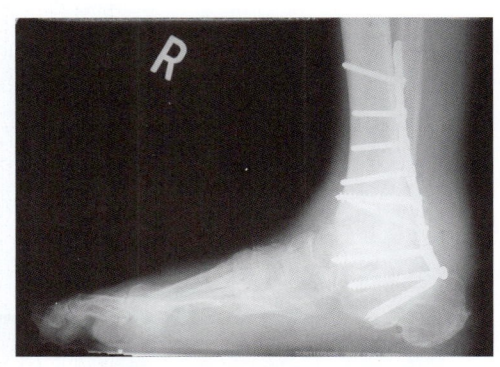

图5 术后3个月负重位侧位片。

全踝关节置换手术失败的患者非常有效,患者满意率高。
- 我们尚未完成足够数量的手术来讨论手术结果,但我们相信,尽管如此,该手术方法在以后将得到更广泛的认可,且该方法简单、安全、适应证广,将解决全踝关节置换手术失败这一难题。

并发症

- 尽管我们相信该手术方法的潜在并发症与解决中间缺损的翻修融合手术并发症相似,但在我们有限的治疗经验中,并未发现明显并发症。

(苏琰 译,施忠民 审校)

参考文献

[1] Bruggeman N, Kitaoka H. Arthrodesis after failed total ankle arthroplasty. Tech Foot Ankle Surg 2002;1:60-68.

[2] Hammit MD, Hobgood ER, Tarquinio TA. Midline posterior approach to the ankle and hindfoot. Foot Ankle Int 2006;27:711-715.

[3] Hanson T, Cracchiolo A. The use of a 95 degree blade plate and posterior approach to tibiotalocalcaneal arthrodesis. Foot Ankle Int 2002;23:704-710.

[4] Peyvich M, Saltzman C, Callaghan JJ, et al. Total ankle arthroplasty: a unique design. Two to twelve-year follow-up. J Bone Joint Surg Am 1998;80:1410-1420.

[5] Quill G. Tibiotalocalcaneal arthrodesis with medullary rod fixation. Tech Foot Ankle Surg 2003;2:135-143.

[6] Wapner K. Salvage of failed and infected total ankle replacements with fusion. Instr Course Lect 2002;51:153-157.

第91章 踝关节镜技术
Arthroscopy of the Ankle

Jorge I. Acevedo and Peter G. Mangone

定义

- 踝关节镜检查已成为评估和治疗踝关节病变的有效手段。
- 关节镜通过微创切口，可以放大观察关节内病变结构。
- 详细了解踝关节周围的解剖结构以及解剖变异是避免并发症的关键。

解剖

- 前内侧通道位于踝关节线水平、胫骨前肌腱的内侧（图1），建立通道时应注意避免损伤位于该通道内侧的大隐静脉和隐神经。
- 前外侧通道位于踝关节线水平、第3腓骨肌腱或趾长伸肌腱的外侧。腓浅神经的中间皮支靠近该通道。
- 后内和后外通道平行于内外踝轴线水平，被称为同轴通道（图2A）。
- 后外侧通道（图2B）位于腓骨长肌腱后方，后内侧通道（图2C）理想位置位于后丘（内踝）和胫骨后肌腱之间（定位于趾长屈肌腱和胫骨后肌腱之间也是可以）。
- 腓肠神经距后外侧通道平均为6.6 mm，胫后神经距后内侧通道平均为5.7 mm。
- 对于关节镜下外侧韧带重建，在腓浅神经中间支和腓肠神经之间存在完全区。

鉴别诊断

- 踝前撞击。
- 踝关节炎或冻结踝。
- 胫骨或距骨骨软骨缺损。
- 踝关节外侧不稳定。
- 踝关节骨折。
- 顽固性踝关节滑膜炎（常见于全身炎症性疾病患者）。

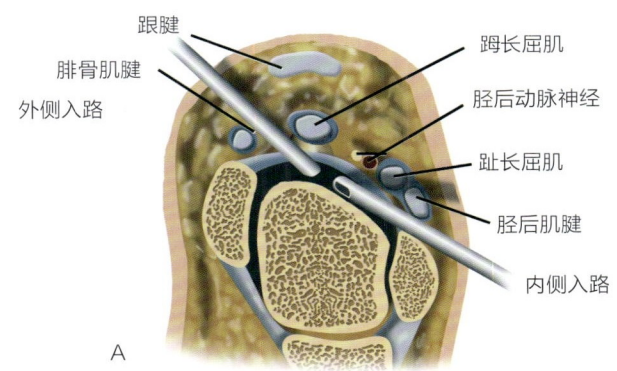

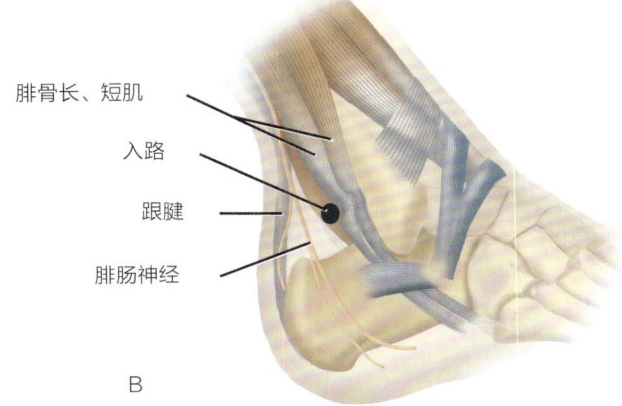

图1 踝关节镜前方入路标志，前内侧通道位于关节线水平胫骨前肌腱内侧，前外侧通道位于关节线水平趾长伸肌腱外侧。

图2 同轴通道解剖：横断面（A）和后外侧（B）。

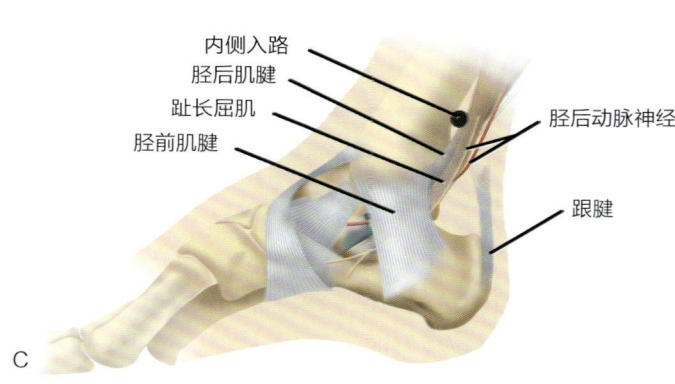

图2（续） C. 后内侧。

非手术治疗

- 一般来说，保守治疗是包括以下三种方法的联合治疗：调整运动方式、支具固定和服用非甾体抗炎药。
- 对于大部分踝关节疾病，物理治疗有效，包括采用本体感觉锻炼、踝关节活动度锻炼、神经肌肉协调训练（如平衡板）、加强踝关节周围次级或动态稳定肌肉肌力的练习等。

手术治疗

术前计划

- 分析影像学资料，确定病变位置及理想的手术通道。
- 通过标准的前内侧通道和前外侧通道可以达到胫距关节前部和中部病变部位。
- 当需要处理距骨后部软骨损伤（如行钻孔微骨折刺激）或需要处理后关节囊病变（如滑膜炎活检、游离体摘除等）时，则需要使用后方入路。
- 术前可以由麻醉师行腘窝处神经阻滞，在过去10年里，笔者75%的踝关节镜手术是通过神经阻滞麻醉联合轻度镇静完成的。
- 麻醉下检查，包括前抽屉检查和距骨倾斜试验，然后摆放体位。

体位

- 患者被安置在常规手术台上，大腿近端放置一个衬垫良好的止血带。
- 当只需要前方通道时，采用仰卧位，将布巾卷安放在踝关节下方。此时，止血带可以安放在小腿近端。
- 如果可能采用后方通道，需要将手术床小腿延伸部放低，并使用标准的关节镜膝关节固定器（图3A）。这限制了大腿的运动，但允许小腿自由活动并方便进入后足的后部（图3B），将对侧小腿下方放置衬垫良好的支架或软枕（图3C）。
- 必要时使用无创性踝关节牵开器。

入路

- 前内侧和前外侧通道为标准通道。
- 由于神经血管损伤发生率高，辅助性前方通道（如前正中）应谨慎使用。
- 标准的后内侧和后外侧入路由于靠近神经血管结构，使用时应小心操作（图4）。
- 当处理踝关节后方病变时，笔者更喜欢使用平行于双踝轴线的后侧同轴通道。
- 可以使用标准的4 mm关节镜，但使用2.7 mm的关节镜更方便进出通道，有利于灵活操作。
- 关节镜操作器械通常包括2.5 mm刨刀、3.5 mm刨刀、高温消融装置（特别适用于滑膜切除和关节清创；当然，使用时避免关节软骨损伤）、小型关节镜下咬除及抓持器械。

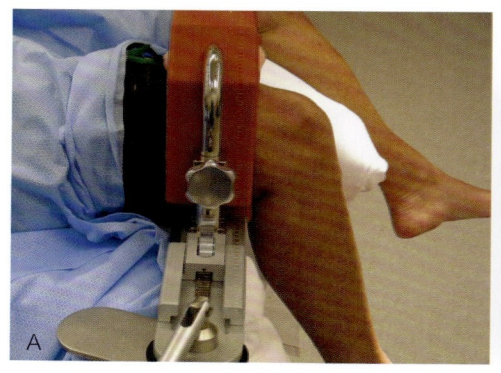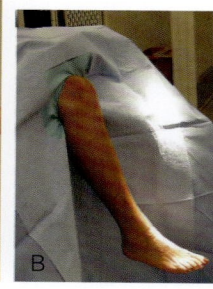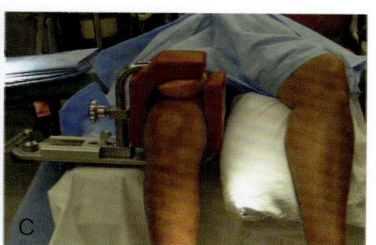

图3 A、B. 使用后方通道时，腿部支架和床的位置。C. 手术腿位置及对侧肢体衬垫保护情况。

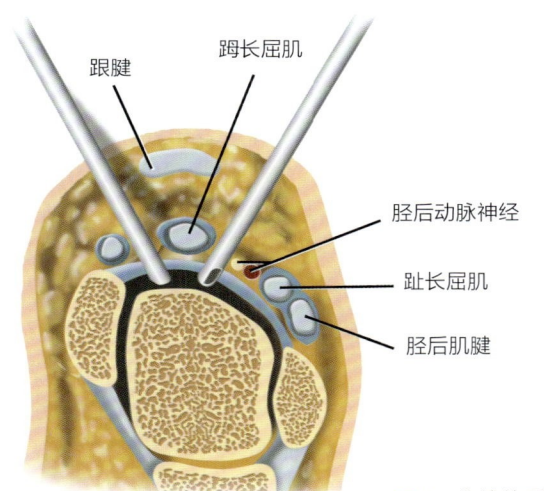

图4 传统的后方通道横断面解剖示意图。

前侧通道建立

- 术前对手术腿进行确认和标记。
- 患者仰卧于手术台上。
- 设置止血带超时报警提醒。
- 通过踝关节前内侧向关节内注入10 ml无菌生理盐水。该操作有助于确定前内通道的位置和方向。
- 在皮肤上做一个5 mm的纵向切口,向下分离皮下组织,然后用一个小止血钳穿透关节囊。少量液体外流证实已进入关节。
- 使用带钝头的关节镜鞘管进入关节,插入关节镜,然后向关节内注水。如果可能,将水压设置于收缩压上5 mmHg(不要高于120 mmHg),这样可以大大减少出血,维持视野清晰。
- 除非踝关节前方有严重的关节纤维组织增生,否则在插入关节镜后,可以很容易地看到踝关节前外侧部分(技术图1)。
- 从踝关节前外侧插入18号针头。这样做有两个目的:①它允许关节内灌注液经针头流出,保持视野清晰;②有助于确定前外侧通道的正确位置,以便准确地进入关节。
- 进行关节内镜检。必要时牵开关节,有助于扩大检查范围。
- 与建立前内侧通道方式相似,建立前外侧通道。
- 使用这两个通道,选用合适的关节镜器械处理病变。
- 前下内侧通道有助于处理三角韧带附着点附近的滑膜炎症。
  - 通过前内侧通道观察内侧沟。
  - 在关节镜监视下用18号穿刺针定位内下通道(通常位于前内侧通道下方10 mm处)。
  - 穿刺针定位确认后,切开皮肤建立通道。
  - 该通道与传统的前内侧通道联合使用,可先检查踝关节远内侧和三角韧带附着点处,方便对这些部位进行清理。

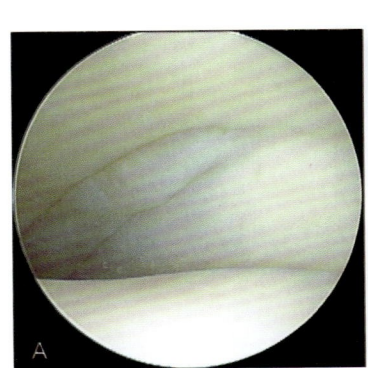 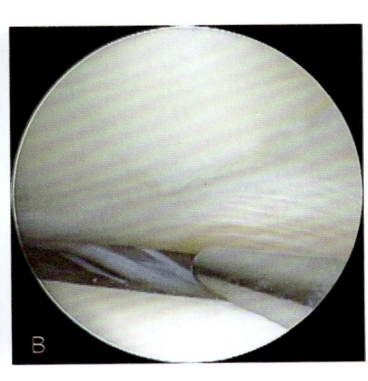

技术图1 前外侧沟(A)和后外侧沟(B)镜下图,在踝关节下放置踝枕、简易牵开。

后侧同轴通道

- 用关节镜在前外侧通道监视，在腓骨肌腱鞘后方和腓骨尖近端1.5 cm处做一个垂直小切口，建立后外侧通道（技术图2A）。
- 保持踝关节中立背屈位，同时在平行于双踝轴线并稍低于该平面、指向踝关节前方插入关节镜鞘管和钝头。
- 插入关节镜确认位于关节囊内。
- 撤出关节镜，保留鞘管，经鞘管置入1根钝头交换棒，方向指向内踝后方。
  - 用这根交换棒触诊内踝后丘，并紧贴胫骨后肌腱前方插入（技术图2B）。
- 顶起踝关节后内侧皮肤，并于该处做一皮肤切口。随后，通过交换棒置入操作鞘管，即建立完成后内通道。
- 建立后内通道的另一种方法，于内踝（后丘）后方直接做皮肤小切口，建立内侧通道。
  - 关节镜鞘管和钝头平行并略低于双踝轴线指向前方插入，即穿透关节囊进入关节，进镜确认（技术图2C～F）。
- 行滑膜切除或后内侧骨软骨损伤处理时，经后外侧鞘管监视，经后内侧鞘管操作。

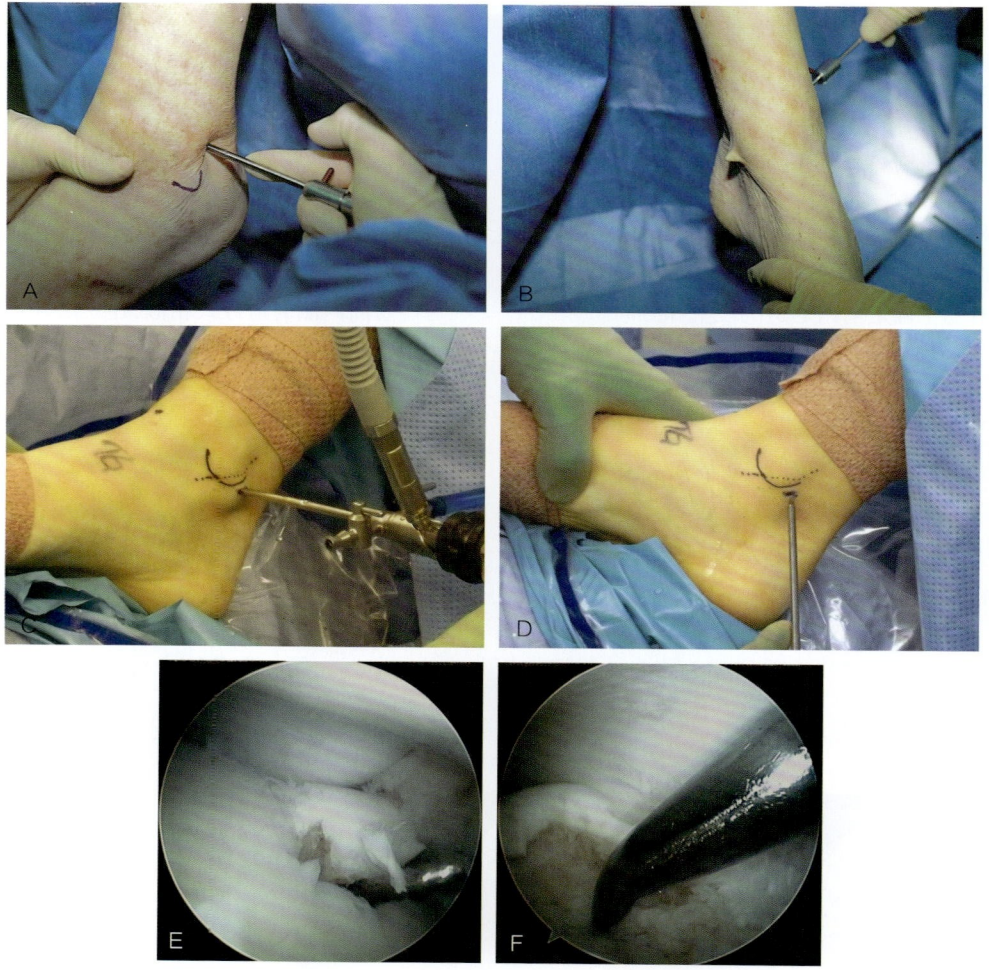

技术图2 A. 横向同轴通道。B～D. 内侧同轴通道。E、F. 关节镜下通过内侧通道观察（C～F版权：M. T. Busch, MD）。

踝关节牵开器的安放

- 检查非侵入性外部牵开器,确认其已消毒备妥、组件齐全(技术图3A)。
- 患者平卧于手术台上,使其足部远端不超出床尾、距离床尾10 cm内。
- 臀下垫枕(可用一中单卷折而成)来内旋下肢,使足趾垂直向上。
- 止血带放置在小腿腓骨头平面以下,以防止腓神经损伤(技术图3B)。
- 髋部前屈60°,将大腿后部放置在带衬垫的大腿支架内,并妥善固定。
  - 大腿支架的放置非常重要,应将大腿而非腘窝放置在支架内。如果支架放置于腘窝,由于腘静脉压力增加、回流受阻,会使术中出血增加,视野不清。
  - 由于腘窝区受压有限,镜下手术时很少需要止血带充气(技术图3C)。
- 腿部和踝关节区域手术野常规消毒铺单。
- 将关节镜手术单远侧部分从足端拉下,以便放置牵开器。
- 牵开器床夹尽可能安置在床尾远端。为了方便安放夹钳,巡回护士应确保除底层外的所有无菌铺单都从夹钳安装部位移开(技术图3D)。
- 放置外部牵开器,将衬垫部分牵引带置于足跟后下部和足背上方,调整内外侧牵引带长度相等,连接牵开器拉钩向远侧牵拉。
- 连接L形金属臂并固定。
- 将牵引带拉紧,连接螺纹杆。
  - 建议于初始牵引位置时,就将牵引拉钩张紧,这样可以提高后续旋转螺纹杆牵引的效能。
  - 一旦连接好,旋紧螺纹杆进一步提高踝关节的牵引力(技术图3E)。
- 在牵引过程中,关节可以跖屈或背伸,以便对关节进行全面评估。
- 一些单纯前方病变可以在最小牵张力或无牵张的情况下进行。这时,在使用钝头时必须小心,避免损伤距骨关节软骨。

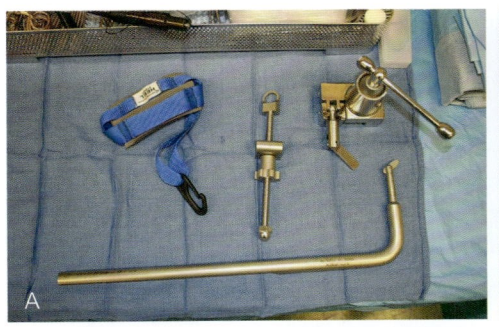
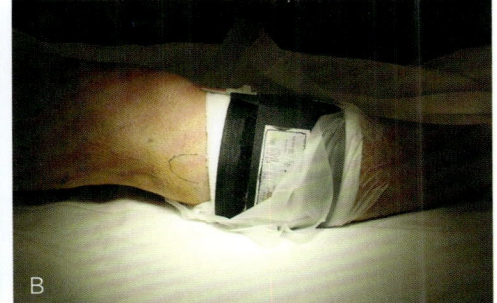
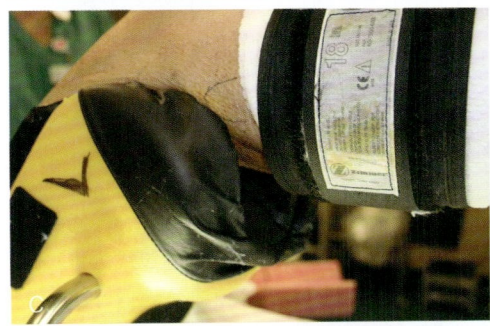
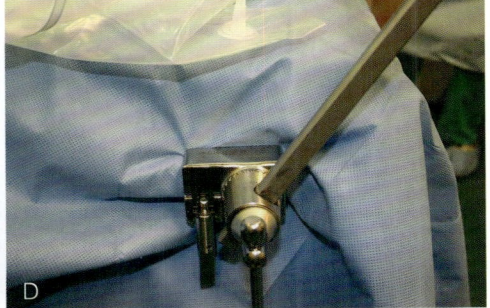
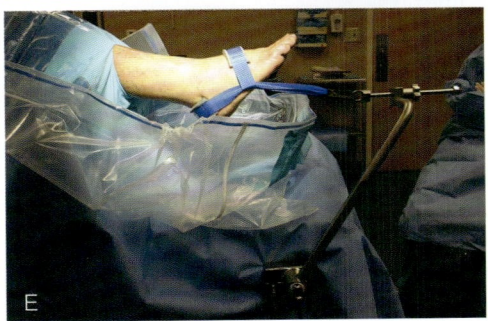

技术图3 踝关节牵开装置:器械(A)、止血带放置(B)、大腿固定器放置(C)、尽可能远的放置夹钳(D)、踝关节牵张装置手动收紧(E)。

要点与失误防范

适应证	• 术前仔细读片，规划通道数量和位置（仅需要前方通道，还是同时做前后入路）
确定后方同轴通道的位置	• 于腓骨长短肌的外后侧切开皮肤，避免腓肠神经损伤 • 在穿过胫后肌腱和内踝之前，用交换棒触摸到内踝后丘，然后再向内穿刺至胫后肌腱与内踝之间 • 有时，后内同轴通道也会建立在胫后肌腱和趾长屈肌腱之间 • 避免粗暴操作，防止肌腱劈裂 • 直接建立内侧通道时，皮肤切口通常会在胫后肌腱走行路径上，此时将胫后肌腱向前或向后牵拉，即可显露鼓起的关节囊
后方入路需要的辅助器械	• 带进水口的操作鞘管（共2根） • 直径约2.5 mm钝头交换棒
确认进入关节内	• 以下几点表明穿刺正确液体进入关节：①生理盐水注入时通畅无阻力；②前外侧关节囊隆起；③关节充水使踝关节背屈
踝关节牵引时大腿支架安放	• 大腿支架的位置应避免在牵引踝关节时直接压迫腘窝。压迫腘窝会导致腘静脉回流受阻，增加术野出血，造成视野不清
关节镜在踝关节骨折治疗中的应用	• 采用传统前内和前外通道 • 评估骨软骨损伤 • 直接评估踝关节稳定性 • 直接评估三角韧带损伤和内侧沟情况 • 直接观察骨折复位情况
关节镜下外侧韧带重建	• Arthrobrostrom技术：使用标准的前方通道 • 其他技术需要采用辅助前外侧通道 • 可缩短手术时间 • 其生物力学稳定性与开放手术相当 • 遵循解剖安全区（图5） 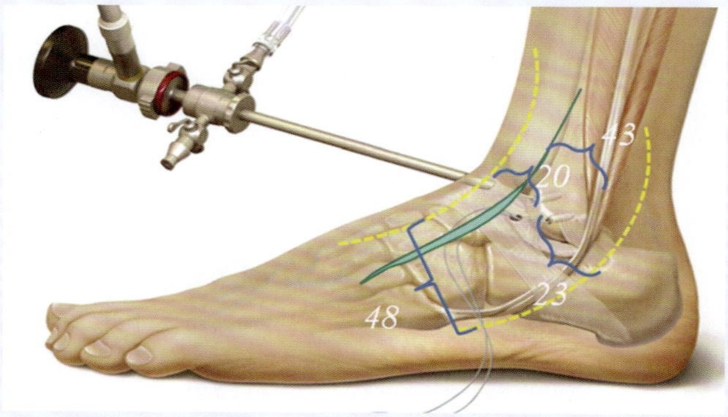

图5 Arthrobrostrom手术安全区（平均距离）：神经间安全区=51 mm，肌腱间安全区=43 mm；内侧缝合过线距腓浅神经（SPN）=20 mm；下方缝合过线距腓肠神经=23 mm；下方缝合过线距腓骨长短肌腱=19 mm。

术后处理

- 大多数踝关节镜操作后，用一衬垫良好的短腿护具固定患肢。
  - 术后5～7天，去除护具，挂拐行走，患肢可最大限度地负重。
- 对于骨软骨损伤钻孔、微骨折或骨回植术后等情况，视具体情况需要在一定时间内避免患肢负重。
- 一般鼓励早期行踝关节活动度锻炼，关节融合术除外。

预后

- 外科医生可以使用踝关节镜以微创的方式治疗踝关节

多种疾病。
- ○ 术后效果因病变不同而异，但通常可取得85%的优良率。
- 并发症率从0.7%到17%不等，其中神经损伤占大多数。
- ○ 腓浅神经损伤最常见，其次是腓肠神经和隐神经。
- 在一组应用后方同轴通道的29例踝关节病例研究中，平均随访45个月，无并发症发生。

并发症

- 神经血管损伤。
- 软骨损伤。
- 交感神经营养不良。
- 窦道形成。
- 感染。
- 皮肤坏死。

（张雄良　译，薛剑锋　审校）

参考文献

[1] Acevedo JI, Busch MT, Ganey TM, et al. Coaxial portals for posterior ankle arthroscopy: an anatomic study with clinical correlation on 29 patients. Arthroscopy 2000;16:836-842.

[2] Acevedo JI, Mangone PG. Arthroscopic lateral ankle ligament reconstruction. Tech Foot Ankle Surg 2011;10(3):111-116.

[3] Acevedo JI, Ortiz C, Golano P. Arthrobrostrom lateral ankle stabilization technique: an anatomical study. Presented at the 33rd Annual Meeting of the Arthroscopy Association of North America, May 1-3, 2014, Hollywood, FL.

[4] Corte-Real NM, Moreira RM. Arthroscopic repair of chronic lateral ankle instability. Foot Ankle Int 2009;30(3):213-217.

[5] Drakos M, Behrens SB, Mulcahey MK, et al. Proximity of arthroscopic ankle stabilization procedures to surrounding structures: an anatomic study. Arthroscopy 2013;29:1089-1094.

[6] Ferkel RD, Guhl JF, Heath DD. Neurological complications of ankle arthroscopy. Arthroscopy 1996;12:200-208.

[7] Ferkel RD, Hewitt M. Long-term results of arthroscopic ankle arthrodesis. Foot Ankle Int 2005;26:275-280.

[8] Giza E, Shin EC, Wong S, et al. Arthroscopic suture anchor repair of the lateral ligament ankle complex: a cadaveric study. Am J Sports Med 2013;41:2567-2572.

[9] Golano P, Vega J, Perez-Carro L, et al. Ankle anatomy for the arthroscopist, part I: the portals. Foot Ankle Clin 2006;11:253-273.

[10] Lui TH, Chan WK, Chan KB. The arthroscopic management of frozen ankle. Arthroscopy 2006;22:283-286.

[11] Maiotti M, Massoni C, Tarantino U. The use of arthroscopic thermal shrinkage to treat chronic lateral ankle instability in young athletes. Arthroscopy 2005;21:751-757.

[12] Nihal A, Rose DJ, Trepman E. Arthroscopic treatment of anterior ankle impingement syndrome in dancers. Foot Ankle Int 2005;26:908-912.

[13] Sim J, Lee B, Kwak J. New posteromedial portal for ankle arthroscopy. Arthroscopy 2006;22:799.

第92章 微骨折技术治疗距骨骨软骨损伤
Microfracture for Osteochondral Lesions of the Talus

Hajo Thermann and Christoph Becher

定义

- 距骨骨软骨损伤(osteochondral lesions of the talus, OLT)的专业命名尚未统一：经软骨骨折、骨软骨骨折、薄片骨折、分离型骨软骨炎(osteochondritis dissecans, OCD)等名词都曾被用来命名这同一疾病。近来，距骨骨软骨损伤(OLT)是用来阐述这类损伤最常用的名词。
- OLT的特征为附有或未附有软骨下骨的关节软骨无菌性分离。
- 目前对于OLT的病因尚有争议，最重要的是区别急性损伤还是慢性损伤。

解剖

- 距骨体呈梯形结构，前面较后面平均宽2.5 mm，穹窿部由关节软骨覆盖，与胫骨远端关节面形成关节。其内、外侧面分别与内、外踝形成关节。
  - 60%距骨表面由关节软骨覆盖。
  - 大部分血供经跗骨窦进入距骨颈。
- 生物力学研究表明，距骨后内侧部分软骨最软，后外侧角处软骨最厚。
  - 胫骨远端关节软骨较相对的距骨软骨强18%~37%[2]。

发病机制

- 外侧OLT通常为急性损伤，最常见的机制是踝关节背伸时受暴力内翻，造成距骨撞击腓骨。
  - 就我们经验而言，外侧OLT常位于距骨穹窿前部。外侧部损伤较内侧为浅。
- 内侧OLT常与一次或反复旋后损伤（微创伤）有关。
  - 损伤机制为踝关节跖屈时受暴力后足内翻、外旋，导致内侧距骨撞击胫骨。
  - 内侧OLT（踝关节内翻扭伤是最常见的运动损伤）较外侧损伤更常见，且距骨中、后1/3发生率最高，这类损伤呈杯状，且较外侧损伤为深。
- 踝关节旋后损伤引起的距骨穹窿损伤通常有两种转归：
  - 通常情况下，肿胀及疼痛快速缓解。
  - 有时，会出现持续性肿胀及疼痛。对于这些病例，我们采用MRI检查证实20%的踝关节在距骨内侧穹窿部存在骨挫伤。
- 问题是软骨层软骨下渗出（出血）的长期影响：软骨潮区(tide zone)的反复轻微损伤能否引起后期的分离。
- 就我们经验而言，慢性踝关节不稳造成的距骨内侧穹窿损伤磨损应是反复损伤所致。与经典的软骨下骨源性病变的分离型骨软骨炎不同，这些软骨退变损伤往往由典型的机械性超负荷引起。远期损伤是距骨内侧及胫骨远端关节面全层软骨损伤，伴有后足内翻畸形。内侧损伤可双侧发病，最常见于双侧踝关节扭伤。
- 相比之下，慢性软骨下骨损伤常见于反复创伤，而急性骨软骨损伤多由骨软骨块急性分离造成。
- 其他报道的OLT原因包括遗传缺陷及患者内在因素。但缺少循证医学证据。

自然病程

- 最初，患者表现为活动，如慢跑及体育锻炼时踝关节疼痛，休息后即可缓解。
- 随着时间推移，踝关节疼痛进行性加重迫使患者停止体育锻炼，疼痛时间根据患者痛阈及年龄各不相同。
- 一些患者有明确的外伤病史（如踝关节扭伤），可发现最初的隐性损伤，患者无法恢复无痛状态（我们发现这是个有趣的现象，是损伤引起疼痛，还是因为影像学发现损伤导致患者心理紧张引起的）。
- 一些OLT可偶尔通过影像学检查发现（如X线片或MRI），如踝关节急性扭伤时做MRI检查发现非急性OLT。这类踝关节扭伤按预期的正常愈合过程治愈，疼痛及肿胀可完全缓解，而无需治疗无症状的OLT。
- 在过去的20年中，我们治疗OLT的临床经验（本文第一作者）发现，未经治疗的OLT未必进一步发展为踝关节骨关节炎。因此，我们手术治疗OLT主要为了缓解症状，并非为避免发生踝关节骨关节炎。
- McCollugh和Venugopal发现，5/6采用保守治疗的OLT患者平均16年(8~27年)进行影像学随访，骨软骨损伤并未愈合，但患者踝关节未出现相应症状，影像学未见弥散的退行性变[15]。

病史和体格检查

- 急性损伤后若怀疑有 OLT 或骨软骨骨折时,需排除急性 OLT。
- 大部分患者主诉为运动时或运动后慢性踝关节疼痛。对于进展期患者,表现为患肢肿胀及僵硬,疼痛持续时间更长。有时,还可表现为力学症状,如踝关节摩擦感、交锁或打软腿。
- 症状的严重程度不一定与骨软骨损伤程度呈正相关。
- 对 OLT 的体格检查相对无特异性。
  - 跖屈患侧踝关节,可于前内侧及前外侧关节间隙触及距骨穹窿。压痛可提示 OLT。
  - 背伸踝关节时,内踝后方压痛提示后内侧 OLT。
  - 在屈膝以放松腓肠肌、消除对踝关节限制时,检查踝关节活动度。只有存在踝关节滑膜炎或渗出时,才会出现踝关节活动范围受限。
- 体格检查时需对相关病变进行评估,考虑鉴别诊断。
  - 应触诊骨性结构、肌腱、韧带及软组织,抗阻力的触诊和测试以发现特殊解剖区域的压痛。
  - 前方抽屉试验、被动内外翻应力试验检查韧带有无不稳或松弛。
  - 抗阻力的踝关节检查有助于明确相应肌腱有无炎性病变及(或)部分撕裂。
  - 每个患者都应触诊动脉搏动及做神经系统评估。

影像学检查

- 标准踝关节摄片应包括正位、侧位及踝穴位,然而平片检查只能发现 50%~66% 的骨软骨缺损[12]。影像学表现也迥然不同,从小区域的软骨下骨压缩至骨软骨块分离。
- 基于影像学表现的 Berndt-Harty 四期分型系统[6]仍是目前分型的金标准。
  - Ⅰ期:压缩性损伤,而无明显的骨块。
  - Ⅱ期:相连的骨块。
  - Ⅲ期:骨块分离,但无移位(图1)。
  - Ⅳ期:移位的骨块。
- 如怀疑踝关节不稳时常建议加摄应力位片。然而,全面的临床体检更为重要,对于大部分患者,全面的体检已足以进行评估。
- CT 检查可清晰显示损伤骨软骨部分的精确范围,以提供更精确的分期及对损伤的描述,但患者需接受更大强度的辐射。我们建议在最小辐射暴露下进行有限 CT 扫描,以对 OLT 提供充分的影像学描述。
- 对于所有怀疑 OLT 的患者,MRI 是理想的筛查工具和

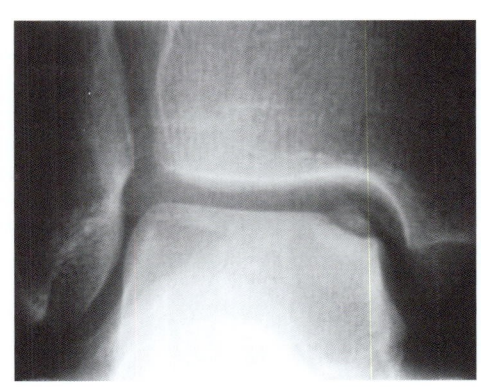

图1　Berndt-Harty Ⅲ期骨软骨损伤。

检查方法。MRI 可发现常规平片无法发现的隐性骨软骨及软骨损伤。此外,MRI 对诊断相关应力性骨折或应力性反应,如内踝应力性骨折或应力性反应也更为准确。MRI 还可发现相关的距骨体水肿,便于准确判断 OLT 范围。
- Dipaola 等[7]在原先 Berndt-Harty 的影像学分型系统基础上,发展了 MRI 分型系统。
  - Ⅰ期:关节软骨增厚及低信号改变。
  - Ⅱ期:关节软骨裂开,提示纤维连接的骨块后方边缘低信号。
  - Ⅲ期:关节软骨裂开,提示骨块及下方软骨下骨之间滑膜积液的骨块后方高信号改变(图2、3)。
  - Ⅳ期:游离体。

鉴别诊断

- 关节退行性变(可源于任何病因)。
- 踝关节软组织或骨性撞击。
- 踝关节或距下关节不稳。
- 距下关节病变(如软骨损伤、距下关节撞击损伤)。
- 胫后肌腱、胫前肌腱、腓骨肌腱炎或部分断裂。
- 跗骨联合(距-跟联合)。
- 应力性骨折(内外踝或距骨)。

非手术治疗

- OLT 保守治疗方法及目的与手术治疗不同。
  - 对于儿童和青少年,治疗目的在于逆转软骨分离及治疗疼痛。出于生理学及心理学观点,经 2~3 个月约 15 kg 的部分负重(而并非不负重),并根据患者体重和年龄使用 1~2 个月适当剂量的非甾体类抗炎药以缓解疼痛至关重要。根据临床及实验研究,我们建议联合使用软骨素及硫酸氨基葡萄糖至少 6 个

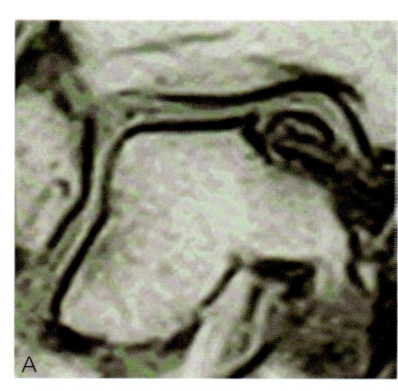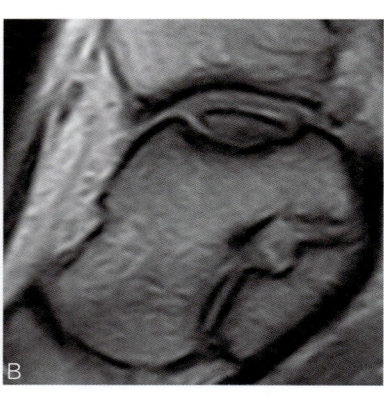

图2 A. 冠状位MRI（T1-SE-540/20）显示Ⅲ期骨软骨损伤。B. 矢状位MRI（TI-SE2000/90）显示Ⅲ期骨软骨损伤。

月。我们同样鼓励患者每日热敷以加强踝关节及距骨的血液循环。对于某些距骨体骨髓水肿范围较大的患者，高压氧（20次，20分钟/次）治疗可改善水肿及疼痛。我们支持低强度锻炼1年，如骑自行车或游泳。无论MRI表现如何，一旦疼痛完全缓解，年轻患者应逐步恢复与其年龄相适的活动强度。我们建议每年行MRI及临床体检以监测距骨体状态。
- 尽管骨软骨移植及软骨细胞移植是目前接受的挽救性手术方法，我们至今尚未发现治疗OLT的理想手术方法。如果成年患者主诉轻微，可选择保守治疗。非手术治疗的目的并非改善软骨损伤，而是缓解踝关节疼痛，改善功能。我们建议使用非甾体类抗炎药、理疗、热敷或冷敷、矫正鞋垫、自行车、游泳及交叉训练6个月。
- 我们允许成年OLT患者进行可耐受的体育活动。部分负重的制动仅对新鲜的创伤性骨软骨损伤有促进愈合的作用。无灌注区域，一些接触压力对于发生愈合反应是必要的。
- 我们很少使用管型或行走支具制动，因为我们相信，踝关节活动至关重要。我们仅短期内（2周）使用管型或支具以缓解疼痛、增加安全性。管型制动较之部分负重的活动限制治疗效果更差[24]。Flick和Gould总结报道[10]，经4~6周的管型固定对于大部分经软骨骨折固定不可靠，导致患者治疗效果差。
- 总而言之，对每一个拒绝手术干预的患者都可采取保守治疗。对于何时手术治疗以防止退变无明确的时间限制。疼痛是指导及评估治疗的基本标准，而并非平片或MRI影像学表现。在我们看来，对于MRI（如果可发现）表现为早期囊性变且关节软骨完整的患者应采用保守治疗而非手术治疗。
- 如果经过一段时间保守治疗后出现关节退变或症状无改善，理想的决定关节软骨状态的方法是关节镜下探查OLT，有助于决定合适的手术方法。

手术治疗

- 我们认为，无症状的OLT无需手术治疗。许多偶然发现OLT的患者不会出现症状，且与创伤所致的OLT影像学表现无关。然而，当OLT极可能是疼痛的原因，且保守治疗失败，我们建议行关节镜探查及治疗OLT。
- 对于软骨下骨囊变而覆盖其软骨面尚完整的有症状的患者，可采用逆行钻孔技术。但目前尚没有逆行钻孔技术的高级别循证医学证据及临床建议级别。我们的理论认为，OLT所致的机械性疼痛为软骨潮区（tide zone）不可逆性分离的表现。钻孔可对水肿进行减压，但可能产生热坏死或囊性退变的可能。此外，如果没有三维CT或导航技术辅助，可能遗漏对小至中等程度损伤处的钻孔治疗。如果发现软骨面软化且易于分离，应彻底清除不稳定的软骨及纤维化组织。
- 我们更倾向于采用微骨折技术刺激纤维软骨形成来治疗Ⅱ~Ⅳ期的OLT患者。在清除OLT病灶中不稳定的软骨后，用专为小关节设计的微骨折钻可进入软骨下骨，以开放血管化区域。距骨内血液溢出并经过软骨下骨，促进损伤处血凝块形成。血凝块含有多能骨髓间充质干细胞，可产生含有不等量Ⅱ型胶原纤维的纤维软骨修复[13,22]。
  - 使用专门设计的小关节微骨折技术避免了其他骨髓刺激技术，如打磨或钻孔技术可能导致的热坏死[14]。此外，无需经胫骨钻孔或内踝截骨等创伤较大的手术步骤，即可进入损伤部位。
  - 因为许多研究表明大于1.5 cm²的缺损仅用微骨折治疗将导致缺损充盈不良和临床效果不佳，可以采用商业化的无细胞基质[自体基质诱导软骨形成技术（AMIC）]覆盖微骨折区域以增加微骨折产生血凝块的稳定性，从而改善疗效。
- 如果微骨折技术不能有效缓解症状。对于某些患者重复微骨折治疗可以取得有效的疗效[21]。不过，我们的策略是,尤其是初次微骨折治疗是我们自己进行的情况下,我们推荐用AMIC技术进行挽回,或者在某些青少年病例中,推荐联合采用结合基质自体软骨细胞移植术(MACI)。

- 基于第1代骨膜瓣下方注射经培养的细胞的结果,笔者看来是可用于治疗距骨骨软骨或软骨损伤的方法之一[3,13]。
- 基质自体软骨细胞移植(结合培养软骨细胞的支架技术)治疗效果更可靠、技术要求更低,短期随访治疗效果优良[4]。
- 然而,手术费用昂贵且创伤更大,远期治疗效果是否优于微骨折技术有待评估。此外,在美国,MACI技术仍未经FDA认证。
- 与ACI相比,AMIC技术具有某些潜在优势。无需手术获取软骨细胞培养及二次手术再植。在关节镜术中使用的基质是一种可获得的现成的产品。

- 自体骨软骨移植(osteochondral autograft transfer, OATS)或马赛克成形是修复严重骨软骨损伤伴软骨下骨明显缺损或囊性损伤的治疗选择[1,10]。可通过开放性的关节切开术或关节镜技术获取供移植的骨软骨块。也有报道局部骨软骨移植技术[20]。这些技术的主要问题包括膝关节(供区)与踝关节(受区)软骨特性不同(厚度及曲率半径不同),可能造成边缘负重及移植软骨退变。供区损伤较为明显,可造成膝关节功能下降,为日常生活活动带来诸多问题[19]。

术前计划

- 仔细评估所有的影像学检查,尤其是MRI,在我们看来,MRI检查对于术前计划最重要。确定OLT的范围、位置、局部条件、深度以决定正确的手术入路和技术。
- 应仔细检查踝关节有无严重肿胀、皮温升高或皮肤红斑。我们考虑,血常规指标升高提示急性炎症,为手术治疗OLT禁忌。根据我们的经验,踝关节内任何位置的OLT均可通过标准入路的踝关节镜技术治疗。
  - 对于某些踝关节相对较紧的患者,辅助后外侧入路可便于到达后方OLT处。
- 麻醉下检查更有利于评估并发的踝关节不稳。
  - 对于外侧副韧带不稳的患者,在治疗OLT的同时需要稳定外侧韧带。踝关节不稳可能造成OLT处接触应力及剪切应力的增加。

体位

- 手术需在全麻下、患侧大腿上止血带后进行。
- 患者放置合适体位,并用下肢固定器维持,以允许腓肠肌-比目鱼肌复合体充分松弛(图3A)。
- 如果需要后外侧入路,我们建议患者侧卧位(图3B)。
- 使用绑带做踝关节无创牵引(图3C)。
  - 然而,就我们的经验而言,大多数OLT患者无需牵引

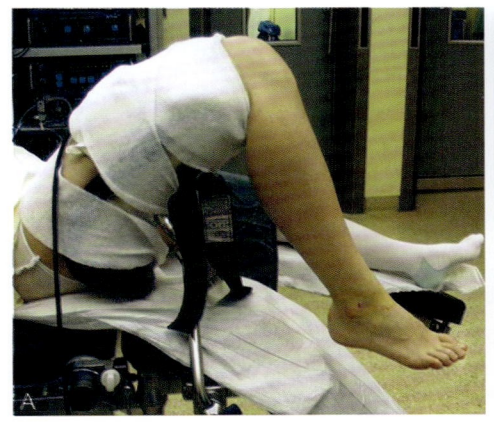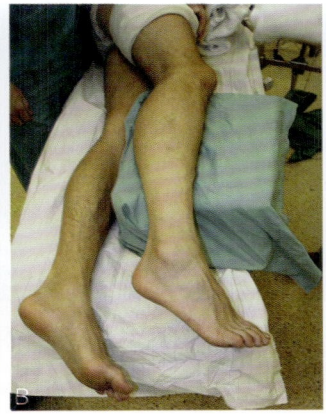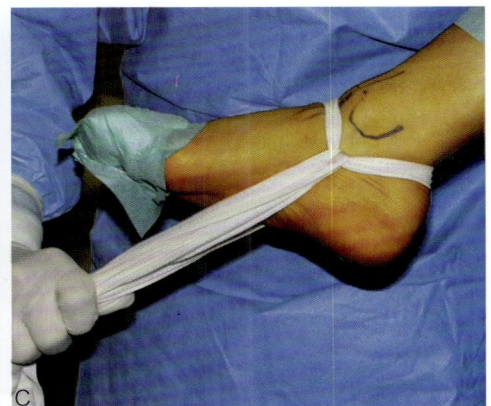

图3 A. 踝关节镜患者体位。B. 后外侧入路时患者体位。C. 用绑带做踝关节无创牵引。

亦可安全手术。

入路

- 我们采用标准前内侧及前外侧关节镜入路。前内侧入路于内踝和距骨穹窿之间、距踝关节线以远 0.5～1 cm 处的、胫前肌腱内侧进入踝关节。前外侧入路和内侧入路相同平面于腓骨和距骨之间、趾总伸肌腱外侧进入踝关节。
- 如果必要,需做毗邻跟腱的、关节线平面略下方、腓骨肌腱后方的后外侧入路。可经关节镜直视下将 1 枚克氏针从前内侧入路向后方穿入以确定相同位置(Wessinger 棒技术)。患者需完全放松,关节充分牵引、扩张。
- 此外,位于关节线上方 1 cm、胫骨前肌内侧的内上方入路有助于在更垂直的角度下行微骨折技术(图4)。

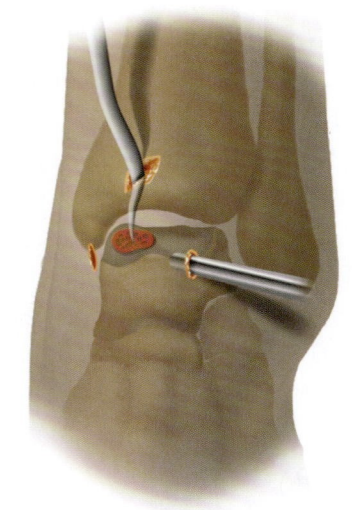

图4　前内侧入路有助于在更好的角度下行微骨折技术。

关节镜术

- 经前内侧入路将 20 ml 生理盐水注入关节(技术图1A)。
- 我们建议使用配有 25°～30° 和 70° 成角镜头的 2.5 mm 或 2.7 mm 直径关节镜,以评估及治疗关节任何区域的缺损(技术图1B)。
- 所有患者都需做有限的滑膜切除,以增加术中能见度,并可切除引起踝关节肿痛的炎性滑膜组织。
- 系统性检查踝关节,并记录所有病变。
- 如果存在游离体,予以清除。
- 我们对踝关节所有关节面都予以评估及探查,包括距骨穹窿,以及内、外侧沟和胫骨远端关节面。

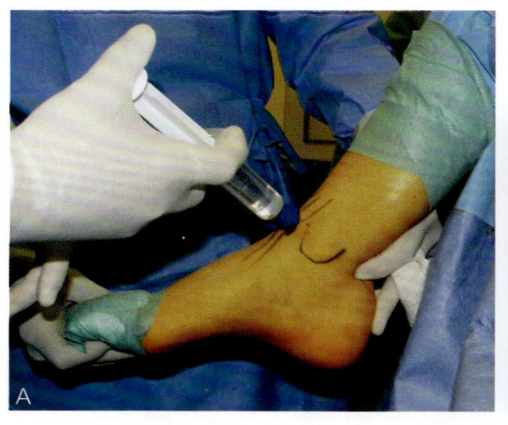 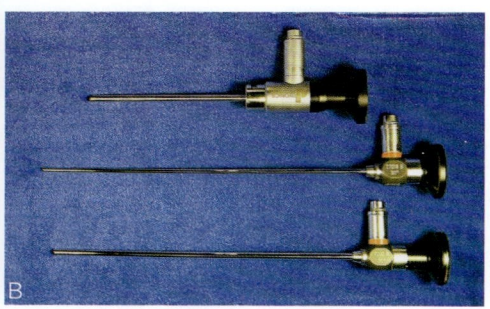

技术图1　A. 向关节注入 20 mL 生理盐水。B. 2.5 mm 及 2.7 mm 直径踝关节镜。

病灶的处理

- 探棒确定骨软骨损伤(技术图2A)。
- 对所有毗邻 OLT 的不稳定软骨及纤维组织予以病灶清除及刮除(技术图2B)。
- 创建锐化、垂直边缘,以优化与骨髓附着的条件。
- 用磨钻完全移除钙化软骨。

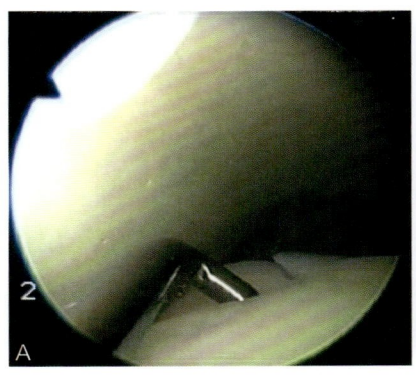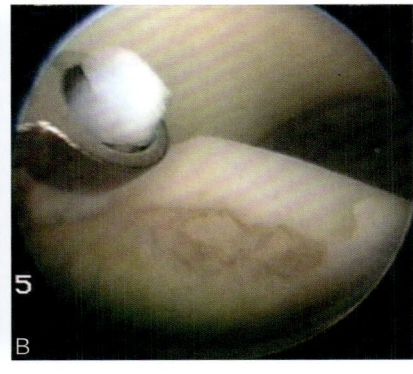

技术图2　A. 探查损伤。B. 病灶清除及刮除。

微骨折后可用无细胞基质覆盖

- 如果软骨下骨层未受累且完整,可予行微骨折技术。
- 不同角度的关节镜钻有助于经合适的角度垂直到达任何经处理后的OLT。微骨折间隙为3～4 mm、深2～4 mm;出现脂肪滴提示已充分穿过软骨下骨。
- 我们确保钻头垂直于关节面,并小心穿过软骨下骨,以维持软骨下骨板结构完整(技术图3A)。
- 在从踝关节内取出关节镜前,我们放松止血带,停止注入生理盐水以确定血液可完全从距骨流至距骨缺损处(技术图3B)。
  - 在大于1～1.5 cm²的病灶,插入无细胞基质的通道要扩大到大约1 cm。用吸引器将关节内液体移除,并用棉签擦干缺损部位。
  - 用蚊式血管钳将基质送入(技术图3C),缺损部位要用基质完全覆盖所有边缘以获得封闭效果(技术图3D)。
  - 用纤维胶封闭,将踝关节保持中立位10分钟。
- 关节镜术后,我们不常规使用引流。常规关闭切口。

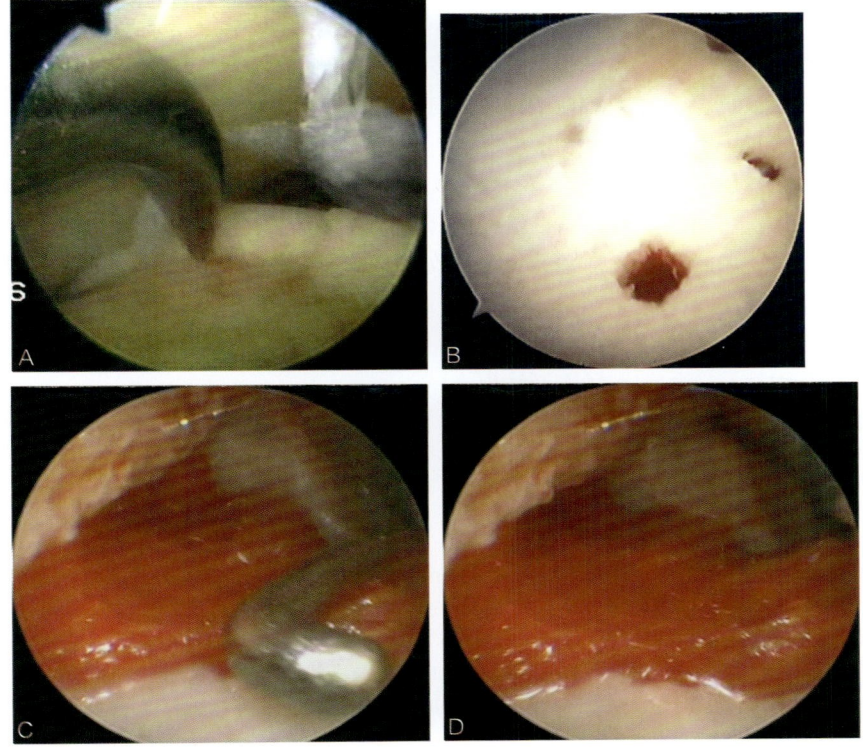

技术图3　A. 微骨折技术。B. 松开止血带,血液从微骨折处流入关节。C. 将无细胞基质送入到准备好的病灶区域。D. 根据病灶塑形基质,使其边缘与缺损区域重叠。

伴软骨下骨囊肿的距骨骨软骨损伤（骨松质转移技术）

- 处理软骨下骨囊肿相关损伤时，我们予清除损伤的、不健康的软骨，行微骨折技术，并使用骨松质转移技术。
- 于对侧骨皮质开窗，用4 mm AO弯头棒插入囊肿内，于关节镜直视下植入骨松质（如铲雪机一般）。
- 在这些病例中，总是用无细胞基质覆盖来封闭病灶区域。

要点与失误防范

指征	• 处理相关病变时需小心谨慎。对于外侧副韧带不稳定者，为了保证微骨折术的成功，还需另行韧带稳定手术
技术	• 采用内上方入路，使钻头可垂直穿入。使用鹅颈形钻头 • 后外侧入路结合Wessinger棒技术：经前内侧入路向后外侧置入棒，以确定后外侧入路最佳的进入方向 • 用小型打磨器将钙化的软骨彻底清除，以提供充足的修复组织数量及接触面[11] • 关节镜下AMIC技术可获得缺损部位的封闭效果 • 骨松质移植技术

术后处理

- 加压绷带包扎至大腿。抬高患肢，并及时采用冷疗法。
- 如插入基质的病例，使用3～4天石膏固定以确保基质稳定在缺损内并防止分层。
- 每天6～8小时的持续被动关节活动锻炼（CPM），持续4～6周，根据疼痛及肿胀程度决定锻炼强度。
- 术后6周内允许15 kg的部分负重，之后2周允许30 kg负重。如果踝关节无明显疼痛，可根据患者耐受程度负重。
- 术后8周可进行骑车、游泳及下肢交叉训练。如果正常活动时无疼痛，术后5～6个月可进行剧烈运动，否则，我们建议等到术后10～12个月再进行剧烈运动。
- 口服药物治疗（盐酸氨基葡萄糖）有利于软骨再生（6个月）。

预后

- 前瞻性研究结果表明距骨微骨折术后2年和5.8±2年病情得到明显改善[4,5]。
  - 95%OLT治疗结果优良。
  - 早期结果可以维持在至少5年的随访。
  - 年轻患者与50岁以上患者的治疗效果无明显差异。
  - 缺损部位及严重程度对治疗结果影响无统计学差异。
- MRI研究发现行微骨折区域组织再生，几乎所有术后影像学检查都发现软骨下骨信号改变[4,5]。
- 临床治疗效果与影像学检查结果无显著相关性[5]。

并发症

- 胫骨前缘骨化，影响踝关节背伸。
- 腓深神经损伤致支配区域感觉减退。
- 感染。
- 深静脉血栓。
- 关节纤维化。

（张雄良 译，薛剑锋 审校）

参考文献

[1] Assenmacher JA, Kelikian AS, Gottlob C, et al. Arthroscopically assisted autologous osteochondral transplantation for osteochondral lesions of the talar dome: an MRI and clinical follow-up study. Foot Ankle Int 2001;22(7):544-551.

[2] Athanasiou KA, Niederauer GG, Schenck RC Jr. Biomechanical topography of human ankle cartilage. Ann Biomed Eng 1995;23(5):697-704.

[3] Baums MH, Heidrich G, Schultz W, et al. Autologous chondrocyte transplantation for treating cartilage defects of the talus. J Bone Joint Surg Am 2006;88(2):303-308.

[4] Becher C, Driessen A, Hess T, et al. Microfracture for chondral defects of the talus: maintenance of early results at midterm follow-up. Knee Surg Sports Traumatol Arthrosc 2010;18(5):656-663.

[5] Becher C, Thermann H. Results of microfracture in the treatment of articular cartilage defects of the talus. Foot Ankle Int 2005;26

(8):583-589.

[6] Berndt AL, Harty M. Transchondral fractures (osteochondritis dissecans) of the talus. J Bone Joint Surg Am 1959;41(6):988-1020.

[7] Choi WJ, Park KK, Kim BS, et al. Osteochondral lesion of the talus: is there a critical defect size for poor outcome? Am J Sports Med 2009;37(10):1974-1980.

[8] Chuckpaiwong B, Berkson EM, Theodore GH. Microfracture for osteochondral lesions of the ankle: outcome analysis and outcome predictors of 105 cases. Arthroscopy 2008;24(1):106-112.

[9] Dipaola JD, Nelson DW, Colville MR. Characterizing osteochondral lesions by magnetic resonance imaging. Arthroscopy 1991;7(1):101-104.

[10] Flick AB, Gould N. Osteochondritis dissecans of the talus (transchondral fractures of the talus): review of the literature and new surgical approach for medial dome lesions. Foot Ankle 1985;5(4):165-185.

[11] Frisbie DD, Morisset S, Ho CP, et al. Effects of calcified cartilage on healing of chondral defects treated with microfracture in horses. Am J Sports Med 2006;34(11):1824-1831.

[12] Hangody L, Kish G, Karpati Z, et al. Treatment of osteochondritis dissecans of the talus: use of the mosaicplasty technique—a preliminary report. Foot Ankle Int 1997;18(10):628-634.

[13] Knutsen G, Engebretsen L, Ludvigsen TC, et al. Autologous chondrocyte implantation compared with microfracture in the knee. A randomized trial. J Bone Joint Surg Am 2004;86-A(3):455-464.

[14] Lee KT, Lee YK, Young KW, et al. Factors influencing result of autologous chondrocyte implantation in osteochondral lesion of the talus using second look arthroscopy. Scand J Med Sci Sports 2012;22(4):510-515.

[15] Loomer R, Fisher C, Lloyd-Smith R, et al. Osteochondral lesions of the talus. Am J Sports Med 1993;21(1):13-19.

[16] Mandelbaum BR, Gerhardt MB, Peterson L. Autologous chondrocyte implantation of the talus. Arthroscopy 2003;19 suppl 1:129-137.

[17] Matthews LS, Hirsch C. Temperatures measured in human cortical bone when drilling. J Bone Joint Surg Am 1972;54(2):297-308.

[18] McCullough CJ, Venugopal V. Osteochondritis dissecans of the talus: the natural history. Clin Orthop Relat Res 1979;(144):264-268.

[19] Reddy S, Pedowitz DI, Parekh SG, et al. The morbidity associated with osteochondral harvest from asymptomatic knees for the treatment of osteochondral lesions of the talus. Am J Sports Med 2007;35(1):80-85.

[20] Sammarco GJ, Makwana NK. Treatment of talar osteochondral lesions using local osteochondral graft. Foot Ankle Int 2002;23(8):693-698.

[21] Savva N, Jabur M, Davies M, et al. Osteochondral lesions of the talus: results of repeat arthroscopic debridement. Foot Ankle Int 2007;28(6):669-673.

[22] Steadman JR, Rodkey WG, Singleton SB, et al. Microfracture technique for full-thickness chondral defects: technique and clinical results. Oper Tech Orthop 1997;7(4):300-304.

[23] Thermann H, Driessen A, Becher C. Autologous chondrocyte transplantation in the treatment of articular cartilage lesions of the talus[in German]. Orthopade 2008;37(3):232-239.

[24] Tol JL, Struijs PA, Bossuyt PM, et al. Treatment strategies in osteochondral defects of the talar dome: a systematic review. Foot Ankle Int 2000;21(2):119-126.

[25] Wiewiorski M, Leumann A, Buettner O, et al. Autologous matrix-induced chondrogenesis aided reconstruction of a large focal osteochondral lesion of the talus. Arch Orthop Trauma Surg 2011;131(3):293-296.

第93章 包括逆行钻孔的关节镜治疗骨软骨损伤
Arthroscopic Management of Osteochondral Lesions, Including Retrograde Drilling

Raymond J. Walls, Keir A. Ross, Ethan J. Fraser, and John G. Kennedy

定义

- 距骨骨软骨损伤（osteochondral lesions of the talus, OLT）是一种同时累及距骨穹隆的软骨和软骨下骨的常见疾病，如果不治疗有发展的和导致关节炎的趋势[2,10]。软骨损伤具有固有的预后不佳。
- 骨髓刺激（bone marrow stimulation, BMS）通过微骨折或微钻孔来启动软骨，是一种常用的治疗小的、非囊性病灶的技术。
- 目的是在软骨下板产生多个开口，让带着间充质干细胞的骨髓从软骨下骨流出。

解剖

- 距骨向上与胫骨远端关节面，也同内外踝形成踝穴。
- 大约60%的距骨表面覆盖软骨。
- 没有肌肉附着，因此它的血供来源于胫后动脉分支（跗骨管和三角韧带分支动脉）、腓动脉（跗骨窦动脉）和足背动脉。

发病机制

- 病因主要是创伤性的，踝关节扭伤和骨折后发病概率为50%~70%[7,11,13]。
- 反复微创伤导致的OLT通常与踝关节不稳相关[11]。
- 损伤时踝关节的位置、压力、撞击、剪切性损伤造成相应部位发生OLT。

自然病程

- 小的病灶有时可以通过非手术治疗愈合，这种情况在小儿患者中更常见[19]。
- 理论上，OLT往往会发展，由于高压液体通过软骨缺损处进入软骨下板，最终穿透软骨下骨。
- 自发性愈合不常见，有进一步退行改变的趋势。
- 预防疾病发展主要在于修复软骨下板和关节对线。
- 手术方法包括修复性的骨髓刺激术（BMS）或移植（自体软骨移植、自体骨软骨、青少年颗粒软骨等）。

病史和体格检查

- OLT可能没有症状。
- 患者通常（但不是所有的）都能想起急性损伤。
- 活动相关的踝关节前方深部疼痛是典型主诉。
- 机械症状如关节咔哒声或绞锁可能提示有松动游离体，但不常见。
- 临床检查可以发现肿胀和沿关节线的局部压痛。
- 有滑膜炎和关节内渗出的慢性病例可能有踝关节活动受限。
- 由于许多病例可能有合并症，如踝关节不稳，建议仔细检查踝关节的骨、韧带和肌腱等结构。

影像学和其他诊断性检查

- 影像学检查对于术前估计病灶部位、大小和深度，以及是否存在软骨下囊肿是有用的。这可以决定最适合的治疗策略。
- 标准的负重位平片（正位、侧位和踝穴位）（图1A）。
  - 可能有50%的OLT未被发现，尤其是非常小或孤立的软骨病灶[9]。
  - 有利于评估下肢、踝关节和后足对线。
- CT检查（图1B、C）。
  - 可以进一步评估骨的形态和容积，尤其是深度。
  - 仅提供关于骨结构的信息，没有关于覆盖的软骨缺失或损伤的信息。
- MRI检查（图1D、E）。
  - 推荐用于确定性诊断和评估。
  - 评估关节软骨和软骨下骨的累及（骨髓水肿的程度）。
  - T2加权序列对软骨结构和质量更敏感。
  - 还可以估计伴随的病变（韧带损伤、肌腱损伤、游离体等）。

鉴别诊断

- 前内或前外侧踝关节撞击。
- 慢性踝关节不稳。

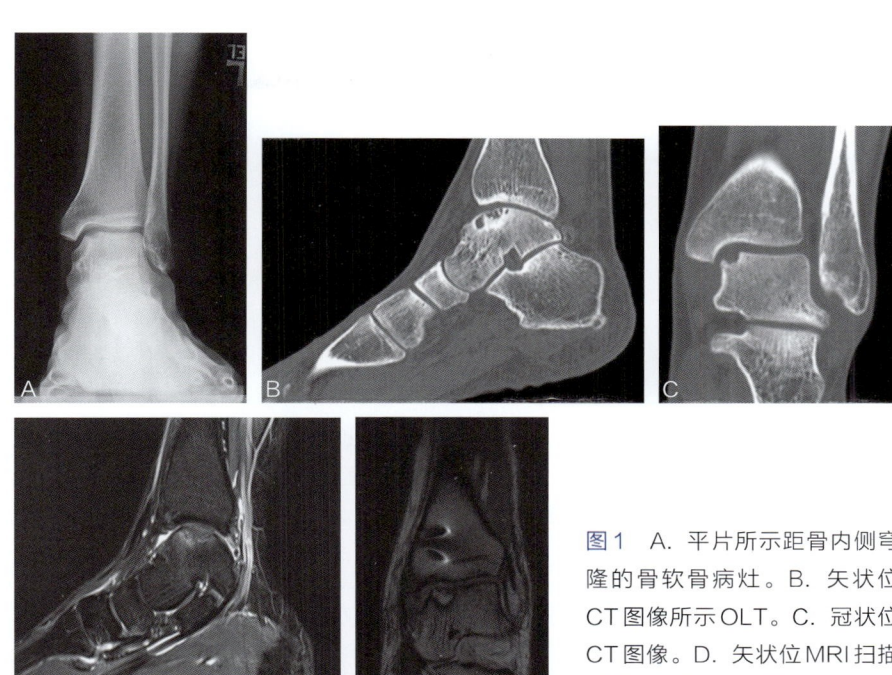

图1 A. 平片所示距骨内侧穹隆的骨软骨病灶。B. 矢状位CT图像所示OLT。C. 冠状位CT图像。D. 矢状位MRI扫描所示OLT。E. 冠状位MRI扫描。

- 肌腱病（腓骨肌、胫骨后肌、胫骨前肌）。
- 早期创伤后关节炎。
- 炎症性关节病。
- 应力反应或骨折。

非手术治疗

- 适用于症状轻、小的、稳定的、只累及软骨层的病灶。
- 制动，限制负重一段时间后，再逐步负重和理疗。鼓励关节活动以保留软骨营养。
- 药物治疗［口服非甾体类抗炎药（NSIDS）和关节内类固醇注射］。
- 非手术治疗失败率高[5,15,21]。
- 生物性辅助治疗，如富血小板血浆、富集骨髓和透明质酸等的效果还在研究中。

手术治疗

- Steadman等[17]首先报道了微骨折技术，并获得了广泛的认可，因为它技术要求低、微创、术后疼痛轻、并发症少。
- 指征：
  - 直径＜15 mm或面积＜150 mm^{2}的非囊肿性病灶[3,4]。
  - 保守治疗失败。
  - 软骨完整面的软骨下骨囊性病灶考虑行逆行钻孔术。

- 绝对禁忌证包括退行性关节疾病和感染。慎用于关节炎症活跃期患者，尤其是长期口服激素患者。

术前计划

- 基于前述的临床检查和术前影像学检查。
- 病灶部位将决定手术入路，而病灶大小决定使用的技术。
- 通过标准的前内侧和前外侧通道，前路关节镜可用于大多数病灶。如果需要，也可以使用后内侧通道。
- 我们的经验是，大约75%的踝关节可以用前方通路进入。
- 后方关节镜用于极后侧的病灶。双通道技术是安全的，不仅可以用于OLT，还可以用于其他后足、后踝、距下关节和关节外病变[16]。
- 逆行钻孔可用于软骨面完整的病例，在透视引导下完成[12]。
- 如果需处理合并的踝关节不稳定，我们在麻醉后评估踝关节的稳定性以决定手术方案。
- 力线异常也需同时通过截骨来纠正。

体位

- 术前标记并确定手术侧的肢体。
- 手术一般在区域性麻醉下完成（联合腰麻和腘窝神经阻滞），也可以在全麻下进行。
- 对于前路关节镜手术，患者仰卧于标准的手术台上，使

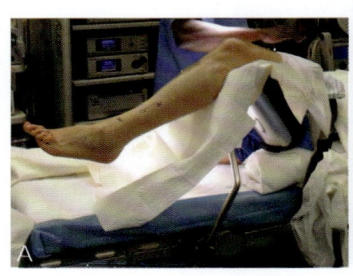
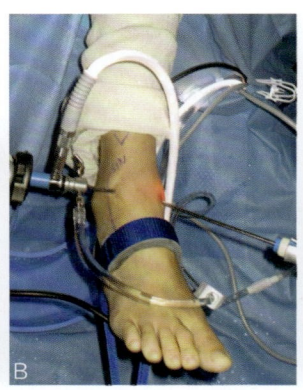
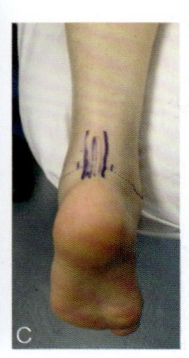

图2　A. 患者仰卧于标准的手术台上，使用大腿止血带。同侧臀下放置敷料卷，使足部方向与天花板垂直。B. 无创踝关节牵引器固定于手术台，使踝关节跖屈。C. 行后路踝关节镜时，患者足部悬垂于手术台边缘。

用大腿止血带。在同侧髋部下放置敷料卷，维持足部与天花板垂直的下肢位置(图2A)。
- 用大腿支架放置于腘窝近端，这样髋关节屈曲60°，膝关节可以稍加牵引即可维持在屈曲90°位置。
- 常规消毒铺巾。
- 无创踝关节牵引器固定于手术台和踝关节，使踝关节跖屈(图2B)。大约6.8 kg(15 lb)的牵拉力量可牵开关节增加显露，适合大多数病例。
- 如果选择后侧入路，患者放置于俯卧位，踝关节伸出手术台远端(图2C)。
  - 也可以在胫骨远端放置三角形缓冲垫。

入路

- 前方关节镜入路一般使用前外侧和前内侧通路。
  - 从前内方注射10 ml生理盐水到踝关节内。当正确置入关节内时，液体容易注入，注意前外侧关节囊充盈饱满。
  - 前内侧通过在关节线远端5 mm，紧贴胫前肌腱内侧。我们建议只切开皮肤，用蚊式血管钳轻轻扩张皮下组织以形成通路。盐水外流可确认关节囊被突破，插入钝性套管针(2.7 mm关节镜器械)。
  - 在关节线远端5 mm的水平，用相似方法建立前外侧通路。这个通路紧贴第3腓骨肌外侧，注意避免损伤腓浅神经，可能的话术前识别并标记它。
- 对于后踝关节镜，使用标准后内侧和后外侧通路(图3)。
  - 从内踝尖向外踝尖画一条与足底的平行线。
  - 在跟腱外缘前5 mm，紧贴画线的近侧建立后外侧通路。建立皮下通道时要注意避免腓肠神经损伤。
  - 后内侧通道位于跟腱内缘前5 mm，紧贴画线的近端。内侧血管神经束存在损伤可能，在建立软组织通路时要异常当心。

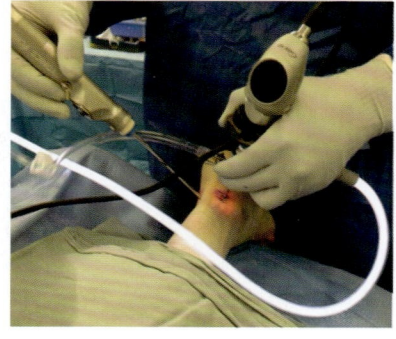

图3　后路踝关节镜的标准后内侧和后外侧通路。

前路踝关节镜

- 当前内侧通路建立后，用30°的2.7 mm关节镜。将带有流入和流出的液流泵连接到关节镜接口，大多数情况下液体压力为40 mmHg。
- 需要完整评估踝关节；在病变关节中，通常需要将瘢痕组织和病变增生滑膜清理以获得良好的视野（技术图1A）。
- 也可能需要用关节镜用的刨削器适度清除胫骨前缘（技术图1B）。
- 所有合并的关节内病变，如滑膜清理和游离体取出，都需要在微骨折前完成，以免扰乱引出的骨髓凝块。
- 采用系统性方法全面检查关节（内外侧沟、距骨穹隆和胫骨天花板），我们推荐Ferkel 21点方法[6]。

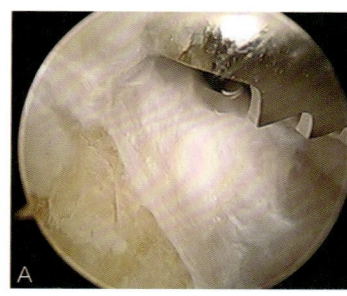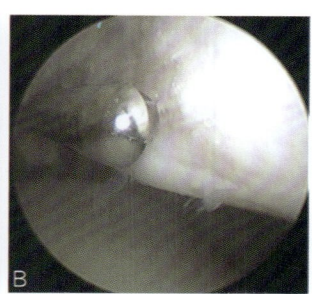

技术图1 A. 瘢痕组织和病变增生滑膜组织清理，以便活动踝关节完整的视野。B. 如有需要，用关节镜刨刀有限切除胫骨前缘。

识别、评估并处理距骨软骨损伤病灶

- 结合术前影像学资料定位并识别病灶的位置。
- 进行仔细的软骨探查，软化的病变踝关节软骨区域要识别，直到没有松动的软骨瓣存在（技术图2A）。
- 用刮匙清除病变软骨，直到形成光滑稳定健康的软骨边缘（技术图2B）。
- 用刨刀吸出松动碎片（技术图2C）。
- 所有与软骨下骨分离的软骨也需要清除，因为软骨病灶可能延伸超过术前片所示边缘。
- 对于软骨下囊性病灶，需清理病变骨和囊壁。
- 用刮匙清理钙化软骨层，以利于凝块附着和修复。
- 如有需要，可以让助手进一步将踝关节跖屈以更好显露OLT。
- 可以用带刻度的探针测量囊肿横向直径和深度来确定实际大小。

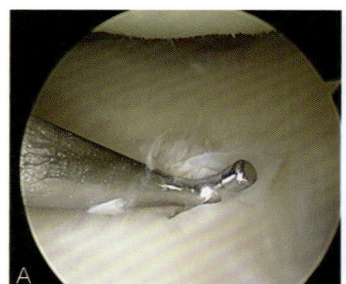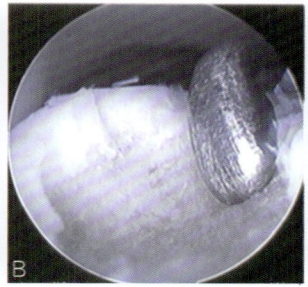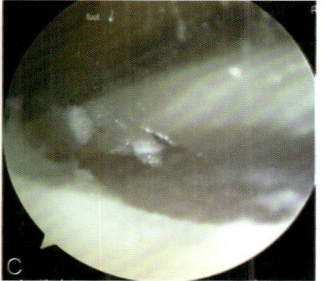

技术图2 A. 仔细探查软骨，识别软化病变处或不稳定软骨瓣。B. 用刮匙清理病变软骨，直到形成光滑稳定的健康边缘。C. 用刨刀吸出多余的小的松动骨和软骨块。

骨髓刺激/微骨折技术

- 当完全清除OLT后，获得一个稳定、健康和正常软骨垂直边缘后，再进行微骨折。
- 常用技术包括用克氏针钻孔，或用微骨折锥破开软骨下骨。
- 有各种角度的微骨折锥可用，并根据病灶位置选择合适的锥以确保垂直OLT基底穿透软骨下骨。
- 穿透软骨下骨2~4 mm，通常锥上有刻度显示（技术图3A、B）。
- 脂肪滴出现表明足够穿透，将有后继的软骨下骨中出血和骨髓间充质干细胞募集（技术图3C）。
- 每个微骨折间隔3~4 mm。
- 确保在OLT周围进行微骨折促进纤维软骨整合。
- 最终评估并灌洗关节，去除所有游离体。
- 关闭液流泵（技术图3D），如果用止血带，可以松止血带确保每个微骨折处脂肪滴和血液出现。
- 用3-0尼龙线关闭伤口，无菌敷料包扎。

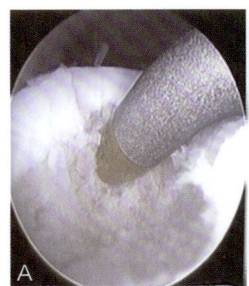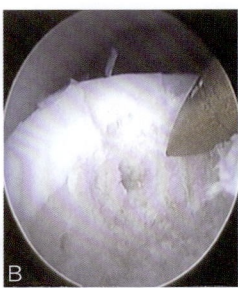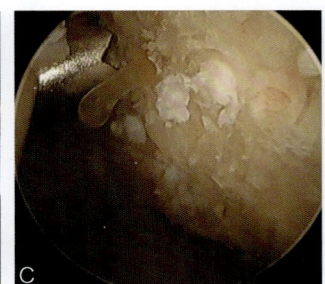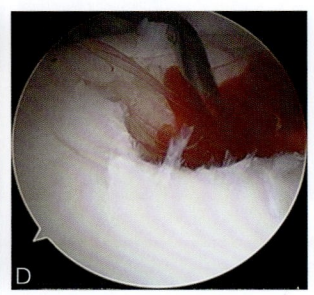

技术图3　A、B如锥上刻度所示，穿透软骨下骨2~4 mm。C. 脂肪滴从骨松质中出现，表明已穿透软骨下板。D. 关闭液阀，让骨髓血从每个骨髓刺激口中流出。

后踝关节镜微骨折

- 一个系统性四象限方法可用于描述相关的后足病变[16]（技术图4）。
- 将踝关节背曲可以更好地暴露后部OLT。
- 如前所示，完成骨髓刺激。

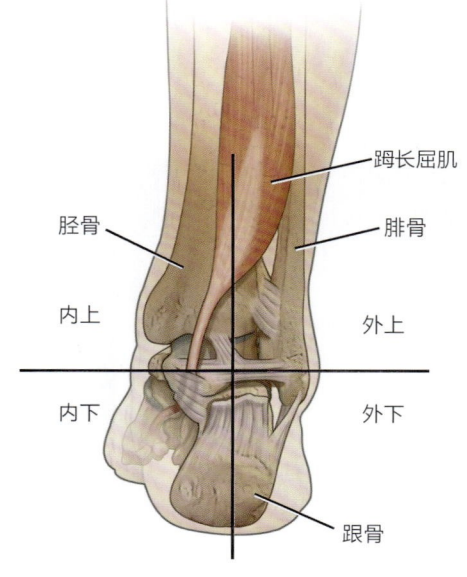

技术图4　系统性四象限方法用于描述相关的后足病变。

要点与失误防范

神经血管损伤	• 避免过度牵引,建立关节镜通道时要非常小心。在更换通道时总是使用钝性套管。确保大腿托在腘窝近端
清理不彻底	• 彻底评估松动的软骨瓣和分层软骨,尤其是病损前缘不容易观察的部分
游离碎块	• 总是在清创后进行彻底观察和冲洗关节
邻近胫骨病灶	• 合并的胫骨病灶应给予评估,我们建议如合适,也一并处理
垂直方向使用微骨折	• 术前备齐并使用不同角度的骨锥,建议让助手稳住踝关节医源性损伤正常的软骨,请助手帮助尽量跖屈踝关节可以增加显露
适当尺寸的骨锥	• 使用正确大小的骨锥很重要。大的骨锥产生的软骨下骨压缩会引起骨小梁通道关闭,导致孔道太小则不足以允许新血管形成

术后治疗

- 使用14天带衬垫的软敷料。
- 术后72小时开始踝泵运动,持续4周。每天20分钟保护下的踝关节跖屈和背曲运动,防止粘连形成和关节僵硬,促进关节液中软骨的营养扩散。
- 术后2周拆线,患者开始使用限制性踝关节支具。
- 术后4周,开始逐步负重,开始10%体重,每天增加10%,这样在术后6周可以完全负重。
- 在术后6周,开始正规理疗康复,侧重于平衡、本体感觉和稳定性重建。
- 在术后10周,康复侧重于力量和运动相关训练。随着患者症状改善,能否进行对抗性运动必须进行连续评估。

预后

- BMS的目的是骨髓中的多能间充质干细胞凝聚在缺损处形成纤维凝块。炎症反应将带来刺激组织愈合的最终效果。
- 理论上间充质干细胞将分化成类软骨细胞,后者会合成包含Ⅱ型胶原的软骨基质,但证据表明形成的是纤维软骨[14]。纤维软骨的力学和生物学性能不如透明软骨是一个顾虑。
- 然而,BMS的中短期临床效果一般良好,最近的系统综述提到其成功率达85%[20]。
- 一个研究对50名患者进行了12年临床随访分析,报道终末AOFAS评分平均为88分,Ogilvie-Harris评分优良率为78%。2/3的患者放射学检查未发现关节炎,而其余患者仅仅恶化一个等级[18]。
- 缺乏其他长期高级别数据来评估BMS临床效果。
- 对于纤维软骨承重的远期质量仍存在顾虑,
- 用MRI评估发现纤维软骨5年时发生退化,并有报道关节镜下纤维软骨与局部关节软骨缺少整合[1,8]。
- 近年来,在使用生物学辅助方法如HA、CBMA、PRP等以及使用支架/生物软骨促进修复的兴趣越来越大。

并发症

- 用无创牵引进行前路踝关节镜微骨折的整体并发症率低至3.5%,后路关节镜的比率也低至2.3%[22]。
- 神经损伤是最常见报道的并发症,多数在6个月时缓解。
- 血管损伤。
- 感染。
- 滑膜瘘。
- 游离体。
- 关节纤维化、僵硬。
- 医源性软骨损伤。
- 慢性局部疼痛综合征。

(张雄良 译,薛剑锋 审校)

参考文献

[1] Becher C, Driessen A, Hess T, et al. Microfracture for chondral defects of the talus: maintenance of early results at midterm follow- up. Knee Surg Sports Traumatol Arthrosc 2010;18:656-663.

[2] Buckwalter JA, Mankin HJ. Articular cartilage: degeneration and osteoarthritis, repair, regeneration, and transplantation. Instr Course Lect 1998;47:487-504.

[3] Choi WJ, Park KK, Kim BS, et al. Osteochondral lesion of the

talus: is there a critical defect size for poor outcome? Am J Sports Med 2009;37:1974-1980.

[4] Chuckpaiwong B, Berkson EM, Theodore GH. Microfracture for osteochondral lesions of the ankle: outcome analysis and outcome predictors of 105 cases. Arthroscopy 2008;24:106-112.

[5] Easley ME, Scranton PE Jr. Osteochondral autologous transfer system. Foot Ankle Clin 2003;8:275-290.

[6] Ferkel RD, Fischer SP. Progress in ankle arthroscopy. Clin Orthop Relat Res 1989;(240):210-220.

[7] Hintermann B, Regazzoni P, Lampert C, et al. Arthroscopic findings in acute fractures of the ankle. J Bone Joint Surg Br 2000;82(3):345-351.

[8] Lee KB, Bai LB, Yoon TR, et al. Second-look arthroscopic findings and clinical outcomes after microfracture for osteochondral lesions of the talus. Am J Sports Med 2009;37:63S-70S.

[9] Loomer R, Fisher C, Lloyd-Smith R, et al. Osteochondral lesions of the talus. Am J Sports Med 1993;21:13-19.

[10] McCullough CJ, Venugopal V. Osteochondritis dissecans of the talus: the natural history. Clin Orthop Relat Res 1979;(144):264-268.

[11] O'Loughlin PF, Heyworth BE, Kennedy JG. Current concepts in the diagnosis and treatment of osteochondral lesions of the ankle. Am J Sports Med 2010;38(2):392-404.

[12] O'Loughlin PF, Kendoff D, Pearle AD, et al. Arthroscopic-assisted fluoroscopic navigation for retrograde drilling of a talar osteochondral lesion. Foot Ankle Int 2009;30:70-73.

[13] Saxena A, Eakin C. Articular talar injuries in athletes: results of microfracture and autogenous bone graft. Am J Sports Med 2007;35(10):1680-1687.

[14] Shapiro F, Koide S, Glimcher MJ. Cell origin and differentiation in the repair of full-thickness defects of articular cartilage. J Bone Joint Surg Am 1993;75:532-553.

[15] Shearer C, Loomer R, Clement D. Nonoperatively managed stage 5 osteochondral talar lesions. Foot Ankle Int 2002;23:651-654.

[16] Smyth NA, Murawski CD, Levine DS, et al. Hindfoot arthroscopic surgery for posterior ankle impingement: a systematic surgical approach and case series. Am J Sports Med 2013;41:1869-1876.

[17] Steadman JR, Rodkey WG, Singleton SB, et al. Microfracture technique for full-thickness chondral defects: technique and clinical results. Oper Tech Orthop 1997;7:300-304.

[18] van Bergen CJ, Kox LS, Maas M, et al. Arthroscopic treatment of osteochondral defects of the talus: outcomes at eight to twenty years of follow-up. J Bone Joint Surg Am 2013;95:519-525.

[19] van Dijk CN, Reilingh ML, Zengerink M, et al. The natural history of osteochondral lesions in the ankle. Instr Course Lect 2010;59:375-386.

[20] Zengerink M, Struijs PA, Tol JL, et al. Treatment of osteochondral lesions of the talus: a systematic review. Knee Surg Sports Traumatol Arthrosc 2010;18:238-246.

[21] Zengerink M, Szerb I, Hangody L, et al. Current concepts: treatment of osteochondral ankle defects. Foot Ankle Clin 2006;11:331-359.

[22] Zengerink M, van Dijk CN. Complications in ankle arthroscopy. Knee Surg Sports Traumatol Arthrosc 2012;20:1420-1431.

第94章 踝关节后方及后足关节镜技术：方法1

Posterior Ankle Arthroscopy and Hindfoot Endoscopy: Perspective 1

C. Niek van Dijk and Tahir Öğüt

定义

- 由于踝关节后方位置较深，踝关节后方疾病的诊断与治疗仍是一个巨大的挑战。
- 由于踝关节的特殊解剖形态，常规的前内侧、前外侧及后内侧入路关节镜技术用于评估踝关节后方问题较为困难。在踝关节韧带松弛的情况下，尚可能见到并治疗踝关节本身的病变，但对于后方关节囊周围或关节囊外病变，通过常规的关节镜入路难以到达病变部位。
- 后方关节镜双入路技术需要患者置于俯卧位，这样可以轻松地进入踝关节后方、距下关节及关节囊周围、关节囊外结构[22]。

解剖

- 踝关节后方关节镜及后足关节镜可进入并看见胫距关节后半部分、距下关节及诸如距后三角骨、跨长屈肌腱和下胫腓联合后韧带等关节外结构。
- 后方踝间韧带，亦被称为胫骨滑移或袋状半月板，为一解剖位置恒定，但大小变异较大的结构，其由下胫腓后下韧带分出，并被一充满滑膜组织的间隙将其与下胫腓后下韧带分开[2]。
- 距后三角骨为距骨的第二骨化中心，其出现率为1.7%～7%[4]。当该骨化中心与距骨后外侧突（距骨三角突或Stieda突）分离时，便形成距后三角骨。单侧及双侧距后三角骨发生率分别为10%及1.402%[4,17]。
- 跨长屈肌腱起源于小腿后方，并在始于距下关节近端1 cm处的腱鞘内走行，该腱鞘将肌腱连结于距骨及跟骨后方，形成纤维骨性隧道，可能限制跨长屈肌腱活动[6,10]。
- 后内侧神经血管束（胫神经及胫后动脉）恒定位于跨长屈肌腱内侧，并沿其行径走行。后内侧入路置入器械时，将器械始终置于跨长屈肌腱外侧一般就不会损伤血管神经束[7]。Sitler等对13例尸体进行解剖学研究，发现2例标本胫神经位于跨长屈肌腱后方[12]。
- 后内侧入路切口位于外踝尖水平近端1 cm处，较之位于外踝尖水平近端2 cm处的切口，更远离内侧血管神经束平均为2.9 mm[7]。

发病机制

- 踝关节后方疼痛通常由以下原因引起：
  ○ 踝关节后方撞击或距后三角骨综合征。
  ○ 跨长屈肌腱、胫骨后肌腱、腓骨肌腱病变。
  ○ 创伤后钙化或外生骨疣。
  ○ 撕脱性骨折。
  ○ 胫距、距下关节游离体。
  ○ 胫距或距下关节骨软骨损伤或关节病。
  ○ 同时存在以上多种病变。
- 劳损在踝关节后方疼痛的发病机制中扮演了重要的角色。
- 踝关节反复轻微损伤，常见于运动员，可导致踝关节后方或后足骨赘形成[18]。
- 距后三角骨出现症状，往往存在以下诱因：旋前或过度跖屈损伤、在硬地上跳舞或超过生理极限的过度活动[15]。
- 疼痛可能是由于以下因素造成的：
  ○ 距后三角骨与距骨间相对不稳定的连接，产生活动，引起症状。
  ○ 增厚的关节囊受压撞击（踝间韧带）[1]。
  ○ 距后三角骨与胫骨之间的瘢痕组织撞击。
  ○ 距后三角骨与跟骨之间的挤压撞击（"舞者"足跟）。
  ○ 跨长屈肌腱在距后三角骨与距骨内侧结节之间激惹[6,15]。
- 通常情况下，跨长屈肌腱病变是由于狭窄性腱鞘炎而不是肌腱变性或断裂所造成的[3]。除了踝关节后内侧外，其他部位很少出现跨长屈肌腱病变[3,10]。然而，免疫组化研究发现，途经距骨后方的部分跨长屈肌腱节段是无血供区域[11]。

自然病程

- 患者表现为踝关节后方疼痛。
- 踝关节后方撞击综合征可能由劳损（慢性疼痛）或创伤（急性疼痛）引起。因为由于劳损所致的后方撞击综合征预后更好，因此，鉴别这两种撞击综合征显得尤为重要[15]。

- 劳损常见于芭蕾舞演员、足球运动员及下坡跑运动员[3,18]。
- 慢性损伤时，跨长屈肌腱狭窄性腱鞘炎可能伴有距后三角骨综合征，如果延误手术治疗，效果不佳[4]。
- 距后三角骨的保守治疗成功率近60%[8]。

病史和体格检查

- 患者表现为踝关节用力跖屈时后方深部疼痛。
- 体检可发现距骨后方压痛。
- 被动用力跖屈踝关节试验时，可在踝关节最大跖屈位，旋转活动"研磨"胫骨与跟骨间的距骨后突或距后三角骨。
- 被动跖屈实验阳性伴后外侧压痛后，还应使用局麻药物做诊断性注射（用或不用皮质类固醇）。
- 后内侧压痛并不能提示存在撞击[15]。
- 跨长屈肌腱的肌-腱结合处压痛可诊断跨长屈肌腱炎，同时背伸踝关节及第1跖趾关节可诱发疼痛[3,10]。
- "假性跨僵硬"可伴有踝关节后内侧疼痛。踝关节背伸时可限制跨趾背伸，但踝关节跖屈时跨趾背伸恢复。该试验/现象的原因是继发于跨长屈肌腱近端结节性增厚，在踝关节后内侧纤维骨性隧道内发生卡压[10]。
- 触诊距骨后突是诊断踝关节后方撞击综合征较敏感的体征，触诊阳性者应做踝关节极度跖屈试验。
- 当患者明显感觉疼痛为极度跖屈试验阳性，对于诊断踝关节后方撞击综合征敏感性高。如果为阴性则可排除踝关节后方撞击综合征。
- 如果用力跖屈踝关节时疼痛消失，可明确诊断。
- 踝关节后内侧压痛对于诊断跨长屈肌腱炎的敏感性较高。

影像学和其他诊断性检查

- 踝关节后方撞击综合征患者的踝关节正位片通常无明显异常（图1A）。
  - 侧位片有时可见突起的距骨后突或距后三角骨。
  - 位于后外侧的距骨后突或距后三角骨通常与距骨内侧结节重叠，因此不能在标准侧位片上发现跗三角骨（图1B）。
  - 同样的道理，标准侧位片有时也不能发现钙化。
  - 我们建议足外旋25°时摄侧位片（图1C）。
- 骨显像可有效地定位距骨及距周损伤[5]。
- CT可明确钙化灶的确切位置及大小，并可发现小骨块、骨软骨损伤或距骨内囊性变（图1D）。
- MRI可发现骨挫伤、水肿、后方关节囊或韧带增厚[1]、距骨骨软骨损伤及跨长屈肌腱鞘炎。
  - MRI可准确发现82%的跨长屈肌腱鞘炎[10]，表现为T2加权相的中等或低信号[4]。
  - MRI还可发现无临床症状的跨长屈肌腱腱鞘积液。跨长屈肌腱鞘积液必须结合伴随的肌腱自身变性才是肌腱炎的表现。
- 距后三角骨骨水肿是具有诊断意义的影像学表现。
  - 距后三角骨骨水肿是胫骨远端与跟骨之间的距后三角骨慢性压迫的征象。
  - 距后三角骨骨水肿可以是距后三角骨下面软骨退变的征象。对于这些病例，通常伴有跟骨水肿。
  - 距后三角骨骨水肿同样也是距后三角骨与距骨之间相对活动的征象。对于这类患者，可同时存在距骨后方水肿，为假关节型损伤。

鉴别诊断

- 跗管综合征
- 跖筋膜炎
- 腓骨肌腱鞘炎
- 胫骨后肌腱鞘炎
- 假性跨僵硬（跨长屈肌腱鞘炎）
- 撕脱性骨折
- 踝关节或距下关节退变

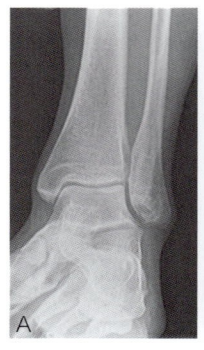
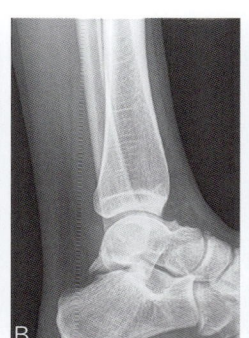
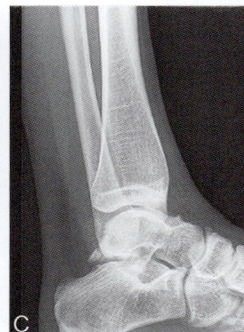
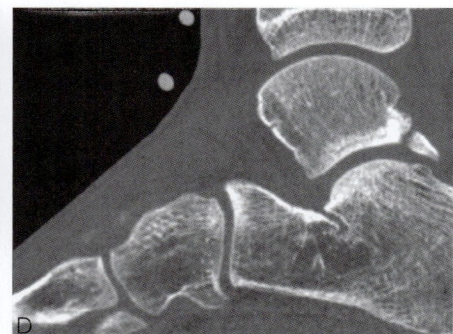

图1 踝关节后方撞击综合征。A. 踝关节正位片未见明显异常。B. 标准侧位片。C. 足部外旋25°时的侧位片。D. 矢状位CT显示距后三角骨。

表1　踝关节后方关节镜及后足关节镜的手术指征

关节病变
踝关节后间室
距骨骨软骨缺损的病灶清除及钻孔
游离体、小骨片、钙化灶及撕脱性骨块的清除
切除胫骨后方边缘骨赘
软骨瘤病及慢性滑膜炎的治疗
距下关节后间室
骨赘及游离体的清除
距下关节融合
逆行刮除及钻孔治疗距骨内囊肿

关节周围病变
踝关节后方撞击综合征
三角韧带深层：创伤后钙化灶或小骨块的清除
姆长屈肌腱狭窄性腱鞘炎：屈肌支持带、距腓后韧带、突出的距骨后突的病灶清除及腱鞘切开
后侧下胫腓韧带联合：切除增生的韧带

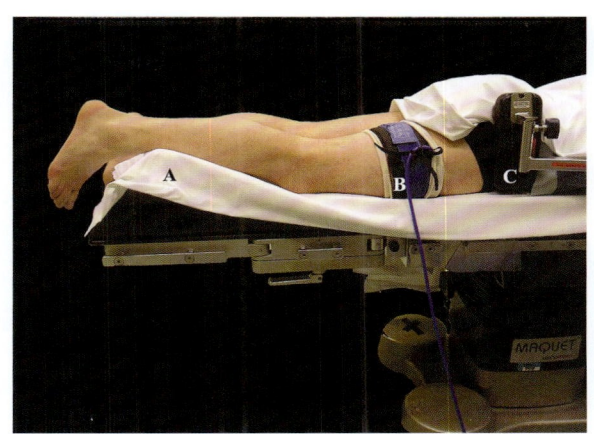

图3　后足关节镜的体位。小腿支撑架（A）、止血带（B）及大腿把持器。

非手术治疗

- 距后三角骨的初始治疗包括休息、冰敷、使用抗炎药物、避免踝关节过度跖屈，有时可能需要踝关节制动4~6周。如果确定骨不连，则不建议管型石膏制动[8]。
- 诸如渐进性抵抗训练及肌力训练等理疗是有益的[8]。
- 皮质类固醇注射治疗距后三角骨综合征可暂时缓解症状[4,8]。
- 姆长屈肌腱鞘炎的非手术治疗方法包括休息、冰敷、使用抗炎药物、足弓支持、标准理疗及牵拉锻炼[8,10]。

手术治疗

- 踝关节后方关节镜及后足关节镜的手术指征见表1。
- 可作为门诊手术，在全麻或硬膜外麻醉下进行[17]。

术前计划

- 评估患者所有的影像学资料，不仅针对局部病变部位，同时还应观察相关的骨、软骨或韧带损伤，以及骨赘、游离体、附着的肌肉和钙化灶（图2）。
- 在麻醉下检查踝关节及距下关节稳定性、腓骨肌腱的稳定性及跟腱的紧张度。
  - 不稳定是一种临床诊断，这些患者可以通过症状进行确定。患者主诉反复打软腿可诊断为不稳。而韧带松弛时可能缺乏相关临床症状。如果患者表现为韧带松弛，而无打软腿，则不需要行外侧韧带重建。
- 可用一袋生理盐水做灌注冲洗。
- 踝关节后方关节镜常采用30°4.0 mm直径关节镜。
- 如果踝关节后方关节镜需要进入关节内以诊断及治疗关节内病变时，可使用无创的牵引装置。
- 踝关节后方关节镜下做骨赘或小骨块切除时，需要使用4 mm宽骨凿及骨膜剥离子。

体位

- 患者取俯卧位。放置体位时应注意避免过度牵拉臂丛

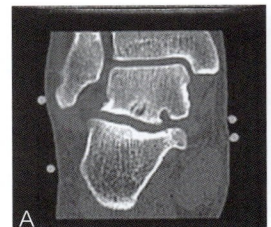 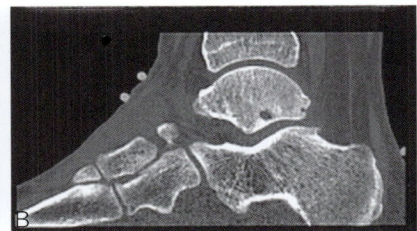 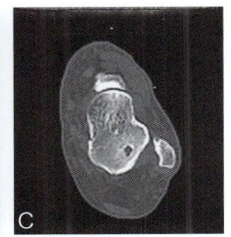

图2　右侧距下关节距骨软骨囊性损伤病灶清除及钻孔治疗的术前计划。冠状位（A）、矢状位（B）及轴位（C）CT显示距骨骨软骨缺损及继发的囊性损伤。

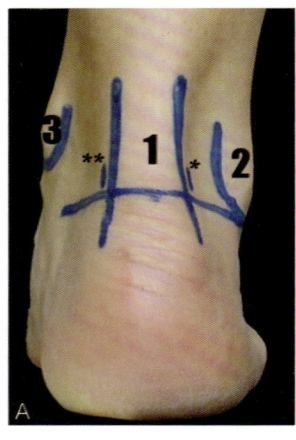
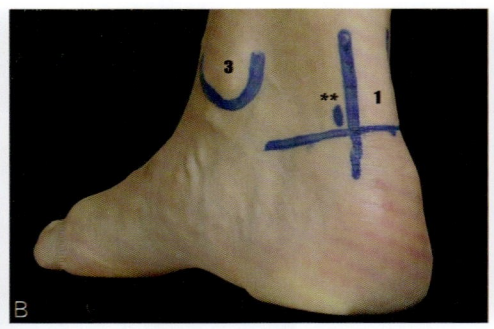
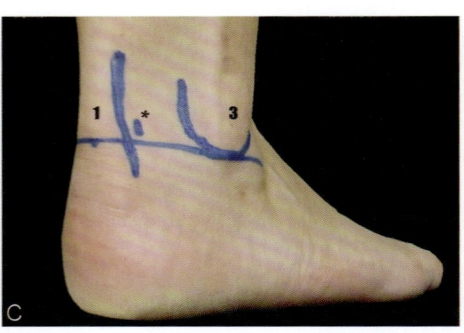

图4 足部的后侧（A）、后内侧（B）、后外侧（C）观，以及踝关节后方关节镜及后足关节镜的体表标志。1：跟腱；2：外踝；3：内踝；五角星：后外侧通道；双星：后内侧通道。

神经，避免肘关节处尺神经卡压，并保护好生殖器官。
- 大腿上止血带，小腿下方放置小型支撑架，方便踝关节自由活动（图3）。
- 患足置于手术床最末端，使术者可以完全背伸踝关节。

入路

- 踝关节体表标志包括外踝、跟腱内、外侧缘及足底。用划线笔沿外踝尖至跟腱划线标记，与足底平行。
- 于标记线上方相同水平面、跟腱的稍外侧及稍内侧建立后外侧及后内侧入路（图4）。

建立后外侧通道入路

- 做垂直的后外侧小切口。
- 用蚊式止血钳朝前向第1、2趾蹼间隙方向分离皮下组织（技术图1A）。
- 当止血钳尖触及距骨后突时，换成4.5 mm直径关节镜套管和钝性内芯一起沿同一方向插入（技术图1B）。
- 因为可以在踝关节与距下关节之间触及突出的距骨后突或距后三角骨，因此，矢状位的移动触诊可辨别踝关节水平和距下关节水平。
- 将套针置于关节外的踝关节水平。
- 将内芯换成30° 4 mm直径关节镜，观察方向朝向外侧。

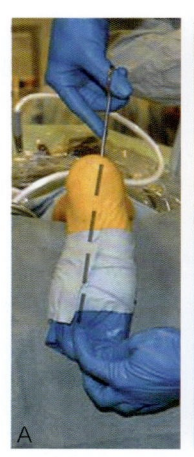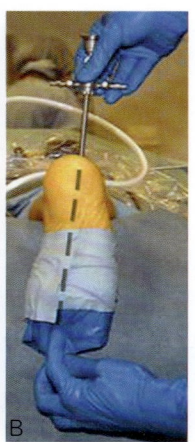

技术图1 做后外侧手术入路。A. 用蚊式血管钳向第1、2趾蹼间隙的方向分离皮下组织。B. 当血管钳触及距骨后突时，换成4.5 mm直径关节镜杆，和钝性的套管一起沿同一方向插入。

建立后内侧通道入路

- 做垂直的后内侧小切口。
- 与关节镜呈90°夹角的方向插入蚊式血管钳（技术图2A）。
- 当蚊式血管钳接触镜杆后，关节镜杆作为导引器使血管钳沿踝关节方向前移，蚊式血管钳紧贴关节镜杆，直至血管钳触及骨面（技术图2B）。
- 然后，在蚊式血管钳上方稍微后退关节镜，直至可见血管钳尖端（技术图2C）。
- 用血管钳分离镜头前方的关节外软组织。
- 如果存在瘢痕或粘连组织，将蚊式血管钳换成5 mm刨刀。
- 刨刀尖的方向朝外侧及稍偏跖侧指向距下关节后外侧。
- 当刨刀尖到达该处时，可进行操作。

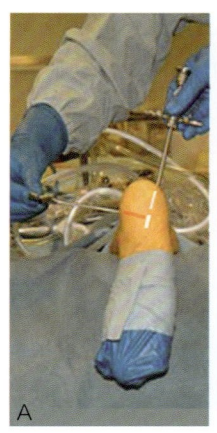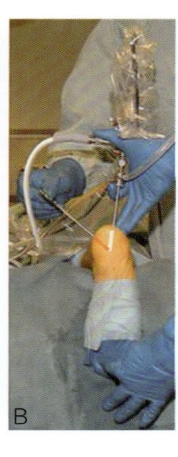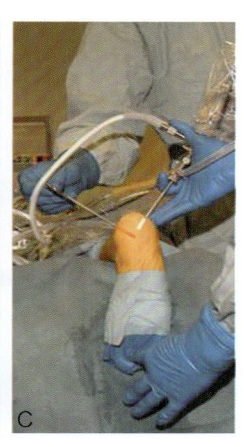

技术图2 创建后内侧手术入路。A. 朝关节镜杆呈90°夹角的方向插入蚊式血管钳。B. 蚊式血管钳紧贴关节镜杆，向前滑动血管钳直至其触及骨面。C. 此时可以将关节镜稍作后退，在蚊式钳表面滑行，直至可见血管钳尖端。

踝关节后方的手术操作

- 清除关节囊及脂肪组织。先予清除脂肪组织，然后清除较薄的关节囊。
- 显露距下关节。同时可以显露在该平面附着于距骨的距腓后韧带。
- 清除关节囊后，可探查距下关节后方（技术图3A）。
- 在踝关节水平，可发现胫腓后韧带和距腓后韧带，同时可见踝关节后方（技术图3B）。
- 清除距骨后突表面的瘢痕组织，可见重要的解剖标志——姆长屈肌腱。活动姆趾有助于在踝关节后方游离姆长屈肌腱纤维。
- 切勿在姆长屈肌腱内侧使用刨刀，因为该处十分接近内侧血管神经束。
- 清除踝关节后方关节囊后，关节镜进入关节内并进行探查。
- 内侧可见内踝尖及三角韧带深层。
- 于内踝水平从内至外打开关节囊，同时可打开胫骨后

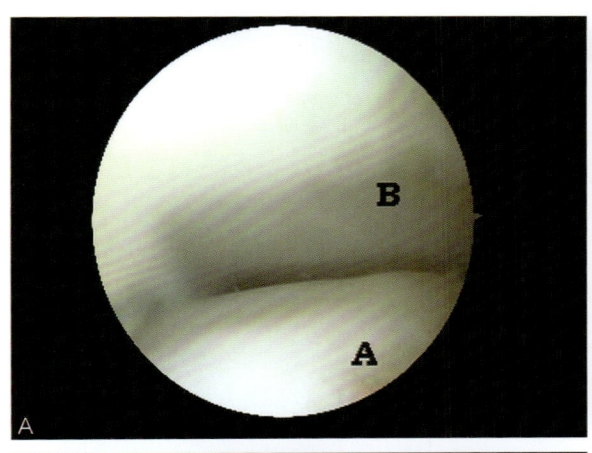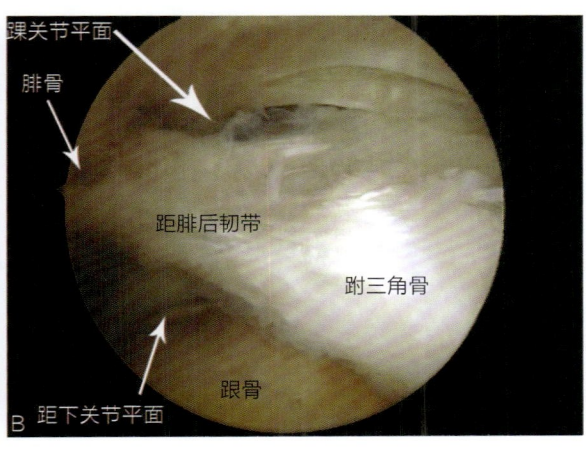

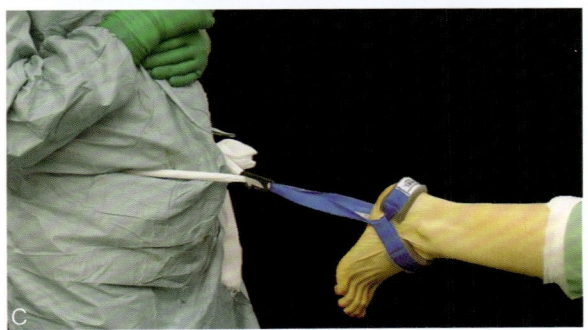

技术图3 A. 距下关节后方间室的关节镜图像：跟骨（A）和距骨（B）。B. 踝关节后外侧部的关节镜下整体观。距后三角骨（OT）及其与距腓后韧带（PTFL）的连接。C. 使用软组织牵开器。

肌腱腱鞘。
- 手法牵引跟骨,打开踝关节后部,将刨刀插入距下关节。
- 如果需要更好的牵引效果,可使用无创踝关节牵引装置(技术图3C)。
- 行完全滑膜或关节囊切除术。以我们的经验看来,通过该后方入路,可以看见几乎全部的距骨穹窿及胫骨远端关节面。
- 术中可发现骨软骨缺损或软骨下囊性损伤,予以病灶清除及钻孔(技术图4)。

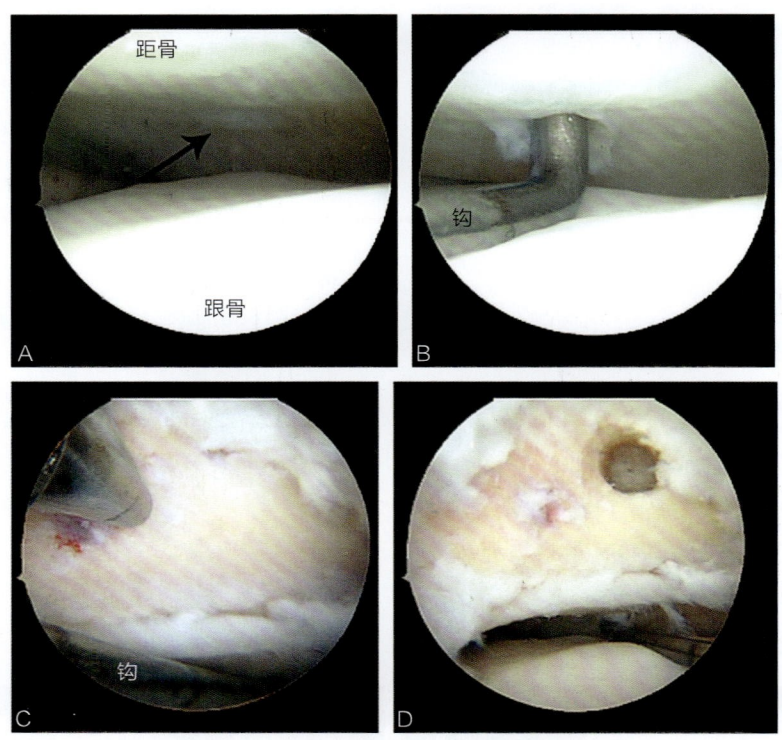

技术图4 右踝距下关节骨软骨囊性损伤的关节镜下病灶清除及钻孔(同图2患者)。A. 箭头所指为缺损部位。B. 经后内侧入路插入小钩、穿入囊性变上方的骨软骨缺损处。C. 逆行钻孔,到达囊性变部位。用小钩引导钻头的精确方向。D. 术后图像。

清除距后三角骨

- 探查下胫腓后韧带,如果增厚则部分切除。
- 切除有症状的距后三角骨(技术图5),距骨后突的骨折不连或有症状的大的距骨后突需要部分剥离距腓后韧带,松开屈肌支持带,这两者都连到距骨后突。

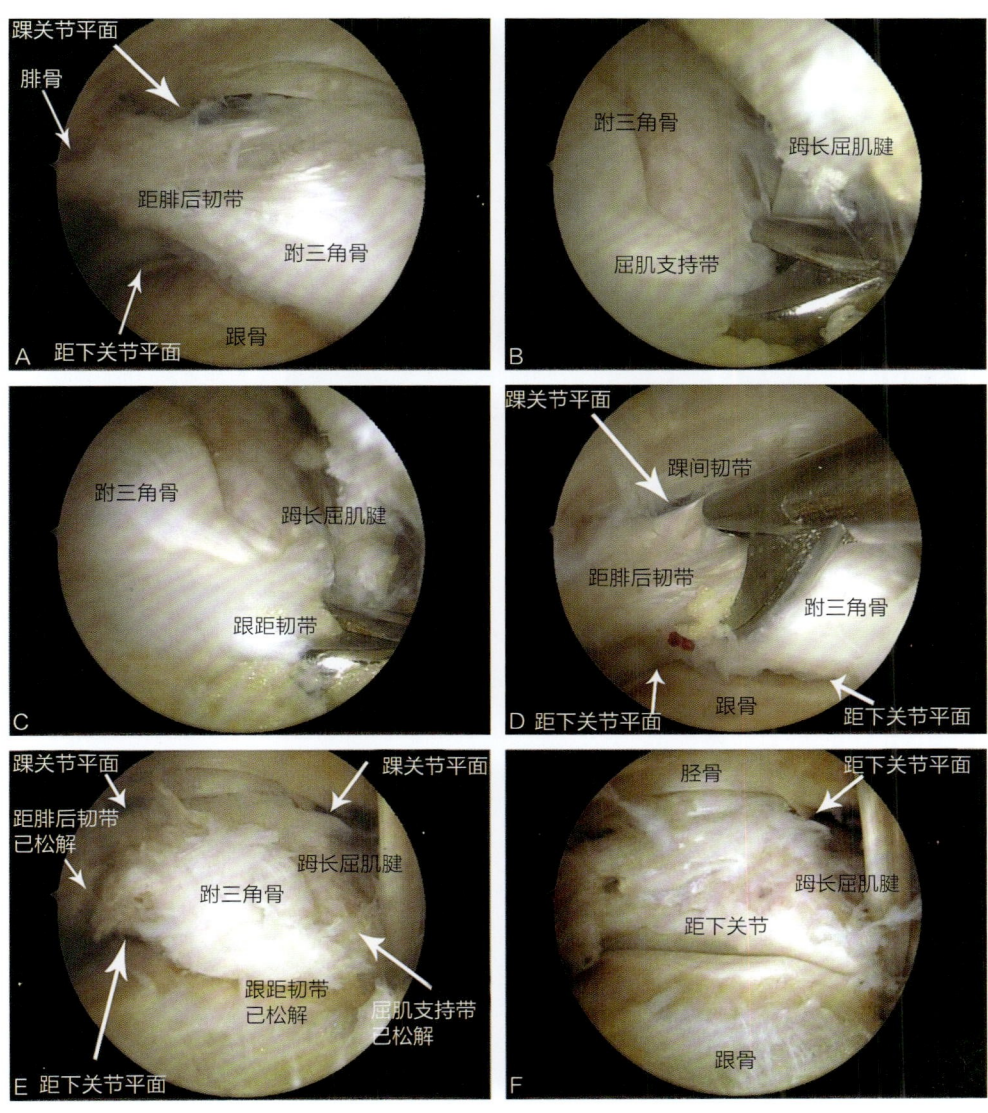

技术图 5 关节镜下行左踝距后三角骨切除及踇长屈肌腱松解。A. 距后三角骨（OT）及与之相连的距腓后韧带（PTFL）、屈肌支持带及跟距韧带（TCL）。B. 切开屈肌支持带。C. 切开跟距韧带。D. 松解距腓后韧带和踝间韧带。E. 将距后三角骨从其附着的解剖结构处松解后的概观。F. 术后概观。IML，踝间韧带。

松解踇长屈肌腱

- 踇长屈肌腱松解包括用篮钳将屈肌支持带从距骨后突处分离（技术图6）。

- 如果存在紧张且增厚的小腿筋膜，可能妨碍手术器械的自由移动。使用篮钳或刨刀扩大筋膜上的孔道有助于操作。
- 术后电凝止血。

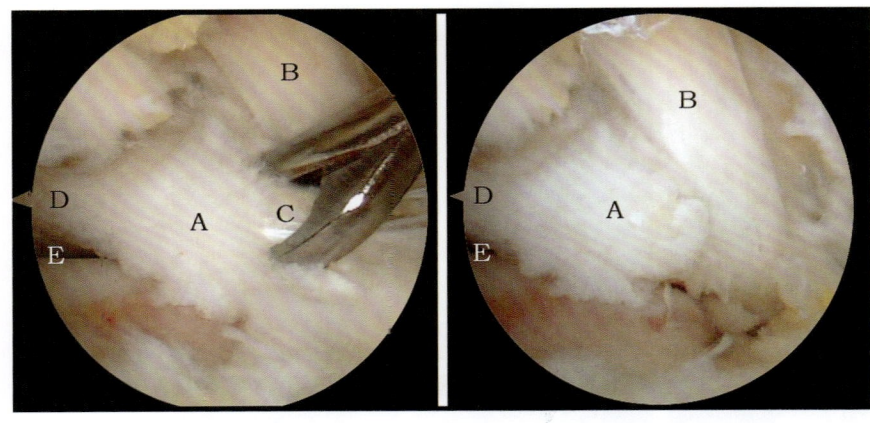

技术图6 关节镜下松解踇长屈肌腱（B），用篮钳将屈肌支持带（C）从距骨后突处（A）分离。D. 距骨。E. 距下关节。

伤口关闭及敷料包扎

- 取出器械后，用3-0尼龙缝线缝合切口，避免窦道形成。
- 使用无菌敷料加压包扎。
- 对于踝关节前方和后方都有症状的患者，后方病变通过后足双入路操作，而前方病变则采用前方双入路处理。
- 可以通过两种方法进行。前方关节镜技术可在屈膝位、足部倒置的位置下进行，但我们通常更喜欢采用双步骤手术。首先完成后足双切口的手术，然后将患者翻身进行常规的前方踝关节镜手术。

要点与失误防范

关节镜位置	• 观察面应始终朝向外侧
Rouvière 韧带	• 该韧带向踇长屈肌支持带走行 • 其可附着于距骨后突 • 用关节镜篮钳或关节镜剪扩大经该韧带的入口 • 通常需要将其与距骨后突分离才可进入踝关节
安全区域	• 向第1、2趾蹼间隙方向置入关节镜 • 关节镜需置于踇长屈肌腱外侧。只有当需要松解血管神经束时（创伤后跗管综合征），才将关节镜置于踇长屈肌腱内侧
用骨凿清除增生的距骨后突	• 应注意勿将骨凿置于过前方，以避免进入距下关节（图5）

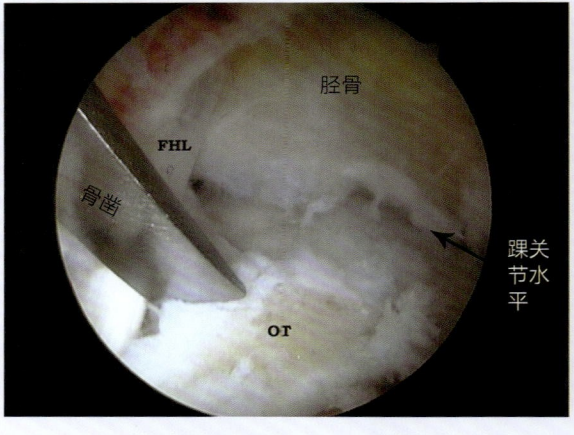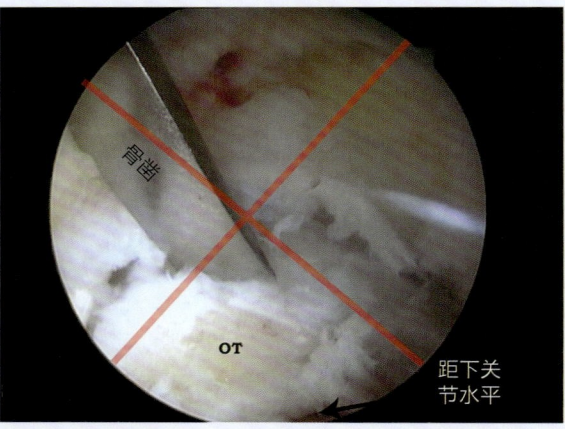

图5 用骨凿清除增生的距骨后突，应注意勿将骨凿置于过前方，以避免进入距下关节。FHL：踇长屈肌腱；OT：距后三角骨。

如何显露踝关节后方及把握准确的方向	• 最重要的技巧是在距下关节水平的外侧开始刨刮,该处是进行刨刮操作相对安全的区域。刨刀的开口朝向关节 • 一旦确认距下关节,即可确认距腓后韧带。距腓后韧带于该区域附着于距骨外侧面 • 如果我们从腓骨后韧带近端移动镜头及刨刀,我们即位于距后三角骨水平,便可清理该后外侧区域的软组织 • 通过牵引跟骨便可确认踝关节,背伸患足同样有助于确认踝关节 • 如果需要进入踝关节,可能需切除部分后方韧带 • 从后外侧角,关节镜器械可经距骨后突或距后三角骨向内侧移动,但始终与踝关节后方韧带及跗三角骨近侧面相接触。然后即可见拇长屈肌腱

术后处理

- 术后结束后,应建议患者在耐受的情况下,尽早进行关节活动锻炼。术后踝关节无需制动以避免窦道形成。踝关节有充分的软组织覆盖。该手术的好处是患者术后直接可以活动踝关节。
- 术后2~3天,在患者耐受的情况下,允许患者拄拐负重。
- 术后3天揭开敷料,术后2周拆线。
- 患者术后1周随访。如有必要,可进行关节活动、肌力加强及稳定性等理疗。

预后

- 阿姆斯特丹医学中心自1994~2002年进行的146例踝关节后方关节镜(136名患者)的病例研究中,所有患者术后疗效均满意,除2名患者术后后足足跟垫感觉部分减退外,未见其他并发症。
- 手术的主要指征为踝关节后方撞击综合征,所有手术均由同一名术者完成,进行了如下手术操作:
  - 切除阻碍的骨性结构(距后三角骨或增生的距骨后突;n = 52)。
  - 辅以松解拇长屈肌腱(n = 37)。
  - 用刨刀清理阻碍的软组织(n = 8)。
  - 分离松解拇长屈肌腱(n = 7)。
  - 清除在距骨后内侧穹窿处(n = 7),骨软骨缺损的病灶并钻孔,胫骨远端关节面(n = 4),或距骨后外侧穹窿(n = 2)。
  - 清除钙化灶(n = 5)。
  - 完全滑膜切除(屈膝,标准前外侧及前内侧入路的前方滑膜切除术,n = 9)。
  - 退变的距下关节关节镜下清理(n = 10)。
  - 距下关节游离体清除(n = 1)。
  - 巨大距骨内腱鞘囊肿的刮除、钻孔及植骨(n = 3)。
- 多手术联合未造成技术问题,并在大部分患者中取得了成功。处理骨性撞击患者预后较处理软组织撞击的患者为好。
- 所有患者术后病情均未恶化[16]。
- Marumoto及Ferkel采用关节镜切除11例痛性距后三角骨患者[9],术后3年平均AOFAS评分为86.4分。
  - Jerosch和Fadel采用相同的方法治疗了10例有症状的距后三角骨[4],术后4周,其中9例患者疼痛完全消失。术后25个月,AOFAS评分从术前平均43分提高至平均86分,10名患者均未见并发症。
  - Tey等采用关节镜技术治疗15例踝关节后方撞击综合征患者,除1例(7%)外,其余患者术后平均3年随访均得到改善[13]。
  - Willits等报道采用踝关节后方关节镜技术治疗24例踝关节后方撞击综合征,20位患者于术后平均1个月即可恢复正常工作,平均5.8个月恢复体育运动。术后平均32个月的AOFAS评分平均91分。
  - Ögüt等采用双通道关节镜治疗多种疾病,包括距骨内囊肿、距骨骨折、色素结节性滑膜炎、滑膜骨软骨瘤、距骨软骨损伤和腓骨肌腱炎。拇长屈肌腱炎和后踝撞击综合征是最常见的指征。在这组60足的病例中,只有2例存在(3.3%)腓肠神经损伤并发症。

并发症

- 该技术的潜在并发症包括胫神经及血管损伤、拇长屈肌腱损伤及腓肠神经损伤。
- 为了防止腓肠神经损伤,按照前述方法做后外侧手术入路很重要:即靠近跟腱处做小切口,然后用蚊式血管钳钝性分离。
- 避免经后内侧入路手术时潜在并发症的技巧是,与关节镜杆呈90°置入操作器械(刨刀圆头锉、钻孔器)。
- 关节镜杆作为导引器,帮助操作器械沿正确方向进入关节内。蚊式血管钳始终接触关节镜杆,该方法可顺利通过血管束而不造成任何问题。
- 精确控制吸引器及刨刀对于避免胫后神经、血管及拇

- 长屈肌腱损伤至关重要。对于距离血管神经束较近的区域,吸引器的吸力应调至最小。
- 在他们的189例踝关节病例系列中,Nickisch等[11]发现并发症率是8.5%(16踝);4名患者有足底麻木,3名有腓肠神经感觉异常,4名有跟腱紧张,2名有复合区域性疼痛综合征,2名有感染,1名在后内侧通道出现囊肿。
- 我们自1994年应用该技术以来,除2例患者出现术后足跟垫感觉减退外,未见其他并发症。
- 当按照以上方法进行手术时,后足关节镜是诊断及治疗各类踝关节后方病变相对安全可靠的方法。
- 术前应决定治疗后方或前方病变。如果术前决定治疗前、后方病变,我们可先通过后足双入路处理后方病变,然后缝合伤口,患者翻身后再行前方踝关节手术。

致谢

真挚地感谢荷兰阿姆斯特丹医学中心的 P.A.J. de Leeuw 教授为该章节提供的所有图片。

(张雄良 译,薛剑锋 审校)

参考文献

[1] Fiorella D, Helms CA, Nunley JA. The MR imaging features of the posterior intermalleolar ligament in patients with posterior impingement syndrome of the ankle. Skel Radiol 1999;28:573-576.

[2] Golano P, Mariani PP, Rodriguez-Niedenfuhr M, et al. Arthroscopic anatomy of the posterior ankle ligaments. Arthroscopy 2002; 18:353-358.

[3] Hamilton WG, Geppert M, Thompson FM. Pain in the posterior aspect of the ankle in dancers. J Bone Joint Surg Am 1996;78A: 1491-1500.

[4] Jerosch J, Fadel M. Endoscopic resection of a symptomatic os trigonum. Knee Surg Sports Traumatol Arthrosc 2006;14:1188-1193.

[5] Johnson RP, Collier D, Carrera GF. The os trigonum syndrome: use of bone scan in the diagnosis. J Trauma 1984;24:761-764.

[6] Kolettis G, Michell L, Klein JD. Release of the flexor hallucis longus tendon in ballet dancers. J Bone Joint Surg Am 1996;78A: 1386-1390.

[7] Lijoi F, Marcello L, Baccarani G. Posterior arthroscopic approach to the ankle: an anatomic study. Arthroscopy 2003;19:62-67.

[8] Maquirriain J. Posterior ankle impingement syndrome. J Am Acad Orthop Surg 2005;13:365-371.

[9] Marumoto JM, Ferkel RD. Arthroscopic excision of the os trigonum: a new technique with preliminary clinical results. Foot Ankle 1997;18:777-784.

[10] Michelson J, Dunn L. Tenosynovitis of the flexor hallucis longus: a clinical study of the spectrum of presentation and treatment. Foot Ankle Int 2005;26:291-303.

[11] Nickisch F, Barg A, Saltzman CL, et al. Postoperative complications of posterior ankle and hindfoot arthroscopy. J Bone Joint Surg Am 2012;94:439-446.

[12] Ögüt T, Ayhan E, Irgit K, et al. Endoscopic treatment of posterior ankle pain. Knee Surg Sports Traumatol Arthrosc 2011;19:1355-1361.

[13] Ögüt T, Seker A, Ustunkan F. Endoscopic treatment of posteriorly localized talar cysts. Knee Surg Sports Traumatol Arthrosc 2011; 19:1394-1398.

[14] Petersen W, Pufe T, Zantop T, et al. Blood supply of the flexor hallucis longus tendon with regard to dancer's tendonitis: injection and immunohistochemical studies of cadaver tendons. Foot Ankle Int 2003;24:591-596.

[15] Sitler DF, Amendola A, Bailey CS, et al. Posterior ankle arthroscopy: an anatomic study. J Bone Joint Surg Am 2002;84A: 763-769.

[16] Tey M, Monllau JC, Centenera JM, et al. Benefits of arthroscopic tuberculoplasty in posterior ankle impingement syndrome. Knee Surg Sports Traumatol Arthrosc 2007;15:1235-1239.

[17] Uzel M, Cetinus E, Bilgic E, et al. Bilateral os trigonum syndrome associated with bilateral tenosynovitis of the flexor hallucis longus muscle. Foot Ankle Int 2005;26:894-898.

[18] van Dijk CN. Anterior and posterior ankle impingement. Foot Ankle Clin 2006;11:663-683.

[19] van Dijk CN. Hindfoot endoscopy. Foot Ankle Clin 2006;11:391-414.

[20] van Dijk CN. Hindfoot endoscopy for posterior ankle pain. Instr Course Lect 2006;55:545-554.

[21] van Dijk CN, Lim LS, Poortman A, et al. Degenerative joint disease in female ballet dancers. Am J Sports Med 1995;23:295-300.

[22] van Dijk CN, Scholten PE, Krips R. A 2-portal endoscopic approach for diagnosis and treatment of posterior ankle pathology. Arthroscopy 2000;16:871-876.

[23] Willits K, Sonneveld H, Amendola A, et al. Outcome of posterior ankle arthroscopy for hindfoot impingement. Arthroscopy 2008; 24:196-202.

第95章 踝关节后方及后足关节镜技术：方法2

Posterior Ankle Arthroscopy and Hindfoot Endoscopy: Perspective 2

Phinit Phisitkul and Annunziato Amendola

定义

- 踝关节后方撞击综合征是以踝关节用力跖屈后引发踝关节后方疼痛为特征的一种临床疾病。它可以由一种急性或慢性损伤引起，距后三角骨或距骨三角突是最常见的致病结构[10,19]。
- 常用来描述该疾病的其他名词包括踝关节后方阻挡、后方三角疼痛、距骨压迫综合征、距后三角骨综合征、距后三角骨撞击、胫距后方撞击征和核桃夹综合征[4,11,20,36]。
- 距后三角骨是距骨的次级骨化中心，该骨在男孩11~13岁及女孩8~11岁时发生矿化，1年内与距骨后方融合，形成后外侧突，通常被称为Stieda突或三角突。1.7%~7%的正常足部可见跗三角骨成为单独的骨块，单侧发生为双侧发生的2倍[3,8,16,24]。

解剖

- 距骨后突由较小的后内侧突及较大的后外侧突或三角突组成，两者之间形成踇长屈肌腱沟。
- 距后三角骨可与后外侧结节相连（图1），完全皮质化，其有三个面：前侧面、底面和后侧面。
- 距后三角骨的前侧面通过纤维组织、纤维软骨或软骨组织与后外侧结节相连。其底面成为距下关节的后方部分。
- 后侧面没有关节成分，但存在距腓后韧带、跟距后韧带、屈肌支持带深层，以及Rouviere和Canela Lazaro所提出的腓－距－跟韧带[28]距骨部分的附着点。
- 胫骨后肌腱、趾长屈肌腱、踇长屈肌腱各自位于其由后侧间室的深筋膜组织延续而成的纤维隧道内。
- 血管神经束在踝关节水平位于踇长屈肌腱的后内侧，而胫神经位于最外侧（图2）。腓骨肌内，也叫做假踇长屈肌腱，可以与踇长屈肌腱混淆，导致潜在神经血管损伤[28]。
- 对于某些解剖变异，胫后动脉可能直径较细或缺如（0~2%），而主要供血的腓动脉横行穿过踝关节后方至跗管[2,6]。

发病机制

- 踝关节后方撞击综合征常见于运动员，如芭蕾舞演员或足球运动员。当踝关节用力跖屈时，他们常发生急性或反复损伤，导致"核桃夹"效应（图3）[12,20]。踝关节扭伤可导致距腓后韧带的撕脱性骨折而继发撞击[15,21,25,36]。
- 症状可能会因为任何位于胫骨远端关节面和距下关节后关节面之间的组织结构而加重，如距后三角骨、较长

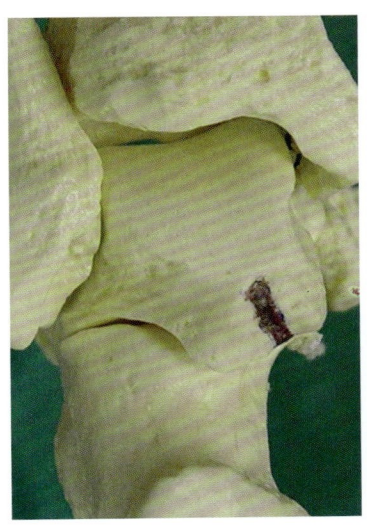

图1 附三角骨。

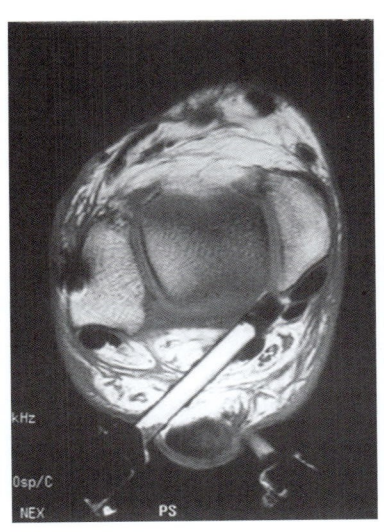

图2 踇长屈肌腱后内侧的血管神经束。

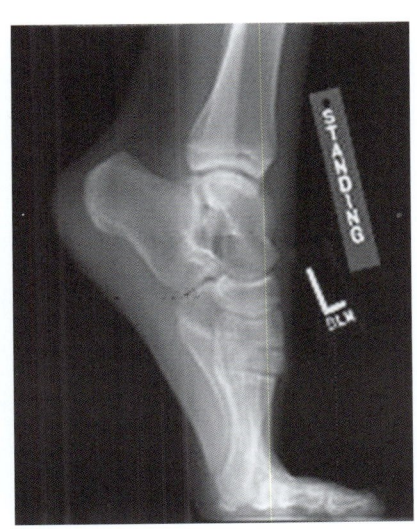

图3 强行跖屈时导致附三角骨产生"核桃夹"效应。

的三角突、踇长屈肌腱、下胫腓后韧带、踝间韧带及踝关节后方或距下关节内的骨、软骨、关节囊、踝关节或滑膜病变组织。
- 由于与距骨后方的距后三角骨或三角突之间的解剖关系邻近,因此,踇长屈肌腱鞘炎通常与踝关节后方撞击综合征相关,也可能继发于刲伤或周围结构的炎症[17,27,32]。

自然病程

- 踝关节后方撞击综合征的自然病程目前仍不清楚。距后三角骨通常是一种良性病变而且并不引起症状。
- 当出现临床症状时,通过保守治疗,60%的患者可以获得成功。然而 Hedrick 和 McBryde[10] 报道这些成功治疗的患者中只有40%的患者完全恢复至受伤前的活动水平。对于高运动量的患者来说,如芭蕾舞演员,保守治疗的预后较差[20]。

病史和体格检查

- 常规病史询问包括性别、年龄、职业、运动情况及损伤机制。
- 需仔细询问患者对疼痛的描述、部位、引起疼痛加剧的体位及活动。撞击所引起的疼痛通常位于踝关节正后方或后外侧。后内侧部疼痛通常与踇长屈肌腱腱鞘炎相关,患者主诉通常为沿肌腱纵向走行的疼痛。在踝关节充分跖屈时症状加重是该病的特征性体征。
- 体格检查需排除其他导致后踝及后足疼痛的病变,如跟腱病、Haglund综合征、"pump-bump"综合征、胫骨后肌腱炎和腓骨肌腱损伤。需检查以上结构有无触痛。
- 临床体格检查应包括:
  - 踝关节后方肿胀的检查。踝关节后方撞击综合征患者通常有轻度的肿胀。严重肿胀应怀疑腓骨肌腱或胫骨后肌腱腱鞘炎。
  - 踝关节被动跖屈,踝关节完全跖屈时出现锐痛或捻发音为阳性。
  - 踇长屈肌腱鞘炎的患者可在踇趾主动或被动活动时引发疼痛,用拇指触诊肌腱处可有压痛及捻发感。如果存在踇长屈肌腱鞘炎,需要记录,同时对其进行治疗。
- 踝关节后方其他结构的压痛:逐一触诊腓骨肌腱、胫骨后肌腱、跟腱及跟骨结节后方有助于排除其他病变。但由于距后三角骨位置较深,很难触诊。即使影像学证实存在距后三角骨,但如果踝关节被动跖屈时没有疼痛,也没有阳性体征表明存在其他可能的损伤,则应考虑其他诊断。

影像学和其他诊断性检查

- 侧位摄片往往足以明确骨性损伤(图4A)。可在踝关节完全跖屈、下肢轻度外旋的位置下拍摄侧位片,以便于发现距后三角骨引起的撞击[9]。
- 有报道骨扫描可发现有症状的距后三角骨,但不作为常规检查手段,也不能替代准确的病史采集及体格检查(图4B)。对于活动量较大的患者骨扫描可有假阳性结果,因此对诊断帮助不大[31]。
- CT 扫描有助于明确骨或骨软骨损伤,特别是当怀疑有距骨后内侧面骨折时[7]。
- MRI 是用于诊断踝关节后方撞击综合征最有用的影像学检查(图4C),可以看到与此相关的解剖变异或一系列骨或软组织异常。撞击综合征与各种骨性及软组织异常以及解剖学变异相关。所有这些患者都存在胫距关节后方滑膜炎和周围跗骨的骨髓水肿表现,相反,其

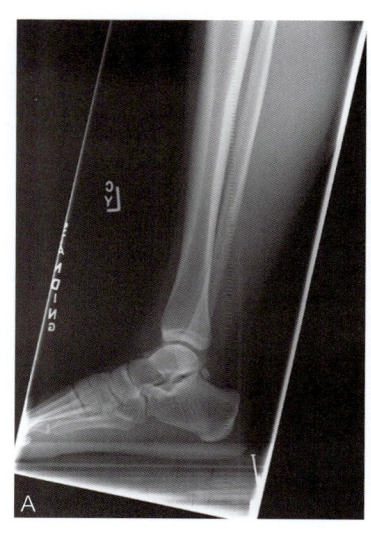
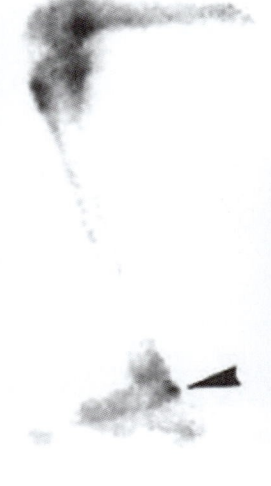
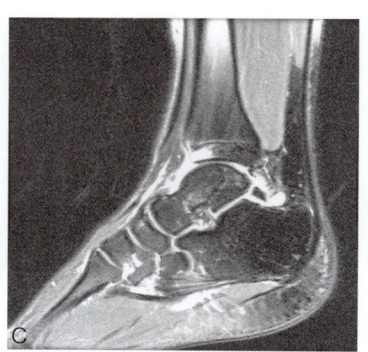

图4　A. 踝关节侧位片。B. 阳性骨显像。C. 踝关节后方撞击综合征的MRI检查情况。

中只有30%的病例存在距后三角骨[5,23,27]。
- 当无法根据症状与体征得出诊断结论时,诊断性注射有助于明确诊断[14,25]。研究已表明,注射后症状与手术切除距后三角骨后的结果相符。然而,直接于距后三角骨和距骨的交界处进行注射很困难,通常需要经验丰富的医生在透视导引下进行操作。

鉴别诊断
- Haglund综合征。
- 肌腱炎(跟腱、腓骨肌腱、胫骨后肌腱)。
- 游离体。
- 踝关节或距下关节炎。

非手术治疗
- 保守治疗通常是治疗的第一步。然而,据文献报道治疗效果不尽人意,长期活动功能和症状的改善率最多为60%[10]。
- 避免加剧症状的活动(如强行跖屈踝关节)极为重要,这样可以避免撞击及减轻局部炎性反应。但是,对于那些常规需要跖屈踝关节的运动员,如芭蕾舞演员或足球运动员来说,这种方法是不可行的。
- 支持治疗包括休息、冰敷、抗炎药物及短腿行走支具制动。
- 透视引导下注射1~2次可的松,患者2年内治疗有效率可达80%[25]。由于存在踇长屈肌腱断裂及致残可能性,不建议常规使用这种方法,特别是对于芭蕾舞者。
- 理疗有助于改善临床症状,包括超声透入疗法、等长收缩练习、跟腱牵拉锻炼及选择性等长加强训练。

手术治疗

指征
- 保守治疗3个月无效。
- 保守治疗后无法恢复所需要的活动水平。

术前计划
- 仔细评估所有影像学检查。MRI有助于了解合并的病变。
- 通过仔细检查发现所有的病变,在告知患者并获得患者同意的情况下,根据需要增加相应的手术步骤,如游离体清除、剥脱性骨软骨炎的治疗以及切开修复踇长屈肌腱等。
- 当有明确手术指征时,对于距后三角骨以及三角突的急性和陈旧性骨折的治疗方法实际上是一样的。没有必要再进行诸如CT扫描等检查来鉴别。
- 如果计划进行关节镜下或切开手术治疗,应于内踝后方较柔软处触及胫骨后动脉搏动,因为胫骨后动脉缺如或细小可能均与腓动脉占主导作用有关,因为腓动脉横行穿过踝关节后方,在关节镜手术时很容易被损伤。

体位
- 患者俯卧,采用标准方法衬垫(图5A、B)。
- 将患者踝关节置于床尾稍远处,为前方或外侧关节镜手术入路留下足够的操作空间。
- 术者可通过前倾上半身使患者的踝关节背屈。

入路
- 可通过切开或关节镜方式进入踝关节及距下关节后方。
- 采用切开手术时,于跟腱后内侧或后外侧做切口。
  - 作者推荐使用后内侧切口。骨性撞击常伴随血管神经束病变或踇长屈肌腱病变,往往需要进行修复,这时后内侧入路更具优势。
  - 后外侧入路同样可用于单纯切除距后三角骨或三角突及行踇长屈肌腱松解的情况。
- 关节镜入路较之传统切开手术,具有最大程度地减少手术创伤和术后疼痛,以及早期恢复活动的优势。
  - 相比平卧位或侧卧位,我们更倾向于采用俯卧位,因为此入路更直接,并能最大程度地减少血管神经束损伤的风险。
  - 除了这些显著优势外,我们还发现,该方法有助于观察及发现关节内病变[29]。
  - 该技术需要术者熟悉后足解剖及关节镜技术。

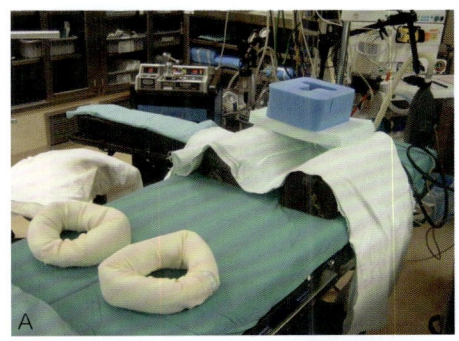
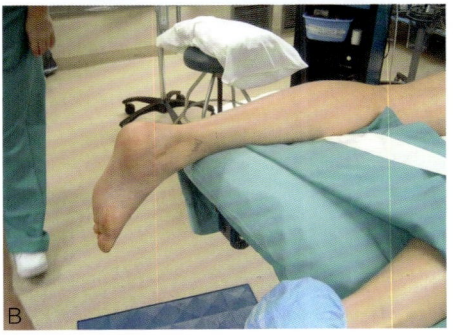

图5　A. 俯卧位。B. 保证所有接触面都予充分衬垫。

确定手术切口

- 画出踝关节后方解剖标志，包括跟腱、内外踝及跟骨结节上部。
- 后外侧及后内侧入路分别位于跟骨结节上部近端1.5 cm处的跟腱外侧和内侧（技术图1A、B）。
- 可经后外侧入路向踝关节内注射，但因为当切除距后三角骨或三角突后，很容易观察到关节内的情况，因此，关节内注射不是必需的。
- 先做后外侧入路的垂直切口，用直钳做钝性分离。血管钳头部应紧贴跟腱外侧，以避免腓肠神经损伤。
- 直接向前方分离脂肪层。
- 通常可触及跗三角骨，然后插入钝头套管至其上方。
- 然后经套筒插入直径4 mm的关节镜。
- 接下来，在跟腱内侧、与后外侧切口相同水平处做后内侧切口。
- 用直钳分离进入与关节镜相同的软组织隧道内。贴着镜套筒推进血管钳，直至在关节镜内可见血管钳头部。
- 轻柔地扩张软组织。经后内侧入路插入3.5 mm半径刨刀直至在镜下可见其尖端（技术图1C、D）。

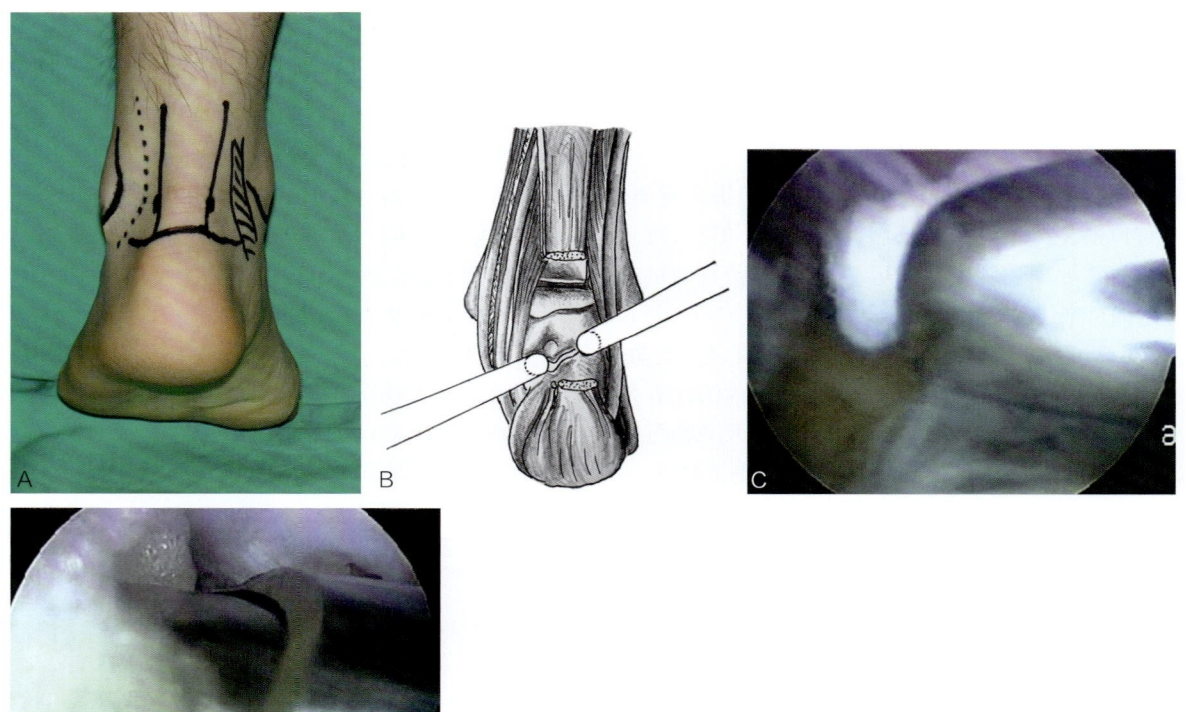

技术图1　A. 患者俯卧位时后外侧或后内侧入路的位置。B. 相关组织结构的解剖学标志。C. 做第二入口时可见血管钳头部。D. 经第二入口可见3.5 mm刨刀。

软组织清理

- 首先清理脂肪组织，为关节镜操作创造足够空间，该步骤可以极大程度地改善手术视野。
- 将刨刀置于深部，维持在距后三角骨的上方或下方，保持切割面朝向外侧。
- 逐渐将刨刀向内侧移动，直至看见跨长屈肌腱，血管神经束走行于肌腱的内侧和浅面。
- 清除附着于距后三角骨周围的软组织（技术图2A）。
- 用刨刀或关节镜剪刀于内侧将跨长屈肌腱支持带从距后三角骨上松解开（技术图2B）。
- 如果发现有跨长屈肌腱腱鞘病变，需要向更远端进行松解及清理。分离时必须非常小心，仅从附着于跟骨壁后方分离纤维鞘。如跨长屈肌腱有部分撕裂，可予以清除，如撕裂部分超过50%，则需要切开修复。
- 松解附着于距后三角骨外侧部的距腓后韧带。

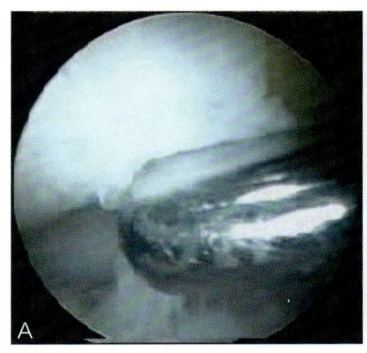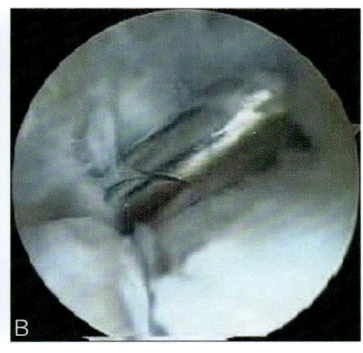

技术图2　A. 用刨刀清除附着于距后三角骨的周围软组织。B. 可见踇长屈肌腱，松解其附着于距后三角骨上的软组织。

切除距后三角骨及三角突

- 用Freer剥离器从距后三角骨上方触及其与前方距骨的软骨结合部分。
- 接下来，把器械头部推入软骨结合部中。
- 从上面或下面分离软骨结合部分（技术图3A）。
- 用抓持器将距后三角骨整块清除（技术图3B）。对于完整而较大的三角突，可用磨头将骨块完整切除。
- 评估距骨后部，磨平尖锐的骨缘（技术图3C）。
- 距骨的距下关节后关节面软骨最后部常常连同距后三角骨一起清除。

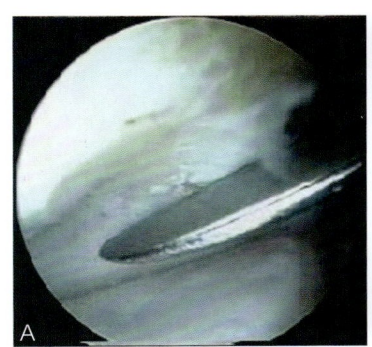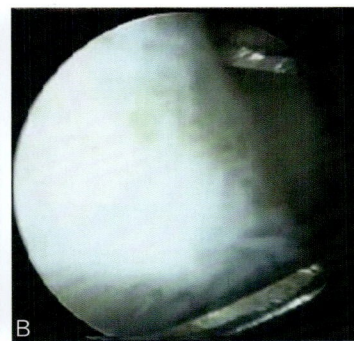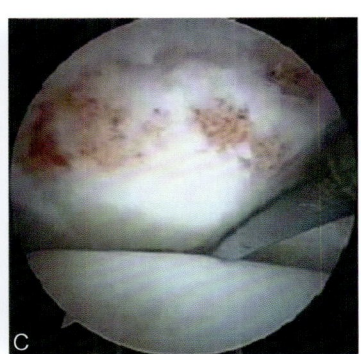

技术图3　A. 用Freer剥离子从距骨附着部撬松距后三角骨。B. 用抓持器将跗三角骨整块清除。C. 评估距骨后部并予磨平，特别是踇长屈肌腱周围。

评估合并病变

- 评估踝关节后部。清理滑膜炎或增厚的踝间韧带。保持在踇长屈肌腱外侧进行操作。如发现游离体，则予以清除。用2.7 mm关节镜可在关节内获得最佳的视野。
- 以同样方法评估距下关节（技术图4）。术者将踝关节完全跖屈，动态观察后足。
- 手术完成后应不存在撞击。
- 如果需要关节镜评估或治疗前踝，可以通过两种方法进行：
  - 第1种方法是重新调整患者体位，再次消毒铺巾。
  - 第2种方法是屈膝90°，以上下颠倒方式进行前踝关节镜手术。该技术需要术者有丰富的经验及熟悉踝关节解剖。

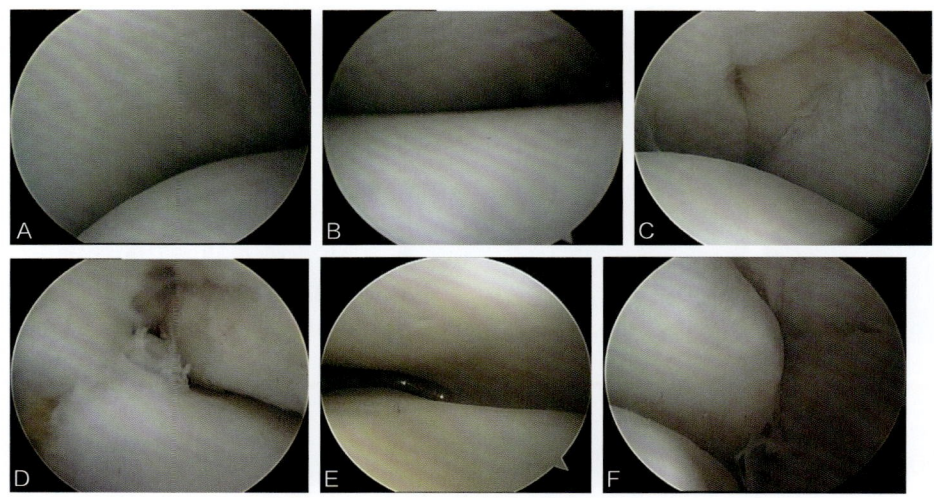

技术图4　踝关节与距下关节图像。

要点与失误防范

诊断	• 详细的病史采集及全面的体格检查最为关键 • 对诊断不明确的患者可行MRI或诊断性注射
术前计划	• 踝关节后方无法触及胫后动脉搏动时应优先考虑切开手术。该手术入路不能很好地暴露踝关节前方病变组织，往往需要重新铺单。然而，将膝关节屈曲90°，在助手配合下把持患足，可以顺利完成简单的踝关节手术 • 应充分告知患者术中可能更改为切开手术，特别是对于踇长屈肌腱断裂的患者
通道建立	• 将踝关节呈正位或轻度外旋位牢固放置于手术台。手术切口仅切开皮肤，然后钝性分离软组织
软组织病灶清除	• 刨刀始终置于深部的关节囊和踇长屈肌腱的外侧。注意解剖学变异，如与踇长屈肌腱相像的腓跟内肌
切除距后三角骨或三角突	• 用Freer剥离子触探并确认软骨结合部 • 清除骨块前先摇晃撬动软骨结合部。另外，需要足够大的操作切口

术后处理

- 手术入路切口常规不予缝合。
- 软性敷料加压包扎。告知患者术后前几天可能会有渗出，如有必要需更换敷料。
- 鼓励患者抬高患肢。
- 不需要患肢制动。
- 患者可在耐受的情况下，穿着术后保护鞋负重。
- 一般患者于术后第2、3天急性疼痛缓解后，可以开始早期的关节活动及肌力锻炼。
- 在耐受的情况下可逐渐进行完全活动。

预后

- 保守治疗效果并不尽如人意，对于活动要求较高的运动员更是如此。但如果常规在透视引导下注射皮质激素治疗，可获得80%以上的成功率[10,25]。
- 若保守治疗失败，切开或关节镜手术切除距后三角骨可获得极好的治疗效果[1,13,18,20,22,34,35]。
- 关节镜技术有助于最大程度减少与切开分离手术有关的组织损伤，如痛性瘢痕、严重的术后疼痛及伤口并发症。但需要术者具有丰富的关节镜操作经验以及熟悉后足解剖[33,37]。

并发症

- 血管神经损伤在关节镜手术或切开手术中都有可能发生。已有胫神经、腓肠神经麻痹的报道。大部分患者可自行恢复。永久性感觉缺失及神经瘤形成通常发生于神经离断的患者，特别是后外侧切开入路时容易切断腓肠神经[1]。
- 其他可能并发症包括跟腱紧张、复合区域性疼痛综合征、感染和后内侧通道囊肿。
- 术后症状仍可持续。对相关伴随病变进行明确的诊断及正确的治疗是成功的关键。

（张雄良　译，薛剑锋　审校）

参考文献

[1] Abramowitz Y, Wollstein R, Barzilay Y, et al. Outcome of resection of a symptomatic os trigonum. J Bone Joint Surg Am 2003;85-A(6):1051-1057.

[2] Adachi B. Das arteriensystem der Japaner. Kyoto, Japan: Maruzen, 1928:215-291.

[3] Bizarro A. On sesamoid and supernumerary bones of the limbs. J Anat 1921;55:256-268.

[4] Brodsky AE, Khalil MA. Talar compression syndrome. Am J Sports Med 1986;14:472-476.

[5] Bureau NJ, Cardinal E, Hobden R, et al. Posterior ankle impingement syndrome: MR imaging findings in seven patients. Radiology 2000;215:497-503.

[6] Dubreuil-Chambardel L. Variations des arteres du pelvis et du membre inferieur. Paris: Masson et Cie, 1925:191-271.

[7] Giuffrida AY, Lin SS, Abidi N, et al. Pseudo os trigonum sign: missed posteromedial talar facet fracture. Foot Ankle Int 2003;24:642-649.

[8] Grogan DP, Walling AK, Ogden JA. Anatomy of the os trigonum. J Pediatr Orthop 1990;10:618-622.

[9] Hamilton WG. Stenosing tenosynovitis of the flexor hallucis longus tendon and posterior impingement upon the os trigonum in ballet dancers. Foot Ankle 1982;3:74-80.

[10] Hedrick MR, McBryde AM. Posterior ankle impingement. Foot Ankle Int 1994;15:2-8.

[11] Howse AJ. Posterior block of the ankle joint in dancers. Foot Ankle 1982;3:81-84.

[12] Iovane A, Midiri M, Finazzo M, et al. Os trigonum tarsi syndrome. Role of magnetic resonance [in Italian]. Radiol Med 2000;99:36-40.

[13] Jerosch J, Fadel M. Endoscopic resection of a symptomatic os trigonum. Knee Surg Sports Traumatol Arthrosc 2006;14:1188-1193.

[14] Jones DM, Saltzman CL, El-Khoury G. The diagnosis of the os trigonum syndrome with a fluoroscopically controlled injection of local anesthetic. Iowa Orthop J 1999;19:122-126.

[15] Karasick D, Schweitzer ME. The os trigonum syndrome: imaging features. AJR Am J Roentgenol 1996;166:125-129.

[16] Lawson JP. International Skeletal Society Lecture in honor of Howard D. Dorfman. Clinically significant radiologic anatomic variants of the skeleton. AJR Am J Roentgenol 1994;163:249-255.

[17] Lohrer H. Flexor hallucis longus tendon rupture as an impingement lesion induced by os trigonum instability [in German]. Sportverletz Sportschaden 2006;20:31-35.

[18] Lombardi CM, Silhanek AD, Connolly FG. Modified arthroscopic excision of the symptomatic os trigonum and release of the flexor hallucis longus tendon: operative technique and case study. J Foot Ankle Surg 1999;38:347-351.

[19] Maquirriain J. Posterior ankle impingement syndrome. J Am Acad Orthop Surg 2005;13:365-371.

[20] Marotta JJ, Micheli LJ. Os trigonum impingement in dancers. Am J Sports Med 1992;20:533-536.

[21] Martin BF. Posterior triangle pain: the os trigonum. J Foot Surg 1989;28:312-318.

[22] Marumoto JM, Ferkel RD. Arthroscopic excision of the os trigonum: a new technique with preliminary clinical results. Foot Ankle Int 1997;18:777-784.

[23] Masciocchi C, Catalucci A, Barile A. Ankle impingement syndromes. Eur J Radiol 1998;27(suppl 1):S70-S73.

[24] McDougall A. The os trigonum. J Bone Joint Surg Br 1955;37-B(2):257-265.

[25] Mouhsine E, Crevoisier X, Leyvraz PF, et al. Post-traumatic overload or acute syndrome of the os trigonum: a possible cause of posterior ankle impingement. Knee Surg Sports Traumatol Arthrosc 2004;12:250-253.

[26] Nickish F, Barg A, Saltzman CL, et al. Postoperative complications of posterior ankle and hindfoot arthroscopy. J Bone Joint Surg Am 2012;94(5):439-446.

[27] Peace KA, Hillier JC, Hulme JC, et al. MRI features of posterior ankle impingement syndrome in ballet dancers: a review of 25 cases. Clin Radiol 2004;59:1025-1033.

[28] Phisitkul P, Amendola A, False FHL. a normal variant posing risks in posterior hindfoot endoscopy. Arthroscopy 2010;26(5):714-718.

[29] Phisitkul P, Tochigi Y, Saltzman CL, et al. Arthroscopic visualization of the posterior subtalar joint in the prone position: a cadaver study. Arthroscopy 2006;22:511-515.

[30] Sarrafian S. Anatomy of the Foot and Ankle: Descriptive Topographic Functional, ed 2. Philadelphia: JB Lippincott, 1993.

[31] Sopov V, Liberson A, Groshar D. Bone scintigraphic findings of os trigonum: a prospective study of 100 soldiers on active duty. Foot Ankle Int 2000;21:822-824.

[32] Uzel M, Cetinus E, Bilgic E, et al. Bilateral os trigonum syndrome associated with bilateral tenosynovitis of the flexor hallucis longus muscle. Foot Ankle Int 2005;26:894-898.

[33] van Dijk CN, de Leeuw PA, Scholten PE. Hindfoot endoscopy for posterior ankle impingement. Surgical technique. J Bone Joint Surg Am 2009;91(suppl 2):287-298.

[34] van Dijk CN, Scholten PE, Krips R. A 2-portal endoscopic approach for diagnosis and treatment of posterior ankle pathology. Arthroscopy 2000;16:871-876.

[35] Veazey BL, Heckman JD, Galindo MJ, et al. Excision of ununited fractures of the posterior process of the talus: a treatment for chronic posterior ankle pain. Foot Ankle 1992;13:453-457.

[36] Wenig JA. Os trigonum syndrome. J Am Podiatr Med Assoc 1990;80:278-282.

[37] Willits K, Sonneveld H, Amendola A, et al. Outcome of posterior ankle arthroscopy for hindfoot impingement. Arthroscopy 2008;24:196-202.

[38] Zeichen J, Schratt E, Bosch U, et al. Os trigonum syndrome. Unfallchirurg 1999;102:320-323.

第96章 距下关节镜：方法1
Subtalar Arthroscopy: Perspective 1

Carol Frey

定义

- 距下关节是复杂且具有重要功能的下肢关节。它在足内翻或外翻过程中起主要作用。
- 距下关节镜可用于诊断及治疗。
- 距下关节镜包括跗骨窦及距下关节后侧和前侧的关节镜。

解剖

- 为了镜下操作的目的，距下关节被分为前侧（距跟舟）及后侧（距跟）关节（图1）。
- 前侧及后侧关节由跗骨管划分，跗骨管有一个较大的外侧开口称为跗骨窦。跗骨管内填充较厚的骨间韧带。由于此韧带，前后关节复合体之间常无连接。
- 在跗骨管和跗骨窦内存在骨间距跟韧带、伸肌下支持带的内侧和中间根、颈韧带、脂肪组织及血管[5,6,8,12]。
  - 距下关节的外侧韧带支持包括外侧距跟韧带、后距跟韧带、伸肌下支持带外侧根及跟腓韧带（图2）。
- 一般认为无法通过关节镜获得前距下关节视野，因为较厚的骨间韧带填充着跗骨管且肌腱止点位于跗骨窦底[2-4,18]。然而，若肌腱上存在撕裂或被清理，即可获得前侧关节的视野。
- 后距下关节具有滑膜衬里层。此关节具有后关节囊袋以及小的外侧、内侧和前侧隐窝。

发病机制

- 距下关节镜最常见的适应证是跗骨窦的慢性疼痛，曾被称为跗骨窦综合征[2]。
- 跗骨窦综合征被描述为继发于创伤（80%的病例都有报道）的跗骨窦持续疼痛[2]。
- 这种疾病没有特异性的客观表现。
- 确切的病因尚未可知，但跗骨窦软组织结构的瘢痕和退行性改变被认为是该区域疼痛的最常见原因。
- 所以，跗骨窦综合征是一个不准确的术语，应该被具有

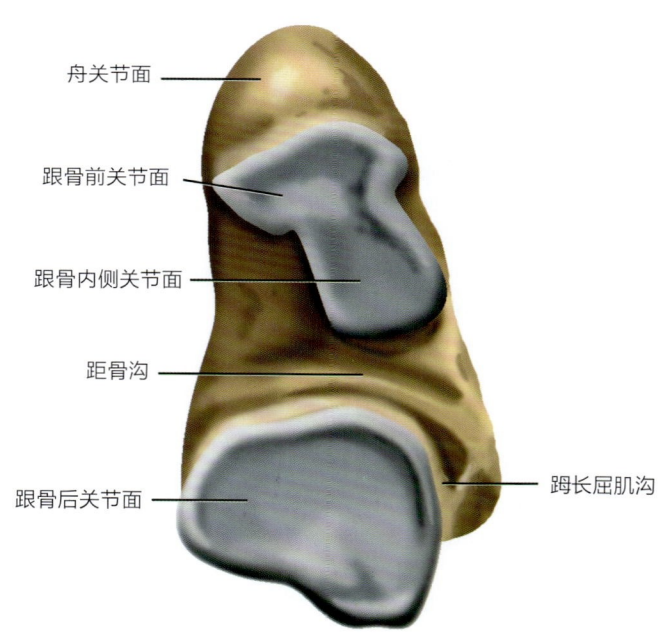
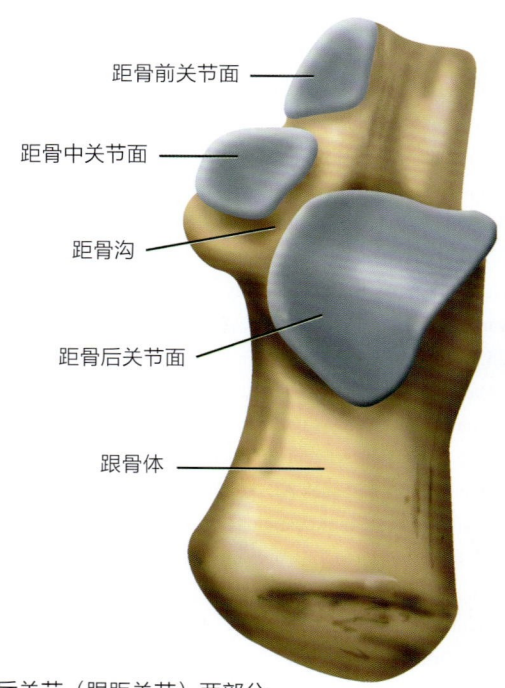

图1 距下关节分为前关节（距跟舟关节）和后关节（跟距关节）两部分。

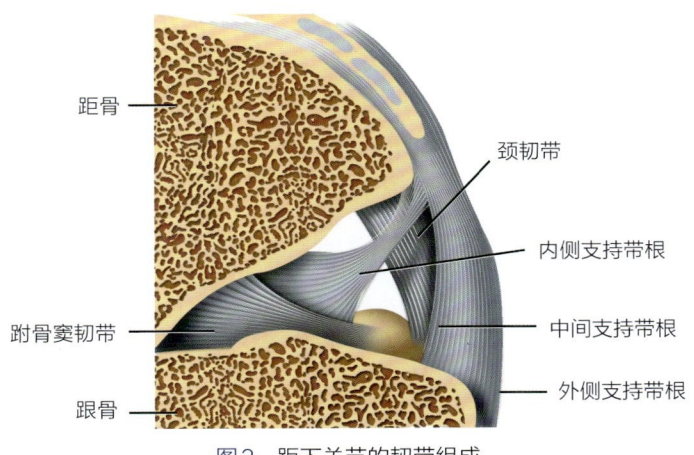

图2　距下关节的韧带组成。

特异性的诊断取代,如它可包括的许多其他病变:骨间韧带撕裂、关节粘连和关节退变等。

病史和体格检查

- 距下关节病变的患者通常表现为外踝疼痛,站立或行走会加重疼痛,尤其是在不平的地面上。
  - 在不平地面上行走会有不稳感。
- 距下关节的活动不是单纯的内翻和外翻[8,12]。然而,检查活动度最好用右手持左足跟,反之亦然,然后使用另一只手持前足,由内翻至外翻活动足部。这样的活动应顺畅且无痛。
- 内翻和外翻主要来自距跟(距下)关节。使用标准技术进行准确测量较为困难。活动度受限可见于急性踝关节扭伤、关节炎、胫骨后肌腱功能障碍、跗骨桥、骨折、软骨损伤、粘连、滑膜炎及感染性疾病。
- 可有关节肿胀或僵硬。
- 距下关节僵硬及疼痛提示距下关节内或周围的病变,但这不是单一诊断的特异性表现。
- 临床检查显示后足外侧疼痛,在跗骨窦外侧开口上施压会加重疼痛。
- 直接将局麻药注射入跗骨窦,若症状缓解则证实跗骨窦疼痛或功能障碍的诊断。
- 距下关节骨间韧带病变通常与跗骨窦外侧开口处的局限性疼痛相关。患者被动活动距下关节时往往有轻度的活动受限和不适感。

影像学和其他诊断性检查

- 可能需要行鉴别性注射证实病变位于距下关节。
- 必须行足的前后(AP)位、侧位或改良AP位X线片以识别距下关节。
- 外侧突或后突在后足斜位X线片中有更好的显示。
- 斜45°足部摄片可显示距下关节前部。
- Broden位可显示距下关节的后关节面。这种X线片在内旋足45°同时背屈状态下摄得。X线球管指向外踝且头倾10°。从10°~40°更改X线球管倾角可以摄得不同视角的X线片。
- 冠状面CT扫描最有利于显示距骨体或距骨后突及外侧突。CT可用于显示关节内病变。
- 横断面或矢状面CT扫描最有利于显示距骨颈和距骨穹隆。
- MRI可以检测距下关节内慢性的炎症或纤维化。韧带损伤、骨挫伤、骨软骨病损、软骨损伤、撞击、滑膜炎及纤维化或软骨性联合都可在MRI上良好显示。
- 术前影像学检查对距下关节软骨损伤的预测不如关节镜检查准确。

鉴别诊断

- 慢性外踝痛。
- 慢性踝关节不稳。
- 腓骨肌腱病变。
- 胫骨后肌腱功能障碍。
- 腓浅神经病变。
- 跟骨前突骨折。
- 距骨外侧突骨折。
- 距骨后突骨折。
- 足舟骨骨折。
- 跟骰关节病/半脱位。
- 跟骨骨折。
- 联合。
- 后踝撞击症。

非手术治疗

- 注射麻醉药物或皮质类固醇。
- 足部支具,包括UCBL。
- 抗炎药物。
- 带有后足锁的踝关节支具。
- 腓骨肌腱力量训练。

手术治疗

- 距下关节镜的适应证包括软骨软化症、距下关节撞击病损、骨赘、创伤后关节粘连的粘连松解、滑膜切除,以及游离体取除[1,2,4,7,11]。
- 其他治疗性适应证包括不稳、骨软骨病损的清理与处理、囊性病损的逆行钻孔、联合的评估、症状性三角骨

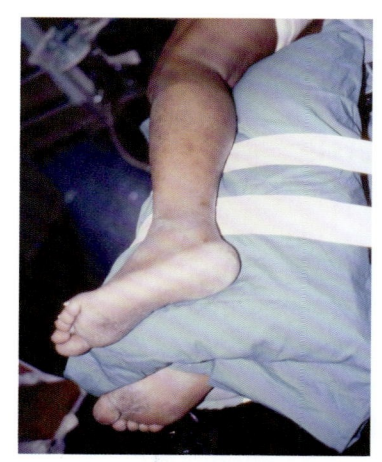

图 3　患者取侧卧位，手术肢体自然放置。

切除、跟骨前突、距骨外侧突骨折的评估与切除以及距下关节融合[9,10,15,16]。

术前计划

- 行相应试验明确诊断，包括以鉴别性注射排除踝关节病变。
- 必须排除距下关节镜的绝对禁忌证。包括可能导致化脓性关节炎的局灶性感染和严重的退行性关节疾病，尤其伴有畸形。
- 相对禁忌证包括严重水肿、皮肤条件较差，以及血管状况较差。

体位

- 患者取侧卧位，手术肢体自然放置（图3）。在双下肢之间以及对侧下肢下面摆放衬垫以保护腓神经。
- 推荐使用大腿止血带。

入路

外侧技术

- 推荐取三个标准入路为距下关节提供视野及器械操作空间（图4）。建立外侧入路参考的解剖标志有外踝、跗骨窦及跟腱。
- 小心分离组织分离并建立入路有助于避免腓浅神经束（前侧入路）、腓肠神经及腓骨肌腱（后侧入路）的损伤。
- 于腓骨顶端远侧约1 cm前方2 cm处建立前侧入路（图5）。
- 中间入路紧贴腓骨顶端前侧，跗骨窦正上方。
- 后侧入路位于腓骨尖端近侧约一横指，外踝后侧2 cm处。
- 在隐静脉和腓肠神经后方及跟腱前方建立后侧入路通常安全。建立后侧入路时必须小心避开腓肠神经。

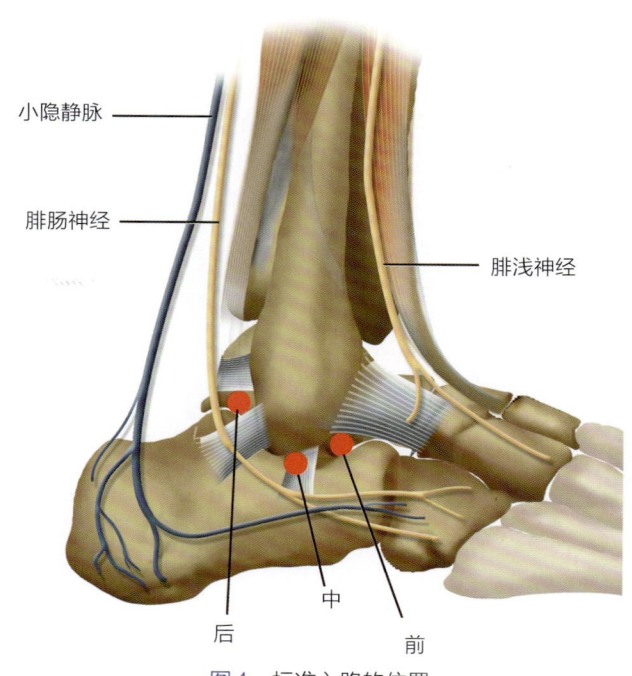

图 4　标准入路的位置。

后侧技术

- 进行后侧距下关节镜使用一个后外侧入路和一个后内侧入路。这种患者取俯卧位的双入路后足关节镜因更利于进入后距下关节的内侧和前外侧面而受到好评（图6）[13,14,17]。

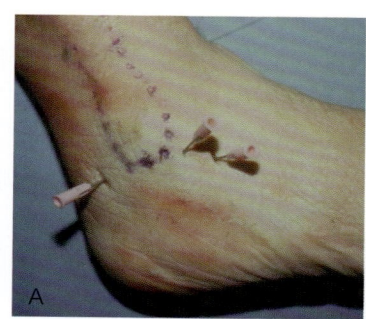

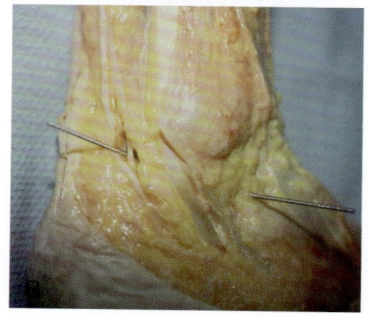

图 5　A. 标本展示标准的距下关节镜入路。B. 前侧和后侧入路（皮肤已去除）。注意后侧入路附近的腓肠神经。

第96章 距下关节镜：方法1

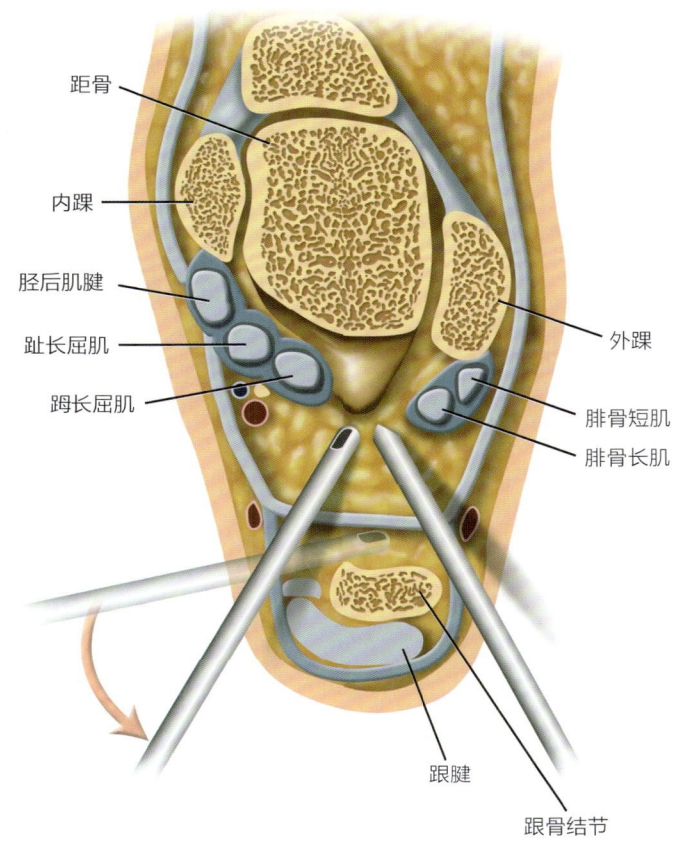
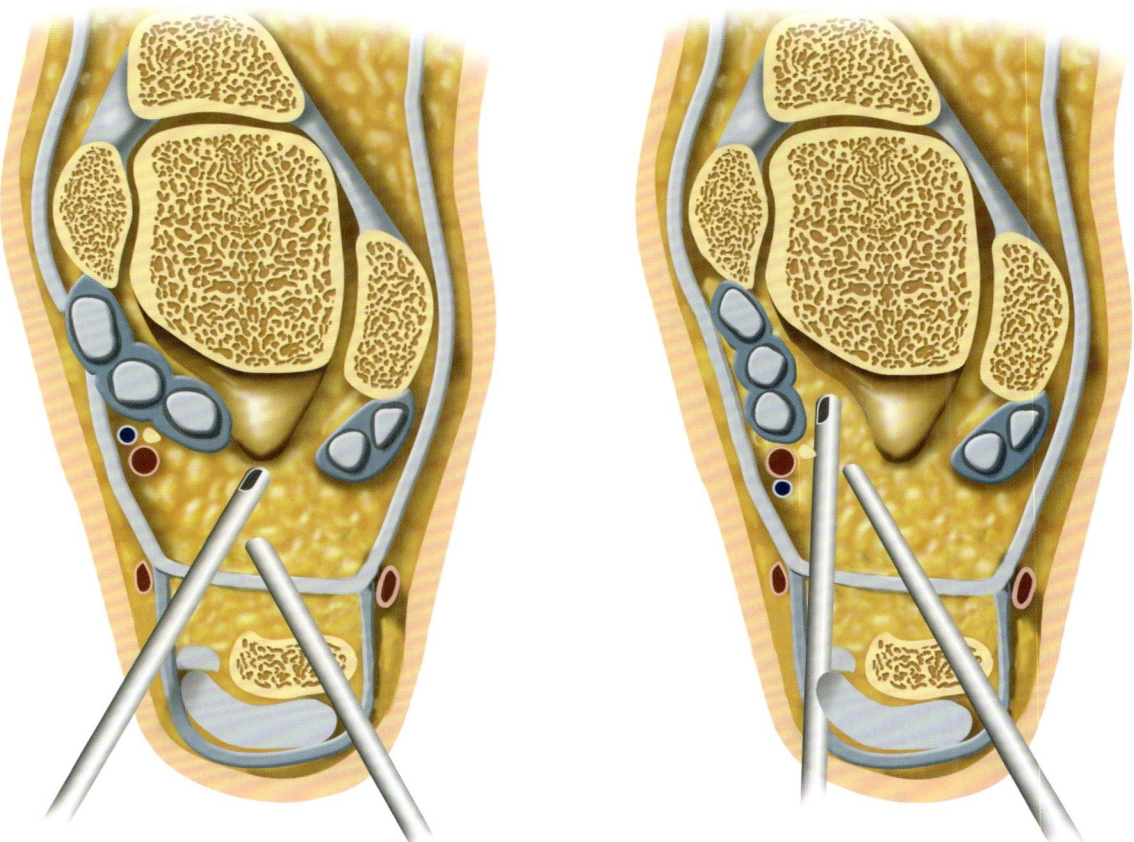

图6 双入路的后方关节镜技术。

- 这两种技术主要区别在于,后距下关节镜的外侧技术是真正的关节镜技术,镜头和器械都位于关节内,而双入路后侧技术(使用后外侧和后内侧入路)则从关节外操作开始。
- 使用双入路后侧技术,首先贴着后距下关节建立操作空间,包括去除覆盖关节囊及踝关节后部的脂肪组织。
- 之后去除部分关节囊,将镜头置于关节边缘(并非真正进入关节间隙),即可以从外向内视检关节。
- 关节内使用器械的最大尺寸取决于可进入的关节间隙。

建立入路

- 局部、全身、脊髓或硬膜外麻醉可用于此手术。
- 首先以18号腰椎穿刺针确认前侧入路位置,以20 ml注射器扩张关节(技术图1)。
- 做一小皮肤切口,以直蚊式血管钳分离皮下组织。
- 使用半钝性套管针置入套管,之后置入2.7 mm 30°倾角关节镜镜头。
- 使用18号腰椎穿刺针以outside-in技术在直视下建立中间入路。
- 此时使用相同的直视下技术可建立后侧入路。以朝上并稍微向前的方式置入套管针。

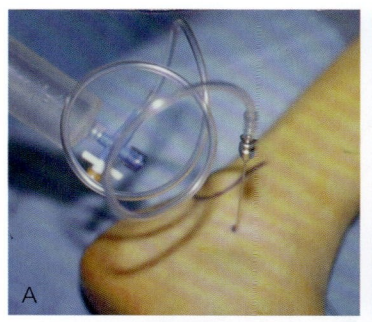
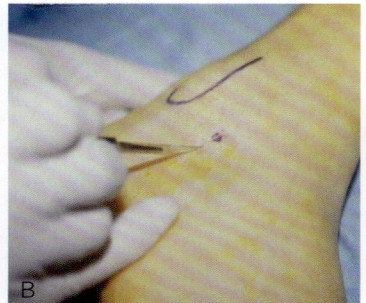
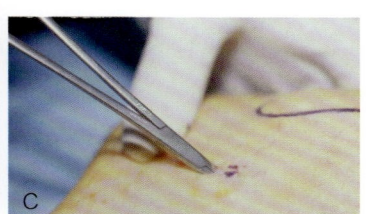
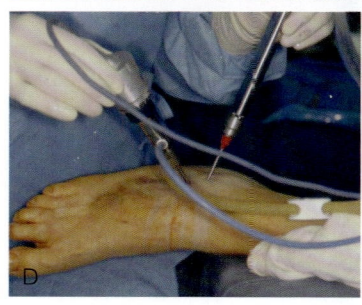

技术图1 使用18号腰椎穿刺针进入距下关节。扩张关节(A),切皮(B),之后钝性分离(C)并进入距下关节(D)。以直视下技术建立中间入路。

经前侧入路检视关节

- 诊断性距下关节镜检查从经前侧入路的关节镜视野开始(技术图2A、B)。可以看见肌腱在跗骨窦底的止点。肌腱在跗骨窦内紧密堆叠相互交错,容易混淆。
- 更内侧可看到深处的骨间韧带(技术图2C)填充于跗骨管内。
- 现在应慢慢后撤并旋转镜头,查看跟骨前突(技术图3A、B)。
- 之后旋转镜头至相反方向,查看后距跟关节前部(技术图3C)。
- 接下来,检查后距跟关节的前外侧角,并可观察到外侧距跟韧带和跟腓韧带反折(技术图3D)。注意外侧距跟韧带位于跟腓韧带的前侧。
- 之后向内侧旋转镜头,观察距骨跟骨间的中关节面(技术图3E)。后外侧沟可经前侧入路看到。
- 通常可以沿外侧和后外侧沟推进镜头,并可看见后关节囊袋和Stieda突(或三角骨,技术图3F)。

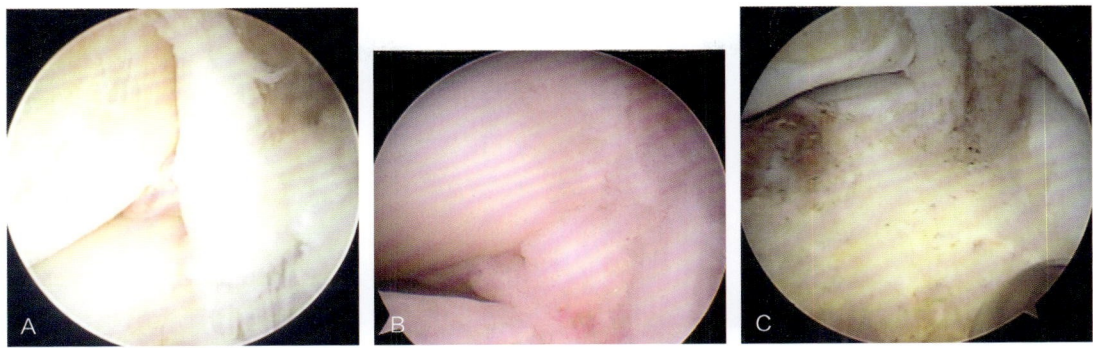

技术图2 经前侧入路置入镜头，可见韧带止点位于跗骨窦底部，一般难以将其一一分辨，尤其是在韧带损伤情况下。A、B. 骨间韧带与距下关节后关节面的前部撞击撕裂的例子。这种撞击性病损被称为距下关节撞击症病损。C. 跗骨管的骨间韧带填充管道，可以经前侧入路置入镜头看到。可以很好地观察到前侧（左）和后侧（右）关节面。

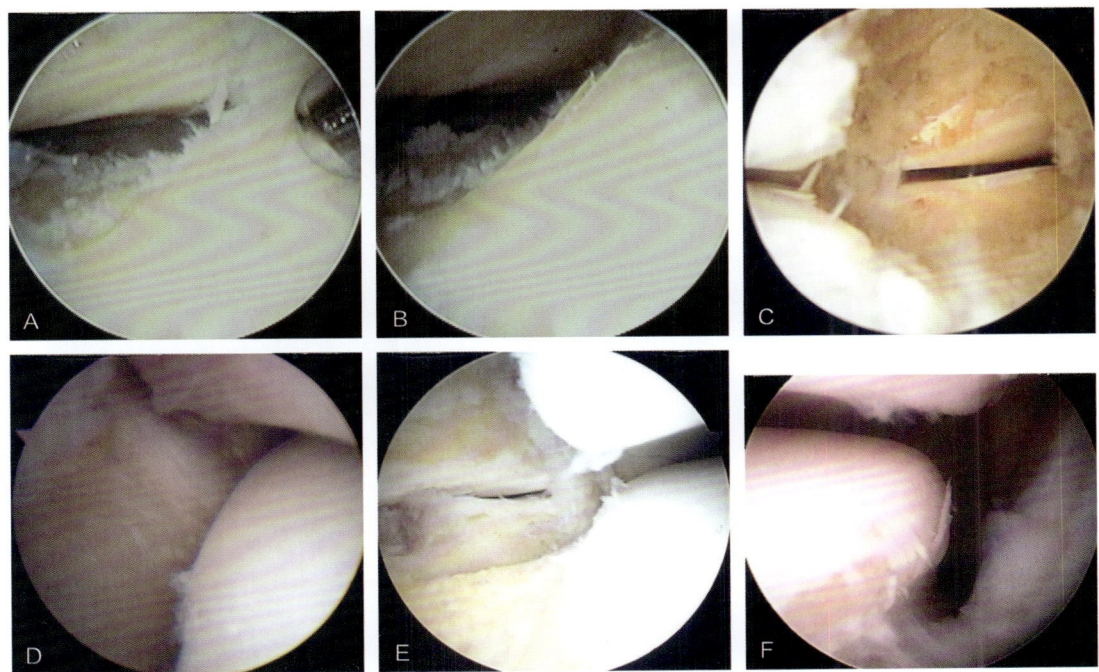

技术图3 经前侧入路的关节镜视野。A. 跟骨前上突。此位置的视野用以骨折的检视及清理/切除非常实用。B. 更靠近前侧突的视野。C. 后关节面的前侧（向右）。D. 外侧沟及外侧距跟和跟腓韧带。E. 后距跟关节的前侧和中部（向右）。F. 可以经前侧入路推进镜头，显示后关节囊的外侧和Stieda突或三角骨。

经后侧入路检视关节

- 之后切换镜头到后侧入路。此视野可以看到关节前部的骨间韧带。向外旋转镜头，或能再次看到外侧距跟韧带及跟腓韧带返折。

- 之后，经此后侧视野或能看见中距跟关节并检查后外侧沟（技术图4A）。可显示距骨的后外侧隐窝、后侧沟及后外侧角（技术图4B）。也可经后侧入路看见距跟关节的后内侧隐窝和后内侧角。

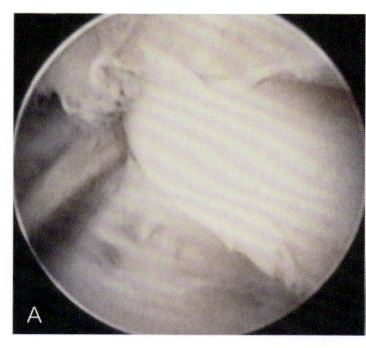
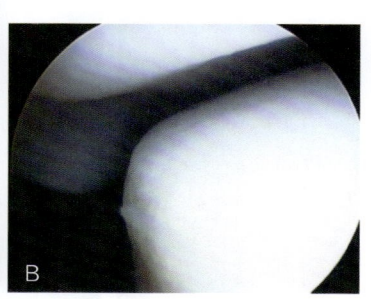

技术图4　经后侧入路的镜下视野。A. 图中右侧可见后距跟关节的后侧和中部。图中左侧可见关节囊后部。B. 关节囊后部的外侧以及Stieda突或三角骨。

跗骨窦病变

- 用于评估和清理跗骨窦病变的最佳入路组合是从前侧入路进镜头并从中间入路进器械。
- 术者可以清理撕裂的骨间韧带、取除游离体及进行粘连松解。等离子刀是实用的工具,用于进入跗骨窦及距下关节难以抵达的部位。

三角骨病变

- 用于评估和去除三角骨的最佳入路组合是从前侧入路进镜头并从后侧入路进器械。
- 可以使用打磨头或刨刀清理三角骨或引起症状的Stieda突,并通过关节镜入路使用标准关节镜抓钳将其取出(技术图5)。
- 罕见情况下需要扩大入路以取出三角骨。

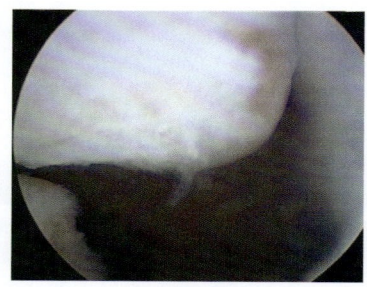

技术图5　使用标准关节镜抓钳取出骨折的Stieda突或损伤的三角骨。罕见情况下需要扩大切口以取出骨块。

关节镜下距下关节融合

- 这一过程需以另一种方式使用前侧及后侧入路进行观察和器械操作。
- 融合后侧关节面很重要。前侧关节面一般不予融合。先行滑膜切除及清理以提供视野。
- 接下来的步骤是由表面深至软骨下骨清理并去除距下关节的后侧关节面。
- 一旦关节软骨被切除,去除1～2 mm的软骨下骨以暴露渗血的骨松质。
- 在跟骨和距骨表面建立约2 mm深的点接孔以建立血管通道。
- 检视后内侧角,确保清理充分。
- 当大号空心钉(6.5～7 mm)导丝进入后侧关节面时,可在镜下看到导丝。
- 将足置于0～5°外翻位,推入导丝,置入螺钉。
- X线透视确认螺钉的位置和长度。
- 术后护理与开放手术技术相似。
- 一般来说,不需要移植自体骨或人工骨。

要点与失误防范

距下关节难以牵引,尤其是后侧关节	• 为改善距下关节视野而使用牵引设备没有必要或者说并不十分有效。高流量灌注系统和关节镜水泵可改善视野 • 罕见情况下可行有创性关节牵引,从外侧置入骨针以使用距跟牵引,或对后距下关节较紧的患者使用胫跟牵引。使用有创牵引的弊端在于其对软组织(尤其是腓肠神经跟骨外侧支)和腱性结构的潜在伤害以及感染和距骨颈或体部的骨折风险
显示前侧关节和跗骨窦相对困难。由于跗骨窦内的肌腱紧密堆叠相互交叉,容易混淆	• 将关节镜镜头置于前侧入路而操作器械置于中间入路,最有利于显示跗骨窦内的结构、跟骨前突,有时还包括前侧关节。推荐使用此入路组合进行跗骨窦及后距下关节前部的观察和操作。若止于跗骨窦底的韧带撕裂或损伤需要清理,使用此入路组合可以显示并进入前侧关节。此外,使用此入路组合可以完美显示并进入跟骨前突
显示后侧关节和外侧关节囊,抵达Stieda突(三角骨)	• 进入后侧关节的最佳入路组合是将关节镜镜头置于前侧入路而操作器械置于后侧入路。这样可以直接显示和抵达几乎全部的后关节面表面、跗骨窦内韧带的后部、外侧关节囊及其小隐窝、Stieda突(三角骨)以及后侧关节带有滑膜内衬的后关节囊袋

术后处理

- 操作完成后,使用缝线关闭入路。
- 从足趾到小腿中段加压包扎。建议冰敷并抬高患肢直到炎症期结束。
- 患者可以拄拐下地行走,并在可耐受情况下负重。
- 术后约10天拆除缝线。
- 患者应于术后即刻开始温和的足踝主动活动度锻炼。一旦缝线拆除,如有指征则推荐患者在理疗师指导下进行康复。
- 术后6~12周患者应能重回所有活动。

预后

- 与开放手术技术相比,距下关节镜对于患者而言具有优势,包括术后恢复期短、术后疼痛较轻及并发症较少。
- Frey等[2]证明以关节镜技术治疗不同类型的距下关节病变得到优良结果的成功率达94%。
  - 全部14例术前诊断为跗骨窦综合征的病例关节镜术后即刻出现好转。
  - 这些病例中最常见的病变是骨间韧带撕裂。
- 更近一项涉及126名患者随访超过2年的研究,同时使用了美国足踝外科协会(AOFAS)及Karlsson评分,表明改善十分显著(61~84)。Williams和Ferkel[19]报道了50名后足痛患者同时行踝关节及距下关节镜后32个月(平均)的随访结果。
  - 术前诊断包括退行性关节疾病、跗骨窦综合征及三角骨。
  - 86%的患者取得优良结果。
  - 总体而言,较为不佳的结果与踝关节病变、退行性关节疾病、高龄及患者运动水平相关。
  - 没有手术并发症被报道。
- Goldberger和Conti[4]回顾性分析了12名接受距下关节镜的患者,这些患者患有症状性距下关节病变,而影像学检查没有特异性发现。
  - 9名患者术前诊断为距下关节软骨病,3名患者为距下关节滑膜炎。
  - 17.5个月(平均)的随访后,术后AOFAS后足评分为71(范围51~85),而术前评分为66(范围54~79)。所有患者都表示若重新选择仍然会接受手术。
- 手术切除跗骨窦外侧半的内容物为大约90%的跗骨窦疼痛或功能不全患者改善或根除了症状[2]。

并发症

- 尽管很少见,距下关节镜后最可能出现的并发症是入路附近任何神经血管结构的损伤,包括腓肠神经和腓浅神经。
- 距下关节镜其他可能的并发症包括感染、器械断裂及关节软骨损伤。

(张雄良 译,薛剑锋 审校)

参考文献

[1] Beimers L, Frey C, van Dijk CN. Arthroscopy of the posterior subtalar joint. Foot Ankle Clin 2006;11:369-390.

[2] Frey C, Feder KS, DiGiovanni C. Arthroscopic evaluation of the subtalar joint: does sinus tarsi syndrome exist? Foot Ankle Int 1999;20:185-191.

[3] Frey C, Gasser S, Feder K. Arthroscopy of the subtalar joint. Foot Ankle Int 1994;15:424-428.

[4] Goldberger MI, Conti SF. Clinical outcome after subtalar arthroscopy. Foot Ankle Int 1998;19:462-465.

[5] Harper MC. The lateral ligamentous support of the subtalar joint. Foot Ankle 1991;11:354-358.

[6] Inman VT. The subtalar joint. In: Inman VT, ed. The Joints of the Ankle. Baltimore: Williams & Wilkins, 1976:35-44.

[7] Jaivin JS, Ferkel RD. Arthroscopy of the foot and ankle. Clin Sports Med 1994;13:761-783.

[8] Lapidus PW. Subtalar joint, its anatomy and mechanics. Bull Hosp Joint Dis 1955;16:179-195.

[9] Lundeen RO. Arthroscopic fusion of the ankle and subtalar joint. Clin Podiatr Med Surg 1994;11:395-406.

[10] Mekhail AO, Heck BE, Ebraheim NA, et al. Arthroscopy of the subtalar joint: establishing a medial portal. Foot Ankle Int 1995;16:427-432.

[11] Parisien JS. Posterior subtalar joint arthroscopy. In: Guhl JF, Parisien JS, Boynton MD, eds. Foot and Ankle Arthroscopy, ed 3. New York: Springer-Verlag, 2004:175-182.

[12] Perry J. Anatomy and biomechanics of the hindfoot. Clin Orthop Relat Res 1983;(177):9-15.

[13] Scholten PE, Altena MC, Krips R, et al. Treatment of a large intraosseous talar ganglion by means of hindfoot endoscopy. Arthroscopy 2003;19:96-100.

[14] Sitler DF, Amendola A, Bailey CS, et al. Posterior ankle arthroscopy: an anatomic study. J Bone Joint Surg Am 2002;84-A(5):763-769.

[15] Tasto JP. Arthroscopic subtalar arthrodesis. Tech Foot Ankle Surg 2003;2:122-128.

[16] Tasto JP, Frey C, Laimans P, et al. Arthroscopic ankle arthrodesis. Instr Course Lect 2000;49:259-280.

[17] van Dijk CN, Scholten PE, Krips R. A 2-portal endoscopic approach for diagnosis and treatment of posterior ankle pathology. Arthroscopy 2000;16:871-876.

[18] Viladot A, Lorenzo JC, Salazar J, et al. The subtalar joint: embryology and morphology. Foot Ankle 1984;5:54-66.

[19] Williams MM, Ferkel RD. Subtalar arthroscopy: indications, technique, and results. Arthroscopy 1998;14:373-381.

第97章 距下关节镜：方法2
Subtalar Arthroscopy: Perspective 2

Christopher E. Gross and Mark E. Easley

定义

- 外侧或后侧距下关节镜为距下关节创伤、关节粘连、撞击及软骨病变提供了诊断和潜在的治疗价值。
- 必须依据体格检查和详细的影像学检查确立距下关节病变的确切诊断，提高距下关节镜优良预后的可能性。
- 探查性或诊断性距下关节镜的指征很少。
- 根据术前体格检查和详细的影像资料，决定是否能以后侧或外侧距下关节镜进入距下关节病变。

解剖

- 距下关节包含距骨和跟骨前侧关节表面的三个关节面：前关节面、中关节面及后关节面。
  - 从功能上来说，距下关节被划分为前侧（前、中关节面，通常相互融合）和后侧部分。
- 后关节面最大，承载了大部分体重。
- 跗骨管（内含：距骨体血供、距跟骨间韧带、伸肌下支持带、颈韧带）划分距下关节的前部与后部。它外侧的开口是跗骨窦。
- 前和中关节面一般难以进入，除非骨间韧带存在撕裂。
- 内翻/外翻时距下关节的运动不是单纯的内翻与外翻，而且考虑到距下关节与踝关节的联动，很难准确测量距下关节的运动。

发病机制

- 研究距下关节骨软骨病损的文献不多。
- 后足与滑雪硬靴绑定的单板滑雪者摔倒时，以及外侧距骨突骨折的患者，可能会遭受距下关节中关节面损伤。
- 跟骨载距突与中关节面受累[1]。
- 跗骨窦综合征的临床描述是跗骨窦外侧疼痛。
- 尽管跗骨窦综合征的病因学不明，尚且存在几种理论[3]：
  - 骨间韧带或颈韧带的瘢痕或纤维化。
  - 距下关节滑膜炎。
  - 窦脂肪垫改变和瘢痕。

病史和体格检查

- 患者主诉后足酸痛、僵硬，有时有不稳感，尤其是行走在不平地面上时，与之相应的，后足体格检查提示疼痛与活动受限。
- 一般以拇指支撑距骨颈内侧固定踝关节，对比另一侧后足内翻/外翻距下关节，一定的翻动感可以确认疼痛和活动受限。
- 患者常描述后足痛呈弥散性，在内侧、外侧和后侧。
- 跗骨窦压痛是一种提示前距下关节病变的持续性表现，通常是由于骨间韧带扭伤或外侧突撕脱性损伤引起。
- 用力外翻伴随的疼痛可以提示外侧距下沟撞击，此处一般也是距下关节病变患者体检时特异性最高的区域。
- 用力跖屈时伴随疼痛不是踝或距下关节病变的决定性因素，而可能由后距下关节撞击引起。
- 由于踝关节和距下关节的联动机制，距下关节和踝关节不稳常常难以区分。此外，尚且没有可靠且可重复的应力手法可用于单独检查距下关节活动。
- 尽管有创，或许能单独检查距下关节病变的最好方法是经跗骨窦行距下关节局麻药注射。

影像学和其他诊断性检查

- X线片：
  - 或许不能明确诊断。
  - 足前后（AP）位、侧位以及斜负重位X线片。
    - 45°斜位：距下关节前部（图1A和图2A）。
  - Broden位：后关节面（图1B）。
    - 足取屈伸中立位，腿内旋30°～40°。X线球管对准外踝中心，分别向头侧倾斜40°、30°、20°以及10°，分别拍摄四张X线片。10°倾角位显示了后关节面的后部，40°倾角位显示了前部。
  - 斜侧位：后关节面。
    - 足背屈、外翻，并外旋60°。

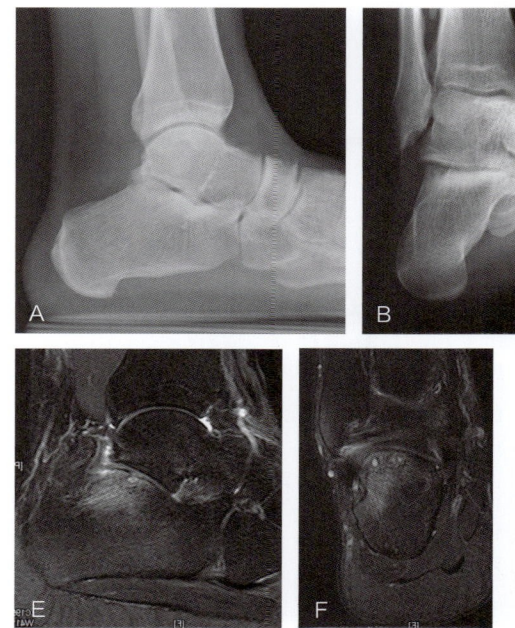

图1 25岁男性持续性右后足痛。A. 侧位X线片提示可能存在后距下关节病变。B. Broden位X线片显示外侧骨软骨缺损。矢状面CT（C）和MRI（E）揭示跟骨后关节面骨软骨缺损。冠状面CT（D）和MRI（F）显示较大的外侧骨软骨缺损。

- X线球管对准内踝下方2 cm处，并向头侧倾斜10°。
- CT：
  - 距下关节骨软骨囊变病损（图1C、D及图2B～D）。
  - 软骨下硬化、囊性改变，符合关节炎表现。
- MRI：
  - 软骨或骨软骨缺损（图1E、F及图2E、F）。
  - 骨软骨病损伴发的水肿。
  - 跗骨窦改变。
    - 骨间或颈韧带撕裂。
  - 应力性反应。
  - 距下关节内纤维化。
  - 软骨性联合。

鉴别诊断

- 外踝不稳。
- 腓骨肌腱病变。
- 以下结构的骨折。
  - 距骨外侧突。
  - 跟骨前突。
  - Stieda突。
  - 足舟骨。
  - 跟骨。
- 距骨下表面或跟骨后关节面骨软骨性病损。
- 骨软骨病损相关水肿。

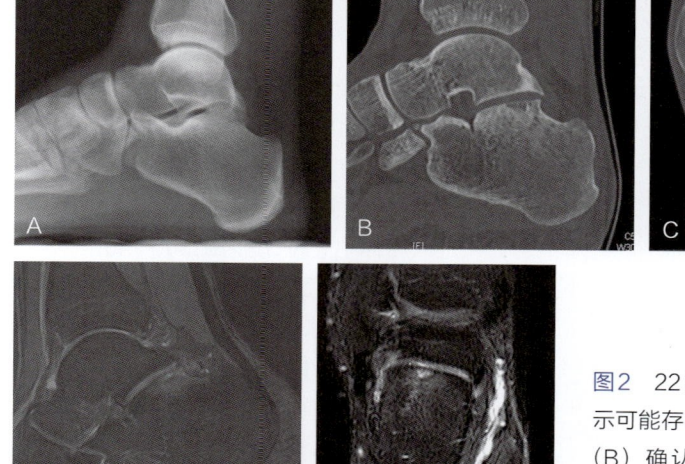

图2 22岁男性持续性右后足痛。侧位X线片（A）提示可能存在后距下关节病变。矢状面MRI（D）和CT（B）确认跟骨后关节面骨软骨缺损。冠状面MRI（E）和CT（C）确认后关节面中外位置的骨软骨缺损。

- 距下关节炎。
- 应力性反应。
- 距下关节内纤维化。
- 软骨性联合。

非手术治疗

- 功能康复包括踝关节及后足活动度练习、向心或离心肌力练习、注重腓骨肌的耐力训练及本体感觉练习。
- 跗骨窦麻药(联合或不联合皮质类固醇)注射。
- UCBL 支具以限制内翻/外翻。
- 非甾体抗炎药物。

手术治疗

适应证

- 具有明确病变的跗骨窦综合征。
- 软骨或骨软骨病损。
- 慢性滑膜炎。
- 关节粘连。
- 游离体。
- 轻度关节炎。
- 撞击症(三角骨)。

禁忌证

- 局灶性软组织/骨感染。
- 严重关节炎/畸形。
- 血管状况不佳。
- 水肿。
- 慢性局部疼痛综合征。

术前计划

- 必须审阅影像学检查以便明确病损部位。
- 必须审阅 X 线片,明确是否有退行性改变、力线不良及骨折。
- 体格检查与术前影像学检查相结合,通常可以确定外侧或后侧距下关节镜是否能进入特定的距骨下病变。
  - 一般来说,外侧距下关节镜适合处理跗骨窦和前侧病变,包括距下关节的前半部分。
  - 后侧关节镜适合处理后足后侧的撞击和单发生于距下关节后半部分的病变。
  - 外侧距下关节和外侧沟病变或许经外侧距下关节镜更容易进入。
  - 内侧距下关节病变无论经外侧还是后侧入路都难以进入。

外侧关节镜治疗距下关节前侧及外侧病变

背景

- 25 岁男性患者,内翻性踝关节/后足损伤后出现后足痛 6 个月,非手术治疗后效果不佳。
- 体格检查及影像学检查(参见图 1)提示外侧沟撞击、跗骨窦病变及跟骨后关节面外侧的骨软骨病损。

体位

- 绑大腿止血带,止血带下衬垫良好。

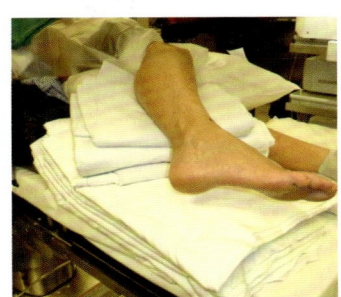

技术图 1　患者取侧卧位,在患侧小腿下段下方放置支撑物,使手术的足踝悬空,从而张开距下关节。这样的设置利于外侧距下关节镜行进。

- 处理前侧和(或)外侧距下关节沟病变的外侧距下关节镜设置(技术图 1)。
  - 患者保持侧卧位。
  - 一般情况下,推荐使用豆袋或侧位专用的设备来保持患者以正确的体位进行外侧距下关节镜。
    - 患者体位未达到完全侧卧位会使外侧技术的后侧入路无法达到令人满意的效果。
  - 在内踝下面放置支撑物以使距下关节自然张开从而增加进入的空间。

建立入路

- 标记三个入路(技术图 2A)。
  - 前侧入路。
    - 外踝顶端前侧 2 cm、远侧 1 cm(跗骨窦的远侧部)。
    - 多为观察入路。
  - 中间入路。
    - 紧贴外踝顶端的远端及下方。
    - 多为器械操作入路,处理跗骨窦病变最佳。
  - 后侧入路。
    - 外踝顶端近侧 1 cm 及跟腱前侧。
    - 紧贴外踝顶端的远端及中间入路位置。

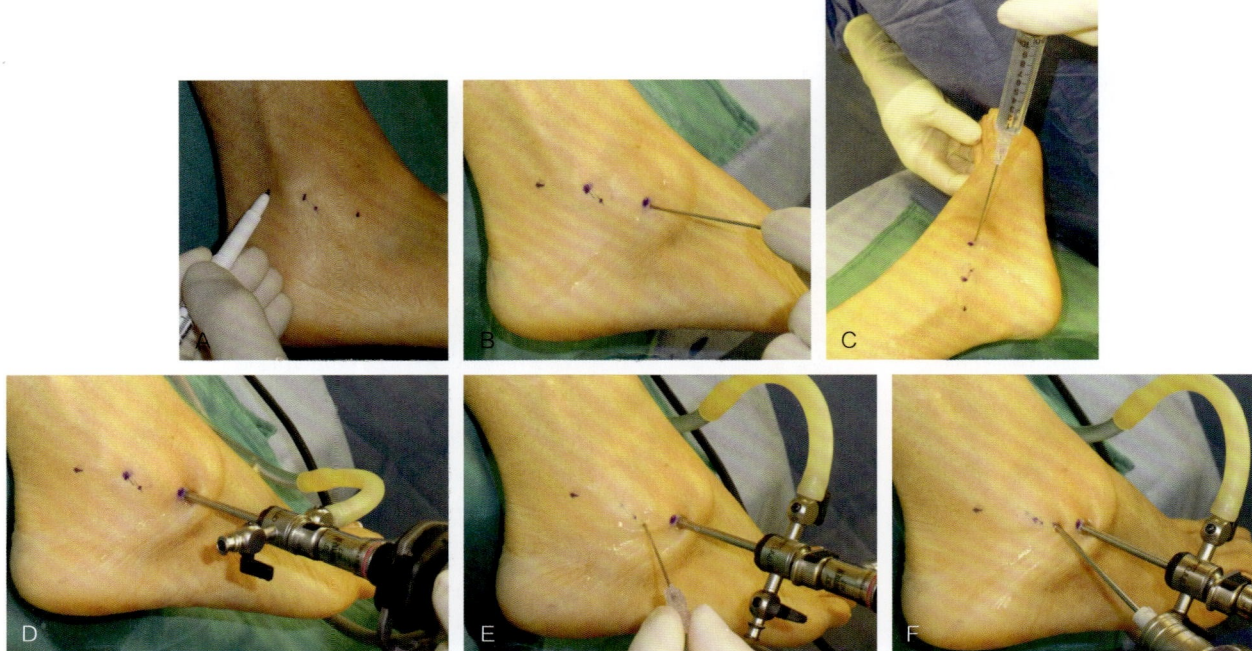

技术图2　A. 外侧距下关节镜入路。标记腓骨顶端。中间入路，紧贴腓骨顶端的远侧和下方。前侧入路，腓骨顶端下方1 cm及前侧2 cm。后侧入路紧贴腓骨顶端近侧，且紧贴腓骨肌腱后侧。B. 确认前侧入路位置，以腰椎穿刺针紧贴跟骨前上方Gissane角处刺入跗骨窦。C. 注入灭菌盐水以扩张前距下关节。D. 从前入路置入镜头。若入路建立过于偏近侧，要注意皮肤张力；理想情况下，入路应建立在不会增加皮肤张力的合适位置。E. 为建立中间入路，使用腰椎穿刺针确定置入器械的最适路径。以经前侧入路的镜头提供直视视野。F. 沿以腰椎穿刺针确认的路径置入刨刀。

- 多为器械操作入路。
    - 经此入路，术者可以清理增生的或炎性的滑膜、去除撞击的结构，也可去除三角骨。
- 首先以触诊明确前侧入路的位置，位于跟骨跗骨窦Gissane角的背侧。建立入路之前，使用腰椎穿刺针确认经前侧入路器械的正确路径(技术图2B)。
- 往距下关节内注入10 ml生理盐水(技术图2C)。
    - 以10号刀片刺一个切口。
- 为保护腓肠神经，仅在浅表反肤做切口，钝性分离进入距下关节。
    - 使用蚊式血管钳撑开皮下组织。
- 这种一刺一撑的技术有助于避免腓肠神经损伤。
- 置入套管针，之后置入带有灌注水管的关节镜镜头(技术图2D)。
- 建立中间入路。
    - 可使用腰椎穿刺针在关节内直视下穿刺，以确定最佳路径(技术图2E)。
    - 在关节内直视下将刨刀置入前距下关节(技术图2F)。

经前侧入路观察而经中间入路操作

- 经前侧入路观察，检视跗骨窦底。

- 此视野能显示约75%的后侧关节面。
    - 最初的视野可能因跗骨窦瘢痕或炎症组织而模糊不清(技术图3A)。
    - 经中间入路置入关节镜刨刀，清理反应性滑膜和瘢痕，显露后距下关节的前部(技术图3B)。
- 在内侧，距跟骨间韧带填充于跗骨管内。
    - 肌腱内侧或能看见内侧瘢痕组织(技术图3C)，在直视下将其清理(技术图3D)。
    - 旋转镜头，显示内侧的中关节面和外侧的跟骨前突。
    - 有时，经中间入路进镜头而经前侧入路进刨刀更便于前侧的清理。
- 前侧清理完成后，旋转镜头检视后距下关节和后跟骨关节面。
    - 在此病例中，注意后关节面外侧的骨软骨缺损，软骨层不稳定，使用探钩可以推动(技术图3E)。
    - 镜头在前侧入路而刨刀在中间入路进行操作，可以高效清理骨软骨缺损(技术图3E～G)。
    - 完成清理后，可以用专用的小号关节锥替换刨刀，在骨软骨缺损处制造微骨折(技术图3H)，接着进行进一步清理(技术图3I)。

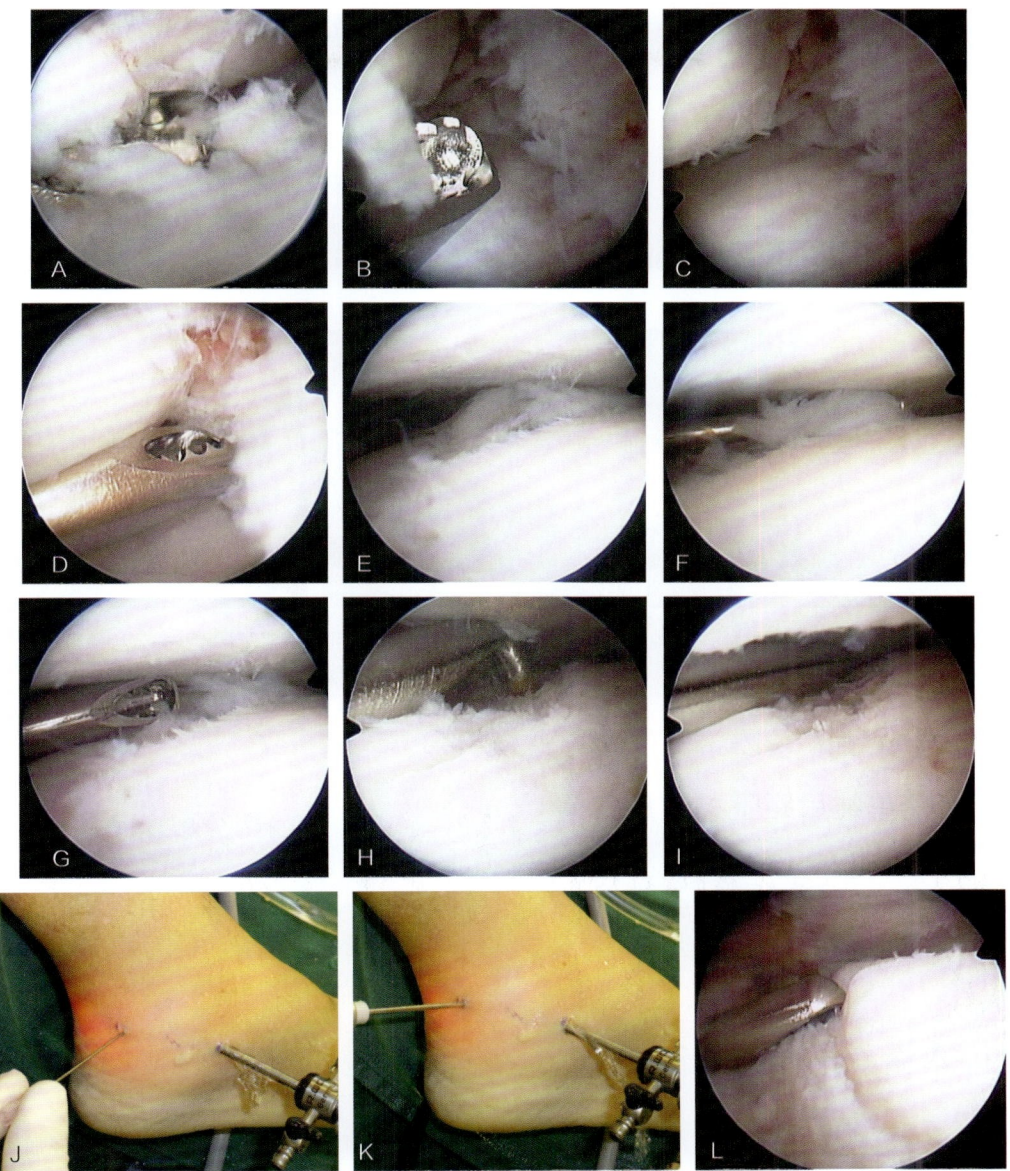

技术图3 A. 一开始刨刀被跗骨窦瘢痕组织遮掩。B. 进行清理以显露前距下关节。C. 注意到位于后关节面前部及骨间韧带内侧深处的瘢痕。D. 清理内侧瘢痕组织。E. 经前侧入路显示骨软骨缺损。F. 经中间入路使用探钩探查缺损以识别不稳定的软骨。G. 经中间入路使用刨刀清理缺损。H. 经中间入路置入小号关节锥在缺损处制造微骨折。I. 微骨折之后进一步清理。J. 镜头置于前侧入路，腰椎穿刺针于直视下进入后外侧关节。K. 从后方置入刨刀。L. 前侧关节镜的视野下，经后外侧入路置入的刨刀以清理外侧沟。

- 镜头仍位于前侧入路并指向外侧距下沟,直视下于后侧入路位置置入腰椎穿刺针,可建立后侧入路(技术图3J)。
- 为保护腓肠神经,建立后侧入路时应仅在皮肤刺一浅表切口并钝性分离进入后外侧距下关节囊。
- 经后侧入路置入刨刀(技术图3K)。
- 外侧沟中的瘢痕组织被完全清理(技术图3L)。

经后侧入路观察
- 镜头从前侧入路取出,并和鞘管一起置入后侧入路(技术图4A)。
- 距下关节可显示,在此病例中,也可检视清理后的外侧骨软骨缺损(技术图4B)。
- 经后侧入路也可能观察到外侧沟,经中间或前侧入路置入刨刀可进行进一步清理(技术图4C)。

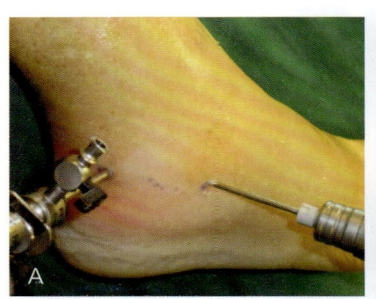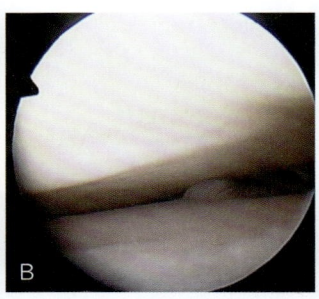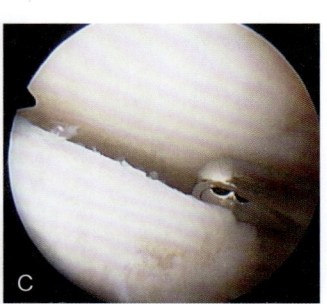

技术图4 A. 经后侧入路置入镜头,刨刀位于前侧入路。B. 经后侧入路显示距下关节和清理后的骨软骨缺损。C. 通过后侧入路观察,经中间入路置入刨刀进一步进行外侧沟的清理。

后侧关节镜治疗单纯后距下关节病变

背景
- 22岁男性患者,内翻性踝关节/后足损伤后出现持续性后足症状6个月。体格检查及影像学检查提示后足后侧病变。
  - 尽管用力跖屈能再次引出症状,影像学资料提示其症状归因于后跟骨关节面中部和后部的骨软骨病损(参见图2)。

体位
- 患者取俯卧位,胸部和髋部衬垫妥当。
- 在紧靠踝关节近端放置支撑物,以使胫距关节能跖屈背屈。
- 气道维持良好。
- 臂丛神经不受张力,且肘部的尺神经不受压力。
- 所有的骨性隆起衬垫妥当。

入路
- 在腓骨水平跟腱内缘和外缘1 cm处做两个小的皮肤切口。
  - 这两个切口不能距离跟腱太近,因为可能造成过度拥挤而不利于器械操作。
  - 皮肤切口应限于浅表,钝性分离后侧的软组织,到达后距下关节。
    - 外侧,腓肠神经有损伤风险。
    - 内侧,后内侧神经血管束有损伤风险。

经后外侧入路观察而经后内侧入路操作
- 常规将镜头置于后外侧入路(技术图5A、B)。
  - 镜头应指向内侧以显示器械。
- 经内侧入路置入刨刀。
- 常规情况下,必须清理紧贴距下关节后侧空间的大量脂肪和纤维组织(技术图5C)。
- 处理任何病变之前,必须识别姆长屈肌腱,因为它充当了保护后内侧血管神经束的内侧参考点(技术图5D)。
- 最常见的后足后侧关节镜适应证之一是去除症状性三角骨。
- 在此病例中,检视后关节面明确了中后侧的骨软骨病损伴软骨不稳定(技术图5E~G)。
- 清理后关节面骨软骨缺损处的不稳定软骨(技术图5H、I)。
- 使用专用的小号关节微骨折器械进行微骨折处理。
  - 在此病例中,笔者展示了两套不同的系统。外部图像展示的系统包括一把夯杆,用于在更竖直的方向敲击骨锥。内部图像展示了一把更加传统的骨锥,冲击直接施于骨锥握柄的近端部分(技术图5J、K)。
- 微骨折完成后,松开止血带,暂停水流灌注,以确定微骨折的骨软骨缺损处出血,预期中出血提示了良好的愈合潜力(技术图5L、M)。

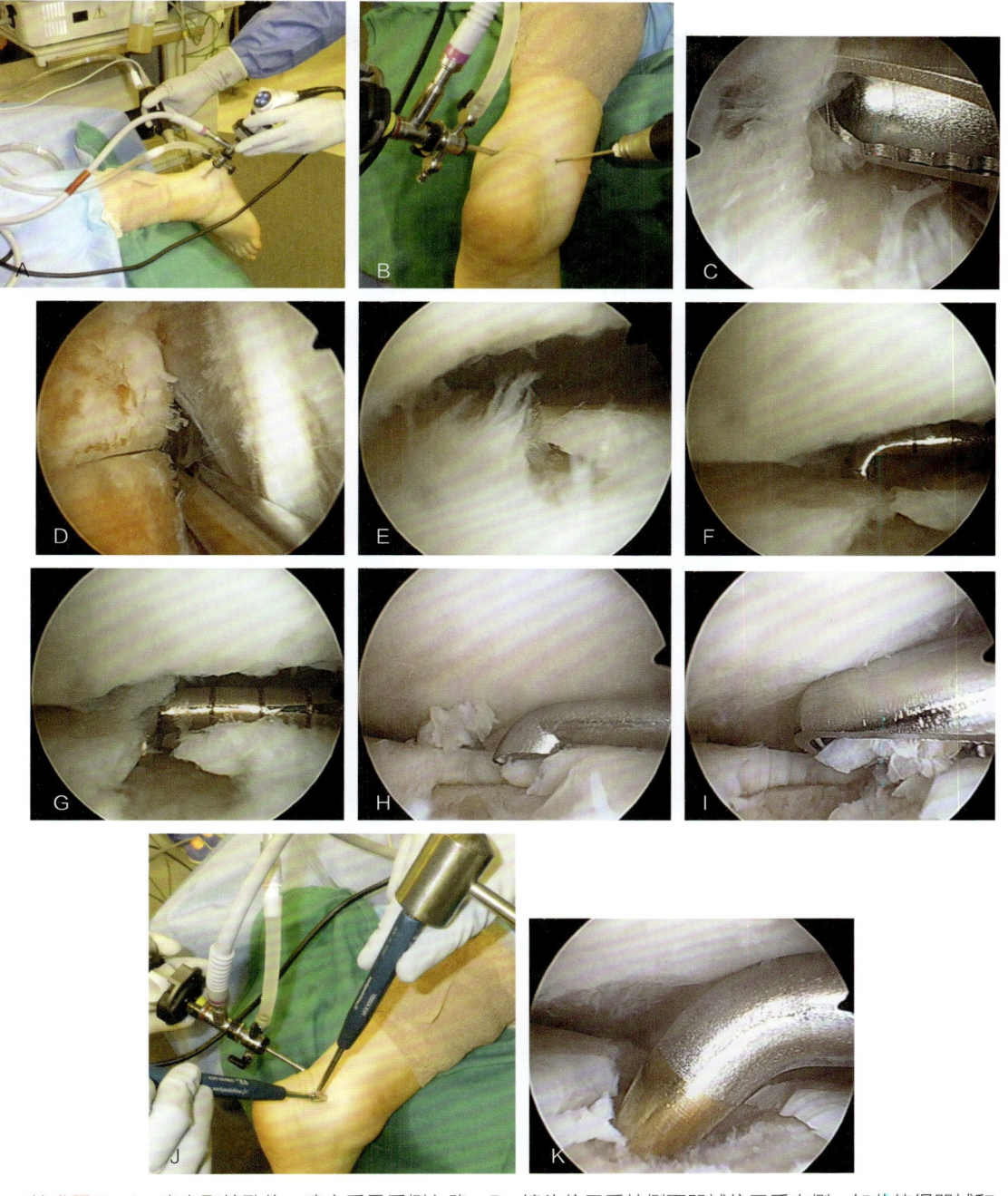

技术图5 A. 患者取俯卧位，建立后足后侧入路。B. 镜头位于后外侧而器械位于后内侧，如此使得器械和𝑚长屈肌腱（后内侧神经血管束的参考结构）可同时显示，确保安全。C. 经后外侧入路的关节镜视野及经后内侧入路置入的刨刀。D. 显示后距下关节，刨刀紧贴𝑚长屈肌腱的前内侧。E. 识别不稳定的后关节面软骨。F. 经后内侧入路置入探钩。G. 抵达不稳定软骨。H. 经后内侧入路使用刮匙清理不稳定软骨。I. 经后内侧入路使用刨刀去除清理的不稳定软骨碎片。J、K. 这套小号的关节微骨折锥系统使用夯杆直接敲击骨锥的背侧。

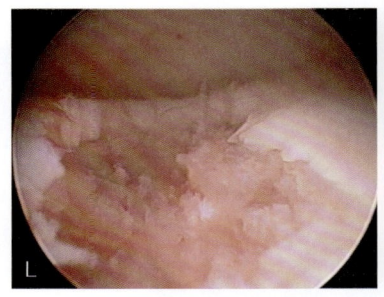
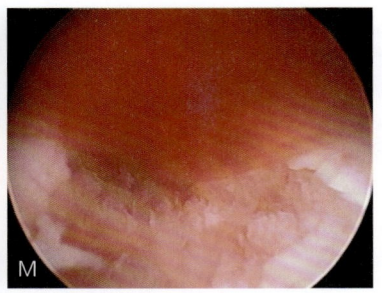

技术图5（续） L. 微骨折完成时，松开止血带，暂停水流灌注，以确定微骨折的骨软骨缺损处出血。M. 此病例中，微骨折区域的出血提示良好的愈合潜力。

要点与失误防范

前或外侧距下关节病变	● 考虑使用外侧距下关节镜技术
后距下关节病变	● 最好使用后侧距下关节镜技术
中距下关节病变	● 无论是外侧还是后侧距下关节镜技术对于进入中距下关节病变都较困难
避免神经损伤	● 仅在皮肤表层做切口，以钝性分离进入距下关节

术后处理

- 可以进行早期活动度锻炼，但若手术中处理了骨软骨缺损，可能需要3～4周的保护性负重。
- 建议术后即使用步行靴，可在入路部位的愈合过程中保护足踝。
- 若进行了微骨折处理，术后即刻可部分负重并持续4周。
- 入路部位愈合后可考虑开始理疗。
- 术后7～10天进行第一次随访，查看伤口并决定是否拆线。
- 重回所有活动则需要3个月或更长时间。
- 若有骨软骨缺损，建议进行低强度的锻炼。

预后

- Frey等[2]发表了49名患者随访45个月的数据。

○ 这些患者因多种病变行距下关节镜清理，包括关节粘连、跗骨窦综合征、骨间韧带撕裂、联合及距下关节骨软骨病损。
○ 术前诊断为跗骨窦综合征的患者，其术后诊断都改成了骨间韧带损伤、关节粘连或关节炎。
○ 94%的患者取得优/良结果，这说明他们最多会有一些疼痛或生活习惯上的限制。

并发症

- 伤口并发症。
- 腓肠神经或胫神经损伤。
- 持续性疼痛。
- 医源性软骨损伤。

（张雄良 译，薛剑锋 审校）

参考文献

[1] Clanton TO, Chacko AK, Matheny LM, et al. Magnetic resonance imaging findings of snowboarding osteochondral injuries to the middle talocalcaneal articulation. Sports Health 2013;5(5):470-475.

[2] Frey C, Feder KS, DiGiovanni C. Arthroscopic evaluation of the subtalar joint: does sinus tarsi syndrome exist? Foot Ankle Int 1999;20(3):185-191.

[3] Lee KB, Bai LB, Song EK, et al. Subtalar arthroscopy for sinus Tarsi syndrome: arthroscopic findings and clinical outcomes of 33 consecutive cases. Arthroscopy 2008;24(10):1130-1134.

第98章 同种异体青少年软骨移植治疗距骨大面积骨软骨损伤

Juvenile Cartilage Reconstruction of Large Osteochondral Lesions of the Talus

Samuel B. Adams, Jr. and Mark E. Easley

定义

- 距骨骨软骨损伤（osteochondral lesion of the talus, OLT）是指距骨关节软骨和相应的软骨下骨的任何病变。这些病损有各种不同的命名，包括剥脱性骨软骨炎、骨软骨骨折、经软骨骨折和骨软骨缺损，但目前，OLT这个命名更贴切。
- 颗粒状青少年软骨同种异体移植（particulated juvenile cartilage allograft transplantation, PJCAT）是一个新技术，新鲜青少年同种异体软骨组织块，内含细胞外基质及活性细胞，用纤维蛋白凝胶将组织块固定在OLT病灶内。
- 这个技术在多方面与自体骨软骨移植相似，但有如下不同：它将移植颗粒状软骨块，而不是骨软骨栓，使用青少年软骨而不是成人软骨，采用纤维蛋白凝胶固定移植物，而不是骨性压配。
- 这个技术的优势是它是一种简单手术过程，不需要移植物压配/塑形（自体或异体骨软骨移植需要），它是一种一期过程，没有供区并发症，免疫学反应很少（认为软骨是具有免疫赦免）。
- 这项技术缺点是它是一种相对新的技术，患者数据有限，青少年软骨来源有限，与其他技术相比这是一项相对昂贵的治疗选择，以及和其他异体组织移植一样，存在疾病传播的风险。
- 目前，只有DeNovo NT自然组织移植（捷迈公司）能提供这项技术所需的移植组织。这个产品的软骨块是从年龄在新生儿至13岁的捐献者获得，并遵照优良组织获得方法；然而，它一般是从小于2岁的新鲜尸体中获取[1]，不从死胎或胚胎儿中提取组织。每批次都进行标准的疾病筛选（一个批次的组织来自一个捐献者）。

解剖

- Tol 等[15]报道56%OLT位于内侧，44%位于外侧。内侧损伤中，仅62%与创伤相关；而在外侧损伤中，94%与创伤相关。
- Elias 等[6]报道了424例OLT患者的MRI检查中病变部位，得出相似的结果。距骨穹隆被划分为9个大小相等的区域。62%的损伤位于内侧，而34%位于外侧。在矢状位片上，80%的损伤位于中部。中内侧区是最常见的损伤部位（53%）。作者也报道了内侧损伤明显更大、更深。

发病机制

- Kappis[7]最早描述了剥脱性骨软骨炎这个病因，认为骨自发性坏死是原始病因。
- 然而，当前数据支持创伤作为大多数OLT的原因，其他病因包括反复微创伤、缺血性坏死，以及先天因素[4]。

自然病程

- 对于一个有症状的OLT是否会增大或者发展为踝关节炎仍有争议。

病史和体格检查

- 任何一个急性踝关节创伤、慢性踝关节扭伤或慢性不稳来就诊的患者都应该怀疑OLT。患者可能主诉疼痛、僵硬、交锁和踝关节肿胀[11]。然而，这些主诉都不是OLT的特异性症状。
- 通常，急性期由于肿胀和疼痛，无法进行详细的体格检查。
- 在慢性病例，应检查踝关节的压痛部位。特别是距屈踝关节，将距骨穹隆移出胫骨关节面之前，如有OLT，则前内侧角或前外侧角会有深部压痛。
- 应记录踝关节活动度，并与对侧肢体进行比较踝关节稳定性。行前抽屉试验和距骨倾斜试验，并与对侧肢体比较。

影像学和其他诊断性检查

- 每个患者都应进行负重位踝关节正位、侧位和踝穴位摄片检查
- 对于平片阴性的疑似OLT患者，选择MRI或CT检查仍有争议。我们常规先进行MRI检查，因为MRI在平片检查阴性的病例中更精确[2]，且MRI可以发现与踝关节疼痛相关的其他骨性或软组织病变。
- Stroud 和 Marks[14]提出平片阳性OLT患者的程序检查。如果OLT没有移位，推荐MRI来评估关节软骨的

完整性以及病灶的稳定性。如果平片上病灶表现移位,则行CT检查准确评估损伤大小和位置。
- 一些MRI诊断的OLT病例中,CT扫描可以帮助决定治疗方案,因为MRI中骨髓水肿可能影响对病灶的大小和分期的判断[9]。对于较大的或囊性病灶,我们常规行MRI和CT扫描以帮助治疗决策。

鉴别诊断

- 隐秘性距骨骨折。
- 下胫腓联合损伤。
- 滑膜炎。
- 退行性关节炎。
- 腓骨肌腱炎。
- 软组织或骨性撞击。
- 踝关节不稳。
- 距下关节炎。

非手术治疗

- 对于初次诊断的OLT患者,需根据患者的年龄、症状、病程,以及病灶分期考虑始治疗方案。
- 偶然发现的无症状的病灶不需要治疗,但是需要定期摄片随访。
- 对于有症状的、无移位的病灶,一些作者推荐尝试3～6个月的保守治疗[3,10,13]。
- 非手术治疗包括保护下负重、理疗和非甾体类抗炎药。保护下负重包括从石膏制动不负重到穿步行靴可耐受疼痛的负重。

手术治疗

关节切开

- PJCAT的指征包括OLT的最大径大于15 mm和(或)先前经过骨髓刺激技术治疗失败并有持续症状,且MRI确诊OLT。肩部和囊性病灶不是禁忌证。
- OLT手术治疗的禁忌证包括感染、不宜手术的医学合并症、弥漫性踝关节炎或未纠正的踝关节力线不良。
  - 特定的PJCAT禁忌证包括巨大的囊性或坏死性骨缺损。小的囊性病灶伴骨缺损可以在PJCAT的同时用骨移植处理。在这些情况下,作者已进行了在同一手术中应用PJCAT移植时,从跟骨、胫骨或髂嵴局部骨移植。
- PJCAT移植1 mm³大小的新鲜青少年软骨(包括活性软骨细胞的细胞外基质),用纤维蛋白凝胶固定于骨软骨缺损内。因为颗粒状特性,不需要垂直进入OLT病灶。因此,通常不需要截骨。这里,我们将讨论前方关节切开术。

关节镜术

- 全关节镜下PJCAT有一定的技术难度。
- 诊断性关节镜用于确认是否可以完全显露OLT病灶。
- 当OLT显露或器械工作空间有限时,我们更倾向于转行扩大通道或关节切开术。

术前计划

- 术前计划与开放或关节镜手术相同。
- 确认OLT的位置和大小是绝对必要的。
- 需要决定要预定的植骨量。生产商推荐,一包DeNovo NT 自然组织移植(捷迈)推荐用于治疗2.5 cm²表面大小的病灶,并推荐病灶大小50%的充填率(例如,每包移植组织可以覆盖1.25 cm²的表面积)。实践中,尝试完全充填病灶的表面积到周围健康软骨时,也允许与软骨块间纤维相互粘连以获得好的组织固定。
- 需要纤维蛋白胶(5～10 ml)。一般情况下,这是在冰冻保存。我们的经验是快速解冻将改变纤维蛋白胶的工作性能。因此,纤维蛋白胶应该在手术开始时打开,并根据生产商建议放置在热的盐水浴中。
- 在操作前检查PJCAT产品的有效期。

体位

关节切开

- 患者仰卧位。同侧大腿近端垫高使脚趾朝天花板。
- 即使是开放手术,我们经常先行诊断性关节镜检查来确认病灶的大小和部位。病灶的位置是在踝关节活动中进行评估。这允许更好地评估是否可以通过单纯关节切开,或需联合胫骨远端关节面成形术或是内外踝截骨术来显露病灶。

关节镜术

- 患者在手术台上仰卧位,足部在床的末端。术侧腿放置在大腿架上保持髋和膝屈曲。
- 我们推荐非侵袭性的牵拉获得移植操作的空间。

入路

关节切开

- 基于病灶部位来确定手术入路。前内侧关节切开用于内侧穹隆部病灶,前外侧关节切开用于外侧穹隆部病灶,前部关节切开用于中央病灶。
- 前部关节面截骨可以用于前方入路显示靠后方的病灶。Peter等[12]使用一个有限的前部关节面成型术,可以看见除了中央10%的后方距骨穹隆。

关节镜

- 使用标准的前内侧和前外侧通路,并进行常规的关节镜下检查。

前内侧、前外侧或直接前方关节切开

显露

- 在踝关节表面,胫骨前肌腱内侧做前内侧关节切开;第3腓骨肌腱外侧做前外侧关节切开。
- 前外侧切口时,仔细分离、识别和保护可能越过切口的腓浅神经的分支。
- 顺着皮肤切口切开伸肌支持带。
- 向外侧牵开胫骨前肌腱,内侧牵开第3腓骨肌腱显露关节囊。
- 顺着皮肤切口切开关节囊,放置深部拉钩。

胫骨远端关节面成形术(备选)

- 跖屈足部来评估OLT的能见度。如果无法显露整个病灶,做前方胫骨远端关节面截骨术。但记住行PJCAT术时,无需垂直进入病灶(技术图1A)。
- 使用弯的0.6 cm(0.25 in)骨刀,移除上内侧或上外侧前胫骨远端关节面(技术图1B)。
  - 在关节腔内放置Joker或Freer拉钩保护距骨软骨(技术图1C)。
- 在任何一个维度上都要注意不能移除大于1 cm的非关节内的胫骨。只移除需要清理的和充填病灶的最少量的胫骨。少量的胫骨远端关节面一般不修复。
  - 如果胫骨远端关节面成型在任一维度上达到1 cm,或是担心丧失了结构完整性,可以考虑用小的螺钉或生物可吸收钉固定。

距骨软骨病灶清理

- 可以使用Hintermann式拉钩或椎板撑开器获得更好的显露。
- 联合使用15号刀头和小刮匙清理病灶,直到获得稳定的软骨边缘(技术图2A)。
- 尤其注意距骨肩部。如果觉得肩部不包括在OLT内,要尝试将内外侧软骨边缘保留在肩部(技术图2B)。这将帮助保持软骨/纤维蛋白混合物在病灶内,而不进入内外侧沟。
- 关于是否需在病灶底部行骨髓刺激(微骨折)目前仍有争论。事实上,彻底清创后,软骨下骨板通常至少在一个位置有穿透。我们常规在病灶底部进行微骨折。

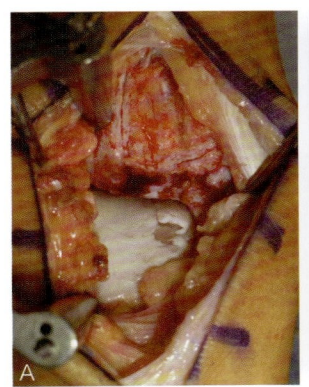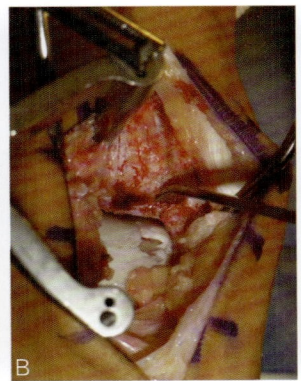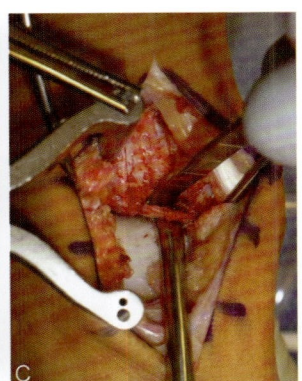

技术图1 A. 跖屈足显露前内侧骨软骨损伤病灶。病灶背面无法看见。B. 使用弯的骨刀进行胫骨远端成形术。C. 将光滑的骨膜剥离器放置于关节间隙内,保护周围的距骨软骨在胫骨远端成形术中不受损伤。

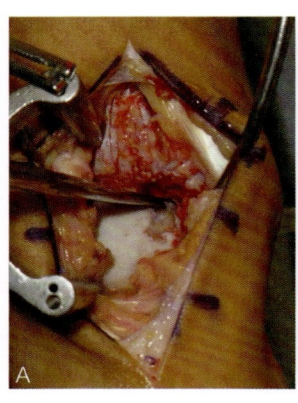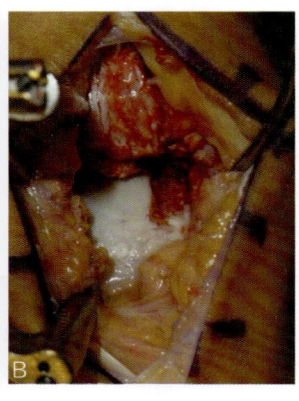

技术图2　A. 用刮匙清理病灶直到稳定边缘。B. 病灶已清理。注意出血的骨基底。

- 冲洗关节腔。
- 清理后，如果OLT基底需要骨移植，可以使用胫骨远端关节成形术截下的骨，也可以使用环锯从跟骨胫骨或髂骨取骨。

移植物准备和植入

- 当准备移植物时，在关节内放置一块海绵以获得干燥的病灶基底。
- 取出DeNOvo NT移植包，将它翻转，使尖的塑料瓶底部向地面，使软骨块在底部。
- 在塑料瓶顶部插入一个21号、3.8 cm（1.5 in）针头，连接10 ml注射器，轻轻吸出液体，不要带出任何软骨块（软骨块直径大于针头）（技术图3A、B）。
- 向后撕薄膜（不要丢弃）。
- 在薄膜盖中切下一条，并在中央弯曲形成一条渠道，也可以将塑料包装剪成尖部（技术图3C、D）。
- 使用Freer剥离器将软骨块拨到渠道中，并送到关节腔（技术图3E）。
- 下一步，使用一个剥离器或类似器械将软骨块推入病灶床，直到颗粒状的软骨完全充填底部。
- 在软骨块表面使用少量纤维蛋白胶（技术图3F）。
- 多余的颗粒状软骨块分层添加，直到病灶被完全充填，但不要高出。可以再加点纤维胶完成颗粒软骨/纤维胶的构建。
- 需要准备额外的纤维蛋白胶输送头，因为它们会在操作间隙凝结堵塞。
- 使用一个Freer剥离器去除多余的骨块，并塑形病灶表面（技术图3G）。
- 当纤维胶在完全凝固前，踝关节背曲直到病灶完全覆盖。给予轴向压力使胫骨关节面塑形距骨病灶上表面。维持加压5分钟。
- 跖屈踝关节，评估哪些部位还需要移植材料（技术图3H）。

关闭伤口和敷料应用

- 在关闭伤口和上石膏时，请助手保持足部背曲，这会保持病灶被胫骨覆盖。
- 逐层缝合关节囊、支持带和皮肤。
- 使用石膏。

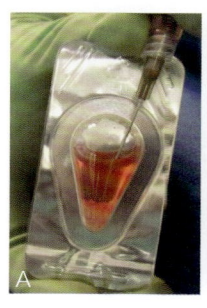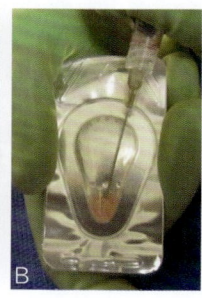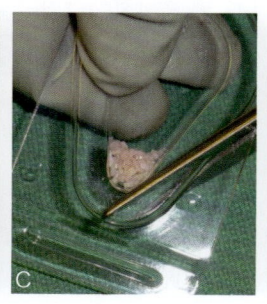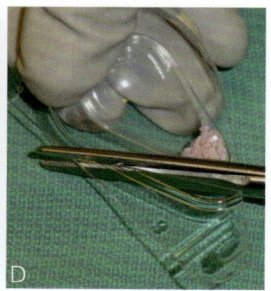

技术图3　A. 将针头插入塑料瓶移去支持介质。B. 已移去所有的介质。软骨块比针头直径粗，不会被吸走。C. 打开塑料瓶。D. 使用塑料瓶的尖部将骨块送至病灶。

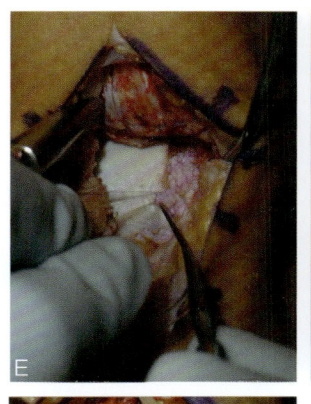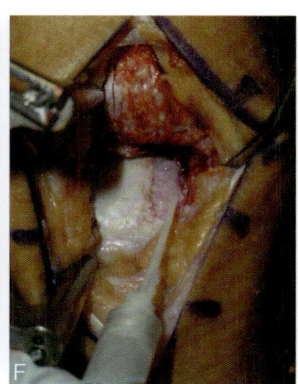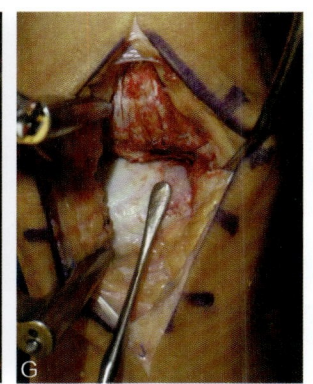
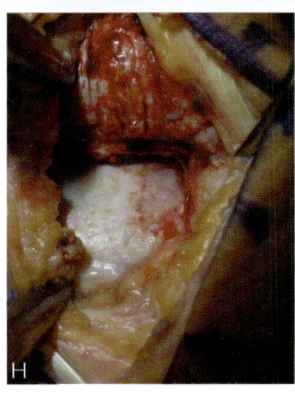

技术图3（续） E. 使用骨膜剥离器将骨块均匀地送进病灶。F. 使用纤维胶将软骨块覆盖在病灶内。G. 使用骨膜剥离器塑形病灶，去除松动的骨块。H. 在胫骨远端塑形后最终覆盖病灶。

关节镜技术

距骨软骨病灶清理

- 清理滑膜，以便建立通路，防止阻挡视野。
- 用关节镜探针确定病灶，测量病灶以确保有足够的移植物（技术图4A）。
- 使用不同的关节镜杯状和环状刮匙，清理软骨直至周围稳定的边缘以形成垂直外壁容纳移植物（技术图4B）。要尝试在肩部病灶形成周围垂直外壁（技术图4C）。
- 暂时阻断水流，当术中将移植物送至病灶时。这可以让术者评估工作通道处的软组织返折，这里可能会干扰移植物进入。再进一步清理软组织时恢复水流。
- 如果病灶底部需要骨松质移植，可以用软骨移植的相同方式进行（如下所示）。骨移植可以用环钻获取。

关节准备

- 再一次关闭水流，用小吸引器和刨削器将液体从关节中吸出（技术图5A）。
- 病灶床可以进一步用沾了肾上腺素的Weck-cell海绵或

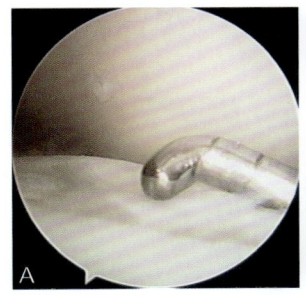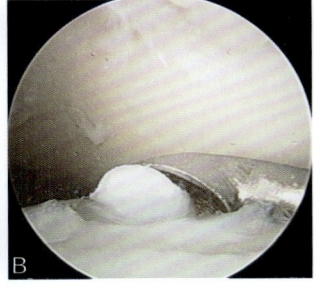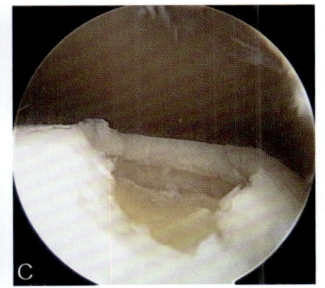

技术图4 A. 用探针评估病灶的大小。B. 用刮匙清理病灶。C. 清理病灶至稳定软骨边缘。

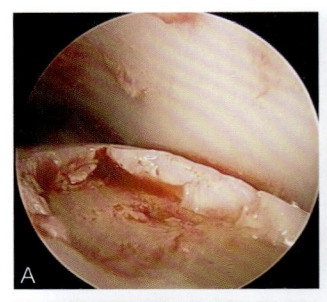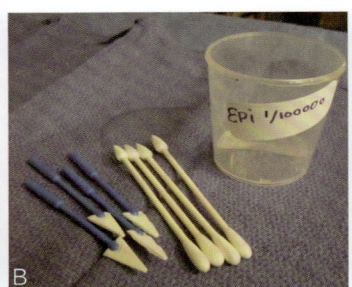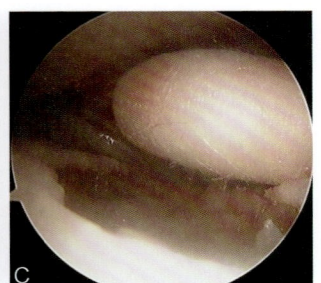

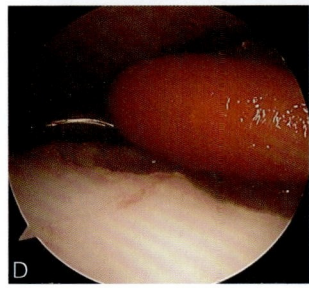

技术图5　A. 关闭水流，并将液体吸出。B. 用肾上腺素、棉签和Weck-Cel海绵吸干关节腔。C. 沾了肾上腺素的棉签插入关节内防止出血。D. 干的棉签插入关节内吸走残余的血液和液体。

棉签止血，再用干棉签吸走多余的液体（技术图5B～D）。在病灶基底部的广泛出血可以用少量纤维胶处理。

移植物准备和插入

- 取出DeNovo NT移植包装并翻转，这样塑料瓶尖部朝地面，让软骨块沉在底部。
- 从塑料瓶上部插入21号、3.8 cm 1.5 in长针头，用10 ml注射器连接，仔细吸出存储液，不要吸出任何软骨块（软骨块比针头直径更大）。
- 向后撕覆膜（不要丢弃）。
- 将1/3至一半的移植材料用Freer剥离器逆行装载到2.7 mm关节镜的套管尖上（技术图6A）。
- 不要一次装载全部的材料。我们常规每包DeNOvo NT分2～3次移植。
- 将移植物收进管内，用相应的套管针，使移植物不要暴露，因为它们在导入到关节时可能会被吸附在软组织上（技术图6B、C）。

- 放置套管与病灶近端边缘，斜面向下，用套管针轻轻地把移植物推入病灶（技术图6D、E）。
- 拔出套管，插入Freer或探针，将移植物均匀地分布在病灶底部（技术图6F、G）。
- 通过关节镜通路插入纤维胶尖部，挤出少量的纤维胶。有时候，随纤维胶提供的尖部太短，可以使用留置针或针头来完成（技术图6H）。
- 当纤维胶凝固时，插入Freer剥离器或是探针将移植块均匀地在病灶内塑形（技术图6I）。
- 重复这些步骤直到病灶完全被充填。
- 等待5～10分钟让纤维胶凝固（技术图6J）。

关闭并包裹伤口

- 在关闭伤口和应用石膏时，请助手维持足背曲，这将使病灶持续被胫骨覆盖。
- 用尼龙线缝合关节镜通路，用衬垫石膏将踝关节维持在能将病灶被胫骨完全覆盖的位置。

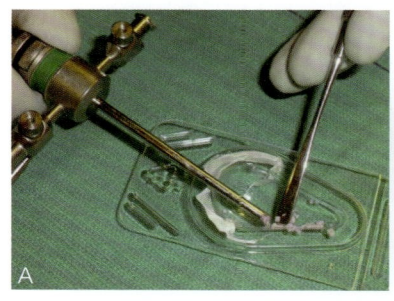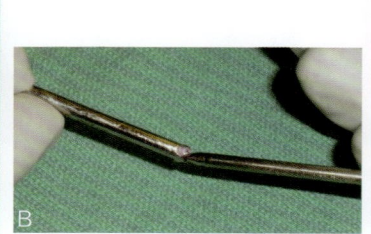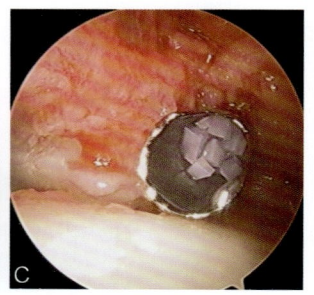

技术图6　A. 用Freer剥离器逆向装载软骨块到2.7 mm的套管。B. 采用套管针将软骨粒顶入管内。C. 将套管插入关节内。注意软骨粒在管内。

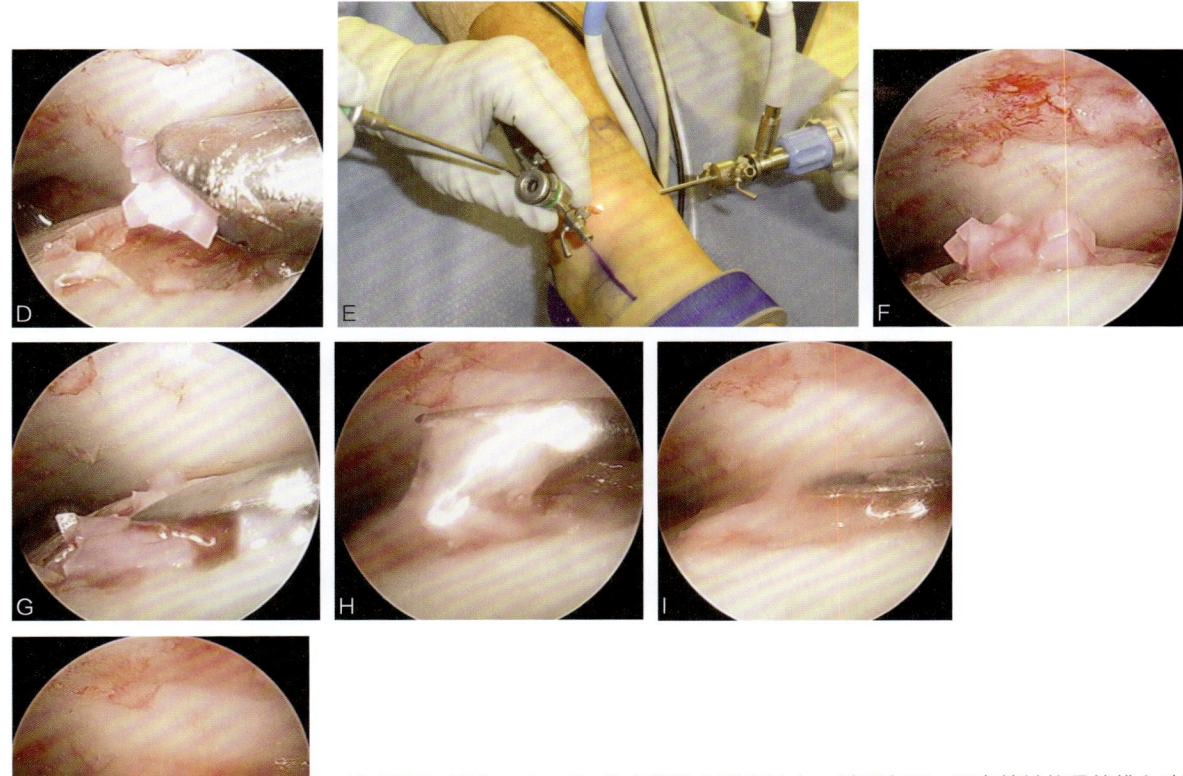

技术图6（续） D、E. 将套管推入到病灶内，斜面向下，用套管针将骨块推入病灶内。F. 软骨块放入病灶内。G. 用Freer剥离器在病灶内安排软骨块位置。H. 将纤维胶覆盖在软骨上。I. 用Freer剥离器塑形骨块和纤维胶。J. 最终用纤维胶覆盖后的病灶。

要点与失误防范

- PJCAT的指征是局部骨软骨损伤，而不是用于治疗广泛的退行性关节炎
- 如果骨软骨损伤相关的软骨下囊肿，在进行PJCAT前，囊肿必须要用刮匙清理以及骨移植
- 无论通过关节切开还是关节镜，在PJCAT移植前必须让关节腔尽可能干燥
- 在PJCAT中，移植的软骨颗粒应填充到局部骨软骨边缘水平，颗粒堆太高，可能导致移植细胞的剪切
- 纤维胶无需过多。胶超过缺损可能导致粘连或踝关节活动撞击，覆盖缺损的胶产生张力，由此可能使软骨颗粒脱出

术后处理

- 患者保持石膏固定，非负重10～14天。之后拆线，患者穿拆卸式靴，但仍不能负重。开始进行轻柔关节活动训练，前部病灶避免关节活动训练。
- 术后6周开始，患者在6周内可以开始逐步负重直至完全负重。
- 靴子可以在12周时去除，可以换系带式踝关节支具。
  - 只要没有禁忌，允许完全关节活动。
  - 理疗、肌肉力量练习、静态自行车，以及水中运动可以开始。
- 6个月内不要开始剧烈运动。

预后

- Coetzee等[15]报道了一组用PJCAT治疗的23名患者（24踝）的回顾性研究数据，平均随访16.2个月。
  - 平均病灶表面积125 mm^2（50～300 mm^2），平均深度7 mm（3～20 mm）。所有病灶至少一个方向上大于10 mm。
  - 12例病灶用开放手术治疗，3例用关节镜手术治疗，9例关节镜手术中延长切口。深度超过5 mm的病例予以骨移植。

- 术后效果评分与骨髓刺激治疗、肢体软骨移植，以及基质诱导的肢体软骨细胞植入治疗的患者相仿。
- Kruse 等[8]报道了1例于关节镜下完成的30岁女性OLT 患者，后内侧全厚缺损大小为7mm×5 mm，采用PJCAT 治疗。术后2年随访，发现患者无疼痛，活动度无受限。

并发症

- 与本技术相关的术中并发症是移植材料牢固前脱出。这对于关节镜技术尤其重要，作者警告不熟练者不要使用该技术。目前，开放手术和关节镜下手术的区别还不清楚。
- 术后并发症包括OLT病灶取用/填充不够，以及移植材料过多。移植材料取用/填充不够的病例如果有症状，需要在第二次随访时进行评估。基于OLT的进展，评估病灶是否需要翻修或是用另一种技术治疗。移植物过多可以在关节镜下清理。

（张雄良　译，薛剑锋　审校）

参考文献

[1] Adams SB Jr, Yao JQ, Schon LC. Farticulated juvenile articular cartilage allograft transplantation for osteochondral lesions of the talus. Tech Foot Ankle Surg 2011;10(2):92-98.

[2] Anderson IF, Crichton KJ, Grattan-Smith T, et al. Osteochondral fractures of the dome of the talus. J Bone Joint Surg Am 1989;71(8):1143-1152.

[3] Bauer RS, Ochsner PE. Nosology of osteochondrosis dissecans of the trochlea of the talus [in German]. Z Orthop Ihre Grenzgeb 1987;125(2):194-200.

[4] Campbell CJ, Ranawat CS. Osteochondritis dissecans: the question of etiology. J Trauma 1966;6(2):201-221.

[5] Coetzee JC, Giza E, Schon LC, et al. Treatment of osteochondral lesions of the talus with particulated juvenile cartilage. Foot Ankle Int 2013;34(9):1205-1211.

[6] Elias I, Zoga AC, Morrison WB, et al. Osteochondral lesions of the talus: localization and morphologic data from 424 patients using a novel anatomical grid scheme. Foot Ankle Int 2007;28(2):154-161.

[7] Kappis M. Weitere beitrage zur traumatisch-mechanischen entstehung der "spontanen" knorpelablosungen (sogen osteohondrisit dessecans). Dtsche Z Chir 1922;171:13-20.

[8] Kruse DL, Ng A, Paden M, et al. Arthroscopic De Novo NT(®) juvenile allograft cartilage implantation in the talus: a case presentation. J Foot Ankle Surg 2012;51(2):218-221.

[9] Lee KB, Bai LB, Park JG, et al. A comparison of arthroscopic and MRI findings in staging of osteochondral lesions of the talus. Knee Surg Sports Traumatol Arthrosc 2008;16(11):1047-1051.

[10] McCullough CJ, Venugopal V. Osteochondritis dissecans of the talus: the natural history. Clin Orthop Relat Res 1979;(144):264-268.

[11] McGahan PJ, Pinney SJ. Current concept review: osteochondral lesions of the talus. Foot Ankle Int 2010;31(1):90-101.

[12] Peters PG, Parks BG, Schon LC. Anterior distal tibia plafondplasty for exposure of the talar dome. Foot Ankle Int 2012;33(3):231-235.

[13] Pettine KA, Morrey BF. Osteochondral fractures of the talus. A longterm follow-up. J Bone Joint Surg Br 1987;69(1):89-92.

[14] Stroud CC, Marks RM. Imaging of osteochondral lesions of the talus. Foot Ankle Clin 2000;5(1):119-133.

[15] Tol JL, Struijs PA, Bossuyt PM, et al. Treatment strategies in osteochondral defects of the talar dome: a systematic review. Foot Ankle Int 2000;21(2):119-126.

第99章 骨软骨移植治疗距骨骨软骨损伤
Osteochondral Transfer for Osteochondral Lesions of the Talus

Mark E. Easley and Justin Orr

定义

- 距骨穹隆中等大小的骨软骨缺损。
  - 可能到达距骨肩部(上方穹隆软骨到内侧或外侧距骨软骨的移行处)。
  - 常伴有软骨下囊肿。
- 骨软骨缺损处以圆柱体骨软骨移植物重建。为了使移植物稳定,原始距骨的骨软骨缺损必须为包容型(外周有软骨包绕且基底有软骨下骨)。

解剖

- 距骨表面的60%被关节软骨覆盖。
- 距骨容纳在踝穴中。
  - 上方距骨穹隆与胫骨穹隆相接。
  - 内侧穹隆与内踝相接。
  - 外侧穹隆与外踝相接。
- 距骨的血供。
  - 胫后动脉:跗骨管动脉、三角支。
  - 腓动脉:跗骨窦动脉。
  - 足背动脉。

发病机制

- 距骨骨软骨损伤(OLT)的发病机制尚未完全了解。
- 理论包括:创伤、特发性局灶性缺血坏死。

自然病程

- 一般来说,OLT不会进展为弥漫性关节炎。
- 然而,大体积的OLT可能引起距骨大部分的软骨下骨塌陷,且因此造成畸形,接触应力增加,若不处理最终可导致更大的问题:踝关节炎。

病史和体格检查

- 患者可能会也可能不会告知既往受伤史。
- 踝关节疼痛,尤其是踝关节前侧疼痛,是常见主诉。
  - 与OLT相关的疼痛常常发生在踝关节的侧方,但它不能准确定位OLT的位置。事实上,有时内侧OLT会产生外侧踝关节痛,反之亦然。
  - 疼痛很少为锐痛,除非OLT的碎块作为关节游离体引起撞击。
  - 通常,疼痛为深部痛,发生于活动时或活动后,休息常可缓解。
- 减痛步态。
- 可能合并力线不良或踝关节不稳。
- 通常,踝关节侧方的压痛与OLT相关,但并不是所有。
- 很少有弹响或机械性症状。
- 慢性OLT,踝关节可能发生一定程度的僵硬。

影像学和其他诊断性检查

- X线片:
  - 拍摄三种角度的踝关节负重X线片。
  - 较小的OLT可能会被漏过。
  - 较大的OLT通常可在X线平片上识别(图1)。
  - 通常难以明确OLT的特征,因为二维检查无法确定三维的OLT。
  - 在评估小腿、踝或足的力线不良时尤其实用,这也是处理OLT时需要考虑的因素。
  - 可能检查出偶然性OLT(患者因其他问题行X线检查而在平片中偶然性地发现了OLT)。
- MRI:
  - 是怀疑OLT或其他足踝病变时优秀的筛查工具。
  - 能识别偶然性OLT,确定其他潜在的软组织病变。
  - 显示伴发的骨髓水肿,可能导致对OLT的大小估计偏大。
- CT(图2):
  - 明确OLT特征的理想检查,尤其适用于大体积的缺损。
  - 确定OLT的大小,不会被伴发的骨髓水肿误导。
  - 确定OLT特征以及距骨穹隆的受累程度。
- 诊断性注射:
  - 关节内。
  - 麻醉药物对比麻药加皮质类固醇。
  - 可能具有一定的治疗效果,甚至持续数月。
  - 如果疼痛来源于OLT,那么关节内注射应能缓解OLT的症状。如果疼痛无缓解,那么应考虑其他诊断。

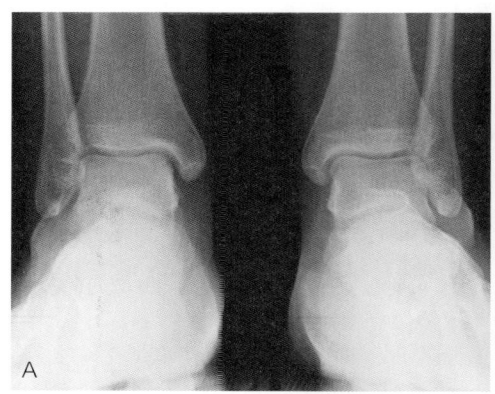
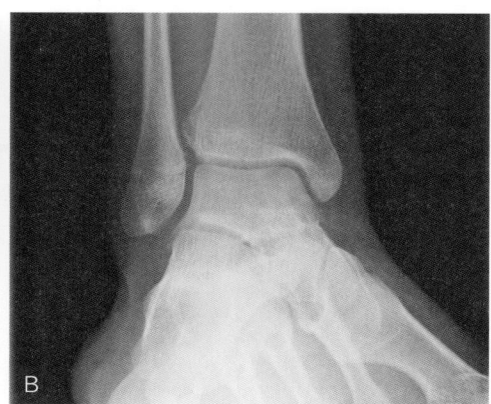
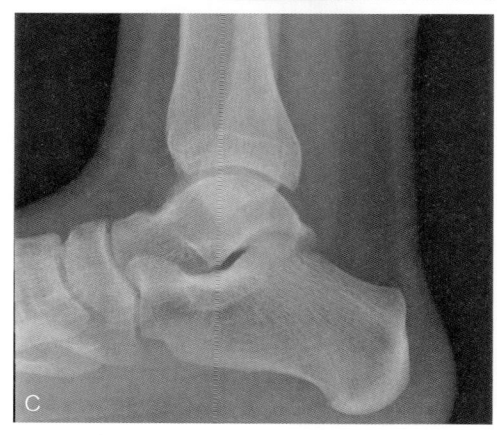

图1 X线平片。A. 踝关节AP位X线片提示力线对称及内侧距骨穹隆缺损。B. 踝穴位片同样提示内侧OLT。C. 侧位片显示解剖学力线，OLT较不明显。

鉴别诊断

- 踝关节游离体。
- 踝关节撞击症（前侧或后侧）。
- 慢性踝关节不稳（内侧/外侧或下胫腓联合）。
- 踝关节滑膜炎或邻近的肌腱病。
- 踝关节早期退行性改变。

非手术治疗

- 改变活动习惯。
- 支具。
- 若伴有踝关节不稳可理疗。
- 非甾体类抗炎药物或COX-2抑制剂。
- 皮质类固醇注射。
- 黏弹性补充治疗。

手术治疗

术前计划

- 此手术的适应证包括：
  - 其他保留关节的手术无法修补的中等大小OLT。若伴有较大的软骨下囊肿，关节镜下清理及微骨折可能无效，一些外科医生建议首选骨软骨移植。
  - 关节镜治疗（清理及微骨折）无效。
- 可获取移植物的位置。
  - 患者同侧膝关节（股骨外上髁、髁间切迹）。
  - 同种异体距骨。
- 同侧膝关节对比距骨同种异体移植物。
  - 膝关节是自体移植物；然而，膝关节软骨厚于踝关节软骨，且可能具有不同的生物力学特性。
  - 同种异体距骨可提供相同厚度的软骨，并且可以从

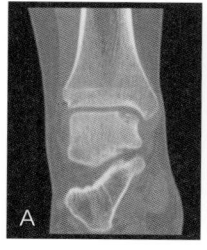
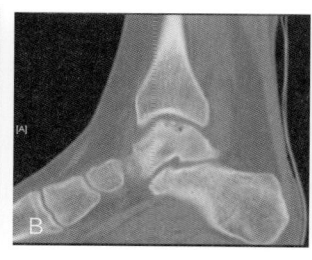
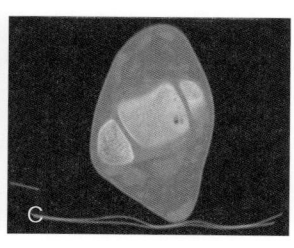

图2 CT。A. 冠状位图像显示内侧OLT到达距骨肩部但表现为包容型。B. 矢状位同样显示内侧OLT。C. 横断位显示后内侧OLT。

与原始距骨缺损完全相同的位置获取移植物；然而，这不是患者自己的组织。
- 术者应检查伴发的病变，在同种异体距骨重建时需要一并处理：
  - 骨赘去除。
  - 韧带重建。
  - 截骨矫形（跟骨、踝上）。
- 患者教育：
  - 这是一个复杂手术。
  - 患者必须理解手术意图是将骨与软骨从一处移植到另一处，并期待它在原始距骨上愈合。
  - 如果使用同种异体移植物，传染疾病的风险尽管很小但实际存在，同时移植物也可能被宿主排斥。
  - 不能保证手术有效，有可能需要进行翻修手术，如结构性同种异体移植物重建或踝关节融合。

体位

- 患者取仰卧位（图3）。
- 治疗外侧OLT时，在同侧髋关节下放一个枕垫通常更有利于进入外侧距骨穹隆。
- 笔者常规使用大腿止血带。

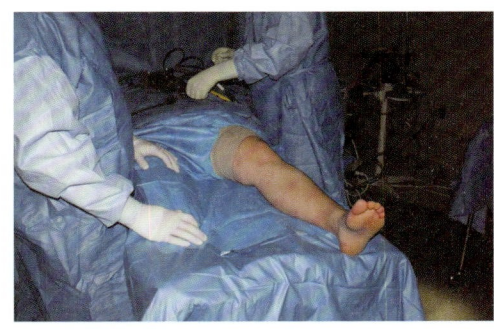

图3 仰卧位，可以较容易抵达踝关节内侧，不要过多外旋，那样不便于进入膝关节外侧。

入路

- 术者必须决定最佳的手术入路：
  - 病损位于内侧距骨穹隆（通常中内侧或后内侧），一般有必要行内踝截骨。
  - 病损位于外侧距骨穹隆（通常中外侧），一般有必要行韧带松解（距腓前和跟腓）联合或不联合外踝截骨。
- 关键在于必须提供垂直进入OLT的空间，否则无法使用骨软骨移植的专用器械。

内侧距骨骨软骨损伤的内侧入路

- 于内踝表面中央取纵行切口（技术图1A）。
- 前踝关节切开。
  - 确认关节线（技术图1B）。
  - 显露距骨前部和可能存在的前侧OLT（技术图1C）。
- 打开屈肌支持带（技术图1D）。
  - 确认并保护胫骨后肌腱（PTT）（技术图1E）。
- 预钻固定截骨用的螺钉孔。
  - 两个同向平行的钻孔，一般用于内踝骨折的切开复

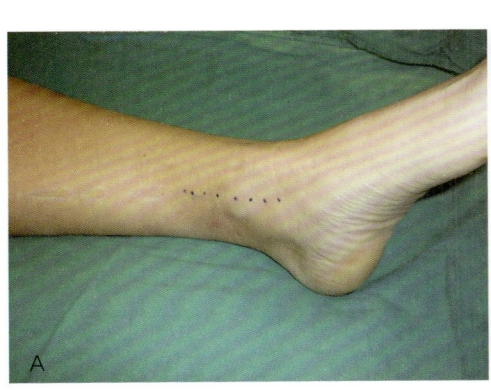
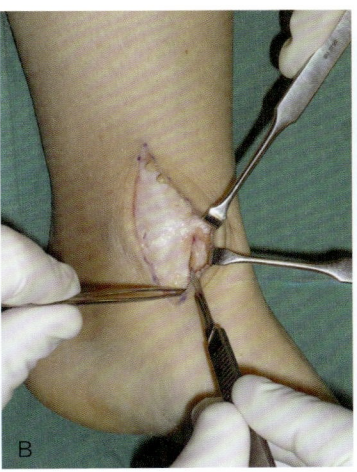
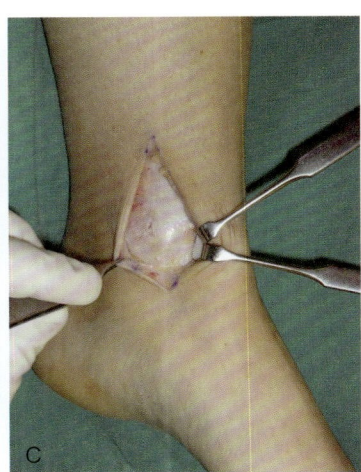

技术图1 A. 内侧入路与内踝骨折的切开复位内固定术入路类似。B、C. 前踝关节切开。确定关节位置，行内侧关节囊切开（B）。关节切开并牵开关节囊可显露内侧距骨穹隆（C）。这决定了截骨的前缘。少见情况下仅行关节切开即可进入OLT，这在病损位于外侧时相对多见。

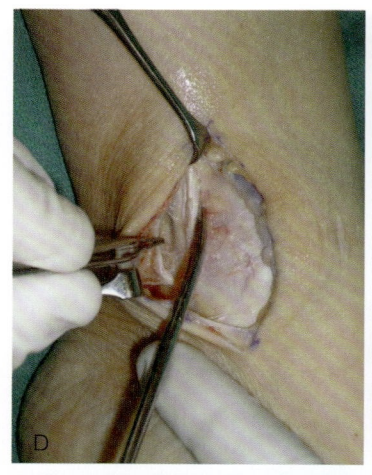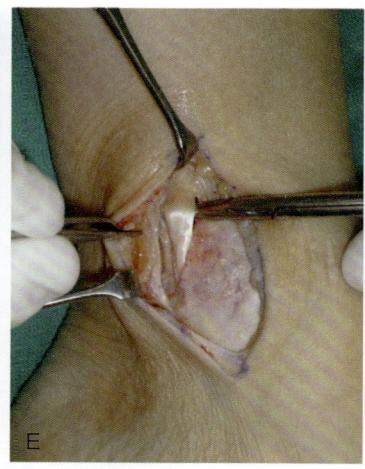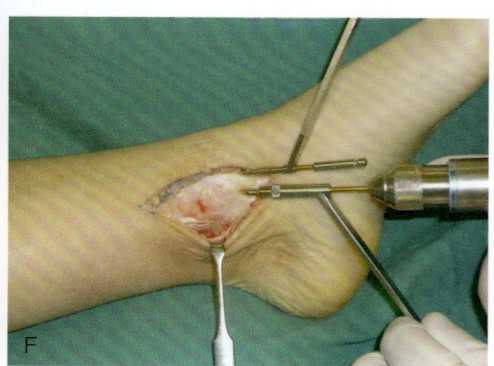
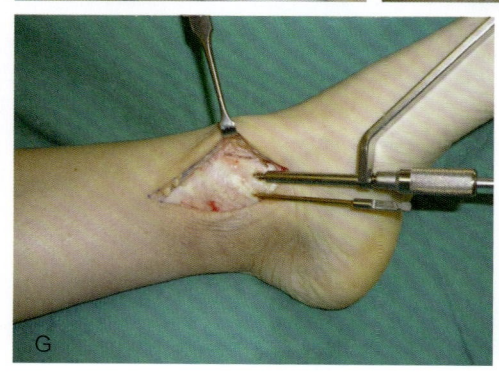

技术图1（续） D、E. 确认胫骨后部以准备截骨。打开屈肌支持带（D）。识别PTT（在截骨过程中予以保护）（E）。F、G. 于内踝上预钻孔。钻头指向与内踝骨折行切开复位内固定时内踝螺钉的方向一致（F）。为没有自攻能力的螺钉攻丝（G）。

- 位内固定（技术图1F）。
  - 也考虑对螺钉孔攻丝（传统踝螺钉不具有自攻能力）（技术图1G）。
- 斜形截骨路径。
  - 应在OLT外侧缘对准胫骨穹隆。
  - 允许专用器械垂直抵达OLT。
  - 笔者常规使用克氏针确定截骨路径。
    - 在预计截骨位置的稍近侧及外侧置入骨针，这样不会干扰到锯刃和骨凿（技术图2A）。
    - 以X线透视确认克氏针处于理想位置。
- 标记截骨位置。
  - 经过骨膜且尽可能减少骨膜的剥离（技术图2B）。
  - 垂直于胫骨干轴。
- 保护软组织。
  - 牵开胫骨前肌。
  - 牵开PTT。不要将趾长屈肌腱误认作PTT（PTT位于紧贴胫骨后侧的沟中）。
- 进行截骨。
  - 微型矢状锯（技术图2C）。
    - 至软骨下骨。
    - 使用凉的生理盐水冲洗以减少骨热坏死的风险。
- 骨凿（技术图2D）。
  - 以骨凿完成截骨。
- 定期在透视下检查截骨进展以确保路径正确并避免损伤距骨穹隆。
- 以三角韧带翻折内踝（技术图2E）。
  - 必须将PTT腱鞘从踝部松解下来以使踝部完全翻折。

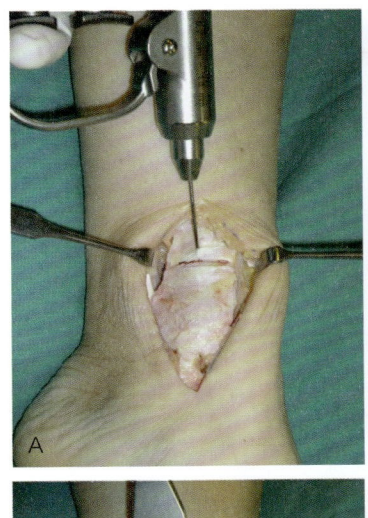
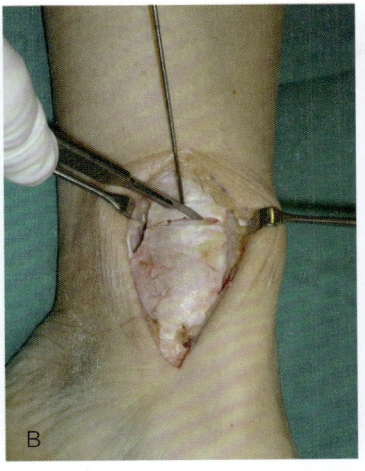
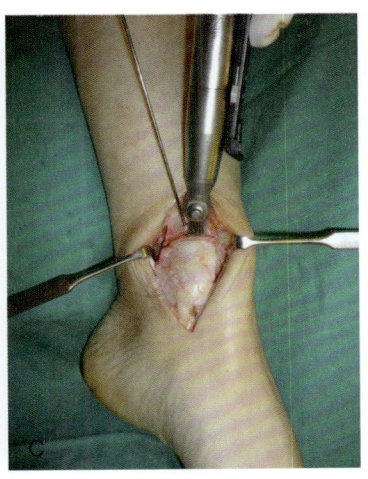
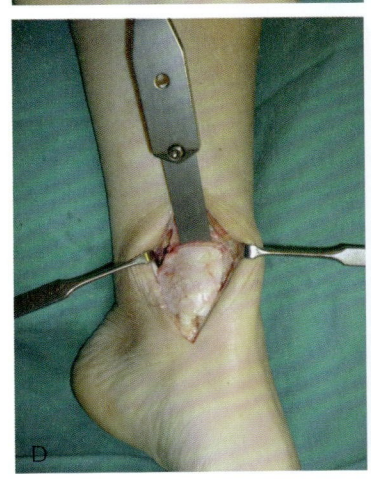
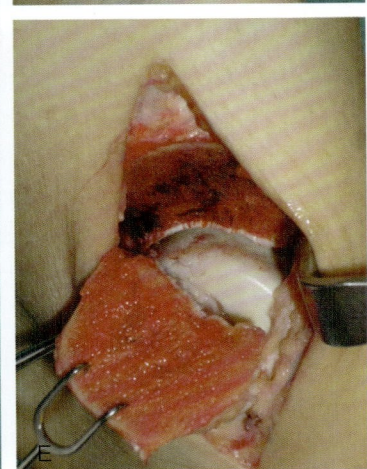

技术图2 A. 使用克氏针确定截骨路径。为使骨针不干扰锯刃，它被置于预计截骨位置稍近侧并紧贴截骨路径外侧。B~D. 内踝截骨。在截骨开始位置的骨膜上做一个垂直于胫骨长轴的切口（实际上不需要剥离骨膜）（B）。使用微型矢状锯截骨。注意使用克氏针引导锯刃（C）。使用骨凿小心完成截骨（D）。E. 翻折内踝显露OLT。

外侧距骨骨软骨损伤的外侧入路

- 最适合用于外侧OLT伴外侧踝关节不稳。
- 可能需要松解外侧韧带，甚至在韧带稳定的情况下也是如此。
- 在腓骨远端外侧的表面取纵行切口，切口在远端稍向前弯曲。
  - 保护腓肠神经以及腓浅神经外侧支。
- 确认伸肌下支持带，在软骨操作结束时调动其作为外侧韧带修补的加强结构。
- 确认腓骨肌腱并在手术全过程中为其提供保护。
- 松解关节囊，并从腓骨远端松解距腓前韧带及跟腓韧带。
- 对于许多患者来说，跖屈内翻可使距骨充分向前侧半脱位，从而允许使用专用器械以垂直于骨软骨缺损的方向进行骨软骨移植。
- 如果仅行软组织松解不足以充分显露更偏后侧的外侧OLT，可能需行腓骨截骨以增加进入空间。
- 腓骨截骨。
  - 笔者常规行斜行腓骨截骨，与Weber B型踝部骨折的类型类似。
  - 同时行截骨以及前述的韧带松解可明显增加显露。
  - 进行截骨之前，笔者将一块小骨折块接骨板跨截骨位置放置并预钻孔。
  - 腓骨肌腱和腓浅神经保护良好，以微型矢状锯进行斜向截骨。
    - 用凉的生理盐水冲洗以减少骨热坏死。
    - 避免损伤完好的距骨关节软骨。
- 下胫腓联合韧带保持完好。

骨软骨移植

- 单期手术。
- 供区选择。
  o 来自同侧膝关节的自体移植物。
    - 关节切开对比关节镜。
    - 股骨外上髁对比髁间切迹。
    - 可获取中等量移植物。
  o 来自同侧距骨的自体移植物。
    - 可获取移植物的量受到限制。
  o 同种异体距骨。
    - 新鲜的同种异体移植物最为合适。
    - 与原始距骨同侧最为合适，缺损的软骨可以用来自完全相同位置的软骨取代。
    - 可获取最多的移植物。
    - 如果OLT表现为非包容型，则同种异体距骨较膝关节或距骨自体移植物具有优势。
- 受区准备。
  o 锐性清理OLT至周围一圈稳定的关节软骨（技术图3A）。
  o 明确缺损为包容型。
    - 周围一圈骨性边缘。
    - 若缺损处的内侧距骨穹隆缺乏完整性，将会影响挤压结合。
    - 若非包容型，则应考虑行结构性同种异体移植物重建。
  o 使用尺寸测定杆并参考术前CT，评估缺损区域的大小和方向（技术图3B）。较大的缺损可能需要使用2块甚至3块移植物。
  o 受区骨凿。
    - 助手需要根据OLT位置摆放足踝体位，对于内侧和外侧OLT分别将足完全内翻或外翻（技术图4A）。
    - 选择合适尺寸的骨凿。
    - 调整骨凿方向垂直于缺损处（技术图4B）。
  o 笔者常规将骨凿敲入距骨11～12 mm（技术图4C）。
    - 保持骨凿方向正确直至到达预定的深度。
    - 一旦骨凿已经进入软骨下骨，不要再试图改变骨凿方向。
  o 一旦到达预定深度，用力扭动骨凿90°，之后再扭90°（技术图4D）。
  o 轻轻拨动骨凿使病损软骨与周围健康软骨分离。
  o 取出病损的骨软骨圆柱（技术图4E）。
  o 如果软骨下骨硬化，使用前十字韧带组套中相应大小的钻头准备受区。
    - 以凉的生理盐水冲洗以最大程度降低周围原始距骨的热坏死。
    - 预先钻入导针以确保钻头保持正确的位置和方向。
- 供区准备与移植物获取（股骨外上髁）。
  o 外上侧关节切开。
    - 伸膝位。
    - 紧贴髌骨外侧纵向切口进入（技术图5A、B），切口约5 cm长。
    - 避免损伤软骨。
  o 选择最佳的移植物获取位置（技术图5C）。
    - 使用与受区相同的尺寸测定杆确定取骨凿的合适路径以及获取移植物的理想位置。
  o 如果需要多块移植物，确保在取骨部位之间留出足够的骨桥。

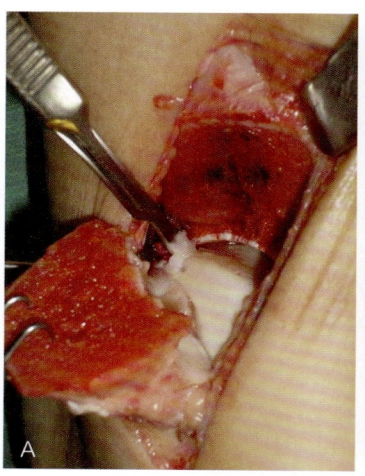 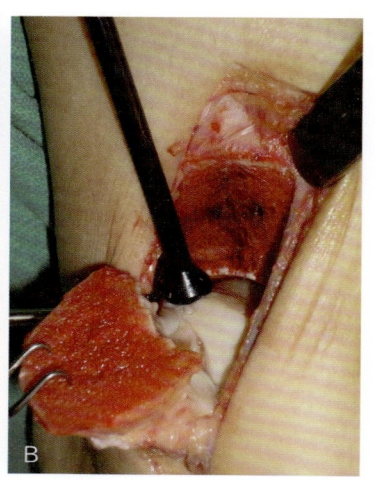

技术图3 A. 术者探查清理OLT，确认其表面范围。B. 测量缺损大小以决定受区骨凿的最适型号。

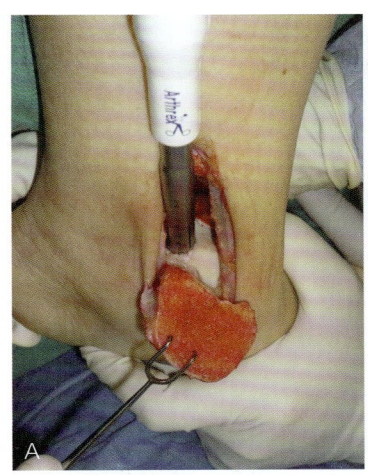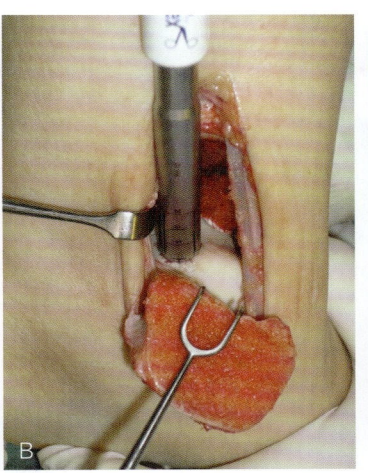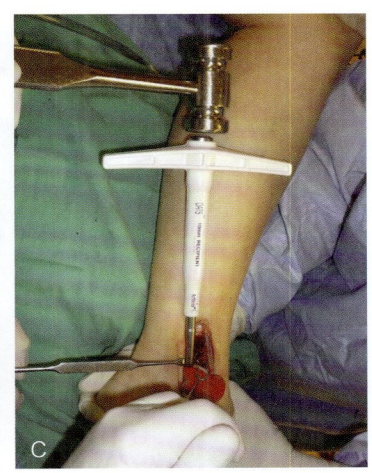
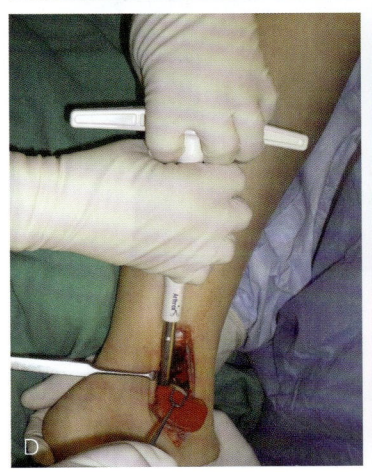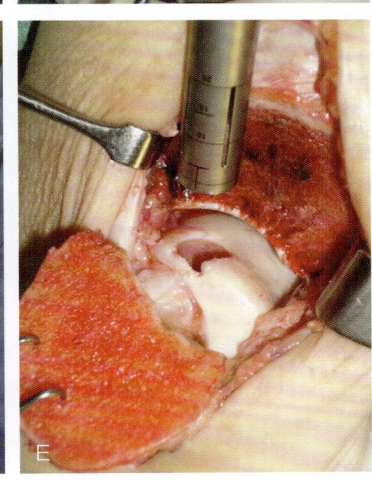

技术图4 受区准备。A. 助手外翻踝关节以使受区骨凿长轴与受区垂直。B. 以正确的方向将受区骨凿置于OLT，进入时将不会破坏内侧距骨穹隆的软骨下骨（对于保持缺损呈包容型很关键）。C. 敲进骨凿。D. 一旦完全就位，用力扭转骨凿使病损软骨圆柱游离。E 受区准备完成。注意软骨缺损稍偏内侧但受区仍然呈包容型。

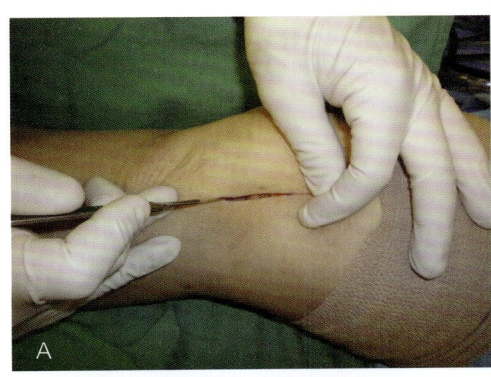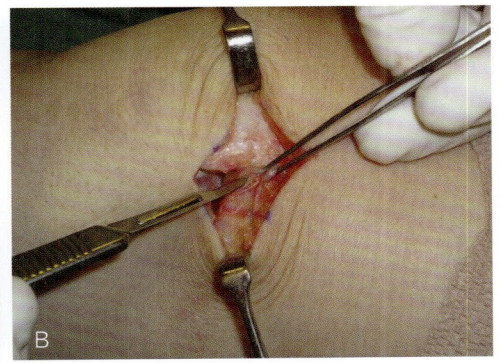
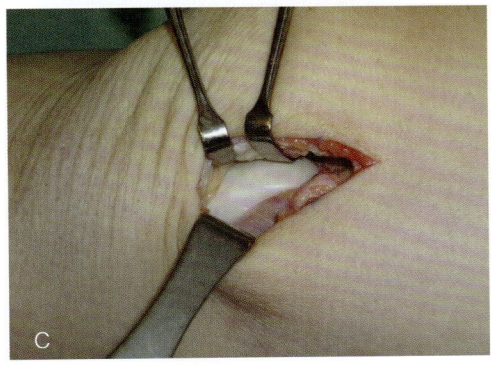

技术图5 显露股骨外上髁。A. 膝外上入路。B. 膝关节切开。C. 向内侧牵开髌骨，显露股骨外上髁。

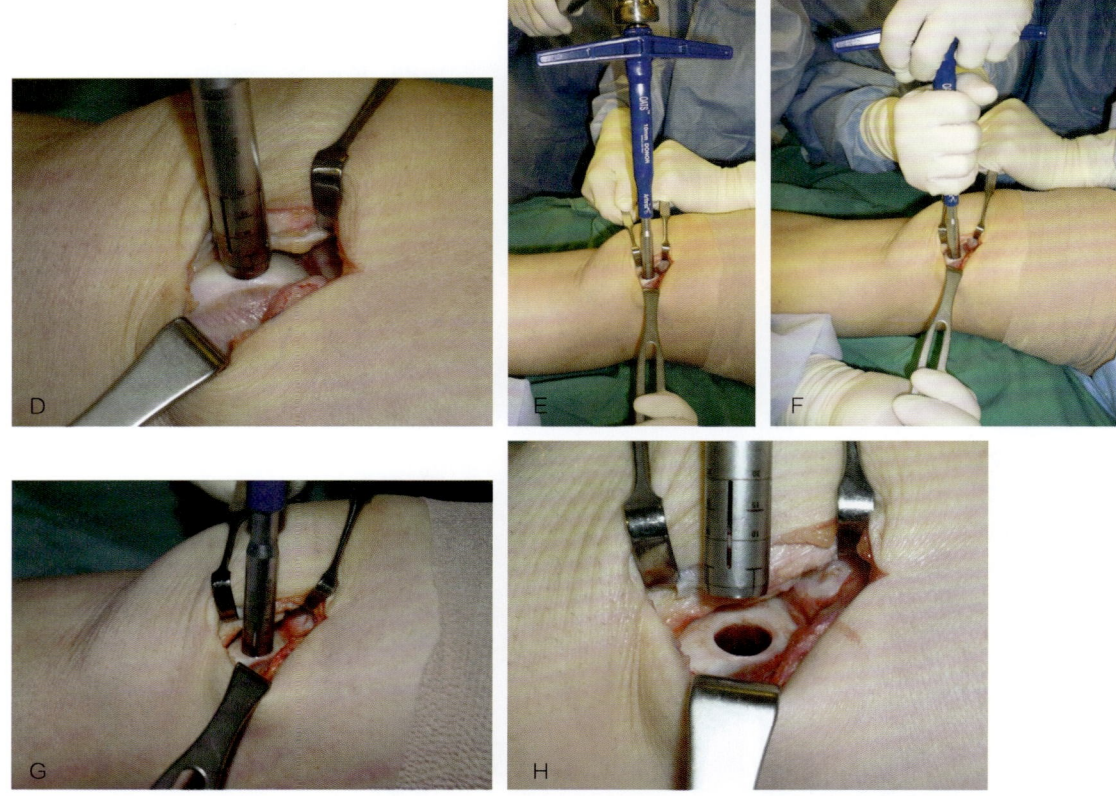

技术图5（续） 获取供区移植物。D. 确定供区骨凿方向以获取最合适的移植物。E. 取骨凿在进入后其敲入的路径不再改变。F. 一旦骨凿完全就位，用力扭转以游离出圆柱体移植物。G. 小心退出骨凿（通过骨凿的窗口确认移植物进入骨凿内）。H. 移植物取出，取骨部位清晰可见。

- 避免取骨部位间的骨折，那样会产生较大的缺损。
- 选用相应的供区骨凿。
  - 供区骨凿的直径比对应的受区骨凿大1 mm。这样移植物可以与受区挤压结合。
  - 骨凿必须垂直于取骨部位（技术图5D）。
  - 在找到正确位置前确保骨凿不与软骨表面接触。骨凿锋利，即使稍稍用力也会切入软骨。
- 将骨凿敲入10 mm深（技术图5E）。
  - 一旦骨凿进入软骨下骨，不要再改变骨凿的方向。
- 一旦到达预计深度。
  - 旋转骨凿90°之后再转90°（技术图5F）。
  - 轻轻拨动骨凿以断下移植物。
- 从膝关节取出移植物。
  - 经骨凿上的窗口可以看到移植物，确保其已游离并从取骨部位进入骨凿（技术图5G、H）。
  - 不将移植物移出骨凿直到将其固定于受区。
- 转移移植物至受区。
  - 在受区上方以正确方向放置供区骨凿，保持骨凿直接接触缺损上方（技术图6A、B）。
  - 敲击供区骨凿上的夯头将移植物敲入受区（技术图6C）。经骨凿上的窗口可以看见移植物被敲入。
  - 移植物几乎完全就位时取走骨凿（技术图6D、E）。
  - 目标是使移植物表面与周围原始关节软骨平齐。
  - 之后可使用相应的夯杆或尺寸测定杆小心操作使移植物到达最终位置（技术图6F、G）。
  - 笔者常规获取10 mm的骨软骨圆柱但准备11～12 mm的受区。尽管具有移植物埋入的风险，挤压结合一般能阻止其发生。在笔者看来，这样相比于受区过浅更为安全，因为受区过浅时或需用力夯击移植物，可能导致移植物软骨从骨柱断裂。

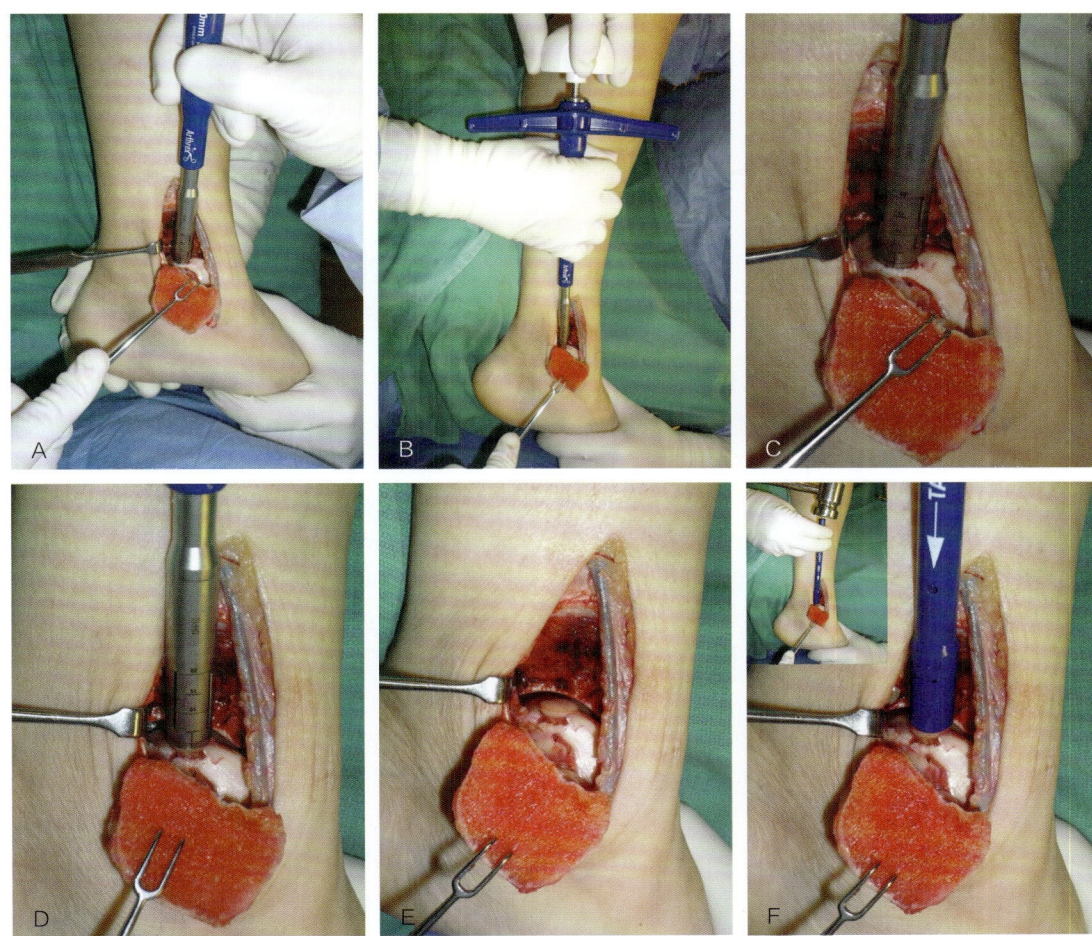

技术图6 转移移植物至受区。A. 带有移植物的供区骨凿对准受区。B. 敲入骨凿的夯头将移植物转移入受区。C. 通过骨凿的窗口确认移植物被敲入。D. 通常在移植物完全就位之前即将其从骨凿释放（笔者推荐这样操作，因为如此可以控制移植物最终的位置）。E. 移植物的位置稍高于周围原始软骨。F. 使用专用的光滑夯杆进行移植物的最终安置。插图显示以渐进的方式轻轻击打夯杆推进移植物。G. 移植物就位，与周围的原始软骨平齐（注意内侧关节缺损并未被完全置换，但是大部分OLT被稳定的移植物置换）。

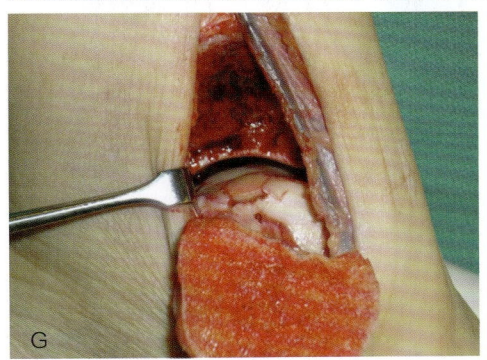

涉及小部分内侧或外侧距骨穹隆软骨的骨软骨移植

- 当OLT累及距骨穹隆内侧或外侧的一些软骨，同时仍为包容型时，可使用这一技术。
- 受区：
  - 受区骨凿抵达距骨肩部但没有超出距骨内侧或外侧的软骨下骨边界。
  - 这样将取出距骨背侧的肩部，留下完好的距骨内侧或外侧软骨下骨及软骨（仍为包容型）。
- 供区：
  - 就像受区及其骨凿一样，供区骨凿抵达股骨外上髁的肩部，但不突破其边界。
  - 移植物的获取包括背侧肩部而不破坏股骨外侧髁侧方边界的软骨下骨。
- 移植：

- 内侧OLT。
  - 当关节软骨缺损累及距骨穹隆的背侧肩部时，需要先将骨凿旋转180°再敲入移植物。
- 取骨时标记供区骨凿方向以避免供区移植物旋转对线不良。
- 对于外侧OLT从同侧膝关节移植则不需要旋转。

关闭

- 内侧关闭。
  - 软骨重建完成后，复位内侧截骨。
  - 将1枚钻头临时置于1个预钻孔中以为复位定向。
  - 在关节线处显露截骨的前侧和后侧以确认复位。
  - 笔者常规使用2枚部分螺纹小骨折块空心钉在挤压下固定截骨（技术图7A、B）。
    - 若固定不满意，可以使压2枚全螺纹皮质螺钉连接对侧皮质。可能需要使用骨盆组套中较长的皮质螺钉以抵达对侧皮质。
  - 在截骨处放置1块支撑钢板提供抗滑效应（技术图7C）。
  - X线透视证实截骨于胫骨穹隆解剖复位。
    - 由于锯刃的厚度，尽管达到解剖复位截骨区还是会出现细微的间隙。
    - 将PTT回复解剖位置，缝合屈肌支持带（技术图7D）。
    - 关闭前侧关节囊（技术图7E）。
    - 截骨处的骨膜可行缝合但必须与抗滑钢板配合。
- 外侧关闭。
- 在完成软骨操作后腓骨截骨复位，韧带修补，伤口关闭。
  - 腓骨截骨复位，安放钢板，在预钻孔中置入螺钉。尽管临床达到解剖复位，以X线透视确认时截骨区还是能看见细小间隙；这归因于锯刃的厚度。
  - 以改良Brostrom韧带修补术修补距腓前韧带、跟腓韧带并以伸肌下支持带加强。笔者常规使用带线骨锚钉将韧带重固定于腓骨。对外侧OLT进行骨软骨移植后笔者使用改良Brostrom方法恢复韧带的附着。
  - 关闭膝关节上外侧关节囊（技术图7F）。
  - 放松止血带，对膝踝关节细致止血，之后关闭皮下层次（技术图7G、H）。
  - 笔者留置引流，除非伤口仅残留微量出血。

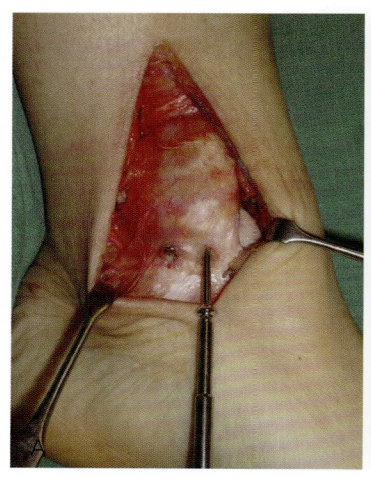
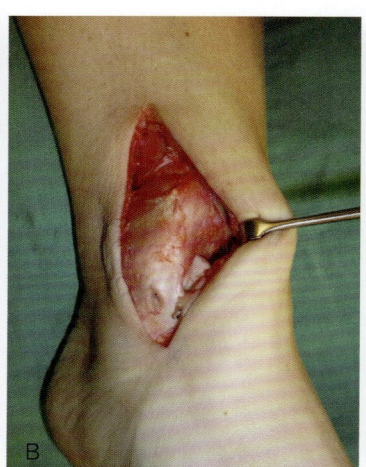
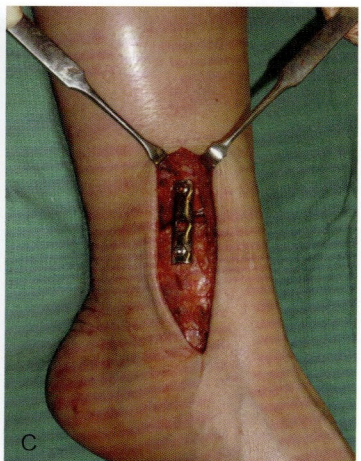

技术图7 复位内踝截骨。A. 在预钻孔中置入两枚踝部螺钉固定复位的截骨。B. 以关节切开处的视野确定前侧胫骨穹隆复位。C. 内侧支撑钢板。

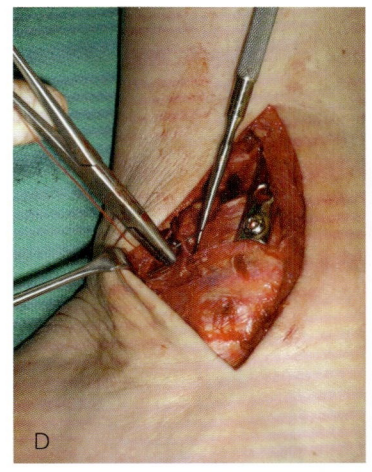
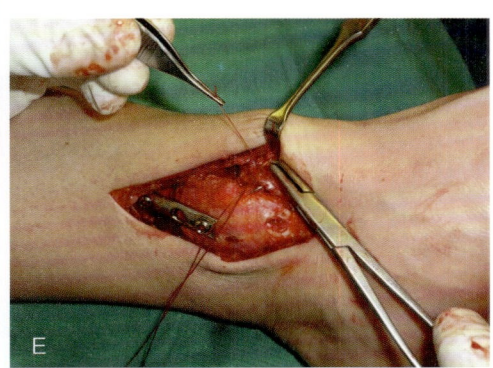
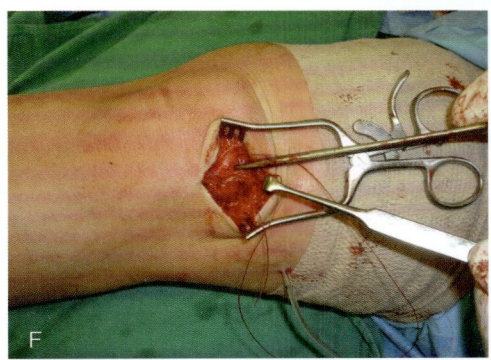
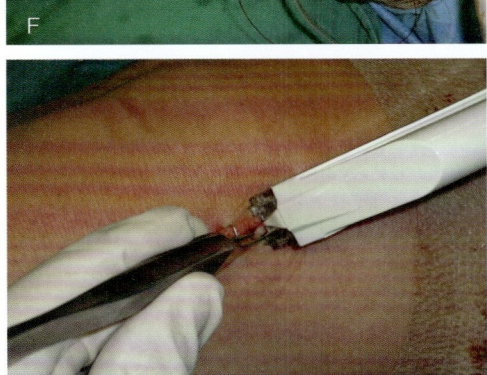
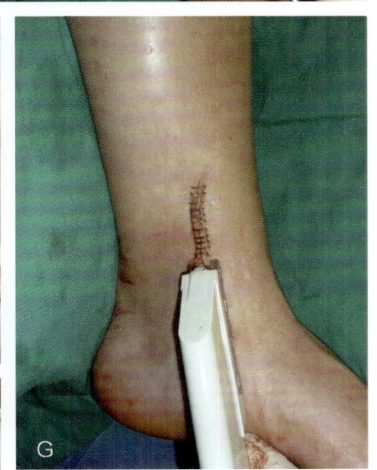

技术图7（续） D. 关闭PTT腱鞘及屈肌支持带。E. 关闭前侧关节囊。F. 关闭外侧膝关节囊。G、H. 关闭皮肤。G. 踝关节。H. 膝关节。

要点与失误防范

垂直进入	• 专用的骨凿必须垂直指向关节软骨。因此，必须充分显露（截骨）以提供骨凿垂直的操作空间
一旦骨凿进入软骨下骨不要调整骨凿方向	• 在骨凿进入之前仔细调整使方向正确。如果在冲击过程中改变方向，你可能无法取出完好的骨软骨移植物
移植物高度与受区深度	• 移植物高度一定不能长于受区深度。冲击可能导致移植物的关节软骨从其骨柱上断裂
使用多块移植物	• 不要让相邻的取骨部位间发生骨折。然而移植物可以相互重叠（圆形相交）从而以最合理的方式填覆受区
踝部截骨	• 内踝截骨在复位时必须在胫骨穹隆处达到高度一致

术后处理

- 常规观察患者一整夜以控制疼痛。
- 10~14天进行随访。
- 假如伤口和截骨(如果进行了截骨)稳定,患者可穿步行靴下地负重。如果不是,继续佩戴短腿石膏管型下地负重直到伤口和截骨稳定。
- 鼓励进行间断、少量、温和的踝关节活动度(ROM)锻炼,一天3~4次。如果经济条件允许,安排使用持续性踝关节被动活动仪。
- 下地负重持续8~10周,逐渐加强踝关节ROM锻炼。
- 我们常规在6周和10周进行模拟负重下X线摄片,然后根据愈合进展在14~16周再行摄片。如果担心移植物固定或截骨情况,则在术后第1次随访时也行X线摄片(图4)。
- 膝关节软骨厚度与踝关节软骨不同,因此在位良好的膝关节来源骨软骨移植物在术后X线片中会表现出塌陷(图5)。

预后

- 骨软骨自体移植的短期到中期随访可在90%~94%的患者中取得优良的结果。
  - 优秀的功能结果。
  - ROM改善。
  - 疼痛评分改善。
- 较小的缺损(可用单一移植物处理)能获得最好的结果。
- OLT伴软骨下囊肿患者也取得优良结果。
- 供区病损很少发生,只有一项研究发现36%的患者膝关节功能评分不佳。
- 踝部截骨无并发症报道。
- 骨软骨移植作为关节镜治疗无效后的二次手术时,其治疗结果不比其作为首选治疗时的效果差。此外,近期一项前瞻性随机试验对比了自体骨软骨移植、软骨成形及微骨折的治疗效果,结果表明,在治疗不伴软骨下囊肿的原发病损时,自体骨软骨移植可能较其他两者不具有优势。

并发症

- 感染。
- 伤口并发症。
- 移植物不愈合。
- 移植物失效及进展为退行性改变的潜在风险。
- 移植物关节软骨剥脱或开裂。

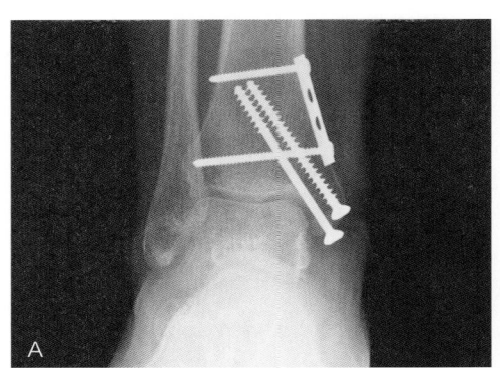
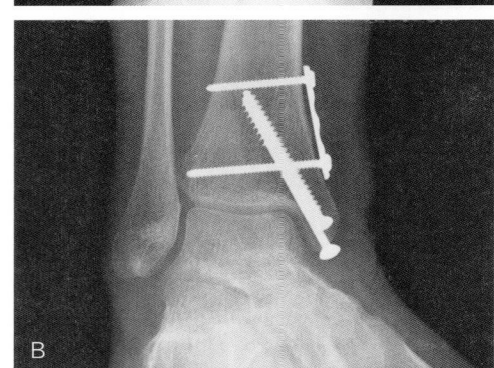
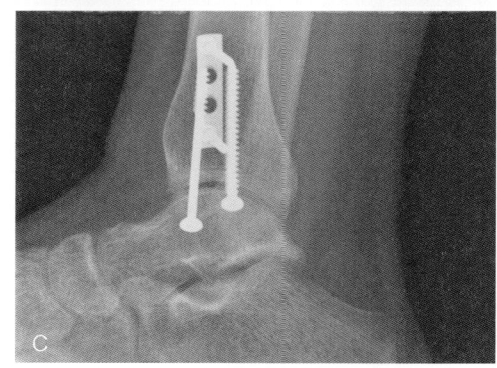

图4　术后X线片。A、B. AP及踝穴位片显示内踝截骨解剖复位。C. 矢状位X片。

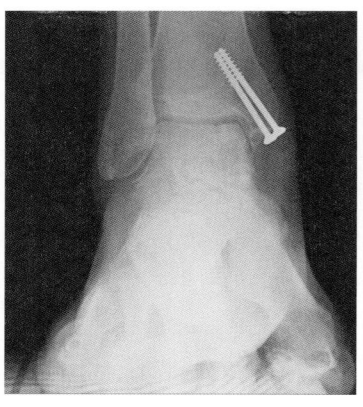

图5　另一患者接受骨软骨移植。膝关节软骨比踝关节软骨厚,因此尽管移植物和周围原始软骨具有解剖一致性,X线片中移植物可表现为下陷。

- 踝部截骨骨不连。
- X线片提示移植物愈合良好但疼痛持续。
- 经由同种异体移植物的疾病传播,但以目前组织库的筛查管理,风险可忽略不计。
- 膝关节供区病损。

(张雄良　译,薛剑锋　审校)

参考文献

[1] Al-Shaikh RA, Chou LB, Mann JA, et al. Autologous osteochondral grafting for talar cartilage defects. Foot Ankle Int 2002;23:381-389.

[2] Baltzer AW, Arnold JP. Bone-cartilage transplantation from the ipsilateral knee for chondral lesions of the talus. Arthroscopy 2005;21:159-166.

[3] Easley ME, Scranton PE Jr. Osteochondral autologous transfer system. Foot Ankle Clin 2003;8:275-290.

[4] Garras DN, Santangelo JA, Wang DW, et al. A quantitative comparison of surgical approaches for posterolateral osteochondral lesions of the talus. Foot Ankle Int 2008;29:415-420.

[5] Gobbi A, Francisco RA, Lubowitz JH, et al. Osteochondral lesions of the talus: randomized controlled trial comparing chondroplasty, microfracture, and osteochondral autograft transplantation. [Erratum appears in Arthroscopy 2008;24(2): A16]. Arthroscopy 2006;22(1):1085-1092.

[6] Hangody L, Fules P. Autologous osteochondral mosaicplasty for the treatment of full-thickness defects of weight-bearing joints: ten years of experimental and clinical experience. J Bone Joint Surg Am 2003;85A(suppl 2):25-32.

[7] Hangody L, Kish G, Modis L, et al. Mosaicplasty for the treatment of osteochondritis dissecans of the talus: two to seven year results in 36 patients. Foot Ankle Int 2001;22:552-558.

[8] Sammarco GJ, Makwana NK. Treatment of talar osteochondral lesions using local osteochondral graft. Foot Ankle Int 2002;23: 693-698.

[9] Scranton PE Jr, Frey CC, Feder KS. Outcome of osteochondral autograft transplantation for type-V cystic osteochondral lesions of the talus. J Bone Joint Surg Br 2006;88:614-619.

[10] Tochigi Y, Amendola A, Muir D, et al. Surgical approach for centrolateral talar osteochondral lesions with an anterolateral osteotomy. Foot Ankle Int 2002;23:1038-1039.

第100章 前侧胫骨截骨治疗距骨骨软骨损伤
Anterior Tibial Osteotomy for Osteochondral Lesions of the Talus

G. James Sammarco and V. James Sammarco

定义

- 距骨骨软骨损伤(OLT)可能使受累的踝关节产生严重疼痛和机械性症状。
- 距骨关节面被踝穴这一骨性结构包围其中。
- Sammarco和Makwana[3]描述了一种经"活板门"截骨行自体距骨移植的OLT治疗方法,其中自体移植物取自距骨的非负重区域。
- 手术重建OLT可能需要胫骨或腓骨截骨以提供充分显露。传统上将踝部(内侧和外侧)截骨描述为病损处的软骨移植提供进入空间。踝部截骨不稳定,一般需要较长的无负重期才能充分愈合。踝部截骨可能会出现骨不连,并需要行进一步的手术。
- 前侧活板门式截骨是一种稳定的截骨,可作为踝部截骨的替代方法。这种截骨的稳定性是固有的,并可以用可吸收销钉固定,利于术后影像。

适应证

- 前侧活板门式截骨适用于OLT手术过程中的显露。一般来说,软骨移植术需要这种显露,如同种异体骨软骨移植或以自体移植物行缺损重建。
- 这种截骨可用于显露距骨穹隆前2/3区域的病损。截骨可位于内侧、中部或外侧,取决于需要显露的距骨部位。

手术治疗

体位

- 患者以合适的方式麻醉后取仰卧位,大腿绑止血带。将患者置于豆袋体位摆放垫上以便调整下肢体位。处理内侧病损时向手术肢体外侧翻动患者,而处理中部或外侧病损时则向内侧翻动。做好小腿、踝和足的准备,铺巾铺至膝关节下方。

入路

- 处理内侧病损时,于踝关节表面取前内侧7 cm长纵行切口,切口平行于距骨内侧关节面。于胫骨前肌腱内侧分离,注意识别并保护隐静脉和神经[3]。
- 中部病损使用踝穴表面中央的中线切口。在前踝表面的皮下组织中识别腓浅神经,并打开伸肌支持带。利用胫骨前肌腱和踇长伸肌腱之间的间隙,识别腓深神经及经前动脉,必须保护这两束结构,将它们与EHL肌腱一起牵至外侧[2]。
- 前外侧截骨可用于进入位于外侧距骨穹隆的OLT[1]。于胫腓关节表面取正中切口,经伸肌支持带分离。术野中直接可见腓浅神经,必须识别并加以保护。胫骨前侧分离完成后,必须于中部切开前下胫腓韧带以便之后取下胫骨活板门骨块。其在关闭时应予以缝合修补。
  - 分离软组织至踝关节囊,行关节囊切开。
  - 从胫骨上剥离足够多的关节囊以显露关节的内侧半。
  - 如有需要可行滑膜切除术。

使用活板门技术的胫骨截骨

打开胫骨活板门

- 沿胫骨远侧干骺端向近侧剥离骨膜至伤口的上界。
  - 在胫骨穹隆内侧Hardy角起始处做一1 cm标记（技术图1A）。
  - 在关节线上方3 cm做第2个标记。
- 穿过胫骨干骺端于预计取下活板门位置的皮质下方钻2个横向平行的孔。在移植物于距骨穹隆安放完成且活板门复位后，将通过这些预钻孔置入可吸收销钉。
- 使用Hall微型摆锯装64号锯刃在关节表面做两道2 cm深纵向平行的锯槽（技术图1B）。
  - 锯槽向近端逐渐变浅，直到上至干骺端于关节上方3 cm处。
  - 为保护距骨表面，在胫骨与距骨之间插入一把Freer剥离器。
- 做第3道水平锯槽，在其余两锯槽上界处与之连接。
  - 向下调整锯刃角度，使之于干骺端前侧向后成22°角指向关节面。
- 使用薄刃的10 mm骨刀松动活板门。取下活板门并放在一边（技术图1C）。

病损挖除

- 跖屈踝关节使骨软骨病损进入视野（技术图2）。
- 探查病损，明确其确切位置。
- 选择合适尺寸的挖取器械：6 mm、8 mm或10 mm。
- 将挖取器械以正确角度置于距骨穹隆，取出病损。
- 取出的骨块之后会用到。

移植物的获取与置入

- 踝关节跖屈，同时使用微型Hohmann牵开器显露距骨体的内侧关节面。
- 将取骨器械置于距骨穹隆下方4 mm的内侧关节面上。
- 以一定的方式获取移植物，使其置入受区时，可将源自内侧关节面的移植物稍稍高起的下部边缘指向距骨穹隆的内缘，近似于正常距骨负重表面的形状（技术图3A）。

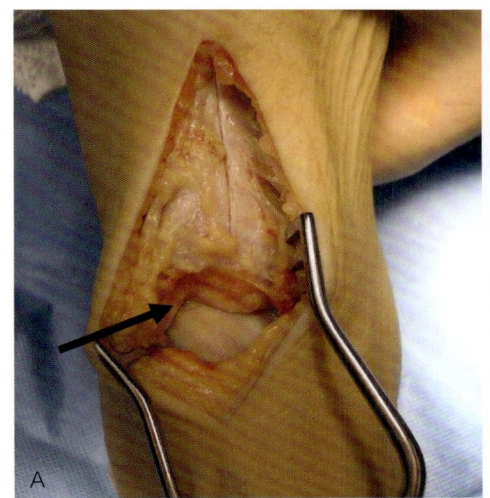
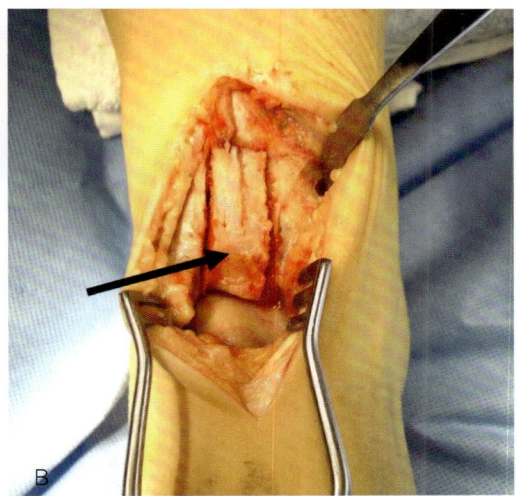
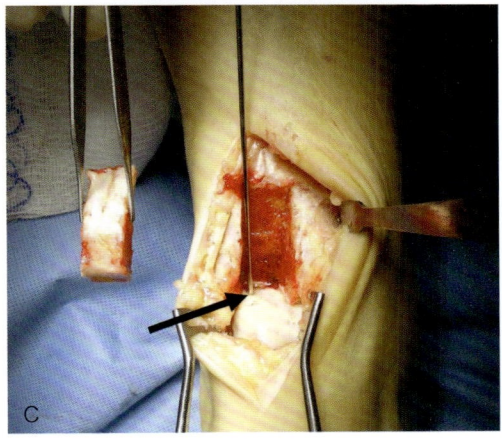

技术图1 A. 以7 cm长的前内侧切口显露踝关节内侧半，显示出Hardy角（箭头）。B. 锯槽间隔1 cm，高3 cm，深2 cm（图中没有显示），形成活板门（箭头）。C. 取出活板门并放在一旁，移植物置入完成后将其复位。一枚探针插于病损处（箭头）。

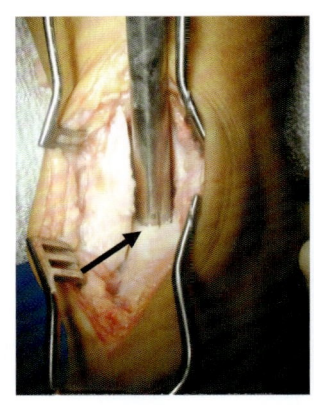

技术图2 跖屈踝关节显露病损，以预先测量选用的 8 mm 挖取器械取除病损（箭头）。

- 清理距骨受区，将内侧关节面下方部分朝向距骨内缘，将骨软骨移植物轻轻敲入（技术图3B）。

收尾

- 将先前取出的骨质（包含骨软骨病损）置入供区。
- 可以用取自胫骨远端的骨松质加强。
- 将胫骨骨块放回骨床，于预钻孔置入生物可吸收销钉（Orthosorb, Biomet, Warsaw, IN）固定骨块在位（技术图4）。
- 以 3-0 可吸收缝线缝合深处组织，并以 3-0 单丝尼龙缝线关闭皮肤。
- 加压包扎并打后侧石膏托。

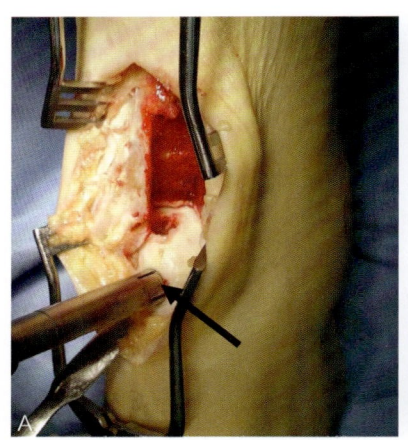 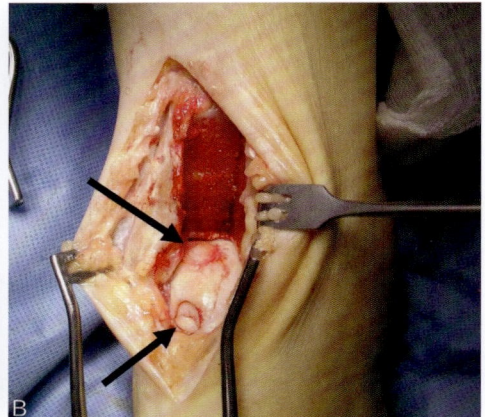

技术图3　A. 于距骨穹隆下方 4 mm 的内侧关节面前部获取骨软骨移植物，供区至少距离受区 10 mm 远（箭头）。B. 骨软骨移植物已被置入受区（上方箭头），取出的骨质（包括与缺损处残留软骨相连的骨质）被置入供区（下方箭头）。

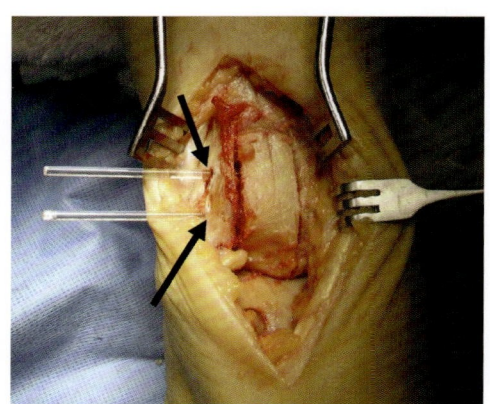

技术图4　复位活板门并于预钻孔中置入生物可吸收销钉（箭头）固定。

补充技术

- 若受区基底部的骨质过度硬化,在置入移植物前可能需要使用直径1.2 mm(0.045 in)克氏针钻孔以促进血管生成。
- 处理外侧距骨穹隆的病损时,使用的技术相同,但做最外侧纵行锯槽时需远离下胫腓联合2 mm以避免破坏该关节。

要点与失误防范

- 该技术避免了内踝截骨。它以单一切口提供了相当好的病损处视野及进入空间,同时避免了从没有症状的膝关节获取移植物的手术操作
- 该手术最适用于处理直径最大10 mm,深度最大10 mm且位于内侧或外侧距骨穹隆边缘前2/3的病损
- 移植物可以紧贴内侧或外侧关节面软骨下骨下方置入,因为这些表面负重很小,且内侧或外侧沟没有并发症记录
- 术者应避免纵行锯槽在关节表面的深度超过3 cm或高度超过4 cm,因为这样会增加内踝应力性骨折的风险
- 获取骨软骨移植物时,术者应避免于太靠近距骨表面或受区的位置取骨,以避免距骨穹隆的应力性骨折
- 即使移植物在受区愈合并存活,关节炎患者的病症仍有可能进展
- 最常见的轻症不适是活动时偶发的关节线前内侧疼痛

术后处理

- 第一次随访更换加压包扎和后侧石膏托。
- 2周时拆线,并使用无负重短腿石膏管型1个月。
- 嘱使用可调角度步行靴,50%负重3周,之后开始理疗。

(张雄良 译,薛剑锋 审校)

参考文献

[1] Garras DN, Santangelo JA, Wang DW, et al. A quantitative comparison of surgical approaches for posterolateral osteochondral lesions of the talus. Foot Ankle Int 2008;29(4):415-420.

[2] Kreuz PC, Lahm A, Haag M, et al. Tibial wedge osteotomy for osteochondral transplantation in talar lesions. Int J Sports Med 2008;29(7):584-589.

[3] Sammarco GJ, Makwana NK. Treatment of talar osteochondral lesions using local osteochondral graft. Foot Ankle Int 2002;23(8):693-698.

第 101 章 距骨骨软骨损伤：结构性同种异体骨移植

Osteochondral Lesions of the Talus: Structural Allograft

Mark E. Easley, Samuel B. Adams, Jr., and James A. Nunley II

定义

- 距骨穹隆较大的骨软骨缺损，一般累及距骨肩部（上方穹隆软骨到距骨内侧或外侧软骨的过渡区），同时也常伴有大体积的软骨下囊肿。

解剖

- 距骨表面 60% 的区域被关节软骨覆盖。
- 距骨被容纳在踝穴内。
  - 上方距骨穹隆与胫骨下关节面相接。
  - 内侧穹隆与内踝相接。
  - 外侧穹隆与外踝相接。
- 距骨的血供。
  - 胫后动脉。
    - 跗骨管动脉支。
    - 三角韧带分支。
- 腓动脉。
  - 跗骨窦动脉。
- 足背动脉。

发病机制

- 距骨骨软骨损伤（OLT）的发病机制尚未完全了解。
- 理论包括：
  - 创伤。
  - 特发性局灶性缺血坏死。

自然病程

- 一般来说，OLT 不会进展为弥漫性踝关节骨关节炎。
- 然而，大面积的 OLT 可能引起距骨大部分的软骨下骨塌陷，且因此造成畸形，接触应力增加，若不处理最终可导致更大的问题：踝关节骨关节炎。

病史和体格检查

- 患者可能会也可能不会告知创伤史。
- 踝关节疼痛，尤其是踝关节前侧疼痛，是常见主诉。
  - 与 OLT 相关的疼痛常常发生在踝关节的侧方，但它不能准确定位 OLT 的位置。事实上，有时内侧 OLT 会产生外侧踝关节痛，反之亦然。
  - 疼痛很少为锐痛，除非 OLT 的碎块作为关节游离体引起撞击。
  - 通常，疼痛为深部痛，发生于活动时或活动后，休息常可缓解。
- 减痛步态。
- 可能合并力线不良或踝关节不稳。
- 通常，踝关节侧方的压痛与 OLT 相关，但并不总是。
- 很少有弹响或机械性症状。
- 慢性 OLT，踝关节可能发生一定程度的僵硬。

影像学和其他诊断性检查

- X 线片：
  - 较小的 OLT 可能会漏过。
  - 较大的 OLT 通常可在三种角度的踝关节负重 X 线片上识别。
  - X 线片通常难以明确 OLT 的特征，因为二维检查无法确定三维的 OLT。
  - 在评估小腿、踝或足的力线不良时尤其实用，这也是处理 OLT 时需要考虑的因素。
  - 可能检查出偶然性 OLT（患者因其他问题行 X 线检查而在平片中偶然性地发现了 OLT）。
- MRI：
  - 是怀疑 OLT 或其他足踝病变时最好的检查工具。
  - 能识别偶然性 OLT，确定其他潜在的软组织病变。
  - 显示伴发的骨髓水肿，可能导致对 OLT 的大小估计偏大。
- CT：
  - 明确 OLT 特征的理想检查，尤其适用于大体积的缺损。
  - 确定 OLT 的大小，不会被伴发的骨髓水肿误导。
  - 确定 OLT 特征以及距骨穹隆的受累程度。
- 诊断性注射：
  - 关节内。
  - 麻药对比麻药加皮质类固醇。
  - 可能具有一定的治疗效果，甚至持续数月。
  - 如果疼痛来源于 OLT，那么关节内注射应能缓解 OLT（及任何关节内病变）的症状。如果疼痛无缓解，那么应考虑关节外诊断。

鉴别诊断

- 踝关节游离体。
- 踝关节撞击症(前侧或后侧)。
- 慢性踝关节不稳(内侧/外侧或下胫腓联合)。
- 踝关节滑膜炎或邻近的肌腱病。
- 踝关节早期退行性改变。

非手术治疗

- 改变活动习惯。
- 支具。
- 若伴有踝关节不稳可理疗。
- 非甾体类抗炎药物或COX-2抑制剂。
- 皮质类固醇注射。
- 黏弹性补充治疗。

手术治疗

术前计划

- 此手术的适应证包括:
  - 其他保留关节的手术无法修补的大体积OLT。
  - 关节镜手术无效(清理及微骨折)。
  - 开放手术无效(圆柱形骨软骨移植)。
- 一般以自体骨软骨移植(距骨或膝关节)无法修补的大体积OLT。
- 笔者偏好以同种异体距骨行大型距骨缺损重建。尽管推荐使用新鲜的同种异体骨组织,有时笔者也会使用新鲜冰冻组织。
- 以新鲜同种异体骨组织进行该手术的时间安排与器官移植类似,但供体取得后的移植时间窗口更宽。
  - 多个组织库都有能力获取新鲜的同种异体距骨。
  - 一旦供体距骨被选中,组织库会进行适当的筛查。
  - 如果该距骨被确认移植安全且与X线片显示的尺寸匹配,平均14~21天内使用该同种异体距骨,其软骨细胞可保持较为合理的存活率。
- 尽管以新鲜的结构性同种异体距骨重建治疗大体积OLT已成为足踝重建领域外科医生公认的治疗方法,并非所有第三付费方都会为该手术买单。只有患者明确其保险能涵盖该手术时笔者才会为其从组织库寻找同种异体距骨。为了给患者寻找最适合的同种异体距骨,医生需要:
  - 确定所需距骨的侧别(右侧或左侧)。
  - 将理想的距骨尺寸提供给组织库。组织库会使用不同方法测定距骨的尺寸。
    - X线平尺寸(如果病变距骨因缺损过大而难以测量,可能还需提供对侧健康距骨的X线片)。
    - CT扫描测量(可进行三维测量,可能更为精确)。
  - 术者应检查伴发的病变,这些病变可能需要在同种异体距骨重建时一起处理:
- 骨赘去除。
  - 韧带重建。
  - 截骨矫形。
    - 跟骨。
    - 踝上。
- 术者决定最合适的手术入路。
  - 笔者操作时,这取决于需要重建的距骨量。
  - 部分内侧距骨穹隆病损(通常为后内侧):一般有必要行内踝截骨。
  - 部分外侧距骨穹隆病损(通常为中外侧):一般有必要行韧带松解(距腓前和跟腓)联合或不联合踝截骨。
  - 病损累及大部分内侧或外侧距骨穹隆,特别是累及相应的距骨肩部时,通常可以经前侧入路不行截骨而通过置换距骨穹隆的1/3或1/2完成手术。
- 患者教育。
  - 这是一个复杂手术。
  - 患者必须理解手术意图是植入同种异体组织。
  - 疾病传播的风险尽管微不足道但实际存在,同时移植物也可能被宿主排斥。
  - 不能保证手术有效,有可能需要进行翻修手术,如踝关节融合,该翻修手术将消除关节活动度。

体位

- 在麻醉和将患者运送到手术室之前,手术医生应检查同种异体距骨确认其侧别正确(右侧或左侧)以及预计取骨位置(可直接呈现)是否有软骨缺损。
- 患者取仰卧位。
- 治疗外侧OLT时,在同侧髋关节下放一个枕垫通常更有利于进入外侧距骨穹隆。
- 笔者常规使用大腿止血带。

入路

- 前文已经提到,入路取决于OLT的大小和位置。
- 对于可通过仅重建一部分内侧距骨穹隆而完成修补的内侧OLT:直接内侧入路,与治疗内踝骨折的切开复位内固定(ORIF)入路类似,并联合内踝截骨。
- 对于可通过仅重建一部分外侧距骨穹隆而完成修补的外侧OLT:外侧入路,将腓骨骨折ORIF的常规入路与改良Brostrom手术的扩大入路相结合。
- 对于累及大部分内侧或外侧距骨肩部的大型内侧或外侧OLT:前侧入路,与踝关节融合或全踝关节置换术的入路类似;一般不需要行踝部截骨。

结构性同种异体移植物重建治疗包容型内侧距骨骨软骨损伤

入路及斜行内踝截骨

- 在内踝上方做一弧形切口,类似于内踝骨折ORIF的切口。
- 保护隐静脉以及伴行的隐神经。
- 踝关节前侧关节切开(技术图1A)。
  - 确认关节的边界以进行安全的内踝截骨操作。
  - 可显露部分OLT并可确认不存在弥漫性关节软骨退变。
- 于紧贴胫骨及内踝后缘处打开胫骨后肌腱鞘-屈肌支持带(技术图1B)。保护胫骨后肌腱:它位于紧贴胫骨后缘的沟中,内踝截骨时损伤风险很高。
- 在内踝预计截骨的位置预钻孔(技术图1C)。
  - 笔者常规使用两枚小的踝部螺钉,并以相应钻头预钻孔。
  - X线透视确认钻头轨迹正确。
  - 也考虑攻丝。
- 斜向置入1枚克氏针以确定内踝截骨的路径(技术图1C)。
  - 将其置于预计截骨位置的稍近端处以使其在不干扰锯刃的情况下发挥引导作用(技术图1D)。
  - 术中透视确认克氏针轨迹正确。
  - 理想情况下,克氏针将延伸至OLT外缘,但对于大体积OLT而言这样的截骨角度或许过大且没有必要。然而在笔者的经验中,截骨仅截至胫骨穹隆与内踝相接的腋部并不能为理想的受区准备提供充足的进入空间。

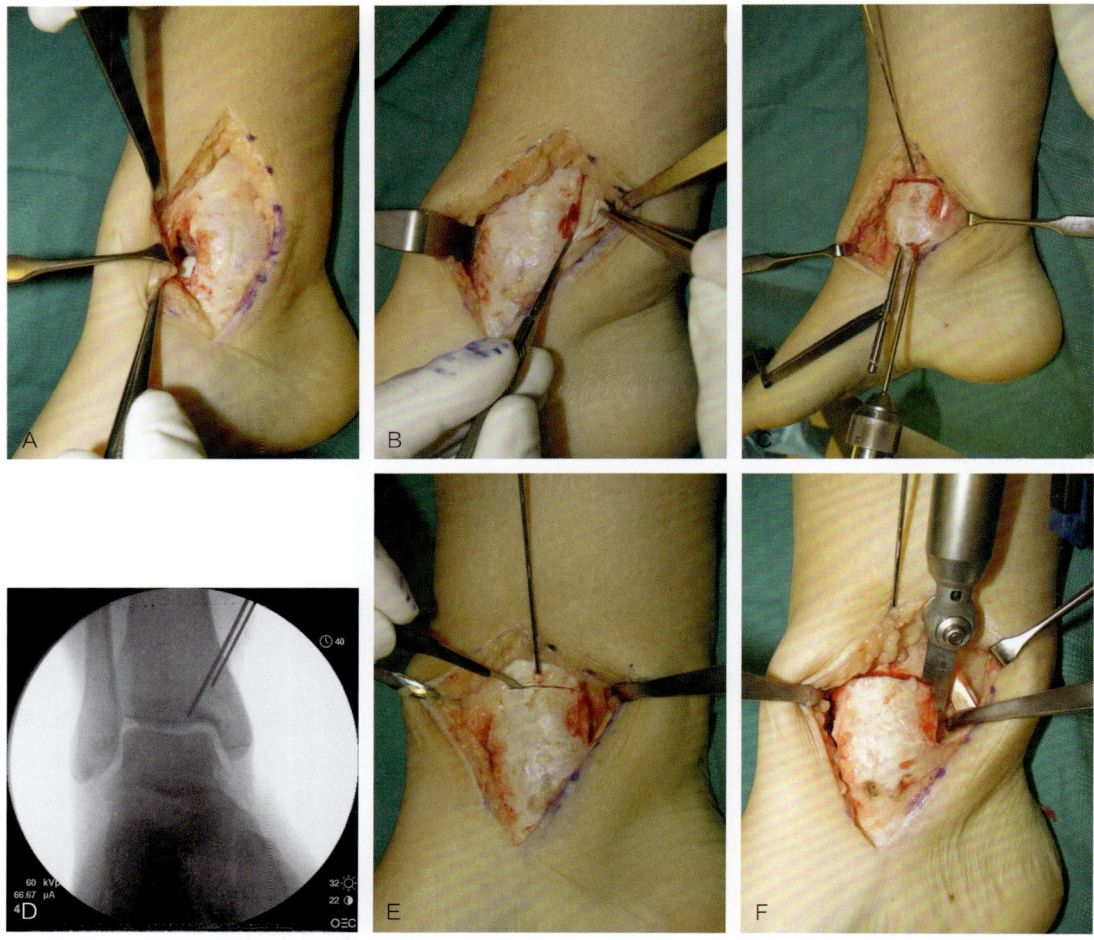

技术图1　A. 内侧切口及踝关节前侧关节切开。B. 打开胫骨后肌腱鞘。C. 于内踝预钻孔。内踝截骨的定位克氏针已被置入并以X线透视确认位置。D. X线透视图像显示克氏针被用以引导锯刃。E. 于截骨平面垂直于胫骨干刻划骨膜。F. 内踝截骨。必须小心操作保护胫后肌腱。

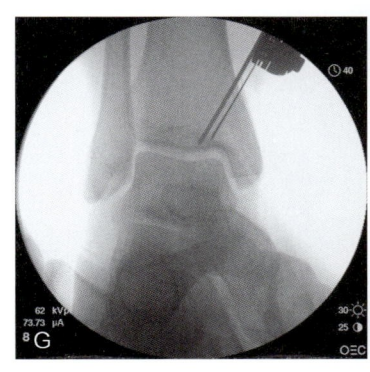
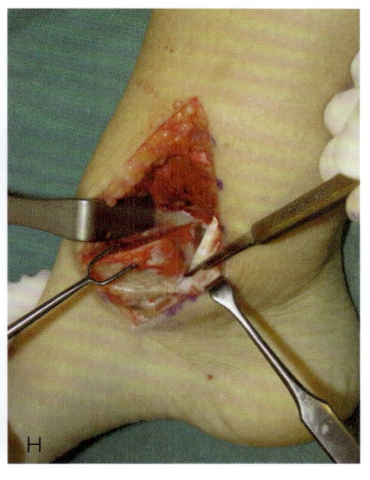

技术图1（续）　G. X线透视图像显示截骨即将完成。H. 于内踝远端松解胫后肌腱鞘以移动内踝骨块。

- 在垂直于胫骨长轴的前后（AP）平面上确定截骨平面。笔者发现在骨膜上由前向后刻划截骨位置有助于确定该平面（技术图1E）。
- 骨膜剥离并非必要，可将其局限在截骨位置。
- 调整微型矢状锯方向使之在各平面上指向正确，开始截骨（技术图1F）。
  - 使用凉生理盐水降低骨热坏死的风险。
  - 开始截骨后不久即进行术中X线透视；保持锯刃位置以便确认其轨迹正确。若不正确，仍可进行微调（技术图1G）。
- 继续截骨直到锯刃抵达软骨下骨，之后使用骨凿完成截骨。
  - 靶向透视视野使术者可以确认截骨合适且没有损伤距骨软骨。
  - 截骨的后部可能有些不规则；这一般归因于截骨有所移动。这或许有所裨益，因为其在截骨复位时可以挤压结合，或许更为稳定。
- 翻折内踝。
  - 必须松解胫骨后肌腱鞘至后侧内踝的远端以使踝部可以充分翻折并获取内侧距骨穹隆的最佳显露（技术图1H）。保护三角韧带纤维。

受区准备

- 确定OLT的范围（技术图2A、B）。
  - 临床视检。
  - 审阅CT扫描。
- 若距骨缺损看起来能通过结构性同种异体移植物重建完成修补，将供体距骨置于后台并保护在浸润生理盐水的海绵中。
- 切除距骨的病变部分（技术图2C～F）。
  - 往复锯和微型矢状锯（使用凉生理盐水降低热坏死风险）。
  - 可能也需要刮匙和骨锉。
- 确定受区的尺寸。使用卡尺和尺进行测量，并对测量结果双重检查。

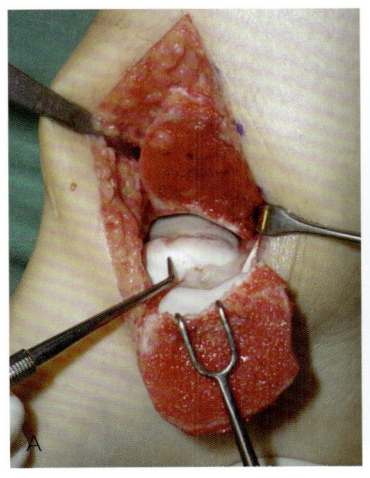
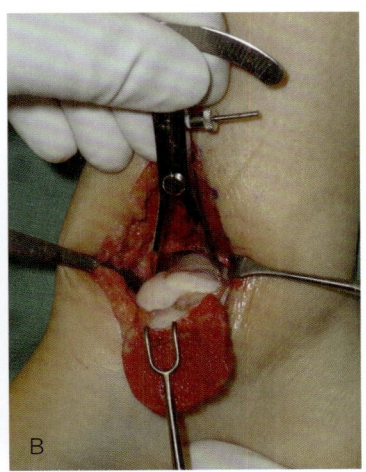

技术图2　A、B 确定距骨肩部病损的范围。

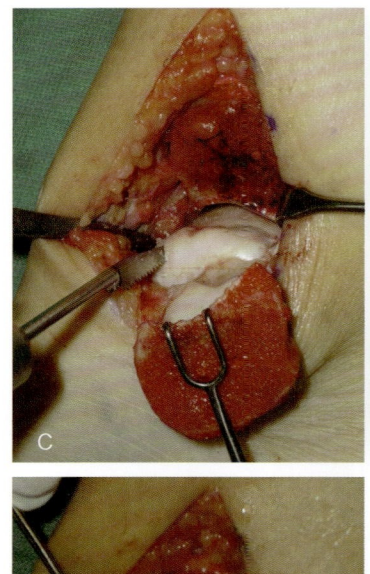
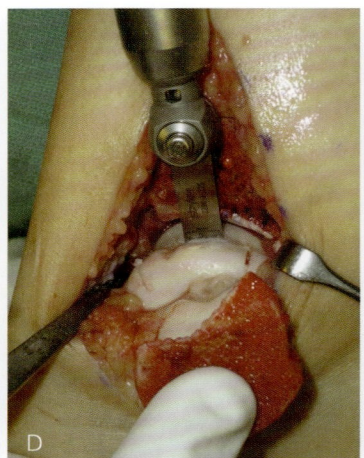
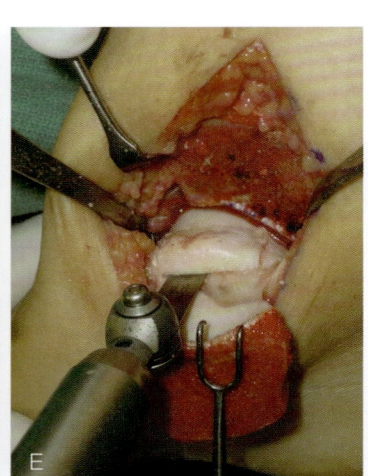
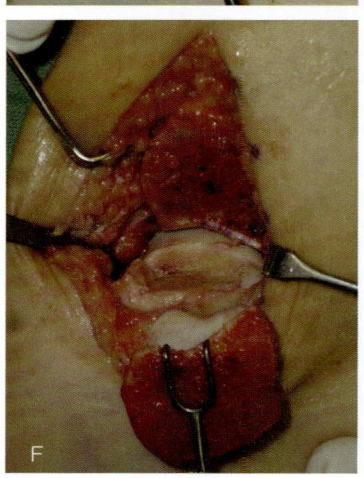

技术图2（续） C～E. 使用微型矢状锯和摆锯切除距骨肩部病损。F. 距骨肩部病损已去除。

从供体距骨获取移植物

- 使用骨钳抓持同种异体距骨。
- 正确定向距骨（比照原始距骨），确保其切割与受区一致且与之位于相同平面。
- 在同种异体距骨上仔细标出获取移植物的尺寸（技术图3A）。
  - 依照原始距骨上的受区位置在同种异体距骨上选取相同位置。
  - 如果出现误差，也使移植物稍稍偏大。确保将锯刃的厚度考虑在内。
- "两次测量一次切割"。
  - 你只有一次机会，因此确保测量和每次切割时锯刃的方向都达到最佳。
  - 同种异体距骨可以用两把大号点式复位钳固定（技术图3B）。
- 从供体距骨中取出移植物（技术图3C）。
- 以生理盐水清洗移植物的骨松质表面，降低其免疫原性。

将移植物植入与固定于受区

- 仅一次笔者在第一次尝试时移植物就能完美匹配，几乎总是需要对移植物与受区进行细微修整才能实现其最佳的结合。
- 不太可能在临床和透视下同时达到理想匹配。尝试在临床上使移植物关节表面与周围的原始软骨达到最佳匹配（技术图4A）。
- 若临床匹配合适，透视下的匹配情况则不重要。
  - 人类的距骨在结构与软骨厚度方面存在很多变异。
  - 很难使四个表面都达到一致性的匹配。
- 移植物固定。
  - 理想情况下，移植物与骨界面最好具有一定的挤压结合。
  - 笔者常规使用1或2枚小直径的实心螺钉（直径1.5 mm或2.0 mm）固定移植物。一般一枚从背侧到距侧置入，另一枚从内到外置入（如果移植物深度允许）（技术图4B、C）。
  - 以拉力螺钉技术置入螺钉。
  - 将螺钉头埋入关节表面以下（技术图4D、E）。

第101章 距骨骨软骨损伤：结构性同种异体骨移植

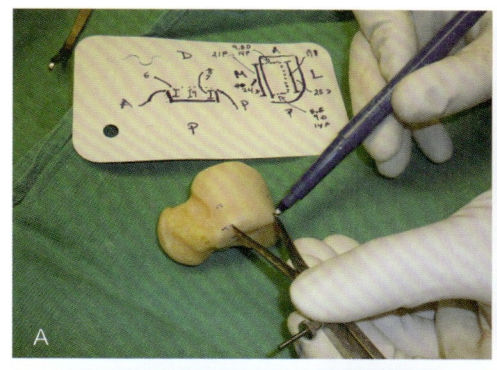
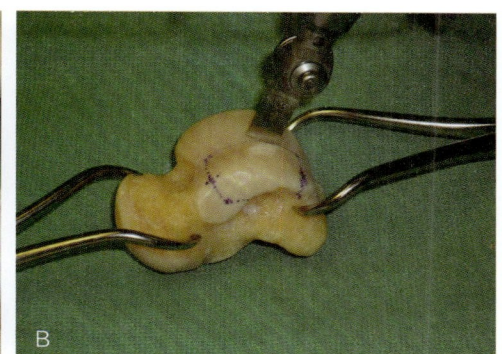
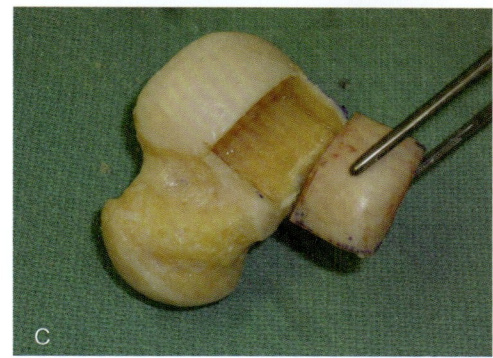

技术图3 A. 仔细记录受区的尺寸并标记在同种异体移植物上。B. 准备过程中使用两把点式复位钳固定同种异体移植物。C. 同种异体供体，刚准备好的移植物已取下。

- 使用X线透视，确认移植物与螺钉处于最佳位置（技术图4F～H）。
  - 移植物在透视下表现并不完美，但只要临床表现可以接受，很有可能将得到好的结果。
  - 螺钉尽管已被埋入，在透视下还是可能表现出轻微露头。这是由于距骨穹隆不是一块平面，因此螺钉可能看起来会有所突出。另外，与这种短头螺钉的头部相比关节软骨会显得特别厚。

内踝截骨复位与关闭
- 冲洗关节。
- 复位内踝。经前内侧关节切开和胫骨后肌腱后侧确认复位良好。
- 于预钻孔置入2枚螺钉并拧紧。

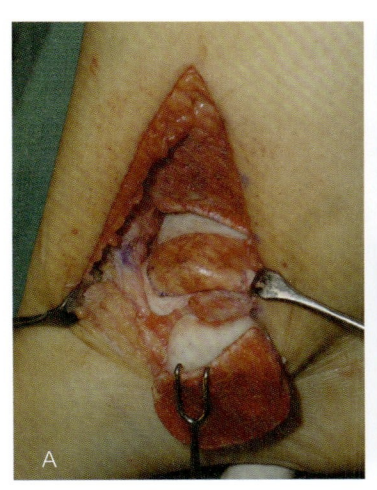
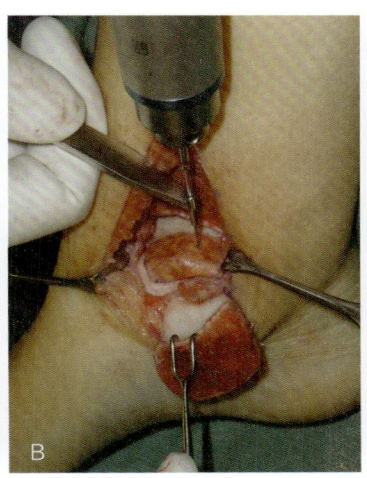
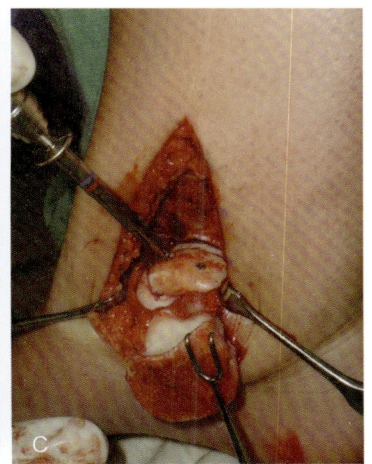

技术图4 于原始距骨结合并固定移植物。A. 移植物完成表面匹配后（在后台处理移植物时，碎屑造成了一些轻度色斑；可以轻易冲洗干净）。B. 垂直于移植物钻孔。C. 埋入2枚螺钉固定移植物。

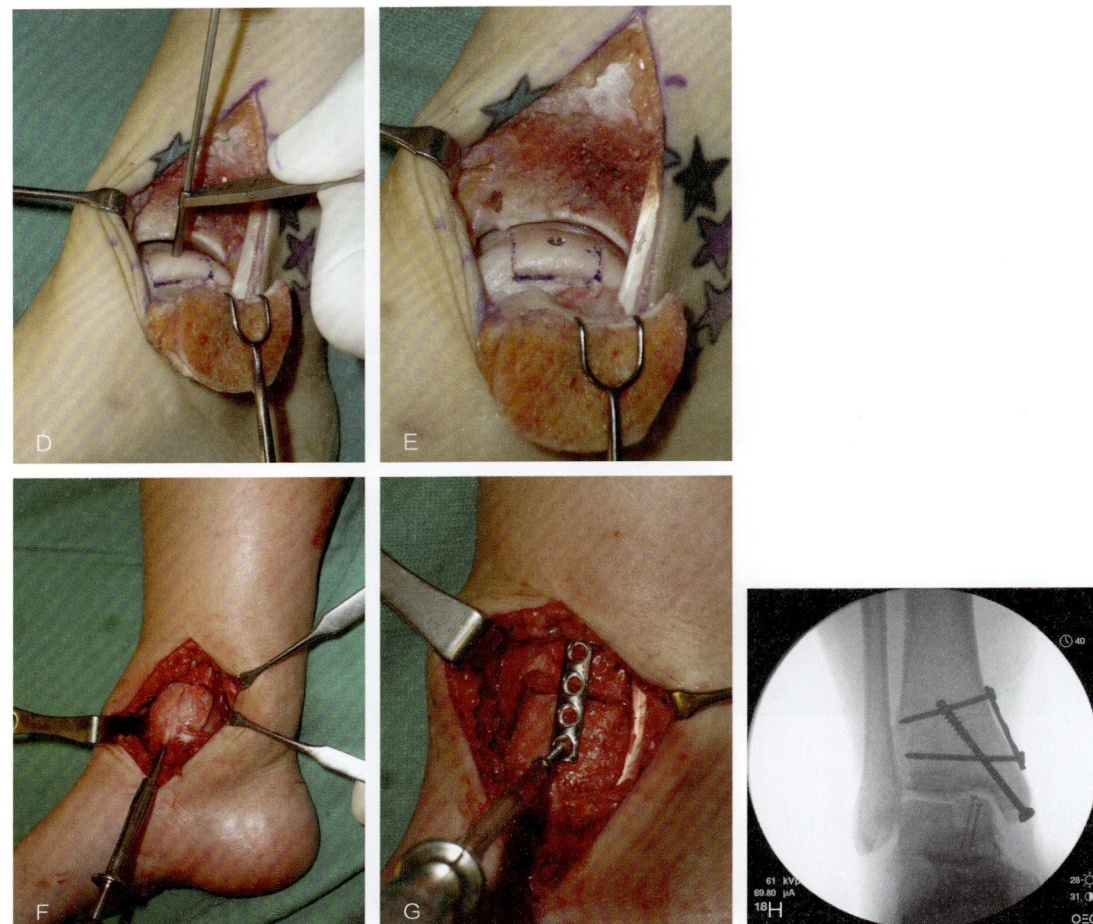

技术图4（续） D、E. 另一患者使用相似的移植物，极好的挤压结合，以单一螺钉固定。D. 以拉力螺钉技术置入螺钉。E. 埋入螺钉头。F～H. 复位内踝截骨。F. 经预钻孔以螺钉固定。G. 抗滑钢板。H. 移植物与内踝截骨复位的最终透视下评估。尽管移植物在临床上达到最佳结合，其透视下表现很少提示其与原始距骨解剖匹配，这种情况一般归因于供体与宿主的软骨厚度不同。尽管螺钉可能表现出有所突出，这是二维X线透视的欺骗性表现，因为螺钉已被埋入移植物关节表面之下而且距骨穹隆具有弧度。

- 尽管对于愈合不是必需条件，笔者偏好经截骨近端放置1块抗滑钢板。
- 使用X线透视，确认移植物和内踝的位置（技术图4）。
  - 可以预见移植物-自体距骨骨性界面会存在一定的不匹配。要实现完全一致的同位替换很困难。
  - 尽管内踝已达解剖复位，在内踝截骨位置仍会存在一细小的间隙。这是因为锯刃具有一定厚度。然而，不能接受在截骨进入胫骨穹隆的位置出现台阶，此处必须呈解剖性连续。
  - 移植物与内踝处的细小间隙一般不会影响愈合，并且会在最终的重塑过程中消除。
- 关闭伤口。
  - 胫骨后肌腱鞘与屈肌支持带。
  - 前侧切开的关节囊。
  - 皮下各层。
  - 皮肤无张力关闭。
  - 常规留置引流。
  - 包扎，衬垫，踝关节取中立位的后侧糖钳夹板固定。

半距骨重建治疗内侧距骨骨软骨损伤

术前评估

- 患者为40岁男性，慢性踝关节疼痛，关节镜下清理和微骨折治疗无效。感觉他的足外侧负载过大。
- 术前负重X线片提示大型内侧OLT以及内翻性力线不良并伴有一定程度的距骨内倾（技术图5A、B）。
- CT显示大体积的内侧OLT（技术图5C~E）。
- 在进入手术室之前，确认同种异体距骨是为该患者所准备、可用且没有过期。

入路

- 前侧入路（技术图6）。
  - 与踝关节融合及全踝关节置换的前侧入路类似。
  - 保护腓浅神经。
  - 于足跛长伸肌腱上方分开伸肌支持带。
  - 保护深部的神经血管束。
  - 前侧关节囊切开，与踝关节融合及全踝关节置换不同的是，必须保护踝关节软骨。
  - 跖屈足踝显露OLT。评估其内外向长度，并尝试评估前后向长度。
- 若该距骨看起来适合以同种异体距骨置换，打开供体距骨包装，置于后台温生理盐水浸润的海绵中。此时，这仅仅只是加快了手术进程；距骨已经不能退还了，其已归该患者所有。

受区准备

- 牵引关节，推荐使用关节外牵引设备。
- 确定病变距骨的尺寸：
  - 临床测定。
  - 审阅CT以参考。
- 确定OLT确切的外侧矢状边界。
- 于OLT外缘外1 mm处纵向（矢状面）切开距骨。切开的深度应较为保守，直到能在距骨上测出OLT确切的上下高度（技术图7A）。
- 在距骨上行水平（横断面）切除（技术图7B）。
  - 为保持轴向正确，笔者常规从前向后置入1枚克氏针，术中透视确认其轨迹与深度，从而避免横断面切除时方向错误。
  - 笔者使用薄刃摆锯完成切割并同时用冷生理盐水冲洗为锯刃降温，以避免骨热坏死。

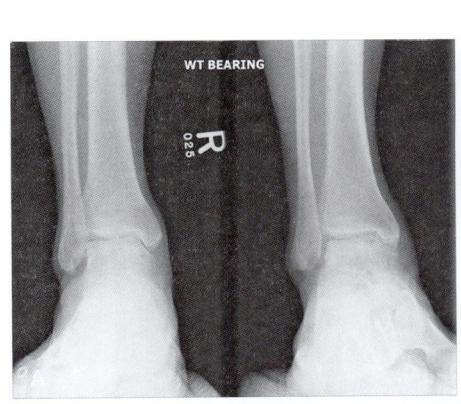
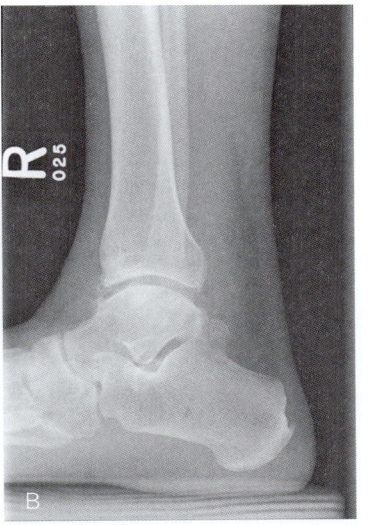
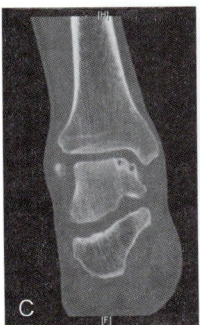
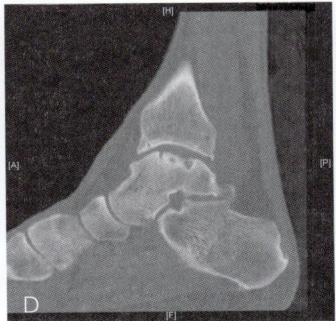
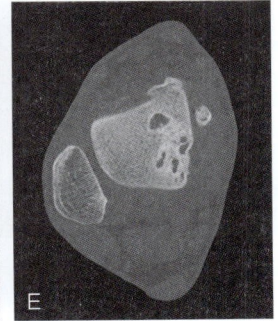

技术图5 术前X线片。A. 踝关节AP位和踝穴位片提示大型内侧距骨穹隆OLT及内翻力线。B. 侧位X线片。C~E. 大体积OLT的术前CT。C. 冠状位。D. 矢状位。E. 横断位。

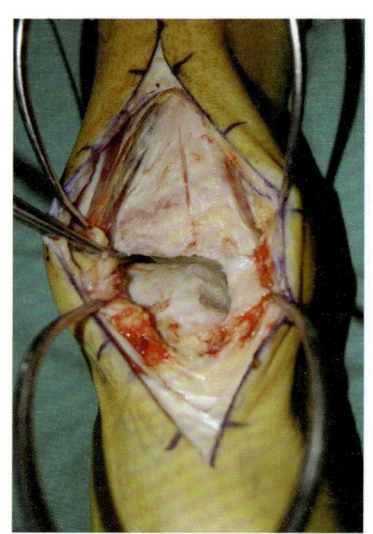

技术图6 前侧入路，与全踝关节置换的入路相似。因为整个内侧1/3～1/2的距骨穹隆将被重建，一般没有必要行内踝截骨。

- 保护内踝软骨。可以考虑左内侧沟使用一个带式牵开器。
- 取出切下的距骨（技术图7C、D）。
- 再次使用骨锯、骨锉或两者进行垂直与水平切除。如果任一或所有准备的表面上仍留有OLT，则考虑将其刮除并植骨或切除更多的原始距骨（技术图7E）。
- 以X线透视评估受区有时能提供实用参考。
- 确定受区的确切尺寸：
  - 卡尺（技术图7F）。
  - 尺（技术图7G）。

- 笔者常规在后台拿一张外科手套封皮或无菌标牌画出受区尺寸结构的草图。

从供体距骨获取移植物

- 同种异体距骨已被放置于后台，使用持骨钳将其固定。
- 在供体距骨上标出距骨受区的尺寸。难点在于在距骨上选取合适的方向以确保两次切割能与供区匹配一致的最佳平面。
- 对测量结果进行双重检查。
  - 你只有一次获取移植物的机会。
  - 两次测量一次切开。
- 切割取骨（技术图8）。
  - 尝试准确匹配受区的尺寸，将锯刃的厚度考虑在内。
  - 若误差不可避免，则使误差位于使获取移植物偏大的一侧。精细调整移植物有时很困难，但减小其尺寸或增大受区尺寸仍然是一种可行之策；一旦取骨完成，则不可能再行操作增大移植物或缩小受区。
- 植入前，笔者常规以生理盐水冲洗移植物的骨松质表面试图降低其免疫原性负荷。然而，笔者进行这一操作纯粹基于经验，尚缺乏证据支持。

移植物于受区的植入与固定

- 将移植物置于受区（技术图9A、B）。
- 笔者从没有将移植物第一次安放在受区就达到完美匹配。
- 修整移植物以匹配受区通常具有挑战。
- 在笔者的操作中，这需要将受区轻微加深并将移植物

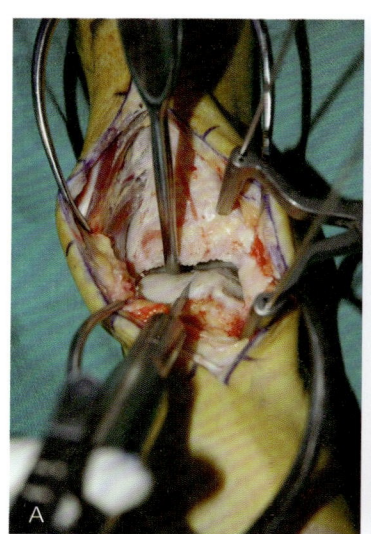 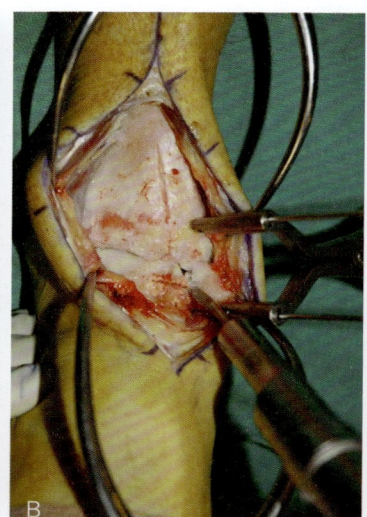 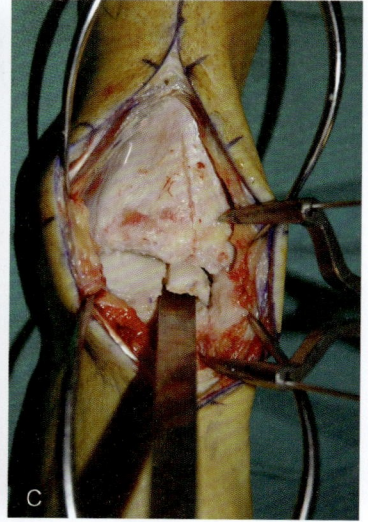

技术图7 受区准备。A. 使用往复锯于矢状面切割。B. 同样使用往复锯于横断面切割。C. 使用骨刀抬起距骨的病变部分。

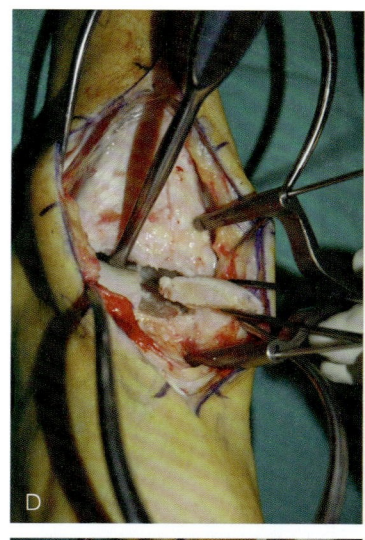
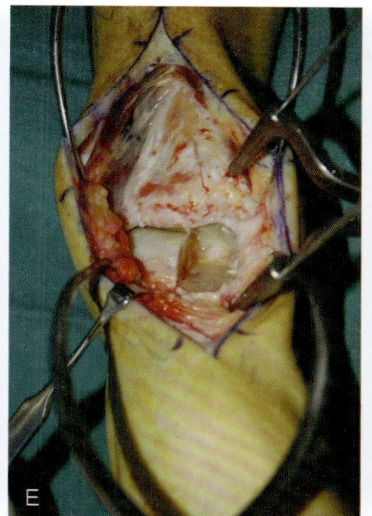
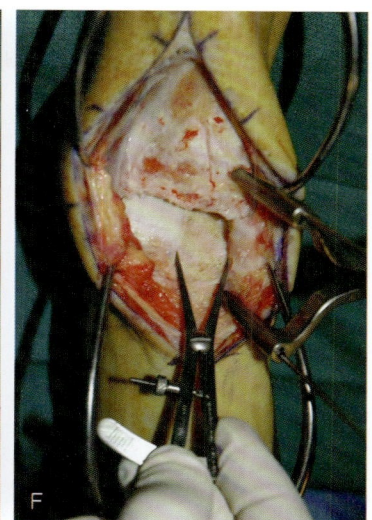
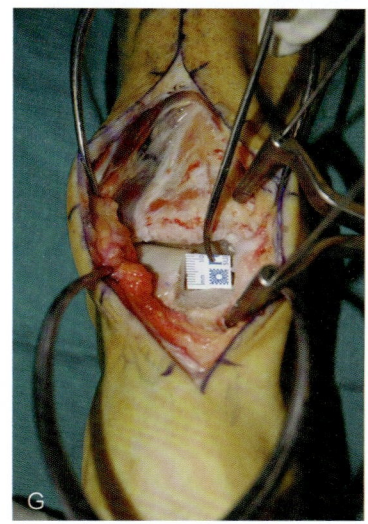

技术图7（续） D. 取除病变部分。E. 进一步取除病变软骨直到现于表面的都是健康表现的骨松质。F、G. 测量受区尺寸。F. 卡尺。G. 改良尺。

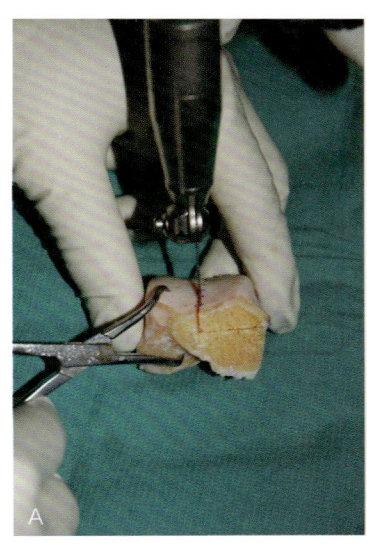
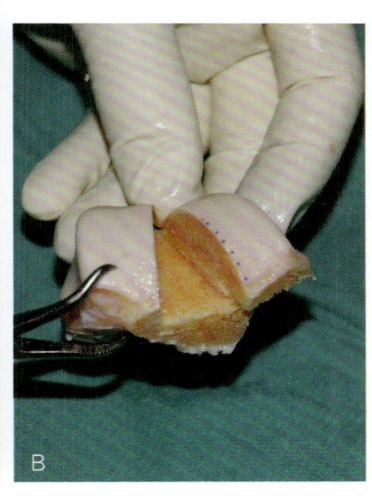

技术图8 从供体距骨获取移植物。A. 使用摆锯于矢状面切割。B. 横断面切割完成后。

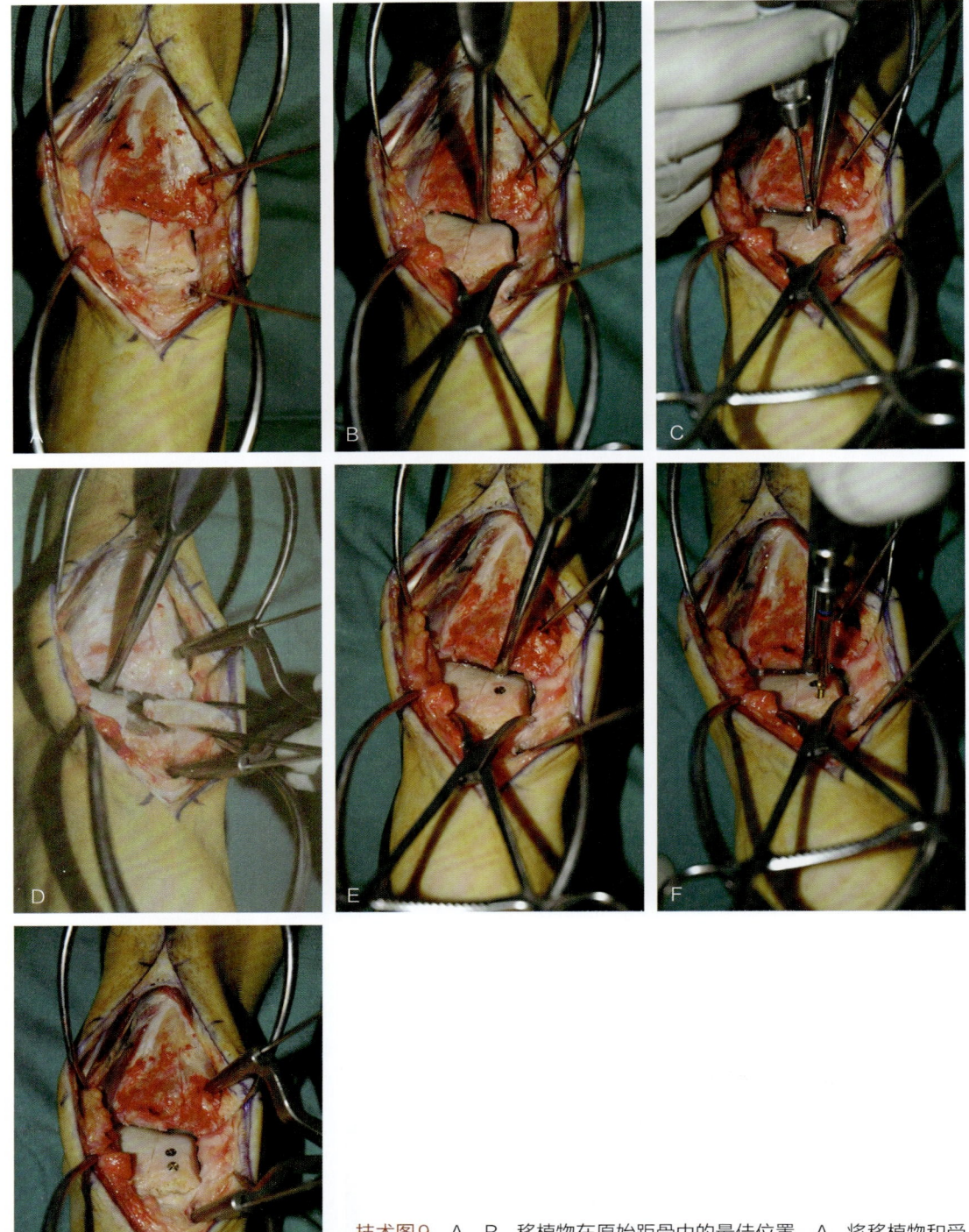

技术图9 A、B. 移植物在原始距骨中的最佳位置。A. 将移植物和受区进一步修整后,移植物的最佳位置。B. 将移植物稳定在原始距骨上(钝性牵开器置于上方,骨复位钳于冠状面挤压)。C~G. 将移植物固定于原始距骨。D. 置入第1枚螺钉。E. 第1枚螺钉加压并埋入。F. 置入第2枚螺钉。G. 2枚螺钉都被埋入。

轻微改薄。
- 在相应的矢状面和横断面上适当地切割距骨是使移植物达到最佳结合的最关键步骤。
- 笔者仅有一次同时在临床和透视下都达到完美匹配。
  - 人类的距骨变异很多，无论是否匹配都会出现一定的差异。
  - 尽管临床上可能表现为近乎完美的匹配，我们通常会在矢状面和横断面的准备中看到轻微的不一致性，其也表现为对原始软骨下骨的轻微不匹配。
  - 然而在我们的经验中，这与临床结果并不相关，而且移植物在愈合过程中将会发生一定程度的重塑。
- 将移植物固定于原始距骨（技术图9C～G）。
  - 笔者常规使用2枚小直径实心螺钉（1.5 mm或2.0 mm），以拉力螺钉技术置入，从而将移植物固定于自身距骨。
  - 它们被固定于前侧并被埋入关节表面之下，一般在踝关节中立位时位于胫骨穹隆前侧。
  - 尽管会建议避免损伤软骨表面，到目前为止，笔者还未发现任何与置入螺钉导致关节面缺损相关的预后不良。
  - 因为距骨被容纳在踝穴之内，在笔者的经验中，没有必要在后侧进行螺钉固定。
  - 笔者常规在置入螺钉后以X线透视评估移植物位置。因为关节软骨不显影且生理状态的距骨穹隆不处于单一平面，透视下埋入的螺钉可能会表现出有所露头。

恢复轴向力线

- 根据术前计划和术中评估，考虑矫正轴向力线不良。这将改善下肢的承重轴，或许能减少移植物负载并保护移植物（距骨上的偏心负载可能导致OLT的进展）。术前计划时决定目标矫形量。通常，内侧张开1 mm相当于1°矫形。
- 经相同的切口，行踝上截骨以矫正内翻力线不良。
  - 内侧楔形张开（技术图10）。
    - 青枝原则：尽量保留外侧骨皮质合页。
    - 是否联合腓骨截骨，取决于畸形程度。
  - 尽可能减少骨膜的剥离。
    - 尝试将其局限在截骨位置。
  - 保护软组织。
  - 谨慎地进行截骨。
  - 考虑轻度倾斜的截骨路径以增加表面区域。
  - 仔细打开内侧。
    - 保护外侧合页。
    - 若合页薄弱，维持适当接触，控制两个骨折块的旋转，并考虑以两块钢板在两个平面进行固定。
    - 笔者常规在截骨的楔形开口处植骨。然而，不是对所有行该截骨的患者都如此推荐。

关闭伤口

- 进行彻底冲洗。
- 关闭关节囊。
- 松开止血带。
- 保护深部神经血管束、伸肌腱及腓浅神经的同时缝合伸肌支持带。
- 常规留置引流24小时。
- 进行皮下层次关闭并无张力缝合皮肤。
- 包扎，充分衬垫，踝关节取中立或甚至轻度背屈位的后侧糖钳夹板固定。

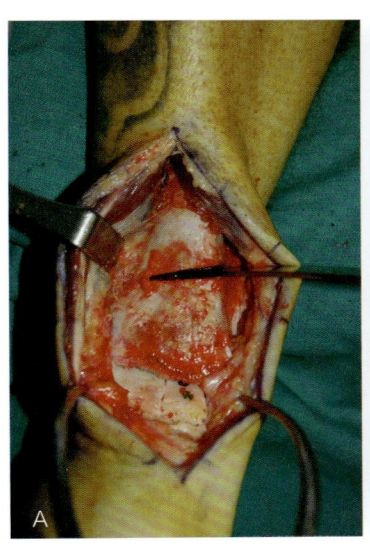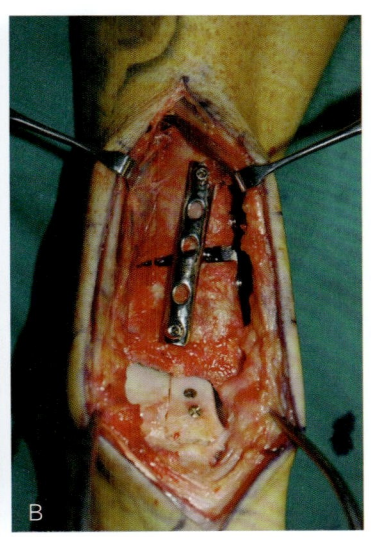

技术图10 以内侧张开的踝上截骨恢复力线。A. 使用骨刀仔细打开截骨，同时保留外侧骨皮质合页。B. 钢板固定。

要点与失误防范

选购同种异体距骨	• 确认侧别正确(右侧或左侧)。确认组织库保留了距骨的软骨(笔者遇到过有组织库常规去除同种异体距骨的软骨)
从供体距骨获取移植物	• 2次测量、1次切割。仅有一次机会获取移植物。使用卡尺和尺测量并对测量结果进行双重检查
获取移植物时供体距骨的切割方向	• 仔细将供体距骨置于正确的方向,就像它位于踝穴中一样(对照原始距骨)。矢状面和横断面的切割必须使移植物达到最佳匹配
降低移植物的免疫源性负荷	• 在植入前使用生理盐水冲洗移植物的骨松质表面
移植物相对于原始距骨的位置	• 移植物在临床和透视下同时达到匹配很罕见(若可能的话);人类距骨的变异相当多。如果移植物的匹配度令人满意并可使其愈合,之后也可发生一定的重塑
螺钉固定	• 将螺钉埋入关节表面以下
踝部截骨	• 在手术收尾时置入螺钉固定踝部的位置预钻孔。将锯刃的厚度考虑在内;完美的临床复位将因锯刃导致的骨质丢失表现出细小的间隙。在笔者的经验中,该狭小间隙的存在不影响踝部的愈合

术后处理

- 笔者常规观察患者一整夜以控制疼痛。
- 10～14天进行随访。
- 假如伤口和截骨(如果进行了截骨)稳定,患者可穿步行靴下地负重。如果不是,继续佩戴短腿石膏管型下地负重直到伤口和截骨稳定。
- 鼓励进行间断、少量、温和的踝关节活动度(ROM)锻炼,一天3～4次。如果经济条件允许,笔者安排使用持续性踝关节被动活动仪。
- 下地部分负重持续10～12周,逐渐加强踝关节ROM锻炼。
- 笔者常规在6周和10周进行模拟负重下X线摄片,然后根据愈合进展在14～16周再行摄片。如果担心移植物固定或截骨情况,则在术后第一次随访时也行X线摄片(图1～3)。

预后

- Gross等[2]报道了9例接受新鲜同种异体骨软骨移植的病例。平均11年的随访中,6例移植物保持在位。3例同种异体移植物失效,X线片和术中证据显示为破裂或吸收,这3名患者进一步进行了踝关节融合。该研究没有采用标准化的预后测评以进行比较。
- Raikin[3]近期报道了15例接受大块新鲜同种异体骨软骨移植治疗距骨大体积囊性病损的病例。囊性病损的平均体积为6059 mm³。平均4.5年的随访中,其平均美国足踝外科协会(AOFAS)踝关节-后足评分为83分。只有2例移植物失效并进一步进行了踝关节融合。所有患者都出现了一定形式的移植物塌陷、移植物吸收或关节间隙变窄。

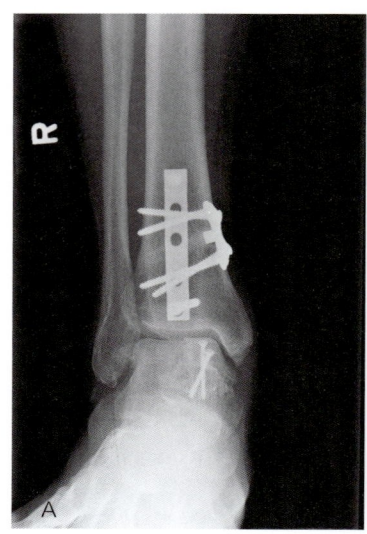
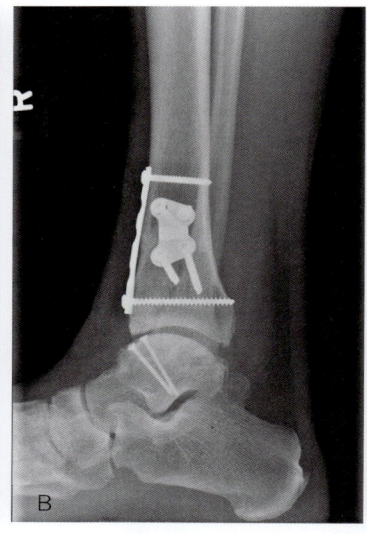
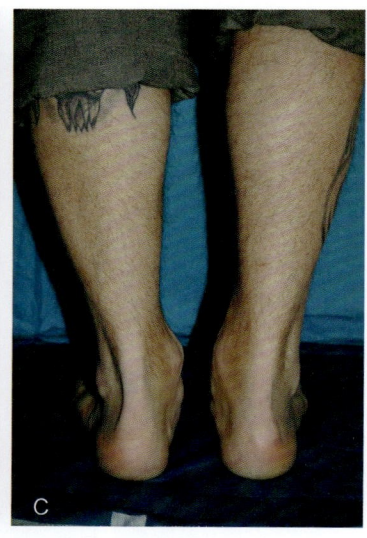

图1 两年半随访。A. AP位X线片。B. 侧位X线片。C. 相应的临床照片。

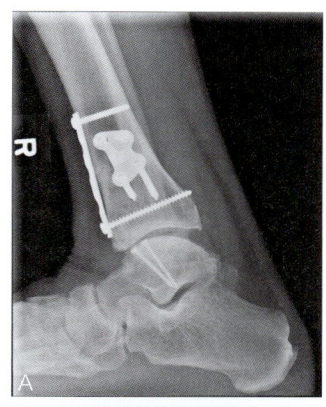
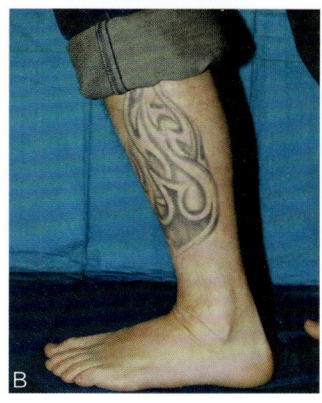

图2 背屈。A. X线片（尽管关节前侧有狭窄表现，这一现象在2年内没有改变，患者也没有感到疼痛或撞击）。B. 临床大体表现。

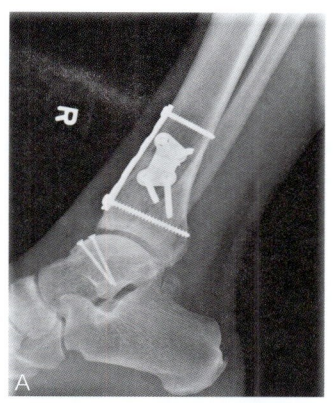
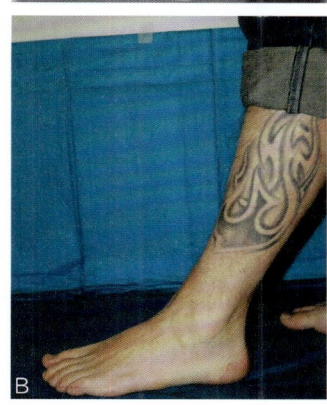

图3 跖屈。A. X线片。B. 相应的临床照片。

- 在Adams等[1]的一项回顾性综述中，8名接受距骨同种异体骨软骨移植的患者在平均48个月的随访中表现出在疼痛以及下肢功能评分（LEFS）方面的显著改善。术后的平均AOFAS踝关节-后足评分为84分。3例移植物在X线平片上表现出移植物-宿主透光带。这些患者活动良好，并没有进行进一步摄片。一名患者症状持续，根据其移植物周围的透光带考虑为移植物骨不连。关节镜二次镜检证实部分移植物软骨剥脱，但移植物仍然稳定。该患者不希望进行任何进一步治疗。

并发症

- 感染。
- 伤口并发症。
  - 尤其对于前侧入路（行全踝关节置换的入路）。
  - 仅行深部牵拉，避免对伤口边缘造成直接张力，可降低此风险。
- 移植物不愈合。
- 对于大型结构性移植物，移植物失效，以及发展出退行性改变。
- 关节软骨剥脱或移植物开裂。
- 踝部截骨骨不连。
- X线片提示移植物愈合良好但疼痛持续。
- 经由同种异体移植物的疾病传播，但以目前组织库的筛查管理，风险可忽略不计。

（王旭 译，施忠民 审校）

参考文献

[1] Adams SB Jr, Viens NA, Easley ME, et al. Midterm results of osteochondral lesions of the talar shoulder treated with fresh osteochondral allograft transplantation. J Bone Joint Surg Am 2011;93(7):648-654. doi:10.2106/JBJS.J.00141.

[2] Gross AE, Agnidis Z, Hutchison CR. Osteochondral defects of the talus treated with fresh osteochondral allograft transplantation. Foot Ankle Int 2001;22:385-391.

[3] Raikin SM. Fresh osteochondral allografts for large-volume cystic osteochondral defects of the talus. J Bone Joint Surg Am 2009;91(12):2818-2826.

第102章 自体软骨细胞移植
Autologous Chondrocyte Transplantation

Markus Walther

定义

- 导致踝关节软骨缺损的原因有以下几点：
  - 创伤性损伤。
  - 剥脱性骨软骨炎（OCD）。
  - 退行性变化。
- 治疗踝关节软骨缺损的必要性取决于临床表现，距骨软骨损伤（OLT）通常是MRI筛查偶然发现的，而不是因为怀疑关节内病变。
- 自体软骨细胞移植（ACT），也称为自体软骨细胞植入（ACI），是有症状的软骨缺损的几种手术治疗选择之一。在笔者看来，ACI最适合18~50岁的患者。
- ACI用于治疗对清理、钻孔或微骨折无效的有症状性OLT[1,9,34]。
- 原发ACI可考虑发生在>2 cm²的病变或伴有软骨下囊肿的骨软骨样病变（Ⅴ期病变）[57]。
- ACI的优势包括：
  - ACI提供了一个稳定的软骨边缘，可以维持在OLT的位置。
  - 使用这种技术可以很容易地解决较大的缺损。
  - 骨膜瓣可从邻近的胫骨内侧取下。
  - 通过仔细的缝合技术或基质软骨细胞，可以处理距骨肩部损伤。
- 距骨穹隆ACI的缺点如下：
  - ACI只有在膝关节获得了美国FDA的批准，距骨ACI和基质诱导的自体软骨细胞植入（MACI）被认为是试验性的（截至2015年1月）。
  - 软骨细胞培养的工业成本是相当可观的。
  - 这个过程需要两个阶段，以便有时间进行软骨细胞培养。
- 传统的骨膜瓣移植技术需要将移植软骨细胞置于骨膜瓣下，因此该技术对距骨有局限性[54]。许多OLT至少部分累及距骨肩部，这是一个不适合用骨膜瓣进行解剖学覆盖的解剖区域。最近引进的MACI可能具有优势，因为它不需要用骨膜瓣覆盖缺损。组织学研究表明，MACI可通过再生透明质软骨为软骨损伤的传统治疗提供一种更好的选择[57]。
- 知情同意和患者教育是ACI的当务之急，ACI治疗踝部缺乏FDA的批准。然而，对于较大的OLT，OLT的失败缘于先前的手术治疗无效，或OLT伴有软骨下囊肿，ACI不能为患者及其外科医生提供之前存在的潜在成功治疗途径。在应用ACI治疗复杂的OLT上早期的良好结果证明了额外的努力、教育、医生、患者和第三方支付者之间的沟通是必要的，这些可能是进行踝关节ACI的必要条件。
- 在欧洲，收集用于培养的细胞被认为是药物生产过程的一部分。因此，必须获得当地卫生保健管理部门的特别许可。在认证过程中，软骨细胞的采集和运输的标准操作程序是强制性的。
- 最新的进展集中在可以一步、以膜为基础、增强型支架的软骨修复。间充质祖细胞向基质的多孔层迁移并黏附在其上，该多孔层在一次手术中植入，类似于下文所述的技术。而在欧洲，不同的膜被批准在距骨中使用，FDA的批准仍在进行中[13,24,52,55]。

解剖

- 一小部分OLT位于距骨的内侧肩部[18,48]。
  - 62%的病灶位于距骨肩部内侧，其中许多被认为是OCD导致的，而不是创伤性的。
  - 34%的病灶位于距骨肩部外侧，大多数都被认为是创伤性的。
  - 中央OLT很少见（<5%）。
  - 在前后（AP）方向，距骨穹隆中部（赤道）受累的频率（80%）远高于距骨穹隆前部（6%）或后部（14%），占了2/3。
- 骨软骨损伤的分类是基于关节镜下的发现[28]。
  - Ⅰ级：原发病灶。
  - Ⅱ级：有早期分离迹象的病变。
  - Ⅲ级：部分脱落病灶。
  - Ⅳ四级：带有游离体的凹坑。
- ACI用于有症状的Ⅱ级以上病变（全层软骨缺损）。

发病机制

- 外伤性软骨损伤是由于关节受到短时间、高强度、大于生理张力的损伤，导致距骨穹隆软骨部分脱落。这些病变的深度从表面软骨挫伤到全层软骨缺损不等[39,51]。
- OCD是一种最常见于青少年或年轻人的疾病。虽然原因仍不清楚，但理论包括以下几点：
  - 长期过载。
  - 软骨下骨血供的局部紊乱与受影响的软骨有关[32]。
- 退行性软骨缺损（退行性骨关节炎）是由软骨表面的磨损作为老化过程的一部分而形成的。一个人患原发性骨关节炎的风险很大程度上取决于软骨的遗传特性。踝关节不稳定和其他情况，给予偏心或非生理负荷的软骨可能加快退化的过程。在特殊情况下，当这种退行性过程仅限于距骨穹隆的局部时，ACI可被认为是退行性软骨缺损，前提是导致局部退行性变的潜在原因（即畸形或慢性不稳定）得到纠正。

自然病程

- 局灶性软骨损伤的自然病史与弥漫性踝关节炎无关。
  - 创伤后关节炎不同于OLT，它是由软骨表面的弥漫性损伤发展而来，最终导致软骨纤维性颤动。ACI是弥漫性踝关节炎的禁忌证。
  - 距骨穹隆的局部损伤范围从骨挫伤到分离的局部骨软骨碎片。虽然骨软骨碎片可能在损伤时形成，但局灶性距骨穹隆的病理可能会发展。笔者从大量的OLT中了解到这一点，这些OLT是在对踝关节的影像学研究中偶然发现的，其原因并非因为怀疑关节内病变。然而，当持续的偏心应力、大于生理负荷、局部血供不足或愈合时间不足时，稳定的OLT可能发展为不稳定的OLT。
  - 困难还在于症状学，虽然一些明显不稳定的病变可能无症状，但其他明显稳定的OLT可导致与OLT直接相关的大量症状[35]。

病史和体格检查

- 虽然许多患者报告其OLT有特异的踝关节损伤史来，但许多人是直到踝关节损伤数月后才出现。[14]有症状的OLT与踝关节扭伤的鉴别是其不能痊愈。然而，许多有症状的OLT患者不记得导致OLT的具体创伤事件[46]。
- 以笔者的经验，大多数有症状的OLT患者年龄在20～50岁[52]。
- 男性比女性更容易受到影响（比例为1.6∶1）[46]。
- 患者通常描述踝关节疼痛发生在活动或休息一段时间后的行走的第一步。有时，剧烈的踝关节疼痛与负重有关。在笔者的经验中，只有完全分离的骨软骨碎片才会出现交锁或捕获的机械症状。矛盾的是，OLT可能在关节软骨缺损的另一侧产生症状。
- 这里列出了笔者首选的体检方法。偶尔，临床检查可能不会发现症状。
  - 交锁或捕获：当某物打断关节的正常运动时发现的，然而它没有说明这种情况的原因（如瘢痕、关节体、骨软骨碎片和滑膜炎）。
  - 内翻试验[跟腓韧带（CFL）]：强烈依赖于患者的配合，如果是阳性，它对撕裂的CFL是高度特异性的。
  - 内侧稳定性：强烈依赖于患者的配合。如果阳性，这是高度特异性的三角韧带断裂。
  - 前抽屉试验[距腓前韧带（ATFL）]：高度依赖于患者的配合。如果阳性，它对撕裂的ATFL是高度特异性的。
  - 触诊距骨穹隆的内侧和外侧角，最大限度地弯曲踝关节，以确定前部或中部OLT；后内侧触诊紧邻胫后肌腱（PTT），踝关节最大程度背屈，可能重现后内侧OLT的症状。虽然前外侧OLT相对容易触诊，但在体格检查中很难充分触及后内侧病灶。
- 笔者发现将有症状的踝关节与未受累的对侧踝关节进行比较是有用的。
  - 触诊距骨穹隆的内侧和外侧角，最大限度地屈曲踝关节，以确定前部或中部OLT；后内侧触诊紧接PTT后，踝关节最大程度背屈，可能重现后内侧OLT的症状。虽然前外侧OLT相对容易触诊，但在体格检查中很难充分触及后内侧病灶。
  - 笔者通常在施加外翻和内翻应力的同时，用轴向压力使踝关节背屈和跖屈来再现距骨缺损的症状。
  - 尽管有适当的诱发性的操作，笔者的经验是，后部OLT很少显示明显的临床症状。
- 应评估相关损伤和其他因素来鉴别不同原因引起的慢性踝关节疼痛，特别是OLT可能是偶然发现的。这些原因包括：
  - 踝关节不稳：前抽屉试验阳性，内翻试验阳性。
  - 踝关节软骨瘤病：关节反复交锁和持续积液是典型的临床表现。
  - 关节内瘢痕伴负重时疼痛，主要发生在踝关节前外侧。
  - 炎性关节病：虽然常见的是积液和关节深部负重时疼痛，但休息时疼痛和关节持续发热也是炎性疾病的共同特征。
  - 色素沉着绒毛结节性滑膜炎（PVNS）：滑膜炎的组织结节可以模拟游离体的交锁和积液。滑膜肿胀不是骨软骨缺损的典型表现。MRI造影通常证实了PVNS的诊断。
  - 后足畸形伴局部骨关节炎：距骨边缘负荷可导致有

症状的局部软骨损伤。通常,这些缺损包括胫骨软骨和距骨软骨,可以用MRI显示。

影像学和其他诊断性检查

- 踝关节X线平片,包括正位、踝穴位和侧位,可以排除晚期退行性关节炎。
- MRI在诊断骨软骨损伤及相关损伤方面具有较高的敏感性和特异性[30,41]。
- 骨软骨病变首先由Berndt和Harty[8]根据X线平片进行分类:
  - 第一阶段:压缩性病变,没有可见的碎片。
  - 第二阶段:开始软骨碎片剥脱。
  - 第三阶段:软骨碎片完全分离,但在位。
  - 第四阶段:软骨碎片移位。
- X线平片通常提供关于病变的大小和范围有限的信息,甚至可能错过OLT。MRI、CT和关节镜评估提供了比普通X线片更多的OLT细节。
- 基于MRI[15]的骨软骨损伤DiPaolo分类研究。
  - 第一阶段:关节软骨增厚,低信号改变。
  - 第二阶段:关节软骨断裂,碎片后边缘低信号,提示纤维附着。
  - 第三阶段:关节软骨断裂,破片后高信号改变,提示破片与软骨下骨间滑膜液(图1)。
  - 第四阶段:游离体。
- 根据更详细的病理解剖,Hepple等[30]人修订了分类,包括V期(软骨下囊肿形成)。
  - 第一阶段:关节软骨损伤。
  - 第二阶段Ⅱa期:软骨损伤,软骨下骨折,周围骨质水肿。
  - 第二阶段Ⅱb期:Ⅱa期,但周围无骨水肿。
  - 第三阶段:分离但未移位的碎片。
  - 第四阶段:分离和移位的碎片。
  - 第五阶段:软骨下囊肿形成。
- 术前计划和了解软骨下缺损的大小可用Ferkel和Sgaglione CT分级[20]。
  - 第一阶段:距骨穹隆囊性病变,穹隆完整。
  - 第二阶段Ⅱa期:囊性病变,与距骨穹隆表面相通。
  - 第二阶段Ⅱb期:关节表面开放性病变,其上覆盖有一个的非移位的碎片。
  - 第三阶段:无移位病灶,透明。
  - 第四阶段:移位骨软骨碎片。

鉴别诊断

- 韧带联合损伤。
- 关节内的瘢痕。

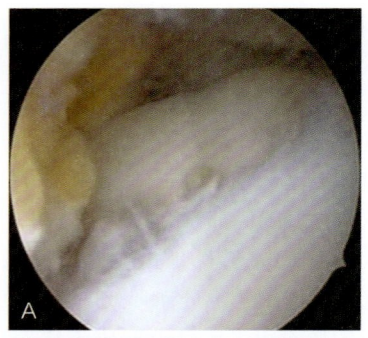

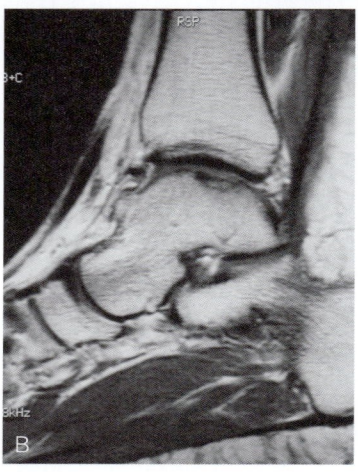

图1　A. 关节镜下距骨穹隆全层软骨缺损。B. 相应的MRI表现。

- 腓骨肌腱半脱位或撕裂。
- 三角肌的断裂或破坏。
- 踝关节的撕脱性骨折。
- 骨间的韧带受伤。
- 跟骨前突骨折。
- 跟骨外侧肩部骨折。
- 软骨瘤病。
- 炎性关节疾病。
- PVNS。
- 退化性关节炎。

非手术治疗

- 在年轻的开放性疾病患者中,OCD可以保守治疗,完全缓解率高(图2)[7,53]。
- 急性骨软骨损伤可以保守治疗。急性病变(Ⅰ期和Ⅱ期)需要3周的制动固定。Ⅲ期和Ⅳ期病变应使用步行器,部分负重20 kg,持续6周[46]。然而,不稳定的骨软骨损伤,尤其是那些有分离碎片的骨软骨损伤,应该手术治疗。
- 偶然发现的OLT和成人OCD病例通常是预期治疗与定期随访[17,53]。

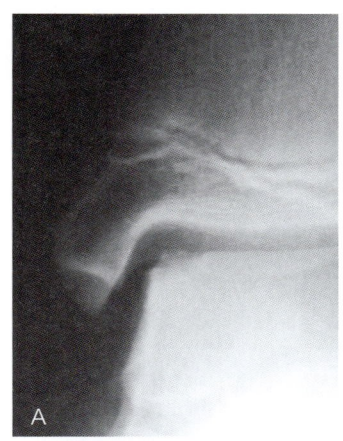

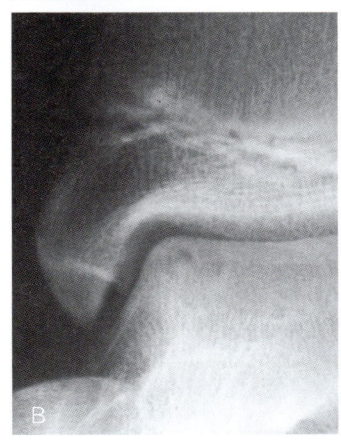

图2　A. 开放性骨骺儿童OCD。B. 6个月后，病灶经保守治疗痊愈。

- 文献表明，慢性OLT，甚至更大的病变也可以采用非手术治疗[49]。非手术治疗包括非甾体类抗炎药、踝关节支具、物理治疗、皮质类固醇注射和注射润滑剂。目前，OLT的保守治疗不能促成软骨缺损的表面修复或愈合。

手术治疗

- 微骨折。
  - 关节镜下清理和微骨折通常是绝大多数OLT的初始手术治疗，65%~90%的患者获得满意的结果[6,31,45]。
  - 关节镜下OLT清理后，缺损软骨下骨通过专用锥子与多个不相邻的通道穿透，允许清除后的缺损由来自深层组织的未分化干细胞填充。
  - 在接下来的几个月里，这些细胞重组成(Ⅱ型)纤维软骨。
  - 纤维软骨的生物力学性能与透明软骨不同；纤维软骨的功能与周围的生理透明软骨不协调。文献表明，在大多数相对较小的OLT(2 cm²)中，微骨折是成功的[6,25]。
- 自体骨软骨移植[自体骨软骨移植(OATS)或软骨镶嵌成形术]和ACI通常是关节镜下清理、微骨折和钻孔失败时的二次手术。
- 由于>2 cm²的OLT的微骨折预后较差，ACI可作为大缺损的首选手术[12]。
- 自体骨软骨圆柱体移植(OATS或软骨镶嵌成形术)[29,47]。
  - 在OATS或软骨镶嵌成形术技术中，骨软骨柱或骨栓可以从膝关节的低负荷区或距骨的内侧或外侧关节突处获得。这些骨栓被移植到缺损区，缺损区已经准备好了合适的大小。
  - 用高质量的透明软骨填充缺损表面的大部分[25]。
  - 这种技术的结果是令人满意的，但供体部位的发病率高达50%[43]。
  - 为了限制这些获得症状，骨软骨柱移植(OCT)可以成功应用于软骨缺损最多可达3 cm²时。尽管Hangody[29]对其进行了技术上的改进，但这种技术很难匹配距骨肩的缺损。此外，距骨软骨的特征与膝关节软骨的特征不同[11]。
- 同种异体骨软骨圆柱体移植[27]。
  - 如果可行，骨软骨圆柱体可以从新鲜或新鲜冷冻的尸体距骨中取出。
  - 到目前为止，免疫反应还没有什么问题[37]。

术前计划

- 回顾所有影像学资料，MRI可提供软骨缺损的细节，CT可提供软骨下骨累及的细节[2,16,47]。
- 单纯软骨缺损或浅层骨软骨缺损均可采用常规ACI治疗；较深的骨软骨缺损需要"三明治技术"。
- 三明治技术包括两层骨膜。先将骨缺损处做好准备，然后移植骨重建软骨下骨结构。这个方法是这样的，第1层骨膜被放置在形成层之上，然后用常规方法处理；将第2层骨膜置于形成层之下。培养的软骨细胞被注射到这两层之间。或者，软骨缺损可以在第1阶段进行骨移植，而传统的ACI程序在第2阶段进行。这在膝关节是可行的，但在踝关节更具挑战性，这可能需要韧带松解或截骨以获得足够的暴露，如果没有必要，不应进行多次手术。
- 不需要骨膜瓣的基质软骨细胞可以直接放置在骨移植片上，这降低了对Ⅴ期病变的处理要求。基质软骨细胞可以黏附在缺损处，这样就可以在不截断内踝的情况下修复缺损[56]。
- 如果可能，应结合ACI确诊和纠正踝关节畸形和不稳定。

体位

- 获取软骨细胞：采用踝关节或膝关节的标准关节镜技术。

- Giannini等[23]的研究表明，关节镜检查时脱落的OLT片段可能是ACI软骨细胞可接受的来源，另一个可能的来源是距骨的前部[5]。
- 软骨细胞移植：根据缺损的位置，患者仰卧位，腿轻微内旋或外旋。如果要获得髂嵴移植物，骨盆也需要准备好并铺巾，同侧骨盆用挡板支撑。另一种选择是，骨移植可以从跟骨、胫骨远端或胫骨近端获得，这些部位都是外科手术领域中为ACI准备的典型部位[19,21,42]。在手术过程中，真空床垫可以帮助调整患者的位置(图3)。

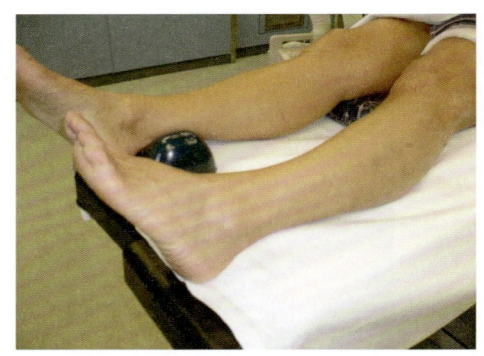

图3 标准仰卧位。

切口

- 获取软骨细胞：内侧和前外侧入路和后外侧入路提供关节的充分视野，并允许获取软骨细胞。
- 移植：根据OLT的位置，可以考虑在内踝和PTT之间采用内侧入路、内侧截骨入路、外侧入路（带或不带截骨）。ACI要求足够的暴露以准确缝合OLT周围的骨膜[22,25]。除了OLT位于距骨穹顶前部或后部的边缘，内侧广泛的OLT需要内踝截骨术外侧广泛的OLT需要ATFL-CFL松解、外踝截骨术，或两者都用。
- 与软骨镶嵌成形术或OATS相比，一个主要的优势是不需要垂直通道。Muir等[36]的研究表明，大部分距骨穹隆无需截骨即可进入，但也承认广泛的OLT需要截骨术来充分暴露。

距骨内侧骨软骨损伤

- 有时，ACI手术可用于内侧OLT，采用前内侧或后内侧关节切开术[36]。根据笔者的经验，这些都是特殊情况，前内侧和后内侧病变的显露需要极度的术中踝关节跖屈和背屈。完整的三角肌韧带几乎不允许距骨相对于胫骨的任何移位。可以通过在胫骨前内侧形成凹槽来增强对前缺损的接触，但在前胫骨负重面上留下永久性缺损。笔者了解到，极度背屈可以显示一些后内侧OLT；但是，笔者也注意到，极度背屈会使后内侧神经血管束紧张，同时需要收缩牵拉神经血管束才可以适当地进入病变处。有学者建议可以创建一个内踝窗，这样就不需要截骨术了[40]，但是笔者没有这种方法的经验。

斜行内踝截骨术

- 纵切口位于内踝上，类似于内踝骨折切开复位内固定切口。
- 前方关节切开术用于识别内踝和胫骨穹隆关节面之间的连接处，并可使OLT的前部可视化。
- 在胫骨后段，屈肌支持带打开，直接在胫骨后段发现PTT。PTT位于胫骨后内侧的槽内，位于其自身鞘内；趾长屈肌腱位于PTT的正后方，不应被误认为是PTT。
- 适当地牵拉PTT，后内侧神经血管束也会受到保护。
- 内踝截骨需要最小的骨膜剥离，事实上，笔者建议在内踝截骨片上留下尽可能多的骨膜，以维持愈合所需的血液供应。
- 为了优化软骨修复术后内踝截骨的复位，笔者建议对内踝进行预钻孔。在理想的截骨术中，两个平行的钻孔在关节外垂直放置，其方向与用于传统的内踝骨折切开复位和内固定的螺钉相同。这些钻孔的正确路线是通过透视确定的，包括在正面和侧面。
- 在透视指导下，倾斜地打入克氏针来指示截骨所需的平面。通常情况下，笔者打入这个导针比预期的截骨平面略偏近内侧，以允许锯片、凿子或两者都可以进入，而不需要移除引导截骨的导针。
- 因为不需要垂直进入OLT，所以可以像镶嵌成形术一样更保守地计划截骨术。通常，笔者计划在OLT内侧进入胫骨穹隆截骨。
- 截骨计划确定后，横切骨膜，保留大部分骨膜完整。采用冷盐水或无菌水冲洗以降低骨热坏死的风险，采用微矢状面锯斜切至胫骨穹隆软骨下骨水平。
- 用骨刀或凿子逐渐向关节面进入。建议采用间歇性透视引导，以确定正确的锯片或凿子方向，并确保在截骨的最后阶段距骨穹隆没有受到损伤。
- 然后内踝被显露出来，悬挂在三角韧带上。

- 即使再细的操作，截骨术也很少能在同一个平面上分离。尤其在后方，会有轻微的不规则，然而，这并不重要，因为当截骨面小时，这些不规则会提供更大的稳定性。
- 为了完全移除内踝骨碎片，必须从内踝上松解PTT鞘。
- 在软骨表面修复手术结束时，内踝复位，用两颗踝螺钉在预钻孔轨道上加压固定。
- 为了限制垂直剪切效果，可以在截骨的近端放置防滑移螺钉或钢板。另外，除了两颗预钻孔加压螺钉外，还可以小心地将第3颗螺钉从内向外偏心地穿过截骨面。
- 解剖复位是通过观察截骨的前后位，并在前后位和斜位上进行透视来确定的。所有三种常规的踝关节透视检查都证实了螺钉在关节外的正确位置。
- 由于锯片的厚度，在选择的病例中，在截骨位置可以看到一个轻微的、不完整的间隙；尽管术后立即发现，既往经验是斜行内踝截骨都会在解剖位置愈合，很少有并发症。

距骨外侧骨软骨病变

- ATFL和CFL松解：一些外侧OLT与外踝关节外侧不稳定有关[33]。这种病理组合非常适合手术治疗，因为需要一种改良的Brostrom手术来稳定踝关节。如果发现外侧OLT没有外踝关节不稳定，那么外侧韧带松解后利用改良的Brostrom技术可以很容易地修复外侧OLT，尤其是因为外侧踝关节韧带没有被削弱。
- 腓骨通过纵向切口显露。如果韧带松解不充分，可伸缩的纵向切口有助于外踝截骨术。此外，如果相关病理涉及腓骨肌腱，则有必要延长纵向入路。
- 向后下方保护腓肠神经，向前方保护腓浅神经外侧支，识别和分离屈肌支持带。
- 在整个操作过程中，在腓骨远端和后缘的支持带深处，识别和保护腓骨肌腱。
- ATFL和CFL位于外侧踝关节囊复合体内。在远端腓骨上留下一个1 mm的囊袖，关节囊、ATFL和CFL被松解。踝关节跖屈并内翻；距骨向前半脱位，露出踝穴和OLT。
- 软骨表面修复后，距骨在踝穴处复位，并进行改良的Brostrom手术。这可以通过远端腓骨的缝合锚钉来实现，特别是通过骨间缝合来固定外踝关节囊的ATFL和CFL成分。
- 在韧带修复的张力过程中，距骨保持在后方（避免前平移），踝关节处于中性矢状位，后足轻微外翻。如Gould[26]所述，下伸肌支持带向远端腓骨推进，使修复更加稳定。

外踝截骨术

- 外踝截骨有几种不同的类型，令人惊讶的是，很少有详细的描述。笔者通常采用斜行腓骨截骨术，类似于Weber B型踝关节骨折。该手术入路与同之前所述韧带松解。与内踝截骨术一样，要尽量减少骨膜剥离，首先预钻孔，截骨部位采用冷盐水或无菌水冲洗，以防止骨热坏死。
- 在进行截骨手术之前，先在计划的位置放置一个块小板，并预先钻孔。在保护软组织，特别是腓浅神经和腓骨肌腱的情况下，使用微矢状面锯从前向后斜向截骨。联合韧带没有被破坏，ATFL和CFL的松解联合腓骨截骨术可以被认为是改善内侧延伸较大的后外侧OLT暴露。
- 在软骨修复手术结束时，腓骨用预钻孔外侧腓骨板复位并固定，术中透视证实复位。在放置钢板之前，可以在截骨处放置一个拉力螺钉，但笔者不经常这样做。
- 和内踝截骨术一样，在做该手术的病例中，锯片的厚度可能导致腓骨截骨部位出现轻微的、不完整的间隙。再次重申一下，尽管术后立即发现，但既往经验是斜内踝截骨在其解剖位置愈合，很少有并发症。

中央缺损

- 在Muir等的尸体模型中观察到[36]，垂直进入距骨中央穹顶是不可能通过内侧和外侧截骨术实现的。Tochigi等[50]描述了胫骨外侧截骨术，类似于Tillaux骨折，允许更大的内侧暴露延伸到外侧OLT。然而，Muir等人[36]注意到，这种截骨术仍然不能进入距骨中央穹隆。
- Sammarco和Makwana描述的活板门截骨术[44]，从胫骨远端移除前骨软骨楔块，可以进入选择的前中心OLT。虽然吸引人，截骨必须仔细计划，以适应在理想的位置有足够的探查空间，因为冠状面距骨平移是不可能的。此外，尽管采用了这种新方法，仍然不可能暴露相对罕见的后中心病变。

软骨细胞的获取

- 完成诊断性关节镜检查并确认所有病变。
- 使用刮匙，获取2~3种全厚度关节移植物，包括软骨下骨的浅层（技术图1）。移植物被转移到无菌容器中，并运送到实验室，使用专利程序，关节软骨基质被酶破坏分离软骨细胞，软骨细胞的培养需要2~6周，这取决于公司和首选的培养方法。
- 确保细胞被立即发送到公司，保持"冷链"，所需的文件包括在盒子里。

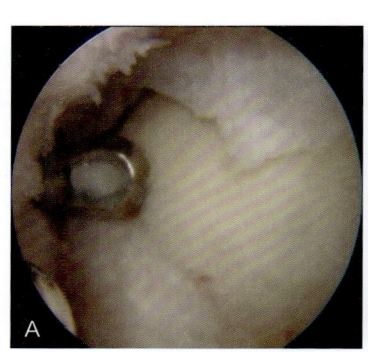 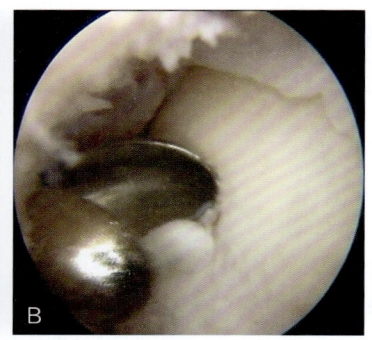

技术图1　A. 用刮板从距骨的腹侧采集软骨。B. 抓住小块软骨进行培养。

自体软骨细胞移植

- 为了避免损害软骨细胞的生存能力，使用止血带来维持一个不流血的领域。
- 笔者通常使用大腿止血带，虽然小腿止血带是可能的，但小腿肌肉的压迫可能会限制暴露和踝关节的操作，从而影响暴露。
- 暴露移植部位，尽管通过适当的截骨术或韧带松解术进行了足够的暴露，但对踝关节进行第2阶段的ACI手术，尤其是缝合骨膜瓣，可能会很乏味。基于基质的移植提供了一个显著的优势，其中用于移植的软骨细胞已经生长在胶原基质中。这些膜可以用纤维胶固定，缝线是可选的。对于膝关节，这两种技术已被证明具有相似的临床结果。在距骨，仍然缺乏科学证据，但笔者的扩展既往经验表明，在这两种技术的结果相似。
- 用刮匙清除所有不稳定的软骨，创造一个健康、稳定的软骨边缘。软骨下骨缺损应完整。
- 如果存在浅的骨缺损，则切除硬化骨。尽管使用止血带，也可能会有出血，应该用肾上腺素海绵或少量纤维蛋白胶来控制。
- 如果出现更深的缺损，使用前面描述的"三明治技术"为移植的软骨细胞重建软骨下支架。任何骨囊肿都必须用自体骨移植来填充，最好是来自髂嵴或胫骨近端[21]。
- 打磨移植物，使移植物表面光滑。
- 用一张小纸片（来自无菌手套包）或铝箔（来自缝合包）测量缺损并创建模板。

骨膜瓣技术

- 将胫骨远端暴露在踝关节附近，确定一个合适的区域用于骨膜瓣的获得，暴露在骨膜的水平而不破坏它。
- 将模板放在骨膜上，并标出比模板大1~2 mm的轮廓线，骨膜获得应略大于模板，因为骨膜在获得后会有轻微的回缩或收缩。
- 在骨膜周围进行锐性分离到骨面，使用锋利的骨膜剥离器，将骨膜及其形成层直接从胫骨下表面提起，而不会在骨膜移植物上造成缺损。在将骨膜瓣从胫骨分离出来之前，笔者通常会在骨膜浅层做一个标记，以确定在转移到距骨时，笔者能够识别形成层。
- 小心地从骨膜移植物上分离覆盖的纤维组织或脂肪。
- 在确保OLT无血后，将骨膜瓣转移至OLT，形成层面向缺损。
- 用6-0 Vicryl线间断与周围关节软骨缝合，缝合间隔约3 mm。为了优化张力，可以先锚定转角。将线结放置于关节软骨上，而不是骨膜瓣上。此时省略最后缝合，残余缺损位于软骨细胞移植最容易进入的区域。
- 将纤维蛋白胶涂于骨膜瓣与健康关节软骨交界处的周围，特别是缝合线之间。
- 使用柔软的血管导管，将无菌盐水从最后的开口处注入，以确认密闭性。任何盐水都只能从这个最后的开口处流出。根据需要添加缝合线、纤维蛋白胶或两者都用。
- 软骨细胞是在一个小瓶中运送的，小瓶内部无菌，但外部有菌。在外科医生保持无菌技术的同时，小瓶可放置在单独的备用台上，同时将小瓶中的软骨细胞再悬浮并提取到无菌血管导管中。
- 通过骨膜瓣下的最后开口,将血管导管引入缺损。软骨细胞均匀分布,外科医生轻轻注射悬浮液。
- 取出血管导管,用最后的缝合线和更多的纤维蛋白胶密封剩余的孔隙。
- 纤维蛋白胶固化后,踝关节的活动范围证实骨膜瓣是稳定的。
- 根据具体方法,通过韧带修复或截骨来稳定踝关节。
- ACI在距骨肩部病变的治疗中尚不完善,然而对于股骨滑车,一个精细执行的缝合模式可以使骨膜覆盖在肩部病变上,至少在一定程度上重建距骨的生理轮廓。骨膜首先在肩侧压紧,其次在距骨的背侧和中外侧压紧,ACI对距骨的选择是有效的。

基质诱导自体软骨细胞植入技术
- 在测量了缺损的大小后,使用基质诱导软骨细胞的技术不需要进一步的准备。该基质是稳定的,可以直接固定在OLT上。
- 从运输容器中取出移植物时要小心。特别是,避免挤压移植体(技术图2A、B)。
- 根据缺损的大小截取移植的组织。一些公司为此提供了特殊的钻头,移植的大小应与缺损的大小完全吻合,按照骨膜瓣的建议,准备大2 mm的移植物,可能会导致边缘重叠和缺乏稳定性。
- 将移植体植入缺损处,第1次固定是由于附着力。然后用6-0缝合线和纤维蛋白胶稳定边缘(技术图2C、D)。
- 检查移植的稳定性,小心活动踝关节背屈和跖屈。笔者建议限制术后活动,使移植至少部分被胫骨穹隆覆盖,以防止剪切力。在此步骤中可以检查术后最佳运动范围。
- 在缝合伤口前插入一根关节内引流管,根据具体方法,通过韧带修复或截骨来稳定踝关节。

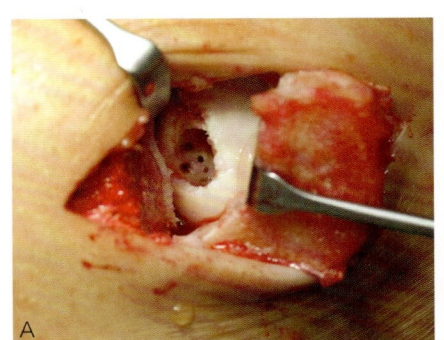 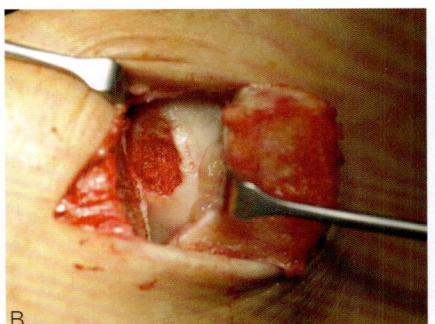 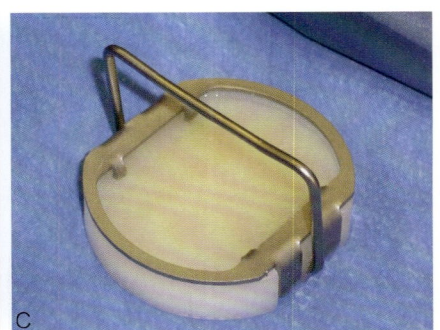
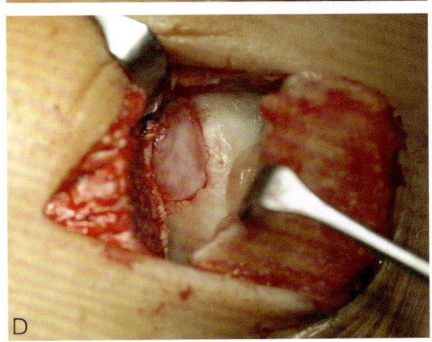

技术图2 A. 去除不稳定软骨和软骨下囊肿后,外伤性距骨穹隆内侧骨软骨损伤。囊肿的硬化壁有几个钻孔。B. 自体骨移植缺损。C. 容器内基质诱导的软骨细胞,准备移植。D. 基质诱导软骨细胞移植到缺损处,用纤维蛋白胶固定。

要点与失误防范

手术指征与术前计划	• 有相关的病理表现 • 全身性骨关节炎是一种禁忌证 • 无临床不稳定性 • 胫骨侧软骨完整 • 在MRI上软骨脱离的程度往往被低估,而骨反应往往被高估 • 软骨下囊肿的OLT对钻孔或微骨折反应较差。在这些病例中,ACI或MACI可被认为是主要的方法 • 弥漫性踝关节关节炎不适用于ACI和MACI,这些方法仅适用于局部缺损

取骨	• 从踝关节或同侧膝关节获取软骨细胞时要格外小心 • 如果没有完全破坏，脱落的软骨可以被利用 • 确保运输过程是适当的冷链
培养	• 这项服务由几家公司提供，它们提供了获取软骨细胞的培养基，在某些情况下，还提供了获取和移植软骨细胞的特殊工具
移植	• 小心准备足够大的区域来移植 • ACI或MACI必须有足够的暴露，这通常需要踝骨截骨术 • 术中应在截骨前和截骨后进行X线检查，截骨术应足以获得足够的OLT通路 • 不要挤压移植体（MACI） • 在注射软骨细胞（ACI）之前，确保骨膜瓣是不漏水的
康复	• 遵守康复计划，移植物需要时间来获得最终的稳定性和强度 • "太多，太快"是失败最常见的原因

术后处理

- 用无菌敷料覆盖伤口后，用背部夹板固定踝关节。
- 术后立即卧床48小时，踝关节不能移动，要用支具固定。
- 术后48小时取出引流管。关节以连续被动运动的方式运动。制动可能发生在较大缺损或韧带延长修复时。
- 在术后6周内，患者允许承受部分体重（10 kg），可不负重活动，包括伴随的物理治疗（类似于复杂踝关节骨折术后切开复位内固定方案）。
- 6周后，关节负荷允许逐渐增加（每2周增加20～30 kg），直至达到全身重量。
- 12周后，可在日常活动中负重，如中等阻力的骑车和游泳。
- 6个月后，可以考虑增加体育活动（如慢跑和滑冰）。然而，将ACI或MACI患者带回职业体育领域的经验却很少。在既往经验中，笔者已经看到大多数患者能够回到休闲运动。
- 目前还没有可用的数据来支持患者是否能重返接触性运动和对踝关节有高体能要求的运动。

预后

- 关于这种新治疗理念的数据有限，也没有长期的研究。
- Brittberg等[9]报道了他们的前14名连续治疗踝部ACI的患者的结果。在平均45个月的随访中，有12例被认为有所改善，其中11例有良好到极好的结果。
- Baums等[5]在对12名患者的前瞻性研究中，发现其AOFAS踝关节评分从43.5分提高到88.4分。
- Giannini等[22]在26个月的平均随访中，报告了后足-踝AOFAS平均得分从26分提高到91分。12个月的组织学分析显示，所有8例标本均为透明软骨。
- 在另一系列中，Giannini等的研究显示，16例ACI患者的软骨细胞取自分离的OLT片段，与7例ACI患者的软骨细胞取自患者同侧膝关节相比，差异无统计学意义。两组的后足-踝的AOFAS平均得分从54分提高到89分或90分。组织学表现、特异性软骨标志物表达、细胞活力、培养细胞增殖和再分化良好，分离片段培养软骨细胞的形态学和分子特征与生理性透明软骨相似[23]。
- 通过从分离的软骨碎片培养软骨细胞，可以避免供体部位的病变[23]。然而，通过从膝关节的空载区取出小片软骨，正如报道的从同侧膝关节获取骨软骨移植一样，供体位置问题的风险应该显著降低[43]。
- ACI后的MRI是具有挑战性的，植入后超过12个月可以发现水肿，特别是在延长骨移植。骨移植融合不完全、软骨下板不完整、高信号强度和水肿延长与较差的临床功能结果相关[10]。
- 结果的改善可以持续几年[4]。

并发症

- 在极少数情况下，获得的软骨细胞不适合培养。典型的原因是细胞活力不够或污染。在这种情况下，实验室会通知医生培养的软骨细胞情况。一种可能是做另一次关节镜来获取软骨细胞；当然，其他的治疗选择，如OATS或同种异体移植也可以考虑。
- 踝骨截骨延迟愈合：如果在连续的X线片上观察到愈合的进展，即使非常缓慢，笔者的经验是截骨术最终会愈合而没有并发症。然而，如果注意到截骨术有移位的风险影响到愈合的进展，则需要及时翻修、切开复位和植骨内固定。
- 移植组织的失败包括移植组织的脱落、脱层或骨化。尤其在骨膜瓣技术中，骨化是导致手术失败的常见原因。MACI技术中的骨化尚未见报道。
- 应用"三明治技术"治疗的V期病变中软骨下骨移植的

再吸收可导致移植失败。
- 肥大：纤维组织可在移植物宿主关节连接处或踝关节内形成，引起撞击，并可有效清除症状。ACI尤其容易发生纤维化或肥厚，在特定情况下，关节镜下清理对消除机械症状和避免移植物脱层至关重要。
- OLT的疼痛来源仍不明确，软骨表面修复手术的成功率肯定不是100%。因此，即使没有任何明显的并发症，疼痛也可能持续。
- 如果临床结果不令人满意，并且后续影像学研究提示移植物受累，踝关节镜检查是必要的。虽然重建关节段的移植物吸收或分层的失败可能是不可逆的，但并非所有的持续性症状都是由这些现象引起的。第2次关节镜检查可能表明软骨表面修复手术是成功的，但不足以修复表面比最初确定的更大面积的病变距骨。
- 在从膝关节获取软骨细胞的ACI中，存在持续性膝关节症状的风险。报道的持续性膝关节症状的患病率从低于10%[22,29,47]～50%[43]不等。术前教育患者了解这种风险是很重要的。由于Giannini等的[23]研究表明，分离的OLT片段培养的软骨细胞与取自患者同侧膝关节的软骨细胞之间没有统计学上的显著差异，因此笔者总是从踝关节采集软骨细胞，以将供体位置问题的风险降到最低[5]。根据笔者这样做的经验，没有发现这个方法有什么缺点。
- 一般外科并发症，如深静脉血栓形成，伤口愈合问题或感染也是可能的。

（王旭　译，施忠民　审校）

参考文献

[1] Al-Shaikh RA, Chou LB, Mann JA, et al. Autologous osteochondral grafting for talar cartilage defects. Foot Ankle Int 2002;23:381-389.

[2] Barnes CJ, Ferkel RD. Arthroscopic debridement and drilling of osteochondral lesions of the talus. Foot Ankle Clin 2003;8:243-257.

[3] Bartlett W, Skinner JA, Gooding CR, et al. Autologous chondrocyte implantation versus matrix-induced autologous chondrocyte implantation for osteochondral defects of the knee: a prospective, randomised study. J Bone Joint Surg Br 2005;87(5):640-645.

[4] Battaglia M, Vannini F, Buda R, et al. Arthroscopic autologous chondrocyte implantation in osteochondral lesions of the talus: mid-term T2-mapping MRI evaluation. Knee Surg Sports Traumatol Arthrosc 2011;19:1376-1384.

[5] Baums MH, Heidrich G, Schultz W, et al. Autologous chondrocyte transplantation for treating cartilage defects of the talus. J Bone Joint Surg Am 2006;88(2):303-308.

[6] Becher C, Thermann H. Results of microfracture in the treatment of articular cartilage defects of the talus. Foot Ankle Int 2005;26:583-589.

[7] Benthien RA, Sullivan RJ, Aronow MS. Adolescent osteochondral lesion of the talus. Ankle arthroscopy in pediatric patients. Foot Ankle Clin 2002;7:651-667.

[8] Berndt AL, Harty M. Transchondral fractures (osteochondritis dissecans) of the talus. J Bone Joint Surg Am 1959;41(6):988-1020.

[9] Brittberg M, Peterson L, Sjögren-Jansson E, et al. Articular cartilage engineering with autologous chondrocyte transplantation. A review of recent developments. J Bone Joint Surg Am 2003;85-A(suppl 3):109-115.

[10] Caumo F, Russo A, Faccioli N, et al. Autologous chondrocyte implantation: prospective MRI evaluation with clinical correlation. Radiol Med 2007;112:722-731.

[11] Cole AA, Margulis A, Kuettner KE. Distinguishing ankle and knee articular cartilage. Foot Ankle Clin 2003;8:305-316.

[12] Cuttica DJ, Smith WB, Hyer CF, et al. Osteochondral lesions of the talus: predictors of clinical outcome. Foot Ankle Int 2011;32:1045-1051.

[13] Dickhut A, Dexheimer V, Martin K, et al. Chondrogenesis of human mesenchymal stem cells by local transforming growth factor-beta delivery in a biphasic resorbable carrier. Tissue Eng Part A 2010;16:453-464.

[14] DiGiovanni BF, Fraga CJ, Cohen BE, et al. Associated injuries found in chronic lateral ankle instability. Foot Ankle Int 2000;21:809-815.

[15] Dipaola JD, Nelson DW, Colville MR. Characterizing osteochondral lesions by magnetic resonance imaging. Arthroscopy 1991;7:101-104.

[16] Easley ME, Scranton PE Jr. Osteochondral autologous transfer system. Foot Ankle Clin 2003;8:275-290.

[17] Elias I, Jung JW, Raikin SM, et al. Osteochondral lesions of the talus: change in MRI findings over time in talar lesions without operative intervention and implications for staging systems. Foot Ankle Int 2006;27:157-166.

[18] Elias I, Zoga AC, Morrison WB, et al. Osteochondral lesions of the talus: localization and morphologic data from 424 patients using a novel anatomical grid scheme. Foot Ankle Int 2007;28:154-161.

[19] Feeney S, Rees S, Tagoe M. Tricortical calcaneal bone graft and management of the donor site. J Foot Ankle Surg 2007;46:80-85.

[20] Ferkel RD, Sgaglione NA. Arthroscopic treatment of osteochondral lesions of the talus: long-term results. Orthop Trans 1993;17:1011.

[21] Geideman W, Early JS, Brodsky J. Clinical results of harvesting autogenous cancellous graft from the ipsilateral proximal tibia for use in foot and ankle surgery. Foot Ankle Int 2004;25:451-455.

[22] Giannini S, Buda R, Grigolo B, et al. Autologous chondrocyte transplantation in osteochondral lesions of the ankle joint. Foot Ankle Int 2001;22:513-517.

[23] Giannini S, Buda R, Grigolo B, et al. The detached osteochondral fragment as a source of cells for autologous chondrocyte implantation (ACI) in the ankle joint. Osteoarthritis Cartilage 2005;13:601-607.

[24] Giannini S, Buda R, Vannini F, et al. One-step bone marrow-derived cell transplantation in talar osteochondral lesions. Clin Orthop Relat Res 2009;467:3307-3320.

[25] Giannini S, Vannini F. Operative treatment of osteochondral lesions of the talar dome: current concepts review. Foot Ankle Int 2004;25:168-175.

[26] Gould N. Repair of lateral ligament of ankle. Foot Ankle 1987;8:55-58.

[27] Gross AE, Agnidis Z, Hutchison CR. Osteochondral defects of the talus treated with fresh osteochondral allograft transplantation. Foot Ankle Int 2001;22:385-391.

[28] Guhl JF. Arthroscopic treatment of osteochondritis dissecans. Clin Orthop Relat Res 1982;(167):65-74.

[29] Hangody L. The mosaicplasty technique for osteochondral lesions of the talus. Foot Ankle Clin 2003;8:259-273.

[30] Hepple S, Winson IG, Glew D. Osteochondral lesions of the talus: a revised classification. Foot Ankle Int 1999;20:789-793.

[31] Kelbérine F, Frank A. Arthroscopic treatment of osteochondral lesions of the talar dome: a retrospective study of 48 cases. Arthroscopy 1999;15:77-84.

[32] Koch S, Kampen WU, Laprell H. Cartilage and bone morphology in osteochondritis dissecans. Knee Surg Sports Traumatol Arthrosc 1997;5:42-45.

[33] Komenda GA, Ferkel RD. Arthroscopic findings associated with the unstable ankle. Foot Ankle Int 1999;20:708-713.

[34] Mandelbaum BR, Gerhardt MB, Peterson L. Autologous chondrocyte implantation of the talus. Arthroscopy 2003;19 (suppl 1):129-137.

[35] McCullough CJ, Venugopal V. Osteochondritis dissecans of the talus: the natural history. Clin Orthop Relat Res 1979;(144):264-268.

[36] Muir D, Saltzman CL, Tochigi Y, et al. Talar dome access for osteochondral lesions. Am J Sports Med 2006;34:1457-1463.

[37] Myerson MS, Neufeld SK, Uribe J. Fresh-frozen structural allografts in the foot and ankle. J Bone Joint Surg Am 2005;87(1):113-120.

[38] Nehrer S, Spector M, Minas T. Histologic analysis of tissue after failed cartilage repair procedures. Clin Orthop Relat Res 1999;(365):149-162.

[39] Outerbridge RE. The etiology of chondromalacia patellae. J Bone Joint Surg Br 1961;43-B:752-757.

[40] Oznur A. Medial malleolar window approach for osteochondral lesions of the talus. Foot Ankle Int 2001;22:841-842.

[41] Radke S, Vispo-Seara J, Walther M, et al. Osteochondral lesions of the talus—indications for MRI with a contrast agent [in German]. Z Orthop Ihre Grenzgeb 2004;142:618-624.

[42] Raikin SM, Brislin K. Local bone graft harvested from the distal tibia or calcaneus for surgery of the foot and ankle. Foot Ankle Int 2005;26:449-453.

[43] Reddy S, Pedowitz DI, Parekh SG, et al. The morbidity associated with osteochondral harvest from asymptomatic knees for the treatment of osteochondral lesions of the talus. Am J Sports Med 2007;35:80-85.

[44] Sammarco GJ, Makwana NK. Treatment of talar osteochondral lesions using local osteochondral graft. Foot Ankle Int 2002;23:693-698.

[45] Schuman L, Struijs PA, van Dijk CN. Arthroscopic treatment for osteochondral defects of the talus. Results at follow-up at 2 to 11 years. J Bone Joint Surg Br 2002;84(3):364-368.

[46] Scranton PE. Osteochondral lesions of the talus. In: Nunley JA, Pfeffer GB, Sanders RW, et al, eds. Advanced Reconstruction Foot and Ankle, ed 1. Rosemont, IL: AAOS, 2004:261-266.

[47] Scranton PE Jr, Frey CC, Feder KS. Outcome of osteochondral autograft transplantation for type-V cystic osteochondral lesions of the talus. J Bone Joint Surg Br 2006;88(5):614-619.

[48] Shea MP, Manoli A II. Osteochondral lesions of the talar dome. Foot Ankle 1993;14:48-55.

[49] Shearer C, Loomer R, Clement D. Nonoperatively managed stage 5 osteochondral talar lesions. Foot Ankle Int 2002;23:651-654.

[50] Tochigi Y, Amendola A, Muir D, et al. Surgical approach for centrolateral talar osteochondral lesions with an anterolateral osteotomy. Foot Ankle Int 2002;23:1038-1039.

[51] Toth AP, Easley ME. Ankle chondral injuries and repair. Foot Ankle Clin 2000;5:799-840.

[52] Walther M, Martin K. Scaffold based reconstruction of focal full thickness talar cartilage defects. Clin Res Foot Ankle 2013;1:115. doi:10.4172/2329-910X.1000115.

[53] Wester JU, Jensen IE, Rasmussen F, et al. Osteochondral lesions of the talar dome in children. A 24 (7-36) year follow-up of 13 cases. Acta Orthop Scand 1994;65:110-112.

[54] Whittaker JP, Smith G, Makwana N, et al. Early results of autologous chondrocyte implantation in the talus. J Bone Joint Surg Br 2005;87(2):179-183.

[55] Wiewiorski M, Leumann A, Buettner O, et al. Autologous matrixinduced chondrogenesis aided reconstruction of a large focal osteochondral lesion of the talus. Arch Orthop Trauma Surg 2011;131:293-296.

[56] Young KW, Deland JT, Lee KT, et al. Medial approaches to osteochondral lesion of the talus without medial malleolar osteotomy. Knee Surg Sports Traumatol Arthrosc 2010;18:634-637.

[57] Zheng MH, Willers C, Kirilak L, et al. Matrix-induced autologous chondrocyte implantation (MACI): biological and histological assessment. Tissue Eng 2007;13:737-746.

第103章 改良Brostrom和Brostrom-Evans方法

Modified Brostrom and Brostrom-Evans Procedures

Paul J. Hecht, Justin S. Cummins, Dean C. Taylor, and Mark E. Easley

定义

- 外侧踝关节损伤是运动人群中最常见的肌肉骨骼损伤。
- 在一般人群中，多年报道的发病率高达7/1 000。
- 10%～20%的扭伤进展为一些慢性综合征。
- 确定患者的不稳定性是功能性(即主观无力)还是机械性(即运动超出正常生理极限)对于制订治疗建议很重要。

解剖

- 踝关节外侧韧带复合体由距腓前韧带(ATFL)、跟腓韧带(CFL)和距腓后韧带(PTFL)组成。
- ATFL起源于腓骨远端的前侧面，并插入距骨颈的侧面。它往往定义不清，在长期扭伤的踝关节，可能表现为一个囊膜扩张。
- ATFL限制了距骨的前移，踝关节处于中立位，当踝关节跖屈时，ATFL成为初始的限制内翻结构。
- CFL来源于腓骨尖端和跟骨侧壁上的附着点(图1A、B)。
  - CFL的直径为4～6 mm，长度为13 mm，从腓骨尖端向后10°～45°。
  - CFL的功能是抵抗踝关节处于中立位时的内翻。
- 距骨的前缘比后缘宽，这使得踝关节在跖屈时更容易内翻损伤。
- 腓骨肌腱为踝关节提供动态稳定性。

发病机制

- 踝关节在跖屈时收到内翻应力是最常见的损伤机制。
- ATFL通常是第一个受伤韧带，其次是CFL。
- 韧带断裂最常见的是中段撕裂或从距骨上撕脱。

自然病程

- 尽管外踝关节损伤的发生率相对较高，但大多数患者在非手术治疗中表现良好。
- 患者在经历最初的损伤后，再次发生外踝扭伤的风险增加，并且不能完全恢复。
- 慢性外侧不稳定可能导致踝关节功能逐渐丧失和踝关节骨性关节炎的发生。

病史和体格检查

- 慢性踝关节不稳定的患者经常出现疼痛以及轻微刺激引起的多发性扭伤。
- 症状持续时间、引起扭伤的事件类型、功能支具的需要和以前的治疗对于确定治疗建议很重要。
- 如果在不稳定发作之间出现疼痛，也应考虑踝关节周围的其他损伤。
- 前抽屉试验检查如果与对侧踝关节有明显不同的骨性终点则为明显阳性。
- 查体技术包括：
  - 触诊：触诊ATFL、CFL、结缔组织、内踝和外踝、腓骨肌腱、第5跖骨基底和跟骨前突。

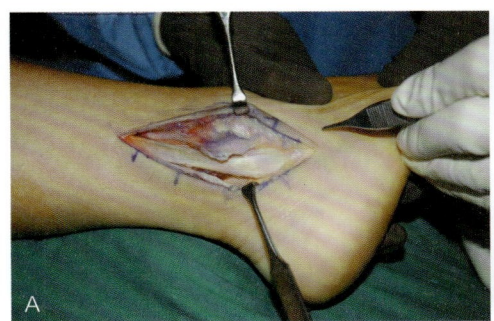 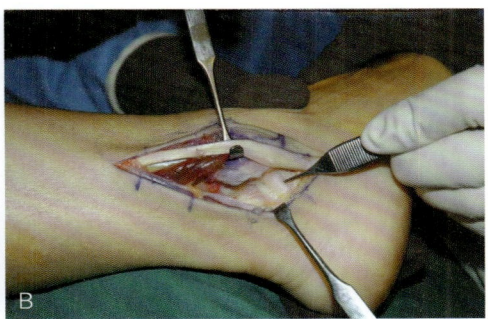

图1 如修复腓骨肌腱脱位的手术所示，CFL位于腓骨肌腱深面。A. 腓骨肌腱的解剖位置。B. 当腓骨肌腱收缩时确认为CFL。

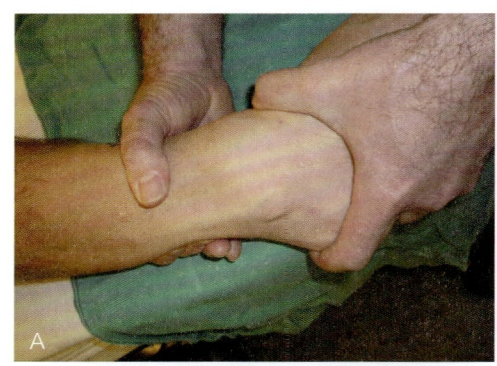

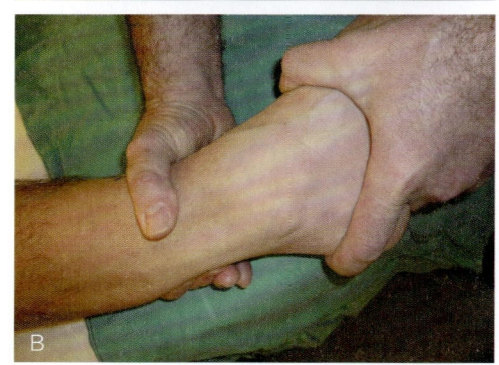

图2 前抽屉试验。A. 踝关节复位。B. 前半脱位。

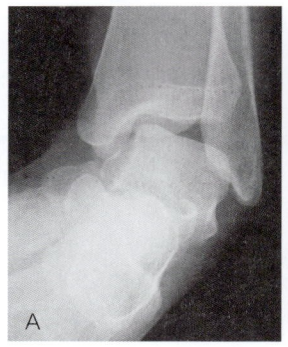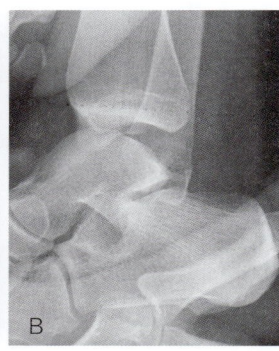

图3 X线片下应力试验。A. 距骨倾斜试验阳性。B. 前抽屉试验阳性。

- 前抽屉试验（图2A、B）：踝关节固定在跖屈处，距骨相对于胫骨向前移动。如果内侧结构完好，位移是有旋转的。比对侧踝关节多5 mm的相对平移或有9~10 mm的绝对平移是前抽屉试验阳性，提示有不完整的ATFL。ATFL损伤分级包括：Ⅰ，拉伸；Ⅱ，部分撕裂；Ⅲ，完全破裂；在急诊是最有助于评估哪些结构受到损伤。
- 距骨倾斜：踝关节中立位脚后跟内翻，运动范围与对侧踝关节比较，内翻角度增加提示CFL损伤。
- 力线：评估后足站立的力线，后足内翻位的踝关节容易发生内翻损伤。

影像学和其他诊断性检查

- 标准摄片应包括站立的前后位（AP）、侧位和踝穴位片，以评估胫骨前缘骨赘、距骨外生骨疣、距骨软骨病变或关节内游离体。
- 可通过踝关节内翻应力穴位片评估距骨倾斜（图3A）。
  - 还应获得对侧踝关节的对照片。
  - 距骨倾斜角度大于10°，或大于对侧踝关节5°，被认为是病理性松弛。
- 前向平移应力射线片可通过进行前抽屉试验和拍摄侧位射线片（图3B）获得。
  - 还应获得对侧踝关节的对照应力片。

- 前移大于对侧踝关节5 mm，或绝对值 > 9 mm，提示不稳定。
- 应力射线片可能有帮助，但体格检查仍然是评估不稳定性的金标准。
- MRI可用于评估韧带损伤、腓骨肌腱病理学和疑似骨软骨损伤。

鉴别诊断

- 距骨侧突骨折。
- 跟骨前突骨折。
- 第5跖骨基底部骨折。
- 跗骨桥。
- 距骨或胫骨骨软骨损伤。
- 距下不稳定。
- 结缔组织损伤。
- 腓浅神经或腓肠神经的神经失用。
- 腓骨肌腱撕裂。
- 腓骨不稳定。
- 跗骨窦综合征。
- 踝关节前外侧软组织撞击。

非手术治疗

- 物理治疗应是慢性不稳定患者的首选方法。
  - 本体感觉训练和腓骨肌腱强化训练是最重要的特征。
  - 治疗的持续时间因力量差别和项目强度而异。
- 用绷带或支具对踝关节进行外部稳定是有效的。
  - 绷带固定提供胫距关节稳定性，但随着活动会迅速失效。
  - 可重复使用的支架具有类似的稳定性，但不会因为活动而失效。
- 当足或踝关节关节力线所致不稳定时，也可使用矫形装置和矫形鞋。

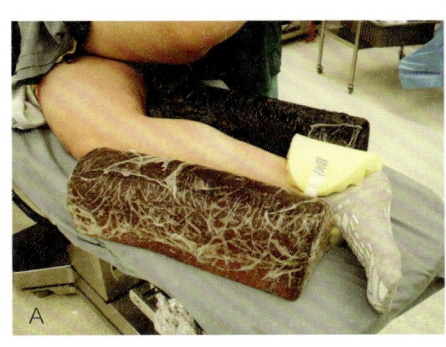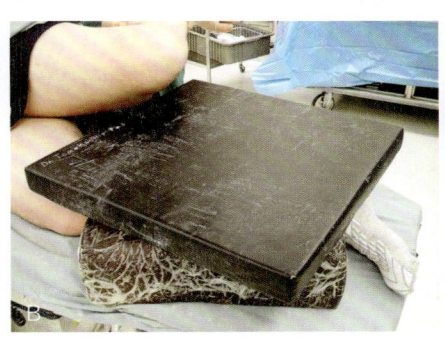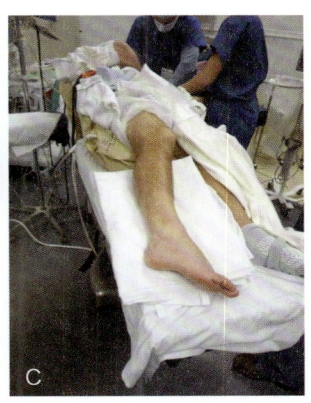

图4 当患者处于侧卧位时,非手术肢体应加垫。A. 凝胶垫中的非手术腿。B. 在保护非手术腿的情况下,可以使用平台来方便手术腿的定位。C. 或者,在侧卧位定位,使用一堆折叠的床单让手术腿放松。

手术治疗

- 如果患者3～6个月的保守治疗失败,并且持续出现功能和机械不稳定的体征和症状,他或她将成为改良Brostrom手术或改良Brostrom-Evans手术的候选者,这是改良Brostrom手术和改良Evans手术的组合,其中腓骨短肌(PR)的前50%以肌腱附着在腓骨上。
- Brostrom-Evans手术的适应证。
  - 需要比较大的限制内翻的运动员或患者,如足球巡线员,他们不需要像后卫那样的后足灵活性。
  - 计划解剖修复,但比预期的不稳定性更大,尤其是在内翻应力的情况下,并且在术中确定需要比仅用改良的Brostrom手术更大的对内翻的限制。
  - 腓骨短肌纵向撕裂的踝关节外侧不稳定。

术前计划

- 必须考虑病史,这种解剖修复的相对禁忌证是全身性韧带松弛,这可能在Ehlers-Danlos综合征中遇到。
- 仔细体格检查,如果出现足跟内翻,则应考虑采用Dwyer型跟骨截骨术。
- 如果存在骨软骨损伤,在重建韧带时应结合关节镜或开放性手术治疗骨软骨缺损。

体位

- 将患者置于侧卧位,在骨突起处垫上适当的衬垫,以避免损伤皮下结构(图4A、B)。
- 手术台上使用靠垫或毯子。
- 用4条或5条毛巾做成的"包块"至于踝关节近侧,形成内翻或内翻位,以便更好地暴露外侧;或者放在踝关节远端形成外翻或外翻位,以接近修复的边缘(图4C)。

入路

- 两种常用切口。
  - J形切口(图5A)。
    - 切口是从腓骨远端沿其前缘踝穴近侧平面的位置开始的。
    - 不提供最佳的腓骨肌腱通道。
  - 弧形延长暴露(图5B)。
    - 腓骨后端弧形切口,延伸到跗骨窦区。
    - 全面暴露前踝、ATFL、CFL和腓骨肌腱。

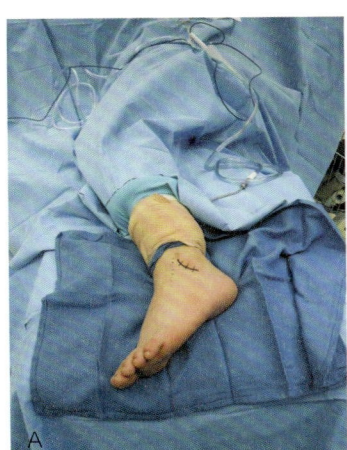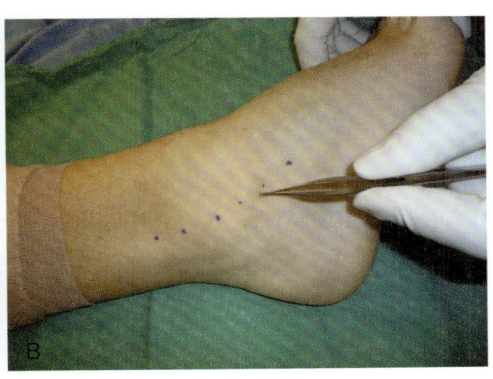

图5 A. 关于腓骨前远端的传统J形切口。B. 外踝弧形延长暴露切口。这一方法有助于暴露腓骨肌腱;用于有相关的腓骨肌腱病理改变。

改良Brostrom术解剖缝合固定修复踝关节外侧副韧带

- 给予围手术期抗生素。
- 按描述摆放体位，放置大腿上血带，并进行标准骨科手术准备和铺巾，止血带充气。
- 切口如手术治疗部分（技术图1A）所述。
- 将包块放在踝关节近侧，进行解剖以分离下伸肌支持带。
- 关节囊与皮肤切口成一条直线切开，位于腓骨前缘的远端。ATFL可能可见，也可能不可见。
- 检查CFL，这种检查连同术前评估用来决定是否需要修复韧带。
- 检查关节是否有软骨损伤。
- 在腓骨前部和外侧进行骨膜下剥离，将皮瓣提起3～6 mm宽。
- 使用刮匙和咬骨钳，在腓骨前缘的前侧面和侧面形成一个槽，深约3 mm，宽约3 mm。
- 如果不需要CFL修复，则将一个带2根2号纤维缝合线的皮质骨锚钉拧入槽中央。如果进行了CFL修复，则再使用第二个带2号纤维线的锚钉（技术图1B）。
- 彻底冲洗关节，并开始精确修复。移动包块，使其位于足外侧边缘下方，如有必要，在修复CFL前，将距下关节和踝关节置于外翻位置。
- 关节囊韧带和ATFL修复是通过将缝线从深到浅以水平的方式缝合进行的。"韧带"通过在腓骨处形成凹槽而缩短。如果需要进一步缩短，可以从远端切割边缘修剪关节囊。
- 通过使用2-0可吸收缝线8字缝合将下伸肌支持带缝合到骨膜瓣，形成第二层强化修复层。
- 皮肤分层闭合，皮下层3-0可吸收缝线缝合，皮肤使用订书钉或皮下缝合。
- 使用敷料，并使用短腿非承重夹板。

典型案例（由Mark E. Easley医生提供）

- 在麻醉下检查确认踝关节不稳定。
- 在腓骨后端做一个弧形切口，一直延伸到跗窦区（技术图2）。
  - 保护腓肠神经后方浅表的腓浅神经。
- 准备下伸肌支持带。
  - 识别并移动下伸肌支持带（技术图3A、B）。
  - 相对较薄的浅表结构。
- 识别、检查和保护腓骨肌腱（技术图3C、D）。
- 前关节切开术。
  - 分离关节囊，包括ATFL和CFL（技术图4A、B）。
  - 保护腓骨肌腱（技术图4C）。
  - 切除胫腓前下韧带（Bassett韧带）（技术图4D）。
    - 通常出现在踝关节扭伤后。
    - 踝关节前外侧软组织撞击的可能性。

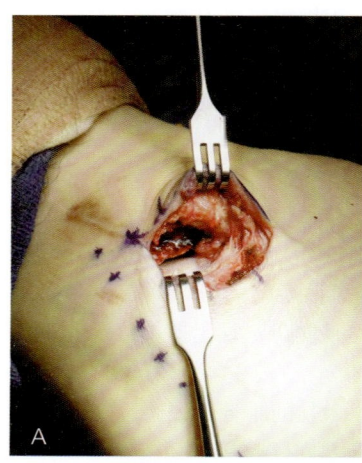
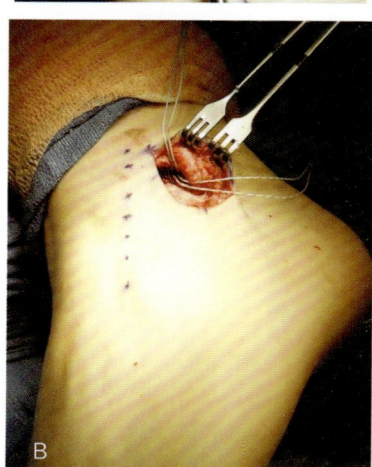

技术图1 A. 传统入路实行改良Brostrom手术修复。B. 带线锚钉置于腓骨远端。

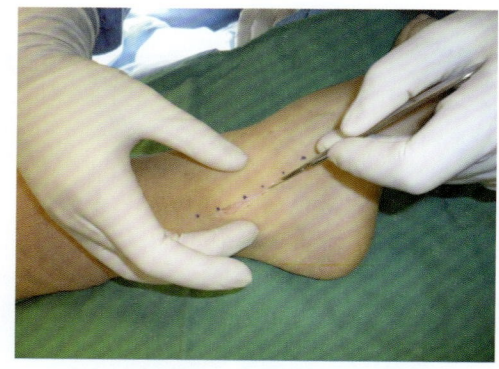

技术图2 踝关节外侧副韧带的弧形延长切口。

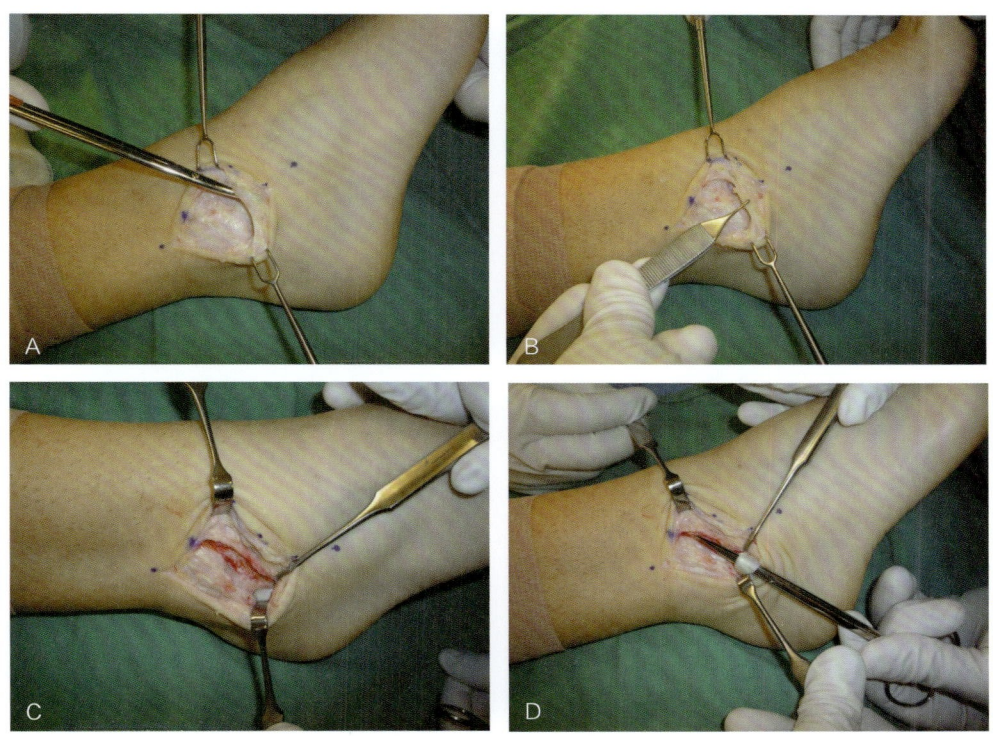

技术图3 A、B. 调动下伸肌支持带，以加强修复（Brostrom方法的Gould改良）。A. 识别下伸肌支持带。B. 展示支持带可以向前提拉。C、D. 识别、检查和保护腓骨肌腱。C. 识别肌腱。D. 检查肌腱。

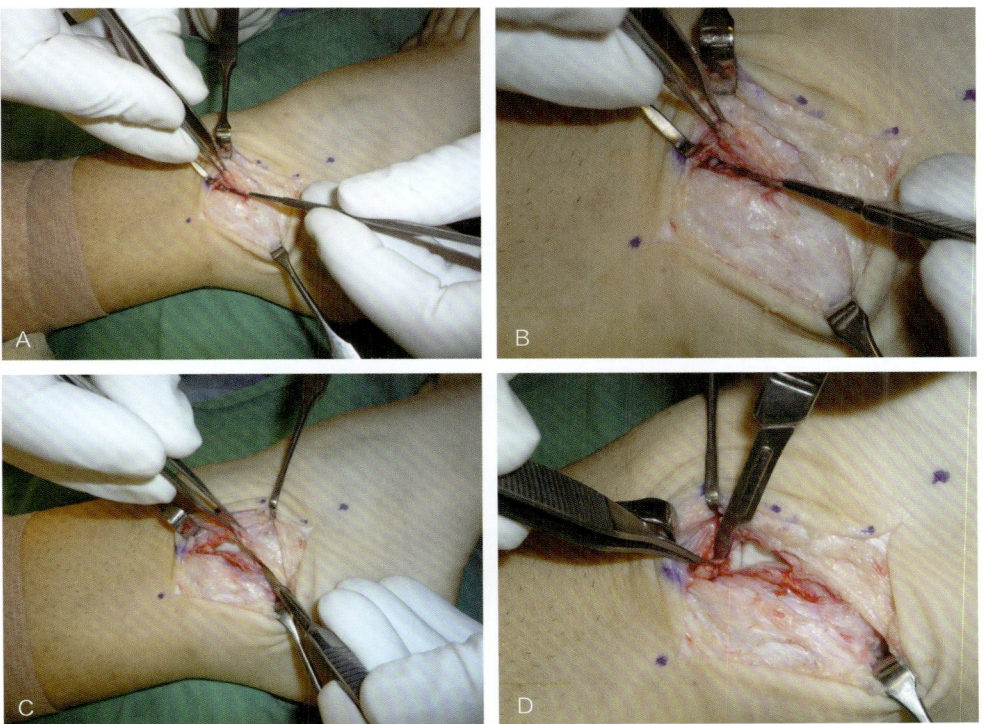

技术图4 前关节囊切开术。A～C. 前外侧囊从腓骨远端提升。D. 暴露胫前外侧关节，检查距骨关节软骨，切除肥大的胫腓前下韧带（Basset韧带）（多发性踝关节扭伤后，经常发生踝关节前外侧软组织撞击）。

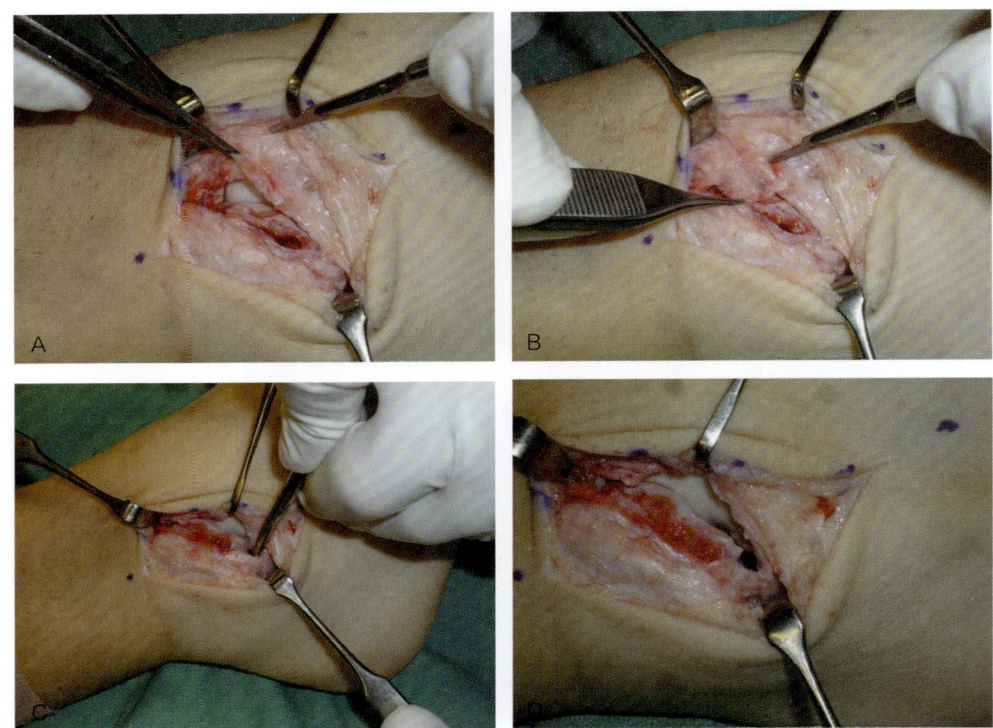

技术图5 识别外侧关节囊内的ATFL和CFL，这些结构代表外侧关节囊内的复合体。A、B. ATFL及其在腓骨上的解剖位置。C、D. CFL通过踝关节/后足内翻进行鉴定和功能测试。

- 检查外侧距骨穹隆是否有软骨缺损。
- 识别ATFL和CFL（技术图5A～D），这些是关节囊内的复合体。
- 开发腓骨远端骨膜瓣（技术图6A、B），作为额外的修复加强。
- 准备腓骨前远端，以便再次连接囊和韧带。
  - 用一个咬骨钳制造一个槽（技术图6C）。
  - ATFL和CFL的解剖足迹预先为缝合锚定钻孔（技术图6D、E）。
- 放置缝合锚钉（技术图7A、B）。
  - 调整它们的方向，使它们不会。
    - 相互干扰。
    - 干扰关节。
    - 侵犯腓骨后皮质，刺激腓骨肌腱。
  - 测试缝合锚的稳定性（技术图7C）。
    - 用锚钉提拉肢体，即使锚钉失效，笔者希望他们现在就这样做，这样问题就可以即刻得到纠正。
- 将各缝线穿过CFL、相邻关节囊和ATFL（技术图7D～F）。
- 测试缝合线，确保它们确实将关节囊的适当部分推进到腓骨远端的所需位置（技术图7G）。
- 正确定位踝关节以固定缝线（技术图8A）。
  - 复位踝穴内的距骨。
  - 避免距骨在踝穴内前移。
  - 踝关节背屈至中立位。
  - 保持轻微的后足外翻。

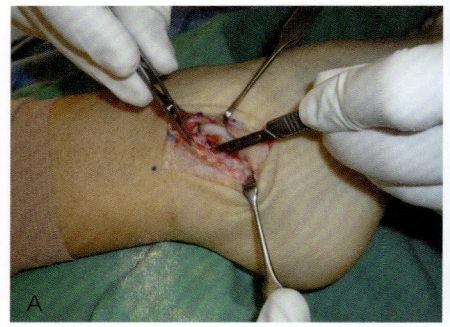
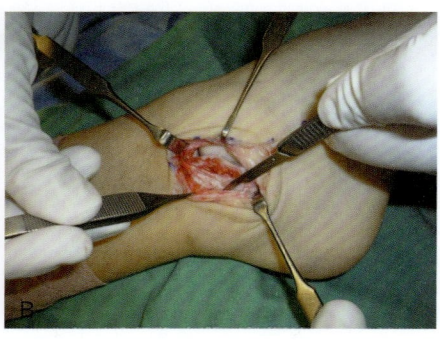

技术图6 腓骨远端骨膜瓣。这种骨膜瓣可以开发成另一层修复。A、B. 移动腓骨远端骨膜瓣。

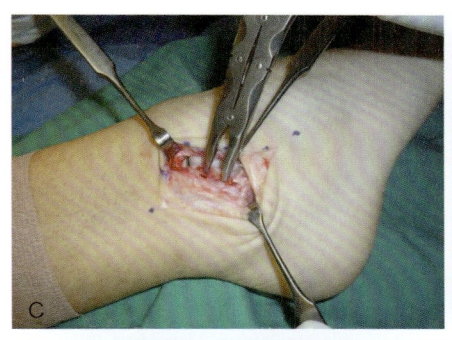
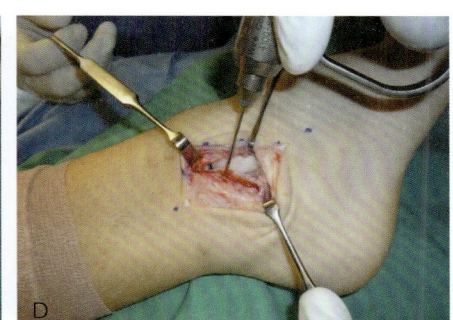
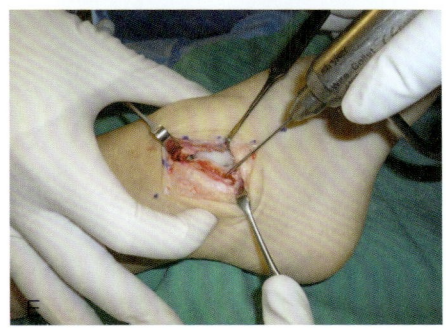

技术图6（续） C. 使用咬骨钳准备远端腓骨以重新连接关节囊。D、E. 缝合锚钉的预钻孔。首先，在ATFL的解剖足迹上钻孔。其次，在CFL的解剖足迹上钻孔。

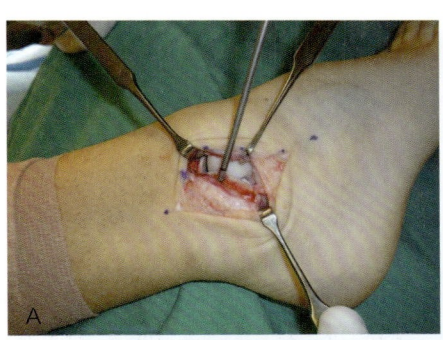
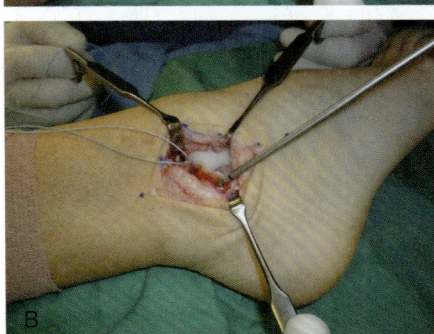
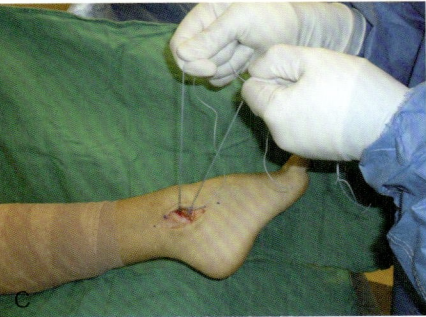
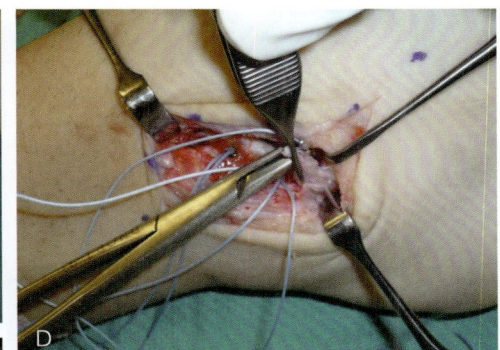
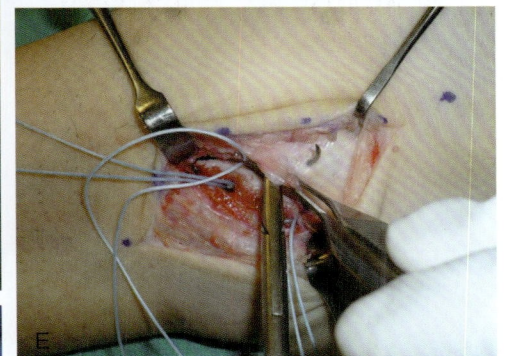

技术图7 缝合锚。A. ATFL足迹中的第1个锚。B. CFL解剖足印中的第2个锚。C. 用锚钉缝线从手术室台上提起肢体，测试缝合锚的稳定性。D～G. 锚钉缝线穿过各自的关节囊复合体。D. 穿过CFL缝合。E. 缝合与CFL相邻的关节囊后侧部分。

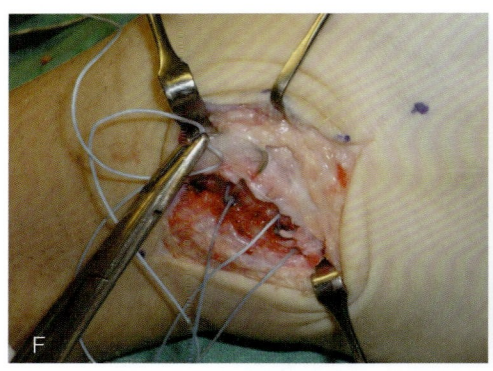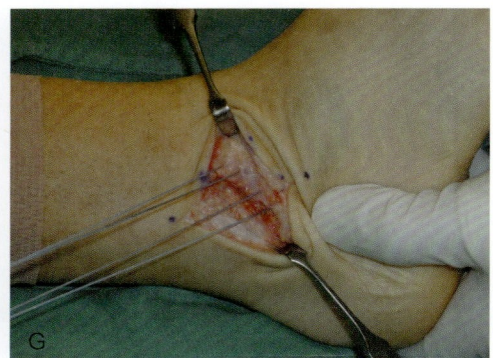

技术图7（续）　F、G. 通过ATFL缝合。

- 缝合线打结(技术图8B～D)。
- 锚钉缝线打结后,检查修复的稳定性(技术图8E)。
- 将锚钉缝线穿过腓骨远端骨膜瓣(技术图9A～C)。
  - 这起到加强修补作用。
  - 从骨膜到腓骨远端前方的关节囊再缝合(技术图9D、E)。
  - 用下伸肌支持带进一步加强修复。
  - 保护腓骨肌腱,因为它们与下伸肌支持带非常接近(技术图10A)。
  - 将下支持带推进腓骨远端关节囊是(Nathaniel)Gould对踝关节外侧副韧带重建的改良(技术图10B～D)。
- 如果可能,推进下支持带,使软组织覆盖在有时会突出的不可吸收的锚钉线结。对前抽屉和距骨倾斜试验进行最终检查,以确保踝关节稳定性已恢复(技术图11A)。
- 关闭伤口(技术图11B)。

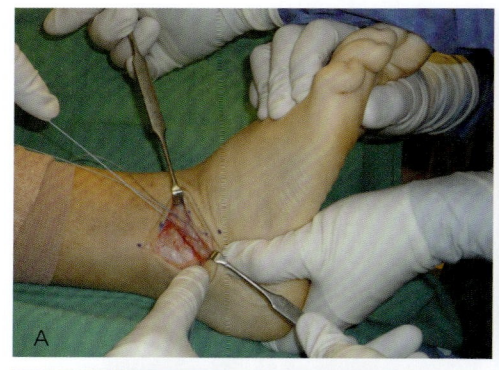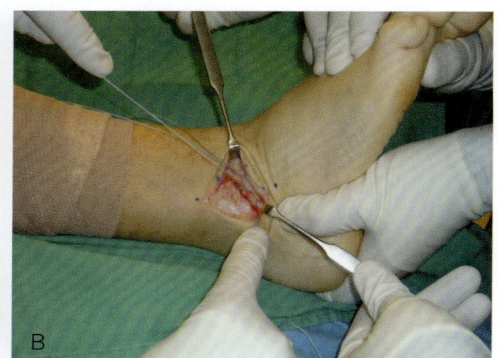

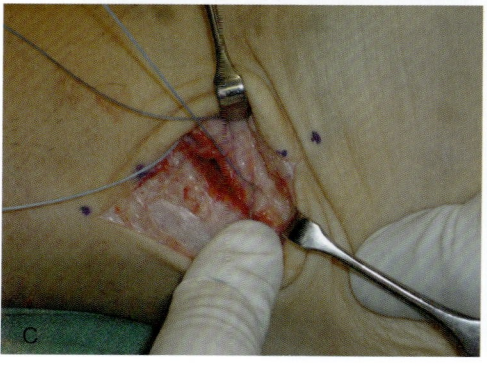

技术图8　A. 在重新连接韧带和关节囊之前,复位踝穴内的距骨。踝关节背屈,后方推力将距骨维持在踝关节内。尽管有覆盖物,但在胫骨远端下方放置了一个隆起物,使得足后跟能够在不干扰手术台情况下向后移动。足跟保持轻微外翻。B～D. 在踝关节保持在最佳位置的同时固定缝线。B. 保护腓骨肌腱。C. 固定CFL和更多后方关节囊。

第103章 改良 Brostrom 和 Brostrom-Evans 方法

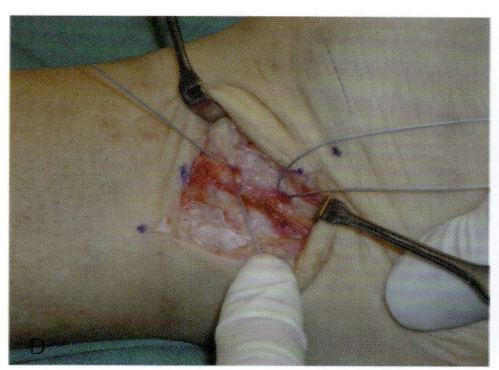
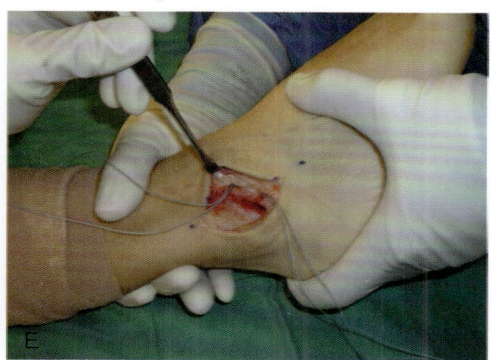

技术图8（续） D. 固定ATFL。E. 重新检查前抽屉试验，以确定主要缝线是否安全地保持踝关节稳定性。

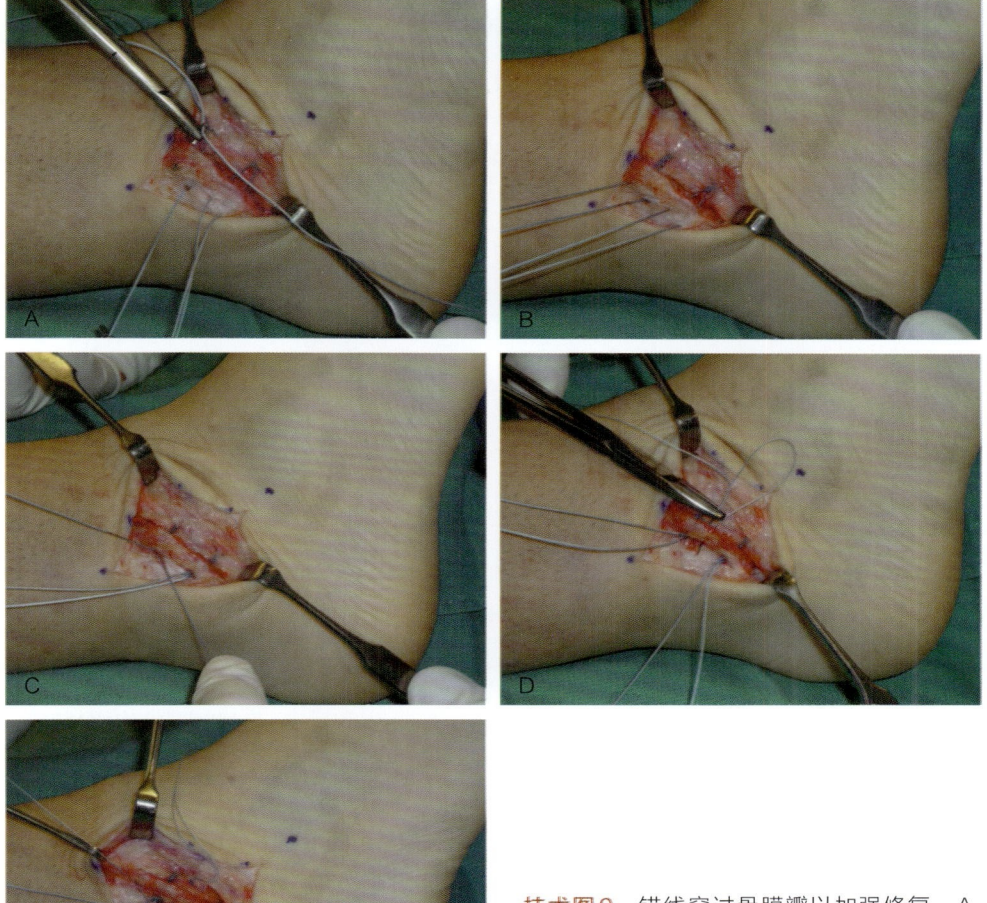

技术图9 锚线穿过骨膜瓣以加强修复。A. 通过骨膜瓣缝合。B. 检查稳定性。C. 固定缝线。D、E. 用额外的缝线加固修复。D. 将缝线从关节囊穿向腓骨骨膜瓣。E. 固定这些缝线。

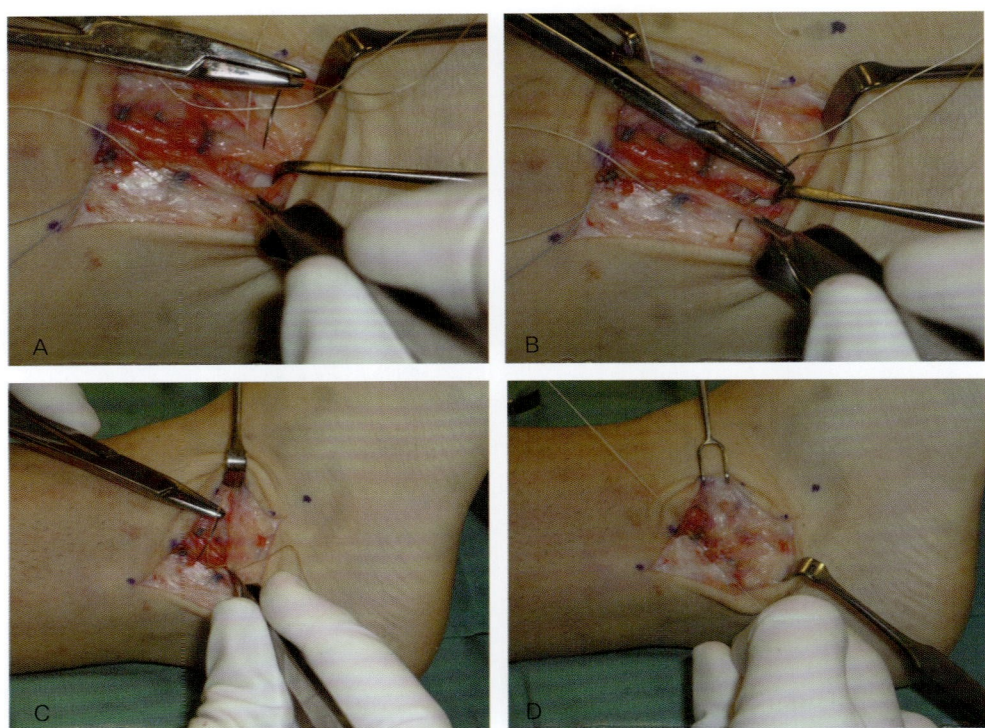

技术图 10 Brostrom 方法的 Gould 改良。A. 保护腓骨肌腱。B. 下伸肌支持带后移更多。C. 前移。D. 尝试用支持带覆盖永久性锚钉缝线。

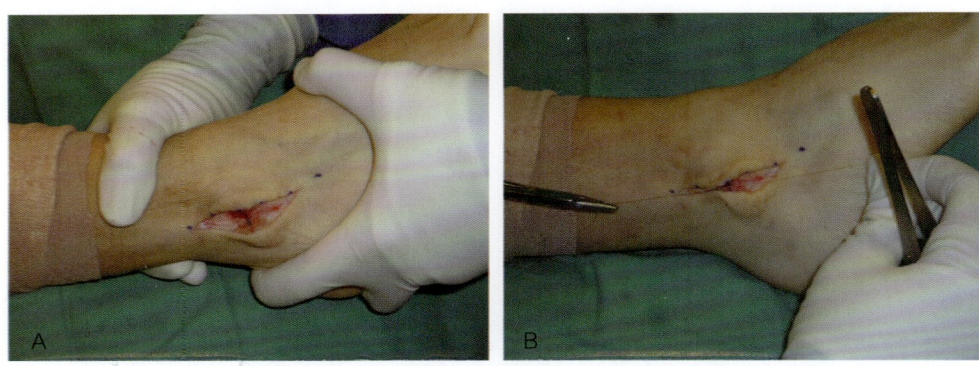

技术图 11 A. 前抽屉和距骨倾斜试验的最终检查,以确保修复满意。B. 关闭伤口。

改良的 Brostrom-Evans 术式

- 与改良 Brostrom 术式相同的体位和方法。
- ATFL 和 CFL 由腓骨上的关节囊袖内松解,方法与改良 Brostrom 方法相同(技术图 12A)。
- 准备 PR 肌腱。
  - PR 位于腓骨上支持带(SPR)的远端和近端,保持完整。
  - PR 纵向撕裂,前部 50% 近端松解(技术图 12B)。
    - 在保持 SPR 完整的同时,使用一条穿过 SPR 下方的缝合线将 PR 分开,该缝合线用于将 PR 分为前支和后支,起到"锯"的作用,将肌腱沿其纵向纤维分开。
    - 近侧松解后,PR 前支远端通过 SPR 下方。
- 将 PR 前支穿过腓骨。
  - 在腓骨远端钻一个斜向隧道(技术图 13A)。
  - 将前 50% 的 PR 从远端向近端穿过隧道(技术图 13B)。
  - 完成改良的 Brostrom 术式(技术图 13C、D)。
    - 踝关节保持在中立位。
    - 距骨保持在踝穴处。
  - 后足保持轻微外翻。

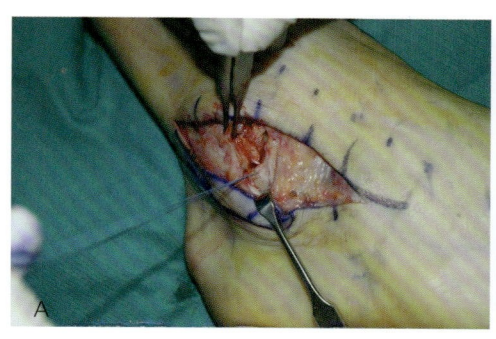 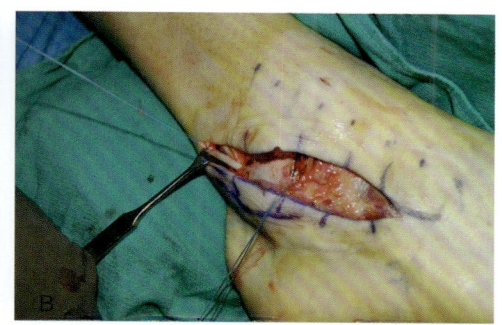

技术图12　A. 准备踝关节外侧副韧带复合体，就像单纯的改良Brostrom手术。B. 分离前50%的PR肌腱。

- 用改良Evans增强改良Brostrom。
  - PR的前支固定在腓骨骨膜上，在隧道的前后侧。
    - 避免过度外翻或张力过大，因为可能会发生张力过大；目的是限制内翻，而不是完全缺乏内翻。
    - 通常，通过隧道后，可以将PR的前支缝在腓骨上，以进一步加强修复（技术图13E、F）。
- 通过前抽屉试验，特别是内翻应力试验（技术图13G、H）检查踝关节稳定性。

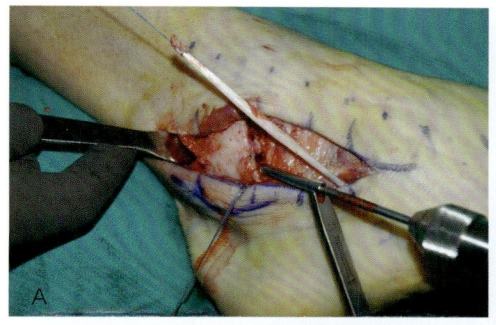
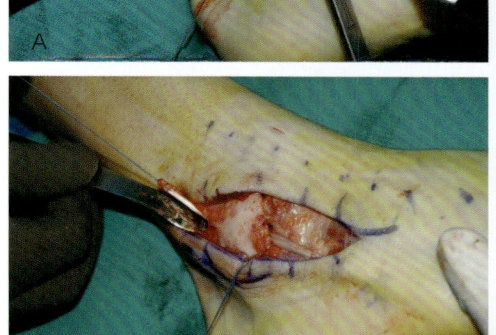
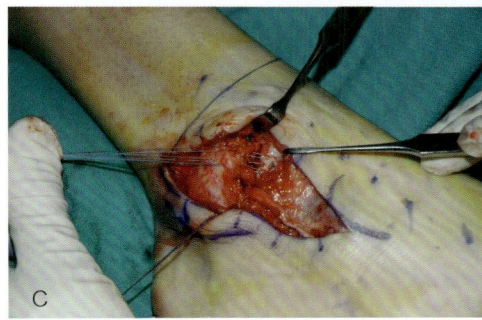
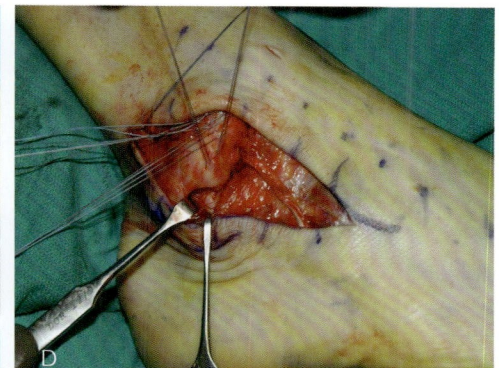
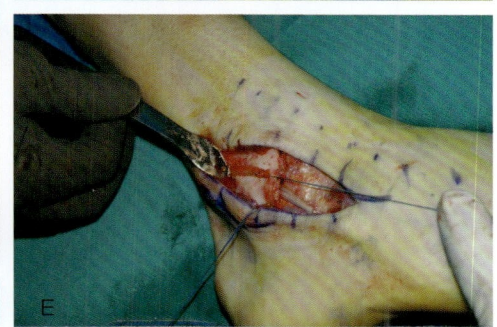

技术图13　A. 横切近端肌腱的前50%，并在完整的腓浅支持带下方穿过这一半的PR肌腱。从远端向近端钻一腓骨隧道。B. 从远端向近端，将PR的前支穿过隧道。C、D. 完成改良的Brostrom术式。

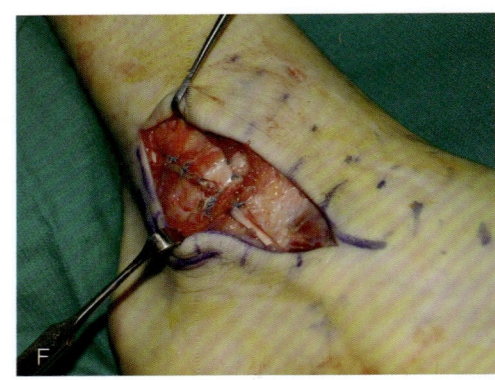
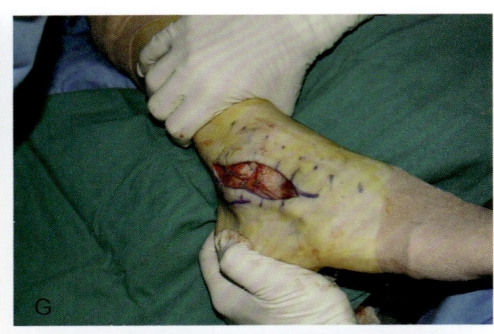
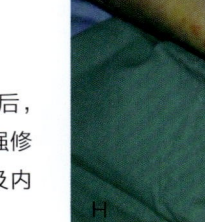

技术图 13（续） E、F. 穿过腓骨隧道后，PR 的前支可在腓骨上方远端折叠，以增强修复。检查踝关节稳定性：前抽屉（G）以及内翻应力（H）测试。

要点与失误防范

切口	• 在做传统的 J 形切口时，确保它位于腓骨远端，而不是距骨的侧面。仔细触摸体表标记
使用包块/缓冲垫	• 体位就是一切。同侧臀部下方的靠垫确保腿保持在最佳位置，从而保持踝关节外侧充足的暴露。手术踝关节下方的靠垫也很有用，可以改善对外侧踝关节的暴露
固定缝线时的踝关节位置	• 复位踝穴内的距骨。将踝关节背伸，将距骨向后推到踝穴内，保持轻微的后足外翻。在胫骨远端下方使用隆起物是很有用的，这样可以将足向后推
保护腓浅神经	腓浅神经穿过传统 J 形切口手术入路的前面，对延长入路也潜在性地同样如此，小心不要损伤神经

术后处理

- 患者在 10～14 天内第一次更换石膏前，应保持不负重状态。
- 在术后第一次就诊时，取出夹板并评估伤口。如果没有发现问题，拆线，并在随后的 4～5 周内将患肢置于短腿负重石膏中，考虑尽早使用踝关节支具进行活动。最近的研究表明，这会导致早日恢复运动，并减少患者出现不太满意的功能。
- 下一次就诊时，移除石膏，开始进行运动范围、本体感觉训练和渐进性阻力练习的物理治疗。
- 术后 12～16 周，可以逐渐恢复运动。

并发症

- 很少，避免损伤腓浅神经和腓肠神经。
- 感染。
- 伤口裂开。
- 修复失败。
- 腓骨肌腱无力（术后理疗方案很重要）。
- 如果缝合时踝关节内的距骨没有复位，那么修复可能不充分。
- 解剖修复，不太可能张力过大。

（王旭 译，施忠民 审校）

参考文献

[1] Black HM, Brand RL, Eichelberger MR. An improved technique for the evaluation of ligamentous injury in severe ankle sprains. Am J Sports Med 1978;6:276-282.

[2] Broström L. Sprained ankles. VI. Surgical treatment of chronic ligament ruptures. Acta Chir Scand 1966;132:551-565.

[3] Burks RT, Morgan J. Anatomy of the lateral ankle ligaments. Am J Sports Med 1994;22:72-77.

[4] Colville MR. Surgical treatment of the unstable ankle. J Am Acad Orthop Surg 1998;6:368-377.

[5] Colville MR, Marder RA, Boyle JJ, et al. Strain measurement in lateral ankle ligaments. Am J Sports Med 1990;18:196-200.

[6] Colville MR, Marder RA, Zarins B. Reconstruction of the lateral ankle ligaments. A biomechanical analysis. Am J Sports Med 1992;20:594-600.

[7] de Vries JS, Krips R, Sierevelt IN, et al. Interventions for treating chronic ankle instability. Cochrane Database Syst Rev 2006;(4):CD004124.

[8] Hølmer P, Søndergaard L, Konradsen L, et al. Epidemiology of sprains in the lateral ankle and foot. Foot Ankle Int 1994;15:72-74.

[9] Johnson EE, Markolf KL. The contribution of the anterior talofibular ligament to ankle laxity. J Bone Joint Surg Am 1983;65(1):81-88.

[10] Peters JW, Trevino SG, Renstrom PA. Chronic lateral ankle instability. Foot Ankle 1991;12:182-191.

第104章 踝关节外侧不稳定的解剖修复
Anatomic Repair of Lateral Ankle Instability

Gregory C. Berlet, B. Collier Watson, Christopher F. Hyer, and Terrence M. Philbin

定义

- 踝关节扭伤是最常见的运动损伤,占所有运动损伤的40%,这种内翻型踝关节扭伤的发生率约为每天10 000人。
- 有文献指出,大约50%的踝关节扭伤患者有一些长期的后遗症,这些人中的许多人踝关节不稳定。
- 踝关节不稳定可分为功能性和机械性两类。
  - 功能不稳定是指在运动过程中踝关节的主观感觉发生变化。
  - 机械不稳定是指患者踝关节运动过度,超出正常生理限制。

解剖

- 外踝由动态和静态结构支撑(图1)。

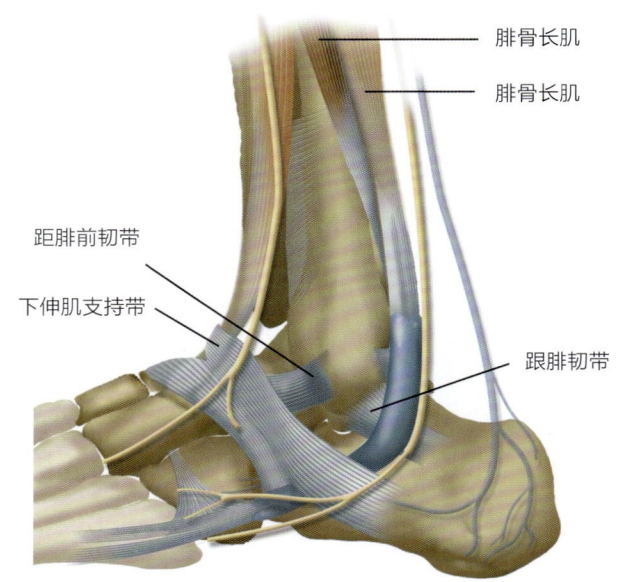

图1 腓肠神经、腓浅神经外侧支和下伸肌支持带的相对位置。

- 静态结构包括关节的骨骼结构和韧带。这种骨性结构占稳定性的30%左右,而其余70%的稳定来自软组织。
- 帮助踝关节稳定的动力结构包括腓骨长肌腱和腓骨短肌腱。这些肌腱位于腓骨后的腓骨凹槽内,它们被上腓骨支持带保持在这个凹槽中。
- 一旦肌腱通过腓骨远端,它们就会改变路线,沿着腓骨下支持带下方的跟骨外侧边界走行,腓骨短肌附着在第5跖骨的基底部,腓骨长肌在骰骨管处转弯并附着在第1跖骨。
- 这两个肌腱是踝关节的主要外翻结构,也参与踝关节的跖屈。作为解剖走行和功能的结果,它们以一种动态的方式工作,为踝关节和距下关节提供稳定性。
- 除了关节的骨性结构外,踝关节外侧的静态保护结构包括距腓前韧带(ATFL)、跟腓韧带(CFL)和距腓后韧带(PTFL)。
- ATFL是韧带最常受伤的,也是3种韧带中最弱的。它是平的和宽的,起源于外踝的缘,并继续向前附着于距骨体,关节面前缘。
- CFL起源于外踝前缘的ATFL下方,位于腓骨肌腱深面,后、下和内侧方向附着于跟骨外侧面的后侧。
- PTFL是踝关节外侧复合体中最强的,很少受伤。它起源于腓骨的后侧面,位于腓骨肌腱深面,并附着于距骨的外侧结节,位于跨长屈肌凹槽的外侧面。
- 踝关节跖屈,ATFL拉紧并垂直,起到副韧带的作用。在背屈肌中,CFL也是如此。
- ATFL已被证明是踝关节内翻的主要限制因素。

发病机制

- 踝关节外侧韧带复合体损伤很常见,这些内翻性踝关节损伤通常导致一个或多个韧带的松弛或断裂。
- 随着这些静态限制的丧失,踝关节变得机械性不稳定,超过了踝关节的正常生理限制(图2)。

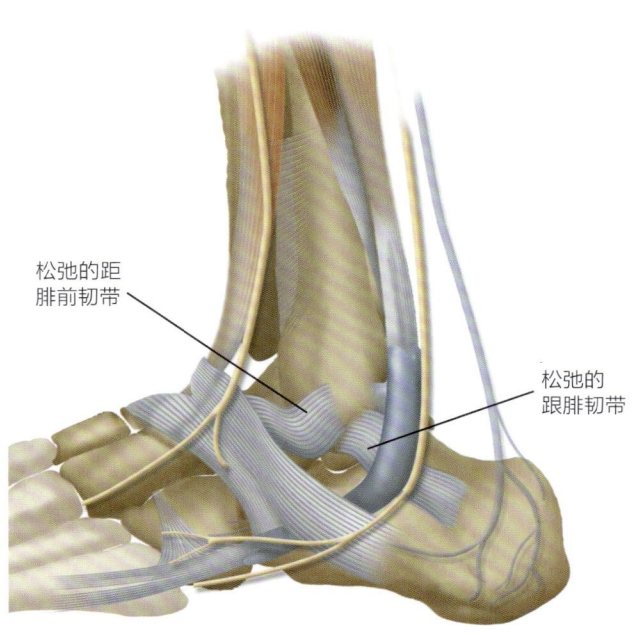

图2 加长ATFL和CFL的位置。

自然病程

- 一旦踝关节外侧稳定结构受伤,患者应进行固定,然后进行康复。
- 如果这种方法失败,通常与腓骨肌肉虚弱、本体感觉缺陷、距下不稳定和机械性或功能性不稳定有关。
- 慢性踝关节不稳定可导致反复内翻性损伤,可能导致骨折、距骨骨软骨损伤、腓骨肌腱损伤和脱位,以及显著的创伤后关节炎。

病史和体格检查

- 慢性外踝不稳定的患者将会描述过去的内翻性损伤。结果,他们会报告有持续反复的踝关节扭伤的问题,有或没有疼痛的踝关节松弛的感觉。
- 医生应询问患者是否在反复损伤间隔期间感到疼痛,这将指向不稳定可能的继发问题(如剥脱性骨软骨炎、撞击损伤、滑膜炎)。
- 检查慢性外踝不稳定,包括评估上方关节(膝关节)和下方关节(距关节)。评估应包括整体定位、运动范围、最大压痛点、前抽屉试验、对腓骨肌腱病理学的评估、踝关节本体感觉及对相关损伤的评估。
- 应评估整个下肢和后足的对齐情况,后足内翻矫正患者易发生踝关节内翻损伤和不稳定,在坐姿和站姿两个位置上评估对齐情况,应检查后足的灵活性。
- 力线不良不能纠正的患者或需要解决力线问题的患者应在韧带修复时同时进行。

- 胫距关节和距下关节活动范围应该被评估,踝关节活动度为13°~33°的背屈和23°~56°的跖屈。
  - 变异性取决于操作者和测量模式。
  - 运动功能范围的可接受值为10°背屈和25°跖屈。
  - 运动范围测试需要与未受伤的一侧进行比较。
  - 距下关节活动从距骨颈部内侧到跟骨后外侧壁的倾斜轴上,内翻和外翻的总运动范围是一个20°的弧,但这是非常难以准确评估的,这种运动的主要特点是内翻。
- 前抽屉试验旨在测试ATFL的能力。
  - 测试是在患者坐姿和屈膝90°的情况下进行的。一只手稳定胫骨,踝关节保持放松的跖屈状态。另一只手向前推拉距骨。
  - 如果内侧限制结构完好,则运动时会伴有旋转成分。与对侧肢体相比,距骨位移增加表明测试阳性。此外,超活动范围的活动本身就意味着ATFL的功能不足。
  - 大多数资料采用10 mm的绝对值作为阳性指标。在测试ATFL功能时,还应注意有一个硬性的终止点。
- 踝关节慢性不稳定的正确检查包括腓骨肌腱的评估。这些肌腱很容易在内翻应力撕裂ATFL的时候以及随后的复发性不稳定时受伤。
  - 对腓骨后间隙的肿胀进行评估。
  - 肌腱的简单触诊(用于压痛)和强度测试是必需的。
  - 腓骨肌腱力弱要求找到其病理病变。
  - 腓骨挤压试验也有帮助,如果患者出现半脱位或脱位,应动态检查。
- 本体感觉测试是评估慢性踝关节不稳定的重要组成部分,踝关节扭伤后本体感觉的缺陷在文献中有很好的记载。
  - 改良的Romberg试验或稳定性测定是评估本体感觉的最佳方法,改良的Romberg试验是由患者首先未受伤的肢体站立,眼睛先睁后闭,然后在受伤的一侧重复进行。
  - 平衡的差异与肢体本体感觉通路有关。
  - 这个测试的局限性在于,准确地说,踝关节和距下关节应该有一个完整的运动范围,并且在完全负重的情况下没有疼痛。
  - Romberg试验的优点是不需要特殊设备。
  - 稳定度测量姿势平衡,与功能不稳定有关,但是垂直和水平面上总摇摆的数据需要一个受力踏板和计算机分析。
- 最后,检查人员必须通过鉴别诊断排除其他诊断可能性,并确定是否有多个病理来源。

- 第5跖骨基底部、跟骨前突和距骨外侧突的压痛点可代表骨折。
- 应对踝关节进行全面评估,以确定是否有游离体、骨软骨病变和撞击性病变。

影像学和其他诊断性检查

- 对有踝关节不稳定症状的患者使用影像学检查时,应首先对踝关节进行三维影像检查。
  - 应评估第5跖骨骨折、距骨外侧突和跟骨前突,以及踝关节骨折。
  - 此外,检查人员还应检查胫骨和距骨的外生骨赘、距骨的骨软骨损伤和跗骨桥。
- 应力摄片可用于评估距骨向前平移和距骨倾斜,一个标准化的仪器将提高这一测量的可靠性和一致性。在手术指征中使用这种测量方法时,应将对侧肢体作为对照。
- 评估踝关节外侧面的进一步研究包括使用MRI。MRI可以描绘腓骨肌腱病理,并提供有关距骨骨软骨病变的必要信息(图3)。

鉴别诊断

- 骨。
  - 跟骨前突骨折。
  - 距骨后外侧突骨折。
  - 外踝骨折。
  - 第5跖骨基底部骨折。
  - 胫距关节骨性撞击。
  - 跗骨桥。
- 软骨。
  - 距骨或胫骨骨软骨病变。
  - 距下软骨瓣撕裂。
- 韧带。
  - 功能性外踝不稳定。
  - 机械性外踝不稳定。
  - 距下不稳定。
  - 结缔组织损伤。
- 神经。
  - 腓浅神经的神经失用。
  - 腓肠神经的神经失用和反射性交感神经营养不良。
- 肌腱。
  - 腓骨短肌腱撕裂。
  - 腓骨长肌腱撕裂。
  - 腓骨疼痛综合征。
  - 腓骨半脱位或脱位。
- 软组织。
  - 前外侧踝关节撞击损伤。
  - 跗骨窦综合征。

非手术治疗

- 非手术治疗外踝关节不稳定始于限制活动和物理治疗。
- 理疗应注重伸展、本体感觉和腓骨肌腱强化。
- 此外,还可以使用支具和踝关节矫正鞋。外侧面使用楔形鞋跟,一个向外扩展的鞋底和一个增强鞋垫可以帮助不稳定的患者。
- 用绷带或包扎敷料对踝关节进行外部稳定可以提供一些稳定。研究表明,这种包扎最初的抗内翻能力很强,但10分钟的运动后,最初的抗内翻能力会下降50%。
- 因此,建议使用可重复使用的非处方支具来稳定踝关节。加州大学伯克利分校(University of California Berkeley)的矫形器、踝足矫形器(AFO)或铰链式AFO也可用于帮助患者避免手术。
- 在更多的久坐患者中,这些方式可以提供足够的治疗,但对于大多数运动员来说,他们无法接受长期护理。

手术治疗

- 治疗慢性踝关节不稳定的手术是在非手术治疗失败后进行的。
- 持续性、有症状的机械不稳定患者将受益于韧带重建。对于运动员和不能忍受长期支具的患者来说,这是常有的事。
- 手术的相对禁忌证包括没有不稳定的疼痛、周围血管疾病、周围神经病变和不能遵守术后制动。
- 治疗踝关节不稳定的方法很多,它们可以细分为解剖重建和非解剖重建技术。
- 笔者对踝关节外侧韧带重建的选择受到根据患者的身

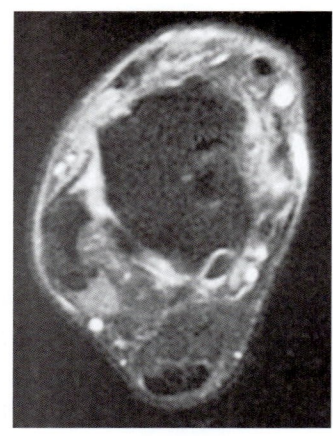

图3　ATFL撕裂的MRI。

- 体习惯、活动模式和身体需求的影响。
- 对于需要全踝关节活动范围的患者,如舞蹈演员,建议进行解剖学重建技术。
- 肥胖、有反复外翻压力风险、有结缔组织疾病(Ehlers-Danlos)或正在进行翻修手术的患者,首选非解剖重建技术,如Chrisman-Snook。
- 在组织薄弱的患者中,生物工程组织的出现有助于加强解剖修复。
- 踝关节关节镜检查适用于有距骨骨软骨病、胫骨骨软骨病、距骨外生骨赘和前踝撞击损伤的患者,用关节镜技术治疗慢性外踝关节不稳定取得了很好的效果。
- 使ATFL通过射频的热能修复已被成功地用于关节镜下,治疗踝关节功能不稳定的患者。

术前计划
- 慢性踝关节不稳定的术前计划要根据不稳定的原因。
- 应彻底评估患者是否有可能出现跗骨联合。
- 应解决后足对齐问题,后足内翻患者易受内翻性损伤,应考虑Dwyer跟骨截骨术加上韧带修复的可能性。
- 关节内病理检查也应进行,有明确病理学的患者应该在手术时得到处理。
- 腓骨肌腱损伤常伴有踝关节不稳定,应在这种情况下进行评估和治疗。

体位
- 踝关节外侧韧带修复和重建应根据选择的手术方法摆放患者体位。
- 对于韧带解剖修复,笔者倾向于将患者置于侧卧位。这使得直接进入踝关节的侧面,并有能力处理腓骨病变,必要时进行跟骨截骨术。
- 接受关节镜检查的患者应仰卧,如果外科医生随后选择开放式韧带修复技术,在关节镜手术部分完成后,可以在同侧髋关节下方放置一个包块。

入路
- Brostrom-Gould手术切口最初称为J形切口,位于腓骨前方(图4A)。这使得很容易接触到前外侧关节囊、ATFL和CFL。
- J形切口的另一种选择是后侧弧形切口,允许外科医生修复腓骨肌腱和修复侧韧带复合体(图4B)。笔者更喜欢这个弧形切口。

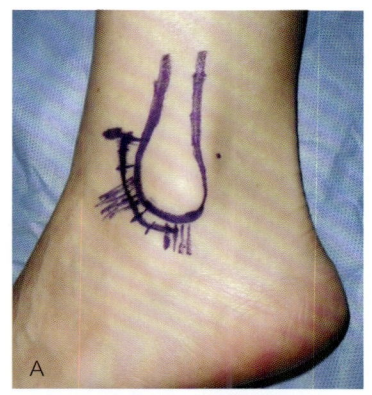
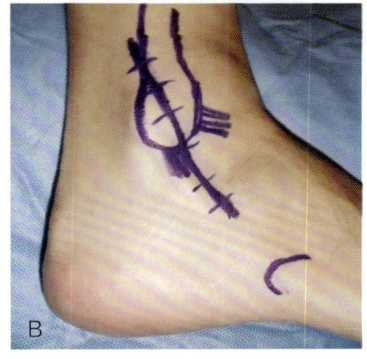

图4 A. 前方J切口。B. 后方弧形切口。

改良Brostrom外侧韧带解剖重建术

- 1966年,Brostrom报道了对60名患者的研究,他对这些患者进行了踝关节外侧韧带的直接外侧修复[4]。发现ATFL和CFL的韧带断裂但仍存在,撕裂端缩短,并通过中段缝合直接修复。
- 1980年,Gould通过将下伸肌支持带的外侧面向腓骨前端推进,加强了对ATFL的修复,对该方法进行了修改。
- 除加固外,改良限制了距下不稳定性,并为内翻提供了检查依据。
- 在这项技术中,患者被置于侧卧位。所有的骨突起都有衬垫,并放置腋窝卷来保护上肢,一个充气良好的大腿止血带被放置。
- 前切口或后切口的选择取决于外科医生。
- 弧形切口(图4B)从靠近腓骨近端的4~5 cm处延伸,并沿着腓骨肌腱的行程。
- 向远端,将切口朝向第5跖骨底部。
- 注意避开腓浅神经和腓肠神经。
- 解剖至腓骨骨膜水平。
- 前后移动皮瓣。
- 识别前外侧关节囊、腓骨肌腱和下伸肌支持带。
- 腓骨鞘可以近端和远端打开,保留腓骨上支持带,然后

- 可以解决腓骨肌腱病变问题。
- 沿腓骨前部和远端进行前J形切口，切口始于踝关节水平，止于腓骨肌腱。
- 切开直到腓骨正前方的前外侧关节囊，注意避开腓浅神经的任何分支。
- 在任何一个切口的远端，识别下伸肌支持带，并将其移动，以便后面的改良Gould术。在解剖修复过程中，可以放置一个标签缝合线来帮助组织收缩。
- 识别踝关节的外侧沟并分离关节囊，在腓骨上留下一个组织的袖口，以允许该组织的前移和叠形覆盖。
- 从胫距关节水平到腓骨肌腱进行关节切开术（技术图1A）。在这一部分的手术过程中，注意保护这些肌腱是最重要的。
- 行关节切开术时需将ATFL和CFL在它们中部分开。此时，外科医生可以对胫骨关节进行评估。
- 切除瘢痕组织；最多可切除5 mm的组织。
- 用0号Vicryl缝线（技术图1B~D）采用类似"裤子围住背心"的方式交叠覆盖缝合韧带。
- 放置缝合线，但在踝关节背屈和外翻之前不要打结。在这个时候一定要防止距骨的前半脱位。
- 修复后，将踝关节进行一系列的活动，以确保缝线固定。
- 一旦进行了关节切开术的修复，前移伸肌支持带并将其固定在腓骨骨膜上，覆盖韧带和关节囊修复。
- 进行冲洗，然后皮下和皮肤闭合。
- 用敷料和夹板固定踝关节，使其略微外翻。

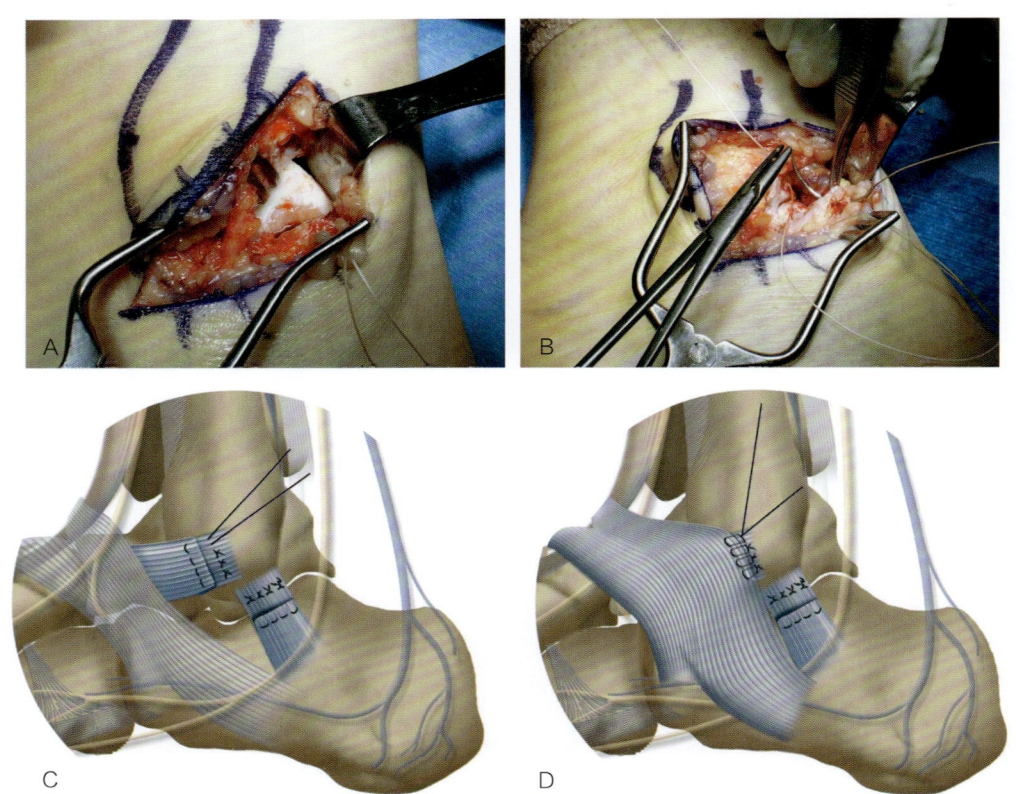

技术图1 A. 关节切开术。B. 采用类似"裤子围住背心"的方式交叠覆盖缝合ATFL。C. 在缝合CFL和ATFL后，踝关节准备好进行下伸肌支持带移位。D. 将下伸肌支持带缝合到腓骨前部。

生物工程组织增强改良的Brostrom解剖侧韧带重建术

- 对于患有慢性外踝不稳定并反复内翻损伤的患者，手术时的组织通常会薄弱，质量较差。在过去，这可能导致解剖修复失败，或导致外科医生考虑使用自体肌腱增强。
- 随着矫形生物制品市场的不断增长，笔者发现这些生物工程组织增强可以为外科医生在组织质量差的情况下提供另一种选择，而不会导致自体肌腱截取的发病率。
- 方法与标准改良Brostrom修复相同。

- 在进行关节成形术后,选择首选的组织移植,并按照制造商的建议进行准备。
- 用0号Vicryl缝线将移植物远端固定在关节囊上。
- 将移植物连接到关节囊的远端后,进行标准的Brostrom修复。
- 在将缝线在ATFL和CFL上打结之后,但在活动足踝之前,将脚处于外翻位置将移植物通过骨隧道,骨锚钉或骨膜上的缝线拉紧到腓骨。
- 拉紧植入物,确保无冗余(技术图2)。
- 将下伸肌支持带固定在植入物上,并进行解剖修复,固定在腓骨上。
- 闭合皮下组织和皮肤,轻微外翻时用夹板固定。

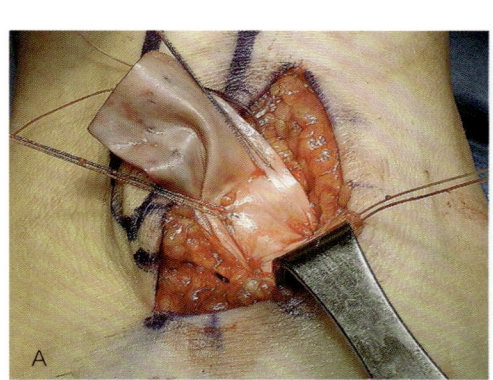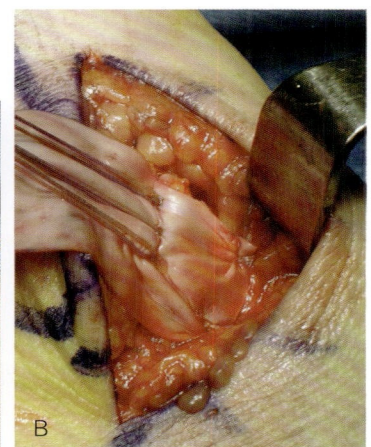

技术图2 A、B. 将胶原组织拉紧至腓骨。

治疗慢性外踝不稳定的改良关节囊热缩技术

- 慢性外侧踝关节不稳定后关节内会出现相应的病理表现,需要解决这一病理表现和外侧韧带不稳定启发笔者使用关节镜同时解决这两个问题。
- 患者仰卧在手术台上。
- 在手术腿的大腿上部放置一个充气良好的止血带。
- 将手术肢体放入大腿-膝关节支架上,夹持器装有衬垫,以确保腓神经和腘窝没有压力。
- 手术肢体进行无菌准备和铺巾。
- 使用无创踝关节牵引带,牵引踝关节。
- 将一根腰椎穿刺针穿过标准的前内侧入路进入踝关节,并用1%利多卡因和肾上腺素灌注关节。这会使关节膨胀,有助于止血。
- 只切开皮肤,进行钝性解剖,直至关节囊。
- 插入3.5 mm关节镜的钝性鞘管。
- 将关节镜插入关节,观察关节软骨。
- 确认关节镜放置后,开始进水以防止向关节囊外外渗。
- 前外侧入路区域被光源透照,外科医生可以避开踝关节的背静脉和腓浅神经的分支。
- 用腰椎穿刺针确认踝关节入路的位置并切开皮肤,其次进行钝性分离到关节囊,并用钝性套管针穿透关节囊。
- 进行标准的21点关节镜检查,注意任何关节内病理(滑膜炎、骨软骨缺损、撞击损伤)并进行相应的治疗。
  - 在这个过程中,笔者发现,积极治疗前外侧撞击损伤是必要的,以提高前外侧沟和ATFL的可视性(技术图3A)。
- 治疗关节内病变后,插入热能输送探头。
- 当探头在关节中并放置在外侧沟的后凹处时,从足上取下牵引装置(技术图3B)。
  - 这是必要的,以便在传递热能时组织收缩。
- 使用喷漆技术,从CFL区域开始,在前面操作。
- 仅在外侧踝关节入路"赤道"下方进行治疗,以免造成撞击损伤(技术图3C)。
- 避免对任何一个区域重复喷漆,以防受伤。
- 充分暴露于热效应后,取下探头,关闭入路,并外敷敷料。
- 将患者放入垫好的夹板中,轻轻地背伸和外翻。

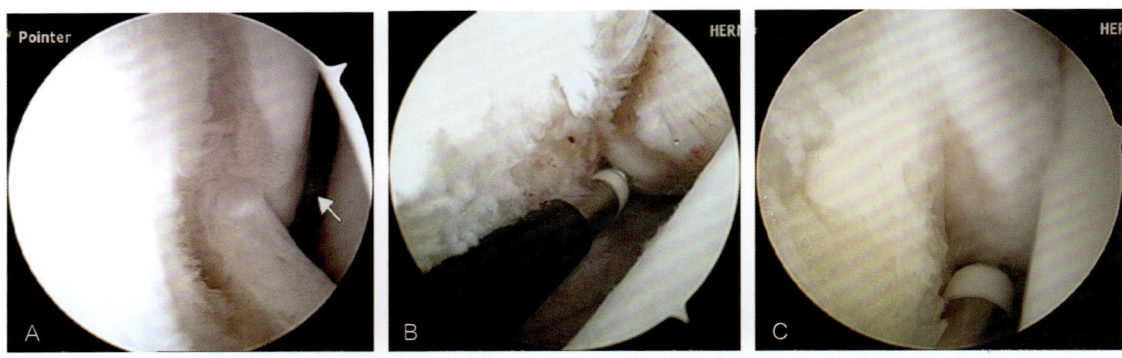

技术图3 A. 关节镜下ATFL可视化（箭头）。B. 外侧沟清创及撞击病灶清创及开始热能关节囊成形术后视图。C. 组织对热能关节囊成形后的反应。

外踝关节不稳定的关节镜内解剖修复

- 最近，一种全内关节镜技术已被发展用于踝关节外侧不稳定的解剖修复。
  - 有充分的文献记载，关节内病理学与慢性外踝关节不稳定有关，全内关节镜技术使这两种方法的优势得以用同样的技术加以解决。
- 患者仰卧在手术台上。
- 在手术腿的大腿上部放置一个充气良好的大腿止血带。
- 患肢放在膝盖下的大腿支架上。
- 手术肢体进行无菌准备和铺巾。
- 在关节镜手术中不用踝关节牵引。
- 所描述的方法需要三个入路，辅助入路位于腓骨前0.5～1 cm处，靠近腓骨远端（技术图4A）。
- 进行标准关节镜检查，记录关节内病变（骨软骨损伤、骨和软组织撞击），并进行相应治疗。

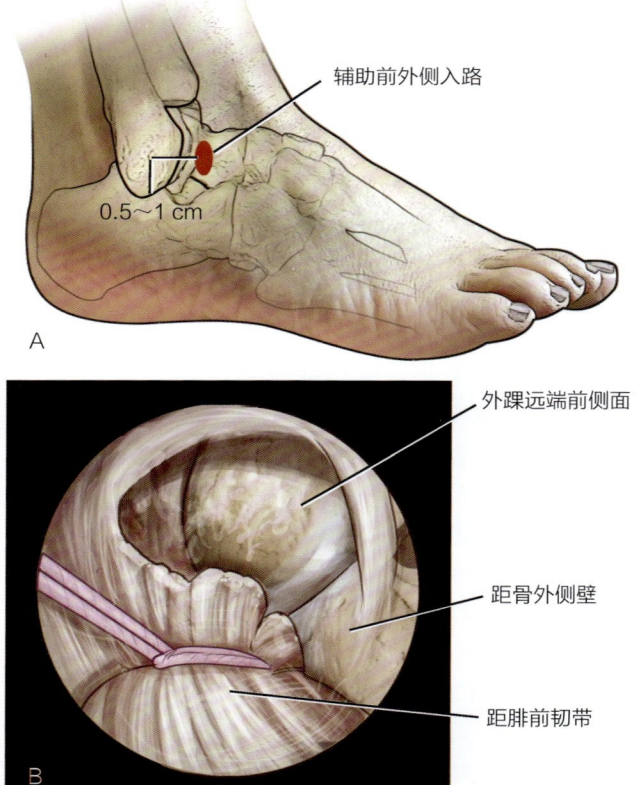

技术图4 A. 辅助前外侧入路。B. 缝线的两端穿过线环，通过拉动缝线末端，将环引入关节，并用缝线抓住韧带。

- 通过前外侧入路插入的刨刀清理外侧副韧带腓骨附着的足印区。
- 通过前外侧入路插入缝合过线器,从外向内穿过韧带。
- 从辅助入路使用关节镜抓持器将镍钛合金环拉出。
- 缝合线穿过环并从辅助入路向后回拉。
  - 建议将双缝线穿过韧带,以防止缝线拉紧时韧带撕裂。
- 缝合线的两端位于辅助入路,而缝合线的环位于前外侧入路。
- 然后,将两端穿过辅助入路并穿过前外侧入路。
  - 将两个缝线末端穿过线环。
  - 拉动两个末端将把环引入关节,韧带被缝线把持(技术图4B)。
- 缝线锚钉的位置位于外踝的远端,沿着其前侧面,位于ATFL近侧约1.5 cm。
  - 对于原始的ATFL位置,必须将锚钉放置在前下胫腓韧带腓骨附着处或其远端。
- 在腓骨远端,钻头从前向后,平行于外侧沟平面。
- 带缝线的骨锚钉穿过入路。
- 在将锚钉打入骨头之前拉紧缝线。
- 然后ATFL在踝关节背屈和外翻位重新连接。
- 同样的技术用于CFL中断或松弛,但有一些例外:
  - 通过辅助入路插入钻头导向器,并将其定位在外踝尖端近侧0.5 cm处。
  - 钻头从远侧向近侧,从前向后。
- 修复后,关闭入路并敷料加压包扎,然后进行后部石膏夹板固定,踝关节处于中立位。

要点与失误防范

有不稳定性史,但前抽屉试验阴性	注意胫骨前部骨赘的阻挡,尽管临床表现不稳定,但可能导致抽屉试验异常阴性
初次Brostrom方法失败	一定要评估后足的解剖结构。如果后足内翻,将外侧闭合楔块和外侧滑动截骨术与翻修手术结合
患者活动水平	体格大的患者(>115 kg)和高需求患者(足球运动员)可能需要增强的Brostrom-Gould手术
踝关节前外侧疼痛,无慢性不稳定,有踝关节扭伤史	踝关节撞击损伤可作为主要疼痛源
踝关节外侧区域整体疼痛	仔细检查二次病理。反复不稳定可导致距骨的骨软骨炎、腓骨肌腱半脱位或脱位、距骨下不稳定和踝关节内其他损伤

术后处理

- 手术后,患者病程分为每3周递增。
  - 前3周在石膏中不承重,后3周在石膏中承重,最后3周在步行靴中承重。
- 在为期9周的时间里,患者开始弃用踝关节马镫支具,并进行物理治疗,开始运动范围、强化和本体感觉训练。
- 在达到物理治疗目标之前,患者可以耐受性地进行治疗。
- 允许患者停止使用支具进行日常活动,但要求患者在重建后1年内处于危险状态时使用支具。

预后

- 慢性外踝关节不稳定的解剖修复的临床和功能结果良好[2]。
- 1988年,Karlsson等[6]报道了152个踝关节,随访6年。在87%的患者中发现了良好到极好的结果。在这项研究中,86%的运动员报告没有功能恶化。不良预后的预测因素包括超过10年的不稳定、全身性韧带松弛和踝关节骨关节炎。
- Hennrikus等人[5]对Chrisman-Snook和改良Brostrom手术进行的一项前瞻性结果比较研究表明,这两种手术在80%以上的患者中都提供了良好或卓越的稳定性,但Brostrom手术导致较高的Sefton评分和统计学上并发症明显减少。
- 最近,Bell等人[1]对31名患者进行Brostrom手术26年后的一系列病例显示91%的良好或优秀结果。
- 对踝关节不稳定进行改良热缩关节囊结果评估已显示出希望[3]。
  - 资深学者率先使用该技术治疗踝关节不稳定。
  - 最初的早期随访研究显示,患者的症状明显改善,

AOFAS 后足评分平均增加超过 25 分。
- 笔者以前报道过 16 名患者，平均随访 14.5 个月。80% 的患者取得了良好的效果。
- 随后的出版物和报道反映了这些结果。
- Maiotti 等人[7]报道了 22 名随访 32 个月的患者。这 22 名患者中有 19 名表现出色，22 名患者中有 21 名恢复了体育活动。
- 几年后，Nery 等人[8]报道了 38 名患者，这些患者接受了开放和关节镜下 Brostrom-Gould 联合手术，随访 9.8 年，微骨折患者的预后无明显差异，94.7% 的患者术后 AOFAS 评分良好。
- 最近，Vega 等人[9]报道了 13 例因踝关节外侧不稳定采用全内关节镜修复术后随访 22 个月的患者。平均 AOFAS 评分从术前的 67 分增加到最后随访的 97 分。

并发症

- 外侧韧带复合体修复后最常见的并发症是神经相关的，手术后神经疾病的发生率从 7% 到 19% 不等。
- 除神经并发症，伤口并发症、感染、僵硬和深静脉血栓形成外，也有报道。当然，所有手术都会出现这些并发症。
- 复发性不稳定的可能性也是外科手术的一个可能并发症。这通常是康复不足的结果，但如果患者没有对后足内翻或结缔组织疾病进行适当的评估，也可能导致这种结果。

（王旭　译，施忠民　审校）

参考文献

[1] Bell SJ, Mologne TS, Sitler DF, et al. Twenty-six-year results after Broström procedure for chronic lateral ankle instability. Am J Sports Med 2006;34:975-978.

[2] Berlet GC, Anderson RB, Davis WH. Chronic lateral ankle instability. Foot Ankle Clin North Am 1999;4:713-728.

[3] Berlet GC, Saar WE, Ryan A, et al. Thermal-assisted capsular modification for functional ankle instability. Foot Ankle Clin 2002;7:567-576.

[4] Broström L. Sprained ankles. VI. Surgical treatment of "chronic" ligament ruptures. Acta Chir Scand 1966;132:551-556.

[5] Hennrikus WL, Mapes RC, Lyons PM, et al. Outcomes of the Chrisman-Snook and modified-Brostrom procedures for chronic lateral ankle instability. A prospective, randomized comparison. Am J Sports Med 1996;24:400-404.

[6] Karlsson J, Bergsten T, Lansinger O, et al. Reconstruction of the lateral ligaments of the ankle for chronic lateral instability. J Bone Joint Surg Am 1988;70(4):581-588.

[7] Maiotti M, Massoni C, Tarantino U. The use of arthroscopic thermal shrinkage to treat chronic lateral ankle instability in young athletes. Arthroscopy 2005;21:751-757.

[8] Nery C, Raduan F, Del Buono A, et al. Arthroscopic-assisted Brostrom-Gould for chronic ankle instability. Am J Sports Med 2011;39:2381-2388.

[9] Vega J, Golanó P, Pellegrino A, et al. All-inside arthroscopic lateral collateral ligament repair for ankle instability with a knotless suture anchor technique. Foot Ankle Int 2013;34:1701-1709.

第105章 踝关节外侧不稳定的腘绳肌自体移植/增强术

Hamstring Autografting/Augmentation for Lateral Ankle Instability

Alastair Younger and Heather Barske

定义

- 外侧韧带不稳定发生在一些内翻损伤后的患者[38]。虽然内翻性损伤很常见,但只有少数患者的踝关节持续不稳定,严重到需要手术治疗。持续性不稳定可能发生在15%~48%的患者[7,10,15,45]。
- 外侧韧带撕裂可合并骨软骨缺损、后足内翻、腓骨肌腱撕裂、前外侧关节撞击或跟腱过紧[29,43,48]。在临床检查过程中需要寻找这些伴随的病理,如果它是持续症状的重要组成部分,就需要治疗。
- 踝关节内侧不稳定可与外侧不稳定合并发生,在这些病例中,内侧韧带不稳定可能需要同时处理。

解剖

- 外侧副韧带包括跟腓韧带(CFL)和距腓前韧带(ATFL)[11],这些是外侧关节囊内的复合体。
- CFL从腓骨的前端延伸到跟骨的外侧壁。韧带浅表通过距下关节后突的外侧边缘,深入腓骨肌腱,通过一个宽的基底附着跟骨外侧。
- ATFL起源于远端腓骨的前部,并附着距骨颈外侧(图1)。

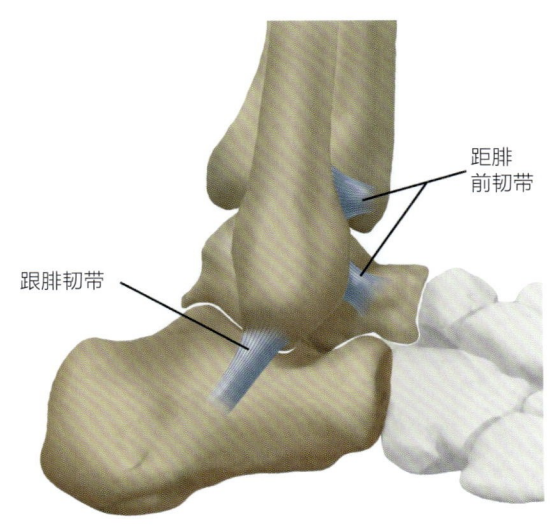

图1 CFL和ATFL解剖。

发病机制

- 踝关节外侧不稳定发生在外侧韧带复合体内翻损伤后。这种损伤通常发生跖屈时,传统上,ATFL首先断裂,其次CFL断裂。
- 高弓足可能使踝关节易于反复不稳定。
- 距骨软骨缺损和腓骨肌腱撕裂是已知的相关病理[5,23]。

自然病程

- 大多数踝关节扭伤无需手术即可痊愈,然而,采用适当的物理治疗方案治疗反复不稳定的踝关节,可以从外踝关节韧带修复或重建中获益。
- 如果不及时治疗,持续的踝关节外侧不稳定可能导致踝穴内距骨固定的内翻倾斜和最终的踝关节关节炎。大多数患者的出现是由于反复扭伤相关的不稳定。
- 物理治疗和支具将改善一些复发性不稳定患者的症状。
- 对于外侧韧带的断裂,似乎没有急诊手术的必要[26]。

病史和体格检查

- 患者应在检查前脱掉袜子和鞋,以便直接指出症状发生的地方。应该询问患者关于疼痛及其与活动和不稳定性的关系,用一根手指指着足或踝关节,可以帮助患者将注意力集中在最不舒服的地方,并集中检查。
- 患者可能难以表达踝关节不稳定,它可能比复发性内翻损伤更为微妙。应该询问患者踝关节是否会变形,如果可能,应确定足在不稳定发作情况下的位置(跑步、左切、右切等)。
- 应确定不稳定对运动和工作的影响。
- 体格检查时,应检查患者站立和行走情况。他或她应该被要求足跟走路和足趾走路。检查人员应寻找足的足弓力线。一个"躲猫猫"的足后跟标志可能有助于诊断。
- 使用Coleman块:如果足跟内翻纠正,后足被认为是灵活的;如果足跟内翻没纠正,高足弓畸形将继发于前足内翻,纠正前足将通过移动中足纠正后足。严重的高足弓畸形是刚性的,可能在矫正前足外仍需要跟骨截骨。

- 应找出最大的不适和不稳定区域，笔者通过踝关节和后足的一系列相互独立的运动来确定关节的最大不适。
- 腓骨肌腱病变可伴外踝关节不稳，应进行踝关节外翻的抵抗性收缩，触诊肌腱是否疼痛和充盈（提示腱鞘炎）。腓骨肌腱是屈肌，在跖屈和测试外翻阻力时，腓骨肌腱最好与踝关节分离。腓骨肌腱无力多因疼痛伴腓骨病理改变，明显的无力可能意味着腓骨肌腱撕裂。根据笔者的经验，结合慢性踝关节不稳定、后足内翻和明显的腓骨肌腱无力应该提高怀疑腓骨肌腱撕裂。偶尔，马蹄挛缩可能与外踝关节外侧不稳定有关。Silfverskiold 测试（踝关节背屈与膝关节屈曲形成对比，踝关节背屈与膝关节伸展形成对比）允许检查人员确定挛缩是孤立于腓肠肌，还是同时涉及腓肠肌和比目鱼的跟腱复合体组成部分。
- ATFL 抵抗胫骨上的距骨前移和内侧旋转。直接前推（向前拉距骨，不做跖屈和内旋）可能不会引起不稳定踝关节的不稳定，因为完整的三角韧带在内侧会阻碍移位。相反，检查者应该用左手握住胫骨后方，同时向前平移跟骨，同时足内旋。与对侧比较，生理稳定的踝关节有助于确定踝关节不稳定。
- 反向应力试验测定了 CFL 的完整性。
- 下胫腓联合损伤（即"高踝关节扭伤"）可能是由挤压试验和旋转以及踝关节背屈时距骨在踝穴内移位引起的。下胫腓联合损伤必须与外踝关节外侧不稳定区分开，因为治疗方法不同。
- 例行检查内侧踝关节三角韧带不稳定性，因为内侧和外侧不稳定可能共存。

影像学和其他诊断性检查

- 常规拍摄负重前后位（AP）和侧位片，如果需要更多的信息，添加一个踝穴片。骨软骨缺损、前方骨赘和与复发性不稳定相关的胫距关节炎通常可以在踝关节的标准 X 线片上看到（图 2A）。
- 如果需要关于肢体力线的额外信息，添加跟骨轴位片、Saltzman 片或胫骨片。复发性踝关节不稳定可能继发于跗骨联合；如果在临床检查时后足僵硬，那么跟骨轴位片和标准的足 X 线片可以确诊联合。CT 提供了更多的骨软骨缺损、骨赘、关节炎和跗骨联合的细节，如果这些相关的表现出现在 X 线平片上，则应该被发现。
- MRI，特别是 MRI 关节造影，可以提供韧带损伤的细节。相关软骨和骨软骨缺损以及软组织撞击损伤也可通过 MRI 检查显示（图 2B）。

- 踝关节局部选择性、诊断性麻醉阻滞：距下或距舟关节可能需要确定局部关节疼痛部位。
- 当怀疑有踝关节不稳定的诊断，但有疑问时，在透视下进行内翻应力测试，与生理上稳定的对侧踝关节相比较，可能是有用的。骨扫描可以帮助确定相关的病理。

鉴别诊断

- 踝关节游离体。
- 骨软骨缺损。
- Syndesmotic 不稳定。
- 腓骨肌腱病变或撕裂。
- 内踝关节不稳。
- 高弓足。
- 跗骨联合。

非手术治疗

- 非手术治疗包括支具和物理治疗。复发性踝关节不稳的患者可发展为腓骨肌腱无力和本体感觉丧失[33,37]。物理治疗通过本体感觉训练和强化可以解决踝关节不稳定，支具可以帮助患者从扭伤中恢复，并通过加强动态的、稳定的腓骨肌腱预防未来的扭伤。

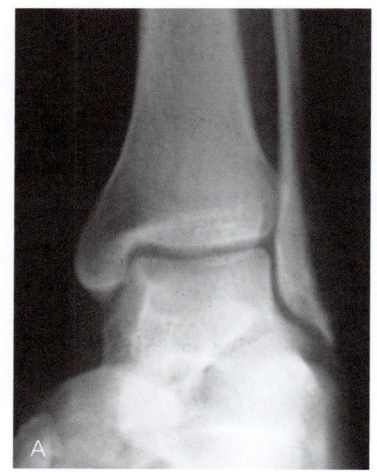

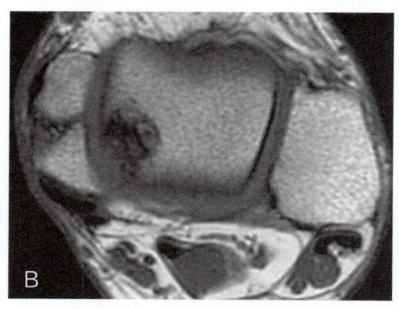

图 2　A. 距骨穹隆骨软骨损害的影像学表现。B. 距骨穹隆后内侧骨软骨损伤的 MRI 表现。

- 如果踝关节不稳定与固定后足内翻有关，非手术治疗效果较差。灵活的后足内翻可以用外侧楔形矫形器进行补偿，如果后足内翻是由跖屈第一线导致的（由Coleman block试验确定），矫形器应在第1跖骨头下"冲出"，允许后足进一步发展为生理外翻。

手术治疗

- 手术治疗外侧副韧带不稳定的适应证是经过包括物理治疗和支具等适当的非手术治疗后仍有慢性症状。
- 踝关节外侧副韧带不稳定的手术治疗包括修复（踝关节外侧韧带的解剖收紧）和重建（使用强于踝关节外侧韧带复合体的生理组织局部重建踝关节外侧韧带）。
- 踝关节外侧韧带重建可以是解剖重建，也可以是非解剖重建[11]。解剖重建意味着韧带是按照生理走行的方向重建的。非解剖重建意味着外踝支撑是由不遵循ATFL和CFL生理走行的组织重建的（通常是肌腱移植来替代韧带缺损）。
- 在笔者看来，这方面的文献更倾向于解剖重建而非解剖重建；非解剖重建的例子包括Evans[2,4,13,17-21,27,28,30-32,34-36,39,40,42]和Watson-Jones方法[3,5,13,16,30-32]。
- 笔者建议在可能的情况下修复外踝韧带，如果韧带无法修复或需要加强，可进行解剖重建。
  - 重建的移植物包括自体移植物（腓骨短肌、跖肌、股薄肌）或异体肌腱。

术前计划

- 踝关节X线平片：对于一些特殊情况，如畸形、骨软骨缺损、肌腱病理学和关节炎，还需要更进一步的其他影像学检查。必须计划辅助手术，以便与韧带重建配合安全进行。
- 建议对麻醉下的患者进行应力测试，在笔者看来，确定外侧副韧带完整性的黄金标准检查是在手术台上开放状态下的内翻应力和前抽屉试验。

体位

- 使用宽的大腿止血带，绑在膝关节上方。在手术台上进行前抽屉和内翻应力试验，以确诊。

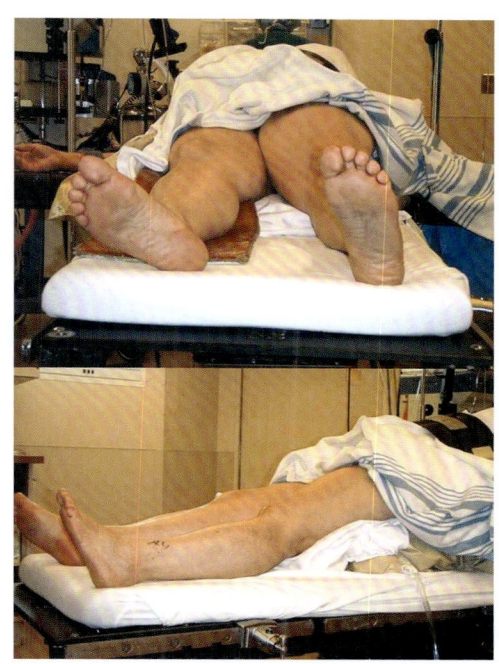

图3 患者体位使用垫子维持，使踝关节外侧充分暴露。

- 笔者通常在同侧髋关节下使用一个垫子或大包块来旋转手术肢体，并允许外侧踝关节的完全暴露（图3）。
- 避免完全侧位，因为它限制接近胫骨内侧近端，使获得自体股薄肌腱更具挑战性。
- 如有可能，使用局部麻醉阻滞，以确保术后疼痛得到适当缓解。

入路

- 笔者推荐一种可延长的切口（即纵向弧形切口）来代替Brostrom推广的传统J形切口。可延长入路不仅可用于外侧踝关节韧带，还可用于胫骨远端、腓骨肌腱、跗骨窦和外侧跟骨，用于可能需要的辅助手术。
- 笔者首选自体股薄肌腱，通过钻孔固定，进行踝关节外侧解剖重建，目的是获得即刻稳定的固定，及时向骨内生物生长，并进行解剖重建。该技术是Anderson[1]（图4A）描述的移植物重建的一个改进。
- 如果术前已发现或怀疑关节内病变，笔者通常会在踝关节外侧重建前通过踝关节镜检查来解决这一问题（图4B）。

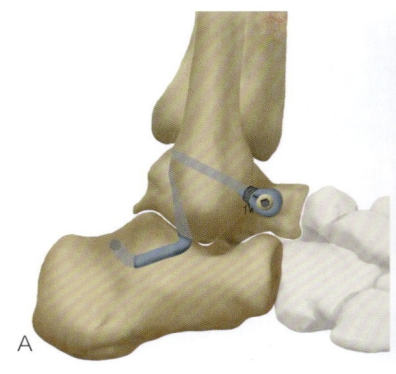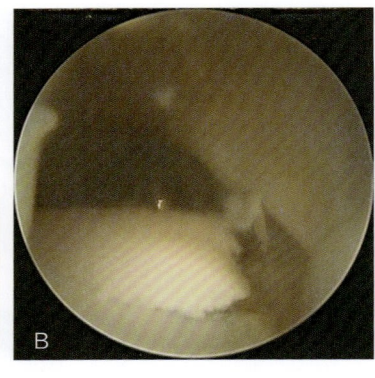

图4 A. 游离股薄肌进行外侧韧带重建。B. 韧带重建前关节镜下发现距骨软骨缺损。

经隧道股薄肌重建

暴露

- 在远端腓骨上开始可延长的纵向外侧切口，继续在外踝向上切开，并向前弯曲至跗骨窦（技术图1A）。
- 暴露腓骨前上伸肌支持带，保护腓神经深支，腓神经深支解剖结构多样。将伸肌支持带从腓骨上剥离，使伸肌间室暴露。向踝关节远端切开直至胫骨、距骨和腓骨的交界处。在这一层打开关节。这种解剖将确保在暴露过程中不会损伤韧带（技术图1B）。
- 使用骨刀去除前方骨赘。

应力测试

- 在进行重建前，做最后的检查。做一个开放的前抽屉和内翻应力试验（技术图2）来评估侧副韧带的完整性。如果韧带被明显地从骨头上撕下来，如果它们没有明显的瘢痕或增厚，如果有足够的长度来填补这个缺口，或者如果是撕脱性骨折，进行修补[9]。
- 如果韧带被认为是不可修补的，重建是必要的。笔者赞成自体移植股薄肌的重建，因此最佳的患者体位、准备和手术肢体的包扎是很重要的。

切取肌腱和建立骨隧道

- 标准股薄肌腱切取术，在胫骨结节内侧的鹅足旁做一个切口。切开缝匠肌筋膜向下剥离，进入股薄肌腱，在膝关节屈曲时分离股薄肌，并使用肌腱剥离器向近端剥离它的肌肉，把肌腱锁边缝合起来。
- 在肌腱与骨的附着点处离断肌腱并测量直径。选择与肌腱大小相匹配的钻头（通常是3.5 mm、4.5 mm或6 mm钻头）。
  - 此外，也可以使用肌腱固定界面螺钉系统，其大小与截取肌腱的直径相匹配。

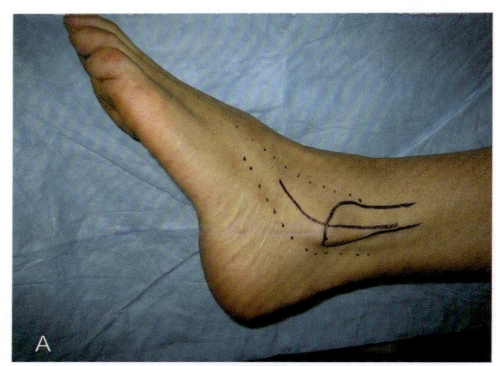

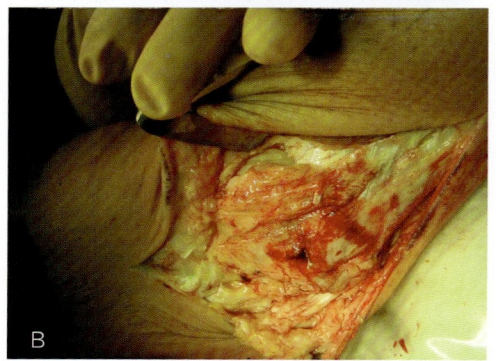 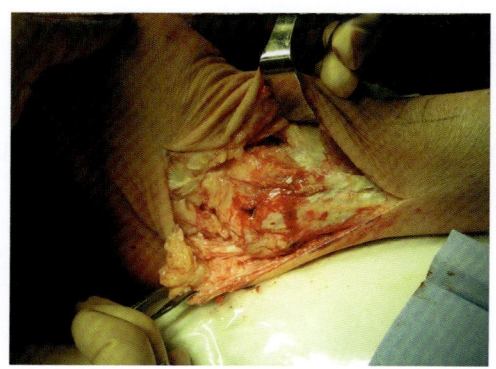

技术图1 A. 外侧切口（实线），标出腓肠神经和腓浅神经的路径（虚线）。B. 腓骨前外侧解剖，保留ATFL。

技术图2 开放前抽屉试验，距骨相对于腓骨向前并向内旋转，提示检测呈阳性，ATFL功能不全。

- 首先暴露腓骨，切除部分腓骨筋膜，显露腓骨肌腱和腓骨后方（技术图3A）。笔者通常在这个时候检查腓骨肌腱来排除或治疗相关的腓骨肌腱病变。
  - 如有需要，将腓骨支持带用阶梯状切口切开，使腓骨肌腱完全暴露，以便进行清理或修复。
- 切开副韧带，显露CFL和ATFL的附着点。解剖跟骨和距骨两韧带的止点，这两个区域被清楚地解剖到骨上（技术图3B）。用刮匙清理距骨体部和颈部交界处的区域。
- 在跟腱前缘切开内侧切口，在此平面向下分离到骨和肌腱（技术图3C）。
- 从跟腱内侧向外侧钻穿跟骨，靠近跟腱，使用适当大小的钻头（取决于获得肌腱的直径），在外侧CFL的止点钻出（技术图3D）。可以使用空心钻或组合瞄准装置将该钻对准跟骨上的跟骨腓骨足迹。
- 在CFL附着点钻一个腓骨孔，从腓骨后方钻出。从距腓韧带附着点处钻另一个腓骨孔，在腓骨后方前一个腓骨出口上方约1 cm处腓骨后方钻出（技术图3E）。
- 然后，在距骨体与颈部连接处的中心钻一个2.5 mm的孔（技术图3F），测量它的深度。手术台上准备一个全螺纹骨松质小螺钉、一个大的和一个小的垫片。

植入并固定移植物

- 用2号不可吸收聚酯线，将肌腱缝在跟腱内侧边缘，在股薄肌腱的非编织端使用Kessler缝合。在跟腱和股薄肌末端之间留1 cm的环，以防止缝线和韧带在内侧堆积，这可能会引起刺激，把结放在这段的中间。
- 使用肌腱牵引线将肌腱移植物穿过跟骨隧道到达跟骨外侧。
- 将肌腱循环几次，使其绷紧。
- 将肌腱穿过腓骨后部，在外翻踝关节时将其拉紧，将肌腱缝合到腓骨上的任何剩余组织上（技术图4A）。

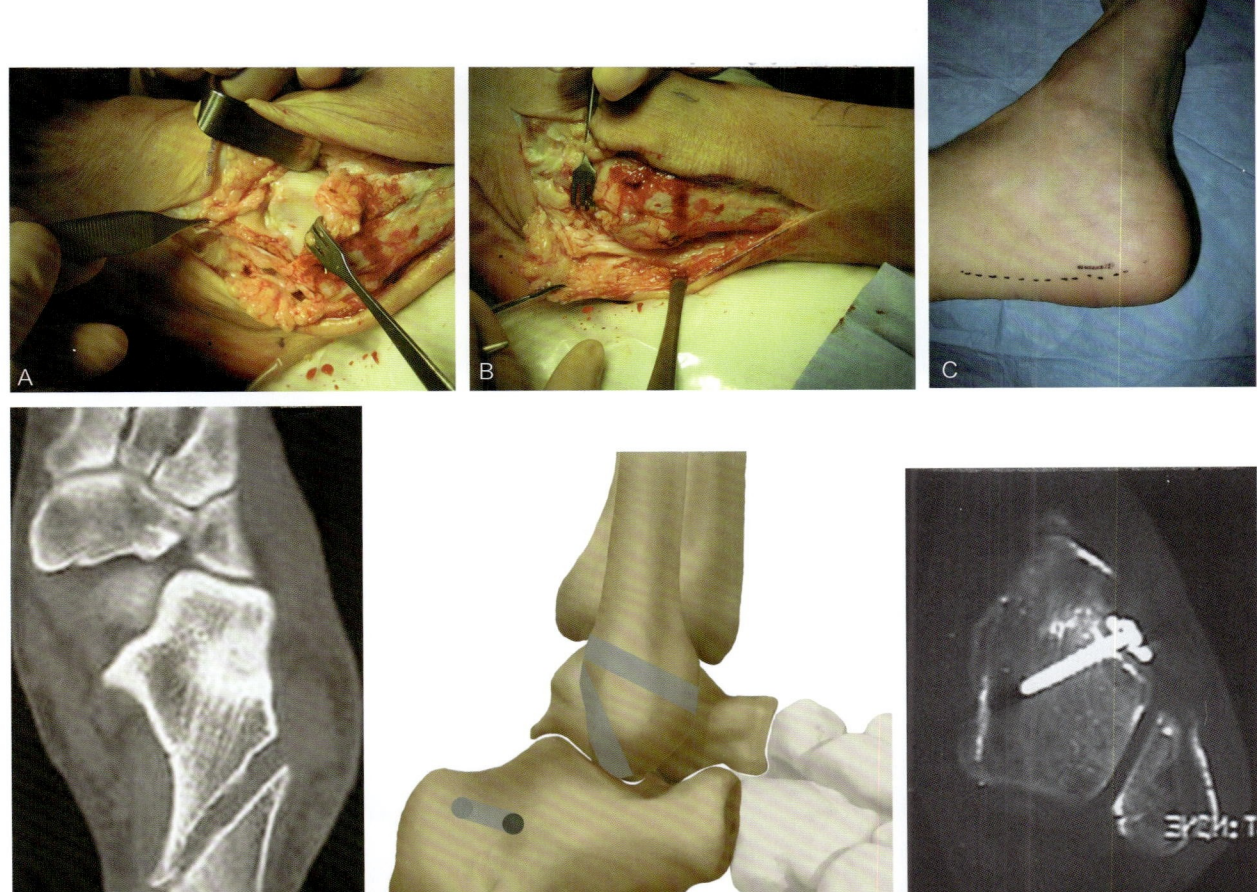

技术图3 A. 切开距骨，暴露ATFL的止点。B. 腓骨后解剖，显露腓骨肌腱。C. 内侧切口位置。D. 术后CT示跟骨钻孔路径。E. 钻通跟骨和腓骨的路径。F. 术后CT扫描显示距骨螺钉方向。

- 将肌腱穿过腓骨带回，使其在第2个钻孔处向前穿入。
- 将肌腱拉紧，在距腓韧带的腓骨止点处缝合到腓骨的组织袖上。
- 用小螺钉带大或小垫片拧入距骨颈2.5 mm的孔内。
- 将劈开的肌腱尾端置于垫片（右侧）上方和（左侧）下方，顺时针方向固定在垫圈周围，保持足背屈和外翻。
- 拉紧垫圈周围的肌腱，并拧紧螺钉。当螺钉拧到位时，肌腱将会收紧（技术图4B）。虽然界面螺钉系统是有效的，笔者的方法是使用标准螺钉和一个简单的韧带垫片是经济有效的，并能始终提供踝关节即刻稳定。
- 将肌腱游离端缝回腓骨与垫圈之间的肌腱节段。
- 将肌腱的剩余部分缝合回腓骨外侧，修剪剩余肌腱端。
- 为了确定重建的稳定性和合适的韧带张力，将踝关节通过反复开放的前抽屉和内翻应力试验。用尼龙线或订书钉缝合伤口，引流管的使用由外科医生决定。

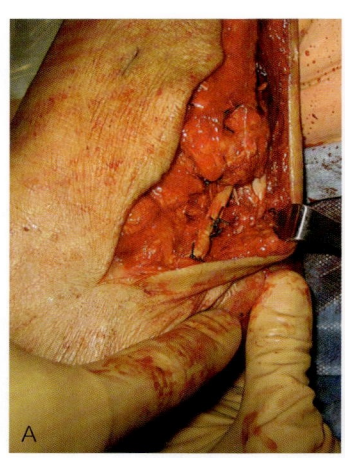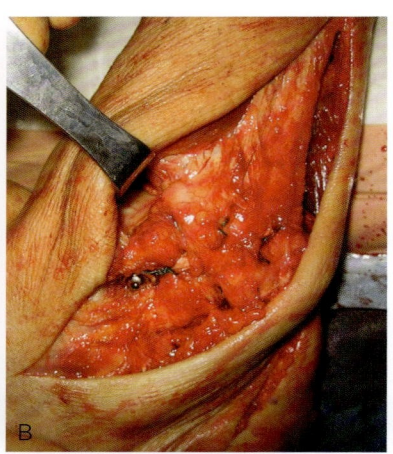

技术图4　A. 股薄肌移植物从跟骨穿隧道到腓骨。B. 股薄肌从腓骨向距骨拉紧。

Coughlin 钻孔骨隧道

- 另一种技术是仅在骨外侧壁钻孔[14]。这是 Emslie 技术的一个变异（技术图5）。
- 使用类似的暴露，没有内侧切口。
- 在 CFL 止点两侧跟骨外侧壁各钻两个孔。
- 将肌腱穿过钻孔并将其缝合回自己身上。
- 在腓骨顶端钻一个孔，连接两侧侧副韧带。
- 在距腓韧带止点的两侧各钻两个孔。
- 把肌腱穿过腓骨，穿过距骨上的钻孔，把它拉紧，然后缝合到自己身上。
- 笔者认为这种变异比之前所描述的技术更具挑战性，特别是在不破坏骨桥的情况下将肌腱穿过骨隧道。此外，笔者发现更难以确保韧带的解剖位置和最佳肌腱张力。笔者认为，术后可能需要延长固定时间，这取决于骨桥的强度。

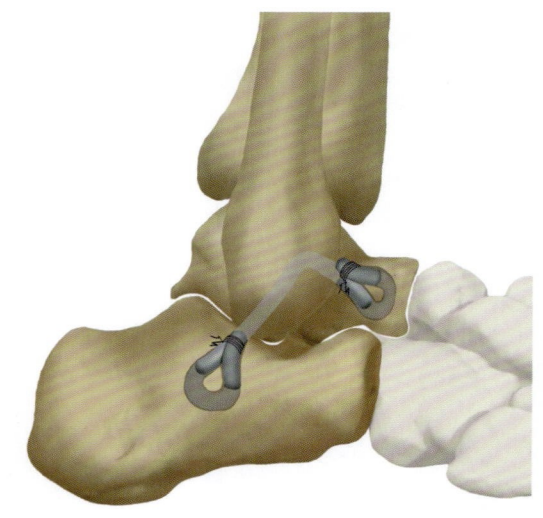

技术图5　Coughlin 骨钻孔技术。

生物肌腱融合固定螺钉技术

- 使用这种技术，类似的暴露和肌腱截取（技术图6）。不需要内侧暴露。
- 在跟骨外侧CFL止点钻孔，将肌腱置于肌腱固定螺钉的顶端并固定于跟骨外侧壁。
- 将肌腱穿过位于CFL和距腓韧带解剖位置的两个腓骨隧道，穿过笔者在技术部分描述的腓骨后桥。
- 在距骨外侧体部与颈部交界处再钻一个孔，以容纳肌腱和第2个生物肌腱固定螺钉。
- 笔者对这一备选办法的关心点如下：
  - 跟骨骨松质相对较弱，采用界面螺钉固定效果较好。
  - 距骨钻孔相对较大，可能是应力上升的原因之一，也是距骨颈骨折的原因之一。

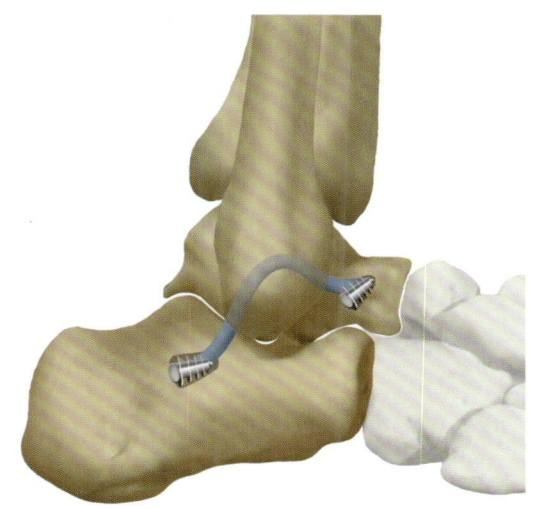

技术图6　生物肌腱融合固定术。

Myerson最小切口技术

- 这种技术（技术图7）类似于Coughlin技术，但通过两个小切口进行。
- 在跟骨钻孔上做一个切口，在距骨钻孔区域上做第2个切口，将解剖进行到底，在每个位置打2个连接的钻孔。隧道钻孔和皮下引导通过腓骨钻通通路。
- 截取移植物并按照与前面描述的Coughlin技术相同的方式进行移植。
- 这是一个合理的选择，但对于Coughlin技术，笔者在使用这项技术穿肌腱和拉紧肌腱仍有困难。

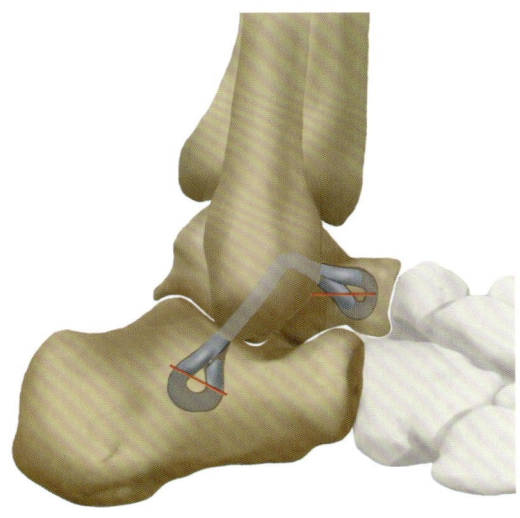

技术图7　Meyerson微创技术。红线表示皮肤切口。

要点与失误防范

暴露	• 确保暴露穿过前室并进入踝关节。这将避免韧带损伤之前,开放前抽屉试验
体位	• 使用一个衬垫,以确保踝关节内旋,允许进入外侧踝关节。不同的患者有不同程度的内旋,这需要适应。然而,如果你计划获得股薄肌腱,要避免完全侧位
钻孔	• 从跟骨内侧向外侧钻孔,矢量导向可用于确保出口孔的正确定位和跟骨外侧CFL止点
钻孔尺寸	• 钻孔应与移植物的大小紧密匹配,以确保骨融合。可以使用前交叉韧带重建的钻头和定位器。钻孔应该足够大,可以通过肌腱
移植物准备	• 移植物应准备好与编织,以确保它容易通过骨隧道
移植物张力	• 当重建肌腱被拉紧时,避免距骨在踝穴内的前移位。特别是,在胫骨远端放置一个包块,并避免在脚跟下放置一个包块,这会使足部和距骨向前移动。此外,每次肌腱通过隧道后,将踝关节与肌腱在张力作用下旋转活动,以获得最佳的最终张力

术后处理

- 采用笔者的首选技术,患者在手术时被放入步行靴。
- 在第1周,它们被允许在耐受范围内承受体重。
- 缝合线在2周后拆除,踝关节的运动范围,在物理治疗的监督下,在这个时候开始。
- 患者在术后10周内都穿步行靴负重,术后8周可以开始步态训练。
- 本体感觉和单趾抬高在12周后开始。
- 患者可于4个月后恢复运动。

预后

- 利用各种自体移植物进行解剖重建的回顾性研究很少,尽管缺乏相关文献,但所有研究都报道了良好的结果,88%～100%的患者报道了良好的结果[1,12,15,46]。
- 很少有研究专门关注股薄韧带重建的结果。Coughlin等[15]对28例患者的29个踝关节进行了回顾,报道了美国骨科足踝协会(AOFAS)和所有患者的Karlsson评分的成功结果,术后平均随访23个月。
- Sammarco和DiRaimondo[44]通过钻孔使用了部分腓骨短肌;43例踝关节骨折,91%疗效良好。
- 一项研究观察了半腱肌移植重建ATFL的结果;23例患者中81%的患者报告结果有所改善[41]。
- 文献中有足够的研究结果不佳,建议不要进行踝关节外侧韧带的非解剖重建。在最近的一篇关于侧韧带重建的综述中,有11篇论文反对非解剖重建,包括Evans和Watson-Jones方法[6,8,22,24,25,28,35,36,39,40,47]。

并发症

- 伤口愈合。
- 复发性不稳。
- 神经损伤。
- 活动范围的丧失。

(王旭 译,施忠民 审校)

参考文献

[1] Anderson ME. Reconstruction of the lateral ligaments of the ankle using the plantaris tendon. J Bone Joint Surg Am 1985;67(6):930-934.

[2] Baltopoulos P, Tzagarakis G, Kaseta M. Midterm results of a modified Evans repair for chronic lateral ankle instability. Clin Orthop Relat Res 2004;(422):180-185.

[3] Barbari S, Brevig K, Egge T. Reconstruction of the lateral ligamentous structures of the ankle with a modified Watson-Jones procedure. Foot Ankle 1987;7:362-368.

[4] Baumhauer JF, O'Brien T. Surgical considerations in the treatment of ankle instability. J Athl Train 2002;37:458-462.

[5] Becker HP, Rosenbaum D. Chronic recurrent ligament instability on the lateral ankle [in German]. Orthopade 1999;28:483-492.

[6] Becker HP, Rosenbaum D, Zeithammer G, et al. Gait pattern analysis after ankle ligament reconstruction (modified Evans procedure). Foot Ankle Int 1994;15:477-482.

[7] Bosien WR, Staples OS, Russell SW. Residual disability following acute ankle sprains. J Bone Joint Surg Am 1955;37-A(6):1237-1243.

[8] Boszotta H, Sauer G. Chronic fibular ligament insufficiency at the upper ankle joint. Late results after modified Watson-Jones plastic surgery [in German]. Unfallchirurg 1989;92:11-16.

[9] Boyer DS, Younger AS. Anatomic reconstruction of the lateral ligament complex of the ankle using a gracilis autograft. Foot Ankle Clin 2006;11:585-595.

[10] Broström L. Sprained ankles. V. Treatment and prognosis in recent

ligament ruptures. Acta Chir Scand 1966;132:537-550.
[11] Colville MR. Surgical treatment of the unstable ankle. J Am Acad Orthop Surg 1998;6:368-377.
[12] Colville MR, Grondel RJ. Anatomic reconstruction of the lateral ankle ligaments using a split peroneus brevis tendon graft. Am J Sports Med 1995;23:210-213.
[13] Colville MR, Marder RA, Zarins B. Reconstruction of the lateral ankle ligaments: a biomechanical analysis. Am J Sports Med 1992;20:594-600.
[14] Coughlin MJ, Matt V, Schenck RC Jr. Augmented lateral ankle reconstruction using a free gracilis graft. Orthopedics 2002;25:31-35.
[15] Coughlin MJ, Schenck RC Jr, Grebing BR, et al. Comprehensive reconstruction of the lateral ankle for chronic instability using a free gracilis graft. Foot Ankle Int 2004;25:231-241.
[16] Eskander M, Macdonald R. Watson-Jones tenodesis for chronic ankle joint instability. J R Army Med Corps 1993;139:115-116.
[17] Evans DL. Recurrent instability of the ankle; a method of surgical treatment. Proc R Soc Med 1953;46:343-344.
[18] Evans GA, Frenyo SD. The stress-tenogram in the diagnosis of ruptures of the lateral ligament of the ankle. J Bone Joint Surg Br 1979;61-B(3):347-351.
[19] Evans GA, Hardcastle P, Frenyo AD. Acute rupture of the lateral ligament of the ankle: to suture or not to suture? J Bone Joint Surg Br 1984;66(2):209-212.
[20] Fujii T, Kitaoka HB, Watanabe K, et al. Comparison of modified Brostrom and Evans procedures in simulated lateral ankle injury. Med Sci Sports Exerc 2006;38:1025-1031.
[21] Girard P, Anderson RB, Davis WH, et al. Clinical evaluation of the modified Brostrom-Evans procedure to restore ankle stability. Foot Ankle Int 1999;20:246-252.
[22] Hedeboe J, Johannsen A. Recurrent instability of the ankle joint: surgical repair by the Watson-Jones method. Acta Orthop Scand 1979;50:337-340.
[23] Hintermann B, Boss A, Schäfer D. Arthroscopic findings in patients with chronic ankle instability. Am J Sports Med 2002;30:402-409.
[24] Horstman JK, Kantor GS, Samuelson KM. Investigation of lateral ankle ligament reconstruction. Foot Ankle 1981;1:338-342.
[25] Juliano PJ, Jordan JD, Lippert FG, et al. Persistent postoperative pain after the Chrisman-Snook ankle reconstruction. Am J Orthop 2000;29:449-452.
[26] Kaikkonen A, Kannus P, Jarvinen M. Surgery versus functional treatment in ankle ligament tears. A prospective study. Clin Orthop Relat Res 1996;(326):194-202.
[27] Kaikkonen A, Lehtonen H, Kannus P, et al. Long-term functional outcome after surgery of chronic ankle instability. A 5-year follow-up study of the modified Evans procedure. Scand J Med Sci Sports 1999;9:239-244.
[28] Karlsson J, Bergsten T, Lansinger O, et al. Lateral instability of the ankle treated by the Evans procedure. A long-term clinical and radiological follow-up. J Bone Joint Surg Br 1988;70(3):476-480.
[29] Karlsson J, Brandsson S, Kälebo P, et al. Surgical treatment of concomitant chronic ankle instability and longitudinal rupture of the peroneus brevis tendon. Scand J Med Sci Sports 1998;8:42-49.
[30] Karlsson J, Lansinger O. Chronic lateral instability of the ankle in athletes. Sports Med 1993;16:355-365.
[31] Karlsson J, Lansinger O. Lateral instability of the ankle joint. Clin Orthop Relat Res 1992;(276):253-261.
[32] Karlsson J, Lansinger O. Lateral instability of the ankle joint (1). Nonsurgical treatment is the first choice—20 per cent may need ligament surgery [in Swedish]. Lakartidningen 1991;88:1399-1402.
[33] Karlsson J, Wiger P. Longitudinal split of the peroneus brevis tendon and lateral ankle instability: treatment of concomitant lesions. J Athl Train 2002;37:463-466.
[34] Kennedy MP, Coughlin MJ. Peroneus longus rupture following a modified Evans lateral ankle ligament reconstruction. Orthopedics 2003;26:1059-1060.
[35] Krips R, Brandsson S, Swensson C, et al. Anatomical reconstruction and Evans tenodesis of the lateral ligaments of the ankle: clinical and radiological findings after follow-up for 15 to 30 years. J Bone Joint Surg Br 2002;84(2):232-236.
[36] Labs K, Perka C, Lang T. Clinical and gait-analytical results of the modified Evans tenodesis in chronic fibulotalar ligament instability. Knee Surg Sports Traumatol Arthrosc 2001;9:116-122.
[37] Larsen E, Lund PM. Peroneal muscle function in chronically unstable ankles. A prospective preoperative and postoperative electromyographic study. Clin Orthop Relat Res 1991;(272):219-226.
[38] Mack RP. Ankle injuries in athletics. Clin Sports Med 1982;1:71-84.
[39] Nimon GA, Dobson PJ, Angel KR, et al. A long-term review of a modified Evans procedure. J Bone Joint Surg Br 2001;83(1):14-18.
[40] Orava S, Jaroma H, Weitz H, et al. Radiographic instability of the ankle joint after Evans repair. Acta Orthop Scand 1983;54:734-738.
[41] Paterson R, Cohen B, Taylor D, et al. Reconstruction of the lateral ligaments of the ankle using semi-tendinosis graft. Foot Ankle Int 2000;21:413-419.
[42] Rosenbaum D, Becker HP, Sterk J, et al. Functional evaluation of the 10-year outcome after modified Evans repair for chronic ankle instability. Foot Ankle Int 1997;18:765-771.
[43] Rubin A, Sallis R. Evaluation and diagnosis of ankle injuries. Am Fam Physician 1996;54:1609-1618.
[44] Sammarco GJ, DiRaimondo CV. Surgical treatment of lateral ankle instability syndrome. Am J Sports Med 1988;16:501-511.
[45] Sammarco VJ. Complications of lateral ankle ligament reconstruction. Clin Orthop Relat Res 2001;(391):123-132.
[46] Sugimoto K, Takakura Y, Kumai T, et al. Reconstruction of the lateral ankle ligaments with bone-patellar tendon graft in patients with chronic ankle instability: a preliminary report. Am J Sports Med 2002;30:340-346.
[47] van der Rijt AJ, Evans GA. The long-term results of Watson-Jones tenodesis. J Bone Joint Surg Br 1984;66(3):371-375.
[48] Vertullo C. Unresolved lateral ankle pain: it's not always "just a sprain." Aust Fam Physician 2002;31:247-253.

第106章 踝关节外侧韧带同种异体肌腱界面螺钉固定

Lateral Ankle Ligament Reconstruction Using Allograft and Interference Screw Fixation

William C. McGarvey and Thomas O. Clanton

定义

- 踝关节外侧扭伤是运动中最常见的损伤,在世界部分地区可以达到运动损伤的15%~20%。这些损伤导致外侧踝关节的受损或完全破坏,通常是距下韧带复合体[13,16]。
- 踝关节扭伤的严重程度从轻微拉伤到韧带结构完全断裂不等。通常,中等或中等严重程度的损伤是最难以准确诊断的,因此也最难以妥善处理。
- 大多数急性踝关节扭伤对非手术治疗反应良好,包括标准的休息、冰敷、压迫和抬高(RICE)方法;功能支具;甚至是物理治疗后的固定。
- 受伤后,30%~40%的患者会有长达6个月的持续疼痛和肿胀问题,10%~20%的患者会有复发性扭伤的困难,导致慢性踝关节不稳[11]。
  - 慢性踝关节不稳定通常表现为以下两种情况之一:①急性踝关节扭伤后反复出现的症状;②踝关节松弛的感觉或者毫无预警的打软腿。

解剖

- 外侧踝关节韧带复合体由3种不同的韧带组成:前距腓韧带(ATFL)、跟腓韧带(CFL)和后距腓韧带(PTFL)。其他有助于踝关节外侧整体稳定性的结构包括下伸肌支持带和距下韧带复合体。
- ATFL与前外侧关节囊复合,长15~20 mm,宽6~8 mm,厚2 mm。
- ATFL起源于腓骨前远端,止于距骨体外侧,与地面形成约75°角。
- CFL长20~30 mm,宽4~8 mm,厚3~5 mm。它起源于腓骨下的后内侧,在腓骨鞘内的肌腱下运动,并附着于跟骨外侧。方向在腓骨纵轴后10°~45°。ATFL和CFL之间形成的夹角是100°~105°。
- PTFL是最大的外侧踝关节韧带,长30 mm,宽5 mm,厚5~8 mm。它有一个广泛的止点几乎覆盖整个距骨后唇。
- 在3种韧带中,ATFL的破坏负荷最低。相反,它比CFL或PTFL具有更大的承受应变的能力,因此在这三种结构破坏之前,它能承受最大的变形[17]。
- 在踝关节跖屈时ATFL紧张,而CFL相对松弛。踝关节背屈时则相反。在踝关节中立位或背伸位CFL的强度和骨性踝穴所提供的稳定性使最大跖屈位成为踝关节外侧韧带损伤的易损部位[1,3]。
- 距骨下韧带结构包括外侧距跟韧带、颈韧带、骨间距跟韧带——被认为对距骨下关节的稳定性贡献最大,以及CFL,这些为外侧踝关节提供了一定程度的稳定性。

发病机制

- 踝关节不稳定被认为要么是由于反复的创伤而获得的;要么是由于先天韧带松弛、生物力学异常(如足跟内翻、高足弓)而遗传的。
- ATFL是最常见的损伤,约占踝关节韧带损伤的75%;其次是CFL,占这些损伤的20%~25%。韧带的损伤发生在韧带被拉伸或完全撕裂的时候,要么是由撕脱性骨折造成的,要么更常见的是由中部撕裂造成的。
- 这些内翻损伤也会导致神经肌肉缺损,导致腓骨肌对内翻应力的反应较慢,腓骨神经分支的反应性降低,肌肉力量不足导致背屈运动范围受限。
- 重复损伤可导致积累瘢痕,导致前外侧机械撞击,甚至牵连跗骨窦[7,15]。
- 距下韧带也可能受伤,但是通常程度较轻。

自然病程

- 尽管大多数踝关节扭伤和不稳定都接受过一些形式的治疗,但治疗方案很少有一样的。自然病史应粗略地描述真正未经处理的情况下会发生什么。
- 在一项长期研究中,1/3的踝关节扭伤患者在接受功能性治疗后,仍有疼痛、肿胀或反复扭伤等不稳定症状[11]。

- 近3/4的人在恢复体育活动后出现了一定程度的损伤，其中近20%的人反复扭伤，4%的人在休息时感到疼痛或严重功能不全。
- 40%的受伤运动员急性扭伤后功能障碍将持续6个月[6]。
- 虽然有人认为，长期的踝关节外侧不稳定和反复的踝关节创伤事件可以导致退化性疾病的晚期，但没有实际证据证明这一理论。
- 然而，据推测，由于外侧踝关节不稳定导致的持续踝关节损伤可以且通常会导致骨软骨损伤、关节力学异常和神经肌肉功能障碍，从而使个体容易受到更严重的肢体损伤或踝关节退行性关节炎致残，可能还有距下关节炎。

病史和体格检查

- 急性踝关节扭伤的患者通常描述在持续内翻型损伤后疼痛的撕裂或爆裂声。长时间站立不稳，会引起对关节在高要求或频繁扭伤下缺乏信心的抱怨；疼痛和肿胀通常不那么严重，对患者来说是次要的。
- 急性期的检查结果是可靠的，包括踝关节前外侧疼痛、肿胀、被动跖屈或内翻疼痛。对于长期踝关节不稳定的患者，检查更多地集中在前抽屉试验和距骨倾斜试验以及"吸力征"。
- 对结构异常的评估也很重要。每个患者的足跟位置都应该检查，当他或她站着的时候从后面看患者，以确定是否存在内翻畸形。
- 神经肌肉功能是检查的另一个重要部分。腓骨肌群功能尤其重要。腓骨肌的强度和稳定性应通过对跖屈肌和外翻肌的阻力分级来评估。诱发性动作，如跖屈外翻应力测试，也应进行，以确保腓总肌腱不从腓骨后沟半脱位。
- 应始终检查感觉神经，以确保没有因损伤牵拉而导致神经失用。
- 应通过触诊、"挤压"试验和背屈-外旋刺激手法来测试韧带联合的完整性。

影像学和其他诊断性检查

- 根据Ottawa踝关节原则[12]，如果在急性情况下使用以下标准，敏感性接近100%：
  - 内踝或外踝后前缘或顶端压痛。
  - 受伤后或在急诊室不能承受重量（四步）。
  - 第5跖骨基底部的疼痛。
- 如需X线片，应行前后位（AP）、侧位和踝穴位（最好负重）检查，以寻找踝尖撕脱骨折，或不太常见的跟骨外侧撕脱骨折。还应检查骨软骨骨折、关节脱位及其他可能类似踝关节外侧扭伤的骨折（见鉴别诊断）。
- 可以在AP位（距骨倾斜）或侧位（前抽屉）位置获得应力位片。在对踝关节施加压力的同时进行这项研究（如患者检查部分所述），可以提供有关关节稳定性的有意义的信息。对于异常研究的构成存在着明显的争议，但基于对这一主题的文字累积回顾，超过15°的内翻倾斜和5 mm的前向移动被合理地认为是异常的。
- MRI对于判断韧带结构是否受到损伤以及在什么时间范围内受到损伤是很有价值的。衰减、波状纤维或在积液表面中断表明最近的损伤，而增厚或内部的皮下信号变化引起可疑的更遥远的损伤。罕见的是，韧带组织的缺失，反映了导致复合体退化的反复损伤。

鉴别诊断

- 急性：
  - 外踝骨折。
  - 第5跖骨骨折。
  - 距骨外侧突或"滑雪板"骨折。
  - 腓骨肌腱脱位。
  - 骨软骨缺损。
  - 腓浅神经麻痹。
- 慢性：
  - 腓侧不稳定。
  - 腓侧撕裂。
  - 距下不稳定。
  - 骨软骨缺损。
  - 胫距或距下关节炎。

非手术治疗

- 非手术治疗是治疗急慢性不稳定的主要方法。大多数患者对保守治疗有反应，因此建议术前对所有患者进行适当的保守治疗是必要的。
- 急性肿胀和疼痛，无论是由于新的伤害还是最近的重复伤害，最好用RICE处理。任何在急性发作或复发后显示抽屉试验阳性或距骨倾斜的患者都应该考虑用步行石膏或靴子固定。
- 一旦急性症状消退，应使用功能性绑带、绷带或支具，并辅以强调腓骨肌腱强化、本体感觉训练和跟腱伸展的锻炼方案。
- 对于长期踝关节不稳定的患者，可以在患者恢复运动或活动时使用改良鞋子。增加外侧鞋跟和鞋底楔形垫的矫形器或外侧鞋底张开的矫形器可以增加外翻力矩，帮助易受伤的患者避免受伤。降低鞋跟高度和加强鞋底的硬度也是有帮助的。

- 预防性支具佩戴或绷带已被证明在预防伤害方面有一些好处。在这些措施有效期间,如果再次发生扭伤,对减轻扭伤的严重程度也有积极作用。

手术治疗

- 初次急性损伤很少需要手术治疗。
  - 笔者认为,适当的保守治疗失败的急性损伤,最好采用改良 Brostrom 方法进行解剖修复和加固。
- 适当的保守治疗失败的慢性不稳定是更复杂的情况。
  - 在以前没有手术的患者中,MRI 显示有组织残留,解剖修复(改良 Brostrom 方法)是非常有效的。
  - 对于反复受伤且 MRI 显示无 ATFL 或 CFL 残留的患者,或之前曾尝试过手术矫正的患者,使用游离肌腱移植重建是笔者首选的方法。

术前计划

- 回顾所有影像学资料,包括 MRI,并注意手术时可能需要处理的任何额外的病变,如骨碎片、骨软骨损伤(OCL)或腓骨肌腱病变。
- 在麻醉下检查关节(和对侧关节),以确定不稳定的真实性质,并衡量修复的效果(图1)。
- 移植物的选择也是一个重要的术前考虑。自体腘绳肌移植物的选择和获得方式与前交叉韧带(ACL)移植物的获得方式相似[4,5,8,14,18]。如果患者不愿意自己的膝关节受到损伤,同种异体股薄肌腱已被证明是一个非常合适的选择,具有减少疼痛、无供区并发症、风险和有效性几乎与使用患者自己的组织相同的优点。
- 足跟内翻的存在可能需要增加外侧楔形跟骨截骨术。

体位

- 患者被放置在仰卧位,同侧髋部垫高内旋,以允许进入踝关节后外侧角。
- 关节镜检查用于鉴别任何未见的关节内病变,大腿固定器和软组织踝关节牵开器在手术的初始阶段通常是必要的。

入路

- 根据要处理的病理程度,可以选择两种方法之一。
  - 踝关节韧带重建,腓骨远下端前弧形切口可与腓骨后部约 2 cm 的小垂直切口结合,以接受移植物通道,并在跟骨外侧壁上穿过并保护移植物的跟腓连接部分。
  - 如果有必要处理腓骨病变或前方骨赘,在腓骨尖远端弯曲的延长性更强的外侧踝部切口是有用的(图2)。
- 如果需要进行跟骨截骨术以促进外翻后足,通常可以在两种方法中加入跟骨上的斜切口,而不必担心增加的伤口并发症。

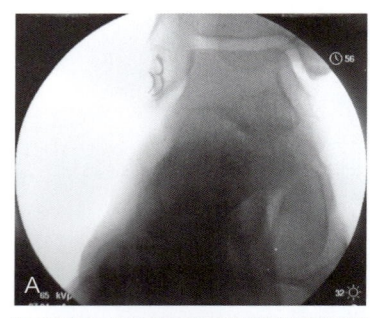
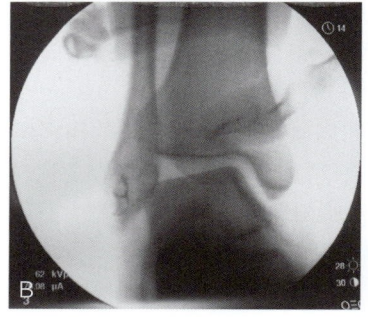

图1 A. 踝关节损伤后及解剖修复前无应力、无负重的 X 线平片。B. 术前同一踝关节应力片显示距骨倾斜。

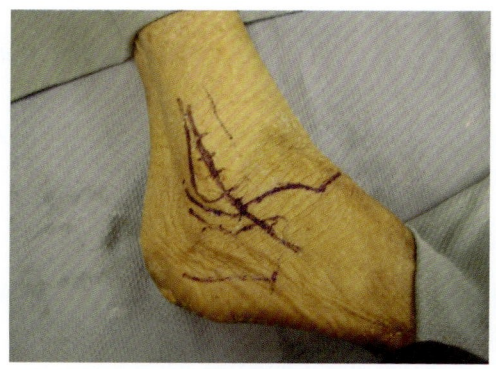

图2 皮肤上标出平行腓骨后缘的手术入路。

距骨隧道位置

- 如前所述,外侧踝关节由两个切口中的一个显露。
- 确定了 ATFL 和 CFL 的止点(技术图 1A)。
- 这些都是建立好的,并且已经根据可定义标志的位置进行了解剖量化。
- 解剖继续暴露 ATFL 在距骨外侧的止点,就在外侧突从体部到颈部的拐角处(技术图 1B、C)。
- 用 4.5~6 mm 的钻头在这个点上水平钻一个 15~20 mm 的隧道,接受肌腱移植物的第 1 支(技术图 1D、E)。

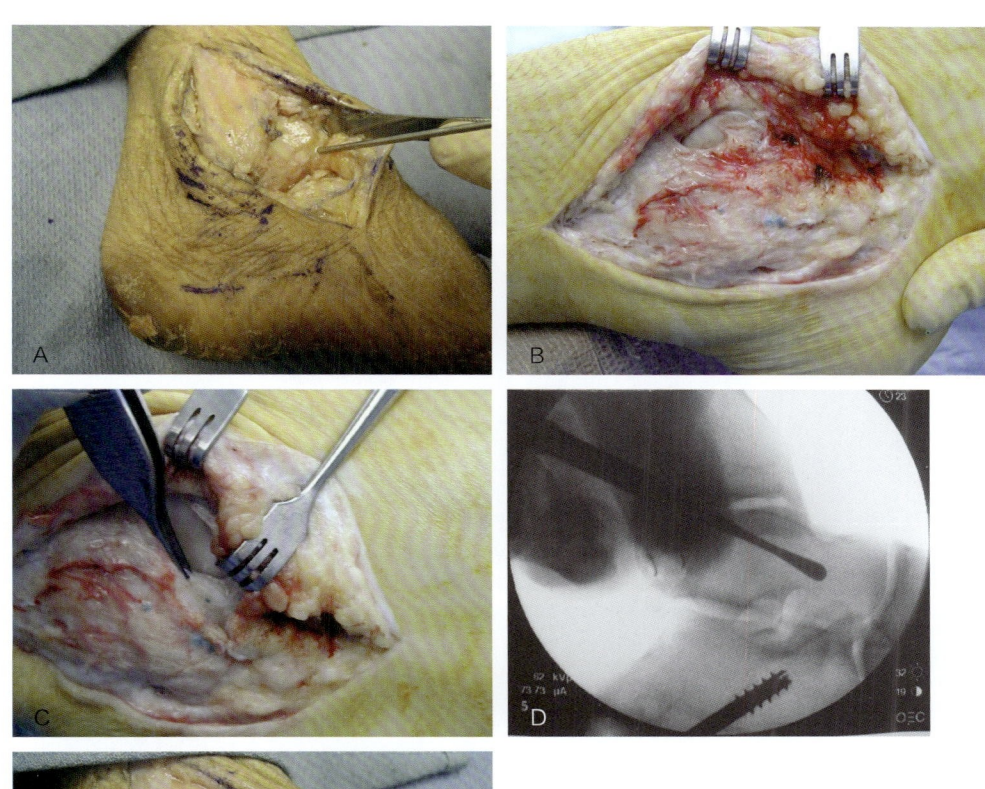

技术图 1　A. 距骨隧道位于颈-体交界处的前方,略微向后和外侧。B. 一个裂缝在关节囊和以前修复的 ATFL 是明显的。C. 用工具测定缺失关节囊面积和 ATFL。D. 预定的距骨隧道定位。E. 钻孔的深度略大于所选螺钉的长度。

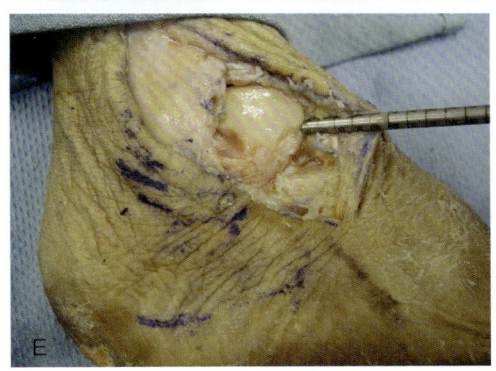

建立腓骨隧道

- 暴露腓骨,从 ATFL 止点向腓骨后侧皮质钻一个 4.5~6 mm 的隧道(技术图 2A~C)。
- 第 2 隧道从 CFL 止点到距离前一个隧道出口点 3~4 mm 远的腓骨后侧皮质。这允许移植物通过皮质桥,此外可以将移植物缝合到骨膜以防止滑动(技术图 2D~G)。
- 另一种方法是建立一个 ATFL 和 CFL 止点之间的单一隧道,不侵犯后皮质,可以接受在这个单独的隧道内用一个界面螺钉固定一个折叠或双重折叠的移植物。

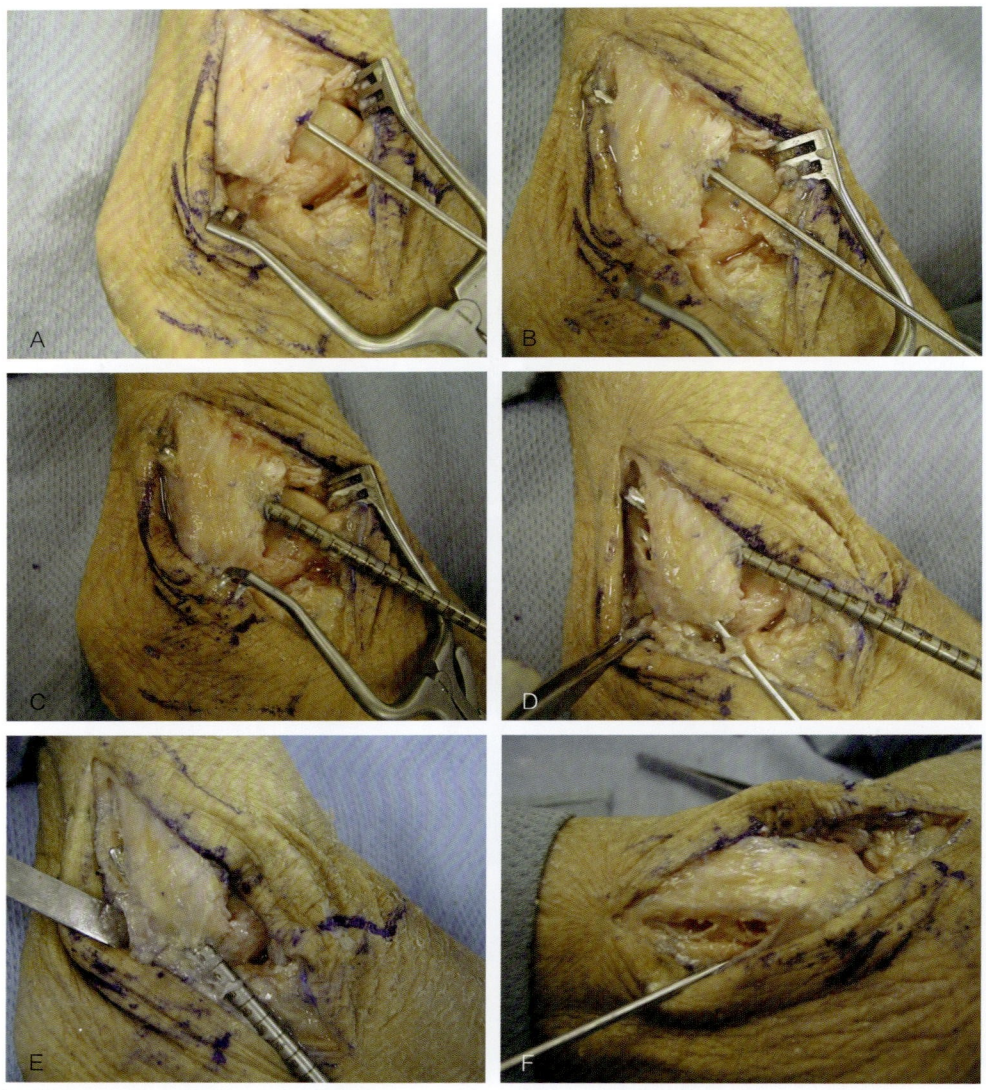

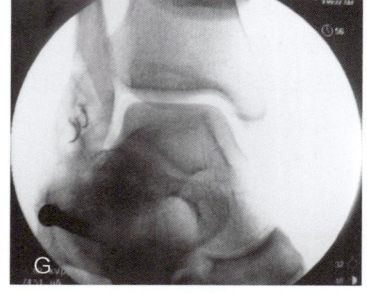

技术图2 A. 第1个腓骨隧道的入口点为ATFL的止点。B. 插入导针，上、后夹角45°～60°，为移植物CFL分支提供另一个较低的隧道。C. 第一个隧道的扩孔采用尺寸匹配的钻头，根据螺钉大小和分支直径进行扩孔。D. 从CFL止点插入第2导针，瞄准上部和后部，但在先前创建的隧道下方3～4 mm。必须小心避免隧道爆裂。E. 扩孔第2腓骨隧道。F. 骨桥保存在腓骨隧道之间。G. 异体韧带重建术后非负重X线片。

建立跟骨隧道

- 然后,在CFL止点的水平上,在跟骨侧侧壁钻出一个大小相似的隧道(技术图3)。

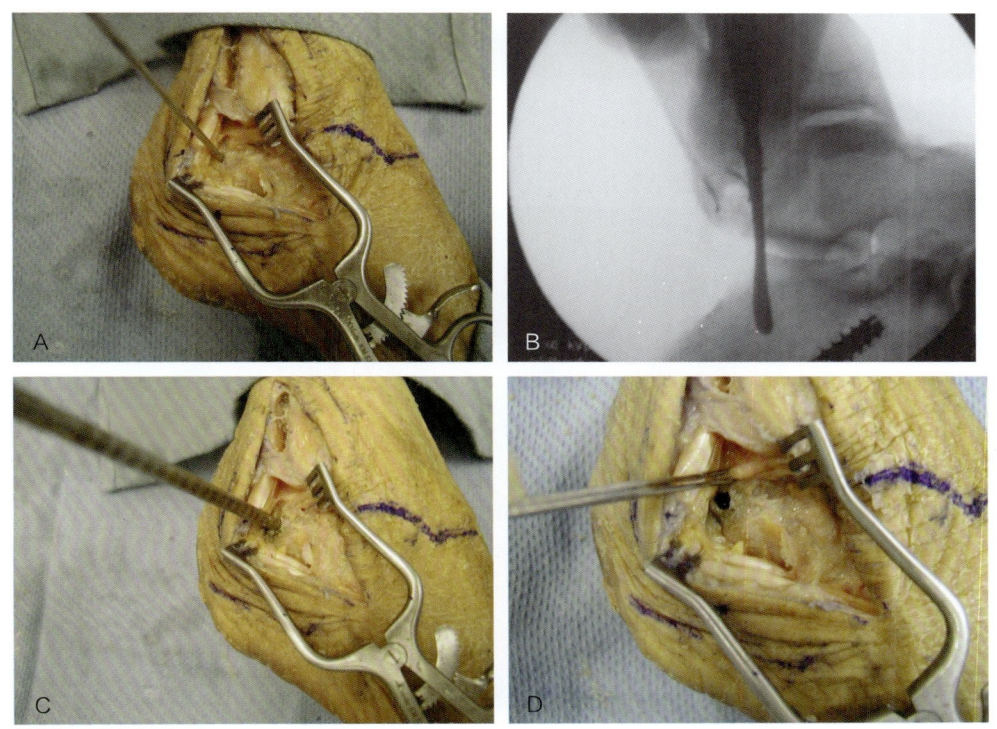

技术图3 A. 跟骨隧道导针置于腓骨肌群扫向后方,隧道的位置刚好低于CFL的止点。B. 隧道位置验证。C. 扩孔跟骨隧道。D. 注意CFL跟骨止点与扩孔隧道的关系。

移植物穿过通道

- 缝合后的肌腱首先插入距骨隧道,用界面螺钉固定(技术图4A~D)。
- 然后从ATFL止点穿过腓骨隧道,穿过近侧的后出口隧道,再穿过下方的腓骨孔,从CFL止点穿出。这提供了最解剖学的起点和止点(技术图4E~G)。
- 最后,移植物通过跟骨隧道。
- 足保持中立位,稍微外翻,在小腿下放置一卷毛巾,以产生轻微的后抽屉效果。当移植物穿过内侧皮肤时,将移植物拉紧(技术图4H)。
- 在跟骨处放置第2颗界面螺钉(技术图4I)。
- 评估运动范围和稳定性,如果张力不合适,可以取下跟骨螺钉,固定移植物,并更换螺钉。
- 肌腱可以在腓骨隧道处缝合,以保持代表ATFL和CFL的分支的张力(技术图4J~L)。
- 如果外科医生更喜欢单腓骨隧道技术,则将界面螺钉置入腓骨,其中一根分支指向距骨(ATFL),另一根分支指向跟骨(CFL)。然后,用单独的界面螺钉固定,对它们进行类似的拉紧和固定。这种方法需要更精确,因为肌腱的分支必须被切割到精确的长度,并适合各自隧道的适当深度。

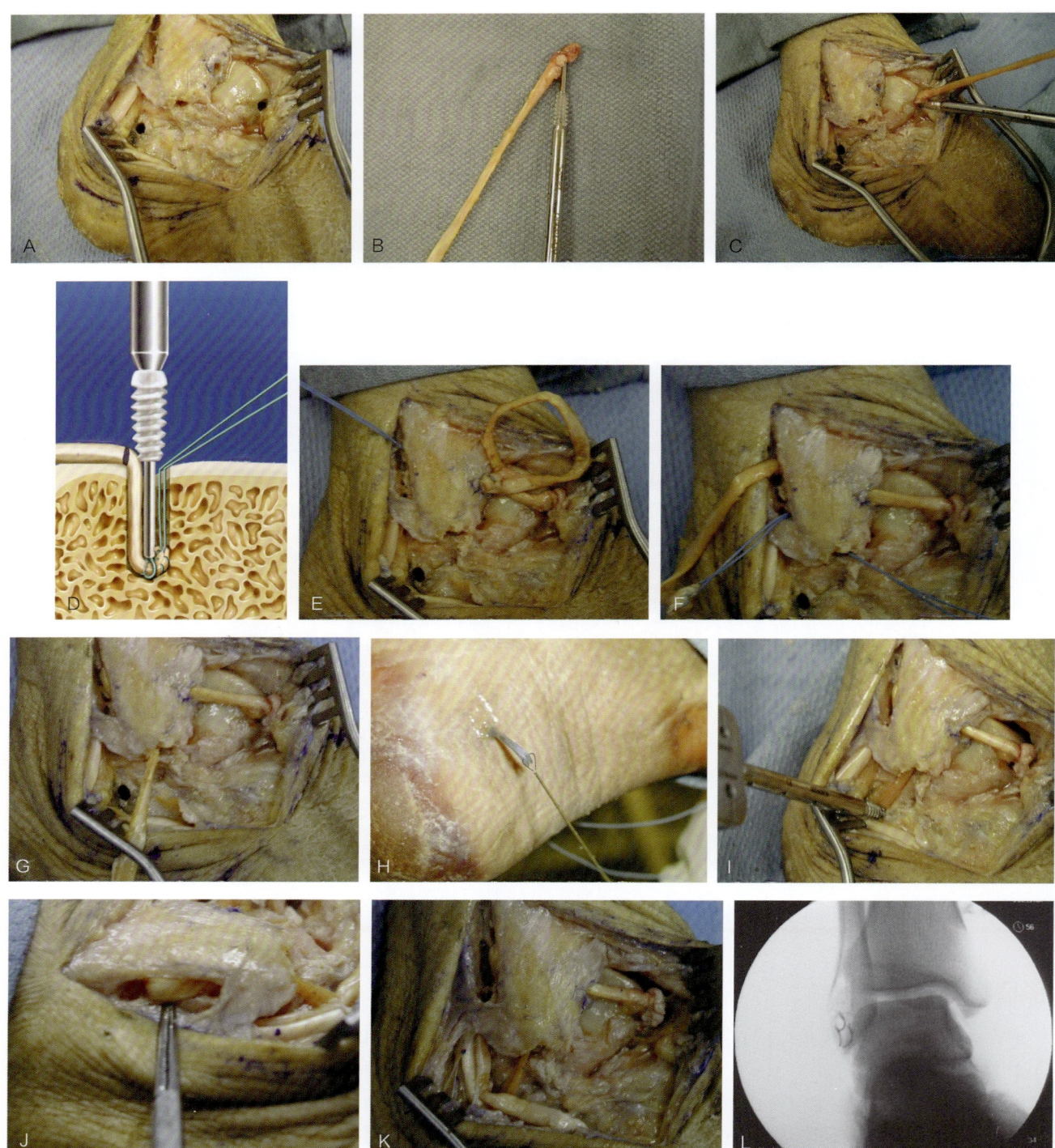

技术图4　A. 所有的隧道都在分支插入通道前扩孔。B. 采用第1界面螺钉将同种异体肌腱植入距骨隧道。C. 将移植物插入距骨隧道内，用界面螺钉固定。D. 肌腱固定螺钉的界面固定简图。E. 通过先前放置的牵引线将移植物穿过第1个腓骨隧道。F. 然后将移植物穿过第2腓骨隧道并保持张力。可以在移植物和腓骨骨膜上放置1根固定缝线来维持ATFL张力。G. 移植物穿过两个隧道。H. 用带线导针将缝线从隧道内侧穿入，再穿出皮肤进行最后的拉紧。I. 踝关节置入适当位置后，移植物拉紧，插入跟骨界面螺钉。J. 移植物位置由腓骨桥支撑（如果没有骨桥，移植物可能会下沉，从而在骨松质槽中松动）。K. 完成ATFL和CFL重建的解剖韧带编织。L. 术后应力片，注意没有距骨倾斜。

关闭伤口

- 分层缝合,通常采用皮下 2-0 Vicryl 或 Monocryl,然后用 3-0 尼龙缝合皮肤。

跟骨截骨术

- 如果足跟内翻,可以进行外侧楔形跟骨截骨术。
- 斜切口直接在计划的截骨区域上进行(通常在任何其他并行切口后约 2 cm 处)。
- 向各个方向将骨膜翘起。
- 跟骨结节外侧壁宽 1~1.5 cm,证实截骨不会打破骨隧道。
- 用骨锯向内侧楔形汇聚截,使内侧皮质正好不被破坏。
- 楔形骨被移除,截骨术结束。
- 可以通过一个大的轴向定向螺钉或 U 形钉固定。

要点与失误防范

移植物处理	• 在截取自体移植物时必须非常小心,以便获得足够的长度 • 如果使用同种异体肌腱移植,则必须适当排列,长度要足够跨越肌腱组织的距离(25 cm 就足够了) • 一旦同种异体移植物解冻,应将其浸泡在抗生素溶液中,直到可以使用为止
建立隧道	• 避免隧道破坏 • 考虑在腓骨后缘上建立两个独立的隧道,并在它们之间用皮质桥隔开,这将有助于防止移植物在骨松质 V 形隧道内的迁移
注意力线	• 如果持续的足跟内翻不处理将可以破坏一个完美的韧带重建手术。如有必要,做跟骨截骨术
拉紧移植物	• 将足固定在所需的中立位置(大约 5° 过度外翻),拉紧移植物,并将其固定在这个位置。确保此时的活动性和稳定性。现在可以用界面螺钉固定来保持张力,但是以后就不可能代偿了 • 不要过度短缩移植物。这将使修复过紧,必要时再截取一次肌腱

术后处理

- 术后 10~14 天内,在中立位置使用大而厚的夹板。
- 一旦伤口愈合满意,患者可以开始用负重石膏,如能忍受,再用 4 周。
- 手术后 5~6 周,从石膏到靴子的逐渐过渡和运动范围的增加。
- 然后开始康复,重点是恢复运动,跟腱伸展,本体感觉训练和腓骨肌腱加强。
- 体育活动通常暂停 4~6 个月。

预后

- 对于急性和慢性不稳定保守治疗失败的解剖重建,笔者首选的仍然是踝关节外侧韧带重建方法。如果选择合适的患者,这在文献中已被证明是非常成功的,科以恢复功能和减少或消除症状。
- 当患者因反复损伤或先前失败的手术而失去可靠的外侧软组织结构时,解剖性游离移植外侧韧带重建是一个很好的选择。
- 用这种方法重建 ATFL 和 CFL,从而提供踝关节和距下稳定的恢复。
- 解剖重建结合保留腓骨肌腱的固有功能为恢复功能提供了最佳的环境。
- Paterson 等[14]在 2 年随访中,仅通过重建 ATFL,26 例患者的症状完全或实质性缓解率为 81%。手术侧和对侧踝关节在运动范围或单轴平衡方面无显著差异。
- Coughlin 等[4,5]报道了 28 例患者 2 年的随访。所有患者的距骨倾斜测量(术前 13° 对比术后 3 度)和前抽屉检查(平均术前 10 mm 对比术后 5 mm)均有较好的或极好的改善。
- 增强肌腱固定术或界面螺钉固定的优点是能够促进早期运动,较少移植物松动[9,18]。

并发症

- 神经损伤。
- 伤口的问题。
- 感染。
- 关节僵硬。
- 深静脉血栓形成。
- 主观不紧或过紧。

（王旭　译，邹剑　审校）

参考文献

[1] Ardèvol J, Bolíbar I, Belda V, et al. Treatment of complete rupture of the lateral ligaments of the ankle: a randomized clinical trial comparing cast immobilization with functional treatment. Knee Surg Sports Traumatol Arthrosc 2002;10:371-377.

[2] Clanton TO, Campbell KJ, Wilson KJ, et al. Qualitative and quantitative anatomic investigation of the lateral ligaments for surgical reconstruction procedures. J Bone Joint Surg Am 2014;96(12):e98.

[3] Colville MR, Grondel RJ. Anatomic reconstruction of the lateral ankle ligaments using split peroneus tendon graft. Am J Sports Med 1995;23:210-213.

[4] Coughlin MJ, Matt V, Schenck RC Jr. Augmented lateral ankle reconstruction using a free gracilis graft. Orthopedics 2002;25:31-35.

[5] Coughlin MJ, Schenck RC Jr, Grebing BR, et al. Comprehensive reconstruction of the lateral ankle for chronic instability using a free gracilis graft. Foot Ankle Int 2004;25:231-241.

[6] Gerber JP, Williams GN, Scoville CR, et al. Persistent disability with ankle sprains: a prospective examination of an athletic population. Foot Ankle Int 1998;19:653-660.

[7] Hertel J. Functional instability following lateral ankle sprain. Sports Med 2000;29:361-371.

[8] Jeys LM, Harris NJ. Ankle stabilization with hamstring autograft: a new technique using interference screws. Foot Ankle Int 2003;24:677-679.

[9] Jeys LM, Korrosis S, Stewart T, et al. Bone anchors or interference screws? A biomechanical evaluation for autograft ankle stabilization. Am J Sports Med 2004;32:1651-1659.

[10] Komenda GA, Ferkel RD. Arthroscopic findings associated with the unstable ankle. Foot Ankle Int 1999;20:708-713.

[11] Konradsen L, Bech L, Ehrenbjerg M, et al. Seven years follow-up after ankle inversion trauma. Scand J Med Sci Sports 2002;12:129-135.

[12] Lynch SA. Assessment of the injured ankle in the athlete. J Athl Train 2002;37:406-412.

[13] Maehlum S, Daljord OA. Acute sports injuries in Oslo: a one year study. Br J Sports Med 1984;18:181-185.

[14] Paterson R, Cohen B, Taylor D, et al. Reconstruction of the lateral ligaments of the ankle using semi-tendinosis graft. Foot Ankle Int 2000;21:413-419.

[15] Richie DH Jr. Functional instability of the ankle and the role of neuromuscular control: a comprehensive review. J Foot Ankle Surg 2001;40:240-251.

[16] Sandelin J. Acute Sports Injuries: A Clinical and Epidemiological Study [dissertation]. Helsinki, Finland: University of Helsinki, 1988.

[17] Siegler S, Block J, Schneck CD. The mechanical characteristics of the collateral ligaments of the human ankle joint. Foot Ankle 1988;8:234-242.

[18] Takao M, Oae K, Uchio Y, et al. Anatomical reconstruction of the lateral ligaments of the ankle with a gracilis autograft: a new technique using an interference fit anchoring system. Am J Sports Med 2005;33:814-823.

第107章 踝关节外侧慢性不稳定
Chronic Lateral Ankle Instability

Markus Walther

定义

- 对踝关节外侧韧带损伤进行保守治疗，多数情况下效果良好。然而，有几个因素可能导致踝关节慢性不稳定，并反复发生踝关节扭伤：
  - 早期治疗不足。
  - 韧带愈合不完全。
  - 反复性创伤导致局部组织质量恶化。
- 踝关节慢性不稳定患者可分为两组：
  - 组织质量足以进行局部修复的患者。
  - 组织质量不足以进行局部修复的患者。
- 只要有足够的组织，就可以进行踝关节外侧重建的Brostrom手术。
- 对于局部组织不足的患者，需要进行增强以重建或加固外侧韧带，肌腱移植有不同的选择，各有其优缺点：
  - 肌腱固定。
  - 半腱肌腱或股薄肌腱。
  - 跖长肌腱。
- 另一种手术选择是用腓骨骨膜瓣增强韧带[2]。

解剖

- 从侧面看，踝关节由距腓前韧带(ATFL)、距腓后韧带(PTFL)和跟腓韧带(CFL)稳定(图1)[6]。
- 骨性结构提供了额外的稳定性，尤其是在背伸时，距骨锁定在内踝和外踝之间。

发病机制

- 外侧韧带撕裂是足踝扭伤的结果，根据扭伤的严重程度，有1~3个外侧韧带受伤，大多数情况下，ATFL都会撕裂。
- 解剖分类。
  - 一级：ATFL扭伤。
  - 二级：ATFL和CFL扭伤。
  - 三级：ATFL、CFL和PTFL扭伤。
- 美国医学协会(AMA)标准严格命名系统。
  - 一级：韧带拉伤。
  - 二级：韧带部分撕裂。
  - 三级：韧带完全撕裂。
- 按临床表现症状分级。
  - 轻微扭伤：功能损失最小，无跛行，轻微或无肿胀，点压痛，再次受伤后疼痛。
  - 中度扭伤：中度功能丧失，脚趾不能抬起或受伤的脚不能单脚跳，行走时跛行，局部肿胀，有触痛点。
  - 严重扭伤：弥漫性压痛和肿胀，患者行走时需要拐杖。
- 每次踝关节扭伤，踝关节本体感觉受损。
  - 每次受伤后足踝再次扭伤的风险增加。在未受伤的人中，足踝扭伤的概率1/1 000 000步后发生。严重踝关节扭伤后，这种风险增加到1/1 000步[13]。
- 慢性踝关节不稳定是不适当的活动和韧带稳定机制不足的结合。

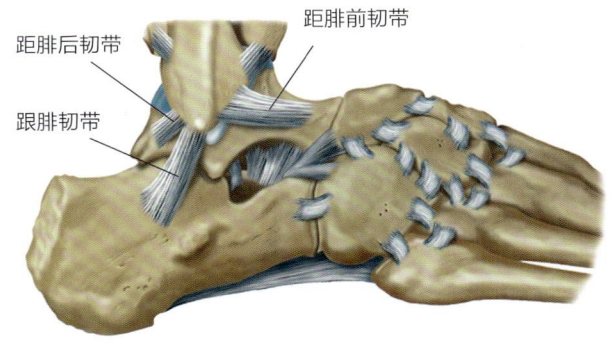

图1 外踝的解剖显示三种韧带：ATFL、PTFL和CFL。

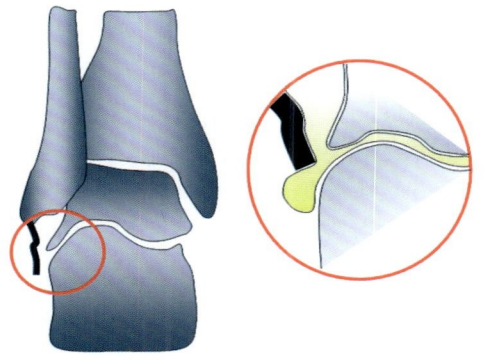

图2 韧带撕裂两端之间的滑液可阻止损伤愈合。

- 有证据表明，特殊的解剖变化会增加受伤后发生慢性踝关节不稳定的风险[15]。
- 韧带和骨骼之间的滑液会影响韧带的愈合（图2）。

自然病程

- 慢性不稳定是导致踝关节退行性关节炎的危险因素。Valderrabano等人[22]已经表明慢性踝关节不稳定患者关节炎的患病率增加。
- 以后很可能会再次发生踝关节扭伤，但这很大程度上取决于生活方式和体育活动[23]。

病史和体格检查

- 患者病史包括受伤持续的时间、踝关节扭伤频率、疼痛原因及日常生活和运动的受限情况。
- 患者的残疾程度取决于不稳定程度和身体需求。
- 许多踝关节不稳定的检查都强烈依赖于患者的配合。但是，如果是阳性的，它们可能非常具体。
  - 检查人员应检查膝盖伸直和弯曲时踝关节的运动范围，以排除腓肠肌或比目鱼肌（或两者）缩短的可能性。膝关节伸直时的背屈受限而屈曲时不受限是腓肠肌短缩的特殊表现（Silfverskiöld试验）。
  - 内翻试验用于评估CFL撕裂。
  - 在踝关节的跖屈位置检查内侧踝关节的稳定性，以避免关节中的距骨锁定，这可以模拟韧带的稳定性。如果阳性，它对三角肌韧带撕裂高度特异。
  - 跟腓韧带功能不全常影响距下关节的稳定性。在踝关节背屈检查稳定性，以锁定上踝关节的距骨。如果为阳性，它对撕裂的CFL和距下不稳定具有高度的特异性[16]。
  - 在腹侧可触及渗出液，但少量积液很难发现。
  - 踝关节抽屉试验使ATFL产生张力，对韧带撕裂具有高度特异性。

影像学和其他诊断性检查

- 应获得X线平片以评估潜在的骨病理学。
- 应力X线片：前后（AP）片显示关节的侧面开口。在侧位片中可以看到距骨前移（图3）。
- MRI提供了有关外侧韧带和其他病理学的宝贵信息。慢性不稳定性瘢痕，积液和滑膜炎经常被发现。然而，在MRI中判断功能稳定性是不可能的。MRI上常见的附加病理是腓骨肌腱撕裂、骨软骨损伤和骨水肿。

鉴别诊断

- 关节损伤（软骨或骨软骨骨折）。

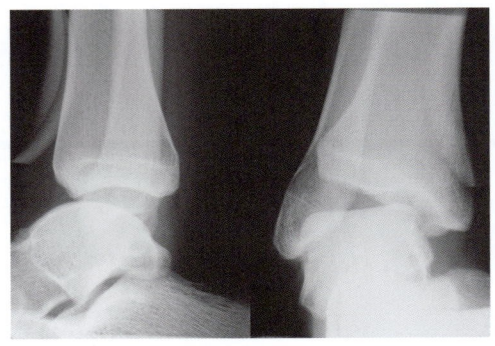

图3　慢性踝关节高度不稳定患者的应力X线片。

- 神经损伤（腓肠神经、腓浅神经、胫后神经）。
- 肌腱损伤（腓骨肌腱撕裂或脱位，胫后肌腱）。
- 其他韧带损伤（联合韧带、距下韧带、分歧韧带、跟骰韧带）。
- 撞击（前骨赘、胫腓前韧带、瘢痕）。
- 不相关的病变，被常规扭伤掩盖（未发现类风湿性疾病、糖尿病神经关节病、肿瘤）。
- 外踝关节不稳定伴后足内翻畸形[21]。

非手术治疗

- 非手术治疗的目的是提高本体感觉和强度，这可以通过理疗和锻炼来实现。
- 改良鞋包括外侧楔状垫或开口。
- 外部固定方式为矫形器、支具或绷带。然而，这些方法是有限的。
  - 绷带在200步后失去30%的稳定性。据报道，皮肤问题高达28%。
  - 在矫形器组中，半刚性、弯曲类型提供最高程度的稳定性[3]。
- 对于许多有症状的不稳定或疼痛的患者，非手术治疗不能作为长期治疗。通常，这些患者需要进行外侧韧带修复。

手术治疗

- 对于既往无手术又组织质量好的患者，Broström手术是一个很好的选择，可以将原来的韧带重新插入原位[5]。特别是在现代锚钉技术的帮助下，该手术重新获得了广泛的应用。Broström[4]在他的研究中表明，即使在长期的慢性不稳定之后，也可以重建原始韧带，提供足够的稳定性和踝关节功能。
- 由于缝合锚技术的改进，过去几年内局部解剖修复（开放或关节镜）的可能性已经扩大[8]。
- 然而，一些有复发性内翻损伤病史的患者没有足够的组织质量来进行Brostrom手术[7,12,19]。
- 局部组织的不足可通过肌腱移植或骨膜瓣进行增强或替代。
- 肌腱移植有不同的选择,每种都有一定的优缺点。
  - 肌腱固定术:此类手术(如Evans或Watson-Jones手术)的主要缺点是,随着时间的推移,肌腱固定术经常会导致持续性疼痛[17,18],同时伴随着稳定性的丧失[14,20]。
  - 自体或同种异体半腱肌腱或股薄肌腱可用作移植物。虽然,一般来说,耐受性良好,但在截取这些肌腱后,有发生供体部位发病的风险[1]。如果使用同种异体移植物,有小的感染风险。
  - 跖长肌腱是一个局部肌腱,可以很容易地截取,且取腱部位的发病率最低[9]。

术前计划
- 在大约3%的患者中,没有发现跖长肌腱,或其长度不足以进行移植。在这种情况下,必须与患者讨论如何进行治疗的策略。一种选择是改用另一种移植技术(如股薄肌腱或半腱肌腱)或使用骨膜瓣。
- 在麻醉下进行的检查包括踝关节的活动范围和踝关节应力测试,以确认先前的结果,而患者没有主动的踝关节稳定性。

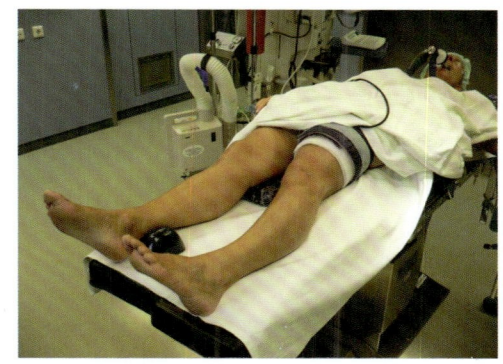

图4 患者仰卧,受伤一侧下方有衬垫。

- 额外的关节内病变是一个常见的发现,在大多数情况下,建议在最终重建前对踝关节进行关节镜检查[10]。

体位
- 患者仰卧,受伤一侧下方有衬垫。
- 使用止血带进行手术(图4)。

入路
- 跖长肌腱是通过在比目鱼肌和腓肠肌之间的内侧切口获得的(图5A)。
- 从腓骨到第5跖骨基底部,采用标准的外侧切口(图5B)。

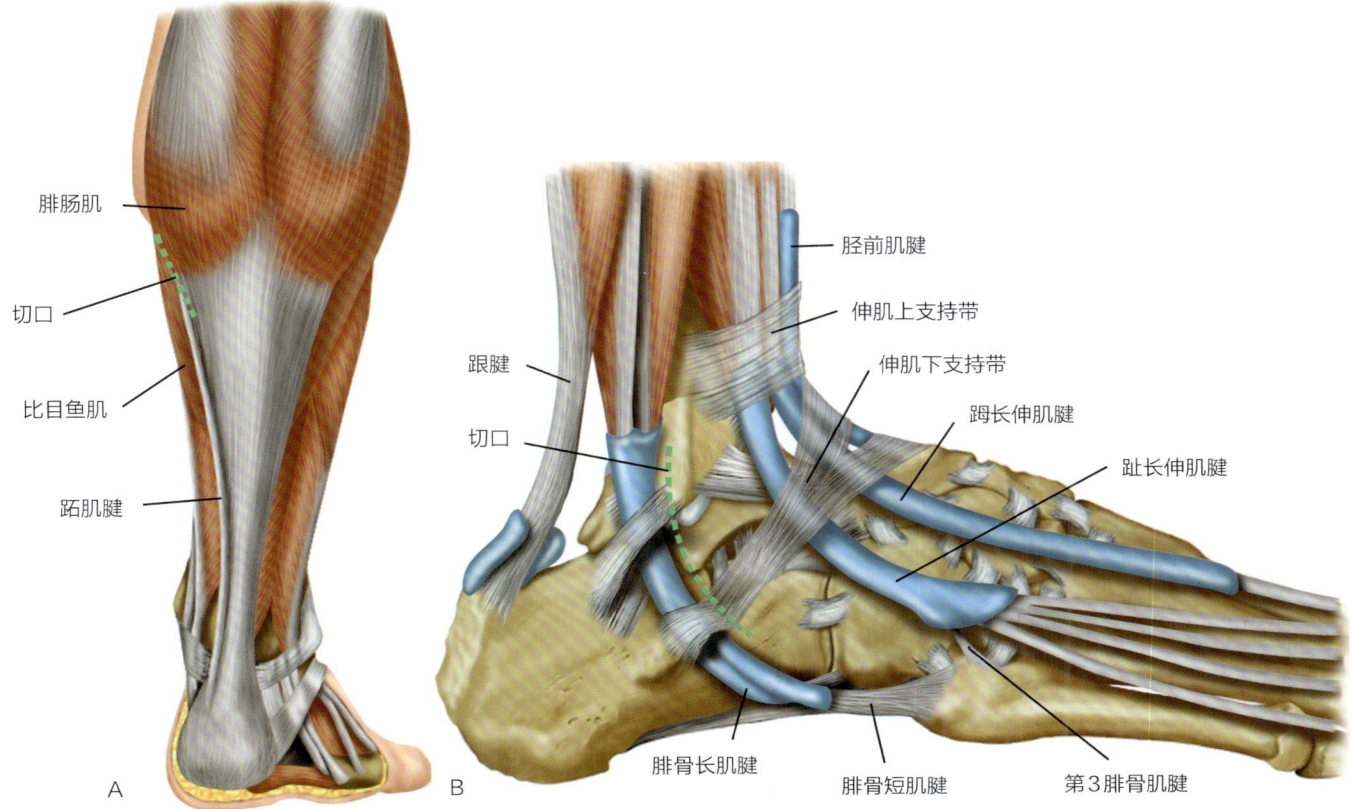

图5 A. 内侧入路截取跖长肌腱。B. 外侧入路,从腓骨向第5跖骨底部切开6~8 cm。

截取跖长肌腱

- 在小腿肌肉体积最大处的内侧切开3 cm(技术图1)。
- 当肌肉筋膜切开时,比目鱼肌和腓肠肌可以直接分离。
- 在两块肌肉中间发现的肌腱结构是跖长肌腱,可以很容易地用肌腱剥离器截取,跖长肌腱在这个位置比在跟骨内侧更容易识别。
- 如果肌腱剥离器无法分离跖长肌腱,则可以通过一个小的纵向切口(约1 cm)切断肌腱。
- 切除肌腱上任何肌肉或脂肪组织。
- 用0号不可吸收缝线编织肌腱的一端。
- 将肌腱存放在湿润的纱布中。

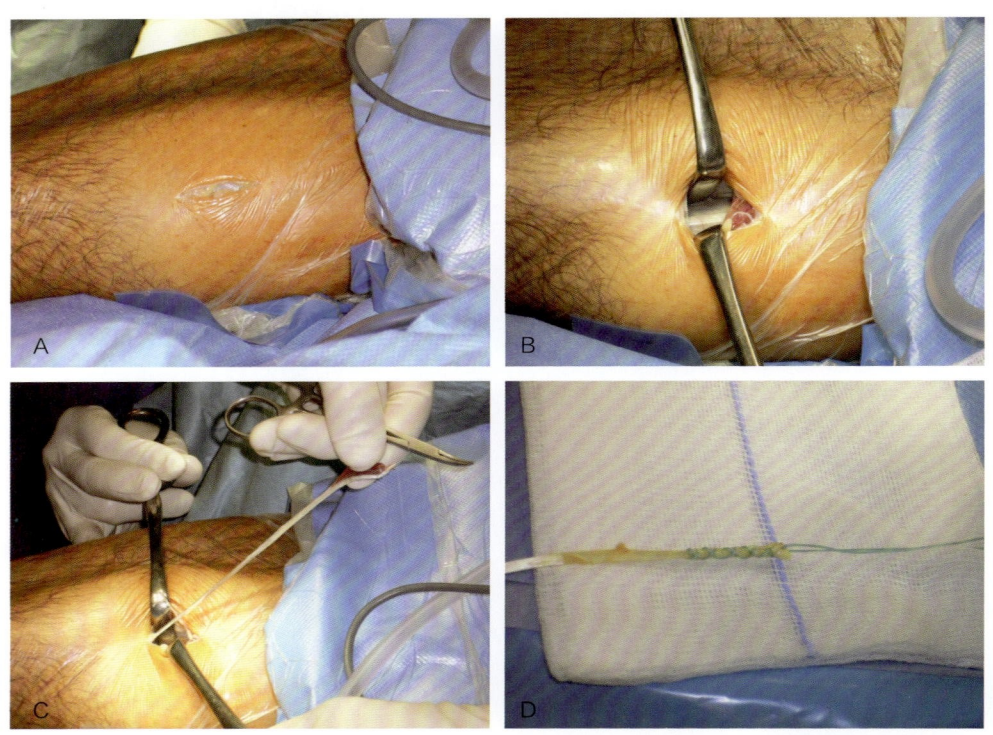

技术图1 跖长肌腱的截取。A. 比目鱼肌和腓肠肌之间的内侧切口,筋膜直接位于脂肪组织的下方。B. 经筋膜纵切口后,在比目鱼肌和腓肠肌之间发现跖长肌腱。C. 用肌腱剥离器分离肌腱。D. 用0号不可吸收缝线编织肌腱的一端,并存放在湿润的纱布中。

跖长肌腱解剖重建外侧韧带

- 通过外侧入路显露外侧韧带和腓骨远端。
- 跗骨窦的组织可以去除,特别是如果有炎症的迹象。
- 检查韧带和局部组织的质量。
- 在腓骨腹侧钻两个孔,直径3.2 mm,距腓骨尖端7 mm和13 mm(技术图2)。
- 在侧面钻第3个孔。
- 用一把小Weber钳,连接腹侧孔,并将其周围的锐边弄平。
- 在距骨颈部外侧面再钻两个孔,直径3.2 mm,距离约8 mm。
- 这些孔正好位于软骨的边缘。在很多情况下,可以在这个位置找到原始韧带的残余。
- 再次,用Weber钳制造一条通道。
- 收缩腓骨肌腱,让助手将后足置于最大内旋位置。钻两个孔,并将它们连接起来,距离距下关节线13 mm,类似于前面提到的技术。
- 跖长肌腱移植物(0号不可吸收缝线编织)可以用锋利的针穿过隧道。
- 当使移植处于紧张状态时,足应处于中立位置。
- 用0号不可吸收缝线连接移植物的两端。
- 如果有部分移植物手术遗留下来,可以用来固定重建的韧带,并用侧边对侧侧缝线固定。

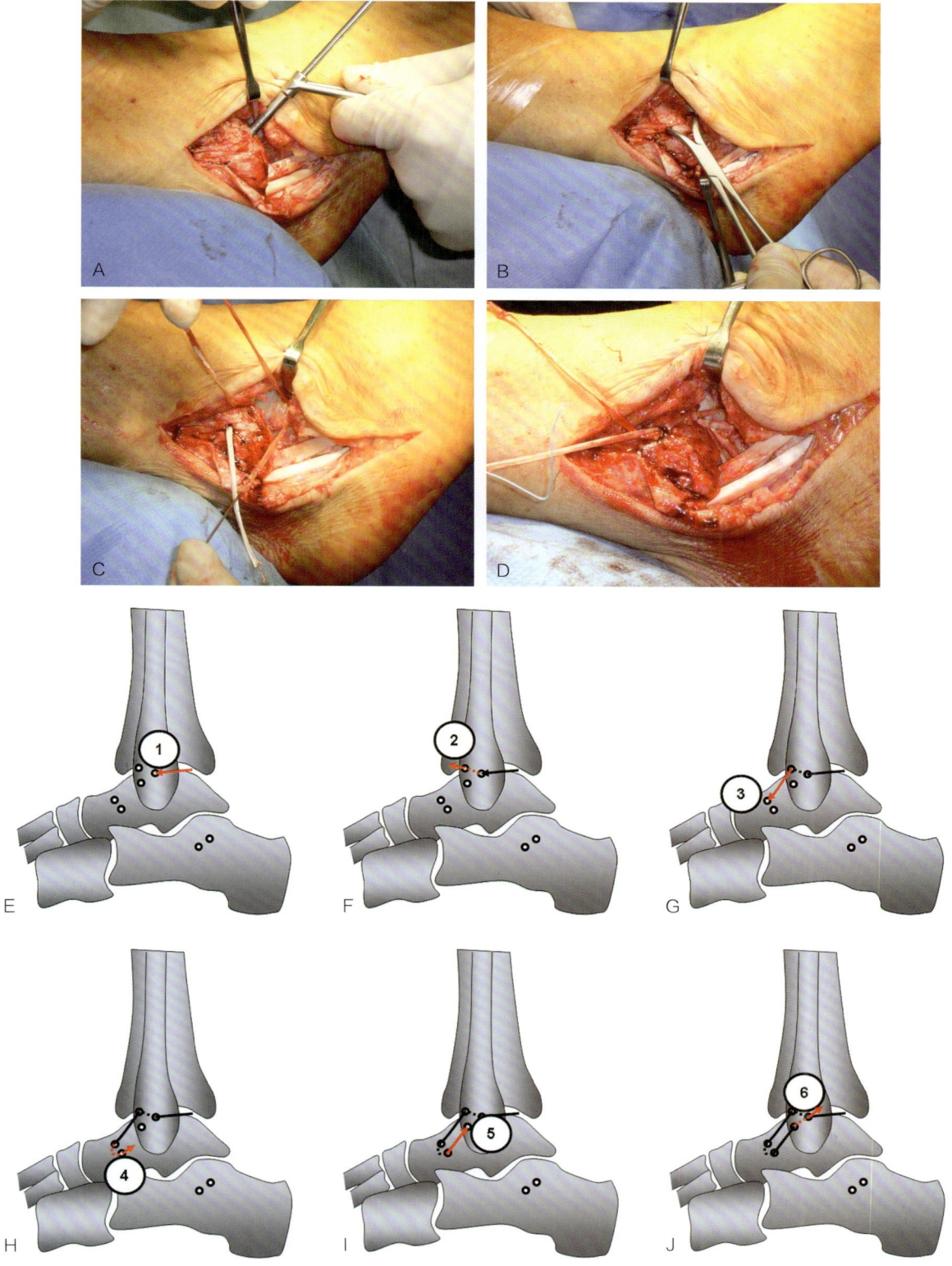

技术图2 跟长肌腱的解剖学重建。A. 在ATFL的解剖止点处钻一个孔。B. 用Weber钳在钻孔之间形成一条通道。C. 将肌腱穿过隧道。D. 肌腱的任何备用组织都可用于进一步加固。E～O. 将肌腱穿过隧道。

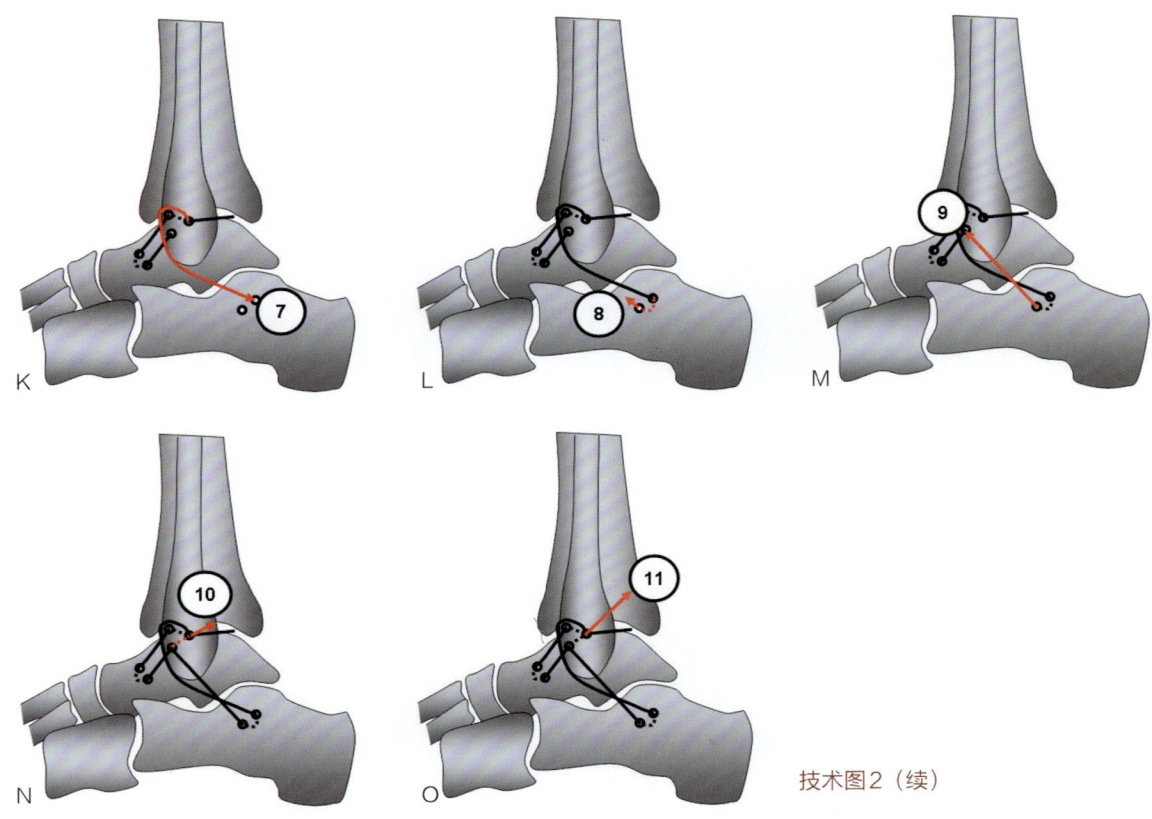

技术图2（续）

要点与失误防范

手术指征	• 应进行完整的病史和体格检查 • 必须小心处理相关的病理 • 当局部组织不足时，移植物增强是有指征的
移植物处理	• 如果不能确定跖长肌腱是否能找到或不适合移植，必须与患者讨论另一个策略 • 截取和准备移植物时应格外小心 • 移植物应始终固定并小心处理
固定问题	• 如果肌腱没有穿过隧道，用Weber钳再次尝试使边缘光滑 • 如果跖长肌腱对于整个行径来说太短，使用一层局部组织最好的单层。一个额外的骨膜瓣可以用来进一步增强重建位置 • 隧道之间的骨桥断裂可以用缝合锚或移植物的跨骨缝合来处理

术后处理

- 所有患者都使用步行靴或步行石膏2周，负重限制在10 kg。2周后，再使用4周的踝关节支具，在正常的鞋里进行全方位的负重。踝关节支具应该日夜使用。另外，在第3周开始积极稳定的物理治疗。通常情况下，4~6周后可进行自行车运动，8~10周后可进行跑步。患者应在3~5个月避免接触包括足球在内的运动。

预后

- Hintermann和Renggli[11]发表了一系列关于这项技术的文章，在美国矫形足踝协会（AOFAS）的后足评分中发现78%的人优秀，18%的人良好，4%的人满意。这些好结果符合笔者的经验。
- 尤其是运动型患者受益于韧带的解剖修复，这似乎比肌腱修复术更可靠，效果更好。

并发症

- 术中移植物处理不当。
- 移植失败或撕裂。
- 腓骨骨折。
- 深静脉血栓形成。
- 感染。
- 活动丧失。

（王旭 译，邹剑 审校）

参考文献

[1] Adachi N, Ochi M, Uchio Y, et al. Harvesting hamstring tendons for ACL reconstruction influences postoperative hamstring muscle performance. Arch Orthop Trauma Surg 2003;123:460-465.

[2] Benazzo F, Zanon G, Marullo M, et al. Lateral ankle instability in high-demand athletes: reconstruction with fibular periosteal flap. Int Orthop 2013;37:1839-1844.

[3] Beynnon B. The use of taping and bracing in treatment of ankle injury. In: Chan KM, Karlson J, eds. ISAKOS-FIMS World Consensus Conference on Ankle Instability. Stockholm, Sweden: International Federation of Sports Medicine, 2005:38-39.

[4] Broström L. Sprained ankles. V. Treatment and prognosis in recent ligament ruptures. Acta Chir Scand 1966;132:537-550.

[5] Broström L. Sprained ankles. VI. Surgical treatment of "chronic" ligament ruptures. Acta Chir Scand 1966;132:551-565.

[6] Burks RT, Morgan J. Anatomy of the lateral ankle ligaments. Am J Sports Med 1994;22:72-77.

[7] Colville MR, Marder RA, Zarins B. Reconstruction of the lateral ankle ligaments. A biomechanical analysis. Am J Sports Med 1992;20:594-600.

[8] Giza E, Shin EC, Wong SE, et al. Arthroscopic suture anchor repair of the lateral ligament ankle complex: a cadaveric study. Am J Sports Med 2013;41:2567-2572.

[9] Hintermann B. Anatomische Rekonstruktion des Auenbandkomplexes am Sprunggelenk [in German]. Oper Orthop Traumatol 1998;10:210-218.

[10] Hintermann B, Boss A, Schäfer D. Arthroscopic findings in patients with chronic ankle instability. Am J Sports Med 2002;30:402-409.

[11] Hintermann B, Renggli P. Anatomic reconstruction of the lateral ligaments of the ankle using a plantaris tendon graft in the treatment of chronic ankle joint instability [in German]. Orthopade 1999;28:778-784.

[12] Karlsson J, Bergsten T, Lansinger O, et al. Surgical treatment of chronic lateral instability of the ankle joint. A new procedure. Am J Sports Med 1989;17:268-273.

[13] Konradsen L, Olesen S, Hansen HM. Ankle sensorimotor control and eversion strength after acute ankle inversion injuries. Am J Sports Med 1998;26:72-77.

[14] Krips R, van Dijk CN, Halasi PT, et al. Long-term outcome of anatomical reconstruction versus tenodesis for the treatment of chronic anterolateral instability of the ankle joint: a multicenter study. Foot Ankle Int 2001;22:415-421.

[15] Mei-Dan O, Kahn G, Zeev A, et al. The medial longitudinal arch as a possible risk factor for ankle sprains: a prospective study in 83 female infantry recruits. Foot Ankle Int 2005;26:180-183.

[16] Ringleb SI, Dhakal A, Anderson CD, et al. Effects of lateral ligament sectioning on the stability of the ankle and subtalar joint. J Orthop Res 2011;29:1459-1464.

[17] Rosenbaum D, Becker HP, Sterk J, et al. Long-term results of the modified Evans repair for chronic ankle instability. Orthopedics 1996;19:451-455.

[18] Rosenbaum D, Becker HP, Wilke HJ, et al. Tenodeses destroy the kinematic coupling of the ankle joint complex. A three-dimensional in vitro analysis of joint movement. J Bone Joint Surg Br 1998;80(1):162-168.

[19] Rudert M, Wülker N, Wirth CJ. Reconstruction of the lateral ligaments of the ankle using a regional periosteal flap. J Bone Joint Surg Br 1997;79(3):446-451.

[20] Snook GA, Chrisman OD, Wilson TC. Long-term results of the Chrisman-Snook operation for reconstruction of the lateral ligaments of the ankle. J Bone Joint Surg Am 1985;67(1):1-7.

[21] Strauss JE, Forsberg JA, Lippert FG III. Chronic lateral ankle instability and associated conditions: a rationale for treatment. Foot Ankle Int 2007;28:1041-1044.

[22] Valderrabano V, Hintermann B, Horisberger M, et al. Ligamentous posttraumatic ankle osteoarthritis. Am J Sports Med 2006;34:612-620.

[23] Walther M, Kriegelstein S, Altenberger S, et al. Lateral ligament injuries of the ankle joint [in German]. Unfallchirurg 2013;116:776-780.

第 108 章 三角韧带重建
Deltoid Ligament Reconstruction

Eric M. Bluman and Richard J. de Asla

定义

- 当踝关节内侧副韧带复合体的深部和浅部断裂或不足时，就会出现三角韧带缺损。
- 三角韧带缺失可能是由退行性［如晚期成人获得性扁平足畸形（AAFD）］、术后[6-8]、创伤性或运动性[4]原因引起的。

解剖

- 三角韧带复合体是一个多单元结构，为胫距关节、距下关节、跟舟足底韧带和距舟关节提供支撑和限制。
- 众所周知，三角韧带复合体由深部和浅部组成。
- 复合体的深层部分起自内侧踝关节的丘间沟和后丘，并在靠近胫骨关节旋转中心的距骨体内侧面插入。这些短而结实的纤维是在关节内但位于滑膜外的。它由前束和后束组成。
- 对复合体的浅层成分还没有达成一致意见。在一项更为详细的解剖学研究中，Pankovich 和 Shivaram[5]描述了浅层由胫舟、胫跟和胫距韧带组成。这些纤维代表一个三角形阵列，起源于远端内踝，呈扇形延伸至各自的附着部位。这些成分对踝关节和足部生物力学的相对贡献仍然是一个研究课题。

发病机制

- 三角韧带断裂最常见的原因是旋后-外旋（SER）踝关节骨折。最严重的骨折形式是内踝关节骨折或三角韧带断裂，伴有外踝骨折。具有完整内踝和撕裂的内侧副韧带的变异体称为 SER IV-三角。后者是最常见的三角韧带撕裂。
- 已经很好地证实，三角韧带重建不适用于同时合并踝关节骨折。在大多数合并损伤的患者中，骨折的复位和固定以及踝穴形态的重建利于三角韧带的愈合[9]。
- 小部分三角韧带功能不全的患者会将其作为第四阶段 AAFD 的组成部分[2]。
- 不合并急性损伤导致的踝关节骨折的三角韧带功能不全已经描述，但此处不作讨论。本章主要讨论由退行性原因引起的三角韧带功能不全。

自然病程

- 随着胫后肌腱缺损，使后足主动进入内翻的能力丧失。
- 随着腿的机械轴向内侧移动（相对于足），后足畸形变得更加严重，最终变得僵硬，内侧踝关节软组织的张力逐渐增加。内侧侧副韧带复合体无法抵抗施加在其上的负荷，最终导致功能不全和延长[7,8]。
- 当三角韧带功能不全，先前存在的后足畸形造成的外翻力导致距骨在踝穴内倾斜时，就会容易进入第4阶段 AAFD。

病史和体格检查

- 第4阶段 AAFD 的病史和体格检查方面与本 AAFD 早期阶段的相似。
- 可能有后足外翻。
- 由于胫后肌腱慢性受累，强度将大大降低，并可能因撕裂而丧失。患者既不能抵抗后足外翻，也不能主动将前足跨中线。
- 由于慢性后足外翻导致的小腿三头肌工作长度缩短，这些肌肉将受到牵拉。固定的后足畸形可能会给人一个错误乐观的印象，胫骨背屈。如果不适当延长跟腱，重建踝关节和后足的力线，将造成或加剧马蹄畸形。
- 可能有明显的前足旋后。
- 外侧疼痛可能表现为跗骨窦炎或腓下撞击、外侧踝关节炎或严重情况下腓骨远端应力性骨折。
- 在临床医生触诊前，跗骨窦疼痛常常无法识别或未完全消失。
- 如果大部分背外侧距骨周围半脱位导致内侧足底中足突出，可能会出现距骨头部以下的硬结和疼痛。
- 必须确定作为第4阶段 AAFD 标志的胫骨外翻是否顽固或可还原，这在手术方案中需要有进一步的明确。
- 通过放射学检查，临床上对胫骨外翻畸形的诊断得到了很大的提高。
- 需要确定侧副韧带复合体的完整性，严重的外翻畸形可能导致这些结构的破坏和功能不全。

- 外科医生还必须评估是否存在同侧膝外翻，如果存在明显的膝外翻，应考虑在足和足踝手术前纠正近端畸形。在不注意膝关节畸形的情况下，纠正腿-踝-足轴可能无法通过重建的下肢充分恢复外翻应力，导致畸形复发。
- 检查三角韧带的方法包括：
  - 触诊内踝下方区域，压痛可能代表早期或近期三角韧带破裂，可能仅在第四阶段疾病早期出现。
  - 关节线触诊，外翻倾斜显示三角韧带功能不全。
  - 踝关节负重前后位X线片，外翻倾斜超过4°表示三角韧带功能不全。

影像学和其他诊断性检查

- 首选X线片包括三维负重系列，站立位前后位片将提供最多的信息，三角韧带功能不全的患者将出现胫骨外翻倾斜（图1）。
- 只有当计划使用自体腓骨长肌腱进行重建时，才需要横截面成像（稍后讨论）。在这种情况下，MRI用于确认腓骨短肌在长肌截取前的完整性。
- 选择性关节内阻滞通常有助于临床医生定位疼痛的确切来源。

鉴别诊断

- 第二或第三阶段AAFD。
- 内踝骨折不愈合。
- 胫距关节炎（伴有偏心的外侧关节侵蚀）。

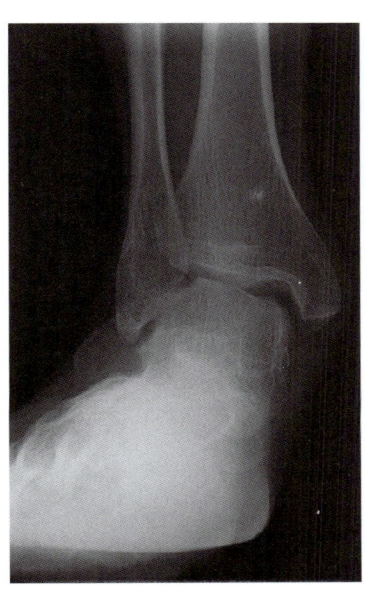

图1 因三角韧带复合体功能不全导致踝关节脱垂胫骨外翻的站立正位负重X线照片。

- 距骨骨坏死伴外侧塌陷。
- 胫骨远端踝上外翻畸形（由胫腓骨远端骨折或Pilon骨折引起）。
- 内旋外翻畸形-外展型踝关节骨折，伴有外侧穹隆压缩或粉碎。

非手术治疗

- 与踝关节骨折合并出现的急性三角韧带功能不全相比，笔者认为非手术治疗在因退行性原因（如第四阶段AAFD）导致的慢性三角韧带功能不全患者中的作用非常有限。除了有内科疾病禁忌手术的患者外，所有患者都应该接受手术重建。
- 在矫正相关骨科疾病的同时，可能还需要保守治疗来缓解疼痛和暂时性畸形。
- 如果选择保守疗法，定制的、延伸至小腿的硬的矫形器，如Arizona支具，提供了预防疾病进展的最佳机会。
- 虽然保守治疗可以阻止疾病的发展，但第4阶段的畸形不能单独用支具矫正。

手术治疗

- 慢性三角韧带不足到功能性结构的愈合在AAFD中不会发生。紧缩和其他手术技术试图将这些病变组织合并到修复中，并不能产生可靠的结果。三角韧带的同种异体移植或自体重建为成功提供了最好的机会。
- 一旦诊断出四期AAFD，就需要一个手术计划来纠正畸形的所有组成部分。
- 评估被动矫正胫骨畸形的能力是三角韧带能否重建以挽救踝关节的关键。
- 可被动纠正的胫骨外翻畸形可受益于三角韧带重建以及骨骼和肌腱治疗。第4期AAFD的胫骨僵硬畸形应采用胫距、距下关节融合或腓骨融合重建。
- 必须纠正足畸形的所有组成部分，同时进行三角韧带重建，以使导致天然三角韧带功能不全的力中性化，并且不会导致重建韧带失效。
- 如果检查发现侧副韧带功能不全，手术计划应包括重建这些结构。

术前计划

- 回顾影像学资料。
- 在摆放体位之前，应进行麻醉下检查（EUA）。术中透视检查可能在EUA中非常有用。
- 在EUA期间，重新评估侧副韧带也很重要。

体位

- 患者应仰卧在手术台上。
- 逆行驱血带驱血,然后充气大腿近端止血带,可以创造一个相对不流血的区域。
- 在对侧臀部下方放置软支撑,可以改善内侧踝关节的暴露。
- 外科医生应确保下肢已预处理好,并将无菌巾覆盖在膝盖以上,以便术中评估下肢力线。

入路

- 微创三角韧带重建(MIDLR)的方法需要从内踝末端向下纵向切开至略低于载距突。这个切口可能经过纤维功能不全的浅层三角韧带(图2)。
- 腓骨肌腱移植术的方法是在腓骨肌腱上使用一个直的

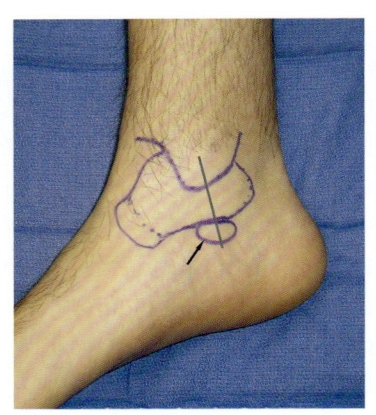

图2 内侧踝关节上标记的微创三角韧带重建技术的方法。内踝、距骨和载距突的位置已标明。

纵向切口来获取腓骨长肌腱,然后通过一个内侧切口将腓骨长肌腱导入,然后将其穿过并固定到胫骨上。患者最初应在同侧髋部下方放置一个包块,当需要增加对内侧踝关节的操作时,可以将其移除。

微创三角韧带重建

- 这项技术[1,2]重建了三角韧带的表层和深层,同时不牺牲任何宿主组织进行移植。

叉式同种异体移植物准备

- 尸体的同种异体胫后肌腱或腓骨肌腱的提供了一个尺寸合适的移植体。可以使用较大的移植物(如跟腱),但应切割到适当的厚度。不要使用小于胫后肌腱或腓骨肌腱的移植物。
- 移植体的长度应为20 cm,直径应为6~7 mm。纵向劈开一端,留下约5 cm的另一端未分开。
- 将0号不可吸收编织缝合线采用Krackow方法缝合肌腱的三个末端(技术图1)。
- 准备好后,用湿润的纱布包裹移植体并放在一边。

胫骨端固定

- 在内踝上方,在冠状面中部,选择穹隆上方的1 cm左右的水平,作为移植物胫骨端固定点。这与胫骨远端物理性瘢痕的水平很接近。术中透视对定位合适的部位非常有帮助。大隐静脉和神经应位于选择的入口位置前方。
- 在固定点的水平上,纵向切开1 cm至胫骨内侧皮质。

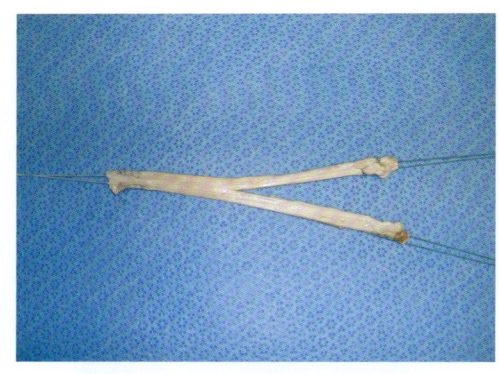

技术图1 分叉移植物的准备。选择一个长约20 cm、直径约7 mm的同种异体肌腱,纵向分裂约2/3的长度。叉状移植物的最终外观,显示其三个末端都有Krackow缝合线。

将导针从内侧穿向外侧平行于穹隆(技术图2)。在导针上方做一个6 mm的盲孔,距离为25 mm,拆下导针。

- 用6.25 mm软组织界面螺钉(技术图3)将分叉移植物的胫骨端(未分离端)固定在胫骨盲孔中。采用人工测试,确保移植物充分锚定在隧道内。

距骨端固定

- 穿过距骨的隧道从内侧胫距旋转的中心开始。最简单的方法是钻取自体三角韧带深层附着点,隧道的横向

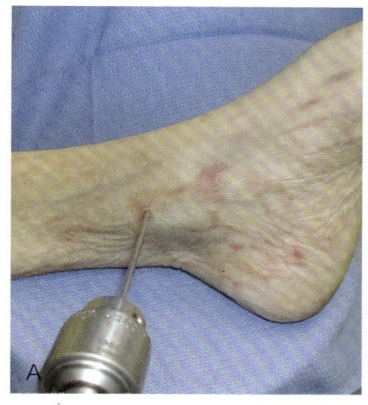 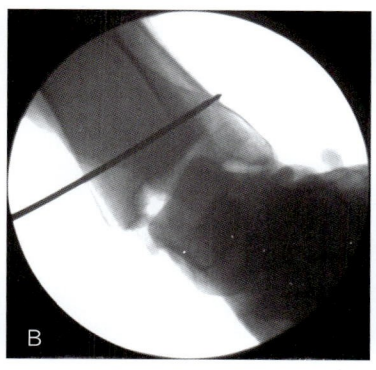 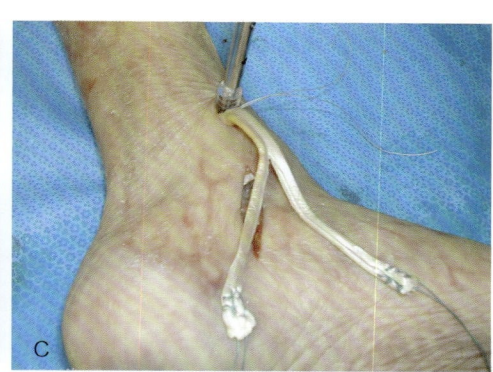

技术图2 插入胫骨端。A. 胫骨导针放置的起始点应在胫骨远端物理瘢痕的水平。B. 胫骨导针放置如透视前后位视图所示。C. 用软组织界面螺钉固定移植物的胫骨端。

出口位于距骨穹顶和颈部的横向连接处,这个侧面出口点通过触诊定位。如果无法触及此连接处,可能需要做一个小切口来定位外侧颈体外侧连接处。沿着该轴穿入一根5 mm套管钻的导针。用前后位和侧位透视图确认导针的位置。

- 在导针上钻一个5 mm的隧道。用穿线器从内侧到外侧将缝合肌腱的一端穿过隧道。在移植物上施加适当的张力,并在隧道内侧放置一个5 mm的软组织界面螺钉以固定移植物。挤入界面螺钉,使其埋头插入隧道1~2 mm。

跟骨端固定

- 用触诊法定位载距突的内侧边界。一旦确定,小心地将胫后肌腱鞘从骨头上剥离,并向下牵拉。将导针插入套管钻中,沿一条轴线从支撑距骨的中点到跟骨外侧腓骨结节上方约1 cm处(技术图4A)。将导针放在这个位置,可以集中在载距突的中心,并最大限度地减少突破距下关节的机会。使用透视检查导针的位置。
- 在该导针上建立一个5 mm的隧道。
- 将肌腱移植物游离端穿过辅助隧道,从跟骨外侧的皮肤上拉出。可能需要做一个小切口,以使移植物完全

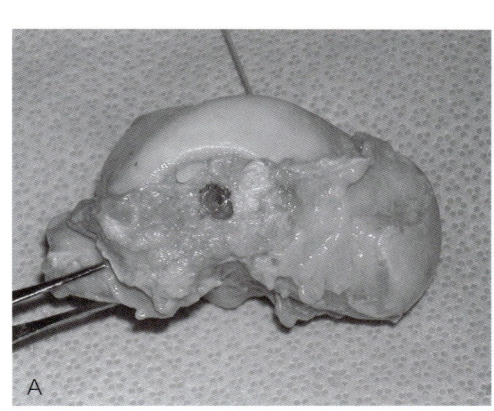 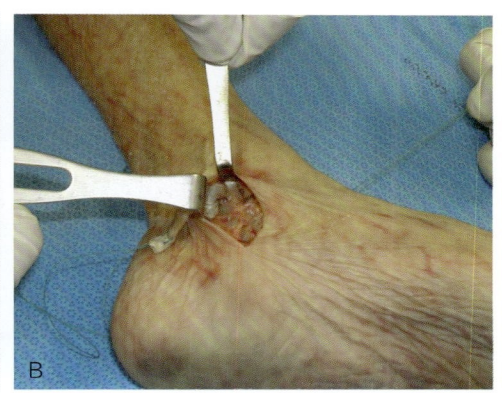

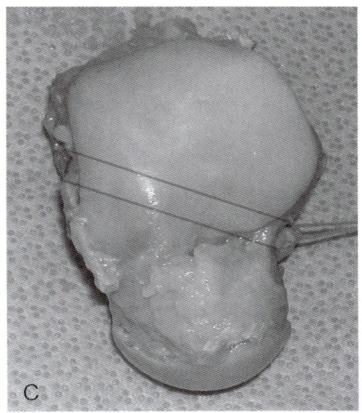

技术图3 距骨端位置。A. 距骨隧道的起点近似于距骨内侧面深三角韧带止点的足迹。图示是一个尸体的内侧距骨切面。一个软组织界面螺钉已放置在距骨隧道的中间部分。在这幅图中,距骨头部朝向右侧。B. 从尸体距骨的背侧视图中看到的距骨隧道路径。距骨头部朝向底部,内侧距骨位于图像左侧。这些线代表了隧道通过距骨的路径。C. 距骨端插入、拉紧和固定踝关节内侧。

被拉出。手动拉紧和调节胫距关节位置，并在透视下检查。
- 当达到适当的张力时，从内侧到外侧将一个5 mm的界面螺钉拧入辅助隧道。
- 技术图4B说明了最终原位结构的外观。技术图4C说明了植入和固定后移植物的位置。
- 以分层方式缝合伤口。

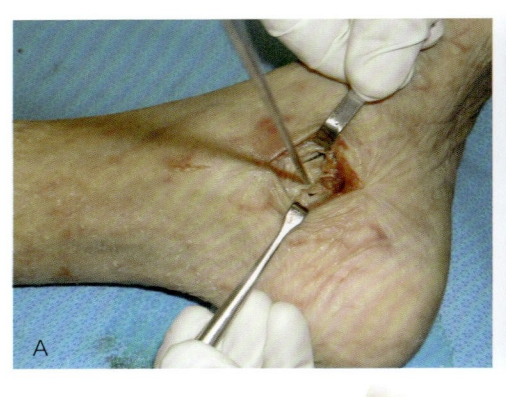
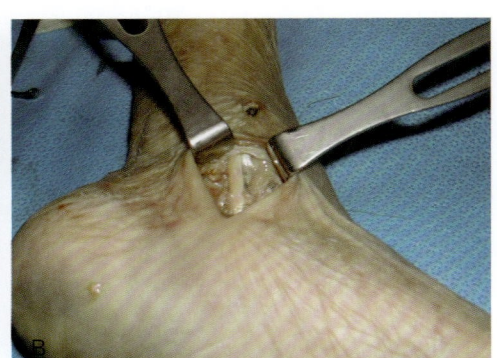
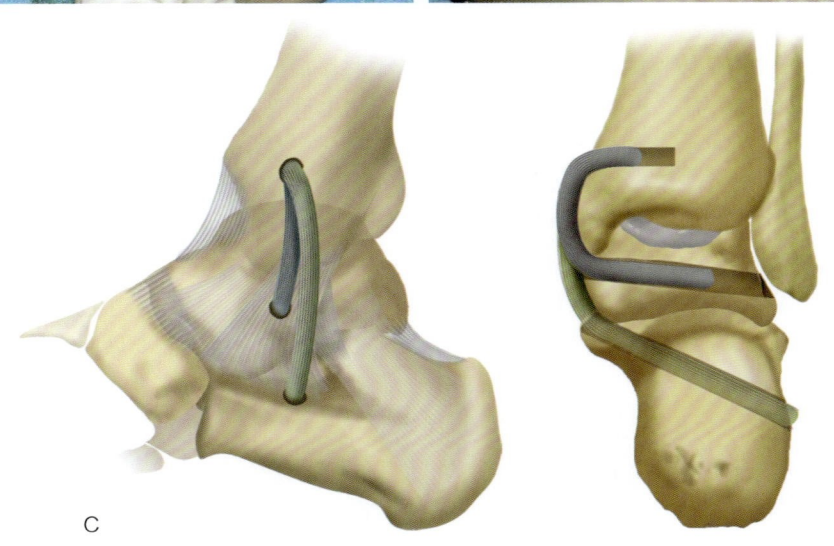

技术图4 跟骨端固定。A. 跟骨端起点穿入导针，以避开距下关节，穿出外侧跟骨皮质。B. 从内侧完成微创三角韧带原位重建。C. 从内侧和前后视图完成微创三角韧带重建。

腓长肌腱截取

- 通过从第4跖骨基部延伸至小腿中部的外侧切口，截取腓骨长肌腱[3]。
- 固定横断腓骨长肌腱的近端残端到腓骨短肌。
- 将Krackow锁定缝线固定在腓骨长肌腱的末端后，用一块湿纱布包裹。

建立距骨隧道

- 在内踝中央做一个内侧切口，向远端延伸到表面三角韧带的纤维上。
- 分离减薄三角韧带的纤维，露出距骨内侧。
- 将骨内导针从外侧距骨颈-体交界处穿过，到达距骨内侧面预计的旋转中心，位于内踝尖端下方。
- 通过对踝关节进行背屈和跖屈，通过透视和临床检查确认导针的位置，以确定旋转中心位置。
- 使用直径为4~5 mm的空心钻建立一个隧道。

建立胫骨隧道

- 从内踝末端到胫骨外侧远端再建立一个骨隧道。出口点位于胫骨穹隆近侧5~6 cm处，腓骨前。笔者建议将空心钻头中的碎屑保存下来，以备后面用于骨移植。

移植物隧道和固定

- 从远端内侧向近端外侧穿过胫骨隧道。
- 首先在内侧距骨隧道处拉紧肌腱,然后在胫骨外侧出口处拉紧肌腱,纠正距骨外翻的倾斜。
- 用软组织垫圈或钉将肌腱固定在最大张力下的胫骨外侧,用骨隧道中钻孔获得的骨块移植。最终结构示意图如技术图5所示。
- 缝合伤口。

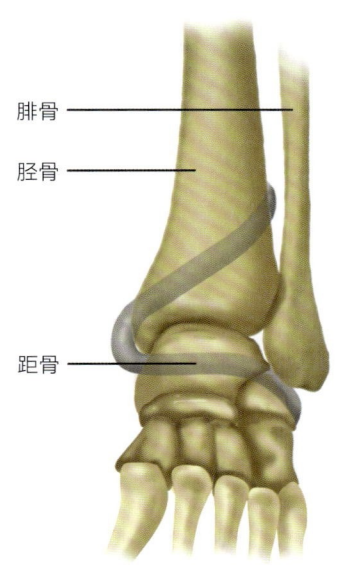

技术图5 腓骨长肌腱自体移植。完成的腓骨长肌腱自体移植物已通过距骨隧道,进入内踝,并穿出胫骨外侧,固定在外侧皮质。

要点与失误防范

伴随手术的需要	• 本文所述的三角韧带重建旨在重建功能性抑制胫距关节外翻 • 在进行三角韧带重建的同时,一定要纠正任何可能导致胫距关节外翻成角的错位或畸形 • 不这样做可能导致矫正不足,甚至可能导致移植完全失败
固定问题:移植物拔出	• 确保肌腱末端用Krackow缝合加固,以确保肌腱的安全通过,并防止界面螺钉撕裂移植物
建立隧道	• 确保距骨隧道在三角韧带深层附着点处从内侧开始。距骨隧道起点与该位置的实质性偏差将导致移植物上的剪切力增加 • 移植物的浅(跟骨)支必须集中在载距突内。偏心放置可能导致距下关节内侧面或载距突下皮质断裂。突破内侧面可能导致距下关节炎。载距突下皮质断裂可导致踇长屈肌腱炎或挫伤
神经损伤	• 在距骨和跟骨端出口处做小切口,以防止对腓浅神经和腓肠神经分支的损伤
指征	• 这些技术旨在帮助第四阶段AAFD的外科矫正。其他治疗方法可能需要用于急性三角韧带损伤或与除AAFD以外的疾病过程相关的三角韧带功能不全

术后处理

- 在第4阶段胫后肌腱断裂行胫距关节重建后的即刻,使用石膏夹板在中立位置。物理治疗在切口愈合后开始,通常在术后2周左右。治疗包括被动和主动的踝关节运动以及内在肌肉锻炼。开始逐渐负重,但直到术后12周才完全负重。开始负重后,根据需要进行步态训练。

预后

- 因为这两种方法都是最近开发出来的,所以这些方法没有长期的结果。少数出现第四阶段AAFD的患者很难对结果进行研究。正在进行的研究正在评估使用这些方法保持纠正和稳定性的能力。
- 本章撰写时,分叉移植法的2年临床结果才刚刚可用。初步的短期结果是有希望的,那些接受手术的患者可以维持胫距关节运动和稳定。
- 腓骨长肌腱移植术的短期随访数据可用。在5名手术后评估的患者中,4名患者胫骨外翻矫正至4°或以下,手术后2年内保持不变。

并发症

- 胫骨或距骨隧道错位导致胫距关节破裂。
- 错置跟骨隧道突破距下关节(分叉移植法)。
- 腓浅神经损伤。
- 腓深神经损伤(腓骨肌腱移植法)。
- 跟骨端牵引时腓肠神经损伤(分叉移植法)。
- 感染。
- 移植失败或破裂。

(王旭 译,邹剑 审校)

参考文献

[1] Bluman EM, Khazen G, Haraguchi N, et al. Minimally invasive deltoid ligament reconstruction: a biomechanical and anatomic analysis. Presented at American Orthopaedic Foot and Ankle Society 21st Annual Summer Meeting, Boston, MA, 2005.

[2] Bluman E, Myerson M. Stage IV posterior tibial tendon rupture. Foot Ankle Clin 2007;12:341-362.

[3] Deland JT, de Asla RJ, Segal A. Reconstruction of the chronically failed deltoid ligament: a new technique. Foot Ankle Int 2004;25: 795-799.

[4] Hintermann B, Valderrabano V, Boss A, et al. Medial ankle instability: an exploratory, prospective study of fifty-two cases. Am J Sports Med 2004;32:183-190.

[5] Pankovich AM, Shivaram MS. Anatomical basis of variability in injuries of the medial malleolus and the deltoid ligament. I. Anatomical studies. Acta Orthop Scand 1979;50:217-223.

[6] Pell RF IV, Myerson MS, Schon LC. Clinical outcome after primary triple arthrodesis. J Bone Joint Surg Am 2000;82(1):47-57.

[7] Resnick RB, Jahss MH, Choueka J, et al. Deltoid ligament forces after tibialis posterior tendon rupture: effects of triple arthrodesis and calcaneal displacement osteotomies. Foot Ankle Int 1995;16: 14-20.

[8] Song SJ, Lee S, O'Malley MJ, et al. Deltoid ligament strain after correction of acquired flatfoot deformity by triple arthrodesis. Foot Ankle Int 2000;21:573-577.

[9] Zeegers AV, van der Werken C. Rupture of the deltoid ligament in ankle fractures: should it be repaired? Injury 1989;20:39-41.

第109章 内踝/三角韧带重建
Medial Ankle/Deltoid Ligament Reconstruction

Beat Hintermann, Markus Knupp, and Victor Valderrabano

定义

- 踝关节复合体内旋损伤可导致三角韧带浅表前束部分或完全断裂。
- 随着时间的推移，慢性内侧踝关节不稳定可能导致继发性胫后功能障碍，因为肌腱可能拉长、撕裂或两者兼而有之。
- 相反，内侧踝关节不稳定也可能是由于胫骨后功能不全伴有三角韧带慢性过度负荷和连续的逐步中断所致。
- 如果患者抱怨"不稳"，尤其是在平坦地面、下坡或下楼行走时，必须怀疑足踝内侧不稳定。其他的症状可能是踝关节前内侧疼痛，有时是外侧踝关节疼痛，特别是在足部背屈时。

解剖

- 三角韧带是一个多条带复合体，具有浅层和深层部分。
- 根据三角韧带复合体跨越的关节的不同，分为浅层和深层。浅层韧带穿过两个关节（踝关节和距下关节），深层韧带穿过一个关节（只有踝关节），尽管这种分化并不总是绝对清楚的[10]。
- 三条浅层和多条前束分别为胫舟韧带、胫弹簧韧带和胫跟韧带；三条深层分别为胫距前、中、后韧带（图1）[1]。
- 由于浅三角韧带的胫侧部分在弹簧韧带上有广泛的附着，这种韧带复合体可能与三角韧带相互作用以稳定内侧踝关节，因此在功能上不与之分离（图1）[3]。

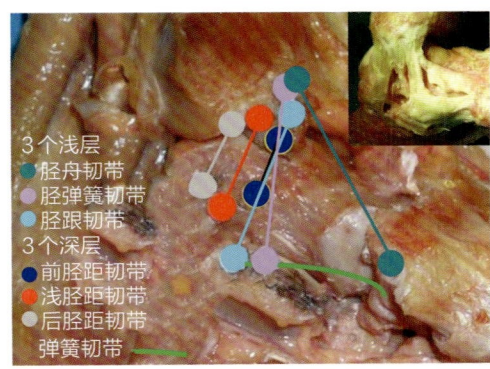

图1 内踝的解剖位置。浅三角韧带和深三角韧带由三个不同的束组成。

发病机制

- 在跑下楼、降落在凹凸不平的地面上以及在身体与足向相反方向旋转跳舞时，可能会对足踝内侧韧带造成急性损伤。一个关键特征是患者是否遭受过内旋（外翻）创伤，如在同时向内旋转胫骨时，足向外旋转。
- 完全三角韧带断裂有时与外踝骨折或特定的双踝骨折有关。
- 慢性三角韧带功能不全可见于多种情况，包括胫后肌腱紊乱、外伤和运动相关的三角韧带功能紊乱，以及以前有过三关节或全踝关节置换术的患者的距骨外翻。

自然病程

- 有证据表明，踝关节内侧韧带受伤的频率比人们普遍认为的要高[4-6,8]。
- 有多个结构参与稳定踝关节内侧。在受伤的情况下，它们不会以一种形式参与。因此，踝关节内侧不稳定不是一个单一的结构，这对治疗策略有着重要的影响。
- 对51名患者（53个足踝）进行探索性前瞻性研究的结果支持了笔者的观点，即没有胫后肌腱功能障碍的踝关节内侧不稳定是作为一个整体存在[8]。然而，尚不清楚这种踝关节内侧不稳定是否存在，或在多大程度上存在。随着时间的推移，稳定性可能会导致继发性胫后肌腱功能障碍，因为肌腱可能会拉长、断裂或两者兼而有之。
- 从文献中可以清楚地看到，随着时间的推移，随着内侧踝关节韧带的长期过度拉伸，共存的足部畸形将导致进一步恶化。

病史和体格检查

- 根据患者的病史和体检结果，包括特殊操作和X线平片，诊断踝关节内侧不稳定。
- 如前所述，如果患者抱怨在平坦的地面、下坡或下楼行走时不稳，尤其是在内侧位置，则可能出现内侧不稳定。进一步的症状可能是踝关节前内侧疼痛，有时是外侧踝关节疼痛，尤其是在足背屈时。有慢性不稳定的病史，表现为反复出现疼痛、压痛，有时在内侧和外

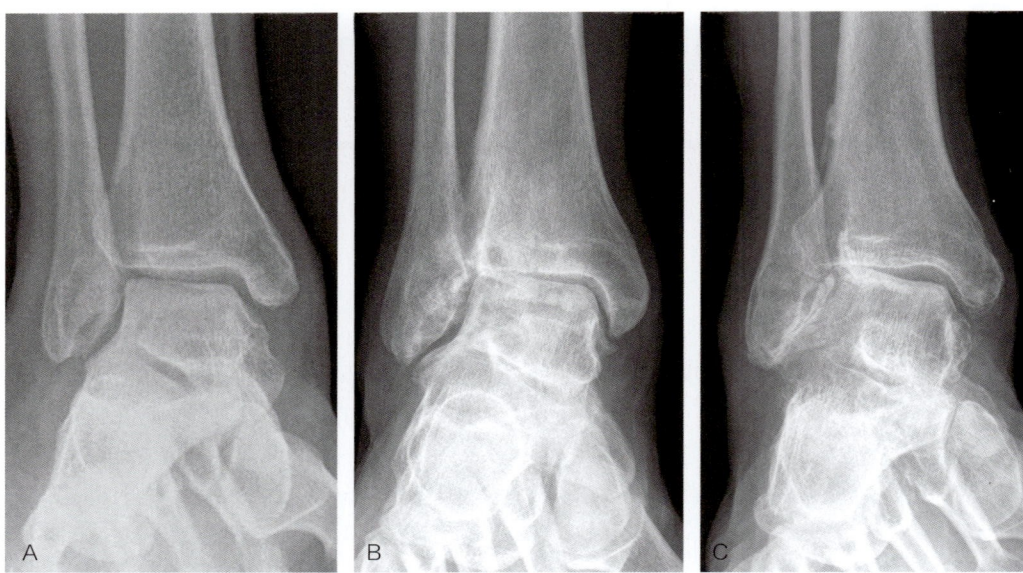

图2 三角韧带功能不全。A. 明显不稳定：前后位负重片显示内侧胫距关节的间隙<5°。B. 中度不稳定：前后负重片显示内侧胫距关节有5°～11°的间隙。C. 严重不稳定：前后负重片显示内侧胫距关节间隙超过11°。

侧有瘀伤，被认为是内侧和外侧联合不稳定的表现，这被认为会导致踝穴内距骨的旋转不稳定。
- 急性损伤可出现足踝内侧压痛和血肿。
- 慢性踝关节内侧稳定性的体检方法应包括：
  - 站立试验：检查力线、畸形、对称和肿胀。受影响的足的不对称扁平和内旋畸形可能表明足踝内侧不稳定：明显、中度和重大。
  - 前内踝触诊：内踝前缘触诊通常会引起内沟疼痛。这是由于踝关节内距骨的慢性移位引起的潜在滑膜炎的结果。
  - 前抽屉试验是对踝关节内侧不稳定的高度敏感试验。
- 对后足的全面检查还应包括评估相关损伤并排除其他可能的原因。其中包括：
  - 内踝骨折：急性损伤后，必须常规进行放射学分析，包括内踝骨折（如三角韧带骨性撕脱）或腓骨骨折，伴或不伴有联合韧带断裂。
  - 部分或完全断裂后胫后功能丧失：患者站立时不能矫正畸形或不能对足产生旋后力。
  - 距舟联合：距下关节不活动，因此进入足尖位置时足跟没有变化。
  - 神经系统疾病：由于神经系统控制不足，一块或多块肌肉部分或完全瘫痪。

影像学和其他诊断性检查

- 急性损伤：应获得X线片，包括前后位（AP）和侧位，以排除骨撕脱骨折或相关损伤。
- 慢性损伤：普通负重X线片，包括足和踝的前后位片（图2）、足的侧位片和后足力线片[13]，以排除陈旧的撕脱骨折、足的继发畸形（如足跟外翻力线、距舟关节脱位等）。和胫距关节理想异常（如由于三角韧带功能不全导致内侧关节出现间隙）。
- 在急性踝关节骨折的治疗中，应力片可能有助于鉴别三角韧带的功能不全[14]，但对慢性疾病没有帮助[10]。
- 可通过CT来检测距跟联合或骨碎片，包括关节表面。负重CT可能有助于识别踝关节内距骨的具体位置，以及伴随距骨周围不稳定的潜在关节不稳定（图3）。
- MRI可显示三角韧带损伤（图4），尤其是在急性情况下，还可显示胫后肌腱的病理状况。

鉴别诊断

- 内踝撕脱骨折（有或无腓骨骨折或联合韧带断裂）。
- 固定性扁平足畸形（如成人胫后肌功能障碍后获得性扁平足畸形）。
- 骨软骨损伤。
- 距舟联合。

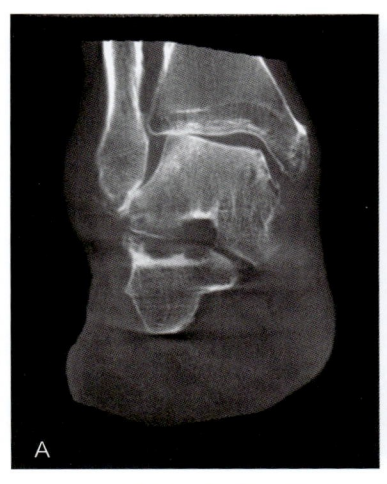 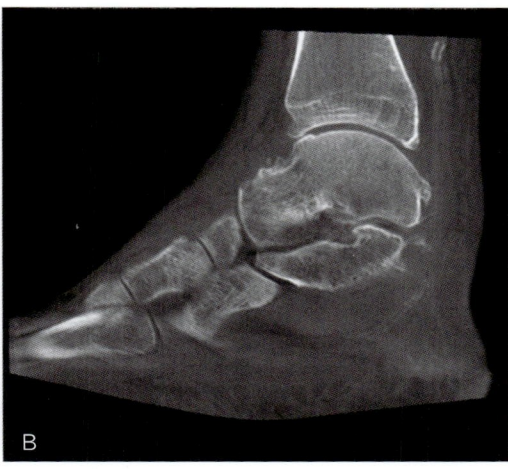 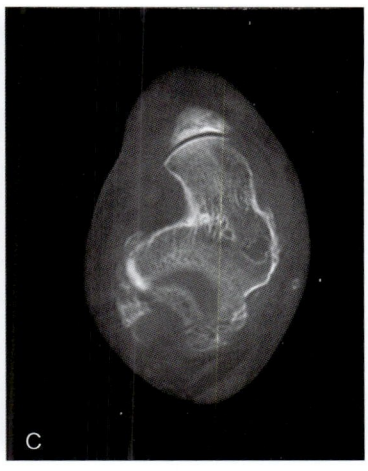

图3 严重不稳定患者的负重CT（图2C中的同一患者）。A. 前后冠状面。B. 矢状面。C. 前后水平面。

非手术治疗

- 尽管非手术治疗存在争议，但不稳定的患者，尤其是那些感觉不太稳定的患者和那些较少参与高水平内旋运动的患者，可以非手术治疗。
- 非手术治疗包括三个部分：
  - 内侧足弓支撑。
  - 加强内转肌力量的理疗。
  - 神经肌肉康复计划。

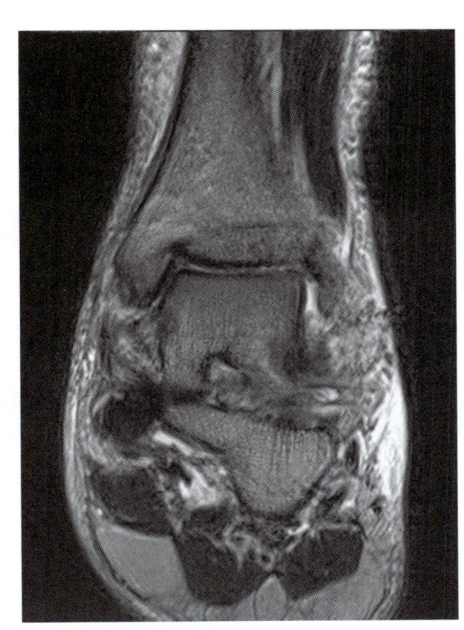

图4 三角韧带近端撕脱。前后MRI显示内踝三角韧带完全撕裂。

手术治疗

术前计划

- 审查所有影像片。
- 应检查X线平片是否有骨折、软骨损伤、后足和中足力线异常，以及任何硬件（来自以前的手术）或异物的压力。
- 相关骨折、软骨损伤、足部力线异常和肌腱断裂应同时处理。
- 麻醉下检查应与对侧踝关节相匹配。

体位

- 患者仰卧，双足放在手术台边缘。
- 商用膝托用于支撑股骨远端，并将足置于悬挂位置（图5）。
- 这使得外科医生可以在开放式重建前进行关节镜检查时自由移动足部。
- 在关节镜检查后，取下膝盖支架，将足放在桌上。

入路

- 踝关节镜检查采用前内侧入路。
- 稍弧形切口3~5 cm，从内踝顶端1 cm处开始，向舟骨内侧方向移动。
- 如果在临床检查中发现并经关节镜检查确认的踝关节外侧韧带有额外的不稳定，也可以对踝关节进行外侧入路检查，以探索踝关节距腓前韧带和跟腓外侧韧带。

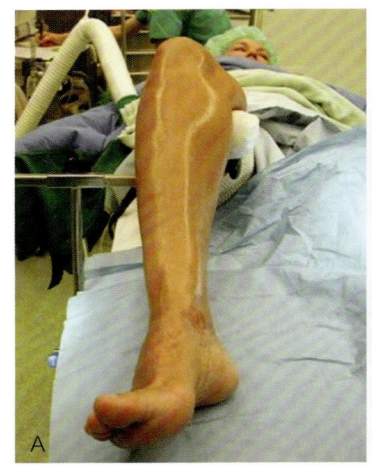
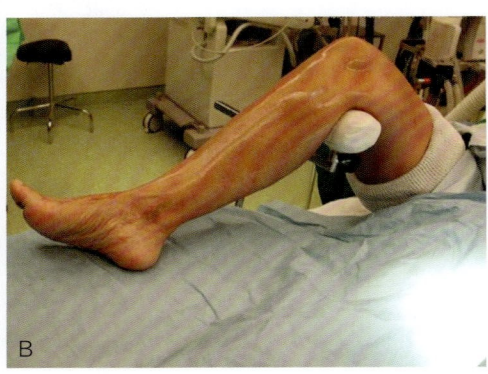

图5 关节镜检查和内侧韧带重建体位。膝托用来支撑股骨远端,使脚悬在手术床上。A. 从手术床尾观察。B. 内侧观察。

踝关节镜检查

- 关节镜检查的目的是观察内部结构,评估踝关节内侧和外侧的稳定性[5]。
- 在对韧带进行视觉评估后,在关节镜下对踝关节施加温和的内翻、外翻和前拉应力,测试外侧和内侧韧带的稳定性。
- 如果韧带变薄或拉长,韧带损伤分级为扩张;如果连续性丧失,则分级为破裂[8]。大多数韧带撕裂位于近端附着处;这最好由踝关节韧带完全无附着区看到(技术图1)。
- 当足部外翻和内旋时,三角韧带张紧时被认为是功能不全的,但显然,这种动作不会产生强大的内侧支撑(技术图2)。通过向前拉足将距骨从内踝过度抬离也被认为是韧带伸展的一个指标。
- 当足的旋后应力导致距骨倾斜时,认为存在外侧不稳定。
- 根据内侧和外侧的评估,踝关节稳定是指当距骨发生移位,但不超过2 mm(用2 mm钩测量)且不足以将5 mm关节镜插入距胫关节。中度不稳定是指当距骨移动到一定程度上离开踝穴时,允许将5 mm关节镜插入胫距间隙,但不足以打开超过5 mm的胫距关节;严重不稳定是指距骨可以很轻松移出踝穴,并允许轻松观察踝关节的后部,而无需对足跟施加明显的拉应力[8]。

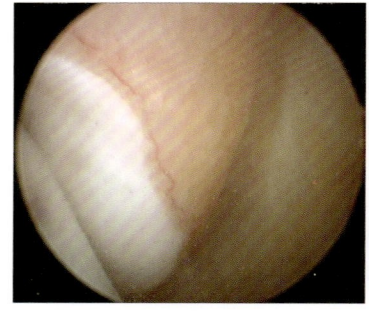

技术图1 内踝前浅层撕脱。关节镜检查通常显示内踝韧带完全无附着区。

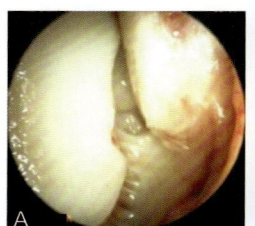
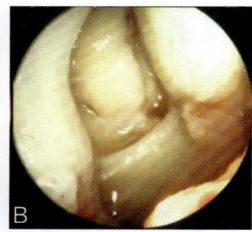

技术图2 三角韧带功能不全。A. 由于足是外翻和内旋的,三角韧带在拉紧时被认为是功能不全的,但显然,这种动作不会产生强大的内侧支撑。B. 通过向前拉足过度地从内踝提起距骨也被认为是韧带伸展的一个指标。

踝关节内侧韧带重建

完全急性破裂
- 由于骨折主要位于三角韧带的近端(技术图3),通过骨间缝合实现内踝的再附着;骨锚也可用于骨的再固定[6]。

浅三角韧带慢性断裂
- 这些伤害的分类如表1[6,8]所示。

Ⅰ型损伤
- 在胫舟韧带和胫弹簧韧带之间做一个短的纵向切口,露出内踝的前边界,在这两个韧带之间通常有一个没有附着结缔纤维的小纤维隔(技术图4A)。

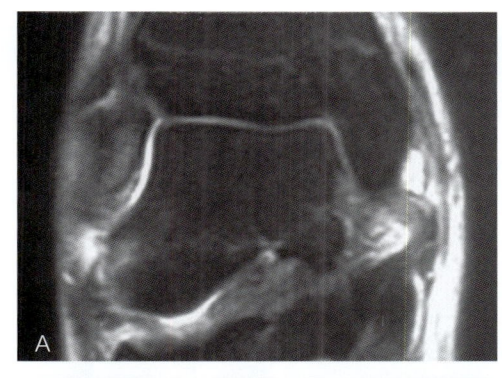

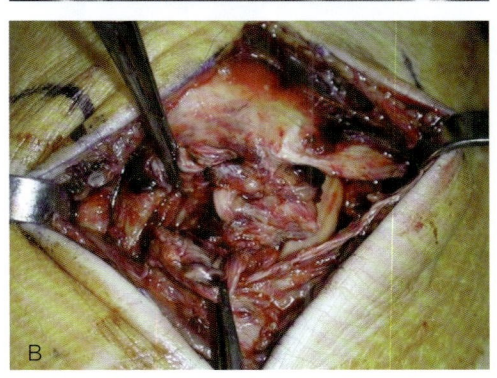

技术图3 急性三角韧带断裂。这位28岁的足球运动员患有外翻损伤,导致足急性扭伤。A. 磁共振图片显示内踝近端韧带完全断裂。B. 手术探查证实完全三角韧带中断,尽管胫后肌腱保持完整。

表1 三角韧带慢性浅表病变分类

损伤	撕裂位置	
Ⅰ型损伤	三角韧带近端撕裂/撕脱	
Ⅱ型损伤	三角韧带中间撕裂	
Ⅲ型损伤	三角韧带和弹簧韧带的远端撕裂/撕脱	

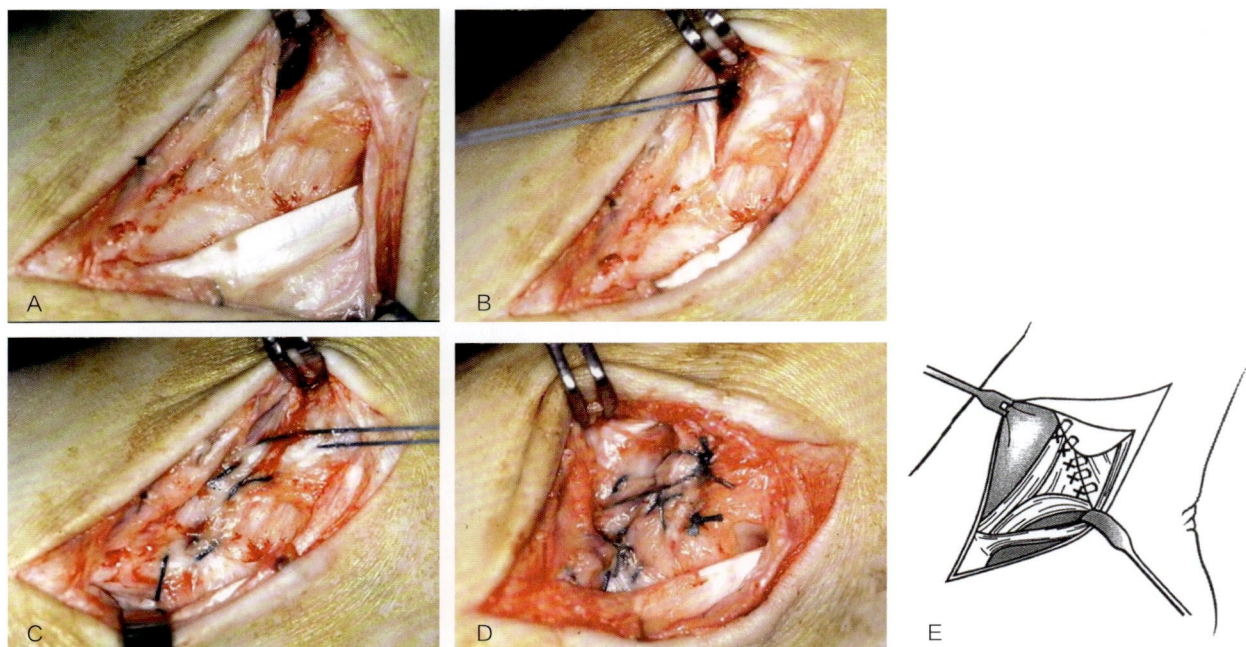

技术图4 浅三角韧带慢性撕裂（I型损伤）。A. 断裂位于胫舟韧带和胫弹簧韧带之间，通常出现两个韧带之间没有粘连结缔纤维的小纤维隔。B. 内踝内侧面新鲜化后，在内踝尖端上方6 mm处放置一个锚（Panalock）。C. 用于将胫舟韧带和胫弹簧韧带重新固定到内踝，并缩短两个韧带。D. 附加0号可吸收缝线后的最终重建。E. 重建原则。

- 在新鲜化内踝内侧面后，在内踝尖端上方6 mm处放置1个锚（Panalock）（技术图4B）；这有助于将胫舟和胫弹簧韧带重新固定到内踝，并缩短胫舟和胫弹簧韧带长度（技术图4C～E）。
- 使用额外的0号可吸收缝线修复胫舟和胫弹簧韧带。

Ⅱ型损伤

- 将损伤的韧带（技术图5A）分为两层：深层保持远端复位；浅层保持内踝复位。
- 将两个锚（Panalock）置于踝关节尖端上方6 mm处（技术图5B），并将1个锚（Panalock）置于舟状骨结节的上缘（技术图5C）。两个锚用于内踝深层（技术图5D）和舟状骨浅层（技术图5E）的重建，从而使韧带重建更牢固、更紧密（技术图5F）。内踝上的第2个上方锚用于胫舟韧带的再附着（技术图5G）。
- 使用额外的0号可吸收缝线进一步稳定重建胫舟韧带和胫弹簧韧带（技术图5H、I）。

Ⅲ型损伤

- 如果有必要，则撕裂处清创（技术图6A）。
- 弹簧韧带处放置2个不可吸收缝线（技术图6B）。
- 如果胫舟韧带完全撕脱，则在舟骨结节上缘放置1枚锚钉（Panalock）。

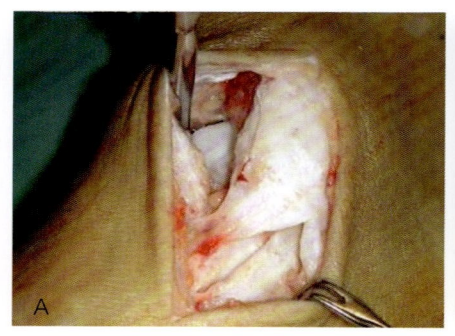
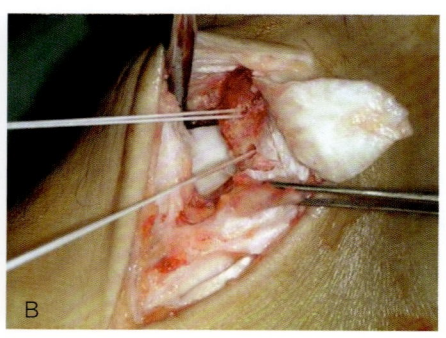

技术图5 浅三角韧带慢性撕裂（Ⅱ型损伤）。A. 表面三角韧带不完全性撕裂。B. 在内踝尖端上方6 mm和9 mm处放置2枚锚钉（Panalock）。

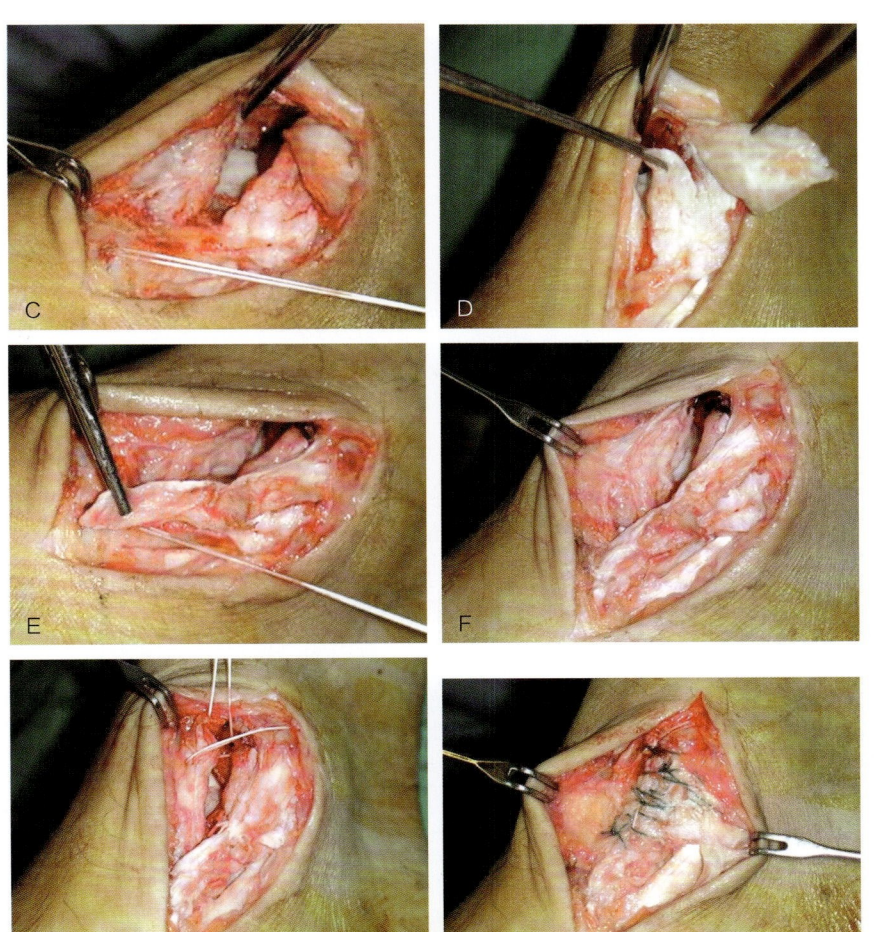

技术图5（续） C. 另一锚钉（Panalock）被放置在舟骨结节处。D. 使用远端锚钉缝线将深层重新连接到内踝。E. 使用锚钉缝线将浅层重新连接到舟骨结节上。F. 韧带重建牢固、良好。G. 内踝的第2个上方锚钉用于胫舟韧带的再连接。H. 额外的0号可吸收缝线用于进一步稳定重建的胫舟韧带和胫弹簧韧带。I. 重建原则。

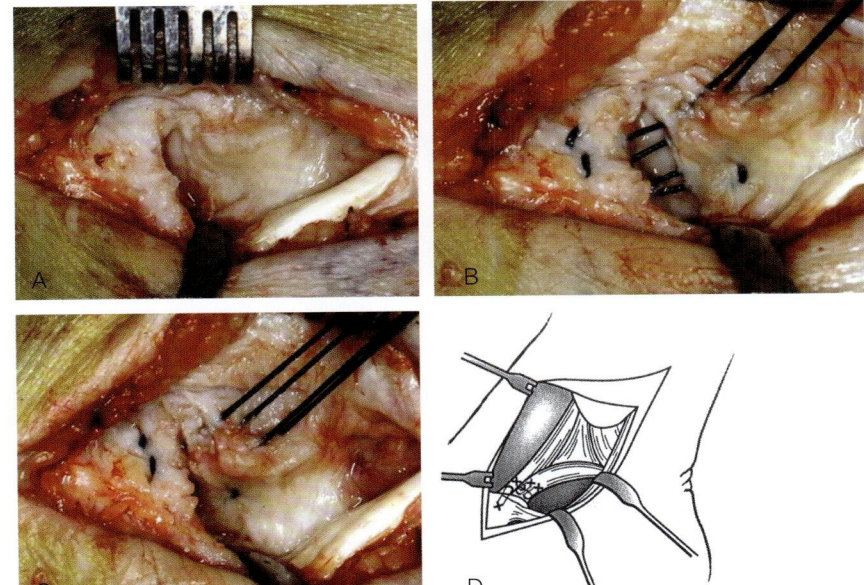

技术图6 浅表三角韧带慢性断裂（Ⅲ型损伤）。A. 弹簧韧带远端撕裂暴露清创。B. 弹簧韧带内放置2条不可吸收缝线。C. 缝合处收紧。D. 重建原则。

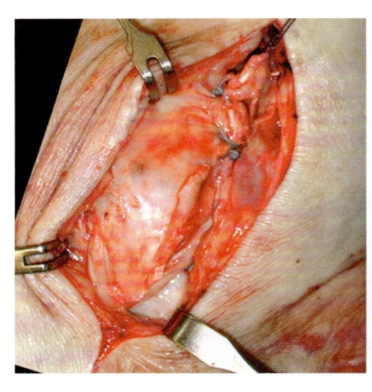

技术图7 深三角韧带慢性断裂。胫后肌腱分裂成两束后,将两束都插入内踝尖端的钻孔中(箭头)。一束穿过内踝前侧面的前隧道,另一束穿过内踝后侧面的后隧道。

- 收紧缝线后(技术图6C、D),使用额外的0号可吸收缝线进一步稳定重建的胫舟韧带和弹簧韧带。

深三角韧带慢性断裂

- 由于这种情况通常包括三角韧带表面前束的延长撕裂,任何重建手术都应尝试处理整个三角韧带。
- 胫后肌腱可通过内踝末端至胫骨远端内侧的钻孔,作为重建三角韧带的移植物(技术图7)。

- 然而,这项技术令人失望,因为它不能充分加强深部胫腓韧带(Hintermann,未发表的数据,2012年)。最近,有人提议使用骨–肌腱–骨移植来重建三角韧带(技术图8)[2]。在这项体外研究中,在远端移植上创建了两个末端;一个固定在距骨内侧,另一个固定在距骨旁。近端固定在胫骨远端、内踝或胫骨外侧。对所有固定方法施加5 daN外翻应力时,发现角度<2°。然而,笔者建议不要将近端固定到内踝。

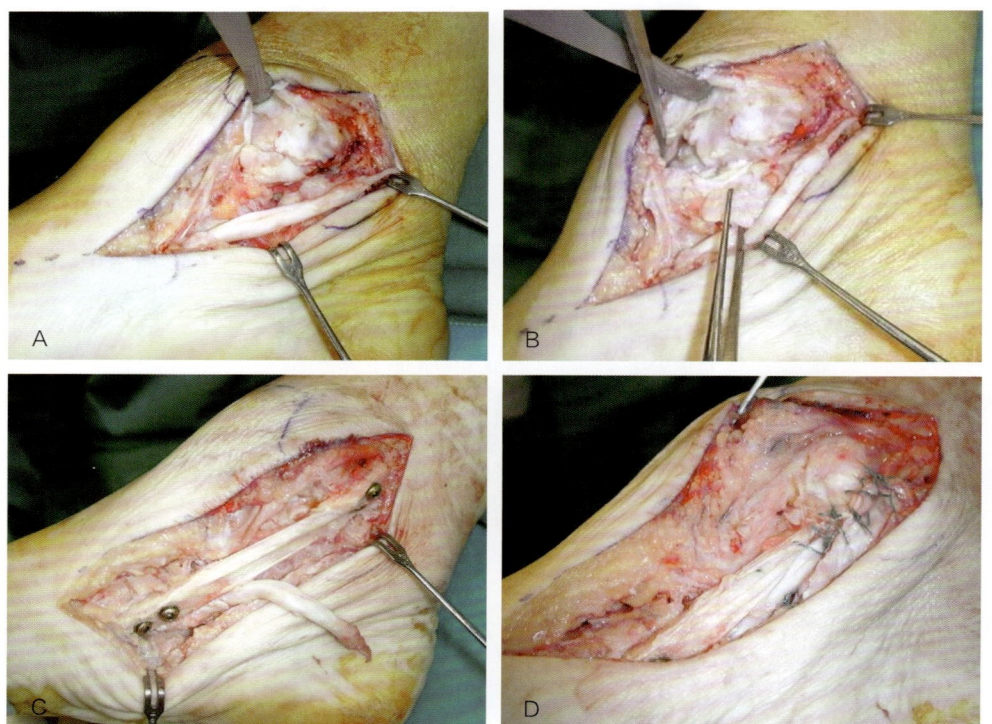

技术图8 深三角韧带慢性撕裂。A. 胫后肌腱的暴露显示撕裂。B. 三角韧带的暴露显示浅层和深层的延长性破坏和功能不全。C. 骨–肌腱–骨移植通过螺钉固定在舟骨远端,靠近内踝后部拧紧。D. 多处不可吸收和可吸收缝线用于韧带的进一步重建。

踝关节外侧韧带重建

- 约75%的慢性踝关节内侧不稳定患者被发现与踝关节距腓前韧带撕脱相关的，导致踝关节内距骨的复杂旋转不稳定[8]。
- 如果距腓前韧带和跟腓韧带的状况允许进行充分的初期修复，可以通过缩短和重新插入来重建这些韧带（技术图9）。
- 当没有实质性的韧带结构存在时，进行游离足底肌腱移植（技术图10）[12]。

胫后肌腱清理与重建

- 检查胫后肌腱在外科手术中，特别是在第二类或第三类三角韧带损伤的情况下。
- 如果有肌腱退化，就松解肌腱。
- 如果肌腱伸长，考虑肌腱缩短。
- 如果有副骨（胫骨外骨），考虑用肌腱插入来固定；如果副骨固定在舟骨的更远端，胫骨后肌腱也可以被紧缩（技术图11）[9]。
- 在一种肌腱病变或断裂的情况下，可能会考虑趾屈肌腱的移植，但这是一个个案。

外侧延长跟骨截骨术

- 对于先前存在的外翻和足部内旋畸形（例如，对侧、无症状的足部也存在外翻和内旋畸形）或胫舟、胫弹簧或弹簧韧带严重减弱或缺损的情况，应考虑此方法。
- 沿着并平行于距下关节的后关节面，从外侧到内侧进行跟骨截骨术，术前保持内侧皮质完整（技术图12A～D）[7]。
- 随着截骨术的扩大，足部内旋畸形消失（技术图12E）。
- 凿取髂嵴的3层皮质移植物至所需长度，并将其放入截骨部位（技术图12F～H）。

双关节融合术

- 当踝关节内侧不稳定程度过大，以至于在标准的踝关节正位图上看到踝关节负重时，距骨在踝穴内的外翻倾斜超过12°时，可考虑采用该方法[11]。
- 一定要完全矫正整个畸形（如足跟外翻畸形和距骨周

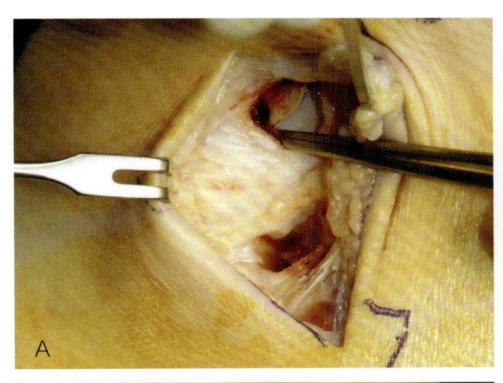
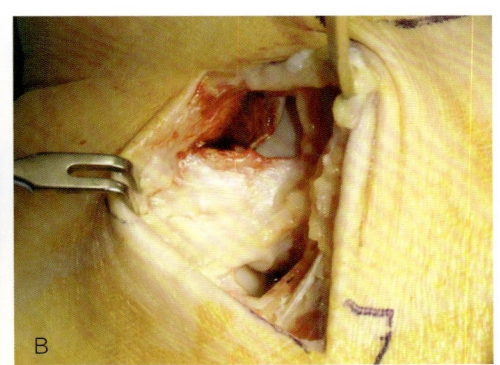
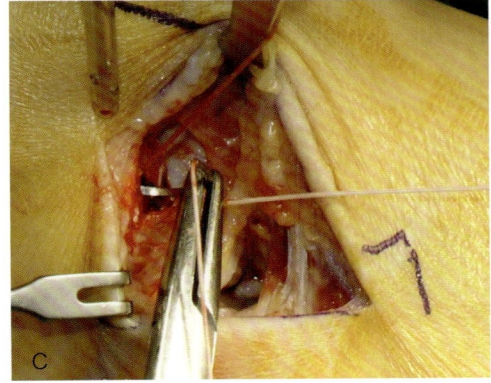
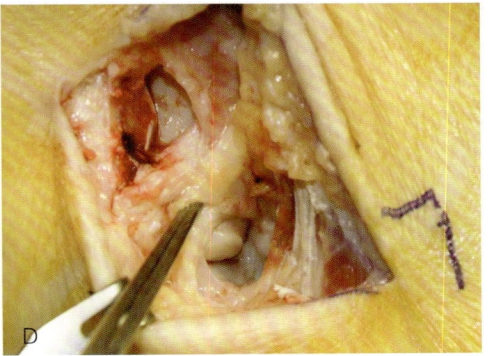

技术图9　外踝韧带的初期解剖修复。A. 暴露踝关节外侧韧带，踝关节镜检查和距下关节清理术。外侧韧带残端前部分与腓骨前缘广泛断开。B. 腓骨前缘变粗糙。C. 用锚钉或经骨缝线将撕脱的外侧韧带（如距腓前韧带和跟腓韧带，其共同附着点位于外踝尖端上方8～10 mm处）重新连接。D. 韧带重建牢固、良好。

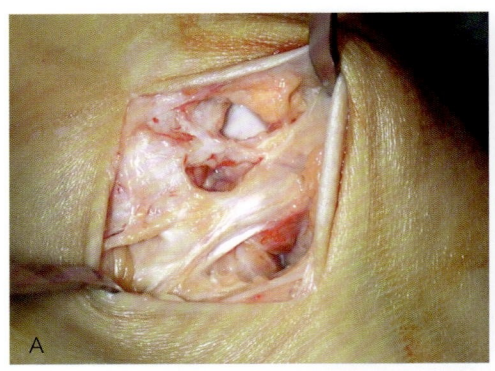
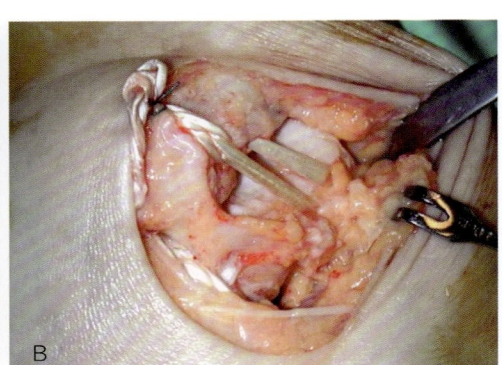
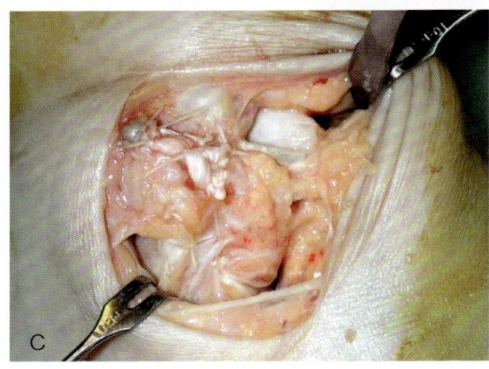

技术图 10 游离足底肌腱移植重建外踝韧带。A. 剩余的残端韧带不允许对踝外侧韧带进行初期修复。B. 游离足底肌腱移植用于重建距腓前韧带和跟腓韧带。C. 韧带重建牢固、良好。

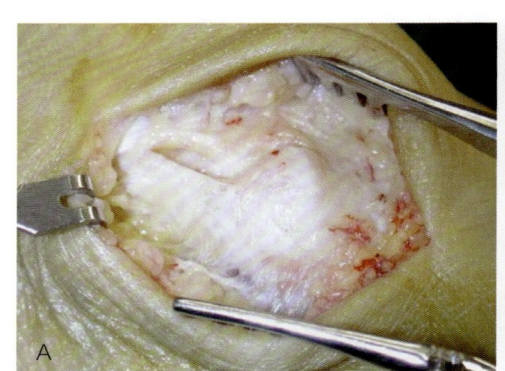
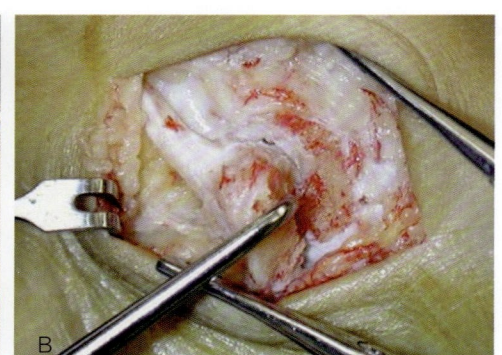
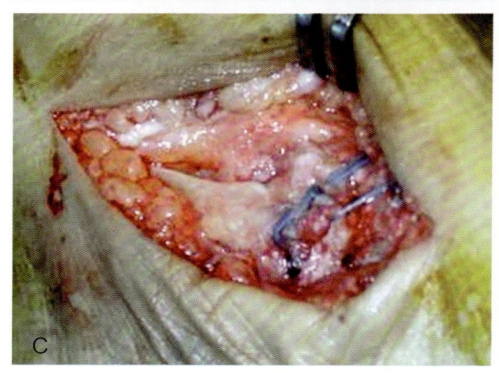

技术图 11 胫骨副骨不稳定。A. 发现不稳定的副骨（胫骨外骨）减弱胫后肌腱的拉力。B. 将假关节两侧的副骨移动并移除 3～5 mm 的骨。C. 这允许使用螺钉和不可吸收缝线将副骨更远端地重新连接到舟骨。

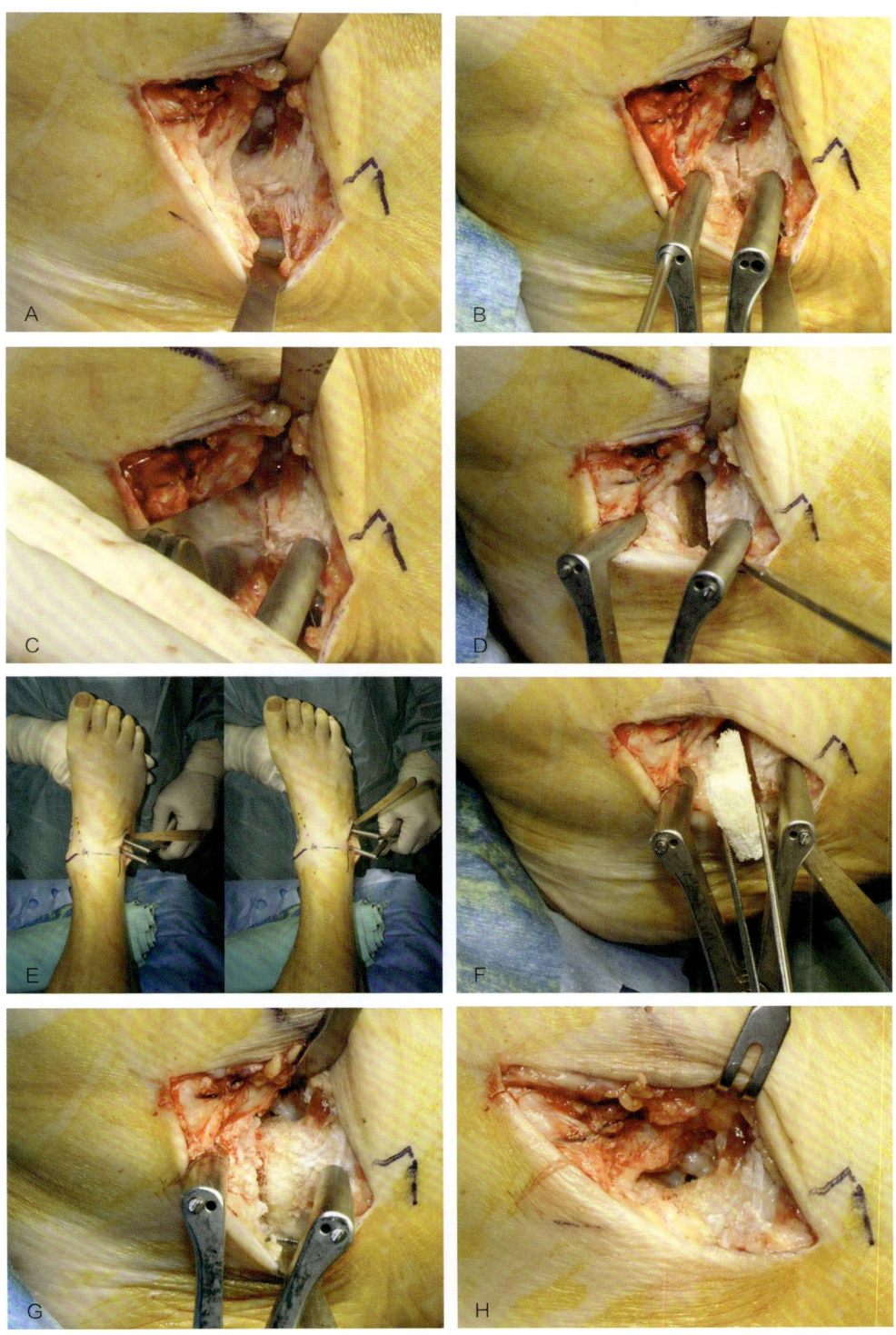

技术图12 跟骨延长截骨术。A. 跟骨颈部采用外侧入路暴露。B. 截骨用凿子标记,凿子沿着距下关节后小平面的前边界穿过跗骨窦。插入 Hintermann 牵开器的两条 Kirschner 导针。C. 用摆锯进行截骨。D. 使用牵开器打开截骨。E 随着截骨术的扩大,足部内旋畸形消失。F. 从髂嵴或同种异体移植的三皮质移植物按所需长度制成并放置在截骨部位。G. 植骨片边缘光滑。H. 这样就得到了跗骨窦底部规则的骨骼轮廓。

围脱位)。
- 通过同一切口从内侧露出距舟关节(技术图13A、B)。
- 使用牵开器(Hintermann牵开器)打开关节;这允许移除软骨和清理(技术图13C、D)。
- 通过同一切口从内侧暴露距下关节。
- 使用牵开器打开关节,这允许移除软骨和清理(技术图13E~G)。
- 首先通过复位前距舟关节来矫正畸形,确保矫正舟骨的前平面位置(例如,完全矫正任何前足支撑畸形)(技术图13H~L)。
- 稳定的固定是通过在距舟关节上三个螺钉固定和在距下关节上两个螺钉固定实现的(技术图13M~O)。

关闭伤口
- 逐层缝合伤口。
- 以标准方式缝合皮下组织和皮肤。

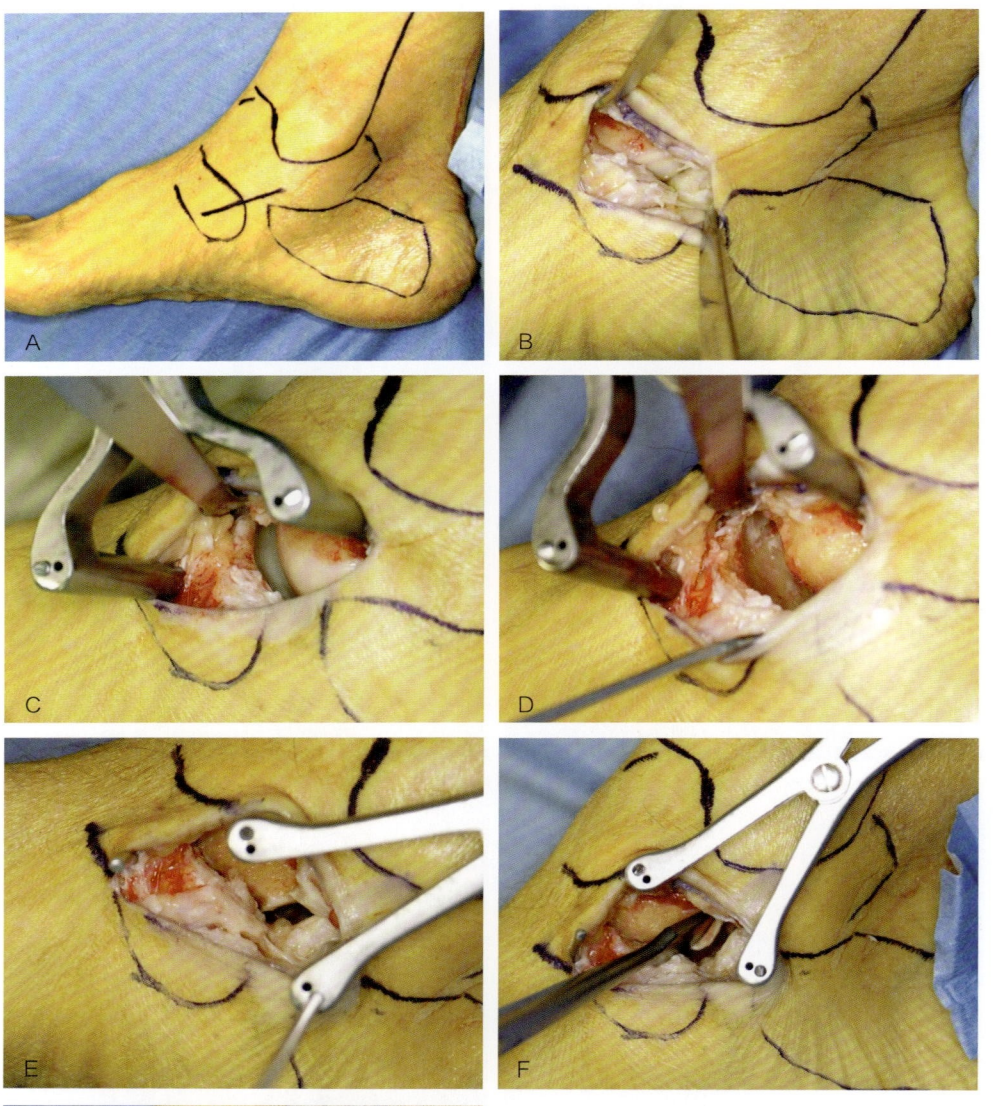

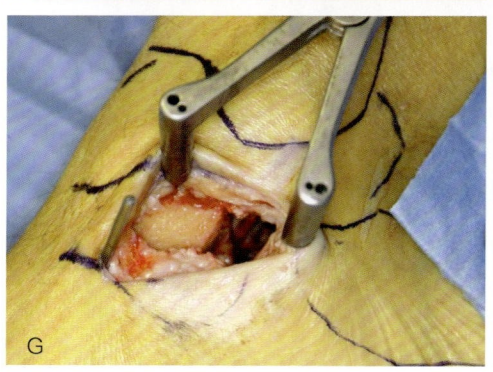

技术图13 双关节融合术。A. 胫后肌腱正上方的皮肤切口;外科医生应在通过内踝的垂直线附近停止(如以免损伤三角韧带的深束)。B. 沿弹簧韧带的尖锐切口切开皮肤和内踝韧带。C. 首先暴露距舟关节。Hintermann牵开器用于暴露关节。D. 软骨移除,关节清理至软骨下骨。E. 将第3根Kirschner导针插入跟骨的载距突里。这使得外科医生可以使用Hintermann牵开器打开距下关节。F. 移除软骨。G. 最后检查跗骨窦。

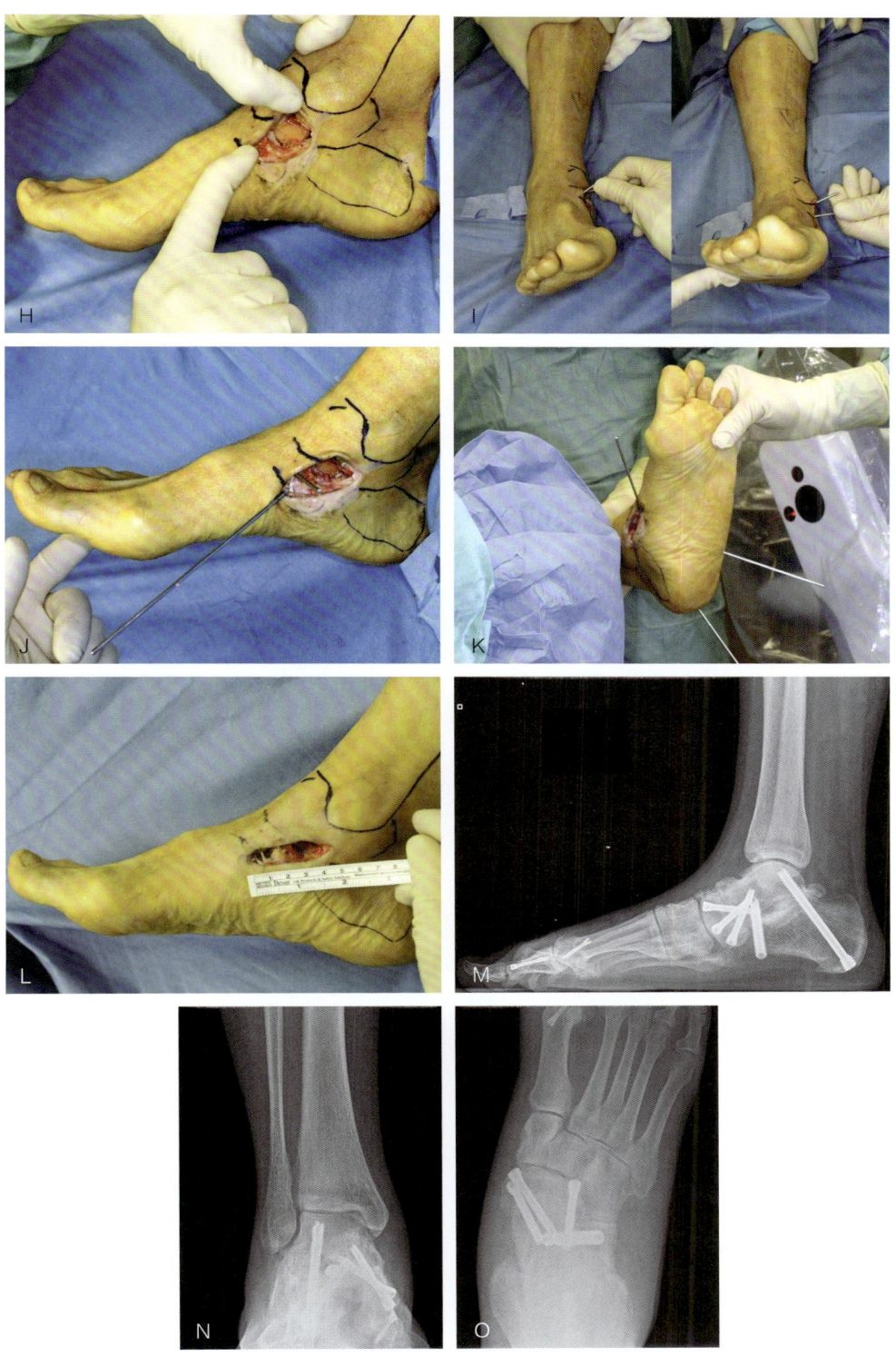

技术图 13（续） H. 舟骨和距骨中的 Kirschner 导针固定到位，用于适当复位距舟关节。I. 正面图，显示使用两条 Kirschner 导针作为操纵杆在距舟关节处进行的正面重新矫正。J. 第1根引导克氏针穿过舟骨的结节插入距骨。另外2个导针将被用来适当地稳定冠状面内的距骨关节。K. 从底部穿过距下关节插入2个额外的导针后，透视下插入套管螺钉。L. 使用不可吸收缝线将三角韧带重新连接到弹簧韧带上。手术结束时，这只脚看起来位置合适。注意用于此手术的短切口。在2个月时，获得负重X线片。M. 外侧位片。N. 踝关节前后位片。O. 足前后位片。

要点与失误防范

诊断	• 踝关节内侧不稳是一种临床诊断,因此应进行完整、仔细的患者病史和体格检查
指征	• 必须小心处理相关的病理
缝合技术	• 应使用经骨缝或锚钉缝线将韧带固定到骨上 • 应使用可缓慢吸收或不可吸收的缝合材料固定到骨上
韧带重建	• 韧带的非解剖重建是导致大多数失败的原因 • 韧带损伤或功能不全应定期仔细检查
附加方法	• 必须在负重时仔细评估足部,以确定相关的畸形问题 • 如果忽视或不适当地解决这些相关问题,踝关节内侧韧带的重建将失败

术后处理

- 用石膏保护足部6周,并且只要能够忍受疼痛,就允许进行完全负重。在双关节融合术的情况下,建议初始石膏固定8周。
- 移除石膏后开始康复锻炼,包括被动和主动踝关节活动,肌肉力量训练,以及行走时用步行器或稳定鞋的保护。
- 根据后足恢复的肌肉平衡,步行器或稳定鞋可在石膏移除后使用4~6周。
- 笔者建议继续用于在不平坦的地面上行走、进行高风险的体育活动和户外专业工作。

预后

- 通过适当的手术技术,内侧踝关节韧带重建的成功率在恢复以前的运动和专业活动方面为85%~90%[8]。
- 在过去的几年中,由于相关的不一致问题得到了更大程度的解决,成功率进一步提高。
- 最麻烦的问题仍然是深三角韧带的慢性不全,这导致了足部负重时距骨外翻。尽管使用了肌腱增强术,但大多数单韧带重建的尝试都失败了;一个主要的治疗步骤很可能是双关节融合术,以获得稳定和对齐的后足。另一种可能是胫骨到跟骨关节融合术。

并发症

- 由于韧带重建不当,稳定性不足。
- 外翻畸形导致的复发性不稳。
- 当使用不可吸收缝线并将结放在骨表面时,内踝前缘肉芽肿。
- 深静脉血栓形成。
- 感染。
- 踝关节前内侧瘢痕导致软组织撞击。

(王旭 译,邹剑 审校)

参考文献

[1] Boss AP, Hintermann B. Anatomical study of the medial ankle ligament complex. Foot Ankle Int 2002;23:547-553.

[2] Buman EM, Khazen G, Haraguchi N, et al. Minimally invasive deltoid ligament reconstruction: a comparison of three techniques. In: Proceedings of the 36th Annual Winter Meeting, Specialty Day. Chicago, IL: American Orthopaedic Foot and Ankle Society, 2006:25.

[3] Harper MC. Deltoid ligament: an anatomical evaluation of function. Foot Ankle 1987;8:19-22.

[4] Hintermann B. Medial ankle instability. Foot Ankle Clin 2003;8:723-738.

[5] Hintermann B, Boss A, Schäfer D. Arthroscopic findings in patients with chronic ankle instability. Am J Sports Med 2002;30:402-409.

[6] Hintermann B, Knupp M, Pagenstert GI. Deltoid ligament injuries: diagnosis and management. Foot Ankle Clin 2006;11:625-637.

[7] Hintermann B, Valderrabano V. Lateral column lengthening by calcaneal osteotomy. Tech Foot Ankle Surg 2003;2:84-90.

[8] Hintermann B, Valderrabano V, Boss A, et al. Medial ankle instability: an exploratory, prospective study of fifty-two cases. Am J Sports Med 2004;32:183-190.

[9] Knupp M, Hintermann B. Reconstruction in posttraumatic combined avulsion of an accessory navicular and the posterior tibial tendon. Tech Foot Ankle Surg 2005;4:113-118.

[10] Milner CE, Soames RW. The medial collateral ligaments of the human ankle joint: anatomical variations. Foot Ankle Int 1998;19:289-292.

[11] Nelson DR, Younger A. Acute posttraumatic planovalgus foot deformity involving hindfoot ligamentous pathology. Foot Ankle Clin 2003;8:521-537.

[12] Pagenstert GI, Hintermann B, Knupp M. Operative management of chronic ankle instability: plantaris graft. Foot Ankle Clin 2006;11:567-583.

[13] Saltzman CL, el-Khoury GY. The hindfoot alignment view. Foot Ankle Int 1995;16:572-576.

[14] Tornetta P III. Competence of the deltoid ligament in bimalleolar ankle fractures after medial malleolar fixation. J Bone Joint Surg Am 2000;82(6):843-848.

第110章 开放跟腱修补
Open Achilles Tendon Repair

Sameh A. Labib

定义

- 跟腱是人体最强大的肌腱,同时是踝关节跖屈的主要肌腱[16]。
- 跟腱突然剧烈拉伸可导致完全或部分断裂,每10万人中有8~18人会发生跟腱断裂[1,3]。
- 跟腱完全断裂时,肌腱断端可能分离,导致明显的足跖屈无力,并可触及局部凹陷。
- 由于踝关节其他屈肌的作用使患者仍可主动跖屈踝关节,这是造成误漏诊的常见原因。
- 因此,跟腱断裂的初诊漏诊率可达20%~25%[5]。

解剖

- 小腿三组肌群——内、外侧腓肠肌,比目鱼肌——共同汇合形成了小腿三头肌或跟腱(图1)。
- 跖肌起自股骨外侧髁,在腓肠肌及比目鱼肌之间于内侧斜向走行至跟腱,并止于跟腱或跟骨。解剖研究发现,约7.3%的标本中跖肌缺如[16]。
- 跟腱向远端走行,向内旋转90°,比目鱼肌位于腓肠肌内侧,止于跟骨结节后侧面的中1/3[10]。
- 跟腱中部,距离跟腱止点近端2~6 cm处为缺血区。
  - 缺血区也是横截面最狭窄的部位,亦是跟腱病,包括腱旁膜炎、跟腱炎及跟腱断裂最好发的部位[10]。
- 跟腱被腱旁膜包绕,腱旁膜并非真正的滑膜组织,而是由一层结构多变的细胞组成。
- Webb等[17]报道了腓肠神经的位置相对于跟腱变异很大。
  - 从跟腱止点测量,腓肠神经于距离止点平均9.8 cm处自内向外穿过跟腱,然后向远端走行,并平均偏向外侧18.8 mm(图2)。

发病机制

- 跟腱断裂常由非接触损伤所致,常见的损伤机制是:在

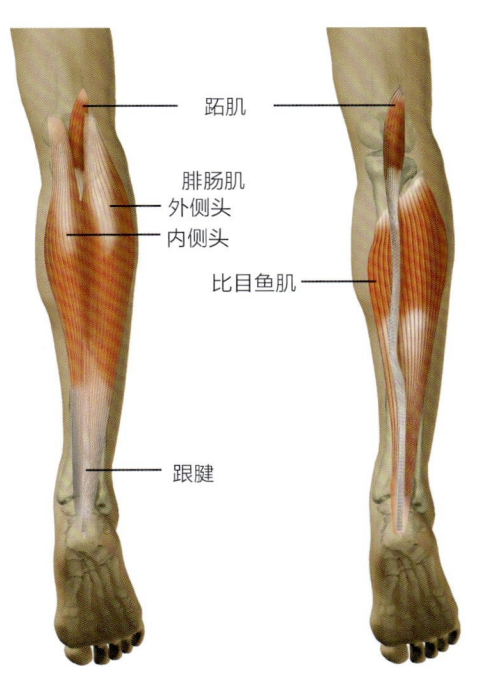

图1 小腿三头肌(跟腱)由内、外侧腓肠肌及比目鱼肌组成。

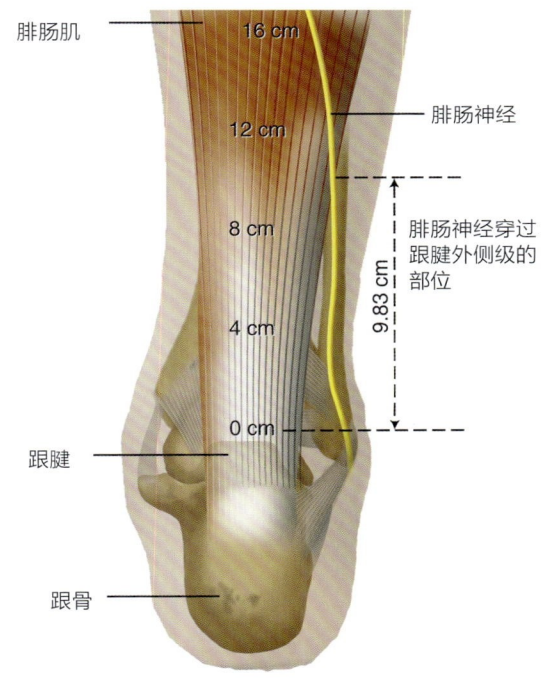

图2 腓肠神经相对于跟腱的位置(经允许引自 Webb J, Moorjani N, Radford M. Anatomy of the sural nerve and its relation to the Achilles tendon. Foot Ankle Int 2000;21:475-477)。

伸膝状态时用力蹬地;踝关节突然背伸;或足跖屈时暴力背伸等[13]。
- 跟腱断裂可以发生在高位,靠近肌肉-肌腱交界处(9%)、肌腱中部(72%)或跟骨止点处(19%)[5]。
- 需要排除相关伴随的损伤,如踝关节韧带撕裂或踝关节、跗骨骨折等。

自然病程

- 绝大部分跟腱断裂没有前驱症状。
  - 一项对于断裂跟腱与未断裂跟腱之间的组织学对照研究发现,断裂组中有明显的组织学改变,而在年龄更大、无症状、跟腱未断裂组中,并不存在这些改变。因此,跟腱变性可能在跟腱断裂中扮演了一定的角色,但其重要性尚不明确[14]。
- 跟腱断裂常发生于男性。研究发现男女发病比例可达12:1。
- 从流行病学来看,爱好休闲体育运动的中年男性白领患者所占比例最高。
  - 其他因素包括小腿肌肉不平衡、错误的训练方式、足旋前畸形、使用类固醇及氟喹诺酮类药物等[13]。
- 在一项纵向研究中发现,有6%的既往跟腱修补史患者在平均3.1年后会发生对侧跟腱断裂[1]。

病史和体格检查

- 绝大部分跟腱断裂发生在运动中,患者常主诉突然疼痛的崩裂感,或枪击样疼痛,随后出现蹬地时足部突然无力。
- 运动员会无法负重,且主诉小腿远端肿胀及僵硬。
- 跟腱断裂的检查包括:
  - 触诊凹陷试验。小腿后侧触诊可发现明显的凹陷,提示跟腱完全断裂伴断端分离。该试验在跟腱断裂早期有较高的可靠性,灵敏度为73%[13]。
  - 腓肠肌挤压试验(Thompson试验)。患者俯卧,挤压小腿后侧,观察足部的活动,并与健侧比较。灵敏度达96%[13]。
  - 屈膝试验。患者俯卧时主动屈曲膝关节。观察足部位置并与对侧比较。灵敏度达88%[13]。
  - 主动跖屈。这种方法的灵敏度及可靠性较低,因为在其他踝关节跖屈肌的作用下,踝关节仍可能有力地跖屈。

影像学和其他诊断性检查

- 踝关节正位、侧位及踝穴位摄片,以排除伴随的骨折或跟腱钙化。
  - 在侧位片上,检查者需要寻找跟腱前方正常的三角脂肪垫破坏的证据(Kager三角,图3A)。
- 超声检查可以动态地研究肌腱结构的变化,并可精确测量跟腱断端之间的距离。
  - 图像的质量很大程度上取决于设备及检查者(图3B)。
- MRI对于诊断跟腱断裂有极高的敏感度及特异性。
  - MRI可以提供有关跟腱退变及其他相关损伤等有价值的信息(图3C)。
  - MRI对于慢性跟腱病的诊断特异性优于超声检查[2]。

鉴别诊断

- 内侧腓肠肌断裂。
- 跖肌腱断裂。

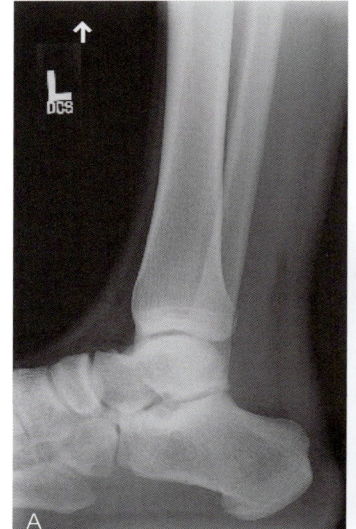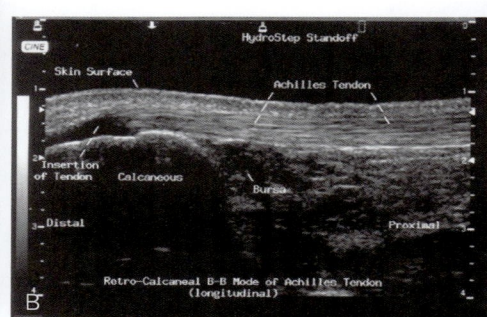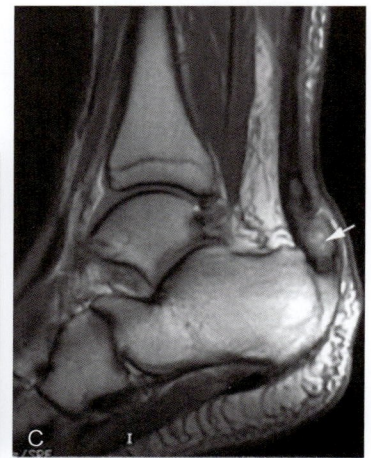

图3　A. 踝关节X线平片显示Kager三角破坏。B. 正常跟腱的超声图像。C. 踝关节MRI(T1加权像)显示跟腱远端断裂。

- Baker囊肿破裂。
- 急性深静脉血栓。
- 小腿撞伤。
- 胫骨远端骨折。
- 踝关节后方撞击或有症状的跗三角骨。

非手术治疗

- 非手术治疗通常采用石膏将足固定于跖屈位，使跟腱断端接触，之后再将足置于中立位，治疗将持续12周。
  - 最近的一项回顾性研究表明，受伤48小时内早期诊断并采取非手术治疗，可以达到和手术修复相当的良好功能效果[18]。
  - 尽管如此，保守治疗后再断裂的风险增加了3倍，且因跟腱于延长位愈合，从而导致继发的足蹬地无力。
- 在过去的4年中，多项1级证据的研究显示，通过加强康复锻炼，手术修复和非手术治疗的效果相当[15,19,20]。通过对这些研究进行系统回顾可清晰地发现，尽管并发症发生率增加，但手术治疗后再断裂率显著降低[19]。此外，根据Biodex测试[20]和弹跳测试[15]显示，手术治疗改善了跖屈的等速肌力。
- 根据上述信息，笔者仍为年轻、活动量大的患者提供手术治疗，但同时也充分告知其可选择保守治疗。
- 在笔者手中，非手术治疗通常针对老年患者、久坐患者，也用于存在手术切口愈合风险的患者，如糖尿病患者、吸烟者、类固醇类药物使用者等[4]。

手术治疗

- 手术修复及早期活动对于活动量大的年轻患者是首选治疗方案。对于绝大多数患者，手术可以达到良好的功能效果，且再断裂率显著降低。
- 有诸多手术修补跟腱的技术，包括：切开修补、经皮跟腱修补、有限切开修补和加强修补等。
  - 通过对近期文献的回顾，Wong等[21]认为，就手术效果及并发症的发生率而言，切开修补结合早期功能锻炼能达到最好的治疗效果。

术前计划

- 摄片，如存在移位骨折，则在术中同时处理。
- MRI评估跟腱组织的质量、断裂平面及测量断端分离的距离。
- 严重跟腱退变或断端分离较大时，则需要扩大切口或行跟腱延长及加强缝合，医生需要在术前将上述可能出现的情况告知患者。

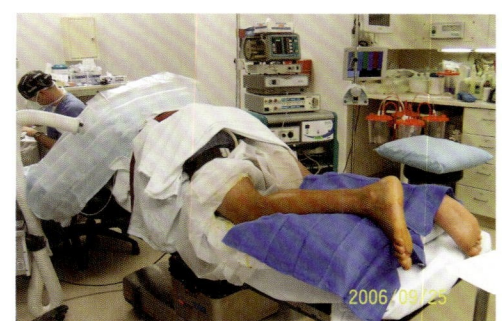

图4　患者俯卧位，双下肢铺巾准备。

体位

- 跟腱修补时，患者取俯卧位（图4）。笔者建议使用Wilson支架及泡沫头枕。
- 使用大腿止血带用于术中止血，不建议用小腿止血带，因为其会勒紧小腿肌肉，影响跟腱对合。
- 一些医生喜欢双下肢同时消毒铺巾以便于术中对照及精确恢复跟腱休息位的长度。患肢要做好标记。

入路

- 跟腱断裂的切开修补通常采用内侧、正中或外侧纵行切口。
- 先用高强度不可吸收缝线进行端-端缝合。
- 可以采用改良Bunnell、Kessler、Krackow及三股缝合法来修补跟腱[5]。

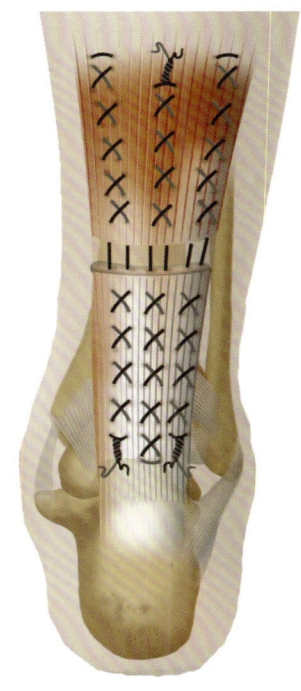

图5　跟腱修补的三股缝合法。

- Jaakkola 等[6]的一项生物力学研究中发现，三股缝合法（图5）的修补强度最大。他们将修补强度高归因于使用了多根缝线及远离修补端打结。然而，他们也考虑到使用大量缝线可能会影响跟腱的血供。
- 在笔者的医疗机构中，设计了改良 Krackow 技术，即一根缝线的两端从外周穿过，以环绕对侧的横向缝线（图6）。
  - 该方法好比包扎礼盒，因而也称为"礼盒"技术。
  - 笔者对 13 对跟腱标本进行抗拉力生物力学对照试验比较"礼盒"技术与标准 Krackow 缝合技术的修补强度后发现，"礼盒技术"的强度是标准 Krackow 技术的 2 倍[12]。
  - 笔者相信该改良技术操作简单，并减少了缝线材料的使用，同时保护了跟腱的血供。

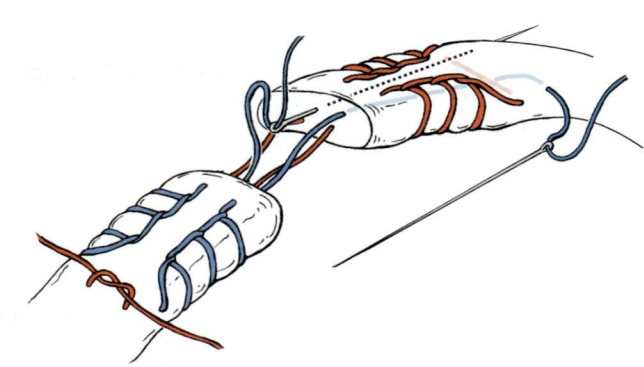

图6　笔者改良的 Krachow 缝合法或称"礼盒"技术（版权：Sam Labib）。

显露

- 跟腱内侧纵行切口可以提供极好的显露，并可以显露跖肌腱，避免损伤腓肠神经（技术图1）。
  - 将全层皮肤及皮下组织层牵向外侧，仔细保护腱旁膜。
  - 腓肠神经和小隐静脉走行于腱旁膜的外侧，应加以保护。
  - 正中切开腱旁膜（远离皮肤切口）。
  - 有限分离跟腱与腱旁膜，尤其是跟腱前方，这样有利于保护血供。

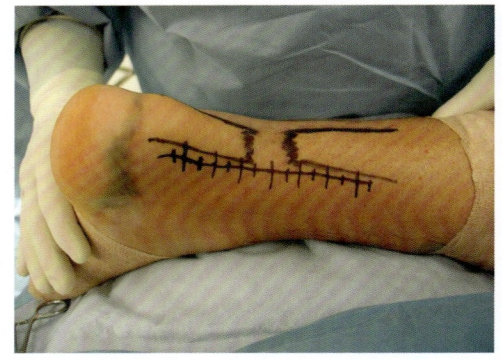

技术图1　以断裂处为中心的内侧纵行切口。

改良的 Krackow 缝合（礼盒）技术

- 适当清理跟腱断端。
- 使用两根 2-0 的加强聚酯缝线。
  - 在跟腱的内、外两侧分别缝 4 个 Krackow 锁边套结，避免缝过跟腱中间 1/3。
  - 同传统 Krackow 缝合法不同，笔者将横向缝线从跟腱内部穿过，从一边穿至另一边（技术图2A）。
- 用直针把缝线的两头穿过断端至对侧跟腱。
  - 于对侧的 Krackow 横向缝合线的深部及浅部交替过线。
  - 这样就共有 4 根缝线穿过跟腱断端。
- 在远离跟腱断端处打外科结，即在 Krackow 套结的远、近端打结。
  - 将对侧横向缝线打紧，断端通常即能很好地对合，且跟腱的长度也能得到理想的恢复（技术图2B、C）。
- 使用 3-0 Prolene 肌腱缝线连续缝合跟腱断端。
- 使用 3-0 可吸收缝线（Vicryl, Ethicon, Inc, Somerville, NJ）仔细修补腱旁膜（技术图2D）。
  - 缝合时可最大程度地跖屈踝关节以放松跟腱，从而方便缝合。
  - 笔者相信沿中线切开腱旁膜有利于其修补，也降低了皮肤与修补后跟腱间粘连的概率。
- 用 4-0 可吸收缝线（Monocryl, Ethicon）缝合皮下组织。

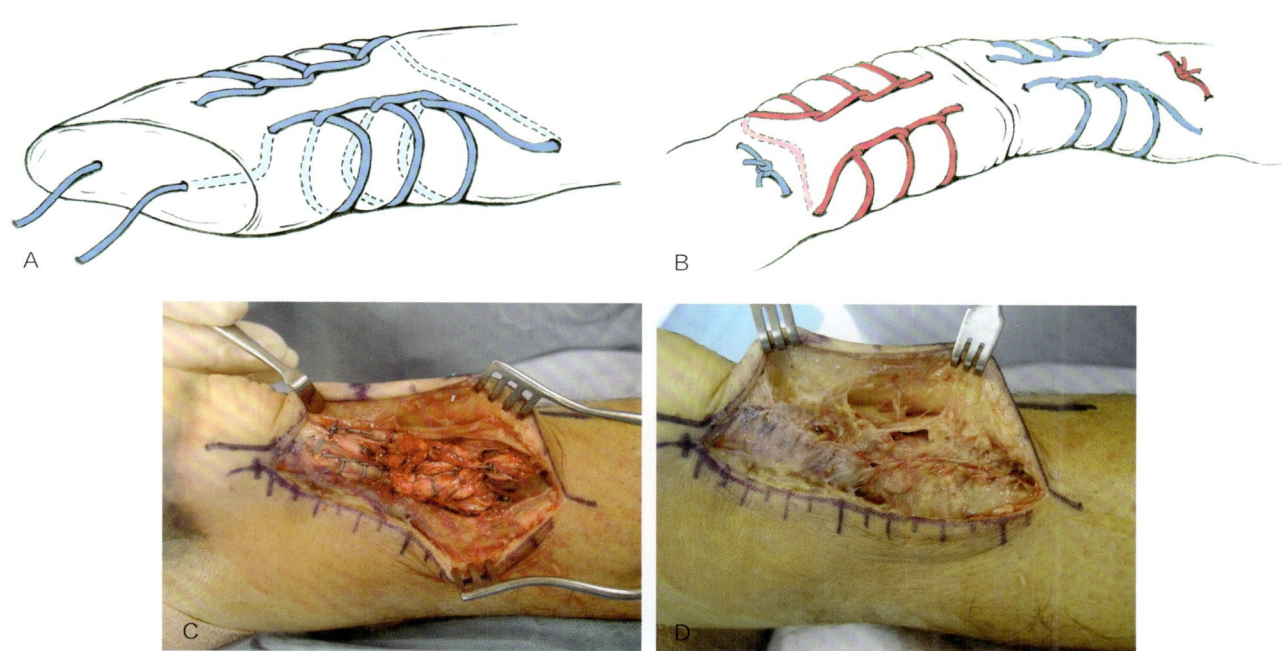

技术图2　A. 采用"礼盒"技术缝合时，横向缝线穿过跟腱内部。B. "礼盒"缝合完成并已打结。注意拉紧横向缝线，其有助于断端对合。C. "礼盒"缝合技术完成。D. 腱旁膜关闭后的照片（A、B的版权：Sam Labib）。

三股缝合法（TRIPLE-BUNDLE）

- Beskin等[6]喜欢使用1-0不可吸收聚酯缝线（Ethibond，Ethicon）行跟腱切开修补。
- 采用3排缝线缝合跟腱，共有6根缝线在远离跟腱断端处打结（技术图3）。
- 该技术是目前缝合强度最高的技术，但操作较为繁琐，需要使用大量的缝线，同时也有可能在愈合过程中影响血供[6]。

一期加强修补

- 许多学者支持一期行跟腱加强修补，可采用跖肌腱、屈肌腱（技术图3）或人工肌腱[13]。
- Jessing和Hansen[7]的一项研究表明，没有证据显示跟腱加强修补术优于常规的端-端修补术。

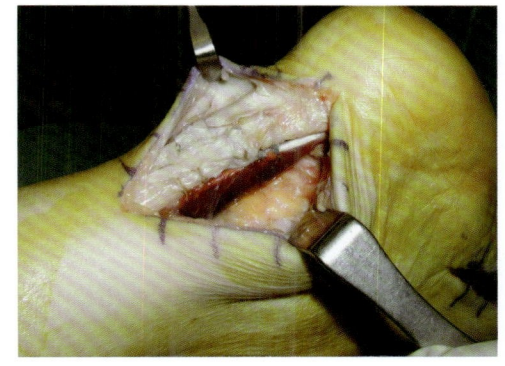

技术图3　用踇长屈肌腱加强修补跟腱。

要点与失误防范

临床评估	• 因其他屈肌的作用，跟腱完全断裂可能会被漏诊 • 超声或MRI检查可以用来明确诊断 • 仔细评估有无伴随骨折或其他肌腱损伤
非手术治疗	• 应尽早进行，受伤48小时内可用石膏将踝关节固定于跖屈位 • 需要发现并纠正跟腱断端分离 • 要慎重考虑到患者的皮肤条件及是否合并血运障碍。控制不佳的糖尿病患者、吸烟者及类固醇类药物使用者是手术治疗的相对禁忌证
入路	• 正中入路可能会产生痛性瘢痕 • 外侧切口可能会损伤腓肠神经 • 软组织处理不当可能会导致伤口糜烂或裂开
跟腱张力	• 过度修整跟腱断端可能导致明显的跟腱短缩，并增加跟腱修补时的张力 • 以健侧肢体为参照，可准确恢复跟腱休息位的长度
缝合技术	• 避免过紧地锁边缝合，其可能会影响肌腱愈合及促进瘢痕形成 • 保留及修补腱旁膜有利于跟腱的修复与愈合

术后处理

- 早期功能锻炼有利于跟腱愈合[8]。
- 用小腿后侧夹板固定于轻度跖屈位14天。Labib等[11]研究发现跟腱修补后，无论将踝关节固定于跖屈10°、20°或30°，张力无明显差异。
- 检查切口情况，更换为带足跟垫的非负重石膏靴，并开始每天关节主动活动度练习。
- 维持非负重共6周。但最近研究表明，早于6周负重也不会增加再断裂或断端分离的风险[8]。
- 在接下来的6周内，患者可以逐渐进阶至完全负重。
- 3个月时，允许患者完全负重及低对抗活动。
- 6个月时，允许患者耐受下完全恢复活动。

预后

- 根据文献回顾，绝大多数学者支持对健康、活动量大的患者采用跟腱切开修补并结合早期功能锻炼。手术的平均成功率为85%～95%[5]。
- Wong等[21]进行了大量的文献回顾后认为，就手术效果及并发症的发生率而言，切开修补结合早期功能锻炼的治疗效果最好。
- 大部分学者认为手术修补可以明显降低再断裂率，并可获得更好的功能效果，但也应权衡切口裂开或感染的风险可能。
- 最新研究显示跟腱开放修补的疗效较好，同时手术并发症较少[5]。

并发症

- 误断或漏诊。
- 术中跟腱失活，造成切口感染。
- 无法保留及修补腱旁膜，导致瘢痕形成及皮肤粘连。
- 腓肠神经损伤及神经瘤形成。
- 伤口裂开。
- 跟腱再断裂。
- 踝关节活动度丢失。
- 小腿力弱。

（王旭 译，邹剑 审校）

参考文献

[1] Arøen A, Helgø D, Granlund OG, et al. Contralateral tendon rupture risk is increased in individuals with a previous Achilles tendon rupture. Scand J Med Sci Sports 2004;14(1):30-33.

[2] Aström M, Gentz CF, Nilsson P, et al. Imaging in chronic Achilles tendinopathy: a comparison of ultrasonography, magnetic resonance imaging and surgical findings in 27 histologically verified cases. Skeletal Radiol 1996;25:615-620.

[3] Bhandari M, Guyatt GH, Siddiqui F, et al. Treatment of acute Achilles tendon ruptures: a systematic overview and meta-analysis. Clin Orthop Relat Res 2002;(400):190-200.

[4] Bruggeman NB, Turner NS, Dahm DL, et al. Wound complications after open Achilles tendon repair: an analysis of

[5] Coughlin MJ, Mann RA, eds. Surgery of the Foot and Ankle, ed 7. St. Louis: Mosby, 1999:835-850.

[6] Jaakkola JI, Hutton WC, Beskin JL, et al. Achilles tendon rupture repair: biomechanical comparison of the triple bundle technique versus the Krackow locking loop technique. Foot Ankle Int 2000; 21:14-17.

[7] Jessing P, Hansen E. Surgical treatment of 102 tendo Achilles ruptures— suture or tenontoplasty? Acta Chir Scand 1975;141: 370-377.

[8] Kangas J, Pajala A, Ohtonen P, et al. Achilles tendon elongation after tendon repair: a randomized comparison of 2 postoperative regimens. Am J Sports Med 2007;35:59-64.

[9] Krackow KA, Thomas SC, Jones LC. A new stitch for ligament-tendon fixation. Brief note. J Bone Joint Surg Am 1986;68(5): 764-766.

[10] Labib SA, Gould JS. Achilles tendonitis. Orthopedic Board Review Hyperguide. Available at: http://www.ortho.hyperguide.com/Sports Medicine.

[11] Labib SA, Hage WD, Sutton K, et al. The effect of ankle position on the tension in the Achilles tendon before and after operative repair: a biomechanical cadaver study. Foot Ankle Int 2007;28: 478-481.

[12] Labib SA, Rolf R, Dacus R, et al. The "giftbox" open repair of the Achilles tendon: a modification of the traditional Krackow technique. Foot Ankle Int 2009;30:410-414.

[13] Maffulli N. The clinical diagnosis of subcutaneous tear of the Achilles tendon a prospective study in 174 patients. Am J Sports Med 1998;26(2):266-270.

[14] Maffulli N, Barrass V, Ewen SW. Light microscopic histology of Achilles tendon ruptures. A comparison with unruptured tendons. Am J Sports Med 2000;28:857-863.

[15] Olsson N, Silbernagel KG, Eriksson BI, et al. Stable surgical repair with accelerated rehabilitation versus nonsurgical treatment for acute Achilles tendon ruptures: a randomized controlled study. Am J Sports Med 2013;41(12):2867-2876.

[16] Sarrafian SK. Anatomy of the Foot and Ankle: Descriptive, Topographic, Functional, ed 2. Philadelphia: JB Lippincott, 1993.

[17] Webb J, Moorjani N, Radford M. Anatomy of the sural nerve and its relation to the Achilles tendon. Foot Ankle Int 2000;21:475-477.

[18] Weber M, Niemann M, Lanz R, et al. Nonoperative treatment of acute rupture of the Achilles tendon: results of a new protocol and comparison with operative treatment. Am J Sports Med 2003; 31:685-691.

[19] Wilkins R, Bisson LJ. Operative versus nonoperative management of acute Achilles tendon ruptures: a quantitative systematic review of randomized controlled trials. Am J Sports Med 2012;40(9):2154-2160.

[20] Willits K, Amendola A, Bryant D, et al. Operative versus nonoperative treatment of acute Achilles tendon ruptures: a multicenter randomized trial using accelerated functional rehabilitation. J Bone Joint Surg Am 2010;92(17):2767-2775.

[21] Wong J, Barrass V, Maffulli N. Quantitative review of operative and nonoperative management of Achilles tendon ruptures. Am J Sports Med 2002;30:565-575.

第111章 有限切开跟腱修补术：方法1
Mini-Open Achilles Tendon Repair: Perspective 1

Mathieu Assal, Marc Merian-Genast, and Mark E. Easley

定义
- 跟腱常在距离跟骨结节3~4 cm处断裂。
- 尽管大部分为"完全"断裂，也有些为"部分"断裂。

解剖
- 跟腱大约9 cm长，直径约0.9 cm。
- 跟腱近端由腓肠肌和比目鱼肌组成。
- 远端止于跟骨结节后侧。
- 跟腱被腱旁膜包绕，完整的包膜为跟腱提供血供。
- 跟骨结节上方2.5~5 cm处是跟腱血供较差的部位。

发病机制
- 跟腱断裂常发生于高强度的运动员、体育爱好者或久坐的人群。
- 跟腱断裂常发生于踝关节用力背伸时。
- 患者常主诉在踝关节后方听到或感到"啪"的声响。
- 组织学上可以发现跟腱内部退变。
- 已证实与服用可的松和喹诺酮类药物有关。
- 常见于中年人群，尤其是30~40岁为发病高峰。

自然病程
- 关于如何处理急性跟腱断裂存在许多争议。
- 由于跟腱于拉长位愈合，因此保守治疗后再断裂率较高，且会出现力量丢失。
- 医生采取保守治疗最主要的原因是避免手术治疗所带来的切口并发症。
- 越来越多的文献报道更倾向于手术治疗急性跟腱断裂。
- 手术方法及术后处理也存在争议。微创技术的并发症发生率较低。
- 若能避免软组织并发症，手术治疗可使患者获得很好的功能康复，且可恢复至伤前活动水平。

体格检查
- 检查发现踝关节后方中度肿胀。
- 尽管中度疼痛，但患者通常仍能行走。
- 患者俯卧位时，可以发现患侧踝关节自然地过度背伸。
- 在大多数病例中，跟骨结节跟腱止点近端2.5~5 cm处可触及凹陷。
- Thompson腓肠肌挤压试验阳性。
- 患者很难利用足趾走路或踮足。

影像学和其他诊断性检查
- 病史及体格检查即可明确诊断。
- 由于跟腱断裂由创伤所致，强烈建议拍摄踝关节X线平片。
- 有很多关于跟腱断裂合并踝关节骨折（内踝骨折）的报道。
- 侧位片常可显示跟骨（结节）撕脱骨折。
- 超声及MRI对于诊断跟腱断裂并不是必要的，但对于疑似断裂的病例有诊断价值。

鉴别诊断
- 踝关节扭伤。
- 踝关节骨折。
- 网球腿（腓肠肌撕裂）。
- 急性腱旁炎。
- 跟骨（结节）撕脱骨折。
- 跖肌腱断裂。

非手术治疗
- 急性跟腱断裂的非手术治疗包括长期制动。
- 长期制动常导致骨骼肌改变（萎缩）、康复时间延长，并会推迟恢复至伤前工作或运动状态的时间。
- 随机对照研究表明，非手术治疗患者存在较高的再断裂率。
- 但非手术治疗可以避免手术相关并发症。
- 对于老年、功能要求不高的患者，可以采用非手术治疗。有吸烟、酗酒史、长期接受类固醇治疗或伴有血管疾病及诸如肾衰竭等严重系统性疾病的患者，也可以采取非手术治疗。

适应证及禁忌证

- 本技术适用于急性(<3周)跟腱断裂,且断裂位置在跟骨结节上方2.0~7.0 cm处。
  - 90%以上的跟腱断裂位置在跟骨结节上方2.0~8.0 cm处。
  - 笔者相信,对于位于跟骨结节上方8 cm以上的断裂(肌肉断裂)可以采取保守治疗。而位于跟骨结节上方2 cm以内的断裂则需要止点重建固定。
- 禁忌证包括超过3周的陈旧性断裂、既往局部手术史者、激素使用者、超过6小时的开放断裂、复杂断裂伴软组织缺损及断裂部位不在跟骨结节上方2~8 cm范围内者。

手术治疗

术前计划

- 评估X线片,明确有无骨折、撕脱及跟腱钙化。
- 认真查阅所有影像学资料。
- 放置手术体位前应在麻醉下再次检查患者,以再确认损伤侧别。

体位

- 患者取俯卧位。
- 大腿根部使用止血带。
- 双下肢消毒铺巾,有利于术中对比张力及自然跖屈的位置。
- 勿使用塑料贴膜(此技术需要经皮操作)。
- 预防性使用抗生素。

器械

- Matthieu Assal 发明设计了跟腱龙(Integra LifeScience, Plainsboro, NJ),其材质为坚硬的聚合物或不锈钢(图1)。
- 该设计用于引导穿线。
- 跟腱龙由一对内臂及一对外臂相连组成,每条臂上都有一排与其他三条臂上相对应的小孔,使缝线可以方便、精确地穿过四条臂。
- 一对内臂之间存在8°夹角,符合跟腱V字外形。
- 小螺丝可以根据跟腱形态调整内臂的打开程度。
- 直针带线穿过跟腱龙装置、软组织及跟腱,针尾帽便于对针尾施压。

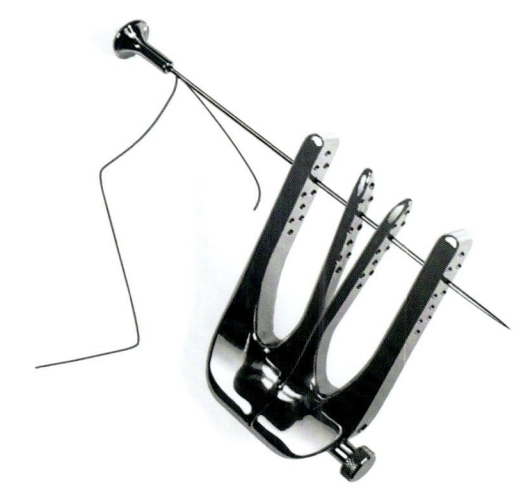

图1 跟腱龙©装置,一根带线直针穿过一组同水平的小洞。

开放修补

显露

- 触诊受伤部位,确认软组织凹陷(技术图1A)。
- 切口位于跟腱内侧旁(技术图1B),起自凹陷处并向近端延伸2.0 cm。
- 拉钩轻柔地牵开皮肤及皮下组织,辨认腱旁膜(技术图1C)。
- 仔细切开腱鞘,并用缝线标记边缘(技术图1D)。
- 辨认跟腱断端(技术图1E),并标记断裂的精确位置。

应用跟腱龙

- 于腱旁膜下向近端插入跟腱龙,同时在跟腱龙下方用小血管钳把持跟腱断端(技术图2A)。
- 跟腱断端位于两内臂之间(技术图2B)。
- 插入跟腱龙后,逐渐调宽内臂间的距离,同时用血管钳牢牢地把持跟腱断端。
- 通过体外触摸确认跟腱龙的位置,确认跟腱位于两内臂之间。

缝合

- 一般从最近端孔开始,从外至内穿过3根线(技术图3A、B)。
- 用小血管钳钳住线的末端,并将3根线各自分开。
- 逐渐闭合两内臂并缓慢抽出跟腱龙(技术图3C)。
- 这一过程使缝线从皮外转移到跟腱旁,并使跟腱成为缝线唯一固定的组织(技术图3D)。
- 牵拉3对缝线以确认其牢固固定于跟腱内,并用血管钳将各缝线分开以免混淆。

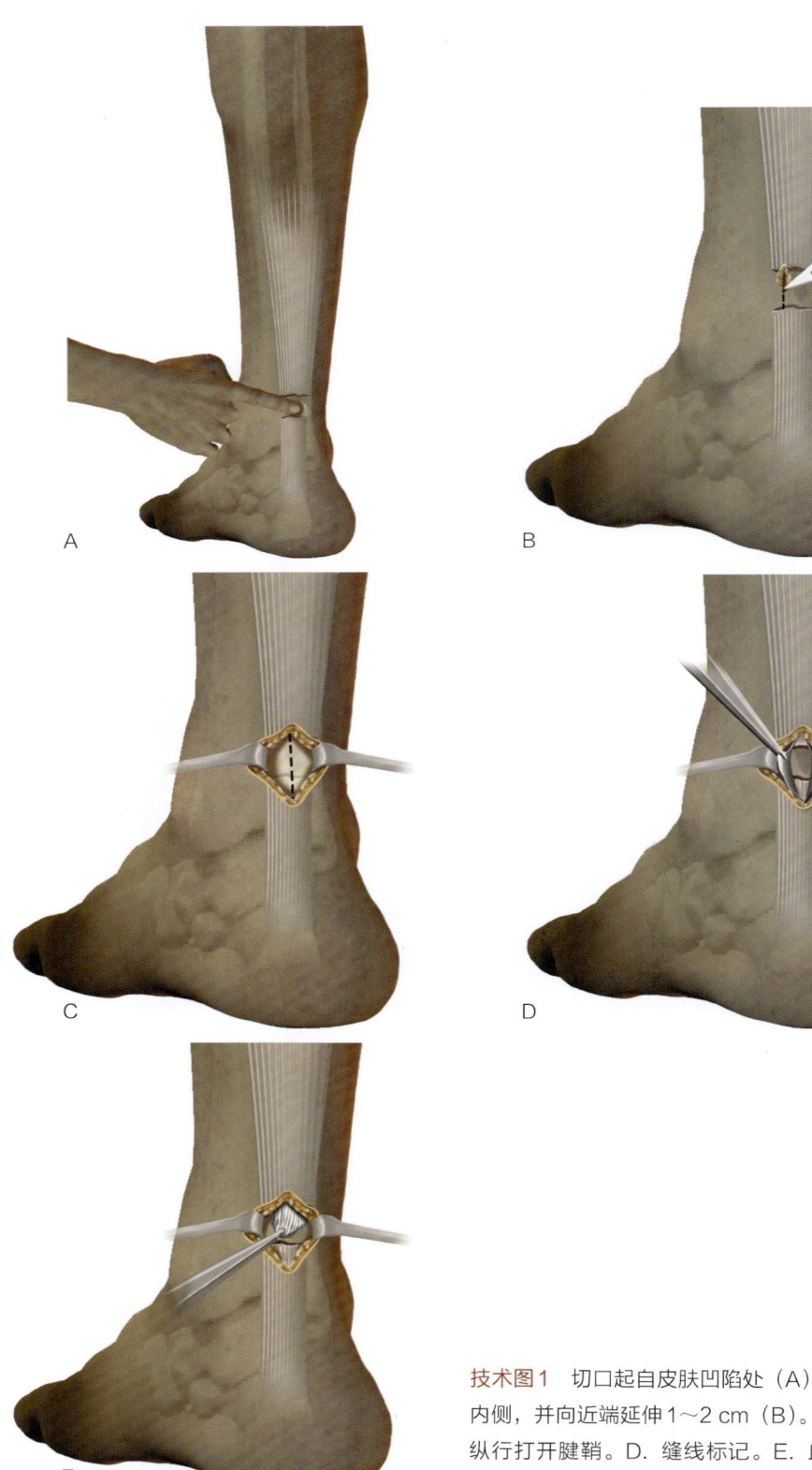

技术图1 切口起自皮肤凹陷处（A）、跟腱旁偏内侧，并向近端延伸1~2 cm（B）。C. 沿中线纵行打开腱鞘。D. 缝线标记。E. 血管钳钳夹近端跟腱断端。

第111章 有限切开跟腱修补术：方法1　1093

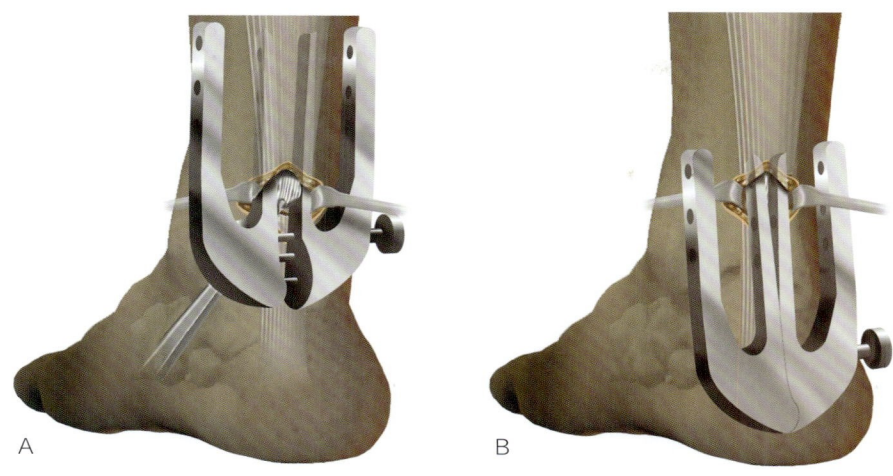

技术图2　A和B于腱旁膜下方向近端插入跟腱龙。

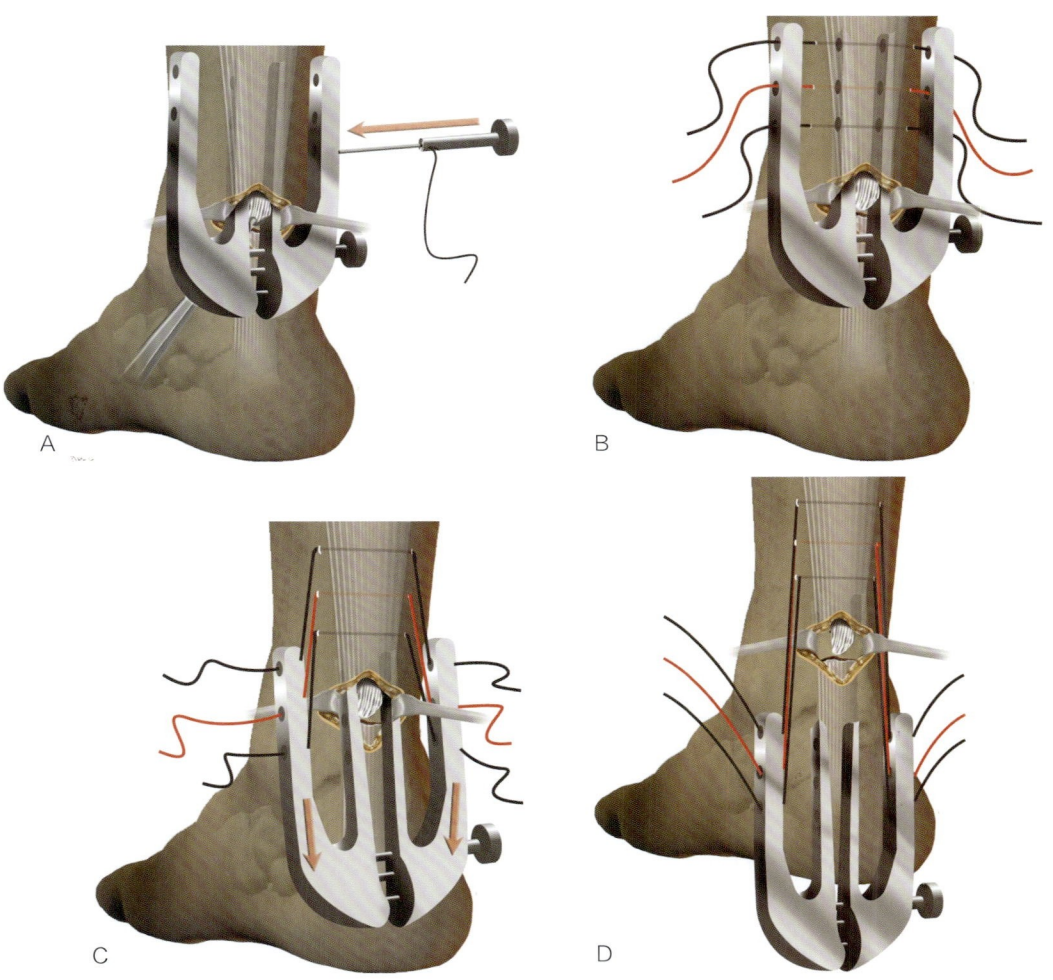

技术图3　A. 穿入第1根缝针。B. 所有3根缝线均穿过近端跟腱。退出跟腱龙过程中（C），缝线从皮外移至跟腱旁（D）。然后于远端断端进行相同操作。

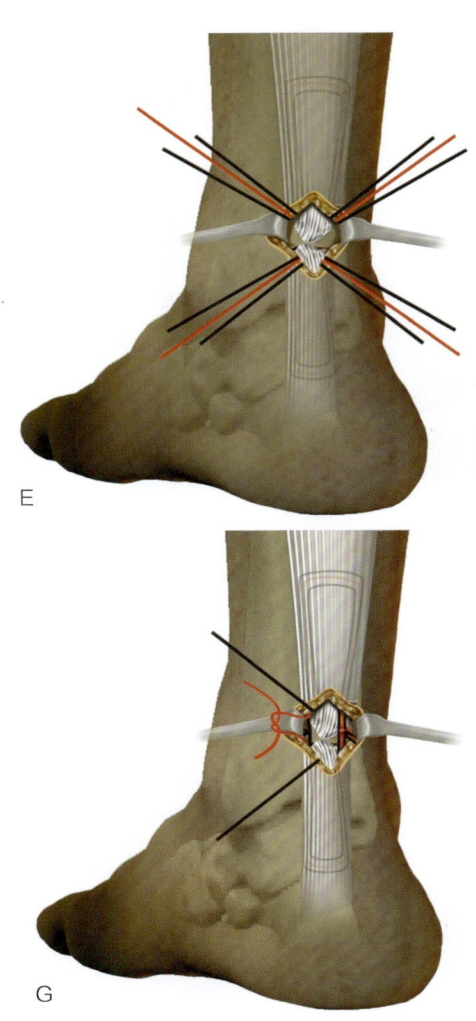
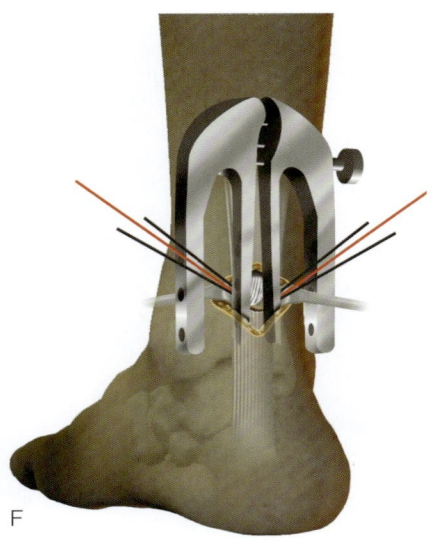

技术图3（续） E. 向远端跟腱腱鞘内插入跟腱龙，直至触及跟骨。F. 整理3根线后准备拉紧。G. 直视下对位跟腱断端，确认跟腱对位情况。

- 相同的步骤处理远端断端，向远端腱鞘内插入跟腱龙，直至触及跟骨（技术图3E）。
- 整理所有缝线，以准备收紧（技术图3F），通过牵拉相应的各对缝线（技术图6B），直视下对位跟腱断端（技术图3G）。
- 若由于跟腱断端比较松散而难以确认跟腱长度及对位时，可以对照对侧跟腱张力。

关闭伤口

- 关闭腱鞘，并皮内缝合皮肤（技术图4）。
- 不用放置引流。
- 在搬动或叫醒患者前，使用支具将踝关节固定于跖屈30°位。

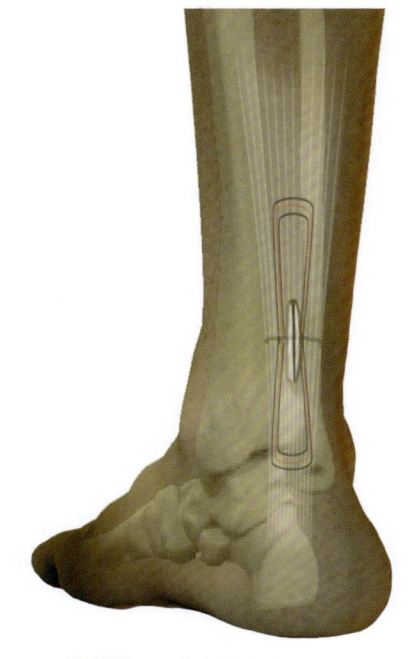

技术图4 皮内缝合关闭伤口。

开放修补的术中照片

入路及跟腱断端的确认

- 微创切口(技术图5A)。
  - 于断端水平做长约2 cm的纵行皮肤切口。
    - 做纵行切口是为了考虑微创手术转为完全开放手术的需要。
- 分离腱旁膜,以显露跟腱断端(技术图5B)。
  - 即使跟腱完全断裂,跖肌腱偶尔仍可完整(技术图5C)。
  - 用缝线标记跟腱两断端(技术图5D、E)。

于跟腱近侧断端穿入永久缝线

- 通过近端标记缝线,对跟腱近侧断端施加张力。
- 拉钩牵开腱旁膜,以确认跟腱与腱旁膜之间的间隙。
- 将跟腱龙插入腱旁膜内,使跟腱内、外侧位于内臂之间(技术图6A、B)。
- 通常,在跟腱龙的双臂之间可触及跟腱。
- 自跟腱断端分别将3根缝线由近及远水平穿过已拉紧的近端跟腱(技术图6C~F)。
- 通过向远端抽出跟腱龙,将缝线固定于跟腱及腱旁膜内,最后经切口内穿出(技术图6G、H)。
- 在进行下一步操作前仍需拉紧缝线,以确保缝线正确地固定于近端跟腱内(技术图6I)。
- 若不慎将缝线拉出,则需重复以上三个步骤,仔细触诊确认跟腱确实位于跟腱龙中间的两臂之间。

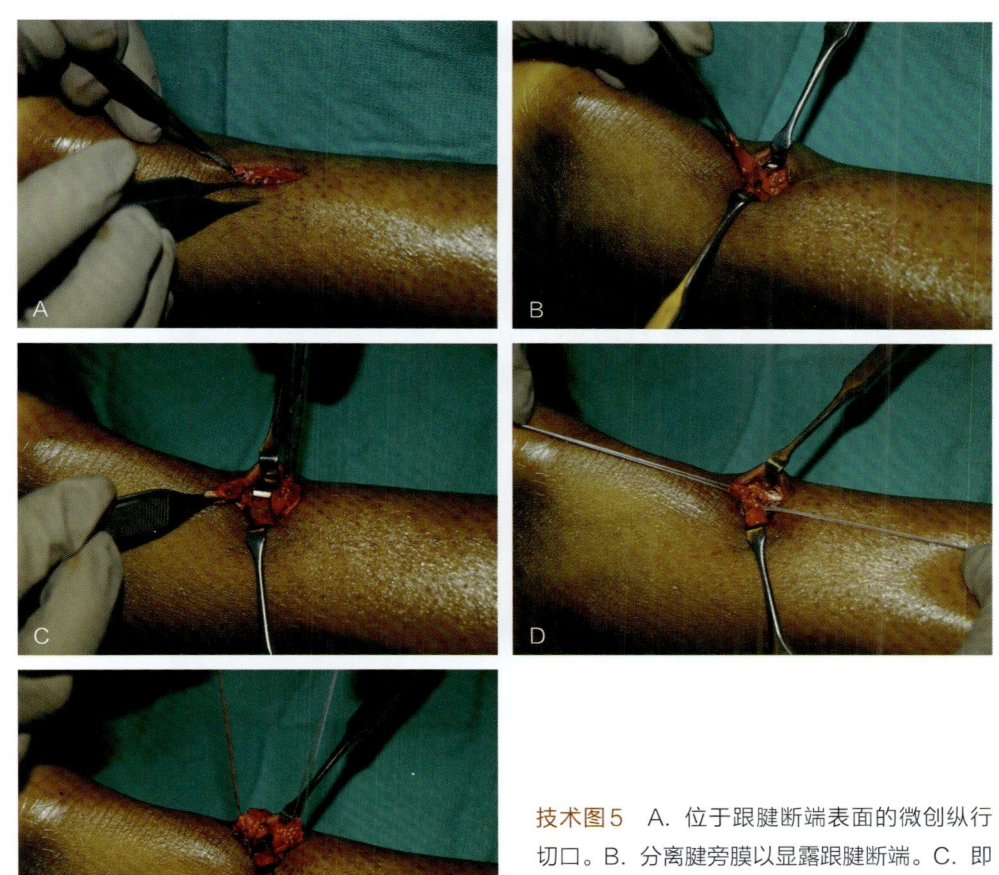

技术图5　A. 位于跟腱断端表面的微创纵行切口。B. 分离腱旁膜以显露跟腱断端。C. 即使跟腱完全断裂,跖肌腱仍可能保持完整。D. 用缝线标记跟腱断端。E. 牵拉缝线,对合跟腱断端。

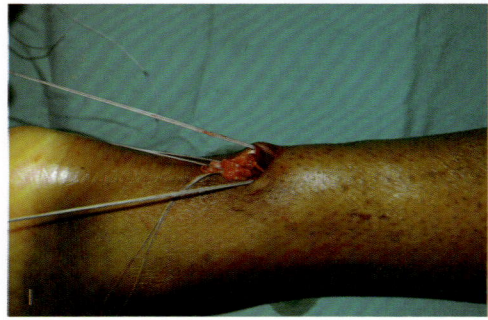

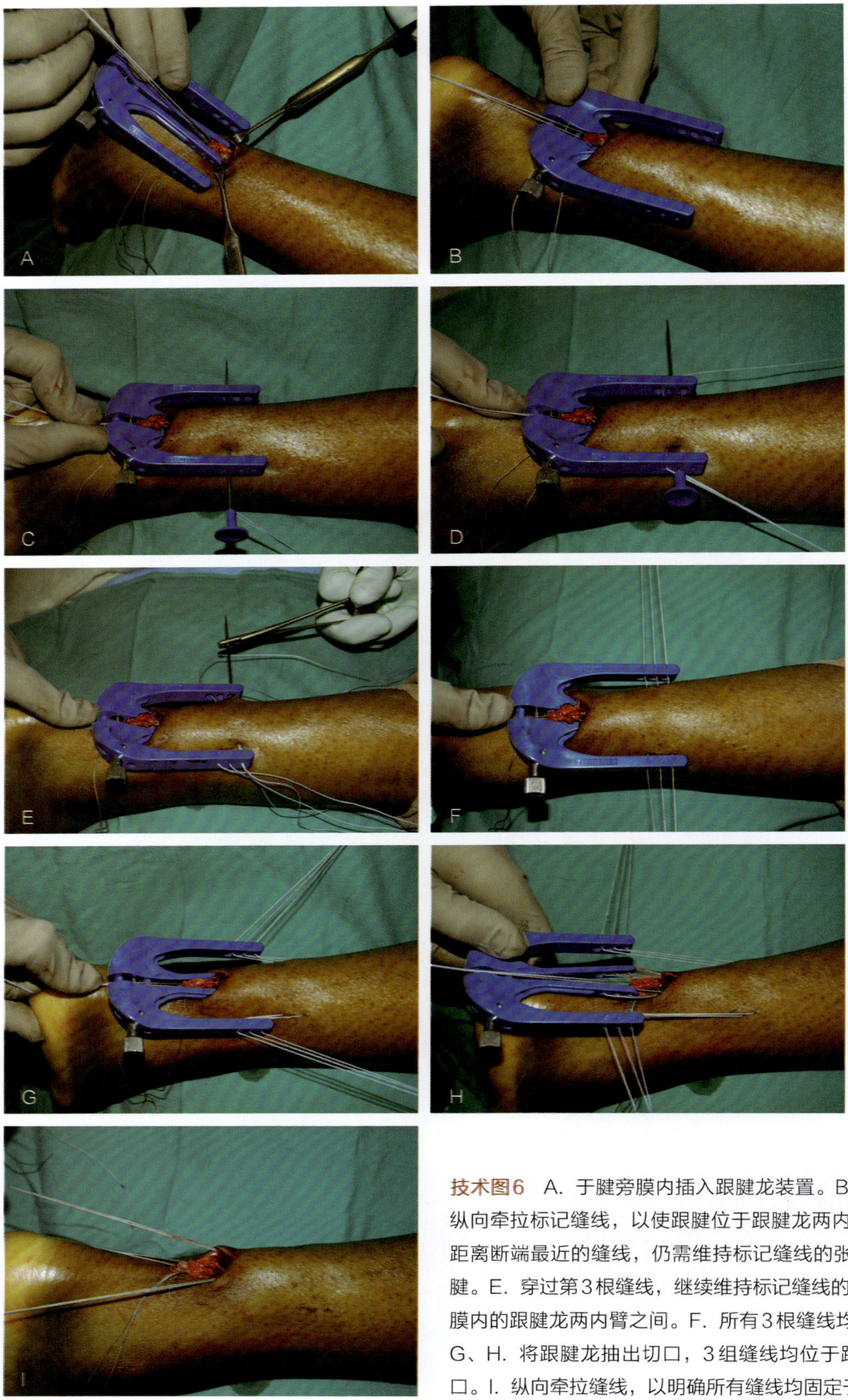

技术图6 A. 于腱旁膜内插入跟腱龙装置。B. 插入跟腱龙的过程中仍需要纵向牵拉标记缝线,以使跟腱位于跟腱龙两内臂间的最佳位置。C. 先穿入距离断端最近的缝线,仍需维持标记缝线的张力。D. 将第2根缝线穿过跟腱。E. 穿过第3根缝线,继续维持标记缝线的张力,同时确保跟腱位于腱旁膜内的跟腱龙两内臂之间。F. 所有3根缝线均穿过跟腱近端,并整理缝线。G、H. 将跟腱龙抽出切口,3组缝线均位于跟腱及腱旁膜内,然后穿出切口。I. 纵向牵拉缝线,以明确所有缝线均固定于近端跟腱内。

于跟腱远侧断端穿入永久缝线

- 其方法与近端操作相同。
- 对于远侧断端，应将跟腱龙尽可能推进至跟腱止点处，使缝线在跟腱内获得最佳把持。
- 将跟腱龙内臂插入腱膜内，使远端跟腱位于两内臂之间（技术图7A）。
  - 触诊以确保跟腱确实位于两内臂之间。
- 拉紧标记缝线，从断端由近及远依次穿过3根缝线（方法同近端操作）（技术图7B～E）。
- 从伤口抽出跟腱龙，使缝线进入腱旁膜并穿出伤口，准备修补（技术图7F）。
- 用力牵拉缝线，以确保缝线于跟腱内的固定效果。
  - 牵拉的力量应能使踝关节跖屈（技术图7G）。
  - 若缝线脱出，则需重复上述步骤，使缝线把持效果满意。笔者认为，于两内臂之间触及跟腱是有帮助的。

修补跟腱

- 拉紧两断端缝线，使断端靠拢（技术图8A）。
- 必须仔细整理所有缝线，以确保每一根缝线与之对应的缝线打结。
- 修补过程中，足背下方放置软垫以被动跖屈踝关节，或让一名助手维持跟腱松弛状态。
- 先将最靠近断端的两组缝线打结。
  - 维持一侧断端的张力，另一侧打外科结（技术图8B）。
  - 然后于另一侧打结，首先仍牵拉缝线，以消除缝线的残余松弛（技术图8C）。
- 重复第一组缝线的打结方法完成另两组缝线的打结（技术图8D）。
  - 中间一组缝线打结后，最后打结最远一组缝线。
  - 若在修复过程中，距离断端较远的缝线过紧，则之前打结的缝线张力作用失效。因此，没有必要将每组缝线打结过紧。

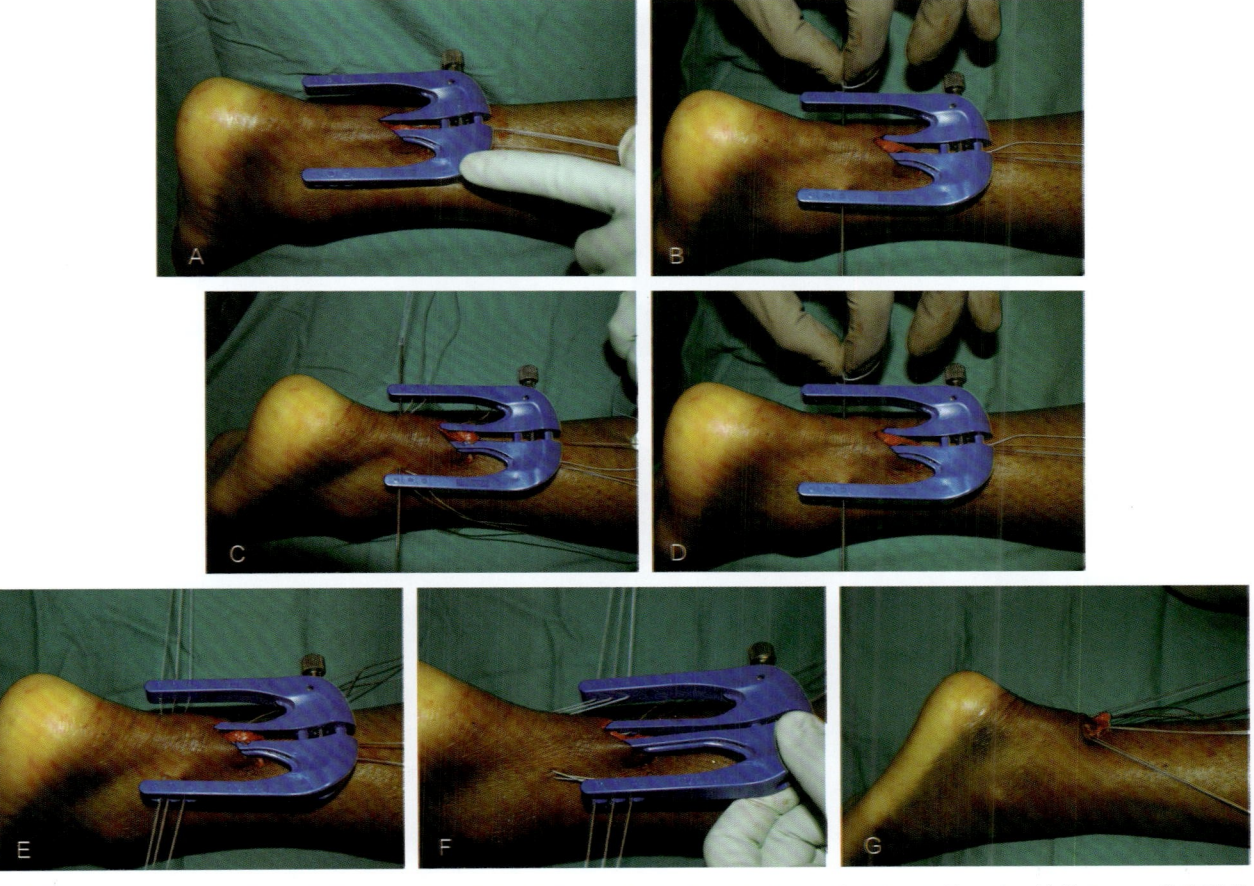

技术图7 A. 将跟腱龙插入腱旁膜内，使远端跟腱位于两内臂之间。B～E. 将3组缝线穿入远端跟腱，并整理。F. 将跟腱龙牵出切口，使3组缝线位于跟腱及腱旁膜内，然后穿出切口。G. 纵向牵拉缝线以明确3组缝线是否均固定于远端跟腱内。注意牵拉缝线时踝关节的跖屈。

- 术区准备健侧肢体，将患侧修补后的休息位张力与健侧自然生理状态进行比较（技术图8E）。
  - 修补后跟腱休息位的张力略大于健侧是可以接受的，同时笔者认为亦是更好的。
  - 避免张力低于健侧。
- 如同手部屈肌腱的修补，笔者建议直接在断端用缝线加强缝合（技术图8F）。
  - 笔者认为这很重要，因为前述的有限切开技术仅起到"内夹板"的作用。当用3组缝线修补后直接触摸修补部位可以发现几乎都是缝线，而胶原组织极少。
  - 笔者常规用可吸收线连续缝合以加强缝合。
  - 该方法不仅可以加强缝合效果，且能将肌腱胶原直接带入修复断端。
  - 环绕跟腱断端连续或间断缝合以加强缝合。

关闭伤口

- 严密缝合腱旁膜及跟腱表面的筋膜（技术图9A）。
- 无张力缝合皮下组织及皮肤（技术图9B、C）。

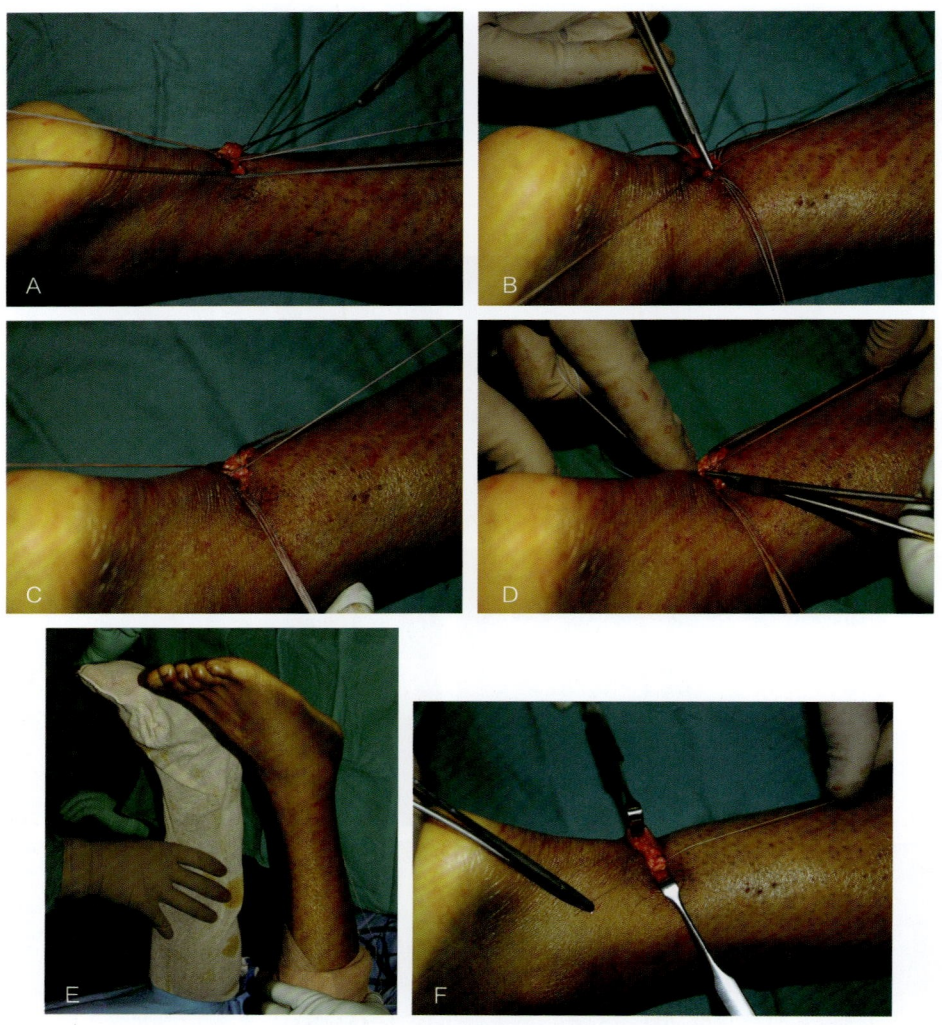

技术图8 A. 通过牵拉各组缝线使跟腱两侧断端靠拢。B. 先于一侧对最靠近跟腱断端的一组缝线打结，应维持对侧另一组缝线的张力。C. 抽紧缝线后，对另一侧的第一组缝线打结。D. 然后对第2及第3组缝线进行打结。注意避免每组缝线打结过紧，这样有可能导致前组缝线张力减弱。E. 患侧修复后的休息位张力应对照健侧肢体。笔者更建议患侧休息位张力应稍大于健侧。F. 使用连续缝合或间断缝合法直接对断端进行加强。

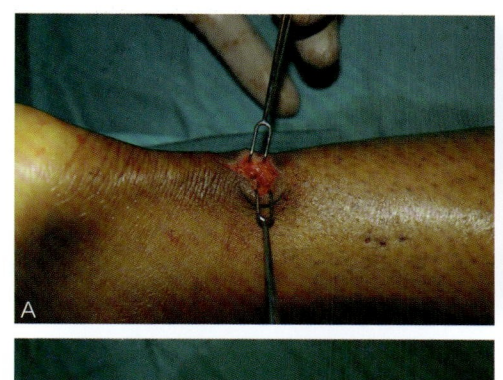
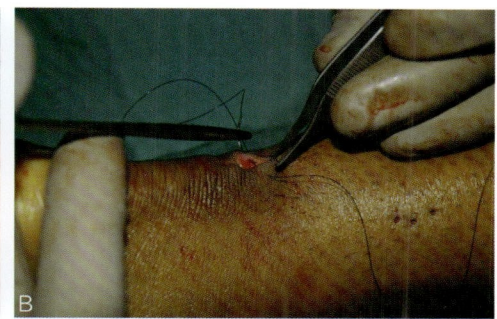
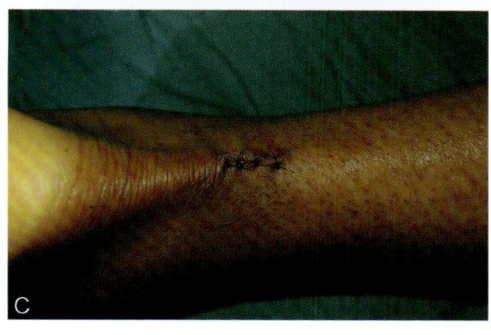

技术图9　A. 缝合腱旁膜及跟腱表面筋膜。B、C. 无张力缝合皮下组织和皮肤

要点与失误防范

确认跟腱位于跟腱龙内臂之间	• 穿入缝线时，要触摸确认跟腱位于两内臂之间
使缝线在跟腱内固定最牢靠	• 于跟腱断端两侧用缝线标记，插入跟腱龙及穿线时牵拉缝线以维持张力
整理缝线	• 跟腱两端均使用3种不同颜色的缝线，以便于整理相应颜色的缝线，以备修补
修补前确认缝线在跟腱内固定牢靠	• 当缝线穿过跟腱并在腱旁膜内整理后牵拉缝线，若被拉出，则说明需要重新穿线
最佳的修补张力	• 根据笔者的经验，患侧的休息位张力略高于健侧可获得满意的效果
评估跟腱断裂情况	• 即使是微创修补，亦可通过有限切口对断端进行评估。有时，剪切型断裂可能无法通过微创技术修补而需行传统的切开修补。因此，笔者建议微创修补时应采用纵行小切口，以便需要时延伸切口

术后处理

- 术后使用低分子肝素（皮下注射）3周防止深静脉血栓。
- 在理疗师的仔细监督下，将早期功能锻炼分为4个阶段。
- 最初2周，患者允许部分负重[13.50～20.25 kg（30～45 lb）]，并全程使用支具。
- 之后开始轻度的踝关节活动（跖屈、背伸），同时可使用固定自行车进行大腿肌肉训练。
- 目标是3周末踝关节要达到中立位。
- 3周后，在支具的保护下允许患者完全负重。
- 8周后，不再使用支具，并允许无辅助下完全负重。
- 指导进行强度更大的踝关节活动、拉伸、肌肉等长运动及本体感受运动。
- 3个月后允许慢跑，5个月可以开始其余更高强度的运动。

表1　50名患者接受等速肌力测定同心峰值扭矩

角速度(°/s)	平均扭矩(标准差)(nm)	
	患侧	健侧
30	111.4±19	118.9±30
60	95.4±19	101.3±25

预后

- 这种利用器械的有限切开跟腱修补技术既有传统切开修补的优势,还能避免切开手术带来的软组织并发症。
- 笔者于2002年发表了一篇82名患者的多中心前瞻性研究报道。结果显示该技术无切口愈合问题及感染。无患者出现腓肠神经损伤症状。所有患者都回归到了受伤前的工作及运动中。AOFAS评分平均96分(85~100分)。
- 3名患者出现了并发症。其中2名患者依从性较差,在术后3周内便拆除支具,导致新的损伤。另一名患者术后12周摔倒导致跟腱再次断裂。以上3例患者均予切开重新修补跟腱。
- 等速运动结果:矫正后测量踝关节跖屈角速度为30°/s和60°/s时的同心峰值扭矩,患侧同健侧相比无明显差异(表1),耐力试验在每秒120°时亦无明显差异。
- 近期的3篇文献也报道了使用跟腱龙结合微创手术技术治疗跟腱断裂取得了较好的治疗效果,更加证明了有限切开技术在治疗急性跟腱断裂中起了重要的作用。

并发症

- 患者对康复计划(术后3个月内)依从性差导致修补失败。
- 愈合的跟腱再断裂(术后3个月后)。
- 腓肠神经损伤。
- 感染。
- 深静脉栓塞。

（顾文奇　译,邹剑　审校）

参考文献

[1] Assal M, Jung M, Stern R, et al. Limited open repair of Achilles tendon ruptures: a technique with a new instrument and findings of a prospective multicenter study. J Bone Joint Surg Am 2002; 84-A(2):161-170.

[2] Assal M, Stern R, Peter R. Fracture of the ankle associated with rupture of the Achilles tendon: case report and review of the literature. J Ortho Trauma 2002;16:358-361.

[3] Bradley JP, Tibone JE. Percutaneous and open surgical repairs of Achilles tendon ruptures: a comparative study. Am J Sports Med 1990;18:188-195.

[4] Calder JD, Saxby TS. Independent evaluation of a recently described Achilles tendon repair technique. Foot Ankle Int 2006; 27:93-96.

[5] Cetti R, Christensen SE, Ejsted R, et al. Operative versus nonoperative treatment of Achilles tendon rupture: a prospective randomized study and review of the literature. Am J Sports Med 1993;21:791-799.

[6] Cretnik A, Kosanovic M, Smrkolj V. Percutaneous versus open repair of the ruptured Achilles tendon: a comparative study. Am J Sports Med 2005;33:1369-1379.

[7] DiStefano VJ, Nixon JE. Achilles tendon rupture: pathogenesis, diagnosis, and treatment by a modified pullout wire technique. J Trauma 1972;12:671-677.

[8] Haji A, Sahai A, Symes A, et al. Percutaneous versus open tendo Achillis repair. Foot Ankle Int 2004;25:215-218.

[9] Kakiuchi M. A combined open and percutaneous technique for repair of tendo Achillis. Comparison with open repair. J Bone Joint Surg Br 1995;77:60-63.

[10] Leppilahti J, Orava S. Total Achilles tendon rupture. A review. Sports Med 1998;25:79-100.

[11] Ma GW, Griffith TG. Percutaneous repair of acute closed ruptured Achilles tendon: a new technique. Clin Orthop Relat Res 1977;(128):247-255.

[12] Maffulli N. Rupture of the Achilles tendon. J Bone Joint Surg Am 1999;81:1019-1036.

[13] Mandelbaum BR, Myerson MS, Forster R. Achilles tendon ruptures. A new method of repair, early range of motion, and functional rehabilitation. Am J Sports Med 1995;23:392-395.

[14] Rippstein P, Easley M. "Mini-open" repair for acute Achilles tendon ruptures. Tech Foot Ankle Surg 2006;5:3-8.

[15] Soldatis JJ, Goodfellow DB, Wilber JH. End-to-end operative repair of Achilles tendon rupture. Am J Sports Med 1997;25:90-95.

第112章 有限切开跟腱修补术：方法2
Mini-Open Achilles Tendon Repair: Perspective 2

Emilio Wagner, Cristian Ortiz

定义
- 自发跟腱断裂定义为：腓肠肌及比目鱼肌远端腱性部分连续性部分或完全消失，并导致正常踝关节生理跖屈功能丢失。

解剖
- 腓肠肌与比目鱼肌共同形成跟腱，并附着于跟骨。
  - 腓肠肌是最浅层肌肉，负责踝关节跖屈活动及推动身体向前。比目鱼肌是姿势肌，无活动膝关节的作用（仅附着于胫骨），同时起到了周围血管泵的作用。
  - 跟腱约15 cm长，于其近、远侧末端逐渐变扁平状，而其中部呈圆柱状，其前面接受发自比目鱼肌止点的肌束纤维[5]。
- 跟腱由腱旁膜包裹，腱旁膜薄且可滑动，其近端由肌肉表面的筋膜延续而成，远端与跟骨骨膜相延续。腱旁膜对于跟腱中部的血供最为重要。大部分血管起自腱旁膜前部，该区域正是跟腱病患者血管新生化的部位。接近止点处为跟腱相对无血管区。就血管密度而言，跟腱中部较其近、远端血管密度更少。

发病机制
- 跟腱将所有起自腓肠肌-比目鱼肌复合体的张力转移至跟骨。跟腱富有弹性，若张力不超过4%，跟腱具有形变和恢复的能力。若张力介于4%~8%，跟腱纤维开始受损。若张力负荷接近8%，跟腱就可能发生断裂[4]。
- 虽然跟腱断裂的确切原因目前尚不明确，但有两大理论解释。机械理论认为，若跟腱所受张力负荷超过其极限，即可导致其胶原纤维断裂。而退变理论认为，跟腱慢性退变致使跟腱无需超负荷即可发生断裂。
- 大部分自发性跟腱断裂的组织样本中都可发现跟腱退行性病变[6]。一般认为退变的跟腱拉伸力减弱，以至于在正常生理力量范围内即可导致跟腱断裂。目前已证实，跟腱断裂较跟腱病者腱内退变更明显。跟腱退变表现为含氧量低、黏液样变性、脂肪样变性及钙化。而仅31%的正常跟腱可出现此类变化。

- 跟腱病变的起因仍存在争议，而超负荷理论最为人接受，即肌肉肌腱单元反复受负荷作用最终导致结构减弱，对于有些患者还可表现为跟腱组织损伤。若超负荷持续作用，结构弱化将进一步加重，并最终导致大部分跟腱组织损伤[6]。而跟腱的修复反应失效可能与诸如遗传、年龄、性别等多种因素有关。
- 跟腱断裂的其他相关原因包括药物相关效应。皮质类固醇（局部或全身应用）已被证明为跟腱断裂的危险因素。喹诺酮类抗生素的使用亦是跟腱断裂的另一大危险因素。炎性环境、胶原异常、感染性疾病及高脂血症均与跟腱断裂有关。

自然病程
- 未经治疗的跟腱断裂称为慢性跟腱断裂，可导致踝关节跖屈极度困难。除了表现为肌腹萎缩外，腱鞘亦增厚，并与跟腱末端粘连。跟腱断裂缺损处有瘢痕组织连接，但与正常跟腱相比其强度较弱，并可随着时间推移逐渐延长[3]。
- 慢性跟腱断裂主要通过手术治疗，而诸如佩戴支具等保守治疗方法主要适用于要求较低或手术禁忌的患者。

病史和体格检查
- 大多数情况下，患者常有突然感觉小腿后方"啪"声响，并常认为被某人或某物击打，之后便感觉疼痛和负重时力弱。高达25%的跟腱断裂会被漏诊[4]。诊断需结合临床，体格检查至关重要。
- 踝关节生理跖屈消失可明确诊断跟腱完全断裂。
- 可通过屈膝试验评估，患者俯卧位并屈曲膝关节，若患足为中立或背伸位即可诊断为跟腱断裂。
- 俯卧位进行同样的试验，但是伸直膝关节，比较健侧及患侧的踝关节跖屈程度。踝关节休息位时，双侧跖屈程度的不同提示跟腱连续性中断（图1）。断端可触及凹陷，但该触诊会使患者疼痛。
- 还可进行Thompson试验，挤压小腿可引发踝关节跖屈。阳性表现为踝关节无跖屈或跖屈受限，提示跟腱断裂。

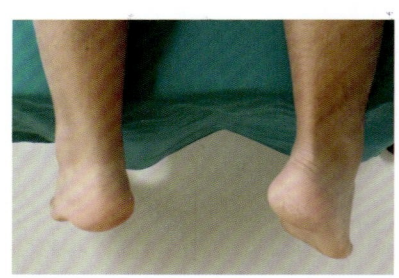

图1 患者俯卧于检查台末端，可发现图中左侧为正常的踝关节生理性跖屈位，而右侧为踝关节非生理性背伸，提示跟腱完全断裂。

影像学和其他诊断性检查

- 一般而言，无需其他辅助检查完善跟腱断裂的诊断。
- 超声及MRI可用于明确临床诊断，但对于可能影响个体化手术策略制订的一些其他诊断，应该进行超声或MRI评估。
  - 对于跟腱病患者需进行MRI评估，在随访研究中MRI同样起着重要的作用。
  - 超声对于评估时间较久的断裂具有重要的作用，可显示跟腱断端是否有血肿形成。若无血肿形成，一般微创修补较为困难，而需行切开修补。此外，超声还可探查深静脉血栓形成，若深静脉血栓形成则可能需要推迟手术。
- 有时，由于影像学显示跟腱部分连续性存在，可能造成误诊。而对于这些患者，明确临床诊断主要基于生理性跖屈丢失的体征。

鉴别诊断

- 跖肌腱断裂、小腿挫伤、肌肉拉伤、小腿骨折、胫后肌腱断裂、深静脉血栓形成等。

非手术治疗

- 由于保守治疗后再断裂率较高，因此其一般不作为跟腱断裂的治疗选择。
- 过去几年中，越来越多研究发现早期负重及功能康复使保守治疗和手术治疗后的再断裂率相似[7]。
- 在Glazebrook的文献中[7]，报道了10项比较保守及手术治疗后跟腱再断裂率、并发症、恢复工作时间及其因素的对照研究，发现手术组除了恢复工作时间快于保守治疗组外，其他方面并无明显差异。
- 就功能效果方面，只有4篇相关对照研究，由于大多数专家认为可获得更好的功能效果，因此仍存在一定争议。
- 如前所述，保守治疗应考虑更早期的功能康复、快速负重及保护下关节活动。

手术治疗

- 由于断端存在含有生长因子的血肿，且无影响后期愈合的瘢痕组织存在，因此跟腱微创修补的最佳适应人群为受伤10天以内的急性跟腱断裂者。
- 任何年龄段患者均适用，但患者应具有较强的积极性，希望极可能恢复至术前工作及运动水平。
- 主要禁忌证包括一般手术禁忌，如严重疾病、局部感染、要求很低的患者或无法行走的患者。
- 本篇介绍的手术技术为Amlang[5]于2005年报道的改良Dresden手术技术。

术前计划

- 术前应通过体检或超声评估损伤平面。
- 术前需进行感觉评估，明确术前是否已有腓肠神经损伤，并告知患者。

体位

- 区域麻醉后，患者取俯卧位，双小腿均置于手术野内。
- 我们常规将双小腿置于垫枕上，并将双足置于手术台远端，并使其悬空于手术台边缘外，以便于术中评估生理跖屈位。
- 无需使用止血带。

显露

- 于跟腱近侧断端上方3 cm偏内侧做长约2.5 cm纵行切口。
- 术中触诊确定近侧断端位置至关重要。这样我们方可确认手术切口位置位于健康的腱旁膜和肌腱之上（技术图1A）。
- 确认浅筋膜，并将其与皮下脂肪游离（技术图1B）。
- 切开浅筋膜，但不打开腱旁膜，游离筋膜与腱旁膜间的间隙。
- 我们常规使用圆头器械将浅筋膜自腱旁膜游离（技术图1C）。

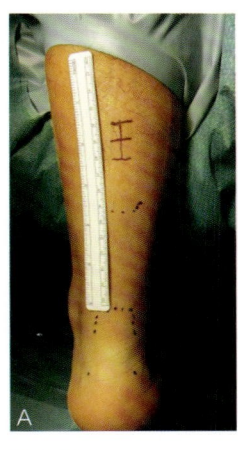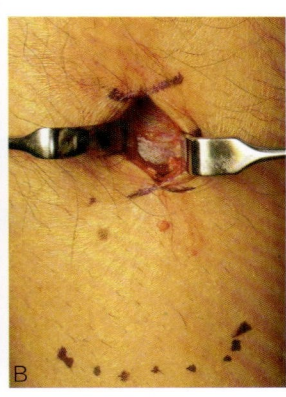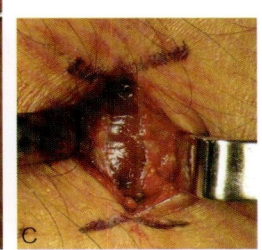

技术图1 A. 触诊明确断端间隙，皮肤切口位于近侧断端上方3 cm处。B. 游离皮肤及皮下组织后，确认小腿浅筋膜，即为白色纤维层。C. 先后用手术刀和剪刀纵行切开浅筋膜，即可显露深部的红色结构，即为跟腱的腱旁膜。用圆头器械，如蚊式钳或线剪轻柔地将浅筋膜自下方的腱旁膜游离，并向远端游离直至跟骨。

穿线

- 将穿线器经游离的组织间隙向远端插入直至跟骨，两侧均各插入一把穿线器（技术图2A、B）。
- 将3枚2-0复合高聚材料缝线用带孔直针经穿线器穿至跟腱远侧末端，每一枚缝线均位于前一枚缝线近端，间隔1 cm。
- 穿线器尖端的插槽长约3 cm，可同时把持3枚带针缝线，有助于定位每一枚缝线。
- 检查缝针是否正确穿过穿线器，轻轻扭动穿线器观察

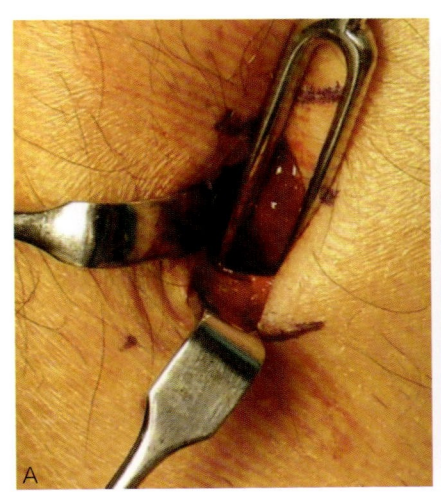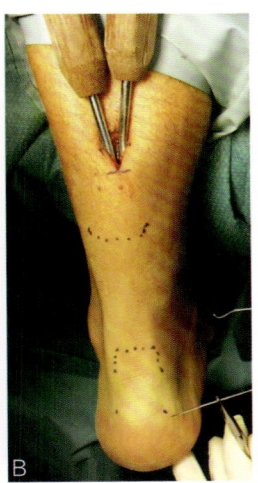

技术图2 A. 用软组织拉钩牵开浅筋膜及腱旁膜间间隙，经该间隙插入一把穿线器。注意需轻柔且表浅地插入穿线器，以避免损伤腱旁膜，插入时指向远端跟腱的背内或背外侧。B. 尽可能使穿线器靠近跟腱止点，然后以同样方法插入第二把穿线器，两把穿线器尽可能插至远端并保持对称。扭动穿线器可辨别远端凹槽方向，其为下一步穿针的瞄准点。

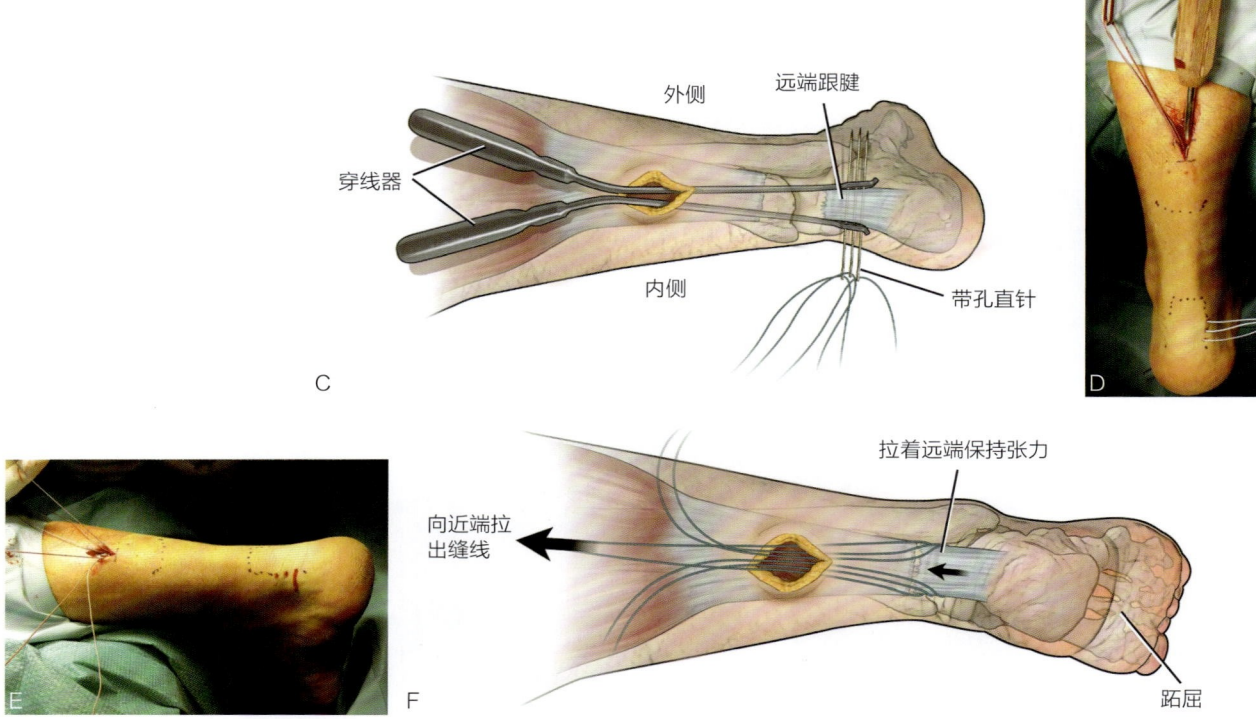

技术图 2（续） C. 将 3 枚穿有 2-0 复合高聚材料缝线的带孔直针自踝关节一侧穿入，经过跟腱及两把穿线器后，穿出对侧皮肤。应注意明确缝针准确地穿过两把穿线器，可以通过扭动穿线器观察缝针相应扭动方向来明确是否准确穿过。推拉穿线器可相应地折弯缝针，是另一种确定缝针位置是否正确的方法。确认以后，将缝针完全穿过，并脱离于缝线。D. 将一把穿线器退出近端切口，牵拉三组缝线，注意另一只手应把持对侧缝线末端。然后以同样方法退出第二把穿线器，最终从近端切口抽出三组缝线。E. 需正确辨认每组缝线，并与对侧缝线整理配对。最终，三组缝线辨认完成后分别对应置于两侧。哪根缝线位于最近端或最远端并不重要。F. 牵拉每组缝线以明确其是否牢固把持于跟腱内。评估缝线是否把持于跟腱内至关重要，因这样可拉紧远端部分，并可确定缝线是否穿过跟腱的健康部分。如图所示，通过牵拉一组缝线即可跖屈踝关节，这样重复评估三组缝线。

- 相应的缝针折弯（技术图 2C）。
- 将穿线器经皮肤切口向近端退出，同时应注意一侧缝线会随对侧穿线器牵拉而拉出，因此每拉出一根缝线时都应把持另一侧缝线（技术图 2D）。
- 通过牵拉三组缝线可评估其把持力，一般可使踝关节跖屈（技术图 2E、F）。

打结及完成手术

- 每组缝线均已带孔弯针以交叉缝合方式穿过近侧断端，缝线将腱旁膜及其下方跟腱一同连续缝合，保证缝合时患侧跖屈至少超过健侧正常生理跖屈位 5°（技术图 3A～C）。
- 用带孔缝针将缝线穿至腱旁膜下方，打结后线结藏于腱旁膜下方。
- 用 3-0 Vicryl 线缝合浅筋膜，以使筋膜覆盖线结，然后逐层缝合皮下组织及皮肤（技术图 3D）。
- 用行走石膏将踝关节固定于跖屈 30°位，石膏厚度相当于 3 cm 手术巾。目前我们更青睐使用铰链式行走支具。

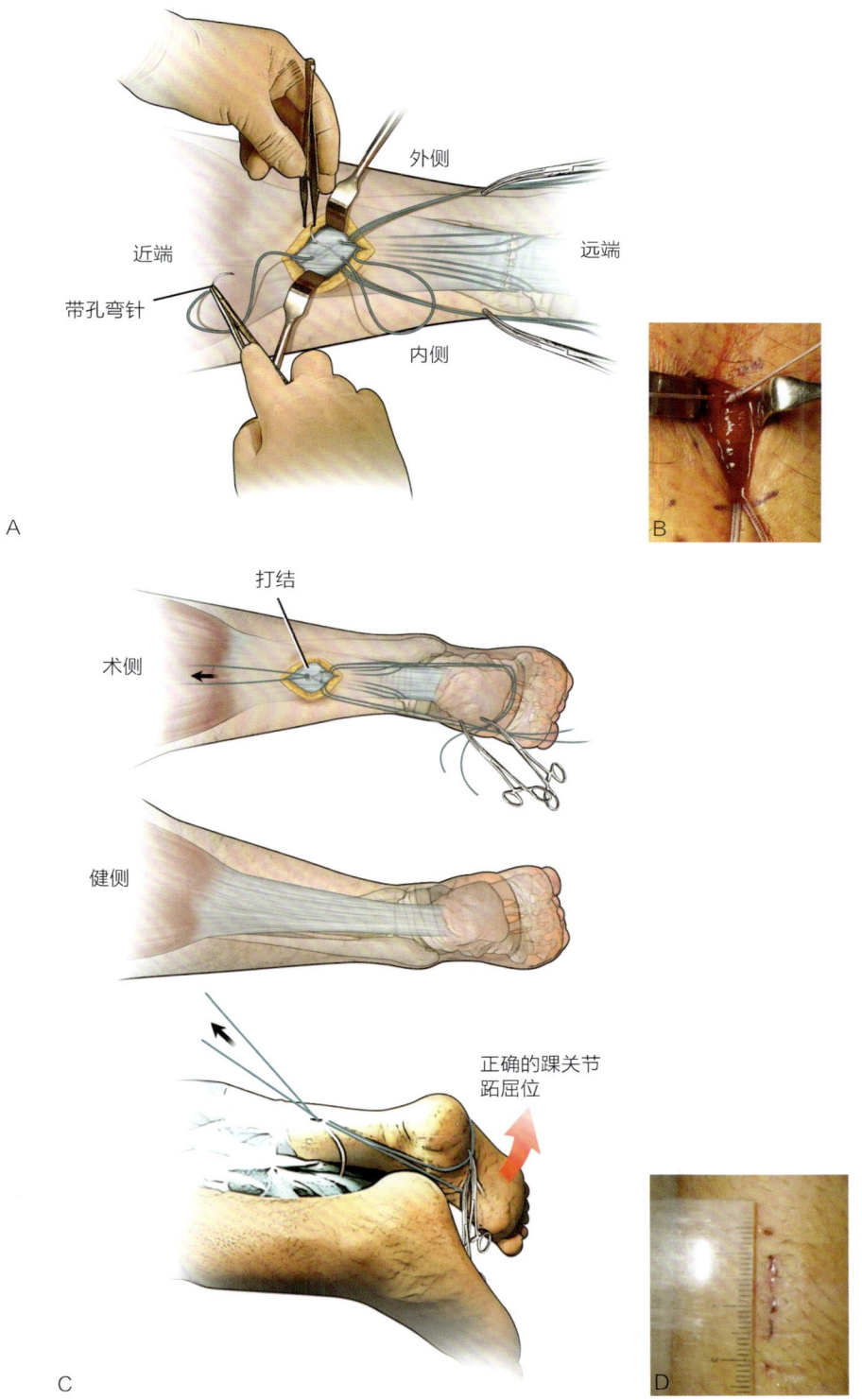

技术图3 A. 用带孔弯针将每组缝线的一支以交叉方式自远端内侧缝至近端外侧（或方向相反，取决于缝线相对于跟腱的位置），然后完成对侧缝线的缝合。B. 于腱旁膜上方打双外科结，并将线结滑向远端，直至切口最远端，同时轻柔地辅助踝关节跖屈。C. 第1个结打完后，踝关节应处于正确的生理跖屈位，适当调整张力使踝关节有5°的过屈。每组缝线均打完双外科结后，另外还需打5个结。由于打结可能导致踝关节过度跖屈，因此3组缝线以相同方式打完结后，必须确认有无踝关节过度跖屈。隐藏线结时需注意，通过牵拉一侧带针缝线，将线结藏于腱旁膜下方。D. 用4-0 Vicryl线间断缝合浅筋膜，然后用4-0 单乔缝（Monocryl）线皮内缝合皮肤。

要点与失误防范

缝线穿过远端时未把持远端跟腱	• 确认直针是否确实穿过穿线器。扭动穿线器可引起缝针折弯,从而确认其正确位置。推拉穿线器可以造成缝针形变,同样可以确认其位置是否正确
评估远端缝线把持度时缝线脱出	• 可能由于穿线时过浅或过深所致。当缝针穿过远端跟腱时,需触摸跟腱,以感觉穿针深度,从而确定穿针位置
缝线张力不当	• 第一组缝线将踝关节置于跖屈位。第二组缝线仍应保持适当张力,但不能增加跖屈度。线结收紧至腱旁膜可见轻度变形即可

术后处理

- 穿着可拆卸行走靴将踝关节保护于跖屈位,并允许耐受下负重2周。
- 第2周开始踝关节主动背伸功能锻炼,直至背伸接近90°,以避免关节僵硬及瘢痕粘连。
- 术后2周拆线。
- 患者开始耐受下负重,并在术后2周开始尽快脱拐。
- 一般而言,术后3周即可完全负重,并开始理疗。
- 术后6周可卸除行走靴。术后12周可以进行对抗类运动。
- 术后5个月可恢复运动。

预后

- 我们最近报道了采用上述微创技术治疗100例畸形跟腱断裂患者,平均随访42.1个月[2]。
  - 术后平均56.0天恢复正常工作,平均18.9周恢复运动。
  - 平均AOFAS评分97.7分,98%的患者对治疗效果感到满意。
  - 等速运动评估显示患肢肌肉恢复良好。
  - 值得一提的是,穿线器可重复利用,这样较之最常用的经皮跟腱修复器械,可明显降低医疗费用。
  - 与其他临床报道相比,该技术效果佳,且无明显并发症。

并发症

- 无软组及腓肠神经损伤相关并发症的报道,也无需拆线。
- 本组病例出现2例再断裂及5例深静脉血栓形成。

(顾文奇 译,邹剑 审校)

参考文献

[1] Amlang MH, Christiani P, Heinz P, et al. Percutaneous technique for Achilles tendon repair with the Dresden instruments [in German]. Unfallchirurg 2005;108(7):529–536.

[2] Keller A, Ortiz C, Wagner E, et al. Mini-open tenorrhaphy of acute Achilles tendon ruptures: medium-term follow-up of 100 cases. Am J Sports Med 2014;42(3):731–736.

[3] Maffulli N, Ajis A. Management of chronic ruptures of the Achilles tendon. J Bone Joint Surg Am 2008;90:1348–1360.

[4] Movin T, Ryberg A, McBride DJ, et al. Acute rupture of the Achilles tendon. Foot Ankle Clin 2005;10:331–356.

[5] O'Brien M. The anatomy of the Achilles tendon. Foot Ankle Clin 2005;10:225–238.

[6] Rees JD, Maffulli N, Cook J. Management of tendinopathy. Am J Sports Med 2009;37(9):1855–1867.

[7] Soroceanu A, Sidhwa F, Aarabi S, et al. Surgical versus nonsurgical treatment of acute Achilles tendon rupture: a meta-analysis of randomized trials. J Bone Joint Surg Am 2012;94:2136–2143.

第113章 经皮跟腱修补术：方法1
Percutaneous Achilles Tendon Repair: Perspective 1

Karen M. Sutton, Sandra L. Tomak, and Lamar L. Fleming

定义

- 跟腱断裂常发生于距离跟骨止点近端2～6 cm处。
- 这种损伤相对常见于高强度运动员和业余运动员中，尤其是"周末战士"人群。
- 断裂人群常在30～50岁。

解剖

- 跟腱由腓肠肌和比目鱼肌的腱性部分组成（图1）。
- 跖肌是位于跟腱内侧的独立解剖结构。
- 比目鱼肌腱于近端呈带状起自其肌肉后侧，而腓肠肌腱起自其肌腹远端边缘。
- 腓肠肌及比目鱼肌各自形成跟腱的长度分别为11～26 cm和3～11 cm。
- 从正位上看，跟腱从近端至远端逐渐变细，尤其在距离跟腱止点近端4 cm处最细[5]。

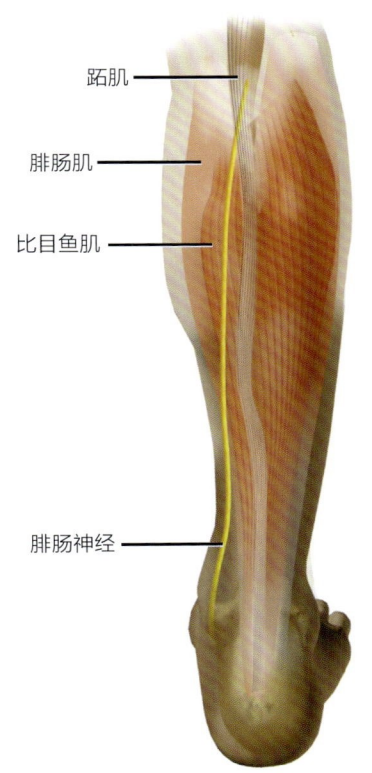

图1 腓肠肌及比目鱼肌汇合形成跟腱。

- 95%的跟腱胶原是Ⅰ型胶原，而小部分是弹力纤维。70%的跟腱净重为胶原组织[18]。
- 跟腱的血供来自腱腹交界处、骨性止点及大量腱系膜血管。
- 跟腱中部的血供最差，其血供来自腱旁膜[22]。腱系膜血管的数量在距离跟腱止点近端2～6 cm处明显减少[24]。
- 腱旁膜中含有滑膜液，跟腱从滑膜液中获取营养。

发病机制

- 跟腱断裂常发生在运动期间。
- 过度旋前及高弓足常与跟腱损伤有关。高弓足使跟腱外侧的应力增加，且吸震能力差[21]。
- 不规律的训练，包括突然增加训练强度、过度训练、硬地训练、在硬地斜坡或湿滑的地面跑步，都有可能导致跟腱问题[21]。
- 导致跟腱受到偏心负荷的受伤机制，包括膝关节伸直时负重前足蹬离地面、踝关节突然背伸或跖屈的踝关节突然暴力背伸[1]。
- 随着年龄增加，跟腱细胞密度、胶原纤维直径及密度、纤维弹性均会下降。这些改变使大龄运动员更容易受伤[21]。
- 自发性跟腱断裂常与使用皮质类固醇激素[12]、炎症或自身免疫性疾病[7,16]、胶原异常[6]、感染性疾病[2]、神经性疾病[16]或使用喹诺酮类药物有关[20]。

自然病程

- 慢性跟腱损伤常导致患者无法完成日常任务，如爬楼梯[9]。

病史和体格检查

- 患者常主诉患肢小腿突发疼痛。
- 一些患者会听到断裂声或"啪"的响声。
- 当跟腱断裂时，有的患者会有小腿被踢或被撞的感觉。
- 患者主诉患肢无法负重及无力。
- 体检包括以下方面：
  - 触诊凹陷：沿小腿后方触诊，在跟腱走行上可触及凹陷。

- 阳性：触及凹陷。
○ Thompson 试验：患者俯卧位，挤压小腿近端。
  - 阳性：踝关节不能跖屈。
  - 若跖肌腱完整会导致假阳性。
○ 屈膝试验：患者俯卧位，使患者主动屈曲双膝至 90°。
  - 阳性：双侧踝关节休息位时张力不对称；患侧踝关节处于中立位或背伸位。
○ 针头试验：在距离跟腱止点近端 10 cm 处，由小腿正中偏内侧插入针头，然后被动活动踝关节。
  - 阳性：踝关节背伸时，针头指向近端。
  - 此试验通常用于其余试验无法明确，但仍高度怀疑跟腱断裂时。

影像学和其他诊断性检查

- X 线平片（很少需要摄片来评估跟腱断裂）。
  ○ 侧位片上，位于跟腱前方、胫骨后方与跟骨前方之间的脂肪填充三角间隙（Kager 三角）失去正常形态。
- MRI（图 2）（很少需要用来评估跟腱断裂）。
  ○ 轴位及矢状位 T1、T2 加权像可用于评估跟腱断裂。
  - T1 加权像：跟腱完全断裂表现为跟腱内信号中断。
  - T2 加权像：跟腱完全断裂的图像表现为信号强度增高、断端水肿及出血可见局部高信号[11]。
- 超声（在诊室内即可进行检查，故有用）。
  ○ 跟腱断裂表现为边缘厚度不规则的无回声区。
  ○ 对术后评估跟腱结构及其完整性亦有用[15]。

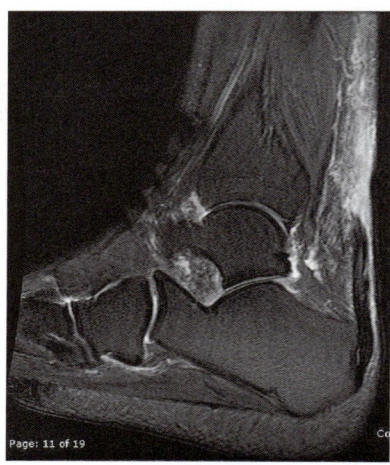

图 2　MRI T2 加权像显示跟腱止点近端 5 cm 处跟腱完全断裂。

鉴别诊断

- 一般情况下，跟腱断裂无需鉴别诊断。
- 由于还存在四组踝关节跖屈肌，跟腱断裂早期可能被误诊为踝关节扭伤；报道称跟腱断裂的首诊误诊率高达 20%[10]。

非手术治疗

- 使用跖屈位短腿石膏或跖屈位穿着控制踝关节活动的保护靴 6～8 周。
- 6～8 周后，开始轻柔的关节活动度练习。
- 使用后跟垫，然后逐渐过渡至正常穿鞋。
- 4～6 个月后患者可以恢复跑步。
- 老年人、久坐人群、手术条件差（血管损伤或皮肤条件差）或患者要求保守治疗者，可以考虑非手术治疗。
- 保守治疗后的跟腱再断裂率约为 12.1%，而手术治疗后的再断裂率仅为 2.2%[13]。

手术治疗

- 根据笔者经验，急性跟腱断裂、断端间隙小及依从性好的患者可以采用经皮跟腱修补。
- 经皮跟腱修补的优点为：
  ○ 伤口并发症风险小。
  ○ 保留跟腱愈合所需的血供。
  ○ 可以进行门诊手术。
  ○ 只需要局部麻醉。
  ○ 保持跟腱长度。
  ○ 同保守治疗相比，能更早地恢复功能。
  ○ 同切开修补相比更经济。
- 缺点包括：
  ○ 潜在的腓肠神经损伤风险。
  ○ 同切开修补相比，再断裂率高。
  ○ 适用的患者人群有限。
  ○ 术后需要很好的依从性。
- 经皮跟腱修补的禁忌证为：慢性跟腱断裂、断端间隙大、患者依从性差、高强度运动员（相对禁忌证）。

体位

- 俯卧位。
- 无需止血带。
- 患足跖屈 25°。
- 局麻下修补（图 3）。

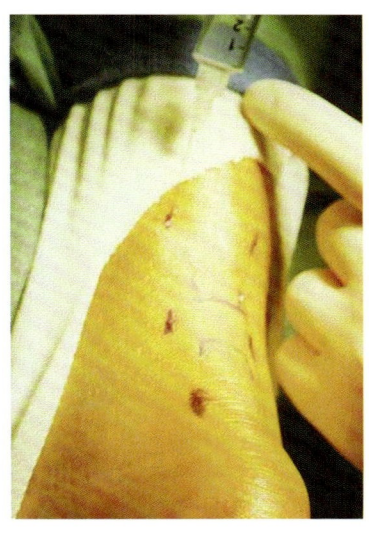

图3 局麻下进行手术。

显露

- 用15号刀片于跟腱两侧做经皮小切口,位置如下:断端水平、断端上方2.5 cm及5 cm处,以及断端下方2.5 cm处,共计8个小切口(技术图1)。
- 用止血钳分离皮下组织。

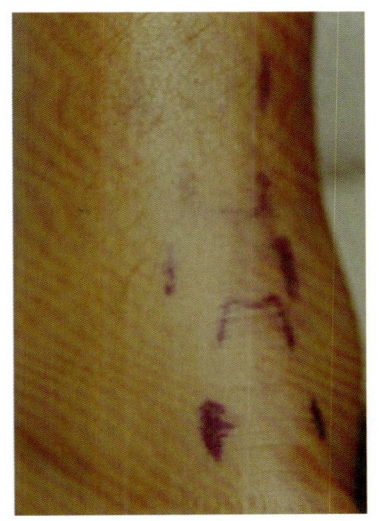

技术图1 切口位置:断端水平、断端上方2.5 cm及5 cm处以及断端下方2.5 cm处。

缝合

- 使用0号两端带Keith针的不可吸收线。
- 从最近端的外侧切口开始,横行穿针,之后将缝线调整至两边等长(技术图2A)。
- 然后将缝线从两边经同侧近端切口以45°角方向交叉向远端穿过跟腱(技术图2B~E)。
- 于跟腱断端近端5 cm及2.5 cm处重复上述步骤(技术图2F)。
- 缝线随即到达跟腱断端水平。然后牵拉缝线,以确保缝线固定于近侧跟腱断端内。
- 然后以与之前相同的方式将缝线向远端穿过断端(技术图2G)。
- 外侧缝线横行自外向内穿过同侧切口,同时拉紧缝线后打结;闭拢跟腱断端间隙。
- 用血管钳将打结线头埋入软组织内,同时确认切口周围的皮肤未起皱。
- 用皮钉关闭皮肤切口。

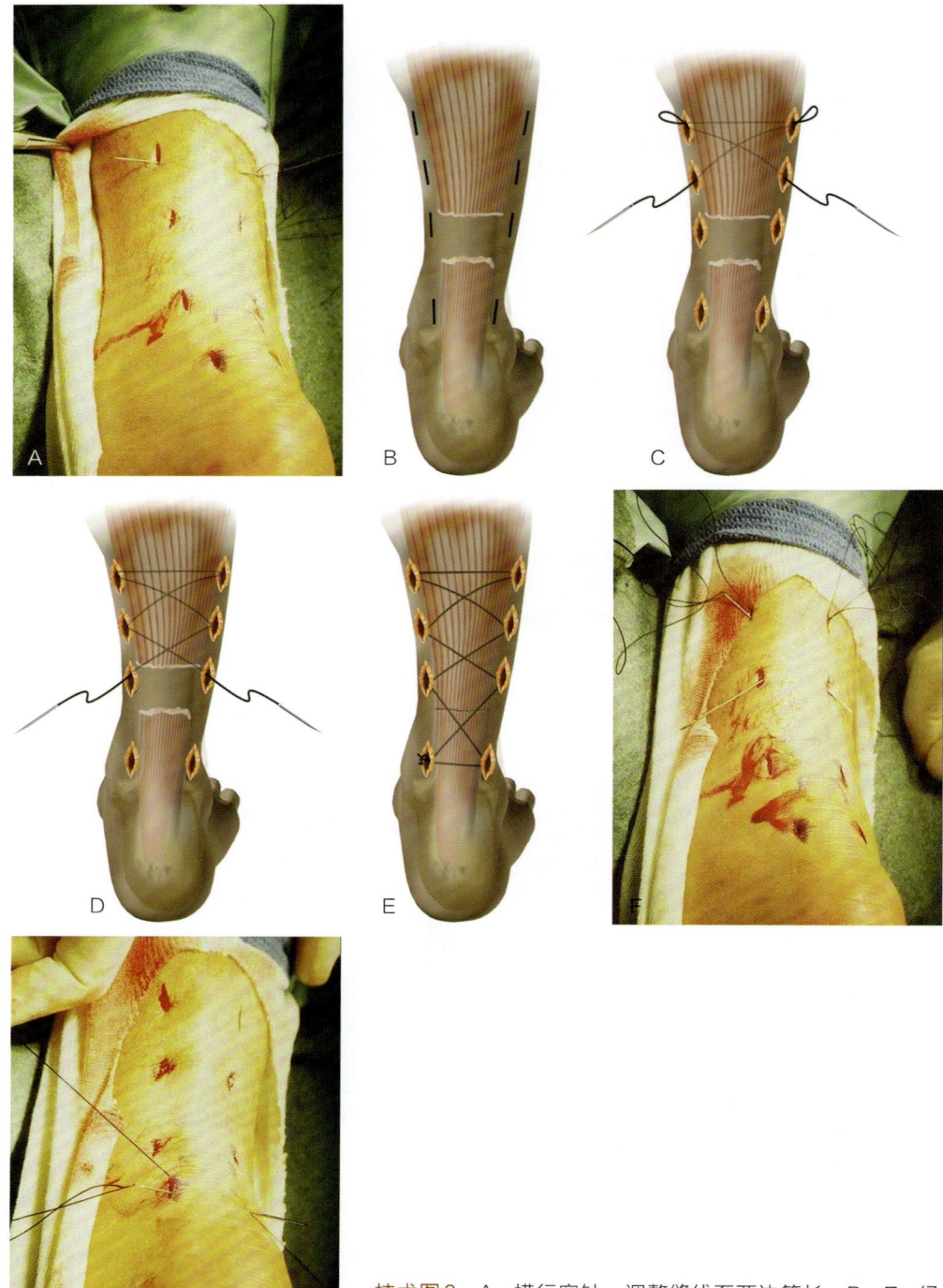

技术图2　A. 横行穿针，调整缝线至两边等长。B～E. 经皮跟腱修补的示意图。F. 缝线以45°角方向交叉向远端穿过跟腱。G. 缝线向远端穿过跟腱断端。

要点与失误防范

- 无须预防性使用抗生素
- 使用两根Keith针即可完成手术
- 为了防止腓肠神经损伤,切开皮肤后用血管钳游离皮下组织,或将跟腱断端平面及肌腱-肌肉交界处平面的外侧切口延至1~1.5 cm。用2个小拉钩直视下确认浅筋膜表面腓肠神经的位置[17]
- 经皮修补时使用术中超声可以提高穿针效率且能更好地对合跟腱断端。在Soubeyrand等的研究中发现[23],由于术中超声检查发现跟腱内穿针轨迹不佳,55%的穿针得到了纠正

术后处理

- 整个康复期:轻微主动背伸训练、肌肉力量训练、本体感受训练、后跟推动的固定自行车训练,软组织治疗。
- 前2周:足部非负重制动,穿可调节的保护靴,并将踝关节固定于跖屈20°(图4)。可以开始进行足部轻微的跖屈活动、直腿抬高及膝关节活动度练习。
- 第2周:保护靴调整至跖屈10°。
- 第4周:保护靴调整至中立位,并开始部分负重。
- 第6周:允许完全负重。
- 第8周:可以穿带后跟垫的鞋。
- 3月:患者开始闭链运动、自行车及椭圆机训练。
- 6个月:可以恢复跑步、跳跃及体育运动。
- Patel等[19]报道了经皮跟腱修补术后即可立即负重。
  - 术后使用跖屈位短腿石膏固定即允许立即负重。
  - 术后第2周更换为跖屈位行走靴,并鼓励耐受下行走及开始弹力带训练。
  - 3周后降低楔形后跟垫高度。
  - 第6周开始关节活动度及力量训练。
  - 美国骨科足踝外科协会(AOFAS)评分平均为96分(81~100分),90%的患者术后恢复至理想的运动状态。

预后

- 对10例急性跟腱断裂患者进行回顾性研究[25]:
  - 无再断裂。
  - 无主要并发症。
  - 1例腓肠神经损伤。
  - 平均6.1个月完全恢复运动状态。
  - AOFAS踝与后足评分:平均94分。
  - 患肢小腿周径平均减少1.58 cm。
  - 健侧与患侧踝关节跖屈峰值扭矩的平均值分别为67.8 foot-pounds及52.8 foot-pounds(1 foot-pounds=1.355 N·m)(30°/s速度)。
- 经皮修补与切开修补的对照研究:
  - Lim等[14]报道经皮跟腱修补伤口并发症或感染率较切开修补明显降低。而在制动时间、功能恢复时间及其他并发症方面,两组无明显差异。
  - Haji等[8]报道经皮修补与切开修补的平均手术时间分别为28.5分钟及25.9分钟(有统计学差异),再断裂率为2.6%及5.7%(无差异)。
  - Cretnik[4]报道切开修补的患者中,跟腱明显增粗,跖屈活动度丢失更多。
    - 133例经皮修补患者中,1例(0.7%)出现完全再断裂,4例(3%)出现部分再断裂,而在切开组中,分别是3例(2.8%)和0例。
    - 经皮组和切开组分别有6例(4.5%)和3例(2.8%)出现腓肠神经损伤。
- Wagnon和Akayi[26]比较了Webb-Bannister经皮跟腱修补与切开修补的治疗效果。
  - 切开组的伤口并发症发生率为8.6%(经皮组无伤口裂开)。
  - 切开组35例中有2例出现再断裂,经皮组22例中1例出现再断裂。
  - 切开组与经皮组患者术后恢复工作的平均时间分别为4个月及3.75个月。

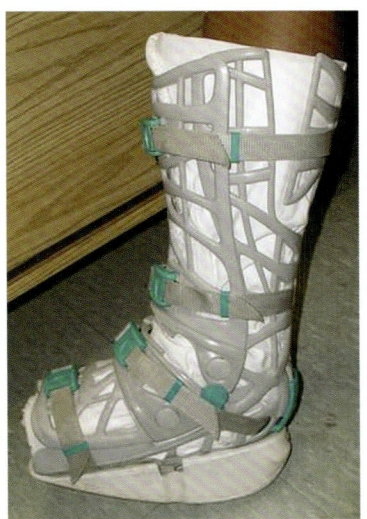

图4 康复用的矫形鞋。

- 无腓肠神经损伤发生。

并发症

- 腓肠神经损伤。
- 可触及线头,而需要清除。
- 再断裂。
- 深静脉栓塞[4]。

(顾文奇 译,邹剑 审校)

参考文献

[1] Arner O, Lindholm A. Subcutaneous rupture of the Achilles tendon; a study of 92 cases. Acta Chir Scand Suppl 1959;116 (suppl 239):1-51.

[2] Arner O, Lindholm A, Orell S. Histologic changes in subcutaneous rupture of the Achilles tendon; a study of 74 cases. Acta Chir Scand 1959;116:484-490.

[3] Carmont M, Heaver C, Pradhan A, et al. Surgical repair of the ruptured Achilles tendon: the cost-effectiveness of open versus percutaneous repair. Knee Surg Sports Traumatol Arthrosc 2013; 21:1361-1368.

[4] Cretnik A, Kosanovic M, Smrkolj V. Percutaneous versus open repair of the ruptured Achilles tendon: a comparative study. Am J Sports Med 2005;33:1369-1379.

[5] Cummins E, Anson B, Carr B, et al. The structure of the calcaneal tendon (of Achilles) in relation to orthopaedic surgery, with additional observations on the plantaris muscle. Surg Gynecol Obstet 1946;83:107-116.

[6] Dent CM, Graham GP. Osteogenesis imperfecta and Achilles tendon rupture. Injury 1991;22:239-240.

[7] Dodds WN, Burry HC. The relationship between Achilles tendon rupture and serum uric acid level. Injury 1984;16:94-95.

[8] Haji A, Sahai A, Symes A, et al. Percutaneous versus open tendo Achilles repair. Foot Ankle Int 2004;25:215-218.

[9] Hattrup SJ, Johnson KA. A review of ruptures of the Achilles tendon. Foot Ankle 1985;6:34-38.

[10] Inglis AE, Scott WN, Sculco TP, et al. Ruptures of the tendo achillis. An objective assessment of surgical and non-surgical treatment. J Bone Joint Surg Am 1976;58:990-993.

[11] Kabbani YM, Mayer DP. Magnetic resonance imaging of tendon pathology about the foot and ankle. Part I. Achilles tendon. J Am Podiatr Med Assoc 1993;83:418-420.

[12] Kennedy JC, Willis RB. The effects of local steroid injections on tendons: a biomechanical and microscopic correlative study. Am J Sports Med 1976;4:11-21.

[13] Kocher MS, Bishop J, Marshall R, et al. Operative versus nonoperative management of acute Achilles tendon rupture: expected-value decision analysis. Am J Sports Med 2002;30:783-790.

[14] Lim J, Dalal R, Waseem M. Percutaneous vs. open repair of the ruptured Achilles tendon—a prospective randomized controlled study. Foot Ankle Int 2001;22:559-568.

[15] Maffulli N. Rupture of the Achilles tendon. J Bone Joint Surg Am 1999;81:1019-1036.

[16] Maffulli N, Irwin AS, Kenward MG, et al. Achilles tendon rupture and sciatica: a possible correlation. Br J Sports Med 1998; 32:174-177.

[17] Majewski M, Rohrbach M, Czaja S, et al. Avoiding sural nerve injuries during percutaneous Achilles tendon repair. Am J Sports Med 2006;34:793-798.

[18] O'Brien M. Functional anatomy and physiology of tendons. Clin Sports Med 1992;11:505-520.

[19] Patel VC, Lozano-Calderon S, McWilliam J. Immediate weight bearing after modified percutaneous Achilles tendon repair. Foot Ankle Int 2012;33:1093-1097.

[20] Royer RJ, Pierfitte C, Netter P. Features of tendon disorders with fluoroquinolones. Therapie 1994;49:75-76.

[21] Saltzman CL, Tearse DS. Achilles tendon injuries. J Am Acad Orthop Surg 1998;6:316-325.

[22] Schmidt-Rohlfing B, Graf J, Schneider U, et al. The blood supply of the Achilles tendon. Int Orthop 1992;16:29-31.

[23] Soubeyrand M, Serra-Tosio G, Campagna R, et al. Intraoperative ultrasonography during percutaneous Achilles tendon repair. Foot Ankle Int 2010;31:1069-1074.

[24] Strocchi R, De Pasquale V, Guizzardi S, et al. Human Achilles tendon: morphological and morphometric variations as a function of age. Foot Ankle 1991;12:100-104.

[25] Tomak SL, Fleming LL. Achilles tendon rupture: an alternative treatment. Am J Orthop 2004;33:9-12.

[26] Wagnon R, Akayi M. The Webb-Bannister percutaneous technique for acute Achilles' tendon ruptures: a functional and MRI assessment. J Foot Ankle Surg 2005;44:437-444.

第114章 经皮跟腱修补术：方法2
Percutaneous Achilles Tendon Repair: Perspective 2

Alessio Giai Via, Nicola Maffulli, and Francesco Oliva

定义
- 跟腱断裂是常见损伤。
- 20%以上急性跟腱断裂会被漏诊，导致慢性或隐匿性断裂[7]。

解剖
- 腓肠肌的两头起自股骨髁，肌肉部分延伸至小腿中部。肌肉纤维下行后移行为宽腱膜，并接受深部比目鱼肌的肌腱后形成跟腱[11]。
- 跟腱是人体最厚、最强的肌腱，其约15 cm长，跟腱起自小腿中部并向远端延伸，止于跟骨后侧。其全程接受前方比目鱼肌的肌纤维[11]。

发病机制
- 最常见的损伤机制为：伸膝时，负重前足突然蹬地。处于跖屈位的足受到突如其来的踝关节背伸力量或强力背伸均可导致跟腱断裂[8]。
- 使用皮质类固醇类激素、喹诺酮，跟腱病及跟腱血供不佳也与跟腱断裂有关[8]。

自然病程
- 跟腱断裂的延误治疗可导致断端不连续形成间隙。断端间隙由无功能的纤维瘢痕组织填充。患者主诉行走及上楼困难，且无法用脚尖站立。

病史和体格检查
- 患者常感觉小腿后侧被击打，或闻及撕裂声后出现疼痛及无法负重站立的病史。
- 在急性跟腱断裂时，常可触及断端凹陷。在延误诊断的病例中，由于断端间隙水肿填充，造成触诊不明确。
- 由于胫骨后肌及趾长屈肌的作用，患足的主动跖屈活动仍保留。
- 1957年，Simmonds[10]首先提出的小腿挤压试验（但常被归于Thompson）要求患者俯卧且踝关节抬离检查台。若跟腱完整，检查者挤压小腿后侧肌肉，造成比目鱼肌变形及足跖屈。患肢需同对侧比较。
- 屈膝试验亦要求患者俯卧且踝关节抬离检查台。要求患者主动屈膝至90°。在整个运动过程中，若患足出现中立或背伸位，则可以诊断跟腱断裂[9]。

影像学和其他诊断性检查
- 通过临床检查常明确诊断急性跟腱断裂。
- 侧位平片可能显示跟腱前方、胫骨后方与跟骨前方之间的脂肪填充三角间隙，失去正常形态。

鉴别诊断
- 踝关节扭伤。

非手术治疗
- 急性跟腱断裂的保守治疗方法为跖屈位小腿管型石膏制动6~8周，之后改用功能支具。
- 保守治疗可能会导致跟腱延长，影响功能[1]。

手术治疗
- 经皮跟腱修补作为折中切开修补与保守治疗的方法。经皮修补的目的是获得与切开修补相似的良好功能效果，同时降低切开手术相关的伤口愈合及皮肤裂开等并发症率。最近的报道显示，微创修补术价格更便宜、手术时间更短，对于急性跟腱断裂的治疗效果与切开手术相似[2,3]。然而，医源性神经损伤，如腓肠神经损伤更常见于经皮修补术。

术前计划
- 当诊断明确后，即需评估患者全身健康及合并疾病情况。
- 记录术前功能状态。
- 检查患肢皮肤条件及血管神经状态。
- 记录腓肠神经状态。
- 建议对患者进行深静脉栓塞的预防。
- 手术操作可以在全身麻醉或局部麻醉下进行，以50：50配比混合10 ml 2%盐酸利多卡因及10 ml 0.25%盐酸布比卡因，注入跟腱断端轴位8~10 cm区域内。

体位

- 患者取俯卧位，将垫枕置于踝关节前方以悬空患足。
- 手术台向头部倾斜20°，以减少足及踝的静脉血流瘀滞。
- 患侧小腿常规消毒铺巾，一般不使用止血带。

入路

- 之前采用的入路如Ma和Griffith[6]使用的内、外侧各三个经皮小切口，由于可能会增加腓肠神经损伤的概率，故不再采用。
- 我们将展现常用的手术技术。

经皮修复急性跟腱断裂

- 用11号刀片在跟腱断端缺损处表面做1 cm横行切口。
- 于触及的断端缺损处近端6 cm处，分别于内、外侧做4个纵行经皮小切口。
- 于触及的断端缺损处远端4~6 cm处的跟腱两旁再各做1个纵行小切口。
- 使用血管钳将跟腱自皮下组织游离。这样可以避免损伤腓肠神经，因为腓肠神经在跟腱止点近端10 cm处外侧穿过跟腱。
- 将两股1号Maxon线穿入1根9 cm的Mayo缝针，然后将针经近端小切口横行穿过跟腱（技术图1A）。

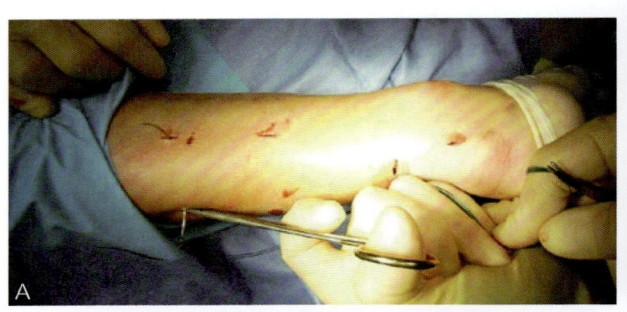
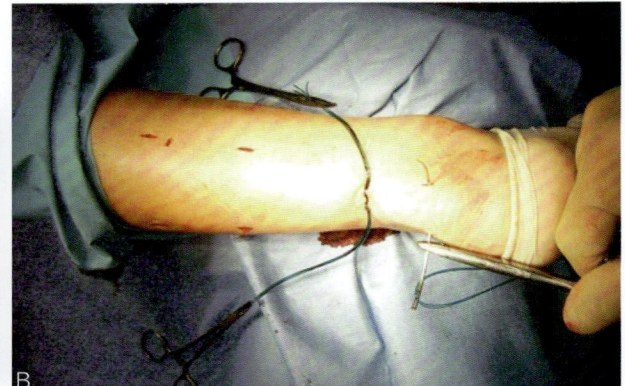
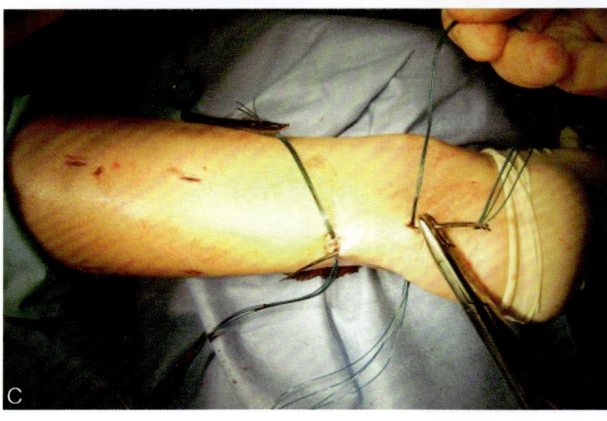
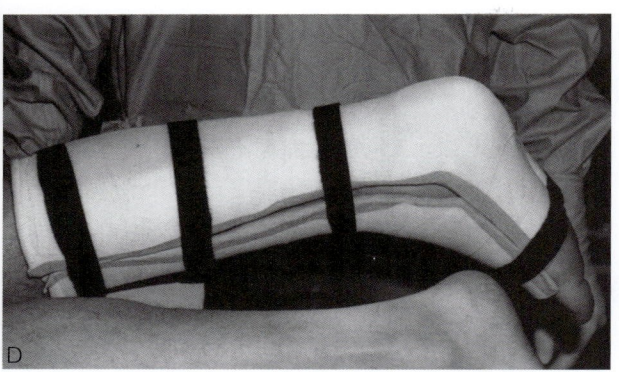

技术图1 A. 将两股1号Maxon线穿入1根9 cm的Mayo缝针，然后将针经近端小切口横行穿过跟腱。B. 将另外一根双股Maxon缝线经远端经皮切口间穿过跟腱。C. 穿过双股Maxon缝线，然后自远端依次横行穿过跟腱，并穿出横行切口。D. 手术室内用全层巴黎石膏管型将患侧踝关节固定于生理跖屈位。石膏管型的内、外侧均需剖开，以避免肢体肿胀引起的石膏压迫。

- 跟腱位置表浅，血管钳夹持线尾。
- 然后将缝线依次由近端横行穿过跟腱，并自对角方向穿出对侧经皮切口。
- 然后将缝线自对角方向穿出断端处的横行切口，为了避免缝线缠绕，各用1把血管钳夹持Maxon线的两端。
- 将Maxon线两端向远端牵拉以评估缝线在跟腱内的把持度。
- 将另外一根双股Maxon缝线经远端经皮切口间穿过跟腱（技术图1B），然后自远端依次横行穿过跟腱，并穿出横行切口（技术图1C）。
- 维持踝关节完全跖屈位，然后依次将两侧的Maxon缝线打双结，埋结前再用血管钳打3个结。
- 用1把血管钳把持外侧线结以保持缝线张力。
- 我们用3-0薇乔缝线缝合横行伤口，并用免缝胶带闭合其他经皮小切口。使用非粘连敷料包扎。
- 手术室内用全层巴黎石膏管型将患侧踝关节固定于生理跖屈位。
  - 石膏管型的内、外侧均需剖开，以避免肢体肿胀引起的石膏压迫（技术图1D）。

要点与失误防范

止血带	不使用止血带可以对出血点进行辨认及止血，减少术后血肿的发生率

术后处理

- 手术当天患者即可出院。
- 评估肢体血管神经状态。
- 经理疗师评估确认患者安全及石膏舒适之后，患者即可出院。
- 全层管型固定2周，2周后患者若感觉舒适即可负重。在管型固定期间，建议患者进行腓肠肌-比目鱼肌复合体的等长收缩练习。
- 术后2周，患者门诊随访，打开石膏检查伤口。改用小腿前托继续跖屈位固定4周。
- 一开始便允许患者部分负重，4周后可过渡至完全负重。
- 之后拆除石膏，理疗师安排患者轻度活动训练的随访时间。石膏拆除后2周开始轻度负重训练，10周后开始完全负重。

预后

- 在Lim等[5]的随机对照研究中发现，经皮修补与切开修补在功能结果上无明显差异，经皮修补感染率更低，且在经皮手术部位的外表主观上更令人接受。
- 最近的综述报道了微创修补跟腱断裂与切开修补在临床及功能结果相似[3]。此外，经皮修补术后并发症率更低[3]。
- 之前的报道中，我们回顾了2001～2003年间31例经皮修补跟腱的患者[12]。11例（35.5%）于全麻下手术，20例（64.5%）采用局部麻醉。石膏平均固定制动5.97周。1例患者（3.2%）出现严重并发症，为肺栓塞，但经华法林治疗成功。无再断裂病例，6例（19.4%）出现轻微切口并发症。
- 最近，文献报道了该微创技术修补跟腱断裂在力量和恢复术前运动状态方面可获得满意的效果[4]。

并发症

- 早期并发症：腓肠神经损伤及血肿形成。
- 中期并发症（<6周）：浅部及深部切口感染。
- 远期并发症（>6周）：跟腱再断裂。

致谢

衷心感谢Nicholas A. Ferran医生和Ansar Mahmood医生共同撰写了本章节的第一版。

（顾文奇 译，邹剑 审校）

参考文献

[1] Bohnsack M, Ruhmann O, Kirsch L, et al. Surgical shortening of the Achilles tendon for correction of elongation following healed conservatively treated Achilles tendon rupture [in German]. Z Orthop Ihre Grenzgeb 2000;138:501-505.

[2] Carmont MR, Heaver C, Pradhan A, et al. Surgical repair of the ruptured Achilles tendon: the cost-effectiveness of open versus percutaneous repair. Knee Surg Sports Traumatol Arthrosc 2013;21:1361-1368.

[3] Del Buono A, Volpin A, Maffulli N. Minimally invasive versus open surgery for acute Achilles tendon rupture: a systematic review. Br Med Bull 2014;109:45-54.

[4] Guillo S, Del Buono A, Dias M, et al. Percutaneous repair of acute ruptures of the tendon Achillis. Surgeon 2013;11:14-19.

[5] Lim J, Dalal R, Waseem M. Percutaneous vs. open repair of the ruptured Achilles tendon—a prospective randomized controlled study. Foot Ankle Int 2001;22:559-568.

[6] Ma GW, Griffith TG. Percutaneous repair of acute closed ruptured Achilles tendon: a new technique. Clin Orthop Relat Res 1977;(128):247-255.

[7] Maffulli N. Clinical tests in sports medicine: more on Achilles tendon. Br J Sports Med 1996;30:250.

[8] Maffulli N. Rupture of the Achilles tendon. J Bone Joint Surg Am 1999;81(7):1019-1036.

[9] Matles AL. Rupture of the tendo Achilles: another diagnostic sign. Bull Hosp Joint Dis 1975;36:48-51.

[10] Simmonds FA. The diagnosis of the ruptured Achilles tendon. Practitioner 1957;179:56-58.

[11] Williams PL. Gray's Anatomy, ed 38. Edinburgh: Churchill Livingstone, 1995.

[12] Young J, Sayana MK, McClelland D, et al. Percutaneous repair of acute rupture of Achilles tendon. Tech Foot Ankle Surg 2006;5:9-14.

第115章 V-Y推进与踇长伸肌腱转位修复慢性跟腱损伤

Chronic Achilles Tendon Ruptures Using V-Y Advancement and FHL Transfer

Steven M. Raikin

定义

- 跟腱断裂导致腓肠肌-比目鱼肌-跟腱(gastroc-soleus-achilles, GSA)的屈踝机制中断,踝关节跖屈功能丧失。
- 受伤8周仍未得到正确治疗的跟腱断裂,定义为慢性断裂。
- 慢性及忽视的断裂常导致近端肌肉肌腱回缩、断端间隙增大。
- 功能缺陷常由于踝关节跖屈力量丧失及背伸所致,即所谓的GSA的马缰效应。
- 本章讨论的是重建及加强联合的修复技术,治疗慢性及忽视的跟腱断裂。

解剖

- 小腿三头肌复合体由腓肠肌的两头及比目鱼肌共同组成。三者又形成了单一肌腱——跟腱,共同组成GSA复合体。
- GSA复合体起自股骨髁,止于跟骨结节后侧,为人体内极少数跨越3个关节(膝关节、踝关节、距下关节)的肌肉-肌腱复合体之一。
- 腱旁膜疏松地包绕跟腱,使其可滑动约1.5 cm。
- 跟腱的血供来自近端的肌肉及远端的跟腱止点,因而在跟腱止点近端4~5 cm处是相对缺血区的分水岭[3]。

发病机制

- 75%的跟腱断裂发生于运动时。
- 在跟腱断裂者中,15%的患者既往有跟腱炎史。
- 断裂人群的年龄段为30~40岁,男性居多。
- 80%的跟腱断裂部位在跟腱止点近端2~6 cm的分水岭区。
- 受伤机制常为踝关节用力跖屈或过度背伸。
- 初次就诊时跟腱断裂常被漏诊或误诊为踝关节扭伤。
- 不制动及修补失败会使腓肠肌持续挛缩,导致GSA复合体近端肌肉肌腱回缩,且造成断端间隙增大。

自然病程

- 误诊或漏诊会导致踝关节跖屈无力及背伸受限,即GSA复合体的"马缰效应"。
- 若不进行治疗会失去正常步态功能,尤其是上楼、走斜坡及爬楼梯。还可造成平衡困难从而容易向前跌倒。

病史和体格检查

- 患者常能回忆起受伤时的情况,常主诉断裂时感足跟后侧"被击中"或"被打"。
- 隐匿性或自发断裂常发生于存在炎症性疾病、使用皮质类固醇激素或存在慢性跟腱炎的患者。
- 尽管存在慢性跟腱断裂,但患者常能在无痛情况下行走及跖屈踝关节。
- 其主诉为:
  ○ 跖屈无力(走斜坡、上楼及爬梯)。
  ○ 步态异常及平衡困难。
- 体检:
  ○ 无法用足尖行走。
  ○ 无法单腿提踵(双腿提踵困难)。
  ○ 直接检查时要求患者俯卧,双膝屈曲至90°(双侧检查对照):
    - 休息位跟腱张力降低[健侧踝关节休息位为跖屈20°~30°,而患侧踝关节常为中立位(跖屈0°)]。
    - 同健侧相比踝关节过度背伸。
    - 仍可能存在跖屈功能(胫骨后肌、踇长屈肌、趾长屈肌及腓骨肌的作用),但肌力较健侧弱。
- 当跟腱自止点向近端回缩后,断端处可触及凹陷(图1)。尽管临床很难测量,但仔细触诊仍可发现近侧断端,并可估计缺损长度。
- 虽然慢性跟腱断裂的患者踝关节仍可能会有一定程度的跖屈。但Thompson试验(小腿挤压试验)不会引出对称的踝关节跖屈(同健侧比较)。

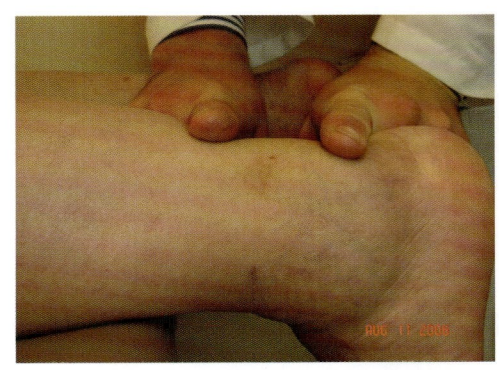

图1 断端间可触及较大的断端间隙。

影像学和其他诊断性检查

- 仅通过仔细的临床检查通常便可诊断跟腱断裂（急性、慢性或隐匿性）。
- 若诊断不明确，或为更精准地测量断端间隙长度，则可采用超声或MRI。
- 两种方法在明确诊断及精确测量方面均具有极高的可靠性。
- 两种方法在诊断准确性方面无差异，但MRI可以获得更多的关于腓肠肌萎缩程度、纤维化等信息。
- 不影响治疗决策，但有助于提示重建效果的预后。
- MRI有利于评估隐匿性断裂中断端的分离长度。

非手术治疗

- 对于无法采用手术治疗的患者可以采用支具。
  - 这类患者包括有内科疾病风险、远端循环较差、潜在伤口愈合问题（包括使用激素、免疫抑制剂者及糖尿病患者）。
  - 对于功能要求较低而功能中度受损的患者，亦可采用保守治疗。
- 处理包括佩戴定制聚乙烯材料踝足矫形支具（MAFO）。
- 具有弹簧铰链的定模踝足矫形支具（MASO）可以增加跖屈及提供向前的推力。
- 对于日常生活及活动积极的患者，长期佩戴支具的耐受性很差。

手术治疗

- 手术重建的选择取决于断端间隙的大小。而已回缩肌肉的活动性是限制手术选择的主要因素。
- 断端缺损1 cm以内在牵拉断端后直接进行端端吻合。
- 缺损在1～3 cm之间的跟腱断裂也可以进行直接端端吻合。通常需要纵向拉伸已回缩的肌肉10分钟，以拉拢断端间隙。
- 缺损在3～7 cm之间的跟腱断裂则需要跟腱推进，采用V-Y延长。然后采用踇长屈肌来增加修补的强度及功能。此种技术将在后面的内容中详细介绍。
- 缺损超过7 cm的重建方法包括跟腱翻转（如近端有足够的腱性组织）及同种异体肌腱移植。

术前计划

- 超声及MRI有助于测量缺损及定位跟腱断端（图2）。
- 麻醉下对患者进行如前所述的体格检查。
- 手术可采用气管插管全麻或脊髓麻醉下进行。
- 手术常在门诊完成。

体位

- 当患者麻醉后，大腿使用止血带。
  - 患者仰卧位时，上止血带比较简单。
  - 医师必须确认体位摆放后，止血带接口位于后侧或外侧，以避免翻身后压到充气管或接口。
  - 由于小腿止血带会影响手术暴露，且可能挤压腓肠肌影响其活动性，因此不建议使用。
- 将患者转放为俯卧位。
- 若全麻下手术则需要使用胸垫（腰麻时不需要）。
- 双下肢均消毒铺巾，这样有利于以健侧踝关节为模板评估患侧休息位张力。
- 双下肢消毒铺巾的范围应在膝关节上方。

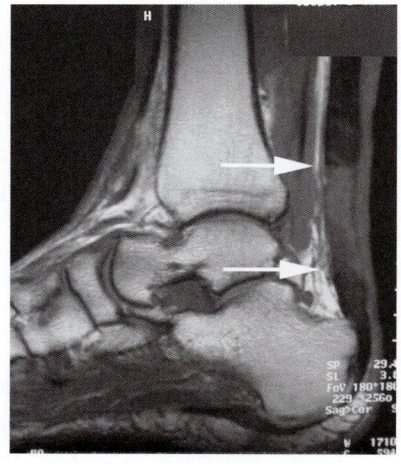

图2 MRI显示忽视的跟腱断裂。白色箭头显示远近段跟腱断端，断端间隙5 cm。

切口

- 患肢驱血后，止血带充气。手术结束加压包扎后方可松止血带。
- 修补时采用的切口为小腿后侧延长切口（技术图1A）。
- 做远端切口时，切口位于跟腱内侧且跨过断端。
  - 这样可以避免损伤位于跟腱外侧5 mm处的腓肠神经；此切口也远离后跟，防止术后瘢痕与鞋帮摩擦造成不适。
  - 这通常位于切口最远端的10 cm部分。
- 继续全层锐性切开皮肤至腱旁膜。从跟腱上掀开腱旁膜，保护之以利于后期修复。
- 在近端，切口弧向中心并延长至小腿中线肌肉肌腱交界处。
- 小腿处的腓肠神经由外侧向中线跨过肌肉肌腱交界处，并在近端行走于腓肠肌内侧头下方。
  - 在皮下组织内必须辨认腓肠神经（技术图1B），在整个手术过程中均要将其牵开并予以保护。
  - 神经同小隐静脉伴行，后者有助于辨认神经，在可能的情况下对静脉也予以保护。
- 完整地将跟腱暴露至肌肉肌腱交界的近端。
- 仔细掀开近端跟腱的腱旁膜，加以保护以利于后期修复。

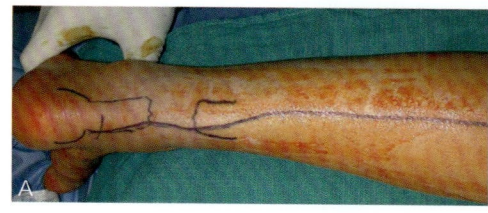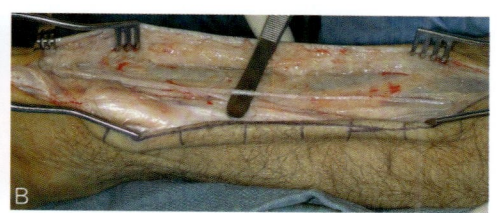

技术图1 A. 切口显示忽视的跟腱断裂，切口跨越巨大的分离断端。B. 游离腓肠神经，该神经从跟腱外侧向远端跨过小腿后中线。

测量断端间隙

- 一旦暴露断裂区域，测量分离缺损的距离。同样需辨认跟腱缺损处瘢痕形成的假跟腱，将其同断端无活性的跟腱组织一并切除。
- 屈膝30°、踝关节跖屈20°以达到健侧休息位张力后，测量缺损距离（技术图2）。

技术图2 踝关节中立休息位时（同健侧相比）测量缺损距离。

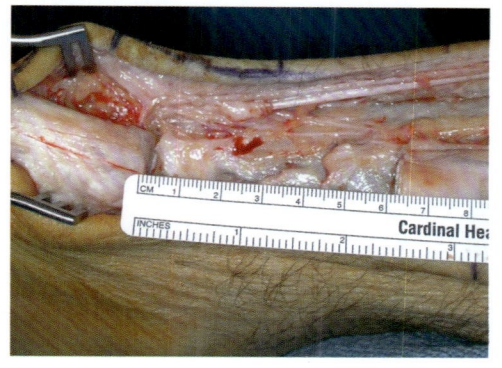

V-Y延长

- 在GSA复合体的腱-腹交界处的腱性部分做倒V形切口。
- 保留肌腱下方肌肉纤维的完整性以及和近端肌肉的连续性。
- 倒V形的尖端位于腱-腹交界处最近端的中线上。
- "V"的双臂各自延伸跟腱的外侧缘及内侧缘。"V"的臂长至少是测量断端长度的1.5倍（技术图3A）。根据我们的经验，对于更大的断端缺损（超过5 cm），建议"V"的臂长至少是断端间隙距离的2倍以上方可获得足够的延长。
- 延长后使用高编织不可吸收缝合线[我们使用2号Fiberwire线（Arthrex Inc., Naples, FL），也可使用5号Ethibond（Ethicon-J&J, Piscataway, NJ）]进行端端吻合。
- 使用锁边Krackow技术，跟腱断端两侧至少各连续锁边5次（技术图3B）。

- 将缝线穿入跟腱的断端,然后以锁边套圈的形式于跟腱一侧向上缝合,每个套圈的大小最好是跟腱宽度的1/3~1/2。当5个套圈完成后,将缝线横穿跟腱,于对侧相同平面穿出。于对侧向下完成5次锁边套圈后,将缝线从断端穿出。
- 我们发现用单根线连续缝合即足以完成修补。
- 将跟腱近端的缝线向远端纵向牵拉(技术图3C)。这种持续固定牵引,可以使肌纤维轻度拉伸及滑移。可在手术台尾端放置重量牵引。施加产生滑移推进的牵引力时,应耐心、仔细观察,以免造成肌腱从肌肉上撕脱,而造成跟腱缺血。
- 在牵引过程中,轻微纵向梳理肌肉肌腱交界处的肌纤维,以使肌肉肌腱交界处向远端滑移。
- 修复跟腱上的V形切口,形成倒Y形(技术图3D)。倒Y形的长臂即是已延长的跟腱部分,相当于断端间隙的距离。

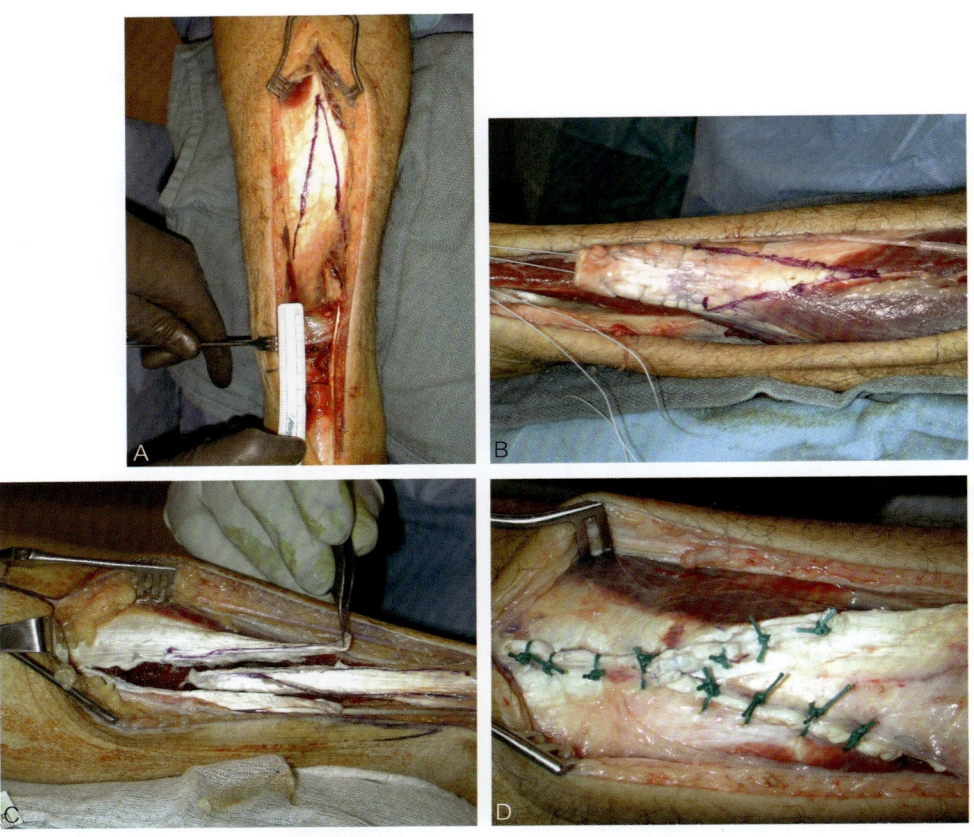

技术图3 A. 在肌肉肌腱交界处做倒V形切口。V形的双臂长是断端分离长度的2倍。B. 每个断端均采用锁边Krackow缝合,使用2号不可吸收线至少锁边5个结。C. 在腱性部分以倒V形切开,保留下方的肌肉完整。在腱性部位松解V形切开部分后,以使下方肌纤维滑移。D. 延长后,修补V形切口成为Y形。

踇长屈肌腱加强缝合

- 在修补跟腱断端之前,取踇长屈肌腱并将其转位以加强修补。
- 踇长屈肌腱位于小腿后深筋膜间室内,紧贴跟腱深面。掀开跟腱及肌腹后,可以切开及分离后深筋膜间室,暴露踇长屈肌及其肌腱。踇长屈肌通常向远端延续至胫距关节水平,容易将其辨认(其常被称为"足跟肌肉")(技术图4A)。在肌肉远端辨认肌腱,并用手指牵拉。

- 牵拉肌腱后，可见跨趾屈曲，以此确认。
- 紧贴跨长屈肌腱内侧的是内侧血管神经束（包括胫后神经及胫后动脉）；避免损伤上述结构。
- 沿着内踝周围探查跨长屈肌腱（在踝关节后方打开腱鞘时，应沿着跟腱外侧进行分离，以避免损伤血管神经束）（技术图4B）。
- 完全屈曲踝关节及跨趾，且最大程度牵拉跨长屈肌腱后，尽可能于最远端横行切断跨长屈肌腱。绝大多数情况下，通过该技术即可获得足够的长度（技术图4C）。
- 测量肌腱直径（技术图4D）；于跟骨结节后侧、跟腱止点

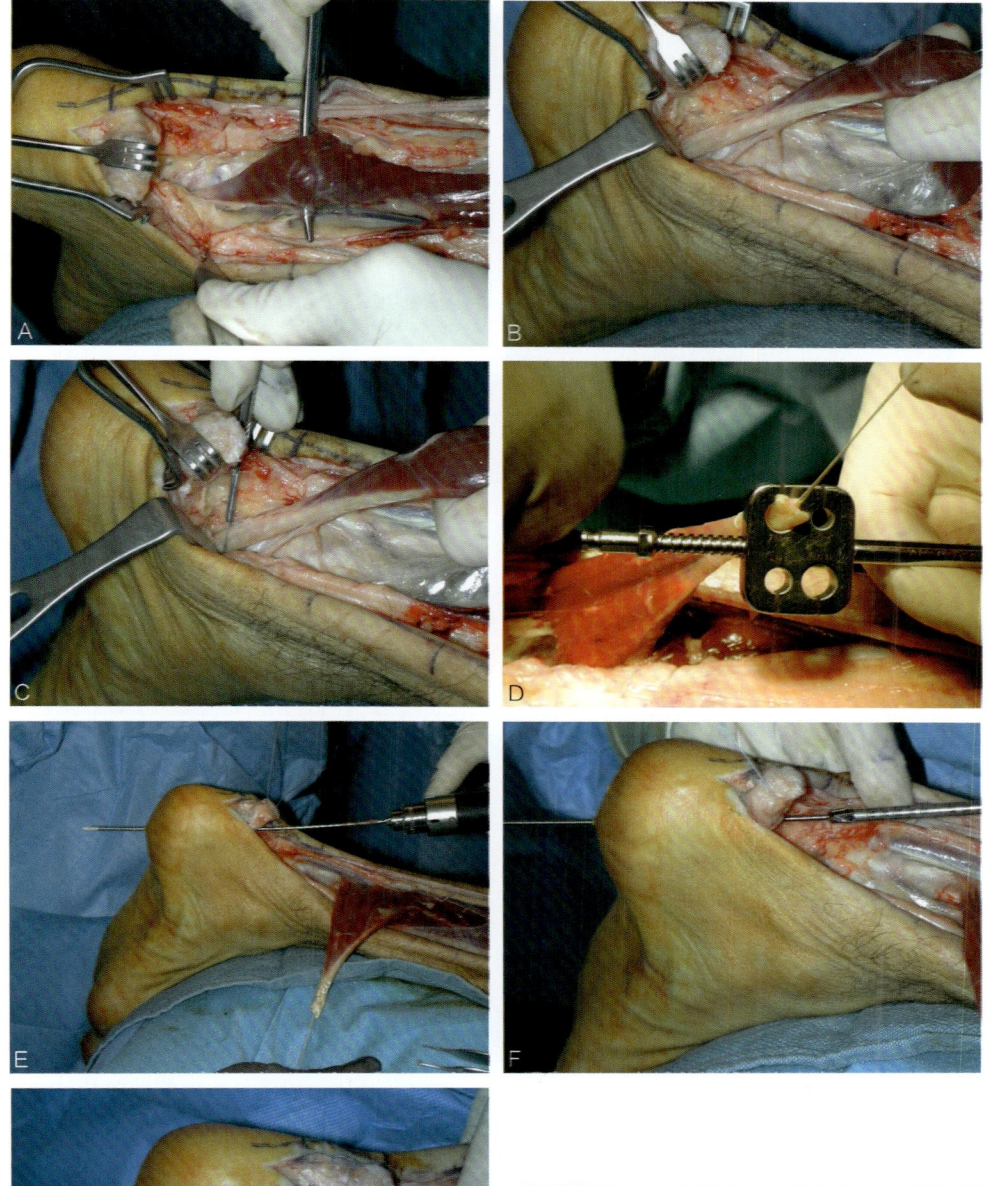

技术图4 A. 小腿后深筋膜间室内，跟腱深部远端可见跨长伸肌肌腹部分。B. 探查跨长伸肌至内踝水平，并将其牵开。C. 在内踝水平横行切断跨长屈肌腱，留有足够的长度转位。D. 测量跨长屈肌腱直径，确定正确的骨隧道大小。E. Beath针于跟腱止点前方穿入跟骨。F. 将合适尺寸的空心钻经Beath针钻孔，钻取跨长屈肌腱穿入的骨隧道。G. 将跨长屈肌腱拉入骨隧道，并在合适的张力下固定。

前方，钻一个与肌腱直径相符的骨隧道。
- Krackow锁边缝织踇长屈肌腱远端部分，并将其拉进骨隧道。可以使用Beath针（带有针眼的长针）完成此操作，将缝线自足底拉出（技术图4E）。利用特殊尺寸空心钻头套住Beath针，钻孔形成骨隧道（技术图4F）。牵拉缝线使肌腱在骨隧道内维持合适的张力。
- 固定前牵拉肌腱至所需的张力。患侧踝关节休息位理想的张力应同健侧相同（技术图4G）。
- 使用同骨隧道直径相同的界面螺钉固定肌腱。我们使用可吸收生物肌腱固定螺钉（Arthrex）（技术图5）。

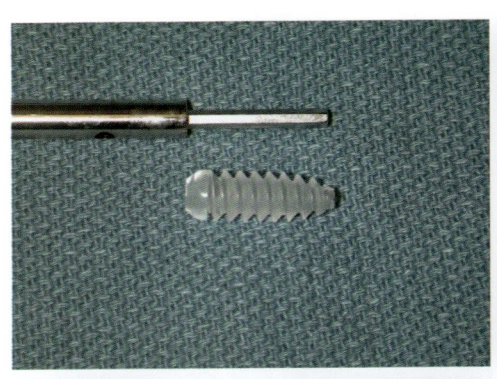
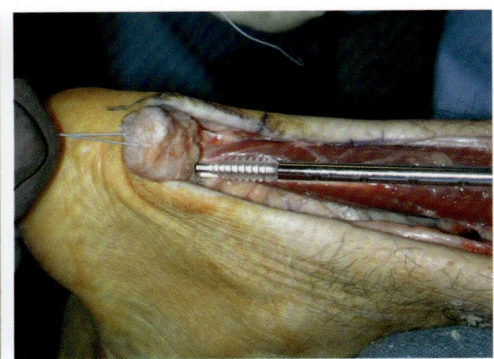
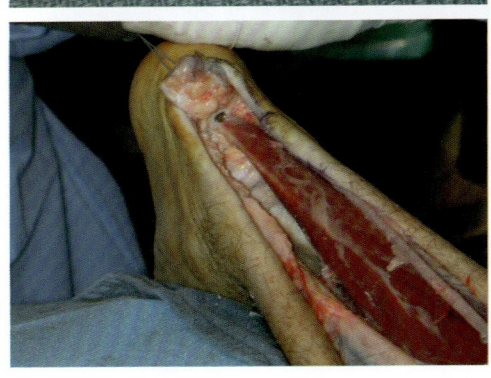

技术图5 可吸收界面螺钉（未剪头）插入骨隧道，固定踇长屈肌腱，获得合适的骨-肌腱界面固定，完成肌腱转位。

获取踇长屈肌腱的其他方法

- 若需要更长的踇长屈肌腱，则可以在中足获取。
- 在足内侧另做一切口，切口自距舟关节跖侧延至第1跖骨干中部。
- 向背侧翻开踇外展肌及踇短屈肌，暴露踇长屈肌腱。
- 于Henry结节处辨认踇长屈肌腱及趾长屈肌腱，并将前者切断。
- 可以将踇长屈肌腱的残段与趾长屈肌腱缝合，但由于两者之间存在许多连接，故无此必要。
- 从小腿后侧切口牵拉踇长屈肌腱。
- 该技术可使踇长屈肌腱横行穿过跟骨结节后侧的骨隧道，然后绕回至其自身。
- 理论上双股肌腱的强度要大于单股肌腱，但临床上并未见明显优势。
- 笔者更青睐采用前述的单切口技术，可减少额外切口带来的风险，包括足底内侧神经及其分支的损伤。

修补跟腱

- 当踇长屈肌腱转位完成后，又要开始跟腱的修复。
- 对合跟腱断端（通过V-Y成形），并使用前述的不可吸收缝线于跟腱内牢固打结（技术图6A）。
- 再次确认患侧踝关节休息位的张力是否同健侧一致，以避免修补过紧（技术图6B）。
- 轻度背伸踝关节以确认断端之间无分离，确认修补强度足够。
- 在跟腱修补平面，用可吸收缝线将踇长屈肌肌腹与跟腱背面缝合。这样可以为相对缺血的断裂跟腱提供血管床，理论上可以潜在增加愈合效果。
- 使用可吸收缝线单独缝合腱旁膜。
- 常规缝合，逐层关闭切口。
- 采用装填敷垫的石膏后托将踝关节固定于跖屈休息位（同对侧相同张力），松开止血带。

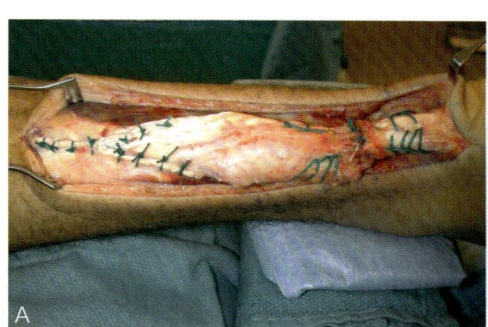 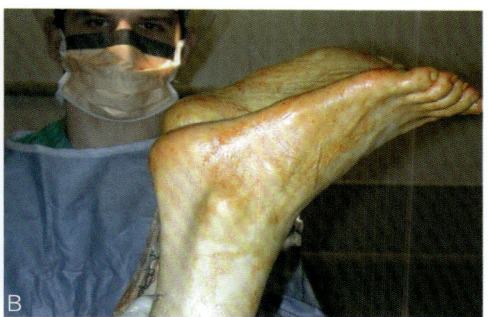

技术图6 A．"V-Y"延长后，跟腱断端常可对合，并可直接行断端吻合。B．修补完成后跟腱休息位的张力与健侧对照，并与健侧相同。

要点与失误防范

指征	• 对于任何行跟腱修补的医生而言，伤口边缘坏死依然是最主要的并发症。术前需要充分评估患者血管、皮肤条件及愈合潜能等情况
手术入路	• 跟腱断裂后，腓肠神经常隐藏于瘢痕组织内，需要仔细地分离及保护
V-Y延长	• 确认缺损距离，建议V形双臂应为断端长度的2倍 • 避免过度牵拉近端跟腱，其可能导致GSA复合体肌肉-肌腱交界处完全撕裂
获取踇长屈肌腱	• 注意在胫骨远端水平，深部血管神经束紧贴踇长屈肌及其肌腱内侧 • 为了确保获取足够长度的肌腱，至少在内踝水平将其切断 • 当钻入Beath针时，确保踝关节已背伸，以使骨隧道的方向与跟腱及肌腱转位方向一致 • 当肌腱进入骨隧道后，通过牵拉肌腱以确认界面螺钉与骨隧道的匹配 • 确认转位后的踇长屈肌腱张力与健侧跟腱张力相同
关闭	• 注意需要修补腱旁膜。腱旁膜血运丰富，对跟腱修补非常重要，且可以防止肌腱与皮肤及皮下组织粘连

术后处理

- 术后使用石膏托固定2周，踝关节轻度跖屈（同健侧肢体休息位张力相同）。
- 术后6周内，严格限制患者非负重。
- 术后2周检查伤口并拆线。
- 患者改穿跟腱鞋（Bledsoe Inc., Grand Prairie, TX），并垫以3个楔形足跟垫，2周后可卸除一个楔形垫。
- 6周后在舒适的情况下允许患肢负重，同时穿跟腱鞋进行保护（鞋内垫2个楔形足跟垫）。
- 之后每2周卸除一个楔形垫。
- 之后10周内进行功能物理治疗，每周2～3次；包括跟腱被动拉伸、跟腱力量加强及步态训练。这类训练均需在卸除支具靴后进行。
- 术后12周，若踝关节处于中立位，行走时可以不再穿着支具靴，并继续理疗项目。
- 在舒服度允许的情况下，指导患者缓慢恢复运动，但需避免突然加速、急停、跳跃动作，直至术后6个月。

预后

- 慢性及忽视的跟腱断裂修补的效果差于急性跟腱断裂的修补。

- Us等[5]报道了仅采用V-Y推进技术治疗6例患者,结果发现患肢的扭力峰值较健侧低22%。
- Wapner等[6]报道了采用未结合V-Y推进的双切口(第二个切口位于足内侧纵弓,于Henry结节处切断踇长屈肌腱)行踇长屈肌腱转位修补跟腱。
  - 在Cybex试验中,30°/s时患侧力量较健侧平均降低29.5%,踝关节跖屈位时患侧扭力及工作效率分别较健侧降低41.8%和51%。
- 在最近Raikin等[4]的报道中,使用V-Y推进结合踇长屈肌腱加强修补15例跟腱断裂,其中断端间隙最小5 cm。在Cybex试验中,60°/s跖屈扭力较健侧降低7.7 N·m(−22.3%),而120°/s跖屈扭力则较对侧降低3.5 N·m(−13.5%)。
  - 患者矢状位踝关节活动度平均丢失5°。AOFAS后足评分从术前平均58.4分提高至术后94.1分。
  - 2年随访时,15位患者中8位可以反复做10次以上单腿提踵。
  - 所有患者均对治疗结果满意(主观评价为好和非常好)。

并发症

- 切口边缘坏死。
- 再断裂。
- 跖屈无力。
- 腓肠神经损伤。
- 深静脉栓塞。

(顾文奇 译,邹剑 审校)

参考文献

[1] Jozsa L, Kvist M, Balint BJ. The role of recreational sport activity in Achilles tendon rupture: a clinical, pathoanatomical and sociological study of 292 cases. Am J Sports Med 1989;17: 338-343.

[2] Lagergren C, Lindholm A. Vascular distribution in the Achilles tendon; an angiographic and microangiographic study. Acta Chir Scand 1959;116:491-495.

[3] Mandelbaum BR, Myerson MS, Forster R. Achilles tendon ruptures: a new technique of repair, early range of motion and functional rehabilitation. Am J Sports Med 1995;23:392-395.

[4] Raikin SM, Elias I, Bessler MP, et al. Reconstruction of retracted Achilles tendon rupture with V-Y lengthening and FHL tendon. Foot Ankle Int 2007;28:1238-1248.

[5] Us AK, Bilgin SS, Aydin T, et al. Repair of neglected Achilles tendon ruptures: procedures and functional results. Arch Orthop Trauma Surg 1997;116:408-411.

[6] Wapner KL, Pavlock GS, Hecht PJ, et al. Repair of chronic Achilles tendon rupture with flexor hallucis longus tendon transfer. Foot Ankle Int 1993;14:443-449.

第116章 亚急性及慢性跟腱病变及断裂

Subacute and Chronic Achilles Tendon Disorders and Ruptures

Kamran S. Hamid and Mark E. Easley

定义

- 慢性跟腱断裂指的是漏诊的创伤性跟腱断裂后遗症及那些虽明确诊断,但经保守治疗疗效不佳的患者[6,9,10,14]。
- 仅25%的跟腱断裂会被漏诊,且延迟或忽视治疗[10,12,14,17,19]。
- 跟腱再断裂由于存在大范围组织结构缺损,因此其治疗方法与忽视治疗的跟腱断裂相似。
- 跟腱实质病变具有明显的病因,但因其与慢性跟腱断裂一样,会出现大量不同于跟腱止点的实质组织病变,因此其治疗方法与慢性跟腱断裂相同。

解剖

- 跟腱是全身最强大的肌腱,也是踝关节跖屈的主要肌腱[13]。
  - 跟腱由比目鱼肌及腓肠肌远端腱性部分汇集组成。
  - 受胫神经支配。
  - 广泛附着于跟骨结节的后上方。
  - 由腱旁膜包绕而非真性腱鞘组织。
  - 跟腱止点近端2~6 cm处血供最为薄弱。
  - 尽管腓肠神经主要分支位于跟腱外侧,但其仍横向浅行于肌腹后方。

发病机制

- 简而言之,亚急性/慢性跟腱断裂或跟腱病变的初始病理可能与继发于跟腱止点缺血区的过度应力有关。损伤主要发生于跟腱止点近端2~6 cm分水岭区。
- 跟腱断裂后,首先表现为急性炎症期,随后为纤维母细胞浸润及胶原重塑。
- 跟腱实质病变为跟腱长期撕裂后逐渐导致大体撕裂的继发性病变。多种因素导致这类慢性病变:
  - 地面条件差
  - 穿鞋习惯差
  - 错误训练
  - 过度使用
  - 老年个体
  - 足部力线不佳(高弓足、平足)
  - 肌肉及肌腱缺陷(强度降低、弹性减弱)
  - 下肢生物轴不平衡[3]
- 跟腱病变的组织学表现与慢性跟腱断裂一致,为炎症、纤维母细胞架构重建及瘢痕组织重塑。

自然病程

- 未经手术治疗或漏诊的跟腱断裂,并伴有特征性自然病史。
  - 伤后初始疼痛快速缓解。
  - 患者因此常被诊断为扭伤或力弱。
  - 跟腱于延长位愈合,随后丢失其力学优势及力量。
  - 患者常难以恢复运动及跑步。
- 跟腱实质病变临床表现特征与忽视的跟腱断裂相似,尽管其疼痛表现更明显而力弱表现不及跟腱断裂者。跟腱病变可大体表现为相对较长的病程直至施加诱因后加重。

病史和体格检查

- 询问患者有关踝关节或足跟受伤后无法恢复力量的病史。
- 由于跟腱断端间隙常已被大量瘢痕组织填充,因此通过触摸断端间隙并不是可靠的诊断方法。
- Thompson试验(见检查表)。
- 患者俯卧位屈膝90°检查患者双侧踝关节静息位跖屈度,患侧跖屈度小于健侧。
- 跖屈力量或"阻断"患者下推能力作为跟腱断裂体征亦是不可靠的,因为患肢踝关节跖屈可通过其他跖屈肌群代偿。
  - 胫骨后肌
  - 姆长伸肌
  - 腓骨短肌
  - 腓骨长肌
  - 跖肌
- 诊断慢性跟腱病变最灵敏的试验是患者无法单足踮足站立。然而,该试验的特性度可能受其他因素影响,如肥胖、疼痛或同时合并其他足病。

影像学和其他诊断性检查

- 影像学平片有助于排除漏诊的撕脱骨折。
- 超声对于评估跟腱慢性断裂及跟腱病的价值有限。尽管超声科可鉴别病变,但其精确测量的术前评估能力有限。
- MRI 是最有效的诊断及术前评估方法,其可明确病变组织范围及邻近潜在转位移植肌腱选择的完整性。

鉴别诊断

- 忽视的跟腱断裂(漏诊或非手术治疗的跟腱断裂)。
- 再断裂。
- 进行性跟腱病变。

非手术治疗

- 忽视的跟腱断裂的保守治疗方法与急性跟腱损伤不同,主要着重于症状处理而非对合严重分离的跟腱断端缘,因为断端间隙缩小的时间窗已过。
- 其他可考虑的方法:
  - 非甾体类抗炎药物(NSAID)。
  - 改变运动。
  - 跷足。
  - 理疗。
- 跟腱实质病变的治疗选择与前述方法类似。此外,可考虑如下方法:
  - 传统膏药。
  - 一项 3 年随访期的随机对照研究发现硝酸甘油对跟腱病变有效[15,16]。

手术治疗

术前计划

- 一旦患者开始希望进行手术,并进入与护理团队共同制订治疗计划的流程后,应全面评估患者身体状况及伤口愈合潜能。
- 当讨论手术风险及益处时,需要和患者强调依从性非常重要以避免软组织覆盖及血供少的足跟区出现伤口开裂等问题。
- 术前应决定是否采用同种异体肌腱移植加强,以保证充分的时间获得移植物及术前准备[8]。
- 若采用大段肌腱游离移植,需事先与患者讨论,因为该技术可能导致供区继发力弱及疼痛[4,11]。
- 术前再次评估患者 MRI 及其他影像学检查,以了解需要处理的病变组织位置及范围。

体位

- 俯卧位。
- 将患者翻身俯卧于手术台前,即考虑放置止血带、驱血及止血带充气。尽管在切开前可能消耗一部分止血带时间,但便于患者俯卧后的流程,且对于患者下腰部亦更安全。
- 注意维持气道通畅,垫衬保护臂丛及肘部尺神经,同时注意保护患者生殖器。
- 患肢以规范化及医生特定的方式常规消毒铺巾。

入路

- 所有手术方法的入路均相似,一些细小差别会在个例展示中讨论。
- 触及跟腱边缘,根据术前决定于病变组织处做正中切口。
- 在跟腱层面,无主要知名血管神经束结构,因此只要于中线处处理软组织即可。在近端肌腹处分离组织时,应注意腓肠神经位于中线附近。
- 切开直至脂肪层,使用手术剪沿跟腱一侧游离,掀起全层皮瓣。
- 辨认跟腱组织后,用手术刀于中线在腱旁膜上做一小切口。然后根据术中跟腱所需滑移的长度,从切口处用手术剪向近、远端打开腱旁膜。
- 另一种方法是在跟腱内侧缘旁切开,理论上可以降低跟腱表面直接形成瘢痕、伤口裂开等风险,虽然尚未得到证实。
- 不论切口,在进行下文所述的桥接技术前,所有瘢痕和(或)病变的跟腱组织均需在辨认后仔细切除。

直接修补

- 一般不可能进行直接修补。
  - 有时,跟腱两端病变极少,可进行直接对位缝合。
  - 超过亚急性期(3个月后)一般无法进行直接修补。
- 清理、切除病变组织。
- 牵拉近侧断端及腓肠肌-比目鱼肌复合体,推进至远侧断端处以对位缝合。
- 若不能完成直接修补,就需要考虑行肌腱转位加强或同种异体移植。

踇长屈肌腱加强

- 不建议单独行踇长屈肌腱转位术。根据我们的经验,该技术无法提供足够的力量,其最佳用途是作为跟腱修补的辅助技术。我们将在下文中展示病例。
- 清理切除病变组织后,用手术剪行切开小腿深筋膜。
- 踇长屈肌腱由正中向内侧行径,通过伸屈活动踇趾,可于后踝辨认踇长屈肌腱。辨认踇长屈肌腱时需仔细谨慎,过于激进地分离可能导致其内侧胫后神经损伤。
- 向远端探查踇长屈肌腱,尽可能向远端松解其纤维-骨隧道,跖屈踇趾可限制肌腱滑动,获得更多可转位的近端肌腱。
- 直视下确保安全的情况下,尽可能地于远端横断踇长屈肌腱。将踇长屈肌腱拉出切口并准备将断端固定于残留跟腱断端或跟骨。
  - 若使用腱固定螺钉系统将肌腱固定于跟骨,于跟骨结节后上部正中钻孔,以使转移肌腱与跟腱保持一致地沿中线提拉跟骨。而更靠后方的附着点具有力量和运动弧方面的优势[1]。
- 尽管大多数作者建议钻孔只钻过近侧皮质,但我们发现钻过跟骨下方皮质有助于将缝线穿过跟骨,并维持理想的张力。
- 然后我们使用穿线器牵拉FHL上的缝线穿过骨隧道,并从足底穿出。这样,在置入界面螺钉时,踝关节于自然跖屈休息位即可直接拉紧FHL。
- 置入界面螺钉后,通过将患肢置于跖屈休息位及轻柔背伸踝关节后的适当反应,再次评估踝关节张力。
- 若行长踇长屈肌腱转位,则需要在内侧纵弓的Henry结节处另做切口。
  - 保护足底内侧神经。
  - 必须在与趾长屈肌腱(FDL)相连的Henry结节处分离踇长屈肌腱。
  - 将踇长屈肌腱远端肌腱缝于趾长屈肌腱上,保持五足趾力线一致,这样可以保留一部分踇趾趾间关节活动度。
- 部分病例可能需要从踇趾获取踇长屈肌腱,以获得最大长度的肌腱。
  - 扩大切取踇长屈肌腱将丧失踇趾趾间关节跖屈功能。
  - 根据我们的经验,这类扩大切取踇长屈肌腱并无必要,尤其是目前同种异体已更常用于跟腱重建术。

病例1:同种异体肌腱移植加强的直接修补术

背景

- 患者,男性,48岁,就诊前3个月跟腱损伤,进而发展为步态蹬离时小腿疼痛及无力(技术图1A~C)。

显露

- 跟腱中远端稍偏内侧的纵行切口。
  - 我们更青睐做远端切口时弧向内侧,以保证足够厚度的软组织覆盖修复端,否则容易出现伤口愈合问题(技术图2A)。
  - 仔细游离软组织,注意辨认腓肠神经(技术图2B)。
- 可见明显的亚急性/慢性跟腱断裂(技术图2C、D)。

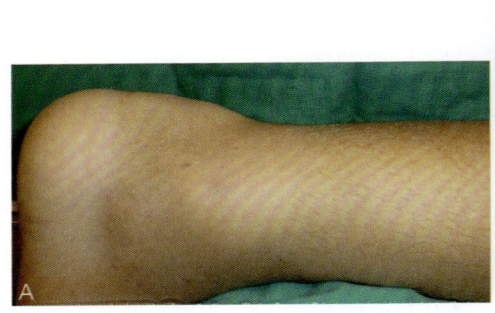
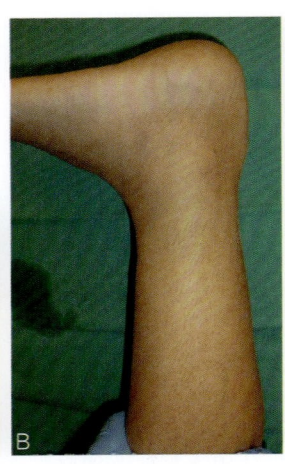
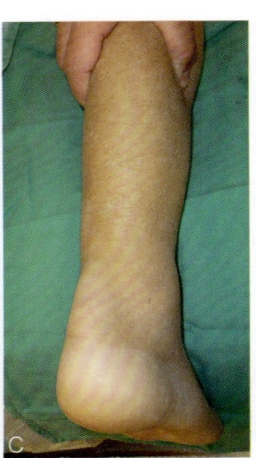

技术图1　A. 跟腱断端间隙位于跟骨的跟腱止点上方4～5 cm处。B. 体检证实无生理性张力。C. Thompson试验（+）：挤压小腿未见踝关节跖屈。

对合跟腱断端及直接修补

- 踝关节中立位时跟腱断端间隙为3～4 cm（技术图3A）。
- 牵拉近端跟腱及肌肉（技术图3B）。
- 跖屈踝关节，可对合跟腱断端（技术图3C）。
- 清理跟腱断端病变组织后，缝合断端（技术图3D）。
- 重建休息位张力（技术图3E、F）。
  - 我们倾向于患侧更大的休息位张力，以期通过康复理疗随时间逐渐适应（技术图3G、H）。

加强缝合及关闭伤口

- 由于亚急性/慢性跟腱断裂的修补效果不如急性断裂强大，我们选择采用同种异体半腱肌移植加强修补（技术图4A～E）。
- 于重建跟腱上方缝合腱旁膜/筋膜层（技术图4F）。

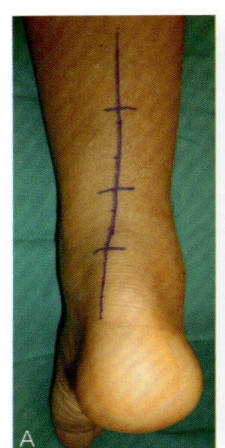
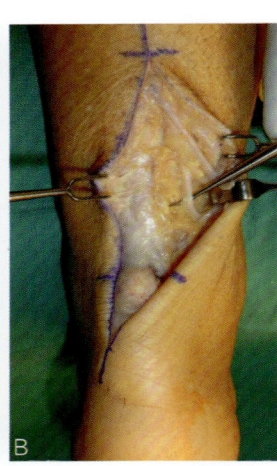
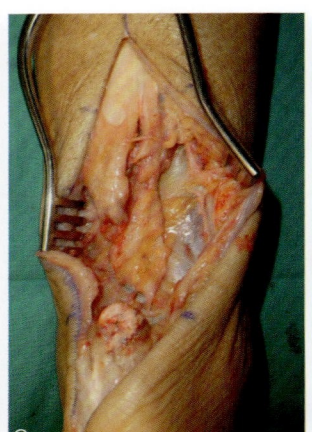
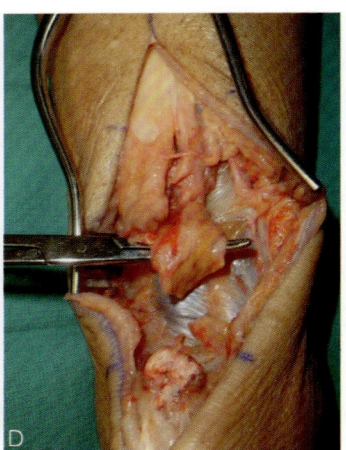

技术图2　A. 完整标记切口并无必要。B. 辨认腓肠神经。C. 经瘢痕形成的筋膜层及腱旁膜，显露亚急性/慢性跟腱断裂。D. 近侧跟腱断端的远端已瘢痕形成。

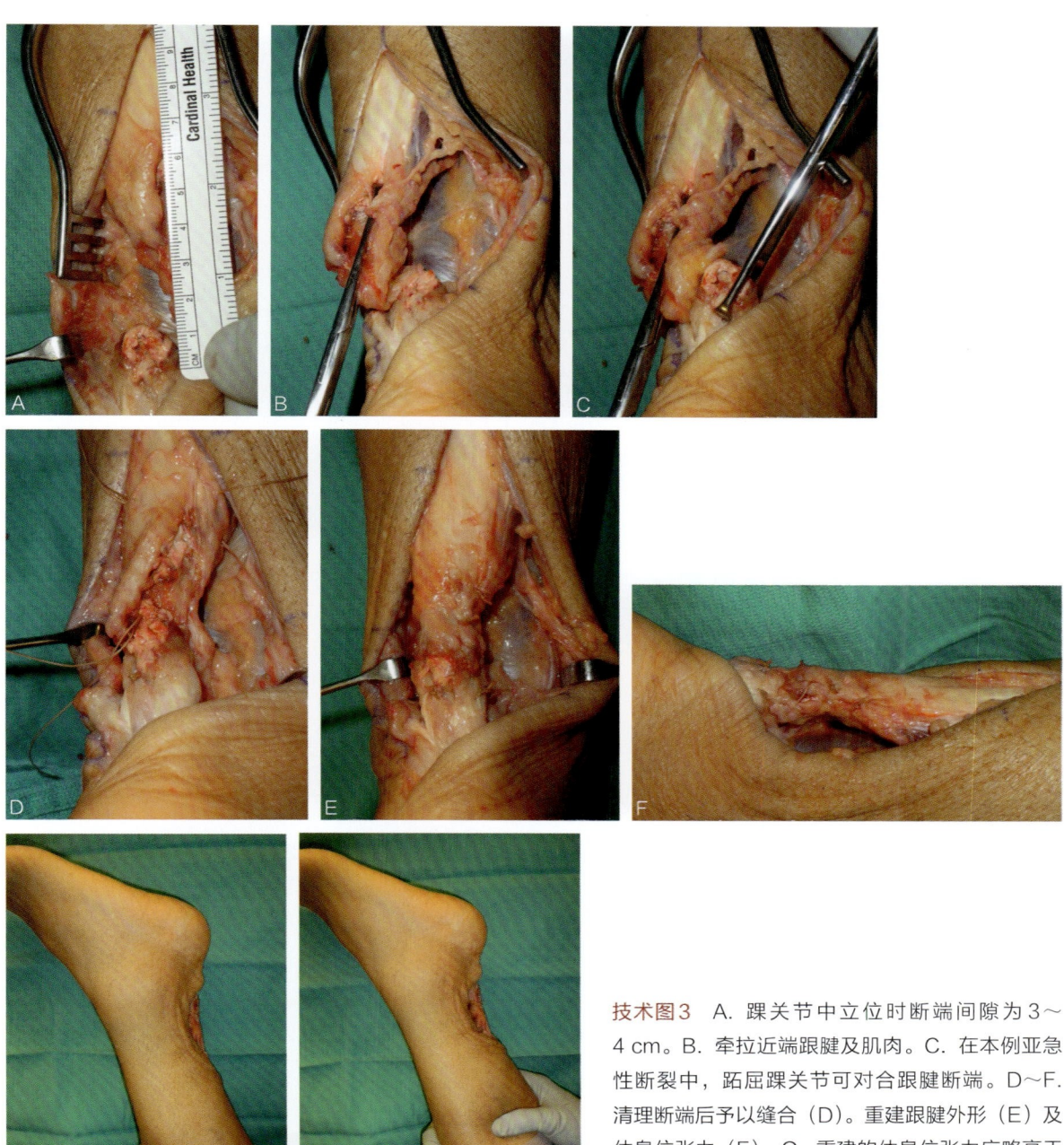

技术图3　A. 踝关节中立位时断端间隙为3～4 cm。B. 牵拉近端跟腱及肌肉。C. 在本例亚急性断裂中，跖屈踝关节可对合跟腱断端。D～F. 清理断端后予以缝合（D）。重建跟腱外形（E）及休息位张力（F）。G. 重建的休息位张力应略高于生理性休息位张力。H. 修补后Thompson试验阴性。

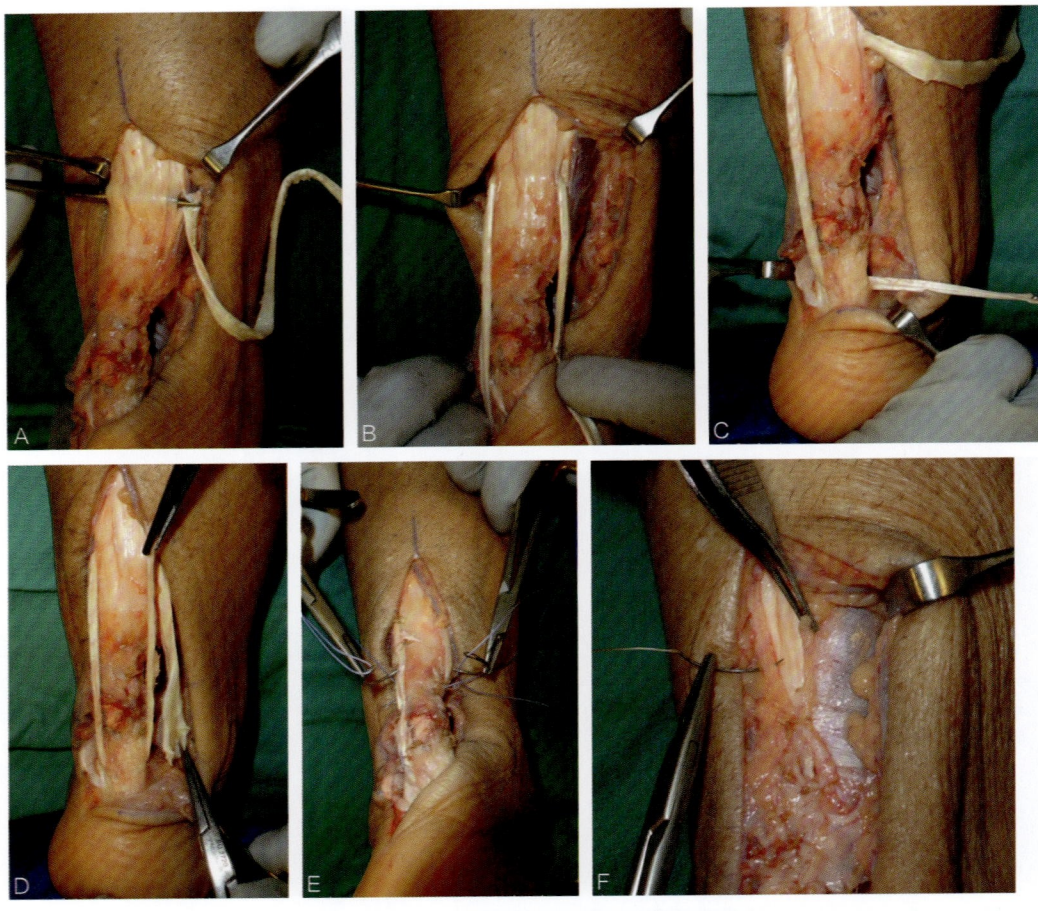

技术图4　A. 将同种异体半腱肌穿过近端跟腱。B. 将同种异体肌腱分为内、外侧两股，以加强自体跟腱。C. 将同种异体肌腱穿过远端跟腱。D. 在本病例中，同种异体肌腱长度足以分出第三股穿过跟腱修复端。E. 将同种异体肌腱缝至跟腱。F. 分离时辨认腱旁膜及筋膜层，以便缝合。腱旁膜的缝合增加了一层缝合层次，可潜在避免跟腱粘连，并能潜在提高跟腱健康程度。

病例2：跖肌腱及踇长屈肌腱加强的直接修补

背景和影像学
- 患者男性，60岁。就诊前右侧跟腱慢性损伤6个月。进而发展为步态蹬离时小腿疼痛及无力（技术图5A～C）。
- MRI显示慢性跟腱部分撕裂（技术图5D、E）。

显露
- 慢性部分撕裂端正中稍偏内侧的纵行切口（技术图6A、B）。
- 于正中稍偏内侧纵行打开跟腱，以便于处理偏内侧的部分撕裂（技术图6C）。
- 清理病变跟腱组织（技术图6D～G）。

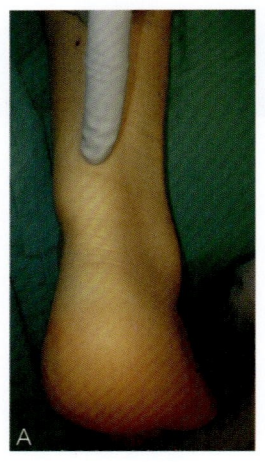

技术图5　A. 注意可触及断端间隙近端的球状区域。

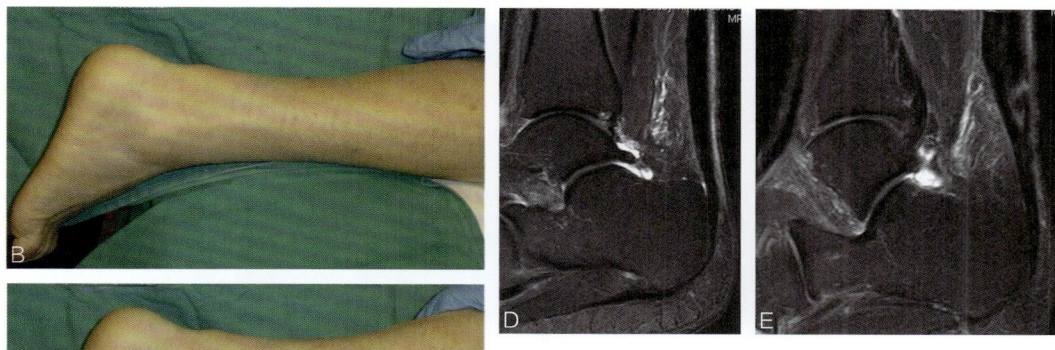

技术图5（续） B、C. 虽然Thompson试验阴性，但跟腱力量尤弱，伴生理性张力消失。MRI可见跟腱外侧50%完整（D），但内侧50%显示信号异常（E），提示跟腱病变或不完全愈合。

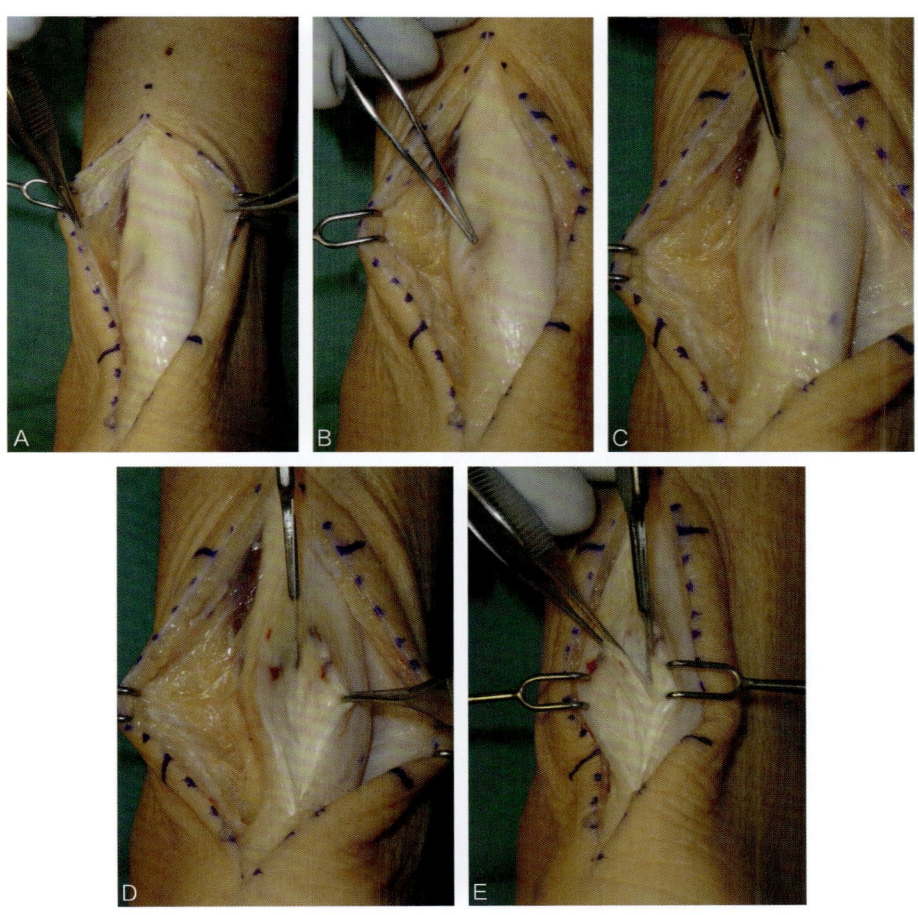

技术图6 A. 牵开腱旁膜，可见跟腱明显增厚。B. 跟腱内侧部分受累。C. 于正中稍偏内侧纵行打开跟腱，以便于处理偏内侧的部分撕裂。D. 直接切除病变、增厚的跟腱组织。E. 辨认病变的跟腱组织，并予以游离。

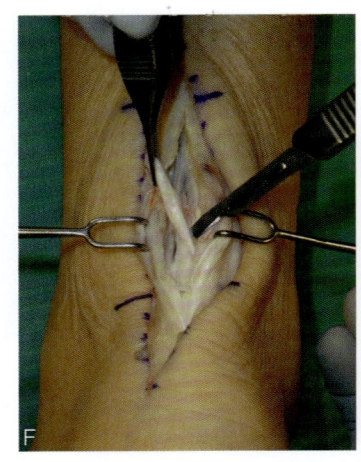
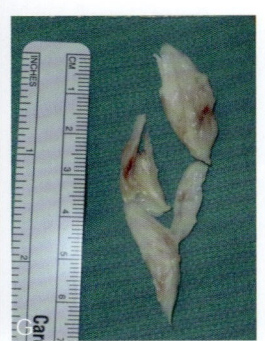

技术图6（续） F. 切除病变/退变的跟腱组织。G. 有必要切除大量内侧跟腱组织。

获取跖肌腱

- 通过分离近端肌腱，保持远端肌腱止点完整来获取跖肌腱（技术图7）。

跨长伸肌腱的短取转位

- 本病例中，我们采用比跖肌腱更坚实的加强技术，切开小腿后深筋膜间室的筋膜显露跨长伸肌及肌腱（技术图8A～E）。
- 我们采用短取术获取跨长伸肌腱，经主切口自纤维-骨隧道内获取跨长伸肌腱（技术图8F、G）。

- 我们将远端跨长伸肌腱转位至内侧跟腱缺损区，使用带线锚钉将其固定于跟骨（技术图8H～M）。

缝合加强、跖肌腱加强及闭合伤口

- 除了跟腱管状化外，我们同样将跨长伸肌腱缝合至残留的远端跟腱（技术图9A～D）。
- 为了进一步加强修补，我们采用跖肌腱加强（技术图9E～G）。
- 重建部位上方缝合腱旁膜/筋膜，然后无张力缝合法缝合皮肤（技术图9H～J）。

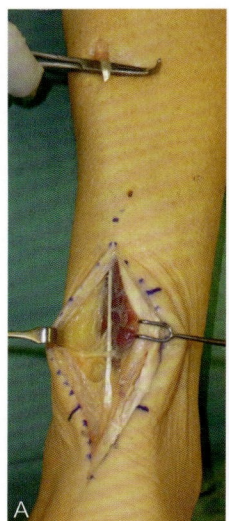
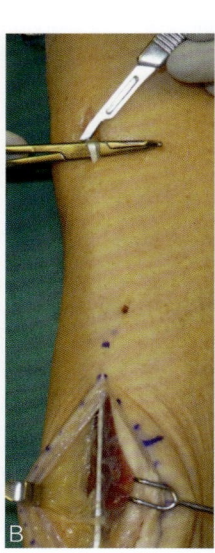
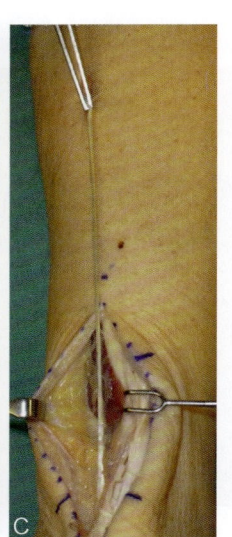

技术图7　A. 经小腿近端的 2 cm 小切口辨认完整的跖肌腱。B. 经近端切口横断跖肌腱，保留跖肌腱远端止点部分完整。C. 图示已获取的相对较薄的跖肌腱。

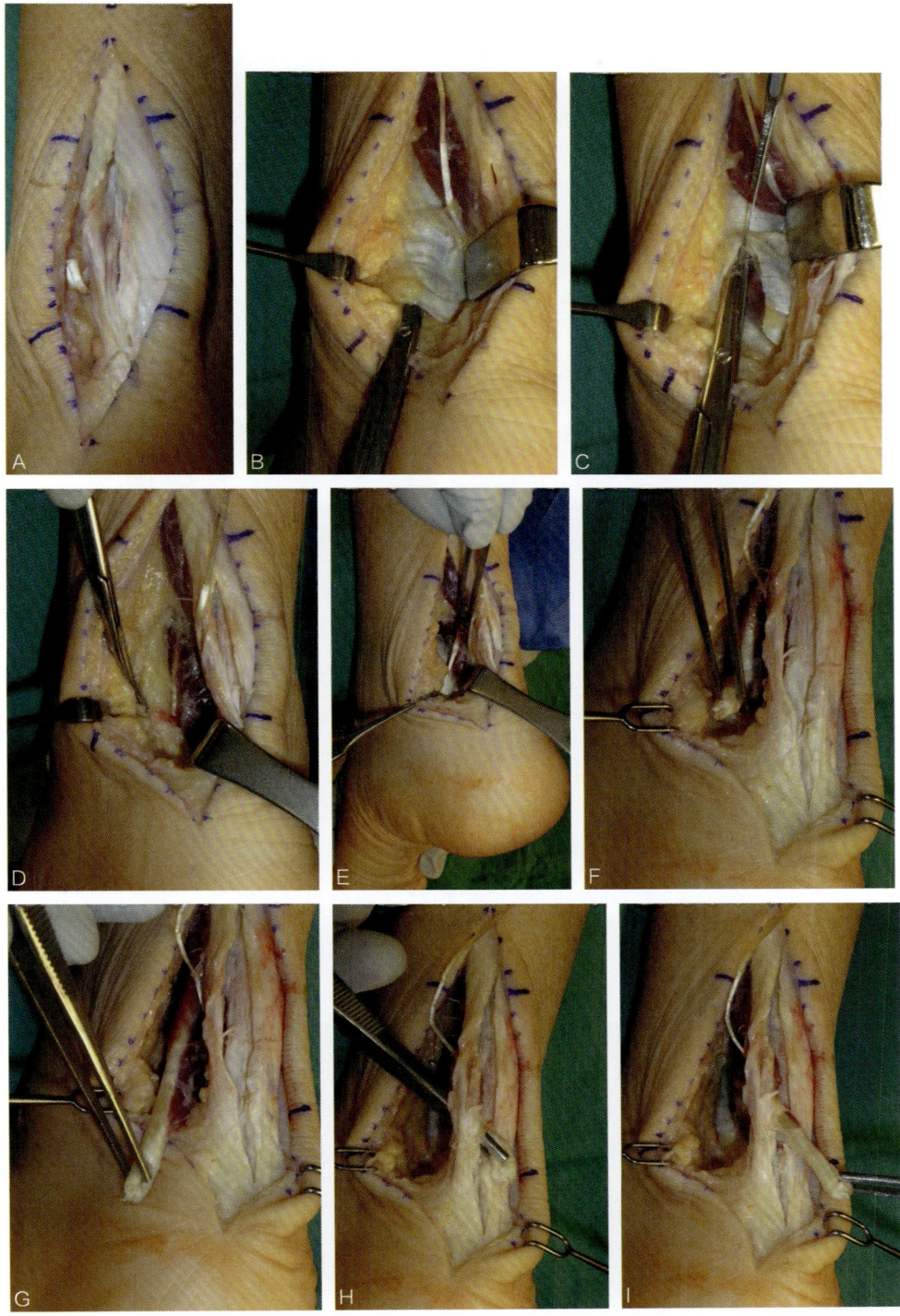

技术图8 A. 内侧大量跟腱受累，注意保留跟腱旁卷起的跖肌腱，以备加强修补。B. 显露跨长屈肌腱上方的深筋膜。C. 分离深筋膜。D. 辨认胫后神经。注意其极其靠近跨长伸肌腱及肌肉。E. 保护胫后神经后，最大程度跖屈踝关节及跨趾，行跨长屈肌腱短取术。F. 横断跨长伸肌腱，并将其自纤维－骨隧道内抽出。G. 本病例中，通过短取术获得跨长伸肌远端4～5 cm的肌腱。H. 夹持跨长屈肌腱穿过跟腱内侧缺损区。I. 跨长屈肌腱穿过缺损区。

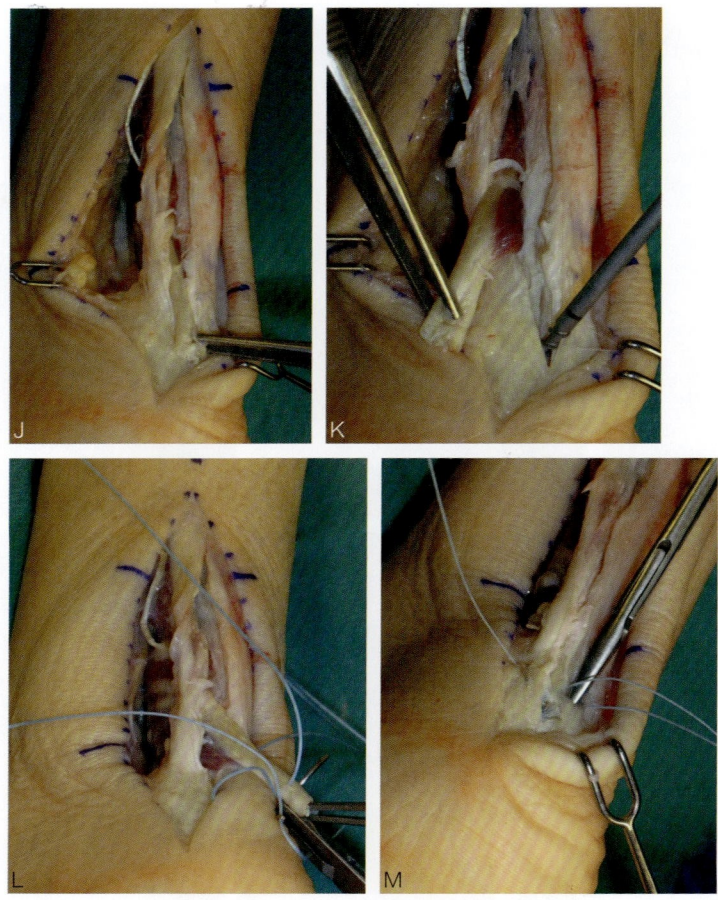

技术图8（续） J. 将踇长屈肌腱引至跟骨的跟腱生理止点处。K. 跟骨内置入带线锚钉。L. 通过带线锚钉内的缝线缝合踇长屈肌腱。M. 亦将踇长屈肌腱缝至旁边的跟腱。

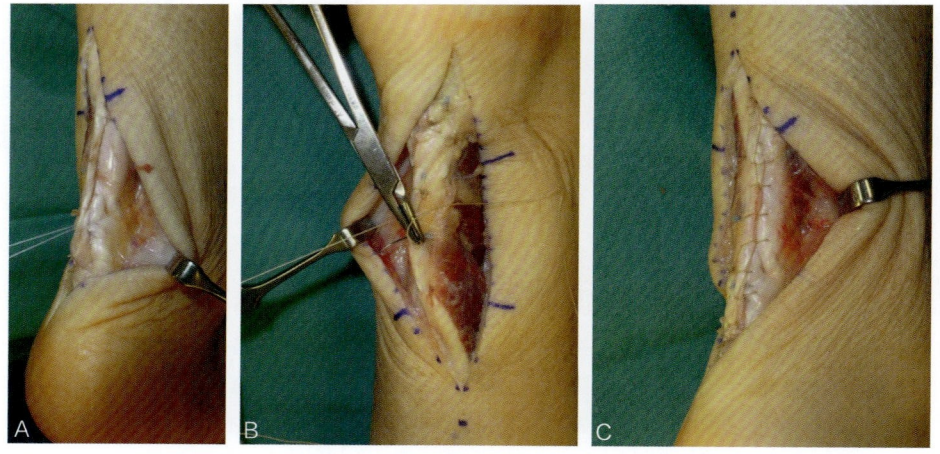

技术图9 缝合合并踇长屈肌腱及跟腱，并使用额外缝线缝合及肌腱管状化完成完整的重建。A. 缝线加强。B. 管状化肌腱。C. 加强重建后外观。

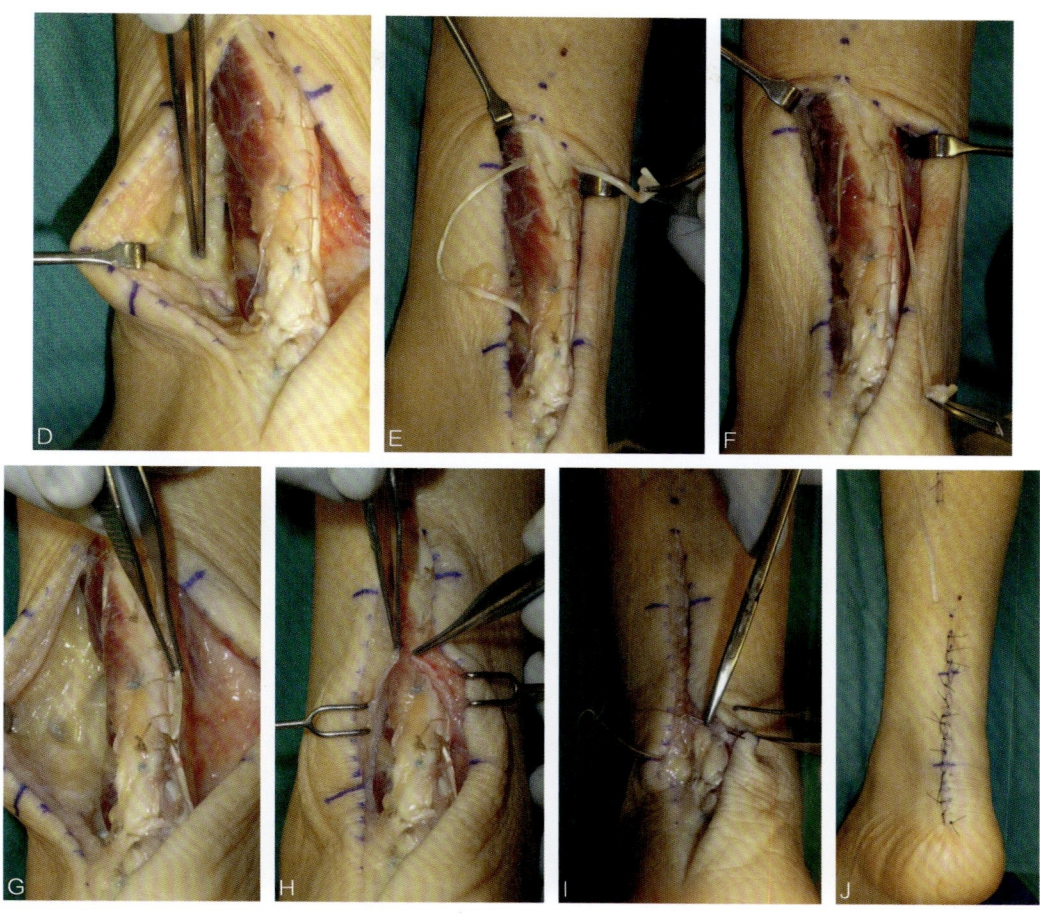

技术图9（续） D. 注意维持胫后神经的保护。E. 跖肌腱穿过近端跟腱。F. 跖肌腱引至重建端外侧。G. 将跖肌腱缝至重建端作为加强修补。H. 缝合腱旁膜。I. 保护腓肠神经，缝合筋膜层及皮下组织层。J. 缝合皮肤，注意留置引流。

病例3：跖肌腱、姆长屈肌腱及同种异体肌腱移植加强的直接修补

背景

- 患者，男性，34岁，打网球时跟腱断裂10天后就诊。不能依从推荐的保守治疗策略。断裂后7个月出现步态蹬离时小腿疼痛及无力，促使其决定进行手术治疗。
- 体格检查发现Thompson试验时踝关节轻微跖屈，双侧休息位张力不对称，触诊发现跟腱后方形态异常（技术图10）。

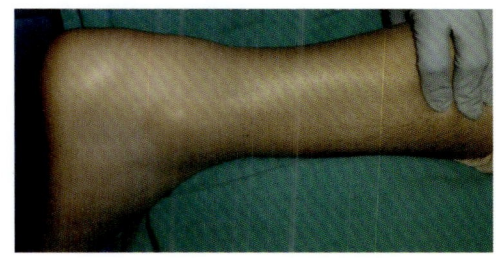

技术图10 触诊发现跟腱后方形态异常。

显露
- 术中直视下证实跖肌腱远端增厚并与近端跟腱相延续,外侧跟腱纤维与远侧残留跟腱前部瘢痕连接(技术图11A~C)。
- 我们决定保护胫后神经,短取踇长屈肌腱(技术图11D、E)。

评估残留自体跟腱以重建
- 尽管残留跟腱纤维组织相对较弱,但我们通过牵拉瘢痕形成的近侧跟腱,以在近、远侧断端间形成解剖延续性(技术图12)。

肌腱加强
- 维持踇长屈肌腱适当张力,并将其缝于远侧跟腱(技术图13A、B)。
- 为了加强重建效果,我们采用同种异体半腱肌移植。虽然移植物相对较短,我们仍可将其分成两股,一侧一股与跟腱直接缝合(技术图13C~F)。
- 重建效果相对稳固,休息位张力满意(稍高于生理性张力),Thompson试验阴性(技术图13G~I)。

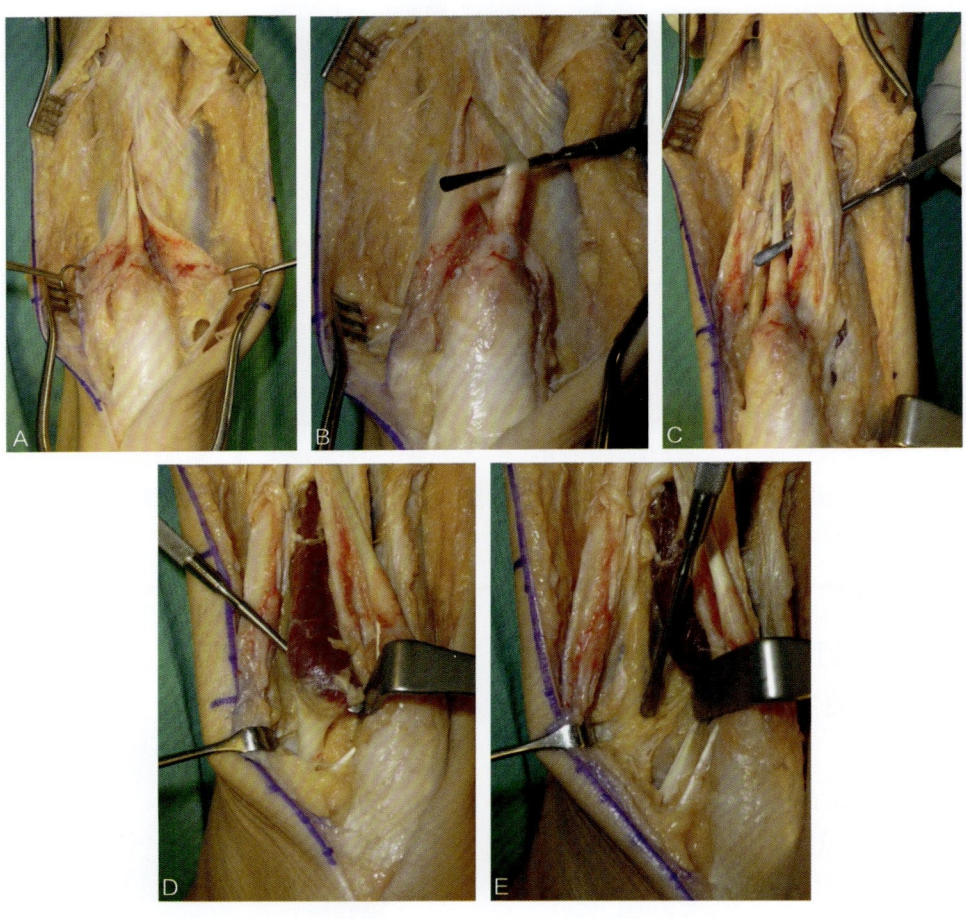

技术图11 A. 腱旁膜粘连。B. 直视下证实远端增厚的跖肌腱与近侧跟腱相延续。C. 外侧跟腱纤维与残留的远端跟腱前部瘢痕连接。D. 经深筋膜显露踇长屈肌腱。E. 辨认胫后神经并予以保护。

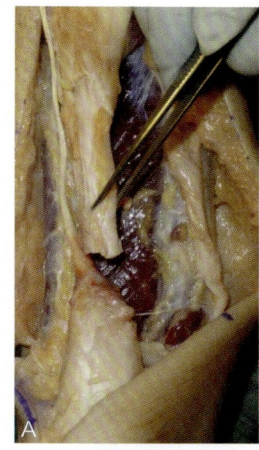
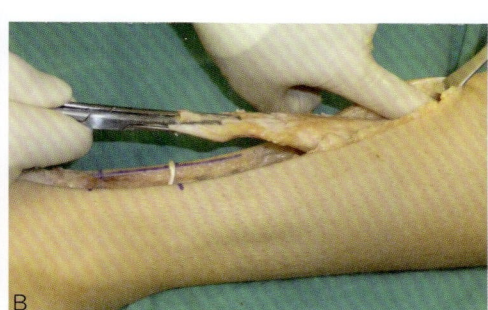
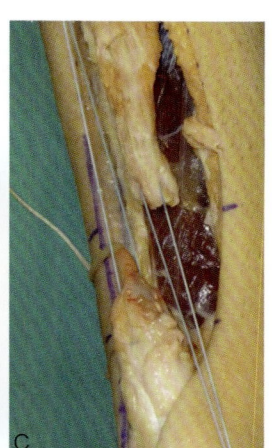
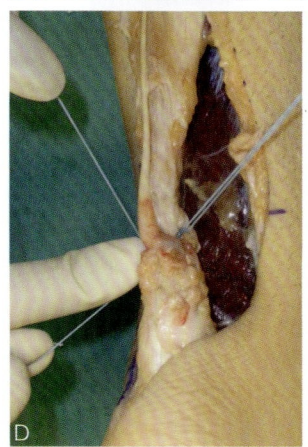

技术图 12 A. 相对较弱的近端跟腱纤维，伴断端间隙形成。B. 尽管残留跟腱纤维组织相对较弱，但我们通过牵拉瘢痕形成的近侧跟腱，以在近、远侧断端间形成解剖延续性。C. 缝合促进两断端张力形成。注意牵拉跖肌腱以备重建加强。D. 缝合跟腱断端，由于近侧断端相对较弱，因此我们的建议是需要进行加强。

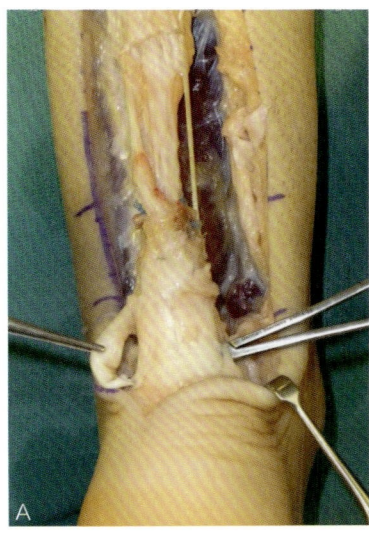
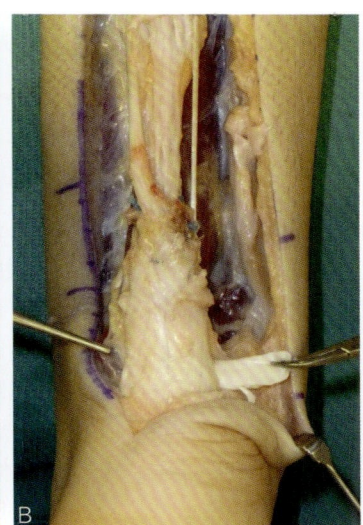
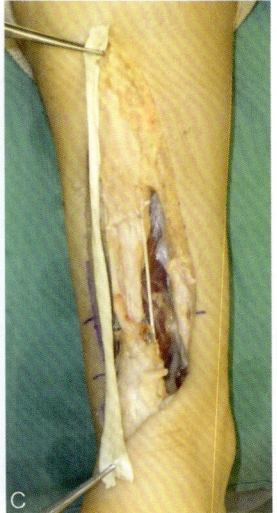

技术图 13 A. 跛长屈肌腱穿过远侧跟腱前需维持适当张力。B. 跛长屈肌腱穿过远侧跟腱。C. 为了加强重建效果，我们使用同种异体半腱肌移植。注意在本病例中，可用的移植物相对较短。

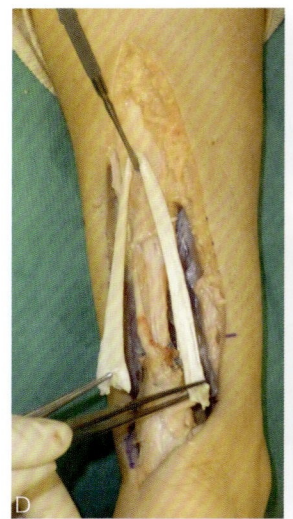
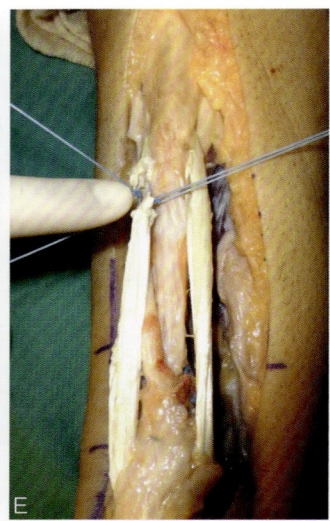
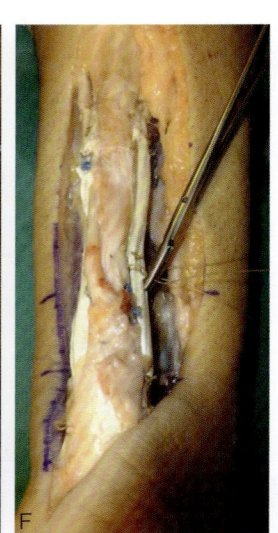
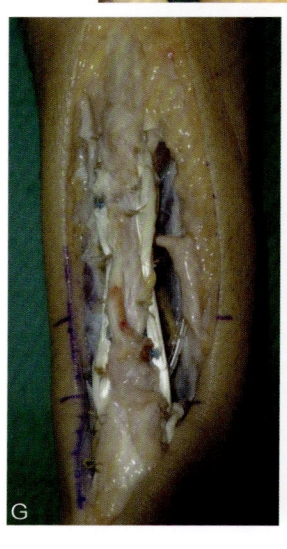
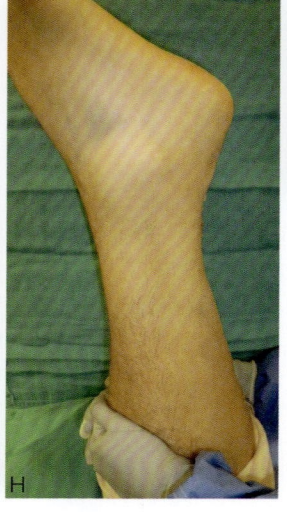
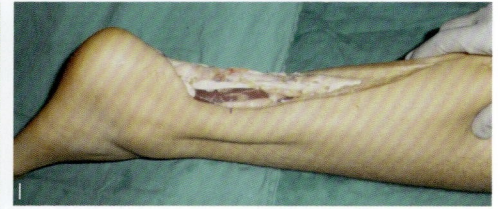

技术图 13（续） D. 虽然移植物相对较短，我们仍可将其分成两股，一侧一股与跟腱直接缝合。E. 近端同种异体肌腱穿过近侧跟腱后予以缝合。F. 将移植肌腱直接缝至跟腱。G. 最终重建。缝合跖肌腱与跟腱以加强重建效果。H. 患肢休息位张力应稍高于正常生理性张力，以期重建的跟腱在康复过程中能轻度拉伸。I. Thompson 小腿肌肉挤压试验证实踝关节跖屈。

跟腱翻转

- 跟腱翻转历史上用于以自体组织闭合大段跟腱断端间隙。
- 以前述方式清理近侧跟腱断缘所有失活组织。
- 尽可能向远端牵拉近侧肌肉及跟腱，以通过翻转重建术获得最佳的功能及最适当的张力。
- 近侧跟腱残端近端为 1.5～2 cm，自下方肌肉处游离出 1.5 cm 宽的跟腱瓣，以形成活动的舌形跟腱瓣与远侧断端缝合，其长度需桥接的断端缺损长 4 cm 左右。
- 将游离的跟腱瓣（仍与近侧跟腱断端远端部分相连）翻转 180°，缝至远侧跟腱残端，或通过带线锚钉将其固定于跟骨。
- 为了避免近侧跟腱的中央腱束自远端附着点拉出，需在腱束 180° 翻转的转角处缝合。
- 联合使用可吸收和不可吸收缝线将翻转跟腱缝至远侧跟腱。
- 为了在翻转的跟腱瓣固定于远侧时形成理想的张力：
  - 近侧跟腱应无张力。
  - 跖屈踝关节。
- 用 0 号薇乔线埋结法缝合近侧跟腱中部的矩形缺损。
- 轻柔背伸踝关节检查足踝部主观反应力。足部应处于休息位自然跖屈，患侧跖屈角度最好略大于对侧踝关节。
  - 根据我们的经验，尽管术中牵拉近侧跟腱并维持一定的张力，但近侧跟腱、肌肉及重建的跟腱在翻转术后都会丢失一定程度休息位张力。

病例4：跟腱后翻转结合跨长屈肌腱加强术

背景

- 患者男性，42岁，伤后10个月致忽视的右侧跟腱断裂。如同该章节中其他病例一样，患者感觉持续疼痛及蹬离无力。

显露

- 计划以纵行入路行重建术，切口于跟腱中-远端处稍弧向内侧（技术图14A）。
- 于中足/足弓跖侧做切口取跨长屈肌腱（技术图14B）。
- 扩大显露以行跟腱翻转（技术图14C、D）。
- 切除病变部分跟腱组织。注意不健康的瘢痕组织占据之前的跟腱断端而未见任何健康的跟腱纤维（技术图14E～H）。

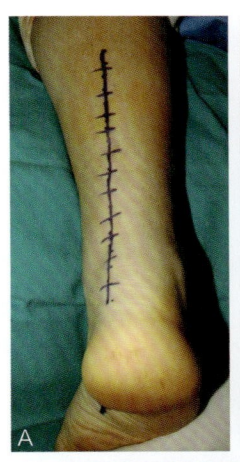
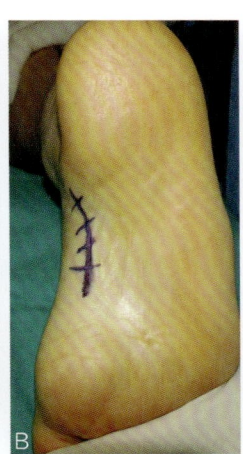
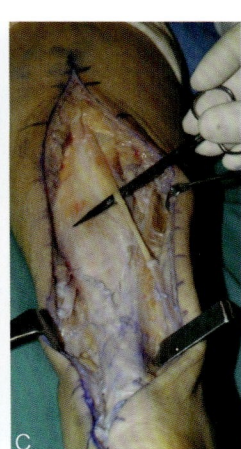
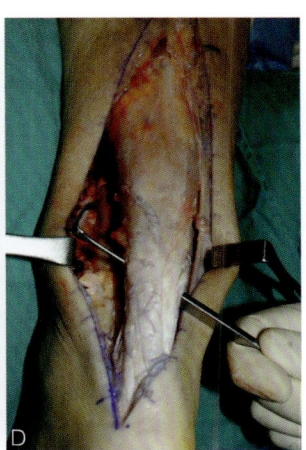
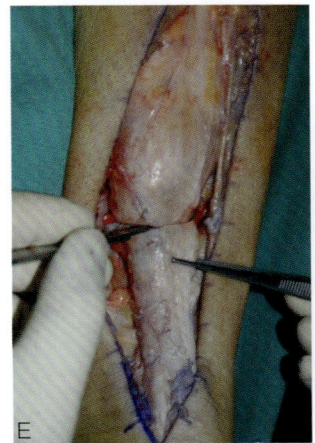
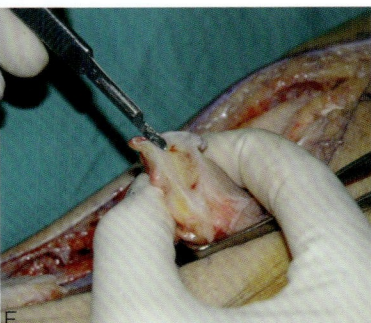
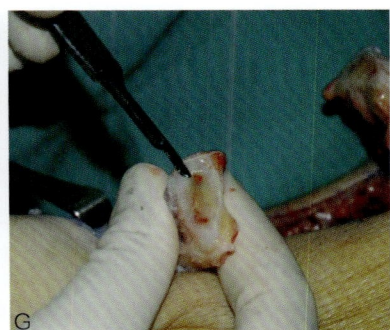
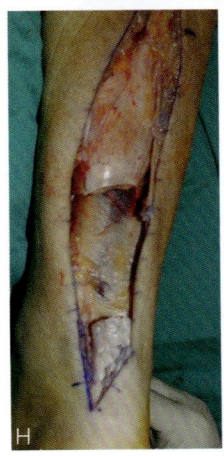

技术图14 A. 计划以纵行入路行重建术，切口于跟腱中-远端处稍弧向内侧。B. 于中足/足弓跖侧做切口取跨长屈肌腱。C. 辨认增厚的腓肠神经，并予以保护。D. 可见跟腱延续性仍存在，但局部增厚伴瘢痕形成。E. 切除病变的跟腱组织。F. 近侧跟腱断端瘢痕及脂肪组织填充。注意实际上并无健康的跟腱纤维。G. 远侧跟腱断端与近侧相似的外观表现。H. 切除病变的跟腱组织后断端间隙形成。

取腱

- 切开小腿后筋膜间室的深筋膜以长取踇长屈肌腱。辨认胫后神经并予以保护（技术图15A～D）。
- 于足底内侧纵弓处牵拉踇长屈肌腱，注意保护足底内侧神经，踇长屈肌腱和趾长屈肌腱连接处予以分离（技术图15E～G）。
- 于中足长取踇长屈肌腱时，若需要，可能要延至踇趾处切取肌腱，但这样会牺牲残留的踇长屈肌腱功能（技术图H）。
- 将获取的踇长屈肌腱引至近端切口内，以备重建（技术图15I～M）。
- 长取踇长屈肌腱转位时，将踇长屈肌腱穿过跟骨的横行钻孔处，其远端部分仍延至近侧跟腱（技术图15N、O）。

跟腱翻转

- 牵拉近侧跟腱中1/3部分，将腱性组织自下方肌肉处游离（技术图16A～C）。
- 为了确保翻转跟腱不会自近侧跟腱远端离断，于跟腱180°翻转处缝合转角处（技术图16D）。

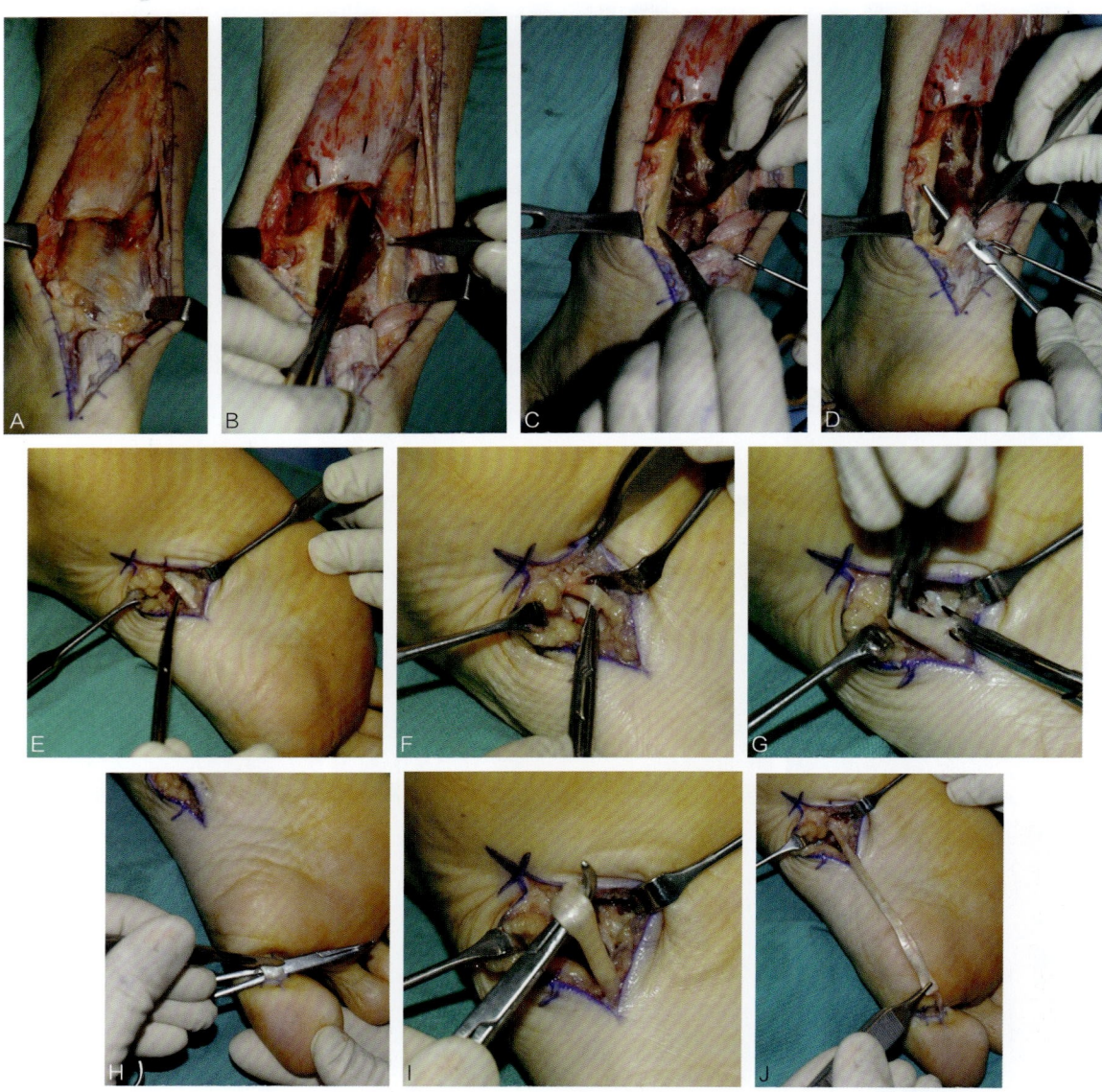

技术图15 A. 显露小腿后筋膜间室的深筋膜。B. 切开深筋膜显露踇长屈肌腱。C. 辨认胫后神经并予以保护。D. 跖屈踝关节及踇趾跖趾关节，显露踇长屈肌腱。E. 经足弓踇侧切口，显露踇长屈肌腱。F. 辨认足底内侧神经，并予以保护。G. 于踇长屈肌腱及趾长屈肌腱的纤维连接处分离。H. 于踇趾趾间关节处显露踇长屈肌腱并予以切断。I. 将远端踇长屈肌腱拉入中足切口。J. 图示延长切取至踇趾处获得更长的踇长屈肌腱。

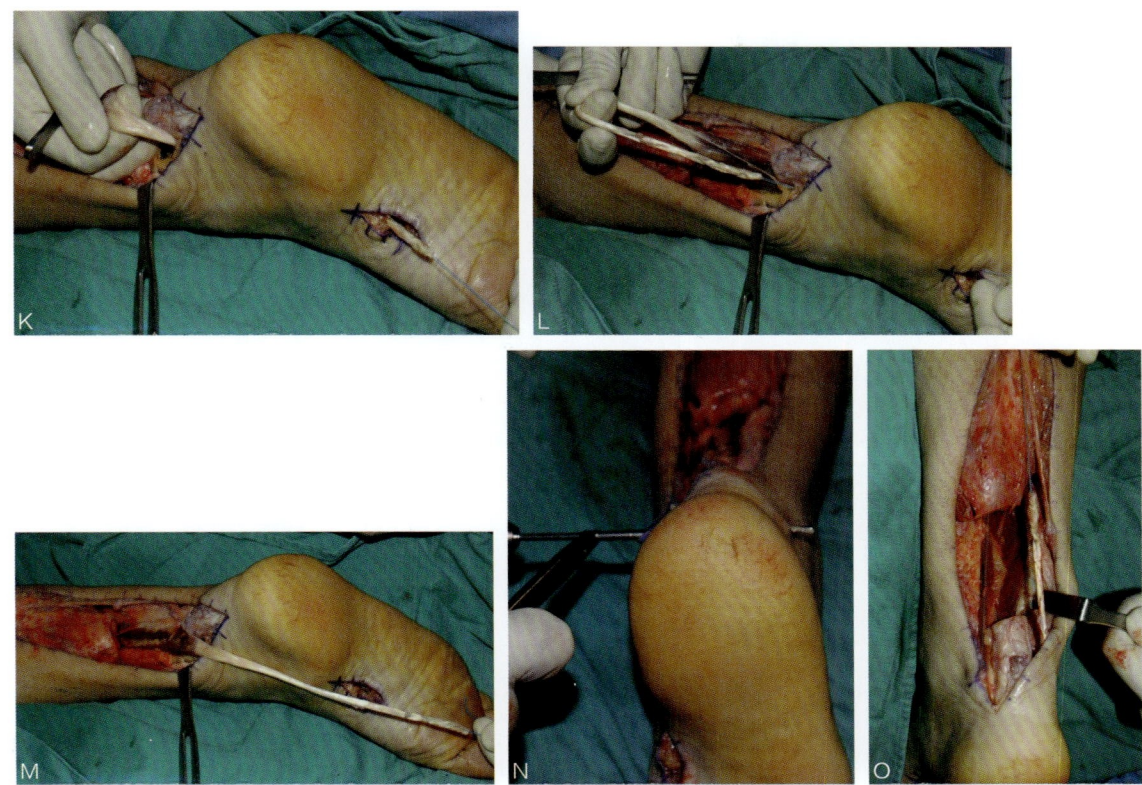

技术图 15（续） K. 将踇长屈肌腱拉入后内侧纤维－骨隧道。L. 将踇长屈肌腱送入近端切口。M. 图示切取的踇长屈肌腱。N. 跟骨横行钻孔以固定长转位的踇长屈肌腱。O. 踇长屈肌腱长转位穿过跟骨，将其远端部分仍延至近侧跟腱。

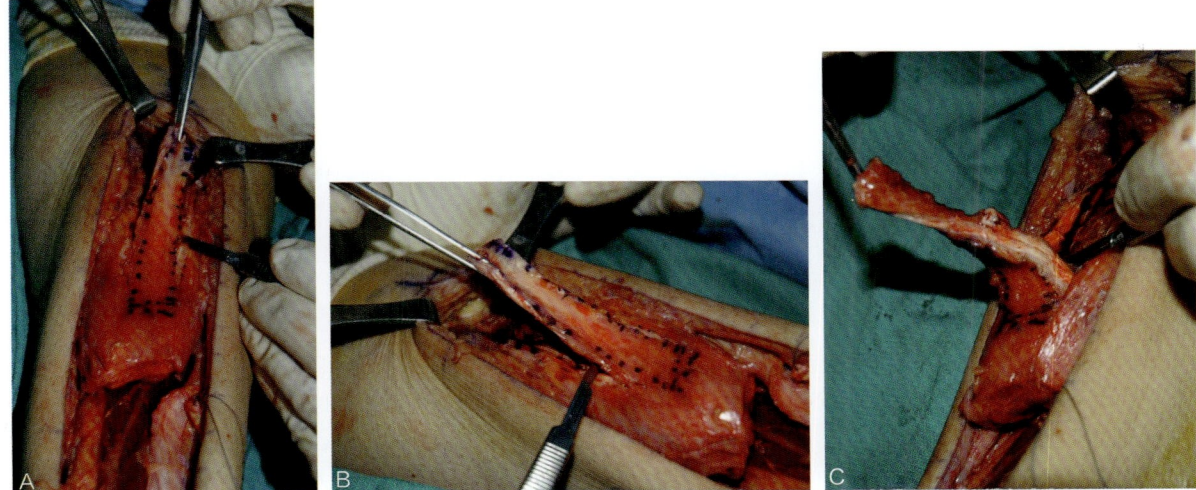

技术图 16 A. 牵拉近侧跟腱的中 1/3。B. 将腱性部分自下方肌肉处游离。C. 保留近侧跟腱残端远端 1.5～2 cm，以保证中部翻转时有满意的附着点。

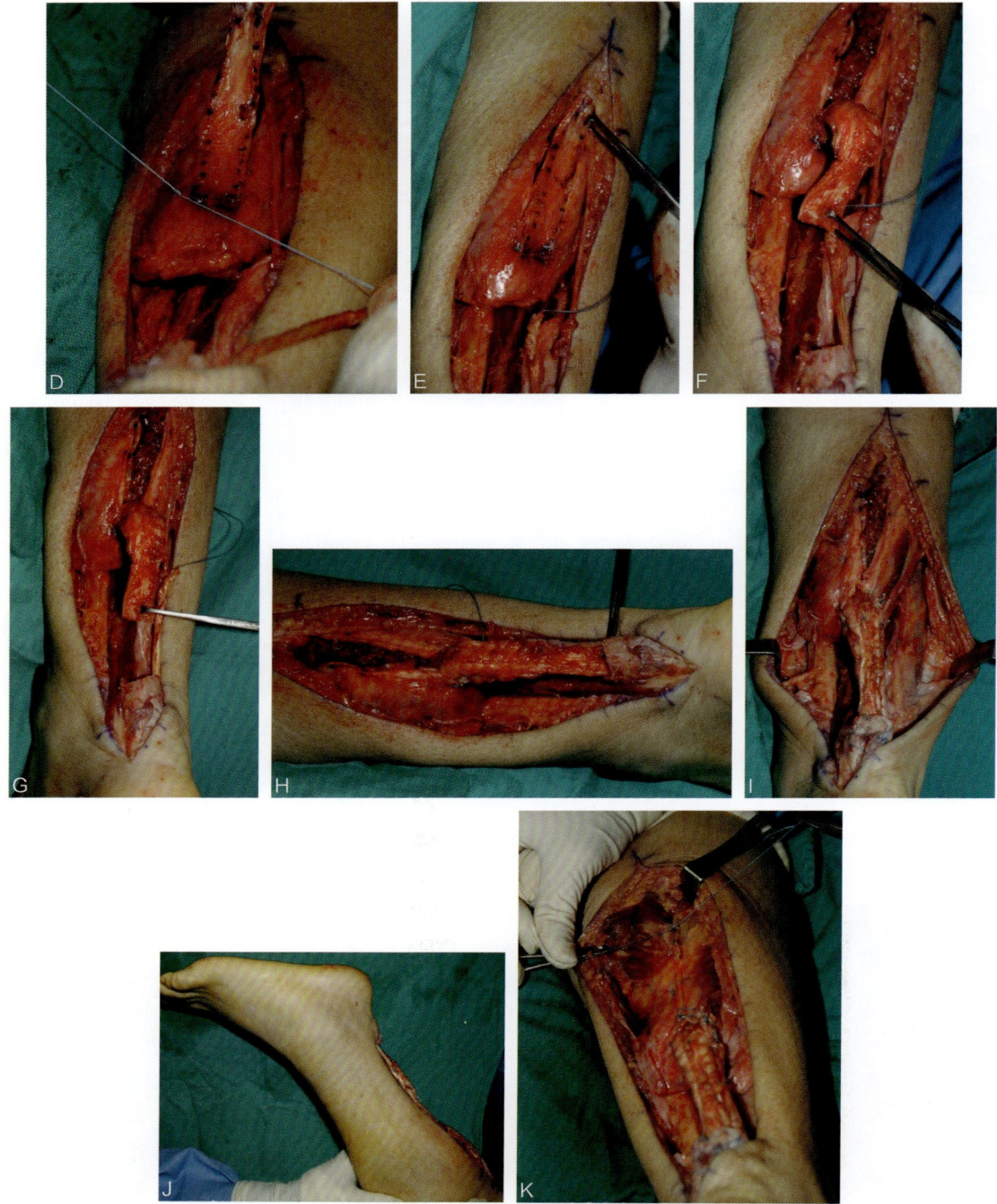

技术图16（续） D. 于跟腱翻转180°的转角处用缝线缝合加固。E. 翻转前的跟腱中1/3纤维。F. 按计划向后翻转。G. 将中央腱束翻转至近侧残端的后方。H. 拉紧中央腱束，于踝关节最大跖屈位将其缝至远侧残端，以保证理想的休息位张力。I. 将中央腱束缝至远侧跟腱。J. 根据我们的经验，术后近侧跟腱及肌肉会较手术时丢失一部分休息位张力，因此设定初始张力时，我们会使患侧休息位张力略高于正常生理性张力。K. 用可吸收线缝合近端跟腱间隙。

- 在本病例中,我们向后翻转近侧跟腱的中1/3(与向前翻转穿过近侧跟腱的内、外侧腱束间缺损截然相反)(技术图16E、F)。
- 拉紧翻转的中央腱束,于踝关节最大跖屈位将其缝至远侧残端,以保证理想的休息位张力。根据我们的经验,术后近侧跟腱及肌肉会较手术时丢失一部分休息位张力(技术图16G~J)。
- 用可吸收线缝合近端跟腱间隙(技术图16K)。

病例5:跟腱前翻转结合踇长屈肌腱加强

背景
- 患者,女性,53岁,外伤致右侧跟腱远端断裂7个月。
- 体检发现远端撕脱。如同该章节中其他病例一样,患者感觉持续疼痛及蹬离无力。

跟腱翻转加强
- 我们行近侧跟腱中1/3翻转术(技术图17A~C)。
- 向前翻转跟腱(技术图17D、E)。
- 我们于跟骨横向钻孔以固定踇长屈肌腱转位(技术图17F)。
- 该患者为自跟骨止点处的慢性撕脱,因此将翻转的跟腱束固定于跟骨以解剖重建跟腱止点(技术图17G~I)。
- 重建后缝合腱旁膜及筋膜(技术图17J)。

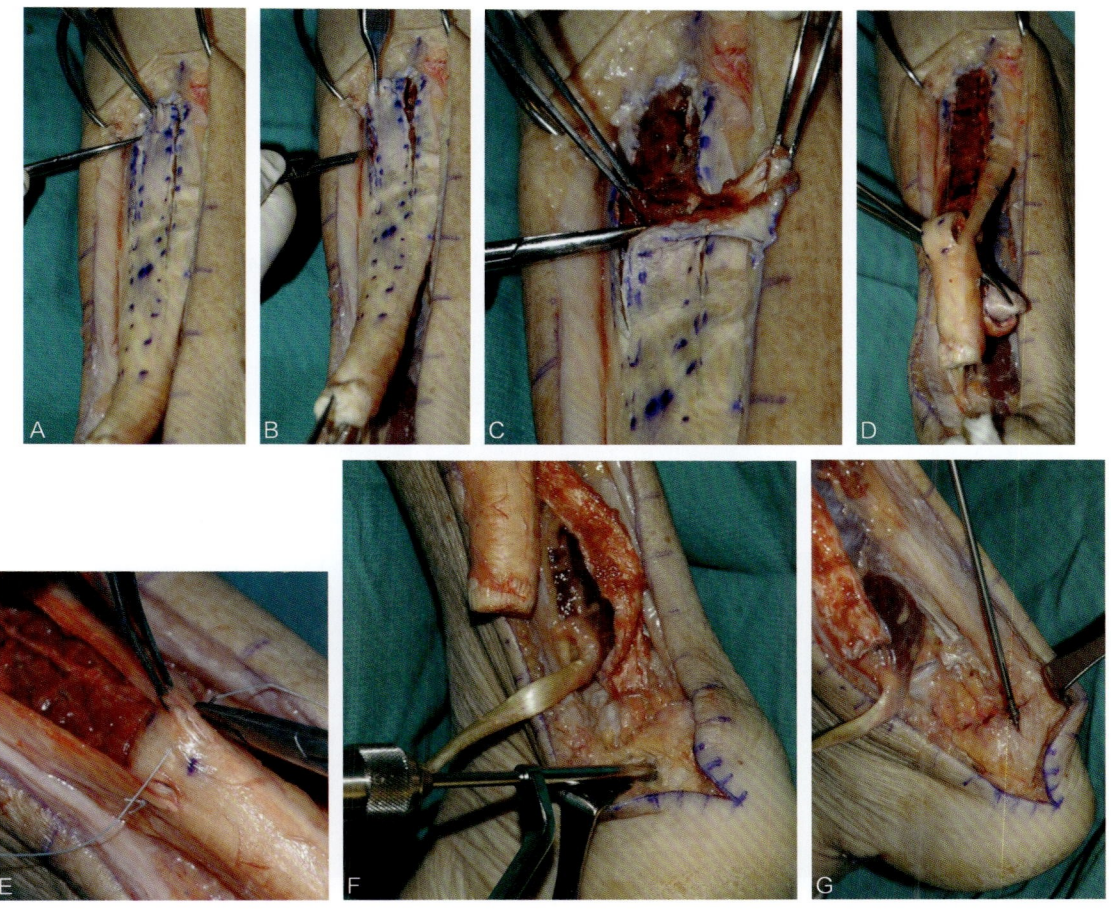

技术图17 A. 确认跟腱中1/3。B. 自近侧跟腱周围游离中部1/3跟腱。C. 自下方肌肉处掀起中部腱束。D. 本病例中,我们向前翻转跟腱中1/3腱束,并将其穿过跟腱内、外侧腱束间缺损。E. 我们于180°翻转的转角处缝合转角。F. 于跟骨横向钻孔,以固定踇长屈肌腱转位。G. 该病例为自跟骨止点处的慢性撕脱,因此将翻转的跟腱束固定于跟骨以解剖重建跟腱止点。

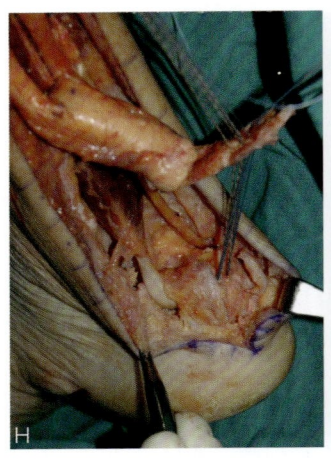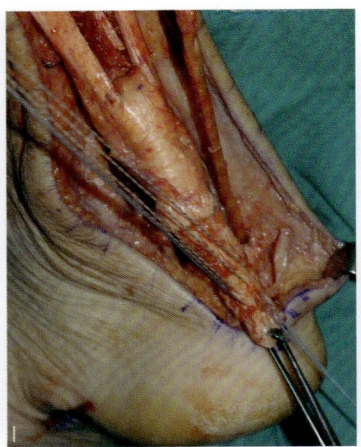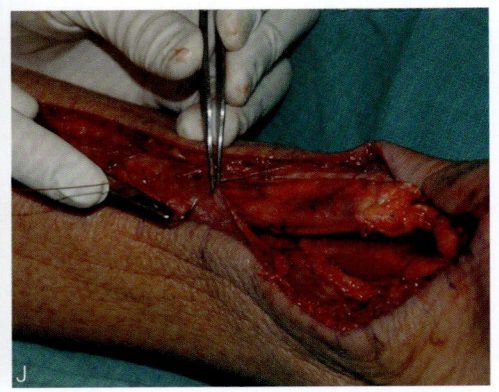

技术图 17（续） H. 本病例中，我们在将跟腱瓣固定于跟腱前，将踇长屈肌腱穿过跟骨。I. 同时拉紧翻转的跟腱及踇长屈肌腱。J. 重建后缝合腱旁膜及筋膜。

病例 6：跟腱前翻转联合踇长屈肌腱短腱加强及人真皮胶原蛋白基质的应用

背景

- 患者，男性，35 岁。急性跟腱断裂切开修补后持续左侧小腿疼痛及无力。该患者并未再受伤，然而，虽然经常规的理疗康复，症状仍未改善。伤口正常愈合，无色红、皮温高及渗出等表现（技术图 18A）。
- 翻修手术时发现皮下层深部、修补部位前方有血性积液。我们吸取积液并送交实验室检查，以明确是否存在感染（技术图 18B）。
- 显露发现一期修补愈合失败导致再断裂（技术图 18C）。

跟腱准备

- 我们清理跟腱断端后，遗留大段断端间隙（技术图 19A、B）。
- 直接牵拉残留的近端跟腱（技术图 19C）。
- 显露小腿后深筋膜间室，短取踇长屈肌腱，并计划于跟腱止点前方钻孔后，用界面螺钉将其固定于跟骨（技术图 19D、E）。

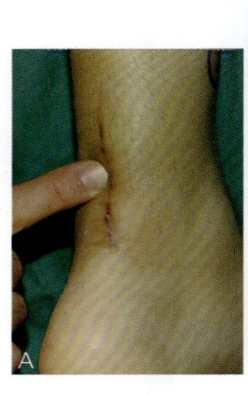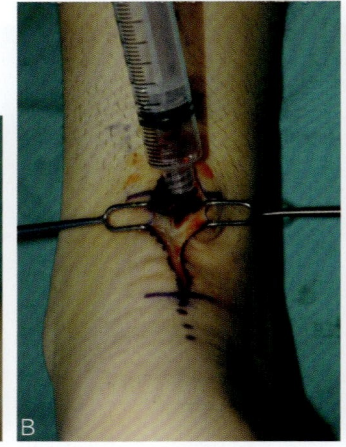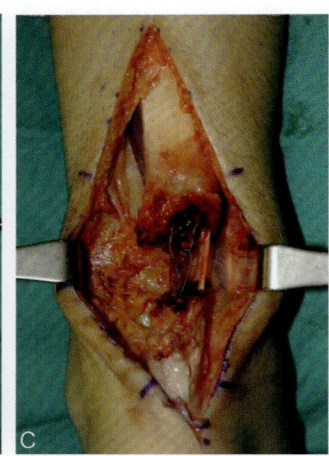

技术图 18 A. 伤口正常愈合，未见色红、皮温升高及渗出。B. 翻修手术时发现皮下层深部、修补部位前方有血性积液。C. 一期修补愈合失败。

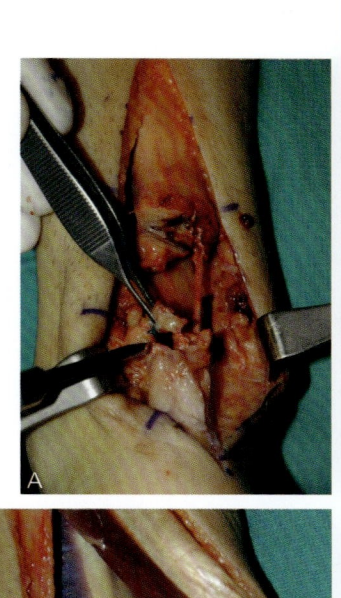
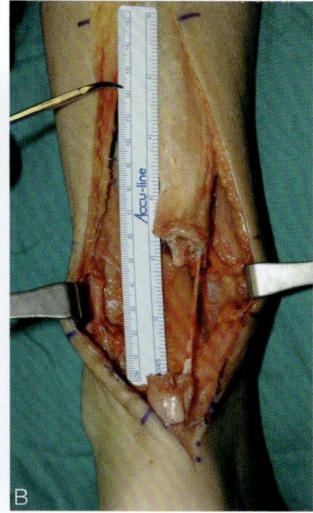
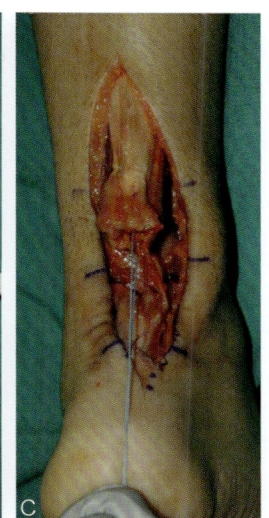
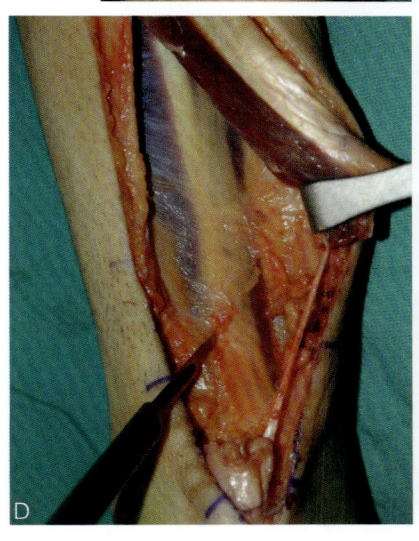
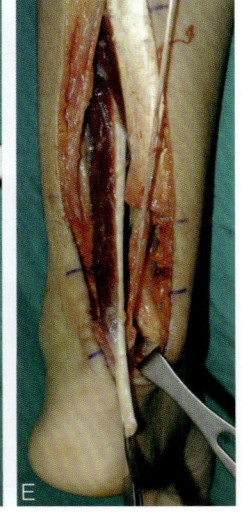

技术图 19　A. 清理跟腱断端。B. 健康的跟腱断端间的大段间隙。C. 牵拉近侧跟腱。D. 显露小腿后深筋膜间室。E. 完成短取跨长屈肌腱。

跟腱翻转

- 行跟腱中 1/3 翻转术（技术图 20A、B）。
- 维持近端跟腱张力，将前翻转的中部 1/3 跟腱缝至残留的远端跟腱。同时拉紧跨长屈肌腱穿入跟骨钻孔/隧道内，并自足跟底对跨长屈肌腱上的缝线施加张力（技术图 20C、D）。
- 通过跨肌腱转位加强重建（技术图 20E）。

加强

- 我们选择用人真皮胶原蛋白基质加强延续性，以增强重建效果（技术图 21）。

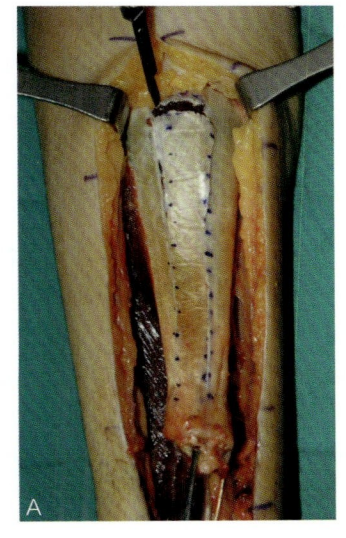

技术图 20　A. 自近端跟腱分离中 1/3 腱束。

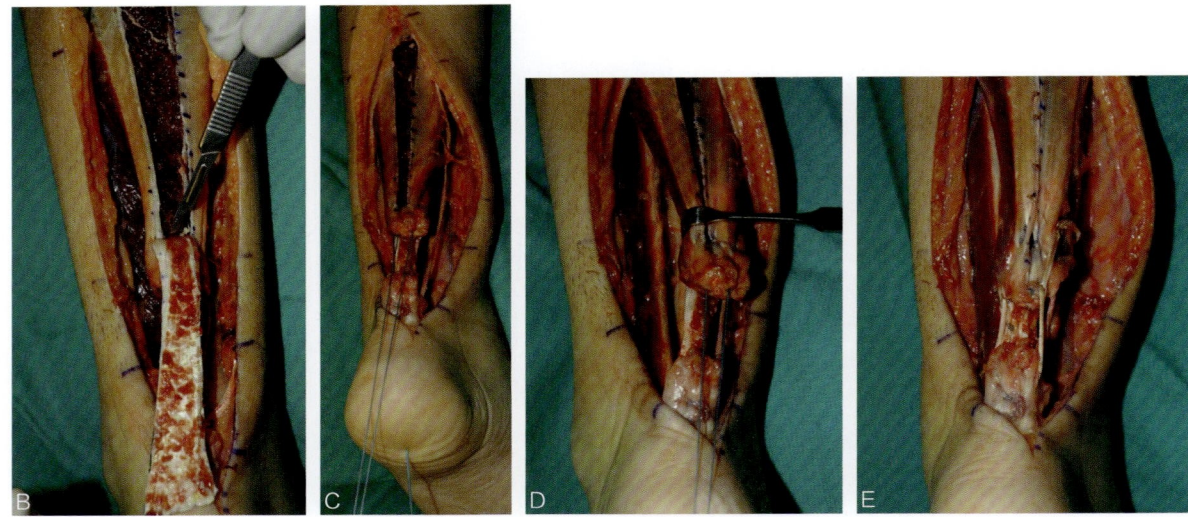

技术图20（续） B. 后翻转跟腱中部1/3腱束。C. 拉紧近端跟腱及翻转的腱束。D. 维持拉紧近端跟腱，将前翻转的中部1/3腱束缝至残留的远端跟腱。同时拉紧蹈长屈肌腱穿过跟骨钻孔/隧道，并自足跟底对蹈长屈肌腱上的缝线施加张力。E. 用跖肌腱转位加强重建。

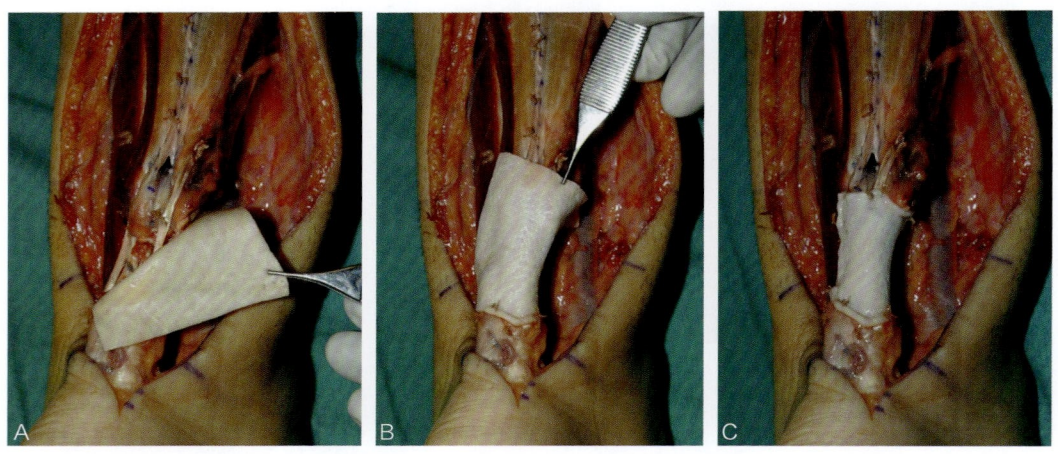

技术图21 A. 适当尺寸的人真皮胶原蛋白基质。B. 远端缝固基质。C. 近端缝固基质。

同种异体移植重建

- 有许多种合成材料/尸体同种异体肌腱移植重建：
  - 两断端间的同种异体间位移植，采用Krackow缝合法于两侧缝合移植肌腱。
  - 缝合近侧跟腱残端及同种异体肌腱，若远端跟腱残留很短，则予以切除。用咬骨钳或摆锯清理跟骨直至渗血的骨松质面，以前文所述的转位蹈长屈肌腱固定法，用界面螺钉将移植物远侧残端固定于跟骨内。
  - 使用同种异体尸体跟骨块移植。将同种异体跟腱的近侧残端与自体近侧跟腱以Krackow技术缝合，然后使用圆柱钳将跟骨块塑形呈圆柱状，然后于跟骨结节后上方钻一大小相同的孔。将跟骨块填实于钻孔内。
- 轻柔背伸踝关节，检查足部主观反应力。患足的自然休息跖屈角度应与健侧相同。

病例7:同种异体移植重建

- 注意牵拉近端不带有肌纤维变性的肌肉及跟腱。
- 同种异体半腱肌移植桥接巨大断端间隙。
- 对于部分病例,单纯同种异体移植桥接缺损强度已足够,而无需其他加强手术。
- 将移植肌腱缝于残留的远端跟腱(技术图22A),然后将其与近端跟腱编织缝合(技术图22B)。
- 移植肌腱缝于远端跟腱,并制成两支桥接束填充断端间隙(技术图22C)。
- 缝合2支同种异体肌腱以加强重建效果(技术图22D)。

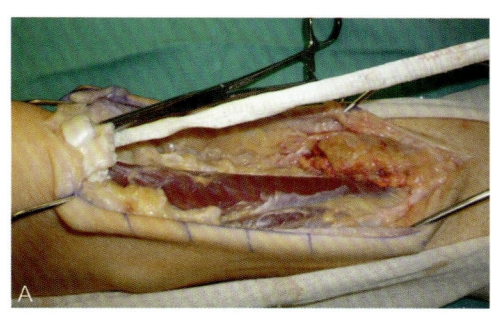
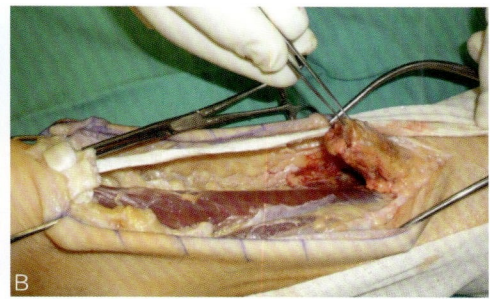
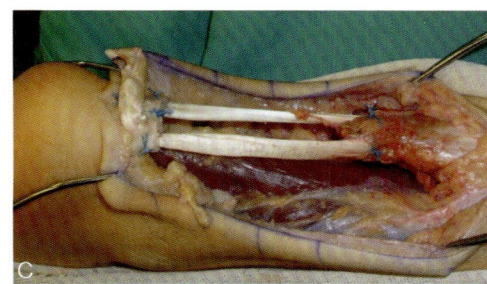
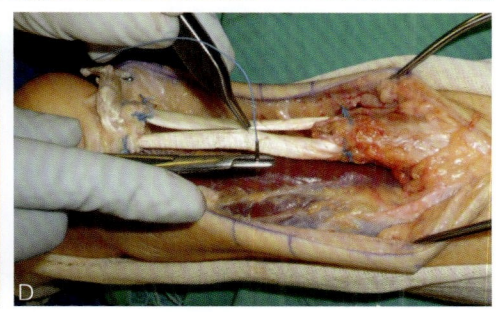

技术图22 A. 将同种异体半腱肌缝于残留的远端跟腱。B. 将移植肌腱与近端跟腱编织缝合。C. 移植肌腱缝于远端跟腱,并制成两支桥接束填充断端间隙。联合使用可吸收和不可吸收缝线加固缝合每一个缝合点。D. 缝合同种异体肌腱两支以加强重建效果。

V-Y推进

- 跟腱V-Y推进术与常用于手指外伤后软组织覆盖的V-Y皮瓣推进术相同(见第115章)。该技术可用于桥接较小的断端间隙(3~4 cm)。
- 以前述方法清理切除病变的跟腱组织,并将残留的跟腱断缘修剪成健康、非脆弱的断缘。
- 用Krackow缝合法或术者偏爱的跟腱修补缝合法准备近、远侧跟腱断端。
- 近端切开跟腱时应高度留意横行的腓肠神经。
- 于肌肉-肌膜交界处做倒V形切口的两支应为需桥接的断端间隙长度的2倍左右(3 cm间隙需要V形切口每支长度为6 cm)。
- 于腓肠肌上方以倒V形切开肌膜,V形顶点指向近端。不建议亦无必要锐性切开肌肉。
- 通过前面缝合于跟腱的缝线,轻柔纵向牵拉近端跟腱以拉长肌肉,并将其拉向远端。
- 跟腱修补时维持张力于踝关节自然跖屈位。一旦近端跟腱充分滑移,以跟腱一期切开修补的方法,将其与远侧断缘打结。
- 修剪可能阻碍跟腱滑移的增厚组织。
- 轻柔背伸踝关节检查足部主观反应力。患足的自然休息跖屈角度应与健侧相同。
- 用可吸收线缝合V-Y筋膜切开处间隙。

要点与失误防范

同种异体移植的风险	• 同种异体肌腱移植为覆盖大段断端间隙提供了简便的方法,且无需牺牲自体组织结构,但使用时需谨慎,需和患者充分沟通潜在风险后方可使用。伤口愈合问题、感染、移植物排异以及失活组织血流灌注差所致无法愈合等情况都应予以考虑
手术决策	• 在进行任何跟腱重建手术前,明确腓肠肌-比目鱼肌复合体的完整性极其重要。若肌肉已明显萎缩,前述方法效果非常有限。这好比采用肌腱修补术治疗伴脂肪变性的肩袖损伤治疗效果差一样
跟腱翻转	• 尽管跟腱翻转仅通过自体跟腱即可提供充分的力量,但其主要劣势是形成增厚的翻转组织瓣。这种大块组织修复可导致跟腱滑移困难及缝合皮肤张力大。鉴于此,作者更倾向于避免采用该技术,而采用前述其他技术替代

术后处理

- 在手术结束阶段,充分冲洗伤口后,缝合伤口。笔者偏好于:
  - 使用2-0薇乔线缝合腱旁膜(若可行)。
  - 使用3-0或4-0薇乔线缝合皮下组织。
  - 采用软组织微夹持技术,用4-0尼龙线垂直褥式缝合皮肤。
- 使用不粘连敷料包扎伤口,大量无菌敷料提供患肢充分垫衬,并用短腿石膏将患肢固定于跖屈10°左右的自然休息位。
- 术后4周患者仍保持非负重状态。
- 术后4~6周,患者可过渡至穿着行走靴,抬高足跟,并可进行性负重。
- 根据疼痛、功能改善情况及医生和患者的偏好,术后4~8周可卸除行走靴。
- 若患者对辅助进行关节活动度及力量练习的希望超过家庭练习计划,短期的理疗有利于患者康复。

预后

- 最近的一项随机对照研究发现,对于忽视的跟腱断裂患者术后早期功能锻炼较石膏制动临床效果更佳,亦更利于跟腱再生[6]。
- 一项前瞻性研究发现采用踇长屈肌腱直接转位至跟骨及界面螺钉固定可纠正张力,并获得稳定的固定效果。该技术供区损伤小,疗效可靠,大多数患者可无限制地回到日常工作活动中[19]。
- 目前已证实,对于跟腱断端清理后间隙超过5 cm者,同种异体肌腱移植是可行的治疗选择。78例患者采用该技术治疗,根据笔者的标准,所有患者获得了良好的康复效果[2]。

并发症

- 软组织增厚,尤其是跟腱翻转术可能导致伤口闭合困难。
- 伤口愈合问题。
- 腓肠神经损伤。
- 皮肤皱缩。
- 持续无力[12,14]。

(顾文奇 译,邹剑 审校)

参考文献

[1] Arastu MH, Partridge R, Crocombe A, et al. Determination of optimal screw positioning in flexor hallucis longus tendon transfer for chronic tendo Achilles rupture. Foot Ankle Surg 2011; 17:74-78.

[2] Deese JM, Gratto-Cox G, Clements FD, et al. Achilles allograft reconstruction for chronic Achilles tendinopathy. J Surg Orthop Adv 2015;24:75-78.

[3] DeMaio M, Paine R, Drez DJ Jr. Achilles tendonitis. Orthopedics 1995;18:195-204.

[4] Dumbre Patil SS, Dumbre Patil VS, Basa VR, et al. Semitendinosus tendon autograft for reconstruction of large defects in chronic Achilles tendon ruptures. Foot Ankle Int 2014; 35:699-705.

[5] Hahn F, Meyer P, Maiwald C, et al. Treatment of chronic Achilles tendinopathy and ruptures with flexor hallucis tendon transfer: clinical outcome and MRI findings. Foot Ankle Int 2008;29:794-802.

[6] Hollawell S, Baione W. Chronic Achilles tendon rupture reconstructed with Achilles tendon allograft and xenograft combination. J Foot Ankle Surg 2015;54:1146-1150.

[7] Jielile J, Badalihan A, Qianman B, et al. Clinical outcome of exercise therapy and early post-operative rehabilitation for treatment of neglected Achilles tendon rupture: a randomized study [published online ahead of print April 17, 2015]. Knee Surg Sports

Traumatol Arthrosc.

[8] Lee MS. GraftJacket augmentation of chronic Achilles tendon ruptures. Orthopedics 2004;27:s151-s153.

[9] Maffulli N, Ajis A. Management of chronic ruptures of the Achilles tendon. J Bone Joint Surg Am 2008;90:1348-1360.

[10] Maffulli N, Ajis A, Longo UG, et al. Chronic rupture of tendo Achillis. Foot Ankle Clin 2007;12:583-596.

[11] Maffulli N, Spiezia F, Testa V, et al. Free gracilis tendon graft for reconstruction of chronic tears of the Achilles tendon. J Bone Joint Surg Am 2012;94:906-910.

[12] Maffulli N, Via AG, Oliva F. Chronic Achilles tendon disorders: tendinopathy and chronic rupture. Clin Sports Med 2015;34:607-624.

[13] Neufeld SK, Farber DC. Tendon transfers in the treatment of Achilles' tendon disorders. Foot Ankle Clin 2014;19:73-86.

[14] Padanilam TG. Chronic Achilles tendon ruptures. Foot Ankle Clin 2009;14:711-728.

[15] Paoloni JA, Appleyard RC, Nelson J, et al. Topical glyceryltrinitrate treatment of chronic noninsertional Achilles tendinopathy. A randomized, double-blind, placebo-controlled trial. J Bone Joint Surg Am 2004;86-A(5):916-922.

[16] Paoloni JA, Murrell GA. Three-year followup study of topical glyceryl trinitrate treatment of chronic noninsertional Achilles tendinopathy. Foot Ankle Int 2007;28:1064-1068.

[17] Peterson KS, Hentges MJ, Catanzariti AR, et al. Surgical considerations for the neglected or chronic Achilles tendon rupture: a combined technique for reconstruction. J Foot Ankle Surg 2014;53:664-671.

[18] Rahm S, Spross C, Gerber F, et al. Operative treatment of chronic irreparable Achilles tendon ruptures with large flexor hallucis longus tendon transfers. Foot Ankle Int 2013;34:1100-1110.

[19] Yeoman TF, Brown MJ, Pillai A. Early post-operative results of neglected tendo-Achilles rupture reconstruction using short flexor hallucis longus tendon transfer: a prospective review. Foot (Edinb) 2012;22:219-223.

第117章 腘绳肌（腓骨肌）腱修复慢性跟腱损伤

Chronic Achilles Tendon Ruptures Using Hamstring/Peroneal Tendons

Nicola Maffulli, Francesco Oliva, and Alessio Giai Via

定义

- 跟腱断裂非常常见。
- 20%以上急性跟腱断裂被漏诊，导致慢性或隐匿性断裂[3]。
- 大多数作者把延迟诊断或治疗超过4周的跟腱断裂定义为慢性跟腱断裂。

解剖

- 腓肠肌的两头起自股骨髁，肌肉部分延伸至小腿中部。肌肉纤维下行后移行为宽腱膜，并接受深部比目鱼肌的肌腱后形成跟腱。
- 跟腱是人体最厚、最强的肌腱，其约15 cm长，跟腱起自小腿中部并向远端延伸，止于跟骨后侧。其全程接受前方比目鱼肌的肌纤维。

发病机制

- 最常见的损伤机制为：伸膝时，负重前足突然蹬地。处于跖屈位的足受到突如其来的踝关节背伸力量，强力背伸同样亦可导致跟腱断裂。[5]
- 使用皮质类固醇类激素、诺酮类患者，跟腱病及跟腱血供不佳也与跟腱断裂有相关[5]。
- 慢性跟腱断裂患者常会回忆起有轻微创伤或误诊为踝关节扭伤的病史。他们常主诉跛行和日常活动困难，尤其是上楼困难[7]。

病史和体格检查

- 检查方法包括：
  - 触诊断端凹陷。慢性跟腱断裂的患者不一定能触及断端凹陷。
  - 小腿挤压试验（Simmonds试验或Thompson试验）[16]：阴性或阳性。若跖肌仍存在或完整，可能出现假阳性。
  - 屈膝试验（Matles试验）[10]：跟腱如有神经源性肌无力，则会出现假阳性。
- 患者可能有跛行。
- 在急性跟腱断裂中，常可触及断端凹陷。在慢性跟腱断裂中由于断端瘢痕长入，因此可能无法触及凹陷。
- 胫骨后肌腱、腓骨肌腱及趾长屈肌的作用常可保留足的主动跖屈功能。
- 1957年，Simmonds首先提出了小腿挤压试验[16]，但由于Thompson在1962年重新描述了该试验，因此常被认为是他提出的。他要求受试患者俯卧且踝关节悬空于检查台。检查者挤压小腿后侧肌肉，造成比目鱼肌变形，若跟腱完整可出现足跖屈。患肢需同健侧对照。
- 屈膝试验亦要求患者俯卧且踝关节抬离检查台。要求患者主动屈膝至90°。在整个运动过程中，若患足出现中立或背伸位，则可以诊断跟腱断裂[10]。

影像学和其他诊断性检查

- 由于临床诊断慢性跟腱断裂可能存有疑问，影像学检查有助于诊断。
- 侧位平片可能显示跟腱前方、胫骨后方与跟骨前方之间的脂肪填充三角间隙（即Kager三角）失去正常形态。
- 慢性跟腱断裂超声图像常显示一个边缘不规则增厚的无回声区（图1）。
- MRI T1加权像可显示跟腱组织内的信号中断，T2加权相则显示广泛的高信号。

鉴别诊断

- 急性跟腱断裂、跟腱再断裂，以及跟腱、腓肠肌腱和比目鱼肌腱的肌腱交界处撕裂。

非手术治疗

- 目前公认手术是慢性跟腱断裂最合适的治疗方法[12]。

手术治疗

- 由于跟腱断端常已回缩，因此慢性跟腱断裂的治疗较

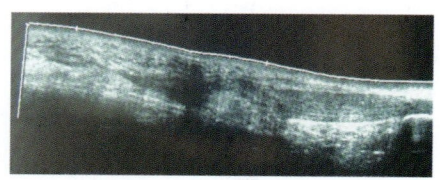

图1 跟腱断裂的超声图像。图像显示不规则边缘的无回声区。

急性断裂的一期修补技术要求更高。由于断端间隙增宽，常已不可能进行一期修补。慢性跟腱断裂的重建手术技术包括用1～2块组织瓣翻转、局部肌腱转位、自体肌腱游离移植或同种异体肌腱移植[2,14,17,18]。切开手术后常可发生相关并发症，尤其是伤口开裂或感染，往往需要整形外科覆盖软组织缺损[2]。目前已报道采用中线旁切口的微创腓骨肌腱重建技术。该技术允许在保留最易导致伤口开裂的手术部位的皮肤完整性前提下完成重建。若在最大程度跖屈踝关节及牵拉跟腱断端后间隙仍超过6 cm，腓骨短肌已无法充分填充断端。对于这类患者，具有同侧腘绳肌腱移植的指征。

术前计划

- 我们需要回顾所有影像学资料以评估跟腱断端间隙距离。
- 若最大程度跖屈时断端间隙<6 cm，则可以使用腓骨短肌移植[8,11]。
- 如断端间隙>6 cm，我们推荐自体股薄肌腱移植[7,8]。
- 若以上肌腱已用于其他重建手术，则需要考虑采用其他手术方法。

体位

- 全身麻醉后，患者取俯卧位，踝关节悬空于手术台。
- 手术时患肢使用止血带。驱血后充气至250 mmHg。
- 止血带充气后，患侧足背深静脉通路内滴注抗生素。

腓骨短肌腱移植治疗慢性跟腱断裂

显露

- 做3个皮肤切口（技术图1）。
  - 第1个切口为位于触及的残留跟腱断端稍内侧近端2 cm处，长约5 cm的纵行皮肤切口。
  - 第2个切口同样为纵行切口，长约3 cm，该切口位于跟腱远侧断端外侧2 cm。注意避免损伤腓肠神经，腓肠神经位于跟腱止点近端、跟腱外侧18.8 mm，跟骨上方、跟腱内侧9.8 cm处。做该切口时应尽可能靠近跟腱外侧缘的前方。
  - 第3个切口为位于第5跖骨基底处长约2 cm的纵行切口。

肌腱转位

- 拉动远侧跟腱残端，游离跟腱周围所有组织，尤其是外侧的粘连组织，这样便可显露接近止点的远端跟腱外侧基底部。
- 修剪跟腱断端至健康的跟腱组织，用1号薇乔线沿跟腱边缘锁边缝织，以避免腱束分离。
- 自近端切口处拉动近侧跟腱，分离所有粘连，还需松解比目鱼肌及腓肠肌近端软组织以保证跟腱可以最大距离地滑动，以及两断端间最小的间隙（技术图2A）。
- 极度跖屈踝关节，测量断端间隙距离。若距离<6 cm，则采用腓骨短肌腱移植桥接。
- 经第5跖骨基底部的足外侧切口辨认腓骨短肌腱。

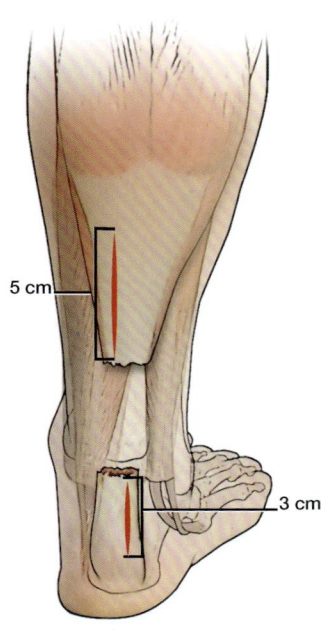

技术图1 切口位置。

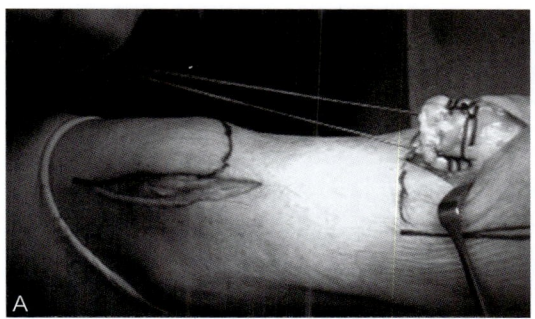

技术图2 A. 自近端伤口拉动近侧跟腱，游离粘连组织，并松解比目鱼肌及腓肠肌近端软组织以保证跟腱可以最大距离地滑动，以及两断端间最小的间隙。

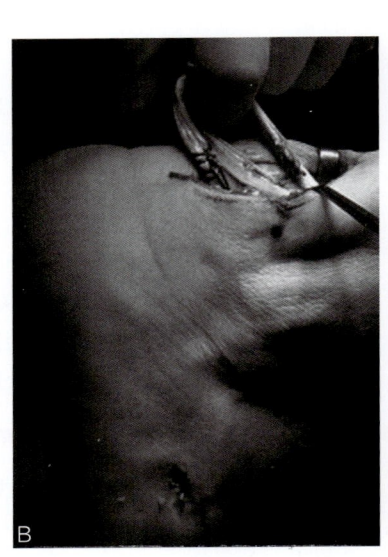 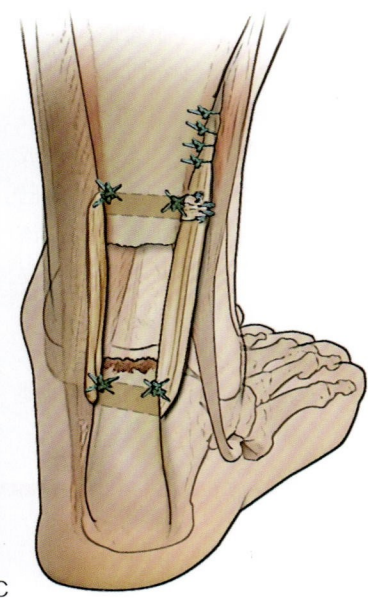

技术图2（续） B. 经远端伤口拉出腓骨短肌腱。C. 重建的最终示意图。

- 显露腓骨短肌腱，并在将其自第5跖骨基止点游离前，用1号薇乔缝线对肌腱末端进行锁边缝织。
- 经远端切口拉出腓骨短肌腱（技术图2B），由于腓骨长短肌腱远端可能存在腱束连接，因此可能需要较大的力量将其拉出。
- 向近端拉动腓骨短肌的肌肉部分，以增加其腱性部分的滑动性。
- 将跟腱两断端于冠状面以平行于跟腱纤维的方向纵行切开跟腱。用一把血管钳将远侧跟腱断端自外向内游离。
- 将移植的腓骨短肌腱穿过跟腱纵行切开处。
- 最大程度跖屈踝关节，用1号薇乔缝线缝合至跟腱远侧断端两边。

- 然后将腓骨短肌腱于完整的皮桥下方穿至近端切口，然后自内向外横行穿过近侧断端的跟腱切开处，然后用1号薇乔线缝合。
- 最后将腓骨短肌腱于近端切口外侧缝回其自身（技术图2C）。松止血带。

闭合伤口
- 用2-0薇乔线缝合皮下。然后使用免缝胶布闭合皮肤伤口，注意避免术后血肿形成，以尽可能减少术后伤口开裂的风险。
- 使用高分子短腿负重管型石膏将患肢固定于最大程度跖屈位。

游离股薄肌移植治疗慢性跟腱断裂

显露
- 解剖标志包括可触及的跟腱缺损处及内、外踝。
- 于触及的断端间隙上方2 cm处做长3～5 cm的纵行切口。然后于远侧跟腱断端末端处的中线外侧做长约3 cm的纵行切口，注意避免损伤腓肠神经。

肌腱移植
- 经近端切口，轻柔切除腱周粘连组织，然后部分切除近侧跟腱断端直至显露正常跟腱部分（技术图3A）。
- 用1号薇乔线沿跟腱边缘锁边缝织，以避免腱束分离。
- 松解比目鱼肌及腓肠肌前方的软组织，以保证近侧跟腱断端可以最大距离地滑动，以及两断端间最小的间隙。拉动远侧断端。
- 用一根聚葡萄糖酸酯缝线以Krackow法缝至近侧跟腱断端，以提供足够的牵引力（技术图3B）。中等力度牵拉近侧断端，注意保持踝关节最大程度跖屈。
- 于胫骨前内侧、鹅足腱止点近端做长约2 cm横行切口取同侧半腱肌腱。待移植的半腱肌两端用1-0薇乔线锁边缝制成管状。
- 经小切口将移植肌腱穿入近侧残端上方2 cm的跟腱组

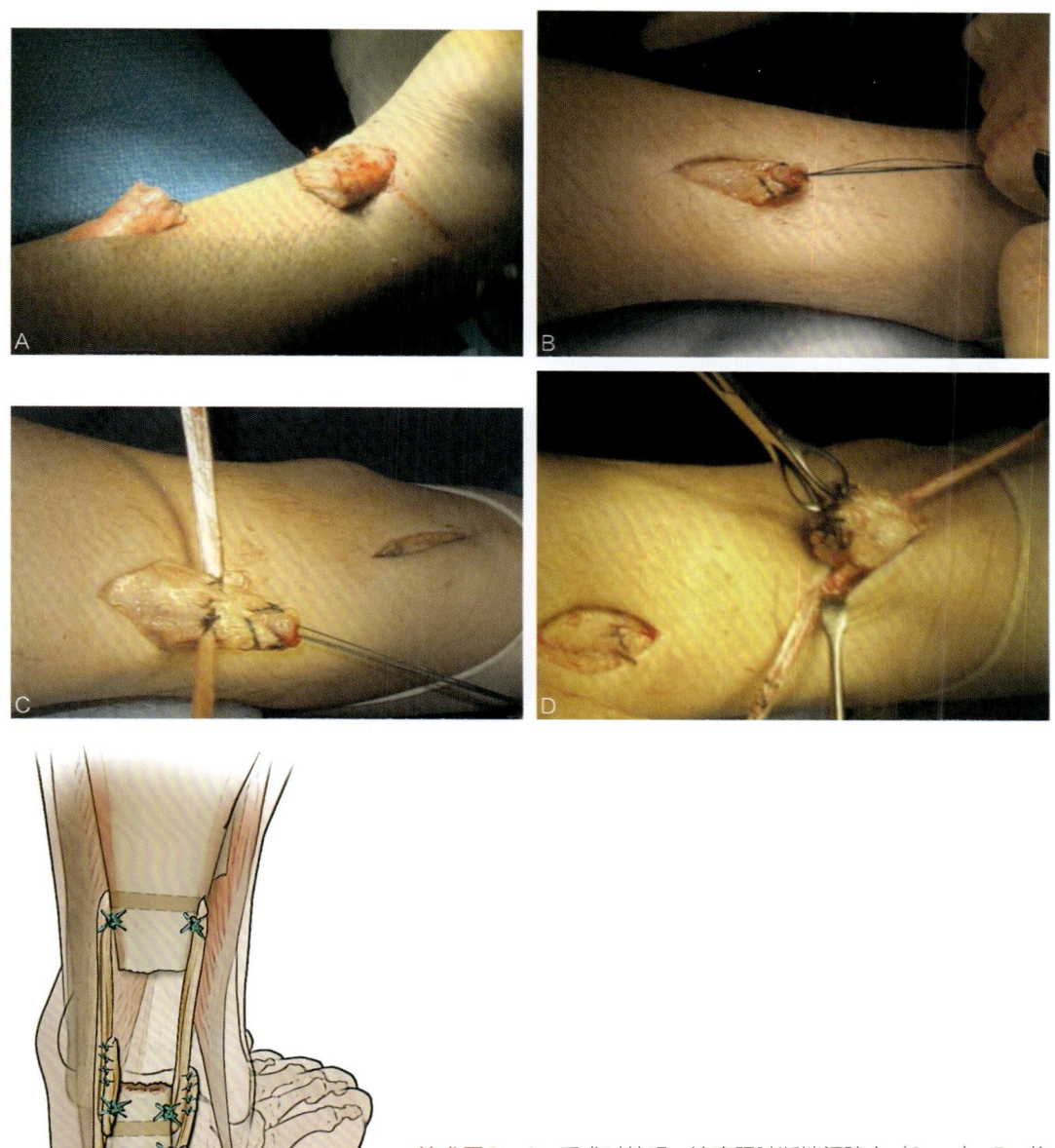

技术图3　A. 手术时外观。注意跟腱断端间隙大（6 cm）。B. 将近侧断端穿过近端3 cm切口。锁边缝织以避免腱束分离，并对断端进行牵拉。C. 将管状半腱肌移植物经小切口穿入近侧断端的跟腱组织内，在其出入点处将其与跟腱缝合。D. 自内而外将移植肌腱横行穿过远侧断端的切开处。E. 最终重建的示意图。

织内，然后于出入点处用3-0薇乔线将其与跟腱缝合（技术图3C）。

- 然后将移植肌腱经完整的皮桥下方送至远端切口，并将其自内向外穿过远侧跟腱切开处。
- 最大程度跖屈踝关节，用3-0薇乔线将半腱肌腱缝至远侧断端的肌腱出入点，于踝关节最大跖屈位张力下进行重建。
- 将半腱肌腱移植物的一端经完整的皮桥下方重新移至近端切口，自内而外横行穿过近侧断端的跟腱切开处。同样的，将半腱肌腱的另一端再次自内而外横行穿过近侧断端的跟腱切开处（技术图3D、E）。

闭合伤口

- 松开止血带，并用生理盐水彻底冲洗创面，用薇乔线及免缝胶布逐层闭合伤口（技术图4）。
- 使用高分子短腿负重管型石膏将患肢固定于最大程度跖屈位。

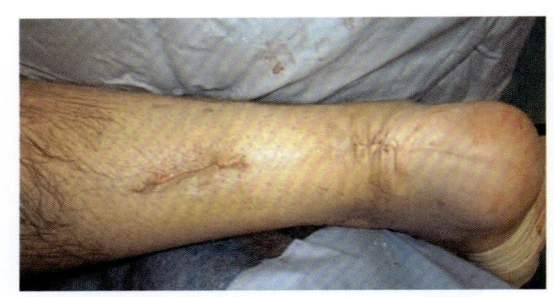

技术图4 皮肤切口的最终外观。

要点与失误防范

诊断	• 诊断一般基于临床检查，但在慢性跟腱断裂患者中则比较困难 • 影像学有助于明确诊断及制订术前计划
指征	• 对于断端缺损<6 cm者，我们推荐采用腓骨短肌移植 • 对于缺损超过6 cm者，我们推荐游离股薄肌移植
体位	• 俯卧位，使用大腿止血带
切口	• 于跟腱内侧缘的前内侧做切口，以减少腓肠神经损伤可能性
股薄肌的制取	• 制取前必须将其从附着处完全游离

术后处理

- 术后第1天在骨科理疗师教会患者使用拐杖后便可出院。
- 法拉明2 500 U（达肝素钠）每日一次皮下注射以预防血栓，或每天口服乙酰水杨酸150 mg，直至拆除石膏。
- 告知患者若条件允许，患肢可以负重，但术后2周内在家应尽可能抬高患肢。
- 术后第2周拆除石膏，继续使用膝下小腿前方高分子板，并保持足于最大跖屈位。
- 用3～4个可拆卸尼龙扣将高分子板固定于小腿4周。
- 患者若感舒适，可以尽快过渡至完全负重。
- 训练有素的理疗师监督指导患者进行轻柔的踝关节活动、腓肠肌复合体等长收缩、轻柔的小腿肌群轴向收缩训练。同时也鼓励患者进行踝关节内外翻练习。
- 术后6周，患者进行随访并卸除固定板。
- 理疗师监督进行循序渐进的拉伸和力量练习。
- 术后8周开始骑车及游泳。鼓励患者增加训练频率。
- 术后5个月允许患者重新恢复开始先前的体育运动。

预后

- 我们报道了32例腓骨短肌移植治疗慢性跟腱断裂的患者[9]。最终随访时所有患者均能用患侧足尖行走，且能完成至少10次单腿提踵。无患者使用足跟垫或见明显跛行。所有患者均重新回到伤前工作中。我们没有发现再断裂的患者。然而，尽管患者主观满意，但患肢小腿最大周径仍明显小于健侧，且力量也明显弱于健侧。
- Gallant等[1]对腓骨短肌修补跟腱断裂后的外翻及跖屈力量进行评估，发现两者均轻度降低，但客观评价明确无功能障碍。
- Pintore等[15]的研究报道了采用股薄肌移植治疗21例患者，2例结果为优，15例为良，4例结果为中。所有患者均回到受伤前的工作中。15例恢复体育运动，包括网球、壁球及保龄球等运动。
- 就诊及随访时，患侧小腿最大周径均明显减小。
- 同健侧相比，患肢扭力峰值下降，但患者并未感觉其日常生活或运动受到影响[7]。
- 有文献报道了微创自体半腱肌移植治疗26例慢性跟腱断裂患者术后平均8.2年随访的治疗效果[6]。所有患者均回到伤前工作中，22例患者于术后平均6.7个月恢复伤前运动水平。末次随访时小腿最大周径明显大于术前状态，然而患肢等长跖屈力弱于健侧。

并发症

- 切口愈合问题。
- 感染。
- 腓肠神经损伤。
- 跟腱再断裂。
- 深静脉栓塞。

致谢

衷心感谢Nicholas A. Ferran医生。

（徐海林 译，邹剑 审校）

参考文献

[1] Gallant GG, Massie C, Turco VJ. Assessment of eversion and plantar flexion strength after repair of Achilles tendon rupture using peroneus brevis tendon transfer. Am J Orthop (Belle Mead NJ) 1995;24:257-261.

[2] Hadi M, Young J, Cooper L, et al. Surgical management of chronic ruptures of the Achilles tendon remains unclear: a systematic review of the management options. Br Med Bull 2013;108:95-114.

[3] Jennings AG, Sefton GK. Chronic rupture of tendo Achilles. Longterm results of operative management using polyester tape. J Bone Joint Surg Br 2002;84:361-363.

[4] Maffulli N. Clinical tests in sports medicine: more on Achilles tendon. Br J Sports Med 1996;30:250.

[5] Maffulli N. Rupture of the Achilles tendon. J Bone Joint Surg Am 1999;81:1019-1036.

[6] Maffulli N, Del Buono A, Spiezia F, et al. Less-invasive semitendinosus tendon graft augmentation for the reconstruction of chronic tears of the Achilles tendon. Am J Sports Med 2013;41(4):865-871.

[7] Maffulli N, Leadbetter WB. Free gracilis tendon graft in neglected tears of the Achilles tendon. Clin J Sport Med 2005;15:56-61.

[8] Maffulli N, Longo UG, Spiezia F, et al. Minimally invasive surgery for Achilles tendon pathologies. Open Access J Sports Med 2010;5:95-103.

[9] Maffulli N, Spiezia F, Longo UG, et al. Less-invasive reconstruction of chronic Achilles tendon ruptures using a peroneus brevis tendon transfer. Am J Sports Med 2010;38(11):2304-2312.

[10] Matles AL. Rupture of the tendo Achilles: another diagnostic sign. Bull Hosp Joint Dis 1975;36:48-51.

[11] McClelland D, Maffulli N. Neglected rupture of the Achilles tendon: reconstruction with peroneus brevis tendon transfer. Surgeon 2004;2:209-213.

[12] Miskulin M, Miskulin A, Klobucar H, et al. Neglected rupture of the Achilles tendon treated with peroneus brevis transfer: a functional assessment of 5 cases. J Foot Ankle Surg 2005;44:49-56.

[13] Nellas ZJ, Loder BG, Wertheimer SJ. Reconstruction of an Achilles tendon defect utilizing an Achilles tendon allograft. J Foot Ankle Surg 1996;35:144-148.

[14] Pérez Teuffer A. Traumatic rupture of the Achilles tendon. Reconstruction by transplant and graft using the lateral peroneus brevis. Orthop Clin North Am 1974;5:89-93.

[15] Pintore E, Barra V, Pintore R, et al. Peroneus brevis tendon transfer in neglected tears of the Achilles tendon. J Trauma 2001;50:71-78.

[16] Simmonds FA. The diagnosis of the ruptured Achilles tendon. Practitioner 1957;179:56-58.

[17] Young J, Sayana MK, Maffulli N, et al. Technique of free gracilis tendon transfer for delayed rupture of the Achilles tendon. Tech Foot Ankle Surg 2005;4:148-153.

[18] Young JS, Sayana MK, McClelland D, et al. Peroneus brevis tendon transfer for delayed Achilles tendon ruptures. Tech Foot Ankle Surg 2005;4:143-147.

第118章 异体跟腱重建慢性跟腱损伤
Chronic Achilles Tendon Ruptures Using Allograft Reconstruction

Andrew P. Molloy, Lyndon W. Mason, and Mark S. Myerson

定义

- 跟腱断裂是下肢最常见的肌腱断裂损伤。
- 有关慢性跟腱损伤有很多不同的命名,如被忽视的跟腱断裂、陈旧性修复或延迟重建。
- 慢性跟腱断裂指的是超过4周的跟腱断裂。
- 慢性跟腱断裂常不能以端-端对位的方式修复,但跟腱会延长,且有瘢痕组织会填充断端[4]。由于肌肉纤维长度决定了其形成张力的能力,因此,这样的愈合方式常导致功能障碍。
- 另外,慢性跟腱断裂还可导致腓肠肌-比目鱼肌萎缩。
- 异体跟腱重建慢性跟腱断裂有3个适应证:
  - 健康的跟腱断端间缺损至少5 cm。如缺损<5 cm,采用局部组织或自体肌腱加强修补通常已足够。
  - 预计采用直接跟腱缝合修复、加强修补或跗长屈肌腱移植(如年轻的运动员患者,需要恢复功能、力量和耐力),功能恢复不理想。
  - 采用自体肌腱推进手术或加强修补失败的病例。
  - 对于患有严重慢性跟腱病变需要广泛切除退变部分跟腱,导致与慢性跟腱断裂相似缺损的患者,也可以考虑采用这种技术。
- 禁忌证:
  - 脂肪填充腓肠肌-比目鱼肌复合体。
  - 既往感染:由于有很多文献报道采用异体跟腱修补既往感染造成的缺损常需结合整形外科软组织覆盖术,因此既往感染作为该技术的相对禁忌证。
  - 近端无足够的健康跟腱组织以获得牢固的缝合。
  - 近侧跟腱断端无法充分滑移。

解剖

- 跟腱由腓肠肌两头和比目鱼肌组成。肌肉-肌腱交界处位于距离跟腱进入跟骨后方止点中1/3上方6~8 cm处。自腓骨尖至腓肠肌-比目鱼肌交界与腓骨全长的距离比约为0.5(0.5~0.6)[18]。
- 跟腱末端由软骨及纤维软骨构成,约占6 cm²。跟骨结节后部及跟骨后滑囊位于其前上方。
- 具有脏、壁层两层结构的腱旁膜包绕跟腱。柔韧的腱旁膜脏、壁层可为跟腱提供血运、营养和润滑作用。跟腱的生理移动距离约为1.5 cm。
- 跟腱可见扭转运动,起自跟腱止点近端约10 cm处,中下2/3部分跟腱可自内向外旋转,旋转角度为10°~70°[19]。
- 胫后动脉及腓动脉两条动脉系统供应跟腱血供。血供区域分为三部分,腓动脉提供跟腱中部血供,而胫后动脉提供跟腱近、远端血供。跟腱中部血供明显差于其他部分。腱旁组织则起到导管作用,为跟腱提供动脉血供[6]。

发病机制

- 当跟腱所受应力超过其承受极限后会发生断裂。断裂的程度取决于所受负荷的力量和速度、肌腱的横截面及任何病变发展导致的跟腱质量降低。目前报道3种跟腱断裂机制:第1种是膝关节伸直时负重前足蹬离地面,常见于短跑运动员;第2种为踝关节突然背伸;第3种是跖屈的足部暴力背伸,如高处坠落[1]。
- 诱因[20]:
  - 跟腱病变,断裂跟腱的组织学检查明确大多数标本呈现跟腱退变,虽然这类退变常无症状。
  - 使用皮质醇类(口服或局部浸润)、合成类固醇药物:为跟腱断裂的独立因素,亦提示跟腱愈合不佳。
  - 低于正常强度的锻炼,老年化。
  - 高热:超过42℃时,纤维母细胞将会遭到破坏。短时间运动后温度可达45℃,跟腱缺血区失去冷却效应。
  - 痛风、甲状腺功能亢进、肾功能不全、动脉硬化。
  - 喹诺酮的使用。
  - 机械因素——解剖因素(足跟着地时足过度旋前、腓肠肌-比目鱼肌弹性差)、体育用品(细腰型鞋跟、鞋跟袢)及错误的运动方式(肌肉疲劳、扭转性缺血)。
- 跟腱病的发病机制及慢性跟腱病继发撕裂。
  - 肌腱退变是一涵盖性术语,包涵了发生于肌腱的众多退行性病变。大多数跟腱退变的患者无症状。退变时可发生许多病理变化:玻璃样变性、黏液样变性伴肌腱细胞软骨化生、脂肪浸润、黏多糖基质增多及胶原纤维纤维化。

- 80%的跟腱断裂发生于止点近端2~6 cm相对缺血区;跟腱病变和继发断裂的第2好发部位为跟腱止点。
- 未治疗的跟腱断裂的病理学变化。
  - 由于内在肌肉张力作用,跟腱断端起初向两端牵开。
  - 2周内,跟腱断端出现纤维化且有血肿形成。
  - 跟腱残端形状逐渐改变,远、近侧断端分别转变为球形及锥形。此外,跟腱残端与跛长屈肌腱腹后方的后深筋膜间室的筋膜发生粘连[10]。
  - 断端间的血肿逐渐转变为纤维瘢痕组织,瘢痕虽能重建跟腱的连续性,但缺乏可收缩强度。
  - 纤维母细胞无序排列,而非正常生理情况下的纵向排列。
  - 最终形成的纤维瘢痕很少能承受腓肠肌-比目鱼肌复合体的生理张力,因而使跟腱拉长且无力。
- 跟腱断裂可导致:①跖屈力量丢失;②步态周期站立相时支撑中期失控;③踝关节主、客观稳定性下降[4,17]。

自然病程

- 慢性跟腱断裂见于那些未寻求治疗或已接受治疗,但出现跟腱延长并发症的患者。多见于30~45岁活动积极的人群或继发于其他病变的老年人群。
- 有报道慢性跟腱断裂偶有前驱症状;然而只有跟腱病时才可有典型的可触及或可见的变化。
- 患者自述有跌倒(偏心负荷)或足部后蹬发力(同心负荷)时突然出现不同程度的疼痛。
- 由于其余踝关节跖屈肌群(跛长屈肌、趾长屈肌、腓骨肌及胫骨后肌)的共同作用仍能保留一定的跖屈功能,尽管力量相对较弱,仍可能被医生忽视。高达20%的跟腱断裂在触诊时漏诊[5]。
- 未经治疗的跟腱断裂后功能障碍程度取决于患者发病前的状态。
- 患者常伴有明显跛行、无法跑步、获得性扁平足及上楼梯困难。
- 患者无法重复完成单腿站立,还常表现有主观无力及不稳定[4,6,17]。

病史和体格检查

- 需要完成完整的病史采集及体检,以决定相关损伤及诱发因素。
- 体检方法包括:
  - 视诊。
  - 跟腱断端间隙的触诊。
  - 肌肉萎缩。
  - 趾长屈肌为适应腓肠肌-比目鱼肌复合体力弱而导致爪形趾畸形。
- 步态:
  - 止痛步态。
  - 骨盆垂直相摆动及髋、膝关节屈曲增加[13]。
- 踝关节不稳[13]。
- 触诊断端间隙可提示所采用的手术技术,是否考虑手术重建。
  - 1~2 cm:通常可以端端吻合,需要或不需要肌腱加强。
  - 2~5 cm:通常采用V-Y推进修补,或腓肠肌筋膜翻转、联合肌腱加强。
  - 超过5 cm:自体肌腱或异体跟腱转位移植或重建,需要时可联合跛长屈肌腱转位。
- 活动范围:过度背伸(图1)。
  - 跖屈。
  - 由于胫骨后肌腱、跛长屈肌、趾长屈肌和腓骨肌腱作用,仍可能存在跖屈功能。
- 力量减弱:
  - 跖屈力量:小于4分提示跟腱可能断裂;4或5分提示断裂可能小。
- 特殊试验:
  - 如下试验在跟腱断裂患者中呈阳性表现,然而在慢性跟腱断裂患者中,不一定有这些表现。在大多数临床病例中,通常仅做如下第一项试验。
    - Thompson-Simmond试验——患者俯卧位,挤压小腿后方。若腓肠肌-比目鱼肌连续性消失,患足通常无法跖屈。
    - Matles试验——患者俯卧位,屈曲双侧膝关节至90°。由于无跟腱固定作用,患侧踝关节呈背伸位。

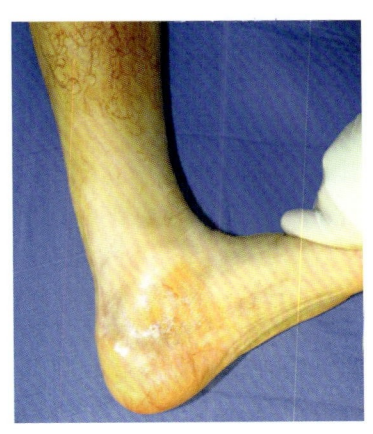

图1 慢性跟腱断裂所致踝关节过度背伸。

- O'Brien针刺试验——于跟腱止点近端10 cm处插入皮下注射器针头。然后手法活动踝关节。若跟腱完整，背伸踝关节可导致针头指向近端，否则提示跟腱断裂。
- Copeland试验——患者取俯卧位，于小腿中部绑以血压计袖带并充气，袖带充气至100 mmHg时可见足跖屈。此时背伸踝关节，对于未断裂的跟腱，压力会升至约140 mmHg，而跟腱断裂者压力仍为100 mmHg。
- 询问发病前身体情况：皮肤条件、吸烟史、血管神经状态、糖尿病。

影像学和其他诊断性检查

- 影像学检查一般无法提示诊断。
- 平片可见跟腱内钙化，提示退变导致断裂。钙化同样可见于慢性跟腱断裂的远侧断端。
- 平片也可显示跟骨的撕脱骨块。
- 超声及MRI尽管并非必需的辅助检查，但由于术前明确肌肉内脂肪组织浸润非常重要，因此术前有必要行MRI检查。腓肠肌和（或）比目鱼肌内脂肪浸润会降低术后功能改善的概率。由于MRI或超声可明确跟腱病变范围或需要重建的间隙距离，因此这些检查同样有助于制订手术策略。

非手术治疗

- 可否采用保守治疗取决于患者症状严重程度及所需的功能改善程度。尽管慢性跟腱断裂常会带来看似灾难性的功能障碍，但不是所有患者都需要接受重建手术。
- 支具：
  - 后足及踝关节所需的稳定性取决于二级肌群（除跟腱外）产生的跖屈力量，以及一小部分患者体重。
  - 相对轻便的碳纤维踝足矫形鞋（ankle-foot orthosis，AFO）可以通过转化背伸至跖屈过程中产生的弹性回缩，以增强蹬离时的步态，从而代偿缺失的跟腱功能。根据我们的经验，对于体重较重的患者不适用此方法。
  - 蛤壳形踝足矫形鞋可包绕足与踝，对严重失去跖屈功能且合并踝关节不稳的患者的疗效优于传统踝足矫形鞋。较之传统踝足矫形鞋，蛤壳形踝足矫形鞋前方的额外组件具有限制踝关节过度背伸的优势。
  - 在一些特定患者中，穿着带有踝关节锁定、连接双垂直支具的硬底鞋，可能起到与佩戴简单踝足矫形鞋或蛤壳形踝足矫形鞋相同的效果。
- 物理治疗：
  - 物理治疗应着重于二级跖屈肌（踇长屈肌、趾长屈肌、胫骨后肌及腓骨肌）的跖屈力量训练。
  - 步态训练、稳定训练及本体感受训练。

手术治疗

- 文献中所述的踇长屈肌腱转位是治疗大段缺损伴功能障碍的慢性跟腱断裂最常用的手术方法。尽管该技术可成功治疗老年慢性跟腱断裂，但对于年轻运动员患者，该技术对于力量的恢复是不确切的。
- 异体跟腱移植与自体肌腱移植相比的优点：
  - 无供区损伤、无功能障碍及疼痛，也不会出现供区外观问题。
  - 自体肌腱质量及数量不足。
  - 无取腱步骤，因此节省手术时间。
  - 因为无供区缺损，因此可更早期进行康复锻炼。
  - 研究证实异体跟腱机械特性更令人满意[11-13]。
  - 包括带有部分跟骨的精细解剖移植物可模拟远端及其止点的精确解剖特征。
- 缺点：
  - 价格昂贵。
  - 理论上存在传染宿主感染疾病可能（HIV、丙肝的感染率 < 1/1 000 000）[3]。

术前计划

- 评估血管状态。
- 术者必须确认小腿后侧皮肤可以耐受手术；若存在疑问，则需要尽可能地请整形外科专家会诊。
- 先前的小腿瘢痕，尤其是长切口处组织瘢痕及粘连是该手术的禁忌证。
- 评估对侧肢体腓肠肌-比目鱼肌复合体的休息位张力。手术目的在于患侧跖屈角度大于健侧以避免任何程度的跟腱拉长。
- MRI可提供断裂间隙大小、退变范围等信息，并能发现健康肌肉内有无脂肪浸润。

体位

- 摆放体位之前，缚以已衬垫的止血带。止血带应扎在大腿上，以避免束紧腓肠肌-比目鱼肌复合体以及潜在的异体移植后张力不当。
- 我们更青睐采用全麻以使患者耐受大腿止血带，同时联合腘窝神经阻滞以利于术后镇痛。根据医生的喜好，也可采用更近端的区域麻醉、腰麻或硬膜外麻醉。腘窝阻滞由于不丧失小腿近端肢带肌肉功能，因此具有改善小腿功能及术后即刻活动安全性更高的优势。

- 俯卧位并使用足够的垫单,保持气道通畅,避免臂丛张力过高,保护患者生殖器,这些注意事项都很重要。
- 常规备皮、消毒、铺巾至膝关节上方。
- 驱血后止血带充气(注意避免髋及下腰部过伸)。

入路

- 小腿远端后方切口,沿跟腱及跟骨正后方中心做长约 20 cm 的正中切口。
- 尽管这是我们更喜欢的入路,但手术入路必须考虑到先前手术切口(图2)。

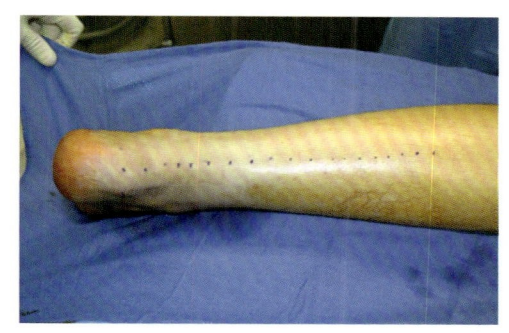

图2 已标记的异体跟腱重建手术切口。

显露

- 异体跟腱移植物包括远端异体跟腱及止点异体跟骨骨块,仔细检查确保其经过仔细筛选,确认其包装无过期、是否适合移植手术。

- 做正中线纵行切口。若已有切口存在,在兼顾先前手术切口的同时尽可能地选择正中线入路。若先前采用内侧或外侧切口,则可以再使用。
- 掀起无下方组织的全层皮瓣,并仅牵开深层的组织,以减少伤口并发症。

跟腱准备

- 纵向切开腱鞘并将其掀开。
- 确认并牵拉断端。
- 清理近侧残端,仅保留健康跟腱组织。由于采用异体跟腱移植,因此需完全切除远侧跟腱残端(技术图1)。

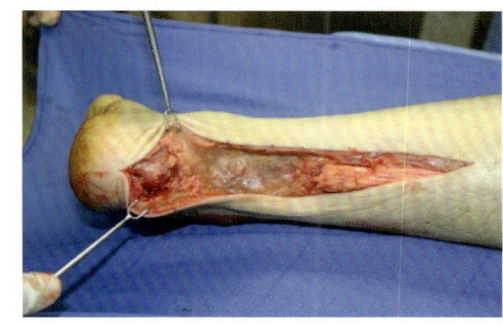

技术图1 切除病变跟腱后的术中大体照。

跟腱准备

- 使用电锯、咬骨钳或两者兼用塑形连有异体跟腱的异体跟骨骨块,以便于插入和固定于患者的跟骨。
- 用摆锯于患者跟骨后侧截取一匹配的骨皮质和骨松质骨槽。我们更青睐使用弹性骨刀进一步修整骨槽,使其与异体骨匹配(技术图2)。

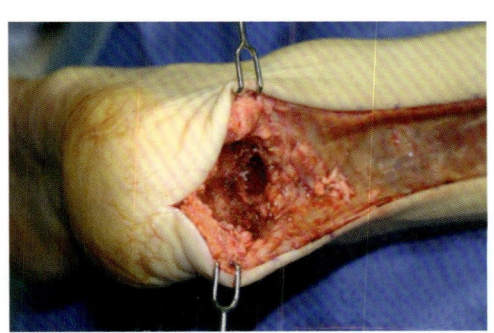

技术图2 跟骨后方的准备以备异体移植。

插入异体移植物

- 将异体跟骨部分完全插入患者跟骨槽后，用2枚4.0 mm全螺纹骨松质钛螺钉（DePuy ACE Screw System, Warsaw, IN）进行固定（技术图3A~C）。
- 用一根2号不可吸收缝合线连续缝合于异体跟腱两端（Ethibond, Ethicon, Somerville, NJ）（技术图3D）。
- 在移植物跨过跟腱缺损区时，通过牵拉近端缝线以维持踝关节最大程度跖屈。可以通过使用2号不可吸收缝合线将异体跟腱缝合于患者组织或使用2号编织缝线对称地缝合于患者组织，以使张力持续维持至异体跟腱与患者残余的自体跟腱牢固缝合后。
- 对于近端残留健康的跟腱，我们建议端-端缝合移植跟腱和患者自体跟腱。若患者残留跟腱长度足够，但最远端部分跟腱质量不佳时，我们常规使用重叠、叠瓦或编织缝合。
- 使用2-0 Vicryl缝线（Ethicon）连续缝合加强修补或重建效果。

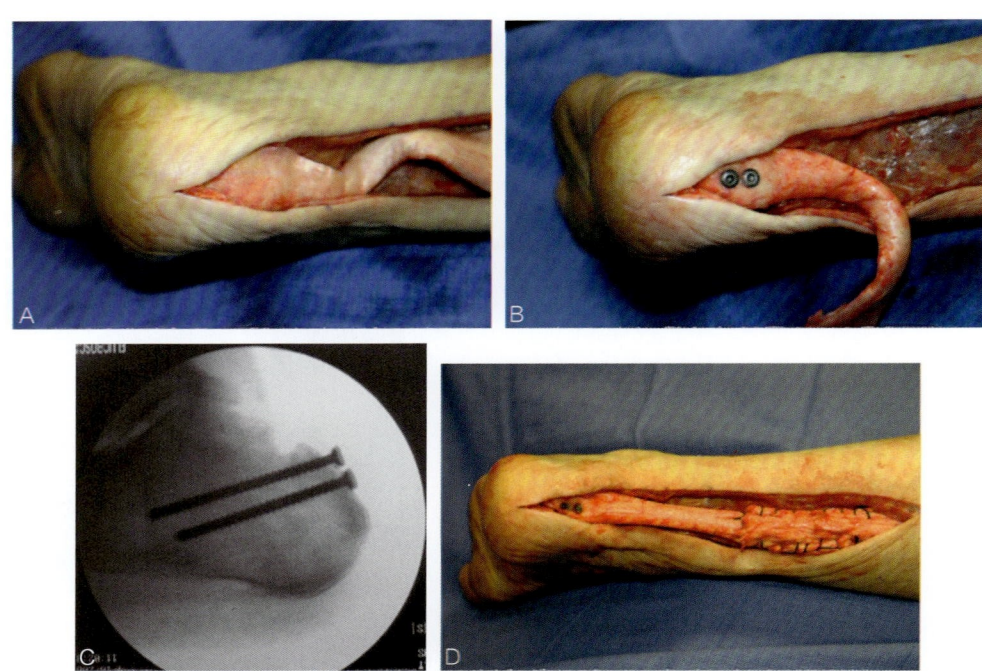

技术图3 A. 确定合适的异体移植匹配槽。B. 固定远端异体骨块。C. 术中透视异体移植骨块的固定。D. 大体照可见异体跟腱重建后张力合适。

关闭伤口

- 使用4-0 Vicryl缝线关闭腱旁膜。
- 使用4-0 Vicryl缝线缝合皮下组织，使用4-0尼龙线缝合。切口并仔细对合切口边缘。

要点与失误防范

指征	• 仔细评价软组织条件及慢性跟腱断裂的病因
入路	• 必须避免分层游离皮瓣，必需掀起全厚皮瓣。不要牵拉皮肤边缘，只能于深部牵拉全厚皮瓣
跟腱断端清理	• 彻底清除病变跟腱，只保留健康跟腱
移植张力	• 移植时保持足最大跖屈位缝合，在术后随访可以达到满意的休息位张力
皮肤缝合	• 仔细重视软组织，仔细缝合，合理的制动可有效减少软组织并发症

术后处理

- 2周内使用大型支具将患肢固定于跖屈位。
- 根据伤口愈合情况，于术后2～4周拆线。
- 使用铰链式行走靴（Bledsoe Platform Boot, Medical Technology Inc., Grand Prairie, TX）制动，并将踝关节活动范围限制于背伸中立位及跖屈20°之间。鞋内垫后跟垫维持足跖屈位。
- 2周时允许患者开始部分负重（25 kg）。之后每周可增加负重25 kg直至完全负重。
- 8～10周时，可改穿内置1～2 cm后跟增高鞋。
- 4周时开始轻度主、被动关节活动训练及等长收缩训练。
- 4周时开始轻度被动拉伸，并逐渐增加幅度直至第10周。10周后开始站立小腿拉伸训练。
- 卸除行走靴后即可开始弹力带训练。10～12周开始固定自行车训练，并渐渐增加强度至18周。18周后开始主动蹬地训练。

预后

- 根据我们的经验，该技术治疗效果满意且未见伤口并发症（图3A）。
- 一般而言，术后20周患者即可单腿踮脚站立，并开始伤前进行的慢跑及轻度体育活动（图3B）。
- 根据我们的经验，大部分患者能回到术前运动水平及先前的工作中。
- 所有有关异体跟腱移植治疗跟腱缺损效果的个案报道和小宗病例系列报道详见表1。

并发症

- 感染。
- 切口开裂。
- 再断裂。
- 张力不当。
- 移植物无菌性坏死。

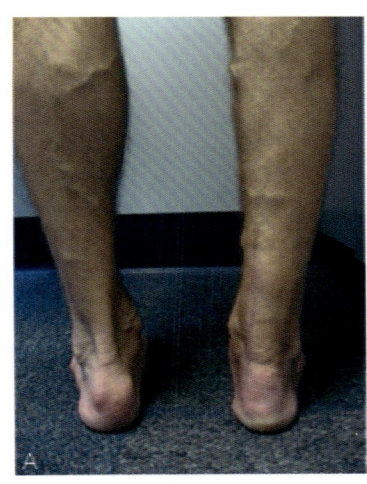 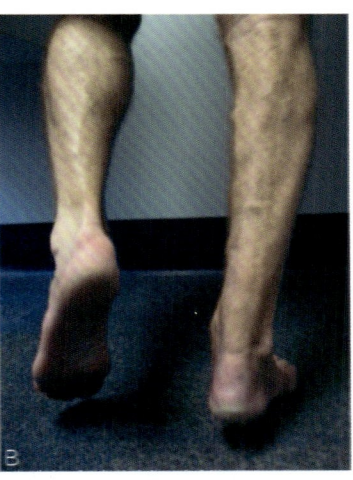

图3 A. 异体跟腱移植重建术后6个月随访。B. 术后6个月患肢单腿踮脚站立。

表1　异体跟腱移植治疗跟腱缺损的文献报道

作者	病例数	存在问题及其他健康情况	辅助技术	随访及功能
Cienfugos[7]	1	慢性断裂、强直性脊柱炎	无	3个月行走无障碍、1年恢复正常活动
Lepow[9]	1	慢性断裂、高血压	无	1年恢复正常活动
Park[15]	2	未提及	联合踇长屈肌腱转位	AOFAS评分分别从50分提高至100分，和从70分提高至100分，满意度分别为良和优。随访时间分别为94个月和37个月
Yuen[21]	1	透明细胞肉瘤切除术后	联合股直肌瓣游离移植	术后3个月恢复工作，1年行走无距离限制
Arslan[2]	1	幼年损伤后导致跟腱节段性缺损	带动脉的腓肠神经交腿皮瓣移植	术后3个月可踮脚站立
Nellas[14]	1	感染性跟腱断裂修补术后	无	术后5个月恢复工作，可踮脚站立；术后2.5年患肢等速运动评估较对侧损失13%
Hansen[8]	1	感染性跟腱断裂修补术后	腓肠神经筋膜瓣移植	术后6个月可无辅助下行走，术后15个月完全恢复运动状态，并回归工作

（徐海林　译，邹剑　审校）

参考文献

[1] Arner O, Lindholm A. Subcutaneous rupture of the Achilles tendon; a study of 92 cases. Acta Chir Scand Suppl 1959;116(suppl 239):1-51.

[2] Arslan E, Milcan A, Aksoy A, et al. Use of distally based cross-leg sural artery flap and cadaveric Achilles tendon graft in the reconstruction of a combined defect of the Achilles tendon and overlying soft tissue. Plast Reconstr Surg 2006;117(4):1365-1367.

[3] Baer GS, Harner CD. Clinical outcomes of allograft versus autograft in anterior cruciate ligament reconstruction. Clin Sports Med 2007;26(4):661-681.

[4] Barnes MJ, Hardy AE. Delayed reconstruction of the calcaneal tendon. J Bone Joint Surg Br 1986;68(1):121-124.

[5] Carden DG, Noble J, Chalmers J, et al. Rupture of the calcaneal tendon. The early and late management. J Bone Joint Surg Br 1987;69(3):416-420.

[6] Chen TM, Rozen WM, Pan WR, et al. The arterial anatomy of the Achilles tendon: anatomical study and clinical implications. Clin Anat 2009;22(3):377-385.

[7] Cienfuegos A, Holgado MI, Díaz del Río JM, et al. Chronic Achilles rupture reconstructed with Achilles tendon allograft: a case report. J Foot Ankle Surg 2013;52:95-98.

[8] Hansen U, Moniz M, Zubak J, et al. Achilles tendon reconstruction after sural fasciocutaneous flap using Achilles tendon allograft with attached calcaneal bone block. J Foot Ankle Surg 2010;49(1):86.e5-86.e10.

[9] Lepow GM, Green JB. Reconstruction of a neglected Achilles tendon rupture with an Achilles tendon allograft: a case report. J Foot Ankle Surg 2006;45(5):351-355.

[10] Leslie HD, Edwards WH. Neglected ruptures of the Achilles tendon. Foot Ankle Clin 2005;10(2):357-370.

[11] Levitt RL, Malinin T, Posada A, et al. Reconstruction of anterior cruciate ligaments with bone-patellar tendon-bone and Achilles tendon allografts. Clin Orthop Relat Res 1994;(303):67-78.

[12] Linn RM, Fischer DA, Smith JP, et al. Achilles tendon allograft reconstruction of the anterior cruciate ligament-deficient knee. Am J Sports Med 1993;21(6):825-831.

[13] McNally PD, Marcelli EA. Achilles allograft reconstruction of a chronic patellar tendon rupture. Arthroscopy 1998;14(3):340-344.

[14] Nellas ZJ, Loder BG, Wertheimer SJ. Reconstruction of an Achilles tendon defect utilizing an Achilles tendon allograft. J Foot Ankle Surg 1996;35(2):144-148; discussion 190.

[15] Park YS, Sung KS. Surgical reconstruction of chronic Achilles tendon ruptures using various methods. Orthopedics 2012;35(2):e213-e218.

[16] Simon SR, Mann RA, Hagy JL, et al. Role of the posterior calf muscles in normal gait. J Bone Joint Surg Br 1978;60(4):465-472.

[17] Sutherland DH, Cooper L, Daniel D. The role of the ankle plantar flexors in normal walking. J Bone Joint Surg Am 1980;62(3):354-363.

[18] Tashjian RZ, Appel AJ, Banerjee R, et al. Anatomic study of the gastrocnemius-soleus junction and its relationship to the sural nerve. Foot Ankle Int 2003;24(6):473-476.

[19] van Gils CC, Steed RH, Page JC. Torsion of the human Achilles tendon. J Foot Ankle Surg 1996;35(1):41-48.

[20] Waterston SW, Maffulli N, Ewen SW. Subcutaneous rupture of the Achilles tendon: basic science and some aspects of clinical practice. Br J Sports Med 1997;31(4):285-298.

[21] Yuen JC, Nicholas R. Reconstruction of a total Achilles tendon and soft-tissue defect using an Achilles allograft combined with a rectus muscle free flap. Plast Reconstr Surg 2001;107(7):1807-1811.

第119章 跟骨后侧滑囊镜
Retrocalcaneal Bursoscopy

Angus M. McBryde and Fred W. Ortmann

定义

- 1928年，Patrick Haglund描述了一种跟骨后侧缘增大的疾病[4]。
- 由于穿鞋/鞋跟支撑架及反复过度背伸可导致跟腱与跟骨后滑囊、跟骨近端后缘反复接触，因此这一解剖形态（即Haglund畸形）非常重要。
  - 因此，Haglund综合征通常表现为跟骨后滑囊炎或跟腱滑囊炎，并且还经常继发表现为跟腱止点炎。
- Haglund综合征患者的后跟痛及水肿，是由于跟骨的突起与周围软组织及跟腱前方腱旁膜之间的机械刺激所造成。
- 保守治疗失败后且影像学未见明显异常，此时可通过内镜技术治疗跟腱病、Haglund畸形及跟骨后滑囊炎。一般手术指征包括疼痛、跛行、工作或生活习惯改变、持续而明显的夜间痛。
  - 内镜技术是一种门诊手术，其并发症较低且门诊患者满意度较高。其恢复时间短、恢复术前运动水平时间亦短。
  - 使用内镜技术可以清楚地看到跟腱及腱旁膜，并可有效地切除跟骨突出部分及跟骨后的滑囊。

发病机制

- 跟骨后间隙为盘状囊腔，覆盖跟骨后上角[3]。后足的反复活动会使滑囊壁发生病变且增生肥大。可以导致压力增加，并形成慢性继发性跟骨水肿及止点处腱旁膜反应性纤维化。
- 跟腱病变是肌腱组织内部退变的过程，会导致微断裂进而进展为大体断裂、水肿、反应性纤维化及瘢痕形成。这些变化会导致周围软组织的继发性机械刺激，严重者会刺激炎症形成。

病史和体格检查

- 临床评估有助于鉴别跟骨后滑囊炎与跟腱病，尽管两者经常同时存在。
- 体格检查常可发现跟骨后间隙病变：沿着跟腱前内侧及前外侧存在压痛点，并且伴有跟骨的突出。
- 触诊患侧后跟常可发现跟腱远端、跟骨止点近端压痛。主动、被动背伸踝关节可再次引发疼痛。跟骨后滑囊及跟腱后滑囊可融合形成包块。

影像学和其他诊断性检查

- 影像学有助于辨别是否存在跟腱病变（图1A）。
- 很难区别症状由跟骨后滑囊炎引起，抑或由跟腱止点炎或跟腱炎造成。这两种情况常同时存在。
- 术前MRI检查能更好地证实及鉴别同时存在的两种病变（图1B～D）。
- 内镜下可鉴别正常或病变的跟腱。
- 超声有助于排除跟腱远端非止点性跟腱病或跟腱炎。
- 有限骨扫描由于其高灵敏性有助于鉴别诊断（图1E）。

非手术治疗

- 后跟疼痛的保守治疗方法包括：非甾体类抗炎药物、改变穿鞋（穿无后帮的鞋或避免穿带有不规则鞋帮的鞋）；冰敷或其他的物理治疗；另外包括拉伸训练、跟骨减压垫、手法按摩等。
- 跟骨后间隙可予以局部封闭注射治疗，但其中使用的局麻药和皮质类固醇也可能弱化跟腱组织，引起跟腱无力，进一步会导致跟腱微断裂及断裂[5]。

手术治疗

- Haglund畸形及其相关跟腱病变的治疗目的在于切除跟骨突起部，并减压周围有炎症的软组织。
- 若保守治疗失败且矢状位MRI评估有25%左右跟腱受累可选择切开手术治疗，加强手术（作者更青睐的）及选择性跟腱切开手术是明智的选择。
  - 切开手术包括：
    - 切除止点近端的跟骨突起部（Haglund畸形）。
    - 切除跟骨后滑囊。
  - 很少情况下需通过背侧闭合楔形截骨，旋转跟骨后部，减少其突出部分。
  - 必要时进行跟腱松解及切除病变跟腱部分，常需用姆长屈肌腱及趾长屈肌腱重建加强。
  - 有时需将跟腱从止点处完全游离后进行止点重建。

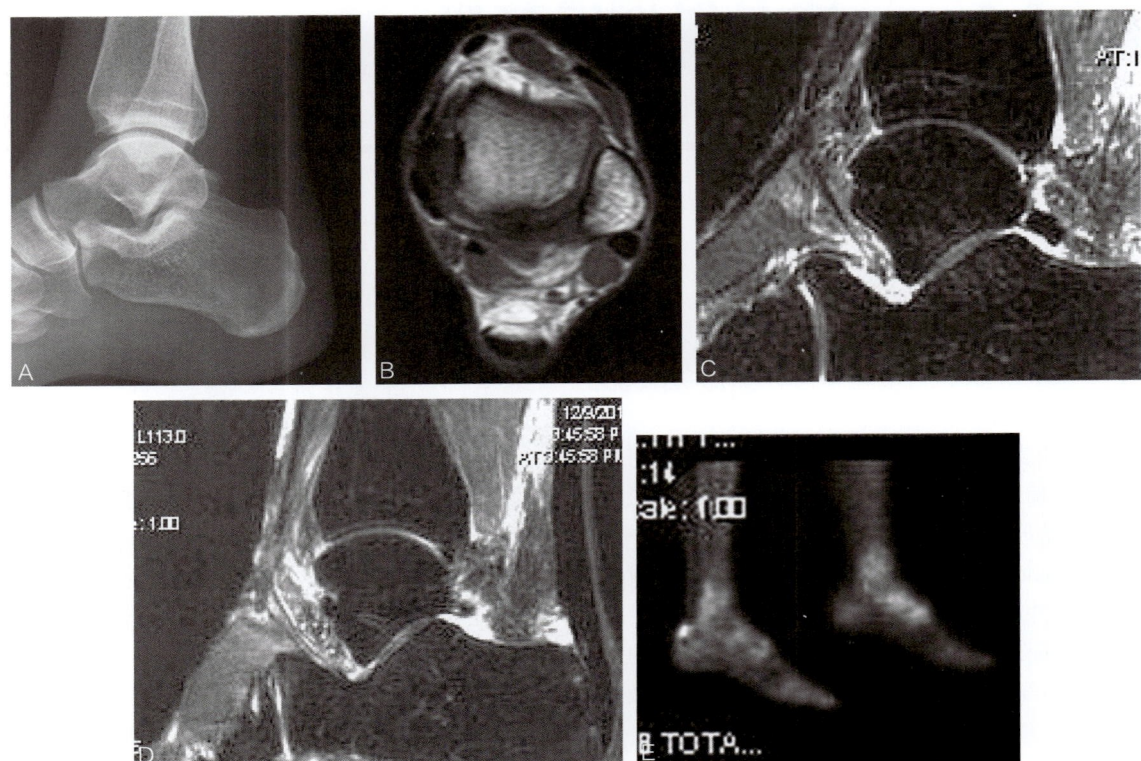

图1 A. 术前侧位片显示Haglund跟骨隆起。B. MRI显示病变累及跟骨后滑囊及跟腱止点病变。C. 矢状位片可见跟腱止点受累、大范围明显的跟骨反应性水肿（包括囊性变），临床治疗效果不佳而建议手术治疗。D. 矢状位片可见跟腱完整，跟骨反应性水肿信号更弱，功能影响不明显，保守治疗效果不佳建议内镜治疗。轴位MRI有助于定量评估跟腱病变部分。E. 三相骨扫描，尤其是延迟相有助于排除邻近组织病变及进一步定位/定量评估跟骨或滑囊受累情况（经允许引自 Ortmann FW, McBryde AM. Endoscopic bony and soft-tissue decompression of the retrocalcaneal space for the treatment of Haglund deformity and retrocalcaneal bursitis. Foot Ankle Int 2007;28:149–153）。

- 这些手术的相关并发症包括血肿形成、肌腱断裂或皮肤开裂、不愈合、跟腱撕脱、手术瘢痕周围疼痛、美观问题、后跟感觉过敏及关节僵硬[1,7,11,13,14]。切开手术的康复期也较长。
- 保留跟腱止点完整的跟骨后间隙镜下减压技术，能有效减少跟骨后滑囊炎患者术后并发症及功能康复时间[15]。
  - 同切开手术相比，内镜技术并发症更少，外观亦更好[8]。
- 在这里，我们将介绍跟骨后滑囊镜行跟骨后间隙骨性与软组织减压的技术及治疗结果[12]。现在，后足内镜技术已广泛应用于众多疾病的治疗。

体位

- 采用全身麻醉或区域麻醉，取仰卧位，偶尔需要麻醉监护（MAC）。将患足于手术台上调整至中立位。
  - 驱血后，大腿使用止血带，充气至300 mmHg。对侧小腿、踝关节或足部使用连续加压装置。
  - 患足置于手术台边缘，这样当手术医生使用双手操作关节镜器械时，还可以用身体支撑患足。
  - 小腿放置于30 cm（12 in）长、10 cm（4 in）直径的圆柱形硬垫上，以使术者有足够的空间进行操作，并控制踝关节跖屈及背伸。
  - 此外，也可以采用俯卧体位[2]。
  - 两种体位均允许手术者依靠胸部支撑患足，然后便于双手操作关节镜器械。

通道建立及显露

- 于跟骨上方水平，做一垂直切口作为外侧通道（技术图1A）。
- 此切口位于跟腱稍前方、腓肠神经后方。当建立外侧通道时，钝性游离软组织至关重要，以避免腓肠神经损伤。
- 同样，借助关节镜光源引导，于紧贴跟腱前方处做内侧通道（技术图1B）。
- 将钝头套管插入跟骨后间隙游离出操作空间。
- 将4.0 mm关节镜插入跟骨后间隙。

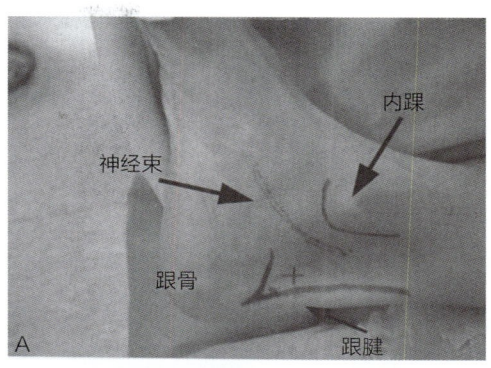
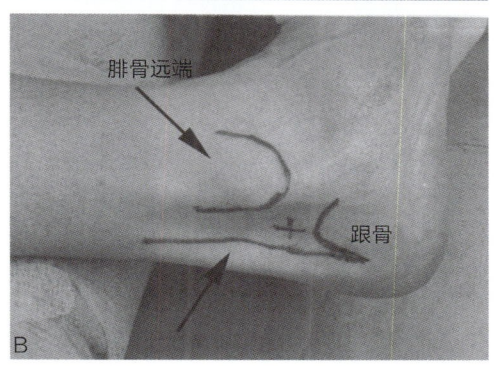

技术图1　标记体表标志和内（A）、外（B）侧通道。

切除及减压

- 自通道插入3.5 mm关节镜刨刀（较大的足可以使用4.5 mm关节镜头），清除滑囊组织。扩大的操作空间有利于视觉效果及进入跟骨后侧及跟腱止点。
- 根据骨质，使用关节镜刨刀或4.0 mm关节镜磨钻切除跟骨后侧突出部分（技术图2）。
- 保持关节镜套筒部分朝向前方，使用短套筒有助于操作。转换通道操作有助于均匀切除骨性突起。
- 当器械进出通道时，应注意停用刨刀及磨钻。
- 经内外侧通道于跟腱槽（跟骨后滑囊）间隙内进行操作，远端至跟腱止点处。
- 关节镜直视下充分暴露并切除骨性突出，直至无跟腱撞击区域。
  - 规定术中使用微型C臂机（Mini 6600 series; GE OEC Medical Systems, Salt Lake City, UT）分别对切除前后进行透视，以明确切除充分，并记录完成影像。
- 选择性显露损伤或病变的跟腱，使用神经拉钩或探针进行辨认。可联合使用魔钻和（或）咬骨钳清除小损伤

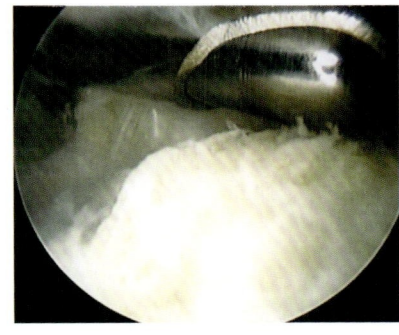
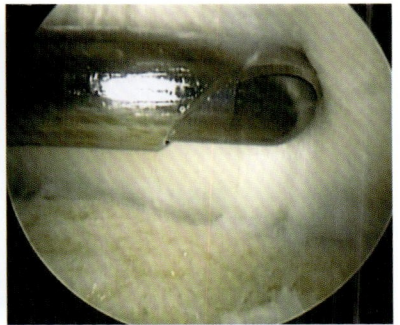

技术图2　使用关节镜刨刀切除跟骨后上突起，也可以使用4.0 mm关节镜磨钻（经允许引自Ortmann FW, McBryde AM. Endoscopic bony and soft-tissue decompression of the retrocalcaneal space for the treatment of Haglund deformity and retrocalcaneal bursitis. Foot Ankle Int 2007;28:149-153）。

或骨化组织。
- 使用关节镜刨刀清除有限的骨性及病变肌腱。
- 对于含铁血黄素沉着、黏液样变性、退变或明显撕裂处，可使用18号针头反复多次插入跟腱，以此促进血液进入及胶原瘢痕形成。
- 此操作的原理在于启动血管反应进入跟腱而促进其愈合，可/不联合病灶清除。不需要使用富血小板血浆。
- 插入关节镜透视导针至跟骨后间隙，确认跟腱止点处的连续性。术前及术后触诊跟腱同样非常重要。

完成手术及关闭伤口

- 利用术者前胸及腹部过度跖屈及背伸踝关节，确认是否残留撞击区域。也可以拍摄后足内、外侧斜位片，明确内、外侧角处已彻底清除骨性突起。
- 冲洗、吸引跟骨后间隙，清除游离骨性组织及软组织。
- 用2根4-0或5-0尼龙线水平褥式缝合切口。
- 通道处注射局麻药（无肾上腺素的0.25%布比卡因）。
- 加压包扎，联合采用U形石膏和后侧石膏托固定患足于轻度跖屈位。

要点与失误防范

- 将足后跟直接置于手术床的末端，这样术者可以利用胸或腹部控制足踝部背伸及跖屈
- 自后内侧至后外侧角建立手术野，这样可以全景观察跟腱的跟骨结节止点
- 术前有必要行MRI检查以明确跟腱止点病变。若25%以上跟腱截面受累，即有必要进行切开手术（笔者观点）
- 由于肢体（手足）MRI大部分直径在2.4 m（8 ft）内，当中立90°位时不能放置踝关节，此外，跟腱的扭曲或皱褶都会影响读片，因此不要使用
- 在某些病例和情况下，根据术者经验，可以清理腱旁膜及跟腱内小断裂与骨化组织。对于大多数病例，止点处的撕脱伤或外生骨赘均可部分或完全切除，这些病理表现是由于基底部应力骨折及后方骨块引起的症状所致[10]
- 术后常规进行：
  - 非负重2～3周
  - 穿戴行走靴部分负重2～3周
  - 尽早进行最大程度的胫骨后肌及腓骨肌力量训练
  - 有必要根据跟腱条件、未成熟的运动负荷及患者因素，如体重及依从性，选择多种康复训练

术后处理

- 平均4周穿戴行走靴完全负重。
- 6～8周后，患者能穿着有鞋跟的鞋，并恢复正常的生活。
- 所有的运动员于术后平均12周恢复至以前的运动水平。
- 对于行跟腱病灶清除或跟腱明显病变的患者，患者需延长石膏或行走靴制动时间。一般而言，切开手术需要如此。
- 术后后足侧位片常可显示关节镜操作部位形成小的钙化岛或骨岛，但一般不会有影响（图2）。

预后

- 在我们采用内镜下跟骨后间隙内骨与软组织减压治疗Haglund畸形与跟骨后滑囊炎的病例中[12]，共30位患者32侧足接受镜下加压手术。自诊断跟骨后滑囊炎至手术之间间隔平均为20个月。所有患者均保守治疗失败，且以前均未接受过手术治疗。
- 手术指征包括：保守治疗失败、病史及体检支持跟骨后滑囊炎、Haglund畸形所致机械撞击及跟腱病变。
- 患者自1997年到2003年获平均35个月（3～62个月）的前瞻性随访。
- 对30侧足采用美国足踝外科评分（AOFAS）进行主、客观评价[6]。
  - 26名患者效果为优，3名为良，仅有1名效果为差及1例主要并发症。效果为优的定义为活动无痛，且完全恢复活动，效果为差的定义为有持续症状且无法恢复活动。
  - 将患者分为"日常运动人群"及"运动员"两组并进行

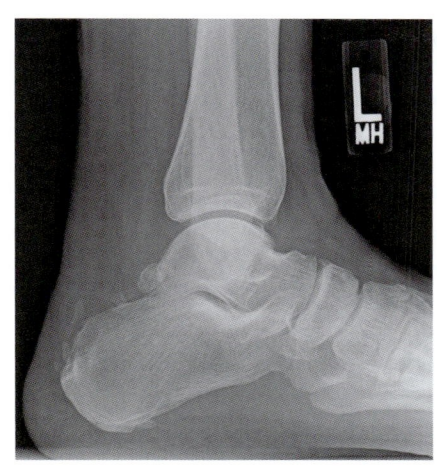

图2 术后4个月侧位片的典型表现。

对照。两组治疗结果无统计学差异。
- 所有患者对切口处的美观度表示满意。
- 将这些结果同van Dijk等[16]报道的结果对比,后者20名患者于术后平均12周参加体育运动周。

并发症

- 30侧足中出现1例主要并发症:患者接受内镜减压术后,不使用前述的行走靴保护,19天后出现近端跟腱断裂(未保护跟腱)[12]。
- 无术中皮肤及软组织并发症(如:切口开裂及术后感染)。
- 无患者主诉瘢痕疼痛及神经瘤症状。
- 若切除不规则骨性突起且早期进行小腿运动,可能导致应力性骨折(图3A~D)。

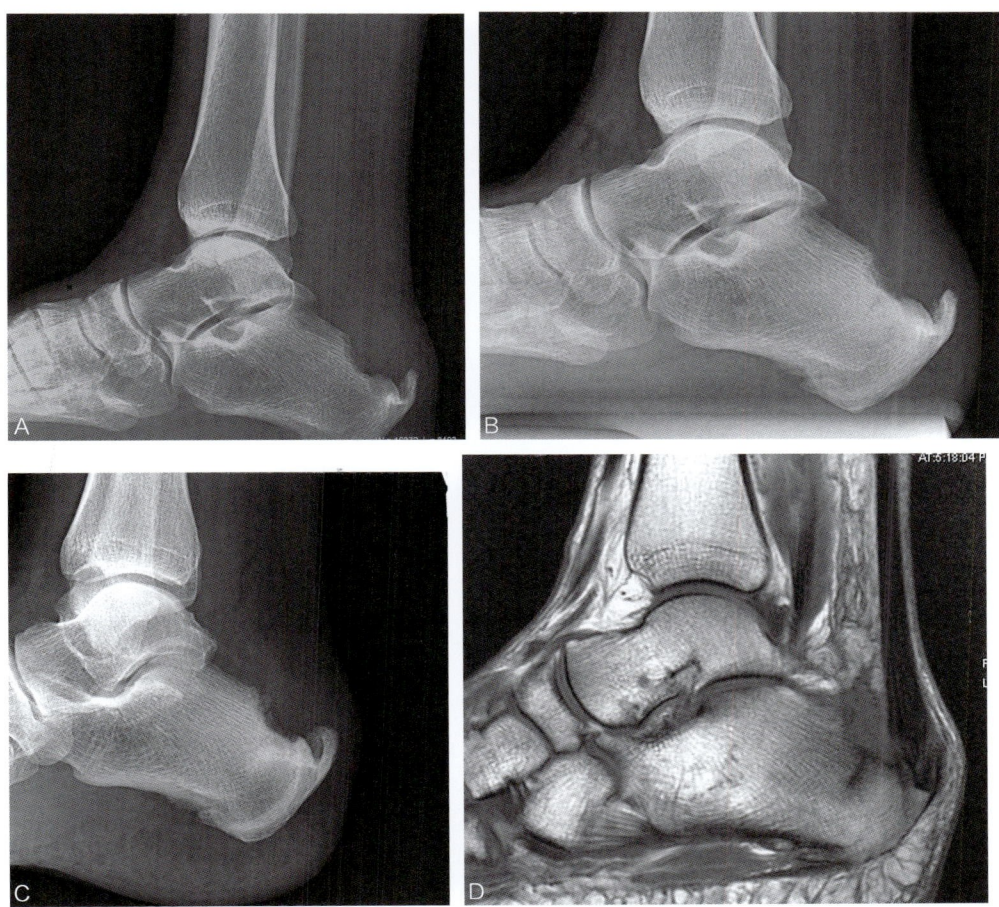

图3 A. 不规则骨性突起形成,且术中镜下对跟骨结节切除略深。B. 术后7周影像学显示透亮影伴有疼痛加剧、跛行及与应力性骨折相关的跟骨内、外侧压痛。C. 术后9周,明显的骨性压缩进一步证实应力性骨折。D. MRI T1相明确显示跟骨应力性骨折。

(洪劲松 译,邹剑 审校)

参考文献

[1] Angermann P. Chronic retrocalcaneal bursitis treated by resection of the calcaneus. Foot Ankle 1990;10:285-287.

[2] Bohu Y, Lefèvre N, Bauer T, et al. Surgical treatment of Achilles tendinopathies in athletes. Multicenter retrospective series of open surgery and endoscopic techniques. Orthop Traumatol Surg Res 2009;95(8 suppl 1):S72-S77.

[3] Frey C, Rosenburg Z, Shereff MJ, et al. The retrocalcaneal bursa: anatomy and bursography. Foot Ankle 1992;13:203-207.

[4] Haglund P. Beitrag zur Klinik der Achillessehne. Zeitschr Orthop Chir 1928;49:49-58.

[5] Kennedy JC, Willis RB. The effects of local steroid injections on tendons: a biomechanical and microscopic correlative study. Am J Sports Med 1976;4:11-21.

[6] Kitaoka HB, Alexander IJ, Adelaar RS, et al. Clinical rating systems for the ankle-hindfoot, midfoot, hallux, and lesser toes. Foot Ankle Int 1994;15:349-353.

[7] Leach RE, Dilorio E, Harney RA. Pathologic hindfoot conditions in the athlete. Clin Orthop Relat Res 1983;(177):116-121.

[8] Leitze Z, Sella EJ, Aversa JM. Endoscopic decompression of the retrocalcaneal space. J Bone Joint Surg Am 2003;85-A(8):1488-1496.

[9] Lohrer H, Nauck T. Retrocalcaneal bursitis but not Achilles tendinopathy is characterized by increased pressure in the retrocalcaneal bursa. Clin Biomech 2014;29(3):283-288.

[10] Lohrer H, Nauck T, Dorn NV, Konerding MA. Comparison of endoscopic and open resection for Haglund tuberosity in a cadaver study. Foot Ankle Int 2006;27(6):445-450.

[11] Miller AE, Vogel TA. Haglund's deformity and the Keck and Kelly osteotomy: a retrospective analysis. J Foot Surg 1989;28:23-29.

[12] Ortmann FW, McBryde AM. Endoscopic bony and soft-tissue decompression of the retrocalcaneal space for the treatment of Haglund deformity and retrocalcaneal bursitis. Foot Ankle Int 2007;28:149-153.

[13] Pauker M, Katz K, Yosipovitch Z. Calcaneal ostectomy for Haglund disease. J Foot Surg 1992;31:588-589.

[14] Scheider W, Niehus W, Knahr K. Haglund's syndrome: disappointing results following surgery—a clinical and radiographic analysis. Foot Ankle Int 2000;21:26-30.

[15] van Dijk CN, Scholten PE, Krips R. A 2-portal endoscopic approach for diagnosis and treatment of posterior ankle pathology. Arthroscopy 2000;16:871-876.

[16] van Dijk CN, van Dijk GE, Scholten PE, et al. Endoscopic calcaneoplasty. Am J Sports Med 2001;29:185-189.

第120章 跟腱止点病
Insertional Achilles Tendinopathy

Mark E. Easley and Matthew J. DeOrio

定义
- 跟腱止点病变是指跟腱止点处的足跟痛。
- 临床表现为跟腱止点及其周围组织的急、慢性病理学改变。

解剖
- 跟腱由腓肠肌和比目鱼肌汇聚形成,并止于跟骨结节后侧。
- 跟腱止点不仅位于跟骨后侧,还位于跟骨的内侧及外侧。
- 跟骨后上方的突起在侧位片上显示最为明显。跟腱止于其远端,直接位于跟骨后侧。
- 在跟腱远端与跟骨后上方突起之间、跟腱止点的近端,是跟骨后滑囊。
- 跟腱滑囊位于跟腱远端的浅面。

发病机制
- 尽管并未完全明确,但跟腱止点的反复微创伤被认为是主要发病原因。
- 最有可能的是,在一些初始损伤发生后,多次微小的再损伤导致慢性症状的发展。
- 急性期会出现某些炎症表现;而慢性期的特征是组织退变,但炎性组织并不多见。
- 若无组织学明确,不能做出跟腱炎(tendinitis)或跟腱变性(tendinosis)的诊断。因此,未经组织学明确的跟腱止点处的病变只能被称为跟腱止点病(tendinopathy)。

病史和体格检查
- 患者可能回忆起某个诱发的事件,但主要是与活动有关的慢性疼痛或后跟处的剧烈疼痛。
- 此外,患者常会注意到日渐增大的后跟突起。
- 人为压迫、与鞋后帮接触或后跟与硬物接触时,这类疼痛常伴有跟骨后侧、跟腱止点处的压痛。
- 跟腱受牵拉时会加重症状,如上坡行走。
- 体检可以发现:
  - 跟腱止点处,后跟突起明显(图1)。
  - 跟骨后侧突起处压痛。
  - 止点近端的跟腱无压痛。
  - Thompson试验阴性。

影像学和其他诊断性检查
- 足负重侧位片常能显示跟骨后侧跟腱止点处不规则及钙化(图2A)。
- 尽管无需MRI检查明确诊断,但MRI可以明确止点处跟腱病变的范围,以及是否存在跟骨后滑囊炎及跟腱滑囊炎(图2B)。

鉴别诊断
- 跟腱滑囊炎。
- 跟骨后滑囊炎。
- 跟骨应力性骨折。
- Haglund畸形(跟骨结节后上方突起与跟腱撞击)。
- 踝关节后方撞击。
- 跖筋膜炎。
- 非止点性跟腱病。

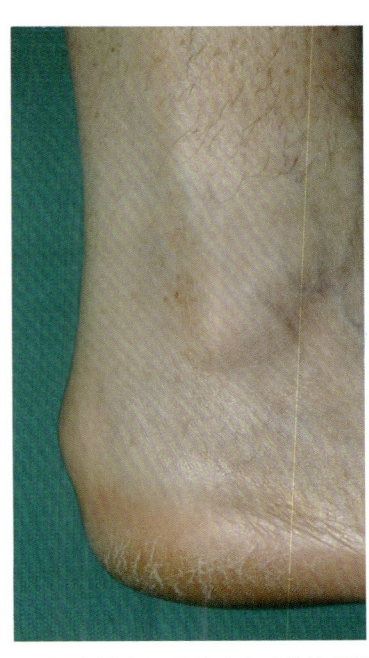

图1 跟骨后侧突起,跟腱止点病的特征性表现。

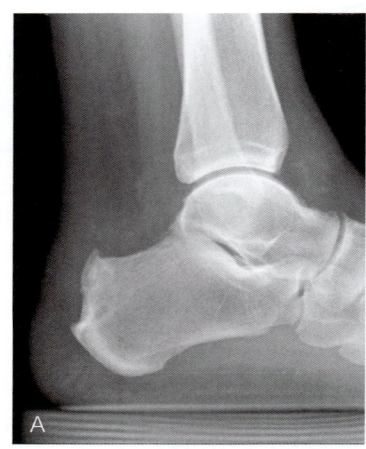
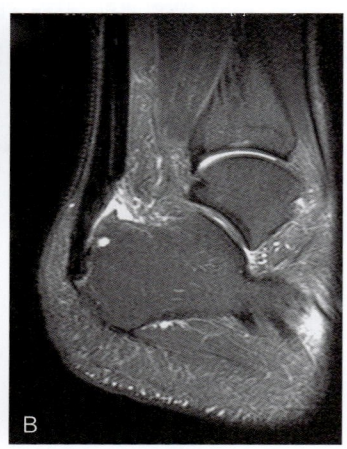

图2　A. 足侧位片显示跟骨后侧骨性突起及跟腱止点处钙化。B. 跟腱止点病患者的MRI T2相。可见跟腱远端信号改变及跟骨后滑囊炎。

非手术治疗

- 日常活动的改变（避免使跟腱拉伸的活动）。
- 非甾体抗炎药。
- 后跟抬高或穿有跟的鞋来降低跟腱负荷。
- 穿无后帮或软后帮的鞋。
- 物理治疗。
  - 侧重于跟腱离心力量训练。
  - 根据笔者经验，必须避免常规的高强度跟腱拉伸训练，这样会加重症状。
  - 物理疗法：超声、电离子透入疗法。
- 体外震波治疗可能具有一定的效果，但尚未证实。
- 除非病症仅限于跟骨后滑囊炎，否则禁忌行皮质类固醇注射，其可能会导致跟腱断裂。即使在跟骨后滑囊炎的病例中，也只能谨慎地在跟骨后滑囊内行封闭注射。

手术治疗

- 最主要的手术指征是保守治疗无效的病例。
- 大约50%的跟腱止点病可成功地进行保守治疗，即便跟骨后侧存在巨大突起。
- 如跟腱止点病伴中央钙化变性，则保守治疗不可靠。

术前计划

- 术前体检合格。
- 即便在健康患者中，后跟较薄的皮肤也有一定风险。仔细检查皮肤条件，确认该患者可以通过后侧入路进行跟腱止点手术。
- 如果跟腱广泛变性（术前MRI证实），需行止点加强。因此，术前计划应包括跻长屈肌腱转位至跟骨后侧。跻长屈肌腱位于小腿后深筋膜间室深面、跟腱前方，可以通过同一个切口切取。
  - 粗略估计，笔者的病例中只有不到10%采用了跻长屈肌腱加强术，但常规术前会准备锚钉以备行肌腱转位术。
  - 笔者术前会告知患者：根据术中探查，决定是否行跻长屈肌腱转位。
- 跟腱止点病患者的康复时间较长，可能需要1年时间完全恢复运动。笔者亦会告知患者康复时间较慢。

体位

- 患者采用俯卧位。
- 笔者常规在患者仰卧位时上大腿止血带，之后将患者翻身俯卧于手术台上。这样有利于维持止血带的位置，同时避免俯卧位上止血带时需要过伸腰部而增加腰椎的应力。
- 胸部及骨盆良好衬垫。
- 保护且放松臂丛及肘部尺神经。
- 保护生殖器。

显露及剥离跟腱止点

入路

- 采用跟腱及跟骨后方表面的正中切口(技术图1A)。
- 从皮肤切开直达跟腱远端实质部,继而向远端延伸直达跟骨。
  - 目的是避免不必要的软组织分离,掀起全层皮瓣。
- 之后从跟骨上剥离内、外侧跟腱止点(技术图1B、C)
  - 可以掀起超过一半以上的止点部分跟腱而不影响其完整性。有研究表明,最多可以松解75%的止点。
  - 剥离跟腱直至可以完全切除病变的跟腱。
  - 另一项研究建议常规剥离整个跟腱止点,以确保切除所有病变组织。通过近端跟腱延长有助于止点重建,同时还能降低跟腱的负荷。
  - 笔者不常规剥离整个跟腱止点,即便剥离一侧或双侧跟腱瓣,笔者都可以成功地将跟腱重新固定于跟骨上,并能获得满意的治疗效果。

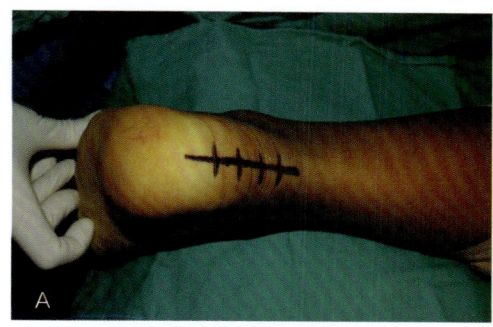
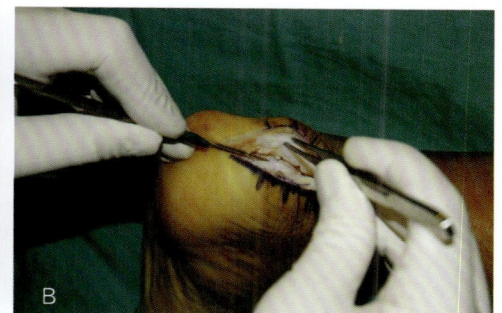
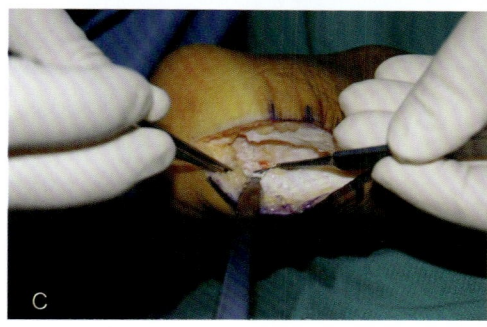

技术图1 A. 后侧正中切口。足悬空于手术台外。在跟腱病变部位做全层切开,将跟腱分为外侧瓣(B)和内侧瓣(C)。

跟腱病变部分的清理

- 从跟腱止点处清除跟腱病变部分,只保留健康纤维(技术图2A~C)。
  - 正常跟腱纤维呈有序的纵向排列。
  - 退变的跟腱组织排列不规则,形似蟹肉(技术图2D、E)。
- 必须切除跟腱内的钙化组织(技术图2F)。

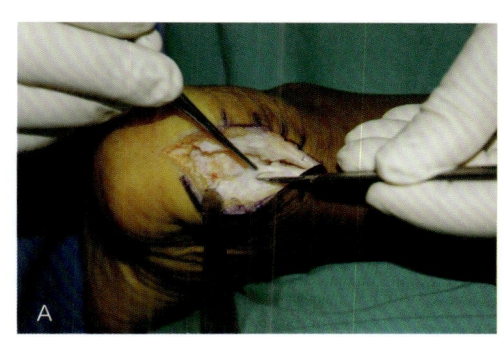

技术图2 清理跟腱病变部分。A. 清理跟腱内侧瓣。

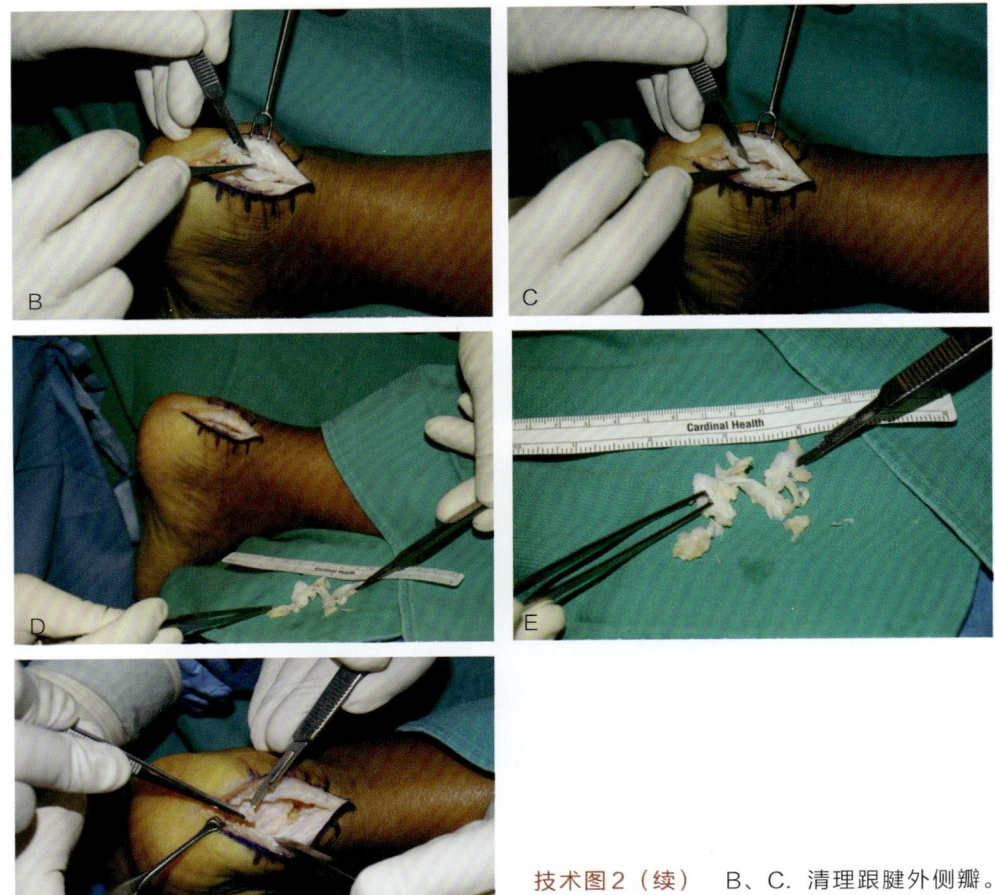

技术图2（续） B、C. 清理跟腱外侧瓣。D、E. 切除的跟腱病变部分。F. 钙化变性。清除残余的跟腱钙化组织非常重要。

跟骨骨赘的切除

- 用拉钩保护跟腱内、外侧瓣。
- 笔者常规使用微型矢状锯行骨赘切除。
- 为了避免切除过多的跟骨骨质，笔者首先在跟骨背侧确定锯片的出口点（技术图3A）。
  - 必要的话，透视确认锯片的轨迹。
  - 一般情况下，实际截骨方向要比预计的更陡（更垂直）（技术图3B）。
- 用骨凿凿起骨赘，并用咬骨钳将其咬除（技术图3C、D）。
- 通常，切除骨赘时需要进一步修整，以去除所有突起部分（技术图3E）。
- 保护跟腱瓣，去除内、外侧的棱角（技术图3F、G）。
  - 这有助于使后跟变窄，减少残余跟骨的体积，避免内外侧突起造成患者足跟部持续性受压及撞击。
  - 这些棱角邻近跟腱内、外侧止点，可以在不损伤残余跟腱附着的情况下将其切除。

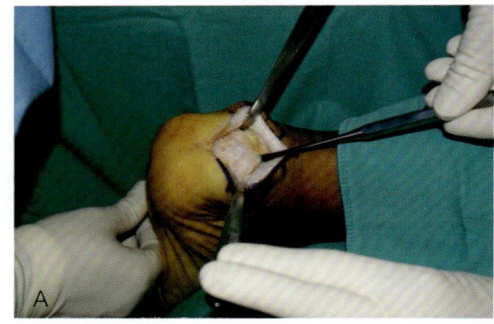

技术图3 跟骨骨赘切除。A. 计划的锯片轨迹。

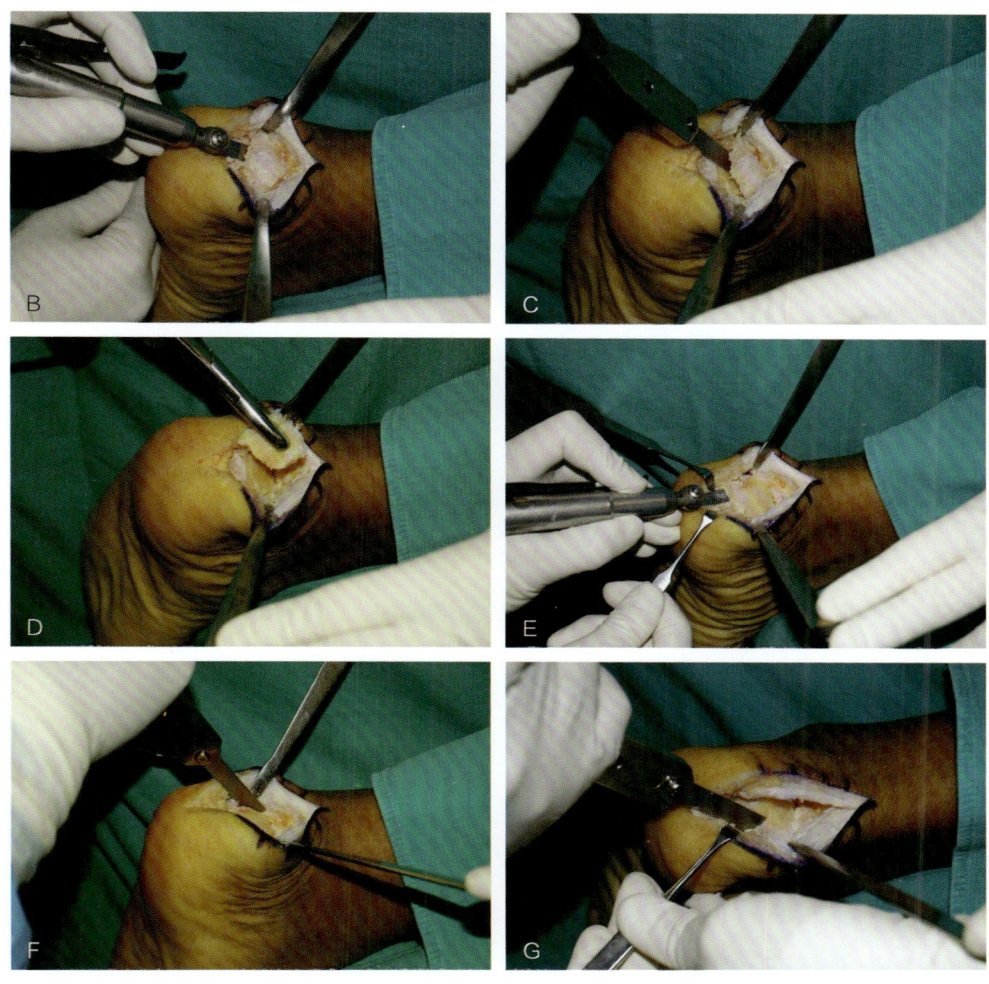

技术图3（续） B. 用微型矢状锯行骨赘切除。C. 用骨凿凿起切除的骨块。D. 咬骨钳咬除切除的骨块。E. 进一步修整确保适量的骨赘已予以切除，并显露充分的松质"愈合"骨面。切除棱角以减压突起的跟骨内（G）、外（F）侧部。

重建残留跟腱的止点

初步缝合

- 完成跟腱清理，跟骨后侧、内侧、外侧减压彻底后，需要将跟腱重新附着于跟骨上。
- 尽管有研究表明，即使松解高达75%的跟腱止点，亦不会影响止点的完整性。笔者还是常规将跟腱剥离的部分重新固定于显露的骨松质面上。
- 笔者认为，止点重建不但增加了修复强度，还促进了跟腱与跟骨的直接愈合。
- 笔者常规使用2～3枚带线锚钉：
  ○ 每个跟腱瓣使用1枚锚钉。
  ○ 偶尔，增加1枚锚钉同时对两跟腱瓣止点进行加强。
- 将锚钉相对对称地置入显露的跟骨松质骨面内，这样可以将两侧跟腱瓣平衡地固定至跟骨（技术图4A、B）。
- 锚钉必须有足够的强度使患足抬离手术床（技术图4C～E）。若失败，笔者宁可术中失败，这样还可及时补救。

平衡缝线及打结

- 将锚钉缝线同样以相对平衡的方式穿过两侧跟腱瓣，以确保缝线打结后两组之间的张力相同（技术图5A～C）。
- 在缝线穿过跟腱之后，笔者常规拉紧缝线，通过将跟腱

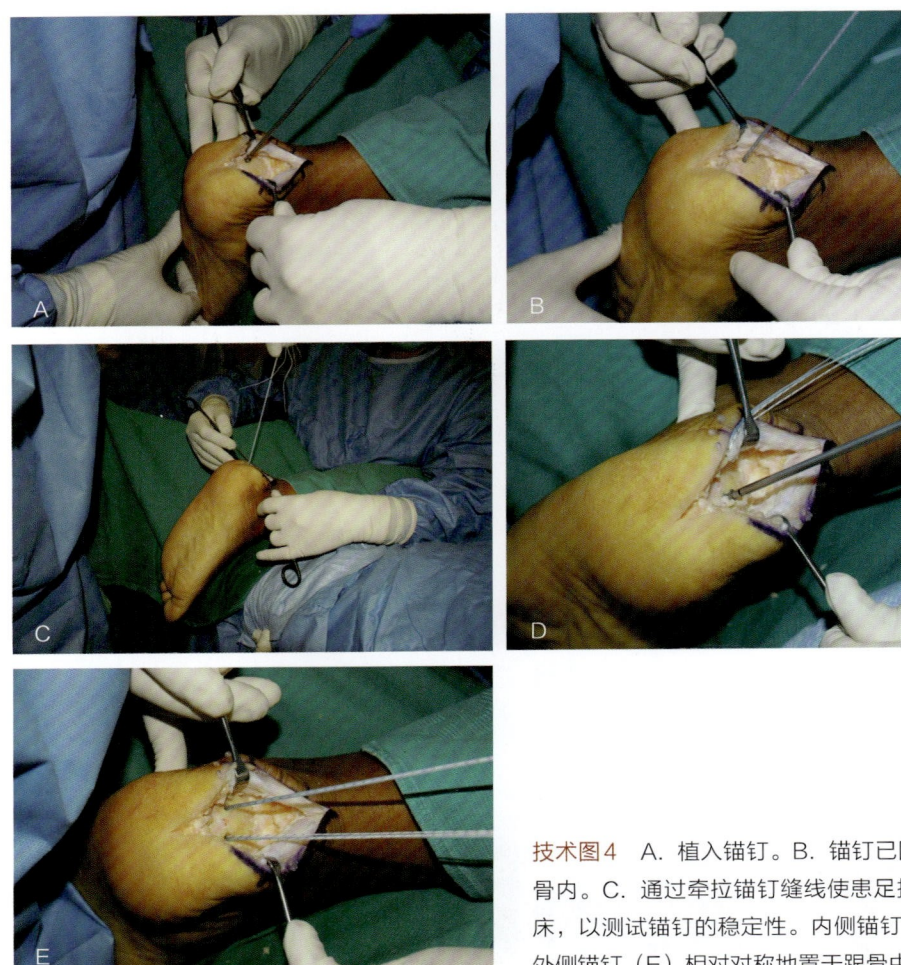

技术图4 A. 植入锚钉。B. 锚钉已固定于跟骨内。C. 通过牵拉锚钉缝线使患足抬离手术床，以测试锚钉的稳定性。内侧锚钉（D）与外侧锚钉（E）相对对称地置于跟骨中。

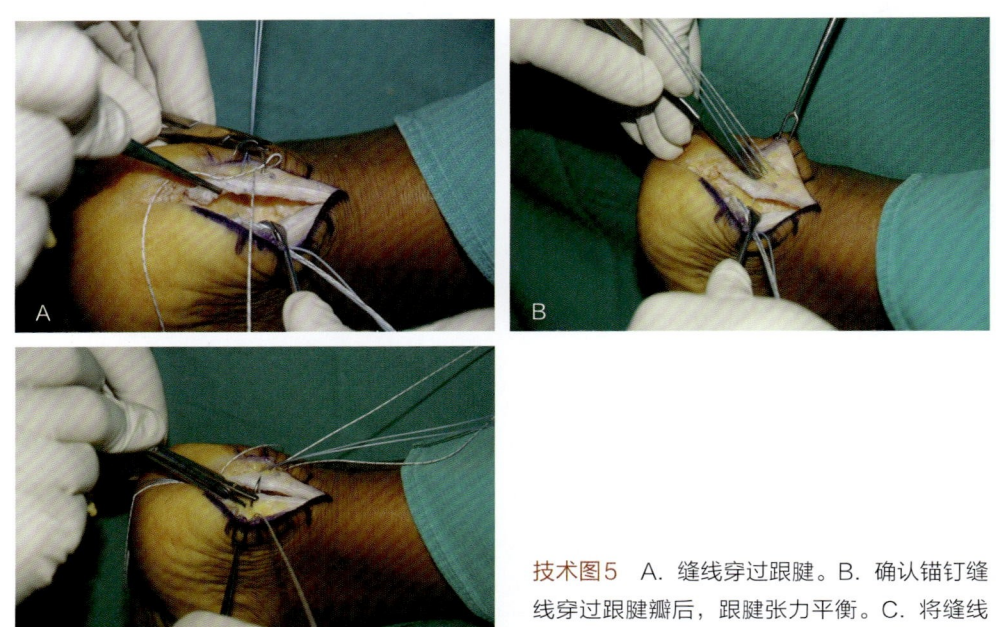

技术图5 A. 缝线穿过跟腱。B. 确认锚钉缝线穿过跟腱瓣后，跟腱张力平衡。C. 将缝线穿过另一侧跟腱瓣。

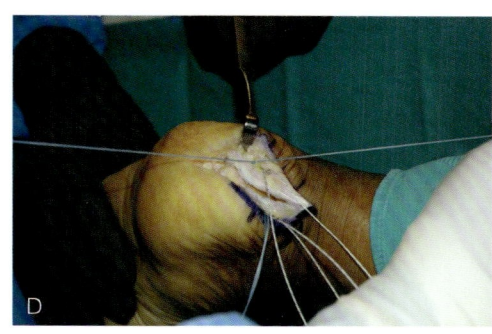
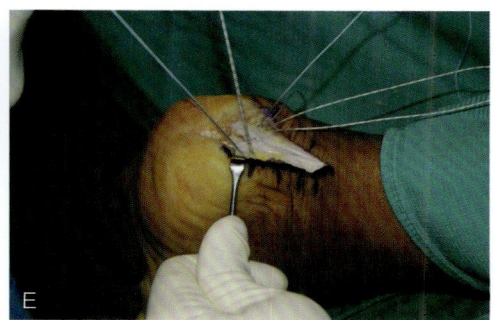

技术图5（续） D. 外侧跟腱瓣完全与骨面贴合。注意维持踝关节于跖屈位，便于跟腱贴近骨面。E. 固定内侧跟腱瓣。

瓣推至骨面来评估所需的张力。
- 如果两处缝线张力不平衡，需要重新调整缝线的进针位置。
- 缝线不但要维持良好的纵向张力，还要在内-外平面间保持良好的平衡。这样可以重新缝合两侧跟腱瓣，且重建生理性的跟腱止点。
- 之后将缝线打结（技术图5D、E）。助手维持踝关节于跖屈位，从而使跟腱瓣可以完全地贴合于跟骨。

补充缝合
- 如有必要，可将第3枚锚钉固定于跟骨远端以进一步稳定双侧跟腱瓣（技术图6A～C）。
- 最后，将跟腱远端纤维和跟骨远端的筋膜组织相缝合（技术图6D、E）。
  - 避免把脂肪带入修补部位，这样会导致脂肪坏死。
- 用可吸收缝线将两侧跟腱瓣相互缝合（技术图6F）。
- 轻柔地测试踝关节背伸。踝关节应能达到中立位而不破坏修补部位。如果达不到也没有问题。
  - 患者很少发展为跟腱挛缩。
  - 一旦跟腱止点重新愈合且患者没有症状，根据笔者的经验，腓肠肌和比目鱼肌会逐渐适应。

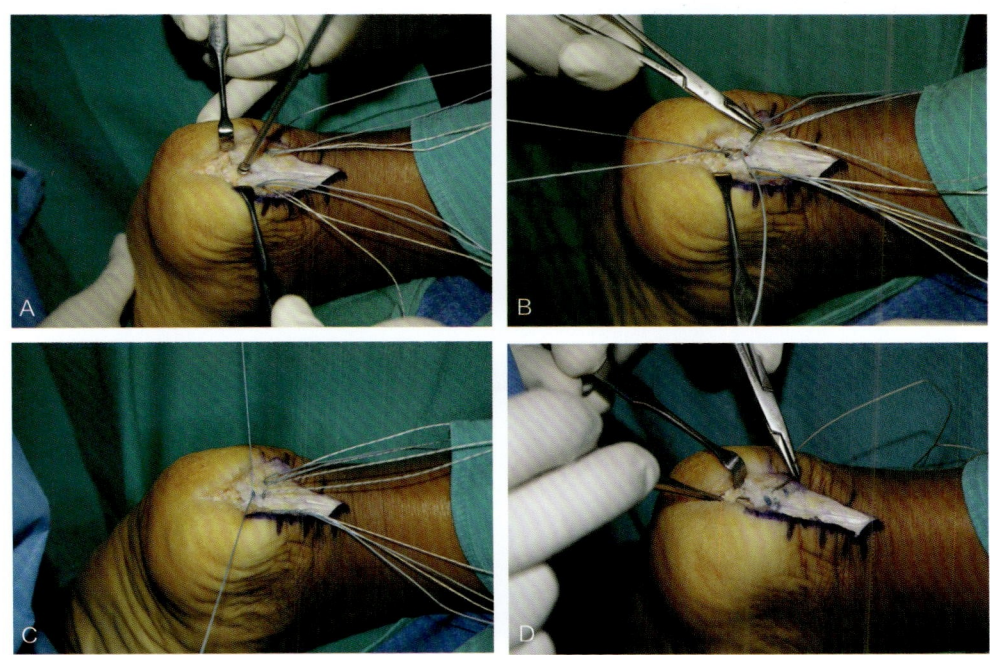

技术图6 A. 于前2枚锚钉的远端正中置入第3枚锚钉。B. 将缝线缝至两侧跟腱瓣。C. 将缝线打结使远端跟腱贴合至骨面。D～F. 将跟腱瓣和远端筋膜缝合。D. 穿线。

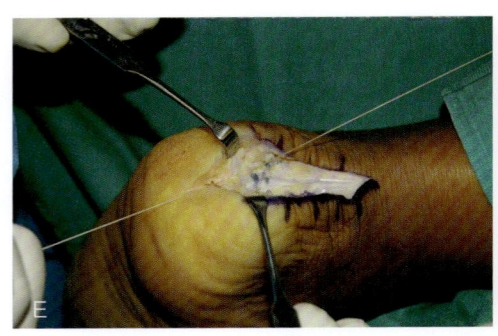
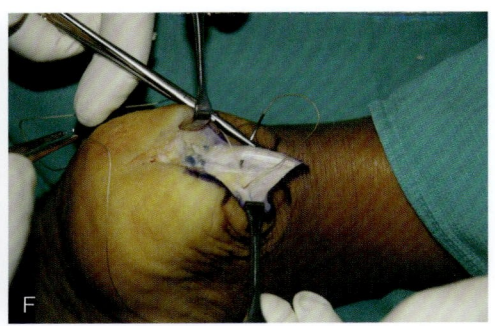

技术图6（续） E. 完全闭合远端跟腱与筋膜之间的间隙。F. 在新建止点的近端缝合两侧跟腱瓣。

缝合伤口

- 缝合腱旁膜（技术图7A）。
- 缝合皮下组织（技术图7B）。
- 进行无张力缝合。笔者常规在近端使用皮肤钉，而在不容易外翻的远端皮肤使用缝合线（技术图7C）。
- 切口关闭后，使用无菌敷料、大量棉垫及后侧夹板将踝关节固定于休息位。

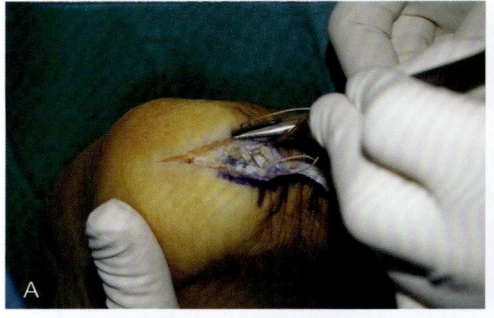
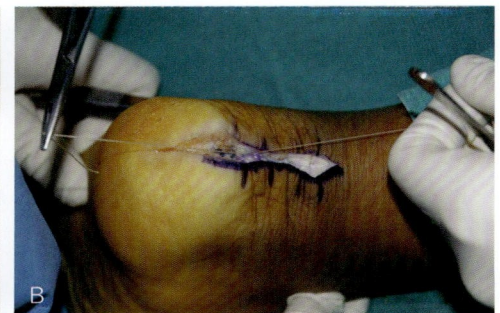
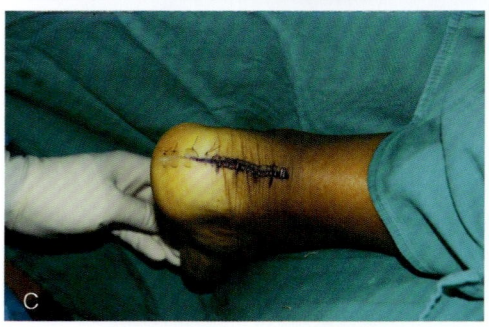

技术图7 缝合伤口。A. 腱旁膜。B. 皮下组织。C. 皮肤（在远端使用缝线防止皮肤边缘内翻）。

姆长屈肌腱加强

- 只有少数患者兼有止点病与非止点病。
- 这需要对病变跟腱进行广泛清理（技术图8A、B）。
- 切开深筋膜之后，辨认姆长屈肌腱，保护胫后神经，于踝关节及姆趾趾间关节最大跖屈位时，在内侧纤维骨隧道中切取姆长屈肌腱（技术图8C）。
- 较之另作足底切口取腱，这种姆长屈肌腱局部（短）取腱的长度已足够进行止点加强（技术图8D）。
- 通过界面螺钉将姆长屈肌腱固定于骨突切除后显露的跟骨松质骨面的中心（技术图8E）。
  - 将一根缝线穿过跖侧跟骨，使姆长屈肌腱达到最理想的张力（技术图8F）。
- 在姆长屈肌腱的两侧，平衡两侧跟腱瓣止点上的锚钉缝线的张力（技术图8G）。

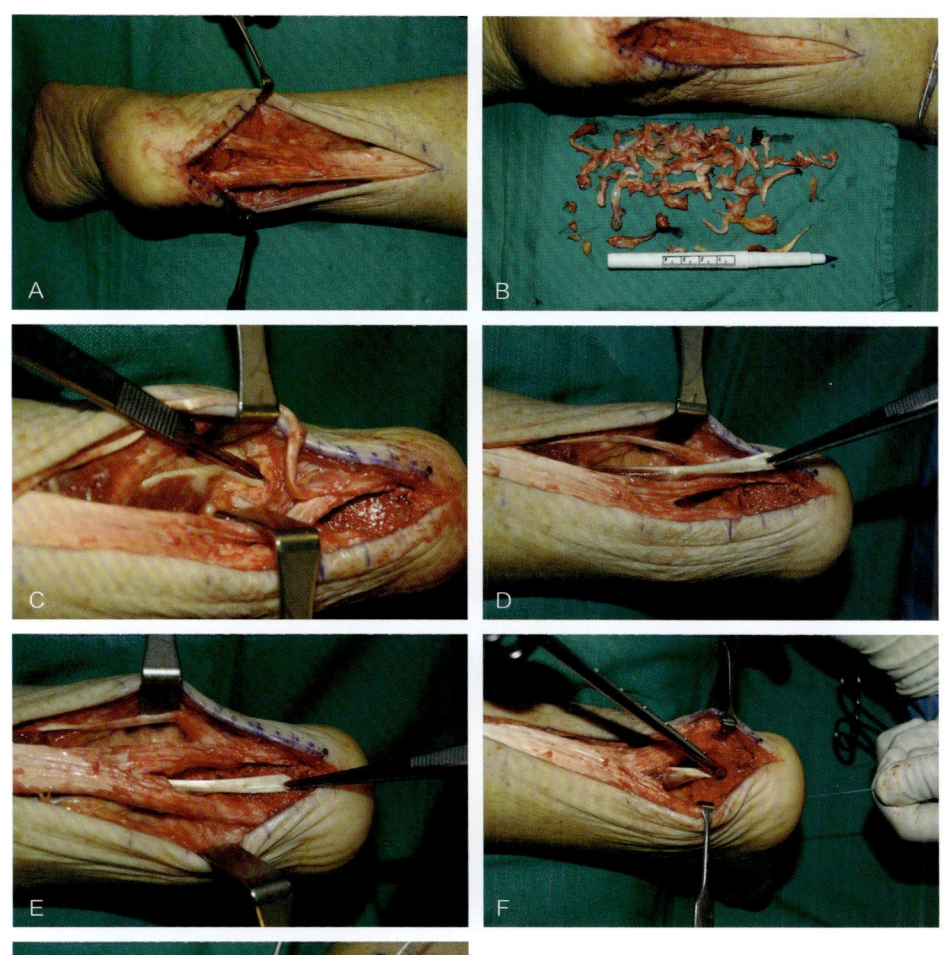
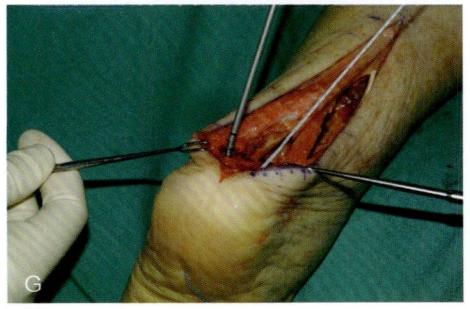

技术图8　A、B. 广泛切除相对较薄的残留跟腱组织。C～F. 跨长屈肌腱转位。C. 经同一切口短取跨长屈肌腱。D. 短取法（从踝关节与足后侧取腱）切取足够长度的跨长屈肌腱。E. 决定固定跨长屈肌腱的理想位置（理论上，越接近后侧越有力学优势）。F. 界面螺钉固定跨长屈肌腱（注意将缝线穿过足底以调整跨长屈肌腱张力）。G. 对称置入锚钉以缝合跟腱瓣，而不干扰跨长屈肌腱的固定点。

要点与失误防范

钙化变性	• 不仅要确定清除不健康的跟腱纤维，还要清除跟腱内所有钙化部分
将健康跟腱重新固定于跟骨	• 将两侧跟腱组织瓣平衡地固定于显露的跟骨松质骨面上 • 在缝线打结之前，检查两侧跟腱组织瓣张力是否相同
腱旁膜	• 同修补急性跟腱损伤一样，确认于跟腱表面缝合腱旁膜
跨长屈肌腱加强	• 这需要在术中作出决定，但根据笔者的经验，只有极少数病例需要加强。如果需要加强，经同一切口通过切开深筋膜切取跨长屈肌腱。辨认及保护紧邻于跨长屈肌腱的胫后神经。跨长屈肌腱转位时，应尽可能地将其固定于显露的跟骨松质骨面后侧，以获得最佳的力学强度

术后处理

- 第0~2周：使用后侧夹板将踝关节固定于跖屈休息位。
- 第2周：拆线并更换石膏。
- 第2~5周：短腿、跖屈（5°~10°）、负重石膏固定，使用辅助装置下允许负重。
- 第5周：拆除石膏，改穿控制踝关节活动的行走靴。
- 第5~8周：穿着带5°~10°后跟垫的行走靴；开始理疗，并小心、循序渐进地进行抗阻练习。
- 第8~12周：穿带后跟垫的正常鞋或无后帮、跟较低的鞋；理疗并逐渐增加离心力量训练。
- 第3~6个月：完全恢复活动；进行家庭理疗。
- 使患者"忘记跟腱问题"通常需要花一整年的时间。
- 需要终身维持独立的基本理疗训练。

预后

- 尽管不一定能在术后6~12个月完全恢复活动，大部分接受手术治疗的跟腱止点病患者仍可获得良好的治疗效果。
- 然而大部分研究指出，有部分患者尽管症状改善，但仍有残留痛，且无法完全恢复活动。
- Johnson等报道了22名患者在平均34个月的随访中，美国骨科足踝外科协会（AOFAS）踝关节评分从53分提高到89分。
- McGarvey等报道了22名患者在平均33个月的随访中，满意率为82%。13名患者疼痛完全缓解，且有相同数量的患者完全恢复运动。

并发症

- 伤口裂开。
- 感染。
- 跟腱从跟骨上的锚钉处撕脱。
- 手术成功但有持续疼痛。
- 缝线反应或激惹。

（洪劲松 译，邹剑 审校）

参考文献

[1] Calder JD, Saxby TS. Surgical treatment of insertional Achilles tendinosis. Foot Ankle Int 2003;24:119-121.

[2] Den Hartog BD. Insertional Achilles tendinosis: pathogenesis and treatment. Foot Ankle Clin 2009;14:639-650.

[3] DeOrio MJ, Easley ME. Surgical strategies: insertional Achilles tendinopathy. Foot Ankle Int 2008;29:542-550.

[4] Furia JP. High-energy extracorporeal shock wave therapy as a treatment for insertional Achilles tendinopathy. Am J Sports Med 2006;34:733-740.

[5] Johnson KW, Zalavras C, Thordarson DB. Surgical management of insertional calcific Achilles tendinosis with a central tendon splitting approach. Foot Ankle Int 2006;27:245-250.

[6] Knobloch K, Kraemer R, Lichtenberg A, et al. Achilles tendon and paratendon microcirculation in midportion and insertional tendinopathy in athletes. Am J Sports Med 2006;34:92-97.

[7] Kolodziej P, Glisson RR, Nunley JA. Risk of avulsion of the Achilles tendon after partial excision for treatment of insertional tendonitis and Haglund's deformity: a biomechanical study. Foot Ankle Int 1999;20:433-437.

[8] Maffulli N, Testa V, Capasso G, et al. Calcific insertional Achilles tendinopathy: reattachment with bone anchors. Am J Sports Med 2004;32:174-182.

[9] McGarvey WC, Palumbo RC, Baxter DE, et al. Insertional Achilles tendinosis: surgical treatment through a central tendon splitting approach. Foot Ankle Int 2002;23:19-25.

[10] Nicholson CW, Berlet GC, Lee TH. Prediction of the success of nonoperative treatment of insertional Achilles tendinosis based on MRI. Foot Ankle Int 2007;28:472-477.

[11] Nunley JA, Ruskin G, Horst F. Long-term clinical outcomes following the central incision technique for insertional Achilles tendinopathy. Foot Ankle Int 2011;32(9):850-855.

[12] Rompe JD, Furia J, Maffulli N. Eccentric loading compared with shock wave treatment for chronic insertional Achilles tendinopathy: a randomized, controlled trial. J Bone Joint Surg Am 2008;90(1):52-61.

[13] Wagner E, Gould J, Bilen E, et al. Change in plantar flexion strength after complete detachment and reconstruction of the Achilles tendon. Foot Ankle Int 2004;25:800-804.

[14] Wagner E, Gould JS, Kneidel M, et al. Technique and results of Achilles tendon detachment and reconstruction for insertional Achilles tendinosis. Foot Ankle Int 2006;27:677-684.

第121章 姆长屈肌腱加强治疗跟腱止点变性

Flexor Hallucis Longus Tendon Augmentation for the Treatment of Insertional Achilles Tendinosis

William C. McGarvey and Thomas O. Clanton

定义

- 跟腱止点炎（IAT）实际上是个错误命名。该疾病通常是一个退变过程，而疾病命名应反映其特征，因此称为"跟腱变性"（tendinosis）或"跟腱病"（tendinopathy）更确切[5,7,9,10,16]。
- 顾名思义，跟腱止点炎是指跟骨后侧跟腱止点处的疼痛。
  - 占所有跟腱疾病的10%～20%[2]。
  - 最常见于运动员的过劳性损伤，如跑步、篮球或排球这类起跳型运动员，而跟腱退变则更常见于久坐的患者。

解剖

- 跟腱是人体内最大的肌腱，其主要功能是跖屈足及踝关节。
- 跟腱具有弹性且非常坚强，负荷下能拉伸15%，而跑步时单腿相其最多可承受自身体重10倍的力量[5,10]。
- 跟腱止点范围广阔，覆盖整个跟骨结节，并将Sharpey纤维发至跟骨的内缘、外缘及跖侧缘[1]。
- 紧邻跟腱前方的是跟骨后滑囊以及跟骨后外侧突起，称为"Haglund畸形"。
- 再往前为小腿后深间室肌群，其内包括姆长屈肌腱和血管神经束（胫后血管神经）。
- 姆长屈肌腱起自腓骨及骨间膜，向远端斜向走行，经载距突下方，穿过纤维骨隧道后，经足底的Henry结节止于姆趾。

发病机制

- 反复应力刺激可能导致炎症及退变。
- 由于年龄增大及损伤导致跟腱血供进一步减少，从而发生退变和肌腱变性[9,10]。
  - 发生显微及大体的改变，导致瘢痕形成及缓慢再生或修复。
  - 由于修复潜能下降，导致肌腱细胞的数量及质量下降。
- 炎性改变表现为包绕跟腱的腱旁膜炎，而并非跟腱本身，导致腱旁膜增厚并与跟腱粘连。
- 此外，持续的损伤及不充分的修复形成了胶原及钙沉积循环，以试图稳定跟腱止点病，导致止点增大；大量质量差的组织再生；周围组织刺激，导致跟腱止点疼痛及增厚。

自然病程

- 目前，对未经治疗的跟腱止点炎的研究尚不广泛。然而，手术发现及组织学分析可以提供一些信息。
- 持续性跟腱止点炎导致后跟持续疼痛及肿胀。
- 进一步损伤会引起修复与瘢痕形成的恶性循环，导致周围组织的进一步刺激、血管化减少及进一步微观损伤。
- 后跟很难适应穿鞋。
- 活动范围减少，导致跟腱拉伸状态下活动时更容易受伤。
- 产生钙化碎片，这是由于组织对损伤的反应及损伤后跟腱内血肿所致，其影响组织弹性，因此使跟腱更易发生部分或完全断裂[4,16]。
- 最终导致跟腱弹性及韧性变差，可能发生止点撕脱及断裂，增加了治疗的难度。

病史和体格检查

- 患者能相对精确地描述及主诉足跟后方跟骨与跟腱交界处疼痛。
- 活动后疼痛可能会加剧，但逐渐地，疼痛会变得越来越频繁。
- 运动员中，会随着训练强度及频率的增加、地面或穿鞋的改变，使症状加重。
- 体检时发现后跟处压痛，常为后外侧。
- 严重病例可触及跟腱增厚、结节化及僵硬。
- 和健侧相比，踝关节的背伸活动度可能减少。
- 检查跟腱及其止点的方法如下。
  - 直接触诊：
    - 视诊及触诊检查后跟、跟腱是否存在肿胀、压痛、结节状或间隙，所有这些都提示跟腱病变。
  - Thompson试验：

- 患者俯卧位，挤压小腿腓肠肌-比目鱼肌交界处以引出足跖屈，并与健侧对照。如患肢跖屈程度明显小于健侧，表明阳性，证实跟腱完全断裂。

影像学和其他诊断性检查

X线片
- X线片对于诊断并不是必要的，但其有助于明确跟腱止点有无钙化碎片，后者提示预后不良[16]（图1）。
- 侧位及轴位平片常已足够。

超声
- 超声检查是一种相对便宜、精确的方法，用于评估跟腱质量、完整性及功能。
  - 其优势在于可以动态地观察跟腱的主动活动，也可以用来随访愈合进程。
  - 其高度依赖检查者的水平。

MRI
- MRI可能是研究和评估跟腱损伤最常用的一种方法（图2A、B）。
- 其能提供最精确的信息，包括跟腱受累范围、周围组织质量、有无跟腱断裂及其他伴随病变。

鉴别诊断
- 跟骨后滑囊炎。
- Haglund综合征。
- 炎性关节炎。
- 血清反应阴性的脊柱关节病。
- 痛风。
- 家族性高脂血症。
- 结节病。
- 弥漫性特发性骨肥大症。
- 药物导致的病变。

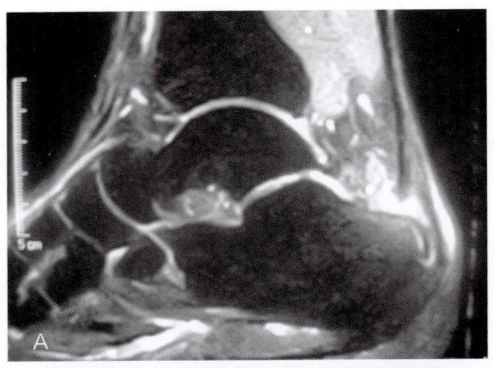
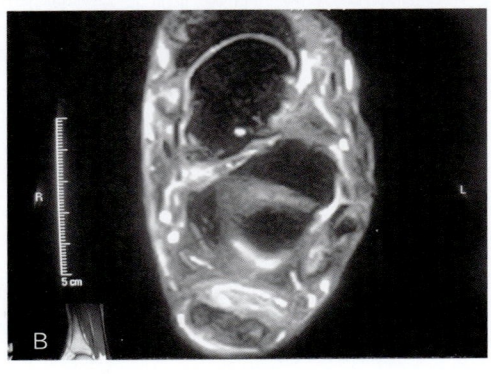

图2 跟腱变性的MRI检查。在T2序列中，矢状位（A）及轴位（B）上跟腱实质内高信号表明跟腱变性的区域。

- 喹诺酮的使用。
- 慢性皮质类固醇的使用。

非手术治疗
- 保守治疗的成功率达90%以上[5,9]。
- 发病时年龄大、症状持续时间长及钙化变性的患者保守治疗成功率较低[9]。
- 治疗初期包括使用非甾体消炎药、足跟垫、离心拉伸、增加鞋帮的宽度及柔软度。
- 更严重的病例需要使用正规支具以纠正足部生物力学的异常，使用夜间支具以提供跟腱持续性拉伸，以及采用冰敷、冷热澡及电离子透入疗法等物理治疗。
- 严重的病例可能需要使用石膏或保护靴制动，在恢复常规运动及活动之前，渐进性过渡至交叉训练。

手术治疗
- 保守治疗失败及症状持续、影响功能者，需要考虑手术治疗。
- 对于年轻、运动较多的患者，若跟腱累及范围小于50%，进行简单的损伤跟腱清理效果较好。笔者喜欢采用跟腱正中劈开入路进行清理。

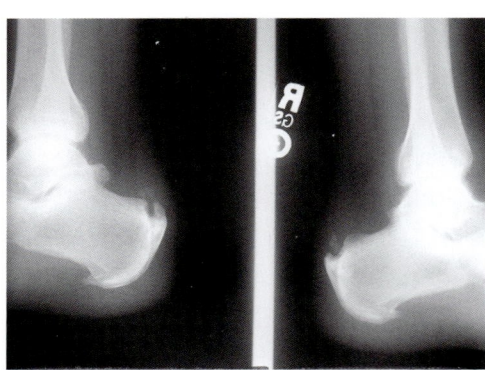

图1 X线片显示跟腱止点处的跟腱内钙化。

术前计划

- 如果跟腱累及范围超过50%，跟腱完整性便会有问题，因此需要进行加强修补。这种广泛累及可通过术前检查或术中评估明确。
- 理论上，术者在术前已清楚了解是否有必要行加强手术。
  - 影像学上显而易见。
  - 如果术中发现需行加强手术，术者必须做好准备。

体位

- 患者采用俯卧位（图3）。
- 双足均予以消毒准备，范围至膝关节。

入路

- 目前常采用正中切口（图4），起自跟腱止点近端2～3 cm，向远端延伸，以显露整个跟腱止点。

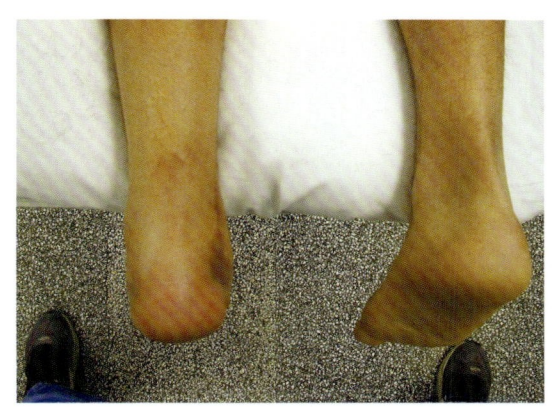

图3 姆长屈肌腱转位术的体位。患者采用俯卧位，双足在术野内准备。注意患足休息位张力丢失，证明为急性跟腱撕脱。

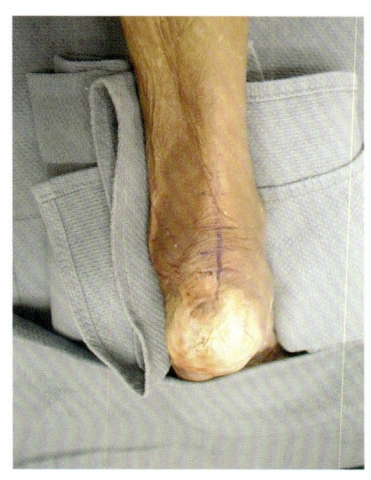

图4 手术入路。皮肤上标记跟腱止点清理及姆长屈肌腱转位的计划切口。

跟骨后侧清理

- 向内、外侧分离全层皮瓣及跟腱实质（技术图1A）。
- 需清除所有无活力或外观可疑的组织（技术图1B）。
- 跟腱清理完成后，切除跟骨后滑囊。
- 用咬骨钳、摆锯或骨刀去除增大或撞击跟腱的跟骨后外侧突起部分。

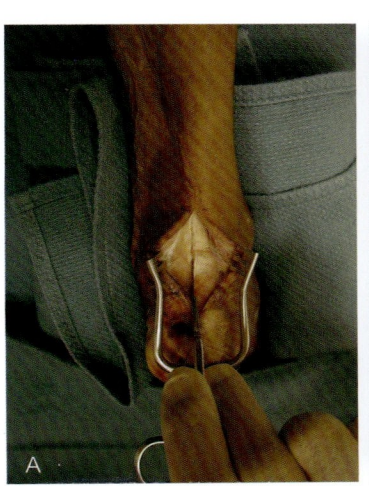 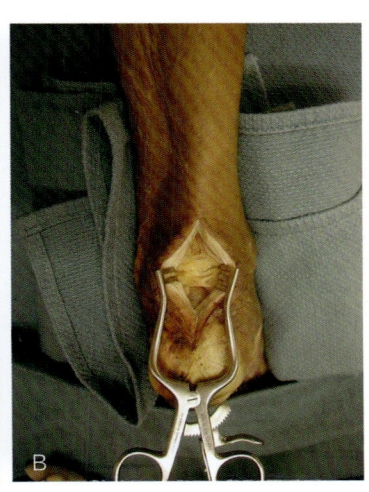

技术图1 A. 经跟腱正中劈开切口切开全层皮瓣及跟腱。B. 通过跟腱可见跟骨后滑囊。

姆长屈肌腱取腱

- 清理完成后，姆长屈肌肌腹显而易见（技术图2A）。
- 追溯姆长屈肌腱至其纤维骨隧道内（技术图2B、C）。
- 极度跖屈踝关节及姆趾。
- 助手向后牵拉肌腱近端，术者用15号刀片于尽可能远端切断肌腱（技术图2D）。
- 将一根2-0不可吸收编织缝合线锁边缝入肌腱断端。

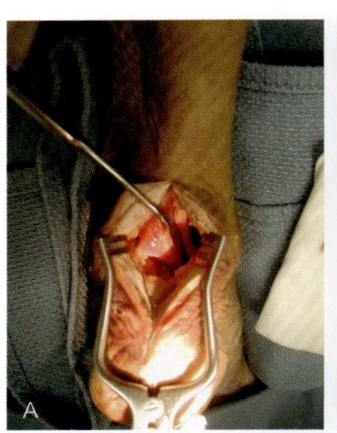
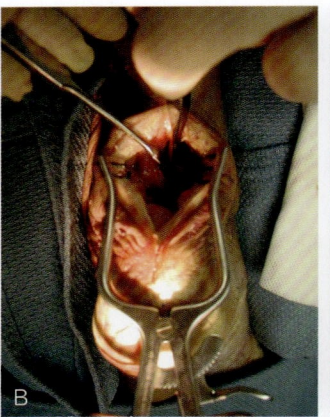
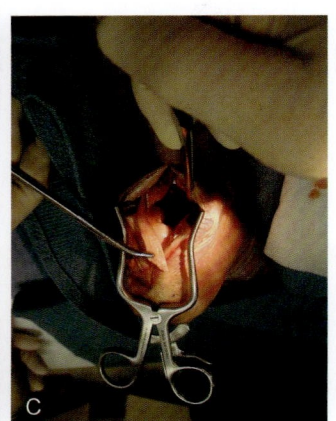
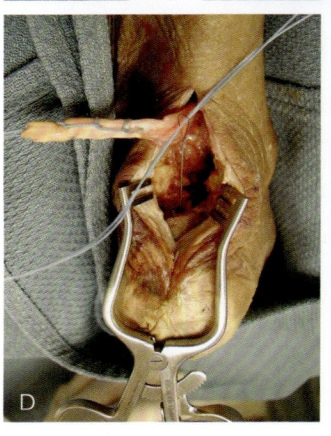

技术图2　A、B. 姆长屈肌腱及胫后神经（内侧或右侧）为平行排列且相互紧邻，纤维骨鞘将两者分开。C. 经后侧切口切取姆长屈肌腱，注意避免损伤位于纤维骨隧道外或内侧的神经。D. 采用Krackow锁边缝合技术固定姆长屈肌腱，并将其带入隧道。

固定移植肌腱

- 于跟骨后方、跟腱止点前1 cm处，钻取一直径6.5 mm的垂直隧道（技术图3A）。
- 用直针将姆长屈肌腱上的缝线穿过隧道及足底皮肤，将姆长屈肌腱牵入隧道（技术图3B）。
- 以健侧休息位跖屈15°～20°为参照，确保患侧张力。如果跟腱的最内、外侧仍有保留，其可作为调节张力的参照。
- 置入一枚可吸收界面螺钉用于固定移植肌腱（技术图3C）。
- 评估张力及关节活动度，应与健侧大致相同（技术图3D）。
- 然后将姆长屈肌肌腹与残余的跟腱进行侧–侧缝合，以促进血管化及帮助恢复推进量（技术图3E）。
- 如果清理过程中跟腱止点完全剥离，或腱-骨界面需要更强的稳定性，可使用改良的双组缝线锚钉固定技术以加强跟腱在跟骨内的锚定。
- 按之前的手术步骤清理（技术图4A、B）。
- 姆长屈肌腱转位完成后，将残留的跟腱推进并固定至跟骨后侧。
- 在跟骨近端，姆长屈肌腱转位隧道两侧钻取两孔，于远端、足跟跖侧面的稍上方，再钻取两孔。于近端孔内植入双组缝线锚钉（技术图4C）。
- 将近端两枚锚钉中各取一组缝线穿入下方孔内，并用另一枚锚钉固定（技术图4D）。
- 以同样的方法将剩余缝线用锚钉固定至另一个孔内，并将缝线收紧至术者所需的张力（技术图4E）。
- 使用可吸收缝线连续缝合劈开的跟腱（技术图4F）。
- 对于本章展示的这类患者可联合应用双排固定及姆长屈肌腱转位；对于非常年轻或进行高对抗运动的患者，可单独采用该术式，以免影响姆趾的推地力量。

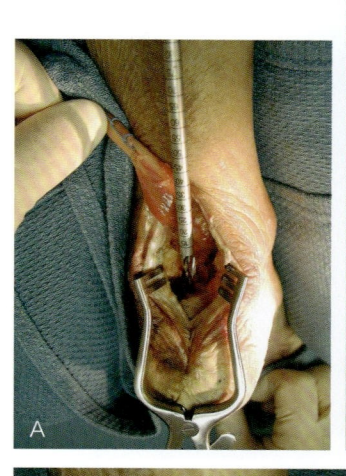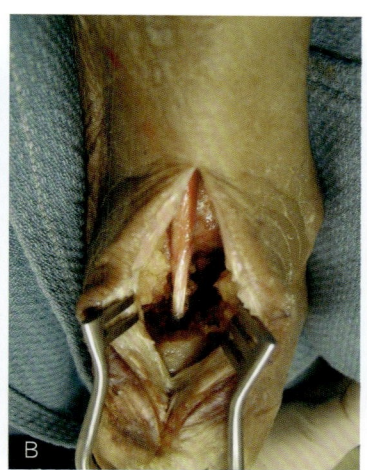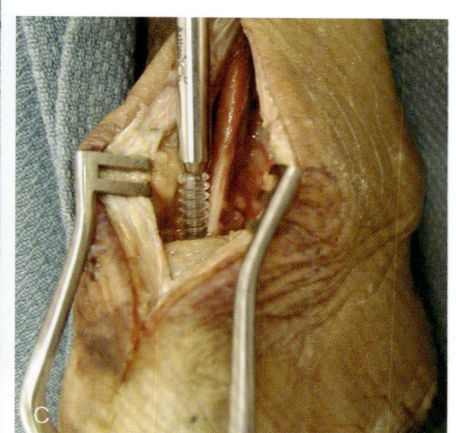
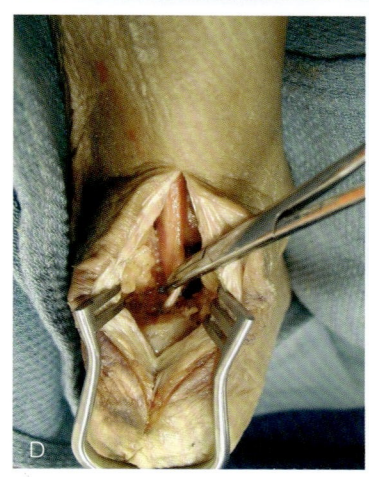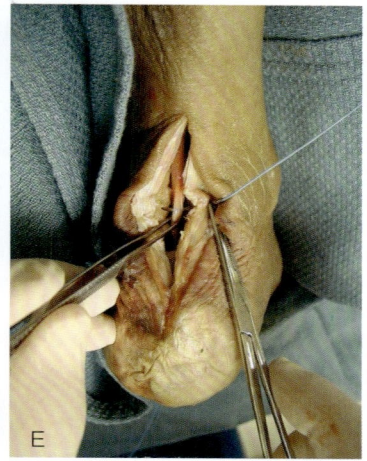

技术图3　A. 钻取骨隧道，以匹配之后使用的界面螺钉的大小。B. 将踇长屈肌腱穿入骨隧道，保持张力与健侧相同。C. 置入界面螺钉。D. 完成踇长屈肌腱转位。E. 将踇长屈肌肌腹与跟腱做侧-侧缝合。

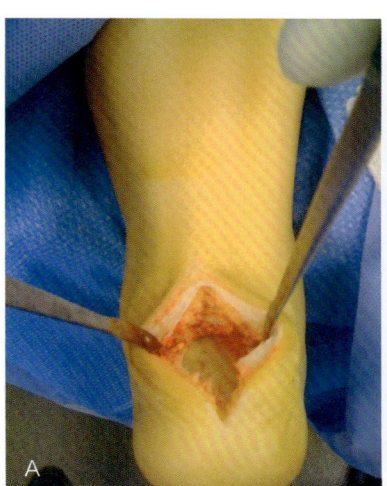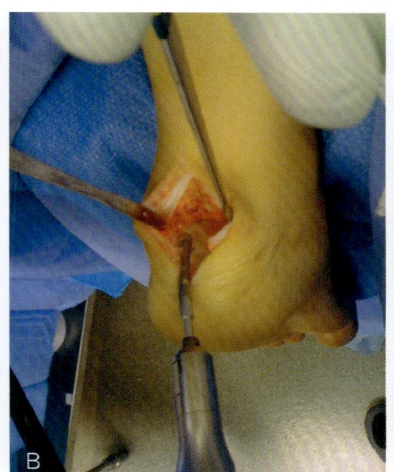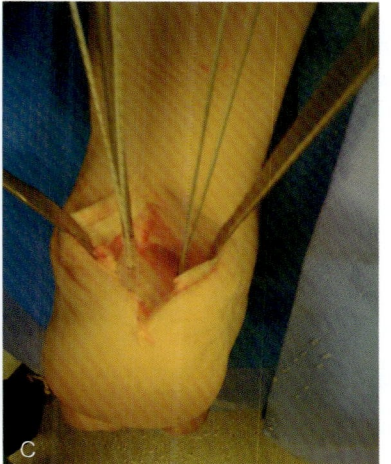

技术图4　A. 正中劈开跟腱，清理跟腱及整个跟骨后区域。B. 用磨钻广泛切除跟骨后结节。C. 近端钻孔内植入双组缝线锚钉。

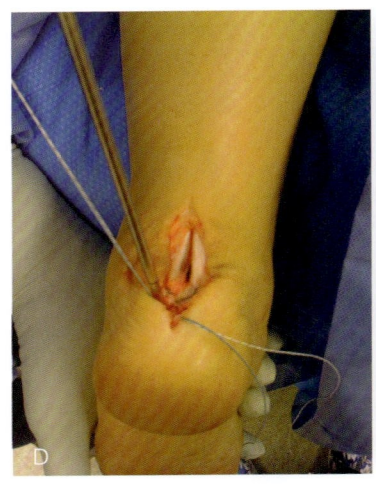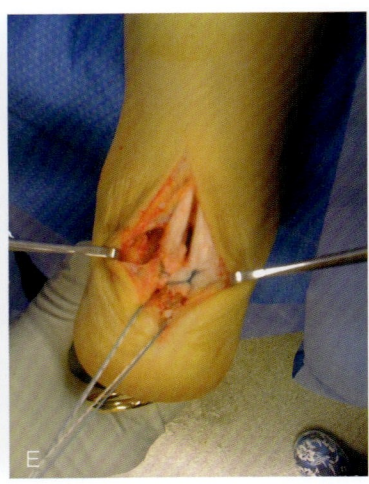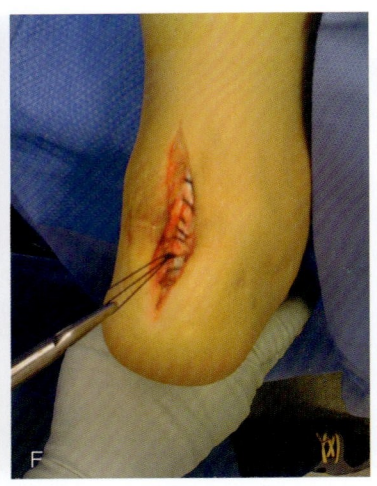

技术图4（续） D. 第1组交叉缝线穿入远端骨孔，两边各取1组缝线置入骨床内。E. 然后将第2组缝线（两边各1根）固定于远端钻孔内，并调整至术者所需的张力。F. 按前述方法缝合跟腱。

关闭伤口

- 如果腱旁膜保留，用2-0可吸收线全层缝合。
- 2-0 Monocryl缝线缝合皮下脂肪。
- 3-0尼龙线缝合皮肤。

要点与失误防范

加强修补的决定	• 需要全面评估所有检查，同时在手术时仔细检查跟腱止点的完整性。对于止点稳定性存在任何疑问者，均需要考虑加强手术 • 双下肢均需要消毒铺巾，以便术中进行对照评估
切口	• 全层皮瓣对于愈合而言至关重要。避免分离皮下。切开跟腱进行清理 • 正中切口比内侧或外侧切口有着更好的血管体区血供
踇长屈肌腱取腱	• 肌腹易于辨认，但肌腱与胫后神经外观、走行及部位均相似，两者均走行至足部 • 从肌肉至肌腱追溯踇长屈肌腱，其位于载距突下方的纤维骨隧道内 • 紧贴跟骨内侧壁，由内至外切断肌腱
止点清理	• 彻底清除损伤的跟腱组织及炎性滑囊 • 切除跟骨突起部分
骨隧道	• 钻孔时不要摇晃钻头。跟骨主要由骨松质组成，钻孔较为简单
张力	• 保留附着于内外侧的一些跟腱纤维，这样可以有助于确定患者自然休息位时的张力

术后处理

- 术后即刻用夹板将患肢固定于跖屈15°~20°，维持2周。
- 之后患者改穿带有5 cm高的后跟垫的行走靴2周，并允许轻微触碰地面（依从性差的患者可采用行走石膏固定）。
- 术后1个月指导患者进行轻度的主动辅助关节活动度练习，并允许耐受下完全负重。
- 在之后的2个月内，逐渐减少后跟垫的高度，直至患者恢复无痛的跖行足。
- 术后6~8周开始进行物理治疗。

预后

- 单纯清理治疗跟腱止点炎对于年轻人群有效，但随着

- 病变范围的扩大或年龄的增长,其疗效变得不确切[9]。
- 一些研究发现,如存在跟腱内钙化,采用单纯清理术后愈合时间较长,甚至远期可能进一步恶化,预后较差[16]。
- 手术成功的关键取决于病变组织清理的彻底程度。然而,如果跟腱累及范围超过50%,就可能会影响止点的稳定性。
- 采用跨长屈肌腱加强修补技术确切可行,且疗效有统计学意义[6,13,15,17]。
  - 在一项系列研究中,20名慢性跟腱功能不全的患者术后未见再断裂、跟腱病复发及伤口并发症[17]。
  - 尽管推测及实际报道证实小腿周径及推进力方面仍存在差异,但这些差异相比较疼痛缓解及功能恢复而言,患者是可以接受的[17]。
- 上述技术在传统技术上进行了部分改良:
  - 不采用传统的双切口技术[6,13,15],从而减少了第2术区的损伤。
  - 保留远端Henry结节连接处的跨长屈肌腱[14],从而可以保留更多的跨长屈肌及其功能。理论上,这样可以减少对推进力的影响。
  - 在跟腱清理及止点完整性评估后,即可决定是否采用加强修补,因为可以在跟腱清理的同一切口内完成跨长屈肌腱取腱。
- 肌腱需要量较少,因为界面螺钉直接将肌腱固定至骨内,其效果等同于或优于单环侧-侧缝合[3,12]。
- 有关顾虑跨长屈肌力量弱于自身跟腱或跨长屈肌腱切取后推进功能缺陷的报道,可能过分夸大了其严重性[8,11]。

并发症

- 伤口并发症。
- 跟腱清理不充分。
- 骨切除不充分。
- 胫后神经损伤。
- 骨隧道骨折。
- 转位肌腱张力过高或过低。

(武勇 译,施忠民 审校)

参考文献

[1] Chao W, Deland JT, Bates JE, et al. Achilles tendon insertion: an in vitro anatomic study. Foot Ankle Int 1997;18:81-84.

[2] Clain MR, Baxter DE. Achilles tendinitis. Foot Ankle 1992;13:482-487.

[3] Cohn JM, Sabonghy EP, Godlewski CA, et al. Tendon fixation in flexor hallucis longus transfer: a biomechanical study comparing a traditional technique versus bioabsorbable interference screw fixation. Tech Foot Ankle Surg 2005;4:4214-4221.

[4] Fiamengo SA, Warren RF, Marshall JL, et al. Posterior heel pain associated with a calcaneal step and Achilles tendon calcification. Clin Orthop Relat Res 1982;(167):203-211.

[5] Gerken AP, McGarvey WC, Baxter DE. Insertional Achilles tendinitis. Foot Ankle Clin 1996;1:237-248.

[6] Kann JN, Myerson MS. Surgical management of chronic ruptures of the Achilles tendon. Foot Ankle Clin 1997;2:535-545.

[7] Marks RM. Achilles tendinopathy, peritendinitis, pantendinitis, and insertional disorders. Foot Ankle Clin 1999;4:789-810.

[8] Martin RL, Manning CM, Carcia CR, et al. An outcome study of chronic Achilles tendinosis after excision of the Achilles tendon and flexor hallucis longus tendon transfer. Foot Ankle Int 2005;26(9):691-697.

[9] McGarvey WC, Palumbo RC, Baxter DE, et al. Insertional Achilles tendinosis: surgical treatment through a central tendon splitting approach. Foot Ankle Int 2002;23:19-25.

[10] Myerson MS, McGarvey WC. Disorders of the Achilles tendon insertion and Achilles tendinitis. Instr Course Lect 1999;48:211-218.

[11] Richardson DR, Willers J, Cohen BE, et al. Evaluation of the hallux morbidity of single-incision flexor hallucis longus tendon transfer. Foot Ankle Int 2009;30(7):627-630.

[12] Sabonghy EP, Wood RM, Ambrose CG, et al. Tendon transfer fixation: comparing a tendon to tendon technique vs. bioabsorbable interference-fit screw fixation. Foot Ankle Int 2003;24:260-262.

[13] Wapner KL, Hecht PJ. Repair of chronic Achilles tendon rupture with flexor hallucis longus tendon transfer. Oper Tech Orthop 1994;4:132-137.

[14] Wapner KL, Hecht PJ, Shea JR, et al. Anatomy of second muscular layer of the foot: considerations for tendon selection in transfer for Achilles and posterior tibial tendon reconstruction. Foot Ankle Int 1994;15:420-423.

[15] Wapner KL, Pavlock GS, Hecht PJ, et al. Repair of chronic Achilles tendon rupture with flexor hallucis longus tendon transfer. Foot Ankle 1993;14:443-449.

[16] Watson AD, Anderson RB, Davis WH. Comparison of results of retrocalcaneal decompression for retrocalcaneal bursitis and insertional Achilles tendinosis with calcific spur. Foot Ankle Int 2000;21:638-642.

[17] Wilcox DK, Bohay DR, Anderson JG. Treatment of chronic Achilles tendon disorders with flexor hallucis longus tendon transfer/augmentation. Foot Ankle Int 2000;21:1004-1010.

第122章 跟腱病的开放手术治疗
Open Management of Achilles Tendinopathy

Nicola Maffulli and Umile Giuseppe Longo

定义
- 跟腱病涉及腱内和腱周病变,多由劳损引起,并导致临床症状[1]。
- 跟腱病在运动员和非运动员中都很常见,会影响跟腱的多个部位。
- 一个特别常见的部位是距离跟腱止点2~4 cm处的跟腱主体部分[2]。

解剖
- 腓肠肌的两头(内侧头和外侧头)起源于股骨内、外侧髁,肌肉部分延伸到小腿中部。肌纤维下行后汇入一宽腱膜,该腱膜逐渐变窄,并在其深层接受比目鱼肌腱,共同形成跟腱[3]。
- 跟腱是人体中最厚、最强大的肌腱,其长约15 cm,起源于小腿中部,并向远端延伸止于跟骨的后面。跟腱前方全长接受比目鱼肌纤维[4]。

发病机制
- 迄今跟腱病的发病机制仍不清楚。
- 跟腱病由多种内在和外在因素所致[6]。
- 其与过度使用后血供、腓肠肌-比目鱼肌功能障碍、年龄、性别、体重和身高、内分泌或代谢因素、高弓足畸形、踝关节外侧不稳、使用喹诺酮类抗生素、后足在冠状面上过度活动、明显的前足内翻畸形、训练方式的变化、技术不佳、既往损伤、鞋类及环境因素,如长期在坚硬、湿滑或倾斜的地面上进行训练等诸多因素有关[1-6]。
- 前面提到的大多数因素都应被视为相关性而非病因性证据,因此它们在致病原因中的作用尚有争议[8]。

自然病程
- 尽管已对跟腱病进行了广泛的研究,但还是明显缺少合理的科学研究来阐明其原因、病理、自然病程和最佳治疗方法[9]。
- 跟腱病的治疗缺乏循证医学支持,且跟腱病患者存在长期发病的风险,其临床结果无法预测[10]。
- 大多数患者对保守治疗有效,尤其是当患者愿意减少活动量后,症状便可得到控制[10]。
- 有24%~45.5%的跟腱病患者,通常在尝试3~6个月的保守治疗后仍无效,则建议手术治疗。然而,长期跟腱病的患者手术效果不佳,在获得良好治疗结果前的再手术率高[7,11]。
- 随着跟腱病生物学特点的逐渐阐明,可能会出现更有效的治疗方案,从而提高保守治疗和手术治疗的成功率[12]。

病史和体格检查
- 患者通常在运动后出现跟腱止点近端2~6 cm处疼痛。
- 随着病理过程的发展,练习时也会出现疼痛,严重时可能会影响日常活动。
- 跑步者在训练开始和结束后都会感到疼痛,跑步期间的不适感反倒有所减轻。
- 应当检查足部和足跟是否存在力线不良、畸形、双侧跟腱的大小是否明显不对称、有无局部增厚、Haglund畸形以及有无陈旧性瘢痕[11-13]。
- 触诊跟腱以检查有否存在压痛、发热、增厚、结节和捻发音等。
- "疼痛弧"征有助于鉴别跟腱病和腱旁膜病。腱旁膜病时,踝关节从完全背伸至跖屈过程中,跟腱最厚及压痛区对于踝关节处的位置相对固定,而跟腱病时其位置随踝关节活动而改变[14]。

影像学和其他诊断性检查
- 软组织X线片可用于诊断相关或伴发的骨性异常[10]。
- 尽管依赖于检查者,但由于超声检查与病理学结果有良好的相关性,因此是首选的影像学诊断方法[12]。
- 超声能迅速识别低回声区,术中可见其由退变组织组成,且伴有跟腱增厚。
- 仅当超声检查仍不明确时,才考虑行磁共振成像(MRI)检查。
- MRI能提供有关跟腱内部形态和周围结构的大量信息,对于评估各阶段的慢性退变,鉴别腱旁炎和跟腱变性非常有用。跟腱的黏液样变性区在MRI的T1和T2加权图像上表现为高信号区[13]。

鉴别诊断

- 跟腱腱旁膜病。
- 急性或慢性跟腱断裂。
- 跟腱再断裂。
- 腓肠肌与跟腱移行部撕裂[12]。

非手术治疗

- 没有证据表明非甾体类抗炎药有益于缓解跟腱病的急性症状[5]。
- 使用小剂量肝素、足跟垫、局部激光治疗和腱周局部封闭的疗效与不治疗没有差异[9]。
- 在随机对照研究中显示有效的治疗方法包括：在腱周注射抑酶肽、局部应用三硝酸甘油酯以及超声引导下在新生血管区注射硬化剂[10]。
- 疼痛的小腿肌肉离心训练对治疗非止点性跟腱病有效[13]。
- 离心负荷锻炼和低能量冲击波治疗也有类似的治疗结果[14]。

手术治疗

- 24%～45.5%的跟腱病患者保守治疗会失败[14]。
- 一般建议保守治疗至少6个月后再手术[11]。
- 手术目的在于切除纤维粘连、清除退变的结节组织，并在跟腱上做多个纵行切口，以探查跟腱内病损及重建血运，也可能通过刺激残留的活性细胞以启动细胞基质的反应，并促进愈合[14]。
- 缺损处可侧-侧缝合，也可不予以缝合。
- 如果切除了较大的病灶，可能需要行重建手术。

术前计划

- 术前影像学检查可以指导手术医生定位切口，沿跟腱纤维束走行方向锐性切开跟腱。

体位

- 采用区域麻醉，患者取俯卧位，患侧踝关节悬空于手术台外。
- 俯卧位有利于充分显露受累区域。
- 或者采用仰卧位，用沙袋将患者对侧臀部垫高，并将患肢置于4字位。
- 患肢上止血带，驱血后将止血带充气至250 mmHg[4]。

入路

- 于跟腱内侧做切口，以免损伤腓肠神经和小隐静脉(图1)。
- 由于鞋跟边缘可能直接压迫于切口处，因此后方直切口也可能引起不适。
- 保持全厚皮瓣对于减少术后伤口开裂的发生至关重要[7]。

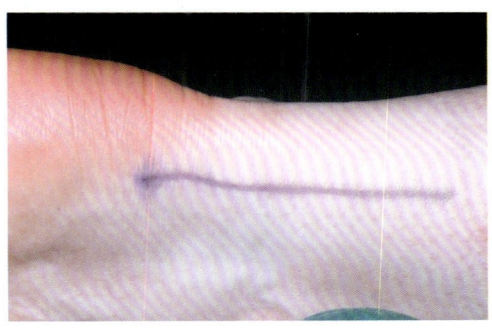

图1　用于开放手术的切口。其位于跟腱内侧缘的后方，避开了腓肠神经和小隐静脉，且手术瘢痕亦远离鞋帮。

显露和切除腱旁膜

- 显露腱旁膜和跟腱(技术图1A)。
- 辨认并切开腱旁膜(技术图1B)。
- 如同时存在腱旁膜病变，一般需切除增厚和瘢痕化的腱旁膜组织。
- 根据术前影像学表现，沿跟腱纤维束走行方向锐性切开跟腱(技术图1C)。
- 识别病变的跟腱组织，其外表通常失去光泽，且常包含杂乱无序的纤维束，类似蟹肉样外观(技术图1D)。
  - 锐性切除病变组织(技术图1E)。

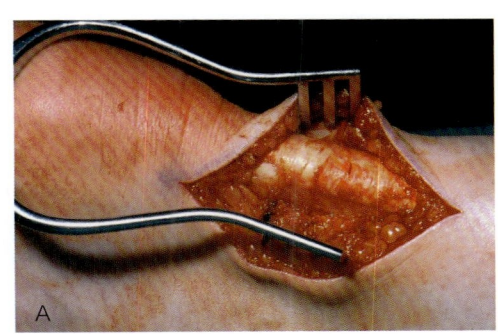

技术图1　A. 显露腱旁膜和跟腱。

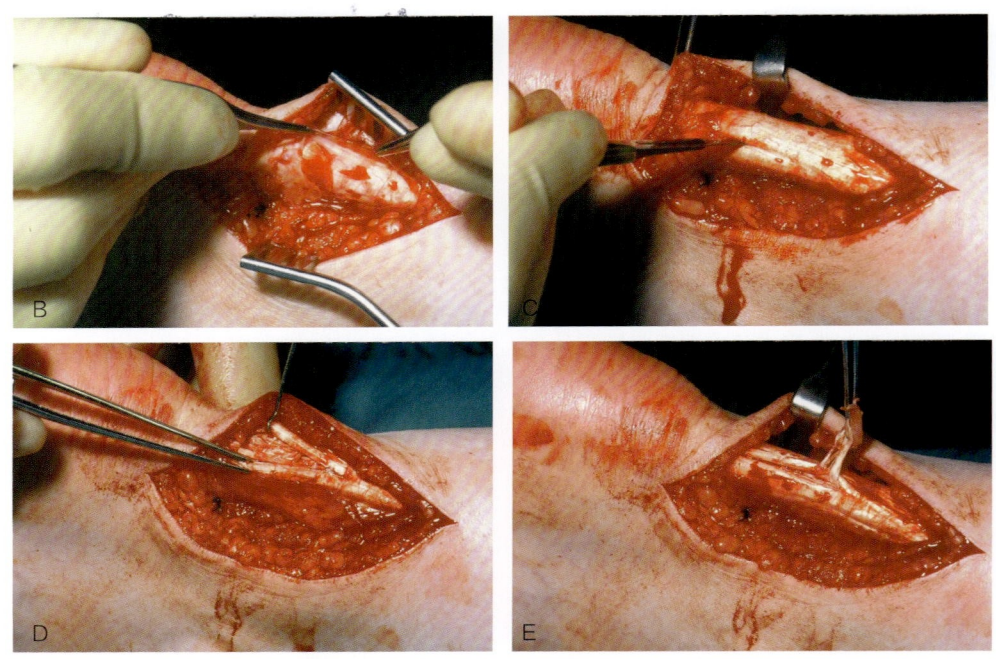

技术图 1（续） B. 切除腱旁膜。C. 沿跟腱纤维纵行切开跟腱。随着跟腱纤维旋转 90°，纵行切开时亦需随之旋转。D. 可以看到跟腱病变区域的大体观。E. 切除病变的腱性组织。

修补间隙和关闭伤口

- 清理后的残留间隙可采用侧–侧缝合法修补，但笔者不予以缝合（技术图 2A）。
- 用可吸收线缝合皮下组织（技术图 2B）。
- 用外科无菌免缝胶带对合皮缘（技术图 2C），然后常规加压包扎。
- 用高分子短腿负重石膏将患足固定于跖屈位。

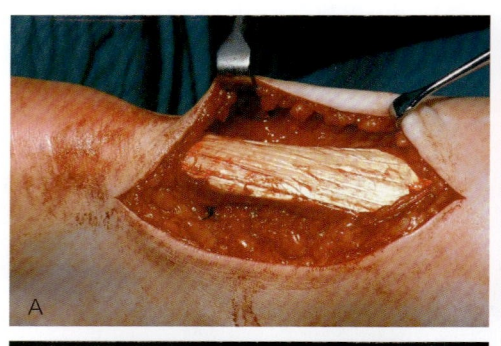
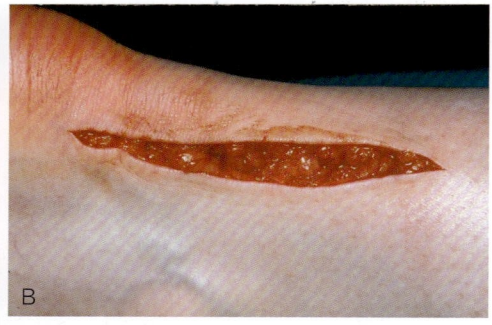
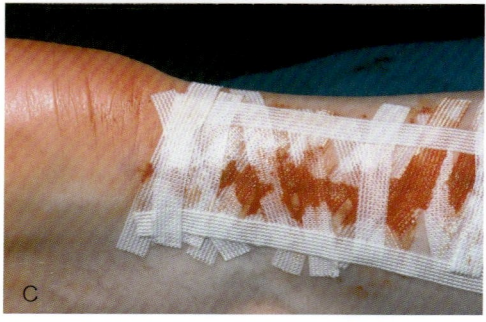

技术图 2 A. 手术结束时的外观。B. 深层组织缝合后的皮肤切口。C. 在常规加压包扎之前，用外科无菌免缝胶带（Steri-Strips）对合皮肤切口。然后用高分子短腿负重石膏将患足固定于跖屈位。

肌腱加强或转位

- 如果清理手术中出现跟腱组织严重缺损,应考虑进行肌腱加强或转位。
- 跟腱瓣翻转可用于跟腱缺损的修补:
  - 行跟腱瓣翻转时,于近端自腓肠肌腱切取1～2片跟腱组织瓣,保持跟腱组织瓣远端与跟腱的主体相连。
  - 然后将其翻转180°,并与远端跟腱组织缝合,以覆盖和桥接缺损。

跖肌腱编织

- 亦有报道采用跖肌腱编织修补跟腱缺损。跖肌腱位于跟腱内侧缘。取腱时尽可能向近端追溯跖肌腱,并尽可能靠近腱-腹移行处切断肌腱,以尽可能获取足够长度的肌腱。
- 可以保留跖肌腱的跟骨侧止点,将其环绕穿过跟腱近端,并与之编织缝合,然后再缝回至跖肌腱的远端。
- 或者,也可以切断远端跖肌腱,以用作游离移植。
- 松止血带并记录时间[8]。

典型病例(由 Mark E.Easley 医生提供)

病史和影像学资料

- 患者,女性,52岁,右侧跟腱疼痛2年。
  - 轻微损伤史(劳损);无急性跟腱断裂史。
  - 经数月理疗和活动方式改变后症状无改善。
  - 于跟腱止点近端5～10 cm处有一5 cm的跟腱梭形肿胀。
  - 肿胀/饱满区有压痛。
  - 单腿提踵困难;跟腱内疼痛伴无力。
- 侧位X线片未见跟腱内钙化。
- MRI(技术图3)。
  - 跟腱连续性存在。
  - 可见跟腱呈梭形肿大,与临床所见部位相符。
  - 跟腱中央区内可见囊性变/液性填充区。

体位

- 俯卧位。
- 确保生殖器受到良好保护,保持臂丛神经或肘部尺神经无张力或受压至关重要。

显露与探查

- 于中线稍偏内侧做后侧纵行切口。
  - 缝合伤口时可以提供跟腱表面更好的软组织覆盖。
  - 对于相对更偏外侧走行的腓肠神经可能更安全。
- 辨认并保护腓肠神经。
- 纵行切开跟腱表面的跟腱前筋膜。
- 显露腱旁膜,可见症状部位的腱旁膜与跟腱相粘连。

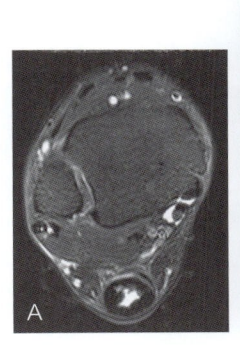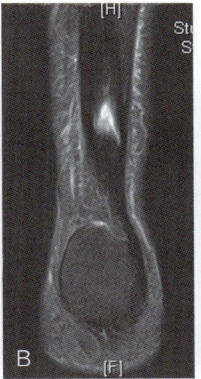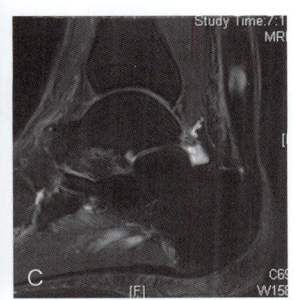

技术图3 患者,女性,52岁,主诉右侧跟腱慢性肿胀和疼痛。A. 轴位影像可见跟腱增厚,伴中央区域液性填充。B. 冠状位影像有类似发现。C. 矢状位影像也显示了跟腱的增厚区和位于跟腱中央的囊肿,起自跟腱止点近端约5 cm,并至少向近端延伸5 cm。

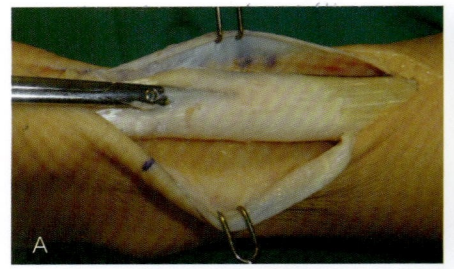 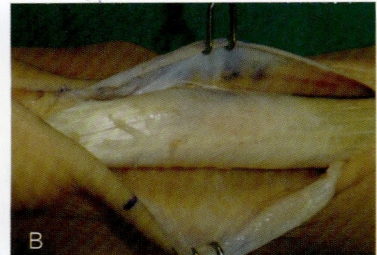 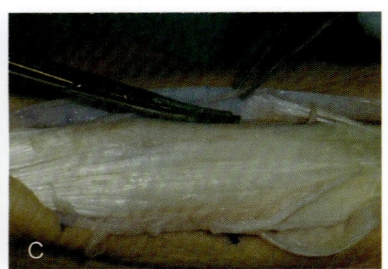
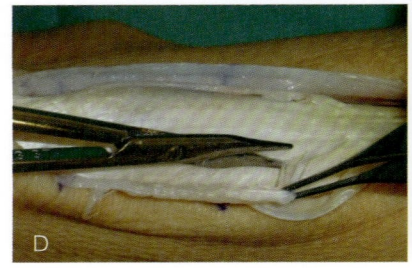 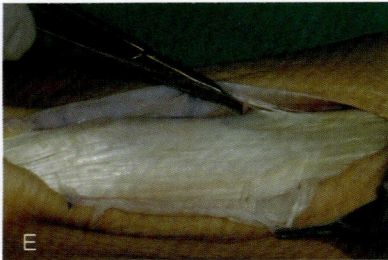

技术图4　狭窄性屈肌腱鞘炎。A. 很难从跟腱分离粘连且病变的腱旁膜。B. 注意位于跟腱增厚区慢性病变的腱旁膜。C. 用剪刀仔细清除并掀起病变的腱旁膜，以显露跟腱。D. 该病例的腱旁膜与跟腱之间没有清晰的层次界面。E. 完全显露跟腱。

- 狭窄性屈肌腱鞘炎（技术图4A）。
- 很难将其与跟腱分离（技术图4B）。
  - 用剪刀仔细分离以显露下方的跟腱（技术图4C、D）。
- 将跟腱从病变、粘连的腱旁膜上完全游离至关重要（技术图4E）。
- 若粘连持续存在，则无法缓解慢性腱旁膜病及狭窄性腱鞘炎的相关症状。

跟腱

- 跟腱明显增粗。
- 纵向纤维完整。
- 仔细分离纵行纤维，便容易发现囊肿/液性填充区（参见术前MRI）（技术图5A）。
  - 在本病例中，提示既往创伤史或受伤后反复应力作用的征象：慢性血肿、纤维组织或瘢痕提示自然愈合过程受到干扰。
- 仔细清理液性填充的囊性区（技术图5B～D）。
- 仔细清理不健康的纤维瘢痕组织，保留相邻健康的纵行纤维的完整性（技术图5E～H）。

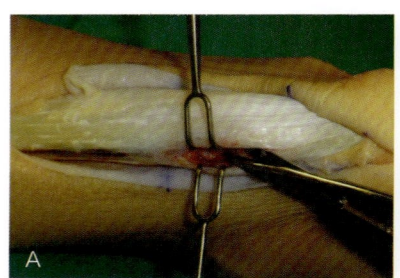 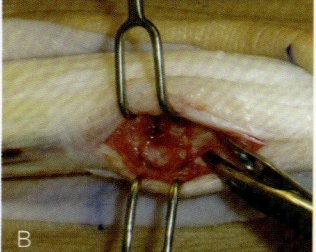 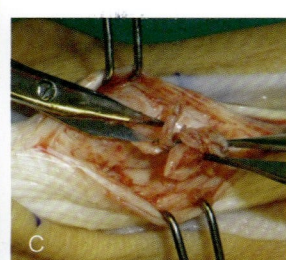
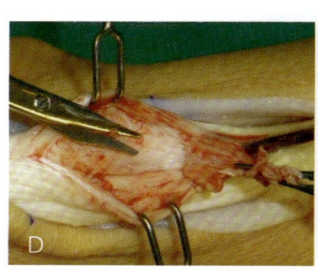 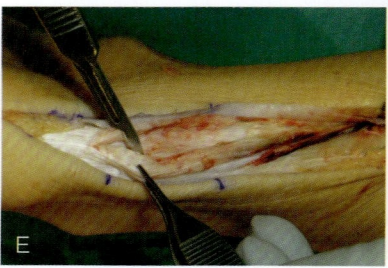 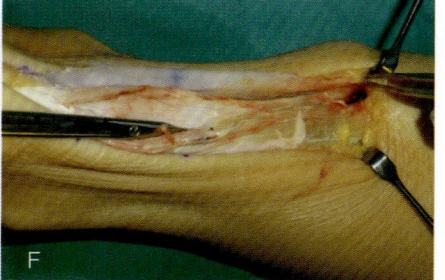

技术图5　A. 仔细分离纵行纤维，便容易发现囊肿/液性填充区（参见术前MRI）。在本病例中，慢性血肿、纤维组织和瘢痕提示既往创伤史和反复的应力作用。B. 清除血肿/囊肿。C. 切除退变/慢性纤维化组织。D. 显露瘢痕化和不健康的跟腱纤维。E. 清理不健康的跟腱组织。F. 中央病变部分一直延伸至更近端。

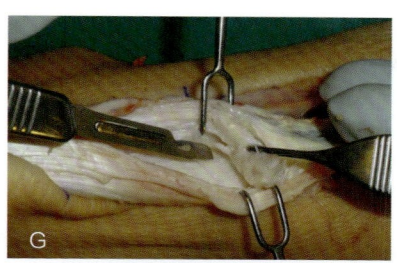
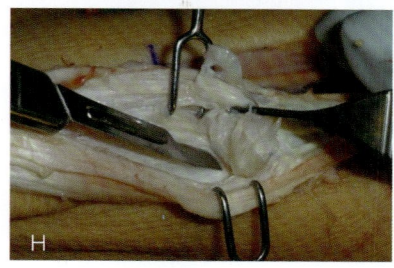

技术图5（续）　G. 病变组织无纵行纤维，通常易于辨认。H. 在该病例中，存在大量不健康的中央组织。

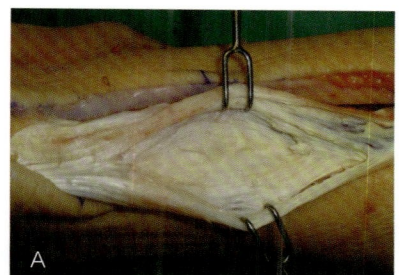
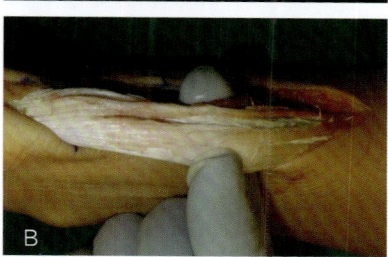

技术图6　A. 彻底清理不健康的组织和中央囊性区后，仔细评估残留的纵行纤维。B. 对于该病例，虽然中央缺损较大，但残留足够的健康的纵行纤维，可考虑直接修补而无需肌腱加强。

残留跟腱的处理

- 彻底清理不健康的组织和中央囊性区后，仔细评估残留的纵行纤维（技术图6A）。
- 对于该病例，虽然中央缺损较大，但仍残留足够的健康的纵行纤维，可考虑直接修补而无需肌腱加强（技术图6B）。

管束化修补跟腱

- 通过管束化残留的健康跟腱纤维来消除中央缺损。
- 所谓管束化，即将跟腱的一边缝至另一边，从而消除中央缺损，并使最薄弱的部位得以加强（技术图7A）。

- 在本病例中，使用的是可吸收缝合线。
  - 深部采用间断缝合。
  - 连续缝合加强修补（技术图7B）。
- 注意尽管仍有些许残留增厚，但修补后的跟腱更接近正常的解剖外观（技术图7C）。

关闭跟腱表面的腱旁膜和筋膜层

- 通过缝合跟腱表面的腱旁膜和筋膜层，可以使跟腱顺畅滑动及健康修复。
  - 若出现伤口并发症，此缝合法还可以保护跟腱。

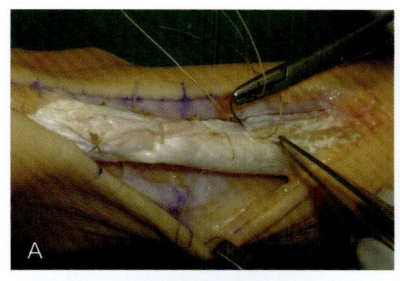
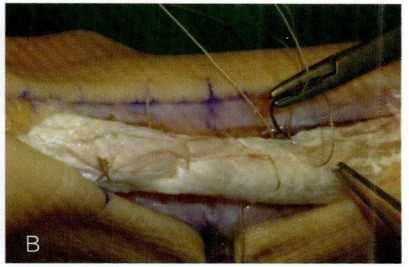
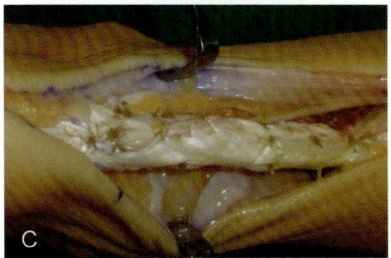

技术图7　修补跟腱。A. 所谓管束化，即将跟腱的一边缝至另一边，从而消除中央缺损，并使最薄弱的部位得以加强。B. 深部采用间断缝合，并用连续缝合法加强。C. 修补后，尽管仍有些许残留增厚，但修补后的跟腱更接近正常的生理外观。

- 该病例存在大量病变的腱旁膜,应将其切除。
  - 保留相对健康的腱旁膜和跟腱前筋膜(技术图8A、B)。
  - 切除病变的腱旁膜组织(技术图8C、D)。
- 于修补后的跟腱表面仔细缝合健康的残留腱旁膜和跟腱前筋膜(技术图8E、F)。
  - 注意避免将腓肠神经缝入。
- 常规缝合皮肤,包扎伤口,并用夹板固定。

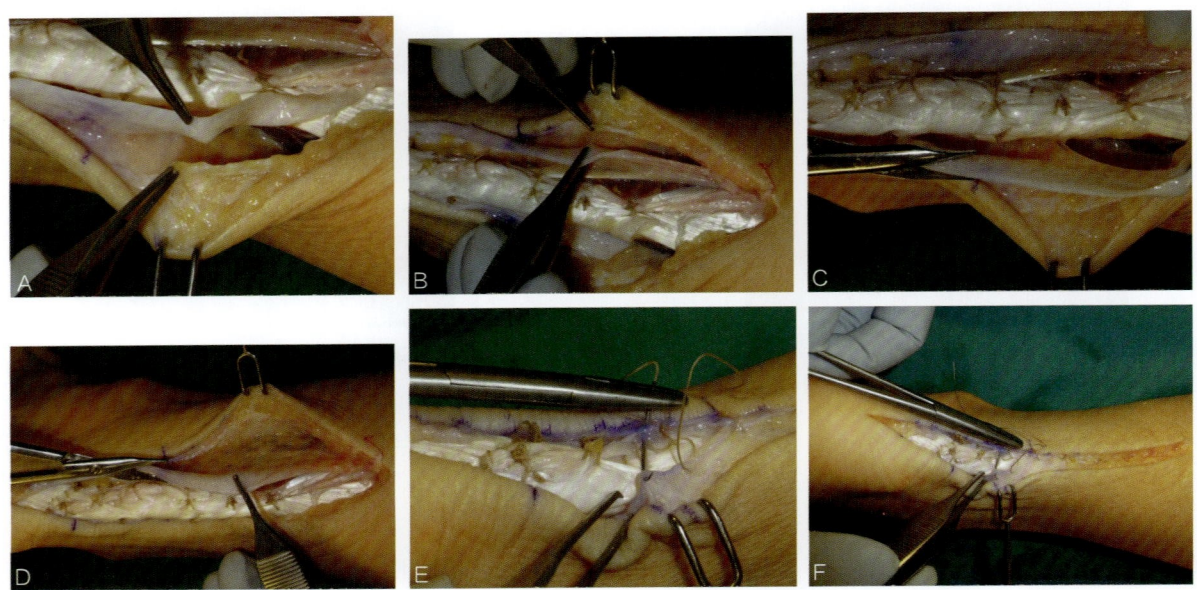

技术图8 该病例存在大量病变的腱旁膜,但所幸仍残留一层健康的腱旁膜和跟腱前筋膜。A. 外侧。B. 内侧。病变的腱旁膜已被切除。C. 外侧。D. 内侧。修补健康的残留腱旁膜组织和跟腱前筋膜。E. 仔细缝合,避免将跟腱缝入。F. 注意避免损伤腓肠神经。

要点与失误防范

诊断	• 诊断通常基于临床,包括仔细的病史询问及体格检查 • 超声可以发现低回声区,在术中可见由退变组织及增厚的跟腱组成 • 仅当超声检查仍不明确时,才需要进行MRI检查
体位	• 俯卧位,使用大腿止血带
切口	• 切口位于跟腱内侧缘的前内侧,以减少腓肠神经及小隐静脉损伤的可能性

术后处理

- 术后早期使用夹板保护并挂拐行走,以利于减轻疼痛和肿胀消退。另外,由于该部位的伤口并发症较难处理,因此早期制动有利于促进皮肤愈合。
- 术后14天检查伤口,并开始关节活动度练习。
  - 鼓励患者开始每天进行主动、被动踝关节活动度练习。
  - 该阶段使用可拆卸的步行靴可能有所帮助。
  - 根据术中需要清理的程度,一般不限制负重,并鼓励患者早期负重。
  - 然而,若术中广泛清理并行肌腱转位,可能在术后4~6周需要保护下负重。
- 经过6~8周的关节活动度练习和轻度的抗阻练习后,跟腱已初步愈合。可以开始进行强度更大的力量练习,并逐渐进阶至增强式训练,并最终过渡至跑步和跳跃[13,14]。

预后

- 手术通常是成功的,但应告知患者该手术存在潜在失败的可能及伤口并发症的风险,且有时候患者恢复时间较长[6]。
- 康复应着重于早期关节活动度练习,并避免跟腱在愈合的初始阶段超负荷。

并发症

- 伤口愈合问题。
- 感染。
- 腓肠神经损伤。
- 跟腱断裂。
- 深静脉血栓形成。

(武勇 译,施忠民 审校)

参考文献

[1] Maffulli N. Re: etiologic factors associated with symptomatic Achilles tendinopathy. Foot Ankle Int 2007;28:660-661.

[2] Maffulli N, Kader D. Tendinopathy of tendo achillis. J Bone Joint Surg Br 2002;84(1):1-8.

[3] Maffulli N, Kenward MG, Testa V, et al. Clinical diagnosis of Achilles tendinopathy with tendinosis. Clin J Sport Med 2003;13:11-15.

[4] Maffulli N, Khan KM, Puddu G. Overuse tendon conditions: time to change a confusing terminology. Arthroscopy 1998;14:840-843.

[5] Maffulli N, Reaper J, Ewen SW, et al. Chondral metaplasia in calcific insertional tendinopathy of the Achilles tendon. Clin J Sport Med 2006;16:329-334.

[6] Maffulli N, Sharma P, Luscombe KL. Achilles tendinopathy: aetiology and management. J R Soc Med 2004;97:472-476.

[7] Maffulli N, Testa V, Capasso G, et al. Calcific insertional Achilles tendinopathy: reattachment with bone anchors. Am J Sports Med 2004;32:174-182.

[8] Maffulli N, Testa V, Capasso G, et al. Results of percutaneous longitudinal tenotomy for Achilles tendinopathy in middle- and long-distance runners. Am J Sports Med 1997;25:835-840.

[9] Maffulli N, Testa V, Capasso G, et al. Similar histopathological picture in males with Achilles and patellar tendinopathy. Med Sci Sports Exerc 2004;36:1470-1475.

[10] Maffulli N, Testa V, Capasso G, et al. Surgery for chronic Achilles tendinopathy yields worse results in nonathletic patients. Clin J Sport Med 2006;16:123-128.

[11] Maffulli N, Wong J. Rupture of the Achilles and patellar tendons. Clin Sports Med 2003;22:761-776.

[12] Maffulli N, Wong J, Almekinders LC. Types and epidemiology of tendinopathy. Clin Sports Med 2003;22:675-692.

[13] Rompe JD, Nafe B, Furia JP, et al. Eccentric loading, shock-wave treatment, or a wait-and-see policy for tendinopathy of the main body of tendo Achilles: a randomized controlled trial. Am J Sports Med 2007;35:374-383.

[14] Sayana MK, Maffulli N. Eccentric calf muscle training in nonathletic patients with Achilles tendinopathy. J Sci Med Sport 2007;10:52-58.

第123章 姆长屈肌腱转位治疗跟腱变性
Flexor Hallucis Longus Transfer for Achilles Tendinosis

Bryan D. Den Hartog, Jr.

定义

- 止点性及实质性跟腱变性是一种导致疼痛的退行性病变，其发生与机械性损伤和血管性因素有关，并可影响腱旁膜及胶原纤维。
- 最常见于45岁左右及以上年龄的人群。

解剖

- 跟腱是人体内最大的肌腱，将腓肠肌-比目鱼肌复合体连接至跟骨（图1）。
- 其表面由腱旁膜覆盖，而无明确的腱鞘组织。
- 跟腱血供远端来源于跟骨小动脉，近端则来自肌肉内分支。在跟腱止点近端2～4 cm处有一相对缺血区，或所谓的"分水岭"区域。

发病机制

- 机械和血管因素导致跟腱变性的发展。该病程由内因（如Haglund畸形）或外因（如鞋帮过硬）导致跟腱止点处机械性受压开始。最初发展为跟骨后滑囊炎而尚未累及跟腱本身。随着跟骨后结节的进一步突出或后足力线不良（如足跟内翻），会导致跟腱胶原纤维的损伤及跟骨后滑囊进一步的炎症。
- 逐渐增厚的跟骨后滑囊和腱旁组织进一步增加了跟腱的机械性受压，并阻碍血流，影响跟腱正常的修复过程，导致跟腱增厚及退变。
- 随着年龄增长而伴随的缺血性改变，跟腱逐渐增厚并出现疼痛。在此阶段的X线片上可能会显示跟腱止点处骨赘或钙化。

自然病程

- 跟腱变性的自然病程很可能是连续发展的，始于跟骨后滑囊炎，最终发展为慢性跟腱变性。
- 由于疼痛和无力的进一步加重，患者的活动亦进一步受限。
- 与年龄相关的胶原质量下降和血管减少亦与跟腱变性的发展有关。
- 随着退变进程转变为慢性后，跟腱亦出现机械性缺陷，并更易于断裂。
- 随着疾病的发展，症状亦转变为持续性。

病史和体格检查

- 跟腱变性会导致受累部分的跟腱疼痛和肿胀。
- 体育活动和对受累跟腱的直接压迫都会加重疼痛。
- 血清阴性关节病、脊椎关节病、高胆固醇血症、结节病和肾移植患者的跟腱病发生率较高。
- 应评估患者是否存在患足过度旋前或足跟内翻畸形，这可能导致跟腱的偏心负荷。如果存在以上任意一种情况，都有必要用支具将后足维持于中立位。
- 在屈膝和伸膝时检查踝关节的背伸功能，以评估腓肠肌或跟腱的紧张度。若过紧，应考虑在行姆长屈肌腱转位的同时行腓肠肌滑移术。
- 患者俯卧于检查台上，触诊跟腱以定位增厚和压痛区域（包括止点或非止点）。评估跟骨结节的大小；如果其突出增大，应考虑切除以减少对病变跟腱的机械性压迫。

影像学和其他诊断性检查

- X线片有助于发现和评估跟腱钙化的范围以及是否存在Haglund畸形（图2A）。
- 尽管磁共振成像（MRI）扫描对于术前计划而言并非必要，但其有助于估计退变跟腱所需切除的范围（图2B、C）。

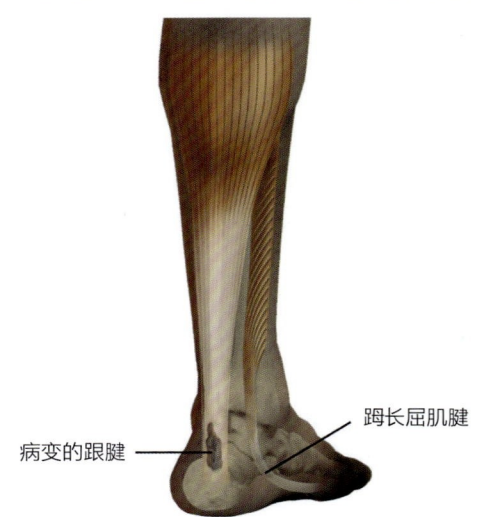

图1 跟腱及其与姆长屈肌腱的关系。

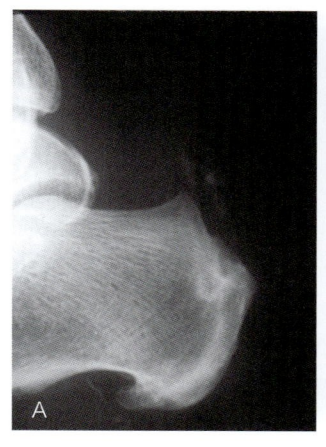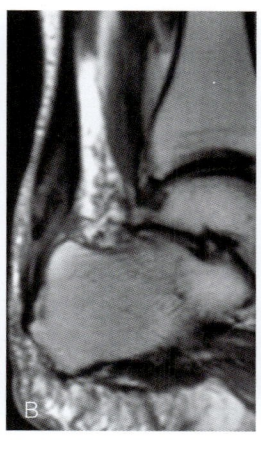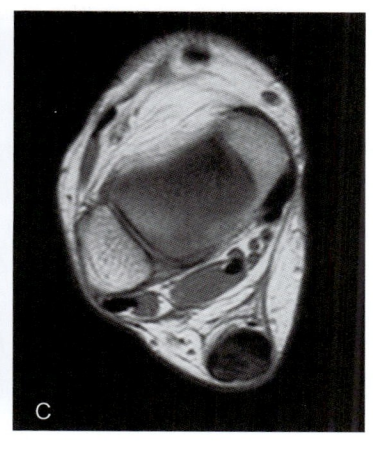

图2　A. 跟骨侧位X线片显示跟骨结节突出和跟腱止点钙化。B. 矢状位MRI扫描图像显示跟腱止点内信号增高。C. 跟腱止点的轴位MRI扫描图像显示病变纤维。

鉴别诊断

- Haglund畸形。
- 距后三角骨。
- 跟骨后滑囊炎。
- 腱旁膜炎。
- 血清阴性脊柱关节炎。
- 跟腱止点病。
- 跟腱变性。

非手术治疗

- 止点性或非止点性跟腱变性的非手术治疗包括：休息、制动和康复。
- 制动包括石膏管型、石膏支具固定或佩戴定制的踝-足支具（AFO）。
- 诸如足跟内翻畸形等结构性异常，可使用楔形垫或矫形支具，或两者兼用来处理。
- 改变训练方案以减轻患侧跟腱的压力。
- 高负荷离心力量练习的理疗方案对跟腱病有效，并可能优于常规治疗方案，成效同跟腱切开清理类似。

手术治疗

- 手术治疗仅适用于那些具有顽固性疼痛和功能障碍的患者，或先前单纯跟腱清理术或Haglund畸形切除失败的患者。
  - 该组患者中的大多数人伴有慢性跟腱功能缺陷、久坐、超重，并且有放射学或MRI证据显示存在增厚及钙化的跟腱止点。
  - 现有的大多数治疗方法都聚焦于去除对病变跟腱的机械性压迫（例如，切除跟骨后上结节）、病变跟腱清理或对清理后的残留跟腱进行加强（如踇长屈肌腱、腓骨短肌腱、跖肌腱）。
  - 笔者将在接下来的部分讨论具体的手术方法。

术前计划

- 必须确定病变跟腱的范围和位置。跟腱退变的区域最常位于远端2～4 cm处。退变也可以局限于跟腱实质。
- 患者在术前必须了解最大程度的恢复时间可能较长（平均8.2个月）。
- 如果术者在进行肌腱转位时需要经跟骨环绕转位的踇长屈肌腱，则可能需要更长的肌腱，应从Henry结节的中点处切断踇长屈肌腱，并从后方切口拉出。

体位

- 患者俯卧于手术台上，踝前用软垫垫高（图3）。

入路

- 切口选择众多。
  - 推荐的切口包括正中劈开、内侧和（或）外侧纵行切口，或内侧向远端L形横行延伸切口。
  - 所有这些切口都可成功地用于显露和清理病变组织，但若预期行跟腱加强，内侧切口将提供踇长屈肌腱的最佳显露。
- 无论选择何种切口，都应锐性切开皮下组织至腱旁膜，注意切勿水平方向分离组织，这样可以降低跟腱表面软组织血供损伤的风险。

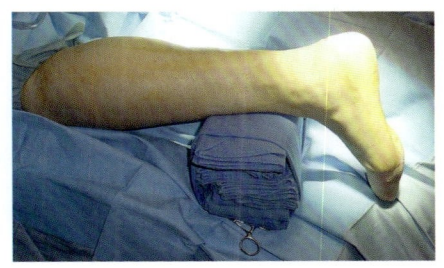

图3　患者俯卧于手术台上。

显露和跟腱清理

- 于跟腱中上1/3交界处做一长约10 cm的后内侧切口,切口远端止于跟骨结节的跟腱止点处。
- 锐性切开皮下组织至腱旁膜,注意切勿水平方向分离,以降低跟腱表面软组织血供损伤的风险。
- 若预期需要广泛清理跟腱,或需要更好地显露跟腱外侧止点,可向远端L形延伸切口(技术图1A)。
- 仔细探查跟腱实质部,清除所有无正常结构形态的(鳕鱼肉状)、钙化或骨化的腱性组织,仅留下相对健康、纤维纹理正常的组织。通常需要切除超过50%横截面的组织。
- 最好自跟腱止点处楔形切除退变、钙化区的跟腱组织(技术图1B、C)。
- 在所有病例中,都需要部分切除跟骨结节的后上部,以减压跟腱止点(技术图1D~F)。这也可以改善跟腱前方的显露,有助于跟腱探查和清理。
- 退变组织清除后,切除跟腱前方的三角形脂肪垫,显露后深筋膜(技术图1G)。

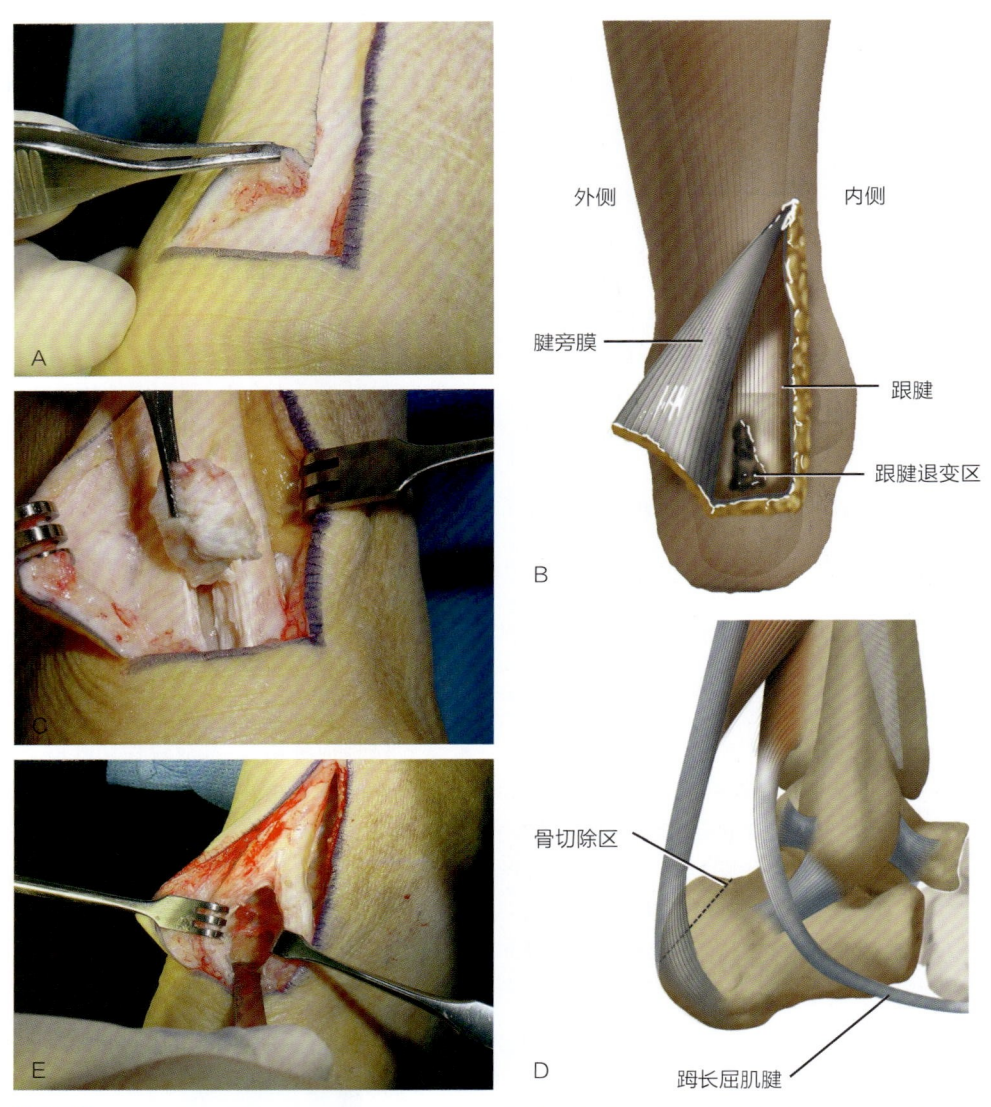

技术图1 A. L形全层切口,以增加病变跟腱的显露。B. 病变跟腱的常见位置。C. 跟腱止点处楔形切除区,以备修补。D. 骨切除区。E. 经切除的跟腱行跟骨部分切除。

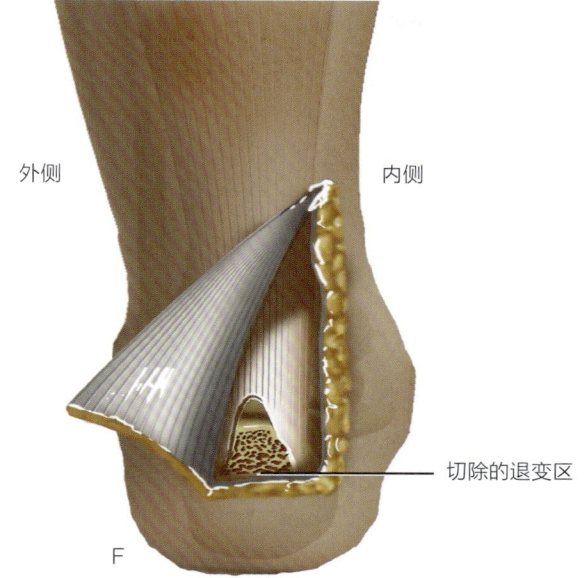
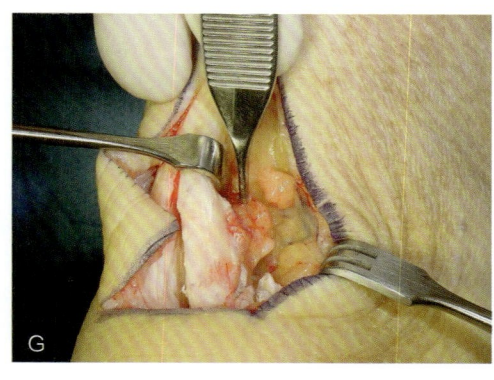

技术图1（续） F. 骨切除后以及减压后的跟腱。G. 切除三角形脂肪垫，显露后深筋膜。

肌腱转位

- 纵行切开覆盖小腿后间室的筋膜至踇长屈肌肌腹的近端部分，辨认踇长屈肌腱（技术图2A）。沿后足内侧缘松解屈肌支持带，以进一步显露踇长屈肌腱。
- 用钝头拉钩轻柔牵开神经血管束，可以安全地向远端显露肌腱（技术图2B、C）。
  - 极度跖屈踝关节及踇趾，于尽可能远端切断踇长屈肌腱。
  - 自内向外切断肌腱，以避免意外损伤神经血管结构。
- 向后拉出肌腱，并定位至清理后两侧残留跟腱止点间的跟骨处（技术图2D～F）。
  - 如果需要更长的踇长屈肌腱，可以从腓骨和骨间韧带上钝性分离踇长屈肌远端肌肉纤维的起点，以增加踇长屈肌腱的滑移度。
  - 通过背伸踝关节以最大程度牵拉跟腱，从而决定踇长屈肌腱转位合适的张力。将踇长屈肌腱调整至合适张力后，切除多余长度的踇长屈肌腱，从而将转位肌腱以最佳张力固定至跟骨。

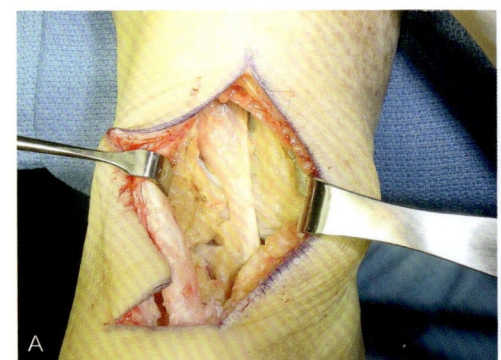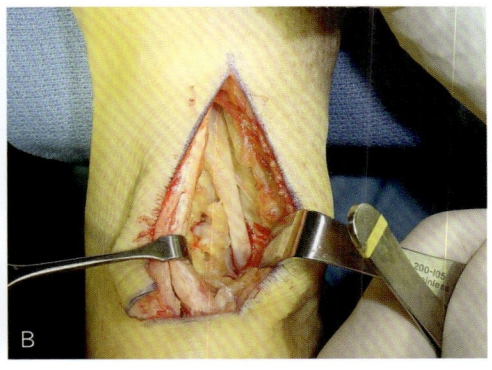

技术图2 A. 切开深筋膜后，显露踇长屈肌腱。B. 切开屈肌支持带，向远端显露踇长屈肌腱。

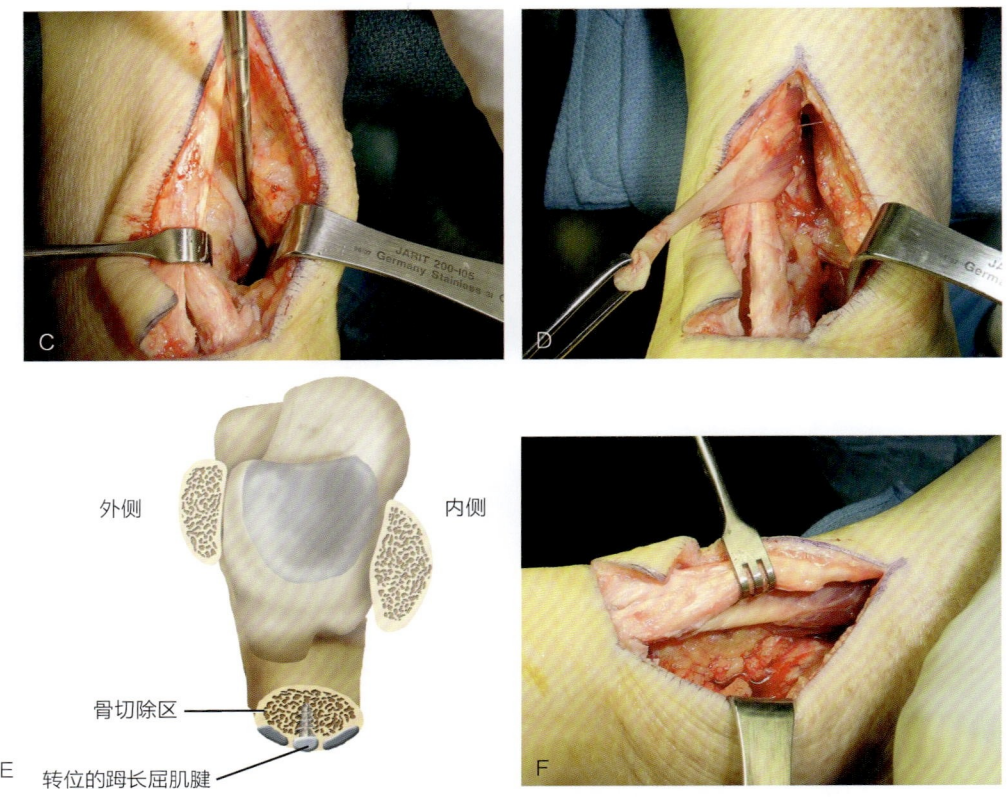

技术图2（续） C. 用深部拉钩保护血管神经束。D. 将踇长屈肌腱向后拉并检查其长度。E. 在残留的两侧跟腱中部植入踇长屈肌腱的图示。F. 将踇长屈肌腱紧贴跟腱植入跟骨。

固定肌腱

- 用带双股缝线的锚钉固定转位肌腱（技术图3A）。
- 在适当张力下，用第一股缝线以改良Kessler法将踇长屈肌腱固定至跟骨（技术图3B）。
- 第二股缝线采用锁边缝合法增加抗拉出强度（技术图3C、D）。
- 用不可吸收的编织线将踇长屈肌腱与跟腱侧-侧缝合（技术图3E、F）。
- 仔细地逐层缝合腱旁膜、皮下组织和皮肤。

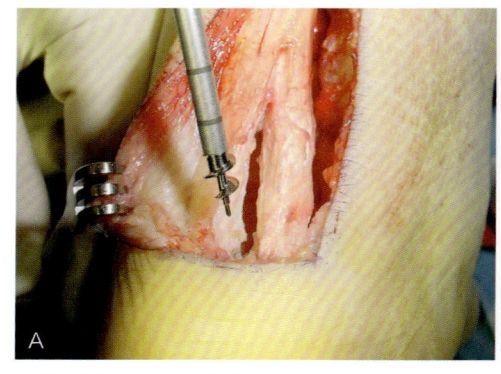 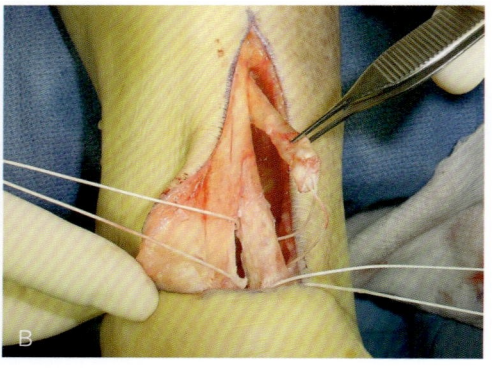

技术图3 A. 带双股缝线的缝合锚钉。B. 肌腱上缝一定位结，并确定踇长屈肌腱合适的张力。

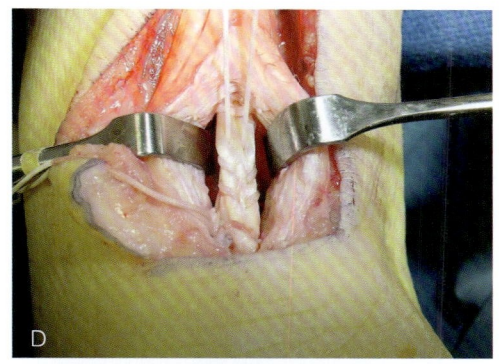
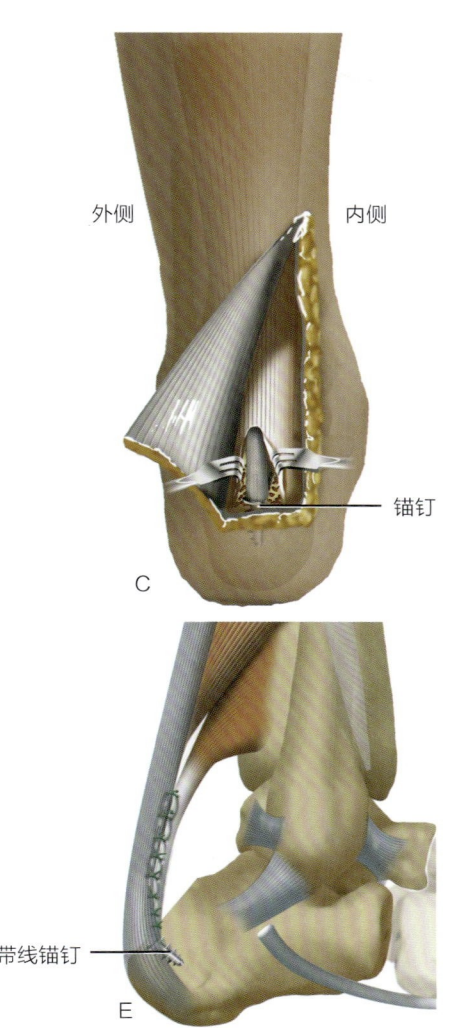
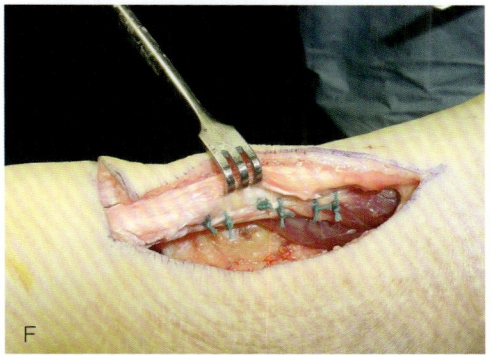

技术图3（续） C. 锚定的肌腱。D. 锁边缝合踇长屈肌腱。E. 侧–侧缝合法将踇长屈肌腱缝合至跟腱。F. 图示踇长屈肌腱缝合至跟腱。

要点与失误防范

皮肤切口	• 必须小心地自皮肤至腱旁膜做一全层皮肤切口而不损伤软组织层，以避免皮肤坏死
清理跟腱	• 确保切除所有的病变跟腱，以减少术后持续疼痛的风险
踇长屈肌腱取腱	• 显露踇长屈肌腱准备转位时，经内侧切口用深部拉钩保护血管神经束，以避免损伤相邻的重要结构 • 用15号刀片由内向外切断肌腱，以避免损伤血管神经束 • 切断踇长屈肌腱前，极度跖屈踝关节及踇趾，并拉紧踇长屈肌腱，以获得足够长度的转位肌腱
踇长屈肌腱转位	• 背伸足部以最大程度拉伸转位的踇长屈肌腱，以决定转位肌腱合适的止点和张力 • 切除踇长屈肌腱与残留跟腱间夹杂的脂肪组织，以确保两者良好的对位，并使用不可吸收缝线修补缝合
关闭伤口	• 仔细地从腱旁膜开始逐层缝合，以避免过度瘢痕

术后处理

- 手术室内加压包扎后用夹板将踝关节固定于中立位。敷料包扎维持 10～14 天。届时如果伤口愈合良好,且确认术中重建效果稳定,则可让患者穿戴控制踝关节活动度(CAM)的步行靴,并允许患者耐受范围内负重。
- 如果清除超过 75% 的跟腱,则使用负重石膏固定 4 周,以为跟腱愈合提供支持保护。
- 如果临床症状明显改善(疼痛和肿胀减轻),则应在术后 6～8 周开始关节活动度和力量训练。
- 在疼痛和肿胀症状允许的情况下,患者可在第 10～12 周时脱卸控制踝关节活动度的步行靴。

预后

- Hansen 报道了采用近端踇长屈肌腱转位术获得了优良的治疗效果,并强调需彻底切除病变跟腱。
- Wapner 等报道了采用跟腱清理及于中足切取踇长屈肌腱转位治疗 7 例跟腱变性患者,疼痛缓解及功能改善效果优良。
- Wilcox 等报道了采用踇长屈肌腱转位治疗 20 例顽固性跟腱变性患者,并采用美国骨科足踝外科协会(AOFAS)后足评分和 SF-36 健康调查表评估,总体治疗效果良好,但发现患者的功能并未改善。
- Den Hartog 报道了采用踇长屈肌腱转位治疗 29 例严重的跟腱变性患者,术后 AOFAS 后足评分明显改善。

并发症

- 加强后的跟腱再断裂。
- 软组织损伤所致的伤口皮肤坏死。
- 感染。
- 腱旁膜修补不当所致的瘢痕形成。
- 持续性疼痛和肿胀。

(武勇 译,施忠民 审校)

参考文献

[1] Carr AJ, Norris SH. The blood supply of the calcaneal tendon. J Bone Joint Surg Br 1989;71(1):100-101.

[2] Cottom JM, Hyer CF, Berlet GC, et al. Flexor hallucis tendon transfer with an interference screw for chronic Achilles tendinosis: a report of 62 cases. Foot Ankle Spec 2008;1(5):280-287.

[3] Coull R, Flavin R, Stephens MM. Flexor hallucis longus tendon transfer: evaluation of postoperative morbidity. Foot Ankle Int 2003;24:931-934.

[4] Den Hartog BD. Flexor hallucis longus transfer for chronic Achilles tendinosis. Foot Ankle Int 2003;24:233-237.

[5] Den Hartog BD. Use of proximal flexor hallucis longus transfer in severe calcific Achilles tendinosis. Tech Foot Ankle Surg 2002; 1:145-150.

[6] Elias I, Raikin SM, Besser MP, et al. Outcomes of chronic insertional Achilles tendinosis using FHL autograft through single incision. Foot Ankle Int 2009;30(3):197-204.

[7] Hansen ST. Trauma to the heel cord. In: Jahss MH, ed. Disorders of the Foot and Ankle, ed 2. Philadelphia: WB Saunders, 1991: 2357.

[8] Mann RA, Holmes GB Jr, Seale KS, et al. Chronic rupture of the Achilles tendon: a new technique of repair. J Bone Joint Surg Am 1991;73(2):214-219.

[9] McGarvey WC, Palumbo RC, Baxter DE, et al. Insertional Achilles tendinosis: surgical treatment through a central tendon splitting approach. Foot Ankle Int 2002;23:19-25.

[10] Puddu G, Ippolito E, Postacchini F. A classification of Achilles tendon disease. Am J Sports Med 1976;4:145-150.

[11] Rahm S, Spross C, Gerber F, et al. Operative treatment of chronic irreparable Achilles tendon ruptures with large flexor hallucis longus tendon transfers. Foot Ankle Int 2013;34(8):1100-1110.

[12] Schepsis AA, Leach RE. Surgical management of Achilles tendinitis. Am J Sports Med 1987;15:308-315.

[13] Turco VJ, Spinella AJ. Achilles tendon rupture-peroneus brevis transfer. Foot Ankle 1987;7:253-259.

[14] Wapner KL, Pavlock GS, Hecht PJ, et al. Repair of chronic Achilles tendon rupture with flexor hallucis longus tendon transfer. Foot Ankle 1993;14:443-449.

[15] Watson AD, Anderson RB, Davis WH. Comparison of results of retrocalcaneal decompression for retrocalcaneal bursitis and insertional Achilles tendinosis with calcific spur. Foot Ankle Int 2000;21:638-642.

[16] Wilcox DK, Bohay DR, Anderson JG. Treatment of chronic Achilles tendon disorders with flexor hallucis longus transfer/augmentation. Foot Ankle Int 2000;21:1004-1010.

[17] Will RE, Galey SM. Outcome of single incision flexor hallucis longus transfer for chronic Achilles tendinopathy. Foot Ankle Int 2009;30(4):315-317.

[18] Young A, Redfern DJ. Simple method of local harvest and fixation of FHL in Achilles tendon reconstruction: technique tip. Foot Ankle Int 2008;29(11):1148-1150.

第124章 跟腱延长术
Achilles Tendon Lengthening

Jeremy M. LaMothe and David S. Levine

定义

- 足跖屈挛缩是指在后足保持中立位的状态下，踝关节无法被动过伸至少5°，其提示腓肠肌-比目鱼肌复合体挛缩（图1）。
- 足跖屈挛缩可继发于腓肠肌、比目鱼肌或腓肠肌-比目鱼肌复合体挛缩。
- 足跖屈挛缩通常与多种足踝部疾病有关。高达65%的足踝部病变者可能存在一定程度的腓肠肌-比目鱼肌复合体挛缩[2]。

解剖

- 小腿的后浅间室包含腓肠肌、比目鱼肌和跖肌。
- 腓肠肌的内侧头和外侧头分别起源于膝关节上方的股骨远端后方，使腓肠肌成为跨越三个关节的肌肉。
- 比目鱼起源于腓骨近端的后方、骨间膜及胫骨中段1/3的后方，使其成为跨越两个关节的肌肉。
- 腓肠肌腱比比目鱼肌腱长，两者于跟骨结节近端5 cm处相互融合形成跟腱，并有着宽阔的止点。
- 当跟腱从起点向止点走行时旋转90°，因此近端跟腱的内侧缘最终止于后外侧。
- 腓肠肌-比目鱼肌复合体分为三个区[4]（图2）：
  - 1区是从腓肠肌的股骨起点至远端腓肠肌和比目鱼肌间可钝性分离的间隔处，该间隔通常位于腓肠肌内侧肌腹的水平。
  - 2区是从腓肠肌内侧肌腹的远端至比目鱼肌肌腹的远侧末端。
  - 3区是从比目鱼肌的远侧末端至跟骨上的跟腱止点。
- 腓肠肌和比目鱼肌可以分别在1区和2区内延长（即可以分别松解各肌的筋膜）。

发病机制

- 腓肠肌-比目鱼肌挛缩的病因众多，包括代谢性或内分泌性（如糖尿病）、创伤性、先天性、神经源性和特发性病因。其自然病程取决于病因。
- 腓肠肌-比目鱼肌挛缩对足的冠状面和矢状面都会产生病理影响。
- 矢状面的病理性影响包括前足超负荷及其引起的症状，包括跖痛、跖板病变或姆囊炎。
- 冠状面的病理性影响包括扁平足和姆外翻畸形。

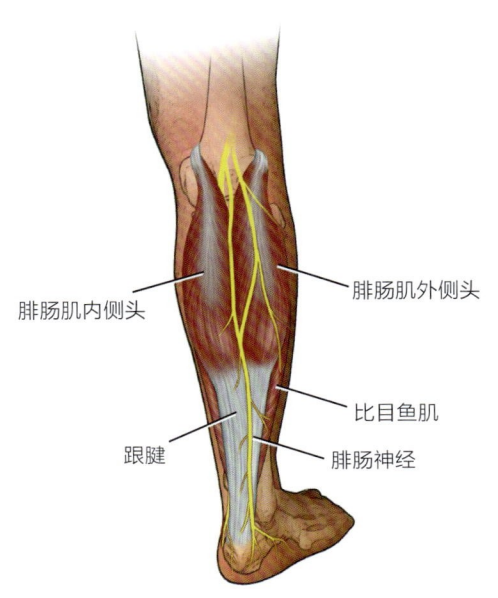

图1 从后外侧角度观察腓肠肌-比目鱼肌复合体，包括腓肠神经的位置。

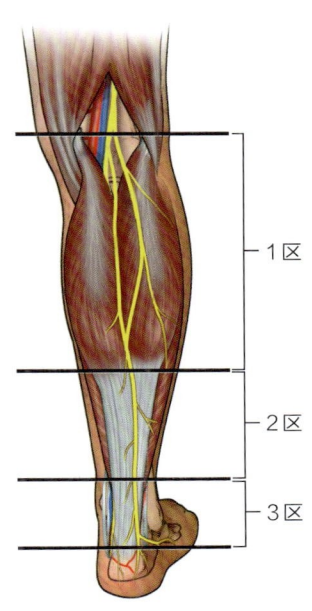

图2 腓肠肌-比目鱼肌延长的三个区。

- 挛缩也可能与中足疼痛或关节炎、跖筋膜炎或跟腱病有关。
- 在患有周围血管疾病和(或)神经病变的患者中,挛缩可能会使患者更易出现 Charcot 中足塌陷或严重的足底溃疡。治疗时需要行腓肠肌-比目鱼肌复合体延长。

自然病程

- 一般而言,如果不进行某些形式的腓肠肌-比目鱼肌复合体的拉伸或延长,则无法完全解决由腓肠肌-比目鱼肌复合体挛缩所致的问题。此概念对于糖尿病性前足溃疡的治疗而言至关重要。

病史和体格检查

- 患者病史有助于明确挛缩是否由于特定的原因(如创伤性、糖尿病、脑瘫、脑卒中等)所致。
- 根据病史确定相关的身体状况(如糖尿病、神经病变等)。
- 体格检查应评估下肢的整体力线,包括后足、中足和前足的力线。
- 寻找任何前足超负荷的征象,如跖趾关节压痛、跖骨头下方突出的胼胝体或溃疡。
- 应特别注意膝关节伸屈时的踝关节活动度。维持后足于中立位进行 Silfverskiöld 试验(请参阅文末体检表格),其有助于区分单纯的腓肠肌挛缩或腓肠肌-比目鱼肌复合体紧张。

影像学和其他诊断性检查

- 标准的 X 线检查应包括足部和踝关节的负重位系列片。
- X 线片应评估足部力线,以及是否存在任何可能导致踝关节背伸受限的结构性因素,如距骨颈或胫骨前方骨赘、畸形愈合、炎性踝关节炎等(图3)。
- 对于有症状的患者,应有目的地进行影像学检查。例如,对于跟腱病的患者,应进行磁共振检查。

鉴别诊断

- 踝关节炎。
- 踝关节前方撞击(骨性或软组织)。
- 创伤后胫骨畸形愈合。
- 下胫腓联合复位不良。
- 被漏诊的足下垂。
- 痉挛。

非手术治疗

- 小腿牵拉训练适用于腓肠肌-比目鱼肌复合体挛缩,以

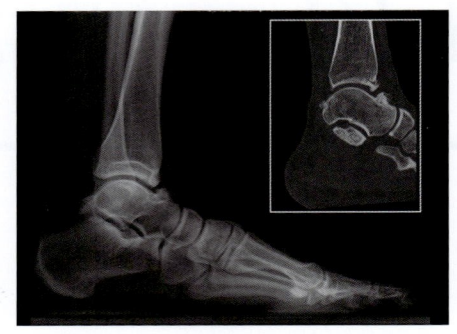

图3　侧位X线片显示患足跖屈挛缩的骨性原因。注意距骨颈处的巨大骨赘。

及该挛缩所致的足部症状或病变、症状恶化的患者。
- 静态小腿拉伸运动可少许增加踝关节背伸活动度[7]。
- 小腿肌肉的离心拉伸训练可能有助于改善跟腱炎的症状[1]。
- 夜用支具适用于治疗跖筋膜炎,但其对其他疾病的疗效尚不清楚。

手术治疗

- 对与腓肠肌-比目鱼肌复合体紧张相关的病变保守治疗失败是一大手术指征。
- 腓肠肌-比目鱼肌延长可以是复杂手术计划的一大重要组成部分(如在平足重建手术中需要延长跟腱),也可以是一个单独的手术(如腓肠肌滑移治疗非止点性跟腱病)。因此,应对每个患者个体化制定手术决策。
- 表1显示了腓肠肌-比目鱼肌松解的不同技术和特点。

术前计划

- 患者身体情况应良好,这对于糖尿病患者尤为重要。
- 应检查下肢是否存在畸形,并测量关节活动度。
- 术前进行 Silfverskiöld 试验对于确定踝关节跖屈挛缩是继发于单纯腓肠肌挛缩还是腓肠肌-比目鱼肌联合挛缩至关重要。
- 如果腓肠肌-比目鱼肌延长术是复杂手术计划的一部分,关于应该在手术开始时还是结束前进行延长,目前仍存在争议。

体位

- 尽管体位取决于具体的手术情况,但大多数腓肠肌-比目鱼肌延长术通常可以在仰卧位下进行。
  - 例如在行 Hoke 或 Vulpius 延长术时,可以让一名助手抬高患肢以便于操作(图4)。

表1 不同的腓肠肌-比目鱼肌延长术及其相应的特点

延长	适应证	分区	分别延长腓肠肌和比目鱼肌的可能性	延长能力	机械稳定性	术后保护
Baumann	腓肠肌或腓肠肌-比目鱼肌挛缩	1区近端	是	最小	稳定	耐受范围内负重
Strayer	腓肠肌或腓肠肌-比目鱼肌挛缩	1区远端	是	↓	稳定	耐受范围内负重
Vulpius/Baker	腓肠肌-比目鱼肌挛缩	2区	否	↓	稳定	耐受范围内负重
Hoke	腓肠肌-比目鱼肌挛缩	3区	否	↓	不稳定	需要保护
Z字形延长	腓肠肌-比目鱼肌挛缩	3区	否	最大	不稳定	需要保护

经允许引自 Firth GB, McMullan M, Chin T, et al. Lengthening of the gastrocnemius-soleus complex: an anatomical and biomechanical study in human cadavers. J Bone Joint Surg Am 2013;95(16):1489-1496.

- 对于Z字形跟腱延长,首选俯卧位。
- 有时,可能会因为其他手术操作而需要变换体位。

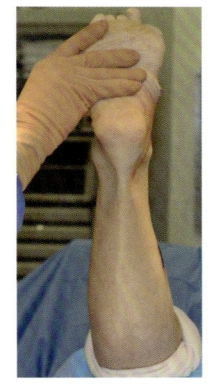

图4 如果患者为仰卧位,抬高患肢可以进行两刀法或三刀法延长术。

入路

- 具体的手术入路取决于所欲行的延长方法。
- 更近端的延长术(如Baumann或Strayer延长术)在力学强度上更稳定,能够分别延长腓肠肌和比目鱼肌,但延长能力稍弱,术后所需的保护也较少[4]。
- 更远端的延长术(如Hoke或Z字延长术)的力学稳定性欠佳。这类技术将腓肠肌-比目鱼肌复合体作为一个整体进行延长,延长效果更好,但可能需要更多的术后保护[4]。
- 通常,每种入路都需要考虑腓肠神经的位置。腓肠神经的走行不恒定,可能位于小腿深筋膜的浅层(42.5%)或小腿深筋膜深层(57.5%),也可能位置较深且与腓肠肌腱紧密贴合(12.5%)[6]。
- 继发于单纯腓肠肌挛缩的跖屈挛缩通常可采用更近端的延长术治疗,如Baumann或Strayer手术(图5)。

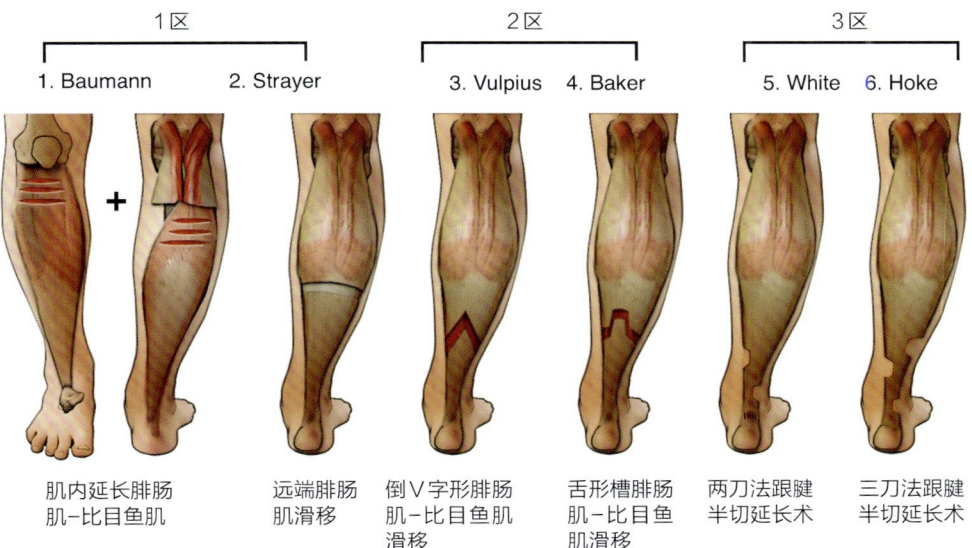

图5 常用的腓肠肌-比目鱼肌延长及其在腓肠肌-比目鱼肌复合体中的位置。对于1区,左图代表前面观时前方的腓肠肌滑移,右图代表后方的比目鱼肌滑移。

- 继发于腓肠肌-比目鱼肌复合体挛缩的踝关节跖屈挛缩通常采用位于更远端的延长术治疗，如Vulpius、Hoke或Z字形延长术。
- 继发于创伤后并发症的踝关节跖屈挛缩一般更复杂，可能需要Z字形延长，同时松解踝关节和距下关节的后关节囊，可能还需要外固定支架以便于安全、逐步地进行矫形。

Baumann延长术

- 患者仰卧位，术者站在患肢对侧。
- 在小腿近端和中部1/3交界处，在胫骨后内侧嵴后方两指宽处，做一5 cm切口。
- 钝性分离至小腿浅筋膜，如遇到隐神经血管束时则将其牵开。
- 在腓肠肌和比目鱼肌肌腹之间的间隙处纵行切开小腿浅筋膜。
- 用手指自内侧界向外侧界钝性分离腓肠肌与比目鱼肌间的平面。辨认腓肠肌的最外侧缘至关重要。
- 找到并切断跖肌腱。
- 一旦确认前方的腓肠肌和后方的比目鱼肌筋膜后，背伸踝关节，用长柄刀由内向外切开前方腓肠肌筋膜。注意不要切开深面的肌腹。再次进行Silfverskiöld试验。可以做3个腓肠肌切口，每个切口间隔约1.5 cm（技术图1）。
- 若仍需要更多地背伸踝关节，术者可以在腓肠肌滑移的远端滑移后方的比目鱼肌。在腓肠肌滑移部位以远约1.5 cm处行比目鱼肌滑移，以避免术后腓肠肌和比目鱼肌之间的粘连。
- 用可吸收线缝合小腿筋膜，然后缝合皮肤。
- Baumann手术的好处是外形相对更美观，因为保留了腓肠肌远端与比目鱼肌腱融合的部分。

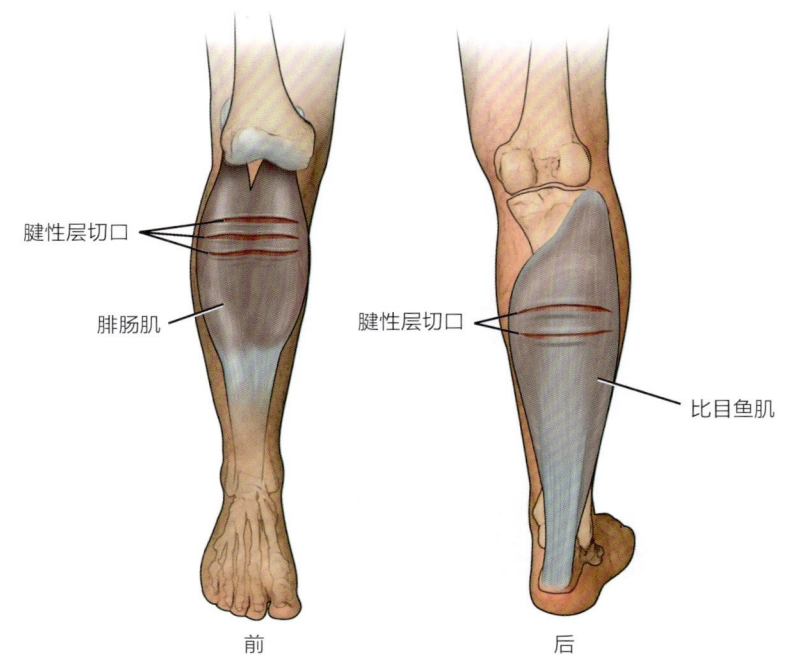

技术图1 近端腓肠肌-比目鱼肌间隙处行Baumann滑移术示意图：前方腓肠肌筋膜及后方比目鱼肌筋膜的滑移（出于图解说明的目的，已从后视图中去除了浅层的腓肠肌）。

Strayer延长术

- 患者取仰卧位，通过直视和触摸确定腓肠肌内侧肌腹的远端。对于皮下脂肪层较厚的患者，屈伸活动踝关节有助于确定该体表标志。
- 在胫骨后内侧嵴后方2指宽处，于肌腹处做切口，并向远端延伸3 cm（技术图2A）。
- 钝性分离至小腿筋膜层，如遇隐神经血管束则将其牵开。
- 在腓肠肌腱与比目鱼肌交汇处纵行切开小腿筋膜。通过小腿筋膜可见该间隔（技术图2B、C）。
- 用手指钝性分离腓肠肌和比目鱼肌之间的界面直至远端汇合处（距腓肠肌内侧肌腹最远端以远约2 cm处）。

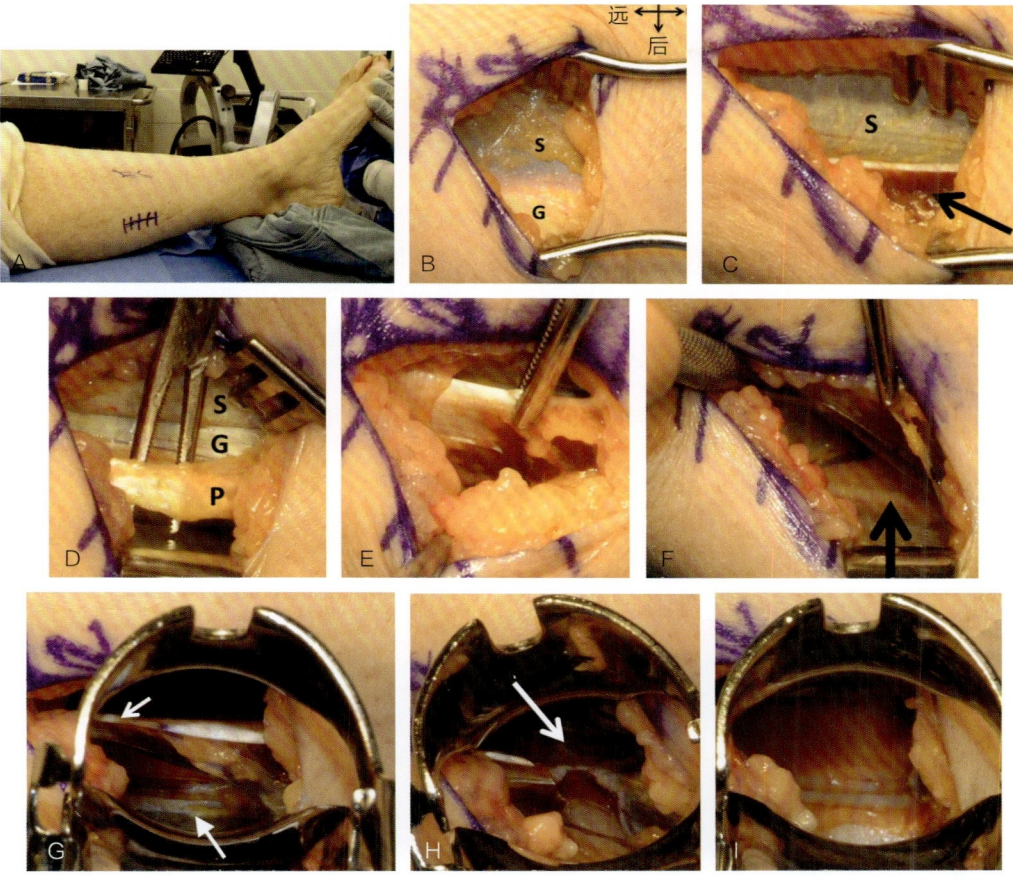

技术图2　A. Stryer术式的手术切口。B. 在腓肠肌肌肉-肌腱交界处内侧浅层分离至小腿筋膜，以显露深部比目鱼肌（S）和腓肠肌（G）之间的间隔。C. 在此间隔处切开小腿筋膜，并向近端牵开皮肤窗，以显露比目鱼肌和腓肠肌内侧肌肉的远端（箭头所指）。D. 在比目鱼肌和腓肠肌之间的间隔内找到跖肌腱（P），并将其带入手术野后予以挑断。E. 找到内侧腓肠肌的远端部分，用Kocher钳向前牵开腓肠肌腱以探查腓肠神经。有些病例中其可能紧贴于腓肠肌腱的后方。F. 大多数情况下，可以在腓肠肌腱的后方找到腓肠神经（箭头所指），必须在此水平予以确认，以便安全地进行腓肠肌滑移。G. 使用窥阴器以在腓肠肌腱-腹交界处安全地将肌腱向前、后牵开（开口的箭头）。找到腓肠神经（封闭的箭头），并通过窥阴器的后页将其牵开。H. 用长柄刀锐性切开腓肠肌腱。通常，在二次检查时会发现腓肠肌腱的最外侧缘仍完整，需要用刀片再次切开以完成滑移。用长柄钳将肌腱拉入手术野有助于处理外侧肌腱。用手指触摸肌腱并确认滑移彻底。I. 滑移完成后，可以在进行滑移的间隔内找到腓肠神经。

- 自内侧界至外侧界分离腓肠肌和比目鱼肌之间的界面至关重要。小的钝头剥离子可以帮助触及肌腱外侧缘。
- 找到跖肌腱并切断（技术图2D）。
- 找到内侧腓肠肌的远端部分以及位于腓肠肌腱-腹交界处后方的腓肠神经，注意腓肠神经的位置可能存在变异（技术图2E、F）。
- 背伸踝关节，使腓肠肌腱处于紧张状态。若将窥阴器置于腓肠肌腱的前后侧，正好可以起到撑开器的作用（技术图2G）。
- 若位于腓肠肌腱-腹交界处的稍近端，可用钝头剥离子将腓肠肌内侧肌腹从腓肠肌腱后侧的远端部分处分离，用长柄刀或剪刀切开腓肠肌腱（技术图2H、I）。
- 确保完整切断外侧的肌腱纤维。
- 重复Silfverskiöld试验，如果仍有马蹄挛缩，则需要进一步滑移深面的比目鱼肌筋膜。
- 滑移完成后，笔者不会将腓肠肌筋膜缝至比目鱼肌筋膜。
- 腓肠肌与比目鱼肌可延长的比率约为2∶1[4]。
- 用可吸收线缝合小腿筋膜。

Vulpius 和 Baker 延长术

- Vulpius 和 Baker 术式是在同一平面(经腓肠肌腱膜和比目鱼肌筋膜的联合腱)进行延长,两者区别仅在于切开形状的不同(见图5)。
- 若单纯行延长术,则俯卧位可以更好地显露。如果采用联合术式,则可让助手抬高患肢,术者站在手术床尾进行操作(见图4)。
- 在小腿中、远端1/3交界处做一2 cm正中切口。
- 用钝头剥离子钝性分离至小腿筋膜,并触及联合腱的内、外侧缘(技术图3A)。
- 由内侧缘至外侧缘切开联合腱,而不切开深部的比目鱼肌肌腹。按照 Vulpius 最初的描述,"可以水平切开、对角线切开,或者,最好是以倒 V 字形切开。"[4]笔者更喜欢简单的水平切开。Baker 延长术采用的是倒 U 字形切开,切开后中间部分形成一舌形槽状缺损。
- 找到比目鱼肌深部正中的肌筋膜嵴并将其切开(技术图3B、C)。
- 缝合小腿筋膜和皮肤。

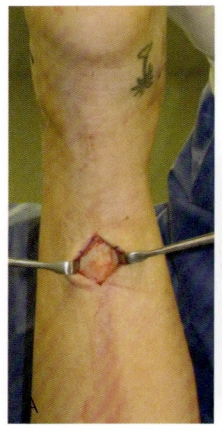
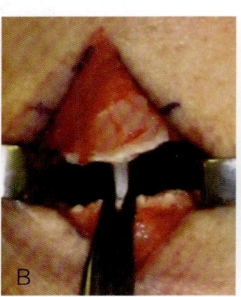
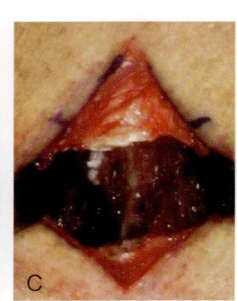

技术图3　A. 显露腓肠肌和比目鱼肌的联合腱,以备行 Vulpius 或 Baker 延长术。腓肠肌-比目鱼肌联合腱滑移后,显露比目鱼肌正中的肌筋膜嵴。切断前(B)和切断后(C)。

Hoke 跟腱三刀半切法延长术

- 该术式可在仰卧位下,由助手抬高患肢进行操作。
- 背伸踝关节,触及跟腱的近、远端边缘。
- 在跟腱中央分别标记出近端、中部和远端三个中心点(即总共三个标记;技术图4)。
- 背伸踝关节,用15号或11号刀片于最远侧的标记处作纵行经皮切口。将刀片刺入跟腱恰好至其前缘。切勿将刀片猛然刺入跟腱,这点非常重要,因为周围有重要结构。
- 将刀片向内侧旋转90°;用拇指抵住跟腱内侧缘,毗邻于刀片,完成半切时用拇指感受半切完成的情况。
- 在中间标记处重复经皮半切操作,此时刀刃向外以切断跟腱的外侧半。
- 以前述方法在近端标记处重复经皮跟腱内侧半切。
- 一些术者喜欢对后足外翻的患者行近端外侧/中间内侧/远端外侧半切的方式延长跟腱,从理论上来说,这样可以减少跟腱牵拉的外侧/外翻力臂。这样则需要特别小心以免损伤腓肠神经,尤其是作近端外侧半切时。
- 用外科无菌免缝胶带覆盖经皮切口。
- 半切时必须小心,切勿猛然刺入刀片,因为附近有一些重要的结构;如果向内侧半切,踇长屈肌腱和胫后神经距近端切开处小于1 cm;向外侧半切时,腓肠神经距离中部切开处亦小于1 cm[8]。

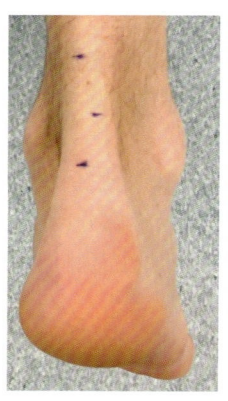

技术图4　皮肤标记显示为Hoke延长术经皮切口的正确位置。

Z字延长术

- 该术式需要患者在俯卧位下进行。
- 确定跟腱的近端和远端,于跟腱正中或其内侧缘作纵行切口,并沿跟腱延长切口。
- 辨认腱旁膜并沿切口长度将其锐性切开,向两侧掀开腱旁膜瓣,以便之后将其缝合。
- 沿跟腱中线由近端向远端全层切开跟腱。
- 在跟腱劈开切口的近端边缘,将刀锋向内旋转90°切断跟腱的内侧半(在近端刀锋向外侧切断跟腱会增加腓肠神经损伤的风险)。
- 在跟腱劈开切口的远端边缘,将刀锋向外旋转90°切断跟腱的外侧半。
- 处理更严重的挛缩病例时,可以掀开Z字跟腱瓣,继续向深部分离至踝关节后方和距下关节,必要时松解关节囊。
- 背伸踝关节以调节跟腱所需的张力,用不可吸收粗线缝合跟腱。注意确保勿使线结突出(技术图5)。
- 用可吸收线缝合腱旁膜和皮肤。

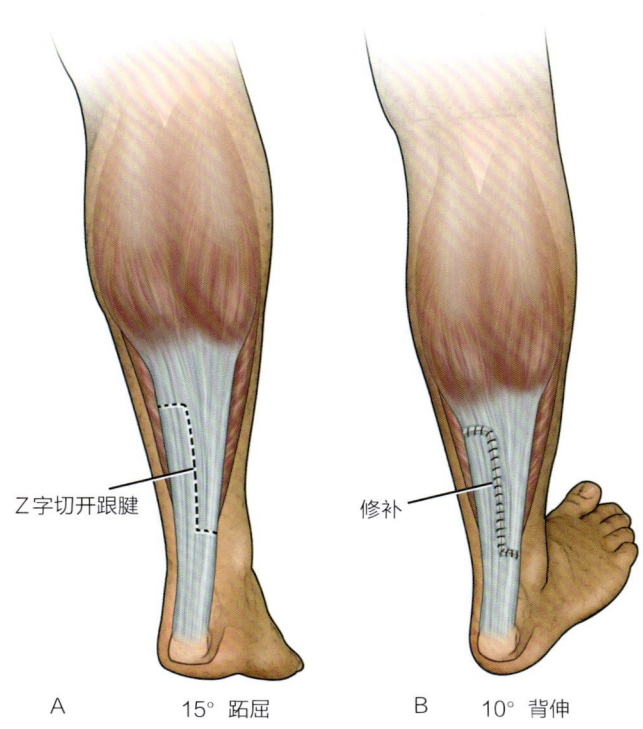

技术图5 Z字形延长显示踝关节背伸前(A)和背伸后(B)跟腱表面的腱旁膜及跟腱的Z字形切开。

A 15° 跖屈　　B 10° 背伸

要点与失误防范

排除其他可能引起踝关节背伸受限的原因	• 站立负重位X线片上骨性撞击及踝关节炎的表现非常明显
确定是单纯腓肠肌挛缩还是腓肠肌-比目鱼肌复合体挛缩将有助于确定合适的手术方式	• 术前和术中将后足维持于中立位进行的Silfverskiöld试验是一项重要的体格检查
术中获得踝关节的充分背伸很重要	• Baumann和Strayer术式可通过进一步松解比目鱼肌筋膜来改善踝关节的背伸
良好的显露是手术成功的关键	• 使用窥阴器或鼻窥器和头灯会很有帮助
避免神经损伤	• 注意腓肠神经的解剖变异;在进行Strayer手术时,找到腓肠神经有助于减少神经的意外损伤

术后处理

- 所有患者应在术后2周左右检查伤口情况。
- 如果跟腱延长作为较大重建手术的一部分,则术后处理取决于该重建术。
- 对于单纯腓肠肌-比目鱼肌延长,本文所述的所有延长术,除Hoke和Z字形延长外,都可以在术后2周内穿戴控制踝关节活动的行走靴耐受下负重,然后逐渐脱离行走靴,并开始踝关节活动度练习。
- 笔者的首选方法是在术后第4天脱卸控制踝关节活动的行走靴,改穿运动鞋以允许踝关节活动。但睡觉时需要穿戴保护靴4~6周。
- 对于Hoke和Z字形延长术后,患者需穿戴保护靴免负重2~4周,之后逐渐增加负重直至完全负重。患者应坚持穿戴控制踝关节活动的保护靴6~8周。

预后

- 延长部分或整个腓肠肌-比目鱼肌复合体能增加踝关节的被动活动度,并可以在术后得以维持。
- 延长会导致腓肠肌-比目鱼肌复合体轻微力弱,但会随着时间的推移而改善至接近健侧的水平。
- 延长后前足的跖屈力量下降,可能是由于踝关节活动度增加,或腓肠肌-比目鱼肌复合体术前即已无力所致。
- 临床结果取决于所治疗的原始疾病,不过,各种疾病的最终治疗结果都令人鼓舞。
- 跟腱延长可以显著降低糖尿病和神经性溃疡患者早期和晚期溃疡复发的风险[5]。
- 对于跟腱病的患者,跟腱延长可能会改善其临床效果[3]。

并发症

- 腓肠神经损伤。
- 瘢痕粘连或腓肠肌近端回缩所致的外观不佳。
- 过度延长及继发的足跟痛。
- 伤口愈合问题。

(武勇 译,施忠民 审校)

参考文献

[1] Alfredson H, Cook J. A treatment algorithm for managing Achilles tendinopathy: new treatment options. Br J Sports Med 2007;41:211-216.

[2] DiGiovanni CW, Kuo R, Tejwani N, et al. Isolated gastrocnemius tightness. J Bone Joint Surg Am 2002;84-A(6):962-970.

[3] Duthon VB, Lübbeke A, Duc SR, et al. Noninsertional Achilles tendinopathy treated with gastrocnemius lengthening. Foot Ankle Int 2011;32:375-379.

[4] Firth GB, McMullan M, Chin T, et al. Lengthening of the gastrocnemius-soleus complex: an anatomical and biomechanical study in human cadavers. J Bone Joint Surg Am 2013;95(16):1489-1496.

[5] Mueller MJ, Sinacore DR, Hastings MK, et al. Effect of Achilles tendon lengthening on neuropathic plantar ulcers: a randomized clinical trial. J Bone Joint Surg Am 2003;85-A(8):1436-1445.

[6] Pinney SJ, Sangeorzan BJ, Hansen ST Jr. Surgical anatomy of the gastrocnemius recession (Strayer procedure). Foot Ankle Int 2004;25:247-250.

[7] Radford JA, Burns J, Buchbinder R, et al. Does stretching increase ankle dorsiflexion range of motion? A systematic review. Br J Sports Med 2006;40:870-875.

[8] Salamon ML, Pinney SJ, Van Bergeyk A, et al. Surgical anatomy and accuracy of percutaneous Achilles tendon lengthening. Foot Ankle Int 2006;27:411-413.

第 125 章 腓骨肌腱撕裂的修补
Repair of Peroneal Tendon Tears

Christopher E. Gross, Selene G. Parekh, James A. Nunley II, and Mark E. Easley

定义

- 腓骨肌腱病可能是由于单一的创伤性事件或反复的踝关节扭伤所致。
- 在因踝关节不稳接受手术的患者中,25%的患者伴有腓骨肌腱撕裂;然而,确切的发生率尚不清楚[4]。
- 单纯的腓骨短肌或长肌撕裂较罕见。
- 一旦早期发现,直接修补是可能的,且效果良好[2,3]。
- 延迟诊断是常见的,高达40%的腓骨肌腱病在初次评估时被遗漏[5]。

解剖

- 腓骨短肌和腓骨长肌位于小腿外侧间室内,受腓浅神经支配。
- 腓骨长肌附着于第1跖骨基和内侧楔骨,负责第1跖列的跖屈和外翻,其拮抗肌是胫骨前肌。
- 腓骨短肌附着于第5跖骨基,其作用是使足外翻及跖屈,其拮抗肌是胫后肌。腓骨短肌常有低位肌腹。
- 在外踝水平,腓骨短肌直接位于腓骨后方;腓骨长肌则位于腓骨短肌后方。
- 腓骨肌上支持带是一起自外踝尖,延伸至跟骨,长1～2 cm的纤维索。在外踝水平,腓骨肌上支持带将腓骨长、短肌腱维系于腓骨沟内。该支持带的断裂可导致肌腱半脱位。
- 腓骨下支持带向前与伸肌下支持带相延续,斜向下走行后,止于跟骨外侧面。在该水平上,跟骨的腓骨肌结节是一分隔腓骨长短肌的骨嵴。下支持带的损伤不会造成肌腱半脱位。

发病机制

- 腓骨肌腱损伤可能发生于踝关节内翻扭伤(图1)或慢性不稳的踝关节中。
- 导致肌腱撕裂的原因包括肌腱半脱位、上支持带狭窄[1]、腓骨短肌低位肌腹[7]、存在第4腓骨肌[17]及腱鞘炎。
- 腓骨短肌腱纵向撕裂最常见的部位是腓骨沟处,而腓骨长肌腱撕裂最常见的部位是腓骨肌结节、骰骨管的入口处。

- 在腓骨处,腓骨长、短肌的血供减少[13]。

自然病程

- 慢性踝关节外侧疼痛患者的腓骨肌腱病通常被忽视。
- 解剖变异容易导致腓骨肌腱撕裂。例如,较浅的踝后沟易导致腓骨肌腱半脱位或脱位[15]。
- 由于频繁半脱位或脱位的腓骨肌腱常处于异常负荷下,因此会导致腓骨尖处肌腱磨损。
- 此外,腓骨远端的纤维软骨可能肥大并导致腓骨短肌腱劈裂。

病史和体格检查

- 患者可能因严重的踝关节扭伤或慢性踝关节外侧不稳前来就诊。
- 沿腓骨远端后缘的急性或慢性肿胀和疼痛是腓骨肌腱病的重要临床体征。
- 沿腓骨肌腱走行触诊时诱发疼痛很重要。腓骨尖处的疼痛通常是由腓骨短肌撕裂所致[10],而腓骨长肌腱撕裂则表现为第5跖骨基或者骰骨管附近的疼痛。
- 疼痛可能与活动、抗阻外翻和踝关节背伸有关。在手法抗阻外翻或背伸踝关节时,患者亦可能会出现肌腱半脱位。
- 在外翻力量测试中,患者可有明显的无力和疼痛。
- 必须评估患侧下肢的力线情况。僵硬性后足内翻畸形需要在手术时予以矫正。
  - 单足踮足有利于评估正常的后足内翻力线。

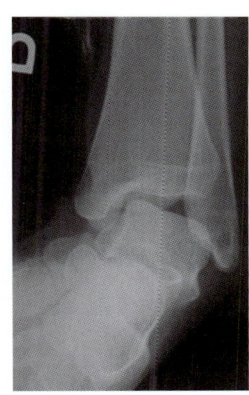

图1 内翻应力试验显示左踝关节不稳。

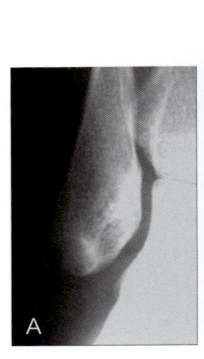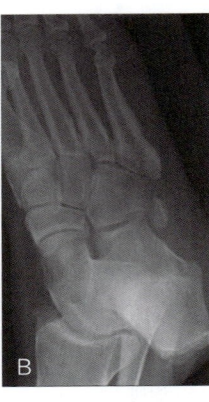

图2　A. 斑点征：注意腓骨远端外侧的撕脱骨片。B. 右足斜位X线片显示不规则的腓骨肌腱籽骨。在一些腓骨长肌腱撕裂的病例中，腓骨肌腱籽骨被分为两个独立的骨块。

- 腓骨肌管压迫试验用于评估腓骨长肌腱撕裂。屈膝90°且足部维持于跖屈休息位，沿踝后沟的腓骨肌腱鞘手法施压[14]。如果第1跖列无跖屈，则提示可能存在腓骨长肌腱撕裂。
- 足部绕圈可发现腓骨肌腱脱位或半脱位。

影像学和其他诊断性检查

- 必须拍摄足踝部负重位X线片。
  - X线片可显示外踝尖外侧缘处的"斑点征"（图2A），其代表腓骨肌上支持带撕脱，具有诊断意义[6]。
  - 若存在腓骨肌腱籽骨（图2B），应予以辨认。该籽骨任何的分裂或移位都提示可能存在腓骨长肌腱断裂。
- 超声检查可明确腓骨肌腱撕裂，其准确率高达90%～100%，100%的敏感度及85%～100%的特异性[8,11,16]。
- MRI通常用于明确腓骨肌腱病，其可显示肌腱实质部分撕裂及鞘内积液。踝关节的相关病变也可通过MRI明确（图3和图4）。

鉴别诊断

- 腓骨、骰骨或第5跖骨基应力性骨折。
- 踝关节外侧不稳。
- 腓骨肌腱籽骨或距骨外侧突的急性骨折。
- 踝关节或者下胫腓联合扭伤。
- 距骨骨软骨损伤。
- 跗骨窦综合征。
- 跟骰综合征。
- 关节退行性疾病。
- 副肌或副骨。
- 腓骨肌结节肥大。
- 腓肠神经炎。

非手术治疗

- 功能康复包括踝关节及后足关节活动度练习、向心和离心肌肉力量训练、特别注意腓骨肌的耐力训练和本体感觉训练。
- 功能性支具或绑带可能有助于防止"危险"活动时的反复损伤。
- 有经验的医生会避免注射皮质类固醇，以避免导致肌腱断裂或进一步损伤肌腱的任何不必要的风险。

手术治疗

术前计划

- 术前必须回顾所有的影像学资料以确定损伤部位。MRI常用于确定腓骨肌腱损伤的精确位置。
- 必须回顾X线片以明确相关病变，包括退行性变、力线不良和骨折。踝关节X线片可以显示腓骨上支持带撕脱。

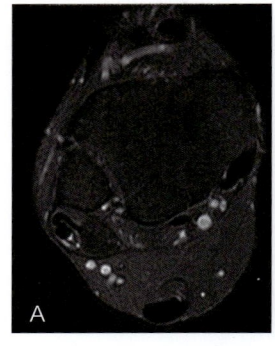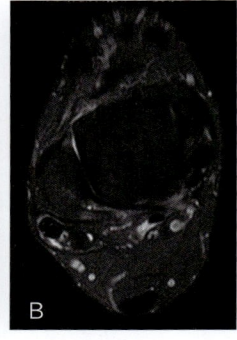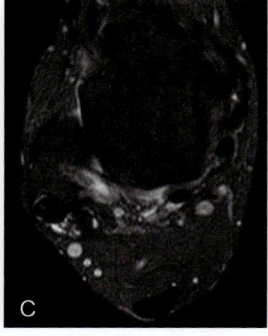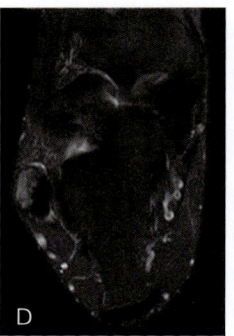

图3　MRI轴位T2加权像显示腓骨短肌腱撕裂。A. 腓骨远端后方、腓骨短肌腱及更前方的肌腱均显示完好。B. 于更远端可见腓骨短肌腱信号改变。C. 在远端腓骨，腓骨短肌腱内信号变化更大。D. 在腓骨尖的远端，腓骨短肌腱内更广泛的信号变化，提示退行性撕裂。

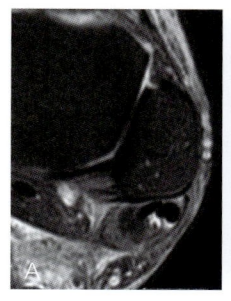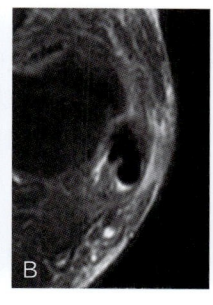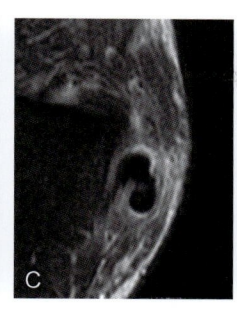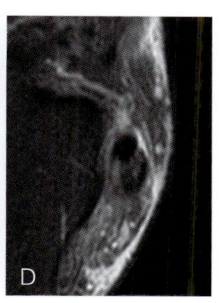

图4　MRI轴位T2加权像显示腓骨长肌腱撕裂。A. 腓骨远端后方、腓骨长肌腱，及更后方的肌腱均显示完好。B. 于更远端，腓骨长肌腱增厚。C. 更远端邻近距骨处，腓骨长肌腱内信号改变。D. 在更远端，邻近跟骨的足内存在更广泛的腓骨长肌腱信号改变，提示退行性撕裂。

体位

- 患者取改良侧卧位或完全侧卧位。
- 同侧髋关节下方垫高以达到半侧卧位，可以使用垫子来维持完全侧卧位。
- 使用大腿止血带。
- 患足抬高，无菌区下方垫高，或用无菌巾垫于无菌区内。

初始步骤

显露

- 于腓骨尖后方及近端1 cm处，腓骨肌腱走行中心的表面做一长8～12 cm纵行切口。
- 根据术前计划，切口可能需要延伸至第5跖骨基或腓骨尖的稍远端。
- 必须注意辨认和保护切口远端的小隐静脉和腓肠神经，其位于皮下和切口的后方。止血钳通常是在该区域内进行钝性分离的最佳器械。
  - 一旦找到神经，就用紫色皮肤标记笔或血管环标记。
- 探查腓骨肌腱腱鞘内是否存在过多的组织，其可能提示有炎症（技术图1）。
- 手法活动肌腱以引出半脱位。
- 此时，切开上支持带。
- 通常先会看到腓骨长肌腱。

探查及清理腓骨肌腱

- 根据术前MRI情况探查肌腱的近端和远端，以记录任何撕裂或退变。通常，必须切开腓骨肌下支持带以充分评估腓骨长肌腱。
- 彻底探查肌腱后，用15号刀片锐性切除腱鞘滑膜。
- 切除退变或失活的肌腱。也应切除任何可能在腓骨后方造成撞击的腓骨肌腱低位肌腹。
- 然后探查腓骨短肌，并记录残留病变。
- 在广泛切除腱鞘滑膜和清理肌腱后，开始修补腓骨肌腱。

治疗决策

- 一旦对腓骨长短肌行广泛腱鞘滑膜切除及清理后，就必须做出治疗决策。笔者的治疗理念类似于Krause和Brodsky提出的治疗方式[9]。
- 对于肌腱损伤小于50%横截面积者，可考虑保留肌腱。
- 对于因退变而清理超过50%横截面积者，则将肌腱残端缝合固定至另一腓骨肌腱（假设其仍健康有活性）。
- 若两条肌腱退变均超过50%，则采用Redfern和Myerson提出的另一种治疗方式[10]。
  - 如果近端肌腹不可活动，则行肌腱转位。
  - 如果近端肌腹可部分滑动：
    - 如果组织床有瘢痕：硅棒分期重建。
    - 如果组织床可活动：同种异体移植或肌腱转位。

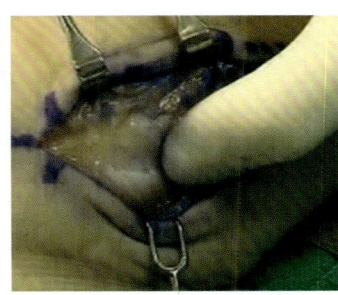

技术图1　腓骨肌腱腱鞘饱满提示有炎症。

单纯腓骨短肌腱撕裂的修补

- MRI 扫描通常可准确地辨认腓骨肌腱撕裂,并可用于确定撕裂位置(图3)。
- 若肌腱损伤面积小于 50% 横截面积:
  ○ 探查纵向撕裂区(技术图 2A、B)。
  ○ 若存在可能造成腓骨肌腱鞘内撞击的低位肌腹,应予以切除(技术图 2C)。
  ○ 切除病变或退变部分的腓骨短肌腱(技术图 2D、E)。
- 用 3-0 可吸收缝线管束化缝合修补肌腱。
  - 在纵向撕裂的一端打一外科结(技术图 2F、G)。
  - 以锁边或连续缝合法,或简单的间断缝合技术缝合撕裂的每一端,以重建平滑的肌腱(技术图 2H)。
  - 然后修补表面的腓骨肌支持带(技术图 2I、J)。
- 如果肌腱损伤超过 50% 横截面积。
  ○ 用手术刀切除病变肌腱。
  ○ 将足置于中立位,用 2-0 可吸收缝线将健康有活性的

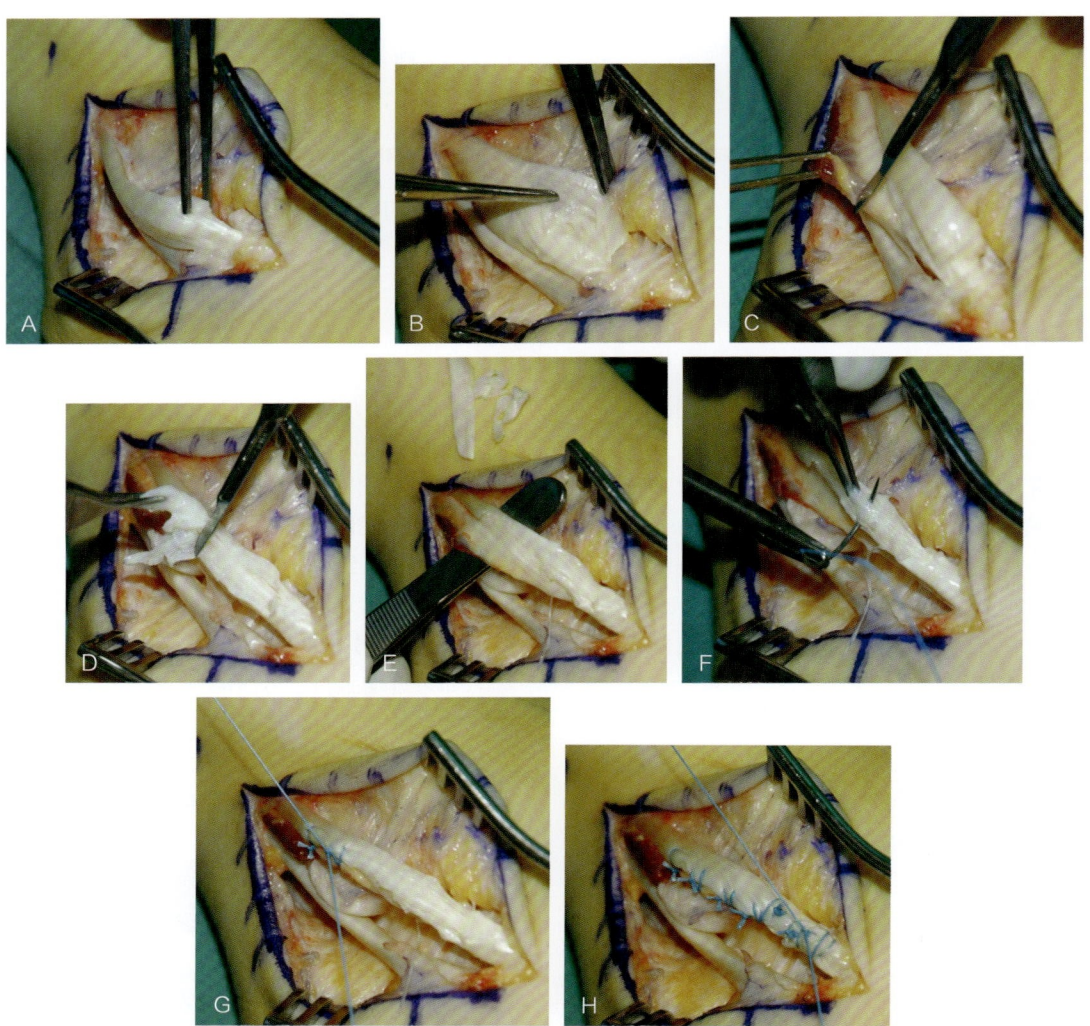

技术图2 A、B. 腓骨短肌腱撕裂。A. 增厚的肌腱与图3D中MRI的表现一致。B. 纵向撕裂导致肌腱失去其正常形态。C. 腓骨短肌低位肌腹的清理。腓骨短肌腱的球状增厚是慢性肌腱撕裂或退变的特征。D. 清理病变的腓骨短肌腱。E. 腓骨短肌腱清理后残留的健康纤维。F~H. 腓骨短肌腱修补。F. 近端固定缝合。G. 管束化缝合修补腓骨短肌腱。H. 联合采用间断缝合及连续缝合法加强远端修补。

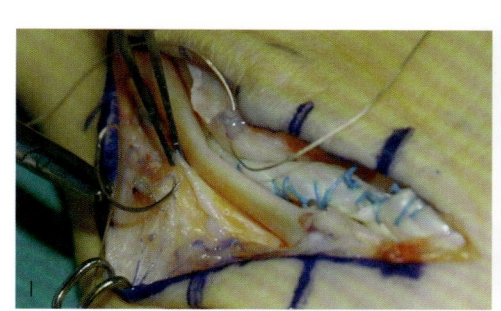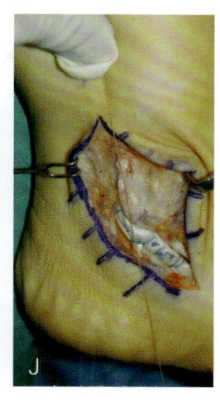

技术图2（续） I、J. 腓骨短肌腱修补后，修补表面的腓骨肌支持带。I. 将腓骨短肌腱复位至其正常的解剖位置后，缝合支持带。J. 将肌腱复位至腓骨后方，叠瓦缝合腓骨肌上支持带。

- 近、远端肌腱残端原位缝合固定至腓骨长肌腱。为了提高修补强度，缝合长度应约2 cm。
  - 通常情况下，于腓骨尖近端3～4 cm处行近端肌腱固定，而在腓骨尖远端5～6 cm处行远端肌腱固定。

- 对于腓骨短肌腱自第5跖骨基处断裂（罕见），需将残端固定至其止点。
  - 于第5跖骨基的解剖足印区准备一渗血的骨基床。
  - 用3.5 mm带线锚钉将残端固定至骨。

单纯腓骨长肌腱撕裂的修补

- MRI扫描通常可准确地辨认腓骨肌腱撕裂，并可用于确定撕裂位置（见图4）。
- 若肌腱损伤面积小于50%横截面积：
  - 探查纵向撕裂区（技术图3A～C）。
  - 切除病变或退变部分的腓骨长肌腱（技术图3D、E）。
  - 用3-0可吸收线管束化修补肌腱（技术图3F～G）。
    - 叠瓦缝合法管束化肌腱（技术图3H～J）。
    - 以锁边或连续缝合法缝合撕裂的每一端，以重建平滑的肌腱（技术图3K）。
    - 然后修补表面的腓骨肌支持带（技术图3L、M）。

- 如果肌腱损伤超过50%横截面积，则将足置于中立位，用2-0可吸收缝线将残留的肌腱原位缝合固定至腓骨短肌腱。
- 如果腓骨肌腱籽骨骨折且需要切除，则需要向远端延伸分离至骰骨下方，以充分显露肌腱。外展肌必须向下牵开。
  - 如果肌腱为横行撕裂（切除籽骨后），则对合肌腱断端，并可用不可吸收缝线行端-端缝合修补。
  - 如果肌腱无法行端-端修补，则可将肌腱固定至腓骨短肌腱。
  - 如果肌腱不可滑动，则不应行肌腱固定术，因为其可能限制腓骨短肌腱的功能。

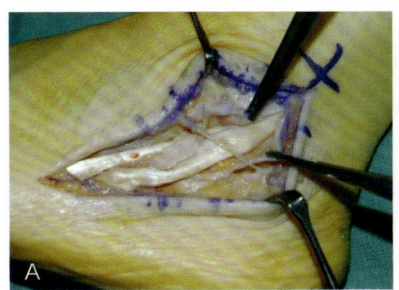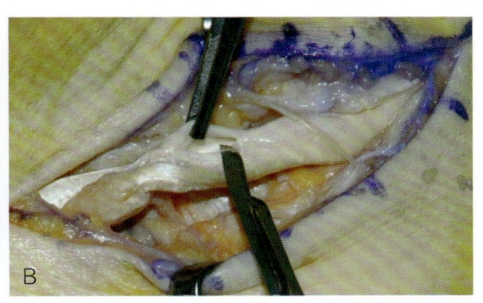

技术图3 A. 确认腓骨长肌腱退变，与图4C的MRI表现一致。B. 肌腱退变与图4D的MRI表现一致。

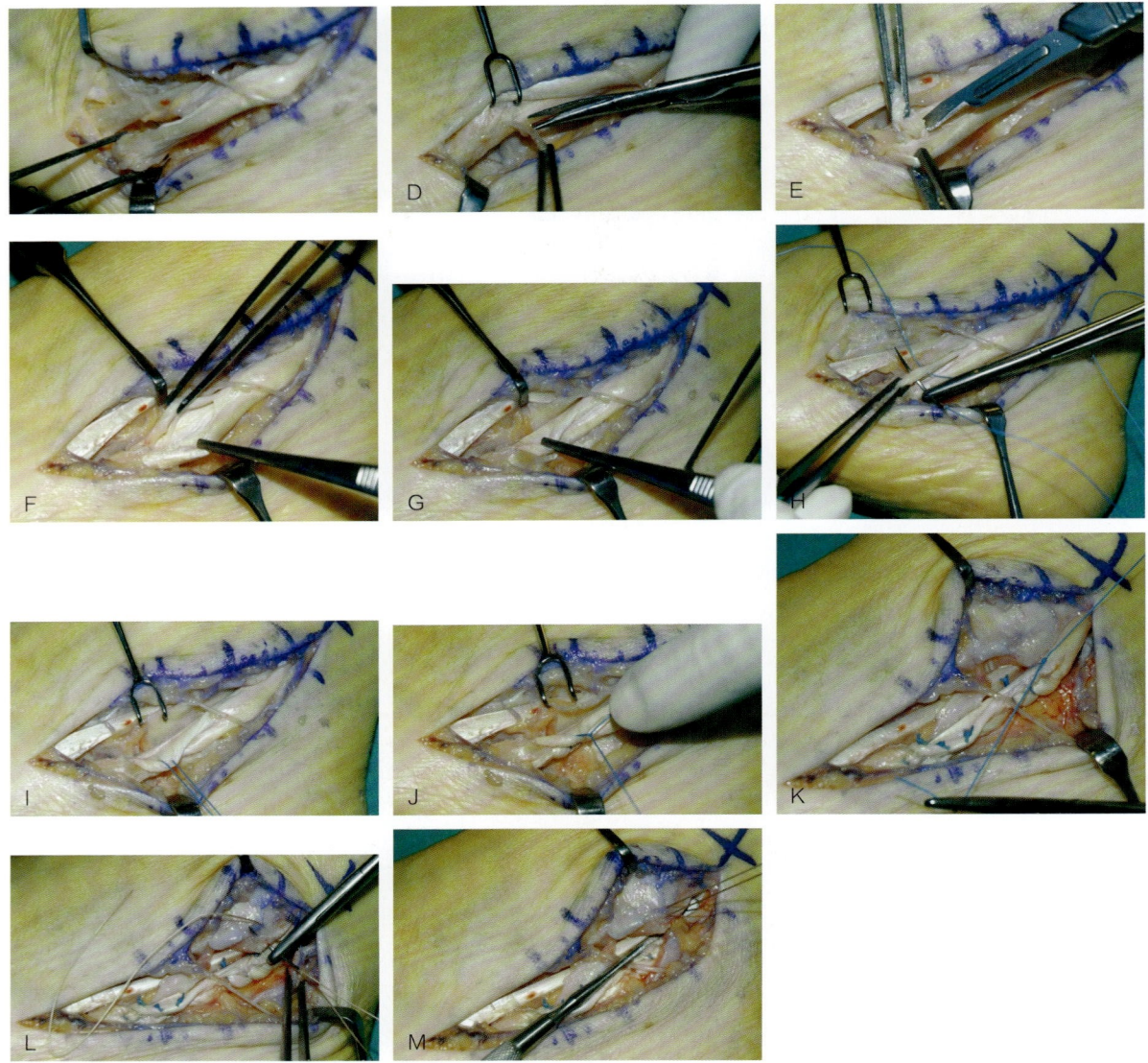

技术图3（续） C. 腓骨肌腱籽骨处的远端肌腱退变。D、E. 清理腓骨长肌腱的病变部分。D. 腱鞘滑膜切除及肌腱部分切除。E. 于更远端的肌腱内切除退变的中央部分肌腱。F. 病变的中央部分肌腱切除后残留的健康肌腱纤维。G. 准备管束化缝合残留的健康肌腱。H. 管束化缝合方式。I. 重叠肌腱以管束化修补。J. 肌腱修补已缝合。K. 以间断缝合法加强修补更近端的肌腱。L、M. 腓骨长肌腱修补后，修补表面的腓骨肌支持带。L. 在腓骨肌腱复位至其解剖位置后，缝合支持带。M. 将肌腱复位至腓骨后方，叠瓦缝合腓骨肌上支持带。

腓骨短肌腱撕裂的修补及腓骨沟加深

- 腓骨短肌腱可能因其在腓骨远端周围慢性半脱位而导致撕裂。
- 应探查撕裂的肌腱（技术图4A）。
- 任何可能导致腓骨肌腱鞘内撞击的结构，如腓骨短肌低位肌腹或炎性腱鞘滑膜，均应予以切除（技术图4B）。
- 切除病变部分肌腱（技术图4C～E）。
- 评估肌腱是否存在持续性半脱位倾向（技术图4F）。
- 如果持续半脱位，则应行腓骨沟加深（技术图4G～I）。
- 用可吸收缝线管束化修补腓骨短肌腱（技术图4J）。
- 将腓骨肌腱复位至其解剖位置，此时腓骨沟加深后将不会再有半脱位的倾向（技术图4K）。
- 修补腓骨肌上支持带（技术图4L、M）。

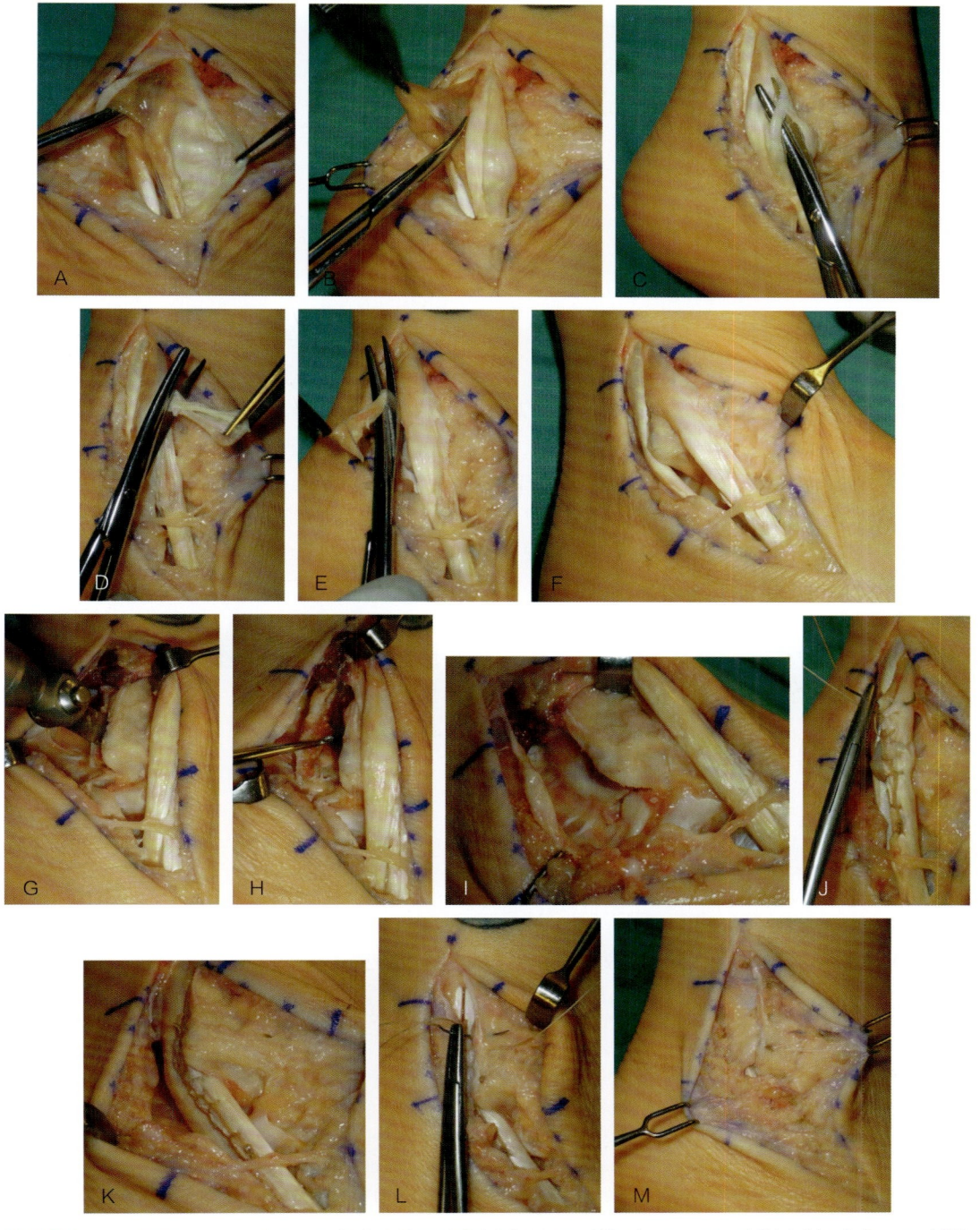

技术图4　A. 由于腓骨尖处的肌腱反复半脱位所致右侧腓骨短肌腱撕裂。B. 屈肌腱鞘滑膜切除术。C. 辨认退行性腓骨肌腱撕裂。D. 前方清理退变部分肌腱。E. 后方清理退变部分肌腱。F. 尽管已行腱鞘滑膜切除及清理，腓骨短肌腱仍半脱位于腓骨前方。G. 用微型矢状锯在远端腓骨后方做一"活门"。H. 打开活门的活页，去除部分腓骨远端骨松质以形成更深的腓骨沟。I. 然后复位活门，更深的腓骨沟已形成。J. 管束化修补腓骨短肌腱。K. 即使未修补腓骨肌支持带，腓骨肌腱仍维持复位。L. 腓骨肌腱复位至其解剖位置后，缝合表面的腓骨肌支持带。M. 将肌腱复位至腓骨后方，用缝线穿过腓骨沟加深后形成的骨壁，叠瓦缝合腓骨肌上支持带。

要点与失误防范

指征	• 完整的病史及体格检查 • 处理相关的力线不良及病变,如踝关节不稳
切口	• 避免损伤腓肠神经
清理	• 充分清理腓骨肌腱
管束化修补	• 目标是形成一平滑的肌腱表面,应埋入第一个与最后一个线结

术后处理

- 最初2周,将患肢置于厚Jones石膏内。
- 此后,允许患者穿着可脱卸的短腿步行靴,并在耐受下负重。
- 指导患者每天4次脱卸步行靴,并进行全方位的踝关节及后足主、被动关节活动度练习。
- 第8周开始家庭力量练习,患者根据自己的力量情况,在12～14周进阶至使用护踝支具。
- 所有患者均从第8周开始参加正式的物理治疗,以进行踝关节功能康复。

预后

- Demetracopoulos等发表了18例患者6.5年的随访数据[3]。
  ○ 对这些患者的腓骨长、短肌腱进行了清理,并对清理小于50%的患者予行一期修补(管束化)。
  ○ 在此时间间隔内未见再手术或手术失败。
  ○ 术后视觉模拟量表评分(VAS)和下肢功能量表评分均显著改善。
  ○ 18名患者中有17名无限制地恢复所有体育活动。

并发症

- 伤口并发症。
- 腓肠神经痛或腓肠神经损伤。
- 慢性疼痛。
- 再断裂。

(武勇 译,施忠民 审校)

参考文献

[1] Burman M. Stenosing tendovaginitis of the foot and ankle, studies with special reference to the stenosing tendovaginitis of the peroneal tendons of the peroneal tubercle. AMA Arch Surg 1953;67(5):686-698.

[2] Cox D, Paterson FW. Acute calcific tendinitis of peroneus longus. J Bone Joint Surg Br 1991;73(2):342.

[3] Demetracopoulos CA, Vineyard JC, Kiesau CD, et al. Long-term results of debridement and primary repair of peroneal tendon tears. Foot Ankle Int 2014;35(3):252-257.

[4] DiGiovanni BF, Fraga CJ, Cohen BE, et al. Associated injuries found in chronic lateral ankle instability. Foot Ankle Int 2000;21(10):809-815.

[5] Dombek MF, Lamm BM, Saltrick K, et al. Peroneal tendon tears: a retrospective review. J Foot Ankle Surg 2003;42(5):250-258.

[6] Eckert WR, Davis EA Jr. Acute rupture of the peroneal retinaculum. J Bone Joint Surg Am 1976;58(5):670-672.

[7] Geller J, Lin S, Cordas D, et al. Relationship of a low-lying muscle belly to tears of the peroneus brevis tendon. Am J Orthop 2003;32(11):541-544.

[8] Grant TH, Kelikian AS, Jereb SE, et al. Ultrasound diagnosis of peroneal tendon tears. A surgical correlation. J Bone Joint Surg Am 2005;87(8):1788-1794.

[9] Krause JO, Brodsky JW. Peroneus brevis tendon tears: pathophysiology, surgical reconstruction, and clinical results. Foot Ankle Int 1998;19(5):271-279.

[10] Redfern D, Myerson M. The management of concomitant tears of the peroneus longus and brevis tendons. Foot Ankle Int 2004;25(10):695-707.

[11] Rockett MS, Waitches G, Sudakoff G, et al. Use of ultrasonography versus magnetic resonance imaging for tendon abnormalities around the ankle. Foot Ankle Int 1998;19(9):604-612.

[12] Sammarco GJ, DiRaimondo CV. Chronic peroneus brevis tendon lesions. Foot Ankle 1989;9(4):163-170.

[13] Sobel M, Geppert MJ, Hannafin JA, et al. Microvascular anatomy of the peroneal tendons. Foot Ankle 1992;13(8):469-472.

[14] Sobel M, Geppert MJ, Olson EJ, et al. The dynamics of peroneus brevis tendon splits: a proposed mechanism, technique of diagnosis, and classification of injury. Foot Ankle 1992;13(7):413-422.

[15] Title CI, Jung HG, Parks BG, et al. The peroneal groove deepening procedure: a biomechanical study of pressure reduction. Foot Ankle Int 2005;26(6):442-448.

[16] Waitches GM, Rockett M, Brage M, et al. Ultrasonographic-surgical correlation of ankle tendon tears. J Ultrasound Med 1998;17(4):249-256.

[17] Zammit J, Singh D. The peroneus quartus muscle: anatomy and clinical relevance. J Bone Joint Surg Br 2003;85(8):1134-1137.

第126章 慢性腓骨肌腱撕裂的重建
Reconstruction of Chronic Peroneal Tendon Tears

Christopher E. Gross, Keith L. Wapner, Wen Chao, and Selene G. Parekh

定义

- 腓骨肌腱病变可能是引起慢性踝关节外侧疼痛的一大因素[1,3]。
- 可引起慢性踝关节外侧疼痛的原因很多。
- 单纯的腓骨长肌和腓骨短肌断裂较少见,但据报道腓骨长短肌开裂或纵向劈裂是慢性踝关节疼痛和功能性不稳定的一大因素。
- 这些劈裂的组织学检查可发现慢性磨损伴肌腱囊性黏液样退变。
- 一旦确诊直接修复可能获得较好的效果[4,5,6]。

解剖

- 在外踝水平可辨认腓骨短肌,因其最靠近外踝。
- 腓骨长肌在腓骨短肌后方。
- 腓骨肌上支持带起自外踝,止于跟骨,为一深筋膜形成的束带结构,在外踝水平束缚腓骨长短肌(图1)。
- 腓骨长短肌走行于腓骨沟内,腓骨短肌最常见的撕裂位置就在腓骨沟[16]。
- 跨长屈肌腱的力量百分比为3.6,可转位替代力量百分比为2.6的腓骨短肌。
- 因为同是起自腓骨后方,跨长屈肌的收缩轴与腓骨肌肉-肌腱单元相似,为同相肌。
- 本章讨论的2种技术是将跨长屈肌腱插入腓骨短肌腱残端。
- 肌腱重建技术不能恢复腓骨肌腱的功能,因为腓骨长肌腱远端都是瘢痕组织,不能作为跨长屈肌腱有活力的进点。
- 笔者的插入式异体肌腱重建技术是为了恢复肌肉肌腱单元。

发病机制

- 慢性腓骨肌腱断裂的发病机制尚不清楚。曾经提出过很多理论,包括少血供区理论[16,17]、腓骨沟机械撞击理论[7,13,18]、腓骨肌支持带功能不全理论[2,12]、存在尖锐的腓骨后嵴[7,13,18]、腓骨长短肌间的动态压缩理论[9]、腓骨肌结节肥大[10]或存在第4腓骨肌[19,22]。

自然病程

- 通常患者两条肌腱都已严重受累,无法进行保留肌腱的挽救手术。
- 患者多为活动量大的中年人。他们一般不会接受全天穿戴支具或后足的手术融合。
- 大部分患者至少有一次一期修补或腓骨长短肌吻合术失败的病史。
- 此方法的目的在于提供踝关节的动态稳定和恢复腓骨肌腱的功能。

病史和体格检查

- 这些患者有反复扭伤及慢性踝关节外侧不稳史,他们可能存在慢性踝关节外侧疼痛、压痛及肿胀。
- 与健侧相比,患者有明显的内外翻疼痛或力量减弱。
- 如果准备行肌腱移位,跨长屈肌腱功能必须完整。
- 手法检查跨长屈肌的肌力有助于评估跨长屈肌腱单元的功能和力量。
- 检查患肢的力线,包括髋部、膝部、胫骨、踝部、后足和前足。手术时应同时纠正固定的后足内翻畸形。
- 应评估肌肉的力量和平衡,尤其是在内翻或外翻时。疼痛可以出现在被动后足内翻或(和)踝跖屈,或主动抗阻力外翻和踝背伸。
- 单足提踵试验有助于评估后足的正常内翻情况。
- 前抽屉试验有助于评估距腓前韧带和跟腓韧带的完整性。
- 腓骨肌鞘管挤压试验用于评估腓骨长肌撕裂,当膝关节屈曲90°,足处于跖屈休息位时,沿腓骨肌腱鞘走向挤压,腓骨长肌撕裂时可能出现第1跖列无法跖屈[18]。
- 若踝关节存在机械性不稳定,首次手术时应予以重建。

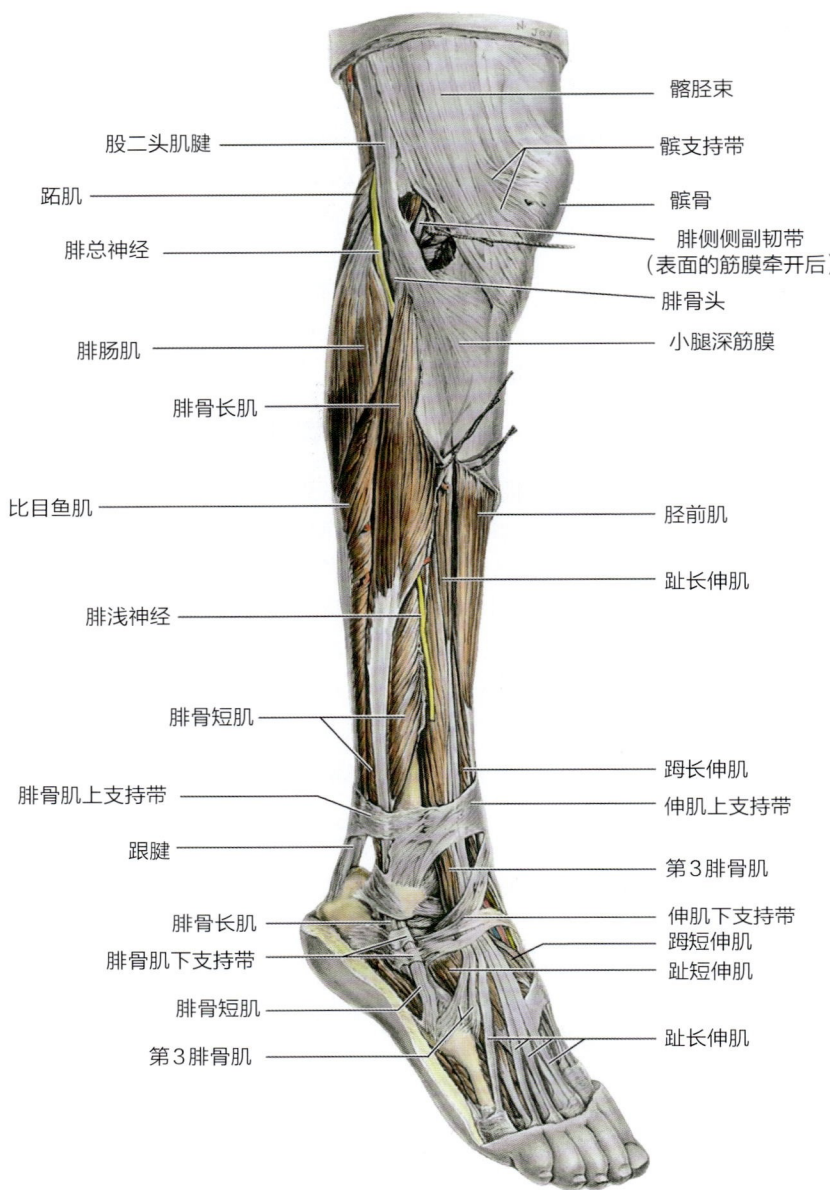

图1 腓骨肌上支持带起自外踝，止于跟骨，在外踝水平束缚腓骨长短肌（经允许引自：Moore KL, Dalley AF. Clinically Oriented Anatomy, 4th ed. Philadelphia:Lippincott Williams & Wilkins, 1999）。

影像学和其他诊断性检查

- 足踝部负重位X线片。
- 超声检查是无创且相对便宜的影像学检查，可以实时检查腓骨肌腱。它对腓骨肌腱撕裂的诊断有90%~100%的准确度，100%敏感度，85%~100%特异性[8,15,21]。
- MRI检查可发现残留腓骨肌结构的慢性增厚、裂缝、瘢痕、狭窄（图2A）。还可发现肌腱实质内撕裂和腱鞘内积液（图2B）。亦可发现踝关节相关病变。

鉴别诊断

- 腓骨骨折、骰骨骨折、第5跖骨应力骨折。
- 腓骨肌腱撕裂。
- 涉及距腓前韧带和/或跟腓韧带的踝关节不稳定。
- 距骨外侧突骨折。
- 下胫腓联合或距下关节扭伤。
- 撞击损伤。
- 距骨骨软骨损伤。

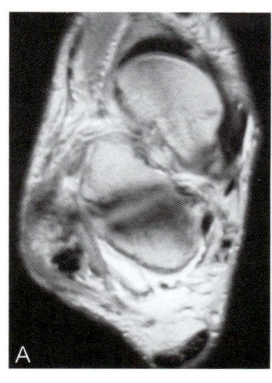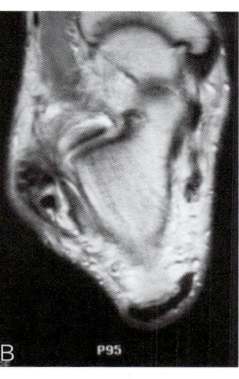

图2 轴位T2相图像：A. 腓骨肌腱撕裂。B. 腱鞘周围积液。

- 跗骨联合。
- 跗骨窦综合征。
- 跟骰综合征。
- 退行性关节病。

非手术治疗

- 功能康复包括踝关节和后足活动度练习、同心和离心肌力训练、腓骨肌的耐力训练和本体感受训练。
- 本体感受训练可提高动态稳定性，是康复训练的重要环节。
- 功能性支具或绷带有助于在进行有风险的运动时预防再损伤。

手术治疗

术前计划

- 回顾全部的影像学检查结果。
- 平片结果对于评估退变、力线不良、骨折和是否存在先前手术的内植物有重要意义。

体位

- 患者取仰卧位。
- 有些术者喜欢半侧卧或侧卧位以显露踝关节外侧，笔者用盐水袋垫高同侧髋部来放置半侧卧位。
- 术前使用抗生素，需要时应用充气式止血带。

入路

- 以腓骨肌腱走行为中心，在外踝尖部后方近端1 cm处做一纵行切口。
- 切口延伸至第5跖骨基底部（图3A）。
- 在切口远端注意保护小隐静脉和腓肠神经，其就位于切口后方的皮下。
- 术者需仔细地在大片瘢痕组织中进行分离（图3B）。

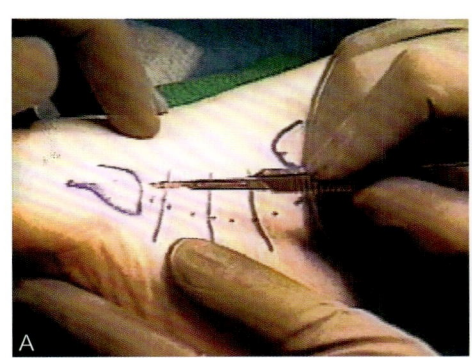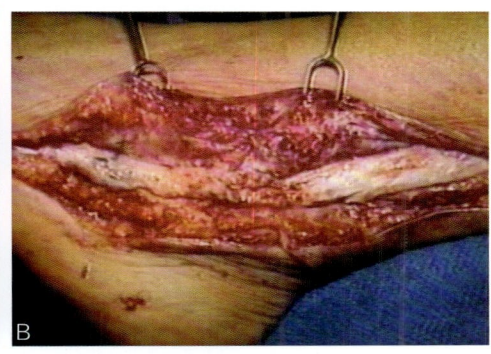

图3 A. 术中照片为腓骨肌腱切口，从腓骨肌表面至第5跖骨基底部。B. 本例多次手术患者，可看见腓骨肌腱表面广泛的瘢痕组织。

选择1：用Hunter棒和跨长屈肌腱转位重建

腓骨肌腱和残余腱鞘的清理

- 应辨别残余腱鞘，近端切开腱鞘，经腓骨肌上支持带至腱腹联合处，远侧用剪刀按照需要尽可能远地打开腱鞘。
- 修复重建的第1阶段包括清理所有残留腓骨肌腱和腱鞘（技术图1）。

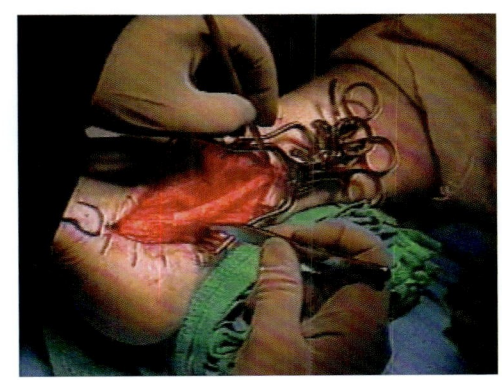

技术图1 腓骨肌腱和腱鞘清理。

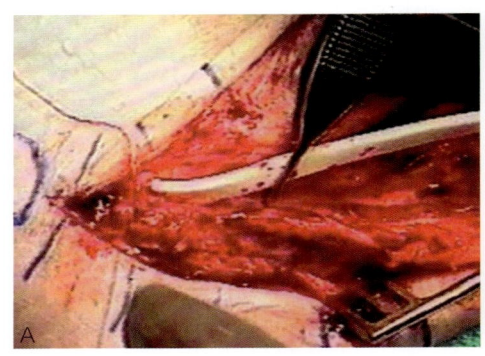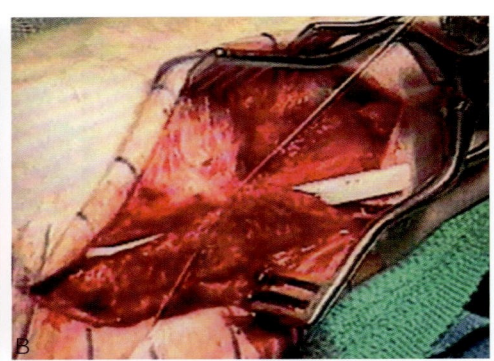

技术图2　A. 将直径6 mm的Hunter棒插入腓骨肌腱鞘。其远端用不可吸收缝线与腓骨短肌腱残端缝合。近端Hunter棒在腱鞘内保持游离状态。B. 修剪冗余腱鞘并关闭腱鞘包裹Hunter棒。

插入Hunter棒

- 将直径6 mm的Hunter棒插入腓骨肌腱鞘。远端用不可吸收缝线把Hunter棒与残留腓骨短肌腱的残端缝合。Hunter棒的近端在腱鞘内保持游离（技术图2A）。
- 修剪冗余腱鞘并关闭腱鞘包裹Hunter棒（技术图2B）。

踇长屈肌取腱

- 于中足内侧、外展肌上方，由舟骨至第1跖骨头做一切口。
- 辨别踇外展肌筋膜，把外展肌牵向跖侧。
- 伤口内放置小皮肤撑开器，把踇短屈肌也向跖侧牵开，并松解肌肉的起点。
- 将手指插入短屈肌外侧，通过跖屈或背伸踇趾趾间关节来辨别位于中足部分的踇长屈肌腱和趾长屈肌腱。
- 尽可能远地切断踇长屈肌腱，一般在第1跖骨干中部的位置。应充分保留踇长屈肌腱的远端残留部分，使其能在足趾中立位与趾长屈肌腱远侧残端缝合。需要指出的是，在脂肪垫的深部的足部第2层肌肉表面有神经血管结构，其位于长肌腱的跖侧。
- 用缝线标记踇长屈肌腱的近端断端。

将Hunter棒替换为踇长屈肌腱

- 在外踝近端、先前的外侧切口近侧、Hunter棒近端部分的上方做一小切口。
- 在腓骨后方，后深间室内找到踇长屈肌起点，将其拉至外侧切口（技术图3A）。
- 找到Hunter棒的近端部分，并将其与踇长屈肌相缝合。
- 于Hunter棒与腓骨短肌残端的远端缝合处做一远端小切口（技术图3B）。
- 于该缝合处解开Hunter棒，并将Hunter棒拉向远端，使踇长屈肌腱滑入形成的腱鞘。
- 使用鱼嘴形编织法将踇长屈肌腱缝合至腓骨短肌的残留部分（技术图3C）。

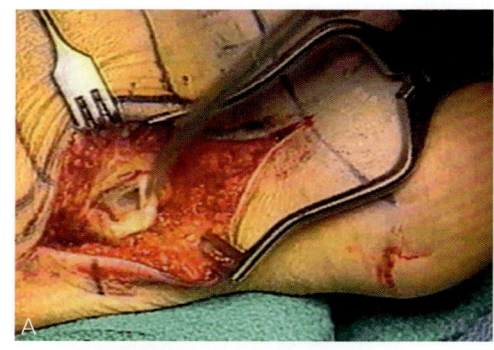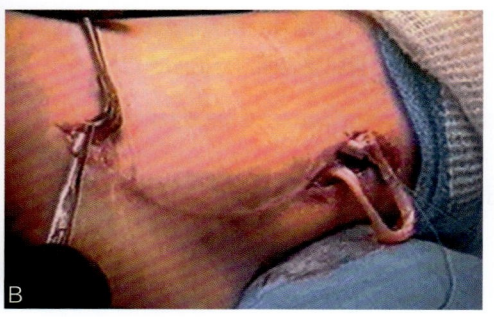

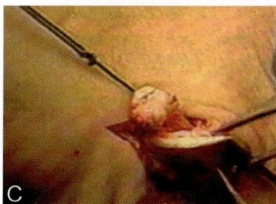

技术图3　A. 在足底切断踇长屈肌腱之后，在腓骨后方、后深间室内找到踇长屈肌的起点，并将其拉至外侧切口。B. 于Hunter棒和腓骨短肌残留部分的远端缝合处做一远端小切口。C. 使用鱼嘴形编织法将踇长屈肌腱缝合至腓骨短肌的残留部分。

选择2：用蹋长屈或趾长屈肌腱重建[11]

清理腓骨肌腱
- 应辨认腓骨肌腱鞘近端，打开腱鞘经腓骨肌上支持带至腱腹联合处，远侧按照需要用剪刀尽可能远地打开腱鞘。
- 清理所有病变的腱性组织直到露出健康组织。

蹋长屈或趾长屈肌腱取腱、移位及转位
- 如前述方法，在Henry结节处取内侧肌腱，并用缝线标记远侧残端。
- 在内踝近端的后内侧做另一个小切口，打开腱鞘，将蹋长屈或趾长屈肌腱拉向近端。
- 用过线器将蹋长屈或趾长屈肌腱重新从内侧经深筋膜间室、神经血管束后方（确保神经血管结构未撞击）、跟腱前方、腓骨，直至带入外侧切口。

将蹋长屈或趾长屈肌腱固定至第5跖骨基底
- 用3.2 mm直径钻头在第5跖骨基底垂直钻孔。
- 将肌腱由跖侧穿至背侧。
- 在前足完全外翻时拉紧肌腱，用不可吸收缝线将其与自身和周围组织缝合。
- 用不可吸收缝线将腓骨长短肌腱的远端残端部分与蹋长、趾长屈肌腱做侧–侧缝合。
- 用编织线间断缝合腓骨肌上支持带。

选择3：异体肌腱重建腓骨肌[14]

清理腓骨肌腱
- 辨认腓骨肌腱鞘，近端切开腱鞘，经腓骨肌上支持带直到腱腹交界处，向远端尽量远地切开腱鞘。
- 辨别并游离近端腓骨肌。
- 清理所有病变肌腱直至显露正常外观的肌腱，找到远端残端（技术图4）。

测量缺损长度，准备异体肌腱
- 测量缺损长度。
- 解冻合适长度的异体腓骨肌腱或半腱肌，确保异体肌腱勿长于缺损长度。

将异体肌腱缝合至远端残端
- 从远端开始，找到腓骨短肌残端，如果肌腱从第5跖骨基底撕脱，将移植肌腱固定至第5跖骨基底。
- 如果远侧残端足够长，采用鱼嘴形编织法用不可吸收编织缝线将异体肌腱与残端缝合（技术图5）。

将肌腱残端固定至第5跖骨基底
- 在第5跖骨基底解剖足迹区准备好渗血的骨床。
- 以3.5 mm直径缝合锚钉将异体肌腱固定至骨上。

固定异体肌腱的近端
- 将足和踝分别置于中立内外翻及背伸中立位，确保肌肉–肌腱单元接近正常张力。

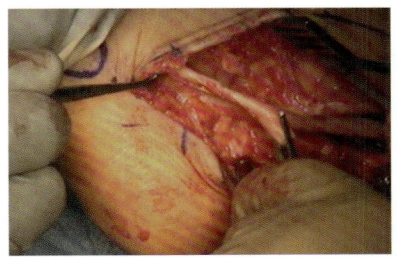

技术图4　找到腓骨肌腱远侧残端。

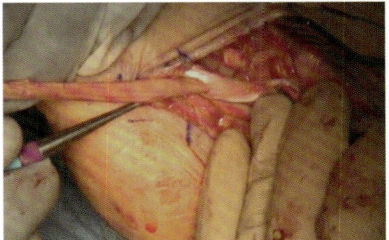

技术图5　采用鱼嘴形编织法，将异体肌腱于远端缝合固定至腓骨短肌残端。

- 将近端肌肉向远端牵拉，注意长度应该为肌腱滑动的50%，这时残留的缺损长度就是异体肌腱的长度。
- 用不可吸收编织缝线采用鱼嘴形编织法编织3次，将异体肌腱缝合固定至近端肌肉及肌腱（技术图6A）。
- 可吸收线缝合腓骨肌腱鞘（技术图6B）。

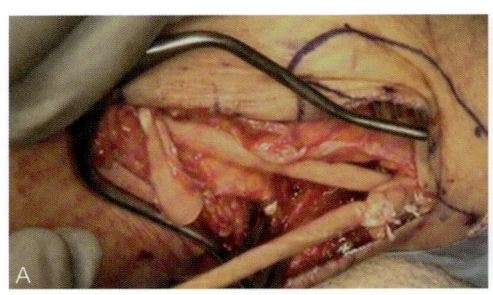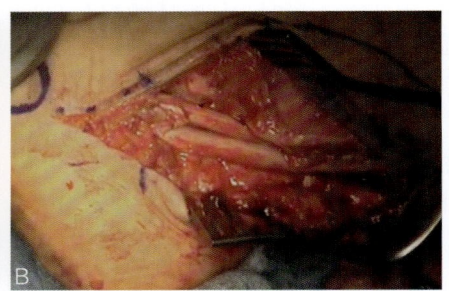

技术图6 A. 用不可吸收编织缝线采用鱼嘴形编织法将异体肌腱缝合固定至近端肌肉及肌腱。B. 重建完成。

典型病例（由 Mark E. Easley 医生提供）

背景和影像
- 58岁女性，左侧慢性腓骨肌腱病，有过3次手术经历，无效果（技术图7）。

显露和肌腱准备
- 入路选用原外侧切口（技术图8A、B）。
- 腓骨长短肌清理（技术图8C～F）。
- 评估剩余肌腱滑动（技术图8G、H）。

跟骨外移楔形截骨
- 用摆锯截骨，置入导针和空心钉（技术图9）。

第1跖骨背伸截骨
- 透视确定位置良好，用摆锯做一斜行截骨，并用钢板固定（技术图10）。

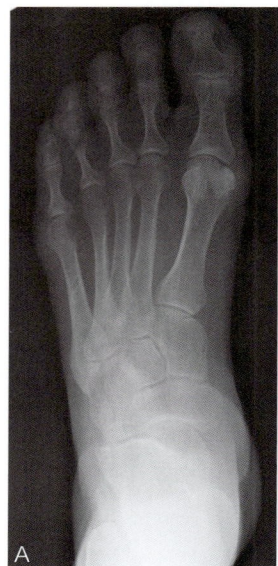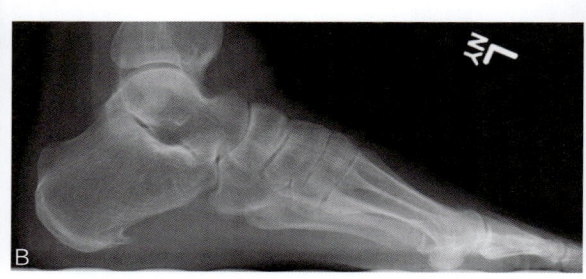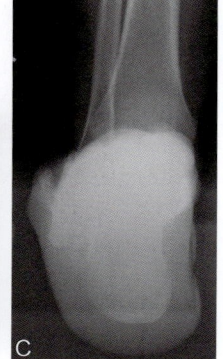

技术图7 A. 负重正位X线片显示有轻度内翻的趋势。B. 负重侧位片提示轻度高弓。C. 后足力线片提示足跟轻度内翻。

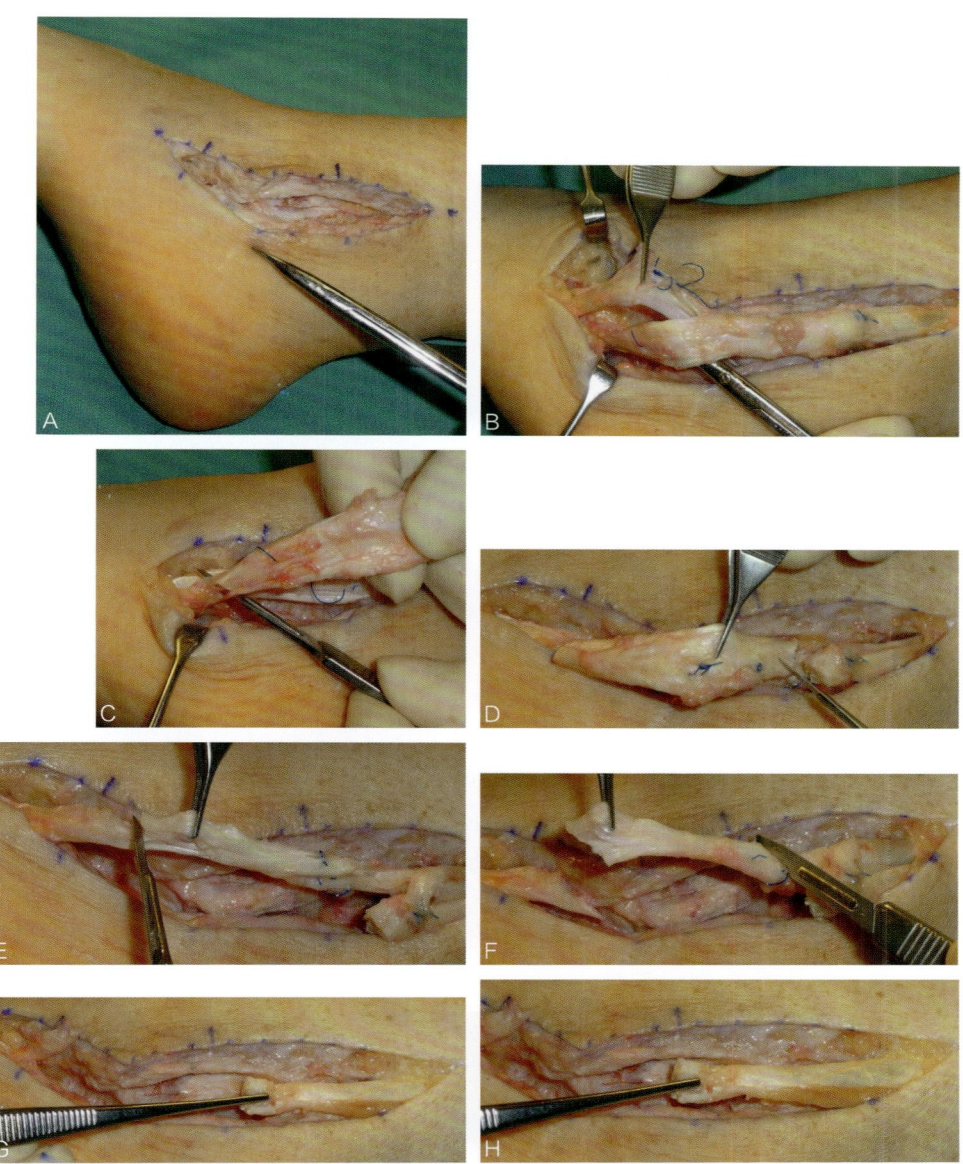

技术图8　A. 经原外侧切口的手术入路。B. 确认肌腱仍撕裂，肌腱固定失效。C. 于远端切除残留腓骨长肌腱的病变部分。D. 近端切除病变的腓骨长肌腱。E. 于远端切除残留腓骨短肌腱的病变部分。F. 近端切除病变的腓骨短肌腱。G. 纵向牵引前的近端残留肌腱。H. 牵引后可见远端肌腱滑动，提示腓骨肌腱仍有功能。同时，异体肌腱重建是可行的。

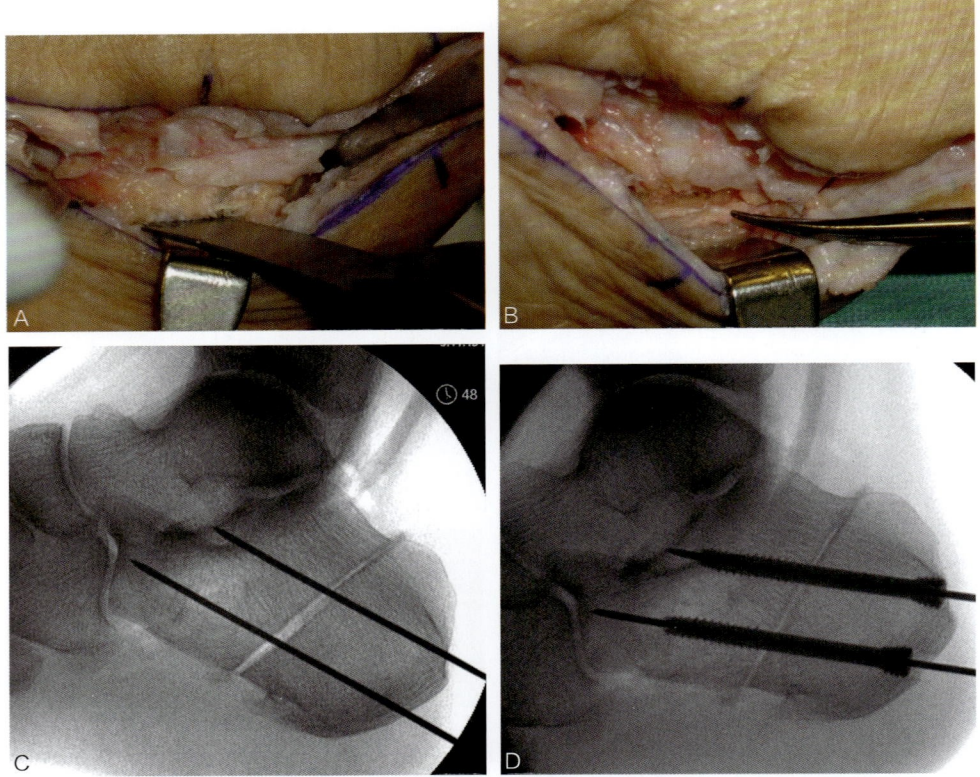

技术图9　A. 保护软组织，定位摆锯。B. 注意跟骨结节骨块台阶的大小，确认其外移以纠正内翻。C. 空心钉导针的透视图（注意跟骨结节轻度移位，满意地纠正了高弓畸形）。D. 空心钉加压固定截骨端。

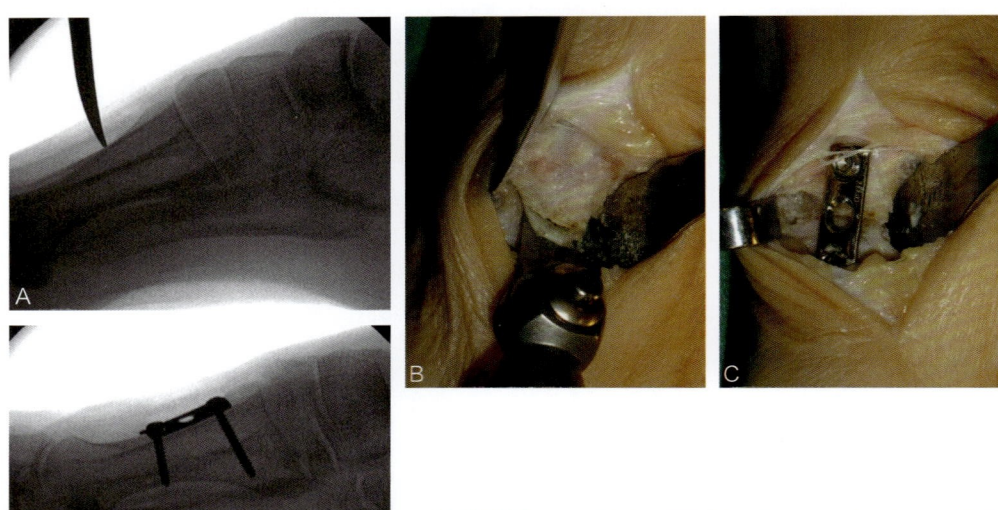

技术图10　A. 透视确定截骨位置。B. 用摆锯行斜行截骨。C. 背侧钢板加压固定。D. 截骨及固定的透视图（注意截骨后第1跖骨轻度抬高）。

异体肌腱远端重建

- 规划和确定肌腱长度(技术图 11A、B)。
- 将异体肌腱固定至第 5 跖骨基底(技术图 11C、D)。
- 异体肌腱穿过残留的远端腓骨短肌腱,行鱼嘴形编织缝合(技术图 11E~G)。
- 肌腱被缝合在第 5 跖骨基底及残余短肌腱上,检查其远端固定(技术图 11H~L)。

异体肌腱近端重建

- 肌腱穿过残留近端腓骨短肌腱,同样行鱼嘴形编织缝合(技术图 12A、B)。
- 通过近端肌腱编织调整张力(技术图 12C、D)。
- 进行近端肌腱缝合固定(技术图 12E~H)。

关闭伤口

- 将移植的异体肌腱复位至解剖位置,缝合支持带(技术图 13)。

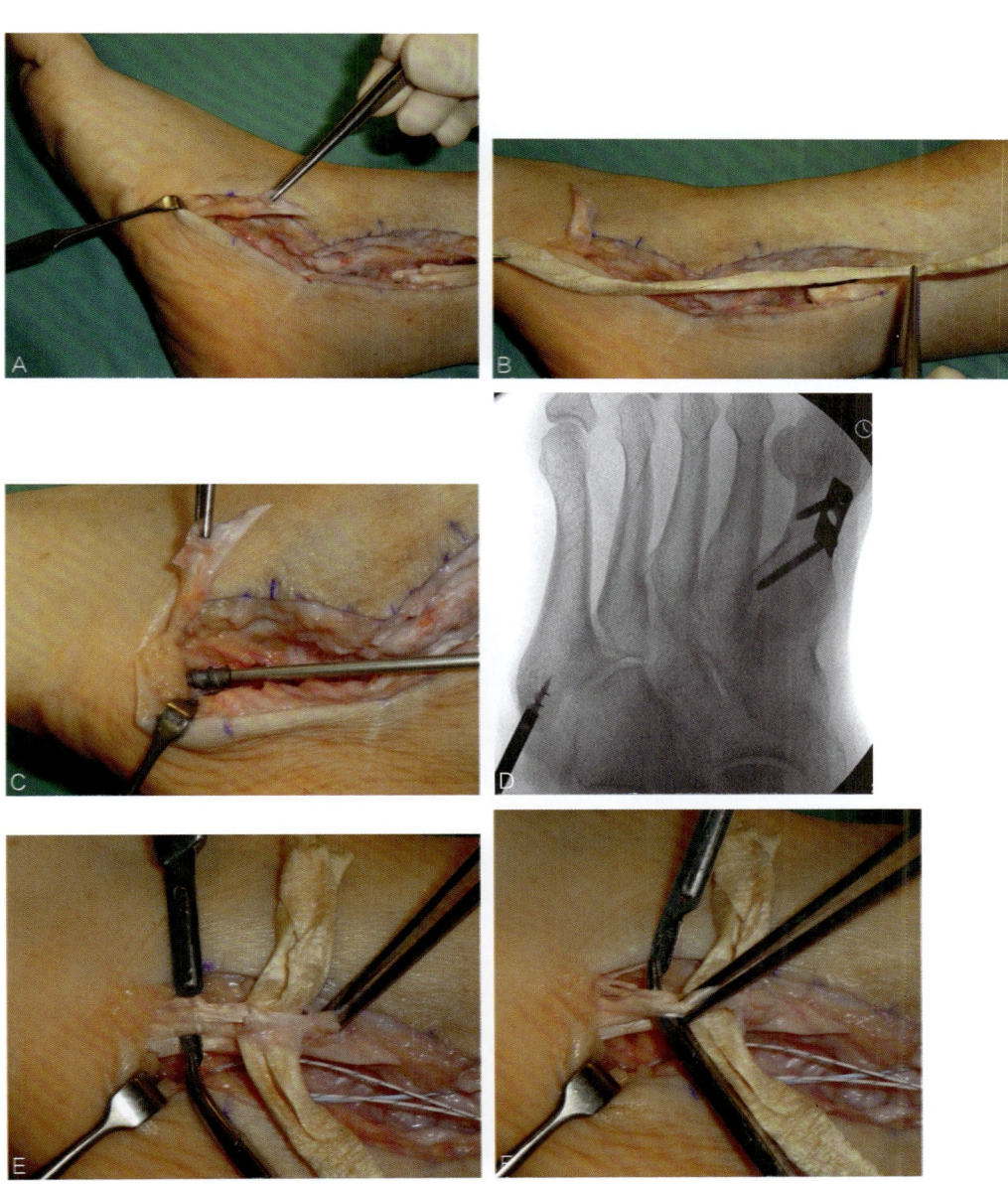

技术图 11 A. 远端残留的腓骨短肌腱用于固定异体肌腱。B. 规划及确定异体半肌腱的长度。C. 于第 5 跖骨置入锚钉。D. 透视确定锚钉于第 5 跖骨基内位置满意。E. 将手术刀片穿过残留肌腱,然后用血管钳把持。F. 用血管钳推动刀片穿过肌腱。

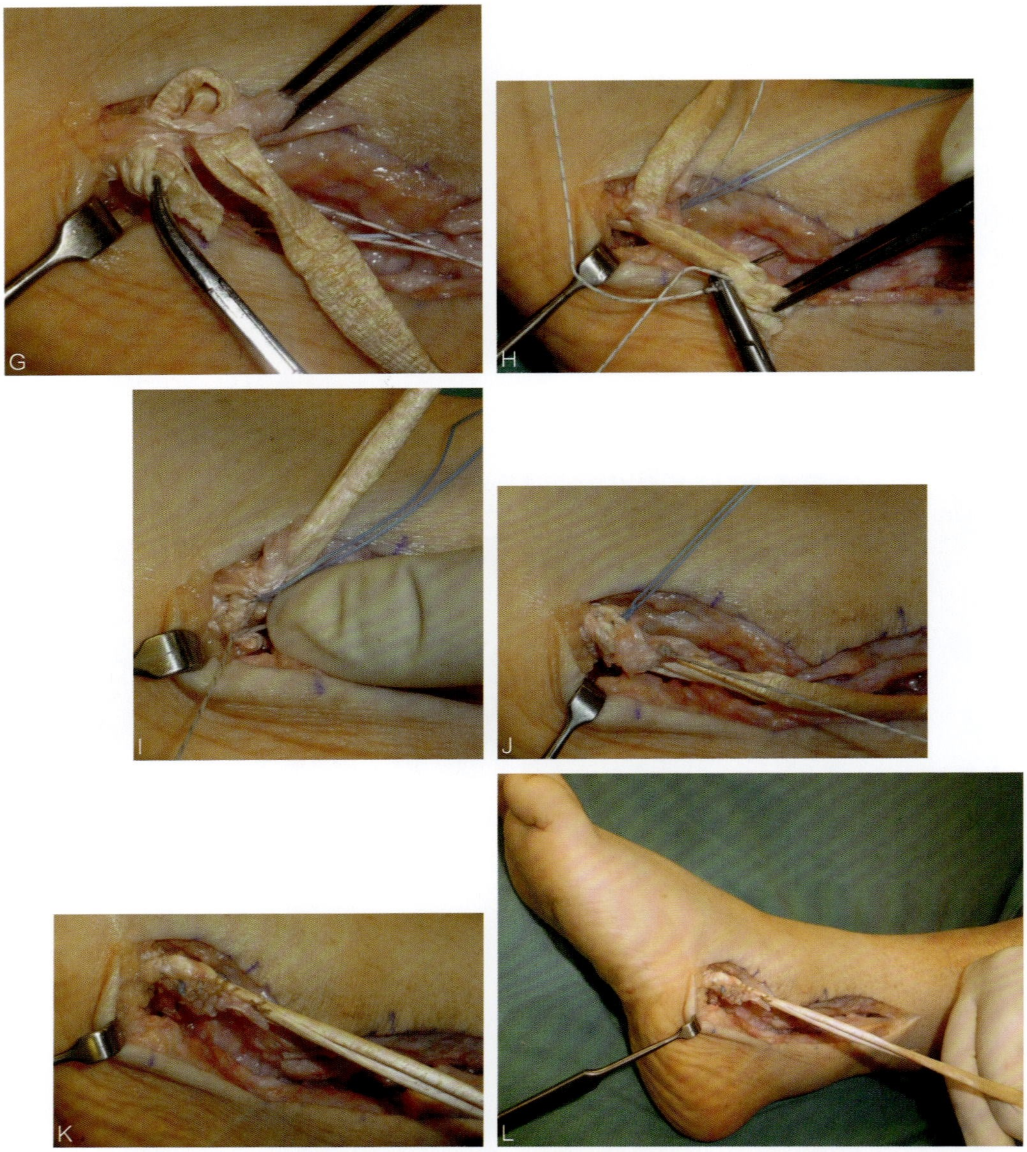

技术图11（续） G. 随后用血管钳拉住异体肌腱穿过自身肌腱。H. 将锚钉缝线穿过异体肌腱及残留的腓骨短肌腱。I. 锚钉缝线收紧打结。J. 增加缝线补充缝合。K. 牵拉近端异体肌腱以确定远端固定效果。L. 出现外翻提示如果近端以合适张力固定，重建是有功能的。

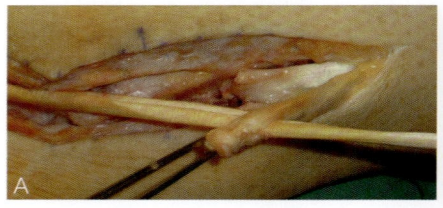

技术图12 A. 异体肌腱穿过残留的近端腓骨肌腱。B. 再次行鱼嘴形编织缝合。

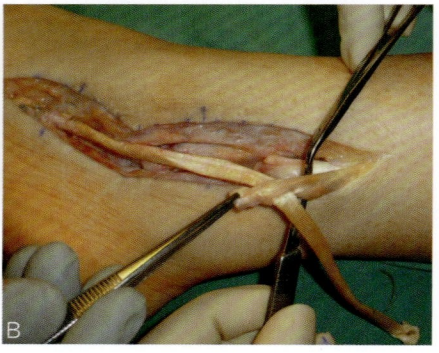

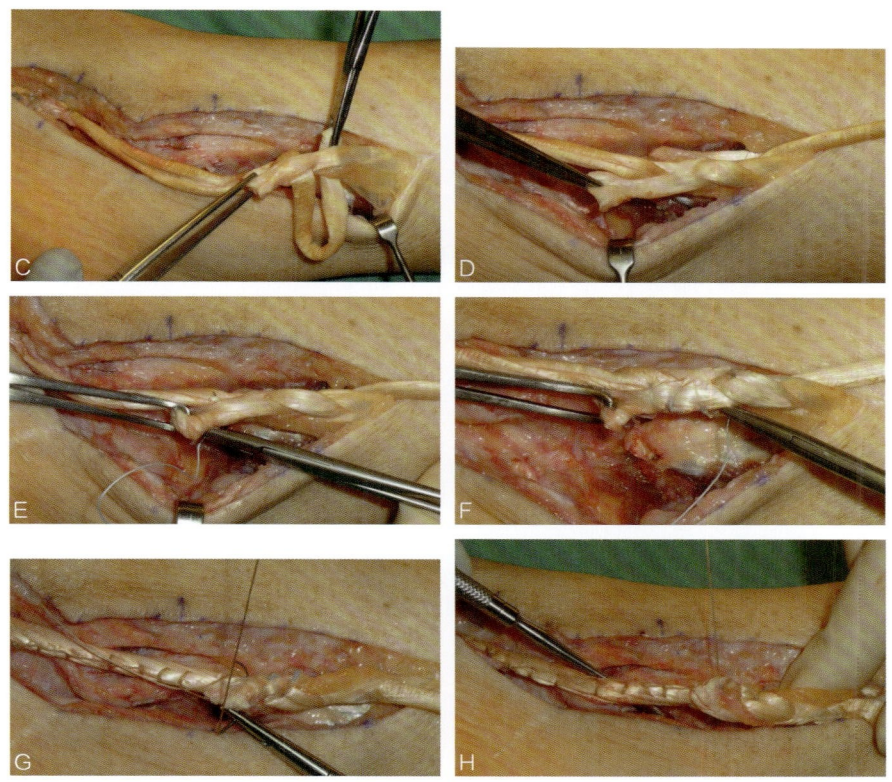

技术图 12（续） C. 将异体肌腱以互成90°连续穿过自身肌腱。D. 持续向近端牵拉异体肌腱，向远端牵拉自身腓骨肌腱。E. 维持近端牵拉异体肌腱及远端牵拉自身腓骨肌腱的同时，穿过缝线将异体肌腱固定至自身肌腱。F. 远端间断缝合。G. 增补缝线连续缝合以加强缝合固定。H. 增加额外的连续缝合。

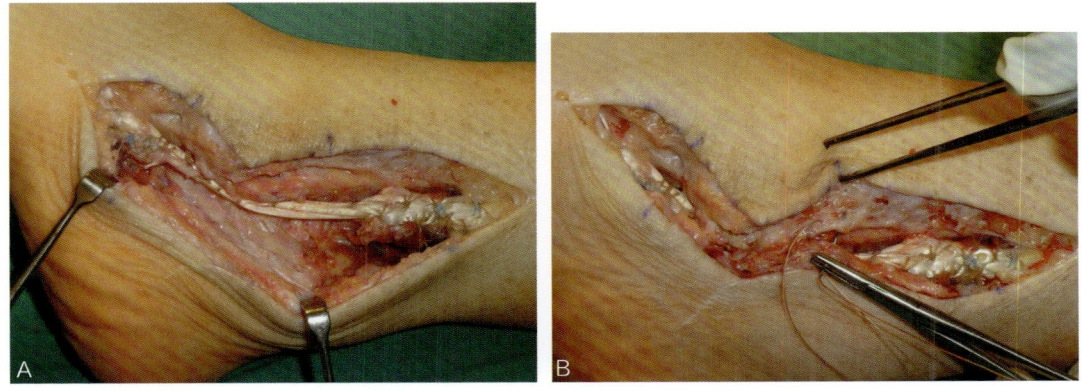

技术图 13 A. 将异体移植的腓骨肌腱复位至其解剖位置。B. 仔细缝合腓骨肌上支持带。

要点与失误防范

指征	• 完整的病史和体格检查 • 处理合并的力线异常和其他病变 • 腓骨长短肌均有慢性肌腱变性且前次手术修补失败者 • 在第一阶段的修复中应解决诸如韧带不稳以及足跟内翻等问题
切口	• 避免损伤腓肠神经。术前必须检查前次手术是否已造成损伤。在腓骨肌腱走行处表面做切口,一般可以避免损伤腓肠神经,因其在肌腱后方约1 cm处
Hunter棒的放置	• 使用不可吸收缝线固定Hunter棒远端,避免Hunter棒从腓骨短肌远端残留部分移位 • 彻底清理腓骨肌腱及周围瘢痕
FHL的取腱	• 不要误取趾长屈肌 • 暴露时要注意保护神经血管结构 • 注意应在五趾中立位时将踇长屈肌腱远侧残端缝至趾长屈肌腱
张力调整	• 向近端充分游离肌内-肌腱单元 • 向远端牵拉近端的肌肉残端,注意长度约为肌腱滑动的50% • 近端肌肉滑动50%后,残留间隙的长度即为异体肌腱所需的长度 • 近端肌肉肌腱单元与异体肌腱编织缝合至少3次

术后处理

使用Hunter棒和踇长屈肌腱转位重建

- 患者开始2周以厚Jones敷料包扎,随后可以穿戴可拆卸的短腿行走靴耐受下部分负重。
- 患者可以每天拆下4次行走靴,并进行踝关节主、被关节活动度练习及后足全平面的活动。
- 置入Hunter棒后3个月,患者再次入院行踇长屈肌转位。
- 术后以厚Jones敷料包扎2周。
- 随后患者可以进阶至穿可拆卸行走靴,但4周内不可负重。
- 4~8周患者可以穿可拆卸的管型行走靴部分负重,并开始全平面的踝关节及后足主被动关节活动度练习。
- 从8周开始家庭力量锻炼,12~14周可根据腓骨肌恢复的情况进阶至佩戴踝关节支具。
- 所有患者在8周后开始进行物理治疗以促进踝关节功能康复。

使用踇长屈肌或趾长屈肌腱转位重建

- 开始2周内以Jones敷料包扎。
- 随后非负重石膏固定。
- 8周时开始穿行走石膏耐受下负重。
- 12~14周开始物理治疗,以促进踝关节功能康复。

异体肌腱重建腓骨肌腱

- 术后以无菌敷料及厚Jones夹板固定。
- 2周拆线,非负重短腿石膏固定。
- 4周开始穿戴控制踝关节活动的行走靴耐受下负重,并可拆下行走靴背伸和跖屈踝关节。
- 第6周可穿充气式支具(DJO, Vista, CA)行走。6周后,可做主动的无阻力内外翻活动。
- 12周时开始力量训练,可穿非保护鞋。
- 图4显示典型病例患者9个月随访的情况。

预后

- Wapner[20]等报道,7名行Hunter棒和踇长屈肌转位患者随访8年的结果。
  - 所有患者伤口愈合好,无并发症。
  - 一名有工伤保险患者有持续疼痛,需穿戴踝足矫形器行走。
  - 其余6名患者术前症状完全消失,恢复伤前活动水平。
  - 结果5例优,1例良,1例一般[20]。
- Jockel和Brodsky[11]报道了8例采用踇长屈肌腱或趾长屈肌腱移植重建患者15年的随访效果。
  - 所有患者伤口愈合好,无并发症。
  - 术后平均AOFAS后足评分提高,VAS疼痛评分降低。
  - 7例恢复术前运动水平。
  - 无患者需要日常支具保护。
  - 7例获得优良的结果。
- Mook等报道了14例用异体肌腱重建腓骨肌腱平均随访17个月的结果[14]。
  - 所有患者伤口愈合好,无并发症。
  - 所有患者术后外翻力量得到改善,64%的患者获得5级的外翻力量。

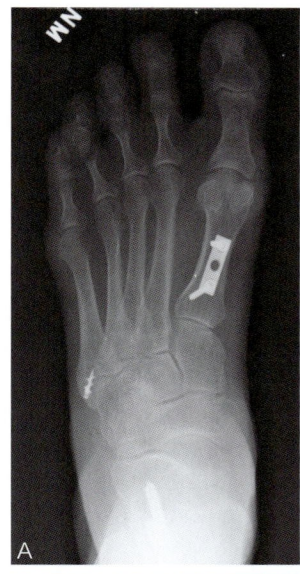
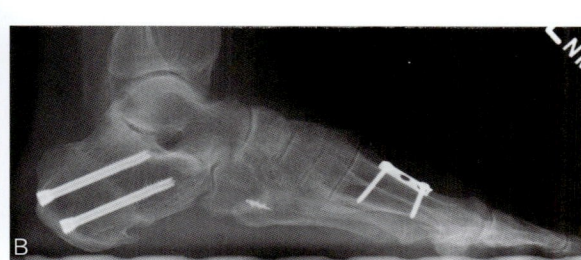
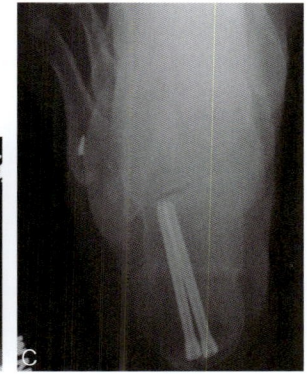
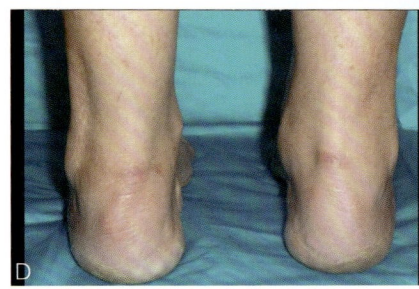
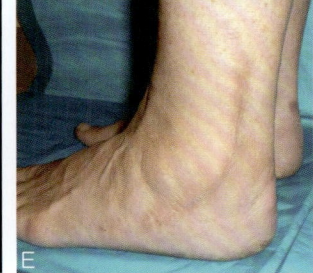

图4 技术图8～技术图13中患者的9个月随访。A. 负重正位片显示可能仍有少许内翻。B. 负重侧位片显示高弓得到改善，更接近正常生理足弓。C. 轴位片显示跟骨结节外移。D. 体检显示双足弓对称，呈轻度外翻。E. 手术切口愈合良好（版权：Mark E. Easley, MD）。

- 无外侧不稳定的症状和体征。
- 术后平均下肢功能评分和SF12评分均明显提高，VAS疼痛评分降低。
- 所有患者恢复到术前运动水平。

并发症

- 使用Hunter棒和踇长屈肌腱转位重建。
  - 伤口并发症。
  - 腓肠神经损伤。
  - 慢性疼痛。
- 使用踇长屈肌腱或趾长屈肌腱转位重建。
  - 伤口并发症。
  - 腓神经损伤。
  - 外翻力弱。
  - 感觉后足不稳定。
- 使用异体肌腱重建腓骨肌腱。
  - 缺乏足够张力。
  - 伤口并发症。
  - 腓肠神经损伤。

（武勇 译，施忠民 审校）

参考文献

[1] Bassett FH III, Speer KP. Longitudinal rupture of the peroneal tendons. Am J Sports Med 1993;21(3):354-357.

[2] Beck E. Operative treatment of recurrent dislocation of the peroneal tendons. Arch Orthop Trauma Surg 1981;98(4):247-250.

[3] Brage ME, Hansen ST Jr. Traumatic subluxation/dislocation of the peroneal tendons. Foot Ankle 1992;13(7):423-431.

[4] Burman M. Stenosing tendovaginitis of the foot and ankle: studies with special reference to the stenosing tendovaginitis of the peroneal tendons of the peroneal tubercle. AMA Arch Surg 1953;67(5):686-698.

[5] Cox D, Paterson FW. Acute calcific tendinitis of peroneus longus. J Bone Joint Surg Br 1991;73(2):342.

[6] Demetracopoulos CA, Vineyard JC, Kiesau CD, et al. Long-term results of debridement and primary repair of peroneal tendon tears. Foot Ankle Int 2014;35(3):252-257.

[7] Edwards M. The relations of the peroneal tendons to the fibula, calcaneus, and cuboideum. Am J Anat 1928;42:213-253.

[8] Grant TH, Kelikian AS, Jereb SE, et al. Ultrasound diagnosis of

[9] Gray JM, Alpar EK. Peroneal tenosynovitis following ankle sprains. Injury 2001;32(6):487-489.

[10] Hyer CF, Dawson JM, Philbin TM, et al. The peroneal tubercle: description, classification, and relevance to peroneus longus tendon pathology. Foot Ankle Int 2005;26(11):947-950.

[11] Jockel JR, Brodsky JW. Single-stage flexor tendon transfer for the treatment of severe concomitant peroneus longus and brevis tendon tears. Foot Ankle Int 2013;34(5):666-672.

[12] Kojima Y, Kataoka Y, Suzuki S, et al. Dislocation of the peroneal tendons in neonates and infants. Clin Orthop Relat Res 1991;266:180-184.

[13] Lamm BM, Myers DT, Dombek M, et al. Magnetic resonance imaging and surgical correlation of peroneus brevis tears. J Foot Ankle Surg 2004;43(1):30-36.

[14] Mook WR, Parekh SG, Nunley JA. Allograft reconstruction of peroneal tendons: operative technique and clinical outcomes. Foot Ankle Int 2013;34(9):1212-1220.

[15] Rockett MS, Waitches G, Sudakoff G, et al. Use of ultrasonography versus magnetic resonance imaging for tendon abnormalities around the ankle. Foot Ankle Int 1998;19(9):604-612.

[16] Sammarco GJ, DiRaimondo CV. Chronic peroneus brevis tendon lesions. Foot Ankle 1989;9(4):163-170.

[17] Sobel M, Geppert MJ, Hannafin JA, et al. Microvascular anatomy of the peroneal tendons. Foot Ankle 1992;13(8):469-472.

[18] Sobel M, Geppert MJ, Olson EJ, et al. The dynamics of peroneus brevis tendon splits: a proposed mechanism, technique of diagnosis, and classification of injury. Foot Ankle 1992;13(7):413-422.

[19] Sobel M, Levy ME, Bohne WH. Congenital variations of the peroneus quartus muscle: an anatomic study. Foot Ankle 1990;11(2):81-89.

[20] Wapner KL, Taras JS, Lin SS, et al. Staged reconstruction for chronic rupture of both peroneal tendons using Hunter rod and flexor hallucis longus tendon transfer: a long-term followup study. Foot Ankle Int 2006;27(8):591-597.

[21] Waitches GM, Rockett M, Brage M, et al. Ultrasonographic-surgical correlation of ankle tendon tears. J Ultrasound Med 1998;17(4):249-256.

[22] Zammit J, Singh D. The peroneus quartus muscle. Anatomy and clinical relevance. J Bone Joint Surg Br 2003;85(8):1134-1137.

第127章 腓骨肌腱脱位的修复：方法1
Repair of Dislocating Peroneal Tendons: Perspective 1

Sheldon Lin, Karl Bergmann, Vikrant Azad, Virak Tan, Enyi Okereke, and Siddhant Mehta

定义

- 腓骨肌腱半脱位或脱位是一种相对少见的损伤，大多数病例与创伤性事件有关。也有报道无特殊病史的慢性半脱位。
- 目前有众多手术方法治疗腓骨肌腱半脱位，可分为三大类：缝合修补、软组织加强和骨性重建。
- 腓骨肌上支持带（SPR）的一期修补是常用的手术方式。然而，疗效取决于支持带本身的质量及其容纳腓骨肌腱的能力。当腓骨肌上支持带组织存在缺陷或缺损时，则有必要采用其他手术技术。
- 软组织手术除腓骨肌上支持带一期修补外，还包括用已有的软组织进行加强，或从其他结构取组织以重建腓骨肌上支持带。
- 骨性手术则通过加深腓骨沟或延长腓骨边缘来重建更稳定的腓骨沟。在本章中，笔者将介绍一种采用腓骨后沟骨膜瓣的软组织加强术。

解剖

- 沿小腿外侧面，外侧筋膜间室内有两块肌肉：腓骨长肌（PL）和腓骨短肌（PB）。其均起于腓骨近端，在跨过踝关节前移行为肌腱。
- 腓骨肌腱位于腓骨远端及后方，容纳于一单一腱鞘内。大约在跟骨外侧壁的腓骨肌结节水平，两肌腱分离并进入各自独立的腱鞘内。腓骨短肌肌腹比腓骨长肌肌腹延伸得更远，在距离腓骨尖约1.5 cm处移行为肌腱。腓骨长短肌腱均走行于腓骨后方，其中腓骨短肌腱直接走行于腓骨后方、腓骨长肌腱的前内侧。
- 腓骨肌腱鞘由腓骨肌上支持带、跟腓韧带（CFL）和腓骨沟组成。前缘是腓骨沟；后缘是部分腓骨肌上支持带和跟腓韧带；内侧缘是部分跟腓韧带、距腓后韧带和腓骨肌腱鞘的内侧界[12]。
- 腓骨短肌止于第5跖骨基背侧，而腓骨长肌由外至内走行于足底，并止于第1跖骨基和内侧楔骨的外侧面。
- 腓骨肌上支持带是腓骨沟内阻止腓骨肌腱半脱位的主要结构。腓骨肌上支持带在解剖学上有多种变异，诸如宽度、厚度和止点等各不相同。通常情况下，腓骨肌上支持带止于跟腱和跟骨[3]。腓骨肌上支持带没有明显的止点，而是与腓骨骨膜相融合。
- 腓骨的解剖结构也存在变异。约50%人群的腓骨上有一2～4 mm的骨嵴，可以加强腓骨沟[2]。Edwards[5]进行的尸体研究发现：在腓骨远端后缘出现腓骨沟的概率为82%。腓骨沟平均深为3 mm，宽6 mm；其还发现11%的尸体标本中无腓骨沟，7%的标本中有一凸起的腓骨；所有标本中，48%的标本纤维软骨缘缺陷，30%的标本纤维软骨缘完全缺失。

发病机制

- 根据Zoellner和Clancy[16]的研究，对于有解剖学脱位倾向者，急性损伤时腓骨肌腱倾向于脱位至外踝前方。起肌腱滑轮作用的腓骨沟可能较浅或凸起，腓骨肌上支持带可能缺如或松弛。腓骨短肌低位肌腹也可导致半脱位（图1）。在一项有关腓骨短肌低位肌腹相关影响的研究中，Geller等[7]测量了30具尸体标本肌肉-肌腱移行处相对于腓骨尖及腓骨肌结节的位置，并测量了腓骨短肌腱的宽度。与未撕裂者（26/30）相比，撕裂者（4/30）的腓骨短肌肌肉-肌腱移行位置明显更远，肌腱直径明显更大（表1）。因此认为腓骨短肌肌肉-肌腱移行位置可能对肌腱退行性撕裂的发展有一定的影响。
- 复发性脱位由急性创伤所致，由于踝关节强烈背伸的同时，腓骨肌的强力收缩导致腓骨肌上支持带损伤。背伸使腓骨肌上支持带紧张，从而直径减小。理论上讲，该暴力导致支持带从骨膜附着处撕脱。Eckert和Davis[4]提到，腓骨肌上支持带于腓骨边缘的附着并非附着于强大的胶原束，而是与外踝骨膜相融合。他们认为这个薄弱的止点是导致继发于腓骨纤维软骨缘撕脱及腓骨肌上支持带从腓骨上剥离的肌腱脱位的主要原因。
- 典型损伤机制见于滑雪者，其用力收缩腓骨肌，以使滑雪板边缘扣入雪中。
- Eckert和Davis[4]按损伤的严重程度将腓骨肌上支持带损伤分为3度：
  - 1度损伤：支持带自软骨缘和外踝处分离。

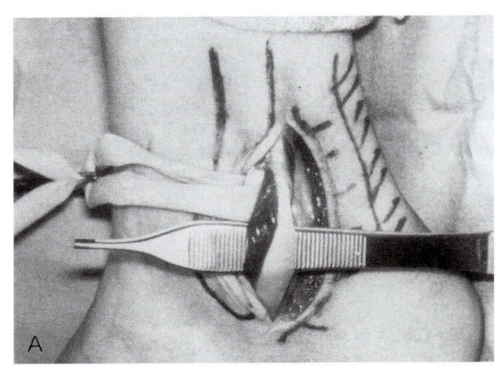

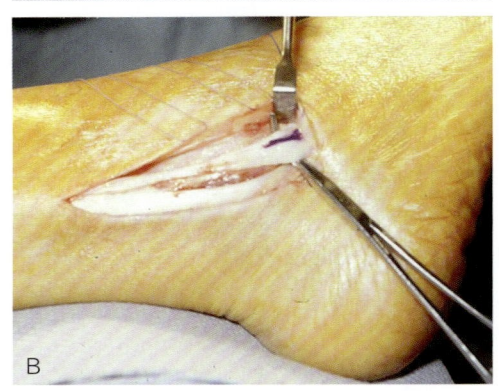

图1 A、B. 解剖分离极远端的腓骨肌肌腹。注意其至腓骨尖的距离。

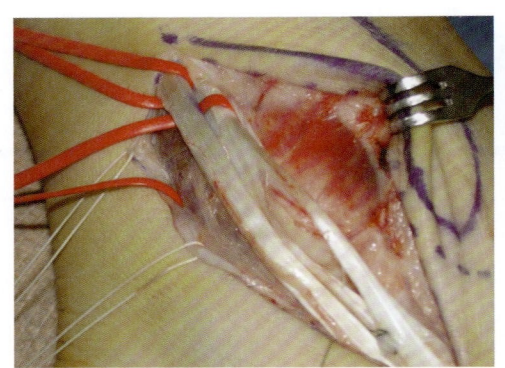

图2 纵向撕裂的腓骨短肌腱，腓骨长肌腱走行于其后方。

- 2度损伤：远端1~2 cm厚的纤维边缘连同支持带一同剥离。
- 3度损伤：腓骨薄骨片连同附着于腓骨肌上支持带深面的胶原边缘及深筋膜一同撕脱（影像学上可能表现为"斑点征"）。
- 在1度损伤中，腓骨肌腱很容易复位，仅在张力下表现为不稳定。
- 在2度和3度损伤中，即使没有张力，腓骨肌腱亦不能维持复位。
- 正常情况下，腓骨肌腱被腓骨肌上支持带固定于腓骨沟内。

自然病程

- 根据笔者的经验，有症状的复发性半脱位不能自行愈合。
- 腓骨肌腱脱位常被误诊为慢性踝关节扭伤。随着肌腱的脱位及再复位，反复损伤导致肌腱直接损伤。
- 1区肌腱的损伤发生于腓骨沟，通常累及腓骨短肌腱。腓骨短肌腱被尖锐的腓骨嵴磨损导致肌腱实质内的纵向撕裂（图2）。
- 2区损伤发生于腓骨尖远端，通常累及腓骨长肌腱。这类损伤发生于腓骨长肌腱走行于跟骨外侧壁上及在骰骨关节面45°转角处。当撕裂进一步扩大，炎性反应可能导致腱鞘炎、肌腱病和潜在的肌腱断裂。腓骨肌腱半脱位和脱位会加重症状。

病史和体格检查

- 患者可能无法回忆起受伤史，常主诉外踝肿胀及外踝后方疼痛。多数患者主诉疼痛向近端放射。患者主诉外踝持续疼痛，伴有断裂或弹响的感觉，并可能在肌腱滑脱前，在踝关节外侧闻及弹响声。
- 体格检查时发现：踝关节外侧肿胀、压痛，急性期可能有瘀血。这很容易与踝关节外侧扭伤混淆（表2），但是疼痛位置可对两者加以鉴别。腓骨后方压痛提示腓骨肌腱病；而腓骨远端前方压痛提示距腓前韧带损伤（踝关节扭伤）。然而，由于跟腓韧带位于腓骨肌腱鞘的底部，因此腓骨肌腱脱位可能仍会与更严重的踝关节扭伤混淆。前抽屉试验阴性以及足部对抗外翻应力时疼痛更能提示腓骨肌上支持带损伤。
- 腓骨肌腱半脱位试验：俯卧位，屈膝90°，踝关节背伸，后足抗阻用力外翻。在这种手法下，出现腓骨肌腱半脱位或脱位常可明确诊断[8]。

表1 腓骨短肌低位肌腹及其与腓骨短肌撕裂的关系

标本数据	至腓骨尖的平均距离(cm)	至腓骨肌结节的平均距离	平均宽度(cm)
无撕裂(26例)	1.62±1.38	3.39±1.3	1.19±0.37
撕裂(4例)	0.04±1.51	2.13±0.83	1.44±0.39

表2 腓骨肌腱半脱位与踝关节扭伤的临床鉴别

症状与体征	半脱位	扭伤
压痛	腓骨尖近端	腓骨尖远端
肿胀	后外侧	前下方
病史	断裂声	打软腿
不平的地面上更严重？	可能	很可能
踝关节环转运动时加重？	是	否
跖屈-内翻时加重	否	是

- 偶尔可在体格检查中发现急性脱位的腓骨肌腱。但更常见的是就诊时已复位而未发现，只有在进行腓骨肌腱半脱位试验时才会出现脱位。
- 同样地，慢性腓骨肌腱半脱位或脱位亦可能无明显的肌腱脱位表现。慢性脱位及半脱位的最佳诊断方法是在将踝关节从内翻、跖屈至最大程度外翻、背伸的关节抗阻活动中进行判断。
- 腓骨肌腱压迫试验：直接按压腓骨肌腱鞘以明确有无腓骨肌腱损伤。

影像学和其他诊断性检查

- 标准的踝关节负重位X线片（正侧位及踝穴位）可明确踝关节的骨性解剖力线。腓骨肌腱半脱位时，X线片表现常为阴性。在3度损伤中，腓骨远端后方可见一小骨"斑片"，考虑为腓骨肌上支持带损伤的病理征象（图3）。
- MRI可提供软组织的细节，可明确腓骨肌上支持带、腓骨肌腱或其他支持组织的损伤：可能提示如第四腓骨肌或腓骨短肌低位肌腹等异常结构（图4）。MRI对于术前计划是有用的，因为在修复脱位或半脱位的腓骨肌腱的同时，可能还需要手术处理其他病变（腓骨短肌

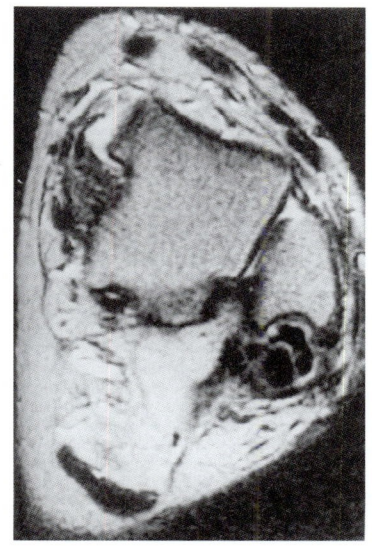

图4 轴位MRI证实腓骨短肌腱在腓骨软骨缘表面撕裂。

腱撕裂、腓骨短肌低位肌腹、腓骨沟）。笔者亦用MRI来确定腓骨沟的形态。虽然MRI可以发现脱位或半脱位的腓骨肌腱，但当患者放松时，MRI扫描时肌腱常已复位；然而，偶尔在MRI的轴位图像上可以发现脱位的肌腱。
- CT很少用于腓骨肌腱脱位的术前计划。

鉴别诊断

- 外侧韧带复合体损伤。
- 外踝骨折、距骨外侧突、跟骨前突或第5跖骨基骨折。
- 距骨穹隆骨软骨缺损。
- 腓骨肌腱病。

非手术治疗

- 急性损伤的初始治疗包括采用良好塑型的短腿石膏固定6周。
- 非手术治疗的成功率从Eckert和Davis[4]报道的14%到McClennan[9]报道的高达56%不等，而其他研究者也报道了小样本量病例研究的不同结果[6,10,11,14]。最多只有一半的患者好转。因此，初次损伤就诊时有必要告知患者，尽管采取保守治疗，但在大多数情况下仍有必要手术。
- 对于慢性半脱位患者，已证实非手术治疗无效；一旦拆除短腿石膏，疼痛和症状通常就会复发。此外，对于运动较多、要求更高的患者倾向于要求更可靠的治疗，并希望进行手术修复。

手术治疗

- 这里介绍的是一种改良的软组织加强术，代表了治疗

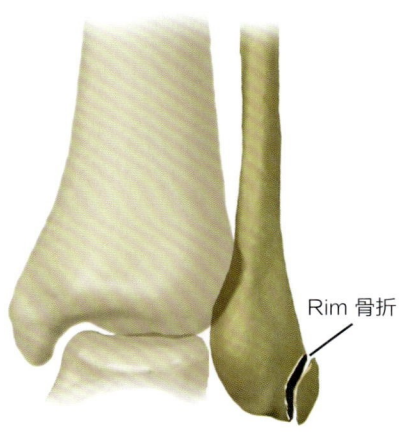

图3 影像学上的斑点征，发现斑点征的最佳视角是踝穴位片。

腓骨肌腱半脱位的另一种方法。该手术无绝对禁忌证,但相对禁忌证包括:
- 既往骨折或手术改变了局部形态和软组织质量。
- Eckert和Davis 3度骨折:沿着附着于腓骨肌支持带深面的软骨缘的撕脱薄骨片。腓骨肌上支持带前部已损伤者并非最佳手术候选者。
- 对于胶原病患者(Marfan、Ehlers-Danlos综合征),其骨膜瓣的强度和完整性存在隐患。

术前计划
- 常规踝关节X线片对于发现或排除腓骨远端边缘骨折是必不可少的,其在腓骨肌腱半脱位病例中的发生率为15%～50%[1]。
- 通常情况下,踝关节X线片显示正常。笔者常规进行MRI检查,以发现潜在的腓骨肌腱撕裂、其他软组织异常,如第4腓骨肌,或其他导致踝关节外侧疼痛和不稳的原因,这些都需要在腓骨肌上支持带加强的同时予以解决[13]。
- 轴位MRI可以明确腓骨沟的形态,有助于必要时在上支持带成形术时行骨性手术。

体位
- 该术式可在全麻或区域麻醉下进行,术者的喜好决定采取何种麻醉方法。
- 患者取斜侧卧位,患侧髋关节下方垫高。充分旋转下肢有助于显露腓骨后方。
- 笔者常规使用大腿止血带,并仔细衬垫保护所有骨性突起处。
- 麻醉下进行手法激发试验检查,如前抽屉和旋转半脱位试验,可明确相关不稳及不稳定的腓骨肌腱交锁或弹响。

入路
- 采用标准的外侧入路。
- 小心勿伤及腓肠神经。

腓骨肌上支持带成形术

- 笔者采用沿腓骨肌腱走行的标准外侧入路,注意勿伤及腓肠神经。
- 将切口向深层分离至腓骨肌腱鞘(技术图1A)。
- 探查腓骨肌上支持带。其常薄弱或有缺陷,特别是在沿其前界处。支持带常从其腓骨附着处撕脱,从而导致腓骨肌腱半脱位。

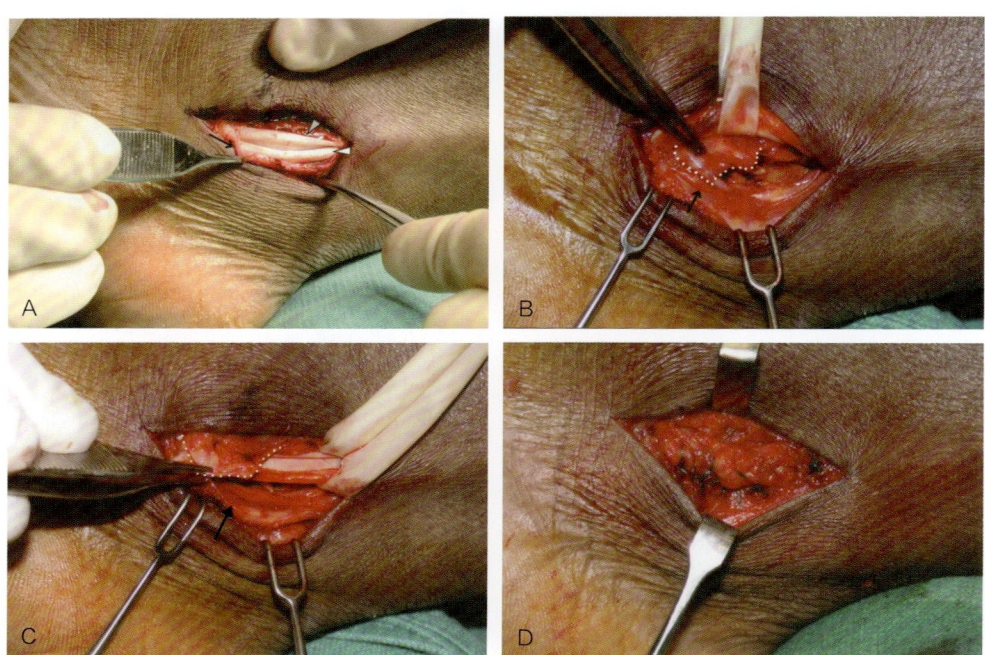

技术图1 A. 术中左踝关节(外侧入路)照片显示腓骨肌腱向前半脱位(灰色箭头为腓骨短肌腱,白色箭头为腓骨长肌腱,黑色箭头为腓骨肌上支持带)。B. 用橡胶引流条将腓骨肌腱牵向前方。从腓骨沟掀起以前方为基底的骨膜瓣(圆点标注)。黑色箭头所指的是后方残留的腓骨肌上支持带。C. 加深腓骨沟后,将肌腱复位至重建的沟内。白点标注的是以前方为基底的骨膜瓣。然后将其带至后方残留的腓骨肌上支持带(黑色箭头所指)。D. 用不可吸收缝线将骨膜瓣缝合至残留的腓骨肌上支持带,完成腓骨肌上支持带成形术。

- 沿腓骨后缘切开腓骨肌腱鞘。
- 向前牵开腓骨肌腱(技术图1B)。
- 偶尔可能会发现腓骨短肌腱中有一小处撕裂,需要进行清理或修补。
- 如果存在腓骨沟浅平或凸起,笔者通常会行腓骨沟加深术。
- 笔者常规用自腓骨沟从后向前剥离的软组织骨膜瓣加强腓骨肌上支持带。
- 由后向前锐性剥离骨膜瓣,大小约1.0 cm×3.0 cm。然后可以根据需要行腓骨沟加深术。
- 用磨钻将腓骨沟加深6~9 mm,并磨平骨缘。腓骨沟应从腓骨尖向近端延伸5 cm。笔者用骨蜡平滑腓骨沟。
- 复位腓骨肌腱,用骨膜瓣容纳肌腱,骨膜瓣的内侧面朝向肌腱(技术图1C)。
- 用3-0不可吸收缝线将骨膜瓣缝合至后方残留的腓骨肌上支持带(技术图1D)。
- 活动踝关节以评估软组织修复效果,确保肌腱在重建的腱鞘内滑动自如。
- 常规方法缝合皮肤,将患足置于合适的敷料和夹板中,并用加压绷带包扎。

手术技术细节(感谢Mark E. Easley, MD 和James K. DeOrio, MD)

- 患者取侧卧位。
- 区域麻醉。
- 大腿止血带。
- 后外侧入路。
  - 紧贴腓骨远端后缘。
  - 显露腓骨肌上支持带。
  - 保护腓肠神经。
  - 自腓骨后缘后方1~2 mm处松解腓骨肌上支持带。
    - 腓骨肌腱会脱位,因此决定松解腓骨肌上支持带的位置可能会不准确。
- 慢性脱位的肌腱可能位于腓骨远端外侧的"囊袋"中(技术图2)。
- 探查肌腱,尤其需要注意腓骨短肌前方是否有撕裂。
  - 由于肌腱在腓骨后外侧周围反复半脱位,因此腓骨肌腱脱位容易导致肌腱的纵向撕裂。

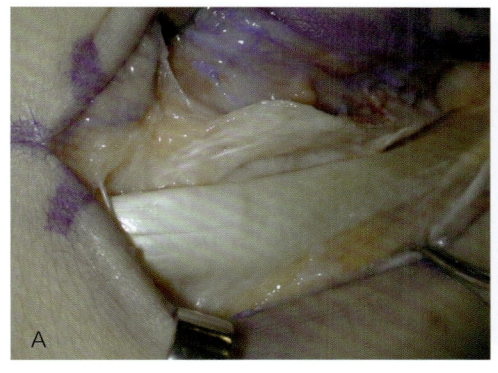 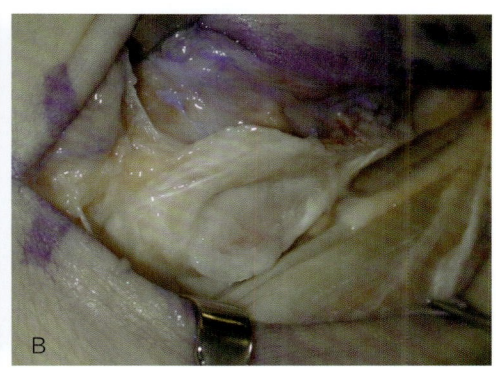

技术图2 慢性脱位的腓骨肌腱。A. 肌腱位于腓骨外侧的假沟内。B. 复位腓骨肌腱,可见一"新的滑动面"和移位的腓骨肌上支持带囊袋。

传统的腓骨沟加深手术("活门技术")

腓骨远端后方制备活门

- 维持腓骨肌腱前脱位,以在腓骨沟加深过程中予以保护。
- 用微型矢状锯在腓骨沟内截除后方皮质(技术图3A)。
- 虽然截除后外侧缘可能即已足够,但通常也有必要于后内侧缘的合页处截骨(技术图3B)。
- 也需要在活门的近端边缘行横行截骨(技术图3C)。
- 接下来,在其远端边缘,即腓骨沟环绕腓骨远端处完成活门截骨(技术图3D)。
- 打开活门,并向后掀开合页(技术图3E、F)。如果合页完全分离,也不是问题。

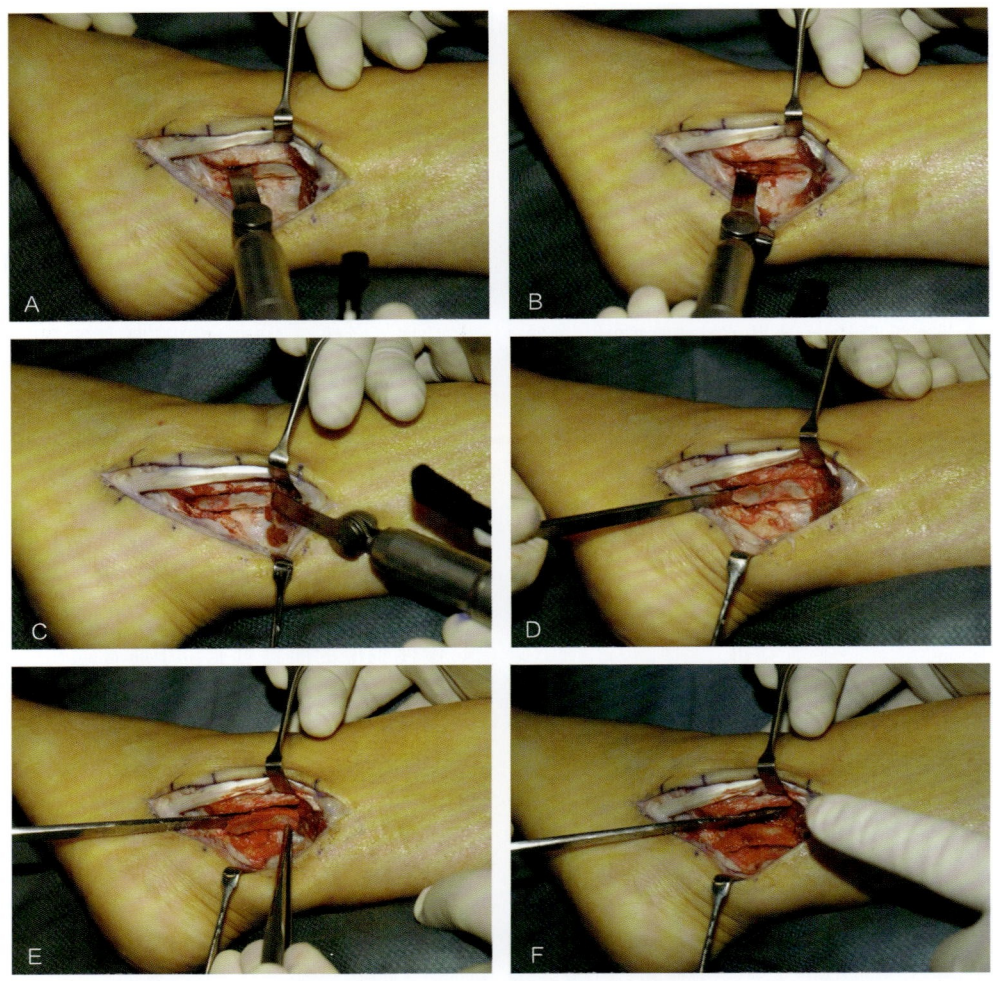

技术图3　A. 腓骨后外侧截骨以制成活门。B. 活门合页处截骨。C. 横行截骨以确保活门能打开。D~F. 掀开活门。D. 骨刀插入腓骨远端后方。E. 于后内侧合页处掀起后侧腓骨。F. 活门完全打开。

去除腓骨远端骨松质及活门复位

- 笔者通常使用高速磨钻从腓骨远端去除骨松质（技术图4），也可以使用刮匙进行操作。
- 将活门复位至加深的腓骨沟内。
  - 打压掀起的后侧腓骨，但尽量保留其平滑面，从而使肌腱有一平滑的滑动面，以减少撞击或粘连的风险（技术图5A）。
  - 腓骨沟应足够深，以维持腓骨肌腱复位，而无需用手阻挡（技术图5B）。若非，则有必要进一步加深。

修补腓骨肌上支持带

- 复位肌腱后，通过将完整的腓骨肌上支持带前缘从其后方推进至腓骨远端后外侧缘（即腓骨肌上支持带因肌腱脱位发生移位及剥离显露手术野的位置）来修补腓骨肌上支持带（技术图6A）。

- 笔者通常在腓骨远端后外侧钻孔以固定腓骨肌上支持带（技术图6B）。
- 确保肌腱在新的腓骨沟内滑动良好且无狭窄（技术图6C、D）。
- 标准缝合伤口。

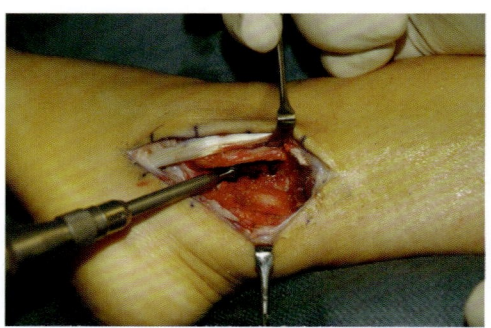

技术图4　高速磨钻自腓骨远端切除骨松质。

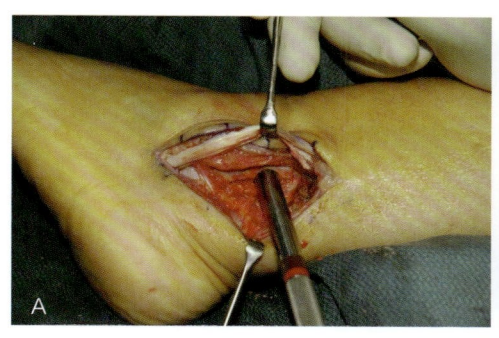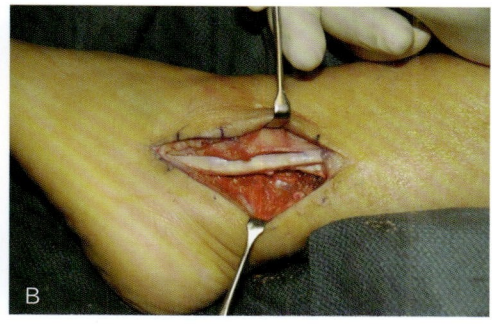

技术图5 A. 将活门复位至加深的腓骨沟内，用打击器最大限度地使骨面凹陷并加深腓骨沟。B. 即使未修补腓骨肌上支持带，腓骨肌腱仍能维持复位。

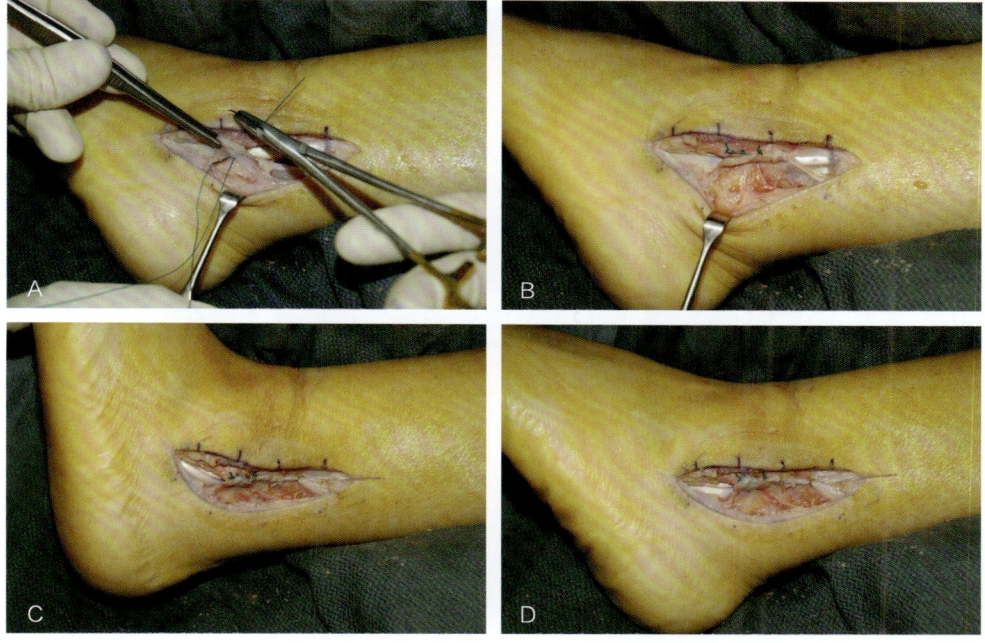

技术图6 A、B. 将腓骨肌上支持带修补至腓骨后方。A. 缝合至腓骨后外侧以推进腓骨肌上支持带。B. 钻孔以将腓骨肌上支持带固定至腓骨后外侧。C、D. 腓骨肌腱在新的腓骨沟内滑动且无狭窄。C. 背伸。D. 跖屈。

使用大直径钻头的改良技术（感谢 Robert B. Anderson 医生）

- 慢性脱位的腓骨肌腱可能会在腓骨外侧形成一新囊袋和平整的滑动面（技术图7）。
- 保护脱位的肌腱及周围软组织以免受钻头损伤。
- 从腓骨尖远端插入钻头，并逐渐增加钻头直径，对腓骨远端进行扩孔扩除腓骨远端骨松质（技术图8）。
- 虽然此时可以简单打压腓骨后方以加深腓骨沟，但笔者更倾向于采用传统的腓骨沟加深方法，先用微型矢状锯截除部分皮质（技术图9A）。

- 为了保护腓骨后方的平滑面，可以将打压器纵向置入腓骨沟内进行打压，以避免破坏腓骨肌腱平滑的滑动面（技术图9B）。
- 应维持肌腱复位而非手法限制肌腱（技术图10A）。如果失败，则用更大直径的钻头进一步加深腓骨沟，并进一步打压腓骨后面。
- 将腓骨肌上支持带经钻孔重新缝合至腓骨后外侧缘。
- 确保腓骨肌腱在更深的腓骨沟中滑动良好且无受限（技术图10B）。
- 标准缝合伤口。

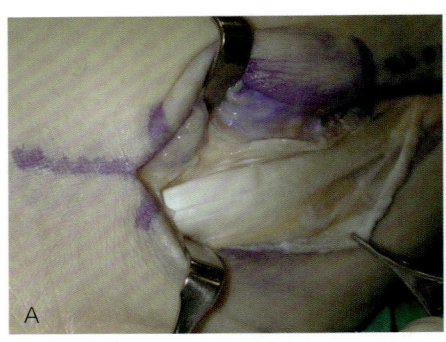
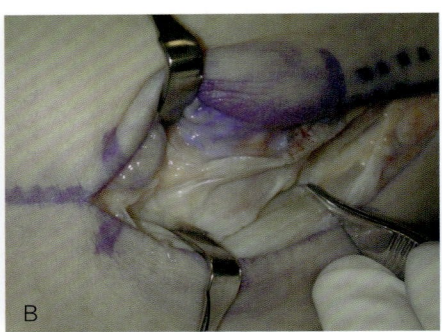

技术图7　腓骨外侧形成的假沟。A. 腓骨肌腱位于腓骨外侧。B. 复位肌腱时可以看见假沟，及移位、薄弱的腓骨肌上支持带。

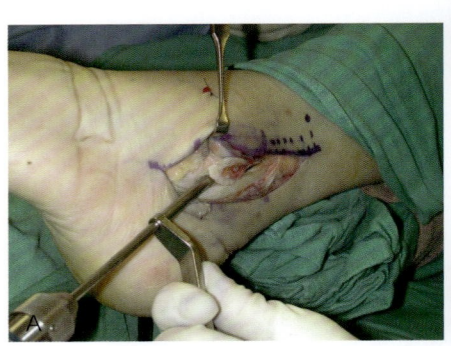
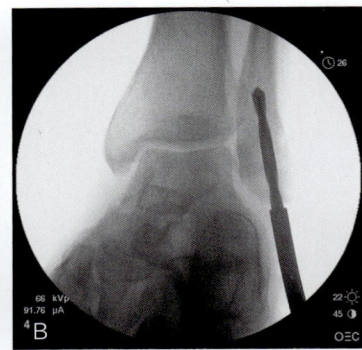
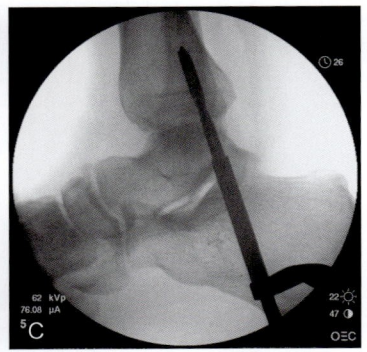

技术图8　A. 插入钻头对腓骨远端钻孔去除骨松质。B、C. 透视下确定腓骨远端内钻头的正确位置。B. 正位片。C. 侧位片。

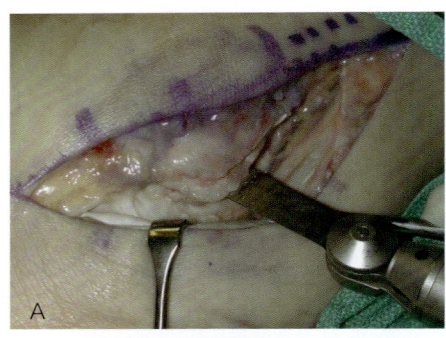
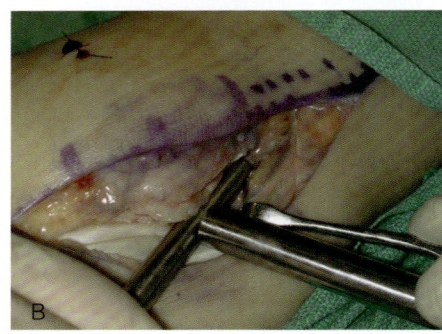

技术图9　打压腓骨后方以加深腓骨沟。A. 截除腓骨后外侧缘以便于打压。B. 纵向使用打压器，以在打压过程中保护腓骨后方的滑动面。

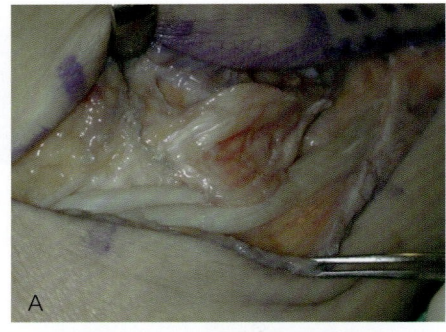
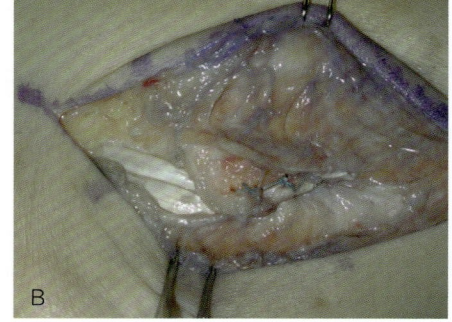

技术图10　A. 即使未修补腓骨肌上支持带，腓骨肌腱仍维持复位于加深的腓骨沟内。B. 修补腓骨肌上支持带且无腓骨肌腱狭窄。

要点与失误防范

切取骨膜瓣	• 腓骨肌腱必须向前牵开,以便显露骨膜瓣供区,从而确保切取足够的骨膜瓣及避免腓骨肌腱损伤 • 应在前方保持骨膜瓣与纤维软骨缘的连续性。69号刀片对于切取组织瓣至关重要 • 在行腓骨沟加深前,应剥离骨膜瓣。如果在此之前行腓骨沟加深,则会破坏骨膜瓣
骨膜瓣与肌腱间的粘连	• 目前尚无有关肌腱与骨膜瓣粘连的报道;尽管如此,术后第4周开始进行早期关节活动度练习可以将粘连的可能性降至最低
腓骨肌腱撕裂	• 肌腱内撕裂需要清理、修补或重建。否则,即使腓骨肌腱复位成功,继发于腓骨肌腱撕裂的症状仍会持续,仍可能导致疗效不佳
重建时避免过紧缝合腱鞘	• 这将导致狭窄性屈肌腱鞘炎。无需缝合过紧;肌腱只需复位即可

术后处理

- 术后患者短腿石膏制动,并维持非负重共6周。
- 4周后拆除石膏,换为可拆卸式踝关节固定的弧形底保护靴,并继续免负重2周,同时开始进行踝关节活动度练习的物理治疗。
- 6周末,患者可在支具保护耐受下负重,之后患者可卸除保护靴,并开始内外翻练习以加强踝关节的力量。

预后

- 良好的疗效不仅取决于手术操作,还取决于对其他相关疾病的正确治疗。肌腱损伤通常与半脱位或脱位并存,须同时治疗。若存在肌腱病,如撕裂或退变而未治疗,无论手术做得多好,术后疼痛仍可能持续存在。
- 在Tan等[15]在2个中心(宾夕法尼亚大学和新泽西医学与牙科大学)进行的初步研究中,10例腓骨肌腱半脱位或脱位患者接受了该技术的治疗。10例患者中有9例疗效优良。1例患者需要行腓骨沟加深术。

并发症

- 腓骨肌腱粘连:术后4周开始早期关节活动度练习可以最大限度地减少此类并发症。
- 狭窄性屈肌腱鞘炎:腱鞘无需缝合过紧,肌腱只需维持复位于腓骨后方即可。
- 腓肠神经和腓浅神经损伤。

致谢

感谢Enyi Okereke医生的贡献。Enyi Okereke医生在前往尼日利亚埃努古执行医疗任务时不幸逝世。

(武勇 译,施忠民 审校)

参考文献

[1] Church CC. Radiographic diagnosis of acute peroneal tendon dislocation. AJR Am J Roentgenol 1977;129:1065-1068.

[2] Clanton TO, Porter DA. Primary care of foot and ankle injuries in the athlete. Clin Sports Med 1997;16:435-466.

[3] Davis WH, Sobel M, Deland J, et al. The superior peroneal retinaculum: an anatomic study. Foot Ankle Int 1994;15:271-275.

[4] Eckert WR, Davis EA Jr. Acute rupture of the peroneal retinaculum. J Bone Joint Surg Am 1976;58(5):670-672.

[5] Edwards ME. The relations of the peroneal tendons to the fibula, calcaneus, and cuboideum. Am J Anat 1928;42:213-253.

[6] Escalas F, Figueras JM, Merino JA. Dislocation of the peroneal tendons. Long-term results of surgical treatment. J Bone Joint Surg Am 1980;62(3):451-453.

[7] Geller J, Lin S, Cordas D, et al. Relationship of a low-lying muscle belly to tears of the peroneus brevis tendon. Am J Orthop 2003;32:541-544.

[8] Magee DJ, ed. Lower leg, ankle, and foot. In: Orthopedic Physical Assessment Enhanced Edition, ed 4. St. Louis: Saunders Elsevier, 2005:765-845.

[9] McLennan JG. Treatment of acute and chronic luxations of the peroneal tendons. Am J Sports Med 1980;8:432-436.

[10] Oden RR. Tendon injuries about the ankle resulting from skiing. Clin Orthop Relat Res 1987;(216):63-69.

[11] Sarmiento A, Wolf M. Subluxation of peroneal tendons: case treated by rerouting tendons under calcaneofibular ligament. J Bone Joint Surg Am 1975;57(1):115-116.

[12] Sarrafian SK. Biomechanics of the subtalar joint complex. Clin Orthop Relat Res 1993;(290):17-26.

[13] Sobel M, Bohne WH, Markisz JA. Cadaver correlation of peroneal tendon changes with magnetic resonance imaging. Foot Ankle 1991;11:384-388.

[14] Stover CN, Bryan DR. Traumatic dislocation of the peroneal tendons. Am J Surg 1962;103:180-186.

[15] Tan V, Lin SS, Okereke E. Superior peroneal retinaculoplasty: a surgical technique for peroneal subluxation. Clin Orthop Relat Res 2003;(410):320-325.

[16] Zoellner G, Clancy W Jr. Recurrent dislocation of the peroneal tendon. J Bone Joint Surg Am 1979;61(2):292-294.

第128章 腓骨肌腱脱位的修复：方法2

Repair of Dislocating Peroneal Tendons: Perspective 2

Florian Nickisch, Scott B. Shawen, and Robert B. Anderson

定义

- 腓骨肌腱从腓骨后侧沟脱位或半脱位是踝关节疼痛及残疾的一罕见原因。急性损伤通常无法确诊或常误诊为踝关节扭伤。
- 未经治疗或误诊的急性损伤容易使患者的腓骨肌腱脱位复发，发生潜在的腓骨肌腱撕裂或慢性脱位。

解剖

- 腓骨长肌和腓骨短肌是小腿外侧骨筋膜间室内的主要结构，它们都起自腓骨近端（图1A）。
- 这两块肌肉在穿越踝关节之前演变成腱性结构，并且位于共同的腱鞘中。在向远处走行过程中，腓骨短肌腱位于腓骨远端后侧面、腓骨长肌腱的前内侧。
- 腓骨远端，两条肌腱进入各自的腱鞘中，被腓骨肌结节分开。
- 在腓骨远端的后侧，两条肌腱被腓骨肌上支持带（superior peroneal retinaculum，SPR）固定于腓骨后侧沟内（图1B）。
- 腓骨远端后侧面被一层纤维软骨覆盖，因此腓骨肌腱能顺畅滑动。腓骨后侧沟的深度和宽度存在着很大的变异。腓骨沟明确存在的概率大约为80%。而剩余的20%，腓骨远端后侧面呈平面或凸面[5]。在腓骨外侧缘的纤维软骨缘通常会将沟加深2～4 mm。
- 腓骨肌上支持带由一束深筋膜组成，与腓骨远端的骨膜相连续，但并不附着于纤维软骨边缘或腓骨的后外侧缘，对腓骨肌腱起着稳定的作用[11]。它的宽度与厚度也存在着较大的变异，而已报道的止点方式有5种，其中最常见的是与跟腱和跟骨相连[3]。
- 腓骨肌上支持带（SPR）的纤维走向与跟腓韧带的走向平行，因此，内翻位损伤跟腓韧带时，可能也会同时损伤腓骨肌上支持带[6,9]。

发病机制

- 腓骨肌腱的急性脱位或半脱位通常是由足部强力背

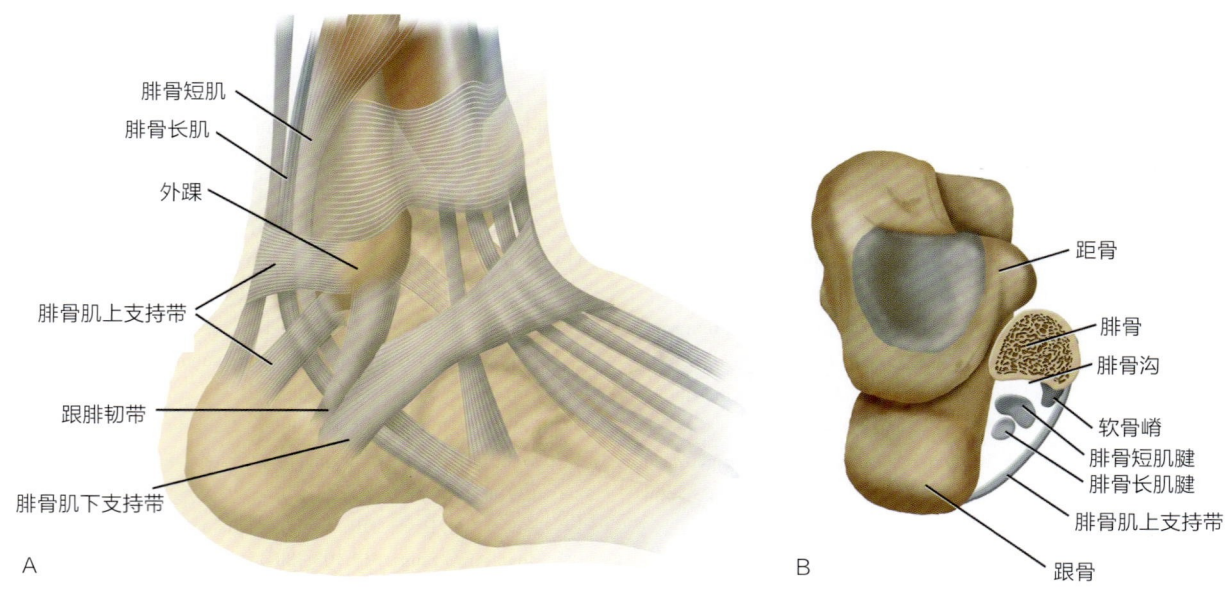

图1　A. 踝关节侧位观显示的腓骨肌腱及腓骨肌上、下支持带，注意有一部分腓骨肌上支持带的垂直方向走行与跟腓韧带的走行相同。B. 踝关节区域的上面观显示腓骨沟、腓骨肌上支持带、腓骨肌腱及软骨嵴之间的关系　（A经允许引自Davis WH, Sobel M, Deland J, et al. The superior peroneal retinaculum: an anatomic study. Foot Ankle Int 1994;15:273；B经允许引自Coughlin MJ, Mann RA, eds. Surgery of the Foot and Ankle, 7th ed. St. Louis, MO: Mosby, 1999, p. 819）。

伸，腓骨肌强烈收缩引起。它通常发生在高山滑雪时向前摔倒或发生在跳板跳水时[8]。
- 腓骨肌收缩时，抵抗性的跖屈及内翻踝关节也可能导致腓骨肌腱的脱位及半脱位，这种情况下，通常合并踝关节外侧不稳。
- 腓骨肌腱脱位也可能是一些严重跟骨骨折后跟骨向外侧移位的后遗症[5,7]。
- 根据损伤的病理解剖，腓骨肌腱脱位可分为3度[4]。
  - Ⅰ度：SPR从腓骨上剥脱，腓骨长肌向前脱位。
  - Ⅱ度：纤维缘与SPR一起从腓骨后外侧撕脱，腓骨长肌前脱位。
  - Ⅲ度：SPR附着的骨性边缘撕脱骨折，腓骨长肌前脱位。
- 由于肌腱脱位或半脱位，可导致肌腱的内在损伤。根据肌腱损伤的部位，可将损伤分为Ⅰ区损伤、Ⅱ区损伤和Ⅲ区损伤。
  - Ⅰ区损伤累及腓骨沟，最常累及腓骨短肌腱。由于腓骨短肌腱在腓骨沟内半脱位，腓骨短肌会被牵拉至腓骨远端尖锐的后外侧骨嵴，45°走行改变的张力外加腓骨长肌腱压迫，使腓骨短肌腱发生纵向劈裂。
  - Ⅱ区损伤位于腓骨尖和骰骨管之间。
  - Ⅲ区损伤的部位位于骰骨沟，主要累及腓骨长肌腱，并可能会因腓骨肌腱籽骨而产生疼痛。

自然病程

- 如果能早期诊断，急性的腓骨肌腱脱位可用手法复位，并维持复位制动4~6周。在这种情况下，有50%的病例通过功能锻炼能维持肌腱的复位，并获得完全康复[1]。
- 若延迟诊断或治疗，通常会发生复发半脱位及慢性脱位，并可能导致腓骨肌腱的退行性变及撕裂[10]。

病史和体格检查

- 通常大多数患者没有临床表现，但在急性期会诉踝关节后外侧出现比较模糊的疼痛，在活动时，疼痛会向近端放射，伴或不伴有弹响感[12]。
- 患者可能会诉踝关节暴力背伸伴踝关节外侧损伤的病史。
- 通常患者可能会有旋后内翻扭伤及踝关节外侧不稳[9]。
- 在体格检查中，腓骨肌腱病变的特征为沿肌腱走行的饱满且有弥漫性压痛。若腓骨后侧骨嵴表面存在局部压痛，应考虑腓骨肌腱损伤已进展为腓骨肌腱撕裂。
- 内翻位牵拉或主动对抗外翻可能会引发疼痛。
- 肌腱半脱位通常表现为在抗阻外翻时肌腱会有突然的弹响声，并有疼痛。行腓骨肌管压迫试验，嘱患者做抗阻外翻运动，可在腓骨后缘触及脱位的肌腱。踝关节

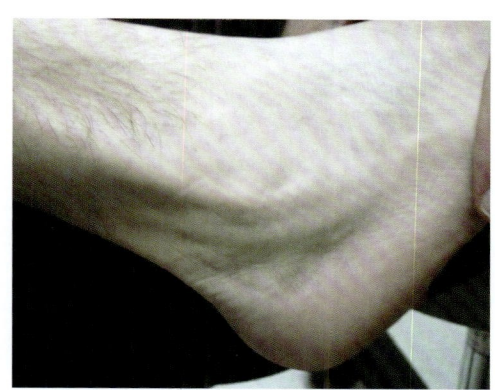

图2　在抗阻外翻过程中脱位的腓骨肌腱。

在做环转运动时，可见外翻及背伸时肌腱脱位，而在跖屈及内翻时，肌腱会自动复位（图2）。
- 慢性肌腱脱位的特点是能在腓骨远端外侧触及嵴状结构，并常合并慢性肿胀。
- 患者可因疼痛而致外翻力量减弱。主动外翻活动的明显力弱而又无明显的疼痛应怀疑腓骨肌腱完全撕裂。
- 完整的踝关节检查应包括对合并损伤的评估，以排除鉴别诊断。这包括以下几点（但并不局限于此）：
  - 踝关节外侧不稳：患者有频繁的扭伤史、高弓内翻足，与对侧足相比，前抽屉试验及内翻应力试验时的松弛度增加。
  - 高位踝关节扭伤（下胫腓损伤）：在前踝下胫腓联合处疼痛，做腓肠肌挤压试验、外旋应力试验等激发试验时疼痛。
  - 距后三角骨疼痛或距骨后突骨折：用力跖屈时出现疼痛，踇趾对抗跖屈时出现疼痛。

影像学和其他诊断性检查

- X线片包括踝关节正位片、踝穴位片及侧位片，需要排除骨折或大面积的距骨骨软骨缺损。
- 偶尔能在正位或踝穴位片上看到腓骨远端后侧撕脱骨折的"斑点征"。如果出现了"斑点征"，便可确诊SPR Ⅲ度损伤合并腓骨肌腱脱位[4]。如图3A所示，若没有读片灯，"斑点征"可能不容易看出来。
- 应力片有助于排除踝关节外侧不稳。
- CT对未能明确诊断的患者有较大的作用，可用来评估腓骨沟的解剖及X线片上较难发现的小的撕脱骨折[2]（图3B）。轴位CT扫描还能确诊腓骨肌腱脱位。
- MRI能明确SPR损伤、腓骨肌腱脱位或半脱位、肌腱内退行性变及劈裂损伤（图3C、D）。
- 超声虽依赖于操作者，但能动态地、实时地检查，以在激发试验操作过程中评估肌腱半脱位的情况。

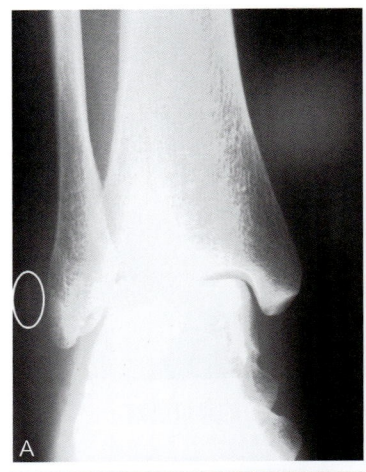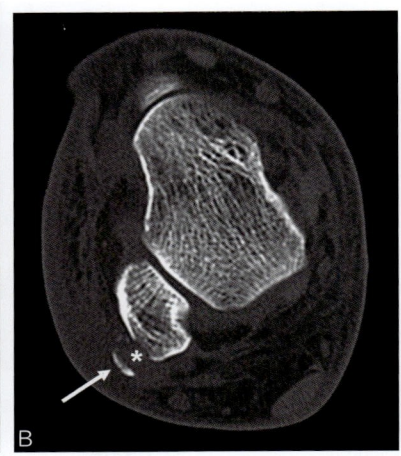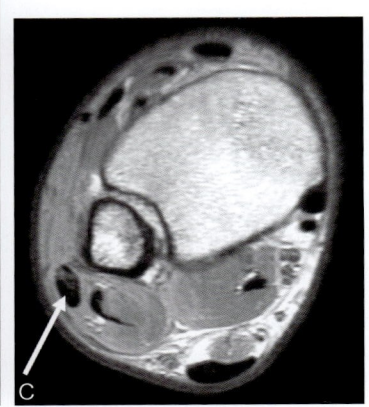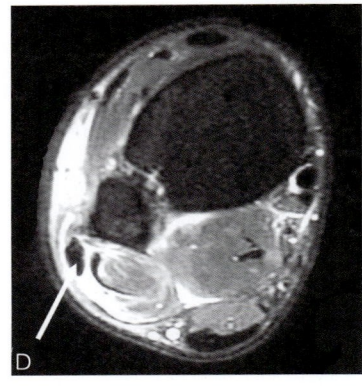

图3　A. 在读片灯下，踝关节正位片上，可见外踝边缘骨折块从腓骨远端撕脱（圆圈部分为斑点征）。B. 轴位CT显示伴有腓骨远端外侧缘撕脱骨折的Ⅲ度损伤（箭头所指为"斑点征"，星号为脱位的腓骨肌腱）。C、D. T1加权和T2加权的轴位MRI片显示脱位的腓骨肌腱（箭头）及明显的腱鞘炎。注意较浅的腓骨后沟及撕裂的腓骨肌上支持带。

鉴别诊断

- 腓骨肌腱病变或撕裂。
- 踝关节外侧不稳。
- 高位踝关节扭伤。
- 距骨骨软骨缺损。
- 距后三角骨疼痛或距骨后突骨折。
- 跟骨后滑囊炎。

非手术治疗

- 腓骨肌腱的急性脱位或半脱位如果能复位并维持位置，则可以行非手术治疗。
- 在这种情况下，治疗手段包括将踝关节置于稍跖屈内翻位，并予短腿石膏制动4～6周，然后进行功能锻炼，可将U形或J形的泡沫材料或毛毡垫置入石膏中，以在腓骨远端周围加压来维持腓骨肌腱的位置。
- 笔者认为，对有症状的慢性腓骨肌腱脱位或复发的半脱位行保守治疗是无效的。

手术治疗

- 所有不可复位的腓骨肌腱脱位或合并有腓骨边缘的撕脱骨折，都应该考虑早期手术复位和修复。
- 手术治疗也适用于所有疼痛及功能受限的慢性损伤患者。
- 目前已报道5种基本修复方式：①支持带止点解剖再固定；②骨块移植；③局部软组织转位加强腓骨肌上支持带；④腓骨肌腱改道至跟腓韧带后方；⑤腓骨沟加深术。
- 腓骨沟加深术的目的是增加腓骨后外侧缘的高度，防止腓骨肌腱半脱位。
- 手术治疗的一般禁忌证包括外周血管疾病、皮肤破裂或脉管炎，以及自发半脱位的患者。这类患者常合并广泛的韧带松弛。体格检查通常能发现双侧腓骨肌腱半脱位至腓骨的外侧缘，但并不至其上方。

术前计划

- 建议术前浏览所有的影像学资料，以便计划腓骨沟加深术，以及处理其他合并病变的手术。在X线片上应该观察是否有骨折，游离体、足踝部的力线不良，以及是否残留内固定（以往手术残留）。
- 需要同时处理合并的骨折、骨软骨损伤及踝关节外侧不稳。
- 笔者在患者麻醉后、做手术切口前，常规在手术台上做体格检查以评估踝关节及距下关节。腓骨肌腱的评估也可以在麻醉下进行，但由于麻醉后患者无法抗阻外翻,因此,它的应用价值有限。

体位
- 手术需要将患者置于半侧卧位。
- 为维持这个体位,需要在身下放置一个靠垫,并在同侧髋部下方放置一个4.5 kg(10 lb)的沙袋。
  - 这样的体位有助于医生暴露腓骨后侧,并且可以在不移动C形臂标准正位摄片位置的情况下,获得踝关节的正位及侧位透视。
- 手术可以使用区域阻滞麻醉或全身麻醉,并使用大腿止血带。

入路
- 标准的手术入路是在腓骨后侧面沿腓骨肌腱走行方向做一个纵向弧形切口,大致止于腓骨肌结节的水平(图4)。
- 该入路能很好地暴露SPR、腓骨肌腱及腓骨远端后侧

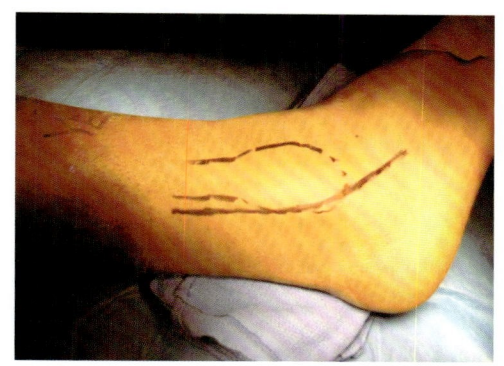

图4 修复腓骨及行间接腓骨沟加深术时用的后外侧入路。

面,当同时需要进行踝关节外侧韧带重建时,也可以充分显露胫距关节的外侧面。
- 如果术前或在麻醉检查下已经排除了踝关节外侧不稳及远端腓骨肌腱的损伤,手术入路可以稍作调整,只在腓骨后侧做一纵行切口。

腓骨沟间接加深术

显露
- 沿腓骨远端的后侧面做一个弧形切口。切口可延伸至第5跖骨基底部,但该切口通常在腓骨肌结节处终止。
- 游离全厚皮瓣避免皮肤坏死。
  - 保护腓肠神经及腓浅神经的分支。
- 切开腓骨远端的腓骨肌腱鞘。

- 如果腓骨肌上支持带完整,从骨面上将其切开,然后从腓骨骨面上锐性剥离,在腓骨远端保留部分软组织袖。用两把止血钳将SPR的边缘向后方牵开,以便于后续的修复。

腓骨肌腱准备
- 检查腓骨肌腱,切除炎性的腱鞘滑膜,对肌腱进行清理,并用不可吸收缝线修复撕裂的肌腱(技术图1A、B)。

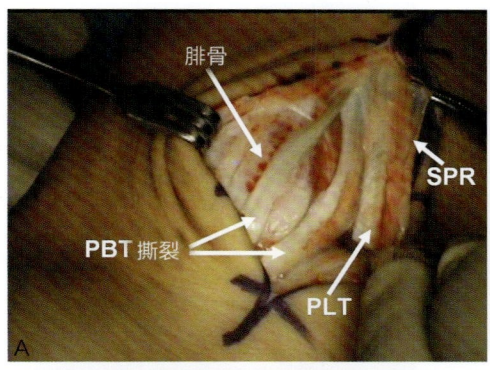

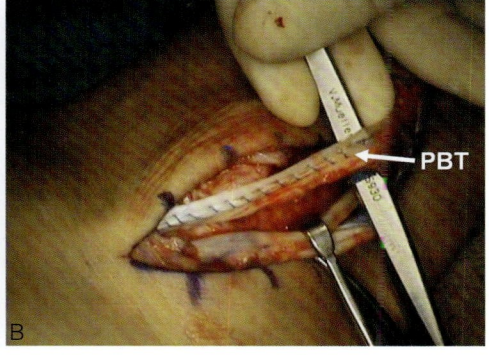

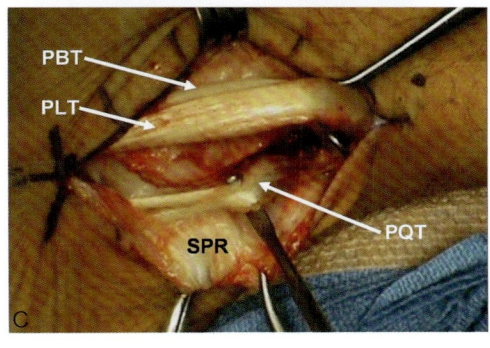

技术图1 A. 纵向切开腓骨肌上支持带,用两把止血钳将支持带牵开。在慢性脱位中,经常可见腓骨短肌腱纵向撕裂。B. 对劈裂的腓骨短肌腱清创或修复。C. 腓骨短肌低位肌腹及第4腓骨肌(若存在的话),必须切除为腓骨肌腱复位留出空间。PBT:腓骨短肌腱;PLT:腓骨长肌腱;PQT:第4腓骨肌腱;SPR:腓骨肌上支持带。

- 从肌腱上切除腓骨短肌低位肌腹。同时，切除变异的解剖结构，如第4腓骨肌（若存在的话），其足小腿外侧筋膜间室内多余的肌肉。
- 辅助手术能为腓骨肌腱提供腓骨沟内空间（技术图1C）。

加深肌腱沟

- 暴露远端的腓骨尖，避免损伤跟腓韧带。
- 从腓骨远端向近端置入一枚髓内导针，与后侧皮质方向一致（技术图2A）。
- 沿导针依次扩孔（通常为7~8 mm），削薄腓骨后侧皮质（技术图2B、C）。
  - 笔者常规从肌腱固定螺钉系统中（Arthrex, Naples, FL）或前交叉韧带重建的工具中选用大小合适的扩髓钻。
  - 另外，也可考虑使用标准创伤手术设备中逐渐增大的钻头或专门为第5跖骨（Jones骨折）设计的空心钻头（Wright Medical, Memphis, TN）。
- 腓骨后侧皮质削薄后，用大小合适的顶棒将后侧皮质填压到扩孔后形成的空隙内（技术图2D）。这样做能保留覆盖在腓骨沟上生理滑动面，为肌腱滑动提供光滑的表面。
  - 如果骨质坚硬，填压不容易操作，可用骨刀或微型矢状锯打穿腓骨后外侧皮质，以方便填压后侧的皮质（技术图2E）。

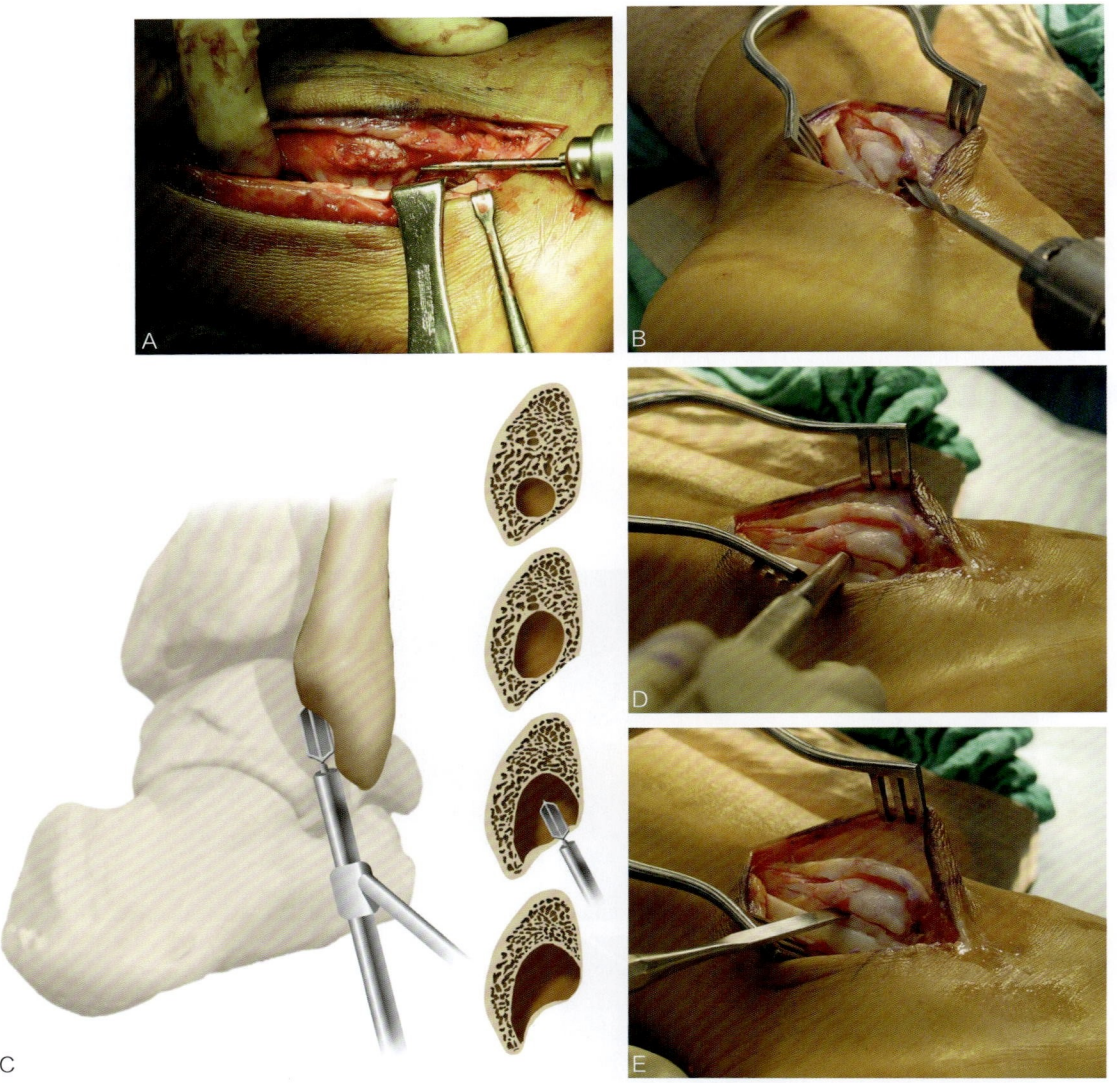

技术图2　A. 将一枚髓内导针平行于后侧皮质方向置入腓骨远端。B. 通过空心的扩髓钻沿导针来扩髓削薄腓骨的后侧皮质。C. 腓骨沟间接加深术的示意图（由Robert B. Anderson提供）。D. 用合适大小的顶棒将腓骨的后侧皮质压至由扩髓钻形成的空隙里。E. 为避免在打压时发生腓骨边缘骨折，可用骨刀打穿后外侧皮质（只在骨质非常坚硬时必要）。

- 需要将腓骨尖的最远端向内按压,避免腓骨肌腱在向足部走行过程中被尖锐的边缘撞击。
- 若处理正确,在肌腱处于静息位时,腓骨边缘应覆盖全部的腓骨短肌及至少50%的腓骨长肌腱。

腓骨肌上支持带修补

- 当腓骨沟加深、肌腱清理及肌腱修补完成后,修复SPR。
- 锐性剥离腓骨上剩余部分软组织,暴露外侧皮质,用骨锉或咬骨钳将其粗化至渗血。
- 切除多余的SPR,将剩余的SPR推进到之前准备好的皮质床,经钻孔或带线锚钉固定。
- 在离腓骨尖近端1 cm处,钻3~4个孔或置入带线锚钉(技术图3A)。
- 将SPR后侧部分用2-0缝线按"折叠覆盖"方式重新附着于已准备好的骨面上,确保外踝的骨面和SPR之间不留间隙。
- 用2-0缝线间断缝合修复腓骨肌上支持带的前侧部分(技术图3B、C)。
- 通过全方位活动踝关节来检查腓骨肌上支持带修复的稳定性。
  - 检查复位后的肌腱活动度,修复后的肌腱活动度不应有所限制。
  - 没必要将腓骨肌上支持带缝合过紧,修复的目标是维持腓骨肌腱复位于腓骨后侧。

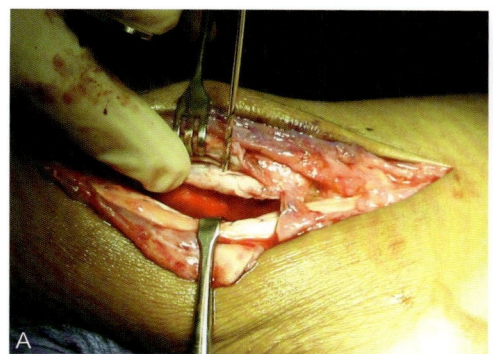
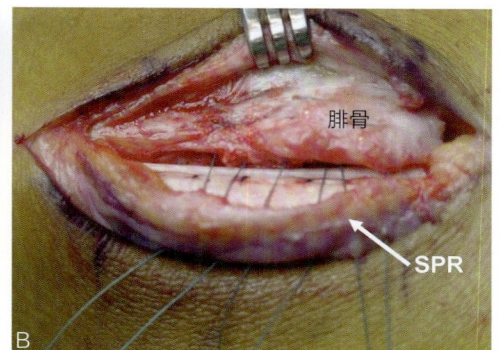
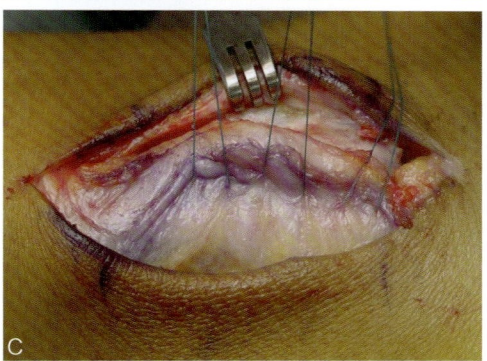

技术图3 腓骨沟加深后,用咬骨钳或骨锉将腓骨外侧皮质粗化,并修复SPR。A. 在腓骨后外侧边缘钻6个孔(或使用2~3个带线锚钉)。B、C. 用2-0缝线将SPR用"折叠覆盖"的方式缝至腓骨远端。

要点与失误防范

避免对自发脱位的人群手术	• 具有很高的复发风险
维持患肢于半侧卧位(将一个大靠垫垫于同侧髋部下方)	• 仰卧位很难暴露腓骨后侧面
在腓骨后侧缘切开SPR但不能太靠后	• 这样有助于切除多余的软组织,并确保SPR能修复到骨面上
为腓骨肌腱提供足够的空间	• 切除所有腓骨短肌低位肌腹,如果存在第4腓骨肌,也需要完全切除

续表

检查两条腓骨肌腱是否有撕裂	• 必要时清理修复
避免腓骨应力性骨折	• 在腓骨上扩孔不会减弱腓骨后侧的强度,尤其在年轻、骨质好的患者中,在打压前用骨刀或微型矢状锯削弱腓骨后方皮质以控制腓骨沟加深
在修复SPR时,避免造成腓骨肌腱狭窄	• 在SPR修复后,活动踝关节及后足以观察肌腱的活动是否满意

术后处理

- 术后即刻将小腿及踝关节用U形后托夹板固定于中立位,并且患者需要非负重制动2周。
- 术后2周拆线,患肢用短腿行走石膏托固定,使患者能在可忍受的范围内负重行走。
- 6周后去除石膏托,更换为控制踝关节活动度的行走靴,在保证踝关节背伸和跖屈的同时,避免踝关节内翻。此时可开始主动的踝关节活动度锻炼。
- 腓骨肌肌力锻炼在术后6~8周进行。
- 需要术后4~6个月有望完全恢复活动。
- 对优秀运动员,笔者的康复计划更激进,包括第4周时开始骑车和游泳训练。

预后

- 目前已报道了多种腓骨沟加深术的术式,所有文献报道的结果都是小型的回顾性研究,目前还没有前瞻性的随机对照研究来比较不同术式的差异。
- 一般而言,只要能正确处理根本病变,腓骨沟加深术能获得很好的疗效。
- 笔者的临床病例显示,腓骨沟间接加深术具有很好的临床疗效,能减少手术的剥离及并发症。笔者使用此技术无脱位复发。
- 笔者建议对每一位慢性腓骨肌腱脱位患者,都要联合应用腓骨沟加深术和SPR重建术。

并发症

- 感染。
- 延迟愈合。
- 腓肠神经损伤。
- 脱位复发。
- 活动度丢失。

(武勇 译,施忠民 审校)

参考文献

[1] Brage ME, Hansen ST Jr. Traumatic subluxation/dislocation of the peroneal tendons. Foot Ankle 1992;13:423-431.
[2] Clanton TO, Porter DA. Primary care of foot and ankle injuries in the athlete. Clin Sports Med 1997;16:435-466.
[3] Davis WH, Sobel M, Deland J, et al. The superior peroneal retinaculum: an anatomic study. Foot Ankle Int 1994;15:271-275.
[4] Eckert WR, Davis EA Jr. Acute rupture of the peroneal retinaculum. J Bone Joint Surg Am 1976;58(5):670-672.
[5] Edwards M. The relations of the peroneal tendons to the fibula, calcaneus, and cuboideum. Am J Anat 1927;42:213-252.
[6] Geppert MJ, Sobel M, Bohne WH. Lateral ankle instability as a cause of superior peroneal retinacular laxity: an anatomic and biomechanical study of cadaveric feet. Foot Ankle 1993;14:330-334.
[7] Karlsson J, Eriksson BI, Sward L. Recurrent dislocation of the peroneal tendons. Scand J Med Sci Sports 1996;6:242-246.
[8] Maffulli N, Ferran NA, Oliva F, et al. Recurrent subluxation of the peroneal tendons. Am J Sports Med 2006;34:986-992.
[9] McGarvey W, Clanton T. Peroneal tendon dislocations. Foot Ankle Clin 1996;1:325-342.
[10] McLennan JG. Treatment of acute and chronic luxations of the peroneal tendons. Am J Sports Med 1980;8:432-436.
[11] Niemi WJ, Savidakis J Jr, DeJesus JM. Peroneal subluxation: a comprehensive review of the literature with case presentations. J Foot Ankle Surg 1997;36:141-145.
[12] Sammarco GJ. Peroneal tendon injuries. Orthop Clin North Am 1994;25:135-145.
[13] Shawen SB, Anderson RB. Indirect groove deepening in the management of chronic peroneal tendon dislocation. Tech Foot Ankle Surg 2004;3(2):118-125.

第129章 胫前肌腱断裂的重建
Reconstruction of Tibialis Anterior Tendon Ruptures

James Santangelo and Mark E. Easley

定义

- 胫前肌腱断裂可表现为急性损伤或慢性无痛性足下垂。
- 诊断常会被延误。
- 对活动量大的患者推荐手术治疗，对要求较低的患者可采用非手术治疗，手术选择包括直接修复和重建。

解剖

- 胫前肌起自胫骨外侧髁及骨间膜。
- 其止点位于内侧楔骨的内侧面及第1跖骨基底的内下面。
- 腱－腹移行处位于胫骨中段与胫骨中下1/3的交界处。
- 胫前肌腱于滑膜腱鞘内自其腱－腹移行处走行至止点[2]，足踝部伸肌支持带的深部。
- 胫前肌腱由腓深神经支配。
- 胫前肌能在足跟着地后控制足部的减速，并使踝关节背伸。

发病机制

- 胫前肌腱健康的年轻患者很少发生自发断裂；相反，这类患者的损伤机制多为贯穿伤或胫骨远端骨折导致肌腱撕裂。
- 自发断裂通常发生于退行性胫前肌腱病的老年患者中。轻微创伤可能与其断裂有关，其损伤机制主要为跖屈－外翻。断裂通常发生于距离内侧楔骨的肌腱止点3 cm以内处[1]。

自然病程

- 胫前肌腱断裂的自然病程可以从保守治疗的患者的结果记录研究中得到推测。这些患者行走时呈拍地步态，有时在不平的地面上行走会有困难。大多数患者的患肢仍有功能，但需要使用支具。
- 非手术治疗的患者一般为老年人及要求较低的患者。而对于年轻、活动量较大的患者，其自然病程的结果并不理想。
- 由于文献报道胫前肌腱断裂的病例数较少，且又缺乏对其自然病程的研究，因此有关其自然病程的确切结论非常有限。

病史和体格检查

- 体格检查的方法包括：
  - 肿胀的检查。检查者应沿着胫前肌的肌肉-肌腱走行方向进行触诊。肿胀且肌腱不连续提示肌腱断裂。患者有可能主诉踝前触及肿物。
  - 步态障碍。检查者应该注意观察患者的步行情况，观察患者有无拍地步态或足下垂。慢性肌腱断裂的患者可表现为很轻微的步态障碍，可能仅在不平的地面上行走困难。无法用足跟行走提示患者存在胫前肌功能不全。由于踝关节无法充分背伸，因此在步态周期的摆动相，患者需要过屈髋关节及膝关节才能使足部离地。
  - 肌力需通过手法运动测定评估。胫前肌无收缩或踝关节背伸减弱提示胫前肌功能不全。而在踝关节背伸过程中，患者需用趾伸肌来代偿胫前肌的部分功能，因此当嘱患者背伸踝关节时，可出现足趾过伸。
- 检查者需要注意患者是否存在跟腱紧张。由于胫前肌腱断裂而失去了踝关节跖屈的主要拮抗肌，因此亚急性或慢性损伤的患者常表现有跟腱挛缩。一般而言，在行胫前肌腱修复或重建时，踝关节必须至少背伸10°，鉴于此，在手术过程中可能还需辅以跟腱或腓肠肌延长术。
- 检查者需要全面检查患肢以排除其他疾病。最常见的错误诊断有：
  - 腰椎神经根病：表现为感觉减退，直腿抬高试验阳性。
  - 腓总神经麻痹：除胫前肌外还会影响趾伸肌及腓骨肌群。胫前肌腱断裂的患者踇长伸肌（EHL）及趾伸肌功能仍保留，以此可以与腓总神经麻痹相鉴别[1]。

影像学和其他诊断性检查

- 由于临床体格检查通常能较容易地诊断胫前肌腱断裂，因此一般不需要影像学检查来评估胫前肌腱断裂。
- X线片不能诊断胫前肌腱断裂，但是平片有助于评估其他合并损伤（如胫骨骨折）。

- MRI 对无法回忆起受伤史的慢性患者较为有用[1]。MRI 能显示胫前肌腱失去连续性及肌腱内的信号改变,尤其是对于已存在肌腱病者。由于胫前肌腱自外向内走行跨过前踝,肌腱断裂后断端会回缩,因此偶尔也会评估困难。
- 如果诊断不明确,可用肌电图检查以鉴别腓总神经麻痹或腰椎神经根病。

鉴别诊断

- 腓总神经麻痹。
- 腰椎神经根病。
- 一种以单纯的胫前肌腱功能不全为主要表现的罕见外周神经病变。

非手术治疗

- 对要求较低的患者可用踝 – 足支具(AFO)治疗。

手术治疗

- 肌腱直接修复偶尔可行,但对于延误诊断者,由于肌肉挛缩,因此往往无法直接修复。
- 胫前肌腱滑移移植术能获得一定的肌腱长度,有助于修复。而对于胫前肌肌纤维变性者,建议采用同种异体肌腱移植。
- 对于无法直接修复的肌腱,笔者推荐利用旁边的自体踇长伸肌腱加强修复(图1)。
- 异体肌腱重建的指征:
  - 胫前肌腱严重变性。
  - 胫前肌滑动性仍保留。
    - 轻度或无肌纤维变性。
    - 若肌肉无法滑动,即已瘢痕化,异体肌腱移植重建后仍无功能,其效果不会优于肌腱固定术。

术前计划

- 影像学检查可用来评估肌腱病变的范围,也可用于明确肌腱断裂的大致位置。
- 术者应该做好跟腱延长或腓肠肌 – 比目鱼肌滑移的准备,以使踝关节获得充分的(至少10°)背伸。

体位

- 患者取仰卧位。同侧髋部垫高,但是这一步通常没有必要,因为一般仅需显露踝关节的前内侧。

入路

- 直接于胫前肌腱走行处上方做前路切口。
- 从全踝关节置换与 Pilon 骨折切开复位内固定得到的经验看,术中需要仔细处理软组织。

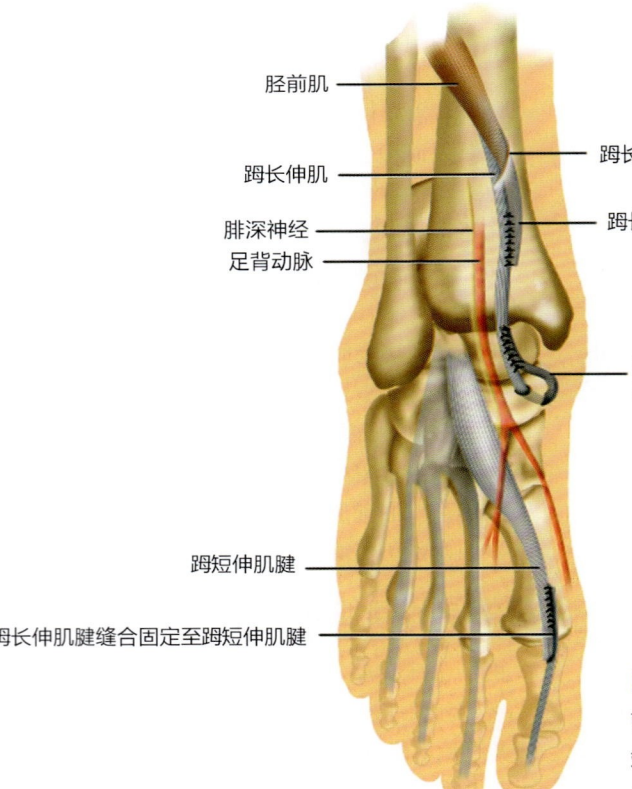

图1 踇长伸肌(EHL)转位至内侧楔骨。将胫前肌腱的近侧断端缝合固定至踇长伸肌腱。在远端,将踇短伸肌(EHB)腱缝合固定至 EHL 的远侧断端,以保留踇趾趾间关节的背伸功能。

姆长伸肌腱转位至内侧楔骨

显露
- 如有指征，先行腓肠肌滑移或跟腱延长术。
- 于胫前肌腱走行处上方做前路切口（技术图1）。
- 切开伸肌上、下支持带及胫前肌腱鞘。
- 游离残留的胫前肌腱。直接修复偶尔可行，但很少能将残留肌腱推进至骨面，而是将残留的肌腱断端固定至内侧楔骨。如果肌腱长度不够或肌肉滑动能力较弱，则需要行姆长伸肌腱转位。

姆长伸肌腱转位
- 显露姆长伸肌腱。在近端，姆长伸肌腱位于胫前肌旁的独立腱鞘中。
- 于第1跖趾关节的近端、姆长伸肌腱远端表面做一3～5 cm切口，切断远端的姆长伸肌腱。远端需保留足够的长度，从而可以将其缝合至旁边的姆短伸肌腱。用2号不可吸收线锁边缝合姆长伸肌腱的游离残端。
- 将姆长伸肌腱经皮桥下向近端穿过胫前肌腱鞘。这样，姆长伸肌腱将居于胫前肌腱鞘内（技术图2）。
- 于内侧楔骨钻一垂直孔，以固定姆长伸肌腱。依次用2.5 mm、3.5 mm及4.5 mm的钻头扩孔。用刮匙扩大钻孔，以允许转位肌腱通过。为了给转位肌腱提供多点缝合，需要保留足够的骨膜。

固定
- 踝关节背伸10°，固定移植肌腱（技术图3A～D）。

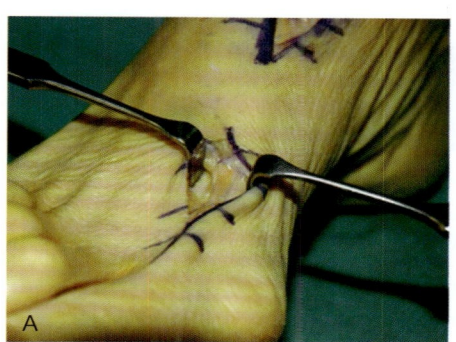

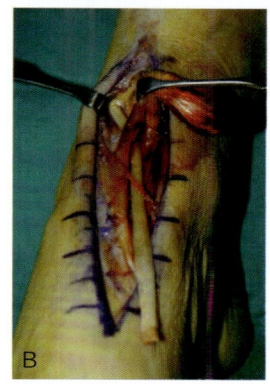

技术图2　A. 从跖趾关节水平切取姆长伸肌腱。B. 从近端进入姆长伸肌腱腱鞘。将姆长伸肌腱穿过胫前肌腱鞘，并向远端牵拉。

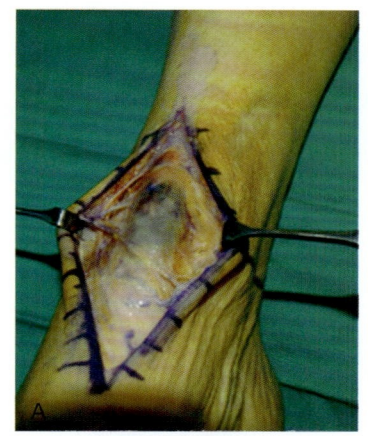

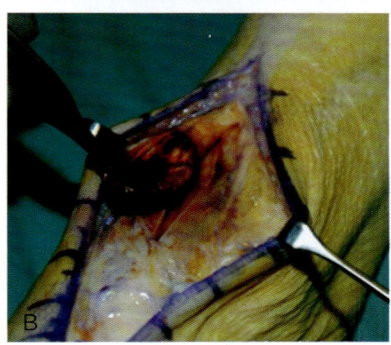

技术图1　A. 胫前肌腱上方的前方入路。B. 打开肌腱腱鞘，显露撕裂回缩的胫前肌腱末端。腱鞘需要仔细保护，以便之后修补。

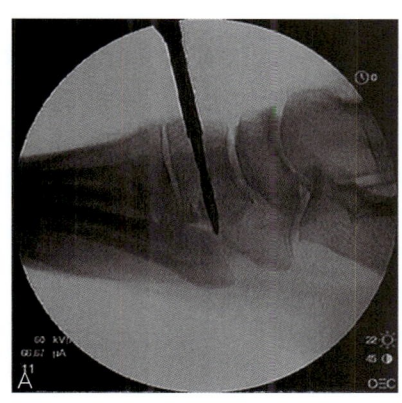

技术图3　A. 于内侧楔骨中点处，从背侧向跖侧钻孔。

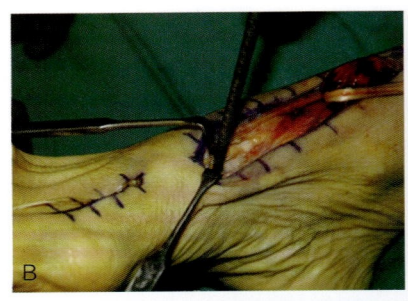
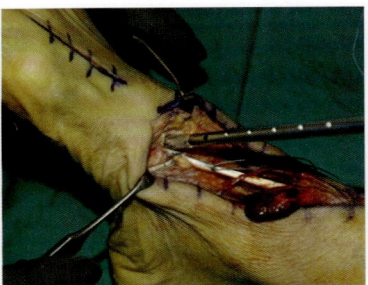
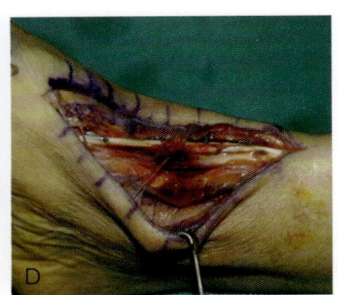
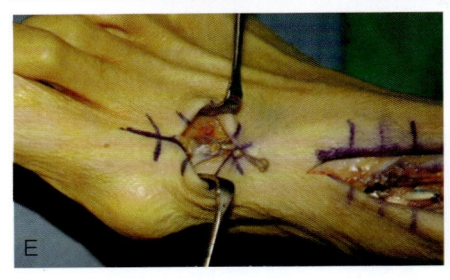

技术图3（续）　B. 依次扩大钻孔。C. 用挤压钉（Arthrex, Inc, Naples, FL）固定。将转位肌腱穿过内侧楔骨后反折，缝合至其本身及周围软组织。D. 近端，将跨长伸肌腱缝合固定于胫前肌腱的残端。E. 将跨长伸肌远侧残端缝合至跨短伸肌腱。

- 将跨长伸肌腱从背侧穿至跖侧。用界面螺钉固定肌腱，或将肌腱穿过内侧楔骨后反折，缝合至周围骨膜及其自身。还可将跨长伸肌腱固定至撕裂的胫前肌腱的远端残留纤维。
- 转位的跨长伸肌腱起到桥接胫前肌腱断端间隙的作用。然而，跨长伸肌肌肉的相对强度远弱于胫前肌。因此，若无胫前肌肌纤维变性，笔者推荐在一定的张力下将残留的胫前肌腱残端缝合至转位的跨长伸肌腱。
- 将跨长伸肌远侧残端与跨短伸肌腱相缝合。笔者建议将跨趾背伸10°～15°，以代偿肌腱转位术后预计的拉伸（技术图3E）。

完成手术

- 逐层关闭胫前肌腱腱鞘、伸肌上支持带及伤口（技术图4）。
- 用夹板或双瓣石膏将踝关节固定于背伸10°，避免跖屈，因为这会对伤口边缘及移植肌腱施加张力。

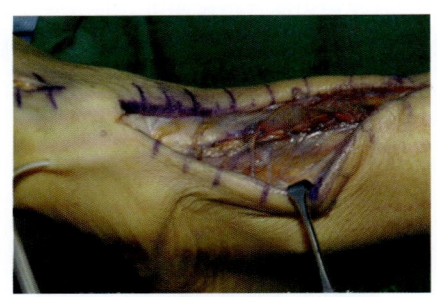

技术图4　缝合胫前肌腱鞘。

异体肌腱移植重建

评估马蹄足挛缩

- 胫前肌腱断裂的延误诊断和治疗可能导致马蹄足挛缩。
- 异体胫前肌腱重建通常可以恢复满意的背伸功能。
  - 如果没有马蹄足挛缩，则不应行跟腱延长。
  - 然而，可能无法完全恢复生理功能。
  - 无法彻底解决马蹄足挛缩。
- 伴有马蹄足挛缩时，可考虑行跟腱延长或者腓肠肌-比目鱼肌滑移。
  - 如果确实存在马蹄足畸形，应在异体肌腱移植重建胫前肌腱前，先行跟腱延长或腓肠肌-比目鱼肌滑移。
- 尽管可采用更实用的踝关节前方正中切口，但若切口位于内侧沿胫前肌腱的生理走行，则更便于修复和重建胫前肌腱撕脱。
  - 异体肌腱重建时，显露肌腱远侧残端和内侧楔骨对于固定异体肌腱远端尤为重要。
- 于胫前肌腱生理走行的上方做一纵行切口（技术图5A）。
- 保护走行于伸肌支持带表面的腓浅神经。
- 显露伸肌支持带（技术图5B）。
- 切开伸肌腱支持带。
  - 在胫前肌腱断端处直接切开支持带，显露断裂的胫前肌腱（技术图5C）。

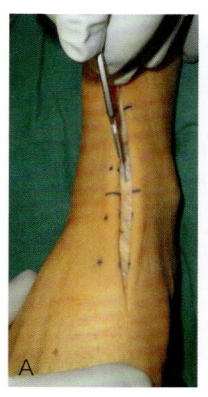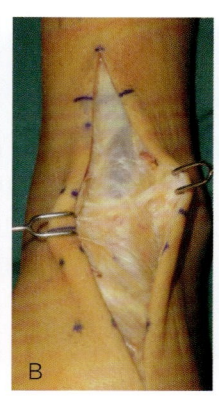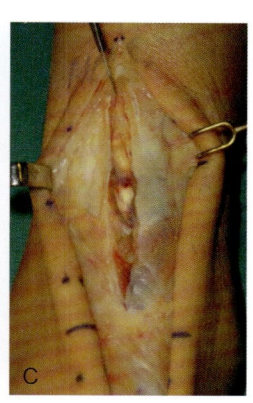

技术图5 A. 于胫前肌腱生理走行的上方做一纵行切口。B. 显露伸肌支持带。C. 纵行切开伸肌支持带，显露断裂的肌腱。

评估断裂的胫前肌腱

- 急性胫前肌腱断裂的患者通常不会在急性断裂后立即就诊。
- 近端肌腱。
  - 肌腱近侧断端一般会回缩。
  - 该病例为亚急性断裂，肌腱近侧断端可见球状隆起（技术图6A、B）。
  - 若考虑行异体肌腱重建，近端肌腱和肌肉必须有一定的滑动性。
  - 直接向远端牵拉近端肌腱，以评估其滑动性（技术图6C）。
  - 小心牵拉数分钟，通常便可恢复一定的肌腱滑动性。
  - 无滑动性并不一定提示肌肉纤维化，可能是由于腱鞘内粘连限制了肌腱的滑动。
  - 用钝头剪刀在近端肌腱和腱鞘间松解粘连（技术图6D、E）。

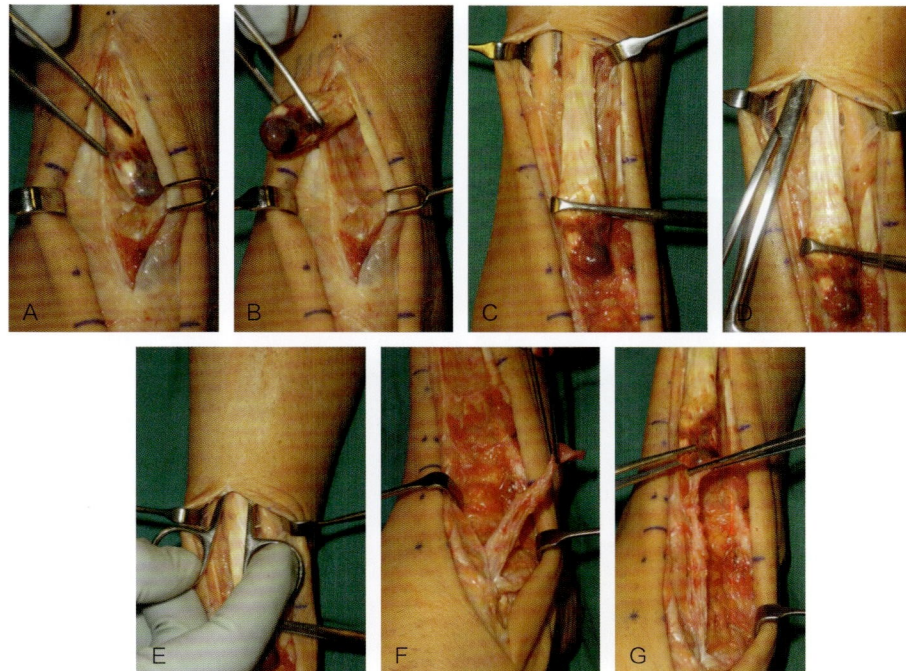

技术图6 A. 找到近端肌腱。B. 亚急性断裂的特征性表现。C. 异体肌腱重建时，近端肌腱（和肌肉）必须具有滑动性，以恢复动力性踝关节背伸功能。D. 松解近端肌腱粘连。E. 在近端伸肌支持带深面的胫前肌腱鞘内松解粘连。F. 由于该患者为胫前肌腱撕脱，因此远端残留肌腱有限。G. 牵拉近端肌腱后，两侧肌腱断端可以靠拢，但是远端肌腱质量较差而无法直接修补。

- 远端肌腱。
  - 远端肌腱止于第1跖骨基,相对静态而无滑动性。
  - 该病例的胫前肌腱自远端止点处断裂。
    - 止点处肌腱残留极少(技术图6F)。
- 尽管近端肌腱和肌肉牵拉后,近端和残留的肌腱远侧断端可以相互靠拢,但远端肌腱质量差而无法直接修补(技术图6G)。

重建

- 异体胫前肌腱应先预张。
- 保留自身肌腱的远侧残端,用于异体肌腱的远端重建。
- 评估异体肌腱的预计走行(技术图7A)。
  - 止于内侧楔骨的跖内侧。
- 在内侧楔骨的内侧置入带线锚钉。
  - 可考虑在透视引导下操作,从而在最佳位置置入锚钉(技术图7B)。
- 远端固定异体肌腱。
  - 缝线缝合固定至内侧楔骨的内侧(技术图7C)。
  - 将残留的远端自身肌腱缝合至异体肌腱(技术图7D)。
    - 可考虑编织肌腱。
    - 该病例的残留自身肌腱更适合行侧–侧缝合修补。
  - 确定远端止点处缝合满意。
    - 牵拉固定的异体肌腱,应可以背伸踝关节(技术图7E)。

缝合近端异体肌腱

- 维持踝关节于中立位(技术图8A)。
- 将异体肌腱编织缝入近端自身肌腱。
- 在近端自身肌腱的远端做第一个纵行小切口。
  - 用刀片锐性切开,避免不必要的肌腱损伤。
  - 初始切口不要超过1 cm,以保证肌腱间的最佳接触。
- 将异体肌腱的近端穿过近端自身肌腱的远端。
- 向近端牵拉异体肌腱。
- 向远端牵拉近端自身肌腱。
- 肌腱重建是为了恢复动力性和生理功能,因此不建议张力过大。
  - 然而,由于异体肌腱有一定的拉伸,且预计近端自身肌腱及肌肉有更多的滑动,因此建议重建张力应略大于生理性张力。
- 用不可吸收缝线将异体肌腱缝至近端自身肌腱(技术图8B)。
  - 再次将异体肌腱编织穿过自身肌腱。
  - 在第1个切口近端约2 cm处的自身肌腱内做第2个纵行小切口。
  - 为了避免两切口相连,第2个切口应与第1个垂直。
  - 用刀片以相同方向锐性切开自身肌腱,以使异体肌腱穿过。
  - 刀尖穿过肌腱后,用止血钳夹住刀尖将其退出肌腱,从而可以让血管钳安全地穿过肌腱上的小切口而不

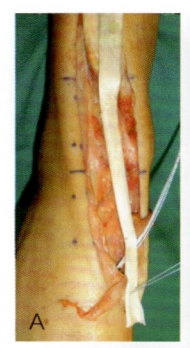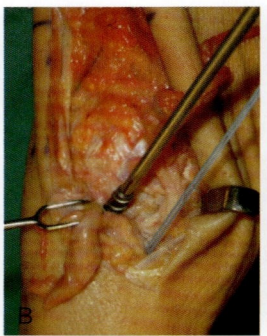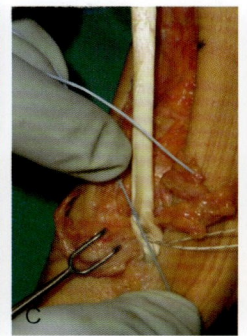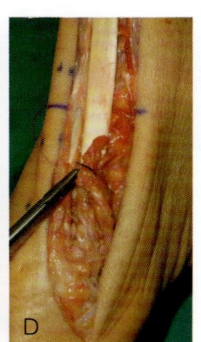

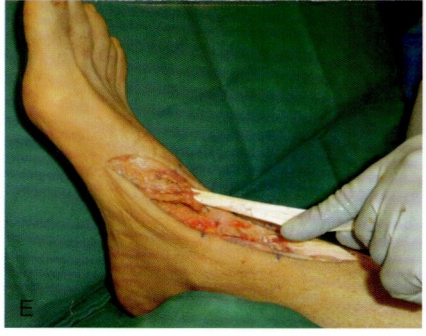

技术图7 A. 评估异体肌腱走行,计划远端止点。B. 于内侧楔骨内侧置入带线锚钉。C. 将异体肌腱固定至内侧楔骨的内侧。D. 将残留的远端自身肌腱组织缝合至已固定的异体肌腱。E. 确定异体肌腱远端缝合固定满意。

第129章 胫前肌腱断裂的重建 1253

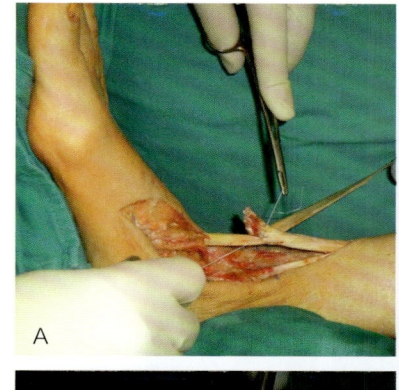
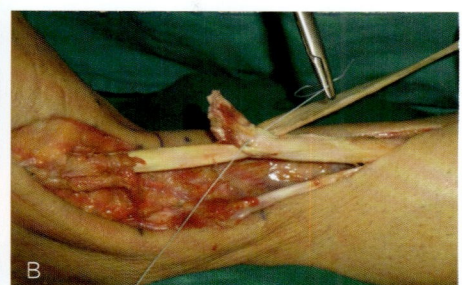
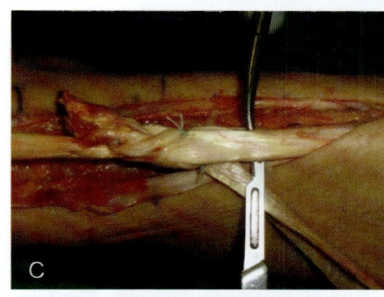
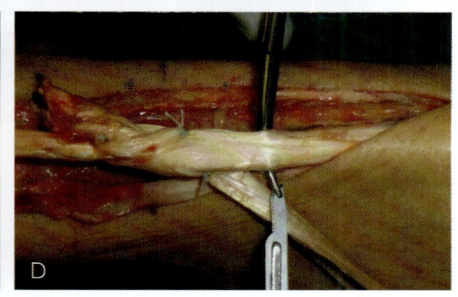
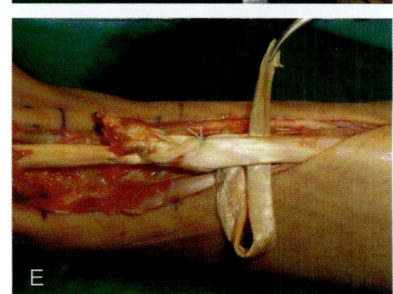

技术图8 将异体肌腱编织缝合至近端自身肌腱。A. 维持踝关节于中立位。B. 异体肌腱第1次穿过自身肌腱后，维持肌腱张力，并予以缝合固定。C. 将刀片以垂直于第1个切口的方向穿过肌腱做第2编织切口，用于穿过异体肌腱。D. 用止血钳夹持刀片，将其退出自身肌腱上的小切口。E. 用止血钳夹持异体肌腱穿过自身肌腱。

　　损伤肌腱(技术图8C、D)。
- 将异体肌腱穿过自身肌腱上的小切口(技术图8E)。
- 牵拉两肌腱断端，并以前述的编织法缝合。
- 做第3次或可能的第4次编织，从而获得异体肌腱与自身肌腱的最佳固定。
  - 每个小切口间至少间隔2 cm。
  - 每个小切口与之前的小切口间成90°。

完成手术
- 切除多余的异体肌腱。
- 用可吸收缝线将异体肌腱的近、远端加强缝合至自身肌腱。
- 保证肌腱完整及踝关节的良好活动。
- 于重建肌腱的上方缝合支持带(技术图9A~D)。
- 避免缝线缝到重建的肌腱。
- 常规关闭伤口，可考虑放置引流。
- 可以考虑临时注射药物弱化腓肠肌。
  - 尽管胫前肌腱重建可以逐渐愈合，肌肉功能亦可恢复，但通过注射肉毒素可以临时弱化其拮抗肌——腓肠肌的肌力(技术图9E)。
  - 腓肠肌肉毒素注射费用比较昂贵，术前应予以授权同意(技术图9F)。
  - 肉毒素注射后腓肠肌肌力的减退通常会维持3~6个月，有利于重建的胫前肌腱恢复。
    - 由于肉毒素可能存在一些潜在的副作用，必须将腓肠肌肉毒素注射计划作为知情同意的一部分，与患者讨论。
- 用夹板或石膏将踝关节固定于轻度背伸位。

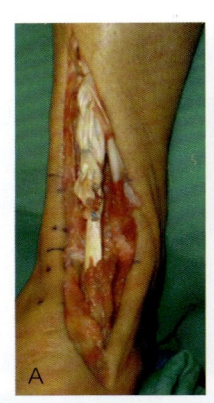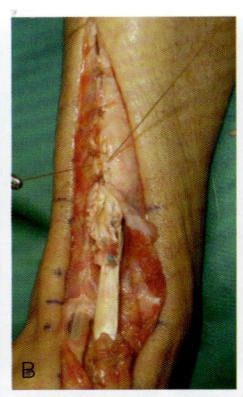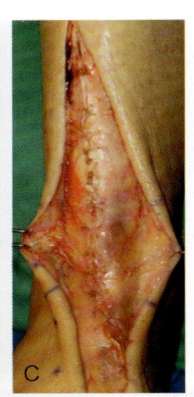
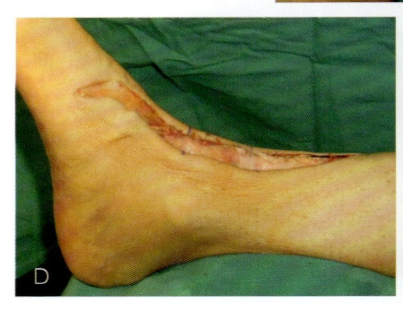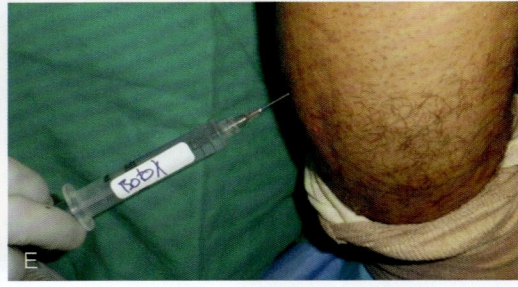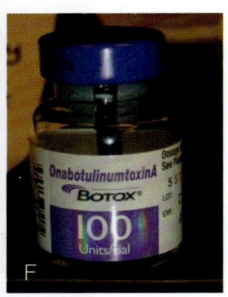

技术图9　缝合伸肌支持带。A. 肌腱重建完成后，从近端开始缝合伸肌支持带。B. 缝合支持带时，避免缝线缝到重建的肌腱。C. 于重建肌腱全长的表面完全缝合支持带至关重要。D. 注意重建肌腱良好地容纳于支持带内。E、F. 临时注射药物弱化腓肠肌。E. 于腓肠肌内（胫前肌的拮抗肌）注射肉毒素，有助于在6个月的康复期内保护重建肌腱。F. 肉毒素比较昂贵，术前应得到患者同意。

要点与失误防范

误诊	• 详细询问病史及体格检查以排除假性胫前肌腱断裂的情况
未处理跟腱紧张	• 注意踝关节背伸功能的检查是术前评估的一部分，必要时需行跟腱延长或腓肠肌滑移
跨长伸肌腱移植长度不够	• 在跖趾关节水平显露和切断拇长伸肌腱的远端
伤口裂开	• 在缝合皮肤前仔细缝合胫前肌腱鞘、伸肌上支持带及皮下组织。至少制动于背伸5°对于避免伤口边缘张力过大至关重要
移植失败	• 使用合适的界面螺钉固定，将长度足够的移植肌腱缝回至自身胫前肌腱及周围软组织 • 术后制动 • 避免早期过于激进的康复锻炼

术后处理

- 跨长伸肌腱转位。
  - 术后先予短腿石膏托固定6周，然后再穿戴踝-足矫正器6周。
- 异体肌腱重建。
  - 2～3周：
    - 检查伤口，拆线。
    - 用牢固的后侧夹板将踝关节固定于轻度背伸位。
  - 2～6周：
    - 依从性好的患者应进行间断、轻柔的踝关节被动活动度练习。
      - 卸除夹板，进行踝关节和后足的被动活动度练习，每天3～4次。
      - 严禁主动踝关节背伸练习，除非在理疗师指导下，可进行辅助性主动背伸。
      - 接触踩地。
    - 依从性差的患者最好用石膏将踝关节固定于轻度

背伸位。
- 6～10周：
  - 穿着控制踝关节活动的步行靴。
  - 穿着步行靴耐受下负重。
  - 前2周进行辅助性主动背伸的物理治疗，之后2周可以逐步进阶至主动背伸锻炼。
- 10～14周：
  - 继续理疗，进阶至主动背伸练习。
  - 白天可使用限制跖屈的铰链式踝-足支具。
  - 睡觉时用夹板或保护靴将踝关节固定于中立位。
- 14～24周：
  - 无需夹板保护，逐步恢复日常生活的活动。
  - 继续理疗，制定6个月后完全恢复运动的计划。

预后

- Sammarco等[5]报道了采用直接修补或间位移植治疗18例急、慢性胫前肌腱断裂的患者，术后平均后足评分明显提高。笔者认为，无论患者年龄、性别、是否合并其他疾病或延迟诊断，行手术修补胫前肌腱断裂均能使患者受益。
- Ouzounian和Anderson[4]报道了采用不同的手术方式治疗7例胫前肌腱断裂，术后所有患者的肌力及功能都有所改善。
- Markarian等[3]发现手术与非手术组间未见明显差异，其原因可能在于该研究中的患者年龄呈双峰分布，年龄较大及久坐的患者接受了非手术治疗。
- 由于胫前肌腱断裂这类损伤相对罕见，因此手术重建胫前肌腱的结果及并发症的相关报道也极少。

并发症

- 术中肌腱移植的相关并发症。
- 神经瘤。
- 伤口裂开。
- 感染。
- 移植失败。

（武勇　译，施忠民　审校）

参考文献

[1] Coughlin MJ. Disorders of tendons. In: Coughlin MJ, Mann RA, eds. Surgery of the Foot and Ankle, ed 7. St. Louis: Mosby, 1999: 790-795.

[2] Cracchiolo A. Anterior tibial tendon disorders. In: Nunley JA, Pfeffer GB, Sanders RW, et al, eds. Advanced Reconstruction Foot and Ankle. Rosemont, IL: American Academy of Orthopaedic Surgery, 2003:173-177.

[3] Markarian GG, Kelikian AS, Brage M, et al. Anterior tibialis tendon ruptures: an outcome analysis of operative vs. nonoperative treatment. Foot Ankle Int 1998;19:792-802.

[4] Ouzounian TJ, Anderson R. Anterior tibial tendon rupture. Foot Ankle Int 1995;16:406-410.

[5] Sammarco VJ, Sammarco GJ, Henning C, et al. Surgical repair of acute and chronic tibialis anterior tendon ruptures. J Bone Joint Surg Am 2009;91(2):325-332.

第130章 肌腱转位术治疗足下垂
Tendon Transfer for Foot Drop

Mark E. Easley and Aaron T. Scott

定义

- 足下垂是指导致一系列包括踝关节背伸功能丢失的运动功能丧失的病变。
  - 腓总神经麻痹、第5腰神经根病变、脑血管意外。
    - 踝关节背伸及后足外翻功能丢失。
    - 胫后肌腱功能仍保留。
  - 遗传性感觉运动神经疾病。
    - 一系列运动功能缺失及相应的畸形。
    - 包括踝关节背伸及后足外翻功能的丢失。
    - 胫后肌腱功能仍保留。
  - 弛缓性麻痹:足踝部运动功能的广泛丧失。

解剖

- 胫后肌。
  - 肌肉起自胫骨后缘、骨间膜和腓骨。
  - 肌肉及其肌腱走行于小腿后深筋膜间室。
  - 肌腱紧贴内踝后方下行。
  - 肌腱的止点广泛分布于中足跖侧、弹簧韧带和足舟骨内侧。
- 骨间膜和远端下胫腓联合。
  - 胫腓骨间坚韧的纤维束。
  - 下胫腓联合间隙狭窄,在进行肌腱转位时,即使在骨间膜上开大窗,转位的操作空间依然很小。
- 伸肌下支持带。
  - 位于足背侧,当伸肌腱穿过踝前转移至足背时可以防止伸肌腱弓弦。
- 坐骨神经。
  - 于腘窝近端分为胫神经和腓总神经。
  - 在这类神经病变中,常累及腓总神经。
  - 腓浅神经:支配前筋膜间室和外侧筋膜间室肌肉的运动功能,分别支配背伸和外翻功能;支配足背的感觉。
  - 腓深神经。
    - 在踝关节近端走行于胫前肌和姆长伸肌腱之间。
    - 位于中足背侧、姆短伸肌肌腹的深面。
    - 支配足内在肌的运动功能。
    - 支配第1趾蹼背侧的感觉。
- 胫神经的功能通常不受影响。
- 胫神经必须完好,才能提供动力性肌腱转位。
- 如果胫神经受损,则只能行肌腱固定术。
- 踝关节前部和中足背侧的血管神经束存在损伤风险。
  - 腓浅神经(可能为神经病变的一部分而丧失感觉功能)。
  - 深部的血管神经束:胫前动脉、腓深神经(也有可能为神经病变的一部分而丧失感觉功能)。
  - 腓动脉分支:直接位于远端骨间膜的前方。

发病机制

- 腓总神经功能丧失。
- 踝关节背伸及后足外翻功能的丢失。
- 失去主要拮抗肌的功能。
  - 逐渐发展为马蹄足挛缩:后足内翻肌(胫后肌腱)和外翻肌(常累及腓骨短肌,而不常累及腓骨长肌)间的肌力不平衡。
  - 逐渐发展为后足内翻畸形:后足内翻肌(胫后肌腱)和外翻肌(腓骨长肌)间的肌力不平衡。
- 弛缓性麻痹。
  - 胫神经和腓总神经麻痹。
  - 膝关节远端无运动功能。
  - 由于两组主要拮抗肌均丧失功能,因此一般不出现挛缩。

自然病程

- 足下垂可能逐渐康复。如果不排除自行康复的可能性,则不考虑行肌腱转位手术。
- 腓总神经麻痹可导致渐进性恶化的马蹄内翻足,这是由于完好的胫神经支配的跖屈肌和内翻肌过度牵拉,而腓总神经支配的背伸肌和外翻肌功能丢失所致。
- 由于两组主要拮抗肌均失去作用,因此弛缓型麻痹患者仍可保持相对稳定。

病史和体格检查

- 步态异常。
  - 足拍地步态:在足跟着地相到站立相的过程中无法背伸踝关节及控制胫前肌。

- 髋关节和膝关节过度屈曲：自推进相至摆动相的过程中无法背伸踝关节或蹬趾。摆动相通过使足趾离地来代偿。
- 后足内翻：患者用足外侧缘行走。
- 踝关节不能背伸：通过让患者以足跟行走来检查。患者坐在检查桌上，膝关节屈曲，进行手法肌力测试。
- 外翻不能：后足内翻。随着病程进展，可能发展为僵硬性足内翻挛缩。
- 在有些疾病的病程中（如Charcot-Marie-Tooth病），由于足趾的背伸功能仍保留，从而形成爪形趾畸形。
  - 患者常用趾伸肌来代偿踝关节背伸障碍，导致爪形趾畸形加剧。
- 即使趾伸肌麻痹，屈肌腱也会发生挛缩。被动背伸踝关节可以发现屈肌腱挛缩。
- 高弓马蹄内翻足患者距骨头下可出现胼胝体，尤其以第5跖骨头下方最为常见。
- 足背部和外侧可能出现感觉减退。

影像学和其他诊断性检查

- 对于足下垂患者，影像学检查通常并不是必需的，但下述情况除外。
  - 考虑需要行MRI检查：①如果怀疑可能有肿物压迫神经：腰椎脊髓；腓总神经在腓骨头处受压。②用于排除胫前肌腱断裂（一般仅靠临床检查即能做出判断）。
- 考虑需要进行足踝部X线摄片：
  - 排除应力性骨折。
  - 更好地明确骨性畸形（僵硬性畸形、伴有足踝部关节炎；由于可能需要用关节融合术来替代或联合肌腱转位，因而非常重要）。
- 电生理诊断性检查：
  - 如果1年甚至18个月后仍无恢复迹象，高度提示神经功能无法恢复。
  - 神经传导检查和肌电图。
  - 比较初次和随访时的肌电图，明确有无神经恢复迹象。
  - 对确定是否需要行肌腱转位非常重要。
  - 如果神经功能可能恢复，则不应行肌腱转位。
  - 1年，特别是18个月时仍未恢复，基本表明无法恢复。
  - 笔者建议请神经科医师会诊，以明确肌电图检查结果。
  - 肌电图检查同样可以判断胫后肌腱的功能。
    - 对于考虑进行动力性胫后肌腱转位还是胫后肌腱固定术非常重要。
    - 健康肌腱转位后肌力从5级即刻降至4级，所以如果待转位肌腱本身已受累，则肌腱转位的效果并不比肌腱固定的效果好。
  - 有助于判断近端是否存在神经压迫。

鉴别诊断

- 胫前肌腱断裂。
- 脑血管意外。
- 腰椎神经根病。
- 遗传性感觉、运动神经病变。
- 麻风病。
- 脊髓灰质炎。
- 脑瘫（僵硬性）。

非手术治疗

- 用踝-足支具（AFO）固定。
  - 对于迟缓性麻痹的患者，需要使用角度固定的AFO支具。
  - 腓总神经麻痹可以使用可活动的AFO支具，需要限制跖屈。
  - 需要先纠正马蹄挛缩畸形，以便佩戴支具。
    - 跟腱牵拉训练。
    - 肉毒素注射。
    - 跟腱延长（TAL）。
  - 内翻畸形：柔性畸形可用矫形支具纠正。僵硬性畸形则难以通过支具矫形。

手术治疗

术前计划

- 在进行肌腱转位时，手术医生必须确定运动功能不会再恢复。
  - 连续的临床体格检查。
  - 连续的肌电图检查（至少提供一次能和初次检查比较的肌电图检查结果）。
- 医生必须确定哪些运动功能仍保留：
  - 胫神经：胫后肌（内翻）。腓肠肌–比目鱼肌（跖屈）。
  - 均无功能（弛缓性麻痹）。
- 医生必须评估马蹄足挛缩的情况。
  - 如有必要，应准备行跟腱延长术（技术图1A～D）。
- 僵硬性畸形或柔性畸形。
  - 柔性畸形常可通过单纯肌腱转位矫正。
  - 僵硬性畸形，可能需要关节囊松解甚至关节融合术。
- 足趾挛缩。
  - 踝关节跖屈时爪形趾畸形可能并不明显，一旦畸形矫正后，足趾的畸形就会变得明显。
    - 背伸踝关节会牵拉已经挛缩的屈趾和屈踇肌，从而表现出足趾挛缩。

- 术者应准备同时处理足趾挛缩,将其作为手术的一部分。
- 肌腱转位的固定。
  - 笔者常规使用界面螺钉将转位的肌腱固定至骨。
  - 需要有一套可用的锚钉系统。
  - 另一种方法是将肌腱固定至自身肌腱的远端或足部软组织。
- 根据笔者的经验,在手术过程中,麻醉应保持肌肉完全放松和麻痹的状态,否则会影响肌腱转位的成功。
- 手术结束时,笔者常会在小腿腓肠肌 – 比目鱼肌复合体内注射肉毒素,以在术后进一步保护转位的肌腱。

体位

- 仰卧位。
- 如果术中需要经骨间膜转位胫后肌腱或需要用腓骨肌腱矫正弛缓性麻痹,则需常规垫高患侧髋关节,以提供最佳的外侧显露。当完成外侧肌腱切取或经骨间膜转位胫后肌腱后,即可抽去垫枕。
- 常规使用大腿止血带。

入路

- 需要多个小切口,没必要扩大显露。
  - 切取胫后肌腱:足舟骨表面内侧取腱;胫骨后内侧的胫后肌肌肉–肌腱移行处。
  - 胫后肌腱经骨间膜转位:骨间膜远端切口。足背外侧切口。
  - 胫后肌腱转位至胫骨前方:中足正中切口。
  - Bridle手术。
    - 相同方法取胫后肌腱。
    - 经胫骨远端前方切口将胫后肌腱经骨间膜转位,切口可能需延伸至足背,或者在中足背侧正中单独做一小切口。
    - 外侧切口:在腓骨长肌肌肉 – 肌腱移行处做切口,并在腓骨长肌行经骰骨处的骰骨外侧做另一个切口。

跟腱延长

- 适应证:
  - 常无必要,但当合并足下垂时一般需行跟腱延长。
    - 踝关节无法主动背伸,腓肠肌 – 比目鱼肌的拮抗作用失效,常导致跟腱挛缩。
    - 有时患者坚持跟腱主动拉伸锻炼可以避免跟腱挛缩的发生。
  - 由于健康的肌肉 – 肌腱单元转位后肌力会自动下降1级(手法肌力测试5级转位后降至4级),所以弱化腓肠肌 – 比目鱼肌复合体的力量是有好处的。
    - 有时在行胫后肌腱转位治疗足下垂时,笔者会在腓肠肌 – 比目鱼肌复合体内注射肉毒素。
- 技术:
  - 由Silfverskiöld试验的结果来决定。
    - 膝关节屈曲和伸直时均有马蹄足挛缩(技术图1A)。
    - 由于腓肠肌和比目鱼肌均有挛缩,因此行跟腱三点半切术(Hoke手术)(技术图1B~D)。
    - 马蹄足挛缩仅发生于膝关节伸直时:则行腓肠肌滑移术(Strayer手术)即可,因为仅有腓肠肌发生挛缩。

胫后肌腱经骨间膜转位

- 优点。
  - 胫后肌腱自其肌肉穿过骨间膜至外侧楔骨(笔者喜欢的固定位置)呈直线走行。
  - 固定位置稍偏中线外侧,有利于背伸和外翻。

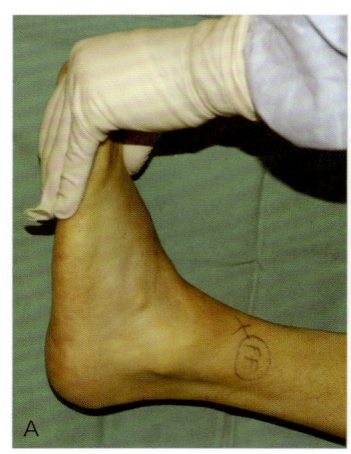
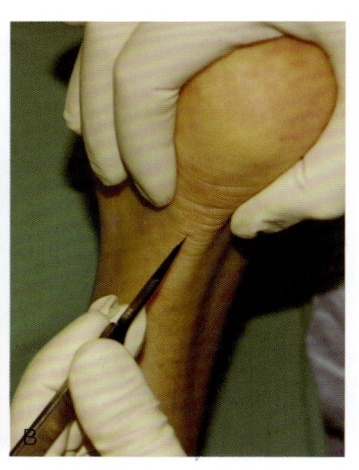

技术图1 跟腱延长术。A. 膝关节屈曲和伸直时都有马蹄足挛缩提示腓肠肌和比目鱼肌均紧张。B. 第1刀跟腱半切。

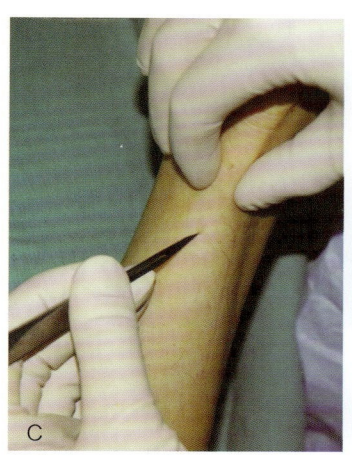 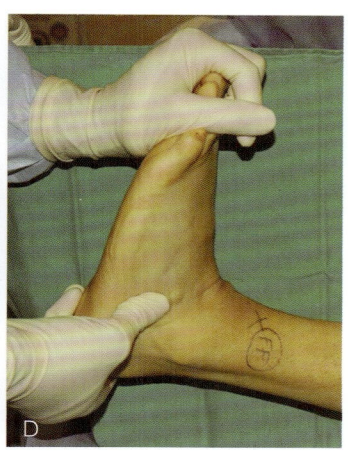

技术图1（续）　C. 第2刀跟腱半切（方向与第一刀相反），再沿初次方向作第3刀，即最后一刀半切。D. 跟腱延长后背伸活动度得到恢复。

- 缺点。
  - 胫后肌腱在远端狭窄的骨间膜窗中可能受压和变窄。

胫后肌腱取腱

- 在足内侧舟骨内侧和胫后肌腱表面做一4 cm的纵行切口。

- 打开胫后肌腱腱鞘，显露肌腱。
- 在足舟骨内侧游离胫后肌腱止点。
- 或者自足舟骨内侧游离胫后肌腱时，用骨凿掀起部分足舟骨内侧骨质（这样可以多获取1 cm的胫后肌腱以供移植）（技术图2A）。
- 游离足舟骨内侧的胫后肌腱止点及开始走向中足跖侧的肌腱纤维束（技术图2B）。

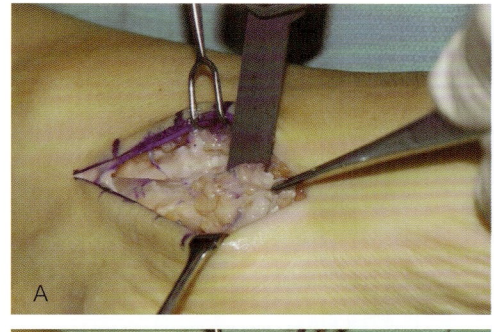 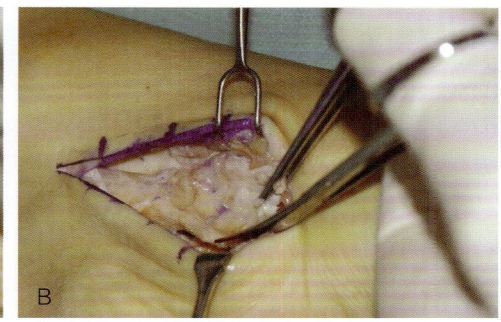
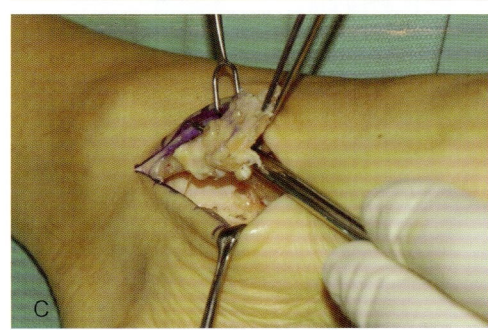 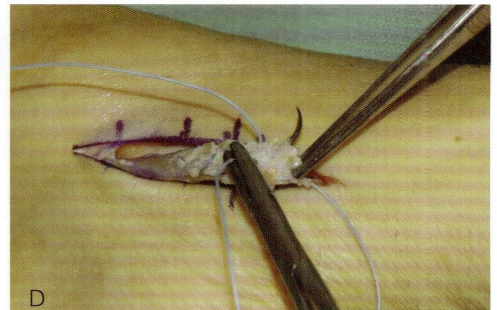
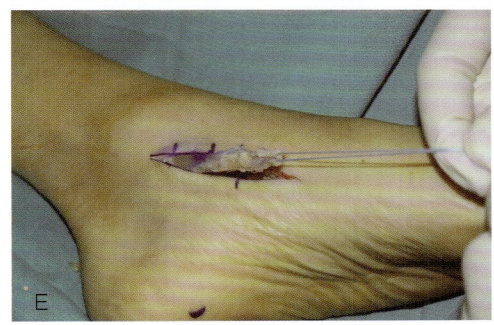

技术图2　胫后肌腱的切取。A. 连同胫后肌腱掀起一薄片足舟骨内侧骨质，以获取更长的胫后肌腱。B. 分离胫后肌腱。C. 修剪胫后肌腱远端使其能穿入足背侧的骨隧道。D、E. 胫后肌腱远端的标记缝线。

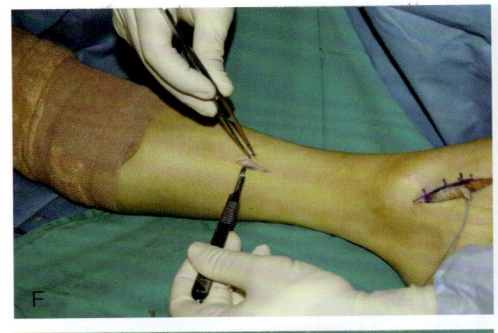
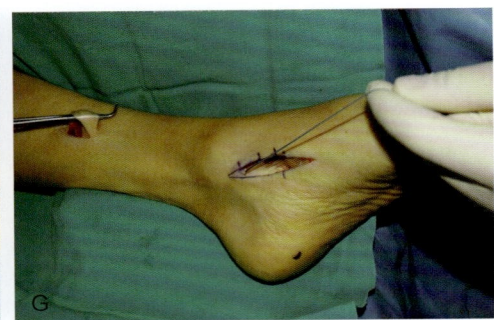
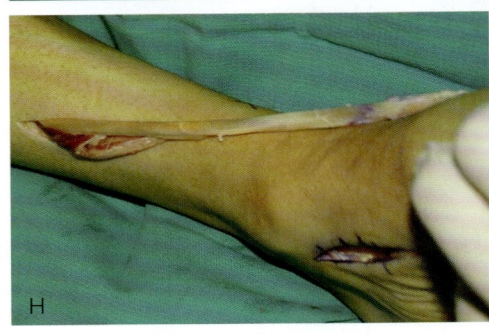

技术图2（续） F. 将胫后肌腱转位至近端内侧切口，在胫后肌肉-肌腱移行处做一3 cm切口。G. 牵拉转位肌腱。H. 胫后肌腱转位至近端切口。

- 游离胫后肌腱纤维后，于远端切断，并松解胫后肌腱。
  - 要确保完全游离胫后肌腱纤维，足底内侧神经和足底内侧静脉丛与之非常接近。
    - 意外切断神经会导致前足跖内侧感觉缺失。
    - 若损伤静脉会致止血困难，因为静脉可能会回缩至足底。
- 修剪胫后肌腱的远侧残端，以便于将其转入足部的骨隧道中（技术图2C）。
- 缝合标记胫后肌腱远端（技术图2D、E）。
- 在胫骨后方胫后肌肉-肌腱移行处做一近端内侧切口。
  - 切口长3 cm（技术图2F）。
    - 常先看到趾长屈肌腱。
    - 在趾长屈肌腱深面、胫骨后内侧可找到胫后肌腱。
    - 经近端切口，在肌腱周围用钝头拉钩游离胫后肌腱。
- 松解胫后肌腱远端。
  - 经近、远端切口交替牵拉近端胫后肌腱及远端标记线（技术图2G），然后只向近端牵拉肌腱。
  - 这样亦未必有效。
  - 可能需要向近端延伸内侧切口，以显露内踝后方，此处是肌腱紧束的常见部位。
  - 一旦松解完成，便可将胫后肌腱远端部分转位至近端切口（技术图2H）。
  - 肌腱很快会变干燥，所以笔者会将其塞入近端内侧切口内。

经骨间膜转位胫后肌腱
- 于腓骨远端前方、下胫腓联合处做外侧切口。
- 仔细显露前方骨间膜。
  - 掀起前筋膜间室的软组织。
- 此处有一腓动脉分支走行于骨间膜前方，有损伤风险。
- 在骨间膜远端开一大窗（技术图3A）。
  - 从胫骨到腓骨。
  - 长3~4 cm。
- 紧贴胫骨后缘把扁桃体钳穿过骨间膜窗，并从近端内侧切口穿出（技术图3B）。
  - 由于后方血管神经束（胫神经、胫后动脉）有损伤风险，所以必须确保扁桃体钳紧贴胫骨后缘穿过。
- 用扁桃体钳夹持胫后肌腱远端的标记线（技术图3C）。
- 将标记线和胫后肌腱从内侧切口拉至外侧切口，维持肌腱紧贴胫骨后缘（技术图3D、E）。
- 确保骨间膜上的开窗不会挤压转位肌腱。
  - 如果开窗过于狭窄，将其进一步扩大，以使转位的肌腱可以在胫腓骨间顺畅滑动。
- 将肌腱末端留在伤口内，以避免肌腱干燥。

足背固定点的准备
- 透视确定外侧楔骨的中心。
  - 足斜位透视最有助于定位外侧楔骨（技术图4A）。
- 于外侧楔骨上方做一3~4 cm的纵行切口。

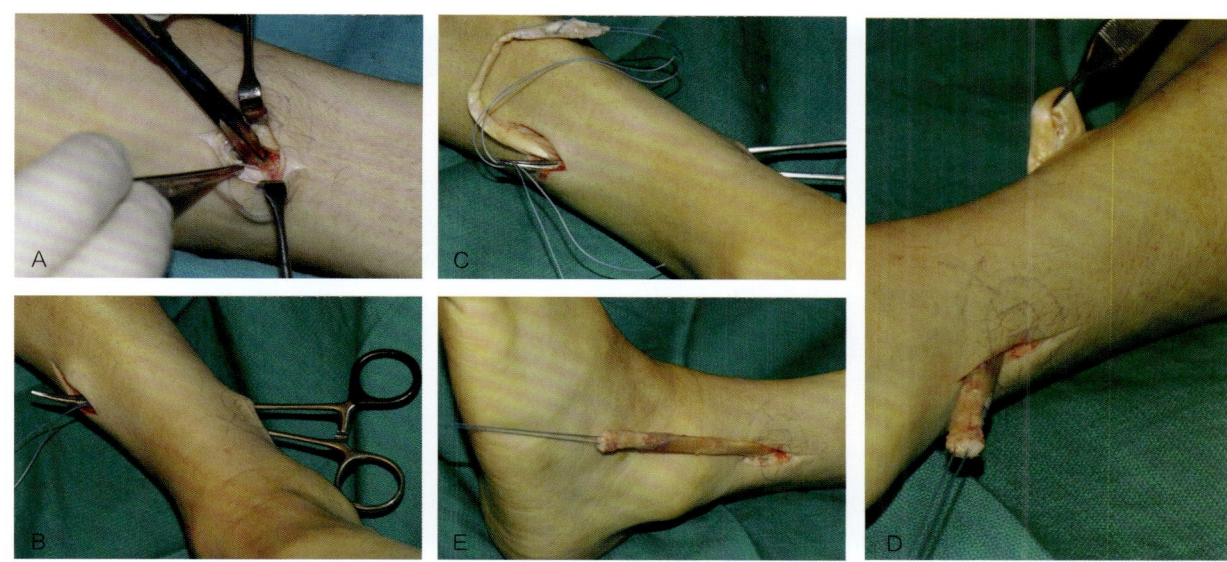

技术图3 经骨间膜转位胫后肌腱。A. 于骨间膜内开窗（图中所示为小腿远端，足在左侧，膝关节位于右侧）。B. 钝头钳紧贴胫骨后缘穿过骨间膜。C. 夹持胫后肌腱远端标记线。D. 将胫后肌腱紧贴胫骨后缘转位至前外侧切口。E. 术者必须确保肌腱不会在骨间膜内卡压。

- 分离至外侧楔骨。
  - 保护腓浅神经和伸趾肌腱。
  - 深部血管神经束常位于该入路的内侧。
- 显露并定位楔骨。
  - 常规用小号皮下针头或克氏针来标记外侧楔骨周围的关节间隙，并在透视下通过这些标记针来确定外侧楔骨的位置（技术图4B）。
  - 保留骨膜和关节囊完整。
- 在外侧楔骨的中心做一骨隧道。
  - 笔者常规用克氏针预钻孔，透视确定进针位置和轨迹。
  - 拔除克氏针，逐次用大一号的钻头扩大隧道（技术图4C）。
    - 扩至直径为4.5 mm的钻头。
    - 在透视下可对钻孔进行微调，使每次钻头都位于外侧楔骨的正中。

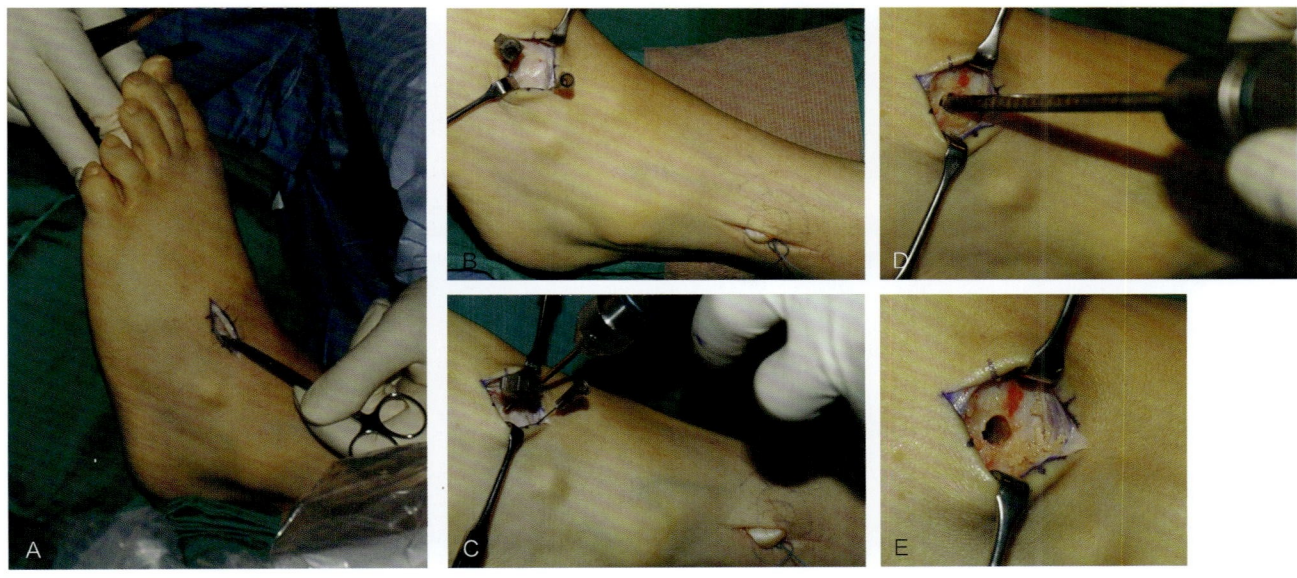

技术图4 准备足背骨隧道。A. 透视下确定外侧楔骨的位置。B. 显露外侧楔骨的边界，并予以标记。C. 于外侧楔骨钻孔，并在透视下确定其位置是否合适。D. 逐步扩大骨隧道，先用钻头，然后用界面螺钉专用的扩髓系统扩孔。E. 外侧楔骨上已钻取的骨隧道。

- 采用界面螺钉的扩髓系统将隧道扩至预期尺寸（技术图4D）。
  - 笔者通常将外侧楔骨隧道扩至6.5～7.0 mm（技术图4E）。

胫后肌腱转位至足背

- 于伸肌支持带下方转位胫后肌腱会进一步减弱转位肌腱的肌力（转位后原肌腱的肌力已下降1级）。
- 用弯Kelly血管钳或扁桃体钳自足背侧切口向小腿近端外侧切口做一皮下软组织隧道（技术图5A）。
- 用血管钳夹住胫后肌腱末端的标记线，把肌腱经皮下隧道拉至足背侧切口（技术图5B）。
- 在将肌腱固定入骨隧道内之前，通过牵拉标记线将肌腱拉入骨隧道，以确定隧道直径是否合适。
  - 用直针或钻头（带有可以穿线的孔眼）经隧道穿出足底皮肤（技术图5C）。
  - 由于中足足弓的存在而骨隧道位于外侧楔骨的中心，因此导针或钻头会从内侧足弓穿出（技术图5D）。
- 背伸踝关节。
- 将标记线固定好后，将导针或钻头从足底拉出，这样肌腱远端便拉入骨隧道内（技术图5E）。
  - 如果骨隧道直径与肌腱不匹配，则应退出标记线及肌腱，并进一步扩大隧道。
  - 由于肌腱会以一定角度进入骨隧道，笔者常需要用镊子将肌腱引入骨隧道。
- 将肌腱固定至楔骨。
  - 预期肌腱会有一定程度的拉伸和松弛，因此在固定肌腱时，笔者常规将踝关节维持于背伸10°，并用力牵拉足底的标记线（技术图5F、G）。

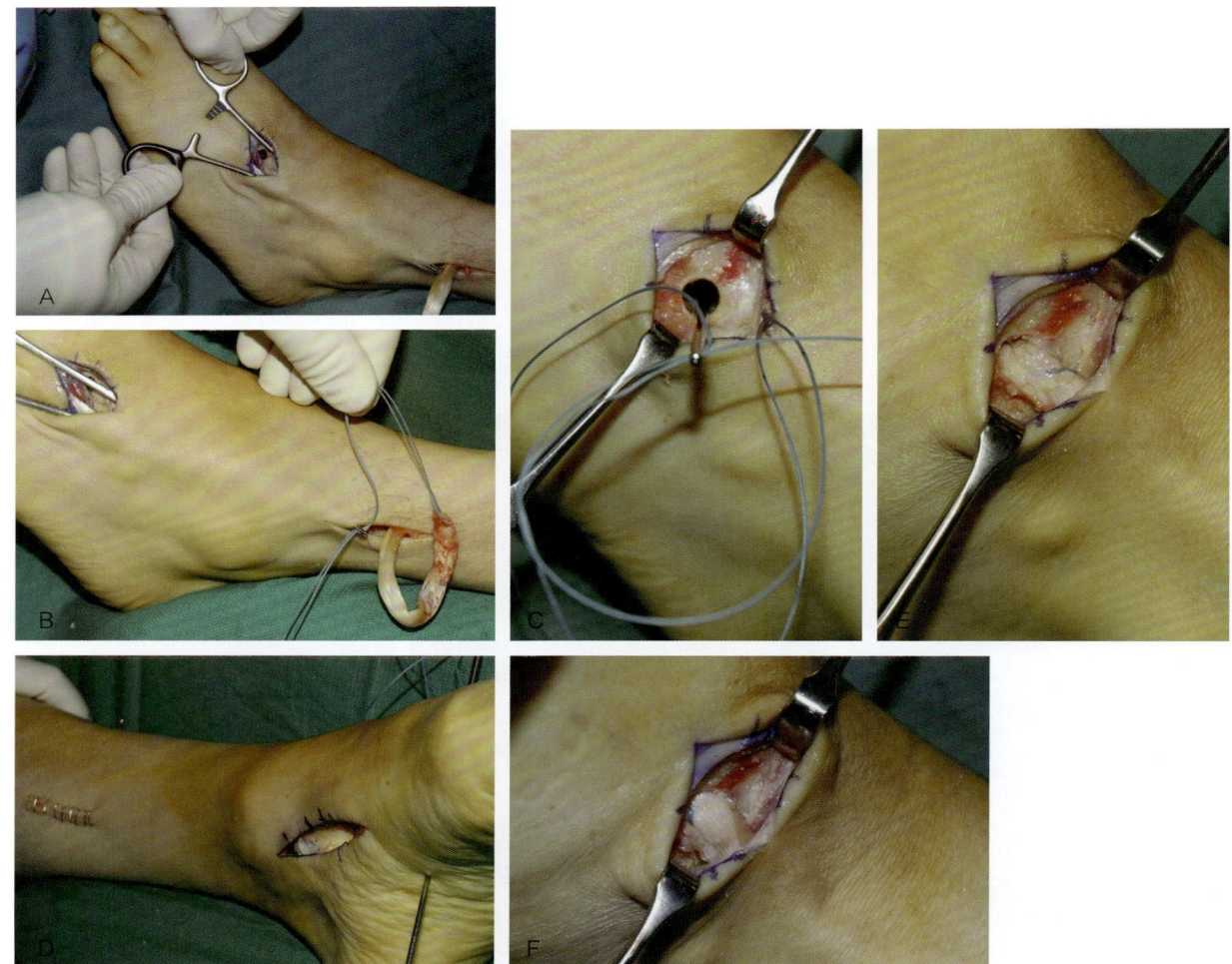

技术图5 胫后肌腱从小腿外侧切口转移至足背侧。A. 用钝头钳做一皮下隧道。B. 夹持肌腱标记线。C. 将带有标记线的直针穿入骨隧道。D. 将直针从足底穿出。E. 术者必须保证肌腱和骨隧道的直径相匹配。F. 牵拉肌腱，将肌腱导入骨隧道（注意将踝关节维持于背伸位）。

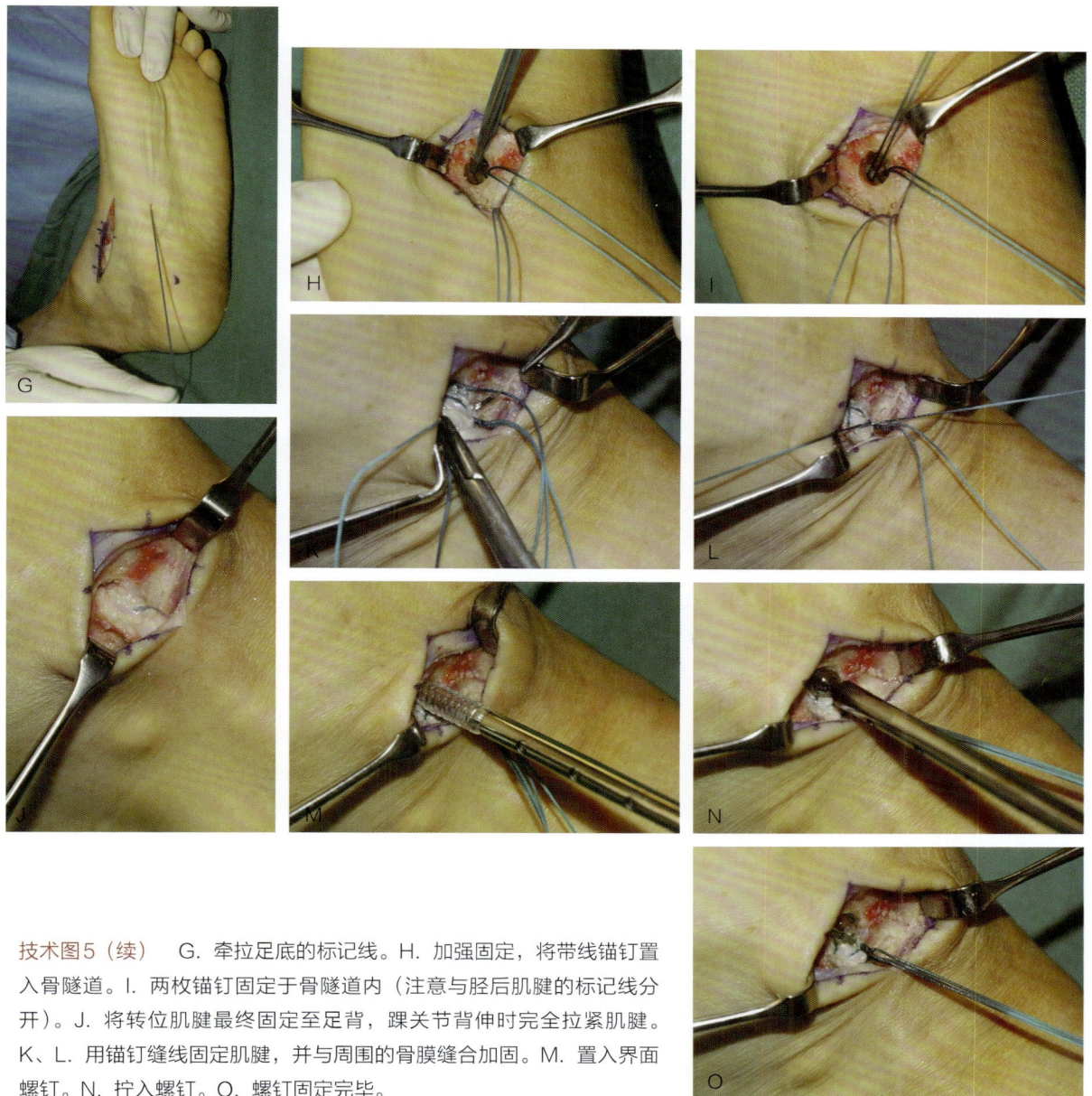

技术图5（续） G. 牵拉足底的标记线。H. 加强固定，将带线锚钉置入骨隧道。I. 两枚锚钉固定于骨隧道内（注意与胫后肌腱的标记线分开）。J. 将转位肌腱最终固定至足背，踝关节背伸时完全拉紧肌腱。K、L. 用锚钉缝线固定肌腱，并与周围的骨膜缝合加固。M. 置入界面螺钉。N. 拧入螺钉。O. 螺钉固定完毕。

- 用1枚合适尺寸的界面螺钉固定可能就已足够。
- 然而，笔者通常会在骨隧道的入口处用几根不可吸收缝线将隧道周围的骨膜直接缝至肌腱，以加强固定。
- 为了进一步加强固定，在将肌腱及标记线拉入骨隧道之前，先在隧道内置入1~2枚带线锚钉（技术图5H、I），再将肌腱拉入隧道，并用带线锚钉固定（技术图5J、K）。拉紧缝线，肌腱可能会在骨隧道内拉入更深（技术图5L），然后仍使用界面螺钉和骨膜缝线（技术图5M~O）。
- 让助手维持踝关节完全背伸，拉紧足底的标记线。
- 切断标记缝线，使其回缩入皮下。
- 笔者很少会在足底使用衬垫保护的纽扣，以进一步加强肌腱的固定。笔者不常规这么做是因为即使将纽扣充分衬垫，仍有引起足底皮肤坏死的风险。
- 由于𣎴长屈肌和趾长屈肌挛缩，有些患者在背伸踝关节后会出现爪形趾畸形。此时可以考虑经踝关节和胫骨后方更靠近端的内侧切口行𣎴长屈肌腱和趾长屈肌腱延长术，也可以在足趾跖侧行经皮屈肌腱切断术。

胫后肌腱转位至胫骨前方

- 优点：
  - 胫后肌腱不会在骨间膜内受压变窄。
  - 肌腱在胫骨前内侧滑动更顺畅。
  - 肌腱固定点位于中线的稍偏外侧，有利于背伸和外翻。
- 缺点：
  - 从胫后肌腱起点至足部固定点并非一直线，必须于胫骨内侧绕行。
  - 固定点在中间（第2）楔骨。
    - 位于中心位置，无法提供外翻力量。
    - 然而这通常并不重要，因为在胫后肌腱转位后，通过力量中和重建了胫后肌腱与腓骨肌腱间的主动肌-拮抗肌平衡。

跟腱延长

- 与前述的经骨间膜转位胫后肌腱的方法一致（技术图6）。

胫后肌腱取腱

- 与前述的经骨间膜转位胫后肌腱的方法一致（技术图7）。

足背固定点的准备

- 与前述的经骨间膜转位胫后肌腱的足背固定点准备方法相似。
  - 但是经骨间膜转位胫后肌腱时，通常将其固定在外侧（第3）楔骨上。
  - 不同的是，当胫后肌腱转位至胫骨内侧前方时，通常将其固定于中间（第2）楔骨。
  - 中间楔骨较外侧楔骨更小。
    - 根据笔者的经验，在钻孔、肌腱转位和拧入界面螺钉时发生骨折的风险更大。
- 透视下定位中间楔骨的中心。
  - 正位和偶尔斜位透视最有助于定位。
- 在中间楔骨背侧做一长3~4 cm的纵行切口。
- 分离至中间楔骨。
  - 保护腓浅神经和伸趾肌腱（技术图8A）。

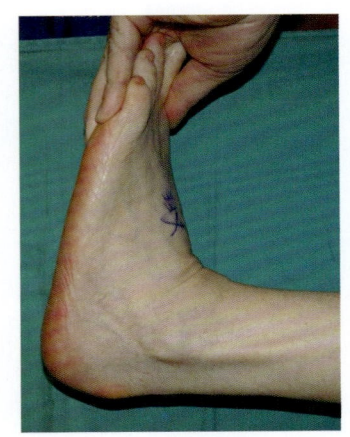

技术图6　充分背伸踝关节（这对于成功进行肌腱转位以重建背伸功能而言至关重要）。

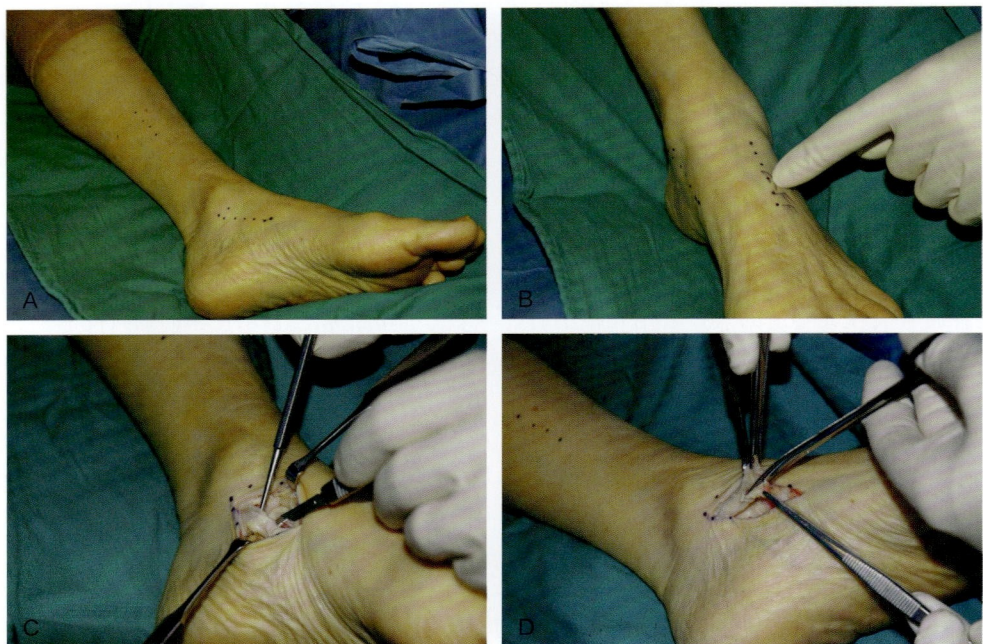

技术图7　胫后肌腱取腱的入路。A. 设计的两个内侧切口。B. 设计的足背侧切口。C~E. 胫后肌腱取腱。C. 切断胫后肌腱。D. 修剪肌腱远端（塑形）。

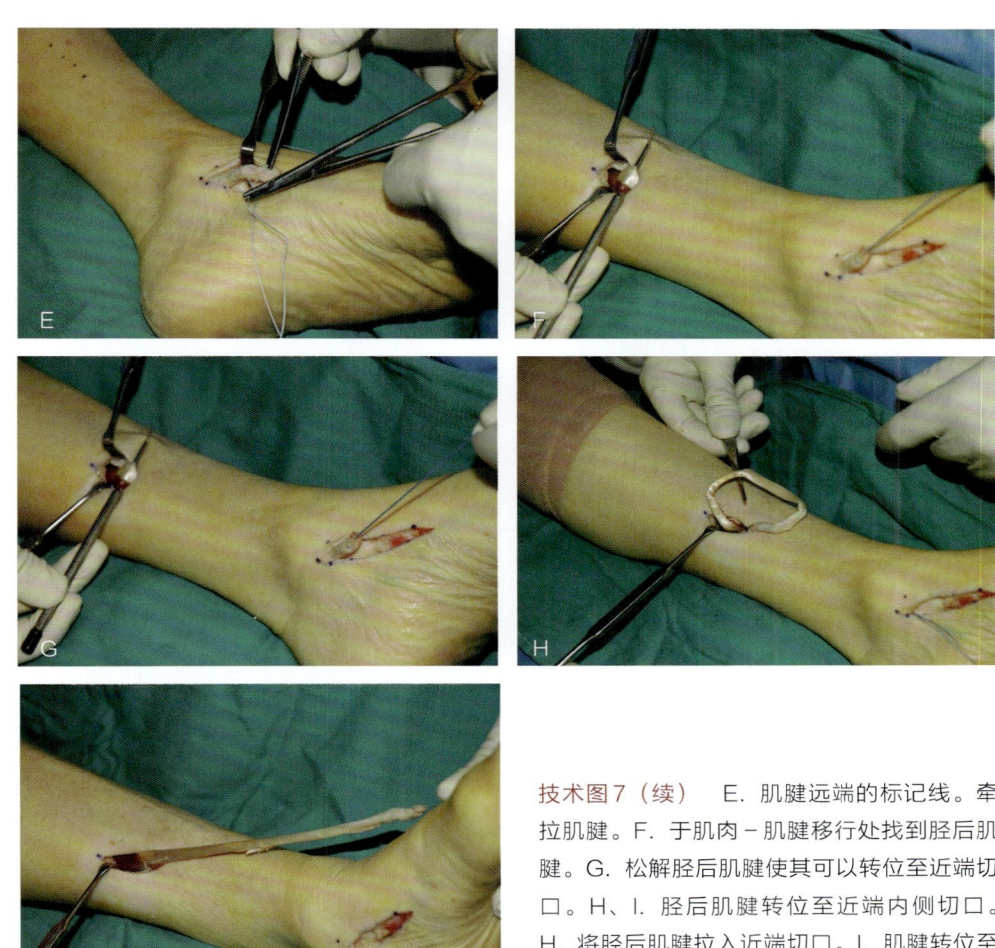

技术图7（续） E. 肌腱远端的标记线。牵拉肌腱。F. 于肌肉-肌腱移行处找到胫后肌腱。G. 松解胫后肌腱使其可以转位至近端切口。H、I. 胫后肌腱转位至近端内侧切口。H. 将胫后肌腱拉入近端切口。I. 肌腱转位至足背的计划走行。

- 保护深部血管神经束，其位于姆短伸肌的深面，经此入路常能看到。
- 显露并确认中间楔骨。
  - 笔者常规使用小号皮下针头或克氏针来标记中间楔骨周围的关节间隙，并在透视下通过这些标记针确定中间楔骨的位置（技术图8B）。
  - 保留骨膜和关节囊完整。
- 在中间楔骨中心钻一骨隧道。
  - 笔者常规先用克氏针预钻孔，透视下确定进针点和轨迹。

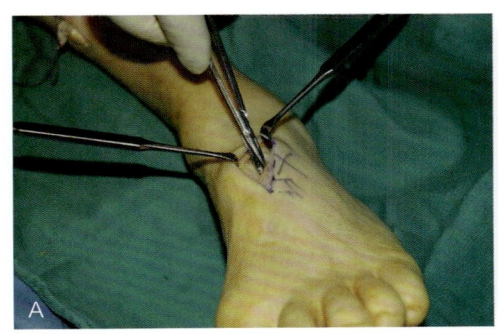 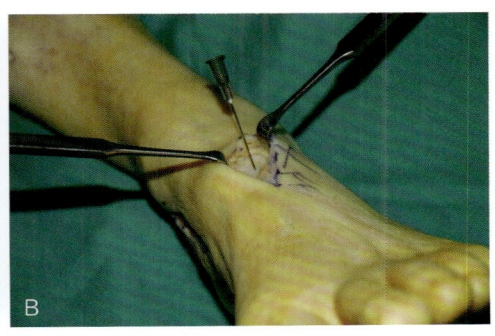

技术图8 足背骨隧道的准备。A. 中间楔骨上方的背侧切口。B. 确认并标记中间楔骨。

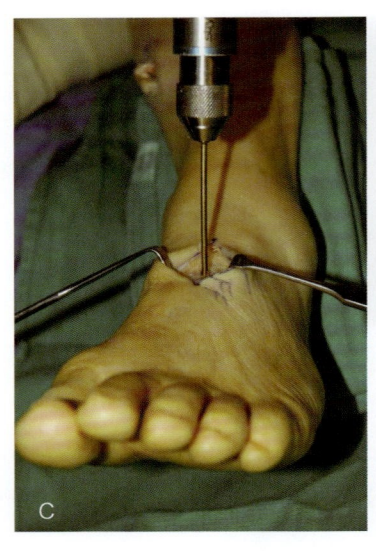
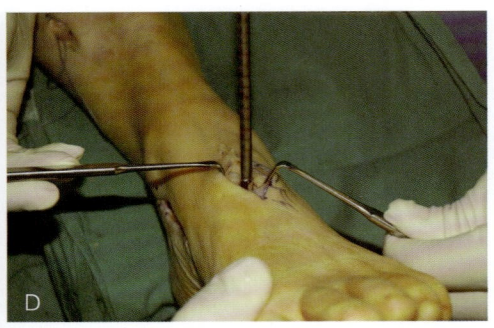

技术图8（续） C. 逐次增加钻头直径。D. 逐次增加扩髓钻直径（需谨慎，因中间楔骨并不特别大）。

- 拔去克氏针，逐次用大一号的钻头扩大隧道（技术图8C）。
  - 最大扩至直径为4.5 mm的钻头。
  - 在透视下可对钻孔进行微调，使每次钻头都位于楔骨的正中。
- 采用界面螺钉的扩髓系统将隧道扩至预期尺寸（技术图8D）。
- 笔者通常将中间楔骨隧道扩至5.0～6.0 mm。

胫后肌腱转位至足背

- 经伸肌支持带下方转位胫后肌腱会进一步减弱转位肌腱的肌力（转位后原肌腱的肌力已经下降了1级）。
- 用弯Kelly钳或扁桃体钳经足背侧切口向小腿近端内侧切口做皮下隧道（技术图9A、B）。
- 用血管钳夹持标记线，经皮下隧道将肌腱转位至足背侧切口。
- 在将肌腱固定入骨隧道内之前，通过牵拉标记线将肌腱拉入骨隧道，以确定隧道直径是否合适。
  - 用直针或钻头（带有可以穿线的孔眼）经隧道穿出足底皮肤（技术图9C、D），由于中足足弓的存在，导针或钻头会从内侧足弓穿出（技术图9E）。
  - 背伸踝关节。
  - 固定标记线，将导针或钻头从足底穿出，这样便将肌腱远端拉入骨隧道内（技术图9F）。
    - 如果骨隧道与肌腱直径不匹配，必须退出肌腱及标记线，重新扩大隧道。
  - 由于肌腱以一定角度进入骨隧道，笔者通常需要用镊子将肌腱引入骨隧道。
- 将肌腱固定至楔骨。

- 预期胫后肌肌肉和肌腱会有一定程度的拉伸或松弛，因此笔者常规将踝关节维持于背伸10°时固定肌腱。
- 用一枚合适尺寸的界面螺钉固定可能就已足够。
- 然而，笔者常在隧道的入口处用几根不可吸收缝线将隧道周围的骨膜直接缝至肌腱，以加强固定。
- 进一步加强固定。
  - 在将肌腱及标记线拉入骨隧道之前，先在隧道内置入1～2枚带线锚钉（技术图9G）。
  - 再将肌腱拉入隧道，并用锚钉固定肌腱。拉紧缝线，肌腱可能会在骨隧道内拉入更深。仍然使用界面螺钉和骨膜缝线（技术图9H）。
- 让助手维持踝关节完全背伸，牵拉足底的标记线。
- 切断标记缝线，使其回缩入皮下。
- 笔者很少会在足底使用衬垫保护的纽扣，以进一步加强肌腱的固定（技术图9I）。笔者不常规这么做是因为即使将纽扣充分衬垫，仍有引起足底皮肤坏死的风险。

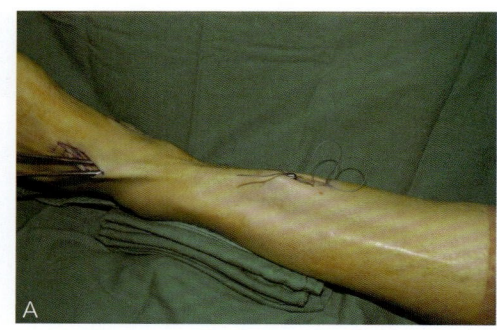

技术图9 胫后肌腱转位至足背。A. 用钝头血管钳夹持胫后肌腱的标记缝线穿过皮下隧道。

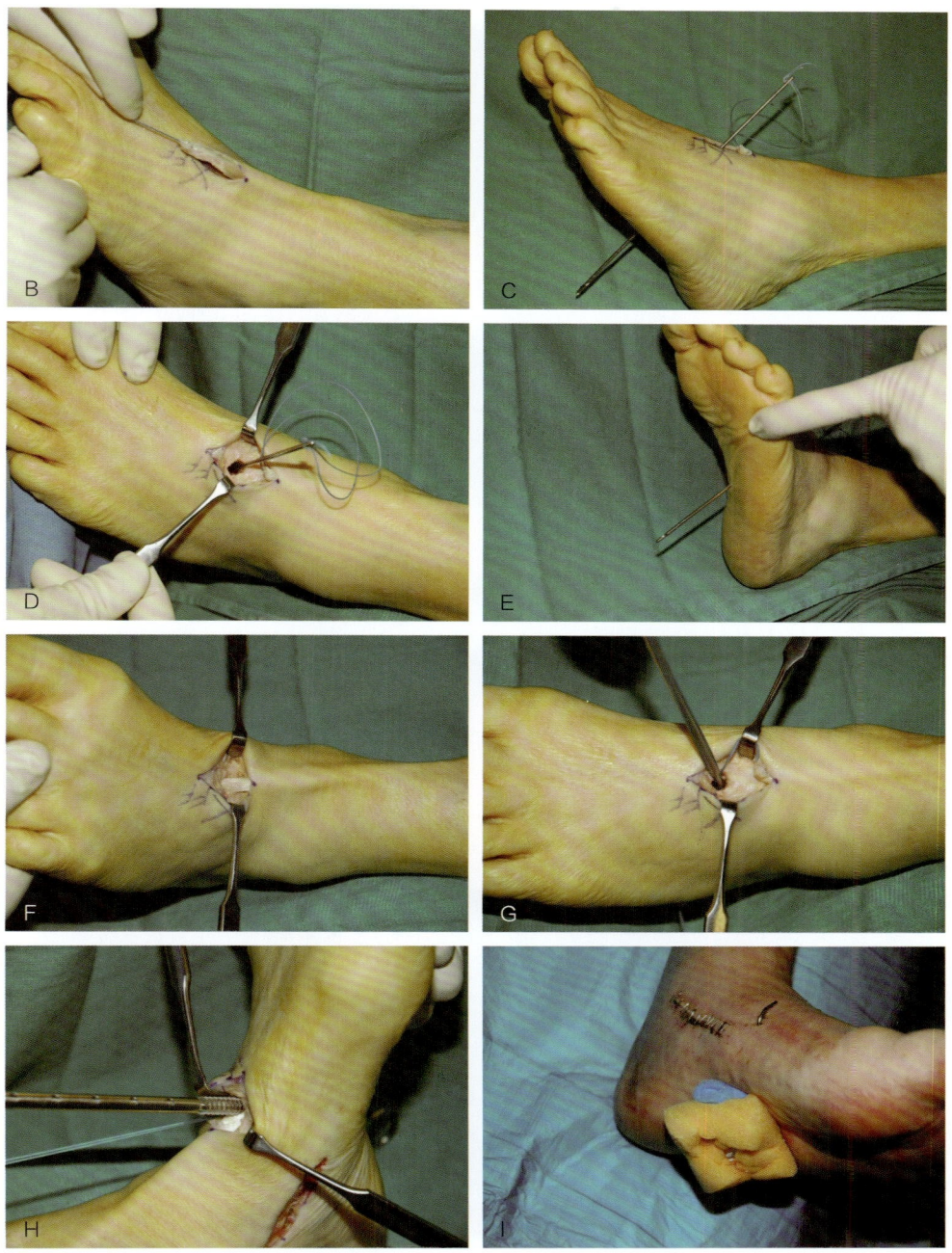

技术图9（续） B. 胫后肌腱经皮下转位至足背。C～F. 确定胫后肌腱穿过中间楔骨的骨隧道。C. 将穿有胫后肌腱标记缝线的直针穿过骨隧道。D. 直针的背侧隧道进针点。E. 直针经足底穿出。F. 背伸踝关节并牵拉穿过足底的标记缝线，将肌腱恰当地拉入骨隧道。G、H. 肌腱固定。G. 将肌腱拉入隧道前，可将带线锚钉直接置入骨隧道内，以加强固定效果。H. 背伸踝关节并牵拉足底标记线的同时，拧入界面螺钉。I. 缝线纽扣，在本病例中，在置入界面螺钉时中间楔骨发生骨折，故使用缝线纽扣来加强固定。同时注意笔者在足内侧使用2枚克氏针来进一步固定中间楔骨骨折。

Bridle 手术

- 优点：
  - "缰绳"效应为足部及踝关节提供了平衡。
  - 可能使迟缓性麻痹的患者摆脱支具。
- 缺点：
  - 对于迟缓性麻痹的患者，这种肌腱转位为静态性而非动态性。
  - 类似肌腱固定术。
    - 如果手术成功，足踝部将始终维持于中立位。

跟腱延长

- 与前述的经骨间膜转位胫后肌腱的方法一致。

胫后肌腱取腱

- 与前述的经骨间膜转位胫后肌腱的方法一致（技术图10）

腓骨长肌腱取腱

- 在确保与踝前胫骨远端切口间保持足够皮桥间距的前提下，于腓骨正后方、外踝尖近端约8 cm，即腓骨长肌肌肉-肌腱移行处水平做一长2～3 cm的切口（技术图11A）。
- 保护腓浅神经，然而对于腓总神经麻痹的患者，损伤此终末感觉支可能并不重要。

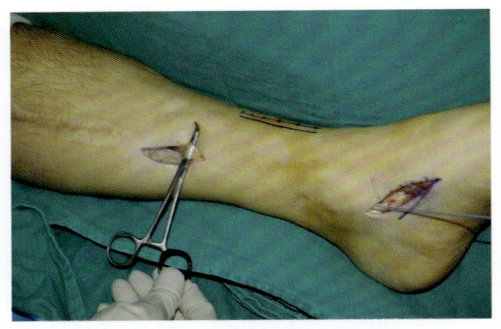

技术图10　胫后肌腱取腱以备Bridle手术。

- 在腓骨长肌肌肉-肌腱移行处上方锐性纵行切开2～3 cm的腓骨肌支持带。
- 在肌肉-肌腱移行处切断腓骨长肌（技术图11B）。
- 肌腱的远侧断端用缝线标记。
- 于外侧骰骨上方另做一2～3 cm切口（技术图11A）。
  - 保护腓肠神经。
  - 游离腓骨长肌腱，将其近端部分经足外侧切口拉出（技术图11C、D）。
- 将腓骨长肌腱卷入足远端外侧切口内以防止其干燥。
- 将腓骨长肌腱穿至踝前切口（见下文）。

经骨间膜转位胫后肌腱

- 在胫骨远端前方的外侧做一切口。

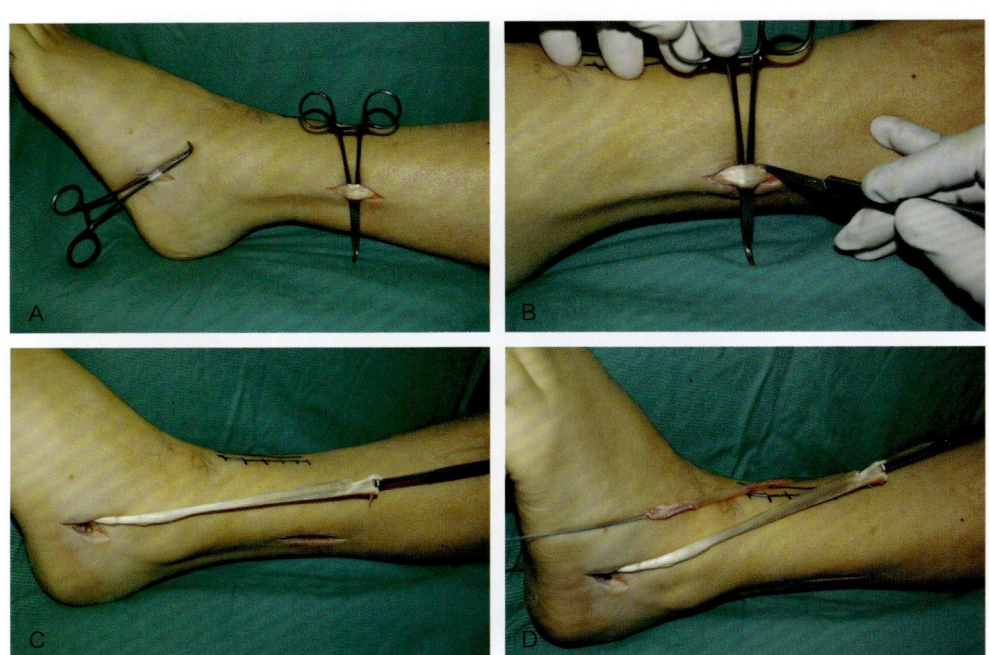

技术图11　A～C. 取腓骨长肌腱以备Bridle手术。A、B. 两个小切口，第一个切口位于腓骨长肌肌肉-肌腱移行处，另一个切口位于腓骨长肌行经骰骨处。C. 腓骨长肌腱转位至远端外侧切口。D. Bridle手术中腓骨长肌腱的预期走行（注意其亦与胫后肌腱转位的走行相似）。

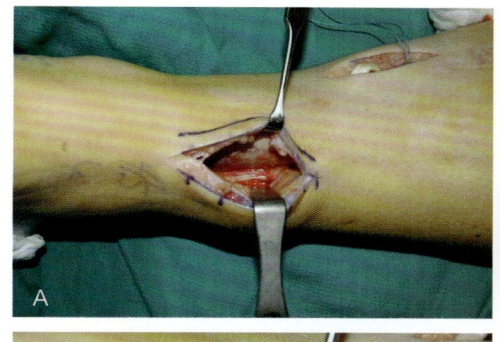
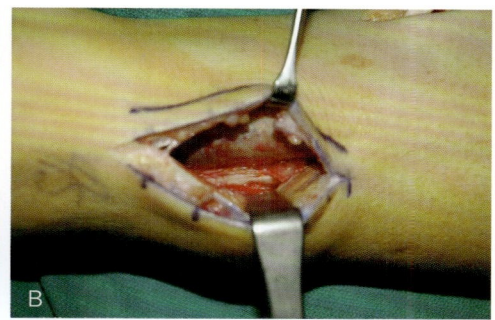
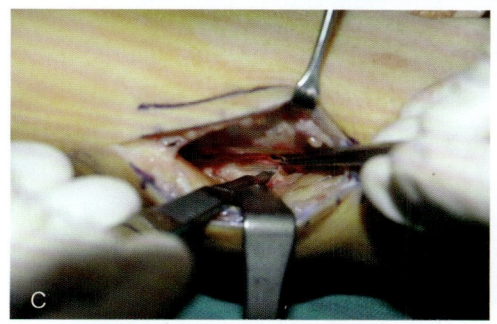
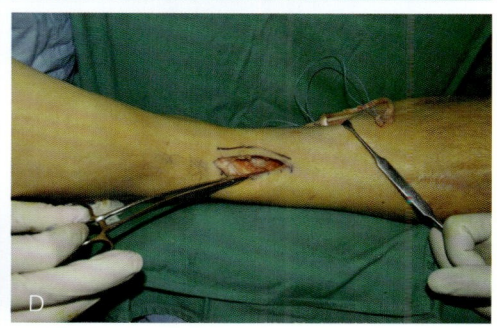
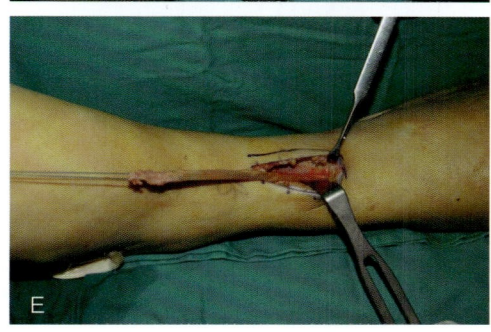

技术图 12　在骨间膜上开窗，将胫后肌腱转位至小腿前方。A. 手术入路。B. 保护深部血管神经束和腓动脉。C. 在骨间膜上开窗。D、E. 将胫后肌腱转位至小腿前方。D. 将钝头血管钳紧贴胫骨后缘从前方穿至近端内侧切口，以夹持胫后肌腱标记线。E. 确保胫后肌腱不会卡压在骨间膜窗中。

- 仔细显露前方骨间膜（技术图 12A）。
- 保护腓浅神经。
  - 打开胫前肌腱和姆长伸肌腱上方的伸肌支持带。
  - 保护深部的血管神经束（技术图 12B）。
- 注意保护走行于前方骨间膜的腓动脉分支。
- 在骨间膜远端开一大窗（技术图 12C）。
  - 从胫骨至腓骨。
  - 长约 4 cm。
- 将一把弯 Kelly 钳或扁桃体钳紧贴胫骨后方穿过骨间膜，并从近端内侧切口穿出（技术图 12D）。
  - 为避免损伤后方的血管神经束（胫神经、胫后动脉），血管钳应紧贴胫骨后缘。
- 用扁桃体钳夹持胫后肌腱远端的标记线。
- 将标记线和胫后肌腱从内侧切口拉至外侧切口，保持肌腱紧贴胫骨后缘（技术图 12E）。
- 确保骨间膜上的开窗不会挤压转位肌腱。若存在狭窄，则有必要将开窗进一步扩大，从而使转位肌腱能在胫腓骨间顺畅滑动。
- 将肌腱末端留在伤口内避免其干燥。

腓骨长肌腱转位

- 用 Kelly 钳从胫骨远端前方切口向足外侧切口做一皮下隧道（技术图 13A）。
  - 用血管钳仔细分离软组织，避免其他组织嵌入隧道内。
  - 夹持腓骨长肌腱的标记线，将其由足外侧切口转位至胫骨远端前方切口（技术图 13B）。

经胫前肌腱转位胫后肌腱

- 保持踝关节背伸，于近端牵拉胫前肌腱的同时，在胫前肌腱上做一小切口。
  - 这样可以在胫前肌腱固定至胫后肌腱之前，保持胫前肌腱远端部分的张力。
  - 避免于胫前肌腱原位做切口，这样会使内侧失去张力，无法起到缰绳效应。
- 将胫后肌腱经该小切口穿过胫前肌腱（技术图 14）。

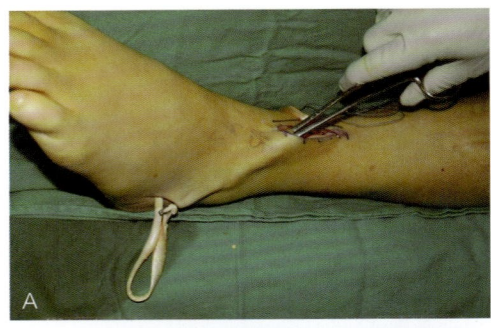
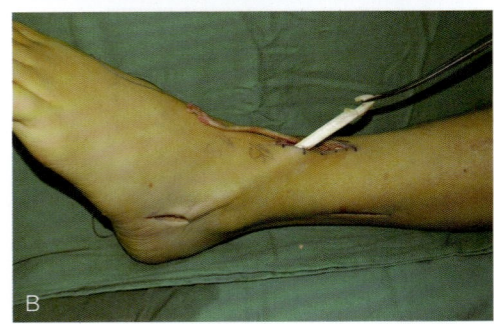

技术图13 将腓骨长肌腱从足远端外侧切口转位至小腿前方切口。A. 经皮下隧道夹持腓骨长肌腱的游离末端。B. 肌腱转位完成。

- 若需要胫前肌腱与胫后肌腱间更牢靠的固定，可以考虑行鱼嘴样编织缝合。
  - 虽然两肌腱间更多的组织缝合可以增加固定强度，但同时亦会降低胫后肌腱的延展性，导致固定于中间楔骨隧道内的胫后肌腱远端长度减少。

足背固定点的准备和胫后肌腱的固定

- 和前述的胫后肌腱转位至胫骨前方相似（见前文）。
  - 转位至中间楔骨。
- 可能需另做切口（前方两个有限小切口），或者将胫骨远端前方切口延伸至足背（单个前方扩大切口）。

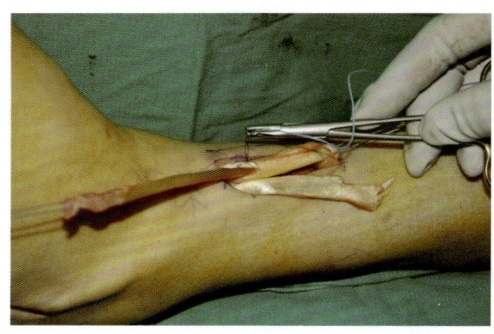

技术图14 经胫前肌腱转位胫后肌腱，注意预张胫前肌腱以获得最佳的张力。

- 于中间楔骨钻取一骨隧道（技术图15A）。
- 用弯Kelly钳自足背侧切口向近端小腿前方切口做一皮下隧道。
- 用Kelly钳夹持标记缝线，将肌腱经皮下隧道拉至足背切口（技术图15B）。
- 在将肌腱固定入骨隧道内之前，通过牵拉标记线将肌腱拉入骨隧道，以确定隧道直径是否合适。
  - 将直针或钻头（带有可以穿线的孔眼）穿过骨隧道后，穿出足底皮肤（技术图15C）。由于中足足弓的存在，导针或钻头会从内侧足弓穿出（技术图15D）。
  - 背伸踝关节。
  - 固定标记缝线，将导针或钻头从足底拉出，这样便可将肌腱远端拉入骨隧道内（技术图15E）。
- 将胫后肌腱以合适的张力固定于中间楔骨的骨隧道内，固定方式与前述技术的固定方法相似（界面螺钉或辅以带线锚钉隧道内固定）（技术图15F、G）。

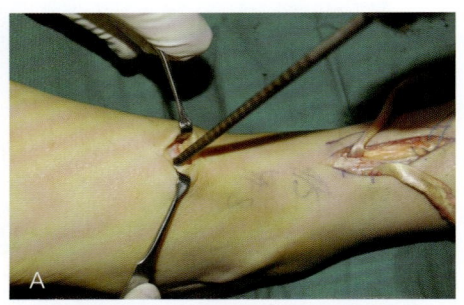
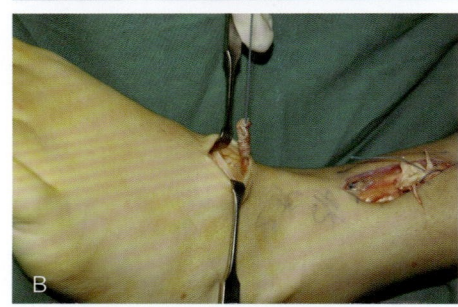
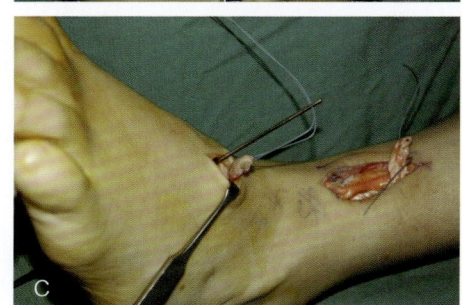

技术图15 A. 于中间楔骨钻取骨隧道。B~G. 将胫后肌腱从小腿前方切口转位至足背。B. 肌腱经皮下隧道转位至足背。C. 将穿有胫后肌腱标记缝线的直针穿过骨隧道。

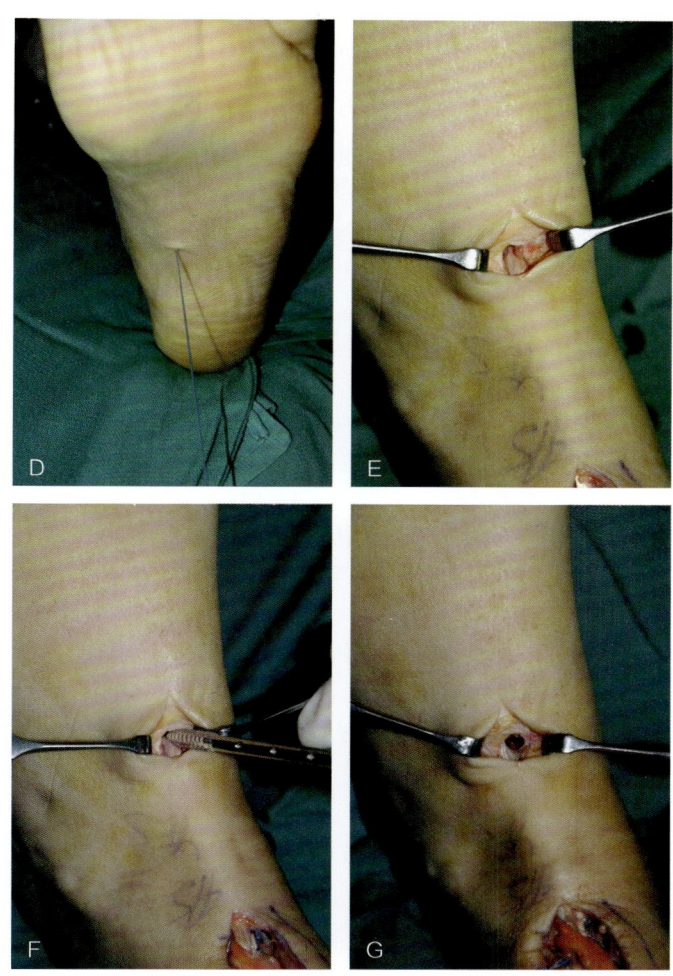

技术图15（续） D. 牵拉足底标记线。E. 肌腱穿入中间楔骨的骨隧道内。F. 置入界面螺钉。G. 界面螺钉完全进入，并获得合适的胫后肌腱张力。

将胫前肌腱及腓骨长肌腱固定至胫后肌腱并维持张力

- 将踝关节维持于背伸10°。
- 平衡足部的内外翻，应将其置于中立至后足轻度外翻位。
- 胫前肌腱。
  - 向近端牵拉胫前肌腱，在胫后肌腱穿过胫前肌腱处将两者相互缝合。
  - 在胫后肌腱穿过胫前肌腱的近端和远端，行数道侧-侧缝合，以加强固定。
- 腓骨长肌腱。
  - 在腓骨长肌腱穿过胫骨远端和踝关节前方处施加最大程度的张力，将其缝至胫后肌腱（技术图16）。
- 在没有支撑的情况下，仍应维持踝关节于背伸及后足中立位。

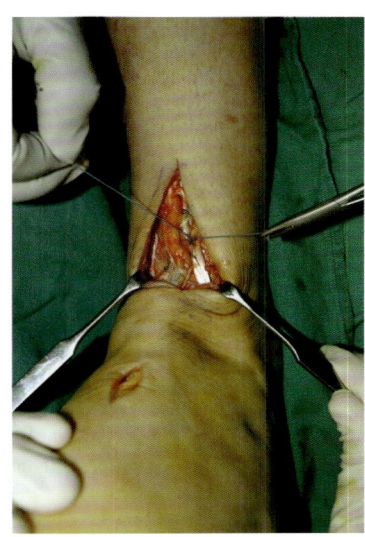

技术图16 平衡足部，将胫前肌腱与腓骨长肌腱固定至转位的胫后肌腱，以形成缰绳效应。

要点与失误防范

转位肌腱的张力	• 张力宁高勿低,在肌腱转位时要预见到转位肌腱会有部分拉伸松弛
跟腱延长	• 应放宽腓肠肌-比目鱼肌复合体延长的指征。显然,对于跟腱挛缩的患者,行跟腱延长是必要的。转位即刻胫后肌腱肌力便下降1级,因此减弱转位肌腱拮抗肌的肌力需要谨慎。必须避免过度延长跟腱
残留肌肉的功能	• 确保胫后肌腱功能完好,否则转位为非动力性,而仅是简单的肌腱固定。对于迟缓性麻痹的患者,其手术目的是肌腱固定,但不适用于继发于腓总神经麻痹的足下垂
胫后肌腱转位的路径	• 经骨间膜转位胫后肌腱可能导致其狭窄。鉴于患者已不存在残留的腓骨肌腱功能(外翻),因此经胫骨前方转位胫后肌腱是有效的转位方式,且无狭窄的风险
Bridle 手术	• 通过维持胫前肌腱和腓骨长肌腱转位部分合适的张力来平衡足部
固定转位肌腱	• 由于有新型锚钉技术,通常已无需在足底使用纽扣固定标记缝线

术后处理

- 笔者通常在手术室内即用衬垫良好的短腿石膏将踝关节固定于最大背伸位,以保护转位肌腱。
- 术后第1次随访时(2~3周),拆除石膏,但维持踝关节背伸。
  - 为保护转位肌腱,严格禁止踝关节跖屈。
  - 可使用新的短腿石膏,以允许触地负重。
- 第5~6周术后随访。
  - 拆除短腿石膏,继续保护性背伸。
  - 检查伤口。
    - 在禁止踝关节跖屈的前提下,拆除石膏。
  - 可以考虑暂以踝-足支具(AFO)固定。
  - 此时,笔者通常让患者以短腿行走石膏固定,将踝关节固定于接近最大背伸位,并鼓励患者行走。
- 术后8~10周。
  - 患者可以不再使用石膏。
  - 踝-足支具保护下行走直至术后4~5个月。使用支具的最后1个月,医生可以考虑调节踝-足支具的铰链,将踝关节跖屈至中立位。
  - 睡觉时使用控制踝关节活动的保护靴,直至术后4~5个月。
  - 开始物理治疗,锻炼作为踝关节背伸肌的胫后肌腱功能。
- 术后6个月内不建议恢复无支具保护的完全功能锻炼。

预后

- 对于大多数患者,选择性进行胫后肌腱转位和Bridle手术可以获得满意的疗效。

并发症

- 感染
- 伤口裂开。在开始主动背伸活动前伤口必须已经愈合(由于术后石膏固定8周,伤口通常不是问题)。
- 肌腱转位固定点失效,采用新的锚钉系统后失效率降低。
- Bridle手术后不平衡,术中胫前肌腱和腓骨长肌腱需保持合适的张力。

(武勇 译,施忠民 审校)

参考文献

[1] Elsner A, Barg A, Stufkens SA, et al. Lambrinudi arthrodesis with posterior tibialis transfer in adult drop-foot. Foot Ankle Int 2010;31:30-37.

[2] Hove LM, Nilsen PT. Posterior tibial tendon transfer for drop-foot. 20 cases followed for 1-5 years. Acta Orthop Scand 1998;69:608-610.

[3] Mizel MS, Temple HT, Scranton PE Jr, et al. Role of the peroneal tendons in the production of the deformed foot with posterior tibial tendon deficiency. Foot Ankle Int 1999;20:285-289.

[4] Morita S, Muneta T, Yamamoto H, et al. Tendon transfer for equinovarus deformed foot caused by cerebrovascular disease. Clin Orthop Relat Res 1998;(350):166-173.

[5] Rodriguez RP. The Bridle procedure in the treatment of paralysis of the foot. Foot Ankle 1992;13:63-69.

[6] Soares D. Tibialis posterior transfer for the correction of foot drop in leprosy. Long-term outcome. J Bone Joint Surg Br 1996;78(1):61-62.

[7] Sundararaj GD. Tibialis posterior transfer (circumtibial route) for foot-drop deformity. Indian J Lepr 1984;56:555-562.

第131章 第5跖骨骨折切开复位内固定术

Open Reduction Internal Fixation of Fifth Metatarsal Fractures

Jeannie Huh and Mark E. Easley

定义

- 跖骨骨折中,第5跖骨骨折的发生率最高,其中跖骨近端骨折最为常见[8]。
- 根据骨折的区域或位置,第5跖骨近端骨折通常分为三类(图1):
  - Ⅰ区:跖骨结节撕脱性骨折,骨折线可累及第5跖骨与骰骨关节。
  - Ⅱ区:经典的"Jones 骨折",骨折位于干骺端与跖骨干交界处,骨折线可延伸至第4和第5跖骨间关节,但不超过该关节。
  - Ⅲ区:跖骨干近端应力性骨折(疲劳骨折)。
- 由于不同骨折类型的愈合特点和治疗方案存在差异,因此确定正确的分区至关重要。

解剖

- 第5跖骨由跖骨头、干、干骺端和结节组成。
- 结节位于第5跖骨最近端及跖侧的结构。
- 第5跖骨近端与骰骨、第4跖骨形成关节。
- 4大重要的软组织附着于第5跖骨近端:
  - 腓骨短肌腱附着于结节背外侧。
  - 第3腓骨肌腱附着于干骺端背侧。
  - 跖筋膜外侧束附着于第5跖骨基底部的跖侧。
  - 背侧、跖侧及骨间韧带附着于第4和第5跖骨基之间。
- 第5跖骨近端血供来源于两方面(图2):
  - 干骺端动脉供应第5跖骨结节。
  - 髓内滋养动脉从跖骨干近端的内侧皮质进入,逆行至跖骨干与干骺端交界处。
  - 血管交汇区域形成了相对无血管的分水岭区,这些部位骨折不易愈合[13]。
- 腓肠神经背外侧分支位于跖骨结节近端2~3 mm,常走行于内固定手术切口处[4]。
- 腓骨长肌走行于骰骨外侧面,然后于第5跖骨基底部近端转向跖侧(图3)。

发病机制

- 不同部位骨折的损伤机制存在差异:
  - Ⅰ型骨折(结节骨折)由于足内翻时作用于腓骨短肌腱或跖筋膜外侧束的力量所致。
  - Ⅱ型骨折(Jones 骨折):踝关节位于跖屈位,前足受到间接的、极度内翻暴力所致。
    - 由于第4和第5跖骨基底部韧带限制其移位,导致韧带近端第4和第5跖骨间关节水平处骨折。
  - Ⅲ型骨折(跖骨干应力骨折):由过度使用或过度负荷损伤引起。

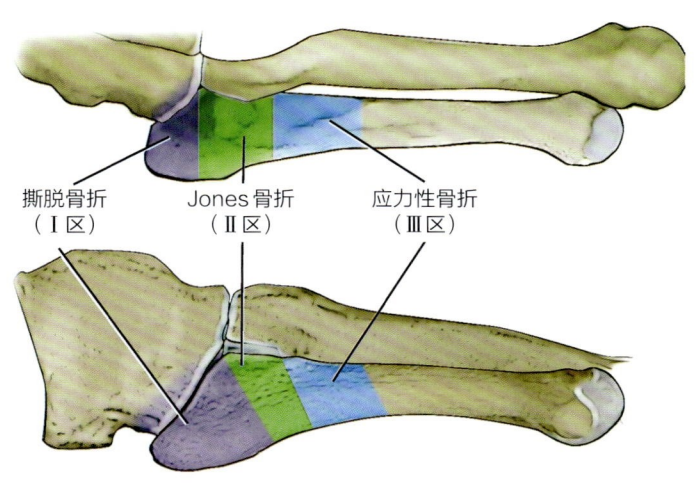

图1　第5跖骨近端骨折解剖结构与骨折类型。

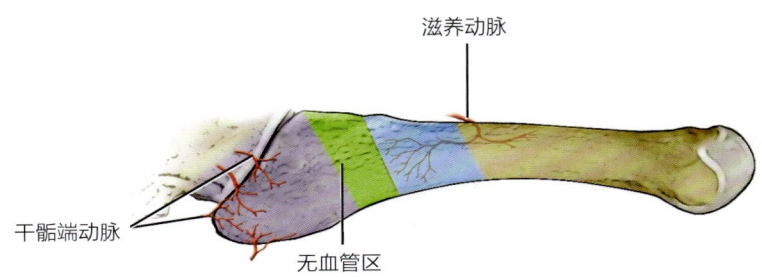

图2　第5跖骨近端血供情况：注意干骺端动脉与位于骨干-干骺端交界处的髓内滋养动脉之间的分水岭区，这部位骨折的延迟愈合和骨折不愈合的风险高。

- 此类骨折可由急性或慢性损伤引起。
- 后足潜在的内翻常引起足外侧的过度负荷，是第5跖骨近端骨折的一大诱因，如果在手术固定时未予以处理，可能会导致骨不连及再骨折的发生[11]。

自然病程

- Ⅰ型骨折（结节骨折）通过保守治疗可达到愈合。尽管患者可以期望恢复到受伤前的功能水平，但可能需要6个月或更长时间[5]。
- Ⅱ型骨折（Jones骨折）采用保守治疗，其骨折延迟愈合和不愈合的发生率较高（最高达28%）[1]，这与其骨折部位有关。
  - 该骨折位于相对无血管分水岭区域。
  - 尽管采取制动，但腓骨短肌和跖筋膜外侧束可使骨折断端继续活动。
- Ⅲ型骨折（跖骨干应力骨折）发生延迟愈合和骨折不愈合的风险同样较高（非手术治疗其发生率高达25%）[2]。

病史和体格检查

- 病史
  - 通常在体育运动过程中损伤足部，多见于足球或篮球运动。
  - 非运动员滑倒时，足内翻是最常见的损伤机制。
  - 对于过度使用性损伤，患者一般会有先兆症状。
  - 常主诉在负重情况下足部外侧缘疼痛和局部压痛，该局部压痛可以通过直接触诊诱发。
- 体格检查
  - 足部外侧缘局部肿胀和皮下瘀斑。
  - 足外翻可引起疼痛或无力。
  - 评估可能导致足外侧缘过度负荷的潜在因素（如后足内翻），如果行第5跖骨近端骨折固定术时未予以处理，将会影响骨折愈后。
  - 通过触诊跗跖关节复合体和观察足底是否存在瘀斑，评估跗跖关节是否损伤。

影像学和其他诊断性检查

- 足正位、侧位及斜位X线检查足以诊断第5跖骨近端骨折（图4A～C）。
- 如果怀疑跗跖关节损伤，需行负重位X线检查。
- CT扫描较少用于诊断，但有利于区分急慢性骨折及判断治疗后骨折愈合的程度（图4D、E）。

鉴别诊断

- 骰骨骨折。
- 第5跖骨干骨折。
- 跗跖关节损伤。

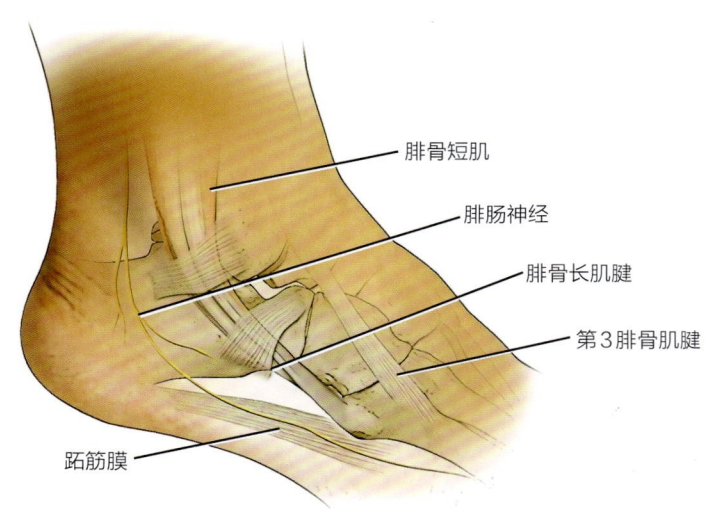

图3　第5跖骨骨折手术内固定时易损伤的结构。通常情况下，将腓肠神经和腓骨短肌腱向背侧牵拉；腓骨长肌腱向跖侧牵拉。

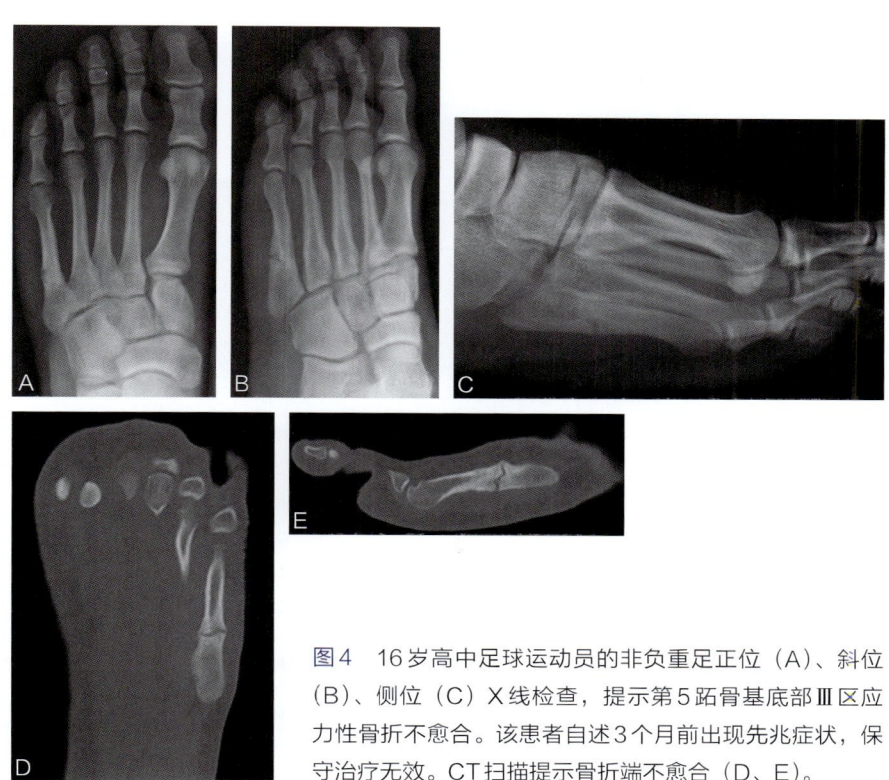

图4 16岁高中足球运动员的非负重足正位（A）、斜位（B）、侧位（C）X线检查，提示第5跖骨基底部Ⅲ区应力性骨折不愈合。该患者自述3个月前出现先兆症状，保守治疗无效。CT扫描提示骨折端不愈合（D、E）。

非手术治疗

- 保守治疗的指征如下：
  - Ⅰ区骨折。
  - Ⅱ和Ⅲ区骨折活动要求较低的患者。
  - 伴有其他合并症不宜手术者。
- Ⅰ区骨折：穿戴硬底鞋或行走靴耐受下负重6～8周。
- Ⅱ和Ⅲ区骨折：石膏管型非负重6周，然后行走靴制动并逐步增加负重6周。

手术治疗

- 第5跖骨近端骨折内固定手术指征与以往相同。
- 手术指征具体如下：
  - 发生Ⅱ和Ⅲ区骨折的运动员或希望尽快恢复活动的患者[1,2,7]。
  - 了解到保守治疗可能导致骨折不愈合风险而选择手术者[1,2,7]。
  - Ⅲ区骨折患者伴有症状性骨折延迟愈合或不愈合[2,3]。
  - Ⅰ区骨折患者伴有症状性骨折延迟愈合或不愈合。

术前计划

- 决定采用合适的内固定类型和方法。
  - 经皮髓内螺钉固定术最为常用。
    - 不同的螺钉有各自的优缺点（实心螺钉 vs. 空心螺钉、不锈钢 vs. 钛合金螺钉、全螺纹 vs. 半螺纹螺钉 vs. 可调加压螺钉）。
    - 各类螺钉的生物力学特性各不相同，但临床上没有哪一种螺钉的性能优于其他类型螺钉。
  - 最近，低切迹、预塑形的第5跖骨近端钢板备受欢迎，已经成为另一种内固定选择。钢板的近端末端有钉齿或钩子，可以固定跖骨近端骨折并防止其旋转。第5跖骨近端骨折钢板固定的指征如下：
    - 粉碎性的Ⅱ区骨折（图5）。
    - 骨质疏松性骨折。
    - 髓内螺钉固定失败进行翻修手术者。
    - 不宜采用髓内螺钉固定者（比如跖骨皮质不完整；髓腔直径过小而无法容纳最小4.5 mm螺钉）。
    - Ⅰ区骨折伴有症状性延迟愈合或骨折不愈合者。
- 决定是否需要植骨
  - 对于粉碎性骨折、骨质疏松性骨折、骨质延迟愈合和骨折不愈合的患者，建议从同侧跟骨取骨进行植骨。
- 判断是否存在引起足外侧缘过度负荷的潜在因素（比如后足内翻、慢性踝关节外侧不稳定）。在进行第5跖骨骨折内固定术时，同时采取手术或保守治疗（如矫形器、支具）处理这些因素。

体位

- 患者仰卧位，在患肢同侧臀部放置垫板使下肢内旋，以便更好地暴露足外侧面。

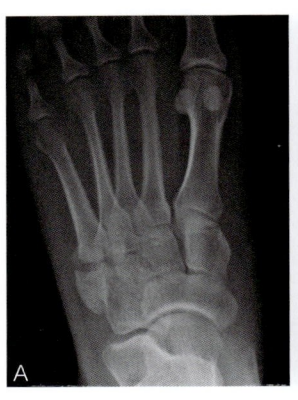
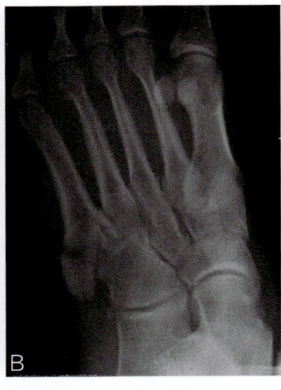
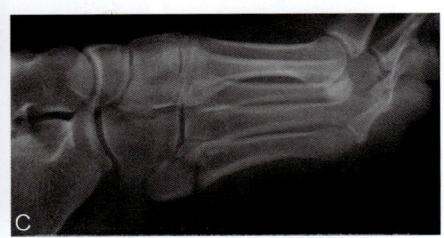

图5　34岁女性的非负重足正位（A）、斜位（B）、侧位（C）X线检查，提示第5跖骨基底部Ⅱ区粉碎性骨折。

- 将患足放置在手术台侧缘，对于部分病例，便于使用小型透视机，将其作为手术台的外侧延伸。
- 使用小腿止血带防止术中出血，影响手术视野。将止血带放置在腓骨头的远端，防止压迫腓总神经。

经皮髓内螺钉内固定术

切口及分离软组织
- 该手术入路与长骨髓内螺钉固定术相似。
- 从第5跖骨基底部近端1 cm处沿纵轴做一长约2 cm的切口。避免仅通过第5跖骨基底部的顶点作为标记进入，因为这会使进针点过于偏向跖侧而非跖骨长轴。
- 确认并保护以下3种结构：
  - 位于切口附近的腓肠神经背外侧分支。
  - 附着于结节背外侧的腓骨短肌腱。
  - 行走于骰骨外侧面、跖侧及第5跖骨基底部的腓骨长肌腱。
- 将腓肠神经和腓骨短肌腱向背侧牵拉，腓骨长肌腱向跖侧牵拉进行保护。
- 在定位、钻孔及开孔全过程中，应使用软组织套筒保护这些有损伤风险的结构。

导针定位和钻孔
- 在"高而内"的进针点置入导针。该位置相对于第5跖骨近端末端的背内侧面，有利于导针进入跖骨的纵轴（技术图1A、B）。

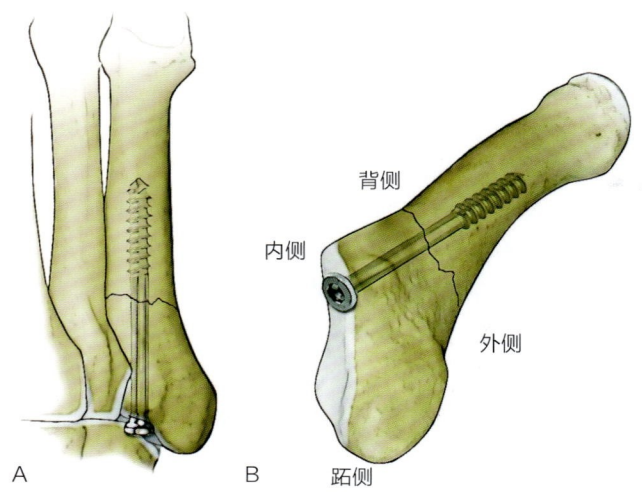

技术图1　第5跖骨近端骨折髓内固定"高而内"的进针点和螺钉位置。以第5跖骨基底部背内侧进钉，可使螺钉与跖骨髓腔在同一直线上。A. 冠状位下第5跖骨内螺钉的相对位置。B. 透视位第5跖骨近端内螺钉的位置。

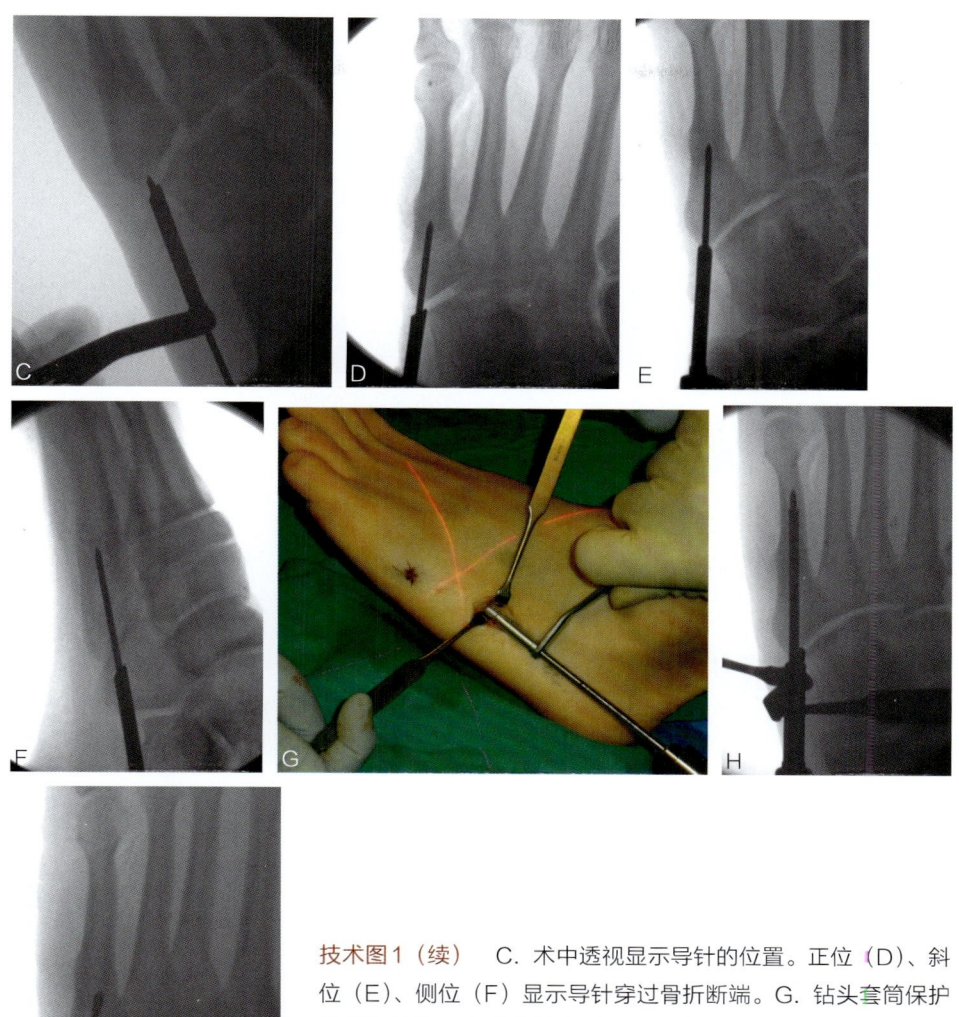

技术图1（续） C. 术中透视显示导针的位置。正位（D）、斜位（E）、侧位（F）显示导针穿过骨折断端。G. 钻头套筒保护软组织结构；当术中钻孔时，还需牵开腓骨肌腱和腓肠神经。H. 透视图示钻孔的深度应该使半螺纹螺钉的所有螺纹穿过骨折断端。I. 透视图示在骨折不愈合处对硬化骨进行钻孔，促进骨折愈合。

- 透视确定进钉点，三平面透视（正、侧、斜位）至关重要。
  - 从斜位透视开始，该位置可以显示跖骨的侧面，是最容易判断导针进针点的位置（技术图1C）。
  - 避免继续进针直至正侧位透视明确导针位置合适，一旦在理想进针点附近钻孔将很难微调，因为导针容易进入位置不佳的钻孔内。
- 在确定导针最佳进针点后，瞄准导针使其部分进入第5跖骨髓腔中心（技术图1D～F）。
- 确认导针轨迹合适后，将导针穿过骨折断端或骨折不愈合处。
  - 由于第5跖骨是弧形的，而髓内固定的螺钉是笔直的，因此导针、钻孔、丝攻和螺钉仅需越过骨折断端，从而使螺钉的全部螺纹位于骨折或不愈合处的远端。这通常仅涉及跖骨近端的50%。如果内固定螺钉太长，可能会撞击第5跖骨远端内侧皮质，从而形成骨折端的外侧皮质间隙，并可能会引起骨折不愈合。
  - 如果导针在钻孔或丝攻过程中被拔出，则需将导针固定在跖骨更远处，但不需要进一步钻孔或丝攻钉道。
- 使用带套筒的空心钻沿着导针钻孔，直到越过骨折线（技术图1G、H）。
- 对于骨折不愈合处，采用直径较小的钻头去破坏不愈合处的硬化骨，促进骨折愈合（技术图1I）。

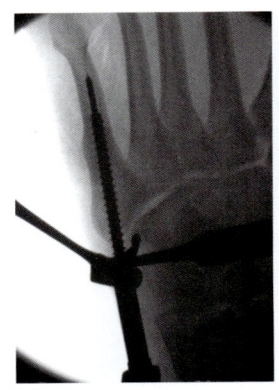

技术图2　经皮髓内螺钉内固定术中使用丝攻。透视X线提示丝攻与跖骨干内侧皮质相接触。丝攻的距离应该使半螺纹螺钉的所有螺纹穿过骨折断端。

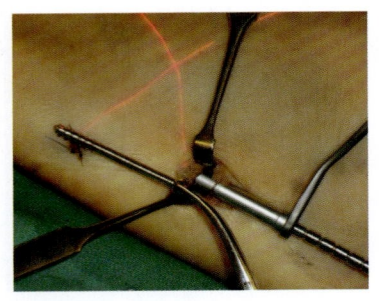

技术图3　确定螺钉的长度。术者将螺钉放置在跖骨附近进行对比。虽然这种方法有一定的误差,但可以初步了解螺纹穿过骨折端所需的螺钉长度。

使用丝攻

- 在软组织套筒的保护下,沿着导针引入丝攻(技术图2)。
- 丝攻主要有两个作用:
  ○ 为螺钉准备钉道。
  ○ 估计植入螺钉的大小,以获得最佳把持力。需要逐步增加丝攻的直径。
- 术者用一只手进行丝攻操作,另一只手固定跖骨远端抵抗旋转力。
- 丝攻需要使螺钉所有螺纹穿过骨折断端或不愈合处。
- 螺钉的最佳直径取决于丝攻尺寸,其在每一圈丝攻时都可在远端骨块产生坚固的扭力。

确定螺钉的大小

- 螺钉的直径:
  ○ 理想的螺钉直径由丝攻的直径大小决定,以能最佳把持远端骨块为准。
  ○ 螺钉过大可能有皮质损伤和应力遮挡的风险。
  ○ 尽管生物力学实验结果建议采用较大直径的螺钉,但其临床证据较少。
  ○ 对于骨骼发育成熟的患者,一般建议采用直径≥4.5 mm的髓内螺钉[9,12]。
- 螺钉的长度:
  ○ 螺钉的最佳长度为全部螺纹穿过骨折端,而不接触远端内侧皮质。因为这样可能会导致外侧皮质出现间隙及潜在骨折不愈合。
  ○ 螺钉的长度可通过以下3种方法确定:
    - 当髓内导针针尖位于理想位置时,使用空心测深器测深,确保测深器紧贴跖骨。
    - 使用双导针测量其差值,髓内导针位于理想位置,另一根导针放置在第5跖骨基底部,测量其差值。
    - 将螺钉放在第5跖骨基底部,观察螺钉的螺纹是否完全穿过骨折断端(这种方法有一定的放大效果)(技术图3)。

植入螺钉

- 选择合适直径和长度的螺钉后,按照准备好的钉道植入螺钉。
- 当螺钉拧入远端骨折处,术者需要用另一只手(技术图4A):
  - 抵抗螺钉在远端骨块产生的扭力。这样螺钉才能在骨折处无过度旋转的情况下顺利进入跖骨。
  - 在远端骨块施加轴向压力以提供加压,确保螺钉完全进入骨折部位,而无骨折端张开。
- 最后通过三平面透视判断螺钉的螺纹全部穿过骨折部位,且骨折端已复位且加压间隙减小(技术图4B~D)。

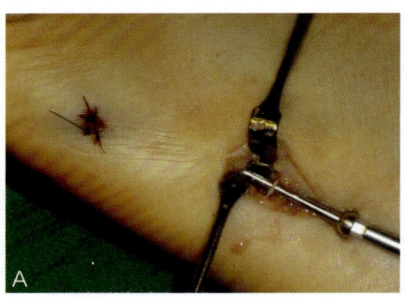

技术图4　置入髓内螺钉。A. 图示术者一只手拧螺钉,另外一只手固定远端骨块。该操作可给予跖骨轴向压力,且可以评估螺钉是否与远端骨块内侧皮质把持是否良好。

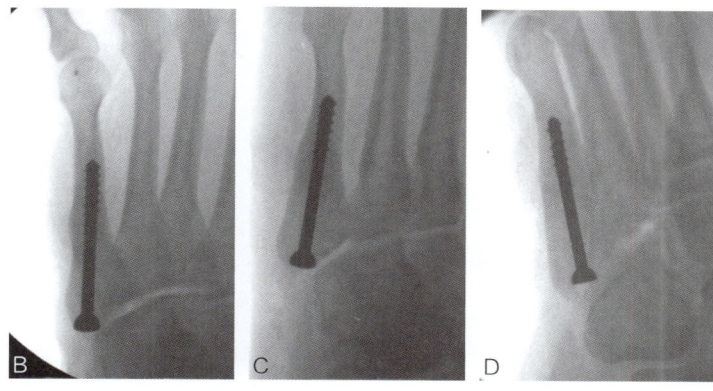

技术图4（续） 足正位（B）、斜位（C）和侧位（D）透视提示螺钉位置良好，螺钉所有螺纹均穿过骨折断端。骨折已复位，且没有相关的应力性骨折。

使用低切迹、预塑形的第5跖骨近端骨折接骨板行切开复位内固定术

切口及分离软组织

- 从跖骨结节近端1 cm处沿第5跖骨外侧缘做一长约5 cm的切口（技术图5A）。
  - 识别并保护腓肠神经背外侧支。
  - 识别腓骨短肌及腓骨长肌分别向背侧及跖侧牵开。
  - 在最小阻力下轻柔牵开腓肠神经。
- 沿着切口分离背侧和足底侧皮瓣，显露出跖骨近端。
- 跖骨结节是钢板近端钉齿固定点，需要分离软组织和骨膜。避免过度剥离其他软组织和骨膜（技术图5B）。

开始复位

- 有些患者骨折端可能没有移位，不需要进行常规意义上的复位。
- 对于需要复位者，仅在骨折处剥离2 mm骨膜和软组织。
  - 轻柔冲洗并清理骨折端嵌入的软组织和血肿。
  - 必要时，可在骨折断端进行植骨（技术图6A）。
  - 复位后，采用点式复位钳或克氏针临时固定。
- 将钢板导向器放置在跖骨近端外侧缘合适的位置，使钢板与骨面紧密贴合，使用匹配的克氏针进行临时固定。
- C臂透视下确定骨折复位情况和钢板导向器的位置（技术图6B~D）。
- 用1.75 mm钻头在近端导向孔内钻2个穿透跖骨结节皮质的钉孔。

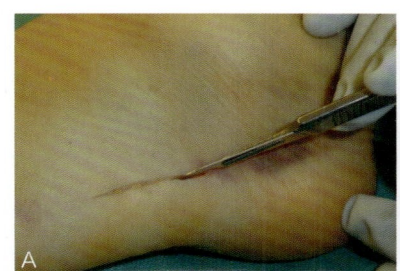 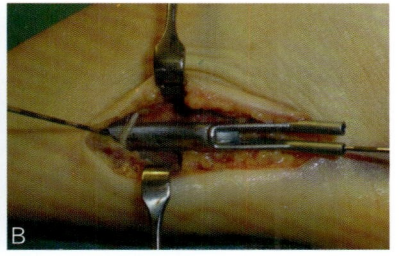

技术图5　A. 第5跖骨近端骨折钢板内固定术的手术切口。切口应位于跖骨近端轴线的中心，并向结节近端延伸约1 cm。B. 钢板导向器放置在跖骨近端合适的位置上。注意跨过切口部分的腓肠神经分支，全程应予以保护，同时注意已经保留在导向器下方的第5跖骨软组织和骨膜。

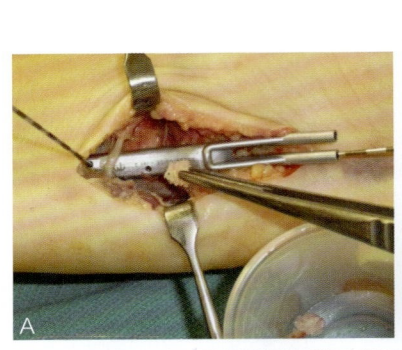
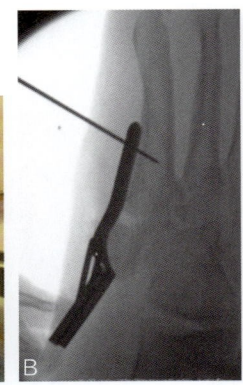
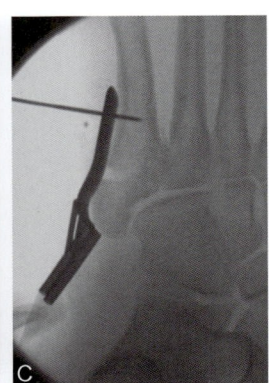
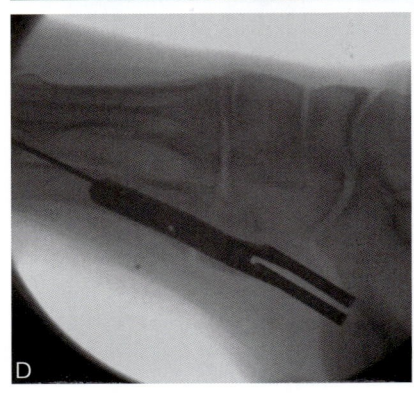

技术图6　A. 必要时，可在骨折断端处植骨。足正位（B）、斜位（C）和侧位（D）透视提示钢板与跖骨外侧皮质紧密贴合。

放置钢板
- 选择合适长度的钢板。
- 移除钢板导向器，将钢板近端钩子固定至跖骨结节钻孔内（技术图7A）。
- 使用敲击器将钢板近端钩子完全植入骨内（技术图7B）。
- 采用X线透视确定钢板的位置。钢板应位于跖骨中心，并与跖骨近端良好贴附（技术图7C、D）。
- 使用1.75 mm钻头在钢板末端椭圆孔内钻孔，并采用合适长度的2.3 mm双皮质螺钉固定。
  - 如果需要加压骨折断端，在偏心孔中钻孔（远离骨折处）（技术图7E）。
  - 其螺钉不需要完全拧紧，可稍微松开（技术图7F）。

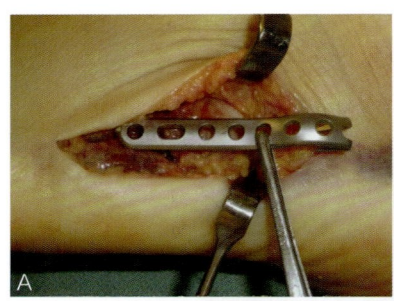
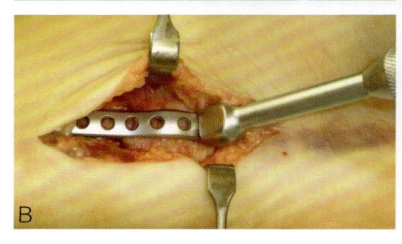
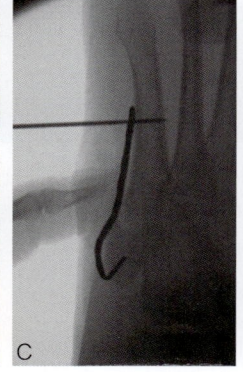
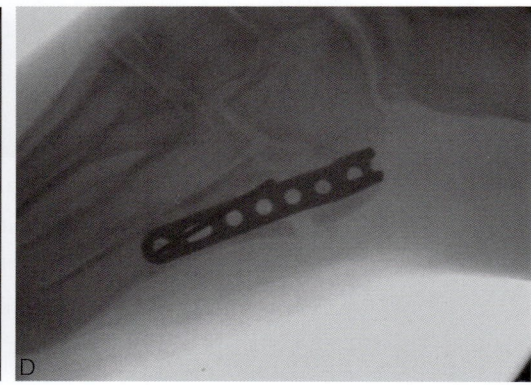

技术图7　植入和固定钢板。A. 术中图片显示准备置入的钢板，将其固定至之前经导向器钻取的结节钻孔内。B. 使用打击器将钢板置入并与骨面相贴合。术中斜位（C）和侧位（D）透视确认钢板的位置。

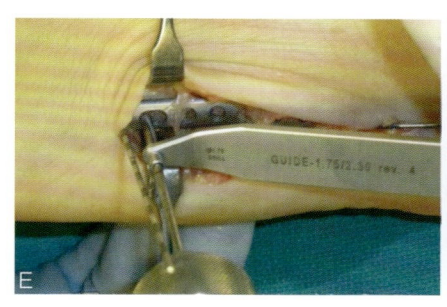
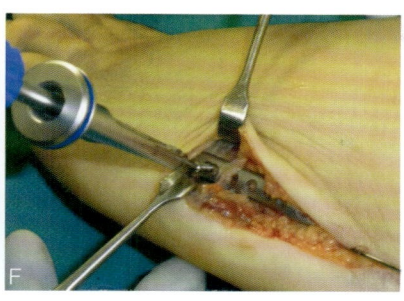

技术图7（续） E. 在最远离骨折端的椭圆孔内偏心钻孔，通过钢板对骨折端进行加压。F. 螺钉置入钢板和骨内，但不需要完全拧紧。

加压骨折端

- 如果不需要加压（如极度粉碎的骨折），则可以跳过此步骤。
- 将加压器的螺丝刀尖端置入螺帽。
- 将加压器另一侧钳口插入相邻的远端孔中。
- 轻轻旋转加压器的把手，直至获得理想的加压效果（技术图8A）。
- 维持加压拧紧螺钉（技术图8B）。
- 如果椭圆孔内的螺钉更靠近骨折端，则提示加压成功（技术图8C）。

最终固定钢板

- 根据不同条件，在骨折处远端和近端植入直径为2.3 mm的螺钉。
  - 在近端，确保螺钉位于骨髓腔内。
- 三平面透视评估骨折复位情况和钢板的位置（技术图9）。

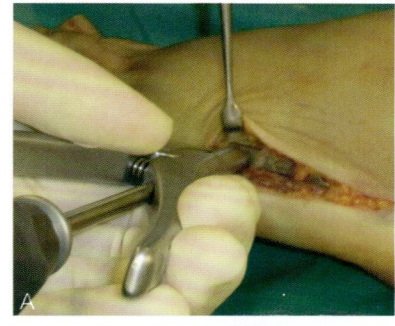
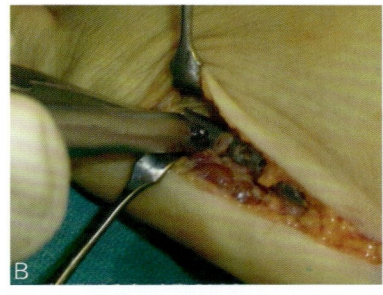
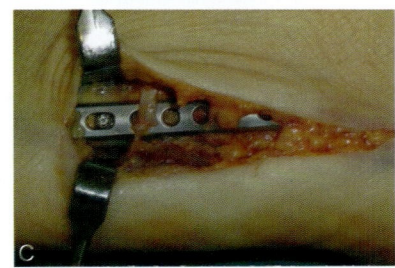

技术图8 A. 加压骨折断端。B. 完全拧紧螺钉。C. 维持骨折断端加压。椭圆孔内的螺钉头靠近骨折断端。注意保护穿过的腓肠神经分支及跖骨干的骨膜。

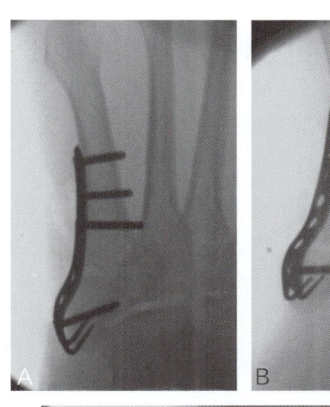
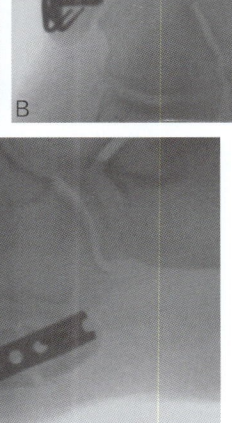
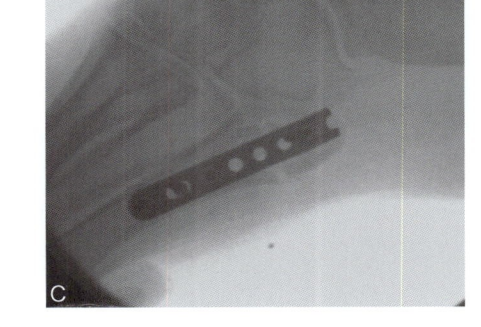

技术图9 足正位（A）、斜位（B）和侧位（C）透视显示内固定物紧贴骨面，骨折断端间隙缩小。

要点与失误防范

手术室设备	· 将患足放置在手术台远端边缘处,以便需要时将其移至放置在旁边的透视机上 · 在患足同侧臀部下方放置一块垫板,使下肢内旋并显露患足外侧缘
髓内螺钉固定术	
避免医源性损伤腓肠神经和腓骨肌腱	· 当钻孔、丝攻和植入螺钉时,使用拉钩、钻孔导向器或套筒
理想的进针点	· 使用"高而内"的进针点,位于第5跖骨近端末端的背内侧
理想的螺钉直径	· 骨内膜与螺钉螺纹充分咬合 · 由于存在损伤皮质和应力遮挡的风险,因此避免使用过大直径的螺钉
理想的螺钉长度	· 为了加压骨折端,螺钉的螺纹需要全部穿过骨折断端 · 避免使用太长的螺钉,因为螺钉试图拉直跖骨远端的生理曲度时,会在骨折断端处产生缝隙
钢板内固定术	
避免剥离过多的软组织	· 如果需要直接复位,仅直接暴露骨折断端
粉碎性骨折,避免加压	· 取而代之的是桥接粉碎部分,用钢板作为复位的模板
预防内固定刺激症状	· 根据需要,使用钢板折弯器手法塑形钢板,确保钢板与骨面完全贴合

术后处理

- 术后使用夹板固定患足2周,以利于切口愈合。
- 然后改用短腿石膏或CAM行走靴保护直至术后6周。
- 术后6周,在CAM行走靴辅助下可逐步增加负重,然后过渡至正常穿鞋。
- 当骨折处无压痛、X线检查提示骨折完全愈合后(术后10~12周),患者可恢复正常活动和体育运动。如果需要进行高水平竞技运动,建议行CT检查进行评估(图6)。
- 如果患者术前存在柔性足内翻,建议使用定制的硬矫形鞋垫(后足外侧坡跟延伸至前足外侧面)缓解第5跖骨基底部的应力,减少再骨折的风险[11]。

预后

- 与非手术相比,手术治疗第5跖骨近端骨折可以缩短骨折愈合及回归体育活动的时间[7]。
- 髓内螺钉固定术治疗第5跖骨近端骨折的愈合率高于90%[3,7,10]。
- 第5跖骨近端钢板

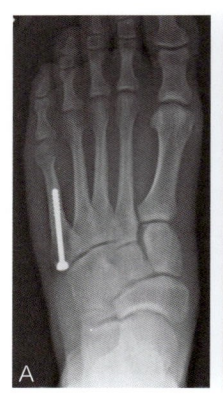
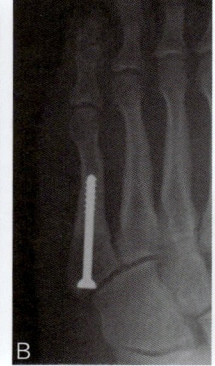
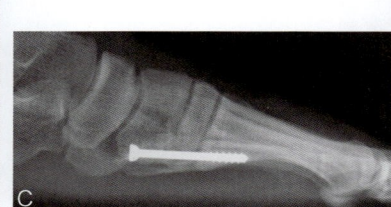
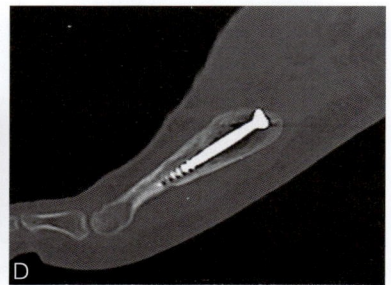

图6 图4中的16岁足球运动员第5跖骨近端Ⅲ区应力性骨折髓内螺钉固定术后3个月随访时正位(A)、斜位(B)及侧位(C)X线片,三平面X线片提示骨折端桥接骨小梁形成。D. 术后CT扫描明确骨折端完全愈合,临床检查患足无压痛,患者完全回归体育活动且无并发症。

- 采用钢板固定治疗第5跖骨近端骨折的临床研究数据很少。
- Lee等[6]对19例第5跖骨近端骨折患者（Ⅰ区骨折12例，Ⅱ区骨折7例）采用锁定加压尺骨钩钢板进行固定。影像学证实所有患者平均7.4周（4～16周）骨愈合，所有患者于平均11.2周（9～19周）恢复正常体育运动及日常生活。

并发症

- 髓内螺钉
  - 骨折延迟愈合或不愈合和再骨折，与固定螺钉直径小于4.5 mm、不愈合处硬化骨钻孔不彻底及早期进行剧烈运动有关。
  - 骨折愈合和取出内固定螺钉后可再次发生骨折。为减少再骨折的发生，提出以下建议[14]。
    - 建议在运动生涯结束后再取出内固定螺钉。
    - 回归运动时，建议使用功能支具、矫形鞋或矫形器。
    - 在恢复运动前，建议行影像学检查判定骨折是否完全愈合。
  - 螺钉远端骨折（内植物周围骨折）。
  - 螺钉头部突出刺激。
  - 腓肠神经痛。
  - 损伤腓骨短肌腱和腓骨长肌腱。
- 第5跖骨近端钢板
  - 尚无再骨折发生率相关数据。
  - 内固定激惹，往往需要取出内固定。
  - 腓肠神经痛。
  - 切口延迟愈合。

（杨云峰　译，邹剑　审校）

参考文献

[1] Clapper MF, O'Brien TJ, Lyons PM. Fractures of the fifth metatarsal. Analysis of a fracture registry. Clin Orthop Relat Res 1995;(315):238-241.

[2] Dameron TB Jr. Fractures of the proximal fifth metatarsal: selecting the best treatment option. J Am Acad Orthop Surg 1995; 3:110-114.

[3] DeLee JC, Evans JP, Julian J. Stress fracture of the fifth metatarsal. Am J Sports Med 1983;11:349-353.

[4] Donley BG, McCollum MJ, Murphy GA, et al. Risk of sural nerve injury with intramedullary screw fixation of fifth metatarsal fractures: a cadaver study. Foot Ankle Int 1999;20:182-184.

[5] Egol K, Walsh M, Rosenblatt K, et al. Avulsion fractures of the fifth metatarsal base: a prospective outcome study. Foot Ankle Int 2007;28(5):581-583.

[6] Lee SK, Park JS, Choy WS. Locking compression plate distal ulna hook plate as alternative fixation for fifth metatarsal base fracture. J Foot Ankle Surg 2014;53(5):522-528.

[7] Mologne TS, Lundeen JM, Clapper MF, et al. Early screw fixation versus casting in the treatment of acute Jones fractures. Am J Sports Med 2005;33(7):970-975.

[8] Petrisor BA, Ekrol I, Court-Brown C. The epidemiology of metatarsal fractures. Foot Ankle Int 2006;27:172-174.

[9] Porter DA, Duncan M, Meyer SJ. Fifth metatarsal Jones fracture fixation with a 4.5-mm cannulated stainless steel screw in the competitive and recreational athlete: a clinical and radiographic evaluation. Am J Sports Med 2005;33(5):726-733.

[10] Portland G, Kelikian A, Kodros S. Acute surgical management of Jones' fractures. Foot Ankle Int 2003;24:829-833.

[11] Raikin SM, Slenker N, Ratigan B. The association of a varus hindfoot and fracture of the fifth metatarsal metaphyseal-diaphyseal junction: the Jones fracture. Am J Sports Med 2008; 36:1367-1372.

[12] Shah SN, Knoblich GO, Lindsey DP, et al. Intramedullary screw fixation of proximal fifth metatarsal fractures: a biomechanical study. Foot Ankle Int 2001;22:581-584.

[13] Smith JW, Arnoczky SP, Hersh A. The intraosseous blood supply of the fifth metatarsal: implications for proximal fracture healing. Foot Ankle 1992;13:143-152.

[14] Wright RW, Fischer DA, Shively RA, et al. Refracture of proximal fifth metatarsal (Jones) fracture after intramedullary screw fixation in athletes. Am J Sports Med 2000;28:732-736.

第132章 Lisfranc骨折脱位的切开复位内固定术

Open Reduction and Internal Fixation of the Lisfranc Fracture–Dislocation

Adam P. Schiff, Christopher E. Gross, Manuel J. Pellegrini, Kamran S. Hamid, and Mark E. Easley

定义

- Lisfranc损伤是中足跖跗(TMT)关节复合体的骨折或韧带损伤。
- 此类损伤会表现出多种病理状态——从稳定型扭伤到关节的骨折脱位。
- 低能量损伤常与运动相关,且属于韧带损伤。由于确定受累的解剖结构较为困难,手术治疗此类损伤亦较为困难。与之相反,高能量的骨折脱位损伤更容易进行诊断,因此,治疗也更为直观[1,3,5,7]。

解剖

- TMT复合体支撑足横弓。
- TMT复合体的稳定性是其骨骼和韧带结构内所固有的特性。
- 第1、第2和第3跖骨分别与内侧、中间和外侧楔骨相关节。
- 第4和第5跖骨与骰骨相关节。
- 由于第2跖骨与第1和第3跖骨相比,其延伸至更近端,嵌入凹陷的中间楔骨,因此,其与5块跗骨相连,构成一个拱顶结构(图1A)。
- 在冠状面中,第2、第3和第4跖骨的基底部均为梯形,共同构成"半圆形拱门"结构,进一步提高了稳定性(图1B)。
- TMT复合体的韧带分布提供额外的稳定性。
  - 背侧韧带对于跖跗关节稳定性的作用,明显小于其跖侧同源韧带的作用。
  - 跖骨间韧带连接第2~5跖骨,跗骨间韧带连接楔骨和骰骨。第1和第2跖骨间无韧带连接。
  - Lisfranc韧带(骨间斜行韧带)是整个跖跗关节复合体中最大、最强的韧带,其在足底侧,从内侧楔骨延伸至第2和第3跖骨。
- 越靠外侧,TMT关节矢状轴的活动度逐渐增加。
  - 内侧柱(第1跖骨和内侧楔骨)在足背伸-跖屈平面会有平均1.6°的活动度。
  - 第2跖骨和中间楔骨形成的关节是最具内在稳定性

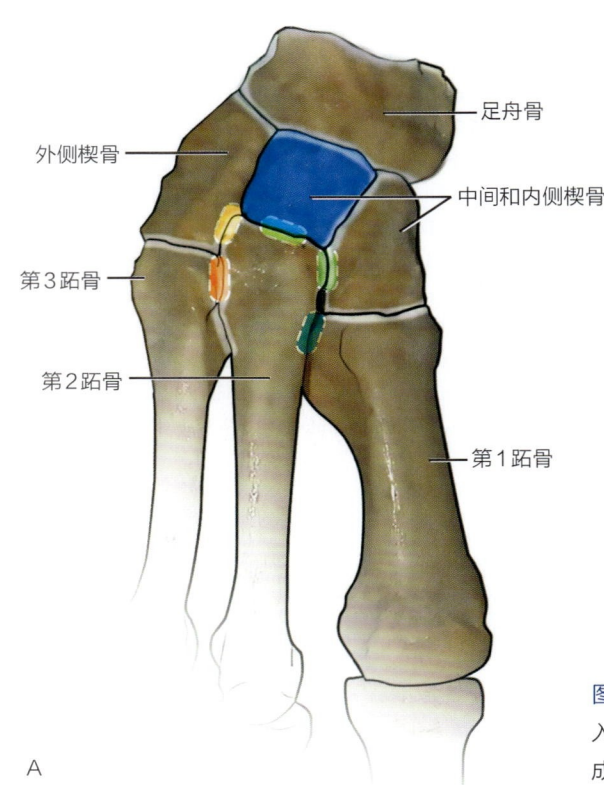

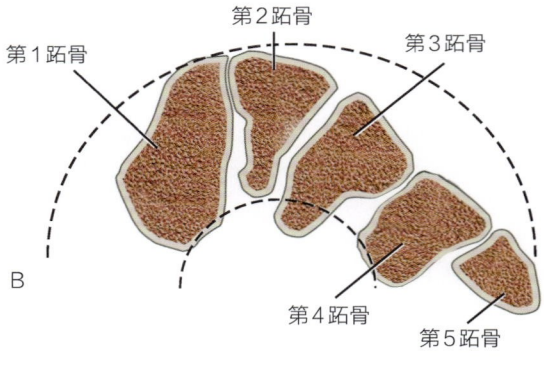

图1 A. 凹形的中间楔骨为第2跖骨在5个关节面间的嵌入提供位置。B. 当通过冠状面观察时,梯形跖骨基底部构成一个稳定的半圆形拱门结构。

的关节,平均足背伸-跖屈弧度为0.6°。
- 外侧柱(由第4和第5跖骨,以及骰骨相关节构成)活动度最大,大约为10°。

发病机制

- TMT复合体损伤机制包括从低能量摔伤到高能量创伤。
- 在Lisfranc损伤过程中,足背侧的韧带首先撕裂,然后是足底韧带,最后才是Lisfranc韧带。
- 当足部处于跖屈位,同时施加轴向负载时,就会受到损伤。在高能量损伤机制中,挤压伤可以造成类似的损伤。
- 此类损伤可能是骨折、单纯的韧带损伤,或两者皆存在。

自然病程

- Lisfranc损伤后,中足可能由于骨性和韧带结构的缺失,而变得不稳定。
  - 中足负荷发生改变。
  - 足纵弓可能塌陷,增加了足部足底韧带的负荷,同时,减少了步态周期的支撑相中期所需的刚性力臂。
- 稳定型损伤经常可以采用非手术方式治疗,经过一段时间的制动后,即可取得预期的良好效果。稳定型损伤,一般定义为未发生移位的关节外骨折,Lisfranc韧带未断裂的韧带扭伤。
- 非稳定型损伤应采取手术治疗,以重建力线,并实现骨和韧带的愈合。
- 漏诊的损伤或未进行正确治疗的损伤,会导致持续疼痛和创伤后关节炎。

病史和体格检查

- 中足周边肿痛。
- 中足位置疼痛而避免负重。
- 通常,会出现脱位骨折张力性水疱。必须同时警惕骨筋膜室综合征。
- 中足跖侧的瘀斑是Lisfranc损伤的特异性表现。

影像学和其他诊断性检查

- X线片应包括负重(若疼痛可耐受)状态的足部正位、斜位和侧位片。
  - 如果无法获得负重状态的X线片,则应用X线板向足部跖侧施压拍摄模拟负重位片,测试轴向负荷下Lisfranc复合体完整性。
  - 在正位影像中,90%的Lisfranc韧带损伤都会出现"斑点征"。这是一种从第2跖骨基底部或内侧楔骨基底部的撕脱性骨折。
  - 正位片上,第2跖骨基底部的内侧缘和中间楔骨应对齐。
  - 侧位片上,第1跖骨基底部应与内侧楔骨的上缘对齐。
  - 斜位片上,第4跖骨内侧缘应与骰骨对齐。
- 应力位片在确定受伤结构时很有帮助。通过背伸踝关节至中立位,同时外展中足的方式,可以获得这些影像。如果要评估舟楔关节,应施加内收应力。
- 为更好获得这些应力位片,患者常需要在局部麻醉的疼痛控制下进行拍摄。或者,可以在手术室使用镇静药物的条件下拍摄。
- 条件允许时,应采集健侧足负重正位片,用于比较第1和第2跖骨间距。
- 可采集MRI图像来确认Lisfranc韧带的完整性。
- 当出现骨折,需要对骨折粉碎和移位情况进行评估时,可行CT检查。

鉴别诊断

- Lisfranc扭伤。
- Lisfranc韧带撕裂。
- Lisfranc韧带断裂,并伴相关的不同程度的TMT复合体骨折-脱位。
- 中足关节炎。

非手术治疗

- 专门用于Lisfranc韧带未断裂的稳定型非移位损伤(图2)。
- 对于稳定型Lisfranc损伤,患者应穿着踝关节活动度可调行走(controlled ankle motion, CAM)靴,以保证耐受下负重。
  - 患者应在受伤3周内每周行X线检查,以确保骨折未发生移位。
  - 如伤后6周X线片提示愈合情况良好,则允许患者换

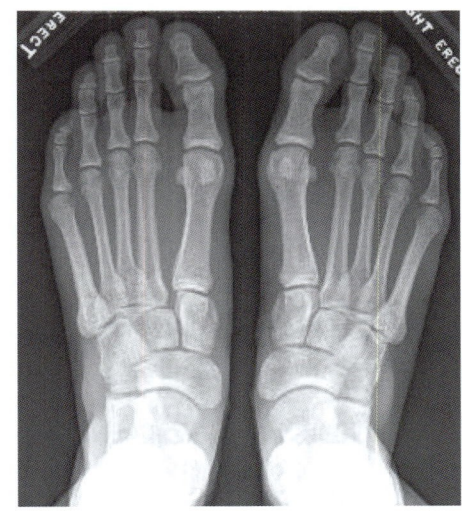

图2 与未受伤的右足相比,左足Lisfranc复合体韧带分离情况一目了然。

- 穿运动鞋。
  - 运动员受伤则通常要在大约4个月后，才能重新从事体育活动。

手术治疗

指征
- Lisfranc 韧带断裂。
- TMT 复合体不稳定。
- TMT 骨折脱位。

禁忌证
- 无法挽救的足部。
- 稳定的 Lisfranc 韧带。

术前计划
- 应评估拍摄负重位片、应力位片，以及CT扫描。
- 若为单纯 Lisfranc 韧带撕裂，应考虑进行有限经皮固定。但是，如果移位很明显，则常考虑一期融合。

体位
- 患者仰卧于可透X线的手术台上。
- 在患肢大转子下方放置一衬垫，保证足部位于中立位置，脚趾指向天花板。
- 放置大腿或小腿止血带，并在切开前充气。
- 围手术期使用抗生素。
- 全身麻醉或踝关节阻滞。
- 对于韧带损伤或仅轻微移位的病患，透视拍摄应力位影像，可帮助确定术中需要固定的关节。

入路
- 止血带充气之前，触摸并标记足背动脉。这将有助于了解神经血管束的走行及位置。

内侧切口
- 使用X线透视规划内侧切口。切口应该在足背侧，并以第2跖跗关节为中心。
- 分离皮肤和皮下脂肪。
  - 腓浅神经的背内侧皮支有损伤风险。
- 确认𨄔长伸肌腱，打开其腱鞘，向内侧牵开肌腱。
- 随后确认𨄔短伸肌腱。足背动、静脉和腓深神经位于𨄔长伸肌腱外侧。
- 在血管神经束内侧、第2跖跗关节上方做骨膜下剥离。神经血管束周围都有软组织包裹，可进行无伤牵开。
- 应注意避免远端过度牵引，因为跖间动脉在远端处与足背动脉相连。
- 打开第2跖跗关节的关节囊。此关节比第1跖跗关节更靠近近端。打开关节囊，并对其关节软骨进行评估。

外侧切口
- 透视引导下，在第4跖骨内侧缘处，以第4跖跗关节为中心，做外侧切口。
- 辨认伸肌支持带，解剖分离至辨认出趾长伸肌腱和趾短伸肌内侧缘。
  - 向外侧牵开上述解剖结构。
- 确认第3跖跗关节，并在关节内侧和外侧进行骨膜下分离。
- 检查第4和第5跖跗关节。
- 检查所有关节面，寻找骨软骨损伤和骨折线。
  - 去除骨折血肿和纤维组织，以更好地评估骨折类型。
- 如果损伤是纯韧带型，部分外科医生倾向于进行一期关节融合术。想要查看此技术，请查看Lisfranc关节融合术（见第43章）。

临时复位和固定
- 一般来说，由于内侧柱和中间柱的活动度有限，应坚强固定，如位置螺钉或桥接钢板。
- 对于活动度更大的外侧柱，建议使用克氏针进行临时固定。

第1跖跗关节
- 将第1跖列向后内侧复位至内侧楔骨，并在正位片和侧位片上进行确认。
  - 恢复接近解剖学的跖屈和内收力线是非常重要的。
  - 第1跖骨的旋后角度应与内侧楔骨匹配。
- 使用1.5 mm克氏针临时固定第1跖跗关节的复位。

- 将第1枚螺钉从第1跖骨基底部中心置入内侧楔骨。使用2.5 mm钻头钻孔,滑动孔应位于距关节线远端至少10 mm。这样做可以实现螺钉埋头并预留足够的背侧骨,避免拧入螺钉时造成医源性骨折(技术图1)。
- 从内侧楔骨向第1跖骨置入第2枚螺钉,与第1根螺钉平行,且同样注意上述事项。
- 或者,第1跖跗关节可使用专门的背侧板进行固定。此方法可以避免螺钉穿过关节损伤关节面。

Lisfranc/第2跖跗关节

- 使用复位钳复位第2跖骨,并作为螺钉角度的模板。
- 使用1.5 mm克氏针对Lisfranc关节进行临时固定。
- 在内侧楔骨上方做内侧切口,同时,使用复位钳确认位置。
- 确认并牵开胫骨前肌腱,避免螺钉损伤肌腱。
- 从内侧楔骨斜向第2跖骨置入一枚3.5 mm骨皮质螺钉。
- 如果楔骨间关节间距增加,则使用复位钳闭合间隙,同时使用2.5 mm钻头,置入一枚3.5 mm楔骨间位置螺钉。
- 与此类似,如果第3跖跗关节移位或骨折,复位后用3.5 mm螺钉固定。
- 使用克氏针(通常在术后6周复查时拔除)固定第4和第5跖-骰关节不稳定。
  - 通常随着内侧柱复位完成,这些关节会自行复位。
- 如果第2或第3跖骨基底部骨折,则推荐使用跨跖跗关节的桥接钢板固定。

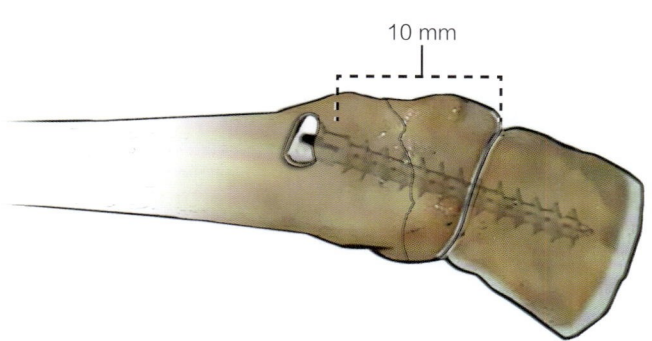

技术图1 第1跖跗关节螺钉的侧位视图,其位置应至少距离关节远端10 mm,以防止出现医源性骨折。

缝合

- 松开止血带进行止血。
- 充分冲洗伤口。
- 尽可能地缝合骨膜,为固定物提供软组织覆盖。
- 使用不可吸收的缝合线缝合踇长伸肌腱鞘。
- 使用可吸收皮下缝合线,然后使用皮肤尼龙缝线,逐层缝合切口。
- 短腿石膏固定踝关节至中立背伸位,避免出现马蹄足畸形。

病例1

背景和影像学

- 一位38岁女性走下路边台阶时扭伤了左脚。她立即自觉左中足处疼痛,不稳而无法负重(技术图2A~C)。
- CT扫描发现跖跗关节处移位和粉碎性骨折(技术图2D)。
- 左足应力位透视示跖跗关节外展不稳定(技术图2E~G)。

切开显露

- 行第2跖跗关节透视定位来确定最理想的足背切口位置(技术图3A、B)。
- 在第2跖跗关节表面行纵向切口,保护腓浅神经分支,同时分离伸肌支持带(技术图3C~E)。
- 从踇长伸肌和踇短伸肌腱的间隔作为入路。踇短伸肌的深面为深层的神经血管束,将其向外侧牵开,以显露移位的跖跗关节,尤其是向外侧移位的第2跖骨基底部

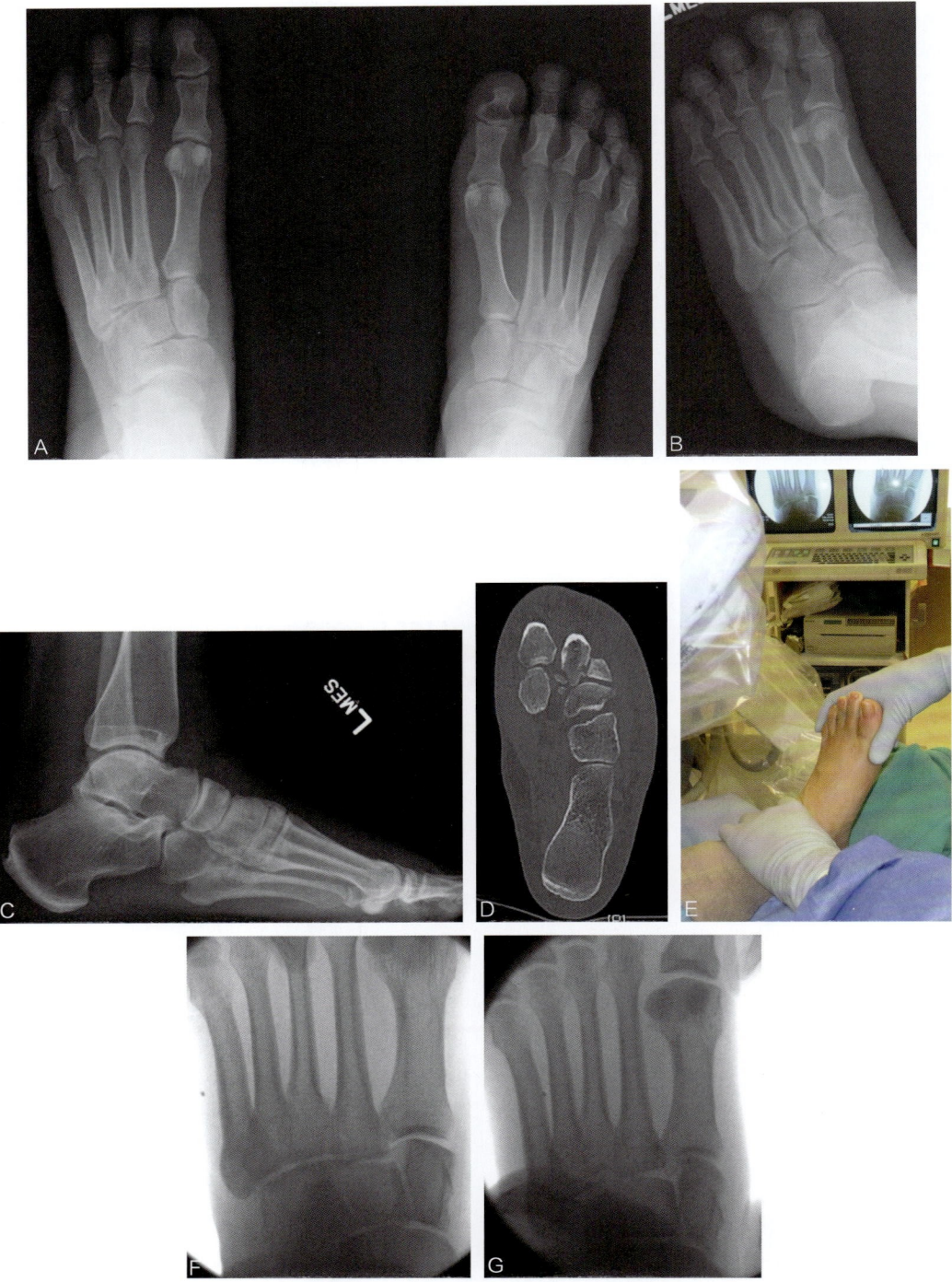

技术图 2 A. 尽可能拍摄双足负重正位 X 线片。注意左侧第 2 跖骨基底部的外侧移位。B. 斜位片并未显示第 4 跖跗关节半脱位情况。C. 侧位片未发现明显的跖跗关节背侧半脱位情况。D. 左足轴位 CT 扫描显示第 2 跖骨基粉碎性骨折,提示内侧楔骨和第 2 跖骨基底部之间的"Lisfranc 韧带"撕脱。E~G. 左足应力位透视。E. 用手于跖跗关节处施加外展应力。F. 施加外展应力前。G. 注意外展应力位片中,第 1 和第 2 跖骨相对于楔骨的外侧/外翻半脱位。

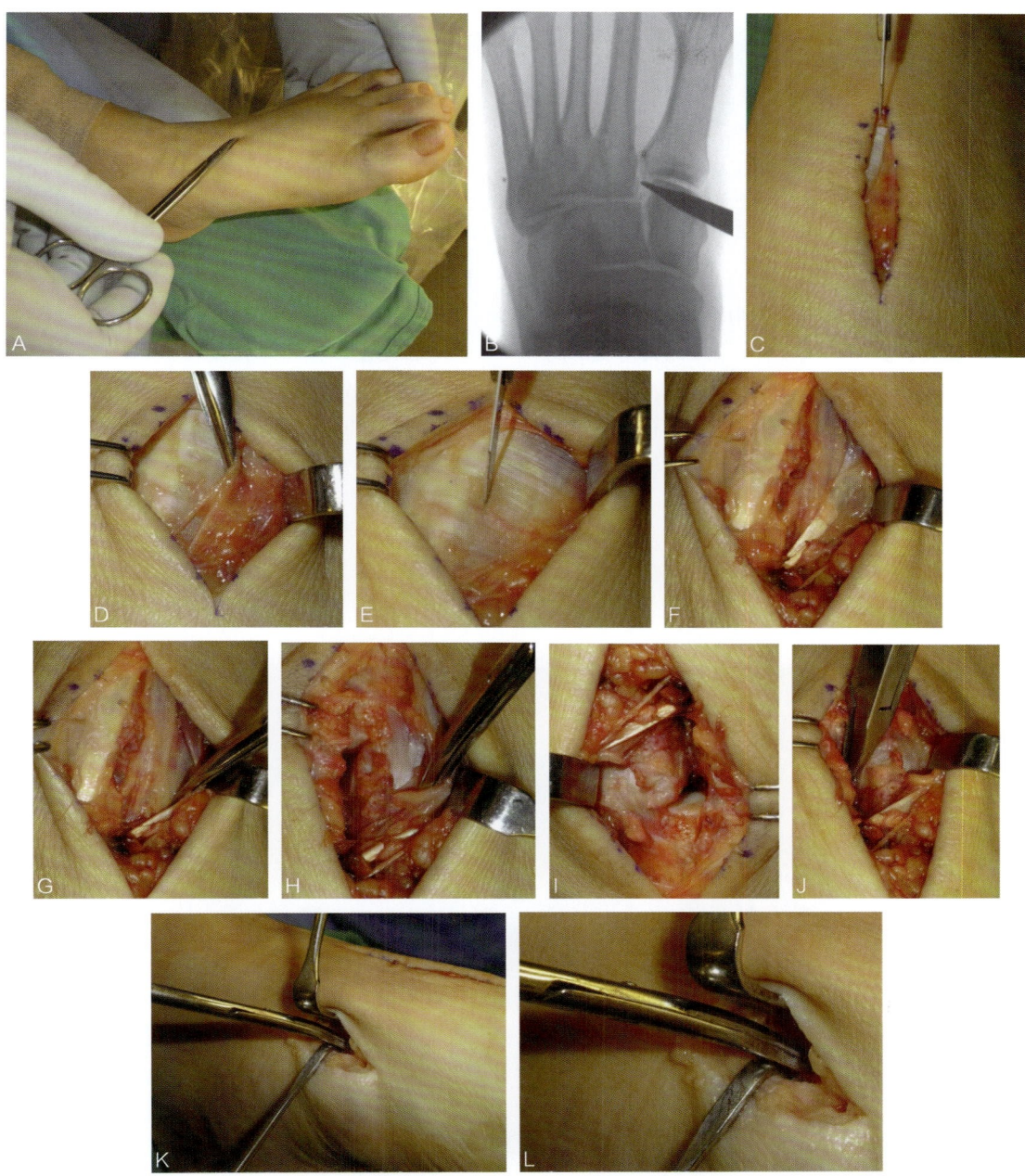

技术图3 A. 定位第2跖跗关节。B. 透视图像。C. 第2跖跗关节上方行背侧切口。D. 辨认并保护腓浅神经分支。E. 姆长伸肌和姆短伸肌腱间隔的上方，纵向分离伸肌支持带。注意支持带深面可看到姆短伸肌。F. 姆长伸肌和姆短伸肌腱之间的间隙。G. 姆短伸肌深处的深层神经血管束。H. 向外侧牵开深层神经血管束，注意内侧楔骨和第2跖骨基之间的间隙。I. 确认移位的第2跖骨基底部。J. 使用咬骨钳清理内侧楔骨和第2跖骨基底部的软组织和骨碎片，这对保证第2跖骨基底部解剖复位至关重要。K. 通过内侧楔骨表面更短的内侧正中切口，确认并牵开胫骨前肌腱。L. 显示胫骨前肌腱向跖侧牵开的内侧切口特写图。

(技术图3F~I)。

- 使用咬骨钳清除内侧楔骨和第2跖骨基底部的软组织和骨碎片。这对保证第2跖骨基底部解剖复位至关重要(技术图3J)。
- 于内侧楔骨表面做一更短的内侧正中切口,确认并牵开胫骨前肌腱(技术图3K)。

复位和固定

- 在中足背外侧做一小切口。同时利用内侧切口和背外侧切口,将复位钳放置于内侧楔骨到第2跖骨基底部的位置(技术图4A、B)。
- 在透视的引导下,从内侧楔骨向第2跖骨基钻孔。笔者倾向于置入实心Lisfranc螺钉,但是最初钻孔时,通常使用空心钻(技术图4C、D)。
- 将导针置入第2跖骨基底部外侧皮质,使用测深器来确定理想的螺钉长度(技术图4E、F)。
- 确认螺钉长度后,将导针穿过外侧皮肤。这样即使空心钻打断导针,也可以取出导针。笔者使用空心钻钻至第2跖骨内侧皮质,然后移除空心钻和导针,再使用实心钻头钻至第2跖骨基底部外侧皮质(技术图4G~K)。
- 从内侧楔骨向第2跖骨基底部方向置入实心螺钉(技术图4L)。
- 在螺钉完全固定前,笔者倾向于一直保持复位钳不动。若使用复位钳维持复位状态,则无需使用加压螺钉;反之,则需使用全螺纹螺钉把持内侧楔骨和第2跖骨基底部内的骨质,来维持复位状态。
- 通常情况下会使用垫圈。一旦螺钉固定完毕,即可移除复位钳,并透视检查复位情况(技术图4M~O)。

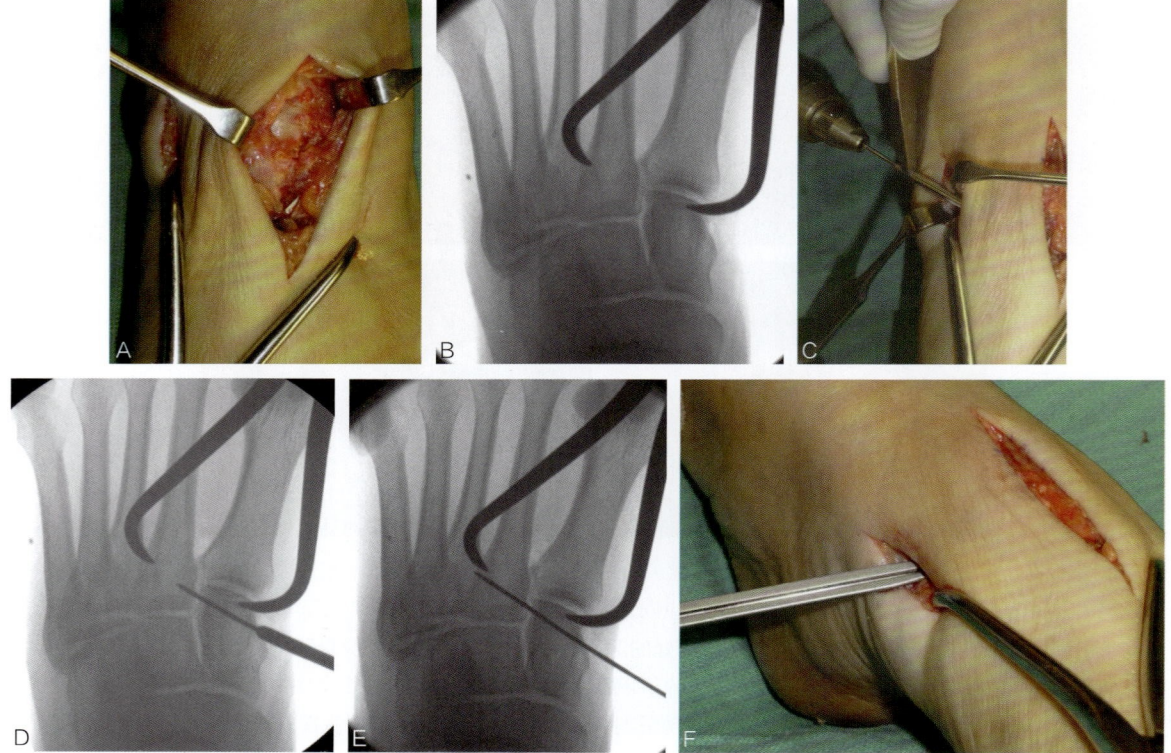

技术图4 A. 做中足背外侧小切口。同时利用内侧切口和背外侧切口,将复位钳放置于内侧楔骨到第2跖骨基底部的位置。B. 术中透视确认第2跖骨基底部/第2跖跗关节复位情况。C. 从内侧楔骨向第2跖骨基底部置入导针。D. 置入导针时的透视图像。E. 导针置入至第2跖骨外侧皮质的透视图像。F. 使用测深器确定螺钉最佳长度。

第132章 Lisfranc骨折脱位的切开复位内固定术 1291

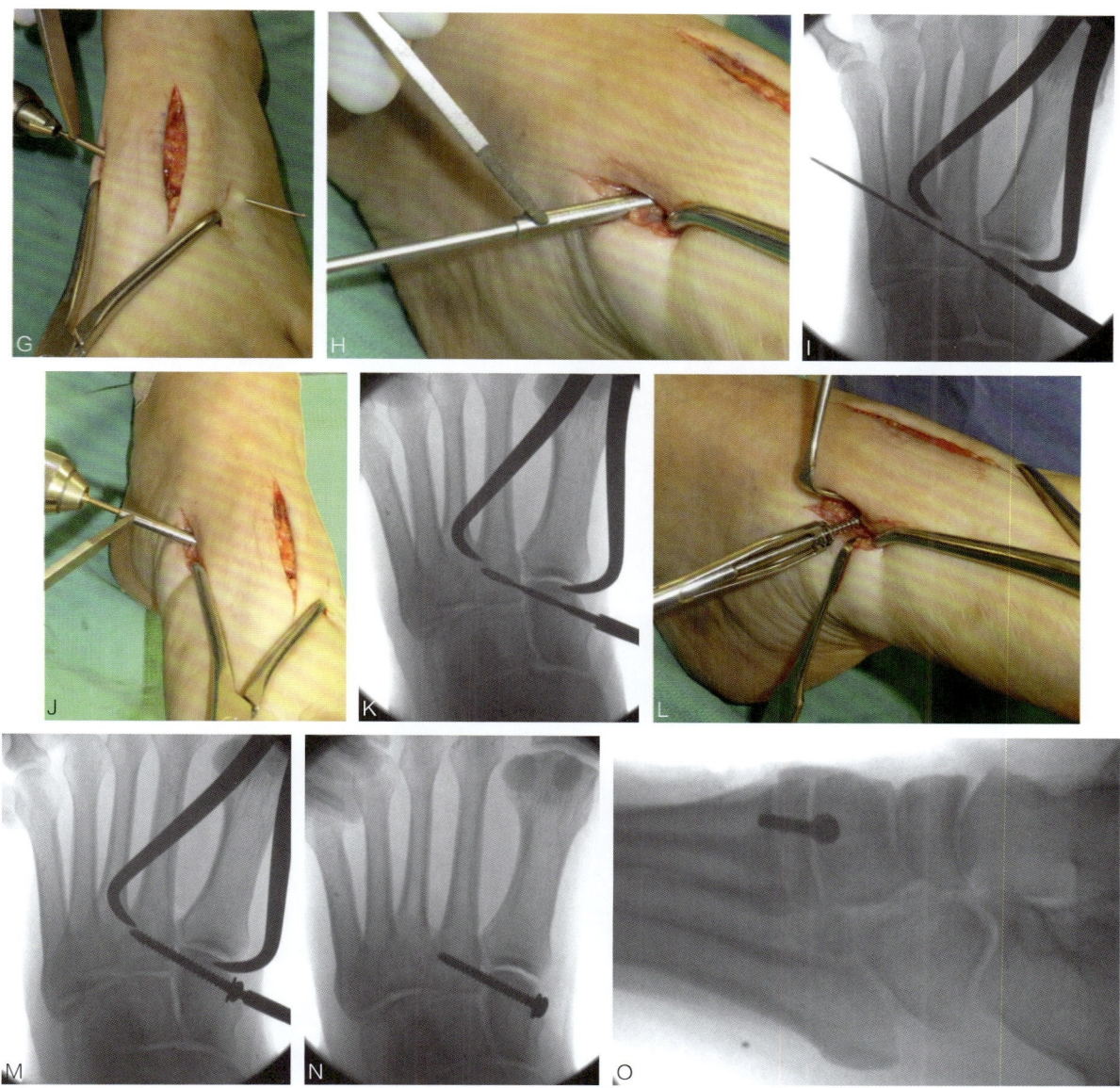

技术图4（续） G. 在测量完螺钉长度后、完全钻入导针之前，将导针穿出足外侧。H. 使用空心钻头将导针钻入。I. 透视确认空心钻的合理深度，其只达到第2跖骨内侧骨皮质。J. 空心钻和导针移除后，使用用于实心螺钉的实心钻头，完成贯穿第2跖骨外侧骨皮质的钻孔。K. 到达第2跖骨外侧皮质的实心钻的透视图像。L. 从内侧楔骨向第2跖骨基底部拧入一枚实心螺钉。M. 透视确认螺钉长度是否合适，同时确认螺钉钻入第2跖骨远端骨皮质。注意在内侧楔骨处使用垫圈。N. 复位钳移除后，螺钉维持第2跖骨基底部/跖跗关节复位的正位透视图。O. 侧位片示螺钉处于理想位置。

跖跗关节的固定和缝合

- 根据术中评估,第1跖跗关节不稳定(技术图5A、B)。
- 透视引导下,合理放置加压钢板来稳定第1跖跗关节(技术图5C、D)。
- 同样对第2跖跗关节进行固定(技术图5E、F)。
- 透视确认外侧克氏针位置理想,并留置6周(技术图5G)。
- 无张力缝合,切口间的皮桥颜色正常(技术图5H)。

术后复查

- 1年后复查X线片显示复位保持良好,同时,内固定物完好(技术图6A～C)。所有创口愈合良好。
- 尽管延长术后制动的时间,但是,患者前足背伸情况仍令人满意(技术图6D)。

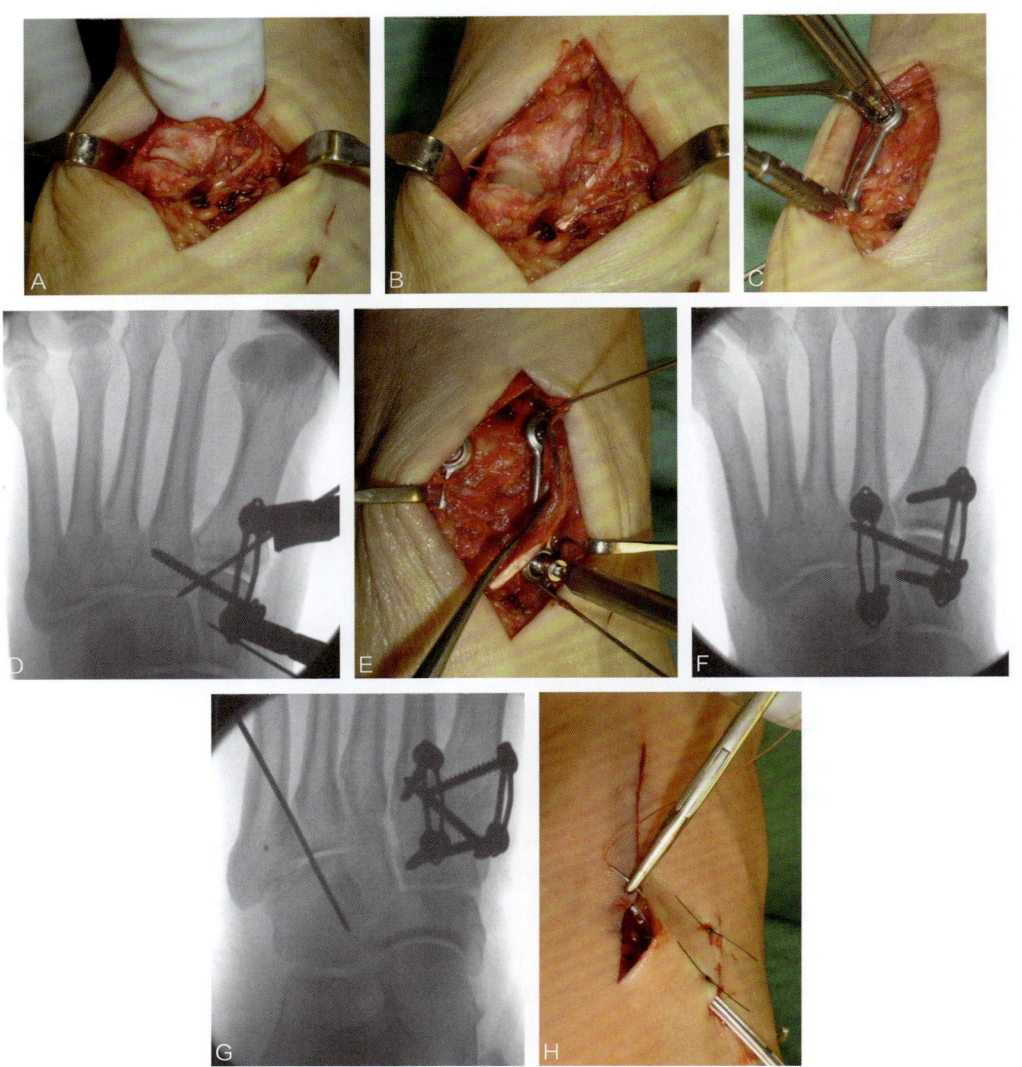

技术图5 A. 第1跖跗关节已复位。B. 第一跖列跖屈时第1跖跗关节明显不稳定。C. 第1跖跗关节钢板。D. 透视图。尽管本病例中使用了加压钢板,但是无需加压,仅用来稳定跖跗关节。E. 注意小心牵开跨短伸肌腱和肌肉,以及深层神经血管束,放置第2块钢板。F. 透视图。注意小心避开第2跖骨基底部的螺钉。通过第2跖骨基底部跖侧的Lisfranc螺钉和背侧钢板,来加强第2跖跗关节的稳定性。G. 在透视的引导下,外侧钻入克氏针来进一步加强稳定性。通常会在术后6周拔除克氏针。H. 无张力缝合,切口间的皮桥颜色正常。

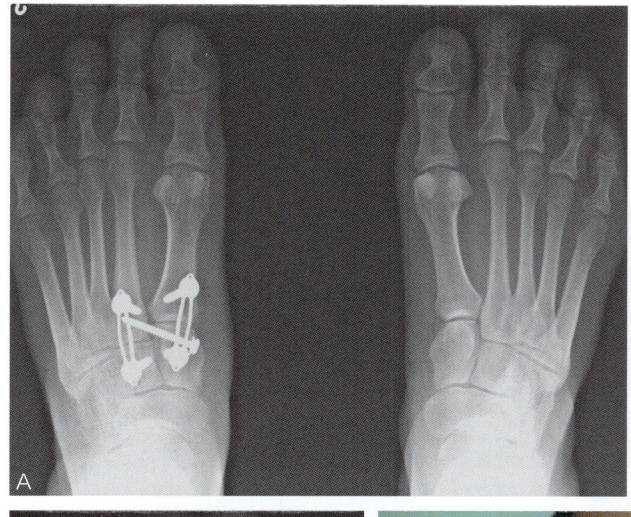
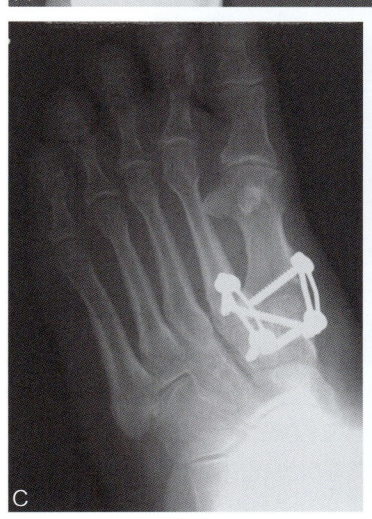
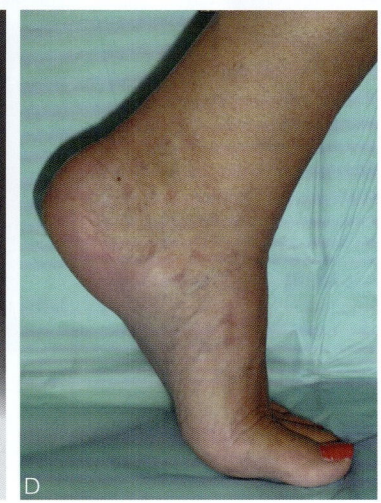
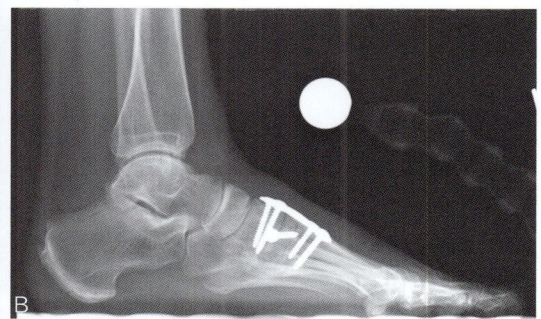

技术图6　术后1年随访 A. 双足负重正位X线片对照。显示患足维持解剖复位。B. 侧位片显示力线良好，足弓结构维持良好。C. 斜位片显示外侧跗跖关节解剖复位良好。D. 左足可无痛提踵的患者临床照片。

病例2

病史和影像资料
- 17岁高中足球运动员的X线片，他在背伸跖趾关节（MTP）做蹬地动作时，另一名球员摔倒在他的右脚上，造成了他的右脚损伤（技术图7A～C）。
- CT扫描显示中足粉碎性骨折及无移位的第1跖骨基底部骨折（技术图7D～G）。

显露
- 通过透视第2跗跖关节来确定理想的背侧切口。此病例中，笔者决定使用中足背侧正中长切口，因为此切口是显露移位的第2和第3跗跖关节的最佳方式（技术图8A、B）。
- 为了暴露跗跖关节，辨认姆短伸肌腱深层的神经血管束（技术图8C、D）。
- 牵开姆短伸肌腱和深层神经血管束，以显露足中间柱的跗跖关节（技术图8E、F）。
- 如X线片所示，第3跖骨向外侧半脱位（技术图8G、H）。

复位和固定
- 在透视引导下，使用复位钳对跗跖关节进行复位（技术图9A、B）。
- 确认解剖复位，并使用复位钳维持临时复位后，笔者使用背侧钢板来稳定第3跗跖关节（技术图9C～E）。
- 与此类似，在透视引导下确认钢板放置的最佳位置，使用背侧钢板稳定第2跗跖关节。考虑到中足/前足的自然过渡，第2跗跖关节钢板具有10°的跖屈（技术图9F～I）。
- 进行内侧和外侧柱的固定（技术图9J～L）。

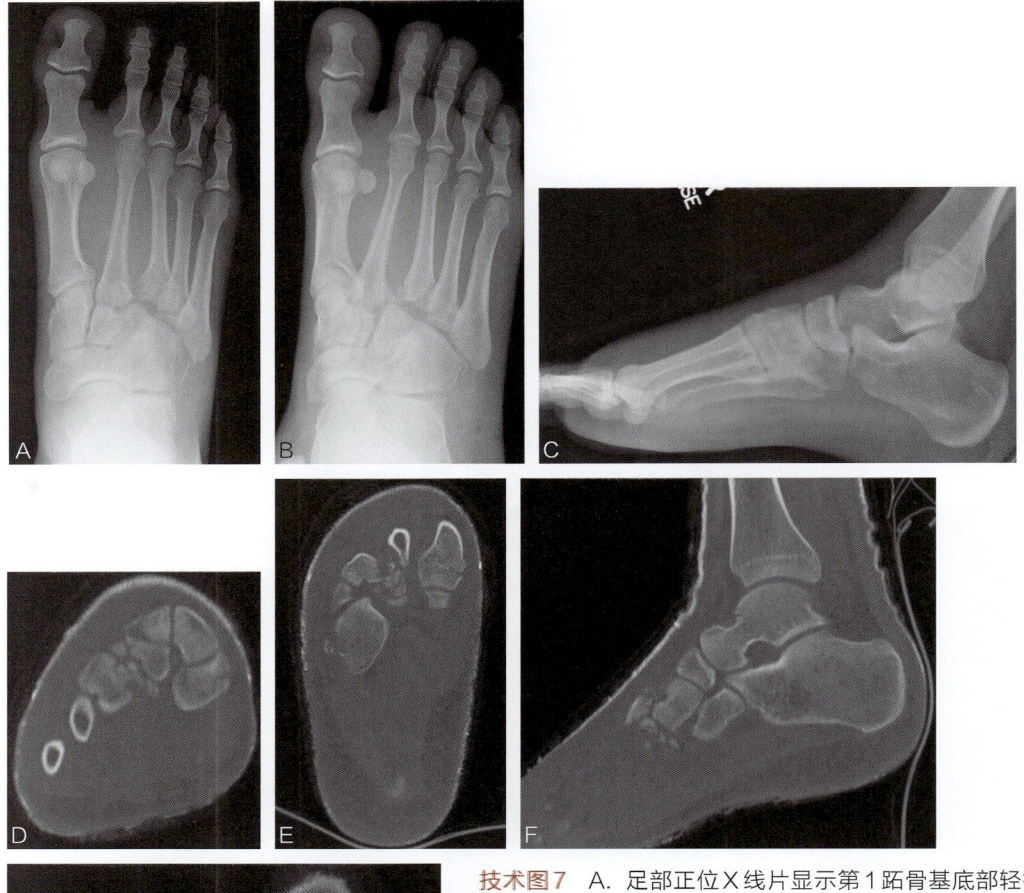
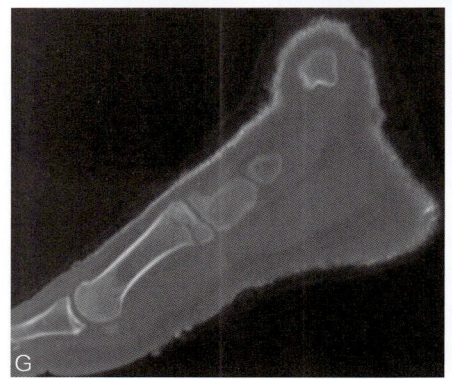

技术图7 A. 足部正位X线片显示第1跖骨基底部轻微移位骨折，以及中间柱（第2和第3跖跗关节）的骨折脱位情况。B. 斜位片。C. 非负重侧位片。理想情况下，应尝试拍摄负重下的X线，以显示跖跗关节处潜在的矢状面半脱位情况。D. 左足冠状位CT扫描显示第2和第3跖跗关节处粉碎性骨折。E. 不同冠状位图像表明骰骨有"胡桃夹损伤"，尽管在此案例中并不严重，但是这种骰骨外侧的皮质断裂，提示作用于外侧跖跗关节的外展暴力。F. 矢状位图像显示跖跗关节粉碎性骨折。G. 不同矢状位图像显示了第1跖骨基底部轻微移位骨折。

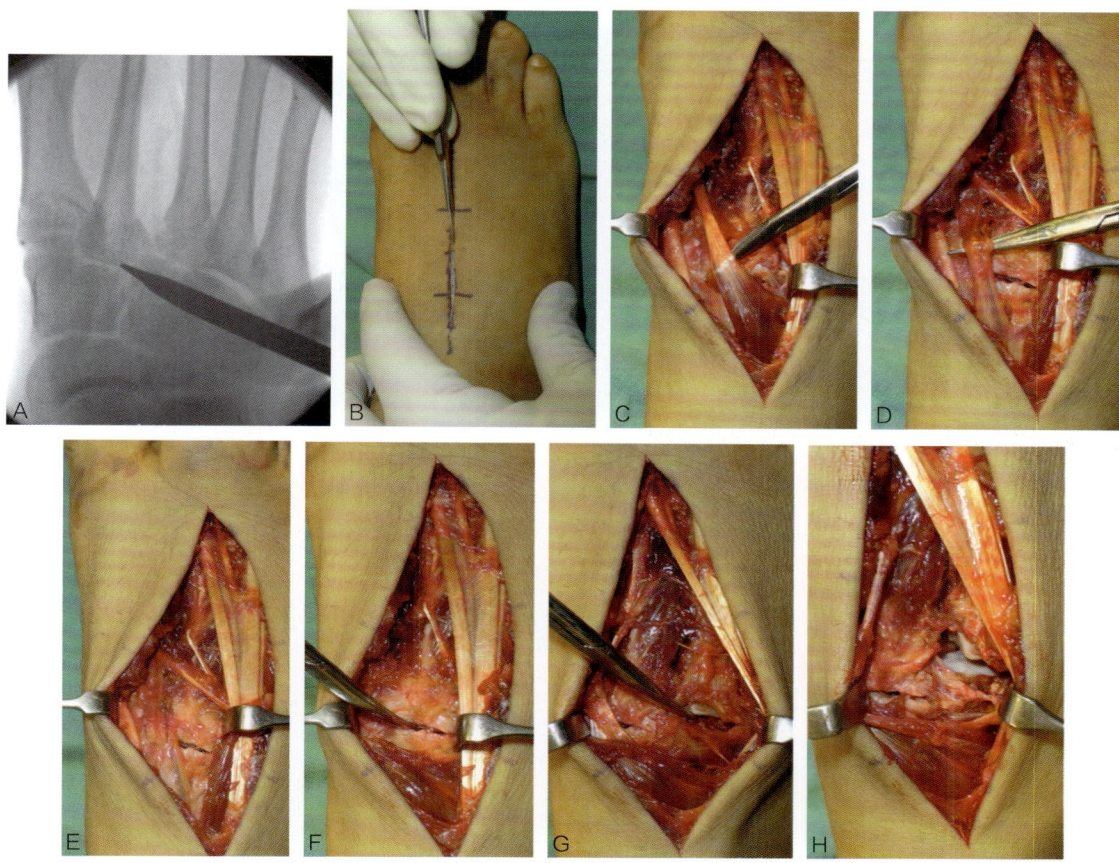

技术图8　A. 透视确认背侧入路的理想位置。B. 使用中足背侧正中长切口，此切口是显露移位的第2和第3跗跖关节的最佳方式。C. 保护腓浅神经后，确认姆短伸肌腱和肌肉。D. 牵开姆短伸肌后，确认姆短伸肌深层的神经血管束。E. 牵开姆短伸肌腱和深层神经血管束，以暴露足中间柱的跗跖关节。F. 器械指向第2跗跖关节。G. 确认第3跗跖关节。H. 第3跗跖关节向外侧半脱位。

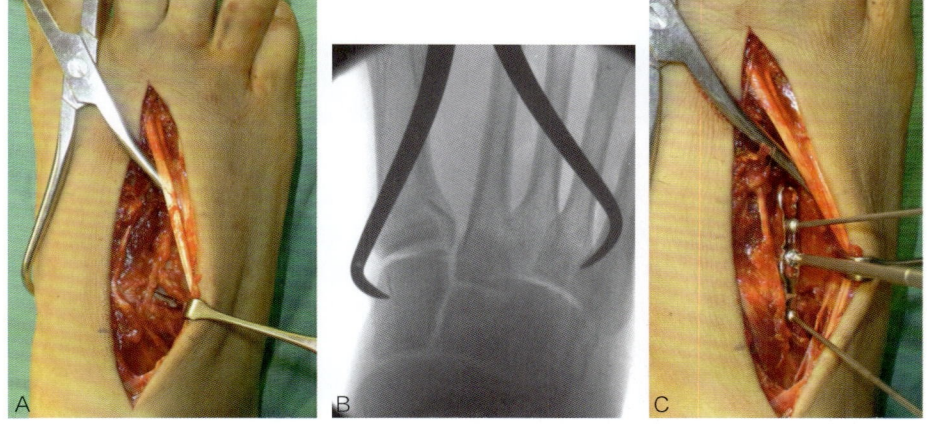

技术图9　A. 使用复位钳复位跗跖关节。B. 透视确认跗跖关节已复位。注意复位钳放置位置是从内侧楔骨到第3跖骨基底部。一般复位顺序为先复位第2跖骨，如果其已正确复位，则复位第3～5跖骨，但是在此病例中，第2和第3跖骨基底部之间的韧带已经断裂。C. 在确认解剖复位，且使用复位钳临时维持复位后，使用背侧钢板稳定第3跗跖关节。

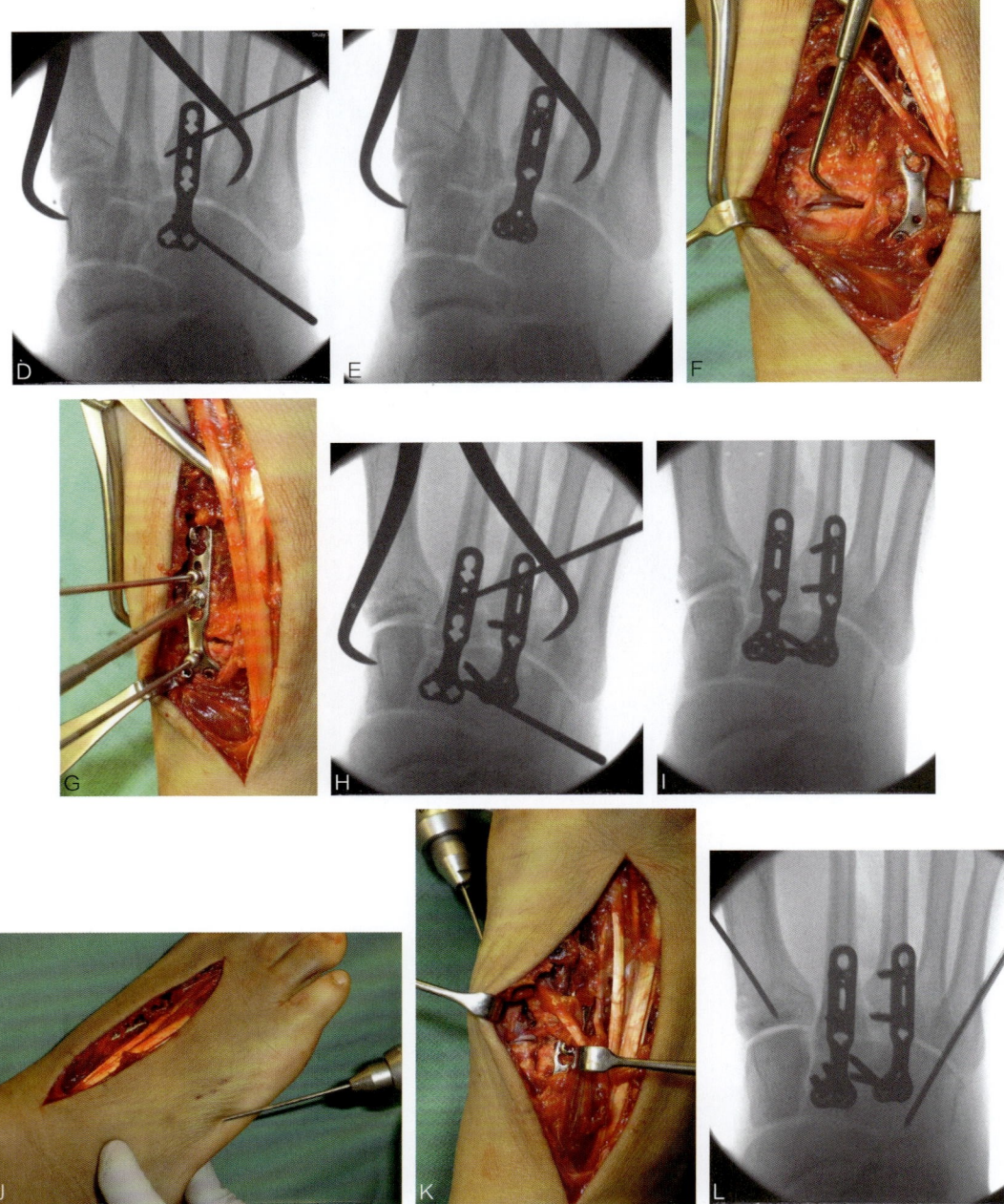

技术图9（续） D. 透视确认第3跖跗关节钢板放置最佳位置。E. 已固定的第3跖跗关节的透视图。注意复位钳仍在原位。F. 确认第2跖跗关节。G. 使用背侧钢板固定第2跖跗关节。H. 在透视指引下，确认钢板最佳位置。I. 钢板固定第2跖跗关节。考虑到中足/前足自然过渡的方向，因此，这块特殊的第2跖跗关节钢板具有10°的跖屈。J. 完成第4和第5跖跗关节复位，但是增加了一枚穿过跗横关节的外侧经皮克氏针以支撑外侧结构。K. 同样，为了稳定解剖复位后的第1跖跗关节（第1跖骨基轻度移位骨折），在透视引导下，置入一根经皮克氏针。L. 透视确认内侧柱克氏针位置满意。

闭合

- 放置引流,无张力缝合,以及最终透视图像。
- 侧位片中,注意中足钢板具有10°跖屈(技术图10)。

术后复查

- 术后1年复查的负重X线片显示,解剖力线维持良好,内固定物完好。告知该患者,如出现不适症状,应来取出内植物(技术图11)。

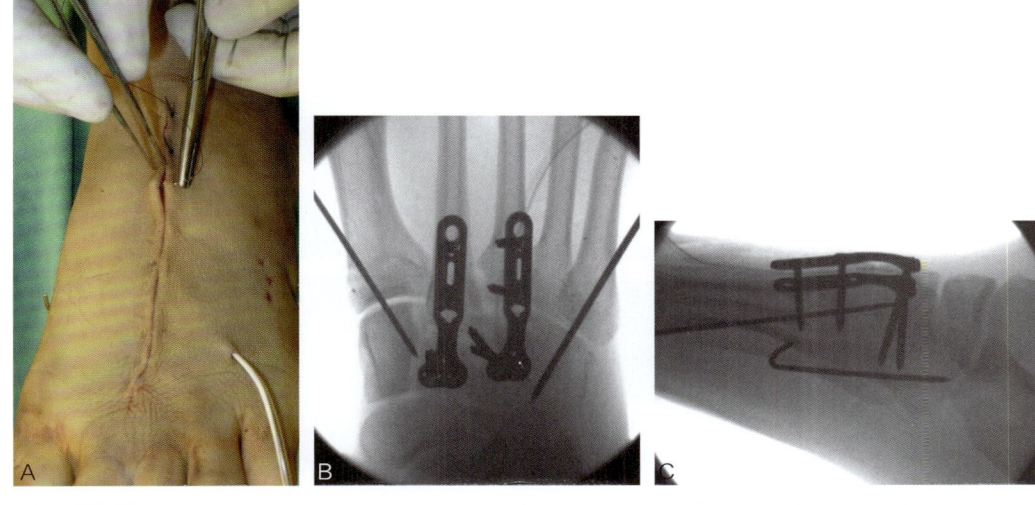

技术图10 A. 放置引流,无张力缝合。B. 最终正位透视。C. 侧位片中,注意中足钢板10°跖屈。

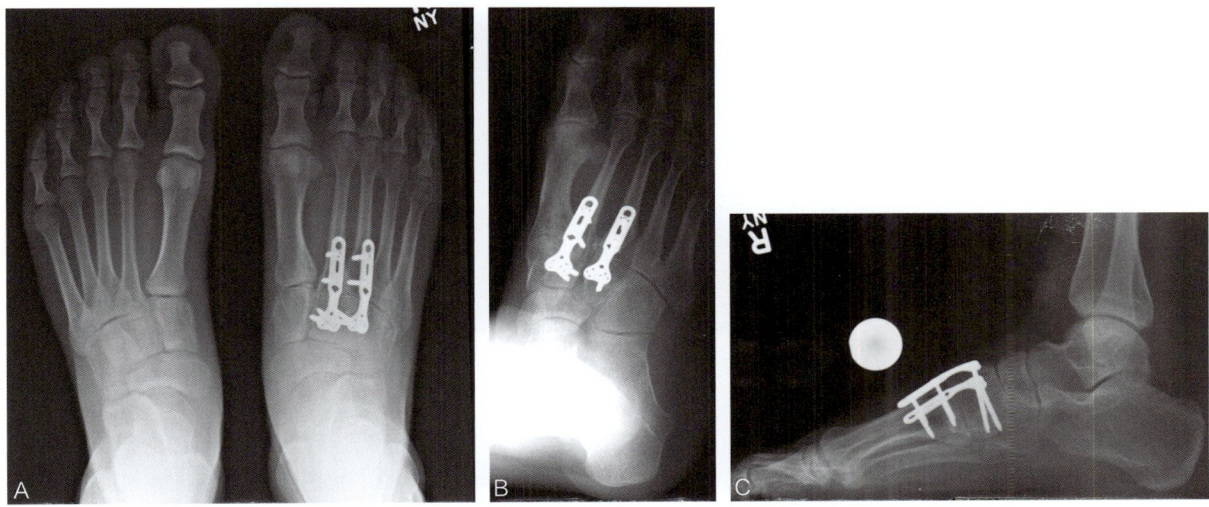

技术图11 术后1年复查的负重位片显示,解剖力线维持良好,同时钢板未引发任何症状,故予以保留。A. 正位片。B. 斜位片。C. 侧位片。

病例3

病史和影像学

- 一名34岁男性发生机动车事故,导致右脚受伤;由于中足疼痛,导致右脚无法负重。
- 模拟右足负重状态的X线片显示,第1和第2跖骨向外侧半脱位(技术图12A~C)。
- 右足CT扫描显示,跗跖关节骨折脱位,伴有部分半脱位及粉碎性骨折,尤其是跖侧,内侧楔骨和第2跖骨基底部之间存在韧带撕脱(技术图12D、E)。
- 在本病例中,外侧骨折情况不严重,所以无需进行骰骨固定或外侧柱牵开(技术图12F、G)。

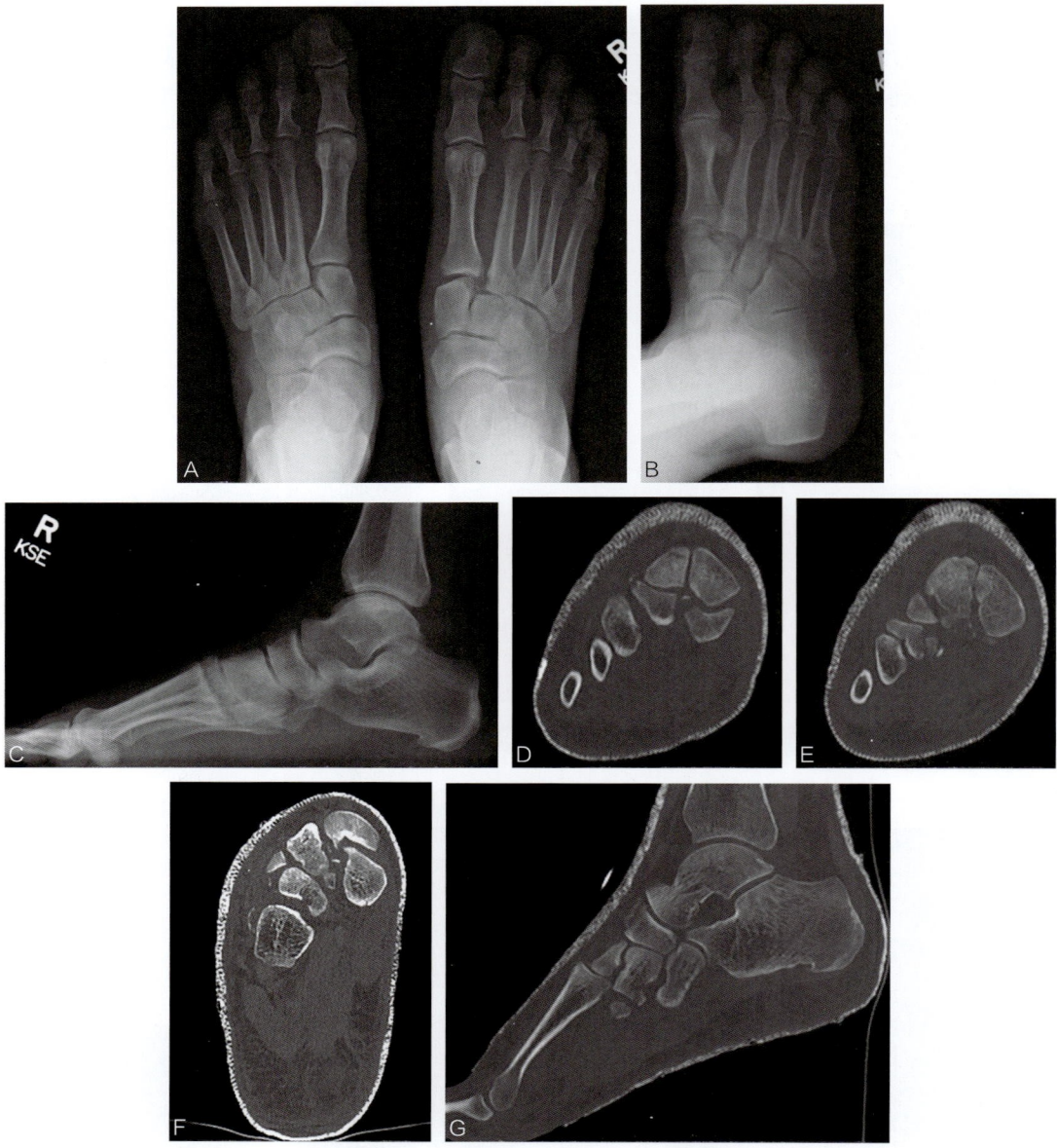

技术图12　A. 模拟右足负重状态的足正位X线片显示了第1和第2跖骨向外侧半脱位。B. 斜位片显示了第3跖骨基底部向外侧半脱位。C. 模拟负重状态的侧位片显示了跗跖关节背侧跖骨半脱位。D. 冠状位图像显示了内侧楔骨和第2跖骨基底部之间的Lisfranc韧带撕脱。E. 不同冠状位图像显示了第2和第3跗跖关节骨折脱位,伴有部分半脱位及粉碎性骨折,尤其是跖侧。F. 如正位片一样,CT扫描图像显示在第5跗跖关节处,骰骨外侧骨皮质轻微掀起,这提示当骰骨承受足够大的外展应力时,导致骰骨的胡桃夹损伤。G. 矢状位图像显示无广泛的粉碎性骨折。

显露

- 透视确定理想切口位置。本病例中,使用背侧双切口,在切口间留出足够的皮桥,通过双切口显露足部内侧柱和中间柱(技术图13A、B)。
- 背内侧入路显示第1跗跖关节囊破裂(技术图13C、D)。

- 同时采用背外侧切口:
  - 确认腓浅神经分支,小心牵开(技术图13E)。
  - 牵开姆长伸肌腱和肌肉,确认深层神经血管束,小心牵开,以显露第2和第3跗跖关节(技术图13F～H)。

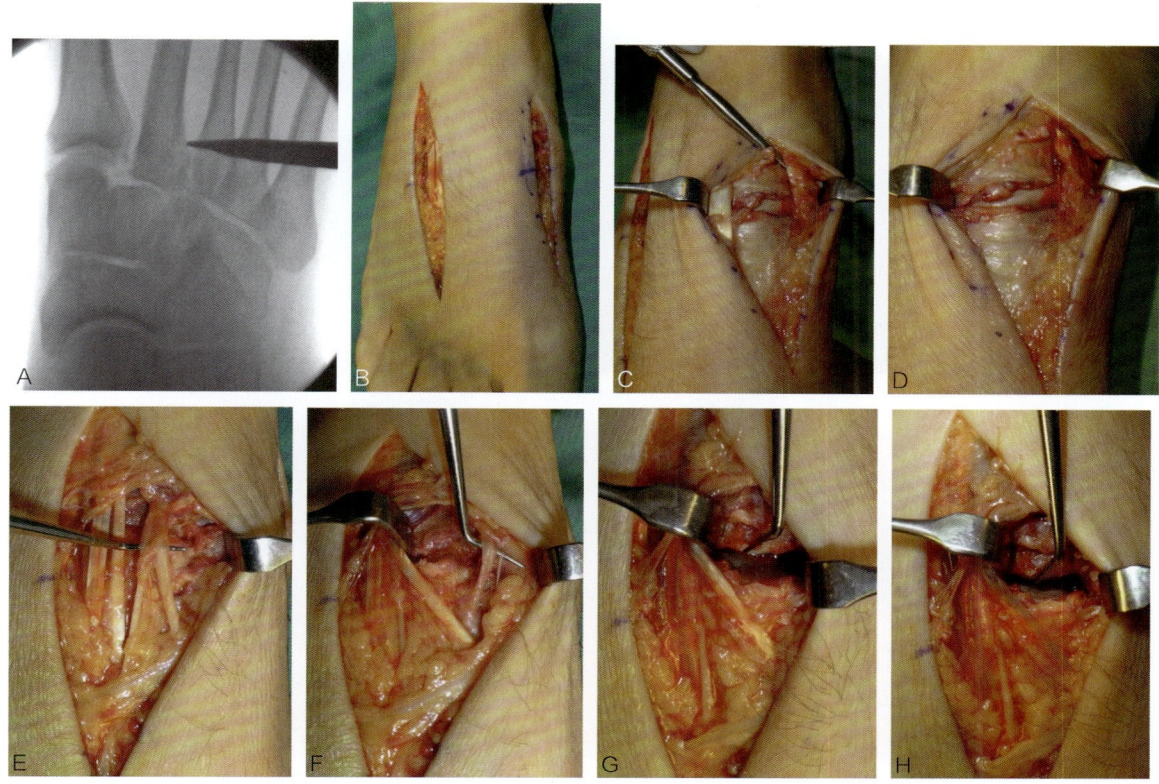

技术图 13 A. 透视确定切口理想位置。B. 本病例中，使用背侧双切口，在切口间留出足够的皮桥，通过双切口显露足部内侧柱和中间柱。C. 通过内侧切口，可以看到第1跗跖关节关节囊已破裂。D. 确认并保护踇长伸肌和胫前肌腱。E. 确认腓浅神经分支并小心牵开。F. 牵开踇长伸肌腱和肌肉，确认深层神经血管束，小心牵开，以显露第2和第3跗跖关节。G. 显露第2跗跖关节。H. 软骨完整。

复位、固定和缝合

- 将跗跖关节复位，并用克氏针临时固定，3平面透视确认复位效果（技术图14A～C）。
- 在内侧楔骨到第2跖骨基底部之间使用复位钳。从内侧楔骨向第2跖骨基底部置入Lisfranc螺钉（技术图14D、E）。
- 使用背侧钢板稳定第2和第3跗跖关节（技术图14F～J）。
- 放置跨第1跗跖关节的背侧钢板之前，确认跖骨头之间的最佳平衡（技术图14K）。
- 在透视指引下，使用背侧钢板来稳定第1跗跖关节（技术图14L、M）。
- 通过透视确认力线良好及内固定位置理想（技术图14N、O）。
- 放置引流，无张力缝合，切口间的皮桥颜色正常。

术后复查

- 术后15个月时，内固定在位，未引起任何症状（技术图15A～E）。
- 患者蹬地动作时无中足疼痛（技术图15F）。

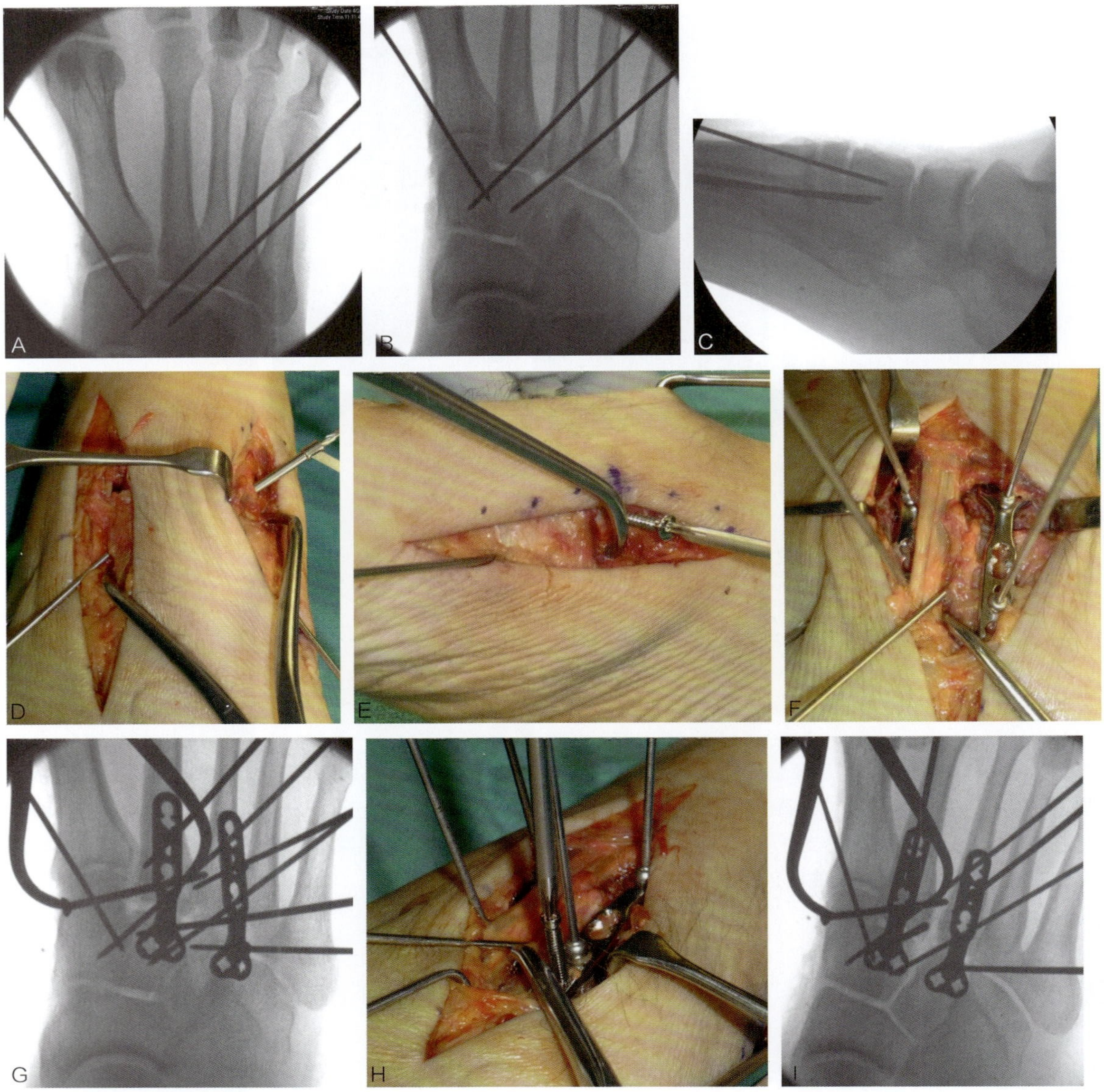

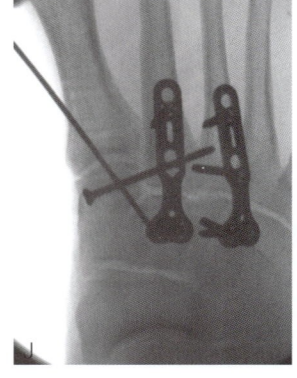

技术图14 透视确认良好的复位以及临时固定：正位（A）、斜位（B），以及侧位（C）图像。D. 从内侧楔骨到第2跖骨基底部放置复位钳，在为Lisfranc螺钉钻孔时维持复位状态。E. 从内侧楔骨向第2跖骨基底部置入Lisfranc螺钉。注意确认和保护胫前肌腱。F. 通过背外侧切口，使用背侧钢板稳定第2和第3跖跗关节。G. 透视确认钢板位置良好。H. 在第2跖跗关节钢板上行螺钉固定。I. 透视确认螺钉位置理想。J. 复位钳移除后的透视图。

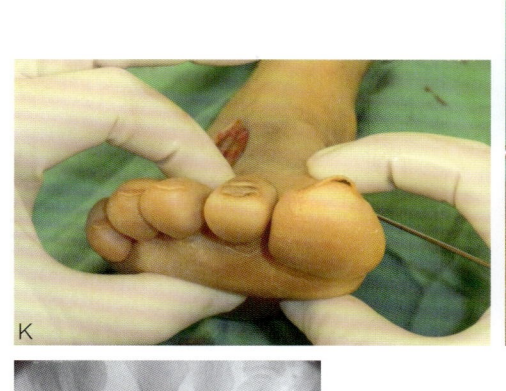
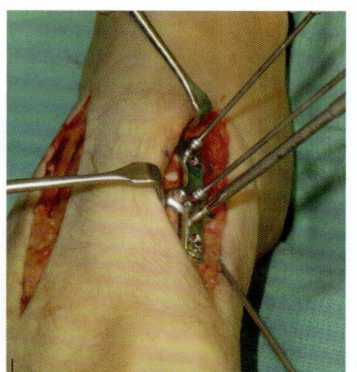
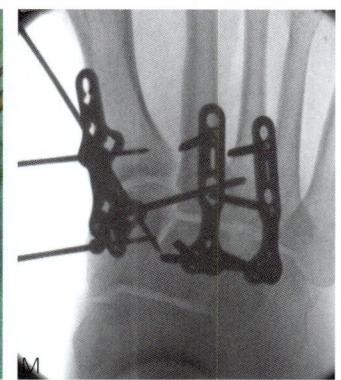
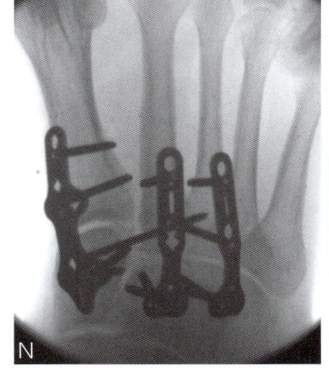
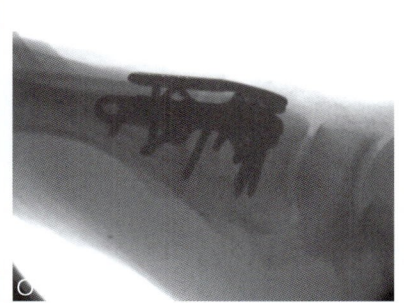

技术图14（续） K. 确认足内侧柱和中间柱之间合理平衡。L. 通过背内侧切口放置第1跖跗关节钢板。M. 透视确认第1跖跗关节钢板位置合理。最终正位（N）和侧位（O）透视显示复位及内植物位置满意。注意第2跖跗关节钢板的10°跖屈。

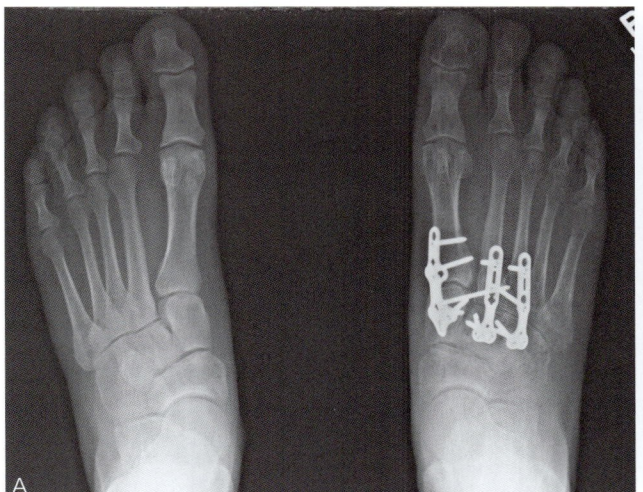
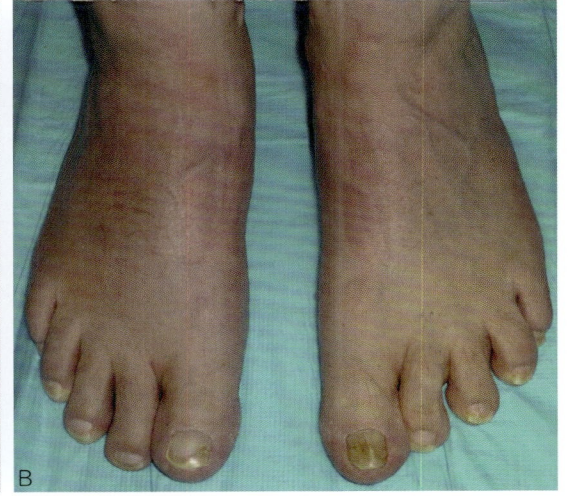
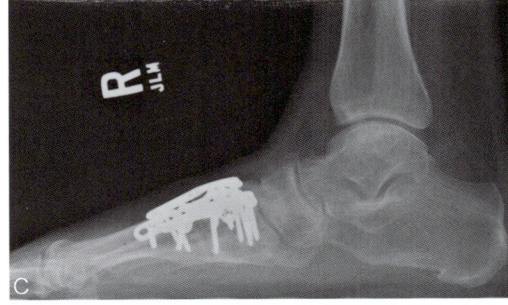
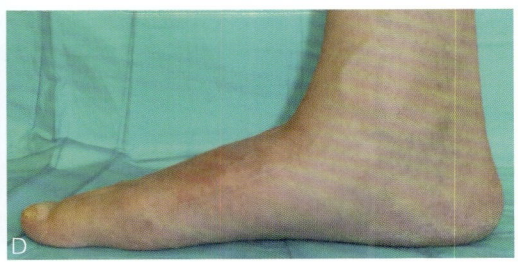

技术图15 术后15个月随访。A. 双足正位片对照复位良好。B. 双侧足负重。C. 侧位片显示足弓结构保留，力线良好。D. 患足足弓的临床照片。

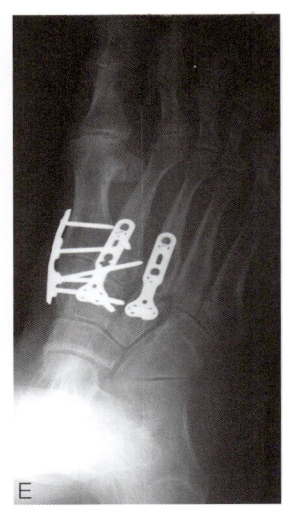
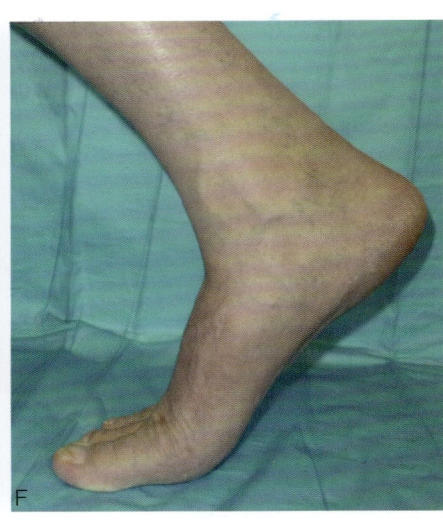

技术图 15（续） E. 斜位片显示外侧跖跗关节复位维持。F. 患者蹬地时无中足疼痛。

病例 4

病史和影像学

- 62岁女性，摔倒并伤到右脚；由于中足疼痛，右脚无法负重。
- X线片显示在跖跗关节处的中足骨折脱位，第2跖跗关节粉碎性骨折（技术图16）。

显露

- 使用背侧正中入路（技术图17A）。
- 牵开𝆭短伸肌和趾长伸肌，保护深层神经血管束，暴露移位的跖跗关节（技术图17B）。
- 透视证实第2跖骨基底部向外侧移位（技术图17C、D）。

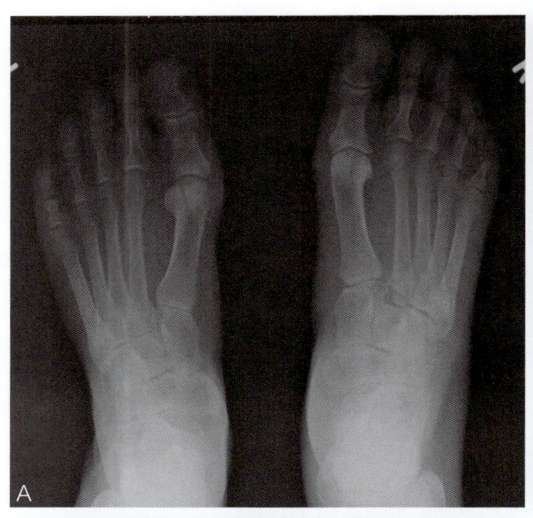
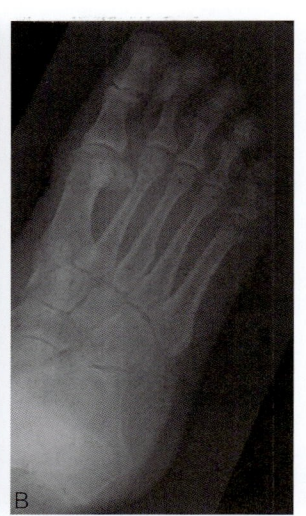
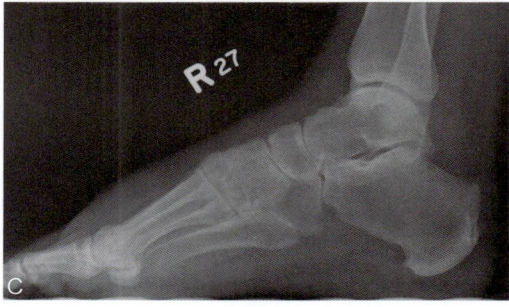

技术图 16 A. 足正位片显示右侧跖跗关节处的中足骨折脱位，以及第2跖跗关节粉碎性骨折。B. 斜位片。C. 侧位片。

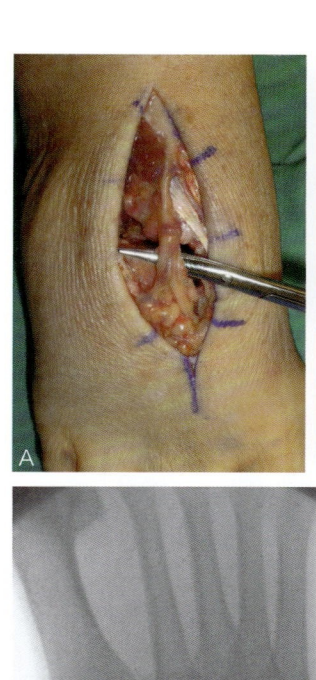
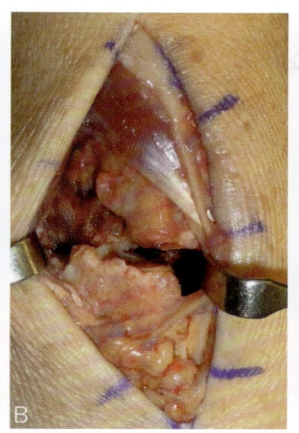
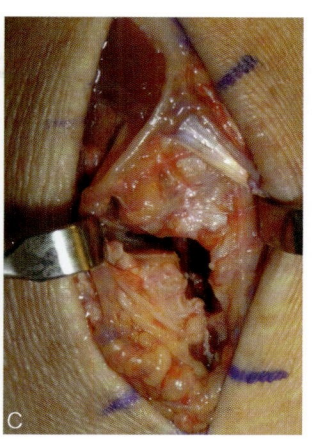
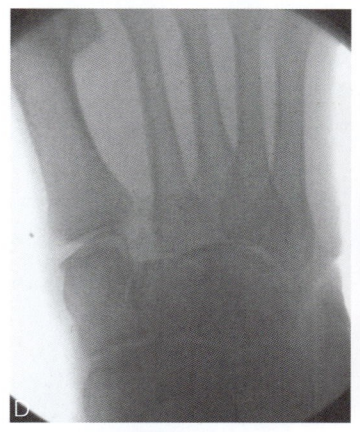
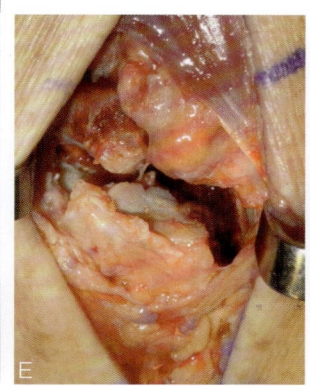
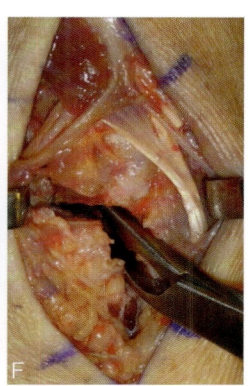
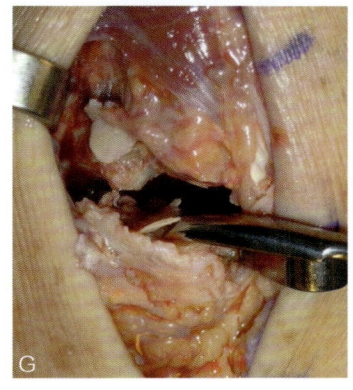

技术图 17 A. 背侧正中入路，保护腓浅神经。B. 牵开蹞短伸肌和趾长伸肌，保护深层神经血管束，暴露已移位的跖跗关节。C. 骨折脱位的细节图示，第 2 跖骨基底部向外侧移位。D. 透视图。E. 第 2 跖跗关节的粉碎性骨折和软骨损伤。F. 清除内侧楔骨和第 2 跖骨基底部之间的碎片。G. 行第 2 跖跗关节融合术，并清除残留的关节软骨。

- 清除内侧楔骨和第 2 跖骨基底部之间的碎片（技术图 17E、F）。
- 考虑到第 2 跖跗关节严重破坏，笔者决定行第 2 跖跗关节融合术，并清除残留的关节软骨（技术图 17G）。

复位与固定

- 第 2 跖跗关节融合端植骨后，复位第 1～3 跖跗关节，同时，保持第 1～3 跖骨头的最佳平衡。笔者使用复位钳进行初步稳定（技术图 18A～C）。
- 笔者用克氏针临时固定中足，然后从内侧楔骨向第 2 和第 3 跖骨基底部置入实心 Lisfran 螺钉（技术图 18D～F）。
- 在融合端进一步植骨后，笔者使用背侧加压钢板固定第 2 跖跗关节（技术图 18G、H）。
- 笔者同样使用背侧钢板稳定第 3 跖跗关节，但不予以融合，因该关节损伤极轻微（技术图 18I、J）。
- 小心牵开软组织的同时，使用单枚位置螺钉来稳定第 1 跖跗关节，计划在术后 6 个月时将其取出（技术图 18K）。

术后复查

- 术后 1 年的负重位片显示，第 2 跖跗关节处的力线和骨小梁状况良好，内固定物完好。
- 术后 6 个月时，取出第 1 跖跗关节处螺钉（技术图 19）。

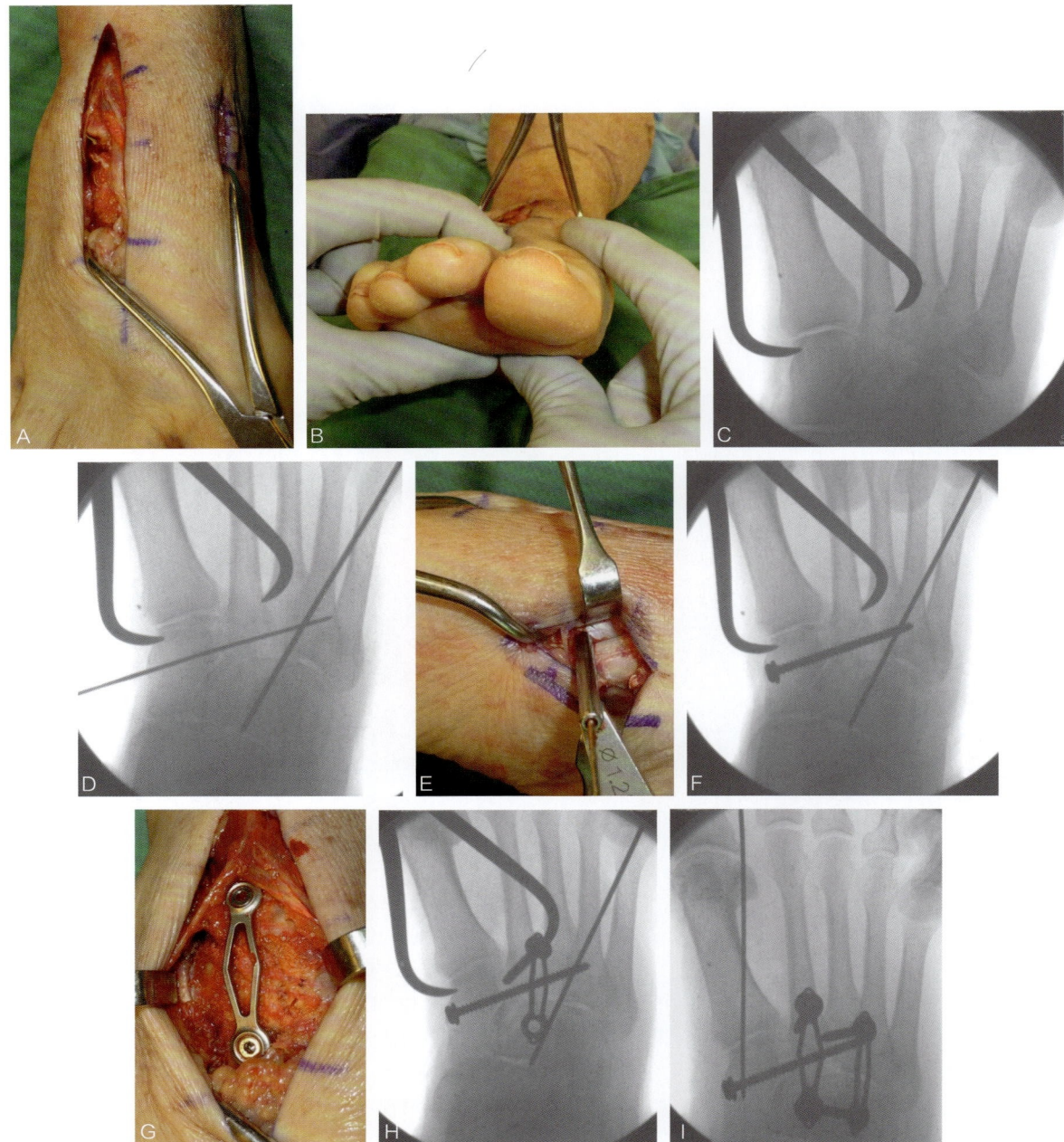

技术图 18 A. 从内侧楔骨到第 2 跖骨基底部放置复位钳。B. 第 2 跖跗关节融合端植骨后，复位第 1~3 跖跗关节，同时，保持第 1~3 跖骨头的最佳平衡。C. 透视图。D. 中足克氏针临时固定。E. Lisfranc 螺钉钻孔。注意保护胫前肌腱。F. 从内侧楔骨向第 2 和第 3 跖骨基底部，置入实心 Lisfranc 螺钉。G. 融合并进一步植骨后，放置一块第 2 跖跗关节背侧加压钢板。使用偏跖侧 Lisfranc 螺钉稳定第 2 跖骨基底部，背侧加压钢板可以施加一定的压力，而不会引起第 2 跖骨头上抬，导致转移性跖痛。H. 透视确认第 2 跖跗关节钢板的位置合理。I. 正位透视确认第 3 跖跗关节钢板合理在位。第 3 跖跗关节背侧钢板固定无需加压，因为加压会对完好的关节软骨施加不必要的压力。

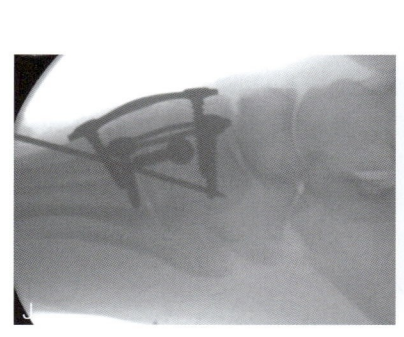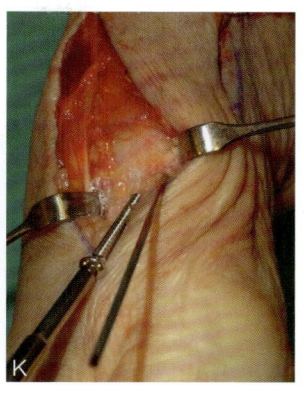

技术图18（续） J. 侧位透视图像。注意背侧第2跖跗关节处钢板轻度跖屈。K. 小心牵开软组织，使用单枚位置螺钉稳定第1轻度跖屈，同时，计划在术后6个月取出此螺钉。

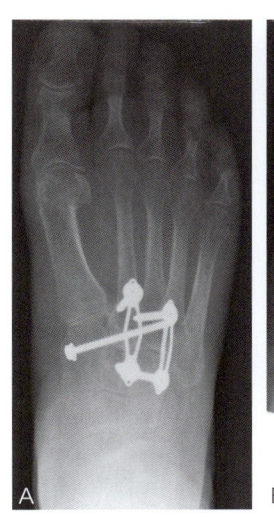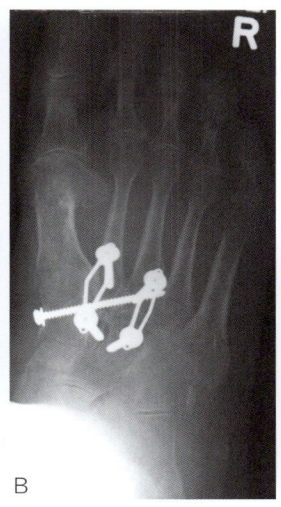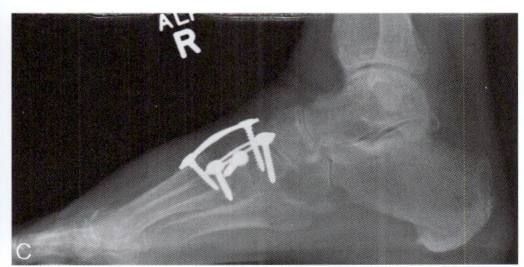

技术图19 1年后复诊的右足负重位片显示，力线、第2跖跗关节处的骨小梁均良好，同时，内固定完整。术后6个月时，第1跖跗关节处的螺钉已取出。A. 正位片。B. 斜位片。C. 侧位片。

要点与失误防范

诊断	• 要小心避免对此类损伤的误诊。尤其是存在多发损伤时，必须要高度警惕 • 应仔细评估负重或模拟负重片，同时，尽可能与健侧足对比。MRI或CT扫描经常很有帮助，但不应拖延诊断。手术室中的应力位片，有助于确认不同损伤类型所累及的关节
复位	• 将第2跖骨复位到内侧柱是很关键的。要严格注意第1跖跗关节的复位 • 术后效果取决于复位的精准度

术后处理

- 患者短腿夹板固定2周，期间评估其切口表皮生长情况。切口愈合后拆线。
- 患者随后再用短腿石膏托固定4周，并允许足跟负重。
- 6周时，可拔除经皮克氏针。
- 6周时，笔者通常让患者换穿CAM靴，在处理个人卫生或进行踝关节活动训练时，可将其脱下。
- 此时患者可进行部分负重，但是在术后10～12周内不要进行完全的负重。
- 一般情况下无需取出内植物，但是如出现症状，应考虑取出内植物。
- 一般情况下，笔者会在至少6个月后，取出内植物。
  - 从内侧楔骨向第2跖骨基底部的Lisfranc螺钉通常不会引发任何症状，一般可以无限期保留。
  - 跨跖跗关节的螺钉更可能引发症状或出现断裂，因此，笔者会放低取出此类螺钉的标准。
- 以笔者的经验来看，跨跖跗关节的钢板可能会引发症状，钢板中的螺钉还有可能松动和断裂。这些情况会导致对背侧皮肤、神经，以及软组织的刺激。然而，也有很多不会引发症状，会被保留在体内，甚至包括承受巨大应力的运动员的体内。
- 与内植物无关的症状。
  - 畸形复发。
  - 尽管术中完成解剖复位和良好固定，但是，在跖跗关节骨折脱位后，仍会出现有症状的中足关节炎。

并发症

- 创口延迟愈合或开裂。
- 不愈合。
- 远期移位。
- 中足关节炎。
- 足部骨筋膜室综合征（足底动脉弓穿支破裂）。

预后

- 此类损伤的预后与及时诊断、关节损伤程度、软组织损伤，以及固定时的复位质量相关[2,6]。
- 一项研究中，48位接受切开复位内固定治疗Lisfranc损伤[4]（52个月随访），AOFAS平均评分为77分。
  - 这些患者减分原因是在参与娱乐活动时，"需要矫形器、有轻微疼痛，以及出现足功能减退"。
  - 25%的患者出现创伤性关节炎，同时，其中半数患者需要进行关节融合术。
  - 唯一的预后因素就是解剖复位。
  - 虽然无统计学显著性，但是，单纯韧带损伤有预后更差的趋势。
- 在一项采用ORIF及一期融合治疗41例韧带型Lisfranc损伤的前瞻性对照研究中，关节融合术短中期疗效更好（42.5个月）。
  - 术后2年，关节融合组的AOFAS中足平均评分明显更高。
  - 切开复位组中25%患者有持续性疼痛，并伴有畸形或关节炎。
  - 关节融合术治疗的患者，其术后活动水平恢复至损伤前水平的92%，而ORIF患者仅65%。

（杨云峰　译，邹剑　审校）

参考文献

[1] Coetzee JC, Ly TV. Treatment of primarily ligamentous Lisfranc joint injuries: primary arthrodesis compared with open reduction and internal fixation. Surgical technique. J Bone Joint Surg Am 2007;89(suppl 2, pt 1):122-127.

[2] Demirkale I, Tecimel O, Celik I, et al. The effect of the Tscherne injury pattern on the outcome of operatively treated Lisfranc fracture dislocations. Foot Ankle Surg 2013;19(3):188-193. doi: 10.1016/j.fas.2013.04.003.

[3] de Palma L, Santucci A, Sabetta SP, et al. Anatomy of the Lisfranc joint complex. Foot Ankle Int 1997;18(6):356-364.

[4] Kuo RS, Tejwani NC, Digiovanni CW, et al. Outcome after open reduction and internal fixation of Lisfranc joint injuries. J Bone Joint Surg Am 2000;82-A(11):1609-1618.

[5] Mantas JP, Burks RT. Lisfranc injuries in the athlete. Clin Sports Med 1994;13(4):719-730.

[6] Tarczyn´ska M, Gaweda K, Dajewski Z, et al. Comparison of treatment results of acute and late injuries of the Lisfranc joint. Acta Ortop Bras 2013;21(6):344-346.

[7] Watson TS, Shurnas PS, Denker J. Treatment of Lisfranc joint injury: current concepts. J Am Acad Orthop Surg 2010;18(12): 718-728.

第133章 距骨骨折切开复位内固定术
Open Reduction and Internal Fixation of Talus Fractures

Peter H. White, Travis J. Dekker, and Samuel B. Adams, Jr.

定义

- 虽然距骨相对较小,但它是踝关节和距下关节的组成部分,连接着小腿和足部,对于正常步态有着至关重要的意义。
- 距骨骨折是除跟骨骨折外最常见的跗骨骨折。
- 由于需要高能量损伤导致距骨骨折,故其多见于多发伤患者。

解剖

- 距骨表面60%~70%由软骨覆盖,无肌肉附着。
- 距骨可分为距骨体、距骨颈、距骨头、距骨外侧突和距骨后突。
  - 距骨体与胫骨下端构成关节,并与跟骨后关节面构成关节。
  - 距骨颈连接着距骨头和距骨体,起于距骨体内侧,向跖侧和内侧延伸,这种解剖关系对于骨折固定时螺钉的置入非常重要。距骨颈骨皮质相对薄弱,因此距骨颈骨折占距骨骨折的50%。距骨颈解剖复位非常重要,可以避免内侧柱的短缩和足内翻。
  - 距骨头呈凸面形,远端与足舟骨构成关节,下方与跟骨的前、中距下关节面构成关节。
  - 外侧突起源于距骨体外侧,与腓骨远端构成关节。
  - 后突表面有肌腱沟,跗长屈肌在此处经过。
- 距骨的血供来源于小腿远端三条主要动脉:胫后动脉、足背动脉、腓动脉。
  - 胫后动脉发出分支至三角韧带,向下发出跗骨管动脉,它是距骨穹窿最重要的一支血供。对于严重的距骨骨折脱位,三角韧带分支常常是距骨穹窿部唯一保留的血供,故在手术中应务必避免损伤。由此可见,除三角韧带分支,距骨体的血供绝大部分是逆行的。
  - 足背动脉为距骨头和距骨颈提供血供。
  - 跗骨窦动脉起自腓动脉,并与距骨颈下的跗骨管动脉吻合,为距骨穹窿提供血供。

发病机制

- 距骨骨折通常发生于坠落伤或交通事故。
- 通常认为距骨体骨折是足位于中立位或跖屈位时受到轴向暴力所致,而当足位于背伸位受到轴向暴力时往往会导致距骨颈骨折。

自然病程

- 由于距骨大部分关节面以软骨覆盖且细小血管提供的血供较差,导致许多距骨骨折后出现创伤性关节炎和缺血性骨坏死。
- 根据Canale和Kelly[2]的距骨颈骨折Hawkins分型(表1)[4]可以评估患者预后和缺血性骨坏死的发生率[1,6],Hawkins分型越高,缺血性骨坏死的发生率越高,预后越差。

病史和体格检查

- 距骨骨折极易漏诊,除非平片上可见明显移位。
- 在低能量创伤情况下,任何距下或踝关节活动受限的患者均应行影像学检查。
- 在高能量创伤情况下,应行CT扫描评估是否存在没有移位的距骨骨折。

表1 Hawkins分型和缺血性骨坏死发生率

分型	描述	发生率
I型	无移位的距骨颈骨折	0%~13%
II型	有移位的距骨颈骨折伴距下关节脱位或半脱位	20%~50%
III型	有移位的距骨颈骨折伴距骨体从踝关节和距下关节内脱位或半脱位	83%~100%
IV型	有移位的距骨颈骨折伴距舟关节、踝关节和距下关节的脱位或半脱位	100%

表2　X线可识别的距骨的解剖位置

影像学	骨折位置
踝关节	
正位	距骨穹窿部和外侧突
踝穴位	距骨穹窿部和外侧突
侧位	距骨体、外侧突、后突、距骨颈及距骨头
足	
正位	距骨头
斜位	距骨头
侧位	距骨体、外侧突、后突、距骨颈及距骨头
Canale位	距骨颈

影像学和其他诊断性检查

- 需要完善踝关节正位片、侧位片、踝穴位片及足的正位片、侧位片以及斜位片。对于疑似距骨骨折而其他摄片未见骨折的患者还应该拍摄足Canale位片，但急诊很难拍摄。
  - 表2列出了每种摄片可见的骨折部位。
- 踝关节和足的侧位片能够显示大多数类型的距骨骨折。
- Canale位的摄片方式是将足底平放于X线底板上，踝关节呈跖屈位，避免胫骨成像，同时X线从外旋15°并与水平线呈75°角方向投射[2]。
- 在确诊或疑似存在距骨骨折的情况下，大多会进行CT扫描。
  - 对于已确诊的距骨骨折，CT扫描有助于手术计划的完善，包括手术入路、内植物选择及是否需要植骨。
  - 对疑似存在距骨骨折的情况，CT可以帮助确诊（图1）。
- 诊断距骨骨折极少应用MRI，但其对于判断应力性骨折和术后是否出现缺血性骨坏死有重要意义。

鉴别诊断

- 踝关节骨折。
- 跟骨骨折。
- 足舟骨骨折。

非手术治疗

- 距骨骨折非手术治疗的适应证很少。
- 对于完全没有移位的距骨颈和距骨体骨折，可用石膏非负重固定6周，然后穿控制踝关节活动的行走靴逐步增加负重。然而，应定期进行影像学检查判断骨折是否进一步移位。
- 距骨外侧突或后突的撕脱骨折或移位极小的骨折可选择保守治疗。

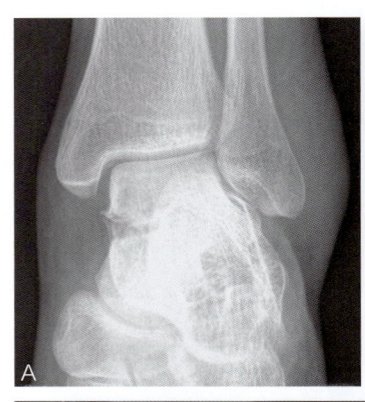
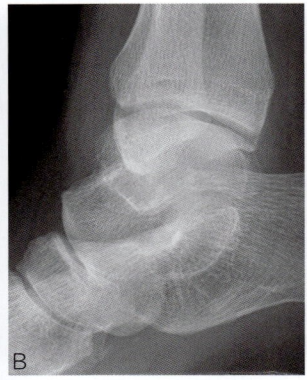
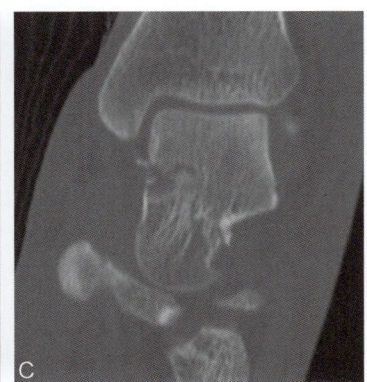
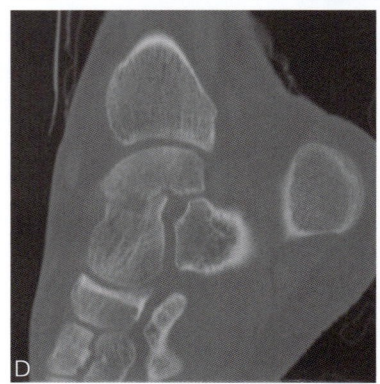

图1　30岁男性车祸后主诉踝关节疼痛，图A为正位片，图B为侧位片。这些平片急诊拍摄，提示可能存在距骨颈骨折。冠状位（图C）和矢状位（图D）CT可以确诊距骨颈骨折。

手术治疗

- 绝大多数距骨骨折应选择手术治疗。
- 手术时机很重要,不受限于软组织肿胀程度。
  - 距骨体骨折,包括骨软骨剪切骨折应在伤后7~10天进行手术,从而可以对骨折进行充分的操作及重建力线。
  - 距骨颈骨折无论是否存在移位,均应在伤后3天内进行手术。若明显的骨折移位不能在急诊室复位者,应尽快送至手术室复位。
  - 笔者认为距骨颈骨折需要紧急处理,但并非急症。一直以来,距骨体骨折被认为需要紧急处理,因为其存在距骨体缺血性骨坏死的风险。最近研究表明,缺血性骨坏死的发生与原始损伤程度有关。[8]
- 距骨头骨折会产生较大的关节内骨折块,应在伤后7~10天内手术。
- 距骨外侧突和后突骨折可待软组织肿胀消退、皱纹出现后再行手术。

术前计划

- 笔者建议所有距骨骨折术前均应行CT扫描。

体位

- 患者可根据手术入路不同取仰卧位、半侧卧位或俯卧位。
- 确保术侧膝关节可屈曲至90°很重要,这可使腓肠肌松弛,从而有助于闭合复位。
- 非手术侧下肢应固定,以防止术中滑落。
- 应用适当大小的止血带。

入路

- 距骨骨折手术入路与骨折块的解剖位置相对应(表3)。
- 对于距骨颈和距骨体骨折,彼此手术入路可做适当延长,例如踝关节前内侧切口可延长为足背内侧切口,反之踝关节前外侧切口可延长为足背外侧切口。

表3 基于解剖位置距骨骨折手术入路选择

骨折位置	入路	患者体位
距骨体	1. 前内侧入路(内踝截骨) 2. 前外侧入路(胫骨远端关节内截骨术或者Chaput结节截骨) 3. 前路(仅仅适用于距骨体前方或体部和颈部交界处骨折)	1. 仰卧位对侧垫高 2. 仰卧位同侧垫高 3. 仰卧位同侧垫高,足趾朝上
距骨颈	1. 背内外侧联合入路 2. 前路	仰卧位,足趾朝上
距骨头	1. 背内侧入路(内侧骨折) 2. 前路,向远端延伸(距骨头中央部或外侧骨折)	1. 仰卧位对侧垫高 2. 仰卧位同侧垫高,足趾朝上
外侧突	跗骨窦入路	侧卧位或半侧卧位
距骨体后侧或后突	1. 后内侧入路 2. 后外侧入路	俯卧位

距骨体骨折

经前内侧入路内踝截骨

- 该入路适用于距骨体骨折,手术技巧具体参考第98章。
- 虽然称为前内侧入路,但谨记切口应始于胫骨内侧中央,远端向前内侧走行。如果切口未经胫骨内侧,则很难行内踝截骨术。
- 保留三角韧带。

前外侧入路

- 切口起自腓骨前外侧至第4跖骨基底部。
- 显露并保护腓浅神经分支。
- 纵向切开伸肌支持带。
- 入路间隙在趾长伸肌和第3腓骨肌之间。
- 将趾长伸肌和第3腓骨肌向两侧牵开,然后纵向切开踝关节囊。
- 可行腓骨截骨、胫骨Chaput截骨或胫骨远端关节内截骨术,以充分暴露术野。

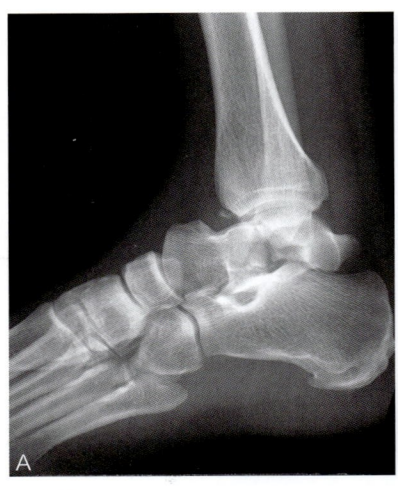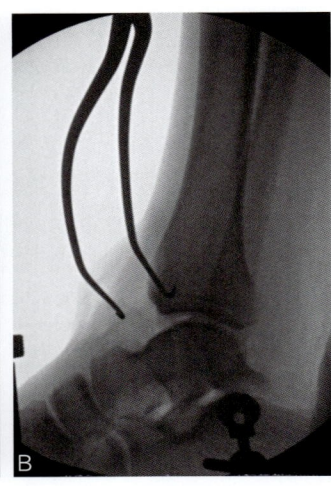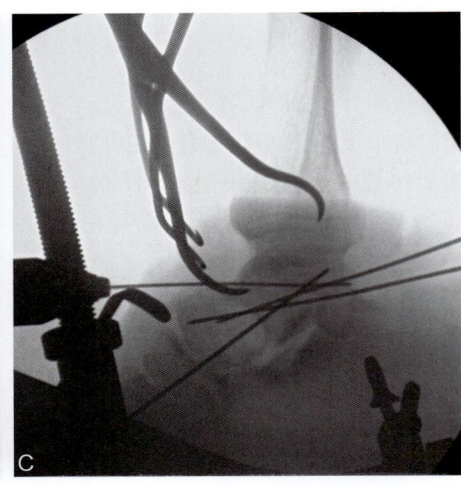

技术图1　A. 术前X线显示距骨体骨折并移位，急诊无法复位。B. 患者送至手术室，利用股骨撑开器进行骨折复位。C. 打入无头加压螺钉导针临时固定。

骨折复位

- 对于距骨体骨折的复位，通常需要撑开以保证足够的手术操作空间。
- 可在内侧或外侧放置股骨撑开器（技术图1A、B）。
  - 理论上距骨体和距骨颈骨折时，可将撑开器放在内侧以防止内翻力线不良，而采用前内侧入路和内踝截骨术时将撑开器放置在外侧，可提供更好的手术视野和更大的操作空间。
- 处理骨折块并清除血肿。
- 检查距骨是否存在软骨损伤，对全层软骨缺损的部位应行骨髓刺激。
- 用1.5 mm或2.0 mm的克氏针做暂时固定，也可以选用导针或空心钉。克氏针方向尽可能垂直骨折线（技术图1C）。

骨折内固定

- 骨折固定可采用实心螺钉、空心螺钉或无头加压螺钉。
  - 使用3.5 mm或更粗的螺钉。
  - 普通螺钉需要埋头处理。
  - 如果骨折线延伸至距骨颈，尽可能先打入外侧螺钉。
  - 笔者打入导针或螺钉时通常利用距骨外侧突和距骨颈，无头加压螺钉更适合这些部位的固定（技术图2A、B）。
  - 螺钉应当尽量垂直骨折线。

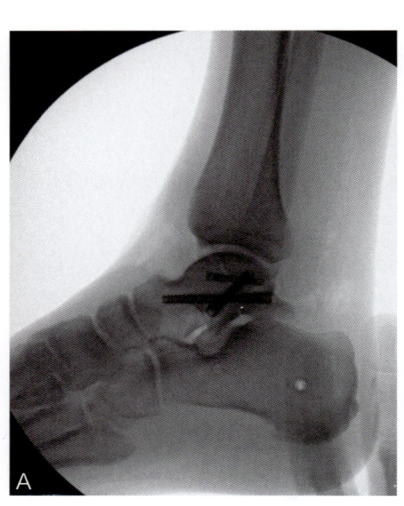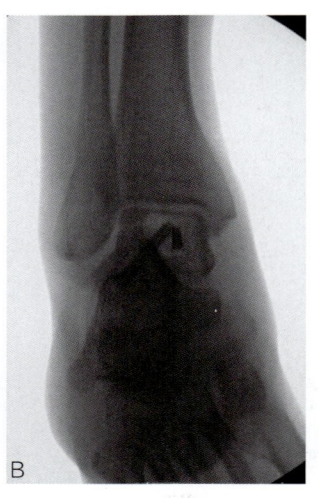

技术图2　A、B. 骨折复位螺钉置入后的最终透视图。

距骨颈骨折

- 对于距骨颈骨折,建议采用背内外侧联合入路或前路。
- 对于距骨颈完全骨折,单纯使用背内侧或外侧入路不能充分显露,可能导致复位不良。

背内侧入路

- 踝关节前内侧入路向远端的延伸为背内侧入路。
- 切口起点位于胫骨前肌腱和胫骨后肌腱之间,远端止于足舟骨粗隆(技术图3A)。
- 纵向切开伸肌支持带(技术图3B)。
- 向外侧牵开胫前肌腱(技术图3C)。
- 纵向切开踝关节囊,并冲洗踝关节(技术图3D)。

背外侧入路

- 踝关节前外侧入路向远端延伸为背外侧入路。
- 切口起点位于腓骨前外侧,止于第4跖骨基底部(技术图4A)。
- 显露并保护腓浅神经分支。
- 纵向切开伸肌支持带(技术图4B)。
  - 间隙位于趾长伸肌和第3腓骨肌之间。
- 牵开趾长伸肌和第3腓骨肌,然后纵向切开踝关节囊,显露骨折端,关节内冲洗(技术图4C)。

前路

- 于踝关节近端胫骨嵴外侧1 cm处,做一个纵向切口,向下至踝关节,远端弧向内侧(技术图5A)。
- 显露腓浅神经,并拉向外侧(技术图5B)。
- 于胫前肌外侧纵向切开伸肌支持带。
- 胫前肌腱拉向内侧,𝗺长伸肌腱拉向外侧(技术图5C)。
- 血管神经束位于𝗺长伸肌腱深层,与𝗺长伸肌腱一并拉向外侧。

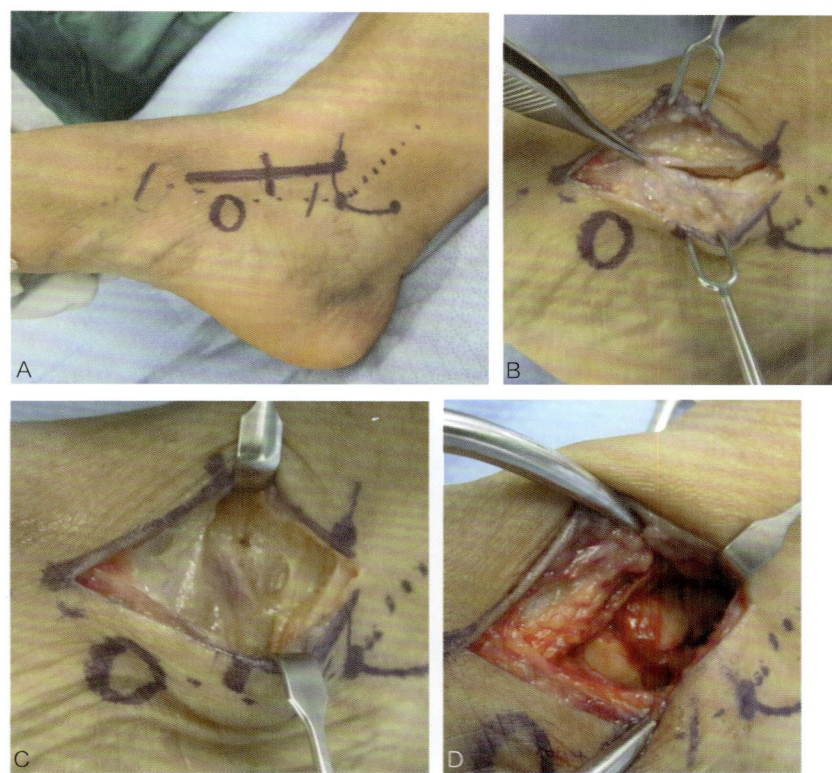

技术图3 A. 背内侧切口起点位于胫骨前肌腱和胫骨后肌腱之间的安全区,远端止于足舟骨粗隆的背侧(圆圈所示)。B. 切开伸肌支持带,保留大隐静脉。C、D. 胫前肌拉向外侧,通常不打开腱鞘,纵向切开踝关节囊。

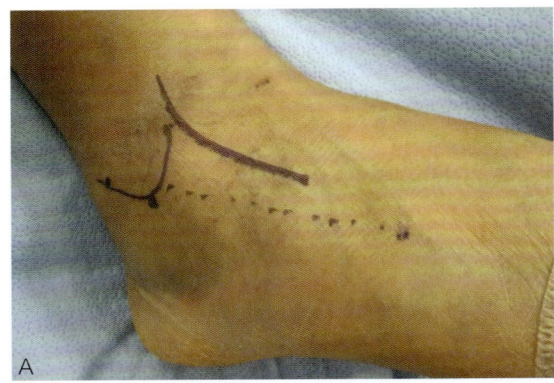
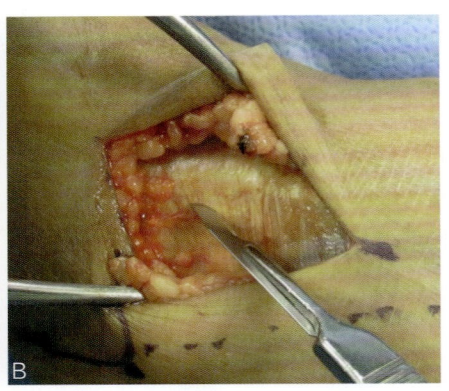
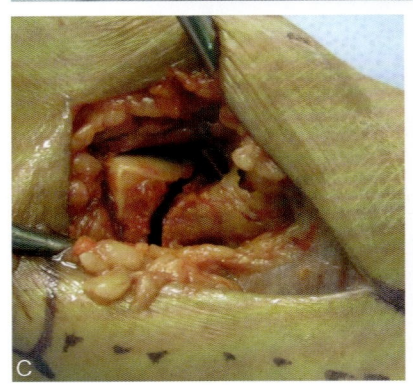

技术图4 A. 背外侧切口起自腓骨前外侧缘，止于第4跖骨基底部，虚线代表典型的跗骨窦入路，背外侧入路与跗骨窦入路明显不同。B. 随后，切开伸肌支持带。C. 切开背外侧关节囊，显露骨折端。

- 纵向切开踝关节前方关节囊，远端至距舟关节囊。向远端显露时可以稍弧向内侧以免损伤血管神经束（技术图5D）。
  - 手术刀会造成软骨损伤，术中应谨慎操作。
- 距骨颈骨折时距骨内外侧面容易区分（技术图5E）。距骨穹窿前部也容易辨认，该入路亦适用于穹窿前部骨折（技术图5F）。

骨折复位内固定

- 当采用背内外侧联合入路时，先对非粉碎侧进行复合更加容易。
- 克氏针和（或）空心螺钉导针尽可能垂直于骨折线置入（技术图6A）。
- 内固定可采用实心螺钉、空心螺钉、无头加压螺钉或钢板。
  - 使用3.5 mm或更粗的螺钉。

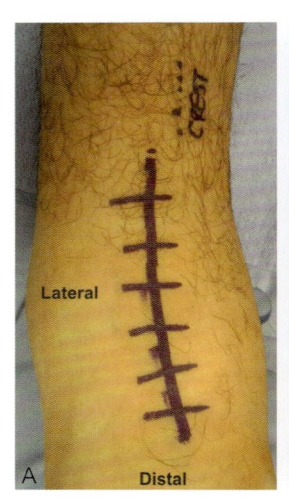
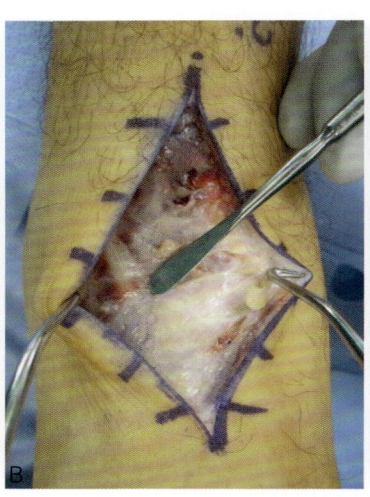
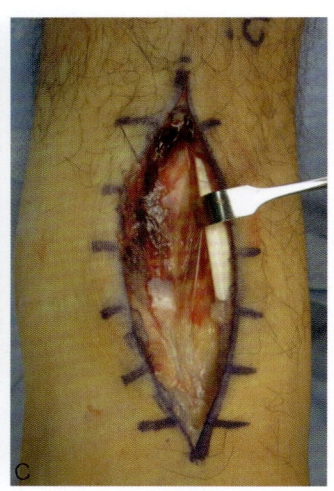

技术图5 A. 前路近端位于胫骨嵴外侧1 cm处，远端弧向内侧。B. 于皮下显露腓浅神经并拉向外侧。C. 胫前肌拉向内侧，姆长伸肌腱拉向外侧。

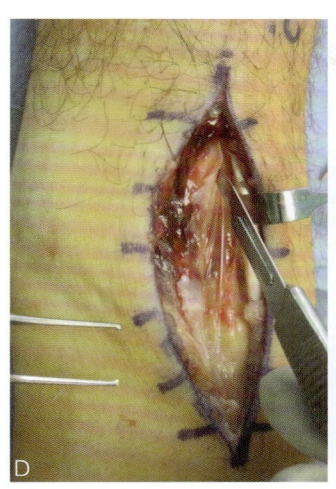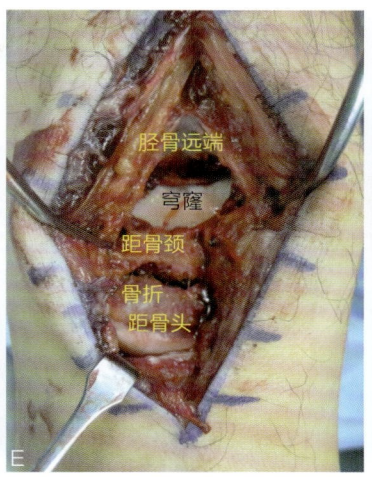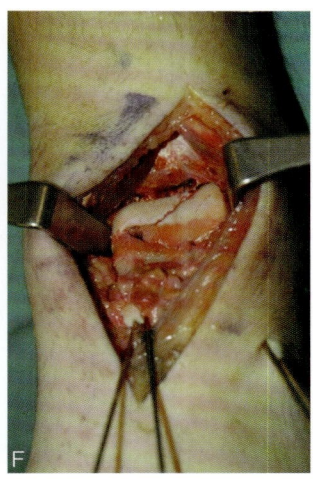

技术图5（续） D. 沿着切口打开关节囊。E. 一旦打开关节囊，就可以显露骨折端。F. 另一例患者的图片显示可见距骨穹窿前部，该入路可用于穹窿前部骨折。

- 普通螺钉应做埋头处理。
- 先打入外侧螺钉以防止内翻畸形（技术图6B～D）。
- 经典的方式是使用全螺纹骨皮质螺钉固定，因为距骨颈内侧加压时会导致内翻畸形。
  - 然而笔者通常使用本身具有加压作用的无头螺钉固定，因为很难找到没有加压作用的无头螺钉，这些情况下优先打入外侧螺钉，然后可能的话内侧螺钉置入前钻孔略过一点。
- 螺钉从后向前还是从前向后置入存在争议，Swanson等[7]认为，对于粉碎程度不严重的距骨颈骨折螺钉从后向前打入具有更大的生物力学强度。最近Charlson等[3]也进行了类似的研究，他们采用粉碎性距骨颈骨折模型，对比了从后向前螺钉固定和内侧螺钉、外侧钢板内固定，结果表明钢板固定没有优势。
  - 笔者认为应根据距骨颈骨折的位置来确定螺钉的方向。如果骨折线位于近端，则可由后向前打入

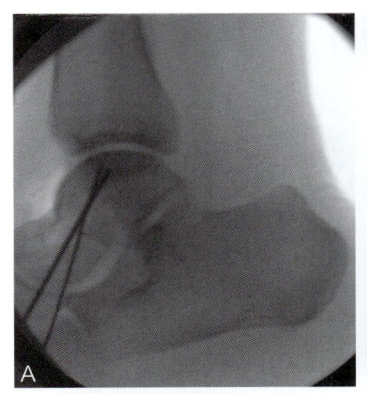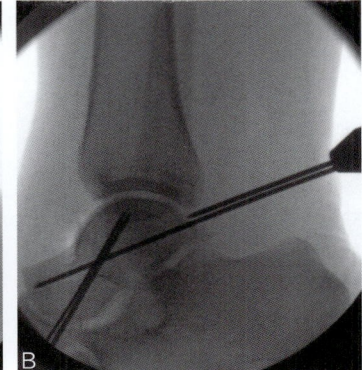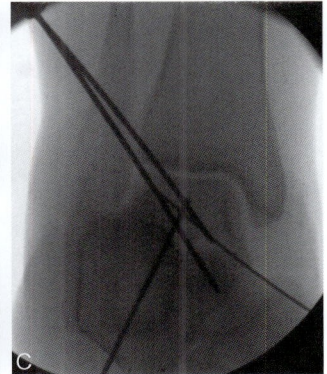

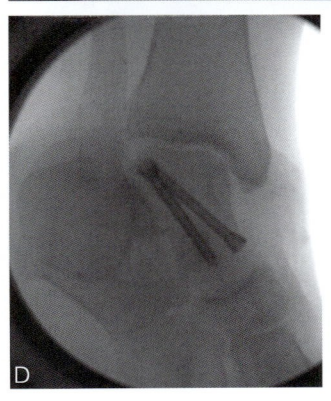

技术图6 A. 经背内侧和背外侧入路垂直距骨颈骨折线打入克氏针。B、C. 4.5 mm空心钉导针从后外侧经皮打入距骨颈前内侧。这种情况下，外侧螺钉从后向前置入，另一枚螺钉从前向后置入。D. Canale位透视显示距骨颈复位和螺钉固定情况。

螺钉。如果骨折线位于远端，必须由前向后打入螺钉，使螺钉穿过骨折线。
- 在透视下，从跟腱外侧由后向前打入螺钉。
- 经切口由前向后打入螺钉。
- 距骨颈骨折粉碎程度的评估。
- 通常，距骨颈内侧粉碎会导致内翻畸形，同时还可合并外侧粉碎性骨折。
- 粉碎性骨折可使用桥接钢板固定，钢板可置于内侧或外侧，但注意踝关节背伸位时钢板不能进入关节内。

距骨头骨折

入路
- 可采用直接前入路或背内侧入路。
  - 距骨头内侧骨折或向跖内侧延伸的骨折可采用背内侧入路。
  - 中央骨折或外侧骨折可采用前路。
- 具体入路见前文"距骨颈骨折"一节。

骨折复位
- 取出距骨头骨折块，以检查软骨表面，清理骨折断端，评估定位（技术图7A）。
- 使用微型轨道式外固定架，撑开距舟关节，为骨折复位提供手术操作空间（技术图7A）。
  - 使用4.0 mm或更细的钢钉，一枚打入舟状骨，另一枚置入距骨颈或距骨体前部（技术图7B）。
  - 距骨头骨折块定位后，取下撑开器，甚至可以在关节处加压，以关节面为模板来评估关节匹配情况。
- 在距骨头骨块上打入1枚克氏针，作为摇杆用于复位。

内固定
- 使用2.7 mm或3.5 mm埋头或无头螺钉固定（技术图8A、B）。

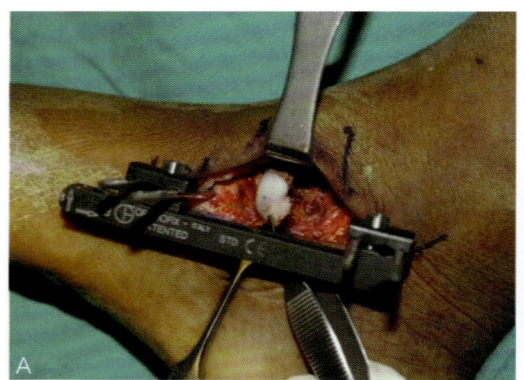
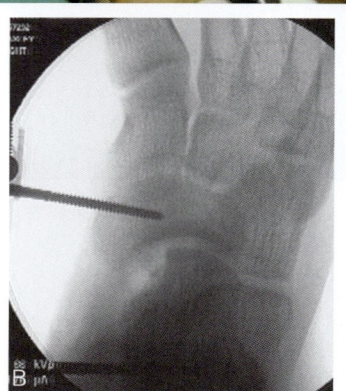

技术图7 A. 背内侧入路显示距骨头游离骨折块。B. 在舟骨和距骨颈近端打入钢钉放置内侧撑开器。

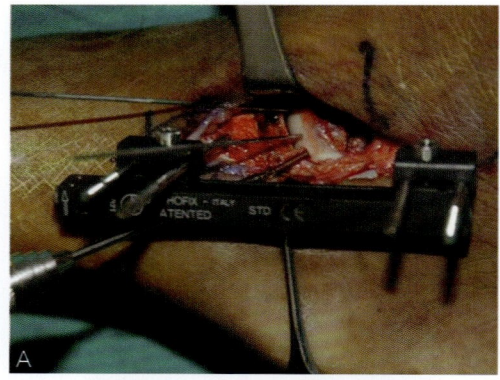
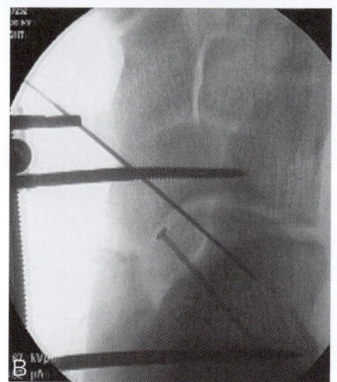

技术图8 A、B. 距骨头骨块复位，取下撑开器并用螺钉固定。

外侧突骨折

跗骨窦入路

- 标准的跗骨窦入路起自腓骨尖下方至第4跖骨基底部。
- 有时可以在切口远端找到腓肠神经背侧交通支,应尽可能避免损伤。
- 分离并找到腓骨肌腱。切开腱鞘,检查肌腱有无损伤。距骨骨折复位固定后再处理损伤的腓骨肌腱。
- 极少数情况下需要更充分的视野,可从跟骨前突处切断趾短伸肌。
- 切开距下关节囊。

骨折复位内固定

- 粉碎性骨折较难复位,但较大骨折块可复位并用克氏针固定。
- 理想情况下,从距骨外侧突顶点处,打入小的埋头拉力螺钉或无头加压螺钉进行固定。
- 冲洗出距下关节内较小的骨折块。

后突骨折

后内侧入路

- 切口位于内踝后方和跟腱内侧缘之间。
- 切口起自内踝尖近端,向远端延伸。
- 纵向切开屈肌支持带和筋膜。
- 于踇趾趾间关节处屈曲、背伸踇趾可判断踇长屈肌腱。
- 向内侧拉开踇长屈肌腱有助于保护血管神经束。
- 纵向切开后关节囊。

后外侧入路

- 在跟腱外侧缘做一纵向切口。
- 切口近端起自外踝尖,向远端延伸。
- 仔细分离跟腱外侧缘。
- 纵向切开屈肌支持带和筋膜。
- 于踇趾趾间关节处屈曲、背伸踇趾可判断踇长屈肌腱。
- 向内侧拉开踇长屈肌腱有助于保护血管神经束。
- 纵向切开后关节囊。

骨折内固定

- 轻微移位且累及关节面极少的小骨块可以切除。
- 较大的骨块需要螺钉固定。螺钉的选择取决于骨折块的大小。
  - 小骨折块使用2.0 mm、2.3 mm或2.5 mm埋头拉力螺钉。
  - 较大的骨折块可使用3.5 mm的螺钉。

要点与失误防范

距骨体骨折的显露	分离过程中确保保留三角韧带,因为其可能是距骨骨折后的仅存血供来源
距骨体骨折固定	充分利用关节外区域打入导针或螺钉
距骨颈骨折固定	螺钉的方向取决于距骨颈骨折线位置,如果骨折位于近端,则应从后向前打入螺钉;如果骨折位于远端,则应从前向后打入螺钉,保证螺钉穿过骨折线

术后护理

- 2周随访。
  - 评估伤口是否可以拆线。
  - 建议患者使用非负重石膏固定。
- 6周随访。
  - 依据负重位X线片评估骨折愈合情况。
  - 患者穿戴可控制踝关节活动的行走靴,并缓慢进行负重。患者可以脱掉行走靴进行非负重的功能锻炼。如果担心骨愈合情况,则应选用非负重石膏固定。
- 3个月随访。
  - 患者可以摆脱行走靴,改用踝关节固定支具并开始物理治疗。
  - 依据负重位X线片评估骨折愈合情况。
- 6个月随访。
  - 患者可以在没有支具辅助的情况下适当活动。
  - 依据负重位X线片评估骨折愈合情况。
- 1年随访:依据负重位X线片评估骨折愈合情况。

- 如果担心骨愈合情况，进行负重应更加保守。

预后

- Vallier等[8]对38例距骨体骨折进行回顾性研究，平均随访33个月，其中只有26例患者有完整的影像学随访。其中10名患者(38%)有缺血性骨坏死的影像学证据。17名患者(65%)出现踝关节炎，9名患者(35%)出现距下关节炎。粉碎性和开放性骨折的疗效较差。
- Halvorson等[5]对距骨颈骨折进行了回顾性研究。他们分析了21篇文章，包括943例距骨颈骨折。其中缺血性骨坏死发生率为33%，手术时间窗与缺血性骨坏死发生率之间无明显关系。17%的骨折出现复位不良，5%的骨折出现骨不愈合，68%的患者出现创伤性关节炎。

并发症

- 关节炎和缺血性骨坏死不应视为并发症。
- 内翻畸形愈合可能是距骨颈骨折的并发症或者说是已知预后，尤其是在距骨颈粉碎性骨折的情况下。因此，直视下结合Canale位片评估术中复位是非常重要的。
- Hawkins Ⅱ型骨折进行闭合复位后，极容易出现内翻力线不良。因此，笔者建议对于距骨颈骨折均应行切开复位内固定，以充分评估复位情况。
  - 内翻畸形会导致距骨内侧柱缩短，从而导致后足内翻内旋，前足内收。

（杨云峰 译，邹剑 审校）

参考文献

[1] Adelaar RS, Madrian JR. Avascular necrosis of the talus. Orthop Clin North Am 2004;35(3):383-395.

[2] Canale ST, Kelly FB Jr. Fractures of the neck of the talus. Long-term evaluation of seventy-one cases. J Bone Joint Surg Am 1978; 60(2):143-156.

[3] Charlson MD, Parks BG, Weber TG, et al. Comparison of plate and screw fixation and screw fixation alone in a comminuted talar neck fracture model. Foot Ankle Int 2006;27(5):340-343.

[4] Hawkins LG. Fractures of the neck of the talus. J Bone Joint Surg Am 1970;52(5):991-1002.

[5] Halvorson JJ, Winter SB, Teasdall RD, et al. Talar neck fractures: a systematic review of the literature. J Foot Ankle Surg 2013;52(1):56-61.

[6] Metzger MJ, Levin JS, Clancy JT. Talar neck fractures and rates of avascular necrosis. J Foot Ankle Surg 1999;38(2):154-162.

[7] Swanson V, Bray TJ, Holmes GB Jr. Fractures of the talar neck. A mechanical study of fixation. J Bone Joint Surg Am 1992;74(4): 544-551.

[8] Vallier HA, Nork SE, Barei DP, et al. Talar neck fractures: results and outcomes. J Bone Joint Surg Am 2004;86-A(8):1616-1624.

第134章 跟骨骨折切开复位内固定术

Open Reduction and Internal Fixation of Calcaneus Fractures

Travis J. Dekker, Joel G. Morash, and Samuel B. Adams, Jr.

定义

- 跟骨骨折由于其高能量损伤,复杂的骨折类型,合并其他损伤和较差的功能疗效,对骨科医师而言是一种挑战。
- 跟骨骨折通常是高处坠落伤所致,通常是从梯子或者屋檐上跌落,或者是机动车碰撞等导致损伤。
- 跟骨骨折是最常见的跗骨骨折,占全身骨折的2%,90%以上都是21~45岁的男性[3,7-9]。
- 轴向的高能量损伤机制会导致其他部位骨折,如对侧跟骨骨折(8%~10%)、腰椎骨折(6%~10%)以及其他的下肢骨折(10%~13%)[1,4,6]。
- 跟骨骨折的患者需要进行一套完整的骨骼肌系统检查。
- 跟骨骨折通常不是简单的骨折,往往累及关节并存在移位。跟骨骨折会导致僵硬、疼痛,甚至畸形,进一步导致穿鞋困难和步态异常。发展为距下关节炎很常见。

解剖

- 跟骨形态不规则,与距骨和骰骨构成关节面,主要由三个部分组成:跟骨后结节、跟骨体以及跟骨前突。
- 跟骨后结节起杠杆的作用,将垂直方向强大的腓肠肌和比目鱼肌复合体力量转化为行走时推进的跖屈力。
  - 因此,跟骨结节高度的丢失会导致腓肠肌、比目鱼肌肌张力下降,推进力减弱。
- 跟骨体上部、前突和距骨下方组成距下关节,由前、中、后三个关节面构成。
  - 跟骨后关节面最大,与距骨体部构成关节面,是主要的承重关节面,是跟骨骨折解剖复位最重要的关节面。
  - 后关节面从后向前、从外向内都存在向下的坡度,应熟记这个解剖特点,这样当由外向内进行螺钉固定时,可以避免内侧关节面损伤。
  - 中关节面位于内侧、载距突的背侧。
  - 前关节面位于前部,并和距骨头构成关节面。
  - 跟骨的前中关节面是融合的。
- 载距突是跟骨体内侧突出于距骨体的骨性结构。
  - 它的功能是支撑距骨颈。
  - 三角韧带浅层的距跟韧带止点位于载距突,维持着跟骨骨折中载距突的稳定性,被称为"恒定骨块"。
  - 姆长屈肌腱走行于载距突的下方,避免螺钉在内侧进入载距突下方很重要。
- 跟骨前突与骰骨构成关节面,关节面呈马鞍状,尽管跟骨骨折不经常累及跟骰关节面,但跟骨前突却经常受累。

发病机制

- 虽然跟骨骨折的类型取决于受伤时足部的位置以及暴力的方向,但是仍具有很多共同特点。
- 距骨的外侧突及下方像铁砧一样,将人体的轴向负荷传递到跟骨形成原始骨折线,距骨外侧突的顶点正好位于Gissane角的上方,Gissane角是后、中关节面软骨下骨所形成的夹角。
- 关节面下方骨量多,致使Gissane角下方是相对的骨性薄弱区。这一骨区呈三角形,称为中立三角区,这个薄弱区在原始骨折线的形成中起着重要的作用。
- Essex-Lopresti最早描述了跟骨骨折的发生机制,从概念上讲跟骨骨折很难理解,跟骨骨折的演进机制如下:
  - 距骨外侧突在Gissane角处撞击外翻的距下关节,由外向内的骨折线将跟骨分为前后两个骨折块(图1A、B),这是第一条原始骨折线。有两种不同方向的原始骨折线,很难进行讨论和解释。
  - 第2条原始骨折线发生在矢状位上,暴力向内侧传导至残留的后关节面及载距突,把跟骨分成内外侧骨折块(图1C、D):
    - 后关节面上可能不止一条骨折线(依据Sanders分型)。
    - 骨折线可以一直延伸至跟骰关节,形成前外侧和前内侧骨折块。

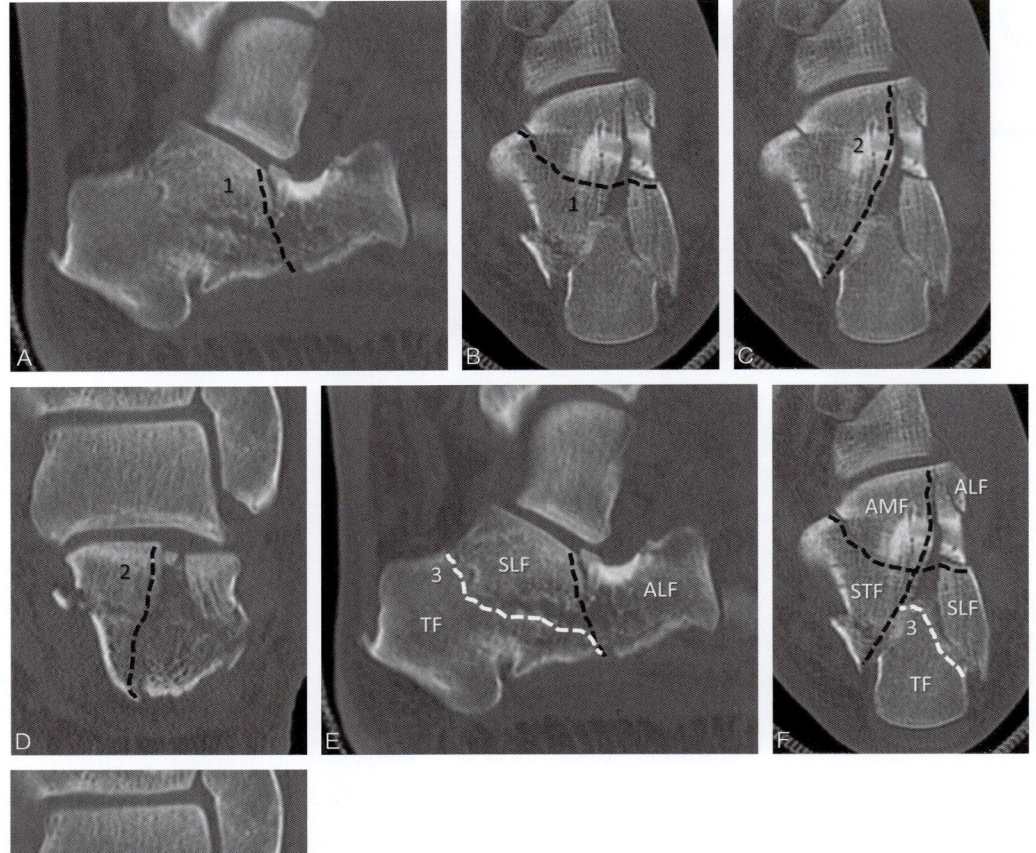

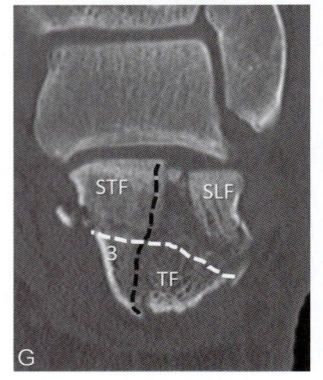

图1 CT平扫。矢状位（A）和轴位（B）图像显示的第一条原始骨折线（1，黑色虚线），由外侧向内侧延伸。轴位（C）和冠状位（D）图像显示的第2条原始骨折线（2，黑色虚线）将跟骨分为内外侧骨折块。矢状位（E）、轴位（F）和冠状位（G）图像显示的继发骨折线（3，白色虚线）以及其产生的骨折块。ALF，前外侧骨折块；AMF，前内侧骨折块；SLF，上外侧骨折块；STF，载距突骨折块；TF，结节骨折块。

- 力向后传导，在后关节面后方形成继发骨折线（图1E~G）。
- 形成后关节面外上侧游离骨折块，并塌陷。
- 或者，如果能量向更低的方向传导，则继发骨折线穿出跟骨后结节的后方形成舌型骨折。
- 额外的骨折能量可以形成其他的继发骨折线、外侧壁爆裂。
- 跟骨骨折后，典型的特点是高度丢失、外侧壁膨隆宽度增加、侧面观长度丢失和跟骨内翻。由于比目鱼肌和腓肠肌复合体的附着，结节可能会进一步移位，跟骨的畸形也会使距骨处于更水平的位置，最终会导致踝关节背伸时胫距关节前方撞击及骨性阻挡。

自然病程

- 通过手术治疗提高移位的跟骨关节内骨折疗效一直存在争议。
- Buckley等[2]对手术和非手术治疗移位的跟骨关节内骨折进行了多中心前瞻性随机对照研究。他们的研究结果显示，对于所有的患者，手术和非手术的最终治疗结果是一样的。然而，进行主题分层研究，发现符合以下特点的患者手术疗效明显更好：
- 没有工伤赔偿。
- 年龄＜29岁。
- 粉碎性骨折。
- Böhler角减少（0°～14°）。
- 工作量较小。
- 解剖复位移位小于2 mm。

- Agren等[1]同样对手术和非手术治疗移位的跟骨关节内骨折进行了多中心前瞻性随机对照研究。研究纳入手术组42例和非手术组40例，最长随访12年，采用疼痛评分和SF-36评分进行疗效评估，结果发现手术组评分优于非手术组，但无统计学差异。和预期的一样，手术组并发症发生率较高但距下关节炎发生率减少41%。他们得出结论，对于有移位的跟骨关节内骨折采用手术治疗并无明显优势。
- 有学者对10项手术和非手术治疗跟骨关节内骨折疗效比较的研究进行回顾性探讨，结果表明手术治疗可以明显改善Böhler角、跟骨高度和宽度。除此之外，患者还可以重返伤前工作，避免穿改制鞋[5]。
- 上述讨论的研究中，手术组患者大部分采用的是通过外侧扩大入路进行切开复位内固定，而不是因并发症率低于外侧扩大入路而最近流行的微创入路。

病史和体格检查

- 患者主诉足跟部在高能量暴力损伤后出现疼痛，比如车祸或者高处坠落伤，这类患者应怀疑存在跟骨骨折，需进一步完善影像学检查以明确诊断。
- 患者会出现后足肿胀和皮下瘀血。
- 患者因疼痛而活动受限，通常不进行详细的足踝部查体。

影像学和其他诊断性检查

- 疑似跟骨骨折的患者需完善足的正侧位、跟骨轴位、踝关节的正侧位和斜位X线片。
  - 应注意观察跟骨侧位和轴位片，跟骨骨折在这两个位置的X线上表现更明显。
  - 术前通常不拍摄Broden位片，其不用于诊断。
- X线上的重要表现（侧位和轴位）：
  - Böhler角（图2）是跟骨前突最高点、后关节面最高点的连线与跟骨结节上缘切线的夹角，正常范围为20°～40°。
    - Böhler角角度减小表明后关节面塌陷。
    - 角度趋于0°或出现负角表明后关节面抬高。
    - 然而，即使跟骨骨折Böhler角亦可能正常，如图2A的示例。
  - Gissane角是后、中关节面软骨下骨所形成的夹角（图2B）。
    - 很多学者将该解剖标志作为检查后关节面的参照点。
    - 跟骨骨折后该角可以增大、减小亦或不变，这取决于后关节面的位置及移位情况。

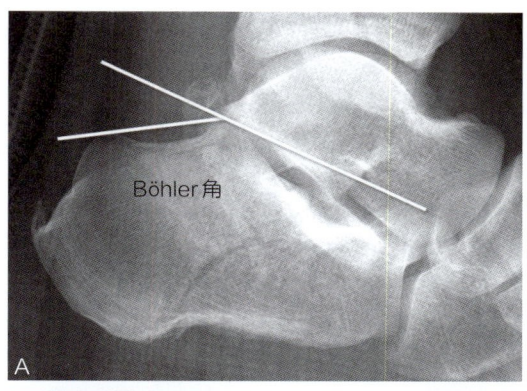

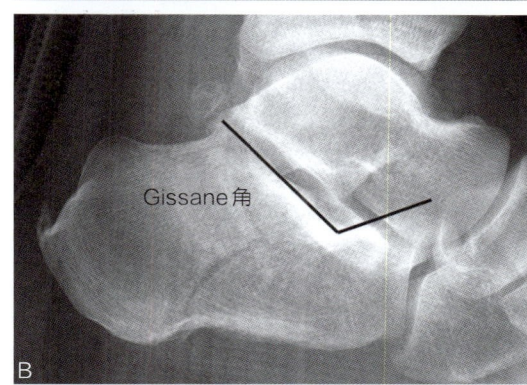

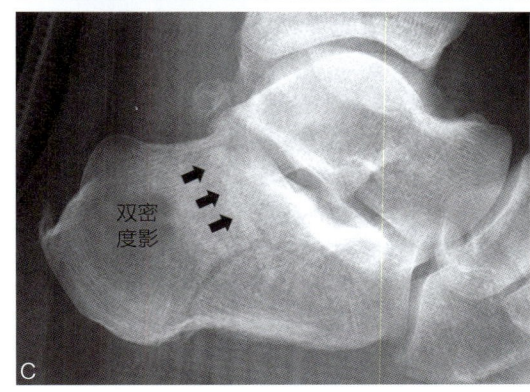

图2　跟骨骨折侧位片显示Böhler角（A）、Gissane角（B）以及结节双密度影（C）。注意本病例中，Böhler和Gissane角均在正常范围内。

- 后结节内的双密度影(图2C)正好位于后关节面下方,表明骨折累及后关节面。
- 跟骨轴位可表现出跟骨结节短缩、增宽,同时伴有跟骨内翻和外侧壁膨出。
- 如果X线显示跟骨骨折或者高度怀疑骨折,但X线表现不明显,则需要进一步行CT扫描获得冠状位和矢状位重建图像。笔者通常根据术前CT进行手术方案的设计。
  - CT图像可以帮助评估X线不能显示的跟骨前突的骨折情况(图1)。
  - 最常用的是Sanders提出的跟骨骨折CT分型[10],Sanders分型是根据后关节面骨折块的数量进行分型,但具体的分型方式超出了本章节的范围,不予赘述。
    - 这种分型方式在手术方案设计和评估预后方面非常实用(在笔者的研究中,Sanders Ⅲ型跟骨骨折最终行距下关节融合的概率是Sanders Ⅱ型的4倍[11])。

鉴别诊断
- 踝关节骨折。
- 距骨骨折。
- 中足损伤。

非手术治疗
- 对于骨折没有明显移位及不能耐受手术的患者,采取保守治疗。
- 保守治疗的患者需非负重高分子石膏管型固定3个月,并定期更换石膏,以及复查X线片来明确骨愈合情况。
- 这段非负重期过后,患者需使用负重靴6周,缓慢地进行性负重。

手术治疗
- 手术治疗跟骨骨折应满足以下两个条件:后关节面明显移位和跟骨后结节形态学发生改变。如果切开复位内固定可改善以上任何一种情况,应采取手术治疗。
  - 关节面不能复位、跟骨短缩、增宽,使距骨位于背伸位,导致踝关节背伸受限,外侧壁膨出引发跟腓撞击和腓骨肌腱粘连。
- 跟骨骨折手术的最佳时间是受伤后3周,软组织条件允许则可以提前手术。
  - 考虑到手术过程中复位的难度,在受伤后7天进行手术更合适。

- 然而,采用外侧扩大入路时需等到皮肤软组织皱纹出现。
- 跗骨窦入路是早期切开复位内固定更好的入路选择。
- 为了早期手术,需尽快消肿,应保持患肢尽可能抬高,足泵同样有助于消肿。
- 超过6周复位骨折块会非常困难,因此不推荐进行切开复位内固定,此时更建议保守或行距下关节融合术。

术前计划
- 跟骨骨折手术相对困难,需要一定的学习曲线,没有经验的医生应从后关节面两部分骨折开始做起。
- 跟骨骨折手术时间需要数小时。
- CT检查有助于术前规划。
- 跟骨骨折的复位和固定需要一小部分器械辅助:
  - 克氏针(直径分别为1.2 mm、1.5 mm和2 mm)。
  - 5 mm带螺纹的斯氏针和T形手柄。
  - 3.5 mm或更长的实心螺钉。
  - 经外侧扩大入路或跗骨窦入路放置的特殊设计的跟骨钢板。
  - 有时也需要2.7 mm或3.5 mm的无头空心加压螺钉。

术前准备
- 根据手术入路的选择不同,患者取半侧卧位、侧卧位以及俯卧位(双侧跟骨骨折)。
- 利用充气袋辅助摆置体位,使患者呈侧卧位或半侧卧位(图3A)。
- 患者侧卧位时需放置腋垫。
- 健侧的下肢应髋关节屈曲置于患肢的前方。
- 健侧下肢下方需放置软垫保护骨性突起和腓总及腓浅神经。
- 患肢用手术单垫高以便于骨折块操作时的显露和牵引(图3A)。
- 后跟应向后悬于手术单外,以便于后结节的操作(图3B)。
- 重要的是要确保手术一侧的膝关节可以屈曲90°,因为腓肠肌松弛的状态下跟骨结节更容易复位。
- 健侧下肢、软垫以及无菌单应粘在一起以防止手术过程中从手术台上滑落。
- 在双侧跟骨骨折的情况下,采用外侧扩大入路时仰卧位优于俯卧位。
- 应选用合适的大腿止血带。

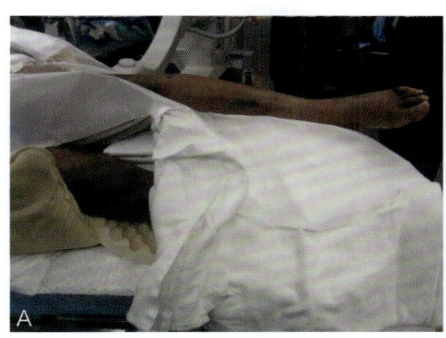 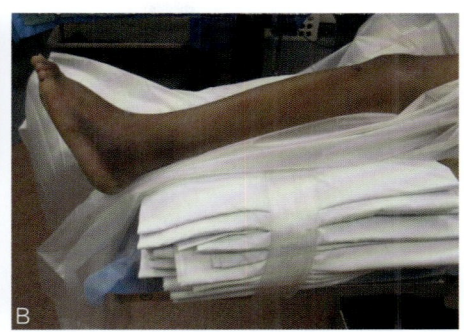

图3　A. 利用充气袋辅助摆置体位，使患者呈半侧卧位。将患肢用手术单垫高，健侧肢体屈曲，衬垫保护腓浅神经。B. 患肢后跟悬于手术单外以便于处理结节。

- 如果大腿止血带不理想，手术区域应向近端扩大至膝关节，以便于骨折复位操作和跟骨的术中透视。

入路

- 跟骨骨折的主要手术入路包括外侧扩大入路和跗骨窦入路。
- 跗骨窦入路：
  - 跗骨窦入路的优点在于可以直视下复位后关节面和Gissane角，同时尽可能减少软组织损伤。
  - 该入路可以向近端延长去处理腓骨肌腱脱位、撕裂，距骨或腓骨骨折，韧带或下胫腓损伤，同时也可以向远端延长显露跟骰关节。
  - 该入路允许后关节面直视下复位，跟骨结节复位，跟骨前突复位，载距突和关节碎骨块的复位，外侧钢板的放置。
  - 有时可能需要加用经皮螺钉固定。
  - 跗骨窦入路适用于Sanders Ⅱ～Ⅳ型跟骨关节内骨折。
  - 由于该入路不需要完全切开，因此不必等到软组织肿胀消退再进行手术，事实上，延迟手术是该入路的相对禁忌证，跗骨窦入路最好在受伤后7～10天内完成手术。

跗骨窦入路

切口与分离

- 跗骨窦入路起自腓骨尖下方，止于第4跖骨基底部（技术图1A）。这不是绝对意义的"微创切口"，其长度根据充分显露的需要而定。
- 在某些软组织肿胀的病例中，利用透视进行定位。
- 切口近端可稍呈弧形以便于处理腓骨肌腱。
- 有时，腓肠神经的背侧支经过该切口远端，术中应尽可能保护。
- 分离时可以显露出腓骨肌腱，切开肌腱腱鞘可以检查肌腱有无损伤（技术图1B）。跟骨骨折复位固定后应处理腓骨肌腱损伤。
- 趾短伸肌自距骨前突处分离，切开距下关节囊（技术图1C）。这些结构通常是融合的。
- 清理骨折端的积血。
- 必须切开骨间韧带以保证骨折显露充分。

后结节的处理

- 在部分病例中，为了方便后关节面的复位，应首先处理跟骨后结节，特别是一些嵌插严重的骨折。
- 用骨膜剥离器沿跟骨外侧壁剥离软组织至后结节，这样为放置钢板创造空间，同时也使跟骨后结节松解便于复位。重要的是剥离器应紧贴跟骨外侧壁剥离，而不要穿入跟骨内（技术图2A）。
- 将1枚5.0 mm带螺纹的斯氏针或者外固定钢钉经皮置入跟骨后结节。第2枚钢针（钉）可以从外侧打入撬拨纠正跟骨内翻。重要的是将其尽可能多地置入结节内以获得足够的螺纹把持，从而可以复位结节。但打入后结节的钢针（钉）不应穿过后关节面骨块，否则后关节面复位会很困难。
- 操作时使用T形手柄。
- 首先，向跖侧牵拉钢针（钉）施加轴向牵引，使后结节向后、向下牵引，为后关节面复位提供空间（技术图2B）。

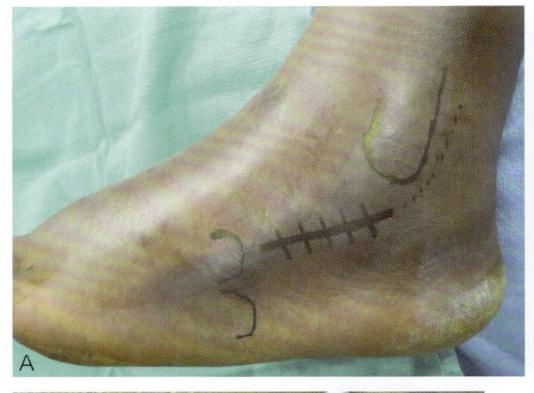
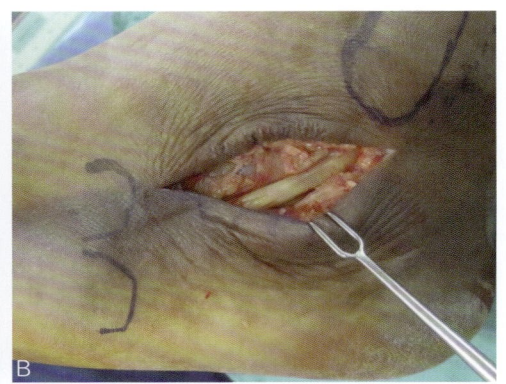
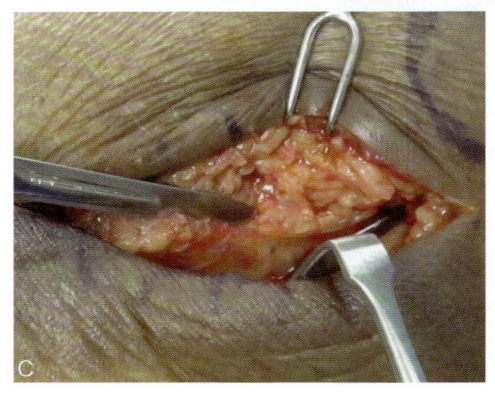

技术图 1 A. 切口起自腓骨尖，止于第 4 跖骨基底部。虚线代表需要处理腓骨肌腱损伤时的延长切口。B. 打开腓骨肌腱鞘，充分显露并修复损伤的腓骨肌腱。C. 切开外侧距下关节囊，将趾短伸肌从跟骨前突处掀起。

后关节面复位

- 在切口前部跟骨前突和距骨颈之间放置椎板撑开器，以充分显露后关节面软骨（技术图 3A）。撑开器手柄朝向背侧，不影响手术操作。
- 用骨膜剥离器轻轻地撬拨原始骨折线和继发骨折线，使骨折块松动，便于复位（技术图 3B）。
- 术中应尽量避免损伤关节软骨，如有损伤应如实记录。
- 当用剥离器撬拨原始骨折线、抬高后关节面时，同时向后、向下牵拉带螺纹的斯氏针进行后结节复位（技术图 3C）。
- 通常，后关节面有多个骨折块（根据 Sanders 分型）。

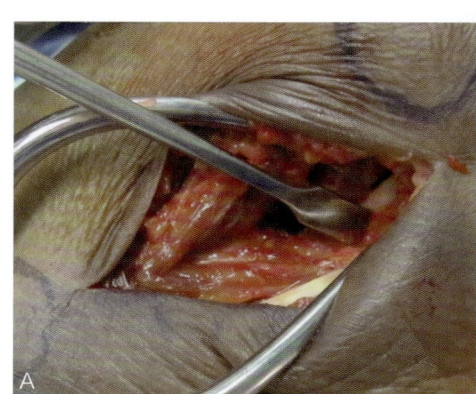
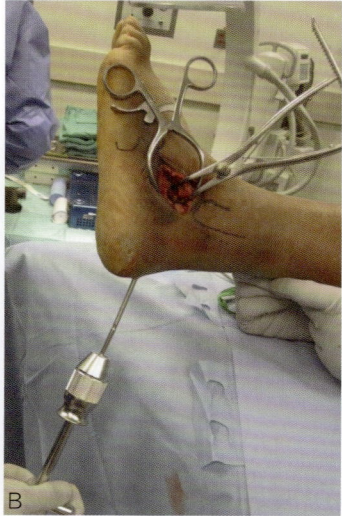

技术图 2 A. 沿跟骨外侧壁用骨膜剥离器游离结节以便于插入钢板。B. 后结节处轴向打入 1 枚斯氏针，向远端牵拉后结节施加轴向牵引，为后关节面复位提供充足的空间。

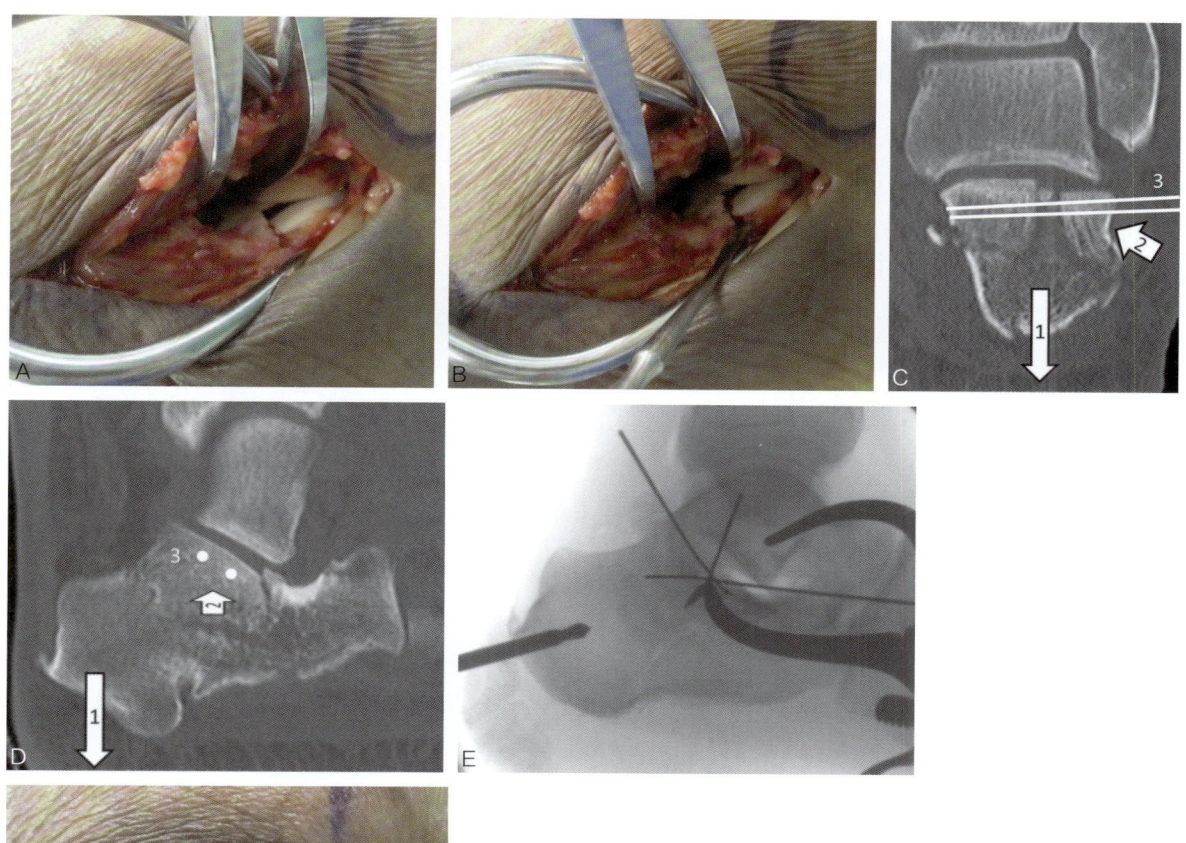

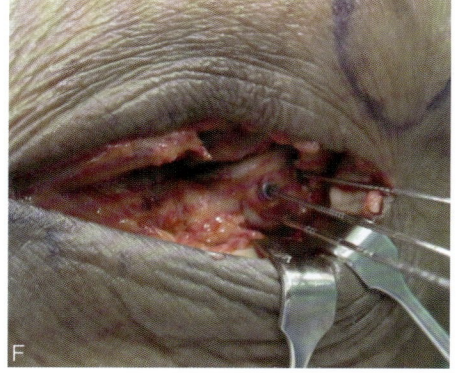

技术图3 A.在距骨外侧突和跟骨前突之间放置一椎板撑开器,以充分显露跟骨后关节面。B.用骨膜剥离器撬拨抬高塌陷的后关节面骨块。C~F.后关节面复位步骤:轴向牵引斯氏针,为后关节面和载距突骨块复位提供空间(C)。第1步(白色箭头1)轴向牵引,第2步(白色箭头2),抬高后关节面骨块并固定在内侧载距突上(D)。打入克氏针或导针(3,白线)维持复位(E)。经导针打入螺钉(F)。

- 如果载距突是稳定的,不存在载距突粉碎或三角韧带损伤,那么可以由内侧向外侧打入克氏针,将骨块固定在载距突上(技术图3D)。
- 用克氏针固定复位后的后关节面骨块(技术图3E),或者使用无头加压螺钉的导针进行固定。这些螺钉打入软骨下骨,且必须避免干扰外侧钢板螺钉(技术图3F)。
- Broden位和跟骨轴位用于判断跟骨复位及螺钉是否进入后关节面和螺钉长度情况。后关节面的后内侧部分较难显露螺钉是否进入关节,因此,由外侧向内侧打入导针时应稍向跖侧,以防止导针进入关节内。

前结节复位

- 前结节的复位方式和后关节面相似。
- 用骨膜剥离器处理矢状位骨折线(第2部分原始骨折线向前方延伸)。
- 然后,用克氏针或者空心钉的导针固定骨折块,笔者通常采用克氏针临时固定,最终使用钢板进行固定。
- 评估Gissane角处跟骨前结节是否复位至后关节面至关重要,这个区域是一个三维解剖结构,因此并没有看起来那么简单。
- 有时,笔者从前结节前外侧(跟骰关节处)向后关节面打入 1 枚克氏针维持复位，并用螺钉进行固定。
- 利用足部正侧位的透视来评估前结节和 Gissane 角的复位情况。

后结节的复位
- 用斯氏针分别向下、向后、向外侧牵拉跟骨后结节，以恢复跟骨的高度、长度及纠正内翻畸形。
- 通过足的正侧位透视去评估后结节的复位情况。
- 需要由后结节向后关节面和前结节打入多枚克氏针，笔者通常采用 2.0 mm 克氏针，因为它们更粗，有助于维持复位。
- 可以采用螺钉进行固定。
- 如果采用螺钉固定，打入空心钉导针或钻孔后置入实心螺钉时应贴近跟骨内侧壁以防止内翻塌陷。需要通过跟骨轴位判断螺钉是否穿出内侧壁。
- 其余的螺钉沿着跟骨长轴打入跟骨后关节面。

钢板的使用
- 大多数的微创钢板有各种各样的尺寸。可以将钢板放置在体外的外侧皮肤处，通过侧位透视确定其尺寸。
- 将钢板沿切口向后滑动。
- 如果钢板放置困难，应注意外侧壁有无未复位的骨块，并用骨膜剥离器刮除外侧壁的软组织。
- 确保腓骨肌腱没有卡在钢板下。
- 最后打入螺钉，根据医师的个人判断使用锁定螺钉或非锁定螺钉。
  - 在透视引导下，平行于跗骨窦入路在钢板后侧钉孔上方做小切口，利用这个技术可以经皮打入后侧螺钉（技术图 4）。

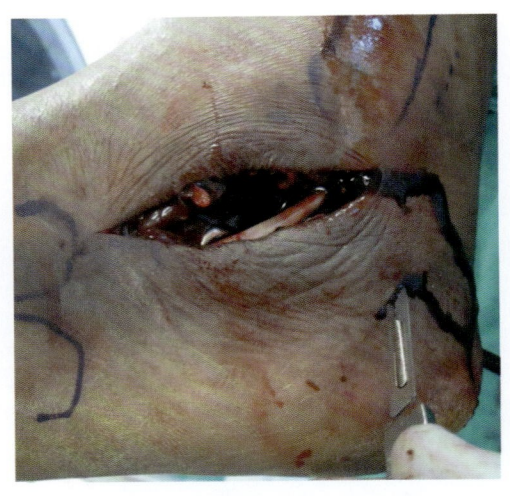

技术图 4　在透视下在钢板后侧钉孔位置做一切口。

关闭伤口
- 大量生理盐水冲洗伤口。
- 外侧关节囊和腓骨肌腱腱鞘通常无法缝合。先用 4-0 的线缝合皮下，再用 2-0 或 3-0 的线缝合皮肤。
- 应使用衬垫良好的夹板。

外侧扩大入路

- 传统来讲，外侧扩大入路骨折复位的步骤和跗骨窦入路稍有不同。经典的复位方式是将跟骨前结节复位至载距突上，然后再将后关节面复位至载距突及前突的整体骨块。然而，为了方便其他骨块的复位，笔者先从后结节开始复位，复位的步骤与跗骨窦入路相同。

切口与分离
- 外侧扩大入路呈 "L" 形，分别由垂直支和水平支组成（技术图 5A）。
- 切口的垂直支位于腓骨肌腱和跟腱外侧缘之间。
- 腓肠神经和腓动脉于切口上部走行于皮下，因此，该区域用手术刀分离时应仅切开皮肤。皮瓣血供源于动脉，深层组织的分离应使用解剖剪（技术图 5B）。
- 切口的水平支与足跖侧面平行，远端向足背弧向前方。
- 通常于足部外侧和跖侧皮肤交界处的背侧做切口，以便更好地显露后关节面。
- 腓肠神经经过水平切口中远端 1/3 处。切口的顶点应使用刀片锐性切开，并使用解剖剪分离至水平和垂直切口的末端（技术图 5C）。
- 从跟骨骨膜至后关节面和前结节掀起全层皮瓣。
- 采用无接触技术尽可能减少对皮瓣的损伤。
- 跟腓韧带和腓骨肌腱在皮瓣内一并掀开。
- 将 1.5 mm 或 2.0 mm 的克氏针分别打入距骨和腓骨远端，折弯克氏针作为拉钩以减少皮瓣的皮肤张力（技术图 5D）。
- 取出外侧壁的骨折块，并置于生理盐水中浸泡。在取出之前，骨折块的定位或标记非常重要。
- 冲洗伤口，清理距下关节的血肿和小的碎骨块。

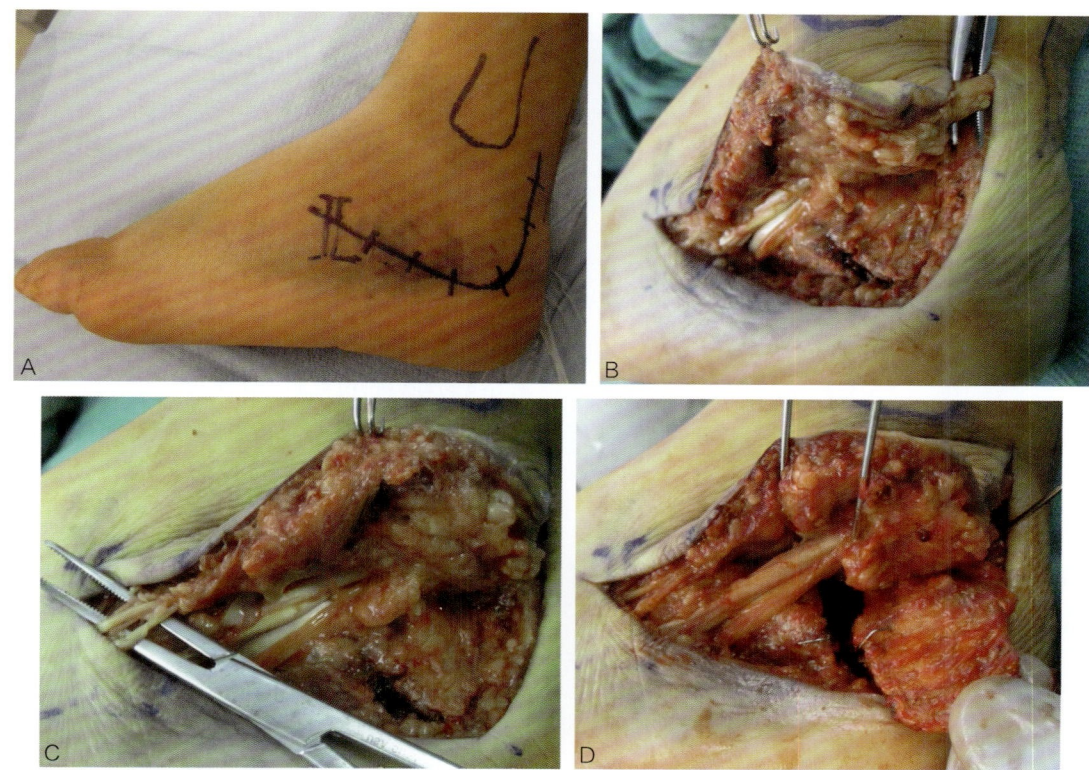

技术图5 A. 外侧扩大入路。B. 在切口上方可见腓肠神经及伴行动脉。C. 腓肠神经分支可在水平切口远端显露。D. 采用"无接触"技术,利用克氏针撑开外侧皮瓣。用皮钉定位外侧壁骨块。

前结节、后关节面以及后结节的复位

- 可以采用类似于跗骨窦入路的复位方式进行骨折块的复位(技术图6)。
- 这个入路的优势在于可以从切口取出后关节面外侧部分,以便于更好地评估前结节和载距突的复位情况。

钢板的放置

- 放置钢板前应再次挤压外侧壁。
- 经切口放置钢板并透视下评估钢板的大小和位置。

关闭伤口

- 先用4-0的缝线缝合皮下,再用2-0的缝线缝合皮肤,注意线结不要埋在皮瓣内。
- 使用良好衬垫的夹板。
- 如果骨折断端有明显渗出,应放置负压引流。

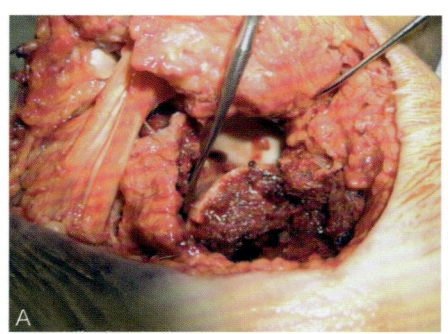 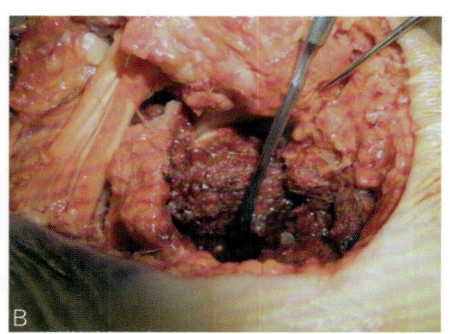

技术图6 A. 外侧扩大入路下显示的后关节面塌陷。B. 利用骨膜剥离器撬拨复位骨块。

舌型骨折复位

复位
- 平行舌型骨块背侧面打入1枚5.0 mm斯氏针。
- 向跖侧牵拉斯氏针复位骨折块。
- 在另一方向打入1枚斯氏针以控制旋转。
- 用大的复位钳维持复位的稳定。

切口
- 如果骨折后早期进行手术复位,那么可以采用经皮撬拨复位。
- 采用外侧扩大入路的垂直支,有时需要横向水平支切口(技术图7A,参见外侧扩大入路)。
- 钝性分离至跟骨水平。
- 该切口可以直视下钳夹复位、螺钉固定(技术图7B、C)。

螺钉或钢板固定
- 从后结节背侧向前下方至少打入2枚3.5 mm骨皮质螺钉固定,而笔者通常用4.5 mm骨皮质螺钉固定。
- 第3枚螺钉可以从跟腱内侧以相同方向打入。
- 根据跟骨骨折的情况按需置入额外的螺钉。
- 为了提供更强的稳定性,也可以选用钢板固定(技术图8)。

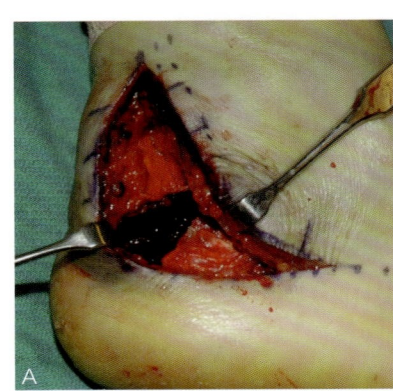 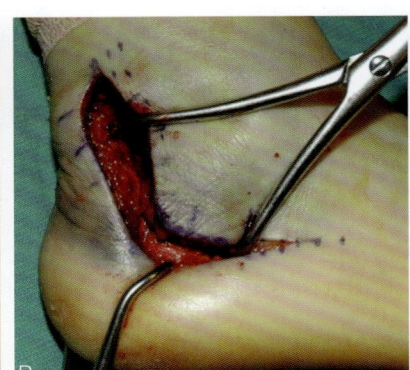 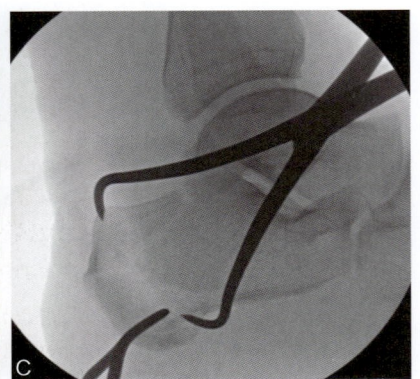

技术图7　A. 单纯跟骨后结节骨折可以用改良外侧扩大入路。B. 复位钳钳夹骨块复位。C. 透视下复位钳复位。

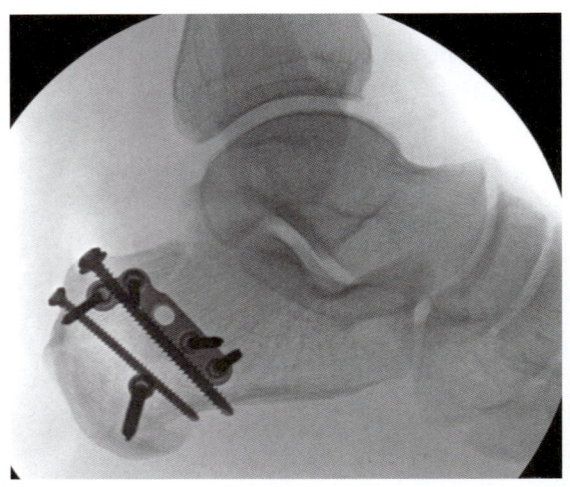

技术图8　钢板螺钉固定后透视图像。

要点与失误防范

跟骨骨折术后可出现皮肤坏死	• 无论采用哪种入路，都应尽早放置深部撑开器，防止皮肤坏死及出现伤口愈合问题
有移位的跟骨骨折复位困难	• 从 Sanders Ⅱ型骨折开始做起，并在手术室内预留充足的时间

术后护理

- 2周随访：
  - 评估伤口是否可以拆线。
  - 只有跟骨舌型骨折的患者随访时，需要复查X线片以明确是否存在由于跟腱的牵拉导致复位丢失。
  - 建议患者使用非负重石膏。
- 6周随访：
  - 负重位X线片评估骨折愈合情况。
  - 患者穿戴可控制踝关节活动的行走靴，并缓慢进行负重。患者可以脱掉行走靴进行非负重的踝关节活动度功能锻炼。
  - 如果评估骨愈合存在风险，则应选用非负重石膏固定。
- 3个月随访：
  - 患者可以摆脱行走靴，改用踝关节稳定支具，并开始物理治疗。
  - 复查负重位X线片评估骨愈合情况。
- 6个月随访：
  - 患者可以在没有支具辅助的情况下适当活动。
  - 复查负重位X线片评估骨愈合情况。
- 1年随访：复查负重位X线片评估骨愈合情况。
- 如果患者骨愈合缓慢，负重时间应适当推迟。

并发症

- 最令人担心的并发症就是伤口延迟愈合导致感染。
  - 术中应尽可能减少对皮缘和皮瓣的损伤。
  - 可以术后3~4周拆线。
  - 手术前后均应强调患肢抬高。
  - 鼓励吸烟患者戒烟，嘱患者远离吸烟环境。
- 复位不良：
  - 复位困难的粉碎性跟骨骨折往往会出现残留的复位不良。
  - 复位不良通常会导致力弱、穿鞋困难、腓骨下撞击、腓骨肌腱炎、创伤性关节炎和创伤性扁平足畸形。
  - 跟骨截骨重建可以纠正复位不良，但超出本章节范围，不予赘述。

（杨云峰 译，邹剑 审校）

参考文献

[1] Agren PH, Wretenberg P, Sayed-Noor AS. Operative versus non-operative treatment of displaced intra-articular calcaneal fractures: a prospective, randomized, controlled multicenter trial. J Bone Joint Surg Am 2013;95(15):1351-1357.

[2] Buckley R, Tough S, McCormack R, et al. Operative compared with nonoperative treatment of displaced intra-articular calcaneal fractures: a prospective, randomized, controlled multicenter trial. J Bone Joint Surg Am 2002;84(10):1733-1744.

[3] Coughlin MJ. Calcaneal fractures in the industrial patient. Foot Ankle Int 2000;21(11):896-905.

[4] Essex-Lopresti P. The mechanism, reduction technique, and results in fractures of the os calcis. Br J Surg 1952;39(157):395-419.

[5] Jiang N, Lin QR, Diao XC, et al. Surgical versus nonsurgical treatment of displaced intra-articular calcaneal fracture: a meta-analysis of current evidence base. Int Orthop 2012;36(8):1615-1622.

[6] Kalsi R, Dempsey A, Bunney EB. Compartment syndrome of the foot after calcaneal fracture. J Emerg Med 2012;43(2):e101-e106.

[7] McBride DJ, Ramamurthy C, Laing P. The hindfoot: calcaneal and talar fractures and dislocations. Part I: fractures of the calcaneum. Curr Orthop 2005;19(2):94-100.

[8] Molloy AP, Lipscombe SJ. Hindfoot arthrodesis for management of bone loss following calcaneus fractures and nonunions. Foot Ankle Clin 2011;16(1):165-179.

[9] Sanders R. Displaced intra-articular fractures of the calcaneus. J Bone Joint Surg Am 2000;82(2):225-250.

[10] Sanders R. Intra-articular fractures of the calcaneus: present state of the art. J Orthop Trauma 1992;6(2):252-265.

[11] Sanders R, Vaupel ZM, Erdogan M, et al. Operative treatment of displaced intraarticular calcaneal fractures: long-term (10-20 years) results in 108 fractures using a prognostic CT classification. J Orthop Trauma 2014;28(10):551-563.

第135章 踝关节骨折切开复位内固定术
Open Reduction and Internal Fixation of Ankle Fractures

Anish R. Kadakia and Mohammed T. Alshouli

背景
- 踝关节骨折是承重关节最常见的关节内骨折之一。
- 其严重程度取决于受伤处的特定解剖结构。
- 虽然踝关节骨折与Pilon骨折的性质不同,但踝关节骨折力线不正会影响胫距骨关节的承重力,且踝穴的解剖复位至关重要。
- 治疗的重点是实现骨折愈合和关节完全匹配,因为即使是1 mm的距骨平移也会导致关节面接触压力增加和后续的关节炎。
- 最近后踝骨折备受关注,其基于损伤面积的传统手术指征标准受到了挑战。
- 可以采用手术和非手术治疗,但治疗成功与否取决于对特定骨折类型的理解。

解剖
- 腓骨远端也被称为外踝。
- 胫骨远端内侧也被称为内踝。
- 胫骨远端的后部也称为后踝。
- 三角韧带提供内侧的支持作用,是踝关节最强的韧带稳定结构。它分为浅层和深层。
  - 深层是限制距骨向外侧位移的主要结构。
- 下胫腓联合由下胫腓前韧带(AITFL)、下胫腓后韧带(PITFL)、下胫腓横韧带(ITL)、骨间韧带(IOL)和骨间膜组成。
  - AITFL从其胫骨附着处撕脱导致Chaput骨折。
  - PITFL和ITL附着在胫骨后部,其撕脱可导致不同大小的后踝骨折。
  - 下胫腓联合复合体的损伤可导致距骨的移位和胫距关节接触力的改变。

自然病程
- 踝关节骨折可由低能量扭伤和高能量损伤(如高空坠落或机动车辆事故)所致。
  - 较低能量的损伤往往预后良好,而较高能量的损伤往往会产生更多的长期后遗症。
    - 但是,足跖屈位的低能量损伤也可能导致关节内粉碎性骨折。
- 患者主诉疼痛和肿胀,伴或不伴有畸形。
  - 相应的小腿处疼痛应怀疑下肢血栓形成。
- 尽管大多数踝关节骨折可以在急诊很快确诊,但隐匿的下胫腓联合损伤可能会被忽略。

体格检查
- 以急性踝关节肿胀和瘀斑为特征,在临床上踝关节扭伤和骨折可能表现相似。
- 如果损伤伴有踝关节脱位,表现为明显畸形,应立即急诊处理。
- 水疱的出现取决于肿胀的严重程度和制动前时间长短。
- 应仔细进行神经血管的损伤评估。
- 下胫腓联合损伤的征象包括腓骨近端压痛、小腿中段内外侧压痛(小腿挤压试验)、屈膝90°踝关节外旋时下胫腓处疼痛(外旋试验)。
  - 所有的踝关节损伤后都应常规进行这些试验,以减少下胫腓联合损伤的漏诊。
- 内踝压痛可能提示三角韧带损伤,但并不一定表明踝关节不稳。相反,内踝无压痛并不能确定为稳定型的损伤。
  - 鉴于体格检查结果可能缺乏一致性,需要进一步使用下文所述的应力影像学检查来确定是否需要手术。

影像学
- 需要拍摄正位、侧位和踝穴位X线片。
- 腓骨骨折水平、内踝骨折的存在和方向以及后踝骨折块的大小是重要的决定因素。
- 在踝穴位图像中,内踝间隙小于4 mm,距-小腿角(胫骨远端关节面和内外踝尖连线的垂线的夹角)为83°±4°,距骨倾斜角(胫骨远端关节面和距骨穹窿之间的夹角)<2°,在腓骨尖和距骨外侧连续完整的Shenton线表明踝关节对位良好。
- 既往报道,如果正位和踝穴位上的下胫腓间隙<6 mm,且踝穴位上的胫腓重叠>1 mm,则表示下胫腓联合正常。

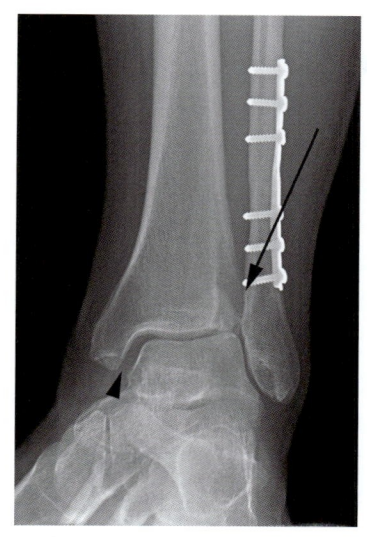

图1 下胫腓存在重叠的患者踝穴位X线片（长箭头所示），但是注意该患者内踝间隙增宽（箭头所示）。这一发现与腓骨骨折固定后出现的下胫腓联合损伤一致。

- 最近的放射学检查证明该标准无效，有7.7%的患者重叠小于1 mm，4.9%的患者在踝穴位X线片上没有重叠（图1），7.1%的患者在正位片上存在超过6 mm的间隙。
- 最准确的测量是与对侧踝穴位片下胫腓间隙进行比较。在95%的患者中，差异达到2mm则表示存在异常。
- 腓骨骨折移位在侧位片上最易观察。
- 在下胫腓联合水平的单纯腓骨骨折中，应进行应力位X线片检查以确定是否存在三角韧带的损伤。
  - 拍摄踝穴位片时对踝关节施加外旋和（或）外展应力（图2A）。
  - 也可拍摄重力应力位片（图2B）。

- 考虑到患者身高和性别不同，内踝间隙存在差异，4 mm的绝对值可能不是最准确的测量。
  - 正常患者X线片上双侧内踝间隙平均差异为0.6 mm。此外，平均胫距上间隙为3.3 mm，平均内踝间隙为2.6 mm。
    · 因此，如果双侧内踝间隙差异达到2 mm、重力应力下内踝间隙改变达到2 mm，或内踝间隙与胫距上间隙之间差异达到2 mm，则更应该考虑手术干预。
- 如果存在内踝间隙增加，但缺乏腓骨骨折证据，则需要胫腓骨全长片来确定腓骨近端是否存在骨折（图3）。
- 后踝骨折脱位可能提示存在更复杂的损伤，CT扫描可以更好地评估损伤情况。
  - 与X线检查相比，在此类骨折中采用CT扫描更能为治疗提供参考（图4）。

非手术治疗

- 手术与非手术治疗的决定应基于该骨折类型的踝关节稳定性。
- 在稳定的踝关节骨折中，患者可以穿控制踝关节活动的行走靴（CAM），耐受下负重并进行密切随访（图5）。
- 当考虑保守治疗Weber C型踝关节骨折时，应格外注意。这些下胫腓联合平面以上的损伤在很大程度上伴随下胫腓联合损伤，很少进行保守治疗。
- 对于稳定型骨折的保守治疗没有明确的指南，但是笔者常采用以下方案：
  - 0~2周：
    - 穿戴较高的CAM进行耐受下负重。
    - 可脱靴进行踝关节活动训练。

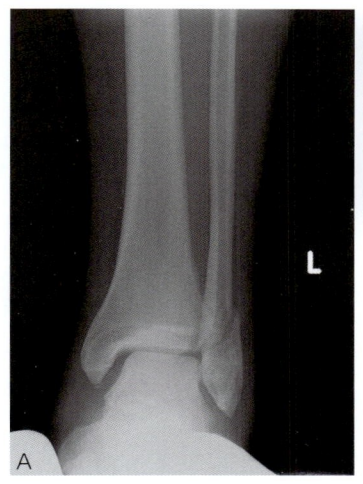
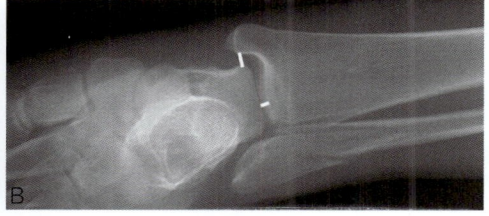

图2 A. 外展应力下踝关节X线片显示内踝间隙增大和腓骨骨折移位。B. 重力应力下踝关节X线片显示内踝间隙增大，腓骨骨折移位。

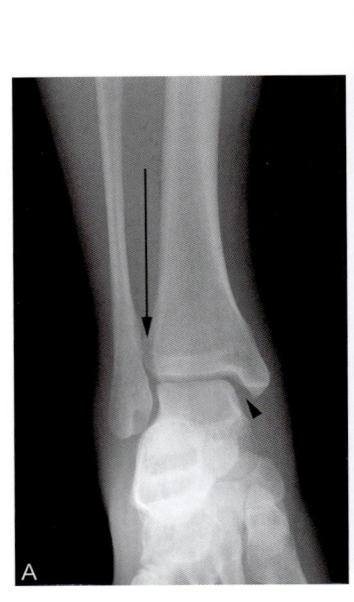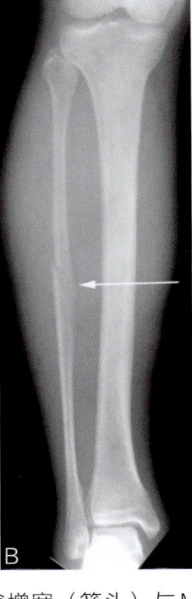

图3 A. 无腓骨远端骨折的内侧间隙增宽（箭头）与Maisonneuve损伤一致，注意胫腓关节远端的细微中断（长箭头所示）。B. 获得胫腓骨全长摄片，以确认损伤并确定缩短的程度（箭头所示）。

- 2周：
  - 拍摄踝关节的X线片（负重状态下正、侧、斜位片）。
    - 如骨折稳定，则表明可继续穿CAM靴保守治疗。
    - X线上任何参数的变化表明有进一步手术固定的必要。
- 6~12周：
  - 在6周时拍摄踝关节X线片（负重状态下正、侧、斜位片）。
    - X线上任何参数的变化表明有进一步手术固定的必要。
    - 此时可观察到少量骨痂形成，无需特别关注。
  - 允许过渡到穿戴护踝进行非冲击性活动。
  - 可以开始进行理疗。
- 12周：
  - 拍摄踝关节X线片（负重状态下正、侧、斜位片）。
    - 观察到中等量的骨痂形成，但通常看不到完全的骨桥连接。
  - 允许过渡到适量的活动，在6周后才能使用护踝进行高强度活动。
  - 患者此时通常会自觉轻微的疼痛或无痛，如果仍担心则可进行MRI扫描，来确定是否存在伴随的病变。

手术治疗

- 对于不稳定型的骨折，建议手术治疗。尽管一些骨折明显不稳，需要手术干预，但对于某些骨折类型，手术指征仍存在争议。

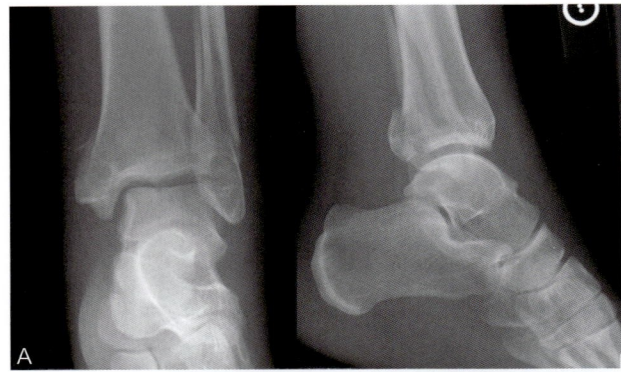
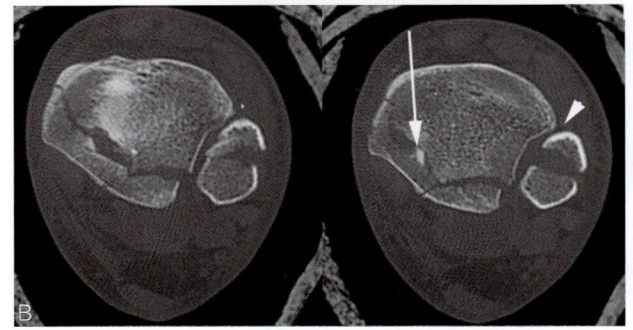

图4 A. 三踝骨折患者的正位和侧位X线片。B. CT上后内侧和后外侧胫骨骨折显示更清楚。长箭头所示存在关节内粉碎性骨折，胫腓前解剖结构尚完整（箭头所示）。

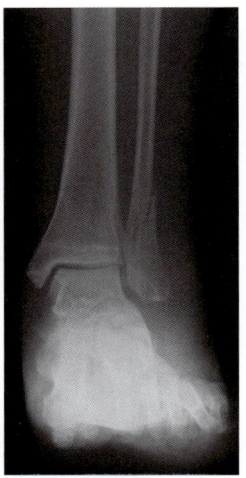

图5 稳定性骨折伤后6周负重片显示踝穴正常。注意腓骨骨折移位，X线片显示没有明显愈合。这是正常的，完全愈合可能需要6个月以上。考虑到踝穴稳定，该损伤类型无需手术治疗。

- 曾经提出过一个有助于理解的理论,即将踝关节的骨骼和韧带结构视为一个闭合的圆环。在圆环只存在一处断裂时,环的稳定性将不受影响。两处或两处以上断裂(骨性结构或韧带结构),此时环处于不稳定状态。
  - 对于单纯的外踝骨折,获得其应力位片是确定踝关节稳定性的可靠方法,如先前在正常内踝间隙中所述。
  - 应力位片可帮助确定三角韧带的完整性。内踝间隙正常则表示三角韧带完整,无需手术固定。
- 切开复位内固定是最常用的外科干预手段。
- 双踝和三踝骨折为不稳定型骨折,绝大部分都需要进行切开复位内固定治疗。后踝骨折很少单独发生,通常与下胫腓联合损伤有关,一般需要手术治疗。
  - 尽管有文献证据支持无移位的内踝骨折可行保守治疗,但应谨慎对待。
    - 与稳定的腓骨骨折不同,内踝骨折的保守治疗需要长达6周的非负重期。
    - 考虑到畸形愈合和胫距接触压力改变的风险,笔者主张对这些病例进行外科手术干预。

术前准备

- 大多数踝关节骨折可以先进行复位和夹板固定,然后在软组织肿胀消退后进行手术治疗。
- 开放性骨折和无法复位的骨折脱位需要急诊手术治疗。

体位

- 最实用的体位是仰卧位,患足同侧臀部下放置衬垫,使足内旋至中立位(图6A、B)。
  - 足趾应指向天花板。
  - 这种体位有助于显露内踝和外踝,以及放置腓骨外侧和后外侧钢板。
- 如果术前计划放置后外侧钢板,则足内旋15°有助于内植物的置入,且不会影响到内侧切口。
- 后踝骨折可以采用仰卧位、侧卧位或俯卧位入路,每个病例必须独立评估,以确定采取哪个体位可以充分暴露所有骨折。
- 后踝骨折不伴有内侧损伤。
  - 在这种情况下,最好是俯卧位或侧卧位。
  - 后踝骨折伴有内侧损伤。
    - 在这种情况下摆放体位可能相对困难。如果患者的髋关节能充分外旋,可采用侧卧位。也可以采用俯卧位,笔者一般更倾向于俯卧位;但是这需要"倒置"内侧损伤,需要屈膝以获得更充分的显露(图6C)。
    - 也可采用仰卧位,虽对于显露后踝骨折较为困难,但也决非不可能。
      - 对于Weber C型骨折或严重粉碎的腓骨骨折,需要对腓骨前侧骨块进行操作的情况下,首选仰卧位。因为处理腓骨前部或放置一块长钢板较为困难,需要从后侧入路进行大面积的显露。

入路

外侧入路

- 切口位于腓骨外侧缘上方(图7A)。
  - 在解剖显露过程中,注意保护腓浅神经。鉴于神经解剖位置的高度变异性,我们不建议"一刀直接切至骨头"。
- 在切开皮肤后,使用解剖剪分离显露骨膜是一种安全有效的显露腓骨的方法。
- 在骨折处进行骨膜下分离,以便于复位;然而不需要对

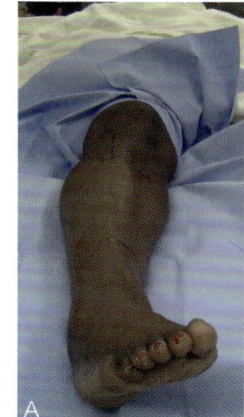 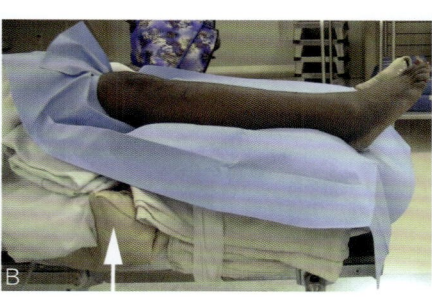 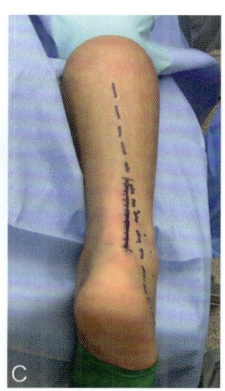

图6　A. 踝关节内旋的患者体位。B. 注意放在右髋部下方的衬垫,使患肢内旋(箭头所示)。C. 后踝骨折采用俯卧位。虚线沿着腓肠神经走行,手术中必须加以保护。

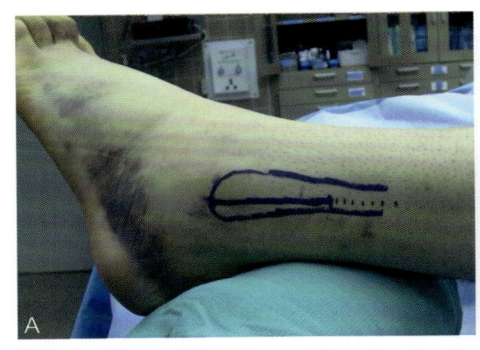
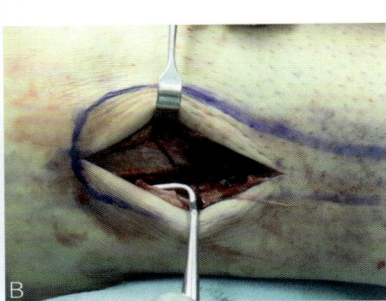

图7 A. 腓骨的外侧入路可用于腓骨外侧钢板或后外侧钢板固定。B. 后外侧腓骨的显露很容易通过同样的入路来完成，腱鞘内掀起腓骨肌腱。通过这种入路，可以放置外侧板或后外侧板。

腓骨全长进行剥离。
- 在采用桥接钢板时，骨膜应保持完整。
- 将软组织从腓骨骨膜上剥离，显露近端需要切开腓骨肌腱上的筋膜。
  - 近端的剥离应谨慎进行，因为腓浅神经距腓骨尖近端约12 cm处穿出腓骨肌筋膜。然而，解剖结构具有变异性，应仔细游离筋膜，避免将神经切断。
- 如果选择放置后外侧钢板，可以在腱鞘内将腓骨肌腱掀起，以便于更好地显露腓骨后外侧（图7B）。

内侧入路
- 内踝的显露是通过沿内踝的纵向切口进行的（图8）。
  - 虽然切口近端部分位于胫骨内侧，但这种入路的延展性不会影响骨折显露。
  - 尽管有人描述了前内侧的弧形切口，但这不是笔者的首选方案，因为这种入路会影响二次翻修手术或远端的显露。
  - 大隐静脉和隐神经位于内踝中线前方，术中存在损伤风险。

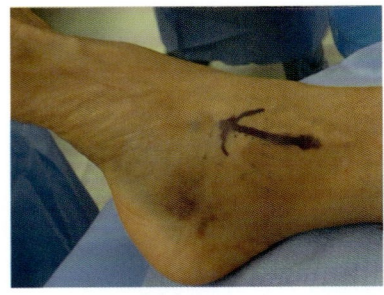

图8 显露内踝的切口位于内踝中心正上方。在三角韧带上方向远端稍许分离将便于螺钉置入。

  - 应注意不要损伤该神经血管结构，其在弧形切口入路受损的风险更高。

后侧入路
- 最常见的方法是从后外侧切开。
  - 然而，这种方法会增加损伤腓肠神经的风险，并影响胫骨中央和内侧的显露。
- 直接从跟腱外侧缘切开能改善胫骨的显露，并能很好地显露腓骨。
- 腓肠神经和小隐静脉在近端更靠近中间。必须注意识别并避免过度牵拉。
- 在腓肠神经远端的内侧和近端的外侧进行分离（图9A）。
- 该入路可能会显露跟腱旁膜，应注意避免损伤。在神经和跟腱的深处辨认浅深筋膜间室间的筋膜。
- 切开筋膜，显露𧿹长屈肌、胫骨和腓骨肌腱。
- 切开覆盖𧿹长屈肌的筋膜，从外侧至内侧切开胫骨骨膜表层，显露胫骨后方。
  - 所有的牵拉和器械操作必须保持在𧿹长屈肌的外侧进行，以防止损伤胫神经和动脉。
- 胫骨后侧骨膜较厚，可能较为完整，连续性仍存在。但不能据此误认为是无移位的骨折（图9B）。
  - 纵向切开骨膜，进行内侧和外侧显露，观察骨折形态（图9C）。
  - 应注意避免下方软组织过度剥离，防止切断下胫腓后韧带（PITFL）。
- 在胫骨外侧边缘骨间韧带上方可观察到腓动/静脉，注意避免损伤。
- 腓骨的显露是通过切开腓骨后缘骨膜来完成的。随后向前牵开腓骨肌腱，显露腓骨后外侧缘（图9D）。

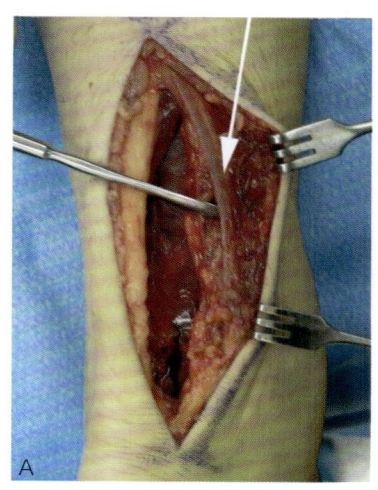
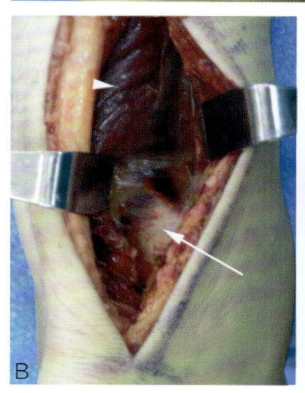
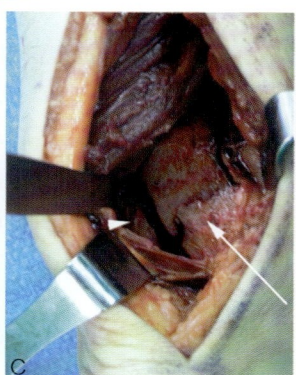
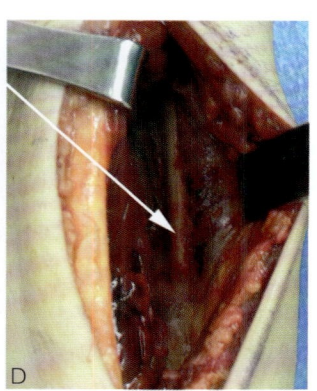

图9 A. 后外侧入路显露腓肠神经和小隐静脉（箭头所示）。B. 切开姆长屈肌筋膜（箭头所示）后，内侧牵开将暴露后侧骨膜（箭头所示）。在大多数情况下，该处骨膜较厚且完整，无明显可见的骨折。C. 切开骨膜后很容易观察到骨折块。该患者存在一后内侧（箭头所示）和后外侧（长箭头所示）骨折块。D. 腓骨后外侧（箭头所示）的显露，切开骨膜，腓骨肌腱向前、外侧牵开。

腓骨远端的切开复位和内固定

显露

- 应在跟骨近端放置一个小衬垫以在骨折处形成牵引力。
- 使用小刮匙轻轻刮除近端和远端腓骨之间嵌入的软组织以便达到解剖复位。此操作应尽量轻柔地进行，以避免骨松质刮除，造成医源性损伤。
- 或者，可以使用双头骨膜剥离子来确保骨折松动。
  - 将剥离子插入骨折端，向远端和近端撬拨以确保骨折端没有嵌入软组织。
  - 将剥离子插入骨折线，沿着骨折近端向近端和后侧进行剥离，确保后侧的骨膜不再附着在远端骨折块上。这样会使骨折复位更容易，并且可以恢复足够的长度。

复位（斜行骨折）

- 使用螯状或点式复位钳进行复位。
- 在跟骨远端下方放置一衬垫，以便提供前移力。
- 复位钳垂直于骨折端放置，需要同时加压和旋转骨折端。
  - 复位钳向顺时针旋转（左下肢），还是逆时针旋转（右下肢），取决于累及哪一侧下肢。远端骨折块应向远端牵拉以恢复长度。
  - 不需要很大的力，这样可能导致医源性粉碎。
  - 对于骨质疏松的患者，使用点式复位钳可能会穿破骨质，因此，此种情况下优先使用螯状复位钳。
- 可能需要多次尝试才能使远端骨折块达到解剖复位。
  - 使用两把复位钳有助于复位。如果使用一把复位钳之后长度恢复不满意，则可在近端或远端放置另1把复位钳。松开第1把复位钳，加压和旋转第2把复位钳，然后长度可以恢复，可以使用该技术直至达到解剖复位（技术图1A~C）。
- 使用1.5 mm克氏针进行临时固定，此时可以撤走复位钳，准备放置外侧板或后外侧板固定（技术图1D）。
- 术中进行透视，观察踝穴及腓骨长度是否复位满意。

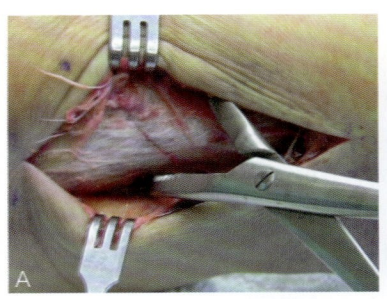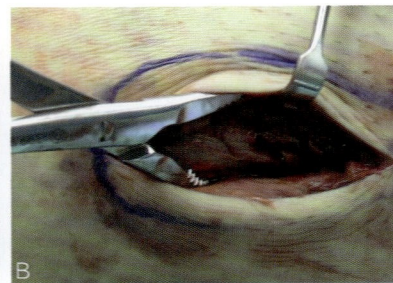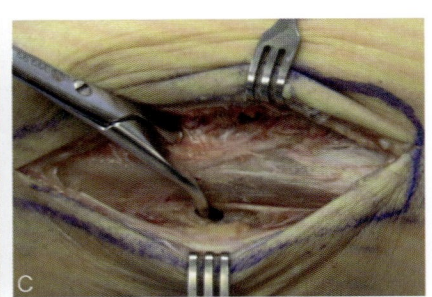
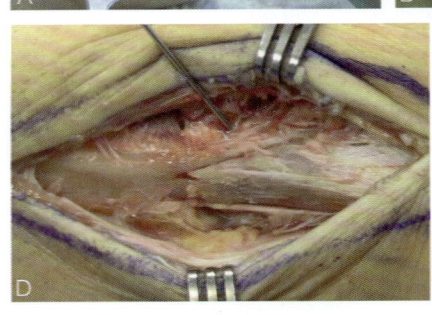

技术图1　A～C. 使用复位钳来复位腓骨斜行骨折。D. 克氏针临时固定便于放置1/3管型钢板。

复位（横行骨折）

- 对于腓骨的横行骨折，使用单把复位钳来实现和稳定复位是不可能的。需要使用两把鳌状钳。
  - 一把复位钳放置在骨折的近端，另一把放置在远端，在骨折端和复位钳间留出2 cm距离，避免造成粉碎性骨折。
  - 牵引两侧复位钳使骨折复位。
- 对于横行骨折，一旦骨折复位，腓骨即达到相对稳定，可以使用一根斜穿的克氏针来保持稳定性。
- 术中进行透视，观察踝穴及腓骨长度是否复位满意。

复位（粉碎性骨折）

- 对于粉碎性骨折，首选桥接钢板技术。
  - 骨膜不应被破坏。
  - 应使用坚硬的预塑形钢板。
  - 由于该骨折缺乏稳定性，1/3管型钢板或重建钢板不适于此类型的骨折。
- 预塑形钢板沿腓骨长轴放置。
  - 在这种情况下，使用较长的桥接钢板比较理想。根据经验，应确保钢板在骨折近端和远端至少等长。
  - 如果术中有任何不确定，可选用更长的钢板。
- 将钢板固定至远端骨块，用一枚非锁定钉将钢板压到骨膜上。
  - 其原理是利用钢板的预塑形特性，在无法直视骨折情况时，引导腓骨旋转。
  - 根据术者喜好和骨骼质量，远端固定可采用锁定或非锁定方式。
- 在近端，应使用鳌状钳将钢板固定在腓骨上。
- 现在使用"推钉"技术来保证腓骨恢复足够的长度。
  - 钢板近端置入一根2 mm的克氏针或3.5 mm的螺钉。
  - 然后在近端钢板和螺钉/克氏针之间使用带齿的椎板撑开器，将钢板推向远端并获得满意的腓骨长度。
  - 一旦达到足够的腓骨长度，用一枚非锁定双皮质螺钉将钢板的近端固定于腓骨上。
  - 术中透视确认合适的长度、旋转和力线。
    - 硬币征：距骨的外侧缘与外踝尖端可构成一个圆弧（形似硬币）。如果腓骨尖端位于"硬币"的近端，则提示腓骨长度恢复不足。
    - 正常距骨应复位至踝穴内无残留倾斜。如果出现持续的外翻倾斜或外移则提示腓骨长度恢复不足。
- 最终以标准方式固定桥接钢板。
  - 在骨折端两侧应至少各留一个螺孔。如果每个孔都打上螺钉则会导致骨折过于刚性固定。

固定：外侧板

- 尽管目前预塑形钢板已经广泛使用，并且几乎无需塑形，但是使用1/3管型钢板和拉力螺钉是外科医生应该熟悉的一种非常经济且有效的技术。复位钳和（或）克氏针的位置不应影响拉力螺钉的置入。
- 拉力螺钉。
  - 拉力螺钉应穿过骨折线，可使用2.7 mm或3.5 mm螺钉（技术图2A～C）。
  - 虽然螺钉垂直于骨折线可增加压力，但是螺钉倾斜角度越大，轴向稳定性越低。因此可采用一种折中的方法，螺钉可以在垂直于骨长轴与垂直于骨折线

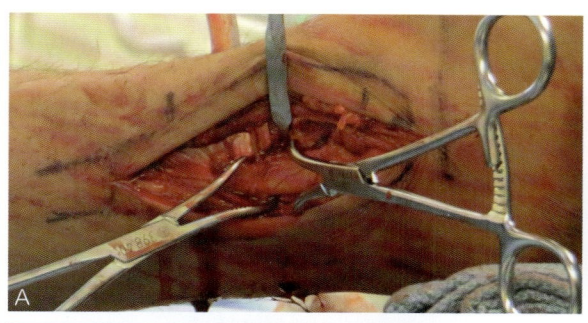
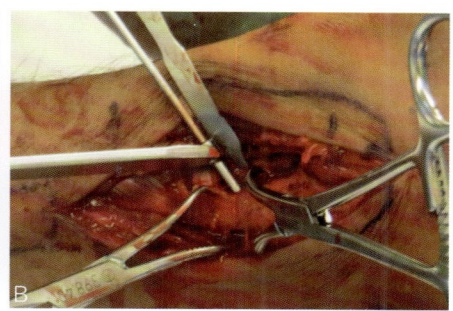
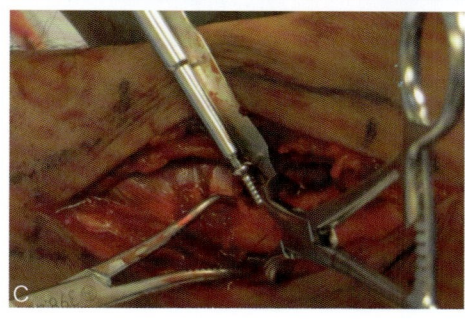
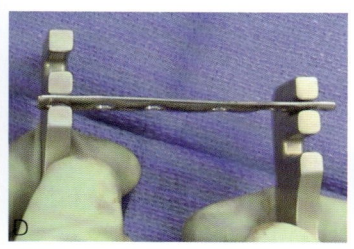
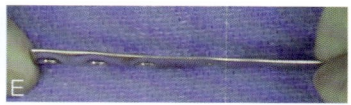

技术图2 A. 使用两把点式复位钳固定解剖复位的术中照片。在需拧入拉力螺钉水平处使用双头骨膜剥离子，使软组织向内侧牵开，从而使拉力螺钉向外侧轻微成角，以确保将其置入腓骨内。B. 钻一个3.5 mm孔。C. 使用2.5 mm钻头钻透远端皮质后，置入长度合适的3.5 mm螺钉。稳定的固定允许移除复位钳。D. 1/3管型钢板需要使用折弯器进行塑形。E. 钢板近端应稍内旋，远端需要稍凸起以贴服骨面放置。

之间夹角内置入。
- 在滑动孔的平面，沿腓骨内侧放置一把双头骨膜剥离子或Homan拉钩。这将使套筒定位在腓骨的顶端，并向外侧倾斜，以便准确置入拉力螺钉。
- 根据所选拉力螺钉的尺寸，用2.7 mm或3.5 mm钻头钻孔近端皮质。
  - 注意不要穿透远端皮质。如果出现这种情况，则考虑使用更大尺寸的螺钉。
- 将与螺钉内径匹配的导向器置入滑动孔内，以确保螺钉拧入方向准确。
- 随后钻透远端皮质。
- 进行测深，用测深器勾中正前方进行测量。这种方法保证了螺钉的长度最大化，以确保螺纹达到远端皮质。
- 钢板塑形：
  - 腓骨近端相对内旋，且远端有一隆起。因此，直形钢板无法与腓骨达到解剖贴合。塑形不当可能导致复位不良。
  - 腓骨近端相对于远端相对内旋，需要轻微扭转钢板（技术图2D、E）。
  - 距离钢板远端2.5 cm处折弯出一个小凸起。
  - 进行微调，直至钢板外形近乎解剖贴合。

- 螺钉置入：
  - 远端螺钉数量由骨折位置决定。理想情况下，远端应置入两枚螺钉。
  - 远端使用4.0 mm螺钉，注意不要穿透内侧皮质。
  - 最远端的螺钉孔可以向近端成角，以使螺钉长度最大化。

固定：后外侧板

- 尽管目前预塑形钢板已经广泛使用，并且几乎无需塑形，但是使用1/3管型钢板和拉力螺钉是外科医生应该熟悉的一种非常经济且有效的技术。理想情况下，骨折近端有3个螺钉孔。
- 拉力螺钉/加压：
  - 虽然在放置后外侧板之前可以从前向后置入拉力螺钉，但是由于拉力螺钉远端尖端的突出，可能会给钢板的放置增加难度。因此，可通过钢板置入拉力螺钉增加骨折端的加压。
  - 考虑到更常见的旋后外旋Ⅳ度骨折线为斜形，方向从近端后侧到远端前侧，放置后外侧钢板可以产生抗滑作用。置入近端螺钉，在骨折部位加压。
    - 对于低位的腓骨骨折，考虑到钢板的抗滑作用，可能不需要使用拉力螺钉。

- 一旦近端已经置入螺钉，则不能再使用拉力螺钉，因为此时钢板不能向近端移动。
- 对于近端螺钉的置入，常使用穿过骨折线的标准螺钉来增加稳定性。使用复位钳可确保在置入螺钉期间持续加压。
- 钢板塑形：
  - 在放置后外侧板时，钢板的塑形非常重要。钢板旋转不当会改变骨折的旋转位置。
  - 钢板近端应调整至相对远端稍内旋。钢板应沿着腓骨后缘进行匹配，直到完全匹配为止。
- 螺钉置入：
  - 拉力螺钉可通过钢板从后向前置入。根据我们的经验，使用抗滑技术时不需要这样做。
  - 应使用 1.5 mm 克氏针临时固定钢板，以确保钢板位置合适。
    - 近端进行固定保证钢板起到抗滑作用。为了防止在最后一枚螺钉置入期间钢板旋转，第 1 枚螺钉不应完全拧紧。
    - 随后置入第 2 枚近端螺钉，确保钢板的旋转角度合适，使钢板远端位于腓骨远端的后方。
    - 最后拧紧螺钉，使钢板对骨折端加压，且无旋转不良。
  - 完成所有近端螺钉的置入，使用交叉螺钉固定以进一步加强固定结构的强度（技术图 3）。
  - 使用抗滑板无需进一步置入远端螺钉。尽管可以置入，但在腓骨远端 2 cm 内置入螺钉会增加刺激腓骨肌腱的风险。

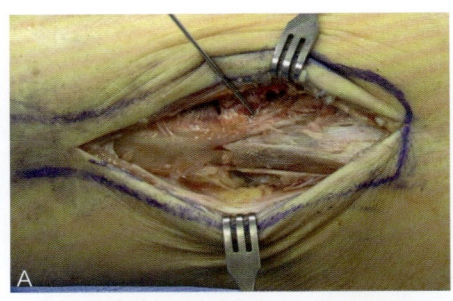
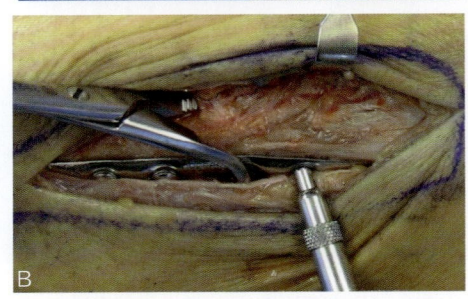
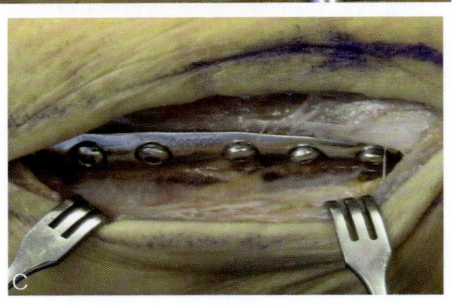

技术图 3　A. 在后外侧板放置前使用克氏针稳定骨折。B. 首先进行近端的固定，然后置入交叉螺钉。使用复位钳确保复位不会发生分离。C. 最终外观。

内踝切开复位内固定术

复位

- 使用牙科刮匙是将骨折端分离的有效方法（技术图 4A）。
  - 任何嵌入的软组织都应清除；通常情况下骨膜会嵌入骨折端，必须从骨松质上将其掀起。用 15 号刀片将骨折处骨膜掀起，这样可以在直视下解剖复位。
    - 将骨折远端进一步撑开可以显露内侧沟和内侧距骨穹隆。任何嵌入的软组织都应清除，如观察到骨软骨缺损，可以用微骨折技术进行治疗。
  - 切开前内侧关节囊可以直视胫距关节前部，以确保获得适当的旋转复位。
- 骨折复位时应在前侧使用拉钩，以观察骨折端的旋转情况。牙科刮匙可用于对骨折端进行对位和加压（技术图 4B）。
  - 从内踝尖向近端稍偏外侧方向打入一根克氏针或空心钉导针，以临时稳定骨折端。
  - 在最终固定过程中，可使用点式复位钳来保持骨折端加压。为了便于复位钳的放置，可在骨折线近端用 1.5 mm 克氏针钻一个小孔，防止复位钳在内踝骨皮质上"滑动"。
  - 笔者推荐在置入内固定时使用牙科刮匙持续加压。
  - 直视及术中透视下观察复位情况。

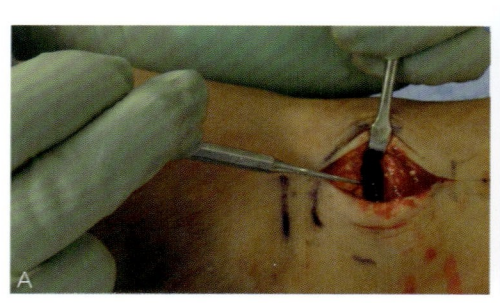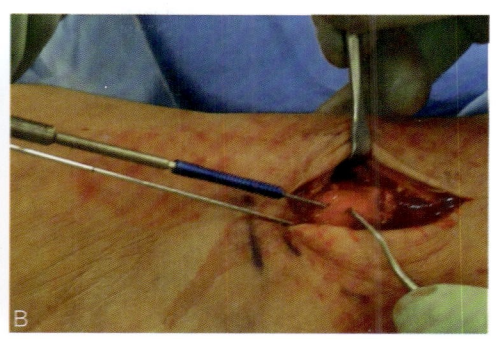

技术图4　A. 使用牙科刮匙有助于使骨折端分离，方便清除嵌入的软组织并显露内侧距骨。B. 使用牙科刮匙复位内踝是一种安全有效的方法。将牙科刮匙沿着骨皮质轻柔放置，并向近端施压。对于骨质疏松的患者，这可能比使用复位钳更安全。

置入螺钉

- 首选使用2枚空心螺钉进行骨折固定（技术图5）。
  - 4.0 mm半螺纹螺钉是优质骨的最佳选择。
  - 骨质疏松或远端骨折块较小则较困难。
    - 对于骨质疏松，可考虑使用全螺纹双皮质3.5 mm螺钉。或者，使用1枚半螺纹和1枚全螺纹4.0 mm空心钉以提高稳定性。
    - 对于只能打1枚螺钉的小骨块，最好使用全螺纹螺钉以提高旋转稳定性。应使用2.7 mm全螺纹有头钉或无头钉。张力带或钩形钢板也是不错的选择，但它可能会导致软组织刺激，所以不是首选。
- 根据正位透视图像，从内踝尖平行于距骨内侧关节面置入两根导针。
  - 需要侧位透视图像，以确保导针位于胫骨的中央部分，且没有穿过后侧皮质。
  - 应注意避免导针位置过于偏后侧，以免损伤胫后肌腱。
    - 打开胫后肌腱鞘的一小部分，以便观察和牵开肌腱，以防损伤。
    - 如果需要更偏后侧置入螺钉，则应选择无头螺钉以防止刺激肌腱。
  - 在拧入螺钉期间，可置入第3根导针，以提高骨折的旋转稳定性。这仅适用于已经使用牙科刮匙或点式复位钳加压的情况。
  - 通常螺钉长度为40～50 mm不等。为了防止旋转不稳定和骨折畸形愈合，一次只能置入一个螺钉。

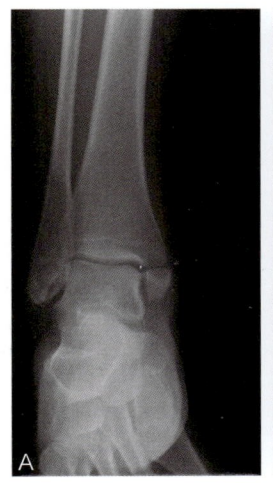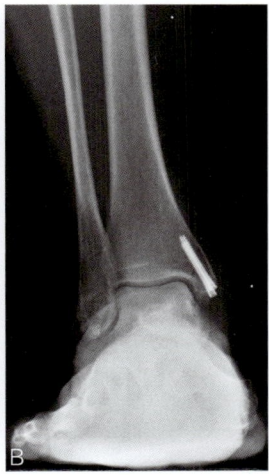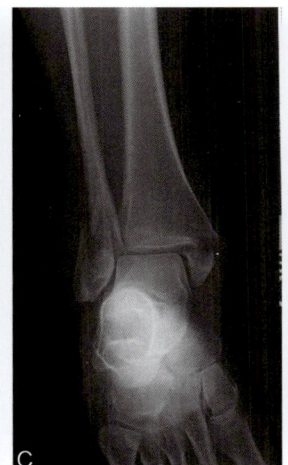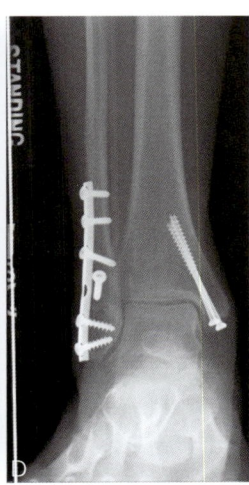

技术图5　单纯内侧踝骨折患者的术前（A）和术后（B）X线片，用无头加压螺钉治疗。另一名患者的术前（C）和术后（D）X线片，双踝骨折使用拉力螺钉和中和钢板治疗，内踝使用2枚4.0 mm螺钉。

后踝切开复位内固定术

复位

- 在向内侧牵开姆长屈肌后,可观察到胫骨后侧的骨膜较厚,且通常不会撕裂。但骨膜完整不应误导外科医生认为骨折没有移位。
  - 纵向切开并掀起骨膜,保留骨膜最下方的部分,以避免影响远端骨折块血供。
  - 此外,在掀起外侧骨膜时,注意保证胫腓后韧带附着完好。
- 松解骨折端,清除或解剖复位嵌入的碎骨块。
  - 小的碎骨块很难复位,尽量切除。术前CT扫描有助于确定碎骨块是否适合固定或切除。
  - 如果关节内骨块适合复位,可以从后向前穿一根克氏针至后侧骨松质深部,使较大的后侧骨块达到解剖复位。在最终的固定之后,可以从踝关节前方取出克氏针。
- 骨折端上方有一明显可辨的皮质边界,以便复位。骨折端上方复位后克氏针临时固定。术中透视检查来确保复位满意。使用后侧抗滑钢板可以进一步对骨折进行加压。
  - 球头顶棒也可用于帮助骨折复位。
  - 在尝试复位后踝之前,复位和使用克氏针临时固定腓骨有助于复位后踝骨块。
    - 为了确保胫骨后方获得充分的透视,腓骨先暂时不放置钢板。

固定

- 可采用螺钉固定或抗滑钢板固定。鉴于其力学上的优越性及在复位过程中的辅助作用,笔者更推荐使用抗滑钢板(技术图6)。

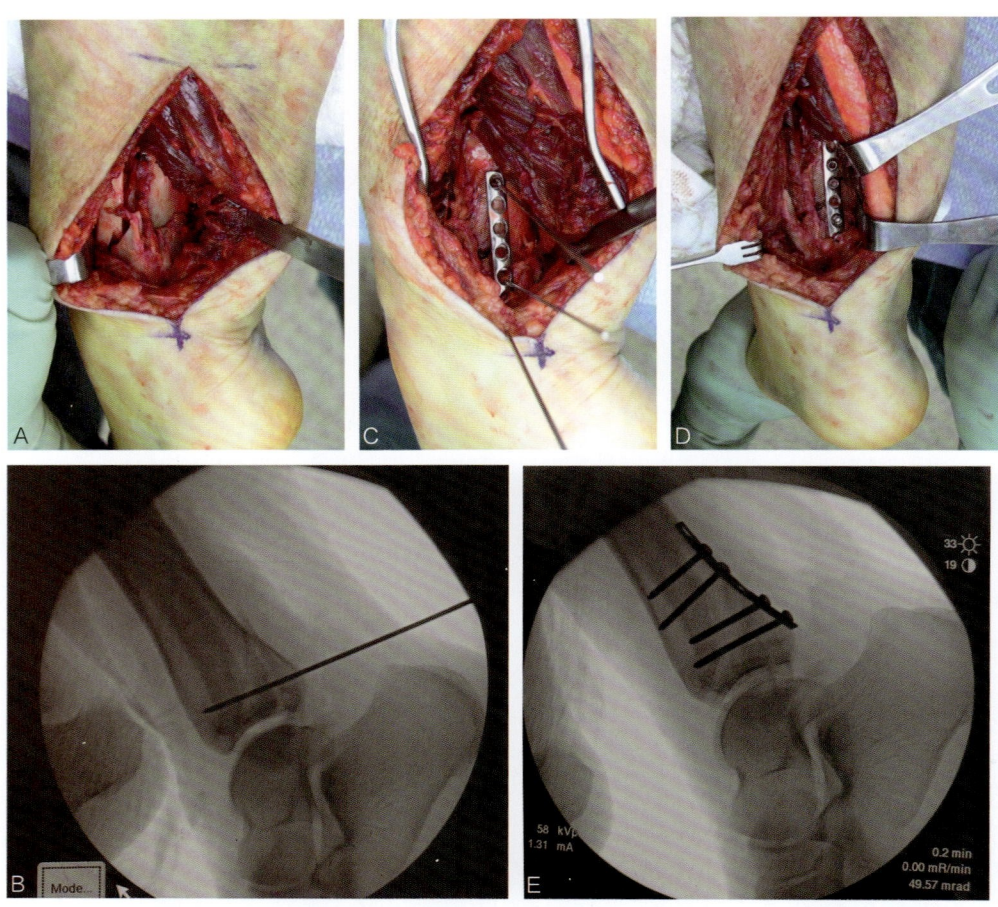

技术图6　A. 踝关节后外侧入路,显示腓骨远端和胫骨后外侧骨折。B. 复位后,使用克氏针临时固定,以确保复位满意。在这个阶段不会对骨折进行加压。C. 放置1/3管型板,使用克氏针固定定位。D. 胫骨复位后钢板的最终外观。E. 关节面近乎解剖复位的透视图像。

- 使用1/3管型钢板或最新研发的预塑形解剖板。四孔或五孔板就足够了。钢板远端的小凸面可以使其与胫骨的后下部更加贴合。
    - 近端使用3.5 mm皮质螺钉进行固定。螺钉的长度应足够精确，以避免损伤前侧的软组织和神经血管结构。
    - 远端应使用4.0 mm骨松质螺钉进行固定，这将进一步有助于骨折的稳定和加压。
    - 应注意，下方的螺钉应向上方成一定角度，以避免进入远端胫距关节。
- 未移位的骨折也可经皮固定。在这种情况下，应在跟腱外侧置入导针。在透视确认骨折无移位后，进行测深。
    - 根据骨质的不同，可选择在置入4.0 mm螺钉时使用或不使用垫圈。

远端胫腓关节切开复位内固定术（下胫腓联合）

复位

- 腓骨和胫骨最终固定后，应通过应力试验评估下胫腓联合。虽然通常描述的是在冠状位进行应力试验，但矢状位应力试验也同样至关重要。内踝间隙增大，下胫腓间隙增大，或胫腓重叠减少提示下胫腓损伤。直视下胫腓联合有助于确定是否存在隐匿性不稳定。此外，这将有助于实现解剖复位。仔细剥离腓骨前侧软组织可帮助显露胫骨前侧，并可直视切迹前部。
    - 行外旋应力试验，胫骨稍内旋，行踝穴位透视观察。随着胫骨远端的稳定，对足行外旋应力试验测试。
    - 可使用点式复位钳直接向外侧牵拉腓骨。
    - 也应使用点式复位钳进行前后平移。与冠状位相比，下胫腓联合在矢状面上更不稳定，因此这是最重要的试验。
- 可使用大号的点式复位钳来复位下胫腓联合。必须谨慎使用复位钳，因为钩齿的放置对于防止复位不良至关重要。
- 复位钳应夹在腓骨和内踝最宽的部位。此外，复位钳应放置在踝关节水平。
    - 复位钳应与胫骨成15°外旋角度放置，这将沿着下胫腓联合的轴线加压，并降低移位风险。
    - 复位钳应施加尽可能小的压力，因为实现复位不需要很大的力，过大的压力将导致关节面压缩或复位不良。
- 在后踝或前踝骨折的情况下，需要更加小心。在这种情况下，由于骨性阻挡不再存在，复位不良可能更容易发生。
    - 尽管已证明在下胫腓联合复位时无需处于背伸位，但在存在后踝或胫骨前部骨折时，踝关节的位置对于复位是有帮助的。
        - 当伴有后踝骨折时，我们建议踝关节稍跖屈以减小距骨向后位移的力量。
        - 当伴有前踝骨折时，背伸会减少距骨向前位移的力量。
    - 后踝或前踝的骨性固定可恢复切迹的解剖结构，并降低平移复位不良的风险。

固定

- 可选择多种方式固定下胫腓联合。有人描述了使用纽扣缝线系统治疗并已证明其临床有效性。目前尚没有临床证据证明一枚或两枚螺钉和3.5 mm或4.5 mm螺钉孰优孰劣。笔者推荐使用全螺纹螺钉固定（技术图7）。
- 笔者更倾向于在Weber C型腓骨骨折的情况下或在非手术治疗的后踝骨折的情况下进行螺钉固定，主要原因是使用单枚螺钉可恢复矢状位的稳定性。
    - 螺钉的置入至关重要，因为螺钉的方向可能导致复位不良。螺钉应置于远端胫腓关节正上方，距踝关节不超过3.5 cm，以确保不会对关节造成不良影响，且能够达到足够的强度。
    - 螺钉的角度类似复位钳的角度，与胫骨成15°外旋角度。
- 纽扣缝线系统固定最适用于不存在矢状位不稳定的损伤。不伴有后踝骨折的Weber B型骨折、对后踝骨折行ORIF的Weber B型骨折、伴有后踝骨折的Weber C型骨折一般情况下矢状位上是稳定的。未固定后踝或后踝无损伤的Weber C型骨折存在矢状面不稳定，更应该采用螺钉固定。
    - 这种情况下，使用单个纽扣缝线系统可能会降低畸形愈合以及将来取出内固定装置的风险。
    - 对于矢状面不稳定或Maisonneuve骨折，需要两个纽扣缝线来提供充分的固定。

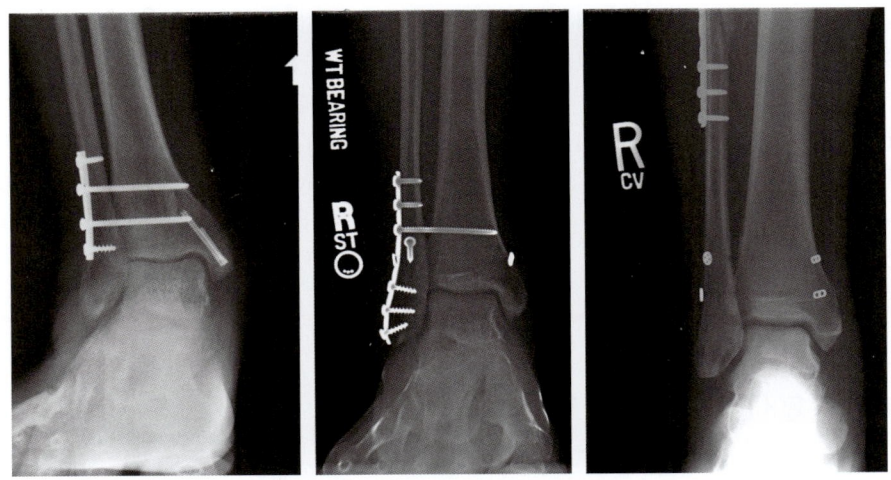

技术图7 三种不同的下胫腓联合固定的病例。无论选择何种固定方法，解剖复位都至关重要。

要点与失误防范

术前CT扫描	• 在骨折(脱位)和后踝骨折的情况下，术前CT扫描很重要。CT可帮助更改手术方案，并且对于防止治疗失败或后踝骨块复位不良非常重要
术前应力X线片	• 在腓骨远端骨折且内踝间隙正常的情况下，应力X线片对于确定三角韧带的完整性很重要。相较于非应力位片，内踝间隙增加2 mm提示有损伤。对侧踝关节影像可以增加该检查的特异性
骨性固定后术中应力X线片	• 在固定所有骨损伤后，术中外旋和矢状面应力X线片对于确定下胫腓联合的稳定性至关重要。无论骨折程度如何，都应进行此项检查
拉力螺钉	• 在一些腓骨较窄的患者中，使用2.7 mm螺钉可能会降低医源性骨折的风险
外侧钢板塑形	• 1/3管型钢板应折弯至近端稍内旋和远侧稍凸起，以匹配腓骨的外形。使用螺钉将钢板压至腓骨上会导致拉力螺钉受力和固定松动，故不推荐。放置该板是为了中和扭转应力，而不应产生扭转应力
后侧钢板塑形	• 钢板近端应稍内旋。放置直板将导致远端骨块的内旋复位不良。尽管置于钢板外的拉力螺钉可以减少这种情况的发生，但是通常不使用该技术
采用后侧钢板时避免腓骨肌腱刺激	• 为了尽量减少对肌腱的刺激，不要在腓骨远端(一般情况下距腓骨尖2 cm)从后向前置入螺钉。然而，直视下观察腓骨肌腱与腓骨的相对位置可使患者的治疗特异化。考虑到后侧钢板的抗滑动特性，大多数情况下不需要置入最远端的螺钉
下胫腓联合复位	• 复位钳应与胫骨成15°外旋角度放置，以平行于下胫腓联合的轴线。这将会降低前侧复位不良的发生率。避免冠状面复位时复位钳过度加压，通常情况下不需要太大的力量。如果需要，很可能是内侧嵌入软组织或腓骨复位不良导致的
下胫腓联合固定	• 对于Maisonneuve骨折，由于难以恢复腓骨长度以及畸形愈合的风险，因此不推荐使用纽扣缝线系统

术后处理

- 手术日：
  - 将带衬垫的夹板置于无菌敷料上。嘱患者患肢免负重并抬高患肢以缓解疼痛和肿胀。允许患者在必要时持辅助装置行走。在最初的2周内，家庭外的活动应保持在最低限度。
- 术后2周：
  - 软组织愈合后拆线。伤口愈合存在任何问题都应保留缝线并在1周内进行观察随访。根据临床情况更换敷料。
  - 患者可穿戴CAM靴并保持非负重。虽然有一些数据表明，对于经过坚强固定的简单外踝骨折可以进行耐受性负重（WBAT），但笔者并不推荐这样做。
  - 鼓励患者进行一天3~4次的踝关节屈伸活动锻炼。
- 术后6周：
  - 拍摄踝关节负重位X线片，观察骨折愈合情况及是否存在内固定失效。
  - 如果出现临床和影像学的愈合证据，则开始穿戴CAM靴进行负重训练，并进行正规的理疗。
    - 严重疼痛或肿胀应考虑血栓形成或畸形愈合的可能。
    - 踝关节活动不应导致明显的疼痛。
  - 如果患者无感觉不适，可以从术后第9周开始过渡到护踝支具。如果患者要求，也可以继续使用CAM靴。
- 术后12周：
  - 拍摄踝关节负重位X线片，观察骨折愈合情况及是否存在内固定失效（图10）。
  - 开始过渡到无任何限制的负重理疗。
  - 根据患者的感受，鼓励继续使用护踝支具。
    - 鼓励在接下来的6周内使用护踝进行体育活动。
  - 术后4个月开始冲击性运动，以确保下肢恢复足够的力量。然而，对于更复杂的骨折类型，可以根据患者的舒适度感受开始冲击性运动。
- 术后16~20周：
  - 对于下胫腓联合螺钉固定，目前仍存在争议是否需要取出螺钉。如果患者活动时没有疼痛，则无需取出。
  - 如果存在疼痛或活动受限，取出螺钉的好处大过可能的风险。此外，取出螺钉已被证明可以恢复下胫腓联合旋转畸形愈合。但一般不会改善平移畸形愈合。
  - 对于螺钉断裂而引起的疼痛，应该取出穿过下胫腓联合部分的螺钉。
- 术后52周：
  - 拍摄踝关节负重位X线片，观察骨折愈合情况及是否存在内固定失效。
  - 根据临床情况可以进行进一步检查。

预后

- 总的来说，复位良好的外踝和双踝骨折的短期疗效很好。然而，目前仍缺乏关于创伤后关节炎发病率和踝关节功能的长期数据。
- 存在后踝骨折的损伤类型比单纯外踝或双踝骨折的预后更差。然而，随着目前技术及理念的进步，以后这一结果可能会得到改善。
- 最近的文献表明，后踝骨折解剖复位关节面台阶或间隙<2 mm术后1年的效果良好。一个平均6.9年的随访显示，无论后踝骨折是否固定，1 mm以上的关节面台阶都会增加关节炎的风险。
- 此外，与下胫腓联合无损伤的患者相比，下胫腓联合损伤的预后更差。
- 更为关键的是，下胫腓联合复位不良一般预后较差，因此解剖复位是治疗的关键。
- 对于所有的关节内骨折，解剖复位与预后密切相关，治疗旋转移位的踝关节骨折务必达到绝对的解剖复位。

并发症

- 早期：
  - 急性并发症包括伤口并发症、感染和深静脉血栓形成。
  - 目前，尚没有文献支持踝关节骨折手术后常规使用药物预防深静脉血栓形成。

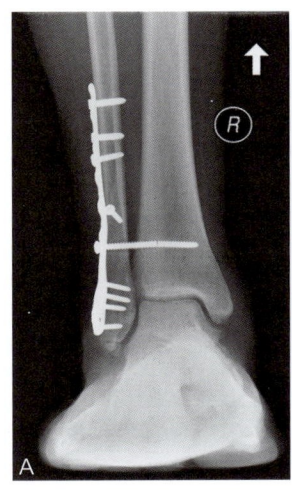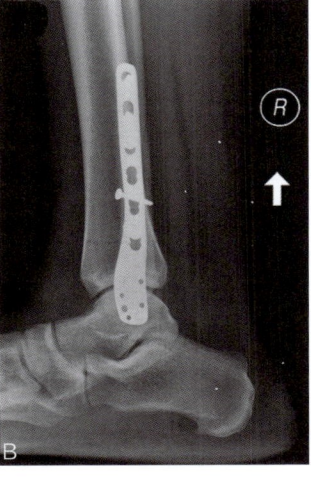

图10 Weber C 损伤伴下胫腓联合断裂患者的术后正位（A）和侧位（B）X线片显示下胫腓联合固定，骨折力线解剖复位。如果患者没有症状，则不需要取出螺钉。在这个病例中，我们使用了一块预折弯的解剖钢板。

- 对糖尿病、外周血管疾病和有吸烟史的患者,伤口愈合不良的风险均有增加。
• 远期:
  ○ 骨折畸形愈合。
    - 踝关节最常见的畸形愈合是腓骨缩短和外旋。在发生严重的踝关节炎之前,应进行翻修截骨和固定。
    - 漏诊的下胫腓联合损伤或复位丢失应采用前述方法进行ORIF治疗。同时也描述了下胫腓联合韧带的重建和关节融合术。
  ○ 骨折不愈合。
    - 腓骨骨不连很少见。
    - 内踝骨不连可能是由于骨折端骨膜的嵌入引起。
    - 不愈合的治疗包括清除纤维组织、植骨和内固定。
    - 吸烟史与骨不连有关。
  ○ 创伤骨关节炎。
    - 尽管进行了充分的初期治疗,但是损伤时继发的软骨损伤仍可能导致关节炎的发生。
    - 由于复位不良导致距骨移位和关节不匹配,胫距关节面接触压力增加,这可能导致创伤后关节炎。
    - 下胫腓联合损伤可导致胫腓骨远端骨化或骨性联接,如果存在症状,可通过切除和同种异体骨移植重建、融合术治疗。
    - 对于存在神经病变病史的患者,即使是单纯的踝关节骨折,也可能发展为夏科关节病。

(杨云峰 译,邹剑 审校)

参考文献

[1] Berkes MB, Little MT, Lazaro LE, et al. Articular congruity is associated with short- term clinical outcomes of operatively treated SER IV ankle fractures. J Bone Joint Surg Am 2013;95(19):1769-1775.

[2] Boyle MJ, Gao R, Frampton CM, et al. Removal of the syndesmotic screw after the surgical treatment of a fracture of the ankle in adult patients does not affect one- year outcomes: a randomised controlled trial. Bone Joint J 2014;96- B(12):1699-1705.

[3] Klammer G, Kadakia AR, Joos DA, et al. Posterior pilon fractures: a retrospective case series and proposed classification system. Foot Ankle Int 2013;34(2):189-199.

[4] Kortekangas TH, Pakarinen HJ, Savola O, et al. Syndesmotic fixation in supination-external rotation ankle fractures: a prospective randomized study. Foot Ankle Int 2014;35(10):988-995.

[5] Matuszewski PE, Dombroski D, Lawrence JT, et al. Prospective intraoperative syndesmotic evaluation during ankle fracture fixation: stress external rotation versus lateral fibular stress. J Orthop Trauma 2015;29(4):e157-e160.

[6] Nortunen S, Lepojärvi S, Savola O, et al. Stability assessment of the ankle mortise in supination- external rotation- type ankle fractures: lack of additional diagnostic value of MRI. J Bone Joint Surg Am 2014;96(22):1855-1862.

[7] Phisitkul P, Ebinger T, Goetz J, et al. Forceps reduction of the syndesmosis in rotational ankle fractures: a cadaveric study. J Bone Joint Surg Am 2012;94(24):2256-2261.

[8] SooHoo NF, Krenek L, Eagan MJ, et al. Complication rates following open reduction and internal fixation of ankle fractures. J Bone Joint Surg Am 2009;91(5):1042-1049.

[9] Switaj PJ, Weatherford B, Fuchs D, et al. Evaluation of posterior malleolar fractures and the posterior pilon variant in operatively treated ankle fractures. Foot Ankle Int 2014;35(9):886-895.

[10] Xenos JS, Hopkinson WJ, Mulligan ME, et al. The tibiofibular syndesmosis. Evaluation of the ligamentous structures, methods of fixation, and radiographic assessment. J Bone Joint Surg Am 1995;77(6):847-856.

足踝外科体格检查表
Exam Table for Foot and Ankle Surgery

检查内容	方法	图解	分级及意义
跟腱断裂：主动跖屈试验	患者仰卧位，检查患者主动跖屈踝关节的力量		阳性：主动跖屈力弱，跖屈力分为1~5级 由于其他跖屈肌的作用，仍有可能有力量进行跖屈，敏感性低，可靠性差
跟腱断裂：膝关节屈曲试验	患者俯卧位，主动屈曲膝关节。检查者观察双足的位置，并相互对比		阳性：患足下垂呈中立或背伸位阴性：足部仍维持跖屈位 由于疼痛，该试验较难进行，可靠性较低，敏感性为88%
跟腱断裂：触诊跟腱断端间隙	轻柔触诊跟腱，可明确跟腱断裂处有缺损		存在或不存在间隙 触及间隙提示跟腱完全断裂且断端分离。跟腱断裂早期做该检查可靠性更高，敏感性为73%
跟腱断裂：Thompson 或 Simmonds 试验	患者俯卧位，检查者在腓肠肌，此腱肌肌肉水平挤压小腿，与健侧对比，患侧踝关节跖屈受限		阳性：若跟腱断裂，踝关节跖屈受限。由于跟腱断端易形成"假腱性"瘢痕，因此，在慢性跟腱断裂中该试验的可靠性较低
踝关节不稳：前抽屉试验	患者坐位，下肢悬垂且足部呈轻度跖屈。检查者一只手置于胫骨前方，用另一只手用手掌紧握跟骨，然后将跟骨向前推而将胫骨向后推，该试验用于检查距腓前韧带。足部位于背伸位，采用相同方法可检查跟腓韧带		与足部内旋位相比，足部外旋时，前移距离增加。该试验对踝关节内侧不稳的评估高度敏感。检查者应注意距骨外侧与腓骨前方间3~5 mm的基距。与健侧比较时，患侧的活动度更大，提示距腓前韧带功能不全

续表

检查内容	方法	图解	分级及意义
踝关节不稳：抽吸征阳性	检查方法与前抽屉试验一样		踝关节不稳定时，将足跟从踝关节后方向前移时，腓骨尖的前下方可见小凹陷，这与距骨从踝穴内滑出产生的真空效应有关
远端跗管试验	触诊后足内侧压痛点（软组织肿胀可有可无）；压痛点位于（足底内侧及跖侧皮肤交界处）后跟前方5 cm处的拇展肌远端		压痛点与足底外侧神经及其第1分支的走行相一致，提示神经卡压或神经炎
马蹄足挛缩	后足保持于中立位，内旋舟骨维持中足力线。然后将前足旋前，稳定内侧力线。检查者在屈曲和伸直膝关节时，背伸患足		膝关节伸直：患足无法完成中立背伸提示单纯腓肠肌挛缩。当屈曲膝关节时踝关节无法呈中立位，提示腓肠肌比目鱼肌挛缩。当踝关节呈5°马蹄足畸形，就需要行腓肠肌滑移术，或同时辅以跟腱延长术
马蹄足挛缩：Silfverskiöld试验	患者取坐位，膝关节伸直位时，最大程度背伸踝关节，且足部呈中立位。然后屈曲膝关节，再次背伸踝关节		阳性体征：膝关节屈曲时，患足从马蹄位矫正至中立位，提示腓肠肌内跟腱紧。这一缺陷可能加重踝关节不稳
第1跖趾关节研磨试验	检查者轴向加压跖趾关节，同时研磨跖趾关节		跖趾关节处疼痛提示骨软骨损伤或严重退变。对于轻度患者，往往无明显症状。检查时患者出现明显疼痛时，则应考虑影像学检查。除非存在骨软骨损伤或严重退变，一般不会疼痛，如果疼痛，则提示需行关节融合

续表

检查内容	方法	图解	分级及意义
第1跖趾关节过伸试验,区分籽骨病变和姆僵硬	过伸姆趾		检查者需分辨是跖趾关节跖侧疼痛(籽骨)还是背侧疼痛(姆僵硬)。对于有详细病史者特异性高,否则无特异性
第1跖跗关节过度活动试验(方法1)	检查者一手握持第2～5跖骨头,用另一手被动跖屈及背伸第1跖骨		第1跖骨较第2跖骨平面抬高5～8 mm,提示第1跖骨过度活动。跖列过度活动可在跖趾关节处产生外翻力,但过度活动的诊断常较主观,这可能会导致姆外翻远端矫形失败
第1跖跗关节过度活动试验(方法2)	用一只手的拇指和示指分别置于姆趾跖骨头的背侧和跖侧,另一手的拇指和示指分别置于第2跖骨的背侧和跖侧,然后最大程度背伸或跖屈第1跖列,测量记录双手拇指、示指间的距离		第1跖列正常活动范围为10 mm(背伸5 mm,跖屈5 mm)。如果活动范围超过15 mm,则定义为过度活动。准备行姆外翻矫形术时,应注意第1跖列的活动度。若存在活动过度,则更适合行第1跖楔关节融合术
前足内翻固定	使跟骨处于中立位(非外翻位),记录第1跖列较第5跖列的固定抬高		畸形程度由抬高角度来决定。任何治疗策略都必须考虑前足固定内翻畸形,且其通常最早发生僵硬
姆长屈肌腱腱鞘炎	姆趾主动-被动运动可引起疼痛。运动过程中,检查者可用拇指触诊肌腱明确压痛及捻发音		存在姆长屈肌腱鞘炎应记录并做相应治疗

续表

检查内容	方法	图解	分级及意义
用力背伸第1跖趾关节	检查者逐步增加第1跖趾关节背伸角度		疼痛与𧿹趾近节趾骨基底与第1跖骨头撞击有关,同时测量跖趾关节背伸活动范围。第1跖趾关节最大限度背伸特征性受限,有时伴疼痛。此外,关节背外侧可触及骨赘。疼痛与𧿹长伸肌、关节囊的牵拉及炎性滑膜有关,常出现在病程早期,最大限度跖屈有时亦受限,但最能引发疼痛压痛常位于关节的背伸侧
第2~5跖趾关节上推试验	患者坐位,膝关节屈曲,检查者通过在跖骨头下方按压使踝关节背伸至中立位,记录应用该手法纠正足趾畸形的情况		如果畸形为柔性,则通过上推试验可将跖趾关节复位至正常位置。若为僵硬性畸形,则畸形维持原样。如果通过上推试验可部分纠正的畸形,则为柔性畸形。柔性畸形可通过软组织手术治疗,如肌腱转位术;而僵硬性畸形需要更复杂的手术,包括截骨术 该检查同样有助于术中评估在近侧趾间关节处矫正锤状趾畸形后残留的跖趾关节挛缩。残留的跖趾关节挛缩需辅以跖趾关节矫形术,如伸肌腱延长、关节囊松解或侧副韧带松解
第2~5跖趾关节稳定性试验	固定跖骨及近节趾骨,从背侧向跖侧施加应力,尝试使跖趾关节呈半脱位		0期:无向背侧移位的松弛 1期:背侧应力可使近节趾骨基底半脱位 2期:近节趾骨基底可完全脱位和再复位 3期:近节趾骨基底固定于脱位位置 对于早期(0、1、2期)患者,肌腱转位结合跖趾关节背侧软组织松解可纠正畸形。对于跖趾关节固定脱位,除软组织手术外,还需辅以短缩截骨术
第2~5趾手法复位试验	轻柔伸直足趾,评估足趾可纠正至中立位的能力		如果足趾可完全纠正至中立位,则为柔性畸形;如果不能完全纠正,则为固定畸形。柔性畸形可通过软组织手术治疗,如屈肌腱-伸肌腱转位术,而固定畸形需通过截骨术治疗

续表

检查内容	方法	图解	分级及意义
跖趾关节垂直 Lachman 试验	检查者用一手的拇指和示指固定第1跖骨，然后用另一手的拇指和示指从背-跖侧推移近节趾骨		与对侧对照更松弛为阳性
Mulder 试验检查 Morton 神经瘤	患者俯卧位，膝关节屈曲90°，检查者用示指对足底的趾蹼间隙做深部触诊，维持按压，轻柔挤压前足		触诊闻及喀喇音及症状再现有助于明确诊断
叩诊诊断神经痛	沿背内侧跗神经或第1趾蹼间隙的腓深神经跚趾终末支叩诊		由于滑膜炎或背侧骨赘的压迫，可有感觉减退或放射样疼痛 大多数临床医生可简单记录叩诊试验阴性或阳性。较大的骨赘可压迫背内侧或外侧趾神经
踝关节后方撞击：Maquirriain	患者取坐位（屈髋、屈膝90°，踝关节中立位），让受试者确保双足与地面完全接触的前提下，向前滑动双足，若无法保持前足完全接触地面，可证明踝关节跖屈受限或踝关节后方疼痛		阴性：双足对称活动 阳性：由于踝关节跖屈受限或后方疼痛使双足活动不对称 通过该诊室内检查，检查者应尝试再现踝关节后方撞击综合征的典型疼痛性活动，同时还允许检查者评估踝关节被动活动受限情况

续表

检查内容	方法	图解	分级及意义
踝关节后方撞击：被动用力跖屈试验（方法1）	患者取俯卧位，双足置于检查台外，检查者手法用力跖屈踝关节，同时可评估踝关节活动受限范围		患者表现不适、踝关节后方疼痛。踝关节正常背伸、跖屈活动范围分别为18°和48°。通过该体格检查，检查者应尝试诱发踝关节后方撞击综合征的典型疼痛症状，并且可评估踝关节被动活动受限情况
踝关节后方撞击：被动用力跖屈试验（方法2）	距下关节处于中立位情况下，被动跖屈踝关节。另一手的拇指和示指触诊后踝区域，检查是否有捻发音		阳性体征：完全跖屈时出现全足痛，或在后踝区触及捻发音
触诊胫距关节线	用手指触诊胫距关节内侧关节线，同时外翻踝关节		存在或不存在外翻倾斜 阳性体征：外翻倾斜提示三角韧带功能不全
足趾触诊	触诊远节、近节趾间关节及跖趾关节，记录压痛最明显处		近节趾间关节应为压痛最明显的区域，趾尖同样可有明显压痛
绞盘（Windlass）机制试验	通过被动背伸踝关节及第1~5跖趾关节产生绞盘机制，检查者对比触诊健侧和患侧跖腱膜		与对侧对比，跖腱膜硬度及紧张度降低提示跖腱膜慢性退变或功能不全

续表

检查内容	方法	图解	分级及意义
足趾紧握试验：抽纸试验	将一薄纸条置于患足趾腹，检查者试图用力抽出薄纸，而受试者足趾用力踩地，阻止其被抽出		阳性体征：足趾无抓持。若足趾有抓持，但不足以阻止纸条被抽出则提示抓持力减弱；如果足趾能阻止纸条被抽出，则提示为阴性

（杨云峰　译，施忠民　审校）

索引（按首字汉语拼音排序）
Index

首字非汉字

Ⅱ期胫后肌腱功能失调Bluman亚型 / 432
Akin 截骨 / 101
Akin 截骨术 / 35
Anderson-McBryde 植骨术 / 251
Baumann 手术 / 560, 569
BioPro 假体 / 178
Böhler 角 / 1319
BOX 假体全踝关节置换术 / 700
Bridle 手术 / 1258
Brostrom-Evans 术 / 1024
Brostrom 术 / 1018
Canale 位 / 1308
Charcot 关节病 / 871
Chevron 截骨 / 2, 8
Chevron 截骨术 / 1
Chopart 关节（跗横关节）融合术 / 560
Coleman 木块试验 / 540, 557
Cole 截骨术 / 568
Conti 分型 / 410
Cotton 截骨术 / 428
DuVries 术矫正第5趾交叉畸形 / 325
Dwyer 跟骨外侧闭合楔形截骨 / 543
Dwyer 截骨术 / 568
Eichenholtz 分期 / 401
Evans 手术 / 436
Freiberg 病 / 331
Girdlestone-Taylor 术 / 329
Gissane 角 / 1319
Haglund 畸形 / 1163, 1169, 1194
Hamilton-Thompson 试验 / 300
Harris 位 / 479
Hawkins 分型 / 1307
HemiCAP DF / 157
HINTERGRA 假体全踝关节置换术 / 689
Ilizarov 技术 / 648
Ilizarov 外固定支架 / 608

INBONE 假体 / 750
Johnson & Strom 分型 / 432
Jones 骨折 / 1273
Jones 手术 / 545, 550
Keller-Brandes 手术 / 220
Kidner 术 / 463
Lambrinudi 关节融合术 / 560
Lapidus 手术 / 90, 105, 326
Lisfranc 螺钉 / 1290
Lisfranc 韧带 / 1285
Ludloff 截骨术 / 59, 107
Ludloff 跖骨截骨 / 340
Maceira 改良的 Weil 截骨 / 295
Maestro 弧线 / 291
Mau 截骨术 / 66
Mayo 手术 / 220
Moberg 截骨术 / 124
Morton 病 / 355
Morton 矫形鞋垫延长板 / 125
Mulder 试验 / 356
Myerson 改良胫后肌腱功能失调
Roto-Glide / 181
Russel-Hibbs 手术 / 571
Salto-Talaris 假体 / 710
Salto 全踝关节假体 / 710
Sammarco 分型 / 410
Scarf 截骨术 / 41
Schon 分型 / 410
SERI 手术 / 28
Silfverskiöld 试验 / 194, 557, 1202
STAR 假体全踝关节置换术 / 675
Steindler 手术 / 560, 561
Stephens-Sanders 分型 / 491
Strayer 手术 / 425
Taylor 立体外固定装置 / 616
Thompson 手术 / 329
TNK 假体 / 764

ToeMotion 全跖趾关节置换术 / 170
V-Y 推进 / 1117
Weil 截骨 / 291, 304
Weil 截骨术 / 291, 319
Weil 截骨术直接修复跖板 / 320
Weil 跖骨截骨 / 303
Weinfeld 分型 / 410

B

拔纸试验 / 301
斑点征 / 1241
半切 / 1206
半跖趾关节置换术 / 154
背侧唇切除术 / 333
背侧关节囊松解 / 316
背侧加压钢板固定 / 378
背侧开口楔形截骨 / 108
背囊肿 / 124
背屈截骨术 / 334
闭合式截骨术 / 641
闭合式楔形截骨术 / 623
闭合楔形截骨 / 82, 324
编织 / 1220
扁平足 / 1062
部分跖筋膜松解 / 585

C

裁缝趾 / 339
裁缝趾畸形 / 72
"草皮趾"损伤 / 239, 249
穿线器 / 1103
穿针 / 1109
创伤后关节炎 / 794
创伤性骨关节炎 / 839
创伤性关节炎 / 1327
槌状趾 / 279
锤状趾 / 271, 279
锤状趾畸形 / 279
锤状趾矫正 / 350

D

大面积距骨缺损 / 895
单纯距下关节融合术 / 476
弹簧韧带 / 445

弹簧韧带内上部分修补术 / 448
弹簧韧带内上部分重建术 / 448
弹簧韧带足底部分重建术 / 449
第 1 跖骨背侧截骨 / 550
第 1 跖骨背伸截骨 / 543
第 1 跖骨背伸截骨术 / 571
第 1 跖骨间角（IMA）/ 12
第 1 跖趾关节抽屉实验 / 259
第 1 跖趾关节翻修融合术 / 212
第 1 跖趾关节匹配不良 / 11
第 1 跖趾关节全关节置换术 / 181
第 1 跖趾关节融合 / 108, 193
第 1 跖趾关节融合术 / 188
第 1 跖趾关节融合位置 / 206
第 2 趾交叉畸形 / 314
第 5 跖骨 Chevron 截骨术 / 341
钉道感染 / 618
短 Scarf 截骨 / 45

E

二分籽骨 / 248, 258

F

腓肠肌-比目鱼肌复合体 / 1201
腓肠肌滑移 / 1202
腓肠肌挤压试验 / 1090
腓肠肌腱膜滑移术 / 541
腓肠肌挛缩 / 194, 1202
腓肠神经 / 1201
腓骨短肌低位肌腹 / 1244
腓骨短肌腱 / 1209, 1240
腓骨沟加深 / 1214, 1242
腓骨沟加深术 / 1235
腓骨肌腱 / 1150
腓骨肌腱半脱位 / 1209, 1231
腓骨肌腱挛缩 / 535
腓骨肌腱撕裂 / 1209, 1234, 1240
腓骨肌腱松解术 / 496
腓骨肌腱脱位 / 1210, 1231, 1240
腓骨肌腱转位 / 548
腓骨肌上支持带 / 1209, 1231, 1240
腓骨截骨 / 629, 650, 863
腓骨截骨术 / 642
腓骨上支持带修补术 / 496

腓骨隧道 / 1049
腓骨长肌腱 / 1209, 1240
腓骨长肌腱转位至腓骨短肌腱术 / 541
分歧韧带 / 525
跗骨窦入路 / 1321
跗骨窦综合征 / 948, 957
跗骨联合 / 452
跗管综合征 / 601
复发神经瘤 / 361
复合高聚材料缝线 / 1103
复位 / 1232
副舟骨 / 460
副舟骨融合于舟骨主体 / 463
副舟骨与舟骨融合/切开复位内固定 / 465

G

改良 Jones 手术 / 560, 564
改良 Kidner 术 / 463, 464
改良 Ollier 切口 / 477
改良 SPOTT / 561
改良的侧卧位 / 524
改良趾伸肌腱转位术 / 318
感染性骨不连 / 883
钢板 / 861
高弓马蹄内翻足畸形 / 555
高弓足 / 555
跟腓韧带 / 1037, 1055
跟骨"Z"形截骨外侧柱延长 / 440
跟骨骨折畸形愈合 / 489, 499
跟骨后滑囊 / 1169
跟骨后滑囊炎 / 1163
跟骨截骨 / 496, 506, 510, 548
跟骨截骨术 / 791
跟骨内移截骨术 / 426
跟骨突起 / 1163
跟骨外侧壁切除术 / 493
跟骨外移截骨 / 517, 541
跟骨斜行截骨距下关节融合术 / 503
跟骨延长截骨术 / 1079
跟腱变性 / 1169, 1194
跟腱病 / 1186
跟腱断裂 / 1083, 1090, 1101, 1107, 1113, 1117, 1150, 1156
跟腱翻转 / 1138
跟腱龙 / 1091

跟腱牵张 / 588
跟腱修补 / 1083
跟腱延长 / 1201, 1257
跟腱炎 / 1163, 1169
跟腱止点 / 1186, 1194
跟腱止点病 / 1169
跟腱止点炎 / 1179
跟骰关节 / 534
跟舟联合 / 452
孤立的跖趾关节成角畸形 / 314
股薄肌移植 / 1152
骨不连 / 1274
骨间肌 / 271
骨块填充撑开手术 / 220
骨膜瓣 / 1231
骨热坏死 / 993
骨软骨移植 / 973
骨髓刺激 / 924
骨隧道 / 1040, 1066
骨性关节炎 / 669
骨性通道行屈-伸肌腱转位术 / 276
关节唇切除 / 138, 151
关节唇切除术 / 126, 132, 135
关节镜 / 1031
关节镜下踝关节融合术 / 818
关节囊填充成形术 / 335
关节囊填充关节成形术 / 148
关节内骨折 / 1318
关节融合术 / 837, 849
关节原位融合 / 373
管束化 / 1191, 1212
腘绳肌 / 1150
腘绳肌自体移植 / 1037

H

核桃夹综合征 / 941
后侧滑囊镜 / 1163
后侧距下关节镜 / 957
后方角钢板 / 901
后方入路 / 901, 936
后方撞击综合征 / 939, 941
后踝 / 1328
踝关节骨性关节炎 / 608, 690, 764
踝关节假体 / 669

踝关节镜 / 909, 919, 926, 938, 945
踝关节扭伤 / 1028
踝关节牵开器 / 910
踝关节牵张成形术 / 608
踝关节融合术 / 620, 794, 825
踝关节外侧不稳定 / 1037
踝关节外侧慢性不稳定 / 1055
踝关节外侧韧带 / 1046
踝关节外侧重建 / 1055
踝关节炎 / 620, 647, 669, 700, 811, 818
踝管远端松解及跖筋膜部分松解术 / 583
踝管远近端联合松解 / 583
踝上截骨 / 629, 645, 652
踝上截骨术 / 620
踝穴 / 1328
环形外固定支架 / 883
活门技术 / 1235

J

肌腱固定 / 1213, 1250
肌腱固定术 / 1256
肌腱加强 / 1189
肌腱移植 / 1250
肌腱重建 / 1250
肌腱转位 / 1228, 1249, 1256
畸形 / 1328
畸形愈合 / 825, 1316
加强修补 / 1085, 1181
加压 / 1281
腱旁膜 / 1194
交叉趾 / 194
矫正趾爪状趾 / 550
截骨 / 1309
解剖复位 / 1307, 1317, 1333
解剖修复 / 1028
界面螺钉 / 1046, 1258
筋膜切断术 / 587
近侧趾间关节成形术 / 283
近侧趾间关节僵硬度 / 273
近侧趾间关节融合术 / 285
近端 Chevron 截骨 / 77
近端跗管综合征 / 576
近节趾骨关节面角 / 12
近节趾骨基底部截骨 / 319

经跟骨前突外侧柱延长 / 436
经跟骰关节牵开融合做外侧柱延长术 / 439
经骨间膜转位 / 1258
经皮 / 661, 1107, 1113
经皮中足截骨术 / 394
经皮籽骨加压螺钉内固定术 / 252
胫距跟关节融合术 / 870
胫骨截骨术 / 642
胫骨远端截骨术 / 790
胫后肌腱功能失调 / 366, 423, 432
胫后肌腱功能失调分期 / 424
胫后肌腱清创 / 427
胫后肌腱全程劈裂转位术 / 561
胫后肌腱转位 / 547
胫后神经 / 576
胫距跟骨 / 849
胫距跟关节融合术 / 861, 870
胫距关节不愈合 / 825
胫前肌腱断裂 / 1247
静脉包裹法 / 603
距腓前韧带 / 1015, 1028, 1037, 1055
距骨骨缺损 / 883
距骨骨软骨损伤 / 916, 924, 965, 973, 986, 990, 1004
距骨骨折 / 1307
距骨软骨病灶 / 967
距骨碎裂 / 870
距骨隧道 / 1049
距骨头的未覆盖率 / 432
距后三角骨 / 939, 941
距下关节 / 534, 948
距下关节撑开植骨融合术 / 494
距下关节活动度 / 535
距下关节镜 / 957
距下关节融合 / 476, 950
距下关节融合术 / 788
距下关节外/跗骨窦内植物 / 467
距下关节植骨融合 / 506
距舟关节 / 534

K

开放式楔形截骨术 / 625, 641
开放手术 / 1186
颗粒状 / 965, 966
扩大外侧入路 / 493

L

类风湿关节炎 / 348, 711, 734, 750, 764
螺钉固定 / 415, 1275

M

慢性腓骨肌腱 / 1217
慢性跟腱断裂 / 1125
慢性跟腱损伤 / 1117, 1150, 1156
慢性踝关节不稳定 / 1046
锚钉 / 1198
跚僵硬 / 124, 138, 148, 154, 176, 193, 202
跚僵硬的分型 / 155
跚外翻 / 11, 66
跚外翻角（HVA）/ 12
跚外翻手术的翻修 / 98

N

囊肿 / 66
囊肿切除术 / 41
内侧单切口三关节融合 / 534
内侧关节囊处理 / 52
内侧关节囊切开 / 70
内侧踝关节不稳定 / 1069
内侧楔骨截骨 / 366
内侧楔骨跖屈截骨术 / 428
内侧楔骨跖屈开口楔形截骨 / 367
内侧柱塌陷 / 366
内侧籽骨切除术 / 262
内翻畸形 / 1324
内翻型骨关节炎 / 639
内踝间隙 / 1328
内踝截骨 / 975, 989, 991
逆行钻孔 / 924

Q

前侧胫骨截骨 / 986
前抽屉试验 / 1015, 1039
前足内翻 / 366
"枪筒征" / 291
切开复位内固定 / 1273, 1284
清理 / 1188, 1195
穹窿形截骨 / 636
屈-伸肌腱转位术 / 275
取腱 / 1258

全踝关节置换翻修 / 773
全踝关节置换翻修术 / 779
全踝关节置换失败 / 901
全踝关节置换术 / 620, 750, 764, 825
缺血性骨坏死 / 1307
缺血性坏死 / 883

R

刃钢板 / 864, 870
韧带重建 / 909
软骨缺损 / 1004
软骨下骨 / 916
软骨移植 / 918, 965
软组织平衡 / 284
软组织松解 / 41

S

三关节融合术 / 523, 566
三角韧带 / 1062, 1069, 1328
三角韧带重建 / 1069
沙滩趾 / 240
神经瘤 / 592
受限 / 124
双关节融合术 / 1077
双平面Chevron截骨 / 13
双平面Chevron截骨术 / 101
双平面畸形 / 404
松解挛缩的腓骨肌腱 / 536
松解外侧关节囊 / 52, 78
松解外侧软组织 / 51
髓内钉 / 837, 849
髓内螺钉 / 406
髓内螺钉固定 / 421

T

特殊中足钢板系统固定 / 381
填充关节成形术 / 151
同种异体股骨头 / 895
同种异体骨移植 / 990
同种异体肌腱 / 1046, 1126
同种异体距骨 / 991
同种异体青少年软骨移植 / 965
同种异体移植 / 1064
同种异体移植物 / 671

W

外侧不稳定 / 1028
外侧副韧带修复 / 316
外侧距下关节镜 / 957
外侧韧带复合体 / 1015
外侧软组织松解 / 3, 60, 69
外侧趾内外翻成角 / 313
外侧籽骨切除术 / 263
外固定支架 / 385
挽救性手术 / 901
微创 / 1090, 1102
微创踝关节融合术 / 811
微创三角韧带重建 / 1064
微创外翻矫形术（SERI） / 27
微骨折 / 916
微骨折技术 / 142

X

下胫腓联合 / 1328
下伸肌支持带 / 1028
夏科关节病 / 418
夏科足 / 410
夏科足部关节病变 / 400
先天性第5趾交叉畸形 / 314
先天性趾侧弯 / 313, 314, 323
小切口 / 1114
小腿筋膜 / 1204
小趾囊炎 / 72, 74, 340
小趾内翻畸形 / 339
楔形截骨 / 404
楔形截骨术 / 630
修补 / 1101, 1107, 1113, 1188, 1209, 1217
修复屈肌的腱联合组织（残余的籽骨复合体） / 263

Y

一期矫形 / 398
移植张力 / 1161
异体跟腱 / 1156
异体肌腱 / 1217, 1248
异体移植 / 1160
蚓状肌 / 271
有限切开 / 1090, 1101
原发趾间神经瘤切除 / 359
远端跗管综合征 / 576

Z

载距突 / 1317
粘连性神经痛 / 600
张力 / 1269
张力针 / 613
长Scarf截骨 / 42
长屈肌腱 / 1127, 1170, 1179, 1217
长屈肌腱鞘炎 / 932
长屈肌腱转位 / 1194
长伸肌腱 / 1117, 1250
爪状趾 / 279
跖板 / 299
跖板缝合技术 / 305
跖板损伤 / 302
跖板修补 / 311, 321
跖跗（TMT）关节复合体 / 1284
跖跗关节螺钉固定 / 376
跖骨干斜向截骨 / 343
跖骨近端开口截骨 / 89
跖骨近端新月形截骨 / 54
跖骨近端新月形截骨术 / 51
跖骨倾斜角 / 188
跖骨头关节成形术 / 335
跖骨头切除术 / 350
跖骨头植骨术 / 333
跖骨外侧髁切除术合并关节囊 / 340
跖骨延长 / 117
跖骨远端关节面角 / 2, 12
跖骨远端水平截骨术 / 319
跖肌腱 / 1130
跖间神经瘤 / 355
跖筋膜部分切除术 / 544
跖筋膜和跗管的彻底松解 / 580
跖筋膜切断术 / 561
跖筋膜松解 / 547
跖筋膜松解术 / 590
跖筋膜炎 / 577, 587
跖痛 / 291
跖长肌腱 / 1055
跖趾关节半关节置换术 / 176
跖趾关节半脱位 / 290
跖趾关节抽屉试验 / 300
跖趾关节融合术 / 352
跖趾关节抬高试验 / 273

跖趾关节脱位 / 290
跖趾关节稳定性的评估 / 273
趾短伸肌转位术 / 317
趾间关节截骨成形术 / 281
趾间关节融合术 / 281
趾间神经瘤 / 194
趾间神经内镜减压 / 362
趾屈-伸肌腱转位 / 271
趾长屈肌腱 / 1220
趾长屈肌腱转位 / 427
趾趾间关节融合术 / 231
中关节面距跟联合切除 / 456
中足关节 / 372
中足截骨 / 386, 395, 419
中足截骨矫形融合术 / 373
终末期 / 764, 811
终末期踝关节炎 / 675, 734, 750
终末期胫距关节炎 / 794
重建 / 1217

转位 / 1117, 1181
转移性跖痛 / 11
籽骨复合体 / 248
籽骨骨折 / 248, 258
籽骨骨折内固定 / 251
籽骨环扎缝合固定 / 256
籽骨切除术 / 258
籽骨位置 / 12
籽骨炎 / 258
籽骨植骨术 / 251
自体软骨细胞移植 / 1004
足的内在屈肌 / 271
足的外在屈肌 / 271
足底部分联合重建术 / 449
足底内侧神经 / 576
足底胼胝 / 11
足底外侧神经 / 576
足跟痛 / 587
足下垂 / 1256